Modern Principles & Clinic on Chinese Materia Medica

现代中药
基础研究与临床

周秋丽　王　涛　王本祥　主编

天津科技翻译出版公司

图书在版编目(CIP)数据

现代中药基础研究与临床/周秋丽,王涛,王本祥主编.—天津:天津科技翻译出版公司,2012.6

ISBN 978-7-5433-3030-6

Ⅰ.现… Ⅱ.①周… ②王… ③王… Ⅲ.①中药学—研究 Ⅳ.①R28

中国版本图书馆 CIP 数据核字(2012)第 084098 号

出　　版:天津科技翻译出版公司
出 版 人:刘庆
地　　址:天津市南开区白堤路 244 号
邮政编码:300192
电　　话:(022)87894896
传　　真:(022)87895650
网　　址:www.tsttpc.com
印　　刷:山东临沂新华印刷物流集团有限责任公司
发　　行:全国新华书店
版本记录:889×1194　16 开本　94.5 印张　3000 千字
2012 年 6 月第 1 版　2012 年 6 月第 1 次印刷
定价:280.00 元

编委会名单

主　编　周秋丽　王　涛　王本祥

副主编　马金凯　邓文龙　吴春福　胡人杰

　　　　吕忠智　徐惠波　谢宝忠　张　祎

编　委(以姓氏笔画为序)

马金凯　长春中医药大学　教授
王　涛　天津中医药大学　教授
邓文龙　四川省中医药科学院　研究员
吕忠智　吉林大学　教授
李仪奎　上海中医药大学　教授
杨冬华　沈阳化工研究院有限公司安评中心　副研究员
杨静玉　沈阳药科大学　教授
杨耀芳　上海市第五人民医院　主任药师
吴春福　沈阳药科大学　教授
张　祎　天津中医药大学　副教授
张大方　长春中医药大学　教授
张岫美　山东大学　教授
陈声武　长春中医药大学　教授
林志彬　北京大学　教授
金若敏　上海中医药大学　教授
周玖瑶　广州中医药大学　教授
周秋丽　吉林大学　教授
赵丽纯　吉林大学　教授
胡人杰　天津市医药科学研究所　研究员
洪　缨　北京中医药大学　教授
徐惠波　吉林省中医科学院　研究员
谢宝忠　贵阳中医学院　教授
睢大筼　吉林大学　教授
窦昌贵　中国药科大学　教授

编著者（以姓氏笔画为序）

丁　华　丁　涛　丁云录　马　靖　马吉胜　马金凯
马恩龙　马越鸣　王　芳　王　涛　王　清　王　晶
王士贤　王英军　王楚盈　韦翠萍　文　雪　方　芳
方步武　邓　炜　邓文龙　叶木荣　叶雪莹　冉懋雄
白润超　宁　炼　师海波　曲丽丽　吕忠智　朱成全
刘　芳　刘　佳　刘　威　刘　康　刘　智　刘方明
刘玉波　刘向东　刘新宇　许　婧　许士凯　孙　玉
孙　健　孙英莲　纪凤兰　纪雪飞　李　伟　李丙强
李仪奎　李丽静　李应全　李春子　李春莉　李秋明
李艳春　李超英　杨冬华　杨立泉　杨静玉　杨耀芳
吴春福　吴俊标　吴嘉萱　邸　琳　邹莉波　宋　宇
宋丽晶　迟天燕　张　远　张　扬　张　宏　张　祎
张　倩　张　琪　张大方　张文风　张亚杰　张岫美
张郑瑶　张荣泉　张莲珠　张晓晨　张殿文　陈声武
陈晓光　陈颖丽　苗艳波　林志彬　金若敏　金春花
金淑莉　周玖瑶　周厚琼　周秋丽　孟宪容　赵丽纯
赵秀梅　赵国斌　胡　芳　胡人杰　胡志洁　相妍笑
侯　悦　侯文彬　饶光宇　娄海燕　洪　缨　祝晓玲
徐　宏　徐　燕　徐华丽　徐惠波　郭远强　唐生安
唐民科　陶　成　黄　芳　黄勇其　董世芳　韩　冬
韩行湛　焦　青　焦　波　温庆辉　温富春　谢庆凤
谢宝忠　睢大筼　新吉乐　窦昌贵　潘玲玲　潘进进
魏秀德　魏欣冰

序　言

我国中医药学有数千年的历史，是我国人民长期同疾病斗争经验的总结，对中华民族的繁荣昌盛作出了巨大的贡献。

经过漫长的历史积淀，历代中医药工作者在实践中不断探索总结，去伪存真，使中医药学不断进步，日趋完善，至今仍发挥着重要作用，并呈现了巨大的生命力。中医药在突发传染病、重大疾病、老年病及退行性疾病防治中发挥着不可替代的作用，养生保健及“治未病”理念方法对提高人民生活质量、保障医疗卫生体制改革的成功作出了巨大的贡献。

我国天然药物资源丰富，用药理论体系完善。特别是改革开放以来，国家重视中医药的继承和发展，不断加大投入，鼓励多学科合作，面向需求和重大问题联合攻关。在H_1N_1、难治性白血病、冠心病等疾病防治中取得了重大成绩，研制了一批创新中药；名优中成药二次开发取得了重大进展，以中药产业为中心的大中药健康产业蓬勃发展，中医药国际地位也日益提升。

在中医药现代化研究中，也出现了很多新的问题，如中药资源保护，开发与可持续发展，药品研发、生产过程管理及质量控制水平有待提高，药物不合理使用及不良反应等。中医药工作者应熟悉中药的特点，才能充分发挥药物治疗作用，做到科学合理用药，保障临床用药安全。

《现代中药基础研究与临床》汇集了535种中药的化学、药理学、临床研究的最新成果，较全面、系统地介绍了每种饮片的药理作用、临床应用及进展。本书内容丰富，在原版《现代中药药理与临床》的基础上，增补了近10年国内外最新研究成果，具有系统性和先进性，有重要的应用价值。本书的再版将为从事中药临床、教学、科研和生产等工作者提供有益的参考，可作为一本案头书检索使用。

本书第一版成书于2004年，主编是王本祥教授，我与王教授相识于国家中医药科研工作会议，在中药新药评审、中医科研课题评审活动中多次共事，留下了深刻印象。王教授人品方正，情致高远，学识渊博，富有经验，多年来从事中药药理学研究，在提升中药标准和新药研发、推动中药研究现代化方面作出了贡献。王教授数年前不幸辞世，令人缅怀。

《现代中药药理与临床》的修订再版，凝聚了老一辈药学专家的心血，更包含了周秋丽、王涛等新一代药学工作者的汗水与智慧。他们怀着强烈的责任感，一丝不苟，认真编著，增补了最新研究进展，择优入编，使该书更具有时代性和可读性，也是对王本祥教授的真诚告慰。

祝贺《现代中药基础研究与临床》出版，特作此序。

中 国 工 程 院　院士
中国中医科学院　院长　张伯礼
天津中医药大学　校长

2012年初春

前　言

随着世界范围内对中医药科学的认同，近10年来，中药研究领域涌现出大量有价值、有特点的标志性研究成果。中药化学、药理学、临床研究文献量超过了过去20年文献数量的总和。许多民族、地方的习用药材研究也取得了长足进步。适应人类疾病谱的变化，出现了一批新的研究热点药物。

中药药理学充分吸收现代药学的基础理论和技术手段，使传统中药、现代中药、创新中药的药理活性研究不断拓展，作用机制研究不断深入，为传统中药临床应用奠定了坚实的理论基础。

我国中药研究适应社会需要，伴随着科学进步而逐步深入发展，中药品种也随着国家医疗保健体系的完善而扩展。因此，反映中医药发展的中医药专著也要与时俱进，及时将国内外中药研究的最新成果进行归纳总结，使现代中医药科研工作者掌握世界中医药研究的前沿动态。

顺应中医药研究与发展的大趋势，《现代中药基础研究与临床》应运而生。编者在原版《现代中药药理与临床》(2004年出版，文献检索至2000年)基础上，增补了近10年国内外有关中药化学成分、药理作用和临床应用的最新文献(文献截止2010年上半年)，力求修订版更好地反映中药现代研究的最新进展和研究热点；删除了部分陈旧的、重复的资料和文献，力求提高修订版的科学性、先进性和可读性。在品种选定方面，基本涵盖了传统中药(含民族药物)、现代中药与创新中药三大部分，削减了近年来药理作用研究偏少，尚难对其临床应用提供准确定位的药物。

修订版删除了原版572味中药中的部分品种，增补了《中国药典》2010版一部中新收录药材、部分民族、民间习用药材，以及虽尚未纳入药典或地方标准但已具有明确的药品(保健品)标准、近年逐渐被使用的新天然药物品种。经过对原版中药品种和内容的删除和增补，修订版汇集了535种中药化学、药理学、临床研究的最新成果。为查阅方便，每味中药附有参考文献条目。编制了汉语拼音、动植物拉丁学名和拉丁药名索引以供读者检索。修订版保持和发扬了原版《现代中药药理与临床》特色，内容丰富、资料翔实，具有较强的可读性和实用性。

本书由16个单位134名作者参编，经过一年的共同努力完成了这部300万字的中药专著。该书凝聚了老一辈药学专家的心血和智慧，也浸透了新一代药学工作者的汗水和理想。由于客观条件和业务水平的限制，书中难免出现疏漏、瑕疵和不足之处，恳请广大读者批评指正。

最后，对编著本书付出辛勤劳动的所有人员表示深深的敬意！

编　者

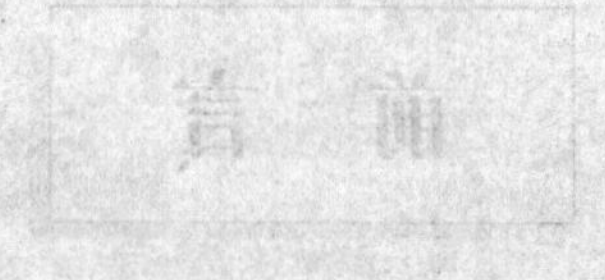

目　录

五画

六画

七画

八画

九画

十画

十一画

十二画

十三画

十四画

十五画

十六画

十七画

十八画

十九画

二十一画

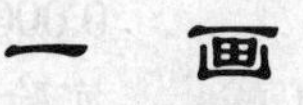

一画

一叶萩 Securinegae Suffruticosae Ramulus et Radix yi ye qiu

本品为大戟科植物一叶萩*Securinega suffruticosa* (Pall) Rehd的嫩枝叶及根。别名叶底珠。味辛、苦,性温,有小毒。有活血舒筋、健脾益肾之功能。主治偏瘫、风湿腰痛、手足麻木、阳痿等。

【化学成分】

一叶萩叶、茎、花、皮及根均含有生物碱,其中主要成分为一叶萩碱(securinine)[1]及其衍生物,如别一叶萩碱(allosecurinine)、securitinine、一叶萩醇碱A,B,C,D (securinol A,B,C,D)、secu′amamine A[2]、viroallosecurinine[3]、15-ethoxy-14,15-dihydroviroallosecurinine、entphyllanthidine[4]、phyllantidine B等[5]。含酚酸类成分,如芦丁、异槲皮素、没食子酸、儿茶素、没食子儿茶素、geraniin、tercatain、corilagin、异香豆素、岩白菜素(bergenin)、去甲岩白菜素、helioscopin B等[6]。

【药理作用】

1. 兴奋中枢 给小鼠腹腔注射一叶萩碱2.7 mg/kg、大鼠腹腔注射40 mg/kg、蟾蜍淋巴囊内注射50和100 mg/kg、猫皮下注射5和10 mg/kg、狗肌肉注射5和10 mg/kg、猴肌肉注射4和8 mg/kg时,对中枢神经均有兴奋作用,小剂量能提高反射的兴奋性,大剂量则引起强直性惊厥,伴有唾液分泌、心率加快等植物神经兴奋现象,最后死于呼吸停止。腹腔注射一叶萩碱时,引起小鼠肌群轻颤的剂量为20.5 mg/kg,而引起小鼠半数惊厥量CD_{50}为29 mg/kg[7];肌肉注射一叶萩碱时,小鼠半数惊厥量CD_{50}为15 mg/kg;静脉注射,小鼠半数惊厥量CD_{50}为3.98 mg/kg[8]。家兔脊髓反射实验表明,给家兔静脉注射1和2 mg/kg一叶萩碱时,能对抗美乃星、甲丙氨酯和乌拉坦抑制屈曲反射的作用,其作用强度为士的宁的1/20~1/10,作用维持时间均较短[9]。另有实验证明,一叶萩碱尚能明显提高猫的后肢肌肉张力,加强尾部反射,但对大鼠神经肌肉标本并无直接兴奋作用,其脊髓兴奋作用尤以腰部脊髓的兴奋作用为明显[10,11]。

戊四氮对一叶萩碱所致惊厥有明显协同作用,能降低一叶萩碱半数惊厥量。一叶萩碱还能对抗甲丙氨酯、美乃星、戊巴比妥钠对中脑水平的抑制作用,能使它们引起睡眠动物翻正反射恢复,使甲丙氨酯和戊巴比妥钠半数翻正反射恢复有效量分别为3.07和9.20 mg/kg,对美乃星的拮抗作用较弱。上述结果表明一叶萩碱对中脑部位也有明显的兴奋作用,对中枢兴奋药有协同作用,对中枢抑制药有拮抗作用[9]。一叶萩碱对大鼠新鲜血浆的胆碱酯酶有轻度抑制作用,当药物浓度为2×10^{-5}mmol/mL时,对胆碱酯酶的抑制率为24.8%[7,12]。

通过放射配基结合法检测,一叶萩碱对大鼠全部γ-氨基丁酸(GABA)受体特异性结合的IC_{50}介于10^{-5}~10^{-4}mol/L之间,未观察到一叶萩碱对大鼠脑膜α_1、α_2-去甲肾上腺素受体具有亲和力。通过电生理学方法研究发现,一叶萩碱能抑制GABA引起的牛蛙脊髓膜去极化,而不能抑制甘氨酸或牛磺酸所致的脊髓膜去极化,说明一叶萩碱是一种GABA受体的拮抗剂[13]。

2. 抗肿瘤 用MTT法测定一叶萩碱对人早幼粒细胞白血病细胞HL60、人红白血病细胞K562、人骨肉瘤细胞HOS8603、人脑胶质瘤细胞SHG44的增殖抑制作用;体内采用小鼠移植性肿瘤模型,观察一叶萩碱对艾氏癌实体型(EC)抑瘤作用。结果:一叶萩碱对4株肿瘤细胞的增殖均有抑制作用,药物作用24 h的IC_{50}分别为6.18、26.8、68.4、120.9 μg/mL;对EC平均抑瘤率为25.3%~62.2%,与环磷酰胺(CTX)合用抑瘤作用增加[14]。为了研究一叶萩碱的抑瘤和拮抗CTX毒性作用,采用小鼠移植瘤S180、CTX骨髓抑制模型和MTT法。结果:2.5、5、10 mg/(kg·d) 一叶萩碱腹腔注射给药7 d,对S180移植瘤的抑制率为5%~11%、18%~38%、32%~39%。一叶萩碱5 mg/(kg·d)、CTX 20 mg/(kg·d)合用抑制率达54%~87%。一叶萩碱预先或同时给药可拮抗CTX的骨髓抑制,但是无明显的剂量依赖效应。一叶萩碱呈剂量依赖性抑制肿瘤细胞体外增殖[15]。一叶萩碱10~160 mg/L与人白血病K562作用30 min后，可引起K562细胞发生凋亡，其凋亡机制乃由于一叶萩碱促进了细胞外Ca^{2+}内流，导致Ca^{2+}的升高所致[16,17]。

3. 催醒作用　分析静脉麻醉药硫喷妥钠、羟丁酸钠、依托咪酯、异丙酚和氯胺酮全麻效应与GABA受体的关系。方法：给小鼠分别腹腔注射麻醉剂量的上述药物，待小鼠翻正反射消失后1 min，静脉注射一叶萩碱5 mg/kg(0.01 mL/g)或侧脑室注射荷包牡丹碱0.3 μg(10 μL)。结果表明，一叶萩碱使依托咪酯的翻正反射消失持续时间由（12.8±7.1)min缩短为（6.5±2.8)min，但却不能缩短硫喷妥钠、羟丁酸钠、异丙酚和氯胺酮麻醉小鼠的翻正反射消失持续时间[18]。

4. 改善记忆　右旋一叶萩碱能拮抗GABA对中隔胆碱能神经元的抑制作用，增加Ahc水平，从而改善大鼠的认知功能障碍[19]。阻断GABA受体可以易化长时间增强（LTP)的形成，LTP的形成包括诱导与维持两个阶段，在诱导阶段，对于所有形式的LTP，Ca^{2+}内流入突触后膜是LTP的触发因素，突触后膜游离Ca^{2+}浓度的升高是LTP形成的必要条件，右旋一叶萩碱可增强突触传递，易化LTP的诱导，改善记忆功能[20]。

5. 药代动力学　给大鼠、小鼠、猫和家兔灌服或静脉注射一叶萩碱时，其大部分在体内迅速消失，15 min后仅存一半。给小鼠肌肉注射15 mg/kg，3 h血药水平就很低，肌肉注射一叶萩碱油剂时则反之，给药剂量达26 mg/kg，3 h后血药水平峰值为24.6%，10 h后才降至5.8%。小鼠腹腔注射0.5 mg后即刻处死，给药量约43%已自体内消失，5 min后体内已测不出。猫皮下注射20 min、兔于耳静脉注射30 min后，各组织药物浓度近于零。离体组织温孵实验表明，大鼠小肠1 h能使70%的一叶萩碱破坏。大鼠静脉注射后1~2 min，体内各组织药物浓度以肾为最高，心、脑次之，而4~5 min后，除肾和心略高外，其他各组织含量均分别自尿排出给药量2%、4.5%、9.3%和0.62%。静脉注射4 mg一叶萩碱后，在24 h自大鼠胆管排除2%~5%。鼠和猴粪便中均未见一叶萩碱[21]。

实验证明，大鼠红细胞代谢一叶萩碱的能力最强，全血次之，血浆无代谢能力。温孵1 h药物的消失率分别为89.5%、73.8%和0。大鼠肝切片或匀浆代谢一叶萩碱的能力很强，1 h能使84%药物破坏。一叶萩碱可自消化道吸收，也可被消化道破坏，药物在体内代谢迅速，代谢一叶萩碱的酶体系主要存在于红细胞及肝脏，未被代谢的少量药物可经尿排出[12,22]。

对左右旋一叶萩碱的立体选择性研究表明，左旋一叶萩碱及右旋一叶萩碱血浆的吸收、分布和消除过程存在明显立体选择性差异，其中$T_{1/2\alpha}$、AUC和CL分别为11.09和6.39 min，92 294和274 610（ng/mL)·min，0.000 867和0.000 291 mg/(kg·min)；在重要脏器分布实验中，也表现出立体选择性差异，两者均在脑、脊髓，特别是脊髓有较高的分布浓度，其中左旋一叶萩碱分布浓度显著高于右旋一叶萩碱(1/d=3.8)，这可能与两者作为中枢神经兴奋药的药效和毒性直接相关；另外，两者在肝肾均有较高的分布浓度，肝脏中右旋一叶萩碱的浓度明显高于左旋一叶萩碱，提示肝、肾在药物的代谢及排泄中起主要作用[1,23]。

6. 毒性　一叶萩碱中毒能引起强直惊厥，最后死于呼吸停止，其作用与士的宁相似，但作用强度较士的宁弱。引起猫惊厥的量约为士的宁的10.5倍，而引起死亡的量约为士的宁的100倍，故治疗量宽度较士的宁大。硝酸一叶萩碱灌胃、腹腔注射和静脉注射对小鼠LD_{50}分别为(27.0±2.02)、(31.8±1.58)和(6.32±0.16) mg/kg，对大鼠分别为（78.80±0.36)、(41.0±2.2)和(15.1±0.48)mg/kg。另有报道，给小鼠静脉注射D-一叶萩碱的LD_{50}为81.2 mg/kg，L-一叶萩碱的LD_{50}为6.9 mg/kg，二氢一叶萩碱的LD_{50}为2.51 mg/kg[7,10]。

亚急性毒性实验结果表明，给断乳大鼠腹腔注射硝酸一叶萩碱2、10和16 mg/kg，每日1次，连续45 d，对动物生长、血象、肝肾功能及骨髓功能均无明显影响。给狗皮下注射一叶萩碱5 mg/kg，每日1次，连续10 d，对血象和肝肾功能等也未见明显影响[7,10]。

【临床应用】

1. 小儿麻痹后遗症　0.4%硝酸一叶萩碱液，穴位注射，每日或隔日1次。连续15~20次为一疗程，治疗126例患者，有效率为80%，治疗后出现患肢温度上升，循环改善，肌张力增加，部分功能恢复，随治疗次数增加，疗效随之提高[24,25]。

2. 面神经瘫痪　0.4%一叶萩碱液，穴位注射，每日1次，12 d为一疗程，治疗面神经麻痹147例，经1个疗程，痊愈74例，临床痊愈率为81.3%。在发病不到1周的38例患者中，有33例恢复正常，仅5例出现神经完全变性。提示一叶萩碱能加速麻痹神经的恢复，使早期患者的神经变性率明显降低[24]。

3. 神经性皮炎　肌肉注射或足三里穴位注射盐酸一叶萩碱，每次8~16 mg，每日1次，30~40 d为一疗程，每日服维生素B_2片，每日3次，治疗股外侧神经性皮炎6例，总有效率为100%[26]。

4. 再生障碍性贫血　用联合方案(SSL)：硝酸一叶萩碱第1周肌肉注射8 mg/d、第2周肌肉注射16 mg/d，配口服司坦唑醇2~4 mg/d，左旋咪唑150 mg/d，连服

3 d,观察再生障碍性贫血283例,总有效率62.9%[27]。

5.不良反应 穴位注射硝酸一叶萩碱时,部分病例可能出现局部肿胀,一般停药2~3 d后消失。此外,少数患者还可出现荨麻疹。由于一叶萩碱有强烈的脊髓兴奋作用,因而注射时应注意用量,且不能误入血管[10]。

(唐生安 王本祥 程秀娟)

参考文献

[1]李晓海,等.一叶萩的高效毛细管电泳手性分离及其大鼠体内立体选择性代谢研究.药学学报,2002,37 (1):50

[2]Ohsaki A,et al. Secu′amamine A,a novel indolizidine alkaloid from Securinega suffruticosa var. amamiensis. *Tetrahedron Lett*,2003,44(15):3097

[3]Honda T,et al. First total synthesis of (+)-viroallosecurinine. *Tetrahedron Lett*,2004,45(27):5211

[4]王英,等.一叶萩的化学成分.中国天然药物,2006,4(4):260

[5]王英,等.一叶萩生物碱类成分研究.中草药,2007,38(2):163

[6]Raj D,et al. Securinega suffruticosa. *Fitoterapia*,2008,79(6):419

[7]张慧云.一叶萩碱的毒性与士的宁比较.中华医学杂志,1974,54(4):234

[8]陶忠华,等.几种一叶萩碱制剂体内吸收水平的测定与比较.中国药学杂志,1990,25(1):16

[9]彭建中,等.硝酸一叶萩碱的中枢作用.中华医学杂志,1977,(6):33

[10]王浴生,等.中药药理与应用.北京:人民卫生出版社,1983:1

[11]斋藤清一,等.Securitinineの研究.薬学雑誌,1960,83(8):800

[12]Friess SL,et al. Some toxicogenic properties of the alkaloids galanthamine and securinine. *Toxicol Appl Pharmacol*,1961,3(3):347

[13]屈志伟,等.一叶萩碱对5种神经递质受体和蛙脊髓膜电位的影响.药学学报,1987,22(4):305

[14]董宁征,等.一叶萩碱对不同细胞增殖影响及鼠体内抗肿瘤作用.苏州医学院学报,1998,18(2):115

[15]刘卫军,等.一叶萩碱的抑瘤和拮抗环磷酰胺(CTX)毒性作用.中国药理学通报,1997,13(6):529

[16]刘卫军,等.一叶萩碱诱导K562细胞凋亡及对[Ca]$^{2+}$的影响.苏州医学院学报,1998,18(11):1127

[17]刘卫军,等.一叶萩碱诱导K562细胞凋亡.中国药理学通报,1999,15(2):135

[18]孟晶,等.一叶萩碱和荷包牡丹碱催醒作用的实验研究.徐州医学院学报,2001,21(5):345

[19]Xu L,et al. Advancement in Mechanisms of Long-term potentiation. *Prog Physiol Sci*,2001,32(4):298

[20]Xu L,et al. Intracellular calcium involved in the Long-term potentiation induced by securinine in dentate gyrus of anesthetized rats. *Planta Med*,2002,68(8):752

[21]姚佩佩,等.一叶萩碱的代谢.中华医学杂志,1973,(4):229

[22]蒲含林,等.臭一叶萩碱与一叶萩碱的一般药理学作用比较.中药材,2001,24(4):278

[23]李晓海,等.左旋一叶萩碱的代谢转化.药学学报,2002,37(4):288

[24]王致优,等.硝酸一叶萩碱穴位注射的临床观察.新医药学杂志,1974,(4):18

[25]江西云山制药厂.硝酸一叶萩碱.中华医学杂志,1978,58(6):379

[26]王芷沅.应用盐酸一叶萩碱治疗股外侧皮神经炎.北京医学,1988,10(1):34

[27]张茂宏,等.SSL方案治疗再生障碍性贫血疗效观察.中华血液学杂志,1988,9(2):66

二 画

丁 香 Caryophylli Flos ding xiang

本品为桃金娘科植物丁香*Eugenia caryophyllata* Thunb的干燥花蕾。味辛，性温。有温中降逆、补肾助阳功能。用于脾胃虚寒、呃逆呕吐、食少吐泻、心腹冷痛、肾虚阳痿。

【化学成分】

1. 挥发油 花蕾主要含挥发油16%~19%。油中含丁香酚（eugenol）80%~87%、丁香烯（caryophyllene）9.12%、乙酰丁香酚（acetyleugenol）7.33%；其他微量成分为水杨酸甲酯、α-丁香烯（α-caryophyllene）、衣兰烯（ylangene）、胡椒酚（chavicol）、苯甲醇、乙酸苯甲酯、苯甲醛、间甲氧基苯甲醛等[1,2]。

2. 黄酮类 花中还含有齐墩果酸、鼠李素、山柰酚、番樱桃素、番樱桃素亭、异番樱桃素等[1-4]。从丁香干燥花蕾的水提物中分离鉴定了5个化合物，分别为槲皮素-3-O-葡萄糖醛酸苷、槲皮素-3-O-葡萄糖醛酸苷6″-甲酯、槲皮素-3-O-葡萄糖苷、丁香酚-8-芸香糖苷、杨梅酮[5]。

【药理作用】

1. 促智、增强学习记忆 建立小鼠嗅球摘除模型，每天给小鼠吸入丁香酚30 min，连续14 d。丁香酚能通过嗅觉通路改善小鼠的学习记忆，其机制可能与嗅觉通路中多种神经递质的改变有关[6]。对血管痴呆性大鼠，损毁双侧嗅球后加丁香酚刺激，能够显著提高血管性痴呆大鼠学习记忆功能，其治疗效应的发挥有赖于嗅觉通路的完整性[7]。不同的给药途径：每天小鼠鼻腔吸入丁香酚30 min，或鼻腔滴入（每鼠50 μL），或灌胃给予每鼠50 μL，给药2周。结果：通过嗅觉吸入的途径能更好地改善小鼠学习记忆功能[8]。

2. 抗抑郁 建立小鼠抑郁症模型，每天给小鼠吸入丁香酚3次，每次1 h。丁香酚的芳香疗法能够缓解抑郁症小鼠的抑郁样行为，其机制可能是通过嗅觉通路及其相关环路调节脑的情绪反应功能而起作用[9]。

3. 解热、镇痛 腹腔注射丁香酚80 mL/kg，对脂多糖发热大鼠能明显抑制发热反应，同时血浆及脑脊液中精氨酸加压素（AVP）进一步增加。表明丁香酚通过增加体内AVP的含量而发挥解热作用[10]。丁香水煎液20、10g/kg灌胃给小鼠，有明显镇痛作用[11]。

4. 抗菌 70%的丁香乙醇提取物1:10、1:20、1:40、1:80均对啤酒酵母突变型和威克海姆原藻型真菌具有强烈的抑制作用[12]。丁香挥发油在0.012~0.08 mL/kg浓度范围内，体外对产酸克雷伯菌、肠炎沙门菌、痢疾志贺菌、大肠杆菌、表皮葡萄球菌、金黄色葡萄球菌均有明显的抗菌作用。体内，给小鼠腹腔注射丁香挥发油0.012、0.024 mL/kg，或灌胃0.04、0.08 mL/kg对大肠杆菌和金葡球菌感染小鼠有较好的治疗作用[13]。离体条件下，丁香酚浓度为200 μg/mL，灰霉病菌菌丝重量为对照组的11.56%；当其浓度为500~2 000 μg/mL，保护作用防效为81.6%~100%，治疗作用防效为28.45%~59.41%[14]。

5. 抗氧化 58.5%的丁香提取浓缩液1:4 000的稀释液对X/XO系统产生的O_2^-具有显著的清除或抑制作用，抑制率为72.2%；对Fenton反应产生的·OH具有显著的清除或抑制作用；诱导的巨噬细胞受到PMA刺激后，产生呼吸爆发，释放H_2O_2及氧自由基，丁香可显著抑制其呼吸爆发，从而达到清除自由基的作用[15]。丁香多糖在0.375~0.750 mg/mL浓度下，对羟自由基和超氧阴离子自由基有很强的清除作用，其清除能力大于甘露醇[16]。

6. 抗乙肝病毒 丁香多总皂125~1 000 mg/L在作用后4、8、12和16 d随药物剂量的增加其对HBsAg和HBeAg分泌的抑制率呈现剂量依赖性增加，在125~1 000 mg/L出现指数增长峰，提示其在体外具有抗乙型肝炎病毒的作用[17]。

7. 其他 2%丁香挥发油对苯甲酸和氟尿嘧啶的透皮吸收具有一定的促进作用[18,19]。

8. 毒性 小鼠腹腔注射丁香煎剂LD_{50}为1.8 g/kg；灌胃LD_{50}为120 g/kg；小鼠灌胃丁香油LD_{50}为1.6 g/kg；犬服丁香油5 g/kg，发生呕吐后死亡。丁香酚大鼠灌胃

LD_{50}为1.93 g/kg；小鼠灌胃1.5%醚提物LD_{50}为（1.74±0.24）mL/kg[2,20]。

【临床应用】

1. 慢性胃炎 在西医治疗基础上，加用丁香桂枝汤治疗慢性胃炎60例，15 d为一疗程，治疗1~3个疗程。治愈45例，好转10例，无效5例，总有效率91.7%[21]。

2. 反流性食管炎 50例患者口服丁香降气汤，疗程8周。结果：临床疗效痊愈7例，显效22例，有效17例，无效4例，总有效率92.0%[22]。

3. 呼吸道感染 小儿反复呼吸道感染用丁香防感贴外敷脐治疗，经治60例，随访1年以上，总有效率93.3%，明显高于单纯西药组（83.3%）[23]。

4. 小儿慢性腹泻 复方丁香开胃贴治疗62例患者，3贴为一疗程。结果：治疗6 d，腹泻、腹胀、呕吐消失时间和食欲好转时间明显缩短，总有效率79.03%[24]。

5. 晚期食管癌 丁香透膈汤治疗晚期食管癌80例，临床症状改善：饮食正常者48例（60%），能进半流汁者24例（30%），仅能进流汁者8例（10%）；存活时间：6个月以上38例（47.5%），1年以上者28例（35%），2年以上者5例（6.25%），3年以上者2例（2.5%）[25]。

6. 皮肤真菌病 利用丁香煎液外部涂擦治疗数种皮肤真菌病31例，8例临床治愈，10例显效，8例有效，5例无效[26]。另用70%乙醇丁香浸出液，治疗31例体癣及足癣患者取得较好效果，但尚有20%患者治愈后又复发[27]。

7. 妊娠呕吐 取丁香15 g、半夏20 g、鲜生姜30 g。将丁香、半夏烘干，研碾成细粉，将细药末装瓶备用。再将鲜生姜切细末取汁调药末为膏，将药膏敷于脐部，敷贴固定住，每日换药1次，7 d为一疗程。治疗34例，总有效率为100%[28]。

8. 黄褐斑 复方丁香酚霜由1%丁香酚、0.5%姜黄挥发油、3%蜕皮激素与基础霜均匀混合而成。每日外用3次，再用磁疗器按摩5 min，4周为一疗程，连用近2个月，治疗30例，有效率为100%，显效率为43.33%，治愈率达到36.67%[29]。

（孙英莲）

参考文献

[1]南京药学院.中草药学（中册）.南京：江苏人民出版社，1976：706

[2]江苏新医学院.中药大辞典（上册）.上海：上海科学技术出版社，1986：13

[3]周金黄，等.中药药理学.上海：上海科学技术出版社，1986：148

[4]斋藤保，等.丁香的成分研究.国外医学中医中药分册，1985，7（1）：54

[5]刘洪宇，等.丁香水溶性化学成分的研究.中药材，2008，31（7）：998

[6]杨天鹏，等.丁香酚通过嗅觉通路改善昆明鼠学习记忆的机制.中国康复医学杂志，2007，22（6）：487

[7]牛文民，等.丁香酚刺激嗅觉对血管性痴呆大鼠学习记忆功能的影响.现代中医药，2009，29（2）：55

[8]杨天鹏，等.丁香酚不同途径给药对昆明鼠的空间学习记忆的研究.中风与神经疾病杂志，2006，23（5）：545

[9]徐金勇，等.丁香酚吸入调节小鼠抑郁样行为及其机制探讨.中国神经精神疾病杂志，2009，35（7）：422

[10]张文彬，等.丁香酚对脂多糖发热大鼠血浆及脑脊液中精氨酸加压素含量的影响.承德医学院学报，2006，23（3）：227

[11]吴承艳，等.木香、丁香和威灵仙镇痛及胃肠动力作用的实验研究.江苏中医药，2005，26（12）：61

[12]王理达，等.13种生药提取物及化学成分的抗真菌活性筛选.中草药，2001，32（3）：241

[13]杨滋渊，等.丁香挥发油的抗菌作用研究.西北药学杂志，2007，22（4）：181

[14]王春梅，等.丁香酚对灰霉病菌的抑制活性及对菌丝形态的影响.江西农业学报，2008，20（10）：72

[15]冯仁田，等.几种药食兼用植物提取物抗氧化作用的体外研究.中药材，2000，23（11）：690

[16]白海泉，等.丁香多糖的抗氧化作用.现代教育管理与教学，2008，（6）：16

[17]高士奇，等.丁香多总皂对HBV转染细胞表达功能的影响.第四军医大学学报，2003，24（13）：1234

[18]沈琦，等.肉桂等3种挥发油对苯甲酸透皮吸收的影响.中国医院药学杂志，2001，21（4）：197

[19]沈琦，等.中药丁香促进5-氟尿嘧啶透皮吸收的作用研究.中草药，1999，30（8）：601

[20]王岳，等.70种药用植物抗菌效能的试验.植物学报，1954，（3）：121

[21]顾向东.丁香桂枝汤治疗慢性胃炎60例临床观察.中华实用中西医杂志，2006，19（16）：1938

[22]朱生樑，等.丁香降气汤治疗反流性食管炎50例临床观察.上海中医药杂志，2005，39（1）：19

[23]曹元奎，等.丁香防感贴治疗小儿反复性呼吸道感染临床疗效观察.中华实用中西医杂志，2007，20（5）：391

[24]马毅，等.复方丁香开胃贴治疗小儿慢性腹泻疗效观察.中国实用医药，2010，5（14）：150

[25]徐丽霞，等.丁香透膈汤治疗晚期食道癌80例.吉林中医药，2006，26（12）：36

[26]陈炳铜.中药丁香治疗癣病的初步报告.中华皮肤科杂志，1963，9（1）：17

[27]索寿臣.母丁香粉治疗小儿睾丸鞘膜积液243例观察.

河北中医,1990,12(3):6

[28]张宏伟,等.丁香半夏姜敷脐止妊娠呕吐34例.齐鲁药事,2009,28(8):500

[29]杨柳依,等.复方丁香酚霜治疗黄褐斑疗效观察.贵州医药,2009,33(11):994

丁公藤 Erycibes Caulis ding gong teng

本品为旋花科植物丁公藤*Erycibe obtusifolia* Benth或光叶丁公藤*Erycibe schmidtii* Craib的干燥藤茎。味辛,性温。祛风除湿,消肿止痛。主治风湿痹痛、半身不遂、跌打肿痛等。

【化学成分】

主要有效成分为包公藤甲素(bao gong teng A)、东莨菪素(scopoletin),并含有包公藤丙素(bao gong teng C)[1]。丁公藤中包公藤甲素的含量随放置时间延长而减少[2]。游离包公藤甲素不稳定,药物制成的包甲素苯甲酸盐较稳定[3]。用HPLC法可测得丁公藤所含总东莨菪内酯含量限度不低于300 mg/kg[4]。从光叶丁公藤的藤茎中分离得到丁公藤丙素、东莨菪素、东莨菪素-7-葡萄糖苷等[5]。

【药理作用】

1.缩瞳和降眼压 对家兔用1%丁公藤提取液0.1 mL滴眼,11 min时起效,37 min达最大效应,作用强,瞳孔直径从6.1 mm收缩到3.8 mm,刺激性低。将离体豚鼠眼球浸入0.6 mL 1%丁公藤提取物溶液中亦有缩瞳作用[6]。包公藤甲素0.026%的眼药水使家兔瞳孔面积缩小63%,而相同浓度的人工合成品则缩小29.9%[7]。将用氯化钠配制的0.025%包公藤甲素苯甲酸盐滴眼剂和用磷酸缓冲液配制的相同浓度的包公藤甲素苯甲酸盐滴眼剂进行比较,相对利用度为153%[8]。0.025%包公藤甲素2滴给予正常家兔产生缩瞳作用,而对眼压无明显影响,使前房房水中cAMP降低,cGMP上升,与副交感药物对环核苷酸的影响一致,是一种典型的M胆碱受体激动剂[7,9]。丁公藤碱(erycibele alkaloid)缩瞳作用的PD_2值(M受体激动剂的亲和力)为3.60±0.15,降眼压作用的PD_2值为3.49±0.07,离体虹膜收缩作用的PD_2值为6.38±0.12。M_1-M_3受体拮抗剂均可拮抗丁公藤碱的缩瞳作用、降眼压作用及离体虹膜收缩作用,其中以M_3受体拮抗剂的拮抗作用最强。0.01%丁公藤碱可使房水cAMP含量降低,cGMP含量升高。表明丁公藤碱的缩瞳和降眼压作用主要通过M_3受体介导,其信号传导机制与环核苷酸系统相偶联[10]。

2.心血管系统 在大鼠离体心脏用10^{-3} mol/L包公藤甲素100 μL/L能显著减慢心率,1 μL/mL能显著增强心肌收缩力;给药前后比较,能降低心肌氧耗,细胞内K^+外流减少,内流增加,使细胞外K^+减少,同时pH值轻度增加,提示能改善心功能[11]。0.005%包公藤甲素静脉注射0.5 mL/kg,使在体大鼠心脏心率减慢50%以上,心室肌细胞动作电位时程APD_{90}显著延长,动作电位的3相复极减慢。在电驱动的条件下,使心室肌细胞动作电位时程APD缩短,而对动作电位振幅无明显影响。在静脉注射M胆碱受体阻断剂阿托品1.5 mg/kg后,再给予包公藤甲素而未出现心率减慢,心室肌细胞动作电位亦未见显著变化[12]。用0.0025%包公藤甲素溶液给予家兔缓慢静注,随剂量增加而窦性心律不断减慢,以致出现结性逸搏,在总量达3 mL时,窦性节律完全被抑制而出现缓慢的结性节律,最后心跳停止,阿托品1.5 mg/kg可防治这种窦缓作用。包公藤甲素0.0025%溶液0.5 mL/kg静脉注射,使家兔血压明显下降,在兔耳血管灌流实验中,同样浓度包公藤甲素1 mL,可使每分钟流量增加22.4%,而0.005%包公藤甲素1 mL对流量无影响[13]。

3.中枢神经系统 包公藤甲素0.1~0.2 mg/kg给予小鼠腹腔注射,具有致颤作用,并为中枢M胆碱激动剂增强和被M受体阻断剂东莨菪碱、苯海索所拮抗[14]。向家兔侧脑室注入包公藤甲素10、20 μg/kg,脑电出现低幅快波,且呈剂量依赖性,包公藤甲素25 μg/kg对东莨菪碱所致不规则高幅快波无对抗作用,而毒扁豆碱0.2 mg/kg可短暂对抗其脑电变化,可能为包公藤甲素的拟胆碱作用机制与毒扁豆碱不同[15]。

4.抗炎 东莨菪素25、150 mg/kg、东莨菪素-7-葡萄糖苷250 mg/kg腹腔注射,对右旋糖酐、甲醛所致大鼠急性关节肿胀有明显抑制作用,且消退加快。东莨菪素11、25、15 mg/kg腹腔注射,对棉球肉芽肿大鼠结缔组织增生有非常显著的抑制作用。丁公藤粗提物1 000 mg/kg和东莨菪素50 mg/kg小鼠腹腔注射,对二甲苯引起的血管通透性的增加有明显的抑制作用[16,17]。

5. 镇痛 用稀释的丁公藤注射液涂布于离体的牛蛙坐骨神经，可阻滞神经冲动的传导，对其镇痛机制还有待进一步研究[18]。有报道用丁公藤注射液治疗肾绞痛，镇痛效果明显[19]。

6. 抑制平滑肌 东莨菪素2.5 mg/mL对外源性组胺引起的豚鼠离体回肠收缩有明显的抑制作用。东莨菪素2.5、5 mg/mL能使大鼠离体子宫收缩幅度降低、频率减慢，其抑制率为15.7%和42.59%[17]。

7. 增强免疫 丁公藤注射液雾化吸入能显著提高大鼠呼吸道T淋巴细胞比例和肺泡巨噬细胞率，使外周血液淋巴细胞数和脾脏特异性抗体形成细胞数明显升高，血液T淋巴细胞释放淋巴因子功能和中性粒细胞吞噬功能也有提高倾向，说明从呼吸道雾化吸入丁公藤注射液能兴奋呼吸道局部免疫，而且可以兴奋全身性免疫功能[20]。

8. 药代动力学 采取累积剂量-效应曲线法研究包公藤甲素对离体大鼠肠肌M胆碱受体动力学参数，包公藤甲素的解离常数(Ka)为毛果芸香碱的1/39，表明包公藤甲素对M受体的亲和力比毛果芸香碱大39倍，包公藤甲素的最大效应是毛果芸香碱的1.6倍，阿托品1.0 nmol/L浓度对包公藤甲素和毛果芸香碱呈竞争性对抗关系，两者的拮抗参数相近[21]。给家兔按0.5 mL/kg单剂量肌肉注射丁公藤注射液(东莨菪碱内酯含量2 030 μg/mL)，东莨菪碱内酯在家兔体内呈现双峰现象，吸收较快，平均第一峰达峰时间$T_{max}1$=(8.08±3.88)min，第一峰浓度$LC_{max}1$=(145.45±47.65) ng/mL；第二峰达峰时间$T_{max}1$=(2.45±1.79)h，第二峰浓度$LC_{max}1$=(48.66±41.66)ng/mL。其他药代动力学参数为：K_e=(0.56±0.37)/h，$T_{1/2}$=(1.81±1.14)h，MRT=一叶萩碱(156.61±98.41)，CL/F=(220.54±109.35)mL/min，Vd/F=(30.49±19.34)L，AUC=(8.52±5.15)(μg/mL)·min[22]。

9. 毒性 ①急性毒性：小鼠腹腔注射丁公藤注射液LD_{50}为14 318.52 mg/kg[23]。包公藤甲素苯甲酸盐小鼠腹腔给药的急性LD_{50}为(8.85±1.2) mg/kg，中毒症状为强烈的拟胆碱作用所致，急性中毒组织病理主要是内脏器官瘀血。②亚急性毒性：所用剂量分别为1/8 LD_{50}、1/4 LD_{50}、1/2 LD_{50}、LD_{50}。结果：随着剂量的增加及随用药时间的延长，各组动物死亡率增加，提示包公藤甲素有一定的蓄积性。慢性滴眼试验，兔内眼及外眼部未见任何明显损害。正常志愿者滴眼，有短暂球结膜血管扩张，但无不适感觉。解毒试验证明阿托品为高度特异性解毒剂[24]。

【临床应用】

1. 青光眼 包公藤甲素对各种原发性青光眼都具有降眼压、缩瞳、改善房水流畅系数的作用，因而用于青光眼的治疗。对慢性单纯性青光眼、急慢性闭角型青光眼和急性充血性青光眼，青光眼术后眼压控制不满意者293例442只眼观察表明，治疗效果显著，且毒性小，局部反应轻，并且优于毛果芸香碱[25-27]。

2. 关节炎 复方丁公藤方以丁公藤为主，配合海风藤等六味中药，治疗慢性风湿性关节炎、慢性腰腿疼、慢性肩周炎344例，每日3次，每次口服两粒，28 d为一疗程。对慢性风湿性关节炎118例患者，总有效率为93%；对慢性腰腿痛155例，总有效率为91%；对慢性肩周炎71例，总有效率为94%[28]。

3. 疼痛 ①腹痛：丁公藤提取物100 mg，穴位注射，一次注射可缓解疼痛6~12 h，部分可缓解疼痛1~2 d。对50例溃疡病、急性胃肠炎、急性出血性肠坏死、肠炎、胆管蛔虫症、胃癌患者、腹痛患者治疗，总有效率为98%[29]。②肾绞痛：丁公藤注射液(每支100 mg/mL)治疗肾绞痛，每次200 mg，每日2次，注射2~5次可治愈[19]。③坐骨神经痛：针刺穴位，主穴取坐骨神经点、秩边、闪电穴等，每次选2个穴位，注入1 mL丁公藤注射液，每周2次，穴位注射当天不做电针治疗，130例患者中痊愈101例，显效16例，有效10例，无效3例[30]。

4. 不良反应 临床有报道丁公藤注射液引起剥脱性皮炎1例[31]。

(王楚盈　李超英　金　毅　杨志宏)

参考文献

[1]陈乃泽，等.包公藤的化学研究.中草药，1986，17(9)：2

[2]王丽平.包公藤甲素及其类似物的缩瞳活性.中草药，1992，23(4)：205

[3]仇淑秋，等.包公藤甲素的气相色谱分析.上海第二医学院学报，1984，4(6)：480

[4]李梅，等.HPLC法测定丁公藤中总东莨菪内酯含量.中国中药杂志，1999，24(1)：41

[5]宋蔚，等.光叶丁公藤化学成分的研究.中国中药杂志，1997，22(6)：359

[6]王心田，等.丁公藤缩瞳的药理研究.新医学，1978，9(6)：279

[7]孙琛，等.包甲素天然品和合成品的作用比较.上海第二医科大学学报，1986，(1)：40

[8]李端，等.包公藤甲素两种缩瞳剂的生物利用度比较.药学通报，1980，15(11)：44

[9]孙琛，等.包公藤甲素的环核苷酸作用机制研究.上海第二医学院学报，1983，3(3)：55

[10]曾淑君，等.丁公藤降眼压作用机制的研究.中华眼科

杂志,1999,35(3):171

[11]成柏华,等.包甲素对大鼠心缩功能及K^+、H^+、PO_2的影响.上海第二医科大学学报,1986,6(2):130

[12]张景复,等.包公藤甲素对在位大鼠心肌细胞电活动的影响.上海第二医学院学报,1982,2(4):38

[13]上海第二医学院药理教研室.包公藤甲素对心血管作用的初步研究.药学通报,1981,16(4):51

[14]俞霭瑶,等.包公藤甲素的中枢M胆碱能效应.上海第二医学院学报,1985,5(3):189

[15]谢国斌,等.包甲素对兔脑皮层电图的影响.上海第二医科大学学报,1986,6(4):91

[16]叶惠珍,等.丁公藤抗风湿有效成分的研究.药学学报,1986,21(11):829

[17]朱惠兰,等.丁公藤结晶Ⅰ(东莨菪素)抗炎作用.中草药,1984,15(10):30

[18]叶文博,等.丁公藤注射液对牛蛙坐骨神经结构和传导的影响.上海师范大学学报(自然科学版),1999,28(1):82

[19]郭福丽.丁公藤注射液治疗肾绞痛.四川中医,1986,4:32

[20]杨立平,等.丁公藤注射液雾化吸入对大鼠呼吸道和全身免疫功能的影响.广西中医药,1998,21(5):45,49

[21]俞霭瑶,等.包公藤甲素的药效动力学研究.上海第二医学院学报,1983,3(2):44

[22]周燕文,等.丁公藤注射液在家兔体内的药代动力学研究.中国中药杂志,1997,22(3):179

[23]魏敏,等.药物累积法测定丁公藤注射液的表观动力学参数.中国实验方剂学杂志,1999,5(6):50

[24]孙琛,等.包甲素的毒性研究.上海第二医科大学学报,1986,6(4):294

[25]周文炳,等.丁公藤碱治疗青光眼的初步报告.中华眼科杂志,1981,17(2):65

[26]丁公藤临床协作组.丁公藤碱Ⅱ治疗原发性青光眼293例442眼临床总结.中草药,1982,13(4):20

[27]张明,等.包甲素与毛果芸香碱对原发性青光眼疗效对比的初步观察.上海医学,1981,4(12):24

[28]陈谦.复方丁公藤胶囊治疗风寒湿痹证344例临床疗效观察.中成药研究,1988,(1):18

[29]周小祥,等.丁公藤治疗腹痛50例疗效观察.辽宁中级医刊,1979,(9):34

[30]张林昌,等.电针加穴位注射治疗坐骨神经痛130例.陕西中医,1990,11(27):86

[31]梁霭湄,等.丁公藤注射液引起剥脱性皮炎1例报告.广西中医药,1984,7(3):36

七叶莲 Schefflerae Arboricolae Radix qi ye lian

本品为五加科植物鹅掌藤*Schefflera arboricola* Hayata的根或茎叶。味甘、苦,性温。有祛风止痛、活血消肿功能。用于风湿痹痛、头痛、牙痛、脘腹疼痛、痛经、产后腹痛、跌扑肿痛、骨折、疮肿等。

【化学成分】

七叶莲主要有效成分是甾体皂苷,并含有萜烯类、三萜皂苷类、有机酸类、甾酮、蜕皮激素、黄酮苷等化合物[1,2]。七叶莲嫩枝及鲜叶含挥发油为0.1%,主要成分包括β-榄香烯(β-elemen)、β-桉叶烯(β-eudesmen)、α-蛇床烯(α-selinen)以及7[11]-蛇床烯-4-醇(7[11]-selinene-4α-ol)[2]。在七叶莲中获得了9种齐墩果烷型三萜皂苷类化合物[3]。有机酸类化合物分别为黏液酸和反丁烯二酸,并鉴定出了琥珀酸、苹果酸和酒石酸[4]。另外,七叶莲根、茎和叶中分离出了镰叶芹醇(falcarinol),还得到了(E)-β-金合欢烯[(E)-β-farnescene]、植物醇(phytol)和多孔甾醇(poriferasterol)[5]。

【药理作用】

1. 镇痛 小鼠腹腔注射七叶莲注射液0.5 mL(相当于生药2.5 g),有较好的镇痛作用,其作用较吗啡0.2 mg效能略强。给七叶莲后,20 min即能显著提高小鼠痛阈,镇痛作用可持续2 h以上[6]。七叶莲茎或叶水煎乙醇提取物以生药25~50 g/kg给予小鼠腹腔注射,亦有一定镇痛作用,叶的镇痛作用较茎为强。

2. 镇静 小鼠腹腔注射七叶莲注射液0.5 mL(生药5 g/mL),5~10 min即可引起小鼠睡眠和翻正反射消失,维持1~4 h。并能延长硫喷妥钠致小鼠睡眠的时间[6,7]。七叶莲有机酸注射液对戊巴比妥钠引起的小鼠翻正反射消失有协同作用。其中,γ-羟基丁酸、丁二酸及反丁烯二酸作用最好。

3. 抗惊厥 七叶莲注射液50 g/kg腹腔注射,能显著延迟戊四氮所致的小鼠惊厥发生时间,并使惊厥程度减轻而持续时间缩短[7]。七叶莲醇提注射液,对小鼠电惊厥有显著的对抗作用[6,8]。

4. 抑制平滑肌 七叶莲注射液对豚鼠、大鼠、家兔的离体回肠及豚鼠胃底肌条的收缩活动有明显抑制作用,使张力下降,并可阻断乙酰胆碱、组胺、氯化钡对离体回肠的收缩作用,阻断乙酰胆碱对豚鼠胃底肌条的兴奋作用,提示该药对离体肠、胃平滑肌为直接抑制作用[9]。20%七叶莲(浴管内浓度),对组胺和乙酰胆碱引起的离体豚鼠气管收缩有不同程度的对抗作用[10]。七叶莲醇提取液在1:25~1:10时对小鼠妊娠子宫无影响,但在1:5~1:2.5时则呈现兴奋作用。相反,对大鼠离体非妊娠子宫则呈抑制作用,使张力降低[11]。

5. 心血管系统 七叶莲醇提取液1:10 000~1:1 000(按生药的浓度计算)浓度使离体蛙心收缩力加强,1:100~1:10时出现传导阻滞,心肌收缩不规则,心脏停搏于收缩期。七叶莲注射液0.3~0.5 mL(生药3~5 g)蛙腿淋巴囊注射,使在体蛙心心肌收缩力加强,心率减慢。加大剂量(生药10 g),心脏无明显变化。此时从下腔静脉注入0.1 mL(生药1 g),可见心脏明显抑制,收缩力减弱,传导阻滞,但在短时间内恢复正常。七叶莲注射液生药40 g/kg静脉注射,使麻醉兔血压轻度下降,10 min后恢复[11]。

6. 毒性 七叶莲注射液小鼠腹腔注射LD_{50}为生药150 g/kg。家兔静脉注射生药15 g/kg,观察3 d,未见中毒症状[6]。七叶莲水煎醇提取液小鼠腹腔注射LD_{50}为生药107.4 g/kg。

【临床应用】

1. 止痛 七叶莲对多种疼痛均有良好止痛效果,其中对三叉神经痛、坐骨神经痛、神经性头痛、胃肠痉挛、胆绞痛、风湿性关节痛及带状疱疹等疼痛疗效显著,有效率达80.8%~90%,对手术后疼痛效果差[7,9,12,13]。肌肉注射5~20 min起效,10~30 min止痛作用明显,可维持4~6 h。用七叶莲30 g、川芎30 g、生白芍30 g、全蝎5 g、僵蚕10 g等自拟组成七叶莲镇痛汤,治疗顽固性偏头痛98例,每日1剂,7 d为一疗程。不论虚、实、寒、热均用此方加减治疗,功效奇特[14]。

七叶莲注射液:每支2 mL(含生药10 g),每次2~4 mL,肌肉注射,每日1~2次。七叶莲片剂:每片生药5 g,每次3~5片,每日3次。七叶莲水煎剂:20~30 g水煎服。10~15 min起效,20 min显效,一次给药可维持疗效4 h左右[15]。

2. 支气管哮喘 每支七叶莲注射液2 mL(生药10 g),肌肉注射治疗各型支气管哮喘142例,有较好的止喘效果。尤以吸入性过敏引起的支气管哮喘效果好,显效率84.4%,总有效率98.7%;感染性支气管哮喘和慢性气管炎伴哮喘的效果稍差,有效率分别为92.1%和96.1%,止喘作用快,给药后平均10~15 min起效,25~30 min达显效或基本止喘,可维持3~6 h[10]。

3. 类风湿性关节炎 用七叶莲酒治疗61例类风湿性关节炎患者,临床治愈21例(34.4%),显效23例(37.7%),有效16例(26.2%),无效1例(1.6%),总有效60例(98.4%)[16]。

4. 其他 复方七叶莲汤(七叶莲叶、两面针根、虎仗根等)配合海群生治疗高位蛔虫病103例,疗效显著,总有效率为89.3%。方法:每侧足三里穴位注射七叶莲1 mL,口服复方七叶莲汤1剂,必要时可重复给药1次。海群生每次200 mg,3次,连服3 d[17]。

5. 不良反应 本品不良反应少,少数患者口服七叶莲片后出现恶心,饭后服可减轻。肌肉注射,局部有轻度酸胀感,但很快消失。个别患者有嗜睡现象。孕妇慎用或禁用[7,10]。

(丁云录 陈声武 马吉胜)

参考文献

[1]赵君英. 七叶莲的研究进展. 光明中医,2009,24(11):2224

[2]刘佐仁,等.七叶莲枝叶挥发油化学成分的GC/MS分析.广东药学院学报,2005,21(5):519

[3]Melek FR, et al. Triterpenoid saponins from Schefflera arboricola. *Phytochemistry*,2003,63(4):401

[4]王大林,等.七叶莲有效成分的研究.中草药通讯,1979,11:18

[5]Lene Hansen, et al. The polyacetylenic falcarinolas the major allergen in schefflera arboricola. *Phytochemistry*,1986,25(2):529

[6]上海中药一厂,等.七叶莲的药理研究.中华医学杂志,1974,56(2):107

[7]上海中药制药厂.止痛草药七叶莲.中华医学杂志,1975,(1):80

[8]上海中药制药一厂,等.七叶莲制剂的初步研究.医药工业,1974,(3):22

[9]南京鼓楼医院内科.七叶莲注射剂对胃肠及胆道病止痛效果的临床观察和实验研究的初步报告. 新医药学杂志,1975,(2):16

[10]南京鼓楼医院内科,等.七叶莲注射剂对支气管哮喘止喘作用的动物实验和临床观察.中华内科杂志,1977,16(1):14

[11]广西桂林医专制药厂.七叶莲药理作用的初步研究.新医药学杂志,1975,(2):40

[12]上海中药制药一厂,等.木通科七叶莲治疗三叉神经痛临床观察.中草药通讯,1976,(12):31

[13]上海中药制药一厂.汉桃叶注射液和汉桃叶片.中草药通讯,1976,(5):25

[14]郭为汀.七叶莲镇痛汤治疗顽固性偏头痛98例疗效观察.实用中西医结合杂志,1997,10(4):405

[15]侯世荣.七叶莲与三丁酸钠注射液止痛作用的临床观察.中草药,1983,14(2):28

[16]周菲菲,等.七叶莲酒治疗类风湿性关节炎临床观察.中国农村医学,1998,26(5):44

[17]郭炳炎.复方七叶莲汤配合海群生治疗高位蛔虫病103例.福建医药杂志,1987,9(6):63

八角枫 Alangii Radix ba jiao feng

本品为八角枫科植物八角枫*Alangium chinense* (Lour.)Harms和木瓜*Alangium platanifolium* (Sieb.et Zucc.)的干燥根。味辛,性微温,有大毒。有祛风除湿、散瘀舒筋活络、镇痛功能。用于风湿骨痛、麻痹瘫痪、跌打损伤、劳损腰痛、心力衰竭、肺结核等。

【化学成分】

1. 生物碱 根中主要含有dl-毒藜碱(dl-anabasine)、喜树次碱(venoterpine),以须根含量最多[1]。

2. 其他 另外,尚含有氨基酸、有机酸、水杨苷、树脂及强心苷[2]。

【药理作用】

1. 松弛骨骼肌 八角枫具有明显的骨骼肌松弛作用。家兔静脉注射毒藜碱约1 min后就呈现作用,表现为头下垂、四肢瘫软、肌肉松弛等现象。平均最小肌松量为(1.18±0.092)mg/kg[3,4]。毒藜碱可抑制电刺激引起的兔胫神经-胫前肌传导和膈神经-膈肌传导,而对电流直接刺激肌肉引起的收缩无抑制作用,说明其作用点在于阻断神经肌肉接点的传导,对于肌肉本身无直接作用。

兔、大鼠、小鸡等动物实验与临床观察表明,毒藜碱的肌肉松弛作用的类型属双相型。肌松作用可截然分为两个时相,第一个时相为去极化型,第二时相为非去极化型,并可被新斯的明所对抗[4,5]。

2. 兴奋呼吸 兔静脉注射八角枫总碱1.0、1.8 mg/kg,犬静脉注射八角枫总碱0.5、0.75 mg/kg均可出现呼吸兴奋[6]。向猫颈动脉体灌注盐酸毒藜碱5、10 μg,在数秒钟内发生呼吸兴奋,这一作用可被六烷双胺所阻断,同时在延髓腹外侧面局部用毒藜碱也可引起呼吸兴奋,提示其呼吸兴奋作用是由于药物对颈动脉体和延髓浅表部位化学感受器的作用所致[7]。毒藜碱的兔平均最小呼吸麻痹量为(1.47±0.13)mg/kg[4]。

3. 影响心血管 猫缓慢静脉滴注毒藜碱0.5 mg/kg时,一般仅引起短时间的血压略升与心率减慢。如快速静脉注射,即使剂量小于肌松剂量,也可出现血压剧升及心律失常,可因短时间内重复给药而减轻,显示有快速耐受现象。当毒藜碱的总量超过20 mg/kg时,可出现P-R、Q-T间期延长,QRS波增宽,S-T段上抬等心肌损害的心电图变化。实验证明,毒藜碱对心血管的作用主要与其兴奋肾上腺髓质和交感神经节,促进去甲肾上腺素和肾上腺素等儿茶酚胺类物质的释放有关[8]。

4. 收缩平滑肌 八角枫总碱0.5 mg,可引起离体兔肠肌节律性收缩增强,其收缩作用随剂量增加而增加,但大剂量时则使肠管松弛。提示在临床常用剂量下,药物不会引起手术后腹胀气。八角枫总碱0.25~0.75 mg,可使离体兔子宫收缩增强,但剂量大于1.25 mg时,则收缩明显减弱[6]。

5. 毒性 八角枫总碱对家兔的最小致死量与最小肌松量分别为5.65及2.47 mg/kg,两者相比为2.28:1,而琥珀酰胆碱则为1.5:1。八角枫急性中毒死亡原因为呼吸肌麻痹。兔口服八角枫须根煎剂10 g/kg或静脉注射八角枫总碱1.9 mg/kg,连续15 d,两组家兔的肝有轻度脂肪变性、轻度炎症或灶性坏死,肝功能有轻度改变。静脉注射八角枫总碱组肾脏有轻度灶性炎症或坏死,但肾功能无显著异常[6]。小鼠灌胃八角根水煎剂30、20、10 g/kg急性中毒,主要的病理改变为肺泡腔出血、肺间质出血,肝窦扩张、瘀血,肝细胞水肿,蛛网膜下腔出血。八角枫毒性作用的主要靶器官为肺、肝和血管平滑肌[9]。

【临床应用】

1. 辅助麻醉 毒藜碱作为肌松药,配合针麻、中麻、强化麻醉应用于各种外科手术745例,效果良好[10-13]。毒藜碱首次量为0.3~0.6 mg/kg,5%葡萄糖液或生理盐水100 mL稀释后于10~15 min滴入,如需追加,一般在首次给药后20~40 min内,用量为首次量1/3~1/2。一般于1~2 min即可显示其对骨骼肌的作用,开始有轻度肌肉痉挛现象,3~5 min后开始松弛,头颈部、四肢肌肉先松弛,呼吸肌最后受影响[10]。

2. 风湿性关节炎 用彝族草药制成"消痺灵"合剂治疗风湿性关节炎120例。方药组成:八角枫、紫金藤、紫丹参、白花蛇、石菖蒲，用白酒浸泡10 d，口服，每次10 mL，日服3~4次。结果：痊愈75例(62.5%)，好转35例(29.2%)，无效10例(8.3%)[14]。

3. 肩关节周围炎 将八角枫的须根洗净晒干，切碎或研末备用。用开水冲服，患者每天早晚各服1次，每次服0.5~1 g，服药前后 1 h内忌酸冷，连服6 d停药2 d，年老体弱者服0.5 g即可。孕妇忌用。服药配合手法推拿，治疗56例肩关节周围炎。结果：治愈36例，占64.29%；好转18例，占32.14%；未愈2例，占3.57%；总有效率为96.43%[15]。

4. 不良反应 八角枫须根含毒藜碱量较多，其毒性较大，服药过量，约0.5~1 h后即感头昏、肌无力、心率增快[16]。曾报道八角枫中毒死亡1例，组织学检查发现主要脏器均出现瘀血、水肿、变性、坏死等[17]。

（相妍笑 张岫美 周秋丽）

参考文献

[1]施大文，等.八角枫生物碱在八角枫植物株中的分布与含量.中草药，1983，(4)：21

[2]国家医药管理局中草药情报中心.植物药有效成分手册.北京：人民卫生出版社，1985：51

[3]浙江医科大学.八角枫碱肌松作用的研究.中麻通讯，1974，(4)：10

[4]浙江医科大学.八角枫碱肌肉松弛作用的研究.新医药学杂志，1974，(10)：45

[5]江苏医院中麻研究小组.几种中药肌肉松弛剂对人体神经肌肉传递的阻滞.中麻通讯，1975，(2)：9

[6]浙江医科大学.肌肉松弛剂八角枫的药理研究与临床观察.中华医学杂志，1972，(1)：44

[7]余应年.八角枫碱对外周及中枢性化学感受装置的影响.浙江医科大学学报，1981，10(6)：267

[8]章元沛，等.关于八角枫碱心血管系统作用的若干实验观察.浙江医科大学学报，1981，10(6)：262

[9]张长银，等.小鼠急性八角枫中毒的病理学观察.法医学杂志，2009，25(5)：329

[10]八角枫临床研究协作组.肌松剂盐酸八角枫碱的临床观察.中华医学杂志，1978，(6)：345

[11]榆林地区中心医院中麻组.草药八角枫50例肌肉松弛效果观察.陕西新医药，1972，(6)：25

[12]江苏省肿瘤防治研究所麻醉科.盐酸八角枫碱用于胸科手术50例小结.中麻通讯，1977，(1)：24

[13]浙江医科大学妇女保健院.八角枫碱的临床观察.中麻通讯，1974，(4)：24

[14]曹泽民.彝族草药消痺灵合剂治疗痺证120例疗效观察.中国民族医药杂志，1998，4(4)：13

[15]吕维斌，等.手法加八角枫散治疗肩关节周围炎56例报告.中国民族民间医药杂志，2001，53(总)：340

[16]吴葆杰.中草药药理学.北京：人民卫生出版社，1983：10

[17]张昌华，等.八角枫中毒死亡1例.法医学杂志，2008，24(2)：155

人 参 Ginseng Radix et Rhizoma ren shen

本品为五加科植物人参*Panax ginseng* C.A.Meyer的干燥根和根茎。味甘，微苦，性微温。有大补元气、复脉固脱、补脾益肺、生津养血、安神益智等功能。主治体虚欲脱、肢冷脉微、脾虚食少、肺虚喘咳、津伤口渴、内热消渴、气血亏虚、久病虚羸、惊悸失眠、阳痿宫冷等。

【化学成分】

1. 人参皂苷(ginsenosides) 人参皂苷为人参的主要有效成分之一，按其苷元的化学结构，人参皂苷可分为三类。①人参二醇系皂苷，即以20 (S)-protopanaxadiol为苷元的人参皂苷：人参皂苷-Ra_1、-Ra_2、-Ra_3、-Rb_1、-Rb_2、-Rb_3、-Rc、-Rd，丙二酰-人参皂苷-Rb_1，丙二酰-人参皂苷-Rb_2，丙二酰-人参皂苷-Rc，丙二酰-人参皂苷-Rd(白参和生晒参含)，notoginsenoside-R_4。②人参三醇系皂苷，即以20(S)-protopanaxatriol为苷元的人参皂苷：人参皂苷-Re、-Rf、-Rg_1-Rg_2、-Rh_1，20-gluco-人参皂苷-Rf及notoginsenoside-R_1。③齐墩果酸为苷元的人参皂苷Ro[1,2]。

2. 人参多糖(ginseng polysaccharides)和寡糖 目前已从人参中分离和纯化几十种多糖类物质[3]。人参多糖主要含有酸性杂多糖和葡聚糖，杂多糖主要由半乳糖醛酸、半乳糖、鼠李糖和阿拉伯糖构成，分子量为5000~66 000 D。上述人参多糖都含有一定量的多肽，所以人参糖肽为人参中天然存在的生物活性物质[4-6]。人参根中寡糖的分子量在0.3×10^3~1.2×10^3之间；糖苷键连接方式：1→4，1→6连接为主链，且以1→4连接为主；组成糖及摩尔比为Rha:Ara:Xyl:Gal:Glc=2.86:5.69:

1.00∶2.49∶184.63[7]。

3. 其他 人参中含有麦芽醇(maltol),该化合物具有抗氧化作用。人参中尚含大量挥发性成分,但至今未能证明人参挥发油具有确实的药理作用。此外,人参中尚含锌、铜、锰、铁、钙、镁、镉、钾、钠 9种无机元素[8]。

【药理作用】

1. 神经系统

(1)促进学习和记忆功能 人参皂苷Rb_1在剂量为25、50和100 mg/kg腹腔注射时,对小鼠记忆获得障碍有不同程度的改善作用。人参皂苷Rg_1有促进学习辨别的作用,当给小鼠腹腔注射25 mg/kg时,可使小鼠在跳台法中记忆获得改善[9]。人参皂苷Re 1、2、4 mg/kg,连续5 d灌胃给药,对东莨菪碱、亚硝酸钠、40%乙醇造成小鼠记忆的获得、巩固和再现障碍等化学性记忆损伤有较明显的改善作用[10]。采用电击足底结合噪音建立慢性应激大鼠模型,腹腔注射50 mg/kg人参皂苷Rg_1对慢性应激引起的空间学习和记忆能力下降、海马神经元数量减少、海马突触体内游离钙浓度增高有明显保护作用,提示人参皂苷Rg_1对慢性应激性认知障碍有保护作用[11]。人参皂苷Rg_2预防给药3、6、12 mg/kg,连续4周,对双侧海马内注射Aβ的阿尔茨海默病(AD)大鼠的学习记忆能力有一定增强作用,并能防止老年斑的形成[12]。小鼠侧脑室注射凝聚态β-AP 4 nmol/L,次日,腹腔注射人参皂苷Rg_1 5和10 mg/kg,10 d后,可明显改善β-AP所致小鼠被动回避、空间学习记忆能力及皮层海马组织ChAT活性的下降;人参皂苷Rg_1明显抑制AchE活性,说明人参皂苷Rg_1对β-AP所致的小鼠学习记忆有显著改善作用,其对胆碱酶系统的影响是人参皂苷Rg_1重要作用机制之一[13]。

(2)保护中枢神经 人参二醇皂苷(28 mg/kg,每天1次,连续给药100 d)对寰枢椎周围注射30%乳酸溶液复制小鼠颈椎失稳致慢性脑损伤模型灌胃,对长期乳酸堆积引起的老龄小鼠寰枢椎失稳所致脑损伤均具有一定的保护作用,可改善小鼠学习记忆能力和脑的代谢[14]。制作大鼠中等量脑出血模型,术后第1天腹腔注射人参总皂苷200 mg/kg。结果显示,脑出血后神经干细胞被激活增殖,人参总皂苷对脑出血后神经干细胞增殖有促进作用和改善运动功能[15]。取新生APP转基因小鼠,分离得到神经干细胞。加入20 μmol/L人参皂苷Rb_1处理分化的神经细胞,发现人参皂苷Rb_1可以抑制分化中的神经干细胞Tau蛋白的过度磷酸化,提高Tau蛋白的正常生理功能,具有一定神经保护功能[16]。体外培养胚胎神经干细胞,加入人参皂苷Rg_1(40、4、0.4 μmol/L)使神经球生成数目增多,表明人参皂苷Rg_1具有促进胚胎神经干细胞体外增殖的作用[17]。预先3 d给予短暂脑缺血大鼠人参皂苷Rb_1 30 mg/kg,持续6 d。大鼠海马各脑区和皮层神经元死亡率显著下降;与缺血组相比较,$Rb_1$1组中CA_1、DG及皮层神经元内的Bcl-2表达显著增加,而Bax表达显著减少。人参皂苷Rb_1通过上调Bcl-2表达和下调Bax表达来实现对缺血后神经元损伤的保护作用[18]。对颅脑损伤模型大鼠灌胃人参皂苷Rg_1 1.5、3.0、4.5、6.0 mg/kg ,6 d后,能减少神经细胞凋亡且随人参皂苷Rg_1剂量的增加,凋亡率呈下降趋势。人参皂苷与细胞凋亡密切相关,并以此发挥神经保护作用[19]。

(3)抗神经退行性变 人参皂苷Rg_1腹腔注射干预MPTP致帕金森小鼠,使小鼠黑质致密带TH阳性神经元细胞丢失明显减轻31%(模型组丢失55%);p-c-jun表达水平明显下降;黑质神经元TUNEL阳性细胞数量明显减少。人参皂苷Rg_1可在一定程度上阻抑黑质区JNK信号通路,减轻MPTP诱导的帕金森小鼠DA能神经元凋亡,具有一定的神经保护作用[20]。

(4)抗老年性痴呆 腹腔注射人参皂苷$Rb_1$10 μg/(kg·d),观察对胃饲氯化铝和腹腔注射D-半乳糖致老年痴呆大鼠学习记忆能力的影响。结果:与模型组相比,β-分泌酶及PS-1的表达明显减少,学习记忆能力在第2天和第3天显著提高。人参皂苷Rb_1对老年性痴呆有一定的防治作用[21]。

(5)加速周围神经损伤修复 体外培养的雪旺细胞中分别加入人参皂苷Rb_1(10、20、40、60、80 mg/L)和人参皂苷Rg_1(10、20、40、60、80 mg/L),培养48 h后,Rb_1和Rg_1组雪旺细胞神经生长因子表达率均明显升高,呈剂量依赖性增加;当人参皂苷Rb_1和Rg_1质量浓度达60 mg/L时,雪旺细胞神经生长因子表达率最高。提示人参皂苷Rg_1和Rb_1可通过促进雪旺细胞分泌神经生长因子而具有潜在加速周围神经损伤修复的作用[22]。

2. 心血管系统

(1)影响心脏功能 研究表明,人参根总皂苷在0.18~0.72 mg/mL时,对多数蟾蜍离体心脏先抑制后兴奋;其浓度在1.44 mg/mL时,均产生抑制作用[23]。对$cTnT^{R141W}$转基因扩张型心肌病小鼠用人参皂苷Rb_1 70 mg/(kg·d)干预,连续给药7个月。人参皂苷Rb_1长期给药能显著改善小鼠的心功能和心脏几何构型,将死亡率降低50%;Rb_1使心重指数降低11.3%,减轻心肌细胞排列紊乱以及间质纤维化;显著降低模型中的HB-EGF和pSTAT3的表达。提示人参皂苷Rb_1能改善扩张型心肌病模型的心功能和心脏重构,抑制心肌病发生中的HB-EGF表达和抑制下游信号pSTAT3的激活[24]。结扎冠脉大鼠致急性心肌梗死模型，术后第2天起尾静脉注射人参皂苷Rg_1 3 mg/kg，连续1周。结果：人参皂苷Rg_1治疗组心功能好转，心肌微血管密度和功能血管数量明显升高，缺血区和梗死区的范围明显缩小，VEGF的表达量也高于假手术组。结论：人参皂苷Rg_1有促进缺血心肌血管生成、保护缺血心肌、缩小梗死面积、改善心功能的作用[25]。

（2）*扩张血管* 离体实验表明，浓度为1~45 μg/mL人参皂苷Rb_1对大鼠胸主动脉平滑肌无明显舒张作用；其代谢产物人参皂苷CK（浓度为3、6、12、24 μg/mL）对大鼠离体胸主动脉平滑肌有明显舒张作用；浓度为24 μg/mL的CK对血管平滑肌的舒张率达到51.1%；去除血管内皮组织或NOS抑制剂L-NNA存在条件下，人参皂苷CK的血管舒张作用消失。提示：人参皂苷CK有内皮依赖性舒张血管作用，其机制可能与内皮舒张因子有关[26]。

（3）*改善血流动力学* 人参皂苷-Rb对急性心肌梗死犬能明显减少其心脏左室做功，降低心肌氧耗，有利于缩小心肌梗死面积[27]。人参皂苷Rg_2对结扎冠脉犬所致的心源性休克有正性肌力作用，具有增加心输出量、心脏指数、心搏指数，改善心源性休克犬心功能，有正性肌力作用，而且均能增加血氧含量，改善心肌的供氧[28]。对家兔触发性室性心律失常模型，人参皂苷Re 20、10、5 mg/mL使窦性节律时间显著性下降。治疗后1、3、5 min血流动力学各指标均有显著下降，呈剂量依赖，呈负相关[29]。

（4）*抗缺氧和保护心肌* 给小鼠按10 mL/kg腹腔注射10%人参提取液，不但能显著提高小鼠耐常压缺氧能力，也能提高小鼠耐亚硝酸钠中毒缺氧的能力。人参皂苷可能是人参抗缺氧作用的有效成分，因为人参皂苷70~200 mg/kg腹腔注射，可明显延长小鼠在不同低压缺氧环境的存活时间，其作用有明显量效关系。此外，实验证明人参皂苷（540 mg/kg，腹腔注射）抗小鼠心肌缺氧能力与其降低缺氧状态下心肌中cAMP和cGMP及cAMP/cGMP比值有关[30]。人参Rb组皂苷25、50 mg/kg经十二指肠给药，对左冠状动脉前降支（LAD）急性阻断6 h犬，能明显缩小心肌梗死面积（MIS），降低血清CK及LDH活性，亦能明显降低血清游离脂肪酸（FFA）及过氧化脂质（LPO）含量，提高SOD活性。表明人参Rb组皂苷对急性缺血心肌产生明显保护作用，作用机制可能与其纠正心肌缺血时FFA代谢紊乱及对抗氧自由基引发的脂质过氧化反应，增强体内抗氧化酶活性等有关[31]。在离体培养低氧心肌细胞中加入0.025 mmol/L的人参皂苷Rg_2，可明显降低心肌细胞凋亡率，心肌细胞SOD活性、MDA和NO含量与模型组比有明显差异。表明人参皂苷Rg_2在体外对低氧心肌细胞有保护作用[32]。

（5）*降血脂和抗动脉粥样硬化* 人参二醇组皂苷（PDS）在大鼠高脂喂养同时每天灌胃给予100 mg/kg，连续6周。经PDS干预的大鼠血清TC、LDL-C和AI明显降低，血清TG和HDL-C无明显改变；镜下血管壁结构变化轻微，局部仅见内皮脱落；细胞间黏附分子1（ICAM1）的阳性细胞率与模型组比明显减少。PDS具有预防动脉粥样硬化形成的作用，主要通过下调主动脉ICAM1的表达量[33]。

3. 血液系统

（1）*影响血液流变性* 给家兔按人参注射液0.4、0.2、0.1 g/kg剂量，连续耳缘静脉给药8 d，血浆凝血酶原时间（PT）和活化部分凝血活酶时间（APTT）两个指标与对照组比较都有显著性差异。分析可能与部分皂苷对抗某些凝血酶以及阻碍纤维蛋白原向纤维蛋白的转化有关[34]。当给家兔静脉注射人参皂苷80 mg/kg时，显著抑制了花生四烯酸和ADP诱发的血小板聚集，血小板内cAMP含量升高，同时血小板内环氧酶和血栓素A_2（TXA_2）合成酶受到抑制[35]。人参皂苷Rb_1（10、50、100 μmol/L）能剂量依赖性减少新生鼠脑细胞内钙浓度，并能增加由硫酸亚铁及半胱氨酸所降低的膜流动性。Rb_1（10 μmol/L）能降低离体鼠基底动脉5-HT所引起的收缩，使用全细胞膜片钳技术发现人参皂苷Rb_1（50、100 μmol/L）对钙电流无明显影响；Rb_1在低剂量能增加大鼠突触体Na^+/K^+-ATP酶及Ca^{2+}/Mg^{2+}-ATP酶活性，从而揭示Rb_1降低胞内钙含量可能通过增加ATP酶活性而产生[36]。人参皂苷Rg_1可能是抑制血小板聚集的主要成分[37]。

（2）*影响血象和造血功能* 整体实验证明，于5 d内，每天给大鼠腹腔注射人参乙醇提取物（浓度为80 mg/mL）2.5 mL/kg时，可使注射苯肼后产生溶血性贫血的家兔血中摄取^{59}Fe的速率为对照组1.8倍。另有实验证明，于8周内每日给小鼠按1 mg/kg腹腔注射人参皂苷，对苯所致的骨髓损伤有促进恢复作用，但对放射性骨髓造血功能损害无明显影响[38]。

体外实验证明，用终浓度分别为2.5、12.5、25、50、100和200 μg/mL人参二醇皂苷（PDS）和三醇皂苷（PTS）刺激小鼠骨髓红系祖细胞（CFU-E、BFU-E）、粒巨系祖细胞（CFU-GM），用终浓度分别为2.5、12.5、25、50和100 μg/mL的PDS刺激CFU-Mix。结果表明PDS是总皂苷内促进造血的有效成分，而PTS对红系祖细胞具有抑制作用，对粒巨系祖细胞的作用呈剂量依赖关系[39]。4

和20 mg/L人参总皂苷均能增加小鼠巨细胞系祖细胞(CFU-Meg)、多能祖细胞(CFU-GEMM)和成纤维细胞系祖细胞(CFU-F)集落数,集落提高率达37.7%、38.5%、18.3%。表明人参总皂苷在体外对小鼠造血祖细胞有刺激增殖作用,在较高浓度的生长因子环境下也同样有类似作用[40]。人参总皂苷(TSPG)能促进人早期血细胞的增殖分化,其机制可能与TSPG诱导人造血基质细胞表达IL-3有密切关系。经TSPG诱导后BMSC、ECV304、THP细胞内IL-3的蛋白及mRNA表达显著提高[41]。

人参多糖(GPS)也能促进机体的造血功能。在有外源性粒巨系集落刺激因子(GM-CSF)存在的情况下,GPS能显著促进CFU-GM的增殖与分化;经GPS体外诱导制备的胸腺细胞、脾细胞、骨髓基质细胞的条件培养液能明显提高人CFU-GM的产率;经GPS体外刺激后,胸腺细胞、脾细胞、骨髓基质细胞GM-CSF蛋白表达水平较对照组明显提高。表明GPS可能通过直接和(或)间接途径促进胸腺细胞、脾细胞和造血诱导微环境中的基质细胞合成和分泌GM-CSF或GM-CSF的活性,进而促进CFU-GM的增殖和分化[42]。

4. 抗缺血再灌注损伤

(1)抗脑缺血再灌注损伤　人参皂苷Rg_1 10、20、40 mg/kg于术前5 d至取材当日,连续腹腔注射,使缺血再灌注大鼠海马CA_1区神经元凋亡细胞数量显著降低,使海马粗面内质网肿胀及线粒体嵴断裂不同程度地减轻,对脑缺血再灌注神经元损伤有保护作用[43]。上述人参皂苷Rg_1对大鼠脑缺血-再灌注神经元损伤的保护机制,可能有:①与抑制脑组织p-JNK、p-c-jun、Bax表达有关,其中40 mg/kg人参皂苷Rg_1作用最明显[44];②与促进脑组织Bcl-2表达,抑制Bax表达有关[45];③与抑制脑组织c-Fos蛋白表达有关[46];④与抑制大鼠脑组织FAS、FAS-L蛋白表达有关[47]。人参皂苷Rb_1 40 mg/kg给予脑缺血再灌注大鼠后,丘脑和下丘脑缺血侧巢蛋白阳性细胞明显增多,细胞形态呈神经元样。表明人参皂苷Rb_1可上调缺血再灌注大鼠巢蛋白表达水平,促进神经干细胞增殖,并向神经元方向分化[48]。

(2)抗肝脏缺血再灌注损伤　给肝脏缺血再灌注大鼠尾静脉注射人参皂苷Rb_1(5 mg/kg),能提高肝脏组织中热休克蛋白70(HSP-70)的表达,并增加肝组织中SOD、GSH-Px的活力,MDA含量增加幅度减小,提示人参皂苷Rb_1可能通过提高肝脏组织HSP-70表达,对抗肝脏缺血再灌注的氧化损伤[49]。家兔肝缺血再灌注期间,血浆NO明显降低,而内皮素(ET)和ALT明显升高;肝脏NO降低而ET显著升高;血小板最大聚集率和最大聚集时间明显升高。颈外静脉注射人参多糖注射液(0.3 mg/kg)可逆转上述指标的异常,通过提高NO水平和降低ET水平,抑制血小板聚集功能,改善肝脏微循环,对肝缺血再灌注产生保护作用[50,51]。

(3)抗肾缺血再灌注损伤　用人参皂苷Re(20 mg/kg,腹腔注射,连续7 d)干预肾缺血再灌注损伤大鼠,对于模型大鼠Scr、BUN的急剧上升有显著下调作用,并提高肾组织Na^+/K^+-ATP酶和Ca^{2+}-ATP酶活力。人参皂苷Re改善缺血再灌注损伤大鼠肾脏功能,与保护肾脏钠泵和钙泵功能有关[52]。

(4)抗肠缺血再灌注损伤　夹闭肠系膜上动脉-再灌注制作大鼠肠缺血再灌注损伤模型,经舌下静脉推注人参皂苷Rg_1 40 mg/kg。结果:小肠损伤评分明显降低,TNF-α、IL-6水平明显降低,MDA含量明显降低,SOD活性明显升高。人参皂苷Rg_1对大鼠肠缺血再灌注后肠道有保护作用[53]。

5. 对血糖的影响　于10 d内每天给大鼠腹腔注射人参皂苷30和100 mg/kg,人参总皂苷对四氧嘧啶糖尿病大鼠有明显的降血糖作用,其降血糖作用呈明显的量效关系[54]。人参二醇组皂苷(PDS)70、140 mg/kg给予实验性2型糖尿病(T2DM)大鼠,于第3、4周血糖明显降低,4周后肝糖原含量明显升高;TC、TG、FFA、TC/HDL-C、LDL-C/HDL-C及MDA含量显著降低,SOD活性、C-肽含量及胰岛素敏感指数(ISI)显著升高;HDL-C、LDL-C及Ins含量变化不明显。上述说明,PDS可降低T2DM大鼠的血糖,改善血脂代谢紊乱,提高肝脏及外周组织胰岛素敏感性,改善胰岛素抵抗[55]。当给大鼠按10 mg/kg腹腔注射人参皂苷Rb_2时,对链脲霉素致大鼠实验性高血糖有降低作用,但对正常大鼠血糖无明显影响。当患链脲霉素性糖尿病大鼠血糖降低时,其肝组织中升高了的葡萄糖-6-磷酸酶活力受到抑制,而受到抑制的葡萄糖激酶活性被升高。上述两种酶对维持血糖水平起重要作用。而Rb_2可能通过纠正上述两种酶活性的异常变化而使糖的利用正常化,从而产生降低血糖作用[56]。

人参多糖(或糖肽类)是人参中另一类降血糖成分。人参多糖A和B按照30 mg/kg给小鼠腹腔注射时,于给药后5~7 h使小鼠血糖明显降低。多糖B的降血糖机制是由于增加了胰岛素的分泌和提高组织对胰岛素的敏感性[57]。而多糖A的降血糖作用,可能由于它影响了糖代谢过程中某些酶的活性。实验证明,人参多糖A使小鼠血糖降低,肝葡萄糖-6-磷酸酶的活性受到抑制,而使肝磷酸化酶、葡萄糖-6-磷酸脱氢酶及磷酸果糖激酶的活性升高,从而加速了糖的利用和减少了糖原的合成，导致血糖降低[58]。分子量为6900D的人参糖肽，当其剂量为25~100 mg/kg时，无论静脉、皮下、肌肉和腹腔注射，对正常小鼠和四氧嘧啶及链脲霉素所引起的高血糖小鼠皆有明显的降低血糖和肝糖原作用。进一步研究证明，该糖肽的降血糖作用乃由于该糖肽首先与β受体结合，通过cAMP将信息传至肝细胞质使磷酸化酶活性升高，导致肝糖原降低。cAMP亦将信息传至线粒体，使苹果酸脱氢酶、琥珀酸脱氢酶、柠檬酸合成酶及细胞色素氧化酶等参与糖氧化过程的酶活性升高，使糖的氧化利用加快，导致血糖降低。该人参糖肽不增加血乳酸含量，表明其对无氧糖酵解无明显影响[59,60]。

6. 抗肿瘤 人参具有抗肿瘤作用，其抗肿瘤的活性成分可分为三类。

(1)人参皂苷 人参总皂苷(TSPG)100、200、300、400 mg/L对人红白血病细胞K562抑制作用呈浓度-时间依赖性；TSPG 200 mg/L减少K562胞核中STAT5的表达而影响基因转录，从而抑制K562细胞增殖[61]。50、100、200 mg/L的人参二醇皂苷(PDS)作用于人乳腺癌细胞MCF-7，MCF-7细胞生长状态变差，细胞变圆漂浮在培养液中；细胞生长明显受到抑制，72 h生长抑制率可达到80.6%，且生长抑制率呈时间-剂量依赖性[62]。原人参二醇(PPD)对人胃癌SGC-7901细胞增殖有明显抑制作用，IC_{50}为2.0 μg/mL；PPD 2.0 μg/mL浓度下，肿瘤细胞产生明显的G1期阻滞现象，G1细胞百分率达76.08%；PPD浓度为2.0 μg/mL时，对SGC-7901细胞条件培养液诱导的血管内皮细胞增殖有抑制作用，抑制率为13.10%~77.38%[63]。

人参皂苷Rh_2给S180荷瘤小鼠灌胃同时，腹腔注射顺铂(DDP)，连续9 d。一定剂量的Rh_2(0.5 mg/kg)与DDP联用时，存在协同作用[64]。人参皂苷Rh_2浓度为5~15 μmol/L时，对黑色素细胞瘤(B16)的抑制作用呈明显的量效关系；Rh_1只有在高浓度（50~100 μmol/L）才具有抑制B16作用[65]。人参皂苷Rh_2与马利克病肿瘤细胞系MSB-1共培养72 h后，IC_{50}为0.65 mg/L；人参皂苷Rh_2可使MSB-1细胞于阻滞S期，可诱导部分MSB-1细胞凋亡[66]。在5 μmol/L的浓度下，人参皂苷-Rg_1、-F3、-Rf、-PPT和-PT显著地抑制了骨肉瘤细胞（U_2OS）增殖，并发现人参皂苷-R0、-Rf、-Rg_1、-F_1、-Rh_2、-PPT和-PT能使处于G0/G1期的细胞数目明显增多，伴随着S期和G2/M期的细胞明显减少，说明这些化合物抑制了肿瘤细胞增殖周期的进行。同时，人参皂苷-Rf、-Rg_1、-F_1和PPT显著地促进了肿瘤细胞的死亡。提示人参皂苷是通过阻止细胞进入增殖周期或促使细胞死亡两种方式抑制了肿瘤细胞U_2OS的增殖[67]。

近期，对人参皂苷Rg_3抗肿瘤作用及其机制研究较多。在低、中分化的胃腺癌细胞株MKN-45和SGC-7901中，加入不同浓度Rg_3(20、30、40、50 μg/mL)明显抑制两种肿瘤细胞生长；在电镜下观察，50 μg/mL Rg_3处理的SGC-7901细胞可见典型的凋亡细胞结构。人参皂苷Rg_3主要诱导胃癌细胞凋亡，而呈现抑制肿瘤细胞生长作用[68]。同样，人参皂苷Rg_3(100、25、6.25 μg/mL)对体外培养的人红白血病细胞株K562，抑制增殖并诱导凋亡[69]。人参皂苷Rg_3抗肿瘤主要机制：①诱导细胞凋亡，Rg_3通过上调FAS蛋白表达[70]，促进磷酸化Bad形成[71]，抑制Eph4B mRNA及蛋白质表达[72]等，通过死亡受体途径实现肿瘤细胞凋亡；②抑制肿瘤细胞迁移，低浓度Rg_3(10^{-8}、10^{-7}、10^{-6}和10^{-5}mol/L)对高转移前列腺癌细胞PC3M活力没有影响，却可通过激活ERK1/2蛋白磷酸化而抑制高转移前列腺癌细胞迁移[73]；③抑制血管淋巴管生成，Rg_3浓度为10~50 μg/mL时能明显抑制淋巴管内皮细胞的增殖，促进淋巴管细胞凋亡[74]。

(2)人参多糖 人参多糖对正常小鼠和荷瘤小鼠的细胞和体液免疫有刺激作用。进一步研究证明，人参多糖腹腔注射剂量为50~460 mg/kg时，对S180、U-14和EAS均有明显的抑制作用[75]。移植B16黑素瘤株小鼠的肿瘤周围皮下注射人参多糖(GPS)，每隔3 d注射1次，连续注射3次。发现GPS能明显减轻小鼠瘤重，缩小肿瘤体积，表明GPS对移植的B16黑素瘤有明显的杀伤作用[76]。给接种肉瘤S180瘤体匀浆的小鼠腹腔注射人参多糖(20 mg/kg)0.2 mL，每日1次，10 d后P53蛋白的阳性率为52%，与环磷酰胺(CTX)组56.2%比较无显著差异。P53基因是一种抑癌基因，对于抑制异常细胞增殖及肿瘤发生具有重要作用，这说明人参多糖抑癌与P53基因也有密切关系[77]。

(3)人参烯醇类、人参炔三醇(panaxytriol)及人参挥发油类(panaxacol) 是从人参愈伤组织中分出的人参烯醇类化合物。离体实验证明，人参挥发油类(panaxacol)对吉田肉瘤培养细胞的50%生长抑制浓度为0.5 μg/mL[78]。人参炔三醇(panaxytriol)是从红参中提取的抗肿瘤成分，在离体条件下，其对多种肿瘤细胞均有抑制作用[79]。在离体条件下，人参的另一种成分挥发油(GVO)的浓度为5.5和11 μg/mL时，对体外培养的SGC-823胃癌和艾氏腹水癌细胞生长均有抑制作用，使癌细胞死亡数增加。整体实验证明，腹腔注射GVO 2、5 mg/kg，或灌胃0.5、1 g/kg时，对S180和艾氏腹水癌小鼠均有延长生存时间和减少腹水作用[80,81]。推测GVO的抗肿瘤作用机制，可能是其中的倍半萜类抑制了癌细胞的核酸和糖代谢所致。

7. 调节免疫功能 人参根皂苷[(20、50和100mg/(kg·d)，连续3 d灌胃]，对小鼠网状内皮系统吞噬功能均有促进作用，增加小鼠血清特异性抗体的浓度[82]。已知老年机体免疫功能的降低与淋巴细胞增殖能力的减弱和白细胞介素-2(IL-2)产生减少有密切关系。人参皂苷Rg_1无论体内给药还是体外实验，均能选择性增强老年大鼠脾淋巴细胞增殖能力和IL-2的产生与释放。Rg_1可明显促进IL-2基因和蛋白的表达，表现在IL-2 mRNA和IL-2蛋白含量的显著增加。在同样的条件下，Rg_1对青年大鼠免疫功能的影响并不显著。由此可认为，人参皂苷Rg_1是一种"免疫调节剂"而非单纯的"免疫增强剂"[83]。人参皂苷Rh_1 20、40、80 mg/kg给环磷酰胺免疫功能低下小鼠腹腔注射，每天1次，连续12 d。结果：人参皂苷Rh_1可增加小鼠脾指数及胸腺指数，增强小鼠腹腔巨噬细胞吞噬功能，可显著促进ConA诱导的小鼠T淋巴细胞增殖。人参皂苷Rh_1可上调免疫功能低下小鼠的免疫功能[84]。离体实验证明，人参三醇(PTS)10 μg/mL对植物凝血素(PHA)激活人淋巴细胞分泌白介素-6(IL-6)有促进效应，PTS对IL-6基因转录环节无明显影响，但对基因转译具有促进作用，即对IL-6 mRNA转译有直接促进作用[85]。

人参多糖每日50、200和400 mg/kg，连服3 d，可促进小鼠的网状内皮系统的吞噬功能，豚鼠的补体生成及提高用羊红细胞免疫小鼠血清中溶血素的浓度。将分离大鼠外周血单个核细胞(PBMC)、派伊尔结淋巴细胞(PPL)、肠道上皮内淋巴细胞(IEL)和黏膜固有层淋巴细胞(LPL)，与不同质量浓度的人参多糖共同培养。结果：人参多糖可使PBMC和PPL培养上清液中TNF-α和IFN-7水平升高，可使LPL培养上清液中TNF-α和IFN-7水平降低[86]。

人参蛋白1.0、0.5、0.25 g/kg灌胃10 d，表现出多种药理活性，如增强小鼠细胞免疫、单核-巨噬细胞功能、增加免疫器官重量、耐缺氧、抗疲劳、抗氧化等作用[87]。

8. 抗氧化 给小鼠按1.6 g/kg剂量灌胃人参甲醇提取物，对乙醇引起肝中毒小鼠肝组织脂质过氧化物含量有明显降低作用，进一步证明，该甲醇提取物中的麦芽醇、水杨酸、香草酸(剂量为0.033、0.33、3.3和33 mg/kg，灌胃)有明显的抗脂质过氧化作用。而P-香豆酸、人参皂苷Rg_1、Re、Rb_2和Rb_1在上述剂量下无抗脂质过氧化作用[88]。

人参二醇皂苷(PDS，200 mg/kg，腹腔注射)对因双侧结扎颈总动脉引起的土拨鼠脑缺血和缺血后再灌流引起的脑损伤有抑制作用。可使脑组织中丙二醛(MDA)含量降低，使SOD和LDH活性升高，cAMP水平升高，即PDS对因脑缺血引起的脂质过氧化和脑损伤有抑制作用[89]。人参二醇皂苷抑制自由基损伤大鼠心肌的作用强于人参三醇皂苷的作用[90]。另有报道，于8 d内每日给大鼠腹腔注射人参根皂苷50 mg/kg，对老年大鼠血清SOD和过氧化氢酶(CAT)活性有刺激作用，并能降低脂质过氧化物的含量[91]。给链脲霉素所致高血糖大鼠灌服人参水提取物1 g/kg，不但能使血糖降低，而且使心肌和红细胞的SOD活性升高及脂质过氧化物含量降低[92]。在H_2O_2诱导的293T细胞中预先(提前48 h)加入人参皂苷Rg_1(20 μg/mL)，可使H_2O_2诱导氧化损伤的293T细胞存活率显著提高；可使自由基荧光强度降低40%；293T细胞中NF-κB荧光素酶报告活性明显受到抑制。提示：人参皂苷Rg_1对H_2O_2所致的细胞氧化应激损伤有明显的保护作用，其可能机制是有效清除细胞内过多的自由基，下调转录因子NF-κB转录活性，从而抑制了NF-κB通路激活[93]。

9. 抗衰老 口服人参皂苷(100 mg/kg)使D-半乳糖所致的衰老模型小鼠皮肤中SOD活力，羟脯氨酸含量明显升高，MDA含量显著降低，血中过氧化氢酶(CAT)、谷胱甘肽过氧化物酶(GSH-Px)活力显著升高，提示人参皂苷可增强皮肤对自由基的防护功能，减少脂质过氧化产物堆积[94]。给快速老化小鼠(SAMP8)每天腹腔注射人参皂苷Rg_1 30、10 mg/kg，共65 d。人参皂苷Rg_1能明显改善SAMP8小鼠线粒体结构和呼吸功能障碍，改善线粒体内生化功能的改变。上述可能是人参皂苷Rg_1防止阿尔茨海默病的作用机制之一[95]。老龄大鼠大脑皮质乙酰胆碱酯酶(AChE)阳性纤维出现老龄化改变，表现为神经纤维AChE平均光密度值较青年组明显减少，AChE纤维面积百分比例下降。人参皂苷可增加神经纤维AChE平均光密度值，促进纤维侧支出芽和纤维网的生长与重建[96]。以8-MOP/UVA联合作用于真皮成纤维细胞，建立体外光老化模型。人参皂苷Rg_1于照光前24 h加入到细胞中共同孵育，可明显抑制细胞和组织老化的指标表达(包括SA-β-Gal表达减少及细胞周期G1阻滞率降低)；减少基因氧化应激损伤产物8-oxo-dG及老化相关蛋白P53、$P21^{WAF-1}$及$P16^{INK4\alpha}$的表达。人参皂苷Rg_1通过缓解基因的氧化应激损伤，抑制相关信号传导，缓解细胞光老化进程[97]。

离体实验证明，人参根皂苷(SRG，1.78~16 mg/mL)可促进高代龄人胚肺成纤维细胞(ZBS)增殖，及使单胺氧化酶活性降低，并使衰老细胞群中"不分裂"细胞转化为"分裂"细胞，使细胞分裂周期缩短[98]。SRG及人参皂苷Rb_1、Rg_1、Rh_1和Re均能降低年轻ZBS细胞由丝裂霉素(MMC)诱导的非程序DNA合成(UDS)。在没有MMC诱导情况下，上述人参皂苷对年轻和衰老的ZBS细胞的UDS水平均无明显影响[99]。

10. 抗疲劳 运动型疲劳大鼠每天灌胃人参皂苷Rb_1(50 mg/kg)和Re(50 mg/kg),14 d后能有效提高脑神经递质DA、乙酰胆碱含量,降低下丘脑D-氨基丁酸和5-HT含量。表明:人参皂苷Rb_1和Re均可通过不同靶点改善运动性疲劳状态下中枢神经递质紊乱的情况,达到抗运动性疲劳的效果[100]。给予人参皂苷Rg_1(50 mg/kg) 的大鼠于灌胃1 h后进行中等运动强度的水平跑台运动,每天1次,连续14 d。结果:其血清、骨骼肌和肝MDA含量均有显著降低;红细胞、骨骼肌和肝SOD活性均明显升高[101]。同时,人参皂苷Rg_1(50 mg/kg)可使骨骼肌肌纤维、细胞线粒体和细胞核等超微结构的损伤程度明显减轻[102]。在高海拔地区重度运动性疲劳大鼠,腹腔注射人参皂苷Rd(2 mg/kg),2周后处死动物。与模型组比较,给予人参皂苷Rd大鼠逃避潜伏期显著缩短,海马CA_1区超微结构病理性改变减轻。表明人参皂苷Rd可缓解高原环境重度疲劳导致的大鼠学习记忆能力减退及海马神经元损伤[103]。

11. 抗肾损伤 急性肾衰大鼠口服人参皂苷12.5 mg/mL 48 h后,能明显增强肾组织抗氧化损伤的能力和肾保护的作用; 肾近曲小管上皮细胞内nNOS免疫反应活性明显增强。肾小管上皮细胞内一氧化氮含量的改变,可能是人参皂苷抗急性肾衰和肾保护作用的外周氮能机制[104]。对单侧输尿管梗阻(UUO)大鼠腹腔注射给予人参皂苷Rb_1 50 mg/kg,连续14 d。人参皂苷Rb_1能显著减少UUO大鼠胶原在肾间质的沉积,改善肾脏病理损害;OH·、MDA的表达与间质相对面积呈正相关,SOD的表达呈负相关。人参皂苷Rb_1能抗肾间质纤维化,与其抗氧化应激有关[105]。对STZ性糖尿病肾病大鼠每天灌服人参皂苷0.5 g/kg,8周后可逆转糖尿病肾病大鼠肾小球基质金属蛋白酶2(MMP-2)下降和肾间质MMP-2升高;降低肾小球和间质中胶原蛋白Ⅳ的表达。对糖尿病大鼠肾脏病变有部分保护作用[106]。

12. 抗辐射 连续15 d, 每天用0.2 mL的1%人参皂苷灌胃的Balb/c小鼠经3.44 Gy一次性X线全身照射后,肝、脾、脑和睾丸组织中脂质过氧化物(LPO)、血浆总胆固醇(Tch)都显著低于单纯照射组;末梢血红细胞电泳率(RBC-EPM)和脾淋巴细胞电泳率(SL-EPM)也比单纯照射组显著提高。此外,人参皂苷还可降低小鼠血浆甘油三酯浓度。所以人参皂苷不仅对辐射所致的细胞膜损害、组织LPO产生过多有防护作用,还可降血脂[107]。给小鼠(0.067 mg/g)、大鼠(0.06 mg/g)和豚鼠(0.267 mg/g)腹腔注射人参提取物,对X线照射所引起的死亡率、血小板数减少、骨髓多功能干细胞功能抑制及大便潜血等放射病反应均有抑制作用[108]。此外,给小鼠按每鼠生药0.2 mL(合1.2 g)灌服人参水溶性非皂苷成分时, 对^{60}Co照射引起的骨髓造血功能抑制有恢复作用[109]。

13. 抗应激 大鼠于腹腔注射大肠杆菌内毒素前10 min,按30 mg/kg静脉注射人参二醇组皂苷,对照组死亡率为100%,而二醇组皂苷的死亡率为64.7%[110]。正常大鼠下丘脑外侧区(LH)注射Rb_1 6 μg,其平均动脉压(MAP)明显升高。在急性失血造成急性应激状态的大鼠,LH注射Rb_1 6 μg后, 其MAP上升程度显著高于正常给药组。而预先注射地塞米松后LH注射Rb_1,则不再引起急性失血大鼠血压升高,提示LH注射Rb_1有明显的抗应激作用[111]。人参根总皂苷还有明显的抗DNA损伤及抗突变效应[112]。

14. 其他 给小鼠腹腔注射人参皂苷Rb_1 5.0、10.0 mg/kg,小鼠跨骑和交配次数显著增加,血清睾酮浓度、小鼠阴茎海绵体组织(MCC)中cGMP及NO水平提高;Rb_1 0.05、0.50、5.00 μmol/L可明显提高离体兔海绵体组织(RCC)cGMP浓度,说明Rb_1可显著改善小鼠性功能。其作用机制可能通过提高雄激素水平、激活NO/cGMP通路而起作用[113]。人参总皂苷(50 mg/kg)腹腔注射7 d后,对雌雄青年、中老年大鼠垂体r-β-LH-mRNA含量有明显提高作用,并加快β-LH基因表达中的转录过程[114]。幼年小鼠皮下注射人参皂苷Rb_1 6、25和50 mg/kg,连续14 d。结果表明Rb_1能使正常雌性小鼠子宫及雄性小鼠精囊明显增重,Rg_1也可使正常雄性小鼠精囊明显增重,但却不能阻止去势小鼠副腺的萎缩,说明人参皂苷本身无性激素样作用,对副性腺的增重作用需要有性腺的存在[115]。

人参皂苷Rg_1和Rb_1的浓度为5、50、500 μmol/L作用于家兔膝关节软骨细胞, 其中50 μmol/L浓度对软骨细胞过度凋亡有明显的抑制作用,并抑制膝骨性关节炎的发生、发展[116]。人参皂苷Rg_1终浓度为1、2、4、6、8、10 μmol/L加入离体家兔小肠平滑肌标本液中,能剂量依赖性地抑制家兔小肠平滑肌收缩幅度;L型钙通道开放剂BayK8644和左旋硝基精氨酸甲酯均可完全阻断人参皂苷Rg_1对家兔小肠平滑肌收缩活动的抑制作用[117]。坐骨神经损伤大鼠骨骼肌发生萎缩,腹腔注射二醇组人参皂苷25、50 mg/kg, 随着给药时间4、8、16、20周的延长,大鼠骨骼肌萎缩明显减缓,且50 mg/kg效果优于25 mg/kg[118]。

15. 药代动力学

(1)Rg_1的吸收、分布、排泄及药代动力学　按5 mg/kg给大鼠静脉注射Rg_1时，于注射后2 min血清浓度为(8.9±1.0)μg/mL，半衰期($T_{1/2}$)为16.3 min；60 min时，血清中测不到Rg_1。Rg_1经尿排泄量4 h最高，12 h累积排泄量为给药量的23.5%±10.9%。Rg_1在胆汁中排泄较尿排泄快，4 h胆汁累积排泄量为给药量的57.2%[119]。当给大鼠按100 mg/kg灌胃Rg_1时，给药15 min血清中就有Rg_1，半小时达高峰0.9 mg/mL，6 h测不到Rg_1。24 h尿、粪累积排泄量分别为给药量的0.4%±0.04%和41.2%±2.6%，6~12 h尿、粪排泄量分别占尿粪总排泄量的57%和71%。24 h胆汁累积排泄量为给药量的1.1%±0.1%。给药后2~4 h胆汁排泄量最多，为胆汁累积排泄量的34.1%。经计算Rg_1在大鼠消化道吸收率为1.9%。

(2)Rb_1的吸收、分布及药代动力学　以5 mg/kg给大鼠静脉注射Rb_1。于注射后5 min，血清药物浓度为(83.8±12.9)mg/mL，1 h后血药浓度缓慢降低，72 h血药浓度为(1.1±0.03)mg/mL。$T_{1/2\alpha}$为11.6 min，$T_{1/2\beta}$为14.5 h。Rb_1在尿和胆汁中的排泄量：48 h Rb_1在尿中大部分已排泄，于给药后120 h尿中浓度为0.5 μg/mL，累积排泄量为给药量44.4%。胆汁中排泄主要在给药后12 h内，24 h累积排泄量为给药量的0.83%。

给大鼠按100 mg/kg灌胃Rb_1时，于给药后15、30、60、150、240及360 min，血清和肝、肾、心、肺、脾及脑组织中Rb_1浓度均低于0.2 mg/mL。于灌胃Rb_1 5~60 min后胃内只剩7.4%，大部分Rb_1进入小肠，直至150 min，药物仍保留在小肠。给药后6~12 h，Rb_1排入尿或粪中最多，48 h尿累积排泄量为给药量的0.05%，24 h粪内累积排泄量为给药量的10.8%±1.5%。Rb_1在胆汁中浓度自始至终低于0.5 μg/mL。Rb_1虽然在血清及脏器中均有存在，但Rb_1的吸收率为0.1%，明显低于Rg_1的吸收率[120]。

(3)人参皂苷Rb_2的体内分布与代谢　大鼠采用同位素(^3H)标记的(12-H)-Rb_2 2%的水溶液以100 mg/kg的剂量灌胃。Rb_2从上消化道吸收，给药后1~3 h血中浓度为0.2~0.4 pg/mL，6 h出现最大值，24 h后不能检出。给药12 h后Rb_2广泛分布于各脏器，在肝脏中浓度最高，其次为肾、肺、心、睾丸等，24h主要从粪便排泄[121]。

(4)人参皂苷Rg_3的体内分布与代谢　Rg_3主要分布于心、肝、脾、肺和肾中，其含量为肺>脾>心>肾>肝[122]。人参皂苷Rg_3吸收机制研究发现，大鼠静脉注射1 mg/kg后，尿中Rg_3的累积排泄分数约为1.54%±66%，未测得其代谢产物Rh_2及PPD。粪中Rg_3的累积排泄分数约为2.06%±1.20%，与此同时，测得其代谢产物Rh_2及PPD。Rg_3、Rh_2和PPD三者在粪中的总累积排泄分数为5.51%±2.35%。提示约有90%人参皂苷Rg_3主要在体内代谢消除[123]。

(5)人参皂苷Rg_2的体内分布与代谢　按照10、20、50 mg/kg剂量单次静脉给予Rg_2，测定Rg_2 2个差相异构体SGSRG-2和RGSRG-2在大鼠血浆中的浓度。结果：SGSRG-2和RGSRG-2在大鼠体内的药代动力学过程符合开放一房室模型。结论：在大鼠体内SGSRG-2具有代谢不稳定性，部分转化为RGSRG-2；RGSRG-2的消除半衰期较SGSRG-2长；在各剂量组中，AUC与给药剂量成正比；SGSRG-2的K_e、$T_{1/2}$ K_e、V_c和CLs值相近，RGSRG-2的亦相近，但SGSRG-2和RGSRG-2两者之间的K_e、$T_{1/2}$ K_e、V_c和CLs值差异有统计学意义[124]。

16. 毒性　①急性毒性：综合各位学者的报道，将人参各种提取物各部位的总皂苷和各种单体人参皂苷的半数致死量归纳于表2-1[125]。②溶血作用：最低溶血浓度为人参根总皂苷0.10 g/L，单体人参皂苷中-F_2 0.12 g/L、-Rg_1 0.20 g/L、-Rg_2 0.16 g/L；单体人参皂苷-Rb_1、-Rb_2、-Rb_3、-Rd及拟人参皂苷P-F_{11}在0.20 g/L浓度均无溶血作用[126]。

【临床应用】

1. 症状性低血压　采用人参益气汤(人参、生黄

表2-1　人参各种提取物及皂苷的半数致死量(LD_{50})[125]

实验样品名称	动物	给药途径	LD_{50}(mg/kg)
人参粉末	小鼠	口服	5 000
人参根水提取物(10%)	小鼠	口服	1 650
人参根乙醚提取物	小鼠	腹腔	2 000~3 000
乙醚沉淀的皂苷	小鼠	腹腔	910
人参根总皂苷	小鼠	腹腔	695
		皮下	1 490
人参根中性皂苷	小鼠	口服	>5 000
		腹腔	545
		静脉	367
人参皂苷Rb_1	小鼠	口服	>5 000
		腹腔	1 208
		静脉	498
人参皂苷Rb_1	小鼠	腹腔	1 110
Rb_2	小鼠	腹腔	305
Rc	小鼠	腹腔	410
Rd	小鼠	腹腔	324
Re	小鼠	腹腔	405
人参皂苷Rf	小鼠	腹腔	1 340
Rg	小鼠	腹腔	1 250
人参皂苷Rg_1	小鼠	口服	>5 000
	小鼠	腹腔	1 600
	小鼠	静脉	396
人参皂苷Re	小鼠	腹腔	>1 000
	小鼠	皮下	>1 500
	小鼠	静脉	130
人参皂苷Rb_1	小鼠	静脉	243

芪、防风、升麻、熟地黄等）随症加减治疗58例症状性低血压，10 d为1个疗程。经过1~4个疗程，显效47例，有效8例，有效率为94.83%。人参益气汤治疗症状性低血压有较好疗效[127]。

2. 过敏性鼻炎 过敏性鼻炎患者60例，用桂枝人参汤（桂枝、白术、生晒参、干姜、杏仁等）加味，每日1剂，水煎2次温服，连续用药7~20 d。结果：显效（停药3个月不复发）50例（83.3%），有效（停药3个月内复发，但症状明显减轻）10例（16.7%）[128]。

3. 糖尿病 2型糖尿病患者40例，口服白虎加人参汤（知母、石膏、人参、粳米组成，每袋200 mL），每次1袋，每天1次，同时给予格列吡嗪（对照组仅服此药），治疗4周观察疗效。结果：治疗组血糖、C肽、胰岛素等指标优于单纯西药组，为治疗糖尿病有效方剂[129]。

4. 浅表性胃炎 62例患者均用桂枝生姜枳实汤合人参汤加减，每日1剂，10 d为一疗程。显效（2~3个疗程症状消失，62.9%）39例，有效（3个疗程症状基本消失，24.2%）15例，无效8例（症状无明显减轻，不能正常生活，12.9%），总有效率87.1%[130]。

5. 冠心病心绞痛、急性心肌梗死 30例胸痹心痛患者服用人参汤加味（人参、干姜、白术、甘草、瓜蒌等），水煎分3次服用，对照组口服复方丹参片。4周为一疗程，连续观察2个疗程。结果：人参汤加味改善冠心病心绞痛起效快，持续时间长；改善心电图和血脂异常、血液流变学方面优于复方丹参片[131]。收治非S-T抬高急性心肌梗死病例72例，在给予常规西医治疗基础上给予人参山楂饮（人参、山楂、三七粉温开水冲泡），每天1剂。治疗后患者恶性心律失常发生率明显降低，心律变异性指标得到明显改善，猝死率降低[132]。

6. 腹泻 人参健脾丸（口服大蜜丸，1次2丸，每日2次）合复方阿胶浆（1次20 mL，每日2次）治疗脾虚型慢性腹泻52例，疗效6个月。疗程结束后，痊愈（大便成形，便次正常）34例，好转（大便基本成形，便次明显减少）15例，无效3例，总有效率94%[133]。人参焦术汤（人参、焦白术、苍术、茯苓等）加味水煎口服，每日1剂，分2次服，对照组思密达，3 d为一疗程。76例小儿秋季腹泻患者经上方治疗，治愈54例，好转18例，无效4例，总有效率94.74%，对照组总有效率75.00%[134]。

7. 上消化道出血 甘草人参汤（甘草、人参）每日1~2剂，水煎取汁口服，1周为1个疗程。治疗急性上消化道出血60例，痊愈45例（75%），显效10例（17%），有效2例（3%），无效3例（5%），总有效率95%。对胃十二指肠溃疡、急性胃黏膜病变所致出血效果显著[135]。

8. 充血性心力衰竭 人参注射液辅助治疗充血性心力衰竭32例，在常规治疗基础上予人参注射液10 mL，缓慢静注，每日2次，15 d为一疗程。治疗组显效10例，有效20例，无效2例，总有效率93.75%；对照组总有效率71.43%[136]。

9. 恶性胸腔积液 20例患者皆经病理证实有恶性胸腔积液，病种分布为乳癌、肺癌、恶性间质瘤和胃癌。人参多糖剂量为每次36~60 mg，胸腔注射，每周1次，连用1~2周。结果：人参多糖对恶性胸腔积液的有效率为75%，并可增强T淋巴细胞及NK细胞活性，不良反应为一过性体温升高，最高为38.5℃，无其他不良反应[137]。

10. 恶性肿瘤 30例综合治疗后晚期复发的妇科肿瘤，在接受TP化疗基础上加服人参皂苷Rg_3（对照组28例接受TP化疗）。结果：观察组30例，CR 0、PR 15、PD 13、SD 2，总有效率50%（对照组总有效率35.7%），且不良反应低于对照组[138]。30例大肠癌术后化疗患者配伍使用人参多糖治疗，静脉点滴，每天1次，伴随化疗结束，共6个疗程。治疗组总有效率80%，对照组（44例，单用化疗方案）总有效率75%；治疗组的不良反应（胃肠反应、骨髓抑制）明显低于对照组[139]。

【附注】

红参为五加科植物人参*Panax ginseng* C.A.Meyer的栽培品经蒸制后的干燥根和根茎。味甘，微苦，性温。大补元气，复脉固脱，益气摄血。用于体虚欲脱、肢冷脉微、气不摄血、崩漏下血。

[化学成分]

红参除含有人参的各种皂苷外，尚含有一些人参没有的稀有皂苷，主要有Rg_3、Rg_5、Rg_2、Rh_1、Rh_2、Rh_3、Rh_4等[140]。

[药理作用]

红参除具有人参的各项药理作用外，近年研究表明红参尚有下述功效。

1. 保护神经 红参粉末溶液给链脲佐菌素糖尿病大鼠每天灌胃1次，剂量为1.5 g/kg，实验周期210 d。结果：糖尿病大鼠视网膜神经节细胞（RGCs）凋亡数量显著增加，Bcl-2、Bax、bFGF在大鼠RGCs层表达增强；红参可使RGCs凋亡数量明显减少，Bcl-2、bFGF表达增强，Bax表达减弱。表明：红参能减少糖尿病大鼠RGCs凋亡，对RGCs具有神经保护作用[141]。在上述模型及给药剂量下，红参还能干预糖尿病大鼠视网膜毛细血管细胞外基质增生，减轻毛细血管基底膜的损伤[142]。体外，红参水提物（1、5、10 mg/mL）对淀粉样蛋白诱导的人神经瘤母细胞SH-SY5Y凋亡有显著保护作用，可提高细胞存活率，减低凋亡率，提高线粒体红绿荧光强度比值等[143]。

2. 维持细胞膜稳态 在喂饲基础饲料中添加红参水浸浓缩液100 mL/kg，喂养家兔28 d。结果显示，喂饲红参的家兔红细胞膜磷脂成分中，磷脂酰胆碱显著增多，而鞘磷脂类、磷脂酰乙醇胺都程度不同地减少，特别是磷脂酰丝氨酸含量、鞘磷脂类/磷脂酰胆碱及磷脂酰丝氨酸/磷脂酰胆碱比值显著减少，表明红参对维持细胞膜的稳态有重要作用[144]。

［临床应用］

1. 缓慢型心力衰竭 对10例缓慢型心力衰竭患者每日取红参须、炙黄芪、葶苈子等加沸水浸泡，代茶饮，30 d为一疗程，期间停用其他强心药。显效（心衰基本纠正，心律失常消失）6例，好转（症情部分改善，心衰好转，偶见心律失常）3例，无效1例[145]。

2. 高脂血症 在口服塞伐他汀基础上，采用红参、山楂泡水代茶饮，治疗121例高脂血症患者，3月为一疗程。结果：显效38例，有效62例，无效21例，总有效率82.6%[146]。对气虚脉弱高脂血症患者，采用口服三七红参粉（1:1）开水冲服，每日3次，观察8周。结果：三七红参粉对气虚脉弱合并高脂血症患者有显著的降脂作用[147]。

3. 糖尿病肾病 30例糖尿病肾病患者给予红参虫草胶囊口服并静滴舒血宁注射液，14 d为一疗程。治疗组显效18例（60%），有效10例（33%），无效2例（7%），总有效率93%[148]。

（侯文彬　何宗梅　周秋丽　王　岩　王本祥）

参考文献

［1］Soldati F, et al. HPLC separation and quantitative determination of ginsenosides from panax ginseng, panax quinquefolium and from ginseng drug preparation. *Planta Med*, 1980, 39(4): 348

［2］王本祥.人参研究进展.天津：天津科学技术出版社，1991: 22

［3］Tomoda M, et al. Partial structure of panaxan A, ahypoglycemic glycan of Panax ginseng roots. *Planta Medica*, 1984, 50(5): 436

［4］王本祥，等.人参根多糖对免疫功能的影响.药学学报，1982, 17(1): 66

［5］程秀娟，等.四种多糖抗溃疡作用的研究.药学学报，1985, 20(8): 571

［6］Gao QP, et al. Chemica properties and anticomplementary activities of polysaccharide fraction from roots and leaves of panax qinseng C.A.Meyer. *Planta Med*, 1989, 55(1): 9

［7］李桂荣，等.人参根中寡糖的化学研究.天然产物研究与开发，2009, 21(B10): 373

［8］梁晨，等.用火焰原子吸收光谱法测定人参与人参果种的无机元素.药学服务与研究，2010, 10(1): 25

［9］Saito H, et al. Effect of ginseng and its saponins on experimental Amnesia in mice and on cell culture of neurons. Proceedings of the 5th International Ginseng Symposium, 1988: 92

［10］姜红柳，等.人参皂苷Re对小鼠学习记忆障碍的作用.中国药理学通报，2008, 24(10): 1399

［11］胡圣望，等.人参皂苷Rg_1对慢性应激大鼠空间学习记忆能力的影响.解剖学研究，2004, 26(1): 29

［12］庄莹，等.人参皂苷Rg_2对Alzheimer病模型大鼠学习记忆能力和老年斑形成的影响.中国老年学杂志，2010, 30(2): 202

［13］王晓英，等.人参皂苷-Rg_1对β-淀粉样肽(25-35)侧脑室注射所致小鼠学习记忆障碍的改善作用及其机制.药学学报，2001, 36(1): 1

［14］范文静，等.人参二醇皂苷和番茄红素对寰枢椎失稳所致老龄小鼠学习记忆障碍的影响.中国康复医学杂志，2009, 24(8): 731

［15］施建生，等.人参总皂苷对脑出血后内源性神经干细胞增殖的影响.南通医学院学报，2009, 29(4): 253

［16］李国栋，等.人参皂苷Rb_1对内源性Aβ所致小鼠神经细胞Tau蛋白过磷酸化的干预作用.山东医药，2009, 49(3): 26

［17］周志焕，等.人参皂苷Rg_1对体外培养胚胎神经干细胞增殖作用的影响.中国中医药信息杂志，2010, 17(2): 29

［18］罗天飞，等.人参皂苷Rb_1对短暂脑缺血后神经元损伤的保护作用.中国老年学杂志，2008, 28(19): 1892

［19］陈大庆，等.人参皂苷Rg_1对颅脑损伤大鼠模型神经细胞凋亡的影响.实用医学杂志，2010, 26(1): 30

［20］刘江，等.JNK通路介导帕金森病小鼠黑质神经元丢失及人参皂苷Rg_1的保护作用.现代预防医学，2008, 35(10): 1973

［21］方欣，等.人参皂苷Rb_1对老年性痴呆模型大鼠顶叶皮质β-分泌酶及早老蛋白-1表达的影响.解剖学杂志，2008, 31(6): 812

［22］刘黎军，等.人参皂苷Rb_1及Rg_1对许旺细胞神经生长因子表达的影响.中国组织工程研究与临床康复，2009, 13(32): 6393

［23］袁文学，等.人参根总皂苷的一些药理作用.中国药理学报，1983, 4(2): 124

［24］赵海苹，等.人参皂苷Rb_1抑制扩张型心肌病发生中的HB-EGF表达和纤维化.中国比较医学杂志，2009, 19(5): 11

［25］张荣，等.人参皂苷Rg_1对大鼠急性心肌梗死后血管再生及心功能的影响.重庆医学，2009, 38(7): 805

［26］吴七十三.人参皂苷Compound K对离体大鼠胸主动脉平滑肌的作用研究.中国民族医药杂志，2009, 3: 51

［27］孙乾，等.人参Rb组皂苷对实验性心肌梗死犬心脏血流动力学及氧代谢的影响.中草药，2002, 33(8): 817

［28］吕文伟，等.20-(S)和20-(R)人参皂苷Rg_2对心源性休克犬血流动力学和血氧含量的影响.中草药，2003, 34(3): 25

[29]陈彩霞,等.人参皂苷Re对家兔触发性室性心律失常血流动力学的影响.实用医学杂志,2009,25(14):2237

[30]方云祥,等.人参总皂苷对小鼠缺氧心肌乳酸和环核苷酸及超微结构的影响.中西医结合杂志,1987,7(6):354

[31]睢大筼,等.人参Rb皂苷对犬实验性心肌梗死的保护作用.中草药,2001,32(2):136

[32]周春丽,等.人参皂苷Rg_2对体外培养低氧心肌细胞的保护作用.青岛大学医学院学报,2008,44(5):411

[33]李凤娥,等.人参二醇组皂苷抗动脉粥样硬化的作用及机制.中国老年学杂志,2009,24:3234

[34]林玲,等.人参注射液对健康家兔抗凝血功能的影响.微循环学杂志,2009,19(1):29

[35]金子仁,等.紅参サポニン(ginsenoside)の血管拡張作用.臨床と研究,1984,61(8):2657

[36]蒋学英,等.人参皂苷Rb_1降低细胞内Ca^{2+}作用的机制.药学学报,1996,31(5):321

[37]武水美津子,等.红参皂苷的抗血小板作用.日本第3回和漢医薬学会講演要旨集,1986:133

[38]贾廷珍,等.人参皂苷促进骨髓损伤恢复作用的观察一粒系造血祖细胞水平变化.中药药理与临床,1989,5(3):35

[39]牛泱平,等.人参二醇、三醇皂苷对人骨髓造血祖细胞增殖作用的研究.中国中西医结合杂志,2004,24(2):127

[49]方桂伦,等.人参总皂苷对小鼠造血祖细胞的刺激增殖作用.浙江医学,2000,22(7):408

[41]王璐,等.人参总皂苷诱导人造血基质细胞表达IL-3的实验研究.解剖学报,2004,35(1):49

[42]戴勤,等.人参多糖对粒单系造血祖细胞增殖分化的影响.基础医学与临床,2004,24(1):52

[43]刘霞,等.人参皂苷Rg_1脑缺血再灌注大鼠海马A_1区神经元凋亡的影响.解剖科学进展,2009,15(4):376

[44]刘霞,等.人参皂苷Rg_1对脑缺血-再灌注大鼠海马A_1区神经元的保护作用及机制.解剖科学进展,2010,16(2):177

[45]包翠芬,等.人参皂苷Rg_1对脑缺血再灌注大鼠脑组织Bax和Bcl-2表达的影响.中国组织化学与细胞化学杂志,2009,18(2):217

[46]包翠芬,等.人参皂苷Rg_1对脑缺血再灌注大鼠脑组织c-Fos蛋白表达的影响.数理医药学杂志,2009,22(1):76

[47]刘霞,等.人参皂苷Rg_1对抗脑缺血-再灌注大鼠脑组织FAS、FAS-L蛋白表达的定量分析.数理医药学杂志,2010,23(2):148

[48]杜杰,等.人参皂苷Rb_1对大鼠脑缺血再灌注大鼠丘脑及下丘脑巢蛋白表达的影响.泸州医学院学报,2010,33(1):18

[49]童斌武.人参皂苷Rb_1对大鼠肝脏缺血再灌注损伤的保护作用.亚太传统医药,2009,5(11):18

[50]梁瑛琦,等.人参多糖对家兔肝缺血再灌注一氧化氮和内皮素的影响.肝胆胰外科杂志,2009,21(1):24

[51]石璐,等.人参多糖对家兔肝缺血/再灌注损伤时血小板聚集功能的影响.肝胆胰外科杂志,2009,21(5):370

[52]曹霞,等.人参皂苷Re对肾脏缺血再灌注损伤大鼠肾功能及ATP酶的影响.中国实验诊断学,2009,13(8):1025

[53]李茜,等.人参皂苷Rg_1对大鼠肠缺血/再灌注损伤的影响.中国药理学通报,2010,26(3):358

[54]王本祥.人参研究进展.天津:天津科学技术出版社,1991:157

[55]胡翠华,等.人参二醇组皂苷对实验性2型糖尿病大鼠血糖及血脂代谢的影响.吉林大学学报 (医学版),2006,32(6):1004

[56]Yokozawa T,et al. Effect of serial administration of ginsenoside Rb_2 on streptozotocin-diabetic rats. Proceedings of the 5th International Ginseng Symposium,Seoul 1988:63

[57]Suzuki Y,et al. Mechanisms of hypoglycemic activity of panaxans A and B glycans of panax ginseng Roots: Effects on plasma level, secretion, sensitivity and binding of insulin in mice. *Phytother Res*,1989,3(1):20

[58]Suzuki Y,et al. Mechanisms of hypoglycemic activity of panaxan A and B glycans of panax ginseng roots : Effects on the key enzymes of glucose metabolism in the liver of mice. *Phytother Res*,1989,3(1):15

[59]杨明,等.人参多糖降血糖和肝糖原作用的研究.中药药理与临床,1991,7(5):22

[60]杨明,等.人参多糖对正常血糖及各种实验性高血糖的影响.中国中药杂志,1992,17(8):500

[61]罗春燕,等.人参总皂苷对人红白血病细胞株(K562)中STAT5表达的影响.生物技术通报,2009,5:96

[62]张健,等.人参二醇皂苷抑制人乳腺癌细胞增殖的实验研究.中国老年学杂志,2008,28(24):2448

[63]张国成,等.原人参二醇对胃癌诱导血管内皮细胞增殖的抑制作用.中国老年学杂志,2009,29(23):3085

[64]樊锦坤,等.人参皂苷Rh_2与顺铂对荷S180小鼠抗肿瘤作用实验研究.中国药师,2010,13(1):15

[65]太原充子,等.Ginsenosedeの癌細胞に対する作用.1)癌細胞の增殖抑制及び再分化誘導について.和漢医薬学会誌,1985,2(1):170

[66]王帅玉,等.人参皂苷Rh_2对MSB-1细胞增殖的抑制作用及其机制.中国兽医学报,2009,29(8):1052

[67]张有为,等.人参皂苷对人体骨肉瘤细胞U₂OS增殖的影响.中草药,2001,32(3):231

[68]王吉,等.人参皂苷Rg_3在体外对胃癌细胞生长和凋亡的影响.上海交通大学学报(医学版),2009,29(11):1336

[69]崔凝,等.人参皂苷单体Rg_3对人红白血病细胞株K562细胞增殖及凋亡的影响.吉林医药学院学报,2008,29(1):6

[70]马利军,等.人参皂苷Rg_3上调FAS表达诱导乳腺癌MCF-7细胞的凋亡.中国医疗前沿,2009,4(20):11

[71]李想.人参皂苷Rg_3对人胃癌细胞Pim-3及Bad凋亡蛋白表达的影响.江西医药,2009,44(6):555

[72]邹霞,等.人参皂苷Rg_3抑制人膀胱癌细胞增殖作用的研究.中国药师,2009,12(6):709

[73]郭昊,等.人参皂苷20(R)-Rg_3抑制肿瘤细胞的迁移与

AQP1水通道的可能关系.中国药理通讯,2008,25(4):31

[74]李晶波,等.人参皂苷Rg_3诱导淋巴管内皮细胞凋亡作用的研究.中医药信息,2009,26(4):22

[75]王本祥,等.人参多糖抗肿瘤作用的研究.人参研究,1991,(2):22

[76]谢遵江,等.多糖类药物对LAK细胞增殖功能的影响和抑瘤作用的实验研究.中国肿瘤临床与康复,2002,9(2):1

[77]包素珍,等.人参多糖抑癌与P53基因的关系.吉林中医药,2000,(3):62

[78]藤本康雄,等.人参愈伤组织中的抗肿瘤物质.国外医学中医中药分册,1987,9(1):60

[79]Katano M, et al. A tumor growth inhibitory substance isolated from panax ginseng. Proceeding of the 5th International Ginseng Symposium, Seoul,1988: 33

[80]李风文,等.人参挥发油对肿瘤细胞的作用.1992年中国际人参研讨会论文集.中国长春,1992: 179

[81]王满霞,等.人参挥发油对体外培养SGC-823胃癌细胞化学成分的影响.中国中药杂志,1992,17(2):110

[82]刘爱晶,等.人参根皂苷对免疫功能的影响.吉林医学,1982,3(3):387

[83]刘忞,等.人参皂苷Rg_1对老年大鼠免疫功能的调节作用.药学学报,1995,30(11):818

[84]张才军,等.人参皂苷Rh_1对免疫功能低下小鼠的免疫调节作用研究.昆明医学院学报,2009,11:51

[85]田志刚,等.人参三醇皂苷促进人白细胞介素-6转译的生物学效应.中国药理与毒理学杂志,1991,5(1):38

[86]张皖东,等.人参多糖和猪苓多糖对大鼠肠道黏膜淋巴细胞功能的影响.中草药,2007,38(2):221

[87]李红艳,等.人参蛋白对小鼠免疫功能影响的研究.亚太传统医药,2010,6(1):14

[88]Han BH,et al. Chemical and biochemical studies on antioxidant components of ginseng. *Advances in Chinese Medicinal Materials Research (Edited by H.M Chang)*,1985: 485

[89]王晓明,等.人参二醇、人参三醇组皂苷对离体大鼠工作心脏的抗自由基损伤作用.中国中药杂志,1993,18(2):113

[90]Wang GX,et al. The effect of panaxadiol saponin on free radicals and cAMP during cerbral ischemia /reperfusion in gerbils. The Third China-Japan Joint Meeting on Pharmacology Programme and Abstracts,Beijing China,1993:241

[91]刘仁海,等.人参根、叶皂苷对大鼠血清抗氧化酶活性和过氧化脂质的影响.中国中药杂志,1993,18(3):176

[92]谢宗长,等.人参抗实验性糖尿病大鼠脂质过氧化损伤的研究.中西医结合杂志,1993,13(5):289

[93]张春晶,等.人参皂苷Rg_1对H_2O_2诱导的293T细胞NF-κB转录活性影响.中国免疫学杂志,2009,25(11):991

[94]王红丽,等.人参皂苷抗皮肤衰老作用实验研究.广东药学院学报,2003,19(1):25

[95]王月华,等.人参皂苷Rg_1对快速老化小鼠肝脏线粒体的保护作用.中国老年学杂志,2009,29(15):1897

[96]高杰,等.人参皂苷对老龄大鼠大脑皮质AChE老龄性改变的影响.解剖科学进展,2009,15(1):97

[97]高瑛瑛,等.人参皂苷Rg_1对细胞光老化模型中p53信号转导途径的影响.中国药理学通报,2010,26(3):383

[98]葛迎春,等.人参皂苷对人胚肺成纤维细胞内老化相关酶的影响.老年学杂志,1992,12(3):143

[99]刘平,等.人参皂苷Rb_1、Rg_1、Re和Rh_1对体外培养细胞酶含量和程序外DNA合成的影响.1992国际人参研讨会论文集,中国长春,1992: 133

[100]冯毅翀,等.运动性疲劳大鼠中枢神经递质改变及人参皂苷Rb_1和Re抗疲劳的实验研究.湖北中医杂志,2009,31(3):5

[101]赵自明,等.人参皂苷Rg_1抗氧化能力的实验研究.江西中医学院学报,2009,21(1):36

[102]冯毅翀,等.人参皂苷Rg_1对运动性疲劳大鼠骨骼肌结构及功能的影响.广州中医药大学学报,2010,27(1):40

[103]曲传勇,等.人参皂苷Rd对高原大鼠运动疲劳后学习记忆及海马CA_1区超微结构的影响.神经损伤与功能重建,2010,5(2):79

[104]颜煊,等.人参皂苷对急性肾衰大鼠的肾保护作用与外周肾小管上皮细胞氮能机制.大连医科大学学报,2009,31(4):279

[105]邓尧,等.人参皂苷Rb_1对单侧输尿管梗阻大鼠肾脏的抗氧化保护作用.西部医学,2009,21(2):196

[106]倪海祥,等.人参皂苷对糖尿病大鼠肾组织基质金属蛋白酶2表达的影响.中国中西医结合肾病杂志,2009,10(3):211

[107]邓伟国,等.人参皂苷对小鼠脂质及细胞膜辐射防护作用.白求恩医科大学学报,1998,24(1):29

[108]Yonezawa M,et al. Restoration of radiation injury by ginseng extract Ⅱ. Proceeding of the 4th International Ginseng Symposium, Korea Ginseng and Tobacco Research Institute Daejeon, Korea,1984:133

[109]曹瑞敏,等.人参水溶性非皂苷成分辐射防护作用的研究.中国中药杂志,1991,16(7):433

[110]刘媛媛,等.人参二醇组皂苷对内毒素休克保护作用机制的研究.中国药理学通报,1992,8(1):60

[111]陈霞,等.下丘脑外侧区注射人参单体皂苷Rb_1的抗应激作用及其机制.中国药学杂志,1994,29(7):401

[112]高铭鑫,等.人参根总皂苷的抗DNA损伤与抗突变效应.癌变·畸变·突变,1998,10(2):110

[113]王晓英,等.人参皂苷Rb_1对小鼠性功能的改善作用及其机制探讨.药学学报,2000,35(7):492

[114]王欣,等.人参皂苷对垂体-性腺系统分子内分泌功能调节作用.白求恩医科大学学报,1993,19(1):7

[115]王巍,等.人参皂苷Rb_1和Rg_1对幼小鼠性腺和副性腺的影响.中药药理与临床,1999,15(1):10

[116]吕振超,等.人参皂苷Rg_1、Rb_1对体外培养膝软骨细胞凋亡的影响.世界中西医结合杂志,2010,5(1):32

[117]李茜,等.人参皂苷Rg_1对家兔离体小肠平滑肌自发收缩活动的影响.中药药理学通报,2009,25(10):1350

[118]张巨，等.不同剂量二醇组人参皂苷对失神经骨骼肌萎缩的保护作用.吉林中医药，2009，29(12)：1095

[119]Odani T,et al. Studies on the absorption ,distribution,excretion and metabolism of ginseng saponins. Ⅱ. The absorption, distribution and excretion of ginsenoside Rg_1 in the rat. *Chem Pharm Bull*, 1983,31(1):292

[120]Odani T,et al. Studies on the Absorption, Distribution, Excretion and metabolism of ginseng saponins. Ⅲ The absorption, distribution and excretion of ginsenoside Rb_1 in the rat. *Chem Pharm Bull*,1983,31(3): 1059

[121]王利平.人参皂苷的体内代谢.海峡药学，2000，12(4)：4

[122]刘继华. 20(S)-人参皂苷Rg_3的药代动力学研究. 万方数据资源系统中国学位论文全文数据库，2003

[123]谢海棠. 人参皂苷Rg_3吸收机制及药动学研究. 中国药科大学，2004

[124]杨秀伟，等.人参皂苷Rg_2在大鼠体内的药代动力学. 中国药理学通报，2009，25(7)：967

[125]王本祥. 人参的研究. 天津：天津科学技术出版社，1985：297

[126]孟勤，等. 人参、西洋参皂苷溶血作用的研究. 白求恩医科大学学报，1998，24(2)：135

[127]刘绍廷.人参益气汤加减治疗症状性低血压58例.中医药学报，2008，36(4)：57

[128]刘绍炼.桂枝人参汤加味治疗过敏性鼻炎60例.临床杂志，2008，17(20)：127

[129]游龙，等.白虎加人参汤联合降糖药治疗2型糖尿病疗效观察.现代中西医结合杂志，2009，18(9)：2286

[130]方宏图.桂枝生姜枳实汤合人参汤治疗寒饮停胃型慢性浅表性胃炎62例.中国中医药科技，2010，17(1)：35

[131]宋奇江.人参汤加味治疗冠心病心绞痛30例临床观察.中国医药指南，2009，7(11)：228

[132]冷建春.人参山楂饮对非ST抬高急性心肌梗死患者心律变异性的影响.中国中医药信息杂志，2009，16(11)：61

[133]郭鑫.人参健脾丸合复方阿胶浆治疗脾虚型慢性腹泻52例.中国民间疗法，2009，17(12)：38

[134]赵维刚.人参焦术汤加味治疗小儿秋季腹泻76例临床观察.河北中医，2010，32(1)：49

[135]何如峰.甘草人参汤治疗急性上消化道出血60例.现代中西医结合杂志，2009，18(5)：536

[136]李克卉，等.人参注射液辅助治疗充血性心力衰竭32例疗效观察.山东医药，2009，49(23)：62

[137]冯仲珉，等.人参多糖治疗恶性胸腔积液的临床研究. 中国新药杂志，1999，(9)：619

[138]秦炜，等.人参皂苷Rg_3联合TP方案治疗晚期复发妇科肿瘤58例观察.中外医疗，2009，(8)：8

[139]赵刘伟，等.人参多糖注射液对抗大肠癌术后化疗副作用30例疗效观察.陕西医学杂志，2009，38(9)：1262

[140]张乐，等.人参稀有皂苷的研究.长春中医药大学学报，2010，26(2)：275

[141]邓辉，等.红参对糖尿病视网膜神经节细胞的神经保护作用.中国中医眼科杂志，2004，14(2)：63

[142]苑维，等.红参对糖尿病大鼠视网膜微血管病变细胞外基质的影响.中国中医眼科杂志，2004，14(4)：200

[143]王晶，等.红参水提物对Aβ25-35诱导SH-SY5Y细胞凋亡的保护作用.华西药学杂志，2008，23(6)：627

[144]吴峰.红参提取物对红细胞膜磷脂成分的影响.临沂师范学院学报，2001，23(6)：63

[145]周晓军.红参茶治疗缓慢型心衰10例的观察.光明中医，2001，16(93)：52

[146]吴建英，等.红参山楂饮治疗高脂血症临床观察.中国中医药信息杂志，2009，16(10)：55

[147]刘月玲，等.三七红参粉对气虚脉弱高脂血症患者降脂疗效观察.中药材，2007，30(4)：500

[148]崔海月，等.红参虫草胶囊配合舒血宁治疗糖尿病肾病的研究.现代中西医结合杂志，2005，14(24)：3201

儿 茶 Catechu er cha

本品为豆科植物儿茶*Acacia catechu* (L.f.)Willd去皮枝、干的干燥煎膏。味苦、涩，性凉。有活血止通、止血生肌、收湿敛疮、清肺化痰等功能。用于跌扑伤痛、外伤出血、吐血衄血、疮疡不敛、湿疹、湿疮、肺热咳嗽等。

【化学成分】

已从儿茶中分得儿茶鞣质(tannins)[1]、儿茶鞣酸(catechutannic acid)[2]、儿茶精(儿茶素，catechin)、赭朴鞣质(phlobatannin)及非瑟素(fisetin)、槲皮素(quercetin)、槲皮万寿菊素(quercetagenin)等黄酮醇[3]。还有1-及dl-表儿茶精(1-，dl-epicatechin)、表儿茶素(epicatechin)等[4]。还得到儿茶钩藤碱A~E以及钩藤碱、异钩藤碱、圆叶帽木碱、二氢柯楠因碱等[5]。

【药理作用】

1. 影响心血管 儿茶素能降低小鼠脑、肺、肾及肌肉等毛细血管的通透性和脆性，增强其对外伤的抵抗性,但对肝血管无影响。儿茶提取液中的儿茶素能收缩离体兔耳血管,使离体蟾蜍心脏振幅先增强后减弱,抑制组胺生成,使体内肾上腺素含量减少,具有良好的抗心律失常作用[6]。

2. 抗病原微生物 儿茶对革兰阳性球菌、革兰阴性杆菌、内氏放线菌[7]的生长和产酸[8]、MDCK细胞中流感病毒A-PR8生长[9]均有很好的抑菌效果。儿茶素最大无毒剂量为12.5 mg/mL;在3.125~12.5 mg/mL浓度范围内,对甲型和乙型流感病毒增殖均具有抑制作用,12.5 mg/mL能完全抑制病毒的增殖[10]。

3. 调血脂 每天每只小鼠灌胃或静脉注射1.5 mg儿茶素,均能明显降低高血脂小鼠血清总胆固醇(TC)、甘油三酯(TG)、低密度脂蛋白胆固醇(LDL-C)水平,升高高密度脂蛋白胆固醇(HDL-C)水平,且儿茶素效果优于表儿茶素[11]。

4. 抗肿瘤 儿茶素氧化聚合物对人肝癌细胞株SMMC7721和艾氏腹水癌实体型肿瘤均有明显的抑制作用。儿茶素可抑制前列腺癌细胞增殖,诱导细胞凋亡,对前列腺癌形成中的关键酶进行调控[12]。

5. 抗血小板聚集 儿茶素对二磷酸腺苷、花生四烯酸和胶原诱导家兔的体外血小板聚集有明显的抑制作用,呈剂量依赖关系,随着剂量的增加而逐渐增强。放射免疫方法测定发现,儿茶素能够明显降低大鼠血浆血栓素A_2(TXA_2)的含量,但对6-keto-$PGF_{1\alpha}$含量没有明显影响。

6. 清除自由基 儿茶药材(煎膏粉)及其主要成分儿茶素、鞣质提取物均有清除氧自由基和抑制黄嘌呤(HX)及黄嘌呤氧化酶(HO)体系产生超氧阴离子(O_2^-)的作用,同时能不同程度地抵抗超氧化合物(H_2O_2)引起的红细胞溶血,对小鼠肝肾组织过氧化脂质的生成也有明显的对抗作用[13]。

7. 对肾脏的影响 儿茶素通过抑制肾小球、肾小管、肾间质及血管中固有细胞的增殖,来降低多柔比星肾病大鼠24 h尿蛋白的排泄[14]。儿茶素对肾病综合征大鼠转化生长因子-β_1(TGF-β_1)表达有一定的影响,可抑制TGF-β_1 mRNA的表达,抑制肾小球系膜细胞的增殖,降低肾脏局部及血清中尖性TGF-β_1蛋白表达水平,降低蛋白的滤过,改善脂代谢与肾功能,延缓肾脏病理慢性进展[15]。

8. 药代动力学 机体可吸收多种儿茶素类物质,主要吸收部位在小肠。大鼠空肠+回肠原位灌流发现有35%的儿茶素转运过刷状缘而吸收[16]。给大鼠灌胃172 μmol/kg的表儿茶素,2 h后各种代谢物血浓度达到最高,随后开始下降,6 h后表儿茶素几乎从血清中完全消失。口服2 h后血浆中甲基-表儿茶素-硫酸盐/葡萄糖苷和表儿茶素-葡萄糖苷是两种重要的表儿茶素代谢物,其浓度分别为(11.5±1.6) μmol/L和(10.7±0.8) μmol/L,均占血浆代谢物的30%;8 h后下降到(5±0.9) μmol/L,仍占整个代谢物的50%。给大鼠静脉注射或口服氚标记的儿茶素和表儿茶素,静脉给药后两种化合物1/3经尿排泄,2/3经粪便排泄;若口服给药,只有5%出现在尿中[17]。

9. 毒性 给小鼠肌肉注射儿茶素LD_{50}大于1.37 g/kg。以含儿茶鞣质3%~5%的饮料喂大鼠1个月,无死亡发生;给小鼠静脉注射200~300 mg/kg儿茶鞣质则可致死。儿茶素抑制Ames试验沙门菌菌株生长[18]。

【临床应用】

1. 腹泻 观察22例小儿患者,用孩儿茶粉或胶囊,每天200 mg/kg,分3次口服。结果:服药当天腹泻次数都有不同程度的减少,第二天大便的颜色开始发生变化,腹泻次数明显减少,一般在3~4 d即可痊愈[19]。

2. 口腔溃疡 以儿茶粉末加水调至糊状,涂于患者溃疡面上,大多数患者用药后立即止痛,2~5 d内红肿消退,溃疡面愈合。其中3 d内治愈者64例,4~5 d治愈者22例,治愈率达99%[20]。

3. 湿疹、疱疹 用儿茶散治疗肛周湿疹120例,痊愈72例,好转48例,有效率达100%,明显优于传统药物(30%氧化锌油)[21]。应用自制中药儿茶外用制剂治疗初发生殖器疱疹107例,取得满意疗效[22]。

4. 各种炎症 在对338例慢性肝炎患者的临床试验中,174例每天服用儿茶素,连续14周;另外164例服用安慰剂。结果:儿茶素对病毒引起的慢性病毒性肝炎有良效[23]。临床上对各种原因引起的炎症等均可使用。

5. 其他 儿茶素能减轻色素沉着,用于治疗黄褐斑[24]。对糖尿病患者顽固性溃疡,孩儿茶粉外治取得良好效果[25]。

【附注】

1. 方儿茶为茜草科植物儿茶钩藤*Uncaria gambier* Roxb带叶小枝的煎膏,又名棕儿茶。

[化学成分]

主要含有d-及dl-儿茶精30%~35%、儿茶鞣质24%、棕儿茶碱(gambirine)、槲皮素及儿茶荧光素(gambirfluorescein)等[26]。对10个不同来源棕儿茶的分析,儿茶素的含量为21.8%~33.0%,表儿茶素(epicatechin)的含量为1.57%~2.98%。叶、茎及根含儿茶钩藤碱A、B、C、D、E(roxburghines A~E)、二氢柯楠因碱(dihydrocorynantheine)、四氢鸭脚木碱(tetrahydroalstonine)、异钩藤碱(isorhynchophylline)和圆叶帽柱碱

(rotundifoline)等生物碱[27]。又含没食子酸(gallic acid)、并没食子酸(ellagic acid)、焦性儿茶酚(catechol)和儿茶红(catechu-red)等鞣质。种子含墨西哥交酯(mexicanolide)[28] 及对苯二甲酸二甲酯(dimethylterephthalate)等[29]。

[药理作用]

儿茶鞣质给小鼠灌胃或注射能增强毛细血管抵抗力,对维生素C缺乏豚鼠可促进维生素的吸收;尚能防止大鼠实验性膀胱结石的形成,可能与降低尿液pH值有关。方儿茶所含鞣质尚有抗氧化作用[30,31],方儿茶药材(煎膏粉)及其主要成分儿茶素、鞣质提取物有与儿茶的上述部分同样的抗氧化作用[13]。由方儿茶提取的d-儿茶精可使血清胆红素下降,改善肝炎临床症状[32]。

在大鼠饲料中加入3%~5%儿茶鞣质,经1个月,无死亡发生,小鼠静注200~300 mg/kg可致死。焦性儿茶酚50 mg灌胃可使猫与大鼠惊厥,48 h内死于呼吸与循环衰竭;每日灌胃30 mg/kg,可引起贫血、黄疸、肾实质损害,血糖明显升高,数周内死亡[33]。

[临床应用]

棕儿茶入药,功能主治与儿茶相似。此外,尚作为收敛剂和清凉剂原料[34],其所含(+)儿茶精用于治疗肝病[35]。

柏勒树儿茶为豆科植物柏勒树*Dichrostachys glomerata* (Forsk) chiov.的树皮煎制而成。

[化学成分]

由其心材所制的儿茶膏含儿茶酚、儿茶鞣质。其儿茶鞣质含量高达65.10%。按人用儿茶剂量(0.05 g/kg)的100倍进行动物实验,无死亡发生。

[药理作用]

临床试用于溃疡病合并出血效果较好,17例中16例于2~4 d内止血,对崩漏也有一定疗效[36]。另报道每次1.5~2.5 g,每日3次,15 d为一疗程,治疗慢性腹泻72例,痊愈57例,显效10例,好转5例,均有效[37]。

(李丽静 王大鹏 郭忠奎)

参考文献

[1]罗文毓,等.中药中鞣质含量测定方法的比较研究.药物分析杂志,1990,10(4):249

[2]和即仁,等.儿茶药用新探.中国民族民间医药杂志,1999,38:155

[3]徐孔燊,等.中草药有效成分的分析 Ⅲ:儿茶中儿茶素的测定.药学学报,1980,15(10):636

[4]王钢力,等.儿茶药材化学成分分析–反相高效液相色谱法测定儿茶中儿茶素和表儿茶素的含量.药物分析杂志,1999,19(2):88

[5]井玥,等.儿茶的化学、药理与临床研究.中草药,2005,36(5):790

[6]尹志萍,等.儿茶及儿茶素的研究进展.河北医药,2008,30(3):360

[7]Li ZX, et al. Study on the antibacterial activity out of the body of Catechuin 308 individual clinicalbacteria by new method. *Chin J Infor Tradit Chin Med*, 2001,8(1):38

[8]Huang Z W ,et al.In vitrostudy on the effect of a few kinds on natural medicine on the growth and acid production of Actinomyces naeslundii.*Chin J ConservDent*, 2002, 12(1):4

[9]Li XJ. Effect of (+)-catechin inhibition on the growth of A-PR8. *World Phytomed*,2002, 17(4):163

[10]郑群,等.儿茶提取物对流感病毒感染小鼠免疫功能的影响.首都医科大学学报,2004,25(2):180

[11]刘湘新,等.儿茶素和表儿茶素对小白鼠血清脂质的影响.湖南农业大学学报(自然科学版),2002,28(3):232

[12]杨军国,等.儿茶素类对前列腺癌作用的研究进展.中草药,2006,37(8):1275

[13]田金改,等.儿茶对氧自由基的消除作用与抗氧化性的研究.中药新药与临床药理,1999,10(6):344

[14]He X J, et al. Study on the effect of catechin on plasma, kidney cortex and NO expression in neprotitica mice.*Chin J Pediatr*, 2002, 40(9):550

[15]王筠默.近年来国外对中药药理研究概况.国外医学中医中药分册,1979,(4):1

[16]Crespy V,et al.The splanchnic metabolism of flavonoids highly differed according to the nature of the compound. *Am J Physiol Gastrointest Liver Physiol*, 2003,284(6):980

[17]谢世荣,等.复方儿茶水提液抗腹泻和抗炎效应.中国临床康复,2006,10(35):69

[18]周永贵,等.Ames试验研究鞣酸和相关化合物的毒性抗突变性.环境与职业医学,2002,19(4):231

[19]陈建军,等.儿茶在治疗小儿腹泻方面的应用.医学理论与实践,2004,17(7):809

[20]李儒文.孩儿茶治疗口腔溃疡86例.湖北中医杂志,2002,24(3):16

[21]汤调平,等.儿茶散治疗肛周湿疹120例.时珍国医国药,1999,10(1):56

[22]王更生,等.儿茶外用治疗初发性疱疹107例.中医外治杂志,2001,10:42

[23]Suzuki H, et al. Cianidanol therapy for HBe antigenpositive chronic hepatitis:a multicentre, double-blind study. *Liver*, 1986,6(1):35

[24]张静,等.儿茶素治疗黄褐斑疗效观察及机制初探.中华医学美容杂志,1998,4(4):176

[25]胥筱云,等.外用孩儿茶治愈糖尿病顽固性溃疡.中国民族民间医药杂志,2000,46:307

[26]《全国中草药汇编》编写组.全国中草药汇编(上册).北京:人民卫生出版社,1976:22

[27]Merlini L,et al. Structure of roxburghines A–E,new indole alkaloids from an Uncaria species.*Tetrahedron*,1970,26(1):2259

[28]Ng A S, et al. Chemical constituents of Uncaria gambier. Ⅲ. The isolation and identification of mexicanolide. *CA*, 1979,90:164766p

[29]Ng Ang Ser, et al. Chemical constituents of Uncaria gambier. Ⅰ. *CA* ,1979,90:164767q

[30]Osaka Yakuhin ,et al. Tannins as food antioxidants. *CA*, 1985,102:23213k

[31]Osaka Yakuhin,et al. Cosmetics containing catechin compounds. *CA*,1985,102:137589t

[32]罗思齐,等.植物药的发展概况.医药工业,1987,18(2):82

[33]江苏新医学院.中药大辞典(下册).上海:上海人民出版社,1977:1750

[34]刘米达夫,等.广川药用植物大事典.东京:广川书店,1963:101

[35]Zhang Guoan,et al. Isolation of dextrorotatory catechin from Uncariagambier. *CA*,1989,110:101766z

[36]广东植物研究所.柏勒树制剂代儿茶研究的初步报告.中草药通讯,1972,(3):48

[37]余泽勋.自制柏勒儿茶胶囊治疗慢性腹泻72例.云南中医中药杂志,1988,(1):39

九里香 Murrayae Folium et Cacumen jiu li xiang

本品为芸香科植物九里香*Murraya exotica* L和千里香*Murraya paniculata* (L.)Jack.的干燥叶和带叶嫩枝。味辛、微苦,性温。行气止痛、活血散瘀。用于胃痛、风湿痹痛;外治牙痛、跌扑肿痛、蛇虫咬伤。

【化学成分】

叶含多种黄酮类化合物,主要有月橘素(exoticin)、8-去甲氧基橘素(8-isopentenyllimetin)、脱水长叶九里香内酯Ⅰ(phebalosin Ⅰ)[1]。还含挥发油0.25%,内含L-荜澄茄烯(L-cadinene)、甜没药烯(bisabolene)、β-丁香烯(β-caryophyllene)、牻牛儿醇(geraniol)、3-蒈烯(3-carene)、丁香油酚(eugenol)、香茅醇(citronellol)、甲氧基欧芹酚(osthole)、九里香豆精(paniculatin)、月橘香豆精(coumurrayin)等[2]。从广东产九里香叶中分离得九里香甲素(isomexoticin)、九里香乙素(murpanidin)、九里香丙素(murpanicin)及murrragatin、murralongin[3,4]。

【药理作用】

1. 抗生育 给小鼠腹腔注射九里香蛋白多糖2.08 mg/kg,抗早孕率达72%~83%[5]。给孕期12~16 d的孕兔腹腔注射九里香糖蛋白10 mg/kg,或羊膜腔内注射胚胎3 mg,3~5 d后获得明显的终止妊娠效果,同时给黄体酮1 mg/kg,连续6 d后不能对抗其抗孕作用。组织学检查蜕膜组织有变性、坏死、炎细胞浸润、血窦瘀血和出血等情况。幼兔连续4 d腹腔注射九里香糖蛋白20 mg/kg,不能对抗雌二醇和黄体酮所致的内膜增生反应。治疗量10 mg/kg,卵巢内妊娠黄体未见有特殊变化,提示终止妊娠不是抗黄体作用的结果。该蛋白既无雌激素样作用,又无抗HCG活性,在终止妊娠中可能是通过对蜕膜损害和导致PG释放而起作用。给妊娠1~3 d小鼠口服或皮下注射月橘烯碱2或4 mg/kg,每日1次,连续3 d,有明显的抗着床作用。妊娠1~3 d的金黄地鼠皮下注射月橘烯碱4 mg/kg,每日1次,连续3 d却无此作用。成年雌性小鼠去卵巢后2周,皮下注射月橘烯(碱)2 mg/kg,每日1次,连续3 d,具有明显的雌激素活性,与雌二醇合用有协同作用。该化合物无雄激素或抗雄激素活性,无孕激素或抗孕激素活性。放射受体竞争实验测得月橘烯(碱)对[^{3}H]-雌二醇与雌激素受体特异性结合抑制50%的浓度(IC_{50})为4.2×10^{-6} mol/L,表观解离常数(KI)为1.24×10^{-6} mol/L。说明月橘烯(碱)与雌激素受体有一定的亲和力[6]。九里香皮粗提物抗早孕有效剂量为0.1 mg/g。

2. 兴奋子宫 给小鼠腹腔注射九里香皮煎剂0.01 g/g,对小鼠离体和在体子宫都有明显兴奋作用[7]。与PGE_2合用对小鼠离体子宫收缩有明显增效作用。在麻醉状态下给孕兔静脉注射九里香糖蛋白10 mg/kg,5~6 min后子宫呈张力增强性节律收缩。但对已孕和未孕小鼠离体子宫收缩无明显改变[8]。

3. 抗炎 给小鼠腹腔注射九里香糖蛋白2.08 mg/kg对二甲苯所致小鼠耳部炎症有对抗作用,抑制率达52%[9]。

4. 抗凝血 家兔静脉注射九里香糖蛋白18 mg/kg,有抗凝血作用,使凝血时间延长1.76 min。

5. 其他 小鼠腹腔注射九里香糖蛋白2.08 mg/kg,能增强小鼠腹腔巨噬细胞的吞噬功能,吞噬指数和吞噬百分数分别为对照组的5.42倍和1.70倍。亦能增加致敏动物血清中溶血素含量，可对抗环磷酰胺引起的白细胞减少，对照组和糖蛋白组白细胞下降率分别为42.7%和26.7%。对大鼠新鲜红细胞有明显促进凝集作用，凝集率31.1%[9]。参香养胃散(丹参、九里香、干姜、草豆蔻、石斛、麦冬、甘草等)水煎剂能增加家兔胃黏膜的血流量，对无水乙醇造成大白鼠胃黏膜损伤有明显的保护作用，对CAG大鼠的病理改变及分泌功能具有保护作用，结果优于三九胃泰组。

6. 毒性 ①急性毒性：简化概率单位法求得小鼠腹腔注射九里香皮煎剂的LD_{50}为14.14 g/kg。九里香皮以Sephadex G_{100}柱层析-CTAB不络合物(Ⅵ)腹腔注射的LD_{50}为2.8 g/kg[10]。②亚急性试验：给犬静脉注射九里香Sephadex G_{100}柱层析-CTAB不络合物(Ⅵ)，每次10 mg/kg，每日1次，连续5 d，尿常规，血象，肝、肾功能均正常，肝、肾、胃、肠、心、肺、脾、胰、肾上腺等脏器病理学检查未见病变[10]。

【临床应用】

1. 局部麻醉 以九里香注射液做局部麻醉行大小手术321例，镇痛时间长，效果稳定，无不良反应。小手术用5~20 mL，大中手术用50~100 mL，均为局部浸润麻醉，不用术前给药。对胃次全切除术术前用苯巴比妥钠0.1 g或哌替啶50~100 mg肌肉注射[11,12]。用九里香茎叶500 g，洗净、碾碎，加50%酒精1 000 mL浸泡24 h，制成表面麻醉剂，涂于咽喉部黏膜表面，做扁桃体挤切术108例，效果良好[13]。

2. 流行性乙型脑炎 用九里香鲜叶25~50 g、金盏银盘鲜叶50~150 g，水煎服，配合脱水剂、镇静剂等西药治疗128例，治愈率100%。退热时间平均2.5 d，住院天数平均8 d[14]。中西医结合治疗乙型脑炎34例临床分析表明，用九里香鲜汁5~10 mL/d，3次鼻饲，每天3次，连用3 d。与对照组均用激素、冬眠、降温、止痉、抗生素支持及对症疗法。两组各17例，结果分别治愈9例、5例，好转6例、5例，死亡2例、7例。本组疗效及退热天数均优于对照组，未见不良反应[15]。

3. 破伤风 以九里香鲜叶、土荆芥全草及东风橘组成的九荆合剂，水煎服，日服2剂，一般服药10~12 d。配合抗毒血清、镇静药物、新针疗法等治疗12例，治愈率91.7%[16]。

4. 急、慢性肾炎等 由九里香制成“肾得宁”注射液，每日1~2次，每次2~4 mL，治疗急、慢性肾炎9例，有效率100%；治疗急、慢性肾盂肾炎14例，有效率95%以上；治疗肾衰竭、肾病综合征等7例，有效率100%[17]。

5. 慢性胃炎 以三桠苦、九里香为主药的三九胃泰冲剂，每日2次，早晚各服一包，15 d为一疗程，治疗各类型慢型胃炎，取得良好疗效。已在临床广泛应用。用陈香胃丸(陈皮、甘草、木香、海螵蛸、九里香等)治疗慢性胃炎108例，10 g/d，3次口服，15 d为一疗程。临床治愈72例，好转22例，无效14例[18]。

6. 开放感染性骨折 50%复方蛇总管液(由大叶蛇总管、九里香、假茉莉、地稔、疏忽蓼5种草药组成)用于治疗开放感染性骨折。治疗组340例，治愈率99%，疗效以治疗组为佳[19]。复方蛇总管液(蛇总管1 500 g，地稔、九里香、千打锤各1 200 g)治疗642例开放感染性骨折。治疗组342例，采用自制复方蛇总管液外敷，治愈率为99%。伤口愈合平均天数27 d[20]。

7. 眩晕病 临床用晕复静片(含马钱子、九里香、珍珠)治疗眩晕病，总有效率91.6%，优于天麻密环菌片66.7%；眼震消失率及消失天数均优于对照组。以肝风、痰火所致眩晕尤为宜[21]。

8. 阑尾脓肿 临床应用九里香酊辅助治疗阑尾脓肿15例，显效10例，有效5例，总有效率100%[22]。

【附注】

豆叶九里香(*Murraya euchrestifolia* Hayata)系九里香同属植物。民间用其枝叶入药，有祛风活血、消炎止痛的作用。其挥发油主要含柠檬烯(limonene)和紫苏醛(perillaldehyde)等29种成分。此两种成分含量最高，具有镇咳、平喘、抗菌、发散作用。对流感杆菌、枯草杆菌、肺炎球菌等11种菌株有明显抑制作用。做成外用油膏临床用于防治感冒取得较满意效果[23]。

(徐华丽 睢大筼)

参考文献

[1]《全国中草药汇编》编写组.全国中草药汇编(上册).北京：人民卫生出版社，1976：64

[2]江苏新医学院.中药大辞典(上册).上海：上海科学技术出版社，1977：44

[3]杨峻山，等.九里香化学成分的研究.药学学报，1983，18(10)：760

[4]Kinoshita T，et al. Isolation and structure elucidation of a new prenylcoumarin from Murraya paniculata var. omphalocarpa (Rutaceae). *Chem Pharm Bull*，2002，50(1)：118

[5]广东省宝安县沙井公社卫生院.草药九荆合剂配合西药治疗破伤风12例小结.新医学，1972，(9)：27

[6]王道功，等.月橘烯碱抗着床作用及其激素活性的研究.药学学报，1990，25(2)：85

[7]陈琼华，等.九里香的抗生育作用.中国药科大学学报，1987，18(3)：213

[8]张宗禹，等.九里香糖蛋白成分终止兔妊娠及其机制.中国药科大学学报，1989，20(5)：283

[9]刘京丽，等.九里香蛋白多糖的抗生育及其他生物活性.生物化学杂志，1985，5(2)：119

[10]孙维峰，等.参香养胃散治疗慢性萎缩性胃炎及癌前病变临床与实验研究.安徽中医学院学报，2001，20(1)：13

[11]王淑如，等.九里香皮抗生育物质的分离、效价与毒性.中国药科大学学报，1987，18(3)：183

[12]梅县地区卫生院革委会.青草"九里香""两面针"作麻醉药的临床应用235例效果观察.新医药通讯，1971，(3)：46

[13]广东省开平县蚬岗公社中心卫生院.九里香注射液应用局麻手术221例初步小结.中草药通讯，1977，(6)：43

[14]广西壮族自治区人民医院革委会.草药九里香用于表面麻醉疗效良好.中草药通讯，1970，(5-6)：54

[15]广东省宝安县沙井公社卫生院.草药九里香等配合西药治疗乙脑128例临床分析.新医学，1971，(6-7)：38

[16]黄伯纲，等.中西医结合治疗乙型脑炎34例临床分析.实用医学杂志，1996，12(2)：122

[17]云南中医学院制药厂."肾得宁"注射剂及其临床疗效初步观察.云南医药，1977，(4)：36

[18]朱庄松，等.陈香胃丸治疗慢性胃炎108例.湖南中医药导报，2000，6(7)：32

[19]蓝田.复方蛇总管液的制备抗菌试验和疗效观察.中国医院药学杂志，1995，15(6)：272

[20]黎瑞英.复方蛇总管液治疗开放感染性骨折.浙江中医杂志，1994，29(2)：68

[21]邓夕军，等.晕复静片的临床疗效观察.中国中药杂志，1996，21(10)：631

[22]梁敬原.九里香酊辅助治疗阑尾脓肿15例.实用医学杂志，2004，20(8)：957

[23]纪晓多，等.豆叶九里香挥发油化学成分的研究.药学学报，1983，18(8)：626

刀 豆 Canavaliae Semen

dao dou

本品为豆科植物刀豆*Canavalia gladiata* (Jacq)DC的干燥成熟种子。味甘，性温。温中，下气，止呃。用于虚寒呃逆、呕吐。

【化学成分】

刀豆内含尿素酶、血球凝集素、刀豆氨酸(canavanine)。嫩豆中尚可分离出刀豆赤霉素Ⅰ和Ⅱ(canavalina gibberellinⅠ和Ⅱ)。刀豆干豆粒 的组成大致是：水分11%~15.5%，蛋白质24.8%~35.3%，脂肪2.3%~4.9%，碳水化合物45.2%~56.9%，纤维素4.9%~8%，灰分2.7%~3.9%[1]。脂肪组成为棕榈酸（palmitic acid）、硬脂酸(stearic acid)、油酸(oleic acid)、亚油酸(linoleic acid)、亚麻油酸（linoienic acid）和二十碳二烯酸(eicosadienoic acid)[2]。刀豆还含有氰化物(cyanide)[2]。还有报道，刀豆内含有少量的苯丙氨酸(phenylalanine acid)和谷氨酸(glutamic acid)[2]。

【药理作用】

1. 抗肿瘤 伴刀豆蛋白A(Con A)是植物凝血素(PHA)的一种，具有抗肿瘤作用。Con A可引起人淋巴细胞的变形，但并不产生相应的细胞毒性，还可抑制其他PHA引起的细胞毒性。用金田鼠胚做试验，Con A对用病毒或化学致癌剂处理后而得的变形细胞的毒性，大于对正常细胞的毒性。Con A(经胰蛋白酶处理)还能使肿瘤细胞(变形后的小鼠成纤维细胞)重新恢复到正常细胞的生长状态。Con A及麦芽、大豆中的糖蛋白(PHA)对YAC细胞(一种由Monloney病毒引起的腹水型淋巴瘤细胞)皆可凝集之。但只有Con A对YAC细胞有显著的毒性。在体外试验中，以125 μg/mL的Con A与此种细胞共孵24 h，可使95%细胞溶解；在体内试验中，给成年小鼠腹腔注射YAC细胞后1 h、2 d、5 d再腹腔注射Con A 1 mg，可分别抑制肿瘤70%、50%及20%。Con A可凝集由各种致癌剂所引起的变形细胞，而对正常细胞，只有在用胰蛋白酶处理后方能凝集。此种凝集皆可由α-甲基-D-甘露糖苷加以竞争性拮抗。因此设想，Con A是与变形细胞表面膜上的葡萄糖或甘露糖样的部位结合而起作用的。而在正常细胞中，此部位是被掩盖着的[3]。研究证明，Con A可快速增加细胞表面肿瘤坏死因子突变体(TNF-m)的结合位点而不影响受体的亲和力；Con A不增加受体蛋白的合成和胞浆受体的数目；Con A作用组TNF-m的内化和降解显著低于对照组的内化和降解；Con A作用组TNF-m对胃癌细胞的最大抑制率(8.4%)显著低于对照组TNF-m的最大抑制率(60%)。结论：伴刀豆蛋白A通过抑制TNFR的内化而增加膜TNFR的数目；TNF-m的生物效应与TNFR介导的信号传递(受体后机制)密切相关[4]。

2. 免疫调节 研究发现，Con A诱导激活后的小鼠淋巴细胞可分泌大量的IFN-γ[5,6]；Con A与脂多糖联合诱导能使小鼠脾细胞分泌IFN-γ[7]。Con A可刺激体外培养的大鼠肠黏膜微血管内皮细胞(IMMVECs)分泌IFN-γ，用5.0 mg/L Con A诱导其分泌IFN-γ随时间的延长而增多[8]。灵芝多糖(GLB)与Con A对小鼠脾细胞增殖反应有三种不同的相互作用。当Con A为亚适浓度(0.5 mg/L)时，GLB有轻度的协同刺激作用；当Con A为最适浓度(2 mg/L)时，高浓度GLB(>100 mg/L)可轻度对抗Con A的刺激作用；当Con A为超适浓度(16 mg/L)时，GLB可逆转Con A的抑制作用，并恢复Con A的刺激作用至最适水平。可能是多糖与Con A发生沉淀反应所致[9]。刀豆蛋白A有活化脾细胞免疫诱导抗双链DNA抗体生成作用[10]。

3. 免疫性肝损伤 Con A也是一种多克隆丝裂原，在体内有强嗜肝性，可引起T细胞介导的免疫性肝细胞损伤。而免疫性肝病病理变化的实质是T、B淋巴细胞介导的免疫损害，尤其是T细胞介导的细胞免疫在病毒性肝炎等疾病中是肝细胞损害的主要因素[11,12]。Con A急性肝损伤的研究表明，小鼠尾静脉单次注射Con A，8 h后可引起明显的急性肝损害，24 h后ALT、AST达到峰值，48 h后接近正常，并且反复Con A给药可导致慢性免疫性肝损伤[13,14]。有关CD_4^+ T细胞在刀豆素A诱导性小鼠免疫性肝损害中的作用实验表明，地塞米松(0.5 mg/kg)预处理具有肝组织保护作用，缺乏成熟T淋巴细胞的裸鼠对Con A无反应性，抗-CD_4^+单克隆抗体预处理Balb/c小鼠几乎能完全阻断Con A的作用，而抗-CD_8单克隆抗体则无阻断作用。Con A诱导性肝脏损害依赖于T淋巴细胞的激活，CD_4^+ T细胞在此过程中起着关键作用[15]。

4. 心血管系统 对大鼠离体心脏缺血再灌注损伤，导致心肌收缩力显著下降，红细胞内钙含量升高和肌酸激酶漏出。用Con A(40 mg/L)进行再灌注，细胞内钙负荷减轻，肌酸激酶漏出减少，同时心肌收缩力增加，但ATP含量无改善。用核糖、腺嘌呤和Con A联合进行再灌注，不但心肌收缩力显著升高，细胞内钙负荷减轻，肌酸激酶漏出减少，而且高能磷酸化合物含量显著恢复。实验表明，ATP前体不能在短时间内使急性缺血后心功能完全恢复，但在Con A的协同作用下，能快速地恢复心肌收缩力和ATP含量[16]。

5. 体内分布 观察刀豆素标记神经元在大鼠中脑的分布。结果表明，中脑内与刀豆素结合的细胞主要位于红核腹外侧区、黑质致密部、动眼神经副交感核、中脑楔形核和中缝中央上核等富含单胺类递质及P物质样免疫反应胞体的区域。其中刀豆素与红核神经元的结合具有显著特点。表明刀豆素标记细胞在中脑的定位具有明显的选择性，并且同一核团的细胞对刀豆素的亲和力也有不同[17,18]。

(陈声武　丁云录　马吉胜)

参考文献

[1]郑卓杰.中国食用豆类学.北京：中国农业出版社，1993：48

[2]Ekanayake S, et al. Literature review of an underutilized legume:Canavalia gladiata. *Plant Foods Hum Nutr*, 2000,55(4):305

[3]江苏新医学院.中药大辞典(上册).上海：上海科学技术出版社，1986：49

[4]冉瑞琼，等.伴刀豆蛋白A对人胃癌细胞肿瘤坏死因子受体的调节及对肿瘤坏死因子突变体细胞毒效应的影响.中国药理学通报，1996，12(6)：532

[5]俞瑜，等.杨梅素对淋巴细胞活化及增殖的影响.中国药理学通报，2006，22(1)：63

[6]俞瑜，等.雷公腾甲素对小鼠淋巴细胞体外活化的抑制作用.中药材，2005，28(6)：499

[7]周小勇，等.建立免疫调节剂体外诱导小鼠脾细胞生成Th1型细胞因子的反应模式.中华皮肤科杂志，2004，37(12)：690

[8]尹龙，等.刀豆蛋白A诱导大鼠小肠黏膜微血管内皮细胞分泌IFN-γ的研究.解剖学报，2007，38(4)：486

[9]雷林生，等.灵芝多糖与刀豆素A相互作用对小鼠脾细胞体外增殖反应的影响.第一军医大学学报，1998，18(4)：296

[10]李金柱，等.刀豆蛋白A活化脾细胞免疫诱导抗双链DNA抗体生成.中华微生物学和免疫学杂志，1997，17(3)：207

[11]Kobayashi S, et al. Apoptosis of T cells in the hepatic fibrotic tissue of the rat: a possible inducing role of hepatic myofibroblast-like cells. *Cell Tissue Res*, 2003, 311(3): 353

[12]Mizuhara H, et al.T cell activation-associated hepatic injury: mediation by tumor necrosis factors and protection by interleukin-6. *J Exp Med*, 1994: 1529

[13]Imose M, et al.Leflunomide protects from T-cell-mediated liver injury in mice through inhibition of nuclear factor kappaB. *Hepatology*, 2004: 1160

[14]Tiegs G, et al. AT cell-dependent experimental liver injury in mice inducible by concanavalin A. *J Clin Invest*, 1992, 90(1): 196

[15]陈姬秀，等. CD_4^+ T细胞在刀豆素A诱导性小鼠肝损伤中的作用.中国肝病学杂志，2001，6(增刊)：118

[16]谭中拓，等.伴刀豆球蛋白A、核糖和腺嘌呤协同促进缺血后心功能不全的恢复.中国药理学与毒理学杂志，1994，8(1)：6

[17]李田勋，等.伴刀豆素A对红细胞在切变流场中取向的影响.中国医学物理学杂志，2001，18(2)：103

[18]周兰仙，等.刀豆素标记神经元在大鼠中脑的分布——凝集素组织化学的研究.神经解剖学杂志，1994，10(1)：53

三 画

三 棱 Sparganii Rhizoma san leng

为黑三棱科植物黑三棱*Sparganium stoloniferum* Buch.-Ham.的干燥块茎。性平,味辛、苦。具有破血行气、消积止痛功效。用于癥瘕痞块、痛经、瘀血经闭、胸痹心痛、食积胀痛等。

【化学成分】

1. 黄酮类 芒柄花素、山柰酚、5,7,3′,5′-四羟基双氢黄酮醇-3-O-β-D-葡萄糖苷[1]。

2. 皂苷类 β-谷甾醇-3-O-β-D-吡喃葡萄糖苷、β-谷甾醇-3-β-D-吡喃葡萄糖醛酸苷等[1]。

3. 有机酸 21种有机酸,其中十六酸、十八二烯酸、十八烯酸、十八酸等含量较高。三棱中还分离得到三棱酸[1]。

4. 挥发油 鉴定了21种挥发性成分,主要成分为苯及其同系物含氧衍生物和呋喃化合物的衍生物[1]。

5. 其他 β-谷甾醇、豆甾醇、甘露醇等[1]。

【药理作用】

1. 抑制血管生成 三棱莪术合剂5.0、2.5 g/kg大鼠含药血清可使正常人脐静脉血管内皮细胞(HUVEC-1)排列紊乱,明显梭形化。5.0 g/kg大鼠10%、5%、2.5%含药血清使HUVEC-1增殖显著降低,使HUVEC-1的VEGF蛋白、VEGF mRNA表达显著下降。三棱莪术合剂抑制VEGF诱导的血管生成[2]。

2. 抗血栓形成 三棱水煎剂及总黄酮对SD大鼠均具较强的抑制血小板聚集作用;三棱水煎剂及总黄酮对胶原蛋白-肾上腺素诱导的小鼠体内血栓有显著的保护作用,与水煎剂相比,三棱总黄酮具较强的抗血栓作用[3]。

3. 改善血液流变学 给大鼠灌胃100%三棱水煎液,连续7 d,使不同切变率下全血黏度降低,红细胞变形指数提高,平均血小板体积降低。三棱影响部分血液流变学指标,尤其具有抗血小板活化作用[4]。

4. 抗肿瘤 三棱提取物10~160 μL/cell,诱导人肝癌细胞株7721凋亡率为9.9%~32.5%[5]。三棱提取液10~160 μL/cell,对人乳腺癌细胞MCF-7凋亡有诱导作用,与莪术共同作用效果更明显[6]。

5. 镇痛 采用小鼠扭体法、热板法对三棱中相对含量较高的总黄酮进行镇痛作用研究。结果发现三棱总黄酮能明显降低小鼠因醋酸刺激引起的扭体反应次数;能明显提高小鼠因热刺激引起的疼痛反应的痛阈值,提示三棱中总黄酮具显著的镇痛作用[7]。

6. 抗纤维化 三棱能提高免疫性肝纤维化大鼠TP,Alb含量,A/G比值,降低ALT、GGT、IVC、LN、HA含量,减轻肝细胞变性坏死;减少纤维组织增生,促进纤维组织降解的作用[8]。三棱莪术合剂1、0.5 g/mL对博莱霉素所致肺纤维化大鼠,能降低肺组织的羟脯氨酸含量,成纤维细胞明显减少,有抗肺纤维化作用[9]。

【临床应用】

1. 冠心病心绞痛 用三棱莪术汤治疗30例冠心病稳定型心绞痛,每天1剂,分2次口服,28 d为1个疗程。结果:临床总有效率、心电图总有效率、中医症状总有效率都明显优于对照组[10]。

2. 骨肉瘤 三棱祁甲汤(三棱、莪术、黄芪、紫河车等16味中药)煎剂每天3次口服,外加熏蒸外敷,30 d为1个疗程,治疗22例。Ⅰ、Ⅱ期骨肉瘤有效率88.8%,Ⅲ、Ⅳ期骨肉瘤有效率46.1%,前者的生存期和生存质量明显优于后者[11]。

3. 胸部陈伤 三棱和伤汤(三棱、莪术、青皮等)治疗因胸部陈伤而胸闷痛、呼吸不畅患者43例,治疗时间平均7 d。其中3 d痊愈20例,7~10 d治愈10例,15 d治愈13例[12]。

4. 腰椎间盘突出症 三棱莪术散外敷治疗急性中央型腰椎间盘突出症52例,治疗1个月,治愈37例(71.2%),好转13例(25%),无效2例(3.8%),总有效率96.2%[13]。

(朱成全 李 锐)

参考文献

[1]董学,等.中药三棱的化学成分及药理研究进展.齐鲁药事,2005,24(10):612

[2]叶兰,等.三棱莪术含药血清对培养的人脐静脉血管内皮细胞生长和VEGF表达的影响. 第三军医大学学报,2007,29(2):121

[3]陆兔林,等.三棱总黄酮抗血小板聚集及抗血栓作用研究.中草药,1999,30(6):439

[4]和岚,等.三棱、丹参对血液流变学影响的比较研究.山东中医药大学学报,2007,31(5):434

[5]李士怡,等.莪术三棱白花蛇舌草对肿瘤细胞抑制作用的研究.实用中医内科杂志,2006,20(3):246

[6]张瑾峰,等.莪术、三棱和白介素-6对人乳腺癌细胞凋亡的诱导作用.首都医科大学学报,2006,27(4):492

[7]邱鲁婴,等.三棱总黄酮镇痛作用研究.时珍国医国药,2000,11(4):291

[8]袭柱婷,等.三棱、莪术抗大鼠免疫性肝纤维化研究.中国中药杂志,2002,27(12):929

[9]邱颂平,等.破血化瘀药三棱、莪术对肺纤维化大鼠模型肺形态学及羟脯氨酸的影响. 福建医科大学学报,2007,41(5):412

[10]李建民.三棱莪术汤治疗冠心病稳定型心绞痛临床观察.天津中医药,2007,24(6):470

[11]潘万刚.中药三棱祁甲汤治疗骨肉瘤22例临床疗效分析.中华临床医学杂志,2005,6(9):88

[12]邱丽红,等.三棱和伤汤加减治疗胸部陈伤43例报告.中医正骨,2006,18(11):40

[13]王洪源.三棱莪术散外敷治疗急性中央型腰椎间盘突出症52例.实用中医内科杂志,2005,19(4):376

三 七 Notoginseng Radix et Rhizoma san qi

本品为五加科植物三七*Panax notoginseng* (Burk) F.H.Chen的干燥根和根茎。味甘、微苦,性温。有散瘀止血、消肿定痛功能。用于咯血、吐血、衄血、便血、崩漏、外伤出血、胸腹刺痛、跌扑肿痛等。

【化学成分】

三七含有多种化学成分,其中三七皂苷为主要有效成分之一。三七还含三七素、黄酮、挥发油、氨基酸、植物甾醇、糖类(蔗糖及葡萄糖)、无机盐、无机离子等药用成分[1-4]。

从三七根茎中分离得到8个化合物,主要有人参皂苷Rh_4(ginsenoside Rh_4)、三七皂苷S(notoginsenoside S)和三七皂苷T(notoginsenoside T)[5]。从三七根茎中分离得到人参皂苷三七皂苷T_5(notoginsenoside T_5)、人参皂苷F_1(ginsenoside F_1)、人参皂苷F_2(ginsenoside F_2)、三七皂苷E(notoginsenoside E)、人参皂苷Ⅱ(ginsenoside Ⅱ)[6]。三七皂苷中包括三七皂苷A(R-A)、B(R-B)、C(R-C)、D(R-D_1)(R-D_2)、E(R-E)、F(R-F)。三七皂苷中所含单体有人参皂苷Rb_1、Rb_2、Rb_3、Rc、Rd_1、Rd_2、Re、Rf、Rg_1、Rg_2、Rh_1及七叶胆等,还含有三七皂苷R_1、R_2、R_3、R_4、R_5、R_6、Fa、Fc、Fe及脂肪油、糖类、蛋白质、生物碱等。皂苷元为人参二醇(panaxadioi)和人参三醇(panaxatriol),与人参不同的是无齐墩果酸[7-10]。三七中达玛烷型皂苷分别为20(R)-人参皂苷Rh_1(1)、三七皂苷R_2(2)、人参皂苷Rg_1(3)、三七皂苷R_1(4)、人参皂苷Rh_4(5)和人参皂苷RK_3(6)[11]。

三七中还含有Dencichine(β-N-草酰-L-α、β-二氨基丙酸),该成分的含量远较人参高[12]。

【药理作用】

1. 止血、活血与补血 10%三七注射液试管内无止血作用,给小鼠腹腔注射或口服10%三七注射液,则能缩短出血及凝血时间[13]。三七止血活性成分dencichine给小鼠腹腔注射1 mg,切断尾静脉,能缩短出血时间5 min,0.25 mg能缩短1.5 min,与对照组相比,血小板可增加30%[12,14,15]。Dencichine的神经毒作用较小[12]。实验证明,10%三七注射液能使豚鼠的血小板发生伸展伪足、聚集、变形等黏性变形运动,细胞膜破坏和部分溶解,使血小板产生脱颗粒等分泌反应[16,17]。

三七对血液有双向调节作用[18]。应用比浊法测定三七皂苷对花生四烯酸(AA)、血小板活化因子(PAF)和腺苷二磷酸(ADP)诱导的兔血小板聚集功能的影响。结果表明,三七皂苷在体外显著抑制ADP诱导的血小板聚集,其半数抑制浓度(TC_{50})为89.4 mg/L;三七皂苷 (500、100、200 mg/kg) 静脉注射也能明显降低ADP诱导的兔血小板聚集,且呈剂量-效应关系。提示三七皂苷体内外均明显抑制ADP诱导的兔血小板聚集,而对AA和PAF诱导的兔血小板聚集无明显作用[19]。

三七对实验性弥散性血管内凝血(DIC)的作用及三七中的抗DIC作用成分与Rb_1、Rb_2、Rc、Re、Rg_1有关[20]。实验证明,原人参三醇的皂苷能抑制血小板聚集,使血液黏度降低,故三七能活血[21]。目前已证明,上述作用是以Rg_1为代表的三醇型皂苷的作用,二醇型皂苷并无此种效果。其作用机制是Rg_1可使血小板内cAMP含量增加,减少血栓素A_2(TXA_2)的生成,但三七这一作用的产生,需要一定时间。体内试验时,家兔静脉注入或喂饲三七总皂苷200 mg/kg,每日1次,需要连续20 d,才出现明显作用[22]。给大鼠灌胃三七粉(24 g/kg),连续30 d,能非常显著地抑制血浆血栓A_2(TXA_2)的分泌,显著提高前列腺素I_2(PGI_2)与TXA_2的比值,同时对体内血栓的形成也有非常明显的抑制作用[23]。提示临床治疗血栓性疾患时,如用药时间过短可能无效。三七有抑制血小板功能及促进纤溶的作用[24]。

以鼠脑凝血活素为促凝剂,复制小鼠体内血栓模型。结果表明,口服三七粉具有抗体内血栓形成的作用,并能抑制由此所引起的口鼻出血,大剂量(5.6 g/kg)作用强于小剂量(1.4 g/kg)[25]。三七粉口服能抑制小鼠凝血,并有一定量效关系,以2.8 g/kg(相当于成人等剂量的4~8倍)时最为明显。这种抗凝血作用主要在内源性凝血系统,并对血小板聚集性有一定的抑制作用(抑制率58.1%),提示该药所用剂量的大小对于凝血系统有一定影响[26]。三七粉十二指肠给药1.4、5.66 g/kg时,小鼠脑膜微循环血流量分别增加24%、36%。三七能使其中红细胞运行加快,这有利于促进血液循环,防止血栓形成。对结扎颈动脉造成脑急性缺血,三七具有一定的拮抗作用[27]。三七总皂苷(PNS)能预防和改善大肠系膜的微循环障碍,其作用机制可能与对血管内皮细胞的保护及抑制内皮缩血管物质(EDCF)释放和扩散的作用有关[28]。三七还可以防治高分子右旋糖酐所致家兔肺出血,减轻血栓形成及出血程度,为三七防治新生儿肺出血提供了实验依据[29]。近年研究发现,三七总皂苷(PNS)及低分子肝素皆有较好的降低血黏度及改善血液"高凝状态"的作用,有明显预防兔实验创伤性肢体深静脉血栓形成的作用[30]。

三七还具有补血作用,能提高外周血红细胞、白细胞数量。三七皂苷在体外对小鼠骨髓粒巨系细胞(GM-CFU-C)团有促进增殖、升高外周血细胞的作用。三七提高NK细胞的活性和巨噬细胞活性,增强机体免疫功能[31]。在有粒巨系集落刺激因子(GM-CSF)存在条件下,三七总皂苷(TSPN)能促进正常或贫血小鼠CFU-GM的集落形成,经TSPN诱导制备的肌条件培养液、L细胞条件培养液和脾细胞条件培养液能显著提高CFU-GM的集落产率。提示TSPN可能通过诱导机体产生造血调控因子或协同这些因子促进机体单系血发生[32]。实验表明,三七总皂苷(PNS)不能诱导K562细胞合成Hb而能合成过氧化物酶(POX),表达CDW_{41}、HiR_2、CD_{15}的阳性细胞数均明显增加。提示PNS等三种皂苷均能诱导K562细胞向多系分化为较成熟细胞。人参总皂苷(TSPG)和绞股蓝皂苷(GP)主要诱导其向红系分化,PNS则诱导其向粒系分化为主[33]。

2. 心血管系统

(1)抗心肌缺血　三七绒根提取物(76017)能增加离体心脏的冠脉流量,主要是对血管平滑肌的直接松弛作用;76017号对整体动物可使心率减慢、动脉压降低,这些都是抗心肌缺血的有利因素[34]。给麻醉猫静脉注射76017,25~30 mg/kg,3~5 min,冠脉流量最高增加79%,血压暂时下降,心率也稍减慢,心肌耗氧量减少,比给药前平均降低24.3%。在离体家兔心脏灌流实验中,当2% 76017 0.1和0.2 mL注入灌流系统时,小剂量给药后1 min,冠脉流量平均增加17.5%,大剂量给药后5 min和7.5 min分别增加48%和43%,心率也稍减慢;小剂量组心肌收缩振幅在5 min内最高增加48%。同样的灌流系统和同样的剂量,三七绒根提取物76017小剂量使兔肾、耳及后肢的流量分别增加50%、57%、30%,而大剂量则分别增加70%、64%、33%[35]。76017同时还能使外周血管扩张、阻力降低、血压下降、心率减慢、总心肌耗氧量下降,这些可能就是三七治疗冠心病、心绞痛的药理学基础[35,36]。

三七冠心宁(含三七皂苷和黄酮)400 mg/kg给家兔灌胃,连续给药3 d,可降低家兔全血黏度[37],可增加心肌摄取^{86}Rb CL,改善心肌微循环,增加心肌营养血流量[38]。在麻醉犬静脉注射三七冠心宁5~30 min内发现心率减慢,减少心泵舒缩强度与等容收缩面积(减少63.62%),PIP和$(dp/dt)_{max}$也显著减小,表明心泵力效应的减弱;但心搏出量反而增加,表明外周阻力降低,延长射血时间,提高心泵效力并能增加冠脉流量[39]。

三七颗粒预处理大鼠(0.18 g/kg,灌胃给药14 d后造模),可显著降低缺血再灌注大鼠心肌肌酸激酶同工酶(CK-MB)、LDH的含量,缩小心肌梗死面积,上调蛋白激酶-α(pkc-α)蛋白表达,发挥其对大鼠缺血再灌注心肌的保护作用[40]。心肌缺血再灌注家兔造模前1周分别灌胃三七颗粒(0.6 g/kg)和三七超细粉体(0.3及0.6 g/kg)。结果:三七超细粉体的两个剂量组兔室性心律失常发生率降低,血浆磷酸肌酸激酶(CK)、乳酸脱氢酶(CDH)和丙二醛(MDA)含量也明显降低,效果优于三七颗粒组。提示三七超细粉体较三七普通颗粒对家兔心肌缺血再灌注损伤有更显著的保护作用[41]。用^{86}Rb研究发现脉塞通(三七有效成分)可增加小鼠心肌营养性血流量，其作用在20 min最明显，小鼠急性心肌缺血后分别隔15 min 3次注入脉塞通0.5 mL，结果显示该药对急性心肌缺血后心肌营养性血流量增加39%[42]。

三七总皂苷(PNS)150 mg/kg给大鼠灌胃5 d，明显降低心肌缺血再灌注大鼠血清MDA及肿瘤坏死因子(TNF)含量，升高血清SOD。PNS减轻大鼠心肌缺血再灌注损伤，可能与减少氧化损伤和降低炎症因子释放有关[43]。对体外培养乳鼠心肌细胞缺血性损伤模型，PNS可减慢心肌细胞搏动频率，减少心肌细胞缺血损伤时细胞内酶的释放，减轻细胞形态的改变和维持DNA的合成，提示PNS对心肌细胞缺血性损伤具有直接的保护作用[44]。

(2)*抗动脉粥样硬化* 喂饲家兔高脂饲料制备动脉粥样硬化(AS)模型，灌胃给予三七总皂苷(PNS)120 mg/kg，连续8周。结果：血清白细胞介素-6(IL-6)、C反应蛋白(CRP)和循环免疫复合物(CIC)水平与AS斑块面积呈显著正相关，表明兔食饵性AS形成过程中有炎症免疫因子的参与，PNS可通过抗炎和免疫调节的途径发挥抗AS的作用[45]。灌胃PNS 25、50、100 mg/kg，连续10 d，家兔动脉壁PGI_2含量升高，血小板TXA_2含量下降。提示PNS抗动脉粥样硬化作用可能与升高动脉壁PGI_2，纠正PGI_2、TXA_2失衡有关[35]。

考察PNS(50~100 mg/kg)和槲皮素(Que，100~150 mg/kg)联合用药抗AS效果。结果：Que和PNS单用以及2:1组方、3:1组方皆可增加T1MP-1表达，以3:1组方(Que 150 mgkg，PNS 50 mg/kg)抗AS效果最佳[46]。

在离体条件下，PNS (0.1~1 mg/mL) 及其单体Rb_2(25~200 μg/mL)和Rg_1(50~200 μg/mL)激活大鼠脑突触膜Na^+/K^+-ATP酶的激活率分别为84%~227%、12%~48%和12%~22%。提示Rb_1和Rg_1并不是PNS激活Na^+/K^+-ATP酶的主要成分。PNS (0.1~1 mg/mL) 和Rb_1(100~200 μg/mL)还可显著抑制Ca^{2+}/Mg^{2+}-ATP酶的活力，但Rg_1无此作用。提示PNS抑制Ca^{2+}内流的机制之一是通过激活Na^+/K^+-ATP 酶[47]。三七皂苷单体Rb_1 10和30 μmol/L分别使BayK8644和硝苯地平敏感的钙内向电流减少16.2%±3.7%和38.3%±10.4%，且在3~1 000 μmol/L范围内有浓度依赖关系。实验证明Rb_1为钙通道阻滞剂[48]。

(3)*扩血管和降压* 三七注射液0.3、0.6 mg/kg均可降低家兔肺动脉和颈动脉收缩压、舒张压以及平均压[49]。麻醉猫静脉注射三七总皂苷(PNS)200 mg/kg，颈动脉压、左心室压及外周血管阻力降低。其降压机制为非中枢性，与植物神经及组织胺释放无关，可能是直接扩张血管作用[50]。三七总皂苷(60~120 mg/kg配成1.5 mL/kg，十二指肠给药)对自发性高血压大鼠(SHR)收缩压、舒张压的影响有一定量效关系[51]。

PNS(3 mg/mL)对兔血管条均非竞争性地拮抗氯化钙($CaCl_2$)、氯化钾(KCl)、去甲肾上腺素(NE)收缩血管平滑肌 (VSM) 的作用［但对离体兔胸主动脉(AA)、肺动脉(PA)的抑制作用较弱］和抑制NE双收缩成分。而Rg_1、Re只抑制胞内Ca^{2+}释放收缩相，Rb_1只抑制胞外Ca^{2+}内流收缩相，表明PNS扩张VSM作用具有血管选择性，可能为钙通道阻滞剂[52]。PNS明显减少肾上腺素引起的^{45}Ca内流量，不影响高钾引起^{45}Ca内流，而硝苯地平几乎完全阻断后一种^{45}Ca内流。PNS不抑制^{45}Ca外溢，表明PNS能特异阻断血管平滑肌α受体操纵的Ca^{2+}通道，而不影响胞内Ca^{2+}的释放过程[53]。

(4)*抗心律失常* 三七叶皂苷(PNLS)20、40 mg/kg能明显对抗乌头碱(20 mg/kg)、$BaCl_2$(2 mg/kg)和结扎左冠状动脉前降支诱导大鼠的室性心律失常；PNS也明显对抗$CaCl_2$-Ach混合液(10 mL/kg)诱发小鼠心房纤颤或扑动；PNLS对大鼠心电图，证明有负性频率作用、负性传导作用，这些作用可能是PNS抗心律失常的作用机制[54]。应用激光共聚焦显微荧光技术探测细胞内游离钙浓度。结果：PNS(40、80、120 mg/L)可浓度依赖性地降低模拟缺血液中心室肌细胞Ca^{2+}的增加。预先应用L型钙通道开放剂Bay K8644，可取消PNS(80 mg/L)在模拟缺血液中的作用。PNS(80 mg/L)还能明显抑制无钙台氏液中由低浓度ryanodine引起的Ca^{2+}增加。表明PNS可通过抑制电压门控性钙通道的外钙内流和减少肌浆网内钙释放，从而降低Ca^{2+}发挥抗心律失常作用[55]。

三七皂苷Rb_1、Rg_1对豚鼠右心室乳头状肌动作电位(AP)、收缩张力(F_c)及慢钙电流(I_{si})的影响。Rb_1 1 mg/mL，显著抑制F_c缩短动作电位的2相坪台期，并降低I_{si}的幅度，对静息电位 (RP)、动作电位时程(APD)及O相上升最大速率(V_{max})无明显影响；Rg_1 1 mg/mL抑制F_c，但动作电位间期及I_{si}的幅度均无影响，表明Rb_1可阻滞钙通道，Rg_1则无此作用[56]。三七总皂苷抑制Ca^{2+}内流的机制之一是通过激活Na^+/K^+-ATP酶[47]。

3. 中枢神经系统

(1)*中枢抑制与兴奋* 小鼠腹腔注射三七皂苷$E_1$100、200 mg/kg，可使之安静、驯服。对小鼠自主运动有明显抑制作用，量效关系明显；与氯丙嗪、利血平合并使用,其作用增强,并能对抗苯丙胺、咖啡因的中枢兴奋作用;与戊巴比妥钠、硫苯妥钠合用均能增强其催眠作用[57,58]。大鼠口服三七后能明显改善焦虑情绪,PNS、Rb_1均有显著的镇静作用,能减少动物的自主活动,并能协同中枢抑制药的抑制作用。这种作用部分是通过减少突触体谷氨酸含量来实现的[59]。

(2)镇痛 三七及三七的各种中成药为中医外伤科常用的止痛药。三七总皂苷与电针效应相似,具有明显的镇痛、抗炎及免疫调节作用。三七总皂苷可能是阿片样肽受体的激动剂而不具有成瘾的副作用[60]。三七粗粉、三七超细粉较小剂量(0.38 g/kg)的镇痛作用不明显,而较大剂量(1.52 g/kg)的镇痛作用显著[61]。

(3)改善学习记忆 三七总皂苷(PNS)94、23 mg/kg灌胃给小鼠,连续2个月,可使快速老化小鼠在水迷宫测试中,逃避潜伏期明显降低,寻求次数、原平台象限比、跨平台次数明显增加,表明PNS对快速老化小鼠学习记忆功能有明显改善作用[62]。PNS(200、100 mg/kg)对老年性痴呆(AD)模型大鼠空间学习记忆功能障碍有改善作用[63]。三七皂苷Rg_1(30、60、90 mg/kg)给小鼠灌胃7 d,高剂量组小鼠的Y迷宫实验正确反应次数显著增加,说明Rg_1能改善小鼠空间学习记忆能力[64]。对东莨菪碱(3 mg/kg)、亚硝酸钠(120 mg/kg)造成的小鼠记忆获得和记忆保持障碍,Rg_1(30、60 mg/kg)灌胃10 d,小鼠进入暗室的潜伏期增加,表明Rg_1能明显改善小鼠记忆获得和记忆保持障碍[65]。研究表明,Rg_1改善记忆损伤动物的学习记忆功能,可能与其降低脑组织AchE活性、抗脂质过氧化损伤有关[66]。

4. 抗脑缺血后损伤 用低压灌流法复制急性不完全性脑缺血家兔模型,出现皮层脑电图严重抑制,大脑皮层组织水、钠含量增多,脑静脉血中乳酸脱氢酶及磷酸肌酸激酶活性增高,超微结构证明有细胞毒性脑水肿及缺血性改变。当用三七根总皂苷100 mg/kg后,上述指标均有明显改变,说明三七根总皂苷对家兔急性不完全性脑缺血有一定保护作用[67]。三七皂苷Rb_1对树鼩的局部脑缺血有保护作用,能减轻树鼩局部脑缺血12 h后的脑水肿,并降低缺血脑组织的钙含量及缩小梗死范围,而三七皂苷Rg_1作用不明显[68]。

体外三七根总皂苷(PNS)25、50 mg/L可明显减少缺氧/再给氧损伤时细胞内酶的释放,减轻细胞形态学的改变,提高细胞的存活率。对谷氨酸介导的兴奋性毒性,PNS也有一定的拮抗菌素作用。提示PNS的脑保护作用机制可能与其抗兴奋性毒性和缺氧性损伤的作用有关[69]。

有关三七抗脑缺血损伤的机制研究表明,PNS注射液(25 mg/kg,缺血前50 min第一次腹腔注射,以后每隔12 h给药1次)可降低大鼠缺血脑组织MDA的含量,增加SOD活性而发挥对脑的保护作用[70]。MCAO模型大鼠给予PNS(3 mg/kg,腹腔注射),光镜下大脑皮质ER(+)神经元无明显变化,但大脑皮质神经元正常排列结构尚好;脑梗死体积比明显降低(提示PNS能降低脑缺血梗死体积比);脑水肿体积明显降低(提示PNS能降低脑缺血后水肿体积);NO含量明显降低(提示PNS能降低脑梗死3 d后血中NO的含量);IL-1的活性降低(提示PNS能降低脑梗死3 d后1L-1的活性);TNF活性明显降低(提示PNS能降低脑梗死3 d后TNF的活性)。以上结果提示,PNS对缺血再灌注损伤后的脑有保护作用,并可能与Ca^{2+}通道阻断、抗自由基、抑制血小板聚集、降低血液黏稠度、改善血液高凝状态及改善梗死区血液供应有关[71]。

PNS(45 mg/kg,腹腔注射)可抑制大鼠神经细胞凋亡,对大鼠脑缺血再灌注损伤有一定保护作用。其机制可能与Bcl-2表达增高、Bax蛋白表达降低有关[72]。PNS(50 mg/kg,腹腔注射)能减轻脑组织的缺血再灌注损伤,改善神经功能缺失,其作用机制可能与抑制脑组织P53蛋白表达有关[73]。研究发现,大鼠脑缺血再灌注后海马内肾上腺髓质素(ADM)表达增强,PNS(3 mg/kg,腹腔注射,连续5次)能增强脑缺血再灌注后脑组织表达ADM,对缺血再灌注后脑组织具有保护作用[74]。PNS能抑制缺血再灌注大鼠海马区细胞内Ca^{2+}浓度升高,抑制线粒体跨膜电位(△φm)下降,保护海马区细胞线粒体功能,这可能是PNS抗脑缺血再灌注损伤作用机制之一[75]。

以脑含水量、水通道蛋白-4(AQP4)mRNA为脑水肿检测指标。给脑出血后脑水肿大鼠腹腔注射PNS 30 mg/kg,AQP4 mRNA处于低水平表达,提示PNS可能通过抑制AQP4的表达减轻脑出血后脑水肿的形成[76]。大鼠脑出血72 h后接受PNS(70 mg/kg,腹腔注射4 d)治疗。结果表明,PNS可减轻大鼠脑出血后的脑水肿并积极上调MAP-2和GAP-43表达。实验证明,早期给予PNS治疗对大鼠康复更有利[77]。研究结果提示,PNS超早期治疗脑出血,可加剧早期脑水肿,引起大鼠神经功能计分增加,但有利于血肿吸收,并减轻大鼠脑出血7 d后脑水肿,可积极上调代表神经可塑性增加的MAP-2和GAP-43的表达。提示大量脑出血超早期应用PNS应慎重[78]。

5. 抗休克、抗应激 给内毒素休克大鼠腹腔注射三七总皂苷(PNS,商品名血栓通)5、10 mg/kg,连用3 d,结果:注射三七总皂苷大鼠血流动力学各项指标均获明显改善。三七总皂苷(PNS)可改善内毒素休克大鼠血流动力学[79]。

三七总苷(SPG、SPQ或SPNG)可引起肾上腺中维生素C含量降低(分别降低36%、41%、41%)。但SPQ和SPG连续6 d腹腔注射，可明显对抗ACTH引起的大鼠肾上腺维生素C的降低，并能减轻ACTH引起的小鼠胸腺及脾脏的萎缩，SPQ作用强于SPG和SPNG。推测这种抗应激作用的差异，可能与三者所含人参皂苷Rb与Rg的比例不同有关[80]。水浸-束缚应激可造成大鼠氧自由基损伤，SOD损伤主要发生在胃黏膜。PNS(66 mg/kg灌胃，连续3 d)使胃黏膜NO含量略升高，使MDA含量下降，SOD活性增高。PNS通过抑制过多氧化物产生，对应激大鼠胃黏膜有一定保护作用[81]。这种保护作用可能通过调控壁细胞的泌酸功能而发挥其抗应激性胃黏膜损伤作用[82]。PNS预防给药3 d(66 mg/kg灌胃)，使水浸-束缚应激大鼠胃黏膜组织中褪黑色素受体(MR)的相对含量升高。上述结果提示，应激大鼠胃黏膜中确实存在MT-1受体mRNA的表达，PNS通过上调MR表达而发挥胃黏膜保护作用。其机制可能是PNS促进褪黑素分泌或提高其受体结合容量所表现的MR高表达[83]。

6. 抗炎　三七对棉球、塑料环、鲜鸡蛋清、角叉菜胶、5-HT、高岭土、二甲苯、甲醛、右旋糖酐、巴豆油等多种致炎剂刺激造成的急慢性大鼠足跖肿、小鼠耳廓肿、大鼠耳廓肿、小鼠腋窝或鼠蹊部埋藏致炎剂等多种炎症模型都有明显抑制作用[84-86]。

三七总皂苷(PNS)150 mg/kg，腹腔注射，连续2周，可使佐剂性关节炎(AA)大鼠多发性关节炎指数有所下降，关节滑膜组织病理改变有所改善，核因子-κB(NF-κB)表达下调。上述表明PNS有改善大鼠关节滑膜炎症，抑制NF-κB表达的作用，这可能是PNS治疗类风湿性关节炎的作用机制之一[87]。体外将PNS(0.4 mg/mL)与AA大鼠腹腔巨噬细胞共温孵4 h或PNS(0.8及1.6 mg/mL)与腹腔巨噬细胞作用24 h，均增加AA大鼠腹腔巨噬细胞NO释放；当PNS浓度为0.2及0.4 mg/mL，作用8 h，可抑制AA大鼠NO释放。研究证明，随着PNS给药浓度和作用时间的变化，对AA大鼠释放NO有双向调节作用。PNS抑制AA大鼠腹腔巨噬细胞释放NO可能在AA治疗中起一定的作用[88]。

研究表明，三七抗炎作用机制与抑制血管通透性的直接作用有关，又与兴奋垂体-肾上腺皮质系统、升高血浆皮质醇浓度间接作用有关。但实验又证明，对切除双侧肾上腺的大鼠仍有明显的急性抗炎作用，表明三七及其有效成分急性抗炎作用与垂体-肾上腺系统无明显关系，而具有典型非甾体抗炎药的特征。

7. 抗损伤、抗溃疡

(1)抗实验性肝损伤　三七水提物给小鼠灌胃600 mg/kg，能明显减少乙醇损伤所致睡眠的小鼠数，增加小鼠爬杆时间，增加小鼠肝脏对酚四溴酸钠(BSP)的排泄；降低乙醇致大鼠血清甘油三酯的升高和减少胃黏膜溃疡数。表明三七对乙醇损伤有保护作用[89]。用白酒玉米油-吡唑混合液灌胃14周成功复制大鼠酒精性肝病(ALD)模型，造模同时灌胃三七粉1.2、0.6 g/kg，可明显减轻ALD大鼠肝组织脂肪变性和炎症程度，抑制ALD大鼠肝脏转化生长因子β(TGF-β)蛋白的表达，后者可能是三七有效防治ALD机制之一[90]。同样剂量的三七混悬液，连续灌胃14周，能调节细胞因子网络，抑制酒精性脂肪肝大鼠TNF-α、IL-6、IL-8等的生成。调节细胞因子生成和表达，可能是三七抗酒精性脂肪肝的又一作用机制[91]。

对非酒精性脂肪肝大鼠，给予三七皂苷(PNS，200 mg/kg，灌胃20周)干预，能显著抑制NAFLD、CYP 2E1的表达，减轻脂质过氧化反应，因而具有防治脂肪肝作用[92]。三七总皂苷(PNS)对肝缺血再灌注损伤的保护作用，主要是提高大鼠生存率、降低ALT、提高SOD活性[93]。PNS还可提高CCl_4肝损伤大鼠肝组织及血SOD含量，减少MDA生成量及肝糖原消耗，改善微循环，减轻线粒体、内质网等细胞器损伤。PNS对CCl_4所致大鼠肝损伤有保护作用[94,95]。PNS抗肝损伤的机制研究表明，PNS能特异性阻断肝细胞膜上受体依赖性钙通道(ROC)，抑制肝细胞的钙内流，阻断肝细胞内源性IP_3途经，防止肝细胞内钙超载。PNS抑制钙超载机制还可能与本身轻度结合钙离子有关[96]。

(2)抗实验性胃溃疡　三七及三七配方对大鼠实验性胃溃疡和应激性胃溃疡有明显保护作用，可消除或改善症状，明显缩短凝血和出血时间，促进溃疡面愈合[97]。对水浸-束缚应激模型大鼠，预防性给予三七总苷溶液(66.0 mg/mL，10 mL/kg体重，灌胃3 d)可使胃黏膜充血减少，溃疡指数(UI)明显下降；可促进胃黏膜壁细胞从激活状态向静息状态转化；电镜下三七总苷治疗组分泌小管扩张不明显或明显塌陷。综上所述，三七总苷可明显减轻应激对胃黏膜的损伤，调控壁细胞的泌酸功能可能是其抗应激性胃溃疡机制之一[82]。

(3)抗肾纤维化　腺嘌呤致大鼠肾间质纤维化的早期阶段(造模后7 d)给予PNS(50 mg/kg，腹腔注射)，可降低血清PDGF-BB水平和肾间质α-SMA表达，阻滞肾间质纤维化进展[98]。大鼠肾间质纤维化造模同时给予PNS(35 mg/kg,腹腔注射,共4周)干预,可明显调整间质纤维化大鼠的血Ca^{2+}、P^{3-},提高血RBC、Hb水平,降低血清Scr、BUN,减少肾组织中腺嘌呤结晶沉积,减轻肾脏病理损害,改善肾功能。提示PNS对腺嘌呤性大鼠肾间质纤维化有明显的治疗作用[99]。对5/6肾切除致大鼠肾纤维化模型,灌服PNS 200、400、800 mg/kg,共4周,能显著改善肾小球硬化和肾小管-间质纤维化。PNS可能通过下调残肾组织内的TGF-β_1表达,抑制肾脏固有细胞表型转化而起抗肾纤维化作用[100]。

PNS可明显促进离体培养人肾间质成纤维细胞凋亡,促进细胞C-myc蛋白表达,而FAS蛋白的表达不受影响,诱导C-myc蛋白表达上调可能是PNS抗肾间质纤维化作用机制[101]。三七总苷浓度>1.6 mg/mL时对NIH/3T3细胞有明显毒性作用,ID_{50}约为0.4 mg/mL。对小牛血清刺激的NIH/3T3细胞增殖有明显的抑制作用[102]。将不同浓度的PNS(400、200、100 μg/mL)预处理大鼠肾小球系膜细胞(MC),30 min后加入血管紧张素Ⅱ(AngⅡ)共孵4 h。发现PNS能显著抑制AngⅡ诱导的大鼠MC、CTGF(结缔组织生长因子)mRNA表达,抑制AngⅡ诱导的大鼠MC Ⅳ型胶原、纤维连接蛋白(FN)以及LN(血清中层黏蛋白)的分泌,且以400 μg/mL PNS的作用最强。PNS抑制肾小球硬化在慢性肾脏疾病的治疗具有一定的应用价值[103]。

(4)抗实验性急性胰腺炎　预先1周灌胃给予PNS(100、200、400 mg/kg)干预,可抑制牛磺酸钠致急性胰腺炎(SAP)大鼠血清炎性因子TNF-α、IL-1β水平,并呈剂量依赖,表明PNS对治疗大鼠急性胰腺炎有积极意义[104]。三七总苷提取液50 mg/mL(血塞通注射液0.8 mL/kg)腹腔注射,使SAP大鼠血清淀粉酶和丙二醛(MDA)的水平降低,超氧化歧化酶(SOD)水平升高,表明三七总苷通过降低损害因子MDA,升高保护因子SOD对SAP有治疗作用[105]。急性坏死性胰腺炎(ANP)大鼠胰腺组织NF-κB阳性细胞数明显升高,在造模前1 h腹腔注射PNS(50 mg/mL,1 mL/kg),可抑制NF-κB在胰腺组织中的激活,减轻各脏器的病理损害,可望用于治疗ANP[106]。

(5)抗早期脊髓损伤　大鼠单纯脊髓全横断损伤组,三七皂苷(每次100 mg/kg)组于术后不同时间灌胃给药1次,31 d。结果:脊髓全横断损伤后脊髓出现明显的神经变性坏死、炎性浸润等病理变化,三七皂苷可减轻这些变化。三七皂苷组可明显促进神经生长因子表达,伤后3、7 d明显升高,21 d时下降;脑源性神经营养因子蛋白在正常脊髓有少量表达,脊髓受损后升高,三七皂苷组可明显促进其表达,表明三七皂苷可减轻脊髓横断性损伤后继发损害,增加神经生长因子(NGF)、脑源性神经营养因子(BDNF)表达量及表达时间,提示三七皂苷可促进脊髓损伤早期修复[107]。同样方法证实三七皂苷(PNS,100 mg/kg,腹腔注射给药)可使大鼠单纯脊髓横断(TSCI)后神经元数量增加,NGF、BDNF表达增加,表达时间提前,PNS时TSCI有保护作用[108]。PNS(0.4、0.8、1.6 g/kg)给大鼠腹腔注射及胃饲30 d后取脊髓和大脑行病理检查,PNS能够促进受损伤的背核神经元和红核神经元的存活,同时能够抑制损伤的背核神经元表达一氧化氮合酶(NOS)[109]。

(6)抗肺缺血再灌注损伤　大鼠气管内注入博莱霉素(BLM)复制动物肺纤维化模型,PNS(60、30、15 mg/kg,腹腔注射给药)能抑制大鼠肺纤维化组织中胶原沉淀及转化生长因子-β_1(TGF-β_1)的异常升高,减轻肺部的病理损害,提示PNS对BLM诱导产生的肺纤维化有一定抑制作用[110]。静注油酸建立犬急性肺损伤(ALI)模型,成模后给犬静注PNS 10 mg/kg。结果显示,PNS对ALI犬有一定的保护作用,使犬血管外肺水(EVLW)降低,肺顺应性增高,有助于改善低氧血症[111]。在造模[在体兔肺缺血再灌注损伤模型(LIRI))前20 min和再灌注即刻静注PNS注射液(200 mg/kg溶于4 mL NS中)]后,取左肺门旁组织电镜观察。结果:PNS组的肺湿/干(W/D)与肺泡损伤率(LAR)显著低于模型组;模型组的肺组织超微结构损伤严重,PNS组明显较轻;PNS组肺小静脉蛋白激酶(PKCα、δ、θmRNA)表达显著高于模型组。提示PNS可上调LIRI时肺组织PKCα、δ、θ mRNA的表达,减轻LIRI发挥积极作用[112]。对上述家兔肺缺血再灌注损伤,PNS(200 mg/kg,静注)可使血清MDA、XO均显著低于模型组,SOD高于模型组;PNS组肺组织COX-2蛋白和COX-2 mRNA表达皆显著降低。提示PNS可通过增强抗氧化应激和下调肺组织COX-2蛋白及基因的表达而减轻肺缺血再灌注损伤[113]。

(7)抗视网膜缺血再灌注损伤　用大鼠建立高眼压视网膜缺血再灌注(IR)损伤模型,于术前腹腔注射PNS注射液150 mg/kg,共6次。结果:IR组出现视网膜水肿、空泡变性、核固缩等组织病理学改变,PNS使上述病理改变明显减轻。PNS明显抑制核转录因子(NF-κB)的表达。提示PNS可通过抑制NF-κB的活化和减少凋亡而减轻视网膜IR损伤[114]。

烙闭大鼠右眼上巩膜静脉,制作大鼠持续性高眼压模型后,给予PNS 50、100、150和200 mg/kg,治疗1个月。结果表明，PNS对持续性高眼压大鼠视网膜节细胞(RGC)神经元损伤有部分保护作用，与青光眼RGC丧失的模式相似。给成年地鼠玻璃体注射2 μL不同浓度的PNS(50、100、150、200 g/L)后30 min，剪断视神经，继续注射PNS 7 d，可提高成年地鼠视神经切断后RGC的短期存活率[115]。

正常视网膜节细胞（RGC）平均密度为（2007±115)/mm²个；切断视神经5、7、14 d后其视网膜节细胞平均密度分别下降至：(1198±107)/mm²、(825±40)/mm²和(196±10)/mm²；给予三七总皂苷的实验组在5、7、14 d视网膜节细胞的平均密度分别为（1461±96)/mm²、(1064±91)/mm²和（302±19)/mm²。三七总皂苷(PNS）可提高切断视神经后成年金黄地鼠视网膜节细胞的存活，三七总皂苷的抑制钙内流作用可能与提高切断视神经后视网膜节细胞的存活有关[116]。

8. 调节免疫 三七具有免疫调节剂（Immunomodulator)的作用，使过低或过高的免疫反应恢复正常，不干扰机体正常的免疫反应[117,118]。三七总皂苷(PNS)160 mg/kg可使小鼠溶血空斑数增加92%，同样剂量可显著提高小鼠腹腔巨噬细胞的吞噬率和吞噬指数[119]。三七水煎剂和粗提多糖对自然杀伤细胞和巨噬细胞有一定影响[120]。用纯化的三七根皂苷给小鼠灌胃，连续7 d。结果表明，在一定剂量范围内，三七皂苷能升高红细胞C-3b受体花结率及IC花结率，提示其能增强机体红细胞免疫功能，但有剂量依赖性[121]。研究发现，PNS-5溶血性较小，其HD_{50}大于8 mg/mL；PNS-5(0.1 μg/mL)显著促进刀豆蛋白(Con A)和脂多糖(LPS)诱导的小鼠脾淋巴细胞增殖反应，表明PNS-5安全性好，能促进细胞和体液免疫[122]。三七提取物(SE)对Con A或者佛波醇酯(PDB)和离子霉素(Ion)诱导的小鼠淋巴细胞增殖，具有明显抑制作用，且呈剂量依赖性。对细胞周期分析表明，随SE浓度增加，均能明显阻止淋巴细胞进入S期和G2/M期。提示SE对小鼠淋巴细胞的增殖有明显抑制作用，它能抑制淋巴细胞进入细胞分裂周期[123]。以100、200、600 mg/kg剂量的三七多糖给小鼠连续灌胃30 d。结果：三七多糖能促进小鼠的脾淋巴细胞增殖转化作用，促进小鼠的迟发性变态反应，提高小鼠的抗体生成细胞能力，增强小鼠的NK细胞活性作用。表明三七多糖具有增强免疫功能的作用[124]。

9. 调节代谢

(1)调节血脂 建立食物性高脂血症家兔模型，三七皂苷分别灌胃80、160、240 mg/kg，共6周，耳静脉血测定血清指标。结果：三七皂苷组可明显降低血清胆固醇(TC)和甘油三酯(TG)的含量，显著提高血清高密度脂蛋白胆固醇(HDL-C)与胆固醇的比值。表明三七皂苷对食物性高脂血症具有一定治疗作用，其降脂作用与非诺贝特相近[125]。

(2)调节血糖 三七皂苷C_1使空腹小鼠血糖先升而后降，降低葡萄糖性高血糖比总皂苷强，对肾上腺素升高血糖的作用无影响，说明升高空腹血糖的作用与肾上腺素无关[126]。三七皂苷C_1对血糖的影响取决于动物状态的血糖水平，对糖的合成或分解、糖的氧化利用可能有双向性调节作用，并指出人参三七皂苷降低葡萄糖高血糖作用可能与三七皂苷C_1有关[127]。三七提取物A~J(主要含人参三醇皂苷)能使正常小鼠肝糖原含量升高，促进外源性葡萄糖生成肝糖原，提高空腹血糖，对葡萄糖性高血糖有降低倾向，显示出双向性调节作用，对四氧嘧啶性高血糖有一定拮抗作用[128]。近来研究发现，三七皂苷C_1能降低四氧嘧啶糖尿病小鼠血糖，与胰岛素的降血糖效应无协同或拮抗作用。单剂量三七皂苷C_1对四氧嘧啶糖尿病小鼠的血糖胰岛素和肝脏cAMP浓度无明显影响，但能促进大鼠分离肝细胞摄取[^3H]葡萄糖，还能增加小鼠肝匀浆代谢葡萄糖和琥珀酸钠耗氧量以及小鼠肝糖原的合成[129]。

(3)促进蛋白质合成 实验表明三七冠心宁对小鼠肝脏、肾脏及睾丸蛋白质的合成有明显的促进作用。三七根总皂苷也有促进血清蛋白质合成的作用[2,128]。

(4)促进核酸代谢 实验发现三七冠心宁对小鼠肝脏、肾脏和睾丸DNA的合成有明显的促进，对心脏DNA的合成则无明显影响。三七根皂苷能明显促进肝脏DNA的合成，对肾脏无明显影响[117]。

10. 抗衰老 研究三七总皂苷(PNS)对快速老化模型小鼠(SAMP8)脑内突触素(SYP)、tau基因表达的影响。给SAMP8小鼠灌胃PNS 23、94 mg/kg，连续8周。结果：PNS可促进SYP mRNA表达，PNS对tau mRNA表达未见明显影响。提示PNS可以在转录水平上调SAMP8脑内SYP基因的表达[130]。给大鼠腹腔注射D-半乳糖复制老年性痴呆模型，随后灌胃PNS 200、100 mg/kg，连续4周。结果：PNS提高SOD、GSH（谷胱甘肽)、GAT(过氧化氢酶)水平，PNS高剂量组还可降低血清TC，提示PNS延缓衰老的作用可能与其对抗自由基生成、降低血清胆固醇水平有关[131]。三七总皂苷有一定的清除超氧阴离子自由基的作用，其能力PNS>GP(绞股蓝皂苷)>GS(人参总皂苷)>PA(人参二醇)。而Rb_1、Rg_1的作用较弱，IC_{50}大于5×10^{-6} mol/L[132]。新近研究表明，三七茎叶皂苷200、400、800 mg/L都能显著延长果蝇的平均寿命、半数死亡时间及雄性果蝇的最高寿命，显著提高果蝇化飞率。尤其在800 mg/L时其抑制率达37.5%，证明三七茎叶皂苷(TSSLPN)具有抗衰老作用，三七二醇苷也有同样作用[133,134]。

11. 抗肿瘤 三七皂苷R_1对HL60细胞向成熟中性粒细胞分化的同时，对细胞DNA和RNA的合成均有影响，提示三七皂苷R_1作为白血病非细胞毒性疗法的可能性[135]。采用幽门弹簧插入加热糊复合方法复制大鼠慢性萎缩性胃炎癌前病变模型，观察三七和维A酸对胃黏膜形态学改变的影响。结果表明，三七对慢性萎缩性胃炎有较好的治疗作用，并能逆转肠上皮化生及不典型增生；维A酸对胃黏膜病变亦有明显的改善作用，但大鼠的全身状态较差，提示中药三七治疗慢性萎缩性胃炎癌前病变具有一定优势[136]。以肝癌细胞SMMC7721为研究对象，将不同浓度的三七皂苷(25、50、100、200、400、800 mg/kg)与其共温孵，结果发现三七皂苷对该细胞的生长有一定抑制作用，有浓度和时间依赖关系；促进细胞凋亡，使细胞阻滞于G0/G1期，同时上调或恢复细胞缝隙连接细胞间通讯功能，其抗肿瘤作用可能与此有关[137]。三七总皂苷通过促进肿瘤细胞凋亡[138,139]、诱导癌细胞分化[140]、逆转肿瘤细胞多药耐药[141]、抗肿瘤转移[142,143]等多靶点达到抗肿瘤之功效。

12. 抗真菌 实验证明，三七水浸液(1:3)在试管内对奥杜盎小芽孢癣菌、铁锈色小芽孢癣菌、星形奴卡菌等皮肤真菌均有不同程度的抑制作用[144]。选用108株真菌，采用固态发酵对三七进行转化。结果：6株菌固态发酵三七后，其发酵物对G+病原菌有较好抑制作用。表明真菌在发酵三七过程中，能产生新的抑菌活性物质[145]。

13. 抗病毒 腹腔注射CVB_3(0.1 mL)建立病毒性心肌炎(VMC)小鼠模型。小鼠自接病毒前一天，每天皮下注射三七总皂苷(血栓通)注射液100 mg/kg，连续15 d。结果：三七皂苷干预小鼠心肌的炎性细胞浸润和心肌坏死较模型小鼠明显减轻；三七总皂苷干预小鼠TNF-α mRNA表达及血清肿瘤坏死因子(TNF-α)水平明显低于模型小鼠。提示三七皂苷对VMC有治疗作用，减低TNF-α水平可能是其治疗VMC的机制之一[146]。相同实验，三七皂苷还能明显减少一氧化氮合成酶(NOS)的表达及NO，可能也是其治疗VMC的机制之一[147]。

14. 抗辐射 小鼠经^{60}Co γ射线照射后若给予三七，则在照射后第18天可见中央动脉周围淋巴鞘的淋巴细胞增多，电镜结构正常，脾小结明显并出现生发中心；照射后第35天脾结构基本恢复正常，免疫母细胞的细胞器体密度明显增高，表明三七能促进损伤后的脾脏淋巴细胞增生，具有抗辐射作用[148]。小鼠施行X射线全身照射后，给予PNS(2.0、1.0、0.5 g/kg，腹腔注射7 d）进行干预。结果显示，照射后小鼠的WBC、RBC、骨髓有核细胞均降低；PNS干预后小鼠上述3种细胞数明显升高；PNS尚能明显提高辐射小鼠胸腺、脾脏指数；PNS小鼠能显著增加碳粒廓清指数K及校正指数α。综上表明，PNS对X线辐射引起的损伤有明显保护作用[149]。

15. 毒性 早年报道，三七在家兔的致死量为2.5~3 g/kg（静脉注射）[150]，大鼠腹腔注射的致死量(LD)为5~7.5 g/kg，小鼠腹腔注射的LD为7.5~10 g/kg。近年有关三七毒理学的研究报道，给小鼠皮下注射三七总皂苷(PNS)LD_{50}为1 246 mg/kg[136]；三七粉15 mg/kg给小鼠灌胃，未发现死亡，2周时做心、肝、肾、脾及胃肠道切片检查未发现异常[151]；用PNS给小鼠静注LD_{50}为628 mg/kg，3%~5%有轻度溶血作用；给犬静脉注射5% PNS 1 mL/min，致死量为(587±108) mg/kg，其死亡原因可能由于血压下降过剧，使呼吸中枢供血不足，呼吸、心跳停止而死亡[150]。一般药理学研究表明，单次大鼠股静脉给予PNS(0、17、50、150、450 mg/kg)，用多导生理记录仪检测各项指标。结果发现，PNS在150 mg/kg剂量时，给药10 min后大鼠心率（HR)、平均动脉压(MAP)、左室收缩压(LVSP)、左心室压最大上升速率(+dp/dt)、最大下降速度(-dp/dt)等均出现明显改变，30 min后恢复至给药前水平；450 mg/kg剂量组给药10 min内动物全部死亡，表明大剂量PNS(≥150 mg/kg)静脉注射有心脏毒性作用，但没有心脏蓄积作用[152]。

16. 药代动力学 静脉给予^{3}H三七皂苷Rg_1，给药时曲线呈二房室模型。静脉注射后2 h的血浆蛋白结合率为27.6%，^{3}H-Rg_1广泛分布大鼠体内各组织，胆汁排泄较快，最高排泄量与粪便中排泄量接近，粪与尿中排泄比例为4.4:1。大鼠灌服^{3}H-Rg_1吸收较慢，残留时间长[153]。PNS给大鼠灌胃和静脉注射后，在静脉给药后10 h，Rg_1及Rb_1胆汁排泄累积量分别为给药剂量的(0.91±0.51)%和(0.55±0.02)%；Rg_1及Rb_1的血浆蛋白结合率分别为6.56%~12.74%和80.11%~89.69%；Rg_1的胃、肠和肝的通过率(Fs、F_1和FH)分别为49.85%、13.05%和50.56%；Rb_1分别为25.82%、4.18%和65.77%。因此，肠壁吸收差是Rg_1和Rb_1生物利用度低的主要原因。Rg_1具有较高的胆汁排泄和较低的血浆蛋白结合率，Rb_1的胆汁排泄较低，而血浆蛋白结合率较高。Rb_1的肠黏膜透过性和体内消除速度低于Rg_1，但前者的平均滞留时间(MRT)和血药浓度曲线下面积(AUC)

均大于后者[154]。大鼠分别灌胃及静脉注射剂量为300及10 mg/L的PNS。结果：灌胃给药后PNS在体内吸收迅速，但二醇型和三醇型皂苷之间药动学参数差异性很大。PNS大鼠体内吸收迅速，灌胃和静脉给药后整合药动学$T_{1/2}$、AUC分别为18.88、19.15 h和25.33、84.83 mg/(h·L)[155]。

【临床应用】

1. 出血性疾病

(1)咯血　三七结核丸(三七、川贝、白及等)每丸6 g，加异烟肼治疗结核并咯血20例，止血总有效率75%，空洞闭合率为44.4%[18]。三七配蒲黄、白及等治疗支气管扩张84例，对肺癌咯血患者，另加服纯三七粉，30 g/d，分3~4次服用，止血疗效颇佳[156]。将大黄炭和三七粉，研细面调均，每次服6 g，每天3次，随症服汤药，治疗咯血6例，疗效好[157]。

(2)眼出血　三七液滴眼(每日6次)或离子渗入(每日1次)，21例眼前房出血，除2例疗效较差外，其余均取得较好效果；三七液亦可治角膜化学灼伤[18]。三七直流电离子透入治疗外伤性前房出血54例取得良好效果，伴有青光眼患者，疗效甚满意[158]。用10%的三七液，行眼枕法直流电离子导入，每天2次，疗程15 d，可连续2~3个疗程，在8例玻璃体积压治疗中，显效6例，有效1例，无效1例[159]。

(3)鼻出血　将三七粉适量涂于明胶海绵，置于出血部位，活动性出血立即停止，然后用油纱条压迫12 h，同时将三七粉 6 g冲服，连用7 d。治疗100例鼻出血，治愈89例，治愈率89%，总有效率94%。另将三七、白及粉制成的棉条填入鼻腔出血处，隔日1次，5~7次为1个疗程，治疗133例，总有效率94%[160]。

(4)血尿　用汉三七粉0.9~1.5 g对渗血、尿血和小血管出血9例患者有效，多数病例在服药后3 d左右基本停止尿血，未发现不良反应[18]。将大黄炭和三七粉研细面调均，每次服6 g，每日3次，治疗血尿4例疗效好[157]。

(5)消化道出血　三七合剂(三七粉、阿胶、安络血、止血敏)空腹冷开水送服，每日3~4次，大便隐血转阴后，三七粉减至3 g，继续服药5~7 d。治疗80例，治愈48例，好转29例，未见副作用[161]。用三七粉(出血期20 g，血止后3 g，每天2次)加止血芳酸、止血敏及雷尼替丁治疗上化道出血90例。结果：三七治疗组近期治愈率68.75%，有效率为97.9%，与对照组比较疗效显著[162]。临床还有用三七人参汤(三七、人参、山药等)配西药西咪替丁、止血敏治疗胃出血84例，三七联合治疗组治愈率65.1%，对照组(只用西药)治愈率为44.2%[163]。用珍珠三七粉(珍珠粉、三七粉)每次2 g，每天2次，6周为一疗程，结果治疗十二指肠溃疡36例，总有效率为88.9%[164]。用三七冰牛奶（三七粉10 g、新鲜牛奶100 mL混匀置冰箱内冻结备用)治疗上消化出血31例(其中胃溃疡13例、肝癌肝硬化致食管静脉破裂出血11例、肝炎肝硬化致食管静脉破裂出血4例、肺癌并患肺吐血1例)均获奇效[165]。用三七阿胶汤(栓)(三七、阿胶、黄柏等）分别对50例及150例做睡前保留灌肠（早晚纳肛）治疗慢性非特异性溃疡性结肠炎及溃疡性结肠炎，总有效率达96%和93.3%[166,167]。

(6)功能性子宫出血　用三七配茜草、黄芪等治疗功能性子宫出血40例，33例痊愈，好转6例[168]。三七粉配合清经汤治疗崩漏(不规则的阴道流血)疗效满意[169]。药物流产后的83例健康者，用催产素加三七皂苷，每日3次，每次2片，连用7 d。结果：三七治疗组阴道出血量≤月经量59例（71%），阴道出血时间≤7 d 60例(73%)，与对照组比较差异显著[170]。三七粉炖鸡，3次食完，或蒸鸡蛋，每日1次，1个月为1个疗程，坚持服用，治疗产后贫血，效果显著[171]。

(7)脑出血、脑血栓、脑梗死、中风、顽性头痛　对68例及124例急性脑出血患者早期应用三七总皂苷(血塞通注射液，0.25 g/d，静滴，5 d后血塞通0.5 g/d)，治疗15~25 d，进行血肿、周围水肿后神经缺损及恢复的评价。结果：三七总皂苷治疗组血肿消除总有效率为91.2%，水肿周围神经恢复总有效率为96.8%，预后改善明显优于对照组(仅用吸氧、亚低温、降颅压、维持水电质平衡等常规治疗)[172,173]。对脑出血早期(发病24 h后)136例患者仍用三七总皂苷（血塞通治疗0.4 g/d，静点，连用14~21 d)，治疗组与对照组总有效率分别为82.4%及56.8%，死亡率分别为4.2%和11.3%[174]。519例急性脑出血患者早期(发病24 h后)应用三七总皂苷(路路通0.5 g/d静点)连用14~21 d，对照组仅用脱水剂及神经营养剂，治疗组与对照组总有效率分别为85.3%和60.7%，死亡率分别为4.3%及10.1%[175]。

三七三醇皂苷(300 mg/d，分3次口服)与丹参片(每天12片，分3次口服)治疗脑梗死各116例，均15 d为1个疗程。结果:三七三醇皂苷组总有效率90%，显效率59%；丹参片组总有效率79%，显效率45%。不良反应极少，疗效优于丹参片[176]。用三七皂苷制剂(正康脑明注射液，规格50 mg/mL)400 mg/d，静滴治疗291例脑梗死患者与川芎嗪组291例脑梗死患者(川芎嗪160 mg/d，静滴）比较。结果：三七总皂苷组总有效率95.2%，不良反应少；川芎嗪组总有效率为82.1%[177]。用三七通舒胶囊治疗脑缺血脑卒中40例，并与西医常规治疗40例同样患者比较，总有效率分别为85%和

65%。三七通舒胶囊可能有改善循环及减少继发缺血再灌注损伤的作用，改善预后，减少致残率[178]。

2. 跌打损伤、瘀滞肿痛、颅脑外伤 40例颅脑外伤患者口服田七粉3 g(昏迷者鼻饲)，每日2~3次，服药3 d以上，最长21 d，总有效率达75%[179]。用三七制剂血栓通100 mg，静脉注射，每日1次，治疗脑血管疾病及后遗症64例。19例基本恢复(29.69%)，37例好转(57.81%)，8例无效(12.5%)，总有效率达87.5%[180]。用三七治疗腹膜炎术后腹痛远期疗效观察，用三七1 g研末，水冲服，每日3次，止痛时间4~8 h，连续3~5 d。在3~6年后随访，治疗组47例，出院后无腹痛发生者占85%，因饮食或劳累后有腹隐痛者占15%，远期疗效良好[181]。三七消肿止痛散(当归、三七、乳香等调成糊状)外敷，急性损伤每天换药1次，慢性者3 d换药1次。治疗急性损伤1 840例，痊愈1 698例，痊愈率为92.28%；慢性损伤960例，痊愈654例，痊愈率68.13%。三七消肿止痛散对急性软组织损伤优于慢性损伤[182]。用三七散(三七、当归、川续断等与鸡蛋清调成糊状外敷)治疗关节扭伤肿痛137例，治疗3~7 d，红肿、疼痛完全消失，关节部位活动自如，有效率达93.5%[183]。三七跌打止痛胶囊(三七、当归、红花等，每次4粒，每天3次，连服5周)治疗100例新鲜闭合性四肢管状骨折，临床愈合时间(28.7±6.8) d，明显优于对照组[184]。PNS(血塞通注射液2 mg/mL，静滴连续14 d)能降低急性重型颅脑损伤患者血清神经元特异性烯醇化酶(NSE)和碱性髓鞘蛋白(MBP)的含量，对41例患者有明显治疗效果[185]。

3. 冠心病、心绞痛、心肌梗死 用三七冠心片治疗127例冠心病心绞痛，有效率达88.2%。其中52例次用三七冠心片治疗前曾用过硝酸甘油，治疗后有73.1%患者停用或减用，心电图好转率为76.7%[18]。用三七总皂片，每次(2粒)100 mg，治疗47例老年冠心病(年均70.2岁)，2个月为一疗程，复方丹参片对照。结果：服用三七总皂苷片临床显效率72.34%(对照组53.49%)，心电图有效率74.47%(对照组51.16%)，疗效优于复方丹参片[186]。人参三七琥珀末(比例为2:2:1共研细末)每次3 g，治疗116例老年性冠心病心绞痛患者，30 d为一疗程，治疗3个疗程。结果：临床心绞痛、心电图、血脂(TC、TG)有明显改善，表明人参三七琥珀末治疗老年性冠心病心绞痛安全有效[187]。对100例心肌梗死48 h内患者，静脉溶栓与三七参粉口服或鼻饲给药，有疗效显著、快捷、廉价、再通率较高的特点[188]。

4. 高血压病 高血压并左心功能不全患者80例，40例在常规治疗的基础上用依那普利隔日1次做对照，40例在对照组的基础上加服三七总皂苷150 mg，每日3次。结果：治疗组血压明显降低，心功能改善也优于对照组[189]。高血压脑出血患者76例，其中41例于发病后1周病情稳定后开始给予三七注射液(脑明，每2 mL含0.1 mg)10 mL静滴，治疗30 d后基本治愈13例，显效进步14例，进步8例，无变化4例，恶化2例，总有效率85.37%，显效率65.85%；CT结果显示水肿面积明显缩小[190]。

5. 肺源性心脏病 三七总皂苷治疗肺源性心脏病急性发作期心力衰竭患者30例。对照组采用吸氧、抗生素、皮质激素等西医疗法，治疗组在对照组基础上加用三七总苷，静滴，每日1次，连续治疗15 d。结果：治疗组显效率56.7%，总有效率93.3%，表明三七总苷治疗肺心病有较好疗效[191]。

6. 高脂血症 10例高血压冠心病伴有脑动脉硬化血脂增高患者，服用生三七粉1月后，血脂与胆固醇均有降低[18]。气虚脉弱高脂血症患者45例口服三七红参粉(1:1)，每日3次，每次2 g；40例患者口服血脂康胶囊做对照，观察8周。结果：两组治疗后TC、TG、LDL-C均显著下降，HDL-C则显著上升。治疗后两组总有效率无差异。表明三七红参粉对气虚脉弱合并高脂血症患者有明显的降脂作用[192]。

7. 肝病 用大黄三七散(7:3)每次5 g，每日2次，疗程3个月，治疗40例慢性乙型肝炎。各项指标均明显改善，其中肝区疼痛、纳差改善尤为显著[193]。三七总皂苷(路路通注射液0.5 g，静滴2周后改为肌注4周)联合特利加压素，治疗肝硬化腹水30例，总疗程8周。三七联合组的各项指标均优于对照组(不用三七总皂苷)，总有效率为80%[194]。用三七白术散(三七、白术、茯苓等)每次15 g，每天3次，1个月为1个疗程，治疗肝硬化腹水36例，治疗1~6个疗程，总有效率达86.1%[195]。

8. 肾炎 三七甲醇提取物10 mg/mL，静脉注射，每日1次，2~4周为一疗程，治疗12例小儿急性肾炎取得一定疗效[18]。三七总皂苷注射液(每次8 mL)静脉点滴，每天1次，疗程为2周。治疗44例轻度肾衰竭，治疗前后检测BUN、Scr、SBP(收缩压)、DBP(舒张压)，均有显著差异[196]。35例慢性肾功能不全患者，用血栓通注射液4 mL(含三七总皂苷200 mg)静滴。结果：血清中的IL-6、IL-8、TNF等指标接近正常水平[197]。用四子三七汤(五味子、金樱子、菟丝子、石莲子水煎，三七粉6 g冲服)1剂，分2次服，治疗乳糜尿86例，总有效率达98.8%[198]。

9. 皮肤病 骨痨乳剂无菌注射液(三七、黄芪、骨碎补、乳香、没药)配合氨苯砜治疗瘤型麻风37例，治愈3例，接近治愈18例，显著进步12例，进步6例，无效1

例。联合用药可明显减少氨苯砜的毒性反应(如贫血、红细胞破坏等)[199]。三七伤药片(3片/次,每天3次)辅助胸腺素,治疗顽固性扁平疣患者68例,15 d为1个疗程,2个疗程后判定疗效。治疗组总有效率为92.65%,对照组为69.23%[200]。三七伤药片(1.04 g,每天3次)联合西替利嗪、氯雷他定等治疗36例过敏性紫癜,1周1个疗程,2个疗程后治疗组痊愈28例,总有效率94.44%[201]。

10. 其他 ①静脉血栓:三七粉防治老年创伤后下肢深静脉血栓100例,疗效明显优于仅用西药对照组[202]。②耳聋:应用盐酸丁咯地尔辅以三七总皂苷(血栓通)10 mL,静脉注射,疗程10 d,治疗1~3个疗程,用于治疗90例(96耳)突发性耳聋。治愈40例,显效19例,有效27例,无效10例,取得较好疗效[203]。③老年性痴呆:口服二维三七桂利嗪胶囊(脑力隆),每次1粒,每天2次,疗程8周。治疗20例老年脑血管性痴呆,明显好转7例,好转8例,稍好转2例,无变化3例,治疗前后有明显变化[204]。用三七总皂苷(血塞通软胶囊含三七总皂苷240 mg)1.32 g,2粒/次,每天2次,治疗轻中度老年痴呆25例。用药12周,总有效率72%,与对照组比较差异显著[205]。

11. 不良反应 ①副作用:口服纯三七粉、三七片或其他三七制剂,无明显副作用,安全无毒。少数患者可出现恶心、呕吐、腹痛、腹泻、厌食、头昏、头痛、牙痛、疲乏无力或情绪不安。减量或停药后上述症状均会逐渐消失、恢复如常。②出血性倾向:少数患者口服三七或注射复方三七注射液后有出血性倾向,如痰中带血、鼻出血、齿龈出血、月经量增多,甚而出现血尿,以上症状一般在继续服药过程中可减轻或消失,停药后血尿即可消失[206]。③过敏性药疹:口服三七粉或三七片后可引起过敏性药疹,目前已报道的有近10例,严重者甚至出现过敏性休克。轻者停药后可恢复,个别病例口服扑尔敏1~3 d后也可消退[207]。④过敏性休克:给予三七片3片,约2 h后患者出现全身斑片状丘疹,奇痒,继而面色苍白,表情淡漠,口唇发绀,呼吸急促,皮肤湿冷,皮疹增多,体温39.5℃,血压70/40 mmHg,诊断为三七片过敏性休克[208]。还有静脉点滴三七总皂苷0.3 g(血栓通)出现过敏性休克[209]。⑤中毒反应:也有由于口服大剂量三七后出现中毒反应,表现为颜面高度红肿、目赤发涩、咳嗽半坐位、厌食[210]、二度房室传导阻滞[18]、心慌、头晕、胸闷、口舌麻木、心前区压迫感、呼吸困难,出现心律失常、心肌缺血等症状[211]。

(谢宝忠 孟宪容)

参考文献

[1]甘烦远,等.三七化学成分研究概况.中国药学杂志,1992,27(3):138

[2]王本祥.现代中药药理与临床.天津:天津科技翻译出版公司,2004:79

[3]刘刚,等.三七的化学成分研究进展.人参研究,2004,2:10

[4]陈为,等.三七多糖的研究进展.吉林医药学院学报,2009,30(2):106

[5]曾江,等.三七根茎的化学成分研究,中药材,2007,30(11):1388

[6]宋建平,等.三七根茎的化学成分研究(Ⅱ).云南大学学报(自然科学版),2007,29(3):287

[7]黄跃进.三七传统非药用部位的开发利用探讨.中医药信息,1999,(6):19

[8]伍明珠.滇产植物皂苷成分研究Ⅳ:中药三七的两种皂苷(Ⅰ).云南植物研究,1979,1(1):119

[9]魏均娴,等.三七的化学研究.药学学报,1980,15(6):359

[10]魏均娴,等.三七绒根中皂苷B_1及B_2的分离和鉴定.药学学报,1985,20(4):288

[11]袁延强,等.三七中达玛烷型皂苷的研究.山东科学,2008,21(5):28

[12]赵国强,等.三七止血成分Dencichine.中草药,1986,17(6):34

[13]刘贺之,等.菊三七与参三七止血作用对比的研究.药学通报,1982,(6):362

[14]阴健,等.中药现代研究与临床应用.北京:学苑出版社,1994:33

[15]小管卓夫,等.止血生藥有效成分の研究.薬学雑誌,1981,(7):629

[16]刘贺之,等.菊三七与参三七对血小板超微结构影响的研究.药学学报,1982,(11):801

[17]江苏新医学院.中药大辞典(上册).上海:上海科学技术出版社,1977:54

[18]王本祥.现代中药药理学.天津:天津科学技术出版社,1997:807

[19]陈鹏,等.三七叶苷对兔血小板聚集功能的影响.云南大学学报(自然科学版),2005,27(1):82

[20]久保德道,等.三七对实验性DIC的作用.薬学雑誌,1984,104(7):752

[21]Namba T,et al. Hemolytic and Its protective actirity of ginseng saponins. *Chem Pharm Bull*,1973,21(2):459

[22]张山笛.中药三七几种活性成分对血小板聚集功能的影响.人参属植物学术讨论会资料,1983:9

[23]贾乘,等.三七抑制大鼠血栓形成实验研究.中医药学

刊,2001,19(2):172

[24]宋善俊,等.17种止血中草药的实验研究.新医学,1978,9(2):55

[25]杜力军,等.三七止血活血机制的研究——三七对凝血活素所致小鼠体内血栓形成的抑制作用.中药药理与临床,1995,11(5):26

[26]杜力军,等.三七止血活血机制的研究Ⅰ.不同剂量三七对小鼠凝血系统的作用.中药药理与临床,1995,11(3):25

[27]杜力军,等.三七止血活血机制的研究Ⅲ.不同剂量三七对小鼠脑膜微循环的影响.中药药理与临床,1995,11(6):26

[28]史以菊,等.三七皂苷对大鼠肠系膜血管微循环的影响.泰山医学院学报,1998,19(1):7

[29]时毓民,等.丹参、三七防治高分子右旋糖酐致家兔肺出血模型的初步探讨.上海医科大学学报,1991,18(4):312

[30]黄有荣,等.三七总皂苷预防兔创伤性肢体深静脉血栓形成的实验研究.中国中医骨伤科杂志,2009,17(3):15

[31]金宏勋,等.三七对血液系统的药理作用研究.重庆医科大学学报,1990,15(3):251

[32]姜蓉,等.三七总皂苷对粒巨单系造血祖细胞增殖调控机制的研究.重庆医科大学学报,1999,24(1):14

[33]陈婷梅,等.三种中药皂苷对K-(562)细胞诱导分化作用的实验研究.白血病,1999,(1):10

[34]昆明医学院药理教研室,等.三七提取物对心脏的药理作用.药学通报,1979,14(2):85

[35]苏维,等.三七提取物(76017)对心血管的作用.药学学报,1979,14(6):321

[36]张子昭,等.三七提取物对心脏的药理作用.药学学报,1980,15(7):385

[37]王作祥,等.三七冠心宁对家兔血小板聚集指度的影响.中草药,1983,14(3):29

[38]蔡锡林.三七冠心宁(76017)对小白鼠冠脉微循环的影响.云南医药,1982,3(1):42

[39]苏清芬,等.三七绒根提取物对心泵功能的影响.上海第一医学院学报,1982,9(2):125

[40]周铄,等.三七预处理对大鼠心肌缺血再灌注损伤的保护作用.中国新药杂志,2009,18(8):737

[41]朱晓奕,等.三七超细粉体对兔心肌缺血再灌注损伤的保护作用.时珍国医国药,2009,20(5):1114

[42]蔡锡麟,等.用^{86}Rb研究脉塞通对小鼠营养性心肌血流量的影响.中成药研究,1987,(9):45

[43]张丽君,等.三七总皂苷对大鼠心肌缺血再灌注损伤的保护研究.吉林医学,2007,28(11):1261

[44]杜锐生,等.三七总皂苷对体外培养乳鼠心肌细胞缺血性损伤模型的保护作用.中华儿科杂志,1992,30(2):74

[45]刘雅,等.三七总皂苷对动脉粥样硬化形成中炎症免疫因子的影响.中草药,2005,36(5):728

[46]张永波,等.黄芪与三七有效成分配伍对动脉粥样硬化大鼠模型T1MP-1表达的影响.中西医结合心脑血管病杂志,2007,5(4):326

[47]金黎清,等.三七总皂苷对Na^+/K^+-ATP酶和Ca^+/Mg^+-ATP活力的影响.中国药理学报,1991,12(6):504

[48]张斌,等.三七皂苷单体Rb_1对心肌细胞膜钙离子通道的影响.中国药理学通报,1998,14(1):33

[49]王殿祥,等.三七对动脉压作用的研究.中国医药学报,1990,(4):51

[50]王甲东,等.三七总皂苷对心脏功能和血流动力学的作用.中国药理学报,1984,5(3):181

[51]王佑华,等.三七花总皂苷对自发性高血压大鼠血压及心率的影响.中西医结合心脑血管病杂志,2007,5(10):965

[52]伍杰雄,等.三七皂苷对血管平滑肌的作用.中国药理学报,1988,9(2):147

[53]关永源,等.三七总皂苷对血管平滑肌α受体引起^{45}Ca外溢内流的影响.中国药理学报,1990,6(4):229

[54]黄胜英,等.三七叶皂苷抗心律失常作用的实验研究.大连大学学报,2001,22(6):82

[55]马会杰,等.三七总皂苷对大鼠心室肌细胞内游离钙浓度的影响.河北中医药学报,2009,24(2):34

[56]熊志刚,等.三七皂苷Rb_1和Rg_1对心肌动作电位及慢内向电流的影响.中国药理学报,1989,10(6):520

[57]雷伟亚,等.三七叶总皂苷对中枢神经系统的作用.中成药研究,1982,(8):37

[58]雷伟亚,等.三七有效成分皂苷E_1对中枢神经系统的抑制作用.中草药,1986,17(1):15

[59]Cicero AF, et al.Orally administered panax not oginseng influence on rat spontaneous behavior. *J Ethnophar macol*, 2000,73(3):387

[60]王一菱,等.三七总皂苷抗炎和镇痛作用及其机制探讨.中国中西医结合杂志,1994,14(1):35

[61]高明菊,等.三七饮片的抗炎和镇痛作用比较研究.现代中药研究与实践,2007,21(5):24

[62]吴登攀,等.三七总皂苷对快速老化小鼠SAMP8空间探索和学习记力的影响.时珍国医国药,2008,19(10):2347

[63]钟振国,等.三七总皂苷对老年性痴呆大鼠空间探索学习记忆力的影响.北京中医药大学学报,2006,(1):34

[64]张楠楠,等.三七皂苷对小鼠空间学习记忆的影响.福建体育科技,2008,(5):41

[65]李广宇,等.三七皂苷Rg_1对小鼠记忆获得和记忆保持障碍的影响.科技信息,2009,(1):18

[66]张小超,等.三七皂苷Rg_1对学习记忆功能障碍的影响.中药药理与临床,2008,24(3):13

[67]李麟仙,等.三七根总皂苷对家兔急性脑缺血的保护作用.中华神经精神科杂志,1987,20(2):109

[68]李麟仙,等.三七苷对急性脑缺血的保护作用.中国药理学通报,1991,7(1):35

[69]马丽焱,等.三七总皂苷对原代培养大鼠皮层神经细胞的保护作用.中国药学杂志,1998,33(3):143

[70]寇幸福,等.三七总皂苷对大鼠脑缺血再灌注损伤保护作用及机制的实验研究.河南中医学院学报,2008,23(139):22

[71]刘建辉，等.三七总皂苷对脑缺血再灌注损伤保护作用的实验研究.中国临床神经科学，2002，10(1)：90

[72]周小宝，等.三七总皂苷对大鼠脑缺血再灌注损伤细胞凋亡及相关基因表达的影响.浙江中西医结合杂志，2009，19(1)：15

[73]陈明，等.三七总皂苷对大鼠脑缺血再灌注损伤后P53蛋白表达的影响.首都医药，2007，11：45

[74]毕国荣，等.三七总皂苷对大鼠局灶性脑缺血再灌注后大脑皮质及海马内肾上腺髓质素的影响. 解剖科学进展，2007，13(2)：97

[75]刘旺华，等.三七总皂苷对大鼠脑缺血再灌注海马细胞Ca^{2+}及线粒体膜电位的影响.中华中医药学刊，2009，27(1)：99

[76]蒙兰青，等.三七总皂苷对脑出血后大鼠脑水肿及水通道蛋白-4表达的影响. 中华老年心脑血管病杂志，2007，9(1)：53

[77]聂亚雄，等.三七总皂苷分区治疗对脑出血大鼠微管相关蛋白-2及神经生长相关蛋白表达的影响.中西医结合心脑血管病杂志，2009，7(5)：547

[78]聂亚雄，等.三七总皂苷注射液对脑出血大鼠颅内血肿及脑水肿的影响.湖南中医药大学学报，2009，29(3)：37

[79]林金忠，等.三七总皂苷对内毒素休克大鼠血流动力学的影响.中国中医急诊，2008，(8)：1114

[80]严晴山，等.人参、西洋参、三七总皂苷抗应激作用的比较.同济医科大学学报，1987，(3)：171

[81]邓响潮，等.三七总苷对应激大鼠血清及胃黏膜氧自由基的影响.中药药理与临床，2008，24(3)：41

[82]邓响潮，等.三七总苷对应激大鼠胃黏膜损伤及胃壁细胞超微结构的影响.时珍国医国药，2008，19(9)：2143

[83]邓响潮，等.三七总苷对应激大鼠胃黏膜褪黑素受体mRNA表达的影响.中药材，2008，31(8)：1182

[84]苏云明，等.三七伤药片抗炎镇痛作用研究.中医药学报，1996，(3)：52

[85]郝朝庆，等.三七总皂苷的抗炎作用.中国药理学报，1986，7(3)：252

[86]张宝恒，等.三七根总皂苷的抗炎作用及其作用机制.中国药理学报，1990，6(4)：236

[87]姚茹冰，等.三总皂苷对佐剂性关节炎大鼠踝关节炎症及核因子-κB表达水平的影响.实用医学杂志，2008，24(14)：2388

[88]姚茹冰，等.三七总苷对佐剂性关节炎大鼠腹腔巨噬细胞释放一氧化氮的影响.浙江中医药大学学报，2008，32(5)：601

[89]张焜.三七粉降低谷丙转氨酶及改善血浆蛋白的观察.中医杂志，1980，(5)：25

[90]石伟珍，等.三七对酒精性肝病大鼠肝组织转化生长因子β表达的影响.中华中医药学刊，2009，27(4)：817

[91]张洁，等.三七对酒精性脂肪肝大鼠肝脏TNF-α、IL-6、IL-8基因表达的影响.中华中医药学刊，2009，27(7)：1457

[92]纳青青，等.三七总苷对非酒精性脂肪肝大鼠肝组织细胞色素P450 2E1表达的影响.实用肝脏病杂志，2008，11(4)：233

[93]陈英.三七总苷的药理研究及临床应用进展.广西医学，1998，20(6)：109

[94]杜芳滕，等.三七总皂苷对四氯化碳所致肝损伤的保护作用.江西医学院学报，1991，31(3)：1

[95]刘宝源，等.田三七对小鼠肝损伤、肝纤维化作用的病理观察.临床肝脏病杂志，1988，4(3)：27

[96]吕明德，等.三七总皂苷抑制肝细胞钙超载的机制.中国药理学通报，1999，15(2)：150

[97]郭书文，等.三七贼芨散对实验性胃溃疡的作用研究.现代中西医结合杂志，1999，8(5)：701

[98]伍红英，等.三七总皂苷对腺嘌呤致肾间质纤维化的影响.中国新药与临床杂志，2008，27(11)：823

[99]赵宗江，等.三七总皂苷防治大鼠腺嘌呤肾间质纤维化作用的实验研究.世界科学技术-中医药现代化，2008，10(2)：74

[100]陶静莉，等.三七总苷对慢性肾衰竭大鼠模型纤维化的治疗作用及机制.中国中西医结合肾病杂志，2008，9(9)：799

[101]张国强，等.三七总苷诱导间质纤维化人肾成纤维细胞凋亡及其分子机制初探.中华肾病学杂志，1998，14(2)：93.

[102]刘成海，等.MTT法观察三七总苷对NIH/3T3成纤维细胞毒性作用与增殖的影响. 中国中西医结合脾胃杂志，1999，7(4)：203.

[103]祝正明，等.三七总皂苷对大鼠肾小球系膜细胞CTGF表达及细胞外基质产生的影响.中华中医药学，2009，(4)：853

[104]牛增强.三七皂苷对急性胰腺炎大鼠血清炎性因子TNF-α和IL-1β的影响.中外医疗，2008，(31)：83

[105]熊进文，等.三七总苷对重症急性胰腺炎大鼠氧自由基的影响.中国现代医生，2008，46(33)：22

[106]刘明伟，等.三七皂苷对急性坏死性胰腺炎大鼠胰腺NF-κB活性及胰腺损伤的影响.实用全科医学，2007，5(12)：1037

[107]黄纯海，等.脊髓全横断大鼠神经生长因子和脑源性神经营养因子表达及三七皂苷的干预效应.中国组织工程研究与临床康复，2007，11(41)：8276

[108]何炜，等.三七总皂苷对大鼠脊髓横断损伤后NGF和BDNF表达的影响.南华大学学报(医学版)，2007，35(5)：668

[109]周雯，等.三七总皂苷对大鼠脊髓损伤后背核和红核神经元存活的影响.解剖学研究，2007，29(2)：97

[110]武慧，等.三七总皂苷对实验性肺纤维化大鼠病理变化和转化生长因子-$β_1$表达的影响. 苏州大学学报（医学版），2009，29(1)：29

[111]陈宇清，等.三七总苷对急性肺损伤犬血管外肺水及呼吸力学的影响.中国中西医结合急救杂志，2008，15(6)：350

[112]张晓隆，等.三七总皂苷抗肺缺血再灌注损伤作用机制的实验研究.中国微循环，2008，12(2)：73

[113]虞建荣，等.三七总皂苷对肺缺血再灌注时环氧化酶-2及基因表达的影响.温州医学院学报，2007，37(2)：130

[114]秦梅，等.三七总皂苷对大鼠视网膜缺血再灌注损伤的影响.眼科研究，2007，25(11)：835

[115]魏莉娜，等.三七总皂苷对成年地鼠视网膜细胞存活的影响.中山大学学报(医学科学版)，2007，28(5)：495

[116]何颖红，等.三七总皂苷对成年地鼠视网膜节细胞存活的影响.中山医科大学学报，1998，19(3)：175.

[117]张宝恒.三七药理作用的研究进展.中草药,1984,15(11):34

[118]奉建芬.三七的药理研究进展.福建中医药,1991,22(5):45.

[119]郝朝庆,等.三七总皂苷对小鼠免疫功能的影响.中成药研究,1986(8):31.

[120]王嘉明,等.三七水煎剂和粗提多糖对自然杀伤细胞和巨噬细胞的影响.中成药研究,1987,7(5):5

[121]张文琦,等.三七根皂苷对小鼠红细胞免疫功能的影响.云南中医学院学报,1994,17(3):1.

[122]秦枫,等.三七皂苷PNS-5的溶血性及生物免疫活性研究.中国医药导报,2008,5(29):10

[123]周建国,等.三七提取物对小鼠淋巴细胞体外增殖和细胞周期的影响.免疫学杂志,2007,23(1):16

[124]陈新霞,等.三七多糖对小鼠免疫功能调节的研究.江苏预防医学,2007,18(3):10

[125]吕萍,等.三七叶苷降脂作用的实验研究.中国生化药物杂志,2004,25(4):235

[126]蒋家雄,等.三七总皂苷及三七皂苷C_1对实验动物血糖的影响.药学学报,1982,17(3):222

[127]李广勋.中药药理毒理与临床.天津:天津科技翻译出版公司,1992:228

[128]张宝恒,等.三七绒根提物(76017)对核酸、蛋白质合成的影响.生理科学,1983,3(4):38

[129]贡云华,等.三七皂苷对四氧嘧啶糖尿病小鼠降血糖作用.药学学报,1991,26(2):81.

[130]吕良,等.三七总皂苷对快速老化模型小鼠脑内SYP,tau基因表达的影响.中国中药杂志,2009,34(10):1261

[131]屈泽强,等.三七总皂苷抗衰老作用的实验研究.广州中医药大学学报,2005,22(2):130

[132]龚国清,等.人参皂苷等清除超氧阴离子自由基的研究.中国药科大学学报,1991,22(1):41.

[133]梁钢,等.TSSLPN抗实验性果蝇的衰老作用.广西医学院学报,1992,9(3):19

[134]但汉雄,等.三七二醇苷抗衰老作用的实验研究.中国药理学通报,1996,12(4):384

[135]徐罗玲,等.三七皂苷R_1对HL60细胞系体外诱导分化作用的初步研究.华西医科大学学报,1991,22(2):124

[136]石雪迎,等.三七对大鼠实验性慢性萎缩性胃炎癌变前病变作用的形态学观察.北京中医药大学学报,1999,22(6):45

[137]尚西亮,等.三七总皂苷对人肝癌细胞的抑制作用.中国临床康复,2006,10(23):121

[138]刘大君,等.三七对细胞凋亡的研究进展.云南中医中药杂志,2009,30(6):62

[139]刘艳娥,等.三七抗肿瘤的实验研究概况.时珍国医国药,2008,19(4):1015

[140]李晓红,等.三七皂苷对NB4细胞促凝活性及诱导分化的影响.中国中西医结合杂志,2004,24(1):63

[141]史亦谦,等.三七总苷体外逆转K562/VCR细胞多药耐药的实验研究.中国中医药科技,2005,12(5):292

[142]孙小梅,等.三七总皂苷对冠心病患者血浆内颗粒膜蛋白和血小板聚集的影响.数理医学杂志,2004,14(1):226

[143]倪启超,等.结直肠癌肝转移临床与实验的防治研究.南通医学院学报,2004,24(1):5

[144]曹仁烈,等.中药水浸剂在试管内抗皮肤真菌的观察.中华皮肤科杂志,1957(4):286.

[145]赵鹏.真菌转化三七产物抑菌作用的初步研究.云南中医学院学报,2009,32(4):33

[146]张松,等.三七总苷对病毒性心肌炎小鼠TNF-α的影响.中国中医药科技,2009,16(5):370

[147]张松,等.三七总苷对病毒性心肌炎iNOS表述的影响及意义.中华中医药学刊,2009,27(6):1247

[148]郑涛,等.三七对^{60}Co γ射线辐射损伤后小鼠脾脏作用的实验形态学研究.湖北医学院学报,1990,11(1):24

[149]陈锡文,等.三七总皂苷对小鼠抗辐射损伤的实验研究.中华放射医学与防护杂志,2005,25(6):559

[150]吴葆杰.中草药药理学.北京:人民卫生出版社,1983:104

[151]杜元冲.三七研究的进程及展望.人参属植物学术讨论会资料,1983:9

[152]徐江,等.三七总皂苷对大鼠心脏血流动力学的毒性作用.中国新药杂志,2009,18(4):349

[153]马郁琪,等.^{3}H三七皂Rg_1在大鼠体内的药代动力学研究.中草药,1987,18(9):21

[154]韩旻,等.三七总皂苷中人参苷Rg_1与Rb_1口服吸收及其体内药代动力学的研究和比较.药学学报,2007,42(8):849

[155]李晓宇,等.三七总皂苷多效应成分整合药代动力学研究.中国天然药物,2008,6(5):377

[156]费赞臣,等."支扩成方"治疗支气管扩张84例.新中医,1983,(9):25

[157]邱振波,等.大黄炭三七粉合用治疗出血性疾病52例.辽宁中医杂志,2005,32(11):1184

[158]周德元,等.三七直流电离子透入治疗前房出血.中华眼科杂志,1982,18(2):83

[159]马捍军,等.中药三七直流电离子导入治疗玻璃体出血八例.黑龙江医药科学,1990,13(3):330

[160]林建云,等.白及、三七药棉塞鼻治疗小儿鼻出血临床观察.中国中西医结合耳鼻喉科杂志,2001,(1):40

[161]邓云.三七合剂治疗上消化道出血80例.江苏中医,1991,12(8):10

[162]陈秀芳.三七粉治疗消化性溃疡伴出血90例临床观察.内蒙古中医药,2001,(1):3

[163]杨运清,等.三七人参汤联合西药治疗胃出血43例观察.实用中医药杂志,2007,23(9):576

[164]刘宇.珍珠三七粉治疗十二指肠溃疡36例.实用中医药杂志,2005,21(9):531

[165]王瑞,等.三七冰牛奶治疗上消化道出血护理体会.现

代中医药,2003(6):67

[166]贾慧玲,等.三七阿胶汤保留灌肠治疗慢性非特异性溃疡性结肠炎50例临床观察.河北中医,2009,31(5):666

[167]陆庆革,等.三七阿胶栓治疗溃疡性结肠炎150例.中医杂志,2007,48(12):1100

[168]李保富.加味安中汤治疗40例功能性子宫出血.北京中医杂志,1983,(3):36

[169]奚社笛.三七粉在妇科临床中的应用.云南中医中药杂志,1996,17(4):77

[170]阳秋红,等.三七总苷片治疗药物流产后出血的观察.现代中西医结合杂志,2005,14(3):1704

[171]刘伟,等.三七治疗产后贫血.中国民间疗法,2009,17(5):65

[172]谷彩萍,等.三七总皂苷在脑出血早期应用的临床意义.中国医药指南,2008,6(21):11

[173]谷彩萍,等.局部亚低温与三七皂苷联用在脑出血早期中的意义.医药论坛杂志,2009,30(6):33

[174]周少珑,等.脑出血早期应用三七总皂苷治疗的临床研究.现代预防医学,2008,35(21):4307

[175]刘群,等.脑出血早期应用三七总皂苷治疗的临床观察.中风与神经疾病杂志,2004,21(2):144

[176]刘川,等.三七三醇皂苷治疗脑梗死116例疗效分析.成都中医药大学学报,2007,30(1):6

[177]白羽,等.三七总皂苷注射液治疗脑梗死的多中心研究.中国新药与临床杂志,2001,20(4):257

[178]韦永胜,等.三七通舒胶囊治疗缺血性脑卒中的临床疗效观察.成都中医药大学学报,2009,32(2):35

[179]广西医学院第一附院神经外科.广西田七治疗颅脑外伤40例疗效观察.新医学,1979,(7):330

[180]赵馥,等.血栓通注射液治疗脑血管病的临床实验研究.广东医学,1985,6(8):30

[181]蒲祖煜,等.三七治疗腹膜炎术后腹痛远期疗效观察.实用中西医结合杂志,1991,4(6):371

[182]王玉英.三七消肿止痛散治疗软组织损伤的疗效观察.中医正骨,2008,20(4):58

[183]王利敏.三七散治疗关节扭伤肿痛临床效果.河南中医院学报,2007,(1):73

[184]赖洪华,等.三七跌打止痛胶囊促进骨折愈合的临床研究.广西中医学院学报,2008,11(3):26

[185]艾文兵,等.三七总皂苷对急性重型颅脑损伤患者血清NSE和MBP含量的影响.中国实用神经疾病杂志,2007,10(2):1

[186]丛春.三七总苷治疗老年冠心病心绞痛47例.实用中医内科杂志,2004,18(1):66

[187]刘竹凤,等.人参三七琥珀末治疗老年性冠心病心绞痛116例疗效观察.新中医,2005,37(10):44

[188]苏泾波,等.心肌梗死48 h再次静脉溶栓与三七参粉并用100例效果分析.山西医药杂志,2007,36(10):927

[189]唐敏.三七总皂苷治疗原发性高血压伴左心功能不全的临床观察.世界中西医结合杂志,2008,3(1):43

[190]张广东.三七治疗高血压脑出血41例临床观察.河南实用神经疾病杂志,2001,4(2):60

[191]宋海波,等.三七总皂苷注射液治疗肺源性心脏病急性发作期心力衰竭患者的疗效观察.中国中西医结合急救杂志,1999,6(11):61

[192]刘月玲,等.三七红参粉对气虚脉弱的高脂血症患者降脂疗效观察.中药材,2007,30(4):500

[193]邱磷安,等.大黄三七散治疗慢性乙型肝炎40例.中西医结合肝病杂志,2003(1):130

[194]黄加权,等.三七总皂苷联合特利加压素治疗肝硬化腹水的研究.中国药师,2007,10(9):861

[195]段占全,等.三七白术散为主治疗肝硬化腹水36例疗效观察.河北中医,2004,26(1):30

[196]顾左宁,等.三七总苷注射液治疗轻中度肾衰竭临床观察.中国中西医结合肾病杂志,2003,4(1):19

[197]苗起芬.三七总皂苷对慢性肾功能不全患者IL-6、IL-8及TNF的影响.中国社区医师,2005,7(24):15

[198]桑任佐,等.四子三七汤治疗乳糜尿86例.四川中医,2001,19(6):40

[199]陕西中医学院骨痨乳研究小组,等.中药复方"骨痨敌结合氨苯砜"治疗瘤型麻风51例疗效观察.陕西新医药,1978,(1):20

[200]李朝红,等.三七伤药片治疗顽固性扁平疣.现代实用医学,2003,15(9):581

[201]龚后英,等.联合应用参三七伤药片治疗过敏性紫癜的临床疗效.临床医药,2008,(11):27

[202]刘桂杰,等.三七粉防治老年创伤后下肢深静脉血栓形成临床体会.中国中医急症,2009,18(2):296

[203]任秀敏,等.盐酸丁咯地尔辅以三七总皂苷治疗突发性耳聋的疗效观察.临床荟萃,2003,18(19):1110

[204]朱玉华,等.二维三七桂利嗪治疗老年脑血管性痴呆20例效果分析.九江学院学报(自然科学版),2005,(1):81

[205]魏鲁刚,等.三七总皂苷配合康复训练对轻中度老年痴呆认知功能的影响.中西医结合心脑血管杂志,2008,(11):1294

[206]夏连盛,等.复方三七注射液引起血尿1例.新药与临床,1987,6(3):143

[207]容小翔,等.三七致敏反应综述及分析.甘肃中医,1995,8(5):40

[208]孔志明,等.三七片致过敏性休克.药物不良反应杂志,2003,(4):283

[209]姜政华.三七总皂苷注射剂致过敏性休克1例.药学实践杂志,2008,26(6):475

[210]魏定,等.大量服用三七中毒1例.河南中医,1984,(6):54

[211]朱会银,等.口服三七伤药片所致心律失常2例.中国民康医学,2008,20(4):367

三尖杉 Cephalotaxi Fortunei Ranulus et Folium

san jian shan

本品为三尖杉科植物三尖杉*Cephalotaxus fortunei* Hook f的树皮和树叶。具有消食积、驱蛔虫和抗肿瘤作用。主治恶性肿瘤。

【化学成分】

生物碱类：三尖杉碱（cephalotaxine）、三尖杉酮碱（cephalotaxinone）、三尖杉酯碱（harringtonine）、高三尖杉酯碱（homoharringtonine）、去甲基三尖杉酮碱（demethylcephalotaxinone）、桥氧三尖杉碱（drupacine）、台湾三尖杉碱（wilsonine）、cephalocyclidin A、去氧三尖杉酯碱（deoxyharringtonine）、11-甲基三尖杉碱（11-hydroxycephalotaxine）[1]、异三尖杉酯碱（isoharringtonine）、cephalezomine A-F、homodeoxyharringtonine[2]、cephastigiamide A[3]等。黄酮类：kayaflavone、taiwanhomoflavoneA-C[4]、6-C-methylnaringenin、apigenin[5]、apigenin 7-O-β-glucoside等[6]。二萜类：异海松酸（isopimaric acid）、柳杉酚（sugiol）[4]、5,6-didehydroferruginol、8β-hydroxy-9（11），13-abietadien-12-one等[7]。挥发油：-pinene、-caryophyllene等[8]。微量元素：铁、铜、镁、钙、锰、锌等[9]。

【药理作用】

1. 抗肿瘤 给小鼠按0.5~2.0 mg/kg皮下注射三尖杉总生物碱，对小鼠肉瘤180（S180）的抑制率为30%~60%[10]。皮下注射三尖杉酯碱和高三尖杉酯碱1.0~1.5 mg/kg时，对S180和大鼠瓦克癌（W-256）的抑制率分别为40%和52%[11]。

三尖杉酯碱能改变L1210白血病细胞核形态，影响染色质的凝聚和碎裂，抑制胸腺嘧啶渗入L1210白血病细胞DNA[12]。三尖杉酯碱对HL60细胞凋亡及原癌基因表达的影响，以及三尖杉酯碱对Hela细胞增殖的影响及其与CenpB基因的关系等都与线粒体、Bcl-2和caspase-3有密切的关系。

高三尖杉酯碱对HL60、U937、THP-1、HEL和BCRABL1表达K562白血病细胞系均有一定的杀灭作用，半数有效量（IC_{50}）分布在20~80 ng/mL区间内。高三尖杉酯碱抗白血病作用机制主要是抑制蛋白质合成和激活caspase-3诱导细胞凋亡[13]。高三尖杉酯碱抑制蛋白质合成的作用环节是在第一个肽键形成之前部位，可能通过阻碍氨基酰-TRNA与核糖体60s亚单位结合，延长翻译过程和使多聚核糖体解聚而起作用[14]。高三尖杉酯碱诱导细胞凋亡的作用发生在细胞分裂的G0和G2期，上调B细胞淋巴瘤白血病Bcl-2基因和Bax基因表达，Bax从细胞质向线粒体转移，而线粒体释放细胞色素C到细胞质中并激活caspase蛋白水解酶家族，从而引起细胞凋亡[15]。对高三尖杉酯碱诱导HL60细胞凋亡启动时，凋亡信号分子Bcl-2、Bax、Fas/FasL、caspase-3、ERK-2和P38的表达状况的研究表明，Bcl-2、Bax、蛋白激酶MAPK途径和caspase-3参与了其信号传导。运用比较蛋白质组技术解码高三尖杉酯碱启动白血病细胞凋亡相关蛋白的研究中发现，MHC Ⅰ类抗原分子、钙结合蛋白D-28K、氯通道蛋白6、癌蛋白OP18、锌指蛋白HELIOS和凋亡抑制物样蛋白2与高三尖杉酯碱启动白血病HL60细胞凋亡相关。高三尖杉酯碱等对肿瘤细胞的作用机制是多因子的复杂过程，除了增殖相关基因和凋亡调节基因之外，耐药基因、DNA损伤与修复基因、细胞因子及其相关基因等都可能参与其中[16,17]。

体内实验，每天给予2 mg/kg高三尖杉酯碱，持续9 d后，注射P388白血病细胞小鼠存活期可以延长40%。临床研究表明，高三尖杉酯碱对慢性粒细胞白血病（chronic myelogenous leukemia，CML）治疗作用显著，与IFN-α、阿糖胞苷（cytarabine）并列，是临床上CML首选药物且协同作用明显[18]。伊马替尼（Imatinib）与高三尖杉酯碱联合用药可抑制伊马替尼抵抗性细胞生长，还能够抑制发生了CML转移患者体内初级幼稚细胞的生长[19]。用高三尖杉酯碱处理人慢性粒细胞白血病K562细胞，可下调BCRABL1蛋白水平，并表现出良好的时效和量效关系（IC_{50}=21 nmol/L）。加入高三尖杉酯碱培养24 h后再加入伊马替尼会表现出明显的协同作用[20]。

黄酮是三尖杉属植物中除生物碱以外的另一类主要成分。新双黄酮taiwanhomoflavone-A对鼻咽表皮癌KB、克隆癌COLO-205、肝癌Hepa-3B和宫颈癌Hela细胞的ED_{50}值分别为3.4、1.0、2.0和2.5 μg/mL[21]，新双黄酮taiwanhomoflavone-B对KB、Hepa-3B的ED_{50}值分别为3.8和3.5 μg/mL[22]。

从三尖杉（*C. fortunei*）中分离得到的黄酮类化合

物芹莱素和7,3′,4′-三羟基黄酮对人肺癌细胞株A549表现出一定的抑制活性（7.41×10^{-4} mol/L浓度下抑制率分别为89.52%±1.05%和84.64%±0.35%）。对人红白血病细胞株K562，芹莱素和7,3′,4′-三羟基黄酮也有抑制活性（7.41×10^{-4} mol/L浓度下抑制率分别为84.65%±4.03%和64.06%±2.87%）[23]。

2. 抑制上皮细胞增殖 在0.001%、0.005%、0.010%浓度范围内，三尖杉酯碱能显著地诱导鼠尾鳞片颗粒层形成，但若药物浓度过高，这种诱导作用消失。对经上述浓度范围内的三尖杉酯碱作用后的小鼠阴道上皮进行AgNORs染色，结果表明，三尖杉酯碱能显著地减少小鼠阴道上皮细胞内AgNORs阳性的颗粒数，说明三尖杉酯碱具有显著抑制上皮细胞增殖作用，且作用随着药物浓度的提高而增强[24]。

3. 引发膜脂过氧化 三尖杉酯碱引起肌浆网膜脂过氧化，因而影响膜脂双层的运动和膜蛋白的功能。三尖杉酯碱 10 mg/L可使过氧化脂质的含量由(1.7±0.8) μmol/g增加至(5.4±5.1) μmol/g蛋白质，随过氧化脂质含量的增加，膜脂双层的微黏度增加，磷脂分子摆动角减小，Ca^{2+}转运ATP活性降低，DPH的荧光强度减弱，荧光寿命缩短[25]。

4. 降血糖 三尖杉提取物给予链脲佐菌素诱发大鼠糖尿病模型，200 mg/kg灌胃给药，持续28 d，其乙醇提取物的正丁醇、乙酸乙酯部分可显著降低血清ALT、AST和ALP，降低尿中肌酸酐、尿素、尿糖含量。乙醇提取物的水部分无此活性。推测其活性可能与三尖杉的皂苷、三萜、甾体、黄酮类成分有关[26]。三尖杉叶提取物也具有抗糖尿病活性，水提取物中的活性部位0.48 g/kg连续给药10 d，可降低39.2%血糖，显著降低饮水量和摄食量。体外实验，该活性部位可下调脂肪细胞中GLUT-4蛋白水平。活性跟踪分离结果表明，活性成分为黄酮类化合物芹莱素、芹莱素-5-O-α-L-甘露糖-(1-4)-6-O-β-D-乙酰葡萄糖[27]。

5. 促进成骨细胞分化 从三尖杉属植物中分离得到的双黄酮类化合物bilobetin、7-O-methyl-isogink-getin、sciadopitysin、7,4′,7″,4‴-O-methyl-amento-flavone具有促进成骨细胞分化作用，在1.0~20.0 μmol/L浓度范围内可提高碱性磷酸化酶活性，促进胶原蛋白合成，提高钙化作用[28]。

6. 预防后发性白内障 兔眼白内障囊外摘除术，术中在灌注液中加入三尖杉酯碱(0.025、0.05、0.1 mg/mL)，术后3个月晶状体后囊的透明度增强，晶状体后囊前无明显晶状体上皮细胞增殖和炎性细胞吸附。提示三种药物浓度疗效相似，均可阻断晶状体上皮细胞的免疫细胞的分裂增殖，而角膜内皮等眼内组织无明显病理改变，认为三尖杉酯碱可能是预防后发白内障较安全有效的药物[29]。给家兔左眼玻璃体腔中部注入结膜成纤维细胞混悬液和三尖杉酯碱药液0.1 mL(含三尖杉酯碱0.025 mg)，术后1、3、7、10 d，所有用药眼再在结膜下注射三尖杉酯碱0.025 mg一次。结果表明，三尖杉酯碱能有效地控制由于注射成纤维细胞而形成的眼内纤维增生，防止视网膜脱离的发生，其治疗有效剂量不会导致正常眼组织的毒性损害[30]。

7. 药代动力学 给大鼠静脉注射^{3}H-三尖杉酯碱200 μCi/kg后，血中放射性迅速降低，分布和消除两相半衰期分别为3.5和50 min。静脉注射15 min后，药物在各组织中以肾脏为最高，肝、骨髓、肺、心脏、胃肠、脾、肌肉次之，睾丸、血及脑较低。2 h后，各组织中药物浓度迅速降低，但骨髓下降较慢，在所有组织中，药物浓度居于首位。24 h后，在所测组织中药物浓度均降到相当低水平。^{3}H-三尖杉酯碱在静脉注射后24 h，自大鼠体内排出的总放射性，在尿中相当于注射剂量的30.2%，粪中相当于16.6%，其中原型药共占14.5%。从胆汁排出量相当于注射剂量的24.5%，其中原型药占17.1%[31]。给大鼠静脉注射剂量为200 μCi/kg ^{3}H-高三尖杉酯碱时，$T_{1/2\alpha}$和$T_{1/2\beta}$分别为2.1和53.7 min。于注射后15 min，以骨髓、肾和肝的放射性最高，注射后24 h，自大鼠尿排出剂量的42.2%，在粪中排出6.3%，其中原型药放射性占剂量的15.9%。静脉注射后48 h，自胆汁排出剂量的57.7%，其中原型药放射性占剂量的20.2%。该碱经肌肉注射也可被迅速吸收入血[32]。

8. 毒性

(1)急性毒性 三尖杉酯碱对大鼠血象的影响具有时辰依赖性。不同时辰用药，对白细胞的影响不同。明期用药，白细胞下降74.1%，而暗期仅下降23.4%；对红细胞、血小板、血红蛋白的依时毒性不明显[33]。

(2)亚急性毒性 给犬和家兔每日静脉注射高三尖杉酯碱0.042~0.5 mg/kg，总剂量0.68~2.5 mg/kg。结果表明，除大剂量组个别的和暂时的出现GPT和NPN增高和血尿外，其余主要毒性表现在下述三个方面：①消化系统：恶心、呕吐、食欲减退、便血；②造血系统：红白两系细胞造血抑制；③心脏方面：主要是窦房结和异位节律点兴奋性改变，传导阻滞和各型ST-T波改变。上述毒性的发生率、严重度和持续时间与剂量相平行。停药可恢复，无明显迟发毒性。对肝、肾功能无明显影响[34]。总生物碱和单体生物碱毒性相似。提前给小鼠灌胃、皮下或腹腔注射苯巴比妥钠，可明显拮抗高三尖杉酯碱引起的毒性反应，可能与苯巴比妥钠诱导肝脏P450等药酶活性有关[35]。

【临床应用】

1. 白血病 全反式维A酸、三氧化二砷联合高三尖杉酯碱(HHT)治疗初治初发急性早幼粒细胞白血病患者31例。应用三氧化二砷和全反式维A酸同时，当出现白细胞>20×10⁹/L,加用HHT,每天2 mg,并监测血常规,若白细胞<10×10⁹/L,停用HHT。结果:有较高的完全缓解率,并能减轻高白细胞综合征等严重不良反应[36]。三尖杉酯碱每天2~3 mg,应用5~7 d,阿糖胞苷200~300 mg/d,应用5~7 d,对29例老年急性白血病患者的完全缓解率为41.2%,无效10例[37]。三尖杉酯碱每次1 mg,应用15~21 d(静脉点滴),阿糖胞苷每次10 mg,每日2次,5~21 d(皮下注射),治疗老年急性髓性白血病61例。结果:有30例完全缓解。尤以M2效果最为理想,完全缓解率为62.5%(15/24),有效率75.0%(18/24);其中M2a完全缓解率达64.3%(9/14),有效率达78.6%(11/14);M4、M5有原始及幼稚单核细胞者效果稍差[38]。三尖杉酯碱4~6 mg/d,阿糖胞苷200 mg/d(静滴),第1~7天。柔红霉素40~60 mg/d(静滴),阿糖胞苷200 mg/d,第1~3天,治疗84例慢性粒细胞白血病,完全缓解56例(66.7%),部分缓解22例(26.2%),总有效率92.9%;缓解持续时间为1.5~4.5年;无效6例(7.1%)[39]。

2. 免疫性肾炎 三尖杉酯碱1 mg,静脉滴注,连续5~7 d为1个疗程,观察治疗狼疮肾炎的近期疗效。结果:尿蛋白显著下降,镜下血尿明显减少,肾功能得到改善,血SCr下降,血清免疫学检查ANA,抗ds DNA抗体大部分转阴,其中治疗3个疗程以上的患者疗效更为显著。治疗过程中未发现明显不良反应,临床完全缓解7例(58%),部分缓解5例(42%),总有效率达100%[40]。三尖杉酯碱1 mg,静脉滴注,每日1次,连用5~7 d为一疗程,共用3~6个疗程。20例紫癜性肾炎患者经2个疗程治疗后尿蛋白均减少,6例患者肉眼血尿消失;3个疗程治疗后,12例患者尿蛋白转阴,镜下血尿消失,20例中临床显效16例,有效4例,总有效率达100%[41]。

3. 防治青光眼滤过性手术后瘢痕形成 术后将高三尖杉酯碱5 μg注射下穹隆,每天1次,连续3次,后隔日1次,共10次。在治疗的22只眼中,患功能性滤泡的20只眼眼压全部≤2.8 kPa,3只眼角膜上皮点状缺损,停药1周后消失,2只眼结膜伤口愈合延长[42]。

4. 不良反应 消化系统反应,如恶心、呕吐、口干、食欲减退;造血系统抑制,如白细胞、血小板、血红蛋白下降;心肌损害,如窦性心动过速、T波及S-T段改变、心律失常、奔马律等。个别病例出现中枢神经症状,脱发及休克[43]。即时停药一般可恢复。未发现肝、肾功能改变[44]。

【附注】

从矮小粗榧*C. harringtonia* var. *nana*中分离得到的生物碱对小鼠淋巴瘤L1210和人表皮癌KB细胞的生长有抑制活性,但均低于脱氧三尖杉酯碱(对L1210和KB细胞的IC_{50}值分别为0.0082和0.0079 μg/mL)。从上述植物中分离得到的生物碱二聚体bis-cephalezomines A~E,对小鼠淋巴瘤L1210的IC_{50}值分别为1.9、1.9、2.6、3.1和3.7 μg/mL[45]。氮原子被氧化的生物碱cephalotaxine-α-N-oxide、cephalotaxine-β-N-oxide和11β-hydroxycephalotaxine-β-N-oxide,对人鼻咽癌KB细胞的IC_{50}值分别为30、14和31 μg/mL[46]。从长梗粗榧*C. harringtonia* var. *drupacea*中分离得到一个生物碱二聚体cephalotaxidine,对P388白血病细胞的IC_{50}值为1.8 μg/mL[47];Harringtonolide对KB细胞的IC_{50}值为43 nmol/L,并具有一定的抗菌活性[48]。从三尖杉属植物中分离的生物碱类化合物对白血病细胞系都有不同程度的抑制作用,例如,drupangtonine的IC_{50}为0.0070 μg/mL[49],nordeoxyharringtonine、homodeoxyharringtonine和bishomodeoxyharringtonine的IC_{50}值分别为0.027、0.056和0.024 μg/mL[50],达到或接近三尖杉酯碱水平。而其他大多数生物碱对P388白血病细胞具有不同程度的抑制作用,但都低于已知的三尖杉酯碱(IC_{50}=0.032 μg/mL)[49]、高三尖杉酯碱(IC_{50}=0. 017 μg/mL)[49]、异三尖杉酯碱(IC_{50}=0.018 μg/mL)[51]、脱氧三尖杉酯碱 (IC_{50}=0.0075 μg/mL)[50]和新三尖杉酯碱(IC_{50}=0.012 μg/mL)[52]。

从朝鲜粗榧*C. koreana* Nakai中分离得到的黄酮类化合物isoscutellarein 5-O-β-D-glucopyranoside、apigenin、quercetin 3-O-α-L-rhamnopyranoside等与双黄酮类成分作用相反,具有抑制成骨细胞分化作用,在0.1 和 1.0 μg/mL浓度下,降低抗酒石酸磷酸酶阳性的多核细胞数量,抑制成骨细胞分化[53]。

(王 涛 周秋丽 何宗梅 毕云峰 王本祥)

参考文献

[1]Bocar M,et al.New Alkaloids from Cephalotaxus fortunei.*J Nat Prod*,2003,66(1):152

[2]Morita H,et al.Cephalezomines A-F,potent cytotoxic alkaloids from Cephalotaxus harringtonia var. nana. *Tetrahedron*,2000,56(19):2929

[3]Morita H,et al.Cephastigiamide A,and antiplasmodial activity of Cephalotaxus alkaloids from Cephalotaxus harringtonia forma fastigiata.*Heterocycles*,2010,81(2):441

[4]Kuo Y,et al.A novel cytotoxic C-methylated biflavone from the stem of Cephalotaxus wilsoniana. *Chem Pharm Bull*,2000,48(3):440

[5]Kuo Y,et al.A novel cytotoxic C-methylated biflavone, taiwanhomoflavone-B from the twigs of Cephalotaxus wilsoniana. *Chem Pharm Bull*,2002,50(12):1607

[6]Wang L,et al. New alkaloids and a tetraflavonoid from Cephalotaxus wilsoniana. *J Nat Prod*,2004,67(7):1182

[7]Politi M,et al. Antimicrobial diterpenes from the seeds of Cephalotaxus harringtonia var.drupacea. *Planta Med*,2003,69(5):468

[8]Cisowski W,et al.Investigation of the essential oils from three Cephalotaxus species.*Acta Pol Pharm*,2005,62(6):461

[9]李银保,等.火焰原子吸收光谱法对三尖杉中六种微量元素的测定.时珍国医国药,2008,19(1):84

[10]福州市医学科学研究所.三尖杉总生物碱治疗肿瘤的初步研究.医学资料(福州市医学科学研究所),1972,1:58

[11]浙江省三尖杉研究协作组.三尖杉抗癌生物碱ZJ-C的提取分离和药理研究.浙江肿瘤通讯,1976(1):38

[12]Hochhaus A,et al.Roots of clinical resistance to STI-571 cancer therapy.*Science*,2001,293(5538):2163

[13]Yinjun L,et al.Homoharringtonine mediates myeloid cell apoptosis via upregulation of proapoptotic bax and inducing caspase-3-mediated cleavage of poly (ADP-ribose) polymerase (PARP).*Am J Hematol*,2004,76(3):199

[14]Fresno M,et al.Inhibition of translation in eukaryotic system by harringtonine.*Eur J Biochem*,1977,72(2):323

[15]Luo C,et al.Homoharringtonine:a new treatment option for myeloid leukemia.*Hematology*,2004,9(4):259

[16]陈春燕,等.高三尖杉酯碱启动白血病细胞凋亡的比较蛋白质组学研究.中华血液学杂志,2003,24(12):624

[17]Efferth T,et al. Molecular modes of action of cephalotaxine and homoharringtonine from the coniferous tree Cephalotaxus hainanensisin human tumor cell lines.*Naunyn Schmiedebergs Arch Pharmacol*,2003,367(1):56

[18]Visani G,et al.Effects of homoharringtonine alone and in combination with alpha interferon and cytosine arabinoside on "in vitro" growth and induction of apoptosis in chronic myeloid leukemia and normal hematopoietic progenitors.*Leukemia*,1997,11(5):624

[19]Scappini B,et al.In vitro effects of STI 571-containing drug combinations on the growth of Philadelphia-positive chronic myelogenous leukemia cells.*Cancer*,2002,94(10):2653

[20]Chen R,et al.A sequential blockade strategy for the design of combination therapies to overcome oncogene addiction in chronic myelogenous leukemia.*Cancer Res*,2006,66(22):10959

[21]Kuo Y,et al.A novel cytotoxic C-methylated biflavone from the stem of Cephalotaxus wilsoniana. *Chem Pharm Bull*,2000,48(3):440

[22]Kuo Y,et al.A novel cytotoxic C-methylated biflavone, taiwanhomoflavone-B from the twigs of Cephalotaxus wilsoniana. *Chem Pharm Bull*,2002,50(12):1607

[23]周玫,等.黔产三尖杉抗肿瘤活性成分研究.中国药科大学学报,2009,40(3):209

[24]李晶,等.三尖杉酯碱对表皮角化及细胞有丝分裂的影响.中国皮肤性病学杂志,1997,11(2):77

[25]朱明晏,等.三尖杉酯碱对大鼠心肌肌质网膜脂过氧化及膜脂分子运动的影响.中国药理学报,1997,18(1):90

[26]Saeed M,et al.Attenuation of biochemical parameters in Streptozotocin-induced diabetic rats by oral administration of extracts and fractions of Cephalotaxus sinensis. *J Clin Biochem Nutr*,2008,42(1):21

[27]Li W,et al.Antihyperglycemic effect of Cephalotaxus sinensis leaves and GLUT-4 translocation facilitating activity of its flavonoid constituents.*Biol Pharm Bull*,2007,30(6):1123

[28]Lee M,et al.Osteoblast differentiation stimulating activity of biflavonoids from Cephalotaxus koreana.*Bioorg Med Chem Lett*,2006,16(11):2850

[29]王一心,等.三尖杉酯碱预防后发性白内障的实验研究.中国中医眼科杂志,1996,6(4):195

[30]李俊平,等.高三尖杉酯碱防治外伤性玻璃体病变的实验研究.中华眼科杂志,1989(1):29

[31]籍秀娟,等.三尖杉酯碱的代谢.药学学报,1979,14(4):234

[32]籍秀娟,等.高三尖杉酯碱在大鼠及小鼠的代谢.药学学报,1982,17(12):881

[33]王晖,等.三尖杉酯碱对大鼠血象的依时毒性.中国药理学通报,1995,11(4):401

[34]浙江三尖杉研究协作组.高三尖杉酯碱亚急性毒性研究初步报告.浙江肿瘤通讯,1977,(1):62

[35]陈瑞婷,等.高三尖杉酯碱的解毒研究.中国药理学报,1988,(5):477

[36]林武强,等.全反式维甲酸、三氧化二砷联合高三尖杉酯碱化疗治疗急性早幼粒细胞白血病临床分析. 中国实用医药,2009,4(24):153

[37]陈颖,等.老年人急性白血病29例临床分析.宁夏医科大学学报,2009,31(5):663

[38]孙晓菊,等.小剂量HA 方案治疗老年急性髓性白血病61 例临床观察.河北北方学院学报(医学版),2009,26(4):49

[39]朱晓虹,等.HA 或DA 联合治疗慢性粒细胞白血病84例临床分析.南京医科大学学报(自然科学版),2009,29(2):235

[40]钟建庭,等.小剂量三尖杉酯碱治疗狼疮肾炎.中华风湿病学杂志,2004,8(1):42

[41]钟建庭,等.小剂量三尖杉酯碱治疗紫癜性肾炎.中国现代医学杂志,2002,12(4):47

[42]余克明,等.高三尖杉酯碱作为难治性青光眼滤过手术辅助药的临床研究.中国中医眼科杂志,2001,11(4):202

[43]王体永,等.高三尖杉酯碱致严重过敏性休克1例.新药与临床,1989,(5):296

[44]王浴生.中药药理与应用.北京：人民卫生出版社，1983：49

[45]Yoshinaga M,et al. Bis–cephalezomines A–E from Cephalotaxus harringtonia var.nana. *Tetrahedron*,2004,60(36)：7861

[46]Mamadou B,et al.New alkaloids from Cephalotaxus fortunei. *J Nat Prod*,2003,66(1)：152

[47]Takano I,et al.Cephalotaxidine,a novel dimeric alkaloid from Cephalotaxus harringtonia var.drupacea.*Tetrahedron Lett*,1996,37(39)：7053

[48]EvannoL,et al.Further studies of the norditerpene (+)–harringtonolide isolated from Cephalotaxus harringtonia var. drupacea：Absolute configuration,cytotoxic and antifungal activities.*Planta Med*,2008,74(8)：870

[49]TakanoL,et al. Drupangtonine,a novel antileukemic alkaloid from Cephalotaxus harringtonia var.drupacea.*Bioorg Med Chem Lett*,1996,6(14)：1689

[50]TakanoL,et al. New Cephalotaxus alkaloids from Cephalotaxus harringtonia var. drupacea. *J Nat Prod*,1996,59(10)：965

[51]TakanoL,et al. Alkaloids from Cephalotaxus harringtonia .*Phytochemistry*,1996,43(1)：299

[52]TakanoL,et al. Ester-type Cephalotaxus alkaloids from Cephalotaxus harringtonia var. drupacea. *Phytochemistry*,1997,44(4)：735

[53]Yoon K,et al.Inhibitors of Osteoclast Differentiation from Cephalotaxus koreana.*J Nat Prod*,2007,70(12)：2029

三颗针 Radix Berberidis san ke zhen

本品为小檗科植物拟豪猪刺 *Berberis soulieana* Schneid.、小黄连刺 *Berberis wilsonae* Hemsl.、细叶小檗 *Berberis poiretii* Schneid. 或匙叶小檗 *Berberis vernae* Schneid.等同属数种植物的干燥根。性寒，微苦，有毒。清热燥湿，泻火解毒。主治湿热泻痢、黄疸、湿疹、咽痛目赤、聤耳流脓、痈肿疮毒。

【化学成分】

均含有苄基异喹啉生物碱，以原小檗碱型生物碱含量最高，如小檗碱(berberine)、小檗胺(berbamine)、药根碱(jatroorhizine)、尖刺碱(oxyacanthine)、巴马亭(palmatine)等。其他尚有木兰花碱(magnoflorine)、非洲防己碱(columbamine)、黄树皮碱(obamegine)、小檗红碱(berberubine)等[1,2]。除小檗碱外，小檗胺是其主要有效成分，一般为1%~2%[3]。三颗针中还含有β–谷甾醇、胡萝卜苷、表木栓醇、蔗糖、槲皮素、蒲公英萜醇[4]。

【药理作用】

1. 影响心功能

(1)负性肌力 小檗胺 12.5 及 50 μmol/L 对豚鼠心室乳头肌和人右心耳梳状肌均显示负性肌力作用，并有时间依赖性。1.25、12.5 μmol/L 的小檗胺可使 $CaCl_2$ 量–效曲线平行右移，当剂量增大至125 μmol/L 时，曲线右移且最大值下降 20%，非竞争性拮抗 $CaCl_2$ 的正性肌力作用[5]。小檗胺 7.3 μmol/L，对哇巴因诱发的离体豚鼠正性肌力作用产生拮抗，作用强度与用药量平行[6]。给麻醉猫静脉注射小檗胺 10 mg/kg，引起血压下降，在位心脏出现抑制，收缩振幅变小，作用维持时间较短[7]。

(2)心肌电生理特性 小檗胺 12.5 和 50 μmol/L可延长离体豚鼠心室乳头状肌和人心耳梳状肌的有效不应期，提高肾上腺素诱发豚鼠乳头状肌自律性的阈浓度。小檗胺对心肌兴奋性无明显影响[5]。盐酸小檗胺在 10^{-6} mol/L 浓度时能延长犬浦氏纤维复极 90%的动作电位时程(APD_{90})。小檗胺(10^{-5} mol/L)能降低动作电位幅度和 0 相最大上升速度，提示小檗胺在大剂量时可能有抑制传导的作用[8]。

2. 抗心律失常

小檗胺 5.6 mg/kg 静脉注射，能明显延迟哇巴因诱发豚鼠心律失常(室早、室速、室颤及心脏停搏)出现时间，缩短 $CaCl_2$–乙酰胆碱所诱发心律失常持续时间，提高家兔致颤阈，并对乌头碱引起大鼠室早、室速有明显对抗作用。给大鼠静脉注射小檗胺 5 mg/kg，对左冠状动脉前降支高位结扎引起的缺血性心律失常有对抗作用。小檗胺 5 mg/kg，静脉注射，还能提高电刺激引起兔心室纤颤的致颤阈，由 8.2 V 增加至 12 V。但是，同样剂量的小檗胺对侧脑室注入印防己毒素诱发的室性早搏无作用，也不能对抗异丙基肾上腺素诱发的小鼠血浆 cAMP 含量升高，提示小檗胺抗心律失常作用的部位不在侧脑室，也不是通过阻断β受体而产生的[9,10]。给麻醉犬静脉注射小檗胺 10 mg/kg，对缺血性快速室性心律失常也有抑制作用[11]。小檗胺抗心律失常作用机制可能与其延长有效不应期、消除折返冲动，以及阻止 Ca^{2+}、Na^{+}转运，改善心肌兴奋性变化的不一致性，提高心室舒张期兴奋阈值等因素有关[10,11]。用冠脉二期结扎并部分再灌注法，辅以心脏程控刺激技术(PES)，研究静注小檗胺对在体心脏慢性心肌梗死犬的正常心肌和梗死心肌的电生理及缺血性快速室性心律失常的影响，并与普鲁卡因胺对比。两药均可显著延长Q-T间期、右室心肌有效不应期、左室正常区心肌有效不应期及左室梗死区有效不应期，缩小左室区心肌梗死有效不应期离散和左室有效不应期离散，提高心室舒张期兴奋阈值，抑制PES诱发的室速或室颤，表明小檗胺有抗缺血性快速室性心律失常的作用[12]。

以Fura 3-AM负载培养的血管平滑肌(VSMC)和心肌细胞、共聚焦技术检测细胞内钙荧光强度的变化来研究小檗胺对ATP诱导的细胞内钙动员的作用。结果显示：①ATP使VSMC和心肌细胞内钙升高，但VSMC核区不明显。②小檗胺对静息荧光强度无影响，但降低ATP升高的胞内钙。小檗胺100 μmol/L可延长达峰值的时间，但不能完全抑制ATP升高的胞内钙。③在无外钙时，小檗胺对ATP诱导的胞内钙升高无抑制作用。④小檗胺的作用与维拉帕米相似。结论：小檗胺可阻断ATP引起的外钙内流，但是对ATP引起的内钙释放无影响[13]。相似研究显示，小檗胺具有抑制新生大鼠心肌细胞电压依赖型钙通道和受体门控型钙通道引起的$[Ca^{2+}]i$增加作用，但不影响细胞内钙的释放[14]。

3. 抗缺血再灌注损伤 给兔静脉注射小檗胺5 mg/kg，能缩小结扎冠脉所致心肌梗死面积，由盐水对照组的18%降至8.9%。给大鼠腹腔注射小檗胺15 mg/kg，可产生同样的保护作用，心肌梗死面积由17.8%降至8.3%。小檗胺在缩小心肌梗死面积的同时，还能抑制血中游离脂肪酸(FFA)及肌酸磷酸激酶(CPK)含量的增加，减少心肌梗死后出现的心电图Q波数量[15]。小檗胺20 mg/kg腹腔注射，对垂体后叶素引起的大鼠心肌缺血有保护作用，使出现心肌缺血的动物数减少[16]。兔工作心脏全心缺血前给予小檗胺1 μmol/L可使再灌心脏的心功能于再灌10 min内恢复到缺血前水平，并持续40~50 min。表明小檗胺能保护缺血再灌心肌，促进心功能恢复，延长心脏的有效工作时间[17]。

在离体大鼠心肌缺血模型上，缺血40 min后再灌注20 min，心功能明显减弱，肌酸激酶(CK)释放增加，心肌Na^+/K^+-ATP酶活性受到抑制。缺血40 min后心肌Na^+含量增加，K^+含量降低，再灌注后Ca^{2+}含量显著增加。另外，用低温电子自旋共振技术还发现，再灌注时氧中心自由基信号大大增强。小檗胺可降低氧中心自由基信号。结果表明小檗胺能明显减轻心肌缺血/再灌注损伤[18,19]。体内实验也表明，小鼠按25、50 mg/kg连续腹腔注射2周后，小鼠肝脏的过氧化脂质含量明显降低，心肌及血液的超氧化物歧化酶(SOD)活性明显增强，证明小檗胺有抗氧化作用[20]。

小檗胺对大鼠脑皮层梗死具有保护作用，缺血前30 min以小檗胺15 mg/kg腹腔注射，可使梗死百分率由对照组的8.83%降至6.32%[21]。在结扎大白鼠同侧大脑中动脉及颈总动脉制备的急性局灶性脑梗死模型上，灌服盐酸小檗胺80 mg/kg，可明显缩小大鼠脑缺血24 h的皮层梗死面积，减少MDA的产生，减轻脑缺血后自由基的损害作用[22]。小檗胺可明显增强脑缺血大鼠脑SOD活性[23]。

4. 降压 给麻醉猫腹腔注射三颗针的流浸膏生药2 g/kg，可产生明显的降压作用，90 min内平均降压面积为42%，其降压作用有效成分为非小檗碱部分[24]。给麻醉犬、猫、兔静脉注射小檗胺10 mg/kg，血压下降均在40%以上，维持时间在1 h左右。小檗胺对中枢神经系统损毁猫和正常猫的降压作用相似，表明它的降压作用主要通过外周机制。小檗胺无神经节阻断作用，也不能对抗肾上腺素的升压作用，阿托品不能阻断其降压作用，以上说明小檗胺降压作用可能与植物神经功能无关。给麻醉犬静脉注射小檗胺5 mg/kg，能降低心输出量(CO)和体循环总外周阻力(TPR)，认为小檗胺的降压作用是通过使CO和TPR下降而产生的[25]。小檗胺能够松弛由高钾和去甲肾上腺素引起兔主动脉条收缩，并使钙的量-效曲线右移，最大反应降低，对钙拮抗参数(PD_2')为4.13，同维拉帕米(PD_2'=4.89)类似，推测小檗胺为非竞争型钙拮抗剂。小檗胺对兔肠系膜动脉条及兔肾动脉条的作用与此相同[26-28]。

5. 抗癌及升高白细胞 给小鼠腹腔注射小檗胺20 mg/kg，对小鼠肉瘤180(S180)的抑制率为75%~78%，对肝癌腹水瘤小鼠的生命延长率为68%~80%，对艾氏腹水癌(EAC)小鼠的生命延长率为68%~80%[29]。给大鼠皮下接种大鼠瓦克癌肉瘤(W-256)细胞悬液致癌，腹腔注射小檗胺20 mg/kg，连续7 d，对W-256有显著治疗作用，与环磷酸胺合并用药，可提高疗效。给大鼠腹腔注射小檗胺20 mg/kg，每日1次，连续3周，对环磷酸胺引起的白细胞减少症有治疗作用。停药后7 d，白细胞数可基本恢复到正常水平。小檗胺对环磷酰胺引起犬白细胞降低也有一定的治疗作用[30]。用药2周后，非中毒剂量的小檗胺能明显增加小鼠中性粒细胞和淋巴细胞计数，但剂量依赖性减少骨髓干细胞数，提示小檗胺可刺激白细胞的成熟和释放[31]。

小檗胺对黑色素瘤细胞增殖有明显的抑制作用，

对^{3}H-TdR掺入和单细胞集落形成(克隆)以及脱氢酶活性同样有明显的抑制作用[32]。

6. 其他 ①抗血小板聚集:盐酸小檗胺对ADP诱导的家兔血小板最大聚集率有明显的抑制作用,对大白鼠血栓形成模型有抗血栓作用,作用与双嘧达莫类似[33]。小檗胺能抑制GTP结合蛋白激活物引起的血小板中花生四烯酸的释放[34]。②抗矽肺:小檗胺对大鼠实验性矽肺有一定治疗作用。以小檗胺灌胃,每周为1.5 g/kg,连续给药1个月和2个月,大鼠的肺干重、全肺胶原蛋白含量及胶原蛋白含量百分率均比对照组有显著的降低。发病后持续给药3~5个月,对大鼠实验性矽肺的发展也有一定的抑制作用。③增强免疫:给小鼠腹腔注射小檗胺5、10及20 mg/kg,每日1次,连续7 d,能改善小鼠因流感病毒感染所引起的肺巨噬细胞吞噬、杀菌及胞内吞噬体-溶酶体融合功能的损伤,增强肺巨噬细胞功能[35]。④抗氧化:小檗胺11、33、100 μmol/L对小鼠肝匀浆生成丙二醛有明显抑制作用。小檗胺0.2、0.6 mmol/L分别对碱性二甲基亚砜和黄嘌呤-黄嘌呤氧化酶系统产生的超氧阴离子自由基(O_2^-)有明显清除作用。以上结果说明小檗胺有抗氧化作用[36]。⑤抗迟发性过敏:小檗胺可抑制小鼠羊红细胞引起的迟发性过敏反应以及混合淋巴细胞反应,能够明显延长同种异体移植的小鼠皮肤的存活时间[37]。⑥降血糖:三颗针醇提物对四氧嘧啶诱导的糖尿病模型小鼠血糖有降低作用[38]。

7. 毒性 三颗针流浸膏小鼠腹腔注射的LD_{50}为3.1 g/kg。盐酸小檗胺给小鼠静脉注射的LD_{50}为17.43 mg/kg,灌胃的LD_{50}为112 mg/kg[27]。给矽肺大鼠灌胃小檗胺,每周1.5 g/kg,连续1个月,或0.75 g/kg,连续5个月,未发现该药对动物体重、肝肾组织有明显影响。给健康犬灌胃小檗胺30 mg/kg,连续15 d,未发现异常,将剂量增加到120 mg/kg,连续给药15 d,对血象、肝功能、肾功能均无明显影响。

【临床应用】

1. 急性细菌性痢疾 急性细菌性痢疾123例,口服40%三颗针水煎液100 mL,每日2~3次。痊愈113例,占91.9%;好转4例,占3.3%,总有效率为95.2%。

2. 口腔炎 复方三颗针水煎液(三颗针、野菊花、马齿苋、甘草),每日服2~3次,治疗口腔炎34例,多数患者于用药2~3剂后痊愈[39]。含有三颗针的复方针柏泻心汤可用于慢性牙周炎的治疗[40]。

3. 白细胞减少 多种原因引起的白细胞降低患者(接受放、化疗的恶性肿瘤患者,接触苯、甲苯、三硝基苯、放射线患者等)共405例,口服小檗胺片剂50 mg,每日3次。用药2~4周内白细胞数上升,症状改善,其中显效163例(40.2%),有效125例(30.9%),无效117例(28.9%)[41]。57例恶性肿瘤患者因化疗引起白细胞减少症,分别予以升白安(小檗胺制剂)(23例)及鲨肝醇、利血生(34例)治疗。结果提示,前者有效率为91.3%,后者为58.0%,表明升白安是安全有效的升白细胞药物[42]。

4. 不良反应 接受放、化疗的肿瘤患者和再生障碍性贫血患者服用小檗胺20周,矽肺患者服用11个月,均未见该药对肝、肾功能有明显影响。少数患者用药后出现轻度胃肠道反应,如恶心、腹部不适等。

(唐民科 侯家玉 封卫毅)

参考文献

[1]朱敏,等.苄基异喹啉类生物碱在小檗科中的分布.中草药,1991,22(5):207

[2]刘昌孝,等.国内小檗碱研究的进展.中草药,1983,14(1):45

[3]刘国声,等.三颗针植物中小檗胺的含量测定法.药学通报,1981,16(2):7

[4]王志东,等.贵州中草药三颗针化学成分研究.贵州大学学报(自然科学版),2009,26(3):11

[5]李宁元,等.盐酸小檗胺对豚鼠及人离体心肌的作用.中国药理学报,1986,7(3):222

[6]李风林,等.盐酸小檗胺对哇巴因心脏毒性的保护作用.中国药理学与毒理学杂志,1989,3(1):75

[7]周仲达,等.盐酸小檗胺降压作用机制的研究.药学学报,1980,15:248

[8]武喜臣,等.盐酸小檗胺对狗心浦氏细胞动作电位的影响.哈尔滨医科大学学报,1987,21(4):6

[9]杨宝峰,等.小檗胺对实验性心律失常的药理作用研究.哈尔滨医科大学学报,1984,18(3):78

[10]杨宝峰,等.盐酸小檗胺抗实验性心律失常作用研究.药学学报,1987,22(9):700

[11]郭治彬,等.小檗胺对缺血性快速室性心律失常的电生理作用.中国药理学报,1991,12(1):44

[12]郭治彬,等.小檗胺对室性心律失常的防治作用.中华心血管病杂志,1993,21(2):110

[13]李伯岩,等.小檗胺对ATP诱导的培养平滑肌及心肌细胞内游离钙动员的影响.中国药理学报,1999,20(8):705

[14]Qiao GF, et al. Antagonistic effects of berbamine on imobilization by KCl, norepinephrine, and caffeine in newborn rat cardiomyocytes.中国药理学报,1999,20(4):292

[15]王晓红,等.小檗胺对大鼠和兔心肌梗死的保护作用.中国药理学报,1986,7(3):231

[16]李亦秀，等.小檗胺抗心肌缺血的药理实验研究.哈尔滨医科大学学报，1984，18(2)：19

[17]李伯岩，等.小檗胺对兔离体工作心脏血流动力学及心肌再灌注损伤的影响.中国药理学报，1991，12(1)：48

[18]张伟，等.小檗胺对大鼠心肌缺血/再灌注损伤的保护作用机制.中华心血管病杂志，1993，21(5)：300

[19]Zhang W，et al. Mechanisms of protective ef fects of berbamine on ischemia/reperfusion injury in iso lated rat heart. *Methods Find Exp Cline Pharmacol*，1992，14(9)：677

[20]罗崇念，等.小檗胺抗氧化作用的实验研究.中药药理与临床，1994，10(6)：22

[21]包力毕，等.小檗胺对大鼠脑皮层梗死的保护作用.中国药理学通报，1990，6(2)：102

[22]周虹，等.盐酸小檗胺对实验性脑缺血保护作用的研究.中医药学报，1998，23(5)：307

[23]周虹，等.小檗胺对大鼠脑缺血后自由基的影响.中国中药杂志，1998，23(5)：307

[24]朱巧贞，等.三颗针降血压的作用.药学学报，1962，9(5)；281

[25]赵英，等.小檗胺和戊脉安对麻醉狗心阻抗血流图的作用.哈尔滨医科大学学报，1987，21(1)：72

[26]孙尚奎，等.小檗胺松弛兔主动脉条作用原理的初步探讨.哈尔滨医科大学学报，1987，21(2)：1

[27]孙尚奎，等.小檗胺松弛兔肠系膜动脉条作用原理的研究.哈尔滨医科大学学报，1988，22(4)：261

[28]孙尚奎，等.盐酸小檗胺松弛离体兔肾动脉条作用原理的研究.中国药理学通报，1989，5(5)：311

[29]朱希伟，等.小檗胺抗肿瘤作用的实验研究.中西医结合杂志，1986，6(10)：611

[30]刘昌孝，等.升白药小檗胺的实验研究.中草药通讯，1979，9：36

[31]Li SY，et al. Effect of berbamine on blood an d bone-marrowstem cells of cyclophosphamide-treated mice. *Int J Immunopharmacol*，1994，16(3)：245

[32]张金红，等.小檗胺及其衍生物对恶性黑色素瘤细胞增殖的影响.中草药，1997，28(8)：483

[33]李亦秀，等，盐酸小檗胺抑制血小板聚集及抗血栓作用研究.哈尔滨医科大学学报，1986，20(3)：1

[34]Akiba S， et al. Effect of berbamine on cytosolic phospholipase A2 ation in rabbit platelets. *Eur J Pharmacol*，1995，29(3)：343

[35]金俐，等.小檗胺对流感病毒感染小鼠免疫功能的影响.中国药理学报，1986，7(5)：475

[36]句海松，等.小檗胺抗氧化作用.中国药理学报，1990，11(6)：539

[37]Luo CN ，et al. Effect of berbamine on T-cell mediated immunity and the prevention of rejection on skin transplants in mice. *J Ethnopharmacol*，1998，59(3)：211

[38]吕会成，等.三颗针对小鼠降糖作用的研究.中华现代内科学杂志，2006，3(9)：1004

[39]徐敏武.复方三颗针治疗口腔炎34例.中药通报，1985，10(10)：44

[40]夏明歧，等."针柏泻心汤"含漱配合器械除石治疗慢性牙周炎.上海中医药杂志，1990，(2)：20

[41]杨科，等.小檗胺的升白细胞作用与临床疗效观察.药学通报，1982，17(4)：21

[42]林传荣，等.升白安(小檗胺)治疗放疗性白细胞减少症的临床观察.中成药，1994，16(7)：29

干 姜 Zingiberis Rhizoma gan jiang

本品为姜科植物姜*Zingiber officinale* Rosc. 的干燥根茎。味辛，性热。有温中散寒、回阳通脉、温肺化饮功能。用于脘腹冷痛、呕吐泄泻、肢冷脉微、痰饮喘咳。

【化学成分】

1. 挥发油 主要含姜醇即姜油酮(zingiberol)、姜烯(zingiberene)、没药烯(bisabolene)、α-姜黄烯(α-curcumene)、α和β-金合欢烯(α，β-farnesene)、芳樟醇(linalool)、桉油素(cineole)、壬醛、α-龙脑、β-倍半菲兰烯(β-sesquiphellandrene)、牻牛儿醇(geraniol)、牻牛儿醛 (geranial)、β-甜没药烯 (β-bisabolene)、 橙花醇(nerol)、α-松油醇(α-terpineol)、β-水芹烯(β-phellandrene)等[1]。

2. 其他 姜中辣味成分是姜辣素（姜酚，gingerol)、姜辣二酮(gingerdione)、姜辣烯酮(shogaol)。此外，还含有二氢姜酚 (dihydroginerol)、六氢姜黄素(hexa-hydrocurcumin)、β-谷甾醇、棕榈酸、环丁二酸酐、胡萝卜苷、γ-氨基丁酸、天门冬氨酸、谷氨酸、丝氨酸、甘氨酸及六氢吡啶-α-酸(L-pipecolic acid)[2-4]。

【药理作用】

1. 心血管系统

(1)改善心功、抗心衰 取1%、2%、4%干姜提取物(均为2.8 mL/kg)给家兔灌胃，观察不同时间点兔的舒缩性能指标。结果：干姜提取物对兔急性心力衰竭模型有保护作用，通过改善心衰兔的心肌舒缩性能，降低外周阻力，减轻心衰症状，对急性心力衰竭有实验性治疗作用[5,6]。灌服2%干姜提取物，对正常麻醉兔具有一定的降低血压和减缓心率的作用，特别对舒张压和心率的影响尤为显著[7]。

（2）抗心律失常　分别用氯仿、乌头碱、哇巴因三种药物制备三种心律失常模型。干姜醋酸乙酯提取物23.4、11.7 g/kg，给小鼠灌胃3 d，可使小鼠室颤率明显减少；干姜醋酸乙酯提取物16、8 g/kg抗乌头碱诱发大鼠心律失常；7、3.5 g/kg干姜醋酸乙酯提取物有抗哇巴因诱发豚鼠心律失常作用。提示干姜乙酸乙酯提取物具有一定抗心律失常作用[8]。

（3）改善血流动力学　干姜1.5 g/kg对心衰大鼠心率有一定的加快作用；与附子配伍可明显加快心衰大鼠心率、升高左心室内压、提高左心室内压最大上升和下降速率，改善心衰大鼠血流动力学的变化，有明显抗心衰作用[9]。

（4）抗血栓及抗血小板聚集　给大鼠灌胃干姜水提物10、20 g/kg，或挥发油0.75、1.5 mL/kg，均能使实验性血栓形成时间延长。当水提物浓度为25~150 μg/mL时，对胶原及ADP诱导的血小板聚集有明显的抑制作用[10]。6-姜烯酮对花生四烯酸（AA）诱发兔的血小板聚集的抑制IC_{50}值为2.2 μmol。对ADP诱发的血小板聚集，姜烯酮的抑制作用IC_{50} >0.3 mmol/L，对腺苷的IC_{50}为0.18 mmol，对胶原诱发的血小板聚集的抑制作用比对AA的效果弱10倍左右，其IC_{50}值为24 μmol。姜烯酮对家兔血小板环氧化酶和血栓素B_2（TXB_2）都有抑制作用。6-姜酚有抑制前列腺素生物合成的作用。可见姜及其有效成分的抗血小板凝集作用的机制是基于前列腺素生成的抑制作用[11]。

2. 抗炎、解热、镇痛　干姜乙醇提取物27、13.5 g/kg灌胃给药对小鼠二甲苯耳水肿及醋酸所致扭体反应有明显抑制作用，表明其有明显抗炎、镇痛作用。家兔10 g/kg灌胃对伤寒、副伤寒甲乙所致发热有明显抑制作用，表明其有明显解热作用[12]。干姜甲醇提取物的正己烷馏分1、10 μg/mL可明显抑制LPS介导的小胶质细胞BV2产生一氧化氮及促炎性细胞因子PGE_2、TNF-α、IL-1β产生，降低一氧化氮合成酶（iNOS）及环氧酶-2（COX-2）蛋白和mRNA表达水平，其分子机制与抑制丝裂原活化蛋白激酶（MAPKs）、细胞外信号调节激酶1/2（ERK1/2）、c-Jun氨基末端激酶（JNK）的磷酸化及抑制核因子kappaB（NF-κB）活性有关[13]。

3. 镇静　给小鼠灌胃干姜水煎液1、2、3 mg/kg，当浓度为1 mg/kg时非常明显地抑制小鼠的走动时间和举前肢数（2.5 h内）；当浓度为2 mg/kg时也有较显著的抑制作用，但抑制时间缩短；当浓度为3 mg/kg时抑制作用不明显。提示干姜有一定的镇静作用，作用强弱与其给药剂量有关[14]。

4. 抗溃疡及影响胃功能　干姜醇提物0.6、0.3、0.15 g/kg灌胃3 d，对水浸-束缚应激性溃疡，无水乙醇致胃黏膜损伤及幽门结扎致胃溃疡模型大鼠的胃黏膜都有较好的保护作用。可使动物溃疡指数明显降低，但对幽门结扎型大鼠胃液量、胃酸浓度、胃蛋白酶活性无抑制作用。干姜醇提物800、400、200 mg/kg能促进正常小鼠胃排空，对阿托品、多巴胺引起的排空减慢有明显的促进作用，对肾上腺素引起的胃排空减慢影响不大。干姜醇提物促进胃排空可能与胆碱能M受体有关[15]。

5. 影响肠管运动　4×10^{-3}~1.2×10^{-2}浓度干姜对烟碱、毒扁豆碱、乙酰胆碱、酚妥拉明、利血平、氯化钡和组胺引起的离体兔肠管平滑肌活动亢进有抑制作用，且随浓度增加作用加强。可能干姜以抗胆碱样作用和抗组胺作用抑制肠管活动[16]。10^{-3} g/mL干姜醇提物和姜酚可使豚鼠离体回肠明显收缩，姜挥发油作用不明显，这种收缩可被东莨菪碱、异丙嗪所抑制，但不受酚妥拉明、普萘洛尔的影响。10^{-3} g/mL干姜醇提物及挥发油可明显抑制乙酰胆碱、组胺所致豚鼠离体回肠的最大收缩，而姜酚作用不明显[17]。

6. 毒性　小鼠灌胃干姜浸剂LD_{50}为33.5 g/kg[18]，小鼠灌胃炮姜水煎剂LD_{50}为（170.6±1.1）g/kg，小鼠灌胃干姜水煎剂LD_{50}在250 g/kg以上[19]。小鼠灌胃干姜石油醚提取物LD_{50}为（16.3±2.0）mL/kg，小鼠灌胃干姜用石油醚提取后残渣水煎剂LD_{50}在120 g/kg以上[20]。生姜油腹腔注射LD_{50}为（1.23±0.11）mL/kg，灌胃为（3.45±0.28）mL/kg[21]。干姜醇提物小鼠灌胃给药LD_{50}为108.9 g/kg；大鼠灌胃给予干姜醇提物26、18、10 g/kg，连续2个月，大剂量组出现稀便、肝脏重量增加现象，停药后恢复正常，各剂量组血常规、血清生化学、主要脏器组织病理学均未见明显异常改变[22]。

【临床应用】

1. 胃脘痛　用干姜党参汤加减治疗胃脘痛85例，每2日1剂，2周为一疗程。结果：显效65例（77%），有效18例（21%），无效2例（2%），总有效率98%[23]。

2. 慢性胆囊炎　慢性胆囊炎80例，用柴胡桂枝干姜汤加减治疗，每日1剂，用药最长2个月，最短5 d。治疗组总疗效87.5%，对照组（口服消炎利胆片）47.5%，疗效显著[24]。

3. 鼻窦炎性头痛 由鼻窦炎引起头痛的30例患者，采用柴胡桂枝干姜汤治疗，每日1剂，5 d为一疗程，观察2个疗程。治愈21例，有效7例，无效2例，治愈率70%，总有效率93.33%[25]。

4. 妊娠恶阻 干姜党参半夏汤治疗妊娠恶阻49例，痊愈41例，显效6例，无效2例，总有效率为95.92%。干姜党参半夏汤治疗妊娠恶阻疗效确切[26]。

5. 肺癌咯血 晚期肺癌咯血患者20例，运用甘草干姜汤加味治疗。临床评价：总有效率100%；20例患者未见心、肝、肾等的不良反应，无恶心、呕吐、腹泻等胃肠道反应，也未见皮疹等过敏反应。对晚期肺癌咯血患者安全可靠[27]。

6. 胆囊术后泄泻 运用新加减柴胡桂枝干姜汤治疗胆囊术后泄泻178例，疗程3~4周。治愈136例，好转38例，未愈4例，治愈率达76.4%，有效率达97.8%[28]。

（师海波 曲淑岩）

参 考 文 献

[1]Miyazawa M，et al. Volatile Flavor Components of Zingberis Rhizoma (Zingiber-Officinale Roscoe). *Agric Biol Chem*，1988，52(11)：2964

[2]Endo K，et al. Structures of Antifungal Diarylheptenones，Gingernones A，B，C and Isogingerenone B，Isolated form the Rhizomes os Zingiber Officinale. *Phytochemistry*，1990，29(3)：797

[3]周洪雷，等.干姜化学成分的研究.中医药学报，2001，29(4)：33

[4]Ma JP，et al. Two New Diarylheptanoids from the Rhizomes of Zingiber officinale. *Chinese Chemical Letters*，2004，15(11)：1306

[5]卢传坚，等.干姜提取物对心衰模型兔心功能的影响.中药新药与临床药理，2004，15(5)：301

[6]许庆文，等.干姜提取物对兔急性心衰模型的保护和治疗作用. 中药新药与临床药理，2004，15(4)：244

[7]卢传坚，等.干姜提取物对正常麻醉兔心脏功能及血流动力学的影响.中华现代临床医学杂志，2004，2(6B)：868

[8]沈云辉，等.干姜乙酸乙酯提取物抗心律失常作用研究.时珍国医国药，2008，19(5)：1064

[9]展海霞，等.附子与干姜配伍对心衰大鼠血流动力学的影响.中药药理与临床，2006，22(1)：42

[10]许青媛，等.干姜及其有效成分的抗凝作用.中国中药杂志，1991，16(2)：112

[11]末川守，等.生藥に關する藥理学の研究(第Ⅳ报).日本药理学杂志，1986，88：263

[12]王梦，等.干姜乙醇提取物解热镇痛及体外抑菌作用研究.中药新药与临床药理，2003，14(5)：299

[13]Jung HW，et al. Hexane fraction of Zingiberis Rhizoma Crudus extract inhibits the production of nitric oxide and proinflammatory cytokines in LPS-stimulated BV2 Microglial cells via the NF-kappa B pathway. *Food Chem Toxicol*，2009，47(6)：1190

[14]李艳玲，等.干姜的镇静作用研究.安徽农业科学，2008，36(32)：14159

[15]蒋苏贞，等.干姜醇提物对胃排空的影响.中国当代医药，2010，17(14)：17

[16]张明发，等.温里药抑制离体肠管活动的机制探讨.中成药研究，1985，(5)：25

[17]姚秀娟，等.干姜醇提物对豚鼠离体回肠收缩的影响.西北药学杂志，1994，9(1)：26

[18]笠原义正，等.半夏および乾姜の藥理作用.生药学杂志，1983，37(1)：73

[19]丁安伟，等.姜不同炮制品的主要成分含量比较.中药通报，1988，13(11)：17

[20]张明发，等.干姜对缺氧和受寒小鼠的影响.中国中药杂志，1991，16(3)：170

[21]张竹心，等.生姜油对中枢神经的抑制作用.中草药，1988，19(9)：23

[22]王梦，等.干姜醇提物的毒性研究.中医药学报，2000，28(2)：60

[23]吴晓蓉.干姜党参汤加减治疗胃脘痛85例.实用中医药杂志，2010，26(4)：241

[24]张曦光，等.柴胡桂枝干姜汤加味治疗慢性胆囊炎80例.河南中医，2008，28(12)：60

[25]胡星星，等.柴胡桂枝干姜汤治疗鼻窦性头痛临床体会.中国中医急症，2009，18(5)：681

[26]苏凯毅.干姜党参半夏汤治疗妊娠恶阻49例.按摩与引导，2008，24(7)：42

[27]严娟.甘草干姜汤加味治疗晚期肺癌咯血20例临床疗效观察.辽宁中医杂志，2006，33(11)：1443

[28]沈祖法.新加减柴胡桂枝干姜汤治疗胆囊术后泄泻178例.中医药临床杂志，2007，19(4)：401

土荆皮 Pseudolaricis Cortex tu jing pi

本品为松科植物金钱松*Pseudolarix kaempferi* Gord的干燥根皮或近根树皮。味辛，性温，有毒。有杀虫、疗癣、止痒功能。主治癣疥瘙痒。

【化学成分】

土荆皮主要有金钱松呋喃酸(pseudolarifuroic acid)、白桦脂酸(betulinic acid)、β-谷甾醇(β-sitosterol)和β-谷甾醇-9-D-葡萄糖苷[1]。正丁醇部位内含土荆皮苷C (pseudolaroside C)、莽草酸(shikimic acid)、莽草酸甲酯(methyl shikimate)、芒柄花苷(ononin)、毛蕊异黄酮-7-O-β-D-葡萄糖苷(calycosin-7-O-β-D-glucopyranoside)、2′-羟基柚皮素(2′-hydroxynaringenin)、素馨苷E (jas-minoside E)、长寿花糖苷Ⅱ(roseosideⅡ)、淫羊藿次苷B5(icariside B5)、blumenol C葡萄糖苷(blumenol C glucoside)、1,2-氧-异丙叉基-O-β-D-吡喃果糖苷(1,2-O-isopropylidene-O-β-D-fructopyranose)、β-D-甲基吡喃果糖苷(methyl O-β-D-frucopyranoside)和β-D-甲基呋喃果糖苷(methyl O-β-D-frucofuranoside)[2]。

【药理作用】

1. 抑菌 土荆皮醇浸液不同浓度分装于无菌平皿内，置于20℃水浴中恒温，作用一定时间发现，用体积分数30%的土荆皮消毒液作用2 min，对白色念珠菌的平均杀灭率达99.90%以上，结果显示土荆皮的醇浸液对白色念珠菌有很强的杀灭作用[3]。

2. 抗生育 土荆皮酸以不同浓度注入仓鼠排卵前卵巢囊，卵子的受精能力被抑制，但于50 μg/mL土荆皮酸处理卵子，不管卵丘保留与否，卵子的受精率明显下降。5 μg/mL处理仅影响除去卵丘的卵子。交配前4 d雌鼠每天口服土荆皮酸20 mg/kg有一定的抗生育效果[4]。

3. 致胆囊硬化 复方土荆皮酊有致胆囊硬化作用。用3%戊巴比妥钠经兔耳静脉麻醉，上腹部正中切口，将肝中叶牵至切口外，缝扎胆囊管，于胆囊底部安置2.0 mm硅胶管，吸净胆汁，注入硬化剂复方土荆皮酊，15 min后吸出硬化剂，肝脏回纳腹腔，胆囊引流管从切口引出体外。从硬化当天及2、5、8周定期处死动物，取其胆囊及邻近肝组织标本进行病理组织学及细胞超微结构观察。结果表明，复方土荆皮酊能完全破坏家兔胆囊黏膜，并引起胆囊壁的慢性炎症和纤维化瘢痕改变，使胆囊纤维化自截，同时对邻近肝组织无明显损害，上述结果预示土荆皮酊有可能成为一种方便有效的新型硬化剂[5-7]。

4. 抗肿瘤 土荆皮酸(PAB)对A2780细胞增殖的抑制呈剂量依赖效应，IC_{50}为5 μmol/L，在中效浓度下作用24、48、72 h，A2780细胞在正常二倍体DNA峰前均出现DNA碎片峰，即凋亡峰，且随作用时间延长更加明显，而正常二倍体DNA峰则逐渐减弱。hTERT是端粒酶中最重要的成分，PAB可明显地抑制A2780细胞hTERT mRNA的表达。A2780细胞的端粒酶活性在5 μmol/L PAB作用48 h迅速下降接近一半，细胞端粒酶活性与hTERT基因mRNA表达量有密切关系，说明PAB通过下调hTERT基因转录抑制A2780细胞的端粒酶活性，诱导细胞凋亡[8,9]。土荆皮酸对SKOV3细胞增殖的抑制作用，其IC_{50}约10 μmol/L；不同浓度土荆皮酸(2.5、5、10、20 μmol/L)作用24 h后，呈浓度依赖性改变细胞周期分布，一方面降低G0/G1期的细胞比例，另一方面增高G2/M期细胞的比例。同样条件下检测发现Bcl-2蛋白表达逐渐下降，caspase-3蛋白表达上调，从而诱导SKOV3细胞发生凋亡[10,11]。土荆皮酸能有效抑制宫颈癌Hela细胞的侵袭和转移。土荆皮酸对Hela细胞除了抑制细胞增殖，阻遏细胞周期，抑制端粒酶活性外，还可以通过抑制MMP-2和MMP-9的转录和翻译，达到抑制宫颈癌细胞侵袭转移的目的[12,13]。

【临床应用】

1. 手足癣 土荆皮酊广泛应用于真菌所致的手足癣的治疗。

2. 局限性神经性皮炎 土荆皮50 g、蛇床子50g、百部根50 g、五倍子40 g、密佗僧30 g、轻粉10 g，研细涂敷患部[14]。

（马吉胜　王本祥　周秋丽　孙晓波）

参考文献

[1]陈科，等.土荆皮三萜成分的研究.化学学报，1990，48(6)：591

[2]冯苏秀，等.土荆皮化学成分研究.中草药，2008，39(1)：10

[3]刘军，等.土荆皮中药水消毒剂杀灭白色念珠菌效果观察.中国消毒学杂志，2005，22(3)：301

[4]张燕林，等.土荆皮乙酸抑制仓鼠卵子的受精能力.中国药理学报，1990，11(1)：60

[5]李华，等.土荆皮酊对家兔胆囊硬化作用的实验研究.南京铁道医学院学报，1995，14(2)：74

[6]张丽，等.高浓度土荆皮酊自截兔胆囊的实验研究.江苏中医，1996，17(7)：45

[7]许正生，等.土荆皮对家兔胆囊硬化作用的初步观察.江苏临床医学杂志，1997，1(5)：381

[8]胡云，等.土荆皮酸对人卵巢癌细胞端粒酶活性及有关基因的影响.解放军预防医学杂志，2007，25(1)：31

[9]胡云，等.土荆皮酸对卵巢癌A2780细胞株增殖的抑制作用及其机制.解放军预防医学杂志，2007，32(2)：175

[10]李克深，等.土荆皮酸诱导卵巢癌细胞系SKOV3凋亡的实验研究.中华中医药杂志，2009，24(7)：921

[11]胡云，等.Caspase 3在土荆皮酸诱导卵巢癌SKOV3细胞凋亡中的作用.中国妇幼保健，2009，24(20)：2852

[12]胡云，等.土荆皮酸对宫颈癌Hela细胞侵袭转移及基质金属蛋白酶表达的影响.解放军预防医学杂志，2008，33(10)：1242

[13]胡云，等.土荆皮酸对Hela细胞端粒酶活性和细胞周期的影响.中国妇幼保健，2008，23(8)：1130

[14]黄江明.硫酸亚铁铵光度法测定土荆皮浸取液中鞣质的含量.广东医药学院学报，1989，(1)：33

土茯苓 Smilacis Glabrae Rhizoma

tu fu ling

本品为百合科植物光叶菝葜*Smilax glabra* Roxb.的干燥根茎。味甘、淡，性平。解毒，除湿，通利关节。用于梅毒及汞中毒所致的肢体拘挛、筋骨疼痛、湿热淋浊、带下、痈肿、瘰疬、疥癣。

【化学成分】

黄酮类成分：smitilbin、neosmitilbin、isoastilbin[1]、taxifolin、新落新妇苷(neoastilbin)[2]、落新妇苷(astilbin)、新异落新妇苷(neoisoastilbin)、黄杞苷(engelitin)、二氢槲皮素(dihydroquercetin)等[3]；酚酸类成分：eucryphin、5-O-咖啡酰莽草酸、白藜芦醇(resveratrol)[3]、(+)-syringaresinol 4-O-β-D-glucopyranosyl-(1→6)-β-D-glucopyranoside[4]、光叶菝葜苷(smiglanin)等[5]；苯丙素：smiglasides A-E等[6]。挥发油中含有棕榈酸、萜品烯-4-醇、亚油酸、正壬烷、8，11-十八碳二烯酸甲酯、α-雪松醇、甲基棕榈酯等[7]。

【药理作用】

1.肾保护 土茯苓提取物1.75 g/d给予多柔比星诱导局灶性节段性肾小球硬化模型大鼠，给药28 d。土茯苓给药组尿蛋白降低、血清蛋白含量上升；与对照组相比，肾小球硬化率降低，进食量增加67%~73%，并使体重增加[8]。

土茯苓水提取物6、3、1.5 g/kg，给药4周，对链脲佐菌素诱导糖尿病大鼠，土茯苓能降低大鼠空腹血糖、果糖胺、尿糖；使糖尿病大鼠的尿蛋白排泄量均有不同程度的降低；中剂量组肌酐清除率明显上升。提示土茯苓具有改善肾功能，延缓糖尿病肾病进一步发展的作用[9]。链脲佐菌素诱导糖尿病大鼠口服落新妇苷2.5、5 mg/kg后，落新妇苷对血糖无明显影响，但能改善链脲佐菌素诱导糖尿病大鼠肾脏功能，降低肾脏指数、增加体重、延长存活时间、改善糖尿病性肾脏组织病理结构。体外，落新妇苷可抑制高糖诱导肾小管上皮HK-2细胞中转化生长因子-β_1(TGF-β_1)和结缔组织生长因子(CTGF)水平上升[10]。

2.保肝 土茯苓对非实质型肝细胞损伤具有保护作用，smitilbin、黄杞苷、落新妇苷、eucryphin、白藜芦醇都能有效抑制肝细胞中ALT的释放，并表现出良好的量效关系[11]。土茯苓水煎剂能拮抗注射硫代乙胺诱发中毒性肝细胞坏死，抑制血清中5种肝酶谱升高和肝匀浆中ALT和AST水平升高，并且降低ALP和GGT的活性，对肝细胞具有保护作用[12]。土茯苓煎剂分别以生药40、80 g/kg口服给药，每日2次，连续2 d，均能明显降低CCl_4诱发肝损伤小鼠血清谷丙转氨酶水平[13]。

3.心血管系统 赤土茯苓苷500、250、125、62.5 mg/kg给小鼠灌胃，可拮抗异丙肾上腺素诱发小鼠急性心肌缺血，提高心肌超氧化物歧化酶、硒谷胱甘肽过氧化物酶活性，降低丙二醛含量，减轻小鼠缺血心肌超微结构损伤[14]。赤土茯苓乙酸乙酯提取物能拮抗静注肾上腺素引起的兔心律失常，拮抗异丙肾上腺素对离体大鼠心脏的正性肌力和正性频率作用，使异丙肾上腺素的量-效曲线平行右移，对氯化钙量-效曲线无影响。其作用形式与普萘洛尔相似，具有β受体阻滞样作用[15]。赤土茯苓提取物（主含甾体皂苷成分）能在不影响血清胆固醇浓度的情况下，显著降低实验性鹌鹑动脉粥样硬化斑块的发生率[16]。

4. 抗炎 土茯苓水提取物在抗原致敏后给药能抑制2,4,6-三硝基氯苯所致的小鼠接触性皮炎和绵羊红细胞所致足过敏反应，抑制二甲苯所致小鼠耳廓肿胀及蛋清所致小鼠足跖肿胀，土茯苓抑制致敏T淋巴细胞释放淋巴因子以后的炎症过程，选择性地抑制细胞免疫反应，而不抑制体液免疫反应[17]。落新妇苷可降低人血管内皮细胞中刀豆球蛋白A、PMA激动Jurkat细胞与纤维粘连蛋白Ⅳ型胶原蛋白、透明质酸的黏合，抑制CD_{44}的表达与TNF-α的生成。抑制Jurkat细胞与ECV304细胞共培养体系中Jurkat细胞MMP-9的分泌[18]。400、800 mg/kg土茯苓水提物明显抑制小鼠佐剂性关节炎，提高炎症大鼠体重。抑制LPS诱导腹腔巨噬细胞形成IL-1、TNF-α和NO，抑制刀豆球蛋白-A诱导T淋巴细胞分裂，降低脾细胞IL-2水平，其机制为降低佐剂性关节炎后期过分活跃的巨噬细胞活性，上调炎症后期异体T淋巴细胞水平[19]。

5. 抗肿瘤 用含有土茯苓377.7 g/kg饲料饲喂肝癌大鼠2周，明显降低黄曲霉素B1致大鼠肝癌病灶，对肝癌有抑制作用[20]。土茯苓水提取物可将人肝癌HepG2、Hep3B细胞抑制在细胞分裂的S期或S/G2期，干扰微管去极化。影响P38、JNK、ERK、MAPK信号，释放线粒体色素C，激活caspase-3，清除ADP聚合酶，诱导细胞凋亡[21]。

【临床应用】

1. 肾盂肾炎 用土茯苓、金银花、连翘、白头翁、蒲公英等水煎服治疗肾盂肾炎78例，总有效率96.2%[22]。

2. 前列腺炎 土茯苓银翘汤治疗早期前列腺炎76例，治愈67例[23]。复方土茯苓片治疗慢性前列腺炎66例，总有效率87.88%[24]。

3. 慢性膀胱炎 土茯苓汤治疗慢性膀胱炎60例，痊愈（症状消失，B超及尿常规检查正常）38例，好转（症状改善，B超及尿常规检查均改善）21例，无效（症状、B超及尿常规检查均无改善）1例。总有效率98.33%[25]。

4. 关节炎 以土茯苓为主，配伍豨莶草、牡丹皮、升麻、全蝎、葛根等，治疗儿童类风湿关节炎有明显疗效[26]。痛风性关节炎临床报道以大剂量土茯苓（30~60 g）为主药组方治疗痛风症效果颇佳[27]。

5. 肝炎 用四妙勇安汤加味（土茯苓、玄参、当归、忍冬藤、生黄芪、白茅根、升麻、生甘草）治疗慢性肝炎33例，显效25例，有效6例，无效2例，总有效率93.94%[28]。复方贯众注射液（贯众、土茯苓、丹皮、野菊花）治疗乙型肝炎90例，痊愈48例，进步34例，谷丙转氨酶下降至100 U以下者占97%，乙肝表面抗原转阴者占82%[29]。

6. 银屑病 用土茯苓、猪苓、泽泻三味组成土茯苓合剂，每日3次，每次10~20 mL，内服，1个月为1个疗程。结果：40例银屑病患者，治愈20例，显效12例，减轻6例，无效2例，总有效率为95%[30]。银屑病用土茯苓60 g，研粗末包煎，每日服1剂，连服15 d为1个疗程。治疗50例，痊愈25例，显效14例，有效7例，无效4例，总有效率为92%。治疗中未发现任何不良反应[31]。

（张 祎）

参考文献

[1]Zhou X, et al.Structural revision of two flavanonol glycosides from Smilax glabra. *Planta Med*, 2009, 75(6): 654

[2]Chen L, et al.Simultaneous quantification of five major bioactive flavonoids in Rhizome Smilacis Glabrae by high-performance liquid chromatography. *J Pharmaceut Biomed Anal*, 2007, 43(5): 1715

[3]Chen T. A new flavanone isolated from Rhizoma Smilacis Glabrae and the structural requirements of its derivatives for preventing immunological hepatocyte damage. *Planta Med*, 1999, 65(1): 56

[4]Yuan J, et al.Phenolic glycosides from rhizomes of Smilax glabra. *Heterocycles*, 2003, 60(7): 1633

[5]Li Z, et al.Structure determination of a new chromone glycoside by 2D INADEQUATE NMR and molecular modeling. *Magn Reson Chem*, 1996, 34(7): 512

[6]Chen T, et al. Phenylpropanoid glycosides from Smi lax glabra. *Phytochemistry*, 2000, 53(8): 1051

[7]霍昕，等.土茯苓挥发性成分研究.生物技术，2006，16(3)：60

[8]Tong Y, et al.Protection by Chinese Herbs Against Doxorubicin-Induced Focal and Segmental Glomerulosclerosis in Rats. *Drug Dev Ind Pharm*, 2008, 34(7): 663

[9]王德军，等.土茯苓对糖尿病肾病大鼠糖代谢及肾功能的影响.中华中医药学刊，2009，27(12)：2662

[10]Li G, et al.Effect of astilbin on experimental diabetic

nephropathy in vivo and in vitro.*Planta Med*, 2009, 75(14): 1470

[11]Chen T, et al. A new flavanone isolated from Rhizoma Smilacis Glabrae and the structural requirements of its derivatives for preventing immunological hepatocyte damage. *Planta Med*, 1999, 65(1): 56

[12]辛淮生，等.土茯苓对TAA中毒大鼠肝酶谱的影响.镇江医学院学报，1998, 8(2): 165

[13]蔡鸣，等.土茯苓抗生育活性与保肝作用的初步药理研究.江苏药学与临床研究，1996, 4(3): 19

[14]李玉琪，等.赤土茯苓苷对异丙肾上腺素诱发的小鼠缺血心肌的保护作用.中草药，1996, 27 (7): 418

[15]张克锦，等.赤土茯苓醋酸乙酯提取物对儿茶酚胺作用的研究.中草药，1991, 27 (10): 460

[16]张克锦，等.赤土茯苓提取物对实验性鹌鹑动脉粥样硬化的预防作用.中草药，1991, 27 (9): 411

[17]徐强，等.土茯苓对细胞免疫和体液免疫的影响.中国免疫学杂志，1993, 9 (1): 39

[18]Yi H, et al. Astilbin inhibits the adhesion of T lymphocytes via decreasing TNF-α and its associated MMP-9 activity and CD44 expression.*Int Immunopharmacol*, 2008, 8(10): 1467

[19]Jiang J, et al. Immunomodulatory activity of the aqueous extract from rhizome of Smilax glabra in the later phase of adjuvant-induced arthritis in rats.*J Ethnopharmacol*, 2003, 85(1): 53

[20]严瑞琪，等.当归等三种中药及联苯双酯对黄曲霉素B1致大鼠肝癌作用的影响.癌症，1986, 5 (2): 141

[21]Sa F, et al. Anti-proliferative and pro-apoptotic effect of Smilax glabra Roxb. extract on hepatoma cell lines.*Chem Biol Interact*, 2008, 171(1): 1

[22]陈训军，等.银花土茯苓汤治疗慢性肾盂肾炎78例.湖北中医杂志，2002, 24(3): 35

[23]蔡俊亮，等.自拟土茯苓银翘汤治疗早期前列腺炎76例报告.中医药临床杂志，2005, 17(2): 174

[24]王成霞，等."土茯苓汤"治疗慢性膀胱炎60例.江苏中医药，2004, 25(4): 25

[25]高瞻，等.复方土茯苓片治疗慢性前列腺炎临床观察.中国中医药信息杂志，2005, 12(9): 62

[26]杜保荣，等.土茯苓治疗儿童类风湿性关节炎.中医杂志，2001, 42(12): 714

[27]时慧君，等.重用土茯苓治疗痛风性关节炎.中医杂志，2002, 43(1): 12

[28]吕振，等."四妙勇安汤"加味治疗慢性肝炎33例疗效观察.江苏中医，1983, 4(5): 16

[29]刘启哲，等.复方贯众注射液静脉点滴治疗乙型肝炎90例疗效报告.新中医，1984, 16(1): 34

[30]姚志道.复方土茯苓合剂的制备与临床应用.中成药，1992, 14(5): 5

[31]王凤岭.土茯苓治疗牛皮癣50例临床观察.黑龙江中医药，1988, (3): 24

土木香 Inulae Radix tu mu xiang

本品为菊科植物土木香*Inula helenium* L. 或总状土木香*Inula racemosa* Hook.f.的干燥根。味辛、苦，性温。有健脾和胃、行气止痛、安胎功能。用于胸胁、脘腹胀痛、呕吐泻痢、胸胁挫伤、岔气作痛、胎动不安。

【化学成分】

土木香根含菊糖达40%左右，含挥发油1%~3%，油中主要成分是土木香内酯(alantolactone)、异土木香内酯(iso-alantolactone)、二氢土木香内酯(dihydro-alantolactone)、二氢异土木香内酯(dihydro iso-alantolactone)，另含达玛二烯醇乙酸酯 (dammaradienyl acetate)、土木香酸(alantolicacid)、土木香醇(alantol)[1,2]。还含α-松油醇(α-terpineol)、大茴香醚(anethole)、辛基环丙烷(octylcyelopropane)、α-松油醇乙酸酯、β-佛手柑油烯(β-bergamotene)、β-紫罗兰酮(β-ionone)、α-荜澄茄烯(α-cadinene)、土木香烯(aristolene)、α-姜黄烯(α-curcumene)、α-愈创木烯(α-guaiene)、橙花醇丙酸酯(nerylpropionate)、异枯赛宁酸(isokhusenic acid)和去氢风毛菊内酯(dehydrosaussurea lactone)[3]。叶中有土木香苦素(alantopicrin)[4]。

【药理作用】

1. 驱虫 异土木香内酯有很强的抗原虫作用，0.24~7.8 μg/mL浓度对痢疾阿米巴和阴道毛滴虫有效[5,6]。

2. 镇痛 土木香根制剂5.0 mL/kg可使腹腔注射醋酸小鼠抽搐次数平均减少44.8%~58.8%，抽搐潜伏期由4.3 min延至5.6 min。在热板实验中，根制剂5.0 mL/kg使小鼠疼痛潜伏期延长了42%~48%，在热板上停留的时间延长了92%~169%[7]。

3. 抗菌 体外实验土木香内酯浓度在 0.1 μg/mL时对结核杆菌的生长有抑制作用，口服对感染人型结核杆菌的豚鼠能延迟发病，还有很强的抗真菌作用[8,9]。土木香乙醇提取物在浓度为5 mg/mL时，对黄瓜白粉菌、黄瓜霜霉菌的抑制率分别达到99.95%和96.30%[10]

异土木香内酯对须癣毛菌、大小孢菌有明显的抑制作用，对表皮癣菌的最低抑制浓度为35 μg/mL，对须发癣菌为25 μg/mL，对尖发癣菌为15 μg/mL。豚鼠感染须发癣菌后，用1.5%本品油膏有很好的治疗作用。异土木香还有很强的抗结核杆菌和其他微生物的作用。此外，土木香对金黄色葡萄球菌、痢疾杆菌与绿脓杆菌有抑制作用[11,12]。对皮肤真菌也有抑制作用[13]。

4. 抑制平滑肌 能抑制离体兔肠，降低小肠过高的运动及分泌功能。对离体子宫高浓度有抑制作用，低浓度则有兴奋作用[14]。

5. 心血管 土木香内酯对离体蛙心低浓度时有兴奋作用，高浓度时有抑制作用，使心脏停止于舒张期。蛙后肢及兔耳血管灌流时，低浓度有轻微扩张作用，高浓度则有收缩作用[8]。

6. 降血糖 给家兔口服或皮下注射土木香内酯可降低血糖，抑制食物性高血糖[8]。

7. 保肝 大鼠管饲给予土木香全粉500 mg/kg和水提取物100 mg/kg对CCl_4肝中毒和对乙酰氨基醛肝损伤的保肝效果较好；甲醇提取100 mg/kg对利福平导致的肝损害，保肝较好。土木香保肝作用与提取物的极性有关，极性较强的保肝作用较好[15]。

8. 毒性 土木香内酯对蛙、小鼠及家兔的毒性表现为自发性及反射性活动麻痹，随后呼吸停止而死亡，心脏还短时间保持搏动[7]。另外，大鼠口服给药的LD_{50}，除石油醚提取物为1.5 g/kg外，其余各提取或煎煮物都在10 g/kg以上，毒性甚微[15]。

（丁云录 陈声武 马吉胜）

参考文献

[1]江苏省植物研究所.新华本草纲要(第3册).上海：上海科学技术出版社，1990：429

[2]南京药学院.中草药学(下册).南京：江苏人民出版社，1980：1188

[3]戴斌，等.新疆木香挥发油气相色谱–质谱分析.中药材，1995，18(3)：139

[4]李雪莲，等.土木香的化学成分及药理作用研究进展.中国现代中药，2007，9(6)：28

[5]国家医药管理局中草药情报中心站.植物药有效成分手册.北京：人民卫生出版社，1986：349

[6]国家医药管理局中草药情报中心站.植物药有效成分手册.北京：人民卫生出版社，1986：615

[7]Зеленская КЛ(俄)，et al.土木香乙提取物的镇痛作用.国外医学植物药分册，2004，19(6)：261

[8]国家医药管理局中草药情报中心站.植物药有效成分手册.北京：人民卫生出版社，1986：31

[9]Nazimudeen SK，et al.藏木香的抗皮肤真菌成分.国外医学中医中药分册，1980，(3)：40

[10]张文渊，等.土木香对植物病原菌抑菌活性的初步研究.华北农学报，2007，22(3)：115

[11]闫桂华，等.369种鲜药用植物的抗菌作用筛选.药学通报，1960，8(2)：57

[12]包幼迪.36种草药对痢疾杆菌效能的初步报告.福建中医药，1958，3(2)：33

[13]江苏新医学院.中药大辞典.上海：上海科学技术出版社，1986：81

[14]中国医学科学院药物研究所.中药志(Ⅰ).北京：人民卫生出版社，1979：86

[15]史玉俊，等.总状土木香根的保肝作用.中草药，1998，29(8)：574

土鳖虫 Eupolyphaga seu Steleophaga tu bie chong

本品为鳖蠊科昆虫地鳖*Eupolyphaga sinensis* Walk.或冀地鳖*Steleophaga plancyi*(Bol.)的雌虫干燥体。又名地鳖虫、土元。性寒，味咸，有小毒。具有破血逐瘀、续筋接骨功能。用于跌打损伤、筋伤骨折、血瘀经闭、产后瘀阻腹痛、癥瘕痞块等。

【化学成分】

土鳖虫的化学成分主要有蛋白质(酶)和氨基酸、脂肪酸、生物碱、脂溶性维生素和无机元素、高级醇及其衍生物，还有黄酮类化合物和核苷类化合物[1]。

【药理作用】

1. 改善血液流变学 土鳖虫提取液连续给大鼠灌胃10 d，可使红细胞压积、全血高切黏度、全血低切黏度、红细胞聚集指数、红细胞刚性指数均降低。使红细胞沉降率、血沉方程常数明显升高。但对血浆黏度、纤维蛋白原含量无影响[2]。

2. 降脂 土鳖虫提取物1.0、2.9、4.0 g/kg给大鼠

灌服4周，可明显降低高脂血症大鼠体重、TC、TG、LDL-C水平，提高HDL-C水平，抑制胰脂肪酶活性，有明显降脂作用[3]。

3. 抗血栓 土鳖虫生药粉配成水悬液，每天折合生药量1.07 g/kg给大鼠灌胃7 d。结果土鳖虫明显提高血液纤溶酶原(PIg)和纤溶酶原激活剂(t-PA)活性。提示土鳖虫的作用主要促进纤溶功能，而不是抗凝血[4]。体内给药，土鳖虫提取液1.0 g/kg给家兔灌胃5 d；体外给药，土鳖虫提取液浓度0.4、0.2、0.1 g/mL。结果：土鳖虫提取液在家兔体内外均能使部分凝血酶时间(KPTT)、凝血酶原时间(PT)、凝血酶时间(TT)延长，抗凝活性不依赖于AT-Ⅲ。土鳖虫抗凝作用是对凝血酶发挥的直接作用[5]。土鳖虫水提液1.07 g/kg给大鼠灌胃7 d，发现大鼠血栓重量和长度都明显增加，与以往报道不相一致，认为土鳖虫破血逐瘀的主要作用可能不在于抗凝血方面[6]。小鼠和大鼠均静脉注射土鳖虫溶栓酶(0.25、0.5、1.0 mg/kg)，结果均延长小鼠凝血时间、大鼠凝血酶原时间，降低大鼠血纤维蛋白原含量，增加血凝块溶解率等，显示抗凝血和抗血栓作用[7]。土鳖虫多肽(3.36、1.68、0.84 g/kg)明显降低血瘀家兔血液黏度、抑制血小板聚集和体外血栓形成[8]。

4. 抗肿瘤 土鳖虫水提液(10、5、2.5、1.25 mg/mL)和醇提液（1~8 mg/mL）作用于人胃低分化腺癌细胞BGC823，结果水提液不能抑制肿瘤细胞生长，而醇提液能明显使人胃低分化腺癌细胞BGC823增殖[9]。土鳖虫糖蛋白组分1对食管癌Eca109细胞最大抑制率为51.92%(24 h)和54.39%(48 h)；对Hela细胞的最大抑制率为26.79%(24 h)和54.39%(48 h)。蛋白组分两对两种细胞无明显作用[10]。2%土鳖虫乳剂给大鼠灌胃5 mL，每天2次，连续3 d，取含药血清。含药血清（10%、15%、20%）可明显抑制肝癌细胞HepG2体外增殖，20%含药血清作用72 h，抑制率可高达56.728%[11]。

5. 保护血管内皮 土鳖虫水提物(2.75、5.50、11.00 g/kg)灌胃给高脂大鼠80 d，使血浆内皮素(ET)水平和ET阳性细胞率明显降低，表明土鳖虫水提物能保护血管内皮，减少ET的合成与释放[12]。

6. 毒性 土鳖虫总生物碱，腹腔注射LD_{50}为(136.45±7.98) mg/kg[13]。

【临床应用】

1. 高脂血症 通心络胶囊（人参、水蛭、全蝎、蜈蚣、土鳖虫、赤芍等组成），每次3粒，每日3次，2个月为1个疗程。治疗高脂血症50例，其中显效29例，有效18例，无效3例[14]。

2. 急性腰肌扭伤 土鳖虫7个，白酒30 mL，每天3次，1 d服完，重者4~5次即痊愈[15]。

3. 类风湿性关节炎 蜈蚣、全蝎、土鳖虫共研细粉，分16包，每个鸡蛋内放1包，蒸熟，早晚各吃1个鸡蛋。治疗类风湿性关节炎有效[16]。

4. 骨折及扭伤 复方芪铜胶囊（含当归、土鳖虫、续断、黄芪、自然铜）用于56例骨折患者的治疗，结果表明，复方芪铜胶囊有改善血液循环、益气化瘀、消肿止痛、促进骨痂形成的作用[17]。土鳖虫对踝关节扭伤或小腿摔伤肿痛，外用或内服临床疗效颇佳[18]。

（朱成全　李　锐）

参考文献

[1]王凤霞，等.药用土鳖虫化学成分及药理作用研究进展.中国生化药物杂志，2009，30(1)：61

[2]周春凤，等.土鳖虫对大鼠血液流变学的影响.中草药，1994，25(1)：28

[3]王征，等.土鳖虫提取物对高脂血症大鼠的降脂作用.中国实用医药，2009，4(33)：3

[4]郎杰，等.土鳖虫对大鼠抗凝血和促纤溶作用研究.中药药理与临床，2006，22(3，4)：108

[5]贺卫和，等.土鳖虫提取液对家兔抗凝血作用的实验研究.湖南中医学院学报，2003，23(2)：7

[6]郎杰，等.土鳖虫对大鼠体外血栓形成的实验研究.河北中医药学报，2006，21(1)：9

[7]王征，等.土鳖虫溶栓酶抗凝血及抗血栓作用的实验研究.中国实验诊断学，2007，11(9)：1143

[8]周瑞玲，等.土鳖虫多肽对家兔血瘀模型的影响.中国实验方剂学杂志，2005，11(6)：51

[9]邹玺，等.土鳖虫提取液对人胃低分化腺癌细胞BGC823的抑制作用.时珍国医国药，2006，17(9)：1695

[10]韩雅莉，等.土鳖虫糖蛋白的提取及抗肿瘤活性初步研究.汕头大学学报(自然科学版)，2006，21(4)：46

[11]张微，等.土鳖虫含药血清对肝癌HepG2细胞增殖的抑制作用.中药新药与临床药理，2007，18(4)；257

[12]于燕，等.土鳖虫水提物对实验性高脂血症大鼠血管内皮和内皮素的影响.中国生化药物杂志，2003，24(1)：15

[13]杨耀芳，等.土鳖虫总生物碱对动物耐缺氧的影响.中草药，1989，20(6)；20

[14]赵月兰，等.通心络胶囊治疗高脂血症50例.中国民间疗法，2008，16(5)：34

[15]于奥军.土鳖虫泡酒治疗急性腰肌扭伤.中国民间疗法，2008，16(5)：63

[16]刘翠竹，等.治疗类风湿性关节炎单验方数则.中国民间疗法，2009，17(9)：66

[17]高振强，等.复方芪铜胶囊的制备及临床疗效观察.中

国药业,1999,8(9):49

[18]孙权,等.土鳖虫在骨科的运用举例.实用医药杂志,2006,23(9):1113

土贝母 Bolbostemmatis Rhizoma tu bei mu

本品为葫芦科植物土贝母*Bolbostemma paniculatum*(Maxim.) Franquet 的干燥块茎。味苦,性微寒。具有解毒、散结、消肿功效。用于乳痈、瘰疬、痰核。

【化学成分】

1. 皂苷类 为土贝母的主要活性成分。现已发现土贝母苷甲、乙、丙、丁、戊(tubeimoside Ⅰ、Ⅱ、Ⅲ、Ⅳ、Ⅴ);7β,18,20,26-四羟基-(20S)-达玛-24E-烯-3-O-α-L-(3-乙酰基)吡喃阿拉伯糖基-(1-2)-β-D-吡喃葡萄糖苷 [7β,18,20,26-tetrahydroxy-(20S)-dammar-24E-en-3-O-α-L-(3-acetyl)arabinopyranosyl-(1-2)-β-D-glucopyranoside];7β,18,20,26-四羟基-(20S)-达玛-24E-烯-3-O-α-L-(4-乙酰基)吡喃阿拉伯糖基-(1-2)-β-D-吡喃葡萄糖苷[7β,18,20,26-tetrahydroxy-(20S)-dammar-24E-en-3-O-α-L-(4-acetyl)arabinopyranosyl-(1-2)-β-D-glucopyranoside]等16种土贝母皂苷[1-6]。

2. 甾醇及其苷类和酯类 甾醇类物质是土贝母的另一主要活性成分,现已发现的该类物质有$\Delta^{7,22,25}$-豆甾三烯-3-醇、$\Delta^{7,22,25}$-豆甾三烯醇-3-O-β-D-吡喃葡萄糖苷、β-谷甾醇棕榈酸酯 (β-sitosterol palmitate)、$\Delta^{7,22,25}$-豆甾三烯醇-3-O-十九烷酸酯等10余种成分[4,6,7]。

3. 生物碱类 从土贝母中分得3个吡咯生物碱,分别是4-(2-甲酰基-5-甲氧基-甲基吡咯-1-) 丁酸甲酯 [4-(2-formyl-5-methoxymethylpyrrol-1-yl)butyric acid methyl ester]、2-(2-甲酰基-5-甲氧基-甲基吡咯-1-)-3-苯基丙酸甲酯 [2-(2-formyl-5-methoxymethylpyrrol-1-yl)-3-phenylpropionic acid methyl ester] 以及α-甲基-吡咯酮 (α-methyl pyrrole ketone)[8]。

4. 其他 人们还从土贝母中得到了isocucurbitacin D-25-O-acetate及葫芦素E(cucurbitacin E)、麦芽酚(maltol)、尿囊素(allantoin)、腺苷(adenosine)等化学成分[4,7,9]。

【药理作用】

1. 抑制免疫 土贝母皂苷腹膜内给药2 mg/kg,小鼠脾脏空斑形成细胞显著增高;而口服给药50 mg/kg使小鼠脾脏空斑形成细胞下降,同剂量可使胸腺重量显著减轻,使血清补体C3含量显著增高。土贝母皂苷甲和土贝母皂苷乙对大鼠实验性变态反应性脊髓炎、特异性超敏反应有抑制作用。无论腹膜内给药或口服给药对小鼠血清溶血素生成、IgG含量及总补体活性均无明显影响[10]。

2. 抗病毒 土贝母皂苷浓度在10^{-5}~10^{-4}(0.1 μg)时对单纯疱疹病毒Ⅰ型有效,浓度大于10^{-3}时对细胞毒性较大,浓度小于10^{-6}时对病毒无抑制作用[11]。在对人免疫缺陷病毒核心蛋白P24的产生和人免疫缺陷病毒介导的细胞病变的研究结果表明,土贝母皂苷甲能抑制P24的产生,也能抑制细胞病变。因此,土贝母皂苷甲可能是一种有望治疗艾滋病的药物[12]。另外,实验发现土贝母皂苷体内、外有抗乙型肝炎病毒的作用[13,14]。

3. 抗肿瘤 ①体内实验:土贝母苷甲、乙、丙分别以12 mg/(kg·d)的剂量肌肉注射给药1~3 d,均能显著抑制BALb/c小鼠移植S180肉瘤,并呈现量效关系,其中以12 mg/(kg·d)的剂量肌肉注射给药2 d和3 d的结果显示3种皂苷作用强度依次为:土贝母苷甲<土贝母苷乙<土贝母苷丙[15]。但是土贝母水煎液以50 mg/kg灌喂给药对肌氨酸乙酯盐酸盐和亚硝酸盐诱发瑞士种小鼠前胃鳞癌不但无抑制作用,而且还可能有促进作用[16]。②体外实验:皂苷甲对多种人癌细胞的生长均有明显的抑制效果,各种人癌细胞对皂苷甲的敏感性按下列次序递增:胃癌<宫颈癌<结肠癌<胰腺癌<神经母细胞癌<神经胶质母细胞癌。此外,土贝母对肺癌细胞、鼻咽癌细胞、肝癌细胞、肾癌细胞、舌癌细胞都有很强的抑制作用[17]。③相关机制:土贝母皂苷甲有诱导肿瘤细胞周期阻滞和凋亡的作用[18,19]。其作用靶点是线粒体、细胞色素C、微管和微管蛋白[20-22]。皂苷甲能快速激活MAPK信号传导通路,这可能是其诱导肿瘤细胞凋亡的途径之一[23]。土贝母皂苷甲、丙能够诱导SW480细胞凋亡,这可能是土贝母皂苷抗肿瘤作用的又一途径[24]。微管是构成细胞骨架的重要

组成成分，是肿瘤细胞的特定靶成分，实验表明土贝母皂苷具有一定的抗微管作用，从而诱导癌细胞的凋亡[25]。

4. 杀精 土贝母总皂苷及其A、D成分具有较强的杀精子作用。其瞬间杀精的质量分数分别为0.04%、0.04%及0.03%。其杀精机制主要是破坏精子的生物膜系统，使精子的质膜、顶体及线粒体受损。用固定明胶底物薄膜法测定单个精子顶体酶变化的结果表明，三者的质量分数为0.05%时，均可显著降低单个精子顶体酶的活性[26]。且作用后不活动的精子用生理盐水洗去药液后活动力未能恢复，表明其损伤作用是不可逆的[27]。

5. 药代动力学 土贝母苷甲肌注后，在动物体内，肝、脾内含量较高，血、肺和心脏次之，肾和脑较低，与血浆、肝及肾组织蛋白结合率分别为17.1%、21.8%、20.35%，从胃肠道消失较快，提示它可能以代谢产物的形式从尿液和胆汁中排泄[28]。

6. 毒性 ①急性毒性：小鼠肌肉注射土贝母结晶D的LD_{50}为51.61 mg/kg。小鼠腹腔注射土贝母皂苷的LD_{50}为(31.9±0.234)mg/kg。大于临床治疗量时，家兔未发现有实质性病变，但用量过大时，局部可产生充血和炎症刺激反应。家兔给药前后，血液中白细胞和红细胞数无明显改变，肝、肾也无明显损伤。一般药理学研究显示，土贝母皂苷注射液(1 mg/L)，对麻醉犬的呼吸、血压和心率在分别使用0.08、0.8、8 mg/kg时，静脉注射前后均无明显差异[11,29]。②亚急性毒性：土贝母结晶D给狗每天肌肉注射1次，每周5次，剂量为0.3和0.6 mg/kg的2组动物未出现不良反应。血液学和肝、肾功能检查无异常变化。肉眼可见2只动物(2/6)的脾脏大，色紫暗。每组剂量为1.2 mg/kg，实验过程中未见不良反应。化验检查发现白细胞增加，部分动物(4/9)的肝组织呈点状坏死，脾脏出血[11]。

【临床应用】

1. 疣病 土贝母皂苷注射液(消疣灵注射液)，治疗各种疣病532例。532例中380例扁平疣，108例传染性软疣，20例寻常疣，7例趾疣，5例尖锐湿疣和其他疣病12例。治疗后痊愈440例（82.70%），显效56例(10.53%)，总有效率93.23%，好转27例(5.08%)，无效9例(1.69%)[29]。

用土贝母搽剂治疗疣病有效率为89.7%，用土贝母注射液的有效率为66%。进一步提取土贝母皂苷，包括土贝母皂苷注射液肌肉注射(每次2 mg，每日1~2次)，土贝母皂苷搽剂局部涂擦(每日2~4次)，治疗扁平疣、寻常疣、传染性疣等共252例，痊愈219例，好转8例，无效4例[27]。

2. 乳腺癌 口服二贝母胶囊(浙贝母、土贝母、山慈姑等组成)，应用于治疗晚期乳腺癌，完全缓解(CR)12例，部分缓解(PR)34例，无变化(NR)9例，病变进展(PD)5例，总缓解率(CR+PR)为76.7%[30]。

3. 乳腺增生 中药(山慈姑、土贝母、山棱等组成)，通过导入治疗仪使药物直接到达病变肿块部位。治疗乳腺增生100例，痊愈45例，显效34例，有效14例，无效7例，总有效率为93%[31]。

(孙 健)

参考文献

[1]Tang H, et al. A New Cyclic Bisdesmoside from Tubers of Bolbostemma paniculatum. *Chinese Chemical letters*, 2005, 6(4): 479.

[2]Liu W Y, et al. New triterpenoid saponins from Bulbs of Bolbostemma Paniculatum. *Planta Med*, 2004, 70(2): 458

[3]马挺军，等.土贝母的化学成分研究.西北植物学报，2005, 25(6): 1163

[4]刘文庸，等.土贝母化学成分研究.中国中药杂志，2004, 29(10): 953

[5]马挺军，等.土贝母中一个新的三萜皂苷.中草药，2006, 37(3): 327

[6]郑春辉，等.土贝母化学成分的分离与鉴定.中国药物化学杂志，2005, 15(5): 291

[7]马挺军，等.土贝母的化学成分研究(Ⅱ).西北植物学报，2006, 26(8): 1732

[8]Liu WY, et al. Pyrrole alkaloids from Bolbostemma paniculatum. *Journal of Asian Natural Products Reseach*, 2003, 3(5): 159

[9]Zheng CH, et al.A new cucurbitacin from Bolbostemma paniculatum Franguent. *J Asian Nat Prod Res*, 2007, 9(2): 187

[10]李兴华，等.土贝母皂苷A对动物免疫功能的影响.中国药房，1998, 9(1): 13

[11]傅章才，等.土贝母皂苷的药理学研究.陕西新医药，1985, (4): 49

[12]Yu Li-Jian, et al.Effects of tubeimoside-1 on HIVcore protein P24 and cytopathogenesis in vitro. *Acta Pharmacologica Sinica*, 1994, 15(2): 103

[13]周艳萌，等.土贝母皂苷体内抗乙型肝炎病毒的实验研究.遵义医学院学报，2007, 30(3): 232

[14]周艳萌，等.土贝母皂苷体外抗乙型肝炎病毒的药效研究.时珍国医国药，2006, 17(11): 2134

[15]Yu TX, et al. Structure-activity relationship of tubeimosides in anti-inflammatory, antitumor, and antitumor-promoting

effects.*Acta Pharmacol Sin*,2001,22(5):463

[16]姜树山,等.土贝母对小鼠前胃鳞癌的作用.中国中药杂志,1990,15(12):42

[17]马润娣,等.土贝母皂苷甲抗肿瘤活性的研究.中国肿瘤临床,1994,21(6):446

[18]于立坚,等.土贝母苷甲对人脐静脉内皮细胞凋亡和肿瘤诱导的血管生成的影响. 细胞生物学杂志,2008,30:747

[19]韩成敏,等.土贝母制剂联合热疗诱导Tca8113细胞凋亡及其对细胞周期的影响.中国老年学杂志,2009, 29(2):299

[20]Xu Y,et al. Tubeimoside-1 exerts cytotoxicity in HeLa cells through mitochondrial dysfunction and endoplasmic reticulum stress pathways. *J Proteome Res*, 2009 ,8(3):1585

[21]Wang F, et al. Role of Mitochondria and mitochondrial cytochrome C in tubeimoside Ⅰ-mediated apoptosis of human cervical carcinoma Hela cell line.*Cancer Chemother Pharmacol*, 2006,57:389

[22]Rundi Ma, et al. Anti-microtubule activity of tubeimoside I and its colchicine binding site of tubulin. *Cancer Chemother Pharmacol*, 2008,62(4):559

[23]刘姬艳,等.土贝母苷甲对人鼻咽癌上皮细胞丝裂原活化蛋白激酶活性的影响.北京中医,2007, 26(2):119

[24]于超,等. 土贝母皂苷诱导人鼻咽癌细胞株CNE-22细胞凋亡的研究.中国药理学通报,2006 ,22(7):880

[25]宋刚,等.土贝母皂苷对人低分化上皮样鼻咽癌细胞(CNE-2Z) 微管的作用. 中国临床药理学与治疗学,2005,10(6):617.

[26]苏华,等.土贝母皂苷作为阴道杀精子剂的实验研究.西安医科大学学报,1986,7(3):225

[27]苗云三.法定中药药理与临床.北京:世界图书出版公司,1998:67

[28]王永清,等.土贝母苷甲在动物体内的吸收、分布、代谢、排泄.中草药,1994,25(5):256

[29]傅章才,等.土贝母皂苷注射液治疗疣病552例观察.陕西中医,1984,5(12):28

[30]师建国,等.中药二贝母胶囊治疗晚期乳腺癌60例. 第四军医大学学报,2003,24 (19):1741

[31]赵敏怡,等.药物导入治疗乳腺增生100例. 陕西中医,2004,25(6):505

大青叶 Isatidis Folium da qing ye

本品为十字花科植物菘蓝*Isatis indigotica* Fort.的干燥叶。味苦,性寒。能清热解毒、凉血消斑。用于温病高热、神昏、发斑发疹、痄腮、喉痹、丹毒、痈肿。

【化学成分】

1. 吲哚类生物碱 菘蓝主含靛蓝(indigo)、靛玉红(indirubin)等,靛蓝系由其所含的菘蓝苷(大青素B、isatan B)经弱碱水解生成吲哚醇(indoxyl),继变为靛蓝及果糖酮酸。薄层扫描法测得大青叶中靛蓝的含量为(2.0253±0.0614) mg/g,靛玉红含量为(0.9731±0.0090) mg/g,较之其根中靛蓝[(0.0790±0.0006) mg/g]及靛玉红含量[(0.0361±0.0006) mg/g]高得多。药典规定本品含量测定靛玉红不得少于0.020%[1,2]。

2. 喹唑酮类生物碱 有4(^{3}H)喹唑酮、10H-indo[3,2-b]quinoline等。此外尚含葡萄糖芸苔素(glucobrassicin)、新葡萄糖芸苔素(neoglucobrassicin)、葡萄糖芸苔素-1-磺酸盐(glucobrassicin-1-sulzonate)[1,2]。

3. 有机酸 大青叶所含的有机酸如苯甲酸、邻羟苯甲酸、丁香酸、水杨酸等可能是大青叶主要有效成分[1,3]。

4. 其他 另还含异牡荆素-6″-O-吡喃葡萄糖苷、异荭草苷,肥皂草苷、ioliolide、焦脱镁叶绿酸-α-乙酯、焦脱镁叶绿酸-α-甲酯及异荭草苷-3″-O-吡喃葡萄糖苷以及青靛酮和脱氧鸭嘴花酮碱[1]。

【药理作用】

1. 抗病原微生物

(1)抗病毒 大青叶具有一定的抗病毒作用。采用鸡胚法对不同种质的15种大青叶水提醇沉提取物进行抗流感病毒检测,结果大多数样品对甲型流感病毒A1京防86-1株有明显的抑制作用,无论是同病毒直接作用还是治疗和预防作用均为有效,直接作用普遍稍强于治疗和预防作用[4]。对流感病毒H_1N_1,大青叶单体1、2、3、4无直接灭活作用,也不能阻止流感病毒的吸收,但能抑制流感病毒在MDCK细胞内的合成,其半数抑制浓度分别为31、29.7、27.6及25.9 mg/L[5]。抑制HSV-Ⅰ的生物合成和直接杀灭病毒是大青叶体外抗病毒的主要作用途径;各提取部位对HSV-Ⅰ有直接灭活作用,但各部位均不能阻止HSV-Ⅰ侵入细胞;石油醚、氯仿、正丁醇提取部位均有抑制HSV-Ⅰ生物合成作用,正丁醇部位能显著降低HSV-Ⅰ脑炎小鼠死亡率[6]。另有研究发现大青叶提取物在体外对HSV-Ⅱ无直接灭活作用，也无抗HSV-Ⅱ吸附细胞的作用，但能抑制HSV-Ⅱ在细胞内的复制增殖[7]；其有效单体1、2、3、4对HSV无直接灭活，也不能阻止吸附，而能抑制HSV在HepG2细胞内的生物合成，其半数有效浓度为33、26、32及30 mg/L[8]。采用细胞病变法和MTT法观察发现大青叶乙醇提取物体外抗豚鼠巨细胞病毒的抑制率为96.28%[9]。对于柯萨奇病毒B_3(CVB_3)，大青叶有效单体1、2、3、4对CVB_3无直接灭活作用，也不能阻止病毒吸附，而能抑制CVB_3在HepG2细胞内的生物合成，其半数有效浓度为31、54、31及26 mg/L[10]。对于柯萨奇病毒所致小鼠病毒性心肌炎，大青叶煎剂灌胃可见心肌病变积分较对照组明显减轻，表现出心肌坏死灶数量和范围显著减少，炎细胞浸润减轻[11-13]。另外，在体外对伪狂犬病毒也有一定作用[14]。

大青叶所含4(^{3}H)喹唑酮能抑制流感病毒和柯萨奇病毒，大青叶注射液对甲型流感病毒、乙型脑炎病毒、腮腺炎病毒、流感病毒有抑制感染并有抑制增殖作用。有研究表明，当感冒病毒A/NWS/33和B/Lee感染H292细胞时，靛玉红能够抑制病毒T细胞RANTES的表达和分泌；靛玉-3-肟具有间接抑制RANTES的作用，可以通过抑制核酸转录调节分子NF-κB中bcBa和p38MAP两种激酶的活性来抑制RANTES表达，从而使大青叶在RANTES的表达显示免疫调节活性来达到抗病毒的作用[15]。

(2)抗菌　大青叶具有抗菌作用，100%大青叶浸出液滤纸片用K-B纸片扩散实验表明其对金黄色葡萄球菌、白色葡萄球菌、甲型链球菌、乙型链球菌有明显抑菌作用，以对金黄色葡萄球菌效果更明显[16]。大青叶总浸液、乙醇提取液、正丁醇萃取液试管稀释法测定最小抑菌浓度(MIC)，结果醇沉物对大肠杆菌、痢疾杆菌、肺炎球菌、金黄色葡萄球菌的生长均有明显抑制作用，且逐级提取法可使其抗菌成分富集[17]。另外，大青叶对β-内酰胺酶大肠埃希菌具有相似效果[18]。

(3)抗内毒素　大青叶有显著的抗内毒素作用，体外实验大青叶氯仿提取物的1%溶液稀释64倍后仍有破坏内毒素作用，经药物作用后的内毒素40 EU/kg注入家兔，不产生典型的致热反应[19,20]。另有研究表明大青叶正丁醇萃取部位亦能直接中和降解内毒素，显著降低内毒素的致热性，同时能显著降低ACTD敏化小鼠的死亡率[21]。大青叶抗内毒素活性与所含的有机酸类、氨基酸类等化学成分密切相关，而与靛蓝、靛玉红无明显关系[22]。另外，生态环境改变后大青叶仍能保持原栽培品种抗内毒素作用的品质[23]。

2. 解热　大青叶醇沉物灌胃给药对干酵母所致的大鼠发热及内毒素所致的家兔发热均有明显的降温作用[24]。大青叶注射剂静脉注射后对正常兔结肠温度没有明显影响，而对IL-1β诱导的兔发热有解热作用，能减少IL-1β作用下EP3 mRNA的表达，表明其解热作用机制可能与其抑制下丘脑EP3 mRNA的表达有关[25]。大青叶所含总有机酸明显降低干酵母引起的大鼠体温升高[26]。

3. 抗炎　大青叶醇沉物对二甲苯所致的小鼠耳肿胀及蛋清所致的大鼠足肿胀有明显的抑制作用[27]。大青叶总有机酸提取物对二甲苯致小鼠耳廓肿胀均具有抑制作用，能显著减少醋酸所致小鼠腹腔伊文思蓝渗出量，说明大青叶中总有机酸可能是大青叶抗炎的有效组分之一[26]。

4. 调节免疫　大青叶水煎剂在0.4~1.6 mg/mL时能促进Con A活化的正常小鼠的淋巴细胞分泌IL-2，辅助Tc细胞和B细胞的分化和增殖，但对小鼠腹腔巨噬细胞分泌TNF-α水平无影响[27]。大青叶水煎剂对小鼠脾淋巴细胞的增殖反应具有上调作用，并促进与Con A、LPS对小鼠脾淋巴细胞的增殖，并促进小鼠腹腔巨噬细胞的吞噬功能[28]。

5. 其他　采用斑马鱼模型以研究大青叶中靛玉红的活性，结果10、50 mg/L的靛玉红能显著抑制斑马鱼胚胎体节间血管生成，抑制率为20.9%和38.4%。对鸡胚绒毛尿囊膜血管生成数目也有显著影响[29]。此外，大青叶对离体鸡小肠磷的吸收和肠黏膜细胞活性有抑制作用[30]。大青叶水煎剂0.76 g/kg灌服6 d对小鼠肝微粒体CYP1A1的酶活性呈诱导作用，7~8 g/kg灌服3 d也有相似结果，药效随时间与剂量的增加而增强[31]。同时，大青叶水煎液还能使小鼠微粒体CYP2E1酶活性增加，但其对信使核糖核酸(mRNA)转录水平无影响[32]。

6. 毒性　大青叶口服毒性小，其煎剂腹腔注射对小鼠的LD_{50}为(16.25±1.47) g/kg；另有报告大青叶腹腔注射毒性明显，毒性成分为水溶性。大青苷小鼠灌服LD_{50}>8 g/kg，腹腔注射为5 g/kg。

【临床应用】

大青叶临床上广泛用于多种病毒性疾病的治疗，如上呼吸道感染、乙型脑炎、肝炎等，但罕有单用者，常与其他清热解毒药、清热凉血药组成复方应用，对于多种细菌性感染也有一定疗效。

1. 上呼吸道感染　用大青叶煎剂治疗流感133例，均有效；12例扁桃体炎，9例治愈。另报告用大青叶合剂治疗小儿病毒性上呼吸道感染、流感等均有较好疗效。

2. 流行性乙型脑炎 大青叶为治疗乙脑常用药物，可单用治之，合并其他药物疗效较佳。如单用大青叶煎服治乙脑23例，全部治愈，平均1.9 d体温降至正常。以本品配伍板蓝根各30 g，再加入清热解毒、凉血镇惊之品为大青叶板蓝根合剂治乙脑615例，治愈率96.1%。

3. 急性传染性肝炎 大青叶对急性肝炎有一定疗效，可单用，也可组成复方应用，后者疗效较佳，如曾报告以单味大青叶煎剂治疗87例或用大青叶合剂治疗32例均有较好效果。

4. 男性尖锐湿疣 以大青叶、板蓝根各30 g，配伍金钱草15 g、大黄12 g煎取汤液，一半口服，另一半和药渣熏洗或湿热敷患处。治疗28例，治愈14例，好转12例，总有效92.9%，10剂以内见效6例，20剂以内15例，30剂以内4例，1例60剂治愈。

5. 单纯疱疹性角膜炎 以水煎醇沉法制备之大青叶洗眼液浸泡角膜15~20 min为主治疗37例，29例治愈，疗程5~31 d，平均10.5 d。

6. 其他 以大青叶合剂治疗扁平疣230例有良好疗效。以大青叶配伍银花、连翘及其他清热燥湿祛风药之银青三衣汤治疗湿疹性感染性疾病，如急性菌痢、肠炎、牙周炎、宫颈炎等。

【附注】

蓼科植物蓼蓝*Polygonum tinctorium* AIT.的叶称蓼大青叶，蓼大青叶性味功效与大青叶相似，而应用略有不同。蓼大青叶主含靛苷(indican)，靛苷水解后生成3-羧基吲哚即吲哚醇，再被氧化为靛蓝[33]。药典规定蓼大青叶含靛蓝不得低于0.55%。

（邓文龙）

参考文献

[1]郑雪花.大青叶的化学成分与药理作用.怀化学院学报，2007,26(5):55

[2]柳继锋，等.大青叶的化学成分研究.中国中药杂志，2006,31(23):1961

[3]阮金兰，等.大青叶化学成分研究.中国中药杂志，2005,30(19):1525

[4]刘盛，等.不同种质板蓝根和大青叶的抗甲型流感病毒作用.第二军医大学学报，2000,21(3):204

[5]刘钊，等.中药大青叶有效单体抗流感病毒作用.中南民族大学学报(自然科学版)，2009,28(3):42

[6]方建国，等.大青叶抗单纯疱疹病毒Ⅰ型的活性研究.中国中药杂志，2005,30(11):1343

[7]喻淑庆，等.大青叶提取物抗单纯疱疹病毒Ⅱ型的体外实验研究.医药导报，2008,4(27):394

[8]刘钊，等.大青叶有效单体抗呼吸道合胞病毒作用的实验研究.时珍国医国药，2009,20(8):1977

[9]刘海智，等.大青叶抑制巨细胞病毒致细胞病变的药效实验初探.中国优生与遗传杂志，2006,14(1):58

[10]刘钊，等.中药大青叶有效单体抗柯萨奇病毒作用.中南民族大学学报(自然科学版)，2009,28(2):41

[11]李小青，等.黄芪和大青叶治疗小鼠病毒性心肌炎的对比研究.中国当代儿科杂志，2003,5(5):440

[12]武彦文，等.大青叶的研究进展.中草药，2007,37(5):793

[13]马伏英，等.栀子等中药抑制柯萨奇B_3病毒的体外实验研究.新乡医学院学报，2006,23(1):33

[14]仇微红，等.大青叶板蓝根等5种清热类中药体外抗伪狂犬病病毒效果.中国兽医杂志，2009,45(11):37

[15]Nai K M, et al. Inhibtion of RANTES expression by in influenza virus-infected human bronchial epithelial cells. *Biochem Pharm*, 2004, 67:167

[16]张连同，等.大青叶体外抑菌作用研究.时珍国医国药，2002,13(5):283

[17]郑剑玲，等.大青叶和板蓝根提取物的抑菌作用研究.中国微生态学杂志，2003,15(1):18

[18]栾耀芳，等.黄芩等8种中药对产β-内酰胺酶大肠埃希菌的敏感性研究.山东中医杂志，2005,24(10):629

[19]黄继全.大青叶抗内毒素的实验研究.江西中医学院学报，2007,19(2):70

[20]刘云海.大青叶抗内毒素的实验.中药材，1994,17(6):36

[21]方建国，等.大青叶抗内毒素活性部位筛选.中草药，2004,35(1):61

[22]Wu X Y, et al. Chemical consument of Isatis indigotic. *Planta Med*, 1997, 63:55

[23]王寅，等.异地栽培大青叶和原栽培品种的抗内毒素作用比较.中草药，2000,31(3):212

[24]史国举，等.大青叶醇沉物药理作用的实验研究.河南中医学院学报，2006,125(21):15

[25]董军，等.大青叶对IL-1β作用下兔下丘脑EP3 mRNA表达的影响.细胞与分子免疫学杂志，2007,23(1):42

[26]吴启南，等.大青叶中有机酸药理作用研究.南京中医药大学学报，2008,24(3):187

[27]赵红，等.大青叶水煎剂调节小鼠免疫细胞分泌IL-2、TNF-α的体外研究.陕西中医，2003,23(8):757

[28]张淑杰，等.大青叶水煎剂对小鼠细胞免疫功能的体外研究.中国公共卫生，2003,19(9):1091

[29]夏小艳，等.大青叶中靛玉红的抗血管生成活性研究.中国药学杂志，2010,45(3):187

[30]徐运杰，等.中草药提取物对离体鸡小肠磷吸收和细胞活性的影响.天然产物研究与开发，2009,21:1007

[31]张汉明，等.板蓝根和大青叶不同部位的靛蓝、靛玉红

含量测定及其部分成分的抗内毒素作用比较. 药学实践杂志，2000,18(5):347

[32]雷霆雯，等.大青叶对小鼠肝脏CYP2E1酶活性及信使核糖核酸表达的影响.中国医院药学杂志，2006,26(9):1095

[33]王永艳，等.大青叶、蓼大青叶的鉴别与合理用药.河北中医，2008,30(7):760

大 蒜 Allii Sativi Bulbus

da suan

本品为百合科植物大蒜*Allium sativum* L. 的鳞茎。辛，温。具有解毒消肿、杀虫、止痢等功能。主治痈肿疮疡、疥癣、肺痨、顿咳、泄泻、痢疾。

【化学成分】

1. 挥发油 大蒜含挥发油约0.2%，主要由大蒜辣素(allicin)等30余种硫醚化合物以及柠檬醛、牻牛儿醇、芳樟醇、α-水芹烯、β-水芹烯组成。其中大蒜辣素约占挥发油的0.5%~2%，二烯丙基二硫醚(diallyl disulfide, DADS)约占挥发油的76%，大蒜素(garlicin, allimin, allicin)占挥发油的13%，甲基烯丙基化三硫(MATS)占挥发油的4%~10%[1-4]。

2. 氨基酸 从大蒜中分离得到具有独特药理活性的含硫氨基酸[5,6]：蒜氨酸(alliin)、环蒜氨酸(cycloalliin)、脱氧蒜氨酸(SMC)、S-甲基-L-半胱氨酸亚砜(SMCS)、S-烯丙巯基半胱氨酸(S-allyl-mercapto cysteine, SAMC)等。

3. 酶类 大蒜中最重要的酶是蒜酶，它能将蒜氨酸水解成大蒜辣素[7]。

4. 肽类 大蒜中存在多种低聚肽类，如γ-1-谷酰基-S-烯丙基半胱氨酸、γ-谷氨酰苯丙氨酸及其亚砜[8]。

5. 甾体皂苷类 proto-iso-eruboside-B、iso-eruboside-B、eruboside-B、sativoside-C[9]。

【药理作用】

1. 保护神经组织 用300 mg/kg的S-烯丙基半胱氨酸(腹腔注射)预处理大鼠，对3-硝基丙酸中毒引起的大脑过兴奋有明显缓解效果。该作用与S-烯丙基半胱氨酸恢复Mn-SOD、Cu、Zn-SOD的活性，减轻脂质过氧化反应以及改善线粒体功能密切相关。用β淀粉样肽或鹅膏蕈氨酸引起大鼠海马神经元凋亡，S-烯丙基半胱氨酸则通过抑制caspase-12活化保护海马CA_1、CA_3和齿状回区域的神经元免于凋亡。其作用机制可能为S-烯丙基半胱氨酸可与β淀粉样肽40 (Aβ40)相结合，使β淀粉样肽40的结构发生部分折叠，从而抑制β淀粉样肽纤维化[10-12]。

2. 改善心脑血管功能 小剂量 (5.25 mg/kg)大蒜素，颈静脉滴注，使豚鼠在体心电图Q-T延长，加大剂量(26.25和131.25 mg/kg)产生R-R及P-R延长，最终因窦性停搏，Ⅲ房室传阻而死亡[13]。终浓度为1.2 μg/mL的大蒜素能够显著增加兔主动脉平滑肌细胞(SMC) SOD活性，降低LPO水平，升高PGI_2、cAMP水平，从而抑制SMC增殖[14]。给大鼠肌肉注射大蒜素4 mg/kg，每日1次，连续30 d，能够明显降低缺氧性肺动脉压升高，减轻缺氧对内皮细胞的损伤，还能够阻抑缺氧性腺泡内肺动脉肌化增强现象[15]。大蒜素片300 mg/d，灌胃10 d，可使急性心肌缺血家兔血浆内皮素(ET)升高和NO下降受到抑制，从改善血管内皮功能[16]。大蒜素1.68 mmol/L可显著抑制剪应力诱导的内皮细胞分泌血管性血友病因子，对血小板聚集(SIPA)的抑制率为35.5%[17]。

大鼠口服40和80 mg/kg蒜氨酸5周后，可显著降低异丙肾上腺素致心肌损伤大鼠羟甲基戊二酰辅酶A(HMGCoA)活性，提高卵磷脂胆固醇酰基转移酰酶(LCAT)活性[18]。给小鼠灌胃0.75~3.0 g/kg大蒜多糖(GP)，能够拮抗多柔比星(ADR)所致小鼠中毒性心肌炎引起的血清CK、LDH、GOT和诱导型一氧化氮合酶(iNOS)活力升高，增加心肌SOD活力和降低MDA含量[19]。在单独培养人脐静脉内皮细胞(HUVEC)以及HUVEC与U937单核细胞联合培养，大蒜精油(EGO)(终浓度为1%EGO，作用6 h)均对IL-1α诱导的HUVEC上血管细胞黏附分子-1(VCAM-1)表达有明显的抑制作用，并能显著下调IL-1α作用下单核细胞-内皮细胞的黏附[20]。二烯丙基二硫(DAS)15.5 μmol/L可降低黄嘌呤-黄嘌呤氧化酶(X-XOD)诱导的氧化损伤[21]。二烯丙基三硫化物(DATS)可增加iNOS活性，提高体内一氧化氮(NO)水平，从而舒张血管[22]。

大蒜新素1.5~6.0 mg/kg静脉注射能明显延长脑缺血小鼠存活时间。在脑缺血前静脉注射给药1.5~6.0 mg/kg，能够提高小鼠和大鼠大脑皮层和海马组织的SOD活性，降低MDA含量，表明大蒜新素通过抗氧自由基损伤而保护脑缺血[23]。大蒜新素1~100 μmol/L表面给药，可使大鼠软脑膜微动脉（PA）扩张5%~28%；在四动脉结扎大鼠全脑缺血模型上，表面给予大蒜新素1~100 μmol/L可使PA扩张12%~54%；缺血前15 min静脉注射大蒜新素1.5、3.0、6.0 mg/kg，可改善全脑缺血大鼠软脑膜微循环，减少因缺血引起的脑组织损伤[24]。大蒜新素，15 mg/(kg·d)，灌胃60 d，可显著提高肾型高血压大鼠和老年大鼠脑皮质微粒体中Na^+/K^+-ATPase和Ca^+/Mg^{2+}-ATPase活力，有利于防治脑缺血[25]。

3. 抗血小板聚集 当每毫升血小板血浆中分别含有2.5、5、10 μg大蒜精油时，能明显降低ADP、肾上腺素和胶原诱导的血小板聚集率[26,27]。大蒜油中的二烯丙基一硫化物、二烯丙基二硫化物、甲基烯丙基三硫化物(MATS)、二烯丙基三硫化物(DATS)均有抗ADP诱导兔血浆血小板聚集作用。其中MATS作用最强，DATS作用次之[28]。在富含血小板的血浆或全血中加入阿霍烯浓度为100~150 μmol/mL时，即发生浓度依赖性抗血小板聚集作用[29]，而对洗涤过的血小板，阿霍烯浓度40 μmol/mL即可达到最大抑制作用。(-)-N-(1′-去氧-1′-β-D-吡喃果糖基)-S-烯丙基-L-半胱氨酸亚砜能在体外对抗由ADP和肾上腺素诱导的血小板聚集作用。抑制浓度为1 mmol/L，能使由胶原诱导的血小板聚凝滞后时间增加50%~70%[30]。

大蒜精油可完全抑制TXA_2的生成[31]，主要是其抑制了血小板内环氧化酶系统，从而减少TXA_2的生成。大蒜可能从以下几个方面影响血小板聚集功能：①抑制血小板AA代谢；②升高血小板cAMP水平[32]；③改变血小板膜的理化性质，从而影响血小板的摄取和释放功能[33]；④抑制血小板膜上纤维蛋白原受体，从而抑制血小板与纤维蛋白原结合[34]；⑤影响血小板膜上的巯基，从而改变了血小板功能[35]。

4. 降血脂 大蒜素可明显降低饲以高脂饲料小鼠的血清TC、TG和LDL-C水平及提高HDL-C含量，其作用与剂量呈正相关；大蒜素可在不同程度上提高血清LCAT、心肌LPL和HL的活性，并在一定程度上降低肝脏HMGCoA还原酶活性。大蒜素离体可抑制胆固醇微胶粒的形成[36]。大蒜新素能有效防止高胆固醇饮食所造成的鹌鹑血浆胆固醇水平升高，血浆、肝脏及动脉壁的cAMP水平下降[37]。给大鼠灌服大蒜精0.5、1 g/kg，连续14 d，可防止高脂血症大鼠TC、TG的升高及HDC-C的降低[38]。

5. 降血糖 大蒜素10 mg/kg灌胃14 d可使糖尿病小鼠体重增加，饮水量、食量及尿量减少，空腹血糖明显下降[39]。大蒜素灌胃10 mg/kg能有效提高糖尿病小鼠心、脑、脾、肾、肝线粒体及和微粒体Na^+/K^+-ATP酶，Ca^{2+}-ATP酶活性[40]。预先给四氧嘧啶性糖尿病大鼠灌服大蒜素30、40、60 mg/(kg·d)，连续7 d，能够使糖尿病大鼠血糖浓度降低，血清胰岛素浓度升高，表明大蒜对胰岛B细胞损伤有保护作用[41]。给四氧嘧啶糖尿病大鼠每次口服蒜氨酸(SACS)200 mg/kg，能够显著降低糖尿病大鼠血清中碱性磷酸酶、酸性磷脂酶、LDH和肝葡萄糖-6-磷酸酶(G-6-P)的活性及血清脂质、葡萄糖的浓度，同时显著增加肝和肠中3-羟基-3-甲基-谷氨酰辅酶A(HMGCoA)还原酶的活性和肝己糖激酶活性[42]。SACS可显著刺激正常小鼠B细胞的胰岛素分泌，其作用可能是由其抗氧化和促分泌作用引起的[43]。SACS还能消耗还原型辅酶Ⅱ(NADPH)，防止胰岛素破坏，从而具有降血糖作用。也有研究表明，SACS能显著增加小鼠体液中肾上腺素和去甲肾上腺素的含量，而拮抗胰岛素对糖的代谢[44]。

大蒜辣素6、10 mg/kg，灌胃给药，有提高正常人葡萄糖耐量的作用，说明大蒜辣素降血糖可能是由于促进胰岛素的分泌和增加组织细胞对葡萄糖的代谢[45,46]。在糖尿病小鼠饮食中加入0.02%或0.05%的阿霍烯，8周后，小鼠饮水量均不同程度减少，其中喂予0.05%阿霍烯的小鼠血糖浓度降低达78.3%[47]。S-烯丙基半胱氨酸(SAC)可抑制葡萄糖和甲基乙二醛衍生的晚期糖化终产物(AGEs)的形成和羧甲赖氨酸的产生[48]。

6. 抗肝毒 大蒜挥发油和蒜氨酸浓度为0.01、0.1和1 mg/mL时，可明显抑制四氯化碳和半乳糖胺所引起的大鼠肝细胞谷丙转氨酸(GPT)活性的升高。大蒜油对四氯化碳引起的大鼠肝细胞脂质过氧化作用有明显的抑制作用[49]。大蒜素10 mg/kg，灌胃，能够明显逆转四氧嘧啶糖尿病小鼠肝脏Na^+/K^+-ATPase、Ca^{2+}-ATPase的活性下降，NO和肝糖原含量的显著下降[50]。0.1%大蒜素混悬液，10、20、30 mg/kg灌胃小鼠，能够明显降低由对乙酰氨基酚（APAP）肝损伤小鼠血清AST、谷胱甘肽转移酶活力，以及肝脏MDA含量；能够使APAP损伤小鼠肝脏谷胱甘肽（GSH）含量明显升高，并有明显剂量依赖关系[51]。

大蒜挥发油SAMC、SACS、SAC和SMC对CCl_4所致肝细胞毒有拮抗作用。SACS和SAMC对半乳糖胺(GalN)引起的大鼠肝细胞毒性均有显著抑制作用[52]，SACS体外对猪肝微粒体NADPH-细胞色素P450还原酶和NAPH-细胞色素P450还原酶活性有抑制作用，从而保护微粒体不发生脂质过氧化[53]。

7. 抗微生物 大蒜素对革兰阴性菌最低抑菌质

量浓度(MIC)为4.1 mg/mL;最低杀菌质量浓度(MBC)为7.9 mg/mL,对革兰阳性菌的MIC为27.5 mg/mL,MBC为91.9 mg/mL[54]。大蒜素通过抑制谷胱甘肽和结核分枝杆菌85B基因mRNA,进而抑制单核细胞中TNF-tnf-α的表达及结核分枝杆菌所产生的活性氧簇(ROS),从而抑制结核分枝杆菌[55]。对青霉素和链霉素等多种抗生素产生耐药性的细菌,大蒜制剂也有抑制作用[56]。大蒜素亦有良好的抑制真菌效果,7 μg/mL大蒜素即可抑制黄曲霉菌,与制霉菌素抑菌效果相同。大蒜素对念珠菌、隐球菌、发癣菌、表皮癣菌和小孢子菌的MIC在1.57~6.25 μg/mL之间[54]。

阿霍烯在20 μg/mL浓度时可抑制黑曲霉和白色念珠菌的生长,其机制是阻断真菌的脂质合成[57]。大蒜素可增强多黏菌素B(PMB)杀真菌作用,其机制是大蒜素可使真菌液泡膜上的磷脂发生过氧化反应,使PMB更容易进入真菌液泡,从而增强其杀真菌能力[58]。大蒜提取物0.15 mg/mL时,可杀灭流感病毒B,0.015 mg/mL时可杀灭疱疹单病毒[59]。大蒜提取物对巨细胞病毒亦有抑制作用[60]。大蒜素可抑制疟原虫环孢子蛋白(CSP)的加工和防止子孢子进入宿主细胞,如将经大蒜素处理过的子孢子注射给小鼠,则该小鼠不再受感染[61]。鲜大蒜汁和大蒜提取液分别在0.39和3.12 mg/mL对幽门螺杆菌(Hp)有明显抑制作用,并随浓度升高而增强[62]。大蒜油和大蒜油β-环糊精包合物提取液对新型隐球菌、乌青霉菌、裴氏着色真菌、申克孢子丝菌的最小抑菌浓度(MIC)和最小杀菌浓度(MBC)相同,均为6.25 μg/mL,对白色念珠菌和熏烟曲霉菌MBC为100 μg/mL,MIC亦为6.25 μg/mL;对总状毛霉菌MIC为50 μg/mL[63,64]。

大蒜GO889对人类免疫缺陷病毒1型(HIV-1)50%抑制浓度(EC_{50})为0.19%,最高保护率达94.76%,治疗指数(TI)为5;对单纯疱疹病毒(HSV-1,HSV-2)、腺病毒(ADA_3,ADA_7)、柯萨奇病毒($COXB_5$,$COXB_6$)的治疗指数达8~19[65]。大蒜素在2.5~7.5 μg/mL时有抑制肠道病毒CBV_3和ECHO11活性[66]。二烯丙基三硫醚可抑制即刻早期基因转录和即刻早期抗原的表达,使人巨细胞病毒(HCMV)失去复制能力[67]。

8. 阻断亚硝胺的合成 大蒜提取液在体外模拟胃液条件,能明显阻断二甲基亚硝胺(DMNA)、二乙基亚硝胺(DENA)和二丁基亚硝胺(DBNA)的化学合成,大蒜液的剂量与DENA和DBNA的合成量呈显著的负相关,其机制在于大蒜有效成分能消除反应液中的亚硝酸盐[68,69]。有实验证明串珠镰刀菌可促进亚硝胺诱发食管癌,大蒜提取液的浓度与串珠镰刀菌浊度之间呈明显负相关[69,70]。大蒜提取液0.5 g/mL还可阻断大肠杆菌、肠球菌对DENA和DBNA合成的促进作用,并可阻断大肠杆菌使NO_3^-还原为NO_2^-的作用。大蒜中所含的巯基化合物能竞争性地结合亚硝酸盐,这是大蒜阻断亚硝胺化学合成的重要机制之一[71]。

9. 抗癌 大蒜油对人胃癌BGC823细胞的抑制作用机制,发现大蒜油对肿瘤细胞的作用是通过影响P53、P21的表达水平而实现的[72]。大蒜油在20~50 ng/mL范围作用6 h,可诱导人早幼粒白血病HL60细胞表现出典型细胞凋亡特征[73]。大蒜油100 mg/kg腹腔注射,可使小鼠腹水型宫颈癌细胞及其DNA聚合酶α活性降低,提示大蒜油可能通过阻滞癌细胞DNA的合成和复制而抑制癌细胞的增殖[74]。

含10 μg/mL大蒜素和25 μg/mL EGF(表皮生长因子)共培养12 h后,显示大蒜素有明显抑制EGF刺激人肝癌细胞EGFR(表皮生长因子受体)表达的作用[75]。给荷胃癌SGC-7901裸鼠局部注射大蒜素(20 g/L)0.1 mL,每隔2日一次,共3次,抑制胃癌细胞的生长[76]。增殖周期较短的人白血病细胞株K562细胞和增殖周期较长的人大肠癌细胞株HR-8348细胞均随大蒜素浓度和作用时间的增加,S期细胞含量明显下降,G2/M期细胞含量有明显上升趋势,提示大蒜素将S期细胞阻留于G2/M期[77]。大蒜新素只需氟尿嘧啶剂量的1/3(24 μg/mL)左右可杀伤99.9%胃癌细胞,呈明显的量效关系[78]。大蒜新素能强烈抑制人体胃腺癌细胞株SGC细胞集落形成,并有诱发人体淋巴细胞SCE的作用[79]。

将抗CD_{20}的利妥昔单抗与蒜氨酸酶相连接,导入移植人类慢性B细胞白血病细胞的小鼠体内,酶抗体复合物即可与白细胞特异结合,给予的蒜氨酸在特定部位的蒜氨酸酶的催化下,很快生成大蒜素,发挥杀灭肿瘤细胞作用,而对正常细胞影响不大[80]。蒜氨酸抗肿瘤的另一个机制是抑制血管生成。在鸡胚绒毛膜尿囊膜(CAM)模型中,蒜氨酸可以诱导NO合成和上调P53表达从而抑制生长因子-2对内皮细胞管道形成和血管发生的诱导作用[81]。

S-烯丙基半胱氨酸(SAC)和S-烯丙基巯基半胱氨酸(SAMC)具有抗肿瘤侵袭作用。在前列腺癌、卵巢癌、食管癌、鼻咽癌等肿瘤细胞中,SAC和SAMC可在转录和蛋白水平上恢复E-上皮细胞钙黏蛋白的表达,还可诱导间充质细胞上皮细胞转化,从而削弱侵袭生长能力。SAC还可以通过下调Bcl-2表达,上调活化caspase-3表现出抗癌活性[82,83]。二烯丙基硫醚(DAS)可以上调(wt)P53,下调(mut)P53,启动下游

P21/wafl,引发皮肤肿瘤细胞凋亡[84]。SAMC对红白血病细胞株(HEL、OCIM-1)、乳腺癌细胞株(MCF-7)、前列腺癌细胞株(CRL-1740)的增殖均有抑制作用,尤其与激素有关的癌细胞(MCF-7、CRL-1740)更易受SAMC的生长抑制影响[85]。

二烯丙基二硫醚(DADS)通过诱导凋亡前蛋白Bax和Bak而抑制裸小鼠体内异种抑制的人前列腺癌PC3细胞系的增殖,而二烯丙基三硫醚(DATS)则可通过活性氧(ROS)作用和促进Cde25C高度磷酸化使前列腺癌细胞发生G(2)/M的阻滞[86]。DATS诱导人前列腺癌PC3细胞的前中期(细胞分裂)阻滞[87]。阿霍烯(ajoene)在体外抑制B16/BL6黑色素瘤细胞的增殖,还能抑制其体内肺转移,抑制肿瘤与内皮细胞的黏附[88]。预先给动物口服二烯丙基硫能有效抑制1,2-二甲基肼诱发结肠癌[89]、肝癌[90]的发生,降低大鼠肝细胞^{14}C-二甲基肼的掺入量,表明二烯丙基硫可能有阻止二甲基肼的Ⅰ期活化作用,阻断二甲基肼与肝细胞结合,防止肝细胞坏死后所诱发的癌变过程[90]。DADS和DATS是苯并芘(BP)诱导的小鼠前胃癌的强抑制剂;DAS是BP诱导的小鼠肺癌的强抑制剂[91]。

大蒜中含硫化合物可能主要作用于肿瘤发生的"启动阶段"。通过抗氧化,清除自由基,抑制致癌物活化,增强解毒功能,加快致癌物排泄,阻止DNA加合物形成,影响肿瘤细胞周期,诱导肿瘤细胞凋亡,干扰P53、P21ras蛋白表达水平,增强免疫功能、抗突变等多种途径抑制肿瘤细胞的增殖,防止正常细胞向癌细胞转化。

10. 抗氧化 大蒜油和大蒜辣素浓度为0.1 mg/mL时,可显著抑制Vc/$FeSO_4$引发的肝线粒体膜脂质过氧化,使过氧化产物丙二醛(MDA)明显减少,并使线粒体膜化学发光反应明显受到抑制。大蒜及其水溶性提取物含硒蛋白和含硒多糖,对羟自由基(·OH)和超氧阴离子自由基(O_2^-)有较强的清除能力[92]。大蒜油和大蒜素可有效地对抗Vc/$FeSO_4$和O_2对细胞膜的损伤,大蒜素还能明显对抗羟自由基(·OH)对红细胞膜AchEs的抑制,并能对抗巴豆油刺激肿瘤患者全血化学发光,表明其具有显著的抗氧化能力[93]。S-烯丙巯基半胱氨酸(SAMC)对化学发光抑制率为60%左右,S-烯丙基-L-半胱氨酸(SAC)为33.4%左右[94]。

11. 药代动力学 小鼠静脉注射^{35}S标记的合成大蒜溶液(0.15%)0.15 mL,大蒜素在各组织浓度,以肺中浓度最高,以下次序依次为心、肠、血液、脂肪、脑、肌肉、脾及肝[95]。大蒜辣素在体内代谢较快,静脉注射10 min内已有大部分变为水溶性代谢产物,很快分布于全身各脏器。大部分代谢产物由尿排出,少部分由粪排出[96]。口服后,各脏器总放射性大多数在给药后4 h达高峰,8 h含量为高峰时的一半[96]。大蒜油或包合物在体小肠循环2.5 h的吸收速率常数(Ka)分别为0.9665/h和0.2568/h,吸收半衰期($T_{1/2}$)分别为43.13 min和2.65 h,吸收率分别为94.87%和51.05%,包合物经小肠循环6 h吸收率接近80%,吸收曲线表明,包合物比大蒜油的吸收缓慢平稳持久。病理学检查表明,包合物能明显降低大蒜油对肠道的刺激性和毒性[97]。

12. 毒性 给小鼠静脉注射大蒜油的LD_{50}为134.9 mg/kg[96]。天然或合成的大蒜新素给小鼠静脉注射的LD_{50}为70 mg/kg,灌服为600 mg/kg[98]。

【临床应用】

1. 高脂血症和动脉粥样硬化 对274例高脂血症患者使用大蒜精油胶丸,日服0.12 g,观察30 d,其降脂疗效明显,血清甘油三酯、β-脂蛋白和胆固醇含量平均下降率分别为30.2%、28.7%及12.5%[99]。222例心肌梗死后患者随机给予大蒜油0.1 mg/kg治疗3年,结果患者的病死率和再梗率明显减少[29]。大蒜油能有效地增加心肌梗死患者降低纤溶活性,且比其他任何纤溶系统激发剂都安全可靠[100]。

2. 萎缩性胃炎 用大蒜新素(每丸20 mg,每人每天6粒,连服30 d)治疗萎缩性胃炎30例,患者服药1个月后胃液酸度增加,胃液内亚硝酸盐含量降低,因此具有防止癌变的作用[101]。

3. 结核性疾病 用大剂量熟大蒜(去皮紫皮蒜15 g,蒸至不辣为度,分次1日服完)治疗19例伴有空洞形成的浸润性肺结核,发现炎性浸润病变吸收明显,特别是对促进空洞闭合及缩小的疗效更为突出[102]。用大蒜吸入法(新鲜大蒜30 g,捣碎,以鼻吸入,每次1 h,每日3次,3个月为一疗程)治疗10例肺结核,结果9例显效,1例恶化[103]。用大蒜治疗肠结核30例,剂量为每次10~25 g,每天3次,4个疗程共计14个月。结果:30例均有效,并且多数病例远期疗效巩固[104]。

4. 脑膜炎和脑炎 用大蒜制剂(20%~30%大蒜液)口服(每次10~20 mL,每日3次,饭后服)加肌肉注射(100%水溶液或0.02%大蒜油制剂5~10 mL,每日1~2次)联合治疗新生隐球菌脑膜炎21例,治愈8例,好转7例,死亡6例[105]。

5. 肺炎 口服大蒜浸剂治疗小儿真菌肺炎28例,7~18 d内均痊愈出院[106]。口服大蒜浸剂治疗小儿真菌肺炎28例均获痊愈[107]。

6. 百日咳 用20%大蒜浸液,每次10~15 mL,治疗201例百日咳。60%患儿10 d治愈,25%半个月治愈[108]。用大蒜泥敷贴脚底涌泉穴治疗百日咳,一般4次即可生效[109]。

7. 婴儿腹泻 用大蒜注射液[每天在输液中加入0.15%大蒜注射液,剂量为2 mL/(kg·d),大蒜油含量为1.5 mg/mL]治疗70例婴儿腹泻,多数患儿系接受过多种抗生素和消化药等治疗无效而改用大蒜。结果是1~3 d显效56例,3 d以上显效14例[110]。

8. 急性肾炎 以大蒜配西瓜(将去皮大蒜250 g,塞入瓜内,在锅内蒸熟后,1 d内分次服完)治疗急性肾炎21例,治愈14例,好转5例,无效2例[111]。

9. 皮肤科疾病 大蒜取汁擦涂患处,治疗头皮白癣35例,有效23例,无不良反应[112]。大蒜捣成泥外擦还可治疗冻伤、烧伤、花斑癣、股癣、牛皮癣、斑秃、秃顶、脚气等。用蒜泥或蒜汁敷抹头部脱发部位2~3个月,毛发生长[113]。用大蒜糊外敷治疗寻常疣100例,均获痊愈,一般疗程4~5 d[114]。

10. 其他 大蒜及制剂还用于真菌性败血症、牙周炎、新生儿鹅口疮、顽固性咯血、腱鞘炎、滑囊炎、网球肘、蜈蚣咬伤症、艾滋病[115]、传染性肝炎、白喉、前列腺炎、尿路感染、急性阑尾炎、慢性铅中毒、维生素B_1缺乏症[116]。

(饶光宇 谢宝忠)

参 考 文 献

[1]郎彝江,等.大蒜有效成分的研究. 中草药,1981,12(1):4

[2]邢有权,等.色谱-质谱法分析大蒜油的成分. 化学与粘合,1990,3:130

[3]沈联慈,等.大蒜挥发油的化学成分与质量研究. 中草药,1993,24(2):66

[4]张立萍,等.大蒜精油的主要成分分析. 中成药,1989,11(5):35

[5]李广建,等.大蒜合剂研究及进展. 时珍国医国药,1999,10(6):470

[6]贾江滨,等大蒜中含硫氨基酸研究进展.中草药,2000,31(6):468

[7]尹华,等.大蒜的化学成分、药理及应用. 浙江中医学院学报,1996,20(6):37

[8]樊振民,等.大蒜有效成分研究进展. 西安医学院学报,1985,6(3):292

[9]彭军鹏,等.大蒜中两种新的甾体皂苷成分及其对血液凝聚性的影响. 药学学报,1996,31(8):607

[10]Herrera-Mundo M N,et al. S-Allylcysteine prevents the rat from 3-nitroproplonic acid-induced hyperactivity,early markers of oxidative stress and mitochondrial dysfunction. *Naurosci Res*,2006,56(1):39

[11]Ishige K,et al. Role of caspase-12 in am-yloid beta-peptide-induced toxicity in organotypic hippocampal slices cultured for long periods. *J Pharmacol Sci*,2007,104(1):46

[12]Gupta VB,et al. Anti-amyloidogenic activity of S-allyl-L-cysteine and its activity to destabilize Alzheimers beta-amyloid fibrils in vitro. *Neuroseileu*,2007,429(2-3):75

[13]程伟,等.大蒜素对豚鼠在体心电图离体右房自律性及收缩性的影响.湖北中医杂志,1997,19(5):46

[14]李自成,等.大蒜素对培养的兔主动脉平滑肌细胞增殖的影响.中国中药杂志,1998,23(2):109

[15]河福金,等.大蒜素对大鼠缺氧性肺动脉高压功能形态的影响.北京中医药大学学报,2000,23(1):39

[16]李海聪,等.大蒜素对急性心肌缺血兔血浆内皮素和一氧化氮的影响.中医杂志,2001,42(5):302

[17]廖福龙,等.川芎嗪及大蒜素对剪应力诱导的内皮细胞分泌血管性血友病因子与血小板聚集的影响. 中华医学杂志,2001,81(8):508

[18]Sangeetha T,et al. Preventive effect of S-allyl cyteine sulfoxide (alliin) on cardiac marker enzymes and lipids in isoproterenol-induced myocardial injury. *J pharm Pharmacology*,2006,58(5):617

[19]余薇,等.大蒜多糖对多柔比星所致小鼠心脏毒性的拮抗作用.中国药理学通报,2005,21(1):96

[20]葛璐璐,等.大蒜精油抑制白细胞介素-1α诱导的单核细胞-内皮细胞黏附及机制探讨. 中国中西医结合杂志,1999,19(3):152

[21]关立铭,等.大蒜提取物DAS对培养大鼠心肌细胞的抗氧化损伤作用. 白求恩医科大学学报,1999,25(3):253

[22]聂晓敏,等. 二烯丙基三硫化物涂层支架对冠状动脉损伤后血管壁内iNOS蛋白表达及NO水平的影响. 第四军医大学学报,2006,2(11):975

[23]马晓红,等.大蒜新素对实验性急性脑缺血的保护作用.中国药理学与毒理学杂志,1998,12(2):151

[24]马晓红,等.大蒜新素对大鼠软脑膜微循环的作用.中国药理学通报,2000,16(2):145

[25]马晓红,等.大蒜新素对肾型高血压大鼠和老年大鼠脑皮质微粒体ATPase活力的影响. 中国药理学通报,2001,17(2):205

[26]陈静波,等.大蒜的化学成分与抗动脉粥样硬化作用.中国药理学通报,1991,7(2):88

[27]Bordia A. Effeet of garlic on human platelet aggregation in vitro. *Atherosclerosis*,1978,30(4):355

[28]Ariga T,et al. Platelet aggregation inhibitor in garlic. *Lancet*,1981,8212:150

[29]敏江译.大蒜的化学、药理和医疗应用. 国外医学情报,1990,11(4):1

[30]Mutsch-Eckner M,et al. A novel animo acid glycoside and three amino acids from Allium Sativum. *J Nat Prod*,1993,56

(6):864

[31]Makneja AN,et al. Altered arachidonic acid metabolism in platelets inhibited by onion or garlic extracts. *Adv Prostagiandin Thromboxane Res*, 1980,6:309

[32]张胜乐,等.大蒜素在实验性高胆固醇血症中抗血小板聚集作用的研究.山东医科大学学报,1986,24(3):29

[33]Apitz-Castro R,et al. Effects of garlic extract and of three pure components isolated from it or human platelet gaaregation,arachidonate metabolism release reaction and platelet ultrastructrue. *Thromb Res*,1983,32(2):155

[34]伍津海摘译.国外草药研究的一些进展.中草药,1987,18(5):45

[35]Block E,et al. The chemistry of alkyl thiosulfate esters.8.(E,Z)-Ajoene:a potent antithrombotic agent from garlic. *J Am Chem Soc*, 1984,106:8295

[36]张庭庭,等.大蒜素降血脂作用及其机制研究.中国实验方剂学杂志,2007,13(2):32

[37]钱晓涛,等.大蒜新素对饲高胆固醇饮食的鹌鹑动脉及肝脏cAMP水平的影响.山东医学院学报,1985,23(2):35

[38]吴丽明,等.大蒜精降血脂和毒性实验研究.中成药,1997,19(12):30

[39]丁虹,等.硒、大蒜素对糖尿病小鼠降糖作用的研究.营养学报,1997,19(4):384

[40]丁虹,等.大蒜素对糖尿病小鼠脏器ATP酶的保护作用.中国中西医结合脾胃杂志, 1997,5(3):163

[41]岳文杰,等.大蒜素对糖尿病大鼠糖代谢的影响.时珍国医国药,2000,11(1):6

[42]Sheela C G,et al.Antidiabetic effects of S-allyl cysteine sulphoxide isolated from garlic Allium sativum Linn. *Indian J Exp Biol*,1992,30(6):523

[43]Augusti KT,et al. Antiperoxide effect of S-allyl cysteine sulphoxide ,an insulin secretagogue,in diabetic rats. *Experienfia*, 1996,52(2):115

[44]Oi Y,et al.Allyl-contraining sulfides in garlic increase uncoupling protent in brown adipose tissue,and noradrenaline and adrenaline secretion in rats. *J Nutr*,1999,129(2):336

[45]韩娜,等.大蒜素对实验性糖尿病作用机制的研究.中国药理学通报,1991,7(6):450

[46]王美玲,等.大蒜素对健康人葡萄糖耐量的影响.中国中西医结合杂志,1992,12(11):674

[47]Hattori A,et al. Antidiabetic effects of ajoene in genetically diabetic KK-A(y) mice. *J Nutr Sei Vitaminol* (*Tokyo*), 2005,51(5):382

[48]Ahmad MS,et al. Aged garlic extract and S-allyl cysteine prevent formation of advanced glycation endproducts. *Eur J Pharmacol*,2007,561(1-3):32

[49]Hikino H,et al. Antihepatotoxic actions of Allium sativum Bulb. *Planta Medica*, 1986,3:163

[50]孔锐,等.硒和大蒜素对糖尿病小鼠肝脏生化功能改变的保护作用.华西药学杂志, 2001,16(2):104

[51]郑敏,等.大蒜素(allitridi,Alt)对小鼠实验性肝损伤的保护作用.中草药,2001,32(5):440

[52]Hikino H,et al. Antihepatotoxic actions of Allium sativum Bulbs. *Planta Med*, 1986,3:163

[53]Oelkers B,et al. In vitro inhibition of cytochrome P450 reductases from pig liver microsomes by garlic extracts. *Arzneimittelforschung* ,1992,42(2):136

[54]Bakri IM,et al. Inhibitory effect of garlic extract on orel bacteria. *Archives of Oral Biology*,2005,50(6):645

[55] Hasan N,et al . Allicin-induced suppression of My cobacterium tuberculosis 85B mRNA in human monocytes. *Biochem Biophys Res comman*,2007,355(2):471

[56]吴雁,等.Allium属植物的化学及药理研究进展.沈阳药学院学报,1991,8(4):299

[57]刘有.大蒜的化学成分和药理作用研究进展.中国医院药学杂志,1989,(6):267

[58]Ogita A,et al . Amplification of vacuole-targeting fungicidal activity of antibacterial antibiotic polymyxinB by allicin,an allyl sulfur compound from garlic. *Antibiotiki* (*Tokyo*),2007,60(8):511

[59]Tsai Y,et al. Antiviral properties of garlic in vitro effeets on influenza B,herpes simplex and coxsackie viruses. *Planta Med*,1985,51(5):460

[60]郭乃榄,等.大蒜提取物对巨细胞病毒的抑制作用.北京医科大学学报,1990,(2):152

[61]Coppia A,et al. Antimadarial activity of allicin,a biotogiclly active compound from garlic cloves. *Anticrob Agents chemother*,2006,50(5):1731

[62]周曾芬,等.大蒜对幽门螺杆菌抑菌作用的实验研究.中国新药杂志,1999,8(4):243

[63]席荣英,等.大蒜油微量元素及抗菌活性测定.新乡医学院学报,1999,16(4):301

[64]何进,等.大蒜油β-环糊精包合物的抗深部真菌作用.沈阳药科大学学报,1998,15(2):134

[65]王满霞,等.大蒜GO889对HIV等病毒作用的实验研究.中国中医基础医学杂志, 1999,5(3):35

[66]罗荣,等.药物抗CBV_3及ECHO11的体外实验研究.中华实验和临床病毒学杂志, 2001,15(2):135

[67]Zhen H,et al. Experimental study on the action of allitridin against human cytomegalovirus in vitro:In hibilory eflects on immediate-early genes. *Anticiral Res*,2006,72(1):68

[68]王美玲,等.大蒜对胃液亚硝酸盐及硝酸盐还原菌的影响.山东医学院学报,1985,(1):14

[69]刘近周,等.大蒜阻断串珠镰刀菌促进二甲基亚硝胺合成的观察.山东医学院学报, 1985,(2):31

[70]刘近周,等.大蒜阻断细菌对亚硝胺合成的促进作用.山东医学院学报,1985,(4):56

[71]纪玉兰,等.大蒜阻断亚硝胺合成的研究.医学研究通

讯,1987,(8):229

[72]李晓光,等.大蒜油抑制人胃癌BGC823细胞的生长和诱导分化的作用. 华人消化杂志,1998,6(1):10

[73]李晓光,等.大蒜油诱导细胞凋亡的实验研究. 中国中医基础医学杂志,1997,3(2):23

[74]陈双厚,等.大蒜油对小鼠腹水型宫颈癌细胞及其DNA聚合酶α活性的影响. 中药新药与临床药理,1999,10(5):286

[75]高艳景,等.大蒜素抑制EGF上调人肝癌细胞中EGFR表达的研究. 山东中医药大学学报,2000,24(3):231

[76]王海燕,等.大蒜素对胃癌细胞株及裸鼠移植瘤的抑制作用. 肿瘤防治研究,2001, 28(2):94

[77]曹江,等.应用流式细胞术研究大蒜对肿瘤细胞周期的影响. 癌症,1996,15(6):401

[78]潘希愚,等.生大蒜匀浆、二烯丙三硫和三种抗癌药对胃癌细胞株的剂量效应比较. 中华肿瘤杂志,1985,(2):103

[79]Makneja AN,et al. Altered arachidonic acid metabolism in platelets inhibited by onion or garlic extracts. *Adv Prostagiandin Thromboxane Res*,1980,6:309

[80]Arditti FD, et al. Apoptotic killing of B-chronic lymphocytic leukemia tumor cells by allicin generated in situ using a rituximab-alliinase conjugate. *Mol cancer Ther*,2005,4(2):325.

[81]Mousa AS,et al. Anti-angiogenesis efficacy of the garlic ingredient alliin and antioxidants:role of nitric oxide and p53. Natr Cancer,2005,53(1):104

[82]Chu Q,et al. A novel anticancer effect of gar lic derivatives:inhibition of cancer cell invasion through restoration of E-cadherin expression.*Carcinogenesis*,2006,27(11):2180

[83]Chu Q,et al. S-allyleysteine,a watersoluble garlic derivative,suppresses the growth of human androgen-independent prostate cancer xenograft,CWR22R,ander in vivo conditions. *BJU Int*,2007,99(4):925

[84]Kalra N,et al. Involvement of multiple signaling pathways in diaillyl sulfide mediated apoptosis in mouse skin tumors. *Asian Poc J cancer Prev*, 2006,7(4):556

[85]Sigounas G,et al. S-allylmercaptocysteine inhibits cell proliferation and reduced the viability of erythroleukemia breast, and prostate cancer cell. *Nutr Cancer*,1997,27(2):186

[86]Xiao D,et al. Diallyl trisulfide suppresses growth of PC-3 human prostate cancer xenograft in vivo in association with Bax and Bak induction. *Clin Cancer Res*,2006,12(22):6836

[87]Herman-Antosiewica A,et al. Activation of a novel ataxia-telangiectasis mutated and Rad3 related/ checkpoint kinase 1-dependent prometaphase checkpoint in Cancer cells by dially 1 trisulfide,a pvomising Cancer chemopreventive constituent of processed garlic. *Mol Cancer Ther*,2007,6(4):1249

[88]Taylor P,et al. Ajoene inhibits both primary tumar growth and metastasis of B16/BL6 melanoma cells in C57BL/6 mice. *Cancer Lett*,2006,239(2):298

[89]Wargovich MJ. Diallyl sulfide,a flavor component of garlic(Allium sativum),inhibits dimethylhy-drazine-induced colon cancer. *Carcinogenesis*,1987,8(3):487

[90]Hayes MA,et al. Inhibition of hepatocarcinogenic responses to 1,2-dimethylhydrazine by diallyl sulfide,a component of garlic oil. *Carcinogenesis*,1987,8(8):1155

[91]Singh SV,et al. Differential induction of NAD (P)H: quinine oxidoreductase by anti-carcinogenic organosulfides from garlic. *Biochem Biophys Res Commun*,1998,244(3):917

[92]卢景雾,等.大蒜及其提取物清除活性氧自由基的ESR研究.中国药学杂志,1992,27(6):339

[93]傅乃武,等.大蒜油和大蒜素的抗氧化作用. 中国医学科学院学报,1993,15(4):295

[94]史雅静,等.陈蒜提取物及其组分抗氧化及自由基清除作用. 国外医学植物药分册,1995,10(4):174

[95]于思庶,等.大蒜、韭菜等五种食用植物对恙虫热立克次氏体抑杀作用的研究.上海中医药杂志,1957,(12):15

[96]王浴生.中药药理与应用.北京:人民卫生出版社,1983:78

[97]何力,等.大蒜油及其包合物小肠吸收的研究.药学实践杂志,1997,15(3):154

[98]上海第二制药厂.大蒜有效化学成分的研究.中草药通讯,1976,(10):8

[99]郑源庞.大蒜精油胶丸治疗高脂血症和抗血小板聚集临床疗效观察——附308例资料分析.中医杂志,1985,26(2):42

[100]王美玲,等.大蒜降低血脂的流行病学调查与实验研究. 营养学报,1982,4(4):307

[101]高曼玲,等.大蒜素治疗萎缩性胃炎30例观察. 山东医药,1987,(6):22

[102]丁兆生,等.大蒜治疗浸润型肺结核. 河北中医,1987,9(5):28

[103]程润泉,等.大蒜吸入治疗肺结核10例. 浙江中医杂志,1983,(12):537

[104]任贞女,等.大蒜治疗肠结核30例. 黑龙江中医药,1989,(4):47

[105]湖南医学院一附院神经科.大蒜治疗新生隐球菌脑膜炎21例初步观察. 新医药学杂志,1977,(9):25

[106]刘万朝,等.口服大蒜浸剂治疗小儿真菌肺炎28例. 中级医刊,1987,(6):54

[107]刘万朝,等.口服大蒜浸剂治疗小儿真菌肺炎28例. 实用医学杂志,1986,(6):6

[108]吴炳根,等.大蒜的研究及应用. 中级医刊,1981,(8):7

[109]王斌.大蒜外敷涌泉治疗百日咳.新中医,1985,(9):53

[110]汤文,等.大蒜注射液治疗婴儿腹泻70例. 中级医刊,1980,(8):21

[111]张学安,等.大蒜配西瓜治疗急性肾炎. 湖北中医杂志,1986,(2):51

[112]郭筱宝,等.大蒜治疗头皮癣.中医杂志,1984,(11):73

[113]徐淑卿.大蒜的药理研究及临床应用. 辽宁中医杂志,

1990,14(9):47

[114]肖鹏程. 大蒜治疗寻常疣. 中医杂志,1985,(3):56

[115]林伊梅,等.大蒜及制剂的临床应用. 时珍国药研究,1997,8(6):561

[116]叶景华,等. 大蒜药用研究现状. 山东中医学院学报,1996,20(5):350

大 黄 Rhei Radix et Rhizoma da huang

本品为蓼科植物掌叶大黄*Rheum palmatum* L.、唐古特大黄*R. tanguticum* Maxim.ex Balf.或药用大黄*R. officinale* Baill.的干燥根及根茎。味苦,性寒。有泄水攻积、清热泻火、凉血解毒、逐瘀通经、利湿退黄的功能。用于实热积滞便秘、血热吐衄、目赤咽肿、痈肿疔疮、肠痈腹痛、瘀血经闭、产后瘀阻、跌打损伤、湿热痢疾、黄疸尿赤、淋证、水肿;外治烧烫伤。

【化学成分】

1. 掌叶大黄 从掌叶大黄根及根茎的70%甲醇提取物中分离出没食子酸 (gallic acid)、大黄酸(rhein)、大黄素(emodin)、大黄酚(chrysophanol)、芦荟大黄素(aloe-emodin)、芦荟大黄素-8-葡萄糖苷(aloe-emodin-8-monoglycoside)、大黄素甲醚(physcion)、番泻苷A(sennoside)、番泻苷B(sennoside)[1]。掌叶大黄中尚含有多糖,含量为6.45%[2]。

2. 唐古特大黄 含有大黄素 (emodin)、大黄酚(chrysophanol)、芦荟大黄素 (aloeemodin)、大黄酸(rhein)、大黄素甲醚 (physcion)[3]、大黄降脂素(rhapontinum)等[4]。二、三、四年栽培唐古特大黄中芦荟大黄素、大黄酸、大黄素、大黄酚、大黄素甲醚5种蒽醌总量分别为1.21%、2.01%、1.62%;野生大黄总蒽醌量远高于栽培大黄为3.64%[5]。本品尚含有黄酮类化合物,收率为1.06%[6]。

3. 药用大黄 主要含有大黄素 (emodin)、大黄酚(chrysophanol)、芦荟大黄素 (aloe-emodin)、大黄酸(rhein)、大黄素甲醚 (physcion)、土大黄苷(rhaponticin)[7]。

【药理作用】

1. 泻下、保护肠黏膜 唐古特大黄水煎液、醇提液、番泻苷、蒽醌苷、蒽醌苷元均以15 g/kg灌胃给小鼠,均有显著的泻下作用;大黄提取成分对小肠推进和肠水分吸收,大肠推进等作用,与水提液和醇提液比较尚存在一些差异[8]。大黄泻下作用机制主要是增加肠组织中胃动素、P物质、5-羟色胺及其受体含量,降低生长抑素、血管活性肠肽水平,从而促进肠运动[9,10]。

给予肠缺氧模型大鼠灌服大黄煎剂0.5 mL(相当于生大黄0.5 g),每日1次,共用2 d,可使模型大鼠肠组织病理损伤程度减轻,肠组织中MDA及肿瘤坏死因子α水平显著降低[11]。在建立肠缺血再灌注(I/R)前6 h和12 h给予治疗组大鼠灌服大黄,每次50 mg/kg,预先以大黄治疗可使肠内SOD耗损减少,血TXA_2水平明显下降,同时细菌、内毒素易位减少,脏器功能指标改善,动物致伤24 h生存率提高40%。大黄对肠缺血再灌注(I/R)诱发的肠黏膜屏障损伤及肠道炎症反应具有防治作用。表明大黄可减轻大鼠肠I/R后肠黏膜屏障破坏,并进一步对炎症反应所介导的器官损伤起保护作用[12]。给烫伤大鼠灌胃大黄50 mg/kg,能显著提高大鼠小肠黏膜上皮细胞线粒体内细胞色素氧化酶的活力并显著降低组织内SOD的消耗和MDA产生,从而保护了肠道的正常功能[13]。

2. 保肝、抗纤维化 预先给大鼠灌胃掌叶大黄蒽醌类衍生物1.5、0.25 g/kg,连续10 d。可明显降低CCl_4急性肝损伤大鼠血清ALT、AST、ALP活性,降低细胞膜脂质过氧化物MDA含量,增强SOD活性,增强肝细胞抗氧化能力,达到治疗肝损伤目的[14]。给黄疸大鼠(灌胃α-萘异硫氰酸酯)灌胃上述剂量掌叶大黄蒽醌类衍生物,与模型组比较,给药组血清ALT、AST、ALP、TBIL、γ-GT等指标均下降;并能明显减轻肝细胞丙型、坏死、肝胆小管增生;具有降低实验性胆汁瘀积大鼠血清胆红素、转氨酶和改善肝脏组织损伤作用[15]。唐古特大黄多糖100、200、400 mg/kg给急性肝损伤小鼠灌胃5 d,对CCl_4、D-半乳糖和TAA诱导的肝损伤有明显的保护作用[16]。预先给小鼠灌服大黄酸100 mg/kg,连用7 d,对CCl_4、D-半乳糖致肝损伤小鼠有保护作用[17]。在建立多发创伤合并休克兔模型之前,给予50 mg/kg大黄灌胃,可使受损肝细胞内空泡减少,线粒体肿胀减轻,线粒体膜和内部的嵴基本完整[18]。

给予CCl_4所致肝纤维化模型大鼠灌胃大黄素20、40和80 mg/kg,每天1次,共42 d。可使肝功能明显改善,血清透明质酸及层粘连蛋白显著降低,肝组织胶原蛋白含量明显减少，纤维化程度明显改善，表明大黄素具有抗肝纤维化作用[19]。以5、10、20 mg/L大黄素处理体外培养的大鼠肝星状细胞(HSC)，看到大黄素延缓HSC的G1 →S期进程，抑制HSC增殖，并抑制胶原、透明质酸及层粘连蛋白合成，大黄素能抑制HSC纤维化[20]。

3. 抗病原微生物

(1)抑菌　体外抑菌实验观察到，大黄素、芦荟大黄素、大黄酸对金黄色葡萄球菌具有抑菌作用，而大黄酚与大黄素甲醚无抑菌作用[21]。大黄中不同组分，鞣质类成分、蒽醌苷类成分、蒽醌苷元类成分、苯丁酮苷类成分、芪类成分和番泻苷类成分对金黄色葡萄球菌、大肠埃希菌、粪肠球菌、铜绿假单孢菌、白假丝酵母菌具有不同程度抑制作用。其中鞣质类成分、蒽醌苷类和蒽醌苷元类成分抑菌作用明显[22]。

(2)抗病毒　3.12、6.25、12.5、25、50、100 μg/mL大黄素、大黄酸、大黄素甲醚、芦荟大黄素、大黄酚与单纯疱疹病毒(HSV)作用12 h后，再将其感染兔肾细胞。可见大黄素使HSV的感染力明显下降，而其他四种成分对HSV无直接杀伤作用。大黄素可抑制HSV的繁殖[23]。5、10、20、40、80、160 μg/mL大黄蒽醌类化合物与流感病毒感染的MDCK细胞共同孵育，结果大黄蒽醌类化合物抗流感病毒的半数有效浓度(IC_{50})为122.4 μg/mL，治疗指数(TI)为1.9，且存在明显的量效反应关系[24]。给予先天感染鸭乙肝模型大鼠灌胃大黄醇提液5、10、20 g/kg(相当于生药计算)，每天1次，连用10 d，可见10、20 g/kg大黄醇提液组血清乙肝病毒滴度显著下降；体外实验观察到大黄醇提液在所稀释的各浓度下对HBsAg和HBeAg均有显著的抑制作用，其半数有效浓度分别为3.29和2.34 mg/mL；对HBsAg和HBeAg的治疗指数分别为12.06和16.96。表明大黄醇提液对HBsAg和HBeAg的分泌均有很好的抑制作用[25]。

4. 抗炎　以脂多糖(LPS)刺激的大鼠腹腔巨噬细胞作为过度炎症反应的体外模型，浓度为6×10^{-5}、1.5×10^{-5}和6×10^{-6} mol/L的大黄素对TNF-α的分泌和抑制具有双向调节作用。大黄素使过度炎症反应大鼠TNF-α、IL-1、IL-6的分泌量显著减少，对正常大鼠可使TNF-α的分泌量呈剂量依赖性增加。上述结果提示，大黄素一方面对过度的炎症反应具有抑制和治疗作用，另一方面对TNF-α分泌具有一定的促进作用，显示其双向调节作用[26]。

在Ⅱ型胶原诱导的大鼠类风湿性关节炎模型中，10^{-9}~10^{-4} mol/L的大黄酸可抑制巨噬细胞释放炎性介质NO；10^{-7}~10^{-5} mol/L的大黄酸对巨噬细胞释放NO的抑制率分别为24%、13%、10%；大黄酸可抑制脾淋巴细胞的趋化作用并促进病变淋巴细胞凋亡。大黄素、大黄酸、芦荟大黄素均能抑制滑膜细胞的增生，促进滑膜细胞凋亡[27]。

5. 降血糖　大黄多糖0.1、0.2、0.4 g/kg给四氧嘧啶及肾上腺素高血糖小鼠灌胃，连续10 d。可抑制高血糖小鼠血糖升高，对正常小鼠血糖也有降低作用；同时可提高四氧嘧啶小鼠血清胰岛素含量。掌叶大黄多糖有明显降糖作用[28]。掌叶大黄乙醇提取物(1.25、5 g/kg)对2型糖尿病大鼠胰岛素抵抗模型，有降低体质量、血糖、胰岛素含量及调节脂代谢紊乱，改善胰岛素抵抗作用[29]。

6. 调节免疫功能　唐古特多糖(RTP1~5)浓度为10、30、100、300、1 000 μg/mL，体外能显著促进小鼠脾细胞增殖；对Con A诱导的T细胞增殖和LPS诱导的B细胞增殖均有协同作用[30]。大黄素浓度为3×10^{-6}~3×10^{-5} mol/L时，能剂量依赖性抑制植物血凝素、IL-2及MLC引起的人淋巴细胞活化[31]。3×10^{-6}~3×10^{-5} mol/L大黄素对活化淋巴细胞IL-2的分泌具有明显抑制作用，对IL-4的分泌具有明显促进作用。认为大黄素在体外可以对活化淋巴细胞IL-2和IL-4分泌的影响而发挥免疫抑制作用[32]。唐古特大黄的不同提取物(糖类、鞣质类、苯丁酮苷类、芪类成分、番泻苷类、蒽醌苷类、蒽醌苷元类)均按照每天0.36 g灌胃给小鼠，给药7 d。结果：只有糖类对小鼠体液免疫和细胞免疫功能有提高作用，其余成分对小鼠体液和细胞免疫功能有抑制作用。唐古特大黄具有药物免疫调节作用[33]。

7. 抗缺血再灌注损伤　预先给大鼠灌服大黄煎剂0.45 g/kg，每天1次，连用4 d。大黄可使脑缺血再灌注大鼠脑缺血区神经细胞仅有轻、中度缺血性改变，细胞肿胀程度、间隙及细胞核改变均较模型组轻，缺血区脑梗死现象明显减轻；损伤侧脑组织亦可见苍白梗死灶，但面积明显缩小；大黄组全血黏度、红细胞聚集指数明显低于模型组[34]。给予新生肠缺氧模型大鼠灌服大黄煎剂0.5 mL(相当于生大黄0.5 g)，每日1次，共用2 d。可见肠组织病理损伤程度轻，肠组织中MDA及TNF-α水平显著低于模型对照组[11]。上述结果表明，大黄对缺血再灌注损伤有拮抗作用。

8. 抗肿瘤　给予K562移植瘤裸鼠大黄素25、50、100 mg/kg腹腔注射，连续给药12 d。大黄素处理组肿瘤体积明显缩小，诱导K562细胞凋亡；不同剂量的大黄素能够引起caspase-3和caspase-9 mRNA的表达上调。表明大黄素能够明显抑制人K562细胞裸鼠移植瘤的生长[35]。

体外实验，以20、40、60、80 μmol/L大黄素处理人肝癌细胞SMMC7721，可见不同浓度大黄素显著抑制细胞的生长，并呈剂量依赖关系；诱导细胞凋亡，发生G2/M期阻滞[36]。在人胃腺癌细胞系（SGC-7901）、人肝癌细胞系（QGY-7703）、人肺腺癌细胞系（SPC-A-1）中加入0.5、1.0、2.0 mg/mL掌叶大黄多糖，明显抑制上述细胞的DNA合成[37]。

9. 抗氧化 掌叶大黄多糖100、200、400 mg/kg灌胃30 d，能使衰老小鼠血红细胞SOD、CAT及全血GSH-Px活力升高，血浆、脑匀浆、肝匀浆中LPO水平明显下降。大黄多糖具有一定的抗氧化抗衰老作用[38]。

大黄中主要成分大黄酸、大黄酚、大黄素、大黄素甲醚、芦荟大黄素5种成分均可清除超氧阴离子自由基，其作用强度依次为：大黄酸>大黄酚>大黄素>大黄素甲醚>芦荟大黄素[39]。唐古特大黄的不同乙醇提取物对（二苯代苦味酰基自由基）DPPH·清除率依次是50%乙醇>75%乙醇>30%乙醇>95%乙醇>无水乙醇[40]。

10. 抗溃疡 水浸-束缚应激法复制大鼠应激性胃溃疡模型，给予大黄多糖100、200、400 mg/kg，灌胃5 d，能明显降低应激大鼠胃黏膜溃疡指数和胃黏膜MDA水平，升高血清和胃黏膜SOD水平。对应激性胃溃疡有明显的保护作用[41]。对乙醇诱导溃疡性结肠炎小鼠，灌胃给予大黄多糖100、200、400 mg/kg，连续3 d。能够缓解小鼠体质量的减轻，减少腹泻和便血的发生，并能显著减少小鼠结肠组织损伤及病理学改变；大黄多糖高剂量组TNF-α和IL-8表达明显低于模型组，IL-4和IL-10表达明显高于模型组。大黄多糖对溃疡性结肠炎有较好的治疗作用，其机制与调节细胞因子有关[42]。

体外研究表明，唐古特大黄多糖10、30、100 mg/L可明显促进大鼠小肠隐窝上皮细胞株（IEC-6）增殖和移行，对肠黏膜的损伤修复有直接作用[43]。唐古特大黄多糖对正常人肠上皮细胞（HIEC）增殖、移行、分化也有促进作用[44]。

11. 药代动力学 人或动物口服大黄蒽醌衍生物易吸收，2 h后达血药峰浓度。大黄蒽醌衍生物吸收后，在体内以肝、肾、胆囊为最多，由粪便和尿中排出，分别占摄入量的23.4%和22.8%。经尿排出，2~4 h为最多，8 h排出约61%。体内代谢主要由肝转化与葡萄糖醛酸结合而解毒，经尿排出体外[45]。

12. 毒性 给小鼠腹腔注射大黄醚提取物生药40 g/kg，观察72 h，未见死亡及行为异常。小鼠皮下注射大黄制剂的LD_{50}为4.052 g/kg[46]。大黄蒽醌类衍生物给小鼠灌胃的LD_{50}，大黄甲醚为1.15 g/kg，大黄素为0.56 g/kg，大黄酚为10 g/kg[47]。

【临床应用】

1. 肠梗阻 19例肠梗阻病例给予大黄液灌肠，每日2次。显效15例，有效3例，无效1例，总有效率95%，明显高于对照组（总有效率72%）[48]。大黄牡丹汤（大黄、牡丹皮、桃仁、芒硝、冬瓜子等）合四君子汤加减治疗60例瘀滞型肠痈，每日2剂，4 h服1次，5 d 1个疗程。结果：痊愈5例，显效32例，有效21例，无效转入外科手术2例，总有效率96.67%[49]。

2. 胃肠功能障碍 100例脓毒血症致胃肠功能衰竭患者，在常规处理和治疗基础上，从胃管内注生大黄浸泡液治疗，每日3次，连续5 d。结果：治疗组重型胃肠功能衰竭发生率明显降低，并能有效预防轻中度胃肠功能衰竭[50]。50例在重症监护室患者胃肠功能障碍应用生大黄5~10 g鼻饲。结果：3例腹胀合并便秘者症状减轻，38例单纯便秘者解除便秘35例，9例消化道出血者出血停止7例。生大黄鼻饲疗法对胃肠功能障碍疗效确切[51]。大黄与冰片敷脐预防急性心肌梗死患者便秘60例，效果理想[52]。

3. 急性农药中毒 46例有机磷中毒患者给予大黄水煎剂高位保留灌肠，观察到大黄治疗组排便时间、排便次数、全血胆碱酯酶活力、肌酸磷酸肌酶及其同工酶、症状消失时间、平均住院时间均短于对照组，出现并发症及症状反复出现人数亦低于对照组[53]。

4. 急性胰腺炎 给予62例急性胰腺炎患者经胃管注入生大黄浸液100 mL（15 g生大黄浸泡），保留2 h，每日2次，治疗组腹痛和腹胀完全缓解时间、排便恢复时间、腹部压痛消失时间、组肠鸣音恢复时间、临床治愈时间均明显短对照组[54]。32例重症急性胰腺炎患者，在内科综合治疗基础上加用大黄及芒硝腹部外敷。结果：腹痛腹胀缓解时间、血淀粉酶恢复正常时间、禁食时间、住院时间与对照组（常规治疗）比较明显缩短，并发症也明显下降[55]。

5. 上消化道出血 在270例上消化道出血病例中的135例口服或稀释后胃管内注入3 g生大黄。结果：治疗组显效54例，有效63例，无效18例，总有效率为86.7%（对照组135例中总有效率为77.8%）；治疗组止血天数、粪便潜血转阴天数明显短于对照组[56]。

6. 慢性肾衰竭（CRF） 31例慢性肾衰竭患者均给予西药常规治疗，在此基础上给予大黄附子灌肠汤保留灌肠。结果：治疗后BUN、Scr、Ccr有显著改善，临床治疗总有效率90%，高于单纯西药治疗（69%）[57]。

7. 糖尿病肾病 30例糖尿病肾病患者，在静脉滴注黄芪注射液基础上口服生大黄粉，3周为一疗程。治疗后，24 h微量蛋白明显降低，自觉症状明显好转，除3例轻度腹泻外，无其他副作用[58]。

8. 急性黄疸型肝炎 治疗组在西医护肝、退黄治疗外加用生大黄15 g/d，1周为1个疗程。经治的28例急性黄疸型肝炎，肝功恢复及临床症状消失时间都明显优于单纯西药治疗[59]。

9. 肝纤维化 自拟鳖甲大黄汤(鳖甲、黑蜂窝、丹参、大黄、茵陈等)治疗108例乙型肝炎肝纤维化。治疗组总有效率82.4%，优于对照组(常规西药保肝、退黄治疗)68.5%；肝功能、肝纤维化指标治疗后明显改善。自拟鳖甲大黄汤有良好抗肝纤维化作用[60]。

10. 高脂血症 32例高脂血症患者服用大黄胶囊，每次2粒，每日3次，4周为一疗程，治疗一疗程后，血中总胆固醇与甘油三酯水平均显著下降，25例的总胆固醇水平降至正常，24例的甘油三酯降至正常[61]。

11. 不良反应 大黄生药毒性较低，但服用过量也可中毒，尤其鲜大黄的毒性较大。大黄中毒的临床症状为恶心、呕吐、头昏、腹胀痛、黄疸等[62]。

【附注】

1. 天山大黄 *Rheum wittrockii* Lundstr. 天山大黄根的乙醚和乙酸乙酯部分中含有trans-3,5-二羟基-4′-甲氧基芪、trans-3,5,4′-三羟基芪、trans-3,5,3′,4′-四羟基芪、trans-3,5,-二羟基-4′-甲氧基芪-3-O-β-D-葡萄糖苷、trans-3,5,3,4′-四羟基芪-4′-O-β-D-葡萄糖苷和2,5-二甲基-7-羟基-色原酮[63]。进一步又从天山大黄根中分得大黄酚、大黄素甲醚、大黄素、大黄酚-8-O-β-D-葡萄糖苷、大黄素甲醚-8-O-β-D-葡萄糖苷及β-谷甾醇等化合物[64]。

2. 矮大黄 *Rheum nanum* Siew. 矮大黄根中含有大黄酚、大黄素甲醚、大黄素、正二十六烷酸(n-hexacosnic acid)、谷甾醇、谷甾醇葡萄糖苷(sitosterol-3-O-glucoside)、大黄素-龙胆二糖苷(emodin-gentiobioside)和大黄酚-8-O-β-D-吡喃葡萄糖苷(chrysophanol-8-O-β-D-glucopyranoside)[65]。

(赵丽纯 王 岩 李 锐 王本祥)

参考文献

[1]梁永锋.掌叶大黄与河套大黄化学成分的比较研究.安徽农业科学，2009，37(26)：12540-12541，12558

[2]倪受东，等.大黄多糖的提取及含量测定.中国药业，2007，16(13)：10

[3]宋桂萍，等.两种非正品大黄与唐古特大黄成分含量比较研究.中国现代药物应用，2009，3(15)：134

[4]张德，等.唐古特大黄中新化学成分的鉴定.青海师范大学学报(自然科学版)，2005，27(2)：36

[5]李玉林，等.青海栽培和野生唐古特大黄蒽醌类成分的HPLC对比分析.天然产物研究与开发，2008，20(3)：469

[6]李园媛，等.唐古特大黄黄酮类化合物的纯化.青海师范大学学报(自然科学版)，2005，27(3)：73

[7]饶高雄，等.滇产药用大黄的化学成分研究.云南中医学院学报，1991，14(2)：25

[8]李文渊，等.唐古特大黄提取物不同成分泻下作用的比较研究.中国中药杂志，2007，32(2)：137

[9]武玉清，等.番泻苷对小鼠肠道运动功能的影响及相关机制的研究.中国临床药理学与治疗学，2004，9(2)：162

[10]赵燕玲，等.大黄的泻下作用与肠道5-HT及其受体的关系.云南中医学院学报，2002，25(1)：1

[11]周于新，等.生大黄防治新生鼠缺氧肠损伤的初步研究.中国儿童保健杂志，2007，15(1)：57

[12]赵钢，等.大黄对缺血在灌注致大鼠炎症反应的防治作用.南京铁道医学院学报，2000，19(4)：246

[13]陈德昌，等.大黄对烫伤大鼠肠黏膜上皮细胞线粒体单价泄漏的影响.中国中西医结合杂志，2000，20(11)：849

[14]万绍晖，等.掌叶大黄蒽醌类衍生物对四氯化碳所致大鼠急性肝损伤的保护作用.中国药理学通报，2006，22(11)：1405

[15]万绍晖，等.掌叶大黄蒽醌类衍生物对α-萘异硫氰酸酯所致大鼠黄疸模型的作用.中国药理学通报，2006，22(10)：1271

[16]刘莉，等.唐古特大黄多糖对小鼠急性肝损伤的保护作用.第四军医大学学报，1999，20(6)：549

[17]郭美姿，等.大黄酸对小鼠急性肝损伤的影响.中医药研究，2002，18(1)：37

[18]李建国，等.大黄对多发伤合并休克兔肝细胞超微结构改变的影响.第三军医大学学报，2008，30(15)：1490

[19]展玉涛，等.大黄素抗肝纤维化作用的实验研究.中华肝胆病杂志，2001，9(4)：235

[20]展玉涛，等.大黄素抗肝纤维化的细胞学机制.临床肝胆病杂志，2006，22(1)：43

[21]徐艳，等.大黄抑菌作用的体外研究.中国中医药信息杂志，2007，14(2)：43

[22]刘彦平，等.唐古特大黄提取物不同成分体外抑菌作用的实验研究.青海医学院学报，2006，27(3)：195

[23]刘妮，等.大黄素体外抗单纯疱疹病毒Ⅰ型和Ⅱ型的药效学研究.广州中医药大学学报，2008，25(3)：241

[24]梁荣感，等.大黄蒽醌类化合物体外抗流感病毒作用的研究.华夏医学，2006，19(3)：396

[25]李向阳，等.大黄醇提液抗乙肝病毒作用.热带医学杂志，2005，5(3)：282

[26]张俊，等.大黄素对大鼠腹腔巨噬细胞产生的TNF-α、IL-1、IL-6及细胞[Ca^{2+}]i的影响.中草药，2001，32(8)：718

[27]孙文武，等.大黄酸对大鼠类风湿性关节炎模型炎性

细胞功能的影响.天津生物医学工程杂志,(2006年学术年会论文摘要):57

[28]李道中.掌叶大黄多糖对高血糖小鼠及正常小鼠的降糖作用.中国医院药学杂志,2007,27(3):309

[29]万生芳,等.掌叶大黄提取物对实验性2型糖尿病大鼠胰岛素抵抗的实验研究. 现代中西医结合杂志,2007,16(12):1606

[30]刘莉,等.唐古特大黄多糖的理化特性和脾细胞增殖活性研究.中国新医药,2003,2(5):1

[31]刘昌,等.大黄素抑制体外淋巴细胞增殖的作用研究.第四军医大学学报,2006,27(24):251

[32]沈乃营,等.大黄素对体外活化淋巴细胞分泌IL-2和IL-4的影响.山东医药,2008,48(32):70

[33]高翔,等.青藏高原唐古特大黄提取物不同成分对小鼠免疫功能影响的研究.时珍国医国药,2008,19(5):1068

[34]严志康,等.大黄对脑缺血再灌注大鼠脑梗死面积和血液流变学指标的影响.微循环学杂志,2008,18(2):22

[35]王春光,等.大黄素对裸鼠体内K562细胞移植瘤的抑制作用及其与调控caspase-3和caspase-9表达的关系. 中草药,2010,41(5):751

[36]范仁根,等.大黄素对人肝癌细胞SMMC7721的作用及机制.中华实验外科杂志,2005,22(7):881

[37]金槿实,等.掌叶大黄多糖对肿瘤细胞DNA合成抑制作用的研究.吉林中医药,1999,19(4):58

[38]姚广涛,等.掌叶大黄多糖抗氧化作用的实验研究.中医药学刊,2004,22(7):1295

[39]罗志毅,等.大黄中主要成分清除超氧阴离子自由基的ESR研究.中华中医药学刊,2007,25(3):612

[40]李园媛,等.唐古特大黄抗氧化作用的研究.高原医学杂志,2006,16(3):52

[41]曹晓林,等.唐古特大黄多糖对大鼠应激性胃溃疡的保护作用.中国临床药理学和治疗学,2004,9(10):1115

[42]张蓉,等.唐古特大黄多糖对小鼠溃疡性结肠炎细胞因子的影响. 中国临床药理学和治疗学,2006,11(9):995

[43]刘琳娜,等.唐古特大黄多糖促进IEC-6细胞增殖移行作用及其可能的机制研究.中国药理学通报,2008,24(3):303

[44]刘琳娜,等.唐古特大黄多糖促进肠上皮细胞的增殖、移行、分化. 中国药理学通报,2005,21(4):486

[45]陈琼华,等. 中药大黄的综合研究Ⅳ:大黄蒽醌衍生物在体内的吸收、排泄和分布. 药学学报,1963,(9):525

[46]峰松澄穗,等. 关于生药毒性的文献检索. 国外医药植物药分册,1989,(3):111

[47]温枫. 大黄的药理作用及其临床应用. 山西中医,2000,16(1):53

[48]温翔,等.大黄治疗肠梗阻疗效观察.现代中西医结合杂志,2009,18(27):3301

[49]王启伟,等.大黄牡丹汤合四君子汤加减治疗瘀滞型肠痈60例.长春中医药大学学报,2010,26(1):74

[50]潘少兰,等.生大黄对脓毒血症患者胃肠功能衰竭疗效观察与护理.中国中医急症,2010,19(4):721

[51]吴亚平.生大黄在重症监护室患者胃肠功能障碍中的应用及护理.全科护理,2010,8(2):414

[52]刘淑霞,等.大黄与冰片敷脐预防急性心肌梗死患者便秘的临床研究.护理研究,2010,24(4):881

[53]许缤,等.大黄煎剂高位保留灌肠在急性有机磷农药中毒中的导泻作用观察现代中西医结合杂志,2009,18(2):202

[54]黄庆松,等.生大黄对急性胰腺炎治疗价值的临床研究.中国中医药科技,2007,14(6):394

[55]液永红,等.大黄及芒硝联合辅助治疗重症急性胰腺炎的临床观察及护理.海峡药学,2010,22(2):136

[56]俞峻,等.生大黄治疗上消化道出血的临床观察. 临床急诊杂志,2008,9(4):249

[57]刘创,等.大黄附子灌肠汤治疗慢性肾功能衰竭疗效观察.现代中西医结合杂志,2010,19(12):1480

[58]王钢柱.黄芪注射液静滴加大黄粉治疗糖尿病肾病30例临床观察.内蒙古中医药,2010,29(5):53

[59]许贤君,等.生大黄为主治疗急性黄疸型肝炎28例.实用中医内科杂志,2010,24(3):67

[60]黄盛新.自拟鳖甲大黄汤治疗乙型肝炎肝纤维化患者108例临床观察.中国医药指南,2010,8(8):87

[61]孙志刚,等.大黄胶囊治疗高脂血症32例分析.中国误诊学杂志,2006,6(11):3415

[62]王本祥.现代中药药理学. 天津:天津科学技术出版社,1997:369

[63]敏德,等. 天山大黄的化学成分研究(Ⅱ). 中国中医杂志,1998,23(8):486

[64]敏德,等. 天山大黄化学成分研究(Ⅰ). 中国中医杂志,1998,23(7):416

[65]康晖,等. 矮大黄化学成分研究. 中草药,2002,33(5):394

大 蓟 Cirsii Japonici Herba

da ji

本品为菊科植物大蓟*Cirsium japonicum* DC的干燥地上部分。味甘、苦,性凉。有凉血止血、散瘀解毒消痈的功能。主治衄血、吐血、尿血、便血、崩漏、外伤出血、痈肿疮等。

【化学成分】

1. 黄酮和黄酮苷类 5,7-二羟基-6-4′-二甲氧基黄酮、蒙花苷、柳穿鱼叶苷、hispidulin-7-neohesperidoside[1]、金合欢素、槲皮素、香叶木素、日本椴宁等[2]。

2. 挥发油 单紫杉烯、二氢紫杉烯、香附子烯、石竹烯、罗汉柏烯、α-雪松烯等[3]。

3. 三萜和甾醇 ψ-乙酰蒲公英甾醇、β-谷甾醇、豆甾醇、β-乙酰香树脂醇、β-香树脂醇、α-香树脂纯等[4]。

4. 长链炔烯醇 ciryneol A、ciryneol B、ciryneol C、ciryneol D、ciryneol E等[5-7]。

5. 其他 丁香苷、绿原酸、胡萝卜苷、菊糖、三十二烷醇等[8]。

【药理作用】

1. 凝血止血 大蓟全草汁能使凝血时间、凝血酶原时间缩短,血沉加速,炒碳后能明显缩短凝血和出血时间[8]。大蓟中的柳穿鱼叶苷具有止血作用,小鼠口服给药(1 mg/kg)止血活性为47.7%,比氨甲环酸的止血活性高4%[9]。体外实验发现,化合物蒙花苷、柳穿鱼叶苷具有一定的促凝血作用[10]。

2. 降压 大蓟鲜根或干根的水煎液,碱性液25%和50%酸性浸出液均有降压作用,其中根水煎液和碱性液降压作用更显著。样品注射后,动物血压即显著下降,30 min后,收缩压和舒张压分别降至原水平的55%~60%[11]。大蓟水提取物对离体大鼠内皮完整的胸主动脉环均有浓度依赖性舒张作用,该作用可能通过NO-鸟苷酸环化酶途径产生内皮依赖性血管舒张作用[12]。

3. 抑制心脏 大蓟有抑制离体蛙心、兔心(0.5 g/kg)和在体犬心(1.5 g/kg),使心收缩振幅明显下降、心率减慢,继而出现不同程度的房室传导阻滞[13]。大蓟可降低犬血压,而且具有快速耐受性,并可抑制BCO的加压反射,提示降压作用与抑制心率及抑制心收缩力有关[13]。

4. 抗脂质过氧化 从大蓟分离得到的黄酮苷cirsimarm具有降低脂质过氧化物作用,大鼠给药0.01 mg/mL对肝脏脂质过氧化物形成降低12%[14]。

5. 抗肿瘤 大蓟中十七碳炔烯醇及醋酸酯等在体外具有抑制KB细胞生长作用[15],大蓟提取液(12、6.2 mg/mL)对人白血病细胞K562的最高抑制率92.34%,肝癌细胞HepG2 84.91%,宫颈癌细胞Hela 76.16%,胃癌细胞BGC823 65.25%[16,17]。大蓟总黄酮(50 mg/mL)给小鼠灌胃,连续10 d,能够极为显著地促进肿瘤小鼠细胞产生IL-1m RNA和IL-2m RNA[18]。给荷瘤小鼠每天灌胃大蓟提取物10、20 g/kg,连续10 d,对HepG2细胞生长抑制率分别为46.4%和59.7%[19]。

6. 杀虫 化合物tridec-1-ene-3,5,7,9,11-pentayae和(10s)-cis-8,9-epoxy-heptadeca-1-en-11,13-diyn-11-01具有杀线虫活性,完全抑制线虫繁殖的剂量分别为16和25 μg[20]。

【临床用途】

1. 止血 用鲜大蓟配小蓟,各50 g,先洗净捣烂挤出液汁,慢火炖开,加糖服下,治血尿[21]。用见血宁(大蓟根膏为主药2.6 g,加继木叶膏1.3 g、白及2.1 g)临床治疗369例上消化道出血(包括食管静脉曲张破裂、胃及十二指肠溃疡、胃窦慢性胃炎等出血症)及肺结核咯血等其他内出血均有显著效果,治愈率达84.3%,平均止血天数为5 d[22]。

2. 肺结核 用新鲜大蓟水煎剂(5例),或制成注射剂(11例),或气管内滴入(2例),共18例患者用药15~72 d不等。结果:经胸片对比,病变显著吸收者3例,吸收者8例,无明显变化者7例。用药者咳嗽、排痰、胸痛及发热等症有不同程度好转。用大蓟100 g,水煎服每天1剂,用药1~2个疗程(3个月为一疗程)治疗26例,经胸片检查,显效22例,4例无效[22,23]。

3. 高血压 取鲜大蓟水煎剂或制成浸膏,或制成片剂,治疗高血压患者102例,疗程1~3个月不等。其中水煎剂共治疗72例,显效17例(收缩压下降5.32 kPa或舒张压下降2.66 kPa),有效45例,无效10例,总有效率达86.1%;用片剂30例(显效5例,有效10例,无效15例),疗效较差。另102例高血压患者,大蓟根片,Ⅰ期高血压有效率达92.3%,Ⅱ期有效率达100%,Ⅲ期有效率达72.1%[11,21,22]。

4. 烫伤 取鲜大蓟根捣细绞汁搽敷患处，凉快如常，药干后另换，每日4~5次，2~3 d后肿退痛止，结痂，1周后痊愈[24]。

5. 小儿阴茎及肌肉硬结肿痛 用大蓟根绞汁拌成糊膏状，后敷在肿痛的小儿阴茎上，即完痛止，1 d后消肿，恢复正常[24]。用大蓟糊剂（大蓟与淀粉1:1加适量水）外敷，治疗肌肉硬结500余例，收到良好效果。对静注其他药物引起的静脉炎，外敷消肿止痛亦收到良效[21,25,26]。

6. 其他 大蓟与鲜奶适量混合捣成膏外敷可治带状疱疹。对肠风、肠痈、痈疡肿毒、疔疮的解毒、消肿效果也佳[21,23,27]。

（谢宝忠　孟宪容）

参考文献

[1]Miyaichi Y, et al.Phenolic compound from the roots of Cirsium Japonicum DC.*Natural Medicines*, 1995, 49(1): 92

[2]蒋秀蕾，等.大蓟化学成分的研究.中药材，2006，37(4)：510

[3]Katsumi Y, et al. Hytrocarbons from Cirsium Japonicum. *Phytochemistry*, 1977, 16(2): 263

[4]顾玉诚，等.大蓟化学成分的研究.中国中药杂志，1992，17(8)：489

[5]Takaishi Y, et al. Acetylenes from Cirsium Japonicum. *Phytochemistry*, 1990, 29(12): 3849

[6]Takaishi Y, et al. Absolute configuration of a triolacetyene from Cirsium Japonicum. *Phytochemistry*, 1991, 30(7): 2321

[7]Zi F. Studies on the chemical constituents of Cirsium Japonicum DC. *Yao Xue Xue Bao*, 2003, 38(6): 442

[8]植飞，等.中药大蓟的化学及药理研究进展.中草药，2001，32(7)：664

[9]Kosuge T, et al. Pectolimarinas as hemostatie. *J P*, 1987, 21: 62, 240, 621

[10]陆颖，等.中药大蓟化学成分的研究.天然产物研究与开发，2009，21(4)：563

[11]屠钧德，等.大蓟降压作用的研究.中成药研究，1982，4(8)：36

[12]李相伍，等.大蓟水提取物对正常大鼠离体胸主动脉环的舒张作用及其机制.四川中医，2009，27(9)：21

[13]马峰峻，等.大蓟对动物血压的影响.佳木斯医学院学报，1991，14(1)：10

[14]Park J C, et al, Isoiation and hiological activity of flavone glycosides from the aerial part of Cirsium Japonicum var. ussariense in korea. *Ham guk Yongyang Siklyong Hakhoechi*, 1995, 24(6): 906

[15]Takaishi Y, et al. Acetylenes form Cirisium japonicum. *Phytochemistry*, 1990, 29(12): 2849

[16]李煜，等.大蓟提取液对4种癌细胞生长抑制作用研究.时珍国医国药，2008，19(2)：265

[17]王振飞，等.大蓟对5种癌细胞生长抑制作用研究.中华中医药学刊，2008，26(4)：90

[18]刘素君，等.大蓟总黄酮对荷瘤小鼠白细胞介素-1和白细胞介素-2的影响.时珍国医国药，2008，19(2)：335

[19]赵鹏，等.甘肃大蓟提取物对Hep细胞病毒性作用研究.甘肃科技纵横，2005，34(4)：214

[20]Kawazn K, et al. Two nematicidal substances from roots of Cirsium Japonicum. *Agric Biol Chem*, 1980, 44(4): 903

[21]陈凯云，等.中药大蓟的研究进展.江西中医学院学报，2007，19(4)：86

[22]张钢纲.常用中草药新用途手册.北京：中国中医药出版社，1993：14

[23]宋景平.大蓟的临床新用.应用乡村医生杂志，2001，8(3)：24

[24]陈素希.大蓟治烫伤及小儿阴茎肿痛.江苏中医杂志，1980，(6)：25

[25]林冬梅.大蓟方治疗肌肉硬结.护理研究，2005，19(7)：1147

[26]潘淑敏，等.大蓟糊剂外敷治疗肌注硬结.实用医学杂志，1985，(2)：40

[27]魏彦，等.大蓟、小蓟的鉴别与临床应用.北京中医，2002，21(5)：296

大戟 Euphorbiae Pekinensis Radix

da ji

本品为大戟科植物大戟*Euphorbia pekinensis* Rupr. 或茜草科植物红芽大戟*Knoxia valerianoides* Thorel的根。味苦、辛，性寒，有毒。有泄水逐饮、消肿散结的功能。主治水肿、胸腹积水、痰饮积聚、二便不利、痈肿、瘰疬。

【化学成分】

红芽大戟根含大戟素（knoxiadin）、3-羟基橄树素（3-hydroxymorindon）、虎刺醛（damnacanthal）、甲基异

茜草素(rubiadin)、丁香酸(syringic acid)、2-乙氧基甲红大戟素、2-羟甲基-2-去甲基红大戟素、降虎刺醛(nordamnacanthal)、屈曲花辛(ibericin)、3-甲基茜草素(3-methylalizarin)、虎刺醇(damnacanthol)[1]。近期从红芽大戟分离得到3个蒽醌类化合物：红大戟素(knoxiadin)、1,3,6-三羟基-5-2-氧甲基蒽醌、甲基异茜草素(rubiadin)[2]。

京大戟(*Euphorbia pekinensis*)含三萜成分大戟苷、大戟酮(euphorbon)。又含生物碱、大戟色素体(euphorbia)A、B、C等。还含树胶、树脂。蒽醌类化合物0.22%,主要有红大戟素、甲基异茜草素、虎刺醛等。

红芽大戟根含游离蒽醌类0.56%及结合性蒽醌类0.25%[3,4]。

【药理作用】

1. 促神经生长因子 神经生长因子促进剂可用于治疗脊髓损伤、周围神经损伤及肌萎缩性(脊髓)侧索硬化等疾病。从大戟属植物中分离得到的kansuinin A、jolkinolide等化合物具有神经生长因子促进作用[5]。

2. 降压 京大戟提取液对末梢血管有扩张作用,拮抗肾上腺素的升压作用。离体蛙心灌注法实验表明炙京大戟煎液对离体蛙心呈明显抑制作用[6]。

3. 抗氧化 京大戟提取物(KIOM-79)诱导血红素加氧酶-1,增强胰管β-细胞抗氧化防御功能。其作用是通过Akt-Nrf2-ARE信号途径,诱导抗氧化酶-2活性,抵御氧化应激[7]。

4. 抗病毒 生物活性引导从大戟中分离出黄酮醇糖苷,证明其为HIV-1整合酶抑制剂[8]。

5. 其他 大戟煎剂、醇浸液单独使用,有利尿、泻下作用,与甘草合用后,此作用受到抑制[9]。京大戟对小白鼠在体回肠均有兴奋作用,使肠蠕动增加,肠平滑肌张力增高。随着炮制醋液的升高,收缩强度似有增加趋势,其中50%、70%的浓度兴奋作用特别明显。大戟水提取液30 g/L,可使日本血吸虫成虫细胞鸟氨酸脱羧酶活性显著增高,有一定促进日本血吸虫成虫细胞增殖作用[10]。

6. 毒性 生京大戟灌胃小鼠LD_{50}为157.53 g/kg,醋制为197.49 g/kg。京大戟煎剂可引起小鼠腹壁肌收缩,萎靡不振,毛耸起,匍匐不动,有中毒死者。京大戟所含大戟苷有巴豆样作用,有强烈刺激性,接触皮肤引起皮炎,口服对口腔、咽喉黏膜以及胃肠黏膜引起充血、肿胀,甚至糜烂,而导致腹痛、泄泻、脱水、虚脱、呼吸麻痹而死亡。饲料混毒法,当饲料中大戟含量为20%、15%时,小鼠毒杀率为60%和30%。灌胃测得大戟浸膏对小鼠的LD_{50}为19.56 g/kg[11]。

【临床应用】

1. 顽固性便秘 68例顽固性便秘患者,用大戟膏敷脐,每日外敷10 h,1周为1个疗程。痊愈56例,有效6例,无效6例[12]。

2. 颈淋巴腺结核 将红芽大戟200 g与红皮鸡蛋7个放入铁锅内加水加热至沸腾,文火煮4 h,每早空腹吃1个,连服21 d为一疗程,治愈近千例颈淋巴腺结核[4]。

3. 肝硬化腹水 用龙虎草(京大戟)根粉装胶囊,成人每次0.6~0.9 g,清晨空腹服,隔日或隔2日服药1次,服7~8次后,停1周再服[4]。

4. 慢性咽喉炎 红芽大戟每次3 g含服,每日2次至症状消失。病程最长7年多,最短1个月。共治疗54例,痊愈25例,显效21例,有效6例,失效2例[13]。

5. 狂躁性精神分裂症 全草500 g,煎汁300 mL,顿服。疗效不佳者次日继用250 g煎服。治疗12例痊愈。其中1~6年者6例,6~10年者5例,10年以上者1例,未见复发[14]。

6. 肾性水肿 新鲜大戟根60~90 g、红枣20~30枚,加水煎煮,一次顿服(儿童酌减),第一周服2剂,第2~4周,每周服1剂,配合青霉素等西药。治疗40例急性肾炎,痊愈32例,显效8例,总有效率100%[15]。

7. 不良反应 恶心呕吐、腹泻等消化道刺激症状,剂量过大,粉剂每次超过1.8 g,反应加重,可有恶寒、震颤、头昏、烦躁,出现极度恐惧感,重者脱水而中毒。大剂量可损伤肾功能,引起肾衰竭。

(杨耀芳)

参 考 文 献

[1]王雪芬,等.红芽大戟化学成分的研究.药学学报,1985,20(8):615

[2]袁珊琴,等.红芽大戟的化学成分.药学学报,2006,41(8):735

[3]徐树楠.中药临床应用大全.石家庄:河北科学技术出版社,1999:179

[4]宋立人.现代中药学大辞典(上册).北京:人民卫生出版社,2001:122

[5]李伟,等.大戟属药用植物的研究进展.中国野生植物资源,2008,27(5):1

[6]丁伟安.现代中药临床手册.南京:江苏科学技术出版社,2000:110

[7]Kang KA,et al.Induction of heme oxygenase-1 by plant extract KIOM-79 via Akt pathway and NF-E2 related factor 2 in

pancreatic beta-cells. *J Toxicol Environ Health A*,2008,71(20):1392

[8]Ahn MJ,et al.Inhibition of HIV-1 integrase by galloyl glucoses from Terminalia chebula and flavonol glycoside gallates from Euphorbia pekinensis. *Planta Med*,2002,68(5):457

[9]方文贤,等.医用中药药理学.北京:人民卫生出版社,1998:436

[10]范虹,等.大戟对血吸虫细胞鸟氨酸脱羧酶活性的作用.中国地方病学杂志,2002,21(3):174

[11]张宏利,等.大戟对小鼠的毒性研究.西北林学院学报,2006,21(5):129

[12]吴迎春,等.大戟膏敷脐加艾灸治疗顽固性便秘68例.中国民间疗法,2002,10(8):22

[13]李治方.红芽大戟含服治疗慢性咽喉炎54例.江西中医药,1987,18(4):3

[14]余惠民.重用红芽大戟治疗狂症12例.广西中医药,1987,10(4):153

[15]汤礼文,等.大戟红枣汤治疗急性肾炎40例.实用中西医结合杂志,1993,6(1):45

大 枣 Jujubae Fructus da zao

本品为鼠李科植物枣*Ziziphus jujuba* Mill.的干燥成熟果实。味甘,性温。有补中益气、养血安神的功能。主治脾虚食少、乏力便溏、妇人脏燥等。

【化学成分】

1. 大枣多糖 大枣多糖ZJ-9、ZJ-10,相对分子量为5244、4615D。经光谱和色谱分析表明,ZJ-10是以B-(1)-阿拉伯呋喃糖为主链,葡萄糖、半乳糖在末端或支链相连的均一组分,ZJ-9以B-(1)-甘露糖为主链,岩藻糖在末端或支链相连[1]。

2. 生物碱 大枣分离出多种异喹啉类生物碱,有普罗托品(protopin)、小檗碱(berberine)、异欧鼠李碱(frangulanine)、adolietine、衡州乌药碱(coclaurine)、千金藤任(stepharine)、N-降荷叶碱(N-nor-nuciforine)、阿西米诺宾(asimilobrine)、异波尔定碱(isoboldine)、降异波尔定碱(norisoboldine)等[2]。

3. 皂苷 大枣中还含有枣皂苷(zizyphus saponin)Ⅰ、Ⅱ、Ⅲ及酸枣仁皂苷B(jujuboside B)等达马烷型皂苷[3]。

4. 其他 大枣中含白桦脂酸(betulinic acid)、美洲茶酸(eanothic acid)[2]、齐墩果酸(oleanolic acid)[4]、山楂酸(crataegolic acid)、朦胧木酸(alphitolic acid)等五环三萜[5]。大枣中还含有氨基酸和糖类[6]。

【药理作用】

1. 抑制中枢神经 利用细胞外记录离体大鼠海马脑片CA_1区锥体细胞群体峰电位方法,青霉素钠500、1 000、2 000 KU/L可剂量依赖性地诱导海马脑片上CA_1区神经元的兴奋,苯巴比妥钠0.02~0.05 g/L和酸枣仁皂苷A 0.05~0.1 g/L都可剂量依赖性地抑制这种青霉素诱发的兴奋反应。高剂量的酸枣仁皂苷A能抑制青霉素钠诱导的海马CA_1区兴奋性电位,群峰电位(PS)的个数和第一峰电位的幅度受到的抑制较明显,而兴奋性突触后场电位的变化不大[7]。

2. 免疫增强 大枣果实粗多糖60~480 μg/mL具有明显抗补体活性,且具有浓度依赖关系。10、50、100 μg/mL使脾细胞增殖反应随浓度增加而增强,但200、400 μg/mL其作用反而降低,最适浓度100 μg/mL[8]。大枣中性多糖(JDP-N)50、100、200 μg/mL能增强小鼠巨噬细胞杀伤L929细胞株的细胞毒作用[9]。促进小鼠巨噬细胞分泌IL-1、TNF-α和NO最适浓度分别为50、100和100 μg/mL,JDP-N不能协同LPS促进IL-1和TNF-α的分泌。JDP-N能引起MΦCa^{2+}浓度[Ca^{2+}]i明显升高,[Ca^{2+}]i的升高是由细胞外Ca^{2+}内流和通过IICR(IP_3-induced calcium release)和CIR(calcium-induced calcium release)机制释放细胞内贮存Ca^{2+}引起。因此,[Ca^{2+}]i升高是JDP-N活化MΦ的重要信号转道通路[10];大枣多糖水溶液(400、200、100 mg/kg)能促进由环磷酰胺引致免疫低下小鼠腹腔巨噬细胞分泌产生IL-1α;促进体外Con A及LPS诱导的脾细胞增殖,促进IL-1α的分泌和产生。提示大枣多糖有明显免疫兴奋作用[11]。

3. 抗炎 给小鼠肌肉注射大枣叶水及50%乙醇洗脱液之浓缩液0.1 mL(含黄酮类化合物的提取物),能明显抑制二甲苯引起的耳肿胀,给大鼠灌胃上述含黄酮类化合物浓缩液10 mL/kg,显著抑制大鼠蛋清性足肿胀。连续给药7 d显著抑制大鼠棉球肉芽肿肉芽组织增生,同时使胸腺明显萎缩,肾上腺重量增加,并可明显消除氧自由基(O_2^-)和羟自由基[12]。

4. 抗动脉粥样硬化 给小鼠喂食含大枣花粉20%(干燥后研磨成细粉)的正常饲料和高脂肪饲料,喂服60 d,结果表明枣花粉组非常显著地降低小鼠血清总胆固醇(TC)、总甘油三酯(TG)、低密度脂蛋白(LDL-C),升高高密度脂蛋白HDL-C。高脂肪加枣花组也显著降低TC、TG、LDL-C,升高HDL-C,和高脂肪组相比,降低血清动脉硬化指数TC-HDL-C/HDL-C/HDC-C。表明大枣花粉有降低小鼠血脂、抗动脉粥样硬化作用[13]。

5. 促进造血功能 给大鼠灌服大枣多糖水溶液400、200和100 mg/kg,连续10 d,对气血双虚模型小鼠低下的血象红细胞计数、白细胞计数、血小板计数和血红蛋白水平有良好的提升作用,尤以白细胞计数、血小板计数的升高作用为更好。大枣多糖对气血双虚模型小鼠低下的血清GM-CSF水平有显著的提升作用[14]。200、100、50 mg/kg的大枣多糖灌胃14 d,可使气血双虚模型大鼠红细胞Na^+/K^+-ATP酶、Mg^{2+}-ATP酶、Ca^{2+}/Mg^{2+}-ATP酶活力明显升高。表明大枣多糖可改善气血双虚大鼠的造血功能和红细胞能量代谢,起到补血作用[15]。

6. 保护肝脏 灌服大枣多糖(10、6和2 g/kg,15 d),急性肝损伤小鼠的SOD活性有所升高,高剂量组的GSH-Px活性有所升高。病理学观察表明,大枣多糖高、中、低剂量组的肝损伤有明显减轻,肝细胞再生明显,特别是中剂量肝细胞结构趋于完整,显示其有明显的抗肝损伤作用[16]。对四氯化碳诱导的肝损伤,400、200、100 mg/kg大枣多糖,大鼠血清ALT、AST活力明显降低,改善肝组织的病理变化;并能提高运动小鼠体内肌糖原和肝糖原的储备量,提高运动后LDH(乳酸脱氢酶)活力。大枣多糖有保护肝脏和抗疲劳作用[17]。

7. 抗氧化 DPPH是一种稳定的自由基,大枣多糖对DPPH自由基有较好的清除作用,并且其清除效果与多糖的添加量呈正相关。体外实验,大枣多糖液的浓度为5 mg/mL时,对DPPH自由基的清除率已达到77.57%;对羟基自由基,大枣多糖液的浓度为5 mg/mL时,其清除率已达到86.40%;当大枣多糖液浓度为20 mg/mL时,对NO^-的清除率已达73.70%[18]。在一定范围内,亚硝胺阻断率和亚硝酸钠清除率都随大枣质量浓度从4.0~24.0 mg/mL的增加而呈现出明显梯度变化,提示大枣阻断亚硝胺合成的机制可能在于大枣中的有效成分优先与亚硝酸盐起反应,从而阻断了二级胺与亚硝酸盐的反应[19]。大鼠连续饮饲大枣多糖0.4、1.6和2.8 g/kg,连续4周,可使大鼠血清GSH-Px水平明显升高,说明服用大枣多糖能起到保护细胞膜功能完整的作用。该枣提取液对鼠肝匀浆有抗脂质过氧化作用,枣提取液浓度为2.08 mg/mL时,可明显地抑制鼠肝匀浆脂质过氧化反应[20]。

【临床应用】

1. 神经性疾病 采用温胆汤和甘麦大枣汤治疗精神分裂症,治疗的28例患者中,治愈23例,好转3例,未愈2例,有效率92.86%[21]。抑郁性失眠30例,用甘麦大枣汤联合黛力新治疗,8周后治疗组总有效率96.7%,对照组(用黛力新治疗)为83.3%。甘麦大枣汤联合黛力新治疗抑郁性失眠疗效显著[22]。

2. 胸腔积液 用葶苈大枣泻肺汤加减治疗恶性胸腔积液43例,治愈14例,好转11例,未愈18例,总有效率58%[23]。对结核性渗出性胸膜炎,也用葶苈大枣泻肺汤,15 d观察疗效。治疗的66例中,治愈38例,好转25例,无效3例,总有效率95.45%[24]。

3. 更年期综合征 加味甘麦大枣汤治疗更年期综合征60例,40例临床痊愈,有效14例,无效6例,总有效率90%[25]。

4. 心力衰竭 肺心病心力衰竭45例,用葶苈大枣泻肺汤加味治疗。治疗组显效率56%,总有效率87%[26]。对于肺源性心脏病急性发作合并心力衰竭患者,用葶苈大枣泻肺汤加味治疗14 d,45例患者显效25例,有效15例,无效5例,总有效88.89%[27]。

【附注】

大枣叶中还含有皂苷、黄酮、维生素、微量元素、有机酸等物质[28]。

(张 宏 苗艳波 师海波 周重楚)

参考文献

[1]杨云,等.大枣中性多糖的化学研究.时珍国医国药,2005,16(12):1215

[2]Kram M I, et al.Chemical Constituents of Zizyphus spina-christi.*Plant Med*,1976,29:289

[3]Nobuyuki Okamura, et al. Studies on the Constituents of Zizyphi Fructus Ⅲ. Structures of Dammaranetype Saponins. *Chem Pharm Bull*,1981,29(3):676

[4]Akira Yagi, et al.Studies on the Constituents of Zizyphi Fructus I Structure of three new P-Coumarolates of Alphitolic Acid. *Chem pharm Bull*,1978,26(6):1798

[5]Akira yagi, et al. Studies on the Constituents of Zizyphi Fructus II. Structure of new P-Coumaroylates of Maslinic Acid. *Chem Pharm Bull*,1981,29(3):676

[6]莽克强,等.枣疯叶肉游离氨基酸纸层析的研究.微生物学报,1974,14(2):224

[7]Shou Cai-Hua, et al. Inhibitory effect of JuJuboside A on penicillin sodium induced hyper activity in ret hipocampal CAI area in Vitro. *Acta pharmacol Sin*,2001,22(11):986

[8]张庆,等.大枣多糖体外抗补体活性及促进小鼠脾细胞增殖作用.中药药理与临床,1998,14(5):19

[9]张庆，等.大枣多糖体外对小鼠巨噬细胞功能的影响.中药药理与临床，1999，15(3)：21

[10]张庆，等.大枣中性多糖对小鼠腹腔巨噬细胞质游离.中药药理与临床，2001，17(3)：14

[11]苗明三，等.大枣多糖对免疫抑制小鼠腹腔巨噬细胞产生IL-1α及脾细胞体外增殖的影响.中药药理与临床，2004，20(4)：21

[12]赵喜荣，等.大枣叶提取物的抗炎作用及其机制.中医药研究，1994，9(5)：47

[13]李长生，等.枣花粉对小鼠降血脂抗动脉粥样硬化效应的研究.中草药，1998，29(增刊)：111

[14]徐瑜玲，等.大枣多糖对气血双虚模型小鼠造血功能的影响.中国临床康复，2004，8(24)：5050

[15]苗明三，等.大枣多糖对血虚大鼠全血细胞及红细胞ATP酶活力的影响.2006，10(11)：97

[16]顾有方，等.大枣多糖对小鼠四氯化碳诱发肝损伤防护作用的实验研究.中国中医药科技，2006，13(2)：105

[17]张钟，等.大枣多糖对小鼠化学性肝损伤的保护作用和抗疲劳作用.南京农业大学学报，2006，29(1)：94

[18]吴娜，等.若羌大枣多糖的分离纯化及抗氧化活性的研究.天然产物研究与开发，2009，21(2)：319

[19]袁叶飞，等.大枣抑制亚硝胺合成的体外实验研究.广西中医药，2005，28(4)：52

[20]顾有方，等.大枣多糖对大鼠血清自由基代谢的影响.中国中医药科技，2007，14(5)：347

[21]王志勇，等.温胆汤和甘麦大枣汤治疗精神分裂症28例.中国中医药，2009，7(3)：95

[22]谭建平，等.甘麦大枣汤合黛力新治疗抑郁性失眠30例.中国中医药咨询，2010，2(1)：124

[23]郭红兵，等.葶苈大枣泻肺汤加减治疗恶性胸腔积液43例观察.内蒙古中医药，2009，28(1)：25

[24]张德武.加用葶苈大枣泻肺汤治疗结核性渗出性胸膜炎66例.广西中医药，2009，32(6)：7

[25]林梅，等.加味甘麦大枣汤治疗更年期综合征60例临床疗效观察.中国保健营养：临床医学学刊，2009，18(11)：103

[26]张晓杰.葶苈大枣泻肺汤加味治疗肺心病心力衰竭临床观察.现代中西医结合杂志，2008，17(24)：3789

[27]张晓杰.葶苈大枣泻肺汤加味治疗肺源性心脏病急性发作合并心力衰竭疗效观察.河北中医，2009，31(3)：394

[28]薛园园，等.大枣叶中化学成分的研究进展.天然产物研究与开发，2008，(20)：143

大血藤 Sargentodoxae Caulis da xue teng

本品为木通科植物大血藤*Sargentodoxa cuneata* (Oliv.)Rehd.et Wils.的干燥藤茎。性平，味苦。具有清热解毒、活血、祛风止痛的功效。用于肠痈腹痛、热毒疮疡、经闭、痛经、跌扑肿痛、风湿痹痛。

【化学成分】

1. 蒽醌类 大黄素(emodin)、大黄素甲醚(physcion)和大黄酚(chrysophanol)等[1,2]。

2. 三萜类 rosamultin和kajichigoside F1[3]、崩大碗酸(madasiatic acid)[4]。

3. 木脂素 大血藤中含有多种木脂素类化合物。双环氧木脂素苷类化合物liriodendrin和无梗五加苷(acanthoside)[4,5]、(+)二氢愈创木脂酸[6]。

4. 其他 cuneataside F等大环内酯类[7]，酚类及酚苷类[2,4,5,8]：香荚兰酸(vanillic acid)、原儿茶酸(protocatechuric acid)和对-香豆酸-对-羟基苯乙醇酯(p-hydroxyphenylethanol p-coumarate∞)、毛柳苷(salidroside)等。

【药理作用】

1. 抗前列腺炎 复方大血藤0.64、0.32、0.16 g/kg直肠给药30 d，能改善CNP模型大鼠前列腺的组织病理结构，减轻炎症反应，降低TNF-α和IL-8水平[9]。

2. 调节心血管系统 大血藤水提取物静注100 mg/kg[10]可提高心梗家兔的心电图S-T段，心梗范围也相应地缩小。给心肌梗死家兔注射大血藤水溶液，给药组家兔的乳酸含量与正常家兔的乳酸含量相似，说明大血藤水提物能改善心梗所致的心肌乳酸代谢紊乱。大血藤水提物[11]对离体蟾心脏具有轻度心缩力减弱、心率减慢、心输出量减少等作用。大血藤水溶性提取物三种组分(毛柳苷、liriodendrin、大血藤多糖5 mg/kg，腹腔给药)对ISO诱导大鼠心肌坏死有保护作用；大血藤多糖对缺血心肌的保护作用最强，liriodendrin有微弱的保护作用，而毛柳苷没有明显保护作用[12]。

3. 调节胃肠道平滑肌 体外实验研究证明，大血藤水提取液浓度不同所起作用也不同：1%及5%的大血藤水提取物对小鼠肠段呈明显的抑制作用，而对豚鼠离体肠段只需0.5%及2.5%即表现先兴奋后抑制的作用；大剂量大血藤尚能减弱乙酰胆碱的作用，而5 g/kg及10 g/kg的大血藤水提取物能显著抑制小鼠肠蠕动速度[11]。

4. 抗菌 红藤叶片三种溶剂的提取物对金黄色葡萄球菌均有明显的抑制作用，其中沸水提取物的抑制效果最明显，其次是60%丙酮提取物，再次是70%乙醇提取物。红藤叶片沸水提取物随着浓度的降低，对金黄色葡萄球菌的杀菌作用明显下降[13]。红藤叶片70%乙醇提取物对金黄色葡萄球菌及大肠杆菌都有明显的抑制作用，且对大肠杆菌的抑制效果好于对金黄色葡萄球菌的。不同溶剂的萃取物中石油醚与四氯化碳萃取物对大肠杆菌及金黄色葡萄球菌都有明显的杀菌作用，而相应的乙醚萃取物只对大肠杆菌有明显的杀菌作用[13]。红藤不同部位丙酮提取物对金黄色葡萄球菌和枯草芽孢杆菌所表现出的抑菌作用有很大的差异，叶片提取物比其他部位甚至饮片具有更强的抑菌能力，抑菌能力大小顺序为叶片>饮片>多年生老茎>一年生嫩茎[14]。红藤藤茎煎液对金黄色葡萄球菌、乙型链球菌等有较强的抑菌作用[15]。

5. 抗缺氧 大血藤水提醇沉物，小鼠腹腔注射(2 g/kg)，能明显提高小鼠耐缺氧能力[16]。

【临床应用】

1. 急性乳腺炎 大血藤水煎内服，牙皂粉塞鼻孔，治疗急性乳腺炎80例，68例治愈，肿块消退，乳汁排出顺畅。其余10例好转，2例无效[17]。

2. 阑尾脓肿 内服大血藤消痈散结汤，外敷大血藤败酱剂的方法，在治疗阑尾脓肿38例中，37例治愈，1例显效，平均治愈时间为6.8 d；而对照组19例治愈，有效2例，平均治愈时间为9.5 d。由此可见，中药组优于对照组[18]。

3. 术后肠粘连 用大血藤四逆汤治疗术后肠粘连32例患者中，显效占60.5%，有效占39.5%，取得了较佳的疗效[19]。

4. 盆腔炎 大血藤汤保留灌肠治疗盆腔炎380例，总有效率为98.95%[20]。

（孙　健　温庆辉）

参考文献

[1]王兆全，等. 红藤化学成分的研究. 中草药，1982，13(3)：7

[2]李珠莲，等.红藤脂溶性成分的分离和鉴定.上海医科大学学报，1988，15(1)：68

[3]Ruecker G，et al. Triterpene saponins from the Chinese drug "Daxueteng"(Caulis Sargentodoxae).*Planta Medica*，1991，57(5)：468

[4]苗抗立，等.红藤化学成分的研究.中草药，1995，26(4)：171

[5]李珠莲，等.红藤化学成分的研究.中草药，1984，15(7)：9

[6]Han Gui-qiu，et al. The investigation of lignans from sargentodoxa cuneata.*Acta Pharmaceutica Sinica*，1986，21(1)：68

[7]Zhi Xian Chen，et al. A new macrolide and glycosides from the stem of Sargentodoxa cuneata. *Chinese Chemcal Letters*，2009，20(11)：1339

[8]Sakkakibara Itsuki，et al. Anti-inflammatory activities of glycosides from sargentodoxa cuneata stems. *Jpn. Kokai Tokkyo Koho Jp*，1994，6：13

[9]汪克蕾，等.复方大血藤对大鼠慢性非细菌性前列腺炎的作用.贵阳医学院学报，2009，34(3)：304

[10]陈鸿兴，等.红藤水提取物对家兔实验性心肌梗死的影响.上海第一医学院学报，1984，11(3)：201

[11]邵以德，等. 红藤药理研究(Ⅰ).中草药，1983，14(1)：35

[12]张鹏，等.红藤水溶性提取物的抗心肌缺血研究.上海医科大学学报，1988，15(3)：191

[13]李钧敏，等.大血藤叶片提取物抑菌作用的初步研究.浙江中医学院学报，2004，28(1)：55

[14]李钧敏，等.大血藤叶片提取物的抑菌活性分析.中药材，2005，28(10)：906

[15]《全国中草药汇编》编写组.全国中草药汇编(上册).北京：人民卫生出版社，1975：56

[16]王珏英.红藤药理作用的初步研究.第四届全国药学学术会议论文汇编.中国药学会上海分会，1979：483

[17]汪宣利，等.大血藤内服配合塞鼻治疗早期急性乳腺炎80例.中外健康文摘，2008，5(3)：134

[18]宋立夏，等.中药内服外敷治疗阑尾脓肿38例.陕西中医，2001，22(3)：158

[19]任尔济，等.红藤四逆汤治疗术后肠粘连32例临床观察.光明中医，2001，16(93)：51

[20]李容德，等.中药红藤汤保留灌肠治疗盆腔炎.实用中西医结合杂志，1998，11(4)：349

山麦冬 Liriopes Radix shan mai dong

本品为百合科植物湖北麦冬*Liriope spicata* (Thunb.) Lour. var. *prolifera* Y. T. Ma或短葶山麦冬*Liriope muscari* (Decne.)Baily的干燥块根。性味甘，微苦，微寒。具有养阴生津、润肺清心的功效。用于肺燥干咳、阴虚痨嗽、喉痹咽痛、津伤口渴、内热消渴、心烦失眠、肠燥便秘。

【化学成分】

1. 皂苷类成分 麦冬皂苷为麦冬主要有效成分，含麦冬皂苷(ophiopogonin)A、B、B′、C、C′等20多种甾体皂苷，其中A、B、C等苷元为鲁斯考皂苷元 (ruscogenin)(又名假叶树皂苷元)，B′、C′等苷元为薯蓣皂苷元(diosgenin)[1-8]。

2. 其他成分 熊果酸、香草酸、对羟基桂皮酰酪胺、谷氨酸酚、齐墩果酸、门冬氨酸、苏氨酸、丝氨酸、丙氨酸等[9,10]。

【药理作用】

1. 保护神经系统 研究发现短葶山麦冬的正丁醇提取物可增加神经生长因子GF109203X的表达和分泌，通过PKC途径对神经系统具有明显的保护作用[11]。

2. 抗炎 短葶山麦冬皂苷元对离体大鼠中性粒细胞的呼吸爆发具有较强的抑制作用[12]。短葶山麦冬皂苷C(5、10和20 mg/kg)给小鼠腹腔注射，对抗原激发迟发型变态反应前或后均能明显地抑制2,4,6-三硝基氯苯所致的小鼠接触性皮炎，对二甲苯或巴豆油所致的小鼠耳壳炎症反应也有明显抑制作用。表明短葶山麦冬皂苷C具有较强的抗炎免疫药理活性[13]。

3. 增强免疫 给小鼠腹腔注射麦冬水煎液(生药12.5 g/kg)有免疫力促进作用，能显著增加小鼠的脾脏重量，增强巨噬细胞的吞噬作用和对抗由环磷酰胺所引起的小鼠白细胞减少[14]。腹腔注射短葶山麦冬皂苷C(10 mg/kg)[15]和麦冬多糖(200 mg/kg)[16]显著增强小鼠的碳粒廓清作用，能抑制淋巴细胞黏附于细胞外基质，改善由淋巴细胞浸泡所致的肝功能障碍引起的肝损伤，并激活小鼠网状内皮系统(RES)的吞噬功能，提高血清溶血素抗体水平。麦冬还可抑制迟发超敏反应和炎症反应[13]。从短葶山麦冬中分离出短葶山麦冬皂苷(Lm-3)，发现Lm-3可以治疗与肝损伤相关的免疫系统疾病[17]。

4. 抗心肌缺血 山麦冬水溶性提取物0.75 mg/kg腹腔注射能明显对抗垂体后叶素诱发的大鼠心肌缺血改变，说明山麦冬的水溶性提取物具有很强的抗心肌缺血作用[18]。另外，山麦冬中含有的15种氨基酸成分(腹腔注射)对垂体后叶素所致大鼠心电图缺血性改变也有预防作用，山麦冬总氨基酸还可明显降低心肌梗死大鼠血清游离脂肪酸 (free fatty acid，FFA)水平，提示本品可改善心肌脂肪酸代谢[19]。山麦冬总皂苷40 mg/kg腹腔注射对大鼠实验性心肌缺血有保护作用，其作用机制可能与防止细胞脂质过氧化与改善脂肪酸代谢有关[20]。

5. 抗心律失常 腹腔注射山麦冬注射液5 g/kg可明显减少垂体后叶素引起的大鼠心电图第Ⅱ期T波变化和降低心律失常发生率，而腹腔注射山麦冬注射液10 g/kg不但明显降低心律失常发生率，而且对第Ⅰ期及第Ⅱ期T波变化均有明显对抗作用。表明山麦冬注射液有较明显的抗心律失常活性[21]。

6. 抗脑缺血损伤 山麦冬总皂苷对大脑中动脉血栓所致局灶性脑缺血损伤具有保护作用，并具有显著的抗凝血作用。10、40 mg/kg山麦冬总皂苷尾静脉注射，可显著减少大鼠脑梗死范围，改善行为学障碍，降低nNOS阳性细胞表达率；20、60 mg/kg山麦冬总皂苷尾静脉注射，可使小鼠凝血时间及出血时间显著延长[22]。在大鼠颈总动脉结扎所致脑缺血实验中，结扎前给予400和200 mg/kg的麦冬多糖均可使给药组结扎后脑内乳酸含量较模型组显著降低，提示麦冬多糖对实验性脑缺血有抗缺氧保护作用，逆转缺血后酸中毒造成的各种损害[23]。

7. 抗肿瘤 短葶山麦冬皂苷C在腹腔注射20 mg/kg，对小鼠S180肉瘤具有明显的抑瘤作用，对艾氏腹水瘤具有抑制作用[24]。

8. 耐缺氧 给小鼠分别腹腔注射山麦冬注射液5.0、12.5及25.0 g/kg，山麦冬对小鼠减压缺氧存活率提高虽不明显，但明显延长存活时间[21]。山麦冬水煎液25.0 g/kg腹腔注射给小鼠有抗缺氧的作用，能提高皮下注射异丙肾上腺素小鼠低压、缺氧条件下的存活数[25]。麦冬水煎服剂、山麦冬注射液及麦冬多糖腹腔注射都能提高小鼠的耐缺氧能力，延长小鼠的存活时间。

9. 诱导分化 山麦冬水提取物对HL60细胞具有

诱导分化作用。HL60细胞在山麦冬作用下，细胞形态变得不规则，细胞核呈杆状或分叶状，核仁消失，胞质出现特殊颗粒，NBT阳性细胞率明显升高，c-myc原癌基因表达下降[26]。

10. 降血糖 山麦冬水提液及山麦冬多糖200和100 mg/kg干预STZ诱导的2型糖尿病小鼠，能够显著降低2型糖尿病小鼠的FBG，改善糖耐量和胰岛素抵抗，降血脂[27]。

11. 毒性

(1)急性毒性 山麦冬水溶性提取物39、69、99 g/kg给大鼠腹腔注射，每天1次，共2周。血尿素氮、GPT、Hb、Rbe、Wbe+De等指标均无明显改变。组织学检查表明其心、肝、脾、肺、肾未见明显毒性[28]。

(2)长期毒性 山麦冬水溶性提取物6、4、2 g/kg，连续灌胃12周，对大鼠体重、血象和肝、肾功能均无明显影响，且动物各实质脏器未见明显病理改变[29]。

【临床应用】

临床作为麦冬入药，参见麦冬临床应用。

（孙 健 温庆辉）

参 考 文 献

[1]Tada A，et al. Studies on the Constituents of Ophiopogonis Tuber Ⅱ：on the Structure of Ophiopogonin B. *Chem Pharm Bull*，1972，20(8)：1729

[2]Tada A，et al. Studies on the Constituents of Ophiopogonis Tuber Ⅲ：on the Structure of Ophiopogonln B. *Chem Pharm Bull*，1973，21(2)：308

[3]Atanabe Y，et al. Studies on the Constituents of Ophiopogonis Tuber Ⅳ：on the Structure of Ophiopogonin A，B′，C，C′ and D′. *Chem.Pharm. Bull*，1997，25(11)：3049

[4]Yoshiaki W，et al. Comparative studies on the constituents of ophiopogonis tuber and its congeners. Ⅰ：Studies of the constituents of the subterranean part of Liriope platyphylla Wang and Tang.*Chem Pharm Bull*，1983，31(6)：1980

[5]刘伟，等.湖北山麦冬化学成分的研究.药学学报，1989，24(10)：749

[6]Yu BY，et al.Comparative studies on the constituents of ophiopogonis tuber and its congeners. Ⅵ. Studies on the constituents of the subterranean part of Liriope spicata var. prolifera and L.muscari(1). *Chem Pharm Bull*，1990，38(7)：1931

[7]Yu BY，et al.Steroidal glycosides from the subterranean parts of Liriope spicata var.prolifera. *Phytochemistry*，1996，43(1)：201

[8]Chen ZH，et al. Two new steroidal glycosides from Liriopes muscari.(Decne.)Beilg. *Chin Chem Lett*，2006，17(1)：31

[9]吴秀英，等.山麦冬水溶性成分的研究.大连医学院学报，1989，11(1)：43

[10]程志红，等.短葶山麦冬化学成分的研究.中草药，2005，36(6)：823

[11]Hur J，et al.Induction of nerve growth factor by butanol fraction of Liriope platyphyllain C6 and primary astrocyte cells. *Bio Pharm Bull*，2004；27(8)：1257

[12]林以宁，等. 麦冬类药材皂苷元含量与其抑制中性粒细胞呼吸爆发的相关性. 中国药科大学学报，2007，38(6)：549

[13]徐强，等.短葶山麦冬皂苷C对迟发型变态反应及炎症反应的影响.中国药科大学学报，1993，24(2)：98

[14]余伯阳.湖北麦冬与浙麦冬质量的研究.中国中药杂志，1991，16(10)：584

[15]余伯阳，等.短葶山麦冬皂苷C的药理活性研究.中国药科大学学报，1994，25(5)：286

[16]汤军，等.麦冬多糖的免疫活性研究.中国中医基础医学杂志，1998，4(9)：44

[17]Wu FH，et al.Ruscogenin glycoside (Lm-3)isolated from Liriope muscari improves liver injury by dysfunction liver-infiltrating lymphocytes. *J Pharm Pharmacol*，2001，53：681

[18]高广猷，等.山麦冬水溶性提取物抗心肌缺血作用的实验观察.大连医学院学报，1985，7(3)：25

[19]高广猷，等.山麦冬总氨基酸对大鼠实验性心肌缺血的保护作用.中国药理学通报，1993，9(4)：281

[20]宋晓亮，等.山麦冬总皂苷对实验性心肌缺血的影响.中国药理学通报，1996，12(4)：329

[21]桂苡，等.山麦冬对心血管系统药理作用的研究.中草药，1984，15(3)：21

[22]邓卅.山麦冬总皂苷对局灶性脑缺血损伤的保护及抗凝血作用研究.中国药房，2007，18(30)：2332

[23]许燕萍，等.麦冬多糖对大鼠脑缺血损伤的抗缺氧作用.镇江医学院学报，1996，6(3)：217

[24]余伯阳，等.短葶山麦冬皂苷C的药理活性研究.中国药科大学学报，1994，25(5)：286

[25]余伯阳.短葶山麦冬的药理活性研究. 中药材，1991，14(4)：37

[26]杨佩满，等.山麦冬对HL60细胞诱导分化作用的初步研究.大连医学院学报，1992，14(4)：37

[27]Chen X，et al. Anti-diabetic effects of water extract and crude polysaccharides from tuberous root of Liriope spicata var. prolifera in mice. *J Ethnopharmacol*，2009，122(2)：205

[28]李淑媛，等.山麦冬水溶性提取物亚急性毒性的实验观察.大连医学院学报，1987，9(4)：16

[29]刘燕等，等.山麦冬水溶性提取物慢性毒性的实验观察.大连医学院学报，1995，17(3)：179

山茱萸 Corni Fructus shan zhu yu

本品为山茱萸科植物山茱萸*Cornus officinalis* Sieb.et Zucc.的干燥成熟果肉。味酸、涩，性微温。有补益肝肾、收涩固脱的功能。主治眩晕耳鸣、腰膝酸痛、阳痿遗精、遗尿尿频、崩漏带下、大汗虚脱、内热消渴。

【化学成分】

1. 挥发性成分 主要有异丁醇（isobutyl alcohol）、丁醇（butanol）、异戊醇（isoamyl alcohol）、糠醛（furfural）、β-苯乙醇（β-phenyl ethylalcohol）、榄香脂素（elemicin）、异细辛脑（isoasarone）、棕榈酸乙酯（ethyllinolcate）、油酸乙酯（ethyloleate）、古巴烯（copaene）、乙基香草醛（ethylvanillin）等[1,2]。

2. 环烯醚萜苷 有山茱萸苷（comin，马鞭草苷verbenalin）、马钱素（loganin）、獐牙菜苷（sweroside）、莫诺苷（morroniside）、7-氧-丁基莫诺苷（7-O-butyl morroniside）、7-脱氢马钱素（7-dehydrologanin）及山茱萸新苷（comuside）等[3,4]。

3. 鞣质 特里马素（tellimagrandin）Ⅰ、Ⅱ、异诃子素（isoterchebin）、路边青鞣质（gemin）D、2,3-二氧-没食子酰-β-D-葡萄糖（2,3-di-O-galloyl-β-D-glucose）、1,2,6-三氧-没食子酰-β-D-葡萄糖（1,2,6-tri-O-galloyl-β-D-glucose）、丁子香鞣质（eugeniin）、木鞣质（cornusiin）A,B,C,G等[5,6]。

4. 有机酸 果肉含没食子酸（gallic acid）、苹果酸（malic acid）、酒石酸（tartaric acid）、熊果酸（ursolic acid）、白桦脂酸（betulic acid）、齐墩果酸（oleanolic acid）、原儿茶酸（protocatechuic acid）等[7]。

5. 氨基酸、矿质元素 果肉中含有苏氨酸、缬氨酸、亮氨酸、异亮氨酸、苯丙氨酸、组氨酸、赖氨酸、丝氨酸、谷氨酸、甘氨酸、丙氨酸、酪氨酸、精氨酸、天门冬氨酸等14种氨基酸和钾、钙、镁、硅、钠、磷、钡、铅等23种矿质元素[8]。

6. 糖 山茱萸鲜果总糖含量一般达4.50%~10.00%，单糖以果糖为主，其次为葡萄糖、蔗糖，麦芽糖和乳糖较少[9]。

7. 其他 β-谷甾醇、5,5-二甲基糠醛醚、5-羟甲基糠醛[3]。

【药理作用】

1. 调节免疫 山茱萸水煎剂10 g/kg能够升高小鼠血清溶血素抗体和IgG、IgM含量，提示山茱萸对体液免疫有一定的增强作用；但又使小鼠的胸腺明显萎缩，减慢网状内皮系统对碳粒廓清的速率，并能抑制绵羊红细胞（SRBC）导致的小鼠迟发性过敏反应和2,4-二硝基氯苯（DNCB）所致的接触性皮炎[10]。山茱萸生品和制品多糖1 970、1 111 mg/kg灌胃给环磷酰胺免疫低下小鼠8 d，均可提高免疫低下小鼠的碳粒廓清指数K和吞噬指数α，增加血清IC_{50}值，改善免疫低下小鼠脾淋巴细胞增殖反应，且制品多糖的反应优于生品多糖。提示山茱萸多糖对免疫低下小鼠非特异性免疫、体液免疫和细胞免疫都有促进作用[11]。D-半乳糖致衰老小鼠给予山茱萸多糖0.2、0.4 g/kg，连续灌胃39 d。结果：山茱萸多糖能明显降低衰老小鼠血清NO、NOS及IL-6，并且能显著提高IL-1、IL-2。提示山茱萸多糖可能通过降低NO自由基和IL-6含量，提高IL-1、IL-2水平，起到延缓衰老的作用[12]。

山茱萸所含马钱素对免疫反应有双向调节作用，在低浓度（0.016~0.031 mg/mL）时有促进淋巴细胞转化作用，而高浓度时（0.500 mg/mL）则有抑制作用[13]。山茱萸所含熊果酸在体外几乎完全抑制淋巴细胞转化、IL-2的产生和LAK细胞的增殖，但在腹腔注射后又能明显提高上述3种免疫指标；0.125 mg/mL熊果酸可杀死体外培养的70%的艾氏腹水瘤细胞、87%的SP20细胞和97%的小鼠淋巴细胞。分析熊果酸之所以对淋巴细胞转化、IL-2产生和LAK细胞生成的作用在体内外不一致，是由于在体外它有很强并迅速的杀细胞作用[13]。

山茱萸总苷则表现出较强的免疫抑制作用。腹腔注射山茱萸总苷可抑制淋巴细胞转化、MLR、CTL增殖、IL-2产生、IL-2受体表达及LAK细胞诱导[14]。山茱萸总苷抑制TNF和IGF诱导的A549细胞株表达细胞黏附分子（ICAM）和细胞株增殖，ICAM在T细胞识别抗原和免疫应答过程中，是不可缺少的辅助性物质[15]。山茱萸总苷不同剂量均可抑制T淋巴细胞增殖和T淋巴细胞膜表面CD_3、CD_4、CD_8的表达，中大剂量还可以提高CD_4/CD_8的比值[16]。

2. 降血糖 山茱萸水提取物对正常大鼠的血糖无明显影响，但对肾上腺素或四氧嘧啶诱发的糖尿病大鼠有明显的降血糖作用，而且对链脲佐菌素所造成的糖尿病大鼠也有相似作用，并能降低高血糖动物的全血黏度和血小板聚集性，因此推测山茱萸可能对Ⅰ型糖尿病患者有治疗效果[17]。山茱萸乙醇提取液能显著降低Ⅱ型糖尿病大鼠进食量及饮水量，对大鼠空腹血糖无影响，但能明显降低其进食后血糖水平，升高进食后血浆胰岛素水平，促进胰岛增生。说明山茱萸乙醇提取液对Ⅱ型糖尿病有明显的治疗作用，该作用可能是通过促进胰岛增生，增加胰岛素分泌而实现的[18]。山茱萸对蛋白质早期糖化产物(果糖胺)的生成有一定的抑制作用，因为糖尿病慢性并发症与蛋白质非酶糖化作用有关，因此抑制蛋白质非酶糖化反应可能是山茱萸改善糖尿病慢性并发症的作用机制之一[19]。

3. 抗休克、强心、抗心律失常 在足量补液的情况下，山茱萸能显著延缓失血性休克动物（大鼠、家兔)因失血而造成的血压下降，延长其存活时间[20]。

实验研究发现，注射普萘洛尔可使家兔在心率下降的同时PEP/LVET(PEP：射血前期；LVET：左室射血时间)明显增大，同时S/D、S/S+D(S：机械收缩时间；D：舒张期时间)增加，说明普萘洛尔使心肌收缩力下降，心脏收缩动作不够敏捷，从而使心脏泵血降低。但在投予山茱萸后，除心率基本保持不变外，所有这些变化都接近了注射普萘洛尔前的对照水平[21]。

山茱萸能明显延长乌头碱诱发大鼠心律失常的潜伏期，降低氯化钙致大鼠室颤的发生率和死亡率，明显提高乌头碱诱发大鼠离体左室乳头肌节律失常的阈剂量，且对乌头碱和氯化钙诱发的大鼠左室乳头肌收缩节律失常有明显逆转作用[22]。在进一步对山茱萸提取液抗心律失常有效部位进行研究的过程中发现，山茱萸提取液抗心律失常作用可能与延长心肌动作电位、增大静息电位绝对值和降低窦房结自律性有关，其抗心律失常的有效部位为总有机酸和一种未知的微量成分，总苷类不具有抗心律失常活性[23]。

4. 抗缺血再灌注损伤 制备大鼠大脑中动脉栓塞后3 h，灌胃给予山茱萸环烯醚萜苷(CIG)20、60、180 mg/kg，连续28 d。可明显改善局灶性脑缺血大鼠神经功能，大脑皮质脑源性神经营养因子(BDNF)阳性细胞数目升高，脑皮质BDNF和TrkB蛋白水平明显增加。表明脑缺血后使用CIG可影响BDNF及受体TrkB表达，抗脑缺血损伤[24]。造模前连续3 d给大鼠腹腔注射山茱萸多糖100 mg/kg，能显著降低缺血再灌注大鼠脑组织NO含量及NOS活性。山茱萸多糖对缺血后脑组织具有保护作用[25]。

5. 杀菌 用70%乙醇提取的山茱萸的乙酸乙酯组分有较强的抗真菌和抑菌活性，抑菌成分主要是其中的酚酸；山茱萸提取物对不同菌种都具有抑制作用，其中对细菌的抑菌能力大于真菌和酵母菌，特别是对细菌中的金黄色葡萄球菌和大肠杆菌的抑菌活性最为显著。在滤纸片实验中，提取物浓度为3.1%时就具有抑菌现象。但是山茱萸粗提物除了对曲霉和青霉有效外，对啤酒酵母及假丝酵母均不显示抑菌活性[26]。

6. 抗炎 每天给大鼠腹腔注射1次熊果酸125 mg/kg，共给药7 d，可延缓植入羊毛球的致炎过程，并使肝糖原增加，降低心和横纹肌糖原，有糖皮质激素样作用[27]。山茱萸总苷不仅能抑制由角叉菜胶所致的大、小鼠非特异性肿胀，对弗氏完全佐剂所致的大鼠佐剂性关节炎也有显著抑制作用[28]。另有研究表明山茱萸总苷可明显抑制TNF-α和IL-1诱导血管内皮细胞系ECV304表达黏附分子ICAM1和CD_{44}[29]，因为中性粒细胞可通过其膜表面表达的配体与ICAM1相互作用而黏附于血管内皮细胞的表面，CD_{44}与中性粒细胞的浸润有关，因此抑制血管内皮细胞的活化表达ICAM1和CD_{44}，可能是山茱萸总苷的抗炎的分子基础之一[30]。

7. 抗氧化、抗衰老 50%醇沉多糖对自由基的清除作用最为显著，当多糖质量浓度达到1.2 mg/mL时，其对羟基自由基及超氧自由基的清除率分别为89.9%和87.1%。而90%醇沉多糖则具有较强的油脂抗氧化能力，其对猪油的抗氧化能力几乎与天然抗氧化剂BHT相当。表明山茱萸中50%醇沉多糖及90%醇沉多糖分别具有较强的清除自由基能力和油脂抗氧化能力[31]。体外培养人胚肺成纤维二倍体(HDF)细胞，实验组从40代开始加山茱萸多糖含药血清。衰老组细胞活力下降，cyclinD1 mRNA表达升高，CDK4 mRNA表达下降；山茱萸多糖可提高细胞活力及CDK4表达量，降低cyclinD1表达，通过改变细胞周期调控因子的表达而发挥抗HDF细胞衰老作用[32]。

用1%山茱萸多糖含药兔血清处理衰老的人胚肺二倍体成纤维(HDF)细胞，与青年组比较，衰老组细胞活力明显下降，DNA损伤率增加，HSP-70 mRNA表达下降；多糖含药血清使细胞活力明显增高，DNA损伤下降，HSP-70 mRNA表达增加。提示山茱萸多糖血清可以通过调节HSP-70的表达，减轻细胞DNA损伤而发挥抗HDF细胞衰老的作用[33]。采用高糖诱导的乳鼠心肌细胞损伤模型，配制含高糖(30 mol/L葡萄糖)的莫诺苷和马钱苷溶液，终浓度为1×10^{-4}、1×10^{-5}mol/L。结果：药物处理的心肌细胞形态基本正常，存活率较高，二者均能降低GOT、LDH含量，提高SOD活力，减少MDA含量。提示山茱萸有效成分保护高糖诱导的心肌细胞损伤，可能是通过提高心肌细胞抗氧化能力而起作用[34]。

8. 保肝 对四氯化碳急性肝损伤小鼠给予炮制前后的山茱萸提取物10、5、2.5 g/kg，灌胃14 d。山茱萸炮制后的中剂量组使小鼠血清ALT、AST活性及肝脏MDA含量明显降低，SOD水平则明显升高；同一剂量的生品则效果不明显。提示山茱萸炮制后对小鼠急性肝损伤的保护作用增强[35]。自山茱萸中分离得到的5-羟甲基糠醛(5-HMF)能够保护人静脉上皮细胞对抗H_2O_2和葡萄糖损伤，改善小鼠急性肝损伤[36]。

9. 保护脑神经 采用穹隆海马伞切断制备机械性脑损伤大鼠模型。造模后灌胃给予山茱萸环烯醚萜苷(CIG)20、60、180 mg/kg，21 d。结果：CIG使模型大鼠避暗实验潜伏期显著延长，逃避潜伏期显著缩短；CIG(20、60和180 mg/kg) 可显著增高模型大鼠脑海马区SYP的表达水平。提示：CIG灌胃给药能够提高FFT模型大鼠的学习记忆能力，其机制之一可能与CIG增强海马区SYP的表达从而促进突触重建有关[37]。

在H_2O_2损伤神经SY5Y细胞中加入1~100 μmol/L莫诺苷，可增加SY5Y细胞的代谢率，10 μmol/L是增加细胞活性的最适浓度；减少乳酸脱氢酶释放率，降低细胞膜破损程度；显著抑制氧化损伤后NO及氧自由基产生，提高GSH和SOD含量；提高神经生长因子(NGF)及脑源性神经生长因子(BDNF)表达；提高细胞膜电位，降低细胞内钙离子浓度。提示莫诺苷通过抗氧化和增加神经营养途径产生神经保护作用[38]。

用冈田酸(OA)与人神经母细胞瘤细胞系SKNSH细胞共孵育6 h，拟阿尔茨海默病(AD)细胞模型。CIG 50、100、200 mg/L与模型细胞预孵育24 h，可使细胞形态基本恢复正常；tau蛋白ser199/202和ser404位点磷酸化水平明显下降，非磷酸化水平升高；细胞微管平均面积明显增大。提示CIG能够抑制神经细胞tau蛋白过度磷酸化，保护细胞微管结构，可能对AD有治疗作用[39]。

10. 抗血栓 灌胃给予大鼠不同剂量的山茱萸环烯醚萜苷(CIG)20、60、180 mg/kg，连续7 d，于末次给药后1 h建立动-静脉旁路形成模型。结果:CIG能明显抑制实验大鼠血栓形成，减轻血栓干重和湿重；体外，CIG(40 mg/mL)可明显延长凝血酶时间(TT)及凝血活酶时间(APTT)，明显延长凝血酶原时间(PT)。CIG具有抑制血栓形成和抗凝血的作用[40]。

11. 药代动力学 山茱萸提取物（马钱苷浓度为3.34 mg/mL)按3 mL/kg给大鼠灌胃。结果：马钱苷药代动力学模型为单室模型一级吸收，其药代动力学参数为K_a=0.06 min^{-1}，K_e=0.013 min^{-1}，T (peak)=33.90 min，$T_{1/2ka}$=12.47 min，$T_{1/2ke}$=52.45 min[41]。

12. 其他 粗品山茱萸可提高精子活力68%，用HPLC法从山茱萸中分离出4种组分C_1、C_2、C_3、C_4，其中C_4组分可能是提高精子活力的有效成分[42]。马鞭草苷有兴奋子宫、促进子宫发育的作用，与前列腺素E_2合用有增强效应。但马鞭草苷元却有很强的抑制子宫作用，二者相拮抗。马鞭草苷还可促进兔血液凝固，并能促进哺乳动物持久的乳汁分泌，其大剂量可促使蛙黏膜剥离，并引起痉挛。

【临床应用】

1. 糖尿病 100例2型糖尿病(NIDDM)患者，用明沙参、黄芪、山茱萸等药物组成的糖复康进行治疗，总有效率为89%。还可明显改善糖尿病症状，显著降低NIDDM患者的空腹血糖(FBG)、胆色素原(PBG)、糖基化血红蛋白(GHb)，改善NIDDM患者异常的血液流变性[43]。

2. 糖尿病肾病 由山茱萸、牛蒡子、淫羊藿等组方，治疗糖尿病肾病108例，总有效率为92.5%，能明显消除蛋白尿，有效地防止糖尿病肾病转化为肾衰竭[44]。

3. 糖尿病性周围神经炎 加味蛭萸汤，由水蛭、山茱萸、黄芪等药组成，临床用于治疗糖尿病性周围神经炎82例，总有效率为79.27%[45]。

4. 慢性肾炎 采用自拟蛭萸益肾汤(水蛭、山茱萸、桑寄生等)加减治疗慢性肾炎蛋白尿32例，总有效率84.4%[46]。采取补肾平肝清热化瘀法(基本方黄芪、山茱萸、钩藤、白菊花等)治疗慢性肾衰竭31例，总有效率90%[47]。

5. 其他 补肾壮骨汤(地黄、山药、山茱萸、泽泻、茯苓等)治疗绝经后骨质疏松症[48]。定心汤(龙眼肉、太子参、酸枣仁、柏子仁、山萸肉、生地黄等)加味治疗快速型心律失常[49]。以白芍、白菊花、山茱萸、生地、天麻等组成滋阴潜阳活血方治疗脑梗死[50]。

（祝晓玲　林志彬）

参考文献

[1]李建军,等.山茱萸挥发油化学成分的GC-MS研究.中草药,2003,34(6):503

[2]韩淑燕,等.超临界CO_2萃取山茱萸成分研究.中国中药杂志,2003,28(12):1148

[3]赵世萍,等.山茱萸化学成分研究.药学学报,1992,27(11):845

[4]Wang YL,et al. Antiviral compounds and one new iridoid glycoside from Cornus officinalis. *Progress in natural science*,2006,16(2):142

[5]Hatano T,et al. A galloylated monoterpene glucoside and dimeric hydrolysable tannin from Cornus officinalis. *Phytochemistry*,1990,29(9):297

[6]Hatano T,et al. Tanins of Cornaceous plants Ⅱ. - cornusiions D,E and F,new dimeric and trimeric hydrolysable tannins from Cornus officinalis. *Chem Pharm Bull*,1989,37(10):266

[7]李平,等.山茱萸果实的化学成分.中国野生植物资源,1990,(3):132

[8]杨加华,等.山茱萸中矿质元素和氨基酸的研究.中草药,1989,20(11):17

[9]杨云,等.山茱萸多糖的化学研究.中国中药杂志,1999,24(10):614

[10]戴岳,等.山茱萸对小鼠免疫系统的影响.中国药科大学学报,1990,21(4):226

[11]杜伟锋,等.山茱萸炮制前后多糖对小鼠免疫功能的影响.中药材,2008,31(5):715

[12]张玉成,等.山茱萸多糖对D-gal致衰小鼠IL-1、IL-2、IL-6以及NO、NOS作用的实验研究.中国老年学杂志,2008,28(4):350

[13]赵武述,等.山茱萸成分的免疫活性研究.中草药,1990,21(3):17

[14]周京华,等.山茱萸有效化学成分的研究进展.中国新药杂志,2001,10(11):808

[15]赵武述,等.山茱萸总苷抑制免疫的体内效应及其对移植心脏存活的延长.中华微生物学和免疫学杂志,1995,15(5):325

[16]李建民,等.山茱萸总苷对正常小鼠T淋巴细胞免疫功能影响的实验研究.北京中医药大学学报,2000,23(6):30

[17]刘宝林,等.山茱萸醇提物对实验动物血糖、血脂和血小板聚集的影响.中国药科大学学报,1992,23(1):19

[18]钱东生,等.山茱萸乙醇提取液对2型糖尿病大鼠的治疗效应.南通医学院学报,2000,20(4):337

[19]许惠琴,等.五味子、山茱萸等对蛋白质非酶糖化的抑制作用.南京中医药大学学报(自然科学版),2001,17(3):166

[20]马允慰.萸肉注射液对晚期失血性休克疗效的实验研究观察.南京中医学院学报,1988,(2):30

[21]阎润红,等.山茱萸强心作用的实验观察.山西中医学院学报,2000,1(2):1

[22]阎润红,等.山茱萸抗心律失常作用的实验研究.山西中医,2001,17(5):52

[23]张兰桐,等.山茱萸提取液抗心律失常有效部位的研究.中草药,2001,32(11):1004

[24]姚瑞芹,等.山茱萸环烯醚萜苷对局灶性脑缺血模型大鼠BDNF及其受体TrkB表达的影响.中国药理学通报,2009,25(11):1535

[25]张丽娟,等.山茱萸多糖的提取工艺优化及对大鼠局灶性脑缺血再灌注损伤的保护作用.中药材,2007,30(11):1466

[26]Zhao SY,et al. Study on Stability of Bacteriostatic Active Compositions Extracted from Fructus Corni .*Food Sci*,2008,1:76

[27]Shatilo,GS. Anti-inflammatory properties of Ursolic acid and its effect on some biochemical indexes of the carbohydrate metabolism of rats. *Biol Nauki*,1973,16(12):41

[28]赵世萍,等.山茱萸总苷的抗炎免疫抑制作用.中日友好医院学报,1996,10(4):295

[29]李建民,等.山茱萸总苷对HUVEC表达ICAM1、CD_{44}的影响.中国免疫学杂志,2000,16(11):604

[30]Katherine A,et al. Characterization of CD_{44} induction by IL-1:Acritical role for Egr1. *J Immunology*,1999,162:4920

[31]张艳萍,等.山茱萸多糖体外清除自由基和抗氧化作用研究.中国食品学报,2008,8(6):18

[32]王雅丽,等.山茱萸多糖对衰老HDF细胞cyclinD1、CDK4表达的影响.中国老年学杂志,2008,24(8):739

[33]张慧丹,等.衰老HDF细胞DNA损伤与HSP-70 mRNA表达及山茱萸多糖的作用.中国老年学杂志,2009,(16):2007

[34]时艳,等.山茱萸有效成分对高糖致心肌细胞损伤的保护作用.南京中医药大学学报,2008,24(2):119

[35]李俊松,等.山茱萸炮制前后对小鼠急性肝损伤保护作用的研究.南京中医药大学学报,2008,24(4):236

[36]丁霞,等.山茱萸中5-羟甲基糠醛的分离鉴定及生物活性研究.中国中药杂志,2008,33(4):392

[37]丁月霞,等.山茱萸环烯醚萜苷对穹隆海马伞切断大鼠学习记忆能力和突触生长素的影响.中国新药杂志,2010,19(2):133

[38]王文,等.山茱萸有效成分莫诺苷神经保护作用及机制研究.中国药理通讯,2008,25(3):27

[39]褚燕琦,等.山茱萸环烯醚萜苷对冈田酸拟阿尔茨海默病细胞模型的抗凋亡作用研究.中国药房,2009,20(18):1364

[40]张丽,等.山茱萸环烯醚萜苷对血栓形成和凝血功能的影响.中药新药与临床药理,2008,19(5):363

[41]汤继辉,等.山茱萸中马钱苷大鼠体内药动学研究.中国实验方剂学杂志,2008,14(1):27

[42]Jeng H,et al. A substance isolated from cornus officeinalis enhances the motility of human sperm. *Am J Chin Med*,1997,25(3-4):301

[43]谢春光，等. 糖复康治疗2型糖尿病的临床疗效观察. 中医研究，1997，10(2)：23

[44]李光荣，等.牛蒡子淫羊藿汤治疗糖尿病肾病108例临床观察.湖南中医杂志，1998，14(6)：10

[45]汪文娟. 加味蛭芪汤治疗糖尿病性周围神经炎的临床研究.中成药，1998，20(5)：21

[46]张宽智.王家林益肾化瘀固涩法治疗肾病蛋白尿32例.河北中西医结合杂志，1997，6(1)：55

[47]姚越健.补肾平肝清热化瘀法治疗慢性肾炎肾功能衰竭31例. 陕西中医，1997，18 (12)：545

[48]邓伟民，等.补肾壮骨汤治疗绝经后骨质疏松症45例疗效观察.新中医，1999，31(5)：14

[49]刘军，等.定心汤加味治疗快速型心律失常60例. 上海中医药杂志，2000，34(2)：23

[50]石青，等. 滋阴潜阳活血法为主治疗脑梗死51例疗效观察. 湖南中医杂志，1999，15(1)：3

山 药 Dioscoreae Rhizoma shan yao

本品为薯蓣科薯蓣 *Dioscorea opposita* Thunb. 的干燥根茎。味甘，性平。有补脾益胃、生津益肺、补肾涩精的功能。主治脾虚食少、久泻不止、肺虚喘咳，肾虚遗精、带下、尿频、虚热消渴等。

【化学成分】

1. 营养物质 山药含丰富的蛋白质，每100 g含17.5 g蛋白质；富含18种氨基酸，其中谷氨酸、精氨酸含量较多，其次为丝氨酸和天冬氨酸。山药含有丰富的微量元素锌、铁、锰、铜、硒和常量元素钙[1]。

2. 山药多糖 其中有均多糖和杂多糖，也有糖蛋白。山药多糖RDPS-1糖基组成为葡萄糖、半乳糖、甘露糖，摩尔比1:37:11，平均相对分子量42200 D[2,3]。

3. 皂苷元 从薯蓣根茎提取的薯蓣皂苷元是生产甾体激素的原料[4]。

4. 其他 山药尚含有黏蛋白、尿囊素、淀粉酶等[5]。

【药理作用】

1. 增强免疫功能 山药水煎醇沉液，以25 g/kg每日灌胃1次，连续14 d，其对小鼠细胞免疫功能和体液免疫有较强的促进作用[6]。用山药水煎剂25 g/kg给小鼠连续灌胃5 d，可显著提高其碳粒廓清速率，且生品强于麸炒品[7]。氢化可的松致小鼠免疫功能低下，每天给小鼠灌胃山药水煎液50 mg/kg，共22 d。山药可延长免疫功能低下小鼠缺氧耐受时间，提高脾指数、胸腺指数，改善胸腺脾脏的组织结构，对氢化可的松有一定的拮抗作用[8]。

2. 降血糖 给小鼠每日灌胃山药水煎剂生药30、60 g/kg，连续10 d，可降低正常小鼠血糖，对四氧嘧啶引起小鼠糖尿病有预防及治疗作用，并可对抗由肾上腺素或葡萄糖引起的小鼠血糖升高。其醇提水溶部分与降血糖活性有关；氯仿提取部分能使饥饿大鼠血糖升高[9]。山药块茎多糖100、75、50 mg/kg对四氧嘧啶所致糖尿病大鼠血糖亦有明显降低作用，降糖效果与剂量呈正比关系[10]。实验表明，上述剂量的山药多糖对糖尿病大鼠的胰岛功能具有保护作用[11]。

3. 保肝 预先灌胃山药提取物40 mg/kg连续7 d，于末次给药1 h后腹腔注射四氯化碳(CCl_4)造模。结果：山药水提物能明显改善CCl_4致急性肝损伤小鼠的肝功能及肝病理损伤，与增强机体抗氧化能力有关[12]。进一步研究发现，山药多糖200、100、50 mg/kg对CCl_4肝损伤小鼠有保护作用，与山药多糖的抗氧化作用相关[13]。

4. 护肾 造模前给大鼠灌胃山药水煎剂(5 g/mL，20 mL/kg)5 d，山药灌胃预处理减轻大鼠肾脏缺血再灌注损伤的多项检测指标，促进受损肾小管的再生修复和重建。并提示，肾组织内的祖细胞参与了肾脏的修复和再生[14]。

5. 抗胃溃疡 鲜山药提取物16.7、8.3、4.2 g/kg，连续灌胃14 d。对实验性胃溃疡大鼠可通过降低血清胃泌素水平而发挥抗溃疡作用[15]。

6. 抗氧化 用20%的山药水煎剂每只0.3 mL连续灌胃40 d，能明显抑制小鼠脑线粒体内单胺氧化酶(MAO)活性[16]。给代谢性衰老模型小鼠腹腔注射山药多糖精品(RP)20、50 mg/kg，连续给药30 d，RP可显著降低小鼠肝中LPO和脂褐质含量；当连续给代谢性衰老模型小鼠腹腔注射RP 40 d，可显著降低小鼠脑内MAO-B的活性，明显提高小鼠脑和肝中GSH-Px的活性，以及小鼠心肌CAT的活性，并可使小鼠脑内SOD和Na^+/K^+-ATP酶活性显著提高[17]。山药多糖能降低维生素C-NADPH及Fe^{2+}-半胱氨酸诱发的微粒体过氧化脂质的含量，并对黄嘌呤-黄嘌呤氧化酶体系产生的超氧自由基(O_2^-)及Fenton反应体系产生的羟自由基(·OH)

有清除作用[18]。山药蛋白多糖在2~30 mg/mL浓度范围内，对活性氧自由基H_2O_2、O_2^-、·OH具有良好的清除作用，可减少红细胞溶血和抑制小鼠肝匀浆脂质过氧化反应。山药蛋白多糖具有明显的体外抗氧化作用，其抗氧化能力与蛋白多糖浓度呈正相关[19]。山药精制多糖具有很强的清除·OH自由基能力，浓度为1 mg/mL时对·OH的清除率接近50%，浓度为3 mg/kg时的清除率为97%，比相同浓度的维生素C还强[20]。

7. 抗衰老 用20%山药水煎液浸泡新鲜蚕叶阴干后每天喂饲家蚕3次，结果山药可显著延长家蚕龄期，家蚕的身长、体重较对照组增加缓慢，食桑量亦减少[21]。山药4 g/kg灌服，可显著提高D-半乳糖所致衰老模型大鼠SOD、GSH-PXS活性，降低过氧化产物MDA含量[22]。

8. 抗运动性疲劳 给D-半乳糖衰老小鼠灌胃山药水煎液100 mg/kg，连续15 d。可改善衰老小鼠游泳耐力，使力竭游泳时间明显延长；并对免疫器官的结构起到保护作用，在一定程度上延缓了小鼠的衰老进程[23,24]。每天上午给大鼠灌胃补充山药多糖400 mg/kg，共持续4周。山药多糖使4周大强度训练（跑台）大鼠已经降低的CD_3^+、CD_4^+、CD_4^+/CD_8^+明显升高，NK细胞活性升高。提示长期大运动量训练会使免疫功能降低，山药多糖能拮抗大强度运动带来的免疫抑制[25]。

9. 其他 小鼠腹腔注射山药多糖RDPS-1 150 mg/kg对移植性黑色素B16和Lewis肺癌亦有很强抑制作用（抑瘤率>30%）[23]。山药汁（干物质含量为21.45%）每天1次给四氧嘧啶糖尿病大鼠灌胃（按照干物质18 g的量摄入），9周后处理动物。结果：山药汁可显著降低糖尿病大鼠血糖水平和糖化血红蛋白率，并使胰岛素分泌水平有恢复性的上升[26]。

【临床应用】

1. 小儿疳积 山药内金饼（淮山药、鸡内金、面粉适量，加入红糖、芝麻）治疗小儿疳积2例，疗效颇佳，均痊愈[27]。

2. 婴幼儿腹泻 以单味生山药粉，加水适量调和后，加温熬成粥状，新生儿5 g，1岁以下10 g，1~2岁20 g，每日3次，疗程3 d，110例患儿，有效106例，总有效率96.3%[28]。

3. 糖尿病 采用山药参芪丸治疗糖尿病患者4 135例。1型糖尿病：显效197例，有效109例，无效30例，总有效率91.1%；2型糖尿病：显效2 276例，有效1 165例，无效358例，总有效率90.6%[29]。

4. 带下 妇炎清（内含党参、白术、甘草、淮山药、白芍、柴胡、陈皮等）临床治疗107例妇女带下病，其中48例显效，51例有效，8例无效[30]。

5. 弥漫性系统性硬皮病 以黄芪、山药、赤芍、党参、当归、茯苓、白术、陈皮、炙川草乌、桂枝、路路通、炙甘草的温阳通痹汤治疗弥漫性系统性硬皮病，19~49岁女性患者8例，病程为1~10年，分别服用84~281剂。结果：痊愈3例，显效5例，未发现恶化病例[31]。

6. 内耳眩晕病 五味子合剂（淮山药、当归、五味子、山萸肉）治疗内耳眩晕病42例，治愈15例，有效24例，无效3例[32]。

（刘 威 徐 宏 于德伟）

参 考 文 献

[1]李月仙，等.山药的研究进展.中国农学通报，2009，25（9）：91

[2]赵国华，等.山药多糖RDPS-1组分的纯化及理化性质的研究.食品与发酵工业，2002，28（9）：1

[3]赵国华，等. 山药多糖RDPS-1的结构分析及抗瘤活性.药学学报，2003，38（1）：37

[4]丁志遵，等.我国薯蓣资源研究与应用.作物品种资源，1986，2：1

[5]孔晓朵，等.山药的活性成分及生理功能研究进展.安徽农业科学，2009，37（13）：5979

[6]Maurica M. Dioscoretine，The Hypoglycemic Principle of Dioscorea dumelorun. *Planta Medica*，1990，56（1）：119

[7]李树英，等. 五种山药对小鼠免疫功能影响的比较研究. 河南中医，1992，12（1）：23

[8]郑素玲.山药对免疫机能低下小鼠耐缺氧能力的影响.动物医学进展，2010，31（2）：70

[9]郝志奇，等. 山药水煎剂对实验性小鼠的降血糖作用.中国药科大学学报，1991，22（3）：158

[10]何云. 山药多糖降血糖作用的实验研究. 华北煤炭医学院学报，2008，10（4）：448

[11]何云，等.山药多糖对糖尿病大鼠胰岛素及血小板数的影响.河北北方学院学报，2009，26（1）：29

[12]刘伟萍，等.山药水提物对四氯化碳所致小鼠急性肝损伤的改善作用.郑州大学学报（医学版），2008，43（5）：885

[13]孙设宗，等.山药多糖对小鼠CCl_4肝损伤的保护作用.郧阳医学院学报，2008，27（6）：502

[14]张亚，等.山药对大鼠肾缺血再灌注损伤的保护作用.江苏医药，2008，34（8）：809

[15]沈亚芬，等.鲜山药提取物对实验性胃溃疡大鼠血清胃泌素的影响.中国中医药科技，2010，17（3）：195

[16]曹凯，等. 熟地、菊花、山药、牛膝等四大怀药对小鼠脑线粒体单胺氧化酶活性的影响. 中国老年学杂志，1998，18（4）：102

[17]詹彤，等.水溶性多糖对小鼠的抗衰老作用.药学进展，1999，23（6）：356

[18]何书英，等. 山药水溶性多糖的化学及体外抗氧化活性. 中国药科大学学报，1994，25(6)：369

[19]王丽霞，等.山药蛋白多糖体外抗氧化作用的研究.现代生物医学进展，2008，8(2)：242

[20]尚晓娅，等.山药多糖的制备及其体外抗氧化活性.化学研究，2010，21(2)：72

[21]李献平，等. 四大怀药对家蚕寿命及生长发育的影响. 中国中药杂志，1990，15(9)：51

[22]相湘.山药的抗衰老作用研究. 医药论坛杂志，2007，28(24)：109

[23]郑素玲.山药改善老龄小鼠游泳耐力的研究.安徽农业科学，2009，37(35)：17526

[24]郑素玲，等.山药对老龄小鼠游泳耐力和免疫器官形态结构的影响.中国老年学杂志，2010，30(10)：1402

[25]陈写书，等.山药多糖对4周大强度训练大鼠T细胞亚群和NK细胞的影响.浙江体育科学，2009，31(6)：114

[26]许效群，等.山药汁对糖尿病大鼠血糖的影响.山西农业大学学报(自然科学版)，2010，30(2)：143

[27]孙冠兰.山药内金饼治疗小儿疳积.山东中医杂志，1983，6：38

[28]仇兆丰. 山药粉治疗婴幼儿腹泻110例. 青岛医学杂志，2007，39(3)：206

[29]高永喜，等.山药参芪丸治疗糖尿病的临床及实验研究.中国疗养医学，2009，18(12)：1139

[30]邓逊安. 成药妇炎清临床107例疗效观察. 中成药研究，1984，1：19

[31]徐宜厚， 等. 温阳通痹法治疗弥漫性系统性硬皮病8例. 上海中医杂志，1983，5：20

[32]潘嘉珑. 五味子合剂治疗内耳眩晕病42例. 陕西中医，1989，12：535

山 柰 Kaempferiae Rhizoma shan nai

本品为姜科植物山柰 *Kaempferia galanga* L. 的干燥根茎。味辛，性温。有行气温中、消食、止痛功能。用于胸膈胀满、脘腹冷痛、饮食不消。

【化学成分】

含挥发油 3%~4%。油中主要成分龙脑 (borneol)、桂皮酸乙酯 (ethylcinnamate)、香豆酸乙酯 (ethylcoumarate)、对甲基香豆酸乙酯(methyl-p-coumaricacid ethylester)、桉油素(cineol)、桂皮醛(cinnamic aldehyde)、十五烷、对甲氧基桂皮酸(p-methoxy cinnamic acid)、莰烯；黄酮类成分中有山柰酚(kaempferol)、山柰素(kaempferide)[1,2]。

【药理作用】

1. 镇静和抗焦虑 山柰素对小鼠具有镇静和抗焦虑作用，该化合物与苯二氮䓬(BZD)受体有一定的亲和力[3]。

2. 抑制腺苷脱氨基酶 山柰素等黄酮类化合物对腺苷脱氨基酶有抑制作用，这一作用影响广泛，由于影响内源性腺苷的脱氨，则影响腺苷与其受体的结合，因为腺苷脱氨酶与腺苷的失活有关系[4]。

3. 抗溃疡 药理学研究证明，槲皮素和山柰素对大鼠具有抗胃溃疡作用[5]。

4. 保护心脏 槲皮素和山柰素对离体豚鼠心脏具有正性肌力作用，各种黄酮类化合物的增强心肌收缩力作用机制相同，即它们的作用都要通过 cAMP 系统起作用[6]。山柰酚(5、30 μmol/L)对原代培养的心肌细胞没有显著的细胞毒作用；但可抑制 H_2O_2 诱导的心肌细胞凋亡，其机制与其抗氧化活性有关，可能是通过调节 Bcl-2、Bax、caspase-3 蛋白表达起到心肌细胞保护作用[7]。

5. 保护海马神经元 山柰酚 1、10、30、100、300 μmol/L 对正常和缺氧时海马 CA_1 神经元的电压依赖性钾电流有明显的抑制作用；山柰酚对外向型钾电流(I_A)的 IC_{50} 为 50 μmol/L，延迟整流性钾电流(I_K)的IC_{50}为 50 μmol/L[8]。表明山柰酚对正常和缺氧海马CA_1神经元电压依赖性钾通道有抑制作用，可能参与脑缺血保护。

6. 抗肿瘤 山柰挥发油提取物0.8 g/kg，给移植人胃腺癌细胞的裸鼠腹腔注射3周。结果移植肿瘤生长受到抑制，凋亡指数上调。与5-氟尿嘧啶联合应用起到协同增效作用[9]。山柰素(0.5 mg/mL)每天给移植人胃癌裸鼠腹腔注射0.2 mL，连续3周。对肿瘤的抑制率49.66%，肝转移情况4/9，腹膜转移为3/9，Bcl-2蛋白表达及血管生成受到明显抑制。山柰素有诱导凋亡、抑制胃癌转移作用[10]。

7. 免疫抑制 山柰酚10、20、40 μmol/L浓度可显著抑制Con A诱导小鼠T细胞CD_{69}的表达，对T淋巴细胞增殖有明显抑制作用；随山柰酚浓度的增加，明显阻滞淋巴细胞进入S期和G2/M期。山柰酚可显著抑制Con A刺激下的小鼠T淋巴细胞的体外活化和增殖[11]。

【临床应用】

牙痛 与麝香配伍研末，即麝香一字散，用于牙痛，有一定止痛作用。

（马吉胜 王本祥 周秋丽 王桂芳）

参 考 文 献

[1]中国医学科学院药物研究所.中药志.北京：人民卫生出版社，1979:313

[2]江苏新医学院.中药大辞典(上册).上海：上海科学技术出版社，1986:168

[3]Viola H, et al. Isolation of pharmacological active benzodiazepine receptor ligands from tomentosa (Tiliaceae). *J Ethno-pharmacol*, 1994, 44(1):47

[4]Melzig MF. Inhibition of adenosine deaminase activity of aortic endothelial cells by selected flavonoids. *Planta Med*, 1996, 62(1):20

[5]Vilegas W, et al. Isolation and structure elucidation of two new flavonoid glycoside from the infusion of maytenus aquifolium leaves. Evaluation of the antiulcer activity of the infusion. *J Agric Food Chem*, 1999, 47(2):403

[6]Itoigawa M, et al. Structyreactivity relationship of carditonic flavonoids in quinea papillary muscle. *J Ethnopharmacol*, 1999, 65(3):267

[7]陆景坤，等.山柰酚、芹菜素、大豆苷对H_2O_2诱导的心肌细胞凋亡的影响.哈尔滨医科大学学报，2007，41(4):309

[8]董敏，等.山柰酚对急性短暂缺氧时大鼠海马CA_1神经元电压依赖性钾通道的作用.中南药学，2004，2(3):135

[9]刘彦芳，等.山柰挥发油提取物对裸鼠原位移植人胃癌细胞增殖和凋亡的影响.辽宁中医学院学报，2005，7(4):339

[10]刘彦芳，等.山柰素对裸鼠原位移植人胃癌细胞凋亡及转移影响的实验研究. 中华实用中西医杂志，2005，18(15):591

[11]慕静静，等.山柰酚对小鼠T淋巴细胞体外活化、增殖和细胞周期的影响. 细胞与分子免疫学杂志，2009，25(12):1106

山 楂 Crataegi Fructus shan zha

本品为蔷薇科植物山里红*Crataegus pinnatifida* Bge.var.*major* N.E.Br. 或山楂*Crataegus pinnatifida* Bge. 的干燥成熟果实。味酸、甘，性微温。有消食健胃、行气散瘀、化浊降脂的功能。用于肉食积滞、胃脘胀满、泻痢腹痛、瘀血经闭、产后瘀阻、心腹刺痛、胸痹心痛、疝气疼痛、高脂血症。

【化学成分】

1. 山里红

(1)黄酮类 山里红的成熟果实中含有5,7,4′-三羟基黄酮-8-C-A-L-吡喃鼠李糖基-(1→2)-B-D-吡喃葡萄糖苷，即牡荆素鼠李糖苷(vitexin rhamnoside)、金丝桃苷(hyperoside)、牡荆素(vitexin)、槲皮素(quercetin)[1]。

(2)有机酸 从山里红醇提水溶部分分离得到枸橼酸(citric acid)。

(3)三萜类 含有熊果酸(ursolic acid)、桦皮醇(betulin)、熊果醇(urs-12-ene-3β,28-di-ol)等三萜化合物[2]。

(4)其他 山里红尚含有正三十一烷(hentriacontane)、十六烷酸二十八烷醇(hexadecanoic, octacsanol ester)、二十烷酸三十八烷醇酯(eicosanicacid, octatriacontyl ester)、二十九烷醇-10(nonacosyl alcohol-10)、β-谷甾醇(β-sitosterol)、胡萝卜苷(daucosterol ,lx)[2]。

2. 山楂

(1)有机酸 原儿茶酸、没食子酸、儿茶酚、对羟基苯甲酸[3]。

(2)黄酮类 主要以洋芹素(apigenin)和木犀草素(luteolin)为苷元的一系列苷类，也有报道山楂中含4′-黄芩素(scutellarein)衍生物[4,5]。

(3)三萜甾醇类 主要有β-谷甾醇(β-sitosterol)、胡萝卜苷(daucosterol)、豆甾醇(stigmosterol)等[6]。

(4)氨基酸 如谷氨酸盐、甲硫氨酸亚砜、天冬氨酸、肌氨酸、氨基己酸、瓜氨酸等[7]。

【药理作用】

1. 增强免疫功能 腹腔注射环磷酰胺造成小鼠免疫低下模型，灌胃给予山楂熊果酸300、150、50 mg/kg，均能显著提高外周血的白细胞数，增强腹腔巨噬细胞吞噬功能，促进脾淋巴细胞增殖，增加脾指数[8]。山楂多糖400、200、100 mg/kg，能增加小鼠胸腺和脾脏指数，提高腹腔巨噬细胞吞噬功能，促进溶血素和溶血空斑形成，促进淋巴细胞转化。山楂多糖能增加小鼠免疫功能[9]。精制谷甾醇50、100、200 mg/kg灌胃10 d，对环磷酰胺致免疫功能低下小鼠有免疫增强作用[10]。

2. 降血脂 以高脂饲料喂养大鼠造高血脂模型，山楂黄酮100、50、25 mg/kg灌服给予大鼠，结果显示：21 d后大鼠血清中总胆固醇、甘油三酯、LDL-C含量显著降低，HDL-C明显升高[11]。山楂提取物0.15、0.30 mg/kg可使高脂血症大鼠的TC、TG和LDL-C显著降低，对高脂血症有治疗和预防作用[12]。从山楂提取的熊果酸纯度达98%，300、150、50 mg/kg的熊果酸对高脂小鼠有一定的降血脂作用[13]。

3. 改善心功能 山楂生药20 g/kg，每天灌胃给药1次，连续3 d，可明显对抗垂体后叶素诱发大鼠心肌缺血[14]。建立大鼠心肌缺血/再灌注模型，缺血前给予山楂提取物生药5 g/L，结果表明可抑制LDH升高，提高SOD活力，降低MDA含量，从而保护心肌[15]。2.2%黄酮化合物的山楂干浸膏120 μg/kg，可明显削弱异丙肾上腺素刺激大鼠离体心肌细胞所产生正性肌力收缩，并使其缩短了的不应期显著延长，肌肉收缩强度及耗氧量均显著增强[16]。1%山楂黄酮或0.1%水解物一次取0.1~1 mL或0.2~0.6 mL时对离体或在体蟾蜍心脏均有强心作用，收缩振幅增加20%~30%。三萜酸对自然疲劳或因10%水合氯醛所致衰弱心脏的停跳有复跳及消除疲劳作用[17]。

4. 抗缺血再灌注损伤

(1)抗脑缺血再灌注损伤 山楂总黄酮0.40、0.20、0.10 g/kg灌胃15 d，能明显改善血瘀性脑缺血再灌注小鼠的全血黏度，显著减轻脑组织钙的超载程度，减轻脑水肿程度，对脑神经细胞和胶质细胞损伤有明显的拮抗作用。通过上述，对脑缺血再灌注损伤起保护作用[18]。进一步研究表明，上述剂量的山楂总黄酮灌胃，对血瘀性脑缺血再灌注小鼠的脑能量代谢也有一定的改善，使脑ATP含量显著或明显增加，乳酸减少，乳酸脱氢酶显著增加[19]。

(2)抗心肌缺血再灌注损伤 预先将山楂提取物(5 g/L)给大鼠静脉注射，5 mL/kg剂量，可降低血液中LDH和MDA含量，提高SOD活性，降低血压，有抗心律失常作用。山楂提取物对大鼠心肌缺血再灌注损伤有保护作用[15]。山楂总黄酮60、30、15 mg/kg能明显增强缺血心肌组织中热休克蛋白(HSP-70)的表达，对实验性心肌缺血的保护作用可能与HSP-70蛋白表达增强有关[20]。

5. 抗血小板聚集 山楂水提液含生药0.3%~0.9%时，对血小板的聚集影响不明显；在浓度为0.9%~1.8%时，随浓度的增高，抑制率也增高，抑制血小板聚集的IC_{50}为1.388%(生药13.88 g/L)，表明山楂水提液在体外具有一定的抑制血小板聚集作用[21]。

6. 改善胃肠功能 山楂水提液（1 mg/mL药液），以其含有机酸及炮制温度不同的9种药液按0.02 mL/g体重灌胃，均有胃肠推进作用，且推进作用生山楂的推进程度最大。炮制温度越高，胃肠推进作用越弱，至240℃时，胃肠推进作用已不明显[22]。另有报道，山里红、山楂、野山楂及南山楂果实以生药30 g/kg灌胃对小鼠小肠的推进运动均有程度不同的促进作用，其中山里红和山楂的作用较强[14]。

7. 抗氧化 山楂不同提取物(醇提物、超临界提取物、水提物)，对DPPH·自由基的清除率以醇提物最强(EC_{50}=0.39 mg/mL)，超临界提取物次之，水提物最低；醇提物和超临界提取物对O_2^-自由基也有较强的清除能力[23]。山楂水提液0.07~0.556 mg/mL均能清除自由基，对自由基的清除能力且有明显的剂量依赖关系。山楂2.08 mg/mL能显著抑制小鼠肝匀浆(离体)脂质过氧化反应，并能抑制白酒慢性诱导小鼠(整体)肝脏脂质过氧化物的生成[24]。山楂汁乙醇提取液0.46、0.61、0.76 g/L对·OH的清除率分别为79.05%、91.35%、96.67%；山楂汁乙醇提取液0.122、0.366、0.610 g/L对超氧化物抑制率分别为64%、74%、78%[25]。

8. 抗衰老 山楂生果0.25 g/mL，灌胃，可降低D-半乳糖所致大鼠脑内MDA含量及MAO-B活性，同时还能抵抗大鼠皮肤羟脯氨酸含量的减少，表明山楂汁对脑老化、皮肤老化及肌体衰老有一定的延缓作用[26]。每日分别给D-半乳糖衰老小鼠灌胃山楂液25、50、100 mg/kg，持续6周。小鼠血清SOD，肝组织过氧化氢酶(CAT)活性升高，肝组织SOD、GHS-Px活性也有明显升高。山楂液有抗衰老作用[27]。

9. 其他 浓缩山楂汁25、50、100 mg/L，通过原代培养人脐静脉内皮细胞(EC)，可见山楂能有效地抑制氧化低密度脂蛋白(OxLDL)对EC的损伤，并可显著降低细胞内乳酸脱氢酶(LDH)释放率、内皮细胞对单核细胞（MC-EC）的黏附率及低密度脂质过氧化(TBARS)值。提示山楂可以有效地保护内皮细胞免受OxLDL的损伤，其机制与山楂的抗氧化作用和对EC的直接作用有关[28]。山楂中谷甾醇40、20、10 μg/mL对体外培养的Heps、S180、EAC细胞具有显著抑制作用[29]。

10. 毒性 山楂醇提浸膏最大浓度和最大体积(生药126 g/kg)给小鼠灌胃1次，给药后均有少动及毛色不光泽，24 h后逐渐恢复正常；山楂及提取的各种制剂毒性很低，长期给药未出现不良反应[14]。山楂提取物2、10 g/kg给小鼠灌胃5 d，对雄性小鼠生殖细胞不具有致突变作用，并且对生殖细胞有一定保护作用[30]。

【临床应用】

1. 高脂血症 30例高脂血症患者用丹参山楂降脂丸配合西药常规治疗，总有效率83.3%，明显优于对照组(28例，常规西药治疗)[31]。76例高脂血症患者用山楂半夏汤治疗，对照56例用血脂康。结果：总有效率分别为92.11%和76.78%[32]。山楂杞子饮治疗血脂代谢紊乱52例，疗程6周。治疗组对TC、TG和LDL-C有显著降低作用，安全有效[33]。

2. 功能性消化不良 山楂白术汤加味治疗溃疡样型功能性消化不良，经治60例，40例治愈，16例好转，4例未愈，治愈率66.67%，总有效率93.33%[34]。

3. 结肠炎 山楂饮联合愈疡生新汤灌肠治疗慢性非特异性结肠炎，30例中痊愈25例(83.3%)，有效5例(16.7%)，总有效率100%；对照组(常规治疗)总有效率77.0%[35]。

4. 伤科疾病 185例各种伤科疾病，将山楂研成细末加入凡士林制作成膏，外敷于患处。无名原因红肿热痛全部1次治愈；踝关节扭伤治愈率98.75%；髓鞘炎有效率100%；甲沟炎有效率100%[36]。

5. 小儿厌食症 大山楂颗粒剂治疗小儿厌食症90例，厌食时间均在3个月以上，服用大山楂颗粒剂后厌食及其他兼症均有一定的改善，显效率为33.9%，好转率为50.8%，总有效率为84.7%[37]。

【附注】

1. 单籽山楂 本品为蔷薇科山楂属物单籽山楂 *Crataegus monogyka* Jacq.的果实。

药理 ①增加冠脉流量：静脉注射总黄酮10和20 mg/kg，能使兔心冠脉流量明显增加45%~64%[38]。②降压：给麻醉猫静脉注射总黄酮10 mg/kg，能使血压下降40%，维持5~10 min[38]。

2. 五籽山楂 本品为蔷薇科山楂属植物五籽山楂*Crataegus pentagyna* W.et K.的果实。

药理 30 mg/kg皂苷可增加皮肤血管的通透性。10%皂苷液无溶血作用[38]。

3. 锐刺山楂 又称欧山楂或英国山楂。本品为蔷薇科山楂属植物锐刺山楂*Crataegus oxyacantia* L.的果实。

药理 ①降压：对麻醉犬的降压作用亦明显，但维持时间较短。②增加冠脉流量：鞣酸能长时间显著地引起离体豚鼠冠状动脉扩张，能增加犬冠脉流量，并对茶碱、羟乙基茶碱、咖啡因、罂粟碱、亚硝酸钠、腺苷(adenoside)以及肾上腺素所致的冠状动脉扩张作用呈现协同作用[38]。③其他：英国山楂能使脑、肾血流量增大，心脏糖代谢改善，末梢血管阻力减小，肌肉血流量增大[38]。

(刘 威 徐 宏 于德伟)

参 考 文 献

[1]孙敬勇，等.山楂化学成分研究.中草药，2002，33(6)：483

[2]时岩鹏，等.山楂化学成分的研究.中草药，2000，31(3)：173

[3]王雪松，等.山楂核化学成分的研究.中国中药杂志，1999，24(12)：739

[4]Melikoglu G，et al. Flavonoids of Crataegus orien talis. *Bollettino Chimico Farmaceutico*，1999，138(7)：351

[5]Titova AA，et al. C-glycosides of Crataegus curvisepala. *Khim Prir Soedin*，1986，3：373

[6]孙晓飞，等.山楂核的化学成分.中草药，1987，18(10)：441

[7]Hobbs S，et al. Hawthorn：a literature review. *Herbal Gram*，1990，22：19

[8]林科，等.山楂熊果酸的制备及对小鼠免疫功能和肝癌细胞凋亡的影响.中国生化药物杂志，2007，28(5)：308

[9]闫启光.山楂多糖对小鼠免疫功能的影响.中国中医药咨询，2009，1(6)：134

[10]董贺，等.山楂谷甾醇的提取及降血脂和增强免疫的研究.天然产物研究与开发，2009，(21)：60

[11]刘北林，等.山楂黄酮提取及降血脂研究.食品科学，2007，28(5)：324

[12]兰鸿，等.山楂提取物防治高脂血症实验研究.中国现代药物应用，2009，3(24)：3

[13]林科，等.山楂中熊果酸的提取及其对小鼠的降血脂作用.天然产物研究与开发，2007，(19)：1052

[14]徐红宾，等.4种山楂属植物的药理作用及其LD_{50}比较.中国中药杂志，1994，19(8)：454

[15]刘春丽，等.山楂提取物对心肌缺血/再灌注损伤的保护作用.心脏杂志，2006，18(2)：121

[16]徐波，等.山楂：开发中的正性肌力药.国外医药植物药分册，2000，15(3)：93

[17]广州第四制药厂，等.山楂对心血管系统药理作用的初步研究.中草药通讯，1977，(9)：30

[18]程再兴，等.山楂总黄酮对血瘀合并脑缺血-再灌注小鼠的影响(一).中国医药导报，2009，6(26)：20

[19]程再兴，等.山楂总黄酮对血瘀合并脑缺血-再灌注小鼠的影响(二).中国医药导报，2009，6(27)：15

[20]闫波.山楂总黄酮TFC对心肌缺血大鼠热休克蛋白表达的影响.中华中西医学杂志，2005，3(7)：7

[21]石晶，等.山楂与泽泻抗血小板聚集的协同作用.中草

药,1996,27(6):350

[22]陈青莲,等.不同烘制温度对山楂有机酸含量及胃肠推进功能的影响.湖北中医学院学报,2000,2(1):46

[23]黄优生,等.山楂提取物的抗氧化活性研究.食品与生物技术学报,2010,29(2):189

[24]王伟,等.从抗氧化反应探讨"药食同源"的含义.中西医结合杂志,1991,11(3):159

[25]黄沛力,等.银杏叶、山楂叶对氧自由基的清除作用.中国中药杂志,1996,21(1):245

[26]郭剑利,等.酸枣、山楂、葡萄三种果汁对D-半乳糖大鼠衰老模型的影响.营养学报,1999,21(2):149

[27]张泽生,等.山楂提取物对D-半乳糖致衰小鼠抗氧化系统的影响.食品研究与开发,2009,30(5):1

[28]常翠青,等.山楂对人血管内皮细胞的作用.营养学报,2001,23(1):58

[29]董贺,等.山楂中谷甾醇抑制肿瘤细胞的研究.中国生化药物杂志,2009,30(4):270

[30]黄文文.山楂提取物对雄性小鼠生殖细胞突变抑制作用的研究.中国动物保健,2010,12(4):18

[31]张永丽.丹参山楂降脂丸治疗高脂血症的临床疗效观察.中国医药导报,2009,6(19):57

[32]吴晓虎,等.山楂半夏汤治疗高脂血症76例.陕西中医学院学报,2008,31(4):50

[33]周夏兴,等.山楂杞子饮治疗血脂代谢紊乱的疗效观察.现代中西医结合杂志,2008,17(5):679

[34]李彦民.山楂白术汤加味治疗溃疡样型功能性消化不良60例.中国中医药现代远程教育,2008,6(5):448

[35]王桂芳,等.山楂饮联合愈疡生新汤灌肠治疗慢性非特异性结肠炎30例疗效观察.山东医药,2007,47(35):100

[36]王强.山楂治疗伤科疾病185例.实用中医药杂志,2005,21(6):343

[37]许家骝,等.大山楂颗粒剂治疗小儿厌食症的临床观察.中药药理与临床,1995,29(2):46

[38]王浴生.中药药理与应用.北京:人民卫生出版社,1983:92

山楂叶 Crataegi Folium shan zha ye

本品为蔷薇科植物山里红*Crataegus pinnatifida* Bge.var.*major* N.E.Br.或山楂*Crataegus pinnatifida* Bge.的干燥叶。味酸,性平。活血化瘀,理气通脉,化浊降脂。用于气滞血瘀、胸痹心痛、胸闷憋气、心悸健忘、眩晕耳鸣、高脂血症。

【化学成分】

1. 黄酮类 山楂叶中主要含槲皮素、金丝桃苷、牡荆素、牡荆素鼠李糖苷(vitexin-rhamnoside)、荭草素、异荭草素、葡牡荆黄酮、山楂纳新及乙酰山楂纳酰等[1]。

2. 三萜类 有乌苏烷型、环阿屯烷型、齐墩果烷型、羊毛脂烷型、羽扇豆烷型等[2]。

3. 有机胺类 邻甲氧基苯乙胺(O-methoxyphen)、酪胺(tyramine)、异丁胺(isobutylamine)、-苯乙胺(-phenylethylamine)、乙胺(ethylamine)等[3]。

4. 其他 β-谷甾醇(β-sitosterol)、胡萝卜苷(daucosterol)、豆甾醇(stigmosterol)及微量元素、有机酸、氨基酸[4]、山楂叶苷A[5]。

【药理作用】

1. 抗脑缺血再灌注损伤 山楂叶总黄酮(FMCL)180、60 mg/kg使脑缺血小鼠的生存期明显延长,脑组织匀浆中的MDA下降,SOD上升,减轻脑缺血损伤,对脑细胞有保护作用[6]。对大鼠局灶性脑缺血再灌注损伤模型,FMCL 100、30、10 mg/kg使TUNEL染色阳性细胞数明显减少,凋亡率明显下降,细胞色素C蛋白表达明显降低。提示FMCL可抑制局灶性脑缺血再灌注后的神经细胞凋亡,其机制可能与抑制线粒体细胞色素C通路的凋亡有关[7]。

2. 心血管系统

(1)强心 山楂叶提取物10、5、2.5 mg/kg能增强麻醉开胸犬心肌收缩力,增大心室的运动振幅,具有强心作用[8]。

(2)抗心肌缺血损伤 麻醉犬冠脉结扎致心肌缺血,山楂叶总黄酮(2.5、5、10 mg/kg)可显著减少冠脉结扎所致的Σ-ST抬高和N-ST增加,同时减少血清中LDH和CK的释放,缩小心肌梗死范围。山楂叶总黄酮能明显减少心肌缺血程度[9]。

(3)影响心脏动力学 山楂叶提取物10、5、2.5 mg/kg股静脉注入,对犬收缩压有降低作用,对舒张压及心率没有影响;对犬心脏没有负面影响,对心血管系统起到调节和改善作用[10]。

3. 降血脂,防治脂肪肝 在喂饲高脂饲料同时,给鹌鹑灌胃80、40、20 mg/kg山楂叶总黄酮。6个月后发现,山楂叶总黄酮具有明显降血脂、减轻动物肝脏内各类脂质沉积的作用，具有很好的抗氧化作用。对高脂饮食引起的高血脂和脂肪肝有明显的防治作用[11]。山楂叶总黄酮250、125 mg/kg预防和治疗给药，对高脂饲料喂养的大鼠有调节脂质代谢紊乱和防治脂肪肝的作用[12]。20 mg/kg山楂叶总黄酮灌胃大鼠12周，对胰岛素抵抗大鼠的高血脂和氧化损伤起到良好的防治作用，增强其胰岛素敏感性，具有良好的防治脂肪肝作用[13]。

4. 抗炎、镇痛 山楂叶乙醇提取物500、250、125 mg/kg灌胃7 d，对二甲苯致小鼠耳廓肿胀有抑制作用，减少醋酸致小鼠扭体反应次数。山楂叶乙醇提取物有一定的抗炎镇痛作用[14]。

5. 抗氧化、抗自由基 山楂叶总黄酮80、40 mg/kg可降低心、肝、脑组织中MDA和脂褐质（LF），升高组织中SOD和全血中SOD、GSH-Px活性；在体外直接清除机体·OH，具有抗氧化作用[15]。山楂叶总黄酮对DPPH和超氧阴离子自由基具有一定的清除作用。对DPPH自由基，加入量为2 mg时，清除率为50.29%；而对超氧阴离子自由基，加入量为1.2 mg时达最高值27.36%。山楂叶总黄酮清除自由基的活性，稍低于芦丁，远低于维生素C[16]。

6. 抗衰老 山楂叶总黄酮32、64 mg/kg给小鼠灌胃36 d，给大鼠灌胃49 d，能提高组织中抗氧化酶的活性，抑制自由基损伤，防治脂质过氧化，具有明显的抗氧化抗衰老作用[17]。

7. 其他 山楂叶总黄酮终浓度为100、30 mg/L可抑制H_2O_2诱导的PC-12细胞凋亡，其机制可能与抑制线粒体途径的细胞凋亡有关[18]。人类单核肿瘤细胞U973培养液中加入0、25、50、100、150、200 mg/L的山楂叶总黄酮具有抑制U973细胞增殖的作用，高浓度的山楂叶总黄酮（≥200 mg/L）对U973细胞可能具有细胞毒作用[19]。研究表明，山楂叶总黄酮5、10 μg/mL对缺氧人脐静脉内皮细胞有保护作用，且下调细胞内钙离子和一氧化氮的水平，可能是这种保护作用的机制之一[20]。

8. 毒性 山楂叶总黄酮腹腔注射小鼠LD_{50}为538.4 mg/kg。亚急性毒性实验，分别按7.7、3.8、1.9 mg/kg给小鼠灌胃山楂叶总黄酮，观察血清转氨酶及心、肝、脾、肺、肾、脑、肠切片均未见明显病理改变[20]。

【临床应用】

冠心病心绞痛 由山楂叶总黄酮制成的山楂黄酮片，经6家医院对137例冠心病心绞痛患者的观察，总有效率达94.4%[21]。

【附注】

山楂核 本品为蔷薇科植物山楂成熟果实的果核。

[药理作用]

抗动脉粥样硬化 山楂核醇提物能明显减少胆固醇，尤其是胆固醇脂在鹌鹑动脉壁中的沉积，降低动脉粥样斑块发生率，防止实验性动脉粥样硬化的发生和发展[22]。

[临床应用]

止痛 山楂核提取的山楂核精，制成贴膏，每1~2 d换药1次，5~6次为一疗程，治疗膝、踝、足部软组织疼痛，经85例临床应用，痊愈率63.1%，显效率12%，有效率15.4%，无效率9.5%[23]。舒痛精（核提取物），涂于压痛区皮肤上，治疗颈肩背痛78例，有效率74.4%，复发率10.3%[24]。山楂带核熬煮成泥食用，可治血瘀型痛经[25]。

（孙　健　温庆辉）

参考文献

[1]耿慧春，等.山楂叶化学成分和药理作用研究进展.中国现代医生，2009，47(26)：12

[2]英锡相，等.山楂叶植物学及化学成分研究近况.辽宁中医学院学报，2001，3(2)：98

[3]刘荣华，等.山楂化学成分研究进展.中药材，2007，31(7)：1102

[4]陈佳，等.山楂的研究进展.中药研究与信息，2005，7(7)：22

[5]陈佳，等.山楂叶中的一个新联苯苷.沈阳药科大学学报，2006，23(7)：430

[6]张晓丹.山楂叶总黄酮对小鼠脑缺血的保护作用研究.江西医药，2009，44(9)：865

[7]纪影实，等.山楂叶总黄酮对大鼠脑缺血再灌注后细胞凋亡的保护作用.吉林大学学报（医学版），2008，34(4)：590

[8]李富忠，等.山楂叶提取物对犬左室的影响.畜牧兽医杂志，2007，26(2)：10

[9]喻斌，等.山楂叶总黄酮对麻醉犬冠脉结扎所致心肌缺血的保护作用.中药新药与临床药理，2008，19(6)：461

[10]吕丽华，等.山楂叶提取物对犬心脏动力学的影响.中国兽医杂志，2009，45(2)：47

[11]叶希韵，等.山楂叶总黄酮降血脂防治鹌鹑脂肪肝形成的实验研究.复旦学报（医学版），2009，36(2)：142

[12]陈芝芸，等.山楂叶总黄酮防治非酒精性脂肪性肝炎的研究.浙江中医药大学学报，2007，31(6)：686

[13]刘江，等.山楂叶总黄酮防治大鼠胰岛素抵抗及脂肪

肝的实验研究.华东师范大学学报(自然科学版),2008,6:127

[14]权迎春,等.山楂叶提取物的抗炎与镇痛作用研究.时珍国医国药,2006,17(4):556

[15]刘寿先,等.山楂叶总黄酮对小鼠的抗氧化作用.咸宁学院学报(医学版),2006,20(6):477

[16]张晓璐,等.山楂叶总黄酮清除DPPH和超氧阴离子自由基的活性研究.林业科技,2008,33(5):51

[17]李莉,等.山楂叶总黄酮抗衰老作用的实验研究.时珍国医国药,2007,18(9):2143

[18]纪影实,等.山楂叶总黄酮对H_2O_2诱导PC-12细胞凋亡的保护作用.中国药理学通报,2006,22(6):760

[19]唐世英,等.山楂叶总黄酮对人类单核肿瘤细胞增殖的影响.中药新药与临床药理,2010,21(3):269

[20]兰文军,等.山楂叶总黄酮对缺氧人脐静脉内皮细胞细胞毒、NO和Ca^{2+}水平的调控作用.航天医学与医学工程,2005,18(3):157

[21]张文洁,等.山楂提取物对高血脂大鼠的影响.辽宁中医杂志,2008,35(2):307

[22]褚衍芳,等.山楂核及其有效成分对实验性动脉粥样硬化预防作用的研究.中药药理与临床,1988,4(2):22

[23]赵惠民,等.RPc贴膏治疗膝、踝、足疼痛84例疗效总结.中成药,1990,12(9):23

[24]赵惠民,等.舒痛精治疗颈肩背痛的临床总结和动物实验研究.中成药研究,1987,(5):19

[25]于晓棠.山楂能治血瘀型痛经.中国临床医生,2004,32(4):25

山豆根 Sophorae Tonkinensis Radix et Rhizoma shan dou gen

本品为豆科植物越南槐*Sophora tonkinensis* Gapnep.的干燥根及根茎。味苦,性寒,有毒。能清热解毒、消肿利咽。用于火毒蕴结、乳蛾喉痹、咽喉肿痛、齿龈肿痛、口舌生疮。

【化学成分】

山豆根主含生物碱、黄酮、咖啡酸衍生物等。

1. 生物碱 主要有苦参碱(matrine)、氧化苦参碱(oxymatrine)、甲基金雀花碱(methylcytisine)、臭豆碱(anagyrine)以及槐果碱(sophocarpine)、金雀花碱(cytisine)、氧化槐果碱(sophocarpine N-oxide)[1,2]。药典规定本品苦参碱和氧化苦参碱的含量不得少于0.60%。

2. 黄酮 有柔枝槐酮(sophoranone)、柔枝槐素(sophoradine)、柔枝槐酮色烯(sophoranochromene)、柔枝槐素色烯(sophoradochromene)、染料木素(genistein)、紫檀素(pterocarpine)、山槐素(maackiain)、红车轴草根苷(trifolirhizin,三叶紫檀苷)、芒柄花素(formononetin)、山豆根色满二氢黄酮(tonkinochromane)、光甘草酸(glabrol),以及槐黄酮A[sophoraflavone A,7,4′-二羟基黄酮8-C-β-D(2-O-α-L-鼠李糖酰)葡萄糖苷,bayin 2′-O-鼠李糖苷]、槐黄酮B(7,4′-二羟基黄酮4′-O-β-D-葡糖苷,sophoraflavone B、L-高丽槐素(L-maackiain)、槲皮素、芦丁和异鼠李素-3-芸香槐苷[1,2]。

3. 多糖 山豆根有水提多糖SSa1、SSa2、SSa3、SSa4和碱提多糖SSb1FA、SSb2、SSb3和SSc1。根据组成和性质,它们分属于淀粉、类淀粉、半纤维素、果胶,其中淀粉的含量最多,其次为果胶类多糖[1]。

4. 其他 尚含槐胺(sophoramine)及槐醇(sophoranol)、番石榴酸乙酯(piscidic acid monoethyl ester)、麦芽酚(maltol)、香草酸(vanillicacid)、谷甾醇、蛇麻酯醇,以及一些咖啡酸的高级烷醇酯等[1]。

【药理作用】

1. 抗炎、解热 山豆根水提物100、50、25 mg/kg灌服,连续2 d,对二甲苯所致小鼠耳肿胀、醋酸所致小鼠腹腔毛细血管通透性亢进以及组胺所致大鼠皮肤毛细血管通透性亢进等均有显著的抑制作用[3]。本品所含苦参碱、氧化苦参碱、槐果碱等均具有显著的抗炎作用。苦参碱对醋酸所致小鼠腹腔毛细血管通透性亢进、巴豆油所致小鼠耳部水肿、蛋清或角叉菜胶所致大鼠足肿胀及棉球肉芽肿均有明显抑制作用,切除肾上腺后苦参碱的抗炎活性仍存,表明其抗炎原理与垂体-肾上腺皮质系统无明显关系。氧化苦参碱50 mg/kg腹腔注射可使正常大鼠体温显著降低,于10 mg/kg即可使四联菌苗引致家兔的发热明显下降,表明有解热作用。

2. 抗肿瘤 山豆根煎剂100 mg/mL对人食管癌细胞株Eca109分裂指数的抑制率达100%,并使谷氨酸脱氢酶、苹果酸脱氢酶和乳酸脱氢酯活力下降至呈阴性反应[4,5]。流式细胞术研究发现山豆根对Eca109细胞DNA合成有显著抑制作用[6]。山豆根水提物100~600 μg/mL浓度对人肝癌SMMC7721细胞增殖有显著抑制，降低线粒体代谢活性[7]。山豆根总生物碱100 mg/kg灌胃9 d，对小鼠S180、ESC及H22抑瘤活性弱而毒性较大[8]。山豆根所含多种生物碱为其抗肿瘤有效成分，苦参碱、氧化苦参碱、槐果碱等对实验性肿瘤均有明显抑制作用，苦参碱2.5 mg/kg能明显抑制小鼠艾氏腹水癌及S180；氧化苦参碱作用更强，1.25 mg/kg即对S180有效，其化疗指数为丝裂霉素C的7.8倍；氧化苦参碱375 mg/kg可使艾氏腹水癌小鼠生命延长128.9%。苦参碱及氧化苦参碱对宫颈癌U14也有显著抑制作用。此外，苦参碱对由甲基胆蒽诱导的DBA/2小鼠肥大细胞瘤P815肿瘤细胞有直接的毒性，可明显抑制^{3}H-TdR对P815细胞的渗入。氧化苦参碱还能诱导小鼠肝细胞微粒体细胞色素P450，提高其对环磷酰胺的代谢激活，使半量环磷酰胺有相当于原全量时的抑瘤效果。但也有报道，从山豆根中分离的生物碱细胞毒活性不强[9]。

3. 抗菌 山豆根水煎剂、醇提物及总生物碱于体外有一定抗菌作用[10,11]，也能抑制白色念珠菌的生长。水煎剂的MIC为25 mg/L，强于北豆根[12]。0.1%的苦参碱对痢疾杆菌、变形杆菌、大肠杆菌、金黄色葡萄球菌、绿脓杆菌等有明显抑制作用，氧化苦参碱抗菌作用较弱。山豆根水煎剂还有较强的抗柯萨奇B_5病毒作用。

4. 保肝 山豆根有保肝降酶作用，对于四氯化碳所致家兔和小鼠的急性肝损伤、D-氨基半乳糖所致小鼠肝损伤均有明显保护效果，可使SGPT降低、肝细胞坏死减轻。山豆根总生物碱制备之肝炎灵注射液对CCl_4及D-半乳糖胺所致小鼠肝损伤也均有显著保护效果，能使SGPT、SGOT显著降低，改善肝组织的病理损伤[13,14]。

5. 增强免疫 山豆根多糖50、100、200 mg/kg腹腔注射，能极显著提高地塞米松免疫抑制小鼠脾脏指数，显著降低脾脏中髓过氧化物酶(MPO)活性、胸腺中黄嘌呤氧化酶(XO)活性，显著提高胸腺中谷胱甘肽过氧化物酶(GP)的活性。提示山豆根多糖通过改变机体内自由基相关酶活性，影响体内自由基产生和清除能力，使免疫器官免受过氧化损伤，增强机体的免疫功能[15]。

6. 其他 山豆根有抗溃疡作用，其醇提物水不溶部分能抑制胃液分泌，对大鼠幽门结扎性溃疡、应激性溃疡、醋酸性溃疡等均有明显效果，对于小鼠水浸应激性溃疡，山豆根口服也有明显效果，苦参碱的作用类似。此外，山豆根所含异戊烯查耳酮也具有抗胃溃疡活性。广豆根素(sophoradin)具有强的抗胃溃疡及抑制胃液分泌作用，广豆根酮(sophoranone)作用次之。对于肠道功能，山豆根所含多种生物碱均有明显解痉作用，苦参碱在有钙或无钙介质中对离体豚鼠或大鼠肠肌标本均能显著对抗组胺、乙酰胆碱和氯化钡的兴奋作用。在豚鼠回肠标本上金雀花碱也有抗组胺及抗5-HT作用。此外，山豆根总生物碱还有抗心律失常、扩冠、降血压、中枢抑制等作用。

7. 毒性 山豆根水煎醇提物经口给药对小鼠的LD_{50}为(9.8021±2.0067) g/kg，说明山豆根乙醇提取物实际无毒[16]。有研究认为，超量山豆根中毒可引起大脑基底神经核和海马的病理改变[17]。

【临床应用】

1. 咽喉疾病 山豆根汤方用本品配连翘、射干、花粉等治慢性咽喉炎120例，经服15剂临床治愈者84例，好转30例，无效6例，总有效95%。另报道用山豆根口服液治疗急性咽炎临床疗效也佳。

2. 肝炎 山豆根对乙肝、慢性活动性肝炎有一定疗效。山豆根制备之注射液商品名肝炎灵，主要有效成分为苦参碱，临床用于治疗慢性活动性肝炎402例，显效54.2%，总有效91.8%，临床降酶迅速，并能提高血清白蛋白，降低球蛋白，对HBsAg和HBeAg也有一定转阴作用。另一组由四家医院进行的研究，734例患者肌注2~3疗程，结果显效54.5%，有效89%。对于乙肝慢性活动性肝炎17例单项DNA-P阳性患者经肝炎灵肌注2个月治疗后，15例转阴，2例滴度增高，2例停药后DNA-P反跳，SGPT随之增高，再用肝炎灵后DNA-P转阴。提示山豆根对HBV复制可能有抑制作用，并可能有保护肝细胞和明显降酶作用。每组40例的对比研究表明，对慢性迁延性肝炎肝炎灵的ALT复常率为65%，较之云芝肝泰的32.5%为高；对慢性活动性肝炎肝炎灵的ALT复常率为55%，也较云芝肝泰的27.5%明显为高。另有报道改肝炎灵为静脉滴注治疗50例，8周显效41例，有效6例，无效仅3例，而以一般保肝治疗之对照组50例显效仅26例，有效12例。改肝炎灵注射液为口服之肝炎灵片，对慢性迁延性肝炎52例治疗ALT的复常率为63.5%，优于云芝肝泰的35.2%；对慢性活动性肝炎，肝炎灵片之ALT复常率为66%，与注射液的75%相近。肝炎灵注射液以改善乏力、腹胀、黄疸等为著，且SGPT、SGOT下降复常也明显快于对照，但两组表面抗原、e抗原、核心抗体等阴转率无明显差异。静滴疗效较肌注显著为高。另有报道用山豆根片治疗无症状HBsAg携带者40例，结果HBsAg阴转15例，滴度下降50%以上者12例，总有效67.5%；HBeAg山豆根组29例阴转18例，占62%。苦参碱治疗急性黄疸性肝炎、慢性乙型肝炎也均有良好疗效。氧化苦参碱治疗丙肝疗效也佳。

3. 肿瘤 山豆根曾试用于多种癌症,疗效不能肯定。曾用脱氢苦参碱治疗恶性葡萄胎和绒毛膜上皮癌认为有较好效果。近有报道西豆根甲碱(槐果碱)静滴、肌注或腭部注射治疗恶性葡萄胎等滋养细胞恶性肿瘤104例,临床治愈91例,治愈率87.5%,有效1例,无效12例,治疗期间无死亡。另有乙碱治疗20例,临床痊愈15例,有效3例,无效2例。另尚有用复方广豆根治疗原发性肝癌27例获效的报道。

4. 哮喘 曾报道用以含苦参碱、氧化苦参碱为主的苦参总碱口服或喷雾治疗87例喘息型慢性气管炎,结果临床控制3例,显效19例,好转56例,无效9例;治疗37例支气管哮喘,临床控制12例,显效4例,好转13例,无效3例,两病总有效率平均为90.3%。槐果碱肌注治疗支气管哮喘37例,临床控制5例,显效4例,有效16例,显效37%,总有效74%。快者30 min即起效,可维持2~6 h,加大剂量疗效可显著提高。槐果碱片治疗喘息型慢性支气管炎24例,显效以上36%,总有效73%,加大剂量或肌注治86例,有效率达94%。

5. 不良反应 中毒主要毒性症状为恶心、呕吐、腹痛、腹泻,有时呕吐十分剧烈;头晕眼花、恶寒、出汗、四肢颤抖、抽搐、昏迷;或见心跳加快,或见呼吸抑制,血压下降。可因呼吸衰竭、肺水肿等死亡。还有报道引起亚急性基底节坏死性脑病者。山豆根一般用量3~10 g,超过10 g易致毒性反应,成人100 g单煎可致死,10岁患儿60 g也致死,但也有报道低至6 g也出现毒性反应者。毒性反应发生率有报道称313例用豆根者出现中毒反应34例。另有认为山豆根与大黄配伍颇易发生毒性反应,以头昏眼花、足软无力、手指颤抖为典型症状。有报道称服用量与中毒反应相关,1次用量3~5 g者无中毒发生,6~9 g者中毒反应4.7%,10~12 g者17.6%,1次用量15~20 g者中毒反应发生率50%。

(邓文龙)

参考文献

[1]范健,等.山豆根的化学成分与药理研究进展.实用医技杂志,2003,10(11):1254

[2]邓银华,等.山豆根化学成分研究.天然产物研究与开发,2005,17(2):172

[3]杜士明,等.山豆根水提物抗炎作用研究.中国药房,2008,19(18):1371

[4]赵培荣,等.山豆根对人食管癌细胞株(Eca109)杀伤、抑制及脱氢酶类的影响.河南肿瘤学杂志,1998,11(2):87

[5]黄明宜.不同浓度山豆根对Eca109细胞株生长的抑制和杀伤作用.河南职工医学院学报,2002,14(3):193

[6]黄明宜.山豆根对Eca109细胞株细胞周期的作用.医学研究通讯,2002,31(8):35

[7]肖正明,等.山豆根水提物对体外培养人肝癌细胞增殖及代谢的影响.山东中医药大学学报,2000,24(1):62

[8]姚仲青,等.山豆根总生物碱抗肿瘤作用的初步研究.南京中医药大学学报,2005,21(4):253

[9]邓银华,等.山豆根细胞毒活性成分研究.天然产物研究与开发,2006,18(3):408

[10]胡庭俊,等.山豆根提取物的制备与体外抗菌及清除自由基作用的试验.广西畜牧兽医,2009,25(3):136

[11]丁凤荣,等.山豆根体外抑菌作用研究.时珍国医国药,2002,13(6):335

[12]吴达荣,等.北豆根、山豆根水煎液对白色念珠菌的抗菌作用.医药产业资讯,2006,3(9):118

[13]赵雪英,等.肝炎灵对四氯化碳中毒性肝损伤的保护作用研究.中成药,1997,19(1):33

[14]蒋国良,等.肝炎灵对D-半乳糖胺中毒性肝损伤的保护作用的实验研究.苏州医学院学报,1997,17(2):230

[15]帅学宏,等.山豆根多糖对免疫抑制模型小鼠免疫器官指数和自由基相关酶活性的影响.南京农业大学学报,2009,32(2):170

[16]彭婷,等.山豆根乙醇提取物的急性毒性试验.广西畜牧兽医,2010,26(1):5

[17]王晓平,等.中药山豆根的神经毒性:从人到动物.自然杂志,2001,24(5):286

千里光 Senecionis Scandentis Herba

qian li guang

本品为菊科植物千里光*Senecio scandens* Buch.-Ham.的干燥地上部分。味苦,性寒。有清热解毒、明目、利湿等功能。用于痈肿疮毒、感冒发热、目赤肿痛、泄泻痢疾、皮肤湿疹等。

【化学成分】

1. 黄酮类 目前为止尚未见从该植物中分得单

体黄酮类成分的报道，从该属其他种植物中分离得到多个黄酮类成分[1]。

2. 酚酸类 为千里光重要活性成分，如氢醌(hydroquinone)、对羟基苯乙酸 (p-hydroxyphenyl acetic acid)、香荚兰酸(vanillic acid)、水杨酸(salicylic acid)、焦黏酸(pyromucic acid)[2]。

3. 挥发油类 主要为萜类化合物、脂肪族化合物、芳香族化合物等。含有石竹烯、芳樟醇、萜品醇、香叶醇、榄香烯、龙脑、丁子香酚、对聚伞素等活性成分[3]。

4. 生物碱类 从该种植物分离得到千里光碱(senecionine)和千里光菲灵碱(seneciphyllin)[4]。

5. 其他 类胡萝卜素类成分有α-胡萝卜素 (α-sitosterol)、β-胡萝卜素 (β-sitosterol)、β-玉米胡萝卜素(β-zeacarotene)、菊黄质(chrysanthemaxanthin)、毛茛黄素(flavoxanthin)等[5]。

近年从该种植物的醋酸乙酯萃取部位分离得到5个化合物：齐墩果酸、槲皮素、4-(吡咯烷-2-酮基)-5-甲氧基-苯基乙酸、消旋丁香脂素、大黄素[6]。

【药理作用】

1. 抗炎镇痛 千里光总黄酮(TFS)200、100、50 mg/kg对小鼠二甲苯耳廓肿胀、醋酸致毛细血管通透性增强、棉球肉芽肿和气囊滑膜炎有较强的对抗作用，是千里光抗炎主要活性成分。其作用与炎症因子PGE_2的产生和释放抑制有关[7]。千里光提取物冻干粉(SCE，122.72 mg/kg) 对小鼠醋酸腹痛扭体模型和热板致痛模型有极显著的镇痛作用，而130.90 mg/kg SCE对小鼠不具有致突变作用。提示在此剂量下的SCE能同时满足无致突变和显著镇痛的双重条件[8]。

2. 抑菌 千里光全草水煎液和黄酮提取物体外对革兰阳性和阴性菌及有芽孢菌都有明显的抗菌作用[9]。千里光水浸液(40 g/kg)和总黄酮(200 mg/kg)给小鼠灌胃，制备含药血清。该含药血清抑制金黄色葡萄球菌[10]和大肠埃希菌[11]生长，电镜下菌体结构被破坏，出现菌体塌陷、融合，肿胀模糊等变化，对^{3}H-UdR渗入抑制率达80%以上。

3. 保肝 千里光水煎液2.6、5.2、10.4 g/kg对四氯化碳致肝损伤小鼠有保护作用[12]。

4. 抗氧化 千里光多酚对·OH自由基的IC_{50}为1.120 mg/mL，对脂质过氧化的IC_{50}为0.980 mg/mL，对DNA损伤的IC_{50}为0.690 mg/mL，对·OH的清除率达86.74%，表明千里光是天然的抗氧化剂和自由基清除剂[13]。

5. 毒性 千里光60%乙醇提取物给小鼠腹腔注射LD_{50}为2 206 mg/kg[14]。河南产千里光水煎液灌胃给予幼年小鼠、成年小鼠、成年大鼠的LD_{50}分别为48.51、46.15和98.41 g/kg，千里光的毒性有一定种属差异性[15]。

千里光70%乙醇提取物，高剂量(1 309.0 mg/kg)引起小鼠骨髓细胞微核发生率升高和小鼠精子畸形发生率升高，而低剂量(130.9 mg/kg)则无致突变作用[16,17]。给小鼠灌胃千里光80%乙醇提取物(30 g/kg)15 d，可导致小鼠肝脏基因表达谱显著变化，差异表达基因与肝损伤间有高度关联性，对查明千里光肝损伤机制有十分重要的作用[18]。

【临床应用】

1. 烧伤合并绿脓杆菌感染 千里光水煎液与等量10%NaCl混合，纱布置于其中浸透后敷于创面，每日1~2次。湿敷4 d后，发热频率减小，体温38.5℃以下，菌落范围缩小1/3；9 d后，体温38.2℃，细菌培养阴性；15 d后，体温正常[19]。

2. 外科感染 足背部外伤化脓性感染、臀部蜂窝织炎、食指割伤创口愈合后张痛、食指切割伤术后感染等，用鲜品千里光煎汁清洗、湿敷，数日后痊愈[20]。

3. 阴道炎 千里光合剂(千里光、马鞭草等水煎液)外洗，贴脐治疗82例阴道炎，5~10 d为一疗程，1~3个疗程停药观察。总治愈率87%[21]。

4. 包皮炎 鲜品千里光煎汁口服加坐浴泡洗，治疗包皮炎25例。平均疗程8 d，显效12例，好转4例[22]。

5. 其他 千里光滴眼液对结膜炎、沙眼有明显疗效，总有效率78%[23]。千里光草药水煎服，治疗上呼吸道感染、湿疹、急慢性沙眼、急性菌痢、急性肠炎、急性咽喉炎、急性扁桃腺炎有较好疗效[24]。

【附注】

1. 毛果红舌千里光 *Senecioru fus* Hand.-Mazz. 含有生物碱(methyl phaeophorbide-a和-b)[25]、二萜类(rufusoside A和B)[26]、黄酮(木犀草素、异鼠李素、异鼠李素-3-O-半乳糖苷、槲皮素-3-O-洋槐糖苷等)[27]。

2. 麻叶千里光 *Senecio cannabifolius* Less. 抗菌成分包括酚酸类化合物[对-2-羟基苯乙酸(p-2-hydroxy-benzeneacetic acid)、对-2-二苯酚 (1,4-2-benzenediol)、对-2-羟基苯乙酸甲酯(methyl-p-2-hydroxy-benzeneacetate)、2,5-2-羟基苯甲酸(2,5-2-dihydroxy-benzoic acid)等]$^{[28]}$和黄酮类化合物[29]。

3. 羽叶千里光 *Senecio argunensis* Turcz. 地上部分分离得到6种黄酮化合物，地下部分得到2种生物碱的混合物[30,31]。

（张 扬 周秋丽 新吉乐）

参 考 文 献

[1]吴斌，等.千里光属植物的化学成分研究进展.中国中药杂志，2003，28(2)：97

[2]王雪芬，等.九里明化学成分的研究.药学学报，1980，15(8)：503

[3]周欣，等.气相色谱-质谱分析黔产千里光挥发油的化学成分.中草药，2001，32(10)：880

[4]Batra V，et al.Alkaloidal constituents of Senecio scandens Curr. *Sci*，1977，46(5)：141

[5]L.R.G.Valadon，et al.Carotenoids of certain compositae flowers. *Phytochemistry*，1967，6(7)：983

[6]史辑，等.千里光化学成分研究.中国中药杂志，2007，32(15)：1600

[7]张文平，等.千里光总黄酮的抗炎作用研究.时珍国医国药，2008，19(3)：605

[8]陈进军，等.千里光提取物的镇痛作用及致突变性分析.西北农林科技大学学报(自然科学版)，2007，35(3)：49

[9]陈进军，等.千里光的化学成分鉴定及体外抗菌试验.动物医学进展，1999，20(4)：36

[10]张文平，等.千里光抗金黄色葡萄球菌作用机制的血清药理学研究. 时珍国医国药，2009，20(7)：1629

[11]张文平，等.千里光对金黄色葡萄球菌和和大肠埃希菌生物合成的影响.广东医学，2009，30(11)：1634

[12]谭宗建，等.千里光保肝作用的实验研究.四川生理科学杂志，2000，22(1)：20

[13]杨新星，等. 千里光多酚提取物的体外抗氧化研究.云南民族大学学报(自然科学版)，2009，18(2)：143

[14]李华，等.千里光抗菌有效部位化学成分及其急性毒性研究.中兽医医药杂志，2008(1)：7

[15]王秀坤，等.不同产地千里光急性毒性实验研究.药物不良反应杂志，2008，10(2)：81

[16]陈进军，等.千里光提取物的小鼠骨髓微核试验. 中兽医医药杂志，2007，(1)：20

[17]于增杰，等. 千里光提取物的小鼠精子畸形试验. 中兽医医药杂志，2007，(2)：40

[18]夏启松，等.千里光致小鼠肝损伤的基因表达谱分析.中国药学杂志，2007，42(20)：1529

[19]周龙，等.草药千里光在重度电烧伤合并创面绿脓杆菌感染治疗中的应用.黔南民族医专学报，2006，19(2)：96

[20]贺承华，等. 鲜品千里光外敷治疗外科感染性疾病.四川中医，1998，16(11)：39

[21]张琦，等. 千里光合剂外洗贴脐治疗阴道炎82例.中国民族民间医药杂志，2000，(1)：27

[22]张理保，等.千里光治疗包皮炎25例.湖南中医杂志，2001，17(6)：43

[23]项迎春，等.千里光滴眼液的研制及临床应用.医院制剂，2001，10(12)：34

[24]董亮，等.草药千里光临床疗效观察.现代医药卫生，2002，18(6)：498

[25]胡金锋，等.毛果红舌千里光化学成分研究.兰州大学学报(自然科学版)，1997，33(1)：75

[26]Cheng D L，et al. Diterpene glycosides from senecio rufus. *Phytochem*，1993，32(1)：151

[27]胡金锋，等.毛果红舌千里光黄酮类化合物的研究.中草药，1997，28(增刊)：48

[28]吴斌，等.麻叶千里光抗菌化学成分的研究.沈阳药科大学学报，2004，21(5)：341

[29]吴斌，等. 麻叶千里光抗菌化学成分的研究.天然产物研究与开发，2005，17(4)：440

[30]程卫强，等.羽叶千里光黄酮类成分的研究.中草药，1999，30(10)：727

[31]程卫强，等.羽叶千里光地下部分生物碱的研究.中草药，2001，32(9)：783

川 芎 Chuanxiong Rhizoma chuan xiong

本品为伞形科植物川芎*Ligusticum chuanxiong* Hort 的干燥根茎。味辛，性温。具有活血行气、祛风止痛功能。主治胸痹心痛、胸胁刺痛、跌扑肿痛、月经不调、经闭痛经、癥瘕腹痛、头痛、风湿痹痛等。

【化学成分】

1. 生物碱 川芎嗪 (chuanxiongzine)[即四甲基吡嗪(tetramethylpyrazine)]、L-异亮氨酸-L-缬氨酸酐(L-isoleucine-L-valine anhydride)、L-缬氨酰-L-缬氨酸酐(L-valine-L-valine anhydride)、三甲胺(trimethylamine)、佩洛立灵(perlolyrine)等[1]。

2. 酚酞衍生物 主要有川芎内酯(cnidiumlactone)、川芎酚 (chuanxingol)、5-羟基-3-亚丁基苯酞[(Z)-5-hydroxy-3-butylidene-phthalide]、反-6，7-二羟基藁苯内酯 [(Z)-4，5-dihydro-6，7-cis-dihydroxy-3-butylidene-phthalide]、新蛇床内酯(neocnidilide)[1]。

3. 有机酸类 阿魏酸 (ferulic acid)、瑟丹酸

(sedanonic acid)、叶酸(folic acid)、香草酸(vanillic acid)、咖啡酸(caffeic acid)、原儿茶酸(protocatechuic acid)等[1]。

4. **有机酸酯类** 主要有苯乙酸甲酯(methyl phenylacetate)、瑟丹酸内酯(sedanoic acid lactone)、十五酸甲酯(methyl pentadecanoate)[1]。

5. **挥发油** 主要有丁基呋内酯和十五酸乙酯(ethyl pentadecanoate)、十六酸乙酯(ethyl palmitate)、十七酸乙酯(ethyl heptadecanoate)等[1]。

6. **其他** 香草酸、β-谷甾醇和维生素A等。

【药理作用】

1. 心脏系统

(1)强心 川芎煎剂使心振幅增大,心率减慢。川芎嗪对麻醉犬有强心、加快心率的作用,可能是通过交感神经间接兴奋心脏β受体所致。并推测川芎嗪能缓解肺动脉高压和改善心功能[2]。

(2)保护心肌缺血损伤 建立大鼠心肌缺血模型,川芎嗪高剂量(20 mg/kg,腹腔注射)能明显降低心肌缺血大鼠的危险指数,降低心肌中CPK、LDH的升高,并能明显降低心肌细胞的凋亡指数,表明川芎嗪对心肌缺血大鼠心肌梗死有保护作用,其作用机制可能与抗心肌细胞凋亡有关[3]。川芎嗪对大鼠心肌缺血损伤的保护作用,可能与提高心肌线粒体Ca^{2+}-ATP酶、Ca^{2+}/Mg^{2+}-ATP酶活力及调控Bcl-2基因的表达有关[4]。

(3)抗心肌缺血再灌注损伤 给缺血及再灌注家兔静脉注射盐酸川芎嗪注射液(20 mg/kg),家兔缺血区心肌组织CPK、SOD活性升高,MDA含量降低。提示川芎嗪对心肌缺血再灌注损伤有保护作用[5]。缺血再灌注损伤造模前,给大鼠腹腔注射川芎嗪200 mg/kg,连续10 d。结果:HSP-25蛋白阳性表达显著增强,P38MAPK蛋白阳性表达显著减弱,二者呈负相关。表明川芎嗪可增强HSP-25蛋白表达,降低P38MAPK的活性,抑制炎症反应从而发挥心肌保护作用[6]。

(4)增加冠脉流量 给麻醉犬静脉注射川芎生物碱25、50 mg/kg或酚性部分50、57 mg/kg或川芎嗪7.5、15、30 mg/kg,均使冠脉血管扩张,增加冠脉流量。给麻醉犬静脉滴注1~4 mg/kg,冠脉流量显著增加。川芎嗪对内皮素-1致犬冠脉收缩有拮抗效应。内皮素-1 50~100 pmol冠脉内给药引起冠脉内径减小17%~20%,伴有心电图缺血改变。静滴川芎嗪80 mg/kg后,冠脉内径增加20%,而且再给相同剂量内皮素-1未引起冠脉内径减小,也无心肌缺血发生。川芎嗪能扩张冠脉并拮抗内皮素-1的冠脉收缩效应,防止心肌缺血发生[7]。

2. 外周血液循环

(1)舒张动脉血管 川芎嗪(0.01~2.0 mmol/L)呈浓度依赖性地舒张犬的多种离体血管条,其中舒张股动脉的强度是冠状动脉的3.3倍;在肠系膜动脉,川芎嗪对前列腺素$F_{2\alpha}$及高浓度KCl预收缩的动脉条均有舒张作用;在无Ca^{2+}液中,川芎嗪呈浓度依赖性地抑制去氧肾上腺素的缩血管作用而不影响咖啡因的效应。表明川芎嗪的扩血管作用具有部位差异性,不具备典型钙拮抗剂的特点,可能对受体中介的钙释放有一定的选择性抑制[8]。川芎提取物水溶液累积浓度3.84、7.68 mg/mL时,对离体大鼠血管环具有明显的直接舒张作用,能明显减小去氧肾上腺素(PE)对血管环引起的收缩幅度。此舒张作用可被一氧化氮合酶抑制剂L-硝基精氨酸抑制[9]。

(2)改善脑循环 川芎嗪可使麻醉犬脑血流量显著增加,血管阻力下降。给家兔耳静脉注射20%川芎注射液1.0 mL,共14 d,能明显抑制血浆中β-TG、PF_4及TXB_2的含量,说明川芎能有效地抑制脑缺血时体内血小板的激活,改善循环中TXA_2-PGI_2平衡失调,对慢性微循环障碍有明显的调理作用[10]。

(3)保护脑缺血损伤 川芎嗪(tetramethylpyrazine,TMP)80、40、20 mg/kg腹腔注射(14 d),能缩小大鼠大脑中动脉阻塞模型的小脑梗死体积,减轻脑水肿,保护缺血周围神经元。川芎嗪对脑缺血损伤有保护作用[11]。用弥散加权磁共振技术评价证明,川芎嗪缺血前腹腔注射(100 mg/kg)对大鼠局灶性脑缺血损伤具有很好保护作用[12]。

(4)改善肺循环 川芎嗪具有舒张肺微动脉,降低其阻力,促进肺微循环血流的作用,且有较好的剂量依赖关系。0.01~10 mmol/L川芎嗪静脉注射7 min时,加快肺动脉血流的作用最强,静脉注射后10 min时,舒张肺微动脉作用最强。提示川芎嗪出现加快肺动脉血流作用先于出现舒张肺微动脉作用[13]。山莨菪碱和川芎嗪能有效地降低血浆和支气管肺泡灌洗液的TXB_2含量,推测山莨菪碱和川芎嗪在预防肺水肿的发生中,TXA_2参与动力学和非动力学机制来达到PGI_2与TXA_2的平衡[14]。川芎嗪(120~200 mg,每天1次,静脉滴注)与前列地尔脂微球载体制剂联合应用能显著降低肺动脉压力,改善包括肺脏在内的全身微循环[15]。

(5)改善微循环 给大鼠左侧颈总静脉推注1%川芎嗪注射液10 mg/kg,能扩张血瘀大鼠肠系膜微淋巴管口径,补充血容量后可增强微淋巴管收缩性,有助于血容量回升,改善机体微循环灌流状态[16]。持续性高眼压家兔模型,于高眼压持续第7天开始肌注川芎嗪。结果显示,川芎嗪使高眼压球结膜微循环障碍明显减轻,从而对高眼压兔眼视神经起到保护作用[17]。

(6)抗失血性休克　输注川芎嗪(80 mg/kg)对失血性休克代谢障碍及脑组织细胞具有明显的保护作用,可能与通过清除氧自由基、改善线粒体功能及能量代谢，减轻脑缺血损伤程度及休克再灌注损伤有关[18]。静脉注射川芎嗪注射液20 mg/kg，对失血性休克再灌注肺损伤大鼠可下调IKK-β/NF-κB,减轻失血性休克后的急性肺损伤。提示IKK-β/NF-κB/TNF-α效应是失血性休克继发急性肺损伤的重要机制[19]。

(7)抗缺血再灌注损伤　制备大鼠脑缺血再灌注损伤模型,川芎嗪(20、40、80 mg/kg灌胃)治疗组在脑缺血再灌注损伤后，通过改善神经元变性坏死程度，缓解大鼠神经功能损伤症状，起到神经保护作用[20]。大鼠肾缺血再灌注后腹腔注射给予川芎嗪(32 mg/kg, TMP-post）和再灌注前给予川芎嗪（32 mg/kg,TMP-pre),TMP-pre组血尿素氮和肌酐显著降低,肾小管上皮细胞损伤及超微结构改变明显减轻,Bcl-2表达增强,Bax蛋白表达减弱。表明川芎嗪可明显减轻I/R肾损伤,其保护作用机制与Bcl-2蛋白表达增强和Bax蛋白表达减弱介导的肾脏细胞凋亡有关[21]。川芎嗪能通过抑制氧自由基的生成,增强氧自由基的清除,对肝缺血/再灌注损伤起着良好的抗脂质过氧化作用[22]。川芎嗪能有效抑制P-选择素的表达。减轻肝缺血再灌注损伤[23]。

3. 抗血小板聚集和抗血栓　川芎嗪可使家兔血小板电泳迁移率加大,使血小板膜荧光、强度明显升高。由于血小板膜上含丰富的Ca^{2+},川芎嗪可通过置换其膜上的Ca^{2+},使膜负电荷增加,从而使血小板聚集受抑制。四甲基吡嗪(TMP)对血液循环血小板血栓形成的实验表明,四甲基吡嗪(TMP)抗血小板特性,选择性抑制血小板血栓的在高切率形成[24]。在体内外实验中，阿魏酸川芎嗪组的血小板最大凝集率均显著降低,其IC_{50}为0.054 mol/L。提示阿魏酸川芎嗪对ADP诱导的血小板体内外聚集均有显著的抑制作用[25]。

4. 促造血细胞增生　建立免疫介导的再障小鼠模型,腹腔注射磷酸川芎嗪注射液,每次5 mg,每日2次,共14 d。川芎嗪可明显提高CD49d、CD49e、VCAM-1的表达,且CD49e和VCAM-1已近正常。结论:川芎嗪能增强免疫介导再障小鼠骨髓造血细胞和基质细胞黏附分子的表达,有利于造血细胞的增生[26]。^{60}Co γ射线照射和尾静脉输注淋巴细胞造成小鼠再障模型。胃饲川芎嗪注射液每次4 mg,每天2次,共10 d。结果:川芎嗪CD_{34}抗原表达量的荧光强度明显升高,表明川芎嗪通过影响骨髓微环境促进免疫再障小鼠的造血干、祖细胞增生,增加CD_{34}抗原分子的表达[27]。

5. 降血脂　川芎煎剂和醇提液灌胃和皮下注射给药,均能明显提高大、小鼠高密度脂蛋白胆固醇含量和降低低密度脂蛋白的胆固醇含量,提示川芎不仅减少胆固醇在肠道的吸收，加速胆固醇在体内的转化,可能还增加高密度脂蛋白对血中胆固醇的转运和低密度脂蛋白受体对低密度脂蛋白的摄取,从而减少冠心病和动脉硬化的危险[28]。

6. 镇静　川芎有明显的镇静作用,川芎挥发油少量时对动物大脑的活动具有抑制作用,而对延髓呼吸中枢、血管运动中枢和脊髓反射中枢具有兴奋作用。大剂量时,对大脑和脑干抑制加深,以致延脑中枢和脊髓反射功能受到抑制,因而血压、体温下降,呼吸困难,运动麻痹,终至虚脱[29]。

7. 抑制平滑肌痉挛和平滑肌细胞增生　川芎嗪(10、30、100、300 mmol/L）对过敏原诱发的哮喘豚鼠离体气管平滑肌环收缩有抑制作用。可能的机制:①抑制细胞膜上的钙通道来抑制抗原引起的哮喘豚鼠离体气管平滑肌的收缩；②抗原可能通过细胞外的Ca^{2+}内流和细胞内肌浆网对Ca^{2+}的释放来促进哮喘豚鼠离体气管平滑肌的收缩。TMP(川芎嗪)能抑制平滑肌细胞Ⅰ型胶原、Ⅳ型胶原、FGF、PDGF表达，影响Bcl-2、c-myc、Bax基因表达，促进血管平滑肌细胞凋亡,达到抑制平滑肌细胞增殖的作用[30]。

8. 增强记忆　川芎水煎剂(50 g/kg,灌胃)可对抗东莨菪碱所造成的小鼠记忆获得障碍；川芎水煎剂(50 g/kg,灌胃)可以对抗40%乙醇所造成的小鼠记忆再现障碍;而川芎水煎剂对小鼠记忆巩固障碍无明显影响[31]。用跳台法观察川芎的甲醇和已烷两种提取物对药物造成的小鼠学习记忆障碍的影响:两者能改善或部分改善东莨菪碱造成的记忆获得障碍,但对亚硝酸钠造成的记忆巩固障碍和40%乙醇造成的记忆再现障碍无明显影响[32]。

9. 抗氧化　川芎嗪不同剂量给老龄大鼠灌胃,连续4周,可显著降低老龄大鼠脑、心、肝脏中过氧化脂质的含量。提示川芎嗪有明显的抗氧化作用,能有效地减少脂质过氧化作用[33]。盐酸川芎嗪(0.025、0.05、0.1 mg/mL体外给药能明显抑制家兔红细胞自氧化和H_2O_2所致红细胞溶血，并抑制肝匀浆自发性和Fe^{2+}诱导的脂质过氧化反应。表明盐酸川芎嗪具有体外抗氧化作用,对红细胞和肝组织细胞具有膜保护作用[34]。

10. 抗纤维化　川芎嗪600、800 μg/mL可抑制血管紧张素Ⅱ诱导的大鼠心肌成纤维细胞的增殖,减少Ⅰ型胶原的分泌与合成[35]。随着川芎嗪(TMP,5、10、20 mg/L)浓度的升高,心脏成纤维细胞(CF)增殖呈下降趋势；CF分泌的胶原随着TMP作用浓度和时间的增加呈递降趋势。提示TMP具有抑制新生大鼠CF增殖和胶原合成的作用[36]。

11. 抗放射线及氮芥损伤 给予大鼠以$^{60}Co\ \gamma$射线一次性照射，于照射前20~40 min，一次性腹腔注射川芎煎剂(20 g/kg)，观察15 d内死亡情况，川芎有提高生存率的作用。川芎制剂对受不同剂量的氮芥所致大鼠的死亡有保护作用。可用于肿瘤患者的放射治疗的辅助疗法，以减轻其不良反应[37]。

12. 抗应激性胃溃疡 以大鼠浸水应激性胃溃疡为模型，腹腔注射川芎嗪(TMP，10~40 mg/kg)可明显抑制大鼠浸水应激性胃溃疡的发生。TMP 20 mg/kg可促进胃液分泌量的增高，但对胃酸分泌无影响，并可明显抑制胃的运动。TMP可抑制应激导致的NOS活力和NO含量的降低。提示TMP通过抑制应激引起的胃黏膜NOS活力的降低，提高胃黏膜NO含量，进而抑制胃运动途径来抗溃疡，而与胃酸分泌无关[38]。

13. 抑制肾小球系膜细胞生长 体外培养大鼠肾小球系膜细胞(MCs)，川芎嗪(200、500、1 000 μg/mL)可有效抑制高糖的促增殖作用并能减少系膜细胞外基质的增加[39]。川芎嗪50~2 500 μg/L能抑制脂多糖诱导大鼠肾小球系膜细胞增殖和降低细胞间黏附因子-1表达水平[40]。

14. 药代动力学 给犬静注19.52 mg/kg川芎嗪，属于一室开放模型。$T_{1/2}$为27.5 min，Vd为1.33 L/kg。主要分布于肝、胆、小肠、大脑和肾脏等器官。尤其是以肝脏、肾最为明显。盐酸川芎嗪30 mg/kg给大鼠静脉注射，呈二室开放模型，$T_{1/2\alpha}$为1.414 h，$T_{1/2\beta}$为1.6953 h，K_{21}为2.280/h、K_{10}为0.860 /h，K_{12}为2.6723/h，AUC =83.3660 (mg/L)h，CL=0.3597(L/kg)h，Vc=0.4182 L/kg。体外实验表明，川芎嗪主要在肝脏代谢，CCl_4肝损伤后川芎嗪的$T_{1/2\beta}$延长。给人一次肌注川芎嗪140 mg后，0.25~0.5 h达吸收高峰，药物分布及消除迅速。静脉滴注80 mg，3~4 h，其平均血药峰浓度为(407.49±84.68) ng/mL，于停药后3~8 h已检测不到川芎嗪。给大鼠一次静脉注射盐酸川芎嗪30 mg/kg后，肝脏摄取率最高。AUC为247.9 (mg/L)h，其他依次为心、脾、脑、睾丸、肺、肾、肌肉、血浆。各组织药物的消除速度依次为脾、血浆、肌肉、肺、脑、肾、肝、睾丸及心脏。体内药物平均驻留时间(MRT)为4.27 h[41]。采用反相高效液相色谱法测定了正常人单剂量口服川芎单煎剂后体内阿魏酸(FA)的经时浓度。汤剂中FA含量为(0.7895±0.0090) mg/g(川芎生药量)，给药剂量为(川芎生药量)1 g/kg，药代动力学参数值为：K_a=(0.0912±0.0494)/min；K_e=(0.0605±0.0118)/min，$T_{1/2}$(Ka)=(7.6028±1.0736) min，$T_{1/2}(K_e)$=(11.4604±3.2316) min，T(peak)=(17.7491±1.1418) min，C (max)=(334.6694 ±58.8826) ng/mL，AUC=(12 423.6211±4446.6597)(ng/mL)min，CL/F(s)=(0.0036±0.0013) mg/min (ng/mL)，V/F (c)=(0.0586±0.0183) mg/min(ng/mL)。结果表明FA的体内分布和代谢等合单室模型[42]。丁基苯酞应用无毛皮肤后吸收、分布、排泄，检测整个的身体自动射线照相和液闪分析[8-^{14}C]丁基苯酞显示，丁基苯酞迅速渗透到外周循环系统没有在皮肤累积，然后分布肺、肝、胆汁和肾脏，总射线因为排泄物进入尿被减少。在静脉给药情况下，80% 丁基苯酞24 h被排泄入尿，而只有5% 24 h由粪便排出，尿中代谢物为半胱氨酸加合物。可见皮肤应用丁基苯酞，迅速通过皮肤渗透入外周循环，分布到肺、肝、胆汁和肾脏，最后以半胱氨酸加合物通过尿液排泄[43]。

15. 毒性 川芎水提物给小鼠腹腔和肌肉注射LD_{50}分别为65.86和66.42 g/kg，川芎嗪小鼠静脉注射的LD_{50}为239 mg/kg。小鼠每日灌服川芎嗪5或10 mg/kg，连续4周，动物体重、血象、肝、肾功能和病理组织学检查均未明显异常。川芎提取物1.5、3 g/kg给大鼠灌服21 d，药后1周发现竖毛、鼻孔四周有血液样的附着物，有流涎现象。高剂量组尿中乙酰葡萄糖氨基酶活性下降，血液中Hb和红细胞比积显著降低而血小板容积显著升高。最大溶血点和溶血终点显著下降。生化检验发现血清中磷脂、总胆固醇、α-淀粉酶、Ca^{2+}增加，总胆红素、乳酸脱氢酶、K^+、Cl^-减少。肝碱性磷酸酶、谷草转氨酶、乳酸脱氢酶减少。组织病菌理检查无发现异常。两组肝重量均显著增加[37]。

【临床应用】

1. 心脑血管病

(1)冠心病心绞痛 心绞痛患者50例，在常规治疗基础上使用丹参川芎嗪注射液治疗14 d。治疗组总有效率92.0%，心电图检测总有效率88.0%。在常规治疗基础上联合使用丹参川芎嗪注射液可提高疗效[44]。冠心病心绞痛患者86例，给予川芎嗪注射液80 mg静脉滴注14 d。治疗组有效率76%，表明川芎嗪注射液对冠心病心绞痛疗效确切，安全可靠[45]。

(2)脑梗死 急性脑梗死患者42例，常规治疗基础上应用川芎嗪和疏血通注射液，静脉滴注160 mg，每天1次，治疗14 d，总有效率92.9%。川芎嗪和疏血通联合用药可发挥多种药理作用，改善临床神经功能[46]。

(3)肺心病 慢性肺心病心衰患者56例，给予有效抗生素控制感染等综合常规治疗基础上加用川芎嗪,总有效率85.7%。在常规治疗基础上应用川芎嗪,能够明显降低血液高黏度状态,明显改善心功能并且疗效显著,无不良反应[47]。

2. 糖尿病肾病 64例糖尿病肾病患者给予川芎嗪治疗4周。结果显示患者治疗后血浆白蛋白明显升高,24 h尿蛋白减少,血脂下降,血液流变学发生变化。结论提示糖尿病肾病患者治疗中加用川芎嗪有助于延缓糖尿病肾病微血管病的发展[48]。

3. 关节炎 对41例患者采用川芎嗪注射液灌洗每周1次,4次为一疗程,治疗3个月。结果显示优良率75.61%,总有效率95.12%。川芎嗪注射液灌洗可减轻关节症状,可改善滑膜及软骨的血液循环,从而缓解其内静脉瘀血,加强血流,减轻软骨内压力,消除炎症渗出性肿胀[49]。

4. 青光眼术后 选择42例52眼患者随机分成单纯手术组和术后川芎嗪联合弥可保药物治疗组,结果:术后两组眼压控制率分别为95%和93%,术后视功能明显改善。川芎嗪联合弥可保对晚期青光眼术后视功能改善取得满意效果[50]。

5. 其他 川芎及其有效成分或复方,对月经不调、放化疗所致血象下降及再生障碍性贫血、某些严重的传染病[如亚急性肝炎、暴发性流脑、中毒性菌痢,合并的弥散性血管内凝血(DIC)等],均有一定的治疗作用。

(周玖瑶 吴俊标)

参考文献

[1]王本祥.现代中药药理学.天津:天津科学技术出版社,1997:898

[2]沈丕安.中药药理与临床应用.北京:人民卫生出版社,2006:386

[3]李锦山,等.川芎嗪抗大鼠心肌缺血及抗心肌细胞凋亡作用.中国实用医药,2008,3(32):1

[4]黎玉,等.川芎嗪对大鼠心肌缺血损伤的拮抗作用.中成药,2003,25(8):646

[5]张燕,等.川芎嗪对兔心肌缺血再灌注损伤的保护作用.中国现代医生,2009,47(6):32

[6]尚立芝,等.川芎嗪对心肌缺血再灌注损伤大鼠HSP-25和p38MAPK表达的影响.中华中医药杂志,2008,23(10):882

[7]濮哲铭,等.中药川芎嗪拮抗内皮素-1致冠脉收缩效应的初步观察.中国医学科学院学报,1996,18(2):133

[8]黄燮南.川芎嗪舒血管作用的部位差异性及其对钙释放的抑制.中国药理学与毒理学杂志,1997,11(3):199

[9]鲁春鹤,等.川芎提取物对大鼠离体胸主动脉血管环的作用及其机制.黑龙江医学,2008,32(2):121

[10]刘众,等.川芎对急性实验性脑缺血大白兔血浆中B-TG、PF_4及TXB_2、6-酮-$PGF_{1\alpha}$含量的影响.中西医结合杂志,1990,10(9):543

[11]邱芬,等.川芎嗪对大鼠局灶性脑缺血损伤的神经保护作用.西安交通大学学报(医学版),2007,28(6):620

[12]胡胜,等.弥散加权磁共振扫描评价川芎嗪对局灶性脑缺血损伤保护作用的实验研究.中国中西医结合杂志,2005,25(2):134

[13]魏敏杰,等.川芎嗪对麻醉牛蛙肺微循环的影响.中国药理学与毒理学杂志,1996,10(3):193

[14]段金虹,等.山莨菪碱、川芎嗪预防肺水肿时大鼠动脉血浆及支气管肺泡灌洗液中6-Keto-$PGF_{1\alpha}$和TXB_2含量的变化.中国药理学通报,1995,11(3):206

[15]郑洪娥.前列地尔脂微球载体制剂联合川芎嗪对慢性肺动脉高压及外周微循环的影响.河北医药,2004,26(4):324

[16]张学锋,等.川芎嗪对血瘀大鼠肠系膜淋巴微循环的影响.微循环学杂志,2004,14(2):8

[17]李兴英,等.川芎嗪对兔眼高压微循环影响的研究.中国微循环,2001,5(2):119

[18]张庆梅,等.川芎嗪对兔失血性休克中脑的保护效应.河北职工医学院学报,2008,25(5):1

[19]虎晓岷,等.川芎嗪对失血性休克再灌注肺损伤IκB激酶-β表达的调节干预研究.中国医师杂志,2005,7(3):151

[20]祁存芳,等.川芎嗪对大鼠脑缺血再灌注损伤的神经保护作用.现代中西医结合杂志,2008,17(25):3908

[21]王汉民,等.川芎嗪对大鼠肾脏缺血/再灌注损伤保护作用及抗细胞凋亡作用.第四军医大学学报,2008,29(9):833

[22]徐正祄,等.川芎嗪对肝缺血/再灌注损伤脂质过氧化的影响.中国应用生理学杂志,2002,18(2):173

[23]何文智,等.川芎嗪对肝缺血再灌注损伤大鼠P-选择素表达的影响.中国中西医结合消化杂志,2006,14(1):1

[24]Li M,et al. Specific inhibiting characteristics of tetramethylpyrazine,one of the active ingredients of the Chinese herbal medicine Chuanxiong on platelet thrombus formation under high shear rates. *Thromb Res*,2001,104(1):15

[25]谭载友,等.阿魏酸川芎嗪的抗血小板聚集作用.中国新药杂志,2003,12(7):529

[26]董凌莉,等.川芎嗪对再生障碍性贫血小鼠骨髓细胞黏附分子作用研究.中华血液学杂志,1999,20(4):178

[27]舒砚君,等.川芎嗪对免疫介导再生障碍性贫血小鼠骨髓细胞CD_{34}抗原表达的影响.中国中西医结合杂志,1998,18(2):107

[28]黄世领,等.川芎对高密度脂蛋白胆固醇和低密度脂蛋白胆固醇的影响.中药药理与临床,1999,15(2):25

[29]沈丕安.中药药理与临床应用.北京:人民卫生出版社,2006:386

[30]冯津萍,等.川芎嗪对血管平滑肌细胞增殖抑制作用的探讨.中草药,2007,38(1):92

[31]王红,等.葛根及川芎对动物学习记忆的影响.中日友

好医院学报,1995,9(4):191

[32]佘万东,等.川芎嗪对卡那霉素耳中毒影响的实验研究.中国中西医结合杂志,1995,15(10):609

[33]栗坤,等.川芎嗪对老龄大鼠脑、心、肝脏过氧化脂质含量的影响.佳木斯医学院学报,1997,20(1):11

[34]刘晓丽,等.盐酸川芎嗪体外抗氧化作用的研究.中国航天医药杂志,2003,5(2):37

[35]张冬梅,等.川芎嗪对血管紧张素Ⅱ诱导的大鼠心肌成纤维细胞增殖及Ⅰ型胶原合成的影响. 中西医结合学报,2009,7(3):232

[36]修春英,等.川芎嗪对心脏成纤维细胞增殖及胶原合成的影响.福建中医学院学报,2008,18(2):25

[37]王本祥.现代中药药理学.天津:天津科学技术出版社,1997:898

[38]万军利,等.川芎嗪对大鼠浸水应激性胃溃疡的影响.中草药,2000,31(2):115

[39]罗冬冬,等.川芎嗪对高糖环境大鼠肾小球系膜细胞增殖及其细胞外基质含量的影响. 温州医学院学报,2008,38(1):16

[40]汪霞,等.川芎嗪对脂多糖诱导大鼠肾小球系膜细胞增殖及细胞间黏附因子-1表达的影响.中国临床药理学与治疗学,2004,9(4):420

[41]黄志力,等.盐酸川芎嗪在体内的分布.中国药理学通报,1994,10(4):297

[42]尚刚伟,等.正常人口服川芎单煎汤剂后体内阿魏酸的药代动力学研究.中药药理与临床,1996,12(6):38

[43]Sekiya K, et al. Distribution, metabolism and excretion of butylidenephthal de of Ligustici chuanx iong rhizoma in hairless mouse after dermal application. *J Ethnopharmacol*, 2000, 71 (3): 401

[44]李耕石,等.丹参川芎嗪注射液治疗心绞痛100例临床观察.中外医疗,2009,28(36):100

[45]杜静,等.川芎嗪治疗冠心病心绞痛的疗效分析.中国伤残医学,2009,17(4):85

[46]胡士勋. 川芎嗪联合疏血通治疗急性脑梗死42例临床疗效观察.临床和实验医学杂志,2009,8(9):72

[47]谢龙国.川芎嗪治疗肺心病心衰患者的临床观察.齐齐哈尔医学院学报,2008,29(17):2095

[48]商进春,等.川芎嗪治疗糖尿病肾病临床观察.中国社区医师(综合版),2009,(2):59

[49]袁海鹰,等.川芎嗪注射液灌洗治疗膝骨性关节炎41例.长春中医药大学学报,2007,23(2):58

[50]贺玉红,等.川芎嗪联合弥可保对晚期青光眼术后增视疗效观察.中国医药导报,2008,5(24):207

川木通 Clematidis Armandii Caulis

chuan mu tong

本品为毛茛科植物小木通 *Clematis armandii* Franch. 或绣球藤 *Clematis montana* Buch.-Ham. 的干燥藤茎。味苦,性寒。有利尿通淋、清心除烦、通经下乳的功能。用于淋证、水肿、心烦尿赤、口舌生疮、经闭乳少、湿热痹痛等。

【化学成分】

小木通含齐墩果酸、正二十二烷酸、3-甲氧基-4-羟基-苯甲酸、阿魏酸、armandiside、鹅掌楸苷(liriodendrin)、松脂醇吡喃葡萄糖苷(pinresinol-glucopyranoside)、丁香树脂醇吡喃葡萄糖苷 (syringa-resinol-glucopyranoside)、落叶松树脂醇吡喃葡萄糖苷(lariciresinol-glucopyranoside)、salvadoraside、豆甾醇葡萄糖苷、胡萝卜苷、豆甾醇、5-豆甾烷-3,6-二醇、24-乙基-5-胆甾-3,6-二醇、β-谷甾醇、麦角甾醇、葡萄糖、5-羟甲基-2-呋喃醛、3-羟基豆甾-5、22-二烯-7-酮、2,7-二甲氧基-5-甲基色原酮、七叶内酯二甲醚、勾儿茶内酯、9,3-Octadecadienoic acid-2,3-dihy-droxypropyl ester[1-5]。

绣球藤含齐墩果酸、阿魏酸、咖啡酸、4-hydroxy-dodec-2-enedioic acid、pluchoic acid、绣球藤皂苷A,B,C (clemontanoside A,B,C)、β-谷甾醇葡萄糖苷、落叶松树脂醇吡喃葡萄糖苷、牛蒡苷、它乔糖苷(tachioside)、金丝桃苷、α-D-葡萄糖、β-谷甾醇、落叶松树脂醇、α-香树脂醇、β-香树脂醇、二十八醇、3,4-二羟基苯乙醇、川木香醇F、丁香脂素、无羁萜、二十五烷、松柏醛、原儿茶醛、香草醛、4-羰基-5-羟基戊酸甲酯、guayarol等[6-10]。

【药理作用】

1. 抗炎 昆明种小白鼠灌胃绣球藤水提物7.5及15 g/kg,每日1次,共4次,对蛋清、角叉菜胶所致小鼠足肿胀有明显抑制作用。给小鼠灌胃小木通水提物15 g/kg,能明显对抗蛋清所致足肿胀,对角叉菜胶所致小鼠足肿胀也有作用趋势[11]。

2. 利尿

(1) 给大鼠灌胃川木通水煎剂生药20 g/kg,平均排尿百分率为167.32±4.91,呈现显著的利尿作用。兔静脉给川木通水提醇沉剂1 g/kg，给药后1 h尿量为(24±1)mL/h(对照组为11 mL/h)，利尿作用显著；同时尿中钾、钠、氯离子含量也显著增加[12]。

(2)给雄性昆明小鼠灌胃绣球藤水提物15、30 g/kg，每日1次，共4次，能明显增加小鼠尿量，促进尿中K^+、Na^+的排出。相同剂量小木通也有同样作用趋势，并且能够显著地促进尿中K^+的排出。此外，各给药组尿中Cl^-排出量均有增加。提示二者的利尿作用可能与促进K^+、Na^+、Cl^-排出有关[11]。

3. 抗菌 川木通对金黄色葡萄球菌、大肠杆菌、绿脓假单胞菌和变形杆菌的最低杀菌浓度（MBC）分别为生药576、2 304、576和1 152 mg/mL[13]。

4. 毒性 川木通醇浸膏水溶液按最大给药剂量给小鼠灌胃，观察2周未见中毒症状及死亡，体重比正常情况增加，小鼠耐受量为>生药625 g/kg[13]。川木通水煎剂给小鼠灌胃未测出LD_{50}，小鼠腹腔注射的LD_{50}为(25.95±2.89)g/kg。大鼠每日给小木通及绣球藤水煎剂10 g/kg，连续灌胃4周。结果：动物活动行为正常，体重、尿量、血肌酐、尿素氮、尿糖、尿蛋白无明显变化，肾功能正常，未见肾脏的病理性损害[14]。

【临床应用】

1. 膀胱湿热、小便短涩淋痛 与车前子、滑石等利水通淋药同用对小便短涩淋痛有效，如带尿血可加配生蒲黄、萹蓄、小蓟[15]。

2. 带状疱疹 用龙胆泻肝汤加味(川木通、黄芩、栀子等)，每日1剂，早、晚分2次温服，1周为一疗程。治疗30例患者，痊愈23例，好转3例，无效4例，总有效率86.7%[16]。

3. 其他 临床还用其治疗急性肾炎引起的小便不利[15]、口舌糜烂生疮[15]、妇女经闭、乳难等[15]。

【附注】

川木通主产于我国四川省，故而得名。在南方四川、湖南、云南、贵州等省的某些地区，作为商品川木通入药者，除毛茛科铁线莲属植物小木通和绣球藤外，还有多种同属植物的茎，较主要的有山木通*C. finetiana* Levl. et Vant、钝萼铁线莲*C.peterae* Hand.-Mazz，还有钝齿铁线莲*C.apiifolia* var. *obtusidentata* Rehd. et Wils、锈毛铁线莲*C. leschenaultiana* DC、毛蕊铁线莲*C.lasiandra* Maxim.、单叶铁线莲*C.henryi* Oliv.、甘青铁线莲*C.tangutica* (Maxim.)Korgh.、毛柱铁线莲*C. meyeniana* Walp.、长瓣铁线莲*C.macropetala* Ledeb.、细木通*C.kerriana* Drumm. et Craib.、金毛铁线莲*C.chrysocoma* Franch.、须蕊铁线莲*C.pogonandra* Maxim.、柱果铁线莲*C.uncinata* Champ.、晚花绣球藤*C.montana* var. *wilsoni* Sprag.等[17]。

（赵秀梅 王士贤 匡 朴）

参考文献

[1]唐声武，等. 川木通中齐墩果酸的含量测定.成都中医药大学学报，2000，23(2)：53

[2]黄文武，等. 小木通木脂素成分研究. 中国天然药物，2003，1(4)：199

[3]黄文武，等. 小木通的化学成分研究(Ⅰ).中草药，2004，35(6)：621

[4]闫利华，等. 小木通茎的化学成分研究(Ⅰ). 中草药，2007，38(3)：340

[5]李彬，等.川木通的品质研究.四川中医，2009，27(6)：58

[6]Bahuguna RP，et al. Clemontanoside -A，a bisglycoside from Clematis Montana. *Phytochemistry*，1989，28(9)：2511

[7]Jangwan JS，et al. Clemontanoside-B，a new saponin from Clematis Montana. *International journal of crude drug research*，1990，28(1)：39

[8]杨泰然，等. 川木通中4个化合物的研究. 辽宁中医药大学学报，2008，10(4)：142

[9]宋成芝，等. 绣球藤的化学成分. 中国天然药物，2008，6(2)：116

[10]石亚囡，等. 绣球藤的化学成分研究. 辽宁中医药大学学报，2008，10(4)：137

[11]张白嘉，等. 小木通、绣球藤水提物抗炎、利尿作用比较研究. 四川中医，2008，26(2)：38

[12]张卫华.三种木通利尿作用及其毒性的比较研究. 中国药学杂志，1989，24(10)：594

[13]楼之岑.常用中药材品种整理和质量研究.北京：北京医科大学中国协和医科大学联合出版社，1996：47

[14]裴瑾，等. 川木通对大鼠的肾毒性研究. 华西药学杂志，2009，24(5)：461

[15]宋立人，等. 现代中药学大辞典（上册). 北京：人民卫生出版社，2001：212

[16]杨磊.龙胆泻肝汤加味治疗带状疱疹的疗效观察. 贵阳中医学院学报，2006，28(2)：封底01

[17]唐声武，等. 川木通的原植物和药材性状鉴定. 中药材，1989，12(1)：26

川楝子 Toosendan Fructus chuan lian zi

本品为楝科植物川楝 *Melia toosendan* Sieb.et Zucc.的干燥成熟果实。味苦，性寒，有小毒。具有疏肝泻热、行气止痛、杀虫的功能。用于肝郁化火，胸胁、脘腹胀痛，疝气疼痛，虫积腹痛。

【化学成分】

含川楝素[1]、紫罗兰香酮苷[2]、异川楝素(isotoosendanin)[3]、21-O-乙酸川楝三醇 (21-O-acetyltoosendantriol)[4]、21-O-甲基川楝戊醇 (21-O-methyltoosendapentol)、脂川楝子醇(lipomelianol)、川楝紫罗兰酮苷甲，乙(melia-ionoside A,B)、醋酸(acetic acid)、己酸(hexanoic acid)[5]、麦克辛(mergsine)[6]、苦楝子萜酮(melianone)、苦楝子萜醇(melianol)、苦楝子萜二醇(melianodiol)、苦楝子萜三醇(melianotriol)、苦楝子内酯(melialactone)、印苦楝子素(azadirachtin)、生物碱、山柰酚、树脂及鞣质。

【药理作用】

1. 神经系统

(1)阻断神经肌肉接头　川楝素能引起膈肌神经肌肉接头超微结构及亚微结构的改变，主要表现神经末梢中的突触裂隙宽度增加、突触小泡显著减少、长管形泡较多、髓膜样或自噬体样结构经常可见等变化[7,8]。通过观察不同浓度川楝素，不同刺激频率、温度以及溶液中钙离子浓度等对川楝素阻遏作用的影响，现已证明，川楝素是一种有效的神经肌肉接头传递阻断剂，其作用部位在突出前神经末梢，作用方式是抑制刺激神经诱发的乙酰胆碱释放[9]。它可阻断神经肌肉接头间正常传递功能，对其他神经系统未见明显影响，并属于强累积性药物[8]。

(2)抑制呼吸中枢　大鼠静脉注射或肌肉注射川楝素每只2 mg，以及延脑呼吸中枢注射每只0.10~0.15 mg均能引起呼吸衰竭，说明对呼吸中枢有抑制作用。中枢兴奋药尼可刹米对川楝素引起的呼吸抑制有轻微的对抗作用[10]。

(3)抗肉毒　川楝素对致死量肉毒中毒小鼠攻毒后6 h内给药治疗，其存活率可达80%以上，对肉毒中毒猴，攻毒后24 h治疗，可治愈半数以上，对C型肉毒中毒亦有保护作用，与抗毒血清合用，可明显降低抗毒血清用量[11]。

2. 镇痛、抗炎　川楝子不同炮制品各20 g/kg灌服小鼠，能明显减少醋酸引起的小鼠扭体次数，延长小鼠在热板上的痛阈时间，减轻巴豆油所致小鼠耳片肿胀程度，显示各炮制品均具有镇痛抗炎作用，而其中以盐制川楝子作用最强[12]。川楝子不同提取物也具有抗炎镇痛作用，乙酸乙酯提取物40 g/kg能显著抑制冰乙酸所致小鼠扭体反应和甲醛所致鼠足疼痛反应，减轻二甲苯诱导的小鼠耳廓肿胀度；石油醚提取物对甲醛所致的疼痛反应有明显的抑制作用；80%乙醇提取物20 g/kg能显著降低角叉菜胶所致小鼠足肿胀程度及二甲苯诱导的耳廓肿胀度[13]。

3. 抑菌　川楝子对前列腺炎主要致病菌有较好的抑制作用，对大肠埃希菌(20/21)、金黄色葡萄球菌(24/27)最低抑菌浓度(MIC)≤3.13 mg/mL，淋病奈瑟菌(2/2)的MIC≤0.39 mg/mL[14]。

4. 抗病毒　川楝子提取物明显抑制单纯疱疹病毒1型(HSV-1)致病变的作用，其IC_{50}为18.26 μg/mL，TI值为18。研究显示，川楝子提取物在体外对HSV-1的直接灭活作用明显，而对HSV-1吸附与穿入细胞的抑制作用较差[15]。

5. 抗生育　大鼠两侧附睾尾部注射川楝子油每侧100 μL，10 d后将上述大鼠分别与有生育力的雌鼠进行交配，结果用药组及对照组大鼠生育率分别为13.3%和90%。川楝子油可影响睾丸生精功能，激活睾丸间质细胞使其功能增强，产生局部免疫性不育，而不影响雄性大鼠的睾酮分泌及性功能[16]。

6. 抗氧化　川楝子总黄酮和多糖均具有较强的抗氧化活性。当总黄酮质量浓度为9.74 g/L时，对超氧阴离子自由基(O_2^-)清除效率达到76.6%，其质量浓度为12.38 g/L时，对羟基自由基(·OH)的清除效率可达到84.0%，当多糖质量浓度达到10 g/L时，O_2^-的清除效率达到63.7%，对·OH的清除效率可达到74.0%[17]。

7. 药代动力学　以20%丙二醇为溶剂的氚标川楝素静脉注射0.25 mg/kg，肌肉注射0.3 mg/kg和灌胃0.25 mg/kg猴体后，血药时程曲线符合二室模型，并计算药代动力学参数。表明该药吸收分布较快、分布广、消除慢、周围室药物浓度较高。灌胃给药的生物利用度较肌肉注射低，为30%~42%，血药半存在期为25 h，较静脉注射、肌肉注射给药长。组织药物浓度以胆肝和十二指肠最高，脾、肾次之，在脑内各部呈均相分布，但浓度低。4次重复给药后，组织中药物有蓄积[18]。

8. 毒性 小鼠腹腔、静脉、皮下注射和口服川楝素的LD_{50}分别为13.8、14.6、14.3和244.2 mg/kg；大鼠皮下注射和家兔静脉注射的LD_{50}分别为9.8和4.2 mg/kg，大鼠灌胃的LD_{50}为120.67 mg/kg；犬的最小致死量为30~32 mg/kg，猫的最小致死量为3~4 mg/kg，小鼠的累积性毒性LD_{50}为18.7 mg/kg，积累系数k为1.13，属强积累性药物[15]。大鼠连续灌胃给予川楝子生药120、60 g/kg 45 d，可对肝脏、肾脏及造血系统产生毒性，且随着剂量的增加，毒性增强[19]。大鼠灌服20 mg/kg或40 mg/kg，动物出现胃黏膜发炎、充血以致形成溃疡。以8~40 mg/kg给犬灌服，部分犬发生呕吐。犬10 mg/kg、兔40 mg/kg隔日灌服1次，连用5次，均可引起肝细胞肿胀、变性、肝窦极度狭窄等，谷-丙及谷-草转氨酶有不同程度的升高，但肝细胞肿胀变性是可逆的。灌服大剂量可引起急性中毒。川楝子不同提取物毒性及最大耐受量不同，乙酸乙酯提取物的LD_{50}为82.85 g/kg，石油醚提取物的最大耐受量为133.2 g/kg，80%乙醇提取物的最大耐受量为122.0 g/kg，水提物的最大耐受量为52 g/kg[16]。川楝子对大鼠、小鼠肝脏具有明显的毒性作用，且显示有毒性时效、量效关系。川楝子炒制品与生品比较，炒制川楝子对大鼠肝毒性有减毒作用[20-22]。

【临床应用】

1. 疼痛 自制川楝子胶囊12 g/d治疗22例多种癌症疼痛患者，总有效率37.6%，无毒副作用出现[23]。

2. 带状疱疹 以川楝子为主药治疗带状疱疹及其发生前后引起的诸般疼痛，取得良好效果。一般服药3~5剂疼痛基本消失，随访年余未复发[24]。

3. 甲癣 将川楝子10枚去皮，加水浸泡至软，用手捏成糨糊状，浸泡局部1 h以上，每天1次。亦可用川楝子加水捣膏，加适量凡士林调匀，厚涂患指(趾)，2 d后更换，直至痊愈[25]。

4. 副作用 过量连续服川楝素片驱蛔，亦能引起中毒，先有胃肠症状，继而出现嗜睡、谵语、精神萎靡、神志恍惚、呼吸急促、瞳孔散大、对光反应迟钝，过量中毒可引起视物模糊、复视、吞噬困难、舌麻，继而出现全身痉挛、发音不出、心跳加快、呼吸困难、口唇发绀、双手抓颈，甚至死亡，口流白沫[26]。

(纪凤兰)

参考文献

[1]凌泽江.川楝素衍生物的合成.中草药，1985，16(7)：47

[2]中西勒.川楝中两种新的紫罗兰香酮苷结构中一种新型选择生物氧化.国外医学植物药分册，1991，6(2)：97

[3]谢晶曦，等.驱蛔药川楝皮及苦楝皮中异川楝素的分子结构.药学学报，1985，20(3)：188

[4]稻田昭，等.川楝成分的研究.国外医学中医中药分册，1988，10(1)：57

[5]郑虎占，等.中药现代研究与应用.北京：学苑出版社，1997：684

[6]江苏省植物研究所，等.新华本草纲要(第1册).上海：上海科学技术出版社，1988：254

[7]熊春生.川楝素与肉毒毒素在神经肌肉接头相互作用的超微结构观察.药学学报，1985，20(7)：495

[8]黄世楷.川楝素对小白鼠神经肌肉接头的超微结构的影响.生理学报，1980，32(4)：385

[9]施玉梁，等.一种作用于突触前的神经肌肉接头传递阻断剂——川楝素.生理学报，1980，32(3)：193

[10]田文皓，等.川楝素对呼吸中枢的抑制作用.生理学报，1980，32(4)：338

[11]李培忠，等.川楝素对肉毒中毒动物的治疗效果.中草药，1982，13(6)：28

[12]纪青华，等.川楝子不同炮制品镇痛抗炎作用研究.中成药，1999，21(4)：181

[13]程蕾，等.川楝子不同提取部位药效及毒性的比较研究.中药材，2007，30(10)：1276

[14]殷网虎.3味中药对前列腺主要致病菌抑制作用的观察.实用中西医结合临床，2003，3(2)：53

[15]赖志才，等.川楝子提取物体外抗单纯疱疹病毒1型活性的实验研究.中药新药与临床药理，2010，21(1)：7

[16]贾瑞鹏，等.川楝子油对雄性大鼠的抗生育作用.南京铁道医学院学报，1996，15(1)：1

[17]贺亮.川楝子总黄酮和多糖提取及其抗氧化活性研究.林产化学与工业，2007，27(5)：78

[18]邹镜，等.川楝素的药代动力学研究.中草药，1982，13(9)：24

[19]齐双岩，等.川楝子对大鼠长期毒性试验.毒理学杂志，2007，21(4)：307

[20]齐双岩，等.川楝子对大鼠肝毒性的时效和量效关系研究.毒理学杂志，2007，21(4)：301

[21]齐双岩，等.川楝子致小鼠肝毒性时效、量效关系研究.时珍国医国药，2008，19(11)：2694

[22]王磊昆，等.川楝子生品和炒制品对大鼠肝毒性的比较研究.中国中医药杂志，2008，6(12)：26

[23]张新，等.川楝子胶囊治疗癌症疼痛的临床观察.中国保健·医学导刊，2006，14(18)：43

[24]郭兴旺.配伍川楝子治疗带状疱疹.山东中医杂志,2005,24(3):183

[25]廖玉春.川楝子膏治甲癣.浙江中医杂志,1987,22(8):371

[26]胡明灿.用川楝素片驱蛔必须慎重.中国医院药学杂志,1991,11(10):469

川贝母 Fritillariae Cirrhosae Bulbus chuan bei mu

本品为百合科植物川贝母*Fritillaria cirrhosa* D. Don、暗紫贝母*Fritillaria unibracteata* Hsiao et K.C. Hsia、甘肃贝母*Fritillaria przewalskii* Maxim.、伊犁贝母*Fritillaria pallidiflora* Schrenk、梭砂贝母*Fritillaria delavayi* Franch.、太白贝母*Fritillaria taipaiensis* P.Y.Li或瓦布贝母 *Fritillaria unibracteata* Hsiao et K.C.Hsia var. *wabuensis*(S. Y. Tang et S. C. Yue) Z. D. Liu, S.Wang et S. C. Chen的干燥鳞茎。按性状不同分别习称"松贝"、"青贝"、"炉贝"和"栽培品"。味苦、甘,性微寒。有清热润肺、化痰止咳、散结消痈的功能。用于肺热燥咳、干咳少痰、阴虚劳嗽、痰中带血、瘰疬、乳痈、肺痈。

【化学成分】

1. 川贝母 主要含有异甾体类生物碱、糖类、甾醇类化合物及内酯香豆素类:青贝碱(chinpeimine)、炉贝碱(fritiminine)、白炉贝碱(beilupeimine)、松贝碱(sonpeimine)甲,乙、西贝母碱(sipeimine)、岷贝母碱(minpeimine)、岷贝母分碱(minpeiminine)、贝母碱(verticine)、贝母碱宁 (verticinine)、去氢贝母碱(fritillsrine)、川贝母碱(fritimine)、川贝酮(chuanbeinone)、梭砂贝母酮(delavinone)、西贝素(imperialine)等[1,2]。此外,川贝母还含有微量元素钙、镁、钾、铁、钴、镍、锰、钡、钛、铝、锡、铬、锶等[3]。尚含有硬脂酸、软脂酸、β_2–谷甾醇、胡萝卜苷等[4]。挥发油主要包括1–十八烯、1–十二烯、棕榈醇、花生醇、十六烷基–环氧乙烷等[5]。

2. 暗紫贝母 含有总生物碱0.119%、总皂苷0.576%、西贝素0.0301%[6]。

3. 太白贝母 含有总生物碱0.187%、总皂苷0.471%、西贝素0.0195%。

4. 瓦布贝母 瓦布贝母总生物碱百分含量:野生松贝0.103%、家种松贝0.148%、家种青贝0.120%。西贝碱含量:野生松贝0.0103%、家种松贝0.0375%、家种青贝0.0153%[7]。

【药理作用】

1. 抗炎 通过二甲苯致小鼠耳廓肿胀实验发现,伊犁贝母和梭砂贝母的总生物碱分别以400、200 mg/kg剂量一次性灌胃给药,对小鼠耳肿胀具有明显抑制作用,且伊犁贝母抗炎效果强于梭砂贝母[8]。

2. 镇咳 小鼠氨水引咳法证明,伊犁贝母和梭砂贝母的总生物碱分别以400、200 mg/kg剂量一次性灌胃给药,具有明显的镇咳作用[8]。

3. 祛痰 小鼠酚红排泄法实验证明,伊犁贝母和梭砂贝母总生物碱200 mg/kg均能明显增加小鼠对酚红的排出量,具有显著的祛痰作用[8]。

4. 平喘 豚鼠支气管哮喘模型法证明,野生川松贝母、瓦布贝母和浓蜜贝母 10、20、40 mg/kg各3个剂量组灌胃,栽培瓦布贝母醇提物 40 mg/kg组能抑制抗原攻击引起的致敏豚鼠肺动态顺应性的降低,攻击后 1、3、6、12 min时 Cdyn值与模型组比较有显著性差异。3种贝母醇提物各剂量组(10、20、40 mg/kg),均能较明显抑制致敏豚鼠抗原攻击后气道阻力的增高。3种贝母可以缓解反复接触过敏源所引起的过敏性哮喘症状,发挥平喘的作用[9]。豚鼠离体气管实验表明,西贝素(0.1、1、10 μmol/L)能抵抗卡巴胆碱引起的气管收缩[10]。

5. 降压 川贝母水提物0.65 g/kg,灌胃能改善L–NAME诱导的豚鼠高血压[11]。

6. 松弛平滑肌 川贝母碱能增强豚鼠离体子宫收缩,抑制离体兔肠。西贝母碱对离体豚鼠回肠、兔十二指肠、大鼠子宫及在体犬小肠均有明显松弛作用[12]。

7. 抗菌 川贝母水浸剂(1:2.5)在试管内对星形奴卡菌有抑制作用[13]。

8. 毒性 川贝母碱静脉注射,对小鼠的MLD为40 mg/kg,对兔为12~15 mg/kg[12]。

【临床应用】

1. 气管炎 用十味贝砂散(川贝、硼砂、石膏、胆星、橘红、半夏、甘草、麻黄、冰片、朱砂),每服3~5 g,儿童减量,早晚饭后温开水送服,治疗慢性气管炎359例,痊愈293例(81.6%),好转61例(17.0%),无效5例(1.4%)[14]。

2. 咳嗽 桑叶贝母汤(桑叶、川贝母、杏仁、马兜铃等)治疗小儿喉源性咳嗽72例,痊愈67例,无效5例[15]。

3. 肺部感染 采用清肺灵（川贝母、鱼腥草、黄芩、桑白皮等）治疗肺部感染200例，有效率94.5%[16]。

4. 前列腺肥大 用贝母合剂（贝母、苦参、党参），水煎，连服3~5剂见效。治疗50岁以上前列腺肥大患者35例，大多伴有急性尿潴留。治愈27例，随访5年，25例疗效巩固，2例复发，无效8例[17]。

（黄 芳 窦昌贵）

参考文献

[1]程远方，等.五类贝母药材性状、化学成分、现代药理及应用比较.中华临床医学研究杂志，2005，11(14)：2038

[2]曹新伟，等.川贝母生物碱类成分的研究.中草药，2009，40(1)：15

[3]王天志，等.川贝母的研究进展.华西药学杂志，2001，16(3)：200

[4]皮慧芳，等.川贝母非生物碱成分的研究.中草药，2004，35(11)：1217

[5]李玉美.气相色谱-液质联用法测定川贝母中的挥发性化学成分.食品研究与开发，2008，29(9)：107

[6]赵德永.4种川贝母的总皂苷、总生物碱、西贝素的含量测定.中国中药杂志，1994，19(2)：71

[7]杜建红，等.瓦布贝母的生物碱分析.解放军药学学报，2002，18(1)：29

[8]徐惠波，等.伊犁贝母和梭砂贝母生理活性的初步比较.中国中药杂志，2000，25(7)：391

[9]颜晓燕，等.3种川贝母对哮喘豚鼠呼吸动力学影响的研究.中国中药杂志，2009，34(20)：2655

[10]周颖，等.五种贝母甾体生物碱对豚鼠离体气管条M受体的拮抗作用.中国药科大学学报，2003，34（1）：58

[11]Dae Gill Kang，et al. Effects of bulbus Fritillaria water extract on blood pressure and renal functions in the L-NAME-induced hypertensive rats. *Journal of Ethno-pharmacology*，2004，91：51

[12]陈克恢，等.弗列惕明的作用. *Chin J Physiol*，1935，9(1)：2

[13]曹仁烈，等.中药水浸剂在试管内抗皮肤真菌的观察.中华皮肤科，1957，(4)：286

[14]贾锐，等.十味贝砂散治疗慢性气管炎359例.辽宁中医，1987，11(5)：14

[15]李孔就.桑叶贝母汤治疗小儿喉源性咳嗽72例.四川中医，2002，20(7)：61

[16]高洁，等.清肺灵治疗肺部感染200例.陕西中医，1996，17(10)：445

[17]马万文，等.贝母合剂治疗前列腺肥大35例.辽宁中医，1986，10(9)：29

川牛膝 Cyathulae Radix

chuan niu xi

本品为苋科植物川牛膝*Cyathula officinalis* Kuan的干燥根。味甘、微苦，性平。具有逐瘀通经、通利关节、利尿通淋的功效。用于经闭癥瘕、胞衣不下、关节痹痛、跌扑损伤、风湿痹痛、足痿痉挛、尿血血淋。

【化学成分】

1. 甾酮类 是川牛膝的主要成分之一。现已分离杯苋甾酮1，2，3（cyasterone 1，2，3）、2，3-isopropylidene、isocyasterone、24-hydroxycyasterone等甾酮类成分[1-2]。

2. 多糖 是川牛膝主要有效成分之一，其中纯化的川牛膝多糖RCP（refined cyathula officinalis kuan polysaccharide）分子量主要分布在1000~2200，单糖组成为D-果糖和D-葡萄糖[3]。

3. 皂苷类 已鉴定齐墩果烷（oleanane）、常春藤皂苷（hederagenin）、gypsogmin型皂苷共12个[4]。

4. 其他 阿魏酸、生物碱等成分[5]。

【药理作用】

1. 增强免疫 川牛膝多糖腹腔注射25、50、100 mg/kg，体内能增强正常小鼠迟发型变态反应和NK细胞活性，提高小鼠碳粒廓清速率、抗体生成和腹腔巨噬细胞吞噬鸡红细胞百分率，且随多糖浓度增高而增强；川牛膝多糖还能显著改善由Cy导致的白细胞数减少[6]。

川牛膝多糖的体外[7]研究表明，10~300 μg/mL浓度范围内对细胞不具有直接毒性作用，能够促进B淋巴细胞增殖，增强小鼠NK细胞活性和腹腔巨噬细胞吞噬中性红活性，且随多糖浓度增高而增强；但对T淋巴细胞的增殖无促进作用，免疫活性广泛。

2. 降压 川牛膝醇提物0.6、1.2、2.4 mg/mL灌胃给予自发性高血压大鼠（SHR），具有较强的降压，促进血浆前列环素PGI_2合成的作用,其中高剂量组的降压幅度与卡托普利组比较无显著性差异[8]。川牛膝水煎液24、12、6 g/kg[9]灌胃给药,有降低SHR血压的作用,并能改善和治疗SHR的左心室肥厚。

3. 改善微循环 对川、怀牛膝水煎液灌服进行了小鼠肠系膜微循环、瘀血型大鼠全血黏度及红细胞压积等指标的对比研究[10]。结果发现川牛膝改善微循环作用强于怀牛膝。川、怀牛膝均能降低血浆黏度,怀牛膝高剂量降低全血黏度,川牛膝则能增强红细胞变形能力。

4. 抗病毒 牛膝多糖本身无抗病毒活性,硫酸化以后有抑制乙肝病毒HBsAg、HBeAg和单纯疱疹病毒的活性。硫酸化多糖具有一定的抗病毒的普遍意义,但关于川牛膝多糖硫酸酯抗病毒的作用机制以及体内抗病毒活性尚不十分清楚[11]。

5. 抗肿瘤 以S180、H22荷瘤小鼠为模型观察川牛膝多糖2.5、5 g/kg灌胃给药,抑制肿瘤的作用以及对环磷酰胺所致外周白细胞减少的影响[12]。结果:川牛膝多糖对S180荷瘤小鼠的抑瘤率为10.00%~48.08%;对肝癌H22实体瘤的小鼠肝癌H22的抑制率为21.99%~42.21%;对环磷酰胺所致正常或荷瘤小鼠外周血白细胞减少有极显著的回升作用。

6. 抗生育 川牛膝3种提取物,即苯提取物、乙酸乙酯提取物和醇提取物250、500 mg/kg灌胃给药对小鼠有抗生育和干扰着床作用,以苯提取物最为显著[13]。

7. 延缓衰老 以家蚕为实验动物,观察川牛膝、怀牛膝对家蚕幼虫龄期、体重及身长的影响。结果显示活血化瘀偏胜的川牛膝延寿作用优于补益肝肾偏重的怀牛膝,为我们提供了抗衰老应活血化瘀、补益肝肾共施,且以活血化瘀为主的新线索[14]。

8. 补益 川牛膝含的昆虫变态激素、脱皮甾酮、杯苋甾酮有促进蛋白质合成、抗血小板聚集等活性,与川牛膝补肝肾、强筋骨功效相符[15]。川牛膝多糖5、10 g/kg灌胃小鼠,有促红细胞的免疫功能,为川牛膝补益作用的机制研究提供了重要线索[16]。

9. 毒性 川牛膝水煎液10、20、40 g/kg灌胃小鼠,无明显致染色体畸变及诱发胚胎微核的作用[17]。

【临床应用】

1. 子宫出血 单味川牛膝煎服治疗功能失调性子宫出血18例,服药最少2剂,最多9剂,均治愈[18]。

2. 人工流产及引产 口服川牛膝胶丸,行人工流产术(妊娠50~70 d)及中期妊娠引产(妊娠16~27周)的志愿服药者56例,其中行人流术宫颈软化39例,在行术时不需扩张宫颈可直接吸刮流产者27例,只需用6~7号宫颈扩张棒扩张宫颈一次,即可吸刮流产者10例,2例需常规扩宫行人流术;中期妊娠引产17例志愿服药者,引产流产患者全部胎盘胎膜剥离完全,不须清宫,产时、产后总出血量平均为50~80 mL,与常规流产或引产相比,临床效果有显著差异[19]。

(孙 健 温庆辉)

参考文献

[1]Okuzumi K, et al. Structure elucidation of cyasterone stereoisomers isolated from Cyathula officinalis. *Org Biomol Chem*, 2005,3(7):1227

[2]Zhou R, et al. Chemical study on Cyathula officinalis Kuan. *J Asian Nat Prod Res*, 2005,7(3):245

[3]刘颖华,等.川牛膝多糖的分离、纯化及单糖组成.应用与环境生物学报,2003,9(2):141

[4]Ren MT, et al. Rapid analysis of constituents of Radix yathulae using hydrophilic interaction-reverse phase LC-MS. *J Sep Sci*, 2009,32(22):3988

[5]耿秋明,等.川牛膝有效成分阿魏酸的分离与测定.中国中医药信息杂志,2000,7(11):49

[6]王剑,等.川牛膝多糖的体内免疫活性研究.中药药理与临床,2007,23(6):31

[7]王剑,等.川牛膝多糖的体外免疫活性研究.应用与环境生物学报,2008,14(4):481

[8]张仲起,等.川牛膝醇提物对SHR大鼠血浆PGI_2浓度影响.中国社区医师,2008,10(13):6

[9]徐婷,等.川牛膝水煎液对自发性高血压大鼠血压和左心室肥厚的影响.长春中医药大学学报,2008,24(4):367

[10]陈红,等.中药川、怀牛膝对小鼠微循环及大鼠血液流变学的影响.中国微循环,1988,2(3):182

[11]刘颖华,等.川牛膝多糖硫酸醋的体外抗单纯疱疹病毒2型活性.生物与环境生物学报,2004,10(1):46

[12]丁杰龙.川牛膝多糖的抗肿瘤作用初探.中国民族民间医药,2009,18(13):46

[13]李乾五,等.川牛膝提取物抗生育作用的实验研究.西安医科大学学报,1990,1(1):27

[14]李献平,等.川、怀牛膝对家蚕寿命的实验研究.北京针灸骨伤学院学报,1998,5(2):10

[15]陈红.川牛膝多糖抗肿瘤作用初探.成都中医药大学学报,2001,24(1):49

[16]李祖伦,等.川牛膝多糖促红细胞免疫功能研究.中药药理与临床,1999,15(4):26

[17]宋树立.川牛膝水煎液影响小鼠妊娠的实验研究.中国医药学报,1994,9(4):232

[18]庄玲霞.川牛膝治疗功能失调性子宫出血18例.河北中医,2001,23(8):606

[19]贾曦.口服川牛膝胶丸软化宫颈56例疗效观察.新疆中医药,2004,22(2):12

川 乌 Aconiti Radix chuan wu

本品为毛茛科植物乌头 *Aconitum carmichaelii* Debx.的干燥母根。味辛、苦,性热,有大毒。祛风除湿,温经止痛。用于风寒湿痹、关节疼痛、心腹冷痛、寒疝作痛及麻醉止痛。

【化学成分】

1. 生物碱 川乌的化学成分主要为生物碱,即为二萜类生物碱,包括乌头碱(aconitine)、次乌头碱(hypaconitine)及中乌头碱(mesaconitine)。生川乌蒸或煮后总生物碱及酯型生物碱含量降低,以煮后降低更为明显。乌头碱水解可转化成乌头原碱,苯甲酰基乌头原碱、3-乙酰乌头碱及5-乙酰乌头碱等衍生物,其毒性呈现不同程度的降低[1,2]。

2. 内生菌 还有61株内生菌,根部种群主要由毛壳菌属、葡萄孢属、拟鞘孢属*Chalaropsis*、束丝菌属、毛霉属等14个属种组成,茎部种群则由匐柄霉属、交链孢霉属、镰孢霉属等9个属种构成,根部的菌群多于茎部的菌群[3]。

【药理作用】

1. 镇痛 用大鼠电刺激法、小鼠扭体法及小鼠热板法均证明乌头碱皮下注射具有剂量依赖性镇痛作用。将皮下注射剂量的1/11 00~1/200及1/500~1/200分别注入大、小鼠侧脑室,出现更明显的镇痛作用,提示乌头碱镇痛作用的主要部位在中枢神经系统[4]。

2. 抗炎、抗菌 川乌总碱0.44 g/kg灌胃可显著抑制大鼠角叉菜胶、鲜蛋清、组胺及5-羟色胺引起的足肿胀;明显抑制小鼠二甲苯性耳壳水肿及组胺和5-羟色胺引起的毛细血管通透性增加;显著减少巴豆油在大鼠皮下气囊内引起的渗出物量及肉芽组织重量;非常显著地抑制大鼠白细胞趋化;明显抑制大鼠被动可逆性Arthus反应、大鼠佐剂关节炎及结核菌素引起的大鼠迟发型皮肤超敏反应。乌头碱、中乌头碱及次乌头碱0.1~0.5 mg/kg灌胃,可剂量依赖性地抑制大鼠角叉菜胶性足肿胀,使大鼠角叉菜胶造成炎症渗出物中PGE含量明显减少。乌头碱在体外(10^{-4} mol/L)对钙离子载体A_{23187}刺激人多形核白细胞产生白三烯B_4无明显影响,提示其抗炎作用可能与花生四烯酸代谢的脂氧酶途径无关[5,6]。川乌内生菌中有29种菌群具有抗菌活性,其抗菌谱广而且活性高[7]。

3. 强心、致心律失常 生川乌中乌头碱含量较高,可引起心率加快、室性早搏、心室纤颤甚至停搏。其机制可能是:①兴奋心脏迷走神经,引起窦房结自律性降低,而发生冲动起源上的障碍,产生被动性心律失常;②乌头碱直接作用于心肌,使心肌应激性增高,心室内异位节律点兴奋性增强,而发生主动性心律失常。另外,心室内各部分心肌的不应性、传导性互不一致,复极亦不同步,形成多个折返,故出现各种类型的心律失常[8]。乌头碱本身无强心作用,但经过长时间水解后在离体实验中仅有微弱的强心作用,川乌的强心作用是否与其含钙有关报道不一。日本学者从乌头中提出一种强心成分,化学结构为去甲乌药碱[9]。

4. 神经肌肉阻断 乌头碱浓度为17 μg/mL,在大鼠离体膈神经-膈肌标本,抑制间接刺激引起的肌肉收缩,浓度增为100 μg/mL时完全取消猫在体腓肠神经复合电位各成分,即使神经干完全丧失兴奋性和传导冲动的能力[10]。在小鼠膈神经-膈肌标本上乌头碱2 μmol/L完全阻断神经复合电位,但不影响肌肉的静息电位及动作电位,说明乌头碱的神经肌肉阻断作用,主要由于阻断神经复合电位所致[11]。

5. 抗肿瘤和抗突变 乌头注射液(含乌头总碱0.4 mg/kg)稀释10倍,给接种胃癌FC的615纯系小鼠每日每只腹腔注射0.2 mL,连续13 d,瘤重抑制率为34.9%,显著高于对照组。对小鼠肉瘤S180瘤重抑制率为46.0%,对纯系小鼠Lewis肺癌自发转移也有明显抑制作用[12]。川乌和草乌提取物在体外实验中能够抑制胃癌细胞的增殖;腹腔注射对小鼠肝癌实体瘤重抑制率为47.8%~57.4%[13]。以蜜炙川乌醇沉提取物、蜜炙川乌提取物与药典法制川乌提取物分别给小鼠按3 g/kg的剂量灌胃。结果表明川乌各炮制品提取物对由环磷酰胺引起的遗传损伤有着明显的拮抗作用,均具有较强的抗诱变作用[14]。

6. 增强免疫 利用H22荷瘤小鼠,给予蜜煮川乌饮片灌服,可促进小鼠脾脏中T细胞的增殖、抑制B细胞的增殖和增强腹腔巨噬细胞的吞噬活性[15]。

7. 其他 生川乌醇提物0.5及1.0 g/kg(按生药计)、蒸川乌醇提物2.0 g/kg和生川乌粗多糖300 mg/kg灌胃，均能显著延长小鼠常压缺氧条件下的存活时间[16]。乌头碱浓度大于$5×10^{-5}$ mol/L时,能竞争性地抑制依赖钙调蛋白的环核苷酸磷酸二酯酶的活化[17]。

8. 药代动力学 以LD_{50}补量法测定川乌的体存量,从体存量的经时性变化判断药物在体内的衰减模式,并计算表观药动学参数,结果表明符合二室模型,分布期及消除相半衰期分别为0.54及12.1 h[18]。给大鼠口服乌头碱,发现其主要分布在心脏、脾脏、肺脏和肾脏中[19]。

9. 毒性 川乌毒性极强,因采集时间、炮制及煎煮时间的不同,毒性差别甚大[20]。

(1)急性毒性 乌头碱给小鼠灌胃、皮下注射、腹腔注射及静脉注射的LD_{50}分别为1.8、0.26~0.29、0.38及0.12~0.27 mg/kg[1,2,4,20]。中乌头碱给小鼠灌胃的LD_{50}为1.89 mg/kg[21]。乌头碱水解后形成乌头原碱类,毒性大大降低。

(2) 亚急性及慢性毒性 在亚急性毒性试验中,给大鼠生乌头碱根提取物1.1 g/kg,3~6 d后死亡,剂量为0.8 mg/kg时,可降低小鼠的红细胞数量、血清总蛋白和白蛋白含量。在慢性毒性试验中,给生乌头0.08~0.32 g/kg，可使动物的谷草转氨酶及乳酸脱氢酶降低,小鼠碱性磷酸酶升高而大鼠则降低,部分小鼠肝脏可见轻度局限性炎细胞浸润[21]。给犬服用含川乌粉20 mg/kg的肉汤,连续3个月,神态呆滞,四肢活动减少,并逐渐发展为轻度蹒跚、站立不稳、行动困难伴四肢肌肉震颤。光镜检查犬脊髓段灰质内部分神经元肿胀，脊髓腰段灰质多数神经元胞浆淡染呈细颗粒状,或见胞浆呈空泡样变性,神经细胞坏死崩解、卫星现象及噬神经细胞现象,但神经根未见异常[22]。用体外培养的大鼠海马神经元进行体外试验，结果表明,生川乌能显著抑制海马神经元的生存,且随着剂量的增加,抑制作用增强,呈显著的剂量效应关系。表明乌头类中药具有直接的神经细胞毒作用,但其神经毒性弱于生草乌[23]。

(3)胚体毒性 给雌性小鼠灌服生川乌,可使小鼠宫胎盘重量和子宫胎儿胎盘的总重量降低,活胎数减少,吸收胎数增多。提示生草乌在最大可给药剂量给药时,能够影响小鼠的卵巢和子宫发育功能,具有一定的胚体毒性[24]。

【临床应用】

1. 类风湿性关节炎 应用三乌丸(生草乌、川乌和大枣)治疗类风湿性关节炎226例,每天1~2丸,每天2次,显效195例,有效25例,无效6例,总有效率97.3%[25]。

2. 坐骨神经痛及坐骨神经炎(痛) 以独活寄生汤合乌头汤(羌活、独活、桑寄生、防风、细辛等)治疗坐骨神经痛46例,痊愈33例,显效12例,无效1例,总有效率97.8%[26]。用乌头汤(制川乌、黄芪、白芍、麻黄、桂枝、炙甘草等加减煎服),每日1剂,日服2次,服药时间7~65 d,治疗坐骨神经炎120例,痊愈56例,好转52例,无效12例[27]。

3. 腰椎间盘突出症 以复方乌头汤(川乌、黄芪、麻黄、白芍、生薏仁等)治疗腰椎间盘突出症68例,治愈21例,好转42例,无效5例,总有效率为92.6%[28]。

4. 急性软质组织损伤 以炎迪宁片(川乌、三棱、三七、青皮、香附、延胡索、当归、续断、丹皮、红花等)治疗急性软组织损伤128例,治愈112例,显效11例,好转5例,有效率达100%[29]。

5. 桡骨茎突腱鞘炎 用川乌头和草乌头各10 g捣碎制成醇剂,经离子导入治疗桡骨茎突腱鞘炎30例,每天1次,每次50 min,治愈24例,有效4例,好转2例[30]。

6. 急性踝扭伤 用散瘀止痛膏(生川乌、生草乌、冰片、红花和三七粉)外敷,每天1次,治疗急性踝扭伤200例,治愈160例,好转36例,无效4例[31]。

7. 骨性膝关节炎 用生半夏、生川乌、生草乌、王不留行和伸筋草等治疗骨性膝关节炎219例，每天1次,治愈192例,好转18例,总有效率100%[32]。

8. 慢性腰肌劳损 生川乌、生草乌、防风、苍术、透骨草、海桐皮、花椒、桂枝等加热外敷熏蒸,每天1次,治疗慢性腰肌劳损38例,治愈33例,好转5例[33]。

9. 新生儿硬肿症 以方剂(乳香、没药、川乌、草乌、肉桂、丁香等)制成软膏外敷硬肿面,治疗新生儿硬肿症100例。显效47例，有效53例，总有效率为100%;常规治疗对照组80例,总有效率为67.5%,两组相比有显著性差异[34]。

10. 消化系统肿瘤 川乌可用于治疗胃癌、肝癌等消化系统肿瘤。271例晚期消化系统肿瘤(胃癌139例、肝癌124例、结直肠癌5例、食道癌3例)患者,试用乌头注射液(泰癌注射液),结果表明对晚期胃癌及肝癌等有一定疗效;缓解癌性疼痛(止痛有效率为100%)[35]。

11. 原发性痛经 用川乌温经汤（制川乌、炒当归、炒白芍、炒党参、阿胶、醋制玄胡、鹿角等)每天1剂,分2次服,月经前3天开始服用,6 d为1个疗程,连用3个月经周期。治疗青春期原发性痛经45例,痊愈13例,显效13例,有效13例,无效4例,总有效率91.1%[36]。

12. 疮疡 内消膏(白芷、大黄、黄柏、生川乌、生草乌、生南星、冰片)外敷,每日1次,连用9 d,治疗疮疡84例,治愈55例,好转22例,无效7例,总有效率91.7%[37]。

13. 糖尿病合并小腿慢性溃疡 用去腐拔毒生肌膏(川乌、草乌、白及、白芷、穿山甲、乳香、没药、当归等)治疗糖尿病合并小腿慢性溃疡16例,治愈12例,好转4例,总有效率100%[38]。

14. 颞下颌关节紊乱症 用双乌散(生川乌、生草乌和冰片按10:10:1混匀)外敷治疗颞下颌关节紊乱症17例,每天1次,痊愈12例,好转5例[39]。

15. 中毒 川乌毒性极强,如应用剂量过大、煎煮时间过短、配伍不当、药材的品种或炮制不当等,均易发生中毒。人口服乌头碱3~5 mg可致死[20]。中毒最严重是对心脏的损害,可有心悸、胸闷、血压下降、心律失常,以室性早搏最多见。乌头碱对神经纤维末梢及中枢神经系统均有先兴奋后抑制的作用,进而出现呼吸中枢麻痹及中枢性血压下降,可表现为口、舌、四肢麻木及头昏、眼花、出汗、烦躁、抽搐、肌肉强直,甚至昏迷。兴奋胃肠道迷走神经可引起流涎、吞咽困难、恶心、频繁呕吐、腹痛、腹泻等,还见有呼吸困难、发绀。中毒者经及时抢救可痊愈,抢救措施包括洗胃、导泻、输液、利尿、抗休克、抗心律失常等,抗心律失常可用大剂量阿托品、利多卡因等药物[40]。可解川乌中毒的中药有绿豆、甘草、蜂蜜、生姜等[39]。

(魏欣冰 刘慧青)

参考文献

[1]周远鹏,等.乌头汤及其类似物的毒性和对心脏收缩功能的影响.药学学报,1984,19(9):641

[2]宋东江,等 乌头碱类化合物毒理学研究概况. 中国药理学通报,1989,5(5):272

[3]李治滢,等.川乌植物内生真菌的分离和分类鉴定.时珍国医国药,2009,20(2):265

[4]郑平,等. 乌头碱镇痛作用部位及其机制的研究(Ⅰ).包头医学院学报,1985,2(2):54

[5]宋东江,等. 乌头碱类化合物抗炎作用研究进展.中草药,1990,21(11):43

[6]欧阳瑜. 10种中草药抗炎有效成分对白三烯生物合成的影响.中药药理与临床,1991,7(1):24

[7]李治滢,等. 川乌植物内生真菌抗菌活性的研究.天然产物与开发,2009,21:676

[8]何中文,等.附子、川乌、草乌中毒12 例辨析.江西中医学院学报,2000,12(2):54

[9]翟启辉译.乌头的生理作用.国外医学中医中药分册,1988,10(5):26

[10]施玉梁,等. 乌头碱对神经肌肉接头电活动和神经干复合电位作用的观察.生理学报,1980,32(2):132

[11]Muroi M. Blocking effects of hypoconitine and aconitine on nerve action potentials in phrenic nervediaphragm musules of mice. *Neuropharmacology*,1990,29(6):567

[12]汤铭新,等. 乌头碱抑瘤及抗转移的研究与治癌的观察. 北京中医杂志,1986,(3):27

[13]孟广铠,等. 乌头碱注射液治疗恶性肿瘤——胃癌、肝癌的临床前及临床研究报告.济南医药,1983,1(4):1

[14]黄青,等. 川乌不同炮制品提取物的致突变与抗突变作用研究. 北京中医药大学学报,2002,25(2):41

[15]刘曦,等. 蜜煮川乌对H22荷瘤小鼠免疫功能影响的实验研究. 北京中医药大学学报,2004,27(2):68

[16]苏孝礼,等. 乌头及其炮制品中粗多糖药理作用的研究.中药材,1991,14(5):27

[17]区耀华,等. 乌头碱对依赖钙调蛋白的环核苷酸磷酸二酯酶的拮抗作用. 生物化学与生物物理进展,1988,15(4):290

[18]陈长勋,等. 附子、川乌、四逆汤表观药动学参数的测定. 中国医院药学杂志,1990,10(11):487

[19]李文东,等. 口服制川乌提取物后大鼠体内乌头类生物碱的组织分布(英文). 药学学报,2005,40(6):539

[20]吴葆杰.中草药药理学. 北京:人民卫生出版社,1983:73

[21]ヒキノヒロシ,他.附子とMesaconitineの亜急性および亜慢性毒性. 生薬学雑誌,1983,37(1):1

[22]赵正航,等. 川乌对犬脊髓运动神经元损害的实验研究. 西安医科大学学报,2000,21(1):24

[23]韩屾,等. 3种乌头类中药在大鼠体内外的神经毒性.华西药学杂志,2007,22(3):286

[24]黄韧. 中药生川乌对小鼠卵巢和子宫发育的影响试验研究. 临床与实验医学杂志,2009,8(10):3

[25]裴纪文,等. 三乌丸治疗类风湿性关节炎226例. 陕西中医,2008,29(11):1488

[26]张建福,等. 独活寄生汤合乌头汤化裁治疗坐骨神经痛.广西中医药,1988,11(6):18

[27]周虎. 乌头汤加减治疗坐骨神经炎. 中西医结合杂志,1985,5(1):32

[28]蔡峻. 复方乌头汤治疗腰椎间盘突出症68例. 实用中西医结合杂志,1998,11(12):1128

[29]张波,等. 迪宁治疗急性软组织损伤临床观察. 湖南中医学院学报,1999,19(2):45

[30]贾翠霞,等. 二乌离子导入治疗桡骨茎突腱鞘炎30例.湖北中医药,2000,22(2):46

[31]鲁寒. 散瘀止痛膏治疗急性踝扭伤200例. 实用中医内科杂志,2007,21(3):99

[32]乔座. 中药外敷治骨性膝关节炎210例. 中国民间疗

法,2007,15(12):19

[33]肖桂兰,等.中药熏蒸治疗慢性腰肌劳损38例.江西中医药,2009,40(8):35

[34]陈庚玲.中药外敷治疗新生儿硬肿症100例.陕西中医,1991,12(8):353

[35]黄永融.乌头抗癌研究概述.福建中医药,1991,22(1):54

[36]鲁文珍.川乌温经汤治疗青春期原发性痛经45例.浙江中西医结合杂志,2008,18(8):501

[37]方晴,等.内消膏治疗疮疡的临床研究及实验观察.中医药研究,2001,17(2):17

[38]江黎,等.去腐拔毒生肌膏治疗糖尿病合并小腿慢性溃疡.青岛医药卫生,2001,33(3):211

[39]董永东,等.自拟双乌散外敷治疗颞下颌关节紊乱症17例.中国中医急症,2007,16(7):881

[40]金国华,乌头中毒致双目失明1例.新疆中医药,1986,(2):38

广藿香 Pogostemonis Herba guang huo xiang

本品为唇形科植物广藿香*Pogostemon cablin*(Blanco)Benth.的干燥地上部分。性味辛,微温。具有芳香化浊、和中止呕、发表解暑的功效。用于湿浊中阻、脘痞呕吐、暑湿表证、湿温初起、发热倦怠、胸闷不舒、寒湿闭暑、腹痛吐泻、鼻渊头痛。

【化学成分】

1. 挥发油 是广藿香的主要药用成分。包含广藿香醇(patchouli alcohol)、广藿香酮(pogostone)、β-广藿香烯(β-patchoulene)等单萜烯、倍半萜烯、醇类、酮类、醛类和烷酸类数十种挥发性成分[1-2]。

2. 黄酮类 5-羟基-3′,7,4′-三甲氧基二氢黄酮(5-hydroxy-7,3′,4′-trimethoxyflavanone)、5-羟基-7,4′-二甲氧基二氢黄酮(5-hydroxy-7,4′-dimethoxyflavanone)、3,5-二羟基-7,4′-二甲氧基黄酮(3,5,-dihydroxy-7,4′-dimethoxyflavone)、藿香黄酮醇(pachypodol)等10多种黄酮类成分[3-4]。

3. 其他 广藿香中还含有木栓酮、表木栓醇、齐墩果酸等其他成分[4]。

【药理作用】

1. 抗炎、镇痛 广藿香水提液、挥发油分别按100、200、400 mg/kg灌胃给药,连续7 d,都能明显抑制二甲苯所致的小鼠耳廓肿胀和醋酸所致的扭体实验。广藿香提取物具有明显抗炎、镇痛作用[5]。

2. 止咳、化痰、平喘 广藿香水提液100、200、400 mg/kg、挥发油0.03、0.06、0.12 mL/kg灌胃给药,对浓氨水致咳小鼠、小鼠气管酚红排泌量和喷雾致喘豚鼠,广藿香2种提取物都具有止咳、化痰、平喘的作用[6]。

3. 调节胃肠运动功能 广藿香对胃肠道平滑肌呈双向调节作用。在整体实验中,广藿香水提物(生药4.0 g/kg)灌胃能减慢胃排空、抑制正常小鼠肠推进运动和新斯的明引起的小鼠胃肠推进运动亢进,对抗番泻叶引起的小鼠腹泻。而挥发油(40 μL/kg)对胃排空、正常小鼠肠推进运动以及新斯的明引起的小鼠肠推进运动无影响且协同番泻叶引起小鼠腹泻。水提物和挥发油都可抑制冰醋酸引起的内脏绞痛。广藿香的水提物(生药2.0 g/kg)、去油水提物(生药2.0 g/kg)和挥发油(20 μL/kg)均可抑制离体兔肠的自发收缩性和乙酰胆碱、氯化钡引起的痉挛性收缩,对乙酰胆碱和氯化钡引起的收缩作用强度顺序是:挥发油>去油水提物>水提物[7-8]。广藿香含有钙拮抗活性成分,广藿香水提物能对抗钾离子引起的豚鼠直肠条挛缩和钙离子所致的大鼠主动脉条的收缩,并证实广藿香醇是钙拮抗作用的主要活性成分[9]。

4. 保护肠屏障功能 采用小鼠肢体缺血-再灌注模型灌胃给药,发现广藿香挥发油2、3、4 g/kg灌胃给药,对小鼠肢体缺血-再灌注损伤的肠屏障功能有保护作用,其机制与增加肠黏液分泌量,减少肠黏膜肥大细胞数目,降低DAO活性并维持正常的肠黏膜上皮结构有关[10]。采用大鼠肢体缺血-再灌注模型,广藿香水提液、挥发油分别以2、3、4 g/kg灌胃给药,可通过降低血清NO浓度,抑制血清TNF-α水平,使肠上皮细胞保持良好的细胞膜流动性,达到保护肠屏障功能的作用[11]。

5. 抑菌 乙醇、乙醚和水提取广藿香都具有较好的抑菌效果,其抑菌能力是乙醚提取物>乙醇提取物>水提取物;对黑根霉的效果最好,对大肠杆菌、鼠伤寒沙门菌、黑曲霉和啤酒酵母的抑制作用微弱[12]。广藿香水提物和挥发油10 μg/mL对沙门菌、大肠杆菌、志贺菌、金黄色葡萄球菌等均有一定抑制作用,对金黄色葡萄球菌作用明显强于肠道杆菌,广藿香水提物MIC值为30~90 mg/mL(肠杆菌)及6~10 mg/mL(金黄色葡萄球菌),与黄连的抑菌效果接近[13]。广藿香水提物(1.0 g/mL)对金黄色葡萄球菌、枯草杆菌、绿脓杆菌、肠炎球菌、产气杆菌均有作用,其中对金黄色葡萄球菌的作用比较明显,但对大肠菌基本没有作用[14]。

6. 抗真菌 广藿香对白色念珠菌、新型隐球菌、申克孢子丝菌、羊毛状小孢子菌、石膏样小孢子菌、黑根霉菌等多种真菌有明显的抑制作用[15],广藿香酮是抗真菌的主要成分之一。另外,广藿香所含的桂皮醛亦有较强的抗真菌活性,0.01%浓度即可抑制真菌生长。广藿香油能完全抑制浅部皮肤真菌,如红色癣菌、犬小孢菌和絮状表皮癣等癣菌的生长繁殖,而且还具有抗皮肤细菌活性[16]。

7. 抗疟原虫 广藿香挥发油灌胃小鼠(0.025 mL/g)具有较强的抗疟作用。且对伯氏疟原虫抗青蒿酯钠株有明显的选择性抑制作用和较强的逆转抗性作用,能逆转伯氏疟原虫抗青蒿酯钠株对青蒿酯的抗药性及延缓伯氏疟原虫正常株对青蒿酯钠抗药性的产生。广藿香挥发油和青蒿酯钠联合用药,广藿香挥发油对疟原虫正常株和耐药株均有增效作用[17]。

8. 抗锥虫 广藿香中新的倍半萜氢过氧化物具抗锥虫活性。从广藿香的丙酮提取物中分离及鉴定出3个新的倍半萜氢过氧化物和1个已知的倍半萜广藿香醇,实验证明其对美国锥虫病病原体克氏锥虫上鞭毛体显示潜在的抗锥虫活性[18]。

9. 抗病毒 广藿香的醋酸乙酯提取物、甲醇提取物具有较好的抗CVB_3作用,IC_{50}分别为26.92、13.84 μg/mL,而其水提取物无抗CVB_3的作用[19]。

10. 抑制螺旋体 藿香水煎剂在低浓度(15 mg/mL)对钩端螺旋体仅有抑制作用,将浓度增至31 mg/mL时,方能杀死钩端螺旋体[20]。

【临床应用】

1. 慢性非特异性溃疡性结肠炎 藿香茯苓散(白术、茯苓、藿香等药组成)治疗84例,治愈43例,显效27例,好转11例,无效3例,总有效率96.43%[21]。

2. 真菌性阴道炎 藿香煎(藿香、土茯苓、蛇床子等组成)药液先煎后洗治疗真菌性阴道炎118例,78例痊愈,34例有效,6例无效,总有效率94.9%[22]。

3. 小儿外感发热 汤药(藿香、芦根、白茅根等药组成)治疗小儿外感发热74例,在治疗后1 d内退热者33例,占44.6%;3 d内退热者64例,占86.5%;6 d内退热者100%。平均退热天数1.9 d[23]。

4. 冬季胃肠型感冒 采用藿香正气制剂(汤剂、水剂、软胶囊,含广藿香)为主治疗冬季胃肠型感冒100例。结果:治愈88例,有效10例,无效2例,总有效率98%[24]。

(孙 健 温庆辉 毕云峰 王 岩 王本祥)

参考文献

[1]刘志华,等.GC-MS法检测广藿香挥发油的化学成分.中国农学通报,2009,25(16):95

[2]关玲.等.广藿香挥发油化学成分的研究.天然产物研究与开发,1992,4(2):34

[3]张广文,等.广藿香中的黄酮类化合物.中草药,2001,32(10):871

[4]Itokawa H,et al. Studies on novelpcoumaroyl glucoside of apigenin and on other flavonoids isolated from Patchouli(Labiatae). *Chem Pharm Bull*,1981,29(1):254

[5]赵书策,等.广藿香提取物的抗炎、镇痛药理研究.中成药,2007,29(2):285

[6]赵书策,等.广藿香提取物的止咳、化痰、平喘药理研究.中成药,2008,30(3):449

[7]陈小夏,等.广藿香三种提取物对肠道功能作用的比较.中药药理与临床,1998,14(2):3

[8]陈小夏,等.广藿香胃肠道药理作用.中药材,1998,21(9):465

[9]Ichikawa K,et al. The screening of Chinese crude drugs for Ca^{2+} antagonist activity;identification of active principles from the aerial part of Pogostemo cablin and the fruits of Prunusmume. *Chem Pharm Bull*,1989,37(2):345

[10]谢肄聪,等.广藿香挥发油对肠屏障功能的保护作用.中草药,2009,40(6):942

[11]谢肄聪,等.广藿香对肢体缺血-再灌注大鼠肠上皮细胞膜流动性的保护作用. 中国中西医结合杂志,2009,29(7):639

[12]刘晓蓉,等.广藿香提取物的抑菌活性研究.食品科技,2009,34(5):220

[13]刘琥琥,等.广东高要与吴川产广藿香提取物对肠道致病菌抗菌作用的比较研究.中药材,1999,22(8):408

[14]罗超坤. 广藿香水提物的抗菌实验研究. 中药材,2005,28(8):700

[15]苏镜娱,等.广藿香精油化学成分分析与抗菌活性研究.中草药,2001,32(3):204

[16]杨得坡.藿香和广藿香挥发油对皮肤癣菌和条件致病真菌的抑制作用.中国药学杂志,2000,35(1):10

[17]刘爱如,等.广藿香挥发油对青蒿酯钠抗伯氏疟原虫的增效作用和对抗青蒿酯钠伯氏疟原虫的逆转抗性作用.中国寄生虫学与寄生虫病杂志,2000,18(2):76

[18]王洋.广藿香中新的具抗锥虫活性的倍半萜氢过氧化物.国外医学中医中药分册,2005,27(6):1495

[19]高相雷,等.广藿香三种有效部位体外抗柯萨奇病毒B_3作用的初步研究.中药材,2009,32(5):761

[20]江苏新医学院.中药大词典.上海:上海科学技术出版社,1977:2701

[21]刘建民,等.藿香茯苓散治疗慢性非特异性溃疡性结肠炎84例.河北中医,2008,30(10):1045

[22]王星三.藿香煎治疗真菌性阴道炎118例.浙江中医杂志,1997,32(7):307

[23]王艳丽.中药治疗小儿外感发热74例.陕西中医,2009,30(3):326

[24]尚录增.藿香正气制剂治疗冬季胃肠型感冒100例.河南中医,2008,28(5):64

广 枣 Choerospondiatis Fructus

guang zao

本品系蒙古族习用药材，为漆树科植物南酸枣*Choerospondias axillaris* (Roxb.) Burtt et Hill的干燥成熟果实。味甘、酸,性平。行气活血,养心安神。主治气滞血瘀、胸痹作痛、心悸气短、心神不安。

【化学成分】

1. 酚酸类 从广枣的乙醇提取物中分离出没食子酸(gallic acid)、鞣花酸(ellagic acid)、3,3-二甲基鞣花酸(3,3′-di-O-methyl ellagic acid)、柠檬酸(citric acid)、氢醌(hydorquinone)、原儿茶酸(protocatechuic acid)[1-3]。

2. 黄酮类 槲皮素(quercetin)、山柰酚-7-O-葡萄糖苷(kaempferol-7-O-glucoside)及柚皮素等[1-3]。

3. 甾醇类 胡萝卜甾醇(daucosterol)、β-谷甾醇等[1-3]。

4. 脂肪族类 果实中含有柠檬酸、十六烷酸、硬脂酸、三十烷酸、二十八烷醇等[4]。

5. 其他 广枣干燥成熟果实乙醇提取物已分离得到新化合物丁香醛(syringaldehyde)、香草酸(vanillic acid)[5]。

【药理作用】

1. 保护神经细胞 建立拟衰老神经元模型,广枣水提液(1.0、0.1、0.01 mg/mL)和其作用的星形胶质细胞培养液能显著提高受损神经元的细胞活力,对衰老神经元有直接和间接的保护作用[6]。广枣粗提取物8.25、1.72 g/mL能促进人脐血干细胞的体外增殖,对脊髓损伤有一定的治疗作用[7]。

2. 心血管系统

(1)抗心肌缺血 犬口服广枣注射液2.5、5 g/kg能减轻心肌缺血程度，大剂量减轻65.7%，心率减慢14.01%，冠脉流量增加23.4%，心肌缺血范围缩小24.5%,N-BT染色组织学检查梗死范围明显缩小,心肌代谢改善,可逆转肌酸激酶(CPK)升高[8]。广枣乙醇提取物22.4、11.2、5.6 mg/kg给急性心肌缺血大鼠静脉注射,对急性心肌缺血损伤有明显保护作用,其作用机制与调节各种酶活性平衡有关[9]。给心肌缺血大鼠灌胃广枣总黄酮(TFC)23 g/kg,连续14 d,从缺血心肌组织3种芯片共捕获7个有差异蛋白质峰，其中有2个呈高表达,5个呈低表达。对于缺血心肌组织,TFC可从蛋白质水平进行调节而产生抗心肌缺血作用[10]。

(2)抗心律失常 广枣乙醇提取物8.25、1.72 g/mL能对抗乌头碱、哇巴因、结扎冠状动脉等所致的大鼠心律失常的发生[11]。心脏导管给药广枣总黄酮(TFC)每次1.0、2.0 mg可使离体心脏3、5、10 min时的室颤阈值分别提高。用含TFC的灌流液对麻醉大鼠离体心脏灌注,50 mg/L组6例仅3例出现心脏停搏,100、200 mg/L 组未出现心脏停搏[12]。同时广枣总黄酮乙醇提取液8.25、1.72 g/mL对乌头碱所致的大鼠心律失常亦有拮抗作用[13]。TFC 100 mg/L可显著抑制瞬时外向钾通道I_{to},200、100、50 mg/L可浓度依赖性降低心肌细胞收缩期和静息期细胞[Ca^{2+}]浓度,提示TFC可抑制由钙超载引起的心肌细胞损伤,有益于治疗心律失常[14]。

(3)保护心脏功能 犬一次注射TFC 5.6 mg/kg可使心率明显减慢,对左室压(LVP)、左室压力变化最大速率(dp/dt_{max})、左室从开始收缩到射血前等容收缩末时间 ($t-dp/dt_{max}$) 和左室前负荷的左室舒张末期压(LVEDP)等指标均无明显影响。对左室泵血功能的指标心输出量(CO)也无显著降低作用。心搏指数稍增加,具有明显的扩张冠状血管作用,5 min冠脉血流量增加21%,并降低冠脉阻力、明显降低动脉血压;25 min时血压仍明显低于正常，总外周血管阻力呈明显减低，5、15及25 min分别达22%、24%和16%，股动脉流量亦增加，血管阻力则减低。静脉注射TFC 5.6 mg/kg,5、15 min左室做功指数降低达19%和18%，显著降低心肌耗氧的张力–时间指数[15]。广枣黄酮类成分在生药0.027~0.22 g/mL浓度范围内减慢离体心脏心率的作用具有明显的浓度依赖性；在生药0.027~1.72 g/mL范围内对心肌收缩力影响不明显[16]。

(4)抗血小板聚集、改善血液流变性 TFC 10、20 mg/kg一次静脉注射，对ADP诱导的家兔血小板聚集具有明显的对抗作用。在给药后10 min有显著作用，30 min达到高峰，持续2 h后作用逐渐减弱。家兔给药后10、30、60 min测定的红细胞电泳、红细胞压积、全血比黏度、血浆黏度，与给药前相比均有非常显著的差异；血沉测定与给药前相比也有显著差异[17]。

3. 抗脑肾缺血再灌注损伤 广枣总酚酸注射液20、10 mg/kg一次颈外静脉注射给药，对四动脉结扎法造成大鼠急性脑缺血再灌注损伤有明显的保护作用；还可明显降低急性脑损伤大鼠脑组织中脂质过氧化物丙二醛(MDA)的含量，提高SOD活性；该制剂20 mg/kg组可明显降低急性脑损伤大鼠脑含水量[18]。术前30 min腹腔注射广枣注射液0.5 g/kg，对急性肾缺血再灌注大鼠肾脏有明显保护作用，可使SOD，Na^+/K^+–ATP酶和Ca^{2+}–ATP酶活性显著上升，MDA明显下降[19]。

4. 调节免疫功能 广枣总黄酮(TFC)40.32、20.16 mg/kg，每日1次，连续5 d给小鼠腹腔注射，均可明显增强正常小鼠和环磷酰胺所致免疫功能抑制小鼠的细胞免疫和体液免疫功能，表现为增加免疫器官重量，使溶血素、溶菌酶含量和再次抗原刺激抗体的效价升高[20]。该剂量连续7 d给小鼠腹腔注射，可明显增加脾脏及胸腺重量，增加淋巴细胞ANAE(+)细胞百分率，增强腹腔巨噬细胞吞噬功能，吞噬指数增加170%和162%；给药5 d时，淋巴细胞ANAE(+)百分率增加67%和121%[21]。光镜、电镜观察细胞形态及琼脂糖凝胶电泳证明，40 μg/mL TFC能抑制地塞米松磷酸钠(DEX)诱导的体外培养小鼠胸腺细胞凋亡；小鼠腹腔注射2 500 μg TFC能抵抗DEX所致小鼠胸腺细胞内腺苷脱氢酶(ADA)活性降低，并有促进胸腺细胞重量增加的功能[22,23]。给小鼠灌胃广枣提取液40.56、20.12、10.20 mg/kg，连续30 d，可明显增加小鼠耐缺氧时间，延长小鼠负重游泳时间，降低运动后小鼠血乳酸水平，提高心肌组织中SOD活力，增强小鼠巨噬细胞的吞噬能力，提高小鼠细胞免疫和体液免疫功能。提示广枣提取液具有显著促进小鼠免疫功能及显著提高小鼠运动耐力的功效[24]。

5. 抗氧化 TFC灌胃给药100、150、200 mg/kg连续15 d，使多柔比星(ADR)所致心肌细胞过氧化损伤大鼠血清中的乳酸脱氢酶(LDH)、谷草转氨酶(AST)、肌酸激酶(CK)显著降低，使组织中的SOD、GSH–Px显著升高[25,26]。200 mg/kg TFC使心肌和肝组织中的SOD、GSH–Px升高，MDA下降[26]。TFC 100、500、1 000 mg/kg浓度使ADR损伤乳鼠体外培养心肌细胞的LDH升高，MDA的含量降低[27]。提示TFC能清除自由基，具有抗氧化作用。在体外反应体系中，TFC对自由基有清除和抑制作用，O_2^-的IC_{50}(半数抑制浓度)为3.76 mg/L，SC_{50}(半数清除浓度)为3.60 mg/L；·OH的IC_{50}为49.39 mg/L，SC_{50}为74.30 mg/L[28]。100、500、1 000 mg/kg使ADR所致心肌细胞过氧化损伤具有保护功能[28]。

6. 抗病毒 体外培养原代乳鼠心肌细胞，以CVB_3(柯萨奇B组3型病毒)感染心肌细胞，结果证实：TFC 125、62.5、31.25 mg/L具有抗CVB_3病毒活性，同时TFC 125、62.5 mg/L对CVB_3病毒繁殖亦具有抑制作用[29]。

7. 药代动力学 给家兔灌胃广枣水提液20 g/kg，没食子酸和原儿茶酸在0.04~2.0 μg/mL范围内具有良好的线性关系。没食子酸呈二室开放模型，原儿茶酸血浆轮廓出现双峰现象，原儿茶酸可能在胃肠中存在不同的吸收位点或存在肝肠循环[30]。在健康家兔体内，没食子酸和原儿茶酸药代动力学分别符合二室开放模型和一室开放模型，可综合反映广枣有效部位快吸收、快分布、中速消除和平均滞留时间较短的药代动力学特点[31]。

8. 毒性 按序贯法测得广枣总黄酮(TFC)静脉注射LD_{50}为(112±12) mg/kg[23]。

【临床应用】

1. 冠心病、心绞痛 试验组328例心绞痛患者，服用复方广枣胶囊，对照组110例，服用滋心阴胶囊，连续用药28 d。结果为心绞痛疗效：试验组总有效率87.62%，对照组78.30%；心电图疗效：试验组总有效率58.73%，对照组58.49%；硝酸甘油停减率：试验组为90.34%，对照组为72.09%；试验组心绞痛发作次数、疼痛程度和胸闷三症状组间差别有统计学意义[32]。广枣7味丸(由广枣、丁香、沉香、肉豆蔻、木香、阿魏、野牦牛心组成)治疗30例冠心病心绞痛患者，1个月为一疗程。缓解心绞痛显效率为65%，改善率为30%，总有效率95%；心电图改变显效10例，好转18例，总有效率93%[33]。

【附注】

从南酸枣皮的乙醇浸出物中分离得到柑橘素(naringenin)、南酸枣苷(choerospondin)[15]。经抑菌试验证明，南酸枣皮的乙醇浸出物中的柑橘素及南酸枣苷等成分，对金黄色葡萄球菌、绿脓杆菌、大肠杆菌及硝酸盐阴性杆菌均有抑制作用。柑橘素能扩张血管、降低血压、降低毛细血管渗透性,故有抗炎作用。能解痉、祛痰,保护维生素C不被氧化,并有增加胆汁分泌的作用[34]。从广枣树的叶中分离提取出 山柰酚-5-O-阿拉伯糖苷(kaempferol-5-O-arabinoside)、槲皮素-3-O-鼠李糖苷(quercetin-3-O-rhamnoside)、杨梅黄酮-3-O-鼠李糖苷 (myricetin-3-O-rhamnoside)、山柰酚(kaempferol)、槲皮苷(quercetin)及杨梅黄酮(myricetin)[35]。

(刘 威 徐 宏 张晓宇)

参考文献

[1]王乃利,等.广枣有效成分的研究.沈阳药学院学报,1987,4(3):203

[2]王乃利,等.广枣活血有效成分的研究.中草药,1987,18(11):482

[3]邓丽嘉,等.蒙药广枣的化学成分研究.中草药,1989,20(3):8

[4]连珠,等.蒙药广枣化学成分的研究.中药材,2003,26(1):23

[5]申旭霁,等.广枣的化学成分.河南大学学报,2009,28(3):196

[6]郭华,等.广枣及其提取组分对神经细胞的保护作用.中国生化药物杂志,2007,28(2):87

[7]萨仁高娃,等.蒙药广枣三种粗提物对人脐血干细胞体外分化的影响. 中国组织工程研究与临床康复,2010,14(6):1078

[8]戴汉云,等.广枣总黄酮对犬血流动力学及心肌缺血的影响.中药药理与临床,1996,12(3):25

[9]唐丽,等.广枣对大鼠急性心肌缺血保护作用的研究.中医药学报,2003,31(3):50

[10]杨玉梅,等.沙棘总黄酮和广枣总黄酮对大鼠缺血心肌组织蛋白质表达的比较.中国民族医药杂志,2008,14(6):52

[11]杨玉梅,等.广枣三种粗提物的抗心律失常作用比较.包头医学院学报,2008,24(1):4

[12]徐继辉,等.蒙药广枣总黄酮对大鼠离体心脏的抗心律失常作用.中国民族医药杂志,2001,7(2):25

[13]王风华,等.蒙药广枣3种黄酮类成分对乌头碱所致心律失常的作用比较.中国中药杂志,2005,30(14):1096

[14]杨玉梅,等.广枣总黄酮对大鼠心室肌细胞ICa、I_{to}和细胞[Ca^{2+}]i的影响.中国药理学通报,2004,20(7):784

[15]石山,等.广枣总黄酮对麻醉犬左室功能和血流动力学的影响.内蒙古药学,1985,(2):14

[16]王凤华,等.蒙药广枣中3种黄酮类成分对离体心功能的影响.中国民族医药杂志,2005,11(5):27

[17]石山,等.广枣总黄酮对血小板聚集功能及血液流变学的影响.内蒙古药学,1985,(2):11

[18]旭红,等.广枣总酚酸注射液对大鼠急性脑缺血再灌注损伤的保护作用.中国药理学会通讯,2001,18(2):9

[19]张振涛,等.广枣对肾缺血再灌注损伤的保护作用研究.现代中西医结合杂志,2003,12(8):1942

[20]王玉珍,等.广枣总黄酮对小鼠免疫功能的影响.中国药理学通报,1991,7(3):214

[21]李峰,等.广枣总黄酮对小鼠细胞免疫的作用.上海免疫学杂志,1996,16(6):368

[22]李嫔,等.广枣总黄酮对小鼠胸腺细胞凋亡及腺苷脱氨酶(ADA)活性的影响.中华微生物学和免疫学杂志,1998,18(5):8

[23]侯慧英,等.广枣总黄酮对小鼠体液免疫功能影响的研究.中国民族医药杂志,1998,4(4):38

[24]邓国良,等.广枣提取液对小鼠免疫功能和运动耐力的影响.体育与科学,2002,23(5):53

[25]乌日娜,等.广枣总黄酮对多柔比星致心肌过氧化损伤的保护作用.中草药,2001,3(6):527

[26]张昕原,等.广枣总黄酮对多柔比星致心肌细胞过氧化损伤的保护作用.中药材,2001,24(3):185

[27]张昕原,等.蒙药广枣总黄酮对多柔比星损伤乳鼠培养心肌细胞的保护作用.中国中医药科技,2000,7(4):203

[28]包保全,等.广枣总黄酮抗氧化作用的研究.中药药理与临床,2001,17(2):8

[29]刘小玲,等.广枣总黄酮体外抗CVB_3病毒活性.中国医院药学杂志,2007,27(12):1637

[30]王世祥,等.RP-HPLC法研究广枣在家兔体内的药代动力学.药物分析杂志,2007,27(12):1980

[31]王平,等.民族药广枣有效部位健康家兔体内药代动力学研究.四川生理科学杂志,2004,26(4):192

[32]李卓明.复方广枣胶囊治疗冠心病心绞痛临床研究.中西医结合心脑血管病杂志,2009,7(12):1387

[33]娜仁满都拉,等.蒙药广枣7味丸治疗冠心病的体会.中国民族医药杂志,2004,10(1):30

[34]吕永镇,等.南酸枣树皮中柑橘素和南酸枣苷的分离与鉴定.药学通报,1983,18(3):199

[35]Khabir M, et al,Kaempferol-5-O-arabinoside a new flaronol gluxoside from the leaves of choerospondias axillaris. *Indian J Chem Bect* B ,1987,2613(1):85

广金钱草 Desmodii Styracifolii Herba

guang jin qian cao

本品为豆科植物广金钱草*Desmodium styracifolium*(Osb.)Merr.的干燥地上部分。味甘、淡，性凉。功能利湿退黄，利尿通淋。用于黄疸尿赤、热淋、石淋、小便涩痛、水肿尿少。

【化学成分】

1. 黄酮类 主要有5,7-二羟基-2′-甲氧基-3′,4′-二氧亚甲基-二氢异黄酮[1]、异荭草素(isoorientin)、vicenin-2、芹菜素-6-C-Glc-8-C-Glc-3′-OH、木犀草素、vicenin-1、isovitoxin、芹菜素-6,8-Di-C-glucoside等[2]。

2. 挥发性成分 主要成分有正十六酸、9,12-十八烯酸、硬脂酸(stearic acid)、β-豆甾醇、羽扇豆酮、羽扇豆醇。4,8,12,16-四甲基十七烷-4-内酯、β-豆甾醇、羽扇豆醇为广金钱草挥发油的特征成分[3]。

3. 其他 (3α,4β,5α)-4, 5-二氢-3-(1-吡咯基)-4, 5-二甲基-2 (3*H*)-呋喃酮、水杨酸(salicylic acid)、香草酸(vanillic acid)、阿魏酸(ferulic acid)、3,4-二甲氧基苯酚(3, 4-dimethoxyphenol)、乙二酸(oxalic acid)[4]、大豆皂角苷Ⅰ(soyasaponinⅠ)和大豆皂角精醇E(Ⅰ)[soyasapogenol E(Ⅰ)][5]。

【药理作用】

1. 利尿 以广金钱草煎剂(20 g/kg)灌胃大鼠，广金钱草有明显的利尿、利钠作用。该利水、利钠作用非广金钱草中灰分所为，提示其利尿作用可能由药物所含其他成分所致[6]。

2. 预防结石形成 预先给大鼠广金钱草三萜醇配糖体(Ds-t)和黄酮苷配糖体(Ds-a)剂量均为0.6 mg/kg，灌胃3周，可预防乙二醇和活性维生素D_3造成的大鼠草酸钙尿路结石形成。尿路结石形成率由81.0%降至28.6%；血钙浓度明显升高而尿钙排泄明显减少。提示三萜醇配糖体和黄酮苷配糖体具有预防草酸钙结石形成的效果[7]。金钱草注射液和提取液可减轻草酸钙肾石大鼠肾小管细胞在乙二醇诱石过程中的崩解、坏死，肾小管腔内一些空泡状膜性囊和致密小体排入减少。偏光镜观察，注射液组和提取液组肾中草酸钙晶体形成程度比成石组明显减轻。表明金钱草在体内能保护肾组织细胞，对草酸钙晶体形成有明显抑制作用[8]。

3. 利胆 广金钱草注射液生药8 g/kg做犬股静脉滴注或相同剂量的煎剂十二指肠给药，从胆管收集的胆汁流量有显著增加[9]。对杂种犬给予广金钱草(1.43 g/kg，灌胃)后30 min胆囊缩小明显，同时胆囊收缩素(CCK)升高也明显，并且胆囊体积与CCK呈显著负相关[10]。

4. 心血管系统 以广金钱草总黄酮腹腔注射，能明显增加小鼠心肌营养性血流量，如剂量为生药100 g/kg时，摄取^{86}Rb量增加率为24.88%；广金钱草酚7.5 mg/kg(相当于生药975 g/kg)，其增加率达56.2%；麻醉犬的实验证明，广金钱草总黄酮200 mg/kg(相当于生药20 g/kg)静脉推注，2 min左右冠脉血流量较用药前平均增加率为(126.91±10.46)%，平均维持8 min。在冠脉血流量增加、动脉血压下降、心率减慢的同时，冠脉阻力下降，下降率达(63.12±11.78)%；以广金钱草黄酮20 mg/kg颈动脉推注，脑血流量显著增加，为用药前的(173.15±68.35)%，同时脑血管阻力下降；以广金钱草黄酮200 mg/kg静脉推注，表现血压下降，心率略减。广金钱草总黄酮(生药0.005 g/g体重)腹腔注射小鼠，对小鼠常压耐缺氧力有明显增强，其存活延长率为30.23%；以垂体后叶素(0.5 U/kg，静脉)造成大鼠急性心肌缺血，广金钱草总黄酮(300 mg/kg)对之有显著的保护作用，保护率达60%，较普萘洛尔(20 mg/kg)高20%；家兔离体血管条的解痉实验证明，广金钱草总黄酮对氯化钾引起的血管条痉挛有显著的解痉作用，解痉率达31.9%[11]。以麻醉犬进行的实验结果证明，广金钱草水提物(生药3 g/kg)、极性较大的黄酮(60 mg/kg)、醋酸乙酯提取物(60 mg/kg)都能使脑血流量明显增加，其血流量增加率分别为(105.2±19.78)%、(83.93±12.79)%和(98.26±21.39)%，同时脑血管阻力下降，血压降低，心率稍减，其中以极性较大的黄酮作用最佳。已知罂粟碱对血管平滑肌有直接扩张作用，故推测广金钱草提取物对脑血流量明显增加，血压下降，可能与扩张脑血管、降低脑血管阻力有关[12]。

5. 抗炎 以广金钱草注射剂(生药50 g/kg)、广金钱草黄酮及酚酸物(3.75 g/kg)腹腔注射给小鼠，对组织胺引起的血管通透性增加有明显的抑制作用；对由巴豆油引起的小鼠耳部炎症(由巴豆油、无水乙醇、乙醚混合致炎)具有非常显著的抑制作用；对由蛋清引起的大鼠关节肿胀，广金钱草注射液(生药45 g/kg，腹腔注射)也呈非常显著的抑制作用，剂量降低为生药24 g/kg时，虽金钱草仍具有显著的抑制作用，而广金钱草作用就不明显；另外广金钱草黄酮及酚酸物(提取物1.4 g/kg，腹腔注射)每天1次，连续7 d，对棉球肉芽肿亦呈明显的抑制作用[13]。

6. 毒性 广金钱草黄酮小鼠腔注射，LD_{50}为(1 583±215) mg/kg[11]。

【临床应用】

1. 泌尿系结石与尿路感染 以广金钱草冲剂(广金钱草、车前草、石韦等)治疗尿结石(包括肾绞痛)106例、尿路感染79例。经15 d治疗，82例结石患者，有11例结石排出，排石率为13.4%，治愈率为10.3%；对肾绞痛有明显的缓解作用，总有效率为85.8%；治疗尿路感染总有效率为78.48%[14]。以金钱草冲剂(广金钱草、车前草等)0.3 g/kg用药30 d治疗小儿泌尿道感染146例，结果平均体温下降天数、症状恢复时间、症状消失率、痊愈率分别为1.5 d、5 d、82.2%、82.2%，优于三金片对照组(依次为2.5 d、7 d、69.2%、69.2%)[15]。

2. 术后泌尿系结石 以金钱草冲剂 (广金钱草、蔗糖)1袋/次，每天3次，疗程30 d，治疗肾盂输尿管连接处梗阻行离断肾盂成形术并内置双J管引流术24例，结果8周后拔除双J管仅见微结石形成，无1例因结石形成导致拔管困难[16]。

3. 水莽草中毒 以广金钱草为主配合鸭血、白糖，救治水莽草中毒患者40例，38例均获痊愈。一般服用1剂，严重者连服2~3剂[17]。

(方步武　果淑敏　田在善　王士贤)

参考文献

[1]Zhao M，et al.Isoflavanones and their O-glycosides from Desmodium styracifolium. *Phytochemistry*，2007，68(10)：1471

[2]李晓亮，等.广金钱草的化学成分研究.中药材，2007，30(7)：802

[3]陈丰连，等.广金钱草挥发油的气相色谱-质谱分析.广州中医药大学学报，2005，22(4)：302

[4]刘茁，等.广金钱草的化学成分.沈阳药科大学学报，2005，22(6)：422

[5]Kubo Tomoko，et al. Leguminous plants. XIV.Study on the constituents of Desmodium styracifolium. *CA*，1990，112：522

[6]王俐文，等.金钱草、马蹄金、鸭跖草、海金沙、满天星利尿作用的实验观察.遵义医学院学报，1981，4(1)：9

[7]王植柔，等.广金钱草主要成分防治尿石症的实验研究.中华泌尿外科杂志，1991，12(1)：13

[8]王涌泉，等.金钱草注射液抑制鼠草酸钙结石形成作用的研究.中华泌尿外科杂志，1999，20(11)：689

[9]王浴生.中药药理与应用.北京：人民卫生出版社，1983：696

[10]刘敬军，等.广金钱草、木香对犬胆囊运动及血浆CCK含量影响的实验研究.中华医学研究杂志，2003，3(5)：404

[11]许实波，等.广金钱草总黄酮对心脑血管的效应.中草药，1980，11(6)：265

[12]简洁莹，等.广金钱草提取物对狗脑血流量及脑血管阻力等效应的研究.中草药，1980，11(8)：362

[13]顾丽贞，等.四川大金钱草与广金钱草抗炎作用的研究.中药通报，1988，13(7)：40

[14]葛美坚.广金钱草冲剂临床疗效观察.中成药，1989，11(3)：26

[15]薛萍.金钱草冲剂治疗小儿泌尿道感染146例疗效观察.社区卫生保健，2004，3(1)：56

[16]李志强，等.金钱草冲剂在肾盂成形术中的应用.山西中医，2003，19(增刊)：19

[17]王智候，等.广金钱草治疗水莽草中毒40例.上海中医药杂志，1982，(4)：47

女贞子 Ligustri Lucidi Fructus nü zhen zi

本品为木犀科植物女贞 *Ligustrum lucidum* Ait 的干燥成熟果实。味甘、苦，性凉。有滋补肝肾、明目乌发的功能。用于肝肾阴虚、眩晕耳鸣、腰膝酸软、须发早白、目暗不明、内热消渴、骨蒸潮热。

【化学成分】

1. 萜类

(1)三萜类 齐墩果酸(oleanolic acid)、熊果酸(ursolic acid)、乙酰齐墩果酸 (acetyloleanolic acid)、

19α-羟基-3-乙酰乌索酸（19α-hydroxy-3-acetylursolic acid）[1]、α-乌索酸甲酯(α-ursolic acid methylester)和委陵莱酸(tormentic acid)等[2]。

(2)环烯醚萜类　女贞子酸(nuezhenidic acid)、女贞苷(nuezhenide)[1]、特女贞苷（specneuzhenide）[3]、橄榄苦苷(oleuropein)、橄榄苦苷酸(oleuropeinic acid)[4]。

2. 黄酮类　芹菜素-7-O-β-D-吡喃葡萄糖苷(cosmossin)[1]、木犀草素(luteolin)、木犀草素-7-O-β-D-葡萄糖苷(luteolin-7-O-β-D-glucoside)、芦丁(rutin)、芹菜素(apigenin)[5]。

3. 苯醇类　对羟基苯乙醇-α-D-葡萄糖苷（p-hydroxyphenethyl-α-D-glucoside）[6]、3,4-二羟基苯乙醇β-D-葡萄糖苷（3,4-dihydroxyphenethyl-β-D-glucoside)、对羟基苯乙醇(p-hydroxyphenethyl)、3,4-二羟基苯乙醇(3,4-dihydroxyphenethyl)[7]。

4. 挥发油　女贞子挥发油中含有大量桉油精、苯甲醇、乙酸龙脑酯、α-丁基苯甲醇等酯类、醇类和醚类成分[8]。

5. 其他　女贞子含有17种水解氨基酸，其中有7种人体必需氨基酸[9]、21种元素[10]。女贞子多糖由鼠李糖、阿拉伯糖、葡萄糖和岩藻糖4种单糖组成。红外光谱分析表明，它为β-糖苷链连接的多糖[8]。

【药理作用】

1. 增强学习记忆　给予D-半乳糖衰老小鼠女贞子煎液24、16、8 g/kg，灌胃治疗6周。小鼠跳台试验潜伏期明显延长，错误次数明显减少；小鼠脑组织中SOD、GSH-Px、Na^+/K^+-ATP酶活性增加，MDA含量减少。女贞子能明显改善衰老小鼠学习与记忆能力，与其抗氧化作用有关[11]。

2. 心血管系统　腹腔注射女贞子总提物20 mg/kg，使金黄地鼠夹囊微循环的血流速度减慢，血管开放数目增加；女贞子总提物520 mg，增加犬心肺制备的心输出量、心率、主动脉压，降低其中心静脉压并改善心电图[12]。

3. 影响免疫功能　女贞子多糖10、30、50、80 mg/kg给小鼠灌胃，连续4 d，对正常小鼠和肾上腺皮质激素造型的阴虚小鼠的T淋巴细胞增殖有促进作用[13]。156~1 250 μg/mL女贞子多糖对正常小鼠脾淋巴细胞、Balb/c裸鼠脾淋巴细胞(B细胞)及通过尼龙柱的脾细胞(T细胞)均有直接的刺激增殖作用[14]。女贞子多糖500及1 000 mg/kg对非特异性细胞免疫有增强作用，对正常小鼠的特异性细胞免疫无显著影响，对免疫抑制状态小鼠的细胞免疫有增强作用[15]。女贞子多糖(LLP)4.0、2.0、1.0 g/kg给荷瘤(S180)小鼠灌胃14 d，LLP可促进LPS诱导的脾B淋巴细胞增殖，促进Con A诱导的T淋巴细胞增殖，提高荷瘤小鼠单核巨噬细胞吞噬活性，使NK细胞活性提高66%。女贞子多糖可提高荷瘤小鼠的免疫功能[16]。小鼠每日口服齐墩果酸75、150 mg/kg，连续5 d。结果发现正常小鼠肺、肾组织中前列腺素(PGE_2、$PGF_{2\alpha}$)水平明显升高；使小鼠肺、肾组织cAMP含量明显升高，cGMP水平明显下降，组胺释放量明显降低。提示齐墩果酸能够调节正常小鼠免疫功能[17]。

4. 降血脂、抗动脉粥样硬化

(1)降血脂　以Triton诱导大鼠高脂模型，女贞子总黄酮以15、45、150 mg/kg，给药3 d，可显著降低高脂大鼠血清TC、TG水平；促进过氧化物酶体增殖物激活受体α(PPARα)和肝组织脂蛋白脂酶(LPL)的表达；抑制羟甲戊二酰辅酶A还原酶（HMGCR)mRNA的表达。女贞子总黄酮对高脂大鼠脂代谢紊乱的调节作用，可能通过对PPARα-LPL通路以及HMGCR表达的调控来实现[18]。女贞子总三萜酸(LTA)45、90、180 mg/kg，给予食饵性高脂大鼠灌胃30 d。可显著降低高脂大鼠血清TC、TG、LDL-C，改善动脉硬化指数，减低肝脏TC、TG、MDA，升高SOD。女贞子总三萜酸能调节高脂大鼠血清及肝脏脂代谢，并具有一定的抗氧化作用[19]。

(2)抗动脉粥样硬化　齐墩果酸剂量为30、60 mg/kg每日给药1次，连续给药8周。可明显降低实验性鹌鹑血清TC、低密度和极低密度脂蛋白胆固醇（LDL+VLDL)-C及TC/HDL-C比值，能显著提高HDL-C含量，降低血清丙二醛含量。提示女贞子活性成分齐墩果酸可抑制动脉粥样硬化形成[20]。

5. 降血糖　女贞子水煎液15、30 g/kg给小鼠灌胃7~10 d，对正常小鼠及由肾上腺素、四氧嘧啶、葡萄糖引起的小鼠血糖升高均有明显对抗作用，实验已发现齐墩果酸有明显的降血糖作用，这可能是女贞子降血糖的主要成分[21]。女贞子中齐墩果酸60和100 mg/kg连续用药40 d，血糖明显下降，低、高剂量组分别下降32.4%和46.4%[22]。研究女贞子多糖(LAP)对α-葡萄糖苷酶的抑制作用。结果表明LAP的最佳抑制浓度为1.0 mg/mL，其作用迅速，2 min达到86%。提示女贞子多糖通过抑制α-葡萄糖苷酶，降低餐后血糖，减少高血糖对胰腺的刺激，提高胰岛素敏感性，有效预防和改善糖尿病并发症的发生和发展[23]。

6. 护肝降酶　女贞子提取物1、3 g/kg给四氯化碳急性肝损伤小鼠灌胃，连续7 d。女贞子提取物能降低已升高的血清GPT和肝组织GPT，能明显增高SOD活性。女贞子提取物对四氯化碳急性肝损伤有保护作用[24]。给大鼠皮下注射齐墩果酸100、50 mg/kg混悬剂，连续6 d，可使四氯化碳(CCl_4)诱发肝损伤大鼠血清谷丙转氨酶(SGPT)降低，促进肝细胞再生，对受损肝脏有明显保护作用[25]。

7. 抗骨髓抑制 女贞子水煎滤液（含生药1.5 g/mL）1、0.6、0.4 mL，给药7 d，对环磷酰胺引起的小鼠嗜多染红细胞微核率均有较好的抑制作用，微核率(‰)分别为3.60、6.42、8.17[26]。给小鼠每日灌胃女贞子醇制剂40 g/kg，能明显对抗环磷酰胺所致白细胞下降，对化疗或放疗所致的白细胞减少有升高作用。女贞子有效成分齐墩果酸给小鼠口服100 mg/kg，连续4 d，对环磷酰胺所致小鼠白细胞下降有治疗作用，使白细胞数由(5 141±434)升至(6 595±61)[27]。

8. 抗肿瘤 女贞子提取物250、500、1000 mg/kg对小鼠S180肉瘤有抑制作用，抑瘤率分别为37.50%、44.23%、46.15%，呈剂量依赖性[28]。女贞子有效成分齐墩果酸1.248、2.496、4.992 mg/kg，灌胃10 d，能有效地抑制S180荷瘤小鼠肿瘤生长，延长荷瘤小鼠存活时间，生命延长率达44.38%[29]。女贞子多糖(LLP)对小鼠肉瘤(S180)、小鼠肝癌(H22)等实体瘤均有抑制作用；对人肝癌细胞(SMMC7721)无直接杀伤作用，可提高Con A对T淋巴细胞刺激的转换率，提高由淋巴细胞YAC21所致NK细胞的活性，增强了荷瘤小鼠单核巨噬细胞的吞噬功能。表明女贞子多糖具有抗实体肿瘤的作用，其抗实体瘤的作用与其提高机体免疫，改善机体免疫能力而抑制肿瘤细胞生长有关[30,16]。

女贞子10%含药兔血清在体外，可使宫颈癌细胞Hela出现典型凋亡形态学改变，Hela细胞核内出现DNA有序断裂。表明女贞子含药血清诱导宫颈癌细胞凋亡[31]。女贞子多糖(含量>50%，每孔加入30 μL，使终体积达到300 μL)抑制黑色素瘤细胞B16(BL6)的黏附能力，抑制黑色素瘤黏附分子E-cadherin的表达。女贞子抑制黑色素的黏附，破坏了肿瘤细胞的整体性，利于女贞子多糖的抗肿瘤作用[32]。

9. 促进黑素合成 女贞子提取物0、2、0.67、0.22、0.07、0.03 mg/mL对黑素细胞增殖和黑素合成有促进作用；对酪氨酸激酶受体蛋白(KIT)合成有显著促进作用。女贞子治疗白癜风疗效可能与酪氨酸激酶受体蛋白含量提高有关[33]。女贞子单体酪醇(20、40、80、160、320 μg/mL)、齐墩果酸(5 μg/mL)和女贞子提取物(2 mg/mL)加入黑素细胞培养72 h。结果：酪醇明显促进酪氨酸酶活性和合成黑素能力；酪氨酸酶和酪氨酸酶相关蛋白-1 mRNA表达量增加39.10%和99.26%；齐墩果酸也能明显激活酪氨酸酶，促进黑素合成。两者可能是女贞子中影响黑素细胞生物活性的主要成分[34]。

10. 抗衰老 给衰老小鼠灌胃女贞子多糖100、200及400 mg/kg。结果：女贞子多糖抑制胸腺指数和脾脏指数下降；对心、肝、肾组织中丙二醇(MDA)升高及脑组织中脂褐质的升高，其量效关系呈负相关；抑制心、肝、肾组织中超氧化物歧化酶(SOD)及谷胱甘肽过氧化物酶(GSH-Px)活力下降，其量效关系呈正相关。表明女贞子具有抗衰老作用，其机制可能与增强免疫功能、清除氧自由基和活性氧、提高机体抗氧化酶活力有关[35]。

11. 抗炎 女贞子水煎剂(含生药1 g/mL)每日给小鼠灌胃12.5、25 g/kg，连续5 d。对乙酸引起的小鼠腹腔毛细血管通透性的增高呈抑制作用，抑制率分别为23.1%及20.3%；女贞子25 g/kg能明显抑制二甲苯引起小白鼠耳廓肿胀，抑制率达54.9%；女贞子25 g/kg，抑制大鼠角叉莱胶引起的足肿胀；对大鼠足趾皮下注射蛋清引起的足跖肿胀均有明显抑制作用。女贞子25 g/kg对足跖皮下注入甲醛溶液之肿胀呈明显抑制作用；女贞子20 g/kg给大鼠灌胃，连续7 d，能明显抑制大鼠棉球肉芽组织增生，且增加肾上腺重量[36]。

12. 毒性 急性毒性：家兔一次性服用75 g新鲜成熟果实，无中毒现象[12]。

【临床应用】

1. 反复呼吸道感染 黄芪、女贞子联合用药治疗50例患者，水煎服，每日2次，连服90 d。结果：治疗前后体液免疫指标有明显改善，发作次数明显减少，临床症状减轻，缩短病程[37]。

2. 萎缩性胃炎 自拟贞芪饮重用女贞子配生黄芪、党参、丹参、枸杞子等，治疗慢性萎缩性胃炎取得理想疗效[38]。

3. 口腔溃疡 女贞子鲜叶咀嚼成泥状，然后用舌尖抵于溃疡面停留10~20 s即可止痛，自觉症状消失，3 d内溃疡面即可愈合。治疗后，10~20 s止痛者11例（占22%），20~25 s止痛者23例（占46%），25~30 s止痛者15例（占30%），无效者1例，优良率达68%[39]。治疗复发性口疮38例，用女贞子煎液300 mL，分3次口服，治疗2~5 d。治愈11例，好转25例，无效2例，总有效率94.7%[40]。也有用女贞子汤治疗口疮56例，每日3次，5~7 d为一疗程，结果显效（口腔溃疡愈合）41例，显效率为73%[41]。

4. 痔科疾病 包括痔疮、肛瘘、肛门湿疣、血栓外痔等。用女贞子、五倍子制成止血散，治疗52例病患均达到止血完全缓解；术后疗效显示在2 min内出血停止[42]。

5. 不良反应 临床应用时的不良反应为口干、头晕、经微腹痛等,停药后可自行消失[43]。

(张 远)

参考文献

[1]尹双,等.女贞子化学成分的研究.沈阳药科大学学报,1995,12(1):40

[2]程晓芳,等.女贞子化学成分的研究.中国药科大学学报,2000,31(3):169

[3]石立夫,等.不同产地女贞子中水溶性活性成分及齐墩果酸的反相高效液相色谱分析.中国中药杂志,1998,23(2):77

[4]He Z, et al.Antioxidative glucosides from the fruits of ligustrum lucidum. *Chem Pharm Bull*, 2001,49(6):780

[5]张兴辉,等.中药女贞子化学成分的研究(Ⅰ).中药材,2007,30(7):893

[6]石立夫,等.中药女贞子水溶性化学成分的研究.药学学报,1995,30(12):935

[7]Masao K, et al. Structural analysis on the constituents of ligustrum species. *CA*, 1984,101:188024s

[8]李开辉,等.女贞子挥发油化学成分的研究.中成药,1990,12(12):32

[9]李曼玲,等.女贞子及其炮制品中游离及水解氨基酸的分离测定.山西中医,1999,15(1):44

[10]顾刚妹,等.八味中药的水和乙醇提取物中21种元素含量比较.中国中药杂志,1996,21(5):286

[11]丁玉琴,等.女贞子对D-半乳糖致衰老小鼠学习和记忆的影响.解放军预防医学杂志,2006,24(4):247

[12]王浴生.中药药理与应用.北京:人民卫生出版社,1983:130

[13]阮红,等.女贞子多糖免疫调节作用研究.中国中药杂志,1999,24(11):691

[14]马学清,等.女贞子多糖免疫增强作用的体外实验研究.中国免疫学杂志,1996,12(2):101

[15]李璘,等.女贞子多糖的免疫调节作用研究.中药药理与临床,2001,17(2):11

[16]李璘,等.女贞子多糖对荷瘤小鼠免疫功能的影响.南京中医药大学学报,2008,24(6):388

[17]戴岳,等.女贞子煎剂对小鼠免疫系统的作用.中国药科大学学报,1987,18(4):301

[18]曹秀兰,等.女贞子总黄酮对高脂模型大鼠脂代谢的影响.第四军医大学学报,2009,30(20):2129

[19]陈艳玲,等.女贞子总三帖酸对食饵性高脂血症大鼠的血脂调节作用.中国临床医药研究杂志,2007,16(7):4

[20]武继彪,等.齐墩果酸对实验性动物粥样硬化的预防作用.中药药理与临床,1991,7(2):24

[21]郝志奇,等.女贞子降血糖作用的研究.中国中药杂志,1992,17(7):429

[22]高大威,等.女贞子中齐墩果酸抗糖尿病效果研究.中成药,2009,31(10):1619

[23]张捷平,等.女贞子多糖对α-葡萄糖苷酶的抑制作用.福建中医学院学报,2009,19(1):35

[24]张霞,等.女贞子提取物预防四氯化碳所致小鼠急性肝损伤的实验研究.中国实用医刊,2008,35(16):17

[25]马学惠,等.齐墩果酸防治实验性肝损伤作用的研究.药学学报,1982,17(2):93

[26]任骏,等.齐墩果酸对前列腺素及环核苷酸的影响.中国药理学通报,1991,7(3):179

[27]戴培兴,等.女贞子中的升白细胞有效成分的实验研究.中成药研究,1982,(1):42

[28]向敏,等.女贞子提取物的体内抗肿瘤作用.江苏药学与临床研究,2002,10(1):13

[29]吴勃岩,等.女贞子有效成分齐墩果酸对S180荷瘤小鼠抑瘤作用及存活时间的影响.中医药信息,2010,27(1):37

[30]李璘,等.女贞子多糖抗肿瘤作用研究.中国药理学通报,2008,24(12):1619

[31]张鹏霞,等.女贞子血清药理对Hela细胞凋亡的影响.肿瘤,2006,26(12):1136

[32]李璘,等.女贞子多糖对黑色素瘤细胞黏附能力的影响.中国药理学通报,2009,25(10):1367

[33]李永伟,等.女贞子对黑素细胞的黑素合成、细胞增殖和c-kit基因表达的影响.中国中西医结合皮肤性病学杂志,2005,4(3):150

[34]张迪敏,等.女贞子对培养的黑素细胞酪氨酸酶活性和黑素合成的影响.中华皮肤科杂志,2006,39(4):197

[35]张振明,等.女贞子多糖抗衰老作用.中国药理学与毒理学杂志,2006,20(2):108

[36]戴岳,等.女贞子的抗炎作用.中国中药杂志,1989,14(7):47

[37]张德光.黄芪、女贞子联合用药治疗反复呼吸道感染疗效分析.临床医药实践杂志,2003,12(5):375

[38]朱士伏.以女贞子为主治疗慢性萎缩性胃炎.吉林中医药,2003,23(12):44

[39]孙玉珍,等.女贞子鲜叶治疗口腔溃疡50例.中国民间疗法,2007,15(2):19

[40]张晓春,等.单味女贞子治疗复发性口疮虚热型38例.成都中医药大学学报,2001,24(3):60

[41]陈胜利."女贞子汤"治疗口疮临床观察.深圳中西医结合杂志,2001,11(1):43

[42]梁益生.女贞子五倍子止血散在痔科的临床应用.实用医技杂志,2004,11(6):888

[43]孙燕,等.扶正女贞素促免疫作用的双盲临床试验结果.中国临床药理杂志,1990,6(2):72

小茴香 Foeniculi Fructus xiao hui xiang

本品为伞形科植物茴香*Foeniculum vulgare* Mill.的干燥成熟果实。味辛，性温。具有散寒止痛、理气和胃的功能。用于寒疝腹痛、睾丸偏坠、痛经、少腹冷痛、脘腹胀痛、食少吐泻等。

【化学成分】

1. 挥发油 果实含挥发油约0.3%~0.6%，主要成分为反式茴香脑（transanethole）、柠檬烯（limonene）、葑酮（fenchone）、爱草脑（estragole）、γ-松油烯（γ-terpinene）、α-蒎烯（α-pinene）、月桂烯（myrcene）、β-蒎烯（β-pinene）、樟脑（camphor）、莰烯（camphene）、甲氧苯基丙酮（methoxyphenyl acetone），以及很少量的香桧烯（sabinene）、α-水芹烯（α-phellandrene）、对聚伞花素（p-cymene）、1,8-桉叶素（cineole）、4-萜品醇（4-terpineol）、反式葑醇乙酸酯（transfenchol acetate）、茴香脑（anethole）、茴香醛（anisaldehyde）等[1,2]。

2. 脂肪油 脂肪油约18%，主要有岩芹酸（petroselinic acid）、油酸、亚油酸、棕榈酸、花生酸、山萮酸（behenic acid）等[1,2]。

3. 甾醇类 豆甾醇、谷甾醇、植物甾醇酰基β-果糖呋喃苷（phytosteryl β-fructofuranoside）、Δ^7豆甾烯醇（Δ^7-stigmastenol）、菜油甾醇、胆甾醇、Δ^7-菜油甾烯醇（Δ^7-campestenol）、Δ^7-燕麦甾醇（Δ^7-avenasterol）、菜油茴二烯醇（campestadienol）及豆甾二烯醇（stigmastadienol）[1,2]。

4. 香豆素类 7-羟基香豆素、6,7-二羟基香豆素。

【药理作用】

1. 肠管运动 小茴香兴奋肠管的作用可被肾上腺素、阿托品和苯海拉明对抗，但不被六烃季铵所对抗。推测小茴香不是通过神经节，可能是通过胆碱样作用和组胺样作用兴奋离体肠管[3]。小茴香脑浓度0.02 mg/mL也能兴奋离体肠管，浓度增高反而松弛。茴香油对小鼠离体肠管也显示收缩作用和蠕动亢进作用，继之表现为弛缓，呈解痉作用。小茴香生药24 mg/kg给兔灌胃，能对抗戊巴比妥抑制胃运动，促进恢复[4]。

2. 抗溃疡 给动物灌胃或十二指肠给药小茴香600 mg/kg，对胃液分泌抑制率38.9%，对Shay溃疡或应激溃疡抑制率分别为34.9%或33.8%[4]。

3. 促进胆汁分泌 小茴香有利胆作用，随着胆汁固体成分增加促进胆汁分泌。对部分肝摘除的大鼠经茴香油治疗10 d，组织的再生度增加，肝重量与对照组比较也明显增加。又发现小茴香对肝微粒体氧化酶有影响[4]。

4. 镇痛 小茴香水煎液和挥发油50和25 g/kg均可明显降低醋酸致小鼠扭体反应的次数，而去挥发油则降低小鼠扭体次数不明显。小茴香挥发油25 g/kg在30 min时可明显提高小鼠的痛阈值[5]。

5. 抗凝、抗纤溶 小茴香煎剂浓度10 mg/mL时体外试验，对兔血小板聚集抑制率为37.3%，血液黏度比值ηs/ηc为1.1，显示抗凝作用，测定复钙时间延长为275 s，凝血酶原时间218 s，纤溶活性显示部分溶解，通过上述5项指标测定表明小茴香煎剂的抗凝、抗纤溶活性[6]。

6. 抗菌 小茴香挥发油对金黄色葡萄球菌、枯草芽孢杆菌和变形杆菌具有抑制作用[7]。此外，黑曲霉和副溶血性嗜盐菌对小茴香籽精油较为敏感，最小抑菌量（MIC）分别小于0.004%和0.015%（体积分数）[8]。

7. 抗突变 给小鼠灌胃小茴香（7.35 g/kg）和洋茴香（6.25 g/kg），对腹腔注射环磷酰胺所致骨髓染色体畸变有明显的抑制作用[9]。小茴香和洋茴香的抗突变作用，可能与清除自由基和抗氧化作用有关系[10]。

8. 增强免疫功能 小茴香水提取物能够提高免疫抑制小鼠碳粒廓清率，促进血清溶血素形成以及促进T淋巴细胞增殖[11]。

9. 抗肝纤维化 四氯化碳石蜡油致肝纤维化大鼠，小茴香在造模同时按100 mg/kg剂量给大鼠灌胃6周。结果：小茴香显著降低大鼠肝组织中胶原纤维量，镜下肝纤维化程度明显改善，有抗纤维化作用[12]。小茴香混悬液每天灌胃给予（0.05、0.1、0.2 g/kg）实验性肝纤维化大鼠，12周。小茴香治疗后，肝细胞脂肪变性程度减轻，纤维化程度好转；小茴香降低细胞分泌结缔组织生长因子（CTGF）。证明小茴香有降低CTGF分泌、抑制大鼠肝脏炎症、改善肝脏纤维化的作用[13]。小茴香在上述剂量下，还可减少肿瘤坏死因子（TNF-α）分泌，抑制肝脏纤维化[14]。

【临床应用】

1. 麻痹性肠梗阻 小茴香腹部热敷治疗60例麻

痹性肠梗阻，并辅以减压、抗感染等治疗，除5例症状无缓解转为机械性肠梗阻行手术治疗外，均治愈[15]。

2. 鞘膜积液和阴囊象皮肿 64例鞘膜积液患者，治愈59例，进步1例，无效4例。阴囊象皮肿患者，多数需经4个疗程（4 d为一疗程）始能见效。一般疗效尚佳，且无不良反应[16]。

3. 慢性咽炎 小茴香（生用）、苏叶、桔梗、生甘草、麦冬等，水煎服。一般服7剂后，诸种症状大减，原方再服5剂，而获痊愈[17]。

4. 慢性胃炎 党参、焦山楂、炒白芍、小茴香、莪术等，7剂用后诸症渐缓。上方去桂枝、炒白芍，加九香虫6 g、蒲公英15 g，续进10剂，诸症基本消失[17]。

5. 术后腹胀 小茴香干热敷上腹穴位方法治疗妇科术后患者40例，可促进肛门排气，减轻术后腹胀，取得了明显的效果，总有效率达90.0%[18]。

（马吉胜　王本祥　周秋丽　曲淑岩）

参考文献

[1]中国医学科学院药物研究所.中药志（Ⅲ）.第2版.北京：人民卫生出版社，1984：177

[2]赵淑平，等.小茴香挥发油的成分.植物学报，1991，33（1）：82

[3]张明发，等.温里药兴奋离体肠管作用机制探讨.中药药理与临床，1990，6（3）：15

[4]伊东宏，等.小茴香り化学と药理.现代东洋医学，1988，9（3）：37

[5]秦华珍，等.小茴香等三种温里药不同提取物的镇痛作用观察.广西中医药，2009，32（1）：51

[6]曲戈霞，等.活血化瘀类中药体外抗凝及纤溶活性筛选实验.沈阳药学院学报，1989，56（1）：16

[7]高莉，等.小茴香挥发油化学成分及抑菌作用的研究.中国民族医药杂志，2007，13（12）：67

[8]钟瑞敏，等.小茴香籽精油成分及其抗菌活性研究.林产化学与工业，2007，27（6）：36

[9]王德萍，等.小茴香和洋茴香抗突变作用的初步研究.中国公共卫生，2001，17（7）：647

[10]多力坤·买买提玉素甫，等.小茴香和洋茴香对多种活性氧的清除作用比较.维吾尔医药，1998，（1）：38

[11]董华泽，等.小茴香对小鼠免疫功能的影响.安徽农业科学，2009，27（3）：13419

[12]田为真，等.维吾尔药小茴香抗大鼠肝纤维化的实验研究.新疆中医药，2009，27（3）：27

[13]刘玉平，等.小茴香对实验性肝纤维化大鼠细胞因子结缔组织生长因子（TGF）的影响.新疆医科大学学报，2009，32（6）：690

[14]刘玉平，等.小茴香对实验性肝纤维化大鼠细胞因子TNF-α的影响.新疆医科大学学报，2008，3（4）：427

[15]陶康.小茴香在麻痹性肠梗中的应用.重庆药学，2006，35（5）：479

[16]福建省寄生虫病科学研究委员会.中药小茴香治疗64例鞘膜积液疗效观察.中国医刊，1960，（5）：307

[17]林红霞.妙用小茴香治疗顽症.浙江中医杂志，2000，35（8）：356

[18]杨秀平.小茴香干热敷防治术后腹胀.广州医药，2009，32（4）：44

小　蓟

Cirsii Herba

xiao ji

本品为菊科植物刺儿菜 *Cirsium setosum* (Willd.) MB.的干燥地上部分。味甘、苦，性凉。有凉血止血、散瘀解毒消痈功能。主治衄血、吐血、尿血、便血、崩漏、外伤出血、痈肿疮毒等。

【化学成分】

1. 黄酮类 蒙花苷（linarin）、刺槐素（acacetin）、芦丁（rutin）、柳穿鱼苷（pectolinaron）等[1,2]。

2. 有机酸类 儿茶酸（protocatechuic acid）、咖啡酸（caffeic acid）、绿原酸（chlorogenic acid）等[3]。

3. 三萜类 ψ-乙酰蒲公英甾醇、蒲公英甾醇、三十烷醇、β-谷甾醇和豆甾醇[4]。

4. 木脂素类 从小蓟中分离得到木脂素类化合物[5]。

5. 其他 小蓟中尚含生物碱（0.05%）、皂苷（1.44%）、氯化钾、常量元素和微量元素等[6-8]。

【药理作用】

1. 止血 小白鼠灌服10%小蓟浸液，平均出血时间比对照组短，有明显的促进血液凝固作用[9]。小蓟止血有效成分为咖啡酸和绿原酸。小蓟炮制成小蓟炭止血作用更强，凝血时间明显延长，可能与小蓟炒炭后微量元素成分增加有关[10,11]。

2. 心血管系统 麻醉犬及家兔静脉注射小蓟煎剂或酊剂有明显升压作用；肌肉注射也有升压作用，但灌胃给药，甚至42.5 g/kg，也无明显升压作用。小蓟20%水煎剂有拟儿茶酚类物质的作用，其升压作用可以被苄胺唑啉翻转为降压作用，而降压作用不能被普萘洛尔所消除[12]。小蓟水煎剂对离体兔心及离体豚鼠心房肌有兴奋作用，此作用可被β–受体阻断药普萘洛尔所拮抗；小蓟水煎剂0.1 mL对家兔主动脉条表现收缩作用，此作用可被α–受体阻断剂酚妥拉明所拮抗。小蓟水煎剂对心房肌的用量只有主动脉条及气管用量的1/10，因此认为小蓟对肾上腺素能β_1–受体的作用可能大于对β_2–受体及α–受体的作用[13]。

3. 抗菌 小蓟水煎剂在试管内对溶血性链球菌、肺炎球菌及白喉杆菌有一定抑制作用[14]。对金黄色葡萄球菌、绿脓杆菌、变形杆菌等也有抑制作用[1,9]。小蓟酒精浸剂1:30 000时对人型结核菌即有抑制作用，但水煎剂对结核菌的抑制浓度要比乙醇浸剂大300倍以上[15]。

4. 影响平滑肌 20%浓度小蓟煎剂对肠平滑肌有抑制作用，不能被苄胺唑林、普萘洛尔所对抗。小蓟水煎剂可收缩支气管平滑肌。煎剂或酊剂对家兔离体、在位及慢性瘘管的子宫都有兴奋作用，但对猫的在位子宫、大鼠离体子宫、家兔离体子宫则均有抑制作用，也与儿茶酚胺类物质相似[16]。

5. 抗肿瘤 小蓟提取液20、6、2 mg/mL浓度，作用72 h，对人白血病细胞K562抑制率最高可达88.28%，对肝癌细胞HepG2抑制率达78.55%，96 h对宫颈癌细胞抑制率达67.3%，对胃癌细胞BGC823抑制率达53.96%[17]。

6. 其他 对小鼠亚砷酸中毒似有一定保护作用；对大鼠甲醛性"关节炎"有一定消炎作用；对小鼠有镇静作用，但无镇痛作用[16]。

7. 毒性 大鼠每天灌胃煎剂80 g/kg，连续2周，并无明显毒性，肝、肾组织检查无特殊病理变化[16]。

【临床应用】

1. 血尿 小蓟饮子汤（地黄、小蓟、滑石等）治疗多种病因引起的血尿18例，每日1剂，早晚各1次。18例中17例肉眼血尿消失，1例好转（膀胱肿瘤者）[18]。小蓟饮子汤联合复方丹参注射液治疗肾炎血尿30例，总有效率80%。血尿持续时间明显缩短［由(11.04±1.75)周缩短至(6.90±5.15)周］[19]。用小蓟饮子加减白茅根、益母草等，治疗急性肾炎后期镜下血尿60例，20 d为一疗程。2个疗程后尿检正常无白细胞者35例，3个疗程尿检正常25例，停药3个月后多次复查尿常规均正常，治愈率达100%[20]。小蓟猪苓汤治疗小儿迁延性肾炎血尿36例，总有效率达91.6%[21]。肾癌出血用鲜小蓟捣汁每次50 mL，2周后出血停止，且病情稳定无肉眼血尿，2年后健在[22]。小蓟饮子汤治疗急性肾炎42例，同时加减青霉素，连用7 d。34例痊愈，8例好转[23]。肾炎汤（含小蓟、丹参、郁金等）治疗肾小球肾炎60例，总有效率达91.7%[24]。

2. 肿瘤 小蓟饮子汤加减，治疗膀胱癌12例，治愈3例，好转7例，无效2例[25]。

3. 术后出血 小蓟饮子汤加消炎栓治疗前列腺切除术后膀胱痉挛、引流液血色加深、引流液反流等症状，80例取得了较为理想效果[26]。小蓟饮子汤治疗尿道前列腺汽化术后出血91例，治疗组41例停止出血平均天数为1.98 d[27]。外阴肿瘤出血18例，用4~5棵鲜小蓟洗净捣碎外敷于出血部位，30~60 min出血停止，复发者可重复上述方法均可止血[28]。肺部术后2年痰中带血，单味小蓟捣碎取汁治疗，2个月后完全消失[29]。小蓟汤还可治疗胃切除手术、胃窦根治术后出血[30]。治疗脑出血及术后消化道大出血[31]。

4. 子宫收缩不全及血崩 小蓟浸膏1:10，每次1~3 mL，口服3次，观察45例。一般在服药后2~3 d，子宫平均收缩2~5 cm。如大出血时可每次口服4~8 mL，每日3~4次。或用鲜小蓟全草100 g，水煎2次分服，治崩漏30例，大部分2 d后血止或显著减少。功能性子宫出血用益母草120 g、小蓟60 g，每日1剂分2次口服，一般当日有效，出血停止5 d后停用药。1个月经周期为一疗程，持续1~5个疗程，月经量恢复正常，随访后均未复发[32]。

5. 降血压 临床报道3名患高血压病，曾服用罗布麻、北京降压灵、尼莫地平等，血压仍为180/120 mmHg，改用鲜小蓟每日200~500 g水煎服，3 d后血压下降并稳定在140/90 mmHg[33]。

6. 过敏性紫癜 小蓟饮子加减，每天1剂，早晚水煎服，治疗过敏性紫癜38例。阳性体征转阴者，服3剂而愈15例，5剂而愈15例，6剂而愈6例，好转2例，总治愈率达94.73%[34]。

7. 疖疮 先用2.5%碘酊、75%乙醇消毒患部，再用适量小蓟膏纱布覆盖包扎，每日换药一次，5~8 d后，30例疖疮患者全部治愈[35]。

8. 痔疮 小蓟、芒硝、花椒各20 g用水煎开熏洗肛门15~20 min，每晚1次，3 d为一疗程，治疗1~2期外痔患者62例。3个疗程完全治愈41例（治愈率66.13%），其余的明显好转，总有效达100%[36]。

9. 传染性肝炎 取小蓟干根50 g或鲜根100 g水煎过滤加糖睡前顿服，儿童酌情减量，治疗221例无黄疸和黄疸型传染性肝炎有效率达69%。

（谢宝忠 潘玲玲 孟宪容）

参考文献

[1]周文序，等.中药大、小蓟的黄酮类成分的分离和鉴定.北京医科大学学报，1994，26(4)：309

[2]胡建平，等.大蓟与小蓟化学成分的鉴别.中药研究与信息，2003，5(11)：36

[3]李德华.小蓟成分的研究.中草药，1982，(9)：9

[4]顾玉成，等.小蓟化学成分研究.中国中药杂志，1992，17(9)：547

[5]孟永海，等.小蓟的化学成分研究.中药材，2009，32(1)：58

[6]肖培根.新编中药志.北京：化学工业出版社，2002

[7]王乃兴，等.小蓟的不同部位中12种金属元素含量分析测定.微量元素与健康，2008，25(3)：27

[8]高俊，等.火焰原子吸收光谱法测定小蓟中6种微量元素.安徽农业科学，2009，37(18)：8312

[9]李德华，等.小蓟的止血作用研究.山东医学院学报，1959，(7)：42

[10]张来新.从小蓟中提取止血成分咖啡酸.中成药，2002，24(10)：807

[11]孙雷雷，等.小蓟及小蓟炭止血作用机制的研究概况.时珍国医国药，2005，16(12)：1034

[12]胡克振，等.小蓟药理作用的研究.山东医学院学报，1980，(4)：15

[13]汪丽燕，等.小蓟对肾上腺素能受体激动效应的初步实验.安徽医学，1984，5(2)：39

[14]中科院药物所抗菌工作组. 545种中药的抗菌作用筛选.药学通报，1960，8(2)：55

[15]郭钧，等.中药对结核菌抗菌作用的研究.中国防痨杂志，1964，5(3)：481

[16]王本祥.现代中药药理学.天津：天津科学技术出版社，1997：783

[17]李煜，等.小蓟提取液对四种癌细胞生长抑制作用的研究.中医药学报，2007，35(5)：12

[18]戚翠平，等.小蓟饮子治疗血尿18例.中国民间疗法，1998，19(3)：34

[19]陈能章，等.小蓟饮子联合复方丹参注射液治疗肾炎血尿30例.陕西中医，2008，29(4)：405

[20]余汉利.小蓟饮子加减治疗急性肾炎后期镜下血尿60例.时珍国医国药，2003，14(12)：758

[21]戴天铸，等.小蓟猪苓汤治疗小儿迁延性肾炎血尿36例.中国民间疗法，2000，8(8)：25

[22]侯爱画，等.孙敏主任医师应用鲜小蓟治疗血证经验.中国中医急症，2007，16(5)：566

[23]周文卫.小蓟饮子治疗急性肾小球肾炎42例.中国民间疗法，2003，11(5)：45

[24]王志贤，等.肾炎汤治疗肾小球肾炎60例临床分析.山西医药杂志，1983，(5)：286

[25]李虹.小蓟饮子加减治疗膀胱癌的体会.中国中医药信息杂志，2001，8(9)：80

[26]李叶林，等.小蓟饮子合消炎痛栓治疗前列腺切除术后膀胱痉挛的临床观察.中国中西医结合杂志，2007，27(8)：84

[27]相明霞，等.小蓟饮子治疗经尿道前列腺汽化术后出血91例临床观察.新疆中医药，2002，20(4)：11

[28]姜海苹，等.小蓟治疗外阴肿瘤出血18例.中国社区医师，2005，7(17)：31

[29]于开明，等.小蓟治疗咯血.中国民间疗法，2002，(12)：59

[30]姜海英，等.小蓟汤对胃切除后近期出血治疗体会.时珍国医国药，2001，12(4)：80

[31]鞠传兰，等.小蓟治疗脑出血术后上消化道大出血1例.河南中医，2004，(4)：13

[32]钟芳，等.益母草加小蓟治疗功能性子宫出血128例.中国民间疗法，2006，(11)：35

[33]张京.小蓟治疗原发性高血压的3例报告.山西中医，2005，(5)：38

[34]王东，等.小蓟饮子加减治疗过敏性紫癜38例报告.安徽中医临床杂志，2000，3(6)：254

[35]刘银巧.小蓟膏治疗疖疮30例.医药导报，2002，(11)：29

[36]崔磊，等.芒硝与小蓟等煮水熏洗治痔疮效果分析.中国医药导报，2006，3(3)：79

小叶枇杷 Rhododendri Anthopogonoidis Folium

xiao ye pi pa

本品为杜鹃花科植物烈香杜鹃*Rhododendron anthopogonoides* Maxim的叶及嫩枝。味辛、苦，性微温。有祛痰、止咳的功能。主治咳嗽气喘、支气管炎、痰多。

【化学成分】

1. 黄酮类 叶中主要有小叶枇杷素-1（槲皮素苷quercitrin）、小叶枇杷素-2（槲皮素quercetin）、小叶枇杷素-3（棉花皮素gossypetin）、棉花皮素-3-O-半乳糖苷（gossypetin-3-O-β-galactoside）、8-甲氧基槲皮素（8-methoxyquercetin）和金丝桃苷（hyperin）[1,2]。

2. 挥发油 叶及嫩枝的挥发油主含苄基丙酮（benzylacetone）40%~50%、γ-芹子烯[selina-3,7(11)-diene]20%~25%、新杜鹃烯（neofuranodiene）10%~12%，另含d-柠檬（d-limonene）0.2%、香叶烯（myrcene）0.4%、k-芹子烯（selina-3,11-diene）1%、η-芹子烯[selina-4(14),7(11)-diene]7%、新杜鹃次烯（neocurzerene）2%、牻牛儿酮（germacrone）5%及桧脑（junipercamphor）3%、4-苯基-2-丁酮（4-phenyl-2-butanone）等[3]。

3. 其他 地上部分还有熊果酸、(+)-儿茶精、松脂醇-4″-O-β-D-吡喃葡萄糖苷、桦木苷、桦木精醇、梫木毒素Ⅰ、闹羊花毒素-Ⅲ和马醉木糖苷A等[4]。

【药理作用】

1. 祛痰、镇咳、平喘 大鼠离体气管纤毛运动试验结果表明，小叶枇杷素浓度在1×10^{-4} g/mL时，其纤毛运动速率变化百分率为22%，说明小叶枇杷素有促进纤毛运动的功能[5]。小鼠灌服4-苯基-2-丁酮300 mg/kg，用氨雾法测得引起半数小鼠咳嗽的喷雾时间EDT_{50}（平均百分数）为147.4，止咳强度较腹腔注射1/6剂量的可待因稍弱。同样剂量在电刺激豚鼠气管引咳试验中表明本品有明显的止咳作用[6,7]。灌服4-苯基-2-丁酮300 mg/kg对电刺激猫喉上神经所引起的实验性咳嗽有明显的抑制作用，推测作用部位可能在中枢，属中枢性止咳药。采用豚鼠离体气管、离体肺-支气管及His、Ach混合液雾化引喘和卵清蛋白复制的豚鼠哮喘模型进行实验。结果显示小叶枇杷挥发油40 mg/L能直接松弛豚鼠离体气管平滑肌，对His、Ach收缩离体气管平滑肌、减少肺-支气管灌流液的作用有明显对抗作用；使His、Ach诱导的及卵清蛋白复制的哮喘豚鼠潜伏期延长，哮喘豚鼠减少；并使哮喘模型豚鼠降低的血浆cAMP含量显著增加。表明小叶枇杷挥发油具有明显的平喘作用，其机制可能与升高哮喘模型豚鼠异常降低的血浆cAMP水平有关[8]。

2. 松弛平滑肌 25 mg/L小叶枇杷素能使豚鼠回肠平滑肌及支气管平滑肌轻度松弛，并能延缓和对抗组胺及乙酰胆碱所致平滑肌的痉挛[2]。4-苯基-2-丁酮270 mg/L能松弛大鼠离体子宫平滑肌，能对抗垂体后叶素引起的子宫收缩[3]。

3. 镇静、催眠 小鼠灌服4-苯基-2-丁酮300 mg/kg能明显减弱小鼠的自发活动；90 mg/kg能显著延长戊巴比妥钠致小鼠睡眠时间，表明对中枢有镇静作用。

4. 心血管系统 从烈香杜鹃嫩枝叶中提取的挥发油0.48 mg可抑制大鼠离体灌流心脏的心率，减弱心肌收缩幅度，增加冠脉流量；耳缘静脉注射挥发油80 mg/kg，可对抗垂体后叶素引起的家兔ST-T改变；大鼠腹腔注射挥发油89 mg/kg，连续13 d，亦可抑制垂体后叶素引起的T波抬高，还可对抗乌头碱增加心率和收缩幅度的作用；小鼠腹腔注射挥发油200或灌服500 mg/kg，大鼠腹腔注射10、20 mg/kg，均可提高大、小鼠减压缺氧耐受力，特别是杜鹃油可提高给肾上腺素和去甲肾上腺素后降低的小鼠缺氧耐受力[9]。

5. 抗菌、抗炎 体外实验表明，小叶枇杷中的棉花皮素和槲皮素-棉花皮素混合物浓度在25%~50%时，对肺炎球菌、甲型链球菌、卡他球菌、金黄色葡萄球菌及白色葡萄球菌均有抑制作用。腹腔注射小叶枇杷素130 mg/kg，连续7 d，对大鼠棉球肉芽肿有抑制作用；150 mg/kg腹腔注射，可降低注射蛋清引起的大鼠毛细血管通透性的升高[2]。据有关资料报道，槲皮素有抑制疱疹病毒、出血热病毒、3型副流感病毒的作用[10]。

6. 毒性 ①急性毒性：小鼠灌服小叶枇杷素的LD_{50}为(12.49±0.97)g/kg，腹腔注射的LD_{50}为(0.40±0.04) g/kg。中毒症状为不安、呼吸急迫、惊跳，轻者逐渐恢复，重者多于药后30~40 min内死亡[11]。小鼠灌服小叶枇杷醇提物的LD_{50}为(18.7±0.83) g/kg，中毒症状为呼吸急促、抽搐、惊厥，多死于给药后4 h内。小鼠灌服槲皮素-棉花皮素混合物、槲皮素、小叶枇杷总挥发油的LD_{50}分别为(15.81±1.173)、(4.386±0.5595)、(2.5±0.195) g/kg，中毒症状为先出现短暂兴奋不安，而后抑制，呼吸由急促转为慢而深，周身瘫软，翻正反射消失，多数死于5 h左右[2]。小鼠灌服4-苯基-2-丁酮的LD_{50}为(1.59±0.2) g/kg，腹腔注射LD_{50}为(0.583±0.031) g/kg[12]。②亚急性毒性：给犬灌胃挥发油0.03和0.06 g/kg连续给药30 d；或给犬灌胃小叶枇杷素0.48 g/kg，连续给药10 d；0.18 g/kg连续给药20 d，均无不良反应。给药期间犬一般活动正常，食欲良好。肝功能(SGPT)、肾功能(N.P.N)及血象无明显变化。大鼠灌服4-苯基-2-丁酮 47、150、187.5 mg/kg(分别相当人用量的31、100及125倍)或腹腔注射50 mg/kg，连续给药30 d。结果表明，给药各组大鼠除较安静外，未发现其他异常现象。体重增长、血象、肝、肾功能及病理切片检查均未见明显改变。大鼠颈外静脉注射10%挥发油50 mg/(kg·min) 直至死亡，得致死量为(504±8) mg/kg。其心电图呈心率减慢，给药后期出现P-R、Q-T间期延长，QRS波群增宽及房室传导阻滞，直至心室纤颤死亡。大鼠腹腔注射挥发油88 mg/kg共10 d或灌服143 mg/kg共7 d，心电图均无显著改变[3]。

【临床应用】

1. 慢性气管炎 临床用小叶枇杷素气雾和口服共治疗慢性气管炎212例。其中应用1%小叶枇杷素气雾液，治疗112例患者，经10 d治疗后，有效率为93.8%，显效60.7%。气雾治疗对慢性气管炎的咳、痰、喘、炎四症均有效，但以祛痰作用最突出，痰量明显减少，可使患者黏液性痰变为浆液黏液性痰，痰变稀易咳出。小叶枇杷素口服治疗100例，有效率93%，显效58%。服药后痰量逐渐下降，咳、喘相应减轻，咳痰爽利，气短好转[13,14]。

2. 冠心病 口服小叶枇杷挥发油观察127例，心绞痛症状缓解显效率31.5%，总有效率77.1%；心电图显效率12.8%，总有效率39.3%[15]。

3. 足癣 新鲜黄花杜鹃泡酒，浸泡患足[16]。

（黄 芳 卞慧敏）

参考文献

[1]《全国中草药汇编》编写组.全国中草药汇编(上册).北京：人民卫生出版社，1986:676

[2]兰州医学院防治慢性气管炎研究组.小叶枇杷治疗慢性气管炎研究.新医药学杂志，1973，(11):9

[3]国家中医药管理局《中华本草》编委会. 中华本草(第6册).上海：上海科学技术出版社，1999:22

[4]贾忠建，等.黄花杜鹃化学成分研究.中草药，1996，27(5):262

[5]河北新医大学药物治疗教研组.槲皮素及其他几种黄酮类化合物对气管纤毛运动等功能影响的研究. 新医药学杂志，1973，(11):24

[6]李淑玉，等.4-苯基丁酮-2的药理研究.药学通报，1980，15(5):7

[7]江西中医学院药物研究所气管炎药理组. 红管药黄酮部分有效成分的药理实验.新医药学杂志，1975，(11):38

[8]骆勤，等.小叶枇杷挥发油的平喘作用及其机制研究.中药药理与临床，2003，19(4):15

[9]杜继曾，等. 烈香杜鹃油对心血管系统的药理作用. 中国药理学报，1980，(2):105

[10]陈奇，等.槲皮素的药理研究及临床应用.中华医学杂志，1977，(8):512

[11]兰州医学院药物学教研组.小叶枇杷素的药理研究及毒性观察.中华医学杂志，1974，(5):279

[12]河北新医大学药物治疗教研组.槲皮素的排痰作用与β-肾上腺素能受体效应的关系.新医药学杂志，1976，5(10):472

[13]兰州医学院防治慢性气管炎临床组.小叶枇杷素治疗慢性气管炎212例临床观察.中华医学杂志，1973，(12):711

[14]兰州医学院训练部病理教研组.小叶枇杷素气雾治疗前后24例慢性气管炎痰液病理变化的观察. 新医药学杂志，1974，(3):45

[15]江苏新医学院.中药大辞典(上册).上海：上海科学技术出版社，1977:264

[16]孙桂月. 新鲜黄杜鹃花泡酒治疗足癣. 安徽中医杂志，1999，11(6):437

马鞭草 Verbenae Herba

ma bian cao

本品为马鞭草科植物马鞭草 *Verbena officinalis* L. 的干燥地上部分。味苦，性凉。具有活血散瘀、解毒、利水、退黄、截疟的功能。用于癥瘕积聚、痛经经闭、喉痹、痈肿、水肿、黄疸、疟疾。

【化学成分】

马鞭草地上部分主要含环烯醚萜类成分，如马鞭草苷(verbenalin，即山茱萸苷cornin)、5-羟基马鞭草苷(5-hydroxyverbenalin)[1]、戟叶马鞭草苷(hastatoside Ⅰ，Ⅱ)[2]。从马鞭草甲醇提取物中分离并鉴定了3个环烯醚萜苷，分别为马鞭草苷、3,4-二氢马鞭草苷和5-羟基马鞭草苷[3,4]。尚含羽扇豆醇(lupeol)、熊果酸(ursolic acid)、珍珠梅苷(sorbifolin)[3]、十六酸、乌索酸等[4]。

首次从马鞭草甲醇提取物中分离获得9-hydroxy-sem-peroside、ursolic acid lactone、2α，3β，23 -trihydroxyurs-12-en-28-oic acid和tor-mentic acid[5,6]。从马鞭草的乙醇提取物中首次得到龙胆苦苷、槲皮苷、山柰酚[7,8]。并从马鞭草中分离得到一种促进神经生因子介导的轴突生长的新成分 (2′，4′，3″，2‴，4‴-五羟基-4-O-4″-四二查耳酮)，命名为 littorachalcone[9]。又分离得到有机锗[10]。

【药理作用】

1. 抗微生物、抗寄生虫与抗病毒 马鞭草苷对金黄色葡萄球菌、表皮葡萄球菌、溶血链球菌、大肠杆菌、绿脓杆菌、伤寒杆菌、志贺痢疾杆菌、流感杆菌、炭疽杆菌、白喉杆菌等有抑制作用[11]。水煎剂在31 mg/mL时能杀死钩端螺旋体[11]。马鞭草对甲型流感病毒(68-1株)、副流感病毒仙台株有抑制作用[12]。

2. 消炎止痛 马鞭草水及醇提取物对滴入家兔结膜囊内的芥子油引起的炎症有消炎作用。以家兔齿髓电刺激法试验证明，马鞭草水提取物在给药后1 h有镇痛作用，3 h后作用消失；醇提取物的镇痛作用在6 h后仍未消失，而水不溶部分则无镇痛作用[13]。

3. 兴奋子宫 马鞭草在浓度$1.6×10^{-2}$ g/mL时，对大鼠子宫肌条有一定的兴奋作用，大鼠子宫肌条动情期的标本对马鞭草最为敏感[14]。在化合物终浓度为$2.0×10^{-1}$ mg/mL时，马鞭草苷、3,4-二氢马鞭草苷和5-羟基马鞭草苷均能显著增加子宫肌条的收缩频率和振幅，收缩波频率变化百分数分别为250%、200%和100%；但上述化合物的终浓度增加到$6.0×10^{-1}$ mg/mL时，未显示剂量依赖性关系[15]。

4. 抗生育与抗早孕 给早孕小鼠灌服马鞭草提取液(生药1 g/mL)8和16 g/kg，连续7 d，马鞭草能明显抑制胚胎生长使其固缩死亡[16]。体外培养人绒毛滋养层细胞，25、50 g/L的马鞭草提取液(生药2 g/mL)能阻碍细胞生长，培养液中人绒毛膜促性腺激素(HCG)含量明显减少，琥珀酸脱氢酶(SDH)的活性及HCG分泌明显被抑制，其抑制率随加药剂量增加而增大。超微结构显示，微绒毛明显减少，内质网高度扩张，线粒体有髓样改变，染色质固缩，并聚集于核膜下；一定浓度的马鞭草提取液能抑制HCG的合成和分泌，直接损伤滋养层细胞[17]。

选用早孕人工流产蜕膜组织进行体外培养并与马鞭草提取液A、B、C、D共孵育。结果表明，高于12.5 mg/mL的A、B、C均可明显改变蜕膜基质细胞(DSC)的形态，并对其增殖产生显著的抑制作用；25 mg/mL的A、B、C促进细胞凋亡。提示马鞭草有抗早孕作用，抑制蜕膜细胞生长、促进凋亡为其抗早孕机制之一[18]。

5. 抗肿瘤 马鞭草活性成分4′-甲醚-黄芩素(4′-methylether-scutellarein，4′-M-S)浓度为20 μg/mL对人绒毛膜癌多药耐药细胞株JAR/VP16的增殖有抑制作用；并显著逆转JAR/VP16细胞对鬼臼乙叉苷(VP16)、甲氨蝶呤(MTX)及放线菌素D(ACTD)的耐受性，逆转倍数为5.02、3.67、2.48和逆转效率为81.19%、76.89%、64.08%。上述逆转作用可能与其抑制耐药细胞生长及诱导细胞凋亡有关[19]。40 g/L马鞭草C部位处理JAR细胞48 h后，抑制绒癌JAR细胞增殖，使JAR细胞G2/M期增加154.3%，S期比例降低41.6%；Bax表达水平增加，Bcl-2表达水平下降，并呈剂量依赖地诱导JAR细胞凋亡[20]。药物作用后，JAR细胞被不同程度阻滞于G2/M期时，并伴有G0/G1期比例下降，Fasl蛋白表达降低，Fasl mRNA转录呈下降趋势。提示马鞭草C部位将人绒毛膜癌JAR细胞阻滞在G2/M期，并诱导其凋亡，其作用机制可能与Fasl的表达下调有关[21]。

6. 其他 马鞭草水煎剂有一定镇咳作用，经分离提取后从中得到马鞭草苷的镇咳作用与其水煎剂基本一致[22]。另外，马鞭草对疟原虫有抑制作用，可使疟原虫变形[11]。马鞭草苷有抗白喉毒素的作用，预服本品能保护豚鼠给白喉毒素1~2个MLD后不死亡[11]。从干燥全草中提取的马鞭草宁(rerbenin)，有促进家兔血液凝固止血作用[12]。

【临床应用】

1. 流行性感冒 以马鞭草、青蒿、羌活水煎，每日1剂，分2次服，用药后随访51例，46例痊愈，3例有效，2例无效[13]。

2. 肝炎 以马鞭草、甘草配伍用水煎，每次40 mL，每日3次，饭前服用，连服4 d，用于预防传染性肝炎。经74例观察，在流行期内服药预防，4个月内未见1例发病[13]。马鞭草煎剂，成人每次40~50 mL，小儿20~30 mL，每日3次；或用100%马鞭草注射液，每次肌肉注射2~5 mL，每日2次，共治80例，结果痊愈77例(96.25%)，显效2例(2.50%)，无效1例，总有效率为98.75%[13,23]。以马鞭草组方对慢性乙型肝炎患者进行治疗，拉米夫定为对照，总有效率分别为92.9%(对照77.1%)，疗效显著好于后者。且前者的HBeAg和HBV-DNA的转阴率分别为88.6%和85.7%(对照67%和78.6%)[24,25]。

3. 血吸虫病 用于治疗52例早、中期型血吸虫病，成人每天用马鞭草粗末10 g水煎汤，送服马鞭草水泛丸10 g，每日3次，连服10 d为一疗程，部分病例大便复查转阴[26]。马鞭草煎剂治疗20例患有不同程度腹水型晚期血吸虫病，12例腹水完全消退，5例有效，1例无效[27]。

4. 丝虫病 以马鞭草为主，配合紫苏叶、青蒿，治疗血检阳性但无明显体征的丝虫病患者81例，经过一疗程后复查，微丝蚴阴转率达90%，45 d后复查转阴率为81.4%[28]。用鲜马鞭草60~100 g，捣汁，加酒2份、水1份同煮片刻，早晨空腹温服，每日1剂，服后需卧床休息1 h，连服4~5周，可治疗丝虫病脾肿大[29]。

5. 白喉 以单味马鞭草(全草)加水煎煮，每次口服200 mL，早晚各服1次，连服10~15 d，治疗白喉30例(同时仅加服维生素B_1、维生素C)。结果：治疗组痊愈29例，1例无效，治愈率为96.7%[30]。

6. 阴道炎与急、慢性盆腔炎 以马鞭草、紫花地丁煎液灌洗外阴及阴道,每日1次,治疗真菌性外阴阴道炎48例,结果痊愈44例,好转4例,有效率达100%[31]。

7. 泌尿系疾患 以马鞭草为主的中药汤剂,治疗52例肾小球肾炎血尿患者,临床治愈28例,总有效率达到92.3%[32]。以三金马鞭草汤(马鞭草、金钱草、鸡内金、海金沙、石韦等组成)治疗泌尿系结石31例,每日1剂,早晚分服。结果:临床治愈25例,显效4例,无效2例,总有效率93.5%[33]。

8. 前列腺炎 采用马鞭草冲剂(马鞭草、赤芍、当归、贝母等)治疗ⅢA型前列腺炎综合征42例,每次10 g,每日3次,连服2个月。结果:治疗组总有效率88.1%[34]。以马鞭草为主药治疗慢性前列腺炎36例,根据证属加减,每日1剂,分2次煎服,观察42~50 d。结果:36例中痊愈15例,显效12例,有效7例,无效2例,总有效率94%。在临床症状、体征的改善方面有一定优势[35]。

9. 婴儿湿疹 以红藤马鞭草洗剂(红藤、马鞭草、千里光、苦参、黄柏等)治疗婴儿湿疹50例,外擦患处,每天3次,21 d为一疗程。经1~3个疗程治疗后,显效(症状和体征缓解或消失)26例,好转(症状和体征明显减轻)16例,无效(主要症状和体征无明显减轻)8例,总有效率84%[36]。

10. 寻常疣 用马鞭草鲜品药汁或75%酒精适量浸剂(最好为鲜品)局部外用治疗寻常疣23例,每次治疗前先将疣体表面枯槁层用温水泡软刮除后再涂药,效果更佳。治疗结果:23例均痊愈,疣体全部脱落后形成正常皮肤。疗程最短7 d,最长50 d,随访1年未复发[37]。

11. 其他 如以马鞭草(全草)治疗因感染、创伤或药物刺激所引起的牙周膜炎和智齿冠周炎等口腔炎症110例。马鞭草30 g水煎服,每日1剂,早晚分服,3 d为一疗程。结果:感染性牙周膜炎56例,服药2个疗程均治愈;药物刺激引起的牙周膜炎6例,5例服药一疗程后治愈;创伤性牙周膜炎15例,经服药2个疗程治愈;智齿冠周炎33例,服药2个疗程均治愈[38]。

用马鞭草膏治疗踝、肩、膝、指等关节急性扭挫伤及其他部位的跌打损伤近百例,疗效显著,未见明显不良反应[37]。

12. 不良反应 临床观察胃肠道反应发生率较高,多出现恶心、呕吐、腹痛、腹泻等,但停药即可消失[12,39]。

(冉懋雄 周厚琼 谢宝忠)

参考文献

[1]中国医学科学院药物研究所,等.中药志(第4册).北京:人民卫生出版社,1988:182

[2]王本祥.现代中药药理与临床.天津:天津科技翻译出版公司,2004:218

[3]张涛,等.马鞭草环烯醚萜苷类成分的研究.中草药,2000,31(10):721

[4]张涛,等.马鞭草的化学成分研究.中国中药杂志,2000,25(11):676

[5]刘宏民,等.马鞭草化学成分的研究.中草药,2002,33(6):492

[6]张涛,等.马鞭草化学成分的分离与鉴定(Ⅰ).武汉市职工医学院学报,2000,28(1):27

[7]訾佳辰,等.马鞭草化学成分的分离与鉴定.沈阳药科大学学报,2005,22(2):81

[8]田菁,等.马鞭草的化学成分研究(Ⅱ).天然产物研究与开发,2007,19:247

[9]汤树良译.马鞭草中促进神经生长因子介导的轴突生长的新成分.国外医学中医中药分册,2004,26(3):177

[10]卞杰松,等.苯芴酮分光光度法测定马鞭草中锗含量.微量元素与健康研究,2008,25(6):52

[11]吴杰葆.中草药药理学.北京:人民卫生出版社,1983:280

[12]阴健,等.现代中药药药与临床应用(3).北京:中医古籍出版社,1997:31

[13]江苏新医学院.中药大辞典(上册).上海:上海科学技术出版社,1977:304

[14]北京医学院生理教研组生殖生理组.中药马鞭草对子宫作用的研究——Ⅰ.马鞭草对人及大白鼠子宫肌条的作用.动物学报,1974,20(4):335

[15]张涛,等.马鞭草化学成分对大鼠离体子宫平滑肌条作用的研究.中国中医药科技,2001,8(5):313

[16]欧宁,等.马鞭草抗早孕作用的动物实验研究.中国药科大学学报,1999,30(3):209

[17]徐昌芬,等.人早孕绒毛滋养层细胞的分离纯化及马鞭草对其分泌绒毛膜促性腺激素的影响.中国药科大学学报,1998,29(2):145

[18]张曙萱,等.马鞭草提取液对体外培养人早孕蜕膜细胞的影响.中国天然药物,2004,2(4):242

[19]徐珊,等.马鞭草有效成分对人绒毛膜癌耐药细胞株JAR/VP16的逆转作用研究.南京医科大学学报,2007,27(5):419

[20]王家俊,等.马鞭草C部位使人绒癌JAR细胞阻滞于G2/M期并诱导细胞凋亡.南京医科大学学报,2004,11(6):598

[21]张立平,等.马鞭草C部位诱导人绒毛膜癌JAR细胞凋亡分子机制研究.中国肿瘤临床,2005,32(19):1089

[22]桂承会,等.马鞭草镇咳有效成分的研究.中药通报,1985,10(10):35

[23]马振亚,等.中草药抗微生物研究文集,1977:6

[24]刘统峰.参虎调肝汤合拉米呋啶治疗慢性乙型肝炎70例疗效观察.新中医,2004,36(1):40

[25]刘统峰.中西医结合治疗慢性乙型病毒性肝炎疗效观

察.中华实用中西医杂志,2004,17(18):2760

[26]许有生,等.马鞭草治疗血吸虫病.浙江中医杂志,1960,2:20

[27]谢君臣,等.试用中药马鞭草治疗晚期血吸虫病的经过.江西中医药,1957,(8):18

[28]中国医学科学院寄生虫病研究所.寄生虫病防治研究简报,1970,(1):15

[29]刘启明.治病良方十六则.农村新技术,1998,(10):66

[30]何明汉.单味马鞭草煎剂治疗白喉30例疗效观察.中国农村医学,1990,(7):43

[31]戚忠华.紫花地丁、马鞭草治疗真菌性外阴阴道炎.四川中医,1988,6(7):39

[32]彭有祥.滋肾化瘀清利汤治疗肾炎血尿52例.中华实用中西医杂志,2002,13(17):1007

[33]韩以季.三金马鞭草汤治疗泌尿系结石31例.吉林中医药,2007,27(3):27

[34]任云峰.峰马鞭草冲剂治疗ⅢA型前列腺炎综合征42例.陕西中医,2005,26(8):788

[35]邱峰.马鞭草治疗慢性前列腺炎36例疗效观察.吉林中医药,2002,22(11):28

[36]裘东霞,等.红藤马鞭草洗剂治疗婴儿湿疹50例.山东中医杂志,2009,28(11):780

[37]陈兴宗,等.马鞭草膏治急性扭挫伤.中国民间疗法,2005,13(8):28

[38]芮仲三.马鞭草治疗口腔炎症110例.中医杂志,1980,21(3):56

[39]《全国中草药汇编》编写组.全国中草药汇编(上册).北京:人民卫生出版社,1975:86

马蔺子 Iridis Chinensis Semen ma lin zi

本品为鸢尾科植物马蔺*Iris pallasii* Fisch var *chinensis* Fisch.的成熟种子。味甘,性平。有破血软坚、活血解毒的功能。主治崩中带下、痈疽恶疮、功能性子宫出血、急性黄疸性传染性肝炎及宫颈癌等。

【化学成分】

主要有效成分为种皮中的三个苯醌类化合物:马蔺子甲、乙、丙素(irisquinone A、B、C)。另外尚含有羽扇豆烯-3-酮(lupene-3-one)、白华脂醇(betulin)、β-谷甾醇及一种植物蜡[1-3]。

【药理作用】

1. 抗癌 马蔺子甲素腹腔注射3~7 mg/kg,对小鼠宫颈癌U-14有显著抑制作用,抑制率40.5%~65%。灌胃200 mg/kg对小鼠淋巴肉瘤有非常显著的抑制作用,抑制率为41.8%。腹腔注射马蔺子甲素5 mg/kg对小鼠腹水型肝癌(HepA)和艾氏腹水癌(EAC)亦有显著抗癌作用,其生命延长率分别为158%和83.3%。马蔺子甲素10 mg/kg对EAC细胞的直接作用观察(腹腔注射给药),证明对癌细胞有直接杀伤作用,对癌细胞的分裂增殖亦有抑制作用[4]。

2. 放射增敏

(1)*对离体培养细胞的放射增敏作用* 对人宫颈癌Hela细胞,马蔺子甲素在0.1 mmol/L的浓度,在有氧条件下的增敏比为1.07,在乏氧条件下的增敏比为1.68,即放射敏感性增高了68%[5]。马蔺子乙素和丙素当浓度为0.1 mmol/L时对乏氧 Hela细胞均有明显的放射增敏作用,其增敏比分别为2.02和2.06,即其放射敏感性分别提高了102%和106%,表明二者均为乏氧细胞增敏剂[6]。

(2)*对动物肿瘤的放射增敏作用* 不同剂量的马蔺子甲素250、500、1 000 mg/kg灌胃给乳腺癌小鼠,并与放射合用,结果均有不同程度的放射增敏作用,其中以500 mg/kg的作用最佳[7]。在乏氧与不乏氧条件下给乳腺癌小鼠灌胃马蔺子甲素500 mg/kg,结果乏氧组的放射增敏比为1.3,不乏氧组为1.1,说明马蔺子甲素有乏氧增敏作用[8]。给移植人肠黏液腺癌裸鼠灌胃马蔺子甲素500 mg/kg,在人工乏氧条件下,与放疗合用组的肿瘤抑制率为68.5%,而单放疗组为34.1%,说明该药有乏氧放射增敏作用[9]。此外,用小鼠S180研究了马蔺子甲素对碳离子放射增敏作用。结果:马蔺子甲素对乏氧肿瘤的增敏比(SER)明显大于不乏氧肿瘤,且6 Gy碳离子的放射增敏作用大于18 Gy γ射线的放射增敏作用。提示马蔺子甲素的放射增敏作用具有放射源选择性和肿瘤细胞乏氧选择性[10]。

(3)*对正常组织的放射保护作用* X线照射前30 min给小鼠腹腔注射马蔺子甲素10 mg/kg,照射后小鼠存活率为38.3%,单放射组存活率为15%,计算保护指数为1.38。从小鼠放射后的脾脏重量、股骨有核细胞数及内源性脾集落数等指标观察,马蔺子甲素对造血组织有放射保护作用[11]。

(4)*对免疫的影响* 马蔺子甲素乳剂5 mg/kg腹腔

注射隔天1次，共3次，对小鼠迟发超敏反应（DHR）有显著增强作用。对带瘤小鼠，腹腔注射甲素乳剂5 mg/kg，亦有显著增强小鼠DHR的作用。灌胃给甲素乳剂200 mg/kg，隔日给药1次，5次，对DHR有显著增强作用。另外用甲素粉末的混悬剂300 mg/kg，隔日灌胃1次，共5次，对DHR亦有显著增强作用。以上说明，马蔺子甲素对正常或带瘤小鼠均有显著的免疫增强作用[12]。

（5）作用机制　①诱导凋亡：鼻咽癌Fadu细胞与58.8、29.4 μmol/L浓度的马蔺子甲素共培养，诱导细胞凋亡率分别为59.3%±4.5%、33.2%±2.3%；半数凋亡浓度为56.3 μmol/L，且具有剂量依赖性[13]。②阻断细胞周期：马蔺子甲素可使EAC细胞阻断于G1期，造成G1期细胞堆积，G1期细胞对射线比较敏感，这是其可能的增敏环节之一[14]。③抑制血管生成：荷H22肝癌小鼠放射前2 h，灌胃马蔺子素3.25 mg/kg，能够抑制肿瘤血管内皮生长因子（VEGF）表达和微血管密度计数（MVD）[15]。④增强免疫：H22荷瘤小鼠照射前后2 h灌服马蔺子甲素3.25 mg/kg。荷瘤鼠T细胞CD_4和CD_8比正常鼠降低，照射后有进一步下降趋势。马蔺子甲素使CD_4明显上升，导致CD_4/CD_8明显上升，增强细胞免疫功能[16]。

3. 药代　给大鼠灌胃马蔺子甲素100、200和800 mg/kg三个剂量的药代动力学研究表明，本品吸收迅速，消除快，达峰时间T_{peak}分别为30、30和15 min，峰浓度C_{max}分别为1.1、24.3和40 ng/mL，浓度-时间曲线下面积AUC分别为100.1、3 238.1和4 509.9 (ng/mL)·min，$T_{1/2}$分别为66.6、101.9和133.3 min。排泄试验，在大鼠灌胃给药200 mg/kg后，36 h内，从粪中测不出原型药物及其代谢产物；36 h内也无原型药物从尿中排出，而是以代谢产物形式由尿排泄，其中2~4 h排泄速率最快。说明尿是马蔺子素的主要排泄途径。该药是蛋白结合率较高的药物。当浓度为200、500和1 000 ng/mL时蛋白结合率分别为90.1%、89.4%和93.2%，平均蛋白结合率为90.9%±2.0%[17]。

4. 毒性　①急性毒性：马蔺子甲素LD_{50}腹腔注射为(25.4±1.9) mg/kg，用灌胃为(2.8±0.3) g/kg。②亚急性毒性：马蔺子甲素75、37.5、18.7 mg/kg给大鼠灌胃2周，结果大剂量组体重减轻，对红白细胞及血小板数均无影响，血清S-GPT稍有升高外其他均无异常。病理观察，大剂量组对骨髓淋巴细胞有抑制，胸腺和淋巴组织有萎缩现象[4]。

【临床应用】

经过中山医科大学肿瘤医院组织全国40多家医院进行的Ⅱ、Ⅲ期临床3 000多例的临床观察，口服马蔺子素胶囊与放疗合用，与单放疗比较，可使肺癌、宫颈癌的肿瘤消失率提高2倍以上；使食管癌、头颈部肿瘤的肿瘤消失率提高1倍以上。多发性骨转移癌的显效率提高1倍以上。疗效稳定，毒性低。可有效降低癌症的局部复发率，显著延长患者的生存期[18]。

1. 肺癌　马蔺子甲素胶囊自放疗开始服药，180~240 mg/d，分1~3次饭后服，直至放疗结束。药物合并放疗组111例，经治完全缓解率（CR）为45%，总有效率（CR+PR）为70%。对患者随访5年，用药组存活期明显延长（平均存活16.3±11个月，对照组为9.8±6个月）[19,20]。

2. 食管癌　据河南省肿瘤医院对食管癌跟踪3年远期疗效观察，马蔺子素可使食管癌放疗后3年生存率提高27.59%。癌的3年复发率，单放疗组为66.7%，而马蔺子素与放疗合用组的复发率仅为25%。不良反应，除了可耐受的消化道反应外，未有其他毒副作用[21]。

3. 鼻咽癌　马蔺子素联合放射治疗78例，在放射治疗的同时服用马蔺子素每次110 mg，每天2次，直至放射治疗结束。结果：鼻咽部和颈部转移病灶在达到PR和CR时的平均照射剂量，治疗组均明显低于对照组，增敏比为1.06~1.24；治疗结束时原发灶和颈部转移灶的CR率治疗组明显高于对照组。表明马蔺子素对鼻咽癌原发灶和颈部转移灶均有明显的放射增敏作用[22]。另研究也表明，马蔺子素联合放射治疗鼻咽癌，明显提高鼻咽癌局部控制率，减少局部复发和提高了远期生存率，并未增加正常组织的放射损伤，是一个较理想的放射增敏剂[23]。

4. 其他肿瘤　对头颈部及腋下表浅转移瘤、宫颈癌和骨转移瘤等[24,25]亦有显著放射增敏作用。此外，还观察到临床上马蔺子在肺癌胸水热疗中有热增敏作用[26]。

（张荣泉　李德华）

参考文献

[1]吴寿金，等.马蔺子化学成分的研究.化学学报，1980，38(2)：156

[2]吴寿金，等.马蔺子化学成分的研究——Ⅱ.马蔺子乙素和马蔺子丙素的分离及其化学结构的研究.化学学报，1981，39(8)：767

[3]吴寿金，等.马蔺子化学成分的研究（Ⅲ）.中草药，1984，15(4)：1

[4]李德华，等.马蔺子甲素的抗癌作用和毒性.中国药理学报，1981，2(2)：131

[5]朱理珣，等.Iq7611对离体培养的人宫颈癌Hela细胞的

放射增敏作用.中国肿瘤临床,1987,14(2):69

[6]朱理珣,等.Iq7612和Iq7613对离体培养人宫颈癌Hela细胞的放射增敏作用.中国肿瘤临床,1987,14(2):95

[7]侯子正,等.不同剂量Iq7611对肿瘤的放射增敏作用.中国肿瘤临床,1987,14(2):81

[8]毛慧生,等.联合应用Iq7611与放疗对肿瘤乏氧细胞的作用.中国肿瘤临床,1987,14(2):84

[9]李德华,等.Iq7611对裸鼠移植人肠黏液腺癌放射增敏作用的初步研究.中国肿瘤临床,1987,14(2):73

[10]梁剑平,等.马蔺子素对炭粒子的放射增敏作用.中国药理学通报,1999,15(4):313

[11]王士贤,等.马蔺子甲素对小鼠放射保护作用的研究.天津医药,1981,(5):300

[12]李惟敏,等.马蔺子甲素对免疫功能的促进作用.药学通报,1981,16(9):19

[13]蔡蓝,等.马蔺子甲素诱导鼻咽癌细胞凋亡的研究.广东药学,2000,10(1):6

[14]李德华,等.应用显微分光光度术研究Iq7611对艾氏腹水癌(EAC)细胞周期的影响.中国肿瘤临床,1987,14(2):90

[15]朱伟宏,等.放射增敏药马蔺子素对H22肝癌小鼠肺转移的影响.江苏医药,2008,34(2):176

[16]王培军,等.放射增敏药马蔺子甲素及甘氨双唑钠对H22小鼠CD_4、CD_8、IL-2、TNF-α的影响.中华放射医学与防护杂志,2007,27(6):555

[17]李全胜,等.马蔺子甲素的药物动力学研究.中草药,1998,29(9):606

[18]李德华.一种新型肿瘤放射增敏药"安卡"(马蔺子素).中国肿瘤临床,1999,26(2):153

[19]苗延浚,等.Iq7611放射增敏治疗肺癌疗效观察.中国放射肿瘤学,1991,5(1):23

[20]宁川,等.马蔺子素配合放疗治疗中晚期肺癌30例观察.实用中医药杂志,2000,16(1):7

[21]袁翎,等.马蔺子素合并放射治疗食管癌疗效观察.中国肿瘤临床,1999,26(6):457

[22]李曙平,等.马蔺子素对鼻咽癌放射治疗的影响.中国基层医药,2005,12(2):158

[23]李曙平,等.马蔺子素对鼻咽癌患者远期生存的影响.广州医药,2005,36(3):43

[24]乔乃安,等.马蔺子素合并应用放射治疗晚期子宫颈癌的近期疗效观察.现代妇产科进展,1998,7(1):83

[25]樊卫,等.马蔺子素与~(153)Sm-EDTMP联合治疗骨转移瘤的临床价值.中华核医学杂志,1998,18(4):241

[26]贾桂玲,等.中药马蔺子在肺癌胸水热治疗中的热增敏作用.中医药学报,2000,28(1):24

马 勃 Lasiosphaera Calvatia ma bo

本品为灰包科真菌脱皮马勃*Lasiosphaera fenzlii* Reich.、大颓马勃*Calvatia gigantea* (Batsch ex Pers.) Lloyd或紫颓马勃*Calvatia lilacina* (Mont. et Berk.) Lloyd的干燥子实体。性味辛,平。归肺经。具有清肺利咽、止血的功效。用于风热郁肺咽痛、音哑、咳嗽;外治鼻出血、创伤出血。

【化学成分】

1. 甾体类化合物 马勃中含有麦角甾-7,22-二烯-3β-醇(ergosta-7,22-dien-3β-ol)、麦角甾-7,22-二烯-3,6-二酮 (ergosta-7,22-dien-3,6-dione)、麦角甾-5α,8α-环二氧-6,22-二烯-3β-醇(ergosta-5α,8α-epidioxy-6,22-dien-3β-ol)等多种甾体类化合物[1-3]。

2. 马勃多糖 从大颓马勃中分得CGP-Ⅰ、CGP-Ⅱ、CGP-Ⅲ等主要多糖组分[4-5]。

3. 其他成分 马勃中铜、锌、铁等金属微量元素极为丰富;脱皮马勃的子实体中含尿素、类脂质、磷酸钠等[6]。

【药理作用】

1. 抗炎 脱皮马勃混悬液(生药)3 g/kg,连续灌服小鼠6 d,能显著抑制二甲苯所致耳壳肿胀,有抗炎作用[7]。马勃冲剂流浸膏50、25 g/kg灌胃小鼠,对醋酸所致小鼠腹腔毛细管通透性增高有抑制作用;对干酵母致热大鼠,马勃冲剂流浸膏(50、25 g/kg灌胃)有明显的解热降温作用[8]。

2. 止血 马勃煎液(0.5 g/mL)喷洒于家兔胃黏膜创伤性溃疡出血处,可显著减少出血量和缩短出血时间[9]。脱皮马勃含有磷酸钠,具有机械性止血作用,用于口腔局部止血,不亚于淀粉海绵或明胶海绵[10]。

3. 止咳 脱皮马勃混悬液3 g/kg(含生药),连续灌服4 d,有不同程度延长豚鼠机械刺激性咳嗽潜伏期,有止咳作用[7]。

4. 抑菌 马勃水煎剂对金黄色葡萄糖球菌、肺炎球菌、绿脓杆菌、变形杆菌等均有抑制作用[11]。马勃化学成分中的麦角甾醇过氧化物具有抗分枝杆菌的作用[12]。

5. 抗肿瘤 麦角甾-5α、8α-环二氧-6、22-二烯-3β-醇不仅对MCF-7和Walker256肿瘤细胞有抑制作用,还具有将其杀死的作用[13]。麦角甾-4,6,8(14),22-四烯-3-酮对HT-29、Hela、Hep3B和AGS肿瘤细胞均有抑制作用[14]。

6. 抗增殖和抗细胞分裂 马勃的新鲜子实体中分离的新蛋白质Calcaelin对小鼠脾细胞显示一种抗促细胞分裂剂活性,能减少乳腺癌细胞的生存能力[15]。从马勃中分离得一种类似泛激素的肽,对乳腺癌细胞有较强的抗增殖活性[16]。

【临床应用】

1. 鼻出血 马勃搓条塞入鼻内出血处,治疗21例鼻出血患者,均1次止血[17]。

2. 臁疮 复方马勃煎剂(马勃、土茯苓组成),治疗28例患者,治愈20例,有效7例,无效1例,总有效率为96.4%[18]。

3. 胃溃疡 胃溃疡病处方(马勃、浙贝母等),治疗30例消化性溃疡患者,治愈率达83%[19]。

4. 褥疮 单味马勃粉末,治疗褥疮35例。除无效1例外,治愈34例,治愈率达97.14%,治愈病例疗程2~15 d,平均5.8 d[20]。

5. 足癣病 用成熟马勃20 g,脱皮制成粉剂撒患处,每日4次。治疗36例,治愈29例,有效5例,无效2例,总有效率94%,复发2例[21]。

(孙 健 温庆辉)

参考文献

[1]王雪芹,等.中药脱皮马勃的化学成分研究.天然产物研究与开发,2007,19(5):809

[2]金向群,等.大颓马勃化学成分.中草药,1998,29(5):298

[3]Kawahara N,et a.l Two Steroids from Calvatia Cyathiformis. *Phytochemistry*,1995,38(4):947

[4]黄凯,等.药用真菌马勃多糖的分离纯化及结构分析.华西药学杂志,2008,23(5):516

[5]武翠玲,等.药用真菌马勃多糖中单糖组成GC-MS分析.长治医学院学报,2009,23(4):254

[6]AntonioG G,et al.The steroids and fatty acids of the basidiomycete Scleroderma polyrhizum. *Phytochemistry*,1983,22(4):10

[7]左文英,等.脱皮马勃的抗炎、止咳作用观察.河南大学学报(医学科学版),2004,23(3):65

[8]王小沙,等.复方马勃冲剂的解热降温及抗炎作用研究.中国中医急症,1998,7(1):32

[9]陶文洲,等.经纤维胃镜定位喷洒复方马勃液治疗上消化道出血的疗效观察.中西医结杂志,1987,2(1):12

[10]江苏新医学院.中药大辞典.上海:上海科学技术出版社,1986:284

[11]阴健.中药现代研究与临床应用(2).北京:中医古籍出版社,1995:46

[12]Charles L.et al. Antimycobacterial ergosterol 5,8-endoperoxide from Ajuga remota. *Planta Medica*,1999,65:732

[13]KirstiKahlos,et al.Ergosterol Peroxide,An active compound from Inontus radiatus. *Planta Medica*,1989,55:389

[14]Wi Yong Lee,et al. Cytotoxic activity of ergosta-4,6,8(14),22-tetraen-3-one from the Sclerotia of Polyporusumbellatus. Bul.l *Korean Chem Soc*,2005,26 (9):1464

[15]Ng TB,et al. Calcaelin,a new protein with translation inhibiting,antipro-Liferative and antimitogenic activities from the mosaic puffball mushroom Calvatia caelata. *Planta Med*,2003,69(3):212

[16]Lam YW,et al. Antiproliferative and Antimitogenic Activities in a Peptide from Puffball Mushroom Calvatia caelata. *Biochem Biophy Res Commu*,2001,289(3):744

[17]王玉娥,等.治疗21例鼻衄的临床观察.中国民间疗法,1996,3(1):46

[18]董鹏,等.复方马勃煎剂治疗臁疮28例.中国社区医师,2003,18(15):41

[19]丁晓明."马勃"的临床应用.苏州医学院学报,2000,20(8):769

[20]陈志英,等.单味马勃治疗褥疮.福建中医药,1997,28(1):43

[21]迟会敏. 马勃治疗足癣的疗效观察. 中国社区医师,2003,18(10):43

马齿苋 Portulacae Herba ma chi xian

本品为马齿苋科植物马齿苋*Portulaca oleracea* L.的干燥地上部分。味酸,性寒。有清热解毒、凉血止血、止痢的功能。用于热毒血痢、痈肿疔疮、湿疹、丹毒、蛇虫咬伤、便血、痔血、崩漏下血。

【化学成分】

马齿苋含有丰富的有机酸类成分，主要有α-亚麻酸、亚油酸、棕榈酸、EPA、DHA等脂肪酸[1]。黄酮类主要有槲皮素、杨梅素、木犀草素、橙皮苷等[2]。萜类有木栓酮、α-香树脂醇、帕克醇、环木菠萝烯醇、羽扇豆醇、马齿苋单萜等[3-6]。甾体类主要有胡萝卜苷、β-谷甾醇、豆甾-4-烯-3-酮[7]。生物碱类主要有马齿苋酰胺A、B、C、D、E以及腺苷等[8]。香豆素类主要有东莨菪亭、佛手柑内酯、异茴香内酯、lonchocarpic acid、lonchocarpenin和大叶桉亭[9]。花色苷类主要含马齿苋素Ⅰ、马齿苋素Ⅱ、甜菜苷配基5-O-β-纤维二糖苷[2]。

马齿苋中含有多种矿物元素，包括铁、锌、锶、钛、铝、钼、镁、钙、钾等[10]和多种人体必需氨基酸，如丙氨酸、酪氨酸、苯丙氨酸等，且含量高[11]。从马齿苋的70%乙醇提取物中还分离得到环（苯丙氨酸-异亮氨酸）、环(酪氨酸-丙氨酸)[12]。

此外马齿苋含有多糖[13]、强心苷、蒽醌苷等高度活性物质[9]。

【药理作用】

1. 抗炎、镇痛 马齿苋提取物给小鼠灌胃600、300、150 mg/kg，连续6 d。对二甲苯及巴豆油所致小鼠耳廓炎症有抑制作用；可明显减少醋酸所致小鼠扭体次数和热板所致的小鼠舔足次数。马齿苋提取物有消炎消肿及镇痛作用[14]。

2. 抗菌、抗病毒 马齿苋提取液体外对志贺菌、大肠埃希菌抑菌效果较强，最低抑菌浓度(MIC)范围分别为0.97~7.81 g/L和1.95~31.25 g/L；对金黄色葡萄球菌和肠球菌抑菌作用较弱，MIC范围均在125~3.9 g/L之间[15]。马齿苋对痢疾杆菌的最低抑菌浓度(MIC)为0.0625 mg/mL，作用强度略小于复方新诺明、黄连素、诺氟沙星等药，但在耐药性方面比其他抗生素有优势[16]。

3. 影响平滑肌和骨骼肌 马齿苋对离体小鼠子宫的兴奋作用是通过子宫肌上的H1受体所致，用马齿苋提取液大剂量或多次给药，均不会引起子宫肌强直收缩，其安全范围更大，可用作催产药或治疗功能性子宫出血等[17]。马齿苋茎叶水提物可使外伤性脊髓的6节段不完全损伤所引起的痉挛得到缓解[18]。马齿苋10%醇提物能够作用于中枢及外周神经系统，使小鼠的肌肉松弛，延缓戊四氮诱导性抽搐的发作时间[19]。

4. 降血脂、抗动脉粥样硬化作用 马齿苋含有一种被称为ω-3脂肪酸的不饱和脂肪酸。不饱和脂肪酸是胆固醇的特殊运输工具，可将胆固醇运输到其他组织进行正常代谢，防止沉积于体内，从而避免了动脉粥样硬化的发生[20]。马齿苋能降低高脂血症家兔全血低切表观黏度及血浆中切表观黏度，并能显著降低血清总胆固醇、血清甘油三酯、血清低密度脂蛋白胆固醇的水平，并能升高血清高密度脂蛋白胆固醇水平[21]。

5. 降血糖 马齿苋水煎剂对于正常小鼠、四氧嘧啶糖尿病小鼠及肾上腺素高血糖小鼠均有明显的降血糖作用[22]。马齿苋能够较好地控制血糖水平，改善糖尿病小鼠的症状，初步验证了马齿苋具有辅助降血糖的作用[23]。

6. 抗肿瘤 马齿苋多糖可使小鼠T淋巴细胞数量增加，体外对肝癌细胞SMMC7721的增殖具有一定的抑制作用，体内可使小鼠S180腹水瘤分裂指数显著下降并能明显抑制小鼠S180移植性实体瘤生长[24]。给S180荷瘤小鼠灌胃马齿苋甜菜红素250、500、1 000 mg/kg，灌胃10 d。结果：马齿苋甜菜红素联合环磷酰胺组的抑瘤率明显高于单独环磷酰胺组，并可不同程度地改善脾脏和胸腺指数，改善IgM、IgG水平，提高WBC、PLT和骨髓有核细胞的数量。马齿苋甜菜红素对小鼠S180有抑制作用，对化疗药物有减毒增敏效果[25]。在对数生长期的肺癌A549细胞中加入终浓度为50、100、200 μg/mL的马齿苋提取物，抑制A549细胞增殖，并诱导其凋亡，改变其细胞周期分布，多数细胞阻滞于G2/M期[26]。

7. 抗氧化及抗衰老 马齿苋黄酮对羟自由基和超氧阴离子有较好的清除效果。当黄酮浓度达0.56 mg/mL时，对羟自由基的清除率可达68.33%；黄酮同样浓度，对超氧阴离子的清除作用达82.26%；马齿苋黄酮对油脂也表现出较强的抗氧化作用[27]。马齿苋多糖能通过一系列间接的生理生化机制，促进机体中SOD、GSH-Px等抗氧化酶的生物合成或活化，降低MDA的含量，提高机体的抗氧化能力，减轻细胞的胁迫损伤，从而减缓了衰老的进程[28]。给衰老小鼠每日灌服100、200、300 mg/kg马齿苋多糖，共30 d，能明显降低衰老小鼠脑和血清MDA、NO、脂褐质(LPF)，提高SOD、GSH-Px活力和胸腺、脾、肝指数。马齿苋多糖通过改善自由基代谢发挥抗衰老作用[29]。

8. 增强免疫 马齿苋多糖可显著提高小鼠腹腔巨噬细胞的吞噬百分率和吞噬指数，促进溶血素及溶血空斑的形成，促进淋巴细胞的转化，具有提高免疫功能的作用[30]。

9. 抗缺氧 小鼠口服马齿苋粗提物后，在低氧环境中24 h后，脑皮层中的丙酮酸激酶(PK)、果糖磷酸激酶(PFK)、乳酸脱氢酶(LDH)和三磷腺苷(ATP)的水平均比对照组高。其组织学观察结果表明，马齿苋减轻了小鼠脑的炎症损伤。因此，马齿苋粗提物能够通过加强糖酵解和红细胞生成素的表达而对缺氧引发的神经损伤有保护作用[31]。

10. 毒性 马齿苋水提取物小鼠腹腔注射的LD_{50}为1 040 mg/kg[32]。

【临床应用】

1. 糖尿病 取马齿苋鲜草300 g,加水煎取300 mL,每日3次,每次口服100 mL,连用1个月疗效好[33]。

2. 皮肤瘙痒症 马齿苋100 g水煎，早、晚分别服,每天1剂,5 d为1个疗程。另有马齿苋120 g水煎,待凉后外洗患处,每天2次,7 d为1个疗程,疗效明显[34]。

4. 脚癣 夏秋季用鲜品马齿苋300 g绞汁，每日3~5次,涂擦患处。冬春季用干品100 g,加水1 000 mL,文火煮取药液泡脚,连用10 d,可基本痊愈[35]。

5. 烧烫伤 马齿苋主治疗水、火、油烧烫伤,获得满意的疗效,其方如下:取马齿苋40 g、冰片10 g共研细末,用蜂蜜适量调成糊状,外敷患处,每日3~4次。一般用药当日可见效,7~10 d可治愈[36]。

6. 小儿腮腺炎 取新鲜马齿苋全草60~80 g、白矾2~3 g,放入研钵中捣烂制成糊状。将配制好的糊状马齿苋均匀涂布于无菌纱布块上覆盖于肿大的腮腺上。换药次数为每天3~4次,也可根据病情增加外敷次数,直至腮腺恢复正常。一般情况3~5 d均能痊愈[37]。

7. 阴囊瘙痒 1次用马齿苋100 g(鲜品可加倍),加入水1 000 mL,常规煎,倾入盆内先熏后温洗,每次洗30 min,每日2次。治疗6~7 d全部治愈,总有效率100%[38]。

8. 血小板减少性紫癜 凡遇血小板减少性紫癜均于辨证施治的基础上加用马齿苋30~60 g，能明显提高疗效[39]。

9. 鼻疔 马齿苋治疗鼻疔50例,效果显著。方法是用马齿苋干品100~120 g或鲜品加倍,水煎,早、中、晚分服,每日1剂,5 d为1个疗程。外敷:鲜品马齿苋50 g,捣烂调蜜外敷[40]。

10. 鼻出血 马齿苋30 g、白茅根30 g，煎汤200 mL,每日分3次口服,治疗3 d,鼻出血病情痊愈,1年后随访,未见复发[41]。

11.骨病 鲜马齿苋500 g,洗净捣汁,每日分3次服,如无鲜品,用干品60~120 g煮汁亦可。治疗跌打损伤之肌肉挫伤、关节扭伤疼痛者每获良效[42]。

（许 婧 杨冬华）

参考文献

[1]Liu L,et al. Fatty acids and b-carotene in Australian purslane(Portulaca oleracea) varieties. *J Chromatogr A*,2000,893(1):207

[2]杨子娟,等.马齿苋的化学成分研究.中药材,2007,30(10):64

[3]刘净,等.马齿苋活性部位化学成分研究.天然产物研究与开发,2007,19(B11):398

[4]姚佳琪,等.马齿苋的化学成分.沈阳药科大学学报,2007,24(12):751

[5]Sun J,et al. Chemical constituents from Portulaca oleracea L. *J Chin Pharma Sci*,2004,13(4):291

[6]Seo Y,et al. Two biophenolic glycosides from Portulaca oleracea. *Kor Chem Soc*,2003,47(1):43

[7]牛广财,等.马齿苋化学成分及其药理作用研究进展.安徽农业科学,2005,33(6):1090

[8]Xiang L,et al. Alkaloids from Portulaca oleracea L. *Phytochemistry*,2005,66(21):2595

[9]向兰,等.马齿苋的化学成分研究进展.亚太传统医药,2006,(7):64

[10]王化运,等.中药马齿苋的微量元素测定.华西药学杂志,1989,4(1):88

[11]谭丽霞,等.马齿苋的营养成分分析及其开发利用.中国野生植物资源,2000,19(1):49

[13]刘册家,等.马齿苋化学成分研究.中药材,2009,32(11):1689

[14]金英子,等.马齿苋提取物的抗炎消肿及镇痛作用研究.延边大学医学学报,2008,31(4):258

[15]陈万平.马齿苋提取液体外抑菌作用的实验研究.时珍国医国药,2007,18(9):2205

[16]陈依林,等.马齿苋对痢疾杆菌抑制作用的研究.中国中医药咨询,2009,1(2):24

[17]毛露甜.马齿苋对子宫兴奋作用的机制研究.惠州大学学报(自然科学版),2001,21(4):61

[18]kwuasaba.马齿苋提取物对离体骨骼肌的作用.国外医药中医中药分册,1988,10(5):41

[19]Radhakrishnan R,et al. Neuropharmacological actions of Portulaca oleracea L v sativa (Hawk). *J Ethnopharmacol*,2001,(76):171

[20]Simopoulos A,et al. Common purslane:A source of omega-3-fattyacids and antioxidants. *J Am Coll Nutr*,1992,11(4):374

[21]贺圣文,等.野生马齿苋对家兔动脉粥样硬化形成的影响.中华预防医学杂志,1997,31(2):91

[22]林承木,等.马齿苋降血糖作用的研究.福建医药杂志,1995,17(4):85

[23]任洁,等.马齿苋改善血糖作用的研究.科技导报,2007,25(5):38

[24]崔昊,等.马齿苋多糖的抗肿瘤活性.山东师范大学学报(自然科学版),2002,17(1):73

[25]杨桂琴,等.马齿苋甜菜红素抗肿瘤实验研究.时珍国

医国药,2010,21(2):388

[26]崔丽敏,等.马齿苋提取物抑制肺癌A549细胞增殖的实验研究.四川中医,2007,25(12):15

[27]苏锐,等.马齿苋黄酮抗氧化活性研究.安徽农业科学,2010,38(8):4068

[28]王丹,等.马齿苋多糖对衰老模型小鼠心肌线粒体能量代谢的影响.中医药学报,2005,33(4):23

[29]李小兰,等.马齿苋多糖对衰老模型小鼠的抗衰老作用.中国老年学杂志,2009,29(21):2778

[30]卢新华,等.马齿苋多糖对小鼠免疫功能影响的研究.中药药理与临床,2006,22(3/4):89

[31]Wang W,et al. Protective effect of Portulaca oleracea extracts on hypoxic nerve tissue and its mechanism. *Asia Pac J Clin Nutr*,2007,16(suppl 1):227

[32]阴健.中药现代研究与临床应用.北京:中医古籍出版社,1995:41

[33]曾清井.马齿苋治糖尿病疗效好.中医杂志,2005,46(6):414

[34]韩平,等.马齿苋治疗皮肤瘙痒症50例.中国中医药科技,2008,15(5):773

[35]王庚银,等.马齿苋治疗脚癣.江苏中医药,2006,27(7):50

[36]兰友明,等.马齿苋治疗烧烫伤.中医杂志,2005,46(8):576

[37]李云.马齿苋和白矾外敷治疗小儿腮腺炎.基层医学论坛,2008,12(9):823

[38]庞桂海.马齿苋治疗阴囊瘙痒13例.山东中医杂志,2004, 23(11):696

[39]王玉平,等.马齿苋治疗血小板减少性紫癜.中医杂志,2005,46(7):494

[40]林瑞莲.马齿苋治疗鼻疖50例.中国实用乡村医生杂志,2005,12(9):7

[41]赵秀君.马齿苋治疗鼻衄.中医杂志,2005,46(6):415

[42]董映枢.马齿苋治疗软组织损伤.中医杂志,2005,46(7):495

马钱子 Strychni Semen ma qian zi

本品为马钱科植物马钱*Strychnos nux-vomica* L的干燥成熟种子。味苦,性温,有大毒。具有通络止痛、散结消肿的功能。主治跌打损伤、骨折肿痛、风湿顽痹、麻木瘫痪、痈疽疮毒、咽喉肿痛等。

【化学成分】

1. 生物碱 马钱子约含1%~5.3%的生物碱[1]。同一品种不同产地的马钱子所含生物碱的量不同。其生物碱中主要有士的宁(strychnine),约占总生物碱的50%以上,其次为马钱子碱(brucine),含量约为士的宁的40%[2];此外有α-及β-可鲁勃林(α-colubrine & β-colubrine)、伪士的宁碱(pseudostrychnine)、N-氧士的宁碱 (strychnine N-oxide)、N-氧马钱子碱(brucine N-oxide)、马钱子新碱(novacine)、甲基伪番木鳖碱(icajine)、番木鳖次碱(vomicine)[2-4]、16-羟基士的宁(15-hydroxystrychnine)[5]。

2. 其他 除生物碱外,马钱子尚含有番木鳖苷(loganin)、熊果酸(ursolic acid)、豆甾醇苷(stigmasterol glycoside)、羊齿烯醇(simiarenol)[6]、脂肪、蛋白质及氯原酸(chlorogenic acid)等[3]。

【药理作用】

1. 镇痛 马钱子碱和士的宁都有镇痛作用,其对小鼠腹腔注射0.35%醋酸所致扭体反应的半数有效量分别为12.68和2.69 mg/kg,士的宁组与哌替啶组无显著差异。在热板法实验中,13.8~35 mg/kg马钱子碱可提高小鼠的痛阈,而0.3~0.5 mg/kg士的宁则无镇痛作用[7]。马钱子碱给小鼠腹腔注射具有显著的镇痛作用,其20 mg/kg药效强度与吗啡10 mg/kg相当[8]。马钱子碱注射剂对小鼠热板致痛有显著的镇痛作用,且在一定剂量范围内有量效关系[9]。实验证明,马钱子碱对大鼠海马CA_1锥体神经元的钠通道具有阻断作用,推测该作用可能是马钱子碱的镇痛机制之一[10]。

2. 抗炎 马钱子醋制品60、40、20 mg/kg灌胃14 d,对二甲苯致小鼠耳廓肿胀有抑制作用;与马钱子生品比较,抗炎效果减弱,毒性大大降低。提示在给予小鼠毒性大小一致的药物量情况下,醋制品抗炎效果最强,用药安全性较高[11]。马钱子粉具有抗实验性关节炎作用,能明显抑制棉球肉芽的增生和明显抑制足跖肿胀[12]。

3. 调节免疫 马钱子碱透皮给药的剂量为60、30、15 mg/kg,连续给药10 d。能对抗2,4-二硝基氯苯(DNCB)所致的小鼠耳肿胀;对胸腺和脾重量影响较小,且药效与剂量大小关系不明显。马钱子碱对DNCB诱导的小鼠迟发型变态反应有抑制作用,且对免疫器官影响较小[13]。马钱子总生物碱以下胃管的方式给予实验性变态反应性神经炎(EAN)家兔,连续14 d。体内外实验均表明,10 μg/mL马钱子总生物碱能明显降低家兔T淋巴细胞转化率,具有调节亢进的T淋巴细胞反应性,降低增殖能力,可能是其治疗格林-巴利综合征的机制之一[14]。马钱子总生物碱(10 μg/mL)对髓鞘碱性蛋白Ⅱ致敏的家兔,能明显抑制淋巴细胞活化增殖水平[15]。

4. 抗肿瘤 马钱子水提液12.6、6.3 g/kg给H22荷瘤小鼠灌胃8 d,高剂量组抑瘤率为38.9%,低剂量组作用不明显;两组小鼠体重及免疫器官重量没有明显变化[16]。制马钱子的LD_{50}的平均可信限为(0.7181±0.734) g/kg。取马钱子水煎液(1/5 LD_{50}、1/10 LD_{50}、1/20 LD_{50})每天给H22荷瘤小鼠灌胃,连续7 d。结果表明1/10 LD_{50}马钱子水煎液抑瘤率为37.8%,并能明显延长荷瘤小鼠的生存期,生命延长率达61.1%。马钱子具有抗肿瘤作用[17]。马钱子碱在1.61~6.46 mg/kg对实体瘤Heps模型小鼠和S180模型小鼠的抑瘤率均不低于30%;马钱子碱还能提高小鼠免疫器官的重量及其指数;对腹水瘤模型小鼠的生存时间无明显延长作用。马钱子碱能在一定程度抑制实体瘤模型小鼠体内肿瘤生长[18]。复制乳腺癌MDA-MB-231骨转移裸鼠模型,腹腔注射马钱子碱6.90、3.45、1.73 mg/kg。结果:裸鼠生存状态良好,肿瘤生长受到抑制,抑瘤率分别为61.4%、50.5%、17.5%。马钱子碱对乳腺癌骨转移的生长有抑制作用[19]。离体实验证明,马钱子碱50~400 mg/L浓度范围,对人乳腺癌细胞MDA-MB-231有明显的增殖抑制作用;观察到细胞凋亡的形态学特征变化;凋亡基因Bcl-2表达水平明显降低,促凋亡基因Bax和caspase-3表达明显增高。马钱子碱能够诱导MDA-MB-231细胞凋亡,其机制与激活Bax、caspase-3和抑制Bcl-2凋亡调控基因有关[20]。

5. 促软骨细胞合成代谢 给新西兰兔灌胃马钱子100 mg/kg,连续3 d,取血清备用。硝普钠(SNP)和全反式维A酸诱导软骨细胞发生凋亡,其合成DNA、分泌蛋白多糖和胶原功能也相应下降;马钱子含药血清对凋亡状态下软骨细胞合成代谢功能有一定的改善作用[21]。同样,马钱子碱(500、250、125 mg/L)能明显降低NO诱导的软骨细胞早期凋亡,提示马钱子碱能有效治疗骨关节炎,可能与抑制软骨细胞早期凋亡有关[22]。

6. 其他 主动免疫兔造成自身免疫性重症肌无力(EAMG)模型,给家兔每天喂2次炙马钱子胶囊,开始每只每次40 mg,3 d后加为60 mg,再3 d后加至80 mg,疗程3周。炙马钱子对兔EAMG可能有治疗作用,其机制可能与改善神经肌肉接头处的传递等有关[23]。不同浓度(1.0、0.5、0.25 mg/mL)的马钱子碱,均有抑制鸡胚绒毛尿囊膜血管生成作用[24]。

7. 药代动力学 马钱子碱在小鼠体内的血药浓度及其药代动力学研究表明,小鼠尾静脉注射10、7.5和5 mg/kg马钱子碱后,药时曲线均符合二室开放模型[25]。小鼠灌胃马钱子碱40和60 mg/kg,2种剂量马钱子碱在小鼠体内的动力学均符合一室开放模型;另外,在小鼠灌胃60 mg/kg马钱子碱后,该药在肝脏浓度最高,其后依次是肾、心、肺和脑,血中浓度最低。灌胃6 h后组织浓度明显下降,提示该药不易在体内蓄积[26]。用反相高效液相色谱法研究马钱子砂烫炮制品中生物碱在大鼠体内的药代动力学,实验得出了主要动力学参数,其中士的宁、马钱子碱、士的宁氮氧化物和马钱子碱氮氧化物的代谢均符合二室开放模型[27]。马钱子生物碱在大鼠体内的组织分布显示,士的宁在各组织中含量最高,其次为马钱子碱、士的宁氮氧化物和马钱子碱氮氧化物,四者在脑和脊髓中均有较多的分布,表明以上4种生物碱均可穿透血脑屏障,到达脑和脊髓,从而对中枢产生作用[28]。马钱子碱隐形脂质体按照5 mg/kg剂量大鼠尾静脉单次给药符合三室模型,而游离马钱子碱溶液符合二室模型;与普通脂质体相比,马钱子碱隐形脂质体的AUC、CL等药动学参数有显著改善[29]。

8. 毒性 小白鼠灌胃服士的宁、马钱子碱、马钱子仁的半数致死量(LD_{50})分别为3.27、233、234.5 mg/kg;小白鼠腹腔注射上述药物的LD_{50}分别为1.53、69、77.76 mg/kg。成人1次服5~10 mg士的宁可中毒,致死量为50~100 mg,但也有300 mg致死者[10]。

【临床应用】

1. 腰椎间盘突出 46例腰椎间盘突出患者予以骨肽注射液,复方马钱子散配合常规西药,牵引治疗;对照组(40例)以常规西药,牵引治疗。观察组临床有效率95.7%,高于对照组的77.5%[30]。

2. 面神经麻痹 针灸配合马钱子粉外敷,7 d为一疗程,4个疗程结束后判定疗效。经治60例中,痊愈50例(83.33%),显效4例(6.67%),有效5例(8.33%),无效1例(1.67%),总有效率98.33%[31]。

3. 慢性腰肌劳损 取马钱子、杜仲研为细末,治疗时取药末0.5 g,置于腰部疼痛处,10 d为1个疗程。180例患者全部获得满意效果,疼痛可在贴药1 d后即有明显减轻[32]。

4. 重症肌无力 重症肌无力30例,以马钱子胶囊(含炙马钱子0.2 g)治疗,每次2粒,每日3次口服,3个月为1个疗程,共用3个疗程。结果:治疗组临床痊愈2例,显效14例,有效12例,无效2例,总有效率93.33%,

与对照组(28例,服用溴吡啶斯的明)总有效率71.43%比较,有显著性差异[33]。

5. 有机磷中毒迟发神经病 自拟马钱子散(生马钱子、桂枝、川牛膝、当归、玄参等)加减,分装胶囊,1个疗程时间持续2个月,一般用药2个疗程。治疗36例,治愈率72.22%,总有效率91.67%,治疗过程中未发现明显不良反应[34]。

6. 癌性疼痛 用制马钱子、全蝎、水蛭、蜈蚣、蝮蛇、罂粟壳等组方成癌痛散,口服每次10 g,每日3次。90例患者经过1~3个疗程治疗,完全缓解20例,部分缓解54例,无效16例,总有效率82.2%,对癌痛缓解效果明显[35]。

7. 不良反应 马钱子毒性大,安全范围小,使用过量易中毒。轻者四肢轻微抽搐、好奇、醉酒感、惊恐;重者可颈项强直、瞳孔散大、呼吸急促、角弓反张或惊厥;严重者可因耗竭、窒息而死亡[36]。

(相妍笑 张岫美)

参 考 文 献

[1]陆敏仪,等.双波长法测定马钱子中马钱子碱和士的宁的含量及马钱子炮制原理探讨.中国中药杂志,1990,15(12):18

[2]王艳春,等.马钱子中番木鳖碱、马钱子碱的薄层光密度法测定.中药材,1990,13(5):30

[3]徐国钧.生药学.北京:人民卫生出版社,1987:311

[4]倪学斌摘译.马钱子炮制后形成的四种生物碱新成分.中药材,1990,(5):48

[5]闫雅平译.马钱子属的生物大分子马钱子中的一个新生物碱:15-羟基士的宁.国外医学药学分册,1981,(1):53

[6]刘锡葵,等.马钱子果化学成分研究.中草药,1998,29(7):435

[7]朱燕娜,等.马钱子碱和士的宁的镇痛作用的初步探讨.河南医科大学学报,1989,24(4):288

[8]朱建伟,等.马钱子碱镇痛作用及其药效动力学研究.中国中医药科技,2005,10(3):166

[9]刘德祥,等.党参、黄芪、马钱子对人淋巴细胞有丝分裂影响的观察.中药通报,1985,10(3):40

[10]王浴生.中药药理与应用.北京:人民卫生出版社,1983:135

[11]易炳学,等.马钱子醋制品对小鼠抗炎作用的实验研究.时珍国医国药,2009,20(12):3055

[12]徐丽君,等.马钱子若干组分治疗实验性关节炎的比较研究.同济医科大学学报,2001,30(4):564

[13]王立杰,等.马钱子碱对小鼠免疫功能的影响.现代中药研究与实践,2008,22(6):42

[14]黎明全,等.马钱子总生物碱对家兔实验性变态反应性神经炎细胞免疫机制影响的研究.中国实验诊断学,2009,13(4):445

[15]任重,等.马钱子总生物碱对髓鞘碱性蛋白Ⅱ致敏家兔淋巴细胞的影响.吉林中医药,2009,29(7):630

[16]张蕻,等.马钱子 天南星对小鼠移植性肿瘤H22的抑瘤作用.中国药物与临床,2005,5(4):272

[17]宋爱英,等.马钱子抗肿瘤作用的实验研究.中国中医药科技,2004,11(6):363

[18]邓旭坤,等.马钱子碱对小鼠肿瘤的抑制作用.中国天然药物,2005,3(6):392

[19]马文静,等.马钱子碱对裸鼠乳腺癌骨转移的抑制作用.安徽医药,2009,13(6):600

[20]余志艳,等.马钱子碱对乳腺癌细胞MDA-MB-231作用的实验研究.安徽医药,2008,12(9):779

[21]张梅,等.马钱子对凋亡状态下软骨细胞合成代谢功能的影响.中国中医骨伤科杂志,2004,12(1):10

[22]张梅,等.马钱子碱对一氧化氮诱导软骨细胞凋亡的影响.中国临床康复,2003,7(26):3554

[23]董刚,等.炙马钱子治疗兔重症肌无力的实验研究.中国中医药科技,2005,12(6):365

[24]王欣,等.马钱子碱对鸡胚绒毛尿囊膜血管生成的影响.临床肺科杂志,2009,14(4):498

[25]李晓天,等.马钱子碱的药代动力学.河南医科大学学报,1998,33(1):40

[26]李晓天,等.口服马钱子碱后小鼠体内的药动学研究.中国药学杂志,2004,39(6):452

[27]徐晓月,等.马钱子生物碱在大鼠体内的药代动力学研究.药学学报,2003,38(6):458

[28]蔡宝昌,等.马钱子生物碱在大鼠体内的组织分布.中国药理学通报,2004,20(4):421

[29]王玮,等.马钱子碱隐形脂质体在大鼠体内的药物动力学.南京中医药大学学报,2009,25(3):199

[30]车叶平.骨肽联合复方马钱子散治疗腰椎间盘突出症的疗效观察.中国实用医药,2010,5(15):192

[31]张春霞.针灸配合马钱子粉外敷治疗面瘫60例.中华现代中医学杂志,2005,1(1):80

[32]赵明.马钱子杜仲外敷治疗慢性腰肌劳损180例.中国民间疗法,2003,11(7):28

[33]裘涛,等.炙马钱子胶囊治疗重症肌无力30例临床观察.中国中医药科技,2008,15(3):219

[34]谢永侠,等.自拟马钱子散治疗有机磷中毒迟发神经病临床分析.四川中医,2005,23(5):57

[35]李景海,等.癌痛散治疗癌性疼痛90例临床观察.中医药信息,2004,21(2):41

[36]吴葆杰.中草药药理学.北京:人民卫生出版社,1983:53

马利筋 Asclepiatis Herba ma li jin

本品为萝摩科植物马利筋*Asclepias curassavica* Linn.的全株，即"植物名实图考"中的莲生桂子花。又名水羊角、金风花。味辛，性平，有毒。有止血、杀虫、解毒、消痞、催吐功能。用于治痞块等。

【化学成分】

含多种牛角瓜强心苷类(calotropis cardiac glycosides)化合物。主要有马利筋苷(asclepin、curassavicin)、异牛角瓜苷(calactin)、牛角瓜苷A，B，C(calotropinA，B，C)及高牛角瓜苷(proceroside)[1-3]。

【药理作用】

1. 强心 给蛙Engelmann法在体心脏（乌拉坦麻醉）淋巴囊注射国产马利筋的根、茎、叶、花、种子、果壳的酊剂或煎剂(生药)0.1 g/只均证实有强心作用。作用强度顺序为花>茎>叶>果壳。于戊巴比妥钠造成心功能损伤的猫在体心脏、心肺制备，进一步证实马利筋种子酊剂(30 mg/kg)的强心作用，作用迅速，性质与毒毛旋花子素K相似[4]。自我国云南省西双版纳产马利筋全株中提得的马利筋苷(curassavicin，即asclepin)，于Engelmann蛙法在体心脏(大腿淋巴囊注射0.5 mg)、小林芳人法家兔在体心脏（静脉注射2.5 mg/kg)及Langendroff法豚鼠离体心脏（营养液中含10 μg/mL)均证明具有强心作用，与毒毛旋花子素G对比，表明两药相类似[2]。在蛙离体心脏(Ringer液中含1、2、10 μg/mL)、豚鼠离体心脏(插管侧支给药，2、5、50 μg)、豚鼠离体心房肌(Locke液中含0.1、0.5、1.0 μg/mL)、猫离体乳头肌(Locke液中含0.1、0.5 μg/mL)以及在低钙(正常含量的1/2)Locke液灌流的豚鼠离体衰竭心脏和猫离体衰竭乳头肌（于4~10 V、30转/min、5 ms电刺激条件造成功能衰竭；0.1、0.5 μg/mL）均证实马利筋苷的强心作用[5]。于豚鼠离体心房，马利筋苷1.46 μg/mL明显增加缩力(+187%)和缩力最大上升速度(+162%)；于豚鼠离体心脏侧管给药8.8 μg、明显增加左室等长压(+67%)和室压上升最大速度(+54%)；于麻醉猫(戊巴比妥钠50 mg/kg，腹腔注射)在位心脏，马利筋苷200 μg/mL、3 mL/h持续静脉滴注明显升高左室压(+60%)、动脉收缩压(+56%)和舒张压(+48%)、左室压上升最大速度(+135%)、$(dp/dt)/P_{max}$(+49%)，静脉注射单剂100 μg/kg增加左室压(+37%)、动脉收缩压(+35%)和舒张压(+25%)、左室压上升最大速度(+89%)、$(dp/dt)/P_{max}$(+59%)，左室压力-速度曲线右移。显示出正性肌力药物的特征效应。麻醉猫静脉注射戊巴比妥钠10~25 mg/kg造成心功能不全后，静脉注射马利筋苷100 μg/kg，明显改善心功能。增加左室压(201%)、动脉收缩压(212%)和舒张压(123%)、左室压上升最大速度(570%)及$(dp/dt)/P_{max}$(100%)，比功能正常者作用明显。在豚鼠离体心脏以等效剂量(3.75%豚鼠离体心房肌停搏剂量)与毒毛花苷G、地高辛和洋地黄毒苷进行比较，马利筋苷的强心作用居首位。在麻醉猫马利筋苷增加左室压上升最大速度的百分率也是最大的。表明其正性肌力作用强度大于目前常用的强心苷。同时在猫还发现马利筋苷单剂强心作用持续时间(96 h)较地高辛(72 h)长[6]。

2. 药代动力学 猫经胃给马利筋苷，5 h末吸收22.5%±3.2%，而经肠给予，1 h末吸收30.1±2.8%；猴经肠给药，1 h末吸收34.4%±1.96%；同时，猫经胃给地高辛，5 h末吸收20.5%±3.1%[6]。用鸽按户木田法测定，24 h末马利筋苷蓄积率为0%，毒毛花苷G为6%，洋地黄毒苷为93%。用猫每日皮下注射20%Hatcher剂量，马利筋苷8 d(7~9 d)死亡，地高辛6 d(5~7 d)死亡，亦表明较地高辛蓄积性小[6]。

3. 毒性 鸽法测得马利筋苷的鸽单位为（0.751±0.017）mg/kg，地高辛为(0.777±0.029) mg/kg，毒毛花苷G为(0.170~0.004) mg/kg[2]。马利筋苷的Hatcher剂量(静脉注射)猫为(205±15.5) μg/kg，豚鼠(820±29) μg/kg，犬(321±19) μg/kg，猴(300±142) μg/kg[6]。以产生最大强心作用剂量(MED)、心律失常剂量或最小中毒剂量(AD，5个正常心搏中出现1个或多个早搏)、停搏剂量或致死剂量(SD或LD)的比率估计强心苷的安全范围，在豚鼠离体心房肌马利筋苷的MED约是其AD的68%，而毒毛花苷G和地高辛分别为75%、78%；在麻醉猫马利筋苷的AD是其LD的73%。毒毛花苷G和地高辛为65%，由此表明马利筋苷较毒毛花苷G和地高辛安全[6]。

（吕忠智）

参 考 文 献

[1]陈冀胜.中国有毒植物.北京:科学出版社,1987:113

[2]乐开礼,等.马利筋苷的强心作用.药学学报,1964,11(2):80

[3]Kupchan SM,et al. Calotropin,a cytoloxic principle isolated from Asclepias curassavica Linn.*Science*,1964,146:1685

[4]吕富华,等.国产马利筋的强心作用.药学学报,1960,8(6):245

[5]Patnaik GK,et al. Pharmacological investigations on asclepin-a new cardenolide from asclepias curassavica Part Ⅰ:Cardiotonic activity and acute toxicity.*Arzneim-Forsch*, 1978,28(7):1095

[6]Patnaik GK,et al. Pharmacological investisations on asclepin-a new cardenolide from Asclepias curassavica Part Ⅱ:Comparative studies on the inotropic and toxic effects of asclepin,G-strophanthin,digoxin and digitoxin.*Arzneim-Forsch*,1978,28(8):1368

马兜铃 Aristolochiae Fructus ma dou ling

本品为马兜铃科植物北马兜铃*Aristolochia contorta* Bge. 或马兜铃*Aristolochia debilis* Sieb.et Zucc.的干燥成熟果实。味苦,性微寒。清肺降气,止咳平喘,清肠消痔。用于肺热喘咳、痰中带血、肠热痔血、痔疮肿痛。

【化学成分】

北马兜铃种子含马兜铃酸(aristolochic acid)A、D、C、β-谷甾醇(β-sitosterol)[1]、马兜铃内酰胺(aristolactam)-N-β-D-glucopyanoside、aristolactam Ia-N-β-D-glucopyanoside、松醇(pinitol)和胡萝卜苷(daucosterol)[2]。

【药理作用】

1. 镇痛 北马兜铃醇提物给小鼠腹腔注射(5、10 g/kg),每天1次,连续3 d,能明显减少小鼠醋酸所致扭体反应次数,提高小鼠热板法和辐射热照射法痛阈值。此外,北马兜铃茎叶也有止痛作用[3]。

2. 对血液的影响 马兜铃属植物具有抗血小板聚集作用和抑制血小板活化因子(PAF)作用[4],表明马兜铃属植物在体内有止血作用[5]。

3. 镇咳 采用氢氧化铵喷雾法,给小鼠灌胃北马兜铃醇提取物(生药)10 g/kg,连续3 d,有明显止咳作用。电刺激麻醉猫喉上神经法,灌胃给北马兜铃醇提取物(生药)5 g/kg,给药后1 h能显著抑制刺激喉上神经引起的反射性咳嗽[6]。

4. 祛痰 采用麻醉兔呼吸道黏液分泌量测定法,25%马兜铃煎剂灌胃(生药)1 g/kg,有一定祛痰作用,但效果不及紫菀和天南星[7]。

5. 平喘 离体豚鼠气管试验证明,北马兜铃醇提取物20 mg/mL浓度对组胺所致的气管痉挛有拮抗作用[6]。离体豚鼠支气管肺灌流试验表明,马兜铃浸剂可使灌流量增加,说明有扩张支气管的作用,并能对抗毛果芸香碱、乙酰胆碱及组胺所致的支气管痉挛,但对氯化钡引起的支气管痉挛无拮抗作用[8]。

6. 抗菌 试管法证明,本品水浸剂对许兰黄癣菌、奥杜盎小芽孢癣菌、羊毛状小芽孢癣菌等皮肤真菌有不同程度的抑制作用[9]。北马兜铃的鲜果及叶的汁液体外对金黄色葡萄球菌有抑制作用,果实汁液的作用比叶强,且除去鞣质后仍有抗菌作用,但加热后则失去活性,对绿脓杆菌无抗菌作用[10]。马兜铃酸腹腔注射50 mg/kg对金黄色葡萄球菌、肺炎双球菌及溶血性链球菌感染的小鼠有保护作用[10]。马兜铃酸在体外对多种细菌、真菌和酵母菌均有抑制作用[11]。

7. 抗生育 马兜铃酸小鼠灌胃3.7和5.4 mg/kg或腹腔注射30 mg/kg有明显抗着床和抗早孕作用,但同剂量马兜铃酸对大鼠灌胃或腹腔注射马兜铃酸,则无抗着床和抗早孕作用。给妊娠14~16 d大鼠羊膜腔内注入马兜铃酸25、50、100 mg,结果50 mg组可部分终止妊娠,100 mg组则有完全终止妊娠作用。另对妊娠30~45 d的犬,每胎注入1.5~18 mg同样具有终止妊娠作用[12]。

8. 抗肿瘤 有报道证明马兜铃酸Ⅰ、马兜铃内酰胺Ⅰa对P388淋巴细胞白血病和NSCLCN6细胞有细胞毒作用[13]。

9. 其他 北马兜铃煎剂小鼠灌胃15、7.5 g/kg,能显著抑制二甲苯所致的小鼠耳肿胀,抗炎作用随剂量增加而增强[14]。马兜铃酸有促癌[15]、升高白细胞[16]等作用。

10. 代谢 马兜铃内酰胺Ⅰ5~20 μg/mL作用于人肾小管上皮细胞0.5 h,迅速进入肾小管上皮细胞,仅分布于细胞质内而不进入细胞核，蓄积于细胞内发挥细胞毒作用[17]。给大鼠分别灌胃马兜铃酸（AAⅠ）Ⅰ 100、30、10 mg/kg，马兜铃酸Ⅰ迅速吸收入血并快速分布，在大鼠体内的药代动力学过程具有非线性动力学性质[18]。按5 mg/kg静脉给予大鼠AAⅠ与AAⅡ混合物，在大鼠体内的处置过程符合二房室模型。AAⅠ与AAⅡ血药浓度的变化速度有较大差异，前者的分布和消除相对较快而后者相对较慢[19]。

11. 毒性 北马兜铃醇提取物灌胃对小鼠LD_{50}为22.03 g/kg。马兜铃酸肾脏毒性大，给小鼠静脉注射30 mg/kg，可引起肾衰竭[20]，还可能是巴尔干地区地方性肾病的根源[21]。10、20、40、80 mg/L马兜铃酸钠体外显著抑制人脐静脉内皮细胞增殖及有明显细胞毒效应[22]。大鼠亚急性毒性表明，马兜铃酸5、25 mg/kg，连用4周可致体重下降，肝转氨酶升高，肾小管出现急性坏死[23]。研究表明，马兜铃酸A毒性作用靶器官首先累及肾脏和泌尿系统，肾脏病理损害过程为急性肾功能损害、肾小管功能损害、肾小管间质纤维化[24]。有报道，马兜铃酸有致癌和致突变作用，能增加小鼠骨髓微核多色性红细胞数，诱发胃癌及促进肾和尿道肿瘤形成[25,26]。马兜铃酸给大鼠灌胃，3个月后在两个高剂量组1和10 mg/kg的前胃、肾盂和膀胱发生肿瘤，低剂量组0.1 mg/kg的肾盂细胞出现不典型增生[27]。另外，小鼠给予马兜铃酸1年后，还发现了前胃乳头状瘤，后期可见鳞状细胞癌、乳腺癌，并且还发现了恶性淋巴瘤和肾腺瘤、肺癌和子宫血管瘤等[28]。

【临床应用】

1. 慢性气管炎 复方马兜铃治疗132例，有较好的平喘、消炎作用。马兜铃酸亦具有消炎作用，慢性支气管炎患者服用后，可使浓痰变稀易于咳出[20]。

2. 感染性疾病 用马兜铃酸片剂（0.15 mg/kg）或针剂（0.5 mg/mL）治疗各种感染性疾病109例，结果能迅速控制感染症状，加速患者痊愈。另用于治疗肺结核、慢性迁延性肝炎、肝硬化、小儿肺炎等26例，可使多数病情好转、稳定或治愈[29]。马兜铃酸并用抗生素或其他药物，治疗慢性骨髓炎、慢性化脓性脓肿、扁桃腺炎、脓皮病等多种感染性疾病也取得满意的效果[20]。

3. 不良反应 最近国内外瞩目的是对肾脏毒性反应。1964年我国曾首次报道服用含马兜铃酸中药木通引起2例急性肾衰竭[30]。近年国外有多起因服“中草药”减肥药而致肾损害报道[31]，称之为“马兜铃酸肾炎”[32]。最近国内证明马兜铃酸Ⅰ具有诱导人肾小管上皮细胞转分化的作用[33]，马兜铃酸Ⅰ可诱导LLC-PKI凋亡[32]，马兜铃酸Ⅰ诱导LLC-PKI凋亡受细胞内Ca^{2+}浓度影响[34]，马兜铃酸Ⅰ对肾小管上皮细胞超微结构有损害作用[35]。这些研究对阐明“马兜铃酸肾炎”可提供一定科学依据。

使用过程中，发现含马兜铃酸的中药可引起马兜铃酸肾病（AAN）。在研究AAN的过程中观察到马兜铃酸具有致癌性，部分患者在进入慢性肾衰竭期后，常并发泌尿系统肿瘤，而在未出现终末期肾病之前，可发生广泛转移的泌尿系统肿瘤[27]。马兜铃酸除了具有肾毒性和潜在的致癌作用外，还可能对肝脏造成损害[36]。曾报道了1例服用含有马兜铃酸的中草药制剂而导致急性肝炎病例[37]。

【附注】

1. 绵毛马兜铃 *Aristolochia mollissima* Hance 别名寻骨风，根茎供药用。含马兜铃酸A、挥发油等[38,39]，以及9-乙氧基马兜铃内酰胺和9-乙氧基马兜铃酸内酯[40]。本品醇提取物及所含马兜铃酸A对小鼠有抗生育作用，并能使犬终止中期妊娠，对大鼠则未见上述作用[12]。醇提取物和绵毛马兜铃油有抗炎作用，对蛋清、甲醛所致大鼠足肿胀，二甲苯、组胺引起的小鼠耳壳肿胀或毛细血管通透性增加均有对抗作用[41]。绵毛马兜铃对治疗风湿性关节炎及各种骨病有一定疗效。实验证明绵毛马兜铃还具有抗癌、抑制生物体内癌细胞的作用[42,43]。

2. 变色马兜铃 *Aristolochia versicolar* S.H.Hwang 块根药用，别名银袋。主要成分含有马兜铃酸A、去硝基马兜铃酸、6-甲氧基马兜铃酸甲酯、银袋内酯A、B、C、D等，前3种有抗早孕作用[44,45]。从变色马兜铃中又分离出新的倍半萜类化合物，命名为银袋醌[46]。银袋醌有抗癌作用[46]。从变色马兜铃中分离出的豆甾-4-烯-3,6-二酮具有抗肿瘤作用[36]。

3. 管花马兜铃 *Aristolochia tubiflora* Dunn 从其茎、根中分离出7个化合物，其中欧朴吗素（Ⅲ）及奥伦胺乙酰化物（Ⅶ）为首次发现[47]。从管花马兜铃（*A. tubflora*）中分到的奥伦胺乙酰化物（aurentiam ide acetate）对A549肺癌细胞、MCF-7乳腺癌细胞、HT-29结肠癌细胞均有细胞毒活性[36]。

4. 异叶马兜铃 *Aristolochia heterophylla* Hemsl 别名广元防己、汉中防己，根供药用。含尿囊素、马兜铃酸及2种结构未定的化合物[48]，还含有β-谷甾醇、木兰花碱等[49]。异叶马兜铃（*Aristolochia heterophylla*）在利尿、增强免疫功能、增强吞噬细胞功能及抗肿瘤治疗方面有一定的疗效[50]。

（杨静玉　侯　悦　张宝凤　张淑萍　马恩龙）

参考文献

[1]房圣民，等. 北马兜铃果的化学成分. 中草药，1987，18(12)：572

[2]陈业高，等. 北马兜化学成分的研究. 云南师范大学学报，2005，25(3)：41

[3]睢大员，等. 北马兜铃镇痛作用的研究. 白求恩医科大学学报，1995，21(5)：500

[4]陈孟兰，等. 马兜铃属植物的生物活性和药理作用研究进展. 时珍国医国药，2007，18(3)：702

[5]Ming Y, et al. Involvement of p38MAPK Phosphorylation and Nitrate Formationin Aristolochic Acid-Mediated Antiplatelet Activity. *Planta Med*, 2008, 74：1240

[6]吴泽芳，等. 马兜铃与野百合果止咳、平喘、抗炎作用的比较研究. 中药药理与临床，1989，5(4)：34

[7]高应斗. 沙参、马兜铃、天南星、紫菀祛痰作用的实验. 中华医学杂志，1956，(10)：959

[8]江苏新医学院. 中药大辞典(上册). 上海：上海科学技术出版社，1977：294

[9]曹仁烈，等. 中药水浸剂在试管内抗皮肤真菌的观察. 中华皮肤科杂志，1957，(4)：288

[10]阎桂华，等. 369种药用植物的抗菌作用筛选. 药学通报，1960，(2)：57

[11]黎克湖，等. 马兜铃属植物的药理学研究. 武警医学院学报，2000，9(3)：230

[12]王文华，等. 中药寻骨风及其成分马兜铃酸A终止妊娠作用和毒性的研究. 药学学报，1984，19(6)：405

[13]王瑛，等. 马兜铃植物化学成分及生物活性研究进展. 天然产物研究与开发，2000，12(6)：84

[14]张宏. 北马兜铃根与青木香镇痛抗炎作用比较. 中药材，1990，13(9)：35

[15]邢邦华，等. 马兜铃酸促癌实验研究. 广西医学，1982，(3)：118

[16]杨启超，等. 广西产马兜铃素的升白作用与毒性. 广西医学，1981，(4)：8

[17]商朴，等. 马兜铃内酰胺-Ⅰ进入人肾小管上皮细胞及细胞内分布和蓄积的观察. 中国中药杂志，2008，33(7)：793

[18]徐晓月，等. HPLC法测定马兜铃酸Ⅰ在大鼠体内的浓度及其毒代动力学. 中国临床药理学与治疗学，2008，13(2)：145

[19]陈西敬，等. 马兜铃酸Ⅰ、Ⅱ在大鼠体内的药动学研究. 中国中药杂志，2008，33(19)：2241

[20]朱大元. 马兜铃属植物的化学、药理和临床. 国外医学药学分册，1979，(2)：83

[21]Rao KV, et al. Fluorometric and GLC analyses of aristochic acid. *J Pharm Sci*, 1975, (64)：345

[22]王艳艳，等. 马兜铃酸对人脐静脉内皮细胞的作用. 中华肾脏病杂志，2007，23(10)：652

[23]Mengs U, et al. Toxicity of aristolochic acid a subacute study in male rats. *Med Sci Res*, 1992, (20)：223

[24]秦秋. 含马兜铃酸中药毒性作用机制阐明. 药物不良反应杂志，2006，8(1)：72

[25]Mengs U, et al. Genotoxic effects of aristolochic acid in the mouse micronucleus test. *Plant Med*, 1988, 54(6)：502

[26]Schmeisen HH, et al. Mulagenicity and vitro metabolism of aristolochic acid. Biochem Biochem. *Pharmacol*, 1985, 34(3)：453

[27]梁世凯. 马兜铃酸致癌性研究进展. 国外医学泌尿系统分册，2005，25(2)：256

[28]Mengs U. Tumour induction in mice flowing exposure to aristolochic acid. *Arch Toxicol*, 1993, 67(5)：307

[29]陈仲良，等. 青木香中提取马兜铃总酸的研究. 中草药通讯，1978，(10)：8

[30]上海市医药公司"721"大学. 中草药动态(湖南医药工业研究所情报室)，1978，(5)：4

[31]吴松寒，等. 木通所致急性肾功衰竭2例报告. 江苏中医，1964，(10)：12

[32]高瑞通，等. 马兜铃酸Ⅰ诱导LLC-PKI细胞凋亡及其意义. 中华肾脏病杂志，1999，15(3)：162

[33]文晓彦，等. 马兜铃酸Ⅰ诱导人肾小管上皮细胞转分化的作用及机制. 肾脏病透析与肾移植杂志，2000，9(3)：206

[34]郑法雷，等. 钙离子拮抗剂对马兜铃酸Ⅰ致LLC-PKI细胞凋亡及对细胞内钙离子浓度的影响. 肾脏病透析与肾移植杂志，1999，8(1)：6

[35]李恒，等. 马兜铃酸Ⅰ对肾小管上皮细胞超微结构的影响. 肾脏病透析与肾移植杂志，2001，10(3)：242

[36]姜廷良. 关于马兜铃属某些植物和马兜铃酸的致癌性问题. 中国中医药信息杂志，2002，9(7)：73

[37]Levi M, et al. Acute hepatitis in a patient using a Chinese herbal tea —a case report. *Pharm World Sci*, 1998, 20(1)：43

[38]丁林生，等. 绵毛马兜铃化学成分研究. 中草药，1980，11(11)：484

[39]楼风昌，等. 绵毛马兜铃化学成分研究Ⅳ. 绵毛马兜铃内酯的化学结构. 药学学报，1983，(18)：684

[40]丁林生，等. 绵毛马兜铃化学成分研究Ⅴ. 药学学报，1989，24(4)：305.

[41]李国贤，等. 绵毛马兜铃油抗炎作用的研究. 中药通报，1985，10(6)：35

[42]赵辉，等. 马兜铃属(Aristolochia L)药用植物研究概况. 河南大学学报(自然科学版)，2003，33(4)：74

[43]程建华，等. 抗癌植物药及其验方. 南昌：江西科学技术出版社，1998

[44]张玫，等. 变色马兜铃中银袋内酯乙、丙的结构测定. 药学学报，1986，21(4)：273

[45]薛慧中，等. 变色马兜铃石油醚可溶性成分的分离和鉴定. 南京药学院学报，1985，16(3)：7

[46]张玫，等. 变色马兜铃中银袋醌的分子结构研究. 中国

野生植物资源,2000,19(5):1

[47]彭国平,等.管花马兜铃化学成分的研究(Ⅱ).中草药,1995,(12):623

[48]田玉芝,等.马兜铃根和异叶马兜铃根化学成分的研究.中草药,1982,(3):10

[49]何明三,等.异叶马兜铃化学成分的研究.中草药,1983,(4):14

[50]赵辉,等.马兜铃属药用植物研究概况.河南大学学报(自然科学版),2003,33(4):73

马　桑　Coriariae Radix et Folium

ma sang

本品为马桑科植物马桑*Coriaria sinica* Maxim.的根和叶。味辛、苦,性寒,有毒。有祛风、除湿、镇痛、杀虫的功能。主治痈疽、肿毒、疥癞、黄水疮、烫伤等。

【化学成分】

马桑根含有布拉林 (braylin)、去加布拉林(norbraylin)、马桑毒内酯(coriamyrtin)、双氢马桑毒内酯(dihydrocoriamyrtin)、羟基马桑毒素(tutin)、马桑亭(coriatin)、阿朴羟基马桑毒素(apotutin)、羟基马桑亭(hydroxycoriatin)及没食子酸(gallic acid)[1]。马桑叶含豆甾醇、β-谷甾醇、高级脂肪酸及其酯[2]。马桑叶挥发油主要成分为二苯胺(10.22%)和邻苯二甲酸异丁酯(10.07%)[3]。马桑茎成分同马桑叶[4,5],只是含量不同。马桑的根、茎、叶均含毒质,以嫩叶最毒[6]。

【药理作用】

1. 兴奋中枢　马桑毒素、羟基马桑毒素和马桑寄生及马桑的煎剂可使多种动物(蛙、豚鼠、小鼠、大鼠、家兔及犬)以及原始灵长类动物——树鼩均出现癫痫样惊厥[7-10]。马桑毒素及羟基马桑毒素对动物致惊厥作用强度不同,马桑毒素蛙淋巴囊内注射引起惊厥的MED为1~1.2 mg/kg,大鼠皮下注射为0.3 mg/kg,兔静脉注射0.14 mg/kg[7,8]。羟基马桑毒素蛙淋巴囊注射的MED为12 mg/kg[8]。小鼠肌肉注射马桑毒素致惊厥ED_{50}为0.5 mg/kg;犬肌肉注射马桑寄生内酯混合结晶致惊厥ED_{50}为0.36 mg/kg[8]。马桑毒素作用比羟基马桑毒素快、强,但在体内代谢快,故持续时间短。羟基马桑毒素吸收好,排泄较慢。马桑毒素及羟基马桑毒素对巴比妥类药物中毒所致的呼吸抑制有拮抗作用。其兴奋呼吸中枢的作用比印防己毒素及戊四氮强,但安全性较小[7,9]。

2. 致癫痫　马桑内酯(CL)致痫时,皮层脑电图、海马电图发生痫样放电,皮层诱发电位呈高振幅变化。侧脑室注射氟桂利嗪能明显抑制致痫大鼠皮层诱发电位的振幅和脑电图、海马电图痫样放电。提示氟桂利嗪的抗癫痫作用与抑制中枢神经元Ca^{2+}内流有关[11]。马桑内酯诱发痫样放电现象,可被刺激蓝斑核所抑制,侧脑室注射α受体阻断剂酚妥拉明可明显抑制电刺激蓝斑的效应,注射β受体阻断剂普萘洛尔对刺激蓝斑核的效应影响不明显[12]。皮层或海马内注射5 μL马桑内酯 (5 mg/mL),3 min后观察到大脑皮层及海马内 Ca^{2+}分别下降了0.61 mmol/L及0.74 mmol/L,注射后20 min Ca^{2+}活度恢复至正常水平。提示马桑内酯注射后神经细胞群发生爆发性电活动时出现钙内流现象[13]。马桑内酯对致痫大鼠大脑皮层突触膜Ca^{2+}/Mg^{2+}-ATP酶具有抑制作用,在1.2×10^{-9}~6.0×10^{-7} mol/L范围内,随浓度增加其抑制作用增强,马桑内酯对该酶的抑制属非竞争性抑制[14]。

将马桑内酯(CL)激活的星形胶质细胞条件培养液(ACM)注射入正常SD大鼠侧脑室,30 min出现癫痫行为,2 h恢复正常。在ACM作用后2 h,大脑皮质及海马内谷氨酸(Glu)表达增高,β-氨基丁酸(GABA)表达降低。提示兴奋性和抑制性氨基酸在癫痫发病中具有重要作用[15]。同样条件下,ACM可下调神经元内N-乙基顺丁烯二酰亚胺敏感性的融合蛋白(NSF)的表达,而AMPA受体拮抗剂CNQX能阻断其下调作用,说明ACM对NSF的下调作用可能与AMPA受体有关[16]。同样,马桑内酯激活的星形胶质细胞条件培养液(ACM)可上调大鼠脑内(皮质和海马)及培养的神经元内神经元磷脂酶Cβ1(PL Cβ1)的表达,并导致动物痫性发作[17]。同样条件下的实验也证明,大鼠脑脊液中孕酮含量明显升高,大脑海马和皮质中孕酮的含量明显降低,而神经元中孕激素受体的表达明显降低。提示马桑内酯通过降低大鼠脑内孕激素及其受体的表达参与癫痫的反复发作[18]。ACM对致痫大鼠脑内钙调蛋白激酶Ⅱ(CaMK Ⅱ)亚基α和β的表达水平无明显影响[19]。抗癫痫药物卡马西平(CBZ)、丙戊酸钠(VPA)及托吡酯(AED)等都不能较好控制CL点燃癫痫大鼠。实验证明，在点燃大鼠的海马和颞叶皮质的星形胶质细胞、内皮细胞、神经元内都有P-糖蛋白和多药耐药相关蛋白Ⅰ的过度表达，推测这可能是大鼠CL点燃模型耐药性产生的原因[20,21]。马桑内酯4 μL给大鼠侧脑室注射后，大脑的皮质及海马各区CD11b/c阳性细胞表达呈明显增强；小胶质细胞给予马桑内酯（$5×10^{-5}$ mol/L刺激），作用1 h，CD11b/c表达增强。说明马桑内酯对小胶质细胞有直接活化作用，小胶质细胞的活化参与马桑内酯的致痫过程[22]。同样，马桑内酯（CL，25 μmol/L）作用于小胶质细胞，在10 min内核因子-κB（NF-κB）表达细胞显著增多，抗氧化剂PDTC（100 μmol/L）可抑制其核表达。说明致痫剂CL可快速激活小胶质细胞，其激活的细胞内机制可能与NF-κB的活化有关[23]。

用40、30、20 μg/mL羟基马桑毒素（tutin）灌流海马脑片，可使海马脑片锥体细胞兴奋活动增强，具有致痫作用；兴奋性谷氨酸受体尤其是非NMDA受体可能介导羟基马桑毒素的致痫作用[24]。

3. 升压 马桑毒素0.1~0.2 mg/kg给兔或猫静脉注射，可引起显著的血压升高，持续15~20 min，此作用不被切除迷走神经或阿托品化所影响，但可被预先给予突触抑制药及抗肾上腺素药所取消。对脊髓猫不出现升压作用，说明其升压作用与交感神经功能有关[8]。

4. 毒性

（1）*急性毒性* 小鼠灌胃马桑寄生煎剂 LD_{50} 为44.72 g/kg；皮下注射马桑寄生注射液、煎剂、马桑寄生叶煎剂、马桑寄生茎煎剂LD_{50}分别为8.5、14.06、6.75及73.53 g/kg，而马桑煎剂、叶煎剂及茎煎剂则分别为25.0、9.75及20.0 g/kg。小鼠肌肉注射马桑寄生内酯混合结晶的LD_{50}为2.39~3.32 mg/kg，另有报道，从马桑寄生提取三种A、B、C白色混合结晶，给小鼠肌肉注射LD_{50}为2.4 mg/kg[7]。马桑毒素蛙淋巴囊注射，小鼠皮下注射及兔静脉注射的MLD为10.1及0.4 mg/kg[7]。小鼠肌肉注射LD_{50}为1.75 mg/kg。小鼠肌肉注射羟基马桑毒素的LD_{50}为2.63 mg/kg，豚鼠腹腔注射、皮下注射及灌胃的LD_{50}分别为0.7、0.75及1.2 mg/kg，大鼠分别为5.4及20 mg/kg[8]。

（2）*亚急性毒性* 大鼠及家兔到期处死动物无特殊病变，但多数犬有肺塌陷及新鲜出血，大剂量组可出现支气管炎或肺炎性细胞浸润，可能系在动物抽搐过程中由分泌物阻塞小支气管引起。少数动物出现神经细胞变性及胶质细胞轻度增生，很可能与抽搐引起脑组织缺氧有关[7]。

【临床应用】

1. 精神分裂症 马桑及马桑寄生的煎剂和提取物均有不同程度抗精神分裂症的作用，马桑对部分病例且有较突出的效果。马桑寄生的有效率达66.2%~83.8%；马桑的有效率为50.5%，据383例精神分裂症疗效观察，马桑寄生组255例近期痊愈78例（30.6%），显著好转54例（21.2%），好转55例（21.6%），无效68例（26.6%）；马桑组128例，近期痊愈33例（25.8%），显著好转21例（16.4%），好转23例（18.0%），无效51例（39.8%）[25]。马桑内酯注射液有效率为62.1%，显效率为31.3%，还具有见效快的特点，羟基马桑毒素疗效亦相似。据认为治疗精神分裂症的主要有效成分为羟基马桑毒[26,27]。

用本药治疗精神病患者时，必须集中于治疗室，专人护理。当日晨空腹给药，然后令病员卧床休息。一般给药后0.5~1.0 h可出现药物反应，即恶心、呕吐、肌肉抽动、全身痉挛、出汗等，约历时8 h，药物反应才逐渐消失，即可结束治疗，送回病房进行观察。在治疗过程中如癫痫样发作频繁，发作间歇递次缩短，可给予异戊巴比妥钠0.5 g或安定10~30 mg肌肉或静脉注射。在当天治疗结束时，可肌肉注射苯巴比妥钠0.2 g预防癫痫样继续发作[28]。

2. Ⅱ度烧伤 马桑叶10份、黄连叶10份、白芷10份、冰片1份，前三种药晒干与冰片分别碾粉混合，创面较痛者冰片量可适当加大。创面感染较重者，黄连叶量可适当加大，消毒创面后，以适当蛋清或菜油加入粉剂，调匀成干糊粉状，涂敷于创面上，用桐子树叶或纱布包扎固定，1~2 d换药1次，轻者可用干叶粉调麻油敷患处[4,7]。

3. 中毒与解救 常见误食马桑中毒[29-31]。治疗精神分裂症的剂量是能引起全身抽搐或接近引起抽搐的剂量。误食或治疗后0.5~1 h内即感头昏、头痛、胸闷、口涎增多、恶心呕吐、全身瘙痒、腹痛等。轻者逐渐自行恢复，重者全身发麻，心跳变慢，血压上升，呼吸增加，反射增强，常突然惊叫一声，随即昏倒，继以抽搐，抽搐为阵发性，数分钟至半小时一次、持续3~4 min后停止。进入昏睡状态，出现深长呼吸。如果烦躁不安，则为再发抽搐的先兆。

如发现中毒，采用催吐、解痉、防止呼吸道感染及补充液体等措施。惊厥可用苯巴比妥0.1~0.2 g肌肉注射，可用安定或异戊巴比妥肌肉注射或静脉注射，也可用水合氯醛灌肠和苯妥英钠等对抗抽搐副作用。躁动不安可肌肉注射氯丙嗪25~50 mg。心脏搏动缓慢或有虚脱现象时可用咖啡因，但避免使用尼可刹米，中毒解救过程中可宜使用吗啡类麻醉药。

【附注】

马桑果实含有毒成分马桑内酯(coriamyrtin)、羟基马桑毒素(tutin)、马桑宁(corianin)和马桑亭(coriatin)等[6]。马桑种子含有羟基马桑毒素(tutin)、马桑宁(corianin)、马桑亭(coriatin)和香草醛(vanillic acid)[32],还含有大量的马桑油,油中也含有马桑内酯类成分[33]。马桑的果实、种子都有毒,尤以未成熟果毒性最大[34]。

马桑果中毒症状与马桑根、叶基本相同。早期正确诊断,彻底洗胃,合理使用镇静安定类抗惊厥药物是治疗成功的关键,防止呼吸循环衰竭是治疗成功的基础[35]。

马桑寄生是寄生在马桑树上的桑寄生科桑寄生属植物桑寄生*Scurrula parasitica* L.[*Loranthus parasiticus* (L.)Merr.] 或毛叶桑寄生 (柿寄生)*L.yadoriki* Sieb.、菲律宾桑寄生*L.philippensis* Cham.、四川桑寄生*L.sutchunensis* Lecomte.以全株制成注射剂入药。近年来有报道,谓其对精神分裂症妄想型疗效较好,对精神运动性兴奋、躁狂症亦有效。据实验证明,马桑寄生注射液对动物均具有强烈的致抽搐作用,并证明从马桑寄生中分离得到的马桑寄生结晶物质(马桑寄生晶1)系引起抽搐作用的主要成分,亦为马桑寄生治疗精神分裂症的主要有效成分[36]。

(周秋丽　王本祥　周洪礼　谢宝忠)

参考文献

[1]韦宏,等.马桑根的化学成分研究.药学学报,1998,33(9):688

[2]张雁冰,等.马桑化学成分研究.郑州大学学报(理学版),2005,37(1):75

[3]张雁冰,等.植物马桑中挥发油成分的GC-MS分析.郑州大学学报(理学版),2004,36(3):73

[4]江苏新医学院.中药大辞典(上册).上海:上海人民出版社,1977:293

[5]中国医学科学院药物研究所.中草药有效成分的研究(第1分册).北京:人民卫生出版社,1972:380

[6]四川医学院药学系药物研究室及中草药研究组,等.马桑寄生的化学研究.中草药通讯,1977,8(6):6

[7]《全国中草药汇编》编写组.全国中草药汇编(下册).北京:人民卫生出版社,1978:55

[8]王浴生.中药药理与应用.北京:人民卫生出版社,1988:142

[9]曾怀德,等.马桑寄生引起的树鼩实验性癫痫.四川医学院学报,1984,15(2):159

[10]谢杨高,等.用马桑内酯造成的家兔癫痫模型.四川医学院学报,1981,12(4):289

[11]张玉芹,等.侧脑室注射氟桂利嗪对马桑内酯诱发大鼠皮层和海马痫样放电的抑制作用.武汉科技大学学报(自然科学版),2000,23(1):16

[12]张玉芹,等.电刺激蓝斑对马桑内酯诱发大鼠大脑皮层痫样放电的影响.武汉科技大学学报(自然科学版),2000,23(2):48

[13]谢虹,等.马桑内酯致痫大鼠皮层及海马神经元离子活度的变化.同济医科大学学报,1996,25(4):253

[14]朱晓峰,等.马桑内酯对大鼠脑突触膜Ca^{2+}/Mg^{2+}-ATP酶作用的研究.中国药学杂志,1997,32(1):14

[15]李忠玉,等.马桑内酯激活的星形胶质细胞条件培养液对正常大鼠脑内谷氨酸和GABA的影响. 中国组织化学和细胞化学杂志,2007,16(5):527

[16]李忠玉,等.马桑内酯激活的星形胶质细胞条件培养液及CNQX对正常大鼠脑内及培养的神经元内NSF的影响.解剖学报,2007,38(6):636

[17]李忠玉,等.马桑内酯激活的星形胶质细胞条件培养液对正常大鼠脑内及培养的神经元内PL Cβ_1的影响. 中国组织化学和细胞化学杂志,2007,16(3):297

[18]李忠玉,等.马桑内酯激活的星形胶质细胞条件培养液对正常大鼠脑内孕激素及其受体的影响.中国组织化学和细胞化学杂志,2006,15(2):204

[19]张树华,等.马桑内酯激活的星形胶质细胞条件培养液对大鼠脑内钙调蛋白激酶Ⅱ表达的影响.中国组织化学和细胞化学杂志,2007,16(2):180

[20]鄢波,等.大鼠马桑内酯点燃癫痫模型P-糖蛋白和多药耐药相关蛋白Ⅰ的表达.中华神经科杂志,2005,38(9):583

[21]耿嘉,等.马桑内酯体外诱导大鼠星形胶质细胞P-糖蛋白表达.四川大学学报(医学版),2008,39(1):80

[22]赵虎,等.马桑内酯对在体和离体小胶质细胞CD11b/c表达的影响.中国组织化学和细胞化学杂志,2007,16(3):361

[23]刘锋,等.核因子-κB参与马桑内酯激活小胶质细胞化学研究.华中科技大学学报(医学版),2003,32(1):1

[24]周华,等.羟基马桑毒素所致的大鼠海马锥体细胞痫样放电活动.生理学报,2004,56(3):341

[25]孙竞翔,等.马桑与氯丙嗪治疗精神分裂症疗效的对照观察(摘要).中华神经精神科杂志,1981,14(4):207

[26]四川医学院马桑寄生、马桑研究组.马桑寄生和马桑治疗精神分裂症的初步研究.中草药通讯,1973,(5):33

[27]四川绵阳精神病医院马桑治疗小组.马桑和马桑寄生制剂治疗精神分裂症的临床观察.新医学,1978,9(6):319

[28]袁德基.马桑内酯及羟基马桑毒素治疗精神分裂症140例临床观察.中华神经精神科杂志,1979,12(4):196

[29]王尧,等.马桑中毒.中华儿科杂志,1964,13(2):147

[30]张肇和,等.马桑(毒空木)中毒.中华儿科杂志,1956,7(6):458

[31]陈明华,马桑中毒.云南医学杂志,1962,(2):39

[32]张雁冰,等.马桑籽中马桑内酯类化合物的提取分离

及其活性.中草药,2007,38(5):678

[33]伍朝赏,等.马桑种子油的分离和鉴定.药学通讯,1979,14(8):377

[34]王锦鹏,等.马桑寄生中一些化学成分的分离.中草药,1980,111(8):345

[35]朱旭.马桑果中毒37例临床分析.中国临床医生,2009,37(9):47

[36]四川省马桑寄生和马桑科研协作组.马桑寄生混合结晶治疗精神分裂症计775例临床观察. 中草药通讯,1977,8(11):34

四 画

王不留行 Vaccariae Semen wang bu liu xing

本品为石竹科植物麦蓝菜*Vaccaria segetalis* (Neck) Garcke.的干燥成熟种子。味苦,性平。有活血通经、下乳消肿、利尿通淋的功能。主治妇女经闭、痛经、乳汁不下、乳痈肿痛、淋证涩痛等。

【化学成分】

种子含多种皂苷，其中王不留行皂苷(vacsegoside)由棉根皂苷元(gypsogenin)、葡萄糖醛酸、葡萄糖、木糖、阿拉伯糖、岩藻糖、鼠李糖组成。皂苷水解可得王不留行次皂苷（vaccaroside)，在种子中含量约8%,继续水解可得棉根皂苷元和葡萄糖醛酸。另有异肥皂草苷(isosaponarin),酸水解时则得苷元肥皂草素(saponaretin),一部分脱水而生成牡荆素(vitexin)。从河北产王不留行中分离并鉴定了6个化合物：氢化阿魏酸(hydroferulic acid, Ⅰ)、尿核苷(uridine, Ⅱ)、王不留行环肽A(segetalin A, Ⅲ)、王不留行环肽B(segetalin B, Ⅳ)、王不留行环肽D(segetalin D, Ⅴ)和王不留行环肽E(segetalin E, Ⅵ)。其中化合物Ⅲ和Ⅳ有较强的雌激素样活性[1-6]。

此外从王不留行中分离并鉴定了3个化合物:洋芹素-6-C-阿拉伯糖-葡萄糖苷、洋芹素-6-C-双葡萄糖苷、王不留行黄酮苷[7]。种子尚含淀粉53%、脂肪4.32%、蛋白质9.34%、灰分4.28%[8]。

【药理作用】

1. 收缩血管平滑肌 王不留行水煎液1.0、2.0、4.0、8.0、16.0、32.0 mg/mL能引起家兔离体主动脉环静息张力明显增加,用酚妥拉明、维拉帕米、苯海拉明可明显减弱王不留行的收缩作用。其机制可能与肾上腺素能受体、维拉帕米敏感的钙通道、细胞外钙和组胺H1受体有关,与血管内皮细胞和胆碱能M受体无关[9]。

2. 改善微循环 采用高分子右旋醣酐制造豚鼠急性血瘀模型,观察其内耳生物电的变化,以及王不留行、丹参对该模型豚鼠耳蜗电位的改善作用。结合血液流变学指标的变化,认为王不留行在对抗高分子右旋醣酐对内耳生物电的影响及改善血液流变学指标方面具有和丹参相同的效果[10]。

3. 抗肿瘤 王不留行所含的segetoside J的酰化物在0~100 μg/mL对HL60细胞有一定的抗肿瘤活性,活细胞百分率在0~12%[11]。

4. 抑制血管生成 王不留行有效部位对人微血管内皮细胞(HMEC)增殖抑制的IC_{50}为3.60 mg/L,加药4 h后起作用。加药48 h后HMEC迁移受到明显抑制(迁移率为40.33%,对照组迁移率为77.68%),加药组细胞黏附也受到明显抑制，具有潜在的抑制血管生成作用[12]。王不留行正丁醇萃取物得到组分A和组分B,对HMEC增值的IC_{50}分别为25和7 g/mL,对体内鸡胚尿囊膜(CAM)血管生成呈明显抑制作用。结构鉴定组分A和B是王不留行环肽A和E[13]。

5. 促进泌乳 王不留行黄酮苷类成分100 mg/L,可通过诱导周期蛋白cyclinD1的表达而促进小鼠乳腺上皮细胞增殖，并通过激活Jak-stat 5信号通路诱导β-酪蛋白基因表达。黄酮苷类成分是王不留行促进泌乳的有效成分之一[14]。

6. 抗早孕 按抗着床抗早孕实验方法，给小鼠王不留行醇提取物,每日灌胃剂量为5 g/kg,连续给药15 d后，取抗凝血浆及子宫组织用放免方法测定其中cAMP含量。结果显示王不留行具有抗早孕的作用,同时又能调节生理功能,影响体内代谢,致使小鼠血浆和子宫组织中的cAMP明显增高，有效率达80%左右[15]。对抗着床抗早孕中草药的初筛发现,王不留行醇提取物对离体豚鼠子宫有收缩作用,而对雌二醇使幼鼠子宫增重的作用无明显影响[16]。

【临床应用】

1. 失眠症 用止血钳持粘有王不留行子的小胶布,压在相应耳穴敏感点上,每穴按以中、重强度刺激0.5~1 min,每日自行按压5~6次,每次按压1~2 min,10 d为1个疗程,共治疗3个疗程。治疗失眠症56例,临床痊愈20例（35.7%），显效21例（37.5%），有效8例（14.3%），无效7例（12.5%），总有效率达87.5%[17]。腹针配合耳穴贴压治疗失眠症疗效确切，治疗48例失眠症，总有效率95.8%[18]。耳压疗法配合电针治疗失眠症疗效确切，治疗54例失眠症，总有效率96.8%[19]。

2. 胆石症 用耳穴压子治疗胆石症20例，痊愈5例，显效13例，有效2例，总排碎石率90%，总有效率100%[20]。用耳压疗法加服金石散治疗胆结石110例疗效显著[21]。取相应耳穴以王不留行子贴敷按压治疗胆结石30例，肾结石25例。结果：分别有15例（15/30）与6例（6/25）排出结石，症状均得到缓解[22]。

3. 化疗胃肠反应 治疗化疗胃肠反应87例，于化疗前30 min将王不留行子压于耳穴，以每分钟80~100 min频率按压局部，每次5 min，间隔20 min重复按压，一般按压2次见效，有效率90.8%[23]。

4. 高血压 用耳穴贴压王不留行子方法治疗82例动脉血压异常患者。高血压治疗总有效率为89.6%，低血压治疗总有效率为88.9%[24]。依据高血压不同类型，用王不留行子贴压相应部位或穴位，对150例高血压患者治疗结果，显效69例，有效66例，无效15例，总有效率为90%[25]。

5. 产妇乳汁缺乏 足月分娩的孕妇57人用1粒王不留行子贴压耳穴，每次12 min，每日3次，泌乳量和泌乳时间有明显改善，48 h泌乳者达98.25%[26]。36例产妇产后缺乳，将王不留行10 g与4只猪蹄文火焖1 h，每天饭前服100 mL，每天2次。显效16例，有效18例，无效2例，总有效率94.4%[27]。

6. 慢性前列腺炎 王不留行汤加味治疗慢性前列腺炎115例，总有效率92.2%[28]。

7. 带状疱疹 取王不留行放置瓦片上，焙至黄色，研成细粉，调香油涂抹患处，每日5~6次，治疗26例，其中22例3 d内病情基本得到控制；4例发病后未及时治疗，症状加重，经治疗后大都于7~10 d治愈[29]。

8. 痤疮 对40例患痤疮的青年学生采用耳穴贴压法进行了1~3个疗程的治疗，治愈率为70%，有效率为100%[30]。针刺大椎、曲池、合谷，同时在耳内分泌、皮质下、肝、肾、大肠、肺等部位交替贴压王不留行子治疗痤疮患者124例，总有效率达92.7%[31]。

9. 青少年近视眼 屈光不正性弱视患儿150例，耳穴压贴法配合弱视治疗仪综合治疗儿童弱视的效果优于单纯弱视治疗仪治疗儿童弱视的效果。对于轻度弱视患儿，两者疗效无差别[32]。用耳穴贴压王不留行子对1 656例青少年3 232只近视眼进行了近期治疗观察，总有效率91.8%，无效率8.2%[33]。

10. 减肥 选择20例单纯性肥胖患者，王不留行子贴压，每次贴一只耳，两耳交替，4 d更换一次。治疗4周后测体质量、腰围、臀围、体质量指数，与治疗前对比，各指标都有不同程度的改善[34]。

11. 其他 69例吸烟者耳穴贴压疗法戒烟，疗程结束时总有效率84.06%，随访结束时总有效率76.81%[35]。王不留行外贴治肋间神经痛[36]。耳穴贴压法治疗过敏性鼻炎50例，疗效确切[37]。

（韦翠萍　叶木荣　李　锐）

参考文献

[1]桑圣民，等. 中药王不留行化学成分的研究（Ⅱ）. 中草药，2000，31（3）：169

[2]Itokawa H，et al. Estrogen-like activity of cyclic peptides from Vaccaria segetalis extracts. *Planta Med*，1995，61（6）：561

[3]Morita H，et al. A cyclic heptapeptide from Vaccaria segetalis. *Phytochemistry*，1996，42（2）：439

[4]Morita H，et al. Conformational preference for segetalins G and H，cyclic peptides with estrogen-like activity from seeds of Vaccaria segetalis. *Bioorg Med Chem*，1997，5（11）：2063

[5]Morita H，et al. Thionation of segetalins A and B，cyclic peptides with estrogen-like activity from seeds of Vaccaria segetalis. *Bioorg Med Chem*，1997，5（3）：631

[6]Yun YS，et al. Cyclic peptides from higher plants. 34. Segetalins G and H，structures and estrogen-like activity of cyclic pentapeptides from Vaccaria segetalis. *J Nat Prod*，1997，60（3）：21

[7]桑圣民，等. 中药王不留行中黄酮苷类成分的研究. 中国中药杂志，2000，25（4）：221

[8]江苏新医学院. 中药大辞典（上册）. 上海：上海科学技术出版社，1986：312

[9]张团笑，等. 王不留行对家兔离体主动脉环张力的影响及其机制. 中药药理与临床，2004，20（4）：28

[10]施建蓉，等. 中药王不留行对血瘀模型豚鼠耳蜗功能的改善作用. 中国中西医结合耳鼻咽喉科杂志，1998，6（2）：61

[11]劳爱娜，等. 王不留行提取物对内皮细胞增殖、迁移及其黏附的作用评价. 中国药理学通报，2009，25（6）：817

[13]花慧，等. 王不留行中抑制血管生成的活性物质研究. 时珍国医国药，2009，20（3）：698

[14]秦君，等. 王不留行主要成分对小鼠乳腺上皮细胞增殖及β-酪蛋白基因表达的影响. 中国农业科学，2008，41（8）：2442

[15]郭敏一. 王不留行是一种有希望的避孕药物. 中医药学报，1998，3：49

[16]李淑莲，等. 抗着床抗早孕中药初筛. 中医药信息，1995，12（6）：21

[17]吴仁定,等.耳穴贴压治疗失眠症56例.福建中医药,2009,40(4):38

[18]杜宏斌,等.腹针配合耳穴贴压治疗失眠症48例临床观察.河北中医,2008,30(3):287

[19]洪婷婷.耳压疗法配合电针治疗失眠疗效观察.上海针灸杂志,2008,27(11):24

[20]孙晶.耳穴压籽治疗胆石症20例.白求恩医科大学学报,1989,16(1):92

[21]李德峰."耳压疗法"加服"金石散"治疗胆结石110例.中医外治杂志,1997,6(4):27

[22]丁祥星.耳穴贴压为主治疗胆肾结石症55例.陕西中医,1994,15(1):29

[23]霍东增.王不留行汤加味治疗慢性前列腺炎115例疗效观察.河北中医,2009,31(7):1052

[24]邱春复.耳穴贴压治疗动脉压异常.赣南医学院学报,1994,14(2):121

[25]曾碧梅.耳穴贴压治疗高血压病150例临床总结.湖南中医杂志,1996,12(3):11

[26]陈建营,等.王不留行贴压耳穴对泌乳量的影响.中国中医药信息杂志,2005,12(11):59

[27]姜妮娜,等.王不留行炖猪蹄治疗产后缺乳36例.传统医药,2004,11(11):31

[28]霍东增.王不留行汤加味治疗慢性前列腺炎115例疗效观察.河北中医,2009,31(7):1052

[29]张爱霞,等.王不留行治疗带状疱疹26例.时珍国医国药,2000,11(7):652

[30]王群红,等.耳穴贴压治疗寻常痤疮40例.海军医高专学报,1997,19(3):176

[31]卞勇,等.针刺配合耳穴贴压治疗痤疮124例分析.甘肃中医,2006,19(6):36

[32]周红梅.项道满耳穴压贴法配合弱视治疗仪综合治疗儿童弱视疗效观察.中药材,2006,29(6):634

[33]吴静君.耳穴贴压王不留行子治疗1 656例近视眼近期疗效观察.中国现代临床医学,2005,4(5):57

[34]王升旭,等.针刺与耳穴贴压治疗单纯性肥胖症的随机对照观察.中国临床康复,2005,9(47):85

[35]李艳,等.王不留行子耳穴贴压戒烟70例临床研究.吉林中医药,2009,29(6):505

[36]刘国应.王不留行外贴治肋间神经痛.家庭科技,2009,(1):18

[37]陈佳萍,等.王不留行耳压延长溃疡性结肠炎保留灌肠时间的临床观察.全科医学临床与教育,2008,6(3):234

天花粉 Trichosanthis Radix

tian hua fen

本品为葫芦科植物栝楼*Trichosanthes kirilowii* Maxin,或双边栝楼*Trichosanthes rosthornii* Harms的干燥根。味甘、微苦,性微寒。功能清热泻火、生津止渴、消肿排脓。主治热病烦渴、肺热燥咳、内热消渴、疮疡肿毒等。

【化学成分】

主要有效成分是天花粉蛋白(trichosanthin),其他成分为大量淀粉、多种氨基酸、糖及皂苷等。天花粉蛋白是一种碱性蛋白,等电点为pH 9.4,分子量约24000 D。结晶天花粉蛋白的一级结构为含有19种氨基酸,共234(或233)个残基组成的二线型多肽链。N端为单一的氨基酸 (Asp),C端为非均一的氨基酸 (Ala和Met)。二级结构为α+β型,包含8段α螺旋,13条β链组成4个折叠层,α螺旋相对地处于分子的中心,4个β折叠层分布在外围[1]。从天花粉块茎中分离纯化得到的天花粉胰蛋白酶抑制剂TTI,由27个氨基酸残基组成,含三对二硫键, 是目前已知的最小的蛋白酶抑制剂[2]。栝楼蛋白(trichobitacin)是从天花粉中新发现的核糖体失活蛋白,分子量27228 D[3]。

【药理作用】

1.影响免疫功能 天花粉蛋白对人体具有免疫原性,肌肉注射结晶天花粉蛋白可刺激机体产生程度不等的特异性IgE抗体和IgG抗体,从给药后第4天起,抗体水平逐渐升高,至30 d时反应达高峰,持续60 d。羊膜腔给药组血清抗天花粉蛋白抗体水平显著低于肌肉注射组,说明给药途径能够影响天花粉蛋白所致人体免疫应答反应。地塞米松与天花粉蛋白联合应用(肌肉注射5 mg,每日2次,连续2 d)能抑制天花粉的致敏作用[4]。血清抗天花粉蛋白抗体阳性检出率在用药后逐年降低,用药后1~7年,血清抗体阳性率为28.05%(23/82例),8~14年为4.76%(1/21例)。8种纯系小鼠腹腔注射天花粉蛋白1 g或每只5 g, 并分别与氢氧化铝及CFA(福氏完全佐剂)同用,一次免疫后,均能产生特异性IgE及lgG抗体[5]。免疫组化法观察到天花粉对小鼠脾脏的白髓成分有明显的增殖作用,生发中心增大, 边缘区增宽,IgM B淋巴细胞及IgM浆细胞的数量明显增多,巨噬细胞区也有所扩大,对免疫细胞的形成和分化显示促进作用[6]。天花粉蛋白联合CD_{40}单抗诱导人单核细胞来源树突状细胞（MoDC）的成熟活化，这种成熟的MoDC在体外能有效介导Th2细胞分化。天花粉蛋白可使T_8^+细胞减少，同时增加$4B_4^+$细胞数，促进淋巴细胞DNA合成，提示天花粉蛋白可通过改变不同功能的免疫调节T细胞的比例，起到增强体液免疫功能的作用[7]。

天花粉蛋白同时也是一种免疫抑制剂，对体液免疫和细胞免疫均有抑制作用。C57BL/6J小鼠腹腔注射天花粉蛋白4 mg/kg，可显著抑制腹腔注射羊红细胞所引起的小鼠脾脏内溶血空斑形成细胞(PFC)的形成和血清凝集素的抗体滴度。用C57BL/6J小鼠的脾细胞、淋巴结细胞和胸腺细胞做离体细胞培养，在100 μg/mL的剂量下，天花粉蛋白对ConA诱发的淋转抑制率达90%；50 μg/mL天花粉蛋白对PHA所激发的淋转抑制率达90%以上，抑制作用强度与剂量相关。体内实验也证实，天花粉蛋白对Con A和脂多糖诱发的小鼠脾细胞淋转均表现有不同程度的抑制作用。天花粉蛋白虽然对T淋巴细胞和B淋巴细胞所产生的免疫反应有抑制作用，但其无论在小鼠体内(8 g/kg腹腔注射)或体外(100 μg/mL浓度)，均对自然杀伤细胞(NK细胞)的杀伤能力无显著影响[1]。

天花粉蛋白(Tk)能够抑制CD_3刺激的T细胞的增殖，并且经Tk脉冲处理后的T细胞对CD_3活化作用的反应降低。Tk作用后细胞内游离钙离子的升高，PKC的活化转位情况受阻，PKC自磷酸化也被遏制，表明Tk能够抑制PBMC中PKC的激活[8]。Tk作用后胞浆蛋白酪氨酸磷酸化水平降低，经PLC免疫沉淀后，发现PLC的磷酸化也能够被抑制[9]，说明Tk诱发人体免疫抑制反应至少部分是通过抑制淋巴细胞内PKC激活和酪氨酸蛋白磷酸化实现的。

天花粉蛋白能够显著抑制抗原提呈细胞(APC)多种表面分子的表达，如B7-1、LFA-1，并抑制T细胞的增殖和白细胞介素-2的产生，其免疫抑制作用和白细胞介素-10相似[10]。经由APC提呈的Tk对PMA和A23187诱发T细胞增殖作用均能不同程度地被阻断，电镜下观察Tk在T细胞和APC细胞内的定位，发现Tk-G仅与APC发生细胞表面黏附，继而内化，先后出现在APC的内体和溶酶体中，提示Tk可通过外源性抗原的加工途径，被APC处理后，调节T细胞的免疫应答[11]。Tk冲击处理过的未成熟树突细胞提呈OVA激活特异性T细胞的能力明显下降，这种作用可能与下调DC细胞IL-12和CD_{80}的表达有关[12,13]。

在天花粉蛋白(Tk)作用下，正常人群可因CD_8细胞是否显示负向调节作用而分为介导型(M^+)和非介导型(M^-)两类，并作为一对遗传性状受HLA-DQ基因调控。M^-个体CD_8细胞丧失抑制活性是因为激活了一群CD_8VV+反抑制T细胞(TCS)，而TCS的激活可能依赖于CD_4阳性诱导细胞的存在，由于Tk可以在M^-个体中却不能在M^+个体中激活这一诱导细胞，造成只有前者出现CD_8 TCS及特定的应答格局，Tk相关免疫抑制的调节点在TCS的诱导水平[14]。

2. 抗肿瘤 给小鼠腹腔注射天花粉针剂5 mg/kg，间隔4~6 d重复给药1次，对小鼠早期移植肝癌腹水型肿瘤有明显抑制作用，使动物的生存期延长率达61%~70%，生存期平均为29~30 d。腹水中癌细胞数，给天花粉组占13.50%，对照组占90.44%。腹水中淋巴细胞数，给天花粉组占86.43%，对照组占9.56%。同样剂量的天花粉1次注射，可使晚期移植肝癌腹水型小鼠腹水量明显减少，腹水抑制率达73%；天花粉针剂腹腔注射5 mg/kg，间隔7 d重复注射1次，对小鼠肝癌实体瘤抑制率可达36%~38.9%。天花粉抗恶性肿瘤作用机制，据推测与其增强机体非特异性免疫功能有关。

天花粉蛋白能够诱导多种肿瘤细胞株凋亡[15-19]，天花粉蛋白(TCS)浓度为1.0 mg/mL时对人胃癌细胞杀伤率达73%以上，低剂量TCS与丝裂霉素(MMC)联用呈加成杀伤癌细胞作用[20]。在体荷瘤裸鼠试验，TCS最低有效抑瘤剂量为0.5 mg/kg。1.0 mg/kg剂量在荷瘤SGC-7901鼠体内抑瘤率为59.9%，且与等剂量MMC抑瘤率相当。TCS(0.2 mg/kg)与重组干扰素α-2b(rIFNα-2b)10 IU/kg联用抑瘤率为46.8%，显示显著的协同抑瘤作用[21]。TCS对胃癌多药耐药细胞SGC-7901/VCR和MKN-45/VCR有增殖抑制和诱导凋亡作用，TUNEL检测显示耐药细胞凋亡指数为2.8%~11.5%[22]，耐药细胞凋亡率在4.73%~21.5%，与TCS作用时间和浓度相关。TCS对胃癌细胞MKN-45的作用表现为周期特异性，TCS作用48 h，G0/G1期细胞从67.2%下降到43.9%，S期细胞从26.7%上升到45.3%，G2/M期细胞无变化[23]。TCS纯化组分可引起小鼠黑色素瘤细胞G0/G1期细胞增加，S期细胞减少，呈现G0/G1期阻滞现象。而且G0/G1期阻滞与细胞凋亡高度相关(r=0.8705)，说明TCS纯化组分可通过抑制黑色素瘤细胞S期DNA合成、抑制瘤细胞分裂增殖以及诱导瘤细胞凋亡来达到抑瘤作用[24]。天花粉凝集素也能杀伤黑色素瘤细胞，但缺乏抑制细胞蛋白质生物合成的能力[25]。

TCS还可诱发K562白血病细胞的凋亡[26]。TCS剂量为0.75 mg/kg时对结肠癌抑瘤率为41.2%，优于丝裂霉素组（抑瘤率31.28%）；0.05 mg/kg时抑瘤率为27.5%，远小于TCS的小鼠半数致死量LD_{50}(134 mg/kg)[27]。

3. 抗菌　100%天花粉水煎液对溶血性链球菌、肺炎球菌、金黄色葡萄球菌、白喉杆菌、伤寒杆菌以及绿脓杆菌等有不同程度的抑制作用，原核表达的天花粉蛋白具有体外抗真菌活性[28]。

4. 抗生育　天花粉蛋白对离体和体内胚胎发育皆有不良的影响，母鼠在器官形成期给药，可降低胎鼠存活能力、活胎率下降、吸收点数目增加；存活胎鼠顶臀长度较对照组短，畸形胎鼠数目增加；畸形以露脑最为显著，外有短肢、短尾和矮小等[29]。体外无血清培养的人早期绒毛细胞滋养层细胞分泌的hCG在天花粉蛋白浓度为0.1 μg/mL即下降50%，而后下降缓慢，浓度8 μg/mL以上降为0；而绒毛组织培养在天花粉蛋白浓度为0.1 μg/mL时，hCG下降近90%，而后下降缓慢，至8 μg/mL以上降到0；孕酮的反应则不同，在细胞滋养层细胞和绒毛组织培养中，随天花粉蛋白浓度升高，孕酮分泌均缓慢下降，未出现两阶段下降过程[30]。

天花粉作用20、21、22、24 h后，子宫肥大细胞数量均明显增多，增多的肥大细胞TB染色为浅紫色，AB-S染色呈蓝色，硫酸小檗碱荧光染色不显荧光，临界电解质浓度偏低。说明增多的肥大细胞首先表现为幼稚的结缔组织型肥大细胞。随天花粉作用时间延长，肥大细胞颗粒内糖胺多糖的硫酸化程度增高并合成肝素，细胞趋向成熟[31]。电镜观察见子宫肥大细胞脱颗粒，呈功能活动状态，并与子宫平滑肌细胞紧密相邻，提示肥大细胞可能通过脱颗粒释放组胺促进子宫平滑肌收缩[32]。

天花粉蛋白最近被证明是一种单链核糖体失活蛋白，它通过切除28rRNA的A4324的1个腺嘌呤（Ade）使核糖体失活，抑制蛋白质生物合成，进而杀伤细胞。天花粉蛋白有N-糖苷酶作用，晶体学方法研究确证TCS专一性识别Ade，不识别嘧啶环[33]。天花粉蛋白还有5-AMP-磷酸酯酶活性，用HPLC和薄层层析等方法分析不同反应时间TCS和5-AMP的反应产物成分，结果显示在0.5 h内生成腺嘌呤核苷，随着反应时间的增加，同时有腺嘌呤核苷和腺嘌呤生成，48 h后则反应物主要是腺嘌呤。提示天花粉蛋白除了N-糖腺苷酶活性外，还具有5-AMP-磷酸酯酶活性[34]。

研究发现，在酸性条件下，天花粉蛋白表现出很强的插入酸性磷脂膜能力，并且其插膜能力有着明显的pH依赖性，从而提出了关于天花粉蛋白在酸性环境下穿透生物膜进入细胞质的设想[35]。生物分子相互作用分析（BIA）证明，在天花粉蛋白敏感的细胞膜上存在着能与天花粉蛋白专一性结合的组分。进一步利用（35）S-GTPγS结合实验发现天花粉蛋白能够激活敏感细胞膜上的G蛋白，而对不敏感细胞没有相应的G蛋白激活作用，表明在敏感细胞膜上有天花粉蛋白特异性受体的存在[36]。

5. 毒性　天花粉蛋白注射后6~8 h出现发热、头痛、咽痛、关节痛及颈项活动不利等不良反应，一般2~3 d后自行消失。发热同时血中白细胞数升高，中性粒细胞百分比可增加到90%以上，1周内恢复正常。个别患者可出现荨麻疹、血管神经性水肿、鼻出血、肝脾肿大，甚至休克和脑水肿。肌肉注射局部出现疼痛、皮肤红肿[1]。小鼠每日每只腹腔注射天花粉蛋白0.1 mg，在4~7 d内陆续死亡，小鼠死前出现竖毛、毛无光泽、精神萎靡和腹泻。粗制天花粉、精制天花粉和结晶天花粉蛋白小鼠皮下注射LD_{50}分别是48.0、14.5、13.4 mg/kg。大鼠对天花粉有较好的耐受性，犬则比较敏感。给犬一次性肌肉注射天花粉蛋白0.2~2.0 mg/kg，出现精神萎靡、食量减少。犬的亚急性毒性实验表明，连续2周肌肉注射相当于临床用量的天花粉蛋白，除白细胞及血小板一度出现升高外，食欲正常，体重不减，心电图及肝肾功能均无明显改变。如注射2倍于临床用量时，平均于给药后11.3 d，约有50%的动物中毒死亡，当剂量增加至5~10倍于临床用量时，平均连续注射6 d，100%的动物死亡[1]。

【临床应用】

1. 恶性滋养叶肿瘤　天牙粉（天花粉为主药，牙皂助其吸收）0.25~0.5 g，经阴道给药，间隔5~7 d用药1次有较好疗效。注射用天花粉，皮试阴性者，5 mg溶于5%葡萄糖500 mL内静脉缓慢滴注，每隔3~5 d用药1次，19例恶性滋养叶肿瘤患者，除2例Ⅱ、Ⅲ期绒癌合并恶病质死亡之外，17例得以根治[37]。

2. 宫内死胎和过期流产　天花粉治疗102例宫内死胎和过期流产，引产成功率在97%和95.9%，用药到胎儿或胎盘排出所需平均时间，死胎组（3.14±1.23）d，过期流产组（4.18±1.78）d，均未见大量出血等严重并发症[38]。

3. 异位妊娠　天花粉蛋白注射液治疗异位妊娠89例，全部患者均采用天花粉蛋白注射液皮试、试敏及肌注疗法，同时加用地塞米松抗过敏，其中87例治愈，有效率达97.75%[39]。用天花粉肌肉注射治疗20例未破裂输卵管妊娠患者，失败2例，有效率为90%。对愿意做输卵管造影的患者14例，在0.5~1.5年间进行子宫输卵管碘油造影随访，其中10例双侧输卵管通畅，通畅率达71.4%[40]。

4. 葡萄胎　结晶天花粉或注射用天花粉治疗葡萄胎52例，有效44例，占84.6%。先以结晶天花粉做皮试，20 min后无反应则用结晶天花粉肌注0.05 mg，再观察2 h，如仍无反应，肌肉注射结晶天花粉2.4 mg或注射用天花粉10 mg[41]。

5. 宫颈糜烂 天花粉和黄柏研磨制成天黄粉剂，直接涂布覆盖于宫颈糜烂患部有效[42]。

6. 艾滋病 美国首先使用天花粉蛋白(Tk)治疗艾滋病，Ⅰ期临床实验显示Tk治疗重症艾滋病患者，静脉注射30~90 g/kg，共3次，可使部分患者$HIVP_{24}$抗原水平下降58%，CD_4细胞数增加。

(唐民科　侯家玉　胡宇驰)

参 考 文 献

[1]汪献，等. 天花粉蛋白. 北京：科学出版社，1990：71

[2]凌敏华，等. 天花粉胰蛋白酶抑制剂基因的克隆及DNA序列分析. 生物化学与生物物理学报，1996，28(3)：233

[3]向邦平，等. 栝楼蛋白——Ⅱ. 栝楼蛋白部分化学结构的初步测定. 化学学报，1998，56(3)：302

[4]陆亦玲，等. 几种免疫学试验在预测天花粉过敏反应中的意义. 上海免疫学杂志，1988，8(2)：86

[5]郑珊珊，等. 小鼠IgE抗体生成的免疫调节. 中华微生物和免疫学杂志，1998，4(2)：50

[6]万集今，等. 天花粉和五味子对小鼠脾脏抗体形成细胞的影响. 福建中医药，1988，19(5)：79

[7]毕黎琦，等. 中药天花粉对免疫调节T细胞作用的研究. 中国中西医结合杂志，1994，14(1)：18

[8]洪建，等. 天花粉蛋白对T细胞活化的抑制作用与信号传导. 中华微生物学和免疫学杂志，1998，18(2)：111

[9]洪建，等. 天花粉蛋白对TCR介导的Jurkat T细胞蛋白酪氨酸磷酸化以及PLCγ1磷酸化. 中华微生物学和免疫学杂志，1998，18(5)：374

[10]范祖森，等.白细胞介素-10和天花粉蛋白抑制抗原提呈细胞表面分子表达及T细胞增殖. 中国药理学报，1999，20(4)：353

[11]李宁丽，等. 天花粉蛋白通过抗原加工提呈调节T细胞免疫应答. 实验生物学报，1997，30(2)：165

[12]王保龙，等. 天花粉蛋白抑制T细胞增殖的免疫学机制研究. 中华微生物学和免疫学杂志，2005，25(1)：64

[13]王保龙，等.天花粉蛋白在不同小鼠品系中区分性下调树突状细胞IL-12分泌和CD_{80}表达.中国免疫学杂志，2005，21(2)：89

[14]富赛里，等. 天花粉蛋白引起个体间CD_8细胞负调节功能差异性表达的免疫学机制. 上海免疫学杂志，2000，20(2)：92

[15]周欣阳，等. 天花粉蛋白诱导黑色素瘤凋亡机制的研究. 中国病理生理杂志，2007，23(11)：2258

[16]王媛媛，等. 天花粉蛋白体外抗人白血病和淋巴瘤细胞的作用机制. 中国实验血液学杂志，2007，15(4)：729

[17]孙健，等. 天花粉蛋白抑制肝细胞癌肺转移的实验研究. 中华肝胆外科杂志，2005，11(4)：253

[19]何贤辉，等. 天花粉蛋白诱导人类白血病细胞株HL60细胞凋亡的研究. 中国病理生理杂志，2001，17(3)：200

[20]徐振武，等. 天花粉蛋白抗胃癌作用研究. 胃肠病学和肝病学杂志，1998，7(1)：67

[21]胡海洁，等. 天花粉蛋白与重组干扰素α-2b联用对荷人胃腺癌SGC-7901裸小鼠的抑癌作用. 上海医学，1998，21(8)：456

[22]涂水平，等. 天花粉蛋白对胃癌多药耐药细胞的细胞毒和诱导凋亡作用. 世界华人消化杂志，2000，8(2)：150

[23]涂水平，等. 天花粉蛋白诱导胃癌细胞MKN-45凋亡的研究. 癌症，2000，19(12)：1105

[24]毕黎琦，等. 中药天花粉对黑色素瘤细胞凋亡及细胞周期的影响. 中国中西医结合杂志，1998，18(1)：35

[25]孙建忠，等. 天花粉中三个同工凝集素的分离纯化及其生物学性质研究. 生物化学杂志，1994，10(6)：727

[26]孔梅，等. 天花粉蛋白血病细胞K562凋亡的研究. 实验生物学报，1998，31(3)：233

[27]徐振武，等. 天花粉蛋白抗结肠癌体内实验研究. 海峡药学，1997，9(2)：12

[28]胡苹，等. 原核表达的天花粉蛋白和另外两种蛋白具有体外抗真菌活性. 微生物学报，1999，39(3)：234

[29]吴佩君，等.天花粉蛋白对小鼠胚胎早期发育的影响. 生殖与避孕，1994，14(1)：8

[30]商恩缘，等. 天花粉蛋白对体外无血清培养的人早期绒毛细胞滋养层细胞hCG、孕酮分泌的影响. 生殖与避孕，1996，16(6)：418

[31]龚凤英，等. 天花粉蛋白对小鼠子宫肥大细胞影响的组织化学研究. 解剖学报，1999，22(1)：54

[32]龚凤英，等. 天花粉蛋白对小鼠子宫肥大细胞超微结构的影响. 中国组织化学与细胞化学杂志，1999，8(1)：40

[33]吴伸，等. 天花粉蛋白N-糖苷酶作用的机制. 中国科学 C辑，1998，28(4)：313

[34]陈红，等. 天花粉蛋白等五种核糖体失活蛋白的5-AMP-磷酸酯酶活性. 生物化学杂志，1996，12(2)：125

[35]夏晓峰，等. 天花粉蛋白在酸性条件下可自发插入脂单层. 科学通报，1999，44(16)：1740

[36]吴振华，等. 天花粉蛋白引起敏感细胞膜上G蛋白激活的初步研究. 实验生物学报，1999，32(2)：151

[37]黄跃兰，等. 天花粉治疗19例恶性滋养叶肿瘤的临床观察. 中西医结合杂志，1987，7(3)：154

[38]邹吟，等. 天花粉针剂应用于子宫内死胎和过期流产. 上海第二医科大学学报，1988，8(2)：109

[39]张国贞，等. 天花粉蛋白注射液治疗异位妊娠89例. 中国妇幼保健，1995，10(4)：238

[40]钟慧萍，等.天花粉治疗输卵管妊娠与输卵管造影随访. 中国中西医结合杂志，1995，15(2)：90

[41]陆培新，等. 天花粉治疗葡萄胎52例分析. 实用妇科与产科杂志，1988，5：257

[42]郑洪然，等. 天黄粉治疗宫颈糜烂38例. 南通医学院学报，1998，18(1)：65

天南星 Arisaematis Rhizoma tian nan xing

本品为天南星科植物天南星*Arisaema erubescenis* (Wall.)Schott、异叶天南星*A. heterophyllum* Blume或东北天南星*A. amurense* Maxim.的干燥块茎。生天南星味苦、辛,性温,有毒。有散结消肿功能。外用治痈肿、蛇虫咬伤。制天南星味苦、辛,性温,有毒。有燥湿化痰、祛风止痉、散结消肿功能。主治顽痰咳嗽、风痰眩晕、中风痰壅、口眼㖞斜、半身不遂、癫痫、惊风、破伤风;外用治痈肿、蛇虫咬伤。

【化学成分】

主要成分是脂肪酸、甾醇类[1]、黄酮类[2]、生物碱类[3]、氨基酸类[4]等。

【药理作用】

1. 镇静 天南星60%乙醇提取物口服与戊巴比妥钠对于小鼠有明显的协同作用,天南星生药10.5 g/kg能够明显抑制小鼠自主活动。表明天南星具有明显镇静作用,延长戊巴比妥钠对小鼠的睡眠[5]。天南星煎剂分别给家兔、大鼠腹腔注射均有明显的镇静作用。也可延长戊巴比妥对小鼠的睡眠时间[6]。

2. 抗心律失常 大鼠口服天南星的60%乙醇提取液,对乌头碱诱发的大鼠心律失常具有明显的拮抗作用。天南星生药1.4 g/kg组效果最佳,既能延缓心律失常出现的时间又能缩短心律失常持续时间[7]。天南星中的生物碱L-缬氨酰-L-缬氨酸酐0.1~10 μg对离体犬的心房和乳头肌收缩力及窦房结频率都有抑制作用[3]。

3. 抗凝血 近年来从天南星中分离得到一种外源性凝集素,它在2 μg/mL浓度下就能凝聚家兔的红细胞[6]。且凝血实验表明,除胆南星之外的各南星炮制品的水浸液有延长小鼠凝血时间的显著作用[8]。

4. 祛痰 家兔灌胃天南星煎剂能显著增加呼吸道黏液分泌,认为本品含有皂苷,对胃黏膜具有刺激性,因而口服时能反射性地增加气管或支气管的分泌液。采用小鼠酚红排泄法进行实验,初步结果表明,口服天南星水剂20 g/kg,有祛痰作用[9]。

5. 抗肿瘤 虎掌南星醇提取液对Hela细胞有较强的抑制作用,其对肉瘤S180、HCA实体和子宫瘤U-14的3种动物肿瘤模型抑制率分别45.8%~53.7%、37.1%~53.4%、61.7%~84.8%[10]。生天南星中D-甘露醇结晶有抑制肿瘤活性,另外体外实验表明,本品对人体肺癌、肝癌及胃癌细胞有直接杀伤或抑制作用[6]。

6. 抗氧化 从虎掌南星块茎氯仿提取物中得到的两种生物碱能不同程度地清除超氧离子自由基,抑制肝线粒体脂质过氧化和膜ATP酶反应,虎掌南星醇提取液有抑制亚油酸自动氧化作用,能显著增强小鼠GSH-Px(谷胱甘肽过氧化物酶)和CAT(过氧化氢酶)活性[11]。

7. 毒性 天南星科植物的刺激性毒性成分是其植物中所含有的特殊生物代谢产物草酸钙针晶,其产生的机制认为是草酸钙针晶特殊的针形晶型,针晶与其所附的蛋白酶类物质共同产生刺激作用,针晶通过植物中特殊的黏液细胞引起刺激作用[9]。

【临床应用】

1. 冠心病 生天南星、生半夏等份碾粉,水泛为丸,每丸3.5 g。口服给药,每日3次,每次1丸。治疗稳定性劳累性心绞痛,心律失常50例,心电图改善率为30.8%,心绞痛显效率38.7%,总有效率71%,副作用表现为食欲减退、恶心、麻舌,但停药可恢复[12]。

2. 胃、十二指肠溃疡 取制巴豆、生天南星、生半夏、生乌头等份,研末拌入自制的黑膏药中,在中脘穴火针点针后拔火罐,再将药膏烘化,贴敷在中脘穴上,5~6 d换药1次,每2次为一疗程。治疗118例,治愈62例,有效45例,疗程3~38 d[13]。

3. 疥疮 用陈醋浸生天南星粉外擦,治疗疥疮,疗效满意。经治100例,痊愈86例[14]。

4. 肿瘤 用南星半夏汤(生南星、生半夏、代赭石等)加味缓解食管贲门梗阻,观察36例,有效30例[15]。用生南星、生草乌、生半夏等研末和匀,制成"镇痛灵"。每次将2.5 g药粉撒布于癌痛部位,外用阿魏消痞膏敷贴。隔日换药,7次为一疗程。观察32例,有效率93.8%[16]。

5. 眼睑隐翅虫性皮炎 生南星、生黄柏、雄黄、明矾共研极细末,用麻油调成皮炎膏,外敷患处,每日2~3次。治疗50例,全部治愈,平均疗程2.5 d[17]。

(黄 芳 刘晓冬)

参 考 文 献

[1]李绪文,等.东北天南星根脂肪酸成分的研究.白求恩医科大学学报,2001,27(2):143

[2]杜树山,等.天南星黄酮成分的研究.中国药学杂志,2005,10(19):1457

[3]韦英杰,等.天南星研究进展.时珍国医国药,2001,12(3):264

[4]Oshio H ,et al.Isolation of 1-ephedrine from "Pinelliae Tuber". *Chem Pharm Bull*,1978,26(7):1996

[5]郭晓庄,等.有毒中草药大辞典.天津:天津科技翻译出版公司,1992:91

[6]杨宗辉,等.天南星提取物诱导人肝癌SMMC7721细胞凋亡及其机制的实验研究.中国老年学杂志,2007,27(1):142

[7]秦彩玲,等.有毒中药天南星的安全性和药理活性的研究.中草药,1994,25(10):527

[8]杨宗林.天南星各种炮制品的药效学初步研究.中国药科大学学报,1998,29(5):342

[9]钟凌云,等.天南星科植物中黏膜刺激性成分的研究现状与分析.中国中药杂志,2006,18(9):1560

[10]国家中医药管理局中华本草编委会.中药本草(8).上海:上海科学技术出版社,1990:504

[11]张企兰,等.白附片抗氧化作用实验研究.中草药,1996,27(9):544

[12]修彦凤,等.半夏毒性的研究进展.时珍国医国药,2004,15(5):3041

[13]方理桃,等.贴敷膏药治疗胃及十二指肠溃疡118例临床观察.湖南中医杂志,1991,(6):12

[14]邹泽春.陈醋浸生天南星治疗疖疮.湖北中医杂志,2001,23(3):31

[15]王庆才.应用南星半夏汤加味缓解食管、贲门癌梗阻.辽宁中医杂志,1991,(1):27

[16]王劲,等.镇痛灵外用治疗癌症疼痛32例疗效观察.浙江中医杂志,1991,26(5):201

[17]赵经梅.皮炎油膏治疗眼睑隐翅虫皮炎50例.中医杂志,1990,31(9):55

天山雪莲 Saussureae Involucratae Herba

tian shan xue lian

本品系维吾尔族习用药材。为菊科植物天山雪莲*Saussurea involucrata*(Kar. et Kir)Sch.-Bip.的干燥地上部分。维吾尔医:性质,二级湿热。中医:微苦,温。

功能与主治 维吾尔医:补肾活血,强筋骨,营养神经,调节异常体液。用于风湿性关节炎、关节疼痛、肺寒咳嗽、肾与小腹冷痛、白带过多等。中医:温肾助阳,祛风胜湿,通经活血。用于风湿痹痛、类风湿性关节炎、小腹冷痛、月经不调。

【化学成分】

1. 倍半萜内酯类 雪莲内酯(xuelianlactone)、大苞雪莲内酯(4,10-环外亚甲基-8-羟基-11-甲基愈创内酯)、11α,13-二氢去氢广木香内酯、去氢广木香内酯等多个倍半萜内酯成分[1-3]。

2. 黄酮类 4′,5,7-三羟基-3′,6-二甲氧基黄酮(jaceosidin)、4′,5,7-三羟基-6-甲氧基黄酮(hispidulin)、泽兰黄素(eupafolin)、槲皮素(quercetin)、芦丁(rutin)等[4-6]。

3. 香豆素类 已分离得到别异因波拉托内酯(alloisoimperatorin)、噢洛内酯(oroselol)、异茴芹内酯(isopimpinellin)、爱得尔庭(edultin)等8种香豆素成分[7]。

4. 其他 大苞雪莲碱(involucratine)、紫丁香苷(syringi)、β-苯基乳酸(β-phenyllactic acid),及正丁基-β-D-吡喃果糖苷(n-butyl-β-D-fructopyranoside)。挥发油、多糖以及一些微量元素[8-10,4]。

【药理作用】

1. 抗炎 天山雪莲花[11]总碱(腹腔注射5%总碱溶液2 mL/kg)和乙醇提取物(腹腔注射5 mL/kg)对蛋清致大鼠后踝关节急性炎症有较强的对抗作用,总碱还降低家兔皮肤血管的通透性,使离体兔耳血管收缩(与乙醇提取物作用相反)。黄酮[12]对大鼠蛋清性关节急性炎症有明显的对抗作用和镇痛作用,其抗炎作用不同于总碱,主要是通过促进肾上腺皮质激素合成增加而产生的,对血管通透性无改变。表明总碱、乙醇提取物及总黄酮均有抗动物实验性关节炎作用。

2. 强心 天山雪莲花总碱(腹腔注射5%总碱溶液2 mL/kg)和乙醇提取物(腹腔注射5 mL/kg)对施药家兔的心电图和抑制离体兔心率的减慢,这种作用与剂量有关,大剂量兴奋,小剂量抑制[11]。

3. 抗肿瘤 天山雪莲花中的黄酮成分金合欢素(acacetin)和高车前素(hispidulin)体外对腹水型肝癌

和S180癌细胞的DNA合成均有明显的抑制，二者对腹水型肝癌细胞DNA合成的抑制均比S180高。对腹水型肝癌细胞DNA合成的ID_{50}依次为70.8和116 μg/mL，jaceosidin对癌细胞DNA合成的抑制机制，可能是对DNA模板损伤型[13]。

4. 终止妊娠 用雪莲多糖（0.1、0.5、1.0 mg/mL）对己烯雌酚诱发动情期组以及非动情期组的3级离体大鼠子宫肌条进行试验发现，从雪莲中分离出的多糖单一组分对各性周期离体大鼠子宫肌条都有明显的兴奋作用。用药后，子宫收缩频率、振幅和张力都增加，其强度与剂量相关。对动情期子宫作用明显高于非动情期，可能是由于雌激素增加了子宫平滑肌对雪莲多糖的敏感性[14]。

5. 抗缺氧 雪莲水煎液160、325、650 mg/kg连续灌服大鼠10 d，测定大鼠密闭性缺氧存活时间。发现325、650 mg/kg剂量组缺氧存活时间均延长[15]。选用常压缺氧、异丙肾上腺素、亚硝酸钠、结扎小鼠两侧颈总动脉等方法，制备急性缺氧动物模型，雪莲水提醇沉液(1 g/kg)腹腔注射，能延长缺氧动物存活时间，具有明显的抗缺氧作用[16]。

6. 清除自由基及抗疲劳 0.27、0.53、1.08 g/kg雪莲水煎液灌胃给予雄性小鼠28 d后，发现给药组游泳时间显著延长。血清尿素氮含量也明显减少，血乳酸含量在运动后10 min下降，提示可能具有增强运动耐力、抗体力性疲劳和消除疲劳的作用[17]。天山雪莲花的成分hispidulin，具有清除超氧阴离子自由基和抗NADH过氧化物酶的氧化的能力。同样，天山雪莲花多糖(SIP)能明显抑制小鼠肝匀浆硫代巴比妥酸钠反应物的产生，并降低小鼠耗氧量，延长游泳时间[18]。

7. 抗辐射 给小鼠灌胃天山雪莲水提物0.75、1.5、3.0 g/kg，14 d后，接受8.0和2.5 Gy的照射。结果：雪莲水提物能显著延长8.0 Gy照射小鼠的平均生存时间，并提高生存率；显著提高2.5 Gy照射小鼠的脾T淋巴细胞转化能力和骨髓DNA含量，改善免疫功能。说明天山雪莲具有抗辐射损伤作用[19]。比色法[20]测定天山雪莲水提物对水辐射分解产生的羟自由基的清除作用，并用Gienlsa染色分析电离辐射引起的人外周血淋巴细胞(PBL)染色体畸变。发现天山雪莲水提物对电离辐射产生的羟自由基有显著的清除作用，清除率达到60%，且还能明显抑制电离辐射引起的人外周血淋巴细胞染色体畸变的发生率。清除羟自由基、防止染色体畸变可能是天山雪莲水提取物抗辐射损伤作用的重要机制。

8. 毒性 雪莲注射液在豚鼠(0.3、0.6、1.2 mL/kg)及大鼠(0.4、0.8、1.6 mL/kg)腹腔给药后未出现过敏反应，肌肉注射未见明显刺激性，且无明显溶血性[21]。雪莲注射液[22]对羊红细胞不产生溶血现象；雪莲注射液腹腔注射小鼠LD_{50}无法测出，最大耐受量为40 mg/kg。长期毒性实验，给大鼠腹腔注射雪莲注射液40 mg/kg，连续90 d，并持续观察14 d，未出现外观、血常规、肝肾功能等血生化及13种脏器组织的毒性变化。该药无明显毒副作用，具有临床用药的安全性[23]。

【临床应用】

1. 强直性脊柱炎 以雪莲注射液为主运用水针注射疗法治疗强直性脊柱炎60例，选取5个华佗夹脊穴和腰俞穴交替使用，同时配合中医辨证分型用药和电磁波灸疗，治愈率63.3%，有效率100%[24]。

2. 肩周炎 肩峰、腋前、腋后神经阻滞和各压痛点注射雪莲注射液治疗肩周炎40例，优28例，占70%，良12例，占30%(优：疼痛消失，患肢外展，前屈后伸，比正常小10°以内；良：疼痛减轻，肩关节活动比治疗前增加20°以上)[25]。

3. 类风湿性关节炎 穴位注射雪莲注射液治疗类风湿性关节炎60例，隔日1次，15次为一疗程，用3个疗程后近期控制10例，显效28例，有效22例，总有效率100%[26]。

4. 坐骨神经痛 用雪莲针治疗坐骨神经痛384例，其中治愈309例，占80.5%，显效73例，无效2例[27]。

（相妍笑 张岫美）

参考文献

[1]李瑜，等. 新疆雪莲化学成分的研究Ⅱ. 高等学校化学学报，1985，6(5)：417

[2]申毅，等. 雪莲内酯类成分的研究. 中国中药杂志，2009，34(24)：3221

[3]王惠康，等. 新疆雪莲化学成分研究. 药学学报，1986，21(9)：680

[4]王晓玲，等. 天山雪莲的化学成分研究. 中草药，2007，38(12)：1795

[5]李燕，等. 新疆雪莲黄酮类化学成分的研究. 中国药学杂志，2007，42(8)：575

[6]Xu YJ，et al. Determination of flavonoid compounds from Saussurea involucrata by liquid chromatography electrospray ionisation mass spectrometry. *Nat Prod Res*，2009，23(18)：1689

[7]杨峻山，等. 新疆雪莲的香豆素类化学成分的研究. 中国药学杂志，2006，41(23)：1774

[8]Chen RD，et al.Chemical constituents from the cell cul-

tures of Saussurea involucrata. *J Asian Nat Prod Res*,2010,12(2):119

[9]李燕,等. 新疆雪莲化学成分的研究. 中国中药杂志,2007,32(2):162

[10]李瑜,等. 新疆雪莲化学成分研究. 高等学校化学学报,1989,10(9):909

[11]李观海,等.雪莲的药理作用研究. 药学通报,1979,(14):86

[12]何新,等. 新疆雪莲黄酮的抗炎镇痛作用及抗炎机制研究. 西北药学杂志,1990,5(3):17

[13]韩书亮. 大苞雪莲花四种成分抗癌作用研究. 癌变·畸变·突变,1995,7(2):80

[14]林秀珍,等. 雪莲多糖对离体大鼠子宫的作用. 药学学报,1986,21(3):220

[15]耿进霞,等. 雪莲对大鼠耐缺氧能力、红细胞及血红蛋白的影响. 环境与职业医学,2004,21(5):411

[16]王利彦,等. 雪莲的抗缺氧研究. 高原医学杂志,2003,13(3):30

[17]耿进霞,等. 雪莲对小鼠抗疲劳的影响.环境与职业医学,2005,22(1):85

[18]郑荣梁,等. 大苞雪莲花多糖清除自由基及抗疲劳作用. 中国药理学报,1993,14(11):47

[19]高博,等. 天山雪莲水提取物对小鼠辐射损伤的保护作用. 中草药,2003,34(5):443

[20]高博,等. 天山雪莲水提取物抗辐射损伤作用的机制研究. 江苏医药杂志,2003,29(1):17

[21]陶海英,等. 雪莲注射液特殊安全性实验研究. 新疆中医药,2008,26(1):10

[22]李勇,等. 雪莲注射液的安全性试验. 新疆中医药,2007,25(3):89

[23]连军,等. 雪莲注射液长期毒性实验研究. 现代中西医结合杂志,2007,16(4):458

[24]黄庆华. 以水针注射雪莲为主治疗强直性脊柱炎60例效果观察. 中国临床新医学,2009,2(2):191

[25]孙桂兰. 雪莲注射液治疗肩周炎40例报告. 吉林中医药,2007,27(2):32

[26]顾云,等. 雪莲注射液穴位注射治疗类风湿性关节炎60例. 山西中医,2009,25(3):30

[27]郭大平,等. 雪莲针治疗继发性坐骨神经痛384例. 陕西中医,2001,22(11):669

天竺黄(竹黄) Bambusae Concretio Silicea tian zhu huang

本品为禾本科植物青皮竹*Bambusa textilis* McClure或华思劳竹*Schizostachyum chinense* Rendle等杆内的分泌液干燥后的块状物。味甘,性寒。有清热豁痰、凉心定惊的功效。主治热病神昏,中风痰迷,小儿痰热惊痫、抽搐、夜啼等。

【化学成分】

天竺黄含无机物有钠、镁、铝、硅、钾、钙、钛、锰、镍、铁、钡、硫、铜、铅等14种元素。还含有天门冬氨酸、苏氨酸、丝氨酸、谷氨酸、甘氨酸、丙氨酸、缬氨酸、蛋氨酸、亮氨酸、苯丙氨酸、赖氨酸、组氨酸、精氨酸、脯氨酸等14种氨基酸[1]。

【药理作用】

1. 镇痛与局麻 小鼠醋酸扭体法表明,真菌竹黄水提液(经醇沉)皮下注射生药2、2.5、3.1 g/kg,对扭体反应的抑制率为39.12%、40.64%和47.34%[2]。真菌竹黄煎液、浸液4 g/kg腹腔注射,对小鼠电刺激法能显著增加痛阈值,但对酒石酸锑钾所致扭体反应无效。对赭石、龙骨、磁石蟾蜍离体坐骨神经标本,竹黄煎液能阻断动作电位传导,有局麻作用;煎液点兔眼,对刺激角膜引起的眨眼反应无抑制作用,说明无明显的表面麻醉作用[3]。

2. 影响心血管 在离体蛙心灌流中,真菌竹黄水提液1×10^{-2} g/mL浓度使心缩幅度明显减小,心率显著减慢。在离体兔耳灌流中,真菌竹黄水提液0.06 g(生药)有扩张血管作用,使流量显著增加,并能对抗去甲肾上腺素引起的流量下降。小鼠背部皮下注入生药3 g/kg,对组织胺所致皮肤血管通透性增加有显著抑制作用。麻醉兔静脉注射生药0.5 g/kg,血压轻度下降[2]。

3. 抗凝 真菌竹黄水提液生药0.5 g/kg肌肉注射,使家兔凝血时间延长。2×10^{-1} g/mL浓度显著延长血浆复钙时间[2]。

4. 抗肿瘤 竹红菌甲素(HA)对培养的人癌细胞和小鼠移植性实体瘤有显著的光动力治疗作用。HA合并照光,可使肝癌细胞DNA断链,DNA修复缓慢,对Hela细胞有明显的杀伤作用。HA以25 mg/mL浓度,合并光照10 min,光照强度105 mW/cm^2,明显抑制肝癌细胞线粒体ATP酶和微粒体葡萄糖-6-磷酸酶 (G-6-Pase),线粒体和微粒体膜蛋白巯基含量显著减少。给小鼠竹红菌乙素(HB)150 mg/kg灌胃,连续7 d,对H22

肝癌有明显的抑制作用，抑瘤率为34.0%~41.6%[4]。

【临床应用】

1. 小儿梦游症　50 mL镇肝熄风汤（代赭石、龙骨、磁石、白芍、天竺黄等），5~8岁小儿每次50 mL，9~12岁每次100 mL，每日中午及入夜睡前各服1次，半个月为一疗程。治疗39例，23例痊愈，14例有效，2例无效，总有效率94.9%[5]。

2. 清热豁痰　临床常与水牛角、生地黄、牡丹皮、郁金、胆南星同用，有清热豁痰、开窍解郁、凉血定惊之功效。小儿热惊、夜啼不安、烦躁不寐，也可与蝉蜕、僵蚕、钩藤相伍为用，清热豁痰、祛风定惊[6]。

3. 湿疹　自拟香薷天竺黄饮（香薷、天竺黄、蝉蜕、杭菊等）治疗急性、亚急性、慢性湿疹偏热型收效甚捷[7]。

4. 副作用　服用真菌竹黄可引起光敏性皮炎[8-10]。多因服用竹黄酒浸剂后，经数小时曝晒，皮肤暴露部位灼痛，出现红斑、水泡或溃疡，或有烦躁、发热。停服竹黄，避晒，局部搽炉甘石洗剂等，服抗过敏药物，数日内可痊愈。据皮肤斑贴试验结果，两种竹黄均含光敏物质，但所见25例竹黄日光性皮炎，仅4例为天竺黄引起的[10]。

参考文献

[1]肖培根.新编中药志(第3卷).北京：化学工业出版社，2002:914

[2]万阜昌.真菌竹黄对心血管等作用的研究.中药通报，1982，7(5):31

[3]熊大邃，等.竹黄的镇痛与局麻作用.中国药理通讯，1985，2(2):22

[4]王景祥，等.竹红菌乙素对小鼠肝癌H22的抑制作用.中国药理学通报，1997，13(2):188

[5]李少春.镇肝熄风汤加减治疗小儿梦游症39例.浙江中医杂志，2007，42(10):593

[6]张学华，等.竹茹、竹沥、天竺黄如何区别应用.中医杂志，2008，49(10):951

[7]王亚龙.自拟香薷天竺黄饮治疗湿疹疗效试析.光明中医，2006，21(4):68

[8]陈永昆，等.服用竹黄白酒浸液致光感性皮炎6例报告.中华皮肤科杂志，1983，16(1):59

[9]陈照谓，等.竹黄引起光敏皮炎6例报告.中华皮肤科杂志，1983，16(4):258

[10]刘启义.竹黄日光性皮炎5例.中华皮肤科杂志，1990，23(1):63

（黄　芳　窦昌贵）

天仙子　Hyoscyami Semen　tian xian zi

本品为茄科植物莨菪*Hyoscyamus niger* L.的干燥成熟种子。味苦、辛，性温，有大毒。解痉止痛，平喘，安神。用于胃脘挛痛、喘咳、癫狂。

【化学成分】

含生物碱0.06%~0.20%，其中莨菪碱（hyosc-yamine）0.02%~0.2%，东莨菪碱（莨菪胺，scopolamine，hyoscine）0.01%~0.08%，另含脂肪油可达25%，尚含甾醇和蛋白质[1,2]。近从天仙子中分离出3种睡茄交酯（withanolide）甾类化合物曼陀罗内酯-4（daturalactone-4）、莨菪乳醇（hyoscyamilactol）和16α-乙酰氧基莨菪乳醇（16α-acetoxy-hyoscyamilactol）[3]。阿托品是在提取过程中得到的稳定的消旋莨菪碱(d,1–hyoscyamine)[4]。

【药理作用】

1. 抑制腺体分泌　在腺体中，唾液腺和汗腺对阿托品最敏感，人服0.5 mg时已引起口干和皮肤干燥，同时泪腺和呼吸道分泌也明显减少，较大剂量可减少胃液分泌，但对胃酸分泌影响较小。东莨菪碱抑制腺体分泌的作用较阿托品强。

2. 抗平滑肌痉挛　天仙子注射液小量时即能对抗乙酰胆碱对离体豚鼠平滑肌的收缩作用，其效力强于单纯的硫酸阿托品或氢溴酸东莨菪碱[2]。

3. 心血管系统　东莨菪碱5和10 mg/kg腹腔注射，或2和4 mg/kg静脉注射，对乌头碱、哇巴因、$BaCl_2$、$CaCl_2$、肾上腺素、氯仿及Ach-$CaCl_2$诱发的小鼠各种心律失常均有一定对抗作用。用放射性^{86}Rb测定，每只东莨菪碱0.12 mg+阿托品0.04 mg腹腔注射能明显增加小鼠营养性心肌血流量，10 min增加17.41%，30 min时增加24.27%，增加剂量则作用增强。其作用较潘生丁稍迟，略低但持续时间较长。从释放无机磷(Pi)量分析，阿托品0.4 mg/mL或东莨菪碱0.6 mg/mL，均能促进ATP的分解，对兔心肌细胞膜的Na^+/K^+-ATP酶的活性有兴奋作用。此外，阿托品和东莨菪碱对高K^+所致兔基底动脉和肠系膜动脉环收缩均有剂量依赖性松弛作用，阿托品的IC_{50}分别为0.08和0.23 mmol/L，东莨菪碱IC_{50}分别为1.02和1.7 mmol/L。阿托品和东莨菪对电刺激诱发的兔心室乳头状肌收缩均有抑制作用。实验尚表明二者有非竞争性Ca^{2+}拮抗作用[2]。以培养的家兔主动脉平滑肌细胞(ASMC)为材料，研究了东莨菪碱对细胞增殖的影响。结果：在正常培养(有Ca^{2+})条件下，很低浓度时对ASMC的增殖作用表现为双向作用，即低浓度刺激，高浓度抑制。实验提示东莨菪碱对ASMC的作用与Ca^{2+}关系密切[5]。在牛主动脉内皮细胞培养的基础时上建立缺氧再灌流模型。实验发现缺氧2 h（10%N_2）再灌流30 min(95% O_2，5%CO_2)血管内皮细胞内GSH(谷胱甘肽)含量显著下降，MDA(丙二醛)含量显著升高。透射电镜下内皮细胞内空泡增多、细胞膜也有不同程度损害。在缺氧过程中应用东莨菪碱可预防内皮细胞GSH消耗，减少MDA生成。并减少上清液NO、LDH(乳酸脱氢酶)释放，均具有统计学意义。这种作用机制与东莨菪碱抗脂质过氧化作用有关，东莨菪碱还通过抗脂质过氧化作用。减少脂质过氧化物生成，减少GSH消耗。其减少NO释放的机制可能与防止再灌流过程中细胞钙过载有关[6]。东莨菪碱可提高海洛因依赖患者红细胞SOD活性[7]。另外，东莨菪碱能够抑制过量NO的产生，减少心肌MDA(丙二醛)、心肌血cGMP(环磷酸鸟苷)及CK(肌磷酸激酶)，对顿抑心肌功能有保护作用，可能与其抗脂质过氧化有关[8]。采用放射性生物微球法研究结果表明，东莨菪碱和阿托品均能增加大脑半球血流量(CBF)、心肌血流量(MBF)，且作用随剂量增大而增强。但可明显减小心指数(CI)，且与剂量无关。脑干对东莨菪碱反应不及大脑半球敏感，但对阿托品的反应与大脑半球相似[9]。

4. 中枢神经系统 东莨菪碱0.1~0.2 mg/kg腹腔注射，使小鼠自发活动减少，20~40 mg/kg时则活动增加。4 mg/kg腹腔注射可增强苯丙胺、去氧麻黄碱、咖啡因和吗啡的中枢兴奋作用，并对抗利血平及氯丙嗪引起的活动减少，同剂量也能加强戊巴比妥和密尔通使小鼠活动减少的作用，而表现为中枢抑制作用的协同。东莨菪碱0.05~100 mg/kg皮下注射，能阻断大鼠的二级条件反射(SCR)和回避性条件反射(CR)，对非条件反射无影响，阻断SCR和CR的ED_{50}分别为0.52和4.3 mg/kg。在大鼠大脑皮层存在兴奋性M1受体(约90%)和抑制M2受体(约10%)，东莨菪碱0.5 mg/kg兔侧脑室注射，脑电出现明显θ波，使兔安静，并能对抗M1受体激动剂毛果芸香碱的中枢兴奋作用。放射免疫测定，阿托品和东莨菪碱25 mg/kg腹腔注射，均可使大鼠大脑皮层乙酰胆碱含量显著下降，分别为46%和42%，可能与它们阻断突触前M受体，使乙酰胆碱释放增加有关。当阿托品阻断抑制型M2受体时，M1受体功能占优势，表现为兴奋，而此时乙酰胆碱释放增加，激动M1受体使兴奋作用更明显。东莨菪碱阻断兴奋型M1受体，使M2受体占优势，故表现为抑制。如两药用量过大，则可发生双向功能，患者表现为昏迷、谵妄、躁动、抽搐和惊厥等[2]。东莨菪碱0.3 mg/kg腹腔注射，结果3 min时大鼠青霉素癫痫模型癫样放电频率开始下降，10 min时其频率下降明显，25 min左右癫样放电频率完全恢复到用药前水平。说明东莨菪碱可降低癫样放电频率，但东莨菪碱对癫样放电振幅的作用不明显[10]。

东莨菪碱可使缺血再灌注大鼠异常增高的脑组织Ca^{2+}含量降至对照组水平，组织学检查及脑电活动也有改善，提示东莨菪碱通过降低缺血重灌注引起的脑Ca^{2+}积累，可减轻脑损伤，改善脑功能[11]。以东莨菪碱0.1、0.4 mg/kg给予实验小鼠，结果显示动物被动学习的抑制作用及其增加探究活动，以白天最为显著，小鼠颞叶皮层和海马部位的毒蕈碱受体数，白天多于晚上，而纹状体的受体数上午最少。说明东莨菪碱对实验动物的学习记忆和行为的影响及其不同脑区的受体，呈现一定的昼夜变化[12]。单剂量东莨菪碱(1 mg/kg，腹腔注射)能显著损害小鼠的短时记忆，重复给药后的这种作用很快消失。结果表明，东莨菪碱不能损害小鼠长时记忆[13]。

在大鼠离体下丘脑室旁核神经元活动的实验中，观察东莨菪碱在25个大鼠下丘脑薄片上，用玻璃微电极记录55个室旁核神经元自发放电。其放电活动可分为非周期和周期型两类。当灌流含东莨菪碱(10^{-7} mol/L，3 min)的人工脑脊液后，在32个非周期型放电单位中呈现增频反应的有5个（15.6%），减频反应的12个(37.5%)，15个无反应（46.9%），7个周期型放电单位均无反应。同时也观察到，东莨菪碱对室旁核内被NA兴奋的神经元或被Ach兴奋和抑制的神经元具有翻转作用[14]。给兔侧脑室、犬椎动脉以及静脉注射东莨菪碱，从呼吸频率、潮气量、通气量及血分析多项指标皆观察到东莨菪碱有明显呼吸抑制作用，且存在剂量依赖关系，尚能拮抗毛果芸香碱的呼吸兴奋效应，但不能拮抗6β-乙酰氧基去甲托烷呼吸抑制效应，反而起协同作用。结果提示东莨菪碱引起呼吸抑制可能与阻断呼吸中枢M1受体有关[15]。应用沙鼠建立脑缺血模型。缺血前15 min腹腔注射东莨菪碱0.45 mg/kg，于阻断颈动脉50 min，再灌流10 min、再灌流60 min及120 min，检测神经细胞胞浆游离钙的变化。结果：东莨菪碱可减缓胞浆游离钙升高，认为东莨菪碱具有Ca^{2+}通道阻滞作用，能阻断L型通道抑制Ca^{2+}跨膜慢向内流和抑制Ca^{2+}从内质网释放[16]，减缓胞浆［Ca^{2+}］i的升高，减缓ATP的耗竭，从而预防和减轻神经细胞损伤。实验发现阿托品可明显阻止大鼠脑缺血再灌流损伤时大脑皮质单胺和5-HIAA（5-羟吲哚乙酸）含量减少，促进脑电恢复，有助于打断所形成的恶性循环，发挥脑保护作用[17]。在麻醉状态下腹腔注射东莨菪碱注射液（0.6 mg/kg），大鼠大脑前庭内侧核（MVN）区天冬氨酸、谷氨酸、谷氨酰胺及丙氨酸含量与基础值相比较无明显改变，而甘氨酸及牛磺酸含量显著升高，60 min后逐渐回降至基础线水平。说明东莨菪碱的抗眩晕作用机制可能与抑制MVN活性，从而降低前庭系统的兴奋性有关[18]。

5. 阻止近视 形觉剥夺能导致眼球的轴性延长。其中VCL（玻璃体腔长度）延长和VCL/AL（眼轴长度）增大是其形态学的原因，巩膜胶原纤维变细是其病理学原因，而阿托品能阻止近视发生的形态学原因和病理学原因，使巩膜正常生长，从而部分阻止近视[19]。

6. 抗肿瘤 天仙丸对移植性小鼠肉瘤S180实体型及肝癌HAC胃壁接种模型的抑瘤作用尤为突出，表现出明显的抑制作用和较高的延长生命率；对小鼠肝癌HAC腹水量的增殖有明显的抑制作用，对小鼠肝癌细胞有明显的杀伤作用，对癌细胞分裂有一定的抑制作用[20]。

7. 神经-内分泌-免疫调节系统 采用东莨菪碱治疗吗啡成瘾大鼠3 d和4 d后，下丘脑中ir-β-EP（β内啡肽样免疫活性物质）含量增加，但ir-OT（催产素样免疫活性物质）含量降低，垂体中ir-β-EP和ir-OT含量增加。提示东莨菪碱可能通过改变大鼠脑内下丘脑-垂体轴β-EP和OT的含量从而减轻对吗啡的依赖和耐受而产生作用[21]。吗啡依赖大鼠血浆性轴激素LH（黄体生成素）和睾酮含量较正常对照组降低，而肾上腺轴激素ACTH含量降低，皮质醇含量升高。经纳洛酮激发戒断反应时，血浆睾酮、PRL（催乳素）、ACTH含量升高，在纳洛酮激发前0.5 h注射东莨菪碱（0.5 mg/kg），大鼠血浆皮质醇和睾酮含量降低。自然戒断组经东莨菪碱治疗6 d后血浆FSH（卵泡刺激素）、PRL、ACTH和皮质醇含量可恢复正常，而血浆睾酮含量明显升高。结果表明东莨菪碱急性和慢性处理对吗啡依赖大鼠下丘脑-垂体-性腺轴和肾上腺轴的激素水平的紊乱有一定的治疗作用[22]。

8. 其他 阿托品10^{-6}~10^{-3} mol/L浓度时有剂量依赖性抗二磷酸腺苷（ADP）、肾上腺素和大肠杆菌内毒素诱导的人血小板聚集作用，其抗血小板聚集作用，随着细胞外Ca^{2+}浓度的增加与降低而呈现弱与增强现象，表明其抗血小板聚集作用可能与其拮抗钙作用有关。豚鼠回肠实验表明，莨菪类药物（阿托品、东莨菪碱等），具有非单纯性竞争H1受体阻断作用，这种选择性H1受体阻断作用，可能与此类药物的抗休克作用有关。阿托品也能拮抗似除虫菊酯（溴氰菊酯、氰戊菊酯、氯氰菊酯等）所致流涎症状及其他中毒症状。10~50 mg/kg腹腔注射可降低溴氰菊酯中毒大鼠的死亡率。阿托品可防止支气管阻塞，使动物免于死亡。阿托品10 mg/kg静脉注射与舒筋灵合用效果更佳，可完全拮抗中毒症状，使中毒大鼠全部存活。天仙子煎剂生药量为10%、20%、30%、40%、50%、60%、70%、80%、90%、100%浓度药液，对金黄色葡萄球菌和大肠杆菌抑菌作用较强，对乙型副伤寒杆菌抑菌作用较弱，对链球菌无抑菌作用[23]。

9. 药代动力学 利用燐光分析法，阿托品10 mg/kg分别给小鼠皮下注射和大鼠肌肉注射，二者均为二室开放模型，半衰期分别为104和102 min，高峰时间为11与19 min，血药浓度为3 100与2 180 ng/mL，药时曲线下面积为309和303（μg/mL）·min[2]。

10. 毒性 氢溴酸东莨菪碱小鼠皮下注射的LD_{50}为3~8 g/kg。用东莨菪碱0.5、1.0、2.0、5.0、10和20 μg/mL浓度直接作用于人外周静脉血淋巴细胞培养液，除临床治疗量（0.5 μg/mL）外，染色体畸变率和姊妹染色体互换（SCE）率明显高于对照组。于小鼠受孕第6天开始，每日腹腔注射东莨菪碱4.6和59 mg/kg至受孕16 d，胎鼠畸变率分别为3.8%和8.2%，明显高于对照组。实验表明东莨菪碱有致突变和致畸作用。天仙子所含阿托品最低致死量为0.08~0.13 g，5~10 mg即能产生显著的中毒症状[24]。

【临床应用】

1. 消化系统疾病 用复方天仙子胶囊（天仙子、大黄、木香等）治疗急性胆道疾患123例，溃疡散（天仙子、乌贼骨、元胡、乌药、白及）治疗消化性溃疡208例，加味天壳片（天仙子、鸡蛋壳粉、白及、铁棒锤、甘草流浸膏）治疗溃疡病52例，均有较好疗效。东莨菪碱静滴尚可用于治疗十二指肠溃疡和坏死性小肠炎[2]。

2. 心律失常、心绞痛 静脉注射阿托品2 mg使20

例病窦综合征患者的直接窦房传导时间由170 ms缩短为134 ms，其中有4例恢复正常(<120 ms)。21例因进食引起心绞痛发作的患者，于餐前8~10 min肌注阿托品0.5 mg使心绞痛发作被控制。肌肉注射东莨菪碱0.3 mg治11例高血压危象，效果良好。东莨菪碱0.3~0.6 mg加入5%~10%葡萄糖液300~500 mL中静脉滴注，每日1次，10 d为一疗程。治疗脑血栓形成181例，也有较好疗效[2]。

3. 支气管炎和上呼吸道感染 20%天仙子注射液穴位注射（定喘与肺俞穴）治疗慢性支气管炎482例，有效率91.7%，随访350例，远期疗效82.9%。阿托品能减少呼吸道分泌，减轻急性鼻炎的临床症状。口服阿托品治疗急性上呼吸道炎症等100例，能促进其他症状消失，缩短病程[2]。

4. 肺结核咯血 阿托品1~2 mg皮下注射治疗肺结核咯血977例，有效724例[2]。

5. 小儿重症肺炎 东莨菪碱0.02~0.04 mg/kg加入10%葡萄糖50 mL中静脉滴注或稀释后静脉注射，分别医治40例小儿重症肺炎、45例婴幼儿毛细支气管炎并发呼吸循环衰竭、发绀、啰音、防止弥散性血管内凝血(DIC)等，均有明显效果[2]。

6. 早产儿呼吸暂停 采用东莨菪碱治疗早产儿呼吸暂停，每次0.02~0.04 mg，10~30 min静脉推注1次，直至心率>140次，面部潮红，轻度烦躁。改为上述剂量加入30 mL液体内静脉滴注维持，每日2~3次，直至呼吸转平稳为止[25]。

7. 重度新生儿窒息 采用东莨菪碱0.02~0.05 mg/kg静注，隔15 min一次，抢救重度新生儿患者44例，一般用4~6次逐渐停药。结果治愈39例，死亡5例，治愈率88%[26]。

8. 高原肺水肿 采用阿托品治疗高原肺水肿，结果患者症状、体征、X线片肺部阴影消失时间及平均住院日显著短于不用抗胆碱药组，治愈率显著提高，血流动力学参数的异常改变得到系列调整[27]。

9. 小儿遗尿症 阿托品1 mg睡前肌注，治疗小儿遗尿症8例，获良好效果。以天仙子黏附法行肾盂切开取石3例，也有良效[2]。

10. 失眠 有报道35例失眠患者服用东莨菪碱浸膏片每次150 mg，失眠缓解总有效率为97.1%[28]。

11. 脑瘫与癫痫 东莨菪碱0.01~0.05 mg/kg穴位注射治疗各种瘫痪118例，有效率96.5%。东莨菪碱对减少癫痫发作和抢救癫痫持续状态也有一定效果。东莨菪碱也可用于震颤性麻痹[2]。

12. 眼科疾病 阿托品0.5%~1%滴眼用于虹膜睫状体炎，使瞳孔括约肌和睫状肌松弛，有利于炎症消退，且可防止瞳孔闭锁的发生。天仙子和阿托品也用于青少年近视的治疗，以10%天仙子滴眼液治疗76例，有效率63.45%，其中显效(视力增至或超过1.0者)27.59%。1%阿托品滴眼对青少年近视有显著疗效，但有折瞳、畏光等不良反应，临床观察0.1%也有肯定疗效。有报道0.004%阿托品滴眼治疗青少年近视49例，立即有效率79.59%，停药10 d有效率63.27%，仅轻微散瞳，不影响学习和工作[2]。

13. 感染性疾病 采用天仙子外敷治疗软组织急性化脓性感染(如疖、痈、急性蜂窝组织肿、急性淋巴管炎、淋巴结炎、手部急性化脓感染)的成脓期102例，治疗满意[29]。阿托品有抗乙酰胆碱和抗儿茶酚胺的双相作用，在抢救感染性休克中，毛细血管前括约肌收缩作用是主要的，这样使回心血量增加，血压回升，血管痉挛解除，微循环改善。阿托品和东莨菪碱的抗休克作用也可能与其H1受体阻断作用有关[2]。

14. 中毒性疾病 莨菪类药物在抢救中毒上，除用于抢救有机磷农药中毒外，还可用于河豚、一氧化碳、鼻眼净、食葫芦、乌头、氯丙嗪中毒及抢救药物中毒所致锥体外系反应[30]。对有机磷中毒，应及早、足量、反复给予阿托品，每次0.5~3 mg，每0.5~2 h肌注或静注1次，直至中毒症状缓解和轻度阿托品化，以后可减量维持8~24 h。对极重型中毒阿托品化的平均用量可达每小时40~80 mg。最好定时定量静脉推注给药。以东莨菪碱抢救有机磷中毒140例，其疗效优于阿托品，并发症减少和死亡率降低。阿托品对抢救拟虫菊酯中毒也有肯定疗效[2]。

15. 肿瘤 采用自制仙蝥抗癌片(由斑蝥、壁虎、蟾酥、天仙子、西洋参等组成)治疗恶性肿瘤42例，取得较好的疗效，完全缓解(CR)7例，部分缓解(PR)18例，总缓解率(CR+PR)为59.5%。部分病例可出现类似环磷酰胺的泌尿系统反应，停药后可自行消失[31]。

16. 止痛 采用东莨菪碱，按0.03~0.04 mg/kg，加10%葡萄糖液20~30 mL静注，同时肌注或静注安定10 mg治疗癌性Ⅲ度疼痛30例，总有效率80%[32]。采用天仙牙痛宁(天仙子、细辛、冰片等组成)局部用药治疗牙痛，统计102个疼痛牙齿，半小时以内达到完全止痛者88个，占86.3%[33]。外用天仙子散治疗癌痛(天仙子20 g、冰片20 g)效果满意[34]。

17. 戒毒 东莨菪碱用于海洛因依赖者脱毒治疗，临床疗效好，且无依赖性，无呼吸抑制性，不产生欣快效应[35]。采用每日每千克重量0.06~0.1 mg加入5%葡萄糖液持续静脉滴注34例海洛因依赖者，疗效快，也较安全[36]。

18. 其他 东莨菪碱0.3 mg静滴治疗输血输液反应56例，治愈55例，好转1例。东莨菪碱配合冬眠合剂或肌松剂，可达一定麻醉深度，满足手术需要。东莨菪碱治疗破伤风20例，新生儿硬肿症25例，均有较好疗效。阿托品用于麻醉前给药，可减少呼吸道分泌，防止呼吸道阻塞。阿托品尚可用于严重盗汗，天仙子外敷治疗因长期肌肉注射所致臀部肿块及疼痛有一定疗效。莨菪类药物可明显降低心肌酶值，防治肾综合征出血热心肌损害[37]。此外用于治疗破伤风[38]，缓解急性脑卒中频繁性呃逆[39]。在妇科中阿托品用于治疗宫颈水肿[40]、缩短产程[41]等。

19. 不良反应 阿托品的常见副作用有口干、乏汗、心悸、瞳孔散大、视近物模糊等，轻度中毒可语言不清、烦躁不安、皮肤干燥发热、小便困难，严重中毒时产生澹忘、幻觉、惊厥等中枢兴奋症状，并可由兴奋转入抑制，引起昏迷和呼吸麻痹。青光眼、前列腺肥大者禁用，老年人慎用[2]。有误服天仙子中毒，主要症状有口干、烦躁、精神恍惚、谵语、皮肤潮红、无汗等[42]。

【附注】

1. 其他药用部位 莨菪根含生物碱0.16%，叶含0.045%~0.08%。根和叶中均含莨菪碱和东莨菪碱，此外根中尚含去水阿托品（apoatropine）、托品碱（tropine）、四甲基二氨基丁烷（tetramethyl diamino butane）和红古豆碱（cuscohygrine），叶中尚含天仙子苦苷（hyospicrin）。另报道莨菪地上部含生物碱0.095%，其中有莨菪碱、东莨菪碱、茵芋碱（skimmianine）、去水东莨菪碱（apohyoscine）、去水阿品托、托品碱、α-和β-颠茄碱（α-和β-belladonnine），及东莨菪碱N-氧化物（hyoscine N-oxide）[2]。全草含去甲莨菪烷类生物碱打碗花精（calystegin）A_3、A_5、A_6、B_1、B_2、B_3和N_1，其中B_2和N_1是糖苷酶抑制剂，B_2的作用比N_1强，但N_1对猪肾脏海藻糖酶的抑制是非竞争性的，而B_2是竞争性的抑制猪肾脏海藻糖酶[43]。以莨菪浸膏片治疗高血压、冠心病、神经衰弱等17例，用药25 d后血清胆固醇（TC）和低密度脂蛋白胆固醇（LDL-C）明显下降，高密度脂蛋白胆固醇（HDL-C）升高，但不显著，而HDL-C/TC比值明显升高，表明有抗动脉粥样硬化作用。以莨菪浸膏片治疗类风湿性关节炎52例和中老年人失眠40例也有较好疗效[2]。

2. 天仙子的原植物尚有东北和河北产小莨菪 *Hyoscyamus bohemicus* F. W. Schmidt，其种子含莨菪碱0.04%，东莨菪碱0.01%。新疆产中亚天仙子*H. pusillus* L. 种子也含上述2种生物碱[2]。

（李超英　王楚盈　张大方）

参考文献

[1]国家药典委员会.中华人民共和国药典. 北京：化学工业出版社，2000：41

[2]王本祥.现代中药药理学. 天津：天津科学技术出版社，1997：1516

[3]Ma CY，et al. Withanolides from Hyoscyamus niger seeds. *J.Nat. Prod*.1999，62（10）：1445

[4]李端. 药理学.第4版. 北京：人民卫生出版社，1999：69

[5]张明志，等. 阿托品、东莨菪碱和山莨菪碱对家兔主动脉平滑肌细胞增殖的影响. 中国药理学与毒理学杂志，1992，6（2）：155

[6]魏刘华，等. 东莨菪碱对缺氧再灌注主动脉血管内皮细胞的保护作用. 中华胸心血管外科杂志，1995，11（5）：306

[7]罗群，等. 东莨菪碱对海洛因依赖者红细胞中SOD活性的影响. 综合临床医学，1998，14（3）：267

[8]朱洪生，等. 实验性缺血再灌注心肌顿抑与一氧化氮的关系及东莨菪碱对其影响. 中华心血管病杂志，1998，26（1）：65

[9]张英鸽，等. 莨菪类药物对大鼠脑、心肌血流量和心指数的影响. 中国药理学与毒理学杂志，1992，6（2）：110

[10]张智，等. 东莨菪碱对大鼠癫痫模型痫样放电的影响. 实用儿科临床杂志，1991，6（4）：194

[11]彭新琦，等. 三种莨菪类药物在大鼠急性前脑缺血及再灌注损伤中的作用. 中国药理学报，1992，13（4）：357

[12]潘思源. 东莨菪碱对小鼠被动学习、探究行为及脑区毒蕈碱受体的昼夜变化. 中国药理学报，1992，13（4）：323

[13]禹志领，等. 应用小鼠在Y形迷宫中的自主选择能力测定急性和慢性东莨菪碱与吗啡对记忆的影响. 中国药科大学学报，1996，27（11）：680

[14]李太志，等. 东莨菪碱对大鼠离体室旁核神经元单位放电的影响. 徐州医学院学报，1996，16（4）：355

[15]葛晓群，等. 东莨菪碱抑制呼吸效应及其机制. 生理学报，1995，47（4）：401

[16]曹权. 东莨菪碱对缺血性脑损伤的实验研究. 江苏医药，1999，25（7）：511

[17]吕爱刚，等. 阿托品对大鼠急性脑缺血再灌注损伤大脑皮质单胺含量和脑电的影响. 中国药理学通报，1998，14（3）：282

[18]于海玲，等. 东莨菪碱对大鼠前庭内侧核区氨基酸含量的影响. 延边大学医学学报，2009，32（1）：11

[19]高前应，等. 阿托品对兔实验性形觉剥夺性近视形成的影响. 第四军医大学学报，2000，21（2）：210

[20]郑升. 天仙子抗肿瘤作用初步实验观察. 中国肿瘤临床，1988，15（16）：325

[21]杨国栋，等. 东莨菪碱对吗啡成瘾大鼠下丘脑、垂体及

血β内啡肽和催产素含量的影响. 中华医学杂志,1995,75(1):8

[22]周文华,等. 东莨菪碱对吗啡依赖大鼠下丘脑–垂体–性腺轴和肾上腺轴的影响. 中国药物滥用防治杂志,1998,(6):4

[23]黄红芳. 天仙子煎剂的抑菌作用研究. 右江民族医学院学报,2009,31(2):186

[24]梅金喜,等. 现代中药药理手册. 北京:中国中医药出版社,1998:620

[25]石微娜,等. 东莨菪碱与氨茶碱治疗早产儿呼吸暂停疗效比较. 安徽医科大学学报,1998,33(6):481

[26]杨建平. 莨菪碱类药抢救重度新生儿窒息疗效观察. 新医学,1993,24(1):22

[27]张雪峰,等. 抗胆碱药治疗高原肺水肿现场研究. 中国实用内科杂志,1998,18(10):599

[28]韩万水. 东莨菪碱对失眠的疗效. 临床荟萃,1995,10(5):239

[29]丁海梅. 天仙子外敷治疗软组织急性化脓性感染102例. 中医外治杂志,2001,10(3):47

[30]蒋昭伦,等. 莨菪类药物在抢救急性中毒中的应用. 中国医院药学杂志,1997,17(6):251

[31]张志芳,等. 仙螯抗癌片治疗恶性肿瘤近期疗效观察. 湖南中医学院学报,1996,16(3):30

[32]周祖敏. 交替使用东莨菪碱及冬眠疗法治疗癌性Ⅲ度疼痛30例疗效观察. 河南肿瘤学杂志,1995,8(1):71

[33]刘春甫,等. 天仙牙痛宁局部用药治疗牙痛临床观察. 中国医药学报,1992,7(2):34

[34]许利纯. 外用天仙子散治疗癌痛30例临床观察. 湖南中医杂志,1995,11(2):8

[35]殷杰. 大剂量东莨菪碱对海洛因依赖者脱毒治疗的疗效观察. 南京医科大学学报,1999,19(5):424

[36]胡振祥,等. 东莨菪碱用于海洛因依赖者临床治疗53例对照观察. 中国药物滥用防治杂志,2000,(2):17

[37]孙希平,等. 莨菪类药物防治胃综合征出血热心肌损害的临床研究. 山东医科大学学报,1999,37(3):268

[38]侯可法,等. 东莨菪碱静脉注射在破伤风治疗中的疗效观察. 中华传染病杂志,1997,15(1):48

[39]黄宝荣,等. 东莨菪碱治疗急性脑卒中频繁性呃逆临床观察. 中华护理杂志,1998,33(2):115

[40]任野,等. 阿托品联合地西泮治疗产科宫颈水肿120例. 医学导报,1999,18(3):105

[41]赵寿君. 阿托品宫颈注射用于缩短产程65例报告. 苏州医学院学报,1995,15(3):48

[42]刘凤英,等. 天仙子过量中毒1例. 菏泽医专学报,1996,8(4):58

[43]Asano Naoki, et al. Calystegin N1 a novel nortropane alkaloid with a bridgehead amino group from Hyoscyamus niger: structure determination and glycosidase inhibitory activities. *Carbohydr Res*, 1996, 284(2):169

天 冬 Asparagi Radix tian dong

本品为百合科植物天冬*Asparagus cochinchinensis* (Lour.)Merr.的干燥块根。味甘、苦,性寒。有养阴润燥、清肺生津的功能。用于肺燥干咳、顿咳痰黏、腰膝酸痛、骨蒸潮热、内热消渴、热病津伤、咽干口渴、肠燥便秘等。

【化学成分】

天冬的块根含天门冬素(天冬酰胺,asparagine)、β–谷甾醇、黏液质及5–甲氧基甲基糠醛(5-methoxymethylfurfural)。所含苦味成分为甾体皂苷,由菝葜皂苷元(smilagenin)、鼠李糖、木糖和葡萄糖组成[1]。另有人报道从天冬的块根中分离出7种寡糖类成分,一种为新酮糖(neo-ketose),6种为寡糖[2,3]。从天冬乙醇提取物中分离得到的5个化合物,经鉴定分别为薯蓣皂苷元–3–O–β–D–吡喃葡萄糖苷(Ⅰ)、异菝葜皂苷元(Ⅱ)、26–O–β–D–吡喃葡萄糖基–呋甾–3β,22,26–三醇–3–O–β–D–吡喃葡萄糖基(1→2)–O–β–D–吡喃葡萄糖苷(Ⅲ)、26–O–β–D–吡喃葡萄糖基–呋甾–5–烯–3β,2,26–三醇–3–O–[–α–吡喃鼠李糖基(1→2)]–[–α–吡喃鼠李糖基–(1→4)]–β–D–吡喃葡萄糖苷(Ⅳ)、26–O–β–D–吡喃葡萄糖基–呋甾–3β、26–二醇–22–甲氧基–3–O–α–L–吡喃鼠李糖基(1→4)–O–β–D–吡喃葡萄糖苷(Ⅴ)[4]。

【药理作用】

1. 抗衰老 给D–半乳糖衰老模型小鼠灌胃不同溶媒提取物2 g/kg,连续30 d。结果表明,天冬的氯仿、乙醇和水提物均可显著降低衰老模型小鼠肝细胞膜MDA水平,天冬的氯仿提取物也可显著降低红细胞膜MDA含量,而乙醇和水提物对红细胞膜的MDA含量则无明显影响[5]。天冬块根水提液按生药0.2 g/kg(0.015 mL/g体重)每日给小鼠腹腔注射,连续15 d。结果:天冬块根多糖是提高小鼠血浆和肝脑组织SOD活性、降低MDA含量的主要因素,为抗氧化延缓衰老的主要活性成分；皂苷和浸提物的综合作用是导致小鼠肝、脑组织MDA积累的次要影响因素[6]。给D-半乳糖致衰老模型小鼠灌胃天门冬水提液(1.25 g/kg)及其纳米中药(1.25 g/kg)，15 d后发现，天门冬水提液及其纳米中药均能显著增强小鼠血清中一氧化氮合酶(NOS)活性，提高一氧化氮(NO)含量，降低肝组织中脂褐素(LPF)含量，且纳米中药的药效强于天门冬水提液的药效[7]。分别给予D-半乳糖衰老模型小鼠天门冬氯仿、乙醇、水提取液5 g/kg，连续30 d。结果显示，天门冬3种溶媒提取液均不同程度地提高小鼠心肌GSH-Px活性，降低LPF含量，脂溶性提取液的作用优越于极性溶剂提取液。天门冬提取液对抗氧化功能的调节可能是其延缓衰老的重要机制之一[8]。

2. 抗肿瘤 每天给予Hep荷瘤小鼠天门冬提取物10、20 g/kg体重，10 d后，对Hep瘤体生长抑制率分别为31.2 %、67.1 %；组织病理学镜检显示给药组瘤体均见部分坏死，或在坏死灶边缘出现纤维组织增生，间质水肿，其中以20 g/kg组坏死较明显。给药10 d，小鼠碳粒廓清指数、免疫器官重量明显增加，同时升高小鼠血清溶血素值[9]。

从天门冬块根粗多糖中得一半乳葡聚糖纯品ACP。体外对8种癌细胞的抑制生长实验结果显示，ACP对人乳腺癌MCF-7(半数抑制率IC_{50}为59.90 μg/mL)及人口腔上皮癌KB(IC_{50}为65.42 μg/mL)有较好的抑制作用。体内ACP 100 mg/kg经腹腔注射给小鼠15 d，对Lewis肺癌荷瘤小鼠明显减轻瘤重，对Lewis肿瘤有一定的抑制作用[10]。

从天冬中分离得到的asparacoside、3′-hydroxy-4′-methoxy-4′-dehydroxynyasol、3′-methoxynyasol对各种癌细胞(人骨肉瘤细胞HOG.R5、人肺癌细胞Lu-1、激素依赖性人前列腺癌细胞LNCaP、人结肠癌细胞Col-2、人脐静脉内皮癌细胞HUVEC和人口腔类表皮癌细胞KB)有中度细胞毒作用，抑制50%癌细胞生长的浓度(IC_{50})都在4~12 mg/L之间[11]。从天冬中分离得到的菝葜皂苷元-3-0-α-L-鼠李吡喃糖基 (1→4)]-D-葡萄吡喃糖苷，在浓度为10^{-6}和10^{-5} mol/L时，对人白血病细胞HL60的生长抑制率分别为41.9%和100%。浓度在10^{-5}和10^{-4} mol/L时，对人乳腺癌细胞MDA-MB-468的抑制率分别为99.3%和99.4%[12]。薯蓣皂苷元也是天冬抗肿瘤活性成分，能抑制乳腺癌生存和增殖[13]，能通过增强P53蛋白表达抑制人骨肉瘤细胞增殖并使之凋亡[14]，能通过抑制核因子(NF-κB)与DNA结合和P38有丝分裂原活化的蛋白激酶(MAPK)的活化，诱导不同红白血病细胞系(K562和HEL)凋亡[15]。

3. 抑菌、抗炎 适当浓度的天门冬提取液(2 500 mg/kg)可发挥最佳的抗炎作用，使急性炎症的持续作用时间明显缩短，症状显著减轻；天门冬提取液对棉球所致大鼠肉芽肿有抑制作用，抑炎率在20%以上[16]。连续3 d灌服天冬水提液生药0.8、2.5和5.0 g/kg，均明显抑制蛋清所致的大鼠足跖肿胀厚度，作用持续6 h以上，也均明显抑制棉球所致的大鼠肉芽肿，但其抗急、慢性炎症缺乏量效关系[16]。

4. 增强免疫 连续7 d给幼小鼠灌服天冬总多糖生药2和4 g/kg，能明显增加小鼠胸腺和脾脏重量指数，提示天冬有增强非特异性免疫功能的作用[17]。

5. 降血糖 天冬降糖胶囊10、20 g/kg灌胃给药14 d，可明显降低四氧嘧啶糖尿病小鼠的血糖并升高胰淀粉酶；对抗四氧嘧啶引起的胰岛损伤、胰岛大小及细胞数量与正常对照组基本相同。提示天冬降糖胶囊能明显降低四氧嘧啶高血糖小鼠的血糖，并对四氧嘧啶引起的胰岛损伤具有保护作用[18]。连续给予四氧嘧啶糖尿病大鼠5、10、20 g/kg天门冬提取物，给药20 d后测定，给药组动物体质量比模型组分别增加了16.2%、22.2%、27.9%，饮水量比模型组减少了53.5%、53.5%、58.5%，血糖水平比模型组降低了69.3%、78.8%、92.4%，实验期间动物未出现不良反应和毒副作用。表明天门冬提取物具有明显的改善糖尿病症状、降低高血糖作用[19]。

6. 增加脑血流量 天冬总皂苷30、60 mg/kg组于给药后5 min即能明显增加脑血流量(CBF)并一直持续到120 min，且显示出较好的量效关系；天冬总皂苷30、60 mg/kg组用药后脑血管阻力(CVR)虽较用药前降低，但大部分时间点未达到统计学显著意义；天冬总皂苷10 mg/kg组CBF、CVR无明显变化。提示天冬总皂苷灌胃给药有显著增加麻醉犬CBF的作用[20]。

7. 抗溃疡、抗腹泻 天冬酰胺可能是天冬抗溃疡的活性成分。给小鼠灌服天冬75%醇提物生药5、15 g/kg，可显著减少麻油所致的小肠性腹泻，作用持续8 h以上，4 h的腹泻次数分别减少52.2%和66.3%；也显著减少番泻叶所致的大肠性腹泻，但作用持续4 h，4 h的腹泻次数分别减少23.4%和21.9%[21]，同时对小鼠水浸应激性溃疡形成的抑制率分别为63.2%和78.1%，对小鼠盐酸性溃疡形成的抑制率分别为26.4%和64.2%，对吲哚美辛乙醇性溃疡形成的抑制率分别为20.5%和65.3%[22]。

8. 抗血栓 连续3 d灌服天冬75%醇提物生药3 g/kg显著延长电刺激大鼠颈总动脉血栓形成时间，延长率为48.6%，并使凝血时间延长41.4%，对凝血酶原时间和白陶土部分凝血活酶时间仅有轻度延长作用[23]。离体抗兔血小板聚集实验测得天冬75%醇提物抗二磷酸腺苷(ADP)和胶原诱导血小板聚集的IC_{50}分别为生药1.84 mg/mL和生药2.26 mg/mL[24]。

9. 其他 给小鼠灌服天冬水煎剂生药5 g/kg显著减少二氧化硫所致的咳嗽次数，但延长引咳潜伏期不明显[25]；给小鼠连续5 d灌服天冬水煎剂生药20 g/kg也显著减少浓氨水所致的咳嗽次数；给豚鼠连续5 d灌服天冬水煎剂生药16 g/kg也显著减少组胺所致的咳嗽次数，但都不明显延长引咳潜伏期，此剂量的抑制组胺致豚鼠哮喘发作强度与氨茶碱0.7 g/kg相当，但平喘持续时间不如氨茶碱长；给小鼠连续5 d灌服天冬水煎剂生药10和20 g/kg都能明显增加呼吸道中酚红排泌量，分别增加0.76和1.22倍[26]。

【临床应用】

1. 乳房肿瘤、乳腺增生 天冬合剂(天冬、柴胡、郁金、赤芍、王不留行等)治疗乳腺增生病200例，收到良好效果。临床治愈126例，显效41例，有效26例，无效7例，总有效率为96.5%[27]。

2. 慢性单纯性鼻炎 将生蜂蜜（中华蜜蜂酿者佳）盛于洁净之陶罐中，纳入去皮鲜天冬，蜂蜜量以恰好淹没天冬为宜，罐口密封20 d后启用。每次生食天冬2支，开水冲服浸用蜂蜜20 g，早晚各1次，10 d为一疗程，对于慢性单纯性鼻炎有良好疗效[28]。

3. 降血压 治疗方法：晚餐后将天门冬10~20 g用开水浸泡，1 h后再加开水，啜饮并慢慢咀嚼一半天门冬至睡前咽下，次日晨将剩余的天门冬及浸泡液加开水啜饮，咀嚼剩余的天门冬，每日1剂，10 d为1个疗程[29]。

4. 人工流产 中药天冬可用于人流前行宫颈软化扩张，天冬扩张宫颈，有效率达90%[30]。在人工流产前12 h，将天冬插入子宫颈管，能使宫颈自然扩张与软化，共报道84例，效果良好者达94%，未发现1例感染。先兆流产者用后，可自行发动宫缩，排出宫腔内容物。

5. 恶性淋巴瘤 以天冬和白花蛇舌草为主中西医结合治疗恶性淋巴瘤41例，临床治愈率为36.6%，显效率为22%，有效率为29.3%，总有效率为87.9%。单用天冬和白花蛇舌草治疗的23例中，总有效率为82.5%。可与其他抗癌药联合或交替使用来治疗恶性淋巴瘤[31]。

（祝晓玲　陶　成）

参考文献

[1]江苏新医学院. 中药大辞典(上册).上海：上海科学技术出版社，1977：318

[2]张庆红，等. 不同产地天冬中多糖的含量比较. 中国药业，2009，18(14)：27

[3]Tomoda M，et al. Constituents of the radix of Asparagus Cochinchinensis.I. Isolation and characterization of oligosaccharides. *Chem Pharm Bull*, 1974，22：2306

[4]沈阳，等. 天冬化学成分的研究(Ⅱ).第二军医大学学报，2007，28 (11)：1241

[5]曲凤玉，等. 天门冬对D-半乳糖衰老模型小鼠红细胞膜、肝细胞膜MDA影响的实验研究. 中草药，1999，30(10)：763

[6]熊大胜，等. 天冬块根药用成分对小鼠抗氧化延缓衰老的影响. 湖南文理学院学报(自然科学版)，2009，21(4)：40

[7]赵玉佳，等. 天门冬水提液及其纳米中药对衰老模型小鼠NOS、NO、LPF 的影响. 中国野生植物资源，2005，24(3)：49

[8]王旭，等.天门冬提取液对小鼠心肌LPF、GSH-Px影响的实验研究. 中国野生植物资源，2004，23(2)：43

[9]俞发荣，等.天门冬提取物对Hep 细胞毒性作用研究.甘肃科技，2006，22(10)：95

[10]李至孝，等.天门冬半乳葡聚糖的化学结构及其抑瘤活性的研究. 兰州大学学报(自然科学版)，2000，36(5)：77

[11]Zhang HJ，et al. Bioactive constituents from Asparagus cochinchinensis. *J Nat prod*, 2004，67 (2)：194

[12]徐从立，等. 中药天冬的化学成分研究. 天然产物研究与开发，2005，17(2)：128

[13]Li J，et al. Electrochemical study of breast cancer cells MCF－7 and its application in evaluating the effect of diosgenin. *Anal Sci*，2005，21(5)：561

[14]Corbiere C，et al. Different contribution of apoptosis to the antiproliferative effects of diosgenin and other plant steroids，hecogenin and tigogenin on human 1547 osteosarcoma cells. *Int J Oncol*，2003，22(4)：899

[15]Liagre B，et al. Diosgenin，a plant steroid，induces apoptosis in COX－2 deficient K562 cells with activation of the P38 MAP kinase signalling and inhibition of NF- kappa B binding. *Int J Mol Med*，2005，16 (6)：1095

[16]李婷欣，等. 天门冬提取液对大鼠的急性和慢性炎症的影响. 现代预防医学，2005，32(9)：1051

[17]李敏，等. 天冬药材药理实验研究. 时珍国医国药，2005，16 (7)：580

[18]杨新波，等. 天冬降糖胶囊对四氧嘧啶高血糖小鼠胰岛损伤的影响. 解放军药学学报，2005，21(1)：93

[19]俞发荣，等. 天门冬提取物对血糖的调节. 中国临床康复，2006，10 (27)：57

[20]刘建国，等. 天冬总皂苷对麻醉犬脑血流量及脑血管阻力的影响. 第二军医大学学报，2008，29(4)：431

[21]张明发,等.辛温(热)合归脾胃经中药药性研究(Ⅴ)抗腹泻作用.中药药理与临床,1997,13(5):2

[22]张明发,等.辛温(热)合归脾胃经中药药性研究(Ⅱ)抗溃疡作用.中药药理与临床,1997,13(4):1

[23]张明发,等.辛温(热)合归脾胃经中药药性研究(Ⅵ)抗血栓形成和抗凝作用.中国中药杂志,1997,22(11):691

[24]张小丽,等.四种中药对血小板聚集性的影响.西北药学杂志,2000,15(6):260

[25]罗俊,等.地冬与天冬的镇咳、祛痰及平喘作用比较.贵阳医学院学报,1998,23(2):132

[26]胡小鹰,等.明党参水提液及结晶Ⅵ的镇咳祛痰平喘作用.南京中医药大学学报,1995,11(6):28

[27]钟小军,等.天冬合剂治疗乳腺增生病200例疗效观察.云南中医中药杂志,2005,26(4):21

[28]卢训丛.蜂蜜天冬治疗慢性单纯性鼻炎.中国民间疗法,1997,(2):44

[29]吕波,等.天门冬治疗维持性血液透析伴高血压患者22例.光明中医,2004,19(3):43

[30]张晓丰,等.中药天冬在人流中的作用观察.中医中药,2007,4(23):161

[31]高国俊.以天门冬和白花蛇舌草为主中西医结合治疗恶性淋巴瘤41例报告.新医学,1975,6(4):193

天麻 Gastrodiae Rhizoma tian ma

本品为兰科植物天麻*Gastrodia elata* Bl.的干燥块茎。味甘,性平。息风止痉,平抑肝阳,祛风通络。用于小儿惊风、癫痫抽搐、破伤风、头痛眩晕、手足不遂、肢体麻木、风湿痹痛。

【化学成分】

1. 酚类 有对羟甲基苯-β-D-吡喃葡萄糖苷,即天麻素(gastrodin),含量高达0.33%~0.67%。还有对羟基苯甲醇、对羟基苯甲醛等[1,2]。

2. 有机酸类 分离得到的有机酸有柠檬酸、柠檬酸单甲酯、柠檬酸双甲酯、琥珀酸、棕榈酸、L-焦谷氨酸等[3]。

3. 甾醇类 有β-谷甾醇、豆甾醇和胡萝卜苷等[4]。

4. 多糖类 从天麻中还分离出蔗糖和3种杂多糖,3种多糖均具有细胞免疫活性。天麻中还含有天麻多糖,实验证明其为葡聚糖[5]。

5. 其他 在天麻的化学成分分析中还发现1个新的含氮化合物,命名为天麻羟胺(gastrodamine),其结构为双-(对羟苄基)羟胺[6]。

【药理作用】

1. 镇静、镇痛、抗焦虑 用电击鼠尾法证明,腹腔注射天麻水醇提取液5 g/kg,镇痛率达41.4%,给小鼠皮下注射天麻5 g/kg能对抗冰醋酸引起的扭体反应,在热板法试验中能提高痛阈值[7-9]。口服粒径为10~45 μm的天麻超微粉与天麻粉片对小鼠自主活动均有一定的抑制作用,可明显延长小鼠戊巴比妥钠睡眠时间,增加戊巴比妥钠阈下剂量睡眠动物数,缩短巴比妥钠睡眠潜伏期,提高热致痛小鼠痛阈值,减少醋酸致痛小鼠扭体反应次数[10,11]。小鼠自主活动及戊巴比妥睡眠试验结果表明,天麻注射液和其去天麻素部分有显著镇静作用,但天麻素部分无镇静作用。正常成人服用天麻素或天麻苷元后出现嗜睡感,抑制自发活动,推测可能是天麻素在人体内代谢为天麻苷元后起效。香兰素和香荚兰醇亦延长注射环乙烯巴比妥钠小鼠的睡眠时间[12]。

γ-氨基丁酸(GABA)是中枢内一个典型的抑制性递质,GABA受体激动时,减少中枢内某些重要神经元的放电,故有镇静、催眠、抗焦虑等作用。由于醛基和4位羟基对抑制作用来说是必要的基团,对羟基苯甲醛和香兰素能有效地抑制GABA转氨酶的活性,而天麻素对其无作用[13]。虽然天麻素对GABA合成酶活性没有作用,但能显著抑制在海马中GABA降解酶活性,从而引起中枢神经系统中GABA的富集[14]。天麻醇提取液在醋酸致小鼠扭体反应和热板法舔足试验中均显示较强的镇痛效果,而香兰素和香荚兰醇300 mg/kg给药后对小鼠的痛阈无明显提高。天麻制剂能明显提高弗氏完全佐剂造成的疼痛模型大鼠的基础痛阈,表现出镇痛作用,推断天麻可能通过抑制血清中吲哚类神经递质5-羟色胺(5-HT)释放,减少P物质(SP),抑制5-HT外周受体,而达到镇痛作用[15]。天麻有明显的抗焦虑作用,其主要成分对羟基苯甲醇和对羟基苯甲醛也有明显的抗焦虑作用,前者的抗焦虑作用与5-HT系统有关而后者则与GABA系统有关[16]。

2. 抗惊厥、抗癫痫 小鼠每天口服500 mg/kg天麻甲醇提取物的醚溶部分共14 d，然后腹腔注射45 mg/kg奎宁酸。结果：神经行为改变发生时间延迟，惊厥发作及海马CA_1区和CA_3区的神经损伤减轻[17]。天麻素及其苷元能延长戊四氮阵挛性惊厥的潜伏期，与戊巴比妥钠有明显协同作用，能提高戊四氮在小鼠的半数惊厥量，并能使小鼠自主活动降低[18]。天麻素能对抗咖啡因引起的兴奋。人工合成天麻素(3 000 mg/kg，ip)能对抗马桑内酯所致家兔癫痫，有延长癫痫发生的潜伏期，减轻大发作程度，缩短大发作时程，降低死亡率的作用[19]。香草醇(292 mg/kg)在无明显中枢镇静作用时，就能抑制大鼠点燃效应的全身性阵挛发作。缩短AD(刺激后放电)时程，表明其在不产生中枢镇静作用的剂量下就能显著改善脑电，产生抗癫痫作用[20]。有研究通过氯化铁发作模型考察了香草醇的抗惊厥作用和自由基淬灭活性，认为天麻的抗惊厥作用与其主要成分香草醇的抗惊厥和抑制脂质过氧化活性有关[21]。天麻甲醇提取物中的醚溶部分能抑制大鼠注射亚惊厥剂量戊四唑所引起的脑内GABA浓度降低。4-羟基苯甲醛能抑制GABA转氨酶。戊四唑能使脑内脂质过氧化增强。而4-羟基苯甲醛可使其恢复正常。因此推测4-羟基苯甲醛抗脑内脂质过氧化及正向调节GABA能神经可能是天麻抗癫痫与抗惊厥作用的部分原因[22]。4-羟基苯甲醛及4-羟基-3-甲氧基苯甲醛(4-hydroxy-3-methoxybenzaldehydes)显著抑制GABA转氨酶的活性，IC_{50}分别为4.1及5.4 μmol/L。进一步研究表明在C-4位醛基和羟基对抑制转氨酶的作用是必需的[13]。

3. 改善学习记忆，延缓衰老 用小鼠跳台实验观察发现，口服天麻醇提物生药20~30 g/kg对东莨菪碱、亚硝酸钠、乙醇所致的小鼠记忆损伤，均有改善其学习、记忆能力的作用[23]。天麻4.8 g/kg能减少D-半乳糖衰老小鼠的跳台错误次数，改善小鼠学习、记忆能力[24]。天麻对铝致大鼠学习记忆障碍影响的研究中发现天麻不能降低脑铝含量，其改善大鼠学习记忆障碍的作用之一是通过作用于胆碱能系统和单胺类递质系统来实现的[25]。将天麻干浸膏加入饲料中，大鼠每天口服天麻500及1 000 mg/kg，连续60 d。天麻能明显促进大脑胶质细胞增生，表现为胶质细胞数增多，细胞群的面积增大。大脑胶质细胞增多对活跃神经元、增强学习、记忆功能起到支持作用[26]。天麻醇提物10~40 g/kg能明显增加旋转后小鼠的进食量，提高旋转后小鼠在方形迷宫中的学习分数及到达安全区小鼠的百分率。天麻醇提物10~20 g/kg能明显抑制正常小鼠的自主活动，并且能显著对抗旋转后小鼠自主活动度的降低。天麻的甲醇提取物、天麻素、对羟基苄醇可改善环己酰亚胺、阿扑吗啡(非东莨菪碱)诱导大鼠遗忘症的模型症状[27]。

口服剂量为4.8 g/kg的天麻可改善D-半乳糖衰老模型小鼠的生化指标，尤以改善红细胞中SOD和皮肤羟脯氨酸最为明显；小鼠口服天麻煎剂，其血中SOD活性明显增高。腹腔注射天麻注射液，可降低小鼠血清中羟脯氨酸含量，说明了天麻具有促进生长发育、缩短幼年期的作用[28]。天麻多糖对衰老小鼠自由基代谢有影响，具有较好的清除自由基、降低MDA的含量和延缓细胞衰老的作用[29]。天麻提取物在体外对自由基的清除活性实验表明，天麻中天麻素不是唯一具有抗氧化活性的成分，天麻中还有能有效清除自由基的其他成分，对这种成分的确认有待做进一步深入的研究[30]。

4. 保护神经细胞 实验表明，经天麻素13~26 mg/L孵育后的神经细胞"缺血"或"再灌注"后乳酸脱氢酶(LDH)的漏出及脂质过氧化(LPO)含量明显降低，而膜流动性明显升高，表明天麻素对体外培养神经细胞的缺血再灌注有保护作用[31]。取新生大鼠大脑皮层神经细胞进行培养，200 μmol/L谷氨酸作用10 min能造成培养神经元死亡，培养液中LDH含量升高；在培养液中加入天麻素13~52 mg/L可明显降低神经细胞的死亡率，减少乳酸脱氢酶的漏出，此实验结果显示，天麻素可拮抗兴奋性氨基酸的神经毒性[32]。天麻甲醇提取物的乙醚萃取部分可以保护红藻氨酸所致的小鼠神经细胞损伤，可以减轻惊厥程度[17]，其保护作用可能是因为抑制了细胞中一氧化氮合酶(nNOS)的活性并减少凋亡细胞数量[33]。香草醛和对羟基苯甲醛可显著抑制谷氨酸引起的IMR232人神经细胞瘤细胞的凋亡和胞内Ca^{2+}的升高[34]。β_2淀粉样肽引起神经细胞死亡是Alzheimer病的动物模型，天麻对β_2淀粉样肽引起的IMR232人神经细胞瘤细胞的死亡具有保护作用，并且乙醚萃取部分的保护作用最好[35]。天麻素可显著减小短暂大脑中动脉闭塞的大鼠的脑梗死体积和水肿体积，改善神经学功能，显著抑制缺氧缺糖和谷氨酸引起的神经细胞死亡，降低缺氧缺糖后的胞外谷氨酸水平，并显著抑制缺氧缺糖引起的Ca^{2+}和一氧化氮(NO)增加。通过大鼠海马区的脑缺血再灌注模型发现天麻素显著抑制缺血期的谷氨酸(Glu)水平升高，加速再灌注期的胞外GABA增加，从而降低缺血再灌注期间的Glu/GABA[36]。

5. 影响心血管 大鼠乳鼠心室肌培养，加入合成天麻素2.5~25 μg/mL，心肌细胞搏动频率加快，收缩力加强，心肌细胞SDH、LDH、ATP酶活性增强，DNA、RNA及糖原增加[37]。合成天麻素对丝裂霉素所致心肌细胞中毒性损伤变性减轻，坏死显著减少，SDH和LDH活性增强，且天麻素浓度越高，保护作用更显著。这可能与天麻素能促进细胞能量代谢，增强抗损伤作用有密切关系。天麻水醇提取物可降低家兔后肢和头部的血管阻力，天麻注射液、天麻素均能有效地降低动物血压。天麻注射液可使血压下降、心率减慢、心输出量增加、心肌耗氧量下降，可使小鼠心肌营养血流量增加73.3%，并且能提高小鼠抗缺氧能力[38,39]。

静脉注射天麻注射液1 g/kg，家兔的血压很快下降，总外周阻力最大降低了41.8%。腹腔注射或十二指肠给药，大鼠降压持续时间超过3 h。给麻醉犬或猫静脉注射天麻液、天麻素及苷元，引起血压下降。天麻素在增强中央动脉顺应性方面优于其他扩血管药，使主动脉、大动脉等血管弹性增强，从而增强了血管动血压的缓冲能力，使天麻素降低收缩压比舒张压和平均压更明显。并且比较了3种含锌量不同天麻的降压效果，发现含锌量越高，其降压作用维持时间就越长，可调性越好，且降压时不影响心率[40]。

6. 增加器官血流量 用天麻液进行离体豚鼠心脏灌流，冠脉流量先减少后增加[41]。给小鼠静脉注射或皮下注射天麻液5~20 g/kg，心肌^{86}Rb摄取量增加73.3%~190%，表明天麻有显著增加心肌营养性血流量的作用。静脉注射野生或人工栽培天麻1 g/kg，大鼠肠系膜细动脉管径扩张，血流加快，给药1 min后即可发挥作用，15 min达最大，但对小静脉作用不明显。离体兔耳灌流以20%~40%天麻液注入1~15 min后，最大流量可增加2.7倍。但另有实验显示，静脉注射天麻液0.48 g/kg，兔脑血流图波幅降低。天麻煎剂能对抗大鼠肾上腺素（AD）的缩血管效应，对大鼠微循环障碍有显著的预防作用，阻止血栓形成。并对缺血、缺氧及血液再灌流造成的大鼠脑组织损伤有保护作用[41]。

7. 保肝 天麻素1000、500、300 mg/kg（灌胃给药8 d）对CCl_4诱导的小鼠肝损伤有保护作用，其作用机制可能与抗脂质过氧化，提高肝组织NO含量和iNOS活性有关[42]。体外培养人肝细胞株L02，乙醇诱导肝细胞损伤，25、50 mg/L天麻素具有减轻细胞损伤作用，并可增加细胞线粒体膜电位和ATP水平[43]。天麻多糖-2（CGE-2）100、50、25 mg/kg给小鼠灌胃5 d，对CCl_4肝损伤和酒精肝损伤有保护作用。表现在明显降低血清中升高的ALT、AST水平，及酒精肝损伤中TG含量；抑制肝脏中上升的MDA水平和提高过低的SOD活性[44]。

8. 调节免疫 天麻多糖4、2 g/kg能提高免疫抑制小鼠免疫球蛋白含量，同时也能升高免疫抑制小鼠的胸腺指数。说明天麻多糖具有免疫调节作用[45]。腹腔注射或灌服天麻多糖50~100 mg/kg，可提高小鼠血清溶血素和溶血空斑形成细胞的溶血能力，增加T细胞数，加速小鼠血中碳廓清速率和促进小鼠同种皮肤移植中对异体皮肤的排斥。天麻多糖显著增加C57BL小鼠的胸腺重量，增强小鼠移植物抗宿主反应，在小鼠体内诱生干扰素，提示天麻及其天麻多糖有促进机体特异性和非特异性免疫的作用[46]。

9. 抗凝、抗栓 天麻糖蛋白60、120 mg/kg能显著延长小鼠的凝血时间、出血时间、增大出血量；30、60、120 mg/kg的天麻蛋白能延长小鼠血浆复钙时间，降低血小板聚集率；上述剂量的天麻多糖能使小鼠消除血栓症状，恢复自主活动时间明显缩短；使大鼠体外形成的血栓长度显著缩短，湿重和干重显著减小；极显著减小大鼠实验性动脉血栓的湿重。天麻糖蛋白具有显著的抗凝、抗栓作用，是天麻抗血栓的主要活性成分[47]。体外实验，天麻提取物G2能明显抑制ADP诱导的血小板聚集，其IC_{50}为1.217 mg/mL；对PAF诱导的血小板聚集，天麻提取物G2在2.4、1.2 mg/mL时有明显抑制作用。天麻提取物G2剂量为250、200、150 mg/kg给大鼠灌胃5 d，对ADP诱导的血小板聚集有明显的抑制作用；对ADP引起的小鼠急性肺栓塞，天麻提取物G2（10、5 mg/kg）有保护作用[48]。

10. 其他 皮下注射天麻注射液2 g/kg，小鼠常压耐缺氧能力明显提高，存活时间为（48.8±3.0）min。在低压情况或预先给予异丙肾上腺素，小鼠的存活时间仍可延长[15]。4、5月龄小鼠腹腔注射天麻提取物500 mg/kg，连续15 d，具有升高血SOD活性作用。显著增强抗疲劳能力，使游泳时间延长。此外，血清羟脯氨酸含量下降[49]。天麻糖蛋白-2（100、50 mg/kg）可降低乙醇致胃溃疡模型溃疡指数，提高溃疡抑制率；对阿司匹林致胃溃疡模型中天麻糖蛋白-2（100 mg/kg）能降低MPO活力和增加NO含量。天麻糖蛋白-2保护胃黏膜损伤与其提高胃黏膜抗氧化能力和增加黏膜血流量有关[50]。

11. 药代动力学 小鼠静注天麻素后的体内分布亦以肾脏为最高，而后依次为肝、血、脑及小肠。实验显示注射后5 min内各器官药物浓度即达峰值。本品在小鼠体内可能存在肝肠循环[51]。天麻素静脉给药在大鼠体内分布迅速，代谢很快，给药20 min左右血药浓度即达极低水平，经灌胃给药后天麻素在大鼠体内分布很快，25 min左右达高峰，而后迅速衰减，表明天麻素在体内不易蓄积。大鼠灌胃给药（200 mg/kg）后的生物利用度很高,达86.1%,说明天麻素在大鼠胃肠道吸收较快、较完全。进一步研究表明,天麻素在大鼠体内不存在肠肝循环[51]。

12. 毒性 ①急性毒性:小鼠腹腔注射天麻浸膏的LD_{50}为51.4~61.4 g/kg,静脉注射天麻液的LD_{50}为39.8(36.5~43.5)g/kg。小鼠灌胃或静脉注射天麻苷0.59 g/kg均未见中毒和死亡。大鼠灌胃LD_{50}为1.58 g/kg,一次皮下注射LD_{50}为1.8 g/kg。家兔腹腔注射天麻水煎剂12 g/kg,30 min后动物反应迟钝,共济失调,拒食,心率加快,同时脑电波每秒出现1~2次慢波,多数动物在48 h内死亡。天麻注射液19 g/kg静脉注射后,动物心电图和脑电图均无异常[7]。②亚急性毒性:给犬或小鼠灌服天麻素14~60 d,动物给药前后血象、肝肾功能无显著变化,心、肝、脾、肺、肾等器官做组织切片,未见细胞变性[7]。

【临床应用】

1. 眩晕症 静脉滴注天麻素注射液对中老年眩晕的短期临床疗效及安全性,将诊断明确的中老年眩晕64例,给予天麻素注射液600 mg加入5%葡萄糖水500 mL中,每日1次,7 d 1个疗程,连用2个疗程,总有效率达98.4%[52]。天麻素注射液每天滴注600 mg,10 d为一疗程,对81例血管神经性头痛眩晕有明确疗效,总有效率88.24%[53]。

2. 头痛 60例各型偏头痛患者,其中30例应用天麻素注射液,30例对照应用尼莫地平注射液,用药14 d。治疗后,天麻注射液组总有效率93.3%(对照组70%),且起效快,无毒副反应[54]。30例紧张型头痛患者均为女性,用天麻素注射液600 mg滴注,10 d一疗程,治疗2个疗程。治愈5例,显效8例,有效15例,总有效率93.33%[55]。

3. 脑病 短暂性脑缺血发作患者76例,天麻素注射液每日1次,7 d为一疗程。结果:治疗组总有效率100%(对照组应用纳洛酮,总有效率75.7%),效果显著[56]。对于29例慢性脑供血不足,天麻素注射液治疗14 d,在缓解头晕、头痛、头重、耳鸣症状方面效果优于对照组[57]。在西药常规治疗基础上,加用天麻熄风口服液(天麻、钩藤、菊花、黄芩等),治疗脑梗死急性期72例患者,10 d一疗程,治疗2个疗程。结果:治疗组总有效率86.1%(医药常规治疗有效率73.5%),减少致残率和死亡率[58]。

4. 颈椎病 天麻素注射液穴位注射治疗60例颈椎病患者,每天1次,7 d为一疗程。2个疗程后,治疗组痊愈34例,显效21例,有效5例,总有效率100%[59]。天麻素注射液对椎-基底动脉供血不足疗效显著,36例患者中治愈15例,显效19例,无效2例,总有效率94.44%[60]。

5. 神经疾患 诊断为精神分裂症患者33例在抗精神病药物治疗基础上,每天注射天麻素注射液400 mg,治疗2个疗程(每个疗程2周)。结果:天麻素注射液可改善精神分裂症患者的认知功能[61]。67例精神衰弱患者予天麻素注射液+阿普唑仑治疗(对照予阿普唑仑),治疗组总有效率93%(对照组80%),有效治疗失眠,改善焦虑、抑郁症状[62]。

6. 冠心病心绞痛 34例患者在常规治疗基础上,加用天麻素注射液,静滴14 d。治疗结果:心绞痛症状缓解及心电图改善总有效率分别为85.3%和82.4%,优于常规治疗对照组[63]。

【附注】

1. 天麻必须与密环菌Armillaria mellea共生才能生长发育。近年来经证明,密环菌发酵液及其活性成分AMG-1的镇静、抗惊厥等作用与天麻相同,对完全性脑缺血模型动物有明显的保护作用[64]。密环菌发酵液毒性小[7],临床疗效与天麻相似。

2. 将母麻、子麻与天麻进行比较研究,证明它们在中枢神经系统和心血管系统的作用与天麻相似[65]。

(宁 炼 金若敏)

参考文献

[1]芩信钊.天麻的化学成分与药理作用研究进展.中药材,2005,28(10):958

[2]陆光伟.天麻及其活性成分研究.中草药,1985,16(9):40

[3]郝小燕,等.黔产天麻的化学成分.云南植物研究,2000,22(1):81

[4]王莉,等.天麻化学成分研究.中草药,2003,34(7):584

[5]姜波,等.天麻中多糖的提取、纯化及含量分析.中央民族大学学报(自然科学版),2007,16(4):356

[6]杨更亮,等.天麻及其伪品的毛细管电泳鉴别及天麻素的测定.中草药,2001,32(4):351

[7]王本祥.现代中药药理学.天津:天津科学技术出版社,1997:1111

[8]唐大轩,等.天麻提取物对神经系统作用的药理研究.四川中医,2010,28(5):64

[9]张丽,等.天麻的临床应用.黑龙江医药,2005,18(2):641

[10]刘智,等.天麻粉不同粒径的镇静镇痛作用研究.中国现代应用药学杂志,2002,19(5):383

[11]李永利,等.天麻粉片改善睡眠的实验研究.中国医药导报,2009,6(16):39

[12]Wang X, et al. Extraction process of active ingredients from Gastrod ia elate B1. *West China J Pharm Sci*,2003,18(4):2692

[13]Ha J H, et al. In vitro effects of hydroxybenzaldehydes from Gastrodia elata and their analogues on GABA ergic neuro transmission, and a structure activity correlation. *Planta Med*, 2001,67(9):877

[14]An S J, et al. Gastrodin decreases immuno reactivities of gamma-aminobutyric acid shuntenzymes in the hippocampus of seizure-sensitive gerbils. *JN eurosci Res*,2003,71(4):5342

[15]Hu Y B, et al. Experiment of compound tall gastrodia tuber agent on analaesic. *Shanxi J Tradit Chin Med*,2003,19(4):442

[16]Yoon B H, et al. Anxiolytic-like effects of Gastrodia elata and its phenolic constituents in mice. *Biol Pharm Bull*,2006,29(2):261

[17]Kim HJ, et al. Ether fraction of methanol extracts of Gastrodia elata, a traditional medicinal herb, protects against kainic acid induced neuronal damage in the mouse hippocampus. *Neurosi Lett*,2001,314(1-2):65

[18]DAI Shenglong, et al. Protection of Gastrodia elata against perntylenetetrazole induced seizure in mice. *Chin J New Drugs Clin Rem*, 2002,21(11):641

[19]刘燕,等.中药抗癫痫作用的实验研究概况.中药新药与临床药理,2001,12(1):58

[20]赵岚,等.天麻等复方中药对遗传性震颤大鼠癫痫小发作的作用.辽宁药物与临床,2003,6(2):68

[21]Hsieh C L, et al. Anticonvulsive and free radical scavenging activities of vanillyl alcohol in ferric chloride-induced epileptic seizures in Sprague-Dawley rats. *Life Sci*,2000,67(10):1185

[22]Ha J H, et al. 4-Hydroxybenzaldehyde from Gastrodia elata BL is active in the autioxidation and GABAergic neuromdulation of the rat brain. *J Ethnopharmacol*,2000,73(1-2):329

[23]周本农,等.天麻提取物对小鼠学习记忆能力的影响.中药药理与临床,1996,12(3):32

[24]高南南,等.天麻对D-半乳糖所致衰老小鼠的改善作用.中草药, 1994,25(10):521

[25]牛侨,等.天麻对铝致大鼠学习记忆障碍的影响.卫生研究,2004,1(33):45,271

[26]刘建新,等.天麻对大鼠大脑胶质细胞影响的实验研究.中国中医基础医学杂志,1997,3(6):23.

[27]刘建新,等.天麻对大鼠大脑胶质细胞影响的实验研究.中国中医基础医学杂志,1997,3(6):23

[28]范玉奇,等.天麻化学成分及药理性质研究的进展.药品评价,2005,2(4):309

[29]孔小卫,等.天麻多糖对亚急性衰老模型小鼠自由基代谢的影响.安徽大学学报(自然科学版),2005,29(2):95

[30]廖全斌,等.天麻提取物的抗氧化活性与其天麻素含量相关性研究.三峡大学学报(自然科学版),2006,1(28):80

[31]薛柳华,等.天麻素对缺血再灌注神经细胞膜的保护作用.北京中医药大学学报,1998,21(3):18

[32]薛柳华,等.天麻素对谷氨酸致培养皮层神经细胞损伤的保护作用.北京中医药大学学报,1999,22(1):39

[33]Hssieh C L, et al. Gastrodia elata Bl mediates the suppression of nNOS and microglia activation to protect against neuronal damage in kainic acid-treated rats. *Am J Chin Med*,2005,33(4):599

[34]Lee Y S, et al. Inhibitory effects of constituents of Gastrodia elata Bl on glutamate-induced apoptosis inIMR232 human neuroblastoma cells. *Arch Pharm Res*,1999,22(4):404

[35]Kim G J, et al. Ethyl ether fraction of Gastrodia elata Blume protects amyloid β peptide -induced cell death. *J Ethnopharmacol*,2003,84(1):95

[36]Zeng X H, et al. A microdialysis study of effects of gastrodin on neurochemical changes in the ischemic/reperfused rat cerebral hippocampus. *Biol Pharm Bull*,2007,30(4):801

[37]黄秀风,等.合成天麻素对体外培养乳鼠心肌细胞搏动及组织化学变化的影响.中药通报,1986,11(5):51

[38]尚伟芬,等.天麻药理作用研究进展.中草药,1997,28(10):629

[39]杨世林,等.天麻的研究进展.中草药,2000,31(1):66

[40]岑信钊.天麻的化学成分与药理作用研究进展.中药材,2005,28(10):958

[41]赵国举,等.天麻对心血管系统作用的实验研究.湖北科技医药,1979,(4):9

[42]王志平,等.天麻素对CCl_4诱导小鼠肝损伤的保护作用.武警医学院学报,2008,17(9):762

[43]柏志全,等.天麻素对乙醇诱导肝细胞株L02细胞损伤的影响.细胞与分子免疫学杂志,2010,26(3):211

[44]胡德坤,等.天麻多糖-2对小鼠四氯化碳肝损伤和酒精肝损伤的保护作用.中国中医药信息杂志,2007,14(12):29

[45]汪鋈植,等.天麻多糖对小鼠免疫功能的影响.中国民族民间医药杂志,2007,(85):112

[46]张宏杰,等.天麻研究进展.氨基酸和生物资源,2003,25(1):17

[47]丁诚实,等.天麻糖蛋白的抗凝与抗栓作用.中国中药杂志,2007,32(11):1060

[48]林青,等.天麻提取物对血小板聚集的影响.中国微循环,2006,10(1):33

[49]白秀荣,等.首乌、黄芪、天麻对血HOP、SOD含量影响的实验研究.数理医药学杂志,1996,9(2):180

[50]卫自,等.天麻糖蛋白对小鼠实验性胃溃疡的保护作用.中药药理与临床,2007,23(6):34

[51]程刚,等.天麻素在大鼠体内的药动学研究.中国药学杂志,2003,3(2):127

[52]周宏友,等.天麻素注射液治疗中老年眩晕临床疗效评价.中国临床药理学与治疗学,2003,8(4):471

[53]郭兵,等.天麻素注射液治疗眩晕81例临床观察.中国当代医药,2010,17(4):78

[54]曾湘玲.天麻素注射液治疗偏头痛的疗效观察.中国医药指南,2008,6(5):99

[55]张军武,等.天麻素治疗紧张型头痛的临床观察.黑龙江医药科学,2008,31(5):12

[56]刘磊.天麻素注射液治疗短暂性脑缺血发作76例临床报道.中国民族民间医药杂志,2010, 19(5):147

[57]赵振钧,等.天麻素注射液治疗慢性脑供血不足疗效观察.中西医结合心脑血管病杂志,2008,6(12):1416

[58]王继华,等.天麻熄风口服液治疗脑梗死急性期72例疗效观察.河北中医,2010,32(1):30

[59]欧家寅.天麻素注射液穴位注射治疗颈椎病60例.湖南中医杂志,2008,24(5):41

[60]锁银票.天麻素治疗椎-基底动脉供血不足36例疗效观察.中国当代医药,2009,16(22):55

[61]陶建青,等.天麻素注射液对精神分裂症患者认知功能的影响.医药导报,2008,27(7):803

[62]谈弘,等.天麻素联合阿普唑仑治疗精神衰弱的疗效观察.海峡药学,2010,22(4):87

[63]苗凯,等.天麻素治疗冠心病心绞痛临床效果的观察.天津药学,2009,21(6):26

[64]荒本博阳,等.密环菌的研究(1).国外医学中医中药分册,1989,11(5):32

[65]周雪仙,等.母麻、子麻及野生天麻的药理研究.中药药理与临床,1991,7(特刊):33

无花果 Fici Fructus wu hua guo

本品为桑科植物无花果*Ficus carica* L的干燥花托。味甘,性平。健胃清肠,消肿解毒。主治肠炎、痢疾、便秘、痔疮、痈疮、疥癣。

【化学成分】

1. 香豆素类 补骨脂素、佛手柑内酯、6-(2-甲氧基-顺-乙烯基)7-甲基吡喃香豆素[1]。

2. 有机酸 柠檬酸、延胡索酸、琥珀酸、丙二酸、吡咯烷羧酸、草酸、苹果酸、奎宁酸(quinic acid)、莽草酸(shikimic acid)等[2]。

3. 其他 从无花果分得3个新化合物:3-(1-丙基十三烷羟基)-1,2-丙二醇[3-(1-propyltridecyloxy)-1,2′-propanediol]、3-(1-已基-15-十八碳烯-1-羟基)-1,2′-′丙二醇 [3-(1-hexyl-15-octadecene-1-oxy)-1,2-propanediol] 和3-(1-已基-13-十六碳烯-1-羟基)-1,2丙二醇[3-(1-hexyl-13-hexadecylene-1-oxy)-1,2-propanediol][3]。从无花果干、幼果提得9,19-环丙基-24、25环氧乙烷-5烯-3β螺甾醇 (9,19-gyclo-propane-24,25ethyleneoxide-5-en-3β-spirostol)[4]。β-谷甾醇(β-sitosterol)、羽扇豆醇(lupeol)、胡萝卜苷(daucosterol)[5]。

【药理作用】

1. 调节免疫 将无花果多糖以50、100、200、400mg/kg剂量给小鼠灌胃给药10 d。无花果多糖明显提高小鼠血清溶血素抗体水平;增强迟发性超敏反应的强度;体外实验能显著增强小鼠腹腔巨噬细胞的吞噬活性[6]。无花果以2、5 g/kg剂量给环磷酰胺免疫抑制小鼠连续口服给药6 d。结果:无花果5 g/kg能明显促进环磷酰胺抑制小鼠的淋巴细胞转化率,同时对环磷酰胺造成的小鼠体重下降有对抗作用,2、5 g/kg还能明显提高抑制鼠的血清溶血素水平[7]。

2. 降血脂 以无花果提取物200、500 mg/kg连续给高脂模型家兔8周药,于第4、8周取血,结果两个剂量组血清TC、TG、LDL-C水平在给药后4、8周同时显著低于高脂模型组,表明无花果对实验性高脂血症有明显降脂作用[8]。

3. 抗微核突变 无花果水提取液400、200、100、50、25 mg/mL能降低环磷酰胺诱发的外周淋巴的微核率,有抗微核突变作用[9]。

4. 抗细菌及抗病毒 无花果水提取物对单纯疱疹病毒(HSV-1)有明显对抗作用,对HSV-1的最小有效浓度为0.5 mg/mL,最大无毒浓度(TOD)为15 mg/mL,治疗指数(TI)为30.0,并有直接杀灭HSV-1的作用[10]。

5. 抗肿瘤 无花果果浆125~2 000 ppm加入人脑胶质瘤细胞U251、人肝癌细胞SMMC7721、正常肝细胞L02。结果:无花果果浆对肿瘤细胞增殖有明显抑制作用,主要于抑制肿瘤细胞DNA合成,诱导细胞凋亡和细胞周期阻滞有关[11]。将9,19-环丙基-24,25环氧乙烷-5烯-3β螺甾醇分别用于人体胃癌BGC823瘤株和人结肠癌HCT细胞进行体外抗癌活性试验,抑瘤率分别为48.69%和37.48%,表明它具有一定的抗癌活性[4]。

6. 抗氧化 无花果水提取物400、200、100、50 mg/mL

给小鼠连续给药5 d,结果各组与对照组比较,显著提高小鼠血中SOD的活性[12]。200、400 mg/kg无花果多糖提取物给荷S180小鼠给药,连续10 d,与荷瘤模型组比较,无花果多糖明显提高小鼠血中抗氧化酶活性,降低脂质过氧化物的含量[13]。

7. 抗疲劳 分别按10 mL/kg灌胃无花果提取液22.2、166.7和200 mg/mL,连续30 d。可提高小鼠负重游泳时间,延长小鼠常压缺氧中的死亡时间,对小鼠有抗疲劳、耐缺氧作用[14]。

8. 毒性 将无花果乳汁静脉注射0.02(大鼠)或0.05 mL(兔),可使动物立即死亡,尸体解剖可见内脏出血等毛细血管损害,腹腔注射毒性与上述静脉给药相似;皮下注射可引起局部坏死;口服则无毒[2]。

【临床应用】

1. 褥疮 无花果粉撒敷治疗褥疮150例,痊愈148例(98.67%),无效2例(1.33%),总有效率98.67%,治疗最长时间20 d,最短5 d[15]。

2. 痔疮 无花果煎汤熏洗治疗痔疮60例,7d为1个疗程,治愈最短治疗1个疗程,最长治疗3个疗程[16]。

3. 单孢病毒性角膜炎 治疗组98例,用毒菌净滴眼液(无花果叶制成)每2 h点眼1次;对照组76例用0.1%无环鸟苷滴眼液点眼。结果:两组总有效率97.95%、89.47%,表明本品效果明显[17]。

(金春花)

参 考 文 献

[1]尹卫平,等.具有抗癌活性的一个新的香豆素化合物.中草药,1997,28(1):3

[2]江苏新医学院.中药大辞典(上册).上海:上海科学技术出版社,1986:341

[3]朱满洲,等.无花果扁海绵化学成分的研究.沈阳药科大学学报,1995,30(5):213

[4]尹卫平,等.9,19-环丙基-24,25环氧乙烷-5烯-3β螺甾醇的化学结构和抗癌活性.中国药物化学杂志,1997,7(1):46

[5]徐希科,等.无花果根化学成分研究.药学服务与临床,2005,5(2):138

[6]戴伟娟,等.无花果多糖对正常小鼠免疫功能的影响.济宁医学院学报,1999,22(3):16

[7]贾永峰,等.无花果对免疫抑制小鼠的溶血素及淋巴细胞转化的影响.中药药理与临床,1997,13(4):41

[8]杨利芬,等.陇南无花果降血脂作用的实验研究.卫生职业教育,2009,27(7):110

[9]张兆强,等.无花果水提取液对环磷酰胺诱发微核的拮抗作用.济宁医学院学报,2006,29(3):15

[10]王桂亭,等.抗单纯疱疹病毒的实验研究.中药材,2004,27(10):754

[11]王静,等.无花果果浆对肿瘤细胞增殖抑制和诱导凋亡作用.天然产物研究与开发,2006,18(5):760

[12]张兆强,等.无花果水提取液对小鼠血中SOD的影响.济宁医学院学报,2006,29(1):14

[13]朱凡何,等.荷S180小鼠血清MDA、SOD和GSH-Px的变化及无花果多糖对其影响.中国民族民间医药杂志,2002,11(4):231

[14]孙冬菊,等.无花果水提取物对小鼠抗疲劳、耐缺氧作用的实验研究.职业与健康,2007,23(13):1105

[15]毕可萍,等.无花果粉撒敷配合TDP照射治疗褥疮150例.实用中医药杂志,2005,21(8):493

[16]赵红兵,等.无花果煎汤熏洗治疗痔疮60例.中国民间疗法,2010,18(3):16

[17]王锡夫,等.中药毒菌净滴眼液治疗单疱病毒性角膜炎.中西医结合眼科杂志,1998,16(4):234

云 芝 Coriolus yun zhi

本品为多孔菌科真菌彩绒革盖菌*Coriolus versicolor*(L.ex Fr.)Quel的干燥子实体。味甘,性平。健脾利湿,清热解毒。用于湿热黄疸、胁痛、纳差、倦怠乏力。

【化学成分】

云芝含有多糖类、酚类、蒽醌类、氨基酸以及有机酸等多种成分。云芝多糖主要为葡萄糖通过1→3,1→6β-糖苷键聚合而成。野生云芝多糖为单纯的葡聚糖,而发酵云芝多糖中除大部分为葡萄糖外,还有一些与葡萄糖近似的糖类[1,2]。长白山云芝多糖为葡聚多糖,其中葡萄糖残基联结方式为β(1→3)与较少β(1→6)糖苷键[3]。日本从担子菌纲的云芝*Coriolus versicolor*菌丝体中得到以α、β(1→4)葡聚糖为主键的多糖,定名为polysaccharide-krestin(PS-K),其多糖部分约占70%,大部分为葡萄糖,含少量甘露糖和木脂素糖,蛋白部分约占15%,是由17种氨基酸组成[4]。我国从云芝菌丝体中分离的云芝糖肽，定名为polysaccharide-peptide(PS-P),经理化分析与PS-K相一致[5]。云芝多糖分成三个不同组分（Ⅰ、Ⅱ、Ⅲ），其含量分别为全组分的83.6%、8.6%和5.1%。三个组分的糖的含量分别为65.9%、57.8%和64.1%。平均分子量分别为1188958、791128和547708 D[6]。

【药理作用】

1. 抗缺血再灌注损伤 制备犬心肌缺血再灌注损伤模型,术前2 d每天口服云芝多糖150 mg/kg。结果发现,缺血再灌注组再灌注前和再灌注早期左心室舒张压显著升高,云芝多糖组仅再灌注前左心室舒张压升高;再灌注期两组缺血心肌节段收缩期增厚百分率呈进行性改善，至再灌注120 min两组均未恢复至结扎前水平,且云芝多糖组显著高于相应时间点缺血再灌注组;左心室射血分数的变化趋势与缺血心肌节段收缩期增厚百分率相似,但恢复较快,云芝多糖组于再灌注90 min即恢复至结扎前水平。缺血再灌注组再灌注期丙二醛浓度明显升高，至再灌注120 min尚未恢复至结扎前水平,而云芝多糖组再灌注早期丙二醛浓度升高,但回降较快,于再灌注30 min即恢复至结扎前水平。缺血再灌注组心肌组织水肿,心肌细胞少部分肌丝断裂,收缩带模糊,线粒体轻度肿胀、脱颗粒,胞质水肿;云芝多糖组心肌组织除轻微水肿外,未见其他明显结构改变。结果提示云芝多糖对缺血再灌注早期心肌有显著保护作用[7]。

2. 抗动脉粥样硬化 云芝多糖可使小鼠腹腔巨噬细胞乙酰LDL(acLDL)受体数目增加,提高巨噬细胞对acLDL的结合、内移和降解。对巨噬细胞降解acLDL的影响呈浓度效应关系，该效应在100 μg/mL时最大,可使巨噬细胞对(^{125}Ⅰ)acLDL的降解增加77%,提示其可能通过刺激清道夫受体途径在整体发挥降脂、抗动脉粥样硬化作用[8]。为揭示云芝多糖(PSK)的抗动脉粥样硬化机制，观察了PSK对巨噬细胞氧化低密度脂蛋白(LDL)的影响。结果:PSK处理小鼠的巨噬细胞对LDL的氧化作用明显降低,NO分泌明显增加;PSK增强IFN-γ对巨噬细胞LDL的抑制作用，减弱一氧化氮合酶抑制剂N-Arg和DPI对细胞氧化LDL的增强作用;同时PSK能增强IFN-γ对细胞分泌NO的诱导作用,减弱N-Arg对细胞分泌NO的抑制作用;PSK能增强Raw 264.7细胞iNOS m RNA和蛋白表达。表明PSK能抑制巨噬细胞对LDL的氧化,其作用机制可能与其能诱导iNOS基因表达有关[9]。

氧化低密度脂蛋白(Ox-LDL)对巨噬细胞(Mφ)有很强的细胞毒作用,能抑制Mφ的免疫反应能力,造成脂肪堆积,使Mφ泡沫样变性。云芝多糖(PSK)能提高机体免疫反应能力。研究发现Mφ在体外与Ox-LDL共同培养一段时间后形态有很大改变,如正常梭形伪足消失,细胞变大变圆,周边有颗粒沉积,并出现空泡,同时受Ox-LDL攻击的Mφ用LPS刺激,TNF和NO产生量都较未受Ox-LDL攻击得要少,而腹腔注射PSK的小鼠Mφ在体外与Ox-LDL共同培养24 h后细胞形态未见有较大改变,并且受LPS刺激后TNF和NO产生量都较注射生理盐水对照组要高。因此PSK能提高Mφ免疫反应能力和抑制其泡沫样变性,这对抑制动脉粥样硬化的进程有益处[10]。

为探讨云芝多糖预防动脉粥样硬化及防止氧化修饰低密度脂蛋白对巨噬细胞的过氧化损伤作用机制,观察了腹腔注射云芝多糖对小鼠腹腔巨噬细胞谷胱甘肽过氧化物酶、超氧化物歧化酶(SOD)活性及一氧化氮(NO)释放的作用,及脂多糖(LPS)对这一作用的影响。结果显示云芝多糖可使小鼠腹腔巨噬细胞SeGSHPx酶活性、non-SeGSHPx及SOD活性升高;在LPS作用下可进一步升高上述酶活性,使NO释放量有较大增加[11]。通过测定巨噬细胞培养上清液中亚硝酸盐的含量和观察细胞内一氧化氮合酶(NOS)mRNA含量的变化，研究了云芝多糖（PSK）对氧化修饰LDL(Ox-LDL)抑制脂多糖(LPS)诱导的巨噬细胞NO产生的保护作用。结果显示Ox-LDL可抑制LPS诱导的巨噬细胞NO产生，而正常（N-LDL）和乙酰化LDL（ac-LDL)则没有抑制作用。非特异性免疫调节剂PSK处理小鼠对Ox-LDL引起的巨噬细胞NO产生量下降具有保护作用。狭缝杂交结果显示:Ox-LDL可使LPS诱导的巨噬细胞NOS mRNA含量下降,PSK可保护巨噬细胞免受Ox-LDL引起的NOS mRNA含量下降[12]。用新西兰纯种白兔制成实验性动脉粥样硬化模型后,动态地观察了云芝多糖对动物模型各项生化指标的影响,包括胆固醇、脂质过氧化物、硒谷胱甘肽过氧化物酶活性、甘油三酯和磷酸肌酸激酶及腹腔巨噬细胞SeGSHPx mRNA含量。并同时用氧化修饰低密度脂蛋白(Ox-LDL)单克隆抗体株HOL1测定血浆中Ox-LDL抗原含量。结果表明，云芝多糖能有效地清除Ox-LDL,抑制脂质过氧化损伤,并降低血中胆固醇和甘油三酯水平，并增强巨噬细胞SeGSHPx基因表达,减轻动脉粥样硬化形成[13,14]。为揭示云芝多糖抗动脉粥样硬化的作用与细胞抗氧化酶的关系,采用酶活性测定、斑点杂交等方法,探讨了云芝多糖对小鼠腹腔巨噬细胞锰超氧化物歧化酶基因表达的影响。结果发现,腹腔注射云芝多糖可提高小鼠腹腔巨噬细胞的总超氧化物歧化酶活性,从223.7±29.1提高至356.1±9.3 ku/g,并使其锰超氧化物歧化酶mRNA含量增加;应用Actinomycin D、Cycloheximide和Acetovanilone等阻断剂的研究发现,云芝多糖对巨噬细胞锰超氧化物歧化酶表达的影响发生在转录水平,而且某种新蛋白的合成可能参与了诱导过程。提示云芝多糖提高抗氧化酶活性,增强细胞抗氧化损伤的能力,可能是云芝多糖抗动脉粥样硬化作用机制之一[15]。PSK能减轻由单核细胞/巨噬细胞产生的经氧化修饰的低密度脂蛋白(Ox-LDL)引起的氧化损伤,因此对动脉粥样硬化有预防或治疗作用。为证实PSK的抗动脉粥样硬化作用与其抗氧化酶的相关性,观察了PSK对小鼠腹腔巨噬细胞中MnSOD活性及基因表达的影响。结果:PSK能提高SOD的活性及增加小鼠腹腔巨噬细胞中MnSOD mRNA的含量,而且PSK对MnSOD的效应可被放线菌酮和放线菌素D所阻断[16]。

3. 镇静、催眠 给小鼠一次腹腔注射云芝糖肽PSP 200 mg/kg,可见小鼠的自发活动明显减少,呈镇静作用[17]。小鼠一次腹腔注射云芝胞内多糖100 mg/kg能延长水合氯醛所致睡眠时间,提高阈下剂量戊巴比妥钠所致的睡眠率[18]。小鼠自发活动和转轮活动测试结果表明PSP能抑制小鼠的自发活动和转轮活动。腹腔注射100和200 mg/kg的PSP都能显著降低小鼠的自发横向和直向活动以及转轮活动,并显示了一定的量效关系。安定2.5 mg/kg的作用明显高于PSP100 mg/kg的作用,而与其200 mg/kg的作用相比,无显著差异[19]。

4. 镇痛、抗炎 小鼠腹腔注射5% PSP上清液1.25 g/kg,对醋酸所致扭体反应有显著的镇痛作用。发酵云芝粗多糖50 mg/kg灌胃给药,对组胺引起小鼠足浮肿有明显抑制效应,对组胺引起豚鼠皮肤血管通透性亢进有抑制作用,对肾上腺素引起小鼠肺水肿有保护作用。云芝糖肽(PSP)以1.0 g/kg的剂量灌胃,每日1次,连续7 d,可以出现非常明显的镇痛作用。这种镇痛可持续2 h。损毁下丘脑内侧基底部后,PSP的镇痛作用消失,提示PSP的镇痛作用是中枢性的[20]。用Wistar大鼠建立甲醛溶液致炎、鹿角菜胶致炎和佐剂性关节炎3种炎症性疼痛的实验模型,观察PSP的镇痛作用。结果:PSP对急性(甲醛溶液致炎和鹿角菜胶致炎)和慢性(佐剂性关节炎)的炎症性疼痛都有明显的镇痛作用,并呈明显的量效关系。用药后2 h左右镇痛作用消退。表明PSP对急性和慢性的炎症性疼痛均有明显的镇痛作用[21]。不同剂量(0.5、1、5、8 g/kg)的PSP给小鼠连续7 d灌胃之后,测定其痛阈(热板法)、游泳耐力和T淋巴细胞增殖。结果:1 g/kg剂量的PSP连续灌胃能显著地提高痛阈,增强游泳耐力,但对T淋巴细胞增殖未见明显影响。大剂量(5~8 g/kg)的PSP连续灌胃,不仅不能进一步提高镇痛效应和游泳耐力,相反,镇痛效应、耐力和T淋巴细胞增殖都有所下降[22]。

5. 保肝、降酶 给小鼠灌胃云芝胞内粗多糖100 mg/kg,每日1次,连续5 d,有减轻四氯化碳导致肝细胞中毒性损害及显著降低血清转氨酶的作用[18]。大鼠腹腔注射云芝胞内多糖50 mg/kg,每日1次,连续3 d,可使D-氨基半乳糖导致的肝损害程度减轻和存活率明显提高。研究证实其作用机制与内毒素血症的明显改善有关[23]。研究PSP对对乙酰氨基酚介导的肝毒性的保护作用。结果:PSP(300 mg/kg,腹腔注射)可使肝中谷胱甘肽(GSH)降低40%,同时氧化型谷胱甘肽(GSSH)升高50%,使GSSH/GSH的比值提高了3倍。PSP引起的GSH降低并没有肝毒性。PSP不能逆转对乙酰氨基酚毒性导致的总谷胱甘肽(GSH+GSSH)的降低。当PSP和对乙酰氨基酚联合用药时GSSH/GSH的比值显著降低。在体外PSP能剂量依赖地抑制[^{14}C]对乙酰氨基酚和微粒体蛋白的结合。当PSP(300 mg/kg,腹腔注射)连续7 d给大鼠,[^{14}C] 对乙酰氨基酚和微粒体的结合下降25%[24]。在给对乙酰氨基酚(100 mg/kg,静脉注射)前30 min给予PSP(100、200 mg/kg,静脉注射),通过HPLC法测血浆、胆汁中的对乙酰氨基酚、对乙酰氨基酚葡萄糖醛酸苷、硫酸对乙酰氨基酚浓度。按单室模型分析对乙酰氨基酚(100 mg/kg)药代动力学的结果和以前报道的相同,PSP(200 mg/kg)则能明显提高对乙酰氨基清除率和分布容积,同时伴有血浆中葡萄糖醛酸苷和硫酸盐代谢物的增高,能明显提高这两种物质的C_{max},在给予PSP后对乙酰氨基酚的C_{max}值显著提高,提高了2.4倍[25]。

6. 调节免疫 腹腔注射云芝胞内多糖(IPPV) 25~50 mg/kg,每日1次,连续3~4 d,能明显增强小鼠和大鼠网状内皮系统(RES)的吞噬活性,可使吞噬指数K提高2~8倍,此作用可维持4 d。50 mg/kg还可明显增强小鼠对金黄色葡萄球菌、大肠杆菌、宋内痢疾杆菌及绿脓杆菌感染的非特异性抵抗力。与日本云芝多糖(PSK)相比,作用强度相近[26]。对^{60}Co全身一次照射(3.16×10^6 C/kg)的BALA/C小鼠,于照射当天腹腔注射云芝多糖(PS-K)10 mg/kg,每日1次,连续8 d,能明显增加小鼠血清溶菌酶含量和脾指数。表明对射线所致免疫功能低下鼠具有一定治疗作用[27]。给大鼠腹腔注射云芝胞内多糖50 mg/kg,每日1次,连续3 d,对健康大鼠REC的吞噬功能有显著增强作用。且对舌下静脉注射标准内毒素25 μg/kg的清除能力有非常明显的提高[28]。小鼠腹腔注射陕西云芝提取物110 mg/kg,每日1次,连续10 d,对皮下移植的腹水癌小鼠腹腔巨噬细胞吞噬活性的降低无激发作用,对皮下移植的S180小鼠腹腔巨噬细胞有激活作用,并能增强其吞噬能力[29]。小鼠腹腔注射云芝糖肽(PSP)25 mg/kg,连续5 d,可对抗腹腔注射环磷酰胺25 mg/kg抑制活化T细胞产生白细胞介素2(IL-2)和T细胞中介的DTH反应等免疫抑制效应。PSP浓度为100~800 μg/mL时能引起淋巴细胞明显增殖,浓度为10~1 000 μg/mL时可使人白细胞产生α-干扰素和γ-干扰素的能力较空白对照组分别提高4倍和8倍。此外,PSP还能增强网状内皮系统的吞噬功能。以上结果提示PSP的抗癌作用可能与其增强宿主的免疫功能有关[30]。云芝多糖(CVPS)给ICR及C57BL/C小鼠灌胃250、500 mg/kg,每日1次,连续7 d,可显著提高小鼠脾细胞产生IL-2、淋巴毒素和γ-干扰素的水平;CVPS 500 mg/kg可显著增强小鼠腹腔巨噬细胞分泌肿瘤坏死因子和白细胞介素1的能力。提示其在增强机体抗肿瘤免疫力方面有较好应用前景[31]。CVPS 250或500 mg/kg可显著提高正常小鼠经植物凝血素刺激的淋巴细胞转化率(A),血清抗绵羊红细胞血凝抗体效价(B),脾细胞产生溶血抗体能力(C),自然杀伤细胞及巨噬细胞抗瘤活性。环磷酰胺造成免疫抑制状态下,CVPS 500 mg/kg可使A、B及C提高至接近正常水平。表明CVPS对小鼠免疫功能有明显的增强作用[32]。用流式细胞仪技术和MTT法观察了云芝糖肽(PSP)对由植物血凝素(PHA)诱导的人外周血淋巴细胞(PBL)增殖和T细胞亚群变化的调节作用。结果表明50~100 μg/mL PSP对经PHA诱导的人PBL增殖有显著的促进作用,该浓度的PSP也能促进细胞从G1期进入S期,并可使CD_4细胞明显升高,使CD_4/CD_8细胞比例增加,提示PSP具有免疫促进作用[33]。为揭示云芝多糖作用与巨噬细胞MCSF表达与分泌的关系,采用活性测定、斑点杂交等方法,将CVPS对小鼠腹腔巨噬细胞MCSF表达及分泌的影响进行了探讨。结果显示腹腔注射CVPS可提高小鼠腹腔巨噬细胞培养上清中的MCSF活性,并使巨噬细胞MCSF mRNA的含量增加;应用mRNA合成抑制剂及蛋白合成抑制剂的研究发现,Actinomycin D及Cycloheximide均能阻断云芝多糖对小鼠腹腔巨噬细胞MCSF mRNA的诱导[34]。用MTT法和核酸杂交技术检测不同浓度的云芝糖肽（PSP）对经植物血凝素（PHA）活化后的人外周血淋巴细胞产生IL-6的作用及其对IL-6 mRNA表达的影响。结果:CVPS(50~200 g/mL)可促进经PHA诱导的人外周血淋巴细胞IL-6的高效表达，以诱生培养48 h较为明显，同时对IL-6 mRNA转录也表现出明显的促进效应。表明CVPS可促进人外周血淋巴细胞IL-6的高表达,其机制可能与促进细胞IL-6 mRNA转录有关[35]。CVPS 250或500 mg/kg可显著提高小鼠脾细胞产生白细胞介素2、淋巴毒素和γ-干扰素的水平;500 mg/kg可显著增强小鼠腹腔巨噬细胞分泌肿瘤坏死因子和白细胞介素1的能力[31]。大鼠连续口服彩绒革盖菌(*Coriolus versicolor*)中提取的云芝糖肽(PSP)2.0 g/(kg·d),可促进淋巴细胞转化,血清IgG滴度明显升高。此外,还可取消大鼠隔天口服环磷酰胺40 mg/kg对自然杀伤细胞功能的抑制。提示PSP可明显提高大鼠细胞免疫和体液免疫功能[36]。用Wistar大鼠细胞外记录下丘脑内侧基底部(MBH)神经元的单位放电,并检测淋巴细胞的增殖作用。结果:给大鼠灌胃CVPS(PSP)1 g/kg,连续5 d,使脾脏T淋巴细胞增加，并引起脾脏和外周血中T淋巴细胞的明显增殖,损毁MBH能阻断这种增殖作用。PSP使MBH神经元的放电频率增加,免疫抑制剂环孢菌素A能拮抗这种作用。结论:神经系统(主要是MBH)参与PSP的免疫增强作用[37]。年轻(5月龄)和老年(23月龄)C57BL/6NIA小鼠以含PSP 0、0.1%、0.5%和1.0%的食物喂养1个月，并不能明显的提高Con A、PHA、LPS的有丝分裂活性，也不能明显的促进IL-1、IL-2、IL-4和PGE_2的产生。在体内免疫实验中,喂1.0% PSP老年鼠的迟发性超敏反应明显高于喂0%的老年鼠,年轻鼠则不存在这种情况。说明PSP对老年鼠有中等的免疫提高能力[38]。PSP[2 g/(kg·d)]可抑制环磷酰胺(40 mg/kg,共2 d)所引起的淋巴细胞增殖降低、NK细胞功能降低、白细胞数目减少、脾和胸腺指数降低,同时还可以增加IgG和IL-2的产生[39]。用5-FU(150 mg/kg,静脉注射)制作BDF1小鼠骨髓抑制模型。恢复阶段,外周血淋巴细胞的数量在PSK和G-CSF、GM-CSF和IL-3等因子联用时明显比单个因子应用时高。体外菌落分析提示GM-CSF、IL-3和CSF在与PSK联用时比单个因子应用时能明显提高菌落的数目。从给予PSK或IL-3的小鼠中取出骨髓细胞,在体外PSK或IL-3存在时做菌落分析。结果:在IL-3存在时再用PSK刺激能明显提高培养基上的菌落数目。PSK刺激菌落形成的能力并不能被CSF抗体所阻断。提示PSK和G-CSF、GM-CSF、IL-3联用能提高骨髓抑制小鼠血液的恢复[40]。

7. 抗肿瘤 给小鼠口服云芝胞内粗多糖100 mg/kg,每日1次,连续10 d或腹腔注射胞内多糖50 mg/kg,连续7 d,对小鼠肉瘤180(S180),肝癌22(H22)的抑制率为30%~40%，并能改善小鼠细胞免疫或体液免疫，但对宫颈癌-14(U-14)及网织细胞瘤腹水型(ABS)、艾氏癌(EC)无显著抑制作用[18]。给小鼠口服云芝糖肽(PSK)600 mg/kg，对小鼠S180的抑制率达99.3%，可延长肝癌腹水型(AH-13)的存活率，作用机制可能是增强机体免疫作用。每天喂饲黄曲霉素B1(AFB1)每只20 μg连续20周(总剂量每只3 mg)的大鼠，给予云芝多糖(PVP)0.1 g/d，连续104周(Ⅰ组给毒开始即加用，Ⅱ组给毒25周后加用)，从光镜、电镜、组织化学等病理检查表明，PVP对AFB1有明显的对抗作用[41]。接种肿瘤24 h后，给小鼠腹腔注射长白云芝多糖200 mg/kg，每日1次，连续10 d，对肝癌实体型(Heps)、S180、U-14的抑瘤率分别为57.84%、66.28%、81.99%[42]。对小鼠白血病(L1210、P388)和腺癌755等癌株的抑制效果极为明显，对中原福岗瘤及肺癌7433等多种实验动物实体型肿瘤也均有明显抑制作用[43,44]。按常规方法接种肿瘤24 h后，云芝口服液在生药20~60 g/kg剂量范围内，连续灌胃7 d，对小鼠S180的抑瘤率为31.3%~51.8%之间；对小鼠肝癌的抑制率为46.2%~66.5%之间；对小鼠L-Ⅱ的抑制率为37.9%~64.6%之间。各试验组小鼠用药后一般状态良好，体重有明显增加，其增加幅度与阴性对照组比较无差异[45]。Balb/c小鼠经^{60}Co γ射线致死剂量照射后移植同系骨髓细胞，观察腹腔注射云芝糖肽对造血重建的影响。结果表明骨髓移植前给云芝糖肽组的存活率、存活时间及脾集落形成单位较单纯骨髓移植对照组明显提高，且能减轻外周血白细胞的降低，促使白细胞恢复[46]。口饲PSP或PSK 2.5 g/kg，连续28 d，对裸鼠人鼻咽癌有明显的抑制作用，其抑制率分别为77.2%和63.2%，在抑制肿瘤生长的剂量下未见体重和血液系统方面的变化，放射免疫法测定表明复方云芝糖肽不引起血浆中cGMP水平的改变，但引起血浆中cAMP水平的明显升高，其升高率分别为42.6%和49.3%，提示其抗癌机制可能通过环核苷酸而发挥作用[47]。云芝糖肽(PSP)1~2 g/kg连续口服给药15~20 d，对裸鼠人肺腺癌有明显的抑制作用，抑制率为50%~70%。在抑制肿瘤生长的同时，未见有血液系统和体重方面的变化。放射免疫法测定表明PSP不会引起血浆cAMP和cGMP水平的改变，提示其抗癌机制可能与环核苷酸系统无关[48]。云芝糖肽(PSP)25 mg/kg腹腔给药，对小鼠S180抑瘤率为34.85%；1 000 mg/kg口服给药，抑瘤率为32.99%；连续腹腔给药25mg/kg，1周后腹腔接种S180，生命延长率达44.62%[49]。彩云多糖(Coriolus versicolor Polysaccharide)500、1 000、1 500 mg/kg，灌胃连续5 d，对Lewis肺癌抑瘤率分别为72.8%、57.8%、76.3%；5、10及20 mg/kg，腹腔注射，连续5 d，抑瘤率分别为86.1%、86.1%及87.03%。对荷瘤小鼠，延长生命作用以腹腔给药途径效果优于口服。本品尚能激活小鼠机体的巨噬细胞吞噬功能和促进正常、荷瘤及泼尼松龙所致免疫低下小鼠机体的NK细胞及IL-2活性[50]。模拟人类误食毒素的方法，用AFB1喂饲大鼠，2年内肝癌发生率为61.19%。肝组织定期活检结果表明，癌变过程分为早期(1~30周)、中期(31~54周)、晚期(55~104周)三个阶段。饲毒后95周为肝癌发生高峰期。喂饲云芝多糖的大鼠平均生存时间延长、体重增加、外周血白细胞总数增加，肝癌发生率亦明显减少(34.38%)。结果表明小剂量AFB1可建立稳定的大鼠肝癌模型；大鼠癌变过程中肝组织的动态变化具有一定的规律性；云芝多糖对肝癌的发生具有一定的阻断作用[51]。云芝糖肽(PSP)在37~120 μg/mL浓度内可促进TILs的增殖反应，其促增殖作用与PSP浓度存在一定的依赖关系。联合使用PSP和白细胞介素2(IL-2)可提高TILs的杀伤功能，并可减少IL-2的使用剂量。提示在肿瘤的生物治疗中，使用PSP可提高TILs的疗效，并可减轻因使用大剂量IL-2所致的副作用[52]。裸鼠皮下接种C6细胞，然后腹腔注射PSP每只2 mg加放射治疗(2 Gy/fraction，总共8 Gy)。给药组肿瘤体积比没经治疗的肿瘤体积明显缩小，单独经放射线治疗组肿瘤进展缓慢。PSP治疗组血液和脾中NK细胞、淋巴细胞、粒细胞的数量明显提高，提示PSP可能对免疫功能有保护作用[53]。腹腔注射PSK(每鼠2 500 μg)或OK-432(每鼠100 μg)6 h后，体外加入PSK(500 μg/mL)或OK-432(10 μg/mL)，分别加入鼠源性γ-IFN 100 U/mL：以刺激鼠腹腔中性粒细胞。Northern斑点分析表明PSK和γ-IFN及OK-432和γ-IFN之间对介导iNOS基因表达有强的协同效应。中性粒细胞再被PSK、OK-432加γ-IFN刺激24 h，尽管没有检测到肿瘤细胞的杀伤作用，但用Griess方法检测到由中性粒细胞分泌的NO增加到20 μmol/L。对P815肿瘤细胞产生杀伤作用NO的浓度需要达到80 μmol/L。提示给予PSK和OK-432联合γ-IFN后刺激中性粒细胞产生NO，在体内调节免疫系统，尽管这些物质在体外没有对肿瘤细胞产生杀伤作用[54]。云芝多糖(PSP)为一种蛋白结合多糖，是一种生物调节剂。在动物实验中可提高γ-TNF、IL-2的产生促进T细胞增殖。也能对抗环磷酰胺的血细胞下降、IL-2产生减少、迟发性超敏反应。从PSP中分离出的16~18 kDa的多肽显示抗增殖和抗肿瘤作用[55]。云芝多糖肽(CVP)是从中药中提出的有抗癌作用的有效成分，可以剂量依赖地抑制人白血病HL60细胞的增殖。CVP不影响人正常外周血淋巴细胞的增殖。形态学和DNA分析表明,CVP不影响HL60细胞的形态也不能导致DNA断裂。说明CVP不是通过细胞凋亡抑制HL60细胞增殖[56]。研究低剂量IL-2和云芝多糖对H238肿瘤的作用。小鼠皮下接种H238细胞,每次皮下给予IL-2 2×10^4 i.u/鼠;皮下给予PSP每鼠2 mg。在整个治疗期间没有毒性反应。接种肿瘤后立即分别给IL-2和PSP能明显降低肿瘤的生长。体外实验,IL-2和PSP能抑制肿瘤细胞的^{3}H摄入率,当合用时作用增强。表明IL-2和PSP能减慢H238肿瘤细胞的生长,其机制可能与其细胞毒作用和免疫调节作用有关[57]。从云芝粗粉中提纯的精制云芝多糖(RPSP),可剂量依赖地抑制人肝癌细胞系(HepG2)生长。连续给RPSP 3 d对HepG2半数抑制量为243±36 mg/mL。但对人正常胎儿肝细胞很少或没有抑制作用。另一方面,在裸鼠接种S180前2周连续腹腔注射给予RPSP的预先治疗组,肿瘤发生率比对照组肿瘤发生率低,对照组肿瘤体积是预先治疗组的3~5倍。荷瘤裸鼠,接种5 d后,静脉注射RPSP能明显抑制肿瘤体积的增大,在第13天抑制率为93.6%。而且RPSP不能造成兔的主要脏器如心、肝、脾、肺和肾的病理损伤[58]。实验研究了PSK对N-甲基-N-亚硝基脲在SD大鼠上诱发的乳腺癌抑瘤作用。在肿瘤体积达到100 mm^2时,每周给予PSK(250 mg/kg)2次,连续3周,PSK能明显提高荷瘤鼠的生命延长率,提示PSK能提高荷瘤鼠的生命延长率,作用于肿瘤生长阶段[59]。有研究报道云芝糖肽可通过激活Fas死亡受体信号转导途径诱导HL60细胞凋亡。100、400 g/mL的云芝糖肽处理HL60细胞48 h后,细胞出现明显凋亡特征,同时伴随caspase-8酶原被激活和Fas抗原的表达量增加,但对FADD的表达量基本没有影响[60]。近年的研究主要集中在菌丝体提取物上,对子实体(CVE)的研究仅见极少量报道。将肝癌HepA细胞接种于小鼠皮下,给予不同剂量CVE。结果:CVE显著抑制皮下接种的鼠肝癌HepA细胞的生长,提高血清中IgG的含量,显著促进胸腺T淋巴细胞转化增生,抑制小鼠肝内P53、VEGF的表达。结论:CVE在体内有显著的肿瘤抑制作用,其机制可能与免疫调节、抑制肿瘤转移等作用有关[61]。

8. 抗病毒 给小鼠口服云芝胞内多糖300、400、500 mg/kg,或腹腔注射50和100 mg/kg,在小鼠体内可防止静脉注射流感病毒所引起的死亡和肝病变,对疱疹病毒保护作用较弱,但可防止两种病毒攻击所引起的肝脏Kupfer细胞吞噬抑制和诱生干扰素。其抗病毒感染作用主要为促进机体免疫功能,增强非特异性防御机制所致[62]。从云芝中提出的云芝多糖可能对HIV-1病毒有潜在的作用。其可抑制HIV-1和CD_4细胞的结合(IC_{50}=60 mg/mL),对HIV-1重组体逆反录酶有效的抑制(IC_{50}=6.25 mg/mL),同病毒糖基化酶一起抑制gly-cohydrolase酶。这些特性连同云芝多糖的良好水溶性、热稳定性和低细胞毒性,使其可能成为一种有效的抗病毒药物[63]。云芝糖肽经过氯黄酸的化学修饰后对人类免疫缺陷病毒(HIV-1)反转录酶和α糖苷酶的抑制作用增强[64]。

9. 抗溃疡 给大鼠灌胃PSP 415 g/kg,每日1次,连续给药2 d,对应激型溃疡有显著的预防作用;连续给药5 d,对幽门结扎型溃疡有极明显的抑制作用,能显著降低溃疡时胃液总酸度。连续给药3 d,对正常大鼠的胃液量、胃液总酸度游离酸度、胃蛋白酶活性及PGE_2的含量均无明显影响,但对吲哚美辛型溃疡有明显的对抗作用;连续给药8 d,对大鼠慢性醋酸型溃疡有明显抑制作用[65]。

10. 抗损伤 腹腔注射云芝多糖(PSK)100、200 mg/kg,能显著抑制巴豆油所致的小鼠耳肿胀;200 mg/kg对内毒素引起小鼠毛细血管的通透性有明显抑制作用;对烟雾所致小鼠弥漫性肺气肿和肺部慢性炎症也有可靠的抑制作用。亦可显著延长氯化钡性心律失常小鼠的生存时间和明显延长因亚硝酸钠所致小鼠低氧血症下的存活时间;50、100、200 mg/kg可明显延长肾上腺素诱发急性肺水肿小鼠的生存时间,在低白细胞血症下也能明显抑制由肾上腺素所致的肺水肿,并能抑制外周血白细胞的转移[66]。采用^{60}Co γ射线7.5 Gy对NIH小鼠进行一次性全身照射。结果表明云芝提取液对^{60}Co γ射线照射的小鼠有显著的保护作用,3次实验中小鼠的平均生存期(d):正常对照组(不加放射)3次实验均为30.0±0.0;云芝保护组分别为24.1±5.9、23.7±6.3和23.9±6.1;单纯放射组分别为7.7±1.7、8.3±1.2和8.1±0.9。云芝保护组的平均生存期与单纯放射组比较差异非常显著。正常对照组30 d的存活率3次实验均为100%;云芝保护组存活率分别为60%、50%和50%;单纯放射组3次实验均为0。云芝保护组的指数(K,1.2以上为有意义)3次实验分别为3.4、2.8和3.0。云芝保护组放射后外周血WBC和PLT数降低不明显,且第6天明显回升,而单纯放射组明显降低,第6天回升不明显,两组比较差异非常显著[67]。采用体外培养人淋巴微核检测法,探讨复方云芝胶囊抗突变作用。结果表明,复方云芝(10~50 mg/L)可明显抑制丝裂霉素C(MMC)诱发的微核形成,并可拮抗老年人自发微核,增加细胞增殖活性[68]。用小鼠骨髓微核法证明,云芝多糖对致突变剂环磷酰胺引起染色体损伤有对抗作用[69]。采用ACAS570

测定小鼠腹腔巨噬细胞线粒体膜电位及细胞内脂质过氧化物(LPO),观察了氧化修饰低密度脂蛋白(Ox-LDL)对巨噬细胞线粒体膜的损伤及云芝多糖(PSK)的保护作用。结果发现Ox-LDL可使巨噬细胞线粒体膜电位消失,细胞内LPO含量升高。而正常LDL和乙酰化LDL对线粒体膜电位的影响较小。非特异性免疫增强剂PSK(云芝多糖)能降低巨噬细胞内LPO含量,对Ox-LDL引起的巨噬细胞线粒体膜损伤有保护作用[70]。以叔丁基氢过氧化物攻击小鼠腹腔巨噬细胞为损伤模型,观察云芝多糖不同途径处理对小鼠巨噬细胞泡沫样变性和坏死的保护作用。结果灌胃处理的小鼠腹腔巨噬细胞能抑制活性氧导致的泡沫样变,并延长生存时间。正常腹腔巨噬细胞经与云芝多糖处理小鼠的血清预孵后,亦表现同样的保护作用。提示云芝多糖的抗活性氧损伤作用并非腹腔注射时直接刺激巨噬细胞的结果,云芝多糖口服具有保护作用[71]。采用MTT法测定巨噬细胞的存活率,研究了小鼠腹腔注射云芝多糖对腹腔巨噬细胞所受叔丁基脂氢过氧化物(tbOOH)损伤的保护作用的特点。结果显示小鼠腹腔注射云芝多糖对tbOOH造成的巨噬细胞损伤具有明显的保护作用。保护作用的效果与注射的次数无关,而与注射后取细胞的时间及注射的剂量有关,并在一定时间和剂量范围内呈现饱和性。体外将云芝多糖与巨噬细胞共同温育,未发现其对巨噬细胞有保护作用[72]。以小鼠在密闭性缺氧条件下的存活时间为指标,观察云芝糖肽(PSP)和白介素(IL-2和IL-6)的作用。结果表明用PSP和两种白介素灌胃8 d均能明显提高小鼠的抗缺氧能力,并能对抗环磷酰胺的抑制作用、延长存活时间[73]。腹腔注射云芝胞内多糖500 mg/kg,连续4 d,对内毒素所致小鼠、大鼠的休克死亡有明显的保护效果。对于大鼠肠系膜上动脉夹闭(SMAO)性休克,云芝多糖也有显著的保护效果,能降低正常或网状内皮系统(RES)封闭大鼠的死亡率,拮抗SMAO所致大鼠RES吞噬活性的明显抑制。云芝多糖在体外对内毒素无直接减毒作用,但可显著促进大鼠对血流中内毒素的廓清,并明显抑制内毒素所致家兔发热反应。表明云芝多糖可通过增强RES对内毒素的清除而取得效果[74]。

11. 抗氧化 通过测定小鼠心、肝、脾、肾组织和红细胞脂质过氧化物含量和硒谷胱甘肽过氧化物酶活性,观察云芝多糖对机体各组织及红细胞抗氧化能力的影响。结果:云芝多糖能提高机体各组织的硒谷胱甘肽过氧化物酶活性及降低脂质过氧化物含量,提示云芝多糖能有效地提高机体抗氧化能力,为防止或减轻脂质过氧化损伤提供了实验依据[75]。观察云芝多糖对正常、荷瘤和^{60}Co γ线辐射损伤小鼠的抗氧化作用。结果:云芝多糖既能不同程度地增强正常小鼠和正常迟发型超敏感性(DH)小鼠淋巴细胞、脾及胸腺中SOD的活力,又能明显恢复或防止肿瘤或辐射对小鼠DH和淋巴细胞、脾及胸腺中SOD的抑制效应。表明云芝多糖对小鼠SOD活性有促进作用[76]。观察云芝多糖(PSK)腹腔注射对小鼠腹腔巨噬细胞硒谷胱甘肽过氧化物酶(SeGSHPx)mRNA含量的影响以及小剂量叔丁基氢过氧化物(tert-butyl hydroperoxide,tbOOH)体外对PSK处理小鼠腹腔巨噬细胞SeGSHPx mRNA含量的影响。结果显示PSK可以增强巨噬细胞SeGSHPx基因表达,与先前工作揭示的它能增强SeGSHPx活性的结果相一致。小剂量tbOOH体外对PSK处理小鼠巨噬细胞SeGSHPx mRNA含量没有明显影响,但能诱导未经PSK处理的正常小鼠腹腔巨噬细胞SeGSHPx mRNA含量增加[77]。PSK可以保护巨噬细胞避免由tbOOH引起的脂质过氧化反应损伤。LPO可引起巨噬细胞结构改变,使巨噬细胞变成泡沫细胞,Ox-LDL在巨噬细胞中能引起LPO聚集,此作用可被PSK所阻断。测定巨噬细胞中硒依赖性谷胱甘肽过氧化物酶(SeGSHPx)活性和mRNA浓度,加入tbOOH培养后SeGSHPx活性和mRNA浓度的改变显示PSK可以在基因转录水平提高巨噬细胞中SeGSHPx的活性[78]。PSK是一种SOD类似物,500 mg/kg可使SOD活性在Walker256纤维肉瘤细胞提高3.6倍,在H_2O_2细胞提高2.56倍。PSK很少影响过氧化氢酶和谷胱甘肽过氧化物酶的活性。肿瘤对PSK的敏感性可由肿瘤组织内SOD的活性来预先估计[79]。

12. 其他 PSP 3 g/kg,每日灌胃1次,连续7 d,对应用环磷酰胺引起的食欲降低及白细胞降低均具有对抗作用。野生云芝粗多糖500 mg/kg对豚鼠药物性哮喘有保护作用。云芝糖肽25~35 mg/kg能明显促进小鼠骨髓粒-单系祖细胞(CFU-GM)增殖,其作用维持3 d;剂量>55 mg/kg时,对CFU-GM增殖无刺激作用。4 Gy ^{60}Co γ射线照射小鼠能明显抑制小鼠CFU-GM增殖;用云芝糖肽25 mg/kg处理小鼠,贫血小鼠CFU-GM的增殖均显示明显的刺激作用[80]。采用骨髓细胞有丝分裂制备法,研究云芝多糖肽对小鼠造血细胞分裂的影响。结果表明给正常小鼠或骨髓抑制小鼠注射云芝多糖肽,均使骨髓细胞分裂指数高于对照组,对骨髓粒-单系细胞有丝分裂有明显促进作用[81]。云芝多糖对正常小鼠的血糖无明显影响,但正常小鼠静注四氧嘧啶后,血糖升高至3.556 mg/mL,而预先给予云芝多糖,再给四氧嘧啶,则血糖仅上升至2.092 mg/mL,表明云芝多糖有一定的预防血糖升高作用。在高血糖3.624 mg/mL的基础上，用云芝多糖后，可使血糖下降1.266 mg/mL，而在血糖2.092 mg/mL时，用同样剂量的云芝多糖只能使血糖下降5.6 mg/mL，表明血糖越高，云芝多糖的降糖作用越好[82]。

13. 毒性 ①急性毒性：给小鼠灌胃野生云芝粗多糖的LD_{50}为12 g/kg，发酵云芝粗多糖的LD_{50}大于22 g/kg。云芝胞内多糖（IPPV）小鼠腹腔注射的LD_{50}为(152.4±21.38) mg/kg。我国云芝糖肽（PSP）小鼠静脉注射的LD_{50}为300.36 mg/kg。口服最大耐受量为20 g/kg[67]。日本云芝糖肽（PSK）小鼠灌胃的LD_{50}大于20 g/kg，腹腔注射的LD_{50}大于5.0 g/kg，静脉注射的LD_{50}大于1.3 g/kg[83]。②亚急性毒性：给家兔灌胃野生云芝多糖3 g/kg（相当于成人剂量的50倍）、发酵云芝多糖6 g/kg，每日1次，连续15 d，检查血象与肝、肾功能无异常，各器官组织学检查均未见损害。每日按300、600 mg/kg给大鼠灌胃一次IPPV，连续60 d，结果未见大鼠血浆、肝、肾、脾的生化功能异常，镜检心、肝、脾、肺、肾亦无明显损伤。按3、6、12 g/kg给大鼠口服PSP和按3、6 g/kg给猴口服PSP，每日1次，连续6个月，各剂量组对生长发育、血常规及血液生化、心电图均无明显影响，组织病理学检查未出现明显的异常[83]。

【临床应用】

1. 慢性乙型肝炎 以云芝胞内多糖（IPPV）胶囊治疗240例。每日3次，每次1 g，连续3个月，总有效率73.6%。在163例的治疗前后对比观察中，治疗后HBsAg转阴者39例，滴度下降者54例，提示本品可能有消除HBsAg的作用[84]。口服不同剂型（水剂、素片、胶囊）的云芝多糖750~950 mg，每日2次，疗程2个月，治疗135例近期总有效率达80.7%[85]。以野生云芝糖衣片（每日相当于生药30 g）治疗135例，总有效率达66.7%。60例患者随机分为治疗（甲）组30例，服东方云芝胶囊（云芝多糖胶囊）每日3次，每次4粒，配合中西药物；对照（乙）组30例，服中西药物。均3个月为一疗程。结果：总有效率甲组为96.67%，乙组为86.67%[86]。心肝宝胶囊（每次5粒，每日3次）联合云芝多糖（每次2粒，每日3次）治疗慢性乙型肝炎68例，对改善症状、恢复肝功能均有较好疗效，尤其是改善蛋白代谢、促进白蛋白合成和清除病毒，减少传染性有显著疗效[87]。治疗（甲）组30例，用东方云芝，每次2粒，日服3次，连服3个月。对照（乙）组25例，注射抗乙型肝炎免疫核糖核酸（HBsAg-iRNA），两组患者除使用一般保肝药、维生素、葡萄糖外，不使用抗病毒药物及其他免疫制剂。治疗3个月后，甲组HBeAg阴转率为40.0%，抗-HBc·IgM阴转率为46.7%，HBV-DNA阴转率为33.3%；乙组血清HBV的三项复制指标阴转率依次分别为44.0%、52.0%及36.0%，效果相近。甲组1年后随访发现，HBeAg、抗-HBC·IgM及HBV-DNA的阴转率分别提高到53.3%、60.0%及36.7%。此外，有2例HBsAg转阴，其中1例出现抗-HBs弱阳性[88]。对137例乙肝病毒携带者，随机分为治疗（甲）组93例，选用云芝肝泰冲剂，每次1袋，每日3次，服药10个月。配用维生素C。对照（乙）组44例，未采取药物治疗。结果：甲组各项乙肝血清标志阴转率较乙组高[89]。

2. 恶性肿瘤 以云芝肝泰治疗AFP低持阳性238例，AFP转阴率为86.96%，肝癌发生率为0.87%，通过与对照组比较，说明本品有治疗AFP低持阳性和延缓肝癌发生的作用[90]。以云芝胞内多糖（IPPV）胶囊单用治疗12例，与5-FU合用治疗46例，每日3次，每次1.0 g，疗程1个月以上。临床缓解率：单用为66.7%、合用为50.0%；半年生存率：单用16.7%、合用21.7%，表明单用能使临床症状明显改善，延长患者生命，与抗癌药合用能减少抗癌药的毒副反应[91]。治疗（甲）组32例服东方云芝胶囊每次2丸，每日3次，并联合复方木鸡冲剂，3个月为一疗程。本组服药均在1个疗程以上。对照（乙）组32例，以葫芦素片联合复方木鸡冲剂为主治疗，疗程与甲组同。其中20例合并使用核糖核酸注射液3个月。结果：甲组部分缓解3例，稳定13例，进展16例；乙组稳定12例，进展20例。疗效甲组稍优于乙组。两组半年生存率似甲组高于乙组；而1年生存率甲组明显高于乙组，表明东方云芝胶囊对肝癌患者延长生存期有较明显作用[92]。48例乳腺癌术后用CMF方案化疗，加服云芝多糖治疗组，外周血WBC下降率16%，Plt下降率20%，显著少于单纯化疗，LBT、CD_3、CD_4、CD_4/CD_8与正常比较无显著性差异，而单纯化疗组显著低于正常。说明云芝多糖在乳腺癌患者化疗中有拮抗化疗药物对骨髓的抑制作用，有提升WBC、Plt及免疫功能的作用[93]。放射加云芝糖肽治疗食管癌前瞻性的远期疗效观察表明云芝糖肽加放疗的1年生存率67.3%，明显高于单纯放疗组的46.8%，3年生存率也高于单纯放疗组，提示云芝糖肽联合放疗可提高疗效[94]。75例中晚期肿瘤患者口服东方云芝胶囊，每次3片，每日3次。结果：所有患者在服东方云芝胶囊后均未发现恶心、呕吐、食欲减退等不良反应。60例自觉部分症状明显好转，占80%[95]。15例肝癌患者服用东方云芝胶囊（云芝多糖胶囊），每次2片，每日3次，观察疗程3个月。在治疗中，患者的症状和体征的稳定和改善达100%，无1例恶化。另将东方云芝胶囊与化疗药联合治疗血液病发现有利于白血病的缓解,可减轻由化疗引起的白细胞减少副作用。患者化疗开始即同时服东方云芝胶囊,每日3次,每次3片,疗程2个月。结果:所测定的NK细胞和OKT_4值都有显著提高,在治疗中无1例因免疫功能降低而合并感染[96]。对45例服用云芝多糖的恶性肿瘤患者,于服药前后,用间接免疫荧光法,检测了这些患者外周血中的T淋巴细胞亚群:T_3、T_4、T_8细胞数;T_4/T_8比值、Tac(IL-2受体)和B淋巴细胞数。其中部分患者做了末梢血白细胞、血小板计数、血红蛋白测定及白细胞分类。服用云芝多糖后,T_3、T_4淋巴细胞亚群及白细胞计数均较服药前显著增高,余无显著变化。认为云芝多糖是一较好的生物反应调节剂,可作为肿瘤治疗的辅助性药物[97]。

3. 支气管炎 以野生云芝每日30 g,治疗慢性支气管炎153例,发酵云芝每日4.5 g,治疗慢性支气管炎408例,10 d为一疗程。治疗2个疗程表明:野生云芝有效率86.0%,显效率53.7%;发酵云芝有效率为81.9%,显效率34.8%。副作用小,只有少数患者有口干、咽喉痛。以野生云芝糖衣片治疗小儿痉挛性支气管炎124例,有效率87.1%,显效率79.9%。单用云芝肝泰冲剂治疗肺气虚咳嗽35例,每次口服1~2包(每包含葡聚多糖0.375 g),每日3次,连服3~7 d为一疗程。治疗有效率为86%[98]。观察云芝肝泰冲剂配合猪肺花生汤治疗42例肺气虚患者的临床疗效。口服云芝肝泰冲剂每日1~2包,每日3次,连服3~7 d为一疗程;新鲜猪肺2 d 1个,花生60 g,一起煮烂食之。疗效标准:治疗3 d以上咳嗽、咳痰停止为显效;治疗3 d以上咳嗽缓解、咳痰减少为好转;治疗后所有症状无改变为无效。结果:本组42例,显效28例,好转12例,无效2例。结论:本法止咳化痰、抗感染,疗效满意[99]。

4. 高脂血症 观察了480例高脂血症患者服用云芝胞内多糖2周后胆固醇、甘油三酯、低密度脂蛋白显著降低,较治疗前差异有统计学意义,而HDL则逐渐升高,与安慰剂组差异有统计学意义。治疗4周后胆固醇、甘油三酯、低密度脂蛋白显著降低,较治疗前差异有统计学意义,而HDL则逐渐升高,较治疗前差异有统计学意义,对肝、肾功能及血糖则无明显的影响[100]。

5. 其他 云芝肝泰治疗儿童扁平疣32例,治疗组口服云芝肝泰冲剂,每次5 g,每日3次,连服1个月为一疗程。对照组注射板蓝根注射液。结果治疗组有效率为90.6%,对照组为70.0%。在治疗中未发现任何不良反应,有20例随访3个月未见复发[101]。对88例反复呼吸道感染患儿运用云芝肝泰治疗。随访资料提示:因云芝肝泰具有免疫调节作用,对37例反复上呼吸道感染者有明显疗效。对于46例反复哮喘性支气管炎患儿效果也很明显,对于疑似哮喘者可通过预防感染减少发作[102]。

(徐华丽 睢大筼)

参考文献

[1]谢瑾灼. 广东省云芝药用的研究. 广州医药,1988,19(5):36

[2]陈奕礼,等. 云芝多糖的深层培养制备. 中草药,1981,12(3):18

[3]邵伟,等. 云芝多糖对小白鼠实验性肝炎的某些药理作用. 东北师大学报(自然科学版),1981,(2):69

[4]杨云鹏,等. 中国药用真菌. 哈尔滨:黑龙江科学技术出版社,1981:14

[5]李熙民,等. 比较两种云芝糖肽对体外人癌细胞株的抗癌作用. 上海医科大学学报,1987,14(5):326

[6]刘尚喜,等. 云芝多糖组分的分离、鉴定及生物学活性的初步研究. 第一军医大学学报,1997,17(4):317

[7]罗义,等. 云芝多糖防止缺血再灌注心肌早期损伤. 中国动脉硬化杂志,2002,10(2):125

[8]王瑾雯,等. 老山云芝多糖对巨噬细胞代谢乙酰LDL的影响. 中国药理学通报,1988,4(4):216

[9]宋武,等. 云芝多糖对巨噬细胞氧化LDL的抑制作用与iNOS基因表达. 第一军医大学学报,1999,19(4):292

[10]乐毅,等. 云芝多糖对受O-LDL攻击的小鼠巨噬细胞的保护作用及其免疫调节作用. 第一军医大学学报,1994,14(1):12

[11]庞战军,等. 云芝多糖对小鼠腹腔巨噬细胞NO释放及抗氧化酶活性的影响. 第一军医大学学报,1997,17(2):115

[12]刘尚喜,等. 云芝多糖对氧化修饰LDL抑制巨噬细胞一氧化氮产生的保护作用. 第一军医大学学报,1998,18(1):4

[13]娄宁,等. 云芝多糖对实验性动脉粥样硬化家兔脂质过氧化损伤的保护作用. 第一军医大学学报,1995,15(2):107

[14]娄宁,等. 云芝多糖对实验性动脉粥样硬化家兔的治疗作用. 第一军医大学学报,1995,15(3):185

[15]庞战军,等. 云芝多糖对小鼠腹腔巨噬细胞锰超氧化物歧化酶基因表达的调控. 中国动脉硬化杂志,1999,7(2):106

[16]Pang ZJ, et al. Polysaccharide Krestin enhances manganese superoxide dismutase activity and mRNA expression in mouse peritoneal macrophages. *Am J Chin Med*, 2000, 28(3-4):331

[17]胡月娟,等. 云芝糖肽(PSP)的初步药理研究. 中成药,1988,(11):29

[18]方静芬,等. 杂色云芝的研究Ⅲ:云芝胞内多糖的药理试验. 抗生素,1982,(7):178

[19]高菊芳,等. 云芝糖肽对小鼠活动的抑制作用. 中草药,1996,27(10):607

[20]龚珊,等.白细胞介素2参与云芝糖肽引起的镇痛作用.中国药理学报,1998,19(1):67

[21]滕爱芬,等.云芝糖肽镇痛作用的实验研究.中国药学杂志,1996,31(10):591

[22]蒋星红,等.不同剂量云芝糖肽对小鼠痛阈、游泳耐力和免疫功能的影响.中国药理学通报,1997,13(1):63

[23]钮振,等.云芝胞内多糖增强网状内皮系统功能的研究Ⅱ.抗生素,1986,(11):386

[24]Yeung JH,et al. Effect of polysaccharide peptide (PSP) on glutathione and protection against paracetamol-induced hepatotoxicity in the rat. *Methods Find Exp Clin Pharmacol*,1994,16(10):723

[25]Yeung JH,et al. Effect of polysaccharide peptide (PSP) on in vivo sulphation and glucuronidation of paracetamol in the rat. *Eur J Drug Metab Pharmacokinet*,1995,20(4):287

[26]邓文龙,等.云芝胞内多糖对网状内皮系统吞噬功能的影响.抗生素,1983,(8):403

[27]蔡仙德,等.云芝多糖对射线所致免疫功能低下小鼠的溶菌酶活力的增强作用.中草药,1986,17(5):43

[28]钮振,等.云芝胞内多糖增强网状内皮系统功能的研究Ⅰ.抗生素,1986,(11):382

[29]殷学智,等.陕西云芝提取物对带瘤小鼠巨噬细胞吞噬活性的影响.陕西新医药,1980,9(2):49

[30]李晓玉,等.云芝多糖肽的免疫增强作用.中国药理学报,1990,11(6):542

[31]王汉涛,等.云芝多糖对小鼠产生细胞因子的促进作用.中国药学杂志,1993,28(12):722

[32]鲁进宇,等.云芝多糖对小鼠免疫功能的影响.中国药学杂志,1995,30(1):10

[33]梁中琴,等.云芝糖肽对人外周血淋巴细胞增殖和T细胞亚群变化的调节作用.中草药,1999,30(1):37

[34]庞战军,等.云芝多糖增强吞噬细胞M-CSF的表达与分泌.免疫学杂志,1999,15(4):245

[35]梁中琴,等.云芝糖肽诱导人外周血淋巴细胞产生IL-6的研究.中国药学杂志,1999,34(10):700

[36]许美凤,等.云芝糖肽对大鼠免疫功能的影响.苏州医学院学报,1993,13(4):270

[37]俞光第,等.云芝糖肽对大鼠下丘脑内侧基底部电活动和免疫功能的影响.中国药理学报,1996,17(3):271

[38]Wu D,et al. Dietary supplementation with mushroom-derived protein-bound glucan does not enhance immune function in young and old mice. *J Nutr*,1998,128(2):193

[39]Qian ZM,et al. Polysaccharide peptide(PSP) restores immunosuppression induced by cyclophosphamide in rats. *Am J Chin Med*,1997,25(1):27

[40]Kohgo Y,et al. Improved recovery of myelosuppression following chemotherapy in mice by combined administration of PSK and various cytokines. *Acta Haematol*,1994,92(3):130

[41]徐秉栋,等.云芝多糖对黄曲霉素B_1诱发大鼠肝癌的影响.江苏医药,1989,(15):195

[42]王素品,等.长白云芝多糖对小鼠实体瘤抑制情况的研究.白求恩医科大学学报,1985,(11):156

[43]陈新谦,等.新编药物学.第11版.北京:人民卫生出版社,1983:149

[44]王德芬,等.肿瘤与免疫.上海:上海科学技术出版社,1982:207

[45]潘伟光,等.云芝提取液的抗瘤作用.癌症,1997,16(6):425

[46]王皓,等.云芝糖肽对受照小鼠骨髓移植的影响.苏州医学院学报,1997,17(5):828

[47]曾淑君,等.复方云芝糖肽对裸鼠人鼻咽癌抗癌作用的研究.中药药理与临床,1994,10(5):35

[48]曾淑君,等.云芝糖肽对裸鼠人肺腺癌抗癌作用的研究.中国药理学杂志,1995,11(1):46

[49]梁中琴,等.云芝糖肽抗肿瘤的实验研究.苏州医学院学报,1999,19(7):763

[50]严惠芳,等.彩云多糖抗肿瘤及促免疫功能研究.上海实验动物科学,1995,15(3):146

[51]陆培新,等.AFB_1建立大鼠肝癌模型以及云芝多糖对肝癌发生阻断作用的研究.肿瘤防治研究,1992,19(4):217

[52]周民,等.云芝糖肽对肿瘤浸润淋巴细胞功能的促进作用.中国病理生理杂志,1997,13(2):170

[53]Mao XW,et al. Evaluation of polysaccharopeptide effects against C6 glioma in combination with radiation. *Oncology*,2001,61(3):243

[54]Asai K,et al. PSK and OK-432-induced immunomodulation of inducible nitric oxide (NO) synthase gene expression in mouse peritoneal polymorphonuclear leukocytes and NO-mediated cytotoxicity. *Immunopharmacol Immunotoxicol*,2000,22(2):221

[55]Ng TB. A review of research on the protein-bound polysaccharide (PSP) from the mushroom Coriolus versicolor. *Gen Pharmacol*,1998,30(1):1

[56]Dong Y,et al. In vitro inhibition of proliferation of HL-60 cells by tetrandrine and coriolus versicolor peptide derived from Chinese medicinal herbs. *Life Sci*,1997,60(8):PL135

[57]Mao XW,et al. Immunotherapy with low-dose interleukin-2 and a polysaccharopeptide derived from Coriolus versicolor. *Cancer Biother Radiopharm*,1996,11(6):393

[58]Dong Y,et al. Antitumor effects of a refined polysaccharide peptide fraction isolated from Coriolus versicolor: in vitro and in vivo studies. *Res Commun Mol Pathol Pharmacol*,1996,92(2):140

[59]Fujii T,et al. Prolongation of the survival period with the biological response modifier PSK in rats bearing N-methyl-N-nitrosourea-induced mammary gland tumors. *In Vivo*,1995,9(1):55

[60]李丽美,等.Fas在云芝糖肽诱导HL60细胞凋亡中的作用.上海师范大学学报(自然科学版),2007,32(1):60

[61]刘瑞,等.云芝子实体提取物的抗肿瘤作用研究.医学

研究生报,2004,17(5):413

[62]陈洪山,等.云芝多糖在小鼠体内的抗病毒和免疫促进作用.抗生素,1986,(11):390

[63]Collins RA,et al. Polysaccharopeptide from Coriolus versicolor has potential for use against human immunodeficiency virus type 1 infection. *Life Sci*,1997,60(25): PL383

[64]Wang HX,et al. Examination of lectins,polysaccharopeptide,polysaccharide,alkaloid,coumarin and trypsin inhibitors for inhibitory activity against human immunodeficiency virus reverse transcriptase and glycohydrolases. *Planta Med*,2001,67(7): 669

[65]胡月娟,等.云芝糖肽的抗溃疡作用.中成药,1990,12(11):22

[66]巫冠中,等.云芝多糖的抗伤害作用.中国药科大学学报,1991,22(5):301

[67]梁永能,等.云芝提取液对辐射的防护作用研究.中草药,1999,30(8):611

[68]马国建,等.复方云芝胶囊对丝裂霉素C诱发突变及老年自发突变的抑制作用.山西医药杂志,1999,28(1):20

[69]杭秉茜,等.云芝多糖及银耳孢子多糖的抗突变作用.南京药学院学报,1986,17(4):305

[70]刘尚喜,等.氧化修饰低密度脂蛋白对巨噬细胞线粒体膜的损伤及云芝多糖的保护作用.第一军医大学学报,1995,15(2):117

[71]刘翠华,等.不同途径云芝多糖处理对受活性氧攻击的巨噬细胞的保护作用.第一军医大学学报,1998,18(1):12

[72]刘尚喜,等.云芝多糖对叔丁基脂氢过氧化物所致腹腔巨噬细胞损伤的保护作用的特点.第一军医大学学报,1998,18(1):15

[73]张玉英,等.云芝糖肽可能通过白介素提高小鼠抗急性缺氧的能力.中草药,1997,28(7): 418

[74]徐嘉红,等.云芝的益气解毒作用研究.中药药理与临床,1997,13(6):23

[75]娄宁,等.云芝多糖对小鼠心、肝、脾、肾和红细胞抗氧化能力的影响.中国药理学通报,1996,12(5):425

[76]魏文树,等.云芝多糖对小鼠超氧化物歧化酶活力的影响.中国药理学报,1996,17(2):174

[77]刘尚喜,等.云芝多糖增强小鼠腹腔巨噬细胞SeGSH-Px基因表达的初步研究.第一军医大学学报,1993,13(4):291

[78]Yuan C,et al. PSK protects macrophages from lipoperoxide accumulation and foam cell formation caused by oxidatively modified low-density lipoprotein. *Atherosclerosis*,1996,124(2): 171

[79]Kobayashi Y,et al. Suppression of cancer cell growth in vitro by the protein-bound polysaccharide of Coriolus versicolor QUEL(PSK) with SOD mimicking activity. *Cancer Biother*,1994,9(1): 63

[80]王皓,等.云芝糖肽对小鼠骨髓粒-单系细胞的影响.苏州医学院学报,1996,16(4):601

[81]王皓,等.云芝多糖肽对小鼠造血细胞有丝分裂的影响.苏州医学院学报,1996,16(5):809

[82]唐仲进,等.彩云多糖对糖尿病小鼠血糖的影响.中成药,1994,16(11):34

[83]邹巧根,等.云芝糖肽的研究进展.中成药,2003,25(7):578

[84]卢毅,等.云芝胞内多糖治疗慢性乙型肝炎240例临床观察.抗生素,1987,(12):101

[85]邵伟,等.云芝多糖制剂及其对慢性肝炎的临床疗效.医药工业,1980,(2):25

[86]张玮,等.东方云芝治疗病毒性肝炎的临床观察.上海中医药杂志,1994,(9):35

[87]吴国祥,等.心肝宝胶囊联合云芝多糖治疗慢性乙型肝炎68例.中国中西医结合杂志,1995,15(3):182

[88]徐天雄,等.东方云芝对高复制型慢性乙型肝炎血清HBV部分复制指标影响的初步观察.上海中医药杂志,1994,(5):30

[89]赵景颜.云芝肝泰对乙型肝炎血清标记物检测阳性者的治疗观察.辽宁中医杂志,1992,19(2):26

[90]陈奇.中成药与名方药理及临床应用.深圳:深圳海天出版社,1991:274

[91]张宝初,等.云芝胞内多糖治疗原发性肝癌临床研究.抗生素,1986,(11):396

[92]朱蕴娟,等.东方云芝胶囊联合复方木鸡冲剂治疗Ⅱ期原发性肝癌32例临床报告.上海中医药杂志,1994,(10):43

[93]晏爱立,等.云芝多糖对乳腺癌术后化疗患者免疫功能影响的研究.苏州医学院学报,1998,18(1):14

[94]姚伟强,等.放射加云芝糖肽治疗食管癌前瞻性的远期疗效.上海医科大学学报,1998,25(1): 26

[95]成文武.东方云芝胶囊治疗中晚期肿瘤临床应用报告.上海中医药杂志,1994,(11):34

[96]王燕芬,等.东方云芝胶囊抗肿瘤及血液病的临床疗效分析.上海中医药杂志,1994,(7):37

[97]任宝柱,等.云芝多糖对肿瘤患者免疫功能的影响.中国肿瘤临床,1993,20(5):348

[98]张开升,等.云芝肝泰治疗肺气虚咳嗽35例.中国中西医结合杂志,1994,14(12):755

[99]苏连来,等.云芝肝泰冲剂配合猪肺花生汤治疗肺气虚.辽宁中医学院学报,2000,2(4):279

[100]饶刚,等.云芝胞内多糖治疗高脂血症作用的临床观察.重庆医学,2007,36(13):1306

[101]宛树军,等.云芝肝泰治疗儿童扁平疣32例.中国医院药学杂志,1995,15(7):325

[102]江丹林,等.云芝肝泰治疗反复呼吸道感染88例随访分析.河南医药信息,1997,5(7):36

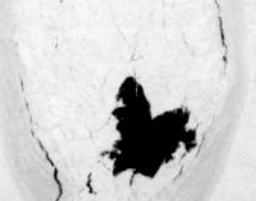

木 耳 Auricularia e Sporocarpium mu er

本品为木耳科真菌木耳*Auricularia auricula*(L. ex Hook.)Underw.的干燥子实体，又名黑木耳。味甘，性平。有补气养血、润肺止咳、止血、降压、抗癌等功能。主治气虚血亏、肺虚久咯、咯血、衄血、血痢、痔疮出血、妇女崩漏、高血压、眼底出血、子宫颈癌、阴道癌、跌打伤痛等。

【化学成分】

含木耳多糖（auricularia auricula polysaccharides，AP）、酸性杂多糖（acidic heteropolysaccharide）、黑刺菌素（ustilaginoidin）等及多种无机元素[1,2]。

在木耳菌丝体中尚含外多糖（exopolysaccharide）[1]。

【药理作用】

1. 抗炎 木耳多糖（AP）以60 mg/kg剂量腹腔注射给大鼠，AP对鸡蛋清引起的足跖肿胀有明显的抑制作用，提示AP具有抗炎作用[3]。

2. 增强免疫 给小鼠腹腔注射AP 120 mg/kg，给药7 d。AP可明显增加脾脏重量，而对胸腺重量的影响不明显；AP可明显增加小白鼠巨噬细胞的吞噬功能、增加小白鼠半数溶血值(HC_{50})、可明显增加E-玫瑰花结形成率。并且AP有良好的体外促进正常人淋巴细胞转化作用，且与植物血细胞凝集素（PHA）有协同作用。38.5 μg/mL的AP可明显促进体外正常人淋巴细胞DNA和RNA的生物合成，但其作用较PHA弱[4]。

3. 降血脂及抗动脉粥样硬化 黑木耳多糖50、100、200 mg/kg，给大鼠灌胃4周，可显著降低高脂大鼠血清GT、CT、LDL-C水平，提高HDL-C水平及HDL-C/CT水平。木耳多糖对高脂血症的发生有一定的预防作用[5]。家兔每天在高脂饲料中加入1 g黑木耳多糖，喂饲16周。家兔主动脉粥样硬化斑块中大量胶原纤维增生得到有效控制，基质金属蛋白酶-13（MMP-13）表达明显减少。木耳多糖不仅能降低血脂，而且还可能抑制胶原纤维的产生而抑制抗动脉粥样硬化[6]。

4. 抗凝血、抗血栓 木耳煎剂以生药30 g/kg剂量给大鼠灌胃，连续20 d，木耳煎剂可提高大白鼠血浆抗凝血酶Ⅲ的活性，延长白陶土部分凝血活酶时间，提示木耳煎剂具有明显抗凝血作用[7]。木耳多糖（AP）以18.5 mg/kg剂量给家兔灌胃，可延长家兔血栓形成时间（CTFT）和纤维蛋白血栓形成时间（TFT），缩短血栓长度，减轻血栓湿重和干重；并发现能使家兔血小板数显著下降，血小板黏附率显著下降。AP还可使家兔血浆黏度、血沉、红细胞压积显著降低，对全血黏度也有影响。AP以30.6 mg/kg剂量给豚鼠灌胃，给药30 min后，即可使血浆纤维蛋白原含量显著降低，且给药5 h后仍有作用；给药30 min后，明显缩短优球蛋白溶解时间（ELT），使纤溶酶活力显著增高[8,9]。

5. 抗溃疡 给大白鼠以70 mg/kg剂量灌胃AP，连续给药2 d。结果显示AP能显著抑制大白鼠应激型溃疡形成，使溃疡等级降低。给大白鼠以165 mg/kg剂量灌胃AP，连续12 d，结果显示AP能促进醋酸型胃溃疡愈合，使溃疡面积缩小，但对胃酸分泌和胃蛋白酶活性无明显影响[10]。

6. 降血糖 给小鼠60、120、180 mg/kg剂量灌胃木耳多糖（AP），连续30 d，对正常小鼠血糖有降低作用；使四氧嘧啶高血糖小鼠血糖无明显升高；糖尿病小鼠血糖显著降低。木耳多糖有显著降血糖作用[11]。

7. 抗辐射 预先给雄性小鼠灌胃黑木耳多糖0.15、0.30、0.80 g/kg，15 d后，一次性照射8 min，^{60}Co γ总量8.0 Gy。木耳多糖明显提高辐射小鼠存活率和存活时间，促进辐射小鼠白细胞恢复，保护造血组织。这些可能与木耳多糖增强免疫调节有关[12]。

8. 抗氧化 小鼠灌胃黑木耳粗多糖（2.502 mg/kg）20 d后，可明显提高安静小鼠心肌、肝脏SOD及骨骼肌谷胱甘肽过氧化物酶（GSH-Px）活性；可明显降低力竭小鼠心肌、肝脏MDA及心肌脂褐素水平及血浆GPT和GOT水平。表明黑木耳粗多糖可提高力竭小鼠心肌、肝脏抗氧化能力[13]。

9. 抗衰老 给小白鼠以100 mg/kg剂量腹腔注射木耳多糖（AP），连续给药7 d，可使小白鼠平均游泳时间延长50.40%；给药30 d，AP使心肌脂褐质含量下降，脑、肝SOD活力明显增加，对脑单胺氧化酶B（MAO-B）活性有明显抑制作用，抑制强度随AP浓度增加而增强。每日给家兔喂食黑木耳每只2.5 g，连续90 d，可降低实验性动脉粥样硬化，兔毛自由基及肝、心、脑组织脂褐质含量。体外2.5%的黑木耳水提物，以50、800和1 000 μL

对H_2O_2或超氧化物自由基(O_2^-)有清除作用，提示木耳水提取物中含有能直接抗氧化的成分[14,15]。

10. 抗疲劳 给小鼠灌胃木耳粗多糖(AAP,100mg/kg)和纯化多糖(PFA,50、100、150 mg/kg)，连续21 d。AAP和PFA对小鼠力竭游泳时间、血乳酸、肝糖原和肌糖原均有显著而积极的影响。其中以PFA 100 mg/kg效果最好[16]。

11. 毒性 木耳多糖(AP)腹腔注射给药，小白鼠的LD_{50}为(789.60±92.19) mg/kg[3]。

【临床应用】

1. 动脉硬化性脑梗死 黑木耳煎剂(42%)组，每次口服100 mL，每日3次，治疗3周。经治22例，与对照组(低分子右旋醣酐，静脉滴注)比较，基本痊愈和显著进步例数明显高于对照组，总有效率为100%(对照组为45%)[17]。

2. 脚气感染 取黑木耳、白糖等量混匀调成膏或糊状外用。每日或隔日换药1次，换3次药为一疗程。结果：治疗56例，痊愈40例，无效2例，总有效率96%[18]。

3. 感染性化脓 木耳50 g、白砂糖50 g，两者调均匀。外敷创口治疗会阴侧切口化脓开裂5例，创面感染有脓性分泌物流出15例，术后刀口感染6例。除1例没坚持治疗外，其余均根据创面深浅、脓液多少的发病程度治疗6~20 d痊愈，治愈率96.2%[19]。

4. 皮肤溃疡 将木耳散(炒木耳、白及、血竭)用香油调成适当黏稠度涂患处，每天1次。治疗组用药2个疗程(1个疗程为7 d)，痊愈25例(96.2%)，好转1例(3.8%)，总有效率100%[20]。

【附注】

1. 毛木耳*Auricularia polytricha*(Mont.)Sacc. 又名粗木耳。许多地区作木耳入药。

2. 皱木耳*Auricularia delicata* (Fr)P. henn. 又名朱耳。在广东、广西、云南、贵州、台湾等地作木耳入药。

[化学成分]

1. 毛木耳 含毛木耳多糖(*Auricularia polytricha* polysaccharides, APP)等[1]。

2. 皱木耳 含皱木耳多糖(*A. delicata* polysaccharides, ADP)[28]等。

[药理作用]

1. 毛木耳

(1)增强免疫 当分别给小白鼠灌胃APP 75和150 mg/kg，连续7 d。APP明显增加小白鼠巨噬细胞吞噬率；APP 80 mg/L能引起小鼠腹腔巨噬细胞中蛋白激酶C(PKC)活性明显升高，并可引起巨噬细胞中PKC发生质膜转位；在同样剂量下，APP也能引起小鼠腹腔巨噬细胞内蛋白激酶A(PKA)活性明显升高。提示APP增强巨噬细胞吞噬功能作用与其增强PKC和PKA活性有关。APP 20~80 μg/mL具有剂量依赖性地引起小鼠腹腔巨噬细胞$[Ca^{2+}]i$明显升高，i的升高是由胞外钙内流和胞内钙释放共同作用的结果，与钙通道有关，而与细胞膜电位无关。给小白鼠以150 mg/kg剂量灌胃APP，连续7 d，可明显提高小白鼠溶血素[21,22]。另据报道，50、100、200、300和400 μg/mL APP能增强小鼠巨噬细胞IL-1β、IL-6、TNF-α和NO合成关键酶iNOS基因的转录水平，且呈明显的剂量依赖关系，并能增加iNOS蛋白的生成。上述作用可能成为APP发挥抗肿瘤活性的重要途径[23]。

(2)降血脂 以30 mg/kg剂量给雄性高脂血症大鼠灌胃APP，给药10 d。结果显示APP明显降低高脂血症大鼠血清TC、TG和LDL-C，提高其HDL-C/TC比值[24]。

(3)血液系统 APP以2 mg/mL浓度加入红细胞悬液，结果显示对大白鼠红细胞具有明显凝集作用[25]。另有实验显示APP具有诱导家兔血小板聚集作用，APP 200 μg/mL诱导血小板聚集的活性相当于20 μg/mL二磷酸腺苷(ADP)，该作用受毛木耳所含的腺苷类物质(Ap-f)和阿司匹林抑制。给大白鼠以30 mg/kg剂量皮下注射APP，连续7 d，结果显示APP明显增加血小板血栓重量，并且有明显的促进ADP诱导的血小板聚集作用[26]。

(4)抗氧化、抗衰老 给小鼠以20~160 mg/kg剂量腹腔注射APP，能明显降低小鼠血清中LPO含量，提高小鼠全血SOD活力，表现出较好的抗氧化作用，提示APP具有一定的抗衰老作用[27]。

(5)毒性 APP腹腔注射给药，半数致死量LD_{50}为(1 165±275) mg/kg[24]。

2. 皱木耳

降血脂 鹌鹑在喂饲高脂饲料2周后，其TC和LDL-C显著增高，以300 mg/kg剂量喂饲ADP，每天2次，连续14 d，结果显示ADP能明显对抗实验鹌鹑TC和LDL-C增高，而且能显著升高其HDL-C值，但对TG无明显影响[28]。

(黄勇其 谢宝忠)

参考文献

[1]王本祥.现代中药药理与临床.天津：天津科技翻译出版公司，2004:258

[2]吕文英.黑木耳和毛木耳中无机营养元素含量的测定与研究.微量元素与健康研究，2007，24(4)：30

[3]夏尔宁,等.黑木耳多糖的生物活性.中国药科大学学报,1989,20(4):27

[4]夏尔宁,等.黑木耳多糖、银耳多糖、银耳孢子多糖对人淋巴细胞核酸生物合成的影响.中国药科大学学报,1987,18(2):141

[5]韩春然,等.黑木耳多糖的提取、纯化及降血脂作用研究.中国食品学报,2007,7(1):54

[6]王翠菊,等.木耳多糖影响家兔动脉粥样硬化斑块中基质金属蛋白酶-13表达的研究.中国药物与临床,2007,7(5):355

[7]汪培清,等.木耳抗凝降脂的动物实验.福建中医学院学报,1993,3(4):230

[8]申建和,等.木耳多糖、银耳多糖和银耳孢子多糖对实验性血栓形成的影响.中国药科大学学报,1990,21(1):39

[9]申建和,等.黑木耳多糖、银耳多糖、银耳孢子多糖的抗凝血作用.中国药科大学学报,1987,18(2):137

[10]薛惟建,等.银耳多糖、银耳孢子多糖及黑木耳多糖的抗溃疡作用.中国药科大学学报,1987,18(1):45

[11]宗灿华.黑木耳多糖降血糖作用的研究.中华实用中西医杂志,2007,20(14):1237

[12]樊黎生,等.黑木耳多糖抗辐射效应的动物实验.营养学报,2005,27(6):525

[13]史亚丽,等.黑木耳粗多糖对力竭小鼠抗氧化能力的影响.现代预防医学,2008,35(24):4845

[14]周慧萍,等.黑木耳多糖和银耳多糖的抗衰作用.中国药科大学学报,1989,20(5):303

[15]肖瑛,等.黑木耳对动脉粥样硬化家兔自由基及组织脂褐质含量的影响.同济医科大学学报,1993,22(3):167

[16]朱磊,等.黑木耳多糖对小鼠抗疲劳作用的研究.营养学报,2008,30(4):430

[17]罗祖明,等.青川黑木耳治疗动脉硬化性脑梗死患者的临床疗效观察.华西药学杂志,1991,6(4):210

[18]刘康平.木耳散治疗脚气感染56例.甘肃中医,1992,5(2):17

[19]朱秀芝.木耳散治疗创口感染性化脓26例.浙江中医杂志,2006,41(2):112

[20]卢秀华,等.木耳散治疗皮肤溃疡26例.新疆中医药,2002,20(6):28

[21]王道福,等.毛木耳多糖对小鼠腹腔巨噬细胞蛋白激酶A活性的影响.解放军药学学报,2001,17(2):102

[22]王道福,等.毛木耳多糖对小鼠腹腔巨噬细胞蛋白激酶C活性的影响.解放军药学学报,2002,18(1):19

[23]罗霞,等.毛木耳Auricularia polytricha多糖APPIIA对巨噬细胞细胞因子和iNOS基因表达的影响.菌物学报,2009,28(3):435

[24]赵因,等.毛木耳的药理作用及其临床应用.基层中药杂志,2001,15(1):49

[25]吴春敏.毛木耳多糖的分离、分析及免疫药理活性研究.中国药科大学学报,1991,22(2):97

[26]钟韩,等.毛木耳多糖诱导血小板聚集作用研究.广东药学院学报,2002,18(1):27

[27]覃爱娟,等.几种食用菌水提物抗氧化的研究.中国食用菌,1994,13(3):24

[28]何斌,等.皱木耳多糖降血脂作用研究.食用菌,1998,20(4):7

木蝴蝶 Oroxyli Semen mu hu die

本品为紫葳科植物木蝴蝶*Oroxylum indicum* (L.) Vent.的干燥成熟种子,又名千层纸、故纸、玉蝴蝶等。味苦、甘,性凉。清肺利咽,疏肝和胃。用于肺热咳嗽、喉痹、音哑、肝胃气痛。

【化学成分】

化学成分主要是黄酮类、苷和挥发油[1]。黄酮类成分有黄芩苷元(baicalein),又叫黄芩素[2,3],木蝴蝶苷A,B(oroxin A,B),白杨黄素(chrysin),又叫白杨素[2-4],黄芩素-7-O-β-龙胆双糖苷 (baicalein-7-O-β-gentiobioside)[5],oroxindin[6],槲皮素-3-O-α-L-阿拉伯吡喃糖苷,黄芩素-7-O-葡萄糖苷(baicalein-7-O-glucosidase),黄芩素-7-O-二葡萄糖苷(baicalein-7-O-diglucoside)[2,4,7]。脂肪酸含量(%):辛酸2.23、棕榈油酸0.34、硬脂酸0.28、油酸89.42、亚油酸4.92[8]。挥发油中主要含有苯乙酮(72.29%)、二苯酮(7.81%)、丁化羟基甲苯(4.85%)等[9]。

【药理作用】

1. 抗白内障 在大鼠诱发糖性白内障同时灌胃木蝴蝶水煎剂生药4 g/kg。结果:半乳糖模型组第10天出现核混浊,第30天时完全混浊达91.5%,木蝴蝶组第20天出现核混浊,第30天时保持大鼠透明晶状体的百分率为28.6%。给大鼠腹腔注射及饮用半乳糖15 d形成晶状体轻度混浊后,每日给大鼠腹腔注射木蝴蝶生药4 g/kg,第15天轻度混浊逆转为透明晶状体的百分率为41.7%。表明木蝴蝶对大鼠半乳糖白内障有预防和治疗作用[10]。

2. 抗炎、抗诱变 黄芩苷、黄芩素、白杨素对炎症Ⅰ、Ⅱ、Ⅲ及炎症Ⅳ期的慢性炎症佐剂关节炎有抑制作用。黄芩素、黄芩苷可通过抑制巯基酶活性,减少抗原体反应和化学介质的释放量,抑制变态反应的发生。木蝴蝶提取物具有显著的抗诱变活性[11]。木蝴蝶甲醇提取物在Ames实验中能明显抑制基因突变,其作用可能与黄芩苷元含量较高有关[12]。

3. 镇咳、祛痰 木蝴蝶剂量为16.70~33.40 g/kg时对氨水引起的小鼠咳嗽,能使咳嗽次数减少并延长潜伏期;木蝴蝶剂量为8.35~33.40 g/kg时能增加小鼠气管酚红的排泌作用。提示木蝴蝶具有镇咳和祛痰作用[13]。

4. 促细胞增殖 木蝴蝶提取物能促进胃幽门黏膜细胞增殖[14]。

5. 保肝 黄芩苷元对小鼠CCl_4所致动物实验性肝损伤具有明显保护作用。可降低血清谷丙转氨酶(ALT)、谷草转氨酶(AST)活性、肝组织MDA含量,同时其肝脏病变较模型组为轻[15]。

6. 抗病原微生物 木蝴蝶种子的成分具有抗微生物活性,对烟曲霉、黑曲霉、念珠菌、黄曲霉等真菌有良好的抑菌活性,同时对多种致病细菌有抑制活性。木蝴蝶等植物中的拉帕醇和β-拉帕醌具有抗真菌活性[16]。

7. 抗肿瘤 木蝴蝶中的黄芩苷元具有显著的抗癌活性,有选择的抑制葡萄糖苷酶活性,小鼠试验证实,黄芩苷元的抗黑色素瘤细胞IC_{50}为25 g/mL[17]。黄芩苷元可抑制骨瘤细胞的增殖[18],抑制HL60细胞的增殖。研究表明,木蝴蝶中的白杨素(5,7-二羟基黄酮)也有抗癌作用[19]。

【临床应用】

1. 咳嗽 单味木蝴蝶煎剂治疗以咳嗽为主症的上呼吸道感染、急性支气管炎、急性喉炎(无喉梗阻)、慢性咽炎、百日咳、百日咳综合征、肺炎后期等7个病种188例患者,小儿每日5~12 g,成人每日12~20 g,顿服或分次服用,对以咳嗽为主要症状的上呼吸道感染效果最好,20例全部显效;急性支气管炎133例显效81例,显效率60.9%[20]。清水浸泡木蝴蝶约10~15 min,煮沸5 min为一煎,二煎加水适量再煮沸5 min,将一、二煎药液合并,每天2次温服,水超生雾化吸入效果亦佳,如法治疗热咳数10例,多能在较短时间内获得良效[21]。木蝴蝶百部合剂治疗百日咳30例,疗效满意[22]。

2. 咽炎与急性喉炎 以木蝴蝶为主治疗慢性咽炎,咽干口渴加玄参、天花粉,咽痛加金银花、连翘,咳嗽加苏子、杏仁,恶心呕吐加姜半夏、竹茹,心烦易怒加合欢皮,每日1剂水煎服,共36例,治愈10例,好转19例,无效7例,总有效率80.6%[23]。木蝴蝶为主药,发热恶寒和全身不适者加荆芥、防风,咳嗽和痰多者加桔梗、青果,咽干和喉痛较甚者加元参等,每日1剂,水煎服治疗急性喉炎,其用量以15.25 g疗效显著。

3. 声带小结 开音方(蝉衣、木蝴蝶、赤芍、丹皮等)治疗声带小结,每日1剂,水煎服1~3次,治愈147例,好转15例,无效6例,总有效率83%[24]。

4. 其他 本品外用贴敷疮口用于痈疮不敛[25]。蝉蝶茶(蝉蜕、木蝴蝶)治疗喑哑[26]也有报道。

5. 不良反应 临床报告玉蝴蝶引起严重头痛1例,患者曾2次服用含有玉蝴蝶(分别是5 g和6 g)的不同药剂,均出现症状相同的严重头痛,以两侧痛为主,牵连至颈项部,解热镇痛药能缓解其症状[27]。

【附注】

1. 木蝴蝶树皮含木蝴蝶素A(oroxylin-A)、白杨黄素、黄芩苷元、野黄芩素(scutellarein)、野黄芩黄素-7-芸香苷(scutellarein-7-rutinoside)、黄芩素-7-葡萄糖醛酸苷(baicalein-7-glucuronide)[28]及生物碱、鞣质[29]。P-香豆酸(P-coumaric acid)含量为1.84%[30]。树皮提取物能对抗实验性炎症,降低蛋清致敏大鼠的毛细血管通透性,抑制正常及去肾上腺大鼠由蛋清引起的炎症反应[31]。木蝴蝶树皮又名"土大黄",治胃热,亦普用于治疗传染性肝炎,初步观察退黄效果较好[25]。此外,尚用于膀胱炎[32]。树皮可用于治疗肝炎、膀胱炎、胃炎、胃及十二指肠溃疡、痈疮溃疡、湿疹[13]。

2. 木蝴蝶鲜叶含黄芩苷元、野黄芩黄素、黄芩素-6-葡萄糖醛酸苷(baicalein-6-glucuronide)、野黄芩苷(scutellarein)、黄芩苷(baicalin)[33]。叶中尚含蒽醌衍生物芦荟大黄素(aloe-emodin)[34]。

3. 木蝴蝶心材含有樱黄素(prunetin)和β-谷甾醇(β-sitosterol)[35]。

(吴春福 李春莉 杨静玉 宋丽艳)

参考文献

[1]Roy MK, et al. Baicalein, a flavonoid extracted from a methanolic extract of Oroxylum indicum inhibits proliferation of a cancer cell line in vitro via induction of apoptosis. *Pharmazie*, 2007,62(2):149

[2]Chen LJ, et al. Comparison of high-speed counter-current chromatography instruments for the separation of the extracts of the seeds of Oroxylum indicum. *J Chromatography*, 2005, 1063(1-2):241

[3]全会娟,等. 木蝴蝶药材中黄芩素和白杨素的含量测

定. Chinese Journal of Information on TCMk, 2009, 16 (12): 52

[4]Chen LJ, et al. Isolation and identification of four flavonoid constituents from the seeds of Oroxylum indicum by high-speed counter-current chromatography. J Chromatography, 2003, 988 (1): 95

[5]Tomimori T, et al. Studies on the Nepalse crude drugs (Ⅷ) On the flavonoid constituents of the seed of Oroxylum indicum Vent. Shoyakugaku Zasshi, 1988, 42: 98

[6]Nair AGR, et al. Oroxindin, a new flavone glucuronide from Oroxylum indicum Vent. Proc-Indian Acad Sci Sect. A, 1979, 8A(Pt.1, No5): 323

[7]Yuan Y, et al. Linear scale-up of the separation of active components from Oroxylum indicum using high-speed counter-current chromatography. China Journal of Chromatography, 2008, 26(4): 489

[8]Grover GS, et al. Analysis of the seeds of Oroxylum indicum Vent. J Inst Chem, 1980, 52 (5): 76

[9]赵丽娟,等.木蝴蝶挥发性油成分的研究.化学工程师, 2002, 1: 47

[10]杨涛,等.四种中草药对大鼠半乳糖性白内障防治效用的研究.北京医科大学学报, 1991, 23: 97

[11]Nakahara K, et al. Anti-mutagenicity of some edible Thai plants, and a bioactive arbazole alkaloid, mahanine, isolated from M icrom elum m inutum. J Agric Food Chem, 2002, 50 (17): 4796

[12]Nakahara K, et al. Antimutagenic activity against trp-P-1 of the edible Thai plant, Oroxylum indicum Vent. Biosci Biotechnol Biochem, 2001, 65: 2358

[13]潘勇,等.木蝴蝶对小鼠的镇咳祛痰作用研究.右江民族医学院学报, 2008, 30(4): 550

[14]Tepsuwan A, et al. Genotoxicity and cell proliferative activity of a nitrosated Oroxylum indicum Vent fraction in the pyloric mucosa of rat stomach. Mutat Res, 1992, 281: 55

[15]刘建新,等.黄芩苷元对小鼠四氯化碳肝损伤的保护作用.时珍国医国药, 2007, 18(4): 798

[16]Ali Rasadah Mat, et al. Antifungal activity of some Bignoniaceae found in Malaysia. Phytotherapy Res, 1998, 12(5): 331

[17]Umezawa Kazuo, et al. Cancermetastasis inhibitors containing baicalein. Kokai Tokkyo Koho, 1995: 5

[18]Zi Ma, et al. Alein, a component of Scutellaria radix from Huang-Lian-Jie-Du-Tang (HLJDT), leads to suppression of proliferation and induction of apoptosis in human myeloma cells. Blood, 2005, 105: 3312

[19]Suresh Babu K, et al. Synthesis and biological evaluation of novel C (7) modified chrysin analogues as antibacterial agents. Bioorg Med Chem Lett, 2006, 16(1): 221

[20]张英年.单味木蝴蝶止咳效果临床观察.中医杂志, 1991, (32): 494

[21]杭立中.木蝴蝶治咳妙用.湖北中医杂志, 1997, 19(2): 35

[22]徐鼎庄.木蝴蝶百部合剂治疗百日咳的初步临床观察.福建中医药, 1958, (3): 26

[23]温普红,等.木蝴蝶加味治疗慢性咽炎36例.时珍国医国药, 2000, 11(7): 657

[24]包文胜.开音方治疗声带小结35例.甘肃中医, 1997, 10 (3): 21

[25]南京药学院.中草药学(下册).南京:江苏科学技术出版社, 1980: 1023

[26]胡同斌.蝉蝶茶治疗喑哑.云南中医杂志, 1987, 8(2): 48

[27]朱卫平.玉蝴蝶引起严重头痛1例报告.中药通报, 1988, (13): 51

[28]Subramanian SS, et al. Fiavonoids of the stem bark of Oxylylum indicum. Current Sci, 1972, (41): 2

[29]中国医学科学院药物研究所.中草药有效成分的研究(第一分册).第1版.北京:人民卫生出版社, 1972: 426

[30]Gaitonde RV, et al. Colorimetric method for the estimation of p-coumaric acid from the of Oroxylum indicum Vent. Current Sci, 1989, (58): 929

[31]P. P. Golikov, et al. The pharmaclolgical investigations of the liquid extract from the bark of Oroxylon indicum. Rast Resur, 1967, 3(3): 446

[32]《全国中草药汇编》编写组.全国中草药汇编(下册).北京:人民卫生出版社, 1978: 106

[33]Subramanian SS, et al. Flavonoids of the leaves of Oraxylum indicum and pajanelia longifolia. Phytochemistry, 1972, 11: 439

[34]Dey AK, et al. Occurrence of Aloe-emodin in the leaves of Oroxylum indicum Vent. Indian J Chem, 1978, 16B: 1042

[35]Joshi KC, et al. Chemical examination of the roots of Tabebuia rosea and heartwood of Oroxylum indicum. Planta Med, 1977, 31: 257

木 贼 Equiseti Hiemalis Herba

mu zei

本品为木贼科植物木贼*Equisetum hiemale* L.的干燥地上部分,又名锉草、节骨草。味甘、苦,性平。有疏散风热、明目退翳的功能。用于风热目赤、迎风流泪、目生云翳等。

【化学成分】

1. 黄酮类 含量约0.10%[1],其中山柰酚(kempferol）和山柰酚-3,7-双葡萄糖苷（kaempferol-3,7-diglucoside）为木贼科特征性成分；山柰酚-3-双葡萄糖苷（kaempferol-3-diglucoside）为木贼属（*Hippochaete*）的特征性成分[2]。其他黄酮类成分有草棉苷(herbacitrin)、棉黄苷(gossypitrin)[3]、草棉素(herbacetin)及其葡萄糖苷、棉黄素(gossypetin)及其葡萄糖苷[3,4]、槲皮素(quercetin)及其葡萄糖苷[1,5]、异槲皮素[6]、芹菜素和木犀草素[7]。

2. 挥发油　从中鉴定出29种化合物[8]。

3. 其他成分　咖啡酸、阿魏酸等酸类成分，犬问荆碱、烟碱等生物碱成分[7]及可溶性硅等[9]。

【药理作用】

1. 降压　主要有扩张血管和降低血压的作用。木贼醇提取物5、10和15 g/kg腹腔注射或20 g/kg十二指肠给药，15~30 min后麻醉猫的血压开始下降，平均下降原血压水平的30.5%~41.9%，维持2~4 h；降压幅度和维持时间有一定剂量依存性。实验表明降压作用与组胺释放无关，也不影响肾上腺素的升压作用；切断两侧迷走神经或阻断血管内感受器，可部分减弱其降压作用；用阿托品阻断外周M胆碱反应系统后可减弱或阻断其降压作用。离体兔耳血管灌流，木贼使其灌流量明显增加，并能对抗组胺的缩血管作用。提示木贼的降压作用是外周性的[10]。按木贼醇提物中所含硅量给大鼠腹腔注射，无降压作用，对猫有较弱而短时的降压作用，表明硅不是木贼降压的主要成分。给小鼠灌胃木贼的醇提取物20 g/kg，每周6次，连续2周，能明显升高血中cAMP、cGMP的水平，且使cGMP/cAMP比值增加。综上其降压机制可能主要是兴奋外周的M胆碱反应系统，其有效成分不是硅[11]。在木贼降压过程中，呼吸频率和心率无明显变化。麻醉猫腹腔注射木贼醇提取物10 g/kg，心电图也无变化。以木贼醇提取物2.0×10^{-3}浓度给豚鼠离体心脏灌流，使冠脉流量显著增加[10]。此外，木贼苷有降低毛细血管通透性，保护血管渗透压的作用[12]。

2. 降血脂和抗动脉粥样硬化　木贼煎剂每日生药12.5和5 g/kg灌胃给药，连续10周，能明显降低高脂血症及早期动脉粥样硬化大鼠的血脂、血清总胆固醇和低密度脂蛋白，明显升高高密度脂蛋白；明显减少血清中炎性细胞因子IL-8，高剂量组还可降低IL-1含量；能纠正由高脂血症所致的NO代谢紊乱；能明显降低高脂血症及早期粥样硬化大鼠内皮细胞凋亡率与Bax表达量，Bax/Bcl-2比值明显低于模型组。实验表明木贼可从基因水平调控早期动脉粥样硬化动脉内皮细胞凋亡，干预动脉粥样硬化始动环节及其发生，延缓动脉粥样硬化病变的形成[13-16]。

木贼正丁醇提取物灌胃给药，用量合生药12.5 g/(kg·d)，连续9周。木贼正丁醇提取物组血管平滑肌细胞凋亡率明显高于模型组，增殖指数低于模型组，Fas、FasL表达均高于模型组，主动脉损伤程度减轻，通过调控动脉粥样硬化(AS)早期主动脉平滑肌细胞Fas、FasL基因表达，促进平滑肌细胞凋亡，抑制其增殖，具有阻断AS早期病变进展的作用[17,18]。木贼正丁醇提取物和提取剩余物灌胃给药，用量合生药12.5 g/(kg·d)，连续9周，能显著降低高血脂大鼠血清甘油三酯(TG)、极低密度脂蛋白(VLDL)水平；下调突变型P53、caspase-3基因蛋白表达，使平滑肌病变明显减轻，促进AS早期平滑肌凋亡，抑制其增殖。能明显改善高脂对内皮细胞超微结构的损伤，给药组的内皮细胞超微结构均较模型组完整，吞饮小泡和脂质空泡的数量、体积明显减少，线粒体、内质网肿胀及脱颗粒现象显著减轻，Bcl-2低于模型组，caspase-3高于模型组，表明木贼正丁醇提取物和提取剩余物通过控制AS早期主动脉壁平滑肌细胞Bcl-2、caspase-3表达，促进平滑肌细胞凋亡，对高血脂所致主动脉血管内皮细胞损伤有良好的修复和保护作用，阻止AS的进程[19-24]。

木贼大孔树脂提取物(含黄酮36.62%，酚酸26.66%)100、50、25 μg/mL，均能显著抑制氧化低密度脂蛋白(Ox-LDL)诱导的人脐静脉单个核-内皮细胞的黏附，下调Ox-LDL诱导的人脐静脉内皮细胞株(ECV304细胞)IL-8及VCAM-1蛋白和基因表达，以中剂量组效果最明显。实验表明木贼中总黄酮和总酚酸是木贼抗AS的有效部位之一，两者抑制IL-8和VCAM-1的基因及蛋白表达可能是其抑制单个核-内皮细胞黏附及抗AS的机制之一[25]。

3. 镇痛和镇静　实验表明木贼有镇痛作用，其有效成分为脂肪酸及其酯[26]。木贼乙醚提取物的镇痛作用比水提取物和乙醇提取物强，从木贼乙醚提取物中分离出3种荧光物质，其中两种为阿魏酸和咖啡酸[27]。木贼醇提取物20和40 g/kg灌胃，能明显延长小鼠戊巴比妥钠的睡眠时间，表明有镇静作用[10]。

4. 抗凝　木贼提取液生药0.2 g/mL，能显著延长牛凝血酶凝聚人体纤维蛋白原的时间，有明显抗凝作用[28]。木贼提取物1、3、10 g/kg大鼠灌胃给药，均能明显的剂量依赖性的抑制ADP、胶原和凝血酶诱导的大鼠血小板聚集，并能减轻血栓的重量，表明木贼提取物具有明显的抗血小板聚集及抗血栓形成的作用[29]。

5. 抗氧化　木贼水醇提取液560和280 mg/mL，在体外对成年小鼠肝、脾、肾组织匀浆过氧化脂质

(LPO)的产生有明显抑制作用,并且其作用随浓度的增加而增强[30]。木贼的乙醇提取物对蘑菇酪氨酸酶有较强的抑制作用,其IC_{50}值为0.375 mg/mL,抑制机制为可逆混合型。DPPH实验显示木贼的乙醇提取物具有较强的抗氧化作用,说明木贼乙醇提取物通过清除氧自由基发挥抑制黑色素生成的作用[31]。

6. 降血糖 木贼提取物12.5 g/kg腹腔注射,对四氧嘧啶糖尿病大鼠的血糖有下降趋势;但木贼与卷柏组成的复方(镇痛灵)2.58 g/kg腹腔注射,对四氧嘧啶糖尿病大鼠的血糖有显著降低作用,并有明显的剂量依赖关系[32]。

7. 对肠管的作用 木贼醇提取物0.66%~1.2%,使离体兔肠收缩频率和肠肌张力增加,收缩振幅加大;2%时抑制肠肌收缩。0.4%使离体豚鼠回肠兴奋,0.8%~1.0%时则使其抑制[10]。

8. 毒性 木贼醇提取物小鼠灌胃和腹腔注射的LD_{50}分别为249.6和47.56 g/kg[10]。木贼水煎剂400 g/kg,在1日内分2次灌胃给药,观察7 d,未见小鼠有任何不良反应。木贼水醇提取液腹腔注射的LD_{50}为49.09 g/kg[33]。

【临床应用】

1. 高血压病 哈尔滨211医院用木贼水煎剂或总黄酮治疗100余例,疗效显著[3]。

2. 传染性肝炎 木贼草合剂(木贼、板蓝根、茵陈)治疗急性黄疸型传染性肝炎73例,全部有效,临床治愈68例,基本治愈4例,好转1例[34]。

3. 扁平疣 木贼香附煎剂擦洗患处治疗扁平疣76例,痊愈率82.9%,有效率100%[35]。用木贼汤洗剂治疗扁平疣56例,治愈25例,有效27例[36]。

4. 尖锐湿疣 以木贼草膏外敷治疗尖锐湿疣24例,其中坚持治疗的22例全部治愈,平均治疗时间为14 d[37]。木贼草膏外敷治疗尖锐湿疣78例,治愈74例,无效4例[38]。

【附注】

1. 木贼科植物 世界约30种,我国10余种,多供药用。多数学者主张木贼科只1属,即木贼属(*Equisetum*);也有主张分2属,即问荆属(*Equisetum*)和木贼属(*Hippochaete*)[2]。

2. 土木贼 为笔管草*Equisetum debile* Roxb [*Hippochaete debile*(Roxb)Ching]的全草或根。有清热利湿、明目的功能。用于目赤胀痛、翳膜胬肉等症。含黄酮类山柰酚、山柰酚-3,7-双葡萄糖苷、山柰酚-3-双葡萄糖苷[2]、山柰酚-3-槐糖苷、山柰酚-3-槐糖7-葡萄糖苷等。实验表明有降低家兔主动脉壁中胆固醇和血清甘油三酯含量的作用。临床用于高脂血症,胆固醇平均下降39.46 mg%,平均下降率为14.32%;甘油三酯平均下降76.15 mg%,平均下降率31.97%。与氯贝丁酯比较,疗效基本相似[39]。

3. 笔筒草 为节节草*Equisetum ramosissimum* Desf. [*Hippochaete ramosissimun* (Desf.)Borner]的全草。有祛风清热、除湿利尿的功能。用于目赤肿痛、翳膜遮睛、淋浊、鼻出血、便血、尿血、牙痛等症。含黄酮类成分山柰酚、山柰酚-3,7-双葡萄糖苷、山柰酚-3-双葡萄糖苷[2]、山柰酚-3-槐糖苷、山柰酚-3-槐糖-7-葡萄糖苷等。此外含烟碱、沼生木贼碱(palustrine)[40]、β-谷甾醇、豆甾醇[41]、类脂、甾醇的甲酯和去甲甾醇类(desmethylsterols)等[42]。临床用其煎剂、片剂和注射剂治疗慢性气管炎共1 357例,近期控制361例,显效326例,好转481例,总有效率86%,注射剂疗效较好[7]。

(赵国斌)

参考文献

[1]Strzelecka H, et al.Comparative study on the chemistry of some Equisetum species of Polish origin. *CA*, 1983, 98:50382v

[2]于荣敏,等.中国木碱科植物化学分类学的研究.植物分类学报,1987,25(4):294

[3]周荣汉,等.木贼科植物化学成分研究概况.中药通报,1985,10(3):99

[4]Geiger H, et al. Herbacetin-3-β-D(2-O-β-D-glucopyranosidoglucopyranoside)-8-β-D-glucopyranoside and gossypetin-3-β-D-(2-O-β-D-glucopyranosidoglucopyranoside)-8-β-D-glucopyranoside, two new flavonol-glucoside from Equisetum hyemali L. *CA*, 1982, 96:190551e

[5]张承忠,等.木贼化学成分研究.中草药,2002,33(11):978

[6]赵磊,等.木贼中三种黄酮苷的含量测定.中国现代应用药学,2005,2:71

[7]朴惠顺,等.木贼的化学成分和药理作用研究进展.时珍国医国药,2006,6:189

[8]李德坤,等.木贼挥发油成分的研究.中草药,2001,32(6):499

[9]赵春佳,等.硅钼蓝比色法测定中草药中的可溶性硅.中国中药杂志,1990,15(9):43

[10]张世芳,等.木贼的药理研究.湖北中医杂志,1980,5:52

[11]张世芳,等. 木贼降压机制的探讨. 湖北中医杂志,1982,2:43

[12]刘仲则.中草药黄酮类化合物心血管活性成分概述.中草药,1987,18(4):178

[13]甄艳军,等. 木贼对动脉粥样硬化早期大鼠血清IL-1、IL-8及TNF-α的影响. 中国老年学杂志,2003,23(8):538

[14]甄艳军,等. 木贼对大鼠高脂血症及主动脉内膜早期

粥样硬化病变的影响. 中国老年学杂志,2004,24(7):643

[15]甄艳军,等. 木贼水煎剂对高血脂大鼠主动脉内皮细胞的保护作用. 河北医药,2007,29(8):786

[16]甄艳军,等. 木贼对动脉粥样硬化早期大鼠内皮细胞凋亡及Bax、Bcl-2表达的影响. 中国老年学杂志,2003,23(5):304

[17]甄艳军,等. 木贼提取物对大鼠动脉粥样硬化早期血管平滑肌细胞增殖与凋亡的影响. 中国老年学杂志,2006,26(12):1665

[18]甄艳军,等.木贼提取物对早期AS大鼠血管平滑肌凋亡及Fas、FasL表达的干预. 北京中医药大学学报,2007,30(1):45

[19]甄艳军,等. 两种木贼提取物对动脉粥样硬化早期模型大鼠平滑肌凋亡及Bcl-2、Caspase-3表达的调控. 中国老年学杂志,2007,27(4):308

[20]姜秀娟,等. 两种木贼提取物对AS早期大鼠血管平滑肌细胞形态学影响. 时珍国医国药,2007,18(8):1827

[21]甄艳军,等. 两种木贼提取物对高血脂大鼠内皮凋亡及P53、caspase-3表达干预. 中国中医基础医学杂志,2008,14(2):154

[22]甄艳军,等. 两种木贼提取物对AS大鼠平滑肌增殖凋亡及P53的干预. 辽宁中医杂志,2008,34(9):1331

[23]丁涛,等. 两种木贼提取物对高血脂大鼠血管内皮保护作用的扫描电镜观察. 中国老年学杂志,2008,28(15):1463

[24]甄艳军,等. 两种木贼提取物对高血脂大鼠主动脉内皮超微结构的作用. 时珍国医国药,2009,20(5):1101

[25]李丽玮,等. 木贼大孔树脂提取物对单个核细胞-内皮细胞黏附的影响. 中草药,2009,40(2):265

[26]横田正富,等.关于辛凉解表药生物活性物质的研究. 国外医学中医中药分册,1988,10(3):59

[27]苑艳光,等.木贼中镇痛成分的分离鉴定.佳木斯医学院学报,1997,20(6):82

[28]欧长兴,等.126种中药抗凝血酶作用的实验观察.中草药,1987,18(4):165

[29]齐志敏,等. 木贼提取物对大鼠血小板聚集与血栓形成的影响. 中国组织工程研究与临床康复,2004,8(34):7738

[30]徐朝峰,等.木贼提取物对成年小鼠肝肾脾过氧化脂质的影响.中草药,1993,24(8):426

[31]彭思远,等. 木贼活性成分对蘑菇酪氨酸酶的抑制作用. 厦门大学学报(自然科学版),2008,47(增刊2):116

[32]陶惠然.镇痛灵对四氧嘧啶糖尿病大鼠血糖水平的影响.佳木斯医学院学报, 1993,16(4):1

[33]徐朝峰,等.木贼对大白鼠实验性高脂血症的影响及急性毒性实验研究.中国中药杂志, 1993,18(1):52

[34]湖南省常宁县水口山矿务局职工医院传染病室.木贼草合剂治疗急性黄疸型传染性肝炎73例小结. 新医药学杂志,1974,3:35

[35]钱龙宝,等.外用中药煎液治疗76例扁平疣的疗效观察.临床皮肤科杂志, 1994,23(4):184

[36]石绍庆,等.自制木贼汤洗剂治疗扁平疣56例.中国乡村医药杂志,2002,9(11):18

[37]隋少庚,等.木贼草膏外敷治疗尖锐湿疣24例.中国中西医结合杂志, 1993,13(6):339

[38]陈树钊.木贼草膏外敷治疗尖锐湿疣78例.河北中医,2004,26(7):542

[39]黄建平.通脉降脂片在厦门通过鉴定.中草药,1984,15(7):34

[40]Baytop T, et al. Pharmacognostical investigation on some of the Equisetum species(E.palustre, E.ramosissimum,Etelmateia)of Turkey. *CA*,1973,79:15817b

[41]Lin, Hsin-Jen, et al. Chemical compounds from Equistetum ramosissimum of Taiwan. *CA*, 1975, 83:93841b

[42]Chiu, Pei-La. et al. Sterol composition of pteridophytes. *Phytochemistry*, 1988, 27(3):819

木 香 Aucklandiae Radix mu xiang

本品为菊科植物木香*Aucklandia lappa* Decne的干燥根。味辛、苦,性温。具有行气止痛、健脾消食的功能。用于胸胁、脘腹胀痛、泻痢后重、食积不消、不思饮食等。

【化学成分】

木香主要化学成分为单紫杉烯(aplotaxene)、α-紫罗兰酮(α-ionone)、β-芹子烯(β-selinene)、凤毛菊内酯(saussurealactone)、木香烯内酯(costunolide)、木香酸(costic acid)、木香醇(costol)、α-木香烯(α-costene)、β-木香烯(β-costene)、木香内酯(costus alctone)、莰烯(camphene)、水芹烯 (phellandrene)、脱氢木香内酯(dehydrocostuslactone)、二氢-α-环木香烯内酯(dihydro-α-cyclocostunolide)、22-二氢豆甾醇 (22-dihydrostigmasterol)、8,8′-二羟基松脂素 (8,8′-dihydroxypinoresinol)、二氢木香内酯(dihydrocostulactone)、异去氢木香内酯(isodehydrocostulactone)、斫烯(caryophyllene)、木栓酮(friedelin)、异土木香内酯(isoalantolactone)、compositae sesquiterpene lactone、quaianolides、ere manthin、esafiatin、zaluzanin、广木香内酯(costunolide)、saussureamineA，B，C和E、picriside B、紫丁香苷和(一)-橄榄脂素-4″-O-β-D-吡喃葡萄糖苷[1-4]。

【药理作用】

1. 抗炎利胆 木香醇提取物50、100 mg/kg给予小鼠，对复合巴豆油所致小鼠耳廓肿胀和角叉菜胶所致小鼠足跖肿胀有显著抑制作用。40、80 mg/kg木香醇提取物能显著增加大鼠胆汁流量[5]。

2. 心血管系统 木香及其提取物具有升压作用，而其所含生物碱、内酯类、去内酯挥发油则有降压作用。云木香碱1~2 mg静脉注射能兴奋在体猫心，对心室的兴奋作用比心房明显[6]。低浓度的挥发油对离体兔心有抑制作用，但不持久，易于恢复。从挥发油中分离出的各内酯部分均能不同程度地抑制豚鼠、兔或蛙的离体心脏活动，小剂量的醇提液对蛙心或犬心有兴奋作用，大剂量则有抑制作用。去内酯挥发油、总内酯、12-甲氧基二氢木香内酯各1 mg可使离体兔耳与大鼠后肢血管灌流量明显增加，其他内酯部分作用较弱。小剂量生物碱可扩张离体兔耳血管，大剂量反而引起收缩。给麻醉猫静脉注射水煎剂2 g/kg，胃肠血流量即刻大幅度增加，持续30 min[7]。

3. 抗胃溃疡及胃黏膜损伤 20 g/mL的木香丙酮提取物灌服大鼠，能显著地减少盐酸、乙醇急性胃黏膜损伤大鼠溃疡指数，溃疡抑制百分率达100%[8]。木香水煎浓缩干燥物（生药4 g/g浓缩物）0.5、1 g/kg灌服小鼠，对利血平、阿司匹林、吲哚美辛、乙醇、盐酸诱发的小鼠胃黏膜损伤均有明显的保护作用，而且随剂量增加保护作用增强[9]。木香内酯50、100、200 mg/kg灌服大鼠14 d，能保护胃黏膜，减少胃液分泌和降低胃蛋白酶活性，从而对大鼠胃溃疡有明显的改善作用[10,11]。

4. 抗菌、抗真菌 木香的乙醚提取物对导致真菌性角膜炎的常见菌株（串珠镰孢菌、茄病镰孢菌、黄曲霉菌）有显著拮抗作用，最小抑菌浓度MIC为2.5~10 mg/mL，且不同浓度木香乙醚提取物对3种真菌的抗菌作用均有量效反应关系[12]。木香乙醚部分提取物在体外对串珠镰孢菌的MIC为2.5~5 mg/mL，且具量效反应关系[13]。

5. 抗肿瘤 对从木香中提取分离得到的18种倍半萜类单体化合物进行了体外抗肿瘤活性研究。结果显示，化合物1~18（10^{-6}~10^{-4} mol/L）处理肿瘤细胞48 h后，1、2、5、7、9、17、18在100 μmol/L的浓度下，对本实验所用6种肿瘤细胞株（人肺癌细胞株A549、人胃癌细胞株SGC-7901、人急性早幼粒白血病细胞株HL60、人慢性髓性白血病细胞株K562、人前列腺癌细胞株PC-3、人乳腺癌细胞株MDA-MB-435s）均有较强的抑制作用，抑制率大都在70%~90%。化合物3、4、11、15在1~100 μmol/L浓度范围对实验所用6种肿瘤细胞增殖的抑制作用均较弱，抑制率均在40%以下。此外，化合物8、10、16在100 μmol/L浓度下仅对K562与HL60有较强的抑制作用，抑制率在70%~80%[14]。

6. 其他 广木香内酯对人体鼻咽癌细胞有细胞毒作用，其ED_{50}为0.26 μg/mL[15]。另有报道，木香对中枢神经有抑制作用[16]，木香水煎2 g/mL浓度对体外纤维蛋白溶解有增强作用[17]。给犬灌服木香煎剂0.36 g/kg，结果木香可使犬胆囊明显收缩[18]。

7. 毒性 大鼠腹腔注射给药的LD_{50}为总内酯300 g/kg、二氢木香内酯200 mg/kg。总生物碱静脉注射的最大耐受量，小鼠为100 mg/kg，大鼠为90 mg/kg。将云木香挥发油混入大鼠饲料中，每天服量为1.77 mg/kg（雄鼠）与2.17 mg/kg（雌鼠），连续给药90 d。结果：对大鼠的生长、血常规与血中尿素氮均没有影响，主要脏器病理检查亦未见异常[19]。比格犬（410、140 mg/kg）及大鼠（806、360 mg/kg）在给予木香包合物3个月后，表现出一定的毒性，肝、肾、血液学、生殖系统损伤有显著差别，大鼠161 mg/kg（相当于临床人用剂量20倍）、犬48 mg/kg（相当于临床人用剂量6倍）对体重、进食、一般状态、血液学、血液生化指标、脏器等均无明显影响，毒性反应呈可逆性[20]。

【临床应用】

1. 脑出血急性期 对急性脑出血患者在常规护理之外，口服或鼻饲木香槟榔丸加减，每日1剂，早晚服用。32例患者中痊愈21例，显效7例，无效4例，总有效率87.5%[21]。

2. 慢性胃炎 采用六味木香胶囊治疗慢性胃炎160例，每次6粒，每日2次，连服2周为一疗程。显效50例，有效75例，20例进步，15例无效，总有效率90.6%。对照组（口服雷尼替丁）总有效率76.7%[22]。

3. 十二指肠溃疡 56例十二指肠溃疡患者服用六味木香胶囊，52例（服用雷尼替丁）做对照。两组4周愈合率分别为91.1%和86.54%；溃疡复发率6个月和12个月六味木香胶囊组低于雷尼替丁组[23]。

4. 功能性消化不良 木香化滞汤（陈皮、木香、草豆蔻、半夏、柴胡等），30 d为一疗程。经治75例患者，治愈32例，好转41例，无效2例，总有效率97%[24]。

5. 胆绞痛 与大黄配伍泡服，治疗45例，总有效率为91.1%[25]。

6. 反流性食管炎 木香顺气丸辅助治疗35例反流性食管炎，结果治愈12例（34.29%），显效12例

(34.29%)，有效5例(14.28%)，无效6例(17.14%)，总有效率82.86%[26]。

7. 胃肠气胀 以100%木香注射液2 mL肌注，每日2次，儿童酌减，治疗胃肠气胀29例，总有效率为93%[27]。

8. 不良反应 用其醇浸膏治疗支气管哮喘，一般无不良反应，如服量较大可致腹部不适、眩晕、头痛与嗜睡。长期服用，无蓄积性[28]。

(纪凤兰)

参考文献

[1]尹宏权，等.云木香的化学成分.沈阳药科大学学报，2006，23(10)：641

[2]李硕，等.云木香化学成分研究.中国天然药物，2004，2(1)：62

[3]张兰胜，等.云木香挥发油化学成分的研究.大理学院学报，2007，6(12)：9

[4]宗友.云木香中新的抗溃疡成分SaussureamineA、B、C和E.国外医学中医中药分册，1994，16(5)：233

[5]邵芸，等.木香醇提取物的抗炎利胆作用.江苏药学与临床研究，2005，13(4)：5

[6] 王浴生.中药药理与应用.北京：人民卫生出版社，1983：170

[7]张煜，等.治"肝"中药对胃肠道生物电及血流量的影响.中国医药学报，1989，4(2)：26

[8]应军，等.木香对大鼠急性胃黏膜损伤的拮抗作用.中药材，1999，22(10)：526

[9]旭红，等.木香对实验性胃溃疡的保护作用.内蒙古中医药，1999，18(2)：45

[10]韩坚，等.木香超临界提取物抗实验性胃溃疡的研究.中药材，2005，28(11)：1017

[11]张桂英，等.木香内酯对大鼠水拘禁应激性胃溃疡模型的影响.山东医药，2008，48(16)：31

[12]刘翠青，等.木香等中药乙醚提取物抗角膜真菌作用研究.中华实用中西医杂志，2005，18(8)：1216

[13]王锦，等.中药木香乙醚部分提取物抗串珠镰孢菌作用研究.河北中医药学报，2006，21(1)：21

[14]王潞，等.18种木香倍半萜对6种人源肿瘤细胞增殖的影响.天然产物研究与开发，2008，20：808

[15]国家医药管理局中草药情报站.植物药有效成分手册.北京：人民卫生出版社，1986：256

[16]黄金荣，等.中药药理与临床.上海：上海科学技术出版社，1986：267

[17]愈之杰.21种中药对体外纤维蛋白溶解作用的观察.中西医结合杂志，1986，6(8)：484

[18]刘敬军，等.广金钱草、木香对犬胆囊运动及血浆CCK含量影响的实验研究.中华医学研究杂志，2003，3(5)：404

[19]余金照，等.白术、藿香等中药对胃排空、肠推进影响的实验研究.中国中医基础医学杂志，2000，6(1)：46

[20]封国峥，等.木香包合物长期给予对大鼠及犬的影响.辽宁中医杂志，2007，34(6)：847

[21]李铭，等.木香槟榔丸加减治疗脑出血急性期32例.湖南中医杂志，2008，24(6)：47

[22]康胜泰.六味木香胶囊治疗慢性胃炎160例.浙江中医杂志，2006，41(3)：174

[23]姜晨辉，等.六味木香胶囊治疗十二指肠溃疡的疗效分析.中国临床医药研究杂志，2003，93：9233

[24]高杰.木香化滞汤治疗功能性消化不良75例.陕西中医，2005，26(9)：954

[25]石坚.大黄木香泡服治疗胆绞痛45例.中西医结合杂志，1991，11(3)：183

[26]范吉星，等.木香顺气丸辅助治疗反流性食管炎69例.中国社区医师，2008，10(24)：133

[27]马文光，等.木香注射液治疗胃肠气胀的初步观察.中草药通讯，1979，3：37

[28]郑虎占，等.中药现代研究与应用.北京：学苑出版社，1997：936

木瓜 Chaenomelis Fructus mu gua

本品为蔷薇科植物贴梗海棠*Chaenomeles speciosa* (Sweet)Nakai的干燥近成熟果实。味酸，性温。有舒筋活络、和胃化湿的功能。主治湿痹拘挛、腰膝关节酸重疼痛、暑湿吐泻、转痉挛痛、脚气水肿等。

【化学成分】

1. 黄酮类 木瓜果实中含槲皮素[1]、槲皮素-3-半乳糖苷(金丝桃苷)、槲皮素-3-鼠李糖苷[2]。木瓜中总黄酮含量平均值为4.61%[3]。

2. 有机酸类 主要是二元酸和芳香酸，如咖啡酸、绿原酸、苹果酸、苯甲酸、对甲氧基苯甲酸、柠檬酸等[4,5]。

3. 三萜类 以五环三萜为主，分为齐墩果烷型、乌索烷型、羽扇豆烷型，如齐墩果酸(oleanolic acid)、熊果酸(ursolic acid)、桦木酸(betulic acid)、3-O-乙酰乌苏酸、马斯里酸(maslinic acid)等[6,7]。

4. 其他 木瓜中含有多种人体必需的氨基酸,如缬氨酸、亮氨酸、赖氨酸、苯丙氨酸等[8]。木瓜多糖含量达10.9%,锌和锰含量较高,铜含量较低[9]。

【药理作用】

1. 抗氧化 木瓜提取液50、100、125、200、250 mg/L可有效清除超氧阴离子自由基(O_2^-·)、DPPH活性氧自由基和羟自由基(·OH);木瓜黄酮提取液50、150、300 mg/kg,给小鼠灌胃30 d,明显抑制血清、心、肝、肾脂质过氧化物的升高,提高SOD活性。木瓜黄酮有较好抗氧化作用[10]。木瓜粉培养液置于缺氧环境造成缺氧损伤的神经细胞,木瓜粉能够提高缺氧损伤神经细胞的抗氧化能力,促进神经细胞功能的恢复[11]。

2. 抗菌 木瓜具有较强的抗菌作用,对多种肠道菌和葡萄球菌有显著抑制作用,抑制圈直径为18~35 mm,肺炎双球菌为8~12 mm,对结核杆菌也有明显的抑制作用[12]。从木瓜水溶性部分中分离提取的木瓜粉经体外抑菌实验证明,其抑菌作用较为明显,对各型痢疾杆菌抑菌圈为10~28.6 mm。临床上木瓜治疗急性细菌性痢疾疗效显著,与庆大霉素加TMP治疗菌痢比较无显著差异[13]。

3. 保肝 木瓜混悬液对四氯化碳造成的大鼠肝损伤有保护作用,以每日3 mg/g体重的剂量给大鼠灌胃,连续10 d。木瓜具有减轻肝细胞坏死、促进其修复,防止肝细胞肿胀、气球样变,并有显著降低血清丙氨酸转氨酶水平的作用[14]。

4. 抗肿瘤 2.5%浓度的木瓜结晶溶液、木瓜水煎液和醇提取液,对小鼠艾氏腹水癌有较强抑制作用[15]。木瓜提取液2 mg/kg对体外培养的正常人胚胎二倍体成纤维细胞(ZBS细胞)第35代有明显减缓生长作用[16]。

5. 抗炎、镇痛 木瓜提取物100、200、400 mg/kg,灌胃给小鼠5 d。木瓜提取物能明显减少醋酸所致小鼠扭体次数;抑制二甲苯致小鼠耳廓炎症;降低小鼠腹腔毛细血管通透性和大鼠棉球肉芽肿。木瓜提取物5、2、0.2 g/mL有效降低LPS诱导RAW264.7细胞内NO水平和NOS活性。木瓜提取物在动物体内外均有抗炎、镇痛作用[17]。佐剂性关节炎大鼠经木瓜总苷(30、60、120 mg/kg)灌胃后,明显降低模型大鼠异常升高的全血浆黏度、红细胞的聚集性和纤维蛋白原含量,且具有对抗模型大鼠凝血时间缩短的作用[18]。

6. 其他 木瓜可延缓体外培养人胚肺二倍体成纤维细胞(ZBS细胞)的生长速度,降低巨噬细胞的吞噬作用,吞噬率和吞噬指数均明显低于对照组[16]。

【临床应用】

1. 慢性咽炎 取木瓜饮片开水中浸泡,半小时后代茶饮。一天数次,直至浸泡液色淡为止。一个月为1个疗程,连服3个疗程。经过1个疗程治疗后,治愈4例,2个疗程治愈7例,3个疗程治愈9例,好转11例,3个疗程无效者6例。总有效率为81.78%[19]。

2. 肝炎 木瓜冲剂(15 g/包,相当生药5 g),15~30 g/次,每日3次。治急性黄疸型肝炎,能迅速消退黄疸,降酶快,使临床症状和肝功能迅速得到改善。治愈率87%,有效率95.1%[20,21]。

3. 膝关节骨性关节病 白芍木瓜汤每日1剂,1个月为一疗程,同时配合中药局部热疗。治疗组35例中,痊愈21例(60%),显效9例(25.71%),好转3例(8.57%),无效2例(5.71%)[22]。

4. 风湿性关节炎 应用红外线加芍瓜酊治疗风湿性关节炎,疗效满意。芍瓜酊(芍药、木瓜、川芎、牛膝、羌活等)先用纱布2~3层浸透芍瓜酊药液敷于患部,再用红外灯照射,每次治疗20~30 min,每日1次,12次为2个疗程。一般为2~3个疗程。芍瓜酊可祛风除湿、散寒止痛、活血行气,可缓解疼痛与红肿症状[23]。

5. 原发性坐骨神经痛 采用木瓜白芍汤(木瓜、威灵仙、白芍、桑寄生等),每日1剂,10 d为1个疗程。治疗45例中,治愈9例,好转31例,总有效率88.89%[24]。

6. 三叉神经痛 42例三叉神经痛患者,采用木瓜配以白芍、炙甘草、酸枣仁,水煎服,每日1剂,经服药7~25剂治疗后疼痛全部缓解。随访1年未复发者30例,半年后复发,但发作次数减少,疼痛明显减轻者12例[25]。

7. 甲状腺功能亢进 60例甲亢患者服用木瓜配以白芍、乌梅、沙参、麦冬、石斛、扁豆、莲肉等中药制成的甲亢煎,每日1剂,水煎2次,分2次服。待病情稳定后,按相同处方配制蜜丸,每日早晚各服1丸,巩固疗效,防止复发。总有效率95%[26]。

8. 糜烂性胃炎 运用木瓜二粉汤(木瓜、白及粉、三七粉、浙贝母等)治疗糜烂性胃炎[27]。

【附注】

光皮木瓜*C. sinensis* (Thouin)Koehne中分离到了槲皮素(quercetin)、芦丁(rutin)、广寄生苷(avicularin)等黄酮类成分和一个木脂素为lyoniresinol-9-O-β-D-吡喃葡萄糖苷[28,29]。

(许 婧 王本祥 张丽华)

参考文献

[1]宋亚玲,等.木瓜化学成分的研究.西北植物学报,2007,27(4):831

[2]王锦玉,等.木瓜的止痒作用.国外医学中医中药分册,2004,26(5):306

[3]李静,等.木瓜中总黄酮成分的提取和含量测定.中医药临床杂志,2008,20(6):617

[4]陶君彦,等.木瓜药材中绿原酸、咖啡酸提取工艺研究.中成药,2007,29(6):904

[5]龚复俊,等.皱皮木瓜果实中有机酸成分的GC-MS分析.植物资源与环境学报,2005,14(4):55

[6]郭学敏,等.皱皮木瓜中三萜化合物的分离鉴定.中国中药杂志,1998,23(9):546

[7]尹凯,等.皱皮木瓜的化学成分.沈阳药科大学学报,2006,23(12):760

[8]王昭美,等.木瓜营养成分分析.营养学报,2000,22(2):190

[9]秦岩,等.木瓜中多糖和微量元素含量分析.光谱实验室,2005,22(2):287

[10]胡华平,等.木瓜提取物抗氧化性质的初步研究.食品科学,2008,29(6):645

[11]常红,等.木瓜粉对缺氧损伤神经细胞抗氧化能力的影响.天津医科大学学报,2001,7(3):314

[12]田奇伟,等.木瓜的抗菌作用.微生物学通报,1982,(6):271

[13]郭成立,等.木瓜治疗急性细菌性痢疾107例临床观察.中华医学杂志,1984,64(11):689

[14]郑智敏.中药木瓜对大白鼠肝损伤的实验观察.福建中医药,1985,16(6):35

[15]金仲仁.木瓜的抗癌有效成分木瓜结晶的提取.中草药通讯,1975,6(6):18

[16]王淑兰,等.枸杞子等八种中药提取物对体外培养细胞和小鼠腹腔巨噬细胞影响的实验研究.白求恩医科大学学报,1990,16(4):325

[17]蔡茁,等.木瓜提取物体内、体外抗炎镇痛作用的实验研究.中国中医药咨询,2009,1(5):1

[18]吴虹,等.木瓜化学成分及药理活性的研究.安徽中医学院学报,2004,23(2):62

[19]李东增,等.单味木瓜治疗慢性咽炎37例体会.四川中医,1999,17(6):49

[20]郑智敏.木瓜冲剂对急性病毒性黄疸型肝炎的临床疗效分析.福建中医药,1987,(2):24

[21]田奇伟.木瓜舒肝冲剂治疗急性黄疸型肝炎的临床疗效观察.中草药,1989,20(2):4

[22]朱会银,等.白芍木瓜汤配合局部热疗治疗膝关节骨性关节病35例疗效分析.中国民康医学,2006,18(7):519

[23]王步云.红外线加芍瓜酊在康复医疗中的应用.中国康复医学杂志,1987,(2):81

[24]杨桂莲.木瓜白芍汤治疗原发性坐骨神经痛45例.陕西中医,2009,30(8):1013

[25]黄冬度.加味芍药甘草汤治疗三叉神经痛42例.中医杂志,1983,24(11):9

[26]曲竹秋,等.甲亢煎治疗甲状腺功能亢进60例临床观察.中医杂志,1987,28(2):48

[27]马洪样,等.木瓜二粉汤治疗糜烂性胃炎120例疗效观察.山西中医,1996,12(4):2

[28]Hyoung JK, et al.A novel lignan and flavonoids from Polygonum aviculare. *J Nat Prod*, 1994, 57(5):581

[29]Sun L, et al.Chemical Constituents of Chaenomeles sinensis (Thouin.)Koehne. *J Chin Pharma Sci*, 2000,9(1):6

木鳖子 Momordicae Semen

mu bie zi

本品为葫芦科植物木鳖*Momordica cochinchinensis*(Lour.)Spreng.的干燥成熟种子。性味苦、微甘,凉,有毒。归肝、脾、胃经。具有散结消肿、攻毒疗疮的功效。用于疮疡肿毒、乳痈、瘰疬、痔瘘、干癣、秃疮。

【化学成分】

1.脂肪酸类　木鳖子的种仁含油率多达41.2%,含有棕榈酸4.07%、硬脂酸25.30%、油酸22.12%、亚油酸18.92%,并含有α-酮酸29.02%、9-二十碳烯酸甲酯17.42%等多种脂肪酸[1,2]。

2.木鳖子皂苷　Momordica sapnin Ⅰ and Ⅱ[3]。

3.三萜类　栝楼仁二醇(karounidiol)、异栝楼仁二醇(isokarounidiol)、5-脱氢栝楼仁二醇(5-dehydrokarounidiol)、7-氧代二氢栝楼仁二醇(7-oxodihydrokarounidiol)等[4]。

4.其他　木鳖子中还含有核糖体失活蛋白(momorcochins)、木鳖子素(cochinchinin)等[5]。

【药理作用】

1.抗炎　大鼠口服或皮下注射木鳖子皂苷,能显著抑制角叉菜胶引起的足踝浮肿[6]。

2.免疫佐剂　木鳖子提取物(ECMS)100 μg或

100 μg皂树皂苷(QA)和Asia Ⅰ-O型口蹄疫(FMD)双价灭活苗混合免疫豚鼠。疫苗中加入ECMS和QA后,则诱导更高的抗O型FMDV抗体滴度、抗O型FMDV VP1结构蛋白抗体和抗Asia Ⅰ型口蹄疫抗体水平,尤其ECMS 100 μg组和QA 100 μg组;且ECMS 100 μg组抗体水平高于QA100 μg组,提示ECMS可作为口蹄疫灭活疫苗的候选佐剂[7]。

3. 调节心血管 大鼠静脉注射木鳖子皂苷,血压下降、呼吸短暂兴奋、心搏加快。注射于狗股动脉,可暂时增加后肢血流量,其作用强度约为罂粟碱的1/8,对离体蛙心则呈抑制作用[6]。

4. 调节肠管收缩 木鳖子皂苷对离体兔十二指肠呈抑制作用,而对豚鼠回肠则能加强乙酰胆碱的作用,拮抗罂粟碱的作用,高浓度时引起不可逆性收缩[6]。

5. 抗菌杀螨 木鳖子水煎液对白色念珠菌具有一定的抑制作用,最低抑菌浓度为2.5 mg/mL,抑菌效价为50 mg/mL[8]。木鳖子0.1 g/mL的丙酮提取物对孢子萌发有抑制作用,抑制率在75%以上[9]。木鳖子汤剂及粉剂均可抑制葡萄球菌及化脓链球菌的生长,但无杀菌作用[10]。木鳖子煎剂对嗜热链球菌及人蠕形螨也有一定作用[11-13]。

6. 抗病毒 在单磷酸阿糖腺苷交联物及植物毒素蛋白抗乙型肝炎病毒的体外研究中表明,木鳖子素5~40 mg/mL有轻度到明显抗病毒作用,对HBsAg或HBeAg的治疗指数分别达到2.6和5.9,有望研制成抗乙肝病毒的靶向药物[14]。

7. 毒性 木鳖子水、醇浸液静脉或肌肉注射,动物均于数日内死亡。小鼠静脉注射木鳖子皂苷半数致死量为32.35 mg/mL,腹腔注射则为37.34 mg/mL[15]。有人认为木鳖子的毒性成分是木鳖子皂苷[16]。木鳖子水煎剂长期给药可以造成大鼠肝脏、肾脏损伤,血中ALT及BIL含量显著升高,血糖下降[17,18]。

【临床应用】

1. 婴幼儿腹泻 用木鳖子、丁香、熟大米研细,调成丸状,敷在脐窝上治疗婴幼儿腹泻80例,痊愈62例,显效12例,有效6例[19]。

2. 癣 用木鳖子和米醋研成糊状,外涂治癣28例,全部治愈[20]。木鳖子软膏治癣40例,有效率为100%,与疗程和病程长短成正比,病程短者约10 d显效,病程长者约30 d显效,治愈率为94%[21]。

3. 脊髓压迫性尿潴留 木鳖子仁炒黄后去油加麝香制丸治疗脊髓压迫性尿潴留16例,15例患者于服药后3 d恢复自主排尿,1例患者经治2个疗程无效[22]。

4. 扁平疣 用木鳖子、食用醋研成糊状,每日点涂疣体,治疗扁平疣40例,治愈30例,好转4例,无效6例,总有效率85%[23]。

5. 痔疮 木鳖子、冰片、醋研成糊汁,涂敷外治痔疮,疗效确切[24]。

(孙 健 温庆辉)

参考文献

[1]中国医学科学院.1956年论文报告会论文摘要.1956,(Ⅱ):70

[2]商慧娟.中药木鳖子的化学成分研究及木鳖子药材、新药痛必治的质量标准研究.中国药科大学硕士学位论文,2000,8:1

[3]郭明全,等.电喷雾多级串联质谱快速鉴定木鳖子皂苷.质谱学报,2002,23(3):135

[4]阚连娣,等.木鳖子脂肪油不皂化物质的化学成分研究.中国中药杂志,2006,31(17):1441

[5]郑硕,等.木鳖子素的纯化和性质研究.生物化学与生物物理学报,1992,24(4):311

[6]杨仓良.毒药本草.北京:中国中医药出版社,1998:1037

[7]陈婉君,等.木鳖子提取物对Asia Ⅰ-O型口蹄疫双价灭活苗的免疫佐剂作用.中国兽医学报,2008,28(1):51

[8]欧阳录明,等.中草药体外抗白色念珠菌的研究.中国中医药信息杂志,2000,7(3):26

[9]张应烙,等.10种中药提取物的离体抑菌活性测定.河南农业科学,2005,(6):98

[10]张应烙,等.15种中药提取物对几种植物病源菌抑菌活性的初步研究.西北农林科技大学学报(自然科学版),2005,33(增刊):78

[11]吴国娟,等.中草药对奶牛乳房炎6种致病菌的抑菌效果观察.北京农学院学报,2003,11(3):33

[12]宋晓平,等.杀螨植物药及其有效部位的离体筛选研究.西北农林科技大学学报(自然科学版),2002,30(6):69

[13]袁方曙,等.杀人体蠕形螨中药筛选试验研究.中国病原生物学杂志,1993,6(3):15

[14]杨生,等.单磷酸阿糖腺苷交联物及植物毒素蛋白抗乙型肝炎病毒的体外研究.解放军医学杂志,1995,19(3):196

[15]于智敏,王克林.常用有毒中药的毒性分析与配伍宜忌.北京:科学技术文献出版社,2005:202

[16]松田久司.皂苷类功能的开发:齐墩果酸糖苷的胃黏膜保护作用(日).国外医学中医中药分册,1999,21(4):56

[17]向丽华,等.24味有毒中药长期毒性实验对大鼠脏器指数的影响.中国中医基础医学杂志,2006,12(1):47

[18]张智,等.24味有毒中药长期给药对大鼠血液生化学指标的影响.中国中医基础医学杂志,2005,11(12):918

[19]王辉.木鳖子、丁香、熟大米敷脐治疗婴幼儿腹泻80例.中国乡村医药,1999,6(4):15

[20]伍国健.木鳖子治癣有良效.新中医,1994,(12):48

[21]毛焕彬,等.木鳖子软膏的制备及其疗效.吉林中医药,1998,(1):15

[22]王战和,等.木鳖子丸治疗脊髓压迫性尿潴留16例.中原医刊,1998,25(2):52

[23]张好生,等.木鳖子食用醋治疗扁平疣40例.中国皮肤性病学杂志,1999,13(2):114

[24]罗顺红.木鳖子外治痔疮.中医外治杂志,1997,(5):46

五味子 Fructus Schisandreae wu wei zi

本品为木兰科植物五味子*Schisandra chinensis* (Turcz.)Bail.的干燥成熟果实,习称"北五味子"。味酸、甘,性温,无毒。润肺,滋肾,止汗,止泻,涩精。主治咳喘、自汗、盗汗、遗精、久泻、神经衰弱等。

【化学成分】

1. 木脂素类 从五味子果实分离得到多种木脂素类成分,主要为五味子醇甲,尚含有五味子醇乙、五味子酯甲、五味子酯乙、五味子甲素、五味子乙素、五味子丙素、五味子酚、表加巴辛、安五脂素、6-O-苯甲酰戈米辛O、戈米辛N、白芷酰基戈米辛H等[1-4]。北五味子中含有较高含量的五味子醇甲、五味子醇乙和五味子乙素等,五味子甲素的含量则相对不高。

2. 萜类 北五味子果实中挥发油含量约为1%~2%,主要含有单萜类、含氧单萜类、倍半萜类、含氧倍半萜类和少量醇、酸等含氧化合物,以倍半萜类为主[5-6]。

3. 其他 此外北五味子果实含有多糖、三萜类等成分[7-9]。

【药理作用】

1. 抗肝损伤

(1)抗四氯化碳(CCl_4)肝损伤 预先给小鼠按1 mmol/kg剂量灌胃五味子乙素,每天1次,连续3 d。观察到五味子乙素显著降低四氯化碳(CCl_4)肝损伤小鼠血清丙氨酸转氨酶(ALT)和山梨醇脱氢酶(SDH)水平,抑制率分别为99.8%和89%;并显著降低中毒后氧化谷胱甘肽(GSSG)浓度、增加谷胱甘肽(GSH)的浓度。提示五味子乙素能够增强肝细胞线粒体中谷胱甘肽还原酶(GRD)的活性[10]。实验证实多种木脂素类化合物,如五味子甲素、S(-)五味子乙素、R(+)五味子乙素、R(+)五味子丙素、S(-)五味子丙素、五味子醇甲、乙、五味子酯甲、五味子酯乙、R(+)五味子素M1、R(+)当归酰五味子素M1、当归酰五味子素R、(-)红花五味子素、五味子酚等,对化学性肝脏损害模型均有保护作用[11-13]。

(2) 抗甲萘醌所致肝损伤 预先给小鼠按1 mmol/kg剂量灌胃五味子乙素,每天1次,连续3 d。检测到五味子乙素明显抑制甲萘醌致肝损伤小鼠ALT的活性(78%)和MDA的浓度(70%)、肝细胞中DT-硫辛酸脱氢酶(DTD)活性提高、肝细胞中甲萘醌的消除速率显著加快。表明五味子乙素可能是通过增强DTD的活性发挥抗甲萘醌诱导的肝损伤作用[14]。

(3)保护肝细胞 五味子乙素的对映异构体在剂量为6.25 μmol/L时,能时间依赖性地增加AML12肝细胞中的GSH浓度、谷胱甘肽还原酶(GRD)的活性;预先加入16 h,能抑制甲萘醌诱导的肝细胞毒性,使受损AML12肝细胞中的GRD活性增加;此外,(+)Sch B、(-)Sch B能使受损肝细胞中谷氨酸半胱氨酸连接酶(GCL)分别增加了14%和21%,而对正常AML12肝细胞中的GCL活性没有影响。表明五味子乙素的对映异构体在增加肝细胞内GSH浓度和肝细胞抗氧化损伤保护方面发挥一定作用[15]。

用胶原酶灌流方法分离大鼠的肝细胞进行体外试验,加CCl_4损伤肝细胞后,转氨酶释放增加,脂质过氧化产物丙二醛增多。肝细胞质膜表面微绒毛凝聚、破溃。当预先加入五味子乙素1 mmol/L可明显减轻CCl_4所引起的上述各种损伤性变化[16]。

(4)抗免疫性肝损伤 给予小鼠灌服五味子有效成分gomisin A(即五味子醇乙)100 mg/kg,每日1次,连续10 d,对经小鼠尾静脉注射丙酸杆菌(P·Acnes)和细菌性脂多糖建立的免疫性肝损害模型有显著保护作用,SGPT及小鼠死亡率均显著降低,表明五味子对肝脏损害有比较全面的保护作用[17]。

(5)抗D-半乳糖胺(GalN)和脂多糖(LPS)诱导的急性肝衰竭 预先给小鼠按25、50、100和200 mg/kg剂量腹腔注射gomisin A,1 h后腹腔注射GalN (700 mg/kg)和LPS(10 μg/kg)。结果显示gomisin A能够减弱由GalN和LPS诱导的肝组织转氨酶升高,脂质过氧化作用增强,谷胱甘肽的浓度降低等变化,存在剂量依赖性,并且给药组小鼠的存活率明显高于空白组[18]。

(6)抗CCl_4肝脏损害机制　在体外，大鼠肝微粒体与五味子各成分1 mmol及还原型辅酶Ⅱ(NADPH)0.1 mg混匀后，在37℃水浴共同温孵15 min，加入用乙醇稀释20倍的CCl_4 10 μL，继续温育30 min后。结果检测到凡具有抗CCl_4损害作用的五味子有效成分都能抑制MDA的生成。采用同样方法，将$^{14}C-CCl_4$与肝微粒体、NADPH及五味子各成分1 mmol在37℃温育适当时间后，检测到凡能阻抑$^{14}C-CCl_4$诱发肝微粒体脂质过氧化反应的五味子有效成分，都能抑制$^{14}C-CCl_4$与微粒体脂质和蛋白质的共价结合[19]。表明五味子有效成分通过抑制CCl_4诱发的肝脏微粒体脂质过氧化及$^{14}C-CCl_4$与肝微粒体脂质和蛋白质共价结合而保护肝细胞。采用上述脂质过氧化的实验条件，观察到五味子乙素1 mmol能显著拮抗NADPH和氧的消耗[19]。总之，五味子的某些成分抗CCl_4肝脏损害的机制可能是：一方面阻抑了·CCl_3自由基对肝细胞膜的损害，另一方面通过对肝微粒体细胞色素P450的影响而减少·CCl_3的生成，肝细胞的损害因而减轻。

五味子乙素2 mmol/kg在给药24 h后能极大地提高CCl_4诱导的肝损伤小鼠肝细胞线粒体中谷胱甘肽抗氧化能力(mtGAS)和热激蛋白质(HSP)25/70的活性[20]。

2. 抗氧自由基损害　某些疾病的发生与氧自由基损害有关，如中毒性肝炎包括酒精性肝病、炎症、关节炎、心、脑、肾脏缺血后再灌注损害、辐射损害、衰老、肿瘤发生等。研究结果表明，五味子的多种成分具有抗氧化作用。

(1)增强线粒体抗氧化能力　给予大鼠按10 mg/kg剂量灌服五味子乙素，每天1次，连续15 d。结果显示长期服用五味子乙素使大鼠各组织中线粒体抗氧化能力增强，线粒体中GSH、α-TOC、硒-谷胱甘肽过氧化酶(GPX)、SOD的浓度或者活性提高；大鼠各组织中HSP-25和HSP-70的浓度增加。五味子乙素对大鼠心肌缺血再灌注损伤须连续用药35 d，给药剂量和途径同上。结果显示五味子乙素能够对缺血再灌注损伤产生很好的保护作用，与未服用五味子乙素对照组相比，其LDH漏出率显著减少[21]。

(2)抗酒精中毒致肝脏脂质过氧化　给予小鼠灌服五仁醇粗提取物0.5、1 g/kg，五味子酚或五味子乙素200 mg/kg，每日1次，连续3 d。观察到五仁醇粗提取物0.5、1 g/kg，五味子酚、五味子乙素200 mg/kg可显著降低酒精中毒小鼠肝脏组织内MDA含量[22]。

(3)抗心脑线粒体氧自由基损害　将分离的大鼠心脏线粒体、脑线粒体、脑膜在体外分别与1 mmol五味子酚孵育适当时间后，加入Fe^{2+}-半胱氨酸引起脂质过氧化性损害。结果表明五味子酚能显著抑制MDA的生成和ATP酶活性的丧失，线粒体肿胀及其形态结构的完整性亦得到保护[23]。将脑线粒体温孵液先充氮气造成缺氧，继而充氧气以模拟缺氧再灌注损伤。结果：MDA显著升高，ATP酶活性下降。预先向温孵液中加入五味子酚1 mmol，缺氧再灌注所造成的脑线粒体的损伤明显减轻[23]。大鼠脑突触体或线粒体在Fe^{2+}-Cys脂质过氧化损伤后，突触体结构出现囊泡排空、突触体肿大乃至破裂等变化；线粒体结构出现基质溶解、内嵴断裂、肿胀等损伤性变化。预先用10^{-4}~10^{-5} mol/L的五味子酚保护后，突触体和线粒体的超微结构损伤明显改善[24]。五味子酚能对抗H_2O_2的损伤作用，10^{-4}mol/L的五味子酚可使GSH含量恢复甚至略高于正常水平[25]。

(4)保护氧化应激损伤中枢神经细胞　向脑皮层细胞培养物中加10 μmol/L的谷氨酸孵育24 h后，脑皮层细胞出现大面积凋亡。预先加入剂量为10、100 μmol/L的五味子醇甲孵育2 h后的脑皮层细胞能明显拮抗谷氨酸诱导的神经兴奋毒性，在五味子醇甲浓度为100 μmol/L时，其神经保护作用最强；五味子醇甲能够减少钙离子内流，抑制随后一氧化氮(NO)、活性氧簇(ROS)、细胞色素C的过度生成，同时保护线粒体的膜电位；另外，五味子醇甲还可增加脑皮层细胞内GSH的浓度，抑制细胞膜的MDA脂质过氧化，使procaspase-9、半胱天冬酶9(caspase-9)、半胱天冬酶3(caspase-3)、聚合酶活性降低。提示五味子醇甲通过线粒体介导途径和氧化应激反应来达到拮抗谷氨酸诱导的大鼠脑皮层细胞的凋亡作用[26]。

预先给予大鼠按1、10、30 mg/kg剂量灌胃五味子乙素，每天1次，连续15 d。观察到长期服用五味子乙素能够改善脑缺血再灌注引起的栓塞，改善率为10%~33%；呈剂量依赖性地提高脑缺血再灌注大鼠脑细胞线粒体中GSH、α-TOC、Mn-SOD的浓度或活性，对脑产生保护作用；降低脑缺血再灌注损伤引起的大鼠脑细胞线粒体的各项指标的变化，包括MDA的浓度、钙离子负荷及细胞色素C的释放，抑制由脑缺血再灌注对脑细胞线粒体结构完整性的破坏[27]。

预先给予小鼠按1、2 mmol/kg剂量五味子乙素灌胃，每天1次，连续3 d，颅脑注射叔丁基过氧化物(t-BHP)诱导的小鼠脑损伤，观察到五味子乙素能够剂量依赖性地抑制t-BHP诱导的脑损伤，减少脂质过氧化产物，增强谷胱甘肽抗氧化能力[28]。

(5)抗阿霉素(adriamycin)致心脏线粒体损伤　阿

霉素是一种广谱抗癌药，在临床应用中可使少数患者心脏功能受损害。其原因是阿霉素从心肌线粒体呼吸链获得电子后，变成阿霉素半醌自由基，进而与分子氧和H_2O_2反应生成氧自由基，损害心肌线粒体的结构和功能。大鼠心肌线粒体与阿霉素共同温孵适当时间后，脂质过氧化产物MDA显著升高，ATP酶活性相应下降，线粒体发生肿胀，线粒体结构严重破坏，基质溶解和出现空泡化。预先加入五味子酚1 mmol，几乎能完全拮抗阿霉素对心肌线粒体的损伤。五味子酚对阿霉素的抗癌活性并无拮抗作用[29,30]。这为应用五味子酚以降低阿霉素的心脏毒性提供了理论依据。

(6)抗脑缺氧–再灌注损伤　给予急性完全性脑缺血兔模型腹腔注射五味子提取液2 g/kg，观察到五味子提取液显著提高复氧各期缺氧–复氧动物的动脉血、脑静脉血及大脑皮质中SOD活性，显著降低相应的MDA水平，脑水肿程度与脂质过氧化损伤呈正相关。提示五味子提取液具有保护组织免受脂质过氧化损伤的作用[31]。

(7)抑制中性粒细胞呼吸爆发　预先以1、10、100 μmol/L五味子酚与大鼠腹腔中性粒细胞温孵30 min后，能抑制甲酰三肽（FMLP）刺激中性粒细胞O_2^-的生成；在大鼠腹腔中性粒细胞体系中预先加入(1、2、5)×10^{-5}、1×10^{-4} mol/L的五味子酚，可抑制PMA引起的H_2O_2的生成；预先加入五味子酚处理中性粒细胞，可抑制$FeSO_4$和半胱氨酸共同诱发的中性粒细胞生成MDA；50 ng/mL PMA或10 μg/mL LPS能刺激大鼠腹腔中性粒细胞释放一氧化氮；(1、5)×10^{-5}、1×10^{-4}mol/L五味子酚分别与大鼠腹腔中性粒细胞预孵30 min后，显著抑制PMA或LPS引起的NO的产生；预先加入不同浓度五味子酚(1×10^{-6}、1×10^{-5}、1×10^{-4} mol/L)对FMLP刺激大鼠腹腔中性粒细胞释放溶菌酶、β–葡萄糖醛酸苷酶的酶活性具有抑制作用；以五味子酚预先处理细胞，明显抑制FMLP引起的胞浆[Ca^{2+}]i增加[32]。

(8)抗脾淋巴细胞氧自由基损伤　5×10^{-6} mol/L五味子酚可显著抑制Fe^{2+}–维生素C引起的脾淋巴细胞GSH含量降低，并能阻抑Fe^{2+}–Cys引起的MDA生成增加，改善细胞膜的流动性。扫描电镜观察到五味子酚在5×10^{-4}mol/L时可逆转Fe^{2+}–维生素C引起的脾淋巴细胞表面微绒毛皱折减少、细胞变形等病理改变。给予高氧分压应激损伤小鼠灌服五味子酚20 mg/kg，每天1次，连续8 d，可逆转脾淋巴细胞SOD活性代偿性增高，并提高脾淋巴细胞内GSH含量。提示五味子酚对氧自由基损伤脾淋巴细胞有保护作用[33]。

(9)增强抗氧化酶活性　给予大鼠灌服五味子乙素200 mg/kg，每日1次，连续3 d，可见肝胞浆液中SOD及过氧化氢酶活性显著提高[22]。五味子水煎剂可显著提高小鼠脑、肝及血液中SOD活性，对肝细胞膜的完整性具有保护作用[34]。每天按递增剂量(1~4 mmol/kg)给BALB/c小鼠灌胃五味子乙素3 d，可剂量依赖性地增加谷胱甘肽S–转移酶（GST）和谷胱甘肽还原酶(GRD)的活性，不同程度降低葡萄糖–6–磷酸脱氢酶(G6PDH)、Se–谷胱甘肽过氧化物酶(GPX)和γ–谷胺酰半胱氨酸合成酶(GCS)的活性。对CCl_4处理组小鼠，五味子乙素对肝GSH抗氧化系统促进作用更明显。给予五味子乙素可剂量依赖性地保护肝组织因CCl_4引起的肝毒性。保肝作用与肝的GSH水平的显著升高有关。表明五味子乙素的保肝作用可能通过激活与GSH有关的酶的活性，从而增加肝GSH抗氧化系统的功能而发挥作用[35,36]。

(10)抗氧化应激引起神经细胞和血管内皮细胞损伤　从五味子分离提取的多种木脂素类化学成分有很强的抗氧化作用，其中五味子酚的作用较强。

铜离子诱导的低密度脂蛋白(LDL)过氧化是常用的体外模型，可观察化合物对脂蛋白氧化的抑制作用。在Cu^{2+}诱发的LDL氧化过程中，提前加入五味子酚10^{-4}、5×10^{-5}、1×10^{-5} mol/L均可显著降低脂蛋白氧化过程中MDA及脂褐素的产生，防止LDL中维生素E的耗竭，减低脂蛋白的电泳迁移率，提示五味子酚有一定的抗氧化作用；提前加入五味子酚10^{-4} mol/L几乎完全抑制了氧化过程中自由基的产生；在小鼠腹腔巨噬细胞介导LDL氧化实验中，观察到五味子酚对LDL过氧化有抑制作用，培养上清中MDA和脂褐素的增加均可被有效抑制[37]。

氧化低密度脂蛋白(Ox–LDL)作用于内皮细胞可引起细胞损伤，使细胞存活率明显降低，细胞内乳酸脱氢酶(LDH)泄漏增加，通过显微镜可观察到细胞的形态发生明显变化。Ox–LDL对心血管系统的多种细胞具有毒性作用，可引起细胞的损伤和凋亡。预先加入五味子酚5×10^{-5} mol/L对牛主动脉内皮细胞损伤具有明显的保护作用，使上述指标均得到明显的改善；在培养液中提前加入五味子酚5×10^{-5}、1×10^{-5} mol/L可有效对抗Ox–LDL诱导的内皮细胞凋亡。Ox–LDL作用于内皮细胞15 min即可刺激细胞内活性氧自由基(ROS)明显升高，提前加入五味子酚1×10^{-5} mol/L则可明显降低细胞内ROS的生成。随着Ox–LDL作用时间的延长，细胞线粒体膜电位逐渐下降，表明线粒体损伤逐渐加重，提前加入五味子酚5×10^{-5}、1×10^{-5} mol/L可有效地防止线粒体膜电位的下降。提示五味子酚可能通过保护线粒体的功能，减少细胞内自由基的含量，从而抑制细胞的凋亡。

近年来的研究发现，Ox-LDL除与动脉粥样硬化的发生有密切关系外，亦可诱导神经细胞凋亡，并且Ox-LDL对神经细胞的毒性与氧化应激有关。预先加入五味子酚可明显提高谷氨酸和Ox-LDL处理神经细胞株NG108-15的存活率、降低培养上清LDH活性及凋亡细胞百分率，细胞核荧光染色均匀。表明五味子酚对氧自由基引起的NG108-15细胞株凋亡具有明显的保护作用。

3. 增强肝脏解毒功能 肝脏参与解毒的酶系统存在于肝微粒体，称药物代谢酶，亦即细胞色素P450系统。给予大鼠、小鼠分别灌服五味子甲素、五味子乙素、五味子丙素、五味子醇乙、五味子酚200 mg/kg，每日1次，连续3 d，观察到肝微粒体细胞色素P450、NADPH-细胞色素P450还原酶、氨基比林脱甲基酶、苯并芘[benzo(a,c)pyrene]羟化酶、微粒体蛋白质均显著增加，反映了肝脏药物代谢酶的活性增强[38-40]。五味子乙素等选择性地诱导肝细胞滑面内质网中P450的活性[41]。五味子生药1、3 g/kg分别诱导3、6 d，均使大鼠的肝微粒体P450水平显著提高。经五味子水提液诱导的大鼠肝微粒体对丙咪嗪的体外代谢速率显著加快[42]。

孕烷X受体(PXR)介导的CYP3A4诱导是中药与化学药相互作用的一种重要机制。PXR是CYP3A4的主要转录调控因子。除CYP3A4外，PXR的靶基因还包括CYP2B6、CYP2C9、UGT1A1、UGT1A6、谷胱甘肽S转移酶、MDR1、MRP2等。因此，PXR对药物的代谢和清除起着非常重要的作用。PXR激动剂可产生对临床治疗有益的结果，如增强肝脏的解毒功能。五味子甲素、五味子乙素为hPXR强激动剂。五味子甲素和乙素对PXR的激活效应呈时间依赖性和浓度依赖性[43]。

4. 降血清和肝脏脂肪 给小鼠用高脂饲料(基础饲料88.7%+10%猪油+1%胆固醇+0.3%胆盐)，喂养7 d。给药组用0.05、0.1、0.2 g/kg五味子乙素或非诺贝特灌胃，每天1次，连续6 d。最后一次给药后，眼球取血，制备肝脏匀浆，检测血清、肝脏中总胆固醇(TC)和甘油三酯(TG)的含量。结果显示连续给药6次后，与高脂饮食组比较，五味子乙素降低肝脏TC 3%、24%和31%，肝脏TG分别降低19%、50%和31%，血清TG分别升高26%、32%和37%。不同剂量五味子乙素可明显降低高脂血症小鼠肝脏TG和TC含量，但对血清TC含量没有影响，同时还可使血清TG水平升高至正常水平或更高[44]。

5. 抗多药耐药性 肿瘤的多药耐药(multidrug resistance，MDR)是肿瘤化疗失败的主要原因。

五味子乙素在浓度为6 μg/mL时可逆转K562/ADR耐药细胞对阿霉素(ADR)的耐药作用。五味子乙素在6和10 μg/mL时均能显著增强K562/ADR、K562/VCR和KBV200对药物的敏感性，10 μg/mL五味子乙素与阳性对照6 μg/mL的VER效果相当，提示五味子乙素具有广谱逆转特性。流式细胞仪检测证实五味子乙素能明显增加阿霉素和柔红霉素（DNR）在K562/ADR细胞中积聚。在K562/ADR细胞通过HPLC检测到五味子乙素能有效降低阿霉素的外排，效果与阳性对照VER相当[45,46]。

五味子乙素可有效降低HL60/ADR、HL60/MRP对化疗药物的IC_{50}，即增加对药物的敏感性，逆转倍数8~20倍不等。流式细胞仪结果显示，五味子乙素能够增加DNR和MRP1特异性底物羧基荧光素乙酯(CFDA)在细胞内的积聚，减少DNR的外排。与同等浓度的MRP1逆转剂苯磺胺(PRB)比较，五味子乙素效果更好。荧光显微镜观察结果显示，五味子乙素能部分恢复DNR在肿瘤细胞内的异常分布，推测是抑制质膜上MRP1将药物外排，以及胞内细胞器膜上MRP1将药物隔绝在囊泡内的功能[47]。

6. 镇静 动物实验结果表明，五仁醇及其所含的某些成分如五味子醇甲和醇乙，对中枢神经系统有类似安定药的作用特点。给予小鼠腹腔注射五味子醇甲60、120 mg/kg，15 min后注射戊巴比妥钠50 mg/kg或巴比妥钠180 mg/kg，小鼠睡眠时间明显延长；五味子醇甲对小鼠自主活动有抑制作用，呈剂量依赖性，10 mg/kg即可使自主活动次数减少50%；与中枢镇静剂如氯丙嗪1.5 mg/kg，或利血平1 mg/kg联合应用，自主活动减少次数比单独用药更明显；对咖啡因100 mg/kg或苯丙胺3 mg/kg所产生的兴奋作用有明显拮抗作用，使自主活动次数明显减少；给大鼠腹腔注射或灌胃五味子醇甲后出现木僵状态。其ED_{50}剂量腹腔注射为107(87~131.6) mg/kg，口服为314(340~420) mg/kg。由脑室内注射多巴胺5~45 pg/kg可拮抗五味子醇甲的木僵状态，提示五味子醇甲的木僵作用可能与多巴胺系统有某种关系。五味子醇甲可拮抗电刺激所引起的小鼠激怒反应。对单居小鼠的激怒行为的拮抗作用更加明显。腹腔注射五味子醇甲50 mg/kg时几乎完全抑制单居所致的激怒行为。五味子醇甲对电休克静脉注射烟碱1.1 mg/kg、戊四唑55 mg/kg、北美黄连碱0.4 mg/kg所致的强直性惊厥有明显拮抗作用[48,49]。

在大鼠回避性条件反应实验中，由腹腔注射五味子醇甲20、30 mg/kg能抑制二级条件反射及条件反射，并延长其潜伏期，对非条件反射无影响，显示了对回避性条件反射的选择性抑制作用。五味子醇甲对大鼠操作或条件反射亦有一定影响。总之，五味子醇甲在1/50 LD_{50}剂量下有明显的中枢神经抑制作用。五味子醇甲的中枢作用大部分与五仁醇相似。五味子醇乙亦有明显作用。给予大鼠腹腔注射五味子醇甲50或100 mg/kg 30 min后，大脑纹状体内多巴胺及DOPAC含量明显增加，下丘脑内多巴胺明显增加。其他单胺类神经递质变化不明显。提示五味子醇甲的中枢抑制作用可能与脑内多巴胺的代谢有关。通常北五味子所含的某些成分如五味子醇甲和五味子醇乙对中枢神经有安定作用，对肝脏功能并无影响。相反，对肝脏功能有影响的五味子成分如五味子乙素和五味子丙素等对中枢神经却无明显作用。可见，五味子的不同成分作用于不同的靶器官起不同的作用[48,49]。

7. 调节免疫功能 小鼠在用绵羊红细胞(SRBC)免疫前经不同途径给予五仁醇(灌胃、腹腔注射、肌肉注射)均能使小鼠抗体分泌细胞(PFC)和特异性玫瑰花形成细胞(SRFC)数目明显下降，显示免疫抑制作用，抑制程度与剂量呈正相关。每天给五仁醇剂量12.5 mg/kg出现明显抑制作用，50 mg/kg PFC抑制率达70%，SRFC抑制率为73%[50]。在进行SRBC免疫的同时或24 h后给五仁醇，对小鼠的PFC和SRFC均无明显抑制作用。

在五仁醇与皮质激素联合应用的实验中，小鼠每日灌胃五仁醇25 mg/kg，另由皮下注射皮质激素5 mg/kg，连续4 d，结果显示五仁醇能增强皮质激素对免疫的抑制作用[50]。在同种小鼠心肌移植至耳廓的模型中，于移植心肌后，给小鼠灌胃五仁醇70 mg/kg，每日1次，连续14 d，以心电图测量心肌存活情况。结果显示五仁醇可显著延长移植心肌存活时间[51]，提示五仁醇对机体排斥反应有一定抑制作用。五仁醇与醋酸泼尼松和硫唑嘌呤每日各15 mg/kg合并应用，延长心肌存活时间更长，优于单独使用。

给予小鼠五味子粗多糖100、200 mg/kg灌胃，每天1次，连续3 d，能明显提高小鼠的耐缺氧能力，具有抗疲劳作用，增加正常小鼠胸腺和脾脏的重量，并增强小鼠静注胶体碳粒的廓清速率[52]。给予小鼠北五味子粗多糖(100、200、400 mg/kg)灌胃，每天1次，连续4 d，能明显对抗环磷酰胺(150 mg/kg)所致小鼠外周血白细胞的减少，并增加免疫抑制小鼠胸腺和脾脏重量。表明北五味子粗多糖具有升白细胞及增强免疫功能的作用[53]。

8. 心血管系统 从五味子中提取的戈米辛(gomisin) A、B、D、G、H、J、N、五味子素丙和前戈米辛等木脂素成分对$PGF_{2\alpha}$所致离体狗肠系膜动脉收缩具有缓解作用，并抑制$CaCl_2$引起的收缩。戈米辛A、B、C、D、J和(+)-去氧五味子素对去甲肾上腺素引起的收缩具有抑制作用，其中戈米辛J作用最强。戈米辛J钠盐可增加离体豚鼠心脏冠脉血流量，麻醉犬静脉注射戈米辛J钠10^{-4}、3×10^{-4} g/kg亦增加冠状动脉血流量[54]。

给予大鼠灌胃1.2 mmol/kg五味子甲素和乙素1次，48 h后处死，取出心脏组织，进行Langendorff灌注试验。结果显示五味子乙素能够改善缺血性再灌注对心肌细胞的损伤，使LDH的泄漏减少47%，线粒体中ATP的产生量和GSH的含量也相应增加，并显著降低了HSP-25和HSP-70的含量；五味子甲素不能改善缺血性再灌注对心肌细胞的损伤，也检测不到线粒体中GSH和HSP-25和HSP-70的变化[55]。

0.1、0.3 mg/mL五味子水提取物能够引起大鼠胸主动脉内皮依赖性血管舒张。五味子水提取物是通过雌激素受体和提高NO-cGMP系统的活性而产生主动脉内皮依赖性舒张作用。加入浓度为0.3、1.0 mg/mL的五味子水提取物能使钙离子浓度依赖性的量效曲线右移，最大效应降低，提示五味子水提取物也能抑制细胞外钙离子流入血管平滑肌细胞。表明五味子水提取物能够产生内皮依赖性和非依赖性的血管舒张，从而能够解释五味子水提取物的心血管保护作用[56]。

9. 抗肿瘤 将人肝癌细胞SMMC7721分为1 μmol/L阿霉素(DOX)单药处理组、1 μmol/L DOX和50 μmol/L五味子乙素联合用药组，处理48 h后流式细胞仪检测，结果显示双药联用组的早期及晚期凋亡细胞比例均显著增加，提示五味子乙素增强了DOX的凋亡诱导能力。五味子乙素促进DOX诱导的凋亡是caspase依赖的。双药联用处理细胞后，caspase-9的激活条带较DOX单药组有显著增强；五味子乙素的加入增强了线粒体膜电位变化，进一步证实五味子乙素所促进的凋亡现象是通过caspase-9介导的线粒体途径进行的[57]。戈米辛N（gomisin N）能够诱导肝癌系肿瘤细胞株凋亡。细胞形态学和细胞计数分析结果显示戈米辛N在高浓度时能诱导细胞死亡，但在低浓度是无此作用。另外，戈米辛N在320 μmol/L时显著提高细胞凋亡通路中重要的蛋白质Bcl-2和Bax蛋白的表达水平，但不能改变P53蛋白的表达[58]。

10. 抗溃疡 给予大鼠灌胃去氧五味子素100 mg/kg明显减少溃疡指数，具有抗应激性溃疡发生的作用[59]。戈米辛A和五味子素3×10^{-4} g/mL浓度对乙酰胆碱引起离体豚鼠和大鼠回肠收缩均有明显抑制作用，戈米辛A 1×10^{-4}、3×10^{-4} g/mL对组胺引起离体回肠收缩均有明显抑制作用。五味子素作用不明显。戈米辛A 1、2、3×10^{-5} g/mL对尼古丁引起回肠收缩有抑制作用。五味子素只有在3×10^{-5} g/mL浓度才有抑制作用。

11. 抗应激 给小鼠皮下注射五味子（取其酊剂蒸发去乙醇加水成溶液）1 g/kg，单用或合用（五味子0.5~1.0 g/kg，酸枣仁1~5 g/kg）均能提高烫伤小鼠存活率，延长存活时间。五味子和酸枣仁配伍还能推迟烧伤大鼠休克的发生和延长存活时间，并能减少小鼠烧伤局部水肿[60]。

12. 抗炎 五味子酯甲能够以剂量依赖性地减少脂多糖（1 mg/mL）诱导的TNF-α、IL-6、NO和PEG_2增加，并降低RAW264.7巨噬细胞中的iNOS和COX-2的浓度。其能显著抑制细胞外信号调节激酶（ERK）、P38和c-Jun氨基端激酶（JNK）磷酸化蛋白的表达，通过降解IκBα抑制p65-NF-κB易位进细胞核[61]。

在LPS诱导前预先加入五味子提取物（正己烷层、氯仿层、甲醇层和水层提取物），观察到正己烷层提取物能显著降低LPS诱导的RAW264.7巨噬细胞NO产生量。从正己烷层中分离得到一个倍半萜类成分α-isocubebenol，该成分对正常细胞中NO的产生无影响，但能以剂量依赖性显著抑制LPS诱导的NO产生，并显著抑制LPS诱导的PEG_2产生，该化合物对RAW264.7细胞无毒性[62]。

13. 其他 预先给小鼠按5 mg/kg剂量灌胃戈米辛A（gomisin A），被动回避试验和Y-迷宫试验结果显示戈米辛A能显著改善东莨菪碱诱导的认知缺陷。莫里斯水迷宫试验结果表明戈米辛A还能改善小鼠逃逸时间。另外，体外活性筛选结果显示戈米辛A具有乙酰胆碱酯酶抑制活性。提示戈米辛A可能是一种有效的抗认知缺陷药物，其作用机制是提高认知神经系统的功能[63]。在体内外具有抗病毒作用、在体外有杀蛔虫作用、可抑制雄鸡性功能等[64]。拮抗环磷酰胺诱发的小鼠微核和染色体畸变[65]。此外，五味子中还有抑制α-葡萄糖苷酶和黄嘌呤氧化酶活性的成分[66,67]。

14. 药代动力学 用薄层扫描法测定五味子醇甲在大鼠及小鼠体内代谢及脑内分布。给大鼠灌胃五味子醇甲每只8 mg后胃肠吸收快（$T_{1/2}$=55.8 min），静脉注射100 mg/kg后，血药浓度呈二室开放模型，血浆的分布相半衰期（$T_{1/2\alpha}$）仅1.44 min，提示药物由血循环迅速分布到组织，消除相半衰期（$T_{1/2\beta}$）为42.14 min，表明代谢及排泄也很快表现分布容积Vd=3.6 L/kg，五味子醇甲在组织分布很广。给大鼠静脉注射100 mg/kg 5 min后在肺分布最高，其次为肝、心，脑及肾、肠和脾分布最低。除肠和脾外，五味子醇甲含量均较血浓度高。五味子醇甲自整体小鼠消除很快。以上结果符合表观分布容积大及消除半衰期短的药代动力学特点。给大鼠静脉注射150 mg/kg，5 min后测定各部分脑组织五味子醇甲含量，结果显示脑内分布以下丘脑、纹状体及海马浓度最高，其次为低位脑干及间脑，而大脑皮层及小脑浓度较低，各脑区药物浓度的差别可能与其中枢作用相关[68]。给小鼠静脉注射^{3}H-五味子醇甲23 mg/kg后分析其药时曲线，属于开放型二室模型；灌胃给药时曲线为单室模型。从两组动力学参数分析，静脉给药，^{3}H-五味子醇甲在血液中分布迅速，消除缓慢，而灌胃给药其在胃肠吸收差，只有近一半药物被机体吸收应用。^{3}H-五味子醇甲主要分布在肝、肺、脾，有利于肝病的治疗，主要在肝脏代谢，形成大量的脂溶性代谢产物，而从尿中排出的原形药物仅占9.6%[69]。采用Wistar大鼠肝微粒体体外代谢法对五味子醇甲的代谢转化进行研究。从体外代谢产物中鉴定其主要的三个代谢产物为7，8-顺二羟基五味子醇甲、7，8-顺二羟基-2-去甲基五味子醇甲及7，8-顺二羟基-3-去甲基五味子醇甲[70]。正常大鼠口服剂量为1.5 g/kg的五味子醇提物0.25 h后，五味子醇甲、五味子酯甲、五味子甲素和五味子乙素的血药浓度均较高，提示四种成分吸收较快；正常大鼠口服五味子醇提物后上述四种木脂素成分在体内过程符合一级动力学过程，达峰时间约为6~8 h，体内平均滞留时间（MRT）为8~12 h，四种成分中醇甲AUC最大，乙素最小，酯甲和甲素两成分居中[71]。

15. 毒性 给小鼠灌胃五味子浸膏、种子混悬剂、浆果种皮混悬剂三种制剂5 g/kg，2 d内未见死亡，表明其毒性较低[72]；给小鼠灌胃五味子乙醇提取物0.6、1.2 g/kg，每日1次，连续10 d，出现活动减少、竖毛、萎靡不振等轻度中毒现象，但体重增加，对血象和主要脏器无明显影响。Rec-assay法表明，五味子的热水（90℃）提取物有致突变作用，而温水（45℃）提取物则无此作用[73]。

用霍恩法设2.15、4.64、10.0、21.9和46.4 g/kg 5个剂量组研究五味子乙醇粗提物对昆明种小鼠的急性毒性；用2.5、5.0和10.0 g/kg 3个剂量组进行了小鼠微核试验；用0.04、0.12、0.58、2.32、11.59和57.97 mg/kg 6个剂量组进行了Ames试验；用113.28、226.56、453.12和906.25 μg/mL四个剂量组进行了TK基因突变试验。结果显示46.4 g/kg 剂量组10 只小鼠24 h内全部死亡，21.9 g/kg 剂量组24 h内死亡8只，10.0 g/kg 剂量组小鼠灌胃后精神萎靡、活动量减少、行动迟缓、无死亡，

4.64 g/kg 剂量组仅有活动量减少，无其他症状，2.15 g/kg 剂量组无异常表现，其LD_{50}分别为雄性小鼠14.67 g/kg、雌性小鼠19.96 g/kg。各剂量组的雄雌小鼠均未见微核率增加；Ames试验中各剂量组均未见回变菌落数增加，其中57.97 mg/kg剂量组菌落数显著减少，五味子乙醇粗提物有明显的抑菌作用；TK基因突变试验中各剂量组的突变频率与对照组比较差异均无显著性，提示在所选试验和剂量范围内五味子的乙醇粗提物未显示致突变作用[72]。

【临床应用】

1. 神经衰弱和精神分裂症 北五味子对神经衰弱以及疲劳过度所致体力劳动和脑力劳动能力减低均有良好治疗作用；对无力型、无力抑郁型、幻觉类偏狂型和紧张型精神病患者无论其病因如何均有良好治疗作用，且无副作用；但对精神运动性兴奋、恐怖状态、忧虑、精神激惹性忧郁、明显的幻觉及妄想状态者无效。对中风后2~4 d内仍有运动趋势的痉挛性轻瘫有良好的治疗作用，对小脑共济失调和帕金森病也有较好疗效，但尚需更多临床观察加以证实。一般口服其种子0.25~2 g/d，根据病情用量差异较大[72]。

2. 慢性肝炎 慢性肝炎患者内服含五味子1.5 g和3.0 g，两种蜜丸，每次2丸，每日2~3次，小剂量组11例疗程平均32.9 d，大剂量组19例，疗程平均56.3 d。治疗后血清GPT恢复正常16例，显效8例，有效6例，降酶显效率80%，对血清白蛋白偏低者有促进白蛋白合成作用[74,75]。将煎制五味子糖浆后的五味子核仁用乙醇提取，浓缩干燥制成片剂或胶囊，每次服1 g，日服3次，2周为一疗程，共治疗急性无黄疸型肝炎25例，迁延性肝炎9例，肝硬化活动期6例，共40例。结果：SGPT降至<40单位者32例，好转3例，其他肝功能指标也多有好转[64]。五味子核油胶囊（每粒含油0.4 g），每日口服3粒，日服3次，1个疗程2个月，其治疗慢性活动性肝炎36例，近期有较好疗效，降SGPT有效率达82.3%，并对碘、硫酸锌反应也有良好作用。HBsAg阴转率26.6%，有效率40%。HBeAg阴转率为66.7%，与对照组比较差异显著。反跳率为20%[74]。

用五味子酚治疗慢性病毒性肝炎47例，对照组用联苯双酯治疗31例。结果：治疗1个月的总有效率分别为78.72%和77.42%；治疗2个月的总有效率分别为93.62%和93.55%，两组无显著性差异。分析认为五味子较好的降酶保肝疗效与其具有显著的拮抗干细胞损伤，阻断多种毒物对肝细胞膜的脂质过氧化和抑制自由基的生成等作用有关[76]。

3. 失眠 一项68例的临床研究中，失眠患者口服五味子汤，每日1剂，4周为1个疗程，4个疗程后判定疗效。结果显示治愈55例，占80.88%；好转13例，占19.12%，总有效率100%[77]。

4. 呼吸系统疾病 五味子30~50 g、地龙9~12 g、鱼腥草30~80 g，先浸泡2~4 h，用文火煎15~20 min，水煎2次，约250 mL于下午4时、8时各服一半，治疗重度哮喘50例经7个月~2年观察，痊愈1例，临控47例，有效2例[78]。在五味子预防支气管哮喘的研究中，以五味子药糊敷于患者的神阙穴，20 d为一疗程，3个疗程后判定疗效。结果显示临床控制7例，显效8例，有效2例，无效3例，总有效率85%[79]。

5. 其他 五味子、五倍子各100 g，共研细末，过筛，加入70%酒精适量，调成糊状（勿太稀），装瓶封存或临用时调配。取药糊如鸽蛋大放在5~6 cm大小之塑料薄膜或不透水蜡纸上，贴在肚脐正中，盖上纱布，用胶布固定，24 h换药一次，治疗盗汗、自汗50例，2~3次见效，总有效率91%。尤宜于儿童使用[80]。

（唐生安　赵丽纯　何宗梅　周秋丽　刘耕陶）

参考文献

[1]Li LN. The biological active constitutes of Schizandra chinensis and related plants. *Abstracts of Chinese Medicine* (*ACME*), 1989, 3(4):414

[2]薛津.北味子有效成分研究概况.黑龙江农业科学，2006, 2:74

[3]Huang SX, et al. Isolation and characterization of biogenetically related highly oxygenated nortriterpenoids from schisandra chinensis. *Org Lett*, 2007, 9(11): 2079

[4]桑缓，等.五味子与南五味子鉴别要点. 时珍国医国药，2001,12(1):53

[5]侯宽昭.中国种子植物科属辞典（修订版）.北京：科学出版社，1984:254,436

[6]王炎，等.北五味子种子挥发油的GC-MS分析.中国药学杂志，2001,36(2):91

[7]张兰杰，等.北五味子果实中多糖的提取与纯化研究.鞍山师范学院学报，2002,4(1):58

[8]应国清，等.北五味子有效组分的研究进展.河南中医，2005,25(6):84

[9]周英，等.五味子科植物三萜成分.中国药学杂志，2003,38(2):81

[10]Ip SP. Differential effect of schisandrin B and dimethyl diphenyl bicarboxylate （DDB） on hepatic mitochondrial glutathione redox status in carbon tetrachloride intoxicated mice. *Mol Cell Biochem*, 2000, 205(1-2): 111

[11]Stacchiotti A, et al.Schisandrin B stimulates a cytoprotective response in rat liver exposed to mercuric chloride. *Food Chem Toxicol*, 2009,47(11):2834

[12]张明华,等. 五味子甲素和五味子醇甲对四氯化碳所致肝损伤的保护作用.武警医学, 2002, 13(7): 396

[13]Bao TT,et al. A comparison of the pharmacological actions of 7 constituents isolated from Fructus Schizandrae. *Chin Med J*, 1980, 93(1) :41

[14]Ip SP, et al. Schisandrin B protects against menadione-induced hepatotoxicity by enhancing DT-diaphorase activity. *Mol Cell Biochem*, 2000, 208(1-2): 151

[15]Chiu PY, et al. Effects of Schisandrin B Enantiomers on Cellular Glutathione and Menadione Toxicity in AML12 Hepatocytes. *Pharmacol*, 2006, 77(1): 63

[16]Zhang TM, et al. Action of Schizandrin B ,an antioxidant , on lipid peroxidation in primary cultured hepatocytes. *Acta Pharmacol Sin*, 1989, 10(4): 353

[17]Mizoguchi Y, et al. Effect of Gomisin A in an immunological-induced acute hepatic failure model. *Planta Med*, 1991, 57 (1): 11

[18]Kim SH, et al. Anti-apoptotic and Hepatoprotective Effects of Gomisin A on Fulminant Hepatic Failure Induced by D-Galactosamine and Lipopolysaccharide in Mice. *J Pharmacol Sci*, 2008, 106(2): 225

[19]Liu KT, et al. Pharmacological properties of dibenzocyclooctene derivative isolated from Fructus Schizandrae, Ⅲ Inhibitory effects on carbon tetrachloride induced lipid peroxidation, metabolism and covalent binding of urbon tetrachloride to lipids. *Chem Biol Inter*, 1982, 41(1): 39

[20]Chiu PY, et al. Hepatoprotective mechanism of schisandrin b: role of mitochondrial glutathione antioxident status and heaty/shock proteins. *Free Rad Biol Med*, 2003, 35(4): 368

[21]Chiu PY, et al. Chronic schisandrin B treatment improves mitochondrial antioxidant status and tissue heat shock protein production in various tissues of young adult and middle-aged rats. *Biogerontol*, 2006, 7(4): 199

[22]Hua L, et al. Effect of dibenzo (a , c) cyclooctene lignans isolated from Fructus Schizandrae on Iipid peroxidation and anti-oxidative enzyme activity. *Chem Biol Interact*, 1991, 78(1): 77

[23]Xue JY, et al. Antioxidant activity of two dibenzocyclooctene lignans on the aged and ischemic brain in rats. *Free Rad Biol Med*, 1992, 12(2): 127

[24]李莉,等. 五味子酚等三种抗氧化剂对氧化应激损伤中枢神经细胞的保护作用及其作用机制研究. 生理科学进展, 1998, 29(1): 35

[25]李莉,等. 五味子酚对氧自由基引起大鼠脑突触体和线粒体损伤的保护作用. 药学学报, 1998, 33(2): 81

[26]Cheng HY, et al. Schizandrin Protects Primary Cultures of Rat Cortical Cells From Glutamate-Induced Excitotoxicity. *J Pharmacol Sci*, 2008, 107(1): 21

[27]Chen N, et al. Schisandrin b enhances cerebral mitochondrial antioxidant status and structural integrity, and protects against cerebral ischemia/reperfusion injury in rats. *Biol Pharm Bull*, 2008, 31(7): 1387

[28]Kim SR, et al. Dibenzocyclooctadiene lignans from schisandra chinensis protect primary cultures of rat cortical cells from glutamate-induced toxicity. *J Neurosci Res*, 2004, 76(3): 397

[29]Lin TJ, et al. Protection by schisanhenol against adriamycin toxicity in rat heart mitochondria. *Biochem Pharmacol*, 1991, 42(9): 1805

[30]Lin TJ, et al. Detection of free radical scavenging activity of schisanhenol by electron spin resonance. *Acta Pharmacol Sin*, 1990, 11(6): 534

[31]刘忠民, 等. 兔脑缺氧-复氧性损伤与五味子提取液的保护作用. 中草药, 1996, 27(6): 355

[32]陈淑珍, 等.五味子酚对大鼠中性粒细胞呼吸爆发的影响. 药学学报, 2000, 35(8): 571

[33]李莉, 等.五味子酚对氧自由基损伤小鼠脾淋巴细胞的保护作用. 药学学报, 1997, 32(3):178

[34]李竞, 等. 三七、黄芪、五味子、枸杞对小鼠SOD活性的影响. 四川畜牧兽医学院学报, 2001, 15(4):12

[35]高连用,等. 五味子乙素对小鼠肝谷胱甘肽抗氧化系统的作用. 中草药, 1996, 27(4):251

[36]Yan F, et al. Synergistic hepatoprotective effect of Schisandrae lignans with Astragalus polysaccharides on chronic liver injury in rats. *Phytomedicine*, 2009,16(9):805

[37]Yu LH. Antioxidative effect of schisanhenol on human low density lipoprotein and its quantum chemical calculation. *Acta Pharmacol Sin*, 2004, 25(8): 1038

[38]Liu KT, et al. Specific evidence that schizandrins induce a phenobarbital-like cytochrome P450 from separated rat liver. *Biochem Biophys Res Commun*, 1981, 103(4): 1131

[39]Liu KT, et al. Pharmacological properties of dibenzocyclooctene derivatives isolated from Fructus Schizandrae chinensis. II Induction of phenobarbital-like hepatic monooxygenases. *Chem Biol Interact*, 1982, 39(3): 315

[40]Liu GT, et al.Induction of hepatic microsomal monooxygenases by schisanhenol. *Acta Pharmacol Sin*,1985,6(1):41

[41]Liu GT. Effects of some compounds isolated from Chinese Medicinal herbs on hepatic Microsomal Cytochrome P450 and their potential biological consequences. *Drug Met Rev*, 1991, 23(3-4): 439

[42]张锦楠,等.甘草和五味子对大鼠肝微粒体CY P450诱导作用的研究. 中国药学杂志, 2002, 37(6):424

[43]Mu Y, et al. Traditional Chinese Medicines Wu Wei Zi (Schisandra chinensis Baill) and Gan Cao (Glycyrrhiza uralensis Fisch) Activate Pregnane X Receptor and Increase Warfarin Clearance in Rats. *J Pharmacol Exp Ther*, 2006, 316(3): 1369

[44]Pan SY, et al. Schisandrin B from Schisandra chinensis reduces hepatic lipid contents in hypercholesterolaemic mice. *J Pharm Pharmacol*, 2008, 60(1): 1

[45]Pan QR, et al. Dibenzocyclooctadiene lingnans: a class of novel inhibitors of P- glycoprotein. *Cancer Chemother Pharmacol*, 2006, 58(1): 99

[46]Pan QR, et al. Schisandrin B-A novel inhibitor of P-glycoprotein. *Biochem Biophys Res Commun*, 2005, 335(2): 406

[47]Sun M,et al. Schisandrin B: A dual inhibitor of P-glycoprotein and multidrug resistance-associated protein. *Cancer Lett*, 2007,246(1-2):300

[48]王浴生.中药药理与应用.北京:人民卫生出版社,1983:177

[49]钮心懿,五味子有效成分"醇甲"的中枢神经系统作用.药学学报,1983,18(6):416

[50]龙振洲,等.五仁醇对小鼠抗体分泌细胞及特异性玫瑰花形成细胞的抑制作用.中华医学杂志,1984,64:369

[51]庄红明,等.五仁醇延长小鼠同种异体心肌组织移植物存活期的初步观察.中西医结合杂志,1987,7(1):33

[52]于晓凤,等. 五味子粗多糖的初步药理研究. 白求恩医科大学学报,1995,21(2):147

[53]李岩,等.北五味子粗多糖对环磷酰胺所致小鼠免疫功能低下的保护作用. 白求恩医科大学学报,1995,21(6):583

[54]末川 守,等.五味子成分Gomisin J並びに類縁リグナン類化合物の摘出臓器平滑筋に対する作用. 薬学雑誌,1987,107(9):720

[55]Ko KM,et al. Structural determinants of schisandrin B which enhance mitochondrial functional ability and glutathione status as well as heat shock protein expression in rat hearts and H9c2 cells. *Mol Cell Biochem*,2005,276(1-2):227

[56]Rhyua MR,et al. Aqueous extract of Schizandra chinensis fruit causes endothelium-dependent and -independent relaxation of isolated rat thoracic aorta. *Phytomedicine*,2006,13 (9-10):651

[57]Li L,et al. Schisandrin B enhances doxorubicin-induced apoptosis of cancer cells but not normal cells. *Biochem Pharmacol*, 2006,71(5):584

[58]Yim SY,et al. Gomisin N isolated from Schisandra chinensis significantly induces anti-proliferative and pro-apoptotic effects in hepatic carcinoma. *Mol Med Rep*,2009,2(5):725

[59]姜燕,等.日本五味子木脂素成分研究概况. 国外医药植物药分册,1991,6(3):106

[60]陶静仪,等. 酸枣仁与五味子防治烧伤的实验观察. 药学学报,1963,10(9):531

[61]Ci XX,et al. Schisantherin a exhibits anti-inflammatory properties by down-regulating NF-κB and mapk signaling pathways in lipopolysaccharide-treated raw 264.7 cells. *Inflammation*, 2010,33(2):126

[62]Lee YJ,et al. Identification of a novel compound that inhibits iNOS and COX-2 expression in LPS-stimulated macrophages from Schisandra chinensis. *Biochem Biophys Res Commun*, 2010,391(4):1687

[63]Kim DH,et al. Gomisin A improves scopolamine-induced memory impairment in mice. *Eur J Pharmacol*,2006,542(1-3):129

[64]阴健,等. 中药现代研究与临床应用. 北京:学苑出版社, 1993:148

[65]赵景春,等. 五味子拮抗环磷酰胺诱发小鼠微核和染色体畸变的实验研究. 卫生毒理学杂志,1997,11(3):173

[66]徐林峰,等. 五味子中提取α-葡萄糖苷酶抑制剂的研究. 中国生化药物杂志,2001,22(3):127

[67]L.D.Kong,et al. Inhibition of xanthine oxidase by some chinese medicinal plants used to treat gout. *J Ethnopharmacol*, 2000,73(1-2):199

[68]钮心懿,等.薄层紫外扫描法测定五味子醇甲在大鼠体内代谢及脑内分布. 药学学报,1982,18(7):491

[69]李民,等.^{3}H-五味子的药物动力学研究.中药通报,1984,19(9):55

[70]崔燕岩,等.五味子醇甲的代谢转化.药学学报,1992,27(1):57

[71]Wang BL,et al. Simulataneous quantification of four active schisandra lignans from a traditional Chinese medicine Schisandra chinensis(Wuweizi) in rat plasma using liquid chromatography/mass spectrometry. *J Chromatogr B*,2008,865(1-2):114

[72]何来英,等. 五味子的急性毒性和遗传毒性研究. 实用预防医学,2004,11(4):645

[73]Lu Hua,et al. Anti-oxidant activity of dibenzocyclooctene lignans isolated from Schisandraceae. *Planta Med*,1992,58:311

[74]曲志善,等.五味子核油胶囊治疗慢性肝炎30例疗效分析. 白求恩医科大学学报,1984,10(4):409

[75]秦绍明,等. 五味子制剂对慢性肝炎患者血清蛋白的影响. 天津医药,1980,8(11):704

[76]傅远忠,等. 五味子粉对慢性肝炎降酶疗效的观察. 湖北中医杂志,2000,22(1):32

[77]于丹凤,等. 五味子汤治疗失眠68例临床观察.黑龙江中医药,1999,3:7

[78]宋志琪,等."新三味"治疗重度哮喘50例.中医杂志,1988,29(9):47

[79]李贯彻. 五味子预防支气管哮喘发作有效.中医杂志,1998,39(6):326

[80]成志荣.五味子糊剂治疗盗汗50例.中药通报,1986,11(5):58

五倍子 Galla Chinensis

wu bei zi

本品为漆树科植物盐肤木*Rhus chinensis* Mill、青麸杨*Rhus potaninii* Maxim. 或红麸杨*Rhus punjabensis* Stew. var. *sinica*(Diels)Reha et Wils.叶上的虫瘿，主要由五倍子蚜*Melaphis chinensis* (Bell)Baker寄生而形成。味酸、涩，性寒。具有敛肺降火、涩肠止泻、敛汗、止血、收湿敛疮的功能。用于肺虚久咳、肺热咳嗽、久泻久痢、自汗盗汗、消渴、便血痔血、外伤出血、痈肿疮毒、皮肤湿烂等。

【化学成分】

五倍子含有五倍子鞣质（约50%~58%），主要有五间双倍酰-β-右旋葡萄糖(pentam-digalloyl-β-glucose)[1]、可可莫平 (cucupinicacid)[2]、3-乙酰基吲哚(indole-3-acetic acid)[3]、羟乙基鸟氨酸(octopinic acid)、羟乙基赖氨酸(lysopine)、奴帕尔酸(nopalinic acid)[4]、N^5-(1-甲酰乙基)鸟氨酸[N^5-(1-carboxyethyl)ornithine][5]。

近期从五倍子分离得到2-羟基-6-十五烷基苯甲酸、白果酚、棕榈酸-1,3-二甘油酯、正二十五烷、4-羟基-3-甲氧基-苯甲酸[6]。

五倍子油含有8种脂肪酸组分：月桂酸37.4%、肉豆蔻酸23.3%、棕榈酸13.9%、亚油酸13.9%、亚麻酸4.4%、油酸3.9%、硬脂酸2.2%[7]。

【药理作用】

1. 抑菌 100%五倍子浸出液滤纸片对金黄色葡萄球菌、白色葡萄球菌、大肠杆菌、伤寒杆菌、变形杆菌、甲型链球菌及乙型链球菌等均有明显的抑菌作用[8]。五倍子乙醇提取物对236株表皮葡萄球菌中的127株耐甲氧西林表皮葡萄球菌和109株甲氧西林敏感的表皮葡萄球菌的MIC_{90}分别为1.15和0.288 mg/mL[9]。对93株粪肠球菌、40株屎肠球菌和7株其他肠球菌的MIC_{90}分别为0.315、0.63和0.63 mg/mL[10]。五倍子水煎剂1 g/mL抑制变形链球菌[11]，对耐万古霉素肠球菌的MIC_{90}为0.105 mg/mL[12]。筛选耐西药产超广谱-内酰胺酶大肠埃希菌敏感的单味中药，发现五倍子水煎剂的效果最好，最小抑菌浓度MIC_{50}为15.63 mg/mL[13]。

五倍子鞣酸对大肠杆菌最低抑菌浓度 (MIC)为0.195~0.390 mg/mL，最低杀菌浓度(MBC)为0.390~0.780 mg/mL；对金黄色葡萄球菌MIC为0.049~0.098 mg/mL，MBC为0.195~0.390 mg/mL[14]。

2. 抗自由基 五倍子对DPPH自由基有良好的清除作用，水提取物清除DPPH自由基的IC_{50}为0.4147 mg/L，醇提取物清除DPPH自由基的IC_{50}为0.8586 mg/L。五倍子中多酚类物质具有较强的抗氧化活性[15]。五倍子鞣质对亚硝化反应具有明显的抑制作用，对亚硝胺合成的最大阻断率为67.32%，对亚硝酸钠的最大清除率为97.32%[16]。

3. 抗瘢痕 五倍子瘢痕膏水溶液1000、500、250 g/L与第48代瘢痕疙瘩成纤维细胞共同培养，对细胞增殖都有一定抑制作用；对S期细胞的阻滞作用和对G2/M期细胞的抑制作用随药物浓度的增加而增强。通过S期细胞阻滞和分裂期细胞数下降，从而抑制瘢痕疙瘩成纤维细胞增殖[17]。

4. 抗龋齿 给大鼠喂以致龋饲料和5%蔗糖水溶液建立龋模型。每天分别用五倍子总鞣质(GCE，4 g/L)、五倍子没食子酸和没食子酸甲酯(GCE-B，4 g/L)处理牙齿，每天2次，连续5周。对光滑面E级龋损，GCE和GCE-B都显示出较强的抑龋作用（抑制率43%~61%），GCE作用优于GCE-B[18]。低浓度(1.25、2.5、5、10、20 g/mL)五倍子水提取物能明显抑制25 g/mL内毒素诱导人牙髓细胞分泌IL-6，这种抑制作用呈浓度依赖性[19]。内毒素LPS(100 mg/L)抑制人牙周膜成纤维细胞(PDLCs)生长及损伤PDLCs的超微结构。加入五倍子提取物(10 mg/L)后PDLCs超微结构损伤减轻，细胞器结构基本恢复正常。五倍子的作用机制可能与其降解LPS及作用于细胞膜表面阻止LPS进入细胞内有关[20]。

5. 止泻 五倍子10%提取液6、9、12 g/kg给小鼠灌胃，给药后1 h，给小鼠灌胃50%番泻叶。结果五倍子6和9 g/kg组给药后4 h分别有7和3只小鼠出现腹泻，五倍子12 g/kg组3 h内有2只出现腹泻，3 h后腹泻停止。对腹泻小鼠结肠炎，五倍子9 g/kg口服4 h内1只出现腹泻，结肠黏膜轻度充血，病理检查损伤明显减轻。五倍子保护肠道内正常菌群，有利于肠道炎症的恢复和维持肠道内正常的微生态平衡[21]。

6. 毒性 五倍子对鲤鱼48 h半致死浓度为1.1015

g/kg，安全浓度为0.1102 g/kg[22]。五倍子鞣质溶液对小鼠有毒性[23]。

【临床应用】

1. 口腔疾病

（1）*牙周炎* 40例患者，80颗患牙，在受试牙位点牙周袋放入黄芩、五倍子缓释药条，每周放2次，共放4次。用药后10、30 d观察，牙周炎明显好转，且无副作用[24]。

（2）*口腔溃疡* 五倍子粉剂治疗40例复发性口腔溃疡，将药粉散在溃疡面上，每天1次，连用3 d。结果：五倍子组有效率90%，对照组（丁卡因）有效率20%，五倍子治疗复发性口腔溃疡有效[25]。

（3）*小儿口腔黏膜病* 用五倍子泻心汤（生地黄、薄荷、五倍子、黄芩、黄连等）酌情加减，治疗90例小儿口腔黏膜病。用水煎熬，日内数次喂服。结果：痊愈73例，显效10例，好转5例，无效2例，有效率为97.8%[26]。

（4）*齿衄* 应用海螵蛸五倍子煎液含漱治疗白血病、再障患者并发齿衄者80例，含漱每日7~8次，直至齿衄停止。显效59例，有效21例，无1例无效[27]。

（5）*口腔扁平苔藓* 五倍子加泼尼松龙捣碎缓缓加入麻油调制成糊状，局部涂于患部，辅以中药汤剂治疗。治疗216例，治愈209例，好转7例，治愈率96.8%[28]。

2. 溃疡性结肠炎 用复方五倍子栓直肠内给药治疗32例溃疡性结肠炎，塞肛，早晚各1枚。门诊随访，治疗组1个月、3个月、6个月的有效率分别为84.3%、90.6%、90.6%[29]。

3. 慢性浅表性胃炎 自拟胃炎1号方，其中五倍子用量为20 g，水煎空腹日服2次，30 d为一疗程，治疗3个疗程。经治44例，临床治愈17例，显效13例，有效10例，无效2例，恶化2例，总有效率90.9%[30]。

4. 婴幼儿腹泻 小儿秋季腹泻用吴茱萸、五倍子敷脐治疗69例，收效较满意。吴茱萸、五倍子等量粉碎调成药饼，贴脐热敷20 min。显效57例，有效10例，无效2例[31]。

5. 消化道出血 五倍子、诃子、明胶、甘油、糖浆制成复方五倍子液，患者每天空腹服用3次，待出血停止后在巩固2~3 d。治疗46例，显效41例，有效3例，有效率95.7%[32]。

6. 急性胰腺炎 56例急性胰腺炎肠麻痹患者，采用禁食、胃肠减压、补液、抗炎等措施，加用黄连和五倍子合液和中药保留灌肠。结果：显效31例，有效16例，无效5例，总有效率92.8%[33]。

7. 湿疹、带状疱疹 用复方五倍子膏早晚各1次外擦患处，治疗湿疹患者70例。临床治愈36例，显效23例，无效4例，总有效率84.29%[34]。大黄五倍子膏治疗带状疱疹40例，治愈35例，显效3例，未愈2例，总有效率95%[35]。

8. 宫颈糜烂 采用爱宝疗外敷及五倍子喷粉治疗56例，4周为1个疗程。治疗8周后，治愈42例，显效8例，有效6例，100%有效率[36]。

9. 瘢痕疙瘩 选择瘢痕疙瘩患者39例，82块瘢痕疙瘩。治疗用五倍子瘢痕膏涂抹瘢痕疙瘩表面，每天换药1次。治疗后6个月有效率96.56%[37]。

10. 原发性肝癌 五倍子散配合华蟾素注射液治疗原发性肝癌患者27例。五倍子散（仙人掌、五倍子、大黄、冰片）外敷于肝区及肿块处，15 d为一疗程，总缓解率为63%[38]。

（周厚琼 冉懋雄 谢宝忠）

参 考 文 献

[1]刘寿山.中药研究文献摘要（1820-1961）.北京：科学出版社，1963：89

[2]Davioud E，et al. Cucumopine-a new t-and encoded opine in hairy root and crown gall. *Phytochemistry*，1988，27（8）：2429

[3]Valerie C，et al. Elisa determination of iaa using antibodies against ringlinked iaa. *Phytochemistry*，1987，26（5）：1251

[4]Firmin JL，et al. High-performance liquid chromatographic analysis of octopinic acid，lysopine and nopalinic acid as sensitive indicators of Agrobacterium-induced crown gall tumours. *J Chromatogr*，1990，514（2）：343

[5]Thompson John，et al. N5-（1-carboxyethyl）ornithine and related［N-carboxyalkyl］-amino acid：structure，biosynthesis，and function. *Mol Biol*，1991，64：317

[6]李春远，等. 五倍子化学成分研究.中草药，2008，39（8）：1129

[7]韩瑞，等.五倍子油脂肪酸组成分析.粮食与油脂，2008，11:26

[8]刘现兵，等.五倍子的体外抑菌作用研究.中国实用医药，2008，3（7）：96

[9]李仲兴，等.五倍子乙醇提取物对表皮葡萄球菌的体外抗菌活性研究.解放军药学学报，2004，20（6）：415

[10]李仲兴，等.五倍子乙醇提取物对140株肠球菌体外抗菌活性观察.中国中医药信息杂志，2004，11（3）：201

[11]陈玉，等.五倍子、白及、龙胆草对变形链球菌影响的研究.临床口腔医学杂志，2008，24（3）：147

[12]杨烨建，等.黄连和五倍子对耐万古霉素肠球菌的体外抗菌活性.南方医科大学学报，2008，28（5）：819

[13]周雪宁，等.五倍子等三种中药体外抗产ESBLs大肠埃

希菌研究及其探讨.陕西中医学院学报,2009,32(5):80

[14]彭建平,等.五倍子鞣酸的体外杀精和抑菌作用研究.中国药房,2007,18(30):2337

[15]于敏,等.五倍子中多酚类物质对DPPH自由基清除作用的电子自旋共振研究.时珍国医国药,2007,18(12):3058

[16]孔琪.五倍子鞣质的提取及抑制亚硝化反应的初步研究.应用科技,2005,32(9):62

[17]丁继存,等.五倍子瘢痕膏水溶液对瘢痕疙瘩成纤维细胞增殖的影响.河北医科大学学报,2008,29(6):829

[18]王人可,等.五倍子提取物对大鼠龋病的抑制作用.四川大学学报(医学版),2008,39(3):474

[19]兰雪松,等.五倍子水提取物对内毒素诱导人牙髓细胞分泌IL-6的影响.牙体牙髓牙周病学杂志,2008,18(9):518

[20]王静,等.五倍子提取物对人牙周膜成纤维细胞保护作用的实验研究.牙体牙髓牙周病学杂志,2003,13(5):260

[21]闵芳莉,等.五倍子止泻作用的实验研究.中国社区医师,2008,10(17):7

[22]姜蕾,等.五倍子对3种致病菌的体外抑菌和急性毒性试验.水利渔业,2005,25(6):89

[23]姚敬明,等.中药石榴皮、五倍子对小白鼠的毒性试验.中兽医学杂志,2004,6:7

[24]周兵,等.黄芩、五倍子缓释药条辅助治疗慢性牙周炎临床观察.山东医药,2005,45(12):33

[25]徐英新.五倍子治疗复发性口腔溃疡40例.辽宁中医杂志,2008,35(3):388

[26]张军平.五倍子泻心汤加味治疗小儿口腔黏膜病90例.河南中医,2008,28(9):68

[27]明双,等.海螵蛸五倍子煎液漱口治疗齿衄80例.中国民间疗法,2005,13(8):20

[28]王海和,等.自制五倍子加强的松龙麻油制剂治疗糜烂型口腔扁平苔藓296例疗效观察.中国误诊学杂志,2005,5(10):1835

[29]施中华.复方五倍子栓治疗溃疡性结肠炎32例临床观察.中国中医药科技,2010,17(1):79

[30]李永堂,等.重用五倍子治疗慢性浅表性胃炎44例.中国中医急症,2005,14(11):1057

[31]卢晶.吴茱萸、五倍子敷脐佐治婴幼儿秋季腹泻69例观察.中华实用中西医杂志,2003,3(16):377

[32]李翠静,等.复方五倍子液治疗消化性溃疡出血46例.齐鲁药事,2008,27(9):563

[33]张广奕.黄连和五倍子对急性胰腺炎肠麻痹的疗效观察.中国现代医生,2009,47(4):83

[34]裴学博,等.复方五倍子膏治疗慢性湿疹70例.中国社区医师,2007,23(7):40

[35]牛鸿春.大黄五倍子膏治疗带状疱疹40例.中医外治杂志,2009,18(1):8

[36]孟君,等.爱宝疗联合单味五倍子治疗宫颈糜烂56例.陕西中医,2006,27(10):1177

[37]丁继存,等.五倍子瘢痕膏治疗瘢痕疙瘩的疗效观察.河北医科大学学报,2007,28(5):356

[38]绍世祥,等.五倍子散配合华蟾素注射液治疗原发性肝癌51例.实用中医内科杂志,2006,20(1):93

五灵脂 Trogopterori Faeces

wu ling zhi

本品为鼯鼠科动物复齿鼯鼠*Trogopterus xanthipes* Milne-Edwards或其他近缘动物的粪便。性温，味苦、甘。有活血止痛、活瘀止血的功能。用于心腹血气诸痛、经闭、产后瘀血作痛等。

【化学成分】

1. 三萜类化合物 主要有托马酸-3-氧-顺-对香豆酸酯(3-O-cis-p-coumaroyltormentic acid)、坡膜醇酸(pomolic acid)、马斯里酸-3-氧-反-对-香豆酸酯(3-O-trans-p-coumaroylmaslinic acid)、2α-羟基乌苏酸 (2α-hydroxy ursolic acid)、加可酸(jacoumaric acid)、五灵脂三萜酸(goreshic acid)Ⅰ,Ⅱ,Ⅲ等[1]。

2. 含氮类化合物 尿嘧啶、尿素、6-氧嘌呤(次黄质)、尿囊素、L-酪氨酸、尿酸[2]。

3. 酚酸及简单单萜、二萜酸 主要有邻苯二酚、间羟基苯甲酸、原儿茶酸、五灵脂二萜酸(wulingzhic acid)、5-甲氧基-7-羟基香豆素等[2,3]。

4. 微量元素 五灵脂含有人体必需的铁、锌、铜、锰、铬等[4]。

【药理作用】

1. 抗动脉粥样硬化 五灵脂水提取物(2、5、10g/kg)灌胃干预，大鼠血清细胞间黏附分子-1(ICAM-1)表达明显减少，主动脉病变也明显减轻。提示五灵脂降低ICAM-1表达，减轻血管内皮病变程度，是其抗动脉粥样硬化的机制之一[5]。

2. 抗血小板聚集 五灵脂水提取物体外实验能显著抑制由胶原、ADP所诱导的家兔血小板聚集，其抑制效应与剂量相关，IC_{50}分别为56、225 μg/mL；腹腔注射剂量200、300 mg/kg对大鼠体内血小板聚集有明显抑制作用，聚集抑制率分别为16.8%和51.4%；静脉注射剂量100、200 mg/kg对大鼠颈总动脉-颈外静脉血流旁路实验性血栓形成有显著防治作用，血栓抑制率分别为60.0%和67.3%；按蛋白激酶结合法测定，本品10 μg/mL能使血小板内cAMP水平升高62.8%，增加血小板内cAMP水平可能是其抑制血小板功能和抗血栓作用的机制之一[6]。

3. 抗炎　五灵脂乙酸乙酯提取物(WLZ)腹腔注射400 mg/kg对二甲苯所致小鼠耳壳肿胀及对角叉菜胶所致大鼠足跖肿胀有显著抑制作用；灌胃600 mg/kg能明显抑制由醋酸引起的小鼠腹腔毛细血管渗出；腹腔注射800 mg/kg对小鼠棉球肉芽组织增生有明显抑制作用。WLZ能显著降低炎症组织的前列腺素E(PGE)含量，但对小鼠血清皮质酮水平无显著性影响，表明WLZ的抗炎作用与其抑制PGE合成或释放有关[7]。

4. 保护胃黏膜　五灵脂萃取物B_1、B_2、B_3在剂量为45、30、20 mg/kg时，对利血平致胃黏膜损伤大鼠有保护作用，大鼠胃黏膜损伤指数明显降低，且B_1、B_2有协同作用[8]。五灵脂B_1 90 mg/kg可使胃壁结合黏液量由(1.717±0.406) mg增加至 (2.871±0.413) mg；胃黏膜PGE_2分泌量由(185.09±86.41) ng/mg增加至(555.16±546.02) ng/mg。表明五灵脂保护胃黏膜与增加胃壁结合黏液量及促进胃黏膜分泌PGE_2有关[9]。

5. 抗肿瘤　人参、五灵脂煎液按1:1、1:2、2:1比例混匀，以0.65、0.65、1.3 g/kg剂量分别灌胃给大鼠，每天2次，连续3 d，取含药血清。结果：人参五灵脂配伍能抑制A549人肺腺癌细胞增殖，诱导凋亡，二者比例为2:1时效果最明显[10]。

【临床应用】

1. 痛症　以含失笑散的消痛散加味治疗各型慢性盆腔疼痛379例，水煎服。经2个月治疗，显效258例(68.07%)，有效136例(35.88%)，无效3例(0.79%)，疗效满意[11]。五灵脂配合蒲黄、冰片临床治疗急性痛症554例，显效194例，有效298例，无效62例。总有效率占88.81%[12]。

2. 瘢痕　用五灵脂丸治疗瘢痕，用皮质内固醇激素局部封闭做对照，治疗组治愈率88.89%，对照组为90.91%，二者疗效相近。若患者有激素实用禁忌证，则应用五灵脂丸为一种很好的治疗方法[13]。

3. 十二指肠溃疡　五灵脂胶囊口服治疗十二指肠溃疡，痊愈率70.79%,，总有效率91.18%[14]。

4. 慢性胃炎　用含失笑散的理气和胃止痛汤加味治疗慢性浅表性胃炎68例，治疗组总有效率95.59%，明显高于多潘立酮(64.29%)[15]。

（朱成全　李　锐）

参考文献

[1]Atsushi Numata, et al. New Triterpenes from a Chinese Medicine. *Chem Pharm Bull*, 1990, 38(4): 942

[2]杨东明，等.五灵脂活性成分的研究.药学学报，1987, 22(10): 276

[3]仲崇林，等.五灵脂化学成分的研究.中草药，1990, 21(1): 11

[4]陈月开，等.五灵脂无机成分的分析研究.中国生化药物分析，1994, 15(4): 241

[5]唐绪刚，等.中药五灵脂对动脉粥样硬化大鼠细胞间黏附分子-1的影响.中国老年学杂志，2008, 28(23): 2318

[6]王世久，等.五灵脂抗血小板聚集作用的药理研究.沈阳药科大学学报，1994, 11(4): 246

[7]王世久，等.五灵脂乙酸乙酯提取物抗炎作用研究.沈阳药学院学报，1994, 11(1): 49

[8]王雄文，等.五灵脂萃取物保护胃黏膜的比较研究.云南中医中药杂志，2003, 24(1): 30

[9]王雄文，等. 五灵脂B_1对大鼠胃壁结合黏液量及胃黏膜PGE_2的影响.广东药学院学报，2004, 20(5): 515

[10]王瑾，等.人参配伍五灵脂对A549人肺腺癌细胞增殖抑制及诱导凋亡的实验研究.中国中药杂志，2006, 31(7): 585

[11]陈颖异.外治内服辨证分型以消痛散加味治疗慢性盆腔疼痛症379例. 中医外治杂志，2000, 9(4): 24

[12]张荣.五灵脂痛散治疗急性痛症554例临床疗效观察.中成药，1988, (8): 19

[13]武水斗，等. 五灵脂丸治疗瘢痕疙瘩54例疗效观察.北京中医药大学学报(中医临床版)，2006, 13(4): 23

[14]李庆明，等.五灵脂素治疗十二指肠溃疡34例临床研究.实用医学杂志，1994, 10(1): 49

[15]贾朝阳，等. 理气和胃止痛汤治疗慢性浅表性胃炎68例.实用中医药杂志，2006, 22(10): 635

五加皮 Acanthopanacis Cortex wu jia pi

本品为五加科植物细柱五加*Acanthopanax gracilistylus* W.W.Smith干燥根皮。味辛、苦，性温。能祛风除湿、补益肝肾、强筋壮骨、利水消肿。用于风湿痹痛、筋骨痿软、小儿行迟、体虚乏力、水肿、脚气。

【化学成分】

细柱五加根皮含丁香苷(syringin)、刺五加苷 B_1(eleutheroside B_1)为异秦皮定-α-D-葡萄糖苷(isofraxidin-α-D-glucoside)、右旋芝麻素(sesamin)、16α-羟基-(-)-贝壳松-19-酸[16α-hydroxy(-)-kauran-19-oic acid]、左旋对映贝壳松烯酸(entkaur-16-en-19-oic acid)[1,2]、ent-16α、17-dihydroxy-kauran-19-oic-acid[3]、β-谷甾醇(β-sitosterol)、β-谷甾醇葡萄糖苷(β-sitosterol glucoside)、硬脂酸(stearic acid)[1]、棕榈酸(palmitic acid)、亚麻酸(linolenic acid)及维生素A、B_1等。还含挥发油，内有4-甲基水杨醛(4-methyl salicylaldehyde)等成分[1]。

【药理作用】

1. 抗炎 大鼠腹腔注射南五加注射剂(生药)10g/kg，对角叉菜胶所致足肿胀有明显抑制作用，以3~4 h最为显著。大鼠腹腔注射南五加注射剂10 g/kg，每日1次，连续给药7 d，可明显减轻棉球肉芽肿的重量。故认为南五加对急性和慢性炎症均有明显的抑制作用[4]。五加皮根皮乙醇提取液对大白鼠的蛋清性及甲醛性关节炎均表现抑制作用，但对被切除肾上腺的大白鼠无此作用。此外，亦能降低家兔的血管通透性[5]。

2. 增强免疫功能 小鼠分别腹腔注射南五加注射液7.58、15和30 g/kg，每日1次，连续给药6 d。结果：30 g/kg的南五加对小鼠空斑形成细胞(PFC)有明显抑制作用，并可抑制腹腔巨噬细胞吞噬率和吞噬指数[6]。小鼠每日分别灌胃南五加提取物Ⅰ（主要含总糖苷）和提取物Ⅱ(主要含多糖部分)15 g/kg，连续给药7 d。结果：南五加提取物Ⅱ可提高巨噬细胞吞噬指数，南五加提取物Ⅰ作用不明显[7]。小鼠分别每日灌胃南五加总皂苷1和3 g/kg，连续给药3 d，两个给药组小鼠的血清抗体浓度均明显高于对照组。小鼠每日腹腔注射南五加注射剂32.5 g/kg，连续给药3 d，然后进行乳鼠半心移植，继续每日给药1次，并记录移植心/心肌组织的心电图，直至心电活动消失为排异反应终点。结果：给药组小鼠心肌平均存活时间比对照组延长22%，说明南五加有明显抗排异作用[4]。

3. 抗衰老 五加皮水提液5、10 g/kg，连续用药7 d，能明显延长小鼠游泳时间及在常压缺氧和寒冷条件下的存活时间，并显著抑制中老龄大鼠体内过氧化脂质的生成，具有抗氧化作用。表明五加皮具有显著的抗衰老作用[9]。

4. 抗肿瘤 五加皮多糖可抑制体外培养的人宫颈癌Hela细胞的生长，诱导其细胞凋亡[10]。从五加皮提取出的一种64kD的蛋白可显著增强单核细胞对肿瘤细胞的吞噬作用及其细胞因子TNF-α和IL-12等的产生。可使荷瘤小鼠一般情况改善，肿瘤结节缩小，生存期延长。表明五加皮的蛋白提取物在体内具有抗肿瘤作用[11,12]。进一步研究发现，该提取物可诱导肿瘤细胞株Rb、CDK_2和CDK_4表达降低，使细胞停止增殖。表明Age对肿瘤细胞的作用机制是通过调节控制细胞周期的酶类而发挥作用的[13]。

5. 耐缺氧、抗疲劳 小鼠分别每日灌胃细柱五加100 g/kg[14]，南五加总皂苷3 g/kg，连续给药5 d，均能明显延长游泳时间及热应激小鼠存活时间。南五加多糖部分每日灌胃(生药)15 g/kg，连续给药7 d，能明显延长“氢考”和“利血平”处理小鼠的游泳时间[7]。小鼠腹腔注射南五加总糖苷(生药)15和22.5 g/kg，对常压耐缺氧的平均存活时间均比对照组分别延长33%和183%[7]。其总皂苷每日灌胃3 g/kg，连续给药5 d，亦可延长小鼠耐缺氧时间[8]。

6. 其他 五加皮水提液(生药1.33 g/kg)连续给药12周，对防治去卵巢大鼠骨质疏松有良好的效果[15]。给肾毒血清肾炎小鼠腹腔注射五加皮注射液(30 g/kg) 21 d后，其血清白蛋白升高；尿蛋白、血清尿素氮、血清总胆固醇降低。提示五加皮注射液对肾炎有一定的治疗作用[16]。五加皮乙醇提取物体外0.1~10 mg/L，可抑制新生小公牛主动脉内皮细胞和6-keto-$PGF_{1α}$和小鼠腹腔巨噬细胞PGE_2的生成，提示五加皮可抑制环氧化酶，可能是五加皮祛风湿的机制之一[17]。用高脂饲料饲养大白鼠15 d形成肥胖模型后，给予五加皮水提液

4.1、8.2 g/kg灌胃，4周后测体重表明，五加皮有减肥作用[18]。

7. 毒性 南五加注射液小鼠腹腔注射的LD_{50}为(81.85±10.4)g/kg[6]。南五加萜酸小鼠静脉注射的LD_{50}为(200±18)mg/kg[19]。小鼠灌胃南五加注射液(生药)90 g/kg，每日1次，连续7 d，第8天心电图基本正常，再给予90 g/kg灌胃，90 min后出现T波抬高，个别动物出现心率减慢和房室传导阻滞，12 h恢复正常[6]。小鼠灌胃南五加总皂苷20 g/kg，1 h后活动减少，给药2 h恢复正常，观察48 h无异常表现[8]。小鼠分别灌胃南五加提取物Ⅰ(主含糖苷部分)和Ⅱ(主含多糖部分)480 g/kg，观察3 d无死亡，未成年大鼠和成年家兔每日灌胃南五加提取物Ⅰ和Ⅱ(大鼠60.6 g/kg，家兔12.12 g/kg)，连续30 d，血象、肝肾功能及心、肝、脑、脾等重要器官的形态学检查均无明显异常[7]。

亚急性毒性选用健康未成年大鼠，每天灌服南五加提取物，相当于生药量6 g/kg，连续30 d，结果血常规、肝、肾功能、主要内脏的形态学检查及动物体重等一般情况均没有发现明显的异常，提示南五加提取物在此剂量下灌胃或长时间灌胃，几无毒性[7]。

【临床应用】

用于风湿性关节痛、阴囊湿疹、跌打损伤、水肿、小便不利。内服：煎汤7.5~15 g，浸酒或入丸、散。外用：捣敷[20]。

【附注】

无梗五加 *Acanthopanax sessiliflorus* (Rupr. Et Maxim.)Seem

无梗五加根及根皮含左旋芝麻素、左旋洒维宁(savinin)，还含无梗五加苷(acanthoside)A、B、C、D、K_2、K_3，其中苷B和苷D分别是丁香树脂酚(syringaresinol)的单葡萄糖苷和双葡萄糖苷，均属木脂体类，苷K_2和苷K_3则属三萜类。又含β-谷甾醇、胡萝卜苷(daucosterin)即β-谷甾醇葡萄糖苷、豆甾醇(stigmasterol)、菜油甾醇(campesterol)、水溶性多糖和碱溶性多糖、强心苷及微量挥发油[1]。茎叶中含香草酸(vanillic acid)、丁香酸(syringic acid)、咖啡酸 (caffeic acid)、壬二酸(azelaic acid、异秦皮啶(isofraxidin)[21]。

(焦 波)

参考文献

[1]国家中医药管理局《中华本草》编委会.中华本草(精选本).上海：上海科学技术出版社，1999：1253

[2]刘向前，等.细柱五加皮化学成分的研究.中草药，2004，35(3)：250

[3]唐祥怡，等. 细柱五加抗炎二萜的分离和鉴定.中国中药杂志，1995，20(4)：231

[4]水新薇，等.南五加扶正固本作用的研究——抗排异作用及抗炎作用.中成药，1984，(10)：22

[5]徐颖.南北五加皮应用体会.浙江中西医结合杂志，2000，10(9)：572

[6]水新薇，等.南五加扶正固本作用的研究.中成药，1983，(9)：43

[7]刘礼意，等.南五加"扶正固本"作用的实验研究. 中草药，1987，18(3)：27

[8]刘爱静，等.南五加总皂苷药理作用的研究. 中成药研究，1985，(4)：41

[9]谢世荣，等.五加皮水提液的抗衰老作用研究.中药药理与临床，2004，20(2)：26

[10]刘芳，等.五加皮多糖对人宫颈癌Hela细胞凋亡作用的研究.时珍国医国药，2009，20(5)：1178

[11]单保恩，等.五加皮抗肿瘤活性物质 Age对单核细胞产生 TNF-α和 IL-12的影响. 中国免疫学杂志，2003，19(7)：490

[12]单保恩，等.中药五加皮抗肿瘤作用体内外实验研究. 中国中西医结合杂志，2004，24(1)：55

[13]单保恩，等.中药五加皮提取成分抗肿瘤活性作用机制研究.中国中西医结合杂志，2005，25(9)：825

[14]袁文军，等.细柱五加的药理作用研究. 沈阳药学院学报，1988，5(3)：192

[15]杨功旭，等. 五加皮对去卵巢大鼠骨质疏松防治作用的生物力学研究. 中国中医骨伤科杂志，2008，16(6)：30

[16]熊玉兰，等. 五加皮注射液对兔 IgG加速型小鼠肾毒血清肾炎的实验研究. 中国实验方剂学杂志，2001，7(5)：22

[17]邱建波，等.五加皮对环氧化酶的影响.中国中药杂志，2006，31(4)：316

[18]朱彩凤，等. 细柱五加皮根皮水提液减肥作用的实验研究. 延边大学医学学报，1997，20(3)：152

[19]张守仁.南五加萜酸对大鼠实验性溃疡的作用. 中国医学科学院学报，1990，12(3)：198

[20]江苏新医学院. 中药大辞典(上册).上海：上海科学技术出版社，1977：380.

[21]郭丽娜，等. 无梗五加茎叶化学成分的研究. 沈阳药科大学学报，2002，19(3)：181

太子参 Pseudostellariae Radix tai zi shen

本品为石竹科植物孩儿参*Pseudostellaria heterophylla*(Miq.)Pax ex Pax et Hoffm.的干燥块根。味甘、微苦,性平。具有益气健脾、生津润肺的功能。主要用于脾虚体倦、食欲不振、病后虚弱、气阴不足、自汗口渴、肺燥干咳等。

【化学成分】

1. 微量元素 太子参含铁、铜、锌、铬、镍、钴、锶、锰、铅、锂、钠、硼、铍、钛、铝、钙、镁、钾、磷、硒等微量元素[1]。

2. 氨基酸 太子参含大量氨基酸,包括组氨酸、亮氨酸、异亮氨酸、赖氨酸、蛋氨酸、苯丙氨酸、苏氨酸、缬氨酸等8种人体必需氨基酸。其中精氨酸、谷氨酸、天冬氨酸含量占游离氨基酸的30%~40%[1]。

3. 糖类 从太子参分离太子参多糖PHP-A、PHP-B[2]及蔗糖(sucrose)、麦芽糖(maltose)[3]、α-槐糖(α-kojibiose)[4]。

4. 苷类 太子参皂苷A(pseudostellarinoside A)、尖叶丝石竹皂苷D(acutifoliside D)[5]及胡萝卜苷(daucosterine)、$\triangle^7$-豆甾-3-β-烯醇3-O-β-D-葡萄糖苷($\triangle^7$-3-β-stigmastenol-3-O-β-D-glucoside)[4]。

5. 磷脂类 太子参含磷脂类成分主要为溶磷脂酰胆碱、磷脂酰肌醇、磷脂酰丝氨酸、磷脂酰乙醇胺、磷脂酰甘油及磷脂酸等[6]。

6. 环肽类 从太子参分离到太子参环肽A、B、C、D(heterophyllin A、B、C、D)[5,7,8]。

7. 脂肪酸类 太子参含有棕榈酸(palmitic acid)、亚油酸(linoleic acid)[9]、山萮酸(behenic acid)、2-吡咯甲酸(2-minaline)、二十四烷酸(tetracosanoic acid)、十八碳酸(stearic acid)、琥珀酸(succinic acid)等[5]。

8. 油脂类 含有1-甘油单硬脂肪酸酯(glecerol 1-monolinolate)、吡咯-2-羧酸-3′-呋喃甲醇酯(3′-furfuryl pyrrole-2-car-boxylate)、三棕榈酸甘油酯(tripalmitin)、棕榈酸三十二醇酯(dotriyl palmitate)[8]。

9. 挥发油类 太子参中挥发油含量约6.2%,主要为吡咯、糠醇、糠醛、1-甲基-3-丙基苯、2-甲基-吡咯、4-丁基-3-甲氧基-2,4-环己二烯1-酮、2-环己烯1-醇-苯甲酸酯、邻苯二甲酸二特丁酯、邻苯二甲酸二丁酯等[10,11]。

10. 其他 还分得去甲鸢尾素A(tristectorigenin A)、肌-肌醇-3-甲醚(myoinositol-3-methxyl)。乌苏酸、金合欢素、木犀草素、刺槐苷等[12]。

【药理作用】

1. 增强学习记忆 预先给予太子参多糖0.5、2.0 g/kg,每天1次,灌胃7 d。太子参多糖显著降低东莨菪碱诱导记忆获得障碍小鼠受电击后错误反应次数;抑制小鼠脑MDA生成,提高小鼠脑GS-PX和SOD酶活力;显著延长急性脑缺血小鼠张口呼吸次数和持续时间。太子参多糖有改善小鼠记忆障碍作用,与其改善脑缺血和抗氧化作用有关[13]。

2. 抗心肌梗死 采用结扎大鼠冠状动脉复制慢性心衰大鼠动物模型,太子参水煎液20、10 g/kg灌胃给药,连续5周。可显著改善心衰大鼠的血流动力学,抑制左心室组织基质金属蛋白酶(MMP)-2、-9活力和mRNA表达水平。太子参水煎液改善大鼠心衰与抑制MMP-2、-9 mRNA表达有关[14]。上述模型实验还证明,太子参水煎液(20、10 g/kg)逆转模型大鼠左心室组织诱导型一氧化氮合酶(iNOS)活力和表达,显著改善心肺指数和心肌重构指数,降低血清IL-6和TNF-α水平。对慢性心衰大鼠有保护作用[15,16]。

3. 增强免疫 太子参各提取部位按1.67、5 g/kg剂量给小鼠灌胃8 d,部分大极性太子参提取物能明显增加正常小鼠的半数溶血值、白细胞计数、吞噬指数和吞噬计数。太子参中的苷类和等大极性成分是太子参提高机体免疫功能的有效物质[17]。太子参多糖能增加小鼠免疫器官的重量,对小鼠网状内皮系统(RES)吞噬功能有一定的激活作用,并能提高小鼠免疫后血清中溶血素的含量[18]。太子参氨基酸和多糖的大量研究表明,其有明显的免疫促进作用。太子参中的精氨酸能够提高机体免疫功能,增强机体对外界有害刺激免疫能力,同时改善氮的平衡,促进胰岛素等多种激素分泌。注射太子参多糖可显著增强小鼠体力和非特异性免疫功能及免疫、抗疲劳、抗氧化等多方面功能[19,20]。

4. 抗应激 太子参总提取物按400和800 mg/kg灌

胃给小鼠,每天1次,连续7 d。负荷小鼠游泳时间(自入水至溺死沉入水底不再起来的时间)与对照组比较明显延长,小鼠耐常压缺氧的存活时间也明显延长[18]。

5. 抗氧化 6.7、13.4、26.8、53.5、107.0、214.0 g/L太子参醇提物不同程度抑制Fe^{2+}+抗坏血酸诱导的大鼠心、肝、肾MDA生成,其抑制MDA生成的IC_{50}分别为57.0、51.5、53.2 g/L;不同程度抑制酵母多糖A刺激大鼠中性粒细胞生成O_2^-及红细胞氧化溶血,IC_{50}分别为83.1和86.5 g/L。太子参醇提物可通过清除HO、O_2^-及H_2O_2而发挥抗氧化作用[21]。太子参皂苷粗提物清除DPPH的IC_{50}为2.89 mg/L,清除羟自由基IC_{50}为871.8 U/mg,清除超氧阴离子自由基活力为7.71 U/mg;对亚油酸氧化的抑制率为26.9%,对H_2O_2诱导血细胞溶解的抑制率为45.6%。太子参皂苷粗提物有明显的抗氧化作用[22]。

6. 降血糖、降血脂 对四氧嘧啶糖尿病大鼠,太子参多糖1.2、0.6、0.3 g/kg(灌胃给药,30 d)能改善糖尿病大鼠的一般状况,延缓体重下降,降低空腹血糖,降低TG、TC水平,但不影响胰岛素水平。太子参多糖有显著治疗糖尿病作用[23]。

7. 改善老年性耳聋 给自然衰老大鼠灌胃太子参醇提物2.16、4.32、8.64 g/kg,共6个月。能不同程度对抗衰老大鼠听性脑干反应阈值升高及耳蜗组织MDA升高,能不同程度抑制SOD、NOS及iNOS活力降低。太子参醇提物可减轻老年性聋程度[24]。

【临床应用】

1. 病毒性心肌炎 益气养阴方(黄芪、太子参、生地黄、麦门冬、茯苓、丹皮)治疗病毒性心肌炎30例,对照组(生脉饮)30例,疗程4周。结果:治疗组总有效率75%,对照组36%;症候改善总有效率,治疗组为70%,对照组为44%;对胸闷、胸痛、心悸的症状改善,治疗组分别为69%、79%、64%。益气养阴方治疗病毒性心肌炎有较好疗效[25]。

2. 小儿消化不良 太子参胶囊(别名童乐丸),主要用于小儿体虚、消化不良等症[26]。

3. 小儿腹泻 太子参苓汤,太子参、茯苓、炒白术、诃子、怀山药等加减。全部患儿经服1~3 d,症状均消失而愈,,其中大部分患儿在服药1 d内即见效,2 d痊愈,少数患儿服药3 d后痊愈[27]。

4. 咳嗽、哮喘 药用太子参、冬虫夏草、浙贝母、槟榔、白及、甘草等,加工成散剂,2 g一袋,每日3次,每次4 g,2个月为一疗程。治疗组451例治愈(89.1%),好转49例(9.7%),6例无效[28]。

5. 2型糖尿病 组方:太子参、黄芪、葛根、黄精、知母等。用凉水浸泡1 h,水煎2次,分早晚2次饭前服,30 d一疗程。33病例中,8例治愈,11例显效,6例有效,8例无效,总有效率75.76[29]。

6. 急慢性肝炎 太子参、玉米须各30 g。水煎服[30]。

7. 副作用 太子参口服液(50 g/kg)在观察期间对人体无毒害作用,也未见到药物引起的异常反应[31]。

(杨立泉 毕云峰 王本祥)

参考文献

[1]李仕海,等.江苏地产太子参中氨基酸及微量元素的分析.时珍国医国药,2001,12(3):199

[2]刘训红,等.太子参多糖的研究.中草药,1993,24(3):119

[3]米田该典,等.太子参の生药学的研究(Ⅰ)アミノ酸组成と构成糖について.生药学杂志(日),1984,38(1):7

[4]王喆星,等.太子参化学成分的研究.中草药,1992,23(6):331

[5]王喆星,等.太子参化学成分的研究(Ⅳ).中国药物化学杂志,1992,2(3):65

[6]许益民,等.太子参和山茱萸中磷脂成分的原子吸收光谱法测定.南京中医学院学报,1991,7(3):156

[7]Tan NH, et al. Cyclopeptides from the roots of Pseudostellaria heterophylla. *Phytochemistry*, 1993, 32(5):1327

[8]谭宁华,等.太子参中新环肽-太子参环肽C.云南植物研究,1995,17(1):60

[9]谭宁华,等.太子参的化学研究.云南植物研究,1991,13(4):440

[10]王喆星,等.太子参化学成分的研究(Ⅲ).沈阳药学院学报,1993,10(3):221

[11]刘义宁,等.太子参挥发油化学成分研究.时珍国医国药,2009,20(1):50

[12]张健,等.太子参化学成分研究.中国中药杂志,2007,32(17):1051

[13]李志华.太子参多糖对东莨菪碱所致小鼠记忆障碍的改善作用.泰山医学院学报,2009,30(9):673

[14]沈祥春,等.太子参对心肌梗死后慢性心衰大鼠的保护作用及对基质金属蛋白酶的影响.贵州科学,2001,25(5月增刊):407

[15]沈祥春,等.太子参对心肌梗死后慢性心衰大鼠心肌组织NOS表达的影响.中国病理生理杂志,2009,25(4):806

[16]沈祥春,等.太子参对急性心肌梗死心力衰竭大鼠心肌重构的作用.贵阳医学院学报,2008,33(6):600

[17]黄文哲,等.太子参提取物对小鼠免疫功能的影响.现代中药研究与实践,2005,19(6):35

[18]刘训红,等.太子参多糖抗应激和免疫增强作用的实验研究.江苏中医,2000,21(10):51

[19]龚祝南,等.8个不同太子参对脾虚及免疫功能的影响.

中药材,2001,24(4):281

[20]吴朝峰,等.药用植物太子参的研究进展.福建农林大学学报(自然科学版),2004,33(4):426

[21]张振明,等.太子参醇提物对大鼠组织和红细胞的抗氧化活性.第四军医大学学报,2005,26(22):2062

[22]熊何健,等.太子参提取物体外抗氧化活性研究.南开大学学报(自然科学版),2009,42(6):37

[23]夏伦祝,等.太子参多糖对糖尿病大鼠糖、脂代谢的影响.中国药业,2009,18(9):17

[24]袁逸铭,等.太子参醇提物对大鼠听性脑干反应阈及其相关因素的影响.临床耳鼻咽喉科杂志,2006,20(1):23

[25]卢桂萍,等.益气养阴方治疗病毒性心肌炎30例.上海中医药杂志,2001,35(3):19

[26]刘维俊,等.太子参胶囊的药效学研究.中国新药与临床药理,1994,5(3):51

[27]王建雄,等.太子参苓汤治疗小儿腹泻78例.湘南学院学报(自然科学版),2004,12(4):31

[28]陈德智,等.太子参止咳平喘散治疗支气管哮喘506例疗效观察.湖北中医杂志,1996,18(1):56

[29]孔宪兰,等.太子参降糖方治疗Ⅱ型糖尿病33例.光明中医,2000,15(4):27

[30]贾玉海.常用中药八百味精要.第2版.北京:学苑出版社,2001:295

[31]刘玉翠,等.复方太子参口服液强壮身体的药理研究.河北省科学院学报,1997,14(2):32

车前草 Plantaginis Herba

che qian cao

本品为车前科植物车前*Plantago asiatica* L. 或平车前*Plantago depressa* Willd. 的干燥全草。味甘,性寒。有清热利尿、通淋、祛痰、凉血、解毒等功能。用于热淋涩痛、水肿尿少、暑湿泄泻、痰热咳嗽、吐血衄血、痈肿疮毒等。

【化学成分】

主要成分有车前苷(plantaginin)、高车前苷(homoplantaginin)[1]、桃叶珊瑚苷(aucubin)[2]、3,4-二羟基桃叶珊瑚苷(3,4-dihydroaucubin)、6′-O-β葡萄糖基桃叶珊瑚苷(6′-O-β-glucosylaucubin)、梓醇(catalpol)、熊果酸(ursolic acid)、齐墩果酸(oleanolic acid)[3]、阿魏酸(ferulic acid)[4]、β-谷甾醇、胡萝卜苷、木犀草苷[5]、玫红酸(rosolic acid)[6]、乌索酸[7]、超氧化物歧化酶[8],微量元素铁、锰、镁、铜、锌、铬、铅、镉等[9]。还含有由D-半乳糖醛酸甲酯、D-半乳糖、L-阿拉伯糖、L-鼠李糖等组成的车前果胶(plantaglucide),以及生物碱、10余种多糖组分[10-13]。

【药理作用】

1. 利尿 水提酒沉法制备的车前草注射液生药0.5 g/kg给犬静脉注射,可引起尿量增多,与生理盐水做对照差异显著,可使输尿管蠕动频率增加及输尿管上段腔内压力升高;压力的变化可表现为蠕动性压力升高,短时(15~17 s)紧张性压力升高和长时(70 s以上)紧张性压力升高[14]。

2. 镇咳 车前草水煎剂给健康猫灌胃,剂量在生药20 mg/kg以上时,对电刺激引咳实验呈现随剂量增加电压阈明显升高,生药60 mg/kg时可使咳嗽完全抑制,证明有较强的镇咳作用。给小鼠灌胃生药30 mg/kg车前草水煎剂对氨水引咳实验显示有明显的镇咳作用[15]。

3. 祛痰 以车前草水煎浓缩液给麻醉猫胃管给药4 mL(相当于1 g生药)/kg能使猫的气管分泌物明显增加,给药后第1小时平均分泌量为0.552 mL/kg,第2小时为0.626 mL/kg,均比给药前温水灌胃分泌量0.419 mL/kg增加。按24 h每千克体重分泌量计算车前草组为14.695 mL,比对照组的10.007 mL增加1.468倍。车前草的祛痰作用时间较长,一般均维持6~7 h以上,作用高峰大多在5~6 h之内。车前草灌胃给药后除呼吸道分泌增加外,未见有唾液的分泌增多及恶心呕吐现象[16]。作用机制认为车前草中的车前苷有兴奋分泌神经的作用,除能促进气管及支气管黏液的分泌外,还能抑制呼吸中枢,使呼吸加深变慢[1,15]。

4. 抗氧化 车前草中成分玫红酸(rosolic acid)浓度为15 μmol/L,作用6 h,能增强血管内皮细胞中血红素加氧酶的活性,增加其表达;同时对过氧化氢所致细胞损伤具有明确的保护作用。在AP-TEMED体系(试管)中加入浓度为生药1.2 mL车前草煎剂2 mL,可明显清除该体系中产生的氧自由基;在邻二氮菲H_2O_2/Fe^{2+}体系(试管)中加入上述煎剂0.5 mL,可明显清除该体系中产生的羟自由基[17]。

5. 缓泻 车前草(平车前、车前及大车前)水煎液(生药1 g/mL)0.02 mL/kg体重给小鼠灌胃,以小鼠炭末排出时间测定法及炭末推进试验法观察缓泻作用。

结果显示，车前草可增加小肠推进速度，小肠有不同程度的容积增大现象，小鼠粪便成形差，排便次数增多[18]。

6. 抗病源微生物 车前草以醇提水沉法分离并通过大孔树脂柱层析得到的样品B、C_1、C_2具有抑菌活性。其最低抑菌浓度分别是：B为生药1 g/mL（大肠杆菌）和生药21 g/mL（金黄色葡萄球菌）；C_1为生药0.5 g/mL（大肠杆菌和金葡菌）；C_2为生药1 g/mL（大肠杆菌和金葡菌）[19]。车前草醇提取物15 mg/mL有杀死钩端螺旋体的作用[10]。

7. 毒性 小鼠、大鼠、犬长期口服大车前叶的果胶粉无毒性反应出现[10]。车前草水提物浓度为12.5 mg/mL时，对人绒毛细胞无毒性作用[20]。

【临床作用】

1. 泌尿结石 以三金消石汤加减治疗泌尿系结石88例（肾结石9例，输尿管结石75例，膀胱结石4例），水煎每日1剂，分2次温服，结果总有效率为87.5%[21]。

2. 泌尿感染 以消淋汤治疗急性泌尿系感染150例，每日1剂，水煎服，连续10 d为一疗程。结果：急性肾盂肾炎50例中痊愈47例、有效2例；慢性肾盂肾炎急性发作46例中痊愈42例、有效3例；急性膀胱炎和尿道炎54例全部痊愈。150例细菌培养全部阳性，治疗后130例转阴，菌尿转阴率为86.7%[22]。

3. 急性肾炎 以复方车前草汤（由鲜车前草、冬瓜皮、玉米须等组成）治疗急性肾小球肾炎30例，每日1剂，水煎分2次服。服药2~3 d水肿减轻、尿量增多、血压下降；5~7 d水肿可消失、血压正常；8~10 d临床症状全消失、尿常规化验正常；30例中痊愈26例，好转4例，平均治愈天数12 d[23]。车前草10~15 g配伍白茅根、茯苓、赤小豆、益母草、紫草、赤芍、当归等为主方，治疗小儿急性肾小球肾炎76例。每日1剂，水煎分2次服，疗程4周。结果：治愈率及总有效率分别为88.2%和97.3%，优于常规西药治疗组[24]。

4. 隐匿性肾炎 鲜车前草取汁，每次30 mL，每日3次，治疗单纯血尿（隐匿性肾炎）35例；治疗8周后总有效率为85%以上[25]。鲜车前草100 g，以水1 500 mL煎煮半小时取汁，掺入少量红糖代茶饮，10~15 d为一疗程，治疗隐匿性肾炎23例，原肉眼血尿6例均治愈，原镜下血尿17例中12例痊愈，4例好转，总有效率95.7%[26]。

5. 遗尿症 以止遗合剂（由车前草60 g、当归60 g、麻黄10 g组成）治疗遗尿症100例，三药浓煎至200 mL，14岁以下100 mL，15岁以上200 mL，每晚临睡前1 h服，7 d为一疗程。结果总有效率为95%。治疗最短4 d，最长2个疗程[27]。

6. 前列腺肥大 以升降益气解癃汤治疗50~81岁的老年前列腺肥大症34例，总有效率为91.2%[28]。

7. 慢性支气管炎 车前草浸液1 mL皮下注射（组织疗法），每日1次，50 d为一疗程，用于20例慢性支气管炎患者，注射10 d后咳嗽、咳痰即显减轻，一疗程可痊愈，睡眠、食欲改善，体重增加[29]。以车前草浸膏片（每日量相当于生药30 g）治疗慢性支气管炎患者175例，服药1~2周，总有效率为77.7%。车前草煎剂，浓度为60%（W/V），每日3次，每次20~40 mL，治疗慢性支气管炎67例，结果总有效率为83.6%[30]。

8. 细菌性痢疾 车前草鲜叶煎成100%煎剂，每次服60~120 mL，多可至200 mL，每日3次或每4 h1次，连服7~10 d，治疗急性细菌性痢疾43例，慢性细菌性痢疾45例。治愈率71.6%，有效率84%[31]。

9. 急性黄疸型肝炎 车前草干品每剂60 g，每日2剂水煎服，治疗急性黄疸型肝炎85例。结果：近期总有效率为98.8%，疲乏消失平均6.2 d，食欲恢复平均5.7 d，黄疸消退平均14.2 d，平均住院天数31.1 d，肝功能恢复率为96%[32]。

10. 急性扁桃体炎 以车夏合剂加减治疗急性或急性化脓性扁桃体炎45例，每日1剂，分3次服。结果有效率为97.8%[33]。

11. 乳糜尿 由车前草、山楂、茯苓、草薢、槟榔、地龙、海藻等组成的方剂加减治疗丝虫病晚期并发乳糜尿32例，每日1剂，水煎，上、下午饭后2次服，15 d为一疗程；结果有效率为97%。乳糜尿消失后上药炼蜜为丸，巩固治疗15~30 d[34]。

12. 血管神经性水肿 鲜车前草300 g加水10倍煎煮取汁外洗患处，每日2次，治疗由过敏引起的血管神经性水肿55例，1 d内治愈15例，1~3 d内治愈38例，治愈率96.4%[35]。

13. 其他 鲜车前草60 g煮汤代菜服食或鲜草30 g与其他药配伍可治疗原发性高血压。鲜车前草、鲜土大黄各60 g，调入蛋清1个，局部外敷，治疗各类急性软组织损伤疗效显著[36]。最后加以车前草湿敷（每日2次）及车前草软膏（由车前草、鱼肝油及适量羊毛脂配置而成）涂布创面方法治疗褥疮合并感染疗效满意[37]。

14. 不良反应 3例肾病综合征患者和1例肾炎患者每日服用新鲜车前草榨汁100~200 mL或鲜草100~150 g榨汁，连续3~5 d，结果导致肾脏功能进一步受损，其中2例出现急性肾衰[38]。

【附注】

对我国18个省（区）、市的车前草商品鉴定结果表明车前草的主流商品为车前，而平车前和大车前（*P.*

major DC.)较少[39]。

(胡人杰 匡 朴 王士贤)

参考文献

[1]裴云萍,等.高效液相色谱法测定车前草中高车前苷的含量.中成药,1999,21(7):370

[2]方芸,等.高效液相色谱法测定车前草中桃叶珊瑚苷的含量.中国现代应用药学杂志,2001,18(2):136

[3]袁珂,等.车前草中熊果酸、齐墩果酸的HPLC测定.中草药,1999,30(12):901

[4]王秋,等.HPLC法测定车前草中阿魏酸的含量.辽宁中医杂志,2001,28(1):47

[5]董杰明,等.车前草及芒苞车前草化学成分及其形态学研究. 辽宁中医学院学报,2002,4(3):229

[6]Foresti R ,et al. Differential activation of heme oxygenase-1 by chalcones and rosolic acid in endothelial cells. *J Pharmacol Exp Ther*,2005,312(2):686

[7]邹盛勤.车前草中乌索酸和齐墩果酸含量的反相高效液相色谱法测定.时珍国医国药,2006,17(11):2119

[8]张强,等.车前草超氧化物歧化酶的分离纯化及种类鉴定.广东药学院学报,2008,24(1):76

[9]袁琳,等.原子吸收分光光度法测定车前草中微量元素.微量元素及健康研究,2008,25(5):20

[10]王浴生.中药药理与应用.北京:人民卫生出版社,1983:186

[11]Oshio H,et al. Two new iridoid glucosides of plantago asiatica. *Planta Med*,1982,44(4):204

[12]郭月秋,等.常用三种车前化学成分分析及形态鉴定.东北三省第三届中药、天然药物学术会议论文汇编,1990,8:39

[13]孙备.车前草中具有生物活性的多糖分离及其部分结构特征.国外医学中医中药分册,1996,18(3):44

[14]莫刘基,等.几种中药对输尿管结石排石机制的研究.新中医,1985,6:51

[15]贾丹兵,等车前草的药理研究.中草药,1990,21(1):24

[16]高应斗,等.中药的祛痰作用.中华医学杂志,1954,5:331

[17]陈卫群,等.车前草、车前子抗氧自由基的比较研究.实用预防医学,2004,11(3):480

[18]董而博,等.三种车前缓泻作用的研究.辽宁中医杂志,1995,22(3):138

[19]朱光怡,等.中药车前草有效部位初探.黑龙江医药科学,2005,28(5):35

[20]董海艳,等.3味中药对解脲支原体体外抑制作用的研究.现代中西医结合杂志,2004,13(21):2824

[21]黄锦秀,等.三金消石汤治疗泌尿系结石88例临床观察.广西中医药,1989,12(5):15

[22]汪秀华,等.消淋汤治疗急性泌尿系感染150例.浙江中医杂志,1986,21(9):396

[23]彭云秀.复方车前草汤治疗急性肾小球肾炎30例.湖南中医杂志,1990;6(4):47

[24]朱晔.清热活血法治疗小儿急性肾小球肾炎的临床观察.湖南中医学院学报,1998,18(4):43

[25]金顺英,等.车前草治疗单纯性血尿.长春中医学院学报,1997,13(总62):16

[26]章平富,等.单味车前草治疗隐匿性肾炎.浙江中医杂志,2000,8:355

[27]刘韶景,等.止遗合剂治疗遗尿症100例观察.江苏中医,1990,11(8):15

[28]陶春祥.升降益气解癃汤治疗老年前列腺肥大症.实用中医内科杂志,1990,4(3):36

[29]林治瑾.车前浸液应用的初步报告.中华医学杂志,1954,(2):14

[30]范正定.车前草煎剂镇咳祛痰临床疗效的初步探讨.中华医学杂志,1957,(9):739

[31]陈健中,等.车前草煎剂对急慢性细菌性痢疾88例的疗效初步观察.中华内科杂志,1960,8(4):351

[32]广州市传染病院.车前草治疗急性黄疸性肝炎85例.新医药通讯,1976,(2):28

[33]孟宪朝.车前合剂治疗急性扁桃体炎.人民军医,1980,(8):79

[34]陈述方.山楂消糜汤治疗乳糜尿附32例临床小结. 湖南中医杂志,1987,3(1):15

[35]陈彦友,等.鲜车前草治疗血管神经性水肿55例疗效观察.实用中西医结合杂志,1993,6(8):502

[36]谭福德.鲜车前草临床应用心得.浙江中医杂志,1989,24(12):560

[37]刘智成,等.车前草软膏治疗褥疮患者的护理.镇江医学院学报,1999,9(1):157

[38]钟良宝.大剂量车前草致肾功能损害——附4例分析.中国中西医结合肾病杂志,2002,3(7):401

[39]康廷国,等.车前子和车前草的商品鉴定.中国中药杂志,1996,21(4):202

车前子 Plantaginis Semen che qian zi

本品为车前科车前属植物车前*Plantago asiatica* L. 或平车前*Plantago depressa* Willd的干燥成熟种子。味甘，性寒。有清热利尿通淋、渗湿止泻、明目、祛痰的功能。用于热淋涩痛、水肿胀满、暑湿泄泻、目赤肿痛、痰热咳嗽等。

【化学成分】

车前子化学成分含车前子酸（plantenolic acid），黄酮类的车前苷(plantagin)、大车前苷、毛蕊花苷、异毛蕊花苷、野漆树苷、糖醛酸(uronic acid)、车前烯醇酸(plantenolic acid)；大量黏液质，即车前聚糖或称车前子胶(plantasan)，是由右旋木糖(D-xylose)、右旋半乳糖醛酸(D-galacturonic acid)、左旋鼠李糖(L-rhamnose)、右旋半乳糖(D-galactose)及左旋阿拉伯糖(L-arabinose)按一定比例组成的均匀胶状物质；大粒车前子多糖主要由阿拉伯糖、木糖、甘露糖和半乳糖组成。车前种子的热水浸出物含烷酮类糖苷plantagoside。尚含琥珀酸(succinic acid)、腺嘌呤、胆碱、梓醇，以及棕榈酸、硬脂酸、花生酸、亚麻酸、亚油酸等脂肪酸[1-4]。

【药理作用】

1. 利尿 早期研究认为车前子煎剂对健康人有利尿作用，但后来有人对健康人和家兔做利尿实验，均未见车前子有明显的利尿作用[5,6]。给大鼠口服平车前子煎剂20 g/kg，收集给药后5 h尿量，与对照组比较未见利尿作用，排钠量略有增加，但无显著差异[7]。用相当于生药2.5、5.0、10、20 g/kg的车前子煎剂给大鼠灌胃，在6批大白鼠的7次实验中，仅有1次表现出明显的利尿和排钠作用[8]。

2. 抗炎 100%车前子水提醇沉液5、10 g/kg小鼠灌胃给药，连续15 d，可明显减轻耳壳二甲苯结、蛋清足跖肿胀法引起的炎性肿胀，能明显降低皮肤及腹腔毛细血管通透性，降低红细胞膜的通透性[9]。小鼠灌胃给以车前子颗粒剂0.5 g/kg，每日2次，连续7 d，对T. Mikami法制作的气囊滑膜炎有治疗作用，可抑制滑囊中TNF-α、IL-2的产生[10]。

3. 抗衰老 100%平车前子水提醇沉提取液5、10 g/kg小鼠灌胃给药，连续给药15 d，能明显提高SOD活力，降低过氧化脂质(LPO)含量；升高血清溶血素实验的半数溶血值(HC_{50})；延长小鼠游泳时间，延长常压缺氧存活时间及$NaNO_2$(亚硝酸钠)中毒存活时间[9]。

4. 润肠通便 以生药1 g/mL(每毫升加0.1 g活性炭)的平车前子、车前子和大车前子水煎液0.02 mL/g体重给小鼠灌胃，均可明显缩短炭末排出时间，增加炭末推进速度[11]。以0.35 g/kg剂量车前子胶给小鼠灌胃后连续观察5 h，发现车前子胶能增加小鼠排便次数，增加便重，能增加炭末推进百分率，提高小肠推进运动能力。车前子胶0.0077 g/kg小鼠灌胃给药，对小鼠实热型、燥结型、寒结型及脾胃虚寒型便秘等各种便秘的排便时间和排便次数均有明显影响，表明车前子胶具有明显润肠通便作用[12]。100%平车前子水提醇沉提取液5、10 g/kg给小鼠灌胃可明显增加小鼠的排便次数，提高炭末推进百分率，提高小肠及大肠内水分，具有容积性泻药的缓泻作用。通过饲料添加车前子粉饲喂小鼠0.529、1.058和3.213 g/kg，连续10 d，对地芬诺酯所致动物的便秘具有治疗作用[13]。车前子多糖灌胃320 mg/kg，1次，或0.1、0.2、0.4 g/kg，每日1次，连续8 d，分别对阿托品及地芬诺酯所致小鼠肠道运动功能障碍有治疗作用[14,15]。

5. 改善关节囊功能 5%车前子液给家兔膝关节腔内注射0.05~0.2 mL，每次注射间隔3~14 d，注射次数为2~4次；在初次注射后的24~48 d内解剖镜下观察关节囊滑膜之变化，可见与注射量及次数平行的不同程度的非特异炎症反应；适量(0.1 mL)、间隔时间稍短(3 d)和多次注射(4次)，有促使家兔关节囊滑膜结缔组织增生作用，从而使松弛了的关节囊恢复原有的紧张度[16]。

6. 调节血脂 在高脂饲料中加入2.5、5、15 g/kg的车前子，喂养3个月可明显对抗高脂饲料喂养所致大鼠的高脂血症，同时还可使动物血清中SOD、NO、CAT含量(活性)升高，MDA含量降低，具有明确的抗氧化活性[17-20]。

7. 调节眼压 给兔灌胃50%车前子水煎液生药2.5 g/kg，给药后1、2和24 h瞳孔变化与对照组比较无显著差异；连续给药3~6 d，3 d后眼压由(17.95±

0.80)mmHg降至(14.11±1.49)mmHg,6 d后降至(14.01±1.40)mmHg,与对照组比较差异显著,但不能阻止水负荷所致的兔眼压升高;因对瞳孔无影响,推测其降眼压作用和拟胆碱作用无关[21]。

8. 抗晶状体氧化性损伤 车前子水提物(生药)2、4、8 mg/mL或每皿中加入15%浓度水提物1 mL,体外均可对抗过氧化氢诱导的牛或大鼠晶状体上皮细胞损伤及凋亡。其作用机制与调节凋亡相关基因Bcl-2和Bax的表达以及影响Ca^{2+}、cAMP、cGMP信号调节有关[22-24]。

9. 免疫调节 体外实验车前子多糖 PS1、PS2、PS3、PS4浓度为1~400 μg/mL,与rmGM-CSF、rmIL-4共同作用,能够促进诱导小鼠骨髓树突状细胞成熟[25]。

10. 抗氧化 在AP-TEMED体系(试管)中和邻二氮菲H_2O_2/Fe^{2+}体系(试管)中分别加入车前子水煎剂(生药1.2 g/mL)2 mL和0.5 mL,可分别清除两体系中产生的氧自由基和羟自由基。清除率分别为59.9%和62.7%[26]。

11. 调节菌群 以青霉素钠溶液清洗法制作小鼠阴道菌群失调症模型,以车前子多糖溶液(12.5 mg/mL)50 μL阴道内给药,每日1次,连续7 d,可纠正失调的菌群[27]。

12. 其他 车前子成分plantagoside对α-甘露糖苷酶有明显的抑制活性,是一特有的非竞争性酶抑制剂,IC_{50}为5 μmol/L;plantagoside同样抑制小鼠肝脏溶酶体和微粒体中α-甘露糖苷酶的活性。plantagoside可抑制对羊红细胞的抗体反应,以及由刀豆素A诱导的淋巴细胞增殖等免疫反应[1]。

【临床应用】

1. 泌尿系结石 车前子是治疗泌尿系结石方剂中的常用药物[28-30]。如以车前子、金钱草、海金砂、萹蓄等组成的排石合剂治疗泌尿系结石40例,每日1剂水煎服,结果治愈29例,好转5例,治愈率72.5%,总有效率85%[31]。

2. 乳糜尿 以车前子、淡竹叶、地肤子、萹蓄等组成的四味分清饮治疗乳糜尿80例,治愈70例,好转4例,总有效率为92.5%[32]。

3. 急性和小儿腹泻 炒车前子、生车前子、炒山楂、生山楂各30 g,每日1剂水煎服,治疗夏秋季急性泄泻27例,结果治愈22例,有效5例,有效率100%[33]。单味车前子水煎剂,稍加白糖频频饮用,治疗无明显脱水和电解质紊乱的小儿腹泻69例,治愈63例,治愈率91.3%[34]。由车前子(微炒黄)与生山药按1:4量组成的粉剂加适量食盐和白糖煮粥,治疗小儿秋季腹泻61例。结果:在12 h内止泻者4例,13~24 h内止泻者14例,25~48 h内止泻者28例,余在3 d内止泻[35]。另方以车前子、银花、防风和鸡内金组成的车银散治疗小儿腹泻130例,根据年龄不同,用量1.2~5 g不等,治愈110例,好转12例,总有效率93.8%[36]。炒车前子与炒鸡内金共研细末,适量加蛋清调和,外贴脐中治疗小儿腹泻52例,痊愈37例,好转13例,总有效率96.2%[37]。

4. 上消化道出血 车前子30 g、大黄120 g,水煎为200 mL,分4~6次服,每4~6 h服1次,首次量加倍,治疗胃、十二指肠溃疡出血16例,门脉高压食管胃底静脉曲张破裂出血32例,原因不明2例;结果3 d内治愈32例,4 d治愈10例,6 d治愈7例,总有效率为98%[38]。

5. 关节病变 使用车前子注射液0.5 mL加1%盐酸普鲁卡因注射液做关节腔内注射,每周1次,5次为一疗程,治疗150例颊关节混乱症,经2个月治疗并随访6~24个月,总有效率为91.33%;治疗8例颞下颌关节脱位,治疗后6例未再发,1例改善[39]。

6. 其他 车前子种皮含大量黏液质遇水后膨胀,可作为容积性泻药治疗慢性便秘、痉挛性便秘及痔疮或肛门直肠手术后便秘、妊娠期及老年便秘等。饭前服用可减少胃纳,用于治疗肥胖病。口服车前外壳粉,能降低人的血清胆固醇值[40]。车前子水煎剂可治疗急性充血性青光眼[41]、运动员特发性血尿等[42]。车前子还可用于纠正胎位不正,车前子9 g烘干研末开水冲服,临睡前1次服下,7 d后复查,未成功再服1次,此法用于纠正胎儿臀位52例转正率47例(90.4%),优于胸膝卧位组[43]。

7. 不良反应 女性患者因湿热内蕴、肝胃不和服用含有车前子15 g的煎剂,出现腹痛、腹泻。将方中车前子去除,再服。上述症状消失,考虑系由车前子所致胃肠道不良反应[44]。

【附注】

车前子的煎法及服法不一。在中国药典中规定车前子入煎剂时宜包煎,且临床应用多遵循此法[45]。但有文章认为车前子在复方中应用黏液质浓度较低,成分较易溶出,而包煎易使车前子成分溶出受限[46];有作者经实验认为车前子经炒制或盐炙后的炮制品有效物易溶出而黏液质溶出少,不易堵过滤筛孔,认为车前子宜炒制应用(程度以棕褐色为佳[47])。包煎适用于生品[48]。也有作者提出不包煎的车前子水提取率要显著高于包煎,并运用正交实验方法提出应将车前子粉碎到适当细度(30目筛以上),最佳水提取条件为提取温度100℃,提取时间为30 min,加水比为10:1。有学者认为应将车前子研末以散剂冲服，此服法可避免种皮黏液质对汤剂的影响，且分散的黏液质可在消化道内充分吸水膨胀，使车前子具备了容积性泻药的特点，起到润滑作用[49]。

（胡人杰 匡 朴 王士贤）

参考文献

[1]王本祥，等.现代中药药理学.天津：天津科学技术出版社，1997:546

[2]万茵，等.车前子总黄酮的纯化及其成分的液相质谱联用分析.食品科学，2008，29(2):328

[3]王东，等.车前子糖醛酸含量的分析.辽宁中医杂志，2008，35(6):909

[4]殷军艺，等.大粒车前子多糖分离、纯化及单糖组成分析.食品科学，2008，29(9):529

[5]经利彬.车前子对于尿量之排泄及其成分变异之研究.北平研究院生理研究所中文报告汇刊，1935，13:139

[6]邓祖藩，等.中药在人和动物体内利尿作用的研究.中华医学杂志，1961，47(1):7

[7]王琍文，等.四十余种中药对大白鼠利尿作用的研究.大连医学院学报，1965，5(1):17

[8]吕向华.中药苍术、萹蓄、芫花及车前子煎剂的利尿作用的初步观察.药学学报，1966，13(6):454

[9]张振秋，等.车前子药效学研究.中药材，1996，19(2):87

[10]牟洪波，等.中药车前子对小鼠气囊滑膜炎细胞因子TNF-α和IL-2影响的实验研究. 中华中医药学刊，2007，25(4):816

[11]董而博. 三种车前缓泻作用的研究.辽宁中医杂志，1995，22(3):138

[12]张振秋，等.车前子胶对小鼠便秘的影响.时珍国药研究，1996，7(4):209

[13]韩春卉，等.车前谷粉对便秘模型小鼠润肠通便作用的研究.中国预防医学杂志，2003，4(4):267

[14]吴光杰，等.车前子多糖对便秘模型小鼠通便作用的研究.食品科学，2007，28(10):514

[15]王东，等.车前子多糖对小肠运动障碍小鼠的影响.中华中医药学刊，2008，26(6):1188

[16]陈约翰，等.车前子液对家兔关节囊作用的实验研究.中药通报，1986，11(11):46

[17]李兴琴，等.车前子对高脂血症大鼠血清一氧化氮的影响.四川中医，2004，22(10):8

[18]张杰，等.车前子对高脂血症大鼠血脂水平及抗氧化作用的影响.中国新药杂志，2005，16(3):299

[19]王素敏，等.车前子调整脂代谢及其抗氧化作用.中国临床康复，2005，9(31):248

[20]王素敏，等.车前子抗高脂血症大鼠脂质过氧化作用.中国临床康复，2006，10(19):184

[21]李文明，等.四子汤对家兔瞳孔和眼压影响的拆方研究.云南中医杂志，1990，11(4):27

[22]黄秀榕，等.车前子对晶状体上皮细胞氧化损伤防护作用的信号转导机制.中国临床药理学与治疗学，2008，13(7):768

[23]黄秀榕，等.4种归肝明目中药对晶状体上皮细胞凋亡相关基因Bcl-2和Bax的调控.中国临床药理学与治疗学，2004，9(3):322

[24]黄秀榕，等.4种归肝明目中药防护晶状体氧化损伤和上皮细胞凋亡的研究. 中国临床药理学与治疗学，2004，9(4):441

[25]唐永富，等.车前子多糖对骨髓来源树突状细胞表型和吞噬功能的影响.食品科学，2007，28(10):517

[26]陈卫群，等.车前草、车前子抗氧化自由基作用的比较研究.实用预防医学，2004，11(3):480

[27]谢小梅，等.车前子多糖对小鼠阴道菌群失调的调整作用.辽宁中医杂志，2006，33(2):241

[28]王承训.金龙排石汤治疗泌尿道结石疗效观察.中医杂志，1984，25(10):36

[29]王知侠，等.鹿金饮治疗泌尿系结石46例.陕西中医，1988，9(12):548

[30]刘宜铭，等.补肾通石汤治疗泌尿系结石30例.江苏中医，1990，11(6):15

[31]常宝忠."排石合剂"治疗泌尿系结石40例临床观察.黑龙江中医药，1986，(3):16

[32]吕德勇，等."四味分清饮"治疗乳糜尿80例.四川中医，1986，4(5):48

[33]马文堃，等.车楂合剂治疗急性泄泻.中原医刊，1984，(4):32

[34]黄冬度，等.车前子治疗小儿腹泻69例.中西医结合杂志，1987，7(11):697

[35]胡少端.生山药车前子粥治小儿秋季腹泻122例.中原医刊，1989，16(4):40

[36]黄昭玲.自拟车银散治疗小儿腹泻130例临床观察.广西中医药，1985，8(6):12

[37]张化南.车金膏贴脐治疗小儿腹泻52例.黑龙江中医药，1991，(1):5

[38]俎振恒.大黄车前子煎剂治疗上消化道出血50例观察.河北中医，1988，10(6):7

[39]仝山丛，等.车前子注射液的制备及应用.中国医院药学杂志，1989，9(12):574

[40]胡润生.国外植物药介绍——车前子壳制剂.中成药研究，1981，(11):15

[41]严学群.车前子治疗青光眼.浙江中医杂志，1986，21(1):20

[42]浦钧宗.车前子加红糖治愈运动员特发性血尿1例报告.中医杂志，1980，21(7):7

[43]姜宏芝，等.车前子纠正胎儿臀位的疗效观察.中国中西医结合杂志，1999，19(3):186

[44]王悦晴，等.车前子致胃肠反应1例.药物流行病学杂志，2005，14(6)：373

[45]李连杰.车前子煎法体会.中药材，1989，12(9)：27

[46]张成元，等.车前子是否应包煎的实验观察.中药通报，1984，9(2)：27

[47]杨培民，等.车前子炮制程度的比较.中药材，1999，22(9)：454

[48]孔令月，等.对车前子用布包煎的商榷.时珍国药研究，1996，7(3)：164

[49]贾传春，等. 车前子服法的探讨. 辽宁中医杂志，1990，14(6)：35

瓦 松 Orostachyis Fimbriatae Herba

wa song

本品为景天科植物瓦松 *Orostachys fimbriata* (Turcz.) Berg.的干燥地上部分。性味酸、苦，凉。具有凉血止血、解毒、敛疮的功效。用于血痢、便血、痔血、疮口久不愈合。

【化学成分】

1. 黄酮类 已分离得到山柰素（kaempferol）、槲皮素（quercetin）、山柰素-7-鼠李糖苷（kaempferol-7-rhamnoside）和山柰素-3-葡萄糖苷-7-鼠素糖苷（kaempferol-3-glu-7-rhamnoside）和槲皮素-3-B-D-葡萄吡喃糖苷（quercetin-3-β-D-glucoside）[1]。

2. 其他 草酸（oxalic acid）[2]、丙叉基景天庚酮糖苷（ispropylidene sedoheptulosan）及景天庚酮糖苷（sedoheptulosan）[3]。

【药理作用】

1. 抗炎 瓦松栓（每只0.2、0.4 g）阴道给药，对大鼠炎性肉芽肿痛有明显抑制作用；对大鼠后足掌肿胀有显著疗效，且随剂量增大疗效明显增强。瓦松具有明显的抗炎作用[4]。

2. 强心 瓦松乙酸乙酯萃取部位含有强心苷类物质，证实对离体蛙心有加强收缩作用[5]。瓦松苷对在体蟾蜍心输出量和做功显著增加，能增强在体兔心多种心肌收缩性能和泵血功能指标，增大左室压力变化速率峰值和在共同最高等容量收缩压时的心肌收缩成分的缩短速度，缩短左室从开始收缩到开始射血的时间，心率减慢，左室做功增加。结果表明瓦松苷有明显的强心作用[6]。

3. 抗菌 瓦松粗提物对革兰阳性菌和革兰阴性菌的抗菌试验，证实瓦松粗提物具有明显的抗菌效应[7]，并对镰刀菌、大白菜软腐病菌、魔芋软腐病菌具有明显的抑制作用[8]。

4. 毒性 大鼠阴道内放瓦松栓（1.32、0.66、0.079 g/kg）相当于临床人用量的50倍、25倍、3倍，每18天按体重调整1次剂量，隔3天放药1次。各组大鼠活动、进食、毛色等一般状况及外观、体重正常。各剂量组红细胞、白细胞计数及分类、血红蛋白、网织红细胞计数正常。各检测时点、各剂量组ALT、BUN与对照组比较，差异均无显著性。解剖肉眼观察均未见异常。经病理检查与对照组比较，差异均无显著性。瓦松栓小鼠急性 LD_{50} 为14.758 mg/kg[9]。

【临床应用】

1. 宫颈糜烂 瓦松栓治疗宫颈糜烂82例，显效52例，有效25例，无效5例，无恶化。患者总有效率为93.9%[10]。瓦松栓[11]联合激光治疗宫颈糜烂78例患者，痊愈77例(98.72%)，有效1例(1.28%)。

2. 慢性宫颈炎 瓦松栓治疗慢性宫颈炎80例，痊愈24例(30%)均为轻度糜烂，显效37例，有效17例，无效2例，有效率76.3%，总有效率97.5%[12]。

3. 口腔溃疡 瓦松膜剂治疗复发性口腔溃疡40例，痊愈9例，显效16例，有效10例，无效5例，总有效率87.5%[13]。

（孙 健 温庆辉）

参 考 文 献

[1]左春旭，等.瓦松中黄酮类化合物的分离与鉴定.中草药，1988，19(4)：4

[2]江苏新医学院.中药大辞典.上海：上海科学技术出版社，1977：398

[3]左春旭.瓦松有效成分的研究(Ⅰ).中草药，1985，16(6)：3

[4]蔡玉英，等.瓦松栓抗炎作用的研究. 时珍国医国药，1999，10(11)：802

[5]赵艳杰，等.瓦松中强心成分的提取和药理作用的初步研究.锦州医学院学报，1992，13(1)：13

[6]王化洲，等.瓦松苷的强心作用及其对血流动力学的影

响.中草药,1993,24(11):585

[7]蔡玉英,等.中药瓦松粗提物抗菌效应.时珍国医国药,1999,12(12):885

[8]周燚,等.几种野生植物提取物抑菌作用研究.中国野生植物作物资源,2004,23(2):30

[9]蔡玉英,等.瓦松栓对大鼠的阴栓试验.卫生毒理学杂志,2000,14(1):28

[10]王淑贞,等.瓦松栓治疗宫颈糜烂82例报告.山东医药,2002,42(8):65

[11]颜伟.瓦松栓配合微波治疗宫颈糜烂的临床观察.中国临床实用医学,2008,2(6):73

[12]秦霞,等.瓦松栓治疗慢性宫颈炎80例疗效观察.医学理论与实践,2002,15(1):60

[13]蔡玉英,等.瓦松膜剂治疗复发性口腔溃疡初步临床研究.时珍国医国药,1999,10(10):4

牛 黄 Bovis Calculus niu huang

本品为牛科动物牛*Bos taurs domesticus* Gmelin 的干燥胆结石。味甘,性凉。能清心、豁痰、开窍、凉肝、息风、解毒。用于热病神昏、中风痰迷、惊痫抽搐、癫痫发狂、咽喉肿痛、口舌生疮、痈肿疔疮等。

【化学成分】

天然牛黄主含胆汁酸、胆色素、胆固醇、肽类物质、氨基酸、黏蛋白、多种微量元素以及维生素D、类胡萝卜素等[1]。胆汁酸主要有去氧胆酸,含3.33%~4.30%,胆酸0.80%~1.80%,鹅去氧胆酸微量,此外上述胆汁酸的牛磺酸或甘氨酸结合物含量3.30%~3.90%,胆红素含量12.90%~55.80%,胆固醇含2.50%~4.30%,卵磷脂1.0%~2.1%,钙盐2.3%~2.6%,含游离氨基酸10种,量约0.045%,水解液含氨基酸18种,含量9.52%~10.55%。所含肽类成分主要是二种酸性肽,称为平滑肌收缩物质SMC-S2及SMC-F,现查明有二肽(TyY-Dly)、四肽(Gly-Cys-Cys-Gly)、五肽(β-Ala-Cys-His-Ileu-Phe)及含别r-羟基谷氨酸的七肽(HO-Glu-Gly-Gly-Glu-Gly-Asp-Gly)[1-3]。国家药典规定本品含胆酸量不得少于4.0%,胆红素量不得少于35.0%。

【药理作用】

1. 中枢神经系统

(1)镇静 天然牛黄有一定镇静作用,灌服或腹腔给药可显著减少小鼠自发活动,并能减轻樟脑、咖啡因所致小鼠兴奋,增强水合氯醛、乌拉坦、吗啡、苯巴比妥及戊巴比妥的中枢抑制作用。如能延长戊巴比妥钠所致小鼠睡眠时间,促使阈下剂量的水合氯醛导致小鼠翻正反射消失等。人工培植牛黄有类似镇静作用[4-7],不同胆红素含量的培植牛黄与天然牛黄作用相近,中、低胆红素含量的培植牛黄和天然牛黄均有相似的明显减少小鼠自发活动数、延长戊巴比妥钠睡眠时间的作用,上述情况表明胆红素高低与镇静、抗惊作用无明显关系[8]。人工牛黄、人胆结石、牛胆汁、胆酸钙、牛磺酸等也有不同程度的镇静效果。牛磺酸可能是一个中枢性抑制性神经介质或一种神经调节剂。

(2)抗惊厥 牛黄具有明显的抗惊厥作用,灌服或腹腔注射牛黄可对抗樟脑、咖啡因、可卡因、印防己毒素、戊四氮等所致小鼠惊厥或延长惊厥潜伏期,且以对后者的效果为显著,但对士的宁所致惊厥牛黄无任何对抗效果。牛黄抗惊作用具有上行性,以对樟脑、咖啡因所致皮层性惊厥效果较强,对脑干性惊厥的抑制作用弱,对脊髓性惊厥无效。微透析技术表明,牛黄、唑吡坦单用或合用对大鼠脑纹状体透析液中甘氨酸和γ-氨基丁酸递质均显著升高,且单独应用组较联合用药组增高幅度大,推测可能是二者竞争同一受体,表明含牛黄中成药与唑吡坦西药没有必要合用[9]。人工培植牛黄抗惊活性与天然牛黄相似,其对咖啡因、印防己毒素所致惊厥灌服于小鼠2 g/kg能显著延长潜伏期而不能对抗惊厥发作百分率,对士的宁性惊厥无任何效果[4-7]。中、低胆红素含量的培植牛黄具有与天然牛黄相似的抗电惊厥和咖啡因惊厥作用[8]。人胆结石有抗戊四氮及电惊厥效果。人工牛黄可对抗咖啡因、可卡因性惊厥。人工牛黄对致痫鼠以海马及门区神经元丢失抑制和谷氨酸脱羟酶(GAD)免疫反应阳性细胞计数能延长惊厥发作的潜伏期,减少发作次数,减轻神经元丢失和保护GAD免疫阳性细胞[10]。牛磺酸则具有广泛的抗惊效果,能抑制戊四氮、哇巴因、荷包牡丹碱、印防己毒素、一氧化碳、三氧化二铝、4-氨基吡啶、青霉素、高压氧、缺氧、低钙、L-犬尿氨酸以及听源性和光诱发多种致惊厥因素于多种动物所致惊厥,对士的宁性惊厥也有效。

(3)镇痛　中、低胆红素含量的培植牛黄与天然牛黄均可显著减少醋酸所致小鼠扭体反应次数，二者作用相近[8]。以醋酸扭体法作为观察对象以分析六神丸的作用，结果表明，其作用顺序为蟾酶>冰片>雄黄>珍珠粉>麝香>牛黄，主要药味组合(蟾酶+牛黄)在上述模型中也具显著镇痛活性，且冰片的添加与否均不影响蟾酶+牛黄的镇痛活性[11]。

2. 解热　天然牛黄具有解热作用，人工培植牛黄也有类似效果，牛黄及人工培植牛黄灌服2 g/kg对酵母所致大鼠发热有明显的解热效果，腹腔注射0.1 g/kg能使正常大鼠体温降低，并可显著对抗2,4-二硝基酚所致大鼠发热[5-7]。对于大肠杆菌内毒素和蛋白胨所致大鼠发热，低胆红素含量培植牛黄的解热效果强于中胆红素含量培植牛黄和天然牛黄，低胆红素含量培植牛黄和天然牛黄还可使家兔正常体温下降[11]。人工牛黄、牛羊猪胆酸盐也均有不同程度解热效果，但胆红素的解热作用弱。牛磺酸可能作为一种介质在下丘脑起调节体温作用，但较大剂量牛磺酸本身对多种原因所致发热有解热效果。

3. 抗炎　牛黄具有显著的抗炎作用，日本报告牛黄对醋酸所致小鼠腹腔毛细血管通透性亢进、多形核白细胞游走及大鼠甲醛滤纸性肉芽组织增生均有强烈的抑制效果，国内研究虽仍表明牛黄具有显著的抗炎作用，但其作用强度要弱得多。人工培植牛黄相似，灌服1~2 g/kg对巴豆油、二甲苯所致小鼠耳肿及角叉菜胶所致小鼠脚爪水肿有显著抑制作用；腹腔注射0.1 g/kg对于二甲苯所致小鼠耳肿、二甲苯皮内注射所致小鼠皮肤通透性亢进、大鼠蛋清性脚肿及甲醛性脚肿，以及棉球所致小鼠肉芽组织增生均有抑制作用[5-7]。天然牛黄、培植牛黄和鸡胆汁对大鼠足肿胀及炎性组织中PGE_2含量均无显著差异。人工培植牛黄灌服对巴豆油所致小鼠耳肿胀、角叉菜胶所致大鼠足肿胀及胸膜炎模型大鼠白细胞游走均有显著抑制作用，其抗炎作用机制与降低角叉菜胶性足肿渗液中MDA含量、增强SOD活力、抑制NO生成及抑制PGE_2的生成[13]有关。人工牛黄也有一定抗炎活性。胆酸钠、去氧胆酸钠、SMC以及牛磺酸等也具有不同程度和特点的抗炎活性。许多以牛黄为主要成分的成药，如六神丸、安宫牛黄丸、牛黄清脑丸、牛黄益金丸等也具有抗炎效果。

4. 心血管及血液系统

(1)强心　牛黄具有显著的强心作用，对于离体蛙心、豚鼠心脏及猫心乳头肌牛黄均能明显增强心肌收缩力，同时心率增加。猪去氧胆酸、牛胆酸、牛磺酸等均有强心效果，但胆红素反而抑制心脏。以人工牛黄为主要成分之一的清开灵Ⅰ号也具有强心效果，其强心机制与其能抑制心肌细胞膜ATP酶活性有关。小鼠仔鼠心肌细胞培养，牛黄能显著对抗高Ca^{2+}时心肌搏动细胞数的减少及心律不齐搏动细胞数和心率的增加；对于低Ca^{2+}所致心搏异常，牛黄也能使心搏异常正常化，表明牛黄水溶性成分中含有调节心搏异常的物质。由于在牛黄水溶性成分中牛磺酸的浓度为其他氨基酸的10~100倍，能竞争性抑制牛磺酸向胞内转移的β-丙氨酸能取消牛黄的抗心律失常作用，因而牛黄调节心脏活动的主要成分可能即是牛磺酸[14]。此外，牛黄还能抑制内毒素所致大鼠心率减少和心电图S-T段升高等缺血性心功能紊乱[15]，但有报告对于阻断LAD的麻醉犬，牛黄、麝香提取物无明显保护效果[13]。人工培植牛黄对离体蛙心也有显著强心效果[6]。

(2)降压　正常大鼠灌服、麻醉家兔静注牛黄均有显著降压效果，人工培植牛黄静注也能使兔血压降低[6]。对自发性或肾性高血压大鼠，牛黄灌服0.1 g/kg即有显著而持久的降压作用。对自发性高血压大鼠并能降低脑组织内SOD含量，降低MDA水平[17]，增加脑细胞外液的葡萄糖储备，降低乳酸含量，改善能量代谢，发挥脑保护作用[18]。胆酸钙、去氧胆酸、胆红素、SMC以及牛磺酸均有不同程度和特点的降压效果。由于牛黄能增加离体兔耳灌流量，对抗肾上腺素对血压和心脏的影响，因而牛黄的降压作用可能与扩张血管及抗肾上腺素作用有关。胆红素的降压与其心肌抑制活性有关。牛磺酸则系中枢性降压机制，其可能作用于中枢牛磺酸受体，调节血管张力。此外有报告牛黄及胆酸均可使豚鼠冠状血管收缩。

(3)生血　牛黄能显著促进红细胞生成，能使急性失血家兔网质细胞急剧增多，红细胞及血红蛋白恢复时间明显缩短。正常兔服用牛黄也可引起红细胞明显增加，摘除脾脏无影响。人工牛黄对环磷酰胺所致小鼠红细胞数的降低也有明显对抗效果。

(4)抑制血小板聚集及活化纤溶　对于胶原所致血小板聚集，牛黄有弱的抑制作用。对于纤维蛋白溶解，纤维蛋白平板法实验表明牛黄有强的纤溶活化作用[15]。

5. 抗病原微生物　体外试验中牛黄能使流行性乙型脑炎病毒直接灭活，于皮下感染乙脑病毒后24 h灌服，牛黄对小鼠的实验感染有显著的保护效果。人工牛黄、去氧胆酸钠、胆酸与胆红素都有一定的保护效果[19]，但牛黄对脑内感染的乙脑病毒无效。

6. 增强免疫　牛黄可显著提高小鼠腹腔巨噬细胞的吞噬活性，人工牛黄作用相似[20]。牛黄及胆酸钙对组织胺所致休克有保护效果，胆酸还能抑制豚鼠的过敏性休克。

7. 影响消化系统 牛黄有解痉作用，牛黄水提液可对抗乙酰胆碱（Ach）所致小鼠离体小肠痉挛，牛黄粉剂及水不溶部分也有抗Ach效果，去氧胆酸钠约为胆酸钠的这一效力的10倍，胆酸盐于肠道浆膜面产生抑制效果，但对黏膜面则可刺激豚鼠离体回肠收缩，剂量加大可致痉挛。胆红素较大剂量对离体大鼠十二指肠及豚鼠回肠则有兴奋作用。

牛黄具有显著的利胆作用，其水提液0.1 g/kg灌服即可使大鼠胆汁分泌明显增加。牛黄既能松弛奥狄括约肌，又能使胆总管弛缓。对猪奥狄括约肌的松弛作用以去氧胆酸为强，胆酸盐次之，但SMC则反使括约肌收缩。牛黄主要成分胆汁酸盐能促进脂肪、类脂质及脂溶性维生素的吸收。

8. 镇咳、祛痰、平喘 牛黄有呼吸兴奋作用。小鼠氨雾引咳法胆酸、去氧胆酸等有明显镇咳作用，胆酸钠静注20 mg/kg还能明显抑制电刺激猫喉上神经所致咳嗽反应。小鼠酚红排泌法及大鼠毛细管法均表明胆酸或去氧胆酸有祛痰效果。离体豚鼠肺灌流法表明胆酸钠能扩张支气管，并对抗组织胺、毛果芸香碱所致支气管痉挛，胆酸并对喷雾所致豚鼠支气管痉挛有平喘效果。人工牛黄在小鼠酚红排泌及犬气管痰液引流实验中均表明有祛痰效果。

9. 抗氧化 牛黄具有显著的抗氧化作用，京牛黄、东牛黄、培植牛黄及人工牛黄均能促进大鼠肝匀浆LPO的生成[21]，对于抗间二硝基苯[22]、二氯乙烯[23,24]、正已烷[25,26]以及大鼠局灶性脑缺血再灌注24 h和72 h两个时间段的大鼠[27]都有较强的抗氧化作用。培植牛黄也有良好效果[28-31]。

10. 抗癌 苯乙烯能够诱导HepG2细胞出现DNA断裂损伤，10 μmol/L的天然牛黄或胆红素能完全拮抗其损伤[32]。在体外，体外培植牛黄能诱导人肝癌HepG2细胞凋亡[33]，人工牛黄也对肉瘤37、肉瘤180有明显抑制作用。

11. 毒性 天然牛黄毒性较低，小鼠灌服的LD_{50}>15 g/kg或20 g/kg，每日灌服牛黄0.6 g/kg连续6 d无毒性表现，高血压大鼠每日灌服0.1 g/kg连续15周也未见各重要脏器有病理改变。牛黄腹腔注射则有一定毒性，对小鼠的LD_{50}为（675.8±152.1）mg/kg[6]。人工培植牛黄毒性相似，灌服对小鼠的LD_{50}>15 g/kg，腹腔注射为403.3 mg/kg[7]。牛黄各主要成分的LD_{50}为小鼠口服胆酸1.52 g/kg，去氧胆酸1.06 g/kg，胆酸>2 g/kg，去氧胆酸静注为0.15 g/kg，胆酸钠皮下注射为0.63 g/kg。人工牛黄每日灌服1.5 g/kg，连续5 d，仅见丛毛现象，但不引起死亡，腹腔注射的LD_{50}>1 g/kg。体外培育牛黄在3种剂量下（10 mg/mL，500 mg/kg）和染色体畸变100 μg/mL（不加代谢活化剂）和10 μg/mL（加代谢活化剂）下均致无诱变性。

【临床应用】

1. 高热神昏及惊痫 牛黄为中医急症“三宝”，即安宫牛黄丸、至宝丹、紫雪丹中前二者的主要组成药物，凡是急性传染、感染性疾病而呈高热烦躁、神昏谵语、惊厥昏迷等者均可用三宝顿挫热势，定惊醒神。三宝中清热力以安宫牛黄丸为最，紫雪丹次之，至宝丹又次；而开窍力则以至宝丹为最强。安宫牛黄丸多用于温热病邪、内陷心包、痰热闭窍、神志模糊；紫雪丹则多用于实火热结、高热抽搐、神昏烦躁；至宝丹则多用于痰热内闭、中风昏迷、神昏不醒。三宝最常用于颅内感染所致昏迷以及肝性脑病以至肺性脑病等，尤以于流行性乙型脑炎应用最广，临床报告甚多，一般认为对于重症患者以早日足量服用为佳；对于重症肝炎、肝性脑病则以安宫牛黄丸为常用，其对苏醒神志效果肯定，对烦躁等症状有持久的镇静效果。此外，宗安宫牛黄丸之意而制成了大量以牛黄为主成分之一的成方成药，如清开灵注射液、醒脑静注射液、安脑牛黄片、清热安宫丸、牛麝散、牛黄醒脑注射液等。醒脑静在肝昏迷的治疗中常用且效佳，牛黄千金散治小儿急惊风也有疗效。牛黄还可用于脑炎脑膜炎后遗症的治疗。

除昏迷惊痫本身外，牛黄制剂也常用治疗高热，如醒脑静注射液、牛黄醒脑Ⅰ号注射液，后者治疗支气管肺炎、上呼吸道感染等所致小儿高热105例，获2 d内退热者83例，3~5 d内退热者17例。

2. 急性呼吸道感染 急性肺炎、支气管炎、流感、上感等伴发热及局部炎症的疾病常用牛黄（多为人工牛黄）配制的多种成药治疗，如用人工牛黄片治疗小儿肺炎，小儿珍贝散治疗小儿气管炎、支气管炎。此外，牛黄还配入止咳化痰药或其本身以治疗咳嗽痰多，如报告用牛黄蛇胆川贝液或散治疗咳嗽153例或104例，结果获显效者分别为49.7%或35.6%，有效17.0%或37.5%，而获痊愈者分别为28.8%及21.2%，均有良好疗效，而以牛黄蛇胆川贝液疗效更佳。另以牛黄清脑片治疗急性支气管炎后咳嗽及上感咳嗽也有较好疗效，29例患者获痊愈者27例，另2例也好转。

3. 五官科炎症 急性咽炎、扁桃体炎等可用六神丸治疗有较好疗效。咽喉丸、六应丸等其效也佳。对于咽喉肿痛、口舌生疮、牙痛、目赤红肿而兼便秘者可用牛黄解毒丸治疗。报告35例复发性口疮以牛黄清心丸治之,结果显效5例,有效19例。

4. 皮肤科疾病 许多皮肤科感染,如疖、疔毒、痈肿、恶疮等可用六神丸外搽、用牛黄醒消丸内服等治之。另报告以牛黄解毒丸外搽治带状疱疹有较好疗效。以六神丸外治寻常疣,一般5~7 d可结痂脱落而愈。六神丸外搽内服治疗乳痈也有较好疗效,治疗38例均获效。

5. 其他 牛黄可能对肝癌有一定作用[35]。含牛黄的成药甚多,应用也广,故有许多不同类型的疾病都曾用牛黄制剂取效。如用牛黄醒脑注射液治疗新生儿和婴儿呼吸暂停症,轻症用药一次即不再发作,重症患儿可维持用药或加用他药。牛黄醒脑注射液抢救农药中毒也有较好效果。此外,牛黄清络散治疗血栓闭塞性脉管炎、牛黄解毒片治疗原发性血小板增多症、牛黄清心丸治疗肝炎转氨酶持续不降,以及用治顽固性呃逆、重症健忘等都取得一定疗效。

6. 不良反应 多种牛黄制剂都曾报告过能引起多种不良反应,值得注意,如牛黄解毒片、牛黄上清丸、清开灵等引起药疹、过敏等反应;牛黄解毒丸致消化道出血、血小板减少、过敏性休克及其他严重反应。

【附注】

天然牛黄除主要来源于黄牛胆石外,也常取自水牛*Bubalus bubalis* L.、牦牛*Bos grunniens* Linnaeus等的胆囊、胆管或肝管中的结石。

天然牦牛胆结石与黄牛者较为接近, 含胆红素1.74%~57.96%,但多在35%以上;含胆酸2.68%~6.74%。但有报告水牛胆结石所含成分与天然牛黄者相差甚大,胆酸含量较高,而胆红素含量低,乃至不能测出。人工培植牛黄及人工培植牦牛牛黄与天然牛黄化学成分及含量相近,如陕西报告人工培植牛黄胆红素含量为9.34%~18.78%,胆酸含量11.17%~23.83%,所含元素及氨基酸也相近似,胆红素含量较低而氨基酸较高[2,3]。人工培植牦牛牛黄胆红素含9.41%~30.90%,多集中于20%~30%;胆酸5.06%~14.46%,胆红素含量也略低于天然品。

(邓文龙)

参 考 文 献

[1]孙碧君,等.非洲水牛黄与天然牛黄化学成分比较.黑龙江医药,1998,11(2):82

[2]张启明,等.培植牛黄与天然牛黄化学成分比较研究:V.游离和总氨基酸的测定及比较.中药材,1991,14(9):15

[3]严克东,等.培植牛黄与天然牛黄化学成分比较研究:Ⅰ.胆红素和胆酸的含量比较.中药材,1990,13(10):11

[4]杨继凡,等.人工培植牛黄与其他牛黄药理作用的比较.中药材科技,1984,(4):14

[5]贺春阳,等.人工培养牛黄的药理作用.中草药,1988,19(5):21

[6]袁惠南,等.活体牦牛人工培植牛黄药理作用的研究.天然产物研究与开发,1991,3(2):61

[7]袁惠南,等.培植牛黄药理作用的研究.中国中药杂志,1991,16(2):105

[8]李培锋,等.胆红素含量不同的培植牛黄的镇静、镇痛及抗惊厥作用研究.内蒙古农牧学院学报,1998,19(3):22

[9]刘萍,等. 牛黄、唑吡坦单用及合用对大鼠脑纹状体中2种抑制性氨基酸递质含量的影响. 中国中药杂志,2010,36(7):904

[10]梁洁芳,等. 人工牛黄对实验性惊厥大鼠脑内海马及门区神经元丢失的抑制和GAD免疫反应阳性细胞的保护作用研究.中国病理生理杂志,2006,22(12):2414

[11]关红,等.胆红素含量不同的培植牛黄的解热作用研究.内蒙古畜牧科学,1998,(3):1

[12]李霞,等.人工培植牛黄抗炎作用及其机制的初步探讨.沈阳药科大学学报,2000,17(6):431

[13]李培锋,等.天然牛黄、培植牛黄和鸡胆汁对大鼠足跖肿胀率及炎性组织中PGE_2含量的影响. 中草药,1998,29(9):603

[14]高桥京子,等.动物生药牛黄对培养心肌细胞的作用.国外医学中医中药分册,1988,10(1):41

[15]松田秀秋,等.蟾酥、牛黄、麝香对缺血性心障碍的作用.国外医学中医中药分册,1983,(6):52

[16]沈幼棠.牛黄和麝香的提取物与氢化可的松对缺血心肌作用的比较.中国药理学通报,1987,3(1):27

[17]高欣,等. 天然牛黄对自发性高血压大鼠收缩压的影响和脑保护作用.武警医学院学报,2008,17(6):485

[18]曹红波,等. 天然牛黄对自发性高血压大鼠脑细胞外液能量代谢及海马组织SOD活性与MDA含量的影响.时珍国医国药,2008,19(2):345

[19]金恩源,等.天然牛黄及其主要成分的制剂对流行性乙型脑炎病毒实验感染的影响.中草药,1983,(12):20

[20]吴铁,等.牛黄对小鼠腹腔巨噬细胞吞噬功能的影响.中草药,1984,(2):30

[21]叶凤阁,等.牛黄的抗脂质过氧化作用研究.中国医药学报,1998,13(2):69

[22]马文军,等.牛黄抗间二硝基苯所致氧化作用的研究.环境与职业医学,2006,23(3):231

[23]郜昌松,等. 牛黄及胆红素对三氯乙烯染毒小鼠脂质过氧化的拮抗作用.中国职业医学,2005,32(2):43

[24]郜昌松,等. 牛黄对三氯乙烯致ICR小鼠DNA损伤的影响. 现代预防医学,2004,31(4):483

[25]郜昌松,等.牛黄及制剂对正己烷致小鼠肝、肾脂质过氧化的保护作用研究.中国职业医学,2006,33(6):417

[26]王天成,等.胆红素和牛黄拮抗正己烷致小鼠脂质过氧化作用的初步研究.中国工业医学杂志,2004,17(6):356

[27]李传云,等.牛黄、栀子配伍对大鼠局灶性脑缺血再灌注不同时段脂质过氧化损伤的影响.中国医药学报,2004,19(9):528

[28]袁春莲,等.化学发光法研究培植牛黄清除O_2^-的作用.中草药,1998,29(5):328

[29]王芬.培植牛黄抗氧化作用的研究.辽宁中医杂志,2005,32(1):73

[30]蔡红娇,等.体外培育牛黄耐缺氧和清除自由基作用的研究.中药药理与临床,2003,19(6):20

[31]蔡红娇,等.体外培育牛黄抗衰老作用的实验研究.中医药临床杂志,2006,18(6):608

[32]魏雪涛,等.胆红素及牛黄拮抗苯乙烯所致肝癌细胞株损伤.中国公共卫生,2004,20(4):442

[33]汪世元,等.体外培育牛黄诱导人肝癌HepG2细胞凋亡的实验研究.华中科技大学学报(医学版),2005,34(6):754

[34]徐以平,等.体外培育牛黄的诱变性研究.癌变·畸变·突变,2003,15(1):35

[35]李羚青,等.牛黄在肝癌治疗中的作用机制及临床研究进展.湖北中医杂志,2009,31(11):77

牛蒡子 Arctii Fructus niu bang zi

本品为菊科植物牛蒡*Arctium lappa* L.的干燥成熟果实,又名大力子。味辛、苦,性寒。有疏散风热、宣肺透疹、解毒利咽等功能。用于风热感冒、咳嗽痰多、麻疹、风疹、咽喉肿痛、痄腮、丹毒和痈肿疮毒等。

【化学成分】

牛蒡子的主要成分为木脂素类(lignans),其代表性成分为牛蒡苷(arctiin),其含量为1.49%~6.25%[1,2],有报道可高达8.4%[3]。牛蒡苷(arctiin)水解生成牛蒡子素(arctigenin)[4],在牛蒡子中牛蒡子素的含量为0.05%~0.62%[1,2,5]。另从牛蒡子中分离出新木脂素类(neolignans),属倍半木脂素类(sesquilignans),如牛蒡酚(lappaol)A、B、C、D、E、F和H[6-8]。从牛蒡子中分离出的其他木脂素类成分有罗汉松脂素(matairesinol)[9,10],异牛蒡酚A、C[10],新牛蒡素(neoarctin)A、B[11,12]和双牛蒡子素(diarctigenin)[13]等。牛蒡子含挥发油0.2%[14]、脂肪油25%~30%[15]、甾体化合物胡萝卜苷(daucosterol)[12]、牛蒡甾醇(gobosterin),维生素A样物质,维生素B_1 440 μg%[16]及少量生物碱[6]。

【药理作用】

1.心脑血管系统 牛蒡子苷对离体蛙心有麻痹作用、对蛙下肢及兔耳血管呈扩张作用[15]。牛蒡子中所含木脂素成分有钙拮抗剂活性[17-19],其中罗汉松脂素的IC_{50}为1.4×10^{-5} mol/L,牛蒡子苷元8.6×10^{-6} mol/L、牛蒡酚E 6.6×10^{-4} mol/L[18]、trachelogenin 1.1×10^{-6} mol/L,后者对自发性高血压大鼠有持久的降压作用[19]。

2.抗凝血 给血瘀大鼠灌胃牛蒡子生药提取物(牛蒡子总木脂素)100~200 mg/kg,每日1次,连续7 d,能明显降低急性血瘀大鼠的全血黏度、红细胞聚集指数和还原黏度,明显延长血瘀大鼠的凝血酶原时间(PT)和活化部分凝血活酶时间(APTT时间)[20]。牛蒡子苷能明显降低急性血瘀大鼠全血黏度、红细胞聚集指数、红细胞刚性指数和还原黏度,明显延长血瘀大鼠PT和APTT时间,降低纤维蛋白原(Fib)浓度[21]。实验表明牛蒡子总木脂素或牛蒡子苷均能显著改善血瘀证大鼠的血液流变学,有抗凝血作用。

3.抑制平滑肌和骨骼肌收缩 牛蒡子对离体家兔子宫及肠呈抑制或麻痹作用,对运动神经和骨骼肌有麻痹作用,此外有轻度泻下作用[15]。牛蒡苷元对氯化钾引起的离体大鼠气管、结肠、肺动脉和胸主动脉平滑肌收缩有非竞争性拮抗作用,对氯化钙引起的离体豚鼠气管平滑肌的收缩也有非竞争性拮抗作用,对乙酰胆碱诱发的离体豚鼠气管平滑肌的两相收缩只明显抑制第一时相的收缩,实验表明牛蒡苷元对平滑肌的松弛作用可能是由于阻滞电压依赖性钙通道和内钙释放所致[22]。

4.抗肾病变 牛蒡子苷元腹腔注射对氨基核苷(PA)所致大鼠肾病变及抗肾血清所致免疫性肾炎均有抑制作用,能抑制尿量的增加,并改善血清生化指标[23-25]。对PA所致肾病变,牛蒡子苷腹腔注射无效,但口服有效,可能其在消化道内水解苷元而发挥抗肾病变作用[23,24]。

牛蒡子粉、水提物、醇提物,每日用量均相当生药

2.5 g，给大鼠口服或灌胃给药，连续用药6周，对链脲佐菌素(STZ)所致糖尿病肾病有明显治疗作用，明显改善大鼠多饮、多食、多尿和消瘦等症状，降低微白蛋白排泄率，减少肾重/体重比，与模型组比较有明显差异，其中醇提物组作用最好。模型组大鼠肾组织胶原蛋白在高糖环境下发生明显的非酶糖基化，使肾组织受到损伤，牛蒡子醇提物治疗组肾皮质胶原含量明显低于模型组，说明牛蒡子醇提物可能有减轻糖尿病大鼠非酶糖基化，有保护肾功能的作用。模型组大鼠肾皮质胞膜蛋白激酶C(PKC)活性明显升高，胞浆PKC活性降低，而牛蒡子治疗组胞浆、胞膜PKC活性无明显变化，其中醇提物治疗组与模型组比较有显著差异，表明牛蒡子及其提取物可能通过阻止激活的通路起到治疗糖尿病肾病的作用[26,27]。单核趋化蛋白(MCP-1) mRNA是最重要的趋化单核细胞在组织浸润的细胞因子，牛蒡子醇提物可减轻MCP-1 mRNA表达，可改善糖尿病大鼠肾损害。糖尿病大鼠转化生长因子β_1(TGF-β_1)mRNA的表达明显升高，TGF-β_1在糖尿病肾病发病中起重要作用，牛蒡子减轻TGF-β_1mRNA表达，牛蒡子醇提物疗效更显著。实验表明牛蒡子改善大鼠糖尿病肾病的作用机制可能与降低尿蛋白、尿微量白蛋白及肾脏TGF-β_1和MCP-1 mRNA表达有关[28]。给阳离子牛血清白蛋白(cBSA)性肾小球肾炎大鼠灌胃牛蒡苷(arctiin)30、60、120 mg/(kg·d)，连用3周，能使血清肌酐(Scr)和血尿氮(BUN)降低，24 h尿蛋白明显减少，内源性肌酐廓清率(ECcr)显著增加。肾损伤参数、多形核白细胞增生和浸润、纤维蛋白样坏死、肾脏局部增生和间质浸润等均有所改善。此外，牛蒡苷明显降低丙二醛(MDA)水平，减少含有间白细胞素(IL-6)和肿瘤坏死因子(TNF-α)炎症前的胞质分裂，抑制核因子卡巴粒κB(NF-κB)DNA连接活性，增强超氧化物歧化酶(SOD)的活性。实验表明牛蒡苷对大鼠cBSA性肾小球肾炎有明显改善作用[29]。

5. 降血糖和抗糖尿病 牛蒡子提取物有显著持久的降低大鼠血糖作用，并使碳水化合物耐量增高[15]。牛蒡子醇提物75、150 mg/kg分别给小鼠腹腔给药，每天1次，连续1周，结果对正常小鼠血糖水平和四氧嘧啶型糖尿病血糖水平均有降低作用；牛蒡子醇提物75、150 mg/kg灌胃，每天1次，连续10 d，结果大剂量组能降低小鼠肝糖原的代谢产生[30]。

在造模2 d后，灌胃给四氧嘧啶所致糖尿病小鼠牛蒡子无水乙醇提取物(A组)、水提取物(B组)和75%乙醇提取物(C组)，给药量均为生药2.1 g/kg，连续8 d，有明显的降血糖作用，其中A组效果最好，与空白对照组相当。牛蒡子的三种提取物均有抑制α-葡萄糖苷酶作用，其中A组对α-葡萄糖苷酶的抑制率最高。实验表明牛蒡子提取物的降血糖作用可能与其抑制α-葡萄糖苷酶活性有关[31]。给四氧嘧啶造型糖尿病小鼠和高血糖高血脂大鼠分别灌胃牛蒡子总木脂素(Total lignan)2.0、1.0、0.5 g/kg和1.38、0.69、0.35 g/kg，连续10 d，使血糖、甘油三酯和总胆固醇显著降低，葡萄糖耐量、血清胰岛素和高密度脂蛋白胆固醇升高。提示牛蒡子总木脂素可作为糖尿病的辅助治疗药物[32]。

6. 抗炎 在体外研究牛蒡子素(arctigenin)的抗炎作用机制，发现其对巨噬细胞RAW264.7细胞和THP-1细胞，剂量相关地抑制脂多糖(LPS)诱导的一氧化氮(NO)的过量产生，抑制含有肿瘤坏死因子-α(TNF-α)和白介素-6(IL-6)的胞质在炎症前分泌。牛蒡子素也强烈抑制可诱导的氧化氮合成酶 (iNOS)的表达和活性，而对环氧合酶-2(COX-2)的表达和活性没有影响[33]。双牛蒡子素(diarctigenin)在酵母多糖或脂多糖(LPS)激活的巨噬细胞，也能抑制一氧化氮、前列腺素E(2)、TNF-α和白介素-1β等的产生。双牛蒡子素能减少酵母多糖诱导的iNOS的mRNA合成。κB(NF-κB)在炎症基因转录中起关键性作用，双牛蒡子素能抑制其转录活性及DNA连接能力，但不影响抑制性卡巴粒B的磷酸化和降解[34]。

7. 影响机体免疫功能 牛蒡子醇提物分别按1.0、2.0 g/kg给小鼠灌胃，每天1次，连续7 d，能明显提高正常小鼠的淋巴细胞转化率；对小鼠α-醋酸萘酯酶(ANAE)阳性T淋巴细胞有明显的增加作用，还可增加抗体生成细胞的形成，增强小鼠腹腔巨噬细胞的吞噬功能，表明牛蒡子醇提物能够增强机体免疫系统的功能[30]。牛蒡子的甲醇提取物生药0.05 g/mL，有中等抗补体活性，其有效成分牛蒡酚C、异牛蒡牛蒡酚C均有一定抗补体活性[10]。

8. 抗癌 牛蒡子的粗制浸膏粉500 μg/mL在体外对人子宫颈癌细胞JTC26的抑制率在90%以上[35]；牛蒡子粗提物，牛蒡子苷及其苷元，牛蒡酚A、C、F在体外对人子宫颈癌细胞JTC26及人正常胎儿成纤维细胞HE-1的增殖均有一定的抑制作用，粗提物具有一定的选择性，在较低剂量时，就能抑制其增殖[36]。在肿瘤接种24 h后，按1、2、4 g/kg体重剂量灌胃牛蒡子醇提物，对小鼠宫颈癌有抑制作用，对实体瘤各组的抑制率分别为31.7%、49.7%和57.4%，对腹水瘤各组的生命延长率分别为39.8%、46.6%和62.5%，表明对小鼠宫颈癌U-14的生长有一定的抑制作用[37]。牛蒡苷和牛蒡子素对人的肝癌HepG2细胞有细胞毒性作用[38]。

在人肝癌HepG2细胞培养液中分别加入牛蒡子苷(arctiin)0.5、1、1.5 mg/L，牛蒡子苷能抑制HepG2细胞生长；阻滞HepG2细胞周期于G0/G1期，并诱导细胞凋亡；通过下调Bcl-2蛋白表达，上调Bax蛋白表达，诱导HepG2细胞凋亡。实验表明牛蒡子苷对体外培养的HepG2细胞生长有抑制作用，其作用机制之一是通过诱导肝癌HepG2细胞凋亡[39]。

在胰腺癌细胞(CAPAN-1)培养液中分别加入牛蒡子苷0.5、1、1.5 mg/mL，培养72 h，牛蒡子苷能抑制CAPAN-1细胞生长；阻滞CAPAN-1细胞周期于G0/G1期，并诱导细胞凋亡；通过上调Bax蛋白表达，下调Bcl-2蛋白表达，诱导细胞CAPAN-1凋亡。给BAL/BC裸小鼠腋窝皮下接种CAPAN-1细胞2×10^6个(0.1 mL)，接种后第8天，腹腔注射牛蒡子苷10 mg/kg，连续10 d，牛蒡子苷能抑制荷瘤小鼠肿瘤生长，抑瘤率为41.7%。实验表明牛蒡子苷有抗胰腺癌活性，其作用机制之一是诱导细胞凋亡[40]。牛蒡子70%乙醇提取物对白血病MH60有强大抗增生作用，其活性成分有牛蒡子素、罗汉松脂素和二脱氢牛蒡子素(didehydroarctigenin)等，其中牛蒡子素抗增生作用最强，对MH60细胞的IC_{50}为1.0 μmol/L[41]。

9. 抗诱变 在Ames试验中，牛蒡子水提取物对直接诱变剂苦酮酸(picrolonic acid)和间接诱变剂苯并芘(Bap)的诱变均有抑制作用。此外，对DMBA诱发的大鼠骨髓染色体畸变也有抑制作用[42]。其抗诱变因子是一种分子量大于30万的多阴离子表面活性物质(polyanionic substance)[43]。Ames试验表明牛蒡子醇提取液(A液)对不同菌株、不同诱变剂的抗突变作用明显高于牛蒡子水提取物(B液)，成分分析表明A液的总多酚含量显著高于B液，表明牛蒡子的抗诱变作用与多酚含量密切相关[44]。

10. 抗微生物 牛蒡子100%煎剂在试管内对金葡菌[6]、肺炎球菌、乙型链球菌和伤寒杆菌有不同程度的抑制作用[45]；在体外对副流感病毒仙台株有抑制作用(1:160)[46]。牛蒡子水煎剂、牛蒡苷和牛蒡苷元，在体外对大肠杆菌、枯草杆菌、金葡菌、白色念珠菌和绿脓杆菌均有抗菌作用。牛蒡子水煎剂的抑菌作用较弱，抑菌圈直径小于10 mm；牛蒡苷的抑菌作用较强，抑菌圈直径为10~14 mm；牛蒡苷元的抑菌作用最强，抑菌圈直径大于15 mm[47]。给感染流感病毒的NIH小鼠灌胃牛蒡子苷元，剂量分别为1、10和100 μg/kg，连续5 d。结果：10和100 μg/kg剂量组对小鼠流感性肺炎有显著治疗作用，与模型组比较有显著性差异。100 μg/kg剂量组能显著降低流感病毒小鼠的死亡率，其存活率与模型组比较有显著性差异[48]。牛蒡子80%乙醇提取物对甲型流感病毒FM_1株有明显抑制作用。采用血凝试验方法测定，牛蒡子提取物组与病毒对照组比较，血凝效价降低，其抑制作用时间1~24 h，其抑制作用强度随药物浓度降低而减弱。牛蒡子提取物在100、50及25 mg/mL时，对感染流感病毒的鸡胚有预防和治疗作用，且在100 mg/mL时的预防作用明显优于阳性对照病毒唑组[49]。水浸剂(1:2)在试管内对堇色毛癣菌、同心性毛癣菌、许兰黄癣菌、奥杜盎小芽孢癣菌、铁锈色小芽孢癣菌、羊毛状小芽孢癣菌、腹股沟表皮癣菌、红色表皮癣菌、星形奴卡菌等皮肤真菌有不同程度的抑制作用[50]。

11. 其他 在1~3日龄ICR小鼠四肢肌肉培养5~6 d时，加入终浓度为4、2.5、1 μg/mL牛蒡子苷，继续培养24 h。在牛蒡子苷终浓度达到2.5 μg/mL时，能极显著抑制骨骼肌细胞cAMP磷酸二酯酶活性，显著提高细胞内cAMP水平，极显著促进肌细胞总蛋白质的合成[51]。给大鼠灌胃牛蒡子提取液，使心肌、肝脏、肾脏、脑和股四头肌组织内超氧化物歧化酶(SOD)活性显著增高，可能作为新型运动补剂为运动员提高成绩提供帮助[52]。

12. 药代动力学 在小鼠口服牛蒡子木脂素后5 min，在血液中即可检出牛蒡子苷，15~30 min血药浓度达高峰，1 h后开始下降。牛蒡子苷在体内为二室模型分布，在各脏器内的浓度由高到低的顺序为肝>肾>心>脑。牛蒡子苷的体内吸收和消除均很快。牛蒡子苷的主要动力学参数为A=37.312 5 μg/mL；B=7.898 5 μg/mL；α =0.0055 mL；β =0.0005 mL；K_α =0.4789 min；$T_{1/2\alpha}$ = 125.0083 min；$T_{1/2\beta}$ =1426.7556 min；K_{10} =0.0019 min；K_{21}=0.0014 min；K_{12}=0.0027 min；C_{max}=42.7863 μg/mL；T_{max}= 9.660 0 min；AUC=22.8789 μg/mL[53]。

13. 毒性 牛蒡子提取物毒性较小。牛蒡子苷能引起蛙、小鼠和兔强直性惊厥、呼吸细弱，随后运动消失，最后转入麻痹状态[15]。

【临床应用】

1. 传染病 麻疹不透可用牛蒡子配葛根、蝉蜕、薄荷和荆芥水煎服[4]，小儿风疹配荆芥水煎服[54]。在猩红热流行时，以牛蒡子炒研粉温开水送服，有一定预防作用[4]。

2. 炎症性疾病 牛蒡子对急性咽炎、扁桃体炎有较好疗效[54]。治疗咽喉肿痛可用牛蒡子配板蓝根、橘皮、薄荷及甘草水煎服[4]。利咽微囊含片(牛蒡子、橘皮、板蓝根等8味)对慢性咽炎[55]、牛蒡甘橘汤(牛蒡子、连翘、玄参等10味)对小儿化脓性扁桃炎[56]有较好疗效。

牛蒡子汤加减治疗膝关节骨性关节炎98例，疗效较好，总有效率94.9%[57]。用牛蒡子冲剂每次1.5~3 g，每日2~3次，治疗小儿慢性鼻窦炎48例，均有较好疗效[58]。

3. 肾脏疾病 牛蒡子复方(配石韦、黄芪、白术、益母草、茯苓等)，每日1剂，水煎服，1个月为1个疗程，治疗肾性蛋白尿25例，临床治愈16例，好转7例，无效2例[59]。复方牛蒡子合剂(牛蒡子与黄芪的醇提物)，每次1包(相当生药各30 g)，每日2次，饭后口服，疗程3个月，能减少尿蛋白、尿白蛋白，改善餐后血糖和脂质代谢，总有效率80.6%[60]。

4. 糖尿病 牛蒡子粉剂，每次1.5 g，每日3次，用中药复方(黄芪、党参、麦冬、熟地、山萸肉、茯苓，水煎，每日1剂)送服，治疗Ⅱ型糖尿病48例，结果对改善糖尿病患者全身情况及降低和稳定血糖有较好疗效。另用参芪地黄酒加牛蒡子，治疗Ⅱ型糖尿病16例，有明显降糖及稳定血糖作用[61]。

5. 神经系统疾病 牛蒡子纠偏汤(牛蒡子、白芷、女贞子、旱莲草)治疗外周性面神经麻痹47例，治愈40例，好转7例[62]。牵正散加味(白附子、全蝎、僵蚕、防风、钩藤、牛蒡子)，重用牛蒡子，治疗周围性面神经麻痹42例，结果38例痊愈，4例明显好转[63]。牛蒡子复方治疗三叉神经痛30例，结果治愈21例，好转9例，全部有效[64]。牛蒡子汤(牛蒡子、草决明、当归等7味)对头痛有疗效[65]。

6. 其他 牛蒡子略炒后研末，每次服3 g，每日2次，治疗扁平疣20余例，都收到了满意疗效[66]。以生牛蒡子捣碎，开水冲泡代茶饮服，每日3次，治疗习惯性便秘40例，结果治愈22例，显效10例，好转4例，总有效率90%[67]。牛蒡子为主治疗颈椎病78例，疗效较好，总有效率100%[68]。

7. 不良反应 一患者因发热、咳嗽，自采鲜牛蒡子约50 g，煎后服用一半即引起中毒，30 min后出现神志恍惚，呼之不应，瞳孔不等大，对光反射迟钝，面色潮红，烦躁不安，四肢有抽动现象，皮肤潮湿，肉眼血尿等症状，经抢救治愈[69]。

【附注】

1. 牛蒡根 有祛风热、消肿毒的功能。用于风毒面肿、头晕、咽喉热肿、齿痛、咳嗽、消渴、痈疽疮疥等症[15]。在日本广泛食用[10]。根中含多量菊糖(inulin)，干重占33.5%~45%，蛋白质11.3%，脂类18.5%、灰分3.8%等[4,70]。根中尚含多种多酚物质，如咖啡酸、绿原酸、异绿原酸等[15]，多种挥发性成分[15,71,72]，多烯物质0.001%~0.002%，牛蒡酸(arctic acid)[15]。此外含有果胶性多糖[73]、三萜类和甾醇类[74]，以及黏液质、鞣质[75]和5种有抗氧化作用的咖啡酰奎尼酸衍生物[76]。根中所含多烯物质有抗菌及抗真菌作用[15]，并从根中分离到抑制肿瘤生长的物质[77]。根的热水提取物中所含可溶性食用纤维，具有强大的抗诱变作用[78]。给大鼠口服牛蒡根煎剂30 d，使肝和血清中超氧化物歧化酶(SOD)的活性显著升高，脑和血清中丙二醛(MDA)的含量明显下降，肝、脑和血清中脂褐质(lipofuscin)的含量显著降低。使SOD活性升高，MDA和脂褐质含量降低，可能是牛蒡子抗衰老作用的主要机制[79]。牛蒡根对四氯化碳或醋氨酚所致雄性ICR小鼠肝损害具有保护作用，能剂量相关地抑制血清谷草转氨酶 (SGOT) 和血清谷丙转氨酶(SGPT)的升高，减轻肝损害的程度。牛蒡根能防止四氯化碳或醋氨酚所致谷胱甘肽 (GSH) 和细胞色素P450的降低，降低丙二醛(MDA)的含量，可能与其保肝作用有关。此外牛蒡根提高肝细胞的抗氧化作用，消除四氯化碳或醋氨酚所致毒性代谢产物对肝脏的损害[80]。

2. 牛蒡茎叶 用于治疗头风痛、烦闷、金疮、乳痈、皮肤风痒等[15]。叶中含蛋白质、脂肪、糖类、灰分、游离氨基酸、无机成分、黏液质、挥发油、维生素C[81]等。由叶中分离出旱麦草烯(eremophilene)、富克酚(fukinone)、蜂斗叶酮(petasitolone)、富克交酯(fukinanolide)、β-桉叶油醇 (β-eudesmol)、蒲公英甾醇(taraxasterol)、脱氢富克酮(dehydrofukinone)、牛蒡醇(arctiol))等[82]。此外从牛蒡叶中分离出一种倍半萜内酯类毒性成分onopordopicrin[83]。牛蒡叶也含有牛蒡苷(arctiin)和牛蒡子素(arctigenin)[84]。牛蒡叶所含抗菌物质，对金葡菌最小抑菌浓度为400 μg/mL[15]。有报道鲜牛蒡叶治疗猩红热、急性乳腺炎及外治疮疡有一定疗效[54]。

（马金凯）

参 考 文 献

[1]孙文基，等.牛蒡子中牛蒡苷及其苷元薄层扫描内标法测定.药物分析杂志，1993，13(3)：178

[2]李慧义，等.RP-HPLC法测定牛蒡子中木脂素的含量.药学学报，1995，30(1)：41

[3]程新萍，等.牛蒡子中牛蒡苷的含量考察.西北药学杂志，1998，13(3)：139

[4]《全国中草药汇编》编写组.全国中草药汇编(上册).北京：人民卫生出版社，1976：205

[5]李慧义，等.牛蒡子中木脂素的薄层扫描测定.色谱，1995，13(4)：277

[6]中国医学科学院药物研究所,等.中药志(第3册).北京:人民卫生出版社,1984:250

[7]Akitami I,et al. Lappaol A and B,movel lignans from Arctium lappa. *Tetrahedron Lett*, 1976,44:3961

[8]Akitami I,et al. New sesquilignans from Arctium lappa 2. The structure of l appol C,D and E. *Agric Biol Chem*,1977,41(9):1873

[9]山内咸,他.牛蒡子の成分につソて.药学雑誌,1976,96(12):1492

[10]Yoshitern O,et al.牛蒡瘦果中木脂素类似物的抗补体活性.国外医学中医中药分册,1990;12(2):61

[11]Wang Hai Yan,et al.Neoarctin A from Arctium lappa L. Chin. *Chem. Lett*. 1995,6(3):217

[12]王海燕,等.牛蒡子化学成分的研究.药学学报,1993,28(12):911

[13]Han Byung Hoon,et al. A butyrolactone lignan dimer from Arctium lappa. *Phytochemistry*. 1994,37(4):1161

[14]罗永明,等.牛蒡子挥发油成分的GC-MS分析.中药材,1997,20(12):621

[15]江苏新医学院.中药大辞典(上册).上海:上海科学技术出版社,1977:429,431,435

[16]刘寿山,中药研究文献摘要(1820-1961).北京:科学出版社,1963:111

[17]三川潮.生药的生物活性成分.国外医学中医中药分册,1988,10(3):26

[18]市川和雄,等.生药中Ca离子拮抗剂样活性成分的检索木脂素的构效关系.国外医学中医中药分册,1987,9(2):54

[19]Ichikawa K,et al. The calcium-antagomist activity of lignans. *Chem Pharm Bull*,1986,34(8):3514

[20]唐春红,等.牛蒡子总木脂素对血瘀大鼠血液流变学的影响.生物医学工程学杂志,2004,21(4-Suppl):43

[21]郑一敏,等.牛蒡子苷对血瘀大鼠血液流变学的影响.中国现代应用药学,2006,6:14

[22]高阳,等.牛蒡苷元钙拮抗作用的研究.中草药,2000,31(10):758

[23]长谷川雅之.五味子、牛蒡子及细辛成分的抗肾病变作用(木脂素素类药理研究-1).国外医学中医中药分册,1990,12(6):47

[24]徐强,等.日本中药研究的动向——日本药学会第109届年会报告综述.中国中药杂志,1990,15(2):35

[25]长谷川雅之.木脂素类的药理学研究(Ⅲ)——牛蒡子苷元对免疫性肾炎的抑制作用.国外医学中医中药分册,1991,13(2):53

[26]王海颖,等.牛蒡子及其提取物对大鼠肾皮质糖基化终产物的影响.上海中医药大学学报,2004,18(3):48

[27]王海颖,等.牛蒡子提取物对糖尿病大鼠肾脏蛋白激酶C活性作用的研究.中国中医基础医学杂志,2002,8(5):62

[28]王海颖,等.牛蒡子提取物对糖尿病大鼠肾脏病变作用机制的实验研究.中成药,2004,26(9):745

[29]Wu JG,et al.Ameliorative effects of arctiin from Arctium lappa on experimental glomerulonephritis in rats. *Phytomedicine*. 2009 Jun 11.[Epub ahead of print]

[30]阎凌霄,等.牛蒡子提取物对小鼠免疫功能及血糖的作用.西北药学杂志,1993,8(2):75

[31]徐朝晖,等.牛蒡子提取物的降血糖作用.中草药,2005,36(7):1043

[32]Xu Z,et al. The antidiabetic activity of total lignan from Fructus Arctii against alloxan-induced diabetes in mice and rats. *Phytother Res*,2008,22(1):97

[33]Thao F,et al.In vitro anti-inflammatory effects of arctigenin,a lignan from Arctium lappa L.through in hibition on iNOS pathway. *J Ethnopharmacol*,2009,122(3):457

[34]Kim BH,et al.Diarctigenin,a lignan from Arctium lappa,down-regulated zymosan-induced transcription of inflammatory genes through suppression of DNA binding ability of nuclear factor-kappa B in macrophages. *J Pharmacol Exp Ther*,2008,327(2):393

[35]佐藤昭彦.新しい抗ガン生藥の探究.漢方研究,1979,(2):51

[36]佐藤昭彦.关于生药类抗肿瘤性的研究.国外医学中医中药分册,1987,9(2):47

[37]耿果霞,等.牛蒡子醇提物抑制小鼠宫颈癌U-14生长的研究.安徽农业科学,2006,34(21):5559

[38]Moritani,Shuzo,et al.Cytotoxic components of Bardanae Fructus(Goboshi). *Biol Pharm Bull*,1996,19(11):1515

[39]郑国灿.牛蒡子苷诱导人肝癌HepG2细胞凋亡的实验研究.中国病理生理杂志,2008,24(3):586

[40]郑国灿.牛蒡子苷对胰腺癌细胞抑制作用及其作用机制的实验研究.时珍国医国药,2008,19(10):2384

[41]王潞,等.牛蒡子苷元诱导人白血病细胞凋亡的作用及机制.药学学报,2008,43(5):542

[42]杨宝学.药用植物抗诱变作用研究进展.国外医学中医中药分册,1991,13(1):1

[43]Morita K,et al. A desmutagenic factor isolated from hurdook(Arctium lappa L.). *Mutat Res*,1984,129(1):25

[44]刘玲,等.牛蒡抗突变作用的研究.南京医科大学学报,1997,17(4):343

[45]重庆医药院第一附属医院内科中医中药研究组,等.192种中药及草药抗菌作用研究(初步报告).微生物学报,1960,8(1):52

[46]中医研究院中药研究所病毒组.中草药对呼吸道病毒致细胞病变作用的影响(续报).新医药学杂志,1973,(12):38

[47]刘堃.牛蒡子水煎剂、牛蒡苷和牛蒡苷元体外抗菌实验.天津药学,2008,20(4):10

[48]杨子峰,等.牛蒡子苷元体内抗甲1型流感病毒作用的研究.中药材,2005,28(11):1012

[49]王雪峰,等.牛蒡子提取物体外抗甲型流感病毒FM_1株的实验研究.中医研究,2007,20(6):18

[50]曹仁立,等.中药水浸剂在试管内抗皮肤真菌的观察.中华皮肤科杂志,1957,(4):286

[51]谷金妮,等.牛蒡子苷对小鼠原代骨骼肌细胞磷酸二酯酶活性及细胞生长的影响.中国农业科学,2008,41(7):2209

[52]黄龑,等.牛蒡子提取物对运动大鼠不同组织超氧化物歧化酶的影响.兰州大学学报(医学版),2008,(4):53

[53]胥秀英,等.牛蒡子苷在小鼠体内的分布状态及药代动力学研究.时珍国医国药,2006,17(5):698

[54]黄兴理.牛蒡的临床应用.赤脚医生杂志,1979,(7):22

[55]赵洪武,等.中药复方利咽微囊含片的制备.中草药,1990,21(4):109

[56]谭世萍.牛蒡甘橘汤治疗小儿化脓性扁桃体炎50例.四川中医,1988,6(7):45

[57]苏海涛,等.牛蒡子汤加减治疗膝关节骨性关节炎98例.中医药学刊,2005,23(11):2073

[58]吕仁柱,等.牛蒡子治疗小儿慢性鼻窦炎48例疗效分析.交通医学,2003,17(3):310

[59]王克勤,牛蒡子治疗肾性蛋白尿.中医杂志,1997,38(10):581

[60]王海颖,等.复方牛蒡子合剂治疗糖尿病肾病的临床观察.中国中西医结合杂志,2004,34(7):589

[61]吴涛.牛蒡子治疗Ⅱ型糖尿病.中医杂志,1997,38(10):581

[62]韩玉.牛蒡纠偏汤为主治疗面瘫47例.实用中医内科杂志,1988,2(3):128

[63]李晓三.重用牛蒡子治疗周围性面神经麻痹.中医杂志,1997,38(11):645

[64]朱树宽.牛蒡子治疗三叉神经痛.中医杂志,1997,38(11):645

[65]翟明义.牛蒡子汤治疗头痛.中原医刊,1982,(6):272

[66]张泽生,等.牛蒡子治疗扁平疣.中医杂志,1997,38(11):647

[67]李贯彻.单味牛蒡子治疗习惯性便秘.中医杂志,1997,38(12):709

[68]王亦专.牛蒡子为主治疗颈椎病78例.中国中医药杂志,2007,14(3):212

[69]郑偕扣,等.牛蒡子中毒病例报道.北京中医,2005,24(3):168

[70]Chalcarz W,et al. Evaluation of technological potential of pomaces from the production of juice from burdock (Succus bardanae). *CA*,1985,103:175475f

[71]Wachino T. et al.Volatile constituents of Arctium lappa Linn. *CA*,1985,103:52880b

[72]Obata. S,et al. Components of the roots of Arctium lappa. *CA*,1971,74:108136r

[73]Fuchigami M, et al. Pectic polysaccharides in edible burdock root. *CA*,1991,114:227699g

[74]Iochkova,I.et al. Triterpenoids and sterols from roots of Arctium lappa. *CA*, 1991,114:139932p

[75]中国医学科学院药物研究所.中草药有效成分的研究(第1分册).北京:人民卫生出版社,1972:418

[76]Mauta Y ,et al. Antioxidative caffeoyquinic acid derivatives in the roots of burdock(Arctium lappa L.). *J Agric Food Chem*,1995,43(10):2592

[77]刘寿山.中药研究文献摘要(1962-1974).北京:科学出版社,1979:167

[78]Hsieh Ching -Kuei, et al. Changes in chemical composition and antimutagenicity effect of burdock extract under various cooking durations. *CA*,1996:125:326866a

[79]Liu S,et al.An experimental research into the anti-aging effects of Radix Arctii Lappae.*J Tradit Chin Med*,2005,25(4):296

[80]Lin SC.Hepatoprotective effects of Arctium Lappa on carbon tetrachloride- and acetaminophen-induced liver damage. *Am J Chin Med*,2000,28(2):163

[81]Itabashi M,et al.Nutritional compositions of the leaves of Petasites japonicus Miq.,Ligularia tussilaginea Makino,Arctium lappa L. and Rumex japonicus Houttuyn. *CA*,1985,102:219794v

[82]Naya K,et al.Constituents of Arctium lappa. *Chem Lett*,1972,30:235

[83]Babosa -Filho J,et al.Isolation of onopordopicrin,the toxic constituent of Arctium lappa L. *J Bran Chem Soc*,1993,4(3):186

[84]L.iu S,et al. Isolation and identification of arctiin and arctigenin in leaves of burdock (Arctium lappa L.) by polyamide column chromatography in combination with HPLC-ESI/MS. *Phytochem Anal*,2005,16(2):86

牛 膝 Achyranthis Bidentatae Radix

niu xi

本品为苋科植物牛膝*Achyranthes bidentata* Bl.的干燥根,又名怀牛膝。味苦、甘、酸,性平。具有逐瘀通经、补肝肾、强筋骨、利尿通淋、引血下行等功能。用于经闭、痛经、腰膝酸痛、筋骨无力、淋证、水肿、头痛、眩晕、牙痛、口疮、吐血、衄血等。

【化学成分】

牛膝根内含有多种皂苷类成分，多为以齐墩果酸为苷元的三萜皂苷(triterpenoid saponin)；甾酮类，如α-菠甾醇、β-谷甾醇(β-sitosterol)、脱皮甾酮、红苋甾酮、25S-牛膝甾酮等；黄酮类(flavonoid)，如为槲皮素-3-O-去香苷(芸香苷)、槲皮素-3-O-葡萄糖苷(异槲皮素)、山柰酚-3-O-葡萄糖苷。糖类(saccharide)：具有增强机体免疫系统活性的多糖类成分。其他成分有谷甾醇、琥珀酸(succinic acid)、正丁基-β-D-吡喃果糖苷、尿囊素(allantoin)和磷酸镁等[1]。

【药理作用】

1. 舒张血管 牛膝有效成分总皂苷 (16 mg/mL)不仅对去甲肾上腺素(NE)引起的血管收缩有显著的抑制作用，可直接舒张血管平滑肌，并有剂量依赖关系。提示怀牛膝总皂苷能直接舒张血管和显著对抗α受体。而怀牛膝总甾体、总生物碱对血管平滑肌收缩作用的影响较弱[2]。

2. 兴奋子宫和抗生育 各种浓度(0.125、0.25、0.5、1.0 mg/mL)的牛膝总皂苷均有明显兴奋大鼠子宫平滑肌的作用，表现为子宫收缩幅度增加、频率加快、张力增加，有量效关系[3]。怀牛膝皂苷可使动物子宫平滑肌收缩幅度增高，频率加快，张力增加，子宫收缩曲线下面积亦显著增加，并呈一定的浓度依赖关系。在0.12 g/L浓度时，对不同生理状态下的大鼠离体子宫均有明显兴奋作用，但对幼龄子宫作用最弱，对晚孕子宫作用最强；对大鼠宫角平滑肌有明显兴奋作用，对宫颈兴奋作用不明显。在体家兔子宫实验发现，局部分别给0.06、0.12及0.24 g/L的怀牛膝皂苷A均有明显兴奋未孕及已孕家兔在体子宫的作用[4]。牛膝苯提取物50~80 mg/kg有明显的抗生育、抗着床及抗早孕作用；氯仿提取物80~120 mg/kg也有明显抗生育、抗着床作用，但无明显抗早孕作用。

实验前给大鼠吲哚美辛(每只75 mg)灌胃或浴槽内加吲哚美辛(20 mg/L)，均可明显减弱怀牛膝皂苷A对大鼠离体子宫的兴奋作用。氯丙嗪(0.5 mg/L)也可明显减弱怀牛膝皂苷A对未孕、已孕大鼠离体子宫的兴奋作用。提示怀牛膝皂苷A的子宫兴奋作用可能与5-HT及PG的合成与释放有关[5]。怀牛膝皂苷Ⅱ栓剂(250 mg/kg，灌胃)有很好的抗生育作用，也有很好的抗着床作用，灌胃用药的作用不及阴道给药；牛膝总皂苷栓剂(300 mg/kg)和灌胃给药也有一定的抗着床作用[6]。

3. 抗炎 不同剂量下的牛膝总皂苷能减轻大鼠和小鼠急性炎症反应，降低大鼠琼脂肉芽肿重量，延长热板上小鼠舔足时间，改善大鼠血液流变性[7]。给予小鼠腹腔注射牛膝煎剂有明显抑制酒石酸锑钾或醋酸所致的扭体反应。牛膝根提取液200%有较强的抗急性渗透性炎症的作用。实验表明，本品不降低大鼠肾上腺维生素C含量，也不能增加肾上腺总量，提示牛膝的抗炎作用并非通过肾上腺皮质系统起作用。抗炎作用可能是通过提高机体免疫功能，激活小鼠巨噬细胞系统，改善微循环，促进炎症病变的吸收等[8,9]。实验还表明，本品能显著升高血浆及血红细胞SOD活性，减少脂质过氧化产物-MDA含量，表明其有一定清除自由基的作用。本品对抗炎症因子和清除自由基的作用，可能是其抗炎、祛风湿的重要机制之一[10]。

4. 促细胞增殖 怀牛膝药物血清有较显著的促人胚肺二倍体成纤维细胞增殖能力[11]。牛膝的醇提取物的石油醚与乙酸乙酯萃取部位的混合物对成骨样细胞UMR106具有较强的促进增殖作用。发现怀牛膝含量较高的化合物——胡萝卜苷具有显著的促进细胞增殖的作用，且呈明显的剂量-效应关系。推断胡萝卜苷是牛膝中促进成骨样细胞增殖的活性成分之一[12]。

5. 延缓衰老 采用9月龄大鼠，以0.4 g/kg的怀牛膝粉拌食喂养至19月龄。结果表明牛膝可提高全血超氧化物歧化酶(SOD)的活性，可降低血清过氧化脂质(LPO)的形成。全血谷胱甘肽过氧化物酶(GSH-Px)的活性无显著性变化。牛膝具有延缓衰老之功效[13]。怀牛膝能明显提高DNA甲基化酶的活力，可能是其延缓衰老的机制之一[14]。

6. 增强免疫 牛膝多糖(ABP，60 mg/kg，10 d)经腹腔注射给药后，能显著提高正常及免疫低下小鼠红细胞C3b受体花环结合率和红细胞黏附免疫复合物花环结合率。表明ABP是一种免疫调节剂，能提高正常及免疫低下小鼠的红细胞免疫功能[15]。

川牛膝多糖体外在10~300 μg/mL浓度范围内，对细胞不具有直接毒性作用，能够促进B淋巴细胞增殖，增强小鼠NK细胞活性和腹腔巨噬细胞吞噬中性红活性，且随多糖浓度增高而增强，但对T淋巴细胞的增殖无促进作用。川牛膝多糖既具有体液免疫功能，又能提高NK细胞活性和小鼠巨噬细胞的吞噬能力，表明其免疫活性广泛[16]。牛膝多糖(ABPS)能增强单核细胞活性，上调单核细胞HLA-DRα表面分子的表达。提示ABPS有增强单核细胞的抗原呈递功能[17]。

7. 增强记忆力和耐力 以怀牛膝水煎液给小鼠连续灌服7 d，可明显改善戊巴比妥钠所致记忆力障碍，使跳台法首次跳下的潜伏期明显延长，5 min错误次数明显减少，使Y型壁法第3天正确反应率明显提高,且可延长小鼠负荷游泳时间[18]。

8. 抗肿瘤 牛膝提取物(0.625~10 mg/mL)对人白血病细胞株K562和人胃癌细胞BGC823有抗肿瘤活性,但对免疫功能没有抑制作用,且通过延缓肿瘤细胞周期、诱导凋亡、增强巨噬细胞对肿瘤细胞的杀伤作用及分泌细胞因子,如TNF-α、IL-6等参与其抗肿瘤机制[19]。川牛膝多糖对小鼠肉瘤(S180)的抑制率为10.00%~48.08%;对小鼠肝癌(H22)的抑制率为21.99%~42.21%;对环磷酰胺(Cy)所致正常或荷瘤小鼠外周血白细胞减少有极显著的回升作用。说明川牛膝多糖不仅有抗肿瘤作用,还能减轻Cy所致外周白细胞减少[20]。研究表明,牛膝中发挥肿瘤抑制作用的成分主要是皂苷类成分[21]。

9. 降血糖、降血脂 以链脲佐菌素制备大鼠糖尿病模型。结果显示,牛膝多糖(ABP)及其两种衍生物均能降低糖尿病大鼠的血糖,且牛膝多糖硫酸酯衍生物(S-ABP)的降糖效果优于ABP;S-ABP还能使糖尿病大鼠体重增加,血清总胆固醇(TC)、甘油三酯(TG)和低密度脂蛋白胆固醇(LDL-C)水平降低,高密度脂蛋白胆固醇(HDL-C)水平显著升高;ABP只能使糖尿病大鼠的HDL-C水平升高。牛膝多糖对糖尿病治疗及其并发症的控制有一定的作用[22]。

10. 改善血液流变性 怀牛膝和川牛膝水煎液对血瘀模型大鼠血液流变学和小鼠肠系膜微循环都能改善血液流变性,改善微循环状态,而以川牛膝水煎液改善微循环作用较强[23]。

11. 抗凝血 怀牛膝多糖(ABP)能延长小鼠凝血时间(CT)、大鼠血浆凝血酶原时间(PT)、白陶土部分凝血活酶时间(KPTT)。提示怀牛膝活血的功效可能与怀牛膝多糖ABP的抗凝血作用有关[24]。

12. 抗菌、抗病毒 复方土牛膝合剂对所试细菌的MIC介于0.025~0.400 g/mL之间,其中对金黄色葡萄球菌、乙型溶血性链球菌和肺炎球菌作用较强,对腺病毒的治疗指数为5.28,均显示有明显的抑制作用。结果表明复方土牛膝合剂有明显抗菌、抗腺病毒的效果[25]。

13. 毒性 促脱皮甾醇给小鼠腹腔注射时LD_{50}为6.4 g/kg,牛膝甾酮为7.8 g/kg,二者灌服时LD_{50}>9 g/kg。5 μL生牛膝(Ⅰ)、酒牛膝(Ⅱ)、盐牛膝(Ⅲ)醚提物(相当于250 mg生药)对鼠耳皮肤有致炎作用;Ⅰ的醚提物在0.04~125 mg/mL对CHL细胞染色体畸变率无明显影响;小鼠灌胃15 g/kg,连续3 d,孕鼠灌胃10 g/kg,连续10 d,Ⅰ、Ⅱ、Ⅲ对小鼠骨髓微核率及早孕率无明显影响[26]。

【临床应用】

1. 关节炎 采用单味牛膝50 g水煎内服,50 g水煎液冷却后用毛巾敷于患处,这样内服外洗的方法治疗关节炎,疗效显著。报道指出牛膝剂量在40 g以上方可奏效[27]。

2. 预防白细胞减少 将牛膝中提取的多糖精制而成牛膝精胶囊,在Ⅱ期临床试验中,对45例恶性肿瘤患者服用牛膝精胶囊,预防化疗所致白细胞减少。结果:治疗组有效率(60.0%)与对照组有效率(26.7%)比较有显著性差异,表明牛膝精胶囊确能预防化疗所致的白细胞减少[28]。

3. 上呼吸道感染 复方土牛膝颗粒治疗上呼吸道感染患者102例,总有效率为90.3%[29]。

4. 急慢性咽炎、扁桃体炎 选择急慢性咽炎、扁桃体炎患者120例,口服复方土牛膝糖浆30 mL(儿童酌减),每日3次,急性咽炎、扁桃体炎患者连服3 d为1个疗程;慢性咽炎、扁桃体炎患者连服7 d为1个疗程。治疗后根据局部症状、全身症状及体征进行评分,判定治疗结果。结果:急性咽炎、急性扁桃体炎患者应用复方土牛膝糖浆治疗效果明显;慢性咽炎、慢性扁桃体炎患者应用复方土牛膝糖浆治疗效果不明显。结果:应用复方土牛膝糖浆治疗急性咽炎、扁桃体炎临床效果满意[30]。

(周玖瑶 吴俊标)

参考文献

[1]王凯,等.牛膝的化学成分研究.长春中医药大学学报,2008,24(2):159

[2]郑洁珍,等.怀牛膝有效成分对血管平滑肌收缩作用的影响.安徽中医学院学报,2008,27(4):38

[3]王世祥,等.怀牛膝总皂苷对离体大鼠子宫的兴奋作用及机制研究.西北药学杂志,1996,11(4):160

[4]郭胜民,等.怀牛膝皂苷A对动物子宫平滑肌的作用.西安医科大学学报,1997,18(2):216

[5]郭胜民,等.怀牛膝皂苷A对离体大鼠子宫兴奋作用机制的研究.西安医科大学学报,1997,18(4):473

[6]刘建华,等.牛膝皂苷栓的抗生育作用研究.河南中医学院学报,2006,21(1):35

[7]高昌琨,等.牛膝总皂苷抗炎、镇痛和活血作用研究.安徽医药,2008,7(4):248

[8]戴伟礼.小鼠甲醛致痛模型筛选中药牛膝的镇痛作用.中成药,1989,(11):29

[9]史玉芬.中药抗炎抗菌作用的研究.中药通报,1988,13(7):44

[10]丁选胜,等.牛膝散对炎症因子及自由基的影响.南京中医药大学学报,1998,14(1):26

[11]袁秀荣,等.怀牛膝药物血清对人胚肺二倍体细胞增殖的影响.中国中医药信息杂志,2000,7(6):22

[12]高晓燕,等.牛膝中胡萝卜苷对成骨细胞的促进增殖作用及其含量测定.承德医学院学报,2003,20(1):1

[13]张志英,等.牛膝抗衰老作用的生物化学研究.山西医学院学报,1995,26(1):4

[14]初彦辉,等.怀牛膝抗衰老作用的实验研究.中国临床医药研究杂志,2003,(90):8797

[15]邵树军,等.牛膝多糖对小鼠红细胞免疫功能的影响.中国药物与临床,2002,2(5):281

[16]王剑,等.川牛膝多糖的体外免疫活性研究.应用与环境生物学报,2008,14(4):481

[17]王宇学,等.牛膝根多糖上调单核细胞免疫功能实验.中国医院药学杂志,2005,25(10):940

[18]马爱莲,等.怀牛膝对记忆力和耐力的影响.中药材,1998,21(12):624

[19]胡洁,等.中药牛膝提取物抗肿瘤活性的初步研究.中华微生物学和免疫学杂志,2005,25(5):415

[20]陈红,等.川牛膝多糖抗肿瘤作用初探.成都中医药大学学报,2001,24(1):49

[21]孟大利,等.牛膝中牛膝甾酮25位异构体构型的确定及其抗肿瘤活性的研究.沈阳药科大学学报,2004,21(4):266

[22]薛胜霞,等.牛膝多糖衍生物对糖尿病大鼠血糖及血脂的影响.中国药学杂志,2009,(2):107

[23]陈红,等.中药川、怀牛膝对小鼠微循环及大鼠血液流变学的影响.中国微循环,1998,2(3):182

[24]毛平,等.怀牛膝多糖抗凝血作用实验研究.时珍国医国药,2000,11(12):1075

[25]张然,等.复方土牛膝合剂抗菌和抗病毒作用的实验研究.抗感染药学,2006,3(3):136

[26]聂淑琴,等.炮制对牛膝特殊毒性的影响.中国中药杂志,1995,20(5):275

[27]吴敏田,等.牛膝内服外洗治疗膝关节炎.河南中医药学刊,1995,10(4):60

[28]王为,等.牛膝精胶囊预防肿瘤化疗所致白细胞减少Ⅱ期临床观察.肿瘤防治研究,1998,25(5):402

[29]吴钊华,等.复方土牛膝颗粒的研制与临床观察.中药材,2005,28(12):1140

[30]孙一帆,等.复方土牛膝糖浆治疗急慢性咽炎、扁桃体炎的临床观察.中华中医药学刊,2007,25(3):503

毛冬青 Ilicis Pubescentis Radix

mao dong qing

本品为冬青科植物毛冬青*Ilex pubescens* Hook.Et. Am.的干燥根。是我国南方常用中药,具有活血通脉、消肿止痛、清热解毒之功效,临床上广泛用于治疗冠心病、心绞痛和脉管炎等疾病。

【化学成分】

苯衍生物及其苷类:青心酮、氢醌(对苯二酚)、高香草酸、秃毛冬青甲素、原儿茶酸、对羟基苯乙醇、原儿茶醛。苯丙素类及其苷类:莨菪亭、秦皮乙素(6,7-二羟基香豆素)、咖啡酸、丁香苷、sinapic aldehyde 4-O-β-D-glucopyranoside、liriodendrin、(+)-环合橄榄树脂素、tortoside A、(-)-橄榄树脂素、2-(trans-caffeoyloxy) methyl-3-hydroxyl-butene-4-O-beta-D-glucopyranoside、2-hydroxymethyl-3-caffeoyloxy-l-butene-4-O-beta-D-glucopyranoside。三萜及其苷类:毛冬青酸、毛冬青皂苷、具栖冬青苷、毛冬青苷甲、毛冬青皂苷B_1、毛冬青皂苷B、救必应酸、环已酮长梗冬青苷基-3,23-O-缩羰。其他:催吐叶醇[1]。

【药理作用】

1. 影响心功能 建立压力负荷过重心衰模型,通过无创性心功能动态检测及常规病理等指标观察,表明毛冬青甲素可提高心脏每搏排血量(SV)和心脏指数(CI),即时效应显示,给药后SV和CI逐渐升高,给药后2 h SV和CI达最高峰,病理变化也较对照组轻[2]。

2. 影响心肌细胞和传导 毛冬青甲素可促进心肌细胞跨膜Ca^{2+}内流,改善心肌收缩性能,延长希氏束电图(HBE)时程,使HBE的A-H间期由(47.3±8.22)延长至(63.5±6.0) ms,从而降低心传导系统的兴奋性,消除异位搏动,具有延长房室传导、抗心率律失常作用[3,4]。另外,10^{-5} mol/L的毛冬青甲素对心肌钙离子内流有明显促进作用,此作用可被钙拮抗剂硝苯地平(1.4×10^{-6} mol/L)所抑制,但不被酚妥拉明或普萘洛尔(均为10^{-5} mol/L)阻滞,提示药物的作用可能和α或β-肾上腺素能受体无关。同时药物明显增加心肌细胞内的钙离子外流,提示毛冬青甲素所具有的正性肌力作用可能是由于药物加快了细胞钙的转运速率所致[5]。

3. 抗心肌缺血 毛冬青3.2 g/kg给小鼠灌胃，能显著延长小鼠常压耐缺氧时间；生药3.37 g/kg显著增加大鼠离体心脏冠脉流量，减慢心率，增大心搏幅度；生药12.5 g/kg能显著对抗大鼠急性心肌缺血心电图S–T段上移和T波增高[6]。

4. 影响血压和心率 毛冬青甲素对动脉血压有双向调节作用，可抑制血管平滑肌Ca^{2+}内流，使正常血压兔和硝普钠性急性低血压兔的动脉血压升高，使去甲肾上腺素性急性高血压兔的动脉血压下降，心率降低；提高正常血压兔颈动脉窦压力感受性反射的敏感性，抑制低血压兔窦反射的敏感性。在大鼠下丘脑室旁核微量注射毛冬青甲素(IA，1 g/L，10 μL)，可使平均动脉血压降低18.7%；孤束核微量注射毛冬青甲素(IA，1 g/L，10 μL)，可使平均动脉血压降低18.2%[7]。而在侧脑室注射毛冬青甲素(0.001~20 g/L，20 μL)引起的动脉降压效应呈S型曲线量效关系，收缩压和舒张压均降低，以舒张压降低显著[8]。

5. 改善脑循环 电镜下观察毛冬青甲素对肾血管性高血压大鼠脑内血肿病理模型术后脑微血管超微结构的影响，发现毛冬青甲素治疗组血肿吸收快，组织修复好，脑微血管内皮光滑，内皮细胞及线粒体肿胀减轻，管腔无狭窄，内无血栓形成及血小板聚集。提示毛冬青甲素有疏通血管、改善微循环、增加脑血流量、促进血肿吸收及脑组织修复的作用[9]。

6. 抗血栓形成 建立兔动脉粥样硬化模型，并给予右颈总动脉球囊损伤，后者术当天起至术后4周口服毛冬青甲素(IA)。结果表明，IA促进血浆前列环素(PGI_2)分泌，抑制血栓素A_2(TXA_2)释放，保持PGI_2/TXA_2的相对平衡，抑制动脉成形术(BA)后的再狭窄(RS)[10]。

研究毛冬青酸 (ILa) 的抗血栓作用及其作用机制。结果显示静脉注射ILa 20、40、80 mg/kg均可明显延长大鼠颈总动脉闭塞性血栓形成时间(OT)，减轻大鼠下腔静脉血栓湿重，缩短血浆优球蛋白溶解时间(ELT)，对血浆凝血酶原时间(PT)和部分凝血活酶时间(KPTT)无影响；静脉注射ILa 25、50 mg/kg均能明显抑制ADP、胶原诱导的血小板聚集；静脉注射ILa 20、40、80 mg/kg，大鼠胸主动脉壁6–酮–$PGF_{1\alpha}$含量均增加；ILa 3、6 mg/mL，使血小板内cAMP含量均增加。提示ILa具有抑制动、静脉血栓形成的作用[11]。

7. 抗炎、镇痛 毛冬青口服液对二甲苯致小鼠耳廓肿胀、蛋清致大鼠足跖肿胀、醋酸致小鼠腹腔毛细血管通透性增加及大鼠棉球肉芽肿等均有显著的抑制作用。结论：毛冬青口服液具有明显的抗炎作用[12]。另外，毛冬青乙素对醋酸引起的小鼠扭体反应有明显的抑制作用，有良好的镇痛作用，其镇痛效应与5~10 mg/kg吲哚美辛相当[13]。

8. 抑菌、抗病毒 毛冬青煎剂用试管稀释法，1:128对金黄色葡萄球菌，1:32对奈氏球菌、肺炎球菌、宋氏痢疾杆菌，1:8对伤寒杆菌、大肠杆菌有抑制作用[14]。在探讨复方毛冬青颗粒的抗病毒作用试验中。结果表明，复方毛冬青颗粒对呼吸道合胞病毒、副流感病毒Ⅰ型、疱疹病毒Ⅰ和Ⅱ型、柯萨奇病毒4型均有不同程度的抑制作用；以生药17.6、8.8、4.4 g/kg灌胃给予小鼠，能明显抑制小鼠病毒性肺炎，提高病毒性肺炎小鼠的免疫功能和存活时间[15]。

9. 影响肾脏 给原位性肾炎模型的家兔静脉注射毛冬青甲素3 mg/kg，每日1次，连续16周能减少尿蛋白量，降低血肌酐和BUN含量，减轻肾小球的病理改变[16]。毛冬青注射液对甘油所致大鼠急性肾衰竭(ARF)有预防作用，能明显提高动物存活率，降低血BUN浓度，增加尿量，减轻肾脏病理改变。毛冬青对外周血管有较强的扩张作用，能对抗肾上腺素、垂体后叶素对外周血管的收缩作用。而PGI_2能对抗肾素–血管紧张素及TXA_2对肾小球动脉的收缩作用，对肾脏血管床有明显的扩张作用，而改造肾组织的微循环。故推测毛冬青能对抗注射甘油所致的肾小球动脉收缩引起的肾缺血及肾小球滤过率急剧下降的作用，从而预防ARF的发生[17]。

10. 药代动力学 采用放射性核素示踪技术，观察了^3H–毛冬青甲素在动物体内各主要器官和组织分布的动态变化，结果表明心、肺、肝组织和血液的示踪剂含量最高，大脑、睾丸、眼球组织也有相当数量的示踪剂分布，并可透过血脑、血睾屏障[18]。

【临床应用】

1. 心脏疾病

(1)*慢性充血性心力衰竭* 毛冬青甲素口服治疗慢性充血性心力衰竭。结果显示，治疗组心气虚主要症状改善率为79.2%~94.6%，其他症状及心衰记分的改善率也有提高；心功能总有效率为78.1%[19]。

(2)*心律失常* 宁心冲剂(党参、毛冬青等)具有益气活血、复脉宁心的作用，治疗各种心律失常68例，总有效率达86.8%[20]。

2. 脑血管疾病 用毛冬青甲素治疗缺血性脑血管疾病60例(脑血栓30例，脑缺血30例)，口服毛冬青甲素片每次40 mg，每日3次，30 d一疗程，或毛冬青甲素注射液肌注每次10 mg，每日1次，15 d为一疗程，1个疗程后基本痊愈44人(73%)，显效5人(8%)，有效10人(17%)，无效1人(2%)，总有效率98%[21]。

3. 肾脏疾病 以毛冬青甲素治疗小儿原发性肾病高黏血症15例，治疗后血液流变学各项指标恢复正常，血清胆固醇、甘油三酯、β-脂蛋白及血浆纤维蛋白原、血小板聚集性均明显降低[22]。用毛冬青甲素治疗慢性肾功能不全也获得良好的疗效[23,24]。

4. 妇科疾病 应用毛冬青保留灌肠等方法治疗慢性盆腔炎148例，痊愈85例，显效42例，有效20例，总有效率99.3%[25]。用毛冬青片治疗慢性盆腔炎28例，一疗程3个月，对症状和体征有明显改善，痊愈12例，显效11例，有效5例[26]。以复方毛冬青液灌肠，治疗输卵管阻塞不孕症患者32例，结果痊愈20例，有效9例，无效3例，总有效率90.6%[27]。

5. 血栓性静脉炎 用毛冬青治疗血栓浅静脉炎和血栓闭塞性脉管炎，均取得良好的疗效[28,29]。

6. 鼻炎 以4 g/mL的毛冬青注射液做鼻甲注射，治疗萎缩性鼻炎65例，每侧2 mL，每日1次，10 d为一疗程，1~3个疗程后，显效46例，好转13例，无效6例，总有效率90.8%[30]。毛冬青注射液鼻甲注射治疗过敏性鼻炎61例，显效20例，好转39例，无效2例，总有效率96.7%[31]。

7. 视网膜病变 用1%毛冬青注射液眼局部用药，治疗陈旧性中心视网膜炎和高血压性视网膜病变39例，12次为一疗程，4个疗程后痊愈18例，显效11例，有效7例，总有效率92.3%[32]。

8. 前列腺炎 向前列腺内注射毛冬青注射液，每次1 mL，每周3次，4周为一疗程，观察216例，痊愈195例(90.3%)，好转18例(8.3%)，无效3例(1.4%)[33]。

9. 出血热 用毛冬青注射液治疗流行性出血热患者168例，治疗组肌肉注射毛冬青注射液(20 mg/mL)每次4 mL，每日2次，与对照组比较并发症发生率分别为29.2%和38.5%，死亡率分别为4.8%和12.3%[34]。

(周玖瑶　吴俊标　李　锐)

参考文献

[1]邓六勤，等.毛冬青化学成分、药理作用及应用研究进展.中国中医药现代远程教育，2006，4(10)：24

[2]冼兆祥.毛冬青甲素对心衰模型兔心功能的影响.广州中医学院学报，1992，1：35

[3]罗荣敬，等.毛冬青甲素对心血管功能及其神经调节的影响.中药新药与临床药理，1995，6(4)：30

[4]胡维安.毛冬青甲素对家兔希氏束电图的影响.广州中医学院学报，1991，(23)：203

[5]贾可亮.毛冬青甲素对兔心肌钙离子内外流的影响.广州中医学院学报，1991，(1)：14

[6]孟广森，等.毛冬青地上部分对大鼠冠脉流量的影响及抗心肌缺血作用.中药药理与临床，1996，12(3)：34

[7]罗荣敬，等.室旁核和孤束核微量注射毛冬青甲素影响大鼠血压机制探讨.中药新药与临床药理，1995，(2)：22

[8]周乐全，等.侧脑室注射毛冬青甲素对大鼠动脉血压、心率的影响.广州中医学院学报，1991，(4)：290

[9]黄培新，等.毛冬青甲素对高血压性大鼠脑内血肿及脑微血管超微结构的影响.中国中医急症，1997，(3)：127

[10]王瑛，等.毛冬青甲素对家兔颈总动脉球囊成形术后PGI_2和TXA_2的作用.吉林医学，2004，25(4)：61

[11]张芳林，等.毛冬青酸抗血栓实验研究及机制探讨.江西医学院学报，2003，43(2)：33

[12]王兰兰.毛冬青口服液抗炎作用实验研究.医药论坛杂志，2007，28(1)：22

[13]曾俊玲，等.毛冬青乙素抗炎作用研究.中药材，1993，(11)：31

[14]李广勋，等.中药药理毒理与临床.天津：天津科技翻译出版公司，1992：253

[15]周爱香，等.复方毛冬青颗粒抗流感病毒实验研究.中国实验方剂学杂志，2004，10(4)：42

[16]许光辉，等.毛冬青甲素与苄基咪唑、藏红花对实验性原位肾炎的中长期疗效观察.中华肾脏病杂志，1989，(5)：279

[17]陈少刚，等.毛冬青预防大鼠甘油致急性肾功能衰竭的初步实验研究.实用医学杂志，1990，6(4)：5

[18]陈芝喜，等.^{3}H-毛冬青甲素在动物体内分布的研究.放射免疫学杂志，1997，10(3)：133

[19]丁有钦，等.毛冬青甲素治疗慢性充血性心力衰竭的临床观察.新中医，1996，(10)：40

[20]张禾，等.宁心冲剂治疗心律失常68例.陕西中医，1996，17(3)：100

[21]罗新海，等.毛冬青甲素治疗缺血性脑血管病(附60例临床分析).广东医学，1985，6(4)：27

[22]林诗书，等.毛冬青甲素治疗小儿原发性肾病高黏血症的临床研究.广州中医学院学报，1992，9(4)：181

[23]潘健涛，等.毛冬青甲素治疗慢性肾功能不全47例疗效观察.广东医学，1996，17(3)：180

[24]梁锦玲.毛冬青甲素对慢性肾功能不全的疗效观察.中华肾脏病杂志，1994，(3)：159

[25]黄健玲.中医综合治疗慢性盆腔炎148例.中医外治杂志，1995，(6)：12

[26]刘小玉.毛冬青甲素治疗慢性盆腔炎的临床观察.广州中医学院学报，1993，(3)：121

[27]冯金英.中西医结合治疗输卵管阻塞不孕症.新中医，

1995,(11):33

[28]王宗寰,等.毛冬青治疗血栓性浅静脉炎.中医药学报,1988,(5):26

[29]王志文,等.毛冬青根为主治疗血栓闭塞性脉管炎18例.山东中医杂志,1994,(12):541

[30]黄树西.毛冬青治疗萎缩性鼻炎65例.广西中医药,1981,(5):49

[31]胡松.毛冬青治疗过敏性鼻炎疗效观察.人民军医,1981,(7):46

[32]耿淑卿,等.毛冬青离子导入治疗视网膜病变的观察.人民军医,1980,(7):封三

[33]杨裕盛,等.前列腺内注射毛冬青液治疗慢性前列腺炎216例.人民军医,1991,(3):17

[34]龚有鉴.毛冬青治疗流行性出血热的疗效观察.中西医结合杂志,1987,(4):232

升 麻 Cimicifugae Rhizoma

sheng ma

本品为毛莨科植物大三叶升麻*Cimicifuga heracleifolia* Kom.、兴安升麻*C.dahurica*(Turcz.)Maxim.或升麻*C.foetida* L.的干燥根茎。味辛、微甘,性微寒。有发表透疹、清热解毒、升举阳气等功能。用于风热头痛、齿痛、口疮、咽喉肿痛、麻疹不透、阳毒发斑、脱肛及子宫脱垂等。

【化学成分】

环菠萝蜜烷型三萜 (cycloartane triterpenoid)、色原酮衍生物及桂皮酰胺衍生物为升麻属(*Cimicifuga*)植物特征性成分[1]。

1. 兴安升麻(*C.dahurica*) 根茎含升麻醇(cimigenol)、北升麻醇(dahurinol)[2]、升麻苷(cimiside)A,B[3,4]、升麻苷C,D[5]、北升麻瑞(cimidahurine)、北升麻宁(cimidahurinine)[6]、cimigol等20余种环菠萝蜜烷型三萜类成分[7],其含量为4.17%[8]。新鲜根茎含乙酰升麻新醇木糖苷(acetylshengmanol xyloside)、24-O-乙酰氢化升麻新醇木糖苷(24-O-acetylhydroshengmanol xyloside)及少量升麻新醇木糖苷(shengmanol xyloside),有认为这些是原苷[9]。此外含桂皮酰胺衍生物升麻酰胺(cimicifugamide)[10,11]及异升麻酰胺(isocimicifugamide)[7,13]。呋喃香豆素类成分齿阿米素(visnagin)、齿阿米醇(visamminol)及去甲齿阿米素(norvisnagin)[12]。尚含阿魏酸(ferulic acid)、异阿魏酸(isoferulic acid)、咖啡酸(caffeic acid)[4,14]、β-谷甾醇、苦味成分升麻素(cimifugin)等。其中主要有效成分阿魏酸的含量为0.008%~0.011%,异阿魏酸的含量为0.072%~0.183%[13]。

2. 升麻(*C.foetida*) 根茎含升麻醇、25-O-acetylcimigenoside[2,12]、北升麻瑞、北升麻宁[14]、阿科特素(actein)、27-deoxyactein、升麻苷(cimiside)E[15,16]、升麻苷F、升麻酮醇(cimicidanol)、升麻雌醇(cimicifol)、cimicinol、27-deoxyacetylacteol[17]、绿麻醇(foetidinol)[17,18]、cimifugoside H-2[17,19]、cimicifugoside H-4(foetidinol-3-O-β-xyloside,neocimiside)、cimicifugoside H-6[17,20,21]等20余种环菠萝蜜烷型三萜类成分[2,12,21]。此外含升麻素(cimifugin)[1,5]、升麻酰胺、凯林酚-β-D-吡喃葡萄糖苷[1]、异欧前胡素(isoimperatorin)、去甲齿阿米素(norvisnagin)、angelicain[17]、阿魏酸、异阿魏酸、咖啡酸、2-乙酰氧基咖啡酸、咖啡酸葡萄糖苷(caffeic ester glucoside)、6-异次黄嘌呤核苷(6-isoinosine)、水杨酸、升麻碱(cimicifogine)、鞣质、树脂等[12,17,19]。其中主要有效成分阿魏酸的含量为0.003%~0.063%,异阿魏酸的含量为0.003%~0.099%[13]。

3. 大三叶升麻(*C.Heracleifolia*) 根茎含升麻醇木糖苷、cimicifugoside、升麻素、7,8-二去氢升麻醇(7,8-didehydrocimigenol)、25-O-乙酰基-7,8-二去氢升麻醇(25-O-acetyl-7,8-didehydrocimigenol)、24-表-7,8-二去氢升麻醇-3-木糖苷(24-epi-7,8-didehydrocimigenol-3-xyloside)、金龟草醇(24-epi-acerinol)及大三叶升麻醇(heracleifolinol)等10余种环菠萝蜜烷型三萜类成分[12,22]。此外含异阿魏酸和生物碱等[12]。其中主要有效成分阿魏酸的含量为0.004%,异阿魏酸的含量为0.073%[13]。

【药理作用】

1. 解热、镇痛 兴安升麻甲醇提取物CD_6组分1 g/kg或异阿魏酸1~2 g/kg灌胃,均可使大鼠正常体温下降,且对伤寒副伤寒混合疫苗所致大鼠发热有显著解热作用[23]。兴安升麻甲醇提取物CD_3组分2.5 g/kg,CD_4组分5 g/kg,CD_6组分1 g/kg,异阿魏酸0.25 g/kg,灌胃,均能显著抑制小鼠醋酸扭体反应,异阿魏酸2 g/kg灌

胃，可明显提高小鼠压尾刺激痛阈[23]。

2. 抗炎 兴安升麻甲醇提取物CD_1组分或异阿魏酸5 g/kg灌胃，对大鼠右旋糖酐性足肿，CD_4组分或异阿魏酸2 g/kg灌胃，对大鼠角叉菜胶性足肿，均有显著抑制作用；CD_2组分2 g/kg灌胃，每日1次，连续2 d，对乳酸所致大鼠肛门周围溃疡面积有减少倾向[23]。北升麻煎剂对角叉菜胶空气囊炎症，能减少肉芽组织重量和渗出液量，表明升麻对炎症后期也有抑制作用[24]。从升麻(*C. foetida*)根茎提取的去甲升麻素(norcimifugin)有抗炎作用，50 mg/kg灌胃，对角叉菜胶性足肿的抑制率为50.4%[25]。

3. 抗肝损害 兴安升麻甲醇提取物1 g/kg灌胃，每日2次，连续3 d，能减轻四氯化碳所致小鼠肝损害，抑制血清GOT和GPT值的升高，并能减轻肝脏的组织学病变。其有效成分是环菠萝蜜烷型三萜类。以醚溶组分或升麻醇木糖苷300 mg/kg灌胃，有同样的抗肝损害作用[26,27]。

4. 抗动脉粥样硬化 兴安升麻所含的蜂斗菜酸(fukinolic acid)3×10^{-4} mol/L对大鼠离体主动脉标本有松弛作用，此作用部分与受体依赖性Ca^{2+}通道阻滞有关[28]。体外培养的乳鼠微血管内皮细胞，经升麻苷(200、100、50 g/mL)与5-O维斯阿米醇苷(200、100、50 g/mL)预处理24 h，能够明显抑制Ox-LDL引起的内皮细胞IL-6、TNF-α分泌。表明升麻苷和5-O维斯阿米醇苷能抑制血管内皮细胞产生炎性细胞因子，在动脉粥样硬化发展过程中对炎性反应有抑制作用[29]。上述升麻苷和5-O-甲基维斯阿米醇苷在200、100、50 mg/L剂量下，明显抑制TNF-α引起的血管平滑肌细胞增殖，对动脉硬化形成有抑制作用[30]。

5. 抗骨质疏松 升麻(*C. foetida*)和大三叶升麻(*C. heracleifolia*)根茎提取物及其三萜类成分对卵巢切除大鼠有抗骨质疏松作用，能提高腰椎骨矿物质的密度，并能抑制甲状旁腺激素(PTH)所诱导的骨吸收作用，对骨组织培养中PTH诱导的骨吸收也有显著抑制作用；对低钙饮食大鼠，能降低血清钙的水平；其中的7,8-二去氢-24-O-乙酰基氢化升麻新醇 3-O-β-木糖苷尚影响血清 P的水平[31-33]。从升麻提取的一种萜类化合物，给大鼠每日100 mg/kg，连续6周，能抑制骨密度的降低。由此萜类化合物等组成的复方制剂，临床上用于骨质疏松等骨病的治疗[34]。近有报道7,8-二脱氢-27-脱氧升麻亭 (7,8-didehydro-27-deoxyactein)、24-氧-乙酰升麻醇-3-O-β-D-木糖苷(23R,24R)[24-O-acetylshengmanol-3-O-β-D-xyl(23R,24R)]和升麻醇-3-O-β-D-木糖苷(cimigenol-3-O-β-D-xyl)在浓度为10^{-9} kg/L时，对大鼠成骨肉瘤细胞株(UMR106)有明显的增殖作用[35]。升麻醇(cimigenol)、阿科特素(actein)、(23R,24S)25-O-乙酰基-升麻醇-3-O-β-D-吡喃木糖苷[(23R,24S)25-O-acetyl-cimigenol-3-O-β-D-xylopyranoside]和(23R,24S)升麻醇-3-O-β-D-吡喃木糖苷 [(23R,24S)cimigenol-3-O-β-D-xylopyranoside] 能抑制破骨细胞活性，其IC_{50}分别为25、42、5和45 μmol/L[36]。

6. 抗变态反应 升麻水提取物能显著抑制透明质酸酶的活性，腹腔注射能显著抑制小鼠耳廓的48 h同种被动皮肤变态反应(48 h PCA)，并能显著抑制组胺、5-HT或化合物48/80所致大鼠背部皮肤血管通透性的增加[37]。在给小鼠腹腔注射5-羟色氨酸(5-HTP，2.5 mg/kg)前1 h，灌胃升麻提取物2 g/kg，能显著抑制5-HTP所致的腹泻[38]。

7. 抑制白细胞介素-8(IL-8)产生 体外实验，其成分阿魏酸(FA)和异阿魏酸(IFA)能剂量依赖性地减少感染流感病毒的鼠巨噬细胞IL-8的产生，当IFA和FA的浓度为100 μg/mL时，IL-8水平分别降至43%和56%(IFA的作用强些)。体内实验，分别给感染流感病毒的小鼠每日灌胃大三叶升麻提取物每只5 mg，FA每只0.5 mg或IFA每只0.125 mg，三药均有减少IL-8减少的倾向[39]。对感染呼吸道合胞体病毒的鼠巨噬细胞，FA和IFA也能抑制其IL-8的产生[40]。

8. 抗肿瘤 兴安升麻总苷对A549、HepG2、HL60、Eca109、MDA-MB231肿瘤细胞的半数抑制浓度(IC_{50})分别为20.3、27.1、21.2、23.4和32.7 μg/mL。小鼠口服兴安升麻总苷100和200 mg/kg可明显抑制S180移植瘤（抑瘤率分别为42.8%和54.6%）和裸鼠移植人肺腺癌A549的生长(T/C值分别为58.1%和52.2%)。肿瘤组织病理切片和流式细胞仪对A549肿瘤细胞凋亡的检测显示，升麻提取物可诱导体内肿瘤细胞凋亡。实验表明兴安升麻总苷在体内体外均具有抗肿瘤活性，其体内抑制肿瘤生长可能与诱导细胞凋亡相关[41]。升麻（*C.foetida*）根茎所含的两种新环菠萝蜜烷型三萜皂苷cimicifoetisides A和cimicifoetisides B均有细胞毒作用，前者对艾氏腹水癌(EAC)和人乳腺癌(MDA-MB-A231）细胞株的半数抑制浓度（IC_{50}值）分别为0.52和6.74 μmol/L，后者分别为0.19 和10.21 μmol/L[42]。自兴安升麻提取的23-O-乙酰升麻醇-3-O-β-D-木糖苷可明显抑制HepG2细胞生长，IC_{50}为16 μmol/L；使HepG2细胞出现凋亡形态，细胞周期阻滞在G2/M期；并使PARP蛋白裂解，Bcl-2、Bax、cdc2和cyclin B等凋亡相关蛋白表达改变。23-O-乙酰升麻醇-3-O-β-D-

木糖苷对HepG2细胞有细胞毒作用[43]。

9. 抗病原体 兴安升麻皂苷(Cd-S)在Hut-78-SIV体外培养系统对猴艾滋病病毒SIV有抑制作用，在Cd-S浓度为200 mg/mL时可抑制荧光阳性细胞数，抑制率为24.00%，SIV产量下降2~3个单位，细胞病变程度也有缓解。当观察在体外PHA刺激的淋巴细胞培养系统对^{3}H-TdR转运的影响时，175.0 μg/mL剂量Cd-S可明显抑制^{3}H-TdR的转运，抑制率达93.85%，表明Cd-S是通过抑制细胞膜的核苷转运过程，导致SIV在宿主细胞内自身DNA合成受阻，SIV产量下降，表现为Cd-S对SIV的抑制作用[44]。

对升麻中提取出的59种三萜类成分，在体外进行抗人疟原虫筛选实验，其中25种有活性的三萜类成分的50%有效浓度为1.0~3.0 μmol/L，其中9种对小鼠脾细胞的核苷转运尚有明显的抑制作用[45]。

10. 其他 兴安升麻总皂苷(Cd-S)在10.94、43.75和175.0 μg/mL剂量时对丝裂霉素C(MMC)诱发人外周血姐妹染色单体互换(SCE)有剂量相关性的抑制作用，表明Cd-S有抗突变作用[46]。升麻(*C. foetida*)根茎所含环菠萝蜜烷型三萜皂苷cimilactone A具有强的抗补体作用[47]。

11. 毒性 兴安升麻的毒性较低，其甲醇提取物小鼠灌胃的LD_{50}，组分CD_2和CD_5为10 g/kg，CD_3和CD_4为2.5 g/kg。其成分异阿魏酸小鼠灌胃的LD_{50}为8.1 g/kg，大鼠为7.9 g/kg。中毒症状主要有运动缓慢和中枢抑制，腹腔注射可产生腹水[23]。其成分齿阿米素大鼠灌胃的LD_{50}>309 mg/kg[48]。另报道升麻全株有毒，给小鼠腹腔注射其石油醚或氯仿提取物1 000 mg/kg，其活动减少，部分动物瘫痪或惊厥死亡。给小鼠腹腔注射兴安升麻全草的氯仿提取物500 mg/kg，小鼠翻正反射消失，呼吸弱，瘫痪，最后死亡[49]。

【临床应用】

1. 传染病 加味升麻葛根汤治疗小儿病毒性肺炎82例，治愈42例，显效26例；治疗急性细菌性痢疾50例，治愈46例，好转3例。补中益气汤(升麻、柴胡、黄芪等7味)治疗流感，升麻合剂(升麻、连翘、牛蒡子、麻黄、桂枝)治疗麻疹、水痘等也有较好疗效[12]。

2. 妇产科疾病 升麻牡蛎散治疗子宫脱垂723例，治愈529例，好转156例，总有效率95%。升麻散煮鸡蛋和补中益气汤对子宫脱垂也有较好疗效[12]。以升麻为主药，治疗习惯性流产取得满意疗效[50]。自拟升麻芥穗汤(升麻、芥穗、阿胶、鹿胶、白术、白芍)治疗崩漏139例，口服，5 d一疗程。124例达到治愈，有效10例，无效5例，总有效率达到96.4%[51]。

3. 药物性肝病 药物性肝病患者27例接受升麻葛根汤治疗，每日1剂，水煎服，1个月评价疗效。结果：治愈16例，有效8例，无效3例，总有效率89%。对照组采用西医(口服美能片)治疗，总有效率57%[52]。

4. 皮肤病 用升麻鳖甲汤(升麻、炙鳖甲、地骨皮、当归、黄芪等)治疗慢性荨麻疹96例，每日1剂，连用4周，结果痊愈87例，有效3例，总有效率98%[53]。用升麻消毒饮合自制湿疹膏治疗湿疹30例，结果治愈率95.55%[54]。26例带状疱疹后遗神经痛，用升麻葛根汤(升麻、葛根、白芍、甘草、紫草)加味治疗，6 d为一疗程，治疗3个疗程。26例患者均痊愈，总有效率为100%[55]。

5. 小儿秋季腹泻和扁桃体炎 加减升麻葛根汤(升麻、葛根、甘草、茯苓等)治疗婴幼儿秋季腹泻39例，显效16例，有效20例，无效3例，总有效率92.3%[56]。升麻鳖甲清咽汤治疗小儿急性扁桃体炎，每日1剂，3 d一疗程，服用2个疗程。经治54例中，痊愈45例，好转7例，无效2例，总有效率96.30%[57]。

6. 其他 平颤汤(升麻、黄芪、丹参、大黄等7味)治疗帕金森病30例，显效3例，有效17例，无效10例，总有效率66.7%[58]。升麻可治疗多种原因引起的粒细胞减少症[55]。

7. 不良反应 口服对胃有刺激性，常引起呕吐，可致胃肠炎；过量中毒可引起乏力、眩晕、头痛、震颤、脉缓、虚脱，严重中毒可致谵妄、惊厥、呼吸困难，可因心脏抑制、血压下降、呼吸麻痹而死亡[12]。

【附注】

1. 升麻地上部分

成分 升麻(*Cimicifuga foetida* L.)地上部分化学成分与地下部分相似，也主含环菠萝蜜烷型三萜类成分，如西麻苷Ⅰ(cimifoetiside Ⅰ)、西麻苷Ⅱ(cimifoetiside Ⅱ)、西麻苷Ⅲ(cimifoetiside Ⅲ)、西麻苷Ⅵ(cimifoetiside Ⅵ)和西麻苷Ⅶ(cimifoetiside Ⅶ，2)，升麻醇(cimigenol)的半乳糖苷、阿拉伯糖苷和木糖苷，12β-羟基升麻醇(12β-hydroxycimigenol)的木糖苷、阿拉伯糖苷，25-O-乙酰升麻醇(25-O-acetyl cimigenol)的木糖苷、半乳糖苷，23-O-乙酰升麻醇(23-O-acetylcimigenol)的阿拉伯糖苷、木糖苷等[59-62]。从兴安升麻(*Cimicifuga dahurica*)的地上部分分得两个新的环菠萝密烷型三萜皂苷、兴安升麻苷C(cimidahuside C，1)和兴安升麻苷D(cimidahuside D，2)[63]。

药理 升麻(*Cimicifuga foetida* L.)地上部分乙酸乙酯提取物(EAF)对肝癌细胞株HepG2、RHepG2和原代培养的正常小鼠肝细胞的半数抑制浓度(IC_{50}值)分别为21、43和80 μg/mL，EAF在较低浓度(25 μg/mL)能使细胞生长周期停止于G0/G1期,在较高浓度(50 μg/mL)使细胞生长周期停止在G2/M期,在更高浓度(100 μg/mL)下使细胞凋亡。EAF尚能剂量相关地抑制移植小鼠肿瘤H22的生长，在200 mg/kg剂量下抑制率达63.32%[64]。兴安升麻地上部总苷(TGA)对肝癌细胞株HepG2和正常培养小鼠肝细胞的半数抑制浓度(IC_{50}值)分别为21和105 μg/mL,在较低浓度(25 μg/mL)能使细胞生长周期停止于G0/G1期,在较高浓度(50 μg/mL)使细胞生长周期停止G2/M期,在更高浓度(100 μg/mL)下使细胞凋亡。TGA尚能剂量相关地抑制移植小鼠肿瘤H22的生长[65]。

2. 单穗升麻 *Cimicifuga simplex* Wormsk

我国分布较广,许多地区作升麻入药,也是日本产升麻的主要原植物。

成分 与兴安升麻相似,单穗升麻也主含环菠萝蜜烷型三萜类成分,如升麻醇、升麻醇木糖苷、25-O-甲基升麻醇、北升麻醇、去羟北升麻醇(dehydroxydahurinol)、异北升麻醇(isodahurinol)、升麻醇的异构体异升麻醇(cimigol)及小升麻醇(acerinol)、24-O-乙酰小升麻醇[12]等。近年又从其地下部和地上部提取出多种环菠萝蜜烷型三萜类及其木糖苷、葡萄糖苷和半乳糖苷等[66-71]。

药理 单穗升麻提取物CS4组分2 g/kg灌胃能降低大鼠正常体温;CS4和CS6组分2 g/kg灌胃，经小鼠醋酸扭体法及压尾法实验证明有镇痛作用;CS4~6组分2 g/kg灌胃对大鼠角叉菜胶性足肿有抑制作用;CS6组分1 g/kg灌胃,每日1次,连续5 d,能显著缩小醋酸所致大鼠肛门周围溃疡的面积,CS4和CS5组分也有一定作用[72]。CS1组分小鼠静脉注射的LD_{50}为504~973(平均700)mg/kg,中毒症状有运动抑制、呼吸徐缓、立毛及后肢间歇性痉挛等[72]。

3. 总状升麻 *Cimicifuga racemosa* Nuttal

成分 根茎也含有多种环菠萝蜜烷型三萜类成分，如升麻醇、升麻醇木糖苷、acetylacteolxyloside、acetin[12,71]、25-O-甲基升麻醇-3-O-β-D-吡喃木糖苷、23-O-乙酰基升麻新醇-3-O-β-D-吡喃木糖苷、小升麻醇 (cimiacerol)、cimiaceroside A、27-脱氧阿科特素(27-deoxyactein)、cimiracemoside A[71,73]及具有抗溃疡作用的三萜苷racemoside[12]。此外含有阿魏酸、异阿魏酸、咖啡酸、升麻酸(cimicifugic acid)A、B等[71]和黄酮类成分芒柄花素 (formononetine) 和山柰酚(kaempferol)[74]。

药理 其根茎有性激素样作用,给雌性动物长期注射其提取物,可使子宫重量增加,使幼龄发育不全和更年期雌性大鼠建立性周期,并使幼龄大鼠卵巢重量增加,黄体数目增多。其根茎提取物能降低卵巢切除大鼠血清中垂体黄体生成素(LH)浓度,而对促卵泡成熟素(FSH)和催乳素浓度无明显影响。甲醇提取物中有3种影响内分泌的活性成分，其中之一为异黄酮成分芒柄花素,为雌激素受体的竞争物,但对卵巢切除大鼠血清LH含量无影响[12]。

4. 小升麻 *Cimicifuga acerina* (Sieb.et Zucc.) Tanaka

成分 小升麻根茎也含有环菠萝蜜烷型三萜类化合物，如acerinol、25-O-乙酰升麻醇、25-脱水升麻醇-3-O-β-D-吡喃木糖苷、22-羟基升麻醇木糖苷、(22R)-22-羟基升麻醇、(22R)-22-hydroxy-24-O-acetylhydroshengmanol 3-O-β-D-xylopyranoside、dahurinol、24-epi-24-O-acetyl-7,8-didehydroshengmanol 3-O-β-D-xylopyranoside、25-O-乙酰基-7,8-去氢升麻醇3-O-β-D-吡喃木糖苷等[75,76]。

(马　靖　赵国斌　马金凯)

参考文献

[1]李从军,等.升麻苷F的分离和结构.药学学报,1994,29(12):934

[2]鞠建华,等.升麻族植物三萜皂苷的研究进展.中国中药杂志,1999,24(9):517

[3]李从军,等.中药升麻的化学成分.药学学报,1993,28(10):777

[4]李从军,等.兴安升麻化学成分的研究.中国药学杂志,1993,28(1):40

[5]李从军,等.中药升麻的化学成分.化学学报,1994,52(7):722

[6]李从军,等.兴安升麻酚性苷成分的研究.药学学报,1994,29(2):195

[7]Sakurai N, et al.Studies on the Chinese crude drug “Shoma.”Ⅷ.Two new triterpenol bisdesmosides, 3-arabinosyl-24-O-acetylhydroshengmanol 15-glucoside and 3-xylosyl-24-O-acetyl hydroshengmanol 15-glucoside, from Cimicifuga dahurica. *Chem Pharm Bull*, 1994, 42(1):48

[8]Муравъев ИА, и др.Определение количественного содержания чикло-артановых тритерпеноидов в подземных органах Cimicifuga dahurica (Turcz) Maxim.*Растит Ресурсы*, 1983, 19(4):548

[9]木村修,等.关于生药升麻的研究(7报).北升麻及其同属近缘植物中乙酰升麻醇木糖苷及24-O-乙酰氢化升麻醇木糖苷的分离.国外医学中医中药分册,1983,5(4):41

[10]李从军,等.中药升麻的化学元素成分:Ⅱ升麻酰胺的化学结构.化学学报,1994,52(3):296

[11]Li Cong Jun,et al. Cimicifugamide and isocimicifugamide. Two new cinnamamide derivatives isolated from Cimicifuga dahurica. *Chin Chem Lett*,1993,4(10):891

[12]王本祥.现代中药药理学.天津:天津科学技术出版社,1997:155

[13]潘瑞乐,等.高效液相色谱法测定中药升麻中阿魏酸和异阿魏酸的含量.药物分析杂志,2000,20(6):396

[14]李从军,等.中药升麻的化学成分(Ⅴ).中草药,1995,26(6):288

[15]李从军,等.升麻中的三萜类成分.药学学报,1994,29(6):449

[16]Li CJ, et al.New cycloartane triterpenoid cimiside E from Cimicifuga foetida L. *Chin Chem Lett*,1993,4(11):957

[17]Kadota S, et al.Constituents of Cimicifugae rhizoma. Ⅱ. Isolation and structures of new cycloartenol triterpenoids and related compounds from Cimicifuga foetida L. *Tetrahedron*,1995,51(4):1143

[18]Li JX, et al.Foetidinol, a new trinor-triterpenoid with a novel carbo skeleton, from a Chinese crude drug "Shengma" (Cimicifuga Foetida L.). *Tetrahedron Lett*,1994,35(26):4575

[19]Koeda M, et al.Studies on the Chinese crude drug "Shoma." Ⅸ.Three novel cyclolanostanol xylosides, cimicifugosides H-1, H-2 and H-5, from Cimicifuga rhizome. *Chem Pharm Bull*,1995,43(5):771

[20]Koeda M, et al. Studies on the Chinese crude drug "Shoma." Ⅹ. Three new trinor-9,19-cyclolanostanol xylosides, cimicifugosides H-3, H-4 and H-6, from Cimicifuga rhizome and transformation of cimicifugoside H-1 into cimicifugosides H-2, H-3 and H-4. *Chem Pharm Bull*, 1995,43(9):1475

[21]Li CJ,et al. An unusual cycloartane triterpenoid from Cimicifuga foetida. *Phytochemistry*,1996,42(2):489

[22]Li JX, et al. Constituents of Cimicifugae Rhizoma. Ⅰ.Isolation and characterization of ten new cycloartenol triterpenes from Cimicifuga heracleifolia Komarov. *Chem Pharm Bull*,1993,41(5):832

[23]柴田丸,他.生薬'升麻'の薬理学的研究(第1報)北升麻の急性毒性と抗炎症作用.藥学雑誌,1975,95(5):539

[24]城石平一,等.升麻(北升麻、关升麻)对炎症后期的抑制效果.国外医学中医中药分册,1992,14(3):173

[25]Lal B, et al. An antiinflammatory active furochromone, norcimifugin from Cimicifuga foetida: isolation, characterization, total synthesis and antiinflammatory activity of its analogs.Indian J. Chem., Sect.B: Org. *Chem Incl Med Chem*, 1998,37B(9):881

[26]高木昭,等.升麻的解毒作用成分.国外医学中医中药分册,1984,5:51

[27]Yamahara J,et al.Biologically Active Principles of Crude Drugs, The Effect of Cimicifugae Rhizoma and Constituents in Preventive Action on the Carbon Tetra- chloride-Induced Liver Disorder in Mice. *CA*,1985,103:208241g

[28]野口万里子,等.升麻中蜂斗菜酸相关化合物对血管平滑肌的作用.国外医学中医中药分册,1999,21(4):56

[29]曹莹,等.升麻苷与5-O维斯阿米醇苷对血管内皮细胞分泌细胞因子的影响.中药药理与临床,2007,23(3):13

[30]王岚,等.升麻苷和5-O-甲基维斯阿米醇苷对TNF-α所致大鼠胸主动脉平滑肌细胞增殖的影响.中国中药杂志,2008,33(17):2157

[31]Li JX,et al. Anti-osteoporotic activity of traditional medicines-active contituents of Cimicifugae Rhizome. *CA*,1996,125:48920b

[32]Li JX, et al.The effect of traditional medicines on bone resorption induced by parathyroid hormone (PTH) in tissue culture: A detailed study on Cimicifugae rhizoma. *CA*,1996,125:237571z

[33]Li JX, et al.Effects of Cimicifugae rhizoma on serum calcium and Phosphate levels in low calcium dietary rats and on bone mineral density in ovariectomized rats. *Phytomedicine*,1997,3(4):379

[34]Nanba T, et al.Extraction of terpenes from Cimicifuga foetida for bone disease.*CA*,1997,126:229612u

[35]赵晓宏,等.升麻中新三萜皂苷类成分研究.中国中药杂志,2003,28(2):135

[36]但春,等.升麻中的环菠萝蜜烷三萜成分.中国中药杂志,2009,34(15):1930

[37]Choi Soo Hyung, et al.Antiallergic action of some medicinal plants. *CA*,1994,120:315406n

[38]Yoo Jae Sun,et al.Inhibitory effects of extracts from traditional herbal drugs on 5-hydroxytryptophan-induced diarrea in mice. *CA*,1996,124:278673g

[39]Hirabayashi T, et al. Inhibitory effect of ferulic acid and isoferulic acid on murine interleukin-8 production in response to influenza virus infections in vitro and in vivo. *Planta Med*, 1995,61(3):221

[40]Sakai S, et al.Effect of ferulic acid and isoferulic acid Which are active components of rhizoma of Cimicifuga species on murine interleukin-8 production in response to respiratory syncytial virus in vitro. *CA*,1996,124:332244h

[41]曹丽,等.兴安升麻总苷抗肿瘤药效研究.中国中医药信息杂志,2008,15(12):31

[42]Sun LR, et al.Cimicifoetisides A and B, two cytotoxic cycloartane triterpenoid glycosides from the rhizomes of Cimicifuga foetida, inhibit proliferation of cancer cells. *Beilstein J Org Chem*, 2007,3:3

[43]田泽,等23-O-乙酰升麻醇-3-O-β-D-木糖苷对HepG2细胞的细胞毒性及其作用机制.中国中药杂志,2006,31(21):1818

[44]林新,等.兴安升麻皂苷体外SIV抑制作用及其机制.华西药学杂志,1994,9(4):221

[45]Takahara M, et al.Antimalarial activity and nucleoside

transport inhibitory activity of the triterpenic constituents of Cimicifuga spp. *Biol Pharm Bull*, 1988,21(8):823

[46]林新,等.兴安升麻总皂苷对丝裂霉素C诱发人外周血淋巴细胞SCE频率的影响.癌变·畸变·突变,1994,6(6):30

[47]Qiu M, et al.Anticomplement activity of cycloartane glycosides from the rhizome of Cimicifuga foetida. *Phytother Res*, 2006,20(11):945

[48]国家医药管理局中草药情报中心站.植物药有效成分手册.北京:人民卫生出版社,1986:457,1134

[49]国家中医药管理局《中华本草》编委会.中华本草(精选本).上海:上海科学技术出版社,1998:507

[50]李焕溥,等.升麻治疗慢性胃炎和习惯性流产.中医杂志,2006,47(3):177

[51]王东平.自拟升麻芥穗汤治疗崩漏139例.中国实用医药,2010,5(13):135

[52]续海卿.升麻葛根汤加味治疗药物性肝病27例.光明中医,2008,23(5):626

[53]常贵祥.升麻鳖甲汤治疗慢性荨麻疹96例.中医研究,2007,20(9):40

[54]吕丽红,等.升麻消毒饮合自制湿疹膏治疗湿疹疗效分析.当代医学(学术版),2008,16:142

[55]董德翠,等.升麻葛根汤加味治疗带状疱疹后遗神经痛26例疗效观察.中国民族民间医药,2009,18(5):103

[56]江英能.加减升麻葛根汤治疗婴幼儿秋季腹泻39例.新中医,1998,30(6):14

[57]蒋甦.升麻鳖甲清咽汤治疗小儿急性扁桃体炎54例.云南中医中药杂志,2007,28(12):24

[58]赵虹,等.平颤汤治疗帕金森病临床与实验研究.上海中医药杂志,1999,9:12

[59]韩冠先.升麻治疗粒细胞减少症.中医杂志,2006,47(3):175

[60]潘瑞乐,等.升麻地上部分化学成分研究.药学学报,2003,38(4):272

[61]潘瑞乐,等.升麻地上部分新的三萜皂苷类成分.中国中药杂志,2003,28(3):230

[62]Pan RL, et al.Cimifoetisides Ⅵ and Ⅶ Two new cyclolanostanol triterpene glycosides from the aerial parts of Cimicifuga foetida. *J Asian Nat Prod Res*, 2007,9(2):97

[63]刘勇,等.兴安升麻地上部分化学成分的研究.药学学报,2003,38(10):763

[64]Tian Z, et al.Cimicifuga foetida extract inhibits proliferation of hepatocellular cells via induction of cell cycle arrest and apoptosis. *J Ethnopharmacol*, 2007,114(2):227

[65]Tian Z, et al.Antitumor activity and mechanisms of action of total glycosides from aerial part of Cimicifuga dahurica targeted against hepatoma. *BMC Cancer*, 2007,7:237

[66]Kusano A, et al.Studies on the constituents of Cimicifuga species.ⅩⅨ.Eight new glycosides from Cimicifuga simplex Wormsk. *Chem Pharm Bull*, 1996,44(11):2078

[67]Kusano A, et al.Studies on the constituents of Cimicifuga species. ⅩⅪ.Two new cyclolanostanol xylosides, bugbanosides A and B from Cimicifuga simplex Wormsk. *Chem Pharm Bull*, 1998,46(6):1001

[68]Kusano A, et al.Studies on the constituents of Cimicifuga species. ⅩⅫ. Structures of two new cyclolanostanol xylosides, cimiacerosides A and B. *Heterocycles*, 1998,48(5):1003

[69]Kusano A, et al.Studies on the constituents of Cimicifuga species. ⅩⅩⅥ. Twelve new cyclolanostanol glycosides from the underground pards of Cimicifuga simplex Wormsk. *Chem Pharm Bull*, 1999,47(4):511

[70]Kusano A, et al. Studies on the constituents of Cimicifuga species.ⅩⅩⅦ.Malonyl cyclolanostanol glycosides from the underground parts of Cimicifuga simplex Wormsk. *Chem Pharm Bull*, 1999,47(8):1175

[71]林玉萍,等.升麻属植物的化学成分与生物活性研究.天然产物研究与开发,2002,14(6):58

[72]柴田九,等.生薬'升麻'の薬理学的研究(第2報)サラシナショウマの抗炎症作用.薬学雑誌,1977,97(8):911

[73]Bedir E, et al. Cimiracemoside A: A New Cyclolanostanol Xyloside from the Rhyzome of Cimicifuga racemosa. *Chem Pharm Bull*, 2000,48(3):425

[74]Struck D, et al. Flavones in extracts of Cimicifuga racemosa. *Planta Med.*, 1997,63(3):289

[75]张庆文,等.小升麻的化学成分研究.中草药,2000,31(4):252

[76]张庆文,等.小升麻中的环菠萝蜜烷型三萜及其糖苷成分.药学学报,2001,36(4):287

长春花 Catharanthi Rosei Herba

chang chun hua

本品为夹竹桃科植物长春花*Catharanthus roseus* (L.)G.Don的全草。味微苦,性凉,有毒。具有抗癌、降血压作用。主要用于治疗恶性肿瘤。

【化学成分】

1. 生物碱类 长春花中的化学成分主要为生物碱,目前已从长春花根、茎、叶和种子中分离出大约

100余种生物碱，按其化学结构可分为二聚吲哚生物碱、单吲哚生物碱和其他类生物碱。

二聚吲哚生物碱：主要有长春碱(vincaleukoblastin，VLB)、环氧长春碱(leurosine)[1]、长春新碱(leurocristine)[2]、羟基长春碱(vincadioline)、长春西碱(vincathicine)[3]、异长春碱(leurosidine)、去乙酰长春碱(desacetyl，VLB)[4]、去羟长春碱(isoleurosine)等[5]。

单吲哚生物碱：主要有维纳斯派碱(vinaspine)、佩日文定碱(perividine)、派洛辛碱(perosine)、洛柯定碱(lochneridine)、洛柯绕辛碱(lochrovicine)、洛柯绕定碱(lochrovidine)、洛柯绕文碱(lochrovine)[6]、长春文碱(vinervine)、阿莫洛辛碱(ammorosine)、卡文西定碱(cavincidine)、卡申定碱(cathindine)、卡文森碱(cavincine)、鸭脚木碱(alstonine)等[5]。

其他类生物碱：主要有16-表-19-S-文多尼宁-N-氧化物[7]、罗西定碱(roseadine)、罗西曼碱(roseamine)[8]、维卡罗定碱(vincorodine)、它波宁(tabersonine)、凯瑟文兰碱(cathovaline)、文可宾碱(vincubine)[6]、16-表-19-S-文多尼宁碱、高马灵碱(gomaline)、文可兰碱(vincovaline)[5]、pleiocarpamine、pleicarpamine、fluoro-car-pamine-N-oxide、fluorocarpamine、文多尼宁-N-氧化物(vindolinine-N-oxide)[9]、高马哉碱(gomaezine)、11-甲氧基它波宁(11-methoxytabersonine)、文可利肯碱(vincolikine)、文可林宁(vincovalinine)、凯瑟罗新碱(cathorosine)[10]等。

2. 黄酮类 近些年也从长春花中分到一些黄酮类化合物，有3′，4′-二-O-甲基槲皮素-7-O-[(4″→13‴)-2‴，6‴，10‴，14‴-四甲基十六烷-13‴-醇-14‴-烯]-β-D-吡喃葡萄糖苷、4′-O-methylbutin-7-O-[(6″→1‴)-3‴，11‴-dimethyl-7‴-hydroxy-methylene-dodecanyl]-β-D-glucopyranoside[11]、丁香黄素-3-O-刺槐糖苷、山柰酚-3-O-(2，6-二-O-α-L-鼠李糖基-β-D-半乳糖苷)、槲皮素-3-O-(2，6-二-O-α-L-鼠李糖基-β-D-半乳糖苷)[12]、牵牛花色素、锦葵色素、报春色素[13]、松香素 3-O-[6-O-(α-鼠李糖基)-β-半乳糖苷][14]、7-O-甲基花青素 3-O-[6-O-(α-鼠李糖基)-β-半乳糖苷][14]、槲皮素、山柰酚、小麦黄酮[15]等。

3. 其他 有3-表-白桦脂酸(3-epi-betulinic acid)、n-pentadecanylocta-dec-19-en-oate、3，7，11，19，23，27-六甲基-15-羟基亚甲基-二十八烷-5，8，20-三烯-10β，18α-二醇-10β-D-吡喃葡萄糖苷[16]、catharan-thusopimaranoside A、catharanthusopimaranoside B[17]、二十七烷-13α-醇-13β-D-吡喃葡萄糖苷、n-hente-tracont-36-en-5β-ol[18]等一些脂肪苷类。

【药理作用】

1. 抗肿瘤 给L615白血病小鼠腹腔注射长春新碱(VCR)0.3 mg/kg，隔日1次，共给药6次。结果：小鼠生存时间是对照组的229%；至濒死期，对照组末梢血出现大量L615白血病细胞，占白细胞总数的52.9%，VCR组L615白血病细胞占17.25%，VCR诱导L615细胞凋亡率达43.81%。VCR对L615白血病有较好的疗效，但在抗肿瘤同时对免疫系统有一定的损害[19]。长春新碱(VCR)浓度在0.01~0.08 μg/mL范围内，诱导犬乳腺癌细胞系CMT1211凋亡，具有浓度-时间依赖性[20]。长春新碱对白血病CEM细胞的半数抑制浓度(IC_{50})为0.16 μg/mL[21]。VCR在60 ng/mL浓度下，可杀伤人脑胶质瘤细胞U251VR40，使其发生明显的形态变化，但10~40 ng/mL的VCR可诱导U251VR40的耐药性[22]。

早期研究表明，VCR抗肿瘤作用可能与其干扰肌醇磷脂代谢有关系。当VCR(浓度为1.6 mg/L)与^{3}H-肌醇标记的人早幼粒白血病HL60细胞共同温孵培养时，发现^{3}H-PI(磷脂酰肌醇)急剧减少，仅为对照组的38.55%~61.01%。而^{3}H-PIP(磷脂酰肌醇-4-磷酸)、^{3}H-PIP_2(磷脂酰肌醇-4，5-二磷酸)含量无明显变化，表明VCR不影响HL60细胞PI激酶和PIP激酶活性，却迅速且持久地促进PI水解。同时也检测到VCR抑制细胞增殖和DNA合成，但这些效应均出现在PI快速水解之后。因此，VCR干扰肌醇磷脂代谢是其抑制HL60细胞增殖的机制之一[23]。

在肝癌细胞HepG2的培养液中，加入1 g/mL的VCR诱导细胞自噬性凋亡。发现发生自噬的HepG2细胞中泛素含量增加；如果加用蛋白酶体特异抑制剂乳胞素后的乳胞素+VCR组凋亡率比单用VCR组高，而Bal-2表达则比单用VCR更低。结论：泛素-蛋白酶体通路参与VCR诱导的HepG2细胞自噬凋亡及对Bal-2蛋白的调控。对蛋白酶体功能的抑制可促进VCR诱导的HepG2细胞凋亡[24]。将外源性FHIT蛋白基因转染到人胃癌细胞MKN28，用0.03 mg/L的长春新碱(VCR)干预48 h，转染FHIT蛋白的MKN28细胞凋亡率(30.967±2.122)%高于转染空载体的MKN28细胞凋亡率(11.033±1.724)%；细胞表达Bcl-2蛋白减少，Bax蛋白表达增加。说明外源性FHIT蛋白表达可增强VCR诱导的胃癌细胞凋亡，且可能与调节凋亡相关蛋白有关[25]。

以长春新碱(VCR)胃癌耐药细胞株SGC-7901/VCR为研究对象，发现不同浓度的VCR(5、10、20、50 μg/L)均可引起耐药细胞NF-κB DNA结合活性增强，*P*-糖蛋白(*P*-gp)表达增强；NF-κB与*P*-gp的表达呈正相关。胃癌长春新碱耐药细胞中NF-κB活性增强，可能参与调控VCR诱导的细胞膜*P*-gp高表达[26]。尾静脉注射长春新碱载体红细胞0.5 mg/kg，3 d 1次，共5次，对荷瘤S180小鼠有明显的抑瘤作用，抑瘤率达42.42%，高出长春新碱组(17.49%)2.43倍。表明长春新碱载体红细胞体内抗肿瘤活性显著，为临床肿瘤治疗提供新思路和新方法[27]。甲基莲心碱(Nef)2.5、5、10 μmol/L能增强长春新碱(VCR)对人胃癌细胞SGC-7901增殖的抑制作用；10 μmol/L的Nef能增强VCR (0.1、0.5、2、4 μg/mL)诱导SGC-7901细胞凋亡。甲基莲心碱为一种低毒高效的化疗增敏剂[28]。

采用长春碱(VBL)(10、20、30、40、50)×10^{-2} μg/mL处理人淋巴母细胞TK6 3 h和VBL(0.625、1.25、2.5、5)×10^{-2} μg/mL处理TK6细胞24 h。结果表明3 h处理长春碱的细胞毒性已经表现出来；24 h处理，则突变频率随剂量增加而增加，且具一定的剂量反应关系。提示较长时间处理对长春碱等细胞周期依赖性毒物是必要的[29]。上述剂量的VBL处理TK6和TK6-E6细胞24 h，对两种细胞都有致突变作用[30]。

2. 影响骨折愈合 在新生大鼠头颅骨次代成骨细胞(OB_2)培养液中分别加入不同浓度(10^{-1}~10^{-9} g/L)的长春新碱(VCR)。结果表明，各浓度VCR对OB_2的增殖、分化和矿化功能均具有抑制作用[31]。给大白兔耳静脉注入VCR 0.1 mg/kg(对照组注入生理盐水5 mL)，可使骨折延迟愈合或不愈合，碱性磷酸酶的浓度降低。其可能的原因是VCR抑制了微管蛋白的聚合，同时也影响了碱性磷酸酶的合成，使其在局部含量减少，从而使钙盐结晶沉淀过程受到影响，引起纤维性骨痂不能如期转化成骨性骨痂，最终导致骨折愈合的延迟或不愈合[32]。

3. 抑制心肌细胞钠电流 长春西丁10~80 μmol/ L对心肌细胞钠电流的抑制作用为13%±2%至75%±6%，半数抑制浓度值IC_{50}为36.4% (28.1%~47.1%)。在膜电位以10 mV的间隔从-90 mV阶梯状去极化至+40 mV时，抑制作用呈逐渐增加的趋势，约在0 mV左右达到最大抑制。长春西丁对钠通道的稳态激活和失活过程的影响，可使钠窗电流(缓慢失活的钠电流)减少[33]。

4. 其他 ①抗血栓：术后预防性使用长春西丁注射液，对降低人工髋关节置换术后下肢深静脉血栓形成有效并且安全[34]。②抗肾小管损伤：给糖尿病肾小管损伤家兔每周耳缘静脉注射长春新碱(VCR，剂量按成人0.0167 mg/kg体重换算)，于第8周和第12周，动物体重明显升高，尿视黄醇结合蛋白(RBP)和N-乙酰-氨基葡萄糖苷酶(NAG)明显降低。长春新碱可减轻糖尿病兔肾小管间质损伤[35]。③治疗糖尿病肾病：长春新碱(VCR)0.2 mg/kg，尾静脉注射，每周2次。可使链脲佐菌素诱导糖尿病大鼠尿蛋白明显减少，肾重/体重比下降，病理学变化有明显改善。长春新碱对糖尿病肾病有一定的治疗作用[36]。

5. 药代动力学 家兔静脉注射长春西丁10 mg/kg体重，时量曲线属二室开放模型，$T_{1/2β}$为1.81±0.26 L/kg；Vd为4.63±0.13 L/kg；CL为30±5 mL/(min·kg)。长春西丁灌胃给药，吸收不良，生物利用度为10%±7%[37]。大鼠静脉注射长春西丁的时量曲线属二室开放模型。给大鼠注射5及10 mg/kg长春西丁后，药物自血浆的清除呈线性动力学。长春西丁给大鼠静脉和灌胃给药后，体内分布广、消除迅速、原形药可进入脑组织。长春西丁自大鼠的尿、粪、胆汁的排出量均很少[38]。

6. 毒性 脂质体长春新碱(L-VCR)给小鼠静脉注射，用药后第3天开始出现死亡，表现为活动不敏捷、进食减少、呼吸困难。对死亡小鼠尸检未见明显病理改变。对雄性小鼠的LD_{50}为2.71 mg/kg，雌性小鼠的LD_{50}为2.66 mg/kg[39]。给大鼠静脉注射去乙酰基长春地辛硫酸盐，剂量分别为0.05、0.1、0.2 mg/kg。结果：各剂量组雄鼠体重明显减少；高剂量组孕鼠死胎率增加，胎仔尾长和体重明显小于对照组；各剂量组胎仔骨骼发育迟缓，未见外观、内脏和骨骼畸形。结果表明，长春西丁对大鼠具有胚胎毒性，无致畸作用，对两性生育能力未见明显影响[40]。Ames实验、小鼠微核实验及哺乳动物培养细胞染色体畸变实验结果均为阴性[41]。

【临床应用】

1. 恶性肿瘤 30例非霍奇金淋巴瘤患者，采用阿霉素联合长春新碱(VCR)持续静滴48 h给药，均为21 d一周期。患者至少化疗2个周期，实验组30例，总有效率90.0%；其中完全缓解 22例，部分缓解5例，稳定3例。患者没有因白细胞低、严重感染而中止治疗[42]。卡铂联合异长春花碱(NVB)治疗老年肺小细胞肺癌40例。21~28 d为一周期，完成2~6周期。40例中完全缓解(CR)6例，部分缓解(PR)11例，稳定(SD)17例，进展(PD)6例，总有效率42.5%[43]。51例晚期食管癌患者，给予异长春花碱25 mg/m^{2}静滴5 d，氟尿嘧啶(5-FU) 3 000 mg/m^{2}持续输注120 h，顺铂(DDP)12 mg/m^{2}静滴。结果：梗阻感减轻80.3%，57%疼痛减轻，总有效率达58%[44]。上述方案用于治疗52例转移性乳腺癌亦有效、安全，总有效率71.2%[45]。异长春花碱与顺铂或羟基喜树碱联合还用于治疗晚期鼻咽癌[46]和晚期乳腺癌[47]。采用去甲长春碱加顺铂方案治疗晚期非小细胞肺癌48例，21 d为一周期，每3周重复1次，至少2个周期。结果：部分缓解20例，稳定20例，进展8例，有效率

44%[48]。上述化疗方案与全身热疗相结合治疗晚期非小细胞肺癌25例，治疗组有效率56%，近期疗效显著，可作为一线治疗方案推荐临床[49]。

2. 认知与记忆障碍性疾病 由于脑中风疗效已达显著进步的血管性痴呆患者21例，给予长春西丁注射液静脉滴注，疗程21 d。长春西丁治疗组治疗前后疗效有显著性差异，对血管性痴呆认知障碍有改善作用[50]。无抽搐电休克(MECT)治疗可导致患者的短期记忆障碍，在MECT治疗的同时给予长春西丁20 mg，静脉滴注，治疗6~10次。结果：MECT联合长春西丁能改善MECT所致的记忆障碍[51]。

3. 神经病变 缺血性视神经病变(AION)患者，分别用长春西丁和维脑路通治疗，20 d评价疗效。视力疗效：治疗组48例，总有效率87.5%；对照组46例，总有效率71.7%。视野疗效：治疗组91.7%，对照组60.9%。长春西丁治疗前部缺血性视神经病变有效[52]。对糖尿病诱发的周围神经病变120例患者，分为长春西丁组和维生素对照组，静脉滴注长春西丁15 d。结果：治疗组临床治愈5例，显效30例，有效18例，无效7例，总有效率88.33%；对照组总有效率63.33%；长春西丁治疗期间未出现与本药相关的不良反应[53]。

4. 脑病 急性脑梗死患者174例，随机分为治疗组87例（给予奥扎格雷联合长春西丁，14 d 1个疗程）和对照组87例（给予丹参注射液）。治疗组总有效率92.0%高于对照组83.9%；与治疗前和对照组比较，血液黏稠度、血小板计数、总胆固醇等指标均有统计学意义[54]。慢性脑供血不足患者123例，给予长春西丁20 mg静脉滴注，连用2~4周。结果：治疗4周时，头晕、头重及耳鸣的总有效率分别为92.7%、84.3%及89.1%，疗效明显优于2周组[55]。长春西丁治疗脑血栓后肢瘫痪40例，治愈8例(20%)，显效17例(42.5%)，有效13例(32.5%)，无效2例(5%)[56]。

5. 抑郁症 文拉法辛联合长春西丁治疗复发性抑郁症44例(对照组44例，单用文拉法辛)。其治疗结果：联合用药优于单用文拉法辛，长春西丁对复发性忧郁症有辅助治疗作用[57]。

6. 突发性耳聋 观察组30例，给予长春西丁静脉滴注，对照组30例，给予银杏叶制剂静脉滴注，7 d 1个疗程，共治疗2个疗程。结果：治疗组痊愈11例，显效9例，有效5例，无效5例，与对照组比较，差异无统计学意义，但耳聋、眩晕的改善率则高于对照组[58]。

7. 肾病 89例儿童过敏性紫癜肾炎采用长春新碱治疗，静脉点滴，每周1次，连续4~8周。总有效率95.5%，其中治愈48例，显效25例，进步12例，无效4例[59]。长春新碱按1.4 mg/m²剂量，用生理盐水20 mL稀释后，缓慢静脉注射，每周1次，10次为一疗程。合并泼尼松1.5~2.0 mg/(kg·d)，分2~3次口服。用此法曾治疗小儿肾病综合征30例中有27例得到完全缓解[60]。长春新碱按1 mg/m²剂量，用10%葡萄糖液静脉滴注，维持8~10 h，用时每天口服泼尼松60 mg/m²，7 d一疗程，共用6~8个疗程。共治疗11例过敏性紫癜肾炎患儿，治愈8例[61]。

8. 椎底动脉供血不足 30例患者采用长春西丁20 mg静脉滴注，每天1次，14 d为1个疗程。长春西丁总有效率96.7%，对照组(复方丹参)76.7%。长春西丁治疗椎底动脉供血不足有效[62]。

9. 恶性胸水 采用去甲长春碱30~50 mg治疗恶性胸水，总有效率达80%，且对胸腔内使用其他抗肿瘤药治疗无效者亦同样有效。提示去甲长春碱作为胸膜腔内治疗恶性胸水是一种新的有效药物，值得临床进一步研究试用[63]。

10. 不良反应 ①骨髓抑制：VDS等长春花生物碱对外周血象尤其是白细胞的影响比较严重，白细胞下降最严重达81.7%，血红蛋白及血小板减少量分别占47.6%和46.3%[64]。包括临床应用剂量在内的一定剂量范围内，VCR有诱导正常骨髓细胞凋亡的作用，且其作用大小与药物浓度和作用时间有关，表明诱导凋亡也是化疗药物杀伤骨髓细胞的机制之一[65]。②胃肠道反应：可引起恶心、呕吐[66]，严重者可出现麻痹性肠梗阻[67]。③其他：局部静脉炎、过敏性休克[68,69]、继发性癫痫[70]、精神异常[71]、剧烈咽痛[72]、哮喘[73]等。

（侯文彬　周秋丽　何宗梅　毕云峰）

参考文献

[1]Gorman M, et al.Vinca alkaloids. Ⅳ.Structural features of leurosine and vincaleukoblasfine, representatives of a new type of indole-indoline alkaloids. *J Am Chem Soc*, 1959, 81(17):4745

[2]Svoboda GH.Alkaloids of Vinca rosea (Catharanthus roseus). Ⅸ:Extraction and characterization of leurosidine and leurocristine. *Lloydia*, 1961, 24:173

[3]Tafur SS, et al.Alkaloids of Vinca rosea L.(Catharanthus roseus G.Don). ⅩⅩⅩⅦ.Structure of vincathicine. *J Org Chem*, 1976, 41(6):1001

[4]Miller JC, et al .Alkaloids of Vinca rosea L.(Catharanthus roseus G.Don). 38.4′-dehydrated derivatives. *J Med Chem*, 1977, 20(3):409

[5]Svoboda GH. Plants:The potentials for extracting protein, medicines, and other useful chemicals. *Washington*: *U.S. Govern-*

ment Printing Office, 1983:154

[6]郑虎占，等. 中药现代研究及应用. 北京：学苑出版社，1991:1020

[7]Murugesan N, et al.The origin of the N-formyl group in nature and the biogenesis of catharine and catharinine. *Heterocycles*, 1981, 16(2):257

[8]EI-Sayed A, et al.Catharanthus Alkaloids, XXXⅧ. confirming structural evidence and antineoplastic activity of the bisindole alkaloids leurosine-N'b-Oxide (Pleurosine), Roseadine, and Vindolicine from Catharanthus roseus.*J Nat Prod*, 1983, 46(4):517

[9]阴健，等. 中药现代研究与临床应用. 北京：学苑出版社，1994:127

[10]Sadowska A, et al.Alkaloids of Catharanthus roseus (Vinca rosea) and possible way increasing their production. *Acta Hort (ISHS)*, 1983, 132:285

[11]Ill-Min Chung, et al. Flavonoid Glucosides from the Hairy Roots of Catharanthus roseus. *J Nat Prod*, 2009, 72(4):613

[12]Gilles Brun, et al. A new flavonol glycoside from Catharanthus roseus. *Phytochemistry*, 1999, 50(1):167

[13]Karl-Heinz Knobloch, et al. Mediun-and light-induced formation of serpentine and anthocyanins in cell suspension cultures of Catharanthus roseus. *Phytochemistry*, 1982, 21(3):591

[14]Kenjiro Toki, et al.7-O-Methylated anthocyanidin glycosides from Catharanthus roseus. *Phytochemistry*, 2008, 69(5):1215

[15]Vimala.Y, et al.A new flavone in mature Catharanthus roseus petals. *Indian J Plant Physiol*, 2001, 6(2):187

[16]Ill-Min Chung, et al. A new chemical constituent from the hairy root cultures of catharanthus roseus. *Bull Korean Chem Soc*, 2007, 28(2):229

[17]Chung IM, et al. New catharanthusopimaranoside A and B from hairy root cultures of Catharanthus roseus. *Chem Nat Comp*, 2008, 44(4): 458

[18]Chung IM, et al. A new aliphatic glycoside constituent from the hairy root cultures of Catharanthus roseus. *Asian J Chem*, 2008, 20(1):642

[19]朱大诚，等.长春新碱对可移植性小鼠淋巴细胞白血病的疗效及其机制研究. 时珍国医国药，2007, 18(12):2950

[20]李成叶，等.长春新碱对犬乳腺癌细胞增殖和凋亡的影响.中国兽医杂志，2010, 46(4):54

[21]朱大诚，等.长春新碱对白血病CEM细胞生长抑制及诱导凋亡作用的研究.中国现代医学杂志，2007, 17(23):2852

[22]王伟民，等. 长春新碱诱导人脑胶质瘤细胞的耐药性. 白求恩医科大学学报，1995, 21(6):590

[23]吴波，等.长春新碱对HL60细胞肌醇磷脂代谢和增殖的影响. 中国药理学通报，1993, 9(3):210

[24]彭心昭，等.长春新碱诱导肝癌细胞自噬性凋亡过程中泛素与Bal-2的变化. 肿瘤防治研究，2005, 32(11):677

[25]王俊，等.外源性FHIT基因表达对长春新碱诱导人胃癌MKN28细胞凋亡的影响. 世界华人消化杂志，2008, 16(30):3367

[26]王维，等.长春新碱诱导人胃癌耐药细胞表达P-糖蛋白由核因子-κB活化调控.世界华人消化杂志，2004, 12(3):537

[27]施莹，等.长春新碱载体红细胞对小鼠S180肿瘤生长的抑制作用.第二军医大学学报，2007, 28(3):339

[28]石书红，等.甲基莲心碱对长春新碱抑制人胃癌细胞增殖作用的影响.临床肿瘤学杂志，2008, 13(5):427

[29]王亚男，等.长春花碱3和24 h处理TK6细胞TK基因突变试验比较研究.现代预防医学，2008, 35(17):3373

[30]王亚男，等.长春花碱和秋水酰胺诱导TK6和TK6-E6细胞TK基因突变比较研究.卫生研究，2006, 35(4):409

[31]朱建民，等. 长春新碱对体外培养成骨细胞的影响.临床骨科杂志，2000, 3(3):161

[32]鲍建瑛，等. 长春新碱对骨折愈合的影响.上海医学，1999, 22(9):555

[33]魏苑，等. 长春西丁对大鼠心肌细胞钠电流的抑制作用.中国药理学报，1997, 18(5):414

[34]汤宇等. 长春西丁注射液预防髋关节置换术后深静脉血栓形成. 医学临床研究，2009, 26(8):1498

[35]朱昆，等.糖尿病兔肾小管间质损伤标志物变化及长春新碱的干预作用.中国老年学杂志，2006, 26(2):220

[36]屈智慧，等.长春新碱治疗糖尿病肾病大鼠的实验研究.中国生物制品学杂志，2004, 17(3):163

[37]姚继红，等. 长春西丁在家兔体内药代动力学的研究. 大连医科大学学报，1997, 19(4): 248

[38]姚继红，等.长春西丁在大鼠体内的药代动力学及生理处置. 药学学报，1994, 29(2):81

[39]王小晨，等.长春新碱脂质体的药代动力学及其抗肿瘤作用. 实验动物与比较医学，2007, 27(1):15

[40]朱永平，等. 去乙酰基长春花碱酰胺硫酸盐大鼠生殖毒性研究. 癌变·畸变·突变，1999, 11(1):35

[41] 吴秀霞，等. 长春西丁的致突变研究. 辽宁药物与临床，2000, 3(3):101

[42]许明君，等.阿霉素和长春新碱持续静脉滴入治疗非霍奇金淋巴瘤30例临床分析.中华内科杂志，2006, 45(12):1025

[43]刘军.卡铂联合异长春花碱治疗老年肺小细胞肺癌40例.中原医刊，2007, 34(16):17

[44]殷廷哲.异长春花碱联合顺铂氟尿嘧啶治疗晚期食管癌的临床观察.中国医疗前沿，2008, 3(24):75

[45]李志革，等.异长春花碱、5-氟尿嘧啶加顺铂联合方案治疗转移性乳腺癌的疗效观察.肿瘤防治研究，2008, 35(4):303

[46]刘志辉，等.异长春花碱联合顺铂治疗晚期鼻咽癌的临床观察.广西医学，2008, 30(10):1538

[47]冯悦年，等.异长春花碱+羟基喜树碱联合治疗晚期乳腺癌的近期疗效观察.癌症进展杂志，2004, 2(6):509

[48]王萍.去甲长春花碱加顺铂联合治疗晚期非小细胞肺癌近期疗效分析.安徽卫生技术学院学报，2007, 6(6):19

[49]王保庆，等.去甲长春花碱联合顺铂与全身热疗治疗晚期非小细胞肺癌25例报告. 华北煤炭医学院学报，2007, 9(5):677

[50]郝晋东，等.长春西丁治疗血管性痴呆认知功能障碍的疗效观察. 神经损伤与功能重建，2009，4(5)：349

[51]徐永红，等.长春西丁治疗MECT所致的记忆障碍临床观察. 中国现代药物应用，2008，2(18)：36

[52]张艳珊.长春西丁治疗前部缺血性视神经病变的临床观察.中医药导报，2008，14(7)：64

[53]肖宇晴.长春西丁治疗糖尿病周围神经病变120例临床分析.吉林医学，2010，31(4)：491

[54]童建军. 奥扎格雷联合长春西丁治疗急性脑梗死87例临床观察. 临床合理用药，2010，3(8)：31

[55]葛雅香.长春西丁治疗慢性脑供血不足123例疗效观察.九江医学，2009，24(1)：5

[56]赵坤明.长春西丁治疗脑血栓形成后肢体瘫痪的疗效观察.山西医药杂志，2008，37(4)：378

[57]曹月梅，等.长春西丁对抑郁症的辅助治疗作用.临床精神医学杂志，2008，18(6)：401

[58]沈峰.长春西丁治疗突发性耳聋疗效观察.中国全科医学，2010，13(11)：1238

[59]穆琢.长春新碱治疗儿童过敏性紫癜肾炎89例.中国中医药咨询，2009，1(6)：148

[60]蒋百康，等.长春新碱与强的松联合治疗小儿肾病综合征30例疗效观察.苏州医学院学报，1988，3：200

[61]余永芳，等.长春新碱治疗过敏性紫癜肾炎的疗效观察. 广东医学，1997，18(1)：58

[62]张敬，等.注射用长春西丁治疗椎底动脉供血不足疗效观察. 现代医药卫生，2008，24(24)：3687

[63]赵会泽，等. 去甲长春花碱治疗恶性胸水初步疗效分析. 临床肿瘤学杂志，2000，5(4)：284

[64]钟进才，等. 长春地辛治疗恶性肿瘤对外周血象的影响.广西医科大学学报，1999，15(4)：49

[65]赵卫红，等. 四种化疗药物诱导正常骨髓及白血病细胞株凋亡作用的比较.中华儿科杂志，1998，36(2)：95

[66]郭光山，等. 联合化疗中长春新碱所致麻痹性肠梗阻的临床观察.河南医药信息，1999，7(1)：48

[67]王正艳，等. 长春新碱致肠麻痹1例报告.锦州医学院学报，1996，17(1)：8

[68]薛小霞，等. 异长春花碱致过敏性休克.药物不良反应杂志，2001，3(1)：44

[69]李茂德，等. 静注VCR致过敏性休克1例.四川医学，2000，21(1)：92

[70]许昌泰，等.静脉注射长春新碱引起继发性癫痫1例.新医学，1996，27(12)：621

[71]赵淑珍，等. 长春新碱治疗特发性血小板减少性紫癜致精神异常一例.中华血液学杂志，1997，18(3)：150

[72]张雅西，等. 长春新碱致剧烈咽痛1例.广东医学，1996，17(6)：430

[73]邱琳，等. 长春新碱诱发哮喘1例.中国肿瘤临床，1994，21(3)：238

化橘红 Citri Grandis Exocarpium hua ju hong

本品为芸香科植物化州柚*Citrus grandis* ‘tomentosa’或柚*Citrus grandis* (L.) Obseck的未成熟或近成熟的干燥外层果皮，前者习称“毛橘红”，后者习称“光七爪”、“光五爪”。味辛、苦，性温。具有理气宽中、燥湿化痰的功能。用于咳嗽痰多、食积伤酒、呕恶痞闷。

【化学成分】

主要有挥发油、黄酮、多糖、香豆素类化合物等[1]。

1. 挥发油 化学组成以单萜类及其衍生物为主体，含量较高的成分有柠檬烯(limonene)、β-月桂烯(β-myrcene)、α-蒎烯 (α-pinene)、β-蒎烯 (β-pinene)、芳樟醇(linalool)、柠檬醛(citral)、cis-香叶醇(cis-geraniol)、对伞花烃等[2]。化州柚与柚果皮挥发油大多数成分相同，主要为柠檬烯、α-蒎烯、β-蒎烯，区别是化州柚富含γ-松油烯，柚中却不能检出[3]。

2. 黄酮 化橘红黄酮类成分中含有柚皮苷(naringin)及少量野漆树苷(rhoifolin)、枳属苷(poncirin)、新橙皮苷(neohesperidin)[4]等，其中柚皮苷是化橘红的主要化学成分之一。不同产地黄酮含量各不相同，化州橘红含黄酮最多，为1.35%，横县产次之，为1.249%，宜山产橘红则较低，为0.991%[5]。

3. 多糖类 化橘红多糖的主要成分为果胶物质[6]，主要由D-木糖、D-半乳糖、L-阿拉伯糖、D-甘露糖和一个未知物组成的[7]。

4. 香豆素类 从化橘红非挥发性成分中分离出2个香豆素类化合物异欧前胡素（Ⅰ）和佛手内酯(Ⅱ)[8]。佛手内酯含量随果龄增长而递增[9]。

5. 其他 化橘红乙醇提取物中低极性成分GC-MS分析鉴定出十五烷酸、十六烷酸、十八烷酸、十九烷酸乙酯、9-十八碳烯醛等8种化合物[10]。

【药理作用】

1. 镇痛 化橘红黄酮苷腹腔注射500 mg/kg，对小鼠醋酸所致的化学性刺激和大鼠炎症水肿足趾定压刺激疼痛均有镇痛作用，但对热刺激引起的疼痛无效[11]。

2. 抗炎 化橘红黄酮苷腹腔注射500 mg/kg，对大鼠角叉菜胶性足跖水肿、组胺和5-羟色胺引起的微血管通透性增加及炎症性白细胞游走均有明显的抑制作用，对棉球肉芽肿也有抑制作用[11]。柚皮苷与其他黄酮类（rutin、hesperidin、neohesperidin）也有抗炎作用，小鼠腹腔注射100 mg/kg能降低甲醛性足肿胀，但对5-羟色胺引起的炎症无效[12]。大鼠皮下注射100 mg/kg，亦有显著的抗炎作用（肉芽囊法），柚皮苷复合物较纯品作用更强。黄酮类抗炎作用与改变毛细血管通透性-抑制ADP转变为ATP，从而阻止毛细血管前括约肌之松弛有关[13]。柚皮苷静脉注射50~250 mg/kg，可抑制大鼠因微血管增渗素（kallidine）引起的毛细血管通透性增强[14]。在相同剂量条件下，毛橘红抑制二甲苯所致小鼠耳肿胀作用大于光橘红[15]。

3. 增强免疫 给小鼠喂食化橘红多糖50、100、200 mg/kg均能明显促进淋巴细胞转化，增加动物的肝、脾、胸腺重量，提高溶血素抗体含量和小鼠腹腔巨噬细胞数量及吞噬功能[16]。

4. 平喘、镇咳 化橘红提取物生药0.46~1.84 g/L对氯乙酰胆碱（Ach）、磷酸组织胺（His）、氯化钙（$CaCl_2$）、氯化钡（$BaCl_2$）及氯化钾（KCl）等激动剂所致的豚鼠离体气管平滑肌收缩均有抑制作用，其强度依次为$BaCl_2>KCl>CaCl_2>His>Ach$，且使上述各激动剂量效曲线呈非平行右移，最大效应降低，表明化橘红为各激动剂的非竞争性拮抗剂；并明显抑制乙酰胆碱所致的外钙内流引起的收缩，其平喘作用机制可能与钙拮抗作用有关[17]。化橘红多糖5.4 mg/kg注射对氨水喷雾引起小鼠咳嗽有显著镇咳作用[6]。

5. 祛痰 化橘红多糖5.4 mg/kg注射可显著增加小鼠气管酚红排出量，具有祛痰作用[6]。且在相同剂量条件下，毛橘红化痰作用强度大于光橘红[15]。

6. 抗氧化 化橘红水溶性多糖可清除邻苯三酚自氧化体系产生的超氧阴离子自由基（SAFR），且呈剂量依赖关系[18]。

7. 其他 柚皮苷（2 g/kg饮食）与致栓塞（thrombogenic）饲料喂养大鼠，可延长动物的存活时间；但与致动脉粥样硬化饲料共同喂养，则减少存活时间。所含黄酮类成分具有抑制血小板凝聚、提高血液浮悬的稳定性及促进血流等作用，与低分子右旋糖酐相似[14]。柚皮苷对小鼠的病毒感染（缺肢畸形，ectromelia）及X线照射有保护作用[13]。

8. 毒性 柚皮苷毒性很小，在食物中加1%柚皮苷喂饲大鼠200 d，对大鼠体重增长、血糖含量及病理组织学检查，与对照组比较均无明显差异[13]。

【临床应用】

1. 咳嗽 观察100例呼吸道疾病患者，化橘红多糖颗粒对慢性支气管炎、慢性阻塞性肺气肿的疗效较好，总有效率为81%；对急性气管炎、支气管扩张合并感染疗效较差[6]。

2. 呼吸道感染 化橘红与黄芪、茯苓、黄精、鸡内金、青黛等配伍，可治疗小儿反复呼吸道感染。

3. 禁忌 化橘红对气虚及阴虚有燥痰者不宜服用[19]。

（王　清　李　伟　付　萍　杨　铭）

参考文献

[1]黄飞龙，等.化橘红主要有效成分的分析方法.安徽农学通报，2007，13(13)：26

[2]程荷凤，等.化橘红挥发油化学成分的研究.中国药学杂志，1996，31(7)：424

[3]林励，等.不同品种化橘红挥发油化学成分分析.中药材，2001，24(5)：345

[4]Huang M S，et al. Determination of naringin contents in pummelo (Citrus grandis or C. grandis var tomentosa) peel. *Chin Tradit Herb Drugs*（中草药），1984，15(5)：11

[5]蔡春，等.不同产地橘红黄酮含量的比较.时珍国药研究，1996，7(1)：27

[6]周博文，等.化州橘红多糖的药用研究.中国药学杂志，1993，28(3)：135

[7]程荷凤，等.化橘红多糖的分离纯化及其组成的气相色谱分析.广东医学院学报，1998，16(1)：15

[8]陈志霞，等.化橘红药材中香豆素类成分的研究.中药材，2007，27(8)：577

[9]袁旭江，等.果龄对化橘红化学成分含量的影响.中药新药与临床药理，2003，14(13)：188

[10]程荷凤，等.化橘红乙醇提取物中低极性成分的气-质联用分析.广东医学院学报，1996，3(14)：261

[11]吴宋夏.化州橘红黄酮式的抗炎、镇痛、解热作用研究.广东医学院学报，1988，2：54

[12]Northover BJ，et al. A study of possible medrators of inflammatory reactions in the mouse foot. *Brit Pharmacol*，1962，18：36

[13]江苏新医学院.中药大辞典（下册）.上海：上海科学技术出版社，1977：1505

[14]中国医学科学院药物研究所，等.中药志（第3册）.北

京:人民卫生出版社,1984:71

[15]张秀明,等.毛橘红与光橘红的化痰及抗炎作用比较研究.中药材,2004,27(2):122

[16]马超,等.化橘红多糖对小鼠免疫调节功能的研究.中国科技博览,2009,(13):200

[17]关骏良,等.化橘红提取物对豚鼠离体气管平滑肌收缩功能的影响.中药材,2004,27(7):515

[18]程荷凤,等.化橘红水溶性多糖的化学及体外抗氧化活性的研究.化学世界,2002,2:91

[19]陈岩,等.橘红与化橘红临床药用不同.北京中医,2001,(2):43

月见草子 Oenotherae Semen

yue jian cao zi

本品为柳叶菜科植物月见草*Oenothera biennis* L.的干燥成熟种子。强筋骨,祛风湿。主治风湿症、筋骨疼痛等。

【化学成分】

月见草子含油量约22.57%~24%,不饱和脂肪酸占70%。月见草油(EPO)中的γ-亚麻酸含量为8%~10%,并可分离出γ-亚麻酸甲酯纯度高达90.5%,收率为40.8%[1]。EPO中含亚油酸72%、γ-亚麻酸和亚麻酸10%、氢化棕榈油1.5%[2]。在EPO中含有多种维生素,其中维生素E含量较高,为0.093 mg/g[3]。

【药理作用】

1. 降脂 月见草油(EPO)低、中、高三个剂量组[1.0、2.0、6.0 g/(kg·d)],灌胃给药,灌胃容积为10 mL/g体重,为期6周。能明显降低喂饲高脂饲料大鼠血清TC、TG和肝组织中的TC、TG及低密度脂蛋白(LDL-C)含量[4]。

在高脂饲料中加入2%EPO喂饲大鼠4周,大鼠血脂、过氧化脂(LPO)、SOD、血栓素A_2(TXA_2)、前列环素(PGI_2)及内皮素(ET)等各生化指标有明显改善,ET值下降了25.5%。电镜下EPO组大鼠的主动脉内皮病变有所恢复,提示EPO具有良好的降脂、保护内皮细胞及预防动脉粥样硬化形成的作用[5]。

灌胃高脂乳剂大鼠给予EPO 3 mL/kg,连续10 d,可明显提高血清卵磷脂胆固醇酰基转移酶(LCAT)活性。提示EPO通过提高LCAT活性,促进HDL_3-C向HDL_2-C水平提高,加速胆固醇的消除而改善血脂代谢紊乱[6]。

2. 降糖 给四氧嘧啶糖尿病大鼠每日服用EPO 230 mg/kg,连续30 d,其稳态葡萄糖浓度(SSSG)及稳态胰岛素(SSSI)水平明显下降,说明EPO可使糖尿病大鼠的胰岛素抵抗好转。其可能的机制是EPO中含有亚油酸,在肝脏合成花生四烯酸,并进一步合成PGE,PGE能显著增加胰岛素对糖酵解的促进作用,从而缓解胰岛素抵抗[7]。

3. 降压 给大鼠饲以含相当体重14%的EPO,EPO明显抑制大鼠血压升高[2]。

4. 减肥 给丘脑下部型肥胖症大鼠灌胃0.3或1.0 mL/kg EPO,连续8周。EPO明显降低大鼠肥胖指数,尸体解剖可见腹腔脂肪量明显减少。在1.0 mL/kg EPO组,除TC、TG和HDL-C明显改善外,电镜下可见肠绒毛变细,表明EPO具有减肥作用[1]。

5. 抗氧化 EPO 4及2 mL/kg给小鼠灌胃9 d,同时给小鼠灌胃50%乙醇。结果EPO对肝脏过氧化有明显的抑制作用。另外EPO 4 mL/kg可明显增强小鼠血中过氧化氢酶的活力[1]。

6. 抗炎 小鼠灌服EPO 2及4 mL/kg,可明显抑制二甲苯所致小鼠耳廓水肿。对去肾上腺大鼠角叉菜胶性及组胺、PGE_2所致足肿大鼠模型,灌胃EPO 4、2和0.5 mL/kg,对上述模型的炎症有较好的抑制作用。对大鼠巴豆油气囊肿的囊内渗出液和肉芽组织重量,EPO 2 mL/kg都有明显抑制作用。灌服EPO 4 mL/kg可明显抑制大鼠由组织胺和PGE_2引起的毛细血管渗出性增加。EPO 4 mL/kg治疗组可使角叉菜胶致肿胀明显减轻,PGE含量显著下降。大鼠口服EPO 4 mL/kg后不影响肾上腺内维生素C含量。综上所述,EPO有显著抑制各种致炎引起的毛细血管通透性增高,炎性渗出和水肿以及炎症增殖期的肉芽组织增生,抑制PGE的释放及PGE和组胺的致炎,抑制缓激肽的释放、稳定溶酶体酶。EPO的抗炎不通过兴奋垂体-肾上腺皮质系统的功能,而可能是通过抑制炎症过程中的介质释放和致炎、渗出、白细胞趋化和结缔组织增生等环节[1]。

7. 影响肾功能 用次肾切除法制作CRF大鼠模型,每日灌胃0.8 g/kg EPO,连续90 d,然后测定血肌酐(Scr)、血TC和肾脏皮质、髓质PGE_1、PGE_2、血栓素

B_2(${TXB}_2$)及6-酮-前列腺素($F_{1\alpha}$6-keto-PGF_1)的水平并与对照组做比较。结果：血肌酐(Scr)释放有减缓趋势，TC明显降低，尿蛋白亦有明显减少。肾皮质PGE_1、PGE_2、6-keto-PGF_1均有明显提高，而髓质PGE_1、PGE_2亦有明显提高。显示EPO有明显改善CRF肾损的作用[8,9]。

8. 防治胃黏膜损伤 先给大鼠灌胃EPO，共服7 d，于末次给药后，灌服无水乙醇5 mL/kg。结果：EPO改善胃黏膜损伤指数，降低胃酸度及总酸排出量。对冷束缚应激性溃疡，EPO降低胃黏膜出血量。以改良的okabe法制备慢性胃溃疡模型，EPO明显缩小溃疡面积和容积。提示EPO对多种应激引起的大鼠胃黏膜损伤都有促进溃疡愈合的作用[10]。

9. 抗衰老 大鼠饲喂含EPO的饵料(每100 g饵料中含EPO18 mL)，连续饲喂80 d，EPO能显著提高大鼠血清中总SOD和Mn-SOD活性，并能控制血浆LPO生成[11]。

10. 其他 半乳糖性亚急性衰老模型小鼠，灌服EPO 5 mL/(kg·d)，连续6周。结果：EPO组小鼠骨干重、骨指数明显增加，骨长度恢复。小鼠血清AKP活性均显著升高。此外，EPO有效降低血清酒石酸酸性磷酸酶(StrACP)活性[12]。EPO可使IGF-I诱发的心肌细胞DNA、RNA含量减低，细胞面积缩小，成纤维细胞胶原合成率降低，从而抑制IGF-I诱发培养心肌细胞肥大[13]。

月见草子多酚(EPSP)对幽门螺杆菌的最低抑菌浓度(MIC)为64 μg/mL，EPSP所含的戊没食子酰葡萄糖(PGG)显示非常强的作用，MIC为16 μg/mL[14]。

11. 毒性 ①急性毒性：EPO灌胃对小鼠的LD_{50}大于20.0 g/kg[15,16]②长期毒性：小鼠、大鼠各剂量组灌胃给药90 d，生长状态无异常、白细胞数及分类、血红蛋白、非蛋白氮、谷丙转氨酶值均正常。器官系数亦未见异常[1]。③致突试验：包括Ames试验、骨髓微核试验、精子畸变试验均未显示有致突变作用[1,15,16]。④致畸试验：通过对孕鼠体重变化、生殖力、生长发育、胎鼠的骨骼发育形态的观察均未见异常，除高剂量组10 mL/kg有致畸作用外，在人的临床规定的剂量下服用是安全的[1,15,16]。

【临床应用】

1. 高脂血症 单用EPO胶丸(每丸含油0.35 mL)治疗高脂血症88例，每次2~3丸，每日3次，4~6周为一疗程。结果：TC下降有效率为84.1%，β-脂蛋白下降有效率为74.5%，TG有效率为64.4%，血小板聚集抑制率为40.4%[1]。将EPO与多烯康治疗高脂血症的效果做比较，EPO组口服900 mg，多烯康组口服1.8 g，均为每日3次，共服60 d。结果：EPO降脂作用高于多烯康组[17]。

也有报道，EPO治疗34例高脂血症患者，每日服用3 000 mg，连续3个月。结果：TC和TG服药前后变化不明显，HDL-C服药后明显上升，认为EPO主要能改善HDL-C，对高血脂者仍具较大的药用价值[18]。

2. 糖尿病 Ⅱ型糖尿病患者90例(其中并发高甘油三酯血症者55例，高胆固醇症者21例)，服用EPO乳剂10 mL(含油量1.5 g)，每日3次，45 d为一疗程。治疗后空腹血糖总有效率(包括显效和有效率)为43.14%和77.76%。而全血黏度、血浆比黏度、血小板的聚集率、TC、TG明显下降，HDL-C则显著升高[1]。

以EPO乳静脉注射治疗24例糖尿病患者，将乳剂30 mL加于生理盐水500 mL中，每日一次静脉滴注，28 d为一疗程。结果显示，EPO乳制剂能有益于糖尿病预后的改善[19,20]。

3. 减肥 156例单纯性肥胖者，每日口服EPO胶丸3~5 g，分2次服用，2个月为一疗程。治疗后乏力、腹胀、呼吸短促有不同程度改善，对食欲无影响，149例体重有不同程度减轻，总有效率为95.51%[21]。另有报道，86例体重超标、血脂升高，而HDL-C降低的患者，经口服EPO胶丸，每日3次，每次1.5 g，3个月为一疗程。结果：有13名患者体重降至标准水平，3个月后有28例降为正常，下降最高的达5 kg。TC和TG较治疗前明显下降。HDL-C则上升，显示有一定的减肥作用。

4. 痤疮 100例寻常痤疮患者，内服EPO胶丸3粒(每粒0.5 g)，每天2次，共服6周，并配合痤疮洗剂外用。结果：痊愈62例，显效18例，有效20例，痊愈率为62%，总有效率100%[22]。

5. 其他 对慢性肾功能不全(CRF)患者17例，每次服EPO胶丸2 g，每日3次，连服4周。在治疗前后测定血6-keto-PGF_1及${TXB}_2$，治疗后血6-keto-PGF_1明显升高，尿${TXB}_2$明显降低，肌酐清除率明显升高。提示EPO有利于减少蛋白尿，减轻肾小球硬化和减缓肾小管损伤，有益于肾功能的改善[23]。

6. 毒副反应 一患者服用EPO胶丸，1.5 g，每天2次，2 d后感觉四肢瘙痒，但无丘疹、红肿，即停服，给予抗过敏治疗，患者上述症状逐渐消失[24]。

(赵秀梅 王士贤)

参考文献

[1]王本祥.现代中药药理学.天津：天津科学技术出版社，

1997:1332

[2]Hoffmann P, et al. Effects of Sunflower Seed Oil Linseed Oil Evening Primrose Oil And Hydrogenated.Palm Kernel Oil Hypertension Development in Spontaneously Hypertensive Rats. *Prostaglandins Leukotrieues And Medicine*, 1983, 11:43

[3]Peter S, et al.Serium Triglycerides And HDL-Cholecterol From SHR After Evening Primrose Oil And Other Polyumsaturated Fats. *Prostaglandius Leukotrieves And Medicine*, 1986, 22:173

[4]夏勇,等.月见草油对高脂血症性脂肪肝治疗作用的实验研究.中国现代应用药学杂志,2006,23(7):606

[5]王福俤,等.月见草油对实验性高脂血症脂质过氧化、血浆TXA_2、PGI_2及ET水平的影响.卫生研究,1996,25(5):312

[6]陈小夏,等.月见草油对实验性高脂血症大鼠脂质代谢的影响.广东药学院学报,1996,12(2):78

[7]王佳珍,等.月见草油和多烯康对糖尿病大鼠胰岛素抵抗的治疗作用.浙江医学,1998,20(1):24

[8]毕增祺,等.月见草油治疗实验性慢性肾功能衰竭.中华内科杂志,1992,31(1):7

[9]曲彩虹.月见草油药理研究与临床应用.时珍国医国药,1999,10(8):629

[10]孙庆伟,等.月见草油防治大鼠胃黏膜损伤的研究.江西医药,1994,29(1):1

[11]刘晓瑞,等.月见草油抗衰老作用的实验研究.中国老年学杂志,2007,27(16):1571

[12]张益嘉,等.月见草油与维生素E对衰老模型小鼠骨丢失的影响.中国老年学杂志,2009,29(9):1060

[13]杨建军,等.月见草油抑制培养心肌细胞肥大的机制研究.中国中医基础医学杂志,2007,13(5):355

[14]岛田太一.月见草种子中多酚的抗幽门螺杆菌作用.国外医学中医中药分册,2005,27(4):243

[15]胡怡秀,等.月见草油急性毒性与遗传毒性实验观察.实用预防医学,2009,16(1):61

[16]李国栋,等.月见草油胶囊的安全毒理学评价.吉林中医药,2005,25(2):50

[17]刘淑峯.月见草油与多烯康治疗高脂血症的疗效观察.辽宁医学杂志,1995,9(1):55

[18]陆旭,等.麦胚油及月见草油对高脂血症者的调脂作用观察.广东药学,1998,4:34

[19]许建中,等.月见草油乳静脉制剂治疗糖尿病的临床研究.医学研究通讯,1994,23(10):16

[20]许建中,等.月见草油乳静脉制剂治疗糖尿病24例.中国中西医结合杂志,1994,14(11):676

[21]周廉,等.月见草油对血脂和体重的影响临床观察.中国中西医结合杂志,1993,13(7):438

[22]徐洪玉,等.γ-月见草油治疗寻常痤疮.中华皮肤科杂志,1993,26(1):34

[23]高沪滨,等.月见草油对慢性肾功能不全患者血尿前列腺素的影响及其临床意义探讨.北京医科大学学报,1994,26(1):69

[24]林辉龙,等.月见草油胶丸致四肢皮炎1例.药物流行病学杂志,2005,14(4):24

丹 参 Salviae Miltiorrhizae Radix et Rhizoma dan shen

本品为唇形科植物丹参*Salvia miltiorrhiza* Bge的干燥根和根茎。味苦,性微寒。具有活血祛瘀、通经止痛、清心除烦、凉血消痈的功效。主治胸痹心痛、脘腹胁痛、癥瘕积聚、热痹疼痛、心烦不眠、月经不调、经痛经闭、疮疡肿痛等。

【化学成分】

从丹参中提取的化学成分分为脂溶性和水溶性两类。脂溶性成分多具有橙黄和橙红色的特征,系共轭醌、酮类化合物:丹参酮Ⅰ(tanshinoneⅠ)、丹参酮ⅡA、丹参酮Ⅱ、隐丹参酮(cryptotanshinone)、羟基丹参酮(hydroxytanshinone)、丹参酸甲酯(methyltanshinonate)、丹参醌 (tanshinquinone)、次甲基丹参醌(methylenetanshinquinone)、紫丹参甲素(przewatanshinquinoneA)、紫丹参乙素、丹参新酮(miltirone)、异丙基邻位菲醌RO-09-0680、二氢丹参酮Ⅰ(dihydrotanshinone Ⅰ)、丹参醇Ⅰ(tanshinolA)、丹参醇Ⅱ(tanshinolB)、丹参醇Ⅲ(tanshinolC)、3α-羟基丹参酮ⅡA(3-α-hydroxy tanshinone ⅡA)、降丹参酮(nortanshinone)、1,2,15,16-四氢丹参醌 (1,2,15,16-tetrahydrotanshinquinone)、对位醌有异丹参醌(isotanshinone)Ⅰ、Ⅱ、异隐丹参醌(isocryptotanshinone)、丹参醌(tanshinquinone)A、B、C,其他还有丹参酚和丹参醛等。水溶性成分:丹参素,丹参酸甲、乙、丙,原儿茶酸,原儿茶醛等[1,2]。

【药理作用】

1. 血液系统

(1)改善血液流变性 丹参可使冠心病、急性心肌梗死、肺心病、陈旧性心肌梗死等患者的血液黏稠度明显降低，其他指标如红细胞电泳时间、血球压积、纤维蛋白原等指标均有不同程度改善[3]。

(2)抑制凝血、激活纤溶　丹参直接纤溶活性。丹参(0.4、0.8 mg/mL)、丹参片(0.1、0.6 mg/mL)和丹参注射液(0.5、0.8 mg/mL)在一定浓度范围，能不同程度抑制t-PA、u-PA激活纤溶活性，抑制补体免疫溶血活性，使HRBC-C3bR活性减弱，抑制Pg、C1INH、C_4、ALB的抗原抗体结合反应。在纤溶和补体系统之间，丹参可能主要作用于纤溶系统[4]。

(3)抑制血小板凝聚和抗血栓　大鼠静脉注射丹参注射液50及100 mg/kg，能抑制实验性静脉血栓，阻抑胶原诱导的血小板凝集，促进纤维蛋白溶解活性的作用。其机制可能与抑制血小板凝集及增加血浆纤维蛋白溶解活性有关[5]。丹参酮ⅡA静脉乳剂(5.6、2.8、1.4 mg/kg)静脉注射5 d，可以降低血液黏滞度，减少红细胞的聚集，改善红细胞的变形能力，抑制血栓形成，有活血化瘀的功效[6]。

(4)稳定红细胞膜　复方丹参滴丸能稳定人红细胞膜，升高ATPase的活性，改善红细胞载氧能力[7]。丹参注射液改善人红细胞变形性的机制是降低人红细胞胞浆Ca^{2+}浓度[8]。

(5)诱导分化白血病细胞　人急性早幼粒白血病(APL)细胞分别与0.5 μg/mL丹参酮ⅡA(TanⅡA)在体外共同培养7 d，TanⅡA在体外能诱导APL细胞向终末分化，其作用与全反式维A酸相当[9]。

2. 心血管系统

(1)改善冠脉循环　冠脉内恒流灌注丹参注射液[2 mg/(kg·min)]时，冠脉阻力持续下降，冠脉血流量增加，心肌供氧增加，耗氧减少，同时冠状静脉的低切率血流的黏滞度降低，纤维蛋白原及血小板数减少；灌注30 min后，心肌收缩力增加，冠脉平均压提高。提示丹参注射液有直接扩张缺血区冠脉，增加心肌供氧，改善缺血区血液循环[10]。

(2)改善微循环　内毒素(LPS)可干扰肝脏抗脂质过氧化及激活肝脏枯否细胞分泌肿瘤坏死因子、内皮素等而导致肝损伤及肝脏微循环障碍。丹参能明显抑制肝细胞脂质过氧化反应，使肝细胞变性坏死减轻，保护血管内皮，改善微循环[11]。注射用丹参粉针(80、160、320 mg/kg体重)腹腔注射14 d，其高、中剂量可增加大鼠实验性微循环障碍的血流量，3个剂量组均能明显降低血黏度。表明注射用丹参(冻干)粉针有改善大鼠脑微循环和降低血液黏度作用[12]。

(3)抗心肌缺血　丹参葡萄糖注射液(0.8、3.2 g/kg)能不同程度减轻急性心肌缺血犬心肌缺血程度（Σ-ST)和缺血范围(N-ST)，显著的缩小心肌梗死区域。提示丹参葡萄糖注射液能明显改善心肌缺血，缩小心肌梗死范围[13]。丹参酮ⅡA磺酸钠(3.0 mg/kg)兔耳后缘静脉注射，对兔心肌缺血再灌注损伤具有保护作用，其作用机制与提高SOD活性、清除自由基、抑制脂质过氧化反应有关[14]。

(4)抗脑缺血　丹参酮ⅡA(TanⅡA)15、30 mg/kg术前连续灌胃3 d，可减轻脑缺血再灌注损伤大鼠脑组织神经元损伤，对缺血再灌注脑损伤具有保护作用。其机制可能与降低NOS、iNOS活性，减少NO含量有关[15]；也可能与减轻脑缺血再灌注损伤阶段P-选择素和ICAM-1所介导的炎症反应有关[16]；还可能与增加Bcl-2蛋白表达，同时降低caspase-3蛋白表达有关[17]。丹参酮B钠盐能使局灶性缺血再灌注损伤大鼠的神经行为明显改善，显著降低脑梗死率和含水量；丹参酮B钠盐能降低细胞内钙含量、脑组织MDA含量，增加Na^+/K^+-ATPase、SOD的活力[18]。不同浓度(1、5、10 mg/mL)丹参能降低单个通道内向电流开放概率，激活通道的多级开放，降低通道对胞内ATP的敏感性。丹参有类似钾通道开放剂作用，这与其保护脑缺血缺氧损伤作用有一定联系[19]。丹参酮ⅡA(10 mg/kg)腹腔注射，抑制家兔脑缺血后血脑脊液屏障通透性的增加，抑制缺血区脑组织细胞内钙超载。可减少脑组织含水量，一定程度修复血脑脊液屏障[20]。

(5)抗失血性休克　丹参治疗组在血液回输前经颈静脉缓慢输入8 g/kg丹参注射液，升高失血性休克复苏大鼠血清肺组织一氧化氮(NO)含量及一氧化氮合酶(NOS)的活性；肺系数降低；肺组织病变明显减轻。大鼠失血性休克复苏后，NO的大量释放参与肺损伤过程，丹参对这种肺损伤有良好的保护作用[21]。方法和给药剂量同前，丹参注射液使大鼠血浆BUN和Cr明显下降；肾脏P-选择素和ICAM-1（细胞间黏附分子-1)表达显著降低，局部髓过氧化物酶活性降低。提示丹参通过抑制P-选择素和细胞间黏附分子-1介导的中性粒细胞的浸润而发挥对肾损伤的保护作用[22]。

(6)抗内毒素休克　建立兔内毒素(LPS)休克的模型。注入毒素前30 min按3 mL/kg静脉输入丹参注射液(丹参原药1.5 g/mL)。丹参治疗组动物血浆丙氨酸转氨酶(ALT)、心肌肌钙蛋白I(cTnI)及肿瘤坏死因子(TNF-α)显著低于休克组，而动脉血氧分压(PaO_2)和白介素-10(IL-10)显著高于休克组。肝、肺、心炎性病理改变明显减轻。表明丹参注射液能改善内毒素休克兔的心、肝、肺功能，减轻全身炎症反应及部分脏器的病理损害[23]。

(7)抗心律失常 缺血再灌注可使离体灌流大鼠100%发生再灌注性心律失常。在灌注液中加入丹参素4 mg/L，可使再灌性心律失常发生率显著降低；丹参素10、20和40 μmol/L呈剂量依赖关系显著缩短豚鼠心肌单细胞的动作电位时程(APD)，并发现丹参素可使L-型钙内向电流的峰值分别下降17.8%、46.4%和58.7%。结论：丹参素能明显地降低再灌注性心律失常和外源性自由基诱导的心律失常发生率。这与丹参素能清除氧自由基和减轻细胞内钙超载有关[24]。

3. 抗肾损伤

(1) 减轻肾损害 建立马兜铃酸肾损害大鼠模型，并灌服不同剂量丹参水溶液(5、10、15 g/kg)，可通过降低ACE的表达，促进ACE_2的合成，抑制了AngⅡ的活性，并下调TGF-$β_1$、PAI-1的过高表达，从而减轻马兜铃酸诱导的肾小管间质病变的发生发展[25]。2型糖尿病大鼠，用丹参(4 g/kg)灌胃治疗8周，能明显提高大鼠血清CGRP水平，同时降低24 h尿微量白蛋白含量。丹参对实验性2型糖尿病大鼠肾损害具有保护作用[26]。

(2)改善肾功能 丹参多酚酸盐可使慢性肾衰(CRF)大鼠血清尿素氮、肌酐水平降低，减少肾组织结晶沉淀物，减轻肾小管、肾小球损伤程度，延缓肾小球基底膜增厚。丹参多酚酸盐能明显改善肾功能作用[27]。

4. 抗肺损伤

(1)抗肺纤维化 给予丹参总酚酸对小鼠肺纤维化模型的肺泡炎和肺纤维化有明显改善作用，肺组织羟脯氨酸含量明显降低。丹参总酚酸能减轻肺纤维化程度[28]。于每次X线照射前1小时给小鼠腹腔注射丹参酮ⅡA 15 mg/kg，共30 d。丹参酮ⅡA对X线引起的肺泡炎、纤维化病变有减轻效果，羟脯氨酸含量、TGF-$β_1$表达下降。结论：丹参酮ⅡA能增加肺组织对放射性损伤的耐受，其机制可能通过抑制TGF-$β_1$表达，使炎症及纤维化病变减轻[29]。

(2) 减轻肺组织病变 丹参注射液在造模前30分钟腹腔注射1.5 mL/kg，4 d，对急、慢性肺损伤(ALI/CLI)大鼠能增加肺毛细血管AQP1的表达，改善血液流变性，减轻肺组织病理改变，在一定程度上缓解肺损伤病变的发生与发展[30]。丹参注射液在造模前30分钟腹腔注射1.5 mL/kg，4 d，对内毒素(LPS)所致急性肺损伤大鼠，能增加肺组织毛细血管上肺水通道蛋白1(AQP1)的表达，从而减轻内毒素引起的肺水肿，在一定程度上缓解急性肺损伤病变的发生与发展[31]。

(3)防治肺水肿 对小鼠尾静脉注射肾上腺素以造成实验性心源性肺水肿动物模型，丹参可使预防组小鼠24 h存活率极显著提高，存活时间极显著延长，肺指数极显著降低，肺组织病变也明显轻微[32]。利用氯气造成大鼠反应性肺水肿，给大鼠经背静脉注入丹参注射液1 mL，使肺水肿大鼠血清E-选择素下降约50%，可能是防止肺水肿的机制之一[33]。

5. 抗肝损伤

(1)抗肝纤维化 采用四氯化碳腹腔注射法制作大鼠肝纤维化模型，给予丹参灌胃处理能明显降低肝纤维化时异常升高的ALT、AST、透明质酸(HA)、层粘连蛋白(LN)、Ⅲ型前胶原(PC-Ⅲ)，明显改善四氯化碳所致大鼠肝纤维化的病理学改变[34]。丹参0.9 g/kg灌胃，能有效降低门脉高压大鼠肝纤维化，调节胃肠激素(胃动素、胃泌素、胰高血糖素)。其作用机制可能与其良好的抗肝纤维化、阻止肝硬化形成、调节胃肠激素水平、改善肝功能等作用有关[35]。

(2)促肝细胞再生 小鼠慢性酒精性肝损伤造模同时，给小鼠腹腔注射丹参注射液5 mL/kg。丹参能减轻酒精所引起的肝细胞脂肪变性、坏死，下调肝组织toll样受体4(TLR4)mRNA及血红素氧合酶-1(HO-1)mRNA的水平，并能使TLR4阳性细胞数明显减少[36]。丹参注射液也可通过降低血清IL-8的含量，有效防治大鼠酒精性肝损伤[37]。

(3)提高肝内免疫 丹参可刺激大鼠血浆纤维蛋白水平的提高，进而提高网状内皮系统的吞噬功能和调理素活性，防治肝脏的免疫损伤[38]。

6. 调节免疫 丹参酮ⅡA每天给EAC荷瘤小鼠灌胃50 mg/kg，具有明显的抗肿瘤和免疫调节作用，与云芝联用对免疫调节有一定协同作用，其抗肿瘤机制可能通过提高免疫力来实现[39]。

7. 保护神经 脑缺血、脑功能退化、癫痫等疾病以及脑缺血再灌注损伤均与神经细胞的凋亡有关。丹参可能通过抑制细胞周期蛋白1(cyclin1)的表达、上调抗凋亡基因Bcl-2的表达、增加具有神经保护作用的热休克蛋白-70(HSP-70)表达、抑制缺血区小胶质细胞的活化、提高对活化蛋白1(AP1)的DNA结合活力等而发挥其神经保护作用[40,41]。

8. 抑制中枢 丹参0.5 g/kg腹腔注射可使小鼠自主活动减少，4 g/kg时更为明显，该作用与剂量大小成正比。丹参与氯丙嗪和甲丙氨酯合并应用其作用增强：氯丙嗪0.5 mg/kg时，自主活动抑制率为16%，与丹参0.5 g/kg合用时为69%；甲丙氨酯100 mg/kg时自主活动抑制率为30%，与丹参0.5 g/kg合用时为74.5%。丹参20 g/kg腹腔注射后，动物仅活动减少，但不引起睡眠。丹参的抗惊厥作用不明显，但对抗苯丙胺精神运动兴奋作用却较显著。在清醒犬侧脑室内注入微量丹参素，产生脑电波慢波和犬的镇静作用，说明丹参素为丹参引起中枢镇静的有效成分[42]。

9. 抗菌消炎 其抗菌成分主要在二萜醌部位，包括隐丹参酮、丹参酮ⅡA、丹参酮Ⅱ等。丹参能调整中性粒细胞的氧化过程（呼吸爆发），参与化学趋化作用、炎症过程和增强中性粒细胞的杀菌能力[43]。此外丹参对金黄色葡萄球菌及其耐药菌株、人结核杆菌H37RV等致病菌均有抑制作用。

10. 抗氧化 丹参能显著提高肝细胞、红细胞、血浆中SOD的活力，显著降低血清及肝中过氧化脂质的量，阻断超氧阴离子产生和清除超氧阴离子，实现其清除氧自由基、抗氧化的作用[44,45]。

11. 抗肿瘤 丹参1.6 g/kg经肝动脉灌注明显缩小肿瘤体积，ALT、AST水平均明显降低，大鼠移植性肝癌具有较好的抑制作用，对大鼠肝功能具有较好的保护作用[46]。探讨丹参酮ⅡA(TSⅡA)2 mg/kg及其纳米粒(TS-NP)1、2、4 mg/kg给肝癌小鼠尾静脉注射，共7 d。采用乳化溶剂挥发法制备TS-NP，建立小鼠肝癌模型，采用TUNEL标记法检测细胞凋亡率，免疫组织化学SP法检测P38促分裂原活化蛋白激酶（P38 MAPK）、肿瘤生长因子(TGF-β_1)的表达。结果：TSⅡA和TS-NP各剂量组瘤体质量显著降低，生存期均明显延长，肝癌细胞凋亡率升高。P38 MAPK表达TS-NP明显高于TSⅡA，但TGF-β_1的表达低于TSⅡA(肝癌组织中P38 MAPK与TGF-β_1表达呈负相关)。结论：TSⅡA及其纳米微粒能够抑制小鼠肝癌生长，延长生存期，而TS-NP的疗效优于等剂量的TSⅡA。其治疗肝癌的机制与抑制TGF-β_1、上调P38 MAPK的表达从而抑制肝癌细胞增殖、诱导细胞凋亡有关[47]。

12. 抗胃溃疡 用冰醋酸制备大鼠乙酸型胃溃疡模型，连续灌胃丹参提液14 d。结果显示丹参可使黏膜层缺损宽度、黏膜肌层破裂宽度、溃疡底部均有不同程度的减轻，再生黏膜结构接近正常，丹参对大鼠乙酸型胃溃疡有较好的改善作用[48]。

13. 抗胰腺炎 重症急性胰腺炎(SAP)大鼠造模后，经尾静脉注射丹参注射液(1.5 g/mL)8 g/kg，可降低胰腺组织中NF-κB的表达，而对急性胰腺炎的治疗发挥作用[49]。

14. 提高耐缺氧 丹参软胶囊0.1、0.2、0.6 g/kg灌胃30 d，具有一定提高小鼠耐缺氧能力[50]。

15. 药代动力学 小鼠灌服隐丹参酮后，在胃肠道的半衰期为3.5 h。隐丹参酮注入离体肠管，在生理盐水中保温，测出回收率为98%。实验提示，隐丹参酮可从胃肠道吸收，分布以肝、肺为最多，脑、心次之，随之以脾、血浆、肾依次递减。静脉注射隐丹参酮，以脑、肺、心分布最高；依次为肝、血浆、脾和肾。脑中含量高初步认为本品为亲脂性，容易透过血脑屏障所致。大鼠灌服隐丹参酮后，24 h尿中排出给药量的0.21%，48 h内共排出0.34%，提示隐丹参酮以原形排出较少。20 h内胆汁原形药为给药量的0.8%。大鼠十二指肠给隐丹参酮，胆汁内也可查到。与灌服、十二指肠给药、静注等在胆汁内有同样的代谢转化物丹参酮ⅡA。证明隐丹参酮在肝内可经脱氢转化为丹参酮ⅡA。用同位素标记的丹参酮ⅡA磺酸钠，给小白鼠或大白鼠静脉注射后，以肝脏分布为最高，胆囊次之，中枢神经系统和内脏各部位均有分布。经胆汁排出，随粪便排泄占总量的70%以上，部分从尿排出，除原型外，还有代谢产物。血中达峰时间快，半衰期短，$T_{1/2\alpha}$和$T_{1/2\beta}$分别为26和180 min，在体内不易蓄积[42]。

16. 毒性 给小鼠腹腔注射丹参煎剂43 g/kg未见死亡。小鼠腹腔注射丹参注射液的LD_{50}为（36.7±3.8）g/kg；家兔每日腹腔注射丹参注射液2.4 g/kg，连续14 d，未见毒性反应，血浆、肝肾功能和体重均无异常变化，实质性脏器除明显充血外，亦无特殊变化。小鼠每日灌胃2%丹参酮混悬液0.5 mL，连续14 d，大鼠每日灌胃2.5 mL，连续10 d，也未见毒性反应[3]。

【临床应用】

1. 冠心病 将36例冠心病患者给予丹参酮ⅡA磺酸钠注射液，静脉输注。治疗后患者血液流变学指标改善，超氧化物歧化酶活性明显升高，丙二醛浓度明显下降。证明丹参酮ⅡA磺酸钠注射液是治疗冠心病的一种有效而安全的药物[51]。选择冠心病心绞痛患者63例，在常规治疗基础上，加用复方丹参滴丸10粒/次，每日3次，观察1年。结果：治疗后高敏C-反应蛋白、纤维蛋白原、血黏度、心肌总缺血负荷、心绞痛症状疗效及心脏相关指标等均有明显改善[52]。

2. 缺血性中风 缺血性中风并发冠心病心绞痛患者50例，采用复方丹参含片。结果：治疗组血液流变性、血脂以及血小板活化功能、缺血性中风的临床症状等方面明显改善。复方丹参含片对治疗缺血性中风并发心绞痛更具有临床意义[53]。

3. 辅助治疗恶性肿瘤 51例确诊的恶性肿瘤患者于化疗同时给予丹参注射液250 mL静脉滴注。结果显示，丹参注射液联合化疗具有协同作用，能提高肿瘤细胞对化疗的敏感性，延迟肿瘤细胞对化疗药物的耐受性；同时可提高正常组织对化疗药物的耐受性，对骨髓、消化道、心脏等重要器官有一定保护作用，能减轻化疗毒副反应,改善患者生活质量,有良好的增效减毒作用[54]。

4. 肺炎、肺心病 收治慢性肺心病心力衰竭84例，在综合治疗基础上用丹参注射液40 mL+5%葡萄糖液250 mL静滴，每日1次，2周为1个疗程。结果：治疗组84例，显效56例，有效22例，无效6例，总有效率92.9%。在常规治疗慢性肺心病心力衰竭的基础上辅以丹参注射液疗效满意[55]。27例肺心病合并心衰患者在常规治疗基础上，加用丹参注射液，14 d为1个疗程。结果显示，加用丹参注射液治疗组有效率为91%，对照组的有效率为80%。说明在常规治疗基础上加用丹参注射液治疗肺心病合并心衰，可提高疗效[56]。

5. 妊高症 对86例妊高症孕妇用复方丹参注射液6~10 mL，加入10%葡萄糖注射液500 mL中滴注，疗程为7 d，治疗期间不用其他附加治疗。结果表明，治疗后轻、中、重度妊高症平均动脉压显著下降，中、重度妊高症患者尿蛋白含量也显著下降，眼底小动脉明显扩张的患者占治疗人群的86%，眼底水肿明显好转率占81%，尤其是水肿多的患者用药后1~2 d内均能消退，所有患者均有尿量增加和心率下降的表现。表明丹参治疗妊高症疗效显著，可作为治疗妊高症的常规药物之一[57]。

6. 肝炎、肝硬化 用50%丹参注射液1 mL做肝俞、脾俞等穴位注射，治疗肝脾肿大伴压痛的迁延性慢性肝炎20例，治疗32 d后，肝脏完全或明显回缩者占80%；脾脏完全或明显回缩者18例，占90%。45例慢性乙肝患者用甘利欣联合复方丹参注射液抗肝纤维化治疗后，患者肝纤维化的各项指标均有明显改善[58]。对103例慢性肝病患者用丹参注射液治疗，血中谷胱甘肽过氧化物酶(GSH-Px)活性、过氧化脂质(LPO)、层黏蛋白(LN)和Ⅳ型胶原(C-Ⅳ)水平都获得明显改善。提示丹参注射液抗纤维化、防治慢性肝病作用可能与增强患者抗氧化能力有关[59]。

7. 糖尿病并发症 48例糖尿病患者口服复方丹参片。结果表明，口服复方丹参片患者治疗后的SOD、糖化血红蛋白Alc、纤维蛋白原含量、全血及血浆黏度、红细胞电泳时间、空腹血糖均较治疗前有明显改善[60]。34例糖尿病患者在降糖基础上加用复方丹参注射液治疗，总有效率为88.2%，显效率为44.1%。提示复方丹参注射液是治疗2型糖尿病多发性末梢神经病变的有效药物[61]。

8. 消化性胃溃疡 丹参组：生药丹参50 g加水200 mL，经冷水浸泡温火煎，浓缩成100 mL，分早、晚2次口服。合用组：丹参加法莫替丁同时服用。每组疗程为6周。丹参组和合用组的治愈率分别为70.3%及94.6%。经治疗血浆LPO及ET含量均较治疗前降低，尤以丹参组和合用组下降幅度最为明显[62]。

9. 寻常型银屑病 选33例寻常型银屑病患者，采用低强度氦-氖激光血管内照射2个疗程及复方丹参注射液联合治疗，疗效显著[63]。

10. 其他 在妇科、皮肤科、五官科等的疾病治疗中也被广泛应用。

(周玖瑶 吴俊标)

参考文献

[1]张义平,等.云南丽江丹参化学成分研究.中药材,2008,31(2):226

[2]沈丕安.中药药理与临床应用.北京:人民卫生出版社,2006:379

[3]王本祥.现代中药药理学.天津:天津科学技术出版社,1997:880

[4]谢文光,等.丹参在纤溶系统中的作用及其机制.中医药通报,2004,3(4):38

[5]刘海燕.丹参对实验性静脉血栓的抑制作用.黑龙江医药,2007,20(6):624

[6]周娟,等.丹参酮ⅡA静脉乳剂对大鼠血液流变学及血栓形成的影响.沈阳药科大学学报,2008,25(2):144

[7]孙芳,等.复方丹参滴丸对人红细胞膜ATPase活性的影响.中华实用中西医杂志,2003,16(3):337

[8]沈玲红,等.丹参注射液对人红细胞胞浆Ca^{2+}浓度的影响.中国微循环,2001,5(3):183

[9]梁勇,等.丹参酮ⅡA诱导原代培养人急性早幼粒细胞白血病细胞分化.华西医科大学学报,2000,31(2):207

[10]陈士良,等.复方丹参注射液对缺血区冠脉循环的影响.中国医学研究与临床,2005,3(5):13

[11]朱建红,等.丹参对内毒素性肝损伤及肝脏微循环障碍大鼠的防护机制研究.微循环学杂志,2008,18(4):14,18

[12]刘萍,等.注射用丹参(冻干)粉针对大鼠脑微循环的影响研究.中国医院用药评价与分析,2008,8(9):679

[13]杨解人,等.丹参葡萄糖注射液对犬冠脉结扎急性心肌缺血和心肌梗死的保护作用.中药药理与临床,2006,22(3):103

[14]王卉,等.丹参酮ⅡA磺酸钠对兔心肌缺血再灌注损伤脂质过氧化的影响.辽宁中医药大学学报,2008,10(11):191

[15]李浩,等.丹参酮ⅡA对脑缺血再灌注损伤大鼠脑组织及血清中NO含量及NOS、iNOS活性的影响. 中国中医药信息杂志,2009,16(1):40

[16]李浩,等.丹参酮ⅡA对脑缺血再灌注损伤大鼠P-选择素和细胞间黏附分子-1表达的影响. 中国医师杂志,2008,10

(4):444

[17]李浩,等.丹参酮ⅡA对鼠脑缺血再灌注损伤Bcl-2和caspase-3表达的影响.中国康复医学杂志,2008,23(8):691,插2

[18]刘诗旭,等.丹参酮B钠盐对大鼠局灶性脑缺血再灌注损伤的保护作用.中国药科大学学报,2008,39(4):338

[19]卢昌均,等.丹参对大鼠大脑缺血时神经细胞ATP敏感性钾通道的影响.中国现代医学杂志,2004,14(19):23

[20]郑志远,等.丹参酮ⅡA对兔脑缺血再灌注损伤的保护作用.中西医结合心脑血管病杂志,2005,3(12):1066

[21]陈洁,等.失血性休克复苏大鼠肺组织中NO、NOS变化及丹参影响.医学研究杂志,2006,35(1):23

[22]林艳红,等.丹参对失血性休克大鼠肾损伤的保护作用.浙江中西医结合杂志,2003,13(5):289

[23]徐鑫荣,等.丹参注射液对内毒素休克兔多器官损伤的保护作用.中国临床医药实用杂志,2004,4:1

[24]孙可青,等.丹参素的抗心律失常作用及其电生理机制的研究.中国中医药科技,2000,7(3):171

[25]王巍巍,等.丹参对马兜铃酸肾损害大鼠肾组织病理学改变及ACE、ACE_2表达的影响. 中国中西医结合肾病杂志,2009,10(2):109,插1

[26]王志刚,等.丹参对实验性2型糖尿病大鼠肾损害的保护作用.牡丹江医学院学报, 2005,26(1):20

[27]徐曼,等.丹参多酚酸盐对大鼠慢性肾衰时肾功能及内源性内皮素释放的影响.中国药理学与毒理学杂志,2001,15(1):39

[28]林军,等.丹参总酚酸对博莱霉素致肺纤维化小鼠的治疗作用.中草药,2008,39(3):400

[29]李广虎,等.丹参酮ⅡA对放射性肺纤维化防治作用的实验研究.中华放射肿瘤学杂志,2006,15(1):50

[30]李敏,等.丹参及其复方对大鼠肺损伤肺AQP1的调节作用.中国中医急症,2009,18(1):90

[31]李敏,等.丹参对大鼠急性肺损伤的保护作用.中药材,2007,30(4):442

[32]吴立夫,等.川芎丹参及其合剂对实验性心源性肺水肿的防治作用.中国兽医科技,2000,30(10):31

[33]吴山,等.丹参对大鼠肺水肿时E-选择素变化的影响.辽宁中医杂志,2003,30(3):172

[34]张晓燕,等.丹参治疗大鼠肝纤维化的效果观察.国际中医中药杂志,2008,30(3):172

[35]葛春霞,等.丹参、心得安对门静脉高压症大鼠肝纤维化指标及胃肠激素的影响.国医论坛,2009,24(1):44

[36]熊宗斌,等.丹参改善小鼠慢性酒精性肝损伤机制的研究.中国中西医结合杂志,2005,25(5):425

[37]陈小囡,等.丹参注射液对大鼠酒精性肝损伤血清IL-8值的影响.中国中医基础医学杂志,2005,11(4):290

[38]沈丕安.中药药理与临床应用.北京:人民卫生出版社,2006:380

[39]祝绚,等.云芝、丹参对EAC荷瘤小鼠的抗肿瘤及免疫调节的作用.免疫学杂志,2008,24(3):275

[40]Imanshahidi M,et al. The pharmacological effects of Salvia species on the central nervous system. *Phytother Res*, 2006,20(6):427

[41]刘军,等.大鼠脑缺血再灌注区小胶质细胞反应及丹参的影响.中华老年心脑血管病杂志,2002,4(2):127

[42]阴健.中药现代研究与临床应用.北京:学苑出版社,1994:178

[43]王潮临.丹参对外周血中性粒细胞和单核细胞的调整作用.广西医科大学学报,1997,14(3):9

[44]Soung D Y, et al. Peroxynitrit scavenging activity of lithospermate B from Salvia miltiorrhiza. *J Pharm Pharmacol*, 2003,55(10):1427

[45]Ding M, et al. Aqueous extract of Salvimiltiorrhiza attenuats increased endothelial permeabilit induced by tumor necrosis factor-α. *Int Immunopharmacol*,2005,5(11):1641

[46]王启之,等.丹参肝动脉灌注对大鼠移植性肝癌治疗及肝功能保护作用的实验研究.中国中医药科技,2008,15(5):353

[47]李琦,等.丹参酮ⅡA及其纳米粒诱导肝癌细胞凋亡及对P38MAPK、TGF-β_1信号蛋白表达的影响.肿瘤,2008,28(1):8

[48]刘丽芳.丹参对大鼠乙酸型胃溃疡的影响.中国社区医师(综合版),2006,8(20):19

[49]郑邦瑞,等.丹参注射液对重症急性胰腺炎大鼠胰腺NF-κB活化的影响. 中国普外基础与临床杂志,2007,14(4):392

[50]魏巍,等.丹参软胶囊对提高机体耐缺氧作用的实验研究.天津医药,2007,35(9):714

[51]周文燕,等.丹参酮ⅡA磺酸钠对冠心病患者抗脂质过氧损伤和血液流变学的影响. 中西医结合心脑血管病杂志,2009,7(2):218

[52]史宏涛,等.复方丹参滴丸对冠心病心绞痛患者心肌总缺血负荷和心脏相关事件的影响.中西医结合心脑血管病杂志,2009,7(1):14

[53]王介明,等.复方丹参含片治疗缺血性中风合并冠心病心绞痛的临床观察.实用心脑肺血管病杂志,2001,9(3):131

[54]张小灵,等.丹参注射液辅助治疗恶性肿瘤52例.中国药业,2006,15(3):64

[55]高祖玲.丹参注射液治疗慢性肺心病心力衰竭84例疗效观察.中华现代内科学杂志, 2007,4(7):653

[56]马蕾蕾.丹参注射液治疗肺心病合并心衰34例.中国医药导报,2008,2:156

[57]宋晓晖.复方丹参注射液治疗妊高症86例临床观察.中国医院药学杂志,2003,23(9):553

[58]郭辛,等.甘利欣联合复方丹参的抗肝纤维化作用.山西医科大学学报,2000,31(3):242

[59]和水祥,等.丹参的抗氧化作用及对慢性肝病患者血中层黏蛋白、Ⅳ型胶原的影响. 陕西医学杂志,1999,28(10):586

[60]宋怀方，等.复方丹参片对糖尿病患者超氧化物歧化酶活力及血液流变学的影响.药学进展，2000，24(3)：170

[61]孙艳芳，等.复方丹参注射液治疗糖尿病多发性末梢神经病变34例.山东中医杂志，2002，21(8)：472

[62]乔培堂，等.丹参治疗消化性溃疡的疗效及机制探讨.长治医学院学报，2003，17(4)：261

[63]方春红，等.氦氖激光血管内照射与复方丹参联合治疗银屑病患者的血液流变性研究.微循环学杂志，2000，10(1)：28

乌 药 Linderae Radix

wu yao

本品为樟科植物乌药*Lindera aggregata*(Sims) Kosterm的干燥块根。味辛，性温。具有行气止痛、温肾散寒功能。用于寒凝气滞、胸腹胀痛、气逆喘急、膀胱虚冷、遗尿尿频、疝气疼痛、经寒腹痛。

【化学成分】

1. 挥发油 根中挥发油主要有龙脑、柠檬烯、β-荏草烯等[1]。

2. 异喹啉生物碱 新木姜子碱、波尔定碱和牛心果碱[2]。

3. 倍半萜及其内酯 钓樟环氧内酯(linderane)、钓樟内酯(linderalactone)、异钓樟内酯(isolinderalactone)、新钓樟内酯(neolinderalactone)、钓樟揣内酯(lindestrenolide)、去氢钓樟揣内酯(dehydro-lindestrenolide)、羟基钓樟揣内酯(hydroxylindestrenolide)、异马呋内酯(isogerma furenolide)、羟基异吉马呋内酯(hydroxy-isogermafurenolide)、表二氢钓樟内酯(epidihy droisolinderalactone)等[3]。

4. 其他 还含癸酸(decanoic acid)、十二烷酸(dodecanoic acid)、十四烷酸(tetradecanoic acid)、顺式-4-十二烯酸(cis-4-dodecenoic acid)、顺式-4-十四烯酸、十六酸、十八烷酸、油酸、亚油酸、二十烯酸等[3]。

【药理作用】

1. 抗炎 连续灌胃给药，乌药醇提物20 g/kg能对抗混合致炎剂所致小鼠耳肿胀；乌药正丁醇提取物及其分离组分，能有效降低角叉菜胶引起大鼠足跖肿胀[4]。乌药总生物碱(TARL)灌胃给药，200 mg/kg能显著抑制大鼠继发性足肿胀，100、200 mg/kg对原发性足跖肿胀呈抑制趋势，对大鼠佐剂关节炎具有防治作用[5]。

2. 镇痛 乌药醇提物5、10 g/kg灌胃给药能明显提高小鼠热板法痛阈值；20 g/kg能显著抑制小鼠酒石酸锑钾扭体反应[4]。

3. 免疫 体外试验TARL 25~100 μg/mL抑制Con A所致小鼠脾淋巴细胞增殖，12.5~100 μg/mL抑制LPS所致小鼠腹腔巨噬细胞释放NO，6.25~100 μg/mL明显抑制LPS诱导的小鼠腹腔巨噬细胞释放IL-1[5]。

4. 抗病毒 20%的乌药10 mg/mL对呼吸道合胞病毒、柯萨基B_1、B_3病毒、柯萨基B_4病毒均有明显的抑制作用[6]。

5. 抗疲劳 乌药连续灌服给药30 d，2.0 g/kg具有延长小鼠负重游泳时间和降低运动后小鼠血清尿素含量的作用；1.0、2.0 g/kg具有增加小鼠肝糖原水平的作用；而0.5、1.0、2.0 g/kg未见具有降低运动小鼠血乳酸产生的作用[7]。乌药0.1、0.3、0.9、2.7 g/kg分别给小鼠灌胃，其中2.7 g/kg组可明显提高小鼠负重游泳时间，降低小鼠游泳血乳酸面积；各剂量组对小鼠运动后血清尿素氮含量无明显影响。乌药具有缓解体力疲劳的作用[8]。

6. 毒性 乌药短期喂养大、小鼠未引起急性中毒，但喂养30 d 5.0 g/kg可引起大鼠肝脏非病理性相对增大[9]。

【临床应用】

1. 痛经 乌药、当归、延胡索各15 g，月经行经前3天或月经将出现腹痛时服用，每日1剂，观察65例，总有效率90.77%[10]。

2. 消化系统疾病 枳实乌药汤治疗慢性萎缩性胃炎30例，总有效率77%[11]。采用天台乌药散治疗慢性浅表性胃炎65例，总有效率83%[12]。百合乌药运脾汤治疗功能性消化不良38例，总有效率97.3%[13]。百合乌药汤合丹参饮加味治疗消化性溃疡90例，有效率88.8%[14]。

3. 结肠炎 加味乌药汤治疗结肠炎65例，每日1剂，10 d为1个疗程，3个疗程总有效率84.62%[15]。

4. 慢性泄泻 四君乌药散治疗慢性泄泻37例，每日1剂，服15~60剂，总有效率94.6%[16]。

5. 慢性前列腺炎 天台乌药散加味治疗慢性前列腺炎60例，每日1剂，15 d为一疗程，4个疗程总有效率93.33%[17]。

6. 其他 应用乌药鲜叶捣敷治疗痈疽；在大黄煎

剂中加入2倍大黄量之乌药，对大黄所致上腹或全腹剧痛者有显著疗效[18]；乌药加其他中药口服治疗胃痛、风湿腰痛，治疗胃、十二指肠溃疡病，外用治疗扭伤、软组织挫伤均获满意疗效。

（纪凤兰）

参考文献

[1]杜志谦,等.乌药挥发油化学成分的GC-MS分析.中草药,2003,34(4):308

[2]Kozuka MM, et al. Alkaloids from lindera strychnifolia. *J Nat Prod*, 1984,47(6):1063

[3]江苏省植物研究所，等.新华本草纲要（第1册）.上海：上海科学技术出版社,1988:84

[4]李庆林，等.乌药提取物的镇痛、抗炎作用的研究.中药材,1997,20(12):629

[5]王婵，等.乌药总生物碱对大鼠佐剂关节炎的影响及其机制研究.中药药理与临床,2006,22(3-4):63

[6]张天明，等.三种中草药抗病毒的实验研究.辽宁中医杂志,1994,21(11):523

[7]刘卫东，等.乌药提取物抗疲劳作用的实验研究.浙江中医杂志,2006,41(7):428

[8]陈宇，等.乌药缓解体力疲劳作用的实验研究.浙江中医杂志,2010,45(1):64

[9]来伟旗，等.乌药的毒性研究.职业与健康,2003,19(12):78

[10]唐红梅.当归乌药饮治疗痛经65例.实用中医药杂志,2009,25(5):291

[11]王文斌，等.枳实乌药汤治疗慢性萎缩性胃炎胃节律过缓30例分析.解放军保健医学杂志,2003,5(3):178

[12]胡志明，等.天台乌药散治疗慢性浅表性胃炎65例.湖南中医杂志,2006,22(5):53

[13]李晓华，等.百合乌药运脾汤治疗功能性消化不良38例临床观察.四川中医,2002,20(12):27

[14]郑泉.百合乌药汤合丹参饮加味治疗消化性溃疡90例.长春中医学院学报,2002,18(1):23

[15]李志英，等.加味乌药汤治疗溃疡性结肠炎65例.江苏中医药,2006,27(5):36

[16]陆玲菲.四君乌药散治疗慢性泄泻37例.浙江中西医结合杂志,2003,13(2):123

[17]赵德柱.天台乌药散加味治疗慢性前列腺炎60例.黑龙江医学,2004,28(12):960

[18]成诗黔，等.浅谈大黄配乌药.中国中药杂志,1992,17(10):630

乌　梅 Mume Fructus wu mei

本品为蔷薇科植物梅*Prunus mume* (Sieb.)Sieb. et Zucc.的干燥近成熟果实。味酸、涩，性平。具有敛肺、涩肠、生津、安蛔的功能。用于肺虚久咳、久泻久痢、虚热消渴、蛔厥呕吐腹痛。

【化学成分】

1. 挥发性成分　乌梅中共有80多种挥发性化合物，9种为萘酚的衍生物及正己醛(n-hexanal)、反式-2-己烯醛(trans-2-hexenal)、正己醇(n-hexanol)、反式-2-己烯醇-1(trans-2-hexen-1-ol)、顺式-3-己烯醇-1(cis-3-hexen-1-ol)、芳樟醇(linalool)、α-松油醇(α-terpineol)、牻牛儿醇(geraniol)、三甲基四氢萘烯的衍生物(trimethyltetrabydronaphthalene derivs.)等[1]。

2. 脂类　中性脂（neutral lipids）、糖脂(glycolipids)、磷脂(phospholipids)、甘油三酯以及游离甾醇(free sterols)、甾醇酯(sterol esters)和蜡醇(ceryl alcohol)[2]。乌梅所含脂类成分主要集中于果仁，其果肉中含量较少[3]。

3. 有机酸　含量较高的主要是柠檬酸和苹果酸[4]。尚从乌梅中分离鉴定了3种新的有机酸：柠檬酸三甲酯、3-羟基-3-甲酯基戊酸、3-羧基-3-羟基戊二酸二甲酯[5]。

4. 三萜脂肪酸酯与甾醇类　蛇麻脂醇-20（29）-烯-7β，15α-二醇-3β-棕榈酸酯［lup-20（29）-ene，7β，15α-diol-3β-palmitate］、硬脂酸酯(stearate)、花生四烯酸酯(arachidonate)、二十二酸酯(behenate)和二十四烷酸酯(lignocerate)[6]。乌梅中尚含谷甾醇、菜油甾醇、豆谷甾醇、Δ^5-燕麦甾醇、胆甾醇和Δ^7-豆谷甾醇及甾醇酯[4]。

5. 糖类　乌梅果实中含有多种糖，其中单、双糖主要为蔗糖、果糖、三梨醇糖、葡萄糖等，多糖主要为果胶和粗纤维[7]。

6. 黄酮苷类　主含鼠李柠檬素-3-O-鼠李糖苷(rhamnocitrin-3-O-rhamnoside)、山柰酚-3-O-鼠李糖苷(kaempferol-3-O-rhamnoside)、鼠李素-3-O-鼠

李糖苷(rhamnetin-3-O-rhamnoside)、槲皮素-3-O-鼠李糖苷(quercetin-3-O-rhamnoside)等[6]。

7. 生物碱类 从乌梅中分离并鉴定了2个生物碱为2,2,6,6-四甲基哌啶酮、叔丁基脲[8]。

8. 其他 乌梅果中含有丰富的微量元素，其中铁、锰含量较高，铜、锌、锰、硒、锗、钼含量较低[9]。

【药理作用】

1. 影响平滑肌 在大鼠一侧子宫角埋植一对双级电极，观察子宫平滑肌的电活动。腹腔注射乌梅水煎液(1 g/mL)0.1、0.2、0.4 mL后，发现高剂量可使正常大鼠子宫平滑肌慢波的平均振幅增大，爆发式排放的丛状肌电波的发生率增多，最大振幅增大；而早孕大鼠则对乌梅更敏感。表明乌梅可明显增强未孕和早孕大鼠的子宫肌电活动，可阐明乌梅抗早孕的机制[10]。在离体大鼠子宫肌条温孵液中加入乌梅水煎液$1×10^{-4}$~$4×10^{-4}$ kg/L，能增强未孕大鼠离体子宫平滑肌的舒张运动，使收缩波的频率加快，振幅增大，持续时间延长。该作用主要是通过前列腺素合成与释放及L型钙通道发挥作用[11]。高浓度的乌梅水煎剂(100%、200%)可增大豚鼠离体膀胱逼尿肌肌条的收缩波平均振幅，其作用可能是通过逼尿肌细胞膜钙通道实现的[12]。乌梅水煎液1%、100%(g/mL)对离体胆囊平滑肌条的作用，在低浓度对胆囊肌条的收缩活动就具有抑制作用，高浓度则对胆囊肌条张力的影响呈现先降低后增高的双向性反应。乌梅可能直接作用于平滑肌而影响肌条的活动[13]。

2. 抗病原微生物 乌梅醇浸渍液对沙门菌、绿脓杆菌作用敏感，其MBC为0.015 g/mL[12]。乌梅水煎液对临床分离得到的28株肠球菌有很好的抑制作用，其MIC_{90}为1:320[14]。观察乌梅水提液作用于5种肠道菌体外生长的影响。0.001 g/mL乌梅水提液有效抑制产气荚膜梭菌和金黄色葡萄球菌生长，轻微促进干酪乳杆菌的生长；而0.001 g/mL乌梅水提液可促进大肠杆菌生长，当浓度升高至0.005 g/mL则对大肠杆菌的生长表现出抑制作用[15]。从乌梅中分离得到一个单体成分，3-羟基-3-羧基戊二酸二甲酯(化合物V)，体外对鸡大肠杆菌的最小抑菌浓度为3.125 mg/mL。体内对人工感染大肠杆菌肉鸡的成活率为60%。化合物V体内外对肉鸡大肠杆菌病有预防作用[16]。

3. 抗过敏 乌梅煎剂对豚鼠蛋白质过敏性休克及组织胺性休克有对抗作用，但对组织胺所致豚鼠气管哮喘无对抗作用[17]。乌梅尚有脱敏作用，其可能系非特异性刺激小鼠产生更多游离抗体，中和了侵入体内的过敏原所致[18]。对离体兔肠有明显抑制作用，可能与乌梅中所含的Ca^{2+}拮抗剂5-羟甲基糖醛有关[19]。

4. 抗氧化 乌梅对邻苯三酚及肾上腺素氧化系统产生的氧自由基有很强的清除能力，并在垂直凝胶电泳中表现出抑制氮蓝四唑(NBT)光化还原的能力[20]。体外试验表明，乌梅果浆有明显抗氧化溶血和抗肝匀浆脂质过氧化作用，且抑制率和剂量呈正相关[21]。

5. 抗肿瘤 乌梅煎剂对小鼠肉瘤S180、艾氏腹水瘤有抑制作用，体外试验对人子宫颈瘤JTC26株的抑制率在90%以上[22]。乌梅水提液、醇提液具有抑制人原始巨核白血病细胞和人早幼粒白血病细胞生长的作用。乌梅对HL60细胞的作用机制之一是抑制了细胞DNA合成，并使细胞停滞于G2/M期。高浓度(10 g/kg)乌梅水提液能明显减轻小鼠胸腺、脾脏、肝脏的重量。提示乌梅抗肿瘤作用可能以对肿瘤的直接作用为主[23]。

6. 抗生育 研究表明，乌梅有较强的杀精子作用，其杀精子的主要有效成分为乌梅所含的枸橼酸。乌梅-枸橼酸具有良好的阻抑精子穿透宫颈黏液的作用，使精子的运动能力明显减弱。其杀精子的最低有效浓度0.09%，这一浓度能让精子在体外瞬间失活[24]。

7. 其他 乌梅尚具解毒作用，其所含的琥珀酸是重金属及巴比妥类药物中毒的解毒剂，枸橼酸可作碱中毒的解毒剂[22]。

【临床应用】

1. 胆道蛔虫症 有以“乌梅汤”治疗胆道蛔虫症、肠虫症42例，其中胆道蛔虫症28例，肠虫症14例。经服药1剂后即排出蛔虫、腹痛消失者18例；服药1剂后即疼痛消失，2~3 d后排出蛔虫16例；服药1~3剂后疼痛、呕吐等症状消失，但未见排出蛔虫者7例[25]。自拟金茵乌梅汤(金钱草、茵陈、乌梅、川椒、地龙等组成)治疗胆道蛔虫；每日1剂，日服3次。经治31例，服完1个疗程后，临床症状及体征完全消失，继续服完第2个疗程后经B超复查肝胆等完全治愈，治愈率为96.5%[26]。还有以乌梅汤加减治疗胆道蛔虫病115例报告，急性期可日夜连服2~3剂，155例中，服药最少2剂，最多14剂，一般2~5剂，临床治疗痊愈149例(96.1%)，好转5例(3.3%)，无效1例(0.6%)，总有效率达99.4%[27]。

2. 消化道疾病 采用中药内服与灌肠的方法治疗慢性溃疡性结肠炎。内服以乌梅、细辛、干姜、黄连等随症加减，灌肠药组成为白及、苦参、三七参、地榆等。每晚保留灌肠1次，15 d为一疗程，连续治疗2个疗程。经治56例，结果治愈28例(占50%)，显效12例(占21%)，好转10例(占18%)，无效6例(占11%)，总有效率为89%[28]。以加减乌梅汤治疗慢性萎缩性胃炎46

例,60 d(2个疗程)疗效显著,加减乌梅汤治疗慢性萎缩性胃炎有效[29]。

3. 心血管疾病 以乌梅排石汤(乌梅、黄芪、白术、鸡内金、金钱草、石见穿、芒硝等组成)治疗慢性充血性心力衰竭,配合西医常规治疗取得了较好的疗效[30]。

4. 病毒性肝炎 用乌梅40~50 g(小儿酌减),加水500 mL,煎至250 mL,顿服或2次分服,每日1剂,共治疗病毒性肝炎74例。结果:乌梅组74例中急肝55例,慢肝19例,显效66例(89.2%),有效7例(9.5%),无效1例(1.3%)。乌梅组平均治疗19.5 d达显效标准[19]。以乌梅为主药治疗慢性乙型肝炎迁延久治不愈或肝功能反复异常,亦有良好效果[31]。

5. 男性不育症 用乌梅、党参、细辛、干姜等开水煎服,每日1剂。共治疗16例男性不育患者。结果:本组16例,治愈12例,有效3例,无效1例。本组病例服药最多53剂,最少25剂,疗效满意,未见毒副反应[19]。

6. 更年期腹痛 以乌梅汤合逍遥散加减治疗更年期腹痛33例,15 d为1个疗程,治疗3个疗程后判断疗效。腹痛症状完全消失、其他症状亦减轻为痊愈,共19例,占57.6%;腹痛明显减轻、精神转佳为显效,共9例,占27.3%;腹痛症状减轻、缓解周期延长为有效,共5例,占15.2%,总有效率100%[32]。

7. 寻常性银屑病 以乌梅合剂(乌梅、生牡蛎、煅牡蛎、夏枯草等水煎服,每日1剂,分早晚服用)治疗寻常性银屑病168例,患者皮损均外用凡士林,8周后观察疗效,对治愈的患者随访半年观察是否复发。结果:治愈率、复发率和副作用发生率方面,乌梅合剂治疗效果明显,治疗寻常性银屑病血燥型具有良好的效果[33]。

8. 放射性肺炎 用自拟乌梅宁嗽汤治疗27例放射性肺炎,日服2次,10 d为一疗程,3个疗程内治愈15例,好转10例,无效2例,总有效率92.6%[34]。

9. 其他 以乌梅汤加金黄散灌肠治疗慢性前列腺炎28例,效果较满意,临床治愈7例,显效12例,好转5例,无效4例,总有效率为85.71%[35]。

10. 不良反应 用量较大时,可产生上腹不适、恶心呕吐等反应;多食对牙齿有一定损害;胃酸过多者及妇女经期、产前产后不宜服用[19]。

(冉懋雄 周厚琼 谢宝忠)

参考文献

[1]任少红,等.乌梅挥发油成分的气相色谱-质谱分析.泰山医学院学报,2004,25(6):643

[2]Chuda Y, et al.Mumefural, citric acid derivative improving blood fluidity from fruit -juice concentrate of Japanese apricot (*Prunus mume* Sieb. Et Zucc). *J Agric Food Chem*, 1999, 47(3): 828

[3]许腊英,等.中药乌梅的研究进展.湖北中医学院学报,2003,5(1):52

[4]耿家玲,等.乌梅的化学成分研究进展.云南中医中药杂志,2005,26(6):43

[5]沈红梅,等.乌梅的化学成分研究.中草药,1995,26(2):105

[6]わ茶の水クソニツヮ诊療康班.乌梅干的藥用.国外医药植物药分册,1991,1:41

[7]庞素秋,等.乌梅的引种品与国产品和几种炮制品的质量比较.第二军医大学学报,1995,16(1):44

[8]任少红,等.乌梅中生物碱的分离与鉴定.中药材,2004,27(12):917

[9]席荣英,等.乌梅不同部分微量元素分析.微量元素与健康研究,2003,2(2):28

[10]杨东焱,等.乌梅对未孕和早孕大鼠子宫平滑肌电活动的影响及其机制探讨.中成药,2000,22(12):850

[11]李志强,等.乌梅水煎剂增强大鼠离体子宫平滑肌运动作用的研究.中药药理与临床,2005,21(5):35

[12]张英福,等.乌梅对豚鼠膀胱逼尿肌运动影响的实验研究.山西中医,2000,16(2):43

[13]周旭,等.乌梅对豚鼠离体胆囊平滑肌运动的影响.山西中医,1999,15(1):34

[14]李仲兴,等.应用M-H琼脂进行五倍子等5种中药对28株肠球菌的体外抗菌活性观察.中草药,2001,32(12):1101

[15]郑进保,等.黄连和乌梅水提液对肠道菌体外生长的影响.精细化工,2008,25(8):758

[16]张发明,等.乌梅中化合物V对鸡大肠杆菌的体内和体外杀灭作用研究.科技导报,2008,26(22):71

[17]章邦兴.乌梅煎剂治疗128例胆道蛔虫症.安徽医学,1985,6(4):42

[18]梁品银,等.乌梅丸加减治疗胆道蛔虫113例.河北中医,1984,3:38

[19]艾少波.等.乌梅新用.上海中医药杂志,1984,7:33

[20]张尔贤,等.乌梅果超氧化物歧化酶纯化及部分性质研究.中国药学杂志,1991,26(7):404

[21]方文贤,等.医用中药药理学.北京:人民卫生出版社,1998:757

[22]季宇彬.抗癌中药药理与应用.哈尔滨:黑龙江科学技术出版社,1999:335

[23]张飞,等.乌梅的研究进展.海峡药学,2006,18(4):21

[24]黄庆玉,等.乌梅-枸橼酸对人精子穿透宫颈黏液阻抑作用的研究.实用妇产科杂志,1996,12(专刊):205

[25]唐喜玉.乌梅汤治疗胆道蛔虫症、肠虫症42例.基层中药杂志,2000,14(6):57

[26]闵照国.金茵乌梅汤治疗胆道蛔虫的应用与研究.中原医刊,2004,31(17):47

[27]杨新成.乌梅汤加减治疗胆道蛔虫病155例临床观察.中国社区医师杂志,2005,7(12):62

[28]郭洪波,等.乌梅汤加减治疗溃疡性结肠炎44例.新中医,2007,39(1):44

[29]李双.加减乌梅汤治疗慢性萎缩性胃炎46例临床观察.湖南中医药导报,2004,10(8):17

[30]武本科.中西药联用治疗慢性充血性心力衰竭42例.江苏中医药,2006,27(4):31

[31]霍秀萍.乌梅治疗慢性乙型肝炎.中医杂志,2002,13(9):619

[32]郭晓原.乌梅汤合逍遥散加减治疗更年期腹痛33例.传统医药,2007,14(4):52

[33]林茂,等.乌梅合剂治疗寻常性银屑病临床观察.医学信息,2008,21(1):111

[35]周利军.乌梅临床新用.湖北中医杂志,2003,25(12):35

[35]高耀华.乌梅汤加金黄散灌肠治疗慢性前列腺炎28例.江苏中医,1997,18(7):8

乌骨鸡 Gallus Gallus Domesticus

wu gu ji

本品为雉科*phasianidae*动物乌骨鸡*Gallus gallus domesticus* Brisson去毛及内脏的全体。味甘,性平,无毒。有补肝肾、益气血、退虚热、调经止带、安胎等功能。主治风湿麻痹、劳热骨蒸、遗精带下、虚羸、胎动不安等。

【化学成分】

乌骨鸡最主要的化学成分是黑素[1],是具有真黑素特征的吲哚型含硫异聚物[2]。

乌骨鸡脂肪油中含22种脂肪酸,所含的三种必需脂肪酸(亚油酸、花生四烯酸、γ-亚麻酸)占总脂肪酸含量的25.23%[3]。乌骨鸡尚含α-维生素E[4]、铜、锌-SOD[5]和铜、锰、锌等多种无机元素[2]。

【药理作用】

1. 应激反应 40%乌骨鸡(指鸡肉量占饲料量的40%,下同)连续喂养14 d,明显延长小鼠的游泳时间[6]。

2. 滋阴、补气血

(1)益气 气虚模型大鼠加喂50%熟乌骨鸡,其血黏度、血浆黏度和红细胞比容都明显下降[7]。

(2)滋阴 给甲亢型"阴虚"大鼠喂饲50%熟乌骨鸡10 d,可显著降低肾组织ATP酶活性,提示乌骨鸡有滋阴降火作用[7]。

3. 抗衰老 在10%乌骨鸡培养基中,雌、雄果蝇平均寿命显著延长,雌、雄果蝇的脂褐素含量明显降低,交配次数增加28.1%[8]。乌骨鸡黑素也能明显延长雌性果蝇的平均寿命[6]。乌骨鸡(含36%乌鸡块)和乌骨鸡黑素升高小鼠红细胞过氧化氢酶活性[9]。给老年小鼠饲喂乌骨鸡或其黑素,能抑制MAO活性,保持儿茶酚胺类递质含量,维持其正常的生理功能,有利于延缓脑的衰老[9]。给老龄小鼠喂饲乌鸡正己烷提取物0.2 mL,连续14 d。乌骨鸡组皮肤含水量、Hyp含量和胶原蛋白明显升高,表明其有延缓皮肤衰老作用。此一作用可能与提取物中富含维生素E和多不饱和脂肪酸有关[4]。

4. 抗诱变 以诱变剂DNMP(1,4-二硝基-2-甲基吡咯)引起大肠杆菌$WP_2β/γ(uvrA^-, trp^-)$诱变,若在诱变剂中分别加入乌骨鸡黑素2、1、0.2 mg/mL培养,则大肠杆菌的突变频率下降十分显著。以诱变剂4NQO(一氧四硝基喹啉)作用于大肠杆菌E coli GC4415引起突变,若在菌悬液中分别加入1和2 mg/mL黑素时,可明显抑制细胞内4NQO诱导的β-半乳糖苷酶活性增高。说明乌鸡黑素具有明显的抑制4NQO的诱变作用,这种作用可随浓度增高而增加[10]。

【临床应用】

1. 原发性血小板减少紫癜 以乌鸡白凤丸治疗原发性血小板减少紫癜30例,每次1粒,每日2次,1个月为一疗程。结果:乌鸡白凤丸组,显效21例(70%),好转9例(30%)[2]。乌鸡白凤丸治疗血小板减少症12例,结果临床治愈6例,显效5例,好转1例,总有效率为100%[2]。

2. 痛经 功能性子宫出血、产后恶露不尽及术后出血、月经不调。以乌鸡白凤丸治疗痛经90例,有效71例,有效率78.9%;功能性子宫出血45例,有效42例,有效率93.3%;产后恶露不尽及手术后出血24例,有效18例,有效率75%;月经失调18例,有效15例,有效率83%。发现疗效与疗程关系不大,而与病程长短及轻重有关[2]。

3. 虚证 以乌鸡精治疗虚证251例,其中气虚22例,血虚8例,气血俱虚24例,心虚32例,脾虚54例,肾虚28例,心脾俱虚36例,心肾俱虚12例,脾肾俱虚31例,其他4例。口服中华乌鸡精早晚各1支,连服1个月。结果:251例中显效203例,占80.88%;有效33例,占13.14%;无效15例,占5.98%,总有效率94.02%。全部患者服药后血色素有上升趋势,甘油三酯则有下降,其他化验指标(白细胞、胆固醇、β-脂蛋白)无明显变化[11]。

(王士贤 胡志洁)

参考文献

[1]胡泗才,等.泰和乌骨鸡体内黑素的分布.中药材,1995,18(12):626

[2]王本祥.现代中药药理学.天津:天津科学技术出版社,1997:1377

[3]田颖刚,等.乌骨鸡脂肪油中脂肪酸组成的气相色谱-质谱分析.南昌大学学报(理科版),2006,30(3):264

[4]吴红静,等.乌骨鸡正己烷提取物组成及其抗皮肤衰老活性研究.天然产物研究与开发,2007,19(2):225

[5]张兰杰,等.乌骨鸡红细胞超氧歧化酶的分离纯化及部分性质的研究.食品科学,2004,25(3):51

[6]胡泗才,等.泰和乌骨鸡实验药理学研究的若干进展.中药材,1999,22(12):660

[7]胡泗才,等.泰和乌骨鸡益气、滋阴作用的实验研究.中药材,1999,22(1):32

[8]徐幸莲,等.乌骨鸡对延缓果蝇衰老作用的研究.食品科学,2000,21(12):134

[9]胡泗才,等.泰和乌骨鸡及其黑素对小鼠红细胞过氧氢酶及血浆过氧化脂质的影响.南昌大学学报(理科版),1999,23(2):105

[10]辜清,等.饲喂泰和乌骨鸡及其黑素对小鼠肝、肠、肾酶组织化学活性的影响.中国组织化学与细胞化学杂志,2000,9(1):89

[11]李连达,等.中化乌鸡精治疗虚证251例.中西医结合杂志,1989,9(10):619

火麻仁 Cannabis Semen

huo ma ren

本品为桑科植物大麻*Cannabis sativa* L.的干燥成熟种子。味甘,性平。具有润肠通便功能。主治血虚津亏、肠燥便秘等。

【化学成分】

火麻仁种子中油脂约占30%,含饱和脂肪酸8种,占脂肪酸总含量的13.86%,其中以棕榈酸(8.43%)、硬脂酸(3.77%)、花生酸(1.0%)为主;含不饱和脂肪酸10种,占脂肪酸总含量的86.04%,其中以亚油酸(58.66%)、亚麻酸(14.01%)、油酸(10.14%)、γ2亚麻酸(1.28%)、异油酸(1.21%)、二十碳烯2112酸(0.51%)、棕榈油酸(0.11%)为主[1]。

火麻仁挥发油成分中,主要为萜烯类及其含氧衍生物和高级脂肪酸酯等化合物,经固相微萃取-GC-M法鉴定为41种,包括芳樟醇(21.58%)、反-石竹烯(5.89%)、桧烯(4.60%)、十五烷(3.41%)、β-水芹烯(2.68%)等[2]。

火麻仁中的大麻酚类化合物主要有大麻酚、大麻二酚、四氢大麻酚等[3-5]。该类化合物为大麻主要成瘾性成分和毒性成分。

火麻仁中的蛋白质包括麻仁蛋白、玉蜀黍嗪吟、毒蕈碱、富含蛋氨酸和胱氨酸的种子蛋白、麻仁球朊酶、苦杏仁酶(emulsin)、氨基肽酶(aminopeptidase)等[6]。

火麻仁中还含有N-反咖啡酰酪胺(N-trans-caffe-oyltyramine)、N-阿魏酰酪胺(N-trans-feruloyl-tyramine)、N-对-香豆酰酪胺(N-p-coumaroyltyramine)和grossamide等4种酰胺类化合物[7]。

【药理作用】

1. 镇痛 给小鼠灌胃火麻仁醇提取物15和5 g/kg,均能减少小鼠醋酸扭体反应数,其抑制率分别为57.8%和40.0%,但不能延长热痛刺激小鼠甩尾反应潜伏期[8]。

2. 抗炎 火麻仁醇提取物5和15 g/kg灌胃3 d后,均能抑制二甲苯引起的小鼠耳肿胀;其作用强于阿司匹林(0.3 g/kg),并能维持4 h。也能抑制角叉菜胶引起的小鼠足跖肿,抗炎作用比乙柳酰胺强,能持续6 h。火麻仁醇提取物15 g/kg连续灌胃3 d,能明显抑制醋酸致小鼠腹腔毛细血管通透性增高,但作用较阿司匹林弱[8]。

3. 增强免疫 给小鼠灌胃纯度为87%的火麻仁蛋白2.64或7.92 g/kg，4周后，能提高小鼠淋巴细胞增殖能力；7.92 g/kg，4周，能增强小鼠迟发型变态反应能力；2.64和7.92 g/kg能提高小鼠抗体生成细胞数；2.64 g/kg能提高小鼠半数溶血值；2.64 g/kg组促进小鼠碳粒廓清能力；此外，以上各剂量组小鼠脾脏CD_3^+ T细胞百分比、CD_4^+ T、CD_8^+ T细胞亚群百分比以及CD_4^+/CD_8^+的比值均有所提高；2.64 g/kg和7.92 g/kg的CD_3^+ T、CD_4^+ T细胞亚群百分比有显著提高[9]。

4. 抗血栓 火麻仁醇提取物3和10 g/kg灌胃，每日1次，连续3 d，能延长电刺激大鼠颈动脉引起的血栓形成时间和凝血时间，但不影响凝血酶原时间和凝血活酶时间[8]。

5. 降血压 麻醉猫十二指肠内给予火麻仁乳剂2 g/kg，30 h后血压下降至原水平的一半左右。给正常大鼠2~10 g/kg灌胃，亦可使血压明显下降[7]。

6. 降血脂 给大鼠高胆固醇饲料，加10%火麻仁的用药组，能明显地阻止血清胆固醇上升。给每只大鼠灌胃火麻仁油1.0、2.0、3.0 mL，每日1次，连续给药8周，可使血清高密度脂蛋白胆固醇(HDL-C)升高，血清总胆固醇(T-Ch)、血清甘油三酯(TG)、血清低密度脂蛋白胆固醇(LDL-C)降低和动脉硬化指数(AL)下降，大剂量组AL下降达35.5%，并可减轻动脉壁膜细胞及平滑肌细胞的病变程度[8]。

7. 缓泻 所含脂肪油内服后在肠道内分解产生脂肪酸，刺激肠黏膜，促进分泌，加快蠕动，减少大肠的水分吸收而致泻[7]。灌胃火麻仁醇提取物5 g/kg和15 g/kg，能抑制小鼠水浸应激性溃疡、盐酸性溃疡和吲哚美辛-乙醇性溃疡形成，抑制小鼠胃肠推进运动和番泻叶引起的大肠性腹泻，但其对蓖麻油引起的小肠性腹泻无明显抑制作用。火麻仁提取物10 g/kg灌胃，能促进大鼠胆汁分泌[10]。

8. 抗疲劳 纯度为87%的火麻仁蛋白7.92 g/kg灌胃，连续4周，能明显延长小鼠游泳的时间；2.64 g/kg灌胃，连续4周，能明显增加肝糖原的含量，降低游泳10 min后小鼠血乳酸含量[9]。

9. 抗氧化 含火麻仁油53.7 mg的饲料喂养大鼠，每日1次，90 d，与含大豆油53.7 mg的饲料喂养和普通组相比，大鼠血清中SOD、GSH-Px升高，MDA降低[11]。在D-半乳糖亚急性衰老模型小鼠中，按火麻仁油6或12 mL/kg灌胃40 d，小鼠血清中SOD和GSH-Px活力均显著增高，MDA、NO的含量显著下降[12]。在便秘小鼠模型中，按火麻仁油6或12 mL/kg灌胃30 d，小鼠血清中SOD和GSH-Px活性均显著增高[13]。

10. 改善记忆 按20 g/kg火麻仁提取液，每日1次，给小鼠连续灌胃60 d，可延长小鼠跳台实验的触电潜伏期，并且显著降低衰老小鼠的错误次数[14]。东莨菪碱、亚硝酸钠或45%乙醇引起的小鼠学习和记忆功能障碍，可通过给小鼠连续7 d灌胃0.2、0.4和0.8 g/kg火麻仁提取液来改善，同时也能提高戊巴比妥钠致记忆缺失小鼠水迷宫试验的空间分辨力。火麻仁提取液在体外浓度为0.01~100 g/L时激活钙调神经磷酸酶活性，10 g/L时激活作用最大，酶活性提高(35±5)%，火麻仁可能通过激活钙调神经磷酸酶改善学习记忆[15]。

11. 毒性 我国某些地区常用火麻仁压榨油供食用，但由于火麻仁含有一定量的毒蕈碱和大麻素等生物活性成分，食用过量(超过50 g)可致中毒，多在食后1~2 h内发病，中毒程度与进食量成正比。初期表现为恶心、呕吐、腹泻等消化系统症状，神经系统表现为四肢麻木、烦躁不安，重度中毒时可发生精神错乱、手舞足蹈、血压下降、昏睡以至昏迷、抽搐等。因此，将火麻仁作为抗衰老保健食品服用时，也应按药典规定的每天9~15 g，不得随意加大剂量[16]。

【临床应用】

1. 便秘 ①习惯性便秘：不论是气虚便秘还是津亏便秘均可应用，老人、体虚、产后尤宜，常用五仁汤。若津液不足、肠胃燥热、大便秘结者，宜用麻子仁丸。②热病后阴伤便秘：吞服麻子仁丸15 g。③通便丸(火麻仁、莱菔子、大黄、蜂蜜)治疗便秘48例，总有效率为100%[17]。④使用火麻仁脐部外敷联合腹部环行按摩，治疗腰椎压缩性骨折患者便秘24例，显效11例，有效12例，无效1例[18]。

2. 肠粘连 松粘汤(火麻仁、番泻叶、大腹皮、败酱草)治疗各类(阑尾切除、胃手术、胆囊切除、子宫切除、输卵管结扎等)术后肠粘连25例，治愈16例，显效3例，好转4例，无效2例[19]。

3. 肺气肿 麻子仁丸12 g，当归5 g，半夏、麦冬6 g，川贝、瓜蒌仁、生地各10 g，共煎服[7]。

4. 胆石症 麻子仁丸90 g，茯苓、金钱草各15 g，柴胡、黄芩、姜半夏各10 g，川楝子5 g，2剂。日煎3次，每次吞服麻子仁丸15 g[7]。

5. 胆道蛔虫 麻子仁丸10 g，干姜、川椒、川连各3 g，槟榔6 g，川柏、柴胡各9 g，石榴片10 g，乌梅30 g，共煎，2剂后疼痛减半，驱出蛔虫[7]。

6. 高血压 有便秘者可单用火麻仁，连服5~9周，或用麻子仁丸，可使血压下降[7]。

7. 神经性皮炎 将火麻仁减压干馏，制成火麻仁馏油涂膜剂，治疗神经性皮炎患者116例，结果治愈58例，显效33例，进步15例，无效10例，有效率78.4%[20]。

（杨耀芳 许士凯）

参考文献

[1]周永红.火麻仁油中脂肪酸的GC-MS分析.中国油脂，2004，29(1)：72

[2]杨再波，等.固相微萃取-GC-M法分析火麻仁挥发油的化学成分.中国药房，2008，19(33)：2613

[3]张岗，等.HPLC法测定火麻仁油中大麻二酚的含量.中草药，2002，34(5)：415

[4]张岗，等.高效液相色谱法测定火麻仁油中大麻酚的含量.中国药学杂志，2003，38(3)：214

[5]郭宇姝，等.GC-MS法测定火麻中Δ^9-四氢大麻酚的含量.中国药房，2008，19(3)：201

[6]尹燕霞，等.火麻仁的研究进展.中国中医药信息杂志，2003，10(6)：92

[7]王本祥.现代中药药理学.天津：天津科学技术出版社，1997：383

[8]张明发，等.火麻仁的镇痛抗炎、抗血栓形成作用研究.基层中药杂志，1999，13(1)：13

[9]李永进，等.火麻仁蛋白对小鼠抗疲劳和免疫调节功能的初步研究.卫生研究，2008，37(2)：175

[10]张明发，等.火麻仁的消化系统药理研究.药学实践杂志，1997，15(5)：267

[11]扈学俸，等.火麻仁油安全性评价及血清抗氧化功能初步研究.中国食品卫生杂志，2008，20(5)：388

[12]曹俊岭，等.火麻仁油对D-半乳糖致亚急性衰老模型小鼠血清NO、SOD、GSH-Px、MDA 的影响. 四川中医，2005，23(3)：29

[13]任汉阳，等.火麻仁油对便秘模型小鼠抗氧化作用的实验研究.中国医药学报，2004，19(2)：123

[14]骆静，等.火麻仁提取液对D-半乳糖致衰模型小鼠学习记忆及代谢产物的影响. 北京师范大学学报（自然科学版），2003，39(3)：386

[15]Luo J，et al.Extract from Fructus cannabis activating calcineurin improved learning and memory in mice with chemical drug-induced dysmnesia. *Acta Pharmacol Sin*. 2003，24(11)：1137

[16]张明发，等.火麻仁药理研究进展.上海医药，2008，29(11)：511

[17]田王昆，等.通便丸治疗便秘48例.陕西中医，1997，5：194

[18]冯小华，等.火麻仁脐部外敷联合腹部环行按摩治疗腰椎压缩性骨折患者便秘的疗效观察.内蒙古中医药，2008，9：140

[19]温诚荣.松粘汤治肠粘连25例小结.新中医，1995，3：22

[20]杨素华，等.火麻仁馏油治疗116例神经性皮炎临床观察.临床皮肤科杂志，1997，1：28

巴戟天 Morindae Officinalis Radix ba ji tian

本品为茜草科植物巴戟天*Morinda officinalis* How的干燥根。味甘、辛，性微温。有补肾阳、强筋骨、祛风湿的功能。主治阳痿遗精、宫冷不孕、月经不调、少腹冷痛、风湿痹痛、筋骨痿软等。

【化学成分】

1. 蒽醌类 巴戟天根中含甲基异茜草素(rubiadin)、甲基异茜草素-1-甲醚(rubiadin-1-methylether)、1-羟基蒽醌 (1-hydroxy-anthra quinone)、1-羟基-2-甲基蒽醌(1-hydroxy-2-methylanthra quinone)、1，6-二羟基-2，4-二甲氧基蒽醌(1，6-dihydroxy-2，4-dimethoxyanthraquinone)、1，6-二羟基-2-甲氧基蒽醌 (1，6-dihydroxy-2-methoxyanthraquinone)、1-羟基-2-甲氧基蒽醌(1-hydroxy-2-methoxyanthraquinone)、大黄素甲醚(physcion)[1]、2-羟基-3-羟甲基蒽醌 (2-hydroxy-3-hydroxymethylanthraquinone)、2-甲基蒽醌 (2-methylanthraquinone)[2]。

2. 环烯醚萜苷 水晶兰苷(monotropein)、四乙酰车叶草苷(asperulosidetetraacetate)、车叶草苷(asperuloside)、车叶草苷酸(asperuloside acid)等[3]。

3. 糖类 低聚糖类：耐斯糖、IF-果呋喃糖基耐斯糖以及菊淀粉[即(2→1)果呋喃糖基蔗糖]系列的六聚糖和七聚糖，均为菊淀粉型低聚糖(亦称寡糖)[3]。

4. 有机酸 棕榈酸、琥珀酸(succinic acid)、丁二酸等[3]。

5. 氨基酸 从巴戟天中分得18种氨基酸，主要为苏氨酸、缬氨酸、亮氨酸、异亮氨酸、苯丙氨酸、色氨酸、赖氨酸等，其中8种为人体必需氨基酸[5]。巴戟天根含游离氨基酸11种，其中7种人体必需氨基酸[3]。

6. 挥发性成分 龙脑(borneol)、正十七烷(n-heptadecane)、十四酸 (tetradecanoic acid)、9-十六烯酸(9-hexadecanoic acid)、十五酸(pentadecanoic acid)等[3]。

7. 其他 β-谷甾醇、24-乙基胆甾醇 (24-ethylcholesterd)[2]、微量元素等[4]。

【药理作用】

1. 抗抑郁 巴戟天的水、醇提取物及从中分离得到的琥珀酸和菊淀粉型低聚糖单体均有显著的抗抑郁活性。在小鼠悬尾实验中，琥珀酸在10 mg/kg时与相同剂量的对照组药地昔帕明抗抑郁活性相当，菊淀粉型低聚糖的最小有效剂量为62.5~125 mg/kg[5,6]。巴戟天寡糖100 mg/kg给大鼠灌胃，显著减少动物逃避失败次数，在获得性无助模型上具有抗抑郁作用[7]。这些成分主要通过作用于5-羟色胺神经系统来发挥其抗抑郁作用，部分对多巴胺神经系统也有作用[8]。

2. 心血管系统

(1)抗心肌缺血再灌注损伤 巴戟天水提物4.5、1.5、0.5 g/kg，灌胃10 d，可使缺血心脏心功能明显改善，心肌梗死面积明显缩小，使SOD、过氧化氢酶显著升高，MDA显著降低。表明巴戟天水提物对大鼠心肌缺血再灌注损伤有保护作用[9]。

(2)保护心肌细胞 巴戟天正丁醇可溶部分0.9、0.3、0.1 g/L可明显提高体外培养的缺氧复氧损伤心肌细胞SOD、LDH活性，降低MDA含量，增加NO含量，具有明显的保护作用[10]。给过度训练大鼠灌胃巴戟天4.5 g/kg，共7周，巴戟天通过抗氧化作用抑制心肌细胞过度凋亡，发挥心肌保护作用[11]。

(3)促心肌血管生成 巴戟天醇提水溶部分(2.8、1.4、0.7 mg/kg)连续灌胃6周，可促进急性心肌梗死大鼠缺血心肌的血管生成，可能主要与上调缺血心肌VEGF、bFGF蛋白表达相关[12]。

3. 促骨生长 体外培养大鼠头盖骨成骨细胞，加入巴戟天多糖和巴戟天水提物(50、100、200 g/L)含药血清共孵育。均能显著促进成骨细胞增殖，促进成骨细胞分泌碱性磷酸酶和骨钙素，促进成骨细胞转化生长因子$β_1$mRNA表达，且巴戟天多糖优于巴戟天水提物[13]。甲基异茜草素在0.1~10 μmol/L浓度范围内，抑制破骨细胞形成、分化，抑制酒石酸酸性磷酸酶活性和在骨片上形成吸收陷窝的数目和面积，从而抑制骨吸收[14]。

4. 抗炎、镇痛 从巴戟天的正丁醇部位分离出的水晶兰苷在20、30 mg/kg剂量下，能显著缩短小鼠的疼痛反应时间，消除由角叉莱胶诱导的大鼠脚趾浮肿[15]。

5. 保肝 四氯化碳致肝脏损害的雄性小鼠灌服巴戟天水提物，其肝细胞受损程度减弱[16]。同样雄性SD小鼠灌服20%的海巴戟果汁，其血清中丙氨酸转氨酶(ALP)和天冬氨酸转氨酶(ASP)水平显著降低[17]。

6. 抗氧化 巴戟天(生晒或盐制，4 mL/kg)灌胃小鼠30 d，具有抗氧化功能[18]。给运动训练大鼠灌胃巴戟天4.5 g/kg，共7周，可显著提高运动大鼠抗骨骼肌自由基氧化功能，使大鼠运动能力明显增强[19]。

7. 调节免疫 灌服巴戟天水煎剂20 g/kg，可使胸腺重量和白细胞数增加，对γ-射线引起的白细胞下降有对抗作用[20]。巴戟天水溶性低聚糖单体混合成分2.5~5 mg/kg对小鼠胸腺T淋巴细胞增殖反应有明显的促进作用[21]。给老龄小鼠灌胃巴戟天水煎液40、20 mg/kg，连续30 d，可改善老龄鼠的免疫功能而抗衰老[22]。

8. 改善血液流变性 巴戟天醇提物12、6、3 g/kg灌胃5 d，可改善血瘀大鼠血瘀时的血流动力学，抑制血小板聚集[23]。

9. 其他 巴戟天水提液20 g/kg灌胃14 d，能够提高S180荷瘤小鼠的抗肿瘤免疫功能[24]。巴戟天寡糖2.8、1.4、0.7 g/kg灌胃，可明显促进鸡胚绒毛尿囊膜的血管生成，促进急性心肌梗死大鼠缺血心肌血管生成，改善心肌局部的侧支循环[25]。巴戟天水提物0.5、0.25、0.125 g/mL对人精子膜的脂质过氧化损伤具有明显的干预作用，对精子膜结构和功能具有保护作用[26]。

10. 毒性 急性毒性：小鼠灌服巴戟天水煎剂50 g/kg，累积剂量为250 g/kg，观察3 d，未见动物死亡[20]。遗传毒性：采用体外SOS比色分析法观察，巴戟天水煎剂对大肠杆菌 (PQ37菌DNA)SOS应答系统表明巴戟天无诱变或致诱变的遗传作用[20]。

【临床应用】

1. 肾阳虚寒而致小便失禁 小便频数，需配肉苁蓉、补骨脂、核桃肉、覆盆子、芡实、茯苓、黄精等。

2. 其他 腰膝风湿痛、脚气水肿、肌肉萎缩无力，久病而肾虚，方用巴戟去痛汤(巴戟、杜仲、牛膝、川断、寄生、山萸肉、淮山药)水煎服[27]。注意阴虚火旺、小便不利、口舌干燥者不宜使用[28]。

(孙 玉 程秀娟)

参 考 文 献

[1]林励，等.不同年龄巴戟天微量元素、氨基酸及糖含量测定.广州中医学院学报，1992，9(3)：160

[2]李赛，等.巴戟天的化学成分研究. 中国中药杂志，1991，16(11)：675

[3]陈美燕.巴戟天化学成分研究进展.云南中医中药杂志,2009,30(11):63

[4]李赛,等.中药巴戟天化学成分的研究.中成药研究,1988,10:33

[5]崔承彬,等.中药巴戟天中抗抑郁活性成分的研究.中国中药杂志,1995,20(1):36

[6]张中启,等.巴戟天醇提取物的抗抑郁作用.中国药学杂志,2000,35(11):739

[7]张有志,等.巴戟天寡糖对获得性无助抑郁模型大鼠行为的影响.中国行为医学科学,2005,14(4):309

[8]蔡兵,等.中药巴戟天抗抑郁作用的大小鼠模型三级组合测试评价.解放军药学学报,2005,21(5):321

[9]赵胜,等.巴戟天水提物对大鼠心肌缺血再灌注损伤的保护作用.浙江中医杂志,2005,3:124

[10]张贺鸣,等.巴戟天对培养乳鼠心肌细胞缺氧复氧损伤的防护作用.河南中医学院学报,2005,20(3):20

[11]潘新宇,等.巴戟天对过度训练大鼠心肌细胞凋亡的影响.中国临床康复,2006,10(3):102

[12]杨景柯,等.巴戟天醇提取物促大鼠缺血心肌治疗性血管生成的实验研究.中国药理学通报,2010,26(3):367

[13]李楠,等.巴戟天多糖及其水提取物对体外培养成骨细胞活性的影响.中国组织工程研究与临床康复,2007,11(23):4570

[14]鲍蕾蕾,等.巴戟天甲基异茜草素对破骨细胞性骨吸收的影响.解放军药学学报,2009,25(6):505

[15]Choi J,et a1.Antinociceptive anti-inflammatoryefect of monotropein isolated from the root of Morindaofficinalis. *Biol Pharm Bull*,2005,28(10):1915

[16]陈忠,等.不同产地巴戟天主要有效成分含量的测定及其护肝作用的研究.海南师范大学(自然科学版),2003,16(4):64

[17]Wang MY, et al. Liver protective efects of Morinda citrifolia(noni). *Plant Foods Hum Nutr*,2008,63(2):59

[18]郭重仪,等.不同炮制方法的巴戟天对小鼠抗氧化剂细胞免疫功能的影响.中国现代药物应用,2009,3(20):40

[19]潘新宇,等.巴戟天对运动训练大鼠骨骼肌自由基代谢及运动能力的影响.中国临床康复,2005,9(48):162

[20]乔智胜,等.巴戟天、鄂巴巴戟天和川巴巴戟天药理活性的比较.中西医结合杂志,1991,11(7):415

[21]周金黄.中药免疫药理学.北京:人民军医出版社,1994:299

[22]付嘉,等.巴戟天对老龄小鼠免疫功能的影响.中国老年学杂志,2005,25(3):312

[23]付润芳,等.巴戟天醇提物对血瘀大鼠血流动力学及血小板聚集的影响.郑州大学学报(医学版),2007,42(6):1159

[24]付嘉,等.巴戟天对荷瘤小鼠抗肿瘤作用研究.中华实用中西医杂志,2005,18(16):729

[25]杨景柯,等.巴戟天寡糖促治疗性血管生成作用的实验研究.中国药理通讯,2009,26(2):44

[26]杨欣,等.巴戟天水提物对人精子膜功能氧化损伤的保护作用.中国中药杂志,2006,31(19):1614

[27]广州市药检所.农村中草药制剂技术.广州:广东科学技术出版社,1971:237

[28]崔树德.中药大全.哈尔滨:黑龙江科学技术出版社,1989:511

巴豆 Crotonis Fructus ba dou

本品为大戟科植物巴豆*Croton tiglium* L. 的干燥成熟果实。味辛,性热,有大毒。外用有蚀疮功能。用于恶疮疥癣、疣痣。巴豆霜味辛,性热,有大毒。有峻下冷积、逐水退肿、豁痰利咽的功能;外用有蚀疮功能。用于寒积便秘、乳食停滞、腹水膨胀、二便不通、喉风、喉痹等;外治痈肿脓成不溃、疥癣恶疮、疣痣。

【化学成分】

巴豆属植物含有二萜类、生物碱、三萜类、肌醇类、多酚类化合物,还含有少量的木脂素、香豆素、长链脂肪酸、苷类、蛋白质等成分。其中,二萜类化合物最常见,为该属植物的主要活性成分[1]。

巴豆种仁含34%~57%巴豆油,其特异性成分为巴豆酸的甘油酯。油中尚含巴豆树脂(croton resin),系巴豆醇(phorbol)与甲酸、丁酸及巴豆油酸(crotonoleic acid)结合成的酯。从巴豆醇二酯中分得11种辅致癌物(cocarcinogen)。种仁尚含巴豆毒素(crotin)、巴豆苷(crotonoside)及一种类似蓖麻碱(ricinine)的生物碱[2]。

【药理作用】

1. 促进胃肠蠕动 14%巴豆油水解液雾化吸入及0.3%巴豆油与巴豆霜(含油量为20%)相比,对小鼠肠推进运动的促进作用巴豆油大于巴豆霜,而毒性则巴豆油比巴豆霜小7倍[3]。家兔空腹服巴豆水煎液后可增加奥狄括约肌正常电活动的频率,减少正常电位的电压及改变高峰电的节律，该作用可被阿托品所拮抗[4]。在家兔回肠同时注入巴豆与大黄后，降低巴豆的泻下作用[5]。

2. 诱导细胞分化与凋亡 ①细胞形态学改变：HL60细胞经巴豆煎液处理4 d后，倒置镜下可见部分细胞贴壁，但贴壁不牢。变形，变为长梭形，胞体增大，胞质丰富，着色变浅，胞体/胞质比值变小。6 d后许多胞核呈马蹄形、杆状或分叶状等。对照组则无此现象。②吞噬功能：HL60细胞与0.5、1、2、4 mg/mL巴豆煎液培养2 d后，细胞吞噬乳胶颗粒的能力明显提高，随巴豆煎液浓度的增高细胞吞噬能力趋于增强。表明巴豆能诱导HL60细胞向巨噬细胞分化。③NBT还原反应：用巴豆煎液处理HL60细胞第6天，该细胞的NBT还原能力明显提高，当浓度为4 g/L，NBT阳性细胞可达75%以上[6]。

200 μg/mL巴豆生物碱作用于人骨肉瘤细胞96 h，有75.8%的细胞发生了凋亡。这种凋亡可能是受到抑制凋亡基因Bcl-2表达下调[7]。

3. 抑制细胞增殖 将0.5、1、2、4、8 g/L巴豆煎液加入对数生长期细胞悬液中，加药后第2天细胞增殖抑制作用开始出现，第3天逐渐显著，随药物浓度加大而抑制效应增强[2]。大剂量巴豆提取物（80 mg/L）可致人大肠上皮细胞生长延缓或死亡，中等剂量(20~40 mg/L)明显抑制细胞生长。长期使用递增剂量巴豆提取物可诱导细胞增殖加速，异倍体DNA含量增加，促使细胞发生恶性转化[8]。

4. 抑制肿瘤 巴豆总生物碱0.4 mL/d灌胃，连续5 d，对小鼠腹水型肝癌细胞有抑制作用[9]。巴豆生物碱100、200 g/mL能抑制人胃癌细胞SGC-7901的生长[10]，有效逆转胃癌细胞的胃蛋白酶原活性，部分抑制胃癌细胞的肿瘤标志酶－葡萄糖醛酸酶的表达，对其表型有逆转作用[11]。上述剂量巴豆生物碱能有效抑制人胃癌细胞SGC-7901突变型P53基因表达[12]，并能明显诱导Fas基因的表达[13]。提示巴豆生物碱具有诱导人胃癌细胞SGC-7901分化的倾向。

5. 其他 脱脂巴豆提取物与维生素E混合可作为肝脏保护剂[14]。巴豆油（1:5120~1:10）体外具有很好的抗结核分枝杆菌标准菌株和耐多药RFP和INH菌株的作用[15,16]。巴豆生物碱针剂作用后的红细胞膜，α-螺旋量增加，流动性减小，膜蛋白的二级结构发生变化，表明巴豆碱通过改变蛋白质的空间构象而发挥作用的[17]。

6. 毒性 小鼠灌胃巴豆霜、巴豆油的LD_{50}分别为489（426~562）mg/kg，3566（3024~4206）mg/kg。其中毒症状有竖毛、呼吸稍减慢、便稀腹泻。巴豆油水煎液2.8 g/kg灌胃，小鼠未见异常及毒性。灌胃10%巴豆油乳液后，高、中剂量组大鼠出现食欲不振，体重稍有减轻，而呼吸、循环、中枢神经、四肢均无明显异常反应。病理切片镜检，各组动物胃的黏膜、肌层、浆膜层均无异常。高剂量组小肠绒毛顶端有坏死，个别动物肠腔中有脓细胞，大肠黏膜表面上皮脱落，低剂量组肠壁各层均未见异常。小鼠顿服10%巴豆油乳液5 mL/kg，外观观察、胃肠肉眼观察和病理切片镜检、肝肾功能检测均未见异常变化[3]。然而，巴豆诱发小鼠胚胎肝细胞微核率的增高反映了其致突变的潜在遗传毒性[18]。

【临床应用】

1. 慢性肺脓疡 巴豆400 mg去皮心，切细，分2次服，另以桔梗、杏仁、百部、北沙参各12 g，薏苡仁30 g，生甘草6 g，煎服。巴豆服后腕部有灼痛感、腹痛，下泻7~8次，呕吐白色黏沫痰，缓解胸部闷痛、气喘。巴豆减至每次150 mg，原汤药不变，继服5 d，再减至每次100 mg，连服1 d，诸症消失[19]。

2. 胆道病 ①急性重症胆管炎：经西医常规处理外，服巴豆止痛，共治疗17例，非手术者15例，2例无效转手术治疗。②胆囊炎、胆石症：用巴豆粉合茵陈大柴胡汤治疗69例，有效率97.1%，平均住院13 d。服巴豆粉胶囊5 d，茵陈大柴胡汤15 d，治疗300例胆石症，总有效率98.6%，排石率91.6%，排净结石率29%，第2~6天为排石高峰。③胆道蛔虫症：服巴豆仁小颗粒，胆绞痛缓解后服左旋咪唑，共治疗276例，总有效率98.55%，无效4例，部分患者有胃部灼热感，轻度恶心，停药1~2 d自行消失[2]。

3. 肠梗阻 用巴豆霜治疗肠梗阻，每次0.3~0.6 g，必要时间隔4 h服1次，1 d总量可用到1.8 g[20]。补中益气汤煎至200 mL置凉，用巴豆1粒（去皮）送服，1 h后无排气，再服1粒，连服3粒后，24 h仍无排便排气则转外科治疗，视为无效。共治疗40例，仅3例无效。其他37例均痊愈（其中35例服用巴豆1粒即痊愈）[21]。

4. 癌症 肌肉注射巴豆针剂，每次2~4 mL，每日1~2次，用药均在1个月以上，在用巴豆制剂期间停用其他抗癌药物。共治疗30例，皆为化疗及其他疗法治疗无效的晚期恶性肿瘤患者。用经过去毒处理的巴豆制剂治疗晚期肿瘤，具有止痛、改善睡眠、增进食欲的作用[2]。

5. 小儿鹅口疮、疱疹性口炎 巴豆仁1 g、西瓜子0.5 g共研碎出油，以团状贴于印堂穴15 s，每日敷1次，连用2次，重症3次，每次敷药20 s，共治疗190例，痊愈171例（90%），好转15例（7.9%），无效4例（2.1%）[22]。小儿疱疹性口炎用生巴豆2粒，去皮，捣碎成泥饼状，敷于印堂穴处，胶布固定。贴5 h后去掉，每天1次，连贴2 d，共治愈24例(77.4%)，有效6例(19.4%)，无效1例(3.2%)[23]。

6. 口腔溃疡 巴豆1粒，去壳取子，将巴豆子压成0.5 cm^2大小的薄饼，置于百会穴上，胶布固定。贴敷30 min至4 h，每日1次，7 d为一疗程，共治愈40例(80%)，有效10例(20%)[24]。

7. 耳聋 鸡蛋1枚，一端开一小孔，将巴豆1粒去皮，去心膜，由小孔放入蛋内，搅匀，取汁滴于耳内。每日2~3次，连续3个月。对神经性耳聋、链霉素所致的小儿耳聋均有效[25]。

8. 面神经麻痹 巴豆3~5粒，研细后放入75%酒精(或好烧酒)500 mL炖热，以面瘫侧之手掌心劳宫穴放壶口上熏，每次1~2 h，重者可治疗4 h，每日1次，5次为一疗程[26]。将巴豆8个、斑蝥8个、生姜50 g，捣烂成膏，摊于双层纱布上，贴敷于患侧，绷带包扎，每隔2 h在纱布外滴水10滴左右，8 h后去除贴敷物，用无菌空针抽出水泡，再用香油纱布覆盖，每日更换1次，4 d左右痊愈，不会留瘢痕[27]。

9. 骨髓炎 已取得近期疗效的143例慢性骨髓炎患者，内服巴豆丸3~6个月。3年后复查，用药组80例痊愈68例(85%)，复发12例；对照组63例，痊愈42例(67%)，复发21例。用纱布包巴豆6 g(去壳)与猪脚文火煎至700~800 mL，除去药物和猪脚骨，不加盐，每日服2~3次，如未愈，每隔1周再服1剂。可用于治疗急慢性骨髓炎、骨结核、多发性脓肿，不论已溃流脓，未溃流脓均可使用[28]。

10. 其他 巴豆霜治疗小儿痰热咳喘、蛇头疔。巴豆擦剂治寒痹。巴豆蜂蜡膏治疗体癣[29]。巴豆擦剂[巴豆10 g(去壳)、雄黄3 g、黄柏8 g、青黛8 g、冰片5 g]治疗牛皮癣[30]。口服巴豆丸为主治疗淋巴腺结核[31]。黄蜡巴豆丸治疗乳腺增大症[32]。巴豆蓖麻粒研磨调饼，贴脐，可催产[33]。巴豆提取物还可治疗癌症、甲状腺疾病、病毒性疾病、骨质疏松症和肝病[34]。

11. 不良反应 巴豆油酸能引起腹痛、腹泻等下消化道炎症。内服巴豆中毒的主要表现为口腔、咽喉异常灼热，刺痛，流涎，呕吐，腹泻，剧烈腹痛，便血，甚至引起失水虚脱。对肾脏有刺激作用，可发生血尿、尿闭等。严重者谵语发绀、脉搏细弱、血压下降、呼吸困难，最后因呼吸循环衰竭而死亡。巴豆去油后之残渣含一种毒性蛋白(巴豆毒素)，能引起皮肤、黏膜发赤起泡和造成炎症，并可溶解红细胞，使局部组织坏死。有26人误服巴豆后，少数人10 min，多数在20 min即出现腹泻，1 h达高峰。多数患者初始腹泻有里急后重感，可持续12 h。多数以隐痛为主，少数为剧烈腹痛。部分患者就餐时有口麻感[35]。

【附注】

巴豆的主要毒性在油，故一般都以去油的巴豆霜入药。

巴豆茎叶 为傣医名方“七味榼藤子丸”的主要组成之一，该方已收载于我国药典，具有驱暑、和中、解痉止痛的作用。临床可用于治疗吐泻腹痛、胸闷、肋痛及头痛发热等病症[36]。含有12种甾醇，包括(24R)-5α-豆甾-3,6-二酮、豆甾烷-22-烯-3,6-二酮、β-豆甾烷、(24S)-3β,5α,6β-三羟基-豆甾烷、胡萝卜苷、β-谷甾醇醋酸酯、3β-羟基-豆甾-5烯-7-酮、7-氧基豆甾醇、7α-羟基谷甾醇、7α-羟基豆甾醇、7β-羟基谷甾醇、7β-羟基豆甾醇[37]。尚含2种倍半萜类化合物，分别为巴豆醇和日本刺参萜酮[38]。

(杨耀芳　许士凯)

参考文献

[1]王媛，等.巴豆属植物中二萜类成分研究概况.国际中医中药杂志，2006，28(1)：17

[2]王本祥.现代中药药理学.天津：天津科学技术出版社，1997：385

[3]赵景芳，等.巴豆制剂的实验研究.江苏中医，1995，16(10)：43

[4]朱利民，等.巴豆对家兔奥狄氏括约肌电活动的影响.医学高等专科学校学报，1999，(1)：4

[5]李茯梅，等.“巴豆、大黄相恶说”药理研究.北京中医，1997，3：32

[6]徐建国，等.巴豆煎液对人早幼粒细胞白血病细胞的诱导分化研究.中华血液学杂志，1990，11(10)：738

[7]朱均，等.巴豆生物碱对人骨肉瘤细胞细胞周期凋亡及对Bcl-2基因表达的影响.中华中医药学刊，2009，27(7)：1450

[8]兰梅，等.巴豆提取物对人肠上皮细胞生物学特性的影响.世界华人消化杂志，2004，9(4)：396

[9]刘秀德，等.巴豆总生物碱对癌细胞质膜流动性及胞浆基质结构的影响.山东中医学院学报，1995，19(3)：132

[10]许冬青，等.巴豆生物碱诱导人胃癌细胞SGC-7901分化及分子机制的研究.中国中医基础医学杂志，2009，15(7)：545

[11]陈美娟，等.巴豆生物碱对人胃癌细胞SGC-7901表型逆转作用研究.浙江中医学院学报，2005，29(5)：64

[12]狄冽，等.巴豆生物碱对人胃癌细胞SGC-7901P53基因表达的影响.辽宁中医杂志，2003，30(12)：1019

[13]许冬青，等. 巴豆生物碱对人胃癌细胞SGC-7901 Fas基因表达影响的研究. 中医药学报，2005，33(2)：9

[14]沈莉纳.含脱脂巴豆提取物的肝脏保护剂.国外医药植物药分册,1995,10(1):44

[15]赵中夫,等.巴豆油体外抗结核分枝杆菌作用实验研究.长治医学院学报,2004,18(1):1

[16]赵中夫,等.巴豆油抗多重耐药结核分枝杆菌作用实验研究.长治医学院学报,2004,18(4):241

[17]徐立生,等.抗癌药物巴豆生物碱、顺铂对红细胞膜的作用.中华肿瘤杂志,1995,17(2):115

[18]李啸红,等.巴豆对小鼠骨髓及胚胎肝细胞微核率的影响.中国优生与遗传杂志,2002,10(3):43

[19]朱云.张连波用巴豆、雄黄救治危重症两例.上海中医药杂志,1995,(10):35

[20]汪现.汪岳尊用巴豆霜治疗肠结腹痛经验.安徽中医学院学报,1995,14(4):12

[21]王长海,等.补中益气汤加巴豆治疗单纯性肠梗阻.中国中医急症,1998,7(1):11

[22]张震.发泡疗法治疗小儿口疮120例.中医外治杂志,1999,8(4):24

[23]乔学军.巴豆外敷印堂穴治疗小儿疱疹性口炎24例.新中医,2008,40(10):86

[24]李海刚,等.药敷百会穴治疗口腔溃疡.中国针灸,2001,21(11):671

[25]张佃珍,等.鸡蛋巴豆治耳聋.中国民间疗法,2004,12(3):64

[26]王希初.巴豆酒熏劳宫治疗面神经麻痹.安徽中医学院学报,1994,13(4):31

[27]邵泽成.中药贴敷治疗周围性面神经麻痹60例疗效观察.实用中西医结合杂志,1997,10(11):1111

[28]刘起贵.苗族用巴豆治疗急慢性骨髓炎体会.中国民族民间医药杂志,1995,(13):22

[29]赵德文,等.巴豆蜂蜡膏治疗体癣.现代中西医结合杂志,1999,8(11):1880

[30]李刚明.巴豆擦剂治疗牛皮癣16例临床观察.时珍国医国药,2005,16(2):134

[31]卢庆忠,等.口服巴豆丸为主治疗淋巴腺结核20例.中国中西医结合杂志,1996,16(7):397

[32]曾四来.黄蜡巴豆丸治疗乳腺增生症举例.江西中医药,1995,26(5):19

[33]郭一民,等.郭志远运用巴豆临床经验.辽宁中医杂志,2006,36(6):654

[34]陈葱芳.黄柏和巴豆提取物治疗癌症、甲状腺疾病、病毒性疾病、骨质疏松症和肝病.国外医药植物药分册,1994,9(5):231

[35]于海军.急性巴豆中毒26例临床分析.安徽中医临床杂志,1997,9(2):10

[36]国家药典委员会.中华人民共和国药典(1部).北京:化学工业出版社,2005:306

[37]王媛,等.毛叶巴豆中甾醇类化合物的研究.中国药学杂志,2008,43(12):897

[38]王媛,等.毛叶巴豆中的倍半萜类成分.中国天然药物,2008,6(5):340

水 芹 Oenanthes Javanicae Herba

shui qin

为伞形科植物水芹*Oenanthe javanica*(Blum)DC.的全草、味甘、辛,性凉。有清热解毒,利湿,利水,止血的功能。用于暴热烦渴、黄疸、咽喉肿痛、痈疽、瘰疬、水肿、淋病、尿血等。

【化学成分】

1. 挥发油 挥发油主要成分为苯氧乙酸烯丙酯(菠萝酯),尚含有十六酸、L-匙叶桉油烯醇、蒎烯(pinene)、月桂烯(myrcene)、柠檬烯(limonene)、芹菜脑等[1,2]。

2. 甾醇、醇类 有豆甾醇(stigmasterol)、β-谷甾醇(sitosterol)及其葡萄糖苷;尚含二十醇(n-l-eicosanol)、二十二烷醇(n-l-docosanol)、二十四烷醇(n-l-tetracosanol)等[3]。

3. 脂肪酸类 有棕榈酸、亚油酸(linoleic acid)、亚麻酸(linolenic acid)、二十二烷酸(behenic acid)、肉豆蔻酸等[3]。

4. 黄酮类 有蓼黄素(persicarin)、槲皮素(quercetin)、香豆素(coumarin)[3]、金丝桃苷等[4]。

5. 其他 还含有绿原酸和多种氨基酸[5]及钙、铝、铜、铁、镁、锌、硒等[6]。

【药理作用】

1. 促学习记忆 水芹提取物(10、5 g/kg,灌胃9 d)可明显改善东莨菪碱、氯霉素和乙醇3种化学药物所致记忆障碍,提高红细胞中SOD活性,降低肝脏组织中MDA含量。水芹提取物有一定改善学习记忆的作用[7]。

2. 抗心肌缺血 舌下静脉给予20 mg/kg水芹乙

酸乙酯提取物,可显著提高心肌缺血再灌注模型大鼠心肌组织谷胱甘肽过氧化物酶活性,降低心肌线粒体内Ca^{2+}含量[8],增强心肌细胞膜Na^+/K^+-ATP酶和Mg^{2+}-ATP酶活性。

3. 抗心律失常 静脉给予50、100 mg/kg水芹正丁醇提取物,能显著对抗乌头碱所致大鼠室性心律失常;显著减少氯化钡诱发大鼠室性心律失常的动物数,明显推迟心律失常的出现时间、缩短维持时间;显著抑制哇巴因引起的豚鼠室性心律失常[9]。水芹乙酸乙酯提取物200~400 mg/kg静注,对氯仿、乌头碱、氯化钡、哇巴因引起的大鼠心律失常均有明显抑制作用[10]。

4. 抗急性肝损伤 给大鼠灌服150、300 mg/kg水芹总酚酸,连续7 d,可显著降低ANIT诱发黄疸模型大鼠的血清总胆红素含量,退黄率分别为43.12%、58.12%;提高肝组织超氧化物歧化酶活性和降低丙二醛含量;病理学检查显示能减轻中毒大鼠肝细胞损伤程度[11]。

给小鼠灌服250、500 mg/kg水芹总酚酸,连续7 d,能显著改善CCl_4中毒小鼠肝功能,降ALT率分别为55.87%、74.74%,降AST率分别为44.80%、63.87%;明显提高小鼠肝组织超氧化物歧化酶活性和降低丙二醛含量;肝组织镜检也证实能显著减轻小鼠肝组织损伤程度[12]。进一步研究证明,上述剂量的水芹总酚酸对D-半乳糖胺盐酸盐(D-Galn)所致小鼠急性肝损伤也由明显的保护作用[13]。给白酒所致急性酒精性肝损伤模型小鼠灌服1.25、2.50、3.75 g/kg水芹提取物,连续7 d,可显著降低小鼠血清ALT、AST活性,肝细胞损伤和坏死等病理学指标也明显改善[14]。

5. 抗乙肝病毒 对鸭乙肝病毒感染的北京雏鸭灌服250、500 mg/kg水芹总酚酸,共10 d。在用药的第5、10天和停药3 d后均对鸭乙肝病毒(DHBV)DNA有显著抑制作用;病理显示,给水芹总酚酸后鸭肝小叶结构基本完整,肝细胞点、灶状坏死情况明显减轻[15]。水芹提取物在与乙肝病毒(HBV)基因转染人肝癌细胞系(HepG2)2215细胞的培养中,水芹提取物对肝癌细胞的半数细胞毒浓度(TC_{50})为8.662±0.29 mg/mL,最大无毒浓度(TC_0)为4.00 mg/mL;在最大无毒浓度4.00 mg/mL时对细胞分泌的HBsAg抑制率为69.1%±6.6%,半数有效剂量(IC_{50})为2.15 mg/mL,对细胞分泌的HBeAg抑制率为78.9%±1.2%,IC_{50}为1.04 mg/mL,且均呈量效关系[16]。将250、500 mg/L浓度的水芹总酚酸与2215细胞培养,在细胞培养的第8天水芹总酚酸的抑制作用达到最大,对2215细胞HBV-DNA的抑制率分别为47.7%、62.3%,对cccDNA的抑制率分别为61.3%、62.7%,且在停药后3 d仍保持较高的抑制率[17]。

6. 抗脂肪肝 对高糖高脂肪饲料所致非酒精性脂肪肝模型大鼠灌服150、300 mg/kg水芹总酚酸,连续4周,可显著降低模型大鼠血清TG含量,血清ALT、AST活性下降,肝组织中TG、TC、MDA、FFA含量减少,SOD活性增加,肝细胞脂肪肝程度和坏死程度明显减轻[18]。

7. 降血糖 给由链脲佐菌素(STZ)诱发的胰岛损伤模型小鼠灌服0.1、0.2 g/kg水芹总黄酮,连续17 d,可显著对抗STZ所致的血糖、血脂、胰淀粉酶及胰岛组织形态学的改变,并能升高模型小鼠血清胰岛素水平,对胰岛损伤有明显保护作用[19]。

8. 抗凝血 水芹乙醇提取物10、5 g/kg(灌胃给药10 d)明显延长凝血时间,抑制小鼠的凝血功能;明显延长小鼠断尾的出血时间,抑制小鼠血小板和毛细血管功能[20]。

9. 毒性 水芹注射液小白鼠腹注的LD_{50}为25±4.34 g/kg,灌胃给药未见毒性反应。正常小鼠,50%水芹注射液每只0.25 g腹腔注射,未见明显毒副反应[21]。

【临床应用】

1. 肝炎 慢性乙型肝炎患者102例,应用芹灵冲剂60~90 d,每次1~2包(每包10 g),每日3次。结果:显效46例,有效53例,无效3例,总有效率为97.1%。所有病例降酶率为96.1%,退黄率为98.0%,HBsAg转阴率为45.1%,HBeAg转阴率为53.9%,抗-HBc转阴率为48.6%。治疗期间未见明显毒副反应[22]。

2. 热淋、小便不利 水芹全草30g,捣烂取汁服[23]。

3. 高血压、头晕目眩 水芹菜30 g,水煎服[23]。

4. 副作用 将水芹药材洗净,剁碎装入布袋外敷,出现局部皮肤损伤及接触性皮炎病例[24,25]。

(张晓晨 金锦娣)

参考文献

[1]张兰胜,等.水芹挥发油化学成分的研究.时珍国医国药,2009,20(2):350

[2]颜晓林,等.水芹挥发油化学成分的分析.北京军医学院学报,2000,9(1):40

[3]李银姬,等.水芹的研究进展.延边医学院学报,1996,19(4):243

[4]王维娜,等.高效液相色谱法测定水芹中金丝桃苷的含量.解放军药学学报,2005,21(3):224

[5]曹文斌,等.高效液相色谱法测定水芹药材中绿原酸的

含量.解放军药学学报,2002,18(5):304

[6]赵良忠,等.隆回富硒区野生水芹中Ca、Mg、Fe、Se、Zn、Cu含量研究.食品科学,2006,27(10):493

[7]张红英,等.水芹提取物对小鼠学习记忆促进作用的影响.时珍国医国药,2006,17(6):914

[8]张红英,等.水芹乙酸乙酯提取物保护大鼠缺血再灌注损伤心肌的作用.中国临床康复,2006,10(3):66

[9]鲁云鹤,等.水芹正丁醇提取物抗心律失常作用的实验研究.中国中医药科技,2002,9(5):292

[10]朱惠京,等.水芹乙酸乙酯提取物抗实验性心律失常作用的实验研究.中国中医药科技,1999,6(1):32

[11]年国侠,等.水芹总酚酸退黄作用的实验研究.解放军药学学报,2009,25(2):124

[12]年国侠,等.水芹总酚酸对小鼠CCl_4肝损伤的保护作用.解放军药学学报,2008,24(6):501

[13]陈红鸽,等.水芹总酚酸对D-半乳糖胺盐酸盐诱导肝损伤的保护作用.解放军药学学报,2009,25(6):492

[14]樊一桥,等.水芹提取物对小鼠急性酒精性肝损伤的保护作用.抗感染药学,2009,6(4):245

[15]王选举,等.水芹总酚酸对鸭乙肝病毒DNA的抑制作用.解放军药学学报,2009,25(6):501

[16]杨新波,等.水芹提取物对HBV-DNA克隆转染2215人肝细胞分泌HBsAg和HBeAg的抑制作用.解放军药学学报,2002,18(1):4

[17]王选举,等.水芹总酚酸对2215细胞HBV-DNA、cccDNA的抑制作用.中国药理学通报,2009,25(8):1099

[18]胡克章,等.水芹总酚酸治疗大鼠非酒精性脂肪肝的实验研究.解放军药学学报,2009,25(1):29

[19]杨新波,等.水芹总黄酮对链脲佐菌素小鼠胰岛损伤的保护作用.实用中医药杂志,2006,22(7):395

[20]朴永泉,等.水芹乙醇提取物抗凝血作用同的实验研究.中国中医药科技,2003,10(5):286

[21]黄正明,等.水芹注射液抗肝炎的药理研究.中国中药杂志,1991,16(5):304

[22]黄正明,等.芹灵冲剂治疗慢性乙型肝炎102例的临床研究.世界华人消化杂志,1998,6(2):144

[23]《中华本草》编委会.中华本草.上海:上海科学技术出版社,1999:998

[24]魏莹,等.水芹外敷致局部皮肤损伤8例.中原医刊,2004,31(16):56

[25]刘林峰,等.水芹菜致接触性皮炎1例.中国现代药物应用,2007,1(9):60

水 蛭

Hirudo
shui zhi

本品为水蛭科动物蚂蟥*Whitmania pigra* Whitman.水蛭*Hirudo nipponica* Whitman.或柳叶蚂蟥*Whitmania acranulata* Whitman.的干燥体。咸、苦,性平,有小毒。有破血通经,逐瘀消癥的功能。主治血瘀经闭、癥瘕痞块、中风偏瘫、跌扑损伤。

【化学成分】

水蛭主要含有多肽类、抗血栓素、氨基酸以及镇痛酶、抗炎酶和溶血酶等主要成分。

1. 直接作用于凝血系统 包括凝血酶抑制剂及抑制血液凝固物质,如水蛭素(hirudin)、菲牛蛭素(bufrudin)、森林山蛭素(haenbdin)等[1]。

2. 其他蛋白酶抑制剂 如溶纤素(hementerin)、待可森(decorsin)等[2]。

3. 氨基酸、微量元素 主要有门冬氨酸、苏氨酸、丝氨酸、谷氨酸、亮氨酸、赖氨酸、缬氨酸、甘氨酸等及无机元素铁、锌、镁、铜、钙、砷、铅、汞等[3]。

【药理作用】

1. 脑、神经、血管

(1)抗脑水肿 采用胶原酶注入法制作实验性脑出血动物模型,给脑出血大鼠尾静脉注射水蛭素2 U/kg(6 h组注射1次,3 d组注射3次)。可阻止胶原纤维酸性蛋白(GFAP)过度上调,抑制过度的反应性胶质化,促使星形角质细胞形态向正常方向发展,减轻急性期脑组织损伤;脑出血早期应用水蛭素有可能缩短病程,改善预后[4]。大鼠脑出血后3 d,血肿周围组织TNF-α免疫反应细胞数、细胞间黏附分子(ICAM-1)阳性微血管数和髓过氧化物酶(MPO)活性明显升高;在模型制作6 h于右侧尾状核处注入10 U重组水蛭素,可显著减少TNF-α、ICAM-1表达,降低MPO活性。表明抗凝血酶治疗(水蛭素)可减轻局部炎性反应[5]。水蛭肽注射液1、2、4 mg/kg给犬静脉注射,犬脑血流量明显增加,外周阻力下降;水蛭肽注射液1、2、4 mg/kg给大鼠腹腔注射,大鼠脑含水量明显降低,光镜下脑组织缺血明显减轻。水蛭肽注射液具有明显的防治缺血性脑水肿、改善脑循环作用[6]。新型基因工程药物水蛭肽嵌合蛋白(TNHH)静脉注射2 m/kg,对大鼠脑出血后脑水肿有治疗作用,其机制与抑制凝血酶活性、降低中性粒细胞浸润有关[7]。

(2)抗脑缺血再灌注损伤　水蛭水煎醇提液15 g/kg腹腔注射,能明显降低大鼠缺血/再灌注后脑细胞凋亡率,对缺血脑细胞起保护作用[8]。水蛭多肽80、40、20 mg/kg腹腔注射,对大鼠脑缺血再灌注损伤有保护作用,主要与抑制脂质过氧化、提高抗氧化酶活性有关[9]。给脑缺血再灌注大鼠腹腔注射水蛭注射液10 mg/kg,可抑制白细胞浸润、减少自由基生成,对缺血再灌注脑油保护作用[10]。

(3)保护神经细胞　水蛭提取物(250、500、1000、2 000 g/mL)加入到新生大鼠大脑皮层原代培养神经细胞中,对神经细胞凋亡具有保护作用;促进缺氧性神经细胞Bcl-2表达增加,Bax表达量降低。提示水蛭提取物抗缺氧性神经细胞凋亡的机制与其调节凋亡调控基因表达密切相关[11]。

(4)保护脑血管　原代培养新生大鼠脑微血管内皮细胞,凝血酶可损害血管内皮细胞骨架,引起细胞收缩变形,同时增加内皮细胞凋亡,破坏血脑屏障;预先加入水蛭素30×10^3 U/kg可减轻凝血酶对血管内皮细胞的损伤[12]。

2. 心血管系统

(1)防治动脉术后再狭窄　采用手术加高脂饲料建立家兔髂动脉球囊扩张术后再狭窄模型,灌胃水蛭水煎剂生药0.6 g/kg,连续6周。可降低血清同型半胱氨酸(Hcy)、血管组织中TNF-α及抗氧化(升高血管组织中SOD、降低MDA),对家兔髂动脉球囊扩张术后再狭窄有防治作用[13]。预先给家兔耳静脉注射水蛭素样肽1.6 mg/kg,可防止兔粥样硬化颈动脉成形术后再狭窄,使管腔狭窄率降低39%,且不增加出血倾向[14]。

(2)抗心律失常　重组双功能水蛭素(0.1 mL,100U/kg)有抗心梗后室性心律失常发生的作用,其机制可能为通过IP3R2和IP3R3实现的,而并非IP3R1[15]。

3. 抗肝纤维化　水蛭素60 mg/kg(灌胃)在造模同时干预12周,对四氯化碳肝纤维化大鼠可通过下调结缔组织生长因子(CTGF)的表达,抑制肝脏细胞外基质异常增生发挥抗肝纤维化作用[16]。转化生长因子β_1(TGF-β_1)是肝纤维化中最关键的因素,在TGF-β_1信号转导中Smad4蛋白起到关键性作用。水蛭素60 mg/kg灌胃12周,可能通过下调Smad4 mRNA表达抑制肝细胞外基质异常增生,发挥抗肝纤维化作用[17]。

4. 防治肾脏疾病　灌胃水蛭水煎剂17.5、8.75 g/kg 6周,可纠正糖尿病肾病大鼠早期肾脏高滤过、高灌注,并对肾脏病变有一定保护作用,其部分机制可能是通过下调内皮素-1(ET-1)水平及表达而实现的[18]。大鼠灌服水蛭混悬液(0.3 g/mL),每日4 mL,连续5 d。水蛭含药血清可抑制体外培养大鼠肾小球系膜细胞产生TGF-β_1,对肾小球硬化有防治作用[19]。

5. 抗肺纤维化　水蛭粉剂悬浊液1.28 g/kg灌胃7和28 d,可不同程度改善博莱霉素所致的小鼠肺纤维化,表现为肺纤维化指数降低,羟脯氨酸含量减低[20]。

6. 改善微循环和血液流变性　水蛭颗粒每天按0.1 g/kg体重给大鼠服用14 d,可改善急性血瘀大鼠的血液流变性,提高大鼠血清SOD含量,降低血清MDA含量。水蛭治疗血瘀证的效果与改善血液流变学及SOD、MDA等指标有关[21]。水蛭免加热提取物(10 mL/kg,灌胃3 d)对鞣花酸所致高凝动物模型小鼠有抗凝血、抗血小板聚集作用[22]。给大耳白兔静脉注射水蛭提取液2 g/kg,每日1次,连续10 d,可减轻由激光直接照射脑微血管所致的出血面积,加速病灶周围毛细血管的血流速度,使血流畅通,毛细血管开放增多,使出血尽快吸收[23]。

7. 抗凝、溶栓　小鼠腹腔注射水蛭提取物0.30、0.55、1.10 g/kg能延长小鼠凝血、出血时间和家兔离体复钙时间;提取物中含有丰富的游离氨基酸。提示水蛭提取物所含的游离氨基酸可能是其抗凝血作用的有效成分[24]。给小鼠腹腔注射水蛭醇提物25、12.5 mg/kg,对胶原蛋白-肾上腺素诱导的小鼠体内血栓和大鼠动-静脉旁路血栓形成有显著抑制作用,并能提高红细胞膜和血小板膜流动性。水蛭醇提物有抗血栓作用[25]。

8. 抗肿瘤　水蛭素2.60、1.30 g/kg,灌胃14 d,能抑制荷瘤鼠肝癌实体瘤Ki-67增生抗原与VEGF细胞因子的高表达,具有明显的抗肿瘤作用,与水蛭素强大的抗凝血功效有密切关系[26]。水蛭提取物6~15 mg/mL对人肝癌HepG2细胞的增殖有明显的抑制作用,并诱导其凋亡[27]。

9. 其他　大鼠腹腔注射水蛭素注射液,每日2 mL,连续5 d,可使断头引起的小鼠全脑缺血导致的张口呼吸时间显著延长,有明显耐缺氧作用[28]。水蛭乙醇提取物3、15、75 mg/kg灌胃4周,能调节高脂血症大鼠血脂代谢及纠正NO代谢紊乱[29]。水蛭提取物(生药浓度)128、64、32、16、8、4 mg/mL加入体外培养牛晶状体上皮细胞(LEC),其抑制LEC生长24和72 h的ID_{50}分别为31.85和30.69 mg/mL。水蛭提取物能同时抑制体外培养的LEC生长及贴壁,可能具有防治后发性白内障作用[30]。水蛭水煎醇沉液4、2、0.5 g/kg灌胃,连续7 d,能够明显抑制醋酸引起的小鼠腹腔毛细血管通透性升高,降低巴豆油所致的小鼠耳肿胀,对滤纸法形成的小鼠肉芽肿有显著抑制作用,对交叉莱胶引起的大鼠足肿胀也有明显的抑制作用[31]。

10. 药代动力学 给比格犬静脉注射重组水蛭素0.2 mg/kg,药时曲线经3P97拟合,重组水蛭素在动物体内为二室模型[32]。

11. 毒性 给小鼠皮下注射水蛭煎剂,半数致死量(LD_{50})为15.24±2.04 g/kg[33]。天然水蛭素冻干粉10、5、2.5 g/kg灌胃小鼠,连续5 d,未见小鼠精子畸形和畸形率增高;雌鼠的受孕率无明显改变;早期和晚期胚胎死亡率无明显增加。天然水蛭素冻干粉对小鼠生殖细胞无致突变作用[34]。水蛭提取物在1~10 mg/mL浓度范围内对新生大鼠大脑皮层神经细胞坏死率无明显影响,而当浓度达到15~50 mg/mL时毒性作用表现出来,神经细胞坏死率明显高于正常对照组[35]。

【临床应用】

1. 高血压性脑出血 给高血压性脑出血患者服用脑血康口服液(含水蛭生药0.3 g/mL),每日3次,4~6周为一疗程。治疗180例,痊愈107例,显效38例,好转17例,无效18例,总有效率90%[36]。急性高血压性脑出血60例,用生水蛭胶囊治疗,对照组59例,内科综合治疗。治疗14 d,治疗组有效率80%,病死率为1.7%;对照组有效率61%,病死率13.6%[37]。

2. 心绞痛 不稳定型心绞痛患者40例,服用水蛭逐瘀汤治疗1个月,心绞痛缓解率治疗组85%,对照组(38例,常规治疗)60.5%[38]。不稳定型心绞痛患者在服用抗心肌缺血药物基础上,治疗组加服脉血康(水蛭素)500 mg,连用4周。治疗组(32例)总有效率90.62%,对照组(32例,口服阿司匹林)总有效率71.88%。服用水蛭素副作用低,可减少心肌梗死发生[39]。

3. 脑梗死 自制水蛭丸治疗进展型脑梗死50例,每日3次口服,连用30 d。结果:基本痊愈20例,显著进步17例,进步7例,无变化4例,恶化2例,死亡0例,显效率74%,有效率88%。对照组(复方丹参注射液)显效率40.74%,总有效率66.67%[40]。

4. 缺血性中风 水蛭粉配合西药治疗缺血性中风45例,根据病情和体质情况每次5~10粒(每粒含生药0.3 g),每日3次,14 d为一疗程。结果:基本治愈20例,显效16例,有效7例,无效2例,总有效率95.6%[41]。自拟三参黄龙土鳖水蛭汤治疗气虚血瘀型缺血性中风,基本治愈22例,显著进步19例,进步10例,无效5例,总有效率91.07%[42]。

5. 高血脂 观察河车水蛭胶囊治疗高脂血症的临床疗效。结果:120例患者服用180 d,临床总有效率89.17%,明显优于对照组(非诺贝特缓释胶囊)75.83%[43]。

6. 糖尿病 水蛭三黄汤(水蛭粉、生黄芪、生地、大黄、丹参等),每日1剂,连续3个月,治疗糖尿病20例。显效11例,好转6例,无效3例,总有效率85%[44]。糖尿病性周围神经病变患者20例,服用水蛭胶囊,痊愈率50%,总有效率90%,优于对照组(甲钴胺)[45]。

7. 脑出血颅内水肿 口服水蛭粉,每次3 g,每日3次,30 d为一疗程,观察48例,结果痊愈16例,显效20例,好转8例,死亡4例,总有效率91.7%[46]。

8. 慢性肾衰竭 120例慢性肾衰竭患者口服芪水蛭胶囊,对照组100例口服尿毒清颗粒,3个月为一疗程。治疗组总有效率85%,对照组总有效率45%[47]。

9. 糖尿病肾病 糖尿病肾病57例,静脉点滴水蛭注射液,每天1次,15 d为一疗程,观察3个疗程。治疗总有效率87.7%,对照组采用基础治疗,总有效率70.9%[48]。

10. 卵巢囊肿 116例患者服用水蛭红藤煎剂(水蛭、红藤、败酱草、白花蛇舌草、赤芍等),每日1剂,10 d为一疗程。痊愈率79.3%,有效率96.6%[49]。

11. 前列腺增生 水蛭斑蝥汤治疗30例前列腺增生,1个月为一疗程,观察2个月。治疗组总有效率93.33%,且无1例复发[50]。

12. 血栓性静脉炎 由水蛭和壁虎组成复方治疗血栓性静脉炎20例,每次口服6 g,每日2次,60 d为一疗程,痊愈13例,明显好转4例,进步3例,总有效率85%[51]。

(邱 琳)

参考文献

[1]潘贺,等.中药水蛭的活性成分及药理作用研究概况.中医药信息,2006,23(1):20

[2]王蒙萌,等.水蛭的化学成分及药理作用.黑龙江中医药,2008,2:47

[3]卢奎多,等.中药水蛭中的微量元素和氨基酸的分析.光明中医,2010,25(6):956

[4]吴瑛,等.大鼠脑出血急性期给予水蛭素后水肿周围组织角质纤维酸性蛋白的表达.兰州大学学报(医学版),2009,35(1):1

[5]周中和,等.重组水蛭素对大鼠脑出血血肿周边组织炎性反应的干预作用.临床神经病学杂志,2005,18(6):452

[6]王晓明,等.水蛭肽对犬脑血流量及大鼠缺血性脑水肿的影响.中风与神经疾病杂志,2006,23(2):226

[7]杨辉,等.新型水蛭肽嵌合蛋白治疗脑出血后脑水肿的实验研究.中国药业,2010,19(8):22

[8]曹翠丽,等.中药水蛭对缺血/再灌注后脑细胞的抗凋亡作用.河北医科大学学报,2000,21(4):193

[9]王希，等.水蛭多肽对局灶大鼠脑缺血再灌注损伤保护作用.中国生化药物杂志，2010，31(1)：42

[10]高林，等.水蛭注射液通过降低白细胞浸润减轻鼠脑缺血再灌注损伤.河南大学学报(医学版)，2005，24(3)：4

[11]林明宝，等.水蛭提取物抗新生大鼠大脑皮层神经细胞凋亡的机制研究.中成药，2008，30(12)：1842

[12]樊红，等.凝血酶对脑微血管内皮细胞的损害及水蛭素的保护作用.临床急诊杂志，2009，10(6)：348

[13]石磊，等.水蛭等中药防治家兔髂动脉球囊扩张术后再狭窄的作用机制探讨.中药材，2008，31(12)：1884

[14]陆林，等.水蛭素样肽对兔颈动脉成形术后再狭窄的干预作用.上海第二医科大学学报，2005，25(80)：784

[15]刘君，等.水蛭素对大鼠急性心肌梗死后室性心律失常的影响.中山大学学报(医学科学版)，2010，31(1)：50

[16]贾彦，等.天然水蛭素对实验性肝纤维化大鼠肝脏结缔组织生长因子mRNA表达的影响.时珍国医国药，2009，20(1)：95

[17]贾彦，等.水蛭素对大鼠纤维化肝组织Smad4 mRNA表达的影响.陕西中医，2009，30(1)：119

[18]顾江萍，等.水蛭对糖尿病肾病大鼠内皮素-1水平的影响.中成药，2007，29(10)：1421

[19]郑宏，等.黄芪、水蛭含药血清对大鼠肾小球系膜细胞产生TGF-β_1的影响.天津医药，2007，35(7)：509

[20]盛丽，等.水蛭、地龙抗实验性小鼠肺纤维化作用的研究.中医研究，2006，19(2)：15

[21]邱全，等.水蛭颗粒对大鼠急性血瘀模型血液流变学、SOD、MDA的影响.实用中医药杂志，2008，24(11)：687

[22]张强宗，等.水蛭免加热提取物对高凝动物模型凝血系统及血小板聚集率的影响. 中国实验方剂学杂志，2006，12(5)：47

[23]李风文，等.脑血康对家兔微循环影响的初步观察.中国医药学报，1990，5(1)：33

[24]瞿新艳.水蛭的抗凝血作用研究.现代中西医结合杂志，2010，19(13)：1582

[25]吴喜国，等.水蛭醇提物的抗血栓作用研究.牡丹江医学院学报，2009，30(2)：35

[26]任青华，等.中药水蛭素对荷瘤鼠Ki-67与VEGF表达的影响.医学研究杂志，2010，39(6)：46

[27]郭永良，等.水蛭提取物对人肝癌HepG2细胞体外抑制作用研究.中国中医药信息杂志，2009，16(8)：30

[28]肖志杰.水蛭注射液提高组织耐缺氧作用的研究.锦州医学院学报，2005，26(2)：37

[29]王宏涛，等.水蛭乙醇提取物对大鼠血脂和一氧化氮及其合酶影响.中国现代医药杂志，2008，10(5)：24

[30]周春阳，等.水蛭提取液对体外培养牛晶状体上皮细胞生长抑制的实验研究.中国中医眼科杂志，2006，16(3)：157

[31]谢艳华，等.中药水蛭抗炎作用的实验研究.第四军医大学学报，1996，17(6)：431

[32]杨辉，等.ELISA法研究重组水蛭素在比格犬体内的药动学.检验医学与临床，2010，7(10)：941

[33]谢艳华，等.水蛭对正常及血瘀模型大鼠血液流变学的影响.第四军医大学学报，1996，17(2)：101

[34]梁坚，等.天然水蛭素冻干粉对小鼠生殖细胞的致突变作用研究.应用预防医学，2007，13(6)：367

[35]刘丹，等.水蛭提取物对大鼠大脑皮层神经细胞毒性的实验研究.实用中西医结合临床，2007，7(6)：90

[36]谢道珍，等.脑血康治疗高血压性脑出血的临床与实验研究.中西医结合杂志，1988，8(6)：341

[37]杨京花，等.生水蛭胶囊治疗急性高血压性脑出血60例.中医杂志，2008，49(5)：427

[38]刘翠霞，等.水蛭逐瘀汤治疗不稳定型心绞痛疗效观察.中国实用医药，2010，5(5)：137

[39]何群，等.水蛭素治疗不稳定心绞痛疗效观察.实用中西医结合临床，2008，8(3)：3

[40]王凤仙.水蛭丸治疗进展性脑梗死50例临床观察.中西医结合心脑血管病杂志，2009，7(7)：871

[41]李太华，等.生水蛭素为主治疗缺血性中风45例.山东中医杂志，1997，16(3)：108

[42]杨剑锋，等. 三参黄龙土鳖水蛭汤治疗缺血性中风56例临床观察.山西医药杂志，2009，38(12)：1168

[43]张强，等.河车水蛭胶囊治疗高脂血症120例临床观察.中国中医急症，2008，17(5)：589

[44]王开锋.水蛭三黄汤治疗糖尿病20例临床观察.湖南中医杂志，1993，9(6)：2

[45]赵胜，等.水蛭胶囊治疗糖尿病性周围神经病变的疗效观察.贵阳中医学院学报，2009，3(31)：28

[46]孙怡，等.水蛭治疗脑出血颅内血肿48例临床观察.中医杂志，1986，27(3)：29

[47]李秋霞，等.芪水蛭胶囊治疗慢性肾衰竭的疗效观察.中国中西医结合肾病杂志，2009，10(1)：65

[48]史伟，等.水蛭注射液治疗糖尿病肾病57例.陕西中医，2007，28(4)：401

[49]杨秀娟，等.水蛭红藤煎治疗卵巢囊肿116例.中国民间疗法，2006，14(2)：37

[50]陈双彪，等. 水蛭斑蝥汤治疗良性前列腺增生症30例临床观察.广西中医药，2008，31(6)：8

[51]胡慧明，等.通脉散治疗血栓性静脉炎的血液流变学观察及疗效分析.天津中医，1987，(5)：26

水牛角 Bubali Cornu shui niu jiao

本品为牛科动物水牛*Bubalus bubalis* Linnaeus的角。味苦，性寒。具有清热凉血、解毒、定惊功效。用于温病高热、神昏谵语、发斑发疹、吐血衄血、惊风、癫狂。

【化学成分】

含有胆固醇、氨基酸、蛋白质和钙盐。水牛角粉及水牛角煎煮液中尚含有镁、磷、钠和锰、锌、铜、铝、钛等微量元素。

【药理作用】

1. 镇静 给小鼠灌胃(生药)5.5 g/kg的水牛角热提取液、冷浸液及水牛角粉，可明显减少动物自主活动，3种药物均显示良好的镇静作用[1]。

2. 解热 给大鼠灌胃相当于(生药)2.75 g/kg的水牛角热提取液、冷浸液及水牛角粉，对酵母所致动物发热均有抑制作用，其中水牛角粉解热作用最强[1]。

3. 心血管系统

(1)强心 水牛角提取物(1 g/mL)及50%水牛角煎剂可增强低钙致衰的蟾蜍离体心脏的收缩力，增加用药剂量，可使蟾蜍心脏停止于收缩期。10%、20%、50%的水牛角煎剂及10%混悬剂无论对正常和缺钙的蟾蜍离体心脏均有强心作用，其中对缺钙的心脏作用明显。给家兔静脉注射水牛角提取物2 mL/kg，5 min后心电图P–R间期增大，显示负性频率作用。

(2)降压 静脉注射20%水牛角注射液1~2 mL，可使麻醉猫和家兔血压先略升高而后降低，降压幅度2.67 kPa，持续 15~20 min。切断双侧迷走神经，或双侧交感神经，或二者均被切断，对降压作用没有影响。

4. 血液系统

(1)止血 给小鼠静脉注射水牛角水解物(HBB)0.125~2 mg/kg，小鼠断尾后的出血时间及毛细玻管法测定的凝血时间均随剂量增加而显著缩短，且HBB在体外具有一定诱导血小板聚集作用[2]。水牛角热提取液、冷浸液及水牛角粉按(生药)5.5 g/kg给小鼠灌胃，3 d后3组动物的凝血时间均明显缩短，且水牛角粉和热提取液的止血作用优于冷浸液[1]。

(2)影响血细胞 给家兔静脉注射水牛角提取物2 mL/kg，1 h后白细胞总数明显下降，5 h后逐渐恢复正常。给药后中性粒细胞数显著降低（平均下降93.6%)，淋巴细胞比数明显增多(升高2.32倍)。给家兔静脉注射水牛角提取物2 mL/kg之后，镜下所见淋巴小结和脾脏小结都有增生活跃现象，骨髓中髓细胞减少。水牛角浓缩粉水煎液能缩短DIC模型大鼠血中的白陶土部分凝血活酶时间、凝血酶原时间、凝血酶时间和升高血小板数[3]。

5. 抗感染 连续给水牛角2周，对感染大肠杆菌、乙型溶血性链球菌的小鼠有明显保护作用，水牛角浓缩粉水煎液也能明显降低大肠杆菌内毒素所致小鼠死亡率[3]。

6. 促进骨再生修复 将从水牛角鞘中取出的角胎经处理后植入家兔骨缺损处，术后每日每只肌注庆大霉素4 U，连用3 d。结果显示：①角胎组织相容性好，无免疫排异反应和毒副作用；②具有天然三维立体结构，利于细胞黏附、生长及细胞外基质沉积；③天然三维立体结构易于体液流动、血管长入，利于降解吸收；④植入骨的机械强度、韧性均较高，钙磷含量与人骨相一致，具有骨传导的基础条件；⑤骨结构在不同种属间存在高度同源性，异种骨植入体内后易于被宿主骨接近而爬行替代。水牛角可作为骨再生修复的优良材料[4]。

7. 其他 水牛角能使大白鼠肾上腺中抗坏血酸含量下降，如果事先阻断垂体作用，则这一作用消失。水牛角还可使尿中17–羟和17–酮甾体的排泄量明显增加，并抑制新鲜蛋清所致的足跖肿胀。小白鼠胶体炭末廓清试验表明，水牛角对网状内皮系统的吞噬功能有明显增强作用[3]。

【临床应用】

1. 紫癜 血小板减少性紫癜患者口服水牛角片，每日3~8片(每片1 g)，每日3次。服药后血小板增加，出血倾向有明显改善。水牛角地黄汤(水牛角、生地黄等)治疗过敏性紫癜54例，显效33例，总有效率92.6%[5]。

给难治性特发性血小板减少性紫癜患者服用水牛角粉或水牛角碎颗粒(小米粒大小)治疗，最少服用1 000 g，最多服用5 000 g，平均服用2 072 g。结果：水牛角治疗组疗效显著优于达那唑[6,7]。

2. 精神分裂症 23例精神病患者单独口服水牛角粉，或合用抗精神病药，水牛角日平均用量15 g，1个月为一疗程，总有效率69.2%，明显优于精神分裂症的自然缓解率(1%~20%)[8]。

3. 肝炎 应用复方水牛角片(水牛角粉、柴胡、茯苓等)治疗慢性乙型病毒性肝炎98例，30 d为一疗程，连服6个疗程。血清谷丙转氨酶(SGPT)、乙肝表面抗原(HBsAg)、循环免疫复合物(CIC)等指标均有明显改善[9]。

三七与水牛角粉等量研细后混装空心胶囊，给肝病低蛋白血症患者每日口服3次，每次1 g，1个月为一疗程。结果：37例患者中有21例显效或有效，7例近愈，总有效率75.7%，未发现明显毒副作用[10]。

4. 骨缺损 水牛角用于颅骨成形移植15例取得较好临床效果[11]。若将水牛角胎经30% H_2O_2浸渍48 h处理，可使其抗原性降至较低水平，同时较好保留其生物力学强度，是异种骨移植的优良材料[12]。

5. 皮肤科杂病

(1)银屑病 寻常型银屑病患者服用水牛角粉、丹皮、赤芍等药物水煎液，每日1剂，6剂后皮损较前明显消退。续用20余剂后皮损基本退尽[13]。

给32例寻常型银屑病患者服用自拟水牛角地黄饮(水牛角、生地、赤芍等)，4周为1个疗程，显效12例，有效13例，总有效率达78.1%[14]。

(2)急性荨麻疹 水牛角粉(单包先煎30 min)、忍冬藤、连翘等，水煎服，每日1剂，治疗急性荨麻疹。3剂后无新发风团，续用7剂后而愈[15]。

(3)其他 使用犀角地黄汤(方中水牛角替代犀角)治疗顽固性皮肤瘙痒症、带状疱疹和痤疮等皮肤杂症均有一定疗效[16]。

6. 内科杂病 以水牛角替代犀角，犀角(水牛角)地黄汤对出血中风、蝶疮流注(系统性红斑狼疮)、肺厥(肺性脑病)等内科杂病有效[17]。

(洪 缨 王 晶 于海食)

参考文献

[1]刘睿，等. 水牛角主要药效学评价及解热活性物质基础研究. 南京中医药大学学报，2007，23(5)：297

[2]韩俊艳，等. 水牛角水解物的止血作用研究. 实用药物与临床，2004，7(3)：17

[3]金若敏，等.犀角与水牛角药理作用的研究.中成药，1997，19(7)：33

[4]郭琛琨，等. 水牛角胎移植骨再生修复骨缺损实验研究. 中华外科杂志，2003，41(3)：239

[5]郑翔.水牛角地黄汤治疗过敏性紫癜54例.湖北中医杂志，1987，2：19

[6]王俊荣，等.水牛角粉加强的松治疗难治性特发性血小板减少性紫癜35例.滨州医学院学报，1995，18(4)：57

[7]王俊荣，等. 水牛角粉治疗难治性特发性血小板减少性紫癜的临床研究. 滨州医学院学报，2001，24(5)：486

[8]陈元德.水牛角粉治疗精神分裂症23例临床观察.成都中医学院学报，1984，2：18

[9]陈治水，等.复方水牛角片治疗慢性乙型病毒性肝炎98例.辽宁中医杂志，1986，10(8)：28

[10]窦传斌. 三七及水牛角粉在肝病低蛋白血症中应用观察. 内蒙古中医药，2005，24(5)：24

[11]杨汝明，等.水牛角用于颅骨成形15例. 人民军医，1991，11：48

[12]郭毅，等. H_2O_2浸渍处理对水牛角胎力学特性的影响. 生物骨科材料与临床研究，2006，3(2)：4

[13]张少波.水牛角治疗银屑病. 辽宁中医学院学报，2006，8(1)：69

[14] 张小燕. 水牛角地黄饮治疗寻常型银屑病32 例临床观察. 四川中医，2009，27(6)：107

[15]郭奕妤.水牛角治疗皮肤病验案举隅.吉林中医药，2006，26(7)：42

[16]陈赤.水牛角的研究与应用. 广西中医学院学报，2004，7(4)：72

[17]王小娟，等.犀角(水牛角)地黄汤治疗内科杂病的体会. 中国中药杂志，2001，26(7)：499

水飞蓟 Silybi Fructus shui fei ji

本品为菊科植物水飞蓟*Silybum marianum*(L.) Gaertn.的干燥成熟果实。味苦，性凉。有清热解毒、疏肝利胆的功能。用于肝胆湿热、胁痛、黄疸。

【化学成分】

种子主要含黄酮醇类化合物，有水飞蓟宾(silybin)、水飞蓟宁(silydianin)、水飞蓟亭(silychristin)和水飞蓟醇(silybonol)，以上统称水飞蓟素或西利马灵(silymarin)[1]。其中水飞蓟宾为种子中最主要成分，水飞蓟宁、水飞蓟亭为水飞蓟宾的异构体[2]。水飞蓟宾在水飞蓟种子采收及贮存过程中，可聚合产生双水飞蓟宾(disilybin)及聚水飞蓟宾(silybinomer)[3]。水飞蓟种子中尚含有2,3-脱氢水飞蓟素 (2,3-dehydrosilymarin)即脱氢水飞蓟宾(dehydrosilybin)和2,3-脱氢水飞蓟亭(2,3-dehydrosilychristin)[4]。此外，从水飞蓟种子中还分离得槲皮素、毒叶素(taxifoline)、脱氢二松柏醇(dehydrodiconiferylalcohol)等[2]。

水飞蓟种子中尚含有脂肪油25%~34%，其中有亚油酸(55.04%)、油酸(23.94%)、棕榈酸(8.35%)、硬脂酸(7.87%)、花生四烯酸(3.84%)、肉豆蔻酸(痕量)、山嵛酸(0.92%)等[2]。

【药理作用】

1. 保护心肌 在培养新生大鼠心肌细胞中加入水飞蓟宾，1.5 μg/cell，对Coxsackei病毒感染培养的心肌细胞有明显保护作用，尤其是在感染后1~6 h给药效果更好[5]。水飞蓟宾1.3×10^{-3} mol/L，对缺氧、缺糖环境培养的心肌细胞具有保护作用，并能减轻异丙肾上腺素增加缺氧、缺糖时心肌细胞的损害[6]。对急性心肌梗死及再灌注损伤大鼠，静脉注射水飞蓟宾20、50、80 mg/kg，能显著降低结扎后4 h的心肌梗死范围，比对照组分别减少34.7%、35.0%及50.6%，20 mg/kg并可预防再灌注心律失常发生[7]。采用大鼠心肌细胞，以放射性同位素$^{45}Ca^{2+}$做示踪，通过对经细胞膜Ca^{2+}流入测定，研究水飞蓟宾对钙通道的抑制效应，并与钙通道阻滞剂维拉帕米对照。结果维拉帕米组Ca^{2+}流入的平均抑制效应为30%左右，水飞蓟宾组为36.50% 左右。表明水飞蓟宾能显著阻滞分离的成年大鼠心肌细胞膜钙通道[8]。给犬和大鼠静脉注射30 mg/kg的水飞蓟宾，可引起血压下降和心率减慢。给麻醉开胸猫静脉注射88 mg/kg水飞蓟宾对心脏收缩力有明显抑制作用，降低LVSP，dp/dt_{max}及VCE-CPIP[9]。水飞蓟宾可通过上调线粒体上游Bax/Bcl-2的表达比率与SIRT1蛋白的表达，抑制了细胞膜电位的降低，改善了线粒体的功能，并且增加SOD的活性，从而对抗由异丙肾上腺素引起的培养乳鼠心肌细胞的损伤[10]。水飞蓟宾还可通过抑制心肌脂质过氧化物的形成拮抗阿霉素所致CK、AST活性升高，从而减轻阿霉素对心脏的毒性，起到保护心脏的作用[11]。

2. 降低血压 麻醉开胸猫按22.44 mg/kg静脉注射水飞蓟宾后，立即出现依剂量性降压作用。收缩压、舒张压均降低，但舒张压降低幅度比收缩压大，维持时间长，对降主动脉血流量无明显影响。提示水飞蓟宾可降低外周血管阻力[12]。用家兔离体门静脉和主动脉环标本，测定去甲肾上腺素(NA)，KCl、$CaCl_2$引起收缩的累积量效曲线表明，水飞蓟宾能使三种激活剂引起的门静脉收缩的量效曲线右移，IC_{50}分别为0.04、0.43、0.43、0.07 mmol/L。对NA引起的主动脉收缩无明显作用，抑制KCl、$CaCl_2$收缩的IC_{50}分别为41.4和1.4 mmol/L。初步认为，水飞蓟宾的血管扩张作用与Ca^{2+}拮抗有关[13]。

3. 抑制血管重构 用球囊造成家兔髂动脉损伤模型，连续给予水飞蓟宾(40 mg/kg)31 d，能抑制血管内膜增生及血管重构，使血管腔面积扩大、平均动脉面积明显增加、血管内膜厚度减少[14]。

4. 抑制血小板聚集 给大鼠静脉注射水飞蓟素80 mg/kg和水飞蓟宾60 mg/kg，于给药前后1 h测定血小板黏附率，两者使大鼠血小板的最大聚集率分别降低63%和68%，并能明显降低血小板的黏附率[15,16]。

5. 保护脑 预先给大鼠水飞蓟宾50 mg/kg，30 min后腹腔注射三乙烯1 mg/kg，电镜观察结果表明，水飞蓟宾能够完全保护中枢神经系统的细微结构免受毒物的影响。对钳夹双侧颈总动脉造成脑缺血再灌注的蒙古沙土鼠，于缺血前30 min腹腔注射水飞蓟宾100、200、400 mg/kg，能降低被损伤脑组织中丙二醛(MDA)及LT含量，升高超氧化物歧化酶(SOD)含量[17]。体外清除自由基实验中，水飞蓟宾0.2、0.4、2.0 μmol/L对次黄嘌呤及黄嘌呤氧化酶引起的化学发光抑制率(%) 分别为34.0±3.0、44.9±2.1、95.4±4.2，表明对氧自由基有显著消除作用。提示水飞蓟宾可能通过消除氧自由基，抑制脂质过氧化及5-脂氧酶活性保护脑缺血[17]。在离体猪脑基底动脉与吲哚美辛、AA和Calcimycin的培养液中加入水飞蓟宾0.1、0.5 mmol/L，后，能抑制脑血管5-脂氧酶合成及释放LTs，提示其可能对脑缺血具有保护作用[18]。

6. 保肝 对四氯化碳等多种肝脏毒物所致肝损害的大鼠，灌胃水飞蓟宾混悬液100 mg/kg具有明显保护作用[9]。其作用机制可能是阻滞了四氯化碳游离基对脂蛋白膜的过氧化作用，从而稳定了"浆膜系统"，减轻了肝细胞的损伤[19]。给肝脏部分切除术后6 h的大鼠灌胃水飞蓟素混悬剂100 mg/kg，第2天、第3天每日给同样剂量2次，对肝脏再生能力有促进作用[20]。用大鼠制成体表面积10%~15%深Ⅱ度烫伤，于烫伤后立即和12 h后静脉注射水飞蓟宾65和130 mg/kg，能抑制烫伤后肝脂质过氧化活性的增高，并对肝脏药物代谢酶活性有保护作用[21]。兔灌服20 mg/kg异烟肼，每天一次，3个月可造成肝毒性；若同时加服2 g/kg水飞蓟散，每天一次，3个月，可有效防止异烟肼所致的转氨酶升高[22]。采用结晶紫染色法测定细胞增殖，^{3}H-脯氨酸掺入法测定胶原合成。结果：水飞蓟宾(6.25~50 μg/mL)以浓度依赖方式抑制血清、巨噬细胞条件培养液以及血小板源生长因子或转化生长因子β_1诱导的细胞增殖和胶原合成[23]。为探讨水飞蓟宾对急性、慢性肝损伤保护作用的机制，观察了水飞蓟宾对小鼠Kupffer细胞形成超氧阴离子、NO、TNF-α、PGE_2、LTB_4影响。结果：水飞蓟宾抑制超氧阴离子、NO的形成，作用呈剂量依赖关系(IC_{50}大约在80 mmol/L)，对TNF-α的形成没有作用。水飞蓟宾浓度达100 mmol/L时对PGE_2的形成没有作用，但对LTB_4产生却有明显的抑制作用。水飞蓟宾在体内对脂加氧酶也产生了明显的抑制作用。水飞蓟宾的肝保护作用可能与其对白三烯的选择性抑制有关[24]。

7. 调血脂 用高脂饲料喂雄性大鼠，同时每天加水飞蓟素670 mg/kg，有预防高脂饲料引起的血清总胆固醇含量升高的作用，每天加水飞蓟素1 500 mg/kg除能降低高脂饲料引起的血清高胆固醇外，并能降低高脂饲料引起的脂质在肝中的沉积[25]。每日灌服水飞蓟素800 mg/kg和水飞蓟宾600 mg/kg，能降低高脂大鼠血清总胆固醇、低密度脂蛋白胆固醇和极低密度脂蛋白胆固醇水平，同时升高高密度脂蛋白胆固醇[26]。应用水飞蓟的果实提取水飞蓟油，研究其营养成分和降脂作用。水飞蓟宾经灌服对高脂饮食的肥胖大鼠有降低胆固醇的作用。正常饮食的大鼠经灌服水飞蓟宾并不能降低血清中胆固醇的含量，但却可以升高HDL。胃肠外给水飞蓟宾不能降低高脂饮食大鼠和正常饮食大鼠的血清中胆固醇的含量。提示水飞蓟宾可能与肥胖介导生物利用度提高和抑制食物中胆固醇的再吸收有关[27]。水飞蓟宾作为食物补充物喂饲大鼠，在0.1%、0.5%、1.0%(w/w) 剂量时降低胆固醇作用呈剂量依赖关系。同时，水飞蓟宾能升高血清HDL-C和降低肝胆固醇含量，阻止高脂饮食导致的肝脏谷胱甘肽的降低[28]。

8. 抗糖尿病 对链脲佐菌素诱导的糖尿病大鼠模型，每天给予水飞蓟素100 mg/kg，治疗9周后，肾脏皮质LPO和晚期糖基化终产物(AGE)等4种荧光产物均明显下降，尿白蛋白排泄量减少，肾脏病变减轻。提示水飞蓟素能够抑制肾脏组织非酶糖化及氧化产物形成，有利于防治糖尿病肾病[29,30]。利用高脂饮食(HF)胰岛素耐受(IR)大鼠模型，观察水飞蓟宾对IR的治疗作用，与胰岛素增敏剂CS-045进行对照研究。结果：HF饲养4周时，大鼠胰岛素、血脂明显升高，肝脏和肌肉TG含量升高，糖原含量下降，胰岛素敏感性下降；7周时K值进一步下降；水飞蓟宾和CS-045治疗3周后，胰岛素敏感性改善，组织糖原含量明显增加[31]。水飞蓟宾、槲皮素对体外白蛋白的非酶糖化有一定的抑制作用，IC_{50}值对棕色反应产物分别为4.27×10^{-6}、2.36×10^{-6} mol/L；对非酶糖化终产物(AGE)荧光各为7.30×10^{-6}、5.44×10^{-5} mol/L[32]。比较黄连素、槲皮素、水飞蓟宾和水飞蓟素4种中药黄酮类成分对肝匀浆中MDA和晚期糖化终末产物(AGE)生成的抑制作用。结果表明水飞蓟素抑制肝匀浆中MDA和AGE生成，即增强脂质过氧化物清除和防止AGE形成能力最强，故水飞蓟素可用于预防糖尿病并发症[33]。

9. 抗肾纤维化 灌胃给予大鼠水飞蓟素(30 mg/kg，每日1次，7~21 d)可通过减少肾小管间质Ⅲ型胶原沉积，减轻肾间质纤维化而起到保护肾脏作用[34]。同样剂量水飞蓟素灌胃给药，还可以通过下调大鼠结缔组织生长因子的表达而起到保护肾脏的作用[35]。

10. 抗肿瘤 小鼠口服水飞蓟素(6 mg)可明显减弱苯甲酰氧化剂诱导的肿瘤促生长作用，使小鼠肿瘤发生率降低70%，多样性降低67%，肿瘤体积减小44%[36]。此外，水飞蓟素还可对抗4-硝基喹啉-一氧化物、N-丁基-N-(4-羟丁基) 亚硝胺等化学致癌剂诱导的各种肿瘤的发生与发展。越来越多的细胞学实验证明，水飞蓟素可通过其较强的阻滞细胞周期及诱导肿瘤细胞凋亡的作用来发挥其抗肿瘤作用[37]。水飞蓟宾作用于人前列腺癌细胞DU145时，可使CDK4及CDI分别下降90%和70%。另外，水飞蓟宾可促使CDKs抑制基因Cipl/p21、kipl/p27表达而导致肿瘤细胞G0/G1期阻滞或G1期阻滞[38]。水飞蓟宾(20、40、80、160、320 μmol/L)在体外能抑制人肝癌(SMMC7721)和人膀胱癌(5637)细胞的增殖作用，其作用与诱导细胞凋亡和引起细胞周期阻滞有关[39]。水飞蓟宾(25、50、100、200、400 μmol/L)随着浓度的提高，对人膀胱癌细胞株5637增殖的抑制作用逐渐增强，并下调凋亡抑制因子Survivin的mRNA表达[40]。

11. 其他 接受全身照射最小致死量深度放射线的小鼠，同时灌用水飞蓟宾100 mg/kg，连续5 d，生存率提高，存活鼠体重减轻较少，但恢复较快，放射性病变表现也较轻。给小鼠饲喂10%、20%水飞蓟，水飞蓟各剂量组能增高小鼠外周血白细胞数目，提高小鼠腹腔巨噬细胞的吞噬率及吞噬指数，并随剂量加大有增强的趋势；能促进小鼠淋巴细胞转化，提高淋巴细胞转化百分率；对小鼠免疫器官重量和血清凝集素抗体的形成无明显作用[41]。在小鼠腹腔注射顺铂1.0 mg/kg前灌胃水飞蓟宾(40 mg/kg)，可逆转顺铂诱导骨髓中多染红细胞(PCE)微核率显著增高，回升PCE百分比。水飞蓟宾可预防顺铂引起的PCE百分比下降[42]。腹腔注射给予水飞蓟素(50 mg/kg)可降低顺铂引起的血中MDA水平升高，使GSH-Px和SOD活性增加，通过抑制氧自由基的产生和抑制ROS对细胞的损伤，对脂多糖所致大鼠急性肺损伤具有显著的拮抗作用[43]。

12. 毒性 ①急性毒性：小鼠静脉注射水飞蓟宾的LD_{50}为519 mg/kg，95%可信限为461~586 mg/kg[12]。水飞蓟素一次静注的LD_{50}为雄性小鼠970 mg/kg，雌性1 050 mg/kg，雄性大鼠920 mg/kg，雌性825 mg/kg；家兔最低致死量为300 mg/kg，犬最大耐受量为300 mg/kg[1]。②长期毒性：用相当于人用剂量的15~30倍的水飞蓟宾后，实验动物的血象、肝、肾功能及心、肺、脾、肠、肾、肾上腺等重要器官均未见异常变化[44]。

【临床应用】

1. 急、慢性肝炎 以水飞蓟素片剂治疗急、慢性肝炎256例，每次服2片，每日3次。总有效率为74.6%，其中显效率为52%[45]。中西医结合治疗慢性乙型肝炎48例临床观察，早晚饭前服中药，饭后服三磷腺苷40 mg，水飞蓟素片140 mg，每日3次，静脉滴注7.25%复合氨基酸250 mL，每日1次。结果48例中痊愈29例，总治愈率为93.7%[46]。当飞胶囊治疗传染性肝炎75例疗效观察表明，当飞胶囊每粒0.25 g(含当药生药0.95 g，水飞蓟生药0.90 g)，每次服4~5粒，小儿每次服2~3粒，每日3次，饭后30~60 min内口服。部分患者常规用维生素B、C、酵母片。结果：临床治愈53例，好转13例，无效9例，有效率达88%；表面抗原阳性48例，转阴13例，滴度下降18例[47]。水飞蓟素剂量为140 mg，每日3次口服，治疗60例慢性乙型肝炎，疗程均为2~3个月。结果：水飞蓟素有改善患者临床症状及肝功能的疗效，对降低ALT及γ-GT的疗效明显优于甘草酸二铵，未见由药物引起的不良反应[48]。

2. 脂肪肝 33例脂肪肝患者分给予口服水飞蓟宾胶囊70 mg，每日3次。12周后治疗组血清酶学、血脂较治疗前明显下降；治疗后经CT检查脂肪肝的程度均较治疗前有明显的改善，未发现明显的副作用[49]。水飞蓟宾胶囊治疗脂肪肝与多烯磷脂酰胆碱胶囊同样具有良好的疗效及安全性，不仅使血清酶学下降，还可降低血脂，改善肝内脂肪沉积。口服给予水飞蓟宾可有效治疗酒精性和非酒精性脂肪肝[50,51]。

3. 高脂血症 水飞蓟素片剂治疗168例，每次2片(每片含水飞蓟总黄酮80 mg)，每日3次，服药期间停用其他降血脂药物。在1、2、3个月疗程中，血清总胆固醇下降率大于10%者约占病例数的60%，血清甘油三酯下降率大于10%者约占病例数的70%[25]。用水飞蓟素治疗高脂血症40例，口服水飞蓟素，每次3片，每日3次。服药4周后血清总胆固醇(TC)、血甘油三酯(TG)明显下降。40例患者持续服药8周疗效同前，未见不良反应[52]。30例单纯性高脂血症患者口服水飞蓟素片(每次2片，每日3次)进行治疗4周后，血清甘油三酯从(1.59±0.43)下降至(1.32±0.68) mmol/L，但停药2个月后又恢复到(1.58±0.74) mmol/L。结果表明水飞蓟素片降低甘油三酯作用较明显，所以水飞蓟素片可望成为一个无肝脏不良反应的降脂药[53]。

4. 糖尿病 14例Ⅱ型糖尿病(NIDDM)患者，口服水飞蓟宾每日231 mg，4周后，血糖无明显变化，而红细胞山梨醇含量明显减少，由(72.55±21.61)降至(39.53±14.94) nmol/g·Hb。周围神经传导速度有一定改善，但统计学差别不显著。提示水飞蓟宾是一种有效的醛糖还原酶抑制剂，有助于改善NIDDM患者体内多元醇代谢紊乱及防治糖尿病的一些慢性并发症[54]。

5. 结核病 水飞蓟油的乙醇提取物制成胶囊治疗轻、中型结核病50例，每次150 mg，每日3次，连续2个月，有效率达77.45%，显效21%[55]。112例肺结核患者，治疗组在采取抗结核方案基础上应用水飞蓟宾胶囊(70 mg，口服，每日3次)。结果：抗结核治疗期间治疗组发生肝功异常比例明显降低，治疗组发生肝功能异常停用抗结核药物给予保肝治疗，肝功能恢复正常平均时间低于对照组[56]。

（徐华丽 睢大筫）

参考文献

[1]柯铭清.中草药有效成分理化与药理特性(修订本).长沙:湖南科学技术出版社,1982:266

[2]王铮,等.水飞蓟的化学成分.国外医学药学分册,1976,5:282

[3]水飞蓟的综合利用编写组.水飞蓟的综合利用.北京:科学出版社,1980:97

[4]竹本常松.Sfiybum重中の化学成分研究.药学杂志,1975,95:1017

[5]章同华,等.水飞蓟宾对培养心肌细胞感染Coxsackie B_5病毒的保护作用.第二军医大学学报,1990,11:143

[6]陈红,等.水飞蓟宾对培养心肌细胞缺氧缺糖的保护作用.第二军医大学学报,1990,11:147

[7]陈红,等.水飞蓟宾对麻醉大鼠急性心肌梗死及再灌注损伤的保护作用.中国药理学报,1992,13:69

[8]梁瑞廉,等.水飞蓟宾对成年大鼠分离的心肌细胞质膜Ca^{2+}通道活性的影响.中国药学杂志,1996,31(10):594

[9]李晓玉.保肝药水飞蓟宾的药理.国外医学药学分册,1975,2:343

[10]周蓓.水飞蓟宾对异丙肾上腺素引起的大鼠乳鼠心肌细胞损伤的保护作用及其机制.药学学报,2007,42(3):263

[11]王会敏.水飞蓟宾对阿霉素心肌毒性的保护作用.药物不良反应杂志,2003,6:371

[12]芮耀诚,等.水飞蓟宾对猫血流动力学的作用.中国药理学报,1986,7:34

[13]赵春景,等.水飞蓟宾对兔离体门静脉和胸主动脉的作用.第二军医大学学报,1988,9:217

[14]郁晓明,等.水飞蓟宾对球囊血管损伤后内膜增生及血管重构的影响.上海医学,2002,25(12):752

[15]麦凯,等.水飞蓟素、水飞蓟宾抑制大鼠血小板聚集和黏附功能.第二军医大学学报,1988,9:212

[16]郑冬梅,等.水飞蓟素对糖尿病大鼠周围神经病变的影响.中国糖尿病杂志,2003,11(6):406

[17]芮耀诚,等.水飞蓟宾对缺血再灌注脑产生自由基、脂质过氧化物及白三烯的影响.中国药理学报,1990,11:418

[18]林爱民,等.水飞蓟宾对猪脑基底动脉、脂氧酶活性的抑制作用.中国药理学报,1989,10:414

[19]王玉良.水飞蓟对四氯化碳性肝损害保护作用的实验观察.陕西新医药,1977,2:56

[20]唐新德,等.水飞蓟素对肝脏再生能力影响的研究.医院药学杂志,1981,1:197

[21]谢京儿,等.烫伤后大鼠肝脏药物代谢酶和脂质过氧化性的变化以及水飞蓟宾的作用.第二军医大学学报,1989,10:413

[22]陈素文,等.水飞蓟对异烟肼所致兔肝毒性的保护作用.中国医院药学杂志,1994,14(8):378

[23]张珉,等.水飞蓟宾对大鼠肝贮脂细胞HSC-T6增殖和胶原合成的影响.第二军医大学学报,2000,21(10):932

[24]Dehmlow C,et al. Inhibition of Kupffer cell functions as an explanation for the hepatoprotective properties of silibinin. *Hepatology*,1996,23(4):749

[25]仇士杰,等.水飞蓟素降脂作用的实验研究及临床疗效观察.解放军医学杂志,1981,6:75

[26]麦凯,等.水飞蓟素对大鼠高血脂的影响.中华心血管病杂志,1987,15(1):49

[27]Skottova N,et al. Effect of silymarin on serum cholesterol levels in rats. *Acta-Univ-Palacki-Olomuc-Fac-Med*,1998,141:87

[28]Krecman V,et al. Silymarin inhibits the development of diet-induced hypercholesterolemia in rats. *Planta Med*,1998,64(2):138

[29]徐向进,等.水飞蓟素对糖尿病大鼠主动脉非酶糖化及氧化的抑制作用.第二军医大学学报,1997,18(1):59

[30]徐向进,等.水飞蓟素对糖尿病大鼠肾组织非酶糖化及氧化的影响.中国糖尿病杂志,1997,5(4):225

[31]尹义存,等.水飞蓟宾对高脂饮食大鼠胰岛素敏感性的影响.第二军医大学学报,1999,20(4):231

[32]葛勇,等.水飞蓟宾及槲皮素对体外白蛋白非酶糖化的抑制作用.第二军医大学学报,1995,16(4):333

[33]葛良鹏,等.四种药物对丙二醛和晚期糖化终末产物抑制作用的比较.局解手术学杂志,2005,14(4):299

[34]赵海霞,等.水飞蓟素对大鼠肾小管间质纤维化的影响.中国中西医结合杂志,2008,2(9):145

[35]韩玫瑰,等.水飞蓟素对肾小管间质纤维化大鼠CTGF的影响.中国实用医药,2009,4(27):10

[36]Zhao J,et al. Inhibitory effect of a flavonoid antioxidant silymarin on benzoyl peroxide-induced tumor promotion, oxidative stress and inflammatory responses in SENCAR mouse skin. *Carcinogenesis*,2000,21(4):811

[37]Agarwal C, et al. Silibinin upregulates the expression of cyclin-dependent kinase inhibitors and causes cell cycle arrest and apoptosis in human colon carcinoma HT-29 cells. *Oncogene*,2003,22(51):8271

[38]Zi X, et al. A flavonoid antioxidant, silymarin, inhibits activation of erbB1 signaling and induces cyclin-dependent kinase inhibitors, G1 arrest, and anticarcinogenic effects in human prostate carcinoma DU145 cells. *Cancer Res*,1998,58(9):1920

[39]任孟军,等.水飞蓟宾对人肝癌细胞SMMC7721体外增殖的影响.现代肿瘤学,2007,15(9):1229

[40]孙羿,等.水飞蓟宾对人膀胱癌细胞株5637增殖的抑制作用及其机制.西安交通大学学报(医学版),2007,28(5):559

[41]何维明,等.水飞蓟对动物机体免疫功能的影响研究.畜牧兽医学报,1995,26(2):147

[42]姜丽平,等.顺铂诱发鼠骨髓多染红细胞微核形成研究.大连医科大学学报,1998,20(1):27

[43]王占海.水飞蓟素对脂多糖性大鼠急性肺损伤的拮抗作用.中国病理生理杂志,2007,23(2):280

[44]张家庆,等.黄芩苷、水飞蓟宾、槲皮素抑制糖尿病模型鼠醛糖还原酶和蛋白非酶糖化作用.中华内科杂志,1994,33(3):193

[45]沙静姝,等.水飞蓟宾保肝与治疗肝病.药学通报,1983,18(7):22

[46]郑自然.中西医结合治疗慢性乙型肝炎病毒临床探讨.实用中西医结合杂志,1995,8(4):230

[47]秦杏蕊,等.当飞胶囊治疗传染性肝炎疗效观察.河北中医,1992,14(6):5

[48]侯世荣,等.水飞蓟素治疗慢性肝炎的疗效评价.江苏医药,2000,26(6):43

[49]鲁晓岚,等.水飞蓟宾治疗脂肪肝的疗效观察.实用肝脏病杂志,2008,11(6):398

[50]朱理辉,等.水飞蓟宾治疗非酒精性脂肪肝的疗效观察.实用医药杂志,2008,25(12):1450

[51]尹叠峰,等.水飞蓟宾胶囊治疗酒精性脂肪肝60例临床观察.实用中西医结合临床,2009,9(5):23

[52]张德忠,等.水飞蓟素治疗高脂血症.新药与临床,1992,11(6):372

[53]杨杏英,等.水飞蓟素治疗高脂血症的对照试验.药物流行病学杂志,1995,4(4):199

[54]张家庆,等.水飞蓟宾对Ⅱ型糖尿病患者红细胞山梨醇含量及周围神经传导速度的影响.中国中西医结合杂志,1993,13(12):725

[55]刘笃宽.水飞蓟的药理与临床研究概况.陕西中医,1984,4:37

[56]孙立茹,等.水飞蓟宾胶囊预防抗结核药物肝损害的临床观察.中国新药杂志,2009,18(19):185

水红花子 Polygoni Orientalis Fructus shui hong hua zi

本品为蓼科植物红蓼*Polygonum orientale* L. 的干燥成熟果实。性味咸,微寒。归肝、胃经。具有散血消癥、消积止痛、利水消肿的功效。用于癥瘕痞块、瘿瘤、食积不消、胃脘胀痛、水肿腹水。

【化学成分】

1. 黄酮类 分离得到牡荆素(vitexin)、异牡荆素(isovitexin)、荭草素(orientin)、异荭草素(isoorientin)、槲皮素(quercitrin)等黄酮醇类化合物9个,氢黄酮醇类化合物3个,黄酮类化合物3个和黄烷醇类化合物1个[1-6]。

2. 木脂素类 分离得到牛蒡子苷(arctiin)、拉帕酚B(lappaol B)和红蓼脂素(orientalin)3个木脂素类化合物[7]。

3. 柠檬苦素类 从红蓼果实中分到polygonumin A1、polygonumin B、deacetylnomilin、nomilin、rutaevin和rutaevin acetate 等6个柠檬苦素化合物[8]。

4. 其他 N-顺式-对羟基苯乙基阿魏酰胺(N-cis-feruloyhyramine)、N-反式-对羟基苯乙基阿魏酰胺(N-trans-femloyhyramine)、28-O-β-D-glucopyranosyl-3β,7β-dihydroxy-lup-20(29)-en-28-oate、对香豆酸-对羟基苯乙醇酯、5,4′-二羟基-2-O-β-D-葡萄糖基-3-O-α-L-鼠李糖基二苯乙烯、3,3′-二甲氧基鞣花酸、没食子酸、原儿茶酸和对-羟基桂皮酸等[5,6,9-11]。

【药理作用】

1. 提高免疫 研究表明红蓼水煎液灌服(1 g/mL,每只0.4 mL)能显著地提高小鼠巨噬细胞对鸡红细胞的吞噬能力,提示具有提高机体免疫的作用[12]。

2. 抗心肌缺血 荭草冻干粉针剂(2.2、4.4、8.8 g/kg)离体灌流兔心脏,能增加结扎麻醉犬左冠状动脉前降支(LAD)所致急性心肌梗死的心肌耗氧量,减轻心肌缺血程度和范围,缩小心肌缺血面积,降低血清肌酸激酶(CK)及乳酸脱氢酶(LDH)活性,提示其对急性心肌梗死具有一定的保护作用;具有明显抗垂体后叶素引起的心电图T波、P-R周期和Q-T间期的变化,提示其对急性心肌缺血有一定的保护作用;剂量依赖性地明显减轻离体兔心脏缺血-再灌注所致的心肌酶(CK和LDH)的漏出,增加冠脉流量,改善缺血再灌注损伤的病理组织学,提示具有保护心肌对抗再灌注损伤的作用[13]。

3. 消积止痛 采用兔离体肠管法、小鼠小肠炭末推进法、热板法、醋酸扭体法比较水红花子生品(灌服水提物2.87、14.34 g/kg;醇提物1.55、7.75 g/kg)与制品(灌服水提物8.97、44.35 g/kg;醇提物2.06、10.30 g/kg)的水提物与醇提物消积止痛药效学差异,结果表明制品水提物的消积止痛作用佳[14]。

4. 抗肿瘤　水红花子煎剂、酊剂或石油醚提取物对艾氏腹水癌(腹水型和实体型)和肉瘤S180有一定的抑制作用[15]。水红花子的乙醇浸膏对KB细胞(鼻咽癌上皮细胞)ID_{50}小于2.5 μg/mL[15]。红蓼在10~100 μg/mL浓度范围内,石油醚部位、乙酸乙酯部位、乙醇提取部位中,乙酸乙酯提取部位对Caco-2细胞的抑制率最大,并且随着用药浓度的增加,抗癌效果显著增强[16]。

5. 抗氧化　水红花子水提物(0.8、1.6、3.2 g/kg灌服)和醇提物(0.6、1.2、2.4、4.8 g/kg灌服)能使D-半乳糖致衰老模型小鼠血清、肝、肾组织中MDA及脑组织中LF显著下降;使血清、肝、肾组织中SOD及GSH-Px活力显著提高。提示水红花子水提物和醇提物均有显著清除氧自由基、活性氧及抗脂质过氧化作用[17,18]。水红花子醇提物(6.3、12.5、25、50、100、200 μg/L)能不同程度抑制Fe^{2+}抗坏血酸诱导的大鼠心、肝、肾脂质过氧化产物MDA生成,能不同程度抑制酵母多糖A刺激中性粒细胞生成O_2,能不同程度抑制H_2O_2诱发的红细胞氧化溶血,进一步说明水红花子醇提物通过清除·OH、O_2^-及H_2O_2而发挥抗氧化活性[19]。

6. 毒性　传统文献记载水红花子无毒。但实验发现[20],水红花子20 g/kg使BCG/LPS致免疫性肝损伤模型小鼠肝脏病理损伤明显,血清ALT、AST均显著升高,肝组织SOD值明显下降,MDA明显升高,提示具有肝毒性。其肝损伤的作用环节可能与诱导肝脏自由基的生成、降低自由基清除酶的功能、破坏自由基代谢的动态平衡有关。

【临床应用】

1. 肾综合征出血热　口服毒热清合剂(双花、大黄、水红花子等)治疗肾综合征出血热40例,治疗组在消除症状、肝、肾功能恢复时间方面均优于对照组[21]。

2. 宫外孕　外敷消症益寿灵(莪术、水红花子、鳖甲等)并配合天花粉保宁治疗宫外孕14例,治愈8例,好转6例,全部有效,疗效优于单纯使用天花粉治疗的对照组[22]。

(孙　健)

参考文献

[1]张继振,等.红蓼果实黄酮化合物的研究.中草药,1990,21(8):7

[2]郑尚珍,等.红蓼子中的黄酮类化合物.西北师范大学学报(自然科学版),1999,35(4):42

[3]杜小青,等.水红花子化学成分的研究.亚太传统医药,2010,1:23

[4]郑尚珍,等.荭草中的黄酮类化合物.西北师范大学学报(自然科学版),1999,35(4):37

[5]李勇军,等.荭草化学成分的研究.中国中药杂志,2005,30(6):444

[6]Zheng SZ, et el.Two new compounds hom Polygonum orientale L. *Indian J Chem*, 1997,36B(10):955

[7]郑尚珍,等.红蓼中木脂素成分的研究.植物学报,1998,40(5):466

[8]Liu Jiaming.*Two IleW limonoids from Polygonum orientale L.Indian J chem*, 2001,40B(7):644

[9]杨国勋,等.红蓼果实化学成分的研究.中国药学杂志,2003,38(5):338

[10]李勇军,等.荭草花水溶性化学成分的研究.时珍国医国药,2010,21(1):14

[11]杨志云,等.红蓼果实中的一个新三萜皂苷.药学学报,2008,43(4):388

[12]秦瑀,等.红蓼对小鼠腹腔巨噬细胞吞噬鸡红细胞能力的影响.通化师范学院学报,2003,24(4):62

[13]陶玲,等.注射用复方荭草冻干粉针剂对兔离体心脏缺血再灌注损伤的保护作用.时珍国医国药,2006,17(9):1650

[14]翟延君,等.水红花子消积止痛药效学实验研究.中药材,2006,29(12):1345

[15]翟延君.水红花子研究概况.辽宁中医学院学报,2005,7(3):226

[16]宋青,等.红蓼对肿瘤细胞的作用研究.中国药师,2009,12(10):1340

[17]雷晓燕,等.水红花子水提物的抗氧化活性.第一军医大学学报,2005,25(7):820

[18]张振明,等.水红花子醇提物的抗脂质过氧化作用.中国药学杂志,2005,40(13):991

[19]葛斌,等.水红花子醇提物抑制大鼠组织脂质过氧化反应的体外作用研究.第三军医大学学报,2007,29(6):516

[20]杜宇琼,等.水红花子对免疫性肝损伤小鼠肝功能的影响.辽宁中医杂志,2007,34(1):116

[21]王秀珍,等.毒热清合剂治疗肾综合征出血热的临床观察.中国社区医师,2006,22(11):39

[22]叶丽君,等.内外合治宫外孕14例临床报告.陕西中医,1998,19(6):255

五　画

玉　竹　Polygonati Odorati Rhizpma yu zhu

本品为百合科植物玉竹*Polygonatum odoratum* (Mill.)Druce的干燥根茎。味甘，性微寒。有养阴润燥、生津止渴的功能。主治肺胃阴伤、燥热咳嗽、咽干口渴、内热消渴。

【化学成分】

1. 多糖类　玉竹多糖是玉竹的主要有效成分，含量一般为6.51%~10.27%[1]。从玉竹中分离到玉竹黏多糖，由D-果糖、D-甘露糖、D-葡萄糖及半乳糖醛酸所组成，摩尔比为6:3:1:115[2]。玉竹果聚糖A、B、C、D，糖的组成为果糖与葡萄糖，其组成比为9715:216、9612:318、9513:418、9014:916[3]。

2. 甾体皂苷　主要有铃兰苦苷(convallamarin)、铃兰苷(convallarin)、25(R,S)-螺甾-5-烯-3β,14-二醇-3-O-β-D-吡喃葡萄糖基(1→2)-[β-D-吡喃葡萄糖基(1→3)]-β-D-吡喃葡萄糖基(1→4)-β-D-吡喃半乳糖苷、25 (R,S)-螺甾-5-烯-3β-醇-3-O-β-D-吡喃葡萄糖基(1→2)-[β-D-吡喃葡萄糖基(1→3)]-β-D-吡喃葡萄糖基(1→4)-β-D-吡喃半乳糖苷[4]、黄精螺甾醇(polyspirostanol)POa、黄精螺甾醇苷(polyspirostanoside) POb、POe、PO1、PO2、PO3、PO4、PO5、PO6、PO7、PO8及PO9等甾族化合物。还有22-羟基-25(R, S)-呋甾-5-烯-12-酮-3β,22,26-三醇-26-O-β-D-吡喃葡萄糖苷等[5]。

3. 黄酮类、异黄酮类　白屈菜酸(chelidonic acid)、氮杂环丁烷-2-羧酸和山柰酚阿拉伯糖苷(kaempferol arabinoside)。双氢高异黄酮类化合物有5,7-dihydroxy-6-methoxyl-8-methyl-3-(2′,4′-dihydroxybenzyl)chroman-4-one、5,7-dihydroxy-6-methyl-3-(2′,4′-dihydroxybenzyl)-chroman-4-one、5,7-dihydroxy-6-methoxyl-8-methyl-3-(4′-methoxybenzyl)chroman-4-one[6]。

4. 其他　玉竹中还含有β-sitosteryl stearate[7]、钙、锰、钾、磷、硅、镁、铁、锌、铜、钠等，谷氨酸、谷酰胺、脯氨酸、丙氨酸、氨基丁酸、精氨酸、天门冬氨酸、天门冬酰胺、环氮丙烷-2-羧酸(azetidin-2-carbonic acid)以及生物碱类物质[8]。

【药理作用】

1. 增强学习记忆　给D-半乳糖衰老小鼠灌胃玉竹提取物5、2.5、1.0 g/kg，连续8周。衰老小鼠学习记忆能力降低，脑组织SOD活力下降，MDA含量增加的变化得到明显改善。玉竹有促智和延缓衰老作用，与其抗氧化能力有关[9]。

2. 降血脂、抗动脉粥样硬化　给实验性高脂血症家兔灌服100%玉竹煎剂，每次5 mL，每日3次，共30 d，在给药后10、20和30 d与对照组相比，甘油三酯、胆固醇及β-脂蛋白均有下降[10]。玉竹注射液灌胃或肌肉注射，每日2次，共4个月，有预防甘油三酯上升的作用，而胆固醇在给药后比给药前有明显增加；对动物动脉粥样硬化斑块的形成有一定的缓解作用[11]。

3. 降血糖、保护胰岛细胞　腹腔给予玉竹甲醇提取物800 mg/kg，4 h后可使小鼠血糖从(9.44 ±0.17)降到(7.56±0.28) mmol/L；同样条件下使链脲佐菌素(STZ)诱发的高血糖小鼠血糖从 (38.67±3.337) 降到 (22.61±1.94) mmol/L，同时还具有降低肾上腺素诱发的高血糖小鼠和KKA^Y小鼠(非胰岛素依赖型糖尿病模型)血糖的作用[12,13]。玉竹水提物115、310、610 g/kg灌胃4周，对四氧嘧啶诱发的糖尿病小鼠血糖升高有剂量依赖性抑制作用；玉竹水提物对淀粉引起的血糖升高在0.5 h时有明显的抑制作用，并呈良好的量效关系；而对正常小鼠的抑制作用强度与阿卡波糖阳性对照组相似，提示玉竹水提物降糖作用可能与抑制淀粉酶的活性有关[14]。单次腹腔注射链脲佐菌素(STZ)建立实验性糖尿病大鼠模型，分别灌胃给予玉竹总提取物(2、1 g/kg)、玉竹三氯甲烷部位 (64、32 mg/kg)、正丁醇分离部位(152、75 mg/kg)，连续80 d。结果：玉竹总提取物、三氯甲烷部位、正丁醇分离部位给药前期有明显降血糖作用；玉竹总提物和三氯甲烷部位可使血清肌酐、尿素、尿蛋白排泄率明显降低，肾脏病变程度明显减轻；三氯甲烷部位同时可使血糖化血红蛋白含量明显降低；玉竹正丁醇分离部位对尿白蛋白排泄率有降低作用。玉竹及其提取部位有降血糖作用，玉竹总提取物、三氯甲烷部位对肾脏有明显保护作用[15]。

对胰腺切除90%的大鼠给予甾体苷类化合物SG-100、SG-280和SG-460(30 mg/kg)治疗，同时以40%高脂饲料喂养13周。结果：甾体苷类化合物能有效降低糖尿病大鼠血糖（SG-100血糖水平降低幅度最大），在降糖同时不改变胰岛细胞胰岛素分泌量。SG-100甾体苷类化合物使大鼠体内总糖的清除率提高39%，并增加葡萄糖的摄取、促进肌糖原合成。提示SG-100甾体苷类化合物的降血糖作用是通过增强外周组织对胰岛素的敏感性而发挥作用的[16]。玉竹多糖2.5、1.0、0.5 g/kg连续灌胃30 d，对四氧嘧啶糖尿病大鼠的胰岛β细胞氧化应激损伤有明显的保护作用，改善糖尿病大鼠的体重下降，降低空腹血糖，使胰腺组织MDA含量降低，SOD、GSH-Px、CAT活力增强。表明玉竹有抗氧化、抗应激、对四氧嘧啶糖尿病大鼠胰岛β细胞有保护的作用[17]。

4. 抗肿瘤　给S180荷瘤小鼠腹腔注射玉竹提取物B(EB-PAOA)，浓度(V/V)1:500，每只0.2 mL。结果：EB-PAOA处理后的荷瘤鼠产生IL-1、IL-3和TNF-α的能力均有所增强；EB-PAOA抑制人结肠癌CL-187细胞的增殖，促进CL-187细胞凋亡。玉竹提取物B抗肿瘤的作用机制可能通过促进荷瘤鼠脾细胞和巨噬细胞分泌细胞因子增强细胞免疫功能和直接诱导细胞凋亡来实现[18]。EB-PAOA浓度(V/V)1:500、1:1 000、1:1 500加入人宫颈癌Hela细胞中0.1 mL，明显抑制Hela细胞增殖和凋亡[19,20]。

5. 抗肝损伤　对刀豆蛋白A诱导的小鼠免疫性肝损伤，腹腔注射不同浓度(0.5、1.0、2.0 g/kg)玉竹提取物A(EA-PAOA)0.5 mL，每天3次，共4 d。结果显示给予EA-PAOA可使血清ALT、IFN-、TNF-α水平明显降低，IL-10水平明显升高，抑制T淋巴细胞的转化增殖；肝脏的病理变化明显改善。EA-PAOA通过抑制T淋巴细胞的转化增殖，降低血清中ALT、IFN-γ、TNF-α水平，提高IL-10水平，发挥治疗免疫性肝损伤作用[21]。

6. 耐缺氧　灌胃给予玉竹多糖50、100、200、400、600 mg/kg，使小鼠0~5 min的耗氧量分别降低14.02%、27.10%、33.64%、14.02%和17.76%；5~10 min的耗氧量分别降低5.04%、17.27%、16.55%、6.47%和16.55%。灌胃给予氯化钠注射液、普萘洛尔20 mg/kg和玉竹多糖50、100、200、400、600 mg/kg，小鼠缺氧30 min存活率分别为0、90%、0、30%、70%、30%、0。普萘洛尔组、玉竹多糖200 mg/kg组小鼠的缺氧存活时间分别延长63.05%和52.22%。表明玉竹多糖能明显增强实验小鼠的耐缺氧作用[22]。给小鼠灌服玉竹浓缩液5、2.5、1 g/kg(20 mL/kg)，4周后可延长小鼠在常压缺氧、亚硝酸钠中毒实验的存活时间；延长急性脑缺血性缺氧试验中断头小鼠的喘气时间；升高血清中SOD水平，降低MDA含量。玉竹对缺氧模型小鼠具有抗缺氧作用，与提高小鼠的抗氧能力有关[23]。

7. 抗氧化、抗衰老　玉竹水提液体0.1~14 mg/mL在体外具有与维生素C和芦丁相似的抗氧化能力，且能力随浓度增加而增强。灌服玉竹水提液15、30、60 g/kg，连续56 d，可有效提高衰老小鼠血浆SOD活力，降低肝脏组织中MDA含量。提示玉竹水提液具有较好的体内外抗氧化作用，这可能是其抗衰老的作用机制之一[24]。玉竹水提物2.5 g/kg灌胃6周，能够降低衰老状态下小鼠肝细胞线粒体DNA(mt DNA)相对含量及血清MDA含量，提高血清SOD活性。提示玉竹水提物具有减轻D-半乳糖诱导亚急性衰老动物模型的氧化损伤，保护肝细胞mt DNA，从多方面延缓机体衰老的作用[25]。

玉竹总黄酮0.01~0.6 mg/mL浓度范围内，体外明显抑制DPPH自由基活性；体内实验，每天给D-半乳糖衰老小鼠灌胃玉竹总黄酮，每天1.0、0.5 mL(10 g/mL)，明显增强小鼠血液中SOD活性，降低MDA含量。玉竹总黄酮有明显的体内外抗氧化活性[26]。

8. 调节免疫　玉竹提取物A(EA-PAOA)分别按1、2、4 g/kg剂量给Ⅰ型糖尿病小鼠腹腔注射0.5 mL，每天1次，共4周。结果：EA-PAOA明显降低小鼠空腹血糖；降低CD_4 T淋巴细胞含量和CD_4/CD_8比值，升高CD_8 T淋巴细胞含量；升高血清IL-4、IL-10水平；降低血清干扰素γ水平。提示玉竹提取物A降低Ⅰ型糖尿病小鼠血糖，与其恢复T淋巴细胞亚群平衡、调节发病过程中细胞因子水平有关[27]。玉竹提取物30 g/kg预先给D-半乳糖衰老小鼠灌胃56 d，其水提部位能预防衰老小鼠胸腺和脾脏的萎缩，改善胸腺和脾脏的病理结构。玉竹水提部位是玉竹抗衰老的有效部位，与其预防免疫器官萎缩，提高免疫功能有关[28]。1~1 000 μg/mL玉竹提取物A对小鼠Mϕ产生的IL-1有抑制作用，1 000 μg/mL玉竹提取物A的IP达39.1%；对TNF-α的抑制作用更明显，10 μg/mL玉竹提取物ACIP达28.6%，1 000 μg/mL玉竹提取物ACIP达78.6%。玉竹提取物A对小鼠Mϕ产生的IL-1和TNF-α有抑制作用，可抑制小鼠的免疫功能[29]。

9. 抗内毒素　腹腔注射内毒素建立小鼠内毒素

血症模型。预先给予玉竹提取物A 0.5、1、2 g/kg，连续7 d，各给药组小鼠72 h生存率明显升高；血清肿瘤坏死因子-α和一氧化氮水平明显降低。表明玉竹提取物A有抗内毒素作用[30]。

10. 影响心血管系统 给大鼠静脉注射玉竹总苷(RPOS)300、600、800 mg/kg，可剂量依赖性地降低麻醉大鼠的收缩压(SAP)和舒张压(DAP)，并以降低DAP的作用明显；对心律(HR)影响不明显；左室收缩压(LVSP)、$\pm dp/dt_{max}$绝对值明显增加，而左室舒末压(LVEDP)下降。玉竹总苷对麻醉大鼠心肌具有正性肌力作用[31]。

11. 其他 玉竹药液按35 g/kg剂量给小鼠灌胃，每日1次，连续30 d。给药组小鼠负重游泳时间显著延长，血尿素氮水平降低，肝糖原储备量显著低于对照组，运动后血乳酸升高及消除幅度与对照组均无显著性差异。提示黄精和玉竹具有抗疲劳作用[32]。

12. 毒性 100%玉竹注射液小鼠静脉注射的LD_{50}为112.5 g/kg[33]。给家兔1次灌胃玉竹茎叶煎剂或玉竹根浸膏10 g/kg或静脉注射玉竹茎叶煎剂10 g/kg，观察1周，结果一般活动正常，未见死亡[34]。

【临床应用】

1. Ⅱ型糖尿病 采用葛根丹参玉竹汤（葛根、丹参、玉竹、桔梗、黄芪等）加减，治疗42例Ⅱ型糖尿病，1个月为1个疗程。结果：显效9例，有效25例，无效8例，总有效率80.95%[35]。

2. 高脂血症 用参竹丸(玉竹、党参)治疗50例高脂血症患者，其中服药前3项血脂均升高者1例，2项升高者12例，单项升高者37例。服药后完全恢复正常者34例(68%)，好转者8例(16%)。用药后头痛、头晕、心悸、气短等自觉症状明显好转或消失，部分患者食欲增加，睡眠好转[36]。

3. 慢性萎缩性胃炎 玉竹黄精饮(玉竹、黄精、乌梅、五味子、炙甘草)加减治疗58例慢性萎缩性胃炎，疗程为3个月。治疗组临床痊愈16例(27.5%)，显效20例(34.5%)，有效15例(25.9%)，无效7例(12.1%)，有效率87.9%[37]。

4. 皲裂 玉竹汤外洗治疗皲裂54例，药用玉竹、白及、红花、当归、艾叶等，煎煮后将药放温，浸泡病损处，每日1次，3剂为1个疗程。结果：痊愈(皮损消退)34例，好转(皮损消退30%以上)18例，未愈(皮损消退不足30%)2例[38]。

【附注】

同属植物热河黄精*Polygonatum macropodium* Turc、小玉竹*Polygonatum involucratum* Maxim. 和毛筒玉竹*Polygonatum inflatum* Komar.也同等入药。

（祝晓玲 陶 成）

参 考 文 献

[1]林晓莲，等.野生玉竹与栽培玉竹的质量分析比较.广西中医学院学报，2005，8 (2)：63

[2]Tomoda M，et al. Ⅱ. Isolation and characterization of a mucous polysaccharide，odoratan，from Polygonatumodoratum var japonicum rhizomes. *Chemical Pharmaceutical Bulletin*，1971，19 (10)：2173

[3]Tomoda M，et al. Isolation and characterization of fructans from Polygonatum odoratum var . japonicum. *Chemical Pharmaceutical Bulletin*，1973，21(8)：1806

[4]Lin HW，et al. Studies on the Active Constituents of the Chinese Traditional Medicine Polygonatum odoratum (Mill.)Druce. *Acta Pharmaceutica Sinica*，1994，29(3)：215

[5]Qin HL，et al. A new furostanol glycoside from Polygonatum odoratum. *Chinese Chemical Letters*，2003，14(12)，1259

[6]李丽红，等.玉竹中新的双氢高异黄酮.药学学报，2009，44(7)：764

[7]Kim JH，et al. Effects of Polygonatum odoratum on mercuric chloride induced renal failure rats. *Saengyak Hakhoechi*，2002，33(3)：200

[8]阴健.中药现代研究与临床应用.北京：中医古籍出版社，1995：97

[9]周卫华，等.玉竹提取物对D-半乳糖衰老小鼠模型学习记忆的影响.中国民族民间医药，2009，18(1)：6

[10]锦州医学院药理教研组.降血脂中草药筛选的实验性研究.锦医科技，1977，6：19

[11]锦州医学院药理教研组.玉竹、木贼、党参消除家兔动脉粥样硬化斑块的实验性研究.锦医科技，1979，9：1

[12]Kato A，et al. Hypoglcemic action of the Rhizomes of polygonatum officinale in normal and diabetic mile. *Planta Medica*，1994，60：201

[13]Miura T，et al. The difference in hypoglycemic action between polygonati rhizoma and polygonati officinalis rhizoma. *Biol Pharm Bull*，1995，18(11)：1605

[14]Chen H，et al. Hypoglycemic effects of aqueous extract of Rhizoma Polygonati odorati in mice and rats. *J Ethnopharmacol*，2001，74(3)：225

[15]师海波，等.玉竹总提取物及不同分离部位对糖尿病大鼠血糖及肾功能影响的实验研究.中国中医药科技，2008，15 (4)：275

[16]Choi SB，et al. A Steroidal Glycoside from Polygonatum odoratum (Mill.)Druce. Improves Insulin Resistance but does not Alter Insulin Secretion in 90% Pancreatectomized Rats. *Biosci*

Biotechnol Biochem, 2002,66(10):2036

[17]谢建军,等.玉竹多糖对四氧嘧啶糖尿病大鼠胰岛β细胞损伤的保护作用.时珍国医国药,2008,19(10):2479

[18]李尘远,等.玉竹提取物B抗肿瘤机制的初步研究.中国免疫学杂志,2003,19(4):253

[19]李尘远,等.玉竹提取物B对Hela细胞的抑制作用.锦州医学院学报,2003, 24 (5): 1

[20]李尘远,等.玉竹提取物B对Hela细胞凋亡的影响.锦州医学院学报,2003, 24 (6): 14

[21]赵良中,等.玉竹提取物A对小鼠免疫性肝损伤治疗作用的研究.中国畜牧兽医,2010,37(3):160

[22]孙立彦,等.玉竹多糖对小鼠常压耐缺氧作用的影响.山东农业大学学报(自然科学版), 2008, 39 (3): 335

[23]朱欣佚,等.玉竹对缺氧模型小鼠抗缺氧作用的实验研究.长春中医药大学学报,2007,23(4):13

[24]徐大量,等.玉竹水提液体内外抗氧化的实验研究.中药材,2008,31(5):729

[25]周卫华,等.玉竹水提物对衰老模型小鼠线粒体DNA含量的影响.中国民族民间医药,2009,18(19):8

[26]陈地灵,等.玉竹总黄酮体内外抗氧化作用的实验研究.今日药学,2008,18(6):13

[27]金艳书,等.玉竹提取物A对Ⅰ型糖尿病小鼠的免疫预作用.中国临床康复, 2006 , 10 (7): 73

[28]李盛青,等.玉竹提取物对衰老小鼠脾脏和胸腺的影响研究.中国药房,2008,19(21):1616

[29]关玲敏,等.玉竹提取物A对小鼠Mϕ IL-1和TNF-α产生的影响.中国医疗前沿,2010,5(4):13

[30]卢颖,等.玉竹提取物A对内毒素血症小鼠血清中肿瘤坏死因子α及一氧化氮水平影响的量效依赖性.中国临床康复,2006,10(3):104

[31]杨立平,等.玉竹总苷对大鼠血流动力学的影响.湖南中医药导报,2004,10(4):68

[32]吴晓岚,等.黄精和玉竹抗疲劳作用的实验研究.中国冶金工业医学杂志,2009,26(3):271

[33]锦州医学院药理教研组.玉竹药理作用的实验性研究.锦医科技,1979,9:5

[34]哈尔滨医科大学药理教研组.哈尔滨医科大学1959年科研论文选集(第一辑),1959:14

[35]何志军.葛根丹参玉竹汤治疗2型糖尿病42例总结.湖南中医杂志,2008,24(1):10

[36]锦州市一院内科,等.参竹丸治疗高脂血症的近期疗效观察.锦医科技,1977:6:35

[37]仇增永,等.自拟"玉竹黄精饮"治疗慢性萎缩性胃炎临床观察.浙江中西医结合杂志,2004,14(2):101

[38]孙文岘,等.玉竹汤外洗治疗皲裂的疗效观察.辽宁中医杂志,2006,33(1):72

玉米须 Maydis Stigma yu mi xu

本品为禾本科植物玉米*Zea mays* L. 的干燥花柱和柱头。味甘,性平。有利尿消肿、平肝利胆、清热降压功能。用于水肿、小便不利、湿热、黄疸、眩晕等。

【化学成分】

玉米须含脂肪油(2.5%)、皂苷(3.18%)、苦味糖苷(1.15%)、挥发油(0.12%);玉米须中挥发油分离鉴定出42个化学成分,主要有二十九烷(10.70%)、二十一烷(6.53%)、β-谷甾醇(7.89%)等。玉米须(成熟期)含玉米须多糖0.78%~0.92%(以生药量计),乳熟期玉米须中多糖含量为成熟期玉米须的2/3左右[1]。还含有刺芒柄花素、尿囊素、隐黄素(cryptoxanthin)、维生素C、K、泛酸、肌醇、苹果酸、酒石酸、枸橼酸、草酸、玉蜀黍酸(maizenic acid)、硝酸钾、糖类、树胶、树脂、少量生物碱等[2-6]。

【药理作用】

1. 利尿 给家兔灌服玉米须煎剂5和10 g/kg,给药后第1、2小时尿量明显增加。玉米须煎剂在第1小时利尿作用不及0.2 mg/kg呋塞米组,但第2小时的利尿作用却明显优于呋塞米组,其作用持久而平缓[7]。玉米须水提取物1.5 mg/kg给兔静脉注射,4 min后出现第1次利尿作用,13~15 min后出现较强的第2次利尿作用;水提物的甲醇可溶部分仅出现第1次利尿作用,而甲醇不溶部分则引起较强的第2次利尿峰;其利尿成分不是所含无机盐[8]。大鼠灌胃0.5、1、2 g/kg玉米须多糖(SMPS),连续7 d,结果SMPS可显著增加大鼠尿量,并可提高尿液中的K^+、Cl^-的含量,但对Na^+含量无明显影响。此外,SMPS还能增加甘油致肾衰竭大鼠总排尿量[9]。

2. 降血糖 给小鼠灌胃200、300、400 mg/kg的玉米须多糖,连续30 d,都能较好对抗四氧嘧啶所致小鼠高血糖[10,11]。小鼠灌胃100、200、400 mg/kg的玉米须总皂苷,连续30 d,均可明显降低第20天和第30天的血糖值[12,13]。同样剂量和给药方法的玉米须总皂苷在给药后第30天亦能降低链脲佐菌素所致糖尿病小鼠血糖值[14]。给大鼠灌胃50、100、200 mg/kg玉米须总皂苷,连续给药30 d,对链脲佐菌素所致糖尿病大鼠有明显降血糖作用[15]。

3. 降胆固醇 玉米须水煎剂15、30 g/kg,小鼠灌胃给药,连续7 d能降低腹腔注射蛋黄乳剂(每只0.5 mL)所造成血清胆固醇升高[16]。

4. 降压 玉米须的沸水透析液给麻醉犬静脉注射,剂量在1.37~22 mg/kg范围,可立即产生剂量依赖性的降压作用,这种降压作用从15 min持续到80 min,并有明显剂量相关的心率减慢作用[17]。玉米须煎剂给麻醉犬静脉注射0.05~0.2 g/kg或灌胃2 g/kg,可使血压降低30%~73%和53%,历时2~5 h和5~10 h[8]。

5. 抗癌 小鼠接种肉瘤(S180)、肝癌(Hep)、胃癌(MFC)后,灌胃0.167、0.5、1.5 g/kg玉米须提取物(SME),共10 d。结果:SME对荷瘤小鼠肿瘤生长具有明显的抑瘤作用,其中对S180作用显著,能够延长S180荷瘤鼠存活时间[18]。

6. 抑制肾结石形成 玉米须提取液(生药1 g/mL)200 g/kg,给肾草酸钙结晶形成造模小鼠(饮水中含1%氯化铵和1%乙二醇),灌胃给药,连续2周。结果:玉米须组小鼠肾脏结晶的面密度及数密度均明显降低,湿肾组织草酸含量明显降低。病理学检查:玉米须可使小鼠肾组织草酸钙结晶明显减少。提示玉米须提取液具有降低高草酸尿症小鼠肾组织草酸含量,抑制肾组织草酸钙结晶形成的作用[19]。

7. 毒性 小鼠灌胃15 g/kg的玉米须多糖,8 h1次,共3次,累计剂量45 g/kg,给药后观察7 d。结果:未见动物死亡及任何毒性反应[20]。玉米须水提取物甲醇不溶部分的兔静脉注射致死量为250 mg/kg[8]。

【临床应用】

1. 泌尿系结石 以玉米须为主组成的方剂治疗泌尿系结石13例,每日1剂,水煎服。结果:10例X线片复查结石影消失,一般服药10~50剂结石排出[21]。

2. 急性肾炎 由玉米须、白茅根、紫珠草等组成的方剂治疗14岁以下小儿急性肾炎86例。结果:1个月内痊愈54例,1~2个月治愈23例,显效6例,临床治愈率89.5%,总有效率96.5%。86例中44例追踪1~4年,无1例转为慢性肾炎[22]。

3. 慢性肾炎 干燥玉米须50 g,文火煎煮成300~400 mL,每日1次或分次服完,治疗慢性肾炎9例,临床观察10个月,痊愈3例,进步2例[23]。

4. 水肿 玉米须30~45 g或60~90 g煎汤代茶饮治疗晚期血吸虫病腹水及肾性水肿数例,服后尿量增加,有相当不错疗效[24,25]。玉米须30~60 g与木瓜1个,水煎空腹服,每日2次治疗营养性水肿浮肿,2~3 d可愈,疗效达97%[26]。

5. 糖尿病 以含有玉米须的方剂(由玉米须、党参、黄芪等组成)加减治疗育龄女性Ⅱ型糖尿病18例,经3个月以上的治疗,空腹血糖由治前的(226±12.5) mg%下降至(146±14) mg%,血清和唾液性激素水平亦趋向正常[27]。

(赵秀梅　匡　朴　王士贤)

参考文献

[1]刘媛,等.玉米须多糖的提取及含量测定.南京中医药大学学报,1999,15(2):90

[2]张彦青,等.高效液相色谱法测定玉米须中刺芒柄花素的含量.食品科学,2009,30(6):178

[3]李钦,等.反相高效液相色谱法测定玉米须中尿囊素的含量.时珍国医国药,2006,16(10):958

[4]吴葆杰.中草药药理学.北京:人民卫生出版社,1983:187

[5]江苏新医学院.中药大辞典(上册).上海:上海人民出版社,1977:555

[6]林启寿.中草药成分化学.北京:科学出版社,1977:140

[7]王鼎,等.玉米须利尿作用的初步研究.内蒙古中医药,1991,10(2):38

[8]王浴生.中药药理与应用.北京:人民卫生出版社,1983:255

[9]窦传斌,等.玉米须多糖的利尿作用研究.河南大学学报(医学版),2007,26(3):35

[10]俞利平,等.玉米须多糖对糖尿病小鼠降糖作用的研究.浙江中医杂志,2009,44(4):258

[11]刘娟,等.玉米须多糖治疗糖尿病作用机制的研究.中药新药与临床药理,2006,17(4):242

[12]苗明三,等.玉米须总皂苷对四氧嘧啶加葡萄糖所致小鼠病因性糖尿病模型的影响.中华中医药杂志,2007,22(3):181

[13]苗明三,等.玉米须总皂苷降糖作用研究.中国中药杂志,2004,29(7):711

[14]苗明三,等.玉米须总皂苷对病因性糖尿病模型小鼠的降糖效应.中国临床康复,2006,39(10):123

[15]苗明三,等.玉米须总皂苷对链脲佐菌素致糖尿病大鼠肾脏、胰腺、胸腺组织细胞病变的影响.中国现代应用药学杂志,2007,24(3):171

[16]李伟,等.玉米须降血糖的实验研究.中草药,1995,26(6):305

[17]MartinN.,等.玉米须沸水透析液对正常血压的麻醉狗的血流动力学效应.国外医学中医中药分册,1991,13(5):46

[18]昌友权,等.玉米须提取物抗肿瘤作用的实验研究.营养学报,2005,27(6):498

[19]蒋一强,等.玉米须及芭蕉芯对小鼠肾草酸钙结晶抑制作用的形态定量研究.成都中医药大学学报,1999,22(3):37

[20]杜娟,等.玉米须多糖的清热利胆作用及急性毒性研究.时珍国医国药,2007,27(1):75

[21]陈云琪.玉米三物汤治疗泌尿系结石13例疗效观察.安徽医学,1986,7(1):46

[22]李开注.中药清热利尿汤治疗小儿急性肾炎86例疗效观察.中西医结合杂志,1984,4(3):171

[23]张开瑞.9例慢性肾炎采用玉米须治疗临床初步观察.上海中医药杂志,1956,11:922

[24]徐景枋.用"玉蜀黍花须"治疗晚期血吸虫病腹水二例疗效报告.上海中医药杂志,1957,7:22

[25]饶河清.介绍玉蜀黍须蕊治愈二例肾脏性水肿.江西中医药,1959,7:27

[26]农村.土法治疗营养性水肿浮肿.广东中医,1959,(10):401

[27]邝安堃,等.育龄女性Ⅱ型糖尿病患者血清和唾液性激素变化与肾虚关系.中医杂志,1989,30(8):26

甘 草 Glycyrrizae Radix et Rhizoma gan cao

本品为豆科植物甘草*Glycyrrhiza uralensis* Fisch、胀果甘草*G.inflate* Bat.或光果甘草*G.grabral* L.的干燥根及根茎。味甘,性平。有补脾益气、清热解毒、祛痰止咳、缓急止痛、调和诸药等功能。用于脾胃虚弱、倦怠乏力、心悸气短、咳嗽痰多、脘腹、四肢挛急疼痛、痈肿疮毒、缓解药物毒性和烈性等。

【化学成分】

甘草中主要含有三萜和黄酮类化合物,目前已从甘草中分离出100多种黄酮类化合物和超过60种三萜及其苷类化合物[1-4]。黄酮类化合物,如甘草素(liquiritigenin)、异甘草素(isoliquiritigenin)、甘草苷(liquiritin)、异甘草苷(isoliquiritin);三萜类化合物,如甘草酸(glycyrrhizic acid)、甘草次酸(glycyrrhetinic acid)。此外尚含有甘草多糖[5]和少量的生物碱、香豆素、挥发油、有机酸、氨基酸等[4]。

【药理作用】

1. 肾上腺皮质激素样作用 ①糖皮质激素样作用:600 mg/kg甘草甜素腹腔注射能使大鼠胸腺萎缩及肾上腺重量增加,其作用机制是通过兴奋下丘脑-垂体-肾上腺轴产生[6]。每日给轻型阿狄森患者肌肉注射1.25 mg可的松的同时,肌肉注射甘草甜素160 mg,可使尿中游离型17-羟皮质酮排出量增加,而结合型17-羟皮质酮却降低,但总排出量无变化;健康人每日连续肌肉注射甘草甜素80 mg也有相似改变[7]。②盐皮质激素样作用:甘草流浸膏和甘草甜素[8]均有去氧皮质酮样作用,能使健康人及多种动物的尿量和钠排出减少,钾排出增加[6]。

甘草具有皮质激素样作用机制,可能主要由于甘草次酸抑制了肝中Δ^4-5β还原酶,从而延缓了皮质激素代谢速率和延长了皮质激素的作用时间及作用强度。整体实验证明,给大鼠每日肌肉注射甘草次酸40~500 mg/kg,连续给药7 d;另一批大鼠于14 d内,每日肌注甘草甜素5、50和500 mg/kg。在上述剂量下,甘草次酸对Δ^4-5β还原酶的活性呈明显的抑制作用,且有量效关系。但对Δ^4-5α还原酶活性却有明显的刺激作用。甘草甜素只有大剂量对Δ^4-5β还原酶才有明显的抑制作用,其对Δ^4-5α还原酶活性亦呈刺激作用[9]。

2. 消化系统 ①抗溃疡作用:给大鼠按250 mg/kg皮下注射或十二指肠内给甘草提取物,对结扎幽门形成的实验性溃疡有明显的抑制作用,并使胃液量、总酸度和游离酸度均降低[10]。给小鼠按6 g/kg的剂量灌胃给药,对小鼠水浸应激性溃疡和盐酸性溃疡有抑制作用[11]。给大鼠按1、2 g/kg剂量十二指肠给药,可明显增加大鼠胆汁流量[11]。

甘草总黄酮成分FM_{100}是甘草中另外一类抗溃疡作用的有效成分。给大鼠按100 mg/kg腹腔注射时,能完全抑制结扎幽门引起的大鼠胃溃疡形成,对乙酰胆碱和组胺引起的胃液分泌有抑制作用[10]。给形成瘘管的大鼠腹腔注射FM_{100} 200 mg/kg时,可使胃液分泌减少,但对组胺脱羧酶活性和血中促胃泌素的浓度均无明显影响。提示可能为其对胃内壁细胞的直接作用[10]。

FM_{100}浓度为2×10^{-4} mmol/L时,对离体豚鼠肠管呈解痉作用。FM_{100}和异甘草素等黄酮化合物在10^{-5} mmol/L浓度时,对乙酰胆碱、氯化钡和组胺所致的肠痉挛有解痉作用[12]。

甘草对由甲基前列腺素MPGF$_{2\alpha}$所致的大鼠离体回肠强烈收缩有明显抑制作用[13]。甘草对大鼠十二指肠和空肠的抑制作用机制之一可能是由M受体介导的突触后抑制作用；甘草通过抑制小肠嗜铬细胞分泌5-HT及降低小肠神经系统中5-HT的含量，从而对大鼠小肠移行性综合肌电活动起抑制作用[14]。

3. 镇咳、祛痰 给小鼠灌服甘草黄酮(FG，100、150和250 mg/kg)、甘草流浸膏(EG，250和500 mg/kg)及甘草次酸(GA，20 mg/kg)，对氨水和二氧化硫引起的小鼠咳嗽均有镇咳及祛痰作用[15]。甘草次酸胆碱盐皮下注射1 mg/kg，能抑制豚鼠吸入氨水所致80%的咳嗽发作，其效力与可待因1 mg/kg皮下注射无差异，且对电刺激喉上神经所致的咳嗽也有明显的镇咳作用。其镇咳作用可能是通过中枢途径[16]。甘草次酸钠(SGA)10、20、40 mg/kg腹腔注射，使氨雾法致小鼠1 min咳嗽次数减少，肌肉注射使呼吸道酚红分泌量下降。表明SGA有镇咳、消痰及降低气道阻力的作用[17]。

4. 抗炎 甘草次酸的腹腔注射剂量为4、8和16 mg/kg时，其对大鼠棉球肉芽肿的抑制作用呈明显的量效关系，其作用强度与上述剂量的1/4可的松作用相当[18]。甘草次酸钠对大鼠化学性腹膜炎也有拮抗作用，其机制是通过抑制中性粒细胞游走及PGE_2合成，降低毛细血管通透性、清除氧自由基而发挥抗炎作用[19]。此外，甘草酸铵对角叉菜胶所致大鼠胸膜炎症渗出及炎症细胞浸润有抑制作用，并可抑制豚鼠过敏性哮喘时支气管肺泡灌洗液中嗜酸性粒细胞的趋化和浸润[20]。

浓度为1~10 mmol/L的甘草酸可促进酪激酶CK-Ⅱ的催化磷酸化反应，但浓度升高为50 mmol/L时却有抑制作用[21]。甘草酸对CK-Ⅱ介导的磷酸化反应与其抗炎效应之间有很大关系[22]。

5. 降血脂 甘草甜素浓度为0.06~0.5 mmol/L时，可抑制^{3}H-醋酸和^{3}H-亚油酸掺入平滑肌细胞中脂质的合成，即甘草甜素可抑制微粒体胆固醇的形成[23]。在上述浓度下，甘草甜素对大鼠游离脂肪酸掺入胆固醇合成有抑制作用[24]。甘草次酸钠10及40 mg/kg时明显降低鸡及大鼠甘油三酯、低密度脂蛋白，但对大鼠血胆固醇影响较小[25]。甘草粉每天灌胃1~3 g，对实验性高脂血症家兔有明显的降血脂作用[12]。

6. 增强免疫 离体实验证明，甘草甜素浓度为0.46 mmol/L时能抑制组织胺释放剂-化合物48/80引起的肥大细胞脱颗粒反应，从而阻止了过敏介质的释放[26]。甘草甜素对非特异性触发剂抗IgE、Con A、化合物48/80诱导肥大细胞释放组胺显示不同的抑制效果[27]。甘草甜素(浓度为250~500 μg/mL)不但能抑制由酵母聚糖(zymosdn)及PGE_2引起的大鼠腹腔细胞内cAMP水平的升高，而且也能抑制由酵母聚糖刺激大鼠巨噬细胞产生PGE_2的释放量。甘草甜素抑制PGE_2的作用及减少内源性PGE_2的生成，可能是甘草抗炎作用机制之一[28]。甘草酸单胺(AG)浓度为1.5×10^{-7}和3×10^{-7} mol/L时，增加了^{3}H-TdR掺入大鼠淋巴细胞DNA的抑制率。并发现甘草甜素浓度为4×10^{-7}、4×10^{-8}和4×10^{-11} mol/L时，可显著降低TXA_2的释放，提示AG的免疫抑制作用与其影响TXA_2的释放有关系[29]。甘草酸单铵(MAG)高、低两个剂量组(100和50 mg/kg)对实验性输卵管炎大鼠网状内皮系统吞噬功能有增强作用，可降低大鼠外周血中性白细胞百分比，升高淋巴细胞百分比。大鼠脾和胸腺称重指数均显著升高，其大鼠输卵管通畅率也明显改善。表明MAG对实验性输卵管炎大鼠免疫功能具有促进作用，这可能是MAG治疗大鼠输卵管炎的主要机制之一[30]。

7. 抗病毒 离体实验证明，甘草甜素可抑制HIV病毒在MT-4靶细胞上致细胞毒样作用（空斑形成），抑制50%空斑形成的浓度为0.150 mmol/L，完全抑制的浓度为0.6 mmol/L。甘草甜素并未直接影响逆反录酶的活性[31]。进一步研究证明，甘草甜素浓度在0.075~0.6 mmol/L时，对HIV-1在MOLT-4细胞内的复制呈剂量依存性抑制，而甘草甜素对HIV-1复制的抑制乃由于其对蛋白激酶C(PKC)的抑制所致。此外，甘草甜素干扰病毒与细胞的结合，也是其抗HIV的机制之一。因为在离体浓度为1.2 mmol/L时，甘草甜素明显抑制了同位素标记的HIV-1病毒颗粒与MT-4细胞的结合。在同样浓度下，甘草甜素同样抑制了巨大细胞的形成，表明HIV病毒细胞毒样作用受到抑制[32]。

近期研究发现，甘草甜素无论在SARS病毒的吸附期或是吸附期之后给药，都有较强的抑制作用(EC_{50} 300 mg/L)。在1 000 mg/L甘草甜素处理体系中，病毒抗原的表达远远低于其他培养体系。在高浓度(4 000 mg/L)的甘草甜素中，病毒的复制完全被阻断。7 d之内2次给予甘草甜素，EC_{50}为316~625 mg/L，说明甘草甜素对SARS冠状病毒具有较高敏感性[33]。

给小鼠接种流感病毒H_2N_2后，实验组小鼠存活率明显高于对照组，组织病理学观察发现实验组小鼠肺部损伤明显轻于对照组。将实验组小鼠脾淋巴细胞转移给正常小鼠并使其暴露于感染环境，结果小鼠100%生存。其作用机制与甘草甜素诱导体内T淋巴细胞产生γ干扰素有关[34]。甘草酸、甘草酸铵对日本脑炎病毒均有抑制作用，浓度为500 μg/mL的甘草酸作用

96 h后可100%抑制空斑形成[35]。

甘草多糖(GPS)浓度为32.8 μg/mL时，对水泡性口炎病毒(VSV)、腺病毒Ⅲ(AdVⅢ)、单纯疱疹病毒Ⅰ型(HSV-1)和牛痘病毒(VV)均有明显抑制作用[36]。

8. 抗肿瘤 甘草提取物可直接有效抑制乳腺癌、欧利希肿瘤、埃希腹水肿瘤、子宫内膜癌及多种实体瘤的生长和细胞增殖，同时还能有效抑制肺癌的转移[37]。此外，甘草与常用的顺铂联合服用，还能降低顺铂诱导的氧化应激，减少其毒副作用，增强癌症化疗的效果[38]。甘草提取物可显著诱导胃癌MGC-803细胞凋亡，但其对P53基因表达没有影响[39]。

甘草甜素600 mg/L以上浓度给小鼠灌胃，能抑制纤维肉瘤细胞的增殖，甘草甜素可引起纤维肉瘤细胞形态学改变，可使纤维肉瘤细胞G1期向S期移行受阻[40]。甘草甜素可抑制二乙基亚硝胺的致肝癌作用，这可能与甘草甜素保护DNA损伤修复有关[41]。此外，甘草甜素可提高环磷酰胺和长春新碱的抗癌活性，使肝癌小鼠的存活时间明显延长、瘤块重量减小。

小鼠口服从胀果甘草中提取的黄酮类化合物(G 9315)0.5 g/kg，对抗环磷酰胺诱发的骨髓细胞微核明显增多。G9315 20~40 μg/mL显著抑制TPA促进的^{32}P掺入Hela细胞的磷脂部分[42]。G9315 2 mg剂量明显抑制二甲基苯蒽(DMBA)合并巴豆油诱发的小鼠皮肤乳头瘤的生成表现出较强的抗促癌作用[43]。异甘草素导致DU145、LNCaP前列腺癌细胞株S和G2/M期生长停止，可作为治疗前列腺癌候选药物[44]。异甘草素可抑制多种癌细胞的生长和增殖，其可能的机制包括降低巨噬细胞中前列腺素PGE_2和NO的生成，抑制细胞增殖加速细胞凋亡，阻止细胞分裂周期停滞在G1期，抑制NF-kappa B细胞生存信号通路，诱导P53的生成，调节某些特异靶向分子，抑制DNA的合成[45]。

甘草次酸体外可抑制多种肿瘤细胞增殖，其可能的作用机制包括对P-糖蛋白和耐药蛋白有抑制作用、使细胞分裂停滞在G1期、阻止促分裂原活化蛋白激酶的磷酸化、诱导线粒体细胞膜渗透性变化、导致细胞色素C的释放、激活细胞凋亡蛋白酶等[46]。甘草酸(GL，0.5和1.0 mmol/L)和甘草次酸(GA，25和50 μmol/L)可减弱人肺癌细胞(PGCL3)增殖能力和侵袭能力，半增殖抑制浓度(IC_{50})分别为1.8 mmol/L和145.3 μmol/L[47]。12.5~50 μmol/L甘草次酸处理人胃癌细胞系(BGC 823)，可使细胞周期发生G0/G1期阻滞，细胞周期素依赖性激酶抑制蛋白21和27水平上调，其机制可能与此相关[48]。甘草次酸(20 mmol/L)单独应用于人肠癌细胞株(HCT-8)的抑制率为(18.66±0.31)%，与氢化可的松和辅酶NAD联合用药对癌细胞生长抑制率为(45.55±1.01)%，明显高于各自单独应用[49]。60 μmol/L甘草次酸和2.5 mmol/L甘草酸抑制BEL-7402人原发性肝癌细胞增殖，使癌细胞核质比下降，并诱导细胞凋亡[50]。甘草次酸(7.5~120 μmol/L)抑制人髓性白细胞系K562细胞增殖，可能通过抑制血管紧张素Ⅱ与其Ⅰ型受体结合机制完成[51]。

9. 保肝作用 通过采用不同的动物模型，体内试验证明了甘草酸对CCl_4诱导的急性和慢性肝损伤[52]、α-萘基异硫氰酸盐诱导的肝损伤[53]、术后内毒素引起的肝损伤[54]、苍耳子诱导的肝毒性[55]、脂多糖和D-氨基半乳糖诱导的肝损伤均有明显的保护作用。甘草酸单铵(强力宁)能够抑制CCl_4联合乙醇诱导的慢性肝损伤大鼠肝脏内NF-κB的结合活性的增加，可能是强力宁具有保护肝毒素性肝损伤和纤维化作用的分子机制之一[56]。小鼠预先以甘草黄酮灌胃，可抑制乙醇诱导的小鼠肝脏MDA含量的增高和还原性谷胱肽的耗竭，其作用呈剂量依赖性。电镜检验证实甘草黄酮可保护乙醇所致的肝细胞超微结构的损伤，这一作用与甘草黄酮清除由酒精激活产生的氧自由基有关[57]。甘草素是Akt蛋白激酶抑制剂，也是一种高选择性的雌激素受体激动剂，具有细胞保护作用，可抑制扑热息痛诱导的急性肝损伤[58]。

10. 抗心律失常 给大鼠按4.8 g/kg腹腔注射炙甘草提取液30 min后，对氯仿诱发的小鼠室颤，肾上腺素诱发的家兔心律失常，乌头碱诱发的大鼠心律失常，氯化钡和毒毛花苷K诱发的豚鼠心律失常均有抑制作用，并能减慢心率、延长麻醉大鼠心电的P-R和Q-T间期[59]。18-甘草次酸给大鼠按15~41.7 mg/kg腹腔注射时对氯仿-肾上腺素诱发家兔室性心律失常也有抑制作用[60]。给小鼠静脉注射异甘草素8~16 mg/kg可减少氯仿诱发的ICR小鼠心室纤颤阳性率，4~8 mg/kg可减少乌头碱诱发SD大鼠心律失常的持续时间，增加哇巴因诱发豚鼠出现室性早搏、室速、室颤和心搏停止所用剂量，表明异甘草素具有抗心律失常作用[61]。50~100 mg/kg甘草总黄酮静脉给药可延长乌头碱诱发的小鼠心律失常潜伏期，减少氯仿诱发的小鼠心室纤颤阳性率；25~50 mg/kg甘草总黄酮可增加哇巴因诱发豚鼠出现室性早搏、室速、室颤和心搏停止所用剂量，表明甘草总黄酮具有抗心律失常作用[62]。离体实验表明，甘草酸钾2 g/L和甘草酸锌0.9 mmol/L可显著抑制糖-钠转运电位(PD)，推测甘草酸钾盐和锌盐均可对Na^+/K^+-ATP酶产生抑制作用[63]。甘草黄酮(GB)2 mg/kg能明显对抗乌头碱和结扎左冠状动脉前降支诱发大鼠的室性心律失常，也能明显对抗$CaCl_2$–Ach混合液诱发的小鼠心房纤颤或扑动[64]。

11. 抗过氧化 甘草提取物具有良好的清除自由基和抗氧化的功效[65]，甘草黄酮（FG）2.8~25 μg/mL可明显抑制小鼠肝匀浆在温孵过程中丙二醛（MDA）升高；FG 0.265~26.5 μg/mL或2.58~25.8 μg/mL分别对碱性二甲基亚砜或黄嘌呤/黄嘌呤氧化酶系统生成的氧自由基有显著抑制作用；FG 144或258 μg/mL分别对PMA刺激多形核白细胞释放的氧自由基及羟自由基有明显的清除作用，证明FG有抗脂质过氧化作用[66]。甘草查尔酮（LC）具有明显的抗脂质过氧化作用，其作用机制可能是对·OH的直接清除作用所致[67]。此外，甘草酸单铵能延缓体外培养的兔肾传代RKB细胞的自然老化过程，提示其可能具有抗衰老作用[68]。

12. 生殖系统 甘草提取液（667 μg/mL）可拮抗去甲肾上腺素、乙酰胆碱、组胺引起的大鼠离体输精管的收缩，提示甘草的解痉作用可能与α、M和H受体有关[69]。不同浓度的甘草次酸对大鼠睾丸11–β羟甾脱氢酶具有明显的抑制作用[70]。

13. 其他 ①修复肾损伤：甘草酸可减轻肾缺血/再灌注损伤，促进肾损伤修复。经研究发现食用甘草水提取物能抑制垂体–肾上腺轴，并与剂量有关[71]。②升高血压：甘草甜素通过抑制11–β羟化固醇脱氢酶及醛固酮合成酶mRNA的表达，导致局部组织皮质醇水平增高，醛固酮降低，增加血管平滑肌对去甲肾上腺素的反应性，从而引起血压升高[72]。此外，甘草次酸对血管紧张素Ⅱ受体有较好的结合作用，其IC_{50}为 75.0 μmol/L，甘草次酸有望成为血管紧张素Ⅱ受体非肽拮抗剂的先导化合物[73]。③抑制胆碱酯酶：甘草甜素和甘草次酸对乙酰酸胆碱酯酶均产生明显的抑制作用，这两种化合物对乙酰胆碱酪酶均呈竞争–非竞争型混合抑制[74]。④抑菌：甘草的水提取部位[75]、甲醇提取部位都具有一定的抗菌活性，对多种革兰阴性菌、革兰阳性菌均表现一定的抑制作用[76]。18β–甘草次酸钠在体外抑菌实验中，对革兰阳性菌有良好的抑制作用，对金黄色葡萄球菌、甲型链球菌、乙型链球菌、变异链球菌、乳酸杆菌有明显的抑制作用[77]。经研究发现glabridin、licochalcones A、licoricidin、glyasperin brene、licoisoflavone B、isolicoflavonol和gancaonin Ⅰ有抗MSSAs和MRSAs活性，并且这些化合物对Micrococcus luteus ATCC 9341和Bacillus subtilis PCI 219都有抵抗作用[78]。⑤降血糖：甘草提取物[79]可有效预防糖尿病的血管并发症和内皮功能紊乱。甘草中的黄酮类化合物具有抑制醛糖还原酶的作用，可降低红细胞、晶体及外周神经中山梨醇的含量，用来治疗慢性糖尿病并发症，延迟白内障形成及蛋白尿出现等[80]。⑥增强记忆力及保护神经：甘草水提物可有效增强学习和记忆能力，且其药效与血液中的甘草次酸含量不相关，这可能与其能有效降低乙酰胆碱酯酶的活性有关[81]。甘草的甲醇提取部位可有效预防和抵抗 H_2O_2诱导的白细胞DNA损伤和PC–12细胞的程序性凋亡具有一定的神经保护作用[82]；水提物可有效治疗认知缺陷和氧化应激诱导，缓解阿尔茨海默病发病进程，对抑郁症、帕金森症、癫痫也有一定的疗效。⑦皮肤褪色：皮肤病学研究发现甘草的3种黄酮类化合物，异甘草素葡萄糖洋芫荽糖苷、异甘草苷和甘草查耳酮A能抑制酪氨酸酶活性，存在开发为褪色剂的潜力。甘草异黄酮glycyrrhisoflavone和glyasperin C也被报道有上述活性[83]。

14. 毒性 甘草次酸钠给小鼠灌胃的LD_{50}为406 mg/kg，皮下注射的LD_{50}为141 mg/kg[25]。甘草次酸半酯琥珀酸给小鼠腹腔注射的LD_{50}为101 mg/kg，静脉注射时为43 mg/kg。于40 d内，每天给家兔灌服甘草浸膏1 g，给药组体重比对照组略有增加，于给药后1周，血中钠含量明显增加，肾上腺功能低下，并稍有萎缩[10]。甘草流浸膏在临床用于治疗胃溃疡时，经常发生血压增高和浮肿，血容量增多所致头痛、眩晕、心悸、血钾降低。甘草甜素每日剂量超过500 mg，连服1个月，即可产生假醛固酮症[84]。

【临床应用】

1. 肝炎 用甘草甜素治疗慢性乙型肝炎，有效率达92.8%[85]。用甘草酸二铵治疗慢性乙型病毒性肝炎，总有效率达92%[86]。用甘利欣注射液150~200 mg/d，治疗病毒性肝炎患者，有效率可达90%以上[87]。采用强力宁100 mL（甘草单铵1.8~2.2 mg）加维生素（2.5 g），每日1次，静点，疗程4周，治疗急性黄疸性肝炎100例，治愈86%[88]。

2. 艾滋病 甘草中抑制HIV有效成分为甘草甜素。给重症艾滋病患者每日服1 600 mg甘草甜素，使患者T_8细胞升高；甘草甜素注射液（SNMC）也同样有效[89]。于1个月内，给艾滋病患者每天静脉注射甘草甜素400~1 600 mg，使部分患者血清中病毒抗原浓度降至未能测到的水平，表明甘草甜素可能抑制HIV病毒的复制[90]。

3. 胃X线及大肠内窥镜检查 日本报道芍药甘草汤可作为胃X线及大肠内窥镜检查的解痉剂。芍药甘草汤有松弛骨骼肌和镇痛作用，对慎用或禁用传统解痉剂的患者可应用芍药甘草汤达到解痉镇痛的目的[91]。

4. 小儿腹痛 用甘草汤或芍药甘草汤治疗小儿腹痛显效迅速，约1.5 min，半数患儿腹痛消失，4 min

左右,80%以上患儿的腹痛消失。另外,甘草汤对持续3个月的腹部绞痛也有显著疗效[91]。

5. 肌痉挛 给予芍药甘草汤同时并用当归芍药散或桂枝茯苓丸等活血祛瘀剂,可治疗由类风湿性关节炎、哮喘、角膜溃疡引起的以及不明原因的眼睑肌痉挛。此外,甘草汤提取剂对由血管障碍引起的腓肠肌痉挛也有治疗作用[91]。

6. 老年性骨质疏松症 由老年性骨质疏松症引起的疼痛给予甘草附子汤有较好疗效,2周左右疼痛消失,多数病例可简单料理日常生活[91]。

7. 风湿性疾病 每日用甘草甜素注射液60 mL加入10%葡萄糖500 mL中静滴,10~12 d为一疗程, 对风湿热的有效率为100%,该药对类风湿性关节炎、系统性红斑狼疮也有较好的疗效[92]。

8. 变态反应性疾病 甘草酸单铵注射液每次20 mL,成人80~100 mL,儿童20~40 mL,维生素C 2.5~5.0 g,加入5%~10%葡萄糖液中静滴, 每日1次,20 d一疗程。共治疗变态反应性疾病210例,有效率为100%[93]。

9. 过敏性紫癜 应用甘草酸单铵注射液治疗,每次60~80 mL, 加入5%葡萄糖注射液500 mL内静脉滴注,对过敏性紫癜的有效率为96.2%[94]。

10. 其他 ①乙型脑炎: 甘利欣注射液0.8 mL/(kg·d)加入10%葡萄糖250 mL中静滴,每日1次,连用5~7 d,有效率为96.8%[95]。②肾病综合征、出血热、急性肾衰竭:甘草酸单铵注射液60~100 mL,静脉滴注,对于肾病综合征、出血热、急性肾衰竭患者有较好疗效[96]。③溶血性贫血和再生障碍性贫血: 用强力宁80 mL加入5%葡萄糖注射液,静脉滴注,对于溶血性贫血和再生障碍性贫血有效率可达97%[97,98]。④预防吗啡硬膜外术后镇痛并发症:用强力宁治疗预防吗啡硬膜外术后镇痛并发症有较好疗效[99]。⑤溃疡性结肠炎:应用强力宁灌肠,同时服用柳氮磺胺吡啶,对溃疡性结肠炎是一种很好的治疗方法[100]。

(郭远强 周秋丽 何宗梅 毕云峰 王本祥)

参考文献

[1]国家中医药管理局《中华本草编》委会.中华本草(第4卷).上海:上海科学技术出版社,1999:500

[2]惠寿年,等.国内对甘草化学成分的研究进展.中草药,1999,30(4):313

[3]蔡立宁,等.甘草属植物中三萜化合物的研究进展.天然产物研究与开发,1989,1(1):47

[4]胡金锋,等.甘草属植物化学成分研究概况.天然产物研究与开发,1996,8(3):77

[5]高丽娟,等.甘草残渣中多糖含量的分光光度法测定.宁夏大学学报(自然科学版),2002,23(2):182

[6]黄正明,等.中药药理.兰州:甘肃科学技术出版社,1990:214

[7]熊谷朗.甘草,特にグリチルレチンの药理作用と临床应用への问题点.MiNOPHA-GEN Med Rev,1980,25(6):1

[8]张厥容译.日本对某些常用中药的研究现况(1975-1977).国外医学参考资料(中医中药分册),1978,1:19

[9]田村泰.グリチルレチン酸及びその诱导体のうット肝$\triangle^4$-3ketosteroids-5α及5β-reductaseに对する影响について.日本内分泌会志,1975,51:589

[10]徐东铭.甘草治疗消化性溃疡病的化学成分和药理学研究.中医药研究参考,1974,8:31

[11]朱自平,等.生甘草和白鲜皮对消化系统的药理实验研究.中国中西医结合脾胃杂志,1998,6(2):96

[12]李明.甘草的研究概况.甘肃中医学院学报,2000,17(3):59

[13]赵自强,等.铁心甘草对大鼠离体回肠的作用研究.宁夏医学杂志,1996,18(5):260

[14]寻庆英,等.甘草对大鼠小肠运动功能影响的实验研究.南京铁道医学院学报,2000,19(4):238

[15]俞腾飞,等.甘草黄酮、甘草浸膏及甘草次酸的镇咳祛痰作用.中成药研究,1993,15(3):32

[16]李仪奎,等.中药药理学.北京:中国中医药出版社,1997:9

[17]吴勇杰,等.甘草次酸钠镇咳、消痰、降低气道阻力作用的研究.兰州医学院学报,1996,22(2):23

[18]Finney RS, et al. The pharmacological properties of glycyrhetinic acid hydrogen succinate(disodium salt). *J Pharm Pharmacol*,1960,12(1):49

[19]包金凤,等.甘草次酸钠对大鼠化学性腹膜炎的影响.中国药理学报,1997,18(3):277

[20]唐法娣,等.甘草酸铵对胸膜炎和支气管肺泡灌洗液中炎症细胞的影响.中药药理与临床,1999,15(5):17

[21]Ohtsuki K, et al. A 96-kDa glycyrrhizin-binding protein(gp96)from soybeans acts as a substrate for casein kinase Ⅱ, and is highly related to lipoxygenase 3. *J Biochem*, 1995,118(6):1145.

[22]Harada S, et al. Identification of glycyrrhizin-binding protein kinase as casein Ⅱ and characterization of its associated phosphate acceptors in mouse liver. *Biochem Biophys Res Commum*, 1996,227(1):102

[23]志气保子,等.动脉壁脂质代谢に及ぼすGlycyrrhizinの影响.动脉硬化,1984,12(4):817

[24]志气保子,等.グリチリチンの抗动脉硬化作用の机械について.和汉药学会志,1985,2(1):59

[25]孟富敏,等.甘草次酸钠的调血脂及急性毒性作用.兰州医学院学报,1994,20(4):225

[26]张宝恒，等.影响过敏介质释放的中草药. 药学通报，1979，5：224

[27]马建吟，等.甘草甜素对大鼠肥大细胞释放组胺的抑制作用.南京中医药大学学报(自然科学版)，2000，16(5)：289

[28]张罗修，等. 甘草皂苷对大鼠腹腔细胞前列腺素E_2和cAMP水平的影响及对某些免疫功能的调节. 中药药理与临床，1987，3(增刊号)：116

[29]段金虹，等.甘草酸单铵对体外培养人和大鼠淋巴细胞前列腺素和DNA合成的影响.中国药理学通报，1991，7(6)：440

[30]高章圈，等.甘草酸单铵对输卵管炎大鼠免疫功能的影响. 解放军药学学报，2000，16(6)：296

[31]Ito M, et al. Inhibitory effect of glycyrrhizin on the in vitro infectivity and Cytopathic activity of the human immunodeficiency virus . *Antivir Res*, 1987, 7: 127

[32]Hattori T, et al. Preliminary evidence for inhibitory effect of glycyrrhizin on HIV replication in patients with AIDS. *Antivir Res*, 1989, 11: 255

[33]Cinatl J, et al. Glycyrrhizin, an active component of liquorice roots, and replication of SARS-associated coronavirus. *Lancet*, 2003, 361(9374): 2045

[34]Utsunomiya T, et al. Glycyrrhizin, an active component of licorice roles, reduces morbidity and portability of mice infected with lethal dose of influenza virus. *Antimicrob Agents Ch*, 1997, 41 (3): 551

[35]Badam L. In vitro antiviral activity of indigenous glycyrrhizin, licorice and glycyrrhizic acid (Sigma) on Japanese encephalitis virus. *J Commun Dis*, 1997, 29(2): 91

[36]常雅萍，等.甘草多糖抗病毒作用的研究. 中国中药杂志，1989，14(4)：44

[37]Gol´dberg E D, et al . Licorice preparations improve efficiency of chemotherapy and surgical treatment of transplanted tumors. *B Exp Biol Med*, 2008, 145 (2): 252

[38]Lee C K, et al . Effects of the licorice extract against tumor growth and cisplatin-induced toxicity in a mouse xenograft model of colon cancer. *Biol Pharm Bull*, 2007, 30 (11): 2191

[39]马靖，等. 甘草提取物诱导胃癌MGC-803细胞凋亡的初步研究. 中国中西医结合杂志，2000，20 (2)：931

[40]葛淑芬，等. 甘草甜素对小鼠颌下腺纤维肉瘤细胞的增殖作用. 中华口腔医学杂志，1998，33 (6)：341

[41]严瑞琪，等. 甘草甜素抑制致癌过程中对DNA损伤修复的影响. 癌症，1995，14 (4)：245

[42]傅乃武，等.G9315抗致癌作用研究. 中国医学科学院学报，1995，17 (5)：349

[43]傅乃武，等. G9315抗促癌和抑制促癌诱发的脂质过氧化作用. 中草药，1995，26 (8)：411

[44]Kanazawa M, et al . Isoliquiritigenin inhibits the growth of prostate cancer. *Eur Urol*, 2003, 43 (5): 580

[45]高雪岩，等.甘草及其活性成分的药理活性研究进展. 中国中药杂志，2009，34 (21)：2695

[46]Nabekura T et al. Inhibition of P-glycoprotein and multidrug resistance protein 1 by dietary phyto chemicals. *Cancer Chemoth Pharm*, 2008, 62 (5) : 867

[47]黄炜，等. 维甲酸、甘草酸和18β-甘草次酸抗人肺癌细胞增殖和侵袭的作用. 中国肿瘤，2003，12(11)：665

[48]王银环，等.18β-甘草次酸对人胃癌细胞BGC823增殖的抑制.江苏大学学报(医学版)，2007，17(3)：351

[49]王继荣，等.11β-羟基类固醇脱氢酶在人肠癌细胞株中的表达及甘草次酸的作用.医学研究生学报，2009，22(8)：799

[50]黄炜，等. 全反式维甲酸、18 β-甘草次酸和甘草酸诱导人肝癌细胞分化和凋亡的研究. 中西医结合肝病杂志，2003，13(3)：148

[51]刘新月，等. 甘草次酸抑制K562细胞增殖的机制的实验研究. 中国医院药学杂志，2005，25(4)：315

[52]Guo J S, et al. Anti-oxidative effect of glycyrrhizin on acute and chronic CCl_4-induced liver injuries. *J Gas-troen Hepatol*, 2006, 21 (Suppl. 2) : 154

[53]Zhai D, et al . Protective effect of glycyrrhizin, glycyrrhetic acid and matrine on acute cholestasis induced by alpha-naphthyl isothiocyanate in rats. *Planta Med*, 2007, 73 (2): 128

[54]Tang B, et al . Glycyrrhizin attenuates endotox-in-induced acute liver injury after partial hepatectomy in rats. *Braz J Med Biol Res*, 2007, 40 (12): 1637

[55]Abe K, et al . Glycyrrhizin prevents of lipopolysaccharide /D-galactosamine-induced liver injury through down regulation of matrix metallop roteinase-9 in mice. *J Pharm Pharma*, 2008, 60 (1): 91

[56]王吉耀，等.甘草甜素对肝硬化动物模型肝脏内NF-κB结合活性的抑制作用. 中华肝脏病杂志，1999，7(1)：42

[57]王根生，等.甘草类黄酮对乙醇所致小鼠肝脏损伤的影响. 中国药理学通报，1993，9 (4) ：271

[58]Kim YW, et al . Liquiritigenin, an aglycone of liquiritin in Glycyrrhizae Radix, prevents acute liver injuries in rats induced by acetaminophen with or without buthionine sulfoximine. *Chem Biol Int*, 2006, 161 (2): 125

[59]陈汝兴，等. 炙甘草注射液抗实验性心律失常的研究. 中国中药杂志，1991，16 (10)：167

[60]李新芳，等. 18β-甘草次酸钠对实验性心律失常的影响. 中国中药杂志，1992，17 (3)：176

[61]胡小鹰，等.异甘草素抗心律失常作用研究. 中药药理与临床，1996，12 (5)：13

[62]胡小鹰，等.甘草总黄酮抗心律失常作用研究.中草药，1996，27 (12)：12

[63]罗跃娥，等.甘草酸盐对翻转小鼠离体小肠糖-钠转运电位的影响.中草药，1999，30 (4) ：284

[64]谢世荣，等.甘草黄酮抗心律失常的作用. 基础医学与临床，1998，18 (2)：72

[65]Wojcikowski K, et al. Antioxidant pacity of 55 medicinal

herbs traditionally used to treat the urinary system: A comparison using a sequential three-solvent extraction process. *J Altern Complem Med*, 2007, 13 (1): 103

[66]句海松，等. 甘草类黄酮对脂质过氧化和活性氧自由基的作用. 药学学报，1998,24 (11): 807

[67]朱少华，等.甘草查尔酮抗脂质过氧化及自由基的实验研究.同济医科大学学报,1996,25(1): 25

[68]刘军，等.甘草酸单铵对体外培养的兔肾传代细胞的影响.中国医科大学学报,1995,24 (3): 265

[69]顾旭，等.甘草对大鼠离体输精管的影响. 西北药学杂志，1997,12 (3): 116

[70]葛仁山,等.醋酸棉酚和甘草次酸对大鼠睾丸11β羟甾脱氢酶的影响. 中国药理学通报,1995,12 (3): 16

[71]Al-Qarawi AA, et al. Liquorice (Glycyrrhiza glabra) and the adrenal -kidney pituitary axis in rats. *Food Chem Toxicol*, 2002,40(10): 1525

[72]张永生,等.甘草甜素对大鼠血压的影响及其机制. 中华内科杂志，1999,38(5): 302

[73]贺师鹏，等.甘草次酸与大鼠肝膜血管紧张素Ⅱ受体相结合. 中国药理学通报，1998,14 (6): 519

[74]张泽林，等. 甘草酸和甘草次酸对乙酰胆碱酯酶的抑制作用. 中草药，1990,2(2): 21

[75]Ai-Turki A I, et al . Chemical and anti-bacterial characterization of aqueous extracts of oregano, rjoram, sage and licorice and their application in milk and labneh. *J Food Agr Env*, 2008, 6 (1): 39

[76]Park I K., et al. In vivo fungicidal activity of medicinal plant extracts against six phytopathogenic fungi. *Int J PestManag*, 2008,54 (1): 63

[77]郭朝晖，等.18β-甘草次酸钠体外抑菌作用.兰州医学院学报，1996,12 (2): 78

[78]Toshio Fukai, et al. Antimicrobial activity of licorice flavonoids against methicillin-resistant Staphylococcus aureus. *Fitoterapia*, 2002,73(6): 536

[79]Choi Y J, et al . Blockade of nitroxidative stress by roasted licorice extracts in high glucose-exposed endothelial cells. *J Cardiovasc Pharm*, 2008,52 (4): 344

[80]李英和，等.甘草属植物化学和药理学研究进展. 天然产物研究与开发，1995,7 (1): 61

[81]Sharifzadeh M, et al. A time course analysis of systemic administration of aqueous licorice extract on spatial memory retention in rats. *Planta Med*, 2008,74 (5): 485

[82]Lee H J, et al. Antioxidant activity of Glycyrrhiza uralensis Fisch extracts on hydrogen peroxide-induced DNA damage in human leucocytes and cell death in PC12 cells. *Food Sci Biotech*, 2008,17 (2): 343

[83]Kim H J, et al . Identification of tyrosinase inhibitors from Glycyrrhiza uralensis . *Planta Med*, 2005,71(8): 785

[84]黄巧玲,等.甘草的毒副作用.中药药理与临床,1991,7(特刊): 122

[85]宋星宏，等.甘草甜素治疗慢性乙型肝炎疗效观察. 中国中西医结合杂志，1997,17 (8): 494

[86]邹刚，等.甘草酸二铵治疗慢性乙肝100例. 医药导报，1999,18 (3): 181

[87]方少鹏，等.肝利欣治疗病毒性肝炎的疗效.广州医药，2001,32 (3): 58

[88]赵丽娟，等.强力宁加维生素治疗急性黄疸型肝炎100例临床观察. 吉林医学，1996,17 (5): 276

[89]朱云龙.抗艾滋病中药和天然药的开发研究. 中国中药杂志，1991,16 (12): 707

[90]Hattori T, et al. Preliminary evidence for inhibitory effect of glycyrrhizin on HIV replication in patients with AIDS. *Antivir Res*, 1989,11(5-6): 255

[91]张萍，等. 甘草及其制剂药理与临床应用研究新进展. 中草药，1997,28 (9): 568

[92]牛经华，等. 甘草甜素注射液治疗风湿性疾病的临床研究. 山东中医杂志，1996,15 (8): 345

[93]姚军英，等.甘草酸单胺治疗变态反应性疾病210例. 哈尔滨医科大学学报，1997,31 (5): 420

[94]丁虹玲，等. 强力宁治疗成人过敏性紫癜26例临床实验研究. 临床皮肤科杂志，1995,24 (5): 300

[95]柴艳峰，等. 甘利欣注射液治疗流行性乙型脑炎32例疗效观察. 中国中西医结合脾胃杂志，1999,6 (6): 248

[96]邵永翠，等. 强力宁预防性治疗肾病综合征出血热急性肾功能衰竭初步观察. 实用医学杂志，1997,13 (9): 595

[97]张梅，等.强力宁在溶血性贫血治疗中的应用价值. 陕西医学杂志，1998,27 (1): 42

[98]王静恩，等. 雄性激素加强力宁治疗慢性再生障碍性贫血疗效分析. 上海医学，1995,18 (3): 158

[99]王国良，等. 强力宁预防吗啡硬膜外术后镇痛并发症的观察. 中华麻醉学杂志，1998,18 (2): 86

[100]金建军，等.强力宁灌肠治疗溃疡性结肠炎的临床研究. 中国肛肠病杂志，1997,17 (1): 25

甘 松 Nardostachyos Radix et Rhizoma gan song

本品为败酱科植物甘松*Nardostachys jatamansi* DC.的干燥根及根茎。味辛、甘，性温。理气止痛，开郁醒脾。主治脘腹胀满、食欲不振、呕吐；外用治牙痛、脚气肿毒。

【化学成分】

1. 倍半萜类 甘松的根和根茎含甘松香酮(nardosinone)、缬草酮(valeranone，jatamanson)、L(10)–马兜铃烯[L(10)–aristolene]，9–马兜铃烯(9–aristolene)、马里醇(maliol)，β–马里烯(β–maaliene)、马兜铃烯–1(10)–2–酮[1(10)–aristolen–2–one]、甘松酮(nardostachone)、德比酮(dibelon)、马兜铃烯–α–醇(9–aristolen–1–α–ol)、1，2，9，10–四去氢马兜铃烯(1，2，9，10–tetradehydroaristolene)[1]。还含有甘松醇A(narchinol A)、脱氧甘松醇A(desoxonarchinol A)[2]。相继又从甘松中分离出甘松新酮(nardosinone)和甘松环烯(nardostachin)、甘松甲素(甘松素A，kanshone A)、A($[\alpha]_D$–147.8°)、B($[\alpha]_D$+133.8°)[3]、kanshone C、kanshone D和kanshone E、异甘松酮(isonardosinone)、甘松酮二醇(nardosinone diol)、nardofuran[4,5]。从甘松的根中还分离出一个新的倍半萜过氧化物——甘松醛(nardosaldehyde)[6]。甘松挥发油主要成分为卡拉稀(calarene，29.44%)、$\triangle^{1(10)}$–土青木香烯酮–2($\triangle^{1(10)}$–aristolenone–2，16.5%)、甘松醇(jatamansinol，8.80%)、土青木香柔酮(debilone，16.57%)等[7]。

2. 环烯醚萜类 甘松环烯(nardostachin)及熊果酸(ursolic acid)[8]、gansongone(Ⅰ)及alc(Ⅱ)、deoxomarchinol A[9]。

3. 三萜类 β–谷甾醇(β–sitosterol)、齐墩果酸(oleanolic acid)[10]。

4. 其他 还有丹参酮ⅡA、隐丹参酮柚皮素–4′，7–二甲醚、(+)–1–羟基松脂素[11]。

【药理作用】

1. 镇静、抗惊厥 给小鼠灌胃甘松总提取物5 460、10 920 mg/kg，50 min后观察小鼠自由活动，证明其有镇静作用，且有明显的量效关系。对小鼠最大电休克发作的观察，证明其有明显的抗电惊厥作用，并有非常显著的抗安钠咖致小鼠惊厥的作用，对硝酸士的宁致小鼠惊厥有一定的对抗作用[12]。预先灌胃甘松提取物62.5 mg/kg，连续14 d，可延长青霉素致痫大鼠惊厥发作潜伏期，明显减轻大鼠痫性发作程度，改善大鼠大脑皮层脑电图。甘松对青霉素致痫大鼠有一定的抗癫痫作用，与丙戊酸钠联用有协同作用[13]。

2. 抗心律失常 甘松100%乙醇提取液(2.4 mL/kg)或者浓度为50%的提取液(2 mL/kg)静脉注射均能对抗氯化钡所致大鼠的心律失常。25%甘松乙醇提取物(2 mL/kg)给家兔静脉注射，对注射肾上腺素诱发的心律失常有对抗作用，尤其是在用药5~10 min内可预防快速静脉注射肾上腺素诱发的心律失常。采用成对刺激法研究甘松对离体家兔左心房不应期的作用，结果0.05%甘松溶液有明显延长心房不应期作用，其延长幅度在13%~34%之间；而浓度增加到0.1%时，虽不应期仍有所延长，但收缩幅度有所减弱，分析甘松抗心律失常作用可能是对心肌的直接抑制作用[14]。甘松挥发油4.9 μg/g能抑制大鼠心室肌细胞I_{Na}（跨膜离子通道电流），抑制率50%，在不同膜电位水平对I_{Na}也具有均匀抑制作用。甘松挥发油在+70 mV下，6、10、20 μg/g可抑制大鼠心室肌细胞膜瞬时外向钾电流(I_{to})，抑制率分别为51.13%、80.86%、94.8%，说明与其抗心律失常作用相关[15,16]。

3. 抗心肌缺血 静脉注射甘松(2 g/kg)后4.5 min，家兔心律显著减慢，并对垂体后叶素所致实验性心肌缺血有明显保护作用，在用药30 min内显著减轻T波升高，对S–T段抬高也有所减轻，并对家兔心力过缓有一定的预防作用[17]。

4. 耐缺氧 腹腔注射甘松16. 7、40、60 g/kg等剂量能显著增强小白鼠常压耐缺氧能力，大剂量组(60 g/kg)显著优于小剂量组(16.7 g/kg)及双嘧达莫组(100 mg/kg)。甘松40 g/kg与普萘洛尔20 mg/kg增强缺氧耐力的作用无显著差别[17]。

5. 解痉 甘松醇提取物对大肠、小肠、子宫、支气管等离体平滑肌器官，具有拮抗组织胺、5–羟色胺及乙酰胆碱的作用，还能拮抗氯化钡引起的痉挛，表明对平滑肌亦有直接作用[18]。

【临床应用】

1. 早搏 采用四参甘松调律汤（丹参、党参、甘松、苦参、玄参等）治疗早搏，疗程为4周。经治48例，显效34例（70.8%），有效10例（20.8%），无效4例（8.4%），总有效率91.6%[19]。

2. 心律失常 用复方甘松汤（甘松、大青叶、党参、元参、桂枝、甘草、枳壳）治疗过早搏动、房室传导阻滞、阵发性室上性心动过速等心律失常55例，总有效率83.6%[20]。

（刘 威 徐 宏 何晓红）

参考文献

[1]中国医学科学院药物研究所，等.中药志（Ⅱ）.北京：人民卫生出版社，1982：301

[2]刘寿山，等.中药研究文献摘要（1975-1979）.北京：科学出版社，1986：257

[3]Anjana Bagchi, et al. Kanshones A and B, sesquiterpenoids of nardostachys chinensis. *Phytochemistry*, 1988, 27 (4)：1199

[4]Anjana Bagchi, et al .The validity of the oriental medicines part 130 sesquiterpenoids Part 63 kanshones D and F sesquiterpenoids of nardostachys chinensis roots. *Phytochemistry*, 1988, 27 (11)：3667

[5]Anjana Bagchi, et al. The validity of oriental medicines partl 27 sesquiterpenoids Part 62 Kanshone C sesquiterpenoids of nardostachys chinensis roots. *Phytochemistry*, 1988, 27(9)：2877

[6]罗仕德，等.甘松醛：一个新的倍半萜过氧化物.天然产物研究与开发，1997，9(4)：7

[6]韩泳平，等.甘松挥发油成分分析.中药材，2000，23(1)：34

[7]Anjana Bagchi, et al. Validity of the oriented medicines part 123 Nardostachin an iridoid of Nardostachys chinesis .*Planta Med*, 1988, 54(1)：87

[8]Shide Luo, et al. Nardonoxide, a new nardosinane-type sesquiterpene ether from Nardostachys chienesis. *Planta Med*, 1987, 53(4)：332

[10]Shide,Luo, et al. Gansongone, a new aristolane Ketone from Nardostachys chinensis and structure revision of an aristolenol. *Planta Med*, 1987, 53(6)：556

[11]张毅，等. 甘松化学成分的研究. 中草药，2006，37(2)：181

[12]伏兴华，等. 甘松抗癫灵的拆方实验研究. 云南中医中药杂志，1995，16(6)：51

[13]丁莉，等.甘松对青霉素致痫大鼠行为学表现及脑电图的影响.癫痫与神经电生理学杂志，2010，19(3)：132

[14]马传庚，等.甘松乙醇提出液的抗心律失常的实验研究. 安徽医科大学学报，1980，15(4)：9

[15]杨涛，等.甘松挥发油对大鼠心室肌细胞膜钠通道的影响.时珍国医国药，2010，21(2)：284

[16]胡朗吉，等.甘松挥发油对大鼠心室肌细胞瞬时外向钾电流的影响.时珍国医国药，2009，20(8)：1843

[17]张文高，等.甘松抗心肌缺血的初步实验研究. 山东中医学院学报，1983，增刊：85

[18]江苏新医学院. 中药大辞典（上册）. 上海：上海科学技术出版社，1986：566

[19]曾红钢.四参甘松调律汤治疗过早搏动48例.新中医，2002，34(5)：63

[20]钟达锦，等.复方甘松汤治疗心律失常55例临床疗效观察与实验研究的初步报告. 浙江医学，1982，(1)：49

甘 遂 Kansui Radix gan sui

本品为大戟科植物甘遂*Euphorbia kansui* T.N.Liou ex T.P.Wang的干燥块根。味苦，性寒，有毒。有泄水逐饮、消肿散结的功能。主治水肿胀满、胸腹积水、痰饮积聚、气逆咳喘、二便不利、风痰癫痫、痈肿疮毒等。

【化学成分】

主要成分为大戟酮（euphorbone）、大戟醇（euphorbol）、甘遂醇（kanzuiol）、大戟脑（euphol）。巨大戟萜醇（ingenol）及13-氧化巨大戟萜醇（13-oxyingenol）的衍生物甘遂萜酯A、B、（kansuinine A、B）、新二萜酯、kansuiphorin A和kansuiphorin B，均属于巨大戟二萜醇（ingenol type）[1]。尚有棕榈酸、柠檬酸、树脂、葡萄糖、维生素B_1及毒性成分多氧代二萜、1，1-bis(2，6-dihydroxy-3 -aldehydoacetophenone)、2，4 -dihydroxy -6 -methoxy -3 -aldehydoace tophenone、24 -met -hylenecycloartenol等[2]。此外，在甘遂中还发现有齐墩果酸类化合物和熊果酸类化合物[3]。

【药理作用】

1. 抗肿瘤 甘遂根提取物浓度为0.1~100 μg/mL，

对人上皮样肝癌BEL-7402细胞增殖抑制率为50.8%~74.6%,具有浓度依赖性[4]。给小鼠移植肿瘤细胞株Hep、S180后,腹腔注射甘遂提取物100 mg/(kg·d)。结果:甘遂提取物抑制移植肿瘤生长,Bcl-2基因表达减弱。在药物浓度1~50 μg/mL时,对体外培养S180细胞诱导凋亡率为23.3%~33.9%[5]。

2. 抗急性胰腺炎　甘遂粉溶于生理盐水经胃管注入200 mg/kg,对犬急性出血坏死性胰腺炎(AHNP)可降低血中肿瘤坏死因子(TNF)、磷脂酶A_2(PLA_2),对AHNP有一定的治疗作用[6]。甘遂粉灌胃200 mg/kg给重症急性胰腺炎(SAP)模型大鼠,其胰腺组织的血栓素B_2(TXB_2)及TXB_2 /PGF_1(6-酮-前列腺素F_1)比值降低,COX-2 mRNA和蛋白表达显著下降,光镜下微血管内血栓明显减少,死亡率降低。证明甘遂改善胰腺微循环,治疗重症急性胰腺炎[7]。同样,甘遂通过下调TNF-α和IL-6达到治疗SAP的作用[8]。

3. 泻下　甘遂研末给犬灌服,刺激肠黏膜,增加肠蠕动,引起峻泻。给小鼠甘遂乙醇浸膏(生药)10~50 g/kg,有较强的泻下作用,毒性亦较大,经醋炙后,其泻下作用和毒性均减弱[1]。甘遂生品、醋制及甘草制品对小鼠至泻的醇提物依次为0.59、3.26、4.79 g/kg,炮制后泻下作用减弱[9]。

4. 影响免疫功能　用C57BL/6J小鼠腹腔注射SRBC免疫,在免疫前1天用甘遂粗制剂(水煎醇沉物)每日1次,共6次。免疫后第5天处死小鼠进行检测:①50、100 mg/kg甘遂粗制剂均使胸腺重量减少、脾脏增重。②给100 mg/kg甘遂粗制剂的小鼠脾细胞在体外由PHA和Con A诱导的淋巴细胞转化受到中度抑制(45%~55%),而LPS诱导的淋转受抑制较轻(15%~20%)。③给小鼠腹腔或静脉注射甘遂粗制剂50 mg/kg,均明显抑制SRBC诱导的迟发型超敏反应,足趾肿胀程度均比对照组小,差异非常显著。④甘遂还明显抑制小鼠抗SRBC抗体的产生[1]。

5. 促癌与抗癌　用3-甲基胆蒽每鼠0.2 mL,攻击背部皮肤,2周后分别涂0.1 g/mL甘遂生品、醋制品,每只小鼠涂0.2 mL,1周涂2次,观察20周。甘遂生品及炮制品对阈下剂量3-甲基胆蒽处理的小鼠皮肤肿瘤发生均有促进作用,但炮制品的作用较弱[9]。甘遂生品、醋制品对体外培养Raji细胞系统对EB病毒早期抗原(EBV-EA)的激活作用,表明甘遂经醋制可显著降低对EBV-EA的激活作用[9]。近期研究表明,甘遂可能有抑制肿瘤的功效。体外培养小鼠移植瘤细胞S180,加入甘遂提取物浓度为50、10、1 μg/mL,培养48 h,肿瘤细胞的凋亡率分别为33.9%、28.8%和23.3%[5]。此外,甘遂根提取物对人上皮样肝癌BEL-7402细胞生长也具有显著的抑制作用,而且抑制效果随提取物浓度的增加而递增[4]。

6. 抗生育　羊膜腔内注入甘遂注射液后,被羊膜和胎儿吸收进入胎盘和母体血液循环,造成胎儿的药物中毒而致死,引起胎盘和蜕膜的病理改变及超微结构的变化。当蜕膜组织发生变性、坏死时,溶酶体膜受损,释放出PGFM和6-酮-$PGF_{1α}$,使前列腺素的合成与释放增加,前列腺素可引起子宫平滑肌收缩而导致流产。大戟醇是甘遂引产的有效成分。甘遂生品、醋制品1 g/kg灌胃,自妊娠小鼠第1天起连续10 d,其妊娠抑制率分别为59%、84%和75%[9]。

7. 其他　甘遂生品、醋制品、盐制品水煎剂小鼠单次灌胃20 g/kg,对小鼠骨髓微核出现率无明显影响[9]。甘遂醇提取物在0.067~8.375 mg/mL与中国仓鼠肺细胞株(CHL)作用48 h,对染色体畸变率无明显影响。甘遂60%醇提物对家兔离体回肠平滑肌张力有一定的兴奋作用[10]。

8. 毒性　甘遂生品、醋制品、甘草制品醇提物小鼠单次灌胃的LD_{50}分别为20.0、22.0、25.2 g/kg。生甘遂醇提物涂于鼠耳皮肤,4 h后引起鼠耳红肿的ED_{50}为生药每耳59 μg,醋制甘遂和甘草制甘遂的醇提取物皮肤刺激的ED_{50}分别为每耳109 μg和167 μg,表明甘遂经醋制、甘草制后能减少对皮肤的刺激[9]。小鼠腹腔注射甘遂注射液LD_{50}为88 mg/kg[11]。

【临床应用】

1. 癫症　甘遂末10 g,连血猪心1个。以猪心1个剖开,取血少量,将甘遂末和猪心血拌匀,纳入猪心内,慢火煨熟,而后将药取出与朱砂和匀分做8丸。治疗68例癫狂症,每日清晨空腹服1丸,重者每日早晚各服1丸[12]。同样方法治疗癫狂获得痊愈[13]。

2. 腹胀　腰椎压缩性骨折腹胀26例,甘遂通腑贴(甘遂0.5 g,大黄、木香均研粉末,适量生姜汁调糊成贴),外敷脐周,每天2次,每次约3 h。显效21例,无效5例,有效率为80.8%[14]。

3. 急性尿潴留　52例前列腺增生致急性尿潴留患者口服甘遂肠溶胶囊(含甘遂0.9~1.8 g),治疗组尿潴留解除后继服通关汤加味3个月,结果治疗组有效率92.31%[15]。甘遂末敷脐治疗产后尿潴留15例,取得满意疗效[16]。

4. 肠梗阻　甘遂治疗组194例,胃管给甘遂混悬液(含甘遂1.5 g),夹闭胃管1.5 h,再过0.5 h给以温热生理盐水500 mL灌肠,为治疗1次。可连续应用3次,为1个疗程。在194例患者中,116例缓解,总有效率达

59.8%[17]。在基本治疗药轻未奏效的基础上,用大剂量甘遂(5 g)治疗急性肠梗阻,遂奏良效[18]。生甘遂末1.5 g,溶于温水中经胃管注入,治疗504例术后粘连性肠梗阻,获得一定临床疗效[19]。

5. 流行性出血热少尿 甘遂5 g,研末加水保留灌肠,治疗流行性出血热少尿期。临床应用多例均取得较满意效果,未见任何副作用[20]。

6. 急性胰腺炎 在对症治疗基础上,加用甘遂1.5~2.0 g,研末胃管注入,治疗重症急性胰腺炎90例。结果:应用甘遂辅助治疗重症急性胰腺炎可显著改善其病程及预后[21]。

7. 肝硬化腹水 口服中药甘遂半夏膏,早晚各1匙,豆浆送服,治疗1个月。60例患者中,显效25例,有效32例,无效3例,总有效率95%[22]。

(杨耀芳 许士凯)

参考文献

[1]王本祥.现代中药药理学.天津:天津科学技术出版社,1997:388

[2]Ding YL, et al. Two phenolic derivatives from Euphorbia kansui.*Phytochem*,1992,31(4):1435

[3]范鑫,等.甘遂研究概况.中成药,2008,30(9):1358

[4]陈亮.甘遂根提取物对人上皮样肝癌BEL-7402细胞的体外实验研究.西北植物学报,2008,28(9):1889

[5]陈亮,等.甘遂提取物对肿瘤瘤株Hep、S180的抑制作用观察.中国现代医药杂志,2008,10(7):6

[6]吴飞跃,等.急性出血坏死性胰腺炎早期细菌、内毒素易位及甘遂治疗作用的实验研究.中国现代医学杂志,1996,6(5):7

[7]张翼,等.甘遂对重症急性胰腺炎大鼠胰腺组织微循环的影响及其机制.中国普通外科杂志,2006,15(6):432

[8]张翼,等.甘遂对重症急性胰腺炎大鼠TNF-α 和IL-6水平的影响.中国医师杂志,2007,9(2):164

[9]聂淑琴,等.炮制对甘遂、牛膝、苦杏仁特殊毒性及药效的影响.中国中药杂志,1996,21(3):153

[10]宗倩倩,等.甘遂醇提物对家兔离体回肠平滑肌张力的影响.中药新药与临床药理,2008,19(6):438

[11]吴坤,等.中药甘遂注射液的毒性试验研究.哈尔滨医科大学学报,1993,24(6):484

[12]沈骐,等.甘遂散为主治疗癫狂症68例.吉林中医药,1997,1:12

[13]韩国华,等.甘遂散治疗癫症临床观察.中国医学杂志,2006,4(7):388

[14]唐东晖.甘遂通腑贴外用治疗腰椎压缩性骨折腹胀26例.陕西中医,2005,26(8):849

[15]要全保,等.甘遂合通关汤加味治疗前列腺增生症致急性尿潴留临床研究.中国中西医结合急救杂志,2008,15(4):222

[16]朱慈兰.甘遂末敷脐治疗产后尿潴留15例.中国乡村医药杂志,2006,13(4):57

[17]梁德森,等.临床应用甘遂治疗粘连性肠梗阻的疗效观察.中国中西医结合杂志,2001,21(4):312

[18]范越,等.大剂量甘遂治疗急性肠梗阻.中国中医急症,2005,14(3):278

[19]刘杰,等.甘遂治疗504例术后粘连性肠梗阻.中国急救医学,1998,18(4):45

[20]胡为斌.甘遂液灌肠治疗流行性出血热少尿期.河南中医,2003,23(8):78

[21]李晓峰,等.甘遂辅助治疗重症急性胰腺炎90例.陕西中医,2007,28(1):22

[22]欧阳钦,等.甘遂半夏膏治疗肝硬化腹水60例.中医杂志,2008,49(8):721

艾 叶 Artemisiae Argyi Folium
ai ye

本品为菊科植物艾 *Artemisia argyi* Levl. et Vant.的干燥叶。味辛、苦,性温,有小毒。具有温经止血、散寒止痛的功能;外用有祛湿止痒的功能。用于吐血、衄血、崩漏、月经过多、胎漏下血、小腹冷痛、经寒不调、宫冷不孕;外治皮肤瘙痒。醋艾炭温经止血,用于虚寒性出血。

【化学成分】

1. 挥发油类 挥发油为艾叶的主要成分[1]。艾叶油成分主要为柠檬烯(limonene)[2]、萜品烯醇-4(terpinen-4-ol)[3]、水芹烯 (phellandrene)、荜澄茄烯(cadinene)、侧柏醇(thujyl alcohol)等[4]。近年从艾叶挥发油鉴定出表蓝桉醇、桉油精等,其含量与产地气候、生长环境、样品采摘时间等不同有着密切关系[5],

且化学成分及其含量尚随贮存时间的延长而存在着一定的变化规律[6]。

2. 黄酮与有机酸类 分离得到2个黄酮化合物：异泽兰黄素(eupatilin)，即5,7–二羟基–6,3,4–三甲氧基黄酮、5–羟基–6,7,3′,4′–四甲氧基黄酮(5–hydroxy–6,7,3′,4′–tetramethoxylavone)[7]。最近报告，首次从艾叶中分离得到蒙花苷、二十八烷酸[8]。

3. 微量元素 艾叶中锌、铁、锰的含量较高，艾叶中微量元素含量与产地有关[7,9]。

4. 其他 艾叶尚含甾醇类成分，如β–谷甾醇(β–sitosterol)、多糖成分，如酸性多糖AAFⅡb–2及Ⅱb–3、蛋白质，以及腺嘌呤(adenine)、鞣质、维生素C、维生素B及维生素A类物质等[7,9]。

【药理作用】

1. 解热、镇痛 采用100%浓度的松节油0.4 mL/kg注射于成年健康家兔背部皮下做成发热模型，施灸组(艾灸部位相当于人体大椎与曲池穴处)家兔体温呈中稳下降，至12 h接近正常，至24 h全部恢复正常，艾灸确具解热作用[7]。给关节炎模型大鼠艾灸患肢局部相当于“解溪”和“昆仑”的穴位，连治3个疗程。经艾灸治疗大鼠，局部痛阈明显提高，从45.4%上升到98.1%；可有效提高大鼠动物血中肾上腺素水平。镇痛效果可能与血中肾上腺素水平提高相关[7]。

2. 增强免疫功能 有报道，艾叶油灌胃能增强小鼠炎症渗出细胞的吞噬能力[10]。也有报道，野艾油以1 mL/kg给小白鼠灌胃3 d，能使腹腔炎性渗出白细胞吞噬率明显增加。艾叶油中的桉油素也有类似作用，但强度较弱[11]。

3. 抗微生物与抗病毒

(1)抗菌 体外实验表明，艾叶水提液对金黄色葡萄球菌、大肠埃希菌、肺炎双球菌、表皮葡萄球菌、白色念珠菌等5种妇科常见致病菌的最低抑菌浓度分别为6.25、25.00、6.25、12.50、25.00 mg/mL（按生药含量计)，艾叶水提液具有明显的体外抗菌作用[12]。艾叶提取物对细菌性皮肤致病菌，如金黄色葡萄球菌、大肠杆菌及枯草芽孢杆菌均有明显抑制作用，尤其对金黄色葡萄球菌的抑菌效果最好[13]。

艾叶挥发油在0.78~200 μg/ml浓度范围内，对金黄色葡萄球菌、大肠杆菌、绿脓杆菌的MIC_{90}值范围0.78~25 μL/mL。给细菌感染的小鼠腹腔注射艾叶挥发油0.5 mL(120、80、40 μL/mL)，3 d，对感染小鼠致死保护率40%~50%[14]。

艾叶油对常见致病菌如球菌(白色及金黄色葡萄球菌、甲型及乙型链球菌、肺炎双球菌及奈瑟菌)和大多数革兰阴性杆菌(流感、变形、伤寒、副伤寒、大肠、副大肠及痢疾杆菌)均有抑制作用，最低抑菌浓度为2×10^{-3}~4×10^{-3}mL/mL肉汤[15]。艾叶在体外对炭疽杆菌、α–溶血链球菌、β–溶血链球菌、白喉杆菌、肺炎双球菌、金黄色及白色与柠檬色葡萄球菌、枯草杆菌等10种革兰阳性嗜氧菌也均有抗菌作用[16]。

另外，尚有研究结果表明，艾烟对变形杆菌、结核杆菌(人型 H37RV)等也有抗菌作用，艾叶熏烟还可用于空气消毒，可使菌落减少95.0%~99.8%。如艾叶烟熏10 min，则全部不生长[17]。

(2)抗真菌 艾叶对多种致病真菌亦有抑制作用，如其15%浓度时，对堇色毛癣菌即呈抑制作用[18]；25%浓度时，对堇色毛癣菌、许兰黄癣菌、奥杜盎小芽孢癣菌、羊毛状小芽孢癣菌、红色表皮癣菌、星形奴卡菌等皮肤真菌均有不同程度的抑制作用[19]；30%浓度时，除絮状表皮癣菌、足跖毛癣菌及白色念珠菌依然发育外，其他如许兰黄癣菌及其蒙古变种、狗小芽孢癣菌、同心性毛癣菌、红色毛癣菌、铁锈色毛癣菌等均停止发育[18]。艾叶熏烟对真菌亦有明显抗菌作用[19]。

(3)抗病毒 实验表明，用苍术艾叶香烟熏15 min，对腺病毒3型、鼻病毒浙九–2株、疱疹病毒浙九–9株、副流感Ⅰ型病毒仙台株和流感病毒A_3、沪防72–10株等5种病毒尚无抑制作用；30 min则病毒浓度($TCID_{50}$)显著降低；45 min则试验病毒不能从细胞培养上或鸡胚中测得。单独用艾叶烟熏对腺病毒、鼻病毒、流感病毒和副流感病毒均有一定抑制作用[7,20]。研究认为苍术艾叶抗病毒作用机制可能是直接影响病毒核酸部分和核苷酸的组成[7,21]。艾叶挥发油对呼吸道合胞病毒(RSV)的IC_{50}为3.33 mg/L，对流感病毒(IFV)没有抑制作用[22]。

(4)抗支原体 口腔支原体和肺炎支原体“FH”株，经苍术艾叶消毒烟的烟熏4 h后取出，上述2株支原体已灭活，艾叶组方的艾叶烟熏剂具有抗支原体的作用[7]。

4. 止血与抗凝血

艾叶对血液具有促进凝血和抗凝血的双向作用。

(1)止血 艾叶具有止血作用，能抑制纤溶而缩短凝血时间[23]。实验研究表明，艾叶水浸液给兔灌服，有促进血液凝固作用，能降低毛细血管通透性，抗纤维蛋白溶解，从而发挥止血作用[24]。艾叶水浸液给小鼠腹腔或静脉注射，可降低毛细血管通透性(Lochett氏法)，艾叶水煎液给兔灌服有促进血液凝固作用[25]。艾叶炮制品50%水煎液灌胃给小鼠，结果艾叶制炭(炒、煅或砂烫法)能显著缩短凝血时间，说明艾叶炭有明显的止血作用，而生艾叶的止血作用不明显[23]。艾叶炮制后鞣质含量均比艾叶为高，提示艾叶的止血作用与鞣质含量有一定相关性[26]。

(2)抗凝血 50 mg/mL浓度的艾叶溶液(最后浓度为5 mg/mL)对血液凝固呈抑制作用，部分凝血活酶时间(KPTT)在80 s以上；凝血酶原时间(PT)在艾叶溶液100 mg/mL以上浓度时为40 min以上。艾叶剂量依赖性地抑制纤维蛋白溶酶，在100 mg/mL浓度时(最后浓度为50 mg/mL)抑制率为69.8%。艾叶在高浓度时，剂量依赖性地明显抑制二磷酸腺苷、胶原、肾上腺素所致的血小板凝集[1]。另外，艾叶中提取出的β-谷甾醇和5,7-二羟基-6,3′,4′-三甲氧基黄酮均有极其显著的抑制血小板聚集作用，β-谷甾醇的作用更强[7]。

5. 平喘、镇咳及祛痰

(1)平喘 艾叶油能直接松弛豚鼠平滑肌。艾叶油0.16、0.24和0.32 g/kg(灌胃)可剂量依赖地保护因组胺和乙酰胆碱引起的豚鼠哮喘，LD_{50}分别为0.26(0.24~0.27)g/kg和0.28(0.21~0.37)mg/kg[27]。

艾叶油平喘有效成分研究表明，单萜类、倍半萜类的化学结构均与平喘作用相关。给豚鼠灌胃或气雾吸入萜品烯醇-4天然品与合成品(剂量240~300 mg/kg)或给豚鼠灌胃L-α或DL-萜品烯醇(剂量80~120 mg/kg)，均明显对抗组织胺与乙酰胆碱性哮喘。并发现萜品烯醇-4和α-萜品烯醇在整体和离体的平喘作用，均强于艾叶油[7,28]。

(2)镇咳 猫刺激喉上神经法、小鼠二氧化硫或氨雾引咳法，以及豚鼠丙烯醛或枸橼酸引咳法均证明，艾叶油0. 25~0. 5 mL/kg灌胃或腹腔注射均有明显镇咳作用，给药后1~2 h达镇咳高峰，持续时间为4~5 h。艾叶油镇咳作用部位在中枢神经系统，以尼可刹米兴奋呼吸中枢可抵消艾叶油的镇咳作用[10,29]。艾叶油中的萜品烯醇、桉油素亦有镇咳作用，给小鼠灌胃萜品烯醇-4 300 mg/kg或吸入100% DL-α-萜品烯醇，则可见明显镇咳作用[28]，但桉油素的镇咳作用不及艾叶油强[17]。

(3)祛痰 对兔和小鼠以艾叶油灌胃、皮下注射或腹腔注射，结果均有祛痰作用；而以喷雾给药时，祛痰作用反而不明显。经切断迷走神经观察，其祛痰作用不受影响。因此认为艾叶油祛痰作用系直接作用于支气管，刺激其分泌的结果[10,29]。艾叶油中的萜品烯醇-4或DL-α-萜品烯醇亦有祛痰作用，给小鼠灌胃萜品烯醇-4或DL-α-萜品烯醇0.5 g/kg，结果均呈现祛痰作用[28]。给小鼠灌胃艾叶油1.16、0.58、0.14 g/kg，连续3 d，延长咳嗽潜伏期，剂量依赖性地促进小鼠气道酚红排泄量；给大鼠灌胃艾叶油160、320 mg/kg，连续10 d，可明显降低肺溢流压力。上述说明，艾叶油具有稳定气管、镇咳、祛痰、平喘作用[30]。

6. 抗过敏 艾叶油0.25、0.12 mL/kg体内灌胃给药，能抑制小鼠脾和胸腺的生长，抑制小鼠体内抗体溶血素的生成，抑制小鼠单核吞噬功能，具有免疫抑制作用。在体外，艾叶油对抗原马血清等诱发的大鼠腹腔肥大细胞脱颗粒均有一定程度的抑制作用，还能抑制大鼠腹腔肥大细胞膜上Ca^{2+}/Mg^{2+}-ATPase和Mg^{2+}-ATPase的活力，抑制Ca^{2+}的转运。提示艾叶油不仅是过敏介质的阻释剂，又是过敏介质拮抗剂，对速发型变态反应的几个主要环节都有作用[31]。艾叶油100 mg/L明显降低组胺或氨甲酰胆碱引起的豚鼠气管收缩PD_2值；明显抑制大鼠被动皮肤过敏(ID_{50}=0.22 g/kg)和5-羟色胺引起的大鼠皮肤毛细血管通透性增强反应(ID_{50}=0.52 g/kg)；抑制豚鼠肺组织释放SRS-A(IC_{50}=49.7 mg/L)；拮抗SRS-A对豚鼠回肠的收缩(IC_{50}=34.9 mg/L)。表明艾叶油具有抗过敏作用和对呼吸道过敏反应有保护作用[32]。

给大鼠灌胃艾叶油中的DL-α-萜品烯醇（剂量3.3 g/kg)，能抑制被动皮肤过敏反应，能抑制5-羟色胺引起的皮肤血管渗透性增强作用，也能抑制致敏豚鼠肺组织释放SRS-A[28]。

7. 心血管系统 对离体兔心，艾叶油1:150浓度1 mL，可使心脏收缩力极度抑制，心率及冠脉流量也明显减小，对兔主动脉在紧张度提高的情况下呈松弛作用[7]。艾叶油中的α-萜品烯醇，对豚鼠离体心房具有抑制作用[28]。艾叶挥发油能够使豚鼠冠脉血流量增加，有拟肾上腺素样作用。并发现家兔给艾叶水溶液20 mL/kg后，血压下降，且用阿托品预处理也不能阻滞其降压作用[7]。

8. 中枢神经系统 家兔腹腔注射艾叶油1 mL/kg，能减少家兔活动；当注入2 mL/kg，用药10 min后兔由镇静转入翻正反射消失，呼吸减慢，最后动物死亡。对小鼠灌胃艾叶油0.5 mL/kg，能明显延长戊巴比妥钠的睡眠时间，似有一定的协同作用，能加速士的宁惊厥死亡[10,29]。实验研究亦表明，艾叶油对兔有中枢镇静作用，灌胃或皮下注射给药，能明显延长戊巴比妥钠所致的小鼠睡眠时间，但对士的宁、戊四氮和可卡因所致的小鼠惊厥和死亡无保护作用，甚至反而加速士的宁引起的惊厥和死亡的发生[10,33]。

9. 保肝、利胆 艾叶油制成混悬液(每毫升含艾叶油75 μL）给大鼠十二指肠注射（剂量8 mL/kg和0.3 mL/kg)。结果使正常大鼠胆汁流量增加，高剂量组增加

91.5%，低剂量组增加89.0%。对四氯化碳中毒大鼠用艾叶油0.3 mL/kg剂量，十二指肠给药。结果：中毒大鼠胆汁流量明显增加，对小鼠（以0.02 mL/g剂量，十二指肠给药）亦有明显利胆作用，可使小鼠胆汁流量增加26.0%[34]。

10. 清除自由基 艾叶的燃烧生成物有自由基清除作用，且比艾叶的甲醇提取物作用强[7]。最近从艾燃烧产物艾烟中，发现一个抗氧化能力较强的物质5-叔丁基连苯三酚，其自由基清除率分别为天然抗氧化剂维生素C和人工抗氧化剂2，6-二叔丁基对甲酚（BHT）的1.55倍与1.21倍[35]。

11. 抗肿瘤 野艾叶、蕲艾叶总提取物及4个粗提部分：正己烷、乙酸乙酯、正丁醇及乙醇，在0.1~100 μg/mL浓度范围内作用于人胃腺癌细胞株SGC-7901、人肝癌细胞株SMMC7721及人宫颈癌细胞株Hela。结果：乙酸乙酯提取物和正丁醇提取物对SGC-7901、SMMC7721和Hela有一定程度的抑制作用。上述3种细胞株在100 μg/mL受试药物剂量下，细胞的抑制率均>50%，其IC_{50}<100 μg/mL[36]。

12. 其他 艾叶煎剂能兴奋兔离体子宫平滑肌，可产生强直性收缩；艾叶粗制浸膏对豚鼠离体子宫亦有明显的兴奋作用[5]。经Ames试验结果表明，艾叶对黄曲霉素$_1$（AFB_1）诱发的菌变菌落数有显著抑制效应，对TA_{98}和TA_{100}菌株有同样抑制作用[6]。生艾叶热水提取物具有强烈的补体活性，其活性的主要成分为酸性多糖。

13. 吸收与排泄 艾叶口服后其成分很快由小肠黏膜吸收而到达肝脏，随血循环而扩至全身，1 h内即可在尿内发现艾的成分，大部分储于体内，由小便逐渐排出，或被氧化、结合而破坏排泄[37,38]。

14. 毒性

（1）急性毒性 小鼠腹腔注射艾叶煎剂LD_{50}为23 g/kg；艾叶油灌胃LD_{50}为2.47 mL/kg，腹腔注射LD_{50}为1.12 mL/kg；艾叶油中的萜品烯醇灌胃LD_{50}为1.24 g/kg[29]。

（2）长期毒性 兔每日灌服艾叶油0.45 mL（相当于临床用量的25倍），连续30 d，体重、血液成分和心、肝、肾功能，以及气管、肺、胃、肠等脏器病理学检查，均未见明显异常。兔腹腔注射艾叶油2 mL/kg，用药后10 min开始出现镇静反应，随后翻正反射消失，呼吸减慢，但角膜反射存在，体温、瞳孔均无明显变化，终因呼吸停止致死。萜品烯醇每日每兔0.3 mL灌服，连续20 d，对上述指标无明显影响[29,38]。

（3）艾灸烟雾毒性 艾叶提取物消毒气雾剂小鼠急性经口毒性试验LD_{50}>5 000 mg/kg体重。在亚急性毒性试验，动物生长、血液常规和血液生化指标均无异常；艾叶提取物消毒气雾剂对试验动物完整皮肤也无刺激性；未见诱导小鼠骨髓嗜多染红细胞微核形成的能力，为艾叶烟熏消毒的使用安全性提供科学依据[39]。

【临床应用】

1. 各种出血症与妇科疾病

以艾叶、阿胶、地黄等药组成的“胶艾汤”治疗妇女下血证，如崩漏、胎漏、产后恶露不尽、取环出血、人流后出血等病症92例，治愈87例，治愈率94.56%。以“胶艾汤”加减治疗功能性子宫出血25例，结果显效17例，占68%；进步8例，占32%，有效率达100%。以“当归艾叶汤”（当归、生艾叶煎煮取汁，分3次温服，每月月经期服）治疗经行腹痛、下腹凉、手尖不温，属血寒者，效果较好。

以艾叶、蛇床子、苦参、枳壳、白芷9 g，每晚煎水熏洗外阴，治疗滴虫性阴道炎225例，治愈193例，占85.8%，无效32例[7]。

2. 气管炎与喘息症 以艾叶油胶丸口服，10 d为一疗程，连服2个疗程，观察544例慢性气管炎，临床控制和显效率为41.4%~56.4%，总有效率为86.4%~86.7%。将萜品烯醇制成胶囊和气雾剂用于治疗慢性喘息型气管炎，106例用胶囊剂（含萜品烯醇50 mg）内服，每日3~4次，每次服2粒，10 d为一疗程，连服2个疗程；68例用气雾剂喷雾给药（每瓶含萜品烯醇1 g），呼吸道吸入，每次喷3下。结果：2组总有效率分别为93.4%和95.3%，控显率分别为20.8%和36.8%。同时显示萜品烯醇对哮鸣音的疗效优于喘（总有效率83.0%）、咳（总有效率77.4%）、痰（总有效率76.4%）。萜品烯醇确实为艾叶油中平喘的有效单体成分[7]。

用10%艾叶水煎液每次服30 mL，每日服3次，治疗肺结核喘息症37例。31例经上述治疗，气短及咳嗽减轻，喘鸣音消失，痰量显著减少，肺部干、湿啰音减少或消失，其余6例的疗效较差或无效，有效率83.78%[24]。

3. 过敏性疾病 以艾叶油治疗支气管哮喘、典型喘息型慢性支气管炎、过敏性皮炎（加局部用药）、麻风反应、荨麻疹、过敏性鼻炎、药物过敏等过敏性疾病44例，总有效率为77.3%。认为此药作用机制，可能与抗组织胺有关[40]。以艾叶油治疗慢性支气管炎和哮喘时伴有变态反应性鼻炎的症状，也同时得到明显改善。经治15例，均单服艾叶油胶丸，每次2粒，每日3次，服药20~40 d后有效率达100%。还有用艾叶油、辛夷油各1 mL，制成乳剂，加水稀释成100 mL，滴鼻治疗各种鼻炎113例，显效69例，有效44例，总有效率达100%[7]。

4. 感冒 采用苍术、艾叶烟熏预防流行性感冒，包括成人和儿童共观察1 970例，其中成人1 281例，儿童689例。结果：点香组中发病94例，占15.6%，对照组发病154例，占24.3%，两组比较有显著性差异($P<0.01$)[7]。单独用艾叶烟熏对A型流感病毒等4种病毒有明显的抗病毒作用[7]。艾叶烟熏法可作为一种防止人禽流感流行的简便易行的防疫方法，用艾叶烟熏人们工作和休息场所，每天熏30 min，熏后开窗通风[41]。

5. 肝炎 以艾叶注射液(每毫升相当于生药0.5 g)，每日肌肉注射4 mL，总疗程1~2个月，治疗慢性肝炎123例(治疗期间同时给予保肝药物)，其中迁延性肝炎39例，近期治愈28例，显效6例，好转5例；慢性肝炎46例，近期治愈21例，显效19例，好转6例；肝硬化15例，显效3例，好转4例，无效8例，总有效率93%[24]。采用蕲艾煎剂治疗慢性乙型肝炎中度或重度且肝纤维化指标有明显异常者，取得较好疗效[42]。

6. 急性菌痢与泄泻 以20%艾叶煎剂(每日4次，每次40 mL)治疗急性菌痢21例。结果：全部病例均获治愈，平均住院5.5 d，体温恢复正常平均为33 h，白细胞恢复正常平均为3 d，腹痛消失平均为2~3 d，镜检大便正常平均为3.7 d，大便培养转阴平均为4 d，说明艾叶治疗菌痢的效果较为显著[24]。以“艾地合剂”(用艾叶400 g、地榆600 g，制成蒸馏液)治疗83例细菌性痢疾，每服20 mL，每日2次，5 d为一疗程。结果：治愈60例，好转17例，无效6例，总有效率为92.77%[7]。

7. 手足癣及皲裂 用艾叶煎剂(艾叶、白藓皮、蛇床子、川椒)，每天1剂，早晚各1次，7 d为一疗程。治愈患足癣3年患者1例，随访5年未见复发。用艾条燃烟熏患部，每晚1次，每次熏20 min，连用2周，治疗手指皲裂1例，随访2年未复发[43]。

8. 褥疮 应用艾叶汁超声雾化治疗中、重度褥疮患者29例。常规换药彻底清创的基础上，行艾叶汁超声雾化治疗(取艾叶10 g，水煎取汁50 mL倒入雾化罐中。将雾化罩对准褥疮部位，进行超声雾化治疗)。每次治疗20~30 min，每日2次。疗程5~15 d。治疗结果：29例患者中，治愈26例，显效2例，无效1例[44]。

9. 痔疮与肛裂 以“艾冰汤”(艾叶50 g、皂角刺20 g、天花粉15 g、冰片10 g煎汤，坐浴熏洗)治疗痔疮20余例，效果良好，一般熏洗1次症状明显减轻，3次症状基本消失，用药3剂后，病情可获痊愈。尚有以含艾叶的复方中药煎汤后趁热熏洗肛裂100例，痊愈95例，显效3例，无效2例，总有效率为98%，疗效满意[7]。

10. 烧伤 以“艾油烧伤膏”治疗烧伤35例，烧伤面积<10% 12例，11%~20%18例，21%~40%5例，深度为浅Ⅱ度19例，深Ⅱ度10例，Ⅲ 度6例，先行无菌清创后立即涂敷“艾油烧伤膏”0.3~0.8 mm，每天1~2次，用药3 d。结果：艾油组35例均治愈，治愈率达100%，治愈时间为15 d[7]。

11. 其他 将新鲜艾叶擦拭寻常疣治疗23例。结果：疣3 d脱落5例，其余均在10 d内自行脱落，治疗效果良好[45]。以艾叶15~30 g水煎服，治疗间日疟53例(于发作前2小时服用，连服2 d)，控制症状有效率为89%，血内原虫转阴率为56.2%[24]。以艾叶油治疗变态反应性鼻炎15例，每日3次，每次2粒，获一定疗效[46]。0.8%的艾叶挥发油的β-环糊精包合物，对盐酸环丙沙星有显著的透皮吸收促进作用，可提高治疗效果[47]。另外，艾叶尚有美容润肤的功效[48]。艾叶芳香化浊，经常使用含艾牙膏，可预防龋齿、口臭[49]。

12. 不良反应 艾叶的不良反应主要表现在消化道反应和过敏反应两个方面。当口服艾叶煎剂，可见口燥、咽干、恶心、呕吐、胃部不适、腹泻、头昏等反应，原有胃肠道疾患者尤为明显；口服艾叶油亦偶见上述轻度反应，喷雾吸入艾叶油时，部分患者也可出现咽干、恶心、呛咳等反应，而对心血管、肺、肾功能及血象等均未见不良影响，大多可不需处理而自行消失[17,24]。口服艾叶油胶丸常用量一般无副作用，仅少数患者服药初期有咽干、嗳气、恶心等消化道反应，个别有头晕，一般不需特殊处理，并不影响继续服药，但如果剂量加大，其副反应也随之增强[37]。局部注射给药时有局部刺激反应[29]。萜品烯醇口服时，不良反应与艾叶油略同，吸入时除轻度苦味外，未见刺激性呛咳反应[17]。β-石竹烯的不良反应亦轻微[17]。α-萜品烯醇与萜品烯醇-4经急性、亚急性毒性试验证明，亦为安全和不良反应轻微的药物[28]。

艾叶中毒时，早期可催吐导泻，饮牛奶250~500 mL或安宫牛黄丸1丸，开水送服或鼻饲给药；出现黄疸可用虎杖、茵陈、升麻、黄柏、车前子等清热解毒、利胆退黄药水煎服，重症亦应采取中西药对症支持疗法[50]。

【附注】

除《中国药典》历版收载的艾*Artemisia argyi* Level et Vant 作艾叶用以外，还有以下同属植物的叶在分布地区亦作“艾叶”入药。

1. 野艾*Artemisia vulgaris* L. 其叶亦作艾叶用，其挥发油成分以1,8-桉叶素(cineole)为主，其余为α或β-蒎烯、侧柏酮等。野艾叶与艾叶具有相同药理效应。如野艾浸剂对豚鼠支气管有舒张作用；水煎剂可兴奋家兔离体子宫，产生强直性收缩；对金黄色葡萄球菌等多种致病细菌及致病真菌和病毒有抗菌作用等[7,5,24]。

野艾的变种小野艾*A.vulyaris* L. var. *indica* Maxim 含挥发油，亦以1,8-桉叶素为主（占50%以上），其药理作用也相近[24]。

2. 蒙古蒿*A. mongolicus* （Fisch. Et Bess）Nakai 分布于东北、华北及华东地区。叶含挥发0.70%从中鉴定出樟烯、月桂烯（myrcene）、榄香醇等50多种成分[51]。

3. 魁蒿*A. princeps* Pamp 分布几遍全国。叶含挥发油0.45%，从中鉴定出樟烯、香桧烯、亚油酸(oleic acid)等56个成分。还含有香豆素、二甲基马栗树皮素(dimethylesculetin)、脱肠草素（herniarin）、东莨菪素(scopoletin)、异秦皮定（isofraxidin）、魁蒿内酯（yomogin）。又丛叶中分离得到黄酮类糖苷，具有抗补体活性的多糖AAF-IIb-2及AAF-IIb-3，以及鞣质中活性成分4,5-二-O-咖啡酰奎宁酸（4,5-di-O-caffeoyl quinic acid）[51]。

4. 红足蒿*A. rubripes* Nakai 分布于东北、华北及山东、江苏、安徽、浙江、江西和福建等地。全草含异泽兰素（eupatilin）、4′-去甲异泽兰素（4′-demethyl eupatilin）、中国蓟醇（cirsilineol）、乙酸达玛二烯醇酯(dammaradienol acetate)、乙酸降香萜烯醇酯（bauerenyl acetate）、乙酸三去甲环木菠萝醇酸酯（trisnorcycloartanoloicacid acetate）和咖啡酸（caffic acid）[51]。

5. 北艾*A. vulgaris* L 分布于陕西（秦岭）、甘肃（西部）、青海、新疆、四川（西部）等地。全草含挥发油，从中鉴定出1,8-桉叶素、樟烯、香桧烯、北艾醇（vulgarole）等。其挥发油有驱蚊作用。地上部分还含桉叶烷类成分：3-氧桉叶-1,4,11（13）-三烯-7αH-12-羧酸等；含香豆素成分：马栗树皮素（esculetin）、马栗树皮苷(esculin)、东莨菪素、伞形花内酯（umbelliferone）等；三萜类成分：奎诺酸（quinovic acid）、羊毛烯醇(ferneol)、α-香树脂醇(α-amyrin)等[51]。

（冉懋雄　周厚琼　谢宝忠）

参考文献

[1]国家中医药局管理局《中华本草》编委会.中华本草（精选本）（下册）.上海：上海科学技术出版社，1998:1865

[2]刘国声.艾叶挥发油成分的研究.中草药，1990，21(9)：292

[3]上海医药工业研究院，等.艾叶平喘有效成分的研究.医药工业，1977，10：8

[4]汪国华，等.艾叶研究近况.江西中医学院学报，1998，10(4)：192

[5]兰美兵，等.贵州产艾叶挥发油的化学成分分析.药物分析杂志，2009，29(8)：1305

[6]何正有，等.湖北产鲜艾与陈艾挥发油的化学成分.中成药，2007，31(7)：1079

[7]梅全喜.艾叶. 北京：中国中医药出版社，1999：249，327，328

[8]吉双，等.艾叶的化学成分. 沈阳药科大学学报，2009，8(26)：617

[9]阴健，等. 中药现代研究与临床应用(2).北京：中医古籍出版社，1995：93

[10]湖北省中西医结合研究所. 中医药研究资料选编，1975：31

[11]骆和生. 中药与免疫（理血药）. 广州：广东科技出版社，1986：96

[12]刘萍，等.艾叶与复方艾叶水提液体外抗菌作用比较.医药导报，2007，26(5)：484

[13]赵宁，等.艾叶提取物对细菌性皮肤致病菌的抑制作用.中药材，2008，31(1)：107

[14]刘先华，等.艾叶挥发油体内外抑菌作用的实验研究.中国中药信息杂志，2006，13(8)：25

[15]吴葆杰.中草药药理学. 北京：人民卫生出版社，1983：179

[16]Chang WH. In vitro antibacterial activity of some common chinese on grampositive aerobic bacteria. *Chin Med J*, 1949，67(12)：648

[17]王浴生.中药药理与应用. 北京：人民卫生出版社，1983：259

[18]孙迅.黄连、黄芩等煎液抗皮癣真菌作用的研究. 中华医学杂志，1955，(6)：536

[19]曹仁烈.中药水浸剂在试管内抗皮肤真菌的观察. 中华皮肤科杂志，1957，(14)：286

[20]颜正华. 中药学. 北京：人民卫生出版社，1991：518

[21]浙江医科大学传染病研究室.科技简报（医药卫生部分），1976，(11)：43

[22]韩轶，等.艾叶挥发油抗病毒作用的初步研究.氨基酸和生物资源，2005，27(2)：14

[23]周金黄.中药药理学.上海：上海科学技术出版社，1986：213

[24]江苏新医学院.中药大辞典（上册）.上海：上海人民出版社，1977：560

[25]骆和生，等. 中药方剂的药理临床研究进展. 广州：华南理工大学出版社，1991：197

[26]蒋纪洋，等.艾叶炮制研究初探.中药材，1987，(2)：30

[27]谢强敏，等.艾叶油的呼吸系统药理研究Ⅰ：支气管扩张、镇咳和祛痰作用. 中国现代应用药学杂志，1999，16(4)：16

[28]卞如濂.艾叶油平喘有效成分的系统药理研究. 中药药理与临床，1985，创刊号：194

[29]浙江医科大学药理教研组.艾叶油及其有效成分的药理研究. 医药工业，1983，(11)：5：

[30]黄学红，等.艾叶油治疗慢性支气管炎的实验研究.浙

江中医杂志,2006,41(12):734

[31]杨红菊.艾叶挥发油对速发型[Ⅰ型]变态反应的作用研究.沈阳药科大学学报,1995,12(2):124

[32]谢强敏,等.艾叶油的呼吸系统药理研究Ⅱ,抗过敏作用.中国现代应用药学杂志,1999,16(5):3.

[33]刘寿山.中药研究文献摘要(1820-1961).北京:科学出版社,1963:157

[34]胡国胜.艾叶油利胆作用的实验研究.贵阳中医学院学报,1988,(3):52

[35]杨梅,等.艾叶燃烧物清除自由基作用的观察.中国针灸,2009,27(8):547

[36]刘延庆,等.艾叶提取物抗肿瘤活性的体外实验研究.中药材,2006,29(11):1213

[37]《全国中草药汇编》编写组.全国中草药汇编(上册).北京:人民卫生出版社,1976:271

[38]梅全喜.艾叶的药理作用研究概况.中草药,1996,27(5):311

[39]胡嘉想.等.艾叶提取物消毒气雾剂的毒理学评价.中国消毒学杂志,2009,26(3):262

[40]浙江省绍兴地区艾叶油治疗过敏性疾病协作组.艾叶油治疗过敏性疾病初步报告.中草药通讯,1975,6(1):43

[41]梅全喜.艾叶防治流感、人禽流感.家庭中医药,2006,(3):64

[42]费新应,等.蕲艾煎剂抗肝纤维化作用的临床研究.中西医结合肝病杂志,2007,17(2):78.

[43]吴素玲.艾叶应用举隅.实用中医药杂志,2001,17(2):40

[44]盛芳,等.艾叶汁超声雾化治疗中重度褥疮29例.中华全科医师杂志,2006,5(11):687

[45]应慧群.艾叶治疗寻常疣的疗效观察.实用中西医结合临床,2005,5(4):41

[46]雷载权,等.中华临床中药学(下卷).北京:人民卫生出版社,1998:1275

[47]高金波,等.艾叶挥发油β-环糊精包合物对盐酸环丙沙星透皮吸收的影响研究.中国现代应用药学杂志,2008,25(7):632

[48]张欣.温经美容用艾叶.今日科苑,2007,(5):120

[49]王涛玉.浅谈含艾蒿牙膏的配方与制造.河北化工,2007,30(1):17

[50]高汉森.中药毒性防治.广州:广东科学技术出版社,1986:84

[51]周峰,等.艾叶的化学成分、生物活性和植物资源.药学实践杂志,2000,18(2):96

石 韦 Pyrrosiae Folium

shi wei

本品为水龙骨科植物庐山石韦 *Pyrrosia sheareri* (Bak.) Ching.、石韦*Pyrrosia lingua* (Thunb.) Farwell或有柄石韦*Pyrrosia petiolosa* (Christ)Ching的干燥叶。味甘、苦,性微寒。功能利尿通淋、清肺止咳、凉血止血。用于热淋、血淋、石淋、小便不通、淋沥涩痛、肺热喘咳、吐血、衄血、尿血、崩漏。

【化学成分】

石韦(*P. lingua*)的总黄酮含量达2.19%[1]。石韦全草含禾烯-b(diploptene)、β-谷甾醇、山柰酚(kaempferol)、槲皮素(quercetin)、异槲皮苷(isoquercitrin)、三叶豆苷(trifolin)、绿原酸[2]、圣草酚7-O-β-D-吡喃葡萄糖醛酸苷等[3]。石韦叶的挥发性成分主要有正壬醛(11.82%)、1-辛烯-3-醇(4.88%)、己醇(4.3%)、十五烷(4.01%)、5-戊基-1,3-苯二醇(3.56%)、4-十八烷基-吗啉(3.32%)、(E)-4-(2,6,6-三甲基-1-环已-1-烯基)-3-丁烯-2-酮(3.29%)[4]。从石韦中分离出2种黄烷类苷,即紫云黄芪苷(astragalin)和甘草根亭(liquiritin)[5]。

有柄石韦全草含黄酮、酚性物质、树脂、皂苷。从中分离出α-生育酚、里白烯、24-methy-lene-9,19-cyclolanost-3β-ylacetate、cycloeucalenol、β-谷甾醇、胡萝卜苷、香草酸、原儿茶醛、3,4-二羟基苯丙酸及咖啡酸[6]。

庐山石韦全草尚含黄酮、有机酸、酚性化合物[7]及咖啡酸、延胡索酸和异芒果苷[8]。

【药理作用】

1. 镇咳、祛痰 对二氧化硫致咳的小鼠,庐山石韦的水煎液"101"(生药20 g/kg,灌胃)、分离部位"410"(生药4.8 g/kg,灌胃)及晶$_1$(2 g/kg)、晶$_2$(0.8 g/kg)、晶$_5$(0.3 g/kg)均有镇咳作用,但不及可待因(0.06 g/kg)明显。以小鼠酚红法祛痰实验表明,分离部位"410"(5 g/kg,腹腔注射)、晶$_4$(0.4 g/kg)对小鼠酚红实验有明显祛痰作用,晶$_5$(0.8 g/kg,腹腔注射)也有祛痰作用。以磷酸组胺和溴化乙酰胆碱喷雾致喘于豚鼠时，仅晶$_4$在剂量0.35 g/kg腹腔注射时似有一些平喘作用。经进一步确认，晶$_4$为异芒果苷，晶$_1$为延胡索酸，晶$_5$为咖啡酸[8]。

2. 降血糖 石韦多糖的剂量为10、40、160 mg/kg给小鼠腹腔注射10 d，对正常空腹小鼠无降血糖作用；对四氧嘧啶糖尿病小鼠，可使糖尿病小鼠血糖、血清及胰腺组织过氧化脂质水平明显降低，提高糖尿病小鼠对糖的耐受能力[9]。

3. 抗菌 石韦乙酸乙酯、正丁醇和水相萃取物浓度3.125~100 mg/mL范围内，对供试8种细菌都有不同程度的抑制作用。其中只有正丁醇对大肠杆菌有抑菌效果，最小抑菌浓度为50 mg/mL；乙酸乙酯、正丁醇和水相对普通变形杆菌和枯草芽孢杆菌的最小抑菌浓度为50、25和12.5 mg/mL。可见正丁醇和水相萃取物的抑菌效果较好，极性较强的提取物抑菌效果较为突出[10]。

4. 抗病毒 庐山石韦的异芒果苷，预先或感染后给予25~250 μg/mL，异芒果苷较无环鸟苷、碘苷和环胞苷的抑制病毒作用增高0.27~0.50个对数，异芒果苷比芒果苷高0.53个对数；异芒果苷的平均空斑减数率为56.8%。异芒果苷可阻止病毒在细胞内复制[11]。

5. 预防肾结石 预先给大鼠石韦免煎剂0.6 g/d，饲养4周后可使肾结石大鼠肾内草酸钙结晶明显减少，尿草酸钙结晶排泄量明显增多。石韦对预防大鼠肾结石的形成有确切疗效[12]。

6. 毒性 以庐山石韦分离物灌胃于小鼠，“101”的LD_{50}为90 g/kg，“410”的LD_{50}为48 g/kg，异芒果苷的LD_{50}为4.65 g/kg[8]。

【临床应用】

1. 高血压 取石韦10~15 g，用开水冲泡，代茶饮。15例患者皆显效，7例轻型患者完全停用降压药物血压稳定，3例中型患者减少降压药物剂量血压稳定，5例重型患者血压有所下降[13]。

2. 慢性气管炎 以庐山石韦冲剂治疗老年慢性气管炎117例，20 d的有效率为57.6%，显效率为22.5%。延长到30 d，有效率达87.5%，显效率为46.2%，以祛痰和镇咳效果较好。异芒果苷经10例临床验证，口服0.48 g，治疗20 d后，有效9例，显效5例，有较好的祛痰镇咳疗效[8]。

3. 泌尿系结石 以排石汤（金钱草、车前子、木通、徐长卿、石韦等）治疗泌尿系结石186例，排出结石116例，排石率占62.37%[14]。以石韦散加减治疗泌尿系结石20例，痊愈16例，排出结石最大1.5 cm×0.8 cm，最长时间3个月，最短12 d[15]。

4. 菌痢 以庐山石韦或有柄石韦浸膏、粗制剂进行治疗，7 d为一疗程，治愈率94.2%（856/909例）[10]。

5. 慢性肾炎 以含有石韦的健脾活血汤治疗慢性肾炎52例，结果完全缓解者（临床症状全部消失、尿常规检查正常）39例，基本缓解7例，部分缓解5例，无效1例[16]。以康肾汤（水蓼、玉米须、黄芪、益母草、石韦等）治疗难治性肾病综合征46例，完全缓解24例，基本缓解10例，好转7例，无效5例，总有效率89.1%[17]。

6. 急性肾炎 以通淋利湿汤（双花、连翘、石韦、萆薢、黄柏等）水煎剂治疗急性肾盂肾炎160例，临床治愈86例（53.7%），显效52例（32.5%），无效22例（13.8%），总有效率86.2%[18]。

7. 前列腺炎 以石韦败酱汤（石韦、败酱散、土茯苓、薏苡仁等）水煎剂治疗前列腺炎80例，临床治愈42例，占52.5%；有效30例，占37.5%；无效8例。总有效率90%[19]。

8. 单纯疱疹病毒性角膜炎 用芒果苷与异芒果苷分别配成1%眼膏治疗单纯疱疹病毒性角膜炎16例，取得初步疗效[11]。

9. 湿疹及皮炎 复方石韦制剂（石韦、虎杖、大黄、地榆、生地等）适量涂于患处，有渗出者用油剂（30例），红斑、丘疹、皲裂及干燥皮损用软膏剂（85例），每日1次，疗程不超过4周。对61例湿疹的治愈率57.4%，显效率32.84%，有效率9.3%。对皮炎（神经性皮炎、过敏性皮炎、口周皮炎）的治愈、显效及有效率各为48.1%、25.9%、24.1%[20]。

【附注】

从石韦（*P.lingua*）根茎中分离5种何帕烷（hopane）衍生物，包括22,28-环氧何帕烷（22,28-epoxy-hopane）、22,28-环氧何帕烷-30-醇（22,28-wpoxy-hopan-30-ol）、何帕烷-22,30-二醇（hopane-22,28-diol）何帕-22(29)-烯-30-醇[hop-22(29)-en-30-ol]、何帕-22(29)-烯-28-醇[hop-22(29)-en-28-ol][21]。石韦根中主要的挥发性成分包括：1-乙醇(21.28%)、己醛(11.71%)、邻苯二甲酸二乙酯(7.61%)、正壬醛(5.99%)、甲氧基-苯基-肟(5.53%)、十六酸(5.32%)、(Z,Z)9,12-十八碳二烯酸(3.07%)[22]。

绒毛石韦*Pyrrosia subfurduracea*根中主要的挥发性成分包括：己醛(44.63%)、1-乙醇(8.63%)和二环[221]庚烷-3-亚甲基-2,2-二甲基-5-醇-乙酸酯(7.05%)[22]。

从光石韦*Pyrrosia clavata*（Bak.）Ching中分离出β-谷甾醇、豆甾醇、胡萝卜苷、齐墩果酸、芒果苷、蔗糖[23]。

（方步武 田在善 王士贤 李德华）

参考文献

[1]Cai Jianxiu, et al. Study on the total flavonoid content of twenty two kinds of the medical pteridophytes. *CA*, 2001, 134: 323460e

[2]水野瑞夫,等.石韦的化学成分.植物学报,1986,28(3): 339

[3]马辰,等.高效液相色谱法测定中药石韦2种成分的含量.药学学报,2003,38(4):286

[4]康文艺,等.石韦叶挥发油成分HS-SPME-GC-MS分析.中草药,2008,39(7):994

[5]Do Jaechul, et al. Flavonoid glycosides from the fronds of Pyrrosia lingua. *CA*, 1993, 119: 188377f

[6]王楠,等.有柄石韦的化学成分.沈阳药科大学学报,2003,20(6):425

[7]江苏新医学院.中医药大辞典(上册).上海:上海人民出版社,1977:579

[8]上海第一医学院,等.石韦治疗慢性气管炎的有效成分研究.医药工业,1973,(3):1

[9]王兵,等.石韦多糖降血糖作用的实验研究.亚太传统医药,2008,4(8):33

[10]李雁群,等.石韦醇提取抑菌活性的初步研究.时珍国医国药,2010,21(1):142

[11]郑实民,等.芒果苷与异芒果苷的抗单纯疱疹病毒作用.中国药理学报,1989,10(1):85

[12]邵绍丰,等.单味中药金钱草、石韦、车前子对肾结石模型大鼠的预防作用.中国中西医结合肾病杂志,2009,10(10):874

[13]崔希凤,等.石韦代茶饮治疗高血压病15例.中国民间疗法,2006,14(1):59

[14]林治华,等.排石汤治疗泌尿系结石186例分析.江苏医药(中医分册),1979,(3):22

[15]刘莲秀.石韦散加减治疗石淋证20例临床体会.广西中医药,1984,7(1):20

[16]陈文.健脾活血汤加减治疗慢性肾炎52例疗效观察.内蒙古中医药,1983,(2):8

[17]张明.康肾汤治疗难治性肾病综合征46例.实用中医药杂志,1997,(3):4

[18]姚尊华.自拟通淋利湿汤治疗急性肾盂肾炎160例临床观察.黑龙江中医药,1986,(5):11

[19]姜锡斌,等.石韦败酱汤治疗前列腺炎80例.山东中医药大学学报,1997,21(6):441

[20]王萍,等.复方石韦制剂外用治疗湿疹及皮炎类皮肤病的临床观察.中国皮肤性病学杂志,2000,14(5):316

[21]Masuda Kazuo, et al. Fern constituents: triterpenoids isolated from rhizomes of Pyrrosia lingua. I. *CA*, 1997, 127: 3012g

[22]康文艺,等.石韦和绒毛石韦根挥性成分HS-SPME-GC-MS分析.中成药,2008,30(8):1236

[23]郑兴,等.光石韦化学成分的研究.中草药,1999,30(4):253

石蒜 Lycoridis Bulbus shi suan

本品为石蒜科植物石蒜*Lycoris radiata* Herb的鳞茎。味辛、甘,性温,有小毒。有祛痰、利尿、解毒、催吐、消肿的功能。主治喉风水肿、痈疽肿毒、疔疮、瘰疬、小便不利、咳嗽痰喘、食物中毒等。

【化学成分】

1. 生物碱 主要有高石蒜碱(homolycorine)、石蒜伦碱(lycorenine)[即力可拉敏(lycoramine)]、多花水仙碱(tazettine)、石蒜碱(lycorine)、伪石蒜碱(pseudolycorine)、雪花莲胺碱(lycoremine)[即加兰他敏(galanthamine)][1]、双氢石蒜碱(dihydrolycorine)、石蒜西丁(lycoricidine)、石蒜醇(lycoricidinol)[2]。还含雨石蒜碱(pluviine)、去甲雨石蒜碱(norpluvline)、去甲基高石蒜碱(demethyl-homolycorine)、小星蒜碱(hippeastrine)、表雪花莲胺碱(2-epigalanthamine)、条纹碱(vittatine)和网球花定(haemanthidine)等生物碱[3]。最近从石蒜碱中分离出具有抗肿瘤活性的氧化石蒜碱、假石蒜碱、漳州水仙碱和水仙克拉辛,具降压作用的石蒜裂碱乙醚及其抗心律失常作用的甲基阿朴加兰他敏[4]。

2. 氨基酸、矿物质 含有10种氨基酸(天冬氨酸、谷氨酸、精氨酸、苏氨酸、丙氨酸、缬氨酸、异亮氨酸、亮氨酸、赖氨酸和酪氨酸),氨基酸总含量为8.38 mg/g,必需与半必需氨基酸含量为2.87 mg/g,必需与半必需含量占氨基酸总量为34.19%。含有7种矿物质元素锌、钾、钙、镁、铁、锰、铜,其中以钙含量最高[5]。

3. 黄酮类 为(2S)-4′-羟基-7-甲氧基黄烷、(2S)-3′,7-二羟基-4′-甲氧基黄烷、(2S)-4′,7-二羟基黄烷、(2S)-4′,7-二羟基-8-甲基黄烷、(2S)-4′,7-二羟基-3′-甲氧基-8-甲基黄烷、(2S)-4′,5,7-三羟基-8-甲基黄烷酮、2,4′-二羟基-4-甲氧基二氢查尔酮[6]。

【药理作用】

1. 降压 在麻醉大鼠降压实验中,静脉注射二氢石蒜碱40 mg/kg后13 min达最大降压幅度,经60 min血压仍不能恢复[7]。静脉注射石蒜裂碱乙醚1~20 mg/kg可使正常血压麻醉大鼠、猫和犬的血压下降3.99~10.66 kPa,维持2 h以上。清醒正常血压大鼠灌胃石蒜裂碱乙醚50~100 mg/kg降压作用比用利血平1 mg/kg的降压作用强。对两肾型高血压大鼠以石蒜裂碱乙醚25~50 mg/kg灌胃亦有明显降压作用。其降压机制不是通过中枢,主要是通过外周作用方式[8]。二氢石蒜碱盐酸盐(DL)20、40、80 mg/kg静脉注射,能降低麻醉及清醒正常血压大鼠、麻醉猫和清醒肾血管性高血压大鼠的血压,并抑制电刺激大鼠脊髓T7~9节段引起的升压反应,DL抑制苯福林增高毁脊髓大鼠血压的作用,在兔主动脉和大鼠肛尾肌,DL拮抗甲氧明pA2值分别为5.93和6.35。结果提示DL能选择性阻断α_1-肾上腺素受体[9]。DL静脉注射能迅速显著降低麻醉大鼠和猫的血压,降压的同时减慢心率。利血平和普萘洛尔减弱DL的降压作用。在毁脊髓大鼠,DL能抑制电刺激脊髓T7~9节段引起的升压反应,且压低最大反应,普萘洛尔减弱DL的这种抑制作用,而利血平与DL协同抑制这种升压反应。DL使肾上腺素和去甲肾上腺素增高毁脊髓大鼠舒张压的量效曲线平等右移,且不压低最大反应。DL对高钾引起的主动脉环收缩无松弛作用,对主动脉环也无直接作用,这些结果提示DL的降压作用主要与阻断α-肾上腺素受体有关[10]。

2. 减慢心率 给清醒兔静脉注射力可拉敏10 mg/kg,使每分心率减慢43~68次,作用持续25~45 min。加兰他敏1~2 mg/kg,使每分心率减慢19~42次,5~10 min恢复。若给4 mg/kg作用持续30~40 min[11]。

3. 镇静、催眠 小鼠腹腔注射石蒜碱2 mg/kg,兔肌内注射12、20 mg/kg,均出现明显的镇静作用。对兔的作用强度与肌内注射25 mg/kg氯丙嗪相同。小鼠与大鼠分别腹腔注射石蒜碱12和15 mg/kg,可延长戊巴比妥钠等催眠药的睡眠时间,但其效力不如延胡索乙素。对硫喷妥钠及水合氯醛也有明显加强作用[12,13]。

4. 解热、镇痛、抗炎 热板法证明,小鼠腹腔注射石蒜碱12 mg/kg,本身只有微弱的镇痛作用,但能显著增强吗啡和延胡索乙素的镇痛效力[12]。人工发热兔静脉注射石蒜碱12 mg/kg或皮下注射5~10 mg/kg,均有较明显的解热作用[12]。大鼠皮下或静脉注射5 mg/kg的石蒜碱,30 min后体温开始下降,90 min达最低时约降1℃,并与氨基比林有协同作用[14]。石蒜碱3 mg/kg静脉注射,对兔甲醛性及大鼠蛋清性足肿胀有明显的对抗作用。但除去肾上腺后,石蒜碱对大鼠的蛋清性足肿胀则无抗炎活性。实验证明石蒜碱有刺激垂体肾上腺皮质功能的作用,其抗炎作用可能与此有关[14,15]。

5. 抗胆碱酯酶 给犬静脉注射加兰他敏3 mg/kg后,对红细胞的胆碱酯酶活力有抑制作用[16]。体外实验证明力可拉敏和加兰他敏对兔的全血、肌肉和全脑血匀浆中胆碱酯酶活性均有抑制作用。力可拉敏的作用强度弱于加兰他敏[17]。加兰他敏易透入血脑屏障,小剂量对大脑皮层及延脑脑内胆碱酯酶活性有较强的抑制作用,大剂量对丘脑内胆碱酯酶活性亦有抑制作用,故对中枢神经系统的作用较强[18]。

6. 抗阿尔茨海默病 给予小鼠灌胃黄花石蒜生物碱(生药66.7 g/kg、生药和33.3 g/kg),使小鼠正确到达目的地的次数明显增多、潜伏期明显缩短,说明黄花石蒜能够提高AD模型小鼠脑中的乙酰胆碱含量,促进胆碱能神经功能而改善小鼠的学习能力[19]。

7. 作用于神经肌肉接头 麻醉猫静脉注射力可拉敏8 mg/kg或加兰他敏2 mg/kg,可使电刺激坐骨神经引起的胫前肌收缩明显加强,同时动物出现全身震颤,呼吸兴奋并排尿。静脉注射力可拉敏4 mg/kg或加兰他敏1 mg/kg可使乙酰胆碱收缩胫前肌的作用明显加强[17],也可加强电刺激大鼠坐骨神经所致的腓肠肌收缩作用。此作用与刺激的频率及剂量有关。高频和大剂量引起肌肉收缩抑制者较多,而低频和小剂量绝大多数引起肌肉收缩加强。这种现象可能与乙醚胆碱堆积量的多少有关。大剂量可致持续去极化而表现肌肉收缩抑制[20]。在大鼠膈神经肌肉标本上用力可拉敏$(1\sim1.5)\times10^{-5}$或加兰他敏10^{-6}可使电刺激膈神经引起膈肌收缩的作用加强。麻醉猫静脉注射力可拉敏4 mg/kg,可使静脉注射d-筒箭毒碱700 μg/kg所致的神经肌肉间冲动传导阻滞在1~14 min后消失,用6~8 mg/kg时,对抗作用更为明显。静注加兰他敏1 mg/kg也有明显抗箭毒作用[17]。

8. 兴奋平滑肌 石蒜煎剂(相当于干燥生药0.75或0.25 g)对豚鼠及家兔离体子宫均有明显的兴奋作用。此作用不被苯海拉明所对抗[21]。给猫静脉注射石蒜碱2 mg/kg,兔静脉注射石蒜碱2 mg/kg、石蒜煎剂1 g/kg,犬静脉注射石蒜煎剂0.65 g/kg,对在体子宫均有明显兴奋作用。石蒜碱0.13 mL,使兔离体子宫收缩频率、振幅和张力显著增强;0.5 mL使子宫呈强直性收缩[22]。石蒜煎剂(相当于干燥生药0.4 g)对兔离体十二指肠具有兴奋作用。灌入小鼠胃内可引起腹泻反应。兔静脉注射石蒜碱2 mg/kg可出现异常剧烈的肠蠕动[21]。二氢石蒜碱(3~5 mol/L)对电刺激诱发家兔心室乳头肌(PM)的收缩有剂量依赖性抑制作用,IC_{50}为 (1.45±0.89)×10^{-3} mol/L;对胸主动脉(TA)及基底动脉(BA)的IC_{50}分别为(2.91±0.99)×10^{-3} mol/L和(3.41±1.52)×10^{-3} mol/L[23]。

9. 抗癌 给小鼠皮下注射石蒜碱30 mg/kg,能抑制小鼠艾氏腹水癌(EAC)细胞的无氧酵解,但对其呼吸及有氧氧化无作用。体外石蒜碱90.91 μg/mL能明显抑制癌细胞的有氧氧化,对呼吸及无氧酵解则无明显作用[24]。石蒜碱50 μg/mL对白血病细胞有明显的细胞毒作用,抑制率达51%~80%[25]。给大鼠腹腔注射伪石蒜碱10 mg/kg,其盐酸盐20 mg/kg,每日1次,连续7 d,对大鼠瓦克氏癌256(W-256)抑制率在55%~76.3%之间。对小鼠肉瘤180(S180)、艾氏腹水癌实体型、肝癌的抗癌效果不明显[26]。石蒜碱1、5、10 μmol/L抑制人白血病细胞U937增殖并诱导凋亡,IC_{50}为2.42 μmol/L;石蒜碱可抑制Mcl-1、Bcl-xL蛋白表达,对Mcl-1蛋白的抑制作用先于PARP蛋白剪切,对Bcl-xL蛋白的抑制发生在PARP蛋白剪切片段出现之后[27]。

10. 其他 大鼠腹腔注射石蒜碱5 mg/kg,不仅明显地延长条件反射的潜伏期,而且阳性条件反射也部分消失,24 h后基本恢复[21]。腹腔注射石蒜碱30 mg/kg,显著抑制小鼠阴道上皮细胞有丝分裂和促进鼠鳞片表皮的颗粒层形成,可能具有纠正银屑病表皮异常变化的潜在能力[28]。水负荷兔眼降压试验表明,0.5%、4%、31.25%、250%的石蒜醇提液使眼压下降的程度依次为30%、47.8%、67.2%、80%,瞳孔亦有缩小[29]。给小鼠灌胃黄花石蒜生药20.1、40.2 g/kg,连续50 d,明显缩短东莨菪碱所致老年痴呆小鼠Y型水迷宫潜伏期,减少其上岸错误次数,改善老年痴呆小鼠学习记忆能力[30]。石蒜碱具有潜在的抗SARS-CoV的活性其抗病毒EC_{50}为(15.7±1.2)nmol/L[31]。二氢石蒜碱20、40 mg/kg可使高碳酸性缺氧大鼠停止人工呼吸2 min后复氧10 min时脑电图恢复幅度分别为(62.50±15.81)%、(80.00±12.26)%,高于对照组的(32.15±33.68)%[32]。

11. 毒性 ①急性毒性:小鼠腹腔注射、灌胃及皮下注射石蒜碱的LD_{50}分别为112.2、344和145 mg/kg[21]。石蒜醇提液小鼠灌服LD_{50}为(31.0±3.5) g/kg。兔急性、亚急性刺激试验未见明显刺激症状[29]。大鼠腹腔注射伪石蒜碱的LD_{50}为110 mg/kg[30]。小鼠灌胃黄花石蒜的LD_{50}为26.42 g/kg[30]。小鼠静脉注射和灌胃石蒜裂碱乙醚的LD_{50}分别为(105.9±2.4)和(765±31.6) mg/kg,犬1次静脉注射50~60 mg/kg后,立即出现镇静作用,血浆、尿素氮、心电图未见异常改变[33]。②亚急性毒性:犬腹腔注射伪石蒜碱每日4及6 mg/kg,连续7 d,病理检查心、肝、脾、肺、肾、肠各脏器均未见明显病变[30]。

【临床应用】

1. 偏瘫 用加兰他敏治疗因脑出血、血栓形成及血栓栓塞引起的偏瘫患者130例。每日2.5 mg,共10 d,症状有明显改善[28]。

2. 肌病 14例重症肌无力患者,各皮下注射或口服加兰他敏2.5~5 mg/kg,都有一定疗效。作用持久,且毒性很低。治疗进行肌营养不良症30例,单用加兰他敏获较满意效果。患者肌力明显增强,跌倒现象消失,肌肉不再有酸痛感觉。停药疗效一般可维持3~4个月,最多可维持2年以上。观察到患者在治疗后尿中肌酸排泄减少,肌酸酐排泄则增加,认为药物的疗效与它对肌细胞的代谢有关。此外,对小儿先天性肌无力也有一定的治疗效果[16]。

3. 脊髓灰质炎后遗症 国产加兰他敏治疗121例。系统观察25个肢体,1、2、3个疗程的有效率分别为77.4%、82.8%及92%。治愈率分别为9.4%、12.7%及24%[34]。

4. 风湿性关节炎 用石蒜、生姜及葱各适量捣烂,外敷于患处[8]。

5. 妇科恶性肿瘤 试用动、静脉灌注石蒜内铵(AT-1840)综合治疗妇科晚期恶性肿瘤43例,有效率(CR+PR)60.53%。其中23例获手术机会,另4例配合体外放疗,全部病例均已随诊5年以上,5年存活率宫颈癌(Ⅱb+Ⅲb期)77.78%,卵巢癌(Ⅱ+Ⅲ期)35.71%。该药对骨髓无抑制作用,可与其他化疗药联合应用,亦可作为二线药物,且可与放射治疗同时应用,值得进一步扩大临床应用[35]。

6. 灭蛆及灭鼠 灭蛆时将5 kg石蒜用水50 kg浸泡3 d,用浸出液喷洒。灭鼠时将石蒜磨成粉与食物制成毒饵,鼠吃后即死[8]。

【附注】

1. 从中国石蒜(*Lycoris chinensis* Traub)鳞茎的甲醇提取物中分得水仙克拉辛(marciclasine)、石蒜碱、加兰他敏和力可拉敏[36]。

2. 石蒜碱内铵盐(AT-1840)为石蒜碱的衍生物,对多种动物肿瘤有显著抑制作用,已推荐临床试用。

[药理作用]

1. 癌瘤 石蒜碱内铵盐(AT-1840)腹腔注射10、15、20 mg/kg,每日1次,共7 d,对小鼠艾氏腹水癌(EAC)、肝癌腹水型(HepA)、白血病(L1210,P388)、Lewis肺

癌(LL)及大鼠吉田肉瘤腹水型(YAS)均有明显抑制作用。生命延长率分别为200%~250%、106%~200%、44%、40%、42%、100%[37,38]。AT-1840腹腔注射10 mg/kg ,5~6 d可明显抑制ICR雌性小鼠对羊红细胞(SRBC)引起的迟发型超敏反应。显著降低C57BL小鼠的胸腺重量。能显著升高SRBC致敏的正常和荷瘤小鼠血清中补体C3的含量,对淋巴细胞转化及血清IgG呈抑制作用，但可调节荷瘤小鼠部分体液免疫功能缺陷[39]。用扫描电镜及透射电镜双察AT-1840对小鼠艾氏腹水癌(EAC)细胞结构的影响,作用初期可见EAC细胞出现凝集倾向,细胞间微绒毛粘连,部分细胞绒毛减少、细胞内出现囊泡结构,24 h后凝集倾向逐渐消失。与此同时部分细胞固缩,质膜损伤,微绒毛脱落现象更趋显著。对癌细胞膜性结构和核仁亦有明显破坏作用[40]。以荧光激活细胞分类器方法证明,AT-1840在40 mg/kg时能使G1期细胞百分比下降,G2/M期细胞明显上升，对G2期细胞向G1期的过渡有阻滞作用。给药后8~72 h使癌细胞有丝分裂指数明显下降。对早期和中期细胞分裂象的抑制作用较强[41]。AT-1840能明显改变DNA的圆二色谱(CD)图,改变程度与药物浓度有关。当浓度为50 μg/mL时,DNA的CD谱完全改变,当浓度达100 μg/mL,溶液出现沉淀,无CD谱[42]。原位缺口平移法测得,体外5~50 μg/mL的AT-1840对小鼠肝癌细胞不产生DNA单链断裂，但能程度不等地抑制染色质活性，其作用有浓度和时间依赖性。对不同活性结构状态的基因作用不同,可使C-myc,N-ras癌基因和β_2微球蛋白基因对DNA酶Ⅰ的敏感性分别从75.6%、60.4%、70.8%降至28.8%、25.5%、28.7%，但对C-myc癌基因和β珠蛋白基因作用不明显[43]。

2. 毒性 小鼠腹腔注射AT-1840的LD_{50}为72 mg/kg。犬隔日静脉注射,共7次,对肝、肾功能、心电图均无明显影响,血象也无明显变化[17]。

[临床应用]

用于522例中、晚期肿瘤患者,每次口服100 mg,14 d为1个疗程,用药4~10个疗程,总有效率42.1%。适用于胃癌、卵巢癌、鼻咽癌、恶性淋巴瘤、肺癌、头颈部癌等[44]。

(徐华丽 睢大筼 吕忠智)

参考文献

[1]洪海山.石蒜科生物碱的研究Ⅲ:紫花石蒜和其他两种石蒜中的生物碱及新生物碱紫花石蒜碱.药学学报,1964,11:1

[2]《全国中草药汇编》编写组.全国中草药汇编(上册).北京:人民卫生出版社,1976:252

[3]江苏新医学院.中药大辞典(上册).上海:上海人民出版社,1977:590

[4]阮龙喜.石蒜科植物生物碱的一些研究进展.药学通报,1988:23:453

[5]曹小勇.石蒜鳞茎中氨基酸和矿质元素含量的分析.中国野生植物资源,2005:24(3):48

[6]杨郁,等.黄花石蒜中的黄酮成分.天然产物研究与开发,2005,17(5):539

[7]蒋诗琴,等.二氢石蒜碱的降压及抗脑缺血作用.郧阳医学院学报,2004,23(2):122

[8]王洪,等.石蒜裂碱乙醚的降压作用.中国药理学报,1980,1:30

[9]陈必义,等.二氢石蒜碱的降压作用.中国药理学报,1993, 14(1):45

[10]陈必义,等.二氢石蒜碱的降压作用(Ⅱ).昆明医学院学报,1995,16(2):22

[11]唐希灿,等.力可拉敏的一些药理作用.生理学报,1964,12:335

[12]陈牧群,等.石蒜碱的一些药理作用.药学学报,1965,12:594

[13]Haffman DG, et al. Lycorine inhibition of druf metabolism and ascorbic acid biosynthesis in the rat. *Biochem Pharmacol*, 1966,15:391

[14]陈牧群.等.石蒜碱对动物垂体促肾上腺皮质激素分泌的刺激作用.药学学报,1965,12:767

[15]陈牧群.等.石蒜碱的抗炎药理作用研究.煤矿医学,1979,1:1

[16]唐希灿,等.抗胆碱酯酶新药加兰他敏的药理和临床应用.药学学报,1966,13:68

[17]唐希灿,等.石蒜生物碱的药理研究Ⅰ:力可拉敏与加兰他敏的神经药理作用.药学学报,1963,10:46

[18]山东医学院药理学教研室.中草药药理学.1975:47

[19]朱田.黄花石蒜抗阿尔茨海默病活性部位的筛选.中国老年学杂志,2008,28(7):650

[20]赵国举,等.力可拉敏与加兰他敏对胆碱反应系统的影响.药学学报,1965,12:36

[21]陈牧群,等.中药石蒜的药理作用.药学学报,1957,5:1

[22]何功倍,等.石蒜碱对子宫的作用.药学学报,1964,11:562

[23]潘龙瑞,等.二氢石蒜碱对家兔心室乳头肌及血管平滑肌收缩的影响.郧阳医学院学报,2002,21(3):136

[24]李淑玉.谷氨酰溶肉瘤素及石蒜碱对小鼠Ehrlich腹水癌细胞的呼吸和酵解的影响.药学学报,1965,12:542

[25]张慧芸,等.利用白血患者的白血细胞培养方法寻找抗肿瘤药物.药学学报,1963,10:75

[26]南京药学院,等.伪石蒜碱的提取和抗癌活性的研究.

中草药通讯，1978，5：6

[27]刘小珊，等.石蒜碱对人白血病U937细胞的凋亡诱导剂作用机制.山东医药，2008，48(2)：35

[28]黄畋，等.石蒜碱对表皮角化及细胞有丝分裂的影响.中华皮肤科杂志，1985，18(1)：37

[29]陈彼得，等.石蒜醇提液的降眼压作用.江西医药，1986，(21)：497

[30]皮慧芳，等.黄花石蒜对老年痴呆小鼠的药效学研究.中华中医药学刊，2007，25(10)：2049

[31]Li S Y, et al. Identification of natural compounds with antiviral activities against SARS-associated coronavirus. *Antiviral Res*, 2005, 67(1)：18

[32]龚新荣，等.二氢石蒜碱对大鼠高碳酸性脑缺氧损伤的保护作用.郧阳医学院学报，2002，21(2)：71

[33]潘启超，等.伪石蒜碱的抗瘤及药理研究.药学学报，1979，14：705

[34]沈时霖，等.国产加兰他敏治疗脊髓灰质炎麻痹后遗症的疗效观察.中华儿科杂志，1965，14：192

[35]胡庆和，等.石蒜内铵(AT-1840)综合治疗妇科晚期恶性肿瘤43例总结.浙江中西医结合杂志，1997，7(3)：134

[36]马广思，等.石蒜科生物碱的研究Ⅺ：中国石蒜中生物碱和抗癌成分的分离与鉴定.中草药，1987，18(8)：6

[37]翁尊尧，等.新的抗肿瘤物——石蒜碱内铵盐(AT-1840).科学通报，1976，21：285

[38]张素胤，等.石蒜碱内铵醋酸盐对动物肿瘤的疗效与毒性.中国药理学报，1981，2：41

[39]金筠芳，等.石蒜碱内铵醋酸盐对正常和带瘤小鼠免疫功能的影响.中国药理学与毒理学杂志，1987，1：277

[40]张素胤，等.石蒜内铵(AT-1840)对小鼠艾氏腹水癌细胞超微结构的影响.肿瘤，1987，7：249

[41]周佩琴，等.石蒜碱内铵盐对小鼠艾氏腹水癌细胞周期及核分裂的影响.中国药理学通报，1989，5：89

[42]吴虹，等.AT-1840对DNA圆二色谱的影响.中国药理学与毒理学杂志，1987，1：272

[43]刘杰，等.石蒜内铵对小鼠肝癌细胞染色质结构和活性的影响.中国科学B辑，1990，2：176

[44]沙静姝，等.石蒜内铵科研简讯.药学学报，1988，23：316

石菖蒲 Acori Tatarinowii Rhizoma shi chang pu

本品为天南星科植物石菖蒲*Acorus tatarinowii* Schott的干燥根茎。味辛、苦，性温。开窍豁痰，醒神益智，化湿开胃。用于神昏癫痫、健忘失眠、耳鸣耳聋、脘痞不饥、噤口下痢。

【化学成分】

1. 挥发油 石菖蒲根茎中主要成分为挥发油，含油率在0.5%~3.27%之间。挥发油的主要成分为β-细辛醚(0.705%~1.53%)和α-细辛醚(0.035%~0.258%)，还包括蒿脑、莰烯、L-龙脑、β-榄香烯、甲基丁香酚、吉马烯-B等，这些成分占挥发油的99.315%[1-3]。

2. 水溶性成分 包括2，3-二氢-3，5-二羟基-6-甲基-4H-吡喃-4-酮、5-羟甲基糠醛、细辛酮、2，4，5-三甲氧基苯甲酸、4-羟基-3-甲氧基苯甲酸、2，4，5-三甲氧基苯甲醛、双[甲酰基糠基]-醚和2，5-二甲氧基苯醌等[4-6]。

3. 糖类、有机酸和氨基酸 除了上述挥发油和水溶性成分外，石菖蒲还含有糖类、有机酸和氨基酸等。其中单糖为葡萄糖，含量占12.22%。石菖蒲中的游离氨基酸总含量为0.6545%，其中8种为人体必需氨基酸，2种为人体半必需氨基酸[7,8]。

4. 其他 近年又首次从石菖蒲中分得一些化合物，分别是香柑内酯(bergapten)、8-异戊二烯基山柰酚(8-prenylkaempferol)、异紫花前胡内酯(marmesine)、大黄素(emodin)、异茴香内酯(isopimpinellin)、galgravin、veraguensin、桉脂素，属首次从菖蒲属植物中分得单环氧、双环氧木脂素类成分[9,10]。

【药理作用】

1. 镇静、抗惊厥 3、6 g/kg的石菖蒲水提液或醇提液腹腔注射均有协同戊巴比妥钠作用，表现为小鼠的入睡和睡眠持续时间延长，水提液作用更为明显；石菖蒲氯仿醇提取物对猴等多种动物有镇静作用。0.106 g/kg石菖蒲总挥发油、0.073 g/kg β-细辛醚、0.048 g/kg α-细辛醚腹腔注射能减少小鼠的自发活动，增强阈下剂量的戊巴比妥钠的催眠作用。挥发油的镇静作用更强，当剂量大于25 mg/kg时即对中枢神经系统造成广泛抑制，抑制程度与剂量相关[11,12]。小鼠灌服16%石菖蒲水煎液0.02 mL/g，11 d后能降低脑组织中单胺类神经递质、多巴胺、3，4-二羟基苯乙酸、5-羟吲哚乙酸和高香草酸含量。其中，降低脑组织中单胺类神经递质可能是石菖蒲中枢镇静作用的作用机制[13]。石菖蒲挥发油

50 mg/kg能显著延长大鼠戊四唑(PTZ)急性惊厥潜伏期及降低最大电休克(MES)性惊厥发作率，并降低PTZ慢性点燃大鼠的发作级别，由此可见挥发油有良好的抗癫痫作用[14]。有实验表明石菖蒲挥发油和水溶性部分均能明显降低谷氨酸钠所致小鼠惊厥的发生率，显出中枢镇静和对抗惊厥的作用[15]。分析推测，石菖蒲醇提液能兴奋脊髓、中脑和大脑；水提液主要兴奋中脑和大脑；挥发油既兴奋脊髓，又能抑制中脑和大脑。α-细辛醚、β-细辛醚是中枢抑制的主要活性成分[11]。

2.抗抑郁 小鼠每日口服石菖蒲滴丸3.85 g/kg，连续7 d，能显著缩短戊巴比妥钠睡眠持续时间[16]。石菖蒲水提醇沉液与水提液剂量均为2.5、5.0、10.0 mg/kg，给动物灌胃3 d。在小鼠尾悬挂试验和大鼠强迫游泳试验中，均能使动物的不动时间显著缩短；较大剂量的水提醇沉液(10 mg/kg)在小鼠5-HT增强甩头试验中，能增加小鼠甩头反应次数。石菖蒲抗抑郁成分的有效部位存在于水提取液和一处提取液中，抗抑郁作用可能与阻断中枢5-HT等单胺类递质的重摄取有关[17]。小鼠灌服3.75~30 g/kg的石菖蒲水煎液，每日1次，连续4 d，可缩短尾悬挂绝望不动时间；大鼠口服2.5~10 g/kg石菖蒲水煎液，可缩短大鼠强迫游泳的不动时间，表明石菖蒲水煎液在行为绝望动物抑郁模型上有明显抗抑郁作用。推测抗抑郁的活性成分在于水煎液部分，而挥发油则具有较强安定镇静作用[18,19]。

3.抗癫痫 石菖蒲水煎剂10 g/kg可显著减低小鼠戊四唑(PTZ)和最大电休克(MES)急性惊厥发生率，并降低PTZ慢性点燃大鼠的发作级别，有显著的抗癫痫作用[20]。石菖蒲2.35 g/kg及其主要成分α-细辛醚29 mg/kg灌胃给药7 d，均能有效抑制戊四氮(PTZ)诱导的幼鼠癫痫发作和额叶皮层的异常放电[21]。石菖蒲挥发油35 mg/kg腹腔注射于海人酸致癫痫大鼠模型，使大鼠海马的GABA含量升高，谷氨酸显著降低。石菖蒲挥发油可调节癫痫大鼠脑内的兴奋性和抑制性氨基酸的平衡，从而起到抗癫痫的作用[22]。石菖蒲挥发油和水溶性成分8、4、2 g/kg灌胃小鼠3 d，可增加士的宁致痫小鼠脑组织SOD含量，降低脑内LPO水平和NO。提示活跃的自由基反应可能参与癫痫的发病，石菖蒲挥发油和水溶性成分能有效清除自由基，对脑细胞有良好的保护作用[23]。

4.促智 灌服5 g/kg的石菖蒲水提液可使小鼠跳台潜伏期延长，错误次数减少，促进小鼠的学习过程；5~20 g/kg可提高小鼠Y迷宫训练的正确次数[24]。石菖蒲水提醇沉液可促使$AlCl_3$所导致的痴呆大鼠学习记忆改善，通过迷宫时间缩短，使海马CA_3区突触后膜致密性物质增厚，神经元细胞器的病理性改变有一定程度的恢复[25]。腹腔注射5 g/kg的去油煎剂、0.053 g/kg的总挥发油、0.024 g/kg的α-细辛醚和0.037 g/kg的β-细辛醚均可延长正常或戊巴比妥钠致记忆障碍、亚硝酸钠致记忆巩固不良及乙醇致记忆再现缺失小鼠跳台试验的跳下潜伏期，减少5 min中的错误次数，其中以总挥发油、α-细辛醚和β-细辛醚的作用较强[26]。石菖蒲总挥发油0.053 g/kg和α-细辛醚0.024 g/kg，对正常小鼠学习记忆获得能力及戊巴比妥钠（记忆获得障碍）、亚硝酸钠(记忆巩固不良)、乙醇(记忆再现缺失)模型小鼠均有不同程度的促进和改善作用[27]。

5.抗脑缺血损伤 石菖蒲水提液、正丁醇提取液、乙酸乙酯提取液、乙醚提取液为200%(生药量计)，挥发油100%(生药量计)、β-细辛醚0.68%水溶液，剂量均为5 mL/kg，能减轻脑缺血再灌注大鼠脑水肿；β-细辛醚对正常、缺血和缺血再灌注损伤大鼠脑电有抑制作用，表现为镇静、安神；其他提取液对正常和缺血动物有兴奋作用，对再灌注损伤动物均有抑制作用。石菖蒲有平衡大脑中枢神经系统兴奋和移植的双重作用[28]。石菖蒲挥发油和β-细辛醚(5 g/kg)抑制脑皮质神经细胞凋亡[29]，抑制谷氨酸、天门冬氨酸和γ-氨基丁酸的异常升高[30]，从而起到保护脑组织的作用。

6.护心、降脂、抗血栓 石菖蒲挥发油75 mg/kg、β-细辛醚40 mg/kg，给予动脉硬化模型、高黏血症模型和心肌缺血模型。结果显示石菖蒲挥发油、β-细辛醚能明显降低动脉粥样硬化大鼠血脂、胆固醇及低密度脂蛋白-胆固醇(LDL-C)，能改善高黏血症大鼠的血液流变性，能降低心肌缺血大鼠ET水平、提高NO的含量，降低心肌组织损伤程度和坏死率，对心血管有明显的保护作用[31]。高脂大鼠灌胃石菖蒲挥发油7.06 mg/kg或β-细辛醚 4.24 mg/kg，连续7 d，有舒张血管、抗血小板聚集作用[32]。石菖蒲挥发油，大鼠剂量75 mg/kg，小鼠剂量160 mg/kg及β-细辛醚，大鼠剂量40 mg/kg，小鼠剂量86 mg/kg。上述剂量的石菖蒲挥发油和β-细辛醚有抑制血栓形成、抗黏、抗凝、溶解血浆纤维蛋白的作用[33]。

7. 抗运动性疲劳 石菖蒲挥发油（0.07 mL/kg）、乙酸乙酯提取物(0.45 g/kg)、正丁醇提取物(0.48 g/kg)、正丁醇萃余物(0.67 g/kg)、水煎液(0.87 g/kg)给小鼠灌胃4周，能明显推迟运动性疲劳相关症状的发生和提高小鼠运动能力[34]。石菖蒲提取物10 g/kg灌胃4周，能显著提高大强度训练小鼠的运动能力，并可使小鼠体内的糖贮备显著增加[35]。

8. 抑制吗啡依赖戒断症状 石菖蒲不同剂量7.5、5、2.5 g/kg给大鼠灌胃，能明显抑制吗啡依赖大鼠的戒断症状[36]。石菖蒲挥发油给大鼠灌胃5 g/kg，改善吗啡戒断大鼠肠系膜微循环障碍，与抑制吗啡依赖大鼠戒断症状相关[37]。

9. 平喘 经对比研究α-细辛醚、β-细辛醚及石菖蒲总挥发油对支气管哮喘的药效作用，结果显示三者都有延长模型豚鼠哮喘发作潜伏期和跌倒潜伏期的作用，均能拮抗组胺和乙酰胆碱引起的豚鼠气管收缩，松弛豚鼠气管平滑肌，提示α-细辛醚、β-细辛醚及石菖蒲挥发油都有一定的平喘作用[38]。8~32 mg/kg的α-细辛醚对鸽子在体气管和家兔离体气管均有明显增强纤毛运动的作用，且呈一定的量-效关系，从而达到明显的祛痰止咳的目的。β-细辛醚16 mg/kg喷雾给药，能增加酚红排出量，可延长组胺(His)和乙酰胆碱(Ach)引喘模型哮喘发作潜伏期和跌倒潜伏期，拮抗因His和Ach所致的离体支气管平滑肌痉挛，抑制由卵清蛋白(OVA)和$Al(OH)_3$引喘模型的肥大细胞脱颗粒，能增加免疫器官指数。显示了一定的平喘和抗过敏作用[39]。

10. 其他 离体蟾蜍坐骨神经干的神经隐蔽盒内滴加石菖蒲水煎液0.5 mL，石菖蒲对神经干复合动作电位有显著的影响。表现为可阻滞坐骨神经传导，作用机制可能牵涉到膜离子通道的改变，或导致Na^+/K^+-ATP酶活性受到抑制，从而使神经元的能量代谢发生障碍而导致动作电位的产生，传导受到影响[40]。给怀孕小鼠灌服石菖蒲煎剂0.4 mL（生药0.5 g/mL），对LPS诱导的小鼠流产有安胎作用，其与石菖蒲调节小鼠子宫CD_4^+/CD_8^+T淋巴细胞和巨噬细胞数量有关[41]。

11. 药代 β-细辛醚灌胃后，在兔体内符合一级吸收二室模型，$T_{1/2(\alpha)}$为7.5 min，$T_{1/2(\beta)}$为69.6 min。家兔灌胃石菖蒲挥发油后，β-细辛醚在体内的药时过程为线性动力学过程，同样符合一级吸收二室模型，$T_{1/2(\alpha)}$为18.3 min，$T_{1/2(\beta)}$为114.5 min[42]。

12. 毒性 石菖蒲水煎液小鼠腹腔注射的LD_{50}为(53±2.5) g/kg；石菖蒲挥发油小鼠灌胃的LD_{50}为4.706 mL/kg，皮下注射的LD_{50}为0.157 mL/kg，腹腔注射的LD_{50}为0.23 mL/kg；α-细辛醚大鼠灌胃的LD_{50}为926 mg/kg。挥发油中毒主要是兴奋脊髓[43]。α-细辛醚为诱变阳性物质，能引起鼠伤寒沙门菌变种TA_{100}、TA_{98}的致突作用，给大鼠灌服185.2 mg/kg时，大鼠骨髓染色体的畸变率为3.8%，提示其对染色体有断裂效应[43]。

【临床应用】

1. 癫痫 152例癫痫患者，采用复方石菖蒲散剂(石菖蒲、山莨菪碱、硝苯地平等)口服，3个月为1个疗程，治疗1年后评定疗效。结果：治愈52例，显效51例，有效36例，总有效率91.45%；对照组(苯妥英钠)总有效率83.33%[44]。

2. 肺性脑病 石菖蒲挥发油注射液(5 mg/mL)每次6~10 mL，每日1~2次静脉滴注或缓慢推注，能迅速减轻或消除意识障碍、神经精神症状。以β-细辛醚作为针剂，用于治疗38例肺性脑病患者，根据病情轻重采用肌内注射或静脉滴注的方法，治疗总有效率为81.39%，症状与体征均有不同程度的改善。另有资料报道治疗肺性脑昏迷，有效率达74.97%[43]。

3. 小儿脑炎 石菖蒲注射液治疗小儿各类脑炎19例，其中病毒性脑炎7例、乙型脑炎7例、败血症中毒性脑膜炎1例、麻疹并发脑炎1例、结核性脑膜炎1例、溺水窒息后脑炎1例、脑肿瘤1例，治疗后显效11例，好转4例，无效4例，总有效率78.95%[43]。

4. 支气管哮喘 α-细辛醚注射液（5 mg/mL）用于治疗慢性支气管炎和小儿肺炎，肌内注射，每次2~4 mL，每日2次；或静脉滴注，每次20 mL。小儿酌减。α-细辛醚片口服，每次60 mg，每日3次[43]。

5. 单纯疱疹性角膜炎 观察组62例(64眼)用石菖蒲滴眼液滴眼，对照组给予无环鸟苷滴眼液，10 d为一疗程。两组平均治愈天数无明显差异，深基质型治愈效果明显高于对照组，且复发率明显低于对照组[45]。

（宁 炼 金若敏）

参考文献

[1]魏立平，等.用气相色谱法同时测定石菖蒲挥发油中α-细辛醚和β-细辛醚的含量.解放军药学学报，2005，21(1)：62

[2]刘春海，等.石菖蒲挥发油的GC-MS分析.中医药学刊，2006，24(7)：1280

[3]金建忠，等.超临界CO_2萃取石菖蒲精油的化学成分研究.中草药，2007，38(8)：1159

[4]吴启端，等.石菖蒲去油水煎液的高效液相色谱分析.时珍国医国药，2002，13(7)：385

[5]魏刚，等.气相色谱-质谱联用法分析石菖蒲水煎液主要化学成分.广州中医药大学学报，2005，22(2)：147

[6]杨晓燕，等.石菖蒲水煎液化学成分的研究.中草药，1998，29(11)：730

[7]洪永福，等.石菖蒲中多糖成分的分析.药学实践杂志，1998，16(3)：149

[8]董玉，等.石菖蒲的氨基酸成分分析.内蒙古大学学报(自然科学版)，2007，38(3)：296

[9]陶宏，等.石菖蒲的化学成分.中国天然药物，2006，4

(2):159

[10]董玉，等.石菖蒲化学成分的研究.北京中医药大学学报，2007,30(1):61

[11]方永奇，等.石菖蒲对中枢神经系统兴奋-镇静作用研究.广西中医药，2001,24(1):49

[12]唐洪梅，等.石菖蒲对中枢神经系统作用研究进展.广州中医药大学学报，2000,17(2):181

[13]张家俊，等.中药酸枣仁、龙齿、石菖蒲对小鼠脑组织单胺类神经递质及其代谢物的影响. 北京中医药大学学报，1995,18(6):64

[14]周大兴，等.石菖蒲醇提取物的抗惊厥作用.中国现代应用药学杂志，1999,16(2):19

[15]唐洪梅，等.石菖蒲对谷氨酸钠致惊厥小鼠的作用.中国实验方剂学杂志，2004,10(6):71

[16]吴启端，等.不同剂量石菖蒲对中枢神经系统影响的实验研究.中国药房，2005,16(9):656

[17]李明亚，等.石菖蒲几种粗提取物的抗抑郁作用.广东药学院学报，2004,20(2):141

[18]杨晓燕，等.石菖蒲抗抑郁药理作用的研究.海军军事医学，1999,20(2):16

[19]李明亚，等.石菖蒲对行为绝望动物抑郁模型的抗抑郁作用.中药材，2001,24(1):40

[20]陈俐，等.石菖蒲水煎剂抗癫痫动物模型的药效学研究.广州医学院学报，2002,30(3):13

[21]李树蕾，等.中药石菖蒲及其主要成分α-细辛醚对癫痫幼鼠惊厥行为及脑电图的影响. 吉林大学学报（医学版），2006,32(1):74

[22]陈俐，等.石菖蒲挥发油对癫痫大鼠海马氨基酸含量的影响.中国中药杂志，2004,29(7):670

[23]唐洪梅，等.石菖蒲挥发油和水溶性成分对癫痫小鼠脑组织SOD、LPO、NO的影响.中国药师，2005,8(12):983

[24]张信岳，等.石菖蒲的益智和抗惊厥作用研究.浙江中医学院学报，1999,23(2):46

[25]景玉宏，等.石菖蒲对学习记忆的影响及突触机制.中国中医基础医学杂志，2002,8(6):38

[26]胡锦官，等.石菖蒲及其有效成分对学习记忆的实验研究.中药材，1999,22(11):584

[27]顾健，等.石菖蒲及其有效成分对小鼠学习记忆的作用及α-细辛醚药物动力学研究.世界科学技术，2003,5(1):53

[28]李翎，等.石菖蒲系列提取物对大鼠脑缺血再灌注损伤的影响.中医药学刊，2003,21(2):212

[29]方永奇，等.石菖蒲对缺血再灌注损伤脑损伤大鼠神经细胞凋亡的影响.现代中西医结合杂志，2002,11(19):1647

[30]柯雪红，等.石菖蒲挥发油对脑缺血-再灌注脑中氨基酸的影响.中国老年学杂志，2003,23(5):302

[31]吴启端，等.石菖蒲挥发油及β-细辛醚对心血管的保护作用.中药新药与临床药理，2005,16(4):244

[32]陈奕芝，等.石菖蒲挥发油、β-细辛醚对高脂血症大鼠血管舒缩与抗血小板聚集的作用. 中国中西医结合杂志，2004,24(增刊):16

[33]吴启瑞，等. 石菖蒲挥发油及β-细辛醚的抗血栓作用.中药新药与临床药理，2008,19(1):29

[34]朱梅菊，等.石菖蒲不同萃取部位抗运动性疲劳的体内活性筛选研究.湛江师范学院学报，2009,30(6):108

[35]熊静宇，等.石菖蒲提取物对小鼠运动能力及糖贮备的影响.中医研究，2009,22(6):11

[36]刘秀平，等.石菖蒲水煎剂对吗啡依赖大鼠戒断症状的治疗作用.中国疼痛医学杂志，2007,13(3):164

[37]刘秀平，等.石菖蒲挥发油对吗啡戒断大鼠微循环障碍的治疗作用.第三军医大学学报，2008,30(6):529

[38]李翎，等.β、α-细辛醚及石菖蒲挥发油对支气管哮喘的药效对比观察. 时珍国医国药，2006,17(11):2137

[39]徐建民.石菖蒲挥发油β-细辛醚对支气管哮喘的影响.广州中医药大学学报，2007,24(2):152

[40]饶芳，等.石菖蒲对蟾蜍坐骨神经的阻滞作用.中华现代中西医杂志，2005,3(4):346

[41]王晓丹，等.石菖蒲对LPS致流产小鼠的保胎作用及子宫免疫细胞的影响.中国兽医学报，2009,29(7):889

[42]魏立平，等. β-细辛醚及石菖蒲挥发油中β-细辛醚再家兔体内的药代动力学. 第四军医大学学报，2005,26(15):1431

[43]王本祥.现代中药药理学.天津：天津科学技术出版社，1997:1139

[44]喜斌，等.复方石菖蒲散剂治疗癫痫152例疗效观察.天津中医，2002,19(1):66

[45]张素珍，等.石菖蒲滴眼液治疗单纯疱疹性角膜炎疗效观察.中国中西医结合杂志，2005,25(5):468

石榴皮 Granati Pericarpium

shi liu pi

本品为石榴科植物石榴*Punica granatum* L. 的干燥果皮。味酸、涩，性温。具有涩肠止泻、止血、驱虫功能。用于久泻、久痢、便血、脱肛、崩漏、带下、虫积腹痛。

【化学成分】

石榴皮含鞣质10.4%~21.3%，蜡0.8%，树脂4.5%，

甘露醇1.8%，糖2.79%，树胶3.2%，菊糖1.0%，黏液质0.6%，没食子酸4.0%，以及苹果酸、熊果酸、果胶、草酸钙、异槲皮苷(isoquercitrin)[1]、石榴皮素 B(granatin B)[2]。

从新疆石榴皮（*Punica granatum*）首次分离得到了10个化合物：没食子酸（gallic acid）、没食子甲酯(methyl gallate)、鞣花酸(ellagic acid)、(+)2儿茶素[(+)catechin]、异槲皮苷(isoquercitrin)、D-甘露醇(D-mannitol)、熊果酸(ursolic acid)、齐墩果酸(oleanolic acid)、β-谷甾醇(β-sitosterol)、胡萝卜苷(daucosterol)[3]。实验表明，石榴皮、内隔肉、内膜总黄酮含量分别为皮>内隔肉>内膜[4]。

【药理作用】

1. 抗寄生虫 石榴皮粉末，按照0.2、0.6、1 g/kg剂量以7 d为1个周期给犬投药。结果：综合绦虫转阴率的变化，最佳给药方式为0.6 g/kg，1周投喂1次，疗程设为2周[5]。新鲜石榴皮中含有大量鞣质，临床证明，鞣质与生物碱结合驱虫效果更好，这是因为鞣质与生物碱结合后变成难溶且难吸收的化合物，从而可充分与虫体接触发挥其驱虫作用[1,6]。

石榴碱与伪石榴碱对猫绦虫的毒性为10:1；而对蚯蚓肌肉的作用，石榴碱常表现为兴奋，伪石榴碱常表现为抑制[6]。

2. 抗微生物、抗病毒 石榴皮水浸液(1:4)体外对各种皮肤真菌，如堇色癣菌、同心性毛癣菌、石膏样毛癣菌、铁锈色小芽孢癣菌、腹股表皮癣菌、红色表皮癣菌等均有不同程度的抑制作用[7]。石榴皮水、醇提取液对细菌、酵母、真菌均有抑菌效果，抑菌效果是细菌>真菌>酵母；石榴皮醇提液对金黄色葡萄球菌的MIC为3.125%，对枯草芽孢杆菌和蜡状芽孢杆菌为6.25%，对酵母菌为50%，对细菌的抑菌效果较好[8]。石榴皮水煎液对幽门螺杆菌甲硝唑耐药株及敏感株的体外抑菌实验表明有良好的抑菌效果，其MIC_{50}分别为29.9、28.0 mg/mL，MIC_{75}为65.1、59.1 mg/mL，MIC_{90}为131.1、115.9 mg/mL[9]。

石榴皮煎剂稀释到1:100 000~1:10 000仍有抑制流感病毒的作用。石榴皮抗菌及抗病毒作用，可能与其含有大量鞣质相关[1]。将有抗HSV-2（Ⅱ型单纯疱疹病毒）作用的石榴皮水煎剂用明胶微球除尽石榴皮中的鞣质成分，石榴皮抗病毒作用明显减弱[10]。

3. 抗生育 雌性大鼠或豚鼠服石榴皮粉后可减少受孕率。单味中药石榴皮不仅有体外凝集精子和体内抗动物生育活性，而且对多种性传播病原体有明显抑制、灭活作用[11]。

4. 中枢神经系统 石榴皮碱对恒温动物的脊髓有兴奋作用，能引起痉挛，大剂量使运动神经末梢麻痹，终因呼吸中枢麻痹而死亡。因此石榴皮碱对中枢的主要作用为先兴奋后抑制，对横纹肌先强直后麻痹。此外，对视神经有特殊的毒性作用[12]。

5. 抑制心率 经腹腔分别注射1、10、100 mg/mL浓度的石榴皮水提物溶液1 mL。结果表明，石榴皮水提物使动物心率显著变慢，且随着给药时间延长心率变慢更趋明显；动物P波、R波、S波、P-R段及S-T段的持续时间和波幅变化无显著影响；10 mg/mL组的QRS波群时程在给药15~30 min期间显著延长。石榴皮水提物对麻醉蟾蜍的心率和心电活动均有抑制作用[13]。

6. 抗氧化应激 石榴皮提取物200、100、50 mg/L对氧化应激状态下的人脐静脉内皮细胞(ECV304)存活率显著性升高，乳酸脱氢酶释放减少，一氧化氮分泌有所恢复；可抑制血管内皮细胞与单核细胞黏附率升高及细胞凋亡发生。提示石榴皮提取物对人脐静脉内皮细胞氧化应激损伤有保护作用[14]。

7. 抗溃疡 石榴皮鞣质（500、150、50 mg/kg）灌胃给药，呈剂量依赖性抑制大鼠幽门结扎型胃溃疡的形成和无水乙醇致胃黏膜损伤的发生，能明显抑制水拘禁应激性小鼠胃溃疡的形成；抑制胃黏膜谷胱甘肽还原酶(GSH-Px)和SOD活力降低和促进胃黏液的分泌。可见石榴皮鞣质对动物实验性胃溃疡具有良好的防治疗作用[15]。

用2,4-二硝基氯苯(DNCB)复合乙酸法建立大鼠溃疡性结肠炎模型。石榴皮水提物200、400、800 mg/kg灌胃给药4周，大鼠腹泻症状明显缓解；IL-1β、TNF-α、MDA 含量和MPO 活力显著降低；病理检查可见结肠组织溃疡面积明显缩小、水肿缓解、组织坏死减轻，未见肠壁增厚。综上，石榴皮水提物能显著缓解慢性溃疡性结肠炎的症状，治疗作用明显[16]。

石榴皮提取物浓度为5、10、20、30、40、50 mg/mL能抑制家兔十二指肠、空肠和回肠运动，使其张力降低，收缩频率减小。相同浓度的提取物对不同部位肠管收缩运动的影响存在差异，浓度增加其影响增大[17]。

8. 抗前列腺增生、前列腺炎 预先给大鼠灌胃石榴皮提取物250、500 mg/kg，每天1次，连续9 d。石榴皮提取物可显著提高非细菌性前列腺炎(前列腺内注射角叉菜胶)和细菌性前列腺炎(注射金黄色葡萄球菌)前列腺组织中锌含量、卵磷脂小体密度，能降低前列腺组织匀浆液中白细胞数及血浆酸性磷酸酶活性，并能提高血浆的抗氧化能力指数。可见石榴皮提取物可抑制大鼠细菌性和非细菌性前列腺炎，与改善酸性磷酸酶活性、前列腺组织锌含量及机体的氧化应激状态相关[18]。采用皮下注射丙酸睾酮(T)诱发小鼠实验性前列腺增生模型，以500及250 mg/kg两种不同剂量的石榴皮提取物灌胃给药，连续12 d。结果：石榴皮提取物可显著降低前列腺指数并改善其病理状态，同时降低血清T水平、血清NO含量和前列腺组织中MDA含量；能提高抗氧化能力指数；体外石榴皮提取物对5α-还原酶活性具有一定的抑制效果。石榴皮提取物对小鼠实验性前列腺增生有一定的抑制作用[19]。

9. 抗肿瘤 从石榴皮中提取的逆没食子鞣质，在体内逆没食子鞣质被水解为鞣花酸，鞣花酸以4 g/kg的剂量饲养A/J小鼠可54%抑制由NNK[4-(methylnitrosamino)-1-(3-pyridyl)-1-butanone]诱发的多种肿瘤[20]。

10. 镇痛 经胃给小鼠0.06、0.6、6、12 mg/mL 4种浓度的石榴皮水提物，石榴皮水提物可使热板所致小鼠舔足反应潜伏期提高达71.12%；可使醋酸所致小鼠扭体次数的抑制率最高达64.74%；可使热水所致小鼠甩尾潜伏期提高达112.59%。结果显示0.6~12 mg/mL浓度的石榴皮水提取物具有镇痛作用[21]。

11. 降低尿毒素 腺嘌呤溶液连续灌胃致大鼠产生类似慢性肾衰的症状。2周后，分别给大鼠灌胃石榴皮鞣质30、20、10 mg/kg，4周。看到石榴皮鞣质可降低慢性肾衰竭大鼠的血Scr、BUN、MG、GSA和磷水平，升高Ca^{2+}水平，且使慢性肾衰竭大鼠肾结构基本恢复正常。提示石榴皮鞣质有一定的降低尿毒症毒素作用[22]。

12. 其他 家兔灌服石榴根皮水浸液可促进血液凝固，能明显提高抗凝血因子的功能，并使小血管收缩[12]。石榴皮对阴道滴虫有较强的杀灭作用[12]。对免疫系统石榴皮悬浮液能加强白细胞移动抑制，口服石榴皮悬浮液能刺激兔的细胞和体液免疫系统，极大增加抗体效价[22]。

13. 毒性 石榴皮总碱对呼吸中枢有抑制作用，对骨骼肌有箭毒样作用。其毒性约为石榴皮的25倍。对蛙、小鼠、豚鼠、兔及猫的主要中毒症状是运动障碍及呼吸麻痹，呼吸中枢麻痹是动物中毒死亡的直接原因。给家兔静脉注射致死量相当于生药石榴皮0.3 g/kg[23]。石榴皮水提液一次性口服给药大白鼠急性毒性的LD_{50}为4.785 g/kg，小鼠腹腔给药LD_{50}为799.99 mg/kg[24]。

经石榴皮鞣质长期给药对大鼠产生的毒性反应试验，大鼠分别灌胃0.3、0.9、1.5 g/kg石榴皮鞣质，连续给药4周。结果石榴皮鞣质无明显毒性。所以石榴皮鞣质在上述剂量下连续服用4周是安全的[25]。

【临床应用】

1. 阿米巴痢疾 以60%石榴皮煎剂治疗，每次20 mL，每日3次，饭后服用，连服6 d为一疗程，如无效可再服一疗程。经治40例。结果：服用一疗程后追访半年，均无任何症状，其中36例连续3次粪检均为阴性，取得满意疗效，毒副作用低，服药期间偶有恶心、耳鸣，但均能自行消失[1]。

2. 细菌性痢疾 以50%石榴皮煎剂，每次10 mL，每日4次，7~10 d为一疗程，治疗细菌性痢疾39例，治愈和好转38例，无效1例，亦取得满意疗效[26]。亦有报道，以干石榴皮30 g，加水200~300 mL，煎至30~50 mL，顿服，每日1剂，7~10 d为一疗程。经治72例，服药一疗程后，粪便镜检恢复率为97.22%，细菌转阴率为89.47%，治愈率为95.83%[23]。

3. 腹泻 以石榴皮、茯苓、猪苓、白术、泽泻等，随症加减，水煎服，每日1剂。经治腹泻患者112例，结果全部治愈。疗程最短者12 h，最长者5d。又以鲜石榴皮30 g，捣成泥状，敷于肚脐，每24小时换1次。经治24例，1次痊愈12例，2次痊愈5例，3次痊愈4例，好转3例[27]。

4. 小儿轮状病毒性肠炎 120例小儿轮状病毒性肠炎患者，服用石榴皮末水煎剂(石榴皮末，经粉碎为粗末，密封保存)，每次10~20 mL，每日3次，连用5 d。治疗结果：治疗组显效63例(72 h内粪便性状及腹泻次数恢复正常，全身症状消失)，占52.5%，有效48例(治疗72 h，粪便性状及腹泻次数减少2/3，粪质增多，全身症状明显改善)，占40%，无效(治疗72 h内大便性状次数及全身症状均无好转，甚至恶化)9例，占7.5%；总有效率92.5%[28]。

5. 婴儿腹泻与肠惹综合征 以石榴皮、黄芩、白芍、楂曲、云苓、干荷叶、炒二芽、葛根为基本方，随症加减，水煎，每2日1剂，治疗婴幼儿腹泻35例，结果均获痊愈[29]。又如以石榴皮、厚朴、五味子、乌梅、鸡内金、黄芪组方治疗116例肠惹综合征取得满意疗效[29]。

6. 溃疡性结肠炎 石榴皮汤(干石榴皮、白头翁、黄柏组成，水煎备用。每次30 mL，口服每天3次)加甲氧苄啶(TMP)200 mg口服，每天2次，12~15 d为1个疗程，治疗溃疡性结肠炎112例。根据患者临床症状和治疗4~6个月后结肠镜检查结果判定，112例中近期治愈72例（64.29%），有效32例（28.57%），无效8例(7.14%)，总有效率92.86%。在治疗112例中除2例服药后有轻度恶化外，未见其他副作用[30]。

7. 子宫颈炎 以石榴皮60 g，猪苦胆5~10个吹干(约30 g)，共碾成细粉，用适量花生油或菜油调成糊状备用。擦干患部分泌物，再用带尾棉球蘸药液塞入宫颈糜烂处，每日1次。经治48例，结果痊愈19例，显效28例，无效1例[27]。

8. 慢性阑尾炎等炎症 取石榴皮制成100%煎液，烘干研粉装胶囊口服，每次1~2粒，每日3次，治疗慢性阑尾炎等多种炎症。经治415例（肠炎、胆道感染、急慢性气管炎、肺部感染、慢性阑尾炎、淋巴结炎、多发性疖肿等）。结果：痊愈305例（73.49%），基本痊愈57例（13.73%），好转36例（8.68%），无效17例（4.10%），总有效率达95.90%[1]。

9. 化脓性中耳炎 以干石榴皮3 g、冰片2 g，共研细粉。使用前，先用双氧水把耳内脓液及分泌物洗净，用棉签擦干，再用细纸筒取上药粉少许吹入耳中，每日2次或隔日1次。经治36例，结果痊愈28例，好转5例，无效3例，总有效率为91.7%[27]。

10. 银屑病 以石榴皮、乌梢蛇、乌梅、红花、三棱、莪术、木香等伍用，以菜油500 g浸泡2 h，文火煎熬，滤渣取汁备用。每日于皮损处涂搽1~2次，并在患处摩擦使局部微微发热，10 d为一疗程。经治银屑病65例，结果临床痊愈41例，好转18例，无效6例[27]。

11. 脱肛 石榴皮、五倍子、明矾伍用，加水煎煮，滤渣取液，趁热先熏后洗。早晚各1次直至治愈。经治2~10岁小儿脱肛24例，治愈21例，其余3例病程超过2年，酌服加味补中益气汤而愈。又以石榴皮、老枣树皮、明矾煎水，待微温时，用棉球蘸药水洗脱出部分，每日2~3次。经治30余例，结果治愈24例[27]。

12. 其他 亦可作兽药用于治疗仔猪下痢及驱虫等。将石榴皮散（主要成分为石榴皮、诃子）混入饲料中，下痢仔猪按照每10 kg体重饲喂石榴皮散2 g（重症加倍），每天2次，连用3 d。结果：给药后仔猪症状逐渐减缓，在给药后9 d内，绝大部分猪痊愈，无死亡，治愈率100%。实验结果表明，在治疗仔猪下痢的过程中，石榴皮散、乙酰甲喹粉、土霉素钙盐3种药物都有治疗作用，但其中以石榴皮散治疗效果为最佳，治愈率最高，复发率最低；乙酰甲喹粉次之，土霉素钙盐疗效最低[31]。

13. 不良反应 石榴皮煎剂等制剂口服，常见恶心、呕吐、腹痛、腹泻等胃肠道反应，亦有引起头痛、头晕、耳鸣、视觉障碍、嗜睡、腓肠肌痉挛等全身症状，但这些不良反应一般无须停药或特殊处理，短期内即可消失。若发生石榴皮碱中毒，则能引起发热、头晕、视物模糊、蚁行感、恶心、呕吐，甚至可致弱视及腓肠肌痉挛，全身搐搦而招致虚脱，应及时对症处理[27]。

【附注】

在石榴的根皮及干皮、枝皮尚含有生物碱，如根皮含量为0.7765%[6]。其主要为石榴皮碱（pelletierine）、甲基石榴皮碱（methyl-pelletierine）、伪石榴皮碱（pseudo-pelletierine）、异石榴皮碱（dl-isopelletierin）及甲基异石榴皮碱（methyl dl-isopelletierin）。石榴不同部位的鞣酸组成形式显著不同，特别是其果皮和叶，如叶中几乎不含安石榴苷（punicalagin）与安石榴林（punicalin）；树皮中的鞣质含量丰富，是杀绦虫的主要成分，并从树皮分离到一种新的可水解鞣酸及相当含量的安石榴林、安石榴苷[32]。

（冉懋雄 周厚琼 谢宝忠）

参考文献

[1]江苏新医学院.中药大辞典（上册）.上海：上海人民出版社，1977：619

[2]王本祥.现代中药药理与临床.天津：天津科技翻译出版公司，2004：418

[3]热娜·卡斯木，等.新疆石榴皮化学成分研究.中药材，2009，32（3）：365

[4]古力伯斯坦·艾达尔，等.石榴皮中总黄酮含量的测定.中国民族民间医药杂志，2006，5：287

[5]马荣安，等.石榴皮驱除犬绦虫试验效果观察.山东畜牧兽医，2009，30（12）：12

[6]刘寿山.中药研究文献摘要（1820-1961）.北京：科学出版社，1963：134

[7]曹仁烈，等.中药水浸剂在试管内抗皮肤真菌的观察.中华皮肤科杂志，1957，4：286

[8]熊素英，等.石榴皮提取物抑菌作用研究.食品工业，2007，5：18

[9]胡伟，等.石榴皮对幽门螺杆菌的体外抑菌实验研究.昆明医学院学报，2006，27（4）：25

[10]张杰，等.中药石榴皮鞣质成分抗生殖器疱疹病毒作用.中国中药杂志，1995，20（9）：556

[11]孙华文，等.新型阴道避孕药石榴皮的药理实验研究.生殖与避孕，1994，14（5）：350

[12]郭晓庄.有毒中草药大辞典.天津：天津科技翻译出版公司，1992：155

[13]祝建平，等.石榴皮水提物对中华大蟾蜍心电活动的影响.食品与药品，2009，11（9）：22

[14]李云峰，等.石榴提取物对氧化应激血管内皮细胞保护作用的比较.中国临床康复，2006，33（10）：81

[15]赖舒，等.石榴皮鞣质对实验性胃损伤的作用.中国中药杂志，2009，34（10）：1290

[16]连军，等.石榴皮水提物治疗溃疡性结肠炎模型大鼠的实验研究.药学服务与研究，2009，9（2）：107

[17]程会昌，等.石榴皮提取物对家兔离体肠管运动的影

响.河南农业科学,2008,7:114

[18]邝宁子,等.石榴皮提取物对大鼠实验性前列腺炎的影响.中药材,2009,32(2):235

[19]何银,等.石榴皮提取物对小鼠实验性前列腺增生的影响.中药新药与临床药理,2009,20(2):102

[20]Boukharta M,et al.Efficacy of ellagitannin lagic acid as canner chem. Opreventive agents. *Bull Liaison-Groyp Polyphenol*,1992,16(1):245

[21]许蓬娟,等.石榴皮水提物的镇痛实验研究.生物医学工程研究,2009,28(4):263

[22]杨林,等.石榴皮鞣质降低尿毒素作用的研究.中国药房,2007,18(30):2345

[23]吴葆杰.中草药药理学.北京:人民卫生出版社,1983:269

[24]张杰,等.石榴皮阴道栓剂的毒理学实验研究.中药新药与临床药理,1995,6(3):10

[25]杨林,等.石榴皮鞣质的长期毒性研究.安徽农业科学,2009,37(18):8529

[26]上海中医学院方药教研组.中药临床手册.上海:上海人民出版社,1977:418

[27]阴健,等.中药现代研究与临床应用(3).北京:中医古籍出版社,1997:54

[28]林秀珍.石榴皮末治疗小儿轮状病毒性肠炎的临床观察.中国社区医师,2004,20(23):35

[29]陈长寅.石榴皮汤治疗婴幼儿腹泻35例.湖北中医杂志,1986,6:23

[30]梁贯洲,等.自拟石榴皮汤加甲氧苄胺嘧啶治疗溃疡性结肠炎112例.实用医药杂志,2004,21(6):550

[31]陈峰.石榴皮散防治断奶仔猪下痢实验.今日畜牧兽医,2009,11:29

[32]Tanaka T, et al. Punicalin 和 punicalagin的结构修改及从石榴树皮中提取和鉴定2-0-galloylpunicalagin. *Chem Pharm Bull*,1986,34:650

石 斛 Dendrobii Caulis shi hu

本品为兰科植物金钗石斛*Dendrobium nobile* Lindl.、鼓槌石斛*Dendrobium chrysotoxum* Lindl.或流苏石斛*Dendrobium fimbriatum* Hook. 的栽培品及其同属植物近似种的新鲜或干燥茎。味甘,微寒。益胃生津,滋阴清热。用于热病津伤、口干烦渴、胃阴不足、食少干呕、病后虚热不退、阴虚火旺、骨蒸痨热、目暗不明、筋骨痿软。

【化学成分】

从金钗石斛分离到的化合物有:moscatin、gigantol、batatasin Ⅲ 、stigmasterol[1]、dengibsin、2,4,7-三羟基-5-甲基芴酮 (2,4,7-thihydroxy-5-methoxy-9-fluorenone)、大黄酚(chrysophanol)、β-谷甾醇[2]。金钗石斛精油的主要成分为柏泪醇(manool),占精油的50.46%[3]。金钗石斛茎中含生物碱 0.42%~0.64%[4],其中主要石斛碱(dendrobine)、石斛次碱(nobilonine)、6-羟基石斛碱(6-hydroxydendrobine)等,还含有 5 种季胺生物碱[4]。

鼓槌石斛主要含有:鼓槌石斛素(chrysotoxine)[5]、(-)-syringare sinol、5α,8α-epidioxy-24 (R)-methycholesta-6,22-dien-3β-ol、3,4-dimethoxy-benzoic acid、vanillic acid、3,4-dimethoxy-benzoic acid methyl ester、3,5-dibromo-2-amino-benzaldehyde、heptadecanoic acid 2,3-dihydroxy propyl ester[6]、2,4,7-三羟基-9,10-二氢菲、2,7-二羟基-3,4,6-三甲氧基菲、5,4′-二羟基-3,3′-二甲氧基联苄、3,4-二羟基苯甲酸[7]。

从流苏石斛中分离得到大黄素(emodin)、芦荟大黄素(aloe-emodin)、鼓槌石斛素(chrysotoxine)、moscatilin、胡萝卜苷(daucosterol)、(-)莽草酸[(-)-shikimic acid)][8]、大黄酚(chrysophanol)[9]。

【药理作用】

1. 改善学习记忆 金钗石斛总生物碱(DNLA)具有改善脂多糖(LPS)所引起大鼠学习记忆功能减退作用。SD 大鼠左侧脑室定量注射 LPS 造成记忆功能减退模型,对照组假手术组注射生理盐水。以 DNLA 20、40 和 80 mg/kg 三个剂量对大鼠灌胃给药,每天 1 次,连续 14 d。Morris 水迷宫检测显示,DNLA 能明显缩短模型大鼠逃避潜伏期和搜索距离,减轻神经元凋亡和坏死,降低海马 Aβ1-42 含量和 caspase 3/8 mRNA 表达水平[10]。

2. 增强免疫 给小鼠灌服金钗石斛水煎液(生药 0.5 g/mL,1 mL/d,共 6 d),明显促进小鼠巨噬细胞吞噬鸡红细胞,对吞噬功能有促进作用[11]。金钗石斛多糖在 50~400 mg/L 可干预脂多糖(LPS)对小鼠巨噬细胞的作用，使小鼠腹腔巨噬细胞 TNF-α、NO 合成减少，iNOS 活性降低，TNF-α 和 iNOS 的 mRNA 表达降低，起到增强免疫和抗炎作用[12]。

3. 降血糖 铁皮石斛浸膏(1 g 浸膏合 1.8 g 生药材)以 0.25 和 0.5 g/kg 剂量对正常小鼠灌胃，每天给药 1 次，连续 3 d，血糖和胰岛素变化不明显。金钗石斛多糖(100、30 mg/kg)和生物碱(80、60 mg/kg)灌胃给药，对肾上腺素诱导的高血糖小鼠有明显的降血糖作用，对正常小鼠血糖无影响[13]。金钗石斛总生物碱(40、80、160 mg/kg)预先给药 1 周，可明显降低四氧嘧啶高血糖大鼠血糖水平，胰岛数量较多，体积较大，岛内细胞数较多，对胰岛有保护作用[14]。

4. 抗肿瘤 金钗石斛的乙酸乙酯提取物对肿瘤细胞株 A549、SKOV3 和 HL60 有显著的细胞毒作用，对移植肉瘤 S180 也有抑制作用[15]。金钗石斛多糖 100、200、400 和 800 mg/mL 作用于红白血病 K562 细胞，直接抵制 K562 细胞增殖并诱导其凋亡，且随剂量和时间的增加而效果加强[16]。金钗石斛茎联苯类化合物玫瑰石斛素、鼓槌联苄、4,4′-二羟甲基-3,3′,5-三甲氧基二苄（浓度 100、50、25、12.5、6.25 μmol /L)对人肝癌细胞株 FHCC-98 显示不同的增殖抑制作用，IC_{50} 分别为 (74.30±0.98)、(56.60±0.92)、(8.68±0.95)μmol/L。其中 4,4′-二羟甲基-3,3′,5-三甲氧基二苄的作用最明显。对正常细胞 QSG7701 基本没有毒性(IC_{50} 值>100 μmol/L)[17]。金钗石斛水提物对人宫颈癌细胞 Hela S3 和肝癌 HepG2 的 IC_{50} 分别为 15.11 和 3.80 mg/mL。显微观察显示细胞呈凋亡状，且金钗石斛水提物对 HepG2 的抑制作用更强[18]。

鼓槌石斛的乙醇提取物(100 mg/kg)及毛兰素(10 mg/kg)、毛兰菲(10 mg/kg)、鼓槌菲(10 mg/kg)有不同程度的抗肿瘤活性，毛兰素对小鼠肝癌作用最强，其抑瘤率 50.82%；对艾氏腹水癌以鼓槌菲作用最强，抑瘤率为 62.25%[19]。鼓槌石斛中毛兰素、鼓槌石斛素、鼓槌菲、毛兰菲体外对肿瘤细胞株 K562 增殖有不同程度的抑制作用，其 IC_{50} 分别为 0.0065、5.43、0.32、46.15 μg/mL[20]。

5. 抗实验性白内障 给 D-半乳糖诱导的Ⅱ级白内障大鼠每天灌胃给予金钗石斛总生物碱 0.36、0.18 g/kg，晶状体中 NO 的浓度和 NOS 活性明显降低，下调 iNOS 基因表达。金钗石斛总生物碱有效抑制 iNOS 基因表达，对糖尿病性白内障有较好的治疗作用[21]。上述剂量的石斛生物碱，还能明显减轻晶状体浑浊度，升高晶状体水溶性蛋白、GSH 含量及 T-SOD 活性，降低 MDA 含量。伴随着一系列晶状体蛋白质表达水平的改变，其差异蛋白可能参与了晶状体浑浊过程[22]。金钗石斛总生物碱(4、2 mg/mL)和粗多糖(4、2 mg/mL)加入体外培养 ICR 大鼠晶状体，与模型组比较，能减轻晶状体浑浊、升高晶状体水溶性蛋白、GSH 含量和降低 MDA 含量。表明在体外金钗石斛总生物碱和粗多糖有抗白内障之功效，且生物碱作用更强[23]。

6. 毒性 金钗石斛对雌、雄小鼠和雌、雄大鼠经口 LD_{50} 均大于 20.0 g/kg，属无毒级；3 种致突变试验均未见致突变作用；对大鼠 30 d 喂养试验各项指标均未见明显毒性反应；石斛对动物进食量有一定影响，但不影响大鼠体重增长。金钗石斛在受试剂量范围内是安全的[24]。

【临床应用】

1. 浅表性胃炎 用金钗石斛水煎剂治疗慢性浅表性胃炎 12 例，结果石斛可使胃酸及血清胃泌素浓度明显升高，血浆生长抑素浓度无明显改变[25]。

2. 酗酒性胃炎 用鲜石斛晶治疗酗酒性胃炎 25 例，治愈 20 例，好转 5 例。钡餐 X 线透视示胃黏膜急性炎症消失，纤维镜复查示胃黏膜轻度糜烂，点状消失，部分呈浅表性胃炎改变[26]。

（杨冬华）

参 考 文 献

[1]李玉鹏，等.金钗石斛化学成分的研究.时珍国医国药，2010，21(1)：39

[2]杨薇薇，等.金钗石斛化学成分研究.分析测试技术与分析，2006，12(2)：98

[3]李满飞，等.金钗石斛精油化学成分研究.有机化学，1991，11：219

[4]金蓉鸾，等.11种石斛的生物碱测定.南京药学院学报，1981，16(1)：9

[5]马国祥，等.鼓槌石斛中一新的联苄类化合物——鼓槌石斛素.药学学报，1996，31(3)：222

[6]龚燕晴，等.鼓槌石斛化学成分的研究Ⅰ.中国中药杂志，2006，31(4)：304

[7]杨虹，等.鼓槌石斛化学成分的研究.中国药科大学学报，2002，33(5)：367

[8]毕志明，等.流苏石斛化学成分的研究(Ⅱ).中国药科大学学报，2001，32(6)：421

[9]毕志明，等.流苏石斛化学成分的研究(Ⅰ).中国药科大学学报，2001，32(3)：200

[10]陈建伟，等.金钗石斛生物总碱对脂多糖诱导大鼠学习记忆功能减退的改善作用.中国药理学与毒理学杂志.2008，22(6)：406

[11]何季芬,等.金钗石斛水煎液对小白鼠腹腔巨噬细胞吞噬功能影响的实验研究.河南中医,1989,2:35

[12]李小琼,等.金钗石斛多糖对脂多糖诱导的小鼠腹腔巨噬细胞分泌TNF-α、NO的影响. 安徽农业科学,2009,37(28):13634,13672

[13]李菲,等.金钗石斛提取物对肾上腺素所致血糖升高的影响.遵义医学院学报,2008,31(1):11

[14]黄琦,等.金钗石斛总生物碱对四氧嘧啶所致糖尿病大鼠的保护作用.遵义医学院学报,2009,32(5):451

[15]Lee YH. Invitro and invivo antitumor alphenauthrenues from the aerial parts of Dendrobium mobile. *Planta Med*. 1995,61(2):178.

[16]郑斯卓,等.金钗石斛多糖对K562细胞增殖和凋亡的影响.遵义医学院硕士学位论文,2009:5

[17]罗文娟,等.金钗石斛茎提取物联苯类化合物对人肝癌高侵袭转移细胞株FHCC-98增殖的抑制. 中国临床康复,2006,10(43):150

[18]鲍丽娟,等.4种石斛水提物对人宫颈癌HelaS3细胞和肝癌HepG2细胞的抑制作用.安徽农业科学,2008,36(36):15968

[19]马国祥,等.鼓槌石斛及其化学成分的抗肿瘤活性作用.中国药科大学学报,1994,25(3):188

[20]王天山,等.鼓槌石斛中化学成分对K562肿瘤细胞株生长抑制作用体外试验.天然产物研究与开发,1997,9(2):1

[21]魏小勇,等.金钗石斛生物碱对糖性白内障大鼠诱导型一氧化氮合酶基因的调控.解剖学研究,2008,30(3):177

[22]魏小勇,等.金钗石斛生物碱抗糖性白内障作用及蛋白质组学效应的实验研究.天然产物研究与开发,2008,20:617

[23]白金丽,等.金钗石斛提取物抗白内障的体外实验研究.云南中医中药杂志,2009,30(9):57

[24]陈建国,等.金钗石斛的安全性毒理学评价.中国卫生检验杂志,2002,12(1):42

[25]陈少夫,等.石斛对胃酸分泌及血清胃泌素、血浆生长抑素浓度的影响.中国中药杂志.1995,20(3):181.

[26]陈生春.鲜石斛晶治疗酗酒性胃炎观察.实用中医杂志.1998,14(4):43.

石 膏 Gypsum Fibrosum shi gao

本品为硫酸盐类矿物硬石膏族石膏。味甘、辛,性大寒。生石膏有清热泻火、除烦止渴功效。主治外感热病、高热烦渴、肺热喘咳、胃火亢盛、头痛、牙痛。煅石膏有收湿、生肌、敛疮、止血功能。外治溃疡不敛、湿疹瘙痒、水火烫伤及外伤出血。

【化学成分】

主要成分为含水硫酸钙($CaSO_4·2H_2O$)。含水硫酸钙在中药汤剂煎煮滤出液中的含量比单味石膏煎煮滤液的含量高[1]。除硫酸钙外,石膏中还含有人体所需常量的铝、镁、铁、锰、锌、铜等微量元素[2,3]。20种不同来源的生石膏微量元素锰、铁、铜的含量均较接近,其含量范围分别是3~5、15~20以及3~4 μg/g。不同产地的石膏中镁的含量差异较大,为1.4~372.4 μg/g[4]。

【药理作用】

1. 解热 应用微电极细胞外记录技术,在34只猫POAH区记录了温敏神经元单位放电。致热原使14例热敏神经元放电频率减少,使11例冷敏神经元放电频率增加。注射生石膏能反转上述作用。说明生石膏是影响致热原作用下POAH区温敏神经元的电活动而解热的[5]。

2. 镇痛 以隐神经C类纤维传入冲动引起三碘季铵酚制动猫的大脑皮层体感区诱发电位(C-CEP)为慢痛指标。结果表明在34例实验中,静脉注射石膏注射液使26例(76.47%)的C-CEP峰-峰值明显衰减甚至消失,6例(17.65%)的C-CEP峰-峰值无明显变化,2例(5.88%)的C-CEP峰-峰值增大。石膏注射液对A类纤维传入引起的体感皮层诱发电位(A-CEP)无明显影响。石膏注射液对C-CEP的抑制作用既能被纳洛酮翻转,又能被维拉帕米所拮抗。提示石膏注射液具有较明显的选择性中枢镇痛作用,其中枢镇痛作用可能与Ca^{2+}及内阿片肽释放有关[6]。

3. 止渴 石膏能抑制实验性口渴大鼠的饮水量,让禁水大鼠分别自由饮用4%石膏上清液和自来水,前者的饮水量少于后者;给大鼠皮下注射呋苯胺酸1 mg/kg,或乙酰唑胺5 mg/kg,可引起大量利尿而脱水,大鼠的饮水量石膏上清液组低于自来水对照组;对服用高渗生理盐水所致细胞脱水的大鼠,石膏上清液也显示了同样的"止渴"作用[7]。

4. 生肌 于肌层创口模型SD大鼠的创口处分别撒敷生、煅石膏细粉,分别于第8和第14天观察创口肉芽组织的修复状态。结果显示煅石膏治疗组大鼠创口成纤维细胞数、肉芽组织中毛细血管数和肉芽组织中毛细血管面积均明显增加。生石膏治疗组与模型组比较,差异无统计学意义[8]。

5. 调节肌肉运动 用4%或40%石膏上清液处理过的坐骨神经-腓肠肌标本,对电刺激反应敏感,由单次电刺激引起的收缩振幅加大,连续电刺激时,肌肉运动持续时间较对照组明显延长。上述石膏上清液能使蟾蜍、家兔的离体心脏心率加快,收缩振幅加大;并具有扩张血管作用,使家兔的耳廓、后肢和肠系膜血管灌流量增加。石膏上清液对家兔的离体小肠和子宫平滑肌显示双向调节作用,小剂量使其收缩振幅加大,大剂量则使之紧张性降低,收缩振幅减小。石膏上清液还能抑制小鼠小肠内容物的输送[7]。

6. 其他 石膏上清液还可缩短血液凝固时间、利尿以及抑制胆汁排泄[7]。

7. 毒性 对山东枣庄、大汶口、平邑石膏急性毒性实验,结果表明三地石膏毒性很小,安全倍数均为125倍[9]。

【临床应用】

1. 发热 单味石膏以及以石膏为主的复方治疗小儿外感高热有明显疗效。以生石膏水煎液治疗体温在39℃~42℃,伴有汗出及口渴症状的患儿40例,用药总量在150 g以下者31例,150 g以上者9例,其中随症加用其他药者16例。用药后24 h内退烧者5例(12.5%),24~48 h退烧者27例(67.5%),48 h后退烧者8例(20%)[10]。以石膏为主的石膏知母青蒿汤、石板柴汤等治疗小儿外感发热也取得明显解热效果[11,12]。自拟清热饮(含生石膏、麻黄等)制成冲剂,成人每日3次,每次2袋,小儿酌减。治疗315例,显效262例(83.2%),有效51例(16.2%),无效2例(0.6%)[13]。

2. 病毒感染 用石知柴葛汤治疗病毒引起的上呼吸道感染66例、腮腺炎2例、传染性单核细胞增多症1例,每日2剂,服药后2 d内体温降到正常者52例,降到37.5℃~37℃者8例,无效9例[14]。

3. 小儿肺门淋巴结结核 将生石膏、粉甘草和朱砂以10:3:1比例混合,研成细末,用量按年龄递增,每次2~4.5 g,每日3次,治疗20例均有效,平均治愈日数为45 d。

4. 牙槽脓肿 以生石膏为主的石皮汤治疗52例,服药4剂以下局部疼痛、肿胀消失者28例,5~6剂治愈者24例,随访2个月以上未复发。

5. 大骨节病 大骨节病116例,成人服用石膏片4~6片,儿童3~4片,每日2次,共3个月,总有效率为92.3%,治愈率为21.6%[2]。

6. 咳痰喘 痰喘1号(生石膏、虎杖、丹参等13味中药)制成冲剂,每袋10 g,每日3次,10 d为1个疗程。治疗组40例中显效18例(45%),好转20例(占50%),无效2例(占5%),总有效率95%[15]。

(王 晶 侯家玉)

参考文献

[1]郭瑞超.不同量的石膏在同一汤剂中析出含量的研究.河南中医,1987,7(5):25

[2]吴炳辅,等.麻杏石甘场中元素含量变化研究.微量元素,1986,4:23

[3]高衍裔,等.石膏、知母等微量元素含量及其抗感染作用的探讨.中西医结合杂志,1988,8(2):92

[4]李轩贞,等.不同产地石膏中微量元素含量测定.中药材,1990,13(4):35

[5]孙蓉,等.山东平邑石膏药用的初步药理研究.山东中医学院学报,1993,17(4):264

[6]刘甘泉,等.石膏注射液中枢镇痛作用的实验研究.中药药理与临床,1995,11(5):22

[7]伊藤忠信.石膏的化学和药理作用.国外医学中医中药分册,1984,1:19

[8]李祥,等.石膏炮制前后的生肌药效比较研究.中西医结合学报,2006,4(6):624

[9]朱武成,等.山东地产石膏药用初探.时珍国药研究,1997,8(5):418

[10]范国文.大剂石膏治疗小儿高热40例临床观察.中医杂志,1989,30(10):28

[11]陈进,等.石膏知母青蒿汤加味治疗小儿外感发热40例的疗效观察.江西中医药,1988,19(5):34

[12]唐业忠.自拟石板柴汤治疗小儿外感发热100例.广西中医药,1987,10(3):15

[13]彭家胜,等.自拟清热饮治疗上呼吸道感染的疗效观察.辽宁中医杂志,1992,19(9):26

[14]初航.石知柴葛汤治疗病毒感染性发热69例临床观察.辽宁中医杂志,1984,8(3):27

[15]顾凤琴,等.痰喘1号冲剂治疗痰热咳喘的研究.光明中医,1998,13(1):45

布渣叶

Microctis Folium

bu zha ye

本品为椴树科植物破布叶*Microcos paniculata* L.的干燥叶。味微酸，性凉。具有消食化滞、清热利湿的功能。用于饮食积滞、感冒发热、湿热黄疸。

【化学成分】

1. 生物碱　分离出4个生物碱，分别为布渣叶碱Ⅰ(micropiperidine A)、布渣叶碱Ⅱ(micropiperidine B)、布渣叶碱Ⅲ（micropiperidine C）和布渣叶碱Ⅳ(micropiperidine D)[1]。

2. 黄酮类　已鉴定5个黄酮类成分为：异鼠李黄素(isorhamnetin)、山柰黄素(kaempferol)、槲皮黄素(quercetin)、5,6,4′-三羟基-3′甲氧基黄酮-7-O-鼠李糖基葡萄糖（nodifloretin-7-O-rhamnosylglucoside）和5,6,8,4′-四羟基黄酮-7-O-鼠李糖苷（5,6,8,4′-tetrahydroxyflavone-7-O-rhamnoside）[2]；还有黄酮苷及黄酮碳苷等，如4′,5,7-三羟黄酮醇-3-O-芸香糖苷（kaempferol-3-O-rutinoside）和5,7,4′-三羟基黄酮-6-C-β-D-吡喃葡萄糖苷(apigenin-6-C-β-D-glucopyranoside)、牡荆苷(vitexin)[3,4]。

3. 挥发油　鉴定出15种化合物，主要成分为烃类和脂肪酸类物质，主要有2-甲氧基-4-乙烯基苯酚(18.12%)、二十八烷(11.77%)、十六烷酸(11.29%)、二十五烷(10.32%)、二十七烷(8.61%)、2,3-二氢苯并呋喃(6.29%)、四十四烷(5.99%)和三十六烷(5.51%)。这8种成分共占挥发油总量的77.90%。在鉴定出的15种化合物中，其含量均在1.5%以上，鉴出率占挥发油总量的99.99%[5]。

4. 其他　酚类、鞣质、有机酸、糖类等[6]。

【药理作用】

1. 解热、镇痛　采用干酵母复制大鼠发热模型，高、中剂量(16.8、8.4 g/kg)的布渣叶水提物对发热模型大鼠有显著降温作用[7]。布渣叶水提物23.4、11.7、5.85 g/kg对小鼠连续灌胃5 d，高、低剂量组对醋酸所致的小鼠腹腔疼痛有显著抑制作用，但中剂量的作用无统计学意义；高、中剂量组在药后30、60、90和120 min以及低剂量组在药后60和120 min均可明显降低热板对小鼠刺激致痛阈值升高。实验表明，布渣叶对物理性及化学性刺激鼠疼痛均有明显抑制作用[8]。

2. 降血脂　布渣叶生药每只0.7 g/d加高脂饲料，喂养大白鼠20 d，既能防止高脂膳食所导致的高TC、TG，并能提高HDL/TC；而在已形成高血脂的动物中又有降低TC、TG显著提高HDL、HDL/TC比值的效果。因而可认为，布渣叶在防治高脂血症具有良好的作用。实验表明，布渣叶主要是通过促进肝脏对内源性脂质转运、代谢而起作用[9]。

3. 影响心血管　布渣叶水提液能增加离体豚鼠的心冠脉血流量，显著提高小鼠耐缺氧能力、长缺氧鼠的存活时间，对垂体后叶素引起的大鼠急性心肌缺血亦有保护作用。布渣叶水提液静注后能明显增加麻醉兔的脑血流量，降低血压与脑血管阻力，提示该药对脑血管有一定的扩张作用，这对促进脑循环、调整脑血管的功能、防治脑血管疾病将有一定的作用，该药对大鼠实验性血栓形成有一定的抑制作用，但无统计学意义[10]。

4. 促肠管运动　布渣叶的水提液、乙酸乙酯部位、剩余水层部位按0.015 mL/g(小鼠重量)，连续给药6 d。水提液、乙酸乙酯部位、剩余水层部位均能显著提高小鼠胃排空率和促进小肠的推进作用，表明布渣叶具有消滞的功能[11]。灌胃给予SD大鼠16.8、8.4、4.2 g/kg布渣叶水提液，高、中剂量组均能显著降低胃液pH值，低剂量组能显著提高胃蛋白酶活性，布渣叶水提物有温和改善胃肠蠕动功能及显著的促消化作用[12]。布渣叶石油醚部位组、醋酸乙酯部位组、正丁醇部位组、剩余水层部位组分别灌胃给予SD大鼠，连续给药7 d后，正丁醇部位和剩余水层部位均能显著增加胃液分泌量，醋酸乙酯部位、正丁醇部位、剩余水层部位均能显著降低胃液pH值，正丁醇部位能显著提高胃蛋白酶活性，布渣叶对大鼠胃液分泌功能影响的活性成分主要存在于正丁醇部位和剩余水层部位[13]。

5. 降酶、退黄　布渣叶水提液、石油醚部位、乙酸乙酯部位、正丁醇部位、剩余水层部位，连续给小鼠灌胃12 d后，对α-萘异硫氰酸酯(ANIT)诱发黄疸模型，布渣叶正丁醇部位和剩余水层部位均能显著降低模型小鼠血清总胆红素(T- BIL)、碱性磷酸酶(ALP)、天冬氨酸转氨酶(AST)、丙氨酸转氨酶(ALT)、肝脏指数,其降酶退黄作用的活性成分主要存在于正丁醇部位和剩余水层部位[14]。α-萘异硫氰酸萘脂中毒诱导小鼠黄疸模型,16.8、8.4、4.2 g/kg布渣叶水提物能显著降低黄疸模型小鼠血清中总胆红素(T-BIL)与直接胆红素(D-BIL)的含量,并能显著抑制ALT、AST、ALP,可见布渣叶水提物具有良好的退黄与改善肝功能的作用[7]。

6. 抗衰老 以布渣叶提取物作为活性成分的成纤维细胞助长剂,用来作为皮肤美容剂、食品及饮料的添加剂,可用于防止皮肤的老化[15,16]。

7. 毒性 70~90 g SPF级SD大鼠,分别给予1.17、2.33、4.67 g/kg的布渣叶浸膏,相当于12.5、25.0、50.0 g/kg布渣叶药材,给予90 d。对大鼠血液生化、血液学等指标无明显影响,未引起大鼠肝脏、肾脏等主要器官组织形态学改变,未观察到有害作用的最大剂量大于50.0 g/kg[17]。

【临床应用】

1. 小儿厌食症 布渣叶复合剂(布渣叶、太子参、茯苓等)治疗45例小儿厌食症,总有效率为95.6%[18]。

2. 小儿积滞 布渣叶复合剂(布渣叶、五谷虫、海螵蛸等)治疗30例,痊愈27例,显效3例[19]。

3. 小儿急性呼吸道感染 布渣叶复合剂(布渣叶、金银花、冬瓜子等)治疗105例,痊愈90例,好转12例,无效3例,总有效率为97.1%[20]。

4. 小儿久咳 布渣叶复合剂(布渣叶、麻黄、桑白皮等)治疗47例,40例治愈,4例好转,3例无效,总有效率93.6%[21]。

(宋 宇)

参考文献

[1]罗集鹏,等.布渣叶的生物碱类成分研究.药学学报,2009,44(2):150

[2] 罗集鹏. 布渣叶黄酮类成分的研究(简报). 中药材,1990,13(3):33

[3]DOIK,NIIHOD.Microcos paniculata extracts containing kaempferol-3-O-rutio-noside and apigenin-6-C-β-D-glucopyranoside as fibroblast proliferation promoters. *Health foods and skin cosmetics*,2006

[4]冯世秀,等. 布渣叶中三萜和黄酮类成分的研究.热带亚热带植物学报,2008,16(1):51

[5]毕和平,等.破布叶叶片中挥发油的化学成分研究.林产化学与工业,2007,27(3):124

[6]石玲艳. 破布叶的化学鉴别方法. 广西中医药,1993,16(2):40

[7]曾聪彦,等.布渣叶水提物解热退黄作用的实验研究.中国药房,2010,21(11):973

[8]曾聪彦.布渣叶水提物镇痛药效学的实验研究.中华中医药学刊,2009,27(8):1757

[9]陈淑英,等. 布渣叶对血脂影响的实验研究.中药新药与临床药理,1991,2(3-4):53

[10]张丽萍,等.布渣叶的药学研究与临床应用概述.中药材,2008,31(6):936

[11]曾聪彦,等.布渣叶不同提取部位对胃肠运动的影响.中医药临床杂志,2009,21(5):447

[12]曾聪彦,等.布渣叶水提物对小鼠及大鼠胃肠功能的影响.今日药学,2009,19(8):11

[13]戴卫波,等.布渣叶不同提取部位对大鼠胃液分泌功能的影响研究.时珍国医国药,2010,21(3):606

[14]戴卫波,等.布渣叶不同提取部位降酶退黄试验.中医药学报,2009,37(6):24

[15]DOIK,NIIHOD,et al. Antioxidant for use in skin external preparation such as cosmetics e.g.milky lotion,contains extract from plant belonging to microcosm as active ingredient. J P2003128562-A;J P38060142B2.

[16]DOIK,NIIHOD. Fibroblast growth promotion agent used in skin cosmetics、foodstuffs and bevevages for preventing aging of skin,comprises microcosm paniculata leaf extract as an active ingredient. Maruzen Seiyaku KK. J P2006045092-A.

[17]陈瑞仪,等.布渣叶大鼠90天喂养实验研究.中国毒理学会第五次全国学术大会论文集,2009

[18]李蔷华,等.保儿增食液治疗小儿厌食的临床研究.新中医,2007,39(1):22

[19]江毅文.健儿汤治小儿积滞.新中医,1994,26(7):48

[20]周思琼.透卫清气汤治疗小儿急性呼吸道感染105例.新中医,1998,30(6):46

[21]郝小萍.宣肺泻热化痰消食法治疗小儿久咳.实用医学杂志,1999,15(10):839

龙眼肉 Longan Arillus long yan rou

本品为无患子科植物龙眼*Dimocarpus longan* Lour的假种皮。性温，味甘。有补心脾、养血安神的功能。主治气血不足、心悸怔忡、健忘失眠、血虚萎黄等。

【化学成分】

龙眼肉含磷脂，1 g龙眼肉含3.95 mg总磷脂，磷脂中各组分比例分别为溶血磷脂酰胆碱13.8%，磷脂酰胆碱49.5%，磷脂酰肌醇2.4%，磷脂酰丝氨酸3.8%，磷脂酰乙醇胺8.0%，磷脂酸2.8%，磷脂酰甘油19.7%[1]。龙眼肉中含6种脑苷脂即大豆脑苷Ⅰ、Ⅱ（soyacerebroside，Ⅰ、Ⅱ）、龙眼脑苷Ⅰ［1-O-beta-D-glucopyranosyl-(2S，3R，4E，8E)-2-(2′-lignoceroylamino)-4，8-octadecadine-1，3-diol］、龙眼脑苷Ⅱ［1-O-beta-D-glucopyranosyl-(2S，3R，4E，8Z)-2-(2′-lignoceroylamino)-4，8-octadecadine-1，3-diol］、苦瓜脑苷（momor-cerebroside）和商陆脑苷（phytolacca cerebroside）[2]。从鲜龙眼肉中鉴定出27种成分，其中烷烃11个，芳烃5个，萜类3个，杂环类2个，醇类2个，酚及醌类2个，占总检出量的91.3%[3]。龙眼肉中含有龙眼粗多糖，含量为3.64%[4]，龙眼粗多糖LYRP2-1是由葡萄糖组成，α、β两种半缩醛羟基构型并存的吡喃环多糖，分子量为1.1×10^5 U[5]。从龙眼肉中分离出3种核苷类物质：腺苷、尿苷和腺嘌呤，每克鲜果中分别含41.51、127.10和2.61 μg[6]。

【药理作用】

1. 抗焦虑 龙眼肉甲醇提取物2 g/kg小鼠皮下给药，冲突缓解试验的饮水次数明显增加。给予小鼠腺苷（从甲醇提取物分离）30 mg/kg，则饮水次数增加350%，给予60 mg/kg时可抑制自发运动，显示有一定的抗焦虑作用[7]。

2. 增强免疫 小鼠灌胃龙眼肉提取液0.5、1.25及2.5 g/kg，连续3周，各组动物的胸腺和脾脏无论重量或脏体比（g/100g）均未见显著变化，但胸腺T细胞数在各组的皮质和髓质中的检出率分别达到16.5%、35.6%和36.3%，均呈明显提高。而淋巴结副皮质区T细胞的检出率分别达到20.2%、22.3%和27.1%，均显著升高（对照组8.8%）。表明龙眼肉具有增强细胞免疫功能的作用[8]。

3. 影响垂体-性腺轴分泌功能 龙眼肉乙醇提取物给雌性大鼠腹腔注射2.5、50 g/kg，每日1次，连续10 d后。结果：对催乳素（PRL）、雌二醇（E_2）和睾酮（T）有降低作用，对卵泡刺激素（FSH）和孕酮（P）有增加作用，但对促黄体生成素（LH）含量无影响。说明其影响大鼠垂体-性腺轴内分泌功能[9]。

4. 抗突变 桂圆1:3水溶液性提取液对丝裂霉素C引起的致突作用有拮抗效应[10]。

5. 抗自由基 龙眼肉水提液每毫升含龙眼肉0.25 g，体外可抑制小鼠肝匀浆过氧化脂质（LPO）的生成；当浓度为5、12.5和20 μL/mL，LPO值分别为（162.0±49.3）、（147.1±40.8）和（148.8±26.4）nmol/g肝，显著抑制LPO生成。体内给小鼠灌胃提取液2、5、10 mL/kg，每日1次，共3周，结果各给药组肝匀浆LPO值、红细胞SOD值均无明显变化。但高剂量的GSH-Px活力明显升高。研究龙眼肉对活性氧自由基O_2^-的清除作用及抗LPO的作用，结果新鲜龙眼肉对O_2^-的清除率为63.55%~80.58%，对LPO的IC_{50}为0.88 mg。另外，龙眼多糖（2 g/L）100、200 μL对邻苯三酚自氧化超氧化离子自由基O_2^-的清除率为20.3%和82.9%，对大鼠肝LPO的抑制率亦呈浓度依赖关系[4,8,11]。

6. 毒性 小鼠灌胃龙眼肉和蛤蚧提取液（简称ALG）25 mL/kg，其中含龙眼肉相当于12.5 g/kg，6 h后再给1次，观察7 d，未见有不良反应及死亡[12]。

【临床应用】

1. 滋补 龙眼膏：龙眼肉30 g、白糖3 g置碗中，放屉上蒸之，凡衰羸老弱，每以开水冲1匙，大补气血，力胜参芪，故又名"代参膏"，不但可防老抗衰，还可用于肿瘤患者的康复调理[13]。

2. 褥疮 去壳桂圆200 g（含核）、纱布150 g，加适量水浸湿纱布，高压灭菌后备用。12例褥疮患者，将桂圆纱布完全敷盖于褥疮溃烂面上，表面再用干燥无菌纱布包扎，每日换药1次。12例中，溃疡面直径>9 cm 5例，最少面积为2.5 cm×1.5 cm，愈合时间最长25 d，最短为7 d[14]。

【附注】

龙眼壳总黄酮含量达1.101 mg/mL[15]。龙眼壳中含龙眼三萜A为木栓醇(friedelinol)、龙眼三萜B为木栓酮(friedelin)[16],木栓酮及其衍生物有一定的抗炎和抑制真菌生长的作用[17]。龙眼花中含有丰富的酚类化合物,其中(-)-表儿茶精[(-)-epicatechin]和原花青素A_2(proanthocyanididin A_2)的抗氧化活性最强[18]。龙眼花提取液对脂多糖诱导RAW264.7巨噬细胞所产生的NO生成量有浓度依赖的抑制作用，对PGE_2生成的抑制作用尤为突出,这种作用归因于抑制了NO合成酶蛋白的表达而非降低酶活性所致。提示龙眼花有成为抗氧化和抗炎剂的来源[19]。龙眼核含17种氨基酸,总量达48.8 g/g干品，其中人体必需氨基酸为1.72 g占35.25%[20]，龙眼核的水和50%甲醇提取物对α-葡萄糖苷酶有较高的抑制活性，分别为85.1%、85.2%[21]。体内实验亦证明四氧嘧啶所致高血糖小鼠灌胃龙眼核水提物20.3 g/kg,每日2次,连续4周,结果血糖降为1.72 mmol/L，与对照组7.03 mmol/L比较下降率达77.4%,显示龙眼核的水提物有良好的降糖作用[22]。

(王士贤　胡志洁)

参考文献

[1]李立,等.龙眼肉磷脂组分的分析.中国中药杂志,1995,20(7):426

[2]Ryu J,et al. Cerebrosides from Longan Arillus. *Arch Pharm*,2003,26(2):138

[3]杨晓红,等.鲜龙眼肉挥发性成分的GC-MS分析.食品科学,2002,23(7):123

[4]李雪华,等.龙眼多糖、荔枝多糖的分离提取及其抗氧化作用的探讨.广西医科大学学报,2004,21(37):342

[5]贾琦,等.龙眼肉多糖分离及结构研究.解放军药学学报,2009,25(1):46

[6]肖维强,等.HPLC法测定龙眼肉中的几种核苷类物质.食品科学,2007,28(1):234

[7]奥山惠美.龙眼肉的抗焦虑活性物质.国外医学中医中药分册,1998,20(4):60

[8]王惠琴,等.龙眼肉提取液抗自由基及免疫增强作用的实验研究.中国老年学杂志,1994,14(4):227

[9]许兰芝,等.龙眼肉乙醇提取物对雌性大鼠垂体-性腺轴的作用.中医药信息,2002,19(5):57

[10]赵泽贞,等.22种可食性中药材的抗突变和致突变同步快速试验报告.癌变·畸变·突变,2000,12(2):87

[11]吴华慧,等.荔枝、龙眼果肉及荔枝、龙眼多糖清除活性氧自由基的研究.食品科学,2004,25(5):166

[12]农兴旺,等.桂圆肉和蛤蚧提取液的药理作用.中国中药杂志,1989,14(6):46

[13]常敏毅,等.龙眼肉、何首乌抗衰老功能的新说.中国食品,1987,2:4

[14]洪水凤.桂圆纱布治疗重症褥疮.福建中医药,1997,28(2):25

[15]黄锁义.龙眼壳总黄酮提取及鉴别.中药材,2006,29(8):767

[16]徐坚.荔枝、龙眼三萜B的晶体结构.中草药,1999,30(4):254

[17]何兰,等.木栓酮化学结构修饰及其抗炎活性.应用化学,1996,13(5):67

[18]Hsieh MC,et al.Antioxidation activity and active components of longan (Dimocarpus longan Lour) flower extracts. *J Agric Food Chem*,2008,56(16):7010

[19]Ho SC,et al.Suppressive effect of a proanthocyanidin rich extract from longan (Dimocarpus longan Lour)flower on nitric oxide production in LPS-stimulated macrophage cells. *J Agric Food Chem*,2007,55(26):10664

[20]李升锋,等.龙眼果实资源研究与开发利用.四川食品与发酵,2004,40(4):35

[21]黄儒强,等.龙眼核提取物对α-葡萄糖苷酶抑制作用的研究.现代食品科技,2005,21(2):62

[22]黄儒强,等.龙眼核提取液的降血糖作用.天然产物研究与开发,2006,18(6):991

龙　胆 Gentianae Radix et Rhizoma long dan

本品为龙胆科植物条叶龙胆(东北龙胆,*Gentiana manshurica* Kitag.)、龙胆(粗糙龙胆,*Gentiana scabra* Bge.)、三花龙胆(*Gentiana triflora* Pall.)或滇龙胆(*Gentiana rigescens* Franch.)的干燥根及根茎。味苦,性寒。有清热燥湿、泻肝胆火的功能。主治湿热黄疸、阴肿阴痒、带下、湿疹瘙痒、肝火目赤、耳鸣耳聋、胁痛口苦、强中、惊风抽搐等。

【化学成分】

主要有效成分是龙胆苦苷(gentiopicrin)和龙胆多糖[1],龙胆苦苷属裂环烯醚萜苷类,其他苦苷类有当药苷(sweroside)、当药苦苷(swertiamarin)、苦龙胆酯苷(amarogentin)、苦当药酯苷(amaroswerin)[2,3]。龙胆中尚含有多种生物碱,如龙胆宁碱(秦艽碱甲,gentianine)。龙胆全草中,根内所含龙胆苦苷量最高(7.62%),其次为茎(0.76%)[5,6]。

【药理作用】

1. 抗炎、镇痛 给大鼠腹腔注射龙胆注射液30 g/kg,能显著抑制鲜蛋清引起的后踝关节急性关节炎,对大鼠甲醛性关节炎有显著抑制作用[7]。给小鼠皮下注射龙胆注射液,在醋酸扭体和热板法实验中,减少了扭体次数,提高了小鼠痛阈值,呈良好的量效关系[8]。

2. 增强免疫功能 给小鼠皮下注射龙胆注射液30 g/kg,可提高腹腔巨噬细胞吞噬鸡红细胞的能力,吞噬指数为9.0±3.4,高于对照组3.8±0.68[7]。

3. 保肝利胆 给小鼠腹腔注射龙胆注射液30 g/kg,每日1次,连续5 d,可保护因四氯化碳中毒引起的肝损伤,肝组织坏死和细胞变性均较轻微;如连续给药3 d,可使小鼠肝细胞内糖原含量增加[7]。给健康大鼠和四氯化碳肝损伤大鼠十二指肠注射龙胆注射液50 g/kg,可使胆汁流量分别比给药前增加29%和53%;给健康犬静脉注射龙胆注射液4.5 g/kg,给药后胆汁流量增加54%[7]。

4. 抗病原微生物和寄生虫

(1)抗菌 龙胆注射液250~500 ng/mL于体外能抑制脑膜炎双球菌生长[8]。40%龙胆水煎液在体外能抑制石膏样癣菌,经药物作用3~7 d之后,细胞完全变性[9]。龙胆草对脆弱类杆菌抗菌活性强,其最低抑菌浓度(MIC)为0.3125 mg/mL[10]。

(2)抗寄生虫 1:1龙胆草水煎液在24 h内可使猪蛔虫麻痹和致死[11]。

5. 其他 给家兔静脉注射龙胆注射液10 g/kg,可使尿量在给药后半小时内显著增加。以300%的龙胆注射液0.5 g/kg给麻醉猫静脉注射,仅出现一过性的轻微降压作用[7]。

【临床应用】

1. 中耳炎 以龙胆泻肝汤为主方治疗急性中耳炎36例,服药3~9剂而愈者29例[12]。用龙胆泻肝丸治疗20余例慢性中耳炎,每次10 g,每日3次,10 d为一疗程,一般经1~2个疗程即获显效[13]。

2. 急性睾丸炎和前列腺炎 用龙胆泻肝汤加减治疗急性睾丸炎36例,最短疗程15 d,最长24 d,用药后睾丸肿痛、发热、尿频、尿急、尿痛等症状消失,血尿常规化验恢复正常[14]。龙胆泻肝汤治疗湿热下注型前列腺炎44例,15剂为1个疗程,服药1~4个疗程者为36例,其他最长服药时间为1年,总有效率为93.2%[15]。

3. 慢性宫颈炎 将龙胆泻肝汤改为散剂,阴道给药,每日1次,3~5次后总有效率达99%[16]。用龙胆泻肝汤治疗湿热型带下病201例,每日1剂,用药最短者20 d,最长者1个月,临床治愈150例,好转51例,全部有效[17]。

4. 神经精神系统疾病 以龙胆泻肝汤随症状加减,治疗急性非根性坐骨神经痛61例,每日1剂,平均用药6.5剂,显效23例,好转36例,无效2例[18]。治疗癫狂50例,每日1剂,10剂为一疗程,服药2个疗程后,总有效率达96%[19]。

5. 皮肤病 以龙胆泻肝汤随症加减治疗急性湿疹8例,每日1剂,服药14剂后均获痊愈[20]。治疗脂溢性皮炎50例,每日1剂,3剂为一疗程,服药1~4个疗程后,治愈10例,显效21例,有效10例,无效9例[21]。内服解毒消疹汤(龙胆草、黄芩、荆芥等)及外用青黄散(青黛、雄黄等)治疗带状疱疹及相关疾病66例,均在10 d左右脱痂痊愈,其相关疾病亦逐渐痊愈或改善[22]。

6. 红细胞增多症 70例高原红细胞增多症患者,服龙胆泻肝汤加味,每日1剂,4周为一疗程,2个疗程为限,同时服用己烯雌酚1 mg,每日2次,近期治愈58例,好转10例,无效2例,比单用己烯雌酚或甲羟孕酮者疗效显著[23]。另以龙胆泻肝汤随症加减治疗真性红细胞增多症22例,可使症状缓解率达77%[24]。

7. 副作用 龙胆中毒可导致严重心律失常[25],有位患者男性,33岁,因咽喉肿痛自行煎服龙胆约200 mL,约30 min后出现全身乏力、胸闷气闭、头昏、双眼视物眼花、腹胀、恶心呕吐5次,患者自我感觉感四肢麻木、嗜睡,医院检查显示体温36.8℃,脉搏每分32次,呼吸每分20次,BP12/8 kPa(1 mmHg=0.133 kPa),患者意识清楚,急性痛苦貌。

【附注】

龙胆叶和花中龙胆苦苷含量甚少,分别为0.08%和0.14%[5,6]。

临床用龙胆花颗粒治疗气管、支气管炎30例,患者青霉素80万U肌注,每日2次,加服10味龙胆花颗粒3 g,每日3次,一疗程7 d,总有效率96.7%,与对照组有显著性差异[26]。239例慢支急发患者服用十味龙胆花颗粒,治疗组临控75例,显效85例,有效65例,总有效率94.14%。治疗组在对咳嗽、咳痰等主要症状,肺部干、湿啰音体征,对异常增高的白细胞及中性粒细胞等方面疗效优于对照组[27]。

(唐民科 侯家玉 杨 鸿)

参 考 文 献

[1]江蔚新,等.龙胆多糖的体内抗肿瘤作用研究.中成药,2008,30(10):1530

[2]罗集鹏,等.中药龙胆中裂环烯醚萜苷类的硅胶薄层与聚酰胺薄层色谱鉴定.药物分析杂志,1985,5(1):7

[3]宋庆生,等.三花龙胆中龙胆苦苷的分离与鉴定.中药通报,1987,12(12):36

[4]孙南君,等.坚龙胆中化学成分的研究.中药通报,1984,9(1):33

[5]陆蕴茹,等.不同生长年限采收期龙胆根、龙胆炮制品及植物各部位中龙胆苦苷含量比较.中药通报,1986,11(5):42

[6]台宝山,等.龙胆根、茎、叶、花中龙胆苦苷的含量测定.中成药研究,1986,7:32

[7]湖北中医学院附属医院中心实验所.龙胆草药理作用的实验研究.中西医结合资料汇编,1979:96

[8]陈雷,等.龙胆苦苷镇痛抗炎药理作用研究.天然产物研究与开发,2008,20(5):903

[9]卢玉娟,等.土槿皮等三种中药抗真菌作用的超微结构观察.中华医学杂志,1983,63(1):14

[10]黄晓敏,等.脆弱类杆菌对16种中草药的敏感性研究.衡阳医学院学报,1999,27(4):390

[11]天津医学院寄生虫学教研室.40种中药体外杀猪蛔作用的初步实验观察.新医药学杂志,1974,2:31

[12]李帮本,等.龙胆泻肝汤治急性中耳炎.山东中医杂志,1985,3:39

[13]桂梦竹.龙胆泻肝汤治疗慢性中耳炎.中成药研究,1985,8:143

[14]肖振球.龙胆泻肝汤加减治疗急性睾丸炎.黑龙江中医药,1988,6:44

[15]张敏建.龙胆泻肝汤治疗湿热下注型前列腺炎44例临床观察.福建中医药,1990,21(1):9

[16]田桂芝,等.龙胆泻肝散治疗慢性宫颈炎疗效观察.医药信息,1989,6(6):38

[17]肖美珍.龙胆泻肝汤治疗湿热型带下病201例.湖南中医学院学报,1988,8(2):26

[18]吕凤祥.龙胆泻肝汤加减治疗急性非根性坐骨神经痛61例疗效观察.浙江中医学院学报,1984,8(1):26

[19]张启元,等.龙郁承气汤治疗癫狂50例.陕西中医,1985,6(12):539

[20]朱焕文.龙胆泻肝汤加减治疗急性湿疹.山东中医杂志,1984,2:36

[21]刘文淳.龙胆泻肝汤治疗脂溢性皮炎50例报告.中医杂志,1985,26(4):26

[22]杨家茂,等.带状疱疹及相关疾病66例临床观察.陕西中医,1996,17(4):163

[23]邹恂达,等.中西医结合治疗高原RBC增多症130例疗效观察.青海医药杂志,1986,6:32

[24]辽宁省真性红细胞增多症研究协作组.龙胆泻肝饮为主治疗真性红细胞增多症.实用中医内科杂志,1988,2(2):69

[25]周晓霞,等.龙胆中毒致严重心律失常1例.实用医学杂志,2008,24(12):2037

[26]焦丽杰.藏药10味龙胆花颗粒治疗急性气管-支气管炎临床观察.中国民族民间医药杂志,2000,3:134

[27]蒲丹,等.十味龙胆花颗粒治疗慢性支气管炎239例疗效观察.四川医学,1998,19(6):476

北豆根 Menispermi Rhizoma bei dou gen

本品为防己科植物蝙蝠葛 *Menispermum dauricum* DC.的干燥根茎。味苦,性寒,有小毒。能清热解毒、祛风止痛。主治咽喉肿痛、热毒泻痢、风湿痹痛。

【化学成分】

1. 生物碱 北豆根含生物碱中双苄基异喹啉生物碱有:蝙蝠葛碱(dauricine)、蝙蝠葛诺林碱(daurinoline)、蝙蝠葛新诺林碱(dauricinoline)、蝙蝠葛可林碱(dauricoline)、蝙蝠葛苏林碱(daurisoline)、蝙蝠葛新林碱(dauriciline)、阿克吐明(acutumine)、阿克吐米定(acutumidine)、华月碱(sinomenine)、千金藤灵(stepharine)、车里叶灵(chelilanthifoline)、千金藤醇里定(stepholidine)等[1]。不同产地的蝙蝠葛所含成分有些不同,东北产蝙蝠葛含量最高的依次为蝙蝠葛苏林碱、蝙蝠葛碱和guatteguamerine,而咸宁产蝙蝠葛则为蝙蝠葛碱、蝙蝠葛诺林碱及蝙蝠葛新诺宁碱,不含蝙蝠葛苏林碱[1]。

2. 挥发性成分 从北豆根中确定了31种挥发性成分。北豆根挥发性成分种类较少,但化合物类型较多,不但有碳氢和碳氢氧化合物,而且还有含氮化合物及杂环化合物。其中含量最多的是脂肪酸[2]。

【药理作用】

1. 抗炎、解热与镇痛 北豆根具有抗炎作用,其水煎剂10 g/kg灌胃，能抑制二甲苯所致小鼠耳肿胀和醋酸所致小鼠腹腔毛细血管通透性亢进[3]，有效部位为生物碱，北豆根总生物碱片[4]及精制总碱[5]灌服，能抑制蛋清所致大鼠足肿胀[4]或二甲苯、醋酸所致小鼠急性炎症[5]。北豆根总碱片还对伤寒菌苗所致家兔发热有明显的解热作用，对扭体法和电刺激法小鼠试验有镇痛效果[5]。北豆根含主要生物碱蝙蝠葛碱皮下或腹腔注射50或100 mg/kg，能明显减轻组胺或醋酸所致小鼠皮肤或腹腔毛细血管通透性亢进，二甲苯所致小鼠耳和角叉菜胶所致大鼠足爪水肿。此外，对大鼠棉球肉芽组织增生也有抑制作用，由于对去肾上腺大鼠蝙蝠葛碱仍有抗炎作用，蝙蝠葛碱可使大鼠肾上腺中维生素C降低，而相同剂量的蝙蝠葛碱抑制正常大鼠足肿较去肾上腺大鼠强，表明其抗炎机制既与兴奋垂体-肾上腺皮质系统有关，又有直接的抗炎作用[6,7]，蝙蝠葛碱也有镇痛作用。此外，北豆根其他生物碱和非酚性总碱、多酚羟基碱也有抗炎作用[8]。

2. 免疫抑制 北豆根总碱腹腔注射50、100 mg/kg，对同原大鼠PCA反应、Forssman皮肤血管炎性反性、Arthus反应均有明显的抑制作用，但对Arthus反应中大鼠血清中免疫复合物含量却无明显影响。对于DNCB所致小鼠迟发型超敏反应北豆根总碱也有显著抑制效果[9]。体外试验北豆根总碱对化合物48/80所致大鼠腹腔巨大细胞脱颗粒有明显的抑制作用[10]。

3. 心脑血管系统 北豆根生物碱具有明显的抗血小板聚集、抗心肌缺血、抗心律失常和降压作用。北豆根碱、北豆根苏林碱均可抑制ADP、AA和胶原所致血小板聚集[11]。北豆根碱作用机制与阻止细胞外Ca^{2+}内流入血小板，降低血小板胞浆内Ca^{2+}浓度有关[12]。蝙蝠葛碱能明显降低垂体后叶素及冠脉结扎所致大鼠心电改变，缩小心肌梗死范围。北豆根总碱静注对$BaCl_2$、乌头碱、哇巴因、氯仿及冠脉结扎所致心律失常均有显著抑制作用[13]。蝙蝠葛碱等5种酚性碱均能拮抗氯仿、哇巴因、$CaCl_2$-Ach以及冠脉结扎所致心律失常，北豆根碱静注对麻醉猫、大鼠都有迅速而明显的降压作用。此外，北豆根水提液连续灌胃3周，可增加小鼠红细胞膜流动性，降低血液黏度，改善血液流变性[14,15]。北豆根酚性碱、北豆根碱注射对急性不完全性脑缺血再灌流性损伤有一定保护作用[16,17]。

4. 抗肿瘤 北豆根水提物、醇提物于体外对多种人肿瘤细胞株均有显著抗肿瘤细胞活性[18]，有效成分为生物碱[19]。抗肿瘤作用机制与通过调节Bcl-2及Bax基因表达，诱导肿瘤细胞凋亡有关[20]。北豆根灌胃，S180的生长缓慢，生存期延长，同时可见小鼠胸腺、脾脏指数增加，腹腔巨噬细胞吞噬功能和TNF-α含量增加，NK活性增强[21]。

5. 调节免疫功能 北豆根水、醇提取物对小鼠脾细胞、人淋巴细胞的增殖有抑制作用，并抑制小鼠巨噬细胞的代谢与吞噬活性，但北豆根多糖则有免疫刺激作用[22]。北豆根总碱腹腔注射，对氢化可的松[23]、环磷酰胺[24]所致小鼠免疫抑制有明显拮抗作用，能使外周血淋巴细胞ANAE阳性百分率增加，增强单核巨噬细胞吞噬能力、溶血素抗体生成及迟发型超敏反应强度[23,24]；对应激小鼠的免疫功能低下，如巨噬细胞吞噬能力、迟发性超敏反应与脾脏溶血空斑形成能力等的抑制，50 mg/kg总碱腹腔注射均能明显增强之，对热应激所致血清皮质酮含量增高也具有显著抑制作用[25]。

6. 体内过程 大鼠单次口服北豆根碱后，1 h胃肠消失给药剂量的52.5%，而肝、肺和脑组织中药量均达高峰，唯脾脏含药量在12 h达高峰，脑中含药量较少。山豆根碱主要通过粪便排出，少部分从尿排出，口服后48 h尿粪药总排出累积量只占给药剂量的22.27%。家兔静注山豆根碱10 mg/kg为二室开放式模型，在血中分布和消除都较快，血浆半衰期为6.506 h，中央室的分布容积Vc=8.56 L/kg，可推测药物大部分分布在其他组织里，fc=0.17，进一步说明血浆占总药量很少，仅1/6。消除很快，一次静脉给药，不足20 h全部清除。

北豆根水煎剂给家兔灌服，其中粉防已碱为中速吸收与消除药物[26]，其$T_{1/2(\alpha)}$为1.4 h，$T_{1/2(\beta)}$为5.187 h，$T_{1/2(Ka)}$为1.314 h，K_{21}为0.4312/ h，K_{12}为0.044/ h，AUCC为105.7 μg/(g·mL)，经24 h后，其于兔心、肝、肾中含量很低[27]。

7. 毒性 北豆根片灌服，小鼠的LD_{50}为5.96 (5.24~6.79) g/kg，大鼠0.11、0.36、1.20 g/kg灌服6周，中、大剂量可致大鼠体重减轻，但对血象、血生化指标无明显影响，大剂量组可见部分动物肝细胞轻度变性，炎细胞浸润，脾窦充血，停药2周恢复正常[28]。北豆根水、醇提物及多糖成分，经直接和间接致突变试验均为阴性，而多糖部分则呈抗突变试验阳性，且有浓度依赖性[29]，且能拮抗环磷酰胺和丝裂霉素C的致突变作用[30]。

作为北豆根的生物碱，蝙蝠葛酚性总碱静注和灌胃的LD_{50}分别为小鼠(36.7±3.3)和(608±82)mg/kg，大鼠(45.1±3.2)和>3 000 mg/kg。大鼠和犬的长期毒性试验表明未见明显毒性，大剂量(相当于预期临床用量5~7倍)有一定肝脏毒性。山豆根碱给猫静注的最小致死量为35 mg/kg，给药后动物表现全身兴奋。蝙蝠葛苏林碱小鼠静注的LD_{50}为（1.25±0.16）mg/kg，兔静滴137.5 mg/kg时出现心室纤颤，剂量加大到153.1 mg/kg时心跳停止。北豆根总碱10 mg/kg连续15~20 d后对血象、肝肾功能未见异常。

【临床应用】

北豆根作为山豆根的一个重要品种，临床主要用于多种原因所致咽喉肿痛，如急性扁桃体炎、咽喉炎等，另也用于肠炎、痢疾以及风湿痹痛等。还有报告用北豆根煎剂湿敷治疗外痔、混合痔及肛裂有效。近年由于其主要有效部分和成分蝙蝠葛酚性碱及蝙蝠葛碱心血管药理活性的深入研究，试用于心律失常、高血压等有较好疗效。

1. 心律失常 用蝙蝠葛碱治疗多种抗心律失常药治疗无效的41例患者，每服0.3 g，每日3次。结果表明持续性房颤10例及房扑1例，经治后有效9例；室性早搏30例，有效28例。对各种心律失常的显效率为78%，好转12%，总有效90%。

2. 高血压 蝙蝠葛碱对原发性高血压轻症患者有一定疗效，并可改善肾功，使肾小球滤过功能好转，但对重症患者疗效不佳。

3. 不良反应 北豆根有小毒，临床应用时应与山豆根相区别。曾有北豆根引起中毒的报告。蝙蝠葛碱临床应用一般较安全，但也有引起房室传导阻滞和完全性左束支传导阻滞的报告。

（邓文龙）

参考文献

[1]吴美仙，等.北豆根的研究进展.中国现代中药，2007，9(9)：35

[2]郭志峰，等.山豆根和北豆根挥发性成分的对比分析.分析试验室，2008，27(6)：93

[3]王桂秋，等. 北豆根抗炎作用的实验研究. 中国中医药科技，2001，8(3)：165

[4]李道宏，等. 北豆根片药理作用研究. 黑龙江医药，1997，10(6)：327

[5]刘秀华，等. 北豆根总碱的抗炎作用及毒性试验. 黑龙江医药，2000，13(2)：98

[6]谢世荣，等.山豆根碱抗炎作用的研究. 中草药，2003，34(4)：355

[7]杜佐华，等.蝙蝠葛碱的抗炎镇痛作用. 中国药理学报，1986，7(5)：419

[8]杜佐华，等. 北豆根粗总碱、北豆根多酚羟基碱和北豆根非酚性总碱的抗炎作用. 中药通报，1987，12(8)：43

[9]徐涛，等. 北豆根总碱的抗变态反应作用. 中药药理与临床，1996，4：27

[10]徐涛，等.北豆根总碱对大鼠腹腔肥大细胞组胺释放的影响.中国中西医结合杂志，1997，17(7)：184

[11]刘郁，等.山豆根碱与山豆根苏林碱对血小板聚集和黏附的影响.中国医科大学学报，1995，24(6)：579

[12]刘俊田，等.山豆根碱对大鼠血小板摄取$^{45}Ca^{2+}$的影响.中国药理学通报，1996，12(5)：412

[13]刘秀华，等.北豆根总碱注射液抗实验性心律失常作用.黑龙江医药，2000，13(3)：160

[14]刘蔚，等. 葛根及北豆根水提物对正常小鼠血液流变学作用的比较. 山西医药杂志，2008，37(1)：29

[15]刘洁，等. 北豆根水提物对小鼠红细胞膜流动性和血常规的影响. 解放军药学学报，2007，23(3)：170

[16]何丽娅，等. 山豆根碱对大鼠脑缺血再灌注损伤ATP酶和自由基代谢的影响. 湖北预防医学杂志，2003，14(1)：1

[17]张利芸，等. 北豆根酚性碱对大鼠缺血-再灌注时大脑皮层诱发电位的影响. 华中科技大学学报（医学版），2002，31(5)：490

[18]单保恩，等.中药北豆根抗肿瘤活性的体外实验. 癌变·畸变·突变，2004，16(5)：293

[19]单保恩，等. 北豆根抗肿瘤有效成分的分离、纯化和活性分析. 癌变·畸变·突变，2006，18(3)：175

[20]单保恩，等. 北豆根提取成分PE_2诱导胃癌细胞凋亡的实验研究. 癌变·畸变·突变，2006，18(4)：269

[21]单保恩，等. 北豆根提取物PE_2成分的体内抗肿瘤作用及其免疫学调节机制研究. 癌变·畸变·突变，2006，18(5)：351

[22]梁文杰，等. 北豆根提取物对小鼠和人淋巴细胞及巨噬细胞作用的体外实验研究. 中国免疫学杂志，2005，21(1)：56

[23]徐静华，等. 北豆根总碱对氢化可的松模型小鼠的免疫调节作用. 中药药理与临床，1998，14(1)：24

[24]徐静华，等. 北豆根总碱对环磷酰胺模型小鼠的免疫调节作用. 沈阳药科大学学报，1999，16(1)：20

[25]徐静华，等. 北豆根总碱对热应激小鼠的免疫调节作用. 中药药理与临床，1999，15(4)：19

[26]汪宝琪，等.北豆根中粉防己碱的药物代谢动力学研究.西安医科大学学报，1996，17(4)：498

[27]庞志功，等.北豆根中粉防己碱在兔体心肝肾的分布研究.中国药学杂志，1995，30(8)：491

[28]胡丽萍，等. 北豆根片的毒理学研究. 中药药理与临床，2001，17(3)：32

[29]李铭，等. 北豆根提取物抗突变和致突变的实验研究. 中华肿瘤防治杂志，2006，13(6)：411

[30]林飞，等.北豆根多糖的致突变性与抗突变性研究.实用肿瘤学杂志，2007，21(3)：208

北沙参 Glehniae Radix bei sha shen

本品为伞形科植物珊瑚菜*Glehnia littoralis* Fr. schmidt ex Miq.的干燥根。味甘、微苦,性微寒。有养阴清肺、益胃生津的功能。主治肺热燥咳、劳嗽痰血、胃阴不足、热病津伤、咽干口渴。

【化学成分】

1. 香豆素类 香豆素类主要有补骨脂素(psoralen)、佛手柑内酯(bergapten)、marmesin、异欧前胡素(isoimperatorin)、欧前胡素(imperatorin)等[1]。香豆素苷主要有(R)-前胡醇3′-O-β-D-吡喃葡糖苷[(R)-peucedanol 3′-O-β-D-glucopyranoside]、(S)-前胡醇7-O-β-D-吡喃葡糖苷[(S)-peucedanol 7-O-β-D-glucopyranoside]、印度榅桲(marmersinin)等[2,3]。

2. 聚炔类 主要有法卡林二醇 (falcarindiol)、人参醇(panaxynol)、(8E)十七碳-1,8-二烯-4,6-二炔-3,10-二醇 [(8E)-1,8-heptadecadiene-4,6-diyne-3,10-diol)]等[4,5]。

3. 木脂素类 木脂素类及8-O-4′型异木脂素类:在该植物中分离得到6个此类化合物,且除(-)-secoisolariciresinol和橙皮素A外,都为新化合物,木脂素类包括(-)-secoisolariciresinol 4-O-β -D-glucopyranoside、glehlinoside A、glehlinoside B、(-)-secoisolariciresinol等。8-O-4′型异木脂素类包括glehlinoside C、橙皮素A (citrusin A)等[6]。

4. 黄酮类 主要有槲皮素(quercetin)、异槲皮素(isoquercetin)、芦丁(rutin)[7]。

5. 酚酸类 主要有香草酸(vanillic acid)、水杨酸(salicylic acid)、阿魏酸(ferulic acid)、咖啡酸(caffeic acid)、绿原酸(chlorogenic acid)、丁香苷(syringin)、香草酸4-O-β-D-吡喃糖苷(vanillic acid 4-O-β-D-glucopyranoside)[7-9]。

6. 单萜类 主要有 (+)-angelicoidenol[(2S,5R) bornane-2,5-diol]2-O-β-D-glucopyranoside、(-)-angelicoidenol [(2R,5S)bornane-2,5-diol]2-O-β-D-glucopyranoside等[10]。

7. 其他 北沙参中钙、镁、钾、磷、铜、铁,特别是磷和钾的含量明显地高于其他所测元素[11]。根中含挥发油,主要是α-蒎烯 (α-pinene)、柠檬油精(limonene)、β-水芹烯(β-phellandrene)、大根香叶烯B(germacrene B)、斯巴醇(spathulenol)、辛酸丙酯(propyl octanoate)等[12]。

【药理作用】

1. 调节免疫功能 研究北沙参水煎剂、醇沉液和多糖对正常小鼠免疫功能的影响。实验结果表明,100%水煎剂对巨噬细胞的吞噬功能、血清溶菌酶水平、迟发超敏反应、B细胞增殖有显著的促进作用,但对T细胞增殖呈显著的抑制作用。20%醇沉液对B细胞增殖有显著的抑制作用,5%醇沉液对巨噬细胞的吞噬功能、血清溶菌酶水平和迟发超敏反应有显著的促进作用,对血清抗体产生有显著促进作用,对B细胞增殖有显著的抑制作用。20%多糖对巨噬细胞的吞噬功能及血清抗体产生有显著促进作用,对T细胞和B细胞的增殖能力均有显著的抑制作用。这些材料提示北沙参水煎剂、醇沉液和多糖对小鼠免疫功能均有调节作用[13]。北沙参粗多糖(GLP)800、600、400 mg/kg灌胃6 d,可使阴虚小鼠体重明显增加;亦能显著增加阴虚小鼠脾脏抗体生成细胞(AFC)的数量,增强迟发型超敏反应(DTH)反应,而对腹腔MΦ的吞噬百分率和吞噬指数无明显影响。提示GLP可增强体液免疫和细胞免疫功能[14]。

2. 镇咳、祛痰 北沙参对氨水致咳小鼠有明显的镇咳作用,对潜伏期有明显延长作用;小鼠呼吸道酚红法祛痰实验表明北沙参也有较好的祛痰作用[15]。

3. 解热、镇痛、镇静 北沙参根的乙醇提取物能使正常兔的体温轻度降低,对由伤寒疫苗引起的发热兔也有降温作用。另外还有镇痛作用 (兔牙髓电刺激法)[16]。北沙参的甲醇提取物经口服给药,能够延长戊巴比妥诱导的睡眠时间,醇提取物的乙酸乙酯萃取部分在剂量为1 g/kg体重对小鼠有镇静作用。其中的聚炔类成分,如panaxynol、法卡林二醇(facalindiol),香豆素类化合物,如东莨菪素(scopoletin)、欧前胡素(imperatorin)、佛手柑内酯(bergapten)等具有显著镇痛作用[8]。

4. 抗氧化 北沙参水提取物对红细胞溶血有很强的抑制作用。正丁醇提取物对脂质过氧化作用有很强的抑制作用。北沙参的水提取物和有机物提取物都有很强的抗氧化作用[17]。通过DPPH自由基清除作用的测定，显示木脂素类化合物是主要的抗氧化成分之一[7]。

5. 抗促癌、抗突变及抗肿瘤 促癌物佛波酯能够引起放射性无机磷(^{32}Pi)掺入Hela细胞的磷脂中，这一磷脂代谢的改变是促癌阶段的早期现象之一。北沙参的正己烷、乙醚和乙酸乙酯提取物均能够抑制佛波酯引起^{32}Pi掺入Hela细胞的磷脂中，在体内具有抗癌作用。其主要活性成分为呋喃香豆素，其中欧前胡素和异欧前胡素（浓度为50 μg/mL）抑制活性最强[18]。北沙参的水或乙醇浸出液对3种致突变剂2–氨基芴、2,7–二氨基芴、叠氮钠诱导的突变株回复突变有良好的抑制效果，表明北沙参中含有抗突变成分[19]。

北沙参水提后醇溶物在4.688~300 g/mL浓度范围内，体外对肝癌细胞株Hep和肺癌细胞株A549均有不同程度的抑制效果，其中37.5 g/mL的抑制率高于其他浓度，对胃癌细胞株SGC无抑制效果；北沙参水提后醇沉物在浓度75 g/mL以下，对肺癌细胞株A549有抑制效果，对胃癌无效；北沙参水提后滤渣醇溶物对肝癌细胞株Hep有抑制效果，300 g/mL抑制率最高，对A549有抑制作用，对SGC除300 g/mL浓度外，其他浓度均无抑制作用[20]。佛手柑内酯100、10、1 mg/L对肝癌母细胞株HepG2的抑制率在50%以上，其中100 mg/L的抑制率高达95%；100 mg/L佛手柑内酯对人胃癌细胞株SGC–7901也有抑制作用[21]。

6. 抗菌、抗真菌 采用肉汤稀释法测定北沙参中所含香豆素及聚炔类的最低抗菌浓度（MIC），补骨脂素、佛手柑内酯以及花椒毒素等香豆素成分在400 μg/mL浓度以下无抑菌活性。聚炔类成分falcarindiol具有很强的抗革兰阳性菌的活性（MIC：2.5~25.0 μg/mL）；而另两种聚炔类成分 (9Z)–十七碳–1,9–二烯–4,6–二炔–3,8,11–三醇和 (10E)–十七碳–1,10–二烯–4,6–二炔–3,8,9–三醇的抑菌活性很弱（MIC：200~400 μg/mg）[7]。

7. 抑制酪氨酸酶 北沙参的50%甲醇提取物对酪氨酸酶的活性有抑制作用。日本产的北沙参抑制活性较强（ID_{50}=1.2 mg/mL）。酪氨酸酶在黑色素的生物合成过程中发挥重要作用。该药理活性为北沙参治疗黑斑病及雀斑过多症提供了依据[22]。

【临床应用】

1. 顽固性头痛 《串雅》治头痛汤：川芎、沙参、蔓荆子、细辛，黄酒半碗为引。治疗顽固性头痛67例，56例治愈，8例显效，3例有效[23]。

2. 慢性咽炎及喉源性咳嗽 沙参麦冬汤：沙参、麦冬、玉竹、元参、黄连、黄柏等。治疗慢性咽炎80例，显效46例，有效34例，总有效率达100%[24]。用沙参麦冬汤辨证加减，治疗喉源性咳嗽30例，显效17例，有效12例，无效1例，总有效率达96.7%[25]。

3. 小儿迁延性肺炎 蒙药四味沙参汤：北沙参、甘草、拳参、紫草茸，治疗小儿迁延性肺炎24例，全部痊愈[26]。竺黄沙参山药合剂：天竺黄、北沙参、淮山药、枇杷叶，治疗少儿迁延性肺炎30例，治愈23例，好转6例，无效1例，总有效率为96.7%[27]。

4. 肺癌 新加沙参麦冬汤：南北沙参、天冬、麦冬、甘杞子、石斛、山豆根等，辨证加减，治疗原发性肺癌66 例，完全缓解11例，部分缓解13例，稳定26例，恶化19例，总有效率36.38%。本方对丝裂霉素C诱导的染色体畸变抑制率达53.33%[28]。

5. 肺结核中毒症状 在西医抗结核治疗的同时，加服沙参麦冬汤：沙参、麦冬、玉竹、桔梗、五味子、郁金，随症加减，治疗肺结核中毒症状36例，全部有效[29]。

6. 食管炎 沙参白及汤：北沙参、白及、麦冬、玉竹、白芍等，治疗阴虚火旺型食管炎50例。痊愈34例，有效13例，无效3例，总有效率94%[30]。

7. 萎缩性胃炎 沙参麦冬汤：沙参、麦冬、玉竹、天花粉、生扁豆等辨证加减，治疗慢性萎缩性胃炎64例。近期治愈12例，好转49例，无效3例，总有效率达95.3%[31]。

8. 糖尿病 沙参汤：沙参、玄参、生石膏、知母、丹参等，治疗糖尿病50例。显效18例，好转20例，无效12例，总有效率76%[32]。

9. 肺热咳嗽 用北沙参4味口服液治疗155例肺热咳嗽，治愈88例（56.77%），显效40例（25.81%），有效11例（7.10%），无效16例（10.32%），总有效率89.68%[33]。

10. 不良反应 北沙参对少数人群有明显的致敏性及刺激性。因接触北沙参，一家4人同时患过敏性皮炎，予以抗过敏治疗后痊愈[34]。接触北沙参0.5 h后导致接触过敏性皮炎[35]。

（祝晓玲　陶　成）

参考文献

[1]Sasaki H，et al.The constituents of Glehnia littoralis Fr. Schmidt ex Miq Structure of a new coumarin glycoside，osthenol–7–O–β–gentiobioside.*Chem Pharm Bull*，1980，28(6)：1847

[2]Kitajima J，et al. Coumarin glycosides of Glehnia littoralis root and rhizoma.*Chem Pharm Bull*，1998，46(9)：1404

[3]赵亚，等. 北沙参中一个新香豆素苷. 药学学报，2007，42(10)：1070

[4]Matsuura H，et al. Antibacterial and antifungal polyine compounds from Glehnia littoralis ssp.Leiocarpa. *Planta Med*，

1996,62:256 (Okuyama E, et al. Analgesic components of glehnia root(Glehnia littoralis). *Nat Med*,1998,52(6):491

[5]王丽莉，等. 北沙参中的新8-O-4′型异木脂素. 药学学报,2008, 43 (10) : 1036

[6]Yuan Z, et al.Constituent of the Underground Parts of Glehnia littoralis.*Chem Pharm Bull*,2002,50(1):73

[7]Yuan Z,et al. Biphenyl Ferulate from Glehnia littoralis. *Chem Lett*,2002,13(9):865

[8]原忠，等.北沙参化学成分的研究.中草药,2002,33(12): 1063

[10]Junichi K, et al. Monoterpenoid Glycosides of Glehnia littoralis Root and Rhizoma.*Chem Pharm Bull*,1998,46(10):1595

[11]许德成，等北沙参中的微量元素分析.药物分析杂志，1999,15(增刊):199

[12]Miyazawa M, et al.Components of the Essential oil from Glehnia littoralis .*Flavour Fragr J*,2001,16(3):215

[13]谭允育，等.沙参对正常小鼠免疫功能影响的实验研究.北京中医药大学学报,1999,22(6):39

[14]刘咏梅，等. 北沙参粗多糖的提取及对阴虚小鼠的免疫调节作用. 中国生化药物杂志,2005,26(4):224

[15]屠鹏飞，等.中药沙参类研究Ⅴ:镇咳祛痰药理作用比较.中草药,1995,26(1):22

[16]江苏新医学院.中药大辞典(上册).上海：上海人民出版社,1977:644

[17]Ng TB,et al. The antioxidant effects of aqueous and organic extract of panax quinquefolium, panax notogiseng,codonopsis pilosula, pseudostellaria heterophylla and glehnia littoralis. *J Ethno*,2004,93(2):285

[18]Okuyama E, et al. Studies on the antitumor-promoting activity of naturally occurring substances. Ⅱ.Inhabition of tumor-promoter -enhanced phospholipids metabolism by umbelliferous materials.*Chem Pharm Bull*,1990,38(4):1084

[19]王中民，等.北沙参抗突变实验研究.上海中医药杂志，1993,5:47

[20]刘西岭，等. 北沙参水提法不同提取物体外抗肿瘤的研究. 安徽农业科学, 2009, 37(20):9481

[21]董芳，等.北沙参中佛手柑内酯的分离鉴定及体外抗肿瘤活性的初步测定.植物资源与环境学报,2010,19(1):95

[22]Masamoto Y,et al. Inhibitory effect of Chinese crude drugs on tyrosinase. *Planta Med*,1980,40:361

[23]黄定良.《串雅》治头痛方的临床运用. 浙江中医杂志，1993, 28(12):564

[24]顾爱善，等.沙参麦冬汤加减治疗慢性咽炎80例. 中国中西医结合杂志,1994,14(1):61

[25]张纬，等.沙参麦冬汤加减治疗喉源性咳嗽30例. 中医药信息, 1996,13(6):30

[26]楚伦巴特尔.四味沙参汤治疗小儿迁延性肺炎体会.中国民族医药杂志,1996,22:19

[27]孙道珍，等. 竺黄沙参山药合剂治疗小儿迁延性肺炎30例. 湖南中医杂志,1998,14 (2):41

[28]陈良良，等. 新加沙参麦冬汤治疗原发性肺癌的临床和实验研究. 浙江中医杂志, 1997, 32(6):247

[29]戚翠平，等.沙参麦冬汤加味治疗肺结核中毒症状36例.中国民间疗法, 1998, 5:38

[30]袁茂祥.沙参白及汤治疗阴虚火旺型食管炎50例. 实用中医内科杂志, 1999, 13 (2): 17

[31]万年青.沙参麦冬汤治疗萎缩性胃炎64 例. 四川中医，1998, 16(7):23

[32]王琦，等. 沙参汤治疗糖尿病50 例报告. 实用医学杂志,1996, 12 (2):120

[33]道图娅，等.北沙参-4味口服液治疗肺热咳嗽临床体会.中国民族医药杂志,2009,5:12

[34]常春华.一家四人同患北沙参过敏性皮炎.皮肤病与性病杂志,1995,47(4):61

[35]宋伟红，等. 北沙参致接触过敏性皮炎. 药物不良反应杂志,2005,3:231

四季青 Ilicis Chinensis Folium si ji qing

本品为冬青科植物冬青 *Ilex chinensis* Sims的干燥叶。味苦、涩，性凉。能清热解毒，消肿祛瘀。主治肺热咳嗽、咽喉肿痛、痢疾、胁痛、热淋；外治烧烫伤、皮肤溃疡。

【化学成分】

主含鞣质、酚酸、三萜及其皂苷、黄酮及挥发油。

1. 酚酸类 有原儿茶醛(protocatechuic aldehyde)、原儿茶酸(protocatechuic acid)、乌索酸(ursolic acid)、咖啡酸(caffeic acid)、救必应酸(rotundic acid)、龙胆酸、异香草酸等。原儿茶酸含量为3.8%~4.0%，原儿茶醛为0.61%~0.65%。鞣质为缩合型鞣质，为本品治疗烧伤的主要有效成分[1,2]。

2. 三萜及其皂苷类 如丁香苷(syringin)、长梗冬青苷(pedunculoside)、环已酮长梗冬青苷基-3,23-O-缩醛(cyclohexanone pedunculosyl-3,23-O-acetal)、地榆皂苷等多种化合物，药典规定长梗冬青苷不得少于1.35%[1,3]。

3. 黄酮类 有山柰素-3-半乳糖苷、紫云英苷、山柰酚、洋芹素、槲皮素等[4]。

4. 挥发油 以2-甲基-1-戊烯-3-醇(28.5%)、十六碳酸(23.91%)、苯甲醇(4.87%)、3-羰基-2-紫罗兰醇(3.86%)为主[1]。

【药理作用】

1. 抗病原微生物 四季青对革兰阳性球菌及阴性杆菌,如金黄色葡萄球菌、链球菌、肺炎双球菌、痢疾杆菌、大肠杆菌、绿脓杆菌、变形杆菌等均有明显的抑制作用,对大肠杆菌、绿脓杆菌、变形杆菌和金葡球菌抑制的最低浓度均为1.5 mg/mL。对标准金黄色葡萄球菌和耐甲氧西林金黄色葡萄球菌体外均有明显抑制作用,抑菌浓度几乎一致[5]。四季青制剂口服或肌肉注射,家兔浓缩尿中所含四季青成分均能达有效抗菌浓度[6]。四季青的抗菌有效成分之一为原儿茶酸及原儿茶醛,熊果酸也具有一定抗菌作用。鞣质在体外具有强的直接抗菌效果,故四季青所含多量鞣质也当视为其主要有效抗菌成分[7]。

2. 抗炎 四季青95%乙醇提取液和水提液灌胃给药,对二甲苯致小鼠耳肿胀、角叉菜胶致小鼠足肿胀和醋酸所致小鼠腹腔毛细血管通透性增高均有抑制作用,以95%乙醇提取液的抑制作用为强。四季青所含原儿茶酸对小鼠甲醛性足肿有明显的抑制作用,效果强于水杨酸而接近阿司匹林[8]。对大鼠甲醛性足肿也有抑制效果。四季青能使大鼠尿中17-羟类固醇排出量可增加,对切除肾上腺的大鼠也同样有效,说明其抗炎作用与肾上腺关系不大。原儿茶酸结构与水杨酸类似,作用及其机制有许多相似之处。原儿茶酸不能抑制炎性刺激所致小鼠腹腔毛细血管通透性亢进,也无解热、镇痛及抗风湿作用。熊果酸有糖皮质激素样作用,能显著抑制炎性增生,并能增加肝糖原,降低心肌、横纹肌糖原[9]。

3. 促进烫伤愈合 四季青药水(含鞣质量1.6%)给予大鼠Ⅱ度实验性烫伤创面涂布后,即与创面的渗液结成较牢固的保护性痂膜,3 d后给药组大鼠肢体肿胀明显消退。用四季青鲜汁治疗实验性大鼠烫伤,发现大鼠伤口表面均有较多成纤维细胞生长,表皮真皮分界不清,并可见含坏死组织碎屑的脱落,表明四季青有促进大鼠烫伤皮肤愈合的功效,该药鲜汁对实验性皮肤烫伤模型大鼠可见烫伤面积减少率下降[10]。

4. 心血管系统

(1)扩张冠脉 原儿茶醛和原儿茶酸是四季青心血管活性的两个主要有效成分,尤其以原儿茶醛的扩冠作用强。猫、犬的冠脉左旋支插管灌流实验表明四季青煎剂能显著降低冠脉阻力,增加冠脉流量,猫的冠状窦插管法实验也表明本品能显著增加冠状窦血流量,家兔静注本品煎剂还可显著拮抗垂体后叶素所致心肌缺血。猫冠状窦插管实验中,静注原儿茶醛所致的冠脉流量增加较四季青煎剂的作用更为迅速且明显,维持时间也更长。但将原儿茶醛与原儿茶酸等量各10 mg/kg混合使用时,增加冠脉流量作用则反较单用原儿茶醛时为弱,作用持续时间也缩短[7,11]。

(2)抗心肌耗氧及增强耐缺氧能力 四季青煎剂静注,可见猫于冠脉流量增加的同时,动、静脉氧差缩小,冠脉窦氧含量增高,心肌耗氧量也有所增加。在四季青所含成分中,原儿茶醛能使氧耗量增加,而原儿茶酸则能使氧耗量显著降低。实验表明,猫静注原儿茶酸50 mg/kg则主要表现在心肌耗氧量降低。大鼠心肺制备直接测定心肌耐缺氧能力的实验表明,原儿茶酸能在轻度改善心脏功能的情况下增强心肌的耐缺氧能力,静注原儿茶酸10 mg可明显延长心肌耐缺氧时间,并可见心输出量增加约10%,心率减慢,因缺氧而致的血压下降减少。此外常压耐缺氧实验表明原儿茶酸能显著延长小鼠生存时间。另有实验表明,原儿茶酸对肾上腺素所致冠脉流量改变虽无明显影响,但却可部分对抗肾上腺素所致耗氧量的大幅度增加,静注50 mg/kg的原儿茶酸也能部分对抗静注10 mg/kg的原儿茶醛所致的耗氧量增加。结扎冠脉后缺血区的麻醉犬实验表明,原儿茶酸静注可显著减慢心率,降低血压,因而显著降低心肌耗氧量,此作用较普萘洛尔为弱,并能改善缺血中心区的乳酸及K^+的产生,改善缺血心肌及异常EKG,并显著缩小心肌梗死范围。原儿茶酸和原儿茶醛配伍用,在降低动、静脉氧量方面较单用原儿茶醛为优[7,12]。此外,四季青煎剂静注对垂体后叶素所致家兔之心律失常有一定保护作用,但不能对抗垂体后叶素所致心率缓慢。

(3)调节外周血压 四季青煎剂静注或动脉内注射,可使麻醉动物血管阻力减小,血压下降,但剂量过大则反使血管阻力增加。猫于血压下降明显时,冠状窦血流量也显著增加[7]。原儿茶醛注射于血管阻力下降时则反使血压轻度升高。原儿茶酸静注也可使血压轻度上升。原儿茶酸能扩张猫的后肢血管,但对犬则无明显影响。原儿茶酸和原儿茶醛等量混合液静注,血压先短暂下降,后则弱而持久地升高,同时可见下肢血管扩张,胰、门脉及肺血流量增加,肝动脉、肾动脉血流量减少,脾血管改变不大,它们的升压作用与α-及β-受体无关。

(4)抗血小板聚集　原儿茶醛可显著抑制血小板聚集,体外实验原儿茶醛能使ADP诱导家兔血小板聚集的程度减弱，聚集团块解聚速度明显加快,IC_{50}为0.263 mg/mL;对ADP及凝血酶诱导的大鼠及豚鼠的血小板聚集也有明显抑制作用;静注50 mg/kg于大鼠,血小板聚集的抑制率为32.2%。原儿茶醛对血小板内5-HT的释放也有明显抑制效果,并呈显著量效关系。用荧光探剂DPH的实验发现原儿茶醛能明显降低血小板膜的流动性。由于原儿茶醛可呈量效关系地明显减弱花生四烯酸所致家兔胸主动脉条的收缩反应,静注50 mg/kg还可明显抑制大鼠动脉壁PGI_2样物质的生成,上述结果表明大剂量原儿茶醛可明显抑制血小板的前列腺素代谢,其作用点在花生四烯酸代谢的环氧化酶以上环节。原儿茶醛在体外对血小板活化因子所致血小板聚集也具有量效依赖性的显著抑制作用,表明原儿茶醛对已知血小板活化的三条途径（内源性ADP释放、AA代谢、PAF)均有显著抑制作用[7]。

5. 其他　四季青及原儿茶酸对小鼠实验性HF肉瘤及肉瘤S180有轻度抑制作用。熊果酸则具有显著抑制作用,能抑制体外培养的肝癌细胞生长,延长腹水癌小鼠生命。原儿茶酸对小鼠有祛痰作用,并能抑制氨雾所致豚鼠的喘息,对眼镜蛇蛇毒所致小鼠死亡有明显的保护效果。熊果酸具有镇静、抗惊及降低正常动物体温作用,100 mg/kg于动物实验中可降低血清转氨酶。

6. 毒性　四季青煎剂小鼠灌服的半数致死量为(生药)233.2±11.56 g/kg,四季青煎剂每日(生药)10 g/kg,给家兔灌服14 d可见家兔ALT增高，病检见肝组织有轻微损害,对肾功能无明显影响。四季青与四季青素(原儿茶酸）注射液给家兔静脉注射1周生理生化指标均无明显毒性[7]。原儿茶醛灌服时对小鼠的LD_{50}为(1.672±0.115) g/kg,静注时为(114.6±2.9)mg/kg,肌注为(507.7±14.3) mg/kg。原儿茶酸腹腔注射LD_{50}为0.8964 g/kg,静注为(3.485±0.214)g/kg。四季青所含鞣质是其用以治疗烧烫伤的主要药效成分,属缩合鞣质,实验表明皮下注射四季青鞣质125 mg/kg对肝功及肝细胞及糖原、脂类、碱性磷酸酶等均无明显影响,此剂量再增至3~4倍也未见明显的肝功能肝组织损伤。据估计,四季青临床治疗烧伤时其鞣质的用量仅约64~128 mg/kg,故认为其毒性不大。但曾有资料表明灌服煎剂于停药后2周反见SGPT较药前增高约1/5，且病理切片中肝门脉区有少量以淋巴细胞为主的白细胞浸润,肝细胞呈轻度颗粒状变性,血中尿酸含量明显增加,停药2周后恢复,肾组织于少数兔有轻微炎性反应等,似提示四季青仍可能对肝脏有一定损害,值得注意[7]。

【临床应用】

1. 烧伤　四季青的多种剂型曾广用于烧烫伤的治疗,有较好疗效。用四季青药水于烧伤创面涂布后,能迅速形成一层痂膜,从而阻止早期创面大量组织液渗出,利于对休克的防治。四季青本身又具有明显抑菌作用,故痂膜对创面的封闭及药液的抗菌作用能有效防止痂下感染,有利于防止早期败血症发生。

2. 感染性疾病　四季青多种制剂曾用于多种感染性疾病的治疗,包括上呼吸道感染(感冒、扁桃体炎、小儿上感高热)、支气管炎(急、慢性支气管炎及老年性慢性支气管炎)、肺部感染(支气管肺炎、大叶性肺炎、麻疹肺炎、小儿肺炎、肺气肿及支气管扩张的反复感染,肺结核合并支气管炎、肺脓疡)、菌痢、泌尿系感染(急、慢性肾盂肾炎)、骨科感染、妇产科感染、五官科感染及炎性疾病等。四季青配伍大青叶为主治疗急慢性支气管炎470例,有效、痊愈者90%,对支气管肺炎、大叶性肺炎也有效;用四季青注射液(每毫升相当于四季青生药2 g或4 g)肌注、穴位注射或静滴治小儿上感高热、小儿肺炎、菌痢、开放性骨折及骨病手术后预防感染效果良好。

3. 冠心病、心绞痛等心脏疾病　原儿茶醛用于冠心病心绞痛有较好疗效,127例患者经治疗显效64例,改善48例,总有效88.2%,症状疗效显著。心电图如心尖搏动图也多有好转,30例心电图测定PEP均值由0.115缩短至0.09(正常为0.092)。21例PEP/LVET比值异常者均值由0.38缩短至0.33(正常0.35),其中显效者17例,改善2例,总有效率90.5%,并可见S-T段及心律失常改善。心尖搏动图波形异常者24例,经治后恢复正常者17例，改善4例,A波治前大于15%者8例,治后7例复常,1例改善。另可见经原儿茶醛治疗者血清胆固醇、甘油三酯和β-脂蛋白有一定程度降低,合并心衰者,经静滴原儿茶醛后可见心率减慢、呼吸困难改善、肺啰音及下肢浮肿消失,提示还能改善心功。

原儿茶酸(心电安)治冠心病91例,心肌炎9例,每服200~400 mg,每日3次,获改善、显效者52例。静息心电图异常者33例,改善、显效21例;双倍二级梯运动心电图试验阳性者44例，经治疗后改善或转阴者30例;踏车试验阳性者24例,转阴19例。

4. 溃疡性皮肤病　四季青具有较强的收敛、抗菌等作用，用以治疗一些溃疡性皮肤病有较好疗效,如以四季青乳剂为主配合鱼肝油等治疗下肢溃疡445例均获痊愈。另用四季青乳剂配合植皮治疗麻风溃疡84例,治愈76例,占90%,大部分治愈者3例,总有效率94%,较小面积的溃疡仅用四季青乳剂也治愈7例,四季青的此一疗效也与其收敛抗菌作用有关。此外，对于湿疹、外阴溃疡及口腔黏膜溃疡也有较好疗效。用四季青药膜治疗口腔溃疡96例有良好效果[13]。

5. 不良反应 四季青煎剂内服可引起轻度恶心和食欲减退，注射液肌注局部可致疼痛，静滴可致疼痛乃至发生静脉炎，四季青涂布于早期烧伤创面也可有持续5~10 min的一过性疼痛，上述不良反应都可能系四季青含的多量鞣质所致。沈氏曾报告注射液静滴引起黄疸，也系鞣质损伤肝脏所致，值得注意。此外，内服或静滴四季青还可引起过敏、皮疹。

（邓文龙）

参考文献

[1]甄汉深，等.四季青化学成分及药理作用研究进展.中医药信息，2007，24(6)：18

[2]解军波，等.四季青酚酸类化学成分研究.中国药科大学学报，2002，33(1)：76

[3]廖立平，等.四季青叶中的三萜类化学成分.中国天然药物，2005，3(6)：344

[4]张玉梅，等.中药四季青的化学成分研究.吉林中医药，2010，30(3)：252

[5]江雅萍，等.十一种中草药对细菌的体外抑菌作用分析.上海医学检验杂志，1995，14(4)：206

[6]甄汉深，等.四季青化学成分及药理作用研究进展.中医药信息，2007，24(6)：18

[7]江苏省四季青科研协作组.四季青的研究与临床应用.南京：江苏科学技术出版社，1977

[8]覃仁安.四季青水提液和乙醇提取液对小鼠急性炎症的影响.贵州医药，1999，23(6)：416

[9]钱雪冶，等.中药在耳鼻喉科抗炎消肿中作用的实验研究.上海中医药杂志，1993，5：45

[10]潘秋文.四季青鲜汁治疗烫伤的实验研究.中草药，2004，35(8)：924

[11]张克智，等.冠心宁(原儿茶醛)治疗冠心病心绞痛.江苏医药，1978，1：8

[12]江苏新医学院.四季青、丹参、毛冬青等对猫冠状窦流量、心肌氧量作用的初步分析.江苏医药，1977，4：19

[13]陈淑梅，等.口腔溃疡药膜治疗口腔溃疡96例疗效观察.中国医药导报，2009，6(22)：110

生 姜 Zingiberis Rhizoma Recens sheng jiang

本品为姜科植物姜*Zingiber officinale* Rosc. 的新鲜根茎。味辛，性微温。有解表散寒、温中止呕、化痰止咳、解鱼蟹毒的功能。用于风寒感冒、胃寒呕吐、寒痰咳嗽、鱼蟹中毒等。

【化学成分】

1. 挥发油 已发现的挥发油组分中，主要为萜类物质，包括单萜类、倍半萜类、醇类、醛类、酮类和酯类[1,2]。芳香成分有：α-萜品醇、柠檬醛-a和-b、β-倍半水芹烯（β-sesqui phellandrene）、芳姜黄烯（arcurcumene）、橙花椒醇（nerolidol）和倍半水芹醇（sesquiphellandrol）等[3]。

2. 姜辣素 是生姜中辣味成分，根据官能团所连接脂肪酸的不同，可分为姜酚类、姜烯酚类、姜酮类、副姜油酮类、姜二酮类、姜二醇类等不同类型[4]。

(1)姜酚类(gingerols) 为热不稳定成分，在加热和贮存过程中逐渐脱水生成相应的姜烯酮类(shogaols)，或逆醛醇缩合(retro-aldol)为姜油酮(姜酮，zingerone)和相应的醛(aldehyde)[5-7]。生姜酚的加热降解产物有醛类(aldehydes)和酮类(ketones)，如己醛(hexanal)、辛醛(octanal)、十二烷醛(dodecanal)、2-庚酮(2-heptanone)、2-十一烷酮(2-undecanone)、姜油酮、香叶醇(geraniol)、香橙醇(nerol)、香草醇(citronellol)[8,9]。

(2)姜二醇及同系物 主要包括(3R，5S)-3-乙酰氧基-5-羟基-1-(4-羟基-3-甲氧苯基)-癸烷、(3R，5S)-3，5-二乙酰氧基-5-羟基-1-(4-羟基-3-甲氧苯基)-癸烷和 (3R，5S)-3-乙酰氧基-5-羟基-1-(3，4-二甲氧苯基)-癸烷[10]。

(3)姜二酮类(gingerdiones) 去甲六氢姜黄素(desmethylhexahydrocurcumin)和六氢姜黄素(hexahydrocurcumins)等姜烯酮同系物[11]。

(4)姜二醇类(gingediols) 甲基姜二醇(methylgingediol)、姜二醇醋酸酯(gingediacetates)和甲基姜二醇醋酸酯(methylgingediacetate)[12]。

3. 其他 含有游离氨基酸、淀粉、树脂状物质[13]。

【药理作用】

1. 抗氧化 鲜姜提取物5.56 mg/mL有清除超氧阴离子自由基(O_2^-)的作用，2.08 mg/mL时，对O_2^-诱导的透明质酸解聚有保护作用[14]。姜的水、乙醇和醚提取物对亚油酸甲酯(methyl linoeate)的氧化作用也有显著的抑制作用。在大鼠高脂饲料中分别加入2%和5%生姜，结果各实验组谷胱甘肽过氧化物酶(GSH-Px)有不同程度的升高，LPO有不同程度的降低，说明生姜对体内自由基有不同程度的抑制和(或)清除作用[15]。生姜石油醚提取物对O_2^-和·OH自由基有很强的清除作用，浓度为2.09 g/L时，抑制率为92.4%和97.39%；并能抑制小鼠肝微粒体的脂质过氧化作用，浓度为4.0 g/L时，抑制率为86.81%，是一种高效的抗氧化剂[16]。从生姜的甲醇提取物中分离出一种环状二苯基庚烷类化合物，浓度为20 g/L可抑制H_2O_2导致的红细胞(RBC)溶血作用，可明显拮抗由维生素C/Fe^{2+}所激发的肝匀浆的脂质过氧化，能抑制小鼠肝组织的脂质过氧化水平，说明其具有抑制自由基损伤的作用[1]。0.79 g/kg生姜提取液(主要成分为姜酚)，可有效提高脑急性完全性缺血再灌注损伤家兔血清过氧化氢酶的活性，减轻缺血脑组织的脂质过氧化反应，减轻脑组织代谢性酸中毒，在一定程度上保护了细胞膜的完整，对缺血再灌注损伤的大脑起到保护作用[17]。

2. 降血脂、改善脂代谢 给家兔喂饲致动脉粥样硬化的高脂饲料，60 d后改喂基础饲料和生姜提取物(500 mg/kg)。结果：血清胆固醇降低了79.7%，LDL降低84.8%，总胆固醇/磷脂(TC/P)下降24.7%；肝脏和动脉中胆固醇(Ch)、TG和磷脂的含量；粪便中Ch和磷脂的含量增高；生姜提取物使动脉壁的斑块面积从39.8%下降至13.5%[18]。给家兔灌胃生姜醇提物200 mg/kg，能使经连续10周给予胆固醇饮食引起的高脂家兔血清TC、TG、脂蛋白和磷脂水平明显降低，从而减少动脉粥样硬化症的发生[19]。给大鼠喂高脂饲料同时灌胃生姜挥发油2 mL/kg，共4周，能明显降低高脂血症大鼠血清TG，升高HDL-C，并可使HDL-C/TC比值升高。表明生姜挥发油具有一定的调血脂作用[20]。姜油树脂(GO)500 mg/kg能显著降低高脂肪小鼠TC、LDL-C、动脉硬化指数和MDA的异常增高，且对肝脏无影响[21]。

3. 改善心脑血管功能 生姜中的姜辣素是一种强有力的强心剂，其主要强心成分是姜酚(gingerols)和6-姜烯酚(6-shogaol)。麻醉开胸狗心脏注射6-姜酚1 mg/kg，能使心脏收缩力增加30%；注射相同剂量的8-姜酚，能使心脏收缩力增加30%；注射0.3 mg/kg的10-姜酚，能使心脏收缩力增加30%。姜辣素在3~30 nmol/L浓度时，可加速骨骼肌和心肌钙泵的速率，并呈剂量依赖关系；姜辣素还能激活Ca^{2+}-ATP酶活性(EC_{50}为4 nmol/L)。6-姜酚、6-姜烯酚低剂量呈降压效应，高剂量对血压的影响呈三相反应，开始血压迅速下降、继而升高，后期又出现降压作用。姜酚有短暂的舒张血管的作用，能抑制去甲肾上腺素和PGF_2引起的小鼠肠系膜静脉收缩反应，还可明显抑制PG_2、LTG_4、LTD_4、TXA_2衍生物、U-46619、NA和PhE引起的小鼠肠系膜静脉收缩反应和大鼠主动脉的收缩反应[22]。

4. 抗炎 生姜油0.4 mL/kg灌胃对大鼠蛋清性足肿有显著抑制作用，作用维持5 h，强度近似阿司匹林300 mg/kg；生姜油0.25 mL/kg灌胃可显著抑制大鼠棉球肉芽肿，并使胸腺萎缩，肾上腺重量增加，表明其抗炎作用可能与兴奋垂体-肾上腺皮质系统有关；0.25~0.4 mL/kg生姜油灌胃对二甲苯所致小鼠耳廓肿胀、组胺或醋酸致毛细血管通透性增强也有显著抑制作用[23]。其甲醇提取物可抑制大鼠肥大细胞释放组胺，有抗过敏作用[24]。生姜醇提物可抑制角叉莱胶和5-羟色胺引起大鼠足肿胀和皮肤水肿，但对P物质和缓激肽引起的肿胀没有影响，提示其抗炎作用与阻断5-HT受体有关[25]。

5. 抗微生物 生姜提取物对金黄色葡萄球菌、白色葡萄球菌、伤寒、宋内痢疾和绿脓杆菌均有显著抑制作用，且与其浓度呈依赖关系。生姜提取液与乙肝病毒表面抗原(HBsAg)作用1~3 h，可使HBsAg的P/N值显著下降，但超过3 h后下降率不再增加[26]。姜油酮和姜烯酮对多种病原菌有强大杀菌作用，姜油酮的作用更强；6-、8-、10-生姜酚对结核杆菌均有抑制作用，以10-生姜酚的作用最强[27]。生姜配成0.25 g/mL的浓度，分别按16、32、64 mL/kg给小鼠灌胃20 d，发现不同剂量引起溶菌酶活性变化的程度有所不同。给予低剂量时。溶菌酶活性显著增高，给予中、高剂量时，溶菌酶活性极显著增高。提示生姜可激活单核细胞的分泌功能，使溶菌酶大量释放水解细菌细胞壁中黏多肽，使其死亡或裂解，起到抗菌作用[28]。生姜乙醇提取物用液态沙堡琼脂基稀释为0.0625%~0.2500%的浓度，即可对培养基中常见的皮肤癣菌-红色毛癣菌、犬小孢子菌、须癣毛癣菌、絮状表皮癣菌有极为显著的抑菌和杀菌作用[29]。

6. 增强免疫、抗肿瘤 有研究报道，6-姜酚可抑制Patlons淋巴腹水瘤和人淋巴细胞生长，能抑制中国大鼠卵巢细胞和vero细胞生长，抑制DNA对胸腺嘧啶核苷酸的摄取，推测其抗肿瘤作用可能是细胞毒作用[30]。生姜醇提取物对小鼠S180肉瘤、艾氏腹水瘤实体ECS

生长有明显抑制作用[31]。生姜提取物10 g/kg灌胃可提高荷瘤鼠脏器指数及巨噬细胞吞噬率，升高IgM含量，增强T淋巴细胞转化功能[32]。研究表明，生姜提取物在适当浓度下对小鼠X线造成睾丸组织和造血系统损伤有拮抗作用，可提高损伤小鼠抗氧化酶活性和淋巴细胞转化能力，减少骨髓细胞凋亡的数量[33,34]。

7. 抗溃疡 10%生姜煎剂每只2 mL给大鼠灌胃，可显著抑制盐酸性和应激性胃黏膜损伤。用吲哚美辛阻断PG合成后，生姜的保护作用消失，说明其保护机制可能与促进肠黏膜合成和释放内源性PG有关[35]。分别给大鼠灌胃生姜的丙酮提取物1 000 mg/kg、丙酮提取物组分Ⅲ 30 mg/kg、姜烯(zingiberene)100 mg/kg和6-生姜酚100 mg/kg，对盐酸-乙醇所致胃黏膜损伤均有显著抑制作用，其抑制率分别为97.5%、98.4%、53.6%和54.5%[36,37]。生姜提取物(furanogermenone)500 mg/kg灌胃，对小鼠应激性溃疡也有预防作用[38]。

8. 松弛平滑肌 生姜酚和姜烯酮对肠管平滑肌有松弛作用。生姜丙酮提取物75 mg/kg、6-姜烯酮2.5 mg/kg或6-、8-、10-生姜酚5 mg/kg灌胃，均能促进小鼠小肠的炭末推进，其作用与甲氧氯普胺(metoclopramide)和哌双咪酮(domperidone)相似而较弱[39]。丙酮提取物中所含的一种二萜类成分高良姜萜内酯(galanolactone)有较强的抗5-HT作用，能对抗5-HT所致离体豚鼠回肠、大鼠胃和兔胸主动脉的收缩。高良姜萜内酯在离体豚鼠回肠(主要为5-HT3受体)的抗5-HT作用大于在大鼠胃底条(含较多5-HT1受体)及兔主动脉条(主含5-HT2受体)，因此是一种5-HT3拮抗剂，与生姜的止呕作用有关[40]。

9. 保肝、利胆 生姜油对大鼠四氯化碳性肝损伤也有治疗作用，使血清SGPT降低；对小鼠四氯化碳性肝损伤有预防作用，能降低磺溴酞钠(BSP)潴留量[41]。此外，生姜酚和姜烯酮对四氯化碳性及半乳糖胺性肝损伤也有抑制作用[42]。生姜的丙酮提取液500 mg/kg、丙酮提取液组分Ⅰ 150 mg/kg、组分Ⅱ 100 mg/kg、组分Ⅲ 200 mg/kg、6-生姜酚或8-生姜酚100 mg/kg，十二指肠给药，对大鼠均有显著利胆作用。6-生姜酚的作用比10-生姜酚强，其强度与去氢胆酸钠相似。而生姜的水提取物500 mg/kg无明显作用[43]。

10. 其他 姜烯酮有镇咳作用，其静脉注射的ED_{50}为1.75 mg/kg[44]。生姜汁上清液对亚硝基脯氨酸(NPRO)合成的阻断率为83%。生姜能破坏NO_2^-，使体系中NO_2^-的含量减少，清液对NO_2^-的清除率为86%。生姜中抑制亚硝酸合成的有效成分对热稳定，在沸水中加热相当长时间后，仍保持相当强活性[44]。

11. 毒性 鲜姜注射液小鼠静脉注射的安全系数为临床成人用量(每次肌肉注射2 mL)的625倍以上。无局部刺激性，溶血试验阴性。生姜油对小鼠的LD_{50}，腹腔注射为1.23 mL/kg，灌胃为3.45 mL/kg。死前先后出现活动减少、共济失调、肌肉松弛，静卧、颈腹部接触笼底，最后呼吸麻痹死亡[46]，生姜酚对小鼠的LD_{50}，静脉注射50.9 mg/kg，腹腔注射109 mg/kg，灌胃687 mg/kg；姜烯酮对小鼠的LD_{50}，静脉注射255 mg/kg，腹腔注射59.1 mg/kg，灌胃250 mg/kg[47]。

【临床应用】

1. 风寒感冒 生姜5~10 g水煎加红糖适量趁热服；或加紫苏叶5~10 g，葱白2根，水煎服[47]。

2. 消化性溃疡 生姜、菜油、红糖制成姜油膏，早晚各1匙空腹开水冲服，治疗慢性萎缩性胃炎及十二指肠溃疡9例，效果较好[48]。用当归生姜羊肉汤加味配合西药治疗消化性溃疡，共治疗患者93例，总有效率达98.9%[49]。

3. 剖宫产术后 剖宫产产妇术后给予陈皮生姜粥后，对术后胃肠功能的恢复有明显改善作用，术后排气和排便时间明显缩短[50]。

4. 腹泻 姜艾汤(生姜、艾叶各2 g)治疗小儿泄露116例，治愈92例，好转15例，无效9例[51]。用生姜泻心汤(生姜、甘草、人参等)加减治疗水热互结型腹泻49例，有效率为100%[52]。

5. 菌痢及驱虫 姜糖糊治疗急性菌痢50例，治愈率70%，好转率30%，用药后腹痛和里急后重明显改善[47]。鲜姜汁与蜂蜜1:2组成合剂，每次20 mL，每1~2小时1次，共治疗蛔虫性肠梗阻400余例，治愈率97%以上[47,53]。

6. 缓解疼痛 5%~10%生姜注射液痛点或反应结节注射，每点0.5~2 mL，每日或隔日1次，治疗风湿痛及慢性腰背痛113例，有效率83%。用药后疼痛消失或减轻，关节肿胀消退或好转，功能恢复或改善。生姜红糖热饮对妇女痛经有一定的缓解作用。鲜姜30~50 g、生半夏30~60 g治疗眉棱角痛108例，均有效[54]。

7. 感染及烧冻伤 生姜汁加入干姜粉制成姜糊外敷治疗创面长期不愈21例及化脓感染16例，有效率91.9%[55]。生姜与仙人掌1:2捣烂贴敷炎症部位治疗急性炎症82例，其中6例加用抗生素，全部治愈[56]。生姜薄片外敷患侧阴囊，治疗急性附睾炎28例，3~5 d全部治愈[56]。生姜汁涂患部或姜汁纱布敷患处治疗灼伤19例，全部治愈[57]。姜椒酊(鲜生姜、羊角辣椒)涂搽可治冻疮[47]。

8. 副作用 由进食生姜引起阑尾炎急性发作患

者25例(男16例,女9例),提示生姜可激发炎症,故阑尾炎经保守治疗痊愈者应慎用生姜,以防复发[58]。

(刘 智 郭 琪)

参 考 文 献

[1]何文珊,等.生姜的化学成分及生物活性研究概况.中药材,2001,24(5):376

[2]陈燕.生姜提取物——精油与油树脂的研究进展.食品科学,2000,21(8):6

[3]Smith RM,et al. The essential oil of ginger from Fiji. *Phytochemistry*,1981,20:203

[4]Conndl DW. Natural pumqent compounds IV. Examination of gingerds, shogaols, paradols and related compounds by thin-layer and gas chromatography. *J Chromatog*,1972,67:29

[5]Chu-Chin Chen,et al. Chromatographic analyses of gingerol compounds in ginger(Zingiber officinale Roscoe)extracted by liquid carbon dioxide. *J Chromatog*,1986,360:163

[6]Chu-Ghin Chen,et al. Pungent compounds of ginger(Zingiber officinale Roscoe)extracted by liquid carbon dioxide. *J Agric Food Chem*, 1986,34(3):477

[7]McHale D,et al. Transformations of the pungent principles in extract of ginger.*Flavour Fragrance J*,1989,4 (1):9 (*CA*,1989,111:56032q.)

[8]Sekiwa Yoko,et al. Isolation of some glucosides as aroma precursors from ginger. *Biosci Biotechnol Biochem*, 1999,63(2):384

[9]Surh, Young-Joon,et al. Anti-tumor-promoting activities of selected pungent phenolic substances present in ginger. *J Environ Pathol Toxico Oncol*,1999,18(2):131

[10]Kikuzaki Hiroe, et al. Constituents of Zingiberaceae. Part 5. Gingerdiol related compounds from the rhizomes of Zingiber officinale. *Phytochemistry*,1992,31(5):1783

[11]Harvey DJ. Gas chromatographic and mass spectrometric studies of ginger constituents. Identification of gingerdiones and hexahydrocurcumin analogues. *J Chrmatog*, 1981,212:75

[12]正田芳郎,等.GC-MSによるショウガ(Zingiber officinale Roscoe)根茎成分の研究.薬学雑志,1974,94(6):735

[13]李海宁.生姜的抗动脉粥样硬化作用.国外医学卫生学分册,2003,30(2):98

[14]王伟,等.从抗氧化反应探讨"药食同源"的含义.中西医结合杂志,1991,11(3):159

[15]刘宁.生姜对高血脂大鼠脂质过氧化作用的研究.卫生研究,2003,32(1):22

[16]王桥,等.生姜石油醚提取物对四种氧自由基体系抗氧化作用的研究.中国药学杂志,1997,32(6):343

[17]何丽娅,等.生姜对缺血性脑损伤时过氧化氢酶、Ca^{2+}-ATPase活性及乳酸含量的影响.医学理论与实践,1999,12(1):7

[18]Sharma. Hypolipidaemic and antiatherosclerotic effects of zingiber officinale in cholesterol fed rabbits. *Phytotherapy Res*, 1996,10(6):517

[19]Bhandari U ,et al. The protective action of ethanolic ginger(Zingiber officinale)extract in cholesterol fed rabbits. *J Ethnopharmacol*,1998 ,61 (2):167

[20]魏欣冰,等.姜挥发油的调血脂及抗氧化作用.中国病理生理学会动脉粥样硬化专业委员会五届一次会议论文集,2002:106

[21]陈燕,等.姜油树脂调节血脂和抗血小板聚集作用的研究.营养学报,2001,23 (4):338

[22]卢传坚,等.姜对心脑血管系统的药理作用.中药新药与临床药理,2003, 14 (5): 356

[23]张竹心,等.生姜油的抗炎作用研究.中草药,1989,20(12):545

[24]Yamahara Johji,et al. Pharmacological study on ginger processing. I. Antiallergic activity and cardiontonic action of gingerols and shogaols. *CA*,1995,123:218319r

[25]Penna SC, et al. Anti-inflammatony effect of the hydralcoholic extract of Ingiber officinale rhizomes on rat pawand skin edema. *Phytomedicine*, 2003, 10(5): 381

[26]边藏丽,等.生姜提取物对常见病原微生物的抑制作用.中成药,1991,13(1):45

[27]Hiserodt RD,et al. Isolation of 6-,8-,and 10-gingerol from ginger rhizome by HPLC and preliminary evaluation of inhibition of Mycobacterium avium and Mycobacterium tuberculosis. *J Agric Food Chem*,1998,46(7):2504 (*CA*,1998,129:146765g)

[28]王慧芳,等. 生姜对小鼠血清溶菌酶活性的影响.动物医学进展,2001,22 (4):70

[29]付爱华,等.黄精和生姜抗皮肤癣菌活性研究.白求恩医科大学学报,2001,27(4):384

[30]Unnikrishnan MC,et al. Lytotoxicity of Extracts of spices to cutured cells. *Natr Cancer*,1998,11(4):251

[31]钱红美,等,生姜提取物抗肿瘤作用的初步实验研究.江苏药学与临床研究,1997,7(3):14

[32]刘辉.生姜提取物对荷瘤鼠免疫功能的影响.卫生研究,2002,31(3):208

[33]陶育晖.生姜提取物对辐射损伤保护作用的研究.中国优秀硕士论文,2004

[34]哈楠.生姜提取物对造血系统辐射损伤的保护作用研究.中国优秀硕士论文,2006

[35]孙庆伟,等.生姜对大鼠胃黏膜细胞的保护作用.中草药,1986,17(2):91

[36]黄启荣.生姜的辛味成分(6)-姜酚对胃黏膜损伤的作用.国外医学中医中药分册,1989,11(6):32

[37]王浴生.中药药理与应用.北京:人民卫生出版社,1983:320

[38]Shiba M,et al. Antiulcer furanogermenone extraction from ginger. *CA*,1987,106:90160m

[39]Yamahara J,et al.Gastrointestinal motiltyenhancing effect of ginger and its active constituents.*Chem Pharm Bull*,1990,38(2):430

[40]Qirong Huang,et al. Anti-5-hydroxytryptamine 3. Effect of Galanolactone,Diterpenoid Isolated from Ginger. *Chem Pharm Bull*,1991,39(11):397

[41]张竹心,等.生姜油对肝损害的保护作用.中成药,1989,11(8):25

[42]刘庆增,等.近年来日本对中药药理作用研究的一些进展.中药药理与临床,1988,4(2):50

[43]Yamahara J, et al. 生姜的利胆作用及有效成分. 国外医学中医中药分册,1986,8(1):24

[44]池田正树,等.生姜的药理学研究(第一报).国外医学中医中药分册,1981,2:53

[45]胡道道.生姜对亚硝胺的合成阻断作用初探.食品科学,1989,6:35

[46]张竹心,等.生姜油对中枢神经的抑制作用.中草药,1988,19(9):407

[47]王本祥.现代中药药理学.天津:天津科学技术出版社,1997:64

[48]沈杰忠.姜油膏治疗胃脘痛.江苏中医杂志,1984,3:23

[49]周雪林,等.当归生姜羊肉汤加味西药治疗消化性溃疡.医药论坛杂志,2009,30(6):93

[50]温远辉,等.陈皮生姜粥在促进剖宫产产妇胃肠道功能恢复中的应用.护理研究,2009,23(1):157

[51]高尚忠.自拟姜艾汤治疗小儿泄泻116例.广西中医药品,1988,11(6):44

[52]孟新刚.生姜泻心汤治疗水热互结型腹泻临床研究.中国民间疗法,2008,4:31

[53]徐兰芬.口服"姜汁蜂蜜合剂"配合温盐水灌肠治疗单纯性蛔虫性肠梗阻.中国农村医学,1988,4:25

[54]邓朝纲. 大剂量生姜半夏汤治眉棱角痛效好.新中医,1991,5:56

[55]张晨曦.姜糊外敷治疗创面长期不愈及化脓性感染37例.中医杂志,1989,2:41

[56]周迎宪,等.生姜外敷阴囊治疗急性附睾炎28例.江西中医药,1990,212:6

[57]崔南祥.生姜汁治疗灼伤19例.浙江中医杂志,1990,25(10):451

[58]张若夫,等.进食生姜引起阑尾炎急性发作24例.时珍国药研究,1998,9(2):109

仙　茅 Curculiginis Rhizoma
xian mao

本品为石蒜科植物仙茅*Curculigo orchioides* Gaerten的干燥根茎。味辛,性热,有毒。有补肾阳、强筋骨、祛寒湿的功能。主治阳痿精冷、筋骨痿软、腰膝冷痛、阳虚冷泻。

【化学成分】

根中含有石蒜碱 (lycorine)、兰皂苷元(yuccagenin)、β-谷甾醇、5,7-二甲氧基杨梅酮、仙茅苷(curculigoside)、地衣酚糖苷(仙茅苷A,corchioside A)、仙茅苷B(curculigoside B)、仙茅素A(curculigine A)和仙茅素B和C,以及苔黑酚葡萄糖苷(orcinol glucoside)[1-3]。此外,还分离出胡萝卜苷、2,6-二甲氧基苯甲酸等[4]。

【药理作用】

1. 催眠、抗惊厥　给正常小鼠腹腔注射仙茅醇浸剂10 g/kg,可延长戊巴比妥钠睡眠时间[5]。给正常小鼠腹腔注射仙茅醇浸剂10 g/kg,可延长印防己毒素所致的阵挛性惊厥的潜伏期[5]。

2. 调节免疫　给小鼠灌胃仙茅醇浸剂10和20 g/kg,每日1次,连7 d,于给药后第5天分别腹腔注射0.4%肝糖原2 mL,而于末次给药后1 h,腹腔注射2%鸡红细胞悬液1 mL,2 h后处死小鼠。结果:仙茅可使小鼠腹腔巨噬细胞吞噬百分数与吞噬指数增加[5]。给小鼠灌胃仙茅醇浸剂10、20 g/kg,每日1次,连续8月,仙茅不能提高正常小鼠T淋巴细胞百分率,但对环磷酰胺所致免疫功能受抑制小鼠的T淋巴细胞的降低有明显升高作用[5]。仙茅多糖(0.075、1.5 mg/mL)能诱导小鼠脾淋巴细胞增殖,而对小鼠胸腺细胞无作用,但在Con A存在下,仙茅多糖表现有协同作用;仙茅多糖(0.38、1.5 mg/mL)对氢化可的松体外抑制Con A诱导小鼠(C57BL/6)脾T细胞增殖有对抗作用;腹腔注射仙茅多糖120、60 mg/kg,每日1次,连续8 d,对氢化可的松(肌注15 mg/kg,共3次)诱导免疫抑制小鼠(NIH)胸腺及脾脏重量降低,胸腺细胞及脾T、B细胞增殖有明显对抗作用。体外对尼龙柱分离小鼠脾T细胞富含部分有明显刺激增殖作用[6]。

3. 抗氧化 仙茅不同提取部位对自由基均有较强清除作用，对·OH的清除率乙酸乙酯萃取物>正丁醇萃取物>粗多糖>总醇提取物，IC_{50}分别为0.247、0.358、0.796、0.871 mg/mL；对DPPH·的清除率乙酸乙酯萃取物>正丁醇萃取物>总醇萃取物>氯仿萃取物>石油醚萃取物>粗多糖，IC_{50}分别为0.026、0.055、0.062、0.071、0.122、0.275 mg/mL[7]。

4. 定向诱导干细胞分化 1%仙茅水提液在体外可诱导大鼠骨髓间质干细胞向神经元细胞分化：检测到神经元细胞和神经角质细胞特异性蛋白神经元烯醇酶和胶质纤维酸性蛋白表达，镜下有神经元样细胞生长，免疫细胞化学染色有神经元细胞和神经角质细胞着色[8]。

5. 补肾壮阳 仙茅用80% 乙醇提取正丁醇萃取部位600 mg/kg和仙茅素A 40 mg/kg灌胃给药，能使去势雄性小鼠附性器官（包皮腺、精液囊、前列腺）重量明显增加[9]，其有效部位为仙茅素A[9]。

6. 毒性 给小鼠一次灌胃最大容量的仙茅浸剂150 g/kg，7 d内小鼠无一死亡，说明仙茅的毒性很低[5]。

【临床应用】

1. 不射精症 仙茅、仙灵脾、肉苁蓉、巴戟天、路路通、王不留行等组成基本方治疗不射精症27例，26 d为一疗程，每日1剂。1~3个疗程。治愈21例，好转4例，无效2例，总有效率达92.6%[10]。

2. 幼小子宫 以菟丝子、仙茅、巴戟天、淫羊藿、鹿角霜、熟地等组成的方剂治疗幼小子宫46例，每次自月经周期第5天起连服20 d，同时服己烯雌酚1 mg。每日1次，1个月为1个疗程，37例痊愈，9例有效[11]。

3. 乳腺增生 仙茅乳消汤治疗乳腺增生210例，水煎服，每日1剂，连服8周。总有效率达97.5%[12]。

（邱 琳 刘新宇）

参考文献

[1]徐俊平，等.仙茅化学成分研究Ⅰ：仙茅苷苔黑酚葡萄糖苷的分离、鉴定.中草药，1986，17(6)：8

[2]徐俊平，等. 仙茅化学成分的研究Ⅱ：新化合物仙茅A的分离、鉴定.中草药，1987，18(5)：2

[3]徐俊平，等. 仙茅的酚性苷成分研究.药学学报，1992，27(5)：353

[4]陈昌祥，等.仙茅根茎中的配糖体.云南植物研究，1999，21(4)：521

[5]陈泉生，等.仙茅的药理作用.中国中药杂志，1989，14(10)：42

[6]周勇，等.仙茅多糖对小鼠免疫功能调节作用实验研究.上海免疫学杂志，1996，16(6)：336

[7]张振东，等.仙茅提取物体外抗氧化活性研究.中国老年学杂志，2009，29(24)：3202

[8]沈骅睿，等.中药仙茅对骨髓干细胞向神经元细胞定向诱导的实验研究.成都中医药大学学报，2005，28(4)：8

[9]张梅，等.仙茅对去势小鼠补肾壮阳作用有效部位研究.四川中医，2005，23(5)：22

[10]李有田，等.不射精症27例中医治疗体会.吉林中医药，1991，1：19

[11]殷林茂.中西医结合治疗幼小子宫46例.河北中医，1992，14(4)：40

[12]陈剑，等. 仙茅乳消汤治疗乳腺增生210例.河南中医，2005，25(11)：49

仙鹤草 Agrimoniae Herba xian he cao

本品为蔷薇科植物龙芽草*Agrimonia pilosa* Ledeb.的干燥地上部分。味苦、涩，性平。有收敛止血、截疟、止痢、解毒、补虚之功效。用于咯血、吐血、崩漏下血、疟疾、血痢、痈肿疮毒、阴痒带下、脱力劳伤。

【化学成分】

1. 酚类 仙鹤草酚A（agrimol A）、仙鹤草酚B（agrimol B）、仙鹤草酚C（agrimol C）、仙鹤草酚D（agrimol D）、仙鹤草酚E（agrimol E）、鹤草酚（agrimophol）、伪绵马素（pseudoaspidin）等[1]。

2. 黄酮类及糖苷类 如（2R、3R）-（+）-花旗松素-3-葡萄糖苷［（2R、3R）-（+）-taxifolin-3-glucoside］、金丝糖苷（hyperoside）、胡萝卜素纱（daucosterol）、槲皮素（quercetin）、山柰酚、犀草素等[2,3]。

3. 三萜类及皂苷类 熊果酸（ursolic acid）、苷类成分如1β、2α、3β、19α-四羟基-12-稀-28熊果酸（1β、2α、3β、19α-fourhydroxy-12-akene-28-ursone）、吡喃葡萄糖苷［2α、19α-dihydrox-ursone-（28-1）-β-D-glucopyranoside］等[4]。

4. 有机酸 仙鹤草酚酸A（agrimonieacide A）、仙鹤草酚酸B（agrimonieacide B）、从丙酮提取物中分离出委陵菜酸（tormentic acid）[1]。

5. 酯类 对羟基肉桂酸[C_{22}、C_{14-12}、C_{24}（p-coumaric acid）]、仙鹤草内脂（agrimonolide）[1]。

6. 挥发油 超氏采用气相色谱-质谱（GC-MS）技术鉴定仙鹤草中有21种挥发油成分、1-2稀氧基十六烷（1-ethenyloxy-hexadecane）、三十四烷（Tetratriacontane）等[5]。

7. 甾体类 主要有β-谷甾醇（β-sitosterol）[1]。

8. 鞣质类 为仙鹤中重要的抗肿瘤活性成分，如仙鹤草鞣酸（agrinoniin）、鞣花酸（ellagic acid）、鞣花酸-4-O-β-D-吡喃木糖苷（ellagic acid-4-O-β-D-xylopyranoside）[6]。

9. 其他 仙鹤草中还含有铜、铁、锰、锌、钙、磷、镁、钾、锶、钠、铝等多种微量元素以及维生素C、K_1等[7,8]。

【药理作用】

1. 镇痛、抗炎 仙鹤草乙醇提取物(生药12 g/kg)和水提取物(生药12 g/kg)均具有明显的镇痛抗炎作用。两者1.2 g/mL、10 mL/kg给小鼠灌胃，每天1次，连续3 d，均可减少乙酸致小鼠扭体次数，延长小鼠舔足时间，减轻二甲苯致小鼠耳廓肿胀程度，减少角叉菜胶致小鼠足跖肿胀程度，其中乙醇提取物作用强于水提取物[9,10]。

2. 抗心律失常 仙鹤草（20、200 mg/kg）对乌头硷、氯化钡（$BaCl_2$）所致大鼠心律失常均有防治作用，且疗效与西药普罗帕酮相当，其机制可能与阻止Na^+内流促进K^+外流与NO合成代谢有关[11]。

3. 降血压 仙鹤草提取物（相当于原药材0.75、1.5、3.0 g/kg）静脉注射，观察兔血压于给药前和给药后收缩压、舒张压，平均动脉压及心率变化。结果：仙鹤草水提物小剂量（0.75 g/kg）降压作用不明显，但心率加快，中、高剂量（1.5、3 g/kg）则使血压下降；3个剂量仙鹤草醇提物均可使血压下降，且中、高剂量使心率减慢。仙鹤草提取物能降低兔血压，且醇提物降压作用强于水提物[12]。

4. 止血 仙鹤草有增加外周血小板数目，提高血小板黏附性、聚集性或促进伸展伪足，加速血小板内促凝物质释放的作用。研究发现仙鹤草水提物均可能抑制脂多糖诱导小鼠巨噬细胞中NO的生成，从而起到收敛止血作用[13]。

5. 降血糖 用0.5 g/kg的仙鹤草流浸膏连续给四氧嘧啶诱导的糖尿病小鼠和肾上腺素诱导的高血糖小鼠，灌胃47 d，可显著抑制两种诱导小鼠的血糖升高。作用机制可能是仙鹤草对胰岛β细胞有一定保护作用，促进胰岛β细胞分泌胰岛素，改善胰岛素分泌的缺陷[14]。

6. 抗肿瘤 仙鹤草水提物1.0、2.0、4.0 mg/mL给小鼠经口灌胃，连续30 d，对右腋皮下接种S180、H22形成的肿瘤小鼠及体外培养的宫颈癌（U-14）、脑癌（B22）、艾氏腹小癌（EAC）、黑素瘤（B16）和大鼠瓦克癌（W-256）肿瘤细胞有较好抑制作用。对体细胞和生殖细胞的DNA损伤均有保护作用[15]。仙鹤草水提物2 mg/mL对体外培养的成人T细胞白血病细胞（MT-Ⅱ）、小鼠成纤维细胞（L929）、人卵巢细胞（SKV20）、人红白血病细胞（K562）、食道癌（Eca109）等有明显抑制作用，机制与抑制肿瘤细胞DNA合成，下调Bcl-2的表达及上调P53蛋白的表达有关，但无抗突变作用[16]。仙鹤草注射液在（生药）100 μg/mL时对胃癌BGC-803和宫颈癌Hela的抑制率分别为61.9%、67.9%。仙鹤草注射液可干扰肿瘤细胞周期进程、阻滞肿瘤细胞由G1/G0期向S期和G2/M期转化，属于细胞周期性特异性抗肿瘤药物[17]。仙鹤草抗肿瘤机制可能与调控细胞分裂周期，抵制、诱导细胞凋亡，调节机体自身免疫功能，抗氧化与清除自由基、细胞毒性[18-22]等多方面的因素有关。

7. 增强免疫 仙鹤草水煎剂对荷瘤小鼠白细胞介素-2（IL-2）活性有显著增强作用，但对正常机体IL-2活性无影响。仙鹤草水煎剂对荷瘤小鼠脾自然杀伤（NK）细胞活性有明显增强作用，说明仙鹤草对荷瘤机体为非特异性免疫，尤其是对肿瘤细胞免疫监视可能有增强作用，通过增强NK细胞释放细胞因子干扰素-γ（IFN-γ）、IL-1、IL-2实现对机体免疫系统的调节。同时，仙鹤草煎剂还能增强荷瘤机体红细胞免疫黏附肿瘤细胞能力，提高血清中红细胞免疫促进因子活性和降低抑制作用因子活性[23]。

8. 抗菌、抗病毒 仙鹤草的热水或乙醇浸液在试管内对枯草杆菌、金黄色葡萄球菌、大肠杆菌、绿脓杆菌、福氏痢疾杆菌及伤寒杆菌等多种细菌有抑制作用，对人型结核菌亦有抑制作用[1]。对感染“哥伦比亚”株病毒的小鼠也有一定疗效[1]。

9. 抗绦虫和蛔虫 鹤草酚（agrimophol）对猪肉绦虫囊尾蚴、幼虫、短膜壳绦虫和莫氏绦虫均有驱除和杀灭作用，较氯硝柳胺作用快，毒性小效力高。抗绦虫的机制并非通过神经系统，而是对整个虫体的直接接触作用，类似胆碱受体样作用，显著持久地抑制虫体细胞代谢，切断维持虫体所需物质而致死[24]。将新宰猪的蛔虫分别放入营养液10^{-5}~10^{-3} mol/L鹤草酚溶液中，蛔虫在药液中5 min内均产生兴奋作用，10~30 min作用最强，虫体伸缩卷曲异常激烈，虫体有一定程度的痉挛，40 min后活动有所减弱，60 min后仍有持久的兴奋作用[25]。

10. 抗血吸虫 鹤草酚有促进动物体内血吸虫移行人肝和杀死血吸虫的作用，后一作用在中药试验治疗血吸虫病时属首次发现，但鹤草酚治疗小白鼠血吸虫病菌的疗效不高，不适宜单独使用，与小剂量的硝唑咪共同使用时，则可明显提高治疗动物血吸虫病的效果，病犬的雌虫减少率可达98%~100%[26,27]。

11. 抗疟原虫 小鼠腹腔接种2×10^7个伯氏疟原虫，以浓度为1 g/mL的仙鹤草提取液灌胃治疗7 d，观察小鼠存活率和存活时间，计算小鼠红细胞疟原虫感染率和药物对疟原虫的抑制率。结果：仙鹤草提高疟鼠生存率，降低感染率。龙胆草与仙鹤草配伍应用，在生药0.5~1.5 g/mL浓度范围内对疟原虫抑制率随药物浓度的增加而增强。实验证明，仙鹤草具有抑制伯氏疟原虫的生长，对小鼠的存活状况有改善作用，与龙胆草合用效果增强[28]。

12. 抗滴虫 仙鹤草水提液（50%浓度）对体外培养的阴道滴虫有明显的抑制作用，且滴虫的死亡率与药物浓度和作用时间成正比。1:1浓度12 h观察滴虫100%杀死，1:2时需24 h滴虫死亡率为91%，1:4时需24 h滴虫死亡率为83%，1:8时24 h滴虫死亡率为57%。提示仙鹤草可用于滴虫性阴道炎的局部治疗[29]。

13. 药代动力学 给大鼠灌服鹤草酚水悬液和碱性液，吸收均很缓慢，服后12 h，其在胃肠道中分别存留服用量的58.2%和31.5%，碱性液比水悬液吸收速度快约1倍。该药上述两种制剂从大鼠尿中排泄均较慢和较少，灌服该药碱性液和水悬液4 d内，从尿中排出总量分别为剂量的0.61%和1.63%。大鼠和狗的实验证明，该药从胆汁排泄较多。灌服和肌肉注射后，该药在体内分布均以肝脏最高，而脑中最低。肝和肾组织能代谢该药，在有氧条件下，肝脏对该药的代谢作用明显增加[30]。

14. 毒性 小白鼠口服鹤草酚LD_{50}为599.8 mg/kg，如同服油、酒和蓖麻油可增加该药毒性[24]。鹤草酚的毒性主要表现在胃肠道及神经系统反应，应用较大剂量时可使犬双目失明，病理观察也证明了上述损害。但猕猴口服大量鹤草酚，除产生胃肠道反应外，并未发现视力障碍[26]。

【临床应用】

1. 出血性疾病

（1）消化道出血 1名浅表性胃炎患者，1名十二指肠球部溃疡，均伴有消化道出血症状。2位患者均用仙鹤草配用乌贼骨、瓦楞子、白及等加减，每日1剂，7剂后症状明显缓解，2月后停药，未复发[31]。对慢性特异性溃疡，仙鹤草60~120 g水煎服，每日1剂，分3次服，7 d后出血消失，再加用鲜藕汁拌三七粉5~10 g，同服1周后症状完全消失未复发[32]。溃疡性结肠炎表现为腹泻、腹痛、黏液脓血便等，用中药（仙鹤草、苦参、紫草等）气流弥散法结肠给药法，治疗60例患者，治愈率90%，总有效率达96.67%[33]。

（2）鼻出血 仙茅栀地汤（仙鹤草、白茅根、焦栀等）治疗肝病引起的鼻出血25例，每日1剂，3 d止血无复发者17例，6 d止血无复发者5例，10 d内止血无复发者3例，疗效满意[34]。

（3）血小板减少性紫癜 慢性原发性血小板减少性紫癜，病程最长者为9年治疗未愈，30例采用仙鹤草、生地、水犀角、花生衣等加减，痊愈16例（占53%），有效8例（占27%），进步3例，无效3例[35]。紫癜汤（仙鹤草30 g、补骨脂20 g、黄柏15 g等）加减治疗过敏性紫癜62例，治愈56例（占90.3%），显效5例，无效1例，总有效率为98.4%[36]。

（4）妇科出血性疾病 用狼牙汤治疗湿热型带下病54例，结果狼牙汤（仙鹤草汤）临床治愈率为62.9%，氯已定组临床治愈率为9.3%[37]。参芪菟鹿饮（其中有仙鹤草20 g）治月经不调，期长不净。如加大剂量应用仙鹤草，可治疗功能性子宫出血，宫内膜增生出血，收效甚佳[38]。

（5）肺结核咯血 用仙鹤草60 g、百草霜4 g、紫珠草50 g等研成末配成仙鹤百草散，服用时配山皇后根20 g，治疗肺结核咯血146例，疗效满意，其中122例曾用西药止血无效[39]。

2. 滴虫性阴道炎 用新洁尔灭棉球洗净阴道，再用鲜仙鹤草全草煎煮制成200%的浓缩液，均匀地涂抹于整个阴道壁上，再塞以饱蘸药液的特制带线的大棉球治疗滴虫性阴道炎50例，痊愈26例，有效22例，无效2例，总有效率为96%[40]。用仙鹤草浸膏（含仙鹤草酚30%）为主的阴道栓剂（每日1枚）治疗滴虫性阴道炎150例，经4个疗程观察（7 d为1个疗程）147例痊愈，2例减轻，1例效果不明[41]。

3. 肠道绦虫病 用仙鹤草冬芽粉及提取物驱治绦虫，获显著疗效。用冬芽草全粉治疗42例，有效41例，驱出绦虫43条。用提取物治疗68例，有效67例，驱出绦虫70条。成人用仙鹤草50 g，小儿25~35 g，早晨空腹服时，用温开水冲服。提取物除酒精提取物用量为10 g外，其余为石油醚提取物、炭乳温浸物、石炭乳冷浸物之剂量分别为1.5、0.3~3.2及0.8~1.7 g，服后均用泻药(双醋酚酊)[42]。

4. 滴虫性肠炎 仙鹤草配川椒根、槟榔、雷丸，水煎剂保留灌肠2~10 h，治疗滴虫性肠炎，每日1次，8例痊愈[43]。仙鹤草合剂(仙鹤草50 g、槟榔15 g)水煎剂早晚各服1次，治疗人毛滴虫感染肠炎51例，服药5 d全部治愈。仙鹤草配苦参、白头翁等组方治疗滴虫性肠炎200例，全部治愈[44]。

5. 慢性结肠炎、痢疾 用仙鹤草根30~60 g水煎服，每日3次，治疗慢性痢疾276例，治愈263例，好转4例[45]。仙鹤草100 g配伍马齿苋200 g水煎服，治痢疾，儿童酌减，忌食辛辣原味刺激食物，一般2 d后症状缓解，5 d后痊愈[46]。

6. 房室传导阻滞及心动过速 用仙鹤草素5~7 mg加入葡萄糖液20~40 mL，直接静脉注射，必要时每隔3~4 h重复应用，临床试用于6例由克山病引起的完全性房室传导阻滞。4例转为窦性心律，临床症状迅速改善，2例无效，认为仙鹤草主要通过解除迷走神经控制，使心率增快而起作用[47,48]。

7. 肿瘤 仙鹤草配沙参、黄芩等为清肺抗癌汤，随症加减治疗肺癌16例，有效率达68.7%[49]。抗癌Ⅰ号(仙鹤草、白花蛇舌草、半边莲等)水煎500 mL，分3 d服用，配合内服蟾蜍丸，治愈睑板腺癌2例，追访2~8年无复发[50]。用山仙颗粒(仙鹤草、山楂、西洋参等)治疗恶性肿瘤56例。结果：山仙颗粒组总有效率为75%，中西药结合组为76.19%，西药组为50%。提示山仙颗粒抑制肿瘤生长，改善症状，提高生活质量，延长生命，减轻化疗毒性副反应，临床上为抗肿瘤和减毒增效药物[51]。

8. 内痔 用仙鹤草配血竭、黄连等提取物再加普鲁卡因及蒸馏水稀释制成注射液，用于治疗内痔、直肠息肉等2013例，治愈率达94.2%，复发267例，占13.3%，其他的115例均有不同程度减轻。用1~2次治愈者为1 636例，占81.2%[52]。

9. 镇咳 用自拟仙百止咳汤(仙鹤草、麦冬、沙参等)治疗难治性咳嗽46例，治愈32例，有效9例，无效5例，总有效率89.1%[53]。咳喘平煎剂(仙鹤草、麻黄茸等)加抗生素治疗60例小儿支气管肺咳嗽，总有效率为93.3%(单独西药对照组为73.3%)[54]。

10. 梅尼埃综合征及眩晕病 100例梅尼埃综合征用仙鹤草200 g/d水煎服，连用3 d为一疗程。结果：1个疗程后，治愈率仙鹤草组为82%，对照组为63%；2个疗程结束后，总治愈率仙鹤草组为96%，对照组为82%[55]。用仙鹤草(60 g)煎剂，分3次服用，连服5 d为1个疗程，20例2个疗程，7例3个疗程治愈。随访1~16年39例无复发，11例复发再行上法后有效[56]。

11. 乙肝 用仙鹤草配白花蛇舌草、薏苡仁、丹参、大黄、枸杞子等组成二仙汤治疗HBV(乙型病毒性肝炎)携带162例，结果HBsAg阴转率治疗组34%，对照组(复方树舌片)为17%，HBeAg阴转率治疗组为71%，对照组为49%[57]。

12. 糖尿病 1名患者明确诊断为Ⅰ型糖尿病，患者拒绝西药治疗，自觅偏方仙鹤草30~50 g水煎服(分3次服)，2年间多次复查空腹血糖餐后血糖均在正常范围[58]。

13. 泌尿系统疾病 用自拟肾炎宁 (仙鹤草、黄芪等)治疗25例免疫球蛋白肾病患儿，总有效率为88%[59]。在西药抗感染治疗基础上用四草二根汤 (仙鹤草、车前草等)小儿急性肾炎，治疗组总有效率为97.06%，且治疗缩短疗程，减少复发率等方面优于对照组[60]。

14. 盆腔炎 用仙鹤草500 g加瞿麦、蒲公英、红花等水煎浓缩成浸膏加糖制成复方仙鹤草，每次7 g，每日3次，10 d为一疗程。48例盆腔炎患者，25例痊愈，显效20例，好转3例，总有效率100%[61]。

15. 骨病 用仙鹤草汤(仙鹤草、桑枝、银花等)水煎服，每日1剂2~3次服，32例肱骨外上髁炎中痊愈23例，有效6例，无效3例，总有效率90.625%。痊愈中最少最6剂，最多服19剂[62]。

16. 其他 除上述疾病之外，仙鹤草还可治疗新生儿高胆红素血症[63]、口腔黏膜白斑病[64]、白细胞减少症[65]、脑积水[66]等。

17. 毒副反应 口服仙鹤草应补充维生素B_1，以免出现多发性神经炎、消化不良、食欲不振等症状[67]。仙鹤草含鞣质，不宜与酶制剂同服，以免降低药效[68]。过去一般认为仙鹤草无毒，临床应用安全无不良反应，临床上应用仙鹤草剂量都较大，一般在30 g以上，多至250 g，甚至每剂500 g，故较大剂量时可导致恶心呕吐，甚至大汗虚脱，曾有2例用过敏性休克死亡[69]。故大剂量应用仙鹤草时应权衡利弊，每剂高达100~500 g的剂量应尽量避免。按《中国药典》2010版标准为6~12 g，外用适量。

(谢宝忠 潘玲玲 孟宪容)

参考文献

[1]王本祥，等.现代中药药理与临床.天津：天津科技翻译出版公司，2004：459

[2]Craig TM,et al.Flavonol glycosides from the seeds of Agrimonia eupatoria (Rosaceae). *Biochem System Ecol*,2003,31(4):439

[3]潘娅,等.仙鹤草中黄酮类化学研究.中国中药杂志,2008,24:62

[4]Koumoisao BN.Triterpenoide form Agrimonia. *Phytochem*,1988,27(1):297

[5]赵莹,等.仙鹤草挥发油化学成分的研究.中国药学杂志,2001,36(10):672

[6]裴月湖,等.仙鹤草根芽中新鞣花酸苷的结构研究.药学学报,1990,25(10):789

[7]姜凤,等.中药仙鹤草中微量元素的测定.光谱实验室,2006,23(2):380

[8]孙磊,等.仙鹤草微量元素的测定分析.微量元素与健康研究,2000,17(2):42

[9]龚纯贵,等.仙鹤草提取物镇痛抗炎试验的实验研究.药学实践杂志,2006,24(6):339

[10]王德才,等.仙鹤草乙醇提取物的抗炎镇痛作用研究.泰山医学院学报,2004,25(1):12

[11]杨平,等.仙鹤草、丹参在治疗心律失常中与一氧化氮(NO)关系的研究.中国中医基础学杂志,2006,12(2):114

[12]王德才,等.仙鹤草提取物对兔血压的影响.中国中医药信息杂志,2003,10(3):21

[13]廖晖,等.12味止血中药对脂多糖诱导小鼠巨噬细胞产生一氧化氮的抑制作用.中国药房,2007,18(9):649

[14]范尚坦,等.仙鹤草降血糖的实验研究.福州总医院学报,2005,12(4-5):270

[15]李红枝,等.仙鹤草抗突变和抑制肿瘤作用实验研究.数理医药学杂志,2005,18(5):471

[16]马丽萍,等.仙鹤草水提液对食道癌Eca109细胞生长的抑制作用.郑州大学学报,2007,42(1):149

[17]吴琳华,等.仙鹤草注射液对人癌细胞生长抑制作用的研究.中国中医药科技,2005,12(5):39

[18]祝连彩,等.仙鹤草醇提物及其不同极性部位的抗氧化活性研究.中药材,2009,32(8):1272

[19]Copland, et al. Antibacterial and free radical scaveng actirity of the seeds of Agrimania cupatoria. *Fitoterapia*,2003,74(1):133

[20]Lvanova D,et al. Polyphenols and antioxidant capacity of Bulgarina medicinal plants. *J Ethnopharma*,2005,96 (1-2):145

[21]庞慧民,等.中草药仙鹤草对雄性小鼠生殖细胞的遗传毒性.吉林大学学报(医学版),2006,32(3):445

[22]Kenichi M,et al. Lnduction of cytotaxieity of peritaneal exudate cells by agrimonr in a novel inmunomodulatory tannin of Agrimonia pilosal. eddb. *Cancer Immund Immunoth*,1988,27(1):59

[23]曹勇,等.仙鹤草对荷瘤小鼠IL-2活性影响的研究.中国中医科技,1999,6(4):242

[24]冯玉书,等.仙鹤草酚驱绦虫作用及其原理的探讨.中草药通讯,1978,9(1):32

[25]辽宁鹤草芽研究协作组.杀绦虫新药鹤草芽专辑,1975,23:68

[26]王根法,等.鹤草酚及其合并硝唑咪治疗动物血吸虫病的研究.药学学报,1979,14(6):379

[27]潘星清.鹤草酚及其合并硝唑咪杀血吸虫的初步生化研究.中草药通讯,1979,10(5):29

[28]赖秀球.龙胆草与仙鹤草配伍对伯氏疟原虫的抗疟实验研究.中国热病医学,2005,5(4):665

[29]王彦英,等.中药体外抗阴道毛滴虫的试验研究.中国寄生虫病防治杂志,2002,15(4):插页20

[30]冯玉书,等.鹤草酚在动物体内的代谢研究.中草药通讯,1978,9(6):28

[31]谢传星.重用仙鹤草治疗消化性溃疡.中国民间疗法,2004,12(5):9

[32]林朴.仙鹤草的药用心得.中国医药导报,2006,33:108

[33]冯怀新,等.中药气流弥散结肠给药治疗溃疡性结肠炎.陕西中医,2000,21(1):1

[34]胡步虚.仙茅栀地汤治疗肝病引起的衄血.陕西中医,1987,8(5):229

[35]张铁英.重用仙鹤草、生地治疗慢性原发性血小板减少性紫癜.浙江中医学院学报,2003,27(1):44

[36]单敬文.紫癜汤治疗过敏性紫癜62例.中医药信息,2006,23(6):21

[37]刘茂林,等.狼牙汤治疗妇人带下病54例.中国医药报,1990,5(1):4

[38]相宇.仙鹤草在妇科的临证应用述要.中医函授通讯,2000,19(1):18

[39]郑培銮,等."仙鹤百草散"治疗肺结核咯血146例.时珍国医国药,1994,5(1):11

[40]李丽斌,等.鲜仙鹤草治疗滴虫性阴道炎.时珍国医国药,1997,8(1):17

[41]师万西,等.仙鹤草所用.中华临床新医学,2002,2(5):393

[42]抚顺市第四医院.狼牙草驱绦虫的研究.中草药通讯,1972,1:34

[43]曾言志.仙鹤草合剂治疗人毛滴虫感染51例.赣南医药,1983,2:84

[44]高文武.仙鹤草配伍诸药治疗滴虫性肠炎200例报告.浙江中医杂志,1973,3:26

[45]周文民.仙鹤草根治疗慢性痢疾.新中医,1976,6:25

[46]马邦义.仙鹤草治疗细菌性痢疾.中医杂志,2006,5:336

[47]绍兴县第二人民医院传染科.仙鹤草煎剂治疗嗜盐菌感染食物中毒108例.新医药学杂志,1973,3:26

[48]苏亚泰,等.静注仙鹤草素救克山病引起完全性房室传导阻滞初步观察.黑龙江中医药,1966,2:14

[49]鲍严钟.中药治疗肺癌16例的疗效观察.浙江中医杂志,1981,1:6

[50]周骄曾,等.中药治疗脸板腺癌2例报告.中医杂志,1987,4:44

[51]孙平孝,等.山仙颗粒治疗恶性肿瘤56例.陕西中医,2002,23(9):778

[52]苏月亮.中医枯痔液治疗肉痔2013例疗效观察.北京中医杂志,1983,3:30

[53]殷养国.仙百止咳汤治疗难治性咳嗽46例.陕西中医,2003,24(4):302

[54]周嘉莅,等.咳喘平煎剂治疗小儿肺炎60例.陕西中医,2003,24(6):484

[55]张亚平,等.大剂量仙鹤草治疗梅尼埃病疗效观察.贵阳中医学院学报,2008,2(3):41

[56]李铎贤.仙鹤草治疗梅尼埃病50例.新中医,2000,32(2):50

[57]杨环.二仙转阴汤治疗HBV携带者83例.新中医,1996,28(2):51

[58]杨丽爱,等.单味仙鹤草治疗2型糖尿病1例.浙江实用医学,2005,10(6):436

[59]郭登洲,等.肾炎宁治疗小儿IgA肾病25例疗效观察.新中医,2003,35(4):16

[60]朱玮华,等.四草二根汤治疗小儿急性肾炎临床观察.北京中医药大学学报,2000,23(3):64

[61]马俊杰,等.复方仙鹤草膏治疗盆腔炎48例.现代中西医结合杂志,2003,12(7):717

[62]方进民,等.仙鹤草汤加味治疗肱骨外上髁炎32例.光明中医,2006,21(9):91

[63]吴梓梁,等.新生儿红细胞葡萄糖-6-磷酸脱氢酶缺陷所致新生儿高胆红素血症临床探讨.中华儿科杂志,1980,1:9

[64]曾疟台.中医治疗口腔黏膜白斑一例.成都中医学院学报,1979,2:52

[65]方向东.复方龙枣汤治疗白细胞减少症.浙江中医学院学报,1981,6:16

[66]商县卫生局.治疗脑积水.陕西新医药,1972,4:60

[67]黄振东.久服中药地榆等煎剂应注意补充维生素B_1.中药通报,1982,7:46

[68]黄振东.中药地榆等与酶制剂不宜同服.中成药研究,1982,7:46

[69]赵平.服仙鹤草煎剂出现过敏反应2例.中国中药杂志,1993,18(10):627

白芷 Angelicae Dahuricae Radix

bai zhi

本品为伞形科植物白芷*Angelica dahurica*(Fisch. ex Hoffm)Benth.et Hook.f或杭白芷*A.dahurica*(Fisch.ex Hoffm.)Benth. et Hook. f. var. *formosana*(Boiss.)Shan et Yuan的干燥根。味辛,性温。有解表散寒、祛风止痛、宣通鼻窍、燥湿止带、消肿排脓等功能。用于感冒头痛、眉棱骨痛、鼻塞流涕、鼻鼽、鼻渊、牙痛、带下和疮疡肿痛等。

【化学成分】

主要有效成分为香豆精类(coumarins)和挥发油。

1. 白芷 含香豆精类0.211%~1.221%[1-4],其中主要有氧化前胡素(oxypeucedanin)0.06%~0.34%,欧前胡素(imperatorin)0.1%~0.83%和异欧前胡素(isoimperatorin)0.05%~0.15%[1-6]。其他香豆精类成分有比克白芷素(byakangelicin)、异脱水比克白芷素(anhydrobyakangelicin)、水合比克白芷素(byakangelicin hydrate)、比克白芷醚(byakangelicol)、辛比克白芷醚(neobyakangelicol)、异氧化前胡素(isooxypeucedanin)、水合氧化前胡素(oxypeucedanin hydrate)、别欧前胡素(alloimperatorin)、别异欧前胡素(alloisoimperatorin)、珊瑚菜素(phellopterin)、花椒毒素(xanthotoxin)、花椒毒酚(xanthotoxol)、东莨菪素(scopoletin)、异紫花前胡内酯(marmesine)、cnidilin、pabulenol、5-甲氧基-8-羟基补骨脂素(5-methoxy-8-hydroxypsoralen)[7]、佛手柑内酯(bergapten)、佛手酚(bergaptol)、紫花前胡苷(nodakenin)、东莨菪苷(scopolin)[8]、3′-羟基印度榅桲苷(3′-hydroxymarmesinin)及比克白芷素的葡萄糖苷[9]、茵芋苷(skimmin)、花椒毒酚及白芷属脑(heraclenol)的葡萄糖苷[10]。

白芷含挥发油0.24%[11],已鉴定29种成分,其中主要有甲基环癸烷(methylcyclodecanc)12.4%、1-十四碳烯(1-tetradecene)10.9%和Agido18.33%等[12]。另报道含挥发油0.5%,已鉴定59种成分,油中有机酸类、碳烯类及醇类化合物为主要成分。有报道野生白芷含挥发油0.58%,已鉴定出82个化合物,脂肪酸酯类、小分子环烷烃类和倍半萜类化合物是其主要成分[13]。

2. 杭白芷 含香豆精类成分欧前胡素0.083%~0.241%[3,4,14,15],异欧前胡素0.053%~0.72%,氧化前胡素0.042%~0.108%,佛手柑内酯0.1%[15]。其他香豆精

类成分有别欧前胡素、别异欧前胡素、比克白芷素、水合氧化前胡素、珊瑚菜素、花椒毒酚、8-甲氧基-5-羟基补骨脂素、异回芹内酯[7,16]、mamesinin、(3R)′-hydroxymamesin-4′-O-β-D-glucopyranoside、仲--O-β-D-葡萄糖吡喃基-(R)-比克白芷素［sec-O-β-D-glucopyranosyl-(R)-byakangelicin］、叔-O-β-D-葡萄糖吡喃基-(R)-比克白芷素［tert-O-β-D-glucopyranosyl-(R)- byakangelicin］[17]、marmesin 4′-O-β-D-apiofuranosyl-(1→6)-β-D-glucopyranoside、β-D-glucosyl-6′-(β-D-apiosyl)columbianetin、哥伦比亚狭缝芹素（columbianin）、8-O-β-D-glucopyranosyl xanthotoxol、tert-O-β-D-glucopyranosyl-(R)-heraclenol等[18]。

杭白芷含挥发油0.16%，油中主成分有樟脑(camphor，18.5%)、α-鸢尾酮（α-irone，7.0%）、1,7,7-三甲基双环(2,2,1)庚-2-醇乙酸酯［1,7,7-trimethyl-bicyclo(2,2,1)heptan-2-ol acetate，7.1%］和2-甲基巴豆醛(2-methyl-butenal，6.8%)[19]。另报道油中含量较高的成分是壬基环丙烷（nonylcyclopropane，44.8%）、α-蒎烯(α-pinene，14.1%)和1-十四碳醇(1-tetradecanol，5.1%)[20]。

【药理作用】

1. 镇痛 白芷香豆素(CAD)60 mg/kg，腹腔注射，纳洛酮(5 mg/kg)和利血平(4 mg/kg)能部分拮抗CAD(60 mg/kg)的镇痛作用。CAD(30、60、120 mg/kg)连续给药4 d，使甲醛所致疼痛模型小鼠血清NO含量明显下降，表明CAD具有明显的镇痛作用，并与阿片受体和脑内单胺类神经递质有一定的关系。减少NO的合成可能是其发挥镇痛作用的另一重要机制[21]。小鼠热板法和醋酸扭体法实验表明，川白芷总香豆素0.65、1.31和2.62 g/kg均具有明显的镇痛作用。硝酸甘油致实验性偏头痛模型大鼠，川白芷总香豆素1.31和2.62 g/kg使动物耳红消失时间和挠头消失时间均明显缩短，表现出较好的治疗作用[22]。

杭白芷挥发油(EOAD)0.2、0.1、0.05 mL/kg，灌胃给药能显著延长小鼠扭体反应出现时间，减少扭体次数；显著延长小鼠热板反应及小鼠辐射热引起甩尾反应的潜伏期，表明EOAD有明显镇痛作用[23]。EOAD 0.1 mg/kg，灌胃给药，大鼠甩尾法实验也表明有显著镇痛作用。EOAD在外周能显著降低血中单胺类神经递质的含量，在中枢能显著升高多巴胺、5-羟色胺含量，降低去甲肾上腺素和5-羟吲哚乙酸含量。表明EOAD调整体内单胺类神经递质含量是其镇痛的机制之一[24]。

2. 解热 白芷或杭白芷(生药)15 g/kg灌胃，对皮下注射蛋白胨所致发热的家兔有明显解热作用，其效优于0.1 g/kg的阿司匹林[25]。

3. 抗炎 白芷香豆素(CAD)60、120 mg/kg，灌胃，能显著抑制巴豆油所致的小鼠耳肿胀、冰醋酸引起的小鼠腹腔毛细血管通透性增强和角叉菜胶所致的小鼠足肿胀，结果表明CAD具有明显的抗炎作用[26]。白芷成分5-Methoxy-8-(2-hydroxy-3-buthoxy-3-methylbutyloxy)-psoralen(MP)有抑制小鼠骨髓肥大细胞环氧合酶-2（COX-2）的IC_{50}为23.5 μmol/L，使PGD(2)产生减少；抑制白三烯C(4)的IC_{50}为2.5 μmol/L；抑制肥大细胞的脱颗粒反应的IC_{50}为4.1 μmol/L[27]。

4. 抗休克 白芷提取物300、100 mg/kg腹腔注射，对小鼠脂多糖和D-氨基半乳糖诱导的败血症性休克，100 mg/kg剂量组存活率达到50%，300 mg/kg剂量组存活率达到70%。并能降低败血症性休克小鼠血清AST和ALT含量的升高，同时抑制肿瘤坏死因子(TNF-α)生成。表明白芷提取物通过抑制TNF-α的分泌，保护受损肝脏，降低败血症性休克小鼠的死亡率[28]。

5. 解痉 白芷和杭白芷的醚溶性及水溶性成分均能抑制家兔离体小肠自发性运动，醚溶性成分尚能对抗毒扁豆碱、甲基新斯的明和氯化钡所致强直性收缩，水溶性成分也能对抗氯化钡所致强的直性收缩。白芷的上述作用表明其有解痉止痛效果[29]。

6. 促进细胞生长 白芷多糖（ADP）在25、50、100、500 mg/L时，对体外培养的小鼠皮肤细胞生长增殖均有促进作用[30]。ADP在50、100、500 μg/mL时，对体外培养的中国仓鼠肺细胞生长增殖均有促进作用[31]。

7. 抑制肝药物代谢酶 白芷热水提取物1.0 g/kg灌胃对大鼠肝苯胺羟化酶(ANH)的活性有抑制作用；5.0 g/kg在给药早期为抑制，后期显示促进作用。1.0和5.0 g/kg灌胃对氨基比林-N-脱甲基酶(APD)的活性呈抑制作用，对细胞色素P-450的含量呈降低作用，但使细胞色素b5含量增加；对细胞色素C还原酶的活性，在给药3 h后增强，6和12 h时降低。0.1和1.0 g/kg灌胃，每日1次，连续14 d，能降低APD和细胞色素C还原酶的活性及P450的含量[32]。白芷香豆素(CAD)25、50、100 mg/kg给小鼠灌胃，3个剂量的CAD组均使戊巴比妥钠的催眠时间延长；100 mg/kg CAD组则显著延长巴比妥钠催眠潜伏期，并缩短催眠时间。表明CAD能抑制肝微粒体细胞色素P450[33]。

8. 抑制酪氨酸酶 杭白芷提取液(100%)对蘑菇酪氨酸酶活性的抑制率达43.23%，且明显减少小鼠皮肤HMB45标记的黑色素阳性面积[34]。白芷酪氨酸酶抑制作用的有效成分8-羟基-5-甲氧基补骨脂素对酪氨酸酶抑制的IC_{50}为0.0086 mmol/L[35]。另有报道欧前胡素(imperatorin)和异欧前胡素(isoimperatorin)能显著抑制B16黑素瘤细胞的酪氨酸酶合成，而具有黑素生成的抑制作用[36]。

9. 抗银屑病 口服白芷3号15 mg（相当于生药2.3 g/kg）加体外黑光照射，对人淋巴细胞的DNA合成有显著抑制作用，白芷中所含欧前胡素和异欧前胡素等呋喃香豆精类物质，在黑光照射下能与细胞内的DNA结合，抑制DNA的复制。白芷-黑光疗法治疗银屑病机制之一可能是抑制银屑病表皮细胞的DNA合成，使迅速增殖的银屑病表皮细胞恢复正常的增殖率，从而使皮损治愈[37]。在受试的13种呋喃香豆素中，欧前胡素的光毒活性最强，花椒毒酚、异欧前胡素、珊瑚菜素次之，别欧前胡素、氧化前胡素、异氧化前胡素最弱。上述各成分的作用程度均不如8-甲氧基补骨脂素[38]。

10. 抗白内障 白芷的乙醚提取物100 μg/mL，在体外能100%地抑制牛晶体醛糖还原酶(BLAR)的活性。其有效成分比克白芷素和叔-O-甲基比克白芷素(tert-O-Me byakangelicin)对醛糖还原酶(AR)抑制的IC_{50}分别为6.2和2.8 μmol/L。比克白芷素50 mg/kg腹腔注射，每日1次，能在44 d的实验期内抑制大鼠半乳糖血症性白内障的形成，特别是糖尿病性白内障和与年龄相关的白内障[39,40]。

11. 抗过敏 杭白芷挥发油(EOAD)0.1、0.3 mL/kg，连续给药5 d，对大鼠同种被动皮肤过敏反应(PCA)、大鼠颅骨骨膜肥大细胞脱颗粒和组胺致小鼠毛细血管通透性增高均有显著抑制作用[41]。

12. 抗氧化 杭白芷的正己烷提取物对亚油酸在空气中氧化的IC_{50}为1.45 mg/mL。其抗氧化的有效成分有cnidilin、欧前胡素和异欧前胡素。以抑制丙二醛(MDA)产生为指标，在大鼠肝匀浆中cnidilin抗脂质过氧化的IC_{50}为4.15 mg/mL，欧前胡素为6.55 mg/mL，异欧前胡素为9.72 mg/mL。此外，异欧前胡素对人皮肤角化细胞抗脂质过氧化的IC_{50}为6.96 mg/mL[42,43]。白芷提取物的质量浓度为1.0×10^{-3} g/mL时，对自由基O_2^-和·OH的清除率分别为23.40%和69.35%[44]。杭白芷多糖(PAD)在体外也能清除自由基·OH和O_2^-，并抑制LPO。达到50%清除率或抑制率所需药物浓度(EC_{50})分别为250.9、2541.7和670.0 mg/mL，PAD的活性较维生素C弱[45]。

13. 抗肿瘤 白芷提取物的已烷溶解部分，在体外对培养的A549（非小细胞肺癌）、SK-OV-3（卵巢癌）、SK-MEL-2（黑素瘤）、XF498（中枢神经系统肿瘤）和HCT-15（结肠癌）等人肿瘤细胞有明显抑制作用。其有效成分为六种呋喃香豆精类，即异欧前胡素(isoimperatorin)、cnidicin、欧前胡素(imperatorin)、氧化前胡素(oxypeucedanin)、比克白芷醚(byakangelicol)、水合氧化前胡素(oxypeucedanin hydrate)。这些有效成分均能剂量相关地抑制这些肿瘤细胞的增生[46]。

14. 抗菌 白芷在体外对大肠杆菌、宋氏和弗氏痢疾杆菌、变形杆菌、伤寒和副伤寒杆菌、绿脓杆菌、霍乱弧菌、革兰阳性菌及人型结核杆菌等有不同程度抑制作用[47-49]。白芷所含氧化前胡素在体外对11种菌株有抗菌作用[50]。白芷在试管内对絮状表皮癣菌、石膏样小芽孢癣菌、羊毛状小芽孢癣菌[51]，1:3水浸剂对奥杜盎小芽孢癣菌[52]，1:10煎剂对同心性征收癣菌、堇色毛癣菌、絮状表皮癣菌[53]等均有不同程度抑制作用。

15. 其他 白芷有中枢兴奋作用，白芷毒素在小量时能兴奋延脑呼吸中枢、血管运动中枢、迷走中枢和脊髓，使呼吸兴奋、血压升高、心率减慢，并引起流涎；大量时可致间歇性惊厥，继而导致麻痹。白芷所含珊瑚菜素在体外能强烈抑制[^{3}H]安定([^{3}H]diazepam)与中枢神经系统的苯二氮䓬受体结合，其IC_{50}为0.36 μmol/L[54]。通过培养毛囊的形态学和生长速度以及毛囊对^{3}H-TdR掺入率的观察，发现白芷对体外培养的小鼠触须毛囊有明显的促生长作用[55]。白芷对由AFB_1诱发的TA_{98}和TA_{100}菌株回变菌落数有明显抑制作用，表明其有一定的抗诱变作用[56]。

16. 药代动力学 小鼠灌胃欧前胡素后2 h血药浓度达高峰，生物半衰期4 h；皮肤、眼球中分布最多，脑中也有分布；主要由肾排泄，原形排出较少，48 h仅达6.55%[57]。欧前胡素(IM)和异欧前胡素(IO)在大鼠体内的最佳吸收部位都是结肠。在1.0~100.0 μg/mL浓度范围内，随着浓度增大，它们的吸收速率常数(Ka)和有效渗透系数(Peff)总体上逐渐减小，药物的吸收百分率相应降低。实验表明IM和IO在大鼠肠道内吸收良好，其吸收机制可能包括被动扩散与主动转运[58]。在灌胃白芷提取物后，欧前胡素在大鼠体内呈二室模型分布，主要药物动力学参数为：T_{max}=0.75 h，ρmax=(2.165±0.289)mg/L，$T_{1/2}$=(5.449±2.040) h，AUC0→t=(7.204±3.966)mg/h，AUC0→∞=(7.512±4.190)mg/(h·L)[59]。在灌胃川白芷提取物后，异欧前胡素在大鼠体内呈二室模型分布，主要药物动力学参数为：T_{max}=0.75 h，C_{max}=(15.842±0.35)mg/L，AUC0-t=(80.761±10.03) mg/(L·h)，AUC0-∞=(89.45±9.34)mg/(L·h)，$T_{1/2}$=(5.101±0.240)h[60]。

17. 毒性 白芷小鼠灌的LD_{50}为（生药）42~

45 g/kg[25]，白芷煎剂和醚提物小鼠灌胃LD_{50}分别为(生药)43和54 g/kg[61]。白芷光敏胶囊小鼠灌胃的LD_{50}为人体治疗量的190.6~212.7倍[57]。白芷的主要香豆精类成分欧前胡素小鼠腹腔注射的LD_{50}为373 mg/kg[50]。白芷挥发油小鼠灌胃的LD_{50}为生药5.86 kg/kg，白芷水煎液测不出半数致死量，其最大耐受量为人用剂量的1 600倍[62]。白芷乙醇溶出物浸膏800和1 200 mg/kg(分别为临床剂量的100和150倍)给小鼠灌胃，每日1次，连续5 d，观察72 h无死亡发生；50和25倍临床剂量给小鼠灌胃，每日1次，连续2周和4周，用药组体重增加，活动和食欲无异常；血色素略下降，但与对照组无显著差异，白细胞无变化；肝肾功能无异常，肺、脾、肝、肾和十二指肠切片均未见药物引起的病变[63]。在亚急性毒性实验中，白芷光敏胶囊引起肾功轻度改变，停药后均恢复正常。给犬口服白芷光敏胶囊加用黑光照射，相当10~20倍时，引起食欲不振、呕吐、体重减轻，在脱毛部皮肤产生严重光毒反应(红斑、水肿、糜烂等)，但未见恶变征象；此外也可使角膜产生光毒反应，引起角膜混浊[57]。银屑病患者内服光敏胶囊(杭白芷提取物)1.5~2 h后照射UVA，每周6次，使外周血淋巴细胞的姐妹染色体互换率(SCE)明显高于治疗前，因此认为此疗法有潜在致癌危险[64]。

【临床作用】

1. 头痛及其他诸痛 白芷对头痛、胃痛、胆肾结石痛、痛经等均有良效[65]。如用白芷、菊花水煎服治疗感冒及副鼻窦炎引起的头痛有较好疗效。白芷甘草汤加减治疗胃痛（溃疡病和慢性胃炎)40例也有较好疗效，重用白芷对顽固性胃痛也有效[7]。

2. 银屑病 以白芷制剂加黑光照射分别治疗银屑病159例[66,67]、22例[68]、30例[69]，临床治愈近半数，总有效率均在90%以上。国内13家临床单位同时进行白芷光化学疗法与8-甲氧补骨脂素(8-MOP)光化学疗法对照试验，结果白芷组284例，痊愈133例(46.8%)，近愈121例(42.6%)；8-MOP组92例，痊愈40例(43.5%)，近愈43例(46.7%)。两组疗效无显著差异[70]。银屑净口服液(白芷、防风、苍术、白鲜皮等)治疗银屑病260例，结果痊愈70例，显效85例，有效92例，无效13例，总有效率95%[71]。白芷治疗银屑病的有效成分主为欧前胡素，其次为异欧前胡素，而别欧前胡素疗效较差[72]，不良反应有轻微头晕、恶心、上腹不适和皮肤瘙痒等[68]，53%患者转氨酶(GPT)轻度升高[57]。此外，治疗后的姐妹染色单体互换率(SCE)明显高于治疗前，因此认为此疗法可能有潜在致癌危险[64]。

3. 白癜风 以白芷提取物治疗白癜风15例，显效率13.3%，其中4例有一时性GPT升高[73]。杭白芷酊剂或软膏外用，单用或加日光照射，治疗白癜风321例，治愈率3.42%，显效率20.8%，好转率36.76%，总有效率61.05%。照射时间过长可引起局部红斑，水肿、丘疹、水疱或糜烂，渗液，并伴痒、痛等反应[74]。复方白芷酊联合窄谱中波紫外线(NB-UVB)治疗白癜风30例，有效率为68%，疗效明显高于单纯应用NB-UVB治疗[75]。

4. 痤疮、黄褐斑与手足皲裂 新改容丸(白芷、防风、菊花、丹参、水杨酸等)外用治疗寻常痤疮307例，对面部皮脂、黑头粉刺、丘疹、水疱、囊肿、结节、脓肿、瘢痕、色素沉着等总有效率为91.86%[76]。中药面膜(白芷、当归等)治疗痤疮瘢154例，黄褐斑97例，手足皲裂69例，有效率分别为86.36%、90.72%和95.6%[77]。白芷痤康散(白芷、白及、辛夷、黄芩)外敷治疗47例，痊愈28例，好转16例，无效3例，总有效率94%[78]。

5. 皮损、皮炎和湿疹 以白芷细粉均匀撒于消毒后的伤口表面上，治疗76例外伤性皮损，全部治愈[79]。用皮炎膏(白芷、黄柏、蛇床子、枯矾、硫黄等)治疗神经性皮炎106例，结果治愈93例，有效11例，无效2例，总有效率98.1%[80]。辛芷荆防散外敷治疗局限性湿疹24例，治愈23例，其中3例复发，再用仍有效[81]。

6. 烧伤 烧伤药膏(白芷、紫草、冰片、石膏、香油)治疗烧伤89例，治愈率96%[82]。白芷膏(白芷、紫草、忍冬藤、龙胆、凡士林)治疗烧伤2例，对迅速解除疼痛，促进渗出液吸收，减少瘢痕形成有明显疗效[83]。

7. 鼻炎与鼻窦炎 辛防白鼻液（辛夷、防风、白芷、苍耳子)治疗急性鼻炎63例，过敏性鼻炎32例，有效率分别为93.7%和84.5%[84]。以白芷黄芩汤治疗额窦炎72例，以症状消失和窦底壁无压痛为指标，3~9剂治愈率为95.16%[85]。

8. 溃疡病与结肠炎 白芷配冬青叶、川楝子治疗溃疡病70例，治愈62例，好转6例，总有效率97%。在有龛影的62例中，治疗后消失58例，占93.5%[86]。白芷固肠汤(白芷、广木香、白术等10味)治疗慢性结肠炎64例，用药15~90 d，治愈12例，显效32例，好转14例，总有效率91%[87]。

9. 宫内节育器致子宫出血 白芷制剂治疗宫内节育器出血副反应113例，用药后月经天数显著减少，月经血量略有减少[88]。白芷20 g，水煎服，每日1剂，连用10剂，同时服用抗菌药物，治疗宫内节育器致子宫出血168例，治愈54例，好转83例，总有效率81.55%[89]。

10. 其他 武夷山蛇药(白芷、徐长卿、半边莲、黄独、山豆根、大蓟、黄柏)治疗毒蛇咬伤357例，治愈率96.6%；以武夷山蛇药为主治疗五步蛇咬伤也有较好疗效[90]。

11. 不良反应 280名采挖白芷的人中，182人患接触性皮炎，发病率65%，症状有红斑、浮肿、水疱、丘疹、渗液、瘙痒、灼痛、胀木感及结膜充血水肿等[91]。治疗白癜风过程中，在用白芷制剂局部，如日光照射时间过长，也可发生类似上述皮炎的反应[74]。以白芷加黑光照射治疗银屑病时，可有头晕、恶心、上腹不适、皮肤瘙痒及转酶升高[57]等反应。

【附注】

1. 白芷的原植物 根据多数文献，我国产白芷、川白芷、禹白芷、祁白芷、湘白芷、鄂白芷、亳白芷、春白芷及移栽白芷的原植物均为*Angelica dahurica* (Fisch.ex Hoffm)Benth.et Hook.f.，杭白芷的原植物为*A.daharica*.var.*formosana*，滇白芷的原植物为*Heracleum scabridum* Franch[7]。据报道国内有近30种伞形科植物作白芷使用[92]。

2. 和白芷(日本白芷) 为*Angelica dahurica* Benth. et Hook.var.*dahurica* Benty.et Hook的根，化学成分与中国产白芷相似，主含香豆精类成分，其中含量较多的有比克白芷素0.24%、补骨脂素(psoralen)0.024%、欧前胡素0.022%、仲-O-乙基比克白芷素（sec-O-acethylbyakangelicin)0.024%等。从和白芷根中提取的佛手柑内酯、水合氧化前胡素和比克白芷素在25 mg/kg腹腔注射时能抑制化合物48/84诱发的组胺释放，而仲-0-乙基比克白芷素相反促进化合物48/84诱发的组胺释放[93]。

3. 库页白芷（狭叶当归）*Angelica anomala* Lall. 我国仅在东北和内蒙古有少量野生，四川、陕西、山东等省有栽培[94]。根中含香豆精类成分欧前胡素、伞形酮(umbelliferonc)、库页白芷素(anomalin)、库页白芷乙素(angenomalin)等[7]，从陕西产品中分离出3种香豆精类成分欧前胡素、异欧前胡素和蛇床子素(osthole)及棕榈酸[94]。

4. 东北大活*Angelica dahurica* (Fisch)Benth et Hook 成分与白芷相似，根含香豆素成分0.79%，其中氧化前胡素0.509%、欧前胡素0.171%[7]、异欧前胡素0.117%。根含挥发油0.1%、果含0.9%，油中主要成分有α-蒎烯、β-水芹烯(β-phellandrene)、2,3-丁二醇和δ-3-蒈烯(δ-3-carene)等[95]。其挥发油0.084、0.042和0.021 mL/kg腹腔注射能明显减少小鼠的自发活动，明显延长小鼠戊巴比妥钠诱导的睡眠时间，显著提高阈下剂量戊巴比妥钠诱导的睡眠率。同上剂量腹腔注射，对小鼠电惊厥、士的宁惊厥和戊四氮惊厥无对抗作用，在高、中剂量组能明显延长咖啡因诱发惊厥的潜伏期。同上剂量腹腔注射，能显著减少小鼠醋酸扭体次数，表明其对醋酸致痛有镇痛作用。在高、中剂量组对皮下注射酵母致热的大鼠有显著解热作用。大活挥发油小鼠腹腔注射的LD_{50}为0.42 mL/kg[96]。

5. 香白芷*Angelica citriodora* Hance 其60%醇提取物以最大耐受量生药100 g/kg灌胃，对皮下注射100%致死量眼镜蛇毒小鼠的保护率达86.7%[97]。

6. 滇白芷*Heracleum scabridum* Franch 根含香豆素成分氧化前胡素0.365%~0.440%、欧前胡素0.201%~0.288%、异欧前胡素0.058%~0.102%[1,4]、异佛手内酯(isobergapten)0.61%、茴芹内酯(pimpinellin)、异回芹内酯、牛防风素(sphondin)、异紫花前胡内酯(marmesin)[98]。实验表明滇白芷有与白芷相似的解热、镇痛和抗炎作用[21]。滇白芷总香豆素200~300 mg/kg灌胃，热板法和化学刺激法表明有镇痛作用，对大鼠蛋清性和甲醛性足肿有抑制作用，对组胺致敏豚鼠有平喘作用。此外，总香豆素能对抗乙酰胆碱所致家兔离体及原位小肠的兴奋，对豚鼠离体子宫和家兔原位子宫的正常收缩有松弛作用，并能对抗垂体后叶素或麦角新碱对子宫的兴奋作用，并使兔心率稍慢[99,100]。滇白芷对小鼠灌胃的LD_{50}为46.74 g/kg[25]。滇白芷总香豆素对小鼠灌胃的LD_{50}为2.110 g/kg，死前有兴奋、惊厥发生，呼吸先停，心跳后停，停止于舒张期[99]。

7. 河北白芷 为短毛白芷*Heracleum moellendorffii* Hance的干燥根[101]。所含香豆素成分较少，欧前胡素0.066%、异欧前胡素0.087%、氧化前胡素0.012%，计0.165%[1]。从其根中分离出的人参醇(panaxynol)和发卡二醇（falcarindiol)，在肿瘤细胞MK-1、Hela和B16F10的试验中证明有抗增生作用[102]。

（赵国斌）

参考文献

[1]王立人，等.白芷中香豆精类成分的反相高效液相色谱测定.药学学报，1990，25(2)：131

[2]李宏宇，等.川白芷中香豆素类成分的反相高效液相色谱分析.华西药学杂志，1990，5(4)：231

[3]李宏宇，等.中药白芷硫熏前后香豆素成分含量比较.中国中药杂志，1991，16(1)：27

[4]李宏宇，等.不同商品白芷中香豆素的薄层扫描法测定含量.华西药学杂志，1990，5(3)：165

[5]朝娟，等.薄层扫描法测定中药白芷中香豆素类化合物的含量.中草药，1986，17(8)：13

[6]沈安华,等.白芷中欧前胡素的薄层扫描测定.中成药研究,1984,6:26

[7]王本祥.现代中药药理学.天津:天津科学技术出版社,1997:78

[8]Qiao SY,et al.Coumarins of the roots of Angelica dahurica. *Planta Med*,1996,62(6):584

[9]Kim SH, et al.Coumarin glycoside from the roots of Angelica dahurica. Arch.*Pharmacol Res*,1992,15(1):73

[10]Kwon YS, et al.Coumarin glycosides from the roots of Angelica dahurica.*CA*,1993,119:146435t

[11]刘寿山.中药研究文献摘要(1820-1961)北京:科学出版社,1963:164

[12]姚川,等.白芷挥发油化学成分的鉴定.中药材,1990,13(12):34

[13]乔善义,等.野生白芷挥发油成分的研究.中国药物化学杂志,1997,7(3):200

[14]董林,等.白芷中欧芹属素乙(impcratorin)的含量.华西药学杂志,1990,5(1):24

[15]丁云梅,等.杭白芷香豆素的薄层分离和紫外分光光度法测定.药学通报,1981,16(8):16

[16]梁波,等.川白芷化学成分研究.中草药,2005,36(8):1132

[17]赵兴增,等.杭白芷香豆素类成分的研究(Ⅰ).中草药,2007,38(4):504

[18]贾晓东,等.杭白芷香豆素类成分的研究(Ⅱ).中草药,2008,39(12):1768

[19]张国彬,等.杭白芷挥发油化学成分的研究.宁夏医学院学报,1997,19(4):7

[20]张强,等.杭白芷挥发油成分的GC-MS分析.中药材,1997,20(1):28

[21]王春梅,等.白芷香豆素的镇痛机制初探.北华大学学报(自然科学版),2009,10(2):121

[22]秦旭华,等.川白芷总香豆素治疗偏头痛的部分药效学实验研究.四川中医,2008,26(6):4

[23]聂红,等.白芷挥发油镇痛、镇静作用和身体依赖性研究.中药新药与临床药理,2002,13(4):221

[24]聂红,等.白芷总挥发油对疼痛模型大鼠的神经递质的影响.中药药理与临床,2002,18(3):11

[25]李宏宇,等.不同商品的白芷的药理研究.中国中药杂志,1991,16(9):560

[26]王春梅,等.白芷香豆素的抗炎作用研究.北华大学学报(自然科学版),2006,7(4):318

[27]Hua JM,et al. 5-Methoxy-8-(2-hydroxy-3-buthoxy-3-methylbutyloxy)-psoralen isolated from Angelica dahurica inhibits cyclooxygenase-2 and 5-lipoxygenase in mouse bone marrow-derived mast cells. *Arch Pharm Res*,2008,31(5):617

[28]姜英子,等.白芷对败血症性休克小鼠的保护作用.时珍国医国药,2006,17(12):2494

[29]凤良元,等.五种不同产地的白芷药理作用的比较研究.安徽中医学院学报,1990,9(2):56

[30]曲见松,等.白芷多糖的提取及其对小鼠皮肤细胞生长作用的研究.中国药理学通报,2005,21(5):637

[31]曲见松,等.白芷多糖的提取纯化及其对仓鼠肺细胞生长作用的研究.山东中医杂志,2005,3:44

[32]小泉久仁弥,等.白芷、黄芩对大鼠药物代谢酶的影响.国外医学中医中药分册,1995,17(4):30

[33]刘忠和,等.杭白芷香豆素对巴比妥类药物催眠作用的影响及其机制研究.武汉大学学报(医学版),2006,1:67

[34]周典,等.白芷不同提取物对黑色素影响的比较研究.上海中医药大学学报,2007,21(5):72

[35]朴香兰.白芷酪氨酸酶抑制成分研究.中国中药杂志,2009,34(9):1117

[36]Cho YH,et al. New cosmetic agents for skin whitening from Angelica dahurica. *J Cosmet Sci*,2006,57(1):11

[37]张国威,等.中药白芷加黑光照射对体外淋巴细胞DNA合成的抑制作用.中华皮肤科杂志,1980,13(8):138

[38]周继铭,等.白芷的研究Ⅵ:有效成分光毒活性的测定.中国医院药学杂志,1988,8(5):220

[39]Sin,Kuk Hyun. Use of byakangelicin and its tertiary-O-methyl derivative for treating cataract.*CA*,1994,120:208618m

[40]Sin,Kuk Hyun.Studies on the inhibitory effects of medicinal plant constituents on cataract formation.Part 3.Effects of furanocoumarins from Angelica dahurica on aldose reductase and galactosemic cataract formation in rats. *Arch Pharmacal Res*,1994,17(5):331

[41]涂兴明,等.白芷挥发油抗过敏的实验研究.海峡药学,2008,20(3):45

[42]Yang LL, et al.Anti-lipid peroxidation [effect]of a Chinese medicine on human keratinocytes and rat liver homogenates. *Sci. Conf. Asian Soc. Cosmet. Sci. 3 rd*,1997,55 (*CA* 1997;127:171571 g)

[43]Tsai,Gwo-Chang ,et al.Antioxidative principles of Angelica dahurica var.pai chi. *CA*, 1998,128:280830g

[44]储鸿,等.白芷活性提取物清除自由基与抗氧化作用.食品与生物技术学报,2009,28(2):201

[45]王德才,等.杭白芷多糖体外抗氧化活性的研究.时珍国医国药,2009,20(1):173

[46]Kim YK, et al. Antiproliferative effect of furanocoumarins from the root of Angelica dahurica on cultured human tumor cell lines. *Phytother Res*,2007,21(3):288

[47]刘国声,等.几种常用中药对革兰阴性肠内致病菌的体外抗菌作用.*Chin. Med J*, 1950,68(9,10):307

[48]王嶽,等.102种药用植物抗菌效能的初步试验.植物学报,1953,2(2):312

[49]重庆医学院第一附属医院内科中医中药研究组,等.192种中药及草药抗菌作用研究.微生物学报,1960,8(1):52

[50]国家医药管理局中草药情报中心站.植物药有效成分手册,北京:人民卫生出版社,1986:603,624,796

[51]郑武飞.普通中药在试管内对致病性及非致病性真菌的抗真菌力.中华医学杂志 ,1952,384:315

[52]曹仁然,等.中药水浸剂在试管内抗皮肤真菌的观察.中华皮肤科杂志,1957,4:286

[53]孙迅.中药对某些致病性皮肤癣菌抗菌作用的研究.中华皮肤科杂志,1958,6(3):210

[54]Bergendorff Ola, et al.Furanocoumarins with affinity to brain benzodiazepine receptors in vitro. *Phytochemistry*,1997,44(6):1121

[55]范卫新,等.55种中药对小鼠触须毛囊体外培养生物学特性的研究.临床皮肤科杂志,2001,30(2):81

[56]王增田,等.中药的抗诱变作用.中国中医药信息杂志,1996,3(6):16

[57]潘龙刚.白芷光敏胶囊加黑光治疗银屑病菌的研究.中成药研究,1983,3:30

[58]高芸,等.白芷中2种有效成分在大鼠小肠的吸收特性.中国新药杂志,2007,16(14):1094

[59]黄玉伟,等. 白芷提取物欧前胡素在大鼠体内的药物动力学. 沈阳药科大学学报,2008,3:56

[60]胡荣,等. 川白芷提取物异欧前胡素大鼠体内药动学研究. 中国中医药信息杂志,2009,16(6):40

[61]李宏宇,等.中药川白芷的药理研究.华西药学杂志,1991,6(1):16

[62]王玉春,等. 白芷挥发油的急性毒性及对PGE_2和血糖的影响. 江苏中医药,2002,21(10):54

[63]周继铭,等.白芷的研究 Ⅲ:制剂的质量控制及毒性试验.中国医院药学杂志,1988,8(11):505

[64]蒋仲元,等.白芷加UVA照射对银屑病患SCE率的影响.中华理疗杂志,1987,1:2

[65]孙济仁,等. 白芷治头痛及其他诸痛.江苏中医杂志,1986,7(6):16

[66]周永华.中药白芷加黑光照射治疗银屑病评议会在重庆召开.皮肤病防治研究通讯,1980,1:48

[67]重庆市银屑病防治研究协作组.口服川白芷制剂加黑光照射治疗银屑病159例.中华皮肤科杂志 ,1981,14(3):129

[68]刘国宪,等.中药白芷加黑光照射治疗银屑病22例.泸州医学院学报,1989,3:301

[69]王保成.白芷黑光疗法治疗银屑病30例.医师进修杂志,1982,3:53

[70]张国威,等.光化学疗法治疗银屑病–白芷光敏丸与8–MOP的比较.中华医学杂志,1983,63(1):16

[71]刘光珍,等.银屑净口服液治疗银屑病260例.北京中医药大学学报,1994,17(6):416

[72]周继铭,等.白芷治疗银屑病有效成分的研究.中成药研究,1980,4:33

[73]雷鹏程,等.白素及白芷素治疗白癜风的观察(摘要).北京医学,1982,4(3):187

[74]杭白芷总香豆素研究协作组.杭白芷总香豆素治疗白癜风.皮肤病防治研究通讯,1980,1:8

[75]艾茜,等.复方白芷酊联合窄谱中波紫外线治疗白癜风临床疗效观察.中国中西医结合皮肤性病学杂志,2009,4:45

[76]刘长江,等.新改容丸治疗面部寻常痤疮307例临床总结.北京中医杂志,1989,6:29

[77]余土根,等.中药面膜治疗痤疮等皮肤病320例.中西医结合杂志,1990,10(5):302

[78]郭四红.白芷痤康散外敷治疗痤疮47例疗效观察. 河南职工医学院学报,2005,17(1):41

[79]俞建梅,等.白芷粉治疗外伤性皮损76例.福建中医药,1995,26(6):45

[80]单振顺. 皮炎膏治疗神经性皮炎106例. 中药材,1996,19(6):320

[81]张少华,等.辛芷荆防散外敷治局限性湿疹.河南中医,1990,10(4):24

[82]王绪山,等.自制烧伤药膏治疗烧伤.中原医刊,1988,15(2):41

[83]中村实郎.白芷膏治疗烧伤.国外医学中医中药分册,1980,6:40

[84]李鸿凯,等.辛防白滴鼻液.中药通报,1981,6(6):33

[85]李广振,等.白芷黄芩汤治疗额窦炎72例.实用中西医结合杂志,1990,3(5):284

[86]中国人民解放军第71医院二内科.冬青白芷治疗溃疡病70例疗效观察.天津医药,1978,3:140

[87]彭海棠.白芷固肠汤治疗慢性结肠炎64例.陕西中医,1988,9(2):60

[88]四川省白芷制剂治疗宫内节育器出血副反应临床研究协作组.白芷制剂治疗宫内节育器出血副反应的临床观察.实用妇产科杂志,1989,5(1):42

[89]丛龙彬,等. 白芷治疗宫内节育器致子宫出血168例观察. 现代中西医结合杂志,2001,10(24):2366

[90]刘法锦,等.近年来具有抗蛇毒作用的中草药研究概况.中草药,1989,20(5):44

[91]赵振才,等.白芷引起接触性皮炎.临床皮肤科杂志,1986,15(4):212

[92]张庆芝,等.中药白芷的品种论述.云南中医学院学报,2000,23(2):22

[93]Kimura, Y.et al. Histamine–Release Effectors from Angelica dahurica var dahurica Root. *J Naat Prod*, 1997,60(3):249

[94]孙文基,等.川白芷饮片中几种主要成分的分离与鉴定.药物分析杂志,1996,16(4):259

[95]严仲铠,等.我国东北产当归属药用植物挥发油分析.中国药学杂志,1990,15(7):35

[96]刘威,等.大活挥发油对中枢神经系统的影响.中药药理与临床,1992,8(4):21

[97]供庚辛,等.27种中草药的抗蛇毒作用观察.中草药,1983,14(4):26

[98]孙汉董,等.伞形科中药的研究Ⅰ：法落海、白云花和滇白芷根的化学成分研究.植物学报,1978,20(3):244

[99]邓士贤,等.滇白芷的药理研究(Ⅰ).中草药,1988,19

(10):22

[100]邓士贤,等.滇白芷的平喘及抗炎作用(Ⅱ).中草药,1988,19(11):23

[101]武为宝.白芷与河北白芷鉴别.基层中药杂志,1988,2(3):10

[102]Nakino Y, et al.Antiproliferative constituents in Umbelliferae plants.Ⅱ.Screening for polyacetylenes in some Umbelliferae plants, and isolation of panaxynol and falcarindiol from the root of Heracleum moellendorffii.*Biol Pharm Bull*, 1998, 21(3):257

白花蛇舌草 Hedyotis Diffusae Herba

bai hua she she cao

本品为茜草科植物白花蛇舌草*Oldenlandia diffus* (Willd.)Roxb. 的干燥全草。味微苦、甘,性凉。具有清热解毒、利尿消肿的功效。主治疮疖、下焦湿热;外用治皮炎、痤疮和跌打损伤等。

【化学成分】

白花蛇舌草主要含有蒽醌类、萜类、黄酮类、甾醇类、有机酸类、多糖类、生物碱等成分,还含有一些微量元素、氨基酸及挥发性成分。

1. 蒽醌类化合物 从白花蛇舌草已分得4种恩醌类化合物:2-甲基-3-羟基蒽醌、2-甲基-3-甲氧基蒽醌、2-甲基-3-羟基-4-甲氧基蒽醌、2,3-二甲氧基-6-甲基蒽醌、2-羟基-1-甲氧基蒽醌、2-羟基-1,3-二甲氧基蒽醌[1]、2-羟基-1-甲氧基-3-甲基蒽醌、2-羟基-3-甲基蒽醌、2,6-二羟基-1-甲氧基-3-甲基蒽醌[2]、1,3-二羟基-2-甲基蒽醌、1,7-二羟基-6-甲氧基-2-甲基蒽醌[3]、2-甲基-3-甲氧基蒽醌、2,6-二羟基-4-甲氧基-3-甲基蒽醌[4]、2,7-二羟基-3-甲基蒽醌[5]、2,6-二羟基-3-甲基-4-甲氧基蒽醌[6]、2-羟基-7-甲基-3-甲氧基蒽醌[7]。

2. 多糖类 白花蛇舌草多糖含量较高,可达10%以上,多糖的单糖组成为单糖组成为鼠李糖、葡萄糖、半乳糖、甘露糖、阿拉伯糖等[8,9]。

3. 黄酮类 主要有芦丁、槲皮素、山柰酚、穗花双黄酮以及以槲皮素为母核的糖苷和以山柰酚为母核的糖苷等。

4. 萜类 包括三萜类和环烯醚萜类两大成分,前者有齐墩果酸、乌索酸、熊果酸、山柑子酮、异山柑子醇等,后者有6-O-对-香豆酰鸡矢藤苷甲酯、6-O-对甲氧基桂皮酰鸡屎藤苷甲酯、6-O-阿魏酰鸡矢藤苷甲酯、车叶草糖苷、去乙酰车叶草苷酸甲酯和10-去氢京尼平苷2个环烯醚等[10,11]。

5. 甾醇类 有β-谷甾醇、β-谷甾醇-D-葡萄糖苷、γ-谷甾醇、豆甾醇和豆甾醇-5,22-二烯-3β,7α-二醇、豆甾醇-5,22-二烯-3β,7β-二醇等。

6. 其他 包括生物碱、氨基酸、强心苷、挥发油、微量元素等。

【药理作用】

1. 增强免疫 白花蛇舌草水提物以50 mg/kg的剂量,每天给小鼠腹腔注射,连续20 d,对经5Gy ^{60}Co γ照射的小鼠T、B细胞功能的恢复均具有较好的效果[12]。白花蛇舌草水煎液以(生药)1 g/mL浓度,每只0.5 mL给小鼠灌胃,结果发现白花蛇舌草对小鼠淋巴细胞增殖、抗体形成及IL-2产生均有促进作用[13]。用100%白花蛇舌草水浸出液定期给小鼠灌胃,对小鼠抗体细胞形成及IgG产生均有促进作用[14]。

白花蛇舌草提取物显著地刺激小鼠脾细胞增殖,并有较好的量效关系,其最适浓度为1:40倍稀释,若高于此浓度对脾细胞显示了轻微的毒性作用;白花蛇舌草提取物增强小鼠和人NK细胞对肿瘤细胞的特异性杀伤活性,增强B细胞抗体的产生以及单核细胞的细胞因子产生[15]。白花蛇舌草能明显促进刀豆蛋白(Con A)和脂多糖(LPS)对小鼠脾细胞的增殖反应,药物本身对脾细胞具有丝裂原样作用,能明显增加小鼠脾细胞对羊红细胞的特异抗体分泌细胞数,增强异型小鼠脾细胞诱导的迟发型超敏反应及毒性T淋巴细胞的杀伤功能[16]。

2. 抗肿瘤 抗肿瘤活性是白花蛇舌草最重要的药理活性,其所含的多糖、黄酮、三萜类、豆甾、β-谷甾醇、齐墩果酸和熊果酸等都有抗肿瘤活性。

100%白花蛇舌草煎液,给接种H22肝癌细胞的小鼠灌胃25 mL/kg,每天1次,连续12 d。可能通过诱导腹水H22肝癌细胞热休克蛋白70(HSP-70)的表达,增强其免疫原性从而发挥抗肿瘤作用[17]。白花蛇舌草水提液每次4 mL,每日2次,给小鼠灌胃3 d(剂量为生药50 g/kg)，末次给药1 h取含药血清。结果：经含药血清作用的人肺巨细胞癌细胞株PG的P53表达明显上调，Bcl-2的表达明显下降，PG细胞端粒酶活性明显下降。提示白花蛇舌草抗肿瘤作用与促进P53表达、抑制Bcl-2表达和下调端粒酶活性有关[18-20]。

白花蛇舌草提取物0.05、0.1、0.15、0.2 mg/mL体外对人胃癌细胞SGC-7901增殖有一定抑制作用[21]；浓度在0.5、1.5 g/L对膀胱癌EG细胞株增殖有剂量依赖和时间依赖抑制作用[22]；200、1 000 g/mL白花蛇舌草提取物抑制白血病HL60细胞增殖[23]。在肺腺癌耐药细胞株A549/DDP细胞中加入终浓度为40 mg/mL白花蛇舌草乙醇提取物，可使A549/DDP细胞对DDP的耐药倍数由10.294下降至5.586，并降低A549/DDP多药耐药相关蛋白(MRP)的mRNA表达和蛋白含量[24]。当白花蛇舌草药液浓度为41.67 mg/mL时，明显抑制多药耐药白血病细胞HL60/ADR生长，半数抑制浓度IC_{50}相当于生药70.41 mg/mL[25]。

白花蛇舌草的水溶性提取物(H1和H2)，灌胃给予接种S180的荷瘤小鼠，结果H1(125、62.5 mg/kg)和H2(62.5、31.25 mg/kg)能显著抑制小鼠移植性S180实体瘤的生长，而且H1和H2与环磷酰胺合用，可明显改善环磷酰胺所致的免疫器官萎缩和造血系统的损伤[26]。白花蛇舌草多糖30、20、10 mg/kg灌胃，对S180荷瘤小鼠的抑瘤率为36.09%、28.66%、17.54%；对H22小鼠的抑瘤率为49.68%、40.47%、27.19%[27]。白花蛇舌草总黄酮在0、5、10、50、100 mg/L浓度下，对人肝癌细胞株SMMC 7721、BEL-7402具有体外抑制作用；25、50、100 mg/kg显著抑制小鼠H22移植性肿瘤生长。白花蛇舌草总黄酮在体内、体外均具有抑制肝癌细胞作用，此作用与阻滞肿瘤细胞增殖周期、促进凋亡、增强机体免疫环境相关[28]。

3. 抑菌 采用打孔法和滴注法测定白花蛇舌草95%乙醇提取物对大肠杆菌、金黄色葡萄球菌、绿脓杆菌、镰刀菌的抑菌作用。结果显示20%白花蛇舌草提取物对4种供试菌的最低抑菌浓度（MIC）分别为2.0%、0.5%、0.25%、0.05%。对革兰阴性菌的抑菌作用较革兰阳性菌明显。此外，对白色念珠菌也有杀菌作用[29]。

4. 抗氧化 白花蛇舌草的水、乙醇、丙酮、氯仿、乙醚、石油醚提取物在花生油中，这6种溶剂的提取物均有抗氧化作用，以丙酮提取物的抗氧化作用最强。实验分析，白花蛇舌草提取物的抗氧化成分以黄酮、萜类、羟基蒽醌、酚类化合物为主，这些化合物具有改变氧化态或烯醇式与酮式官能团互变异构的化学特征，因而具有较强的抗氧化活性。另外，白花蛇舌草富含熊果酸和齐墩果酸，二者为同分异构体，是免疫增强剂[30]。白花蛇舌草煎液(生药1 g/mL)给小鼠灌胃，0.5 mL，连续10 d。可减轻化疗药物(顺铂或阿霉素)引起的荷瘤小鼠正常器官的损伤，具有抗氧化损伤作用[31]。

【临床应用】

1. 肿瘤 白花蛇舌草注射液4 mL肌内注射，每日2次，连用19 d，休息2 d后进行第2周期治疗，为21 d，共2~4疗程周期，联合化疗治疗78例中晚期恶性肿瘤。有效率为35.9%(28/78)，KPS评分改善和稳定45例，下降33例，均优于对照组[32]。中晚期食道癌106例，用白花蛇舌草注射液12~30支(每支2 mL，含生药2 g)加入5%葡萄糖静脉滴注，5 d为一疗程，治疗4个疗程。完全缓解19例(17.9%)，部分缓解43例(40.6%)，稳定27例(25.5%)，进展17例(16%)。无骨髓抑制和肾脏毒性[33]。40例腹腔积液肿瘤患者，白花蛇舌草20~40 mL+顺铂腹腔内注射，每周注射1次，连用2~3周为1个疗程。治疗有效率60%，单用顺铂对照组41.7%[34]。康莱特联合白花蛇舌草注射液肝动脉介入化疗，治疗30例晚期原发性肝癌。康莱特注射液200 mL滴注，每天1次，白花蛇舌草注射液30 mL加入250 mL盐水或葡萄糖静滴，每日1次，连用30~60 d。结果：治疗组存活24例，死亡6例，存活率为80.0%；单独介入治疗存活14例，死亡13例，存活率51.8%[35]。

2. 慢性盆腔炎 用败酱白花蛇舌草汤(败酱草、白花蛇舌草、紫草、蒲公英等)治疗98例慢性盆腔炎。水煎取汁150 mL，直肠注入，每晚1次，3周为1个疗程。治愈80例，显效11例，好转6例，无效1例，有效率99%[36]。

3. 尿路感染 36例尿路感染患者，应用白花蛇舌草为主配合黄柏、车前草、薏苡仁为基本方，每日1剂，2周为一疗程。临床痊愈10例(27.78%)，好转20例(55.55%)，无效6例(16.67%)，总有效率83.33%[37]。

4. 小儿支原体肺炎 阿奇霉素联合白花蛇舌草注射液(肌注每日2次，小于3岁每次1.0 mL，大于3岁每次2.0 mL)，使用3 d，停药4 d，总疗程2~3周。40例患者治愈35例(87.5%)，好转5例(2.5%)[38]。

5. 痤疮 36例重度痤疮口服异维A酸同时加用白花蛇舌草注射液2 mL(内含相当于生药4 g)，20 d为1个疗程，共3个疗程。36例中痊愈20例，显效12例，无效4例，总有效率89%[39]。

（杨冬华）

参考文献

[1]吴孔松,等.白花蛇舌草化学成分的研究.中国药学杂志,2005,40(11):817

[2]周应军,等.白花蛇舌草化学成分的研究.中国中药杂志,2007,32(7):590

[3]黄卫华,等.白花蛇舌草化学成分的研究.中国中药杂志,2008,33(5):524

[4]黄卫华,等.白花蛇舌草化学成分的研究(Ⅱ).中国中药杂志,2009,34(6):712

[5]于莉,等.白花蛇舌草中的一个新蒽醌.中国药物化学杂志,2008,18(4):298

[6]康兴东,等.白花蛇舌草中的一个新蒽醌.中国药物化学杂志,2006,16(6):368

[7]康兴东,等.白花蛇舌草的化学成分.沈阳药科大学学报,2007,24(8):479

[8]凌育赵.白花蛇舌草多糖的分离提取及含量测定.生物技术,2005,15(4):48

[9]宝炉丹,等.柱前衍生化HPLC分析白花蛇舌草多糖中单糖组成.中成药,2008,30(3):406

[10]Kim Y, et al. Neuroprotective constituents from Hedyotis diffusa. *J Nat Prod*, 2001,64(1):75

[11]张永勇,等白花蛇舌草化学成分研究.中药材,2008,31(4):522

[12]卢丽,等.白花蛇舌草对5Gy辐射损伤小鼠免疫功能恢复的影响.免疫学杂志,1991,7(3):210

[13]孟玮,等.中药白花蛇舌草对小鼠免疫功能影响的初步研究.现代中西医结合杂志,2005,14(2):163

[14]孟玮,等.白花蛇舌草对抗体形成细胞的作用研究.时珍国医国药,2001,15(9):370

[15]单保恩,等.白花蛇舌草的免疫学调节活性和抗肿瘤活性.中国中西医结合杂志,2001,21(5):370

[16]秦风华.白花蛇舌草对小鼠免疫功能的增强作用.上海免疫学杂志,1990,10(6):32

[17]胡玲,等.白花蛇舌草诱导HSP-70表达对H22肝癌细胞移植瘤细胞凋亡的影响.中药新药与临床药理,2009,20(6):536

[18]李洁.白花蛇舌草对人肺巨细胞癌细胞株PG细胞P53基因表达的影响.时珍国医国药,2009,20(1):215

[19]李洁.白花蛇舌草对人肺巨细胞癌细胞株PG细胞Bcl-2基因表达的影响.时珍国医国药,2009,20(4):974

[20]李洁.白花蛇舌草对人肺巨细胞癌细胞株PG细胞端粒酶活性的影响.时珍国医国药,2009,20(3):666

[21]张杰,等.白花蛇舌草提取物体外对人胃癌细胞SGC-7901增殖抑制作用的实验研究.世界中西医结合杂志,2009,4(11):782

[22]李雨成,等.白花蛇舌草对膀胱癌EJ细胞株的增殖抑制作用及其机制.中国老年学杂志,2009,29(6):1496

[23]王苑,等.白花蛇舌草提取物对白血病HL60细胞的抑制作用.中国医药导报,2009,6(32):33

[24]高宝安,等.白花蛇舌草乙醇提取物对肺腺癌A549/DDP细胞的耐药逆转及其机制.时珍国医国药,2009,20(11):2714

[25]尹小明,等.白花蛇舌草提取液诱导多药耐药白血病细胞HL60/ADR凋亡的研究.江西中医学院学报,2009,21(2):59

[26]Li Rui, et al. Anti-tumor Effect and Protective Effect on Chemotherapeutic Damage of Water Soluble Extracts from Hedyotis diffus. *J Chin Pharm Sci*, 2002,11(2):54

[27]杨培民,等.白花蛇舌草多糖对S180和H22荷瘤小鼠的抗肿瘤作用研究.西北药学杂志,2010,25(1):33

[28]张硕,等.白花蛇舌草总黄酮对肝癌的体内外抑制作用及对小鼠移植性肝癌H22细胞增殖周期、凋亡、免疫环境的影响.世界华人消化杂志,2007,15(12):1347

[29]边才苗.白花蛇舌草提取物的抑菌作用研究.时珍国医国药,2005,16(10):991

[30]于新,等.白花蛇舌草提取物抗氧化作用的研究.食品与发酵工业,2002,28(3):10

[31]高超,等.白花蛇舌草对正常器官氧化损伤防护效应的实验研究.徐州医学院学报,2007,27(5):294

[32]赵善黎,等.白花蛇舌草注射液联合化疗治疗恶性肿瘤.医药论坛杂志,2007,28(10):74

[33]唐立明,等.静滴白花蛇舌草注射液治疗中晚期食道癌106例临床观察.海南医学,2003,14(2):75

[34]罗丽莹,等.腹腔灌注白花蛇舌草治疗恶性腹腔积液40例临床观察.现代肿瘤医学,2004,12(2):147

[35]黄景玉,等.康莱特加白花蛇舌草注射液联合介入治疗晚期原发性肝癌的近期疗效观察.实用肿瘤杂志,2002,17(5):352

[36]赵娟,等.败酱白花蛇舌草汤治疗慢性盆腔炎98例.实用中医药杂志,2008,24(8):500

[37]施傲听.白花蛇舌草为主加味治疗尿路感染36例.实用中医内科杂志,2005,19(6):576

[38]黄玉辉,等.阿奇霉素联合白花蛇舌草注射液治疗小儿支原体肺炎40例.中华今日医学杂志,2003,3(19):38

[39]王建明.异维A酸联合白花蛇舌草注射液治疗重度痤疮36例.现代中西医结合杂志,2007,16(21):3013

白蔹 Ampelopsis Radix bai lian

本品为葡萄科植物白蔹*Ampelopsis japonica*(Thunb.)Makino的干燥块根。苦，微寒。能清热解毒、消痈散结、敛疮生肌。主治痈疽发背、疔疮、瘰疬、烧烫伤。

【化学成分】

多酚类化合物，包括原儿茶酸(protocatechuic acid)[1]、龙胆酸(gentistic acid)[1]；黄酮类化合物，槲皮素(quercetin)[2]；蒽醌类化合物，包括大黄素(emodin)[3]、大黄素甲醚(physcion)、大黄酚(chrysophanol)、大黄素-8-O-β-D-吡喃葡萄糖苷[4]；甾醇类化合物，β-谷甾醇(β-sitosterol)[2]、豆甾醇(stigmasterol)[2]、豆甾醇-β-D-葡萄糖苷(stigmasterol-β-D-glucoside)[4]、poriferast-5-en-3β,7α-diol[4]；三萜类化合物，包括羽扇豆醇(lupeol)[3]；其他类化合物，富马酸(fumaric acid)[3,5]、胡萝卜苷(daucosterol)[3,5]、卫茅醇(evonymitol)[3]；正二十五烷(n-pentacosane)[2]、三十烷酸(triacontanoic acid)[2]、二十八烷酸(octacosanoic acid)[2]、碳十六酸(Hexadecanoic acid)[3]、白蔹多糖[6,7]。

【药理作用】

1. 抗菌 白蔹有很强的抑菌作用[8]，并有较强抗真菌效果[9]。白蔹炒制后抗菌作用增强，其中又以炒焦的作用最强，如对金黄色葡萄球菌、绿脓杆菌、福氏痢疾杆菌、大肠杆菌的最小抑菌浓度MIC(g/mL)，生白蔹分别为0.10±0.0035、0.10±0.0035、0.16±0.0055、0.50±0.0030，而焦白蔹分别为0.04±0.0025、0.04±0.0025、0.06±0.0030和0.16±0.0015[10]。

2. 调节免疫 用白蔹乙醇提取物5、10、20 g/kg对小鼠灌胃给药7 d后，分别测定对照组和给药组小鼠外周血淋巴细胞O-醋酸萘酯酶(ANAE)阳性率、脾淋巴细胞增殖能力、腹腔巨噬细胞吞噬功能。结果显示，白蔹乙醇提物对小鼠外周血淋巴细胞ANAE阳性率、脾淋巴细胞增殖能力、巨噬细胞吞噬功能均有促进作用，并随剂量增加而作用增强。提示白蔹醇提物对小鼠免疫功能有增强作用，推断与其可临床应用于抗感染治疗有关[11]。从白蔹根提取的多糖可提高小鼠脾脏重量达70%，并有弱的抗肿瘤活性，可使瘤重减至43%[6]。

3. 其他 电刺激法实验表明白蔹煎剂无明显镇痛作用。另有称本品体外对人宫颈癌细胞JTC-26的抑制率可达90%以上。

4. 毒性 白蔹毒性小，煎剂50 g/kg灌服不引起死亡，但30 g/kg可使部分动物出现竖毛，50 g/kg则使大部分动物竖毛，并见呼吸加快[12]。

【临床应用】

1. 烧伤 以白蔹500 g(碾成粉末)，麻油100 mL，蒸馏水300 mL，搅拌成糊状，经高压消毒制成白蔹膏，治疗300例全部治愈，治愈率100%。Ⅰ度~Ⅱ度创面一般3~7 d达到痂下愈合；深Ⅱ度创面10~20 d痂皮脱净愈合；Ⅱ度创面2~3周焦痂分离[13]。

2. 皮肤化脓性感染 报道用本品和酒精外敷治疗痈、蜂窝组织炎、淋巴结炎等有效，以在炎症初起而未成脓者疗效为佳。

3. 菌痢 本品药末制成之胶囊口服治菌痢140例，其中急性菌痢116例，痊愈106例，好转6例，无效4例；慢性菌痢24例，痊愈17例，好转5例，无效2例[14]。

【附注】

本品不宜与乌头类药材同用。

(杨冬华)

参考文献

[1]赫军，等. 白蔹的化学成分. 沈阳药科大学学报，2008，25(8):636

[2]郭丽冰，等.白蔹化学成分的研究.广东药学院学报，1996,12(3):145

[3]邹济高，等.白蔹化学成分研究.中药材，2000,23(2):91

[4]赫军，等. 白蔹的化学成分(Ⅱ). 沈阳药科大学学报，2009, 26(3):188

[5]何宏贤，等.白蔹化学成分的初步研究. 中草药，1994, 11:568

[6]Tomshich S.V, et al. Biologcally active polysaccharides from medicinal plants of the far east. *Chemistry of natural compounds*, 1997, 33(2):146

[7]林慧君，等.白蔹多糖PAJM-Ⅰ的分离纯化和结构分析. 海峡药学，2008，20(4):102

[8]高晓山.病理生理条件下十八反实验研究的综合报告.中医杂志，1991，32(1)：36

[9]曹仁烈.中药水浸剂在试管内抗皮肤真菌的观察.中华皮肤科杂志，1957，5(4)：286

[10]闵凡印，等.白蔹炒制前后的体外抗菌作用.中国中药杂志，1995，20(12)：728

[11]俞琦，等.白蔹醇提物免疫活性的初步研究.贵阳中医学院学报，2005，27(2)：20.

[12]赵翠兰，等.白蔹部分药理作用实验研究.云南中医中药杂志，1996，17(3)：55

[13]洪明星，等.白蔹膏治疗烧伤300例疗效观察.江西中医药，1994，25(增刊)：23

[14]宁俊华.单味白蔹治疗急、慢性菌痢疗效观察.中西医结合杂志，1986，6(8)：500

白芍 Paeoniae Radix Alba bai shao

本品为芍药科植物芍药 *Paeonia lactiflora* Pall的干燥根。味苦、酸，性微寒。有养血调经、敛阴止汗、柔肝止痛、平抑肝阳的功能。主治血虚萎黄、月经不调、自汗、盗汗、胁痛、腹痛、四肢挛痛、头痛眩晕等。

【化学成分】

1. 白芍总苷 白芍根含白芍总苷(total glucosides of paeony，TGP)90%以上[1,2]。主要有芍药苷(paeoniflorin)、氧化芍药苷(oxypaeoniflorin)、苯甲酰芍药苷(benzoylpaeoniflorin)、羟基芍药苷(hydroxypaeoniflorin)、芍药花苷(paeonin)、芍药内酯苷(albiflorin)。苯甲酰芍药苷亚硫酸酯(benzoylpaeoniflorin sulfonate)、芍药苷亚硫酸酯(paeoniflorin sulfonate)、白芍苷(albiflorin)、4″-羟基白芍苷(4″-hydroxyl-albiflorin)、paeonivayin、苯甲酰氧化芍药苷[3]、氧化苯甲酰芍药苷、羟基苯甲酰芍药苷(oxybenzoyl-paeoniflorin)、芍药新苷、白芍苷R_1(albiflorin R_1)、去苯甲酰芍药苷、没食子酰芍药苷[1,2]。

2. 三萜和黄酮类 国外有人从白芍中分离得10个三萜类化合物和2个黄酮类化合物[4,5]。

3. 多糖 日本有人从白芍中分离得到了3个具有免疫活性的多糖，我国也有人从白芍水提取液中分离纯化得到一种多糖蛋白复合物，命名为PAⅡ(PolysaccharideⅡ)[6-8]。

4. 其他 白芍还含有挥发油和鞣质[9]。

【药理作用】

1. 抗抑郁 白芍水煎剂(折合生药量)1.7、3.4和6.8 g/kg，每日给小鼠灌胃2次，连续21 d。可使强迫游泳、悬尾和拮抗利血平所致抑郁小鼠的游泳不动时间明显缩短，对利血平所致小鼠眼睑下垂不能睁眼的百分率明显下降，对利血平所致的运动不能也有拮抗作用。另外白芍3个剂量组还有拮抗利血平所致小鼠体温下降的作用。表明白芍有明确的抗抑郁作用[10]。

2. 改善睡眠 给予小鼠白芍水提物100、200、300 mg/kg，与对照组(腹腔注射戊巴比妥钠阈下剂量240 mg/kg)比较，小鼠睡眠均得以改善；其中300 mg/kg组，入睡率达67.0%，睡眠潜伏期缩短为(22.42±4.06) min，睡眠时间为(52.79±12.58) min[11]。

3. 镇痛 白芍总苷(TGP)5~40 mg/kg腹腔注射，呈剂量依赖性抑制小鼠扭体反应，ED_{50}为27 mg/kg。TGP可明显延长小鼠嘶叫潜伏期，ED_{50}为21 mg/kg。在50~125 mg/kg时抑制大鼠热板反应。TGP(0.25~0.5 μg/mL)不影响低频场刺激豚鼠回肠纵肌的间神经丛收缩。提示TGP的镇痛作用可能不是由于兴奋阿片受体所致[1]。

4. 抗炎 白芍总苷(TGP)粉针剂在50~150 mg/kg的剂量下，可明显抑制角叉菜胶引发的大鼠足肿胀和棉球引起的大鼠肉芽肿；并可预防和治疗Freund完全佐剂诱发的大鼠佐剂性关节炎；在100~300 mg/kg的剂量下，可显著抑制小鼠耳二甲苯所致的炎症，显著减少醋酸引起的小鼠扭体次数[12]。每日给大鼠灌胃TGP 50 mg/kg，连续30 d。结果：TGP组关节肿胀度比较明显减轻，足趾溃疡发生率亦明显减少；关节组织学改变评分显示，TGP组软骨损伤(1.8±0.3分)减轻(对照组2.3±0.4分)，滑膜侵蚀评分(1.7±0.5分)降低(对照组2.3±0.4分)。显示，TGP对大鼠佐剂性关节炎可减轻关节炎症反应，对软骨组织损伤有一定保护作用[13]。

佐剂性关节炎(AA)大鼠以TGP 50 mg/kg每日灌胃，共14~28 d。结果显示，TGP治疗组不仅有减轻足肿胀作用而且有降低AA组过高的MDA、NO_2^-和TNF水平；而SOD和GSH-Px活性升高作用十分显著；TGP还可使AA大鼠过高的MDA、NO_2^-和TNF降低，过低的SOD及GSH-Px活性增高。故TGP抗关节炎作用可能与其降低脂质过氧化、恢复抗氧化酶活性和腹腔巨噬细胞分泌功能有关[14]。给予TGP 50 mg/kg，连续14 d后，取AA大鼠的滑膜细胞和滑膜成纤维细胞(FLS)做体外培养，培养液中加入LPS。结果发现，TGP可使滑膜细胞过度分泌的TNF-α、IL-1和PGE_2水平恢复正常，也可使FLS的过度增殖恢复正常[15]。

TGP 25、50及100 mg/kg，连续灌胃14 d，对大鼠胶原性关节炎(CIA)血清抗鸡Ⅱ型胶原(CⅡ)抗体水平升高有降低作用。进一步研究还发现，TGP(50、100 mg/kg)体内给药和TGP(2.5、12.5和62.5 mg/L)体外给药，可降低CIA大鼠脾淋巴细胞产生IL-2和CIA大鼠的腹腔巨噬细胞(PMφ)产生IL-1的能力。提示TGP对CIA大鼠具有治疗作用，其机制可能与其调节CIA大鼠异常的免疫功能，平衡细胞因子的产生有关[16]。

大鼠以三硝基苯磺酸(TNBS)/乙醇溶液灌肠诱导结肠炎模型，白芍总苷(TGP)25、50、100 mg/kg灌胃给予，每天1次，连续14 d。TGP可降低疾病活动指数(DAI)、结肠大体损伤指数(CMDI)和组织学损伤指数(TDI)；使血清TNF-α水平降低，IL-10水平升高，结肠组织磷酸化P38丝裂原活化蛋白激酶（P38MAPK)表达降低。提示，TGP可能通过抑制P38MAPK激活、TNF-α分泌，促进IL-10分泌，从而减轻TNBS诱导的大鼠实验性结肠炎的症状和结肠炎性损伤[17]。对同样的大鼠结肠炎模型，TGP(100 mg/kg)可降低血清IL-6、IL-17和IL-23含量，上调结肠组织中TGF-β_1和叉头样转录因子-3(Foxp3)水平，减轻TNBS诱导的大鼠实验性结肠炎的症状和结肠炎性损伤[18]。

5. 免疫调节 研究表明，低浓度的TGP（0.025~0.8 μg/mL）可促进Con A诱导小鼠脾淋巴细胞增殖反应及诱导人外周血淋巴细胞的增殖反应；高浓度TGP(0.04~1.6和0.8~50 μg/mL)则呈抑制作用趋势。提示TGP对小鼠和人T淋巴细胞致分裂素反应均呈浓度依赖性的双向作用[19]。TGP浓度在0.5~1.2 mg/L和亚适浓度LPS与大鼠腹腔巨噬细胞Mφ培养，可浓度依赖性增加IL-1的产生；而高浓度的TGP(62.5~125 mg/L)，IL-l的产生却显著降低，量效曲线呈钟罩形趋势，提示TGP对IL-1的产生具双向作用[20]。TGP浓度0.5~62.5 mg/L时对Con A诱导的大鼠脾细胞产生IL-2也具双向调节作用，TGP 0.5~12.5 mg/L促进IL-2的产生，25~62.5 mg/L则降低IL-2的产生[21]。

6. 抗急性心肌缺血 给犬静脉注射TGP 2.0、4.0和8.0 mg/kg，可明显减轻急性心肌梗死犬心肌缺血程度(Σ-ST)、缩小心肌缺血范围(N-ST)、缩小心肌梗死面积(MIS)和降低血清心肌酶活性、降低游离脂肪酸(FFA)和LPO含量、提高SOD和GSH-Px活性。上述系列指标的变化，证明TGP具有抗心肌缺血作用[22]。

7. 血液系统

(1)*补血* 白芍水煎液(10、20、40 g/kg)对环磷酰胺血虚小鼠有提高白细胞数、红细胞数、血红蛋白含量、骨髓有核细胞数及免疫器官脾脏、胸腺重量的作用[23]。

(2)*活血化瘀* 栽培芍药(5.0 g/kg，10 d)、野生芍药和川赤芍(2.0 g/kg，10 d)均能明显改善血瘀大鼠全血黏度、还原血黏度和血浆黏度，使血浆中NO增加，ET降低。其作用机制定可能与调整血管内皮功能有关[24]。

(3)*抗血栓* TGP 28.0、14.0、7.0 mg/kg给大鼠腹腔注射，连续7 d，可显著降低血栓湿质量、干质量，显著延长血栓形成时间、减少血栓长度、抑制红细胞压积，血液高切黏度和低切黏度，说明TGP能显著抑制体外血栓形成，改善血瘀大鼠的血液流变学[25]。

8. 保肝 预先给小鼠灌服TGP 80 mg/kg，连续7 d，可预防雷公藤致小鼠急性肝损伤：可明显降低小鼠血清ALT、AST、肝匀浆MDA含量，升高血清SOD值。提示TGP拮抗抗雷公藤多苷片所致小鼠急性肝损伤，其机制与降低氧自由基产生有关[26]。白芍总苷(60、120、240 mg/kg)灌胃给药，连续7 d，对CCl_4致小鼠急性化学性肝损伤有保护作用。肝组织坏死范围及程度明显减轻，同时可降低肝匀浆MDA水平，使SOD、GSH-Px酶活性升高。与其抗氧化、自由基有关[27]。

9. 抗肝纤维化 TGP 40、80、160 mg/L明显降低血清ALT、AST、碱性磷酸酶(ALP)、透明质酸(HA)和Ⅲ型前胶原(PCⅢ)水平；升高白蛋白水平及白蛋白球蛋白比值(A/G)。TGP(60、120和240 mg/L)能明显降低肝星状细胞(HSC)体外分泌的HA和PCⅢ水平，促进HSC凋亡，改善肝脏病理组织。显示TGP对CCl_4致大鼠肝纤维化具有治疗作用，该作用与其降低HSC分泌HA和PCⅢ、促进HSC凋亡有关[28]。

对注射猪血复制免疫化肝纤维化大鼠，每日灌胃TGP 240和120 mg/kg，连续10周，TGP能明显抑制纤维化大鼠NF-κB、P65的表达，同样TGF-β_1的表达量也明显降低。提示TGP抑制纤维化大鼠肝组织NF-κB和TGF-β_1的表达，可能是TGP抗肝纤维化的主要作用机制之一[29]。

10. 抗癌 体外TGP（0.5~2.5 g/L）能抑制SMMC 7721细胞生长，且呈浓度依赖性；TGP(1.0、1.5 g/L)可使SMMC7721细胞出现体积缩小，胞核或胞质中可见致密浓染的块状或颗粒状。提示白芍总苷在体外能够抑制人肝癌细胞SMMC7721的增殖，并能诱导细胞凋亡[30]。TGP(1.0~5.0 g/L)能抑制人肝癌HepG2细胞生长;TGP(1.5、2.5 g/L)可诱导HepG2细胞凋亡[31]。32.5 mg/L的白芍苷R_1对J774巨噬细胞的抑制超半数,对HeLa细胞、K562两种癌细胞株的增殖也表现出一定的抑制作用。50 mg/L白芍苷R_1对上述两种癌细胞株的增殖抑制率分别为35.2%、35.1%,提示白芍苷R_1可能具有一定的抗癌活性[32]。

11. 小鼠慢性皮炎–湿疹 采用二硝基氯苯(DNCB)诱导小鼠慢性皮炎–湿疹模型,TGP 30、60及120 mg/kg均能有效减轻慢性皮炎–湿疹小鼠耳组织肿胀,改善其病理学病变,升高IL–2,降低IL–4。说明TGP对小鼠慢性皮炎–湿疹有治疗作用,其作用机制可能与调节Th1和Th2平衡有关[33]。

12. 抗氧化、降脂 给去卵巢大鼠自然饮用白芍水提取液(浓度12%),连续饮用55 d,大鼠体重、摄食量受到抑制,TG和MDA水平显著下降。表明白芍水提取液可抑制去卵巢大鼠肥胖,改善脂代谢紊乱、清除体内过多自由基以提高机体抗氧化能力[34]。

白芍总苷0.15、0.05 g/kg连续灌胃给药28 d,对胰岛素抵抗脂肪肝具有降低血脂和保肝作用,其作用机制可能与其提高胰岛素敏感性、降低血脂以及增强抗氧化能力有关[35]。

13. 药代动力学 犬静脉注射芍药苷11.25 mg/kg后,血药浓度2 h即达高峰,血浆–时间曲线符合二室模型。药动学各项参数为:$T_{1/2\alpha}$为(6.29±1.80) min,$T_{1/2\beta}$为(133.41±4.89) min,表观分布容积(VB)为(0.54±0.1) L/kg,CI为(3.41±1.01) mL/(kg·min),大约6 h后即不能从血浆中检出。静脉注射后迅速以原型出现于尿中,前20 min和7 h尿中累计排出量分别为注射量的36.85%和79.33%。静脉注射后经胆汁排泄较慢,7 h累计排泄量为注射量的3.77%。从上述实验结果提示,芍药苷在体内尚属稳定[36]。

14. 毒性 小鼠一次灌服850.00%白芍颗粒溶液的最大耐受量是生药342.40 g/kg体重。小鼠一次灌服400%白芍煎剂溶液的最大耐受量是生药160 g/kg体重[37]。

小鼠一次灌服白芍的LD_{50}为(生药)81 g/kg。家犬长期毒性试验,口服白芍每日3 g/kg共6个月,动物反应良好,食欲正常,血象正常,肝肾功能和组织学检查与对照组比较无明显的差异[38]。TGP小鼠腹腔注射LD_{50}为125 mg/kg,大鼠LD_{50}为301 mg/kg[39]。芍药苷小鼠静脉注射LD_{50}为3.53 g/kg,腹腔注射LD_{50}为9.53 g/kg。犬口服芍药苷168 mg/kg共12周,停药24 h后,测得血药浓度为(0.023±0.0061) g/L[40]。

TGP的致突变试验结果表明,TGP浓度为每皿至10 000 μg时,对鼠伤寒沙门菌Ames试验无论代谢活化与否,结果均呈阴性,药物浓度在12.3~111.1 μg/mL时对中国仓鼠肺细胞(CHL)呈现可疑染色体畸变,加入代谢活化系统,TGP浓度高至333.3 μg/mL,CHL细胞的染色体畸变仍在正常范围内。对ICR小鼠的微核试验结果表明,TGP在剂量为2500(动物不出现死亡的最大剂量)、625、156和39.06 mg/kg进行口服,24 h后再给药1次,再过6 h取材测定1000个多染红细胞中的微核出现率,结果均在正常范围内,提示TGP无致突作用[41]。

【临床应用】

1. 关节炎

(1)幼年类风湿性关节炎 在口服来氟米特、关洛昔康治疗基础上每天给予白芍总苷胶囊3~6 mg/(kg·d),连用半年。结果治疗组42例中,显效18例,进步15例,改善7例,无效2例,总有效率为95.2%[42]。

(2)类风湿性关节炎并肝损害 类风湿性关节炎(RA)并肝损害21例,予塞来昔布、羟氯喹、白芍总苷口服。经12周治疗后,有效11例,显效5例,无效5例,治疗总有效率为76.2%(16/21)。表明白芍总苷治疗RA并肝损害效果确切,适合于长期维持用药[43]。

2. 强直性脊柱炎 55例活动性强直性脊柱炎(AS)分别用白芍总苷(0.6 g,每天3次)及柳氮磺砒啶(1.0 g,每天2次)治疗,疗程24周。结果经过6周治疗后,白芍总苷开始起效,12周时总有效率达80.0%,其中显效和临床缓解率为40.0%。提示白芍总苷用于治疗AS具有良好的安全性和疗效[44]。

3. 复发性口疮 173例复发性口疮(RAU)患者接受白芍总苷胶囊治疗。结果:治疗组痊愈9例,显效90例,有效51例,无效23例,总有效率达86.71%,停药1年后血清一氧化氮及一氧化氮合酶水平显著降低。白芍总苷胶囊治疗RAU是一种较好的治疗方法[45]。

4. 系统性红斑狼疮 患者62例,采用口服白芍总苷每次0.6 g,每日3次,同时口服甲强龙片每日1次,剂量30 mg,观察1~2个月。结果:治疗组显效率83.9%,总有效率96.8%;治疗组在改善症状、体征等方面优势明显,护肝降酶作用更强[46]。

5. 血小板减少性紫癜 白芍总苷治疗老年人慢性特发性血小板减少性紫癜25例。口服白芍总苷(每次600 mg,每日3次)治疗,随访时间为6个月。结果:25例患者,显效9例(36%),良效7例(28%),进步4例(16%),无效5例(25%),总有效率为75%。提示治疗老年人慢性特发性血小板减少性紫癜,白芍总苷是一种安全、有效、不良反应少的治疗方法[47]。

6. 慢性荨麻疹 白芍总苷治疗慢性荨麻疹65例，给予白芍总苷胶囊2粒，每日3次口服。停药后回访6个月。结果：有效60例，无效5例，有效率92.31%；随访治疗组复发13例，无复发52例，复发率20%[48]。

7. 干燥综合征 干燥综合征患者56例，给予TGP 600 mg，每天3次口服，连续观察9个月（36周）。结果：治疗12周时有效率为21.4%（12/56），显效率为5.3%（3/56）；治疗24周时有效率为55.4%（31/56），显效率为14.3%（8/56）；治疗36周时有效率为58.9%（33/56），显效率为21.4%（12/56）。提示TGP治疗干燥综合征是有效和安全的，可以长期应用[49]。

（胡志洁 王士贤 张志耘）

参考文献

[1]王本祥.现代中药药理与临床.天津：天津科技翻译出版公司，2004：490

[2]何丽一.芍药苷在芍药属植物中的存在.药学学报，1980，15（7）：429

[3]周秋香.白芍的化学成分研究.海峡药学，2009，21（6）：93

[4]Ikuta A，et a1.Triterpenoids from callus tissue culture of paeonia species. *Phytochemistry*，1995，38（5）：1203

[5]Kamiya K，et a1.Triterpenoids and flavonoids from paeonia Lactiflora.*Phytochemistry*，1997，44（1）：141

[6]Tomoda M，et a1.Characterization of a neutral and acidic polysacchafide having immunological activities from the root of-Paeoniu tactiflora.*Biol Pharm Bull*，1993，16（12）：1207

[7]Tomoda M，et a1.An acidic polysaccharide with immunological activities from the root of Paeonia lactiflora.*Biol Pharm Bull*，1994，17（9）：1161

[8]余宏凯，等.白芍多糖分离纯化及性质分析.生物学杂志，2008，25（5）：34

[9]Miyazawa M，et al.Essentialoil constituents of "paeoniae radix"Paeonia lactifloraPall. *Agric Biol Chem*，1984，48（11）：2847

[10]邵继红，等.白芍抗抑郁作用的实验研究.宁夏医学杂志，2008，30（6）：490

[11]张雄飞，等.白芍提取物对小鼠改善睡眠的影响.当代医学，2008，6：33

[12]高崇凯，等.白芍总苷粉针剂的抗炎、镇痛作用.中药新药与临床药理，2002，13（3）：163

[13]沈霞飞，等.白芍总苷对大鼠佐剂性关节炎的实验研究.中华中医药学刊，2007，25（8）：1700

[14]王斌，等.白芍总苷对佐剂性关节炎大鼠关节损伤的保护作用. 中国药理学与毒理学杂志，1996，10（3）：211

[15]王斌，等.白芍总苷对佐剂性关节炎大鼠滑膜细胞功能和脾细胞增殖反应的影响.中国药理学与毒理学杂志，1994，8（2）：128

[16]朱蕾，等.白芍总苷对大鼠胶原性关节炎及其免疫功能的影响.中国药学杂志，2007，42（20）：1547

[17]周进，等.白芍总苷对TNBS诱导的大鼠实验性结肠炎的影响.胃肠病学，2009，14（3）：154

[18]王佐，等.白芍总苷对大鼠实验性结肠炎Th17细胞相关因子的作用.世界华人消化杂志，2010，18（1）：84

[19]周金黄.中药药理与临床研究进展（第1册）.北京：中国科学技术出版社，1992：49

[20]梁君山，等.白细胞介素-1的检测及白芍总苷对其的影响.中国药理学通报，1989，5（6）：354

[21]魏伟，等.白芍总甙对白细胞介素-2产生的影响.中国药理学通报，1989，5（3）：176

[22]王晓明，等.白芍总苷对犬急性心肌缺血的保护作用.吉林大学学报（医学版），2006，32（3）：393

[23]何晓燕，等.白芍对血虚小鼠补血作用的研究.时珍国医国药，2009，20（4）：999

[24]王飞，等.赤、白芍对血瘀症动物模型内皮功能及血液流变学的影响.中药药理与临床，2009，25（4）：40

[25]杨煜，等.白芍总苷抗血栓形成作用.中草药，2006，37（7）：1066

[26]周艳丽，等.白芍总苷对雷公藤多苷片所致小鼠急性肝损伤保护作用的实验研究.天津中医药，2007，24（1）：61

[27]詹可顺，等.白芍总苷对小鼠化学性肝损伤保护作用及机制.安徽医科大学学报，2006，41（6）：664

[28]李瑞麟，等.白芍总苷治疗四氯化碳致大鼠肝纤维化的作用与其影响肝星状细胞功能的关系. 中国新药杂志，2007，16（9）：685

[29]路景涛，等.白芍总苷对免疫性肝纤维化大鼠肝组织NF-κB和TGF-β_1蛋白表达的影响. 中国药理学通报，2008，24（5）：588

[30]王世宏，等.白芍总苷对SMMC7721细胞增殖的抑制作用.安徽医药，2006，10（1）：8

[31]王世宏，等.白芍总苷对HepG2细胞增殖的抑制作用.安徽医科大学学报，2006，41（5）：547

[32]王文君，等.白芍苷R_1体外抗细胞增殖活性初步研究.广州中医药大学学报，2005，22（1）：53

[33]李传应，等.白芍总苷对小鼠慢性皮炎-湿疹的治疗作用及其部分机制.中国药理学通报，2008，24（10）：1366

[34]朱家恩，等.白芍对去卵巢大鼠体重、血脂及抗氧化能力的影响.中国老年学杂志，2009，29（2）：135

[35]郑琳颖，等.白芍总苷对脂肪肝大鼠增强胰岛素敏感性及抗脂肪肝作用.中国中药杂志，2008，33（20）：2385

[36]陈崇宏，等.芍药苷的药代动力学研究.中国药理学通报，1990，6（5）：299

[37]张春红，等.白芍颗粒与白芍煎剂药效及毒性的对比

性研究.中华实用中西医杂志,2006,19(23):2844

[38]李金才.白芍食疗的回顾与展望.中药通报,1987,12(8):54

[39]王永祥,等.亳白芍芍药总苷的药理作用.安徽医科大学学报,1986,21(1):11

[40]国家医药管理局中草药情报中心站.植物药有效成分手册.北京:人民卫生出版社,1986:957

[41]佘素贞,等.白芍总苷致突变研究.中国医药工业杂志,1990,21(11):496

[42]童海燕.白芍总苷胶囊为主治疗幼年类风湿性关节炎42例.浙江中医杂志,2009,44(7):543

[43]吴燕红.白芍总苷佐治类风湿性关节炎并肝损伤.临床误诊误治,2009,22(2):38

[44]王燕,等.白芍总苷治疗强直性脊柱炎.中国实用医刊,2009,36(10):58

[45]苏葵,等.白芍总苷胶囊治疗复发性口疮远期疗效观察.临床口腔医学杂志,2007,23(6):377

[46]万琦兵,等.白芍总苷联合甲强龙片治疗系统性红斑狼疮肝损害62例.中西医结合肝病杂志,2009,19(3):181

[47]罗文丰,等.白芍总苷治疗老年人慢性特发性血小板减少性紫癜.川北医学院学报,2009,24(2):135

[48]武静.白芍总苷治疗慢性荨麻疹临床观察.职业与健康,2009,25(24):2842

[49]鲁静,等.白芍总苷治疗干燥综合征的临床观察.中国现代医学杂志,2006,16(1):78

白茅根 Imperatae Rhizoma bai mao gen

本品为禾本科植物白茅*Imperata cylindrica*(L.) Beauv. var.*major* (Nees)C.E.Hubb.的干燥根茎。味甘,性寒。有凉血止血、清热利尿之功。主治血热吐血、衄血、尿血、热病烦渴、湿热黄疸、水肿尿少、热淋涩痛。

【化学成分】

由白茅根茎中离析得两种三萜物质,为芦竹素(arundoin)及白茅素(cylindrin)[1,2]。白茅根还含乔木萜醇(arborinol)、棕榈酸(palmitic acid)、4,7-二甲氧基-5-甲基香豆素(siderin)、西米杜鹃醇(simiarenol)、对羟基桂皮酸(p-coumaric acid)、联苯双酯、胡萝卜苷(daucosterol)、β-谷甾醇(β-sitosterol)[3]、cylindrene和imperanene[4]。白茅根多糖含量为6.33%[5]。

【药理作用】

1. 止血 传统医学白茅根适用于热呕、鼻出血、吐血、淋尿血、血崩等。白茅根止血是因为白茅根可加速凝血过程的第二阶段,即促进凝血酶原的形成[6]。白茅根生品和炭品均能明显缩短小鼠出血、凝血和血浆复钙时间。0.5 g/mL生品和炭品水煎液均提高大鼠血小板的最大聚集率;当浓度增大为1 g/mL时,炭品增高血小板聚集率,生品反而略有抑制作用。所以炒炭后的白茅根能增强止血作用[7]。

2. 抗炎、阵痛 小鼠灌胃生药5、10 g/kg白茅根水煎剂,连续7 d,能明显抑制醋酸致毛细血管通透性。对醋酸引起的扭体反应也有明显的抑制作用,表明白茅根有明显抗炎和镇痛作用[8]。白茅根水煎液2.5、5 g/kg灌胃,对冰醋酸致腹腔毛细血管通透性增加,酵母多糖,角叉菜胶致大鼠或小鼠足趾肿胀均有明显的抑制作用。表明白茅根有一定的抗炎镇痛作用[9]。

3. 利尿 昆明种小鼠灌胃生药5、10 g/kg白茅水煎剂,连续7 d,结果表明,白茅根组比自来水对照组尿量明显增多[8]。

4. 促进心肌^{86}Rb摄取 白茅根水醇综合提取物2:1浓度20 mL/kg腹腔注射,使小鼠心肌^{86}Rb的摄取量增加47.4%[10]。

5. 增强免疫 小鼠灌胃5、10 g/kg白茅根水煎剂(生药1 g/mL),每天1次,连续20 d。明显提高小鼠腹腔巨噬细胞的吞噬率和吞噬指数,TH细胞的百分率也明显提高,但对TS细胞的影响不明显。对脾细胞产生IL-2表现出明显的促进作用[11]。白茅根水煎剂可提高正常及免疫功能低下(氢化可的松所致)小鼠外周血淋巴细胞(LC)非特异性酯酶染色(ANAEC)阳性细胞百分率;对TLC亚群细胞有一定影响,提高CD_4^+ TLC百分率,提高CD_4^+/CD_8^+比值,表明白茅根可增强小鼠细胞免疫功能[12]。白茅根多糖对PHA诱导的正常人外周血T淋巴细胞增殖有显著的促进作用,并能促进细胞从G1期进入S期,表明白茅根多糖具有调节人外周血T淋巴细胞免疫功能效应[13]。

6. 耐缺氧 白茅根多糖(RIP),灌胃给予50、100、200、400 mg/kg,使小鼠0~5 min的耗氧量分别降低2.48%、23.14%、10.74%和5.79%;5~10 min的耗氧量分

别降低21.13%、16.90%、38.73%和15.8%；RIP按照200和400 mg/kg给予，小鼠缺氧存活时间分别延长37.31%和35.23%。表明白茅根多糖能明显增强小鼠的耐缺氧能力[14]。

7. 毒性 家兔灌服煎剂25 g/kg，36 h后活动受抑制，动作迟缓，呼吸加快；静脉注射10~15 g/kg，则出现呼吸加快，运动受抑制；剂量增加至25 g/kg，6 h后死亡[15]。灌胃白茅根煎剂小鼠LD_{50}初步估计大于160 g/kg，静脉注射白茅根精制水煎溶液，小鼠LD_{50}为(21.40±1.09) g/kg[16]。

【临床应用】

1. 出血性疾病

(1)鼻出血　白茅根、生地黄、桑白皮等，每日1剂水煎服，治疗36例鼻出血痊愈，一般用药3~12剂[17]。用仙茅栀地汤(仙鹤草、白茅根、生地等)治疗肝病引起的鼻出血25例，每日1剂，3 d止血无复发者17例，6 d止血未复发者5例，10 d止血无复发者3例[18]。黄芩白茅根汤(黄芩、白茅根、蜂蜜为主要成分)治疗鼻出血200例，水煎每日1剂，3剂为一疗程。痊愈177例，有效28例，无效5例(多为血小板减少)，总有效率达97.5%[19]。

(2)过敏性及血小板减少性紫癜　白茅根、仙鹤草、旱莲草等随症加减，治疗过敏性紫癜31例，10 d为一疗程。痊愈25例，显效4例，无效2例，总有效率93.55%[20]。白茅根联合泼尼松治疗慢性血小板减少性紫癜164例，1个月为1个疗程，3个月评定疗效。白茅根50 g，每日1剂水煎服，总有效率为85.97%(显效80例)[21]。生地白茅根汤(生地、白茅根、牛藤等)水煎服治疗过敏性紫癜68例。每日1剂，7 d为一疗程，2个疗程后评定，治愈60例，显效7例，好转1例，总有效率100%[22]。

(3)血尿　白茅根水煎剂，每天1剂，15 d为一疗程，治疗选择肾小球性血尿50例，全部有效；非肾小球血尿50例，仅4例无效。100例患者7 d内治愈分别为36/50和30/50，15 d内治愈分别为42/50和45/50[23]。白茅根加减清热利温汤，治疗尿血症60例，完全缓解40例，基本缓解12例，有效6例，无效2例，总有效率达97%[24]。白茅根水煎服，每日1剂，治疗甘露醇用于脑病脱水后引起的血尿16例，48 h后血尿消失，总有效率达100%[25]。

(4)内脏出血　用杭州止血粉(白及、白茅根、大黄等)治疗内脏出血109例，总有效率达94.5%[26]。

2. 急、慢性肾小球肾炎　加味白茅根汤，水煎服每天1剂，治疗慢性肾炎26例，其中24例临床症状完全消失，尿常规正常，治愈率92.3%[27]。自拟白茅根汤(白茅根、车前子、萹蓄等)水煎，日服1剂，14 d为一疗程，联合青霉素治疗急性肾炎63例，2周完全治愈37例，有效26例，有效率达100%[28]。白茅根汤治疗肾病综合征出血热50例(白茅根、干芦根、蒲公英等)水煎服1剂，5剂为一疗程，5个疗程痊愈47例，总有效率94%[29]。用白茅根汤为主治疗肾综合征出血热急性肾衰竭30例，2 d内全部纠正低血压，24 h尿量在1 000 mL以上，尿蛋白3 d消失，4 d后肾功能恢复[30]。

3. 急、慢性传染性肝炎　用白茅根配伍玄参、当归、忍冬藤等治疗急、慢性传染性肝炎33例，显效25例，有效6例，总有效率为94%[31]。以白茅根汤为主方，随症加减，每日1剂，重症每日2剂，治疗急性甲型肝炎50例。40例2~10周症状和体征消失，肝功能全部恢复正常[32]。

4. 高血压　对轻、中度高血压选用白茅根、芦根为主，配伍白蒺藜等，水煎或粉碎开水冲泡代茶饮，分别治疗50例及98例，均取得良好效果，总有效率达97.96%[33]。

5. 肿瘤　白茅根，尤以鲜品为佳，水煎服或捣汁服，治疗消化道肿瘤，如食道癌、胃癌、直肠癌，亦可治肺、膀胱、鼻咽肿瘤，与白茅根清热生津，增强免疫功能有关[34]。109例癌症患者晚期发热用白茅根温火水煎取汁，早晚分2次服用，体温控制到正常者76.2%[35]。

6. 其他　用清温汤1号(白茅根、大青叶、桑叶等)治疗上感40例，对发热、咳嗽、流涕、纳差、口渴、尿少黄、大便干等症状疗效好，2 d内退热占85%[12]。白茅根、生地、仙鹤草等，每日1剂煎服，治疗色素性紫癜苔藓样皮炎112例，痊愈58例，显效37例，有效8例，无效9例，总有效率达91.96%[36]。白茅根还可治疗尿路结石、妊娠水肿、流行性感冒、小儿麻疹[37]，在利用宫颈治疗仪按摩扫描头治疗后，再上白茅根颗粒粉0.2 g，治疗宫颈炎，疗效与0.25 g云南白药相似[38]。

7. 不良反应　白茅根无毒，临床偶见头晕、恶心、大便次数略增多[39]。

【附注】

毛节白茅(*Imperata cylindrica* Beaauv.var.*koenigii* Durand et Sching)的根含钾盐0.73%，粗糖类混合物为18.8%，其中所含还原糖以葡萄糖定量时为6.8%，其余大部分为蔗糖。还含柠檬酸、草酸、苹果酸、薏苡素(coixol)、白头翁素(anemonin)等。白茅根的利尿作用可能因含多量的钾盐的缘故[1]。

(谢宝忠　孟宪容)

参考文献

[1]Nishimoto K,et al. Structure of arundoin,the triterpene methyl ether from Imperata cylindrical var.media,and Arundo conspicua. *Tertahedron Letters*,1965,27:2245

[2]Nishimoto K,et al. The chemical structures of arundoin, cylindrin and fernenol. *Tetrahedron*,1968,24:735

[3]王明雷,等.白茅根化学成分的研究.中国药物化学杂志,1996,6(3):157

[4]松永公浩(日),等.白茅根中分离到的新血管收缩抑制物质Cylindrene及血小板聚集阻碍物质Imperanene的结构.国外医学中医中药分册,1996,18(3):50

[5]勾建刚,等.白茅根多糖超声提取的优化.时珍国医国药,2007,18(11):2749

[6]宋善俊,等.17种止血中草药的实验研究.新医学,1978,9(2):55

[7]宋劲诗,等.白茅根炒炭后的止血作用研究.中山大学学报论丛,2000,20(5):47

[8]于庆海,等.白茅根药理研究.中药材,1995,18(2):88

[9]岳兴如,等.白茅根抗炎的药理作用.中国临床康复,2006,10(43):85

[10]庞九江,等. 28种中草药对小鼠心肌⁸⁶Rb摄取量的影响.中草药,1981,12(1):23

[11]吕世静,等.白茅根对IL-2和T细胞亚群变化的调节作用.中国中药杂志,1996,21(8):488

[12]付嘉,等.白茅根对小鼠细胞免疫功能影响.黑龙江医药科学,2000,23(2):17

[13]吕世静,等.白茅根多糖对人T淋巴细胞免疫调节效应的研究.中国新药杂志,2004,13(9):834

[14]孙立彦,等.白茅根多糖对小鼠耐缺氧作用的影响.中国医院药学杂志,2008,28(2):96

[15]西安医学院.西安医学院研究技术革新辑要(第一集).1959:210

[16]庭大寿,等.茅根成分の研究.薬学雑誌,1956,76(7):863

[17]阴健.中药现代研究与临床应用(Ⅱ).北京:中医古籍出版社,1995:122

[18]胡步虚.仙茅栀地汤治疗肝病引起衄血25例.陕西中医,1987,18(5):227

[19]陈改娥,等.黄芩白茅根汤治疗火热鼻衄200例临床疗效分析.现代中医药,2002,(4):11

[20]张岩俊.五草茅根汤治疗过敏性紫癜31例.陕西中医,1993,14(9):396

[21]杨克利,等.中药白茅根联合强的松治疗慢性血小板减少性紫癜疗效观察.中国误诊学杂志,2006,6(20):3924

[22]宁改梅,等.生地白茅根汤治疗过敏紫癜68例.中国民间疗法,2009,17(3):27

[23]田佳丽,等.大剂量白茅根治疗顽固性血尿.中国肾脏病杂志,1992,8(4):525

[24]吴江雁,等.白茅根在60例尿血症中的实用体会.新疆中医药,2004,22(3):16

[25]王彦香.白茅根治疗甘露醇所致的血尿16例临床分析.青海医药杂志,2006,36(1):24

[26]王重九,等.杭州止血粉体腔内用止血疗效探讨.浙江中医杂志,1983,(9):416

[27]丁桂清,等.加味白茅根汤治疗慢性肾炎疗效观察.黑龙江医药科学,2001,24(6):10

[28]李明强.自拟白茅根汤为主治疗急性肾炎63例临床观察.安徽中医临床杂志,2000,8(4):311

[29]曾泽涛.白茅根汤治疗肾病综合征出血热50例疗效观察.武警医学,2002,13(8):474

[30]晏荣,等.白茅根为主治疗肾综合征出血热急性肾功能衰竭30例.中国中医急症,2001,(1):20

[31]吕振,等.四妙勇安汤加味治疗慢性肝炎33例疗效观察.江苏中医杂志,1983,(5):16

[32]高燕萍.白茅根汤治疗急性甲型肝炎.中医药研究,1996,(4):44

[33]白王昊,等.白茅根降压茶治疗原发性高血压98例疗效观察.中国现代药物应用,2007,(6):63

[34]王进.白茅根的药理研究及临床所用.中国医药指南,2007,(9):44

[35]薛永峰.白茅根治疗癌症晚期发热109例分析.张家口医学院学报,2001,(2):20

[36]刘佩莉.白茅根汤加复方肝素软膏治疗色素性紫癜苔藓样皮炎112例.辽宁中医杂志,2007,(2):193

[37]刘爱艳,等.白茅根的临床应用.中国民间疗法,2004,(4):33

[38]周智春,等.白茅根颗粒粉治疗宫颈炎临床观察.西部医学,2008,(6):105

[39]王本祥.现代中药药理学.天津:天津科学技术出版社,1997:790

白松塔 Pini Bungeanae Strobilus

bai song ta

本品为松科植物白皮松*Pinus bungeana* Zucc.的球果，又名松塔、松球、松果。味苦，性温。有镇咳祛痰、消炎、平喘功能。主治咳嗽气短、吐白沫痰。

【化学成分】

白松塔含挥发油，含油量为1%左右，长时间放置或日晒干燥处理可使含油量降低到0.2%[1]。挥发油中主要有效成分是柠檬烯(limonene)。从松塔中尚分离出松醇(pinitol)，含量约为0.1%[2]。

【药理作用】

1. 镇咳、祛痰、平喘 以恒压喷雾浓氨水(25%~28% NH_4OH)引起半数小白鼠咳嗽所需喷雾时间为指标，白松塔挥发油中的中性油Ⅰ镇咳有效。给小白鼠灌胃松醇水溶液1 g/kg，有显著的止咳作用。松塔水煎液有明显的祛痰作用。用喷雾法给豚鼠恒压喷入组胺乙酰胆碱混合液(组胺0.2%，乙酰胆碱1%)，每次喷雾10~15 s，松塔水煎剂有一定的平喘作用，挥发油部分有很明显的平喘作用。另外，D-柠檬烯也具有祛痰、止咳、平喘作用[3]。

2. 镇静 给小鼠灌胃松塔煎剂，可减少小鼠的自发活动，具有明显的镇静作用。有文献报道，D-柠檬烯也具有镇静中枢神经作用[3]。

3. 抗炎 给小鼠小量氯气 (0.012~0.03 mg/L空气)，每日1次，每次5~15 min，连续54 d，即可引发成慢性气管炎、支气管炎病理模型。给小鼠灌胃松塔煎剂生药50 g/kg，每日1次，连续10 d。结果表明，松塔煎剂对小鼠慢性支气管炎组织的恢复具有一定的促进作用。长期烟熏致大鼠慢性气管、支气管炎，给大鼠分别灌胃松塔煎剂生药50 g/kg和挥发油乳剂0.3 g/kg，每日1次，连续21 d。煎剂组炎症细胞浸润程度明显减轻，支气管黏膜杯状细胞数明显减少，但挥发油组未观察到上述病变组织的恢复作用[4]。给氯气刺激的慢性气管炎大白鼠灌胃松醇水溶液200 mg/kg，每日1次，连续30 d，病理切片可见腺体病变有所改善，炎症细胞浸润减轻，肺内Ⅱ~Ⅲ级支气管旁淋巴组织增生情况有轻度的恢复，气管黏膜纤毛损害的程度亦有所降低[2]。(+)-松醇能够明显抑制角叉菜胶致大鼠足肿胀[5]。

4. 抗菌 体外实验表明，松塔煎剂及其提取成分，对肺炎球菌、甲型链球菌、卡他球菌和流感杆菌等均有一定的抑制作用，其中以挥发油作用最强。挥发油对上述菌的最低抑制浓度分别为1.31、2.62、5.25、10.5 mg/mL，但其对宋内痢疾杆菌无抑制作用。整体实验证明，小鼠感染肺炎球菌后，挥发油乳剂灌胃给药不能保护小鼠的死亡，而于感染肺炎球菌半小时前腹腔注射挥发油乳剂也无保护作用[4]。松醇无抑制细菌的作用[2]，但能抑制多种真菌生长[6]。

5. 抗肿瘤 D-柠檬烯具有抗肿瘤活性[3]，在0.5、0.625、0.75、1.0 mmol/L能够有效地抑制人胃癌细胞株MGC-803的生长以及诱导凋亡[7]。可用来预防、治疗自发性和化学诱导性肿瘤[3]。研究结果表明几种松塔提取物均能不同程度地抑制U-14（宫颈癌）细胞、S180(实体癌)细胞、Hepa(肝癌腹水)、Mmtv(乳房肿瘤)细胞等的生长，且对正常细胞无明显影响。同时发现它们还有抗HIV活性[8]。

6. 耐缺氧 给小鼠灌胃松塔煎剂，可提高机体对低气压缺氧的耐受能力[4]。

7. 其他 给狗静脉注射松醇溶液36 mg/kg，对血压和呼吸无影响。给家兔腹腔注射松醇溶液60 mg/kg，30 min后血中胆碱酯酶和乙酰胆碱含量无显著变化，但能增强家兔气管纤毛运送机能[2]。在链脲霉素糖尿病小鼠中，口服或腹腔给予松醇均有降血糖作用[9]。给小鼠灌胃松塔煎剂，动物负重游泳时间无显著变化。长期给药(连续14 d)，游泳时间反而缩短，说明无论是一次给药还是长期给药，均无增强体力作用[4]。另外，有报道，松塔中的D-柠檬烯成分具有溶解胆结石的作用[3]。

8. 毒性 ①急性毒性：松塔挥发油对小白鼠的LD_{50}为2.29 g/kg，中毒症状表现为镇静、闭眼、厌食、竖毛、肢体肌肉松弛甚至瘫痪、死亡前呼吸明显抑制和出现阵发性抽搐[3]。②亚急性毒性：给大白鼠分别灌胃松塔煎剂生药50 g/kg和松塔挥发油0.3 g/kg，每日1次，连续45 d。煎剂组给药初期出现厌食、消瘦、竖毛等现象，但经10余日又逐渐恢复正常。大鼠肝功能变化与对照组相比无显著差异。心、脾、肾、结肠及小肠均未见病理改变，且不影响体重变化[4]。给小鼠灌胃松醇水溶液17.5 g/kg，连续观察3 d，未见异常活动，表明松醇毒性较低[2]。

【临床应用】

1. 慢性支气管炎 松塔煎剂、松塔丸剂、复方松塔煎剂(松塔、芦根)治疗慢性支气管炎患者72例,痊愈3例,显效22例,好转45例,无效2例,总有效率达97.2%[10]。临床观察75例患者,松塔制剂祛痰和镇咳显效者55例,占73.3%。在50例喘息型患者中有34人显效,占68%。总疗效据863例统计,单方松塔制剂治疗134例,有效率为91.8%,近控加显效率54.7%;复方松塔制剂治疗729例,有效率92.6%,近控加显效率61.6%[4]。白皮松松塔挥发油片(每片含挥发油0.05 mg)和水煎片(每片0.5 g),每次各服4片,每日服3次,连续3个疗程(1个疗程为10 d),治疗慢性气管炎116例,显效率为32.76%,有效率为77.59%,用药后使痰量减少,痰黏稠度降低,止咳和祛痰疗效分别为68.9%和71.5%[11]。松塔煎剂(白松塔、甘草)服药10~30 d治疗慢性支气管炎,虚寒型痊愈21例,显效32例,好转26例,有效率100%;实热型显效6例,好转11例,无效14例,有效率55%[12]。

2. 不良反应 经统计服用白皮松松塔的117例患者,有副作用者68例,占58.1%,以胃内不适,头晕多见,分别为28.57%和24.06%,次为嗳气、恶心等,其中1例于服药后第2天出现药疹而停药。出现副作用的患者,多数在继续服药中自行消失[11]。

【附注】

1. 日本五针松*Pinus parviflora* Sieb.et Zucc 松塔具有多种生物活性,提取物含有多种不同的生物活性物质,如促进人类白血病细胞株ML-1和U937(human leukemic cell lines ML-1 and U937)诱导分化为类巨噬细胞的活性物质、激活小鼠类巨噬细胞产生诱导分化因子的活性物质。提取液中多糖部分具有抗小鼠肉瘤180(S180)的活性[13]。多糖及其他大分子化合物具有抗流感病毒的活性,使病毒蛋白质合成与依赖RNA的RNA多聚酶活性受到抑制[14]。提取液中抗肿瘤与抗病毒成分的活性与木脂素化物质多糖酚结构有关[15,16]。由碱性水提取液中获得的大分子化合物具有抗人类免疫缺陷病毒(human immunodeficiency virus,HIV)的作用[17]。

此外,提取液中尚含有抗寄生虫成分,其活性与木脂素有关。给1周龄小鼠皮下注射两种与木脂素有关的成分10 mg/kg,可使幼鼠防止口服绦虫卵所致的感染。给4周龄小鼠腹腔注射或灌胃,上述成分,也可产生明显的抗寄生虫作用[13]。

2. 红松*Pinus koraiensis* Sieb.et Zucc. 果壳、皮含有挥发油、皂化物、多糖等成分,果壳挥发油含量达3%,其中有柠檬稀,含量占果壳挥发油总量的30.27%,占果皮挥发油总量的5.92%[18]。红松果壳皂化物中含8-甲基癸酸2.32%,十一碳酸6.59%,肉豆蔻酸2.84%,棕榈酸23.72%,硬脂酸0.11%,油酸25.76%,亚油酸、十八碳二烯酸[12,14,15,17]共38.64%[19]。松果多糖具有抗癌活性,且其活性随其酸性增加而增加。红松塔多糖Ⅰ含23.9%,红松塔多糖Ⅱ含16%,红松子壳多糖Ⅰ含5.13%,红松子壳多糖Ⅱ含4.36%[20]。木脂素类物质具有抗癌、抗病毒和抑制细胞中期有丝分裂等作用。红松果多糖中木脂素Ⅰ含34.5%,木脂素Ⅱ含7.67%[21]。红松的松塔及红松松子壳的抗癌活性成分SK-C和CK-DEF对U-14有一定的抑制作用,但剂量60 mg/kg为佳。60 mg/kg CK-C对S180作用较好,抑瘤率为48.9%。对Hep A的作用相比之下,CK-DEF略好一些,如用阿霉素作阳性对照,生命延长率为21.4%;改用环磷酰胺作阳性对照,CK-DEF作用则更好[22]。

3. 樟子 松针叶及球果可提取抗氧化活性成分,种子可食,含油量达70%,入药后有祛风、补虚的功效,为滋养强壮剂[23]。

(吴春福 李春莉 杨静玉 宋丽艳)

参考文献

[1]山西省革委会卫生局防治慢性气管炎协作组.白皮松松塔有效成分的研究和剂型改革. 中草药通讯, 1973,(2):2

[2]山西医学院气管炎研究室. 松醇的实验研究. 山西医药杂志, 1974,(5-6):64

[3]王伟江.天然活性单萜柠檬烯的研究进展.中国食品添加剂, 2005,(1):33

[4]山西省革命委员会卫生局防治慢性气管炎协作组.用白皮松松塔防治慢性气管炎一年来的概况和体会.山西医药, 1972,(6):1

[5]Singh RK, et al. Anti-inflammatory effect of (+)-pinitol. *Fitoterapia*, 2001,(2):168

[6]Tan RX, et al. Mono- and sesquiterpenes and antifungal constituents from Artemisia species. *Planta Med*, 1999,(65):64

[7]王玲,等.D-柠檬烯对人胃癌MGC803细胞增殖和凋亡的影响. 生命科学仪器, 2009, 7(1):26

[8]刘光明,等.云南松松塔中抗HIV活性成分的研究初报. 大理学院学报, 2009, 8(2):69

[9]Bates SH, et al. Insulin-like effect of pinitol. *Br J Pharmacol*, 2000,(130): 1944

[10]太原市南城区人民医院革命委员会.用松塔制剂治疗慢性支气管炎的初步观察.科技情报,1971,(1):5

[11]江西交叉验证组. 红管药、白皮松松塔治疗慢性气管炎115、116例临床疗效观察.山西医药杂志,1974,(4):12

[12]王素琴.松塔煎剂治疗慢性支气管炎110例临床分析.中医药研究,1994,(6):36

[13]Sakagami H. Antitumor polysaccharides from pine cone. *CA*,1989,110:199188k.

[14]Nagata K, et al. Inhibition of influenza virus infection by pine cone antitumor substances. *Antiviral Res*,1990,13:11

[15]Sakagami H,et al. Molecular species of the antitumor and antiviral fraction from pine cone extract. *Anti cancer Res*,1989,9:1593.

[16]Harada H, et al. Possible involvement of lignin structure in anti-influenza activity. *Antiviral Res*,1991,15:41.

[17]Sakagami H. Anti-HIV(human immunodeficiency virus) agents from pine cones. *CA*,1989,111:28521e

[18]严仲铠,等.红松果壳、皮的精油成分.中草药,1989,20(12):562

[19]刘桂荣,等.红松果壳油化学成分的研究.中国中药杂志,1994,19(7):425

[20]李好枝,等.松果有效成分的研究Ⅳ:红松果多糖中酸性糖的含量测定.中草药, 1995, 26(7):347

[21]李好枝,等.松果有效成分的研究Ⅴ:TLC-UV法测定红松果多糖中木脂素含量.中草药,1996,27(3):147

[22]吕永俊,等.松果有效成分研究Ⅵ:红松与油松松塔及松子壳的抗癌活性. 大理学院学报,2008,7(2):1

[23]郑汉臣.药用植物学.第13版.北京:人民卫生出版社,2001:157

白 术 Atractylodis Macrocephalae Rhizoma bai zhu

本品为菊科植物白术*Atractylodes macrocephala* Koidz的干燥根茎。味甘、苦,性温。有健脾益气、燥湿利水、止汗、安胎功能。用于脾虚食少、腹胀泄泻、痰饮眩悸、水肿、自汗、胎动不安等。

【化学成分】

1. 内酯及挥发成分 主要成分为白术内酯(butenolide)[1]、苍术内酯(atractyloide)、羟基苍术内酯(hydroxyatractylolide)[2]、双白术内酯(biatractylolide)[3]、8β-甲氧基白术内酯(8β-methory-atractynolide)[4]、脱水苍术内酯(anhydroatractylolide)等[5]。白术挥发油中主要含苍术酮(atractylone)、γ-榄香烯(γ-elemene)、瓦伦烯(valencene)、β-榄香烯(β-elemene)、β-愈创烯(β-guaiene)等[6]。

2. 多糖 从白术中分离得到多糖PSAM-1和PSAM-2,测定了单糖组成和分子量[7]。

3. 氨基酸 至少含有17种氨基酸,其中7种是人体必需氨基酸,谷氨酸含量较高,达13.5 mg/g[8]。

【药理作用】

1. 调节免疫功能 灌服100%白术煎剂(相当人用量20倍),能提高氢化可的松模型小鼠脾细胞体外培养存活率,提高Th/Ts比值,纠正T细胞亚群分布紊乱状态,可使低下的IL-2水平显著提高,并能增加T细胞表面IL-2R的表达,表明这可能是白术免疫增强,免疫调节作用的重要机制之一[9]。给小鼠腹腔注射白术多糖20、50、80 mg/kg,连续给药8 d,增加胸腺和脾脏重量,对抗环磷酰胺所致白细胞减少作用,增强腹腔巨噬细胞吞噬功能,并促进T淋巴细胞转化和容血素生成[10]。白术多糖(PAM)在1~20 mg/L体外能直接促进小鼠脾淋巴细胞增殖作用,并在此范围内促进Con A诱导的淋巴细胞转化反应。5 mg/L对PHA诱导的淋巴细胞增殖也有协同作用。给小鼠腹腔注射PAM 10、20、40、60 mg/kg,连续给药7 d,明显促进正常小鼠T淋巴细胞转化并能明显提高IL-2分泌的水平,对氢化可的松造成的免疫抑制小鼠淋巴细胞增殖功能有恢复作用,PAM对淋巴细胞调节与β-肾上腺受体激动剂异丙肾上腺素相关[11]。

2. 抗脑缺血损伤 白术多糖40 mg/kg静脉注射给药,对局灶性脑缺血再灌注大鼠脑损伤有明显保护作用,可减少脑水肿及神经细胞受损程度、改善神经功能缺损状态、减少缺血区中性粒细胞浸润、下调黏附分子-1(ICAM-1)及诱导性一氧化氮合酶(iNOS)表达、减少受损脑组织丙二醛含量,提高超氧化物歧化酶活性,对创伤性脑损伤大鼠水肿程度、脑组织丙二醛含量,超氧化物歧化酶活性同样有明显改善作用[12-16]。

3. 强心 两种不同的受体阻断剂(β-受体阻断剂-普萘洛尔和M-受体阻断剂-阿托品)对蟾蜍进行离体心脏灌流,发现10 μg/mL的白术多糖溶液即可加强心肌的收缩能力。白术多糖溶液在一定质量浓度范围内不影响心率，但升高到500 μg/mL时可使蟾蜍心率增加，至1000 μg/mL时引起心肌过度收缩和心动过速，去药后出现心脏功能衰竭。100 μg/mL的白术多糖对心肌的作用类似于肾上腺素，可被β-受体阻断剂所抑制，M-受体阻断剂对其作用几乎没有影响[17]。双白术内酯(终浓度为$1.19×10^{-5}$ mol/L)能明显降低豚鼠离体右心房肌的收缩力，同时减慢其心率，此作用可完全被阿托品取消；双白术内酯使豚鼠离体左心房肌的正性阶梯作用降低，对左心房肌的静息后增强作用无影响，表明双白术内酯对豚鼠离体心房肌有负性肌力和负性频率作用[18]。

4. 影响胃肠功能 给大鼠灌服白术水煎剂10 mL/kg(含生药0.25 g/mL)能非常显著促进胃排空和肠的推动作用[19]。给小鼠灌胃100 mg/kg的白术水煎剂显著加强胃肠推进运动。阿托品明显抑制白术的兴奋作用，酚妥拉明可部分拮抗白术的兴奋效应，普萘洛尔对白术的兴奋效应无明显影响。因此白术水煎剂能促进实验动物的胃肠运动，随剂量加大而作用增强。这种效应主要通过胆碱能受体介导，α-受体可能通过某种间接途径参与其调节机制，与β-受体关系不大[20,21]。25%白术水煎剂，每只2 mL，灌胃给药对运动应激性胃溃疡大鼠胃组织有明显保护作用，其保护机制可能与降低大鼠胃组织中自由基含量，增强SOD活性和提高HSP-70的表达有关[22]。

5. 抗肿瘤 白术挥发油乳剂0.025、0.05、0.1 mL/kg灌胃给药，对小鼠肉瘤S180有明显抑制作用，抑瘤率分别为21.3%、32.5%、48.0%，其抑瘤作用可能通过抑肿瘤细胞凋亡相关基因Bcl-2的表达从而起到抑瘤作用[23]。白术挥发油250、125 μg/mL体外PG细胞的生长抑制率分别为58.58%、16.84%，进一步证实白术挥发油对PG细胞增殖具有抑制作用，并且这种作用呈剂量依赖性。其中抑制PG细胞增殖作用可能是通过阻止PG细胞通过G1/S期转换点来实现[24]。

6. 影响子宫平滑肌 白术的醇提物与石油醚提取物对未孕小鼠离体子宫的自发性收缩及对催产素、益母草引起的子宫兴奋性收缩均呈显著抑制作用，且有量效关系。白术的醇提液还能完全对抗催产素引起豚鼠在体怀孕子宫的紧张性收缩。醇提液作用最强，水提液作用最弱。因此，白术的安胎成分可能主要是脂溶性的，并提示白术对子宫平滑肌具有直接作用[25]。白术内酯I(B)、4,15-环氧羟基白术内酯(C)、白术内酯Ⅲ (D)28.56 μmol/L浓度即能明显降低离体大鼠子宫平滑肌静息张力、收缩力和运动能力；抑制由催产素(Oxy)和乙酰胆碱(Ach)介导的子宫痉挛；抑制高钾去极化下$CaCl_2$引起的子宫收缩，但对子宫的最大反应无明显影响；抑制无Ca^{2+}溶液中催产素引起的子宫收缩，但对胞外Ca^{2+}的内流没有显著抑制；B可降低子宫自发运动前的发放频率，但C和D没有显著作用。因此，白术内酯B、C、D显著抑制大鼠离体子宫平滑肌运动，其作用与胆碱能系统的抑制及Ca^{2+}的运动有关[26]。

7. 利尿 给不麻醉犬静脉注射白术煎剂0.05~0.25 g/kg，尿量增加可达9倍以上。且在用药5 h后尿量仍高于正常。灌胃给药1~3 g/kg尿量可增加2~3倍，且多数在用药6~7 h仍高于正常。白术不仅增加水的排泄，也促进电解质特别是钠的排泄。且钠的排泄还胜于水的排泄，它不影响垂体后叶素的抗利尿作用，因此，白术增加水的排泄，可能不是影响水的重吸收，而是继发于电解质重吸收的减少，既有汞撒利排泄氯、钠的作用，又有增高尿中二氧化碳容量，pH值以及增加钠排泄，减少铵排泄的醋唑磺胺样的特点[27]。

8. 抗衰老 给老年小鼠灌胃白术水提取液(生药10、20 g/kg)，连续给药15 d可明显提高老年小鼠红细胞SOD活性，抑制脑组织单胺氧化酶B (MAO-B)活性，对抗小鼠及人红细胞自氧化溶血，10 μg/mL时作用最强。在0.05~2.25 μg/mL浓度时明显抑制黄嘌呤氧化酶反应系统的发光强度，但对黄嘌呤氧化酶无抑制作用，说明白术有清除O_2^-的作用[27]。白术多糖0.28 g/kg，连续灌服45 d，对D-半乳糖致衰老大鼠脑皮质神经细胞SOD以及GSH-Px的活性明显增强，MDA的含量明显降低，脑神经DND损伤明显减轻。说明白术多糖具有增强大鼠神经细胞抗氧化能力及减少DNA损伤的作用[28]。

9. 影响腹膜孔 给20~25 g小鼠腹腔注射白术水煎液(生药0.2 g/mL)2.0 mL，用腹腔调控研究，以扫描电镜和计算机图像处理进行观察和定量处理，结果发现白术显著的开大腹膜孔，并使腹膜孔开放数目增加，分布密度明显增高。根据腹膜对腹水的转归机制，白术可能有良好的治疗腹水作用[29-31]。

【临床应用】

1. 脑梗死 临床用半夏白术天麻汤辅助治疗脑梗死46例，14 d为一疗程，共观察2个疗程。治愈8例，显效26例，好转8例，无效4例。患者恢复生活自理能力疗效满意[32]。

2. 高血压 半夏白术天麻汤加减治疗38例老年性高血压病，治疗组有效率达94.73%；明显优于对照组(口服硝苯地平)73.68%[33]。痰浊中阻型高血压病48例，半夏白术天麻汤加味治疗，4周后统计疗效。结果：显效31例，有效15例，无效2例，总有效率94.74%[34]。

3. 腹泻 采用参苓白术散(党参、白术、茯苓、砂仁、山药等)配合西药治疗糖尿病肾病腹泻30例，治疗组有效率92%，对照组(单纯西药)有效率54.3%，差异显著[35]。小儿腹泻用七味白术散(党参、白术、茯苓、藿香、木箱等)加味治疗。经治89例，治愈76例，好转11例，无效2例，总有效率97.8%[36]。

4. 结肠炎 溃疡性结肠炎(42例)给予思密达加白术芍药散辨证，对照组口服思密达，治疗4~8周评价疗效。结果：治疗组总有效率90%，对照组70%[37]。参苓白术汤加味治疗慢性溃疡性结肠炎49例，治疗组临床痊愈31例，显效9例，有效6例，无效3例，总有效率93.88%[38]。

5. 脊椎病 120例颈椎病患者予半夏白术天麻汤，治疗3周。临床痊愈36例，显效60例，有效16例，无效8例，总有效率93.3%。临床痊愈者随访1年无复发[39]。参苓白术散加味合正脊手法治疗腰椎间盘突出症108例，总有效率95.4%[40]。

6. 头痛 对血管性头痛，用川芎嗪联合半夏白术天麻汤治疗，疗程10 d。经治25例，临床痊愈16例，显效7例，有效1例，无效1例，总有效96%；对照组(口服尼莫地平等西药)总有效71%[41]。对于痰浊上扰型头痛，用半夏白术天麻汤加味合头痛宁胶囊治疗100例。临床治愈52例，显效20例，有效15例，无效13例，总有效率87%；对照组100例的总有效率为63%[42]。

7. 眩晕 以半夏白术天麻汤治疗眩晕证属痰浊内热型者100例，与苯海拉明治疗60例做对照。两组的总有效率分别为96%和56.7%，提示半夏白术天麻汤对痰浊内阻型眩晕疗效可靠[43]。半夏白术天麻汤配合西药治疗梅尼埃病58例，显效率为96.6%，治愈率为70.7%[44]。

8. 水肿 鲤鱼白术汤加减治疗妊娠水肿60例，治疗后痊愈41例，有效11例，无效8例，总有效率86.7%，对妊娠水肿的预防和治疗有一定意义[45]。半夏白术天麻汤配合西药治疗放射性脑水肿24例，西药治疗24例(对照)。治疗14 d后，两组的总有效率分别为91.67%和75%，差异显著，同时降低了反跳发生率[46]。

9. 其他 参苓白术散结合中药敷脐治疗治疗小儿厌食症，7 d一疗程，治疗2~3个疗程。观察组50例中显效42例，好转6例，无效2例，总有效率98%[47]。参苓白术散用来治疗慢性乙型肝炎取得较好疗效[48]。参苓白术散合玉屏风散治疗小儿慢性咽炎62例，总有效率91.94%，优于六神丸合头孢克洛治疗效果(56.45%)[49]。

(师海波　周重楚　苗艳波)

参考文献

[1]刘国声，等.白术根茎挥发油的化学成分.植物学报，1980，4:395

[2]王燕生，等.白术成分的研究(Ⅰ).陕西新医药，1980，9(4):47

[3]林永成，等.中药白术中一种新的双倍半萜内酯.中山大学学报，1996，35(2):75

[4]Zhong-liang Chen,et al. A sesquiterpene lactam from artractylodes macrocephala. *Phytochemistry*，1997，45(4):765

[5]王燕生，等.白术化学成分的研究(Ⅱ).中草药，1985，16(10):7

[6]张强，等.白术挥发油成分的分析.华西药学杂志，1997，12(2):119

[7]池玉梅，等.白术多糖的分离纯化和化学结构研究.中药材，2001，24(9):647

[8]王志奇，等.野生植物灰叶堇菜、白术中氨基酸含量分析.氨基酸和生物资源，2004，26(2):77

[9]余上才，等.枸杞子和白术免疫调节作用的实验研究.上海免疫学杂志，1994，14(1):12

[10]汤新慧.白术多糖对小鼠免疫功能的影响.中医研究，1998，11(2):7

[11]毛俊杰，等.白术多糖对小鼠淋巴细胞功能的调节.免疫学杂志，1996，12(4):233

[12]王光伟，等.白术多糖对局灶性脑缺血再灌注大鼠的神经保护作用.食品科学，2009，30(15):220

[13]王光伟，等.白术多糖对局灶性脑缺血再灌注后诱导型一氧化氮合酶的影响.食品科学，2009，30(19):273

[14]王光伟，等.白术多糖对局灶性脑缺血再灌注老年大鼠脑水肿的影响.食品科学，2009，30(17):302

[15]王光伟，等.白术多糖对大鼠脑缺血再灌注期炎症反应的影响.食品科学，2009，30(9):216

[16]王光伟，等.白术多糖对大鼠创伤性脑损伤后脑水肿的影响.食品科学，2008，29(6):675

[17]马雪泷，等.白术多糖对离体蛙心生理功能的影响.黄山学院学报，2007，(2):100

[18]蒲含林，等.双白术内酯对豚鼠离体心房肌的作用.中国药理学通报，2000，16(1):60

[19]朱金照，等.白术、藿香等中药对胃排空、肠推进影响的实验研究.中国中医基础医学杂志，2000，6(1):21

[20]马晓松，等.白术对动物胃肠运动的作用及其机制的探讨.中华消化杂志，1996，16(5):261

[21]马晓松，等.白术促进小鼠胃肠运动机制的探讨.中国医院药学杂志，1995，15(1):167

[22]王小梅，等.白术对运动应激性溃疡大鼠胃组织中自由基含量及HSP-70表达的影响. 天津体育学院学报，2008，23(5):453

[23]王郁金，等.白术挥发油对小鼠S180的抑瘤作用及瘤组织凋亡相关基因Bcl-2表达的影响. 陕西中医学院学报，2008，31(5)：69

[24]朱庆均.白术挥发油对人肺癌细胞株PG细胞增殖和细胞周期的影响. 中国中医药科技，2008，15(6)：428

[25]周海虹，等.白术提取物对子宫平滑肌作用的研究.安徽中医学院学报，1993，12(4)：39

[26]Zhang Yi-Qian，et al. Antagonistic effects of 3 sesquiterpene lactones from Atracty lodes macrocephala Koidz on rat uterine Contraction in vitro. *Acta Pharmacol Sin*，2000，21(1)：91

[27]吕圭源，等.白术抗衰老作用研究.现代应用药学，1996，13(5)：26

[28]马庆华，等.白术多糖对D-半乳糖致衰大鼠神经细胞抗氧化作用研究.中国老年学杂志，2006，(12)：60

[29]李继承，等.腹膜孔的药物调节和计算机图像处理.中国医学科学院学报，1996，18(3)：210

[30]吕志连，等.白术、党参、黄芪对小鼠腹膜的调节作用的实验观察.中医杂志，1996，37(9)：561

[31]吕志连，等.健脾宜气中药治疗腹水机制的研究.中药药理与临床，1996，4：11

[32]李娟.半夏白术天麻汤辅佐治疗脑梗死临床观察.中国乡村医药杂志，2009，16(1)：44

[33]张明清.半夏白术天麻汤加减治疗老年高血压病38例临床观察.实用中西医结合临床，2010，10(2)：19

[34]郭向华.半夏白术天麻汤加味治疗痰浊中阻型高血压病48例.河北中医，2009，31(6)：870

[35]程孝雨.参苓白术散配合西药治疗糖尿病肾病腹泻30例.山西中医，2009，30(12)：1594

[36]唐涛，等.七味白术散加味治疗小儿泄泻89例.实用中医药杂志，2010，26(6)：385

[37]李晟，等.白术芍药散联合传统方法治疗溃疡性结肠炎87例.海峡药学，2009，21(8)：130

[38]任天彬.参苓白术汤加味治疗慢性溃疡性结肠炎49例.福建中医药，2010，41(2)：39

[39]高春梅.半夏白术天麻汤治疗椎动脉型颈椎病120例临床观察.河北中医，2009，31(6)：868

[40]冯灵通，等.参苓白术散加味合正脊手法治疗腰椎间盘突出症108例.福建中医学院学报，2010，20(3)：51

[41]朱文峰.川芎嗪联合半夏白术天麻汤治疗血管性头痛.现代中西医结合杂志，2009，18(36)：4512

[42]魏建功，等.半夏白术天麻汤加味合头痛宁胶囊治疗痰浊上扰型头痛100例效果观察.卫生职业教育，2010，28(11)：138

[43]周艳芳，等.半夏白术天麻汤治疗眩晕100例临床观察.内蒙古中医药，2009，8：6

[44]潘丽君.半夏白术天麻汤配合西药治疗梅尼埃病58例.中医药临床杂志，2009，21(5)：392

[45]高翠霞，等.鲤鱼白术汤加减治疗妊娠水肿60例疗效观察.世界中西医结合杂志，2009，4(2)：123

[46]肖枚生，等.半夏白术天麻汤合西药治疗放射性脑水肿48例.安徽中医学院学报，2009，28(3)：20

[47]赖崇杰.参苓白术散结合中药敷脐治疗治疗小儿厌食症50例.中国民族民间医药，2010，19(11)：102

[48]李海波.参苓白术散治疗慢性乙型肝炎41例.实用中西医结合临床，2009，9(1)：43

[49]黄莺飞，等.玉屏风散合参苓白术散治疗小儿慢性咽炎62例.广西中医药，2009，32(3)：30

白 矾

Alumen
bai fan

本品为硫酸盐类矿物明矾石经加工提炼而成的结晶，煅后称枯矾。味酸、涩，性寒。明矾外用具有解毒杀虫，燥湿止痒功能；内服止血止泻、祛除风痰。外治用于湿疹、疥癣、脱肛、痔疮、聤耳流脓；内服用于久泻不止、便血、崩漏、癫痫发狂。枯矾具有收湿敛疮、止血化腐的作用，只供外用。用于湿疹湿疮、脱肛、痔疮、聤耳流脓、阴痒带下、鼻出血、齿衄、鼻息肉等。

【化学成分】

明矾为碱性硫酸铝钾$KAl_2(SO_4)_2(OH)_6$，其中K_2O为11.4%，Al_2O_3为37.0%，SO_2为38.6%，H_2O为13.0%。白矾为硫酸铝钾$KAl(SO_4)_2 \cdot 12H_2O$[1]，本品煅制后成为枯矾，其组成元素硫、钾、铝、氧发生明显变化，前三者分别增加9.05%、4.95%、1.83%，而氧则下降17.30%[2]。

【药理作用】

1. 抗惊厥 矾石粉以4.67和0.467 g/kg剂量灌胃给药，每天1次，连续7 d，对电刺激及腹腔注射二甲弗林和士的宁等化学方法造成的惊厥均有明显的拮抗作用，可明显降低惊厥发生率，但作用强度低于阳性药苯巴比妥钠组[3]。

2. 镇痛 将明矾以500 mg/kg剂量于小鼠灌胃给药，通过热板法及醋酸扭体法，证明明矾具有明显的镇痛作用，能提高小鼠基础痛阈，抑制扭体反应发生，并能阻断神经干及感觉神经末梢的传导，作用强度与剂量相关[4]。

3. 利胆 明矾以0.6 g/kg剂量大鼠十二指肠给药，具有明显的利胆作用[5]。

4. 抗微生物、抗寄生虫

(1)抗菌 纸碟法试验表明，0.5%~5%的矾液对变形杆菌、绿脓杆菌、炭疽杆菌、金黄色葡萄球菌和白色念珠菌、痢疾杆菌、伤寒杆菌、副伤寒甲杆菌等有明显抑制作用，对链球菌、肺炎球菌、脑膜炎球菌、白喉杆菌作用次之。白矾对兼性厌氧菌、厌氧菌产气荚膜杆菌和其他口腔杂菌抑制作用最强，对破伤风杆菌和淋病双球菌也有明显的抑制作用。表皮癣菌、毛霉菌等真菌对白矾高度敏感[6]。白矾对枯草杆菌、石膏样小孢子菌、红色毛癣菌、申克孢子丝菌、新型隐球菌等也均有明显的抑制作用，其最小抑菌浓度(MIC)在3.125~6.25 mg/mL[7]。

(2)抗阴道滴虫 明矾液(10%)在试管内(培养液与药液之比为1:1)有明显抗阴道滴虫作用[8]。

(3)影响肠道菌群 用白矾0.25、1 g/kg两个剂量喂饲小鼠0.5、2、3个月。可见动物肠道中生理性细菌双歧杆菌和乳杆菌数量明显下降，大肠杆菌菌量显著上升。双歧杆菌对小鼠肠道黏膜的黏附率明显低于对照组，大肠杆菌则相反，而且服用白矾时间越长，对肠道微生态平衡影响越大，停药恢复5周后，小鼠紊乱的肠道菌群和两种试验菌对小鼠肠道黏膜的黏附率均基本恢复正常。表明小鼠长期服用白矾引起的肠道菌群失调只是一种暂时的菌量变化[8,9]。

5. 抗早孕 10%明矾水溶液2 g/kg给小鼠灌胃17 d，可明显抑制雌性小鼠受孕，其抗生育率达74%；以同样剂量给小鼠灌胃6~8 d，抗着床率达82%，同时可对抗雌激素促使子宫增生。上述实验表明明矾对生殖功能有一定的影响[10]。

6. 其他 明矾具有收敛作用，内服刺激性很大，一般均外用，可止汗、硬化皮肤(特别是足部)；还可用于抗溃疡(浓度1%~5%)；以明矾棒或粉剂直接放于出血点，可止血；明矾水在体外能使血清立即沉淀，有较强凝固蛋白作用[2]。

7. 药代动力学 正常小鼠腹腔注射白矾1 g/kg，脑内铝含量比对照组增加107%；而由戊四氮致血脑屏障通透性升高小鼠腹腔注射0.25、1 g/kg白矾后，脑中铝含量分别比对照组高67.7%和197.1%。可见白矾、白矾炮制中药中的铝在小鼠血、脑中的分布与给铝量有关，白矾炮制中药不会促进其中铝的吸收，而戊四氮引起小鼠血脑屏障通透性升高对铝进入脑中却有促进作用[11,12]。新近报道采用高效毛细血管电泳法测定口服白矾、氢氧化铝、氯化铝60 d的小鼠血、脑中铝含量，结果均高于空白对照组；但停药14 d后铝含量恢复正常，而氯化铝大剂量组小鼠脑铝含量恢复较慢，说明铝在小鼠体内的代谢、排泄与所用含氯化合物的化合状态有关[13]。

8. 毒性 用矾石矿尘给大鼠以非暴露式气管内染尘，总量每只50 mg，结果表明矾石矿尘可明显导致大鼠肺纤维化[2]。另有报道，白矾以1、0.42、0.1 g/kg剂量给大鼠灌胃，可降低大鼠学习记忆能力，损伤海马组织细胞[14]。以14.25 mg/kg剂量给小鼠灌胃60 d，也出现学习记忆障碍，同时伴有血清ALT、BUN升高，出现肝、肾功能损伤的毒副反应[15]。

【临床应用】

1. 出血 用2%明矾溶液口服，治疗食管静脉破裂出血23例，有效21例。另外以6%的明矾液口服或灌肠，治疗胃出血或大肠出血，效果明显。以1%明矾液灌注于膀胱，可治疗膀胱大出血，有效率达100%。与儿茶组方，口服，每日3~4次，连续2~3 d，可治疗肺结核咯血，止血效果明显[16]。

2. 肝炎 以单味药白矾粉装入胶囊，口服，每次1 g，每日3次，用于改善肝功能，对于肝硬化引起的黄疸及阻塞性黄疸均有明显疗效[1]。白矾与青黛(1:6)组方，制成蜜丸，每次10 g，每日3次，用于治疗急性黄疸型肝炎及慢性活动性肝炎269例，疗效显著，作用明显，治疗2周后总胆红素(TBIL)及转氨酶(ALT)明显好转，特别是用于肝胆湿热证，作用尤为突出[2,17]。

3. 腮腺炎 新鲜仙人掌和白矾混合、捣烂，外敷，治疗小儿腮腺炎32例，有效率达100%[18]。

4. 静脉炎 新鲜仙人掌和白矾混合、捣烂，外敷，治疗中毒静脉炎56例，有效率达100%[19]。

5. 班氏丝虫性鞘膜积液 将10 g明矾粉、1 g普鲁卡因加入100 mL蒸馏水中，注射于有积液的局部。每抽100 mL积液，注入5~7 mL明矾药液，用于治疗班氏丝虫性鞘膜积液，作用明显。在53例治疗患者中，总有效率为84.8%[20]。

6. 慢性中耳炎 用10%白矾液滴耳，每日1次。50例中用药2~15次后，痊愈32例，显著进步14例[2]。

7. 小儿流涎 在5 000 mL热水中加入白矾200 g，每天早晚各1次频洗两足，7 d为一疗程，有明显的治疗效果[21]。

8. 子宫脱垂 用10%白矾甘油注射液注射于子宫双侧韧带处，每侧5 mL，共治疗Ⅱ度和Ⅲ度子宫脱垂患者100例。结果：5例无效，15例好转，其余均获痊愈。此外,也有用白矾粉直接喷洒于脱出的子宫体及穹窿部进行治疗[2]。

9. 内痔 用白矾制成15%或18%注射液注入痔核,对各期内痔及混合痔合并黏膜脱垂均有效果,且疗程短,副作用少。一般在治疗后5~7 d痔核可脱落,绝大多数1~2周愈合[12]。以1%明矾液20 mL灌肠,对混合痔切扎术后患者肛瘘、肛裂切除术后患者总有效率达94%[22]。

10. 脱肛 10%明矾注射液,于肛门四周做点状注射,治疗18例,经3个月随访,均获痊愈[2]。另有报道,以明矾为主组成的复方明矾注射液,不仅对成年患者的直肠脱垂,而且对小儿直肠脱垂均有明显疗效,有效率均为100%,年龄最小的仅为半个月[22-24]。

11. 其他 白矾还可用于治疗胃及十二指肠溃疡[2,25]。

12. 毒副作用 大剂量白矾刺激性很大,可引起口腔喉头烧伤、呕吐、腹泻、虚脱,甚至死亡。白矾中毒后可用牛奶洗胃,并用铁盐作为抗酸剂[2]。

(徐惠波 孙晓波)

参 考 文 献

[1]江苏新医学院. 中药大辞典(上册).上海:上海人民出版社,1977:680

[2]陈宪平,等. 白矾与枯矾的超微结构、元素组成成分及作用机制研究. 南京中医药大学学报,1996,12(3):28

[3]文磊,等. 灭囊灵及其主要成分的抗惊厥作用. 中药新药与临床药理,1999,10(1):24

[4]杜旭,等. 中药青龙衣镇痛机制的研究. 哈尔滨医科大学学报,1997,31(1):30

[5]韩进庭. 白矾的药理作用及临床应用研究. 现代医药卫生,2006,22(24):3763

[6]马建文. 白矾对厌氧菌和真菌的抑制作用研究. 云南中医杂志,1990,(3):36

[7]冯宝玲,等. 白矾(Alumen)抗真菌和抗细菌的实验研究及临床意义. 中华微生物学和免疫学杂志,1993,13(3):147

[8]严梅桢,等. 白矾对小鼠肠道菌群的影响. 中国中药杂志,1998,23(12):743

[9]严梅桢,等. 白矾对小鼠肠道微生态平衡的影响. 中国中药杂志,1999,19(9):541

[10]李淑莲,等. 明矾抗早孕药理实验初探. 中医药学报,1995,(5):14

[11]伍迎红,等. 白矾和白矾炮制中药中的铝含量及其在小鼠血、脑中分布的比较研究. 中国中药杂志,1999,24(2):84

[12]伍迎红,等. 白矾中的铝在正常及血脑屏障通透性升高小鼠血、脑内的分布. 中国中药杂志,1999,24(4):234

[13]伍迎红,等. 高效毛细血管电泳法研究口服铝制剂对小鼠血清和脑组织中铝含量的影响. 中国中药杂志,2004,29(1):59

[14]和喜梅,等. 白矾对大鼠学系记忆能力的影响. 郑州大学学报(医学版),2006,41(6):1075

[15]伍迎红,等.白矾、氢氧化铝和氯化铝对小鼠学习、记忆及肝肾功能影响的比较研究,中国中医药信息杂志,2004,11(11):971

[16]宁在兰,等. 血证运用白矾古今谈. 辽宁中医杂志,1995,22(11):518

[17]林吉,等. 青白保肝丸护肝作用的临床疗效观察. 新中医,2000,32(3):41

[18]卢立军.仙人掌和白矾外敷治疗小儿腮腺炎32例分析. 中国误诊学杂志,2007,7(22):5378

[19]张爱华,等. 仙人掌加白矾治疗重度静脉炎56例.中国民间疗法,2007,15(7):9

[20]毛协仁,等. 明矾治疗班氏丝虫性鞘膜积液53例. 山东中医杂志,1995,14(12):549

[21] 谭秋. 白矾洗足治疗小儿流涎. 云南中医杂志,1990,(6):24

[22]李国年.明矾灌肠治疗痔瘘术后并发症50例. 江苏中医,1995,16(5):23

[23]杨伟. 复方明矾注射液治疗小儿直肠脱垂123例. 广西中医药,1999,22(1):30

[24]张进东,等. 明矾注射液的制备及临床应用. 中国医院药学杂志,1999,19(5):317

[25]郁祖祺. 白金丸的应用. 中成药研究,1990,(11):37

白 果 Ginkgo Semen bai guo

本品为银杏科植物银杏*Ginkgo biloba* L.干燥成熟的种子。味甘、苦、涩,性平,有毒。敛肺定喘,止带缩尿。用于痰多喘咳、带下白浊、遗尿尿频。

【化学成分】

其化学成分有黄酮类化合物、酚类、萜类、生物碱、有机酸类、醇类等[1],酚酸类成分含量较高,有白果酸

(ginkgolic acid)、氢化白果酸(hydroginkgolic acid)、氢化白果亚酸(ginkgolinic acid)、白果酚(ginkgol)、白果二酚(bilobol),还有漆树酸(anacardic acid)[2]、银杏内酯(bilobalide)、银杏醇(ginnol)、五碳多糖等[3]。

【药理作用】

1. 呼吸系统 白果乙醇提取物给小鼠腹腔注射可使呼吸道酚红排泌增加。灌胃给药对小鼠氨雾所致咳嗽无明显镇咳作用。对离体豚鼠气管平滑肌表现微弱的松弛作用[4]。白果注射液对哮喘小鼠模型在足三里注射,显著降低哮喘小鼠模型肺质量,同时有效降低肺组织嗜红细胞和白细胞总数。降低血清中IgE、IL-4、IL-5、IL-13的水平。提示白果注射液注射足三里时对哮喘有治疗作用[5]。

2. 抗菌 白果对多种革兰阳性和革兰阴性细菌均有抑制作用,对葡萄球菌、链球菌、白喉杆菌、炭疽杆菌、枯草杆菌、大肠杆菌、伤寒杆菌[6]、幽门螺旋杆菌[7]等有不同程度的抑制作用。对结核杆菌的抑制作用不受加热影响,对常见的致病性皮肤真菌亦有不同程度的抑制作用[7]。其中,抑菌作用较强的为白果酸、白果酚。另外,从提取果仁分离纯化出抗菌蛋白,对黄瓜镰刀孢菌、瓜类炭疽、小麦全蚀病菌等真菌有很强的抑制作用,对金黄色葡萄球菌、大肠杆菌等细菌也有一定的抑制作用,并且具有抑制HIV-1反转录酶的活性[8-10]。

3. 耐缺氧、抗疲劳及延缓衰老 白果汁喂饲小白鼠,可提高机体耐缺氧的作用,且显著增加小鼠抗疲劳的能力,尤其是抗运动疲劳(游泳时间长短及爬杆时间长短)的能力;银杏种仁对小白鼠红细胞有明显的影响,饮用银杏种仁浆汁30 d后,小白鼠红细胞SOD的活力单位平均为467.90±24.85,说明银杏种仁对延缓动物机体衰老(SOD活力下降)具有一定的效果[11]。

4. 其他 ①白果二酚500 mg/kg对蛙心无影响,对兔有短暂降压作用。可促进组织胺释放,引起毛细血管通透性增加。②白果水提物对6-磷酸葡萄糖脱氢酶、苹果酸脱氢酶和异柠檬酸脱氢酶有抑制作用[4]。银杏果制成袋泡茶,具有抗自由基、抗血栓形成、降低血液黏度、改善微循环作用[12]。③白果白蛋白具有较好的体外清除活性氧和保护DNA损伤的活性[13]。

5. 毒性 人多食炒白果和煮白果亦可中毒[14]。白果酸和银杏毒有溶血作用[3]。中毒患者进行脑脊液检查可发现细胞增多及蛋白增加[15]。在Hen's egg test (HET)中,给予白果酸(16%)和biflavones(6.7%)1.8 mg/egg可导致半数鸡胎死亡[15]。目前认为白果中主要致敏成分为酚酸类物质(亦称烷基酚类化合物),也有4′-O-甲基吡哆醇(4′-O-methyl pyridoxine,MPN)的致敏报道[16]。

【临床应用】

1. 肺结核 白露前后2~3 d内采收银杏,浸没在瓷缸中的菜油内,密封浸泡80~100 d,时间长者尤佳。每日早饭前和睡前各服1枚,60枚左右可愈[17]。

2. 哮喘及气管炎 运用自拟方紫蚧散(紫河车一具、蛤蚧两对、冬虫夏草)缓治其本,白龙汤(白果、地龙、苏子、五味、炙麻黄、磁石)急治其标,治疗顽固性哮喘36例,显效10例,有效23例,无效3例,总有效率达92%[18]。用麻黄、法夏、白果仁、白芥子等研成极细粉末,于神阙、定喘穴敷蚕豆大小药末团,用乙醇湿润,用胶布固定治疗小儿急性支气管炎58例,有效率86.2%[19]。

3. 梅尼埃综合征 优质白果仁30 g(有恶心、呕吐症状者加入干姜),共研细末,4等份,每次1份,早晚饭后各服1次,温开水送下,无禁忌。一般服用4~8次即可痊愈[20]。

4. 酒刺(青春蕾) 每晚睡前将患部用温水(不用肥皂)洗净,将去壳果仁以刀片切出平面,频搓患部。每次按酒刺多少用1~2粒,次日早晨洗去。一般用药7~14次痊愈,共治116例[21]。

5. 痔疮出血 白果15 g、藕节9 g,水煎服,每日2次。一般1~2剂即愈[22]。

6. 不良反应 幼儿7粒以上,成人40粒以上,可出现中毒,中毒时间可在食后1 h之后。症状以中枢神经系统为主,表现为呕吐、昏迷、嗜睡、惊厥或神志呆钝,体温上升,呼吸困难,面色发绀,瞳孔缩小或扩大,对光反应迟钝及腰痛泄泻等[23]。6例白果所致接触性皮炎,头面部皮损以红斑肿胀为主要表现,手部皮损除红斑外出现丘疹。皮损经治疗1~2周消退[24]。

【附注】

1. 外种皮 银杏外种皮中含有多糖、微量元素、苷类、二酚类、有机酸、氨基酸、蛋白质、黄酮类化合物等物质[25]。

(1)心血管、呼吸系统 静脉注射银杏外种皮水溶性提取物能显著降低麻醉犬血压。重复给药易致耐受性,对心率无影响。但使犬左室压降低。左室压下降特点与血压下降相似。大鼠离体心脏灌流表明,可使主动脉输出量减少,冠脉流量增大,总心输出量减少。另外,尚能增加离体兔耳血管灌流量[26]。银杏外种皮水溶性成分有较好的镇咳祛痰、对抗过敏介质和抗原、对呼吸道平滑肌的解痉、降压、增加冠状动脉血流量、减少心血输出量、降低心肌耗氧量、提高耐缺氧能力的作用[27]。

(2) 免疫抑制及抗过敏 给小鼠灌胃100、200 mg/kg,每日2次,共7 d,有增强免疫作用[28]。同一剂量腹腔注射明显抑制大鼠颅骨骨膜肥大细胞脱颗粒,体外对抗原诱发的致敏豚鼠回肠平滑肌收缩有显著抑制作用,并抑制肺组织释放组胺和慢反应物质[29]。银杏甲素可能是银杏外种皮水溶性成分中主要的抗过敏物质[30]。

(3)抗真菌 0.1%的银杏甲素及乙素对25种真菌生长的抑制率分别为92%、53%。0.1 g银杏乙素抑制真菌生长效果相当于0.5 g克霉唑,而0.1%的银杏甲素抑制真菌生长效应大于0.1%的银杏乙素及0.5%的克霉唑[31]。银杏的外种皮水提取物100倍液对苹果炭疽病、柑橘树脂病和炭疽病菌有明显的抑制作用。有机醇提取物100倍液对炭疽病菌抑制率为87.9%~100%;20倍液对茄子朱砂叶螨、桃蚜、菜青虫的防治率达80%以上[32]。

(4)抗肿瘤 外种皮中含有丰富的多糖(GBEP)。研究发现,GBEP体外给药对多种癌细胞具有直接抑制作用[32,33]。GBEP可针对恶性肿瘤发生机制的多环节、多靶点发挥抗肿瘤综合作用[34]。

(5) 耐缺氧及抗氧化 银杏外种皮水溶性成分,可延长常压缺氧小鼠的存活时间。还能降低腹腔注射异丙肾上腺素小鼠的耗氧量。对小鼠氰化钾、亚硝酸钠中毒有良好的缓解作用[20]。给老年小鼠灌胃银杏外种皮水提醇沉后的水溶干燥物,组织学观察可见脾脏组织色素颗粒比对照组显著减少。1×10^{-5}、2.5×10^{-5}、5×10^{-5}及1×10^{-4}g/mL的浓度对体外黄嘌呤-黄嘌呤氧化酶体系产生的$\cdot O_2^-$有显著抑制作用[35]。

(6)毒性 研究发现外种皮中含有较多的银杏酸(GAs),银杏酸是银杏中除了黄酮和内酯外的另一具有重要生理活性的组分,具有致敏性、细胞毒性和免疫毒性等作用,在传统意义上是银杏产品中的有毒成分。

2. 银杏叶 为银杏科植物银杏的干燥叶,主要成分为黄酮类化合物和萜类化合物,其中有效总黄酮占24%,以槲皮素、山柰酚、异鼠李素及其苷类为主,萜类占6%,以银杏内酯、白果内酯为主,微量元素有铁、铜、锰、锌及宏量元素钙、镁等[36]。

药理研究表明,银杏叶具有扩张血管、抗血小板激活因子(PAF)受体拮抗剂、降低血清胆固醇、松弛支气管平滑肌、抗氧化、消除和抑制氧自由基作用。从银杏叶中提取的银杏苦内酯,经动物实验表明,具有抗缺血性心律不齐、改善脑循环、抗胃溃疡、改善某些肝功能障碍、治疗肾脏免疫性损害、影响下丘脑内分泌功能、调节免疫、抗缺氧的脑保护作用等多种药理活性[36-38]。

(吴春福 李春莉 杨静玉)

参 考 文 献

[1]游松, 等. 银杏的化学及药理研究进展.沈阳药学院学报, 1988,5(2):142

[2]王琴, 等.银杏种仁中活性成分及其药理作用的研究进展. 现代食品科技,2006,22(1):164

[3]王浴生.中药药理与应用.北京:人民卫生出版社, 1983:1054

[4]任允卿,等.白果注射液注射足三里对白蛋白(OVA)诱导哮喘小鼠的作用.天津中医药杂志, 2005, 22(5):429

[5]金捷, 等. 银杏露镇咳、祛痰及平喘的药效学研究. 中成药, 2001, 23(5):361

[6]Du P, et al. Antibacterial Activity of 20 Kinds of Chinese Medicinal Materials for Helicobacter Pylori in vitro. *Zhong Cai Yao*,2001, 24(3):188

[7]牛卫宁, 等. 银杏种仁中抗菌蛋白的纯化及性质. 西北植物学报, 2003, 23(9):l545

[8]Huang H, et al. Isolation, purification and identification of an antifungal protein from leaves of Ginkgo biloba L. *Jiangsu J of Agr Sci* ,2001, 17(2):77

[9]He X W, et al. Ginkbilobin, a Novel Antifungal Protein from Ginkgo biloba Seeds with Sequence Similarity to Embryo-Abundant Protein. *Biochemical and Biophysical Research Communication*, 2000, 279(2):407

[10]张卫明, 等.银杏种仁保健功能的研究. 南京师苑大学学报(自然科学版), 1998, 21(3):72

[11]何美霞, 等. 银杏果袋泡茶抗自由基及改善微循环作用的实验研究. 中国中医药科技, 1997,4(2):91

[12]邓乾春, 等. 化学发光法测定白果白蛋白的体外抗氧化活性. 中草药,2007, 38(5): 685

[13]江苏新医学院. 中药大辞典. 上海: 上海人民出版社, 1977: 684

[14]冯志舟,等.不能多食的银杏.云南林业,2007, 28(5):30

[15]Baron RG, et al. Evidence for toxic effects of alkylphenols from Ginkgo biloba in the hen's egg test (HET). *Phytomedicine* ,2001,8(2):133

[16]杨建婷, 等. 白果致过敏成分及其致敏机制研究进展. 食品科技杂志, 2009, 34(6):282

[17]顾仁华.油浸白果治肺痨.上海中医药杂志,1984,7:33

[18]张月珍, 等. 紫蚧散、白龙汤治疗哮喘. 云南中医中药杂志, 1995,(3):20

[19]段祥余.敷灸神阙定喘穴治疗小儿急性支气管炎58例.中国针灸，1997,(17):339

[20]侯泽民. 白果散治梅尼埃综合征介绍. 中医杂志，1986,27(11):63

[21]邵忠文，等.白果治愈酒刺.新中医，1982,(1):19

[22]邢文堂.藕节白果治疗痔疮出血.山东中医杂志，1982,(6):363

[23]霍峰，等.银杏的化学成分及生物活性研究. 四川林业科技，2008，29(5):17

[24]李乐平. 白果所致接触性皮炎6例报告. 实用医院临床杂志，2009,6(3):50

[25]顾维戎，等.银杏外种皮的抗疲劳和抗衰老作用. 江苏中医，1989，10 (8):32

[26]顾维戎，等.银杏外种皮对心血管的药理作用. 南京医学院学报，1989,10(8):32

[27]罗元恺.食用药物和药膳.新中医，1995,(10):9

[28]张洪泉，等. 银杏外种皮水溶性成分的免疫药理作用. 中药药理与临床，1989，5 (2):31

[29]张洪泉，等.银杏外种皮水溶性成分的抗过敏作用. 中国中药杂志，1990，15 (8):48

[30]许丽丽，等.银杏甲素的抗过敏药理作用. 中药药理与临床，1990，6 (4):35

[31]Zhao S Q，et al. Inhibition of extract from exopleura of Ginkgo bilobal L 1 on pathogens attaching crops. *Agroenviron Prot*, 2001, 2 (5) : 3682

[32]Xu AH, et al. The in-hibitory effect of Ginkgo biloba endocarp polysaccharides (GBEP) on human cancer cell strains and its synergic effect in combination with adriamycin. *Chin New Drugs*, 2000, 9 (11) : 753

[33]Xu AH, et al. Effect of Ginkgo biloba exocarp polysaccharides(GBEP) on p53 gene expression and telomerase activity of human gastric cancer SGC -7901 cells. *Chin Pharmacol Bul*, 2003, 19 (10) :1174

[34]许爱华，等.银杏外种皮多糖对环磷酰胺诱导的免疫抑制小鼠免疫反应的调节作用. 中国药理学与毒理学杂志，2008，22(1):69

[35]顾维戎，等.银杏外种皮的抗缺氧作用. 中药药理与临床，1989，5 (4):28

[36]李明山.银杏叶活性成分及药理作用研究近况. 安徽中医学院学报，1997,16(1):64

[37]姜厚德. 银杏叶的药用研究进展. 黑龙江中医药，1996,(3):55

[38]Li Z, et al. Up-regulation of HIF-1α expression induced by ginkgolides in hypoxic neurons. *Brain Research*, 2007, 1166: 1

白鲜皮 Dictamni Cortex bai xian pi

本品为芸香科植物白鲜*Dictamnus dasycarpus* Turcz.的干燥根皮。味苦，性寒。能清热燥湿、祛风解毒。主治湿热疮毒、黄水淋漓、湿疹、风疹、疥癣疮癞、风湿热痹、黄疸尿赤。

【化学成分】

1. 生物碱类 白鲜皮根含白鲜碱(dictamnine)、异白鲜碱、白鲜皮碱、茵芋碱、前茵芋碱、花椒碱、白鲜明碱、葫芦巴碱、胆碱、崖椒碱等[1,2]。

2. 柠檬苦素类 有梣酮(fraxinellone)、白鲜内酯(dictamnolactone)、黄柏内酯(obaculactone)、吴茱萸内酯(limonin)、黄柏酮(obacunone)[1,2]。国家药典规定本品含梣酮不得少于0.050%，黄柏酮不得少于0.15%。

3. 甾体类 含有如忒文(rutaevin)、β-谷甾醇、菜油甾醇[1,2]。

4. 香豆精和黄酮类 有补骨脂素、花椒毒素、东莨菪碱、槲皮素[1,2]。

【药理作用】

1. 抗病原微生物、抗寄生虫 本品在体外有一定抗生作用，除一般致病菌与真菌外，对巴拉色菌也有明显效果，其75%乙醇提取物的MIC对红色毛癣菌为1:256，对石膏样毛癣菌、絮状表皮癣菌均为1:128，对犬小孢子菌及新型隐球菌为1:64，对白色念珠菌、桔青霉菌为1:32，对巴拉色菌为1.25~5 mg/mL[3]。梣皮酮和白鲜碱为本品杀菌活性成分，前者对烟草赤星病菌的EC_{50}为64.2 μg/mL，对玉米弯孢病菌为123.3 μg/mL；后者则分别为46.6和91.7 μg/mL[4]。

本品有杀虫活性，所含白鲜内酯对蚯蚓的毒性强于山道年，但对蛔虫的作用则弱于山道年。梣酮也是本品杀虫成分，其在0.11%时对三龄黏虫幼虫72 h的拒食率与死亡率分别为80.4%和96.6%[5]。

2. 抗内毒素 以内毒素活性中心lipid A为靶点研究了42种中药水提物与其结合的活性，结果赤芍、白鲜皮、青果、大黄等有显著作用。以动态比浊法鲎试验结果为指标，从白鲜皮中分离得到3个有效成分，其中DPR-2于1、2、4 μg/mL对0.1 mg/mL的LPS有明显的中和作用；于8 μg/mL浓度可显著抑制RAW 264.7细胞释放TNF-α和IL-6[6]，其机制可能与DPR-2可中和内毒素，阻断其与细胞膜受体的结合有关[7]。

3. 抗炎及免疫抑制 白鲜皮具有显著的抗炎作用。于致炎前6、3 h及同时灌服本品水提物100、200 mg/kg，对二甲苯所致小鼠耳肿胀有显著抑制作用，抑制率为16.6%和24.1%；连续灌服6 d对蛋清所致小鼠足爪水肿也有显著抑制作用。白鲜皮水、醇提取物8 g/kg能抑制二甲苯致小鼠耳廓炎症、角叉莱胶致大鼠足爪肿胀及小鼠滤纸片肉芽肿[8]，还能抑制蛋清性小鼠足肿组织中组织胺与5-HT的含量[9]。对于苦基氯或SRBC攻击后0、5、10和15 h连续灌服4次，100及200 mg/kg的白鲜皮水提物均可显著抑制这两种Ⅳ型变态反应，对于苦基氯性接触性皮炎的抑制率分别为41.7%及53.1%。对于SRBC性足爪迟发型超敏反应者分别为51.5%及52.1%。对于SRBC免疫小鼠的脾重及脾指数100或200 mg/kg之白鲜皮水提物可显著减少，第7天和第10天的IgM和IgG-PFC也均可显著减少，其强度与10 mg/kg的环磷酰胺相近。对血清中溶血素水平200 mg/kg剂量于第7天及第10天也均有显著抑制效果[10]。对于DNCB诱发的迟发型超敏反应，白鲜皮具有显著抑制作用，能明显降低动物血中白细胞总数，提高降低了的IFN-γ、sIL-2R水平，降低IL-4水平[11]。另外，对于苦基氯迟发型超敏反应性诱导的小鼠肝损伤，白鲜皮也有显著抑制作用[12]。上述结果表明白鲜皮对细胞免疫的效应细胞形成无明显影响，但却可显著拮抗致敏T淋巴细胞释放淋巴因子以后的变态反应过程；对于体液免疫，白鲜皮则对抗体生成细胞的增殖及循环抗体的生成均有抑制作用。另一方面，在抑制免疫反应的同时不导致脾脏萎缩则是白鲜皮免疫抑制效果的特点。由于白鲜皮对多黏菌素及角叉莱胶所致大鼠足爪水肿也均具有显著的抗炎作用，表明白鲜皮对非特异性炎症及变态反应性炎症也均有显著的抗炎作用。

从本品中提得的粗多糖100、200、400 mg/kg灌服4 d，对环磷酰胺所致小鼠白细胞下降有明显的提升作用，对骨髓造血功能损伤无明显对抗，但能使脾脏重量增加[13]。另报道白鲜皮粗多糖200、400 mg/kg灌服7 d，可使小鼠胸腺、脾脏重量显著增加，并可增强RES对血流中惰性碳粒的廓清能力[14]。

4. 保护血管内皮 以腹腔注射肾上腺素、冰水浸泡的方法制备大鼠急性微循环障碍模型，给大鼠按10、5、2.5 g/kg剂量，每天灌胃白鲜皮提取物，连续7 d。结果：白鲜皮降低血清内皮素-1（ET-1），增加NO，显著降低P-选择素和血管内皮生长因子（VEGF）。提示白鲜皮显著改善急性微循环障碍大鼠血管舒缩功能的紊乱、通透性的增加和黏附分子的异常表达，具有保护血管内皮功能[15]。

5. 保肝 对于免疫性肝损伤，白鲜皮水提物有显著的抑制作用，10^{-7}~10^{-4} g/mL浓度对肝损伤1 h的肝非实质细胞能剂量依赖地抑制谷丙转氨酶的释放，该抑制作用还有时效关系。但白鲜皮水提物并不影响肝非实质细胞的杀伤作用，其主要作用可能系抑制肝损伤时肝非实质细胞中浸润的T淋巴细胞功能所致[12]。作为白鲜皮主要有效成分的梣酮，其对四氯化碳所致小鼠急性肝损伤有明显保护作用[16]。另有报道白鲜皮粗多糖200、400 mg/kg灌服6 d，对四氯化碳所致SGPT升高、肝糖原下降及戊巴比妥睡眠时间的延长均有明显改善作用[17]。

6. 其他 本品乙醇提取物能明显抑制水浸应激、盐酸与吲哚美辛-乙醇性溃疡，抑制番泻叶性腹泻，增加大鼠胆汁流量[18,19]。对于肠平滑肌，早年报道告白鲜内酯能抑制肠运动，茵芋碱也能抑制小肠收缩，而花椒碱抑制氯化钡所致离体兔回肠痉挛的作用则较茵芋碱为强。花椒碱及茵芋碱还能松弛大鼠奥狄括约肌。有报道指出，白鲜碱、花椒碱、茵芋碱及香草木宁碱（kokusaginine）的混合物对大鼠、豚鼠的解痉作用较单个生物碱的作用为强。白鲜内酯与（R）-1-甲基-4-（1-甲基乙烯基）环已烯的混合物12.5~25 mg/kg灌服能防治阿司匹林所致大鼠的实验性胃溃疡。对于肾上腺素加冰水应激所致急性微循环障碍大鼠，白鲜皮酒精提取物2.5、5.0和10 g/kg灌胃，可使P-选择素、血管内皮生长因子降低，高剂量组并使内皮素-1与NO明显降低[15]。白鲜皮醇提物5、10 g/kg灌服3 d，可使小鼠出血时间和出血量降低，凝血时间缩短，降低毛细血管通透性[20]。此外，本品水提醇沉液还能明显抑制酪氨酸酶，Ki值为2.26×10^{-2}，作用随药浓增加而加强，为可逆性、竞争型抑制[21]。

7. 体内过程 本品主要有效成分之一白鲜碱和茵芋碱于Caco-2细胞模型从绒毛面（CAP端）列基底面（BL端）的表观渗透系数Papp分别为$(1.59\pm0.14)\times10^{-5}$和$(3.19\pm0.09)\times10^{-5}$ cm/s，而由BL端列AP端则为$(2.57\pm0.33)\times10^{-5}$和$(5.86\pm0.49)\times10^{-5}$ cm/s，表明其通过小肠上皮细胞被动吸收进入体内属吸收良好化合物[22]。

8. 毒性 本品主要成分白鲜碱、花椒碱、茵芋碱对小鼠的毒性相近，均为150~250 mg/kg。

【临床应用】

1. 小儿口腔溃疡 取白鲜皮、丁香、大黄、地肤子、绿豆，研粉调糊敷于涌泉穴，治疗46例小儿口腔溃疡，每晚1次，连续4~7 d。其中12例4 d痊愈，18例5 d治愈，10例应用6 d治愈，5例7 d治愈，治愈总数45例[23]。

2. 神经性皮炎 用白鲜皮饮（白鲜皮、赤芍、丹参、黄芪等）水煎服，每日1剂，用药3周。40例神经性皮炎患者治愈34例，好转4例，无效2例，有效率95%。半年后随访，34例中4例复发，复发率11.8%[24]。

3. 湿热性疮疡 18例患者内服白鲜皮汤（白鲜皮、苦参、青连翘、苍术等），每日1剂，3剂为一疗程，观察2个疗程。结果：皮肤溃疡全部愈合13例，有效（皮肤不流黄水，表面结痂）4例，无效1例。门诊随访，均无新溃疡及不适感[25]。

（邓文龙）

参考文献

[1]李翔，等. 白鲜皮的化学成分研究m.中药材，2008,31(12)：1816

[2]武海燕.药用植物白鲜皮的化学成分及药理作用综述.内蒙古石油化工，2007,3:50

[3]郑晓晖，等. 39种中草药对马拉色菌抑菌实验研究. 中国中西医结合皮肤性病学杂志，2005,4(3)：178

[4]王麦玲，等.白鲜皮杀菌活性成分的研究.农药，2006,45(11)：739

[5]卫粉艳，等. 白鲜皮杀虫活性成分的分离与鉴定. 西北农业学报，2006,15(4)：93

[6]郭毅斌，等. 白鲜皮抗内毒素活性物质的分离提取与活性研究. 第三军医大学学报，2007,29(17)：1654

[7]郭毅斌，等. 白鲜皮提取物拮抗内毒素/脂多糖的实验观察. 中华烧伤杂志，2007,23(2)：104

[8]谭家莉，等. 白鲜皮抗炎作用的实验研究. 中国新医药，2004,3(8)：35

[9]黄汉辉，等.白鲜皮对大鼠急性炎症组织中HA和5-HT的影响. 现代医院，2008,8(10)：31

[10]王蓉，等. 白鲜皮的免疫药理学研究 Ⅰ.对细胞免疫和体液免疫的影响. 中国药科大学学报，1992,23(4)：234

[11]梁秀宇，等. 常用清热类中药抗Ⅳ型超敏反应的实验研究. 中医药学刊，2006,24(6)：1052

[12]陆朝华，等. 白鲜皮水提物改善迟发型变态反应性肝损伤的作用机制. 中国药科大学学报，1999,30(3)：212

[13]李岩，等. 白鲜皮粗多糖升白细胞作用的初步研究. 长春中医学院学报，1995,11(49)：48

[14]曲绍春，等. 北五味子、黄精、白鲜皮粗多糖升白细胞作用的研究. 吉林中医药，1996,2:41

[15]杨骥，等.白鲜皮对急性微循环障碍大鼠血管内皮分泌的细胞因子和黏附分子表达的影响.中国中西医结合皮肤性病学杂志，2006,5(2)：80

[16]冉启琼，等. 改善梣酮的溶解度以提高其口服吸收分数和对小鼠急性肝损伤的保肝作用. 药学学报，2007,42(6)：675

[17]高普军，等.白鲜皮粗多糖保肝作用的研究. 长春中医学院学报，1995,11(47)：60

[18]朱自平，等. 生甘草和白鲜皮对消化系统的药理实验研究.中国中西医结合脾胃杂志，1998,6(2)：95

[19]张明发，等. 辛温(热)合归脾胃经中药药性研究(Ⅱ)抗溃疡作用. 中药药理与临床，1997,13(4)：1

[20]睢大员，等. 白鲜皮止血作用的药理研究. 白求恩医科大学学报，1996,22(6)：608

[21]尚靖，等. 七种增白中药在体外对酪氨酸酶的影响. 中国药学杂志，1995,30(11)：653

[22]马莲，等. 利用Caco-2细胞模型研究白鲜碱和茵芋碱在人小肠的吸收. 中国新药杂志，2008,17(2)：124

[23]穆培丽，等.白鲜皮丁香糊敷泉涌穴治疗小儿口腔溃疡46例.中国民间疗法，2010,18(4)：19

[24]宋业强.白鲜皮饮治疗神经性皮炎40例. 河南中医，1999,19(6)：59

[25]刘阳，等.白鲜皮汤治疗湿热性溃疡18例.河南中医学院学报，2003,18(5)：56

白　前 Cynanchi Stauntonii Rhizoma et Radix

bai qian

本品为萝藦科植物柳叶白前*Cynanchum stauntonii* (Decne.)Schltr. ex Levl. 或芫花叶白前*Cynanchum glaucescens* (Decne.)Hand.-Mazz.的干燥根茎及根。辛、苦，微温。具有降气、消痰、止咳的功能。用于肺气壅实、咳嗽痰多、胸满喘急。

【化学成分】

芫花叶白前含有大量的C_{21}甾体皂苷类成分，既有芫花叶白前苷 (glaucoside)A、B、C、D、E、F、G、H、I、J、K和芫

花叶白前苷元 (glaucogenin) A、B、C、D、glaucogenin-C-mono-D-theretoside，新芫花叶白前苷元(neoglaucogenin)，新芫花叶白前苷A、B(neoglaucoside A、B)[1-5]，glaucogenin-C 3-O-α-L-cymaropyranosyl-(1→4)-β-D-digitoxopyranosyl-(1→4)-β-D-canaropyranoside[6]，还含有一种新的双糖glaucobiose[7]。柳叶白前根茎的脂溶性成分中分离得到三萜华北白前醇(hamcockinol，Ⅰ)、β-谷甾醇和C_{24}~C_{30}脂肪酸[8]。柳叶白前根及茎乙醇提取物中分离得到2,4-二羟基苯乙酮 [1-(2,4-dihydroxyphenyl) ethanone]、间二苯酚(resorcinol)、4-羟基-3-甲基苯乙酮 [1-(4-hydroxy-3-methoxyphenyl) ethanone]、4-羟基苯乙酮 [1-(4-hydroxyphenyl) ethanone]、齐墩果酸(oleanolic acid)、蔗糖 (sucrose)[9]。另从白前根茎中提取到分子量为35000D，等电点为5.28的弹性蛋白酶抑制剂[10]和含38种成分的挥发油[11]。

【药理作用】

1. 镇咳、祛痰 柳叶白前水煎剂(10 g/kg)、乙醇提物(6.5 g/kg)和石油醚提物(20 g/kg)均有显著的祛痰作用，以醇提物作用最明显。柳叶白前醇提物和醚提物有较明显的镇咳和祛痰作用，水提物有一定的祛痰作用，但镇咳作用不明显。柳叶白前醇提物3.2、4.6、6.5 g/kg均有显著的镇咳作用，并呈现良好的量效关系，而祛痰作用只有6.5 g/kg时作用明显，提示柳叶白前醇提物镇咳作用强于祛痰作用。另外还观察到，柳叶白前对乙酰胆碱和组胺混合液诱发的豚鼠哮喘无明显的平喘作用，因此临床应用应以止咳为主[12]。

芫花叶白前水(10 g/kg)、95%醇(5 g/kg)和石油醚提物(10 g/kg)均有明显的镇咳作用，水提物和醇提物有较明显的祛痰作用，而醚提物的祛痰作用不明显；水提物(5、2.5 g/kg)腹腔注射给药时有明显的平喘作用，表明芫花叶白前对于呼吸系统疾病常见的咳、痰、喘症状有明显的改善作用[13]。

2. 镇痛、抗炎和抗血栓形成 柳叶白前的水提物有一定的抗炎作用[12]，芫花叶白前水提物腹腔注射给药时具有非常明显的抗炎作用，对急性炎性渗出有明显的抑制作用[13]。

给小鼠灌胃白前醇提物5 g/kg和15 g/kg，能显著延长热痛刺激甩尾反应的潜伏期，减少由乙酸引起的扭体反应的次数，抑制二甲苯引起的耳肿、角叉菜胶引起的足跖肿胀。此外，它还能显著延长大鼠体内血栓形成时间和凝血时间[14]。

3. 降血糖 白前苷B对糖尿病大鼠具有明显的降血糖作用[15]。白前苷B高(1.5 mg/kg)、中(0.5 mg/kg)、低(0.16 mg/kg)剂量组，正常对照组大鼠每天灌胃蒸馏水，其他组动物每天早晚灌胃自制脂肪乳(mL/100 g)，连续灌胃2周。对链脲佐菌素(30 mg/kg)大鼠有明显的降血糖疗效，表明白前苷B对2型糖尿病大鼠有较好的治疗效果。体外研究结果显示，白前苷B能显著提高正常NIT-L1胰岛β细胞的细胞活性，对其生长有促进作用，对因链尿佐菌素诱导的NIT-L1胰岛β细胞凋亡有保护作用，这两种作用均有明显的量效关系。

4. 抗胃溃疡、抗腹泻 柳叶白前75%乙醇提取物5和15 mg/kg，能显著抵制小鼠水浸应激性溃疡和吲哚美辛-乙醇性胃溃疡的形成；能显著减小蓖麻油及番泻叶引起的小鼠腹泻次数及发生率；使麻醉大鼠的分泌量有短暂的增加，但对小鼠胃肠推进动物无明显影响[16]。

5. 抗流感病毒 白前挥发油体外实验显示，挥发油对犬肾细胞 (MDCK) 感染流感病毒A/NWS/33 的IC_{50}为64 μg/mL，而512 μg/mL的挥发油对MDCK细胞并没有细胞毒性。体内实验显示，滴鼻接种A/NWS/33流感病毒的雄性小鼠(每只600 PFU)，给予白前挥发油50、150和300 mg/kg剂量组，共给药6 d。结果显示，白前挥发油以剂量依赖的方式保护了感冒病毒所引起的动物死亡：高剂量组动物没有死亡，中剂量组的存活率为70%，MDD为11.7±0.3，低剂量组的存活率为40%，MDD为9.5±0.5，显示了良好的治疗效果[11]。

6. 扩展血管 白前根中所含的甾体化合物stauntonine，可以剂量依赖的方式扩张由去氧肾上腺素(phenylepherine)或KCl诱导的大鼠含内皮主动脉环收缩，IC_{50}值为5.37×10^{-6} mol/L[17]。

【临床应用】

1. 顽固性咳嗽 采用自拟宁嗽饮(黄芪、枸杞、白前等12味中药)加减，治疗顽固性咳嗽48例。结果咳嗽症状消失共45例，占93.7%；症状未见改善，仍咳嗽者3例，占6.3%[18]。

2. 肺炎喘嗽 以煎服喘嗽汤为主，治疗32例肺炎患者。每日1剂，频频温服。辅以退热剂和双黄连口服液，7 d为1个疗程，2个疗程后统计疗效。结果：治愈(临床症状完全消失，X线检查正常)30例，好转(少量咳嗽，X线检查正常)2例，有效率100%[19]。

3. 慢性支气管炎 采用克咳冲剂 (内含白前等9味中药，经加工制成冲剂每袋15 g)治疗慢性支气管炎212例。结果：治疗组总有效率93.9%，对照组总有效率67%，两组有显著性差异。提示克咳冲剂有宣肺降逆、咳化痰平喘的功效[20]。

(杨冬华)

参考文献

[1]Nakagawa T, et al. The structures of glaucogenin -A, glaucogenin -B, and glaucogenin -C mono D -thevetoside from Chinese Drug "Pai-ch′ien," Cynanchum glaucescens Hand-Mazz. *Tetrahedron Letters*, 1982, 23(7):757

[2]Nakagawa T, et al.A new disaccharide, glaucobiose from Chinese Drug "Pai-ch′ien": A comparison of 13C NMR with its diastereomeric isomer, strophanthobiose. *Tetrahedron Letters*, 1982, 23(51):5431

[3]Nakagawa T, et al.The structures of five glycosides glaucoside-A, -B, -C, -D, and -E from Chinese Drug "Pai-ch′ien," Cynanchum glaucescens Hand-Mazz. *Tetrahedron*, 1983, 39(4): 607

[4]Nakagawa T, et al.Studies on the constituents of Asclepiadaceae Plants. LIV. The structures of glaucoside-F and -G from Chinese Drug "Pai-ch′ien," Cynanchum glaucescens Hand-Mazz. *Chem Pham Bull*, 1983, 31(3):879

[5]Nakagawa T, et al. Studies on the constituents of Asclepiadaceae Plants. LV. The structures of three new glycosides, glaucoside-H, -I, and -J from the "Pai-ch′ien," Cynanchum glaucescens Hand-Mazz. *Chem Pham Bull*, 1983, 31(7):2244

[6]吴振洁, 等. 鹅绒藤属植物的化学成分和药理作用. 国外医药植物药分册, 1991, 6(4):147

[7]Mei Hong Fu, et al. A new C_{21}-steroidal glycoside from Cynanchum stauntonii. *Chinese Chemical Letters*, 2007, 18:415

[8]邱声祥.柳叶白前化学成分研究.中国中药杂志, 1994, 19(8):488

[9]龚小见. 柳叶白前和多毛板凳果的化学成分研究. 贵州大学硕士研究生论文, 2006, 论文编号: 200301311

[10]许兆龙, 等. 白前弹性蛋白酶抑制剂的制备及其性质的研究. 中国生化药杂志, 1996, 17(4):139

[11]Yang Zai-Chang, et al. Chemical composition of the volatile oil from Cynanchum stauntonii and its activities of anti-influenza virus. *Colloids and Surfaces B: Biointerfaces*, 2005, 43: 198

[12]梁爱华, 等. 柳叶白前的镇咳、祛痰及抗炎作用. 中国中药杂志, 1996, 21(3):173

[13]梁爱华, 等. 芫花叶白前的镇咳、祛痰及平喘作用. 中国中药杂志, 1995, 20(3):176

[14]沈雅琴, 等. 白前的镇痛、抗炎和抗血栓形成作用. 中国药房, 2001, 12(1):15

[15]苏薇薇, 等.白前苷B在制备抗糖尿病药物中的应用. 中国发明专利, 申请号:200910037646.6

[16]沈雅琴, 等.白前的消化系统药理研究. 中药药理与临床, 1996, 12(6):18

[17]Peng Wang, et al. Steroids from the roos of Cynanchun stauntonii. *Planta Med*, 2004, 70:1075

[18]金殿春. 宁嗽饮治疗顽固性咳嗽48例. 陕西中医, 2002, 23(4):316

[19]戚威.中医治疗儿童肺炎喘嗽32例.四川中医, 2001, 19(8):57

[20]郭选贤, 等.克咳冲剂治疗慢性支气管炎212例. 陕西中医, 2002, 23(4):306

白头翁 Pulsatillae Radix bai tou weng

本品为毛茛科植物白头翁*Pulsatilla chinensis*(Bge.) Regel的干燥根。味苦,性寒。归胃、大肠经。清热解毒,凉血止痢。用于热毒血痢、阴痒带下。

【化学成分】

白头翁主要含有原白头翁素 (protoanemonin)和白头翁素(又名银莲花素,anemonin);其根含皂苷约9%,经水解则生成三萜皂苷元、葡萄糖、鼠李糖和阿拉糖等,并含白头翁素。原白头翁素为毛茛苷(ranunculin)在酶作用下的水解产物,其在空气中又很快聚合生成为二聚体白头翁素[1,2]。

经研究证明,白头翁苷元为羽扇豆烷型的23-羟基白桦脂酸和齐墩果酸、常春藤皂苷元及24-羟基齐墩果酸。还分离鉴定出三萜皂苷成分,其分别属于羽扇豆烷型和齐墩果烷型三萜皂苷。羽扇豆烷型三萜皂苷有3β,23-二羟基羽扇豆-$\Delta^{20(29)}$-烯-28-酸3-O-α-L-吡喃鼠李糖基-(1→2)-α-吡喃阿拉伯糖苷等6种成分[3-7]。三萜酸除有3β,23-二羟基羽扇豆-$\Delta^{20(29)}$-烯-28-酸,即23-羰基白桦酸[8]外,尚有3-羰基-23-二羟基羽扇豆-Δ^{20}(29)-烯-28-酸,即白头翁酸(pulsatillic acid)[9]。齐墩果烷型三萜皂苷有齐墩果酸3-O-[O-α-L-吡喃鼠李糖基-(1→2)-α-L-吡喃阿拉伯糖苷]等9种成分[7,10]。

此外,尚从白头翁中分得木脂素类成分及胡萝卜苷。木脂素类成分为(+)-松脂素[(+)-pinoresinol]和β-足叶草脂素(β-peltatin)。β-足叶草脂素系首次从毛茛科植物中得到的鬼臼毒素衍生物[10]。又从白头翁水提液中分离纯化得到一非O连接的糖蛋白组分PCG-A，它由木糖和葡萄糖组成，摩尔比为1.5:1，分子量为6.25×10^4，糖含量61.8%，并含有10种天然氨基酸，其中Glu量最高，将近1/4[11]。

【药理作用】

1. 抗微生物、抗寄生虫 白头翁的抗菌有效成分为原白头翁素及白头翁素。两者的抑菌浓度(mg/mL)分别为：金色葡萄球菌0.017~0.30，0.04；链球菌0.015~0.06，0.1；结核杆菌0.0025~0.01，0.02；伤寒杆菌0.003~0.004，0.06；志贺痢疾杆菌0.006，0.02~0.04；大肠杆菌0.04~0.12，0.08；白喉杆菌0.012~0.04，0.04~0.08。原白头翁素对下述细菌的抑菌浓度(mg/mL)为：枯草杆菌0.02~0.05，副伤寒杆菌0.006[12,13]。白头翁水提液具有广谱高效的抑菌作用，其对大肠杆菌、金葡菌、枯草杆菌、热带假丝酵母、黄曲霉、产黄毒霉的最低抑菌浓度分别为15、2、2、35、5、5 g/L[7]。白头翁制剂胶体溶液(1.0 mg/mL)最低抑菌浓度为0.08±0.07 mg/mL；白头翁制剂、蚕蛹复合氨基酸、铜绿不仅具有单独抑制解脲脲原体(UU，其可引起非淋菌性宫颈炎、白带增多等症)作用，而且三者联合尚具很好协同作用[14]。

白头翁煎剂及其皂苷在体外和体内，均有明显抗阿米巴原虫作用。体外试验证明，白头翁煎剂1:40或皂苷1:20，则能完全抑制阿米巴原虫生长；白头翁煎剂1:60或皂苷1:500时可减少阿米巴原虫繁殖。每日灌胃给白头翁煎剂(生药)1 g/kg，连续6 d，能显著抑制大白鼠体内阿米巴生长，而降低剂量为0.3 g/kg时，其作用即不明显。

白头翁对阴道滴虫也有明显杀灭作用。白头翁粉在试管内杀灭阴道滴虫的最低有效浓度为2 mg/mL[15]。50%白头翁水煎剂按比例与虫液配成0.3125%、0.625%、1.25%、2.5%、5%浓度的培养管，置37℃温箱培养，于4、5、8、10、15、30 min和12 h观察，分别镜检计数存活滴虫数。结果在0.625%浓度以上的白头翁药液对滴虫则有抑制、杀灭和裂解作用，尤以2.5%以上浓度杀虫作用显著，且有剂量依赖关系[16]。0.625 mg/mL白头翁水提液能直接或间接影响阴道毛滴虫氨基酸和蛋白质代谢，可造成滴虫营养代谢和生理功能紊乱，为进一步探索白头翁的杀虫机制打下了基础[17]。

2. 抗炎 白头翁在(生药)0.52~4.16 mg/mL剂量范围内能明显抑制趋化因子fMLPP诱导的中性粒细胞趋化，避免其在炎症部位聚集，能降低炎症的发生和发展，可用于抗溃疡性结肠炎[7,18]。

3. 平喘及祛痰 白头翁总苷(PTG)200、100、50 mg/kg，连续给小鼠灌胃7 d。结果：PTG 100、200 mg/kg剂量对巴豆油致小鼠耳肿胀及对角叉莱胶引起的小鼠足肿胀有明显抑制作用；并可明显延长小鼠卵白蛋白诱发的哮喘潜伏期，抑制氨水引起的小鼠咳嗽次数并延长咳嗽的潜伏期。表明白头翁总苷具有平喘和祛痰等作用[19]。

4. 增强免疫 以相当于生药100、1000 mg/kg白头翁水提液给小鼠灌胃，小鼠腹腔巨噬细胞的吞噬率分别为51.8%、55.82%，吞噬指数分别为1.10、1.20，脾指数分别为35.63、38.41；100 mg/kg组与对照组相比分别增加10.3%、18.3%、5.9%，1 000 mg/kg组分别增加20. 3%、29.0%、14.1%。表明白头翁对正常小鼠的免疫功能具有增强作用[7,12]。在体外培养的小鼠腹腔巨噬细胞中加入不同浓度白头翁糖蛋白，能显著增强小鼠腹腔巨噬细胞吞噬中性粒细胞的能力，并可诱导吞噬细胞产生NO，对吞噬细胞分泌IL-1有一定促进作用[20]。

5. 抗肿瘤 白头翁醇提物30、20、10 g/kg给小鼠灌胃9 d，对S180肉瘤、HepA肝癌的抑瘤率分别为35.6%、30.1%、27.9%及51.2%、38.0%、31.8%，对EAC的生命延长率为12.5%、7.0%及1.2%，其口服最大耐量超过105 g/kg[7]。白头翁水煎剂体内对小鼠S180肉瘤、HepA肝癌、Lewis肺癌和大鼠肉瘤Walker256的生长均有显著性抑制作用，对荷Enrlich腹水癌小鼠的生命期亦有显著提高作用，其ID_{50}分别为19.9、23.3、16.3、18.9和48.8 g/kg。体外对人大肠癌细胞株SW1116和人白血病细胞株K562有直接杀伤作用，其IC_{50}分别为27.8、28.8 g/kg。其抑瘤机制除对肿瘤细胞的直接杀伤作用外，亦可能诱导TNF的生成。

白头翁醇提物、水煎剂对二甲肼(DMH)诱发的小鼠大肠癌均具有一定的预防和治疗作用，并以醇提物作用较强。不同提取物均能显著提高诱癌小鼠红细胞SOD活力和血GSH-Px活力，可有效清除DMH引发形成的有害自由基，并能明显抑制肠黏膜细胞的增殖活性，减少黏膜细胞发生突变的概率，从而可降低大肠癌的发生率[7]。白头翁的醇提物口服毒性小，但有较高的抑瘤和提高免疫功能的作用[21]。白头翁水提液（PWE）对7721、Hela、MKN-45细胞株IC_{50}分别为0.88、0.28、0.86 mg/mL；白头翁醇提液(PAE)5 mg/mL对3种细胞生长抑制率分别为78.7%、89.5%、58.9%；PWE 2 mg/mL对3种细胞集落形成抑制率为47.8%、63.4%、43.6%，PAE 5 mg/mL的抑制率为61.7%、54.6%、

45.3%。提示PWE、PAE有直接细胞毒作用[22]；以S180荷瘤小鼠及艾氏腹水型小鼠为模型，白头翁注射液(PWAE)(生药)3 g/kg灌胃，明显抑制体内移植瘤(S180)生长（63.2%），能明显延长艾氏腹水型小鼠的存活期(48.0%)，且呈量效关系。并且PWAE还能降低荷瘤小鼠脾指数，升高胸腺指数，使之趋向正常值。提示白头翁提取物除有直接灭瘤细胞作用外，尚能通过提高机体免疫力起到抗肿瘤作用[22-24]。

白头翁皂苷$A_3$100 μg/mL在体外抑制P388细胞生长（抑制率为53.7%）。白头翁酸在体外有抗P388、Lewis肺癌和人肺癌细胞的作用。用MTT法测定9种齐墩果烷型三萜皂苷及2种木脂素对人白血病细胞系HL60的抑制活性，除常春藤苷基3-O-[O-β-D-吡喃葡糖基-(1→4)-α-L—吡喃阿拉伯糖苷]及(+)-松脂素外，其余皂苷均有中等强度的抑制活性，介于2.3~8.0 μg/mL之间，β-足叶草脂素活性最强，IC_{50}为0.0052 μg/mL[10]。

白头翁酸对P338细胞、Lewis肺癌瘤株及人类巨细胞肺癌瘤株有细胞毒作用，并发现白头翁皂苷D及E对K562人类白血病细胞及Hela细胞有细胞毒的作用。3-羰基-23-羰基白桦酸和23-羟基白桦酸分别在12.5和25 μg/mL的低剂量下增加G1期DNA的断裂，显示其很强的细胞毒活性[25]。不同浓度原白头翁素衍生物(1、5、10、20 g/mL)对人乳腺癌MCF-7细胞株均有抗增殖活性，并呈时间-浓度依赖性；形态学观察结果显示，细胞死亡主要以凋亡为主，表明原白头翁素衍生物对人乳腺癌细胞有抑制生长和诱导凋亡作用[26]。

6. 其他 100%白头翁水煎剂按20 mg/kg给小鼠腹腔注射，能对抗异烟肼和利福平引起的SGPT升高和肝自由基产生，且可对抗异烟肼和利福平肝毒性造成的肝细胞死亡，具有保肝作用。其机制可能与清除造成肝细胞膜损害的自由基有关[27-29]。白头翁水提液0.1%(生药量）加入饮水中，白头翁皂苷按照0.3 mg/kg加入饮水中，每天喂饲肉鸡。结果：肉鸡的体重和免疫指数明显增高，尤以中性粒细胞吞噬白色葡萄球菌尤为明显，表明白头翁及白头翁皂苷对鸡免疫有促进作用[30]。

7. 毒性 白头翁煎剂及白头翁皂苷毒性很低，其皂苷的溶血指数为1:666，与纯皂苷相比白头翁苷溶血强度仅及纯皂苷的1/100[8]。

【临床应用】

1. 阿米巴痢疾 50%白头翁煎剂治疗26例阿米巴痢疾，每次口服5~10 mL，每日3次，一般用药后3 d内大便即有明显好转，平均8.3 d痊愈出院[12]。以白头翁汤保留灌肠方，治疗阿米巴肠病136例，临床总有效率为98%[31]。以白头翁、黄芩、黄连、鸦胆子等组方，对证加减治疗阿米巴痢疾116例。结果：治愈114例(98.28%A)，仅2例无效；大便恢复正常及镜检阴性多在2~6 d，少数7 d以上，取得极为满意疗效[32]。白头翁（白头翁30 g，煎汤100 mL，）配合甲硝唑保留灌肠治疗肠阿米巴病50例（普通型44例，暴发型4例，慢性型2例），每晚睡前灌肠1次，保持2 h以上，1周为1个疗程。结果：普通型44例，治愈37例，好转6例，无效1例；暴发型4例，好转2例，无效2例；慢性型2例，好转2例，总有效率94%[33]。

2. 细菌性痢疾 以白头翁鲜品180~300 g（干品减半），水煎分3~4次服用，经治急性细菌痢疾67例，平均2 d痊愈，疗效较氯霉素为优。临床应用多以白头翁为主药的复方治疗，如以白头翁汤加减治疗菌痢，疗效则甚为满意[34]。将白头翁汤改为灌肠液做保留灌肠，治疗32例小儿细菌性痢疾，全部治愈，平均治愈天数为2.62 d[35]。

用白头翁汤(白头翁、黄柏、黄连、秦皮等组成)每天服用2次，每次服用300 mL，治疗热痢30例。结果：服用3剂痊愈者5例，5剂痊愈者18例，5剂显效5例，无效者2例，总有效率93.3%[36]。又有报道，以白头翁汤煎剂100~180 mL，保留灌肠治疗慢性痢疾180例，每天1次，10 d 1个疗程，一般1~2疗程可愈[42]。以白头翁苓连口服液治疗儿童急性菌痢96例，每次10 mL，疗程均为1~2周。结果：治疗组有效率达96.8%[37]。

经典方白头翁汤加减（白头翁、秦皮、黄连、黄柏、罂粟壳、马齿苋）煎剂，直肠滴入治疗细菌性痢疾60例，每天1次，4 d为一疗程。结果:治愈40例（占66.67%)，好转15例（占25.00%)，无效5例（占8.33%)，总有效率91.67%[38]。

3. 溃疡性结肠炎 白头翁汤加减治疗溃疡性结肠炎48例。每日1剂，日服3次，7 d为1个疗程，间隔2 d进行下1个疗程，共3个疗程。治疗结果：治愈18例，好转27例，无效3例，治愈率37.5%，总有效率93.8%[39]。采用加味白头翁汤（白头翁、黄连、黄柏、秦皮、茯苓等，或依症加减)，口服治疗溃疡性结肠炎（湿热下注证)60例。结果：总有效率98.3%，治愈率63.3%[40]。又，采用加味白头翁汤（白头翁、黄连、秦皮、乌梅、当归、败酱草等，或依症加减）治疗83例溃疡性结肠炎患者，每日1次保留灌肠，6周为1个疗程。结果：治愈33例，显效24例，好转21例，无效5例，总有效率93.9%。治疗组3个月内无复发，6个月内复发2例(6%)，6~12个月内复发3例(9%)，2年内复发6例(18%)。加味白头翁汤疗效满意[41]。

4. 慢性结肠炎 以白头翁汤(白头翁20 g,黄连、黄柏、秦皮各10 g)加减,治疗慢性结肠炎34例。治疗结果:临床症状完全解除,随访半年未复发者16例(临床治愈),临床症状解除,由于饮食不节而复发者,经治疗而症状又消失者(临床显效)12例,经过1~2个疗程症状无改善者(临床无效)6例[42]。

5. 淋证、尿路感染 以白头翁汤加半枝莲、白茅根、白术等,水煎,一剂分3次,一日服完。经服2剂,自觉症状明显减轻,服用10剂症状全部消退,尿培养无细菌生长,随访观察2年未见复发[43]。

6. 功能性子宫出血 白头翁90 g、地榆60 g、白糖60 g,并可随症加味,经治106例患者,有效率达93.4%[2]。以白头翁、地榆炭配伍煎汤加红糖服用治疗功能性子宫出血18例,服2剂止血者10例,3剂止血者6例,另2例服5~6剂亦血止[44]。

7. 牙痛 取白头翁全草2 000 g,用水煮提法提取并制成颗粒冲剂100袋。冲服1~2袋/次,每日1~3次。共治风火牙痛31例,痊愈(服药后12~30 min起效,用药1~3次痛止肿消)25例,有效(服药3次后痛减)5例,无效1例[2]。

8. 腮腺炎 鲜白头翁20 g、鸡蛋3枚。先将白头翁煮沸后,再将鸡蛋打入药中,勿搅动,以免蛋散。待鸡蛋熟后,捞出鸡蛋,捞出药叶。吃蛋,喝汤,使患者微微汗出。一般1剂即愈,病重者,翌日可再服1剂。经治流行性腮腺炎患者,均痊愈[2]。

9. 其他 白头翁汤加减治疗肺炎67例,结果痊愈56例(83.6%),无效11例(16.4%)[45]。以白头翁汤、四君子汤、理中汤加减治疗57例肠道易激综合征,取得总有效率为92.9%的满意效果,认为采用健脾温中清肠法为主的治疗方法对本病有效[46]。每日用白头翁30 g,水煎分4次服,治疗颈淋巴结结核30余例效果良好[2]。以白头翁15~30 g、白及20 g、蒲公英20 g为基本方;临症加减治疗十二指肠炎近百例,疗效显著[47]。用鲜白头翁(鲜白头翁30~50 g。洗净捣烂,以冷开水250 mL搅拌,去渣顿服,每天2次)治疗支气管扩张、肺结核引起的咯血,均取得满意止血效果,多数患者服1~2次咯血即止[48]。

10. 不良反应 白头翁所含原白头翁素对皮肤黏膜具有强烈刺激作用。新鲜的白头翁全草捣烂时,可因原白头翁素逸出而有强烈刺激性气味,当其接触眼黏膜可引起流泪;接触皮肤可引起皮炎、发泡[49];吸入可引起喷嚏、咳嗽;服入可引起流涎、胃肠炎、呕吐、肾炎、血尿及心衰,并可引起呼吸衰竭而死亡。如因加热或久贮时,则因原白头翁素聚合为白头翁素,其局部刺激作用大为降低,甚至消失,故白头翁煎剂毒副作用较低,一般用量无明显毒副作用[12]。

【附注】

毛茛科白头翁属植物朝鲜白头翁*Pulsatilla koreana* Nakai、兴安白头翁*Pulsatilla dahurica*(Fisch)Spr.、细叶白头翁*Pulsatilla turczaninouii* Krylov et Serg. 等多种植物,主含原白头翁素(protoanemonin)及白头翁素(银莲花素,anemonin)等。不同种与不同药用部位的白头翁,其所含的成分不同[1,2]。例如从朝鲜白头翁根茎中分离得到常春藤皂苷元-3-O-α-L-吡喃阿拉伯糖苷等11种化合物,常春藤皂苷为首次从该植物中分离得到[50]。

(冉懋雄 周厚琼 谢宝忠)

参考文献

[1]周金黄,等.中药药理学.上海:上海科学技术出版社,1986:75

[2]阴健,等. 中药现代研究与临床应用(1).北京:学苑出版社,1993:245

[3]陈文侃,等.中药白头翁的皂素-Ⅲ、配基结构的研究.化学学报,1983,41(8):739

[4]叶文方,等. 中药白头翁化学成分的研究(1).中国药科大学学报,1990,21(5):264

[5]吴振洁,等.中药白头翁的苷类成分.中国药科大学学报,1991,22(1):57

[6]Ye W,et al.Pulsatilloside C from the roots of Pulsatilla chinensis. *J Nat Prod*, 1998,61(5):658

[7]莫少红.白头翁的化学成分及药理作用研究进展.中药材, 2001,24(5):385

[8]刘寿山.中药研究文献摘要(1820-1961).北京:科学出版社,1963:176

[9]Ye W,et al.Triterpenoida from Pulsatilla chinensis. *Phytochemistry*, 1996, 42(3):799

[10]Yoshihiro M,et al.Triterpene saponins and lignans from the roots of pulsatilla chinensis and their cytotoxic activity against HL-60 cells. *J Nat Prod*, 1999, 62(9):1279

[11]陈彦,等.白头翁糖蛋白的分离纯化及其性质. 中国生化药物杂志, 1997,18(4):180

[12]王浴生.中药药理与应用.北京:人民卫生出版社,1983:331

[13]Baer H,et al. Nature of antibacterial aggnt from Anemone Puisatilla. *J Biol Chem*,1946,162:65

[14]郑华,等. 白头翁制剂胶体溶液对耐药解脲脲原体的

体外抑制作用. 中国皮肤性病学杂志,2009,23(5):273

[15]陈琼如,等.几种国产药物在试管内杀灭阴道滴虫的作用.中华妇产科杂志,1958,4:331

[16]段秋芳,等.中药白头翁体外杀灭阴道滴虫的试验观察.江苏临床医学杂志,1999,3(6):623

[17]闫艳,等.白头翁对阴道毛滴虫氨基酸代谢的影响.中国病原生物学杂志,2009,4(7):515

[18]邓建云,等.蒲黄等五种中药对中性粒细胞趋化的抑制作用.中草药,1998,增刊:115

[19]张成义,等.白头翁总苷平喘作用的试验研究.中国老年学杂志,2009,29(2):137

[20]梅全喜.现代中药药理与临床应用手册.北京:中国中医药出版社,2008:210

[21]王先芳,等.白头翁醇提物的抗肿瘤作用.浙江医科大学学报,1998,27(5):13

[22]蔡鹰,等.白头翁体外抗肿瘤实验研究.中草药,1999,30(6):441

[23]蔡鹰,等.白头翁体内抗肿瘤作用的实验研究.中草药,1999,30(12):929

[24]韩进庭.白头翁的药理作用及临床应用.现代医药卫生,2007,23(14):2123

[25]关树光,等.白头翁药理作用的研究近况.吉林中医药,2006,26(3):60

[26]姜峰玉,等.原白头翁素衍生物对人乳腺癌MCF-7细胞的抗增殖与诱导凋亡作用.山东医药,2009,49(40):19

[27]王灵宵,等.白头翁对利福平异烟肼肝毒性影响的实验研究.中国全科医学杂志,1999,2(4):288

[28]路西明,等.白头翁对利福平异烟肼肝毒性研究.中国中医药信息杂志,1998,5(8):21.

[29]俞浩.白头翁药理作用研究进展.中国兽药杂志,2006,40(7):51

[30]时维静,等.白头翁及其皂苷对鸡免疫功能的影响.中国兽药杂志,2009,43(7):13

[31]朱杰.白头翁汤研究近况.中国中医药现代远程教育,2005,3(1):40

[32]方原超.中药治疗阿米巴痢疾116例.湖北中医杂志,1983,2:24

[33]杨声坤,等.白头翁配合灭滴灵保留灌肠治疗肠阿米巴病疗效观察.中国社区医师,2004,20(5):39

[34]汤叔良.白头翁汤加减运用浅识.中医杂志,1985,26(7):38

[35]马明纯,等.白头翁汤的剂型改进与临床观察.中国中药杂志,1989,1-4(1):55

[36]谭心灵.白头翁汤加味治疗热痢疗效观察.河南医药信息,1995,3(5):43

[37]韩进庭.白头翁的药理作用及临床应用.现代医药卫生,2007,23(14):2123

[38]尹士优.加味白头翁汤直肠滴入治疗细菌性痢疾60例.中国外治杂志,2009,3:49

[39]汪远平.白头翁汤治疗溃疡性结肠炎48例.实用中医内科杂志,2007,21(7):5

[40]王涛,等.加味白头翁汤治疗溃疡性结肠炎(湿热下注证)临床观察.辽宁中医药大学学报,2009,11(10):121

[41]于伟.加味白头翁汤治疗溃疡性结肠炎临床体会.中外医疗,2009,13:78

[42]赵文贵.白头翁汤加减治疗慢性结肠炎34例.云南中医中药杂志,1996,17(5):34

[43]申倬彬.白头翁汤加味治愈淋证(绿脓杆菌感染).陕西中医,1986,7(6):163

[44]王辉武,等.中药新用.重庆:科学技术文献出版社重庆分社,1986:90

[45]胡安黎.白头翁汤治疗肺炎67例疗效观察.浙江中医杂志,1986,4(11):31

[46]马贵同.以健脾温中清肠法为主治疗肠道易激综合征57例.上海中医药杂志,1986,1:12

[47]吴沛田.白头翁治疗十二指肠炎.中医杂志,2006,47(11):811

[48]叶景华.白头翁治疗阿米巴痢疾.中医杂志,2006,47(11):811

[49]许景暄.白头翁引起接触性皮炎一例.中华皮肤科杂志,1988,21(5):295

[50]付云明,等.朝鲜白头翁化学成分的研究.中草药,2008,39(1):28

白屈菜 Chelidonii Herba bai qu cai

本品为罂粟科植物白屈菜*Chelidonium majus* L.的干燥全草。味苦,性凉,有毒。解痉止痛,止咳平喘。用于胃脘挛痛、咳嗽气喘、百日咳。

【化学成分】

本品新鲜植株有浓橙黄色乳液,乳液中含多种生物碱。地上部分主含生物碱,含量为0.7%,其中主要有白屈菜碱(chelidonine)、原阿片碱(protopine)、人血草碱(stylopine)、别隐品碱(allocryptopine)、小檗碱(berberine)、白屈菜红碱(chelerythrine)、血根碱(sanguinarine)、鹰爪豆碱(spartenine)、隐品碱(cryptopine)、白屈菜黄碱(chelilutine)、白屈菜胺(chelidamine)、高白屈菜碱(homochelidonine)、羟基血根碱(hydroxysanguinarine)等[1]。从白屈菜中分离出抗癌物质-Ukrain[2]。

根生物碱含量较高，可达1.33%，另含黄连碱(coptisine)、刻叶紫堇明碱(corysamine)、白屈菜玉红碱(chelirubine)、白屈菜默碱(chelidomerine)、菠菜甾醇(spinasterol)及少量麦角醇(ergosterol)[1]。叶除含生物碱外尚含黄酮类和多量维生素C。果实含白屈菜碱和四氢黄连碱。种子含脂肪油等[1]。

【药理作用】

1. 神经系统 灌胃给予白屈菜碱5、10、20 mg/kg可减少酒石酸锑钾诱发的昆明种小鼠扭体次数，显著提高热板实验小鼠痛阈值，减少小鼠足底部福尔马林引起疼痛反应的积分，均呈现良好的剂量依赖关系[3]。隐品碱对蛙高级中枢有抑制作用，最后可引起脊髓性麻痹，在哺乳动物可引起惊厥。原阿片碱小剂量对蛙有麻醉作用，大剂量则可使反射消失并呈现箭毒样作用。血根碱可引起短暂的麻醉作用，随之发生兴奋或惊厥。β-高白屈菜碱的作用与白屈菜碱相似，可引起轻度麻醉，继之呈现惊厥，亦可麻痹感觉神经末梢[4]。

2. 循环系统 用肾上腺素预先处理血管，再以白屈菜碱灌流，则有明显血管扩张作用，而单用白屈菜碱灌流则无此作用。小剂量白屈菜碱可兴奋离体蛙心，同时使心搏减慢，大剂量则可引起心律不齐，传导阻滞，最后停止于舒张期[5]。隐品碱亦可使离体蛙心的心率减慢或停止于舒张期[5]。原阿片碱小剂量能减慢心率，降低血压。小剂量β-高白屈菜碱可使动物血压暂时下降，心率减慢，在大剂量时对血管运动中枢有麻痹作用[5]。

3. 镇咳、祛痰、平喘 白屈菜总生物碱10、20、40 mg/kg(灌胃)可明显延长磷酸组织胺-乙酰胆碱、卵蛋白引喘诱发豚鼠喘息模型豚鼠的引喘潜伏期，减少抽搐跌倒动物数；明显增加肺支气管的灌流量，松弛离体完整气管平滑肌，并可抑制组织胺收缩气管平滑肌效应[6]。白屈菜总生物碱40 mg/kg能显著增加小鼠气管段酚红排泌量实验中小鼠气管段酚红排泌量；20 mg/kg延长小鼠氨水引咳实验小鼠引咳潜伏期117%，减少3 min内小鼠咳嗽次数；20 mg/kg延长豚鼠枸橼酸引咳实验豚鼠引咳潜伏期106.5%，减少3 min内动物咳嗽次数[7]。

4. 调节平滑肌 白屈菜碱和白屈菜提取物可提高大鼠小肠的张力，对大肠张力则呈现降低作用[5]。原阿片碱对豚鼠肠管有兴奋作用[4]。血根碱可兴奋猫、兔离体或在体肠管蠕动，使其收缩幅度和张力增强。对豚鼠肠管可部分缓解组胺所引起的痉挛，血根碱尚可兴奋猫的妊娠子宫，而对未孕子宫则无明显影响。白屈菜提取物可兴奋子宫，白屈菜碱则使之松弛。原阿片碱对豚鼠子宫平滑肌有抑制作用[4]。

5. 抗炎 血根碱有抗炎作用[8]。白屈菜叶提取的金罂粟碱能抑制RAW264.7细胞中LPS诱导的炎症介质水平，在10、5、1和0.5 μg/mL浓度下显著降低LPS诱导的一氧化氮、前列腺素E_2、肿瘤坏死因子-α、白介素-1β、白介素-6生成。金罂粟碱1、5、10和20 μg/mL能浓度依赖性地抑制LPS诱导的iNOS和COX-2蛋白水平的表达[9]。

6. 抗菌 白屈菜总碱在体外能抑制革兰阳性细菌、结核杆菌及真菌等[4]。白屈菜红碱乙醇溶液能抑制变形链球菌，最低抑菌浓度为0.78 mg/mL；还能抑制伴放线杆菌，最低抑菌浓度为195.3 μg/mL[10,11]。

7. 抗癌 白屈菜甲醇提取物对小鼠肉瘤180(S180)和艾氏实体瘤(EC)有明显抗癌活性，连续给7 d，总剂量在350和700 mg/kg时，对S180的抑瘤指数为0.45和0.55，对EC的抑制指数为0.44和0.52，且毒性较小。白屈菜的水提取物或40%甲醇提取物则无抗癌活性，且毒性较大。粗品白屈菜碱连用7 d，总剂量为175 mg/kg对S180和EC仅有微弱抗癌活性，但细胞毒作用较明显[4]。白屈菜生物碱能嵌入NK/Ly鼠类淋巴瘤细胞的DNA引起DNA断裂，具有细胞毒性[12]。白屈菜分离成分Ukrain 0.1、1和10 mmol/L作用于人胶质母细胞瘤细胞72 h，细胞凋亡率分别为4.63%、10.9%和28.9%[2]。

白屈菜红碱在体外能阻滞Hela细胞周期、诱导细胞凋亡，明显抑制其生长[13]。白屈菜红碱抗肿瘤机制研究表明，主要作用于Bcl-2家族。白屈菜红碱在IC_{50} 1.5 μmol/L置换了重组体GST-Bcl XL融合蛋白中荧光标记的BH3区缩氨酸，证明白屈菜红碱是BclXL-BH3相互作用的抑制剂[14]。

8. 其他 白屈菜水提取物中分离出蛋白结合多糖CM-Ala有免疫调节活性[15]。白屈菜红碱0.2、0.6、2.0 g/L(0.01 mL/kg体重，腹腔注射)给药8周，能降低四氯化碳诱导的肝纤维化大鼠模型肝脏组织TGF-$β_1$和α-SMA，改善肝纤维化大鼠肝组织纤维化程度，降低肝组织羟脯氨酸含量，可抗化学性肝纤维化[16,17]。白屈菜红碱可逆转葡萄糖诱导的乳鼠心肌细胞肥大，保护高糖环境中的心肌细胞[18]。白屈菜的醇提取物可清除·OH，对抗其引起的DNA氧化损伤[19]。在体注射白屈菜水提取物中分离出的蛋白结合多糖CM-Ala能保护小鼠辐射损伤[20]。

9. 毒性 白屈菜煎剂和白屈菜总碱小鼠腹腔注射LD_{50}分别为(生药)9.5±1.0 g/kg和3.54 g/kg[5]。雄性小鼠静脉注射白屈菜红碱、血根碱和苯骈菲啶季铵生物碱盐酸盐的LD_{50}分别为18.5、15.9和11.3 mg/kg,对雌性小鼠皮下注射的LD_{50}分别则为90、102和82 mg/kg。小鼠静脉注射原阿片碱盐酸盐LD_{50}为19.4 mg/kg,豚鼠皮下注射隐品碱盐酸盐MLD为190 mg/kg[4]。小鼠静脉注射血根碱LD_{50}为19.4 mg/kg[5]。亚急性毒性试验表明,雄性小鼠每天灌胃给10 mg QBF (含白屈菜红碱和血根碱,其二者比例为7:3),连续3 d,以后每天灌胃5 mg/kg,连续7 d,未发现动物死亡,对生长无影响。病理检查,心、肝、脾、肺、肾、肾上腺、胃及十二指肠均未见明显改变[8]。

【临床应用】

1. 慢性气管炎 白屈菜总碱的复方片剂(白屈菜总碱、茯苓、款冬花、黄精),每日12片,饭后分3次服,10 d为一疗程,治疗881例,4~6个疗程的总有效率为95.3%,显效率为65.1%[21]。另有采用复方白屈菜(配穿山龙、桔梗、黄芩、甘草等)治疗慢性气管炎也取得较好疗效[4]。

2. 癌症 采用从白屈菜中分离出抗癌物质Ukrain治疗癌症晚期患者203例,结果有20.2 %患者完全缓解,60.1%缓解,其中效果最好的为精原细胞瘤(4例中3例完全缓解,1例部分缓解)和前列腺癌(20例中14例完全缓解,5例部分缓解)[22]。

3. 其他 白屈菜的抗病毒研究进展很快,国外已试用于临床,可能成为有希望的抗病毒药物[23]。由白屈菜和大枣制成的胃康胶囊剂用于治疗慢性萎缩性胃炎102例,有效率96.1%,病理有效率58.8%,胃镜有效率52.9%,对脾胃虚寒型效果尤为显著[24]。

(吴春福 王 芳 张宝凤 张淑萍 马恩龙)

参考文献

[1]江苏新医学院.中药大辞典(上册).上海:上海科学技术出版社,1986:726

[2]Gagliano N,et al. Ukrain modulates glial fibrillary acidic protein, but not connexin 43 expression, and induces apoptosis in human cultured glioblastoma cells. *Anticancer Drugs*, 2007, 18(6): 669

[3]何志敏,等.白屈菜碱镇痛作用研究. 中草药, 2003, 34(9): 837

[4]王浴生.中药药理与应用.北京:人民卫生出版社,1983:339

[5]王本祥.现代中药药理学.天津:天津科学技术出版社,1997:1037

[6]刘翠哲,等. 白屈菜总生物碱对豚鼠的平喘作用.中国医院药学杂志, 2006, 26(1): 27

[7]佟继铭,等.白屈菜总生物碱祛痰止咳作用实验研究.承德医学院学报,2003,20(4): 285

[8]Lenfeld J, et al. Antiinflammatory activity of quaternary benzophenanthridine alkaloids from chelidonium majus. *Plant Med*, 1981, 43(2): 161

[9]Seon Il Jang, et al. Chai. Stylopine from Chelidonium majus Inhibits LPS-lnduced Inflammatory Mediators in RAW 264.7 Cells. *Arch Pharm Res*, 2004, 27(9): 923

[10]程睿波,等. 白屈菜提取物抑制变形链球菌的实验研究. 上海口腔医学, 2006, 15(3): 318

[11]陈旭,等. 白屈菜红碱对伴放线杆菌的抑制作用研究. 口腔医学研究, 2007, 23(6): 715

[12]Vitaliy O Kaminskyy, et al. Correlation of the cytotoxic activity of four different alkaloids, from Chelidonium majus (greater celandine), with their DNA intercalating properties and ability to induce breaks in the DNA of NK/Ly murine lymphoma cells. *Central European Journal of Biology*, 2006, 1(1): 2

[13]刘帆,等. 白屈菜红碱对宫颈癌细胞的抑制作用研究. 现代生物医学进展, 2009, 9(3): 514

[14]Chan SL, et al. Identification of chelerythrine as an inhibitor of BclXL. *Function J Biol Chem*, 2003,278(23):20453

[15]Jie-Young Song, et al. Immunomodulatory activity of protein-bound polysaccharide extracted from Chelidonium majus. *Arch Pharm Res*, 2002, 25(2): 158

[16]李映菊,等. 白屈菜红碱对肝纤维化大鼠肝脏病理学和肝脏羟脯氨酸含量的影响. 实用肝脏病杂志, 2009, 12(3): 167

[17]李映菊,等.白屈菜红碱对肝纤维化大鼠肝脏TGF-β_1和α-SMA表达的影响. 世界华人消化杂志, 2009, 17(18): 1821

[18]张文斌,等. 白屈菜红碱逆转不同浓度葡萄糖培养的乳鼠心肌细胞肥大及其相关机制的探讨. 药学学报, 2009, 44(2): 115

[19]陈彪,等.6种吉林抗癌中药清除羟自由基及其抗DNA损伤体外实验研究. 第三军医大学学报, 2004, 26(1): 88

[20]Jie-Young Song, et al. Radiation Protective Effect of an Extract from Chelidonium majus. *Int J Hematol*, 2003, 78: 226

[21]童维新,等.复方白屈菜治疗慢性气管炎881例的临床观察研究. 吉林中医药, 1985,2: 15

[22]Aschhoff B. Retrospective study of Ukrain treatment in 203 patients with advanced-stage tumors. *Drugs Exp Clin Res*, 2000, 26(5-6): 249

[23]张昌纯.白屈菜的药理和临床研究概况.中药材, 1987, 5: 46

[24]许自成,等.中药胃康胶囊治疗慢性萎缩性胃炎102例. 中西医结合杂志, 1990,9: 549

白附子 Typhonii Rhizoma bai fu zi

本品为天南星科植物独角莲*Typhonium giganteum* Engl.的干燥块茎，又名禹白附。味辛，性温，有毒。有祛风痰、定惊搐、解毒散结、止痛功能。主治中风痰壅、口眼㖞斜、语言謇涩、惊风癫痫、破伤风、痰厥头痛、偏正头痛、瘰疬痰核、毒蛇咬伤等。

【化学成分】

1. 挥发油 挥发油倍半萜类中有毒的含氮化合物N-苯基-苯胺含量最高，故挥发油被认为是其毒性成分[1]。

2. 氨基酸 所含氨基酸种类齐全，8种必需氨基酸含量均很高[2]。又有研究表明独角莲各部位氨基酸中谷氨酸含量均为最高[3,4]。

3. 有机酸 所含有机酸包括亚油酸、亚麻酸、天师酸(tianshic acid)、桂皮酸(cinnamic acid)、棕榈酸(palmitic acid)、琥珀酸(succinic acid)等[5]。

4. 其他 有尿嘧啶(uridine)、胆碱(choline)、肌醇(inositol)、β-谷甾醇(β-sitosterol)和β-谷甾醇-3-O-葡萄糖苷(β-sitosterol-3-O-gluceroside)、二棕榈酸甘油酯(dipalmitin)、三亚油酸甘油酯(linolein)、α-单棕榈酸甘油酯(alpha-monopalmitin)、胡萝卜苷(alexandrine)、2,6-二氨基-9-β-D-呋喃核糖基嘌呤(2,6-diamino-9-beta-D-ribofuranosyl purine)、白附子凝集素(typhonium giganteum lectin)、白附子脑苷{1-O-beta-D-gluco-pyranosyl-(2S,3S,4R,8Z)-2-[(2′-hydroxyl-docosanoyl)amino]-8-otadecene-1,3,4-triol}等[6-8]。

【药理作用】

1. 祛痰 小鼠酚红排泄实验结果表明，小鼠腹腔注射40和60 g/kg，生禹白附或制禹白附提取物，均有显著祛痰作用。制禹白附作用略强于生禹白附，但无统计学意义[9]。

2. 镇静、镇痛 小鼠颈背皮下注射禹白附水溶性部位能明显减少小鼠扭体反应次数，能减少小鼠醋酸引起的扭体反应次数，并有显著的协同戊巴比妥钠的作用[10]。

3. 抗菌、抗炎 大鼠腹腔注射禹白附粉混悬液4.5 g/kg、煎剂8 g/kg，每日2次，共5次。结果：禹白附粉混悬液和煎剂均能显著降低蛋清所致炎症的肿胀度。给大鼠腹腔注射禹白附粉混悬液4.5 g/kg，每日2次，共6次。结果：禹白附粉混悬液也能显著降低酵母性关节炎的肿胀度。腹腔注射禹白附粉混悬液9 g/kg或煎剂20 g/kg，每日2次，连续7 d。两种制剂均能显著降低肉芽肿重量[11]。针对奶牛乳房炎，白附子水煎液对多种细菌高敏或极敏[12]。

4. 抗破伤风 小鼠肌肉注射稀释1 500倍的破伤风毒素后，立即腹腔注射0.2 mL 0.5%禹白附蛋白，每日1次，连续5 d。或待破伤风症状出现后，再腹腔注射禹白附蛋白液，每日1次，每次0.2 mL，连续5 d。结果表明，预防和治疗用药对小鼠肌肉注射破伤风毒素引起的破伤风均有对抗作用，使动物存活率显著增加[13]。

5. 抗肿瘤 实验表明独角莲块茎水煎剂、醇提物灌胃给药，均对小鼠S180实体瘤有明显抑制作用，抑瘤率在30%以上，且能延长艾氏腹水癌荷瘤小鼠的生存期，明显增加荷瘤小鼠淋巴细胞转化率，增强免疫功能[14,15]。研究表明禹白附水煎剂能提高荷瘤小鼠脾指数，显著降低瘤重，下调瘤组织P53基因的表达[16]。采用mRNA差异显示技术对独角莲根茎水提物作用于肝癌细胞系SMMC7721后所引起的基因表达变化进行检测，发现基因表达有升降变化[17]。能较强抑制癌细胞生长，使被阻滞在S期，并诱导细胞凋亡，提示可用于肝癌治疗[18]。有日本学者也发现禹白附水提物能在体外刺激人体淋巴细胞增生，增强细胞毒T淋巴细胞、免疫球蛋白(IG)和白介素(IL)-1的活性，而不增强NK细胞杀伤活性，提示可用于治疗癌症[19]。独角莲水提物在5~120 g/L范围内，对人乳腺癌MCF-7可显著抑制细胞增殖，并可诱导细胞凋亡；30 g/L独角莲水提物处理24、48、72 h，MCF-7细胞凋亡率分别为8.34%、12.1%、12.6%。提示独角莲抗肿瘤与诱导细胞凋亡有关[20]。

6. 其他 最新发现白附子脑苷脂对小鼠肺动脉平滑肌Ca^{2+}激活Cl^-通道的调节具有显著抑制作用[21]。

7. 毒性 ①急性毒性：小鼠静脉注射的LD_{50}：生禹白附为(32.58 ±2.65) g/kg，制禹白附为(29.57±2.70) g/kg，两种制品的LD_{50}无显著差异。多数动物在用药后20 min

内死亡,死亡前动物表现呼吸抑制或惊厥[9]。小鼠灌胃180 g/kg,生禹白附或制禹白附温浸剂,分3次灌胃,间隔1 h,3 d内未见动物死亡。小鼠灌胃120 g/kg,生禹白附或制禹白附水煎剂,家兔灌胃40 g/kg,生禹白附或30 g/kg制禹白附水煎剂,均未见动物死亡。②刺激性试验:禹白附粉混悬液滴入兔眼,3 min后,用40 mL生理盐水冲洗,1 h内观察禹白附对眼结膜刺激作用。生禹白附刺激作用强,兔眼结膜水肿率100%,制禹白附的作用弱,结膜水肿率仅为10%[11,22]。鸽灌胃6 g/kg生禹白附粉混悬液,呕吐率50%,但同剂量的制禹白附粉混悬液未见呕吐反应[11,22]。对兔耳皮肤也有刺激作用,生禹白附作用较制禹白附强[22]。③亚急性毒性:小鼠灌胃5、10、15 g/kg禹白附粉混悬液,分上、下午两次灌胃,连续28 d,未见血象改变[11]。大鼠灌胃禹白附粉混悬液6 g/kg(相当于成人剂量100倍)分上、下午2次灌胃,连续21 d,除生禹白附组动物体重下降外,未见血象、肝、肾功能异常[22]。

【临床应用】

1. 面神经麻痹 洋白附通窍汤(白附子、赤芍、川穹等),每日1剂。治疗面神经麻痹52例,面肌恢复正常50例,余下2例眼睑闭合正常,仅留有轻度口角斜歪。疗程最长35 d,大多在20 d左右治愈[23]。面瘫汤(制禹白附、香芷、三棱等)治疗面神经麻痹51例,治愈50例,好转1例,100%有效[24]。鲜麝天仙散(白附子、白芍、炙南星等)配合针刺治疗面瘫,治愈率为82.3%,而单用针刺穴位治疗40例,治愈率仅为14.6%[25]。

2. 破伤风 玉真散(白附子、生南星姜炒、明天麻等共研为末)。伤青瘀血,伤口未破,用黄酒药敷;严重跌伤,只要心窝微温,用热童便灌药,连进2剂;伤口已破或流血,用药粉干掺;破伤风初起,角弓反张,灌胃。治疗200例,其中50例继发破伤风,除7名因治疗太迟死亡外,其余均痊愈[26]。

3. 百日咳 牵正散(白附子、僵蚕、全蝎)随症加味。治疗60例,痊愈58例,好转2例,轻者一般5~7剂后痊愈[27]。

4. 乳腺病 白芥祛痰汤(白芥子、白附子、生半夏等),每日1剂,2个月为一疗程。治疗乳腺囊性增生,囊性小叶增生等乳腺纤维囊性疾病55例,显效20例,好转25例[28]。

(黄 芳 刘晓冬)

参考文献

[1]李静,等.独角莲块茎挥发油化学成分的研究.吉林农业大学学报,1996,18 (2):29

[2]孙启良,等.独角莲各部位氨基酸的含量分析.白求恩医科大学学报,1995,21 (4):364

[3]刘磊,等.独角莲地上各部位氨基酸含量的分析.吉林大学学报(医学版),2003,29(1): 54

[4]刘磊,等.独角莲种子中脂肪酸和氨基酸含量分析.吉林大学学报 (医学版),2003,29 (2):168

[5]孙启良,等.气质联用法分析独角莲叶中脂肪酸.中草药,1996,27 (6):333

[6]陈雪松,等.中药白附子的化学成分研究(Ⅰ).中草药,2000,31 (7):495

[7]Chen XS,et al. Chemical constituents of Typhonium giganteum Engl. *Journal of Asian natural products research*,2001,3 (4): 277

[8]Xue song Chen,et al. Structure determination and synthesis of a new erebroside isolated from the traditional Chinese medicine Typhonium giganteum Engl. *Tetrahedron Letters*,2002,43 (19): 3529

[9]常东明,等.白附子炮制前后药理作用的初步观察.中药通报,1981,6(4):23

[10]张振英,等.禹白附镇静、镇痛药效部位的实验研究.中医研究,2007,20(10):14

[11]吴莲英,等.关白附、禹白附抗炎及毒性比较研究.中国中药杂志,1991,16:595

[12]袁晨,等.8种中药对奶牛乳房炎致病菌的药敏试验结果.当代畜牧,2005,5:15

[13]刘公玺,等.禹白附蛋白抗破伤风作用的药理研究.中国人民解放军兽医大学学报,1983,3:341

[14]孙淑芬,等.独角莲抑制恶性肿瘤的实验研究.陕西中医,1999,20 (2):94

[15]尹建元,等.禹白附抗肿瘤活性研究.长春中医学院学报,2000,16 (2):52

[16]朱耀寰,等.白附子抗肿瘤作用研究.中药药理与临床,2006,22 (3,4):122

[17]王顺启,等.mRNA差异显示法比较独角莲作用肝癌细胞SMMC7721前后的基因表达.中国中药杂志,2004,29 (10):974

[18]王顺启,等.独角莲对肝癌细胞SMMC7721细胞增殖抑制作用机制的研究.细胞生物学杂志,2003,25(3):185

[19]Shan BE,et al. Stimulating activity of Chinese medicinal herbs on human lymphocytes in vitro. *International J Immunopharmacology*,1999,21(3):149

[20]王林美,等.独角莲抑制乳腺癌MCF-7细胞增殖和诱导凋亡的研究.沈阳农业大学学报,2009,40(2):174

[21]Gao SB,et al. Cerebrosides of baifuzi,a novel Potential blocker of calcium-activated chloride channels in rat pulmonary

artery smooth muscle cells. *Cell Biology International*,2007,31(9):908

[22]吴莲英,等.白附子不同炮制品毒性比较研究.中国医药学报,1992,7:13

[23]谢存柱.洋白附子通窍活血汤加减治疗面神经麻痹50例.中医杂志,1987,28(12):42

[24]陈森.面瘫汤治疗面神经麻痹51例.新中医,1991,23(10):31

[25]王光鼎.针刺配合外敷中药治疗面瘫226例.云南中医杂志,1991,1:38

[26]张觉人.玉真散对破伤风有效.中医杂志,1956,8:421

[27]张润民.牵正散治疗百日咳60例.陕西中医,1991,12:348

[28]周玉朱.白芥法痰汤治疗乳腺病.云南中医杂志,1987,8(6):8

白 及 Bletillae Rhizoma bai ji

本品为兰科植物白及*Bletilla striata* (Thunb.) Reichb.f.的干燥块茎。味苦、甘、涩,性微寒。有收敛止血、消肿生肌的功效。主治咯血、吐血、外伤出血、疮疡肿痛、皮肤皲裂。

【化学成分】

主要化学成分为白及胶[1]。从白及还分离出暂称为Bs-1~4的4种化合物,并阐明了它们的结构[2]。白及新鲜块茎含水分14.6%,淀粉30.48%,葡萄糖1.5%,根含白及甘露聚糖(bletilla mannan)[1]。

【药理作用】

1.止血 白及有明显的止血作用,起效快、疗效可靠。实验研究证明,白及根磨成细粉或白及煎煮后所得液掺入淀粉烘干研末,于犬肝行止血试验,7只中有6只皆于6 min内达到满意止血效果。镜下检查,出血部位均与大网膜形成粘连,结缔组织反应轻微,其原理可能为物理性的[3]。盐酸所致实验胃出血大鼠给予白及胶4.5、9.0 g/kg,对大鼠急性胃出血有明显抑制作用,可减轻胃出血程度,促进胃黏膜愈合[4]。白及甘露聚糖对狗实验性肝损伤的止血作用,吸收速度较快,刺激性小,凝血时间缩短,对出血时间较明胶海绵缩短明显[5]。

2.栓塞 采用结扎法和白及微粒栓塞法建立大鼠后肢缺血模型。白及微粒栓塞股动脉后,大鼠后肢出现持续跛行、肌肉萎缩和皮肤坏死等表现;组织切片显示,大鼠后肢皮肤、肌肉组织均出现明显而持久的缺血或坏死。是一种较为理想的大鼠后肢缺血模型制作方法[6]。

3.促伤口愈合及神经再生 家兔背部造成2 cm×2 cm伤口,观察白及胶(0.1 g/mL)、重组人表皮生长因子(rhEGF,10 mg/L)和白及胶+rhEGF(10 g白及干粉+100 mL rhEGF药液混匀)对伤口的愈合作用。结果:白及胶+rh EGF能显著促进创面表皮细胞DNA合成,提高细胞增殖能力,缩短伤口愈合时间,加速伤口愈合[7]。同样的实验还证明,白及胶+rh EGF能促进创面羟脯氨酸合成增加,而提高愈合质量[8]。将白及胶加载牛精液高分子神经生长因子(每支1 mg)加入鸡胚背根神经节无血清培养基中,观察其对鸡胚背根神经节的影响。结果:白及加载神经生长因子稀释倍数以1:10^8~1:10^6神经节周围有突起生长反应最明显,效果优于单用白及和单用神经生长因子[9]。

4.抗胃溃疡 白及多糖按照每只1、3、6 mg剂量灌胃小鼠,连续10 d,对乙醇诱导、冷水应激小鼠胃溃疡有保护作用;白及多糖每只4、8、16 mg灌胃大鼠10 d,对幽门结扎大鼠胃溃疡模型也有很好的保护作用[10]。

5.抗菌 明胶/白及胶载药多孔材料和培养液制备浸提液,再用无菌蒸馏水稀释成1%、5%、0.25%、0.125%等4种浓度。结果:明胶/白及胶载药多孔材料对大肠杆菌、金葡菌、绿脓杆菌均具有抑制作用[11]。选取MIC值(125 mg/L)以下4个浓度梯度分别加入含有变链菌的培养液中,白及水煎剂对变链菌的黏附抑制率最高为66.67%,提示其可能存在防龋作用[12]。

6.抗癌 大鼠肝包膜下移植肝细胞癌瘤株3924A,第14天行肝动脉介入丝裂霉素+碘油+白及+肝动脉结扎。13 d后,介入治疗前后肿瘤体积比为1.53,远远小于不加白及的其他化疗药物介入组(7.30)。白及作为肝动脉栓塞剂并结合化疗药和肝动脉结扎术能明显抑制肝癌细胞生长[13]。

7.促进骨髓造血功能 白及多糖0.15、0.5 g/kg灌服给予环磷酰胺造血功能低下小鼠,连续6 d,可呈剂量依赖性升高小鼠外周血白细胞数和加快骨髓有核细胞数及脾集落形成细胞的恢复，其作用与等剂量的阿胶大致相当。提示白及多糖对功能低下的骨髓有促进造血的作用[14]。

8. 增强免疫 腹腔注射环磷酰胺的同时，给小鼠灌胃白及挥发油(SBP)12.5 mg/kg，连续3 d。SBP对正常小鼠淋巴细胞转化有较强的刺激增殖作用，对被环磷酰胺抑制的淋巴细胞转化率也有较强的恢复作用。白及挥发油有活化淋巴细胞、提高机体免疫功能的作用[15]。

9. 促内皮细胞生长 白及多糖浓度为60~120 g/mL对体外培养人脐静脉内皮细胞(HUVECS)，使细胞黏附速度加快，贴壁生长的细胞数量增多，有促进内皮细胞生长功能[16]。

10. 毒性 通过研究，白及胶对小白鼠急性毒性试验及阴道刺激试验，进一步证明了白及胶作为药用辅料是安全、无毒、可靠的[17]。白及多糖胶对皮肤无刺激、无变态性反应和光毒反应，对人体皮肤也未引起明显的不良反应[18]。

【临床应用】

1. 肺结核及咯血 用白及粉内服，成人每日6~30 g，连服数月，治疗空洞浸润型肺结核，100多例中70例临床治愈，X线显示病灶完全吸收或纤维化，空洞闭合，血沉正常，痰菌呈阴性，咳嗽、咯血等临床症状消失，2例无效，其余病例症状及各项检查均显著好转[1]。

2. 上消化道出血 28例重型颅脑损伤并消化道出血者，采用白及糊每次20 g，每天3~4次，经胃管鼻饲加常规补液，止血、输血，抗溃疡药奥美拉唑(40 mg/d)治疗。较对照组56例仅采用常规西药治疗。结果：白及组止血率为71.4%(20/28)，病死率为35.7%(10/28)，优于西药常规治疗组[止血率37.5%(21/56)及病死率58.9%(33/56)][19]。用生白及、生大黄按(2:1)组成药粉末，每次口服3 g，每天3~4次温开水冲服，出血严重者每2 h1次。治疗69例患者(应激性溃疡、急性糜烂性胃炎、消化性溃疡、胃癌)止血效果好[20]。自拟大黄白及散，每次5 g，每天3次，饭前半小时冲服，连服3周。治疗消化性溃疡患者66例，治愈率为73.6%。67例纯西药治疗患者的治愈率为49.25%[21]。

3. 术后出血 15例行胃大部切除、结肠前胃空肠吻合术后出血，均采用西药止血，出血未止。再取细白及粉50 g加水调匀，经胃管吸尽胃内容物，然后注入100 mL白及胶浆，保留2 h再抽出，如此进行3~4次，血压心率恢复正常，获得满意止血效果[22]。

4. 内脏出血 杭州止血粉(白及、白茅根、大黄、地锦)治疗109例内脏出血总有效率为94.5%，疗效显著[23]。白及液加白药治疗胃切除术后吻合出血15例，14例1~3 d内止血，疗效满意[24]。

5. 外伤出血及扭挫伤 以白及粉或“白及纱布”覆盖外伤创面，亦可与地榆炭或五倍子末合用，外敷患处止血、止痛、消肿效果好[25]。5%白及胶稀薄溶液可用于创面止血，而白及胶“纱布”压迫即可止血[26]。白及粉5 g，每日2次，治疗扭伤消肿，止痛明显，用酒调敷最短2周，最长1月即痊愈[27]。

6. 鼻出血 采用凡士林纱布散上白及粉末直接填敷于出血处，1次用药止血成功18例，2次用药止血成功9例，3次用药止血成功3例，1周之内30例鼻出血全部治愈。费用低、取材方便、痛苦少[28]。

7. 肿瘤 用白及50 g浓煎取汁30 mL过滤去渣雾化吸入治疗肺癌（经西药治疗5 d咯血不止）咯血28例，总有效率为92.86%(26/28)，对照组(西药抗感染治疗)16例，总有效率为43.75%(7/16)[29]。中晚期肝癌用白及粉0.3 g(40%碘化油5 mL作载体)混匀缓慢经导管插至瘤区肝叶、肝段动脉注入(23例)，与明胶海绵29例对照组比较。栓塞后3个月，6个月及1年肿瘤平均缩小率，白及组分别33.3%、56.1%及70.3%；明胶对照组分别为24.2%、45.4%及61.0%[30]。用白及混合微粒栓塞治疗子宫肌瘤成功率100%(1个月36例肿块缩小20%~40%，2个月32例肿块缩小30%~50%，3个月24例肿块缩小45%~60%，5个月29例肿块缩小50%~70%，6个月27例肿块缩小80%~90%)[31]。15例肾恶性肿瘤使用白及栓塞治疗与用超液化碘化油加明胶海绵6例栓塞治疗患者相对照，均取得了较理想效果[32]。

8. 炎症 白及护膜膏治疗32例放射性口腔炎，有效率达93.3%[33]。复方白及药膜治疗60例口腔溃疡，总有效率为98%[34]。

9. 烧伤 10%白及胶100 mL加入庆大霉素40万单位直接擦于烧伤创面8 d，15例中Ⅰ度烧伤4 d治愈，Ⅱ度烧伤10 d治愈，1例Ⅲ度烧伤33 d治愈[35]。用复方白及涂膜治疗烧伤62例，总有效率85.5%[36]。

10. 其他 白及还可用于皮肤结核、痤疮、乳头手足破裂、白带、乳禁尿、压疮、宫颈糜烂及宫颈环形电切术后局部白及胶等均有良好疗效[37-39]。

【附注】

用白及干燥的地上部分新化合物：4-甲氧基-9,10二氢菲-1,2,7-三醇(淡黄色无定形粉末，分子式$C_{15}H_{14}O_4$)、1-(5-羟苄基)-4.,7-二甲氧基-9,10-二氢菲-2-醇(淡黄色无定形粉末，分子式$C_{23}H_{22}O_4$)、1,3,6-三-(4-羟苄基)-4-甲氧基-二氢菲-2。7-二醇，淡黄色无定形粉末，分子式$C_{36}H_{32}O_6$[40]。

(谢宝忠　孟宪容)

参 考 文 献

[1]王本祥.现代中药药理学.天津:天津科学技术出版社,1997:802

[2]村上太光郎.白及的成分.国外医学中医中药分册,1984,6:47

[3]吴葆杰.中草药学.北京:人民卫生出版社,1983:211

[4]刘逢芹,等.白及胶治疗胃出血的实验研究.中华实用中西医杂志,2002,2(15):878

[5]悦随士,等.白及甘露聚糖对狗实验性肝损伤的止血作用.中华医学杂志,1995,10:632

[6]梁翠宏,等.结扎切断法与白及微粒栓塞法建立大鼠后肢缺血模型效果比较.山东大学学报(医学版),2007,45(10):1008

[7]仇树林,等.白及胶载重组人表皮生长生长因子对表皮细胞DNA含量及周期的影响. 中国组织工程研究与临床康复,2007,11(1):63

[8]仇树林,等.白及胶载外源性rhEGS对创面中羟脯氨酸含量的影响. 中国美容整形外科杂志,2007,18(5):380

[9]廖建中,等.白及胶载高分子神经生长因子促进伤口的愈合.中国临床康复,2006,17(5):1

[10]黄龚,等.白及多糖对动物实验性胃溃疡的影响.现代中西医结合杂志,2009,18(6):612

[11]彭锐,等.明胶/白及胶载药多孔材料的体外抑菌试验.中国中医骨伤科杂志,2006,3(6):36

[12]陈玉,等.中药白及对变链菌产酸和黏附影响的实验研究.牙体牙髓牙周病学杂志,2008,18(7):390

[13]钱骏,等.白及应用于大鼠实验性肝细胞癌介入治疗的研究.中国医院药学杂志,2005,25(5):391

[14]张颖,等.白及多糖对骨髓造血功能的影响.中药药理与临床,2009,25(4):35

[15]房金山,等.白及挥发油诱发小鼠体内淋巴细胞转化的实验研究.中国医学创新,2009,6(13):28

[16]孙剑涛,等.白及多糖对人脐静脉内皮细胞黏附生长的影响.中药材,2005,28(11):1006

[17]刘文江,等.白及胶的质量标准及毒理研究.中成药,1992,6:32

[18]张卫明,等.白及多糖胶皮肤毒理学安全性评价研究.中国野生植物资源,2003,22(5):59

[19]詹锡康,等.白及糊对重型颅脑损伤并消化道出血治疗作用的探讨.中山医科大学学报,2002,23(55):106

[20]陆浩,等.生白及、生大黄结合西咪替丁治疗上消化道出血136例疗效观察.中国基层医疗,2006,13(8):1328

[21]翁志华,等.大黄白及散配合温中健脾汤分段治疗消化性溃疡133例.南华大学学报(医学版),2005,33(1):96

[22]丁德刚,等.自制白及胶浆在胃术后吻合口近期出血中的应用.临床外科杂志,2003,11(5):23

[23]王重九,等.杭州止血粉体腔内止血疗效探讨.浙江中医杂志,1983,9:416

[24]易忠.白药白及液治疗胃切除术后吻合口出血15例.新中医,1987,8:30

[25]元凤.白及.安徽医学,1973,3:55

[26]内蒙古医学院附属医院西学中班.中药白及胶止血的动物实验初步结果.内蒙古医学院学报,1974,4:45

[27]赵洪生.白及粉治疗扭挫伤.辽宁中医杂志,1980,12:38

[28]金国松,等.白及纱条填塞法治疗鼻衄30例.浙江中西医结合杂志,2002,12(2):127

[29]朱宝龙,等.白及煎液超声雾化吸入治疗肺癌咯血28例疗效观察.江苏临床医学杂志,2000,4(2):102

[30]徐小炉,等.白及栓塞治疗中晚期肝癌的临床观察.实用癌症杂志,2000,15(6):640

[31]牛惠敏.白及混合微粒栓塞治疗子宫肌瘤的临床观察.中国中医基础医学杂志,2000,6(2):46

[32]张保民.白及治疗肾恶性肿瘤的临床应用.中国乡村医药杂志,2005,12(12):46

[33]王洪真,等.白及护膜膏治疗放射性口腔炎临床观察.中国误诊学杂志,2008,14(5):3334

[34]曹秀虹,等.复方白及药膜的制备及临床作用.中国药业,2002,11(2):55

[35]郑玉炎,等.白及胶的制备及临床应用研究.福建中医药,1992,23(3):50

[36]纪玉霞,等.复方白及烧伤膜剂治疗烧伤62例.中国中西医结合杂志,1992,12(1):49

[37]陈慧芬.明胶/白及胶载药敷料治疗压疮效果观察,2009,24(10):20

[38]徐金红.微波联合甲硝唑、白及粉治疗宫颈糜烂327例临床观察.现代中西医杂志,2009,32:3945

[39]韩霞,等.宫颈环形电切术后局部贴敷白及胶促进饮面愈合效果观察.实验医院临床杂志,2009,6(3):59

[40]靳冉,等(摘).白及中的二氢菲类化合物.国际中医中药杂志,2006,3(5):174

瓜 蒌 Trichosanthis Frucuts

gua lou

本品为葫芦科植物栝楼*Trichosanthes kirilowii* Maxim.或双边栝楼*Trichosanthes rosthornii* Harms的干燥成熟果实。味甘、微苦,性寒。清热涤痰、宽胸散结、润燥滑肠。用于肺热咳嗽、痰浊黄稠、胸痹心痛、结胸痞满、乳痈、肺痈、肠痈、大便秘结。

【化学成分】

从栝楼的果实中分离鉴定的主要化学成分有棕榈酸 (palmitic acid)、7-豆甾烯-3β-醇、7-豆甾烯醇-3-O-β-D葡萄糖苷、半乳糖酸γ-内酯和半乳糖[1]。栝楼果实尚含苷、有机酸及其盐类、树脂、脂肪油、色素、糖类以及精氨酸、赖氨酸、丙氨酸、缬氨酸等氨基酸[2]。栝楼果实中钙、镁含量较高,铜、锌、锰亦较其他果实为高[3]。栝楼果实中含有栝楼黄色素,可作为功能性食品添加剂[4]。

【药理作用】

1. 心血管系统 用水煮醇沉制得的全瓜蒌注射液生药30.0、10.0、5.0、1.0 mg/mL,均可使豚鼠离体心脏冠脉流量显著增加,心率减慢,心肌收缩力减弱,并呈剂量依赖关系[5]。栝楼提取物75.8、56.9、42.7、32.0、24.0 g/kg(灌胃),能延长异丙肾上腺素作用的小鼠长压缺氧存活时间;对抗垂体后叶素所致的大鼠急性心肌缺血作用,并能显著保护缺血后再灌注损伤的大鼠[6]。瓜蒌中体外抗血小板聚集的活性成分4-羟基-2-甲氧基苯甲酸与同剂量阿司匹林作用相当,香叶木素-7-O-β-D-葡萄糖苷为同剂量阿司匹林活性的2倍,IC_{50}为0.296 mmol/L[5]。瓜蒌注射液(4 mL/kg,静脉)可使正常家兔肠系膜微动脉口径显著增加,提示瓜蒌注射液有扩张微血管作用,这种作用可能是通过舒张微血管平滑肌实现的。用药5 min内,可使正常家兔血压降低,脉压增加[5]。

2. 镇咳、祛痰 瓜蒌水煎剂(生药)2.5、2.0、1.5 g/kg能抑制氨水的致咳作用及增加小鼠呼吸道酚红的排泄,表明瓜蒌具有镇咳、祛痰作用[7]。

3. 降脂、降糖 瓜蒌煎剂(生药30 g/kg)灌胃给药14 d,可显著降低高血脂模型(胆固醇加甲硫氧嘧啶)小鼠TC、TG、LDL和动脉硬化指数(AI),如果与薤白连用,降脂效果更佳[8]。栝楼乙酸乙酯提取物1.0 g/L对α-葡萄糖苷酶的抑制作用最强,抑制作用略强于阿卡波糖,IC_{50}为0.336 g/L,可能具有降糖作用[9]。

4. 抗肿瘤 瓜蒌水煎液在16~500 mg/mL浓度范围内,对Hela细胞有直接抑制作用,且随给药浓度增加抑制率提高;对巨噬细胞有促进和损伤双向作用[10]。

5. 抗氧化 分别在猪油中添加0.02%瓜蒌果实色素(黄色素)提取物,发现黄色素有较好的抗猪油氧化作用,与维生素C混合具有较好的抗氧化协同效应[11]。

6. 抑制血管平滑肌 离体培养兔主动脉血管平滑肌细胞,瓜蒌注射液0.1~20 mg/mL加入细胞培养液中。瓜蒌能显著增加SOD活性,减少超氧自由基引起的膜脂质过氧化反应,降低MDA水平,对血管平滑肌增殖有抑制作用[12]。

7. 改善血液流变性 瓜蒌水煎液5 g/kg给大鼠灌胃1周,有降低全血黏度、提高红细胞变形能力等作用[13]。

8. 毒性 瓜蒌皮的毒性甚低。以其为原料制成的注射剂,小鼠一次腹腔给药及静脉给药的LD_{50}为363±22 g/kg;麻醉犬1次静脉100 g/kg(相当于人治疗量的100倍),除血压轻度暂下降外,未见其毒性反应。长期毒性试验,静脉30 g/kg,连续21 d,除个别犬在给药第3周胃纳较差,未见其他明显形态学及功能学的毒性反应[14,15]。

【临床应用】

1. 心脏病

(1)冠心病、心绞痛 60例冠心病患者采用瓜蒌薤白半夏汤(基本方:黄芪、麦冬、丹参、延胡索、全瓜蒌、薤白、半夏、红花等)加减治疗,每日1剂,15 d为一疗程,观察2个疗程。临床疗效:显效30例,有效22例,无效8例,总有效率86.7%;心电图疗效:显效14例,有效22例,无效24例,总有效率60.0%[16]。瓜蒌薤白半夏汤加味治疗不稳定型心绞痛60例,显效28例,有效29例,无效3例,总有效率95.0%;心电图总有效率81.7%,疗效明显优于单纯西药组[17]。

(2)心律失常 瓜蒌薤白半夏汤为基本方随症加减,每日1剂,分3次温服,观察1个月。治疗心律失常患者50例,治愈30例(60.00%),好转15例(30.00%),无效5例(10.00%),总有效率90.00%[18]。

(3)心力衰竭 89例患者随机分为治疗组57例,以瓜蒌半夏薤白加减方治疗,对照组32例以西药治疗,观察15 d。结果:治疗组治疗前后左心室舒张期快速充盈与左心房收缩期流经二尖瓣口的血流速度之比例有非常显著差异,临床症状明显好转;对照组治疗前后各项指标无明显差异。瓜蒌半夏薤白加减方改善左心室舒张功能疗效确切[19]。

(4)病毒性心肌炎 炙甘草汤合瓜蒌薤白白酒汤(基本方:炙甘草、生姜、桂枝、人参、瓜蒌、薤白等)随症加减,每日1剂,2周为1个疗程,连服2~3个疗程。经治30例,显效22例,有效6例,无效2例,总有效率93.33%;对照组(西药组,22例)总有效率80%[20]。

(5)慢性肺源性心脏病 三拗汤合瓜蒌薤白半夏汤加味治疗慢性肺源性心脏病94例,治疗组总有效率92.4%;对照组(西医常规治疗)72例,总有效率70.8%。该方治对慢性肺源性心脏病伴心力衰竭有效[21]。

2. 乳腺增生 自拟天龙角针瓜蒌汤(蜈蚣、瓜蒌、皂角刺、柴胡、香附等)加减,治疗60例,内服外敷30 d为一疗程。60例中5~10剂痊愈12例(20%),2个疗程痊愈23例(38.3%),3个疗程痊愈16人(26.7%),5例有效(6.7%),痊愈率85%,总有效率100%[22]。逍遥散合贝母瓜蒌散治疗单纯乳腺增生100例,总有效率97%,对照组口服乳癖消,总有效率56%[23]。

3. 咳嗽 贝母瓜蒌散加减治疗咳嗽,48例中治愈34例(70.8%),好转12例(25%),无效2例(4.2%),总有效率95.8%[24]。

4. 消化性溃疡 消化性溃疡62例,用加味瓜蒌薤白汤治疗。1周为1个疗程,观察2个疗程。治愈19例,好转33例,总有效率83.87%,疗效优于西药对照组[25]。

5. 带状疱疹 选择33例带状疱疹后遗神经痛患者,煎服加味瓜蒌散后1、2、3、4周观察临床变化。结果总有效率分别为39.4%、66.7%、87.9%、93.4%。随着疗程的延长,疗效呈明显的累积效应[26]。用瓜蒌红花甘草汤治疗带状疱疹50例,与西药聚肌胞等治疗做比较。从疼痛终止、皮结痂、皮疹消退等指标判断,瓜蒌红花甘草汤疗效优于单纯西药治疗[27]。

6. 糖尿病肾病 15例糖尿病肾病患者在粗昂贵西医治疗基础上,加用瓜蒌瞿麦丸,与15例西药治疗对照。治疗2个月后,用药组尿蛋白24 h排泄量治疗前后有明显改善,而单纯西药治疗前后变化不明显。瓜蒌瞿麦丸对减少糖尿病肾病患者尿蛋白有较好疗效[28]。

7. 肿瘤 瓜蒌薤白半夏汤加味联合化疗治疗老年肺癌、食管癌,其中19例Ⅱ~Ⅳ期肺癌,7例Ⅲ~Ⅳ期食管癌。结果:肺癌有效率60%,食管癌有效率为70%。主要毒性反应为骨髓抑制Ⅱ~Ⅲ度,胃肠道反应Ⅰ~Ⅱ度。瓜蒌薤白半夏汤加味联合化疗治疗老年肺癌,食管癌疗效好、安全[29]。

8. 儿科疾病 黄芩贝母瓜蒌汤(黄芩、川贝、瓜蒌、射干、地龙等)治疗小儿支原体肺炎60例,7 d为一疗程。痊愈52例,好转6例,无效2例,总有效率96.67%;对照组(口服阿奇霉素)总有效率82.50%[30]。新生儿病理性黄疸46例,采用自拟茵栀丹芍瓜蒌汤(茵陈、山栀、丹参、赤芍、瓜蒌、甘草)联合西药抗生素、激素等治疗(单纯西药治疗为对照46例)。结果治疗组治愈率89.13%,对照组72.9%,有显著差异[31]。

【附注】

1. 瓜蒌皮 为葫芦科植物栝楼*Trichosanthes kirilowii* Maxim.或双边栝楼*Trichosanthes rosthornii* Harms的干燥成熟果皮。味甘,性寒。清热化痰,利气宽胸。用于痰热咳嗽、胸闷胁痛。

[化学成分]

1. 栝楼*Trichosanthes kirilowii* Maxim.

(1)挥发性成分 有壬酸(nonanoic acid)、癸酸(capric acid)、月桂酸(lauric acid)、支链十五烷酸以及棕榈酸(palmitic acid)等15种挥发性有机酸[32]。另外还有棕榈酸乙酯(ethylpalmitate)、亚油酸乙酯(ethyl linoleate)等长链脂肪酸;同时有已醇(1-hexanol)、苯甲醛(benzaldehyde)、α-紫罗兰酮(α-ionone)、α-松油醇(α-terpineol)等22个成分[33]。

(2)氨基酸及微量元素 其中有苏氨酸(threonine)、缬氨酸(valine)、蛋氨酸(methionine)、异亮氨酸(isoleucine)、亮氨酸(leucine)、苯丙氨酸(phenylalanine)、赖氨酸(lysine)7种人体必需氨基酸和丝氨酸(serine)、谷氨酸(glutamic acid)、脯氨酸(proline)、甘氨酸(glycine)等10种非必需氨基酸[34]。微量元素含有钾、钠、钙、镁、铁、锌、铜、锰、钴、镍等[34]。

(3)三萜类、甾醇类 果皮中含有菠菜甾醇、2,4-二羟-10α-葫芦二烯醇[35,36]。

(4)多糖 瓜蒌皮中多糖含量为5.43%[37]。不同产地瓜蒌皮多糖含量测定表明,安徽1.21%、山东1.26%、江西1.23%,含量差异不大[38]。

2.双边栝楼*Trichosanthes rosthornii* Harms

(1)挥发油 双边栝楼皮中主要成分是邻苯二甲酸二丁酯、棕榈酸甲酯、菲、萤蒽和3-甲基苯。占挥发油中性成分的80.17%[39]。

(2)生物碱 瓜蒌酯碱(trichosanatine),结构为

α-苯甲酰胺-苯丙酸-3-[(1-苯基)亚乙基]氨-2-羟基丙酯[40]。

(3)其他　双边栝楼中含有蜡酸、木蜡酸、蒙坦尼酸、蜂蜜酸、香草酸、L-(-)-α-棕榈酸甘油酯、苜蓿素、Δ^7-豆甾烯醇、Δ^7-豆甾烯酮、Δ^7-豆甾烯醇-3-β-D-葡萄糖苷等成分[41]。

[药理作用]

(1)抗胃溃疡　瓜蒌皮醇提物100、500、1000 mg/kg明显降低大鼠胃酸分泌和胃酸浓度;对结扎幽门引起的溃疡有抑制作用,抑制率分别为44.4%、68.2%和84.2%;500、1000 mg/kg能对抗五羟色胺诱发的胃黏膜损伤[42]。

(2)抗缺氧　瓜蒌皮提取液40 g/kg能明显延长常压缺氧、组织缺氧、特异性心肌缺氧小鼠的存活时间,延长率分别为145%、27.9%、110.7%;使减压缺氧小鼠的存活率达85%。表明瓜蒌皮确能增强整体动物的抗缺氧能力[43]。

(3)降血脂、抗动脉硬化　瓜蒌皮提取物造模同时预防性灌胃给药15 mL/kg(生药2 g/mL),连续灌胃11周。可明显降低高脂饮食致动脉粥样硬化大鼠血清TC、LDL-C和动脉粥样硬化指数(AI);光镜下,药物组血管壁结构变化轻微,接近正常组;免疫组化结果显示,主动脉细胞间黏附分子(ICAM-1)表达明显低于模型组;瓜蒌皮提取物对实验性高脂血症致动脉粥样硬化油明显的保护作用[44]。上述瓜蒌皮提取物(30 g/kg)可明显升高高脂大鼠血清NO含量和SOD活力,降低MDA含量。瓜蒌皮提取物有降血脂和抗氧化作用[45]。

(4)阻滞钙通道　瓜蒌皮氯仿和醇溶物3×10^{-3}、30×10^{-3} g/mL浓度能阻滞大鼠主动脉钙通道Ca^{2+}内流,其中氯仿提取物30×10^{-3} g/mL可使Ca^{2+}内流量比对照下降31.57%。氯仿提取物中可能含有治疗冠心病的有效成分[46]。

(5)抗血小板聚集　瓜蒌皮注射液125~250 mg/mL能明显抑制二磷酸腺苷(ADP)和花生四烯酸(AA)诱导的家兔血小板聚集,且效应与剂量相关,对心脑血栓性疾病的防治有一定的功效[42]。

[临床应用]

(1)冠心病、心绞痛　64例冠心病稳定型心绞痛随机分为治疗组32例,注射瓜蒌皮注射液(0.2 mL/g)10 mL,静脉点滴,共15 d。结果心绞痛症状:显效15例,有效14例,无效3例,总有效率90.6%;对照组(门冬氨酸钾镁,静滴)总有效率68.8%[47]。

(2)心肌缺血　对脑梗死患者的无症状心肌缺血给予瓜蒌皮注射液,静脉滴注,对照组滴注复方丹参注射液。35例经治患者治疗15 d后,心电图改善率74.3%(对照组57.1%);脑梗死总有效率为77.1%,对照组60%[48]。

(3)心律失常　观察瓜蒌皮注射液治疗心律失常12例,4周为一疗程。可判定疗效的10例中,临床疗效显著者2例,8例改善[49]。

(4)老年高血压　对照组(18例)常规降压基础上,治疗组(20例)加用瓜蒌皮注射液12 mL,静脉滴注,治疗2周。治疗组患者胸闷、便秘得到明显改善;治疗组夜间收缩压降低较明显;治疗组总有效率85.0%,对照组61.1%。瓜蒌皮注射液与西药联合治疗老年高血压有改善生活质量,辅助降低血压效果[50]。

2. 瓜蒌子　为葫芦科植物栝楼*Trichosanthes kirilowii* Maxim. 或双边栝楼*Trichosanthes rosthornii* Harms的干燥成熟种子。味甘,性寒。润肺化痰、滑肠通便。用于燥咳痰黏、肠燥便秘。

[化学成分]

(1)脂肪酸　瓜蒌子仁中成粗蛋白和粗脂肪含量均较高,分别为32.89%和51.30%。瓜蒌子油中含有大量不饱和脂肪酸[51]。瓜蒌子仁油中检出19种脂肪酸,10种饱和脂肪酸,以棕榈酸、硬脂酸为主,占脂肪酸总量的8.019%;9种不饱和脂肪酸,以油酸、亚油酸、栝楼酸为主,占总量的91.603%[52]。

(2)其他　含有α-菠菜甾醇、3,29-二苯甲酰基瓜蒌仁三醇等[53]。

[药理作用]

(1)降血糖　给四氧嘧啶糖尿病模型小鼠投食瓜蒌子药材50 g/kg,灌胃瓜蒌子提取物石油醚部分16、4 g/kg,乙酸乙酯部分1.2、0.3 g/kg,正丁醇部分0.4、0.1 g/kg,连续4周。结果显示,原药材和石油醚提取部分对糖尿病小鼠血糖升高有一定的抑制作用,促进模型小鼠的体重增长;石油醚提取部分对糖耐量有一定的改善作用。提示瓜蒌子具有一定的降血糖作用,有效成分可能来自石油醚提取部分[54]。

(2)清除自由基　瓜蒌子油具有较好的清除超氧阴离子自由基的作用,最大抑制率为68.19%;有较好清除羟自由基作用,EC_{50}为0.23 mg/mL,具有明显的抗自由基作用[55]。瓜蒌仁不同浓度(50、25、12.5、6.25、3.125 g/L)在多种物质激发的脂质过氧化反应中具有较好的抗氧化作用[56]。

(刘　康　刘晓冬)

参考文献

[1]巢志茂，等.栝楼果实的化学成分研究.中国中药杂志，1999，24(10)：612

[2]周盛.瓜蒌研究进展.山东医药工业，2002，21(6)：27

[3]李宁，等.瓜蒌化学成分研究进展及产品开发展望.农牧产品开发，1997，2：8

[4]孙体健，等.栝楼黄色素的提取及性能研究.中国食品卫生杂志，2005，17(3)：228

[5]张弢，等.瓜蒌对心血管系统的药理作用及临床应用.中国乡村医药杂志，2007，14(11)：52

[6]吴波，等.瓜蒌提取物对缺血缺氧及缺血后再灌注损伤心肌的保护作用.沈阳药科大学学报，2000，17(6)：450

[7]阮耀，等.瓜蒌水煎剂的镇咳祛痰作用研究.国医论坛，2004，19(5)：48

[8]贺立勍.瓜蒌、薤白降脂作用的析因研究.湖南中医药导报，2002，8(4)：205

[9]叶肖栗，等.瓜蒌提取物的α-葡萄糖苷酶抑制活性研究.西北药学杂志，2008，23(5)：306

[10]秦林，等.栝楼对子宫颈癌细胞和巨噬细胞的影响.山东中医学院学报，1995，19(6)：414

[11]孙体健，等.药用栝楼果实黄色素的抗氧化性研究.中国药物与临床，2005，5(4)：285

[12]李自成，等.关楼注射液对兔主动脉平滑肌细胞增殖的影响.新中医，2000，32(5)：33

[13]蒋文跃，等.化痰药半夏、瓜蒌、浙贝母、石菖蒲对大鼠血液流变性的影响.中医杂志，2002，43(3)：215

[14]阴健，等.中药现代研究与临床应用.北京：学苑出版社，1993：260

[15]王浴生.中药药理与应用.北京：人民卫生出版社，1983：352

[16]伊红书，等.瓜蒌薤白半夏汤加减治疗冠心病60例疗效观察.中国社区医师，2009，11(22)：146

[17]李俊兰.瓜蒌薤白半夏汤加味治疗不稳定型心绞痛临床观察.黑龙江中医药，2009，5：10

[18]王英.瓜蒌薤白半夏汤治疗心律失常50例.中国中医急症，2005，14(4)：369

[19]陈守宏，等.瓜蒌半夏薤白加减方对舒张性心力衰竭的影响.安徽中医临床杂志，2002，14(4)：153

[20]王建军，等.炙甘草汤合瓜蒌薤白白酒汤治疗病毒性心肌炎30例.河南中医，2004，24(6)：7

[21]白玉兰.贝母瓜蒌散加减治疗咳嗽48例疗效观察.中国社区医师，2008，24(14)：52

[22]张卫，等.三拗汤合瓜蒌薤白半夏汤加味治疗慢性肺源性心脏病94例疗效观察.云南中医中药杂志，2009，30(3)：34

[23]陈迪.自拟天龙角针瓜蒌汤治疗乳腺增生60例.中国中医药，2009，7(12)：26

[24]张文平.逍遥散合贝母瓜蒌散加减治疗单纯乳腺增生100例临床观察.山西中医学院学报，2009，10(5)：51

[25]张谈.加味瓜蒌薤白汤治疗消化性溃疡62例临床观察.江苏中医药，2007，39(3)：24

[26]窦海忠，等.加味瓜蒌散治疗带状疱疹后遗神经痛33例临床观察.四川中医，2008，26(2)：94

[27]刘军，等.瓜蒌红药甘草汤与西药治疗带状疱疹50例临床观察，长春中医药大学学报，2010，26(2)：247

[28]陈志刚.瓜蒌瞿麦丸治疗糖尿病肾病蛋白尿的临床观察.长春中医药大学学报，2009，25(1)：92

[29]杨亚琴，等.瓜蒌薤白半夏汤加味联合化疗治疗老年肺癌、食管癌26例.四川中医，2004，22(7)：43

[30]樊元.黄芩贝母瓜蒌汤治疗小儿支原体肺炎60例疗效观察.中国社区医师，2008，24(3)：40

[31]齐晓.自拟茵栀丹芍瓜蒌汤联合西药治疗新生儿病理性黄疸46例.陕西中医，2009，30(3)：286

[32]巢志茂，等.五种瓜蒌皮挥发性有机酸的分析.中国中药杂志，1992，17(11)：673

[33]巢志茂，等.湖北瓜蒌皮挥发油化学成分的研究.中国药学杂志，1996，31(3)：140

[34]贡瑞生，等.山东栝楼氨基酸及微量元素的分析.中国中药杂志，1989，14(6)：673

[35]吴玉蓉，等.四川瓜蒌具钙拮抗作用化学成分的光谱研究.化学研究与应用，2001，13(2)：203

[36]Toshihiro A. 7-oxo-10α-Cucurbitadienol from the seeds of trichosanthes kirilowii and its anti -inflammatory sffect. *Phytochemistry*, 1994，36(1)：153

[37]屠婕红，等.瓜蒌皮中水溶性多糖的提取及含量测定.时珍国医国药，2009，20(2)：281

[38]王国凯，等.不同产地瓜蒌皮多糖的含量测定.安徽中医学院学报，2008，27(2)：48

[39]巢志茂，等.双边栝楼皮挥发油的化学成分研究.中国中药杂志，1996，21(6)：357

[40]巢志茂，等.双边栝楼中栝楼酯碱的结构研究.药学学报，1995，30(7)：517

[41]巢志茂，等.双边栝楼化学成分研究.中国中药杂志，1991，16(2)：97

[42]王珊珊.瓜蒌皮的药理作用及其临床应用.山西医药杂志，2009，38(1)：67

[43]邵春丽，等.瓜蒌皮抗缺氧作用的研究.沈阳药科大学学报，1998，15(1)：38

[44]王冬梅，等.瓜蒌皮提取物对大鼠动脉粥样硬化保护作用的实验研究.北华大学学报(自然科学版)，2008，9(2)：128

[45]芦丽莉，等.瓜蒌皮提取液对实验性高脂血症大鼠血清NO、SOD、MDA的影响.北华大学学报(自然科学版)，2008，9(5)：423

[46]莫尚武，等.瓜蒌皮提取物对大鼠主动脉Ca^{2+}内流的影响.四川大学学报(自然科学版)，1999，36(2)：328

[47]张卫三，等.瓜蒌皮注射液对冠心病稳定型心绞痛的

治疗.中华现代内科学杂志,2006,3(8):893

[48]管钦鸿.瓜蒌皮注射液治疗脑梗死患者的无症状心肌缺血的疗效评价.新疆医学,2008,38:18

[49]蔡文仁.瓜蒌皮注射液治疗心律失常临床观察小结.上海医药,2009,30(3):137

[50]汪玲,等.栝楼皮注射液改善老年高血压患者生活质量和血压的观察.中国中西医结合急救杂志,2006,13(5):301

[51]韦传宝,等.瓜蒌子仁成分及其油脂特性的分析.中国林副特产,2008,3:11

[52]闫永婷,等.栝楼子油的理化性质及其脂肪酸组成分析.中国林副特产,2008,5:29

[53]程雪梅,等.RP-HPLC测定瓜蒌子中3,29-二苯甲酰基瓜蒌仁三醇含量.药物分析杂志,2005,25(4):377

[54]李钦,等.瓜蒌子降血糖作用及其有效成分初步研究.天然产物研究与开发,2009,21:194

[55]颜军,等.瓜蒌子油清除自由基作用研究.食品科学,2008,29(11):77

[56]蔡川,等.川芎、瓜蒌仁、桑叶提取物对肝微粒体脂质过氧化模型的影响.中国临床康复,2006,10(11):90

冬虫夏草 Cordyceps dong chong xia cao

本品为麦角科真菌冬虫夏草菌 *Cordyceps sinensis*(Berk)Sacc. 寄生在蝙蝠蛾科昆虫幼虫上的子座和幼虫尸体的干燥复合体。味甘,性平。具保补肾益肺、止血化痰功能。主要用于肾虚精亏、阳痿遗精、腰膝酸痛、久咳虚喘、劳嗽咯血。

【化学成分】

从冬虫夏草中分离的虫草酸(cordycepic acid),其结构式为D-甘露醇,含量高达7%~9%,据认为是其主要成分之一。冬虫夏草素(cordycepin)的结构式为3-脱氧腺苷(3-deoxyadenosine)。此外含蛋白质25%左右及游离氨基酸,据证明色氨酸为其主要有效成分。冬虫夏草还含有丰富的微量元素,以磷为最高,其次为钠、钾、钙、镁、锰、铁、铜、锡等[1-4]。以9,12-octadecnoic acid含量为18.7%,n-hexadecanoic acid含量为16.27%,oleic acid含量为9.05%及toluene含量为5.84%等41个挥发油成分[5]。棕榈酸、麦角甾醇、麦角甾醇过氧化物、胆甾醇、β-谷甾醇、咖啡因、啤酒甾醇、N-(2′-羟基-二十四酰基)-2-氨基-1,3,4-三羟基-十八-8E-烯[6]。

【药理作用】

1. 调节免疫 接种淋巴瘤细胞前后,给小鼠口服冬虫夏草粗提物(CSE)50 mg/kg,可使肿瘤缩小,生存期延长;可增加小鼠IgM、IgG和空斑形成细胞(PFC)的量,并使因给环磷酰胺免疫抑制小鼠的B淋巴细胞活性恢复正常。说明CSE有增强体液免疫的能力[7]。将0.5 mL冬虫夏草精粉注射液注入小白鼠腹腔,连续7 d,对激活小白鼠腹腔巨噬细胞的吞噬功能,以及对提高淋巴细胞的E-玫瑰花环形成率都有明显的促进作用。表明冬虫夏草精粉对促进小白鼠的免疫功能具有很好的作用[8]。冬虫夏草水提物(QC),给小鼠灌胃10 g/kg,7 d,可使注射硫唑嘌呤后胸腺和脾细胞SPA花环百分率降低小鼠恢复至正常水平,QC肌肉注射的结果与灌胃相似。以上说明,QC对T细胞受抑制动物有保护或提升T细胞的作用[9]。大鼠经冬虫夏草5 g/kg灌胃,第4天外周血中CD_4^+淋巴细胞即有明显提高,CD_4^+/CD_8^+的比例明显升高。肠黏膜上皮内淋巴细胞的数量和CD_4^+/CD_8^+比例的变化也较明显。显示冬虫夏草可使正常大鼠外周血T淋巴细胞含量增加,同时可增强小肠黏膜的免疫屏障功能[10]。

虫草多糖(CP)可单独或协同PHA诱导白细胞介素2受体(IL-2R)的表达,促进可溶性IL-2R的生成,但对PHA诱生的IL-2、IFN-γ活性有选择性抑制作用。提示CP对外周血淋巴细胞具有双向免疫调节作用[11]。

2. 抗肿瘤 造模后的A549肺癌小鼠接受顺铂组(DDP)与冬虫夏草(CS)30、60 mg/kg联合治疗。小鼠A549肺癌瘤重明显受到抑制,小鼠血清IL-2、TNF-α含量及肿瘤组织IL-2、TNF-α蛋白表达量也显著升高。结论:冬虫夏草通过免疫调节诱导肿瘤细胞凋亡,增强DDP抗肺癌疗效,可能是较好的非小细胞肺癌化疗的辅助用药[12]。冬虫夏草浓度为0~50 μg/mL范围内,提高NK细胞与K562细胞的结合率,增强NK细胞的杀伤活性,起到抗肿瘤作用[13]。冬虫夏草(CS)组(2.0 g/kg,灌胃)和CS+环磷酰胺组(Cy 20 mg/kg,腹腔注射)每天1次,连续给药7 d,带瘤小鼠的NK细胞活性及IL-2水平明显增强,淋巴细胞转化指数明显增高。提示CS可对抗或恢复肿瘤对化疗药导致的免疫抑制或免疫缺损，对临床肿瘤治疗具有重要的指导意义[14]。

3. 抗心肌缺血、心律失常　应用生药0.1 mg/mL冬虫夏草(CS)水提液，促进豚鼠单个心室心肌细胞钙离子内流，是该药治疗缓慢型心律失常的机制之一。CS增加延迟整流钾电流(IK)及大鼠心室肌细胞瞬时外向钾电流(I_{to})的同时，抑制豚鼠单个心室肌细胞内向整流钾电流(IK1)，使动作电位时程缩短而不至于发生早后除极和迟后除极，其抗心律失常作用与它对心肌细胞钾通道的作用有关[15,16]。冬虫夏草和维拉帕米能明显缓解垂体后叶素所致大鼠急性缺血所引起的心电图T波变化，垂体后叶素使100%的动物发生心律失常，而在冬虫夏草组及维拉帕米组心律失常的发生率分别为18%和12%。显示冬虫夏草对急性缺血心肌具有保护作用[17]。灌胃冬虫夏草煎剂2 mL，每日2次，连续20 d，明显改善高血压大鼠血压、心肌肥厚及血管重构，其对肾性高血压有治疗作用[18]。冬虫夏草水提液生药0.1 mg/mL，在静息状态下对［Ca^{2+}]i无影响；对KCl诱导的胞浆［Ca^{2+}]i升高有促进作用；水提液可明显促进L-型钙电流(ICa-L)。结论：冬虫夏草水提液促进心肌细胞钙内流，是该药治疗缓慢型心律失常的机制之一[15]。

4. 抗肺损伤　冬虫夏草可使大鼠肺组织支气管及其周围组织损伤减轻。支气管肺泡灌洗液(BALF)中的炎症细胞数明显降低、气道阻力下降、而肺顺应性上升、BALF中IL-2/IL-4比值升高。表明冬虫夏草有改善肺功能及纠正气道Th1/Th2比例失衡的作用[19]。喂服冬虫夏草后可显著减轻大鼠由博莱霉素引起的肺系数(肺重/体重)增大、负重游泳时间缩短、动脉血氧分压下降以及肺组织纤维化病变。显示冬虫夏草具有抑制和预防肺纤维化发生的作用[20]。

5. 保肝　大鼠以虫草每只1.0 g，灌胃，共14周。结果：虫草组血清PC-3明显降低；肝细胞变性、坏死、纤维组织增生亦明显减轻；Ⅰ、Ⅲ、Ⅳ型胶原在肝组织中的沉积减少。虫草不仅抑制成纤维细胞(FSC)增殖，还能抑制FSC向肌成纤维细胞及成纤维细胞转化。提示虫草可能通过抑制FSC增殖和向肌成纤维细胞及成纤维细胞转化，而减弱FSC合成胶原的能力[11]。乙型慢性病毒性肝炎存在着不同程度的细胞免疫功能失调。冬虫夏草能升高CD_4^+、NK细胞，提高CD_4^+/CD_8^+比值，同时还能降低IgM水平。说明冬虫夏草即具有良好的调整细胞免疫功能，对体液免疫功也有一定的调节作用[22]。

6. 保护肾脏　糖尿病肾病大鼠给予添加100、200 g/kg剂量冬虫夏草粉的全价饲料喂养12周，冬虫夏草治疗组的血糖、血脂、血肌酐及尿蛋白排泄量明显降低，肾组织内TGF-β_1 mRNA含量亦明显降低，肾脏病理改变减轻。显示冬虫夏草通过抑制肾组织纤维化，对糖尿病肾病大鼠的肾脏起到保护作用[22]。手术前1天虫草水煎液按照2.5 g/kg给大鼠灌胃，第9天检查发现，肾小管间质纤维化大鼠的TGF-β_1、α-平滑肌肌动蛋白（α-SMA）、ColⅣ的表达及肾小管间质损伤指数明显降低。结论：冬虫夏草可能通过下调TGF-β_1，抑制肾小管上皮细胞、成纤维细胞转化为成肌纤维细胞而防治肾小管间质纤维化[23]。冬虫夏草水煎剂5 g/kg，灌胃给马兜铃酸肾病(AAN)大鼠，干预30 d。结果：冬虫夏草的干预可下调AAN大鼠BUN、Scr水平及Ⅰ型胶原mRNA的表达及肾脏胶原面积百分比。冬虫夏草能有效抑制马兜铃酸肾病大鼠肾纤维化，其机制可能与阻断胶原沉积相关[24]。给糖尿病大鼠每天灌胃冬虫夏草1000 mg/kg，连续16周，能下调肾小管上皮细胞整合素连接激酶(ILK)表达，发挥对大鼠肾脏保护作用[25]。

7. 镇静、催眠　虫夏草发酵液0.6、1.2、2.4 g/kg给小鼠灌胃5 d，可抑制小鼠的自发活动；缩短小鼠入睡潜伏期，延长小鼠睡眠持续时间；提高小鼠爬杆行为级别。表明冬虫夏草发酵液具有一定的镇静催眠作用[26]。

8. 抗衰老、抗应激　虫草混悬液(干生药0.04 g/mL) 0.001、0.002 g/g(体重)小鼠灌胃14 d，小鼠负重游泳时间和常压耐缺氧时间均显著延长；LDH活力增高，糖原储备增加，肌红蛋白和MDA含量降低明显。虫草具有增强小鼠运动能力和抗疲劳作用[28]。大鼠每天1次灌服冬虫夏草提取液2.0 mL，含生药量为每次0.4 mL，然后进行一次性力竭游泳。结果大鼠血清GOT、GPT和CK的活性明显降低，血红蛋白和血糖显著升高。冬虫夏草能提高大鼠的运动能力，对运动造成的骨骼肌细胞膜的损伤有保护作用[28]。当给予D-半乳糖致亚急性衰老小鼠冬虫夏草提取物（CSE）1、2、4 g/kg灌胃6周，有效提高小鼠学习记忆成绩；不同程度提高衰老小鼠肝、脑、红细胞SOD及全血GSH-Px，CAT活性，提高脑中Na^+/K^+-ATP酶活性，降低脑中MAO活性，降低肝、脑MDA含量。有效防止衰老小鼠的多项衰老体征的出现，具有明显的延缓衰老作用[29]。

9. 促生殖　小鼠腹腔注射环磷酰胺40 mg/kg连续5 d，同时小鼠每天给予冬虫夏草混悬液300 mg/kg灌胃。结果：虫草混悬液使小鼠精子密度、活力、活动率、睾丸组织SOD与GSH-Px含量均明显升高；精子畸形率和MDA含量有明显降低。提示冬虫夏草可对抗环磷酰胺所致的小鼠生精功能的损害，其作用机制可能与冬虫夏草清除氧自由基和抗氧化有关[30]。

10. 抗病毒性心肌炎 给急性病毒性心肌炎小鼠灌胃20%虫草醇提取液1 mL，连续14 d。虫草干预组小鼠心肌炎症坏死半定量分析显著减轻，心肌iNOS面密度值均显著升高。显示虫草醇提物对柯萨奇病毒感染急性心肌炎有明显保护作用，其保护机制与诱导心肌iNOS表达有关[31]。虫草在上述剂量和给药途径下，感染CVB_3病毒小鼠14d存活率85%，显著高于对照组[32]。

11. 抑菌 冬虫夏草的萃取液(1:10 mg/mL)体外对25株金黄色葡萄球菌敏感率为88.00%，对19株化脓性链球菌敏感率为68.42%，对8株绿脓杆菌敏感率为75.00%。表明其具有不同程度的抑菌活性[33]。

12. 毒性 虫草腹腔注射的急性LD_{50}为27.1 g/kg。小鼠的中毒症状是先抑制后兴奋，随后因痉挛和呼吸抑制死亡。从虫草的胚胎毒性和生育力的影响以及致畸胎试验均未见明显影响[34,35]。

【临床应用】

1. 肾衰竭 冬虫夏草每天6 g，分3次吞服，30 d为一疗程。治慢性肾衰竭患者30例，从肌酐、尿素氮、内生肌酐清除率、血色素和红细胞的测定各项指标来看，收到了较好的疗效[36]。

2. 性功能低下症 冬虫夏草治性功能低下症38例，有效率31.57%，与安慰剂97例有效率23.6%，两者比较有差异[37]。

3. 心律失常 52例心律失常患者用冬虫夏草(心肝宝)胶囊6粒，每日3次，给4周。临床总有效率为79%，室性早搏有效率85%，房性早博有效率78%，起效时间最快为3 d，未见明显不良反应[38]。

4. 肺心病呼吸衰竭 50例肺心病患者其中30例在综合治疗的基础上，同时给予口服虫草液，每日2次，每次10 mL(约含纯虫草5 g)，疗程10~14 d。20例对照组仅采用内科综合治疗。虫草组30例平均住院时间2~3周，无1例使用呼吸机。对照组20例，平均住院时间4~6周，有3例因严重肺性脑病而用呼吸机。虫草对肺心病呼吸衰竭有辅助治疗作用[39]。

5. 慢性肝炎 冬虫夏草(心肝宝)治疗乙型慢性病毒性肝炎，饭前口服，每日3次，每次6~8粒，疗程1~3个月。虫草组经治慢性迁延性肝炎125例，14例显效，19例好转，有效率33%；慢性活动性肝炎25例，治疗后4例显效，9例好转，有效率52%[40]。

6. 肝硬化 用脂质体包埋虫草多糖(CP-L)治疗肝炎后肝硬化28例。口服CP-L 3个月后，外周血CD_4^+/CD_8^+比值，NK细胞活性及经PHA-P诱导的PBL，MIL-2R表达，IL-2和IFN-γ生成均较治疗前显著上升，而血清SIL-2R水平则显著下降，其肝功能亦明显改善[41]。

7. 哮喘 30例支气管哮喘患者基础治疗加服冬虫夏草软胶囊，疗程2个月。治疗后患者IgE、sICAM-1、IL-4、MMP-9等指标得到改善。冬虫夏草软胶囊减轻气道炎症，缓解哮喘症状[42]。

【附注】

人工培养虫草菌丝体。

[药理作用]

1. 抗心律失常 大鼠以33%虫草菌混悬液灌胃，剂量(生药)6 g/kg；小鼠腹腔注射(生药)1 g/mL，0.005 mL/g；豚鼠用量同大鼠；兔以33%虫草菌混悬液灌胃，剂量5 g/kg。实验结果显示，虫草菌丝体对上述4种动物分别由乌头碱、氯化钡、肾上腺素所致的心律失常有明显对抗作用，但对维拉帕米所引起的心律失常却有加剧作用，而对哇巴因诱发的心律失常无明显影响，因而揭示该药可能是直接作用于心脏产生抗心律失常作用。此外，虫草箘丝体可减慢正常小鼠心率，延长离体兔左心房的不应期，而对异丙肾上腺素所致心率加快无影响。上述结果分析认为，虫草菌丝体抗心律失常作用机制可能系直接作用于心脏并通过钙拮抗及膜稳定多种方式而发挥作用[43]。

2. 降血脂 用人工发酵虫草菌丝体的醇提物观察对小鼠血清胆固醇的影响。皮下注射或腹腔注射100 mg/kg以上剂量，能降低正常小鼠血清胆固醇10%~20%；对Triton诱发的高脂小鼠能降低25%~46%，作用有较好的量效关系；但对胆固醇含量无影响。用放射性同位素观察对小鼠体内胆固醇代谢过程，认为本品降低血胆固醇的主要机制在于抑制肝脏胆固醇的合成[44]。

3. 抗脂质过氧化 人工虫草菌能提高鼠肝组织中SOD的含量和抑制脂质过氧化物的生成，可能与其抗衰老作用有关[45]。

[临床应用]

1. 高脂血症 人工虫草菌丝体临床试用于高脂血症患者，对高脂血症兼有头晕、目眩、肢麻胀、胸脘痞闷等属肺肾不足，痰湿凝聚者有较好的标本兼治作用，降胆固醇总有效率57.9%，症状改善率64.5%。

2. 原发性血小板减少性紫癜 用人工虫草菌治原发性血小板减少性紫癜30例，每日服9粒(胶囊)，每粒合生药0.3 g，治愈14例，显效3例，良效5例，进步5例，恶化1例[46]。

(张荣泉 李德华)

参考文献

[1]韩克慧,著.中药免疫实验研究和临床应用.学术期刊出版社,1988:123

[2]周金黄,等.中药药理学.上海:上海科学技术出版社,1986:260

[3]杨跃雄,等.冬虫夏草及其寄生昆虫人工培养虫草菌丝体中微量元素的分析.中草药,1987,18(6):9

[4]张士善,等.冬虫夏草氨基酸成分的药理分析.药学学报,1991,26(5):326

[5]胡征,等.冬虫夏草挥发油成分分析.中草药,2004,35(9):975

[6]郦皆秀,等.西藏产冬虫夏草化学成分研究.中国药学杂志,2003,38(7):499

[7]陈汇(摘).冬虫夏草提取物对肿瘤宿主的免疫促进作用.国外医学药学分册,1991,18(4):238

[8]陈爱葵,等.冬虫夏草精粉对小白鼠免疫功能的影响研究.中医药学刊,2004,22(9):1756

[9]海军医学科学研究所.冬虫夏草及深层培养产物对小鼠T细胞的作用.中成药研究,1984,2:22

[10]顾国胜,等.冬虫夏草对大鼠肠黏膜屏障免疫功能影响的研究.肠外与肠内营养,2008,15(6):326

[11]郭海平.冬虫夏草药理作用研究进展.中草药,1999,30(3):231

[12]徐晋,等.冬虫夏草合用顺铂诱导非小细胞肺癌凋亡的研究.南京中医药大学学报,2008,24(6):398

[13]盛秀胜,等.冬虫夏草对人体免疫细胞作用的体外实验研究.中国肿瘤,2005,14(8):558

[14]孙艳,等.冬虫夏草对H22肝癌小鼠化疗后免疫功能的影响.中国基层医药,2002,9(2):127

[15]王赫,等.冬虫夏草对豚鼠心室肌细胞胞浆钙离子浓度及L-型钙电流的影响.中草药,2004,35(8):895

[16]王赫,等.冬虫夏草水提液对单个心室肌细胞钾通道的影响.中国药理学通报,2004,20(5):536

[17]李雪芹,等.冬虫夏草对垂体后叶素所致大鼠缺血心肌的保护作用.河北医药,2004,26(12):934

[18]吴秀香,等.冬虫夏草对肾性高血压大鼠血管重构的影响.数理医药学杂志,2005,18(1):46

[19]管彩虹,等.冬虫夏草对COPD模型大鼠肺功能及Th1/Th2的影响.浙江中西医结合杂志,2008,18(6):334

[20]杨晶,等.冬虫夏草预防肺纤维化的实验研究.实用医学杂志,2008,24(8):1310

[21]王雨秾,等.冬虫夏草菌丝对乙型慢性病毒性肝炎免疫功能的影响.辽宁中医杂志,2006,33(5):513

[22]崔海月.冬虫夏草对糖尿病肾病大鼠肾损伤的保护作用研究.延边大学医学学报,2006,29(4):252

[23]闵亚丽,等.冬虫夏草在肾间质纤维化大鼠模型中的作用及其对TGF-β_1、α-SMA的影响.中国中西医结合肾病杂志,2007,8(2):92

[24]丁艳蕊,等.冬虫夏草对马兜铃酸肾病大鼠模型肾纤维化的保护作用与机制研究.中西医结合研究,2009,1(5):225

[25]金永东,等.冬虫夏草对糖尿病大鼠肾小管上皮细胞ILK表达的影响.医学临床研究,2008,25(6):1022

[26]曹曦,等.冬虫夏草发酵液的镇静催眠作用.安徽医科大学学报,2005,40(4):314

[27]王克芳,等.冬虫夏草抗小鼠运动性疲劳的作用及机制研究.哈尔滨医科大学学报,2003,37(4):311

[28]丁利荣.冬虫夏草对大鼠一次性力竭游泳后运动能力影响的研究.中医研究,2009,22(3):22

[29]王玉华,等.冬虫夏草提取物延缓衰老实验研究.中国中药杂志,2004,29(8):773

[30]陈守真,等.冬虫夏草对抗环磷酰胺致小鼠生精障碍的作用.中国优生与遗传杂志, 2007,15(11):93

[31]朱照静,等.冬虫夏草醇提取液对实验性急性病毒性心肌炎的影响.中药药理与临床, 2005,21(1):22

[32]李锋,等.冬虫夏草提取液治疗实验性病毒性心肌炎研究.山东中医药大学学报,2005,29(3):243

[33]李祥麟,等.北冬虫夏草对皮肤细菌感染的体外抗菌活性观察.抗感染药学,2008,5(3):155

[34]张士善,等.冬虫夏草和人工培养虫草菌的药理比较.药学通报,1981,16(3):139

[35]王勤,等.冬虫夏草对小白鼠生育的影响.中国药理通讯,1991,8(4):6

[36]陈以平,等.人工虫草菌丝与天然虫草治疗肾功能衰竭30例之比较.中草药,1986,17(6):16

[37]杨文质,等.冬虫夏草菌治疗性功能低下的临床研究.江西中医药,1985,5:46

[38]王敬先.冬虫夏草 胶囊治疗心律失常.新药与临床,1992,11(6):369

[39]肖琅,等.冬虫夏草辅助治疗肺源性心脏病呼吸衰竭30例疗效观察.中西医结合实用临床急救,1998,5(7):294

[40]柯健军,等.心肝宝治疗乙型慢性病毒性肝炎125例疗效观察.浙江中医学院学报,1992,16(1):12

[41]赵胜利.冬虫夏草治疗慢性肝病的研究进展.山西中医,2000,16(1):59

[42]王宁群,等.冬虫夏草软胶囊改善支气管哮喘患者气道炎症的临床研究.中国中药杂志, 2007,32(15):1566

[43]许维帧,等.冬虫夏草菌丝体的抗实验性心律失常作用.中药药理与临床,1987,3(3):14

[44]李林,等.发酵虫草菌丝体有效部分G57降胆固醇作用机制的初步研究.中国药理通讯,1990,7(2):13

[45]刘友尧,等.中国拟青霉的抗氧化作用.中国中药杂志,1991,16(4):240

[46]陈道明,等.人工培养虫草菌丝治疗原发性血小板减少性紫癜30例临床观察.中华血液学杂志,1987,8(5):290

冬凌草 Babdosiae Rubecentis Herba dong ling cao

本品为唇形科植物碎米桠*Rabdosia rubescens*(Hemsl.)Hara的干燥地上部分。味甘、苦，性微寒。有清热解毒、活血止痛功能。用于咽喉肿痛、癥瘕痞块、蛇虫咬伤。

【化学成分】

冬凌草化学成分甚为复杂，含有单萜、二萜、三萜等萜类化合物[1]，此外还含有、甾体、黄酮、生物碱、挥发油、氨基酸[2]、有机酸及其他类化合物。

1. 二萜类 主要为贝壳杉烯（entkaurene）为骨架类型的四环二萜类化合物，其中包括冬凌草甲素(rubescensin A)[3]、冬凌草乙素(rubescensin B)[3]、冬凌草丙素(rubescensin C)[4]、冬凌草丁素(rubescensin D)[5]、冬凌草戊素 (rubescensin F)[6]、冬凌草己素(rubescensin E)[7]、冬凌草庚素(rubescensin G)[7]、冬凌草辛素 (rubescensin H)[8]、荛花香茶菜乙素(wikstroemioidin B)[7]、lasiodonin [7]、碎米桠甲素(suimiyain A)[9]、开展香茶菜戊素(Effusanin E)[10]、鲁山冬凌草甲素(lushanrubescensin A)[11]、鲁山冬凌草乙素(lushanrubescensin B)、鲁山冬凌草丙素(lushanrubescensin C)[12]、鲁山冬凌草丁素(lushanrubescensin D)[13]、鲁山冬凌草戊素(lushanrubescensin E)[14]、信阳冬凌草甲素[15]、太白冬凌草甲素(taibairubescensin A)[16]、太白冬凌草乙素(taibairubescensin B)[16]、Enmenolide[17]、卢氏冬凌草甲素(ludongnin A)[18]、卢氏冬凌草乙素(ludongnin B)[19]、贵州冬凌草素 (guidongninA)[20]、guidongnin B~H[21]、lushanrubescensin (F~I)[22,23]、lushanrubescensin J[23]、hebeiru-bescensins (A~L)[24]、hebeiabinins (A~E)[25]、lasiodonin acetonide [26]、rubescensins F、rubescensins G[27]、rubescensin (I~M,P) [28]、rubescensin (N~O) [29]。Rubescensin (Q~V) [30-32]、bisrubescensin (A~C) [33]、ludongnins(C~J)[34,35]、xindongnins(C~O)[36-38]。

2. 挥发油 包括α-蒎烯、β-蒎烯、柠檬烯、1,8-桉叶素、对-聚伞花素、壬醛、癸醛、β-榄香烯、棕榈酸等[3]。

3. 三萜、甾体类 包括α-香树脂醇[3]、木栓酮、β-谷甾醇、β-胡萝卜苷[39]、熊果酸[11]等；黄酮类成分有线蓟素[20]、胡麻素[17]等。

4. 生物碱 包括donglingine[40]和xanthine[40]等。

5. 有机酸及其他 包括香草酸、原儿茶醛、氨基酸等。

【药理作用】

1. 抗肿瘤 冬凌草甲素(ORI)对膀胱癌细胞BIU-87具有明显生长抑制作用，随着ORI作用时间延长，BIU-87凋亡增加，BIU-87内的caspase-3活性增加，，端粒酶活性逐渐降低。ORI对BIU-87抑制作用机制可能是通过活化细胞内的caspase-3和抑制端粒酶活性，从而诱发BIU-87细胞的凋亡[41]。冬凌草甲素对人鼻咽癌细胞株CNE-2细胞具有放射增敏作用，其机制可能与其改变细胞周期有关[42]。冬凌草甲素对人白血病HL60细胞具有直接杀伤作用，6 μmol/L以上浓度的冬凌草甲素可明显抑制细胞的生长。冬凌草甲素浓度为12 μmol/L，作用12 h后，出现成团细胞相互分离，贴壁减少，细胞皱缩及体积缩小的现象。染色后观察，部分细胞呈核染色质浓缩，核固缩，发生凋亡细胞形态学改变[43]。冬凌草甲素能有效地抑制人红白血病细胞系K562生长，32 μmol/L浓度几乎可完全抑制白血病细胞生长，形态学观察和流式细胞仪分析可见细胞凋亡[44]。冬凌草甲素对DNA合成亦有明显抑制作用，此抑制作用随药物浓度增加而增强。药物浓度为10 μg/mL时，对DNA合成抑制率为28%，浓度为40 μg/mL时，抑制率为40%[45]。实验证明，冬凌草甲素7.5 mg/kg和顺氯氨铂0.4 mg/kg合并使用，隔日腹腔注射一次，连续用药7 d，可明显延长艾氏腹水癌和S180荷瘤小鼠的生存时间，生命延长率分别为266.0%和121.2%[46]。

冬凌草甲素和乙素对人体肝癌细胞株BEL-7401及人体食管癌109细胞均有较强的杀伤作用。甲素和乙素对BEL-7401细胞株的IC_{50}均为4 μg/mL，它们的杀伤作用强度约为5-氟尿嘧啶的二倍。冬凌草甲素和乙素不仅可使BEL-7401细胞生长密度减低，细胞出现空泡变性，分裂指数降低，核内染色质缩成小块，核固缩式裂解，而且可抑制细胞的再繁殖能力。甲素和乙素在低浓度时，对DNA合成无明显影响，高浓度(8 mg/mL)时，可明显抑制^{3}H-TdR掺入BEL-7401细胞的DNA[47]。

抗肿瘤机制　按15mg/kg腹腔注射冬凌草甲素，可明显抑制^{3}H-TdR掺入到小鼠L1210细胞DNA中，给药后3 h及6 h对DNA合成抑制率最明显，分别为对照组的56%和55%。在上述剂量下给药后9 h，冬凌草甲素抑制^{3}H-UR和^{3}H-Leu掺入到RNA和蛋白质的作用最明显，提示冬凌草甲素对DNA合成的抑制先于RNA和蛋白质[48]。冬凌草甲素可能由于抑制肿瘤细胞DNA合成，导致抑制S期细胞进入M期，从而使癌细胞的增殖受到抑制。实验进一步证明，冬凌草甲素可能阻断了脱氧核苷酸底物聚合形成DNA的过程，而不影响胸腺嘧啶核苷的磷酸化[49]。

冬凌草甲素腹腔注射及体外作用均能显著抑制艾氏腹水瘤细胞的钠泵转运功能；体外作用12 h，半数抑制浓度约为5 μg/mL，在此浓度下，药物作用1 h的抑制率为22%。同时测定人肝癌细胞系7901，HepG2的钠泵活性高于人胚肺纤维母细胞系SL，且对冬凌草甲素较敏感。提示冬凌草甲素可能与钠泵活性抑制有关，从生物模转运角度进一步证明冬凌草甲素的抗肿瘤作用[50]。

2. 抗氧化　冬凌草甲素40 μmol/L抑制铁-半胱氨酸（Fe^{2+}-Cys）引起的肝线粒体MDA形成，并呈剂量依赖关系。冬凌草甲素160 μmol/L抑制肝线粒体膜流动性下降[50]。用电子自旋共振自由基旋捕集技术和化学发光法两种方法检测，均发现冬凌草甲素明显清除黄嘌呤/黄嘌呤氧化酶系统产生的超氧自由基以及Fenton反应中的羟自由基。170 μmol/L对超氧自由基和羟自由基的清除率分别为49.4%和75.2%。冬凌草甲素对多形核白细胞（PMN）呼吸爆发时产生活性自由基同样显示明显清除作用。在该实验条件下，冬凌草甲素并不影响PMN呼吸爆发时的氧消耗。上述表明，冬凌草甲素可能是一个抗氧化剂[52]。

3. 降压　冬凌草甲素具有明显的降压作用[53]，可阻断心肌的受体，表现出负性肌力和负性频率作用。冬凌草甲素的降压作用除阻断心肌受体外，可能还阻断外周血管平滑肌突触前膜受体，减少去甲肾上腺素的释放，从而舒张血管平滑肌，降低外周血管阻力。

4. 抗突变　采用Ames实验及小鼠骨髓嗜多染红细胞（PCE）微核实验，冬凌草甲素在未加S9条件下，对TA_{98}及TA_{100}回复突变具有明显的抑制作用，其最高抑制率分别达89.1%及80.2%；对由环磷酰胺诱导的小鼠骨髓PCE微核发生率也有显著的拮抗作用[54]。

5. 药代动力学　给小鼠灌服^{3}H-标记的冬凌草甲素，5 min即可在血中测出放射性，半小时后血中放射性达高峰，1 h后下降，2 h后又略有回升，此后放射性强度逐渐下降，8 h后放射性持续在低水平。给荷瘤小鼠腹腔注射^{3}H-冬凌草甲素，于给药后1 h，放射强度以胆囊、肠、肝、肾组织中最高；肺、胃、脾、胰、胸腺及食道组织中次之；肌肉、骨、肿瘤、心及脑组织中放射性最低；用药后4 h，食道及肺中放射性各有上升，胰腺及肿瘤组织中放射性缓慢下降，其他组织中放射性强度下降较大；24 h后，肝、胰、胃及食道中仍有较高放射强度，其他组织则很低。腹腔注射^{3}H-冬凌草甲素，主要由尿及大便中排泄，24 h内由尿及粪便中分别排出总放射量的28.2%及25.1%，其中大部分于给药后8 h内排出。灌服给药时，主要由粪便排出，24 h内排出16.5%，自尿外排仅4.6%。给小鼠静脉注射非标记的冬凌草甲素，用紫外分光光度计测定血中甲素的含量，结果表明，于静脉注射冬凌草甲素15 mg/kg后1 min，血中浓度可达75 mg/mL，此后血中浓度下降，呈双相性。冬凌草甲素静脉注射后，很快分布到各组织中，自组织中消除较慢[55]。对小鼠按$3.7×10^7$ Bq（1.23mg）/kg ^{3}H-冬凌草乙素给药24 h内，放射性至尿和粪中排泄量占总注射量的58.3%。血中放射性一时间曲线表明药代动力学似符合二室开放模型。其药代动力学参数分别为$T_{1/2Ka}$=17.0 min，$T_{1/2Ke}$=11.3 h，K_a=2.48/h，K_e=0.001/m。以灌服和静脉注射^{3}H一冬凌草乙素，血中放射性一时间曲线下面积计算生物利用度（F）为65%[56]。

【临床应用】

1. 膀胱炎、膀胱癌　冬凌草提取液治疗膀胱炎，以2:1的冬凌草提取液行膀胱灌注，期间使膀胱内温度保持在43℃~48℃之间，持续4~6 h，每月1次，3次后改为每3个月1次，共6次。结果显示：92例中治愈71例，占77.2%，好转21例，占22.8%[57]。凌草提取液（1 mL中含冬凌草生药2 g）为原发性膀胱癌患者39例行膀胱腔内热化疗，有效率达80%[58]。

2. 食管癌、贲门癌　采用冬凌草制剂治疗中、晚期食管癌、贲门癌95例。结果表明冬凌草糖浆组有效率为26.7%，糖浆片组有效率为27.6%，冬凌草素组有效率为31.8%，总有效率为28.4%。冬凌草治疗贲门癌总有效率为21.4%[59]。用PN联合化疗加冬凌草糖浆（浓度为1:1，每次服30 mL，口服每日3次）治疗84例中、晚期食管癌。结果在84例中，完全缓解10例占（11.9%），部分缓解16例（占19.0%），有效33例（39.3%），总有效率为70.2%。而单纯PN化疗组总有效率32.3%[60]。

3. 其他　急性化脓性扁桃体炎：服用冬凌草片对急性化脓性扁桃体炎有良好疗效，2 d内可使疼痛消失，体温和白细胞数恢复正常。其次，冬凌草对急、慢性咽炎、慢性支气管炎等亦有一定疗效[61]。

(郭远强 周秋丽 王本祥 何宗梅 毕云峰)

参考文献

[1]冯卫生，等.冬凌草化学成分的研究进展.河南医科大学学报，2008，17(23)：2003

[2]赵清治，等.冬凌草水溶性成分及氨基酸无机元素的测定.河南医科大学学报，2000，5(2)：138

[3]孙汉董，等.抗癌植物冬凌草化学成分的研究.云南植物研究，1981，3(1)：95

[4]Sun HD, et al. The Structrue of Rubescensin C：A New Minor Diterpenoid isolated from Rabdosia rubescens. *Chem Pharm Bull*，1982，30(1)：341

[5]Sun HD, et al. Rubescensin D，A Diterpenoid from Rabdosia rubescens. *Phytochemistry*，1992，31(4)：1418

[6]刘晨江，等.冬凌草戊素的结构研究，中国中药杂志，1997，22(10)：612

[7]韩全斌，等.冬凌草中的新对映-贝壳杉烷二萜化合物.有机化学，2003，23(3)：270

[8]刘延泽，等.冬凌草中一新的二萜成分-冬凌草辛素.天然产物研究与开发，2000，12(2)：4

[9]孙晓平，等.碎米亚化学成分的研究.中草药，1992，23(2)：59

[10]尹峰，等.冬凌草化学成分的研究.中国药科大学学报，2003，34(4)：302

[11]秦崇秋，等.鲁山冬凌草素的结构研究.云南植物研究，1984，6(3)：333

[12]李继成，等.鲁山冬凌草乙素和丙素的结构研究.云南植物研究，1986，8(1)：93

[13]秦崇秋，等.鲁山冬凌草丁素的结构.云南植物研究，1986，8(1)：99

[14]李继成，等.鲁山冬凌草戊素的结构.云南植物研究，1987，9(4)：485.

[15]孙汉董，等.信阳冬凌草甲素和乙素的结构研究.化学学报，1985，43：353

[16]Li BL，et al. Eetkaurene Diterpenoids from Isodon rubescens. *Phytochemistry*，2000，53(8)：855

[17]Liu HM，et al. A New Diterpene Glycoside from Rabdosia rubescens. *Chem Pharm Bull*，2000，48(1)：148

[18]郑新荣，等.卢氏冬凌草素的结构.云南植物研究，1984，6(3)：316

[19]郑新荣，等.卢氏香茶菜乙素的结构.云南植物研究，1986，8(2)：161

[20]孙汉董，等.贵州冬凌草素的结构.云南植物研究，1988，10(3)：325

[21]韩全斌，等.贵州冬凌草中的对映-贝壳杉烷二萜化合物.化学学报，2003，61(7)：1077

[22]HAN QB，et al. Ent-kaurane Diterpenoids from Isodon rubescens var. Lushanensis. *Chem Pharm Bull*，2003，51(7)：790

[23]HAN QB，et al. An asymmetric ent-kauranoid dimer from Isodon rubescens var. lushanensis. *Tetrahedron Lett*，2005，46(32)：5373

[24]HUANG SX，et al. Cytotoxic ent-kauranoid derivatives from Isodon rubescens. *Tetrahedron*，2006；62(20)：4941

[25]HUANG SX，et al. ent-Abietane diterpenoids from Isodon rubescens var. Rubescens. *Phytochemistry*，2007，68(5)：616

[26]张海艳，等. Lasiodonin Acetonide的NMR数据解析.波谱学杂志，2005，22(2)：155

[27]HAN QB，et al. Newent-kaurane diterpenoids from Isodon rubescens. *Chin J Org Chem*，2003，23(3)：270

[28]HAN QB，et al. Newent-Abietanoids from Isodon rubescens. *Helv Chim Acta*，2004，87(4)：1007

[29]HAN QB，et al. Two novelent-kaurene diterpenoids from Isodon rubescens. *Helv Chim Acta*，2003，86(3)：773

[30]HAN QB，et al. Ent-kauranoids from Isodon rubescens var. taihangensis. *J Asian Nat Prod Res*，2005，7(1)：31

[31]HAN QB，et al. Rubescensins S and T：Seco-ent-kaurane diterpenoids from Isodon rubescens var. taihangensis. *Helv Chim Acta*，2004，87(5)：1119

[32]HAN QB，et al. Two novel tricyclic diterpenoids from Isodon rubescens var. taihangensis. *Tetrahedron*，2004，60(10)：2373

[33]HUANG SX，et al. Bisrubescensins A-C：three new dimericent-kauranoids isolated from isodon rubescens. *Org Lett*，2006，8(6)：1157

[34]HAN QB，et al. Ent-Kaurane diterpenoids from Isodon rubescens var. Lushiensis. *Heterocycles*，2003，60(4)：933

[35]HAN QB，et al. Cytotoxic constituents of Isodon rubescens var. lushiensis. *J Nat Prod*，2003，66(10)：1391

[36]HAN QB，et al. Cytotoxicent-kaurane diterpenoids from Isodon rubescens var. rubescens. *Planta Med*，2004，70(3)：269

[37]HAN QB，et al. Entkaurene diterpenoids from Isodon rubescens var. rubescens. *Chem Pharm Bull*，2004，52(6)：767

[38]HAN QB，et al. Novelent-kaurane dimers from Isodon rubescens var. rubescens. *Tetrahedron Lett*，2004，45(13)：2833

[39]刘净，等.冬凌草化学成分的研究.中国天然药物，2004，2(5)：276

[40]FENG W S，et al. A new alkaloid from the aerial part of Rabdosia rubescens.中国天然药物，2007，5(2)：92

[41]车宪平，等.冬凌草甲素对人膀胱癌细胞株BIU-87的生长抑制作用及机制探讨.山东医药，2009，49(46)：4

[42]肖大江，等.冬凌草甲素对人鼻咽癌细胞株CNE-2细胞的放射增敏作用.时珍国医国药，2007，21(2)：127

[43]冯长伟，等.冬凌草甲素对人白血病HL 60细胞抑制作

用的研究,浙江中医学院学报,2000,243:47.

[44]冯长伟,等.冬凌草甲素对人红白血病细胞系细胞生长的抑制作用.山东中医药大学学报,2000,3:225

[45]李瑛,等.冬凌草甲素对体外无细胞系DNA合成的影响.中国药理学报,1988,9(5):465

[46]王绵英,等.冬凌草甲素与长春新碱、顺氯氨铂合并用药方案的实验研究.河南医科大学学报,1987,22(3):211

[47]葛明,等.冬凌草甲素和乙素对人肝癌BEL-7402细胞株杀伤作用的研究.药学通报,1981,16(5):262

[48]王绵英,等.用放射自显影术研究冬凌草甲素对L1210细胞DNA、RNA和蛋白质合成的影响. 中国药理学报,1987,8(2):164

[49]李琦,等.冬凌草甲素对小鼠肿瘤细胞核苷酸代谢的影响.中国药理学报,1987,8(3):271

[50]吴孔明,等.冬凌草甲素对肿瘤细胞钠泵活性的影响.肿瘤防治研究,1994,21(4):208

[51]张予,等.几种二萜类化合物对自由基诱导的线粒体损伤的保护作用.河南医学研究,1999,8(1):1

[52]张予,等.冬凌草甲素对活性氧自由基的清除作用.河南医学研究,1999,8(2):100

[53]李琦,等.冬凌草甲素对家兔血流动力学的影响及其机制研究.白求恩医科大学学报,1994,20(2):128

[54]杨胜利,等.冬凌草甲素抗突变性研究.癌变·畸变·突变,2001,13(1):8

[55]林晨,等.^{3}H-冬凌草甲素在小鼠体内的吸收、分布、排泄的研究.郑州大学学报(医学版),1981,16(4):75

[56]张覃沐,等.^{3}H-冬凌草乙素在小鼠体内的吸收、分布和排泄.郑州大学学报(医学版),1990,25(1):13

[57]车新平,等.冬凌草液腔内热灌注治疗腺性膀胱炎92例.浙江中西医结合杂志,2005,15(5):266

[58]张建华,等.冬凌草腔内热化疗治疗原发性膀胱癌39例分析.中国误诊学杂志,2007,7(9):2100

[59]王瑞林,等.冬凌草治疗食管癌、贲门癌95例临床疗效结果.肿瘤防治研究,1994,11(2):81

[60]王瑞林,等.化疗及化疗加冬凌草治疗中、晚期食管癌115例两组对照研究结果.河南医学情报,1984,4:3

[61]王浴生. 中药药理与应用.北京:人民卫生出版社,1983:360

玄 参 Scrophularlae Radix

xuan shen

本品为玄参科植物玄参*Scrophularia ningpoensis* Hemsl.的干燥根。味甘、苦、咸,性微寒。功能清热凉血、滋阴降火、解毒散结。用于热入营血、温毒发斑、热病伤阴、舌绛烦渴、津伤便秘、骨蒸劳嗽、目赤、咽痛、瘰疬、白喉、痈肿疮毒。

【化学成分】

玄参有多种化学成分,主要包括环烯醚萜苷类、苯丙素苷类、有机酸类及挥发油等。玄参环烯醚萜苷类化合物主要以哈帕苷(harpagide)、梓醇为母核;挥发油主要有棕榈酸、油酸、亚油酸、肉桂酸,以及甾醇和甾醇苷化合物,如β-谷甾醇葡糖苷、β-谷甾醇等[1-3]。此外玄参中还含有铜、锰、铬、钪、钴、镍、铈、钛、锆、钡、锶、镧等多种微量元素[4]、糖和糖醛化合物[2,3,5]。环烯醚萜苷、苯丙素苷和肉桂酸为玄参的主要活性成分[6]。

【药理作用】

1. 神经及脑组织 玄参的乙醇提取物对精神抑郁老鼠的精神状态改善及记忆能力的提高具有显著的作用,并且随着浓度的提高躲避失败率降低,当浓度达到20 mg/kg时,其效应与抗抑郁西药氟西汀相当[7]。玄参提取物1、5、10 mg/kg尾静脉注射,能够显著改善局灶性脑缺血大鼠的脑血流量,使脑梗死体积明显减小,脑神经功能明显改善[8]。

2. 抗炎 玄参提取液对角叉菜胶及眼镜蛇毒致大鼠脚趾肿胀显示出较好的抗肿胀作用。其水溶性成分苯丙素苷XS-8、XS-10在0.5 mmol/L时对大鼠腹腔中性白细胞中花生四烯酸(AA)代谢产物白三烯B4(LTB4)产生较强抑制作用。认为苯丙素苷类成分是玄参抗炎作用的主要有效成分[9,10]。

3. 增强免疫 从玄参中提取的梓醇类物质能使血细胞抗体滴度增加约6倍,使空斑形成细胞数增加近2倍,从而显著增加抗体数量,增强B细胞功能。同时也使巨噬细胞的移动指数增加近3倍,并显著提高其吞噬能力。对于免疫力低下者,哈巴俄苷能够促使脾淋巴细胞显著增强,促进其IL-2的生成,并恢复到正常水平[11]。同时调整cAMP/cGMP值到正常水平,从而使抑制的免疫功能恢复[12]。

4. 心血管系统

(1)降压 给健康犬服玄参煎液(生药)2 g/kg,可使血压降低,服药2周内,收缩压平均下降1.57 kPa,舒张压平均下降2.13 kPa,停药后1周,血压即恢复至原水平。服玄参煎液(生药)2 g/kg,可使肾型高血压犬的血压明显下降，服药2周内收缩压平均下降2.15 kPa，舒张压平均下降1.87 kPa,用药时间延长,降压幅度加大[13]。静脉注射玄参浸膏水溶液0.5 g/kg(生药2.45 g/g浸膏),可使麻醉猫血压下降40.5%,对肾上腺素升压作用及阻断颈动脉血流所致的升压反射均无明显影响。

(2)抗心肌缺血 ^{86}Rb示踪法测定结果表明,小鼠腹腔注射玄参醇浸膏水溶液15 g/kg,能明显增加小鼠心肌营养性血流量，并明显对抗垂体后叶素所致的冠脉收缩。给家兔静脉注射玄参醇浸膏水溶液0.5 g/kg,对静脉注射垂体后叶素2 U/kg所致的急性心肌缺血有保护趋势。离体实验表明,玄参醇浸膏水溶液能显著增加离体兔心冠脉流量,同时对心率、心肌收缩力有轻度抑制作用。0.35、0.60、1.0 g三个剂量组的心率抑制率分别为7.65%、6.96%和9.33%,心收缩幅度最大抑制约1/3~1/2,但维持时间较短。玄参醇浸膏水溶液每次0.1 g/mL,2 mL,可增加离体兔耳灌流量;每次1 g/mL,0.5 mL对氯化钾及肾上腺素所致家兔离体血管条收缩有缓解趋势。此外,给小鼠腹腔注射玄参醇浸膏水溶液5 g/kg,能明显增加正常小鼠耐缺氧存活时间[14]。

5. 血液系统 苯丙素苷和环烯醚萜苷在0.5 mmol/L时,对体外阈剂量的二磷酸腺苷、AA和20 nmol/L PAF诱导的血小板聚集都有不同程度的抑制作用,但苯丙素苷的作用强于环烯醚萜苷。苯丙素苷和环烯醚萜苷成分是玄参抗血小板聚集作用的主要有效成分[9]。

6. 保肝 玄参中苯丙素苷类成分能明显提高受损肝细胞的存活率,在体内能降低肝衰竭大鼠血清的AST、ALT水平,对肝细胞有较好的保护作用。玄参中苯丙素苷能抑制肝细胞凋亡,这可能是保护肝细胞的途径之一[15,16]。

7. 抗菌 体外实验表明,玄参可对抗金黄色葡萄球菌、白喉杆菌、伤寒杆菌、乙型溶血性链球菌、绿脓杆菌、福氏痢疾杆菌、大肠杆菌、须发癣菌、絮状表皮癣菌、羊毛状小芽孢菌和星形奴卡菌。玄参叶的抗菌作用比根部强,对金黄色葡萄球菌尤其明显,二者具有显著性差异[13,17]。

8. 抗肿瘤 苯丙素苷类为抗肿瘤的主要活性成分。选择3 种不同组织的肿瘤细胞,研究了6 种苯丙素苷的抗肿瘤活性,发现苯丙素苷中酚羟基的数目对抑瘤强度影响很大,是决定它们体外抗氧化能力和抗肿瘤活性的主要因素[3]。

9. 抗氧化 应用Fe^{2+}/半胱氨酸诱导肝微粒体脂质过氧化，以及AAPH [2,2′-azobis-(2-amidinopropane) dihydrochloride]诱导红细胞氧化性溶血,观察玄参提取液以及玄参中环烯醚萜苷类成分哈帕酯苷、哈帕苷和苯丙素苷类成分安格洛苷C、阿格托苷的抗氧化作用。结果显示在相应剂量,苯丙素苷类成分具有较强的抗氧化活性,环烯醚萜苷类成分作用较弱。玄参的抗氧化作用可能主要与其苯丙素苷类成分有关[10]。

10. 抗疲劳 玄参多糖类成分100、200、400 mg/kg连续灌胃21 d，可降低运动后小鼠血清尿素氮、血乳酸含量,增加小鼠肝糖原含量,具有抗疲劳活性[18]。

11. 毒性 小鼠腹腔注射玄参煎剂的LD_{50}为 (生药) 15.99~19.81 g/kg。中毒表现有安静、消瘦、反应迟钝、腹泻、黑色稀便。尸检肉眼观察可见肛外粘着黑稀便,少数有胃肠胀大,而肝、脾、心、肺、肾等器官未见病理改变[17]。

【临床应用】

1. 高血压 玄参丹参饮(玄参、枸杞、杜仲等)每日1剂,治疗76例高血压患者有效,可不同程度地降低血压,消除头晕、头痛、乏力、失眠等主要症状[19]。

2. 血栓病 静脉滴注脉络宁(牛膝、玄参等)治疗血栓闭塞性脉管炎157例、下肢深静脉血栓形成73例、脑血栓形成及后遗症患者52例,均有显著疗效[20]。

3. 咽喉疾患 开瘖煎(玄参、二冬、僵蚕等)随症加减,治疗喉瘖84例,包括急、慢性喉炎,慢性咽喉炎,声带息肉,息肉样变,声带小结,喉肌无力和喉癌等,治愈率52.4%,总有效率97.6%[21]。玄麦甘桔汤(玄参、麦冬、甘草、桔梗)水煎服或代茶饮,治疗急、慢性扁桃体炎,急、慢性咽喉炎,咽部脓肿及其他喉病161例,服药2~7剂全部治愈。玄参桔梗饮(玄参、黄芩、生石膏、银花等)每日1剂,治疗小儿化脓性扁桃体炎50例,48例患者在4 d内退热,随体温下降,咽痛、咳嗽、头晕等症状相继好转[22]。

4. 慢性前列腺炎 玄地阿胶汤 (玄参、生地、阿胶、黄柏等)每日1剂,治疗慢性前列腺炎86例,总有效率86%[23]。

5. 甲状腺腺瘤 消瘿汤(玄参、海浮石、海藻、昆布等)水煎服,每日1剂,治疗22例患者,用药4~5个月。12例患者肿瘤全部消失,1年以上未复发;7例患者肿瘤缩小一半以上;2例患者肿瘤缩小,总有效率95.45%[24]。

(洪 缨 于海食 杨 鸿)

参考文献

[1]李医明，等.玄参的脂溶性化学成分.药学学报，1999，34(6)：448

[2]黄雄，等.中药玄参的研究进展.中医药导报，2007，13(10)：103

[3]师怡，等.玄参化学成分的药理作用和分析方法.海峡药学，2006，18(4)：58

[4]张立人，等."浙人味"中药材十七种微量元素的测定.现代应用药学，1988，5(5)：11

[5]邹臣亭，等.玄参中一个新的环烯醚萜糖苷化合物.中草药，2000，31(4)：241

[6]刘承伟，等.玄参中4种主要活性成分的HPLC定量分析.中国药学杂志，2007，42(21)：1614

[7]Xu C, et al. Antidepressant effect of three Traditional Chinese Medicines in the learned helplessness model. *J Ethnopharmacol*, 2004, 91(2-3): 345

[8]HUANG Qian, et al. Protective effect of Scrophularia ningpoensis extracts on cerebral ischemia injury in rats. *Chin J New Drugs Clin Rem*, 2004, 23(6): 323

[9]李医明，等.玄参中环烯醚萜苷和苯丙素苷对LTB4产生及血小板聚集的影响.第二军医大学学报，1999，20(5)：301

[10]曾华武，等.玄参提取物的抗炎和抗氧化活性.第二军医大学学报，1999，20(9)：614

[11]李医明，等.玄参属植物化学成分与药理活性研究进展.中草药，1999，30(4)：307

[12]谢丽华，等.哈巴苷与哈巴俄苷对阴虚小鼠免疫功能血浆环化核苷酸的影响.北京大学学报，2001，33(3)：283

[13]王本祥.现代中药药理学.天津：天津科学技术出版社，1997：339

[14]龚维桂，等.玄参对心血管系统药理作用的研究.浙江医学，1981，3(1)：11

[15]孙奎，等.玄参中苯丙素苷对肝细胞损伤保护作用的研究.药学实践杂志，2002，20(4)：234

[16]黄才国，等.玄参中苯丙素苷对肝损伤细胞凋亡的影响.中西医结合肝病杂志，2004，14(3)：160

[17]陈少英，等.玄参叶的抗菌和毒性作用.福建中医药，1986，17(4)：57

[18]王珲，等.玄参多糖成分抗疲劳活性的研究.武汉植物学研究，2009，27(1)：118

[19]仇富华.玄参丹参饮治疗高血压病76例.湖北中医杂志，1987，5：20

[20]顾亚夫，等.脉络宁治疗三种血栓病的疗效观察.中西医结合杂志，1987，7(12)：718

[21]温民清.开痦煎治疗喉痦84例疗效观察.辽宁中医杂志，1988，3：29

[22]焦可运.玄参桔梗饮治疗小儿化脓性扁桃体炎.陕西中医，1984，5(3)：15

[23]周端求.玄地阿胶汤治疗慢性前列腺炎86例报告.山西中医，1990，6(2)：20

[24]谢亚强，等.消瘿汤治甲状腺腺癌疗效好.浙江中医学院学报，1989，13(3)：19

半枝莲 Scutellariae Barbatae Herba

ban zhi lian

本品为唇形科植物半枝莲*Scutellaria barbata* D. Don的干燥全草。味辛、苦，性寒。清热解毒，化瘀利尿。用于疔疮肿毒、咽喉肿痛、跌扑伤痛、水肿、黄疸、蛇虫咬伤。

【化学成分】

结构较明确的主要化学成分包括以下几类。

1. 黄酮类 是半枝莲主要成分之一，其中含量最多的是野黄芩苷(scutellarin)，达到1%[1]。从半枝莲中分离26个黄酮类化合物，主要为黄酮、黄酮苷、二氢黄酮三大类[2]。

2. 二萜及二萜内酯类 是半枝莲的又一主要成分。已分离得到的有半枝莲二萜(scutellone)A、B、C、D、E、F、G、H、I和半枝莲内酯(scuterivulactone)A、B、C_1、C_2和D[3]。

3. 甾醇 油菜甾醇、胆甾醇、豆甾醇、β-谷甾醇、乙酸谷甾醇酯、植物甾醇-β-D-葡萄糖苷混合物等[4]。

4. 脂肪酸 十六酸、油酸、亚油酸、硬脂酸、十六酸乙酯、十八酸乙酯等[4]。

5. 多糖 半枝莲多糖(SPS)，相对分子量13000，组成为鼠李糖:阿拉伯糖:木糖:甘露糖:半乳糖:葡萄糖(1.41:1.50:0.20:0.75:1.0:2.18)[5]。半枝莲多糖SPS4，平均相对分子量为10000，组成为鼠李糖:岩藻糖:阿拉伯糖:木糖:甘露糖:葡萄糖:半乳糖 (0.22:0.26:1.0:0.09:0.51:1.82:2.09)[6]。

6. 挥发油 半枝莲挥发油含量为1.84%，其中呋喃甲醛(furfuralphenol)、麝香草酚[5-methyl-2-(1-

methylethyl]和十六烷酸(hexadecanoic acid)含量较高[7]。

【药理作用】

1. 解热与抗炎免疫 半枝莲水煎液(SB)灌胃给予大鼠10、5、2.5 g/kg,对正常大鼠体温无影响,对皮下注射干酵母混悬液引起发热大鼠有明显解热作用,并有一定的量效关系[8]。上述剂量的SB灌胃给药,可剂量依赖性抑制角叉菜胶致大鼠足肿胀;SB 10 g/kg灌胃5 d,对醋酸致小鼠腹腔毛细血管通透性增强有抑制作用;SB 5、10 g/kg能抑制炎症中期白细胞游走;并能抑制大鼠巴豆油性气囊形成,说明对炎症晚期的结缔组织增生有抑制作用[9]。半枝莲多糖(50~200 mg/kg)皮下注射给药7 d,大剂量对小鼠胸腺有明显抑制作用,对小鼠脾指数无明显影响;可增加外周血淋巴细胞中酯酶阳性细胞百分率,促进DNCB诱导的迟发型变态反应。半枝莲多糖体外可促进ConA诱导的小鼠脾细胞淋巴细胞转化[10]。

2. 抗肿瘤 整体实验表明,S180荷瘤小鼠灌服半枝莲水提物10、20、40 g/kg,连续10 d,明显抑制肿瘤生长,与环磷酰胺合用抑瘤率达65.3%[11];对肝癌H22荷瘤小鼠的抑瘤率在31.58%~38.01%,与顺铂合用抑瘤率可达55.56%[12]。半枝莲水提物(ESB)12、6、3 g/kg灌胃给H22荷瘤小鼠,给药10 d,可增加胸腺指数和脾指数;与对照组比,ESB高剂量组NK细胞活性和脾细胞IL-2分泌量均明显提高,淋巴细胞增殖活性也明显提高。提示,提高机体免疫功能是中药抗肿瘤的重要机制之一[13]。ESB还可明显改善5-氟尿嘧啶化疗过程中所产生的厌食、腹胀、精神萎靡、消瘦等毒性反应[14]。

半枝莲提取物(SBE)以2.5、5、10 mg/L浓度处理人肺癌SPC-A-1细胞和人肝癌细胞SMMC7721 48 h。结果细胞抑制率显著上升,细胞凋亡率明显升高,caspase-3 mRNA表达显著上升,凋亡抑制因子Survivin mRNA表达明显下降。结论:SBE具有诱导肺癌SPC-A-1和肝癌SMMC7721细胞凋亡的作用,其机制与上调caspase-3基因表达和下调Survivin 基因表达有关[15,16]。半枝莲提取物抑制人肝癌QGY7701细胞增殖的IC_{50}为0.0368 g/mL。在此浓度下,Bax表达增强,Bcl-2表达减弱,Fas表达变化不明显。推测,半枝莲抑制人肝癌QGY7701细胞增殖可能与激活Bcl-2基因家族抑癌基因有关[17]。同样实验证明,半枝莲抗人肝癌Hep G2细胞增殖与激活FNFR超家族有关[18]。另外,半枝莲提取物体外对大肠癌HT-29 (浓度范围10~320 mg/L)[19]、人舌鳞癌SAS(0.1~10.0 mg/mL)[20]、白血病K562(生药0.05~1.0 g/mL)都有抑制增殖和诱导凋亡作用[21]。半枝莲(SB)20~40 μg/mL,时间依赖性抑制人子宫平滑肌瘤细胞增殖。该作用与蛋白激酶(PKC)活性相关,SB与PKC激活剂同时加入细胞,则SB的抑制作用明显降低;预先加入PKC抑制剂,在残留细胞中可完全恢复SB的抑制作用。分析证明,在平滑肌瘤细胞中有大量的26 kDa Bcl-2蛋白表达,加入黄体激素促进Bcl-2蛋白表达,加入SB 20 μg/mL明显降低Bcl-2在细胞中的表达[22]。SB通过激活α-肾上腺素能受体,诱导c-fos基因表达,可能是其抑制细胞增殖的又一作用机制[23]。半枝莲三氯甲烷提取部位(MCSB)剂量依赖模式抑制人U937白血病细胞增殖(IC_{50}为10 μg/mL)。当MCSB激活caspase-8时,caspase-3和caspase-9随即被激活,PARP断裂,增加Bax/Bcl-2比例,线粒体释放细胞色素C。提示MCSB诱导U937细胞凋亡是介导线粒体信号通路[24]。

半枝莲多糖腹腔注射50、100、200 mg/kg,对小鼠S180肉瘤生长有抑制作用,以中剂量为佳;提高S180荷瘤小鼠外周血血清中IL-2和INF-α含量,中剂量最为显著,且使脾淋巴细胞中钙离子浓度升高[25]。半枝莲多糖在50~200 mg/kg范围内可抑制小鼠H22肝癌的生长,促进荷瘤小鼠脾淋巴细胞增殖,提高脾细胞分泌IL-2和TNF-α的水平。上述结果提示,半枝莲多糖通过增强机体免疫达到治疗肿瘤功效[26]。

半枝莲提取物(SBE)含药血清有一定的抑制H22肝癌细胞增殖作用,部分细胞呈典型凋亡形态学改变[27]。其作用机制包括线粒体跨膜电位的损耗,细胞色素C释放和激活caspase-3[28]。SBE含药血清诱导人肺巨细胞癌细胞株PG细胞凋亡,使PG细胞Bcl-2基因表达明显降低,nm23基因表达显著上调,PG细胞端粒酶活性明显下降,可能是其抗肿瘤作用的部分机制[29-31]。

3. 抑制血管形成 半枝莲能明显抑制Matrigel栓内微血管的形成;体外小管形成实验发现,20%、40%含药血清组小管形成数明显减少,内皮细胞迁移数明显降低,Hela细胞血管内皮细胞生长因子(VEGF)表达量明显减少。提示半枝莲能有效抑制肿瘤血管生成,其机制可能与阻断内皮细胞迁移,下调VEGF蛋白表达有关[32]。半枝莲黄酮类化合物50和100 mg/L都能有效抑制人脐静脉内皮细胞的迁移,减少小管样结构形成以及降低Hela细胞VEGF和NO的表达[33]。

4. 调节药物代谢酶 半枝莲水提物和乙醇提取物按照1、2和5 g/kg剂量灌胃给小鼠5 d。结果:无论水或乙醇提取物对小鼠的细胞色素P450酶和GST(谷胱甘肽S-转移酶)活性都有不同程度的抑制作用[34]。它们是细胞色素P450酶系中CYP3A4、CYP2C9、CYP1A2、

CYP1A1体外抑制剂[35]。

5. 抗氧化 半枝莲提取物（总黄酮含量为9.19±1.7 mg/mg 提取物）有较强的还原(25 μg/mL)能力，清除DPPH自由基(75 μg/mL)和羟自由基(·OH，0.4 mg/mL)能力。螯合Fe^{2+}离子和保护DNA免受自由基损伤能力不如白花蛇舌草及其药对。提示半枝莲抗氧化活性与其黄酮组成及含量有一定相关性[36]。半枝莲总黄酮对黄嘌呤-黄嘌呤氧化酶系统、H_2O_2、UV照射3种方法引起的红细胞膜脂质过氧化损伤均有抑制作用，IC_{50}分别为20.59、9.41和19.61 μg/mL[37]。半枝莲多糖(1~8 mg/mL)有清除·OH自由基能力，经脱色后在高浓度(8 mg/mL以上)下，其清除自由基的能力明显增强[38]。

6. 毒性 半枝莲煎剂小鼠静脉注射的LD_{50}为6.10±0.26g/kg，浸剂大鼠灌胃给药的LD_{50}为生药75±13.1 g/kg，大鼠每日腹腔注射0.1、0.2、0.3和生药1.0 g/kg，连续3个月后，体重、尿沉渣和尿蛋白均无异常发现。半枝莲所含黄芩素苷小鼠口服最大耐受量为10 g/kg，静脉注射的LD_{50}为1 314 mg/kg[39]。

【临床应用】

1. 癌性腹水 每剂药(半枝莲、泽兰、薏苡仁、黄芪)煎3次，1 d内频服，每日1剂，30 d为1个疗程，治疗29例。腹水完全消失者11例，不同程度减少者14例，无明显改善者4例。用药期间没有发现不良毒副反应[40]。

2. 慢性前列腺炎 莲丹汤由半枝莲、丹参等7味中药组成，每天1剂，连服4周。按照美国国立研究院制定的慢性前列腺炎症状评分，治疗45例慢性前列腺炎(CP)患者。治疗组总有效率84.4%，与对照组(71.1%)比较，差异显著[41]。

3. 病毒性角膜炎 复方半枝莲滴眼液由半枝莲、丹参、青箱子组成。治疗2周后，观察组54只眼痊愈43只，占总数的79.6%，总有效率94.4%[42]。

4. 泌尿系结石 半枝莲化瘀排石汤治疗泌尿系结石174例，治愈率为72.98%(其中溶石率为23.56%)，总有效率为86.78%。药理研究提示，其作用可能与促进输尿管蠕动、利尿、增加肾动脉血流量有关[43]。

5. 尿血 半枝莲汤(半枝莲、知母、黄柏、生黄芪等7味药组成)治疗尿血65例，35例临床治愈，2周内尿血停止，尿镜检连续3 d无红细胞，伴随症状消失；17例显效，2周内尿血停止，尿镜检偶有少许红细胞；10例有效，镜检红细胞量减少；3例无效，尿血不止。总有效率95.4%[44]。

（张 扬 周秋丽 靳吉乐）

参 考 文 献

[1]张秀娟，等. 半枝莲化学成分及提取物抗肿瘤作用的研究现状. 亚太传统医药，2008，4(8)：75

[2]蒋小岗，等. 半枝莲的化学成分和药理作用. 中国野生植物资源，2004，23(1)：3

[3]木津治久. 半枝莲的二萜类. 国外医学中医中药分册，1988，10(1)：53

[4]杨顺利，等. 中药半枝莲抗肿瘤活性成分的分离研究. 广州：广州工业大学，2002：26

[5]许益民，等. 半枝莲多糖的分离纯化及其理化性质. 天然产物研究与开发，1992，4(1)：1

[6]孟延发，等. 半枝莲多糖SPS4组分的纯化性质及分析. 生物化学，1993，9(2)：224

[7]张福维，等. 半枝莲挥发性化学成分分析. 质谱学报，2009，30(3)：175

[8]佟继铭，等. 半枝莲的解热作用实验研究. 中国民族民间医药杂志，1999，38：166

[9]张敏. 半枝莲提取物的抗炎作用研究. 中华实用中西医杂志，2008，21(1)：1

[10]陆平成，等. 半枝莲多糖对细胞免疫的调节作用. 南京中医学院学报，1989，2：32

[11]李洁. 半枝莲对S180荷瘤小鼠抑瘤作用的实验研究. 辽宁中医药大学学报，2008，10(7)：139

[12]李洁，等. 中药半枝莲对肝癌H22荷瘤小鼠抑瘤作用的研究. 时珍国医国药，2009，20(5)：1233

[13]代志军，等. 半枝莲提取物对H22荷瘤小鼠免疫功能的影响及其抑瘤作用. 南方医科大学学报，2008，28(10)：1835

[14]代志军，等. 半枝莲提取物对H22肝癌荷瘤小鼠化疗的增效减毒作用. 中西医结合学报，2008，6(7)：270

[15]韦鹏涯，等. 半枝莲提取物诱导人肺癌SPC-A-1细胞凋亡及对凋亡相关基因表达的影响. 中药材，2007，30(10)：1270

[16]韦鹏涯，等. 半枝莲提取物人肝癌SMMC7721细胞凋亡及其对凋亡相关蛋白表达的影响. 时珍国医国药，2007，18(12)：3020

[17]林敬明，等. 半枝莲抑制人肝癌QGY7701细胞增殖研究. 南方医科大学学报，2006，26(5)：591

[18]林敬明，等. 半枝莲提取物抗人肝癌HepG2细胞增殖及其机制研究. 南方医科大学学报，2006，26(7)：975

[19]宋寄春，等. 半枝莲对人大肠癌细胞增殖抑制及诱导凋亡的作用. 咸宁学院学报(医学版)，2007，21(2)：106

[20]静广平，等. 半枝莲提取物抗人舌鳞癌SAS细胞增殖作用的研究. 口腔医学研究，2009，25(3)：249

[21]谢珞琨，等. 半枝莲提取物诱导白血病K562细胞凋亡. 武汉大学学报(医学版)，2004，25(2)：115

[22]Kim KW，et al. Antiproliferative effect of Scutellaria barbata D.Don on cultured human uterine leiomyoma cell by down-regulation of the expression of Bcl-2 protein. *Phytother Res*，

2008,22(5):583

[23]Lee TK,et al. Scutellaria barbata D.Don induces c-fos gene expression in human uterine leiomyoma cell by activating beta2-adrenergic receptors. *Int J Gynecol Cancer*,2004,14(3):526

[24]Cha YY,et al. Methylene chloride fraction of Scutellaria barbata induces apoptosis in human U973 leukemia cells via the mitochondrial signaling. *Clin Chim Acta*,2004,348(1-2):41

[25]张秀娟,等. 半枝莲多糖对小鼠S180肉瘤及免疫功能的影响. 齐鲁药事,2008,27(10):628

[26]叶华,等. 半枝莲多糖的抗肝癌作用及其机制的研究. 癌症进展杂志,2009,7(3):331

[27]代志军,等. 半枝莲含药血清对小鼠肝癌细胞生长的抑制和诱导凋亡作用. 中药材,2008,31(4):550

[28]Dai ZJ,et al. Scutellaria barbata extract induces apoptosis of hepatoma H22 cells via the mitochondrial pathway involving caspase-3. *World J Gastroenterol*,2008,14(48):7321

[29]李洁.半枝莲对人肺巨细胞癌细胞株PG细胞Bcl-2基因表达的影响. 中药药理与临床,2007,23(1):46

[30]李洁.半枝莲对人肺巨细胞癌细胞株PG细胞nm23基因表达的影响.光明中医,2008,23(9):1262

[31]李洁,等. 半枝莲对人肺巨细胞癌细胞株PG细胞端粒酶活性的影响. 中药药理与临床,2006,22(3-4):113

[32]张妮娜,等. 半枝莲抑制肿瘤血管生成作用及其机制研究. 癌症,2005,24(12):1459

[33]徐敏,等. 半枝莲黄酮类化合物对体外肿瘤血管生成的影响. 世界华人消化杂志,2007,15(20):2215

[34]袁朝巍,等. 半枝莲粗提物对小鼠肝脏药物代谢酶的调节作用.中南药学,2008,6(2):156

[35]李卓,等. 半枝莲粗提物对人肝脏细胞色素P450酶的影响. 中南药学,2008,6(1):53

[36]董欢欢,等. 半枝莲、白花蛇舌草及其药对提取物抗氧化及清除自由基活性.天然产物研究与开发,2008,20:782

[37]余建清,等. 半枝莲总黄酮对红细胞膜脂质过氧化损伤的保护作用. 中国药师,2005,8(11):897

[38]孙明礼,等. 半枝莲多糖脱色及清除羟基自由基作用的研究. 离子交换与吸附,2008,24(4):305

[39]董永彩,等. 半枝莲的药理学研究进展.承德医学院学报,2009,26(1):98

[40]陈素霞.重用半枝莲治疗癌性腹水29例. 实用中医内科杂志,2003,17(4):317

[41]李海洲,等. 莲丹汤治疗慢性前列腺炎的临床研究. 湖南中医药大学学报,2007,27(2):66

[42]寇宁,等. 复方半枝莲滴眼液治疗病毒性角膜炎临床观察. 陕西中医学院学报,2001,24(4):37

[43]张志发,等. 半枝莲化瘀排石汤治疗泌尿系结石的研究. 山东中医杂志,1991,10(2):14

[44]都修波,等. 半枝莲汤治疗尿血65例. 中国民间疗法,2001,9(9):37

半边莲 Lobeliae Chinensis Herba

ban bian lian

本品为桔梗科植物半边莲*Lobelia chinensis* Lour的全草。味辛,性平。有清热解毒、利尿消肿的功能。用于痈肿疔疮、蛇虫咬伤、膨胀水肿、湿热黄疸、湿疹湿疮等。

【化学成分】

含半边莲生物碱,主要为山梗菜碱(lobeline)、山梗菜酮碱(lobelanine)、山梗菜醇碱(lobelanidine)、异山梗菜酮碱(isolobelanine)、山梗烷碱、去甲山梗酮碱(isoliqurtin)、芹菜素(apigenin)、7-O-芸香苷(7-O-rutinoside)、藤黄菌素(luteolin)、里哪苷(linarin)、香叶木素、柠檬油素、白杨黄酮、木犀草素、橙皮苷、蒙花苷、胡萝卜苷、木犀草素-7-O-β-O葡萄糖苷、芹菜素-7-O-β-O葡萄糖苷、5,7-二甲氧基-8-羟基香豆素、棕榈酸、正三十二烷酸、硬脂酸、β-谷甾醇、对羟基苯甲酸、琥珀酸、富马酸及皂苷、氨基酸等[1-3]。从半边莲中提取得到了两种新的吡咯烷生物碱称之为半边莲素(radicanines)A和B[4]。

【药理作用】

1. 兴奋呼吸 半边莲煎剂和其生物碱制剂静脉注射,对麻醉犬有显著的呼吸兴奋作用,并具量-效关系。切除窦神经或摘除颈动脉体后,再注射半边莲制剂,则不出现明显的呼吸兴奋作用。说明其作用机制主要是通过刺激颈动脉体化学感受器,反射地兴奋呼吸中枢[5]。

2. 心血管和神经系统 半边莲碱(即山梗菜碱)肌肉注射,在呼吸兴奋的同时,心率减慢,血压升高,大剂量则心率加快,血压明显下降,终至心脏停搏。半边莲碱对神经系统的作用与菸碱相似,但强度仅及菸碱的1/20~1/5。对植物神经节、肾上腺髓质、延脑各中枢(尤其是呕吐中枢)、神经-肌肉接头,以及颈动脉体和主动脉体的化学感受器，都有先兴奋后抑制的作用。半边莲其他生物碱的作用与半边莲碱相似而较弱[5]。

3. 抗蛇毒 半边莲制剂，以及从中分离出的琥珀酸钠、延胡索酸钠、对羟苯甲酸钠分别于注射蛇毒前0.5 h口服，或于注射蛇毒同时皮下注射，对于注射最小全致死量眼镜蛇毒的小鼠均有较高的保护作用，保护率59.1%~93.1%。但若于注射蛇毒后25 min再给药，则无保护作用。半边莲的抗蛇毒作用可能与抑制内皮素(ET)有关，因ET与某些蛇毒如Sarofotoxine有共同的祖基因。试验证明，小鼠静脉注射ET 12 nmol/kg后2.43±0.21 min内全部死亡，血管收缩张力为（100±5.4)%；若同时注射半边莲2 g/kg和ET，小鼠存活时间可延长至7.99±2.11 min，血管张力降为（41.65±4.21)%，显示半边莲抗蛇毒的作用有可能是与抑制ET有关[6,7]。

4. 抗高血压 制备肾性高血压大鼠模型，每日灌服半边莲生物碱(LCLAs)2.5 mg/kg。结果：LCLAs组血压明显降低，PRA也显著降低；LCLAs可使高血压组大鼠的中膜厚度、中膜厚度/血管内径、中膜面积、腹主动脉胶原蛋白含量和Ⅰ型胶原含量显著降低。表明LCLAs能抑制胶原的表达，降低肾素活性，对缓解血管重塑有一定作用[8]。

5. 抗癌 半边莲的粗提生物碱对胃癌细胞BG-38有一定的抑制作用，且呈浓度依赖关系。药液浓度300 mg/L时抑制率为85.6%，随作用时间的延长，抑制作用随之加强，再培养16 h，达到最大值90.3%[9]。半边莲对小鼠肉瘤37(S37)也有抑制作用[10]。半边莲水煎液（2 g/mL）在每4 mL培养液加1.5 μL可使肝癌细胞HepG2出现典型的凋亡特征，半边莲可明显提高HepG2细胞内游离钙离子浓度。提示半边莲可通过提高肝癌细胞内游离钙离子浓度而诱导癌细胞凋亡[11]。

6. 抗动脉粥样硬化 半边莲B001（碱性条件下的醚提物）以相当生药2 g/kg剂量或以半边莲生物碱(LCLAs)200 mg/kg剂量，给高脂大鼠连续灌服60 d，发现高脂大鼠的血脂(TC、TG)并不降低，但可使血浆中内皮细胞内皮素(ET-1)浓度明显降低，而内皮源型一氧化氮合酶(eNOS)浓度则明显升高，高脂血症大鼠内皮细胞、动脉平滑肌细胞合成减少，显示具有缓解高脂血症对血管内皮的持续损伤及抑制动脉平滑肌细胞增殖的作用[12,13]。以LCLAs 50~200 mg/L可浓度依赖性地抑制ET-1诱导大鼠主动脉平滑肌细胞增殖的作用，但此作用并非细胞毒所致[14]。体外实验还证明LCLAs12.5~50 mg/L能逆转ET-1引起的人血管内皮细胞(HVECs)释放纤溶酶原激活物抑制物(PAI-1)增加的作用，使t-PA/PAI-1的平衡失调获得纠正，从而有利于抑制动脉粥样硬化等疾病的发生和发展[15]。半边莲最主要的活性成分山梗菜碱(lobeline)有抑制ET-1所致VSMCs增殖的作用，ET-1(10 μmol/L浓度)可明显诱导VSMCs增殖，而当加入山梗菜碱10~30 μmol/L时，则可明显抑制ET-1的这一作用。山梗菜碱30~300 μmol/L可使ET-1所致的^{3}H-TdR掺入量降低了12.58%~32.62%。山梗菜碱还阻抑ET-1所诱导的细胞周期从原始期(G0/G1)向DNA合成期(S)和分裂期(G2/M)的进程，且此作用呈浓度依赖性。山梗菜碱抑制ET-1所致VSMCs增殖的作用是通过降低细胞内游离钙离子浓度[Ca^{2+}]，而非通过细胞毒作用实现[16]。

7. 毒性 半边莲煎剂小鼠静脉注射的LD_{50}为(生药)(6.10±0.26) g。死前有呼吸兴奋，狂躁不安等现象，继之发生抽搐，一般在5 min内死亡，"全半边莲素"小鼠静脉注射的LD_{50}为(18.7±2.0) mg/kg。

【临床应用】

1. 晚期血吸虫腹水 半边莲(干品)30 g，煎3次，每日2~4次分服，30 d为一疗程。治疗102例，有效率63.9%。服药后尿量增加，患者食欲改善，腹水消退，门脉循环改善，红细胞数和血红蛋白量略增加[5]。

2. 急性肾小球肾炎 鲜半边莲全草水煎服，3~12岁每日量50~150 g，12岁以上每日量100~250 g。不使用其他药物，共治疗150例。结果：治愈97例，占65%；好转27例，占18%；无效26例。总有效率为83%，未发现毒副作用[17]。

3. 小儿夏季热 半边莲散剂50 g代茶饮，治疗1 000例小儿夏季热，有效966例，平均退热时间4.5 d，退热同时，口渴多饮、多尿等症减轻[18]。

4. 蛇咬伤 取半边莲每日30~48 g，文火慢煎半小时，分3次内服。另用半边莲捣烂外敷，每日更换2次。治疗蛇咬伤88例，全身症状约1~2 d消失，局部浮肿约3~5 d消退，平均4~5 d全部治愈。尤其对有严重全身中毒症状疗效显著[5]。

5. 甲沟炎 用新鲜半边莲加少量食盐捣烂，外敷患处，每日2次，次日即可见效，一般3~5 d即痊愈。共治疗30例，有效率达88%[19]。

6. 带状疱疹 鲜半边莲全草150 g加食盐少许，捣烂绞汁，取其汁开水冲服，以渣调人乳敷患处，每日2~3次，治疗42例，获得满意的疗效[20]。

（王士贤）

参 考 文 献

[1]徐国钧.抗肿瘤中草药彩色图谱.福州：福建科学技术出版社，1997：310

[2]姜艳艳，等.半边莲药效物质基础研究.中国中药杂志，2009，34(3)：294

[3]Zhou Y, et al. Two-dimensional liquid chromatography coupled with mass spectrometry for analysis of Lobelia chinensis Lour using an ESI/APCI multimode ion source. *J Sep Sci*, 2008, 31(13)：2388

[4]Shibano M, et al. Two new pyrrolodine alkaloids, radicamine A and B, as inhibitors of alpha-glucosidase from Lobelia chinensis Lour. *Chem Pharm Bull*(Tokyo)，2001，49(10)：1362

[5]杨仓良.毒药本草.北京：中国中医药出版社，1993：545

[6]田青，等.对内皮素生物学效应拮抗作用的研究.中国科学B辑，1995，25(2)：17

[7]张继峰，等.从抗蛇毒药探寻内皮素拮抗剂的初步报告.南京医学院学报，1993，13(4)：365

[8]张晓玲，等.半边莲生物碱缓解肾性高血压大鼠的血管重塑.中国病理生理杂志，2008，24(6)：1074

[9]栗君，等.半边莲生物碱的提取及其对胃癌细胞的抑制作用.西华师范大学学报(自然科学版)，2007，28(4)：311

[10]夏光成，等.抗癌动、植、矿物彩色图鉴及其应用.天津：天津科技翻译出版公司，2000：308

[11]高冬，等.半边莲通过钙信号诱导肝癌细胞凋亡的实验研究.福建中医学院学报，2006，16(6)：32

[12]李瑞锋，等.半边莲不同组分对大鼠动脉内皮细胞内皮素合成及中膜平滑肌细胞增殖的影响.中国中西医结合杂志，2003，23(基础理论研究特集)：11

[13]陈融，等.蚤休总皂苷与半边莲生物碱对内皮素及内皮型一氧化氮合酶表达的对比研究.山东大学学报（医学版），2005，43(1)：41

[14]王婧婧，等.半边莲生物碱抑制内皮素诱导的大鼠主动脉平滑肌细胞增殖.中国动脉硬化杂志，2006，14(2)：107

[15]范秀珍，等.半边莲生物碱对内皮素诱导损伤的人血管内皮细胞纤溶系统的影响.山东大学学报（医学版），2005，43(10)：898

[16]Jing-Jing Wang, et al. A novel effect of lobeline on vascular smoth muscle cell: inhibition of proliferation induced by endothelin-1. *Pharmazie*, 2007, 62(8)：620

[17]江怀筹.半边莲治疗急性肾小球肾炎.中国民族民间医药杂志，1999，4：211

[18]彭喧.半边莲治小儿夏季热1000例经验.江西中医药，1995，26(1)：62

[19]郭建辉，等.半边莲治疗甲沟炎.中国民间疗法，2001，9(2)：63

[20]苏凤.半边莲治疗带状疱疹经验.中国医学研究与临床，2003，1(4)：63

半 夏 Pinelliae Rhizoma ban xia

本品为天南星科植物半夏*Pinellia ternata*(Thunb.) Breit.的干燥块茎。味辛，性温，有毒。有燥湿化痰、降逆止呕、消痞散结的功能。用于湿痰寒痰、咳喘痰多、痰饮眩晕、风痰眩晕、痰厥头痛、呕吐反胃、胸脘痞闷，梅核气；外治痈肿痰核。

【化学成分】

1.生物碱 主要有左旋麻黄碱、胆碱、鸟苷、胸苷、L-麻黄碱(L-ephedrine)、次黄嘌呤核苷等[1,2]。

2.挥发油 含量较高的有3-乙酰氨基-甲基异唑(44.4%)、丁基乙烯基醚(buthylene ther，11.88%)、茴香脑(anethole，2.34%)、柠檬醛(citral)、棕榈酸乙酯等[3]。

3.有机酸 主要有亚油酸(linoleic acid)、十六烷酸(hexadecanoic acid)、油酸(oleic acid)、硬脂酸(octadecanoic acid)、花生酸(eicosanoic acid)、山嵛酸(docosanoic acid)等[4]。

4.蛋白质 从天然半夏块茎中分离出名为6KDP的糖蛋白，总含量为5.75%~8.30%[5]。从半夏的鲜汁中分离分子量为44 000的半夏蛋白，不仅能凝聚红细胞，还能凝聚其他类型的细胞[6]。

5.其他 尚含β-谷甾醇及其葡萄糖苷、天门冬氨酸、精氨酸、谷氨酸、β-氨基丁酸等多种氨基酸等[7]。

【药理作用】

1.镇静、催眠 苦参与半夏合用，在0.65±4和1.3±8 g/kg剂量下，均能明显延长戊巴比妥钠小鼠睡眠时间，强度可与安定(1 mg/kg)相当[8]。

2.抗心律不齐 半夏对离体蛙心及兔心具有抑制作用，但对离体豚鼠心脏则不发生作用。犬室性心动过速及室性早搏的模型证实，半夏浸剂静脉注射有明显的抗心律失常作用。清半夏水煎液200%浓度

26.5 mL/kg预防给药，对氯化钡诱发的大鼠心律失常有明显的拮抗作用[9]。

3. 镇咳、祛痰 动物实验证明生半夏、姜半夏、明矾半夏的煎剂灌服，对电刺激猫喉上神经或胸腔注入碘液引起的咳嗽具有明显的抑制作用，药后30 min生效，可维持5 h以上。半夏镇咳初步认为系生物碱抑制咳嗽中枢所致[10]。

4. 调节胃肠道功能 生半夏可明显抑制胃液中PGE_2(前列腺素E_2)的含量，并认为生半夏对胃肠道黏膜的刺激性可能与PGE_2的减少有关，这与生半夏致吐、泻及胃腹灼痛等毒性表现一致。生半夏能明显促进小鼠胃肠道的运动，对正常大鼠的胃分泌功能显示出明显的抑制作用，抑制胃蛋白酶活性的作用。对胃黏膜损伤程度较大。而姜矾半夏、姜煮半夏灌胃却可减缓胃肠运动，对胃蛋白酶和PGE_2的含量均无明显影响，胃黏膜损伤程度轻，这说明姜制半夏不仅可以消除生半夏对胃肠黏膜的刺激，同时又能拮抗生半夏加速胃肠运动导致的吐泻而起到一种和胃降逆止呕的功效。清半夏醇提取灌胃，能拮抗蓖麻油和番泻叶引起的小鼠腹泻[11,12]。

5. 抗肿瘤 近年来国内外对半夏的研究已表明半夏具有确切的抗肿瘤作用。在对5种半夏总生物碱抗慢性髓性白血病细胞(K562)的实验中，以体外培养肿瘤细胞的方法证明了半夏总生物碱能损伤悬浮生长的K562细胞形态，抑制其增殖[13]。在人结肠癌细胞（HT-29）、直肠癌细胞（HRT-18）和肝癌细胞(HepG2)培养液中加半夏醇提取液，培养72 h并观察各癌细胞的增殖率、杀伤率及肝癌细胞形态变化，具有明显抑制肿瘤细胞生长效应。用小白鼠肉瘤细胞(S180)制成小白鼠腹水模型，每天半夏醇提取液灌胃并观察小白鼠的生存时间；用S180细胞制成小白鼠荷瘤模型，连续每天半夏醇提取液灌胃15 d，观察瘤体生长抑制率。结果表明半夏酒精提取液抑制各癌细胞生长，延长腹水模型小白鼠的生存时间，并能抑制荷瘤小白鼠瘤体生长[14]。半夏多糖对小鼠肉瘤(S180)、小鼠肝癌(H22)、小鼠艾氏腹水瘤(EAC)的抑瘤作用实验结果证明，半夏多糖对S180、H22、EAC有抑制作用，半夏多糖可诱导SH-SY5Y、PCI_2细胞凋亡，对PCI_2有抑制生长及增殖作用[15]。半夏蛋白组分的抗肿瘤作用其实验结果表明，半夏蛋白有诱导BEL-7402细胞凋亡作用[16]。

6. 影响肝胆功能 半夏能作用于小鼠肾上腺，使血中皮质酮上升，增强皮质酮对肝脏内酪氨酸转氨酶的活性。半夏对家兔的胆汁分泌有促进作用[17]。

7. 抗早孕和致畸 半夏蛋白30 mg/kg对小鼠有明显抗早孕作用，抗早孕率达100%。皮下注射后24 h，血浆孕酮水平下降，子宫内膜变薄，出现蜕膜反应，胚胎停止发育并死亡。认为由于半夏蛋白影响卵巢黄体功能，使血源性孕酮水平下降导致蜕膜变化，胚胎失去蜕膜的支持而流产[18]。生半夏、姜半夏、法半夏的水煎液(生药)10 g/kg，从小鼠受孕第7天起腹腔注射，连续10 d，其致畸百分率均明显高于空白对照组，而与阳性对照组丝裂霉素C(1 mg/kg)相近。因此认为，3种半夏均有致畸作用，尤以生半夏为严重，临床用于治疗孕妇呕吐应持慎重态度[19]。亦有报道，兔子宫内注射半夏蛋白500 μg，其抗着床率达100%。其机制可能是由于半夏蛋白结合了母体或子体细胞膜上的某些糖结构，改变了细胞膜的生物学行为所致。半夏蛋白在胃中可被分解而失活，可用于妊娠呕吐[20]。

8. 毒性 生半夏混悬液灌胃，对小鼠的LD_{50}为42.7±1.27 g/kg；同一制剂9、4.5、2.25 g/kg灌胃，每日1次，连续21 d，小鼠体重增长受到显著抑制，各组均有死亡。另有报道，给小鼠腹腔注射半夏浸膏的LD_{50}为131.42 g/kg。家兔灌服每日每只0.5 g，连服40 d，一般情况良好，体重增加；剂量加倍则引起腹泻，半数兔死亡[21]。

生半夏经煎煮制成的汤剂及用白矾炮制的制半夏混悬剂、汤剂，对小鼠均未表现急性毒性；连续灌胃21 d的亚急性毒性实验，制半夏用最高量(9 g/kg)对体重增长无影响，亦未出现死亡[22]。另有报告，小鼠灌服半夏制剂的混悬液，以死亡为毒性指标，则生半夏毒性最大，其次为漂半夏，再次为姜浸半夏和蒸半夏，白矾半夏毒性最小。半夏具有刺激性，混悬液给鸽灌胃引起呕吐，喂给豚鼠可致声嘶或失音，白矾半夏则无此副作用。生半夏20%混悬液0.2 mL滴眼，引起家兔眼睑结膜水肿，生半夏和制半夏的煎剂则无明显刺激作用。生半夏混悬液对家鸽灌胃催吐的ED_{50}为0.73 g/kg，制半夏则无明显催吐作用[23]。

【临床应用】

1. 胃肠功能紊乱 60例胃肠肿瘤化疗患者，采用半夏泻心汤联合胃复安治疗，评价患者化疗第5天恶心、呕吐、腹痛情况。治疗组化疗后恶心、呕吐控制的总有效率为96.67%，腹痛控制有效率100%，均显著高于单独使用胃复安对照组[24]。

2. 梅核气(咽部异物感症、癔症球) 收治148例患者，运用半夏厚朴汤加味治疗。7 d为一疗程，期间停用其他药。结果：治愈65例，显效60例，无效23例，总有效率达84.5%[25]。

3. 冠心病 瓜蒌薤白半夏汤加减治疗冠心病60

例，临床显效30例，有效22例，无效8例，总有效率86.7%[26]。

4. 慢性心力衰竭 两组都给予西药常规治疗，治疗组(34例)加瓜蒌薤白半夏汤。结果：治疗组显效率61.5%，总有效率97%，治疗平均住院时间7 d，优于对照组[27]。

5. 梅尼埃综合征 用半夏白术天麻汤和泽泻饮治疗梅尼埃综合征50例，痊愈22例，有效24例，无效4例，总有效率92%[28]。

6. 慢性胃炎、消化性溃疡 半夏泻心汤加味治疗慢性胃炎46例，临床治愈16例，显效20例，有效6例，无效4例，总有效率91%[29]。半夏泻心汤加味治疗消化性溃疡56例，能调整发病者体质，提高溃疡愈合质量，取得较为满意的远期疗效[30]。

7. 放射性脑水肿 24名患有脑肿瘤放射治疗诱发脑水肿，基础治疗外以半夏白术天麻汤口服，每日1剂，治疗14 d。显效14例，有效8例，无效2例，总有效率91.67%[31]。

8. 血管性头痛 半夏白术天麻汤加减治疗血管性头痛，经治33例，显效21例（63.64%），好转9例(27.27%)，有效2例(6.06%)，总有效率96.97%[32]。

9. 其他 半夏泻心汤还治疗慢性胆囊炎[33]、幽门螺杆菌相关胃炎[34]，半夏白术天麻汤治疗椎-基底动脉供血不足[35]均取得较好疗效。

10. 毒副作用 临床亦有报告，误食生半夏引起口腔、咽喉及食道黏膜刺激症状，服生姜汤痊愈。因此，临床应用半夏，多经生姜或明矾炮制，对炮制方法十分重视。如果用生半夏内服，应经过煎煮以减毒，或配伍生姜以制毒[36]。

（黄 芳 窦昌贵）

参 考 文 献

[1]大盐春治 Isolation of 1-ephedrine from "Pinelliae Tuber". *Chem Pharm Bull*, 1978,26(7):2096

[2]吴皓，等.半夏药材鉴别成分的研究.中国中药杂志，2003,28(9):836

[3]王锐，等.中药半夏挥发油成分的研究.中国中药杂志，1995,9(5):457

[4]张科卫，等.半夏药材中脂肪酸的研究.南京中医药大学学报，2002,18(5):291

[5]Kurata K. Quantitative analysis of anti-emetic Principle in the tubers of Pinellia ternate by eneyme immunoassay. *Planta Medica*, 1998,64(7):645

[6]陶宗晋，等.半夏蛋白的分离、结晶、生物活力和一些化学性质.生物化学与生物物理学报，1981,13(1):77

[7]李先端，等.半夏类药材氨基酸与无机元素分析. 中国中药杂志 1990,15(10):37.

[8]詹爱萍.半夏与苦参合用的镇静催眠作用研究.井冈山学院学报，2008,29(6):81

[9]刘继林.水半夏与半夏部分药理作用的对比研究. 成都中医药学院学报，1989,12(2):41

[10]李玉先，等.半夏药理作用的研究述要.辽宁中医学院学报，2004 ,6 (6) :459

[11]吴皓，等.半夏姜制对动物胃肠道功能的影响.中国中药杂志，1994,19(9):535

[12]沈雅琴，等.半夏的抗腹泻和抗炎作用. 中药药理与临床，1998,14(2):29

[13]陆跃鸣，等.半夏各炮制品总生物碱对慢性白血病细胞(K562)的生长抑制作用.南京中医药大学学报，1995,11(2):54

[14]郑国灿.半夏提取液的抗肿瘤性研究.四川中医，2004,22(9):9

[15]赵永娟，等.半夏多糖抗肿瘤作用研究.中国药理学通报，2006,22(3):368

[16]黄必胜.半夏蛋白对人肝癌细胞BEL-7402的诱导凋亡作用.时珍国医国药，2007,18(5):1056

[17]陈凌云，等. 半夏药理研究概况. 云南中医学院学报，1997,20(4):17

[18]夏林纳，等.半夏蛋白对小鼠的抗生育作用及抗早孕的机制探讨.上海第一医学院学报，1985,3:193

[19]熊素芳，等. 几种不同炮制半夏对妊娠小白鼠致畸作用的研究. 北京中医，1987,6:51

[20]聂克.试析半夏"抗早孕"的药理研究. 山东中医学院学报，1995,19(2):99

[21]高部登. 关于半夏的镇吐作用(第1报). 日本药理学杂志，1956,52(5):187

[22]杨守业，等.半夏炮制前后对小鼠急性、亚急性毒性和蓄积毒性的研究.中成药研究，1988,7:18

[23]中医研究院中药研究所，北京中医学院中药系.半夏炮制前后毒性的比较(Ⅱ).中草药，1985,16(2):14

[24]何江进.半夏泻心汤防治胃肠肿瘤化疗引起的胃肠道反应临床观察.中国中医急症，2010,19(4):581

[25]钮国英.半夏厚朴汤加味治疗梅核气148例.江西中医药，2010,2:50

[26]伊书红，等.瓜蒌薤白半夏汤加减治疗冠心病60例疗效观察.中国社区医师，2009,11(22):146

[27]孙漫原，等. 瓜蒌薤白半夏汤配合西药治疗慢性心力衰竭34例.陕西中医，2009,30(10):1288

[28]陈瑜. 半夏白术天麻汤和泽泻饮治疗梅尼埃综合征50例.中国民族民间医药杂志，2010,2:77

[29]麻日明. 半夏泻心汤加味治疗慢性胃炎46例.中国民间疗法，2010,18(5):33

[30]陈彬，等.半夏泻心汤加味治疗消化性溃疡远期疗效

观察.黑龙江中医药,2010,3:13

[31]肖枚生,等.半夏白术天麻汤合西药治疗放射性脑水肿48例.安徽中医学院学报,2009,28(3):20

[32]张亚琴,等.半夏白术天麻汤加减治疗血管性头痛33例.陕西中医学院学报,2009,32(5):14

[33]唐世利.四逆散合半夏泻心汤加味治疗慢性胆囊炎115例.现代中医药,2009,29(4):28

[34]沈跃建,等.半夏泻心汤治疗幽门螺杆菌相关性胃炎120例疗效观察.中国中医急症,2009,18(6):880

[35]吴楠,等.半夏白术天麻汤加味治疗椎-基底动脉供血不足70例.吉林中医药,2009,29(9):782

[36]迟萍.半夏炮制的历史沿革及质量问题初探.中药材,1989,12(6):27

母菊 Matricariae Flos seu Herba mu ju

本品为菊科植物母菊*Matricaria recutita* L.(*M. chamomilla* L)的花序或全草,又名洋甘菊。味甘,性平。有祛风镇静、解表止痛、平喘等功能。用于感冒、风湿痹痛、哮喘等。

【化学成分】

1. 挥发油　全草含挥发油0.46%~0.67%[1],花序含0.54%~1.53%[2-4]。母菊花中含2%挥发油[5]。原兰香油薁(prochamazulene)和兰香油薁(chamazulene)主要存在于管状花中,含量变化较大,0~14.56%[6]。兰香油薁又称菊薁母菊蓝烯[7]。母菊花序中,没药醇(α-bisabolol)含量可高达50%,在总苞油中顺式和反式螺旋醚(cis-,trans-spiro ether)含量较高[8]。此外,挥发油中尚含有愈创内酯类(guaianolide)成分、母菊素(matricin)、母菊内酯(matricarin)[1]、薁(azulene)、金合欢烯(farnesene)、烯-炔-二环醚(en-yn-dicyclethers)、匙叶桉油烯醇(spathulenol)[9-13]、α-麝子油烯、(-)-α-没药醇、菊薁等多种成分[14]。新鲜油中含活性很高的成分2-(丁炔-2-义)-Δ^3-二氧呋喃(5-螺-2′)四氢呋喃[1]。

2. 黄铜类　主要为芹菜素(apigenin)及其葡萄糖苷,主要有芹菜素7-O-β-葡萄糖苷[15]、芹菜素-7-D-葡萄糖苷[16]、芹菜素5,7,4′-三羟基酮(apigenin-(5,7,4′-trihydroxyflavone)[17,18]。最近从母菊的提取物分离出芹菜素-7-β-D-葡萄糖苷的乙酰化衍生物[19]。从母菊的丁醇提取物中分离出秋英黄苷(cosmosiin)[20]。在干燥花中芹菜素含量为0.3%~0.5%,而芹菜素葡萄糖苷及其醋酸酯的含量达7%~9%[21]。其他黄酮类成分有万寿菊素(patulitrin)、槲皮黄苷(quercimeritrin)[22]、木犀草素(luteolin)[23]、金圣草黄素(chrysoeriol)、女贞叶泽兰苷元(eupalitin)、猫眼草醇(chrysosplenol)、泽兰黄醇甲素(eupatoretin)[24]。

3. 其他　母菊尚含香豆素类成分,脱肠草素、伞形酮[14]、伞形花内酯(umbelliferone)、7-甲氧基香豆素(herniarin)和methylumbelliferin[22,25],伞形花内酯甲醚(治疝草素,herniarin)及二羟基香豆精[7]。母菊头状花序中含有苯二氮䓬类(benzodiazepine-like)物质和γ-氨基丁酸(GABA)[26]。含多糖1.29%~3.25%[27],水解产生D-半乳糖醛酸45%、D-半乳糖12.2%、D-葡萄糖2.3%、L-鼠李糖5.3%、L-阿拉伯糖10.2%和D-木糖20.8%[28]。胶质类和果聚糖类[29]。母菊花序中尚含齐墩果酸(oleanolic acid)、豆甾醇,β-谷甾醇及其葡萄糖苷[30]、香草酸、丁香酸[31]、果胶酸[32]。

【药理作用】

1. 抗炎　兰香油薁(chamazulene)为母菊挥发油抗炎有效成分。兰香油薁的合成衍生物愈创木薁(guaiaazulene)对蛋清、右旋糖酐、透明质酸酶、甲醛性大鼠足肿均有抑制作用,在摘除肾上腺大鼠,对蛋清性足肿仍有抑制作用[33]。另有报道,愈创木薁对大鼠右旋糖酐性足肿抑制作用最显著,对透明质酸酶、甲醛、组胺性足肿也有抑制作用,其机制可能与抗组胺,抑制组胺和5-HT释放,抗透明质酸酶及降低毛细血管通透性等有关,利血平可对抗其抑制5-HT释放作用[34]。实验表明,(-)-α-没药醇的抗炎作用比(+)-α-没药醇和没药醇氧化物A、B强得多[35]。它可使化学应激法或热烙法及吲哚美辛和乙醇所造成的动物溃疡愈合时间减少[5]。烯炔-二环醚也有抗炎作用并且比愈创木薁还强[24,36]。大鼠腹膜内注射40~80 mg/kg烯炔双环醚能抑制右旋糖酐性水肿,并能减少由右旋糖酐引起的激肽原,但不能抑制由于注射5-羟色胺、组胺、缓激肽、造成的足部水肿[37]、螺环醚浓度为10^{-4} mol/L时可抑制硫酸鱼精蛋白诱发离体大白鼠巨细胞的组胺释放[5]。芹菜素和木犀草素的抗炎强度约等于吲哚美辛,除抑制水肿外,也能抑制粒细胞浸润,槲皮素、芹菜素葡萄糖苷和芳香苷的抗炎作用较弱[38]。

2. 抗过敏 实验表明愈创木薁有抗组胺，抑制组胺释放作用[34]，腹腔注射或局部应用均能明显对抗大鼠被动皮肤过敏反应[33]，豚鼠口服母菊薁类化合物60 min后仍可对抗其过敏性癫痫反应的发生[10]，对牛血清所致土拨鼠主动及被动过敏反应均有防治效果，其机制可能与抑制胶原抗体结合和抑制组胺释放有关[39]。

3. 解痉和镇静 母菊所含挥发油、黄酮类和香豆素类成分均有解痉作用。母菊中的芹菜素可缩短木防己苦毒(picrotoxin)诱发痉挛发作的潜伏期，皮下注射芹菜素可降低小鼠的兴奋性[40]。母菊水煎剂提取物松弛平滑肌作用强度低于治疗量的阿托品，母菊水煎剂提取物尚有镇静作用[5]，其镇静作用的主要成分为母菊头状花序中的苯二氮䓬类化学成分[26]和5，7，4′-三羟基酮芹菜素，它对置于高难度迷宫中的小鼠有明显的抗焦虑和镇静作用，但无抗惊厥和肌松作用[17,18]。母菊油100 ppm能降低离体大鼠肠的张力，抑制其蠕动[41]。母菊花序所含多种成分对豚鼠离体回肠均有解痉作用，与罂粟碱解痉作用强度相比较，亲脂性成分(-)-α-没药醇为0.91，没药醇氧化物A 0.46，B 0.50，顺式-烯-炔-醚0.70，母菊油0.04，亲水性成分芹菜素3.29，木犀草素0.44，万寿菊素0.68，槲皮素0.71，芹菜素葡萄糖苷0.46，芹菜素葡萄糖苷醋酸酯0.36，而芹菜素二葡萄糖苷、芸香苷二葡萄糖苷，伞形花内酯，7-甲氧基香豆素和母菊总提取物Kamillosan等的解痉作用较弱[42]。

4. 抗溃疡 与抑制胃酸分泌的H2受体阻滞药甲眯硫脲不同，母菊及其成分无抑制胃酸分泌作用，其总提取物Kamillosan在体外有抗胃蛋白酶作用。没药醇对吲哚美辛性溃疡的疗效与甲眯硫脲相似，对应激性溃疡的疗效较甲眯硫脲更好。Kamillosan对乙醇性溃疡，先给药有效，与乙醇同时给药则无效。母菊抗溃疡的主要有效成分为没药醇，抗溃疡机制可能是促进PG合成，从而增强黏膜屏障的保护作用[35]。

5. 抗微生物 母菊在体外有抗微生物作用[43]，母菊中的7-甲氧基香豆素和伞形花内脂及其挥发油可抑制多种微生物的生长[44]。外用其制剂可促进细胞再生而抑制炎症，其油对阳性菌和白色念珠菌最有效[5]，对幼虫芽孢杆菌的抑菌作用强于大蒜[1]，α-没药醇和环形不饱和醚在100 μg/mL对须发癣菌、深红色发癣菌和白色念珠菌有抗真菌作用。α-没药醇1000 μg/mL，接触30 min对白色念珠菌有杀灭作用。母菊总黄铜、总挥发油、兰香油薁、伞形花内酯也有不同程度抗菌作用[45,46]。2%母菊花水-醇提取物有杀阴道滴虫作用[47]。另外，黄酮类还具有抗病毒活性[5]。

6. 其他 母菊能收缩蟾蜍下肢血管，对家兔有短暂的升压作用，对发热兔有降温作用，能增强再生过程，促进小鼠皮肤溃疡的愈合，有某些局麻作用、消毒作用，大量可引起呕吐[21]。给犬或猫口服母菊挥发油0.1 mL/kg能促进胆汁分泌，增加胆汁中胆固醇含量，在0.2 mL/kg时有降低血压、增加心率和呼吸频率的作用[41]。母菊中的芹菜素有扩张支气管作用，多糖类有缓泻作用[6]。木犀草素、芹菜素、槲皮素有抑制黄嘌呤氧化酶作用[48]，在动物实验中母菊薁具有止痛促进伤口愈合的作用，倍半萜类化合物的及少量环氧和脱氢衍生物在体外对人肿瘤细胞有抑制作用和抗菌作用[5]母菊具有抗诱变作用[49]。母菊尚能增强网状内皮系统功能[1]。

7. 毒性 挥发油小鼠灌胃的LD_{50}为2.2 mL/kg[41]，腹膜内注射烯炔双环醚的LD_{50}为670 mg/kg[37]。(-)-α-没药醇口服对小鼠、大鼠、犬和恒河猴的急性毒性很低；大鼠、兔灌胃(-)-α没药醇1 mg/kg，连用4周，对胚胎发育无影响，1~2 mg/kg无致畸形胎作用[50]，愈创木薁小鼠腹腔注射的LD_{50}为52 5 mg/kg，灌胃为1 220 mg/kg[33]。

【临床应用】

1. 感染性和炎症性疾病 感冒[1]、慢性胃炎、消化性溃疡[33,34]、肠炎、痢疾、腹泻[51]等。

2. 过敏性疾病 风湿热、过敏性胃肠炎、支气管哮喘、药物过敏反应等[1,33,34]。

3. 皮肤病 湿疹[1]、脂溢性湿疹、牛皮癣[52]、皮肤放射性损伤、皮肤溃疡及其他慢性皮肤疾病[33,34]。

4. 疼痛 母菊1饭匙，用开水冲泡1杯，日服3次，治疗急性腹痛、月经失调及痛经。用花序10~16 g水煎服治风湿头痛[7]。此外用于牙痛、坐骨神经痛、关节痛等[13]和偏头痛[34]。

5. 其他 全草制成糖浆内服有止痛及改善肺癌患者症状的作用，蓝香油薁能够减轻过敏性反应，并具有局部麻醉作用[7]，其水煎剂提取物有镇静、催眠作用，有助于大肠、泌尿系统及心脏手术后的治疗[5]。母菊花2~8 g制成浸剂用来漱口或冲洗伤口[10]。此外可作食品饮料的调味剂，制成茶剂(0.0625 g/mL，240 mL)可作为保健饮品[5]。

【附注】

1. 母菊根

(1)母菊根油的基本成分金合欢烯、金合欢醇(farnesol)、没药醇氧化物及C_{15}~C_{25}饱和烃类与花油相同，而花油的主要成分兰香油薁在根油中未发现[53]。

(2)母菊种子含磷脂>1%，其中主要成分有磷脂酰胆碱(phosphatidylcholine)、磷脂酰脂醇(phosphatidylinositol)及磷脂酰乙醇胺(phosphatidylethanolamine),植酸钙镁0.4%[54]。

2. 我国尚产同花母菊*M. discoidea* DC，花序含挥发油0.56%，地上部含0.2%~0.3%，油中含有月桂烯(myrcene)、β-金合欢烯、牻牛儿醇异戊酸酯 (geranylisovalerate)和顺式-烯-炔-二环醚等[55]。同花母菊地上部含有黄酮类成分cynaroside、木犀草素和香豆素类成分伞形花内酯、7-甲基香豆素[56]。

(李超英　李春子　李岩松　马金凯)

参考文献

[1]江苏新医学院.中药大辞典(上册).上海:上海人民出版社,1977:797

[2]曾美怡.等.超临界流体萃取法及其在生药分析上的应用.中草药,1985,16(5):17

[3]Jasicova M,et al. Some qualitative parameters of Matricaria chamomilla L. *CA*,1981,94:145231b

[4]Furootoihi F,et al. Chamomilla extracts. *CA*,1986,105:206455x

[5]柳云溪,等.两种欧洲习用的春黄菊.国外医药植物药分册,1996,11(3):116

[6]刘寿山.中药研究文献摘要(1962-1974). 北京:科学出版社,1979:3235

[7]郑汉臣,等.值得重视的归化药用和香料植物——母菊(洋甘菊).中草药,1996,27(9):568

[8]8Felklova M,et al.Proportion of the main components in the essential oil of Matricaria chamomilla L. in the flowering period. *Cesk Farm*, 1978,27(7):322

[9]Piquet JS,et al.Determination of the volatile oil content in chamomillae vulgaris. *CA*,1970,73:7079y

[10]Marczal G,et al. Quantitative variations of some volatile compounds in various ontogenetic phases of Matricaria L.(chamomilla recutita(L.)Rauschert)grown in phytotron. *Acta Agron Hun*, 1988, 37(3-4):197

[11]Marczal G, et a1. Composition of Hungarian chamomile essential oils. *Acta Pharm Hung*,1989, 59(4):145

[12]Mericli AH. The lipophilic compounds of a Turkish Matricaria chamomilla variety wlth no chamazulene in the volatile oil. *Int J Crude Drug Res*, 1990,28 (2):145

[13]郑汉臣,等.国产母菊精油成分分析.第二军医大学学报,1990,11(2):3123

[14]金森久幸,等.母菊的品质评价(第1报):脂溶性成分的同时定量分析.国外医学中医中药分册,1992,16(1):36

[15]袁亚新摘.洋甘菊舌状花中的芹菜素-7-O-葡萄糖双醋酸酯.国外医药药学分册,1983,16(6):367

[16]Tachiersch K,et al. Detection and analysis of acyl derivatives of apigenin 7- β-D-gluucoside. *CA*,1993,119:125292d

[17]Viola H,et al.Apigenin , a component of Matricaria recutita flowers,is a central benzodiazepine receptors-ligand with anxiolytic effects. *Planta Med*, 1995,61(3):213

[18]Viola H,et al. Central nervous system effects of natural and synthetic flavonoids. *An Asoc Quim Argent*,1998,86(3-6):229

[19]Carle R, et al. Thermospray liquid chromatography/mass spectrometry (TSP LC/MS):analysls of acetylated apigenin-7-glucosides from Chamomilla recutita. *Pharmazie*, 1993,48(4):304

[20]Kanamori H,et al. Studies on the evaluation of Chamomillae Flos.(Part 2). Simultaneous and quantitative analysis of glycosides. *CA*,1993 ,119:210855j

[21]Redaelli C,et al. Apigenin 7-glucoside and its 2"-and 6"-ace-tates from ligulate flowers of Matricaria chamvmilla. *Phytochemistry*, 1980,19(5):985

[22]Poethke W, et al. Flavone glycosides and coumarin derivatives I. Phytochemical study of a newly cultured Matricaria chamomilla. *CA*,1970,72:35705x

[23]Kunde R,et a1. Flavones of chamomile (Matricaria chamomilla L.)and a new acetylated apigenin-7-glucoside. *Planta Med*,1979,37(2):124

[24]Exner J,et al.洋甘菊花中的甲基黄酮类苷元.国外药学植物药分册,1982,3(1):32

[25]李明美摘.洋甘菊中香豆素的高效液相层析.国外药学植物药分册,1982,3(6):34

[26]Avallone R ,et al. Benzodiazepine-like compounds and GABA in fiower heads of Matricaria chamomilla. *Phytother Res*, 1996,10(Suppl.1):S177

[27]Kocurik S,et al. Saccharides of chamomile (Matricaria chamomilla)flowers(Ⅱ)water-soluble polysaccharides. *CA*, 1979, 91:35698q

[28]Gorin AC,et al. Polysaccharides of Matricaria chamomila1. Monosaccharide composition of a polysaccharide complex. *CA*, 1974,81:60900a

[29]Fuller E, et al. Anti-inflammatory activity of Chamomile polysaccharides. *Pharm Pharmacol Lett*, 2000,10(2):86

[30]Ahmad A,et al. Isolation of herniarin and other constituents from Matriicaria chamomilla flowers.*Int J Pharmacogn*, 1997,35(2):121

[31]Reichling J,et al. Comparative studies of various commercial samples of Matricaria flowers Essential oil, Flavonoids, coumarins, phenolic acids and plant protectant residues. *CA*, 1987,106:93638

[32]Yakovlev A, et a1.Structure of pectic acid of Matlricaria chamvmilla. *Khim Prir Soedin*, 1977,127:186

[33]山崎英正.等,Guaiazuleneの薬理,特に抗炎症作用とHistamine遊离抑制作用.日本藥理学雜誌,1958,54(2):362

[34]宇田昭夫.Guaiazuleneほか二.三抗炎症性药物の炎症性浮肿にたいする抑制作用態度. 日本藥理学雜誌,1960,56(5):1151

[35]蔡亲福摘译.母菊内含物的药理研究.国外药学植物药分册,1981,2(3):44

[36]Breinlich J. Chemistry and pharmacology of ene-yne dicyclo-ether of Matricaria chamomomilla. *CA*,1967,67: 72274y

[37]Breinlich J. Pharmacological properties of the ene-yne dicyclo eners from Matricaria chamomilla Anti inflammatory, anti-anaphylactic, spasmolytic, and bacteriostatic activity. *CA*,1968, 69:17842y

[38]Della LR. Therole of flavonoids in the anti-inflammatory activity of chamomilla recutita. *CA*,1986,105:35290h

[39]宇田昭夫.Guaiazuleneのモルモット过敏症に对する防禦效果.日本藥理学雜誌 1958,54(5):930

[40]Avallone R,et al. Pharmacological profile of apigenin a flavonoid isolated from Matricaria chamomilla. *Biochem Pharmacol*, 2000,59(11):1387

[41]Sokolova LN. Pharmacology and toxicology of the essential oil of Matricaria chamomilla. *CA*,1975,83: 669p.

[42]Achterrath-Tuckemann,U.(P). Pharmacological studies on the constituents 0f chamomile V,studies on the spasmolytic effect of constituents of chamomi1e and kamil-losan on the isolated guinea pig ileum. *Planta Med*,1980,39(1):38

[43]Kurucz I. Phytoncides(antimicrobial agents)inmedicinal plants. *CA*,1980,92:191892z

[44]Ceska O,et al.Coumarins of chamomile,Chamomilla recutita. *Fitoterapia*,1992, 63(5): 387

[45]Szalontai M.Data on the antifungal effect of the biologically active components of Matricaria chamomilla L. *CA*,1977,86: 101395p)

[46]Szalontai M.Study of the antimycotic effects of biologically active components of Matricaria chamomilla L.(*CA*,1977,87: 96715g

[47]Tubaro A.Therapeutic compositions of trichomonacid activity. based on the total extract of chamomile flowers.(*CA* 1985,103:42637p)

[48]徐强,等.日本中药研究的动向(日本药学会第109届年会报告综述).中国中药杂志,1990,15(2):55

[49]杨宝学.具有抗诱变作用的植物.国外医学中医中药分册,1991,13(1):11

[50]Habersang S,et al.Pharmacological Studies of Chamomile constituents Studies on the toxicity of (-)-a-bisabolol. *Planta Med*,1979,37(2):115

[51]陈鹭声.中国菊科药用植物研究概论.中草药,1987,18(9):37

[52]Janosik I.Liquid preparation for treating psoriasis and seborrhoic eczemas. *CA*,1981,95:68027f

[53]Szoke E.Difference in the component composition of the essential oil of isolated roots, root callus tissue,and cell suspensions of Matricaria chamomilla. *CA*,1980,92:37793m

[54]刘寿山.中药研究文献摘要(1975-1979).北京:科学出版社,1986,286

[55]Oleshko,GL.Dynamics of the contents of essential oil and its main components in Matricaria discoidea DC. *CA*,1987,106: 2879z

[56]Prosovskii MA.Phenolic compounds of Matricaria discoidea. *CA*,1986,104:85438n

六 画

老鹳草 Erodii seu Geranii Herba lao guan cao

本品为牻牛儿苗科植物牻牛儿苗*Erodium stephanianum* Willd.、老鹳草*Geranium wilfordii* Maxim.或野老鹳草*Geranium carolinianum* L. 的干燥地上部分，前者习称"长嘴老鹳草"，后两者习称"短嘴老鹳草"。味辛、苦，性平。有祛风湿，通经络，止泻痢功能。主治风湿痹痛、麻木拘挛、筋骨酸痛、泄泻痢疾等。

【化学成分】

1. 牻牛儿苗*Erodium stephanianum* Willd.

从牻牛儿苗中分离得到8个化合物：没食子酸、3-O-galloyl-(-)-shikimic acid、3,4-di-O-galloyl-(-)-shikimic acid、3,5-di-O-galloyl-(-)-shikimic acid、β-谷甾醇、山柰酚、槲皮素和鞣花酸[1]。挥发油主要含有牻牛儿醇(geraniol)[2]。

2. 老鹳草*Geranium wilfordii* Maxim.

(1)鞣质　有老鹳草素(geraniin)、短叶苏木酚(brevifolin)、短叶苏木酚酸乙酯（ethyl brevifolincarboxylate)、柯里拉京(corilagin)等[2]。

(2)黄酮类　主要为山柰酚(kaempferol)、槲皮素(quercetin)、杨梅素等[2,3]。

(3)有机酸　主要成分为没食子酸(gallic acid)、原儿茶酸、鞣花酸(ellagic acid)等[2]。

(4)挥发油　老鹳草油中主要含玫瑰醇、香茅醇、香叶醇和里那醇[2]。

3. 野老鹳草*Geranium carolinianum* L.

挥发油主要含有牻牛儿醇(geraniol)[2]。

【药理作用】

1. 抗病毒　将牻牛儿苗全草煎剂的稀释液由鼻腔滴入，对感染流感病毒的小鼠具有明显的保护作用，其煎剂提取物黄酮在250 μg/mL浓度时有明显的体外抗流感病毒作用[4]。用1%老鹳草滴眼液可以明显抑制或减轻单纯疱疹病毒Ⅰ型所致的家兔实验性单纯疱疹性角膜炎[5]。

2. 抗肝损伤　给大鼠喂饲经过氧化反应的玉米油造成肝损伤和脂质代谢紊乱，老鹳草鞣质25 mg/kg灌胃，每日2次，连续5 d，显著降低上述处理大鼠的血清和肝脏内脂质过氧化物的浓度，并抑制其血清谷草转氨酶和谷丙转氨酶水平的升高[6]。给小鼠灌服老鹳草水提取物，可以降低其四氯化碳所致肝损伤小鼠的血清丙氨酸转氨酶(ALT)和天冬氨酸转氨酶(AST)水平，升高谷胱甘肽过氧化物酶(GSH-Px)和降低丙二醛(MDA)的活性，具有保护肝损伤的作用[7]。

3. 抗氧化　老鹳草鞣质及其分解产物柯里拉京、鞣花酸及没食子酸均具有抑制脂质过氧化的作用。老鹳草鞣质对ADP加抗坏血酸诱导大鼠肝脏微粒体脂质过氧化反应有抑制作用，其IC_{50}为6.6 μg/mL，对ADP加NADPH诱导的大鼠肝脏微粒体脂质过氧化抑制作用的IC_{50}为1.0 μg/mL[8]。老鹳草鞣质可能通过捕捉反应形成的自由基，自身形成了稳定的游离基而产生抗氧化作用[9]。

4. 抗诱变及杀伤癌细胞　体外实验证明，老鹳草鞣质及其分解产物对最终致癌物苯并芘-7,8-二醇-9,10-环氧化物的诱变活性具有强抑制作用[10]。在长期细胞毒性实验中，老鹳草5 mg/mL在2 d内可杀死早幼粒白血病细胞株(HL60)细胞[11]。

5. 抗原虫　从墨西哥雪白老鹳草的根中提的2种化合物A型原花青素(geranin) C和D，以溶组织内阿米巴(entamoeba histolytica)和兰伯贾第虫(giardia lamblia)无菌生长的滋养体，评价化合物C和D的抗原虫活性。结果表明，化合物D显示最强活性，对溶组织内阿米巴的IC_{50}为28.6 μg/mL，对兰伯贾第虫的IC_{50}为75.2 μg/mL。化合物C仅对溶组织内阿米巴显示中等抑制活性，IC_{50}为52.0 μg/mL[12]。

6. 抗骨质疏松　给大鼠口服老鹳草素，可对抗维甲酸所致的骨质疏松，使其卵巢指数增高，骨钙增高，骨小梁密集，骨小梁间隙面积减小，骨小梁表面积增大，降低血清ALP水平和升高血清钙水平；体外实验显示老鹳草素呈浓度依赖性减少体外培养的TRAP染色阳性的多核细胞(成熟破骨细胞,mature osteoclast,moc)数[13]。

7. 抗溃疡 给小鼠灌服老鹳草乙醇提取物和水提取物7 d，末次给药后用利血平和消炎痛制作溃疡模型,结果显示老鹳草乙醇和水提取物均可以减轻溃疡所致的黏膜损伤,具有抗溃疡作用[14]。

8. 毒性 按改良寇氏法测得牻牛儿苗醇沉煎剂灌胃小鼠的LD_{50}为99.02±7.66 g/kg[15]。

【临床应用】

1. 消化道感染 老鹳草口服液(生药30 g/mL)治疗慢性乙型肝炎41例,近期治愈13例,显效15例,好转3例,无效10例,总有效率75.4%[16]。

2. 溃疡性结肠炎 长嘴老鹳草膏剂(生药含1 g/mL),每次10 mL,每天3次,治疗溃疡性结肠炎67例,临床治愈18例,显效21例,好转19例,无效9例,总有效率为86.6%[17]。

3. 类风湿性关节炎 以乌蛇祛风通络汤（乌梢蛇、独活、羌活、当归、防风、细辛、伸筋草、老鹳草等)每日1剂,分早晚2次服用,并用药渣局部外敷,疗程1~3 d,治疗类风湿性关节炎42例,显效38例,有效3例,无效1例[18]。含老鹳草的万节通痹方治疗类风湿性关节炎130例,总有效率95.0%[19]。

4. 急性咽炎 老鹳草合剂（生药老鹳草1 g/mL)治疗急性咽炎发热患儿44例,48 h有效率为79.5%,96 h有效率为100%[20]。

5. 褥疮 用老鹳草软膏涂抹于创面,每天1次,治疗褥疮21例,6周后,治愈19例,显效1例,有效1例,总有效率100%[21]。

6. 小儿痒疹 外用老鹳草软膏治疗小儿痒疹,每天2次,治疗组总有效率为77.4%,对照组总有效率为58.1%,两组比较差异显著[22]。

7. 肛周湿疹 用老鹳草软膏涂抹患处，早晚各1次,治疗肛周湿疹120例,治愈62例,显效38例,好转16例,无效4例[23]。

8. 其他 老鹳草配伍其他中药治疗风湿性关节炎、肝硬化腹水、胆囊炎、胃炎、肩周炎、腰扭伤、骨质增生、坐骨神经痛等有一定疗效[24,25]。

9. 不良反应 老鹳草不良反应轻,个别患者服药后出现轻度腹泻,不需停药[26]。

【附注】

1. 西伯利亚老鹳草*Geranium sibiricum* L.

又名鼠掌草。

其煎剂或乙醇提取物均有较强的抗菌作用。从其乙醇提取物中分离出鲨肌醇、山柰酚、槲皮素、原儿茶酸、没食子酸、短叶苏木酚酸乙酯及柯里拉京等成分,其中柯里拉京抗菌活性最强,对金黄色葡萄球菌的抑菌浓度为25 μg/mL[27,28]。也具有抗实验性关节炎的作用,并明显降低大鼠肾上腺内维生素C的含量[29]。制成眼药水,可用于治疗疱疹性角膜炎[30]。

2. 尼泊尔老鹳草*Geranium nepalense* Sweet

含有茨非苷(kaempferitrin)及茨非醇-7-鼠李糖苷[31]。治疗细菌性痢疾182例,显效107例,有效71例,无效4例,总有效率为97.3%,服药时未发现副作用[32]。用其干品煎剂口服治疗麻风性神经痛7例,其中6例神经痛消失,1例减轻,疼痛消失时间为2~5 d[33]。

(魏欣冰　刘慧青)

参 考 文 献

[1]雷海民,等.牻牛儿苗化学成分研究.西北药学杂志,2008,23(1):18

[2]周海燕.老鹳草的研究概况.国外医药植物药分册,1996,11(4):164

[3]邢涛.老鹳草中黄酮类成分的药理、生物学作用.吉林畜牧兽医,2009,30(5):11

[4]马振亚.绵绵牛等在体内和体外对流感病毒的影响.陕西新医药,1983,12(8):57

[5]张海男,等.老鹳草滴眼液治疗实验性家兔单纯疱疹性角膜炎的研究.湖南中医学院学报,2001,21(3):27

[6]Yoshiyuki K, et al. Studies on the activities of tannins and related compounds from medicinal plants and drugs.IV. Effects of various extracts of Geranii Herba and geraniin on liver injury and lipid metabolism in rats fed peroxidazed oil. *Chem Pharm Bull*, 1984,32(5):1866

[7]郑铁,等.老鹳草水提取物对四氯化碳所致小鼠急性肝损伤的保护作用.延边大学医学学报,2009,32(3):166

[8]Takuo O, et al. Studies on the activeities of tannins and related compounds from medicinal plants and drugs. I. Inhibitory effects on lipid peroxidation in mitochondria and microsomes of liver. *Chem Pharm Bull*,1983,31(5):1625

[9]杜晓鸣,等.老鹳草素(geraniin)及其抗氧化作用.国外医药植物药分册,1990,5(2):57

[10]赵杰译.鞣质对共存物质的影响(第9报)——鞣质及其有关化合物对诱变剂的抑制效果.国外医学中医中药分册,1984,(5):48

[11]徐建国,等.302种传统治癌中草药水提液对HL-60细胞的诱导分化及细胞毒作用.山西医药杂志,1991,20(2):82

[12]李大喜,等.从雪白老鹳草中分得2个新的具抗原虫活性的A型原花青素geranin C和D.国外医药植物药分册,2002,17(3):124

[13]吴鹰,等.老鹳草素对实验性骨质疏松症及破骨细胞生成的影响.昆明医学院学报,2006,27(6):9

[14]范红艳,等.老鹳草提取物对消炎痛型及利血平型胃溃疡小鼠溃疡指数的影响.延边大学医学学报,2006,29(4):256

[15]西安医学院慢性气管炎药理研究组.绵绵牛的药理研究.陕西新医药,1978,(6):44

[16]朱牧,等.老鹳草口服液治疗慢性乙型肝炎的临床研究.苏州医学院学报,1995,15(6):1122

[17]刘荣汉.长嘴老鹳草治疗溃疡性结肠炎67例临床观察.甘肃中医学院学报,2005,22(2):25

[18]炊积科.中药治疗类风湿性关节炎42例.陕西中医,1986,7(6):172

[19]史建功.万节通痹方治疗类风湿性关节炎130例.北京中医杂志,1988,(2):28

[20]魏群德,等.老鹳草合剂治疗急性咽炎的疗效观察.中国民族民间医药杂志,1998,(3):17

[21]陈如梅.老鹳草软膏治疗褥疮21例疗效观察.新医学,2008,39(11):715

[22]田利.老鹳草软膏治疗小儿痒疹93例.医药导报,2008,27(8):953

[23]许丹.老鹳草软膏治疗肛周湿疹120例分析.中国误诊学杂志,2007,7(18):4318

[24]周通池.老鹳草配伍的临床应用.辽宁中医杂志,1989,13(7):37

[25]吴钦顺.侗族药老鹳草的形态及临床应用.中国民族医药杂志,2000,6(3):28

[26]柳崇典.老鹳草治疗乳腺增生病58例的临床观察.中医杂志,1983,(9):30

[27]马振亚,等.草药鲜红草、九里光及酸铜根抗菌抗感染作用的初步观察.陕西新医药,1978,(3):62

[28]郭佳生,等.鼠常老鹳草抗菌活性成分的研究.药学学报,1987,22(1):28

[29]张树臣,等.15种中药对大鼠实验性关节炎作用的研究.新医药学杂志,1974,(7):43

[30]江苏新医学院.中药大辞典(上册).上海:上海人民出版社,1977:847

[31]富永敏夫,他.タソノシヨウコ のフテボノィド成分にフソて.薬学雑誌,1972,26(2):144

[32]青海互助土族自治县防疫站.老鹳草治疗细菌性痢疾182例临床观察.中草药通讯,1974,(5):48

[33]金裕端.老鹳草煎剂治疗麻风性神经痛.皮肤病防治研究通讯,1979,(2):105

地耳草 Hypericum Japonicum di er cao

本品为金丝桃科植物地耳草*Hypericum japonicum* Thunb 的全草。又名田基黄、七寸金等。味甘,性凉。有清热利湿,消肿解毒功能。主治传染性肝炎、泻痢、小儿惊风、疳积、喉哦、肠痈、疖肿、蛇咬伤等。

【化学成分】

含黄酮类、内酯、香豆精、鞣质、蒽醌、氨基酸、酚类[1]。黄酮类系以槲皮苷为基本结构的糖苷衍生物,包括有槲皮苷(quercitrin)、异槲皮苷、田基黄苷(白前苷B,vincetoxicocide B)等[2]。还有维生素A样物质及B族维生素[3],尚含有微量元素锰、铁、铜、锌、钙、硒、钼等[4]。

【药理作用】

1. 抗菌和抗病毒 田基黄乙素对牛型结核(无毒株)杆菌、肺炎球菌、金黄色葡萄球菌、猪霍乱杆菌和痢疾杆菌有不同程度的抑菌和杀菌作用[5]。田基黄煎剂对伤寒、副伤寒有抑制作用,最低抑菌浓度为2.5%~20%[6]。鲜全草压汁体外对金黄色葡萄球菌、炭疽杆菌、白喉杆菌、乙型链球菌亦有抑菌作用[5]。醚提取物sarothralen A(1)和B(2)对金黄色酿脓葡萄球苗、蜡样芽胞杆菌和诺卡菌属具有显著的抑菌作用[7]。

田基黄对Ⅱ型单纯疱疹病毒(HSV-2)早期复制有明显的抑制作用,药物浓度在2.5 mg/mL以下,抗HSV-2的作用不亚于环胞苷(5 μg/mL)或疱疹净(100 μg/mL)[6]。

2. 保肝 田基黄提取液(0.0375 g、0.075 g、0.15 g)5 mL/kg,腹腔注射,每日一次,连续7 d,均能明显抑制四氯化碳及D-半乳糖引起的大鼠血清ALT、AST水平升高[8]。田基黄乙醇总提取物0.6 g/kg,乙酸乙酯部位中药材量1.8 g/kg,腹腔注射,可降低D-半乳糖胺盐酸盐所致大鼠急性肝损伤血清中的AST、ALT,具有保肝作用[9]。田基黄水煎剂0.5、1.0、2.0 g/kg能不同程度地降低四氯化碳所致异常升高的小鼠血清中的ALT、AST、一氧化氮(NO)、肿瘤坏死因子(TNF-α)、白细胞介素(IL-6)含量,升高超氧化物歧化酶(SOD)活性。病理组织学显示用药组肝细胞变性坏死程度明显减轻,改善了肝脏组织的病理损伤[10]。

3. 抗癌　田基黄水提取物500 μg/mL有抑制人子宫颈癌细胞株JTC26的作用[11]。田基黄提取物浓度5~80 mg/mL，对肝癌细胞Hep G2增殖有明显的抑制作用，抑制率从19.40%~79.26%，随药物浓度的升高对Hep G2的抑制率也升高，呈量效关系[12]。

田基黄乙醇、醋酸、正丁醇提取物及水提取物，当含药血清浓度为20%时对肝癌BEL7404细胞增殖都有一定的抑制作用[13]。田基黄提取物浓度≥10 mg/mL和含药血清为10%时，Hep G2细胞胞质混浊，细胞多呈圆形，体积缩小，折光性差，细胞悬浮，脱落而死亡，显示田基黄提取物及其含药血清对肝癌Hep G2细胞增殖有一定的抑制作用[12]。

田基黄对人癌细胞株TSCCa有明显的杀伤作用，当药物浓度达到200 mg/mL时，对癌细胞抑制率达到100%。超微结构显示，干扰癌细胞内线粒体和粗面内质网[14]。田基黄浓度为0、25、100、400 mg/mL能够抑制人低分化咽癌细胞株CNE2细胞的增殖，具有浓度和时间依赖性，使CNE2细胞阻滞于S期。田基黄浓度为400 mg/mL作用48 h，CNE2细胞的凋亡率为13.12%，镜下观察有凋亡细胞存在[15]。

4. 增强免疫　地耳草水提物500 mg/mL在抗原攻击前给药，对绵羊红细胞诱导小鼠迟发型足垫肿胀以及100 mg/mL对氯化锆诱导小鼠接触性皮炎的迟发型超敏反应(DTH)呈明显的抑制作用。地耳草在抑制DTH的同时，可使小鼠免疫胸腺、脾增重。地耳草500 mg/kg对小鼠腹腔吞噬细胞吞噬红细胞的吞噬指数明显降低，对吞噬百分率呈抑制趋势[16]。

田基黄能明显提高外周血粒细胞(PMN)吞噬率及T淋巴细胞百分率；提高支气管肺泡灌注液(BALF)中T淋巴细胞百分率[14]。

田基黄乙醇总提取物和正丁醇提取物的含药血清(5%)，对2215细胞分泌HBeAg和HBsAg呈现较好抑制作用，抑制率分别为34.84%和57.95%，以及76.02%和53.15%；当含药血清浓度为20%时，醋酸乙酯提取物对HBeAg和HBsAg呈现较好的抑制作用，抑制率分别为79.79%和57.22%；水提取物含药血清对HBeAg和HBsAg也有较好的抑制作用，抑制率分别达到了70%和30%以上[13]。

5. 抗氧化　田基黄水提液0.05、0.25、0.50、1.00 g/L浓度，对大鼠离体肝脏脂质过氧化均有抑制作用，MDA生成抑制率为67.2%、90.9%、93.3%、94.0%。抗氧化可能是田基黄护肝作用机制之一[17]。

6. 抗痛风　1:1田基黄浸膏对尿酸(MSU)所致大鼠足爪肿胀有较好的抑制作用，能减轻MSU所致家兔急性关节炎炎症，降低高尿酸模型小鼠血尿酸值，有一定的抗炎作用，但镇痛作用较弱，提示田基黄有抗痛风作用[18]。

7. 毒性　小鼠灌胃田基黄流浸膏100 g/kg，连用16 d，未见毒性反应[6]。

【临床应用】

1. 肝炎、肝硬化　田基黄注射液(生药1 g/mL)，每次2 mL，肌肉注射，降GPT效果显著。370余例中急性肝炎显效89.7%，有效7.1%，总有效率为96.8%，平均用药17.4 d。在迁延性、慢性肝炎中显效41.7%，有效32.4%，总有效率为74.1%，平均4周为一疗程[19]。用地耳草干品75 g水煎，每日分两次服，15 d一疗程，7例传染性肝炎治愈率为87.1%，无恶化或死亡[20]。

田基黄注射液4 mL加肝水解肽100 mg，静脉滴注，每日一次，30 d一疗程，46例病毒性肝炎，2个疗程后治愈23例，显效18例，无效5例，有效率89.13%[21]。

田基黄注射液4 mL，静脉滴注，每日一次，疗程4周；地塞米松2 mg，足三里穴封，每周2~3次。治疗胆汁淤积性肝炎50例，总有效率94%。且急、慢性肝炎治疗前后肝功能丙氨酸氨基转移酶、总胆红素、直接胆红素、碱性磷酸酶的降幅明显，疗效确切[22]。

田基黄鳖甲汤(田基黄30 g、生鳖甲、丹参等)水煎服，一日一剂，1个月为1个疗程，治疗32例肝硬化3个疗程，显效9例，有效17例，无效6例，总有效率为81.3%[23]。

2. 伤寒、副伤寒　100%地耳草煎剂，每次50~250 g，每日3次，10d为一疗程，治疗44例，有效率为93.2%[24]。

3. 血吸虫病(晚期腹水型)　地耳草单味，同时用精猪肉或鸭肉松以及阿卡明联合治疗(地耳草50 g/d，8例同时加精猪肉200 g/d，另2例系用鸭肉1.5~2 kg/周制成肉松，平均分服，阿卡明0.2 g，1天3次)2个月，10例血吸虫病患者中9例腹水不同程度消退，1例基本消失[25]。

4. 肝癌　田基黄口服液50 mL，每日3次，连续服用3个月为1个疗程，共治疗原发性肝癌30例（Ⅱ期3例；Ⅲ期27例）。结果：腹痛、腹胀、食少、呕吐、乏力症状缓解率均在50%以上，对于缩小肿块和退热，好转率占24%~44%。酶谱：ALT升高的18例中有10例恢复正常，AKP升高的27例恢复正常，AFP(甲胎蛋白)升高的22例中有8例恢复正常。B超检查的30例中有8例癌灶缩小，CT检查26例中有8例癌灶缩小[26]。

5. 急性肾炎　地耳草汤加减，治疗急性肾炎62例。结果：痊愈53例(85.5%)，显效6例(9.7%)，好转3例

(4.9%),总有效率100%,疗程最短7 d,最长68d[27]。

6. 内脏出血 田基黄嫩苗3g,妇女用量1.5~2 g,加水100 mL,煎至80 mL,每日一剂,分二次服,2~3 d一疗程,治疗胃出血、子宫出血、咯血、食道出血、内痔出血等均有较佳疗效,一般治疗3 d可痊愈[28]。

(韩行湛　王士贤)

参考文献

[1]广州市药检所.农村中草药制剂技术.北京:人民卫生出版社,1971:239

[2]徐礼桑,等.地耳草中槲皮甙的库伦滴定法.药物分析杂志,1987,7(5):280

[3]《全国中草药汇编》编写组.全国中草药汇编(上册).北京:人民卫生出版社,1976:336

[4]王文雅,等.田基黄中微量元素含量研究.安徽农业科学,2008,36(10):46

[5]零陵地区卫生防疫站,等.561种中草药抗菌作用筛选报告.湖南医药杂志,1974,5:54

[6]宋敏,等.田基黄的药理作用及其作用机制.兽医导报,2009,(8):41

[7]Kyok Lshiguro,et al.地耳草中的新抗菌成分sarothralen A,B.国外医学中医中药分册,1987,9(5):55

[8]李沛波,等.田基黄对大鼠急性肝损伤的保护作用.中药材,2006,29(1):55

[9]苏娟,等.田基黄提取物保肝作用的实验研究.药学实践杂志,2005,23(6):342

[10]林久茂,等.田基黄对小鼠急性肝损伤的防治作用.时珍国医国药,2008,19(3):550

[11]王桂英.抗癌中药的研究.国外医学肿瘤学分册,1980,(2):70

[12]林久茂,等.田基黄对人肝癌细胞HepG2增殖的影响.中药药理与临床,2007,23(5):136

[13]潘小姣,等.田基黄不同提取物含药血清外抗乙肝和抗肝癌作用的实验研究.时珍国医国药,2009,20(5):1076

[14]陈丽云,等.田基黄及其注射液的研究进展.中药材,2002,25(7):525

[15]肖大江,等.田基黄对人鼻烟癌细胞株CNE-2细胞生长抑制的体外实验.现代肿瘤医学,2008,16(1):15

[16]戴岳,等.地耳草对迟发性超敏反应的影响.中国中医药学报,1996,3(3):15

[17]蒋惠娣,等.9种护肝中药抗脂质过氧化作用的研究.中药材,1997,20(2):624

[18]夏隆江,等.田基黄抗痛风的实验研究.中国药房,2007,24(4):1858

[19]《中华医学杂志》编辑部.田基黄针剂治疗肝炎.中华医学杂志,1973,53(4):216

[20]范雨霖,等.草药田基黄治疗传染性肝炎20例疗效观察.广东中医,1960,5(5):240

[21]阎志欣,等.肝水解肽联合田基黄治疗病毒性肝炎46例疗效观察.河北中医,2009,31(2):250

[22]阎志欣,等.田基黄联合小剂量激素足三里穴封治疗胆汗瘀积性肝炎的疗效观察.河北中医,2009,31(4):564

[23]吴士康,等.自拟田基黄鳖甲汤治疗肝硬化32例疗效观察.华夏医药,2005,4:317

[24]高墀岩,等.七寸金治疗伤寒及副伤寒进一步观察.福建中医药,1964,9(3):96

[25]上海第二医学院附属瑞金医院传染病科,等.田基黄及阿卡明联合治疗晚期腹水型血吸虫病初步观察.中草药通讯,1977,8(2):35

[26]孙忠义,等.田基黄治疗原发性肝癌30例.中西医结合肝病杂志,1995,5(4):29

[27]王邦鼎.地耳草汤治疗急性肾炎62例.实用中医药杂志,2004,24(9):493

[28]李建良,等.田基黄治疗内脏出血.时珍国医国药,2004,5(1):47

地　黄 Rehmanniae Radix di huang

本品为玄参科植物地黄*Rehmannia glutinosa* Libosch.的新鲜或干燥块根,前者习称"鲜地黄",后者习称"生地黄"或"干地黄"。鲜地黄味甘、苦,性寒。具有清热生津,凉血,止血功效。用于热病伤阴、舌绛烦渴、温毒发斑、吐血、衄血、咽喉肿痛等。生地黄味甘,性寒。具有清热凉血,养阴生津功效。用于热入营血、温毒发斑、吐血衄血、热病伤阴、舌绛烦渴、津伤便秘、阴虚发热、骨蒸发热、内热消渴等。

【化学成分】

地黄的主要成分为苷类、糖类及氨基酸,其中苷类以环烯醚萜苷为主。目前已从地黄中分离出32种环烯醚萜苷类化合物,其中以梓醇(catalpol)含量最高[1]。

从怀庆地黄中分离出6种结晶单体，分别是梓醇(catalpol)、D-甘露醇、蔗糖、β-谷甾醇、胡萝卜苷及1-乙基-β-D-半乳糖苷[2]。从组织培养地黄的水、醇提取物中分离到梓醇、糖类以及磷、铁等成分[3]。鲜地黄中麦角甾苷的含量在0.1%以上，而干燥后的生地黄中其含量明显降低[4]。

【药理作用】

1. 保护垂体-肾上腺皮质系统　灌胃生地黄水煎液3 g/kg，可使灌胃地塞米松家兔血浆皮质酮浓度升高，显示对垂体-肾上腺皮质系统的保护作用[5]。生地黄粗提物(梓醇部位)6 g/kg，给兔灌胃，对地塞米松引起的垂体-肾上腺皮质系统抑制也有明显保护作用[6]。生地黄粗提物(8 mg/mL)明显延缓兔肝脏的皮质醇分解代谢，能保护A环C_4和C_5之间双键及C_3酮基不被还原，侧链上C_{17}及C_{21}的羟基及C_{20}的酮基免受降解[7]。

2. 延缓衰老　生地黄水煎液 15.6 mg/mL体外抑制大鼠肝匀浆过氧化脂质的生成，当浓度为2.08 mg/mL时，能清除超氧自由基($O_2^-\cdot$)。浓度为12.5 mg/mL时，能清除羟自由基(·OH)，达到延缓组织老化的目的[8]。生地黄水煎液60 mg/mL能轻度对抗血卟啉衍生物(HpD)合并照光引起的红细胞溶血作用，明显对抗HpD对红细胞膜蛋白的光氧化作用。但相同剂量的生地黄对红细胞膜脂质过氧化作用未显示明显的对抗作用[9]。生地黄水提取液 100、200 μg/mL在体外能明显促进受ConA活化的淋巴细胞DNA及蛋白质合成，200 μg/mL还对活化淋巴细胞的IL-2产生有明显增强作用[10]。生地黄抗衰老作用可能与其细胞免疫增强作用以及帮助恢复老龄动物IL-2基因表达能力有关。

3. 调整β肾上腺素受体-cAMP系统反应性　生地和龟板水提液生药1.6 g/mL，于造模前1 d起给小鼠灌胃，每次每鼠0.6~0.8 mL，连续5~6 d，能使“甲亢”及“氢考I型”动物cAMP系统反应性降低，血浆cAMP峰值明显下降，由1246p mol/mL降至1011p mol/mL。生地黄和龟板复方水提液还能使“氢考I型”动物肾和脑β肾上腺素受体(βAR)最大结合容量(RT)明显低于不给药组。提示，生地龟板等滋阴药可能通过某些环节调整βAR-cAMP系统的异常起作用[11,12]。

4. 心血管系统

(1)心收缩力　地黄醇浸膏小剂量(0.1%，0.5%)对离体蛙心收缩力无明显影响，以中等剂量(1%)灌流心脏时显示强心作用，对衰竭心脏作用尤为显著，大剂量(2%~5%)可致心脏中毒。

(2)冠脉流量　生地0.2~1.0 g灌流离体兔心，有减少冠脉流量的作用；以0.33%的地黄醇提取液灌流兔心，则增加冠脉流量。地黄水煎液浸膏20 g/kg，腹腔注射，能明显增加小鼠心肌营养性血流量。

(3)血压　地黄对动物血压的影响也有升压及降压的不同报道[13]。

(4)心肌线粒体酶　每日给予L-甲状腺素4 mg/kg，连服7 d，诱发大鼠心肌肥厚和心脏线粒体Ca^{2+}/Mg^{2+}-ATP酶活力显著升高。经服地黄4g/kg 3d后，心肌肥厚及心脏升高的Ca^{2+}/Mg^{2+}-ATP酶活力显著降低，但未恢复至正常。地黄可消退L-甲状腺素诱发的大鼠缺血性心肌肥厚并抑制升高的心脏线粒体Ca^{2+}/Mg^{2+}-ATP酶活力，保护心脏组织避免ATP耗竭和缺血损伤[14]。

5. 抗脑缺血损伤　给大鼠灌服地黄水煎液2 g/kg或4 g/kg，可抑制因腹腔注射异丙肾上腺素(5 mg/kg)造成的脑缺血及其脑组织Ca^{2+}/Mg^{2+}-ATP酶活力升高。提示地黄中可能含有钙拮抗活性物质，可防止脑组织缺血损伤和ATP耗竭[15]。

6. 消化系统　以100%或50%的干地黄和熟地黄液2.0 mL分别注入幽门结扎大鼠十二指肠内，均明显抑制胃液量、总酸度及总酸排出量，且有一定的量效关系。同时可减少胃溃疡的发生率和溃疡数，熟地黄的抑酸作用强于干地黄[16]。干地黄还可显著提高正常大鼠胃黏膜血流量，但不能使去神经大鼠和阻断胆碱能神经大鼠胃黏膜血流量增多。推测干地黄通过辣椒素敏感神经元和胆碱能神经介导，引起胃黏膜血流量增多，发挥胃黏膜保护作用[17,18]。

7. 调节血糖　腹腔注射地黄低聚糖100 mg/kg，共15 d，可使四氧嘧啶糖尿病模型大鼠血糖水平明显降低，同时增加肝糖原含量，减低肝葡萄糖-6-磷酸酶活性。地黄低聚糖对正常大鼠血糖无明显影响，但可部分预防葡萄糖及肾上腺素引起之高血糖症。切除肾上腺后，地黄低聚糖对葡萄糖性高血糖的预防作用消失。表明地黄低聚糖不仅可以调节实验性糖尿病的糖代谢紊乱，亦可调节生理性高血糖状态[19]。

8. 增强免疫　地黄低聚糖40 mg/kg可增强正常小鼠的溶血空斑实验(PFC)反应，而20、40 mg/kg可提高环磷酰胺(Cy)抑制小鼠和荷瘤小鼠的PFC数及增强荷瘤小鼠的淋巴细胞增殖反应，表明地黄低聚糖可明显增强免疫抑制小鼠的体液免疫和细胞免疫反应[20]。地黄多糖 (RGP-b)10~20 mg/kg可扭转S180荷瘤小鼠细胞毒性T-淋巴细胞(CTL)活力的下降并部分改善IL-2分泌能力的衰落。对T淋巴细胞亚群lyt-2+及CTL活力的作用呈同步且始终使L3T4+/lyt-2+T淋巴细胞亚群间的比值低于对照组。提示增强lyt-2+CTL对肿瘤的杀伤能力是地黄多糖免疫抑瘤的重要机制[21]。

9. 促进造血功能 连续6 d腹腔注射地黄多糖20 mg/kg可促进正常小鼠骨髓造血干细胞(CFU–S)的增殖,10~40 mg/kg可明显促进粒单系祖细胞(CFU–CM)和早期、晚期红系祖细胞(CFU–E,BFU–E)的增殖分化,同时外周血象好转。提示地黄多糖在一定剂量下可刺激小鼠的造血功能[22]。

10. 保护肾脏 10%地黄水提取液灌胃14 d,明显降低肾损伤(注射嘌呤霉素氨基核苷)小鼠尿蛋白排泄,改善肾小球上皮细胞足突融合等病理变化[23]。另外,地黄浸膏预防给药2 h能有效保护肾线粒体的呼吸产能功能,且呈剂量依从关系。提示,地黄有明显的肾缺血保护作用[24]。

11. 其他

(1)*止血* 给小鼠腹腔注射地黄水煎剂或醇浸剂10 g/kg,或灌胃地黄炭,均能缩短小鼠断尾出血时间[13]。

(2)*抗炎* 地黄可选择性抑制完整白细胞和血小板12–S–HHTrE产生,12–S–HHTrE为一个有效的环加氧酶活性标志,表明其具有一定的抗炎症作用[25]。

(3)*抗肿瘤* 低分子量地黄多糖(LRPS) 20 mg/kg和40 mg/kg能使Lewis肺癌组织内p53基因的表达明显增加,提示LRPS对抗癌基因p53表达的影响是其抗肿瘤作用的机制之一[26]。地黄多糖(RGP–b)可通过增强lyt–2+CTL对肿瘤的杀伤能力达到免疫抑瘤的作用[21]。地黄提取物对丝裂霉素(mitomycin)的抗肿瘤(小鼠P388白血病细胞)作用有增强效应,且对丝裂霉素引起的白细胞数量减少有预防作用。

【临床应用】

1. 免疫性疾病 以大剂量生地黄(60~90 g)为主治疗20多例风湿性关节炎,近半数患者有显著疗效,疼痛缓解,肿胀消退。生地黄试用于治疗3例心肌炎,其中2例短期内心电图恢复正常。另外,大剂量生地黄治疗干燥综合征、肾炎等自身免疫性疾病也有一定疗效[27]。

2. 皮肤病 生地黄水煎液治疗湿疹、神经性皮炎,每日90 g,37例中有28例获痊愈,3例显效。

3. 骨质疏松症 地黄等组成的补肾壮骨胶囊对200例骨质疏松症兼肾虚的患者进行治疗,对骨质疏松症有较好的和长久的治疗效果,还改善了患者的肾虚症状[28]。

4. 便血 对115例良性便血患者随机分为两组治疗,应用大黄地黄汤治疗72例,显效率为93.1%[29]。

5. 老年性便秘 芪术地黄汤(熟地、黄芪、白术等)加耳压治疗老年性便秘136例,治愈84例,远期有效35例,总有效率97.8%[30]。

6. 紫癜 地黄止血冲剂是治疗特发性血小板减少性紫癜各证型的有效基本方,可使患者血小板数比用药前明显上升[31]。

7. 肾盂积水 以清热解毒、滋阴利水、化瘀软坚、通淋排石之法,采用自拟导水地黄汤治疗肾盂积水38例,显示本方具有消炎、排石、导水作用,可促进肾功能恢复[32]。

8. 糖尿病 选用《万病回春》黄连地黄汤治疗非胰岛素依赖2型糖尿病,属气阴两虚、燥热兼瘀血者30例,总有效率76.7%[33]。左归降糖灵治疗糖尿病33例,可明显降低血糖,改善临床症状[34]。

9. 低热 三七地黄逍遥散(三七、地黄、柴胡等)治疗女性节育术后低热60例,总有效率95%[35]。

10. 不良反应 大剂量生地黄应用时,个别患者出现腹痛、腹泻,与淮山药配伍使用可望减轻症状[27]。其他不良反应还有头晕、疲乏、心悸等,用药过程中逐渐减轻。

(洪 缨 于海食 侯家玉 杨 鸿)

参 考 文 献

[1]曾艳,等.地黄化学成分及药理研究进展.中成药,2006,28(4):609

[2]吴寿金,等.怀庆地黄化学成分的研究.中草药,1984,15(7):6

[3]何心亮.组织培养地黄的化学成分分析.中草药,1986,17(7):294

[4]边宝林,等.鲜地黄及不同干燥条件下的生地黄中麦角甾苷的含量测定.中成药,1997,19(8):20

[5]查良伦,等.生地对家兔糖皮质激素受抑模型的实验研究.中西医结合杂志,1988,8(2):95

[6]陈锐群,等.滋阴泻火药粗提物对糖皮质激素作用的影响.上海中医药杂志,1984,(7):46

[7]张丽丽,等.祖国医学"肾"的研究中有关滋阴泻火药作用的探讨.上海第一医学院学报,1980,7(1):37

[8]陈文为,等.清官寿桃粉剂对大鼠肝匀浆(体外)生成脂质过氧化物的影响.中西医结合杂志,1984,4(11):686

[9]傅乃武,等.三映树根等中草药对HpD激发单线态氧的清除作用.中国医学科学院学报,1987,9(2):147

[10]高向东,等.五种抗衰老中药对小鼠T–淋巴细胞增殖与IL–2产生的影响.中国药科大学学报,1990,21(1):43

[11]易宁育,等.一些补益药对细胞水平调节机制的影响.中药药理与临床,1986,2(1):20

[12]赵胜利,等.一些滋阴和助阳药对氢考模型βAR–cAMP系统的影响.中药药理与临床,1990,6(1):12

[13]王浴生.中药药理与临床.北京:人民卫生出版社,1983:401

[14]陈丁丁，等.地黄煎剂消退L-甲状腺素诱发的大鼠心肌肥厚并抑制其升高的心、脑线粒体Ca^{2+}/Mg^{2+}-ATP酶活力.中药药理与临床，1997，13(4)：27

[15]陈丁丁，等.地黄煎剂抑制异丙肾上腺素诱发的缺血大鼠脑Ca^{2+}/Mg^{2+}-ATP酶活力升高. 中药药理与临床，1996，12(5)：22

[16]李林，等.地黄的抑制胃酸分泌和抗溃疡作用.湖南中医学院学报，1996，16(2)：49

[17]王竹立，等.干地黄对胃黏膜的快速保护作用及其机制.中国中西医结合脾胃杂志，2000，8(5)：265

[18]崔颖，等.干地黄提取物A对胃黏膜血流量的影响.中国中西医结合杂志，2005，25(6)：36

[19]张汝学，等.地黄低聚糖对实验性糖尿病与高血糖大鼠糖代谢的调节作用. 中药药理与临床，1996，12(1)：14

[20]刘福君，等.地黄低聚糖对小鼠免疫和造血功能的作用.中药药理与临床，1997，13(5)：19

[21]陈力真，等.地黄多糖b对荷肉瘤180小鼠T-淋巴细胞的作用.中国药理学报，1995，16(4)：337

[22]刘福君，等.地黄多糖对正常小鼠造血干细胞、祖细胞及外周血像的影响. 中药药理与临床，1996，12(2)：12

[23]章永红.地黄对小鼠实验性肾病模型的作用.河南中医，1999，19(2)：27

[24]汤依群，等.地黄对缺氧大鼠心脑肾线粒体呼吸功能的保护作用.中草药，2002，33(10)：915

[25]Prieto JM，et al. Influence of traditional Chinese anti-inflammatory medicinal plants on leukocyte and platelet functions. *J-Pharm-Pharmacol*，2003，55(9)：1275

[26]魏小龙，等.低分子量地黄多糖对p53基因表达的影响.中国药理学报，1997，18(5)：471

[27]施赛珠，等.生地的临床应用.中西医结合杂志，1983，S(1)：25

[28]李虎臣，等. 补肾壮骨胶囊预防治疗骨质疏松症的临床研究. 河北中医，1997，19(1)：10

[29]唐彦.大黄地黄汤治疗便血的临床观察. 承德医学院学报，1995，12(4)：348

[30]万廷信.芪术地黄汤加耳压治疗老年性便秘136例.陕西中医，1995，16(7)：303

[31]陈大舜，等.地黄止血冲剂治疗18例特发性血小板减少性紫癜的临床观察.湖南中医学院学报，1995，15(1)：16

[32]李明道，等.导水地黄汤治疗肾盂积水38例.陕西中医，1996，17(4)：159

[33]王忠琳.黄连地黄汤治疗Ⅱ型糖尿病的研究.山东中医学院学报，1995，19(3)：185

[34]易法银，等.左归降糖灵治疗糖尿病33例.湖南中医学院学报，1996，16(2)：21

[35]倪世涛.三七地黄逍遥散治疗女性节育术后低热60例.陕西中医，1996，17(6)：245

地　榆　Sanguisorbae Radix　di yu

本品为蔷薇科植物地榆*Sanguisorba officinalis* L.或长叶地榆*Sanguisorba officinalis* L. var.*longifolia*(Bert.) Yu et Li的干燥根。味苦、酸、涩，性微寒。有凉血止血，解毒敛疮功能。主治便血、痔血、血痢、崩漏、水火烫伤、痈肿疮毒。

【化学成分】

1. 三萜及皂苷类　地榆含三萜皂苷2.4%~4.0%，主要有3β-O-α-L-阿拉伯糖基-乌苏-12，18-二烯-28-酸、3β-O-α-L-阿拉伯糖基-乌苏-12，19(29)-二烯-28-酸-28-β-D-葡萄吡喃糖基酯[1]、3β-O-α-L-阿拉伯糖基-19β-羟基-乌苏-12，20(30)-二烯-28-酸[2]、二聚三萜皂苷类化合物Sanguidioside A，B，C，D[3]。

2. 鞣质类　地榆根部含鞣质类化合物约17%。主要有没食子酸、3-O-甲基没食子酸甲酯、3，4′-O-二甲基逆没食子酸等[4]。

3. 黄酮类　主要有槲皮素[4]、儿茶素、槲皮素-3-半乳糖-7-葡萄糖苷、山柰素-3，7-二鼠李糖苷、胡萝卜苷、坡模酸等[5]。

4. 微量元素　地榆中含有钾、钙、镁、铅、镉、锌、铜、铁、锰等9种微量元素[6]。

【药理作用】

1. 凝血　给小鼠灌服和腹腔注射不同剂量(20、10、5 g/kg)生地榆(水煎液和醇沉液)、地榆炭(水煎液和醇沉液)，观察对小鼠凝血时间的影响。结果，各实验组小鼠凝血时间均明显延长，有剂量相关性。同等剂量生地榆(水煎液和醇沉液)>地榆碳(水煎液和醇沉液)，醇沉液>水煎液，灌服和腹腔注射对小鼠凝血时间无明显差异[7]。

2. 抗菌　地榆水煎液以$2×10^2$、$1×10^2$、$5×10^1$、$2.5×10^1$、$1.25×10^1$ g/L浓度体外作用于金黄色葡萄球菌、甲

型链球菌、表皮葡萄球菌、枯草杆菌、变形杆菌和绿脓杆菌，均有明显的抑菌作用；与虎杖合用抑菌能力增强[8]。

3. 抗肿瘤 地榆鞣质（ST_L、ST_M）3.125 mg/L处理人肝癌SMMC7721细胞后，电镜下观察肝癌细胞核膜间隙增宽，核膜皱隆起成泡，染色质浓缩成块状凝聚在核膜周边，胞质内大量变形空泡，呈凋亡状态。地榆鞣质诱导肝癌细胞凋亡[9]。地榆水提液4、1、0.25 mg/mL体外作用于人白血病细胞K562、肝癌细胞Hep G_2、胃癌细胞BGC823和宫颈癌细胞Hela。24 h后4种癌细胞形态上发生皱缩、变圆、脱壁、碎裂等变化，生长受到明显抑制，抑制率最高可达85.2%。4种细胞间相互比较，K562>Hep G_2>BGC823>Hela[10]。

4. 促造血功能 以1、0.5、0.1 mg/kg剂量给小鼠灌胃地榆总皂苷，连续14 d。总皂苷显著增加小鼠骨髓有核细胞数量，外周血白细胞、红细胞以及血小板数量也显著升高。在体外培养小鼠骨髓造血细胞中加入100~0.01 μg/mL的地榆皂苷(DY-S)、地榆鞣质(DY-T)、地榆黄酮(DY-F)。在适量细胞因子存在下，DY-S显著促进骨髓细胞增殖，DY-T和DY-F不促进骨髓细胞增殖，且在高浓度下DY-T和DY-F显著抑制骨髓细胞。由此确认地榆促造血作用的有效部位为地榆皂苷[11]。

5. 抗氧化 地榆大孔树脂40%乙醇洗脱物1、0.5 mg/mL对透明质酸酶有很强的抑制作用，在1 mg/mL抑制率达到76%，0.5 mg/mL达到50%；对DPPH、羟基自由基、过氧化氢的清除率接近于原青花素和芦丁，大于维生素C和儿茶素[12]。地榆乙酸乙酯提取部位1~5×10^{-4} g/mL对羟自由基的清除作用最强，对氧自由基没有清除作用[13]。

6. 改变血液流变性 给家兔灌服地榆药液20 mL/kg，连续2 d早晚各1次，可使全血黏度、血细胞压积明显增大。提示，地榆使血液中红细胞百分比含量增高，造成集轴现象中外周血浆层厚度减少，导致全血黏度升高，起到止血功效[14]。

7. 抗肾损伤 预先给大鼠灌服地榆提取物100 mg/kg或200 mg/kg，能明显抑制大鼠缺血再灌注肾损伤中的细胞凋亡；改善肾功能，使尿素氮（BUN）和肌酐（Cr）水平明显降低，从而保护肾脏免于衰竭[15]。预先给大鼠地榆提取物50、100 mg/Kg，灌胃30 d后，静脉注射脂多糖（LPS）5 mg/Kg。地榆提取物能显著减轻由LPS引起的肾功能损害，明显抑制NO和iNOS，对内毒素引起的肾损害发挥了重要的保护作用[16]。地榆提取物100、200 mg/kg体外可以高效清除NO，能抑制诱导型NO复合酶（iNOS）活性，减少NO的产生和改善内毒素造成的大鼠肾损害[17]。

8. 抗紫外损伤 每天用紫外线B（UVB）照射大鼠单侧后肢，之后给予0.25%~1.0%地榆提取物。地榆提取物对UVB引起的皮肤弹性降低有明显抑制作用，可预防UVB照射引起的慢性光损伤[18]。上述剂量的地榆提取物局部给药，能显著降低表皮中ET-1水平，能明显降低内皮细胞内皮素转换酶（ECE）的活性，能抑制角质形成细胞分泌ET-1。对UVB照射过的豚鼠局部给予5.0%地榆提取物，2次/d，观察10d。地榆提取物能显著减轻色素沉着[19]。

【临床应用】

1. 出血性疾病 自拟地榆止血汤（地榆炭、杜仲炭、黄芪、当归、人参、阿胶等）治疗功能性子宫出血300例，一般服药7~14d流血即止，2个疗程不见好转者判为无效。结果：治愈286例（95.3%），无效4例，其中2例子宫肌瘤，2例卵巢囊肿手术治疗[20]。用大黄地榆汤（大黄炭、地榆炭、白及等）每日1剂，出血量大者予以补液或输血，治疗72例上消化道出血患者。痊愈48例，显效12例，有效10例，有效率为97%，服药后大便隐血转阴者最短3d，最长16d，服药3~4d转阴28例，5~7d转阴20例，7d以上转阴者24例[21]。崩漏患者（包括功能性子宫出血、带节育器者、药物流产后者、子宫黏膜下肌瘤等）136例，服用自拟党参地榆汤（党参、生地榆）加减，每日1剂，至出血停止为止。治愈92例，显效18例，有效14例，无效12例，总有效率91.18%[22]。50例患者均有肉眼可见血尿，凡血尿者用地榆炭醋煎剂（地榆炭加食醋）每日口服1剂，分3~4次；因膀胱内病变者，大黄液膀胱灌注，1日1~2次。总有效率在92%[23]。

2. 皮肤病 甘草地榆洗剂（生甘草、生地榆为主）冷湿敷治疗渗出性皮炎281例，每日3~4次，1剂药液一般用3d。痊愈232例（82.6%），显效49例（17.4%），总有效率100%[24]。三黄地榆液（以黄连、黄柏、生大黄、生地榆为主）水煎取汁，每天2次，治疗7d为一疗程。经治40例湿疹患者，痊愈29例（72.50%），显效9例（22.5%），好转2例（5%），有效率95%[25]。58例带状疱疹患者均给予地榆寒冰散外敷治疗，地榆寒冰散组成：地榆、寒水石、冰片、大黄，10天1个疗程。敷药后6h疼痛缓解，3d后结痂干枯，5d后逐渐脱痂，7 d全部脱痂痊愈[26]。

3. 烧烫伤 地榆四黄散（地榆、黄柏、大黄、黄连、黄芩）调糊涂于患处，治疗烧烫伤78例，其中I度烧烫伤36例，II度烧烫伤42例。78例患者用药当天疼痛减轻，无烧灼感；I度烧烫伤用药3~5d痊愈，II度烧烫伤7~10d干燥结痂，治愈率100%[27]。

4. 溃疡性结肠炎 地榆紫草油剂（地榆、紫草、白茇各15 g等，加香油200 g，加热，在油中加入呋喃西林粉及丁卡因、维生素E充分搅拌，备用）使用前灌肠排空大便，再用地榆紫草油剂保留灌肠1天1次，2周1个疗程。治疗溃疡性结肠炎63例，3~4个疗程后，治愈48例，好转13例，无效2例，总有效率95%[28]。

5. 药物性白细胞减少症 22例甲亢患者因服用抗甲亢药物引起白细胞减少，口服地榆升白片4片，1日3次，以治疗14d白细胞计数作为疗效判定。结果，显效15例，好转4例，无效3例，总有效率86.3%[29]。46例乙型、丙型肝炎患者，在应用干扰素同时服用地榆升白片，每次300 mg，每天3次。治疗6个月后，只有2例患者出现中度骨髓抑制(2/42)，而对照组为9/42。地榆升白片可预防干扰素所致骨髓抑制[30]。

6. 肿瘤疾病 支气管肺癌患者50例，用地榆升白汤（地榆、紫草、石韦、鸡血藤、菟丝子、大枣等）加减水煎，配合化疗口服。经上述治疗，患者生存时间明显延长，中位生存期为12个月；随访1年存货患者为27例，存活率为54%，随访2年存活患者13例，存活率为26%，随访3年存活9例，存活率为18%[31]。地榆升白片协同化疗治疗恶性肿瘤患者87例，包括鼻咽癌、乳腺癌、肺癌、恶性淋巴瘤等。地榆升白片每天3次口服，每次4片，4周检查白细胞正常率为69%，与化疗有较好的协同作用[32]。肝癌患者在给予肝动脉介入化疗和三维适形放疗外加服地榆升白片治疗，自放疗第1天起口服地榆升白片每次400 mg，每天3次，经治51例。完全缓解9例，部分缓解24例，微效8例，稳定5例，进展5例，有效率64.71%。白细胞减少症发生率11.74%，而未服地榆升白片组的白细胞减少症发生率为64.71%[33]。

7. 放射性直肠炎 自拟地榆汤（地榆、红藤、败酱草、丹参、赤芍）加减灌肠，每天1次，10d为1个疗程。经治32例放射性直肠炎，治愈15例，显效12例，有效3例，无效2例，总有效率93.75%[34]。

8. 子宫肌瘤 对32例子宫肌瘤患者行子宫动脉造影和地榆粉栓塞治疗。随访患者中治愈者12.5%，显效者65.62%，有效者18.75%，无效者3.13%。地榆粉子宫动脉栓塞对黏膜下肌瘤的治疗，基本可以达到治愈效果[35]。

9. 特发性血小板减少性紫癜 在激素治疗基础上，加用地榆生白片（每次3片，每天3次，治疗21d）治疗特发性血小板减少性紫癜28例。结果：显效10例，良效16例，无效2例，总有效率92.9%。地榆生白片有较强的升高血小板作用，具有临床应用价值[36]。

10. 毒副作用 久服中药地榆及其制剂应注意补充维生素B_1，以免出现消化不良，食欲不振，多发性神经炎，神经机能障碍一系列症状[37]。地榆含鞣质，不宜与酶制剂同服（如胃蛋白酶、胰酶、薄荷酶、蛋白酶、淀粉酶、多酶）以免降低治疗效果[38]。

【附注】

地榆茎叶含槲皮素、山柰酚、熊果酸等三萜物质。叶含维生素C，还含维生素A约0.038 5%。花含矢车菊苷(chrysanth emin)，矢车菊双苷(cyanin)[39]。从日本产地榆中提得地榆英(sanguisorbin，地榆皂苷)，水解后得地榆质(sanguisorbigenin，地榆皂苷元)[40]。分子式与齐墩果酸极相近似。地榆的茎和叶除含鞣质外并含游离没食子酸和鞣质酸[41]。

（谢宝忠　孟宪容　潘玲玲）

参考文献

[1]Mimaki Y，et al. Triterpene glycosides from the roots of Sanguisorba officinalis. *Phytochemistry*，2001，57(5)：773

[2]Liu X，et al. Triterpenoids from Sanguisorba officinalis. *Phytochemistry*，2005，66(14)：1671

[3]Liu X，et al.Four new dimeric triterpene glucosides from Sanguisorba officinalis. *Tetrahedron*，2004，60(50)：11647

[4]张帆.两种乌头及地榆的化学成分研究.成都：中科院成都有机化学研究所，2005：68

[5]程东亮，等.中药地榆黄酮等成分的分离与鉴定.中草药，1995，26(11)：570

[6]任晓伟，等.蒙药地榆中微量元素的含量分析.中国民族药学杂志，2006，6(12)：S1.73

[7]程郁昕，等.地榆对小鼠凝血作用影响的实验研究.中国中医药科技，2006，13(5)：337

[8]黄雪芳，等.虎杖、地榆联合抗菌作用的实验研究.江西医学院学报，1997，37(2)：1

[9]胡毅，等.地榆鞣质对肝癌细胞SMMC-7721作用的光镜及电镜观察.第四军医大学学报，2000，21(10)：221

[10]王振飞，等.地榆水提液对四种癌细胞生长抑制作用的研究.时珍国医国药，2008，19(3)：671

[11]高小平，等.地榆促进造血作用的有效部位筛选.中国天然药物，2006，4(2)：137

[12]魏智芸，等.地榆提取物抗氧化与抗过敏作用研究.时珍国医国药，2009，20(8)：1958

[13]梁丽丽，等.中药地榆提取物对自由基的清除作用.天然产物研究与开发，2008，20(3)：511

[14]党春兰，等.地榆对家兔血液流变学的影响.中国医学物理学杂志，1997，14(3)：138

[15]聂淑琴.地榆对缺血-再灌注致凋亡和肾损伤的保护作用.国外医学中医中药分册，2000，22(3)：167

[16]左凤.地榆能改善由内毒素引起的肾功能不全.国外医

学中医中药分册,2001,1:29

[17]翁小刚.地榆对过氧化亚硝酸盐所致肾损害的保护作用.国外医学中医中药分册,2002,24(3):172

[18]孙盛,等.地榆提取物对紫外线B导致大鼠皮肤损伤的抑制作用.国外医学中医中药分册,2002,24(5):299

[19]孟燕彬,等.地榆提取物通过对内皮素转换酶-la的抑制作用抑制紫外线B引起的色素沉着.国外医学中医中药分册,2002,24(5):298

[20]李峰,等.地榆止血汤治疗功血300例疗效观察.泰山卫生,2006,30(5,6):24

[21]陈园桃.自拟大黄地榆汤治疗上消化道出血72例.黑龙江中医药,2003,(1):26

[22]何文扬.党参地榆汤治疗崩漏136例.中国中医药科技,2004,11(3):163

[23]孙伟.地榆炭醋煎剂合用大黄煎膀胱灌注治疗肉眼血尿50例.中外健康文摘,2007,(6)4:232

[24]雷红菊.甘草地榆洗剂冷湿敷治疗渗出性皮炎病281例.中国中西医结合皮肤性病学杂志,2003,02:118

[25]连莉阳,等.三黄地榆液湿敷法治疗急性湿疹40例.现代中医药,2008,5:38

[26]李静,等.地榆寒冰散治疗带状疱疹58例观察与护理.中华实用中西医杂志,2005,18(3):384

[27]王华地榆四黄散治疗烫伤78例.中医外治杂志,2006,4:56

[28]李德伦.地榆紫草油剂灌肠治疗溃疡性结肠炎63例临床观察.青海医药杂志,2006,36(9):38

[29]郭畅群,等.地榆升白片治疗抗甲状腺功能亢进症药物所致白细胞减少症.中国煤炭工业医学杂志,2006,9(6):622

[30]霍丽亚.地榆升白片预防干扰素所致骨髓抑制的临床观察.中国医药导报,2008,5(18):79

[31]李英姿.地榆升白汤加减治疗原发性支气管肺癌50例.福建中医药,2009,40(6):42

[32]陈熙.地榆升白片协同化疗治疗恶性肿瘤临床观察.中国误诊学杂志,2007,7(24):5782

[33]于兆安,等.地榆升白片联合肝动脉介入化疗和三维适形放疗治疗肝癌51例疗效观察.临床荟萃,2005,20(10):572

[34]刘瑜,等.加减地榆汤灌肠治疗急性期放射性直肠炎32例.现代中医药,2009,29(3):26

[35]张鹏天,等.地榆粉栓塞子宫动脉治疗子宫肌瘤的临床疗效.现代肿瘤医学,2006,14(3):332

[36]王静,等.地榆生白片联合糖皮质激素治疗特发性血小板减少性紫癜临床观察.中国中医药信息杂志,2008,15(4):86

[37]黄振东.久服中药地榆等煎剂应注意补充维生素B_1.中药通报,1982,7(2):38

[38]黄振东.中药地榆等与酶制剂不宜同服.中成药研究,1982,(7):46

[39]王本祥,等.现代中药药理与临床.天津:天津科技翻译出版公司,2004:551

[40]近藤嘉和,他.地榆の成分研究(第1報)Sanguisorbigeninについて.薬学雑誌,1964,84(4):367

[41]李汉保.中药地榆中鞣质的化学研究.国外医学药学分册,1987,(5):277

地龙 Pheretima di long

本品为钜蚓科动物参环毛蚓*Pheretima aspergillum*(E. Perrier)、通俗环毛蚓*Pheretima vulgaris* Chen、威廉环毛蚓*Pheretima guillelmi*(Michaelsen)或栉盲环毛蚓*Pheretima pectinifera* Michaelsen等的干燥体。前一种习称"广地龙",后三种药材习称"沪地龙"。味咸,性寒。有清热定惊,通络,平喘,利尿等功能。主治高热神昏、惊痫抽搐、关节痹痛、肢体麻木、半身不遂、肺热喘咳、水肿尿少等。

【化学成分】

广地龙含15种氨基酸,其中亮氨酸和谷氨酸的含量最高;含有丰富的微量元素如铁、锶、硒、镁锌、铜等;含有硬脂酸、棕榈酸等有机酸;还含有蚯蚓解热碱(lumbrofebrin)、蚯蚓素(lumbritin)、蚯蚓毒素(terrestrolubrolysin)、黄嘌呤(xanthine)、腺嘌呤(adenine)、次黄嘌呤(hypoxanthine)、胆碱、磷脂、胆固醇、黄色素及酶类等成分[1]。以大孔吸附树脂(D4020、D3520)分离得纤溶活性成分蚓纤维蛋白溶解酶[2]。

通俗环毛蚓*Pheretima vulgaris*(Chen)(沪地龙):提取分离得到一白色结晶,经红外线鉴定为琥珀酸(amber acid);用气相色谱-质谱联用方法,分析鉴定了其中18种脂肪酸,亚油酸、花生烯酸和花生四烯酸的含量较高;用氨基酸分析仪鉴定的总游离氨基酸含量为8.629%[3]。

【药理作用】

1. 抗组胺、平喘　以卵蛋白腹腔注射致敏加雾化吸入诱导哮喘模型的大鼠,腹腔注射地龙注射液2 mL

(含鲜地龙0.75 g/mL),连续8周及12周,可显著缓解哮喘大鼠支气管痉挛,降低气道阻力,改善肺功能[4]。给小鼠0.04 mL/g地龙注射液(2 mL/支),连续7 d,可显著抑制由卵清蛋白引起的慢性哮喘模型小鼠肺组织平滑肌肌动蛋白-α(α-SMA)和纤维连接蛋白(FN)的阳性表达,下调α-SMA mRNA、FN mRNA阳性表达水平,从而抑制哮喘气道重构;同时小鼠炎症细胞总数、嗜酸性粒细胞和血清总IgE水平也显著下降[5]。

2. 抗血栓和改善血液流变学 给家兔静脉注射1、2 mg/kg地龙冻干粉针,5 min后采血检测发现可显著降低血浆黏度、全血高切低切黏度;2 mg/kg剂量还能降低红细胞压积、减小血沉方程指数和红细胞刚性指数[6]。体外实验证明,地龙提取液具有很好的抗凝作用,能使凝血时间、凝血酶时间、凝血酶原时间均显著延长,且呈明显量效关系。该药的抗凝机制是对凝血酶-纤维蛋白原反应的直接作用。此外该药还具有促纤溶作用。目前认为地龙液中含有一种高效抗凝和促纤溶物质——蚯蚓纤维蛋白溶解酶,该物质不能被抗凝血酶Ⅲ抗体和鱼精蛋白中和,表明其活性不依赖于抗凝血酶Ⅲ,与肝素及其类似物、水蛭素等抗凝物质不同,它不是糖类和蛋白质,而可能是一种耐热、耐碱的小肽或含双键的化合物[1,2]。

3. 降压 给小鼠灌服20、40 g/kg地龙水煎液,连续7d,可显著降低小鼠血清血管紧张素转化酶活性,对小鼠血糖浓度无影响。单次静脉注射0.2 g/kg地龙耐热蛋白(LHP),能显著降低正常大鼠的血压,起效快,作用强,持续时间短。连续14 d和28 d腹腔注射0.4、0.8 g/kg LHP能显著降低自发性高血压大鼠(SHR)的血压,且第14 d和第28 d比较血压呈逐渐下降趋势;地龙耐热蛋白还可降低高血压大鼠血浆、心肌和肾脏中血管紧张素Ⅱ水平,心肌细胞膜、胞浆以及肾脏局部AT1受体的表达也显著下调[9,10,11];同时还可降低高血压大鼠血浆和肾脏醛固酮水平,升高血浆和肾脏6-酮-前列腺素-Fla(6-Keto-PGF1α)的含量[12]。0.8 g/kg LHP还可显著降低高血压大鼠左室质量指数,减轻心肌细胞肥大、间质增生及细胞器退行性病变的心肌组织状况[13]。

4. 抗组织纤维化和细胞增殖 给由CCl_4花生油所致的实验性肝纤维化大鼠灌服25、50 mg/kg地龙2号提取活性成分(主要成分为蚓蚓纤溶酶和蚯蚓胶原酶),连续8周。血清肝纤维化指标透明质酸(HA)和层黏连蛋白(LN)显著降低;病理学观察显示肝纤维化程度、肝细胞损害均明显减轻[14];同时能下调肝脏细胞α-SMA、转化生长因子-β_1(TGF-β_1)、尿激酶型纤溶酶原激活物(uPA)、I型纤溶酶原激活抑制物(PAI-1)、基质金属蛋白酶组织抑制物-1(TIMP-1)mRNA及蛋白表达水平,抑制肝星状细胞的活化,对抗纤维化形成[15,16,17];上调基质金属蛋白酶-13 (MMP-13)mRNA及蛋白表达水平,促进细胞外基质(ECM)降解[16]。

给由博莱霉素所致肺纤维化小鼠灌服1.45 g/kg地龙水提物,连续28d,可显著降低模型小鼠肺指数、肺组织胶原纤维羟脯氨酸含量,明显改善肺纤维组织增生状况[18]。20、40、80 μg/mL地龙血栓通胶囊(地龙有效成分蚯蚓纤溶蛋白酶)对体外培养人肾小球系膜细胞(HMC)的增殖起显著抑制作用[19]。以鲜地龙原液外敷兔耳增生性瘢痕模型创面50 d,可加快创面愈合,瘢痕平坦,外形变小,质地变软,颜色变浅接近正常皮肤;镜下观察,成纤维细胞数和胶原纤维数均显著降低[20]。

5. 增强免疫 活性地龙肽T、A、B体外能不同程度地增强小鼠巨噬细胞吞噬功能[21];地龙肽T、A(100和10 μg/mL)可显著提高NK细胞的杀伤率;100μg/mL地龙肽A、T与IL-2有协同作用;小剂量的地龙肽(10 μg/mL)T、A、B可拮抗地塞米松、环磷酰胺等免疫抑制剂对NK细胞的抑制作用[22]。

6. 抗肿瘤 给移植鼻咽癌细胞HNE1瘤株的裸小鼠腹腔注射地龙蛋白组分Ⅲ,连续25 d,裸小鼠移植瘤重量和体积显著降低,瘤旁微血管密度明显减少,移植瘤金属基质蛋白酶-9(MMP-9)表达明显减弱,从而抑制鼻咽癌细胞的转移[23]。

7. 兴奋子宫平滑肌 浓度为生药0.05、0.25、75 g/mL的地龙水煎液对未孕大鼠离体子宫平滑肌的兴奋作用表现为增加子宫平滑肌收缩张力、收缩波持续时间及子宫活动力,且具量效关系,此作用可被异搏定完全阻断,地龙对子宫平滑肌的作用可能通过钙通道发挥作用[24]。

8. 毒性 地龙低温水浸液给予小鼠腹腔注射,其LD_{50}为3.4 g/kg[5]。地龙降压蛋白给小鼠腹腔注射,LD_{50}>20 g/kg[11]。广地龙热浸剂,小鼠静注的LD_{50}为38.5 g/kg。该制剂0.1 g/kg连续给大鼠灌胃45 d,未见毒性反应。兔灌服地龙B_1 12 g/kg可使肾排泄功能轻度降低,120 min后,酚红排泄量由给药前的60.9%降为43%,故在临床应用时应注意肾功能变化。又据报道各地地龙的含砷量不同,最高的可达200 μg/g,超过世界各国药典的规定。经实验证明,水煎或水煎后醇沉均不能降低地龙的含砷量,而水洗可使地龙的含砷量降低1/2~2/3,提示炮制地龙一定要用水漂净[1]。

【临床应用】

1. 癫痫 对38例癫痫患者服用细胞破壁蚕龙胶囊(白僵蚕、地龙、当归等),每粒0.5 g,每次3粒,每天3次,4周为一疗程,3个疗程后总有效率86.84%,脑电图改善总有效率84.21%,显著优于对照组[25]。细胞破壁蚕龙胶囊对42例全身强直-阵挛性癫痫患者采用上述同样剂量、同样疗程的治疗方法,总有效率85.7%,脑电图总有效率40.5%,也显著优于对照组[26]。

2. 慢性支气管炎、支气管哮喘 给38例慢性喘息型支气管炎急性发作期患者服用自拟含地龙方药(地龙、细辛、杏仁等),随证加减,连续1周,总有效率92.1%[27]。给予30例老年支气管哮喘患者服用自拟地龙汤(地龙、麻黄、丹参等)1个月,期间给予常规支持和抗感染治疗,总有效率93.33%[28]。给50例支气管哮喘急性发作期患者服用地龙细辛止喘颗粒配合吸入舒利迭治疗,2周后总有效率90%,显著优于对照组[29]。

3. 高血压 对31例原发性高血压患者采取单纯服用地龙胶囊(每粒0.25 g,每天10粒,分2次早晚服用)治疗,疗程30 d,治疗后收缩压下降总有效率74.2%,舒张压下降总有效率67.7%[30]。

4. 血栓性疾病、微循环障碍 对30例急性脑梗死患者在基础治疗外加用地龙胶囊口服,每次4 g,每天3次,疗程3个月。治疗2周后,与对照组比较,患者血浆纤维蛋白原含量开始显著下降,到第8周后维持在一定水平[31];同时明显降低患者颈动脉内膜-中膜厚度并减少斑块形成[32]。45例急性脑梗死患者在西医常规治疗基础上给予疏血通注射液(水蛭、地龙)6 mL/d,稀释静滴,疗程14 d,总有效率88.9%,血液流变学指标也显著改善[33]。

55例椎-基底动脉供血不足性眩晕患者给予疏血通注射液(4 mL/d,稀释后静滴)联合西比灵治疗,连续2周,总有效率92.73%,颅内两侧椎动脉及基底动脉平均血流速度显著提高,优于对照组[34]。

36例冠心病心绞痛患者在常规治疗基础上加疏血通注射液8 mL/d,稀释静滴,共2周,总有效率84.3%,显著优于对照组[35]。将112例不稳定型心绞痛患者随机分为基础用药组和基础用药加用疏血通注射液组(每次6 mL,稀释静滴),10 d后,2组患者血浆一氧化氮(NO)含量、一氧化氮合成酶(NOS)活性均显著提高,血浆内皮素(ET)含量明显下降,且对内皮素的影响,疏血通组显著优于基础用药组;血液流变学指标2组均明显改善,疏血通组也显著优于基础治疗组[36]。

38例糖尿病患者在常规治疗基础上静注前列腺素和疏血通注射液6 mL/d,连续15 d,患者下肢动脉阻抗血流图波幅、每搏流入容积、每分流入容积等指标均显著改善,总有效率87%[37]。33例视网膜中央静脉阻塞患者给予疏血通注射液(6 mL/d,稀释后静滴)联合卵磷脂络合碘治疗,连续2周,视网膜出血状况得以改善,总有效率85.71%[38]。

5. 脂肪肝、肝硬化 给60例脂肪肝患者服用复方地龙胶囊(鲜地龙、黄芪、川芎等),2粒/次,3次/d,连续90d,根据TC、TG、肝功能恢复情况,以及B超检查脂肪肝的好转情况,总有效率91.7%[39]。34例慢性乙型肝炎后肝硬化Child-Pugh C级且血浆白蛋白<28 g/L患者在基础治疗症状缓解出院时改服鳖甲地龙河车散(鳖甲、地龙、紫河车),每次5g,2次/d,连续1年。治疗半年后患者血浆白蛋白水平显著升高,甲胎蛋白水平明显降低,且治疗组在治疗3个月后至1年内需住院治疗的比率也明显降低,以上指标均优于对照组[40]。44例Child-Pugh B级肝硬化腹水患者给予鳖甲地龙河车散治疗,3个月后血浆白蛋白水平、正常率和凝血酶原活动度>70%的比例显著增加,Pugh分级由B级恢复至A级成功率明显上升,治疗5年内需再住院次数、癌变率及病死率显著下降,5年内无腹水且肝功能正常率显著提高,以上指标均优于对照组[41]。

6. 肾炎 38例慢性肾小球肾炎患者在常规治疗基础上给予疏血通注射液(4~6 mL/d,稀释后静滴)联合黄芪注射液治疗,2周为1个疗程,共2个疗程,疗程间歇3~5 d。总有效率86.84%,患者血肌酐、尿素氮、内生肌酐清除率、尿β_2微球蛋白、24h尿蛋白定量和1h尿红细胞计数等肾功能指标均显著改善,且优于对照组[42]。

60例慢性肾衰患者在常规治疗基础上给予疏血通注射液(6 mL/d,稀释后静滴)联合大黄粉治疗,3周为1个疗程,维持治疗2个月。患者症状显著改善,多项肾功能指标得以恢复[43]。

(张晓晨 金锦娣)

参考文献

[1]王本祥.现代中药药理学.天津:天津科学技术出版社,1997:1104

[2]毕燕芳,等.大孔吸附树脂提取中药地龙中蚓纤维蛋白溶酶的研究.上海中医药杂志,2005,39(2):58

[3]陈敬炳,等.通俗环毛蚓的化学成分研究.中成药,1997,19(5):35

[4]吴世满,等.地龙注射液对哮喘大鼠肺功能的影响.山西

医药杂志,2009,38(6):511

[5]王莉,等.地龙对哮喘模型小鼠肺组织α-SMA及纤维蛋白的抑制作用.中国病理生理杂志,2009, 25(10):1964

[6]陈军霞,等.地龙冻干粉针对家兔血液流变学的作用.中国药理学通报,2009,25(3):418

[7]潘敏娟,等.地龙对小鼠血管紧张素转换酶活性的影响.浙江中西医结合杂志,2006,16(11):667

[8]张兰娥,等.地龙耐热蛋白降压作用的研究.实用医学杂志,2008,24(11):1886

[9]冯敏超,等.地龙耐热蛋白对自发性高血压大鼠心肌血管紧张素Ⅱ水平及血管紧张素Ⅱ-1型受体表达的影响.现代中西医结合杂志,2007,16(26):3794

[10]李承德,等.地龙降压蛋白对自发性高血压模型大鼠血管紧张素Ⅱ及AT1受体表达的影响研究. 中国药房,2008,19(24):1850

[11]李承德,等.地龙降压蛋白对自发性高血压大鼠血压及血管紧张素Ⅱ含量的影响.中国实用医药,2008,3(22):1

[12]李承德,等.地龙降压蛋白对自发性高血压大鼠降压作用及其机制的影响.中华中医药杂志,2008,23(5):450

[13]翟宝伟,等.地龙提取物对自发性高血压大鼠左室肥厚的影响.现代中西医结合杂志,2007,16(29):4272

[14]陆亚琴,等.地龙2号抑制大鼠肝纤维化的研究.胃肠病学和肝病学杂志,2004,13(3):225

[15]陈洪,等.地龙2号对肝纤维化模型大鼠肝星状细胞活化及TGF-β1蛋白表达的影响.江苏中医药,2005,26(1):50

[16]陈洪,等.地龙2号对大鼠肝纤维化TGF-β1,MMP-13及TIMP-1 mRNA和蛋白表达的影响. 世界华人消化杂志,2004,12(10):2333

[17]陆亚琴,等.地龙2号对肝纤维化uPA和PAI-1蛋白表达的影响.胃肠病学和肝病学杂志,2007,16(4):354

[18]盛丽,等.水蛭、地龙抗实验性小鼠肺纤维化作用的研究.中医研究,2006,19(2):15

[19]马艳春,等.MTT法检测地龙有效成分对肾小球系膜细胞增殖的影响.中医药信息,2010,27(1):34

[20]吴俊荣,等.鲜地龙外敷抑制瘢痕形成的实验研究.中国中医药科技,2008,15(4):272

[21]傅炜昕,等.免疫活性地龙肽的制备及其对小鼠巨噬细胞活性的影响.微生物学杂志,2008,28(1):36

[22]傅炜昕,等.免疫活性地龙肽的制备及其对小鼠NK细胞活性的影响.中国医科大学学报,2007,36(6):650

[23]陈学东,等.地龙蛋白组分Ⅲ对鼻咽癌细胞裸鼠移植瘤血管密度和MMP-9表达的影响.中国中西医结合耳鼻咽喉科杂志,2007,15(5):326

[24]郑梅,等.地龙水煎液对未孕大鼠离体子宫平滑肌作用的研究.中医药学刊,2006,24(3):463

[25]高良,等.细胞破壁蚕龙胶囊治疗复杂部分性发作癫痫的临床研究.河北中医,2008,30(11):1131

[26]高良,等.细胞破壁蚕龙胶囊治疗全身强直-阵挛性发作癫痫的临床研究.河北医药,2009,31(4):488

[27]程世和.自拟地龙细辛汤治疗慢性喘息型支气管炎急性发作期38例.广西中医药,2007,30(2):49

[28]余国英,等.地龙汤治疗老年支气管哮喘临床体会.中国中医急症,2006,15(9):1037

[29]程世和.地龙细辛止喘颗粒合舒利迭吸入治疗支气管哮喘急性发作期疗效观察.四川中医,2008,26(6):72

[30]陈氏洪翠,等.地龙胶囊治疗原发性轻、中度高血压31例临床观察.吉林中医药,2004,24(3):11

[31]赖光强,等.地龙胶囊对急性脑梗死患者血浆纤维蛋白原的影响.深圳中西医结合杂志,2008,18(4):240

[32]赖光强,等.地龙胶囊对缺血性脑梗死患者颈动脉粥样斑块的影响研究.中国中医急症,2009,18(7):1034

[33]杨言府,等.疏血通注射液治疗急性脑梗死45例疗效观察.长春中医药大学学报,2009,25(2):234

[34]赵新春.疏血通注射液联合西比灵治疗椎-基底动脉供血不足性眩晕55例疗效观察.河北中医,2008,30(3):298

[35]倪卫东,等.疏血通注射液治疗冠心病心绞痛疗效观察.医药世界,2009,11(12):790

[36]王春梅,等.疏血通对不稳定型心绞痛患者血管内皮功能的影响.中国误诊学杂志,2008,8(27):6636

[37]田方.疏血通注射液联合前列腺素E1治疗糖尿病下肢动脉病变38例分析.中国误诊学杂志,2008,8(21):5227

[38]黄楦滨,等.疏血通注射液联合卵磷脂络合碘治疗视网膜中央静脉阻塞疗效观察.河北中医,2008,30(6):632

[39]郭朋.复方地龙胶囊治疗脂肪肝60例临床观察.吉林中医药,2003,23(3):17

[40]王志华.鳖甲地龙河车散为主治疗晚期肝硬化低蛋白血症临床观察.中国中医急症,2007,16(9):1064

[41]李元玉,等.复方鳖甲地龙散治疗Child-Pugh B级肝硬化腹水患者的5年期临床观察. 中国中西医结合急救杂志,2009,16(4):214

[42]向少伟,等.水蛭地龙注射液合黄芪注射液治疗慢性肾炎的临床观察.实用中西医结合杂志,2007,7(4):25

[43]艾民,等.水蛭地龙注射液合大黄粉治疗慢性肾衰的临床观察.长春大学学报,2007,17(5):101

地骨皮 Lycii Cortex di gu pi

本品为茄科植物枸杞*Lycium chinense* Mill. 或宁夏枸杞*Lycium barbarum* L.的干燥根皮。味甘，性寒。有凉血除蒸，清肺降火功能。主治阴虚潮热、骨蒸盗汗、肺热咳嗽、咯血、衄血、内热消渴等。

【化学成分】

含莨菪亭(scopoletin)、大黄素甲醚(physcion)、大黄素(emcdin)、东莨菪苷(scopolin)、fabiamn[1]、草酸(vanillic acid)、芹菜素(apigenin)、蒙花苷(linarin)、紫丁香酸葡萄糖苷 (glucosyringic acid) 及地骨皮苷甲(digupigan A)[2]。

【药理作用】

1. 解热 水或乙醇提取物给人工发热家兔灌服或注射均有解热作用，蜂花酸及亚油酸其用量相当于原生药0.75%(7.5 g/kg)。

2. 降血糖 给家兔皮下注射地骨皮浸膏6 g/kg可使血糖降低，在第1小时末5只兔平均下降14%[3]。用免疫组化观察证明，地骨皮水煎剂对实验性糖尿病小鼠胰岛β细胞的形态结构损害有一定的减轻作用。按2.5 g/kg和5.0 g/kg灌胃地骨皮水煎剂，每日1次，连续给药14 d，能降低四氧嘧啶糖尿病小鼠血糖，分别为48.15%和67.95%，与苯乙双胍25 mg/kg降糖效果相似[4]。

3. 降血脂 给家兔灌服地骨皮浸膏，可抑制喂饲胆固醇引起的血清总胆固醇升高，下降值达36.9%[3]。

4. 降血压 给大鼠静脉注射地骨皮的甲醇提取物(生药0.5 g/kg)产生明显的降压作用。该降压活性成分为一无定形的生物碱-苦柯胺A (kukoamine A)，给大鼠静脉注射苦柯胺A 5 mg/kg具有显著的降压作用[3]。

5. 其他 本品煎剂对伤寒杆菌，痢疾杆菌有抑制作用；对流感亚洲甲型京科68-1病毒株所致细胞病变也有抑制作用。对大、小鼠离体子宫有兴奋作用。能抑制免疫球蛋白E的产生[3]。此外，地骨皮提取物CL-5与内毒素活性中心类脂A有一定的结合活性，可抑制内毒素诱导的RAW264.7细胞活化，并对致死剂量热灭活*E.coil*攻击的小鼠具有保护作用[5]。

6. 毒性 地骨皮毒性很小。家兔灌服地骨皮煎剂80 g/kg，仅见倦伏不动，3~4 h后恢复。灌服120 g/kg或腹腔注射30 g/kg迅速出现呕吐，四肢无力，倦伏，2~3 d后完全恢复；小鼠灌服100%注射剂相当于生药262.6 g/kg以上，未见死亡。地骨皮煎剂与注射剂腹腔注射对小鼠的LD_{50}分别为4.7 g/kg与4.1 g/kg[3]。

【临床应用】

1. 发热 ①骨蒸劳热：每日45 g地骨皮泡茶饮用20余天，自觉症状明显好转，坚持饮用2个月随访两年以上未复发。②小儿顽固性发热：用地骨皮、青黛、藿香等治疗小儿顽固性发热[6]。③暑热：地荷饮(地骨皮、鲜荷叶、鲜青蒿、生地黄等)治疗暑热，宜凉服。但患者有四肢逆冷症状时，则宜温服，退热后可服益气养阴汤巩固疗效[7]。④持速性高热：气营两清汤(地骨皮、青蒿、生石膏等)，多数患者在服药1~3 d后体温下降，症状减轻，治愈率95%[8]。⑤用变制清骨散治疗肺结核发热、癌症发热等[9]。

2. 高血压 用地骨皮60 g水煎，再加少量白糖或瘦猪肉煎煮，第2日复煎，用药10~30 d，共治50例，显效20例，有效27例，无效3例。

3. 出血 ①牙龈出血：用地骨皮150 g、大黄炭90 g，水煎2次成600 mL，加食醋200 mL，每次用40~50 mL含漱，每日3~5次。治96例，治愈75例，好转18例，无效3例。②鼻出血：用地骨皮50 g泡茶，2 d见效，饮用10 d。③咯血：地骨皮50 g泡茶服用，2 d后咯血即止。④子宫出血：青功汤(地骨皮、生地、旱莲草等)治疗青春期功能失调性子宫出血40例，痊愈16例，好转15例，无效9例，总有效率77.5%。治疗后血促卵泡成熟激素(FSH)从治疗前12.63±9.25降至11.62±4.62，雌二醇(E2)则从23.84±14.39升高为36.05±19.41[12]。

4. 化脓性溃疡 生地骨皮100 g研成细末，放入沙锅文火炒至黄色，凉后研末，生熟两种地骨皮末分别装瓶内高压消毒30 min后密封备用。凡是化脓性炎症经过抗感染治疗未得到控制而化脓者或手术切开引流者均可使用。溃疡浅、肉芽组织红润，表面没有脓性分泌物者，可单用熟地骨皮末，常规消毒后将药末撒于患处，无菌纱布包扎，48 h换药1次。溃疡深、脓液多或引流不畅者，可先用生地骨皮末，常规消毒后将药末均匀撒在凡士林油纱条上面，投入伤口内，无菌纱布覆盖，24 h换药1次。待溃疡内脓液消失后可改用熟地骨皮末，用法同前。如脓液消失慢，新生肉芽组织生长慢，可用生熟两药末各半兑匀使用，用法同前。5 d为1个疗程。总有效率100%[10]。

5. 糖尿病 以地骨皮50 g煎水代茶饮，1周左右症状基本控制，血糖恢复正常，尿糖转阴，共治16例，其中8例随访一年以上未复发。用地骨皮、生黄芪、葛根、玄参水煎服，用于非胰岛素依赖型糖尿病，即2型糖尿病[11]。

6. 疟疾 用鲜地骨皮30 g，干茶叶3 g，于疟疾发作前2~3 h服，治150例，有145例控制发作。

7. 外阴瘙痒症 地骨皮30 g，加水2 500 mL煎汤。先熏后坐浴。花椒、艾炭、白藓皮、冰片研末，香油调搽。局部有渗出潮湿者改用醋调搽，每日1次，10次为一疗程，最长不超过2个疗程，治疗40例，痊愈32例，有效5例，无效3例[10]。

8. 褥疮 地骨皮置于青瓦上焙干、焙黄、碾成极细粉末，过80目筛。治疗时将地骨皮粉均匀敷于患处，暴露患处，每日1次。痊愈28例（73.68%），好转9例（23.68%），1例因糖尿病营养差而无效（2.63%），总有效率为97.37%[13]。

9. 其他 可用于治疗慢性荨麻疹，药疹、玫瑰麻疹、过敏性紫癜、接触性皮炎等过敏性疾病以及扁平疣、手癣和鸡眼等[14]。

（杨耀芳 许士凯）

参考文献

[1]魏秀丽，等.地骨皮的化学成分研究.中国药科大学学报，2002，33(4)：271

[2]魏秀丽，等.地骨皮的化学成分研究.中草药，2003，34(7)：580

[3]王本祥.现代中药药理学.天津：天津科学技术出版社，1997：363

[4]周晶，等.地骨皮对四氧嘧啶糖尿病小鼠的降糖作用.中成药，2001，23(6)：424

[5]伏建峰，等.地骨皮提取物CL-5拮抗内毒素的实验研究.创伤外科杂志，2008，10(3)：260

[6]吕有名.清消法治疗小儿顽固性发烧.甘肃中医，1997，10(2)：28

[7]叶广荫.治疗暑热验方地荷饮.广西中医药，1997，20(3)：47

[8]张源.气营两清汤治疗持续性高热40例.中医函授通讯，1997，16(4)：20

[9]蒋玉兰.变制清骨散治疗发热验案三则.四川中医，1997，15(8)：30

[10]王永山，等.地骨皮汤坐浴治疗外阴瘙痒症.内蒙古中医药，1998，17(1)：30

[11]游天国.糖尿病验方1则.甘肃中医学院学报，1999，16(2)：48

[12]孙卓君，等."青功汤"治疗青春期功能失调性子宫出血40例.上海中医药杂志，1997，(7)：28

[13]刘淑娅.地骨皮治褥疮效佳.中医外治杂志，2001，10(2)：50

[14]胡霜红.中西医结合治疗玫瑰糠疹.湖北中医杂志，1997，199(3)：28

地锦草 Euphorbiae Humifusae Herba

di jin cao

本品为大戟科植物地锦*Euphorbia humifusa* Willd.或斑地锦*Euphorbia maculata* L.的干燥全草。味辛，性平。具有清热解毒，凉血止血，利湿退黄功能。用于痢疾、泄泻、咯血、尿血、便血、崩漏、疮疖痈肿、湿热黄疸。

【化学成分】

1. 黄酮类 主要有槲皮素（quercetin）、槲皮素葡萄糖苷（quercetin-O-5-D-glucoside）、山柰葡萄糖苷（kaempferol -O -β -D -glucoside）、异槲皮苷（isoquercetin）、黄芪苷（astragalin）、槲皮素-3-O-(2′-O-没食子酰)-葡萄糖苷[quercetin-3-O-(2′-O-galloyl)-glucoside]、槲皮素-3-O-半乳糖单没食子酸酯[1]。

2. 香豆素类 主要有东莨菪素（scopoletin）、伞形花内酯（umbelliferone）、泽兰内酯（ayapin）[2]。

3. 有机酸类 主要有没食子酸（gallic acid）、没食子酸甲酯（methyl gallate）及棕榈酸（palmitic acid）[1]。

4. 芹菜素糖苷类 从地锦草70%乙醇提取物中分离得到5个芹菜素苷类化合物，其中芹菜素-7-O-

(6″-O-没食子酰)-β-D-葡萄糖苷为新化合物；芹菜素-7-O-β-D-芹糖(1→2)-β-D-葡萄糖苷和芹菜素-7-O-β-D-芦丁糖苷为首次从该植物中分离得到[3]。

【药理作用】

1. 止血 地锦草水煎剂浓度1.0 g/mL，按20 g/kg灌胃给小鼠，能明显缩短小鼠出血时间，快速增加血小板数量，给药15 d后作用更明显，但不能拮抗华法令的抗凝作用[4]。

2. 抗菌、抗病毒 地锦素(黄酮类混合物)体外具较强的广谱抗菌作用，在0.002~0.63 mg/mL浓度时，对金色葡萄球菌等20种常见致病菌有抑菌作用，在0.005~1.25 mg/mL时呈杀菌作用。对金黄色葡萄球菌的MIC为0.005 mg/mL，绿脓杆菌为0.32 mg/mL，痢疾杆菌为0.16~0.63 mg/mL。当小鼠注射地锦草素25~200 mg/kg时，地锦草素对实验性金色葡萄球菌感染，未见有明显保护效果[5]。

每胚0.125 mg的地锦草素与病毒于体外混合后接种，或以每胚1 mg剂量先接种后给药治疗，均对流感病毒(亚洲甲型)所致鸡胚感染有效[6,5]。

地锦草提取物对红色毛癣菌的MIC范围为128~1 024 μg/mL，平均MIC为446 μg/mL；对石膏样毛癣菌的MIC范围为128~1 024 μg/mL，平均MIC为539 μg/mL。结果显示，6株皮肤癣菌均生长，表明地锦草具有抑菌作用，其抗真菌作用是通过抑制真菌生长而发挥作用的，而不具有杀菌作用。地锦草提取物体外实验表明对真菌的生长具有抑制作用[7]。

地锦草具有显著的抗皮肤癣菌作用。地锦草5个提取部位均有显著的抗真菌作用，其抗真菌有效物质主要集中在20%乙醇和40%乙醇洗脱部分[8]。地锦草软膏对石膏样毛癣菌、红色毛癣菌、絮状表皮癣菌、石膏样小。小孢子菌等4种30株具有不同程度的抑菌作用，对不同菌种的MIC_{90}值范围为148~429 μg/mL。同时地锦草软膏能够减轻真菌所致豚鼠皮肤病变程度，提高豚鼠治愈率和真菌镜检转阴率[9]。

3. 解毒与中和毒素 地锦草不但对白喉杆菌有强的抗菌作用，而且对白喉杆菌外毒素也有明显中和作用。100%、50%及25%地锦草酊剂与白喉杆菌外毒素作用半小时后再注射于豚鼠皮下，均对1 MLD或2 MLD的白喉杆菌外毒素有明显中和效果，明显解除其毒性，降低白喉杆菌外毒素所致豚鼠死亡[6,5]。

4. 抗氧化及抗衰老 小鼠口服地锦草提取物，明显提高小鼠血液SOD活性，降低MDA含量[10]。给D-半乳糖致亚急性衰老小鼠灌胃地锦草总黄酮(TFEH)0.25、0.125 g/mL，给药40d，显著降低衰老小鼠血清MDA水平、升高血清SOD、GSH-Px活性。TFEH可通过抗氧化作用而延缓衰老[11]。

TFEH呈剂量依赖地抗O_2^-和·OH^-的氧化作用。在VB_2-Met-NBT体系中对O_2的SC_{50}=0.58 μg/mL，IC_{50}=0.35 μg/mL；在Vit·C-Cu^{2+}-Cyto·C体系中，对·OH的SC_{50}=2.4 μg/mL，IC_{50}=2.1 μg/mL；在Vit·C-Fe^{2+}-DR体系中对MDA的SC_{50}=151.8 μg/mL[16]。地锦草黄酮清除和抑制·OH的SC_{50}=1.906 9 μg/mL，IC_{50}=1.804 8 μg/mL[12]。

5. 保肝 预先给小鼠皮下注射地锦草水煎剂0.5 g/kg，共给药4 d，可显著降低D-半乳糖胺所致SGPT升高；小鼠灌服地锦草水煎剂1 g/kg，给药6 d，可显著降低异硫氰酸α萘酯所致SGPT、SGOT以及血清胆红素升高，表明地锦草有保肝作用[13]。

6. 毒性 本品毒性小。地锦草片(水煎醇提物)给家兔灌胃20 g/kg，每天1次，观察1周；或给大鼠灌服15 g/kg，每日2次，连续16 d，停药后观察1周。上述动物均未见有任何异常表现[6,5]。

【临床应用】

1. 出血性疾病 以地锦草9~12 g水煎口服，治疗各型肺结核咯血18例，均有一定疗效，尤以中、小咯血效果为优。对支气管出血、子宫出血等出血性疾病也有一定疗效[5]。

以鲜地锦草、生地、丹皮、赤芍、当归等为主药，治疗慢性特发性血小板减少性症35例。每日1剂，15 d为1个疗程，每个疗程后复查血常规1次。结果：35例患者经治1~4个疗程，痊愈25例，显效6例，有效4例，临床治愈率71.4%，总有效率100%[14]。

2. 菌痢、消化不良 以地锦草鲜品120 g或干品60 g，水煎顿服，经治痢疾患者105例。结果：痊愈103例，一般用药1~2次即见效果。或以地锦丸(每丸含生药6 g)，每服2丸，一日2次，治疗痢疾400例，结果治愈率97%。亦有以100%地锦糖浆治疗小儿消化不良、中毒性消化不良等，小于2岁者每次服5~10 mL，大于2岁者每次服10~15 mL，1日3次，结果均有较好疗效[15,5]。

3. 慢性结肠炎 以葛根、地锦草、黄连、广木香、党参、等组方治疗慢性结肠炎58例，上药煎汤，分2次服，15 d为一疗程。结果：痊愈50例，占86.3%；好转6例，占10.3%；无效2例，占3.4%。总有效率为96.6%[16]。

4. 小儿腹泻 以地锦草合剂(地锦草、葛根、黄连各、诃子、肉豆蔻等)，水煎取汁足浴，每日2次。经治小儿秋季腹泻79例，结果痊愈76例，好转2例，未愈1例，总有效率为98.7%[17]。

5. 病毒性肝炎 地锦草治疗病毒性肝炎65例，其中急性肝炎47例，慢性肝炎18例。治疗结果：急性肝炎临床治愈43例,好转3例;慢性肝炎临床治愈12例,好转3例,总有效率为83.3%[18]。

6. 乳糜尿 以地锦草、龙泉草水煎,每天服1剂,治疗乳糜尿患者10例,结果治愈6例,好转2例,无效2例[19]。

7. 急慢性肾盂肾炎 以地锦草、车前草、萹蓄、蒲公英等组方水煎服,10 d为一疗程。经治150例,其中急性肾盂肾炎50例中,痊愈47例,有效2例,无效1例;慢性肾盂肾炎急性发作46例中,痊愈42例,有效3例,无效1例;急性膀胱炎、尿道炎54例均获痊愈[5]。

8. 糖尿病 以地锦草、鸟不宿,结合中医辨证施治,对75例糖尿病患者进行治疗。结果:治疗后空腹血糖平均降低5.7 mmol/L,总有效率达87%[20]。

9. 其他 地锦草及其复方治疗上呼吸道感染、支气管炎、肺结核亦有效[5]。

地锦草是一种传统蒙药,主要功能是清脑、清肺热、燥黄水等。蒙医用于治疗鼻衄、吐血、月经淋漓、外伤、出血等症[21];又是一种维吾尔医常用药材,具有清除异常黏液质、胆液汁及败血、消肿止痒等功效,并常用于治疗手癣、体癣、足癣、花斑癣、银屑病等[22,23]。

(周厚琼 冉懋雄 谢宝忠)

参考文献

[1]奥田拓男,等.国外医学中医中药分册,1987,9(2):58

[2]Yoshida T,et al. Tanins and related polyphenols of euphorbiaceous plant. *Chem Pharm Bull*,1994,42(9):1803:427

[3]田瑛,等.中药地锦草芹莱素糖苷类化合物.药学学报,2009,44 (5):496

[4]董鹏,等.地锦草对血小板数、血小板聚集性及血脂的影响.武警医学院学报,1996,5(1):26

[5]阴健,等.中药现代研究与临床应用(3).北京:中医古籍出版社,1997:89

[6]江苏新医学院.中药大辞典(上册).上海:上海人民出版社,1977:827

[7]李治建,等.地锦草提取物体外抗真菌作用研究.时珍国医国药,2008,19(12):2958

[8]李治建,等.地锦草不同提取部位抗皮肤癣菌作用.石河子大学学报(自然科学版),2008,26(6):735

[9]古力娜·达昌提,等.维药地锦草软膏的体外抗真菌及其对豚鼠皮肤真菌感染的治疗作用研究.中药药理与临床,2007,23(5):178

[10]曹瑞珍,等.地锦草提取物对小鼠血液SOD和MDA的影响.内蒙古民族大学学报(自然科学版),2002,(4):343

[11]曹瑞珍,等.地锦草总黄酮对老化模型小鼠血清衰老指标的影响.中国老年学杂志,2008,28(6):562

[12]孙福祥,等.蒙药地锦草黄酮清除和抑制羟自由基的实验研究.内蒙古民族大学学报(自然科学版),2003,18(5):448

[13]饶光宇,等.地锦草保肝作用研究.中药药理与临床,1996,12(2):24

[14]马朝斌."复方地锦草汤"治疗慢性特发性血小板减少症35例.江苏中医药,2004,25(11):31

[15]王浴生.中药药理与应用.北京:人民卫生出版社,1983:415

[16]孙来银.葛根地锦草汤治疗慢性结肠炎58例.吉林中医药,2000,20(5):24

[17]郝海英,等.地锦草合剂足浴治疗小儿秋季腹泻79例.新中医,2009,41(7):71

[18]汪仁柏.地锦草治疗病毒性肝炎65例临床观察.中国农村医学,1987,(3):12

[19]陈水山.地锦草治疗乳糜尿效佳.浙江中医杂志,1994,29(11):522

[20]董福轮,等.鸟不宿、地锦草降低血糖的临床研究.四川中医,2002,20(4):24

[21]孙福祥,等.蒙药地锦草黄酮清除和抑制羟自由基的实验研究.内蒙古民族大学学报(自然科学版),2003,18(5):448

[22]李治建,等.维药地锦草的研究进展.中国民族医药杂志,2008,14(8):15

[23]李治建,等.地锦草不同提取部位抗皮肤癣菌作用.石河子大学学报(自然科学版),2008,26(6):735

地肤子 Kochiae Fructus di fu zi

本品为藜科植物地肤*Kochia scoparia*(L.)Schrad的干燥成熟果实。味辛、苦,性寒。有清热利湿,祛风止痒功能。主治小便涩痛、阴痒带下、风疹、湿疹、皮肤瘙痒。

【化学成分】

本品含有蜕皮甾醇类(ecdysteroid):20-羟基蜕皮素、5,20-二羟基蜕皮素、20-羟基-24-亚甲基蜕皮素[1]。

地肤子中三萜和皂苷成分有：齐墩果酸28-O-β-D-吡喃葡萄糖酯苷、齐墩果酸3-O-β-D-吡喃葡萄糖醛酸甲酯苷、豆甾醇3-O-β-D-吡喃葡萄糖苷、齐墩果酸3-O-β-D-吡喃木糖(1→3)β-D-吡喃葡萄糖醛酸苷、3-O-β-D-吡喃木糖(1→3)β-D-吡喃葡萄糖醛酸-齐墩果酸-28-O-β-D-吡喃葡萄糖酯苷、齐墩果酸3-O-[β-D-吡喃葡萄糖(1→2)β-D-吡喃木糖(1→3)]-β-D-吡喃葡萄糖醛酸苷、齐墩果酸3-O-β-D-吡喃木糖(1→3)β-D-吡喃葡萄糖醛酸甲酯苷、齐墩果酸[2]。其中地肤子皂苷Ic(mornordin Ic)含量为0.82%~2.21%[3]。

【药理作用】

1. 免疫抑制及抗变态反应 灌服地肤子醇提物100~500 mg/kg及总皂苷50~200 mg/kg，每日1次，连续6 d，可抑制小鼠腹腔巨噬细胞的吞噬作用，还可抑制迟发超敏反应。而相同用药剂量，连续用药5d，对二甲苯所致小鼠耳壳肿胀无明显影响[4]。甲醇提取物灌胃100、500 mg/kg，每日1次，连续3d，可明显对抗48h小鼠异种及大鼠同种速发型变态反应所致色素漏出并且有明确的抗组织胺作用。体外实验，地肤子70%乙醇提取物浓度为50~500 μg/mL对5-HT所诱导的离体豚鼠回肠收缩有明显的抑制作用[5]。地肤子皂苷21、32、46、100、150 mg/kg灌胃，可明显对抗皮下注射4-氨基吡啶所致小鼠过敏性瘙痒，150 mg/kg剂量几近完全抑制变态反应[6]。

2. 抑菌及抗滴虫 地肤子提取物脂溶性部分对铁锈色小芽孢癣菌、石膏样小芽孢癣菌、石膏样毛癣菌、红色毛癣菌有抑制作用；其皂苷部分对铁锈色小芽孢癣菌、石膏样小芽孢癣菌、许兰黄癣菌、石膏样毛癣菌、红色毛癣菌有抑制作用；其黄酮Ⅱ对铁锈色小芽孢癣菌、红色毛癣菌及吁拏状表皮癣菌有抑制作用；其黄酮Ⅲ对铁锈色小芽孢癣菌、石膏样小芽孢癣菌及红色毛癣菌有抑制作用[7]。地肤子乙醚提取物对抗串珠镰孢菌效果最好，MIC为2.5 mg/mL[8]。

3. 地肤子 超临界二氧化碳萃取物A和B在体外试验对阴道滴虫活性有抑制作用，对10种不同来源的阴道滴虫的最低有效浓度为320~1 280 μg/mL[9]。

4. 调节血糖 地肤子总皂苷灌胃给药50、100、200 mg/kg，每日1次，连续5 d，对正常小鼠血糖水平无明显影响。剂量为100和200 mg/kg时，对静脉注射四氧嘧啶所致小鼠的血糖升高有明显的降低作用。剂量为50、100、200 mg/kg时，对灌服葡萄糖所致小鼠的血糖升高有降低作用，但对腹腔注射葡萄糖所致血糖升高则无降低作用，其作用机制认为可能与地肤子总皂苷能够抑制葡萄糖在胃肠中转运与吸收有关[10]。

5. 抑制胃蠕动 地肤子醇提物100、300 mg/kg显著抑制小鼠胃排空；地肤子的正丁醇和乙酸乙酯部位50 mg/kg抑制小鼠胃排空，而石油醚相50 mg/kg则促进胃排空。其作用与中枢神经系统、儿茶酚胺、前列腺素及胆碱能神经系统有关[11]。

6. 毒性 地肤子水煎剂静脉注射LD_{50}为7.15±0.03 g/kg。以地肤子为饲料喂养豚鼠15 d，而后腹腔注射氯仿诱发肝损伤，使血清山梨醇脱氢酶活性升高。72 h后以普通饲料喂养的动物血清酶活性恢复正常，而以地肤子为饲料饲养的动物则不能恢复正常[11]。曾报道一例患者用地肤子12 g，出现过敏反应[12]。

【临床应用】

1. 急性肾炎 地肤子汤治疗急性肾炎58例，总有效率为89.7%[13]。

2. 泌尿系结石 地肤子汤治疗尿道、膀胱、输尿管、肾盂等泌尿系结石20例有效，其中16例痊愈[14]。

3. 荨麻疹 复方地肤子煎剂(地肤子、蛇床子、白鲜皮、苦参等)涂擦患处，每日2~4次，4~7 d为一疗程。治疗荨麻疹67例，治愈48例，有效18例，无效1例，总有效率98.5%[15]。

4. 急性乳腺炎 按摩肩井穴同时服用地肤子汤，治疗急性乳腺炎45例，每日1剂，3~5 d。40例经上述治疗痊愈，余5例加用青霉素静滴治愈[16]。

5. 慢性乙型肝炎 地肤子丸(地肤子和甘草粉末后炼蜜丸，重9 g)口服，1丸/次，每日3次，3个月为一疗程，治慢性乙型肝炎86例。治疗结果：血清谷丙转氨酶(ALT)复常率为96.4%，胆红质(TbiL)复常率为89.5%，乙型肝炎病毒表面抗原(HBsAg)阴转率为23.3%，乙型肝炎病毒e抗原（HBeAg）阴转率为70.3%，HBV-DNA阴转率为71.1%，总有效率为94.2%，治愈率为23.3%[17]。

6. 皮肤病 地肤子汤治疗治疗顽固性皮肤瘙痒症、药物性皮炎、湿疹各一例有效[18]。

（胡人杰　王士贤）

参考文献

[1]文晔，等. 地肤子化学成分的研究. 中草药，1993，24(1)：5

[2]汪豪，等. 中药地肤子的三萜和皂苷成分研究. 中国天然药物，2003，1(3)：134

[3]夏玉凤，等. 高效液相色谱法测定地肤子中地肤子皂苷Ic的含量. 中国药科大学学报，2002，33(3)：216

[4]戴岳，等. 地肤子对单核巨噬系统及迟发型超敏反应的抑制作用. 中国药科大学学报，1994，25(1)：44

[5]戴岳,等.地肤子70%醇提物抑制速发型及迟发型变态反应.中国现代应用药学,2001,18(1):8

[6]刘建萍,等.地肤子皂苷抗变态反应作用及其量效关系的研究.江苏农业科学,2007,5:177

[7]王玉洁,等.地肤子与藜的药效及毒性比较.现代应用药学,1995,12(4):10

[8]刘翠青,等.中药地肤子乙醚提取物抗角膜真菌作用研究.中华实用中西医杂志,2005,18(5):658

[9]林秀仙,等.地肤子超临界CO2萃取物抗阴道滴虫药效学研究.中药材,2005,28(1):44

[10]戴岳,等.地肤子总甙降糖作用的研究.中国野生植物资源,2002,21(5):36

[11]夏玉凤,等.地肤子对小鼠胃排空的抑制作用.中国天然药物,2003,1(4):233

[12]杨明亮.地肤子过敏一例.江西中医药,1988,(5):59

[13]王书元.地肤大黄汤治疗急性肾炎58例疗效观察.河北中医,1990,12(1):10

[14]林节藩.地肤子汤加减治疗尿石20例.福建中医药,1986,17(3):46

[15]朱聿萍,等.复方地肤子煎剂涂擦治疗荨麻疹67例.陕西中医,2005,26(11):1213

[16]于忠芳,等.按摩肩井穴同时服用地肤子汤治疗急性乳腺炎45例疗效观察.宁夏医学杂志,2003,25(3):159

[17]朱勤厚.地肤子治疗慢性乙型肝炎86例.陕西中医,1999,20(9):400

[18]涂永殿.地肤子汤治疗皮肤病取隅.湖北中医杂志,1986,(5):80

芒硝 Natrii Sulfas mang xiao

本品为硫酸盐类矿物芒硝族芒硝,经加工精制而成的结晶体。主含含水硫酸钠($Na_2SO_4 \cdot 10H_2O$)。味咸、苦,性寒。泻下通便,润燥软坚,清火消肿。用于实热积滞、腹满胀痛、大便燥结、肠痈肿痛;外治乳痈、痔疮肿痛。

【化学成分】

主要成分为硫酸钠($Na_2SO_4 \cdot 10H_2O$),约占96%~98%,尚含少量硫酸镁、硫酸钙、氯化钠、氯化镁。

【药理作用】

1. 抗炎 10%~25%硫酸钠溶液,外敷创面,可以加快淋巴循环,尚能增强网状内皮细胞吞噬功能,随着皮肤发红,产生软坚散结、消肿止痛作用。

2. 泻下 芒硝中的主要成分硫酸钠,口服后在肠中不易被吸收,形成高渗盐溶液状态,使肠道保持大量水分,引起机械性刺激,促使肠蠕动而致泻,服药后需大量饮水[1]。

3. 利尿 4.3%无菌硫酸钠溶液静脉滴注,有利尿作用。芒硝能"涤三焦肠胃湿热,推陈致新",有直接的利尿作用,又能通过其泻下软结散结祛除机体有形实邪而起到间接利尿作用[2]。

【临床应用】

1. 儿中毒性肠麻痹 芒硝100~200 g,外敷于中下腹部,约0.5~1h后撤去,持续外敷时间依腹胀消退情况而定。共治疗285例,4h内痊愈118例,好转158例,无效9例(抢救无效死亡者),总有效率96.8%[3]。

2. 枢性高热 58例中枢性高热患者,用10%芒硝冰袋降温,与对照组清水冰袋相比,患者体温下降的幅度有显著性差异[4]。

3. 脉炎 芒硝膏(芒硝、大黄、姜黄、虎杖)外敷于静脉炎局部,每日2次,3d为一疗程,治疗药物性静脉炎80例。治愈71例,显效8例,无效1例,总有效率98.75%[5]。

4. 部切口脂肪液化 将单味芒硝覆盖在57例患者切口渗液处,每次换药须挤压切口1~2次。结果,伤口愈合时间1~6 d,无1例用2次消创缝合手术[6]。妇科肿瘤切除术88例患者切口脂肪液化用大黄、芒硝外敷治疗,对良性肿瘤切口的有效率为100%,恶性肿瘤手术切口的有效率为88%,总有效率94%,疗效肯定[7]。

5. 术切口不愈 经阴道分娩行会阴侧切术患者150例,切口外敷大黄、芒硝,甲级愈合率100%[8]。应用大黄、芒硝治疗腹部手术切口愈合不良100例,有效率96.15%,7 d内愈合者占78%[9]。

6. 肠道清洁 用于大肠、直肠做纤维肠镜、直肠镜、X线检查以及肛肠病手术前的肠道清洁。于检查或手术前一天下午,取芒硝20 g,温开水500 mL冲化顿服。年老体弱者先服一半,间隔3~4h无腹泻反应者,再服另一半。口服芒硝用于纤维结肠镜检查前清洁结肠，用其胶囊（每粒含芒硝粉1 g），空腹服24粒，年老、体弱或腹泻次数较多者减少3~5粒，大便秘结者增服3~5粒，多饮水。服药至镜检间隔时间以不少于6h为宜。共治疗662例，总有效清洁率为96.6%。亦可用于中下消化道及输尿管、肾盂造影前的肠道准备[1]。加速造影剂排空，芒硝15 g，大黄10 g，儿童减半，倒入开水200 mL，浸泡10min，在服钡剂30min后服，保持肠道内一定的渗透压、刺激肠蠕动，加快钡剂的排空，减少钡剂中水分的吸收，共用110例[1]。

7. 硬化腹水 42例肝硬化腹水患者在常规治疗基础上，给予芒硝外敷脐周腹部治疗，每日2次，疗程1个月。总有效率88.10%，降低患者血浆内毒素水平，改善肝功能[10]。还有临床报道，用芒硝外敷治疗肝硬化腹水25例，总有效率达到92%，可促进腹水消退[11]。

8. 小儿肺炎 在常规治疗基础上，将敷胸散（大黄、芒硝、大蒜）敷在湿啰音密集的体表部位，每天1次，7d评价疗效。结果：50例患者中治愈10例，显效37例，有效3例，总有效率100%[12]。

9. 老年性便秘 以萝卜芒硝汤（萝卜、芒硝、白芍、枳实、炙甘草等）为基础方加减，治疗老年性便秘198例，痊愈178例（90%），好转16例（8%），4例无效（2%），总有效率98%[13]。

10. 重症胰腺炎 58例重症急性胰腺炎采用一般治疗及手术外，加用丹参针、大黄汤及芒硝外敷，治疗结果显示中西医结合治疗能降低手术率，并发症及死亡率，并使治愈时间缩短[14]。将芒硝50 g碾末持续外敷胰腺体表投影区和（或）局部炎症包块处，每日1次，直至腹痛、腹胀症状缓解消失。共治疗48例。全部治愈，平均治愈天数为12 d，无1例并发腹腔炎性块和假性囊肿[15]。另，将芒硝粉末均匀铺于患者左上腹部（胰腺区），12 h更换1次，疗程为1周。治疗33例重症胰腺炎患者，临床症状改善明显[16]。

11. 蜂窝织炎 将冰片芒硝均匀置于敷料上，贴于患处，隔日换药1次，治疗60例蜂窝织炎。结果：治愈38例（63%），显效10例（17%），有效8例（13%），无效4例（7%），总有效率93%，疗程平均7 d[17]。

12. 异位妊娠 甲氨蝶呤单次肌注50 mg/m²后24 h，用芒硝120 g，大黄30 g碾碎装入12 cm×12 cm布袋内，置于患侧下腹部，治疗未破裂型或流产型异位妊娠20例，治愈率达90%[18]。

13. 乳腺增生 乳腺增生患者50例，在口服逍遥散基础上外敷芒硝，每晚1次，20 d为一疗程。痊愈46例，显效2例，无效2例，总有效率96%[19]。

14. 阑尾脓肿 在西医抗生素治疗的同时，将芒硝平铺外敷于右下腹麦氏点或包块处，并口服大黄牡丹皮汤，治疗41例阑尾脓肿患者。治愈39例，未愈2例，脓肿消退时间平均12.8d[20]。

15. 肾衰竭 ①慢性肾衰竭：芒硝50 g，加开水100 mL，灌肠后保留30~60 min排便，每12h 1次。葡萄糖20 g，加开水100 mL，保留灌肠。每12 h 1次，与芒硝交替应用，10~14 d为一疗程，共治疗11例，使恶心、呕吐、四肢麻木、肌肉颤动症状消失，精神好转。并能降低血尿素氮和肌酐水平[21]。芒硝25 g、生大黄50 g为一剂，将二药放入容器内加沸开水600~700 mL，浸泡15~20 min后可一次或多次于1 h内服下，服后再加开水按时继续服用。每天一剂，特殊情况下可酌情增量，直至患者多次排出大量稀水样便为止，约需服药1~2 d。有尿至尿量明显增多至每日700~1500 mL左右。②流行性出血热肾衰竭：芒硝40 g（冲），生大黄100 g，水煎，每日一剂，分3次口服，危重者可改为每日2剂，连用3~5 d为一疗程，必要时重复1个疗程，若呕吐频繁不能进药可鼻饲，或行保留灌肠（每次150 mL，每日2~3次），呕吐减轻后改口服，共治疗101例，显效率为88.9%[22]。

16. 水肿 ①产后会阴水肿：芒硝160 g，大黄40 g，研成细末，取30~40 g药物用无菌纱布包好敷于患处，用丁字带固定。外敷2~4 h，每日2次，在产后24 h后开始使用。②阴茎包皮水肿：湿热下注，包皮水肿疼痛。用芒硝100 g，食盐30 g，明矾20 g，冷开水500 mL冲化，将阴茎浸泡于溶液中。每日3次，每次30 min。有清热燥湿，消肿止痛之功[23]。

17. 五官病 ①目赤肿痛：肝火上眼，眼睑红肿灼痛，舌红苔黄，取芒硝、食盐各30 g，冷开水冲化。用此溶液点眼并用纱布浸液湿敷，每日3~4次，每次20~30 min。可清火解毒，消肿止痛。②喉肿：肺热上蒸，咽喉肿大疼痛，影响吞咽。用芒硝20 g冷开水冲化，漱喉含服，能泻火通便，引热下行，利咽消肿。③牙痛：胃热熏灼，芒硝50 g，明矾5 g，200 mL水冲化含漱。便秘者，另用芒硝20 g冲服。胃火可清，牙痛即止。④口疮：胃火上冲，口角生疮，糜烂疼痛，张口困难。用芒硝50 g、食盐10 g，用100 mL水冲化，频繁涂搽患处，可泻热敛疮。⑤耳廓炎症：染发药液致耳背过敏，疹点色红，溃疡渗液，取芒硝30 g、食盐30 g、明矾20 g，冷开水500 mL冲化，纱布浸液湿敷患处，干则更换，有药到疹除之效。也可用芒硝外敷治耳廓浆液性软骨炎，及用芒硝大黄外敷并石膏固定治疗耳廓假性囊肿[24,25]。

18. 冻疮 冻疮者62例：局部出现红斑、水肿但未感染者43例；形成水泡、渗液、化脓感染者19例。感染组：黄柏60 g，芒硝30 g；非感染组：黄柏30 g，芒硝60 g。研末，凉开水调成糊状，适量，每日敷药1次。结果：敷药后均无不适，胀痛、灼痒明显减轻，感染组3~6d愈合，非感染组2~4d愈合[26]。

（杨耀芳 许士凯）

参考文献

[1]王本祥.现代中药药理学.天津：天津科学技术出版社，1997：379

[2]华海清.芒硝利小便作用考辨.南京中医药大学学报，1996，12(6)：57

[3]邓永连.芒硝敷治小儿中毒性肠麻痹285例.江苏中医，1997，18(10)：20

[4]李艳玲.芒硝冰袋用于中枢性高热物理降温的临床研究.护理学杂志，2008，23(17)：6

[5]包美丽.芒硝膏外敷治疗药物性静脉炎80例.浙江中医杂志，2009，44(4)：242

[6]陈伟红.芒硝治疗妇产科手术腹部切口脂肪液化57例临床分析.中国中医药科技，2010，17(1)：62

[7]胡春艳.大黄、芒硝外敷治疗妇科切口脂肪液化88例临床观察.海南医学院学报，2006，12(5)：429

[8]周军，等.芒硝与大黄外敷促进会阴侧切口愈合150例临床护理.齐鲁护理杂志，2009，15(18)：65

[9]茅惠群.应用大黄、芒硝治疗腹部手术切口愈合不良100例疗效分析.中国医疗前沿，2009，4(21)：53

[10]朱小区，等.芒硝敷脐治疗肝硬化腹水42例临床观察.海峡药学，2009，21(3)：142

[11]白联缔，等.芒硝外敷治疗肝硬化腹水25例临床护理.齐鲁护理杂志，2009，15(23)：58

[12]修婵，等.大黄、芒硝外敷佐治小儿肺炎50例疗效观察.中医儿科杂志，2009，5(4)：13

[13]熊竹林.萝卜芒硝汤加味治疗老年性便秘198例.内蒙古中医药，2007，26(4)：5

[14]王敏，等.中西医结合治疗重症急性胰腺炎疗效分析.中国中西医结合外科杂志，2000，6(3)：151

[15]黄修海，等.冰片加芒硝外敷佐治急性重症胰腺炎24例.中国中西医结合杂志，2001，21(5)：391

[16]姚建平.芒硝在重症急性胰腺炎综合治疗中缓解症状的疗效观察.浙江实用医学，2009，14(1)：19

[17]王洁伟.冰片芒硝治疗蜂窝织炎60例.中国民间疗法，2006，14(12)：14

[18]钱佐梅，等.中西医结合治疗异位妊娠20例.江苏中医，1999，20(7)：27

[19]叶晓云.芒硝外敷配合逍遥散加减治疗乳腺增生病50例.河北中医，2009，31(7)：1075

[20]侯秀华，等.芒硝内服外用结合西医疗法治疗阑尾脓肿41例.社区中医药，2010，12(5)：106

[21]彭晶玮，等.中药芒硝在各科的临床新用.中医药信息，1995，12(6)：17

[22]胡乃珂，等.重用大黄芒硝治疗流行性出血热急性肾功能衰竭临床观察.中西医结合实用临床急救，1995，2(1)：17

[23]刘泽利，等.大黄芒硝研粉外敷治疗产后会阴水肿和切口肿痛硬结.安徽中医临床杂志，1997，9(4)：225

[24]宋小花.芒硝外敷治耳廓液性软骨膜炎.新中医，1997，29(1)：53

[25]赵俊艳.芒硝大黄外敷并石膏固定治疗耳廓假性囊肿.中国民间疗法，1999，7(3)：24

[26]苏军，等.黄柏配芒硝治疗冻疮62例.武警医学，2002，13(10)：635

亚乎奴(锡生藤)

Cissampelotis Herba

ya hu nu

本品为防己科植物锡生藤*Cissampelos pareira* L. var. *hirsuta*(Buch ex DC)Forman的干燥全株。为傣族习用药材。味甘、苦，性温。有消肿止痛，止血，生肌等功能。主治外伤肿痛、创伤出血等。

【化学成分】

有效成分为生物碱，其含量约0.1%；其中主要为锡生藤碱（海牙亭、亚乎奴碱，Hayatine，dl-箭毒碱，dl-curine）[1,2]。锡生藤尚含D-槲皮醇(D-quercitol)[3]，挥发油0.2%、脂肪油3.4%、有机酸、甾醇、糖醇、皂苷、和糖类等[4]。

【药理作用】

1. 肌肉松弛 锡生藤碱Ⅱ(碱Ⅱ)可麻痹兔及猴的所有横纹肌，家兔静脉注射平均垂头剂量为0.137 9 mg/kg，作用强度与氧化筒箭毒碱相似，但持续时间较短。静脉注射，膈肌麻痹量为0.317 mg/kg，为垂头量的2.3倍。在恒河猴，碱Ⅱ静脉注射的膈肌麻痹量为0.325 mg/kg，在乙醚麻醉下碱Ⅱ的膈肌麻痹量为0.194 mg/kg，表明锡生藤碱Ⅱ与乙醚有明显协同作用。此外碱Ⅱ重复使用有一定蓄积作用。锡生藤碱甲0.1~0.15 mg/kg静脉注射约1 min家兔出现垂头，四肢松弛、倒伏及呼吸减慢等现象，4~5 min肌张力逐渐恢复，其效力与箭毒碱相似。小鼠攀网试验，腹腔注射的ED_{50}为0.161 mg/kg，其效价为箭毒的1.5倍[4]。

2. 影响心血管 锡生藤叶、茎的水煎剂及乙醇沉淀后的煎剂使狗血压下降，兴奋离体兔心，后者对大鼠后肢血管有收缩作用[6]。锡生藤碱Ⅱ 5×10^{-4}浓度对离体蛙心收缩有增强作用[4]。

3. 释放组胺 锡生藤碱碘甲烷季铵盐2.5 mg/kg静脉注射，使猫血压显著下降，抗组胺药可拮抗此作用[7]。1:1000锡生藤碱甲能使每克大鼠膈肌平均释放3.8 mg组胺[4]。

4. 抗癌 锡生藤碱及锡生藤新碱，体外试验对人体鼻咽癌细胞有明显抑制作用[4]。锡生藤新碱及其他四种双苄基异喹琳生物碱对人体鼻咽癌组织培养细胞(KB)均有明显的抑制作用[8]。锡生藤新碱对人体鼻咽癌细胞的细胞毒活性的ED_{50}为1.1~3.8 μg/mL。锡生藤叶所含轮环藤碱对HeLa人体癌(HE)细胞也有细胞毒活性，其ED_{50}为12 μg/mL。此外生物碱norruffscine[9]和pareitropones[10]具有细胞毒活性，pareirubrines A和B[11,12]具有抗白血病作用。

5. 其他 锡生藤叶、茎的水煎剂及乙醇沉淀后的煎剂对豚鼠回肠有兴奋作用，对大鼠子宫有抑制作用。碘甲烷海牙亭低剂量0.2~0.4 mg/kg不影响神经节的冲动传递[6]。锡生藤碱Ⅱ在5×10^{-4}浓度时对离体豚鼠回肠也有兴奋作用[6]。

6. 药代动力学 碘甲烷海牙亭静脉注射后2 min血中浓度最高，15 min消失，注射后3 h内尿中排出4%~8%[13]。

7. 毒性 小鼠腹腔注射锡生藤碱甲的LD_{50}为0.445 7 mg/kg，其肌松作用的治疗指数为2.77，而d-筒箭毒为1.7。对兔和猴的呼吸麻痹量分别为0.317和0.325 mg/kg，其呼吸麻痹作用是可逆的[6]；给家兔注射锡生藤碱Ⅱ至死或每日一个垂头量，连续3 d，心、肝、肺、肾的组织学检查均无异常。给恒河猴注射锡生藤碱Ⅱ 1~2个呼吸麻痹量或给正常成人静脉注射13.5 mg，对心律、脉搏、血压、心电图、肝、肾及血细胞均未见异常[5]。

【临床应用】

1. 肌肉松弛 锡生藤碱Ⅱ与中药麻醉剂、乙醚麻醉等联合用于各种手术120例，均可达到肌松和辅助麻醉的目的。首剂0.2~0.3 mg/kg，显效快，肌松维持15~30 min，1次静脉注射量不超过0.2 mg/kg，未见明显呼吸抑制，但与乙醚有协同作用，40~60 min内重复使用有蓄积作用[5]。傣肌松静脉注射0.2 mg/kg，间隔20~30 min可重复使用，用量为首剂的2/3或1/2。本品在浅麻醉下可使肌肉松弛，从而避免深麻醉，减少麻醉药用量，在胸外科、腹外科、泌尿科、妇产科及骨科手术中均可应用，静脉注射45s~1 min发挥作用，持续约20 min，半小时内重复给药有蓄积作用[4]。

2. 其他 鲜品捣敷或干粉撒敷患处治疗跌打损伤，创伤出血[10]，国外民间根用于消化不良、下痢、腹泻、乳肿等，叶外用于皮炎、皮肤溃疡及脓疮等[3]。根又作为结石症的利尿药和通经药[14]。

(李秋明 郭忠奎 王大鹏)

参考文献

[1]林启寿.中草药成分化学.北京：科学出版社，1977：747

[2]陈绮纯，等.亚乎奴碱(Ⅱ)提取分离工艺的研究.中国药学杂志，1989，24(3)：164

[3]Chowdhury A R.Chemical investigations on Cissampelos pareira. *Sci Cult*, 1972, 38 (87)：358

[4]《全国中草药汇编》编写组.全国中草药汇编(下册).北京：人民卫生出版社，1978：593

[5]中国人民解放军昆明军区总医院，等.锡生藤碱Ⅱ的药理实验及临床观察.中草药通讯，1974，(1)：27

[6]王浴生.中药药理与应用.北京：人民卫生出版社，1983：1197

[7]国家医药管理局中草药情报中心站.植物药有效成分手册.北京：人民卫生出版社，1986：219，284，287，289

[8]刘寿山.中药研究文献摘要(1962-1974).北京：科学出版社，1979：802

[9]Morita H，et al.Azafluoranthene alkaloids from Cissampelos pareira. *Chem Pharm Bull*, 1993, 41(7)：1307

[10]Morita H，et al.A novel condensed tropone-isoquinoline alkaloid，pareitropine，from Cissampelos pareira. *Bioorg Med Chem Lett*, 1995, 5(6)：597

[11]Morita H，et al.A novel antileukemic tropoloisoquinoline alkaloid，pareirubrine，from Cissampelos pareira. *Chem Lett*, 1993, 22(2)：339

[12]Morita H，et al.Structures and solid state tautomeric forms of two novel antileukemic tropoloisoquinoline alkaloids，pareirubrines A and B，from Cissampelos pareira. *Chem Pharm Bull*, 1993, 41 (8)：1418

[13]江苏新医学院.中药大辞典(下册).上海：上海人民出版社，1977：2495

[14]王长岱，等.锡生藤的生药形态及组织学研究.陕西新医药，1974，5(2)：40

亚麻子 Lini Semen
ya ma zi

本品为亚麻科植物亚麻*Linum usitatissimum* L.的干燥成熟种子，又名胡麻子。味甘，性平。具有润燥通便，养血祛风功能。用于肠燥便秘、皮肤干燥、瘙痒、脱发。

【化学成分】

1. 脂肪酸 α-亚麻酸、亚油酸、油酸、棕榈酸和硬脂酸、软脂酸、二十二烷酸[1]、α-亚麻酸甲酯、十八碳酸[2]。

2. 亚麻苦苷(linamarin)、亚麻素(linustatin)、α-乙基-D-吡喃半乳糖苷[2]、(+)-松脂素、(+)-丁香树脂酚、Dihydrocubebin[3]、腺嘌呤核苷(adenosine)、4-β-D-葡萄糖基-香豆酸乙酯 (4-β-D-glucopyranosylcoumaric acid ethylester)[4]、裂环异落叶松脂素双糖苷(secoisolariciresinol diglucoside)、草棉黄素-3,8-O-双葡萄糖苷(her-bacetin-3,8-O-diglucoside)、胡萝卜苷(daucosterol)、β-谷甾醇[2]。

【药理作用】

1. 升高二十二碳六烯酸 添加亚麻子的饲料(普通饲料:亚麻子= 9:1)喂养蛋鸡10周后，鸡蛋黄中α-亚麻酸(ALA)和二十二碳六烯酸(DHA)的含量呈明显上升趋势，并发现蛋鸡的肝脏、脑中DHA含量也相应增加[5]。

2. 影响肝功能 在饲料中加入0、3.0%、6.0%三种含量的亚麻子油喂养新西兰雄兔3个月。摄入3.0%亚麻子油饲料时，兔血糖、ALT等指标的影响较轻，肝脏未见明显的病理性损伤;6.0%亚麻子油饲料使兔血糖、ALT、AST明显增高，且肝细胞浊肿、坏死、炎细胞浸润发生率均很高。过量摄入亚麻子油对兔肝脏有损伤[6]。

3. 抗血栓 超临界CO_2提取亚麻子油，按照适当比例，混入饲料中喂饲雄性新西兰种白兔90 d，能明显降低血浆TXA_2和6-Keto-$PGF_{1\alpha}$。维持血浆TXA_2/PGI_2平衡[7]。

【临床应用】

1. 高脂血症 胡麻子油胶丸，服用12个月，甘油三酯和总胆固醇明显降低，HDL轻度升高，LDL无明显变化[8]。

2. 狼疮性肾炎 先后相继给予患者亚麻子每天15、30、45 g，每种剂量连用4周，随后停药5周为药物清除期。狼疮性肾炎患者能很好耐受亚麻子每天30g的剂量，对肾功能以及炎症和动脉粥样硬化有明显的改善作用[9]。

(张莲珠 周秋丽)

参考文献

[1]王映强，等. 亚麻子油中脂肪酸组成分析. 药物分析杂志，1998，18(3)：176

[2]司秉坤，等. 亚麻子化学成分的研究. 中草药，2008，39(12)：1793

[3]张赛群，等. 亚麻子脂溶性部位的化学成分研究. 数理医药学杂志，2007，20(4)：545

[4]刘志国，等. 脱脂亚麻子的化学成分. 沈阳药科大学学报，2009，26(3)：198

[5]王晖，等. 亚麻子对鸡蛋黄及鸡体内DHA含量的影响. 首都医科大学学报，2003，24(1)：27

[6]张玲，等. 亚麻子油对兔肝功能的影响. 解放军预防医学杂志，2002，20(5)：328

[7]高丽杰，等. 亚麻子油对血栓素A2、前列腺环素影响的实验研究. 中国中医基础医学杂志，2002，8(3)：38

[8]李勇，等. 胡麻子来源的ω-3多价不饱和脂肪酸对高脂血症患者降脂作用的初步研究. 中国临床营养杂志，1997，5(1)：17

[9]Clark WF，等. 亚麻子：对狼疮性肾炎的潜在性治疗作用. Kidney int.，1995，48(2)：475

西河柳 Tamaricis Cacumen xi he liu

本品为柽柳科植物柽柳*Tamarix chinensis* Lour的干燥细嫩枝叶。又名山川柳。味甘、辛,性平。有解表透疹,祛风除湿等功能。用于治疗麻疹不透、风湿痹痛等。

【化学成分】

1. 黄酮类 5-羟基-7,4′-二甲氧基黄酮、槲皮素(quercetin)、3′,4′-二甲基槲皮素、3′,4′-二甲氧基槲皮素、槲皮素-3′-甲醚、槲皮素-3′,4′-二甲醚、山柰酚(kaempferol)、4′-甲氧基山柰酚、7,4′-二甲氧基山柰酚、山柰酚-4′-甲醚、山柰酚-7-甲醚、山柰酚-7,4′-二甲醚等[1-5]。

2. 萜类 柽柳酮 (tamarixone)、柽柳醇(tamarixol)[1]、白桦脂醇(betulin)、白桦脂酸(betulinic acid)、羽扇豆醇(lupeol)、24-亚甲基环阿尔廷醇(24-methylene-cycoartanol)、杨梅二醇(myricadiol)、异杨梅二醇(iso myricadiol)、异油桐醇酸(isoaleuritolic acid)、异油桐醇酸3-p-羟基肉桂酸酯(isoaleuritolic acid 3-p-hydroxycinnamate)、2α-羟基齐墩果酸 (maslinic acid)和植醇(phytol)等[6]。

3. 甾体类 β-谷甾醇(β-sitosterol)、豆甾-4-烯-3,6-二酮(stigmast-4-ene-3,6-dione)、麦角甾-4,24(28)-二烯-3-酮[ergosta-4,24(28)-diene-3-one]、豆甾烷-3,6-二酮(stigmast-4-ene-3,6-dione)、豆甾-4-烯-3-酮(sitosterone)、胆甾醇(cholesterol)等[5]。

4. 挥发油 从柽柳挥发油鉴定了63种化合物,其中主要有十六酸(22.22%)、十二酸(8.26%)、十四酸(5.43%)、9,12-十八酸二烯酸(3.86%)等[7]。产于山东黄河三角洲滨海湿地的柽柳,挥发油产率0.112%,鉴定了26种成分,含量较高的有十六酸甲脂(hexadecanoicacidmethylester)29.20%、十八碳二烯酸(11,14-octadecadienoic acid methyl ester)22.88%、9-十八碳烯酸甲脂(9-octadecenoic acid methyl ester)12.31%和β-维生素E(β-tocopherol)7.65%[8]。

5. 其他 柽柳酚 (tamarixinol)、胡萝卜苷、2-羟基-4-甲氧基肉桂酸、没食子酸(gallic acid)、并没食子酸(ellagic acid)及树脂等[1-5]。共检出27个无机元素,含量较高的有秋老虎钾、钠、钙、镁、磷等[8]。

【药理作用】

1. 解热、镇痛 西河柳煎剂7.5 g/kg灌胃,对静脉注射1.0 mL/kg伤寒菌苗发热的家兔有显著解热作用[9],给人工发热的家兔皮下注射西河柳浸膏溶液12 g/kg,也显示一定解热作用[10]。西河柳煎剂按50、25和12.5 g/kg灌胃给药,小鼠热板法测定,仅在高剂量组能显著提高痛阈,有明显镇痛作用,而在中、低剂量组未见明显作用[9]。

2. 抗炎 西河柳煎剂50 g/kg及25 g/kg灌胃,每日2次,连续7次,均能明显对抗二甲苯所致小鼠耳廓毛细血管通透性增高,表明有抗炎作用,而12.5 g/kg剂量组作用不明显。有报道西河柳成分槲皮素-3′,4′-二甲醚是其抗炎活性成分之一[11]。

3. 抗组胺 对正常豚鼠离体气管,以$1×10^{-5}$ g组胺致痉,5min后加入$1×10^{-4}$g西河柳,显示强大而持久的抗组胺作用,5min内的对抗强度超过100%[12]。

4. 保肝 给四氯化碳诱发急性肝炎的小鼠灌胃西河柳的70%乙醇提取物,能抑制谷丙转氨酶和谷草转氨酶的升高,并能减轻肝组织的损害[9]。

5. 抗肿瘤 西河柳成分豆甾-4-烯-3,6-二酮、麦角甾-4,24(28)-二烯-3-酮、豆甾烷-3,6-二酮和豆甾-4-烯-3-酮,体外抗肿瘤实验,在50 mg/L下,对人肺癌细胞A549有较强的细胞毒活性[5];白桦脂醇、白桦脂酸、羽扇豆醇、24-亚甲基环阿尔廷醇、异油桐醇酸3-p-羟基肉桂酸酯和2α-羟基齐墩果酸在50 μg/mL下,对人肺癌细胞A549有较强的细胞毒活性;脂醇在50 μg/mL下,对人肝癌细胞株BEL7402有较强的细胞毒活性[6]。

6. 毒性 以0.5mL/10g最大容许量灌胃,给药7d内,小鼠无死亡,外观无异常。柽柳煎剂小鼠腹腔注射的LD_{50}为21.6±1.045 g/kg。给2只豚鼠腹腔注射西河柳煎剂1 g/kg,观察48 h未发现异常;给另2只豚鼠腹腔注射5 g/kg,4 h内死亡[10]。

【临床应用】

1. 慢性气管炎 以西河柳煎剂、冲剂、丸剂或注射液治疗1502例,口服或肌肉注射,每10 d为一疗程,经1~10个疗程治疗,近期控制188例,显效516例,好转

608例,总有效率为87.35%[10]。

2. 类风湿性关节炎 以柽柳功劳汤(柽柳、功劳叶、虎杖根、签等)治疗50例,显效28例,有效19例,无效3例,总有效率94%[13]。以西河柳复方(西河柳、生苡仁、赤芍、丹皮等)治愈早期类风湿性关节炎1例[14]。

3. 肾炎 西河柳每日30 g,水煎分2次服,15 d为一疗程,治疗急性肾炎迁延型及慢性肾炎10例,经2~4个疗程,显效8例,有效2例,除2例复发外,其余疗效较好[15]。

【附注】

1. 柽柳花 新疆阿拉尔的柽柳,从其柽柳花乙醇提取物中鉴定了48种成分,其中含量较高的有邻苯二甲酸二(2-甲氧基丙基)酯24.94%、邻苯二甲酸二丁酯15.65%、5-羟甲基-2-呋喃甲醛8.63%和十六碳酸6.65%等[16]。用柽柳花治疗小儿寻常疣122例,每2~3 d 1次,轻者1次,重者3次,全部治愈[17]。

2. 西河柳的其他原植物有华北柽柳(桧柽柳) *T.. juniperina* Bge和多枝柽柳*T.ramosissima* Ledeb[10,18]。

3. 多枝柽柳

(1)成分 从新疆和田地区产多枝柽柳嫩枝分离鉴定了12个化合物,包括黄酮类8个,三萜类2个,苯丙素类1个和逆没食子酸类1个,分别为aleuritolic acid(*D*-friedoolean-14-en-3-ol-28-oic acid)、aleuritolonic acid(*D*-friedoolean-14-en-3-one-28-oic acid)、鼠李柠檬素(rhamnocitrin)、逆没食子酸3,3-二甲醚(ellagic acid-3,3′-dimethyl ether)、鼠李素(rhamnetin)、山柰酚(kaempferol)、异阿魏酸(isoferulic acid)、香橙素(aromadendrin)、(2α,3β)-二氢鼠李素[(2α,3β)-dihydro rhamnetin]、槲皮素(quercetin)、7,4′-二甲氧基山柰酚和3-甲氧基山柰酚[19]。

(2)药理 多枝柽柳的乙酸乙酯和丙酮提取物及其沉淀物均有显著的抗氧化作用,其所含柽柳黄素(tamarixetin)在突变种酵母的实验中显示明显的DNA损伤作用。实验表明其抗氧化和抗微生物作用与其所含多酚化合物有关[20]。

(叶雪莹)

参考文献

[1]姜岩青,等.柽柳化学成分的研究.药学学报,1988,23(10):749

[2]张秀尧,等.西河柳化学成分的研究.中草药,1989,20(3):4

[3]张秀尧,等.西河柳化学成分的研究(Ⅱ).中草药,1991,22(7):299

[4]张媛,等.柽柳属药用植物研究进展.中草药,2008,39(6):947

[5]王斌,等.柽柳抗肿瘤甾体和黄酮类化合物研究.中国药学杂志,2009,44(8):576

[6]王斌,等.柽柳抗肿瘤萜类成分研究.中草药,2009,40(5):697

[7]吉力,等.西河柳挥发油化学成分的GC-MS分析.中国中药杂志,1997,22(6):360

[8]王斌,等.柽柳挥发油成分及无机元素的GC/MS和ICP-MS分析.质谱学报,2007,28(3):161

[9]赵润洲,等.西河柳药理作用的研究.中草药,1995,26(2):85

[10]江苏新医学院.中药大辞典(下册).上海:上海人民出版社,1977:1533

[11]陈发奎,等.西河柳中抗炎活性成分槲皮素-3′-4′-二甲醚的HPLC测定.中草药,1995,26(9):467

[12]向仁德,等.100种中草药对豚鼠离体气管抗组织的研究.中草药,1985,16(2):22

[13]梅周元."柽柳功劳汤"治疗类风湿性关节炎的体会.江苏中医,1989,10(7):13

[14]张鸿祥.用西河柳治痹.上海中医药杂志,1982,(8):34

[15]范润玉.西河柳治疗肾炎的初步报告.浙江中医杂志,1981,16(4):165

[16]白红进,等.柽柳花乙醇提取物化学成分的GC/MS分析.中国野生植物资源,2007,26(3):66

[17]李炳照,等.柽柳花治疗小儿寻常疣122例疗效观察.中级医刊,1996,31(11):59

[18]《全国中草药汇编》编写组.全国中草药汇编(上册).北京:人民卫生出版社,1976:329

[19]张媛,等.多枝柽柳化学成分研究.中草药,2006,37(12):1764

[20]Sultanova N,et al. Antioxidant and antimicrobial activities of Tamarix ramosissima. *J Ethnopharmacol*,2001,78(2-3):201

西洋参 Panacis Quinquefolii Radix

xi yang shen

本品为五加科植物西洋参*Panax quinquefolium* L.的干燥根。味甘、微苦，性凉。有补气养阴，清热生津功能。主治气虚阴亏、虚热烦倦、咳喘痰血、内热消渴、口燥咽干等。

【化学成分】

1. 皂苷类 根中主要有效成分为西洋参皂苷-R_1(quinquenoside-R_1)，人参皂苷-Rb_1、Rb_2、Rb_3、Rc、Rd、Re、RF_2、Rg_1、Rg_2、Ro，假人参皂苷-F_{11}[1,2]，人参皂苷-Rh_1、Rg_3及人参皂苷-RA_0(ginsenoside-RA_0)[3]，丙二酸单酰基人参皂苷-Rb_1[4]。最近又从加拿大产西洋参根中分得3-O-β-D-吡喃葡萄糖-齐墩果酸-28-O-β-D-葡萄糖苷、3-O-[β-D-吡喃半乳糖-(1-4)-β-D-吡喃葡萄糖]-齐墩果酸-28-O-β-D-葡萄糖苷、3-O-[β-D-吡喃半乳糖-(1-2)-β-D-吡喃葡萄糖]-齐墩果酸-28-O-β-D-葡萄糖苷[5]。3-O-[-6-O-(E)-α-戊烯-β-D-吡喃葡萄糖基 (1→2)-β-D-吡喃葡萄糖基]-20-O-(-β-D-吡喃葡萄糖基)-2D(s)-原人参二醇(西洋参皂苷I)、3-O-[6-O-(E)-α-烯酰基)-β-D-吡喃葡萄糖基(1→2))-β-D-吡喃葡萄糖基]-20-O-[-β-D-吡喃葡萄糖基 (1→6)-β-D-吡喃葡萄糖基]-20(s)-原人参二醇(西洋参皂苷Ⅱ)、3-O-[-β-D-吡喃葡萄糖基(1→2)-6-O-炔-β-D-吡喃葡萄糖基]-26-O-(-β-D-吡喃葡萄糖基)-20(s)-原人参二醇(西洋参皂苷Ⅲ)、3-O-[-β-D-吡喃葡萄糖基(1→2)-β-D-吡喃葡萄糖基]-20-O-[-β-D-吡喃葡萄糖基(1→6)-β-D-吡喃葡萄糖基]3β,7β,20 (s)-三羟基达玛-5,24-二烯(西洋参皂苷Ⅳ)、3-O-[-β-D-吡喃葡萄糖基(1→2)-β-D-吡喃葡萄糖基]-20-O-[α-D-吡喃葡萄糖基(1→2)-β-D-吡喃葡萄糖基(1→6)-β-D-吡喃葡萄糖基]-20(s)-原人参二醇(西洋参皂苷V)[6]。

2. 糖类 从西洋参中分离出5种具有降血糖活性的多糖——KarusanA、B、C、D和E[6]。总糖含量为65.27%~73.98%[7]。

3. 脂肪酸 主要有己酸、庚酸、辛酸、壬酸、8-甲基葵酸、十四碳酸、12-甲基-十四碳酸、十五碳酸、十六碳酸、十七碳酸、十八碳酸等[7]。

4. 聚炔类 具有挥发性，主要有PQ-1,PQ-2,PQ-3,具有很强的抗白细胞(L1210)的细胞毒活性[8]。还有$CH_2=CH-C-(C\equiv C)_2-CH_2-CH=CH(CH_2)6CH_3$、$CH_2=CH-C-(C\equiv C)_2-CH=CH-CH=CH(CH_2)6CH_3$、$HC\equiv C-C\equiv C-CH_2CH=CH(CH_2)_5CH=CH_2$[9]、$HO-CH_2-CH_2-CO(C\equiv C)_2-CH_2-CH=CH(CH_2)_6Me$[10]、(6R,7S)-6,7-epoxytetradeca-1,3-diyne[11]。

5. 其他 挥发油中富含倍半萜类化合物，约占总挥发油75%[12,13]。含有人体所必需的微量元素铁、铬、铜、硼、锰、锶和锌等[14]。

【药理作用】

1. 抗疲劳 西洋参制剂(0.150、0.050、0.025 g/kg)给小鼠灌胃30d，能明显延长小鼠负重游泳时间、爬杆时间；能明显降低小鼠运动后的血清尿素氮和血乳酸的含量。西洋参制剂具有抗疲劳作用[15]。西洋参超微粉1 g/kg灌胃给药30min后，小鼠具有明显的耐常压缺氧和抗疲劳作用，其药理活性超过西洋参粗粉[16]。西洋参口服液(9.8、19.7、39.4 mL/kg，灌胃30d)和西洋参片(67、133、200 mg/kg，灌胃30d)对小鼠都具有明显的抗疲劳作用[17,18]。给小鼠灌胃西洋参0.33 g/kg和蔗糖水0.7 g/kg，可增加运动前的肝糖原储备，蔗糖和二者配伍组可增加运动后即刻的肝糖原含量；并可增加运动前和运动后的肌糖原含量。表明：蔗糖和西洋参配伍可延缓运动性疲劳[19]。

2. 保护神经元 β-淀粉样蛋白在体外诱导的SH-SY5Y细胞(神经元)中，加入西洋参水提物(WEAG)0.5、1.5 mg/mL，细胞凋亡形态明显改善，凋亡率分别降低到(16.71±1.08)%、(10.52±2.11)%和(3.39±1.65)%，与β-淀粉样蛋白损伤组(37.30±0.69)%比较有显著性差异。西洋参水提物对β-淀粉样蛋白诱导的SH-SY5Y细胞凋亡有显著的保护作用[20]。250 mg/mL西洋参皂苷体外对H_2O_2诱导的PC12损伤细胞有增殖作用，可能与西洋参皂苷的抗氧化能力有关[21]。

3. 调节免疫 西洋参含片0.30、0.60、1.80 g/mg给小鼠灌胃4周，小鼠碳廓清吞噬指数增加，血清溶血素抗体滴度水平明显升高，NK细胞活性也有增加。西洋参含片对小鼠免疫功能有增强作用[22]。西洋参根多糖(PQRP) 不仅能抗免疫抑制小鼠外周血白细胞减少、胸腺和脾脏重量的减轻，并能增强正常和免疫抑制小鼠网状内皮系统的吞噬功能；可明显促进免疫抑制小鼠脾淋巴细胞转化，并提高白细胞介素-2（IL-2）活性[23]。西洋参多糖组分1（PPQ-1）虽然单独不能诱导小鼠脾细胞合成IL-2，但可协同亚适量ConA（2.5mg/L）诱导合成IL-2，其含量为250~300 μg。PPQ-1还可明显诱导脾细胞合成IL-3样活性物质[24]。

4. 抗肿瘤 采用小鼠肝癌（H22）和胃癌（MFC）两种移植瘤的动物模型，灌胃给予西洋参有效部位（PQEP）2、12、24 mg/kg，连续10 d。结果，PQEP有明显的抗肿瘤活性和免疫调节作用，且其抗肿瘤活性与免疫调节有明显的相关性，可能PQEP的肿瘤作用与激活体内免疫系统有关[25]。在体外培养的K562细胞中加入PQEP 6.25、25、100、400 mg/L，对K562细胞有明显的细胞毒作用，可剂量依赖性地提高凋亡细胞DNA含量，阻止细胞在G1期。PQEP能诱导K562细胞凋亡[26]。西洋参多糖Ⅰ、Ⅱ、Ⅲ对肝癌细胞的DNA合成抑制率分别为52.9%、13.9%、18.8%，细胞的存活率下降到47.9%、71.32%、68.3%，肿瘤干细胞的抑制率为64.4%、20.1%、23.3%。且可见大部分细胞脱壁死亡或胞质粗糙，内有大量颗粒状物堆积。可见，西洋参多糖具有较强的抗癌作用[27]。西洋参多糖可抑制S180荷瘤小鼠的肿瘤生长，并能明显诱导脾淋巴细胞合成白细胞介素-3（IL-3）样活性物质，由此可见，西洋参多糖抑制肿瘤生长是通过调节机体免疫活性细胞，增强机体免疫功能而抗肿瘤的[28]。西洋参与合成抗癌药（包括环磷酰胺、多柔比星、甲氨蝶呤、氟尿嘧啶、紫杉醇、甲地孕酮和他莫西芬）联合抑制乳腺癌MCF7细胞增殖的体外试验。发现，西洋参对雌激素敏感的乳腺癌细胞产生了奇特的作用，它不仅能诱导pS2基因的表达，且能力与雌激素相当[29]。

5. 降血糖、干预胰岛素抵抗 西洋参干浸膏2、1、0.5 g/kg于7d内每天灌胃给药1次，对正常小鼠血糖没有明显影响，对四氧嘧啶引起的高血糖有明显的降低作用；西洋参皂苷800、400、200 mg/kg灌胃7d，对正常小鼠血糖无明显影响，对肾上腺素和葡萄糖诱导的小鼠高血糖有降低作用；其机制可能与西洋参皂苷促进被损伤的胰岛β细胞恢复有关[30]。在给大鼠喂饲高脂饲料的同时，灌胃西洋参水提液0.9 g/kg，给药6周，大鼠胰岛素敏感指数（ISI）升高，血清瘦素水平下降，体重减轻。对胰岛素抵抗有一定的干预作用[31]。西洋参60%洗脱组分和30%洗脱组分均按0.2 g/kg灌胃给胰岛素抵抗大鼠（高脂饲料加链脲佐菌素制作模型），对胰岛素抵抗素（Resistin）mRNA表达有明显的抑制作用，其中60%洗脱组分作用最明显[32]。大鼠腹腔注射链脲佐菌素建立大鼠糖尿病肾病模型。西洋参二醇皂苷100、200 mg/kg灌胃给药10 d，使大鼠肾脏葡萄糖转运蛋白（GLUT-1）和β_2-微球蛋白（β_2-MG）明显降低，西洋参二醇皂苷高剂量组血糖明显降低。西洋参二醇皂苷对大鼠糖尿病肾病有治疗作用[33]。

6. 促成骨细胞增殖 小鼠成骨细胞株MC3T3-E1与西洋参水提液0.02、1.00、50.00 mg/L体外共孵育，有促成骨细胞增殖效应，且细胞毒性很小[34]。

7. 毒性 给小鼠一次腹腔注射西洋参皂苷600 mg/kg，于给药后1h，小鼠呈现安静、少动。观察3d，无一死亡[35]。西洋参水提液对小鼠经口急性毒性LD_{50}>12.5 g/kg，属实际无毒级[36]。其最低溶血浓度分别为：西洋参根总皂苷0.10 g/L、西洋参根原人参二醇组皂苷0.80 g/L、单体人参皂苷中-F_2 0.12 g/L、-Rg 10.20 g/L、-Rg 20.16 g/L；单体人参皂苷-Rb_1、-Rb_2、-Rb_3、-Rd及拟人参皂苷P-F_{11}在0.20 g/L浓度时均无溶血作用[37]。

【临床应用】

1. 冠心病、心绞痛 118例心绞痛患者口服复方西洋参胶囊（西洋参、麦冬、五味子、三七、黄芪等），每次3粒，每天3次。结果：显效62例（51.61%），有效50例（40.66%），无效6例（7.73%），总有效率92.97%[38]。给老年冠心病患者口服西药加西洋参微粉（口服西药作对照），疗程1个月。治疗组30例患者的IgG、IgA、IgM、C_3、C_4降低，表明西洋参可抑制增强的体液免疫[39]。

2. 高脂血症 双盲法给50例对照组和51例治疗组分别服用安慰剂和西洋参胶囊，每日3次，每次2粒，连用45d。结果：治疗组显效8例，有效26例，总有效率为66.67%（对照组28%）。西洋参胶囊具有降血脂作用[40]。

3. 病毒性心肌炎 采用自拟珍珠心安汤（珍珠粉、西洋参、麦冬、五味子、葛根、丹参、桂枝皮）治疗病毒性心肌炎37例，总有效率为89%。该方有益气养阴、清心解毒、活血安神的功效[41]。

4. 糖尿病 采用糖尿康胶囊（西洋参、红花、地骨皮、桑白皮等）治疗糖尿病300例。该药可明显降低血糖、降低糖化血红蛋白、降低血脂、改善血液流变。长期服用可改善全身微循环，防治糖尿病慢性微小血管并发症[42]。

5. 慢性咳嗽 本方法将西洋参切片泡水当茶饮，将泡过的西洋参片切成沫，入油锅炒至微黄，加入1~2枚鸡蛋，炒熟，出锅加蜂蜜，趁热清晨空腹食用。连续3个月即可痊愈且不再复发[43]。

6. 强直性脊柱炎 在临床上应用高剂量的西洋参汤治疗强直性脊柱炎患者，疗效满意。用人参或西洋参为主的复方对强直性脊柱炎也有较好的疗效[44]。

7. 弱精子症 将62例弱精子症患者随机分为治疗组31例，对照组31例。治疗组口服六味地黄丸+西洋参，对照组口服六味地黄丸，3~6个月后评定疗效。结果，治疗组临床疗效，精子活力与对照组有明显差异对弱精子症有较显著疗效[45]。

8. 滋补强壮 西洋参蜂王浆口服液，每次口服10mL，每日2~3次，每个月为一疗程，有明显抗疲劳、抗应激作用[46]。另用西洋参月见草口服乳治疗心气不足、脾肾两虚为主证的冠心病、高脂血症、动脉硬化及高血压病患者208例。结果，改善心悸气短、失眠多梦、头晕目眩等心、脾、肾虚症状的同时，有明显降低血清胆固醇、甘油三酯及β-脂蛋白作用，同时还可降低血浆及全血比黏度，提高机体非特异性免疫功能。总有效率达93.7%[47]。

【附注】

1. 西洋参茎叶

为五加科植物美洲人参 *Panax quinquefolium* L.的干燥茎叶。

[化学成分]

西洋参茎叶皂苷含量是西洋参根中总皂苷含量的2.89倍，是人参中总皂苷含量的15.99倍[48]。西洋参茎叶中6种人参皂苷的含量（mg/g）为：Rg_1 0.188、Re 1.587、Rb_1 0.219、Rc 0.162、Rd 1.977、Rb_2 0.592[49]。西洋参特有皂苷成分拟人参皂苷F_{11}在西洋参茎叶和根中的含量分别为0.97%和0.28%[50]。从加拿大产西洋参茎叶中得到一种新达玛烷型三萜皂苷，命名为西洋参皂苷L_1[51]和一种Ionol型葡萄糖苷，鉴定为Linarionoside A[52]。

[药理作用]

1. 脑及中枢神经

(1)促智 国产西洋参茎叶总皂苷(20 mg/kg)和加拿大产西洋参茎叶总皂苷(20 mg/kg)可显著减少东莨菪碱致记忆获得障碍小鼠跳台的错误次数，可不同程度地延长脑缺血再灌注小鼠跳台及避暗的潜伏期，显著缩短水迷宫小鼠寻找安全台的时间及显著延长双颈动脉结扎小鼠存活时间。在促智方面两者有相似的药效[53]。

(2)抗脑缺血损伤 西洋参茎叶100、50 mg/kg(灌胃)，可明显改善脑缺血损伤大鼠脑组织病理形态学改变；抑制神经细胞凋亡，降低Caspase-3基因和蛋白的表达。对于局灶性脑缺血损伤大鼠，西洋参茎叶总皂苷有保护作用，且与抑制Caspase-3表达有关[54]。

2. 心血管系统

(1)防治心室重构 结扎大鼠腹主动脉建立压力超负荷性心室重构模型。西洋参茎叶总皂苷(PQSs) 100、50 mg/kg，灌胃6周，大鼠脏器系数降低；收缩压、舒张压、平均动脉压明显降低；Ang Ⅱ、内皮素、血栓素A2、MDA含量明显降低；前列环素I_2、SOD、NO明显升高；病理显示心室重构不显著。PQSs可抑制压力负荷增加所致的心室重构，与改善血流动力学及调节多种因素之间的平衡来实现[55]。西洋参叶二醇组皂苷(PQD_S)100、50 mg/kg 同样对上述模型通过改善大鼠左心收缩和舒张功能发挥防治心室重构作用[56]。

(2)抗心肌缺血损伤 急性心肌梗死大鼠术后第二天灌胃给予西洋参茎叶总皂苷（PQSs)54、27、13.5 mg/kg，连续用药14 d。治疗组ATP含量和能荷水明显升高，表明PQSs能提高缺血心肌组织中ATP含量及能荷水的储备水平[57]。西洋参茎叶三醇组皂苷(PQT_S)300、100、30 mg/kg对缺血再灌注损伤心肌，可不同程度降低心肌组织中LPO含量，提高心肌SOD活性，并抑制再灌注性心律失常的发生。该保护作用与抑制心肌脂质过氧化反应有关[58]。西洋参叶20s-原人参二醇组皂苷(PQD_S) 100、50、25 mg/kg 腹腔注射，能明显对抗异丙肾上腺素缩短常压缺氧状态下小鼠的存活时间；减轻注射垂体后叶素诱发的大鼠急性心肌缺血性心电图的变化。表明，PQT_S对实验性心肌缺血有明显的保护作用[59]。上述PQD_S（100、50 mg/kg）能增加小鼠心肌^{86}Rb摄取量，提示PQD_S能增加心肌营养性血流量[60]。

(3)影响血管内皮功能 给压力超负荷性心肌肥厚模型大鼠灌胃西洋参茎叶总皂苷(PQSs)100、50 mg/kg，连续6周。血管紧张素Ⅱ、内皮素、血栓素A2含量明显降低，前列环素明显升高，病理显示心肌肥厚不明显。提示，PQSs可显著改善血管内皮功能，从而抑制由于血管内皮功能紊乱导致的心肌肥厚[61]。

(4)抑制血管平滑肌细胞 西洋参叶二醇组皂苷(PQD_S)100、50、25 mg/L对体外培养的血管紧张素Ⅱ诱导的血管平滑肌细胞(VSMC)增殖有抑制作用，增加VSMC的凋亡率。PQD_S有抑制VSMC增殖和诱导凋亡的作用[62]。

3. 调节脂代谢 体外，西洋参茎叶皂苷(SSLQ) 0.5 g/L对胰脂肪酶活性的抑制率90%。体内试验，在小鼠的高脂饲料中加1%和3%的西洋参茎叶皂苷，8周后对小鼠体重影响不大，但可明显降低小鼠子宫周围脂肪质量。因此，西洋参茎叶皂苷的抗肥胖作用可能是其中的人参皂苷Rc、Rb_1、Rb_2抑制小肠吸收食物脂肪的结果[63]。SSLQ 1000、833、417、208 mg/L作用于游离脂肪酸制备的脂肪细胞胰岛素抵抗(IR)模型。结果，SSLQ可改善脂肪细胞的IR，这可能与其促进脂肪细胞结合蛋白(CAP)基因转录、葡萄糖转运分子-4转位和葡萄糖转运有关[64]。

4. 抗实验性肝损伤 西洋参茎叶皂苷(PQS)150 mg/kg,给乙醇诱导的肝损伤大鼠灌胃5 d,能降低血清MDA、SGPT、(SGOT)活性,减少肝脏MDA的生成,增加肝谷胱甘肽过氧化物酶(GSH-Px)活性。提示PQS对肝损伤具有保护作用[65]。

5. 抗肿瘤、增强免疫 西洋参茎叶皂苷Rh_2 5.0、2.0、1.0 mg/kg,每天2次,灌胃10d。西洋参茎叶皂苷Rh_2的肿瘤抑制率分别为58.20%、24.50%、14.60%[66]。西洋参茎叶总皂苷0.000 45~0.450 00 mg/mL,加入体外培养的小鼠腹腔巨噬细胞中,可明显促进小鼠腹腔巨噬细胞代谢和产生NO,对IL-1活性无明显影响。西洋参茎叶总皂苷调节腹腔巨噬细胞活性,是其调节机体免疫功能的重要途径[67]。

6. 毒性 西洋参茎叶总皂苷,小鼠静脉注射LD_{50}为532.5±17.5 mg/kg,1d内灌胃给药的最大耐受量≥30 g/kg。以1.5、0.75 g/kg剂量给大鼠灌胃给药60d,对动物生长、血常规、肝、肾功能及主要脏器无明显影响;以2.0、1.0 g/kg剂量给犬口服60d,心电图、血液学、血液生化学及主要脏器无明显改变[68]。其最低溶血浓度分别为:西洋参茎叶总皂苷0.60 g/L、西洋参茎叶原人参二醇组皂苷1.0 g/L、单体人参皂苷中-F_2 0.12 g/L、-Rg10.20 g/L、-Rg20.16 g/L;单体人参皂苷-Rb_1、-Rb_2、-Rb_3、-Rd及拟人参皂苷P-F_{11}在0.20 g/L浓度时均无溶血作用[37]。

2. 西洋参果

为五加科植物美洲人参 *Panax quinquefolium* L.的成熟果实。

从西洋参果中分得β-D-吡喃木糖基-(1→6)-α-D-吡喃葡萄糖基-(1→6)-β-D-吡喃葡萄糖苷,人参皂苷-Ra_1,20(R)-人参皂苷-Rg_3,拟人参皂苷-RT_5。从加拿大产西洋参果中分得:3β,12β,20 (S),24ξ,25-五羟基达玛-3-O-β-D-吡喃葡萄糖基-(1→2)-β-D-吡喃葡萄糖苷,命名为西洋参皂苷-F_1[69]。近期,从国产西洋参果中分离14种化合物,其中20(R)-原人参二醇[20(R)-protopanaxadiol]、24(R)-拟人参皂苷元[24(R)-Ocotillol]、20(S)-人参二醇[20(S)-panaxadiol]为首次在西洋参果中发现[70]。

(侯文彬 周秋丽 何宗梅 毕云峰 王本祥)

参考文献

[1]熊谷朗,等.人参の化学成分一薬用人参'85-その基礎、臨床医学研究-.東京:共立出版株式会社,1985

[2]贾志发,等.西洋活性参、西洋红参、西洋烫参和原皮西洋参皂苷、氨基酸的比较性研究.92国际人参研讨会论文集(中国长春),1992:110

[3]徐绥绪,等.国产西洋参根及叶的化学成分研究.92国际人参研讨会论文集(中国长春),1992:74

[4]周雨,等.西洋参中皂苷成分的研究.中国中药杂志,1998,23(9):551

[5]张桂芹,等.加拿大西洋参根化学成分的研究.沈阳药科大学学报,1997,14(2):114

[6]Yoshikawa M, et al.Quinquenesides I-V, five new triterpene glycosides from the roots of Panax quinquefolium.*Chem Pharm Bull*,1998,46(4):647

[7]王蕾,等.西洋参化学成分及药理活性研究进展.特产研究,2007,29(3):73

[8]Fujimoto Y, et al. Cytotoxic acetylenes from panax guinguefolium. *Chem Pharm Bull*,1991,39(2):521

[9]Fujimoto F, et al.Cytotoxic acetylenes from Panax quinquefolium. *Phytochemisty*,1992,31(10):3499

[10]Fujimoto Y, et al.PQ-7 and PQ-8, two new cytotoxic polyacetylenes from the roots of Panax qumquefolium.*Phytochemisty*, 1994,35(15):1255

[11]Satoh M, et al.Synthesis and the absolute configuration of PQ-8, a C14-polyacetylene from Panax quinquefolium.*Heterocycles*,1997,45(1):683

[12]沈宁,等.中国吉林栽培西洋参挥发油的新近研究.沈阳药学院学报,1991,8(3):175

[13]郑友兰.黑龙江栽培的西洋参中挥发油的分离与鉴定.中草药,1993,24(11):570

[14]张崇禧,等.国产西洋参和进口西洋参的比较研究.中成药研究,1988,(6):28

[15]翟鹏贵,等.西洋参制剂抗疲劳作用的实验研究.浙江中医药大学学报,2007,31(6):761

[16]侯集瑞,等.西洋参超微粉对小鼠耐缺氧和抗疲劳作用的研究.吉林农业大学学报,2006,28(4):419

[17]刘华荣,等.西洋参口服液缓解小鼠体力疲劳实验研究.海峡预防医学杂志,2006,12(4):41

[18]王庭欣,等.西洋参片对小鼠抗疲劳作用的实验研究.食品科学,2005,26(9):474

[19]高珊,等.蔗糖与西洋参对小鼠糖原影响的试验研究.实验动物科学与管理,2006,23(2):16

[20]胡胜全,等.西洋参水提物对Ab25-35诱导的SH-SY5Y细胞凋亡的保护作用.中药材,2008,31(9):1373

[21]包海花,等.西洋参皂苷对H_2O_2致PC_{12}细胞损伤的保护作用.中国生化药物杂志,2009,30(5):302

[22]杨颖,等.西洋参含片和原粒茶包对小鼠免疫调节作

用的影响.华南预防医学,2003,29(5):63

[23]李岩,等.西洋参根多糖对免疫抑制小鼠免疫功能的影响.中国生物制品学杂志,1996,9(2):65

[24]朱伟,等.西洋参多糖组分1(PPQ-1)对小鼠脾淋巴细胞合成细胞因子的影响.中国药理学通报,1997,13(1):76

[25]史艳宇,等.西洋参有效部位的抗肿瘤作用研究.中国药理学通报,2005,21(1):75

[26]史艳宇,等.西洋参有效部位对K562细胞凋亡诱导的实验研究.中国药理学通报,2005,21(12):1494

[27]朴云峰,等.西洋参多糖Ⅰ、Ⅱ、Ⅲ对肝癌细胞DNA合成抑制作用的研究.临床肝胆病杂志,1999,15(4):213

[28]曲绍春,等.西洋参根多糖对S180荷瘤鼠的抑制作用.长春中医学院学报,1998,14(1):53

[29]赵静漪.美研究者进行西洋参与合成抗癌药联合抑制乳腺癌细胞的体外试验.国外医药植物药分册,2002,17(5):225

[30]张春凤,等.西洋参及其提取物降血糖作用的实验研究.中国中医药科技,2005,12(6):354

[31]李冀,等.西洋参对胰岛素抵抗大鼠血糖胰岛素及血清瘦素的影响.辽宁中医杂志,2008,35(1):34

[32]李冀,等.西洋参活性部位对胰岛素抵抗大鼠resistin基因mRNA表达的影响.中医药信息,2009,26(6):21

[33]臧晓峰,等.西洋参二醇皂苷对糖尿病肾病大鼠肾脏葡萄糖转运蛋白、β_2-微球蛋白的影响.中国病理生理杂志,2008,24(6):1237

[34]宋钦兰,等.骨碎补、续断、西洋参对成骨细胞MC3T3-E1细胞增殖的影响.山东中医药大学学报,2007,31(4):332

[35]张树臣.中国人参与西洋参药理作用的比较.中医杂志,1980,(10):35

[36]张继昆,等.国产西洋参急性毒性及致突变作用的研究.特产研究,1995,(2):6

[37]孟勤,等.人参、西洋参皂苷溶血作用的研究.白求恩医科大学学报,1998,24(2):135

[38]温少宁,等.复方西洋参胶囊治疗冠心病心绞痛的临床观察.中华实用中西医杂志,2006,19(13):1545

[39]李虹,等.西洋参微粉对老年冠心病患者免疫功能的影响.中西医结合心脑血管病杂志,2005,3(10):847

[40]丁平,等.西洋参胶囊治疗高脂血症51例临床观察.浙江中医杂志,2009,44(2):126

[41]易万峰,等.珍珠心安汤治疗病毒性心肌炎37例.陕西中医,2000,21(11):505

[42]许建秦,等.糖尿康胶囊治疗糖尿病300例.陕西中医,2000,21(3):100

[43]林冬梅,西洋参治愈慢性咳嗽36例.中国民间疗法,2008,16(2):63

[44]柳献云,人参西洋参治疗强直性脊柱炎的探讨.中国中药杂志,2008,33(12):1476

[45]廖敦,等.西洋参治疗弱精子症62例疗效观察.中国实用医药,2009,4(15):174

[46]孙尚奎,等.西洋参蜂王浆滋补强壮体质的研究.中药药理与临床,1992,8(3):33

[47]王玉,等.西洋参月见草口服乳滋补强壮作用的临床研究.中药新药与临床药理,1995,6(1):21

[48]赵立春,等.西洋参茎叶组分分析及含量测定.环球中医药,2009,2(4):314

[49]许传莲,等.RP-LPLC法测定西洋参茎叶中6种人参皂苷的含量.吉林农业大学学报,2002,24(3):50

[50]李向高,等.西洋参特有成分-拟人参皂苷F11的分离、鉴定与含量测定.吉林农业大学学报,2005,27(6):645

[51]王金辉,等.加拿大产西洋参茎叶的一个新三萜皂苷.沈阳药科大学学报,1994,14(2):135

[52]王金辉,等.加拿大产西洋参茎叶中一种Ionol型葡萄糖苷.中国药物化学杂志,1998,8(3):201

[53]先宇飞,等.国产与加拿大产西洋参茎叶总皂苷促智作用的比较.沈阳药科大学学报,2006,23(1):43

[54]关利新,等.西洋参茎叶皂苷对脑缺血大鼠细胞凋亡及caspase-3表达的影响.中药药理与临床,2008,24(1):30

[55]王伟,等.西洋参茎叶总皂苷对大鼠实验性心肌重构的影响.中国老年学杂志,2008,28(18):1785

[56]鞠传静,等.西洋参叶二醇组皂苷对大鼠实验性心肌重构的保护作用.中国老年学杂志,2007,27(22):2173

[57]王承龙,等.西洋参茎叶总皂苷对急性心肌梗死大鼠心肌能量代谢的影响.中华老年心脑血管病杂志,2005,7(5):341

[58]曹霞,等.西洋参茎叶三醇组皂苷对缺血再灌注损伤心肌的保护作用.中国老年学杂志,2004,24(7):654

[59]安钢力,等.西洋参叶20s-原人参二醇组皂苷对鼠实验性心肌缺血的保护作用.吉林中医药,2005,25(1):48

[60]翟丽杰,等.西洋参叶20s-原人参二醇组皂苷对小鼠心肌营养性血流量的影响.人参研究,2004,(4):2

[61]范宝晶,等.西洋参茎叶总皂苷对心肌肥厚大鼠血管内皮功能的影响.中国老年学杂志,2009,29(7):811

[62]杜键,等.西洋参叶二醇组皂苷对血管平滑肌细胞增殖及凋亡的影响.中国老年学杂志,2007,27(21):2085

[63]郑毅男,等.西洋参皂苷对高脂肪食小鼠脂肪和胰脂肪酶活性的影响.吉林农业大学学报,2005,27(5):519

[64]殷惠军,等.西洋参茎叶总皂苷对胰岛素抵抗脂肪细胞葡萄糖转运、GLUT-4转位和CAP基因表达的影响.中国药理学通报,2007,23(10):1332

[65]赵玉珍,等.西洋参茎叶皂苷对大鼠实验性肝损伤的影响.中成药,2000,22(3):219

[66]李春玲.西洋参茎叶皂苷Rh_2对小鼠S180抑瘤作用.中国公共卫生,2007,23(6):755

[67]丁涛,等.西洋参茎叶总皂苷对小鼠腹腔巨噬细胞免疫功能作用的研究.长春中医药大学学报,2007,23(6):14

[68]徐惠波,等.西洋参茎叶总皂苷毒理学研究.中药药理与临床,1999,30(8):564

[69]郝秀梅,等.西洋参果皂苷成分的研究.中草药,2000,31(11):801

[70]井玥,等.西洋参果化学成分的研究.中国现代中药,2007,9(6):7

西红花 Croci Stigma xi hong hua

本品为鸢尾科植物番红花*Crocus sativus* L. 的干燥柱头。又名藏红花、番红花。味甘,性平。具有活血化瘀,凉血解毒,解郁安神功能。用于经闭癥瘕、产后瘀阻、温毒发斑、忧郁痞闷、惊悸发狂。

【化学成分】

1. 黄酮苷及色素 西红花苷(α-crocin)、西红花酸(crocetins)、山柰素(kaempferol)、紫云英苷(astragalin)、槲皮素-3-对香豆素酰葡萄糖苷、番红花新苷甲(crosatoside A)、番红花新苷乙(crosatoside B)、红花苷(carthamin)、原红花苷(precarthamin)、红花黄素甲(safflor yellow-A)、红花黄素乙(safflor yellow-B)、番红花苷-1(crocin-1)、藏红花苦素(picrocin)、藏红花醛(safranal)等[1]。

2. 挥发油 佛尔酮(phorone)、反式-β-紫罗兰醇(trans-β-ionol)、正十二碳酸(n-dodecanoic acid)、正十六碳酸 (n-hexadecanoic acid)、亚油酸(linoleic acid)、亚麻酸甲酯 (methyl linolenate)、芥酸酰胺(erucylamide)[2]。

3. 矿质元素 西红花中镁、锌、铁含量较高,另外还含有钙、铜等[3]。

【药理作用】

1. 抗血小板凝集 在SD大鼠富血小板血浆中加入西红花提取物,浓度分别为0.5、1、2、3、4 mg/mL,对大鼠血小板聚集的抑制作用随浓度的提高而增强[4]。

给小鼠和大鼠灌胃西红花总苷100、200、400 mg/kg,每日1次,连续3 d,能明显延长小鼠的凝血时间,缓解ADP、AA诱导的小鼠肺血栓形成所致的呼吸窘迫症状,明显抑制血小板血栓的形成, 对大鼠血浆纤维蛋白原含量无明显影响。家兔灌胃给药100、200 mg/kg,对ADP和凝血酶诱发的家兔体内血小板聚集均有明显的抑制作用[5]。

2. 降血脂 大鼠、兔、鹌鹑喂饲高脂饲料加西红花苷 (25,50,100 mg/kg)10 d。西红花苷有效防治大鼠、鹌鹑高脂血症的形成,对脂质紊乱的家兔有显著的治疗作用。西红花苷可有效地调整脂蛋白代谢,抑制SMC增殖,并通过抑制p38MAPK而使平滑肌细胞增殖减少,从而防治高脂血症、阻止动脉粥样硬化发生发展[7]。

给高脂血症鹌鹑连续灌胃西红花总苷7周, 能明显抑制由高脂饮食所致的血清TC,TG,LDL-C,VLDL-C和AI的升高, 减少胆固醇及胆固醇酯在鹌鹑动脉壁中的沉积,降低脂质过氧化物对血管内皮细胞的损伤。病理切片表明,该药还能对抗因高脂饲料所造成冠状动脉血管壁增厚、管腔变小及肝组织脂肪变性[8]。

3. 增强免疫 Balb/c纯种同龄小鼠, 每天0.3 mL(每毫升含生药125 mg)灌胃,连续10 d。免疫球蛋白增高、免疫器官重量增加、脾淋巴细胞转化率增加[9]。

4. 抗炎 昆明种小鼠灌胃西红花总苷100、500 mg/kg,每日1次,连续3 d。高剂量明显抑制小鼠二甲苯所致耳廓肿胀,显著地抑制醋酸所致小鼠腹腔毛细血管通透性增高及小鼠扭体反应。SD大鼠灌胃西红花总苷50 mg/kg,明显抑制大鼠蛋清性及角叉菜胶性足肿胀[10]。

5. 保护心肌 阿霉素致Wistar雄性大鼠心脏毒性模型,灌胃给予西红花酸50 mg/kg,连续5次后,腹腔注射阿霉素1.25 mg/kg, 同时每天灌胃西红花酸1次,共计20 d。可显著减少线粒体DNA断裂,提高线粒体膜电位、细胞色素C氧化酶活性及其亚基COII mRNA表达水平,明显减轻阿霉素所致的心肌线粒体损伤[11]。

西红花酸对羟自由基[12]、去甲肾上腺素[13]、H_2O_2[14]所致的心肌细胞能量代谢障碍、损伤及凋亡均具有保护作用。

6. 降血糖 雄性Wistar大鼠灌胃西红花苷(含量69.2%)50、100、200 mg/kg,连续给药28 d,中、高剂量西红花苷可明显降低血糖,升高蔗糖糖耐量[15]。

【临床应用】

1. 冠心病心绞痛 西红花每天2 g(病情重、心绞痛发作频繁者可增加至3 g),以温水浸泡后饮用。对心绞痛有效率88.4%, 治疗后心绞痛发作频度及每次发作持续时间均明显减少; 心电图疗效总有效率55.8%; 血脂代谢及血液流变学治疗后较治疗前均有明显改善[16]。西红花多苷片口服,每次4片,每日3次,4周为一疗程。患者心痹胸痛程度、疼痛发作次数及持续时间均有明显好转[17,18]。

2. 免疫调节 沪产西红花泡饮，每日2次，疗程为1个半月。西红花可提高机体免疫功能，其中以对IgG影响最为明显，IgA、C_3次之；对LAK、NK细胞活性以及CD_4、CD_4/CD_8也有一定的影响，治疗的总效率为76.67%[19]。

3. 软组织损伤 西红花软膏每天局部用药4次，10 d为1个疗程。治疗4~10 d后，症状体征总积分的改善程度明显，在疼痛、功能障碍等症状方面改善明显优于对照组，临床总有效率为87.23%[20]。

（张莲珠　周秋丽）

参考文献

[1]阴健. 中药现代研究与临床应用(2). 北京：中医古籍出版社，1995，140

[2]徐嵬，等. 西红花挥发油化学成分的GC-MS分析. 中国现代中药，2008，10(5)：15

[3]颜钫，等. 西红花中金属元素的分析. 化学研究与应用，2000，12(3)：337

[4]汪长根，等. 西红花提取物对大鼠血小板聚集、软脑膜血流量和离体兔主动脉条的作用. 微循环学杂志，1995，5(3)：13

[5]马世平，等. 西红花总苷的药理学研究II.对血凝、血小板聚集及血栓形成的影响. 中草药，1999，30(3)：197

[6]钱之玉，等. 西红花苷调血脂作用的实验和临床研究. 中国执业药师，2009，6(2)：6

[7]绪广林，等. 西红花苷对大鼠实验性高脂血症的影响及其机制研究. 中国中药杂志，2005，30(5)：369

[8]张陆勇，等. 西红花总苷对鹌鹑实验性动脉粥样硬化的影响. 中国药科大学学报，1999，30(5)：383

[9]凌学静，等. 西红花对小鼠免疫增强作用的研究. 中国中医基础医学杂志，1998，4(12)：29

[10]马世平，等. 西红花总苷的药理学研究1.对炎症及免疫功能的影响. 中草药，1998，29(8)：536

[11]李文娜，等. 西红花酸对阿霉素所致大鼠心肌线粒体损伤的影响. 中国临床药理学与治疗学，2005，10(7)：764

[12]沈祥春，等. 西红花酸对羟自由基损伤的原代心肌细胞的保护作用. 中草药，2004，35(6)：657

[13]沈祥春，等.西红花酸对去甲肾上腺素所致原代培养心肌细胞能量代谢和凋亡的影响.药学学报，2004，39(10)：787

[14]余卫平，等. 西红花酸对心肌细胞氧化应激性损伤的作用. 中国药科大学学报，2003，34(5)：452

[15]晋玉章，等. 西红花苷对高脂血2型糖尿病模型大鼠降血糖和降血脂作用. 武警医学院学报，2009，18(3)：197

[16]张德宪，等. 单味西红花治疗冠心病心绞痛43例. 中国中西医结合杂志，1999，19(12)：752

[17]秦志丰，等. 西红花多苷片治疗心血瘀阻型心绞痛30例疗效观察. 中成药，2003，25(7)：555

[18]刘宇，等. 西红花多苷片治疗冠心病心绞痛多中心临床研究. 中西医结合心脑血管病杂志，2005，3(7)：573

[19]许建中，等. 沪产西红花对60例慢性疾病患者免疫调节作用的临床观察. 上海中医药杂志，1998，(1)：32

[20]罗毅文，等. 西红花软膏修复急性软组织损伤的临床观察. 中医正骨，2006，18(6)：1

百 合 Lilii Bulbus bai he

本品为百合科植物卷丹*Lilium lancifolium* Thunb、百合*L.brownii* F.E. Brown var. *viridulum Baker*或细叶百合*L. pumilum* D C. 鳞茎的干燥肉质鳞叶。味甘，性寒。有养阴润肺，清心安神功能。主治阴虚肺燥、劳嗽咯血、虚烦惊悸、失眠多梦、精神恍惚等。

【化学成分】

1. 皂苷类 主要为甾体皂苷，如β-谷甾醇、胡萝卜苷、正丁基-β-D-吡喃果糖等[1]。以卷丹鳞茎为原料鉴定百合有两种：含有提果皂苷元与3个糖基的甾体皂苷和含有薯蓣皂苷元与3个糖基的甾体皂苷[2]。卷丹中还有麦冬皂苷D(ophipogonin D)和卷丹皂苷A(lililancifoloside A)[3]。

2. 多糖类 包括水溶性多糖BHP，由D-半乳糖、L-阿拉伯糖等组成[4]。新鲜百合的鳞叶多糖LP1是由葡萄糖和甘露糖(1:2.46)组成，LP2由葡萄糖、甘露糖、阿拉伯糖、半乳糖醛酸(1:0.73:2.61:1.8:0.84)组成[5]。从百合块茎中分离得到LBPS-1多糖，是纯粹的非淀粉类葡聚糖[6]。

3. 生物碱类 含秋水仙碱0.006 4%[7]等多种生物碱[8]。

【药理作用】

1. 抗氧化 百合多糖200、400 mg/kg灌胃给予小鼠，可使D-半乳糖致衰老小鼠血中SOD、过氧化氢酶(CAT)及谷胱甘肽酶(GSH-Px)活力升高，血浆、脑和肝中LPO明显下降，表明百合有较好的抗氧化作用[9]。百合多糖抑制羟自由基(·OH)的IC_{50}为1.04 mg/mL，表明其有具有较强的清除羟自由基能力[10]。百合抑制大鼠脑内单胺氧化酶-B(MAO-B)活性[11]。抗氧化作用的机制可能与提高SOD、CAT及GSH-Px的活力，阻断活性氧和自由基的生成，释放其羟基上的活泼氢，捕获自由基，从而阻断自由基的链式反应等有关[12]。

2. 止咳、祛痰、平喘　①镇咳：生百合液(100%)剂量为20 mL/kg，连续给药2次，明显延长浓氨水喷雾法引发的小鼠咳嗽潜伏期，2 min内的咳嗽次数明显减少[13]。1 g/mL的卷丹、百合水提液，分别灌胃给小鼠20 g/kg。可使二氧化硫引咳的潜伏期延长率达57.69%~115.33%，咳嗽次数减少，镇咳率18.75%~57.10%[14]。②祛痰：分别给小白鼠灌胃三种百合水提液20 g/kg，均可使酚红排出量显著增加[14]。卷丹、百合、川百合比较，卷丹止咳祛痰强于百合或相等，川百合稍差些[15]。③平喘：百合能对抗组织氨引起的蟾蜍哮喘[16]。

3. 催眠　①对戊巴比妥钠睡眠时间的影响：小白鼠分别灌胃给予卷丹、百合、川百合水提液(1 g/mL) 20 g/kg，3种百合均可使戊巴比妥钠睡眠时间延长12.8~35.9 min[14]。②对戊巴比妥钠阈下剂量睡眠率的影响：给小白鼠分别灌胃卷丹、百合、川百合水提液(1 g/mL)20 g/kg，给药后15 min内小白鼠的睡眠率为：百合组90%，卷丹组为100%，川百合为80%[14]。

4. 抗疲劳　小白鼠分别灌胃给川百合、卷丹、百合水提液10 g/kg，连续5d，每日2次。结果，对锯末烟熏造成“肺气虚”小鼠，三种百合均显著延长其游泳时间，具有抗疲劳作用[14]。上述3种百合尚能使肾上腺皮质所致“阴虚”模型小鼠的负荷游泳时间显著延长。

5. 耐缺氧　卷丹10 mL/kg，给药30 d，能明显延长小鼠的常压耐缺氧时间[17]。卷丹10 mL/kg，给药30 d，能明显延长小鼠亚硝酸钠中毒存活时间[17]。上述剂量的卷丹能明显延长小鼠急性脑缺血性缺氧时间[17]。小白鼠分别灌胃给予百合、川百合及卷丹水提液10 g/kg，结果：只有川百合对异丙肾上腺素所致心肌耗氧增加状态下延长缺氧时间，其作用与黄芪(10 g/kg)相似[14]。百合多糖200、400 mg/kg剂量，每日给药1次，连续4 d，能明显延长小白鼠的存活时间，表明能增强小白鼠的耐缺氧能力[18]。

6. 增强免疫　用环磷酰胺复制小鼠免疫低下模型，然后分别灌胃百合多糖水溶液(0.2、0.4 g/kg)，每天1次，连续8d。结果百合多糖可明显提高腹腔巨噬细胞吞噬百分率及吞噬指数，促进溶血素及溶血空斑点形成，并可促进环磷酰胺致免疫抑制小鼠淋巴细胞的转化[19]。每日小鼠腹腔注射百合多糖300、150及100 mg/kg剂量，连续14 d，各组均可显著增加小鼠免疫器官重量，提高小鼠血清素的生成，明显促进ConA诱导的淋巴细胞增殖转化，显著提高小鼠NK细胞活性，表明百合多糖对小鼠免疫功能有显著的促进作用[20]。

7. 抗肿瘤　百合多糖50、100、200 mg/kg连续灌胃7 d，能抑制H22肿瘤生长，并增强荷瘤小鼠的胸腺指数和脾指数[21]。百合均一多糖对移植物黑色素B_{16}和Lewis肺癌有显著的抑制作用，抑瘤活性呈量效相关性[22]。百合的抑瘤作用与其所含的秋水仙碱有关[23]。

8. 降血糖　将2种百合多糖灌胃给予四氧嘧啶引起的糖尿病小鼠，2种百合多糖200 mg/kg的降糖效果与空白对照组相比，血糖浓度分别下降22.8%和29.33%，表明百合多糖有明降糖作用。降糖作用与修复胰岛细胞，增强分泌胰岛素功能和降低肾上腺皮质激素分泌以及促进肝脏中血糖转化为糖原有关[24,25]。

9. 抗抑郁、抗焦虑　以明暗穿箱次数、高架十字迷宫中开臂滞留时间百分比(OT%)、开臂进入次数百分比(OE%)综合评价抗焦虑作用，小鼠灌胃百合水提物800 mg/kg，连续10 d，上述指标均有明显改善[26]。

10. 抑制迟发过敏反应　小白鼠灌胃给川百合、百合及卷丹水提液10 g/kg，每日2次，连续10 d。对皮下注射7% 2,4-二硝基氯苯(DNCB)丙酮液0.02 mL致敏小鼠的耳重有抑制作用，表明三种百合均抑制DNCB所致小白鼠迟发型过敏反应[14]。

【临床应用】

1. 改善左室舒张功能　中药组196例，给百合口服液(百合、沙参等)，每次50 mL，日3次，4周为1个疗程。中药组心悸、气短缓解率明显优于西药组，并且心脏舒张功能改善、等容舒张时间、舒张早期充盈速度、舒张晚期充盈速度及舒张早期充盈减速时间均有显著改善[27]。

2. 咯血　百合膏(百合、黄芪、白及等)1000 mL，分2d 6次温服，服用2~4剂统计疗效。治疗支气管扩张症咯血155例，显效32例(服药2剂咯血停止)，有效116例(服药3剂咯血停止)，无效7例(服药4剂，咯血无好转，症状及体症无明显改变)，总有效率95.4%[28]。百合固金汤加减治疗支气管扩张咯血50例，经支气管碘油造影片及支气管镜复查者27例，支气管扩张情况均有好转，23例咯血停止[29]。

3.失眠　百合配以党参、龙齿(或龙骨)、淮小麦、琥珀粉、五味子、炙甘草、红枣、麦冬等组成百合九味方，治疗失眠94例，显效18例，有效42例，好转27例[30]。

4. 支气管扩张症 以百合、潞党参、生地黄等配制成的敛肺止血膏治疗支气管扩张症9例，经一年6个月以上的追踪观察，全部病例治后咯血基本制止，咳嗽、痰量明显减少，其中1例做支气管碘油造影复查，支气管扩张情况有好转[31]。

5. 消化道溃疡 以百合汤加味治疗胃脘痛82例（包括溃疡病、慢性浅表性胃炎、慢性萎缩性胃炎或肥厚性胃炎、急性胃肠炎等）。每日1剂，水煎内服，多数患者服药8~9剂后，胃脘疼痛消失，显效18例占22%，有效61例占74%，总有效率96%[32]。百合丹参芍药汤治疗上消化道溃疡200例，痊愈94例（47%），好转95例（48%），无效11例（6%）[33]。百合配以乌药、白勺、红花等，每日1剂水煎服，3个月为一疗程，治疗萎缩性胃炎56例，显效22例，有效28例，无效6例，总有效率89.3%[34]。以健胃百合汤治疗慢性胃炎，服药30 d为一疗程，治疗组78例，痊愈48例占61.5%，好转24例占30.8%，无效6例占7.7%，总有效率92.3%[35]。

6. 糖尿病 百合固金汤加减治疗糖尿病46例，经一疗程（20 d），尿糖转阴6例（13%），2个疗程尿糖转阴11例（24%），3个疗程尿糖转阴15例（33%），4个疗程尿糖转阴6例（13%），无效8例（17%），总有效率82%[36]。

7. 更年期综合征 百合地黄汤加减治疗更年期综合征 60例，显效（症状完全消失）48例，有效（症状减轻）7例，无效（症状无改善）5例[37]。百合地黄汤加味治疗妇女更年期综合征82例，治愈56例（临床症状全部消失），显效21例（临床症状大部或全部消失），无效5例（临床症状轻微改善或无改善）[38]。用百合颗粒治疗30例，痊愈12例，好转14例，无效4例，有效率86.6%[39]。

8. 焦虑及老年抑郁症 用百合地黄汤加味治疗广泛性焦虑52例，治疗后痊愈43例（82.69%），显效8例（15.38%），无效1例（占1.92%），停药后半年随访，复发率为9.62%[40]。百合汤加味治疗抑郁症85例，结果显效34例（40.00%），有效39例（45.88%），无效12例（14.12%），总有效率85.88%[41]。百合地黄汤加味治疗更年期忧郁症20例，治愈10例，好转7例，无效3例，总有效率为85%[42]。

9. 带状疱疹 用肝胃百合汤治疗带状疱疹38例，治愈（疱疹吸收干燥，结痂脱落，红肿消失、患处灼痛及神经痛消失）36例（94.7%），显效（疱疹和红晕显著减少，患部灼痛及神经痛明显减轻）2例（5.3%）[43]。用鲜百合汁治疗带状疱疹，有效率84%，疼痛消失时间及结痂时间均较涂龙胆紫组短。

10. 不良反应 1例报道，因睡眠欠佳兼有头晕、全身乏力等，服用百合地黄汤加味（百合、生地、枣仁等）。服后心烦心悸、面色潮红、坐卧不舒，全身有蚁走感以头部为甚，约30 min后，症状自然消失。患者以前曾二次服用百合而引起上述症状[44]。

（张　远）

参 考 文 献

[1]侯秀云，等.百合化学成分的分离和结构鉴定.药学学报，1998，33(12)：923

[2]吉宏武，等.液相色谱-电喷雾电离质谱与电子轰击质谱联用筛选百合中的甾体皂苷.色谱，2001，19(5)：403

[3]杨秀伟，等.卷丹中新甾体皂苷的分离和鉴定.药学学报，2002，7(11)：863

[4]姜茹，等.百合免疫活性多糖的分离及其组成.第四军医大学学报，1998，19(2)：188

[5]刘成梅，等.百合多糖的纯化与化学结构鉴定研究.食品科学，2002，23(5)：114

[6]赵国华，等.百合多糖的化学结构及抗肿瘤活性.食品与生物技术，2002，21(1)：62

[7]贺世洪，等.秋水仙碱的二阶导数极谱测定.湘潭大学自然科学学报，2001，23(4)：78

[8]李新社，等.溶剂提取和超临界流体萃取百合中的秋水仙碱.中南大学学报（自然科学版），2004，35(2)：244

[9]苗明三.百合多糖抗氧化作用研究.中药药理与临床，2001，17(2)：12

[10]王多宁，等.百合多糖对羟自由基的清除作用.陕西中医学院学报，2006，29(4)：53

[11]Lin R.D，et al. Inhibition of monoamine oxidase B (MAO-B) by Chinese herbal medicines. *Phytomedicine*，2003，10(8)：650

[12]陈小蒙，等.百合多糖的药理作用及其机制研究进展.农产品加工·学刊，2007，(8)：7

[13]康重阳，等. 百合炮制后对小鼠止咳作用的影响. 中国中药杂志，1999，24(2)：88

[14]李卫民，等.百合的药理作用研究.中药材，1990，3(6)：31

[15]李卫民，等.中药百合的研究概况.中草药，1991，22(6)：227

[16]江苏新医学院. 中药大辞典（上册）. 上海：人民卫生出版社，1977：856

[17]邵晓慧，等. 两种百合耐缺氧作用的比较. 山东中医药大学，2000，24(5)：52

[18]胡敏敏，等.百合多糖的药效学研究.中药新药与临床药理，2007，18(2)：107

[19]苗明三，等.百合多糖免疫兴奋作用.中药药理与临床，2003，19(1)：15

[20]栾玉泉，等.大理百合多糖对小鼠免疫功能的影响.四

川生理科学杂志,2009,31(2):67

[21]李汾,等.纯化百合多糖抗肿瘤作用和对荷瘤小鼠免疫功能的影响.现代肿瘤医学,2008,16(2):188

[22]赵国华,等.百合多糖的化学结构及抗肿瘤活性.食品与生物技术,2002,21(1):62

[23]郭朝晖,等.中药百合的研究和应用.中国药学报,2004,2(3):27

[24]刘成梅,等.百合多糖的纯化与化学结构鉴定研究.食品科学,2002,23(5):114

[25]刘成梅,等.百合多糖降血糖功能研究.食品科学,2002,23(6):113

[26]刘菊,等.百合抗焦虑物质提取工艺研究.中药材,2009,32(1):134

[27]苑松岩.百合口服液改善左室舒张功能的临床研究.河北中医,2000,22(11):819

[28]杨修策.百合膏治疗支气管扩张症咯血155例.光明中医,2000,15(87):50

[29]杨国安.百合固金汤加减治疗支气管扩张咯血50例.湖北中医杂志,1995,17(118):14

[30]黄志强,等.百合九味方治疗94例失眠小结.浙江中医杂志,1980,(6):279

[31]潘澄濂.中医治疗支气管扩张症9例的追追踪观察.中医杂志,1964,(8):11

[32]钟磊.百合汤加味治疗胃脘痛82例.湖北中医杂志,1989,(2):15

[33]霍玉芳,等.百合丹参汤治疗上消化道溃疡200例临床观察.河北中医,1996,18(6):11

[34]黄晓燕,等.百合健胃汤治疗消化性溃疡55例.光明中医,2009,24(5):871

[35]许合利,等.健胃百合汤治疗慢性胃炎78例.黑龙江中医药,2007,(3):14

[36]王雄.百合固金汤加减治疗糖尿病46例.云南中医中药杂志,1995,16(4):22

[37]李桂美,等.百合地黄汤加减治疗更年期综合征60例.山东医药,2001,41(11):68

[38]冯雷.百合地黄汤加味治疗妇女更年期综合征82例报道.甘肃中医,2003,16(2):31

[39]王东旭.自拟百合颗粒治疗妇女更年期综合征30例.四川中医,2009,27(5):97

[40]闫福庆.百合地黄汤加味治疗广泛性焦虑52例.中国疗养医学,2004,13(3):151

[41]魏绪华,等.自拟百合汤加味治疗抑郁症85例.江苏中医药,2002,23(7):25

[42]白国生.百合地黄汤加味治疗更年期忧郁症20例.江苏中医,1995,16(8):13

[43]欧柏生.肝胃百合汤治疗带状疱疹38例.湖南中医杂志,1996,12(3):38

[44]周世熊.百合引起反应一例报告.黑龙江中医药,1985,(2):41

百　部　Stemonae Radix　bai bu

本品为百部科植物直立百部*Stemona sessilifolia*(Miq.)Miq.、蔓生百部*Stemona japonica*(BL.)Miq.或对叶百部*Stemona tuberosa* Lour.的干燥块根。味甘、苦,性微温。润肺下气止咳,杀虫灭虱。用于新久咳嗽、肺痨咳嗽、顿咳;外用于头虱、体虱、蛲虫病、阴痒。蜜百部润肺止咳。用于阴虚劳嗽。

【化学成分】

主含多种生物碱。百部生物碱以含饱和氮杂奥化吡咯环状母核结构为特征,多数具有a-甲基-γ-内酯侧链。蔓生百部含百部碱(stemonine)、百部定碱(stemonidine)、异百部定碱(isostemonidine)、原百部碱(protostemonine)、百部宁碱(paipunine)、华百部碱(sinostemonine)等。直立百部含百部碱、原百部碱、百部定碱、异百部定碱、对叶百部碱(tuberostemonine)、霍多林碱(hodorine)、直立百部碱(sessilistemonine)等。对叶百部含百部碱、对叶百部碱、异对叶百部碱(isotuberostemonine)、百部次碱(stenine)、次对叶百部碱(hypotuberostemonine)、氧化对叶百部碱(oxotuberostemonine)等。此外,百部根还含有百部高碱(stemonamine)、异百部高碱(isostemonamine)、百部新碱等[1-4]。百部属植物块根总生物碱含量0.26%~3.1%。其中直立百部总生物碱含量0.26%~2.1%,蔓生百部0.83%~1.43%[5]。

【药理作用】

1. 镇咳、祛痰、平喘　对叶百部碱有镇咳作用,采用豚鼠机械刺激引咳法,其静脉注射给药的ED_{50}为6.2 mg/kg[6]。通过柠檬酸喷雾刺激的豚鼠致咳模型,发现对叶百部粗提物中提取的五种生物碱都有镇咳作用[7]。离体豚鼠气管试验证明，百部醇提取液能对抗组胺所引起的痉挛，作用强度与氨茶碱相似，但较缓慢持久[8]。

2. 抗菌、抗病毒 体外百部煎剂及酒浸剂对多种致病菌如肺炎球菌、乙型溶血性链球菌、脑膜炎球菌、金黄色葡萄球菌、伤寒杆菌等有不同程度的抑制作用。百部煎剂能降低亚洲甲型流感病毒对小鼠的致病力，对已感染的小鼠也有治疗作用[9]。直立百部、蔓生百部药材及其提取物可抑制结核杆菌活性，1~4周内抑菌作用无明显变化，抑菌作用持久；其中MIC最小值1/3 200，最大值1/400(药材g/mL)[5]。

3. 杀虫 体外试验证明，百部水浸液和70%醇浸液对头虱和衣虱(白虱)均有明显的杀灭作用，并能杀死虱卵，其中对头虱的作用最强，醇浸液较水浸剂较力大；百部醇提物的50%水混悬液接触阴虱数分钟，即可将其杀死，而水浸剂则无效；百部粉末浸液对蝇蛆、孑孓、柑桔蚜、地老虎等十余种害虫也有杀灭效力[8]。

4. 其他 对叶百部碱对中枢神经系统有抑制作用，可降低小鼠的自发性活动，延长已烯巴比妥的睡眠时间，并有镇痛作用。对离体豚鼠心脏有扩张冠脉血管作用，并能抑制心肌收缩力。另对兔静脉注射1 mg/kg可引起兴奋和降压作用，对心电图则无明显影响[6]。大百部的提取物可增强髓质性甲状腺瘤癌细胞的调亡[10]。

5. 毒性 对叶百部碱对小鼠灌胃给药的LD_{50}为1.079 mg/kg，静脉注射LD_{50}为60 mg/kg。百部宁对小鼠静脉注射LD_{50}为38.95±2.09 mg/kg，华百部碱为757±3.5 mg/kg[3]。

【临床应用】

1. 慢性气管炎 采用50%百部糖浆及百部浸膏片(每片0.5 g)，共治疗928例患者，显效139例，好转390例，近控11例。用法：百部糖浆每次10 mL或100 mL，浸膏片每次3~4片，日服3次，10d为一疗程。另用百部蜜丸(百部2份，蜂蜜1.5份)，早晚各服1丸，丸重为8.75 g，连服14d，以后每月服7d，预防感冒诱发慢性气管炎；对反复发作和无临床症状仅有微咳和晨咳的患者，系统观察233例，经半年随访，显效58例，有效95例[8]。百部配伍等量麻黄、杏仁制成蜜丸，治疗老年性慢性气管炎181例，有效率为88.3%，一般用药5~10d即见明显疗效。单味百部煎剂，日服3次，治疗慢性气管炎110例，有效率87.27%，近控36例，显效35例，好转25例，无效14例[12]。自拟百部止咳方治疗顽固性咳嗽45 例，结果：治愈30例，好转8例，有效5例，无效2例[12]。

2. 百日咳 百部糖浆可作预防用药[8]。以百部为主配伍其他中药组成不同方剂，治疗小儿百日咳均取得显著效果[13,14]。

3. 肺结核 用百部30 g黄芩与丹参各15 g制成片剂，治疗肺结核110例，其中慢性纤维空洞型44例，浸润型66例，全部痰检查结核菌阳性，70例对抗结核药已产生抗药性。坚持用药1~4年后，痰菌转阴一年以上者38例，胸片复查好转者30例，其中12例空洞堵塞或不显。另有百部注射液并用异烟肼治疗105例肺结核，病灶显著吸收者4例，病灶无变化者16例，恶化者2例，有效率83.8%，显效率37.1%，7例空洞有3例闭合，2例缩小，15例排菌者有12例痰菌转阴性。疗效与链霉素加异烟肼组相比较，基本相同[8]。

4. 蛲虫病 百部醇提液[15]，百部煎液配伍醋灌肠[16]，百部伍用槟榔、苦楝皮、鹤虱煎液保留灌肠等对小儿蛲虫病均有较好治疗效果[17]。

5. 钩虫病 用百部治疗140例患者，3个月后复查110例，转阴率94.5%。另有记载，用百部煎剂治48例，也有较好效果[8]。

6. 阴虱病 取百部50 g，加乙醇浸泡，用醇浸液擦患处治疗患者18例，每日2~3次，1~2d治愈[18]。

7. 杀虫 用20%百部浸剂或50%水煎剂可外用杀灭体虱[9]。还可做成喷洒剂或烟熏剂以消灭各种害虫。百部浸剂或50%水煎剂对疥癣也有一定效力[9]。

8. 不良反应 服用百部制剂可产生腹部灼烧感，口、鼻及咽喉发干，头晕，胸闷，厌食。少数患者可见腹痛和腹泻，偶见鼻衄。不良反应总发生率为20%~30%[8]。尚有1例服用百部制剂引起胆绞痛的报道[19]。服用过量中毒时可致呼吸中枢麻痹，应立即人工呼吸或给氧，注射呼吸兴奋药山梗菜碱或尼可刹米及静脉滴注葡萄糖盐水等对症治疗。

【附注】

从百部的茎和叶中分离得到5个新的生物碱（化合物1~5）及10个已知生物碱。体外研究显示，百部叶碱、化合物1~5抑制有害昆虫烟芽叶蛾活性；百部叶碱可抑制刺吸口器和嘴嚼口吸害虫活性[20]。

(杨静玉　王　芳　张宝凤　马恩龙)

参考文献

[1]江苏新医学院.中药大辞典(上册).上海：上海人民出版社，1977：859

[2]Xu Ren-Sheng，et al. Sdudies on some new stemona alkaloids. *Tetrahedron*，1982，38(17)：2667

[3]刘寿山.中药研究文献摘要(1975~1979).北京:科学技术出版社,1986:344

[4]郭伽,等.百部植物碱的研究Ⅰ.化学学报,1978,(4):291

[5]丛晓东,等.百部生药学研究Ⅸ.中国百部属植物块根中总生物碱的测定和评价.药学学报,1992,27(7):556

[6]汤浅和典,等.百部生物碱成分和对叶百部碱的一般药理作用.国外医学中医中药分册,1982,(6):51

[7]AdamsM,et al. Inhibition of leukotriene biosynthesis by stilbenoids from Stemona species. *J Nat Prod*,2005,68(1):83

[8]王浴生.中药药理与应用.北京:人民卫生出版社,1983:419

[9]吴葆杰.中草药药理学.北京:人民卫生出版社,1983:159

[10]RinnerB,et al. Activity of novel plant extracts against medullary thyroid carcinoma cells. *Anticancer Res*,2004,24(2A):495

[11]郑祥光.百部治疗慢性气管炎110例疗效观察.陕西中医,1986,7(10):439

[12]彭丽,等.自拟百部止咳方治疗顽固性咳嗽45例.光明中医,2007,22(6):88

[13]党炳瑞.百部合剂治疗小儿百日咳.辽宁中医杂志,1981,(3):40

[14]陈有恒.百部汤治疗百日咳.吉林中医药,1981,(1):30

[15]史晓军.百部酒精浸液外用治蛲虫.中医杂志,1986,(11):24

[16]吕仁和.百部煎配醋灌肠治蛲虫病.中国农村医学,1986,(2):39

[17]赵建宗.百部煎药棉治疗蛲虫症.陕西中医,1986,(9):412

[18]黄俊梓,等.百部治疗阴虱的新方法.中国临床医药研究杂志,2003,(102):10566

[19]苏祥扶.百部引起胆绞痛一例报告.福建中医药,1984,(5):48

[20]百部茎和叶中的生物碱及其杀虫活性.国外医药植物药分册,2008,23(6):270

当药 Swertiae Herba dang yao

本品为龙胆科植物瘤毛獐牙菜*Swertia pseudochinensis* Hara的干燥全草。味苦,性寒。清湿热,健胃。主治湿热黄疸、胁痛、痢疾腹痛、食欲不振。

【化学成分】

1. 生物碱 主要有龙胆碱(gentianine)[1]。

2. 黄酮化合物 有当药黄酮(swertisin)、异荭草素(homoorientin)、异牡荆素(isovitexin)[1]。

3. 咕吨酮类 雏菊叶龙胆酮(bellidifolin,swertianol)、当药咕吨酮(methylbellidifolin)、对叶当药咕吨酮(decussatin)及微量去甲基雏菊叶龙胆酮(demethylbellidifolin)、去甲基当咕吨酮(norswertianin)[1]。

4. 其他 此外尚含齐墩果酸(oleanolic acid)、当药苦苷(swetiamarin)约2%~4%,黄色龙胆根素(gentisin)、黄色龙胆根素葡萄糖苷(gentisinglucoside)及肌醇等无味结晶性物质[2]。还含有裂环烯醚萜苷类物质(secoiridoid glucosides)[3]、龙胆苦苷(gentiopicroside)、当药苷(sweroside)和当药苦苷等[4]。

【药理作用】

1. 保肝 紫花当药煎剂给兔灌胃,或以其总苦味苷、苷A或苷B给大鼠皮下注射,对四氯化碳所致肝损害具有保护作用[4]。

2. 促胃肠功能 当药有增进食欲的作用,小剂量能促进胃液分泌,大剂量则抑制,对离体和在体兔肠的张力和蠕动有兴奋作用,但高浓度则抑制[4]。

3. 促进皮肤机能 当药苦苷易从皮肤吸收,经酶水解,并经分子重排而生成苷元红百金花内脂(erythrocentaurin)。后者可扩张毛细血管,持久地激活皮肤组织的酶系统而提高其生化机能。兔静脉注射当药苦苷,亦使皮肤血流旺盛,皮温升高。从而提高皮肤机能,并促进毛发生长[4]。

4. 抗氧化 当药醇苷(Swertianolin)12.8、0.22 mg/L对清除超氧自由基($O_2^-\cdot$)和羟基自由基($\cdot OH$)均有抑制作用,抑制率50%[5]。

5. 其他 当药甲醇提取物对细胞分裂有显著的类放射线作用,从中提出三种结晶,龙胆苦苷(gentiopicroside)、gentiamarin和amarogenin,只有后者有此作用[4]。

【临床应用】

1. 神经血管性头痛 蒙药嘎巴拉-3味汤(当药、头骨炭、龙骨)研末,2次/d,每次3~5 g煎汤内服,110例痊愈90例，总有效率92.7%[6]。

2. 传染性肝炎 用紫花当药治疗急、慢性肝炎146例，对各期肝炎都有一定疗效[4]。

3. 消化不良、食欲不振和急、慢性细菌性痢疾等，亦可用当药[4]。

【附注】

1. 日本当药 *S. japonica* Makino

[化学成分]

含有苦味的环烯醚苷类化合物，当药苷、当药苦苷、龙胆苦苷、苦龙胆苷和苦当药苷，酮(xanthone，即苯骈色原酮)类化合物獐牙菜酮(swertianol)和獐牙菜酮苷(swertianolin)，黄酮类当药黄素(swertisin)和日本当药黄素(swertia japonin)以及齐墩果酸等[4]。

[药理作用]

日本当药提取物swertinogen对小鼠急性或亚急性四氯化碳中毒也有保肝作用。能促使肝功能好转，特别是肝脏酶系统显著改善，死亡率降低；swertinogen内服，能增强皮肤的氧化还原功能，缩短发斑吸收时间，增强毛细血管的抵抗力，抑制组织胺红斑的形成；swertinogen 10^{-6} 浓度灌流蛙和蟾蜍心脏，可使心肌收缩力增强，心率加快，心律不齐改善和恢复正常；swertinogen小鼠腹腔注射的LD_{50}为110 mg/kg，口服LD_{50}为2650 mg/kg[4]。

[临床应用]

用日本当药治圆形脱发症有效率80%，全头脱发症有效率40%，粃糠性脱发症和老年型脱发症有效率均为100%[4]。

2. 其他獐牙菜属植物

獐牙菜*Swertia bimaculata* (sieb.et Zucc.)Hook.f.et Thoms.ex C.B.Clarke、紫红獐牙菜*S.punicea* Hemsl、显脉獐牙菜*S.nervosa*(G.Don)Wall.ex C.B.Cleake、毛獐牙菜*S.pubescens* Franch.、叶萼獐牙菜*S.calycina* Franch、淡黄獐牙菜*S.punicea* var.*lutecens* Franch.ex T.N.Ho、簇花獐牙菜*S.fasciculata* T.N.Ho et S.W.Liu、狭叶獐牙菜*S.angustifolia* Buch-Ham.ex D.Don、西南獐牙菜*S.cincta* Burk、红直獐牙菜*S.erythrosticta* Maxim、大籽獐牙菜*S. macrosperma*(C.B.Clarke)C.B.Clarke。上述11种獐牙菜均含有獐牙菜苦苷(又称当药苦苷swertiamarin)、龙胆苦苷(gentiopicroside)、獐牙菜苷(又称当药苷sweroside)，三种苦味苷的含量以龙胆苦苷最高，当药苷最低。其中簇花獐牙菜、红直獐牙菜及狭叶獐牙菜的3种苦味苷总量较高[7]。

伸梗獐牙菜*S.elongata* S.W.Liou dt T.N.Ne中主要含2′-间羟基苯甲酰獐牙菜苷 (2′-m-hydroxybenzoyl-sweroside)、獐牙菜苦苷(swertiamarin)、(+)-hydroxyi-moresinol-1-O-β-D-glucoside、8-O-β-D-葡萄糖-1,3,5-三羟基酮 (8-O-β-D-glucopyranosyl-1,3,5-trhydroxyxanthone)、8-O-β-D-葡萄糖-1,5-二羟基-3-甲氧基酮(8-O-β-D-glucopyranosyl-1,5-dihydroxy-3-methoxyxanthone)苷类化合物。伸梗獐牙菜的乙醇提取物对抗乙型肝炎病毒表面抗原(HbsAg)有效。2个分部位对抗Ⅰ型单纯疱疹病毒(HSV-1)有效[8]。

川东獐牙菜*S.davidi* Franch(全草)乙醇提取物中分离出乌苏酸 (ursolic acid)、1,5,8-三羟基-3-甲氧基咕吨酮(bellidifolium)[9]、苦龙胆酯苷(amarogentin)、雏菊叶龙胆苷 (swevtianolin)、去甲基雏菊叶龙胆酮(demethylbellidifolin) 和雏菊叶龙胆酮(bellidifolin)。临床应用其制剂治疗急性菌痢有较好疗效，其提取物对革兰阳性菌有强的杀灭作用[10]。

川西獐牙菜*S.mussotii*经反向高效液相法测定含有异红草苷(isoorientin)、脂溶性成分1.8-二羟基-3-甲氧基山酮(1,8-drihydroxy-3-methoxy-xthanone)[11]。

毛獐牙菜*S.pubescens* Franch. 中分离出异红草苷(isoorientin)、龙胆苦苷(gentiopicroside)、葡萄糖(glucose)和齐墩果酸(oleanolic acid)[12]。

另外还有一些同属植物，也从中分离出獐牙菜苦苷(swertiamarin)、獐牙菜皂苷等成分，且民间多有应用[13]。

(刘 威 徐 宏 何晓红)

参考文献

[1]中国医学科学院药物研究所，等.中药志(Ⅳ). 北京：人民卫生出版社，1988:342

[2]朱有昌，等.东北药用植物. 哈尔滨：黑龙江科学技术出版社，1989:901

[3]贺良华，当药中龙胆苦苷的含量测定. 国外医学植物药分册，1981，2(4):31

[4]王浴生，等.中药药理与应用. 北京：人民卫生出版社，1983:438

[5]赫春香，等.当药醇苷的伏安行为及其抗氧活性研究.辽宁师范大学学报，2003，26(2):171

[6]德力格尔. 蒙药嘎巴拉-3味汤治疗神经血管性头痛110例.中国民间疗法，2003，11(4):56

[7]高光跃，等. 11种獐牙菜及近缘植物中有效成分的高效液相色谱测定. 药学学报，1994，29(12):910

[8]孔德云，等. 伸梗獐牙菜的苷类成分. 中草药，1995，26(1):7

[9]虞瑞生,等.川东獐牙菜的成分研究.植物学报,1984,26(6):675

[10]谭余山,等.川东獐牙菜化学成分的研究.中国药学杂志,2000,35(7):441

[11]保怡,等.HPLG测定四川及青海地区獐牙菜植物中6种主要成分的含量.中国中药杂志,2006,31(24):2036

[12]张聿梅,等.毛獐牙菜化学成分的研究.中国中药杂志,1996,21(2):103

[13]方清茂,等.四川省獐牙菜属药用植物资源.中国中药杂志,1997,22(3):135

当归 Angelicae Sinensis Radix dang gui

本品为伞形科植物当归*Angelica sinensis*(Oliv) Diels的干燥根,味甘、辛,性温。功能补血活血,调经止痛,润肠通便。主治血虚萎黄、眩晕心悸、月经不调、经闭痛经、虚寒腹痛、肠燥便秘、风湿痹痛、跌扑损伤、痈疽疮疡。

【化学成分】

当归的化学成分可分为挥发油和水溶性成分两大部分。

1. 挥发油 挥发油含量可达0.2%~0.4%。挥发油有酸性、酚性和中性三部分,含量分别为5.88%、3.46%和90.41%。挥发油中以藁本内酯(ligustilide)的含量最高,约占45%,正丁烯酞内酯(n-butylidene phthalide)约占11.3%,具有特异的芳香味。当归挥发油中还含有当归酮、月桂烯等20多种成分[1]。

2. 水溶性成分 主要有阿魏酸(ferulic acid)和当归多糖,多糖含量约占干燥生药的8.5%。五加苷B_1(eleuthoroside B_1)、E-松柏苷(E-coniferin)愈创木基丙三醇(guoiocylglycerol)、淫羊藿次苷F_2(icariside F_2)和马鞭草烯酮-5-O-β-O-葡萄糖苷(Verbenone-5-O-β-glucopyranoside)。

3. 氨基酸、维生素 当归含多种氨基酸,总含量为6.5%。其中精氨酸的含量最高。当归尚含维生素B_{12}含量为0.25~0.4 μg/100 g,维生素A和维生素E等[1,3]。

【药理作用】

1. 促进造血 小鼠于7Gy剂量照射前24 h,腹腔注射当归多糖(APS)300 mg/kg,可使照射小鼠脾内源性造血灶数、脾重及骨髓有核细胞明显增加,促进造血功能的恢复[1]。正常或贫血小鼠每日皮下注射APS10 mg/kg,连续6 d。结果显示,无论对正常或贫血小鼠的粒单系祖细胞(CFU-GM)、早期红系祖细胞(BFU-E)、晚期红系祖细胞(CFU-E)和巨核系祖细胞(CFU-MK)的集落产率均有明显提高。但体外直接加APS则对其增值并无促进作用[1]。推测APS促进造血细胞的机制,可能与直接或间接刺激造血诱导微环境的巨噬细胞、成纤维细胞、淋巴细胞等分泌较高活性的造血生长因子(HGF)有关[4]。

将APS腹腔注射于小鼠,剂量为2.4、6.8、16 mg/kg,每日1次,连续6 d,可使小鼠WBC和淋巴细胞(Lc)数量明显升高。分离该小鼠外周单个核细胞(MNC)制成悬液检测CD_{34}^+细胞,结果显示,经APS动员后,MNC中CD_{34}^+细胞百分率由0.018%提升至0.144%。提示,体内注射APS后确有使外周造血干细胞(HSC)数量增加的作用。进一步研究APS对小鼠外周血髓系多向性造血祖细胞(CFU-Mix)集落产率的影响。结果表明,APS对CFU-Mix产率由对照组的11.9±5.4提高至27.5±7.1。由于CFU-Mix集落数量可以直接或间接反映细胞群中早期外周血干/祖细胞(HS/PC)的数量和活性,故上述结果证明APS确有动员HS/PC从骨髓向外周血迁移作用[5]。

小鼠每日腹腔注射APS 1、2、4、6 mg/kg,连续6 d后,第8 d取小鼠骨髓基质细胞(BMSCs)进行培养,结果发现,上述剂量下APS均可使小鼠BMSCs黏附分子表达降低,其中2 mg/kg APS使黏附分子(ICAM-1)的表达降低最为明显,VCAM-1的表达则随APS的剂量增大而逐渐降低,呈剂量依赖关系。提示,APS实现造血干细胞动员的机制可能与其降低BMSCs表面ICAM-1、VCAM-1等黏附分子的表达,从而减弱BMSCs对骨髓造血干细胞的黏附有关[6]。

对大鼠气血双虚的模型,予以APS 15 mg/kg灌胃,每日1次,连续14d,可使气血双虚大鼠血清白细胞介素-6(IL-6)和促红细胞生成素(EPO)非常显著提高。该实验结果表明,APS对气血两虚大鼠血清IL-6、EPO水平的升高有利于促进红细胞生成和重建骨髓,这可能是当归促进造血功能的分子机制之一[7]。

2. 抗炎 小鼠每日灌胃当归5 g/kg或10 g/kg,连续5 d,对二甲苯所致的耳廓肿胀抑制率为27.8%和

20%，对腹腔毛细血管通透性增高的抑制率分别为22.7%和36.4%。大鼠每日灌胃当归4 g/kg或8 g/kg，连续7 d，对1%角叉莱胶或2.5%甲醛或0.1 mL蛋清所致的足垫肿胀均有减轻作用。当归对去肾上腺素的大鼠仍有明显的抗炎作用，曾经测定了大鼠炎组织中PGE_2的含量，发现当归灌胃4 g/kg或8 g/kg，连续5d，可使PGE_2含量较对照组降低36.8%和44.2%，其作用与0.05 mg/kg的消炎痛抑制率46.1%相近[1]。

A_3为当归挥发油活性部位。当归油100 mg/kg，A_3 1、5、10 mg/kg剂量每日灌胃1次，连续3 d。结果，A_3对二甲苯所致小鼠耳廓肿胀抑制率分别为10.6%、21.1%和53%，当归挥发油100 mg/kg抑制率为51.3%。对角叉莱胶所致大鼠足肿胀的影响，A_3与当归油也有较显著的抑制作用。另外，A_3(10~320 mg/L)对脂多糖(LPS)诱导离体大鼠子宫COX2 mRNA及蛋白表达有拮抗作用，可能是当归油中活性部分A_3的抗炎作用机制之一[8]。当归多糖(APS，20、40、60 mg/kg)对大鼠佐剂关节炎原发性足趾肿胀也有抑制作用[9]。

3. 镇痛 当归精油3.8、5.7和7.6 g/kg，连续灌胃3 d，对醋酸所致小鼠扭体反应有明显的抑制作用，抑制率分别为36.4%、52.8%和64.8%。上述剂量对催产素致小鼠扭体反应的抑制率分别为53.3%、57.9%和67.2%。另外当归精油对正常雌性小鼠离体子宫平滑肌及缩宫素所致的子宫平滑肌剧烈收缩亦均有明显抑制作用，为当归精油治疗痛经提供了实验依据[10]。

4. 抗血小板聚集及抗血栓 体外当归水煎剂250和500 mg/mL抑制ADP诱导的大鼠血小板聚集，抑制率分别为38%和75%；阿魏酸钠0.4~0.6 mg/mL抑制ADP诱导的血小板聚集ID_{50}为0.56 mg/mL，作用强于乙酰水扬酸钠[1]。整体给大鼠静脉注射当归20 g/kg，对ADP和胶原诱导的大鼠血小板聚集抑制率为87.9%和33.0%。静脉注射阿魏酸钠0.2 g/kg，对ADP诱导的血小板聚集抑制率为38%，0.1 g/kg 对胶原诱导的血小板聚集抑制率为81.6%[1]。

当归水溶液10 g/kg或阿魏酸钠0.3 g/kg，可使大鼠体外颈总动脉-颈外静脉血流旁路血栓重量明显减轻，抑制率分别为30%和50%。当归抗血栓的作用可能与增加纤维蛋白的溶解活性有关[1]。

当归多糖(APS)在凝血方面表现出双向调节作用既有抗凝血活性又有明显止血作用。给小鼠腹腔注射APS 5mg/kg每日1次，共3 d，凝血时间(CT)明显延长，出血时间(BT)明显缩短；给家兔静脉注射APS 2 mg/kg，连续3 d，TT和APTT明显延长，而PT则无差异。提示当归多糖抗凝血作用主要是影响了内源性凝血系统，而对外源性凝血系统作用较弱[11]。

5. 调节免疫 小鼠腹腔注射当归多糖(APS) 50 mg/kg，连续7d，对刚果红的廓清率提高41%；在皮下注射强的松龙15 mg/kg的同时，每日腹腔注射APS 25 mg/kg或50 mg/kg，则能拮抗强的松龙的上述免疫抑制作用[1]。APS 10、20 mg/kg给小鼠腹腔注射，每日1次，连续7d，可拮抗环磷酰胺(cy)所致小鼠脾淋巴细胞抑制、NK细胞活性减弱及IL-2诱生水平低下的作用[12]。APS在30~100 μg/mL范围内不仅显著促进脾细胞增殖，而且多糖组分AP-3在该浓度下使IL-2分泌量上升至60~180 pg/mL，INF-γ上升为60~140 pg/mL。提示，当归多糖通过活化巨噬细胞和T细胞并通过细胞因子IL-2和INF-γ的诱生发挥其免疫调节作用[13]。

6. 平喘 当归中有平喘作用的成分为正丁烯酞内酯和藁本内酯。体外，豚鼠腹腔注射正丁烯酞内酯200 mg/kg，对组织胺引喘致喘率仅为6.7%(对照组致喘率为73.3%)；豚鼠腹腔注射藁本内酯0.14 mL/kg，能缓解喷雾0.3%组织胺与2%乙酰胆碱的致喘作用[1]。

在豚鼠肺灌流实验中，静脉注射藁本内酯0.08 mL/kg，能对抗组织胺引起的支气管收缩。藁本内酯对乙酰胆碱、组织胺以及氯化钡引起的气管平滑肌痉挛收缩也都有明显的解痉作用，上述作用不为心得安所阻断[1]。

7. 抗肺间质纤维化 大鼠气管内注入博莱霉素5 mg/kg造模，于造模后当日灌胃7.2%当归溶液100 mL/kg，连续28 d。模型组转换生长因子$β_1$(TGF-$β_1$，器官纤维化的治疗标靶）在肺组织中表达明显升高，当归可抑制TGF-$β_1$表达而阻止肺间质纤维化形成。研究表明，当归还可通过减少TXA_2的生成，抑制TXA_2介导的炎症反应，减轻肺损伤，抑制肺纤维化的形成[14]。

8. 保肝 当归多糖(APS)给小鼠灌胃500 mg/kg，每日1次，连续7 d，可降低四氯化碳肝损伤小鼠血清GST、AST，降低肝组织MDA。提示，当归多糖可能通过抑制脂质过氧化维持细胞膜的完整性，进而发挥护肝作用[15]。当归中的阿魏酸钠(SF)也具有保肝作用。灌胃给予小鼠SF 100 mg/kg，共12 d，对卡介苗加脂多糖致小鼠免疫性肝损伤的血清ALT和GST有降低作用，并可减轻肝细胞的病理损伤[16]。

给大鼠皮下注射四氯化碳并饲高脂饲料，使大鼠进入肝硬化中晚期。给大鼠灌胃APS 0.1、0.2、0.4 g/kg，每日1次，14d后，一次腹腔内注射内毒素LPS诱导昏迷。APS降低昏迷率，降低血氨、GPT、GOT，脑细胞凋亡数明显减少。上述结果表明，APS对肝硬化致肝昏迷有一定的预防作用，对脑功能有保护作用，这个作用与降低血氨和血清GOT改善肝功能及保护脑细胞的功能活性有关[17]。

9. 抗乙酸性结肠炎 将8%乙酸注入大鼠结肠内复制结肠炎模型，APS 250、500和1000 mg/kg，每日灌肠给药1次，连续7 d。结果：APS灌肠可明显降低黏膜损伤指数(CHDI)、粪便隐血(OBT)评分，髓过氧化物酶(MPO)活性、MDA、NO含量，明显减轻肠黏膜的病理损伤。对结肠氧自由基和生长因子，APS可升高TGF-β、EGF表达水平及SOD活性。APS通过调节结肠组织中TGF-β、EGF的表达，促进多种组织细胞增生、分化、迁移，加速结肠上皮细胞黏膜屏障及血管损伤的修复与再生，这可能是APS缓解大鼠结肠损伤及肠道出血的主要机制[18]。

10. 抗肿瘤 体外，当归多糖(APS)2.5~250 μg/mL对人早幼粒白血病细胞株(HL60)的增殖有显著抑制作用，并呈量效与时效关系；APS使HL60细胞阻滞在G0/G1期，故推测APS对HL-60抑制增殖的作用与抑制DNA合成有关[19]。另有实验证明，APS终浓度在50~100 μg/mL时对K562也有剂量和时间依存的抑制增殖作用[20]。

APS 30、100、300 mg/kg每日腹腔注射1次，连续10 d，对小鼠移植性肿瘤S180无明显抑制作用，对EAC得生命延长率分别为87.9%、30.5%和155.3%；对L1210 移植APS 30、100 mg/kg有生命延长作用，延长率分别为66.7%和56.7%[21]。当归多糖(APS-lcⅡ，为均一性多糖)剂量为20、50和100 mg/kg，连续腹腔注射14 d，对小鼠S180的抑瘤率达到33.9%、40.9%和43.8%，对巨噬细胞产生IL-1和TNF-α也有明显促进作用[22]。

11. 抗辐射 小鼠在照射(8.5 Gy)前分别腹腔注射当归多糖(APS)75、150及300 mg/kg，小鼠的存活率分别为40%、31%和42%，提示当归多糖对小鼠急性放射损伤有防护作用。当归多糖组可恢复骨髓有核细胞数至照射前水平，并可阻止10 d以后胸腺的继发性萎缩[1]。

12. 降血糖 给连脲菌素(STZ)糖尿病大鼠每日灌胃APS 20、60和200 mg/kg，共给药6周。给药4周后APS各组即出现降糖效果，给药7周后，APS高剂量组的TC、TG、和LDL-C降低，HDL-C升高。故APS的降糖作用机制可能系通过改善血脂与脂肪酸的再分布，而非增加胰岛素的水平起作用的[23]。另有报道APS对四氧嘧啶所致小鼠糖尿病及正常小鼠也均有降糖作用[24]。

13. 药代动力学 家兔一次性灌胃当归挥发油有效组分丁烯基苯酞结果符合一级吸收二室模型各项参数为Tpeak =0.87 ±0.02h，Cmax =7.66 ±0.08 μg/mL，AUC = 26.67 ±0.08 μg/mL/h，$T_{1/2\alpha}$=0.78 ±0.05 h，$T_{1/2\beta}$=3.25 ±0.27h，V_d=5.37±0.29L/kg，C_l=4.85±0.64 L/h/kg。说明该组成在体内分布很快达到平衡，在血中清除也较快[25]。

14. 毒性 小鼠灌胃当归流浸膏的MLD为生药30~90 g/kg。

【临床应用】

1. 心律失常 用25%~50%当归注射液60~120 mL静脉推注或滴注，每日1次，或口服150%当归糖浆，每日3次，每次20 mL，15d为1个疗程，一般2个疗程。治疗：经西药治疗无效的各种心律失常100例。结果：在早搏86例中有效44例，无效37例，其中冠心病所致室性早博疗效达83.3%；房颤3例中显效1例；病窦7例，有效4例，房室及室内传导障碍4例均无效[1]。

2. 缺血性中风 40例缺血性中风患者，单用25%当归注射液治疗，每日静脉滴注80~300 mL，10~30次为1个疗程。结果：基本痊愈12例，显效13例，进步11例，无效4例，无恶化或死亡[1]。

3. 偏头痛 以当归、川芎、牛膝为主的养血止痛方治疗偏头痛218例，每日口服1剂。结果：中药治疗组临床痊愈110例，总有效率达92.2%[26]。

4. 糖尿病 30例糖尿病周围神经病变（DNP）患者应用25%当归注射液250 mL静脉滴注，1次/d，20 d为1个疗程，观察组30例平均治疗32 d(20~58 d)。结果显效20例、有效8例、无效2例，总有效率93.3%[1]。

5. 血栓闭塞性脉管炎 用当归注射液治疗30例血栓闭塞性脉管炎患者，治疗方法为每日静脉注射10%当归注射液60~80 mL，共治疗1个月，治疗后总有效率60%[1]。

6. 痛经 以单味当归15 g酒煮，每日1剂；或用当归酊每日3次，每次10 mL；或与溴剂合用。在经前7d开始服药的37人中，无痛者达到53.8%~55.9%；在经痛开始服用的92人中，服1剂即止痛者达到77.7%，服2剂止痛者15.2%，无效者9.7%[1]。

7. 上消化道疾病 50例患者(胃溃疡30例、十二指肠溃疡15例，慢性胃炎1例，其他4例)，均以当归粉治疗，每次4.5 g，每日3次。其中2 d内止血18例，3~4 d止血73例，5~7 d 12例，共治愈44例占88%。以10%当归注射液治疗52例慢性萎缩性胃炎，治愈率61.5%，显效率21.1%，好转率为15.4%，总有效率98%[1]。

8. 肝炎 以单味当归丸治疗迁延性肝炎45例，慢性肝炎24例，肝炎肝硬变19例，每日2次，每次15~20粒(10粒相当当归2.5 g)，共治疗1.5~3个月，一般治疗1~3周后，麝香草酚浊度即下降，显效率迁延性肝炎为84.4%(38例)，慢性肝炎79.1%(19例)，肝炎肝硬变

73.6%(14例)[1]。

9. 带状疱疹 用当归粉治疗带状疱疹45例，用法：0.5~1 g，4次/d，平均服药后1~2 d痛止，3 d疱疹开始枯萎[1]。

10. 不良反应 当归一般无毒性，临床应用副作用较少。少数患者服用当归酊剂及镇静剂过多，可有疲乏、欲睡感觉。个别患者有皮肤瘙痒、胃部不适，但均很轻微。当归挥发油穴位注射时有较剧烈疼痛，持续1h左右，普遍有全身发热、恶寒、头痛、口干、恶心等全身反应，不经处理可自行缓解[1]。

（王士贤 胡志洁 张志耘）

参考文献

[1]王本祥.现代中药药理与临床.天津：天津科技翻译出版公司，2004：582

[2]蒋伟，等.当归水溶液成分研究.中草药，1981，12(7)：33

[3]Long-Ze Lin，et al.Liquid Chromatographic-electrospray Mass Spectrometric Study of the Phthalides of Angelica Sinensis and Chemical Changes of Ligustilide. *J Chrom A*，1998，810(1~2)：71

[4]王亚平，等.当归多糖对造血祖细胞增殖调控机制的研究.中华医学杂志，1996，76(5)：363

[5]胡晶，等.当归多糖对小鼠外周造血干细胞动员作用的研究.中草药，2006，37(12)：1835

[6]王改琴，等.当归多糖对小鼠骨髓基质细胞黏附分子表达和黏附功能的影响.第四军医大学学报，2009，30(1)：53

[7]方晓艳，等.当归补血汤粗多糖补气生血作用研究和组方合理性探讨.时珍国医国药，2010，21(1)：93

[8]沈建芬，等.当归A3活性部位的抗炎作用及其对大鼠离体子宫环氧化酶-2表达的影响.中草药，2006，37(9)：1371

[9]王莘智，等.当归多糖对佐剂性关节炎足趾肿胀值及小鼠醋酸扭体反应的实验研究.中国免疫学杂志，2008，24(10)：891

[10]刘琳娜，等.当归多糖硫酸酯对凝血和血小板聚集的作用.中草药，2002，33(11)：1010

[11]杨钦红，等.当归精油治疗痛经的药理研究.解放军药学学报，2002，18(2)：77

[12]冯景奇，等.当归多糖拮抗环胞菌素A、氢化可的松及抗肿瘤药的免疫抑制作用.中国免疫学杂志，1998，10(4)：5

[13]杨钦红，等.当归多糖组分促进淋巴细胞增殖及对IL-2和INF-γ的诱生作用.中药材，2005，28(5)：405

[14]蒋玉宁，等.当归抗大鼠肺间质纤维化的实验研究.中国微循环，2006，10(5)：326

[15]操刚，等.当归多糖对小鼠实验性肝损伤的影响.咸宁学院学报(医学版)，2004，18(5)：332

[16]李颖，等.阿魏酸钠和当归醇沉物对免疫性肝损伤的干预作用.中草药，2000，31(4)：274

[17]卿轶，等.当归多糖对大鼠肝性脑病的预防作用.第三军医大学学报，2008，30(23)：2187

[18]刘少年，等.当归多糖对大鼠乙酸性结肠炎的保护作用.世界华人消化杂志，2004，12(3)：367

[19]王莎莉，等.当归多糖对人粒单系祖细胞和粒系白血病细胞株增殖分化的实验研究. 重庆医科大学学报，2003，28(3)：257

[20]郑敏，等.当归多糖对K562细胞增殖抑制与诱导分化的实验研究.中国中西医结合杂，2002，22(1)：54

[21]高澎，等.当归多糖AP-O对小鼠移植性肿瘤的抑制作用.第三军医大学学报，2001，23(11)：1299

[22]曹蔚，等.当归多糖AP-IcⅡ抗肿瘤活性研究.中国新药杂志，2008，17(12)：1018

[23]李成军，等.当归多糖2型糖尿病大鼠的降糖机制.齐齐哈尔医学院学报，2007，28(12)：1422

[24]许莹，等.当归多糖对四氧嘧啶糖尿病小鼠的降糖作用.中国药师，2004，7(11)：880

[25]赵惠茹，等.当归挥发油中丁烯基苯酞在兔体内的药物动力学.华西药学杂志，2009，24(2)：162

[26]宗武三.养血止痛方治偏头痛218例.中医研究，2006，19(3)：33

肉苁蓉 Cistanches Herba rou cong rong

本品为列当科植物肉苁蓉*Cistanche deserticola* Y. C. Ma. 或管花肉苁蓉*Cistanche tubulosa* (Schrenk) Wight的干燥带鳞叶的肉质茎。味甘、咸，性温。具有补肾阳，益精血，润肠通便功能。主治肾阳不足、精血亏虚、阳痿不孕、腰膝酸软、筋骨无力、肠燥便秘等。

【化学成分】

肉苁蓉含有苯乙醇苷类化合物：松果菊苷(echinacoside)、毛蕊花苷(acteoside)、异毛蕊花苷(isoacteoside)、2′-乙酰基毛蕊花苷(2′-acetylacteoside)[1]、肉苁蓉苷A-I(cistanoside A-I)、salidroside[3]，异苁蓉苷C (isocistanoside C)，1-O-α-L-rhamnopyranosyl(1→3)-(6-O-caffeoyl)-β-D-glucopyranoside[4]。环烯醚萜类化合物：8-表马钱子酸、8-表去氧马钱子酸、京尼平酸、苁蓉素、8-表钱子酸葡萄糖苷等[5-6]。多糖类：cistan A[7]、CDA-1A、CDA-3B[8]、ACDP-2[9]等。核苷类化合物：黄嘌呤核苷 (inosine)、2′-脱氧腺苷(2′-deoxyadenosine)、2′-甲氧腺苷(2′-O-methyl-adenosine)等[10]。含有挥发油类成分：苯二甲酸二丁酯、癸二酸二丁酯和邻苯二酸二异辛酯[11]。含多种氨基酸和微量元素[12]。

管花肉苁蓉尚含肉苁蓉苷A,C,F、管花苷A,B[13]，kankanosides F,G[14]等。环烯醚萜类化合物kankanoside A-E、kankanol[15]、8-表马钱子碱等。寡糖酯cis-tantubulose A_1, A_2[16]等。含锰、铁、钠、钙、铝、磷、钾等元素[17]。

【药理作用】

1. 增强免疫　100、200 μg/mL肉苁蓉多糖能使分裂期的细胞明显增加，较高浓度(100 μg/mL)的肉苁蓉多糖明显促进小鼠胸腺细胞内钙离子浓度升高。肉苁蓉多糖促进细胞进入分裂期可能与其促细胞增殖和促进细胞内钙释放有关[18]。相当于生药量1 g/mL的肉苁蓉提取物灌胃给药，使感染性休克模型大鼠肝线粒体Na^+/K^+-ATP酶活性明显增高，感染性休克大鼠死亡率显著降低[19]。肉苁蓉增强ATP酶活性是其治疗感染性休克的重要机制。肉苁蓉多糖(150 mg/g)连续灌胃1周对大黄脾虚模型大鼠的饲料消耗减少和体重增长减慢有显著改善作用，能升高脾虚模型动物胃蛋白酶及唾液淀粉酶活性[20]。肉苁蓉中CDA-1A是具有1→6葡萄糖侧链的1→4葡萄糖多糖，具有刺激T细胞分裂活性[8]。

注射给予毛蕊花苷10、20和40 mg/kg，连续2周，可使D-半乳糖诱发亚急性衰老模型小鼠心、肝和脑MDA含量明显降低；毛蕊花苷40 mg/kg组小鼠心和脑组织端粒酶活性明显升高，淋巴细胞增殖反应、腹腔巨噬细胞吞噬功能和外周血IL-2含量明显升高，证明了毛蕊花苷对小鼠衰老的延缓作用[21]。

肉苁蓉的乙酸乙酯萃取部位和水溶部位在终浓度为生药1、5 g/L时，能激活外周血淋巴细胞对K562癌细胞的杀伤作用，其杀伤百分数和杀伤刺激指数(SI)都明显增高[22]。

管花肉苁蓉麦角甾苷对D-半乳糖诱导衰老小鼠10、20和40 mg/kg给药，每天1次，连续2周。衰老小鼠心、肝和脑MDA含量明显降低，40 mg/kg组小鼠心和脑组织端粒酶活性明显升高，淋巴细胞增殖反应、腹腔巨噬细胞吞噬功能和外周血IL-2含量明显升高。管花肉苁蓉麦角甾苷能拮抗自由基损伤，增强衰老小鼠心和脑组织端粒酶活性和机体免疫功能[23]。

2. 抗氧化　肉苁蓉丙酮-水(9:1)提取物能有效清除自由基，其苯乙醇苷类成分对DPPH自由基有良好的清除作用，Tubuloside B(IC_{50}=2.99 μmol/L)、echinacoside (IC_{50}=3.29 μmol/L)、2′-acetylacteoside (IC_{50}=3.30 μmol/L)、tubuloside A (IC_{50}=3.49 μmol/L)。上述化合物均能有效抑制抗坏血酸/Fe^{2+}和ADP/NADPH/Fe^{3+}诱导大鼠肝微粒体氧化[24]。

肉苁蓉总苷(GCs)按62.5、125、250 mg/(kg·d)剂量，灌胃给NIH小鼠，可明显增强小鼠红细胞SOD活性，降低血清MDA含量，提高肝、肾组织中DNA、RNA含量[25]。

GCs对家兔失血性休克/再灌注(S/R)模型机体损伤具有防护作用。再灌注前静脉注射GCs 250 mg/kg可有效降低S/R组动物的血浆过氧化脂质(LPO)含量和血栓素A_2(TXA_2)代谢产物TXB_2的浓度，提高SOD和前列环素(PGI_2)代谢产物6-酮-$PGF_{1α}$浓度，对S/R损伤有防护作用[26]。GCs能提高机体组织抗氧化能力，防止组织脂质过氧化损伤。当给NIH种小鼠每天灌胃GCs 62.5、125、250 mg/kg剂量，连续30d，结果125、250 mg/kg剂量组能明显提高脑、肾组织中SOD活性，250 mg/kg剂量组提高心、肝组织中SOD活性，并显著降低各组织MDA及脂褐质含量[27]。

管花肉苁蓉乙醇提取物400 mg/kg口服给药14d，有效降低高脂饮食喂养小鼠血清胆固醇含量，明显提高低密度脂蛋白受体mRNA表达水平，提高细胞色素P450侧链清除酶活性。有效成分为毛蕊花苷[28]。

3. 抗衰老　按生药量2 g/kg灌服肉苁蓉醇溶成分，连续6周，可显著提高衰老模型大鼠肝脏Ca^{2+}-ATP酶活性，肝线粒体膜流动性，显著降低肝线粒体MDA含量、PLA 2活性，对衰老模型大鼠肝线粒体具有保护作用[29]。

肉苁蓉多糖50、100 mg/(kg·d)灌服模型小鼠6周，使明显延长臭氧所致衰老小鼠耐缺氧时间，提高血清SOD活力，降低MDA含量，延缓衰老小鼠肺细胞线粒体、板层小体等超微结构的退变[30]。表明肉苁蓉多糖能明显延缓衰老小鼠肺的生理性退化和细胞形态学退变[30]。给D-半乳糖衰老模型小鼠，灌服肉苁蓉多糖50、100 mg/kg，可使衰老小鼠的肺组织及红细胞中SOD、GSH-Px活力不同程度提高，肺及血浆中MDA含量有所降低。同时肺胶原蛋白含量减少，弹性蛋白含量增多。提示，肉苁蓉多糖具有抗氧化性损伤和抗肺衰老作用[31]。肉苁蓉总苯乙醇苷能抑制O_3所致衰老小鼠神经元的退行性变化，表现为：脂褐素颗粒明显减少，尼氏小体、溶酶体及核内异染色质增多，核仁明显，核孔分布密度正常[32]。苁蓉总苷(125 mg/kg)使上述衰老模型小鼠海马超微结构接近正常，小鼠海马CA1区神经细胞核圆，细胞器增多，染色质分布均匀[33]。

4. 提高学习记忆能力 100 mg/L管花苷B预处理SH-SY5Y神经元细胞，对肿瘤坏死因子α(TNFα)所致神经元凋亡起保护作用，清除自由基，降低细胞内游离钙浓度，保持线粒体功能，降低Caspase-3活性[34]。管花苷B能抑制MPP^+引起的PC12神经原凋亡和氧化应激反应，清除细胞内蓄积的活性氧簇，避免DNA片段化，保护PC12神经细胞[35]。预先给予1、10、100 mg/L的松果菊苷神经细胞，其存活率提高，凋亡发生率分别降低29.5%、18.3%和8.2%，Caspase-3活性不断降低，具有一定的抗凋亡作用[36]。以10、20、40 mg/L肉苁蓉总苯乙醇苷处理小脑颗粒神经细胞，可通过抑制Caspase-3和Caspase-8而避免大鼠小脑颗粒细胞的MPP^+诱导凋亡[37]。管花肉苁蓉总苷200、100、50 mg/kg能明显提高局灶性脑缺血-再灌注的血管性痴呆大鼠迷宫训练时的正确反应率，苁蓉总苷对该模型所致的学习记忆功能障碍有明显的保护作用。苁蓉总苷为其抗痴呆的有效成分[38]。

5、10 mg/kg毛蕊花苷能拮抗小鼠大脑皮层胆碱酯酶(AchE)活性的升高和M胆碱受体最大结合力的降低。由于毛蕊花苷与乙酰胆碱(促进学习记忆相关递质)的相关性，在老年性痴呆等疾病的防治上具有重要意义[39]。苁蓉总苷用于氢化可的松致肾阳虚小鼠模型，确有改善肾阳虚小鼠学习记忆障碍作用[40]。

肉苁蓉总苯乙醇苷125 mg/kg对阿尔茨海默病(AD)模型小鼠具有保护作用，可提高β-AP所致AD小鼠学习记忆水平，降低脑组织MDA含量，提高SOD及GSH-Px活性，降低脑细胞凋亡率，使Bax的表达减弱，Bcl-2的表达增强[41]。肉苁蓉总苯乙醇苷62.5、125、250 mg/kg连续给药20 d，能有效改善三氯化铝皮下注射诱导小鼠学习记忆障碍，增加脑组织中SOD活性，降低MDA含量，并使脑重系数增加。作用机制可能与其抗氧化作用有关[42]。

5. 润肠通便 肉苁蓉（50%乙醇提取的浸膏）的水溶液按1.2、3.8 g/kg剂量灌胃给予小鼠，能使小鼠排便时间明显缩短，显示其有通便作用。离体实验表明，肉苁蓉能引起大鼠胃底条和豚鼠回肠条收缩，其半数效应浓度EC_{50}分别为$6.50±2.07×10^{-8}$ g/mL和$1.47±1.65×10^{-2}$ g/mL，肉苁蓉的上述作用可被阿托品所抑制[43]。而肉苁蓉所含主要有效成分之一甜菜碱 $(CH_3)_3N+CH_2COO$与胆碱 $(CH_3)_3NCH_2CH_2OH$结构极为相似，故推测肉苁蓉润肠通便的机制与甜菜碱有关。肉苁蓉0.5 g/mL剂量口服给药后，排便时间明显缩短，且随着剂量的增大，促进排便作用也增强[44]。

6. 抗心肌缺血 肉苁蓉总苷(GCs)在灌流液中分别加入125、250 mg/L，能明显保护心肌SOD、Se-GSH-Px活性，减低MDA含量，增加再灌后冠脉流量，降低冠脉阻力，促进心肌收缩力的恢复，并明显减轻心肌超微结构损伤。提示GCs可能是通过清除氧自由基，防止脂质过氧化而保护缺血心肌再灌注损伤[45]。同时，GCs(125、250、500 mg/kg)呈剂量依赖性地保护异丙肾上腺素所致小鼠心肌损伤[46]。对结扎冠状动脉造成大鼠心肌缺血模型，GCs 125、250 mg/kg能明显改善缺血心电图，减小心肌梗死面积，提高心肌组织中的磷酸肌酸激酶(CPK)活力，但对SOD活力和MDA含量无显著影响[47]。

7. 利尿 肉苁蓉浸膏(生药2.5 g/mL)给大鼠静脉注射1.0、3.0 g/kg，明显增加排出尿量，减少残余尿量，效应与剂量呈正相关；3.0 g/kg剂量的肉苁蓉显著降低膀胱排尿时的最大压力[48]。给正常雄性大鼠一次灌胃肉苁蓉浸膏10、20 g/kg，明显增加给药后0~1 h、1~2 h的排尿量。与对正常大鼠的作用相反，对肌肉注射氢化可的松造成"肾阳虚"大鼠模型，连续灌胃肉苁蓉10 d，明显减少"肾阳虚"大鼠末次给药后0~1 h、1~2 h的排尿量增加，并增加"肾阳虚"大鼠的体重和部分脏器重量。提示，肉苁蓉对正常大鼠和"肾阳虚"大鼠的排尿具有不同的调节作用[49]。

8. 强壮 肉苁蓉水煎液能明显增加阳虚小鼠体重、自主活动次数，还能显著延长游泳时间、降低运动后的乳酸(LAC)和尿素氮(BUN)，具有抗疲劳作用[50]。肉苁蓉对人体神经内分泌系统的调节和控制中心——下丘脑的老化有调整作用。用肉苁蓉水煎液对雄性小鼠灌胃2~3周，能促进睾丸生精功能，改善附睾的微环境[51]。肉苁蓉中的麦角甾苷和甜菜碱具有雄性激素样作用。肉苁蓉醇提物对"阳虚"小鼠肾脏、肾上腺功能有保护作用：肾上腺皮质未见萎缩，束状带细胞的厚度接近正常，肾脏亦未见异常。提示，在较长时期使用皮质激素的同时，加用补肾壮阳的中药肉苁蓉醇提物可防止单用激素所引起的肾上腺皮质萎缩[52]。肉苁蓉的乙醇浸液和水沸液浓缩成含生药2 g/mL的药液，给大鼠灌胃20 d，能促使垂体部分细胞增加，促进卵巢孕激素的分泌，增强性腺轴ER(雌激素受体)、PR(孕激素受体)的表达，抑制卵巢和子宫间质的IL-2R的表达，表明肉苁蓉可能参与了大鼠神经内分泌免疫网络调节机制[53]。

9. 保护肝脏　肉苁蓉总苯乙醇苷50 mg/kg和100 mg/kg，连续灌胃给药4周，可保护小鼠酒精造成的肝损伤。表现为：降低肝脏指数和肝功指标，减少肝脏组织中TG、TC、MDA、LPO含量，增强SOD、GSH-Px和CAT活性，减少肝脏组织炎性浸润和脂肪空泡的产生[54]。按生药2 g/kg灌服肉苁蓉多糖，连续给药6周，能降低D-半乳糖致大鼠肝线粒体氧化损伤，显著提高衰老模型大鼠肝脏Ca^{2+}-ATP酶活性、肝线粒体膜流动性及呼吸链复合体Ⅰ+Ⅲ、Ⅱ+Ⅲ活性，显著降低肝线粒体MDA含量[55]。肉苁蓉提取物按生药量3 g/kg给药，每日服药一次，连续给15 d，负荷运动小鼠肝组织结构趋向正常，糖原丰富，LDH_5同工酶活性明显下降。表明肉苁蓉对负荷运动小鼠肝脏具有保护作用[56]。

10. 急性毒性　肉苁蓉经口服给药，无法测出LD_{50}，一天2次给药测得的肉苁蓉小鼠最大耐受量为90.0 g/kg，表明毒性较低，口服比较安全[43]。

管花肉苁蓉21 708 mg/ kg口服给药，15 d后，肝、脾、肾、胃、肠、心、肺等主要脏器未见明显异常变化。小鼠骨髓嗜多染红细胞微核试验10 000 mg/kg微核率与阴性对照组比较无显著性差异，对小鼠精子畸形发生率未产生明显改变[57]。

【临床应用】

1. 性功能障碍　肉苁蓉具有补益肾阳的功效，临床常用量为15~20 g，大量可用至30g，未发现不良反应[58]。

2. 习惯性便秘　肉苁蓉、生当归、杏仁等，每日1剂，水煎分2次温服，6 d为一疗程，连服3个疗程。治疗习惯性便秘40例，总有效率95%[59]。

3. 老年性多尿症　用肉苁蓉粥治疗老年性多尿症数10例，一般连服1周，尿次即复常。方法是取肉苁蓉15 g，清水洗净，与粳米30 g同煮，熟时可加入适量葱、姜、盐、味精即成[60]。

4. 功能性子宫出血　以肉苁蓉丸加味为基本方，水煎服，10 d为一疗程，治疗58例功能性子宫出血。结果，显效39例，有效16例，无效3例，总有效率94.8%[61]。

5. 主脉赫依病　蒙药加味十味肉苁蓉汤（肉苁蓉、丁香、甘草、木香等）3 g，加檀香1 g，冰糖水煎，早晚各服1次，15 d为一疗程，治疗153例主脉赫依病。痊愈131例，好转16例，未愈6例，总有效率96%[62]。

【附注】

我国肉苁蓉的原植物还有盐生肉苁蓉、白花盐苁蓉、沙苁蓉等。

盐生肉苁蓉*C.salsa*(C.A.Mey.)G.Beck，主产于内蒙古、陕西、宁夏、甘肃、青海、新疆。含有甘露醇、β-谷甾醇、琥珀酸、甜菜碱等，8 -表马钱子苷酸含量较高。具有抗辐射、抗氧化、通便、增强免疫、保护缺血心肌、补肾壮阳等作用。毒性较小，1 d 2次给药测得小鼠最大耐受量为90.0 g/kg[43]。

（张　祎　周秋丽　王本祥）

参考文献

[1]Li L, et al.Isolation and purification of phenylethanoid glycosides from Cistanche deserticola by high-speed counter-current chromatography. *Food Chem*, 2008, 108(2): 702

[2]Deyama T, et al.Isolation, structure elucidation and bioactivities of phenylethanoid glycosides from Cistanche, Forsythia and Plantago plants. *Stud Nat* Prod *Chem*, 2006, 33(Part M): 645

[3]Yu P, et al. X-ray crystal structure and antioxidant activity of salidroside, a phenylethanoid glycoside.*Chem Biodivers*, 2007, 4(3): 508

[4]Hayashi K, et al.Studies on the constituents of Cistanchis Herba.*Nat Med*, 2004, 58(6): 307

[5]Kobayashi H, et al.Studies on the Constituents of Cistanchis Herba.IV.Isolation and Structures of a New lridoid Glycoside, 6-Deoxyeatalpol.*Chem Pharm Bull*, 1985, 33 (9): 3645

[6]Kobayashi H, et al.Studies on the Constituents of Cistanchis Herba.Ⅱ.Isolation and Structures of New Iridoids Cistanin and Cistachlorin.*Chem Pharm Bull*, 1984, 32(5): 1729

[7]Ebringerova A, et al.An immunomodulating pectic arabinogalactan from roots of Cistanche deserticola.*Chem Papers*, 2002, 56(5): 320

[8]Dong Q, et al.Structural characterization and immunological activity of two cold-water extractable polysaccharides from Cistanche deserticola Y.C.Ma.*Carbohyd Res*, 2007, 342(10): 1343

[9]Wu X, et al.An arabinogalactan isolated from the stems of Cistanche deserticola induces the proliferation of cultured lymphocytes.*Int J Biol Macromol*, 2005, 37(5): 278

[10]卢克刚，等.荒漠肉苁蓉化学成分的研究.食品与药品，2009，11(11)：18

[11]马熙中，等.分析型超临界流体萃取技术在测定中药肉苁蓉化学成分中的应用. 高等学校化学学报，1991，12(11)：1443

[12]齐誉，等.火焰原子吸收法测定肉苁蓉中的微量元素锰和铜.石河子大学学报(自然科学版)，2006，24(3)：391

[13]Ma Z, et al. Simultaneous determination of Eight phenylethanoid glycosides in different species of the genus Cistanche by high performance liquid chromatography.*J Liq Chromatogr R T*, 2008, 31(18): 2838

[14]Yoshikawa M, et al. Phenylethanoid oligoglycosides and acylated oligosugars with vasorelaxant activity from Cistanche tubulosa.*Bioorgan Med Chem*, 2006, 14(22): 7468

[15]Xie H,et al.Monoterpene constituents from Cistanche tubulosa－chemical structures of kankanosides A－E and kankanol. *Chem Pharma Bull*,2006,54(5):669

[16]Tu P,et al.Arylethyl (= phenylethanoid) glycosides and oligosaccharide from the stem of Cistanche tubulosa. *Helv Chim Acta*,2006,89(5):927

[17]郭东锋,等.管花肉苁蓉不同部位主要矿质元素含量研究.安徽农业科学,2009,37(22):10494

[18]曾群力,等.肉苁蓉多糖的免疫活性作用及机制.浙江大学学报(医学版),2002,31(4):248

[19]尹刚,等.肉苁蓉对感染性休克大鼠肝线粒体ATP酶影响的实验研究.中国民族民间医药,2008,17(3):48

[20]石惠芳,等.肉苁蓉多糖对大黄脾虚模型大鼠的影响,2000,19(6):49

[21]张洪泉,等.管花肉苁蓉麦角甾苷对衰老小鼠端粒酶活性和免疫功能的影响. 中国药理学与毒理学杂志,2008,22(4):270

[22]施大文,等.中药肉苁蓉及其同属生药对免疫功能及脂质过氧化的作用.上海医科大学学报,1995,29(4):306

[23]张洪泉,等.管花肉苁蓉麦角甾苷对衰老小鼠端粒酶活性和免疫功能的影响. 中国药理学与毒理学杂志,2008,22(4):270

[24]Xiong Q,et al.Antioxidative effects of phenylethanoids from Cistanche deserticola.*Biol Pharm Bull*,1996,19(12):1580

[25]李琳琳,等.肉苁蓉总苷的抗脂质过氧化作用及抗辐射作用.中国中药杂志,1997,23(6):364.

[26]梁明华,等.肉苁蓉总苷对兔失血性休克/再灌注损伤时脂质过氧化的影响.中国微循环杂志,2000,4(4):230

[27]王晓雯,等.肉苁蓉总苷对小鼠组织的抗氧化作用.中国中药杂志,1998,23(9):554

[28]Shimoda H,et al.The hypocholesterolemic effects of Cistanche tubulosa extract,a Chinese traditional crude medicine,in mice.*Am J Chinese Med*,2009,37(6):1125

[29]徐辉,等.肉苁蓉醇溶成分对致衰大鼠肝线粒体的保护作用.黑龙江医药科学,2007,30(1):10

[30]孙云,等.实验性衰老小鼠肺功能和超微结构的变化及肉苁蓉多糖的影响.中国药理学通报,2002,18(1):84

[31]孙云,等.肉苁蓉多糖对衰老小鼠肺蛋白含量与抗氧化功能关系的影响.中国药理学通报,2001,17(1):101

[32]王德俊,等.肉苁蓉多糖对衰老小鼠大脑神经元影响的形态学研究.实用医药杂志,2001,14(1):1

[33]王新源,等.肉苁蓉总苷对D－半乳糖脑老化模型小鼠海马超微结构的影响.中国行为医学科学,2005,14(11):966

[34]Deng M,et al.Protective effectof tubuloside B on TNFα－induced apoptosis in neuronal cells.*Acta Pharmacol Sin*,2004,25(10):1276

[35]Sheng G,et al.Tubuloside B from Cistanche salsa rescues the PC12 neuronal cells from 1－methyl－4－phenylpyridinium ion－induced apoptosis and oxidative stress. *Planta Med*,2002,68(11):966

[36]邓敏,等.松果菊苷对TNFα诱导的SH－SY5Y细胞凋亡的保护作用.中国药理学通报,2005,21(2):169

[37]Tian X,et al.Phenylethanoid glycosides from Cistanches salsa inhibit apoptosis induced by 1－methyl－4－phenylpyridinium ion in neurons. *J Ethnopharmacol*,2005,97(1):59

[38]皋聪,等.苁蓉总苷对血管性痴呆大鼠学习记忆的影响及机制研究.中草药,2005,36(12):1852

[39]朴景华,等.类叶升麻苷对东莨菪碱所致记忆获得性障碍的改善作用.中国药理学通报,2001,17(6):625

[40]皋聪,等.苁蓉总苷对氢化可的松致肾阳虚小鼠学习记忆功能的影响.中国中医基础医学杂志,2005,11(5):330

[41]刘凤霞,等.肉苁蓉总苷对β－淀粉样肽所致阿尔采末病小鼠模型学习记忆的影响及其机制. 中国药理学通报,2006,22(5):595

[42]罗兰,等.肉苁蓉总苷对三氯化铝致小鼠学习记忆障碍的保护作用.中国新药与临床杂志,2007,26(1):33

[43]徐文豪,等.肉苁蓉和盐生肉苁蓉化学成分和药理作用的比较.中草药,1995,26(3):143

[44]吴波,等.肉苁蓉和管花肉苁蓉通便与补肾壮阳药理作用的研究.中医药学刊,2003,21(4):539

[45]木胡牙提·吾拉斯汉,等.肉苁蓉总苷对离体大鼠心脏缺血再灌注损伤的保护作用.新疆医科大学学报,2001,24(3):195

[46]王晓雯,等.肉苁蓉总苷对异丙肾上腺素所致小鼠心肌损伤的保护作用.新疆医科大学学报,2000,23(3):202

[47]毛新民,等.肉苁蓉总苷对大鼠心肌缺血的保护作用.中草药,1999,30(2):118

[48]沈连忠,等.肉苁蓉对大鼠排尿过程的影响.中药新药与临床药理,1999,10(2):82

[49]沈连忠,等.肉苁蓉对正常及肾阳虚大鼠排尿的影响.中药药理与临床,2001,17(1):17

[50]龚梦鹃,等.肉苁蓉对阳虚小鼠抗疲劳作用的研究.中医药导报,2007,13(11):8

[51]王德俊,等.肉苁蓉对小鼠睾丸和附睾形态学及组织化学的影响.解剖学研究,2000,22(2):101

[52]潘玉荣,等.肉苁蓉醇提物对阳虚动物模型肾脏、肾上腺的影响.实用中医药杂志,2004,20(7):357

[53]陈亚琼,等.补肾中药对雌性大鼠性腺轴形态和功能的影响.第四军医大学学报,1995,16(4):304

[54]罗慧英,等.肉苁蓉总苷对小鼠酒精性肝损伤的保护作用.中国临床药理学与治疗学,2009,14(11):1225

[55]徐辉,等.肉苁蓉多糖对衰老大鼠肝线粒体保护作用的研究.中国老年学杂志,2008,28(5):866

[56]赵锡安,等.肉苁蓉对负荷运动小鼠肝脏保护作用的探讨.内蒙古大学学报(自然科学版),2007,38(3):311

[57]倪慧,等.管花肉苁蓉软胶囊的研制.中国民族医药杂志,2007,12(12):59

[58]俞宜年.肉苁蓉治疗性功能障碍.中医药导报,2008,14(2):46

[59]陈华良，等.自拟肉苁蓉汤治疗习惯性便秘40例疗效观察.云南中医中药杂志，2004，25(2)：22

[60]金峰.肉苁蓉粥治疗老年性多尿症. 浙江中医杂志，1995，(2)：76

[61]何永田，等.肉苁蓉丸加味治疗功能性子宫出血58例小结. 湖南中医杂志，1995，11(5)：17

[62]奇巴特尔.蒙药加味十味肉苁蓉汤治疗主脉赫依病153例. 中国民族医药杂志，2002，8(1)：8

肉 桂 Cinnamomi Cortex rou gui

本品为樟科植物肉桂*Cinnamomum cassia* Presl.的干燥树皮。味辛、甘，性大热。有补火助阳，引火归元，散寒止痛，温通经脉功能。用于阳痿宫冷、腰膝冷痛、肾虚作喘、虚阳上浮、眩晕目赤、心腹冷痛、虚寒吐泻、寒疝腹痛、痛经经闭。

【化学成分】

1. 挥发油 含挥发油(桂皮油)1%~2%，油中主要含桂皮醛(肉桂醛，cinnamaldehyde)约75%~95%、肉桂醇、桂皮酸(cinnamic acid)、乙酸桂皮酯(cinnamyl acetate)、乙酸苯丙酯(phenylpropyl acetate)、苯甲醛[1]。

2. 其他 此外尚含桂皮苷(cinnainoside)[2]和阿拉伯木聚糖(桂皮多糖，cinnaman)[3]。

【药理作用】

1. 解热、镇痛、抗炎 桂皮醛及肉桂酸钠对温热刺激引起的发热家兔有解热作用，能明显增加体表血流，升高体表温度[4]。20 g/kg剂量肉桂水煎剂能显著延迟小鼠热板法痛觉反应时间[5]。4-肉桂酰阿魏酸苯酚酯衍生物，200 mg/kg口服，对二甲苯诱导小鼠耳廓肿胀模型有不同程度的抑制作用；当给药剂量为100 mg/kg时，对角叉莱胶诱导的大鼠足趾肿胀模型呈显著抑制作用，其活性强度接近阳性对照药布洛芬；此剂量对棉球致大鼠肉芽组织增生慢性炎症模型的抑制率为51.2%[6]。

2. 心血管系统

(1)抗心肌缺血 给大鼠灌胃肉桂水提物生药10 g/kg或醚提物(挥发油)0.8 mL/kg，能使大鼠在冰水应激状态升高的血清5′-核苷酸酶的活性降低，并能显著降低血清甘油三酯含量，表明其对应激状态下内源性儿茶酚胺分泌增加所引起的血小板聚集及心肌损伤具有保护作用，使心肌细胞膜结合酶的异常变化得到恢复[7]。给大鼠灌胃肉桂水提物10 g/kg或肉桂油8 mL/kg，均对异丙肾上腺素引起的心功能及血流动力学的改变具有对抗作用，呈现对心肌的保护作用[8]。

(2)影响离子通道 肉桂酰胺类衍生物在10^{-4} mol/L浓度时，对去甲肾上腺素(10^{-7} mol/L)和高钾(85.7 mol/L KCL)收缩的抑制率达90%~100%。膜片钳实验证明其能增强血管平滑肌钾通道延迟整流电流，说明其舒张血管作用机制之一为开放血管平滑肌的钾通道[9]。同时抑制钙离子通道，具有较强的扩血管活性[10]。

(3)抗柯萨奇病毒(CVB3m)作用 肉桂油(oleum cinnamomi，OC)亦称桂皮油，49.1和36.7 mg/kg治疗组可降低小鼠死亡率，延长中位生存时间，降低急性期血清中CK，CK-MB含量以及心肌中MDA含量，提高SOD活性；减轻急性期、亚急性期小鼠心肌组织的坏死与钙化，表明OC具有治疗柯萨奇病毒B3m诱发性小鼠病毒性心肌炎的作用[11]。

(4)抗血小板聚集 肉桂水煎剂200 mg/mL、肉桂酸1 mg/mL或香豆素0.25 mg/mL浓度时体外实验或体内静脉注射肉桂水煎剂6 g/kg，对ADP诱导的大鼠血小板聚集有抑制作用。肉桂水煎剂10、20 mg/mL或肉桂酸1 mg/mL浓度使血浆复钙时间延长或不凝固，但静脉注射1.2 g/kg肉桂水煎剂并不影响兔纤维蛋白溶解活性[12]。另据报道，肉桂酰衍生物，给药浓度200 μmol/L，对花生四烯酸和骨胶原诱导的兔血小板模型有良好的抑制活性，其活性与阳性对照药阿司匹林相平行[13]。肉桂中的桂皮醛和肉桂油具有显著的抑制ADP致血小板聚集作用，抑制率为82.5%和76.6%[14]。

(5)降血脂、降血栓 肉桂提取物给药2周后，在显著降低db/db型小鼠的血糖水平同时，三酸甘油、总胆固醇、明显降低，高密度脂蛋白(HDL)水平较对照组有明显升高[15]。肉桂油β-环糊精包合物体(βC-CD) 682.8、376.2、68.4 mg/kg给小鼠灌胃7d，明显延长小鼠出血时间，但不能抑制动-静脉旁路血栓形成[16]。

3. 抗肿瘤 肉桂酸1、2、3 mmol/L作用于人胃癌MGC803细胞，细胞生长明显受到抑制，细胞周期出现明显向G0/G1期移行的特征性动力学改变；端粒酶活性明显受到抑制，细胞集落形成率明显下降。对胃癌细胞有诱导分化作用[17]。

4. 镇咳、祛痰、平喘 肉桂水煎剂108、72、36 g/kg灌胃给药3 d，能明显减少小鼠2 min内咳嗽次数，延长豚鼠引喘潜伏期，促进酚红分泌[18]。肉桂(0.69、0.46、0.23 g/kg)可使哮喘豚鼠血清中的TXB_2的水平降低，而6-Keto-PGF_1水平上调，并且TXB_2/6-Keto-PGF_1的比值显著性下降。肉桂的作用机制可能是通过缓解慢性炎症，进而缓解支气管平滑肌的痉挛达到平喘的作用[19]。

5. 抗溃疡 给小鼠灌胃水提物0.5、2.5 g/kg或10、20 g/kg对小鼠应激性或消炎痛加乙醇型溃疡有抑制作用[20,21]。20 g/kg肉桂水煎剂灌胃，能显著抑制小白鼠的胃肠推进率，但不能对抗酚妥拉明、吗啡或阿托品性小鼠胃肠墨汁推进率。20 g/kg的桂皮煎剂给小鼠灌胃能显著对抗番泻叶引起的小鼠腹泻，而小剂量5 g/kg对蓖麻油或番泻叶性小鼠腹泻无显著影响[22]。

6. 降血糖 肉桂可以增加2型糖尿病大鼠肝糖原、肌糖原储存量，从而提高外周组织对葡萄糖的利用，改善2型糖尿病大鼠的胰岛素抵抗[23]。对四氧嘧啶糖尿病小鼠，肉桂多糖600 mg/kg灌胃7 d，明显降低模型小鼠血糖值，肉桂多糖对四氧嘧啶糖尿病小鼠有显著的降糖效果[24]。对链脲佐菌素(STZ)糖尿病小鼠，给予肉桂水提取物500、250、100 mg/kg，连续7 d。对正常小鼠血糖无明显影响，对糖尿病小鼠具有显著的降血糖作用，血糖依次下降59.16%、56.79%、49.76%；血浆胰岛素水平也有明显提高[25]。肉桂中另外一种羟基查耳酮类化合物-甲基羟基查耳酮聚合体在抑制3T3—L1脂肪类固醇的过程中有类似胰岛素作用[26]。2型糖尿病大鼠给予肉桂煎煮液295 mg/kg可增加糖尿病大鼠肝糖原、肌糖原储存量，提高外周组织对葡萄糖的利用，改善2型糖尿病大鼠对胰岛素的抵抗[27]。

7. 抗菌 给予胃感染白念珠菌小鼠每天灌胃肉桂油1 mL 1.25、1.88、2.5 g/L，10 d后3种浓度的肉桂油杀死小鼠胃内的白念珠菌，可以用来治疗胃白念珠菌感染[28]。100%肉桂水浸出液滤纸片对大肠杆菌、痢疾杆菌、伤寒杆菌、金黄色葡萄球菌以及白色念珠菌有明显的抑菌作用[29]。

8. 抑制前列腺增生 肉桂提取物具有明显抑制前列腺增生的作用。肉桂提取物大 (0.88 g/kg生药量)、中、小剂量均能显著减轻模型小鼠前列腺湿重和前列腺指数，提示肉桂提取物能有效抑制良性前列腺增生[30]。

9. 毒性 小鼠静脉注射肉桂煎剂生药LD_{50}为18.48±1.80 g/kg。桂皮醛对小鼠静脉、腹腔注射、灌胃的LD_{50}分别为132、610、2225 mg/kg[31]。肉桂挥发油对小鼠的LD_{50}为5.0381 g/kg[32]。小鼠灌胃8%醚提物LD_{50}为8.24±0.5 mL/kg，灌胃水提物LD_{50}在120 g/kg以上[33]。肉桂胶的急性口服毒性很低，雄鼠口服LD_{50}值大于5000 mg/kg；亚急性毒性很低，在用狗、猫和大鼠进行的三种亚慢性毒性研究中，仅见与剂量无关的进食量减少，但与肉桂胶在胃肠道的吸收和随后的容积增加有关，未发现明显的毒性；在将肉桂胶作为一种饲料混合物进行的猫一代繁殖、大鼠二代繁殖和兔管饲法畸形学等繁殖和生长毒性研究中，未产生任何明显的胚胎毒性或致畸性；至今尚未见有关肉桂胶致癌性和诱变性研究的报道[34]。

【临床应用】

1. 功能性消化不良 肉桂五味散(肉桂、丁香、木香、蒲公英等)口服日2次，30例经治患者痊愈15例，显效8例，好转5例，无效2例，总有效率93.3%[35]。

2. 糖尿病 2型糖尿病患者30人给予肉桂生药计，连续给药40 d，肉桂组可使空腹血糖水平明显下降，平均降低空腹血糖18%~29%，安慰剂组无明显变化[36]。

3. 前列腺增生 加味肉桂五苓汤(肉桂、白术、泽泻、猪苓、茯苓、木香等)水煎服，日1剂，2次分服，1个月为一疗程。治疗38例前列腺增生患者，有效率为94.7%[37]。

4. 药物中毒 轻度中毒，用肉桂30 g(小孩为10 g)，兑入沸水200 mL(小孩70 mL)，密闭5 min后，1次顿服。重度中毒，连续服用3~6次，每次均不得少于30 g。治疗草乌中毒者9例，附子中毒者16例，毒蕈中毒者9例，鱼胆中毒者2例，乙醇中毒者6例，均获满意疗效。轻度中毒者2 h即可见效，重度中毒者1 d内常可恢复[38]。肉桂10 g煎服，治疗马钱子中毒，1 h完全缓解[39]。

(温富春　曲淑岩)

参考文献

[1]陈旭，等.肉桂研究进展.食品研究与开发，2003，24(5)：21

[2]冈野周充，等.桂皮中抗溃疡活性的萜苷的分离与结构.国外医学中医中药分册.1988，10(1)：43

[3]友田正司，等.桂皮中得到的网状内皮系统激活性阿拉伯木聚糖.国外医学中医中药分册，1990，12(6)：53

[4]李萍，等.肉桂提取物及桂皮醇对人体表微循环及局部温度相关变化的影响.中国中药杂志，2006，31(3)：262

[5]范荣培，等.温里药镇痛作用研究.陕西中医，1989，10(5)：231

[6]刘鹰翔，等.4-肉桂酰阿魏酸苯酚酯衍生物的合成及其

抗炎活性.中国药物化学杂志,1997,7(1):20

[7]许青媛,等.肉桂及其主要成分对应激性心肌损伤几种血清酶含量的影响.中药药理与临床,1989,5(1):34

[8]许青援,等.肉桂对正常和病态大鼠血液动力学及左心室功能的影响.中西医结合杂志,1990,10:742

[9]牟丽媛,等.α-苯基取代肉桂酰胺类化合物的合成及其钾通道开放活性.药学学报, 2001,36(7):502.

[10]付焕建,等.芳酰胺及肉桂酰胺类衍生物的合成及扩血管活性.药学学报,1999,34(2):109

[11]丁媛媛,等.肉桂油治疗小鼠CVB3m病毒性心肌炎的实验研究.第四军医大学学报,2005,26(11):1037

[12]陈一,等.中药肉桂的药理研究对血液和心血管系统的影响.中药通报,1981,6(5):32

[13]刘鹰翔,等.1-取代-2-(3-甲氧基-4-肉桂酰氧基)苯乙烯衍生物的合成和抗血小板聚集活. 中国药物化学杂志,1996,6(2):79

[14]安福丽,等.肉桂挥发油成分分析及其血小板聚集抑制作用研究.中国药业,2009,18(22):25

[15]Sung Hee Kim,et al.Anti-diabetic effect of cinnamon extract on blood glucose in db/db mice. *Journal Ethnopharmacology*, 2006,104(1~2):119

[16]黄敬群,等.肉桂油-环糊精包合物体内抗血栓作用实验研究.中国药理学通报,2006,22(1):126

[17]卢娟,等.肉桂酸对胃腺癌细胞诱导分化的实验研究.中国药理学通报,2007,23(2)237

[18]侯仙明,等. 肉桂镇咳祛痰及平喘作用的药效学研究.时珍国医国药,2009,20(4):831

[19]王振强,等.肉桂对豚鼠哮喘模型血清中TXB_2及6-keto-$PGF_{1\alpha}$等影响. 河北中医药学报,2009,24(1):3

[20]严少敏,等.肉桂、桂皮温中助阳作用比较.中药材,1990,13(5):32

[21]朱自平,等.肉桂的温中止痛药理研究.中国中药杂志,1993,18(9):553

[22]张明发,等.温里药对小白鼠胃肠推进运动及药物性腹泻的影响.中国医药学报,1988,3(4):260

[23]徐洁,等. 肉桂对2型糖尿病大鼠肝糖原、肌糖原的影响. 中国中医药科技,2007,14(3):171

[24]于峰,等.肉桂多糖对四氧嘧啶致实验性糖尿病小鼠降糖作用的研究.食品与药品,2009,11(11):1

[25]胥新元,等.肉桂挥发油降血糖的实验研究.中国中医药信息杂志,2001,8(2):26

[26]李宗孝,等. 肉桂中查耳酮的类似胰岛素作用. 中医药学报,2004,32(5):29

[27]徐洁,等.肉桂对2型糖尿病大鼠肝糖原、肌糖原的影响.中国中医药科技,2007,14(3):171

[28]马耀辉,等.肉桂油对小鼠白念珠菌感染的治疗作用.世界华人消化杂志,2009,17(15):1545

[29]邱世翠,等.肉桂体外抑菌作用研究.时珍国医国药,2001,12(1):13

[30]马松涛,等. 肉桂提取物对实验性前列腺增生的研究.四川生理科学杂志,2008,30(4):168

[31]王浴生,等.中药药理与应用.北京:人民卫生出版社,1983:442

[32]刘冬恋,等.肉桂挥发油对小鼠的半数致死量测定.西南国防医药,2010,20(5):481

[33]张明发,等.丁香和肉桂对缺氧和受寒小鼠的影响.中药材,1990,13(8):34

[34]程慧娟,等.肉桂胶的特性及其毒理学研究进展.中国食品卫生杂志,1999,11(5):49

[35]李英格.蒙药肉桂五味散治疗功能性消化不良30例.中国民族医药杂志,2007,13(7):14

[36]Alam Khan, et al.Cinnamon Improves Glucose and Lipids of People With Type2 Diabetes.*Diabetes Care*,2003,26(12):3215

[37]戴安伟.加味肉桂五苓汤治疗前列腺增生38例疗效观察.山东中医杂志,1999,18(4):155

[38]王其慧,等.肉桂解毒效验谈.云南中医学院学报,1997,20(3):37

[39]李书印.肉桂解救马钱子中毒1例.实用中医内科杂志,2000,14(1):29

肉豆蔻 Myristicae Semen rou dou kou

本品为肉豆蔻科植物肉豆蔻*Myristica fragrans* Houtt的成熟干燥种仁。味辛,性温。温中行气,涩肠止泻。用于脾胃虚寒、久泻不止、脘腹胀痛、食少呕吐。

【化学成分】

1. 挥发油

(1)肉豆蔻生品挥发油 其中60%~80%为蒎烯(pinene)、桧烯(sabinene)和莰烯(camphene),肉豆蔻醚(myristicin)约含4%。另含丁香酚(eugenol)、异丁香酚、甲基丁香酚、甲氧基丁香酚、甲氧基异丁香酚、黄樟醚(safrol)、榄香脂素(elemicin)、异三甲氧基苯丙烯、α-侧柏烯(α-thujene)、$\triangle^3$-蒈烯(carene)、二戊烯(dipentene)和香叶醇(geraniol)等[1-4]。尚含α-蒎烯

(10.4%)、β-蒎烯(9.5%)、桧烯(28.1%)、萜品烯-4-醇(terpinene-4-ol)(9.9%)、榄香脂素(5.5%)等[5]。

(2)*肉豆蔻制品挥发油* 肉豆蔻经炮制后挥发油的主要化学成分不变，但各组分含量关系可发生变化。选择适宜的炮制条件均可使毒性成分肉豆蔻醚、黄樟醚明显下降，其含量通常可降低30%以上[6]。

2. 脂肪油 脂肪油主要成分为固体的肉豆蔻酸甘油酯（myristin）占40%~73%及液体的油酸甘油酯(olein)约含3%。种子尚含双芳丙烷类(diarylpropanoids)化合物Ⅰ、Ⅳ、Ⅴ、Ⅷ和Ⅹ[1]。

3. 木脂素素类 最近从肉豆蔻的种仁提取出新木脂素素类化合物：苏式-2-(4-烯丙基-2,6-二甲氧基苯氧基)-1-(3-甲氧基-5-羟基-苯基)-丙烷-1-醇，命名为肉豆蔻异木脂素素(myrisisolignan)[7]。

【药理作用】

1. 影响胃肠功能 少量服用可增加胃液分泌，刺激胃肠蠕动，增进食欲，促进消化，并有轻度制酵作用。但大量则对胃肠道有抑制作用[2,8]。肉豆蔻的石油醚提取物和水提取物对蓖麻油所致腹泻的止泻ED_{50}分别是971和1000 mg/kg[9]。肉豆蔻水煎剂对兔离体回肠有轻度兴奋作用，使收缩增加；高浓度表现短时间兴奋随即转为抑制[10]。肉豆蔻各炮制品1.5、0.5 g/kg灌胃，可对抗番泻叶和蓖麻油的致泻作用，明显抑制小鼠体内小肠推进功能，明显抑制新斯的明所致的小鼠推进功能亢进[11]。

2. 抗炎、抑菌 肉豆蔻挥发油对5种霉菌有明显的抗霉菌作用，且对5种真菌的最低抑菌浓度和最低杀菌浓度相等[12]。当肉豆蔻油在0.01%及更低的浓度时对李斯特菌表现出抑菌作用，当浓度为0.05%表现为杀菌作用；当温度降低时，其相应的抑菌浓度和杀菌浓度均要有不同程度的提高方能达到同等的效果[13]。

肉豆蔻的石油醚提取物能对抗角叉莱胶所致的足肿胀，其ED_{50}为955 mg/kg，而水提液则无抗炎作用[9]。60 mg/kg肉豆蔻挥发油有较好的抗炎作用，尤其对蛋清致炎者更为明显，在各炮制品中以生品最强，与国外报道肉豆蔻醚为抗炎成分相同[14]。

3. 抑制中枢神经 肉豆蔻挥发油对中枢神经系统有明显的抑制作用，对低等动物可引起步态不稳、呼吸变慢、瞳孔散大，随之导致睡眠，量大则可引起反射消失，具有麻醉作用[15]。此外，挥发油的丁香酚类(丁香油酚、甲基丁香油酚)通过腹腔注射使小鼠翻正反射消失，这与其麻醉作用产生的中枢抑制有关，且脑电图所示的慢波与脑内多巴胺、去甲肾上腺素和5-羟色胺无关[16]。肉豆蔻醚对肝药酶活性有抑制作用，并能延长环已烯巴比妥诱导的睡眠时间，抑制氨基比林脱甲基酶的活性[9]。

4. 抗心肌缺血再灌注损伤 预先给予心肌缺血再灌注损伤大鼠肉豆蔻挥发油0.6、0.3、0.15 mL/kg，腹腔注射，连续7 d。可明显减慢心率，降低心律失常的发生率，同时降低心肌细胞损伤所释放的GOT、CK、LDH含量，降低MDA和升高SOD。肉豆蔻挥发油对大鼠心肌缺血再灌注损伤有保护作用[17]。

5. 抗血小板聚集 肉豆蔻油能明显对抗由花生四烯酸诱导的兔血小板聚集，其油中活性最强的成分是丁香酚和异丁香酚。其他成分的作用强度为：黄樟醚>肉豆蔻醚>榄香酯素>柠檬烯>α-松油烯>松油烯-4-醇。研究证明，肉豆蔻油及其主要成分有抑制前列腺素生物合成的作用[9]。

6. 抗氧化 1%的肉豆蔻衣可提高Swiss白化病鼠肝谷胱甘肽转移酶(GST)的活性，2%的肉豆蔻衣可增加鼠肝中巯基含量。肉豆蔻醚能明显提高鼠不同部位的GTS活性。给母鼠及幼鼠肉豆蔻水混悬液灌胃，可增加肝中巯基含量，提高GST和谷胱甘肽还原酶的活性。肉豆蔻精油(NEO)在一定浓度范围内具有抗氧化活性，浓度仅为5.0×10^{-5} g/L其清除羟自由基清除率可达94.75%；NEO浓度为0.5、1.0、1.5 g/L，对DPPH的清除率分别为42.13%、58.48%、67.78%；上述浓度的NEO对超氧自由基的清除率为20.63%、38.01%、41.79%[18]。

7. 抗肿瘤 肉豆蔻经乙酸乙醋萃取后的乙酸乙醋可溶部分浸膏及水提部位对人白血病细胞系HL60、人胃癌细胞系BGC823、人乳腺癌系MDA-MD-435的半数抑制浓度IC_{50}分别为（29.2±1.74）μg/mL、(12.26±1.08) μg/mL、(35.21±6.34) μg/mL[19]。肉豆蔻挥发油对人胃癌细胞系SGC7901、肝癌细胞系HepG2、人口腔癌细胞系KB的IC_{50}分别为308、311、378 μg/mL[20]。

8. 保肝 肉豆蔻乙醇提取物对D-氨基半乳糖中毒大鼠急性肝损伤有保护作用，可使大鼠血清GTP、GLP，血清及肝组织MDA含量明显降低，SOD活性明显升高；肝组织的变性及坏死显著减轻[21]。肉豆蔻对GaIN引起的肝损伤的预防作用，可能与其抗自由基、抗炎作用有关。实验显示，预防给予肉豆蔻乙醇提取物125、150、500 mg/kg灌胃6 d，大鼠肝组织匀浆中的SOD活性明显升高。提示肉豆蔻通过提高抗氧化酶的活性，清除自由基，阻止肝细胞脂质过氧化，维持细胞质膜的正常结构，避免肝细胞损伤[22]。

9. 其他 肉豆蔻油和薄荷醇用于暂时缓解单纯性背痛，关节炎相关的肌肉和关节疼痛，风湿痛、锻炼过度及运动损伤引起的肌肉和关节疼痛，且缓解疼痛作用优于高含量薄荷醇的外用止痛药[23]。其抗炎、镇痛作用多与肉豆蔻醚有关[24]。

10. 毒性 小鼠灌胃给予肉豆蔻挥发油的LD_{50}为生药7.67 g/kg[25]。肉豆蔻醚口服对猫的致死量为0.5~1 mL/kg。猫内服肉豆蔻粉1.8 g/kg可引起半昏睡状态，并于24h内死亡，病理检查肝脏有脂肪变性[26]。

【临床应用】

1. 腹泻 采用肉豆蔻粉敷脐部治疗腹泻260例，大多数患者贴1~2次即愈[27]。

2. 心脏病 在蒙药处方中，肉豆蔻用于治疗冠心病心绞痛、心律失常、心肌缺血等[28]。

3. 不良反应 人服肉豆蔻粉7.5 g可引起眩晕、谵妄、昏睡，大量剂量可致死亡[15]。

【附注】

肉豆蔻衣为肉豆蔻的假种皮，橙红色。有芳香气味，味微苦。

化学成分与种仁相似，含挥发油4%~15%，棕榈酸占脂肪酸的37.6%，其余为不饱和脂肪酸油酸和亚油酸等。另含肉豆蔻衣酸(macilenic acid)及双芳丙烷类化合物Ⅱ、Ⅲ、Ⅵ、Ⅸ、Ⅹ[1,15]。肉豆蔻衣含有12种木脂素(四氢呋喃型木脂素)：肉豆蔻木脂素(fragrasin) A_2、B_1、B_2、B_3、C、C_3、a、C_3b、D_1、D_2、D_{3b}、nectandrin B 和 verrucosin[29]。

肉豆蔻衣中所含的脱氢双异丁香酚和3′-甲氧基脱氢双异丁香酚对龋齿病原菌突变链球菌(streptococcus mutans)具有较强的抗菌作用[30]。

(祝晓玲 陶 成)

参 考 文 献

[1]中国医学科学院药物研究所，等.中药志(第三册).北京：人民卫生出版社，1984:339

[2]臧堃堂.中药学(下册).中国人民解放军第一军医大学出版，1982:229

[3]Jean SK，et al. Effects of storage on the volatile composition of nutmeg. *Phytochemistry*，1971，10(6)：1245

[4]Varshney IP，et al. Saponins and sapogenins XXⅡ，chemical investigation of seeds of Myristica fragrans. *Indian J Chem*，1968，6(8)：474

[5]李铁林，等.炮制对肉豆蔻挥发油含量的影响及肉豆蔻挥发油化学成分的研究.中国中药杂志，1990，15(7)：21

[6]李铁林，等.炮制对肉豆蔻挥发油成分及肉豆蔻醚含量影响的研究. 中国中药杂志，1990，15(8)：23

[7]杨秀伟，等.肉豆蔻中新的新木脂素素类化合物.中国中药杂志，2008，33(4)：397

[8]吕兰薰，等.常用中药药理. 西安：陕西科学技术出版社，1979:127

[9]贾天柱，肉豆蔻的研究进展. 中草药，1996，27(11)：690

[10]周金黄，王筠默.中药药理学.上海：上海科学技术出版社，1986:274

[11]郭惠玲，等.肉豆蔻不同炮制品对小鼠肠推进及药物性腹泻的影响.陕西中医学院学报，2001，24(4)：46

[12]谢小梅，等. 花椒、肉豆蔻防霉作用实验研究.时珍国医国药，2001，12(2)：100

[13]Smith-PalmerA. Antimicrobial p roperties of p lant essential oils and essences against five important food -borne pathogens. *Lett Appl Microbiol*，1998，26(2)：118

[14]贾天柱，等. 肉豆蔻不同炮制品抗炎、镇痛及抑菌作用比较. 辽宁中医杂志，1996，23(10)：474

[15]江苏新医学院.中药大辞典(上册).上海：上海人民出版社，1977:894

[16]Sell AB. Transmammary modulators change in central Nervous system by nutmeg . *Pharmacology*，1976，14(4)：367

[17]王阳，等.蒙药肉豆蔻挥发油对大鼠心肌缺血再灌注损伤的保护作用.内蒙古医学院学报，2010，32(2)：124

[18]李荣，等.肉豆蔻精油抗氧化性能及清除自由基能力的研究.食品研究与开发，2009，30(11)：75

[19]张静，等. 维吾尔药肉豆寇抗肿瘤作用实验研究. 新疆医科大学学报，2005，28(7)：618

[20]王志远，等.两种肉豆蔻挥发油对人癌细胞体外增殖影响的比较研究.辽宁中医杂志，2008，35(6)：847

[21]李德智，等.肉豆蔻乙醇提取物对D-氨基半乳糖中毒大鼠急性肝损伤的保护作用. 吉林工程技术师范学院学报，2003，(6)：41

[22]昌友权，等. 肉豆蔻提取物对GaIN致大鼠急性肝损伤的保护作用. 中国药理学通报，2004，20(1)：118

[23] 周福军. 肉豆蔻油和薄荷醇的外用制剂用于缓解肌肉、关节及关节炎疼痛.国外医药·植物药分册，2005，20(1)：37

[24]中国科学医学研究所.中药志.北京：人民卫生出版社，1986:339

[25]韩蕾，等. 肉豆蔻挥发油的药理毒理研究. 中华中医药学刊，2007，25(5)：900

[26]贾天柱，等.肉豆蔻不同炮制品止泻作用及急性毒性比较.中国中药杂志，1997，22(4)：216

[27]张爱芬.肉豆蔻粉敷脐治疗腹泻260例.中国民间疗法，2002，10(8)：21

[28]聂莉莎，等. 肉豆蔻在蒙药处方中对心脏作用的应用研究.中国民族医药杂志，2010，16(3)：69

[29]贾天柱，等.肉豆蔻与肉豆蔻衣及其炮制品的比较研究.中国中药杂志，1997，22(9)：534

[30]杨光.肉豆蔻的成分研究.国外医学中医中药分册，1988，10(5)：封4

朱 砂 Cinnabaris zhu sha

本品为辰硫化物类矿物辰砂族辰砂，又名丹砂。味甘，性微寒，有毒。具有清心镇凉，安神，明目，解毒功能。用于心悸易惊、失眠多梦、癫痫发狂、小儿惊风、视物昏花、口疮、喉痹、疮疡肿毒。

【化学成分】

朱砂系天然辰砂石，为无机汞化物，含有硫化汞、硫化镁及镁、铅、钡、铁、锌等25种微量元素[1]。其中汞含量最高。朱砂中含有游离汞达10 μg/g，比国家规定的自来水汞的含量高1万倍[2,3]。

【药理作用】

1. 镇静、催眠、抗惊厥 小鼠灌胃朱砂1.5 g/kg对正常小鼠自发活动基本无影响，有明显促进水合氯醛催眠作用及对抗戊四氮所致惊厥的作用，但对戊巴比妥钠睡眠时间及士的宁所致惊厥未见有明显影响。以上结果说明朱砂对中枢神经系统有一定的抑制作用[4]。

2. 抗心律失常 家兔分别灌胃朱砂、朱砂安神丸及去朱砂之安神丸对氯仿-肾上腺素和草乌注射液所致心律失常具有明显的对抗作用，使用强度依次为朱砂安神丸>朱砂>去朱砂安神丸。朱砂抗心律失常作用是其镇静安神功效[5]。

3. 抗菌、抗寄生虫 外用能抑杀皮肤细菌和寄生虫[6]。

4. 抗生育 雌性鼠灌服朱砂后可使小鼠受孕率降低，朱砂中的汞可通过胎盘屏障影响仔鼠[7]。

5. 毒性 大鼠灌胃给予朱砂1、2 g/kg，每日1次，连续6周。动物出现体重下降，少动、反应迟钝、肾缺血、肝肿大等症状；谷丙转氨酶和尿素氮升高。组织形态学检查可见肝细胞浊肿、变性，并有点状坏死，肾近曲小管浊肿及脂肪样变性等。给豚鼠、小鼠灌胃朱砂1 g/kg连续7 d，或大鼠灌胃同剂量13 d。动物的血和小脑(豚鼠)和大脑皮层(大小鼠)中汞含量增高，伴随有前庭-视觉反射和被动回避反射异常、听力受损以及浦肯野细胞减少等神经毒性症状[8-10]。有报道，朱砂中汞可在肾脏中诱发8-羟脱氧鸟苷(8-OH-dG)升高，认为汞可致肾细胞中DNA氧化性损害[11]。汞化合物进入人体后，汞离子与酶蛋白的巯基结合使酶失活，阻碍了细胞呼吸与正常代谢，高浓度可穿过血脑屏障直接损害中枢神经，出现汞中毒性震颤。急性汞中毒还表现为消化道黏膜的刺激，腐蚀、坏死，并引起肾脏损害[12]。传统的含汞中成药由于汞与蛋白质的结合牢固，排泄缓慢，体内半衰期长达60~70 d，故多服、久服含朱砂成分的中成药易引起蓄积中毒而致呆闷，汞中毒性脊髓病[13,14]。雌鼠灌胃朱砂5 g/kg。每天1次，自合笼之日始至分娩。结果：受孕率明显低于空白对照组[15]。

【临床应用】

1. 失眠 应用朱砂外敷涌泉穴治疗失眠取得了显著疗效[16]。

2. 癫痫 朱砂9 g，蜥蜴1.5 g研细末，黄酒适量，睡前冲服。治疗40例，有效率为92.5%[17]。

3. 面神经炎 朱砂1.5 g，制蜈蚣2条研末，混匀，分为2包为1 d量。另用防风10 g，加井水浸泡，以此液早晚送服药末。朱砂累积量达30 g后改为0.5 g/kg。治383例，总有效率为94.7%[17]。

4. 治疗口腔炎 用朱矾散，朱砂、白矾、儿茶、牛黄等，共研细末，外涂患处。对各种原因所致的口腔溃疡都有效，轻者日即愈，重者不过1 d[18]。

5. 牙痛 应用复方朱砂散治疗牙痛350例，其有效率为95%。一般患者服用复方朱砂散1 g，3 min后牙痛即止，随访三年多未见复发[19]。

6. 肺结核盗汗 朱砂1~1.5 g，五倍子粉2~3 g，加水适量，调成糊状，涂在塑料薄膜上，敷于脐窝。治疗30例，有效率为83.3%[17]。

7. 神经性呕吐 朱砂、冰片、法半夏、丁香、甘草，上药共研末，每次3 g，每日2次，饭前半小时服用，或装胶囊吞服。治疗神经性呕吐，效果明显[18]。

8. 急性菌痢 以朱砂、蟾蜍、雄黄、呋喃唑酮组成止痛片，治疗急性菌痢25例，全部治愈，平均治疗时间为3 d。

9. 肛瘘 将朱砂与轻粉按1:1比例混合均匀，打入瘘管，使完全布满。对各种类型的肛瘘均有显著作用[20]。

(刘 康 刘国卿 陈汝炎)

参考文献

[1]赵中杰，等.朱砂人工胃浸出液中的微量元素.中国中药杂志，1989，14(4)：323

[2]崔树德.中药大全.哈尔滨：黑龙江科学技术出版社，1989，603

[3]汪大成.朱砂炮制及临床应用探讨.时珍国医国药，2000，17(6)：507

[4]康永，等.朱砂对中枢神经系统某些药理作用的研究及其毒性观察.时珍国医国药，1998，9(6)：532

[5]魏金锋，等.朱砂药理学及毒理学研究概况.中草药，1999，30(12)：953

[6]白向阳.朱砂的药理、毒理与现代临床应用.首都医药，2000，7(10)：44

[7]田南卉. 朱砂毒性成分的研究评估. 北京中医，1996，(5)：63

[8]YoungYH，et al.Neurotoxic mechanism of cinnabar and mercuric sulfide on the vestibulo-ocular reflex system of guinea pigs.*Toxicol Sci*，2002，67(2)：256

[9]Chuu JJ .Effects of methy，mercury ，mer-curic sulfide and cinnabar on active avoidance responses，Na $^+$/K $^+$-ATPase activities and tissue mercury contents in rats. *Proc Nat-Sci Counc Repub China B*，2001，25(2)：128

[10]Chuu J J .Abnormal auditory brainstem responses for mice treated with mercurial compounds：involvement of excessive nitric oxide. *Toxicology*，2001，162(1)：11

[11]刘宗荣，等.硫化汞在体内诱发氧化性伤害.中国药理学与毒理学杂志，1997，11(5)：108

[12]毛台月.朱砂药用的安全性.浙江中西医结合杂志，1999，9(3)：209

[13]邓有娟.浅谈中药朱砂的合理应用.中医药学报，2000，28(5)：37

[14]刘维.药用朱砂须防汞中毒.黑龙江中医药，2000，4：55

[15]黄康燕.对朱砂及含朱砂中成药的毒性研究.中国药理学会通讯，2001，18(4)：34

[16]张文莲.朱砂外敷治疗失眠的体会.中医外治杂志，2000，5：13

[17]丁安伟.现代中药临床手册.南京：江苏科学技术出版社，2000，291

[18]管英英.朱砂的药理、毒理与临床应用.传统医药，2002，4(11)：64

[19]东兴明，等.复方朱砂散治疗牙痛350例临床观察.临床医学，1989，9(3)：122

[20]于淑萍，等.朱砂轻粉治疗肛瘘的疗效观察.现代护理，2005，14(11)：1143

竹节参 Panacis Japonici Rhizoma zhu jie shen

本品为五加科植物竹节参*Panax japonicus* C.A. Mey的干燥根茎。味甘、微苦，性温。有散瘀止血，消肿止痛，祛痰止咳，补虚强壮等功能。主治劳嗽咯血、跌扑损伤、咳嗽痰多、病后虚弱等。

【化学成分】

富含三萜类化合物。如达玛烷型四环三萜皂苷：20(S)-原人参二醇型竹节参皂苷Ⅰa、人参皂苷Rd，20(S)-原人参三醇型人参皂苷Re、Rg_1、Rg_2、三七苷R_2和假人参苷F11。齐墩果烷型皂苷：竹节参皂苷Ⅴ(ginsenoside Ro)、竹节参皂苷Ⅳ、竹节参皂苷Ⅳa、竹节参皂苷Ⅰb[2,3]。总氨基酸含量为13%。总糖含量约41.51%，其中多糖18.33%，低聚糖19.98%，还原糖3.20%。含有多糖成分如具有活化网状内皮系统作用的竹节参多糖(tochibanan)A、B[5]。

【药理作用】

1. 抗炎症 生药10 g/kg灌胃竹节参水煎剂对蛋清、甲醛或右旋糖酐引起的大鼠足肿胀及棉球肉芽肿等均有明显的抑制作用。该药亦能抑制去肾上腺大鼠甲醛性足肿胀。一次或多次给药不能使肾上腺维生素C含量降低，不增加肾上腺重量。竹节参煎剂并不能兴奋垂体-肾上腺皮质系统。给小鼠灌胃该煎剂生药10 g/kg时，能增加饥饿小鼠和去肾上腺饥饿小鼠的肝糖原含量。大鼠连续给药后，对非特异性刺激(游泳)引起的肾上腺维生素C含量降低有抑制作用，并能延长去肾上腺未成年大鼠的生存时间。给豚鼠灌胃竹节参煎剂后，尿中17-酮排出量呈增加趋势，竹节参水煎剂具有肾上腺皮质激素样作用[6]。

2. 抗氧化 竹节参皂苷(JS)浓度为40.3~323 μg/mL时，抑制大鼠肺匀浆自发过氧化脂质生成并呈剂量依赖性，使丙二醛(MDA)生成量降低；抑制Fe^{2+}半胱氨酸诱导的肺微粒体过氧化脂质生成，JS作用比维生素E弱7.8%；JS抑制NADH/PMS (吩嗪硫酸甲脂)/NBT(四氮唑蓝)系统中产生的O_2^-,IC_{50}为15.7 μg/mL,抑制黄嘌呤-黄嘌呤氧化酶系统产生的·OH,IC_{50}为223.6 μg/mL[7]。竹节参总皂苷具有保护缺血性海马神经原损伤作用,能显著降低局灶性脑缺血大鼠海马组织中NOS,iNOS的含量[8]。竹节参多糖能明显提高皮下注射D-半乳糖衰老小鼠脑组织中过氧化氢酶(CAT)的活性、降低丙二醛(MDA)含量,同时能明显提高血液中超氧化物歧化酶(SOD)的活性[9]。

3. 镇痛　热板法和扭体法镇痛实验结果表明,竹节参总皂苷对小鼠痛阈值明显增加,是竹节参发挥镇痛作用的主要活性部位[10]。竹节参地上部分及根茎的总皂苷提取物均能减少醋酸所致小鼠扭体次数,且中、高剂量组均可提高小鼠热板痛阈,两者均有镇痛作用,竹节参的地上部分中所含总皂苷为其抗炎镇痛活性成分,其抗炎镇痛活性与根茎相似[11]。

4. 镇静、抗惊厥　竹节参总皂苷TSPJ 100 mg/kg时85~95 min有非常显著的镇静作用,比苯巴比妥钠50 mg/kg强,比对照组活动减少;与戊巴比妥钠、硫喷妥钠有明显的协同作用。TSPJ能抗戊四氮惊厥,当剂量为200、300 mg/kg,半数惊厥量由48.9 mg/kg提高到51.2 mg/kg和54.2 mg/kg;而对士的宁、印防已毒素引起的惊厥无明显的对抗作用[12]。

5. 解痉　竹节参总皂苷TSPJ抑制肠肌收缩,使肠肌振幅变小,张力下降,随浓度增加,抑制作用明显。不能解除乙酰胆碱对平滑肌的痉挛作用[12]。

6. 血液流变　心肌中cAMP含量无明显增加,而cGMP含量明显降低,cAMP/cGMP比值上升,因而认为IPGJ对心血管系统的作用,可能与cAMP和cGMP的变化有关[13]。竹节参总皂苷对MCAO模型大鼠血液流变学各项指标有明显改善作用,能提高红细胞变形性,降低红细胞聚集性,并对各切变率下的全血黏度有明显降低作用。对中动脉栓塞模型大鼠有很好的保护作用,显著改善模型大鼠的神经症状,提高动物的存活率[14]。

7. 抗血栓　竹节参甲醇提取物对实验性血栓形成和纤维蛋白溶解作用的在体和离体实验表明,竹节参的甲醇提取物显示促纤维蛋白溶解活性的作用;竹节参甲醇提取物和它的主要成分竹节参皂苷Ⅲ、Ⅳ和Ⅴ,在血清平板上,有强促尿激酶作用[15]。

8. 抗脑缺血　竹节参总皂苷200、100、50 mg/kg组对大脑中动脉栓塞大鼠的神经功能缺损评分均显著低于同时段模型组;模型组动物在脑缺血48h内大部分死亡,而竹节参总皂苷200、100、50 mg/kg组死亡率均明显降低。在缺血24、48h两个时段,模型组LDH的活性均显著高于假手术组,竹节参总皂苷200、100、50 mg/kg组明显降低MCAO模型组大鼠同时段血清LDH含量。上述研究表明,竹节参总皂苷对脑缺血损伤可产生很好的保护作用[16]。

9. 毒性　给小鼠灌胃竹节参水煎剂40 g/kg,仅出现短时安静,活动减少,食欲略有降低等现象。3d内无死亡例[6]。另将小白鼠200只,随机分为3组,按腹腔注射、肌肉注射给予TSPJ,观察3 d,LD_{50}及95%的可信限分别为714.8±60.5、684.5±66.1及5805.0±653.0 mg/kg。亚急性毒性实验结果显示,竹节参对肝、肾功能影响不大,对白细胞无影响;按50 mg/μg给予TSPJ 15 d,后血色素及红细胞分别降低10%、30%。动物处死后,肉眼及病理组织切片,未见异常。5%~10%的TSPJ有溶血作用[12]。

【临床应用】

1. 跌打损伤　竹节参5 g,金不换根5 g研末,温酒冲服。

2. 风湿类疾病　由竹节参、黄芪、赤芍、当归、制马钱、制川乌等药物组成,每片含生药0.45 g,口服每次3~4片,3次/d,类风湿性关节炎以一个月为1个疗程,其他均为2周1个疗程。168例中近期治愈45例,显效59例,有效53例,无效11例,总有效率为93.5%。该药对风寒湿热瘀等不同病因所致的风湿病症均有较好疗效,对中晚期的类风湿性关节炎也能控制,并能显著改善ESR、ASO、RF等理化指标[17]。

(王　涛　周秋丽　王本祥　孙英莲)

参考文献

[1]田中治.人参の化学成分.薬用人参'85—との基礎、院床医学研究(熊谷朗、大浦彦吉、奥田拓道编).东京:共立出版社株式会社,1985:1

[2]黄泰康,等.现代本草纲目(上卷).北京:中国医药科技出版社,2000:24

[3]张颖,等.关于竹节三七中皂苷组成的分析.国外医学中医中药分册,1997,19(1):46

[4]陈永波,等.竹节人参中氨基酸和皂苷特征组分的分析鉴别.色谱,2003,21(3):248

[5]Ohtani K,et al. Reticuloendothelial System-Activating Polysaccharides from Rhizomes of Panax japonicus.: I. Tochibanan-A and-B. *Chem Pharm Bull*,1989,37(10):2587

[6]王本祥,等.三七水煎剂对实验性"关节炎"的影响.药学学报,1965,12(7):446

[7]张敏,等.人参总皂苷和竹节参总皂苷抗氧化剂作用的比较.中药药理与临床,1989,5(1):29

[8]赵晖,等.竹节参总皂苷对脑缺血再灌注模型海马组织

一氧化氮合酶的影响. 中国中医药信息杂志,2007,14(12):21

[9]杨辉,等. 竹节参多糖抗脑衰老作用的实验研究. 时珍国医国药,2009,20(9):2311

[10]文德鉴,等. 竹节参总皂苷镇痛作用的实验研究. 时珍国医国药,2008,19(8):1983

[11]钱丽娜,等. 竹节参地上部分中总皂苷成分抗炎镇痛活性. 中国医院药学杂志,2008,28(20):1731

[12]陈淑清,等. 竹节参总苷的镇痛、镇静、抗惊及解痉作用和毒性试验. 华西药学杂志,1987,2(2):86

[13]张宝恒,等. 竹节参提取物对心血管的作用及对cAMP和cGMP含量的影响. 中华心血管病杂志,1986,14(2):100

[14]赵晖,等. 竹节参总皂苷对中动脉栓塞模型大鼠血液流变学的影响. 中国中医药信息杂志,2006,13(11):33

[15]Matsuda H, et al. Studies of Panax japonicus fibrinolysis. *Planta Med*, 1989, 55(1):18

[16]赵晖,等. 竹节参总皂苷对局灶性脑缺血大鼠模型的保护作用. 中国中医药信息杂志,2005,12(3):43

[17]陈龙全,等. 复方竹节参片治疗类风湿类疾病168例临床观察. 湖北中医杂志,1998,20(5):16

延胡索 Corydalis Rhizoma yan hu suo

本品为罂粟科植物延胡索*Corydalis yanhusuo* W. T.Wang的干燥块茎。味辛、苦,性温。有活血,行气,止痛功能。用于胸胁、脘腹疼痛、胸痹心痛、经闭痛经、产后瘀阻、跌扑肿痛等。

【化学成分】

其主要活性成分为异喹啉生物碱(isoquinoline alkaloid)。目前为止已从延胡索中分得生物碱(alkaloid)近20个,其类型分属原小檗碱型、原托品碱型、阿朴菲型、苯并菲啶型等四种异喹啉型生物碱,其中多数属原小檗碱型,少数为阿朴菲型与原托品碱型,只有一个为苯并菲啶型[1]。从延胡索总碱中分离得到了13种生物碱(saulatine)等成分,分别鉴定为四氢紫堇萨明、四氢黄连碱、紫堇碱、四氢巴马亭、去氢紫堇碱、oxoglaucine、降氧化北美、黄连次碱、四氢小檗碱(4H-berberine)、β-谷甾醇(β-sitosterol)、胡萝卜苷、香草酸(vanillic)、对羟基苯甲酸[2]。

【药理作用】

1. 镇痛 采用不同方法提取延胡索比较其镇痛作用,结果延胡索超临界萃取物具有强的镇痛作用[3]。延胡索醋制后生物碱含量明显增加,其镇痛作用也有很大增强[4]。

2. 镇静催眠 延胡索及其有效成分左旋四氢巴马汀,对兔、犬及猴均有镇静催眠作用[5-8]。左旋四氢巴马汀作用同吩噻嗪类安定药有许多共同之处,本品引起的睡眠状态,即使在大剂量也易惊醒;左旋四氢巴马汀的镇痛和镇静催眠作用主要是阻滞脑内DA受体的功能。大剂量左旋四氢巴马汀(100 mg/kg)能引起大鼠的僵住症,它可被东莨菪碱所增强,不受纳洛酮所影响,又可被氨氧乙酸所增强,表明本品与阿片受体无关,与阻断DA受体、Ach受体及GABA能系统有关[10]。

3. 抗癫痫和抗惊厥 大鼠腹腔注射(20或30 mg/kg)左旋四氢巴马汀(THP),抑制电刺激致惊厥的发展,抓举行为分数和在电刺激运动显著减少。THP是一很有效的抗癫痫和抗惊厥的有效药物[11]。3~4 mg/kg木防己苦毒素能改善麻痹模型大鼠的运动功能。抑制THP多巴胺释放而治疗癫痫发生[12]。

4. 抗溃疡、抑制胃酸分泌 延胡索有保护实验性胃溃疡的作用,如去氢延胡索甲素皮下注射时,对大鼠实验性胃溃疡,特别是幽门结扎或阿司匹林诱发的胃溃疡,有明显保护作用。四氢巴马汀对饥饿诱发的胃溃疡也有一定的保护作用。其抗溃疡、抑制胃酸分泌作用,初步认为与机体儿茶酚胺有关,可能通过下丘脑垂体肾上腺系统实现。同时,四氢巴马汀还有抗5-HT的作用[13]。

5. 增加冠脉流量 延胡索碱注射液对心肌梗死大鼠红细胞功能有明显的改善作用,并能减小以N-BT染色所显示的心肌梗死范围,对肌酸磷酸激酶(CPK)、丙氨酸氨基转移酶(ALT)等心肌酶有一定的降低作用[14]。延胡索乙素(dl-THP)对垂体后叶素所致心电图改变有明显预防作用,显著抑制心肌组织中磷酸肌酸激酶(CPK)、乳酸脱氢酶(LDH)的释放,降低血清CPK和LDH水平,保护心肌组织超氧化物歧化酶(SOD)活性,减少丙二醛(MDA)生成。表明dl-THP对实验性心肌缺血有明显的保护作用[15]。

6. 抗心律失常 延胡索乙素(THP)可明显抑制延迟整流钾电流(IK)和内向整流钾电流(IK1),并呈剂量依赖性。表明延胡索乙素抗心律失常作用机制可能与它对心肌细胞钾通道作用有关，使动作电位时程(APD)和有效不应期(ERP)延长，从而发挥其抗心律失常作用[16]。延胡索能对抗乌头碱所致的心律失常，可减少心肌缺血再灌注时心律失常的发生。dl-THP的抗心律失常作用与阻滞钙离子内流有关[17]。

7. 保护脑缺血损伤 100 mg/kg延胡索乙素(THP)能改进脑缺血再灌注模型大鼠神经病学的状况，并且能减少梗死的区域，还增加血红细胞和血细胞比积[18]。在大鼠和小鼠脑缺血再灌注模型上，左旋四氢巴马汀30、60 mg/kg(静脉注射)及60、120 mg/kg(静脉注射)可显著提高下脑组织乳酸脱氢酶(LDH)及超氧化物歧化酶(SOD)活性、明显降低丙二醛(MDA)含量。在大鼠局灶性脑缺血再灌注模型上，左旋四氢巴马汀(30、60 mg/kg，静脉注射)可明显缩小梗死灶面积，并显著抑制脑缺血组织中LDH和SOD活性降低，减少MDA过量生成。表明左旋四氢巴马汀对大鼠和小鼠脑缺血再灌注损伤有显著保护作用[19]。大鼠急性全脑缺血再灌注损伤模型。观察L-THP在再灌注期间对NO、L-THP可以抑制大鼠急性全脑缺血再灌注损伤早期NO、ET-1及乳酸的过量产生，提高脑组织ATP含量，L-THP可以通过对NO、ET-1及能量代谢的影响对脑起保护作用[20]。

8. 影响内分泌 四氢巴马汀可作用于视丘、促进大鼠脑下垂体分泌促肾上腺皮质激素，但继续用药，可产生耐药性。四氢巴马汀还可影响甲状腺功能，使甲状腺重量增加；对小白鼠动情周期亦有抑制作用[21,22]。

9. 体内代谢 给小鼠灌服延胡索乙素60 mg/kg，30 min后，胃内残余延胡索乙素只有10%，说明乙素在胃肠内，吸收迅速而完全。大鼠皮下注射延胡索乙素150 mg/kg后，体内分布以脂肪中最高，肺、肝、肾次之，以后随着内脏含量的下降，反而脂肪中含量增加，可能与延胡索乙素为脂溶性有关。同样在大鼠和兔实验中也发现，延胡索乙素极易透过血脑屏障，几分钟内脑组织即达到较高浓度，30 min后开始降低，2 h后低于血中的含量，这与临床上延胡索乙素作用短暂相吻合。排泄以原形从尿中排泄为主，粪便较少。大鼠皮下注射延胡索乙素后主要经肾排泄，给药12 h内，排出约占给药量的80%以上[23]。

10. 毒性 小鼠灌服延胡索醇浸膏LD_{50}为100±4.53 g/kg。乙素、丙素、丑素给小鼠静脉注射的LD_{50}分别为146、151~158、100 g/kg。含总生物碱0.61%的粗浸膏，小鼠灌服LD_{50}为2840(2500~3230) mg/kg，癸素腹腔注射小鼠的LD_{50}为127 mg/kg。麻醉猫静脉注射乙素40 mg/kg后，出现血压下降、心率减慢。正常兔静注乙素(20~40 mg/kg)后，呼吸短暂兴奋，当静注量增至60 mg/kg时，则出现呼吸抑制。当每天给猴灌服85 mg/kg连续二周时，除出现镇静、催眠作用外，于药后4~7d，先出现短时兴奋，继而出现高度抑制。但感觉仍存在，随后发生四肢震颤性巴金森综合征。心电图、呼吸仍正常，尿中有管型，几天后渐渐恢复。肉眼观察内脏无明显变化，病理组织学检查发现心、肾有轻度肿胀[24]。

【临床应用】

1. 镇痛 四氢巴马汀对内脏疾病所致疼痛、神经痛及月经痛均有较好的缓解作用，对心痛和脑震荡头痛的疗效也较好。其对分娩痛和产后宫缩疼痛也有一定的疗效。但对外科性锐痛及周围神经性疼痛的止痛作用较内科钝痛为差[25]。用延胡索乙素穴位注射进行手术超前镇痛，以延长术后镇痛时间，保持手术期间生命体征的稳定，取得良好效果[26]。

2. 镇静、催眠 颅通定可用于失眠患者，临睡前服用，20~30 min即可入睡，可减少多梦现象，且次日无头昏、乏力、精神不振等后遗反应[24]。

3. 胃溃疡 口服延胡索制剂90~120 mg/d（约相当于5~10 g生药)，对胃溃疡、十二指肠溃疡、慢性胃炎等均有显著的疗效。服药后可减少胃酸分泌，降低胃蛋白酶活性，胃内pH值逐渐升高[23]。

4. 局部麻醉 以0.2%延胡索碱注射液，进行门诊手术麻醉105例，以及0.3%~0.6%延胡索乙素注射液作局部麻醉220例，均获得良好的效果[24]。

5. 冠心病 以延胡索醇浸膏片对575例各种类型冠心病进行治疗，其中心绞痛424例，急性心肌梗死148例，对心绞痛症状总有效率为83.2%，急性心肌梗死率从一般的32.3%降至14.4%[25]。

6. 心律失常 延胡索乙素是治疗房颤特别适合治疗阵发性房颤有效、安全的药物[27]。对阵发性室上性心动过速也具有较好的预防和治疗作用。在21例患者中，19例有效，2例无效，有效率为90.5%[28]。延胡索乙素静注对快速型室上性心律失常具有迅速转复或减慢心室率作用，尤其对阵发性房颤具有较高的转复成功率，用药后心率减慢与用药前比较有显著性差异，且无严重副反应。

7. 剧烈咳嗽 左旋延胡索乙素，具有较强的镇痛、镇静及一定的镇咳、解痉等作用。其镇咳作用机制是能抑制脑干网状结构上行激活系统，并有较好地抑制咳嗽中枢作用和一定的中枢镇静作用。一般口服后半小时左右就发挥效应，维持2~5 h，值得用其他镇咳药无效及久咳不愈者试用。

8. 急性腰扭伤 田七和延胡索治疗急性腰扭伤34例，结果痊愈28例（82.4%），好转5例（14.7%），无效1例（2.9%），有效率97.1%，其中1 d痊愈10例，2 d痊愈者16例，3 d痊愈者2例[29]。

9. 不良反应 延胡索毒性较低，治疗剂量无明显不良反应。用临床剂量的25~120倍还未发生毒副作用。但临床应用偶有嗜睡、眩晕、乏力。大剂量可出现呼吸抑制或巴金森综合征[23]。

（周玖瑶　吴俊标　李　锐）

参考文献

[1]许翔鸿，等.延胡索中生物碱成分的研究.中国药科大学学报，2002，33(6)：483

[2]张晓丽，等.延胡索的化学成分.沈阳药科大学学报，2008，25(7)：537

[3]王宜祥，等.延胡索不同提取液对小鼠镇痛作用的影响.中药药理与临床，2005，21(5)：34

[4]李小芳，等.延胡索炮制前后生物碱含量测定及镇痛作用的对比研究.湖南中医药导报，2001，7(5)：253

[5]唐希灿，等.延胡索的药理研究Ⅳ，延胡索乙素对狗胃液分泌的影响及催眠作用.药学学报，1962，9(3)：145

[6]金国章，等.延胡索的药理研究Ⅵ，延胡索乙素对中枢神经系统的作用.生理学报，1960，24(2)：110

[7]唐希灿，等.延胡索的药理研究Ⅸ，延胡索丑素和癸素的中枢神经系统的作用.生理学报，1962，25(2)：143

[8]金国章，等.延胡索的药理研究Ⅴ，延胡索乙素的毒性和对平滑肌的影响.药学学报，1960，8(4)：186

[9]刘国卿，等.四氢巴马汀等单胺排空作用的比较.药学学报，1988，23(10)：721

[10]金国章.左旋四氢巴马汀和它的第二代新药－左旋千金藤啶碱的药理研究进展.药学学报，1987，22(6)：472

[11]Lin MT, et al. The protective effect of dl-tetrahydropalmatine against the development of amygdala kindling seizures in rats. *Neurosci Lett*, 2002，320(3)：113

[12]Chang CK, et al. DL-Tetrahydropalmatine may act through inhibition of amygdaloid release of dopamine to inhibit an epileptic attack in rats. *Neurosci Lett*, 2001，307(3)：163

[13]王义明，等.延胡索全碱抗溃疡作用的实验研究.辽宁中医杂志，1980，(1)：36

[14]刘剑刚，等.延胡索碱注射液对大鼠实验性急性心肌梗塞和红细胞流变性的作用. 中药新药与临床药理，2000，11(2)：76

[15]闵清，等.延胡索乙素对大鼠实验性心肌缺血的保护作用.中国基层医药，2001，8(5)：430

[16]刘玉梅，等.延胡索乙素对豚鼠单个心室肌细胞钾离子通道的影响.中国药理学通报，2005，21(5)：599

[17]吴清和.中药药理学.北京：高等教育出版社，2007：166

[18]Hsien CL, et al. Effect of Rhizoma Corydalis on focal cerebral infarct in ischemia-reperfusion injured rats. *Acta Pharmacol Sin*, 2001，22(12)：1143

[19]刘家兰，等.左旋四氢巴马汀对大鼠和小鼠脑缺血再灌注损伤的保护作用.中国现代医学杂志，2002，12(18)：48

[20]汤彦，等.颅痛定在大鼠急性全脑缺血再灌注损伤中对一氧化氮、内皮素-1及能量代谢的影响. 急诊医学，2000，9(6)：379

[21]刘耕陶，等.延胡索乙素对大鼠垂体ACTH分泌的刺激作用.药学学报，1963，10(8)：474

[22]刘耕陶，等小蘗碱、巴马汀及四氢巴马汀对大鼠ACTH释放的影响.药学学报，1966，13(5)：356

[23] 王本祥. 现代中药药理学. 天津：天津科技出版社，1997：894

[24]阴健，等.中药现代研究与临床应用.北京：学苑出版社，1993：300

[25]天津市药物研究所.治疗冠心病药物－可达灵片技术鉴定会在天津召开.中草药，1980，11(4)：192

[26]高金成，等.延胡索乙素穴位注射用于手术镇痛.山东中医杂志，2007，26(10)：686

[27]汪大盘，等.新的植物性钙拮抗剂颅痛定治疗心房颤动的临床研究.中国中西医结合杂志，1993，13(8)：455

[28]唐于铭.颅痛定治疗阵发性室上性心动过速.中国危重病急救医学，1996，8(2)：107

[29]张朝银，等.田七和延胡索治疗急性腰扭伤34例.实用中医药杂志，2005，21(12)：735

华山参 Physochlainae Radix hua shan shen

本品为茄科植物漏斗泡囊草*Physochlaina infundibularis* Kuang的干燥根。又名热参。味甘、微苦，性温，有毒。具温肺祛痰，平喘止咳，安神镇惊功能。主治寒痰喘咳、惊悸失眠等。

【化学成分】

主要成分为生物碱，其中含有莨菪碱（hyoscyamine），东莨菪碱(scopolamine),山莨菪碱(anisodamine),阿托品(atropine),异东莨菪醇(scopoline),天仙子碱[1]、消旋山莨菪碱 (dl-anisodamine), 脱水东莨菪碱(apo-scopolamine)等[2,3]。根中总生物碱含量0.1%~0.21%[4],山莨菪碱含量0.09%[5]。尚含莨菪亭(scopoletin)[6]。华山参中的挥发油,主要成分为:3-甲氧基-4-丙氧基苯甲醛(40.3%),7-羟基-6-甲氧基香豆素(6.2%),2,3-丁二醇 (6.1%),2-硝基苯甲酸 (5.9%), 十三酸(4.9%),1-十三碳烯 (3.2%),3,4-二甲氧基甲苯(1.8%),1-十七碳炔(1.6%),3-呋喃甲醇(1.5%)[7]此外,尚含有香豆素苷类皮契茄枝苷(fabiatrin)[3]、氨基酸、多糖、还原糖、甾醇类及淀粉[8]。

【药理作用】

1. 止咳、祛痰、平喘 给小鼠灌胃华山参煎剂(1:10)20 mL/kg(含生药2 g/kg),对氨水引起的咳嗽有显著的止咳作用。同样剂量能显著增加小鼠呼吸道酚红排泄量,作用强于氯化铵[9]。从热参提取分离的莨菪亭也能增加小鼠呼吸道酚红的排出,提示具有祛痰作用[2]。给豚鼠灌胃华山参煎剂(1:10)20 mL/kg(含生药2 g/kg),对组织胺引起的Ⅲ级反应(呼吸最慢最浅、呈直线状)有抑制作用,但平喘作用微弱,效果不及氨茶碱[6]。给豚鼠灌胃华山参水煎剂100 mg/kg,有明显的平喘作用(豚鼠组织胺性喘息模型)。热参粉针和粗提物(热参总生物碱)亦有平喘作用。以豚鼠组胺法进行肺溢流实验,表明热参具有抗组织胺和扩张支气管作用[2]。从华山参中用氯仿提取的生物碱及醚提取的生物碱和油,皆有较明显的祛痰平喘作用[10]。

2. 镇静 ①对动物自发活动的影响:给大白鼠腹腔注射华山参煎剂生药2、3、4 g/kg,20~30 min后动物活动均明显降低,蹲伏不动,呈安静状态。给狗灌胃华山参煎剂生药2、5 g/kg,60~90 min后出现明显的安静现象,但对外界刺激仍有反应。镇静作用可维持3~5 h。给小鼠腹腔注射华山参煎剂生药0.5、1、2、4 g/kg,30 min后均使小鼠自发活动减少,呈量效关系;灌胃给药生药4 g/kg,则60 min后方显效,且效果也较差[11]。水或醇提取物皮下注射20~70 mg/kg对小鼠也有明显镇静作用[8],生药4 g/kg腹腔注射,能协同硫喷妥钠及水合氯醛对小鼠的催眠、麻醉作用;降低苯丙胺、咖啡因对小鼠的兴奋活动[11]。②对大白鼠条件反射的影响:给大鼠腹腔注射华山参煎剂生药1 g/kg,30 min后可使动物防御运动性条件反射潜伏期延长,部分动物条件反射破坏及分化抑制有解除现象; 灌胃生药2 g/kg,1.5 h后仅使动物条件反射潜伏期延长[12]。③对皮层兴奋药及催眠麻醉药作用的影响:给小白鼠腹腔注射华山参煎剂生药4 g/kg, 能协同硫喷妥钠及水合氯醛的催眠和麻醉作用;降低苯丙胺、咖啡因引起的兴奋活动[12]。④对小白鼠被动活动等的影响:转轴法实验表明,给小鼠腹腔注射华山参煎剂生药2、4 g/kg,不影响动物的被动活动。说明镇静作用是中枢神经系统抑制的结果,而非平衡协调活动障碍所致。给小鼠腹腔注射大剂量华山参煎剂生药10 g/kg(约1/4 LD_{50}),对苯丙胺的毒性作用及士的宁、戊四唑诱发的惊厥无影响。给狗灌胃华山参煎剂生药2、5 g/kg,不能对抗去水吗啡的催吐作用,说明华山参不具有中枢性镇吐作用[12]。

3. 心血管系统 热参煎煮液小剂量可使动物离体心脏搏动加快,振幅增大;大剂量则使心率锐减,心律不齐,出现房室传导阻滞[2]。动物实验证明,给药初期可见血压微降,以后又微升,然后再持续下降[10]。热参尚能对抗电刺激家兔迷走神经离中端或注射氯化乙酰胆碱、盐酸毛果芸香碱所致的降压反应[4]。

4. 平滑肌抑制 本品能抑制犬的胃肠蠕动,解除毛果芸香碱所致大鼠、家兔离体肠平滑肌痉挛[4]。大剂量可使肠平滑肌麻痹,能使已孕在体兔子宫的自动节律性收缩减少和减弱[10]。

5. 其他 热参总生物碱较小剂量 (0.53 mg/kg)静脉注射后,可使动物呼吸加深变慢;较大剂量(10 mg/kg)则使呼吸加深增速。给小白鼠皮下注射热参水煎液,3 d后胸腺显著萎缩,重量减轻,而肾上腺则略有增重,皮质部显著增厚。给实验性慢性气管炎的大白鼠注射热参水煎液,可使其下喉部黏液腺增生肥大的病理变化有所减轻。实验表明热参无杀菌或抑菌作用[2]。本品能阻止盐酸毛果芸香碱所致狗唾液分泌[4]。水或乙醇提取液均能解除毛果芸香碱引起的家兔流涎作用,滴眼时可扩大家兔瞳孔[8]。

6. 毒性 ①急性毒性:给小白鼠腹腔注射华山参煎剂的LD_{50}为43(28.7~64.5) g/kg。给药后20~30 min动物活动显著减少,闭眼匍匐不动,呼吸缓慢,给予大剂量多在1 h内死亡[11]。小白鼠肌肉注射的LD_{50}为60.26 g/kg[2]。②亚急性毒性:给大白鼠每周灌服热参煎剂3次 (二组分别服相当生药的0.5 g及1.5 g),连续8周,证明对动物的体重、食欲无影响,对其肝、心、肺、脾、肾无损害。③中毒症状:与阿托品类药物中毒症状类似。华山参常用量为0.1~0.2 g;华山参片口服每次0.12~0.24 mg,3次/d;极量1次0.48 mg。超量服用可引起中毒。一般服药1~3h后发病,先有口干口渴,咽喉干燥,声音嘶哑,瞳孔散大,结膜充血,全身皮肤潮红, 继而可变为青紫, 皮肤偶见红色丘疹,伴有高热,体温可高达39℃~40℃。药后2~6 h可出现精神症状，患者烦躁不安，语言不清，谵妄，站立举步不稳，或见阵发性抽搐、痉挛、尿潴留或便秘等症状。中毒严重者于12~24 h后由烦躁进入昏睡，精神萎靡，呼吸表浅而缓慢，四肢发冷，血压下降，昏迷，终因呼吸麻痹而死亡[13]。

【临床应用】

1. 慢性气管炎 热参气雾剂（每毫升含热参总生物碱10 mg）治疗慢性气管炎334例，每日2~3次，每次喷药1~3次，10 d为一疗程。经过5个疗程治疗，其中临床控制153例，显效126例，好转47例，无效8例，总有效率97.57%，且平喘作用明显优于止咳、祛痰作用[14]。热参水丸（每丸含生药0.025 g）治疗慢性气管炎495例，每日2次，每次4丸，治疗30 d后，显效50%以上。热参片（每片含生药0.1 g；热参浸膏片，每片含生物碱0.23 mg）治疗慢性气管炎983例，每日3次，每次1~2片内服，经50d治疗后，临控率21.1%~50.6%，显效58.9%~82.6%以上。此外，用民间验方热参药枣治疗慢性气管炎542例。将热参洗净，去皮切片，蒸熟晒干，粉碎成粉，取6~12 g加水1000 mL煎煮半小时后加入大枣500 g，继续煎煮至水近干为度，即成药枣。每日3次，每次吃枣2~3枚。经30 d治疗，临床控制206例，显效204例，好转106例，无效26例，临控率38.0%，显效以上76.6%[2]。华山参滴丸治疗支气管哮喘118例，患者按性别、病程及中医证型随机分为治疗组和对照组，治疗组70例，对照组48例，2组具有可比性。应用华山参滴丸每日3次，每次1~2粒，3周为一疗程。治疗组患者血IgE明显降低，症状明显好转，体征消失或减轻。说明华山参滴丸有似β受体兴奋和抗胆碱能药的作用，降低肌体敏感性抑制组织胺等介质的释放，使平滑肌松弛而平喘[15]。经治疗后并随访观察1年，治疗组总有效率84%[15]。

2. 不良反应 华山参临床主要不良反应有口干、头晕、视力模糊、瞳孔散大、血压降低，但也有血压升高、尿闭者。如一患者将华山参15 g煎汤连渣顿服，服后不久即觉口渴、咽干、头晕、烦躁，继之言语不清，谵语，血压升高，且出现意识模糊、语言障碍、平衡失调、面色潮红、坐立不安、表情欣快，不时无声发笑[16]。另一患者亦为一次服用15 g华山参，出现相似中毒症状[17]。其他以华山参泡酒饮用[18-20]或炖肉服用的中毒病例亦有类似反应[21-23]。制剂止咳喘热参片亦曾出现中毒反应，某中年女性患者服2片，20 min后出现口渴、烦躁、面部绯红如戴鲜红色面具[24]；患儿误服止咳喘热参片后，除出现昏迷、面颊潮红、结膜充血外，尚伴有呼吸衰竭[25,26]。

中毒机制认为，华山参含阿托品、东莨菪碱、山莨菪碱等生物碱，含量约为0.26%。其毒性作用类似阿托品类药物，主要作用是累及神经系统，有抑制和麻醉迷走神经等副交感神经的作用[13]。中毒解救措施：应立即催吐、洗胃和导泻，尽快排除毒物。应用毛果芸香碱5~10 mg，皮下注射，每6 h 1次；新斯的明0.5 mg，皮下注射，每隔3~4 h 1次。如患者处于大脑兴奋阶段，见有烦躁不安，躁动谵妄可用安定10 mg肌注，或10%水合氯醛15~20 mg保留灌肠。在中毒的中后期，中枢神经系统由兴奋转入抑制时禁用吗啡和巴比妥类药，因这类药能增加中枢神经系统较持久的抑制作用。并可配合静脉输液，如葡萄糖生理盐水加维生素或氢化可的松等，以促进毒物排泄。根据病情，对心率快、呼吸急促，有发绀者及时吸氧，适当选用抗生素以预防感染[13]。中药解毒，可用绿豆150 g，银花90 g，甘草120 g，水煎服，共奏解毒之效。也可用生姜水，甘草绿豆汤灌饮[16-19]。应加强宣传，注意鉴别，不应以华山参作为补药与猪肉、白糖等炖服。华山参作为止咳平喘药，应严格掌握用量，防止误服或服用过量，以免发生中毒[13]。此外，青光眼患者慎用[10]。

（吴春福　李春莉　杨静玉　宋丽艳）

参考文献

[1]郭晓庄．有毒中草药大辞典．天津：天津科技翻译出版公司，1995

[2]河南省防治慢性气管炎热参协作组．热参治疗慢性支气管炎的临床和实验研究．中华内科杂志，1976，1(5)：277

[3]陈泽乃，等．华山参化学成分的研究．中草药，1981，12：289

[4]中国医学科学院药物研究所，等．中药志(第一册)．第2版．北京：人民卫生出版社，1982：231

[5]肖培根，等．几种主要莨菪烷类生物碱在中国茄科植物中的存在．植物学报，1973，15：187

[6]河南省药品检验所防治气管炎药物研究小组．莨菪亭的合成．中草药通讯，1975，(2)：16

[7]李松武，等．华山参挥发油化学成分分析．河南大学学报(自然科学版)2005，35(3)：34

[8]江苏新医学院．中药大辞典(上册)．上海：上海科学技术出版社，1979：917

[9]徐志敏，等．华山参的止咳、祛痰及平喘作用研究．佳木斯医学院学报，1987，10(3)：241

[10]吴葆杰．中草药药理学．北京：人民卫生出版社，1983：178

[11]黄泰康，等．常用中药成分与药理手册．北京：中国医

药科技出版社,1999

[12]车锡平,等.华山参对中枢神经系统的药理作用.药学学报,1965,12:368

[13]朱天忠.浅议华山参的毒性与中毒解救.陕西中医,1999,20(1):43

[14]河南省热参气雾剂协作组.热参气雾剂治疗慢性气管炎334例疗效总结.医学研究通讯,1976,(4):28.

[15]张雩生,等.华山参滴丸治疗支气管哮喘的临床观察.天津药学,2001,13(9):61

[16]聂锡均,等.华山参中毒一例报告.河南中医,1984,(4):42

[17]高长远.华山参中毒1例报告.山西中医,1990,6(5):48

[18]杜青,等.华山参中毒1例报告.陕西新医药,1980,9(7):18

[19]杨开福,等.华山参中毒1例报告.新医药学杂志,1974,(10):39

[20]姜希望,等.华山参中毒7例报告.湖南中医杂志,1987,3(4):50

[21]黄子通.急性华山参中毒1例报告.广州医药,1986,17(1):32

[22]李风秀.华山参中毒1例.陕西中医,1990,11(11):521

[23]刘珊葆.中药引起中毒报告摘编.山西中医,1990,6(5):47

[24]吴淑霞.止咳喘热参片引起严重颜面潮红1例.陕西中医,1991,12:182

[25]李向廷.止咳喘热参片中毒伴呼吸衰竭1例.宁夏医学杂志,1988,10:313

[26]黄吉书.止咳喘热参片中毒三例.西安医科大学学报,1986,7(2):176

伊贝母 Fritillariae Pallidiflorae Bulbus yi bei mu

本品为百合科植物新疆贝母*Fritillaria walujewii* Regel或伊犁贝母*Fritillaria pallidiflora* Schrenk的干燥鳞茎。又名西贝母。味苦、甘,性微寒。有清热润肺,化痰止咳功能。用于肺热燥咳、干咳少痰、阴虚劳嗽、咳痰带血。

【化学成分】

伊犁贝母的鳞茎中生物碱含量较高,主要是D,E环双氢顺式的西贝素和新甾体生物碱–新贝甲素等,D,E环双氢顺式的西贝素属西黎芦碱类,为伊贝母中的主要生物碱之一[1]。还含西贝素苷、贝母辛等[2]。

新疆贝母的鳞茎中含西贝素、新贝甲素等5种生物碱[3]。

【药理作用】

西贝母碱静脉注射,对麻醉犬有降压作用,主要由于外周血管扩张,对心电图无明显影响。对离体豚鼠回肠、兔十二指肠、大鼠子宫及在位犬小肠均有明显松弛作用,解痉作用类似罂粟碱[4]。

西贝素(25 mg/kg)、西贝素苷(30 mg/kg)、伊贝碱苷A(10 mg/kg)给大鼠静脉注射,药–时曲线说明,西贝素苷的消除快,符合一室模型,而其苷元西贝素的消除慢,符合两室模型,伊贝碱苷A的消除同样比西贝素快,符合一室模型[5]。

【附注】

近年来,贝母的研究品种有所扩大,除浙贝母、川贝母、伊贝母外,尚有一些新的贝母种,主要是:

1. 平贝母 为百合科植物平贝母*Fritillaria ussuriensis* Maxim.的干燥鳞茎。鳞茎含西贝素、西贝素苷、贝母辛、平贝母碱甲、平贝母碱苷等5种生物碱[6-9]。从平贝母花中分得3种生物碱:平贝母碱甲、贝母辛和贝母甲素。

平贝母水提物4、2、1 g/kg均对二甲苯所致小鼠耳肿胀均有明显抑制作用,且随剂量增加抑制作用增强。高剂量组能明显抑制冰醋酸所致小鼠腹腔毛细血管通透性增加,中剂量组亦显示出了一定的抑制作用。平贝母水提物高、中剂量组对鸡蛋清所致大鼠足趾肿胀有明显抑制作用,低剂量组大鼠足趾肿胀率有降低趋势[10]。

2. 安徽贝母 为百合科植物安徽贝母*Fritillaria anhujensis* S. C. Chen et S.F.Yin的鳞茎。含浙贝乙素、异浙贝母乙素、贝母辛、皖贝母素等生物碱及β–谷甾醇、胡萝卜苷等[11,12]。

药理作用:①镇咳:用电刺激麻醉猫引咳法,安徽贝母醇提物生药4 g/kg腹腔注射,使咳嗽强度和次数均受到抑制,作用强于同量的川贝母提取物;徽贝总碱5 mg/kg静脉注射亦有显著镇咳作用,且强于川贝总碱,其镇咳效应随着剂量的增加而增强[13]。②祛痰:用大鼠毛细管法观察,徽贝醇提物生药15 g/kg灌胃,痰液分泌量显著大于生理盐水对照组,其祛痰作用强于同量的川贝醇提物;徽贝总苷26 mg/kg灌胃,亦能显著增加痰液分泌量，其作用强于同量川贝总苷[14]。③毒性：徽贝醇提物0.12 g/kg（相当于临床用量）腹腔注射，对猫的呼吸、血压和心电图均无明显影响；小鼠灌胃的最小致死量为40 g/kg，相当于临床用量的333.3倍。以豚鼠做长期毒性试验，徽贝醇提物生药6 g/kg、总碱24 mg/kg、总苷30 mg/kg连续灌胃20 d，体重、肝肾功能、ECG均无异常[13]。

3. 宁国贝母　为百合科植物宁国贝母*Fritillaria ningguoensis* S. C. Chen et S. F.Yin的鳞茎。含浙贝甲素、异浙贝甲素、浙贝乙素、贝母辛、宁贝辛等生物碱。

宁国贝母的醇浸膏及总生物碱经药理试验有明显的镇咳作用，其镇咳活性与川贝、浙贝及徽贝在等剂量时无明显差异[14]。

4. 土贝母　为葫芦科植物土贝母*Bolbostemma paniculatum*（Maxim.）Franquet的干燥块茎。又称假贝母、草贝。其主要成分为脂肪酸、甾醇及三萜皂苷[15]，经进一步分析，其乙醇液沉淀物为土贝母甲素，主含三萜皂素，乙醚萃取物为土贝母乙素，主含土贝母苷元，丙酮重结晶为土贝母丙素，主含土贝母苷[16]。

土贝母苷甲抑制人高转移巨细胞肺癌PGCL3细胞的黏附、侵袭和迁移能力，其对PGCL3细胞的侵袭和黏附的影响可能与其降低PGCL3细胞MMP-2的分泌量及其活性，降低PGCL3细胞对层黏连蛋白、纤维黏连蛋白的黏附率有关[17]。研究表明激活MAPK信号转导通路可能是土贝母苷甲诱导肿瘤细胞凋亡的途径之一[18]。土贝母苷甲对细胞周期起阻滞作用，并诱导其凋亡，其作用机制可能与cyclinB1表达降低有关[19]。土贝母苷甲还对人红白血病细胞K562具有诱导分化作用[20]。土贝母苷甲对小鼠B16黑色素瘤的实验性转移和Lewis肺癌的自发性转移都有显著的抑制作用。土贝母苷甲对肿瘤转移的这种抑制作用与其抑制原发肿瘤生长、下调促转移基因CD44v6和ErbB22及上调抑转移基因nm232H1的表达有关[21]。又有研究表明线粒体途径是土贝母苷甲诱导的HeLa细胞凋亡的途径之一[22]。

应用土贝母甲、乙、丙素共治疗各种疣类256例，其中应用土贝母甲素治疗各种疣类156例，土贝母乙素及丙素注射液共治疗扁平疣100例，有效率为80%。在已治愈的病例中，有5人复发，再次用药仍有效[16]。

（黄　芳　窦昌贵）

参考文献

[1]伊江兰，等.伊贝母总生物碱的研究概述.新疆中医药，2002，20（4）：77

[2]黄恩喜，等.伊贝母生物碱成分的研究.中国中药杂志，1990，15（9）：39

[3]刘庆华，等.新疆贝母化学成分的研究.药学学报，1984，19（12）：894

[4]陈梅花，等.贝母的药理研究.安徽农学通报，2007，13（1）：103

[5]曾令杰，等.伊贝母生物碱的HPLC分析及药代动力学研究.中药新药与临床药理，2003，14（1）：37

[6]徐东铭，等.平贝母化学成分研究，Ⅱ平贝母碱甙的分离和鉴定.药学学报，1983，18（11）：868

[7]徐东铭，等.西贝素甙的分离和鉴定.中草药，1982，13（8）：1

[8]金宗锡，等.山东引种的平贝母质量分析.山东医药工业，1984，（4）：19

[9]许卯力，等.平贝母花生物碱的研究.中药通报，1988，13（8）：32

[10]黄丽晶，等.平贝母水提物抗炎作用研究.天津中医药，2009，26（6）：495

[11]李清华，等.安徽贝母生物碱的分离和结构鉴定.药学学报，1986，21（10）：767

[12]李清华，等.安徽贝母二萜成分的研究.中国中药杂志，1990，15（3）：42

[13]汪丽燕，等.安徽贝母药理作用的实验研究.中国药理学通报，1988，4（6）：375

[14]李清华，等.宁国贝母生物碱的分离和结构鉴定.药学学报，1988，23（6）：415

[15]刘文庸，等.土贝母化学成分研究.中国中药杂志，2004，29（10）：953

[16]史晓霞.土贝母及其制剂治疗疣类疾病.哈尔滨医药，2004，24（4）：46

[17]于立坚，等.土贝母苷甲对人高转移巨细胞肺癌PG-CL3细胞黏附、侵袭和迁移能力的影响.中国天然药物，2008，6（2）：135

[18]刘姬艳，等.土贝母苷甲对人鼻咽癌上皮细胞丝裂原活化蛋白激酶活性的影响.北京中医，2007，26（2）：119

[19]胡章，等.土贝母苷甲对人HL60髓性白血病细胞周期与凋亡的影响.中国肿瘤临床，2003，30（3）：163

[20]刘姬艳，等.土贝母苷甲对人红白血病细胞K562的诱导分化作用.中国临床药理学与治疗学，2006，11（7）：743

[21]王长秀，等.土贝母苷甲对小鼠B16黑色素瘤和Lewis肺癌转移的抑制作用.中国临床药理学与治疗学，2006，11（7）：764

[22]王芳，等.土贝母苷甲在人宫颈癌HeLa细胞内对线粒体的影响.中国中药杂志，2005，30（24）：1935

血余炭 Crinis Carbonisatus xue yu tan

本品为人发制成的炭化物。又名血余。味苦,性平。具有收敛止血,化瘀,利尿功能。用于吐血、咯血、衄血、血淋、尿血、便血、崩漏、外伤出血、小便不利。

【化学成分】

人头发主要成分为碳、氮、氢、氧等,以优角蛋白(eukeratin)为主。水分12%~15%,灰分0.3%,脂肪3.4%~5.8%,氮17.4%,硫5.0%,灰分1.3%[1],并有含硫氨基酸与不含硫氨基酸组成的头发黑色素(melanin),头发黑色素是通过复杂的氧化作用和共聚作用生成的无规聚合物[2]。灰分中含有钠、钾、锌、铜、铁、锰、砷等宏量或微量元素。主要宏量或微量元素按含量高低顺序为:Ca>K>Zn>Cu>Fe>Mn>As等[1]。儿童头发以锌、镁的含量最高,锰的含量最低。并发现血余炭提取液中的钙比正常血清中钙离子浓度高1倍多[3]。

【药理作用】

1. 止血 血余炭水煎液或醇提取液,对大鼠或小鼠腹腔给药(大鼠剂量为原生药20 g/kg,小鼠剂量为原生药10 g/kg),能明显缩短出血时间(均在2~3 min之间)。而人头发水煎液或醇提液(给药途径与剂量均同上)却均不能缩短出血时间(均在2 min以下),这说明人头发炮制后所得炭化物(即血余炭)方有一定止血作用[4]。实验亦证明,0.25%血余炭粗晶液在大鼠经腹腔给药,可加速大鼠的血凝作用[4]。并可诱发大鼠血小板聚集,还可缩短犬和兔的凝血时间。提示:炮制后的人头发化学成分发生变化,其所含钙、铁等元素,与血余炭的止血作用相关[5,4]。

耳静脉注射血余炭粗晶8 mg/kg,结果表明,血余炭粗晶组及维生素K_1注射液对照组均无缩短家兔凝血酶原时间的作用;但能显著缩短家兔白陶土部分凝血活酶时间。实验发现,血余炭醇提取液的粗结晶液能明显缩短大鼠的出血时间,使纤维蛋白原含量增高、优球蛋白溶解时间延长,对ADP诱导大鼠血小板聚集有较显著增强作用,并能明显地降低大鼠血浆cAMP的含量。这说明血余炭粗晶具有促内源性系统凝血功能,其止血原理与血浆中cAMP含量相关[6]。另有报道,血余炭的降钙煎剂,则失去止血作用,其止血作用可能与钙离子相关[7]。

在血余炭粗晶液凝血机制探讨实验研究中,进一步证明血余炭粗晶液(剂量10 mg/kg)能对ADP诱导的大鼠血小板聚集有增强作用,对血小板黏附率有增加趋势,能显著缩短白陶土部分凝血活酶时间,能明显降低血小板内环核苷酸含量,并有一定抗炎作用[8]。

对于血余炭的止血作用,尚有文献指出:其药理活性随着炮制温度(250℃,300℃,350℃,400℃)的不同,而作用性质有变化。例如350℃炮制品,口服止血作用最强,而300℃以下炮制品的煎剂则表现为中枢兴奋作用[9]。

2. 血管栓塞 将血余炭颗粒以生理盐水加60%泛影葡胺混合,经导管把血余炭注入到3只犬的左肾动脉,筛选栓塞肾脏部分末稍血管。在栓塞术后第7、14和56 d分别处死1、2和3号犬,取出双肾固定,制作病理标本。结果:①3只犬均能耐受麻醉与血管造影和栓塞术,行为状态在栓塞后7 d内逐渐恢复正常。②组织学标本检查,在栓塞术后第7、14 d,肉眼可见肾脏缩小,切面末梢血管内有栓塞剂,镜下见血余炭栓塞剂附着于血管壁,其周围有血栓形成,血管壁炎性坏死,血栓逐渐机化;栓塞术后第14 d,炎性反应明显,并有少量出血;在栓塞术后第56 d,见肾脏明显缩小,有大面积的缺血性梗死,镜下见血栓完全机化,栓塞组织呈缺血性梗死,有少量血管再通。③血余炭颗粒维持栓塞的时间在8周以上,属中期栓塞剂。提示:血余炭颗粒能有效地栓塞末稍血管,但炎性反应较重,在栓塞后两周最为明显[10]。

同上述实验,观察了血余炭栓塞犬肾动脉的病理组织学改变。结果提示:血余炭栓塞的病理过程为血余炭颗粒附着血管壁,诱发血栓形成,血栓机化,血管壁炎性坏死管腔闭塞,从而栓塞组织缺血性梗死[11]。

3. 抗菌 血余炭煎剂对金黄色葡萄球菌、伤寒杆菌、甲型副伤寒杆菌及福氏痢疾杆菌有较强抑制作用[5]。

4. 毒性 人头发水煎液和醇提取液,无论口服或腹腔注射生药100 g/kg均未引起小鼠死亡,毒性极低。血余炭水煎液口服和腹腔注射的LD_{50},分别为生药90.90 g/kg和生药26.18 g/kg;血余炭醇提取液口服和腹腔注射的LD_{50}，分别为生药109.27 g/kg和生药22.67 g/kg[4]。

【临床应用】

1. 出血症 以血余炭配赤石脂等制成的赤石脂止崩汤，经治年老血崩58例，结果痊愈9例，有效21例，好转22例，无效6例，总有效率为89.7%[12]。用内服茅根汤配合外用血余炭治疗反复发作的顽固性鼻衄58例，结果治愈38例，好转19例，无效1例，总有效率为97.4%[13]。

对于外伤出血、口鼻腔及齿龈出血，可用血余炭粉末配成软膏外用，或直接将其粉末撒涂患处，效果甚佳。如血余炭与参三七等伍用，可治疗外伤性血尿[14]。将人头发洗净后经焙干研末，高压消毒后应用于拔牙创止血，经治462例。结果：30s止血者118例（25.5%），1分钟止血者124例（26.8%），2 min止血者185例（40.0%），3~4 min止血者25例（5.4%），超过8 min仍有少量渗血者10例（2.2%），且无1例继发性出血和拔牙创感染，效果满意[15]。

2. 烧（烫）伤 以复方血余炭软膏（血余炭100 g，豆油1000 g，硼酸150g，氧化锌10 g，凡士林1350 g，共制成2610 g）用于烧（烫）伤患者治疗。其方法为彻底清洗创面，然后涂敷薄于1 mm药膏，每4~6 h换药1次。经治浅Ⅱ度为主、面积在15%以下、创面新鲜、无明显感染无休克的烧伤患者60例。结果：治疗组治愈148例，显效8例，有效2例，无效2例，总有效率为98.8%。提示，复方血余炭软膏对皮肤无刺激性，治疗烧伤有止痛、抗感染、减少瘢痕形成作用，治疗烧伤效果满意[16]。

3. 声带麻痹、声带黏膜下出血及慢性声带炎 据报道，1例因甲状腺手术后造成声带麻痹，经中西医结合治疗未见恢复，而用含血余炭方药后，结果声音恢复正常[5]。以血余炭15 g水煎服或研末吞服，可有效治疗声带黏膜下出血。以血余炭3 g研末，米汤送服，每日2次，可治疗慢性声带炎[17]。

4. 带状疱疹 针刺加血余炭糊治疗带状疱疹患者53例。治疗方法为：针刺毕，将血余炭糊（取血余炭2~5 g，加入适量的麻油调成糊状）均匀涂抹外敷在皮损部位，每天3次，1 d为1个疗程。对照组以抗病毒、止痛、抗炎和防止继发感染为主。结果：治疗组总有效率为85%，对照组总有效率为67.3%，两组比较差异有统计学意义；且治疗组起效快，皮疹完全消退，临床症状消失，无疼痛后遗症，治愈率高，尤其是肝郁化火型有效率高达100%。提示：围刺法配合外敷血余炭糊治疗带状疱疹具有较好疗效[18]。

5. 其他 血余炭尚有补阴利尿功能，配伍滑石等可用于治疗小便不通[16]。并可用于治疗老年前列腺肥大及糖尿病等症[19]。

（周厚琼 冉懋雄 谢宝忠）

参考文献

[1]江苏新医学院.中药大辞典（上册）.上海：上海人民出版社，1977：925

[2]赵良仲，等.人体头发黑色素的电子能谱研究.生物化学与生物物理学报，1983，15（3）：233

[3]董小胜，等.中药血余炭的研究进展.中医药导报，2009，15（12）：85

[4]顾月芳，等.头发炮制止血作用的研究.上海中医药杂志，1984，（8）：48

[5]覃元.血余炭的研究简况.中国中药杂志，1989，14（1）：24

[6]顾月芳，等.血余炭粗结晶止血作用的研究.中药通报，1986，11（8）：47

[7]陶学仁，等.止血中药作用机制的研究概况.中医药研究，1998，14（3）：58

[8]顾月芳，等.血余炭粗结晶液凝血机制的探讨.中药药理与临床，1987，3（1）：19

[9]李纳英.血余炭质量现状及煅制浅析.现代中药研究与实践，2008，22（3）：52

[10]戴洪修，等.中药血余炭作为血管栓塞剂的实验研究.中国微循环，2006，10（4）：282

[11]姚贞久，等.血余炭栓塞犬肾动脉的病理组织学改变.中国辐射卫生，2007，16（1）：31

[12]冉青珍.赤石脂止崩汤治疗老年血崩58例.陕西中，2004，25（11）：971

[13]左智，等.茅根汤配合外治法治疗顽固性鼻衄.湖北中医杂志，2001，23(6)：36

[14]方礼.加味七珀散治疗外伤性血尿.浙江中医杂志，1983，11：495

[15]何斌，等.血余炭用于拔牙出血.中华口腔科杂志，1986，21（2）：104

[16]迟国成，等.复方血余炭软膏的制备及临床观察.中国医院药学杂志，2004，24（11）：714

[17]成都中医学院，等.中药学.上海：上海科学技术出版社，1978：231

[18]李琼，等.围刺法配合外敷血余炭治疗带状疱疹.辽宁中医杂志，2006，33（7）：839

[19]汪善平，从血余炭的治验看《神农本草经》原文.时珍国医国药，2002，13（8）：510

向日葵子 Helianthi Semen xiang ri kui zi

本品为菊科植物向日葵*Helianthus annuus* L.的干燥成熟种子。味淡，性平。有滋阴，透疹，止痢，消痈等功能。主治血痢、痈脓等。

【化学成分】

种子含蛋白质40.4%、碳水化合物41.6%及纤维素17.8%。种仁含油脂约55%，油中主要为油酸甘油酯34%及亚油酸甘油酯57%，并含软脂酸3.6%，硬脂酸2.9%及少量花生酸甘油酯。尚有磷脂、β-谷甾醇、生育酚(tocopherol)、柠檬酸、酒石酸、绿原酸(chlorogenic acid)、奎宁酸(quinic acid)、咖啡酸等有机酸、维生素E、β-胡萝卜素及植酸钙镁(phytin)。种子油中含数种$\triangle^7$-甾醇类：$\triangle^7$-豆甾烯醇（$\triangle^7$-stigmasterol）、$\triangle^7$-菜油甾烯醇($\triangle$7-campesterol)、$\triangle^{7,24(28)}$-豆甾二烯醇($\triangle^{7,24(28)}$-stigmadienol)、$\triangle^{7,24}$-豆甾二烯醇、$\triangle^{7,9(11),24(28)}$-豆甾三烯醇($\triangle^{7,9(11),24(28)}$-stigmastatrienol)[1]。向日葵中还含有二萜酸化学成分，grandiflorolic、kaurenoic及trachylobanoic acids[2]。

【药理作用】

1. 抗氧化 C57小鼠补充向日葵籽，每周两次，每次每只10 g，14个月。结果，小鼠脾淋巴细胞电泳率(SL-EPM)显著提高，小鼠肝、脾过氧化脂质(LPO)明显降低。表明向日葵籽能明显降低小鼠脂质过氧化速率，其有较强的抗氧化作用[3]。

葵花籽粕乙醇提取物与同一浓度的维生素C、维生素E、BHA比较抗氧化活性，证明其抗氧化活性与BHA相当，小于维生素E，大于维生素C[4]。

在正常饲料基础上补充10%葵花子仁，使大鼠的血浆总抗氧化力(TAOC)显著提高，外周血丙二醛(MDA)水平显著降低，但对超氧化物歧化酶(SOD)、谷胱甘肽过氧化物酶(GSH-Px)活性无显著影响。提示，葵花子仁在体内的抗氧化作用可能通过所含的抗氧化物质吸收利用后达到[5]。

2. 保护心肌 给母乳喂养的雌性大鼠额外补充葵花籽4周，每周7次，每次8.5 g。结果：喂饲富含亚油酸葵花籽的大鼠，对呋喃唑酮诱导的扩张型心肌病(DCM)的病变程度减轻，表现在：心脏重量减轻，左室扩大减轻，左室射血分数改善；心肌中亚油酸含量明显增加，病理改变不明显。表明，葵花籽能使DCM大鼠病变改善或延缓[6]。

3. 抗衰老 大鼠每周两次补充向日葵子，每次每鼠0.6 g。结果：大鼠肝脏硒谷胱甘肽过氧化酶(SeGSH Px)的活性明显降低。提示，长期补充少量向日葵子可以减低组织脂质过氧化，有抗衰老的作用[1]。

4. 抗炎 向日葵所含的二萜酸对脂多糖(lipopolysaccharide，LPS）激活巨噬细胞RAW264.7释放的炎性细胞因子，呈浓度依赖性关系抑制一氧化氮(NO)、前列腺素E(2)[PGE(2)]和肿瘤坏死因子(TNF-α)的产生，也可降低一氧化氮合成酶(NOS)和环氧合酶-2(COX-2)的表达。这些二萜酸在体内也有显著的抗炎作用，可抑制TPA所致的鼠耳肿胀，抑制过氧化酶(MPO)活性和细胞浸润指数。提示二萜类化合物的抗炎作用与其抑制NOS和COX-2的表达及抑制炎性细胞因子的释放有关[2]。

5. 抗诱变 给每只大鼠加饲葵花子仁5~6 g/d，4 d后用二乙基亚硝胺(NDEA)和2-乙酰氨基氟(2-AAF)诱发大鼠肝癌前结节，再饲养6周。检查结果表明，癌变标志物γ-谷氨酰转肽酶(γ-GT)及其同功酶谱已接近正常水平[1]。

6. 降脂 小鼠每日以0.3 mL高脂乳剂灌胃，10 d后加用葵花子油提取物，按每只30 mg灌胃，每日灌胃1次，连续10 d。结果表明，葵花子油对饲喂高脂饲料引起脂质代谢紊乱有一定的治疗作用[7]。

【临床应用】

1. 高血压 50例高血压患者，生食葵花子，一次100粒，一日3次，30 d为一个疗程。结果：显效5例，有效20例，无效25例(其中10例因停用降压药引起症状加重而恢复药物治疗)，总有效率50%[8]。

2. 不良反应 食用葵花籽致恶心、腹痛等严重过敏反应1例[9]。有报道4名患者对葵花子过敏，其中3例出现了过敏，1例为慢性支气管哮喘，4名患者的致敏途径可能系吸入葵花子抗原所致[10]。

【附注】

向日葵茎中含有向日葵芯多糖 (Heliamthu Sannus Polysacharides HAP)[11]。从向日葵叶的甲醇提取物中分离得到了8个已知化合物,(-)-kaur-16-en-19-oic acid(1)、(6R,10R)-6,10,14-Trimethyl-2-penadecanone((6R,10R)-6,10,14-三甲基-十五烷-2-酮)(2)、α-Tocopherol (α-维生素E)(3)、Dehydrocostuslacton (脱氢光木香内酯)(4)、(-)-α-tocospirone (5)、angeloygrandifloric acid (6)、trans-phytol (7) 及3(20)-phytene-1、2-diol[3(20)-phytene-1-2醇](8)。其中化合物2,5和8为首次从该植物中分离得到[12]。从向日葵花盘中分离出ent-kaurane-2,16α-diol(对映贝壳杉-2α,16α-二醇)和ent-kaurane-15α,16α-epoxy-17-al-19-oic acid (2)(对映贝壳杉-15α,16α-环氧-17-醛-19-酸)两种新化合物[13]。还含有倍半萜内酯类化合物[14]。

[药理作用]

向日葵茎芯多糖(HAP)按0.1和0.2 mg/g,给小鼠腹腔注射,连续7 d。可显著促进小鼠脾IL-2的分泌,并可增加自然杀伤细胞(NKC)活性和脾重。在体外1~10 mg/L的HAP能协同ConA促淋巴细胞转化和增加IL-2诱导的淋巴因子活化的杀伤细胞(LAK)活性,但100 mg/L HAP反而抑制上述多种作用。表明HAP在体内外均有增强小鼠免疫功能,具有生物反应调节(BRM)活性,可能是其抗肿瘤作用的重要原因[11]。

[临床应用]

1. 前列腺炎 向日葵根治疗前列腺炎98例。给予鲜向日葵根连其茎髓60 g(亦可用其干品30 g),水煎数沸(不要久煎),每日作茶饮,30 d为1个疗程。结果:显效81例,有效17例,总有效率100%[15]。

2. 胃癌 以向日葵杆心治疗胃癌10例,每日一两葵心煎汤当茶服用。结果:5例缓解期在4年以上,1例缓解期1年,1例缓解期9个月,3例缓解期3~4月。葵心治疗胃癌有效[1]。

3. 尿潴留 向日葵茎盘或茎晒干切碎100~150 g,加水300~350 mL煎至150~200 mL,一次服完,服后2 h无效可再服1剂,共治疗186例。结果:显效168例,有效13例,无效5例,有效率达97%以上。治疗多为精神性尿潴留,对梗阻性尿潴留则无效[16]。

(胡志洁 王士贤)

参考文献

[1]王本祥. 现代中药药理学.天津:天津科学技术出版社,1997:1324

[2]Diaz-Vicideo R,et al. Modulation of inflammatory responses by diterpene acids from Helianthus annuus L. Biochem *Biochem Biophys Res Commun*,2008,369(2):761

[3]冯彪,等. 向日葵籽对C57小鼠组织中过氧化脂质及细胞表面电荷的影响.白求恩医科大学学报,1994,20(4):363

[4]赵萍,等. 葵花籽粕乙醇提取物的抗氧化活性的研究. 食品科学,2007,28(10):219

[5]郭长江,等.葵花子仁对大鼠外周血抗氧化能力的影响. 营养学报,2002,24(3):304

[6]朱宁,等. 葵花籽对扩心病模型心肌脂肪酸及心功能的影响. 营养学报,2003,25(3):316

[7]乌恩,等. 葵花子油降脂作用的实验研究. 内蒙古医学院学报,2006,28(6):571

[8]魏学彦. 生食葵花子治疗高血压50例疗效观察. 中华医药卫生杂志,2005,2(3):74

[9]田蕾,等. 食用葵花籽致恶心、腹痛等严重过敏反应1例. 世界华人消化杂志,2006,14(7):733

[10]Axelsson IG. et al. Anaphylatic reactions to sunflower seed. *Allergy*,1994,49(7):517

[11]张尚明,等. 向日葵茎芯多糖的免疫药理作用. 中国药理学通报,1994,10(3):238

[12]高原,等. 化感植物向日葵叶化学成分的研究. 西北植物学报,2007,27(3):53

[13]索茂荣,等. 向日葵二萜化学成分及其细胞毒活性研究. 药学学报,2007,42(2):166

[14]索茂荣,等. 向日葵属植物倍半萜类化学成分及其生物活性研究概况. 中草药,2006,37(1):135

[15]刘金钟,等. 向日葵根治前列腺炎98例. 江苏中医药,2008,40(4):51

[16]杨绍信,等. 向日葵盘治治尿潴留. 河南中医,1994,14(2):76

血 竭 Draconis Sanguis xue jie

本品为棕榈科植物麒麟血竭*Daemonorops draco* Bl果实渗出的树脂经加工制成。味甘、咸,性平。有活血定通,化瘀止血,生肌敛疮功能。主治跌打损伤、心腹瘀痛、外伤出血、疮疡不敛等。

【化学成分】

麒麟竭含红色树脂57.5%左右，从中分离出结晶性的红色素-血竭素（dracorhodin）和血竭红素（dracorubin），为黄酮类衍生物。此外还有黄色血竭树脂烃、去甲基血竭素(nordracorhodin)、去甲基血竭红素(nordracorubin)、血竭白素、树胶、安息香酸、肉桂酸、内脂香豆酸等成分[1]。

【药理作用】

1. 抗心律失常 血竭注射液(1.5 mg/mL)灌胃给药，可使豚鼠正常细胞动作电位的时程(APD_{50}、APD_{90})缩短，0相最大上升速度(V_{max})增加；而使豚鼠缺氧心肌细胞的APD_{50}、APD_{90}缩短，V_{max}下降，有效不应期(ERP)缩短。表明血竭对正常和缺O_2豚鼠心乳头肌的电生理影响与Ib类抗心律失常药有相似之处。

2. 保护心肌细胞 龙血竭总黄酮(60、30、15 μg/mL)对正常乳鼠心肌细胞无显著性影响；对缺氧/复氧($Na_2S_2O_4$)所致心肌细胞损伤，能明显增加心肌细胞存活率，降低细胞LDH漏出，对心肌缺血及缺血再灌注损伤的心肌细胞有保护作用[3]。

3. 改善血液流变性和抗血小板聚集 给家兔血竭原液3 g/L，每日2次灌胃，对创伤性肢体深静脉血栓模型，可明显改善血液流变性和降低血液黏度，并通过抑制内源性和外源性凝血途径抑制凝血活酶的形成，达到抗血栓作用[4]。血竭总黄酮40、80、160 mg/kg灌胃对大鼠实验性静脉血栓有明显的抑制作用(抑制百分率分别为39.75%、65.77%、73.53%)，对ADP、PAF诱导的血小板聚集也有明显抑制作用[5]。血竭总黄酮对用葡萄糖造成的家兔“急性血瘀”模型可明显降低其全血黏度、血浆黏度和血胞比容；缩短红细胞电泳时间；还能明显抑制大白鼠的血小板聚集和实验性血栓形成[6]。

4. 消炎镇痛 血竭以10%的浓度，按2 g/kg给小鼠灌胃，每天1次，连续7 d，对二甲苯致鼠耳廓炎症肿胀有明显的抑制作用。用20%的血竭混悬液剂涂布于烫伤部位，观察8 d，结果使烫伤部位炎症消失，伤口明显缩小，呈结痂状，促进伤口愈合[7]。血竭溶液(0.000 5%、0.005%、0.05%)浓度依赖地抑制单个大鼠背根神经节(DRG)细胞电压门控性钠通道电流，高剂量血竭抑制作用不可逆，其是产生躯体镇痛作用的药理机制之一[8]。不同浓度(0.01、0.1、1.0 g/L)的血竭总黄酮对河豚毒素不敏感型钠通道电流的峰值具有浓度依赖的抑制作用，半数抑制浓度(IC_{50})为0.9216 g/L；高浓度(1.0g/L)的血竭总黄酮加速该类钠通道电流的失活过程。表明血竭总黄酮是镇痛的活性成分，其抑制效应发生在通道的失活过程，而非激活过程[9]。

5. 影响细胞增殖 血竭提取物0.5~2.0 g/L促进成纤维细胞增殖，浓度为2.0 g/L时促进作用明显，可使S期的细胞增加18.3%，可能与血竭促进创面愈合机制有关[10]。血竭乙酸乙酯提取物0.062 5~0.5 mg/L促进角质细胞增殖，可能具有促进创面愈合中再上皮化作用[11]。也有实验证明，血竭素0~80 μg/mL抑制增生性瘢痕成纤维细胞增殖和降低其可溶性胶原的含量，对I、III型前胶原mRNA表达也有抑制作用[12]。血竭素10~80 μg/mL作用于角膜基质细胞24、48、72 h，其IC_{50}分别为47.721、41.40、32.01 μg/mL，镜下可观察到细胞凋亡。提示，血竭素对兔角膜基质细胞的增生具有显著的抑制作用，并浓度依赖促进细胞凋亡[13]。

6. 抗肿瘤 血竭素高氯酸盐0、15、30、60、120 μmol/L作用于人宫颈癌HeLa细胞，诱导HeLa细胞凋亡。Caspase-1、-3、-8、-9及家族抑制剂可明显抑制血竭素高氯酸盐诱导的凋亡；血竭素高氯酸盐作用12h后Bax及Bcl-XL的表达明显改变，Caspase-3，-8前体及Caspase-3底物ICAD和PARP发生降解。血竭素高氯酸盐(60μmol/L)通过改变Bax/Bcl-XL的表达激活Caspase途径诱导凋亡[14]。

7. 促肝糖原合成 血竭乳剂分别按125、250、500 mg/kg给四氧嘧啶小鼠灌胃7d，小鼠肝脏糖原合成酶激酶(GSK-3β)蛋白表达受到抑制，肝糖原含量增加[15]。

8. 抗菌 ①抗真菌：用血竭水浸剂(1:2)在试管内对堇色毛癣菌、石膏样毛癣菌、许兰黄癣菌等多种致病真菌有不同程度的抑制作用[7,16]。②抗细菌：用混合法测得血竭对金黄色葡萄球菌、白色葡萄球菌、柠檬色葡萄球菌、奈氏球茵、白喉杆茵及伤寒杆菌都有很强的抑菌作用，对大肠杆菌，绿脓杆菌，乙莲杆菌，福氏痢疾杆菌也有较强的抑菌作用[7]。

9. 调节免疫 按0.25、0.5、1.0 g/kg剂量给大鼠灌服血竭粉混悬液，连续10d，可显著降低溃疡性结肠炎大鼠黏膜损伤指数(CMDI)。可使血清IL-4水平明显升高，IL-10水平明显降低。提示，血竭可能通过调节IL-4和IL-10细胞因子水平而控制炎症水平，是治疗结肠炎机制之一[17]。

10. 毒性 ①急性毒性：小鼠灌胃LD_{50}为153.75~366 g/kg。②亚急性毒性：给家兔灌胃3 g/kg、1.5 g/kg，每天一次，连续90 d，对血中RBC、WBC的数量，谷丙转氨酶活性，尿素氮含量及体重增长等均无明显影响，对肝、肾功能未见损害。病理镜检，除可见心肌细胞间微小血管有一定程度的扩张外，对脾，肝，肺，肾，肠，肾上腺等均无损害作用[7]。

【临床应用】

1. 止血　对225例胸部肿瘤放疗患者应用单味血竭防治放射性食管炎，发现治疗组急性放射性食管炎呈现发生时间晚、发生率低、程度轻、持续时间短等特点，且应用血竭粉未见任何不良反应[18]。186例肛肠术后患者，口服血竭胶囊（每粒0.3 g）每次4粒，每日3次。结果，疼痛消退时间由10.7±1.3 d缩短到6.8±1.2 d；渗血消退时间由16.4±1.9 d缩短到11.2±2.3 d；创面完全愈合时间由24.5±4.2 d缩短到18.6±3.4 d[19]。

2. 宫颈糜烂　30例宫颈糜烂患者于月经干净后3 d予血竭散剂隔天宫颈上药，每日1次，到下次月经来潮为1个疗程，连续治疗2个疗程。结果：疗效显著15例（糜烂面消失），糜烂面缩小2/3为13例，糜烂面缩小1/2有2例，无不良反应[20]。宫颈糜烂患者68例，将血竭粉均匀撒在可吸收海绵上，敷于宫颈糜烂面，7 d为一疗程。治疗效果：轻度糜烂24例中，治愈21例，好转3例；中度糜烂39例中，治愈30例，好转9例；重度糜烂5例中，好转3例，无效2例。总有效率96.55%[21]。

3. 压疮、褥疮　Ⅲ~Ⅳ期压疮患者31例，将血竭药粉撒于创面，无菌纱布敷于创面，每日2~3次。治愈28例（90.32%），好转3例，总有效率100%[22]。29例褥疮患者用血竭紫连膏治疗，药膏涂于患面，每天换药2次，痊愈18例，无效2例[23]。用血竭粉治疗褥疮17例，7 d 1个疗程，治愈15例，总有效率100%[24]。

4. 溃疡性结肠炎　溃疡性结肠炎115例，血竭粉5 g加入100 mL生理盐水保留灌肠，10 d为1个疗程，治疗3个疗程。临床治愈29例，好转74例，无效12例，总有效率89.57%[25]。患者睡前用2 g血竭粉对入100 mL生理盐水保留灌肠，并口服血竭胶囊1.2g，每日3次，连续3周。81例患者完全缓解20例（24.69%），有效35例（43.21%），无效26例（32.10%），总有效率67.90%，不良反应很小[26]。

5. 囊肿及增生　46例盆腔囊肿患者口服血竭胶囊，每次3粒，每日2次，1个月为一疗程，观察3个疗程。结果显效30例，有效12例，无效4例，总有效率91%[27]。血竭胶囊治疗乳腺增生32例，3个疗程效果：治愈2例，显效18例，有效10例，无效2例，总有效率93.4%[28]。血竭化瘤颗粒（血竭、夏枯草等）治疗子宫肌瘤78例，早晚各1袋，3个月为1个疗程。结果：痊愈10例（12.82%），显效52例（66.67%），有效13例（16.66%），总有效率96.15%[29]。

6. 慢性盆腔炎　血竭红藤汤（血竭、红藤、生黄芪等）加减治疗慢性盆腔炎80例。其中痊愈43例，显效16例，有效12例，无效9例，总有效率88.75%[30]。

7. 其他　口服血竭胶囊（0.3g），每次2片，每日3次，配合口服妇炎康片，3周为1个疗程，治疗放环后不良反应48例。治愈19例，好转25例，无效4例，总有效率91.66%[31]。血竭药粉外敷治疗下肢顽固性溃疡30例，全部治愈[32]。

（谢庆风　叶木荣　李　锐）

参考文献

[1]夏鹏飞，丁里玉.血竭的研究进展. 河北中医药学报，2006，21（1）：40

[2]郑培黎，等.血竭注射液对正常和缺O_2心肌细胞动作电位的影响.中药药理与临床，1996，12（3）：24

[3]邓嘉元，等.龙血竭总黄酮对乳鼠损伤心肌细胞的保护作用. 中国天然药物，2006，4（5）：373

[4]邬波，等.血竭对家兔创伤后并发深静脉血栓形成的干预.中医药通报，2009，8（2）：59

[5]贾敏.血竭总黄酮对实验性静脉血栓及体外血小板聚集的抑制作用.中药药理与临床，2000，16（3）：18

[6]黄树莲，等.广西血竭总黄酮活血化瘀作用的研究.广西医学，1996，18（1）：1

[7]林启方.广西血竭的药理作用及毒性试验.广西中医药，1986，9（6）：33

[8]陈素，等.血竭对大鼠背根神经节细胞钠通道电流的影响.中南民族大学学报（自然科学版），2003，22（2）：37

[9]马全顺，等.血竭总黄酮对三叉神经节细胞河豚毒素不敏感型钠电流峰值的浓度依赖性抑制. 中国临床康复，2005，9（25）：108

[10]李丹，等.血竭提取物对人成纤维细胞增殖的影响.第四军医大学学报，2006，27（16）：1502

[11]李丹，等. 血竭提取物对角质形成细胞增殖的影响.中国美容医学，2005，14（3）：274

[12]张培华，等.血竭素对瘢痕成纤维细胞胶原合成的影响.中国美容医学，2006，15（6）：624

[13]韩晓丽，等.血竭素高氯酸盐促进离体兔角膜基质细胞凋亡的作用.眼科研究，2009，27（9）：755

[14]夏明钰，等.血竭素高氯酸盐诱导人宫颈癌HeLa细胞凋亡的机制.药学学报，2004，39（12）：966

[15]冯晓帆，等.血竭乳剂对四氧嘧啶小鼠肝脏中糖原含量和糖原合成酶激酶活性的影响. 辽宁中医药大学学报，2007，9（3）：11

[16]江苏新医学院.中药大辞典（上册）.上海：上海科学技术出版社，1986：926

[17]俞琦，等. 血竭对溃疡性结肠炎大鼠模型免疫调节作用的初步研究.贵阳中医学院学报，2008，30（5）：72

[18]段玉龙，等.单位血竭对放射性食管炎的防治作用.中华放射医学与防护杂志，2006，26(5)：459

[19]尹玉锑，等.血竭胶囊对186例肛肠术后镇痛、止血及促愈的疗效观察.中外医学研究，2009，7(9)：157

[20]兰薇，等.30例血竭散外用治疗宫颈糜烂的观察与护理.现代医药卫生，2004，20(16)：1668

[21]刘燕，等.血竭外用治疗宫颈糜烂的临床观察.四川中医，2004，22(11)：63

[22]蔡亮容.应用血竭胶囊加氧疗治疗Ⅲ~Ⅳ期压疮疗效观察.贵阳中医学院学报，2006，28(5)：45

[23]鲁国英，等.血竭紫连膏配合微波炎症治疗仪治疗褥疮20例疗效观察.云南中医中药杂志，2007，28(11)：15

[24]李桂琴，等.血竭粉治疗褥疮的观察.包头医学，2009，33(1)：55

[25]肖晓娟.血竭保留灌肠辅佐治疗溃疡性结肠炎115例疗效观察.云南医药，2009，30(3)：364

[26]李敏，等.血竭治疗溃疡性结肠炎临床研究.中成药，2007，29(7)：956

[27]施雪芬，中药血竭治疗盆腔囊肿46例临床观察.现代中西医结合杂志，2008，17(2)：201

[28]邓国华，等.血竭胶囊治疗乳腺增生病32例疗效观察.现代医院，2004，4(4)：46

[29]傅萍，等.血竭化瘤颗粒治疗子宫肌瘤的疗效观察.中医药学刊，2004，22(10)：1802

[30]孙前林.血竭红藤汤治疗慢性盆腔炎80例观察.浙江中医杂志，2006，41(5)：286

[31]李璐杉.血竭配合妇炎康片治疗放环后不良反应48例临床观察.中国民族民间医药杂志，2003，64：282

[32]郭传荣.血竭药粉外敷治疗下肢顽固性溃疡30例.中国民间疗法，2007，15(9)：22

全 蝎 Scorpio quan xie

本品为钳蝎科动物东亚钳蝎*Buthus marthensi* Karsch的干燥体。味辛，性平；有毒。有息风镇痉，通络止痛，攻毒散结等功能。主治肝风内动、痉挛抽搐、小儿惊风、中风口㖞、半身不遂、破伤风、风湿顽痹、偏正头痛、疮疡、瘰疬等。

【化学成分】

含钳蝎毒(buthatoxin)，是一类由20~80个氨基酸组成的毒性蛋白，毒素有很高的专一性，分子量6000~9000 Da之间，也有3000 Da左右或大于10 000 Da。从钳蝎毒中纯化分离出一种多肽成分——抗癫痫肽，分子量为8300 Da[1]。

此外尚含有多种胺及氨基酸类物质，如三甲胺(trimethylamine)、牛磺酸(taurine)、甜菜碱(betaine)、软脂酸、硬脂酸等，还含有胆甾醇、卵磷脂和多种脂肪酸类。蝎毒中并含有多种酶类，如磷脂酶A_2等[2]。国内不同地区全蝎药材中测得的总磷脂平均含量为225.486 mg/g[3]。氨基酸主要有牛磺酸、酪氨酸、亮氨酸、异亮氨酸和苯丙氨酸[4]。

全蝎中微量元素以镁、钙、锌的含量突出[5]。另有研究证明，雌雄蝎尾宏量元素钙、镁及微量元素铁、铜、锌、锰、铅均明显低于全蝎和全蝎头部及腹部，其微量元素谱为Fe>Cu>Zn>Mn>Pb[6]。

对全蝎中牛磺酸的含量测定发现，全蝎头部牛磺酸含量高于尾部[7]。

【药理作用】

1. 抗惊厥 给大鼠侧脑室注射0.057 mg/kg的蝎毒素，正常大鼠用药前后的脑电图显示脑电波频率由5.55±0.39 Hz降为3.46±0.45 Hz，波幅由213.88±57.41 μV提高到360±115.30 μV；同样剂量的蝎毒素对马桑内酯作用下大鼠的癫痫发生率、癫痫发作程度均有显著抑制作用，癫痫发作潜伏期则显著延长[8]。

连续10 d给SD大鼠腹腔注射125 μg/kg的蝎毒耐热蛋白(SVHRP)，对红藻氨酸(KA)所致癫痫大鼠的癫痫敏感性形成率明显降低，海马神经元内前脑啡肽原(PENK)mRNA的表达显著减少[9]。给予C57BL/6小鼠蝎毒耐热蛋白，可逆转1-甲基-4-苯基-1，2，3，6-四氢吡啶诱发的帕金森病小鼠脑内前脑啡肽原mRNA的过度表达[10]；模型小鼠中脑内黑质致密部呈酪氨酸羟化酶免疫反应阳性的神经原数目明显减少，海马内神经元型一氧化氮合酶(nNOS)免疫反应阳性的神经元数目和NO含量明显增多，能改善帕金森病小鼠运动协调性和学习记忆障碍[11]。

终浓度为20 μg/mL的蝎毒耐热蛋白与以10 μmol/L红藻氨酸(KA)诱导下的大鼠原代培养海马神经元共孵育24h，蝎毒耐热蛋白可显著提高海马神经元损伤模型大鼠神经肽Y阳性神经元的数量和存活率[12]。终浓度范围为0.2、2、20、200 μg/mL的蝎毒耐热蛋白分别与培养10 d的大鼠海马神经元共同孵育，神经肽Y阳性神经元的反应强度明显增强，且呈量效和时效关系。20 μg/mL的蝎毒耐热蛋白与原代海马神经元孵育后，神经肽Y mRNA的表达明显增加[13]。

2. 改善记忆　对由双侧海马定位注射淀粉样β蛋白($Aβ_{1-40}$)所致记忆障碍模型大鼠腹腔注射2 μg/100 g蝎毒耐热蛋白，连续10 d，结果胶质原纤维酸性蛋白(GFAP)免疫反应显著减弱，抑制了$Aβ_{1-40}$对海马星形胶质细胞(AST)的活化[14]；提高了海马结构突触素(P38)免疫活性，增加了海马突触密度；大鼠行为学实验也显示蝎毒耐热蛋白可显著缩短大鼠水迷宫定位航行实验的逃避潜伏期[15]。

3. 镇痛　将蝎毒(scorpion venom，SV)分离提取的活性成分At、As、Af对坐骨神经痛模型大鼠进行蛛网膜下腔鞘内微量注射，显示不同程度的镇痛作用，其中10 μg/kg剂量的SV-Af作用最强，且镇痛效果比吗啡强一倍[16]。

对杂交短毛猫的丘脑后核、尾状核、中脑导水管周围灰质及杏仁核等中枢部位注入0.002 mg的辽宁产东亚钳蝎毒镇痛活性肽(SAP)，各中枢部位的放电出现明显抑制作用[17]。

4. 抗肿瘤　25~400 mg/L的东亚钳蝎毒(BMK)能体外诱导急性早幼粒白血病细胞株HL60凋亡并抑制其生长，呈明显的剂量-效应依赖关系，其IC_{50}为139.82±1.84 mg/L，凋亡相关蛋白Caspase-3表达也呈剂量依赖性地增加[18]。

给予移植H22肝癌瘤株的小鼠注射0.010、0.016 mg/mL的蝎毒多肽0.2 mL，连续10 d，可显著提高肿瘤生长抑制率，同时肿瘤细胞Caspase-3表达也随用药浓度的增加而增多[19]。

以终浓度为400、200、100、50 mg/mL的蝎毒与人肝癌Bel7404细胞作用72h，蝎毒抑制了肿瘤细胞增殖，且有剂量依赖性；同时肿瘤细胞端粒酶逆转录酶基因(hTERTmRNA)的表达随药物剂量的增大而下降，从而抑制了端粒酶的活性，诱导肿瘤细胞凋亡[20]。以50 mg/L蝎毒处理人耐药肝癌细胞株Bel7404/阿霉素，肿瘤细胞表面P糖蛋白(P-gp)表达显著下降[21]。

50、200 mg/L的东亚钳蝎毒可体外诱导白血病细胞株K562的凋亡，同时东亚钳蝎毒作用下的K562细胞p53基因表达上调[22]。给移植人急性白血病骨髓单个核细胞的NOD/SCID小鼠腹腔注射1.2、0.6 mg/kg、0.3 mg/kg的蝎毒多肽提取物，连续4周，小鼠外周白细胞数显著减少，体内基质金属蛋白酶MMP2、MMP9 mRNA表达也显著降低，且呈量效关系；小鼠外周血涂片原始及幼稚细胞少见或未见，髓外浸润明显改善[23]。蝎毒多肽提取物不仅能够下调NOD/SCID小鼠血清和骨髓中的SDF-1α水平，还能降低外周血CXCR4轴的表达，通过减少SDF-1/CXCR4轴的表达起到抑制白血病细胞增殖和髓外浸润的作用[24]。

40~200 μg/mL蝎毒多肽提取物对非激素依赖性前列腺癌DU145和PC3细胞有显著细胞毒作用，呈现明显剂量效应关系，蝎毒多肽提取物干预后G0/G1细胞的百分比增多，S期前列腺癌细胞减少；DU145和PC3细胞cyclinE蛋白表达水平下调，p27蛋白表达水平上调[25]；前列腺癌DU145细胞中MMP-9mRNA水平明显降低，TIMP-1mRNA水平升高[26]；凋亡指数/增殖指数(AI/PI)明显增高，提高凋亡相关基因bax的表达水平，降低凋亡抑制蛋白Bcl-2的表达水平[27]。

200、400、800 mg/L浓度的蝎毒抗癌多肽体外可显著抑制卵巢癌HO8910细胞DNA合成，诱导HO8910细胞凋亡[28]；3.0 μg/mL的蝎毒对人乳腺癌多药耐药瘤株MCF7/阿霉素细胞，可部分逆转其对阿霉素的耐药性，逆转机制与降低耐药细胞内谷胱甘肽S转移酶活性有关[29]。

5. 促进造血功能　蝎毒抗癌多肽和蝎毒分离成分Ⅲ可增加^{60}Co γ射线辐射下的小鼠骨髓粒-单系祖细胞集落数目，且形态学观察单个核细胞生长增殖明显改善，集落完整、典型[30]。对X射线辐射损伤的Balb/c小鼠腹腔注射蝎毒多肽组分Ⅳ0.4 mg/kg，脾脏集落形成单位(CFU-S)数目显著增加，并促进骨髓混合集落生成单位(CFU-Mix)集落生长；体外实验也显示蝎毒多肽组分Ⅳ、Ⅴ均能促进CFU-Mix的增殖，从而保护辐射损伤小鼠造血干细胞及祖细胞[31]。

给予环磷酰胺作用下的小鼠腹腔注射0.025 mg/kg的蝎毒抗癌多肽，连续7 d，可显著提高化疗所致骨髓抑制小鼠的骨髓有核细胞数量、骨髓粒-单系集落形成单位(CFU-GM)集落数，CD_{34}、CD_{117}(c-kit)、CD_3、CD_{19}等抗原阳性细胞数量也显著升高，小鼠生存状况有所改善[32]。

6. 改善心血管系统　分别腹腔注射0.2 mg/kg蝎毒和0.2 mg/kg蝎毒多肽，连续6 d，可显著对抗由垂体后叶素所致的大鼠心肌缺血，大鼠血清和局部心肌组织中NO含量和NOS活性有不同程度的升高[33]；同时显著提高SOD活性和降低MDA含量[34]。

首次由舌静脉，后由腹腔注射给予脑局灶性缺血再灌注模型大鼠0.2、0.4 mg/kg蝎毒活性多肽，可改善因缺血所致神经行为功能的缺失，大鼠大脑皮质肿瘤坏死因子(TNF)含量显著下降[35]；脑组织海马中白细胞介素-1β(IL-1β)蛋白表达的阳性细胞数量显著减少[36]。

7. 抗血小板聚集、抗血栓 0.125、0.25、0.5 mg/mL的蝎毒活性多肽体外对家兔动脉血由ADP和凝血酶诱导的血小板聚集呈显著抑制作用；大鼠体内试验也显示，0.08、0.16、0.32 mg/kg的蝎毒活性多肽由大鼠舌静脉给药后，可抑制由电刺激所致的大鼠颈动脉血栓的形成，且呈量效关系；0.2、0.4 mg/kg的蝎毒活性蛋白由大鼠舌静脉给药后，血浆6-Keto-$PGE_{1\alpha}$含量显著升高，但不影响TXB_2水平[37]。

1、2、4、8 mg/L浓度的蝎毒肽Ⅰ（蝎毒纤溶活性肽)可显著提高人血管内皮细胞培养液中组织型纤溶酶原激活物(t-PA)活性，降低其抑制物(PAI-1)活性，增加t-PA/PAI-1比值，表现出强纤溶活性[38,39]。

8. 毒性 灌胃给药，小鼠对全蝎的耐受量至少为24 g/kg[40]。蝎毒注射给药毒性较大，腹腔注射兔最小致死量为0.07 mg/kg，小鼠为0.5 mg/kg。兔中毒的主要表现为强直性痉挛、流涎，在麻醉兔可见血压上升，心率减慢，最后死于呼吸抑制。被蝎子蛰伤，可出现流涎、恶心、呕吐、出汗、脉缓等中毒症状，一般不致生命危险，但小孩可有呼吸困难、昏迷、抽搐，甚至危及生命[2]。全蝎蛋白可能致严重皮肤过敏反应[41]。

【临床应用】

1. 原发性三叉神经痛 对66例原发性三叉神经痛患者给予卡马西平片联合柔肝熄风通络汤（白芍、全蝎、川芎等)治疗2周，总有效率90.9%，显著高于对照组[42]。

2. 溃疡性结肠炎 对30例溃疡性结肠炎患者每晚以含20 mg蝎毒制剂的100 mL生理盐水灌肠，平均治疗时间34 d，总有效率93.3%，随访6个月和12个月的复发率分别为11.1%和16.7%，均显著优于对照组，其他多项实验室指标和肠镜检查均显著改善[43]。

3. 白血病 对36例伴有不同程度不同部位浸润表现的初发或复发急性白血病患者给予化疗加用全蝎水煎液的治疗方案，30 d为一疗程，治疗组总缓解率83.33%，治疗后肝脾大、淋巴结大等髓外浸润症状减轻，患者血清IFN-γ及IL-2水平升高，各项指标均优于对照组[44]。

（张晓晨 李仪奎）

参 考 文 献

[1]罗跃，等.全蝎的化学成分及其作用的研究进展.湖南中医药大学学报，2008，28(3)：78

[2]王本祥.现代中药药理学.天津：天津科学技术出版社，1997:1118

[3]乔歌，等.全蝎蜈蚣土鳖虫僵蚕4种药材商品中总磷脂的含量测定.辽宁中医药大学学报，2009，11(6)：225

[4]金哲雄，等.全蝎乙醇提取物中化学成分的研究.黑龙江医药，1995，8(2)：69

[5]王芳，等.全蝎的微量元素分析.微量元素与健康研究，1995，12(4)：34

[6]马西武，等.全蝎不同部位的宏量和微量元素含量比较.广东微量元素科学，2000，7(7)：54

[7]Zhang G.中药全蝎的生药学研究(3)：以牛磺酸含量进行评价.国外医学中医中药分册，1999，21(2)：44

[8]周华，等.蝎毒对马桑内酯所致癫痫大鼠的作用.临床神经电生理学杂志，2002，11(1)：31

[9]孙玉波，等.蝎毒耐热蛋白对红藻氨酸诱导癫痫大鼠海马内前脑啡肽原表达的影响.大连医科大学学报，2009，31(1)：38

[10]肖昭扬，等.蝎毒对C57BL/6帕金森病小鼠脑内前脑啡肽原表达的影响.中国临床康复，2006，10(19)：33

[11]殷盛明，等.蝎毒耐热蛋白保护MPTP小鼠空间学习记忆障碍的一氧化氮机制.神经解剖学杂志，2006，22(1)：38

[12]封艳辉，等.蝎毒耐热蛋白对红藻氨酸诱导的海马NPY能神经原损伤的影响.中国应用生理学杂志，2007，23(3)：315

[13]封艳辉，等.蝎毒耐热蛋白对原代培养海马神经原NPY表达的影响.神经解剖学杂志，2006，22(3)：317

[14]于胜波，等.蝎毒耐热蛋白对外源性Aβ活化星形胶质细胞的作用.解剖科学进展，2008，14(1)：54

[15]于胜波，等.蝎毒耐热蛋白对外源性Aβ1-40神经突触毒性的抑制作用.解剖科学进展，2008，14(3)：225

[16]李宁，等.蝎毒素镇痛活性成分对神经痛动物模型镇痛作用的实验研究.中国中医药科技，2002，9(6)：345

[17]林秋红，等.辽宁产东亚钳蝎毒的中枢镇痛作用.中华中医药学刊，2008，26(5)：1104

[18]杨慧，等.东亚钳蝎毒诱导白血病细胞HL60凋亡的实验研究.中外健康文摘，2007，4(12)：13

[19]汤耀光，等.蛇毒多肽和蝎毒多肽对小鼠肝癌移植瘤的抑制作用和Caspase-3表达的影响.广州医学院学报，2006，34(5)：18

[20]朱灵，等.蝎毒对人肝癌细胞Bel-7404凋亡及端粒酶逆转录酶基因的作用.广西医学，2008，30(2)：159

[21]杨春旭，等.蝎毒对耐药肝癌细胞株Bel-7404/ADM逆转作用研究.广西医科大学学报，2007，24(2)：243

[22]杨慧，等.东亚钳蝎毒诱导K562细胞凋亡的实验研究.中国现代药物应用，2008，2(2)：21

[23]杨文华，等.蝎毒多肽提取物对白血病NOD/SCID小鼠

MMP2MMP9表达的影响.天津医药,2009,37(10):856

[24]吕俊秀,等.蝎毒多肽提取物对人白血病小鼠SDF-1/CXCR4轴的影响.吉林中医药,2009,29(9):816

[25]王兆朋,等.蝎毒多肽提取物对前列腺癌细胞增殖的影响.实用癌症杂志,2006,21(1):1

[26]王燕,等.蝎毒多肽提取物对前列腺癌细胞侵袭力影响的体外研究.中国肿瘤防治杂志,2008,15(14):1045

[27]张月英,等.蝎毒多肽提取物诱导前列腺癌DU-145细胞凋亡的实验研究.实用癌症杂志,2006,21(3):225

[28]戚潜辉,等.蝎毒抗癌多肽对卵巢癌细胞HO-8910生长的抑制作用.广州医药,2008,39(4):7

[29]解霞,等.蝎毒对人乳腺癌MCF-7/ADM细胞多药耐药的影响及机制研究.大连医科大学学报,2006,28(5):376

[30]王永奎,等.蝎毒及其分离成分对^{60}Co γ射线照射后骨髓粒-单系祖细胞的影响. 中国组织工程研究与临床康复,2007,11(11):2098

[31]贺艳杰,等.蝎毒多肽对辐射损伤小鼠骨髓造血干细胞及祖细胞的作用.中华生物医学工程杂志,2007,13(5):272

[32]王丽娜,等.蝎毒抗癌多肽对小鼠骨髓抑制的造血和免疫功能恢复的影响.广州医学院学报,2005,33(5):14

[33]陈子伟,等.蝎毒及其成分对大鼠心肌缺血时一氧化氮的影响.实用医学杂志,2006,22(18):2102

[34]杨仕云,等.从自由基角度初探蝎毒和蝎毒多肽对大鼠心肌缺血的作用.现代中西医结合杂志,2006,15(3):295

[35]肖阳,等.蝎毒活性多肽对大鼠脑局灶性缺血再灌注后脑组织肿瘤坏死因子变化的影响.中医药管理杂志,2006,14(1):26

[36]林宇明,等.蝎毒活性多肽对大鼠脑缺血-再灌注后IL-1β蛋白表达和神经功能的影响.中国药师,2006,9(7):583

[37]宋益民,等.蝎毒活性多肽对兔和大鼠的血小板聚集、大鼠血浆中TXB2、PGF1α及血栓形成的影响. 中成药,2002,24(10):782

[38]王巧云,等.蝎毒肽Ⅰ纤溶作用的血管内皮细胞介导机制研究.中国中西医结合急救杂志,2002,9(6):364

[39]王巧云,等.蝎毒纤溶活性肽对血管内皮细胞分泌纤溶因子的影响.现代中西医结合杂志,2004,13(11):1434

[40]吴敏,等.祛风止动方及全蝎急性毒性反应的实验研究.上海中医药杂志,2008,42(12):77

[41]王兰香,等.口服小量全蝎致严重皮肤过敏反应1例.陕西中医,2005,26(1):78

[42]王长城,等.中西医结合治疗原发性三叉神经痛疗效观察.中国误诊学杂志,2007,7(1):39

[43]杨柳明,等.蝎毒制剂保留灌肠治疗溃疡性结肠炎疗效观察.实用医学杂志,2002,18(1):24

[44]杨文华,等.全蝎水煎液联合化疗干预急性白血病髓外浸润疗效观察及机制研究.中国中医急症,2008,17(1):4

合欢花 Albiziae Flos he huan hua

本品为豆科植物合欢*Albizia julibrissin* Durazz的干燥花序或花蕾。味甘,性平。有解郁安神功能。主治心神不安、忧郁失眠。

【化学成分】

合欢花含有3种单萜烯、芳烃、烯烃;2种含氮化合物和18种含氧化合物。其中主要成分为芳樟醇氧化物(linalool oxide)、α-罗勒烯 (α-ocimene): 芳樟醇(linalool),异戊醇(isopentanol)、顺-芳樟醇氧化物和4-成烯-2-酮等25种成分[1]。从合欢花石油醚和乙酸乙酯提取物中得到二十四烷酸、槲皮素[2]、α-菠甾醇、二十八烷醇等[3]。

挥发油成分有2-甲基丁酸、α-水芹烯、异石竹烯、β-金合欢烯、α-松油醇、香柃醇、γ-Muurolene、肉豆蔻醚、十六醇、血油酸、油酸、δ-cadinol等,占总挥发油的87.14%[4]。

【药理作用】

1. 抗抑郁 合欢花水提物(生药2~18 g/kg)能明显缩短两种“行为绝望”模型(强迫游泳和悬尾实验)小鼠的不动时间[5]。

2. 缩短睡眠时间 合欢花正丁醇提取物,按500 mg/kg一次灌胃给药,明显缩短阈剂量戊巴比妥钠所致小鼠睡眠时间[6]。

3. 毒性 给小鼠灌胃合欢花水煎浓缩液,按寇氏法计称LD_{50}为79.39±6.65 g/kg[6]。

【临床应用】

1. 腰脚疼痛,跌打伤痛[7]。

2. 磕损疼痛 合欢花末,酒调服[7]。

(刘 康 刘国卿 陈汝炎)

参考文献

[1]李超，等.合欢鲜花香气挥发物成分研究.分析化学，1988，16(7)：5853

[2]李作平，等.合欢花化学成分的研究.中国中药杂志，2000，25(2)：103

[3]李作平，等.合欢花化学成分的研究(Ⅱ).天然产物研究与开发，2005，17(5)：585

[4]赵敏华.广东合欢花挥发油化学成分气相色谱-质谱联用分析.时珍国医国药，2001，11(7)：585

[5]李作平，等.合欢花抗抑郁作用的药理实验研究初探.河北医科大学学报，2003，24(4)：214

[6]嵇扬，等.合欢花正丁醇提取物对小鼠睡眠时间的影响及其急性毒性实验.中华中医药学刊，2007，25(2)：242

[7]国家中医药管理局《中华本草》编委会.中华本草(第四册).上海：上海科学技术出版社，1999，4：322

合欢皮 Albiziae Cortex he huan pi

本品为豆科植物合欢*Albizia julibrissin* Durazz的干燥树皮。味甘，性平。有解郁安神，活血消肿功能。主治心神不安、忧郁失眠、肺痈、疮肿、跌扑伤痛。

【化学成分】

合欢皮含有多种化学成分，迄今获得的天然产物有生物碱、木脂素、三萜、黄酮以及多糖等[1]。

1. 三萜类 合欢皮三萜类化合物有合欢酸(echinocystic acid)、剑叶沙酸甲酯(machaerinic acid methylester)、21-[4-(ethylidene)-2-tetrahydro furanethacryloy-1]- machaerinic acid、金合欢苷元B(acacigenin B)、剑叶沙酸内酯甲(machaerinic acid lactone)、合欢三萜内酯A (julibrotriterpenoidal lactone A)、合欢皂苷元B (julibrogenin B)、合欢皂苷元C(julibrogeninC)、合欢皂苷元G_1(julibrogenin G_1)、合欢皂苷J_1(julibroside J_1)、合欢皂苷J_2(julibroside J_2)等[2-12]。

2. 黄酮类 有7′，3′，4′-trihydroxy-flavone、槲皮黄素(quercetin)、L-儿茶素(L-catechin)、cyanidin-3-glucoside[1]、quercetin-3′-O-galactoside、quercetin-3′-O-rhamnoside、D-儿茶素(D-catechin)[1]。

3. 木脂素类 合欢皮中含 (-)-丁香树脂酚-4-0-β-D-呋喃芹菜糖基 (1→2)-β-D-吡喃葡萄糖甙[syringaresinol-4-O-β-D-apiofuranosyl-(1→2)-β-D-glucopyranoside]、淫羊藿次苷E_5(icariside E_5)、(6R)-2-反式-2，6-二甲基-6-O-β-D-吡喃鸡纳糖基-2，7-辛二烯酸、(6S)-2-反式-2，6-二甲基-6-O-β-D-吡喃鸡纳糖基-2，7-辛二烯酸、5，5′2-dimethoxy-7-oxolariciressinol等[13]。

4. 吡啶衍生物及其他成分 合欢皮的吡啶衍生物大都多为糖苷类，如3-羟-5-羟甲基-4-甲氧甲基-2-甲基吡啶-3-O-β-D-吡喃葡萄糖苷、JulibrineI、Julibrine Ⅱ。1-(29-羟基-二十九碳酸)-甘油酯、1-(24-羟基-二十四碳酸)-甘油酯、乙酸-△12-乌苏烯-3-β-醇酯、二十二碳酸乙酯、β-谷甾醇、α-菠菜甾醇-3-O-β-D-葡萄糖苷、α-菠菜甾醇、松醇(pinitol)、12-羟基十二指肪酸甘油酯-1(12-hydroxy dodecanoic acid glyceride-1)等[14-16]。

【药理作用】

1. 镇静 不同剂量(8.25、16.50、80.00 g/kg)合欢皮水煎剂给小鼠灌胃，观察对戊巴比妥钠诱导小白鼠产生催眠作用。结果：中低剂量可协同戊巴比妥钠缩短睡眠潜伏期及延长睡眠时间，高剂量则对小白鼠有兴奋作用。提示，合欢皮有双向调节作用[17]。

2. 增强免疫功能 小鼠灌胃合欢皮水提液500 mg/kg连续6 d，可使小鼠腹腔巨噬细胞吞噬率比对照组增加19.4%、吞噬指数增加28.6%和腹腔巨噬细胞肿瘤坏死因子(TNF)增加26.9 %；合欢皮水提液500 mg/kg可使脾淋巴细胞白细胞介素-2(IL-2)诱生水平比对照组增加17.5%。表明合欢皮能增强小鼠免疫功能[18]。

3. 抑菌 体外实验表明，合欢皮对金黄色葡萄球菌、绿色链球菌、大肠杆菌、卡他球菌有抑制作用[19]。

4. 抗肿瘤 合欢皮乙醇提取物注射给药，对EL-4细胞株荷瘤小鼠模型能明显抑制小鼠肿瘤的生长速度，延长荷瘤鼠的存活时间。表明合欢皮提取物具有较好的体内抗肿瘤作用[20]。小鼠灌胃5 mg/kg合欢皮多糖，对小鼠移植性肿瘤S180抑瘤率为33.5%，与环磷酰胺合用的抑瘤率为78.2%。T细胞转化明显升高。表明合欢皮多糖具有抑瘤和免疫调节作用[21]。2 mg/kg合欢皮总皂苷腹腔注射小鼠，具有增强C57BL/6小鼠

NK细胞杀伤活性的作用。合欢皮体内抗肿瘤机制与此相关[22]。

5. 抗生育 合欢皮总苷1.78 mg/kg皮下注射有显著抗着床作用，能减少大鼠妊娠动物数和正常胚胞数，妊娠终止率为86%；同剂量的合欢皮总皂苷对怀孕4天的大鼠终止妊娠率为40%[23]。

【临床应用】

1. 失眠 合欢皮有安神作用，用以治疗心烦失眠，常与柏子仁、夜交藤配伍应用[24]。

2. 神经官能症 尤其对植物神经功能紊乱，脑神经衰弱疗效更好[25]。

3. 腮腺炎 合欢皮合剂(鲜合欢皮、冰片、芒硝、鸡蛋1个)，用蛋清将合欢皮、冰片、芒硝捣碎成糊状涂于砂布上，贴敷患处。外敷治腮腺炎86例，其中3~6 d治愈者71例[26]，7~9 d治愈15例，取得较好疗效[27]。

4. 跌打瘀肿作痛 合欢皮配乳香、没药、木瓜、赤芍、红枣煎汤服[26]。

5. 肺痈、疮肿 本品配以白蔹，可用于肺痈、疮肿等症[28]。

6. 阳痿 合欢汤(合欢皮、郁金、人参、茯神等)治疗27例蜜月阳痿均收到满意疗效[29]。

(刘　康　刘国卿　陈汝炎)

参考文献

[1]邹坤，等.合欢植物茎皮的化学成分与药理活性.国外医药植物药分册，1997，12(5)：200

[2]陈四平，等.合欢皮中三萜皂甙元的研究.药学学报，1997，32(2)：144

[3]康少文，等.合欢三萜内酯甲的分离和鉴定.中国中药杂志，1992，17(6)：357

[4]陈四平，等.合欢皮中新皂甙的结构鉴定.药学学报，1997，32(2)：110

[5]郭坤，等.两个非对映异物三萜皂甙的结构鉴定.高等学校化学学报，1999，20(12)：1877

[6]陈四平，等.合欢皮化学成分的研究.北京医科大学学报，1995，27(2)：123

[7]邹坤，等.从合欢皮中分得3个具有细胞毒活性的三萜皂甙.北京医科大学学报，1997，29(4)：291

[8]邹坤，等.合欢皂甙J20的结构鉴定.药学学报，1999，34(7)：522

[9]Zou K，et al. Two diastereomeric saponins with cytotoxic activity from Albizia julibrissin. *Carbohydr Res*，2000，324：(3)182

[10]邹坤，等.合欢皮中一个新的八糖苷.北京大学学报(医学版)，2004，36(1)：18

[11]邹坤，等.合欢皮中两个新八糖苷的分离鉴定和活性研究.有机化学，2005，25(6)：654

[12]李海涛，等.合欢皮中三萜皂苷类化学成分的研究.长春中医药大学学报，2006，22(3)：62

[13]佟文勇，等.合欢皮化学成分的分离鉴定.北京大学学报(医学版)，2003，35(2)：180

[14]邹建华.合欢皮中一种诱发心律失常的糖苷.国外医学中医中药分册，1993，(15)：52

[15]邹坤，等.合欢皮的脂溶性成分.北京医科大学学报，1999，31(1)：32

[16]陈四平，等.合欢皮化学成分的结构测定.承德医学院学报，1996，13(4)：266

[17]霍长虹，等.合欢皮水煎剂催眠作用的药理实验研究.河北医科大学学报，2002，23(4)：216

[18]王法权，等.合欢皮对小鼠免疫功能的调节作用.临沂医专学报，2000，22(3)：201

[19]黎光南.云南中药志.昆明：云南科学技术出版社，1990：272

[20]田维毅，等.合欢皮乙醇提取物在瘤鼠体内抗肿瘤作用的研究.临沂医专学报，2000，22(1)：5

[21]韩莉，等.合欢皮多糖对S180荷瘤小鼠的抑瘤及免疫调节作用的研究.实用医学进修杂志，2000，28(3)：144

[22]田维毅，等.合欢皮总皂苷对小鼠NK细胞杀伤活性的影响.贵阳中医学院学报，2003，25(3)：47

[23]杜克洪，等.合欢皮抗生育化学成分中的皂苷及皂苷元的提取与分离.中西医结合杂志，1991，(增刊)：282

[24]《全国中草药汇编》编写组.全国中草药汇编.北京：人民卫生出版社，1986：367

[25]高雅琴.合欢丸.中草药通讯，1978，(9)：24

[26]中山医学院《中药临床应用》编写组.中药临床应用.广州：广东人民卫生出版社，1976：450

[27]高科学，等.合欢皮合剂外敷治腮腺炎86例.国医论坛，1996，11(1)：48

[28]上海中医学院方药教研组.中药临床手册.上海：上海人民出版社，1977：224

[29]曹思亮.合欢汤治疗蜜月阳萎.江西中医药，1989，(6)：16

农吉利 Crotalariae Herba

nong ji li

本品为豆科植物野百合*Crotalaria sessiliflora* L.的全草。有清热，利湿，解毒的功能。主治痢疾、疖疮、小儿疳积。

【化学成分】

农吉利中含有七种生物碱，其中以农吉利甲素(又称单猪屎豆碱，野百合碱等，monocrotaline)、乙素和丙素含量较高，全草中甲素含量为0.02%[1,2,3]。此外本品含有农吉利黄酮B和C[4]。

【药理作用】

1. 抑瘤 小鼠腹腔注射农吉利甲素150 mg/kg，每日1次，连续10d，对肉瘤S180抑制率为57.2%；100 mg/kg，每日1次，连续10 d，对肉瘤S37抑制率为63%~75%[5]；皮下注射3.1 mg/鼠(约155 mg/kg)，每日1次，连续10 d，对腹水型淋巴瘤L1，网织细胞肉瘤ARS动物生命延长率分别为62.5%和17.6%，对艾氏腹水癌无效[6]。乙素及丙素则均无抑瘤活性[7]。体外，农吉利甲素浓度为300和500 μg/mL时，可使人肝癌细胞BEL-7402生长率下降，有丝分裂指数下降，巨细胞和畸形细胞比例增加[8]，浓度为500 μg/mL时可抑制其RNA生物合成，并且作用强度随药物浓度增加而增加[9]。

2. 心血管系统 犬静脉注射农吉利甲素2~6 mg/kg可使血压突然下降15%~50%，持续10~40 min恢复[10]。在家兔离体心脏实验中加入100，500μg的农吉利甲素对心脏有一个暂短的抑制作用[10]。

3. 影响平滑肌 农吉利甲素浓度为10~20 μg/mL时，可以增强家兔和豚鼠离体回肠收缩的张力和振幅[10]，并且对氯化钡所致肠痉挛无拮抗作用[11]。

4. 其他 S180荷肿瘤小鼠腹腔注射农吉利甲素125mg/kg，每日1次，连续6 d，可使子宫组织中cAMP含量升高；连续12 d，可使肝、肺和子宫cAMP含量明显下降，而对肾及肿瘤组织的cAMP含量无影响[12]。

5. 药代动力学 家兔、大鼠和小鼠均采用腹腔注射，静脉注射和灌胃给药，剂量分别为30、50和100 mg/kg，证实农吉利甲素口服吸收完全并有体内蓄积作用。给药一次，72 h尿中排出总剂量的8.34%~17.0%。以甲素，甲素N-氧化物和甲素吡咯三种形式排出。给药72 h后在小鼠肝、肺和肾脏中的分布分别为1.06%~2.75%，0.88%~7.08%和1.33%~4.69%[13]。

6. 毒性

(1) 一般毒性 小鼠腹腔注射农吉利甲素LD_{50}为296±51mg/kg(顾汉颐法)[5]，341.7±17.8mg/kg(寇氏法)[6]和325mg/kg (Kerber法)[7]。大鼠腹腔注射的LD_{50}为130 mg/kg。犬肌肉注射甲素10 mg/kg，每日1次，连续14次，或静脉注射15 mg/kg，每日1次，连续9次，均不产生毒性反应。如静脉注射剂量为45 mg/kg，每日1次，连续给药9~11次可致动物死亡[5,6]。大鼠腹腔注射80 mg/kg，每日1次，连续11次可致动物死亡[7]。对幼年动物显示毒性更大。22~24日龄大鼠皮肤接触甲素乙醇饱和液，每周5次，连续5周，可致大部分动物死亡(11/13)[14]。甲素对雏鸡的致死剂量为65 mg/kg[15]。甲素的毒害作用主要表现为对肝、肾、肺及消化道上皮组织的损伤。病理改变为出血，坏死等，特别是肝脏毒性较大，主要是其损害肝脏内皮细胞和导致肝小叶区域的纤维沉积[14,16]。尚有人研究以1%半胱氨酸对抗孕鼠饲喂以0.02%农吉利甲素的饲料所引起的胚胎毒性，结果显示半胱氨酸对母鼠有一定的保护作用但对仔鼠无保护作用[17]。

(2) 致癌作用 早期毒性试验已经提示农吉利甲素可能有致癌作用[14]。甲素皮下注射40mg/kg可使大鼠产生胰腺瘤(发生率69.9%)[18]。皮下注射甲素5 mg/kg，每两周1次，连续12个月，可诱发动物产生胰腺癌、肝细胞癌、急性白血病以及肾上腺及肾脏瘤。同时已认识到农吉利甲素致癌前首先应经过代谢[19]。

【临床应用】

1. 恶性肿瘤 农吉利30%乙醇提取物或100%水提物肌肉注射，同时口服水煎剂或片剂，治疗消化道、肺、子宫等部位的恶性肿瘤共计365例，有效率分别为60.5%和61.7%[20]。以农吉利甲素外敷或局部封闭式治疗皮肤癌112例，有效率72.3%；治疗子宫颈癌60例，有效率50%[21]。甲素静脉注射治疗白血病25例，有效率为56%[22]。

2. 慢性支气管炎 农吉利水煎剂口服治疗慢性支气管炎111例总有效率73.8%[20]。

3. 银屑病 农吉利全草30~45g水煎剂口服，同时药渣煎剂洗患处皮肤，每日1次，10 d一疗程，3~4个疗程，治疗银屑病38例，总有效率97.3%[23]。

4. 小儿鞘膜积液 农吉利全草25g水煎剂口服，每日1次，7d一疗程，治疗5~13岁鞘膜积液患儿39例均痊愈[24]。

（胡人杰 王士贤）

参考文献

[1]山东省中医药研究所，等.农吉利甲素的分离及其化学研究.科研资料选编(1965~1976)第三分册，1980，1

[2]黄量，等.农吉利抗癌有效成分的分离及其衍生物的合成.药学通报，1980，15(5)：45

[3]山东省农吉利抗癌协作组.农吉利甲素的研究及其制剂.中草药通讯，1977，(11)：5

[4]北京药学院药学系.农吉利黄酮.中草药通讯，1977，(11)：11

[5]浙江人民实验院.野百合(农吉利)抗癌成分的实验肿瘤疗效和毒性观察.中草药通讯，1972，(2)：11

[6]武汉医学院肿瘤研究组.大叶猪屎青碱对几株实验性肿瘤的作用及其毒性观察.中华医学杂志，1973，53(8)：472

[7]山东省医学科学研究所药研室，等.农吉利甲素的抗肿瘤实验和毒性实验.科研资料选编（1965~1976）第三分册，1980，21

[8]杜翠芝，等.农吉利碱对人体肝癌体外培养细胞系(BEL-7402)的某些影响.青医学报，1980，(1)：10

[9]葛宝林，等.农吉利甲素对3H尿嘧啶核苷掺入人体和动物癌细胞RNA的影响.青医学报，1980，(1)：14

[10]Grag K，et al. Studies on Crotalaria Sericea Retz.Part Ⅰ. Some pharmacological action of monocrotaline：Preliminary observation. *Ind J Med Res*，1962，50(3)：435

[11]Pomeroy A R，et al. Pyrrolizidine alkaloids：analysis of spasmolytic activity in the guinea -pigileum. *Arch Int Pharmacodyn. Ther*，1972，199(1)：5

[12]徐英杰，等.农吉利甲素对小白鼠肝、肺、肾、子宫及S180组织中cAMP含量的影响.青医学报，1980，(1)：9

[13]山东省中医药研究所，等.农吉利甲素在体内代谢的研究.科研资料选编(1965~1976)第三分册，1980，42

[14]Schoetal R，et al. Pathological changes in rats as a result of treatment with monocrotaline. *Brit J Cancer*，1955，9(1)：229

[15]Meal WM，et al. The isolation and some properties of an alkaloid from Crotalaria Spectabilis Roth. *J Amer Chem Soc*，1935，57：2560

[16]Copple BL，et al. Endothelial cell injury and fibrin deposition in rat liver after monocrotaline exposure. *Toxicol Sci*，2002，65(2)：309

[17]Soto-Blanco B，et al. Lack of protective action of cysteine against the fetotoxic of monocrotaline Food. *Chem Toxicol*，2001，39(7)：635

[18]Hayashi Yuzo，et al. Experimental insuloma in rats affer a single administration of monocrotaline. *C.A*. 1978;173:165210y.

[19]Shumaker RC，et al Neoplastic transformation in tissues of rats exposed to monocrotaline or dehydroretronecine. *J Natl Cancer Inst*，1976，56(4)：787

[20]江苏新医学院.中药大辞典(下册).上海：上海人民出版社，1977：2134

[21]山东省中西医结合研究院.农吉利抗癌研究.第四届全国肿瘤防治会议资料，1977：47

[22]江苏新医学院.中药大辞典(上册).上海：上海人民出版社，1977：923

[23]林丽华，等.农吉利治疗银屑病近期疗效观察.沂蒙医药，1982，(4)：19

[24]王宗战，等.农吉利治疗小儿鞘膜积液.山东医药，1982，(10)：27

问荆 Equiseti Arvensis Herba

wen jing

本品为木贼科植物问荆*Equisetum arvense* L.的地上部分。味苦，性凉。有清热，凉血，止咳，利尿功能。主治吐血、衄血、便血、倒经、咳嗽、气喘、淋病等。

【化学成分】

全草含有黄酮苷、皂苷及微量生物碱等。黄酮苷有：异槲皮苷（isoquercitrin）、问荆苷（equisetrin，kaempferol-7-diglucoside）、紫云英苷（astragalin）、桐棉苷（populuin）、山柰素-3、7-二葡萄糖苷（kaempferol-3、7-diglucoside）[1,2]。皂苷：问荆皂苷（equisetonin）1%~5%，水解后可得阿拉伯糖、果糖及皂苷元。生物碱：菸碱0.000 04%~0.002%，犬问荆碱（palustrine）。此外还有二甲基砜（dimethylsulfone）、3-甲氧基吡啶（3-methoxypyridine）、乌头酸（aconitic acid）、草酸及氯化钾、β-谷甾醇、多种氨基酸、20多种有机酸、脂肪、胡萝卜素及镁、铁等多种无机元素，硅酸约3.7%~6.3%，其中可溶性硅酸是本品有效成分之一[2]。

【药理作用】

1. **中枢神经系统** 问荆总生物碱(TAEP)45mg/kg可完全对抗烟肼酰胺抑制小鼠脑单胺氧化酶-B(MAO-B)活性作用,60mg/kg TAEP则可将其抑制作用翻转为激活作用。据此认为,TAEP是MAO-B的激动药,该作用是TAEP中枢抑制作用的机制之一[3]。通过问荆碱对大鼠脑囊泡膜Mg^{2+}-ATPase,Ca^{2+}-ATPase抑制作用的动力学研究,表明问荆碱具有较强的镇静、催眠、安定作用[4]。

2. **降血脂和降血压** 本品水煎剂给家兔、犬静脉注射均可引起血压下降,该作用与中枢抑制有关,还与内含的硅化合物具有降压作用有关。另外,该作用不受阿托品影响,提示降压作用与M胆碱受体关系不大。水煎剂对高甘油三酯血症大白鼠具有预防和治疗作用,但对正常大白鼠的血脂影响不大[5]。

3. **保肝** 问荆硅化物(SCE)2.0、1.0 g/kg,灌胃连续给药7 d,对四氯化碳急性肝损伤小鼠血清ALT、AST活性、NO含量及肝甘油三酯、丙二醛含量升高有抑制作用;能提高肝糖原、肝蛋白、肝细胞色素P450含量及SOD活性。问荆硅化物对小鼠急性肝损伤有保护作用,与其清除自由基,抑制脂质过氧化及降低NO含量有关[6]。

4. **毒性** 给小鼠腹腔注射问荆煎剂的LD_{50}为42 g/kg;灌胃的最大耐受量超过100 g/kg。长期毒性试验:每天给大鼠灌胃10 g/kg,连服35 d,无一死亡,实质性器官也无病理改变[7]。

【临床应用】

1. **类风湿性关节炎** 问荆合剂15 mL,每日3次,疗程为3个月。结果,问荆合剂对湿热痹阻类风湿性关节炎疗效显著,在治疗的30例患者中,有效率占80%[8]。

2. **褥疮** 长期卧床所致44例褥疮患者,用新鲜问荆全草水煎液清洗褥疮面,再将其粉末敷于褥疮面,每天更换1次,7 d为1个疗程。44例完全治愈,其中1个疗程治愈34例,有效率100%[9]。

(朱成全 李 锐)

参考文献

[1]Hegnauar R. Chemotaxonomy(Ⅺ) Phytochem indications of the position of the Aristolochiaceae in tne systematics of dieo-tyledons. *Chemotaxonomic der Ptlanzen*(Ⅰ),1962,247:476

[2]Saleh NAM,et al. Flavonoids Squisetum Epecies. *Phytochemistry*, 1977,11:1095

[3]季宇彬,等.草问荆总生物碱对小鼠脑单胺氧化酶-B活性的影响.中草药,2003,34(8):728

[4]季宇彬,等.问荆碱对大鼠脑囊泡膜Mg^{2+}-ATPase,Ca^{2+}-ATPase抑制作用的动力学研究.中国中药杂志,1996,21(1):42

[5]孙国桢,等.中药问荆的药理.陕西新医药,1976,(5):53

[6]骆勤,等.问荆硅化物对四氯化碳急性肝损伤的保护作用及机制.兰州大学学报(医学版),2008,34(3):60

[7]孙国桢,等.中药问荆的药理.陕西新医药,1976,(5):53

[8]李可大.问荆合剂治疗湿热痹阻证类风湿性关节炎的临床研究.中华中医药学刊,2007,25(5):958

[9]迟会敏,等.问荆治疗褥疮44例.中国社区医师,2004,20(12):39

羊角拗 Strophanthi Divaricati Semen

yang jiao ao

本品为夹竹桃科植物羊角拗*Strophanthus divaricatus*(Lour.)Hook et Arm.的种子。味苦,性寒,有大毒。具祛风湿,通经络,消肿解毒,杀虫止痒功能。主治风湿肿痛、跌打损伤、痈疮、疥癣等。

【化学成分】

主要有效成分为强心苷,含量约2%~11%[1]。亲脂性苷包括:羊角拗苷(divaricoside)、异羊角拗苷(divostroside)、辛诺苷 (sinoside)、异辛诺苷(sinostroside)、伪考多苷(羊角拗次苷,4-caudoside)、伪异考多苷(4-caudostroside)、沙穆托苷(sarmutoside)等。弱亲脂性苷有:D-毒毛旋花子苷-Ⅰ(D-strophanthin-Ⅰ)和D-毒毛旋花子苷—Ⅲ[1-4]。

【药理作用】

1. **强心** 给麻醉犬静脉注射羊角拗苷0.05~0.15 mg/kg,心脏收缩增强,心率减慢[5]。在低钙所致心功能受损蛙离体心脏,羊角拗苷0.1 mg可使其功能改善,收缩振幅增大,并停搏于收缩期[6]。功能衰竭猫心在回流血中加入羊角拗苷0.25 mg,可见心脏收缩增强,输出量增加,右房压降低,功能改善[5]。对犬的衰竭心脏,给羊角拗苷0.29 mg/L得到类似结果[5]。羊角拗苷在0.036 5 mg/L浓度下，使猫乳头肌等长收缩张力及张力上升最大速率增加，尤以后者更为明显[7]。上述确证羊角拗苷增加心肌收缩性。羊角拗苷的治疗指数虽然较毒毛旋花子苷小，但其有效剂量和中毒剂量间的剂量距离比毒毛旋花子苷大，在临床具有一定意义[8]。羊角拗苷在800 nmol/L时使豚鼠心室肌细胞内Ca^{2+}升高，可能主要与T型钙通道有关，同时必须依赖细胞外Ca^{2+}的存在；L型钙通道和Na^{+}–Ca^{2+}交换蛋白也参与该作用，这可能是其发挥正性肌力作用的重要途径之一。

2. 收缩冠状血管 羊角拗苷0.4 mg/L对牛离体冠状动脉环链，使其收缩振幅增大。家兔离体心脏，自主动脉插管注入羊角拗苷0.02 mg，冠脉流量减少，10 min恢复；0.05 mg冠脉流量显著减少，10 min后仍不能恢复，并伴有程度不同的心律失常，个别停博。给予羊角拗苷0.25 mg，犬心冠状窦插管流量先减后增，但变化幅度均不大[10]。综上，羊角拗苷在一般剂量对冠状血管的影响较小，当达中毒剂量时，则可能使冠状血管显著收缩。提示中毒时，还存在心肌供血减少问题。

3. 减慢心率 猫乳头肌在羊角拗苷0.0365 mg/L浓度下，功能性不应期(FRP)无明显变化。0.365 mg/L，FRP缩短（–29%），乳头肌表面电图RT间期开始无改变，随药物作用时间延长，RT间期延长；3.65 mg/L，FRP进一步缩短(–39%)；反映心肌兴奋性的强度时间曲线先略左移，表明兴奋性略增加，继之明显右移，兴奋性降低[7]。给麻醉猫静脉注射羊角拗苷0.2 mg/kg，体表心电图标Ⅱ导联显示R–R间期延长（从药前0.28 s延长至0.39 s）及P–Q间期延长(从药前0.07 s延长至0.12 s)。说明羊角拗苷有减慢心率及房室传导作用[6]。

4. 抗心律失常 在麻醉犬以强直感应电流刺激右房，每间隔5 min持续刺激5 s，制造房颤。静脉注射羊角拗苷0.15 mg/kg则可制止房颤发生，低于此剂量则不能制止[5]。

5. 利尿 给大鼠皮下注射羊角拗苷4.99 mg/kg，尿量增加为药前的4.7倍，利尿高峰在药后0.5~2 h期间。利尿作用强度与等效价的毒毛旋花子苷K(1.8 mg/kg)相近。给麻醉犬隐静脉注射羊角拗苷0.04 mg/kg，尿量增加为对照组的1.5~1.8倍；0.08 mg/kg，为2.3~2.8倍；利尿高峰期均在药后0.5~1 h[11]。

6. 镇静 给小鼠皮下注射羊角拗苷5 mg/kg，略有镇静；6.6、8.7 mg/kg，30%~40%动物明显镇静；11.5 mg/kg，达50%；15.2、20.0 mg/kg，药后10 min即出现作用，70%~100%动物明显镇静；40 mg/kg则转而发生惊厥，大部分动物死亡[11]。

7. 兴奋子宫 羊角拗苷0.4 mg/L对家兔离体子宫有明显兴奋作用，静脉注射0.1 mg/kg对家兔在体子宫及静脉注射0.068 mg/kg对家兔子宫均呈现兴奋作用[6]。

8. 药物代谢 给猫灌服羊角拗苷，药后1 h吸收8.5%，2 h 22%，3 h 34.3%，4及5 h 44.7%，6 h 40.2%，7 h 23.2%，8 h 9%[12]。羊角拗苷与牛血清混合后，对离体蛙心的强心作用无明显影响，表明与血清蛋白结合很少[13]。在麻醉豚鼠门静脉输注羊角拗苷的最小致死量为颈静脉输注的2.6倍，说明羊角拗苷经肝时有一定量的代谢失效。从食道一次给药的最小致死量是颈静脉一次注射给药的13.3倍。两者剂量差距甚大，表明羊角拗苷经胃肠大部分失效，但经肝破坏因素似属次要[13]。采用重复给药方法测得鸽体内60 min羊角拗苷的破坏率为6.3%，而毒毛旋花子苷G为34.1%，说明羊角拗苷体内破坏较毒毛旋花子苷G慢。在猫一次用药，5 d后已全部消除无蓄积，其消除速度为0.006 mg/(kg·h)[12]。

9. 效价与毒性 羊角拗苷小鼠LD_{50}（尾静脉注射)为6.93 mg/kg，鸽LD_{50}(翼静脉注射)为0.430 mg/kg，猫平均最小致死量（即猫单位，股静脉注射)为0.3375±0.0125 mg/kg[8]。另一报道测得猫单位为0.333±0.0163 mg/kg[13]。

【临床应用】

1. 充血性心力衰竭 试用羊角拗苷治疗充血性心力衰竭55例。有效率89%，其中对高血压性心脏病的疗效最好，梅毒性心脏病和风湿性心脏病次之，肺原性心脏病最差。一般，每次剂量为0.125~0.25 mg，5 min内缓慢静脉注射，每日剂量为0.25~0.5 mg。通常总量达3.5~4.5 mg时可控制病情；大于7.0~9.0 mg时，如症状无何改善，续用也收效不大[14]。另一报道以羊角拗苷治疗58例，有效率达93%。每日剂量0.5 mg，缓慢静脉注射(10 min注完)。并发现总量达5 mg时如仍不见效，即使增加剂量继续使用，也无多少好转[15]。又一治疗42例，每次剂量增至0.5 mg，日总量达1 mg，疗效转为迅速，并可使疗程缩短，但心律失常发生率较高，然而于停药后很快消失[16]。

2. 副作用 一般认为羊角拗苷的不良反应较少，尤以消化道反应少。静脉注射过快或剂量过大，可发生心动过速或心律失常，严重者可出现昏迷、停搏，终至死亡。对于心外膜病、中毒性心肌损伤、休克和急性传染病所致循环衰竭、急性或亚急性心内膜炎等所致心力衰竭不宜应用[3]。

（徐华丽　吕忠智　睢大筼）

参考文献

[1]侯翠英,等.羊角拗中亲脂性苷的提取分离和鉴定.中草药,1980,11(7):289

[2]朱任宏.Thesapogenins of the chinese drug Yang chiao-ou.中国生理杂志,1940,15:309

[3]孙侃.羊角拗苷的药理与临床应用.天津医药杂志,1962,4(7):396

[4]林启寿.中草药成分化学.北京:科学出版社,1977:378

[5]呙适之,等.羊角拗苷的强心作用.浙江医学报,1959,2(1):29

[6]吴熙瑞,等.国产毒毛旋花—羊角拗的药理作用.中华医学杂志,1956,42:(7):643

[7]金满文,等.羊角拗苷对猫心乳头肌的收缩性、兴奋性、自律性、不应期及表面电图的影响.中国药理学报,1988,4(1):25

[8]景厚德.羊角拗强心苷与g-毒毛旋花子苷的效价比较.药学学报,1965,12(5):325

[9]邱奕宁,等.羊角拗苷对豚鼠心室肌细胞内游离钙离子浓度的影响.中国药理学与毒理学杂志,2007,21(5):381

[10]禹适之,等.羊角拗苷对冠脉的作用.浙医学报,1959,2(1):38

[11]邓士贤.羊角拗苷剂的利尿与镇静作用.药学学报,1959,7(5):161

[12]江明性,等.毒毛旋花—羊角拗的生物效价、吸收、蓄积、消除与毒性.中华医学杂志,1957,43(1):25

[13]邓士贤.羊角拗苷剂在体内的破坏及其与血清蛋白的结合.药学学报,1959,7(6):195

[14]武汉医学院临内、系内、内基教研组.羊角拗苷治疗55例心力衰竭之临床疗效初步观察报告.武汉医学院学报,1958,(2):117

[15]樊万福,等,羊角拗苷治疗充血性心力衰竭58例初步报告.中华内科杂志,1959,7(7):638

[16]李彦三,等.羊角拗苷治疗心力衰竭之临床观察.中华内科杂志,1959,7(7):642

关木通 Aristolochiae Manshuriesnsis Caulis

guan mu tong

本品为马兜铃科植物木通马兜铃*Aristolochia manshuriensis* Kom的干燥藤茎。味苦,性寒。有清心火,利小便,通经下乳功能。用于口舌生疮、心烦尿赤、水肿、热淋涩痛、白带、经闭乳少、湿热痹痛等。

【化学成分】

主要含马兜铃酸(aristolochic acid)类成分,如马兜铃酸A、B、C、D;马兜铃酸含量为0.075%~2.84%[1-3];另含马兜铃酸Ⅰ、Ⅱ、Ⅳ、Ⅲa、Ⅳa、马兜铃苷(aristoloside)、马兜铃内酰胺(anisto lactam)、马兜铃菲苷、木兰花碱(magnoflorine)、马兜铃酸BⅡ甲酯、马兜铃次酸Ⅱ、豆甾烷-3,6二酮、6-羟基-豆甾-4-烯-3-酮、对羟基桂皮酸、马兜铃酸萜酸Ⅰ、谷甾醇(β-sitosterol)、β-谷甾醇葡萄糖苷、乙酰-β-谷甾醇(acetyl-β-sitosterol)、6′-氧-十八碳烯酰-β-谷甾醇葡萄糖苷、蔗糖、5,8,9-三羟基-十九烯-6-酸、月桂酸2,3-二羟基丙酯、10-脱氮-马兜铃酸Ⅱ(10-denitro-aristochic acid)、硬脂酸、齐墩果酸(oleanolic acid)、长春藤皂苷元(nederagenin)以及尿囊素(allantoin)、胡萝卜苷、二十八酸甘油单酯等[4]。

从关木通的乙酸乙酯和甲醇提取物中分离出7个苯丙素类化合物,1-(4-羟基-3-甲氧基-苯基)-2-{2-甲氧基-4-[1-(E)-丙烯-3-醇]-苯氧基}-丙烷-1,3-二醇(赤式)、1-(4-羟基-3-甲氧基-苯基)-2-{2,6-二甲氧基-4-[1-(E)-丙烯-3-醇]-苯氧基}-丙烷-1,3-二醇(赤式)、6-O-(E)-对羟基桂皮酰基-葡萄糖、6-O-(E)-阿魏酰基-葡萄糖、6-O-(E)-对羟基桂皮酰基-乙基-葡萄糖苷、6-O-(Z)-对羟基桂皮酰基-乙基-葡萄糖苷、3-O-(E)-对羟基桂皮酰基-葡萄糖[4-9]。

【药理作用】

1. 抑制心脏 2%关木通溶液及其有效成分1%的马兜铃菲苷溶液0.1~0.5 mL可使离体蛙心心输出量减少,心率减慢,心肌收缩力减弱,表明关木通较大剂量有抑制心脏的作用,剂量增大抑制作用随之增强。静脉注射1%马兜铃菲苷1 mL/kg后可使兔血压下降[10]。

2. 抗菌 关木通对金黄色葡萄球菌有较好的杀菌效果,最小杀菌浓度为生药84 mg/kg[11]。10%木通煎剂对许兰毛癣菌及其蒙古变种、共心性毛癣菌、堇氏毛癣菌、红色毛癣菌、絮状表皮癣菌、铁锈色毛癣菌、足蜇蹠毛癣菌、趾间毛癣菌及犬小芽孢菌等有较强的抗菌作用,抗菌浓度在10%~30%[12]。

3. 抑制肿瘤 0.5%关木通水提液给荷自发性乳

腺肿瘤(5~10 mm大小)的小鼠作为饮用水饮用,共10 d,与对照组比较可明显抑制乳腺肿瘤的生长;而对正常乳腺生长,肾上腺和卵巢的组织学以及体重等影响不大[13]。0.05%马兜铃苷水溶液给4月龄的小鼠饮用30 d,可抑制瘤前乳腺增生并促进尿液成分的排泄,使卵巢滤泡占优势及动情期延长;马兜铃苷对正常乳腺生长及血清催乳素和游离脂肪酸水平的影响不大[14]。

4. 利尿 关木通利尿作用药理实验文献报道有不同结果。关木通水煎剂生药20 g/kg给大鼠灌胃后收集24 h尿液,计算平均排尿百分率为(161.71±4.76)%,呈现出显著的利尿作用,较氢氯噻嗪0.25 g/kg的利尿作用稍弱;关木通水提醇沉剂生药1 g/kg给兔静脉注射,给药后1 h尿量增加为(26±3) mL,同时尿中钾、钠、氯离子的排出量也显著增加,分别为每小时 (8.83±1.63) mg、(19.03±4.1) mg和(17.7±1.84) mg;以相当于生药20 g/kg的剂量给大鼠灌胃关木通灰分,结果排尿量与对照组相似,说明关木通的利尿作用不是电解质的作用所致[15]。

另有报道关木通无利尿作用。首先,在大鼠禁食情况下给关木通醇浸膏水溶液(生药2 g/mL)2 g/kg灌胃,给药后24 h尿量无增长趋势反下降15~17%。其次,在禁食状态下1天2次给药,剂量如上,关木通组大鼠24 h尿量下降22%。第3次试验,在正常饮食状态下先喂养4 d,测量后3 d的平均尿量为56 mL/kg。第5 d起给大鼠灌胃关木通醇浸膏水溶液生药2 g/kg,每日1次共4次,结果给药后1~4 d 24h平均尿量不但没增长反而下降,分别为43、48、38和36 mL/kg,平均下降28.8%。上述实验皆表明,关木通未见利尿作用,而且使尿量显著减少[11]。

5. 肾损伤 正常大鼠给予关木通水煎剂 (35 g/kg,每日2次)时,不同时间(3、7和15 d)血肌酐、尿素氮及24 h尿蛋白排泄率无明显升高;尿RBP含量给药后3d显著增加,并随着给药时间的延长持续升高。病理检查,给药后3 d可见局部肾小管上皮细胞变性、坏死和崩解,并随给药时间的延长逐渐加重。说明关木通大剂量短期给药可致大鼠肾损伤的主要病理改变为肾小管上皮细胞变性、坏死[16]。

雄性大鼠灌胃给予关木通水煎剂1、2 g/kg,共90 d;另1组先予关木通5 g/kg灌胃60 d,再予10 g/kg灌胃30 d。实验结果,光镜下可见肾小管上皮细胞小灶性或多灶性空泡变性;肾小管基膜(TBM)裸露和(或)断裂,刷状缘减少或小片状消失及管腔内可见脱落上皮细胞,个别TBM增厚或小管萎缩;肾间质灶性或多灶性炎细胞浸润或伴轻度水肿或少量纤维增生;个别肾小叶间动脉透明变性或管壁增厚;个别肾小球系膜细胞局灶节段性轻中度增生伴系膜基质轻度增多。上述结果说明,药典法定剂量、临床常用剂量和中剂量关木通均可导致肾损害。随着剂量的增加,肾脏病理改变逐渐加重[17]。

用马兜铃酸-I 200、100和50 mg/kg给大鼠连续灌胃3 d,大鼠主要肾功能改变为氨质血症、大量蛋白尿、糖尿、低渗尿、尿NAG酶升高。组织形态学病变主要表现为以皮髓质交界为主的急性肾小管坏死。这些病理表现与关术通所致急性肾损伤极为相似,说明马兜铃酸-I是关木通中主要的毒性成分[18]。

6. 促尾加压素Ⅱ分泌 大鼠灌胃给予关木通水煎剂(20 g/kg,每日1次)后,尿N-乙酰-β-D氨基葡萄糖苷酶(NAG)于给药15 d后明显升高,25 d后NAG及尿视黄醇结合蛋白(RBP)含量均增加,停药10 d仍未见明显下降。血尾加压素Ⅱ(UⅡ)含量在给予关木通15 d即明显升高,25 d达峰值,停药10 d仍持续在较高水平;尿UⅡ含量于给药25 d时仍维持在高水平,停药10 d时回落不明显。说明关木通所致肾损伤可引起血、尿UⅡ含量明显升高,提示UⅡ在关木通所致肾损伤的发生发展中可能有一定的作用[19]。

7. 致癌 给大鼠灌服关木通浸膏 (含马兜铃酸10 mg/kg)12~24周,结果实验第12周开始,所有马兜铃酸诱导的大鼠前胃均出现不同程度的病理改变,胃黏膜可见乳头状增生或乳头状瘤,并伴有上皮轻-重度异型增生,并随实验进展而程度加重、范围扩大,出现原位癌病变。至实验第24周,病变加重,可见多发性乳头状瘤伴局灶上皮异型增生,并有淋巴细胞浸润,部分大鼠膀胱组织表现为高分化原位癌[20]。另项试验,大鼠给关木通浸膏水溶液间断灌胃,初始剂量相当于马兜铃酸20 mg/kg,连续5 d;此后剂量减至相当于马兜铃酸15 mg/kg,隔周给药,直至第15周。实验结果,关木通组大鼠除前胃和膀胱外,其他脏器未发现肿瘤。前胃:给药后4周开始出现鳞状上皮增生及非典型增生,8周起个别大鼠开始发生鳞状细胞癌,至16周时全部大鼠均发生鳞状细胞癌。膀胱:给药后8周开始出现移行上皮增生、非典型增生及移行细胞癌,至16周时全部大鼠均发生移行细胞癌。表明关木通能诱发大鼠前胃及膀胱癌,此致癌作用具有时间依赖性,并可能具有器官特异性[21]。

关木通水煎剂(生药2 g/mL)每日50、30、20 g/kg剂量给大鼠灌胃,在实验6个月大鼠发生肾脏肿瘤和肾外肿瘤。3个剂量组肾脏肿瘤样增生发生率均为100%,肾脏肿瘤发生率分别为42.8%、25.0%和0%,肾肿瘤以间叶性肿瘤为主以及肾母细胞瘤。肾外肿瘤发生率分别为14.3%、12.5%和12.5%,有乳腺导管上皮肿瘤、甲状腺滤泡上皮肿瘤和皮肤附件上皮肿瘤。3个剂量组全身性肿瘤发生率分别为57.2%、37.5%和12.5%。关木通组大鼠肿瘤发生均呈剂量依赖关系性[22]。

8. DNA损伤 大鼠经灌胃关木通水煎剂(AMK)(50 g/kg),结果给药组动物的肾组织形态学、体重、肾脏系数、BUN及MDA含量等各项观察指标均有明显改变。提示,AMK经1:3给药50 g/kg连续3 d,即可引起肾损伤。AMK可致肾组织活性氧增高,进而引起DNA氧化性损伤[23]。

关木通氨水-乙醇提取液(8、4、2 mg/mL)及关木通水煎液(200、100、50 mg/mL)对中国仓鼠肺成纤维细胞(V79)的DNA均有损伤。在一定浓度下均能导致V79细胞产生彗星现象(拖尾率和DNA迁移长度明显升高),并且存在剂量-反应关系。提示关木通对V79细胞DNA具有损伤作用[24]。

9. 药代 小鼠按马兜铃酸A剂量4.0 mg/kg灌胃给予关木通提取液后,血浆药物浓度的药动学房室模型为一室模型,主要药动学参数$T_{1/2}$ (ka),$T_{1/2(ke)}$,T_{max},AUC,C_{max},$CL/F_{(S)}$,$V/F_{(c)}$分别为:3.94,16.29,10.65 min,104.88(mg/L)·min,2.84 mg/L,0.038 mg/kg/min/(mg/L),0.89(mg/kg)/(mg/L)[25]。用2次给药的小鼠急性死亡率法测定了关木通水煎剂总成分的表观毒代动力学参数。结果:关木通水煎剂为一级动力学消除,一房室模型,$t_{1/2}$为31.87 h,LD_{50}为38.31 g/kg[26]。

10. 毒性 关木通因产地不同,毒性亦有差异如汉中关木通LD_{50}值为29.2 g/kg[27],东北关木通则为114.57 g/kg[28]。

关木通乙醇提取物小鼠灌胃给药急性毒性LD_{50}为生药15.5±0.60 g/kg,小鼠多集中在第4~5 d死亡,死亡前中毒症状为瘫软无力;解剖可见肝、肾瘀血,心脏冠状动脉充血,肠充气[11]。小鼠静脉注射关木通成分马兜铃酸,致死量为60 mg/kg[29]。

关木通成分马兜铃酸给兔静脉注射每日0.5、5 mg/kg或腹腔注射0.5、1.0、1.5 mg/kg,连续15 d,动物出现虚弱无力,1.5 mg/kg组给药后3~9d内动物死亡;中毒剂量使内脏毛细血管发生病变,有出血灶形成并发生水肿,肾脏可见肾小管坏死性改变[13]。

【临床应用】

1. 肾盂肾炎 70例女性肾盂肾炎患者,以由木通、萹蓄、瞿麦、大黄、栀子、甘草梢组成的八正散为主治疗,每日1剂水煎服;治愈40例(57.1%)、好转26例(37.1%),总有效率为94.2%。另一组女性急性肾盂肾炎菌尿67例以上方随症加减治疗,治愈54例,临床治愈5例,有效率为88%[4]。

2. 淋病 用加减八正散治疗淋病48例,5 d有26例尿痛合并尿道流脓消失,菌检18例转阴;8d有26例上述症状消失,菌检转阴治疗10例,2例痊愈,最终全部患者均痊愈[30]。

3. 不良反应

(1)肾脏毒性 临床应用关木通及其复方制剂所致肾脏损害国内外已有不少报道,近年来更引起了广泛关注,国内最早报道见于1964年[31],随着临床医师对其认识的重视,近年服用木通引起的肾脏毒性的报道已有数十例(估计实际肾脏损害病例要更多),有近半数死亡,且少有肾功能恢复者[31-54]。国内临床报道病例的年龄从新生儿(最小的仅15 d[46])到老年人(最长者91岁[53])都有,多数患者为服药过量(超过药典规定剂量)且服药时间较短即引起肾衰竭之表现,一般服用剂量为50~100 g/d,最大剂量为500 g/d[42],但值得注意的是亦有服用正常剂量(10 g/d)1[41]~2、3剂[48]后即出现肾脏损害毒性症状和肾功能不全的病例。关木通导致肾毒性国内外学者已公认系所含马兜铃酸(AA)为主要原因,国外学者联系到AA的其他中草药如厚朴、防已等引起的肾损害提出了“中草药肾病”(Chinese Herbs Nephropathy CHN)这一概念,国内学者多数认为此概念不科学,不确切,而认为应称之为“马兜铃酸肾病”(Aristolochic Acid Nephropathy,AAN),其有关研究也在逐步深入[54-62]。

(2)过敏性紫癜 有报道服用含关木通15g之汤剂治疗热淋症患者,服用3剂后出现皮肤过敏性紫癜,经停药及抗过敏治疗而愈[63]。

(3)慢性间质性肾炎 3例服关木通汤药,4例服含关木通成药。分析服用时间、累积总量与肾损害首发症状及症状出现时间、肾功能和肾病理改变的关系。结果,汤药组服药时间平均33.3个月,累积总量平均829.3 g,首发症状为乏力3例,夜尿增多2例,平均时间为8.3个月,Cr平均402 μmol/L。肾病理均为重度寡细胞性肾间质纤维化,肾小管广泛萎缩。成药组服药时间平均7.5个月,累积总量平均136 g,乏力3例,夜尿增多1例,恶心呕吐、头痛头晕1例,平均18.8个月,Cr 362.8 μmol/L。肾病理为重度寡细胞性间质纤维化和灶状纤维化各2例,肾小管灶状萎缩3例,广泛萎缩1例[64]。

【附注】

1. 临床 作为木通入药的品种及来源颇多且较为混乱。从本草考证上看其名称在唐代《新修本草》前历代本草书目谓之通草者系木通科植物五叶木通,宋代《证类本草》出现了三叶木通、白木通和川木通,而俗间所谓通草实为通脱木。木通科植物五叶木通和三叶木通已很少应用,仅在四川部分地区或民间草药店有出售[4,11]。从五叶木通藤茎中得到木通茎酸(Quinatic stem acid)[65]。

2. 药理作用 采用小鼠腹腔毛细血管通透法和小鼠耳肿胀法,观察三叶木通水提物和五叶木通三叶木通抗炎作用;利尿作用采用大鼠代谢笼法,观察其利尿作用;采用体外抑菌实验,观察其抑菌作用。用聚乙二醇制备肝微粒体,测定肝和小肠CYF3A活性;以免疫组化法检测肝和小肠组织P-gp水平。实验结果,两种木通均明显抑制小鼠腹腔毛细血管炎性渗出,抑制二甲苯所致小鼠耳廓肿胀;并利尿和抑菌作用明显;三叶木通对肝脏CYP3A活性和P-gp水平有一定的抑制作用。与正常对照组相比差异显著($P<0.05$);五叶木通对肝脏CYP3A活性和P-gp水平无明显作用,与正常对照组相比无统计学意义。说明两种木通抗炎、利尿及抑菌作用基本相等;三叶木通水提物可能是肝CYP3A和P-gp的抑制剂;但五叶木通对CYP3A和P-gp影响不明显[66]。

三叶木通全株均可入药。果实入药,能疏肝健脾,和胃顺气,生津止渴,并有抗癌作用;根入药能补虚、止痛、止咳、调经。我国传统医学中把三叶木通的根、茎、果实、种子分别称为木通根、木通、八月札、预知子。配伍很广,能通乳治疗风湿关节疼痛、腹痛、脚痛、肝癌、肺癌、疝气等10多种疾病,外涂能治蛇虫咬伤、解毒、止痒[67]。

临床医生在处方时应了解当地所使用木通的品种和来源,在处方上写明确,若单写木通则多发关木通。在我国大部分地区商品木通亦即关木通。

3. 其他 鉴于关木通本身并非木通科植物,多数药理学实验报道并无利尿作用,且木通名称及品种无论历史典籍还是目前市场上均存在较为混乱之情况,加之关木通毒理学实验和临床均表明有肾脏毒性作用,因此虽然自1977~2000年版中国药典均有收载,而国内楼之岑等建议取消关木通品种而代之以更为有效和安全的木通科利尿渗湿药物,如木通科的三叶木通〔*A.trifoliata* (Thunb.)Koidz.〕及其变种作为正品木通,关木通应停止使用[11]。这一建议应予以重视。

(胡志洁　王士贤　匡　朴)

参考文献

[1]张丽华,等.薄层扫描法测定关木通中马兜铃酸的含量.特产研究,1998,23(2):28

[2]谭生建,等.HPLC测定关木通中马兜铃酸含量.中国中药杂志,1993,18(3):169

[3]尚明英,等.中药关木通中总马兜铃酸的含量测定.中草药,2000,31(12):899

[4]王本祥.现代中药药理学.天津:天津科学技术出版社,1997:553

[5]楼风昌,等.木通马兜铃化学成分研究.药学学报,1995,30(8):588

[6]王瑛,等.中药关木通中的抗肿瘤成分研究.北京医科大学学报,2000,32(1):18

[7]王瑛,等.关木通化学成分研究.热带作物学报,1998,19(增刊):52

[8]黄经桂.中药关木通化学成分的研究.海峡药学,2003,15(1):35

[9]王瑛,等.关木通中的苯丙素成分研究.兰州大学学报(自然科学版),2000,36(1):71

[10]张中文,等.关木通与马兜铃菲甙对心血管系统部分指标的影响.北京农学院学报,1997,12(2):28

[11]楼之岑,等.常用中药材品种整理和质量研究.北方编(第2册).北京:北京医科大学,中国协和医科大学联合出版社,1996:47

[12] 孙迅.中药对某些致病性皮肤癣菌抗菌作用的研究.中华皮肤科杂志,1958,(3):210

[13]Wu G,et al.Inhibition by Guan-mu-tong (Caulis aristolochiae man- shuriensis)of the growth of spontaneous mammary tumors in SHN virgin mice. *Anticancer Drugs*,1994,5(6):641

[14]Nagasawa H,et al.Effects of aristoloside,a component of guan-mu-tong(Canlis aristolochiae manshuriensis),on normal and preneoplastic mammary gland growth in mice. *Anticancer Res*,1997,17(1A):237

[15]张卫华.三种木通利尿作用及其毒性的比较研究.中国中药杂志,1989,14(10):594

[16]魏春利,等.关木通对大鼠肾功能和组织病理学的影响.吉林大学学报医学版,2007,33(6):960,封2

[17]万晨旭,等.药典法定剂量、不同剂量的关木通对大鼠肾间质的影响.临床肾脏病杂志,2006,6(4):174,插1

[18]李恒,等.马兜铃酸-I所致大鼠急性肾损伤的实验研究.中华肾脏病杂志,2002,18(1):53

[19]陈素贤,等.关木通致肾损伤大鼠血和尿中尾加压素Ⅱ含量的变化.吉林大学学报医学版,2007,33(1):21,封2

[20]王巍巍,等.关木通对大鼠的致肿瘤作用及丹参的干预.中国中西医结合肾病杂志,2009,10(3):201

[21]高艳丽,等.关木通对大鼠致癌性的实验研究.中华肾脏病杂志,2003,19(4)):250

[22]裘奇,等.木通致大鼠肿瘤作用的实验研究.中国中西医结合杂志,2001,21(4):291

[23]李振雪,等.关木通水煎剂致大鼠肾毒性及DNA损伤机制.毒理学杂志,2007,21(6)):444

[24]刘斌,等.关木通两种提取液对V79细胞DNA的损伤作

用.华西药学杂志,2003, 18(1):13

[25]田葆萍,等.关木通药材中马兜铃酸A的药动学研究.中国现代应用药学,2005,22(2):137

[26]龙绍疆,等.关木通的表观毒代动力学参数的测定.中药药理与临床,2003,19(1):19

[27]胡世林,等.关木通毒性的初步研究.中草药,2006,37(3):415

[28]张智,等.15味有毒中药小鼠半数致死量的实验研究.中国中医基础医学杂志,2005,11(6):435

[29]王浴生.中药药理与应用.北京:人民卫生出版社,1983:175

[30]李日福,等.加减八正散治疗淋病48例.辽宁中医杂志,1993,20(2):37

[31]吴松寒,等.木通所致急性肾功能衰竭二例报告.江苏中医,1964,(10):12

[32]王建雄,等.关木通中毒致肾脏损害10例分析.时珍国医国药,2006,17(10):2109

[33]蒋艳伟,等.关木通中毒尸检1例.法医学杂志,2007,23(3):229

[34]董泽伍,等.关木通致小婴儿急性肾衰竭2例.实用儿科临床杂志,2006,21(17):1151

[35]于荣霞,等.马兜铃酸肾病的护理5例.中国实用护理杂志,2006,22(3):21

[36]张宝霞,等.马兜铃酸肾病2例报告.中国实用乡村医生杂志,2005,12(8):60

[37]郝大鹏,等.关木通中毒致急性马兜铃酸肾病3例临床病理分析.陕西中医, 2003,24(4):358

[38]周柱亮,等.关木通引起急性肾损伤1例报告.中国中西医结合肾病杂志,2004,5(9):552

[39]周柱亮,等.关木通引起慢性间质性肾炎7例报告.临床军医杂志,2004,32(6):70

[40]张俊文,等.中药中毒20例报告.西安医科大学学报,1986,7(2):176

[41]尹广,等.木通中毒的肾脏损害.肾脏病与透析肾移植杂志,1999,8(1)11

[42]常政红,等.木通过量引起急性肾功能损害1例报告.新中医,1999,31(4):7

[43]潘肇荣,等.中草药引起肾损伤54例临床观察.中医杂志,1999,40(8):487

[44]李锋,等.对13例木通中毒导致急性肾功能衰竭的分析.中国中药杂志,1999,24(7):435

[45]王晓君,等.木通之肾毒性.山东中医杂志, 2000,19(4):240

[46]王丹华,等.新生儿木通中毒的肾脏损害.中华儿科杂志,2000,38(6):392

[47]黄朝兴,等.木通中毒致肾损害的临床特点及与马兜铃酸肾病的联系.浙江中西医结合杂志,2000,10(10):588

[48]郑志农,等 木通致急性肾功能损害2例.现代中西医结合杂志,2000,9(8):1823

[49]谌贻璞,等.马兜铃酸肾病存在四种临床病理类型.中华肾脏病杂志,2000,16(6):406

[50]何建英,等.木通肾损害3例及文献复习.陕西中医,2001,22(1):51

[51]桑健.木通中毒致急性肾衰竭1例.中国中西医结合肾病杂志,2001,2(6):357

[52]刘继红.木通引起肾损害1例报道.浙江中西医结合杂志,2001,11(3):178

[53]张桦,等.木通中毒的急慢性肾脏损害.临床急诊杂志,2001,2(2):85

[54]金启辉.1例关木通致Ⅰ型肾小管酸中毒患者诊治分析.浙江医学,2004,26(3):221

[55]马红梅,等.关木通肾毒害及其防治.中草药,2001,32(4):369

[56]黎磊石.由木通肾毒性研究带来的思考.肾脏病与透析肾移植杂志,1999,8(1):1

[57]张晓明,等.马兜铃酸引起的肾脏损害.国外医学泌尿系统分册,2000,20(3):101

[58]黎克湖,等.马兜铃属植物的药理学研究.武警医学院学报,2000,9(3):230

[59]王峰,等.木通不良反应及临床应用商榷.中草药,2000,31(5):394

[60]叶志斌,等.中草药肾脏毒性研究现状及展望.中国新药杂志,2000,9(8):526

[61]国植,等.对广防已、关木通导致的国际大规模中毒事件的反思.中草药,2001,32(1):88

[62]戴希文,等.中草药肾损害的现状及对策.中国中西医结合杂志,2001,21(1):58

[63]李庆龙.服过量关木通煎剂致过敏性紫癜1例.中国中药杂志,2000,25(2):124

[64]周柱亮.关木通引起慢性间质性肾炎7例报告.临床军医杂志,2004,32(6):70

[65]刘桂艳.五叶木通中一个新的三萜成分.高等学校化学学报,2006,27(11):2120

[66]白梅荣,等.三叶五叶木通提取物药效及对药酶影响的比较研究.中华中医药学刊,2008,26(4):732

[67]刘占朝.三叶木通研究进展综述.临床军医杂志,2004,32(6):70

决明子 Cassiae Semen jue ming zi

本品为豆科植物决明*Cassia obtusifolia* L. 或小决明*Cassia tora* L.的干燥成熟种子。味甘、苦、咸，性微寒。有清热明目，润肠通便等功能。用于目赤肿痛、羞明多泪、头痛眩晕、目暗不明、大便秘结等。

【化学成分】

决明和小决明的种子均含蒽醌类、萘骈吡咯酮类、脂肪酸类、氨基酸和微量元素等，但两者在成分和含量上有一定的差异[1]。

1. 蒽醌类 两者均含有大黄酚(chrysophanol)、大黄素(emodin)、大黄素甲醚(physcion)、黄决明素(chryso-obtusin)等。决明另含大黄素蒽酮(emodin-anthrone)、大黄素-6-葡萄糖苷 (emodin-6-glucoside)、葡萄糖基美决明子素(gluco-obtusifolin)、葡萄糖基黄决明素(gluco-chryso-obtusin)、葡萄糖基橙黄决明素(gluco-aurantio-obtusin)等。小决明另含去氧大黄酚(chrysarobin)、大黄酚-8-甲醚、大黄素-1-甲醚、1,2-二甲氧基-8-羟基-3-甲基-9,10-蒽醌等[2]。

2. 萘并吡咯酮类 两者均含决明苷(cassiaside)、决明种内酯(toralactone)、红镰霉素(rubrofusarin)等。决明另含有决明内酯(cassialactone)、异决明种内酯(iso-toralactone) 等。小决明含去甲红镰霉素(nor-rubrofusarin)、决明酮(torachrysone)等[1]。

3. 其他 含有多种挥发油成分[3]。棕榈酸(palmitic acid)、硬脂酸(stearic acid)等[1]。还含有多种氨基酸，含有铁、锌等多种微量元素[1]。

【药理作用】

1. 增强学习记忆 决明子蛋白质(1、0.25 mg/kg)和决明子蒽醌苷(20、5 mg/kg)灌胃给药7周，对D-半乳糖致衰老小鼠学习记忆障碍有显著的改善作用；降低衰老小鼠脑组织中MDA含量，提高SOD水平，减少肝组织中脂褐素(LF)含量；决明子蛋白尚能显著降低脑组织单胺氧化酶含量。决明子蛋白和蒽醌具有抗衰老和促进学习记忆能力[4]。

2. 调节血脂 给由高脂饲料所致高脂血症模型白兔灌服决明子水、乙酸乙酯、正丁醇提取物5.4 g/kg，连续给药14、28 d后，均可显著降低模型动物血清胆固醇、甘油三酯和低密度脂蛋白含量，且正丁醇提取物的降血脂作用优于水提取物和乙酸乙酯提取物[5]。给由脂肪乳剂诱发的高脂血症大鼠腹腔注射1 mg/kg的决明子蛋白质、20 mg/kg的决明子蒽醌苷以及联合给予0.25 mg/kg决明子蛋白质和5 mg/kg决明子蒽醌苷，连续15 d，能显著降低模型动物的血清胆固醇、甘油三酯和低密度脂蛋白，对高密度脂蛋白影响不大[6]。

在体外培养的肝细胞中加入不同浓度的决明子浸膏和决明子苷B(5×10^{-9}~5×10^{-5} moL)，决明子浸膏对肝细胞^{14}C-胆固醇合成有一定的阻抑作用，而决明子苷B没有显示出明显的抑制胆固醇合成作用。提示，决明子降血脂作用是抑制胆固醇的合成，而决明子苷的降血脂的主要途径不是抑制胆固醇的合成[7]。

3. 保肝 连续7 d给小鼠灌服5.1、10.3、21.6 g/kg决明子乙醇提取物，可显著降低CCl_4所致急性肝损伤小鼠血清AST、ALT的升高，同时10.3、21.6 g/kg剂量的决明子乙醇提取物还能显著降低模型动物血清MDA含量，提高SOD活性，减轻肝细胞的病理学损伤。决明子蒽醌、多糖被实验证明为保护急性肝损伤的活性成分[9]。

给予由高脂饲料造成的非酒精性脂肪肝模型大鼠灌服决明子乙酸乙酯提取物，或对由高浓度酒精合并高脂饮食饲养、注射CCl_4等多因素所致的脂肪肝模型大鼠给予决明子乙酸乙酯提取物治疗，可使以上两种模型动物肝酶活性显著下降，肝细胞脂肪变性程度明显减轻[10,11]。

4. 改善肾功能 对由链脲佐菌素所致的糖尿病肾病模型大鼠灌服10、50 g/kg决明子水煎剂，连续8周，可显著抑制模型大鼠外周血单个核细胞以及肾组织核因子-κB(NF-κB)活化和纤黏蛋白(FN)表达，减少24 h尿蛋白排泄，降低血脂和肌酐水平，减轻肾小球肥大、系膜细胞增生和细胞外基质堆积[12,13]。

5. 调节免疫功能 隔日给小鼠腹腔注射10、20 g/dL的决明子水提取液，共3次，可显著提高Balb/C小鼠腹腔MΦ细胞的吞噬率和吞噬指数[14]。将小鼠淋巴细胞或巨噬细胞体外与终浓度25、50、100 μg/mL的决明子蒽醌苷共培养，可明显促进小鼠T、B淋巴细胞的增殖，增强巨噬细胞吞噬能力，提高NK细胞活性及分泌

TNF活性，并可促进混合淋巴细胞反应，拮抗丝裂霉素C对淋巴细胞增殖的抑制作用[15]。

6. 抗氧化 体外实验研究证明，决明子乙酸乙酯、正丁醇、水提取物能显著清除DPPH·和·OH自由基，其中乙酸乙酯提取物清除自由基能力最强，其清除DPPH·和·OH自由基的IC_{50}分别为70.1±1.11 μg/mL、27.06±1.02 μg/mL；在25 μg/mL~200 μg/mL浓度范围内，三种决明子提取物均具有还原能力，且呈量效关系，在相同浓度下乙酸乙酯提取物表现出更强还原能力；在0.25~1 mg/mL浓度范围内，三种决明子提取物可显著对抗低密度脂蛋白的被氧化修饰程度，提示决明子提取物可通过抑制LDL氧化损伤而防治动脉粥样硬化，同样乙酸乙酯提取物作用最强[16]。蒽醌类和水溶性多糖可能为决明子抗氧化的有效成分[17,18]。

7. 泻下 给实验性便秘小鼠灌胃决明子各溶剂提取物生药5 g/kg，结果决明子石油醚提取物、正丁醇提取物、炒决明子正丁醇提取物能明显缩短燥结便秘小鼠的首便时间，增加排便粒数及粪便重量。决明子泻下的有效成分主要集中在石油醚及正丁醇提取部位，可能是油脂类或苷类[19]。

8. 毒性 将相当于含生药量5、15、25、35、45 g/kg的决明子乙醇提取物掺入饲料饲喂大鼠13周，可见肾脏肿大、肾小管上皮细胞内有褐色颗粒样物质沉积；肠系膜淋巴结色素沉积、反应性增生；结肠直肠固有层色素沉积、结肠浅表性黏膜炎；睾丸曲细精管萎缩、无生精细胞，提示决明子不宜长期大量服用[20]。

【临床应用】

1. 高脂血症 决明子碾末，每次5g，用半杯白开水冲泡，饭后半小时口服，治疗原发型高胆固醇血症12例，10 d为一疗程，治疗3个疗程。经决明子治疗后血脂各项指标明显降低，患者体重也有所下降，腹胀腹痛消失，脂肪肝症状减轻[21]。对36例冠心病患者(其中合并高脂血症9例)给予复方决明子胶囊(决明子、丹参、山楂等)治疗1个月，患者血脂水平显著下降，心绞痛症状也明显好转[22]。

2. 高血压 43例原发性高血压患者以30 g决明子研末冲服，每日1剂，5 d为一疗程，降压总有效率93.02%[23]。给30例原发性高血压患者服用二子降压汤(莱菔子、决明子)，2周为一疗程，连续治疗2个疗程，降压总有效率达93.3%[24]。

3. 乳腺病 将决明子粉碎过80目筛，每次25g，每天2次，开水冲服治疗乳腺小叶增生病50例，连续服4周为一疗程，一般治疗2个疗程，总有效率96%[25]。

4. 霉菌性阴道炎 对280例霉菌性阴道炎患者给予大扶康150 mg，1 d 1次，连服3 d，月经过后再巩固服用1 d，配偶同服，决明子外洗1 d 1次，半年后临床治愈率100%，真菌治愈率98.7%，无一例出现不适及过敏现象[26]。

5. 便秘 取生决明子10 g，捣碎，用开水200 mL浸泡15~20 min，或煮沸5~10 min，代茶饮用或分2次服用治疗100例老年性便秘患者，1日1剂，15~20 d为一疗程，平均治疗4个疗程，总有效率93%[27]。

6. 颈椎病 用决明子药枕治疗颈椎病300例。用决明子2~3 kg做枕芯，持续应用3个月后换枕芯。治疗6个月后有98例显效，9个月后88例显效，12个月后52例显效，15个月后20例显效，18个月后38例显效，4例治疗24个月无效，总有效率98.67%[28]。

7. 口腔溃疡 采用决明子粉外敷口腔溃疡面及决明子水漱口治疗58例患者，50余例临床观察疗效好，进食痛的症状明显缓解[29]。

(张晓晨 金锦娣)

参考文献

[1]《中华本草》编委会.中华本草.上海：上海科学技术出版社，1999：3056

[2]贾振宝，等.决明子中蒽醌类化学成分的研究.林产化学与工业，2009，29(3)：100

[3]吕华军，等.决明子挥发油成分的GC-MS分析.中国现代中药，2008，10(6)：23

[4]刘金珠，等.决明子蛋白质和蒽醌苷对D-半乳糖衰老小鼠学习记忆及代谢产物的影响. 中国中药杂志，2007，32(6)：516

[5]俞发荣，等.决明子不同部位提取物的调血脂作用.中国临床康复，2006，10(39)：110

[6]李续娥，等.决明子蛋白质和蒽醌苷对高脂血症大鼠血脂的影响.中国中药杂志，2002，27(5)：374

[7]何菊英，等.决明子降血脂作用机制研究.中国药房，2003，14(4)：202

[8]林冬静，等.决明子提取物对急性肝损伤保护作用的实验研究.时珍国医国药，2006，17(2)：214

[9]杨永久，等.决明子活性成分对四氯化碳肝损伤的保护作用.食品研究与开发，2007，28(3)：155

[10]张荣，等.决明子乙酸乙酯提取物对非酒精性脂肪肝大鼠的防治作用.山西中医，2009；25(7)：45

[11]刘必旺，等.决明子乙酸乙酯提取物对多因素诱导的大鼠脂肪肝的影响.世界中西医结合杂志，2008，3(10)；579

[12]李龙，等.决明子对实验性大鼠糖尿病肾病疗效观察.中国中西医结合杂志，2005，25(6)：71

[13]杨明正,等.决明子对糖尿病大鼠肾组织NF-κB活化的影响.浙江中西医结合杂志,2006,16(3):149

[14]刘先宁,等.决明子水提取液对小鼠腹腔MΦ吞噬能力的影响.现代检验医学杂志,2004,19(4):65

[15]邓响潮,等.决明子蒽醌苷对小鼠免疫功能的调节作用.中国药业,2008,17(11):10

[16]贾振宝,等.决明子提取物的体外抗氧化实验研究.食品科学,2005,21(6):44

[17]韩立强,等.不同提取方法对决明子蒽醌类成分及抗氧化活性的影响.江苏农业科学,2007,(6):255

[18]刘娟,等.决明子水溶性多糖的抗氧化作用.食品科学,2006,27(5):61

[19]张加雄,等.决明子提取物泻下作用研究.时珍国医国药,2005,16(6):467

[20]周宇红,等.决明子亚慢性毒性病理实验.毒理学杂志,2005,19(3)增刊:265

[21]古娜尔,等.决明子治疗高脂血症的临床观察.中国民间疗法,2009,17(11):27

[22]牟春平,等.复方决明子胶囊对冠心病患者血脂水平的影响和疗效观察.中华现代内科学杂志,2005,2(10):893

[23]荣文平,等.单味决明子治疗原发性高血压43例.黑龙江中医药,2003,(4):25

[24]郑春红.二子降压汤治疗原发性高血压病30例.吉林中医药,2006,26(2):27

[25]杨占江,等.决明子治疗乳腺小叶增生病50例.新中医,2003,35(11):62

[26]韩丽梅,等.大扶康与决明子巩固治疗霉菌性阴道炎280例临床观察.中国社区医师,2007,9(20):89

[27]徐勇,等.决明子治疗老年性便秘100例.中国中西医结合外科杂志,2003,9(1):14

[28]张胜利,等.决明子药枕治疗颈椎病300例临床分析.青岛医药卫生,2009,41(2):133

[29]阴发成,等.决明子治疗大面积口腔溃疡58例.中华实用中西医杂志,2004,17(16):2390

冰片(合成龙脑) Borneolum Syntheticum bing pian

本品为无色透明或白色半透明的片状松脆结晶;气清香,味辛、凉;具挥发性,点燃发生浓烟,并有带光的火焰。味辛、苦,性微寒。开窍醒神,清热止痛。用于热病神昏、惊厥、中风痰厥、气郁暴厥、中恶昏迷、胸痹心痛、目赤、口疮、咽喉肿痛、耳道流脓。

【化学成分】

目前临床应用的冰片大部分为人工合成品,是以松节油或樟脑等物质经过化学方法合成而得,分子量154.25。除含有龙脑(borneol)外,还含有大量异龙脑(isoborneol,为龙脑的差向异构体),其整体构成冰片的外消旋体[1-3]。

【药理作用】

1. 抗心肌缺血 冰片对狗实验性心肌梗死有减慢心率,改善冠脉流量和降低心肌耗氧量作用[4]。大鼠口服灌胃给予0.012 5、0.05、0.2 g/kg冰片,可抑制血浆内儿茶酚胺(CA)类物质去甲肾上腺素(NE)与肾上腺素(E)的释放水平。推测冰片可能通过影响神经内分泌功能,调节机体生理病理活动,这可能是临床广泛应用含冰片的制剂防治心血管疾病的机制之一[5]。龙脑和异龙脑能使小鼠心肌^{86}Rb摄取率明显提高,异龙脑200 mg/kg能延长小鼠耐缺氧时间,龙脑该剂量作用不显著[6]。

2. 抗脑缺血缺氧与保护脑组织 1.0~2.0 mg/kg的冰片脂质体注射液可显著延长小鼠结扎双侧颈总动脉及迷走神经后的存活时间,降低大脑中动脉阻塞(MCAO)小鼠的脑梗死体积及神经行为学评分、减轻脑指数,延长小鼠常压耐缺氧的存活时间[7],亦可改善脑缺血再灌注小鼠学习记忆功能[8]。上述剂量的冰片脂质体注射液对缺血再灌注大鼠脑内白细胞浸润数目、白介素-1β(IL-1β)、肿瘤坏死因子-α(TNF-α)、细胞间黏附分子-1(ICAM-1)表达数量,对损伤后急性炎症反应的抑制作用,可能是其发挥脑保护作用的重要机制之一。另外,口服灌胃给予0.4 g/kg冰片对小鼠与大鼠有明显的促觉醒作用[10]。

3. 开放血脑屏障(BBB) 冰片能增强伊文思蓝对脑组织的蓝染程度[11],促进庆大霉素[12]、顺铂、磺胺嘧啶、造影剂泛影葡胺等透过BBB[13,14]。兔口服灌胃给予0.7g/kg冰片, 可有效增加BBB对丙戊酸钠的通透性,作用是可逆的,而且通过不同时间点的连续观察获得了开放BBB的时程,以用药后6 h开放最为显著[15]。冰片有促进生理、病理情况下脑内血管内皮细胞(EC)生成一氧化氮(NO)的作用。脑外伤时,因血管内皮细胞(EC)受损,一氧化氮合成酶(eNOS)表达减弱,冰片可增加生理、病理状态下大鼠脑微血管内皮细胞中

eNOS的表达量，显示NO与冰片促BBB开放作用有一定联系[16]。由于冰片不能诱导脑微血管内皮细胞中ICAM-1表达，故其促BBB开放与脑炎、脑外伤的病理性开放有质的区别，为生理性开放，不会引起脑的病理性损害[17]。

4. 促进药物的吸收与渗透 给大鼠灌胃冰片5 mg/kg，能明显提高川芎的有效成分四甲基吡嗪的生物利用度和血药浓度。上述作用可能与冰片开放血脑屏障（BBB）后，其与P-糖蛋白（P-gp）亲合力大，结合后被泵出细胞外，而与P-gp亲和力小的川芎嗪等药物则在细胞内蓄积，进而提高生物利用度[18]。用70%乙醇溶解合成冰片，配成1%浓度，通过完整皮肤和去角质层皮肤实验观察到冰片能促进盐酸川芎嗪的透皮吸收，促进作用主要在角质层。冰片还能与水杨酸形成低共熔物后，使后者透皮吸收量明显增加。冰片50%乙醇液配成1%浓度，观察冰片对1%双氯灭痛的经皮透过作用，结果发现冰片可使双氯灭痛的透过量增加[19]。将培养的兔角膜上皮细胞悬液（1 mL×10^6个）0.5 mL，加上冰片0.5 mL+病毒1号水0.5 mL与未加冰片组比较，发现冰片的促渗透作用与其改善角膜上皮细胞的细胞膜磷脂分子排列有关[20]。故冰片常作为促透剂，促进其他药物透过血脑屏障或皮肤、黏膜，尤其是各种外用制剂。采用同位素示踪法测定发现，灯盏花素伍用冰片经鼻给药可延长灯盏花素在大鼠血浆中灯盏乙素的达峰时间，但对生物利用度影响较小[21]。

5. 镇痛、抗炎 冰片外擦对感觉神经有轻微刺激作用，呈现局部的温和止痛效果。热板法镇痛实验表明250 mg/kg龙脑和异龙脑腹腔注射，能使小鼠的痛阈值增加。此外，腹腔注射龙脑或异龙脑15%乳剂（3.5 mL/kg）均能显著抑制蛋清所致大鼠的足肿胀，5%龙脑或异龙脑乳剂0.1 mL还能抑制巴豆油致小鼠耳廓肿胀，抗炎作用可能与拮抗PGE和抑制炎症介质释放有关。将豚鼠用激光造成烧伤动物模型，在创面上涂冰片，每日换药2次，可见冰片有较强的镇痛和抗炎作用[22]。

6. 镇静 冰片、龙脑、异龙脑有一定的镇静作用，小鼠腹腔注射200~250 mg/kg，能延长戊巴比妥钠睡眠时间。大鼠口服0.3 g/kg合成冰片可诱导肝脏细胞色素氧化酶（CYP450酶）含量增高，苯巴比妥钠、戊巴比妥均为肝药物代谢酶底物，冰片的作用可能参与诱导了肝脏药物代谢酶，从而延长这类镇静催眠药物的作用时间[23]。

7. 抗病原体 体外实验证明，冰片对多种细菌和真菌有效。冰片、龙脑、异龙脑对金黄色葡萄球菌、链球菌、肺炎球菌等均有明显的抗菌作用。MIC为1.0%~1.5%，最低杀菌浓度为1.5%~2.0%，接触时间越长，抗菌效果也随之增强。此外，冰片对霍乱弧菌、黑曲菌、红色癣菌、真菌等也有作用[11]。取患者外耳道内分泌物中分离出的黑曲菌和实验室保留的真菌菌株，测得冰片对真菌MIC为5%，MFC（最低杀菌浓度）为10%，电镜观察冰片可破坏真菌细胞的结构，导致真菌溶解死亡[24,25]。

8. 药代动力学 冰片于胃肠道、皮肤、黏膜均易被吸收。^{3}H-冰片口服后，能迅速透过小白鼠血脑屏障，5 min后在血液、心肌等处亦可测得较高的放射性强度。于30 min迅速达到最高浓度，蓄积时间也相对较长，甚至72 h。冰片在血中维持24 h后浓度才降低，半衰期$t_{1/2}$为18h。冰片单次静脉注射，分布半衰期为2.8 min，很快分布到心、肺、肝、肾、脑等血流丰富的器官，在骨、肌肉、脂肪中分布少。消除半衰期为5.3 h。在肝、肾中的分布较所有组织均高。冰片在体内与葡萄糖醛酸结合。也有实验证明，^{3}H-冰片主要以原形从尿及粪便排出。还可能通过呼吸道或其他途径排出[26]。气相色谱研究表明冰片不会产生脑内蓄积现象，因脑与血清的冰片消除速常数相近（0.182 h^{-1}和0.166 h^{-1}）[27]。另有研究表明，^{3}H-冰片滴眼有明显的渗透性，易于透过角膜与血房屏障进入眼内组织，并与视网膜、脉络膜等神经组织有特殊的亲和力。本品外敷可被皮下组织吸收，大鼠外敷^{3}H-冰片的透皮吸收量约为总外敷量的5%[26]。

9. 毒性和不良反应 小鼠灌服龙脑的LD_{50}为2879±290 mg/kg，异龙脑的LD_{50}为2269±238 mg/kg。合成冰片的LD_{50}为2507±269 mg/kg[6]。1%冰片乳液腹腔注射雌鼠的LD_{50}为907 mg/kg[28]。另有试验测得小鼠口服和腹腔注射冰片的LD_{50}为13.68 g/kg和3.06 g/kg[29]。13.4 mg/kg的冰片乳液抗中期妊娠有效率为100%；抗晚期妊娠有效率为91%[27]。通过比较不同剂量的天然冰片与合成冰片对小鼠的生殖毒性，发现2种冰片中低剂量组未观察到明显的一般生殖毒性。合成冰片1.50 g/kg对雄性小鼠生育能力有影响，但其作用终点尚不能确定[30]。

动物实验本品有一定局部刺激性。

【临床应用】

1. 冠心病心绞痛 单味冰片治疗心绞痛173例，有效率为64.6%；冠心苏合丸治疗冠心病及风湿性心瓣膜病引起的心绞痛118例，有效率大达91.5%，奏效迅速。苏冰滴丸（苏和香脂、冰片）治疗冠心病心绞痛301例，症状有效率83.4%，心电图有效率31.5%[4]。

2. 化脓性炎性疾病 冰榴散(冰片、干石榴皮)治疗化脓性中耳炎36例，痊愈28例（77.7%），好转5例(13.8%),总有效率为91.5%[31]。冰硼散粉末少许吸敷患处,可用于治疗咽喉肿痛、口腔溃疡。

3. 轻度外科感染 冰片与芒硝1:10比例混合外敷,用时取该粉末贴敷患处,每2~3 d换药1次。治疗一般外科感染230例,其中丹毒25例,急性乳腺炎42例,蜂窝织炎30例,疖肿未成脓者40例,各种感染所致淋巴管炎38例,静脉炎27例,阑尾周围脓肿28例,平均换药3次皆愈[32,33]。冰考霜(冰片1 g与10 g氢化考的松霜混合)涂患处,每日2~4次,治疗31例软组织炎及静脉炎患者,收到较好效果[4]。

4. 烧伤 冰片配伍他药，具防腐抗感染作用,并可清凉止痛,用治烧伤[22]。

5. 疼痛 用冰片耳压穴位治疗各种类型头痛52例,结果痊愈34例(65.4%),显效10例(19.2%),好转8例(15.4%)[34]。冰片局部外用治疗激光切割痔疮术后创面(烧伤创面)的止痛、消肿。结果21例患者,不疼痛者5例,显效14例,剧痛2例,水肿发生2例,给药5~10 min后局部疼痛缓解或消失,维持时间可达4~6 h[22]。

6. 失眠 用冰片耳压穴位治疗失眠，每次主穴2个,配穴1~2个,3 d更换1次,4次为一疗程。92例患者治疗显效40例,有效48例,无效4例,总有效率95.65%[35]。

7. 其他 带状疱疹可内服龙胆泻肝汤加味,外敷冰片软膏治疗。此外,冰片外用可治鸡眼、脚癣等。冰片1 g,加75%乙醇100 mL,加温后外擦局部,每日4~5次,能治疗肌内注射引起的硬块。取冰片1.5 g,香油3 g,调成糊状，每晚睡前用一棉棒蘸糊剂在肛门内涂抹,连用3d后,治疗蛲虫病。冰硼散还可局部涂敷治疗宫颈糜烂[4]。

8. 副作用 临床外用偶致过敏反应,如痔疮发炎或切除后外涂含有冰片的软膏,用药后3~6 h,有的患者肛门周围发痒,周围皮肤发红,出现散在小红丘疹[6]。

（宁 炼 金若敏 王 聃）

参考文献

[1]欧阳少林,等.龙脑樟挥发油及天然冰片成分分析.中药材,2005,28(9):781

[2]周志彬.几种冰片的区分.传统医药,2006,15(9):57

[3]吴畏,等.中药冰片鉴定、鉴别方法的研究进展.华西药学杂志,2010,25(1):116

[4]王本祥.现代中药药理学.天津:天津科学技术出版社,1997:1141

[5]刘养凤,等.冰片对大鼠血浆儿茶酚胺类物质影响的实验研究.天津中医药,2004,21(2):144

[6]江光池,等.龙脑和异龙脑对小鼠和家兔的药理作用.华西药学杂志,1989,4(1):23

[7]何晓静,等.冰片注射液对小鼠实验性脑缺血的保护作用.华西药学杂志,2005,20(4):323

[8]肇丽梅,等.冰片注射液对小鼠脑缺血再灌注后学习和记忆行为的影响.华西药学杂志,2006,21(1):60

[9]何晓静,等.冰片注射液对缺血再灌注大鼠脑内炎症反应的影响.华西药学杂志,2006,21(6):526

[10]樊双义,等.冰片对长时连续作业大鼠觉醒能力及认知功能的影响.药物不良反应杂志,2006,8(2):101

[11]牟家琬,等.龙脑和异龙脑的体外抗菌作用的研究.华西药学杂志,1989,4(1):20

[12]赵晓祥,等.冰片抗真菌作用的微结构观察.哈尔滨医科大学学报,1992,26(3):297

[13]贾钰铭,等.冰片促进顺铂透过血脑屏障的实验研究.四川医学,2004,25(2):156

[14]杜杭根,等.冰片联合顺铂对大鼠C6胶质细胞瘤的治疗作用.浙江中医药大学学报,2010,34(1):35

[15]刘娜,等.冰片可控性开放血脑屏障的实验研究.潍坊医学院学报,2007,29(6):398

[16]赵保胜,等.冰片促血脑屏障开放与一氧化氮含量改变的关系初探.脑与神经疾病杂志,2001,9(4):207

[17]赵保胜,等.冰片促血脑屏障开放与病理性开放的比较.中药新药与临床药理,2002,13(5):287

[18]袁卓,等.P-糖蛋白与冰片促血脑屏障生理性开放的关系探讨.天津中医药,2006,23(3):261

[19]王晖,等.薄荷醇与冰片的促透作用.中草药,1997,28(2):93

[20]樊岚岚,等.冰片对兔角膜上皮细胞膜促渗透作用的实验研究.中国中医眼科杂志,1998,8(2):67

[21]石森林,等.冰片对灯盏花素鼻腔给药在大鼠体内药动学的影响.浙江中医药大学学报,2010,34(2):148

[22]侯桂芝,等.冰片对激光烧伤创面的镇痛及抗炎作用.中国药学杂志,1995,30(9):532

[23]胡利民,等.合成冰片对大鼠肝CYP450酶含量及CYP3A1mRNA表达的影响.天津中医药,2005,8(22):284

[24]常颂平,等.冰片对真菌细胞超微结构的影响及治疗化脓性中耳炎的临床应用.中国中药杂志.2000,25(5):306

[25]赵晓祥.冰片抗真菌作用的微结构观察.哈尔滨医科大学学报,1992,(4):295

[26]上海中医学院3H-冰片在机体内的吸收、分布和排泄-中药冰片芳香开窍机制作用探讨.中成药研究,1981,(5):8

[27]梁美蓉,等.冰片在大鼠血清和脑组织中的药代动力学特征.中药新药与临床药理,1993,(4):38

[28]徐莲英,等.冰片的抗生育作用及剂型研究.中成药研究,1986,(3):1

[29]何庆,等.冰片口服制剂安全性的试验研究.中国药师,

2006,9(5):419

[30]胡利民,等.天然冰片与合成冰片对小鼠的一般生殖毒性.药理学杂志,2006,20(4):276

[31]王殿祥.冰榴散治化脓性中耳炎.山东中医杂志,1984,(4):42.

[32]张连春,等.冰片芒硝治疗一般外科感染230例.中西医结合杂志,1984,(5):272

[33]岳富雄.冰片芒硝治疗一般外科感染.中西医结合杂志,1986,(10):620

[34]吴锡强.冰片耳压治疗头痛52例.河南中医,1988,8(5):33

[35]吴锡强.冰片耳压治疗失眠92例.浙江中医杂志,1987,22(4):158

灯盏细辛 Eerigerontis Herba deng zhan xi xin

本品为菊科植物短葶飞蓬*Erigeron breviscapus* (Vant.)Hand.-Mazz的干燥全草。味辛、微苦,性温。有活血通络止痛,祛风散寒功能。主治中风偏瘫、胸痹心痛、风湿痹痛、头痛、牙痛等。

【化学成分】

1. 黄酮及黄酮苷类 主要有4′-羟基黄芩素(scutellarein)、4′-羟基黄芩素-7-β-D-葡萄糖苷(plantagin)、4′-羟基黄芩素-7-β-葡萄糖醛酸甲酯苷、洋芹素(apigenin)和木犀草素(luteolin)、4,5,6-三羟基黄酮-7-O-葡萄糖醛酸苷[1-4]。2个新黄酮类化合物,结构为5,6,4′-三羟基黄酮-7-O-β-D-吡喃葡萄糖醛酸乙酯和山柰酚[5]。还有灯盏甲素、灯盏乙素[6]。

2. 芳香酸酯类 有3,4-二羟基肉桂酸(3,4-dihydroxy-phenyl acrylic acid)、咖啡酸、3,5-二甲氧基-4-羟基苯甲酸、对甲氧基肉桂酸、对羟基苯甲酸等[6,7]。

3. 挥发油 柠檬酸烯脂、咖啡酸烯脂等[8]。

4. 单体化合物类 有豆甾醇(stigmasterol)、β-谷甾醇(β-sistosterol)、胡萝卜苷(β-sistosterol-3-O-β-D-glucopyranoside)[5]、木栓烷、正四十五酸和麦角甾-7,22-二烯-3-酮[9]、焦袂康酸(pyromeconic acid)、硬脂酸(stearic acid)等[10]。

5. 其他 氨基酸、维生素、微量元素、有机酸等[6]。

【药理作用】

1. 脑、神经系统

(1)增强学习和记忆 灯盏花素25、50 mg/kg(灌胃,20 d)可明显缩短液压脑损伤大鼠逃避潜伏期(水迷宫试验),显著延长脑损伤大鼠学习记忆潜伏期(避暗试验),减少错误次数,降低脑组织MDA含量和升高SOD含量。灯盏花素可改善脑创伤大鼠学习记忆功能,与抑制氧自由基反应有关[11]。D-半乳糖衰老小鼠出现明显的学习记忆能力下降,胸腺、脾脏、睾丸等脏器指数有明显异常改变等,5、10、20 mg/kg灯盏花素可不同程度地改善衰老小鼠上述衰老症状,对D-半乳糖引起的小鼠学习记忆障碍有明显的改善作用[12]。灯盏花素(80、20、5 mg/kg)还可提高缺血性记忆障碍小鼠的学习记忆能力,与其提高脑组织抗血脑屏障损伤和抗炎症反应能力有关[13]。

(2)保护神经元 在体外培养的大鼠海马神经细胞加入L-谷氨酸同时,给予不同剂量的灯盏花素(20、40 μmol/L)干预,可有效抑制谷氨酸诱导的神经细胞死亡,细胞凋亡率下降30.4%和40.1%,坏死率下降32.5%和38.8%。灯盏花素可通过抑制细胞钙超载,调节凋亡抑制因子XIAP的表达而有效保护神经细胞[14]。灯盏细辛提取物0.1~1.6 mg/mL和灯盏乙素0.038~0.6 mg/mL可明显提高体外培养鼠大脑皮层神经细胞存活数,且具量效关系[15]。β-淀粉样蛋白(Aβ)可引起神经母细胞瘤细胞凋亡,灯盏细辛醇提物0.025、0.05、0.1、0.25、0.5 g/L降低细胞凋亡率,可对抗Aβ的细胞毒性作用[16]。

(3)抗脑缺血再灌注损伤 建立大鼠大脑中动脉缺血再灌注损伤模型,并立即将灯盏细辛45 mg/kg由腹腔注射,24~48 h大鼠脑组织中NF-κB蛋白表达明显减少。表明,灯盏细辛可抑制NF-κB激活,而达到脑保护作用[17]。灯盏花素50、75 mg/kg静脉给药,可显著保护大脑缺血再灌注引起的脑损伤,可能与其抑制Fas蛋白的表达有关[18]。

(4)抗脑缺氧 10、20 mg/kg灯盏花素连续灌胃小鼠7 d,使腹腔注射$NaNO_2$小鼠的存活时间延长,断头后张口呼吸的持续时间延长,表明对小鼠脑缺氧具有保护作用[19]。大鼠腹腔注射灯盏细辛注射液2.7、10.8 mL/kg,可有效增大基底动脉血管直径,对大鼠蛛网膜下腔出血后血管痉挛有防治作用[20]。

2. 心血管系统

(1)抗心肌缺血再灌注损伤 在大鼠心肌缺血再

灌注制作前2周，给予灯盏花素注射液10 mg/kg，灌胃，可使左室内压峰值（LVSP）、±dp/dtmax明显升高，IL-6、TNF-α的含量降低。灯盏花素对大鼠心肌缺血再灌注损伤有明显的保护作用，可能与适应原样作用有关[21]。灯盏花素注射液2、4、8 mg/kg能明显降低大鼠缺血再灌注心律失常的发生率，缩短心律失常持续时间，降低ST段的抬高程度；减少血中LDH和心肌中MDA含量，保护心肌SOD活性。对心肌缺血再灌注大鼠心律失常有保护作用，与其清除氧自由基，抑制脂质过氧化反应有关[22]。

（2）抗心律失常　灯盏花素0.02、0.05、0.08、0.10 g/L浓度依赖性抑制心室肌细胞膜瞬间外向钾电流（I_{to}），0.10 g/L灯盏花素对内向整流钾电流（I_{k1}）无明显影响。这可能是其抗心律失常作用的重要机制之一[23]。在豚鼠离体右心房中加入灯盏花素（0.025×3、0.25、0.25×3、2.5、2.5×3、25、25×3 μg/mL），可降低心房肌的收缩幅度、收缩速度、舒张速度，提示可抑制心肌的收缩性能[24]。

（3）抗动脉粥样硬化　给高脂饲料喂养6周的家兔腹腔注射灯盏细辛注射液5 mL/kg，经过6周，灯盏细辛组家兔主动脉内膜增厚显著减轻，粥样斑块面积缩小，斑块中IL-6的百分数减低，但不能减低血清中胆固醇水平。灯盏细辛有抑制动脉粥样硬化病变进展作用[25]。

（4）抗血栓　新灯盏花素140、350 mg/kg静脉注射抑制家兔动脉血栓形成，使血栓中血小板含量减少，并减轻血小板的破坏与5-羟色胺释放反应；对血小板与血管内皮细胞的花生四烯酸代谢物TXB_2与6-Keto-$PGE_{1α}$的生成均有抑制作用[26]。角叉莱胶皮下注射诱发小鼠尾部血栓形成，造模前腹腔注射灯盏花素5、10、20 mg/kg可抑制小鼠尾部血栓形成[27]。灯盏细辛灌胃大鼠50 mg/kg，其有效部位具有较强抗血栓作用，降低凝血酶激活中性粒细胞与血小板间的黏附率[28]。

（5）稳定血流动力学及抗肺动脉高压　预先给大鼠腹腔注射灯盏细辛注射液1 mL（总黄酮2.25 mg/mL），连续3 d，对内毒素（LPS）致休克大鼠的平均动脉压（MBP）、心律（HR）具有稳定作用，并提高左室收缩压（LVSP）[29]。大鼠灌胃给药灯盏细辛注射液50 mg/kg，可降低红细胞压积，减少肺小球动脉I型胶原和ET-1的表达，能有效预防低氧性肺动脉高压的形成；在降低红细胞压积的同时，能有效抑制肺血管重建和右心室肥厚，可有效减慢低氧性肺动脉高压的进程[30]。

3. 保肝、护肾　预先给大鼠尾静脉注射灯盏花素注射液2 mL/kg，可对抗大鼠肝脏缺血再灌注出现的细胞内钙超载和氧自由基生成过多，并能改善肝功能指标，对肝脏缺血再灌注损伤有保护作用[31]。灯盏花素对早期糖尿病肾脏有保护作用。当给糖尿病大鼠腹腔注射灯盏花素20 mg/kg，血清内源性洋地黄样物质（EDLS）显著升高，血糖、尿量、肾脏肥大指数、血尿肌酐、尿微量蛋白和微球蛋白明显下降。表明，灯盏细辛对糖尿病大鼠肾脏有明显的保护作用[32]。给予糖尿病大鼠腹腔注射灯盏花素20 mg/kg，持续4周，在降低糖尿病大鼠肾脏肥大和改善肾脏形态结构的同时，还可降低外周血及肾皮质组织NO与血管紧张素II水平，在一定程度上改善糖尿病早期的肾损害[33]。

4. 抗肺损伤、肺纤维化　灯盏细辛25、50 mg/kg预先给药3 d，可减轻大鼠肺缺血再灌注出现的超微结构损害和肺水肿程度，降低过氧化物酶活性和细胞核内NF-κB含量，对肺缺血再灌注损伤有防治作用。其可能机制与抑制NF-κB的活化，抑制炎症损伤有关[34]。大鼠气管内注入博莱霉素复制肺纤维化模型，次日腹腔注射灯盏花素10 mg/kg，连续7 d。灯盏花素能明显减低肺组织的凋亡率，降低MDA和羟脯氨酸含量，下调Fas/Fasl的阳性表达。对肺间质纤维化有一定保护作用[35]。

5. 抗肿瘤　荷Lewis肺癌小鼠放射治疗小鼠，灌胃给予灯盏花素200 mg/kg连续3周，肿瘤生长减慢，小鼠存活时间延长，骨髓细胞和外周血细胞减少受到抑制。灯盏花素能保护放疗对机体的损害，与放疗有协同治疗肿瘤作用[36]。小鼠乳腺癌术后灌胃灯盏花素200 mg/kg，配合放射治疗连续3周，乳腺癌复发率20%（对照50%），肺内出现转移灶率20%（对照70%），小鼠血清IFN-λ与IL-2均升高。灯盏花素能促进机体免疫功能的恢复，可以预防乳腺癌术后复发和转移[37]。

6. 抗氧化　糖尿病大鼠血清、心脏、肝脏丙二醛（MDA）明显升高，SOD和GSH-PX明显降低。给大鼠连续灌胃灯盏花素20 mg/kg 4周后，血清、心脏、肝脏的上述指标得到明显改善，减轻脂质过氧化和自由基损伤，对糖尿病大鼠有保护作用[38]。灯盏花素0.2、0.4、0.6 mg/mL体外能有效清除羟自由基·OH、超氧阴离子自由基·O_2^-，对脂质过氧化和DNA的·OH损伤有显著抑制作用[39]。

7. 抗脊髓损伤　每天术后腹腔注射灯盏花素5 mg/kg，可使急性脊髓损伤大鼠脊髓组织中多聚ADP核糖聚合酶（PARP-1，参与脊髓继发性损伤）活性明显降低，Bcl-2表达量升高，神经元及神经纤维变性、坏死减轻，细胞凋亡数减少。灯盏花素可抑制脊髓损伤后的脂质过氧化损伤，对继发性脊髓损伤起到保护作用[40]。

8. 药代动力学 给大鼠静脉注射栀灯注射液后，灯盏花素的平均消除半衰期为21.6 min，分布容积为0.23~1.24 L/kg[41]。小鼠尾静脉注射^{3}H-灯盏乙素后1h下降至5 min时的20%的放射性强度。小鼠静脉注射^{3}H-灯盏乙素10 mg/kg，1h ^{3}H-灯盏乙素以胆囊、小肠、肝肾中分布较多，脑中^{3}H-灯盏乙素分布亦明显增高，易通过血脑屏障，24h后胆囊、小肠及脑中仍有一定的放射性分布。10 mg/kg ^{3}H-灯盏乙素小鼠尾静脉注射后，尿中24 h内小白鼠和粪排泄量为注入量的19.1%，从粪中排泄24h总量为注入量的24.1%[42]。

9. 毒性 给犬连续静脉注射灯盏花素注射液（21、10.5、5.25 mg/kg），连续3个月。用药期间，血清GPT、Cr、BUN值升高，提示有一定程度的肝肾损伤，但停药2周后恢复正常；给药过程中，动物饮食、活动、排泄均未见异常，无一动物死亡；病理检查无特异性变化，停药后无迟缓性毒性发生[43]。

【临床应用】

1. 急性脑梗死 80例急性脑梗死患者，在常规西医治疗基础上，加用灯盏细辛注射液静脉点滴，每日1次，连用14 d。临床疗效：基本治愈30例（37.50%），显效41例（51.25%），有效8例（10.00%），无效1例（1.25%），总有效率98.75%。优于单纯西药治疗组[44]。还有用依达拉奉联合灯盏细辛注射液治疗急性脑梗35例，不但能很好改善临床症状（有效率85.7%），还有促进缺损神经功能康复作用[45]。298例缺血性脑血管病患者接受灯盏细辛注射液治疗，静脉点滴14 d。临床疗效，基本痊愈3例，显著进步117例，进步125例，无边湖48例，恶化5例。灯盏细辛治疗无二血型脑血管病有一定疗效[46]。静脉滴注灯盏细辛注射液20 mL，每天1次，疗程14 d，治疗脑梗死眩晕总有效率97.6%[47]。

2. 冠心病、心绞痛 灯盏花素注射液（含灯盏花素15 mg）静脉滴注15 d，治疗冠心病心绞痛64例中显效15例，有效35例，无效14例，总有效率78.1%；对照组（硝酸甘油注射）总有效率79.3%，两者疗效相当。作为纯中药制剂适于基层应用[48]。在常规治疗基础上用灯盏细辛注射液治疗不稳定型心绞痛（对照组用丹参注射液静滴）60例，连续15 d。治疗后心绞痛的发作次数、持续时间、心电图、血脂等较治疗前明显改善，有效率93.3%[49]。

3. 高血压动脉硬化 常规西药治疗高血压动脉硬化基础上，加用灯盏细辛注射液静脉滴注，15 d为一疗程，观察4个疗程。经治50例患者，显效率68%，总有效率96%[50]。

4. 肺源性心脏病 灯盏花素注射液每天静脉点滴连续14 d，治疗38例慢性肺源性心脏病，显效15例，有效19例，无效4例，总有效率89%；不良反应轻微头昏2例[51]。对于肺心病心肌损害的53例患者，给予灯盏花素静脉点滴2周治疗，总有效率为83%[52]。

5. 病毒性心肌炎 30例病毒性心肌炎患儿给予灯盏花素注射液静脉滴注，每天1次，用药14 d。治疗前后比较，血清TNF-α水平明显减低，患儿临床症状得到明显改善[53]。

6. 肝纤维化 灯盏细辛注射液治疗慢性乙肝肝纤维化45例，疗程1个月。综合疗效比较，显效25例，有效14例，无效6例，总有效率86.67%；对照组（采用能量合剂）总有效率51.11%[54]。早期肝硬化35例患者，在一般降酶护肝基础上，静脉滴注灯盏花素注射液（4周）外加柴胡疏肝散（柴胡、陈皮、枳壳、香附等），水煎口服，每日1剂。总有效率为85.71%，对照组（降酶护肝基础治疗）为68.57%[55]。

7. 肾病 肾小球肾炎患者接受肾脂肪囊内注射灯盏细辛，每侧5 mL，共5周10次。34例患者治疗后尿蛋白、血肌酐、尿素氮、血白蛋白、血胆固醇各项指标有不同程度的改善，特别在治疗后5、6周效果更明显[56]。慢性肾衰竭64例予以常规治疗，同时治疗组（32例）静脉滴注灯盏花素注射液和黄芪注射液28d。结果，显效8例，有效16例，稳定4例，无效4例，总有效率87.5%[57]。将48例糖尿病周围神经病变患者中的24例，加用灯盏细辛注射液和前列腺素E1针，连用14d评价疗效。结果：显效8例，有效15例，无效1例，有效率96%[58]。

8. 脊柱骨折、颈椎病 36例CT扫描诊断为脊柱骨折并不全瘫患者，接受灯盏细辛注射液静脉滴注治疗，15 d为一疗程，观察2个疗程。采用功能独立性评分法，灯盏细辛治疗脊柱骨折疗效显著，作用温和安全，没有明显副作用[59]。对于椎-基底动脉供血不足引起的眩晕患者80例，用灯盏细辛注射液静脉滴注15 d。结果，治疗前后患者的血液流变性能得到明显改善，临床症状显效22例，有效48例，无效10例，总有效率87.5%[60]。椎动脉型颈椎病患者39例，在一般牵引疗法的基础上配合药物治疗，灯盏细辛注射液135 mg加入0.9%氯化钠注射液500 mL中，静滴1d 1次，灯盏细辛组总有效率为89.7%[61]。

9. 痛风性关节炎 急性痛风性关节炎患者68例中的34例，接受灯盏花素注射液静脉滴注治疗，疗程14 d。治愈23例，好转11例，无效0例，总有效率100%[62]。

10. 其他 灯盏花素针（静脉滴注，连用28 d）联合西药(泼尼松、维生素等)治疗急性面神经炎45例,治愈28例,显效11例,有效5例,无效1例,总有效率97.8%[63]。局部封闭加灯盏花素静脉滴注,治疗血栓性外痔52例,治愈46例,另6例因肿块无缩小症状加剧,手术治疗后痊愈[64]。

11. 不良反应 灯盏花注射液会致皮肤过敏[65],静点会致高热[66],还会致疱疹性荨麻疹[67]。腹部不适、呕吐[68]。

(刘 佳 杨志宏 金 毅)

参考文献

[1]郭济贤,等.中药灯盏花及其同属植物研究概况.中成药研究,1987,(8):30

[2]胡昌奇,等.灯盏花化学成分的研究. 中草药,1985,16(10):12

[3]张德成,等.灯盏花化学成分的研究. 中草药,1985,16(9):24

[4]张人伟,等.灯盏花黄酮类成分的分离鉴定. 中草药,1988,19(5):7

[5]张卫东,等. 灯盏细辛化学成分的研究Ⅱ.中药学杂志,2001,36(4):233

[6]林春,等.药用植物灯盏花的研究进展.中国野生植物资源,2003,22(1):8

[7]张卫东,等. 灯盏细辛化学成分的研究.中国药学杂志,2000,35(8):514

[8]李三无,等.四川攀西珍贵野生药用植物-灯盏细辛.亚热带植株通讯,1999,28(2):52

[9]张卫东,等.中药灯盏细辛化学成分的研究(I).第二军医大学学报,2000,21(2):143

[10]胡倩,等.灯盏花石油醚浸提物的化学成分研究.化学与生物工程,2009,26(11):91

[11毛俊琴,等.灯盏花素对创伤性脑损伤大鼠学习记忆功能的影响.解放军药学学报,2007,23(3):167

[12]石艳华,等.灯盏花素对D-半乳糖引起小鼠记忆障碍的改善作用.时珍国医国药,2008,19(6):1445

[13]尹明华,等.灯盏花素对缺血性记忆障碍和血脑屏障的保护作用.浙江师范大学学报(自然科学版),2008,31(1):72

[14]徐晓虹,等.灯盏花素对谷氨酸诱导大鼠海马神经细胞毒性的保护作用.药学学报,2007,42(6):583

[15]盛艳梅,等.灯盏细辛有效组分对体外培养大鼠大脑皮层神经细胞的影响.中药药理与临床,2008,24(2):35

[16]闫秀明,等.灯盏细辛活性部位对抗?-淀粉样蛋白引起的细胞凋亡.贵阳医学院学报,2010,35(2):115

[17]牛延良,等.灯盏细辛对大鼠脑缺血再灌注后NF-kB表达的影响.广东医学,2007,28(9):1408

[18]杨群华,等.灯盏花素对大鼠脑缺血再灌注后脑内Fas表达的抑制作用.广东药学院学报,2009,25(5):516

[19]姜兆蕊,等.灯盏花素抗小鼠脑缺氧作用.时珍国医国药,2007,18(10):2372

[20]董凌琳,等.不同浓度灯盏细辛对SD大鼠蛛网膜下腔出血后血管痉挛的防治作用. 实用医院临床杂志,2004,1(1):30

[21]王华,等.灯盏花素预适应对大鼠心肌缺血再灌注损伤的保护作用.滨州医学院学报,2009,32(4):253

[22]刘晓健,等.灯盏花素注射液对大鼠心肌缺血再灌注心律失常的影响.中药药理与临床,2008,24(1):33

[23]邓春玉,等.灯盏花素对大鼠心室肌细胞瞬间外向和内向整流钾电流的影响.中国病理生理杂志,2008,24(1):84

[24]李良东,等. 灯盏花素对豚鼠离体右心房自律性及收缩特性的影响.中药药理与临床,2007,23(5):93

[25]卫景沛,等.灯盏细辛注射液对兔动脉粥样硬化病变进展的抑制作用.时珍国医国药,2010,21(3):750

[26]王兆钺,等.新灯盏花素体内抗血栓形成的作用.中西医结合杂志,1989,9(11):26

[27]苏丙凡,等.灯盏花素抑制角叉莱胶诱导小鼠血栓形成.承德医学院学报,2009,26(1):8

[28]沈志强,等.灯盏细辛有效部位对中性粒白细胞与血小板之间黏附和聚集的影响. 天然产物研究与开发,2000,1(13):60

[29]卢峰,等.灯盏细辛对内毒素休克大鼠血流动力学的影响.中国中医急症,2008,17(8):1112

[30]苏巧俐,等.灯盏细辛对大鼠低氧性肺动脉高压的预防效应.四川大学学报,2006,37(6):951

[31]王君,等.灯盏花素对大鼠肝脏再灌注损伤保护作用的实验研究.福建医药杂志,2009,31(6):85

[32]高原,等.灯盏花素对大鼠糖尿病早期的肾脏保护作用.中国现代医生,2008,46(26):26

[33]高原,等. 灯盏花素对糖尿病大鼠早期肾皮质一氧化氮和血管紧张素II水平的影响.中国组织工程研究与临床康复,2007,11(38):7597

[34]陈柏梁,等.灯盏细辛对肺缺血-再灌注损伤时核转录因子kB表达的影响.中国病理生理杂志,2008,24(6):1218

[35]柴文戍,等.灯盏花素对实验性肺纤维化大鼠的干预作用.中国药理学通报,2008,24(1):113

[36]姬利延,等. 灯盏花素对小鼠Lewis肺癌放射治疗致机体损害的保护作用.河南大学学报,2009,28(3):178

[37]于丽娟,等.灯盏花素对小鼠乳腺癌术后转移和复发的预防作用. 河南大学学报,2009,28(3):182

[38]陈素仙,等.糖尿病大鼠氧自由基变化及灯盏花素对其的影响.江苏大学学报(医学版),2007,17(6):490

[39]王雪梅,等.灯盏花素体外清除活性氧及抗氧化作用研究.中国民族医药杂志,2009,1(1):33

[40]王小涛,等.灯盏花素对大鼠脊髓损伤后PARP-1表达和细胞凋亡的影响.中医正骨,2007,19(9):1

[41]梁忠良,等.栀灯注射液中栀子苷、灯盏花素的大鼠药

代动力学初步研究.中国生化药物杂志,2009,30(6):371

[42]蔡锡麟. 3H-灯盏乙素在体内的吸收、分布和排泄.中草药,1981,12(2):26

[43]徐诗强,等.灯盏花素葡萄糖注射液随犬长期毒性试验的研究.数理医药学杂志,2009,22(4):464

[44]李洪峰.灯盏细辛注射液治疗急性脑梗死80例疗效观察.中国中医急症,2009,18(12):1992

[45]杨波,等. 依达拉奉联合灯盏细辛注射液治疗脑梗死疗效观察.中医药临床杂志,2009,21(6):523

[46]虞璧丹,等.灯盏细辛注射液治疗缺血性脑血管病298例.医药导报,2009,28(5):608

[47]林鹏洲,等.灯盏细辛辅助治疗脑梗死后眩晕的临床观察.河北医学,2004,3(10):244

[48]胡义根.灯盏花素注射液静脉滴注治疗冠心病心绞痛64例疗效观察.中外医学研究,2010,8(8):174

[49]雍学芳,等.灯盏细辛注射液治疗不稳定型心绞痛60例疗效观察.广东医学,2010,31(4):516

[50]陈爱须,等.灯盏细辛注射液治疗高血压动脉硬化的临床研究.山西医药杂志,2009,38(12):1129

[51]覃云,等.灯盏花素注射液治疗慢性肺源性心脏病临床疗效观察.吉林医学,2009,30(24):3152

[52]王海琴,等.灯盏花素注射液治疗肺心病心肌损害53例观察.浙江中医杂志,2009,44(11):856

[53]王素梅,等.灯盏花素治疗儿童病毒性心肌炎30例.医药导报,2009,28(5):599

[54]舒德云,等.灯盏细辛注射液治疗慢性乙肝肝纤维化45例.广东医学,2009,30(9):1377

[55]梅艳,等.灯盏花素注射液联合柴胡疏肝散加减治疗早期肝硬化临床观察.湖北中医杂志,2010,32(4):41

[56]唐艳玲,等.肾脂肪囊内注射灯盏细辛甲泼尼龙治疗慢性肾小球肾炎.陕西医药杂志,2009,38(11):1011

[57]郭晓玲,等.黄芪注射液联合灯盏花素注射液治疗慢性肾衰竭32例临床观察.河北中医,2009,31(8):1209

[58]李广.灯盏细辛注射液联合前列腺素E1治疗糖尿病周围神经病变的临床观察.中国当代医药,2010,17(13):58

[59]唐广应,等.灯盏细辛注射液治疗脊柱骨折并不全瘫36例疗效观察.广东医学,2008,29(12):2100

[60]黄子钦,等.灯盏细辛注射液治疗椎-基底动脉供血不足性眩晕80例疗效观察.内科,2010,5(1):28

[61]蔡爱平,等.灯盏细辛治疗椎动脉型颈椎病39例分析. *China Pharmacist*,2004,4(7):318

[62]刘湘玲.注射用灯盏花素治疗急性痛风性关节炎34例临床观察.中国中医急症,2009,18(8):1271

[63]肖永红,等.灯盏花素针联合西药治疗急性面神经炎45例.赣南医学院学报,2009,29(4):632

[64]刘小明,等.局部封闭加灯盏花素静滴治疗血栓性外痔52例.江西中医药,2010,41(1):42

[65]张建,等.灯盏花注射液皮肤过敏反应及启示.新疆中医药,1999,17(4):18

[66]谢志勇,等.灯盏花注射液静点致高热一例.新疆中医药,1998,16(3):23

[67]于建丰,等.灯盏花素注射液致疱疹性荨麻疹1例.药物流行病学杂志,2000,9(1):44

[68]王玉其,等.奥扎格雷加灯盏细辛治疗不稳定型心绞痛.中西医结合心脑血管病杂志,2006,3(4):207

寻骨风 Aristolochiae Mollissimae Herba xun gu feng

本品为马兜铃科植物寻骨风*Aristolochia mollissima* Hance的干燥全草,又名绵毛马兜铃。味苦,性平。有祛风活血,消肿止痛功能。主治风湿性关节痛、腹痛、筋骨痛、疟疾、痛肿等。

【化学成分】

寻骨风中主要含有马兜铃内酯(aristolactone)、马兜铃酸A (aristolochic acid-A)、马兜铃酸萜酯I(aristoloterpenate I)、β-谷甾醇(β-sitosterol)、银袋内酯乙(versicolactone B)[1]。从挥发油中鉴定39个化合物,占挥发油色谱总峰面积的75%,主要有莰烯、β-蒎烯、石竹烯、(+)-α松油醇、1,3,5-三亚甲基-环己烷、2,6,6-三甲基-(+/-)-二环[3,1,1]-2-庚烯等[2]。绵毛马兜铃含有镁、铁、铝、锌、锰、钙、铅等多种无机元素,其中镁的含量较高[3]。又有报道,寻骨风中含有锌、硒、铁、铜等微量元素,但其含量有差异,锌、硒、铁、铜分别为8.896、4.278、81.398、12.830 μg/g[4]。

【药理作用】

1. 抗炎、镇痛 给小鼠腹腔注射寻骨风的不同提取部位(总生物碱和非生物碱部分)溶液0.2 mL,30 min后腹腔注射0.6%醋酸0.2 mL,结果:总生物碱部分能明显减少小鼠的扭体反应,非生物碱部分仅有一定作用趋势[5];总生物碱部分能明显抑制二甲苯所致小鼠耳廓肿胀,说明寻骨风的镇痛消炎部分主要在总生物碱[6]。大鼠腹腔注射寻骨风的挥发油每只0.1 mL,能明显抑制蛋清性关节炎的形成。大鼠灌胃或腹腔注射0.4 mL/kg绵毛马兜铃油均能明显抑制蛋清性及甲醛性足肿胀。小鼠腹腔注射0.4 mL/kg绵毛马兜铃油能显著抑制二甲苯引起的小鼠耳壳炎症。给小鼠灌胃0.3 mL/kg绵毛马兜铃油能显著降低由组胺引起的小鼠皮下毛细血管通透性增加，其抑制率为47%，以及显著降低由醋酸引起的小鼠腹腔毛细血管通透性的增加，其抑制率为53%。大鼠灌胃绵毛马兜铃油0.3 mL/kg，每日1次，连续6 d，能显著抑制大鼠皮下棉球性肉芽肿的生成[7]。

2. 抗着床、终止妊娠 小鼠灌胃寻骨风醇提物37 g/kg，每日1次，连续10~13 d，有显著的抗着床作用。大鼠灌服寻骨风醇提物33.5 g/kg，则有显著的抗着床作用[8]。小鼠灌胃马兜铃酸A 3.7或5.4 mg/kg和腹腔注射马兜铃酸35或30 mg/kg，对小鼠均有显著的抗着床和抗早孕作用。而对大鼠无论口服(20~90 mg/kg)和腹腔注射(32 mg/kg)均无抗着床和抗早孕作用。对妊娠14~16 d大鼠羊膜囊内注射马兜铃酸A注射液，结果注药25 μg/胎为无效量，注射50 μg/胎为部分有效量，剂量增至100 μg/胎，全部有效。对妊娠30~45 d的犬，羊膜囊内注射马兜铃酸A注射液每胎重37~45 d的最低终止妊娠有效量可能为1.3~1.5 mg[8]。

3. 抗肿瘤 马兜铃酸I(aristolochic acid I)，马兜铃内酰胺Ia(aristololactam Ia)对P388淋巴细胞白血病和NSCLCN6有细胞毒作用[9]；马兜铃内酰胺Ⅲ(aristololactam Ⅲ)对三种人体癌细胞(A-549、SK-MEL-2和SK-OV-3)表现出显著细胞毒性[10]。全草的粉末混于饲料中喂食小鼠，对艾氏腹水癌(EAC)和腹水瘤细胞总数均有明显抑制作用，对艾氏癌皮下型瘤亦有明显的效果。煎剂内服也有效。经初步分析，有效成分似能溶解于水和乙醇。不溶于氯仿，受热不被破坏[11]。马兜铃酸对小对鼠腺癌755有抑制作用。小鼠肉瘤37(S37)细胞与马兜铃酸100~200 μg保温3 h受到完全抑制。小鼠移植S37细胞后，注射马兜铃酸每日2.5~5 mg/kg，共3 d，生长抑制率为40%~50%。小鼠腹水S37皮下注射马兜铃酸每日1.25~5.0 mg/kg，连续5 d，可明显延长其生存期[11]。

4. 增强机体防御机能 对冷血动物(鲤鱼等)腹腔注射马兜铃酸1.5~2 mL，能兴奋白细胞的吞噬作用。给豚鼠注射马兜铃酸0.8~1 mL，能拮抗注射500~1000 μg氯霉素或0.1~1 mg/kg氢波尼松所引起的吞噬细胞活性下降。马兜铃酸亦能使因注射2~15 mg环磷酰胺而抑制的吞噬细胞功能恢复正常。但对由环磷酰胺引起的白细胞下降无效。用兔试验除发现马兜铃酸有激活吞噬细胞活性外，还能明显提高血清的杀菌力。另外，在小鼠口服感染鼠伤寒沙门杆菌或Columbia SK病毒之前，口服马兜铃酸能提高非特异性抗体。马兜铃酸的用量仅为中毒剂量的1/1000就能引起吞噬细胞活性的增加[11]。

5. 损害肾组织形态 寻骨风水煎剂27、13.5、2.7 g/kg每天给大鼠灌胃，连续3个月。可见尿蛋白增加，肌酐、尿素氮、尿酸未见明显改变；肾病理检查可见不同程度肾小管-间质损伤。大剂量寻骨风可引起肾小管-间质损伤[12]。

6. 药代动力学 大鼠口服马兜铃酸I后，其服用剂量的83%转化的代谢产物马兜铃内酰胺Ia(Aristolaetam Ia)排出体外。经尿排出46%，经粪便排出37%。该种代谢物以螯合形式由肾脏排出体外，其余存于尿和粪便中的少量代谢产物为马兜铃内酰胺I(Aristolactam I)、马兜铃酸I及3，4-二氧亚甲基-8-羟基-1-菲羟酸。大鼠口服马兜铃酸Ⅱ后，主要代谢产物马兜铃酰胺Ⅱ，占服用量的13.5%，其中4.6%经尿排出体外，8.9%经粪便排出，其他代谢产物为马兜铃内酰胺Ia及3，4-二氧亚甲基-1-菲羟酸[13]。静脉注射马兜铃酸后药物自大鼠血浆中的消失：给大鼠尾静脉注射马兜铃酸10mg/kg后，不同时间断头取血，测定药物含量，求得该药在大鼠血药浓度一时间曲线方程式为$C=122.1e^{-0.17t}+34.46e^{-0.02t}$。从静脉注射马兜铃酸后$T_{1/2}(\alpha)$为4 min，说明该药自中央室向周边室分布极为迅速。消除半衰期$T_{1/2}(\beta)$为34 min，说明排泄或代谢较快。中央室表观分布容积为64 mL/kg，约占体重6%，总表观分布容积(Vd)为202 mL/kg，约占体重20%，说明该药在体内分布不广[11]。马兜铃酸自大鼠胃肠道的吸收：给大鼠灌胃马兜铃酸50 mg/kg，药后不同时间取血测定其含量，结果未能测出，说明该药口服生物利度较低[11]。给大鼠尾静脉注射马兜铃酸10 mg/kg，15 min后断头处死，测各组织药物含量，结果表明马兜铃酸在肾、脾较高，心、脑、肝次之，肺、肌肉最低。说明药物能通过血脑屏障进入脑内且浓度也高[11]。

7. 毒性

(1) 急性毒性 口服马兜铃酸I剂量达40 mg/kg 90%仓鼠死亡，剂量达12.5 mg/kg，有40%仓鼠死亡[14]。按寇氏法，绵毛马兜铃煎剂的LD_{50}为64.11±7.5 g/kg，浸剂的LD_{50}为73.8±7.0g/kg [11]。给药后小鼠均安静不动，不进水和食，一般在给药后4~36 h死亡。小鼠灌胃马兜铃酸的LD_{50}为19.95±7.5g/kg[11]。小鼠服药中毒症状为食减，溏稀便，蜷伏，竖毛，消瘦，最后死亡。单用马兜铃酸30 mg/kg，给雄性小鼠静脉注射，能降低其肾小球的滤过能力，增加血尿和肌酐酸，并损害肾脏尿浓缩能力,引起肾衰竭[11]。雄性大鼠口服马兜铃酸的LD_{50}为203.4 mg/kg,雌性为183.9 mg/kg,组织病理特征主要为胃贲门浅表型溃疡,肾小管坏死和淋巴器官萎缩。

(2)亚急性毒性　家兔每日灌胃寻骨风煎剂5 g/kg,连服24 d,未见异常,尿内也未发现蛋白质,红细胞及白细胞与对照组也无显著差异[11]。

(3)特殊毒性　给小鼠腹腔注射马兜铃酸A 0.7、1.4、2.8 mg/kg,连续2次,结果给药组和阳性对照组(环磷酰胺)微核率皆有升高,其中0.7、1.4 mg/kg两剂量组与溶剂对照组差异显著,2.8 mg/kg组微核率有升高趋势,但无明显差异,可能由于剂量增加引起骨髓细胞分裂抑制所致。该实验结果表明,马兜铃酸A能诱发原核微生物碱基置换型和移码型突变,在细胞水平上也证明了染色体的损伤,因此马兜铃酸A是一种化学致突变剂[15]。用微核试验筛选了马兜铃酸对小鼠骨髓细胞的致突变作用。一次静脉注射马兜铃酸的剂量分别为6、20、60 mg/kg,于24、48、72 h处死小鼠抽取骨髓测定。结果表明,给药48 h后雄鼠在剂量6 mg/kg以上,雌鼠在20 mg/kg以上时能增加微核多色性红血球的数量,说明马兜铃酸对小鼠骨髓细胞有致结节(clastogentic activities)作用,其作用强度与剂量有关[16]。

(4)致癌性　实验观察,大鼠灌胃马兜铃酸,日剂量10 mg/kg,连续3个月,可诱发全胃贲窦部位的重度乳头状瘤,并偶见恶性病变。停药后3~6个月,35只大鼠中有14只(40%)的胃贲门窦部病变发展为鳞状细胞癌;31%大鼠见微小癌灶;46%大鼠有区域或周围淋巴结、肠系膜、小肠和隔膜等处转移;肾脏、肾盂和膀胱等脏器偶见癌瘤。当大鼠日剂量为0.1 mg/kg连续3个月后脏器无异常变化,但9个月后,13只大鼠中有4只(31%)胃贲门窦部诱发乳头状瘤;15%有微小癌灶或癌性肿块,12个月后,停药观察4个月,9只大鼠中有5只(56%)诱发胃窦部癌,其中1只转移[13]。

马兜铃酸在高剂量下(60 mg/kg)的致结节作用比阳性药组的环磷酰胺要低得多,说明马兜铃酸在致突变和致癌之间存在着密切关系。大鼠给予提取物马兜铃酸或马兜酸I分析检测到器官组织DNA中有脱氧腺苷马兜铃内酰胺I [7-[deoxyadeno sine-N6-yl]—aristolaetam-I,dA-AA-I]的DNA加合物,DNA内出现特异DNA加合物是致突变前的一个重要生物信号,是组织癌前变的不可修复的损伤[17]。

【临床应用】

1. 类风湿性关节炎　5%寻骨风注射液穴位注射,每穴注射1~1.5 mL,每日1次,30次为一疗程。74例接受治疗患者,明显好转41例,有效30例,无效3例,总有效率95.95%[18]。

2. 骨痹　寻骨风散外敷治疗骨痹131例,10日1个疗程。临床治愈71例,有效53例,无效7例,总有效率94.66%。见效时间1~10 d,平均4 d,一般使用2个疗程[19]。

3. 三叉神经痛　单味寻骨风制成酒剂,内服外敷,治疗三叉神经痛,疗效甚佳。取本品500 g浸于50度高粱白酒2500 mL,密封1周后即可使用。治疗5例,用药1 d后痛疼减轻,发作次数减少,3 d后痛疼消失,随访半年1例复发[20]。

4. 不良反应　马兜铃属植物药材,都明确含有马兜酸成分,近年服用中药草药引起肾脏损害已较多见。到1998年已有100余人因服用含马兜铃的减肥药导致肾损害,其中1/3已接受肾移植[21]。马兜铃肾病的病理表现为急性肾小管坏死,光镜下见肾小管上皮细胞重度变型、坏死、崩解,部分仅残留裸露的基底膜,肾间质水肿[22]。目前对马兜铃酸肾病的发病机制研究表明,马兜铃酸可致肾小管上皮细胞坏死和凋亡、小管上皮-肌成纤维细胞转化、肾脏缺血缺氧、马兜铃酸DNA加合物形成等。马兜铃酸DNA加合物形成是马兜铃酸致癌致突变作用的主要分子机制,同时有研究者认为此类加合物在肾脏蓄积也可能是马兜铃酸产生肾毒性的机制之一[23]。

(相妍笑　张岫美)

参考文献

[1]王雪,等.寻骨风化学成分研究.山东农业科学,2010,4:34

[2]赵辉,等.绵毛马兜铃挥发油化学成分对的GC/MS分析.河南大学学报(自然科学版),2004,34(3):44

[3]赵辉,等.中药绵毛马兜铃中无机元素含量研究.周口师范学院学报,2006,23(5):82

[4]蒋盛岩,等.寻骨风微量元素含量研究.微量元素与健康研究,2010,1(27):43

[5]申庆亮. 寻骨风镇痛消炎作用有效部位研究. 时珍国医国药,1999,10(3):173

[6]陈铎葆,等. 寻骨风对抗炎、镇痛作用的研究. 基层中药杂志,2001,15(1):9

[7]李国贤,等. 绵毛马兜铃油抗炎作用的研究. 中药通报,1985,10(6):39

[8]王文华,等.中药寻骨风及其成分马兜铃酸A终止妊娠作用和毒性的研究.药学学报,1984,19(6):405

[9]Hinou J, et al. Cytotoxic and antimicrobial principles from

the roots of Aristolochia longa. *Int J Crade Drug Res*, 1990, 28(2): 149

[10]Park JD, et al. Isolation of a cytotoxic agent from Asiasari radix. Arch. *Pharmacal Res*, 1996, 19(6):559

[11]武继彪,等. 寻骨风. 现代中药药理学. 天津:天津科学技术出版社,1997:465

[12]宋立群,等.寻骨风水煎剂对大鼠肾功能及组织形态学的影响.中国中西医结合肾病杂志,2004,5(9):507

[13]曾美怡,等. 关于马兜铃酸类成分的毒性反应.中国新药与临床药理,1995,6(2):48

[14]王宁生. 马兜铃酸的毒性作用.中药新药与临床药理,2002,12(6):394

[15]谢大英,等. 马兜铃酸A的致突变性. 中国药理学与毒理学杂志,1987,1(3):208

[16]Mengs U, et al. Genotoxic effects of aristolochic acid in the mouse micronucleus test. *Planta Med*, 1988, 54(5):502

[17]湛贻璞.含马兜铃酸中药的技术要求专题研讨会. 北京:国家药品审评中心,2001:5

[18]韦丹,等.寻骨风注射液治疗类风湿性关节炎74例分析.中医药学刊,2004,22(2):340

[19]郭春慧,等. 寻骨风散外敷治疗骨痹131例.中医外治杂志,2001,10(1):16

[20]王延风.单味寻骨风治疗三叉神经痛.浙江中医杂志,1992,27(1):22

[21]陈文,等.马兜铃酸肾病.中华内科杂志,2001,40(6):426

[22]陈文,等. 马兜铃酸肾病的临床与病理表现. 中华医学杂志,2001,81(18):1101

[23]Lebeau C, et al. Early p roximal tubule injury in experimental aristolochic acid nephropathy: functional and histological studies. *Nephrol D ial Transplant*, 2005, 20(11):2321

防风 Saposhnikoviae Radix fang feng

本品为伞形科植物防风*Saposhnikovia divaricata* (Turcz.)Schischk.的干燥根。味辛、甘,性微温。有祛风解表,胜湿止痛,止痉功能。用于感冒头痛、风湿痹痛、风疹瘙痒、破伤风。

【化学成分】

1. 挥发性成分 主要有2-甲基-3-丁烯-2-醇、戊醛、α-蒎烯、己醛、戊醇、己醇、辛醛、壬醛、辛醇、乙酰苯、人参醇、β-姜黄烯、乙酸、1-辛烯-3-醇、α-花柏烯、β-没药烯、十一碳烯、花侧柏烯、萘、β-桉叶醇、十一烷酸、2-十九烷酮、2-壬酮、2-壬烯醛、棕榈酸等成分[1]。

2. 多糖类 主要有两种酸性杂多糖SPSa和SPSb,SPSa和SPSb中单糖的组成及摩尔比,SPSa:半乳糖:阿拉伯糖:鼠李糖:半乳糖醛酸=1:2.3:0.15:4.8;SPSb:半乳糖:阿拉伯糖:鼠李糖:木糖:半乳糖醛酸=1:1.5:0.8:0.2:10.2[2]。

3. 色原酮 主要有升麻素(cimifugin)、升麻素苷(prim-O-glucosylcimifugin)、亥茅酚(hamaudol)、亥茅酚苷(sec-O-glucosylhamaudol)、3′-O-乙酰亥茅酚(3′-O-acetylhamaudol)、5-O-甲基维斯阿米醇 (5-O-methylvisamminol)、3′-O-当归酰亥茅(3′-O-angeloyhamaudol)、5-O-甲基维斯阿米醇苷 (4′-O-D-glucosyl-5 -O -methylvisamminol)、Undula -tosideA、Ledebouriellol、汉黄芩素(wogonin)、Divaricatol等[3-6]。

4. 香豆素类 主要有补骨脂素(psoralen)、香柑内酯(bergapten)、欧前胡素(imperation)、异欧前胡素(isoimperation)、紫花前胡苷元(nodakenetin)、异紫花前胡苷(marmesin)、花椒毒素(xanthotoxin)、东莨菪素(scopoletin)、川白芷内酯 (anomalin)、珊瑚菜内酯(phelloptern)、石防风素(deltoin)、(3′S)-羟基-石防风素[(3′S)-hydroxydeltoin]、秦皮啶(fraxidin)、异秦皮啶(isofraxidin)等[4-7]。

5. 有机酸类 主要有2-(E)-壬烯二酸甲酯、10-十一碳烯甲酯、十四烷酸甲酯、十五烷酸甲酯、7-十六烷酸甲酯、9-十六烷酸甲酯、十六烷酸甲酯、9(Z)和12(Z)-十八碳二烯酸甲酯、十八碳烯酸甲酯等[1,4,8]。

6. 其他 glycerolmonolinoleate, glycerolmo-nool-eate、β-谷甾醇 (β-sitosterol)、胡萝卜苷 (dau-costerol)、D-甘露醇、木腊酸、丁酸二烯、腺苷(adenosine)及微量元素硒、钼等[1,9]。

【药理作用】

1. 解热 防风水煎液对酵母、蛋白冻及伤寒、副伤寒甲菌苗精制破伤风类毒素混合制剂致热大鼠有解热作用。对三联疫苗(百日咳、白喉、破伤风疫苗)致热家兔腹腔注射防风水煎液,在1~2 h内解热作用明显。防风中的阿米醇苷对酵母致热大鼠有一定退热作用,肌肉注射给药后;升麻素苷0.5 h开始起效,退热作用可持续3~4 h;5-O-甲基维斯阿米醇苷也有一定的退热作用[10]。

2. **镇痛** 防风提取物对于热刺激、化学刺激引起疼痛的小鼠均有镇痛作用，能显提高小鼠的痛阈值。在对防风镇痛机制的研究中，发现纳洛酮能够拮抗防风的镇痛作用，表明防风的镇痛部位在中枢。升麻素苷和5-O-甲基维斯阿米醇苷对腹膜化学刺激及温度刺激引起的小鼠疼痛均有明显的抑制作用，并能显著提高小鼠的痛阈值[11,12]。

3. **镇静及抗惊厥** 防风水煎液具有协同戊巴比妥钠的催眠作用，同时可以减少小鼠自主活动次数，具有镇静作用。防风的甲醇提取物可以延长戊巴比妥催眠小鼠的睡眠时间。在对小鼠皮下注射戊四唑或士的宁致惊厥实验中，防风不能降低惊厥的发生率，只能使惊厥发生潜伏期延长、生存时间延长[13,14]。

4. **抗炎** 在巴豆油涂耳致炎实验中，防风水煎液能明显抑制小鼠耳廓肿胀；对醋酸引起的炎症也有明显的抑制作用，能够降低毛细血管通透性而起到抗炎作用。防风挥发油对二甲苯所致小鼠耳廓肿胀、醋酸所致炎症、角叉菜胶致大鼠胸膜炎、棉球肉芽肿胀均有抑制作用，其抗炎作用对正常小鼠和去肾上腺小鼠都很明显，且能降低炎症模型中PGE_2的含量，表明其抗炎作用不依赖于肾上腺的存在，而与炎症介质的产生有关。升麻素苷和5-O-甲基维斯阿米醇苷均能明显抑制二甲苯引起的皮肤肿胀，降低炎症反应[13-15]。

5. **抗凝** 防风正丁醇萃取物5.6 g/kg连续给大鼠肌肉注射10 d，可使大鼠全血高切黏度、低切黏度、血浆黏度、纤维蛋白原含量、血球压积及全血还原黏度均明显降低；对血沉、血沉方程K值、血小板最大聚集率及1 min解聚率无明显影响。提示，防风正丁醇萃取物具有活血化瘀作用[16]。防风正丁醇萃取物能明显抑制家兔血小板的黏附功能，抑制颈-静脉旁路中血栓的形成，也可抑制chandler法形成的体外血栓，使湿血栓长度缩短，湿重、干重减轻[17]。

6. **止血** 防风超临界CO_2萃取物可以明显缩短小鼠出血时间和大鼠凝血酶原时间及凝血激酶时间，可能具有促凝血的作用；具有延长大鼠优球蛋白溶解时间的趋势，可能具有降低纤溶活性的作用；血小板聚集实验显示其具有促血小板聚集的趋势[15]。

7. **抗肿瘤** 防风多糖JBO-6对S180荷瘤小鼠的脾指数有明显的增重作用；对荷瘤小鼠的胸腺细胞、脾T细胞及B细胞增殖均有明显改善作用；对荷瘤小鼠腹腔巨噬细胞的吞噬作用及细胞毒作用及NK细胞有改善作用；体外防风多糖对S180细胞生长无抑制作用，但体内对S180移植瘤有明显的抑瘤作用，量效关系明显，100 mg/kg的抑瘤率高达69.1%[18]。将S180瘤免疫小鼠腹腔巨噬细胞与S180瘤细胞混合后接种给小鼠，防风多糖体内能明显抑制S180实体瘤的生长(抑瘤率为52.92%)，提高S180瘤免疫小鼠腹腔巨噬细胞的吞噬活性；但用硅胶阻断巨噬细胞吞噬机能后，防风多糖的抗肿瘤作用大大下降，抑瘤率由52.92%降到11.82%，表明防风多糖的抗肿瘤作用与巨噬细胞密切相关[19]。防风多糖在一定浓度范围内还能提高NK、LAK的杀瘤活性，与IL-2联合应用时，体内抑制S180移植瘤生长的抑瘤率显著提高[20]。另外，防风中的东莨菪素、补骨脂素虽含量较低，但也具有抗肿瘤活性。

8. **调节机体免疫功能** 防风多糖有效部位JBO-6可以增加脾脏重量，随剂量增大作用增强，对胸腺重量影响不明显，但可以提高胸腺细胞对ConA的增殖能力，还可提高MΦ的吞噬能力[21]。防风多糖能提高NK细胞的杀伤活性，促进IL-2对NK细胞的激活，提高NK细胞活性，在一定范围内显著增加IL-2诱导的LAK细胞杀伤活性，增强脾淋巴细胞的杀伤活性[22]。

9. **耐缺氧** 小鼠断头致急性脑缺氧实验表明，防风能提高耐缺氧能力，体外NADPH-VitC诱发大鼠肝微粒体脂质过氧化试验表明防风能显著地抑制脂质过氧化物的形成[23]。

10. **毒性** 防风煎剂小鼠灌胃的LD_{50}为213.8±25.4 g/kg[24]；腹腔注射LD_{50}为37.18±8.36 g/kg[25]和30046±76.57 mg/kg[26]；防风水提取液腹腔注射的LD_{50}为112.8±8.06 g/kg[27]；防风醇浸剂腹腔注射的LD_{50}为11.80±1.90 g/kg，皮下注射的LD_{50}为59.64±12.75 g/kg[25]；防风的醇提取液腹腔注射LD_{50}为26.83±6.78 g/kg[28]。

【临床作用】

1. **头痛、感冒** 防风通圣丸(含防风、荆芥穗、麻黄、大黄等)治疗15例偏头痛，总有效率80%。用防风通圣散治疗15年顽固性头痛、顽固性眉棱骨痛均获良效[29]。防感片(含黄芪、白术、防风三药)可明显降低感冒发病率[30]。

2. **脑震荡** 用防风归芎汤(防风、当归、川芎等)治疗脑震荡66例，结果痊愈(头痛、头晕症状消失，神志清楚，无再次呕吐食物病史，且不留下记忆减退等后遗症)59例，好转(头痛、头晕症状消失，但记忆力较前减退)7例，总有效率达100%[31]。

3. **痛风性关节炎** 采用防风祛痹丸(黄芪、红花、白芷、防风、川芎、僵蚕、全蝎、当归)，每天1剂，水煎口服，1个月为1个疗程，一般治疗2~3个疗程。治疗60例中显效48例，有效10例，无效2例，总有效率96.7%[32]。

4. **眩晕症** 用防风仙鹤汤：防风、双钩藤、法半夏、仙鹤草为基本方加减。水煎，每天1剂，7 d为一疗程，14 d为观察期。治疗组208例患者，总有效率82.7%；对照组200例（西药对症），总有效率55%，差异显著[33]。

5. 急性期精神分裂症　60例精神分裂症患者服用中药（防风、荆芥、连翘、麻黄、薄荷、川芎等）加减，日1剂，合用西药氯氮平。结果：痊愈22例，显效24例，好转10例，无效4例，显效平均需52 d。疗效显著高于单纯西药对照组，且避免抗精神病药物引起的肥胖和便秘[34]。

6. 高脂血症　62例高脂血症患者服用防风通圣丸，1次6 g，1日2次（对照服用绞股蓝胶囊），2周为一疗程，观察4个疗程。结果，治疗前后血脂得到明显改善，特别是TG和HDL-C与对照组比较差异显著[35]。

7. 小儿轮状病毒肠炎　38例患者服用中药防风颗粒（每袋1.3 g），每天3次，疗程3 d，并结合病情对症治疗。结果：治愈16例，显效9例，有效10例，无效3例，总有效率92.1[36]。

8. 难治性面瘫　自拟防风扶正汤（防风、僵蚕、蝉蜕、党归、川芎、白芍等）日1剂，水煎服，配合六合治疗仪治疗难治性面瘫86例。结果：痊愈52例，好转32例，无效2例，总有效率97.67%[37]。

9. 荨麻疹　采用地蝉汤（地肤子、蝉蜕、白鲜皮、僵蚕、蛇床子、防风等）加减治疗荨麻疹83例，总有效率87.95%[38]。采用含丰富微量元素的中药防风、荆芥、白藓皮等制成的"安荨汤"治疗荨麻疹。总有效率为100%，治愈率90%以上[39]。

10. 寻常痤疮　清上防风汤（防风、连翘、桔梗、白芷、黄芩等）加减，日1剂，水煎，分2次口服，4周疗效评估。结果：96例患者服药后最快3 d起效，一般1~2周有明显疗效，均未见明显不良反应[40]。

11. 不良反应　有防风引起过敏1例的报道，停用后即愈[30]。此外，还有防风引起1例接触性皮炎的报道[30]。

【附注】

我国23个省市使用的中药防风原植物为伞形科的11种植物。除正品防风外，还有竹叶西风芹（*Seseli mairei* Wolff）、松叶西风芹（*S. yunnanense* Franch.）、宽萼岩风（*Libanotis laticalycina* Shan et Sheh）、竹节前胡（*Peucedanum dielsianum* Fedde ex Wolff.）、华山前胡（*Peucedanum ledeborielloides* K. T. Fu）、葛缕子（*Carum carvi* L.）、田葛缕子（*C.buriaticum* Turcz.）、绒果芹［*Eriocycla albescens*（Franch.）Wolff］、杏叶防风（*Pimpinella candolleana* Wightet Arn.）等[41]。

1. 水防风

（1）河南水防风为伞形科植物宽萼岩风 *Libanotis laticalycina* Shan et Sheh的根，在河南、湖北、山西等地使用[42]。

化学成分：主要有β-甜没药烯与叩巴萜（1.22%）、石竹烯氧化物（1.30%）、邻苯二甲酸二丁酯（2.11%）、十六酸（4.19%）、9，12-十八碳二烯酸甲酯（1.04%）、9，12-十八碳二烯酸与9-十八烯酸（12.06%）等[43]。

药理作用：其醇提取液小鼠腹腔注射8 g/kg，能抑制醋酸法扭体反应，镇痛效果与氨基比林100 mg/kg相似；腹腔注射2 g/kg，对三联菌苗所致小鼠发热有一定解热作用，较防风弱；腹腔注射的LD_{50}为18.07±3.22 g/kg，表明其醇提取液解热镇痛作用较强，毒性亦较强，应慎用或少用[28]。

（2）陕西水防风为伞形科植物华山前胡 *Peucedanum ledeborielloides* K. T. Fu的根，产于陕西扶风县，在陕西、湖北、湖南等地使用[44]。现已分离、鉴别出2种聚乙炔、2种类固醇、3种香豆素和D-甘露糖醇化合物[45]以及发卡二醇（Falcarindiol）[46]。

2. 云防风

（1）竹叶防风为伞形科邪蒿属植物竹叶西风芹 *Seseli mairei* Wolff.的根。

化学成分：含聚乙炔和香豆素类化合物[38]、北美芹素（pteryxin）、selinidin、香柑内酯、花椒毒素、当归酰亥茅酚、十七碳-1，8-二烯-4，6-二炔-3，10-二醇、人参醇（panaxynol）[41]。

药理作用：小鼠腹腔注射醇提取液8 g/kg，可抑制醋酸法扭体反应，镇痛作用与氨基比林100 mg/kg相仿；腹腔注射2 g/kg，对三联菌苗致小鼠发热有一定解热作用；腹腔注射的LD_{50}为41.54±14 g/kg[25]。

（2）松叶防风为伞形科邪蒿属植物松叶西风芹 *Seseli yunnanense* Franch.的根。从其乙醚提取物中分离出环八硫，β-谷甾醇，香柑内酯，软脂酸，欧前胡素和falcarindiol等6个化合物[47]；其挥发油中含量较高的成分有：人参醇（62.81%）、辛醛（2.64%）、辛酸（5.88%）、β-花柏烯（1.23%）、十六酸（3.30%）等，其中人参醇含量与正品防风相似[43]。化学成分和药理作用与竹叶防风相似，但解热作用较强[28]。

3. 川防风

（1）竹节防风为伞形科植物竹节前胡 *Peucedanum dielsianum* Fedde ex Wolff.的根[42]。当地习称"西风"，又称竹叶防风。

化学成分：根中含多量香豆素类[42]；还含内酯香豆素类、挥发油、异欧芹素乙、珊瑚菜内酯、皂苷等[42]，挥发油中含量较多的有邻苯二甲酸二丁酯（4.08%）、十六酸(15.86%)、9,12-十八碳二烯酸甲酯(5.11%)、9,12-十八碳二烯酸与9-十八烯酸(20.52%)等，主成分为油酸和亚油酸[42]。

药理作用：小鼠腹腔注射醇提取液8 g/kg，对醋酸扭体反应的镇痛效果与氨基比林100 mg/kg相当；腹腔注射2 g/kg，对三联菌苗所致小鼠发热有明显解热作用，强度超过安乃近150 mg/kg，与防风相同；腹腔注射LD_{50}为16.85±4.96 g/kg；表明其解热镇痛效果、毒性均较强，临床应慎用或少用[42]。

(2)华中前胡为伞形科植物华中前胡 *Peuce-danum medicum* Dunn.的根，亦称竹节防风，化学成分和药理作用与竹节前胡相似[48,28]，主要在四川开县、巫山一带使用[38]。从中亦分离出异欧前胡素(isoimperatorin)[41]。

(3)川防风(也称竹节防风)为伞形科藁本属植物短裂藁本 *Ligusticum brachylobum* Franch.的根[49]，含多量香豆素类，在四川一带作防风用。

4. 西北防风 伞形科贡蒿属植物葛缕子*Carum carvi* L.的根，当地称马英子。

化学成分：果实含葛缕酮(carvone)，根中分离出falcarindiol、falcarinolone、falcarindion[41]等，还含少量香豆素类。

药理作用：醇提取液解热、镇痛作用均不明显，腹腔注射LD_{50}为50 g/kg，表明其不适合作为防风的代用品[28]。

5. 其他 防风果实的挥发油中鉴别出66种化合物，其中37种为萜类化合物，并含醛、酮、醇、酸等含氧化合物及少量烃类。与防风相比，果实中含量最高的是氧化石竹烯(9.68%)、香松烯与β-蒎烯(8.18%)、桃金娘醛+α-松油醇+乙酸辛酯（4.21%）、对聚伞花素(2.72%)、α-蒎烯(2.35%)、壬酸(2.26%)[50]。

（韩 冬 杜晓敏 赵海霞）

参 考 文 献

[1]杨震，等.防风成分的药理活性研究概况.黑龙江医药，2005,18(1):36

[2]王松柏，等.防风多糖化学成分的研究.化学研究，2008,19(2):66

[3]肖永庆，等.防风化学成分研究.中国中药杂志，2001,26(2):117

[4]姜艳艳，等.高效液相色谱法测定防风色原酮部位中4种成分含量.北京中医药大学学报，2006,29(2):128

[5]Shu-Yuan Q, et al. Production of 2-(2-phenylethyl) chromones in cell suspension cultures of Aquilaria sinensis. *Plant-Cell, Tissue Organ Culture*, 2005, 83(2):217

[6]张宝娣，等.防风的化学成分与药理作用研究近况.中医药信息，2003,20(4):23

[7]窦红霞，等.防风的化学成分和药理作用研究进展.中医药信息，2009,26(2):15

[8]王林丽，等.防风的研究进展.中国药业，2006,15(10):63

[9]姜艳艳，等.防风化学成分的分离与结构鉴定.药学学报，2007,42(5):505

[10]杨波，等.防风CO2超临界萃取物的药效学研究.中医药学报，2006,34(1):14

[11]李文，等.防风有效部位的药理作用研究.中国实验方剂学杂志，2006,12(6):29

[12]孟祥才，等.防风根和根茎药理作用比较.时珍国医国药，2009,20 (7):1627

[13]高咏莉.生药防风的化学成分与药理作用研究进展.山西医科大学学报，2004,35(2):216

[14]高鸿霞，等.中药防风的研究进展.井冈山医专学报，2004,11(4):12

[15]黎建斌，等.生防风挥发油抗炎止血作用的药理研究.新中医，2007,39(8):105

[16]朱惠京，等.防风正丁醇萃取物对大鼠血液流变学的影响.中草药，1998,29(12):812

[17]朱惠京，等.防风正丁醇萃取物对家兔血小板黏附功能及实验性血栓形成的影响.中国中医药科技，2004,11(1):37

[18]张丽，等.防风多糖JBO-6对荷瘤小鼠免疫功能的影响及抗肿瘤作用的实验研究. 中国实验临床免疫学杂志，1997,9(5):53

[19]李莉，等.防风多糖增强巨噬细胞抗肿瘤作用的实验研究.北京中医药大学学报，1999,22(3):38

[20]李莉，等.防风多糖和IL-2体外对小鼠NK、LAK细胞活性的影响及体内抗移植瘤生长的实验研究.北京中医药大学学报，1997,20(5):39

[21]周勇，等.防风多糖JBO-6体内对小鼠免疫功能的影响及抗肿瘤作用.北京中医药大学学报，1996,19(4):25

[22]陈子珺，等.防风与刺蒺藜抗过敏性实验研究.云南中医中药杂志，2003,24(4):30

[23]马红，等.防风耐缺氧及抗脂质过氧化的实验研究.中药药理与临床，1996,12(6):21

[24]唐荣江，等.防风的药理实验研究.中药通报，1988,13(6):44

[25]陈古荣.引种防风与东北防风药理作用的比较研究.中药材，1985,(1):14

[26]李世荣，等.荆芥与防风的药理作用研究.中药材，1989,12(6):37

[27]张述禹，等.防风对免疫功能的影响.中草药，1987,18(9):9

[28]王建华，等.防风及其地区习用品解热镇痛作用的比

较研究.中国医药学报,1989,4(1):20

[29]王浴生.中药药理与应用.北京:人民卫生出版社,1983:460

[30]王本祥.现代中药药理学.天津:天津科学技术出版社,1997:58

[31]王晓东,等.防风归芎汤治脑震荡66例.江西中医药,2000,31(2):60

[32]照日格图,等.防风祛痹丸治疗痛风性关节炎60例临床体会.新疆医科大学学报,2009,32(7):981

[33]朱中坚.防风仙鹤汤治疗眩晕症208例疗效观察.中外健康文摘,2009,8(4):248

[34]贾艳.加味防风通圣汤合并氯氮平治疗急性期精神分裂症60例观察.中国民康医学,2008,20(23):2791

[35]胡成福,等.防风通圣丸治疗高脂血症62例临床观察.中华实用中西医杂志,2009,22(19):1515

[36]司徒桦.防风颗粒治疗小儿轮状病毒肠炎38例临床观察.吉林中医药,2008,28(2):117

[37]李光耀,等.自拟防风扶正汤、药酒配合六合治疗仪治疗难治性面瘫86例.甘肃中医,2007,20(7):68

[38]王蕊娥.拟地蝉汤治疗荨麻疹83例.陕西中医,1998,19(5):195

[39]王立平,等.安荨汤治疗荨麻疹与12种元素作用的探讨.微量元素与健康研究,1999,16(2):45

[40]符开俊,等.清上防风汤加减治疗寻常痤疮96例疗效观察.云南中医中药杂志,2008,29(8):20

[41]王建华,等.中药防风研究概况.中国药学杂志,1992,27(6):323

[42]王建华,等.防风类药材的薄层色谱鉴别.中国药学杂志,1990,25(4):221

[43]吉力,等.防风、水防风、云防风和川防风挥发油的GC-MS分析.中国中药杂志,1999,24(11):678

[44]陈古荣.引种防风与东北防风药理作用的比较研究.中药材,1985,(1):14

[45]Wang NH,et al. The chemical components of the roots of Peucedanum ledebourieloides K.T.Fu. *CA*,1996,125:163237w

[46]Saita T,et al. Screening of polyacetylenic alcohols in crude drugs using the ELISA for panaxytriol. *Biol Pharm Bull*,1995,18(7): 933

[47]肖永庆,等.松叶防风化学成分研究.中国中药杂志,1995,20(5):294

[48]江苏新医学院.中药大辞典(上册).上海:上海科学技术出版社,1986:232

[49]Pimenov MG,et al. Coumarins of some species of the Seseli L. *genus*. *CA*,1978,88:34504z

[50]王建华,等.防风果实中挥发油成分的研究.中国药学杂志,1991,26(8):465

防己 Sterphaniae Tertrandrae Radix

fang ji

本品为防己科植物粉防己*Stephania tetrandra* S. Moore的干燥根。味苦,性寒。祛风止痛,利水消肿。主治风湿痹痛、水肿脚气、小便不利、湿疹疮毒。

【化学成分】

防己根中含有多种生物碱,其含量约占1.2%~2.3%,包括粉防己碱(tetrandrine),汉防己甲素;防己诺林碱(fangchinoline,汉防己乙素、去甲汉防己碱、防己醇灵碱)、汉防己丙素、轮环藤酚碱(cyclanoline)、门尼新碱(menisine)、门尼定(menisidine)、氯化防己碱(oxofangchirine)、防己菲碱(stephanthrine)、小檗胺(berbamine)和千金藤立定(stepholidine);四种二苄基异喹啉碱(bisbenzylisoquinoline),命名为Fenfengline A,B,C,D。粉防己块根中尚含有黄酮苷、酚类、有机酸、挥发油等[1]。

【药理作用】

1. 抗癫痫 采用戊四唑(PTZ)诱导大鼠癫痫,粉防已碱(Tet)(15、30、60 mg/kg)给药3 d,结果Tet组癫痫发作程度明显减轻。ECG上出现痫样放电的潜伏期延长,痫样放电在1h中的持续时间缩短。同时,Tet也能明显减轻PTZ致痫大鼠海马CA1区锥体细胞线粒体的损伤程度。表明Tet对PTZ诱导的癫痫大鼠的发作有明显的对抗作用,对海马锥体神经元的损伤具有保护作用[2]。

2. 心血管系统

(1)抗心律失常 粉防己碱(Tet)7.5 mg/kg能明显对抗猫吸入氯仿或静脉注射肾上腺素50 μg/kg诱发的猫室颤作用;并明显提高乌头碱和哇巴因诱发的大鼠心律失常和心跳停止的用量。麻醉兔静脉注射Tet 18 mg/kg,明显延长兔窦房传导时间及窦房传导恢复时间,说明其对窦房传导功能和自律功能有显著抑制作用。但Tet恒速静脉注射3~15 mg/kg,对室内传导无影响[4]。Tet可以明显抑制正常灌注时豚鼠体外心脏去甲肾上腺素(NE)的释放,其作用随浓度升高而增强;而较高浓度的Tet(30、80 mol/L)在抑制NE释放的同时还增强了轴突胞质中NE的代谢,且该作用也随浓度升高而增强,与抗心律失常有一定关系[5]。

(2)抗心肌缺血、缺氧 小鼠腹腔注射Tet 100 mg/kg,心肌对^{86}Rb摄取率和心肌营养血流明显增加;Tet明显降低兔心肌匀浆心肌耗氧量;猫静脉注射Tet 5 mg/kg后5 min,可显著降低其心肌耗氧量及氧摄取率[6]。结扎犬冠状动脉前降支制作实验性心梗模型,Tet 3mg/kg可使ΣST(表示心肌损伤程度)显著降低,15 min后NST(表示心肌损伤程度)显著降低,2 h使ΣST与NST分别降低48%与37%。此外,Tet对心肌有轻度抑制作用,可使血压稍降,心率减慢,减轻心脏后负荷,减少心肌氧耗量。因此,Tet对实验性心梗有一定保护作用[7]。

Tet 300 μmol/L对培养大鼠的心肌细胞在缺氧和复氧损伤时细胞内Ca^{2+}超载有明显抑制作用。其机制可能与阻滞细胞膜Ca^{2+}通道、清除自由基脂质过氧化作用和保护线粒体功能以及稳定生物膜,维持细胞完整性和保持细胞内能源物质有关[8]。

(3)降压 ①血压:麻醉犬静脉注射13 mg/kg Tet后5 min,其总血管阻力(SVR)降低48%,10 min时降低51%,有效降压的血浆浓度可选择性地扩张动脉阻力血管导致后负荷降低,心输出量增加。降压时不伴明显反跳性心率加快,认为其降压作用主要与SVR下降有关[9]。Tet 0.03 μmol/kg灌胃给药,每天一次,用药8周可使自发性高血压大鼠血压下降,并能抑制血管平滑肌细胞(VSMC)增殖[10]。Tet能抑制高K^+和L肾上腺素(NE)激发的大鼠主动脉平滑肌Ca^{2+}内流[11],提示其降压机制与抑制L型钙通道和拮抗Ca^{2+}对主动脉的收缩作用有关。放射受体结合实验证明,在犬的主动脉肌膜上,Tet竞争性抑制^{3}H-哌唑嗪的结合,提示其舒血管作用与α_1受体有关[12]。②门静脉高压:大鼠给予Tet 20 mg/kg,每日2次,持续8 d,可明显降低门静脉压和门静脉支流血流量,而门静脉区和肝索旁血管阻力增大;心脏指数增大,全身血管阻力降低。说明长期应用Tet可降低门静脉高压大鼠的门静脉压并减轻其内脏充血,同时并不影响其门静脉系统分流[10]。③肺动脉高压:给缺氧性肺动脉高压犬静脉注射Tet 7.5 mg/kg,能明显降低升高的肺动脉压和肺血管阻力,并能提高CO和氧搬运能力,而对系统循环和血气水平无明显影响[13]。Tet每天50、100、150 mg/kg灌胃3周,可剂量依赖性降低实验性炎性肺动脉高压大鼠肺动脉压力及右心指数,对全身动脉压无明显影响[14]。Tet有助于慢性肺源性心脏病时肺动脉高压的降低和肺腺泡内动脉构型改善[15]。

(4)改善血流动力学 ①心脏血流动力学:给清醒大鼠静脉注射Tet 15 mg/kg后,平均动脉压(MAP)、收缩压(SBP)和舒张压(DBP)左室内压最大变化速度,左室内压变化速度—压力变化比率[(dp/dt)]·P^{-1},LVSP都下降;给药后5 min内,左室收缩性能下降与血压下降一致;5 min后血压下降程度比左室收缩性能下降为大;LVEDP随收缩性能下降而上升[16]。②器官血流量:静脉注射粉防已碱5.4±6.2 mg/kg(平均用量)使家兔血压降至6.67kPa(50 mmHg);用放射性微球法测定各部位血流量,脑部各区域血流量不变。冠脉流量增加,肾、脾、肠系膜血流量则降低,肝动脉血流量无影响[17]。

3. 抗缺血再灌注损伤 Tet 3mg/kg预处理可以使大鼠心肌缺血/再灌注损伤过程中肿瘤坏死因子-α生成明显减少,核因子-κB的活化受到有效抑制,从而起到减轻心肌缺血/再灌注损伤的作用[18]。Tet组大鼠心肌LDH活性值和MDA水平明显降低,SOD水平升高,心肌梗死范围减小。与I/R组相比,Tet组透射电镜下心肌细胞形态改变显著减轻,肌原纤维排列较整齐,线粒体嵴光滑。认为Tet对大鼠再灌注损伤心肌具有保护作用,其保护机制可能与其抗氧自由基作用有关[19]。

采用线栓法复制大鼠右侧大脑中动脉脑缺血再灌注(I/R)模型,Tet 15 mg/kg可降低脑I/R后ICAM-1和Caspase-3水平,减轻脑I/R后的炎性反应和细胞凋亡,拮抗脑1/R损伤[20]。可以抑制大鼠脑组织缺血/再灌注早期炎性细胞因子IL-1β、TNF-α和IL-8的表达,减轻炎性反应,对缺血/再灌注脑组织具有保护作用[21]。体外原代培养大鼠皮层神经细胞发现,Tet 5×10^{-7} mol/L对兴奋性氨基酸所致神经细胞损伤具有最佳的保护效果[22]。

大鼠肝脏左中叶缺血前30 min腹腔注射Tet(50 mg/kg),缺血50 min,再灌注24 h。结果Tet可使血清ALT,AST,LDH降低,SOD活性和NO含量升高。组织学检查显示Tet组肝损害减轻。认为Tet能减轻但不能防止肝I/R损伤的发生,减少脂质过氧化物产生是Tet抗I/R损伤的原因之一[23]。

4. 抗血小板聚集 Tet 50 mg/kg可明显抑制ADP、胶原、凝血酶诱导的大鼠血小板聚集反应,其作用强于等剂量阿司匹林和牛磺酸[24]。Tet 20 μg/mL对PAF、胶原、凝血酶、肾上腺素、ADP[25]和5-HT(Tet 28.8 μg/mL)[26]诱导的人血小板聚集反应也有明显的抑制作用。Tet 4~10 μmol/L不仅明显抑制卡西霉素和PAF诱导的兔血小板凝聚,同时浓度依赖地抑制兔血小板释放PAF[27]。

Tet在体外具有促进家兔纤维蛋白溶解和抑制凝血酶引起的血液凝固过程，抑制血栓形成，但对大鼠凝血酶凝血时间及血浆凝固时间都无显著影响[28]。

5. 抑制新生血管生成 用半导体激光光凝诱导大鼠眼脉络膜新生血管(CNV)模型，实验组大鼠激光光凝后0、3 d玻璃体注射0.05 mL浓度为3.21 μmol/L的Tet药液。结果：14 d后，实验组大鼠CNV发生率为23.26%，明显低于对照组63.33%。Tet能抑制鼠CNV形成，试验浓度下未见Tet对视网膜有毒性作用[29]。大鼠角膜碱烧伤诱发CNV模型研究发现，Tet滴眼后可以有效地抑制大鼠角膜碱烧伤诱发CNV的生长，降低角膜新生血管HIF-1α和VEGF的表达[30]。

6. 抗纤维化 肺纤维化及肺动脉高压是多种慢性肺部炎症病变的最终转归。1×10^{-7}~1×10^{-4} mol/L Tet可剂量和时间依赖性抑制肺纤维化大鼠由内毒素及干扰素γ诱导肺泡巨噬细胞COX-2和iNOS产生和促炎因子释放[31]。给秋水仙碱致肝纤维化大鼠灌胃Tet 30 mg/kg，每周3次，共14周。能够显著降低纤维化大鼠血清ALT、透明质酸、Ⅲ型前胶原含量；改善肝功能，减轻肝病理损害程度；抑制肝细胞外基质形成，胶原沉积减少，大鼠肝组织中星状细胞的增殖、转化下调[32]。体外研究表明，Tet可能通过阻滞细胞外Ca^{2+}内流、抑制脂质过氧化、干预细胞因子表达及减轻炎症反应等途径阻断肝纤维化的发生发展[33]。

7. 保护肝脏、胰腺 Tet 10 nmol/L~1 nmol/L可明显抑制四氯化碳所致的肝细胞存活率下降，降低肝细胞脂质过氧化产物的含量和LDH活性，表明Tet有明确的抗肝细胞损伤作用[34]。每天给予Tet 30 mg/kg可抑制硫唑嘌呤致肝损伤大鼠血清ALT、AKP、MDA、GSH、SOD的升高且病理组织学变化轻微[35]。Tet 1×10^{-5}~6×10^{-5} mol/L呈浓度依赖性促进大鼠肝细胞由G_1期向S期转化；加入外源性Ca^{2+}及ATP对Tet促肝细胞增值无显著影响，提示Tet促进肝细胞增殖作用与阻断Ca^{2+}内流无关[36]。

以粉防已碱片剂给大鼠灌胃，每次0.4 mg，每天3次。血清及胰腺组织磷酯酶A_2活性均显著降低，胰腺病变改善显著，对重症胰腺炎有治疗作用[37]。

8. 影响平滑肌收缩 Tet（10~15 mg/kg，腹腔注射）对小鼠肠平滑肌运动无明显抑制作用；Tet可抑制家兔离体回肠自发性收缩，Tet(10 μmol/L)抑制氨甲酰胆碱诱导的豚鼠结肠带细胞(内钙)依赖收缩，但不影响细胞(外钙)依赖细胞收缩。Tet浓度依赖性地使KCL的量效曲线右移，最大反应降低，pD'_2为4.01，认为Tet主要抑制肠平滑肌电压依赖性钙通道(PDC)，阻止Ca^{2+}通过PDC[38]。粉防已碱可抑制豚鼠或兔的子宫平滑肌收缩反应，对催产素，高K^+去极化后及Ca^{2+}所致大鼠离体子宫收缩均有明显抑制作用，此作用亦是其抗Ca^{2+}作用的结果[39]。

采用球囊损伤家兔颈总动脉血管平滑肌内膜，在损伤后7、14、28 d观察发现，Tet可使损伤后14d和28 d血管壁中PCNA和p38 MAPK表达降低，MKP-1表达升高，Tet可不同程度地拮抗内膜损伤后P38 MAPK信号转导途径及其调节，抑制VSMC表型转化[40]。

9. 抗炎 Tet 40 mg/kg灌胃7d，能明显抑制注射巴豆油所致的大鼠皮下气囊肿[41]。Tet 20 mg/kg灌胃给药，能显著抑制涂抹巴豆油所致的小鼠耳廓水肿；Tet 80 mg/kg可明显抑制佐剂型关节炎和肉芽肿的发展，作用强于阿司匹林[42]。Tet 7.5~30 mg/kg可剂量依赖地抑制完全佛氏佐剂小鼠背部肉芽组织增生、肉芽内血管形成、炎症细胞浸润和液体渗出[43]。

Tet能显著降低牛血清白蛋白诱发的家兔实验性葡萄膜炎的炎症反应、房水蛋白含量、血清免疫复合物和外周T淋巴细胞转化率[44]。抑制晶体蛋白引起的家兔前色素膜炎的发生，抑制白细胞的渗出[45]。

用免疫诱导加化学刺激复合法制备大鼠溃疡性结肠炎模型，Tet 60 mg/kg，连用4周。结果发现，Tet可明显降低组组织损伤积分；光镜下病理损伤指数也明显低于模型组，血清TNF-α和IL-6的含量明显降低，认为Tet对溃疡性结肠炎大鼠模型有较好的治疗作用，其作用机制可能与其降低血清TNF-α和IL-6含量有关[46]。

10. 抗过敏 粉防已碱15 mg/kg，家兔皮下注射，每日1次，共6 d，明显降低鸡蛋清引起的过敏性休克发生率，而不降低死亡率[47]。Tet 30 mg/kg能显著抑制天花粉所致的大鼠被动皮肤过敏反应，3、6、12 μg/mL粉防已碱能显著抑制致敏豚鼠离体回肠平滑肌过敏性收缩，其抑制率分别为31.5%、70.8%、92.8%[48]。Tet还可阻滞过敏性介质的释放，10 mg/kg静脉注射能抑制右旋糖酐诱发的大鼠腹腔肥大细胞组胺释放[49]；250 μmol/L Tet能抑制精制天花粉或卡西霉素诱导的大鼠腹腔肥大细胞(MC)脱颗粒，阻止MC组胺释放。其作用可能是由于作用于MC膜Ca^{2+}通道，抑制Ca^{2+}内流；也可能抑制MC动员利用内源性Ca^{2+}而发挥作用[50]。

豚鼠离体气管和肺条实验表明，预先加入6.6 μg/mL Tet可明显抑制过敏性慢反应物质(SRS-A)对气管和肺条的收缩作用，7.5 μg/mL对离体人气管或肺条具有相似作用；豚鼠静脉注射30 mg/kg粉防已碱可明显对抗SRS-A肺溢流作用[49]。

11. 抗肿瘤

(1)直接杀伤肿瘤细胞 Tet、防已诺林碱对小鼠淋巴细胞白血病(L7712)和小鼠肉瘤(S180)细胞DNA合成具有抑制作用,其 IC_{50}分别为2.6、3.5和27.5、24.5 mg/L。对RNA合成亦有很强的抑制作用,但对蛋白质合成抑制作用较弱[51]。7.5~10 μg/mL Tet处理人食管癌细胞ECa109和ECa109-C3 24~48h,观察到肿瘤细胞分裂指数低于对照组约50%,但不能完全阻止细胞分裂,在10 μg/mL Tet处理5d的生长曲线结果显示,其存活率低于对照组37%[52]。

体外研究表明,Tet可通过阻滞Ca^{2+}内流及非Ca^{2+}通道阻滞途径抑制HL60细胞增殖,诱导细胞凋亡;5×10^{-6}mol/L Tet显著抑制人白血病U937细胞增殖,减少^{3}H-TdR掺入及DNA合成,并诱导U937细胞分化,5 d后形态接近单核/巨噬细胞[53,54]。

(2)*放射增敏* 采用羟基磷灰石离心法观察到25、45、60 μmol/L Tet不影响有氧或缺氧条件下射线照射后白血病L7712细胞DNA单链产量,但可明显抑制其重接。各剂量点上Tet在照射前或后使用对肿瘤细胞DNA合成的影响差异无显著性[55]。5.0 μg/mL和7.5 μg/mL Tet明显增加放疗对人神经胶质瘤U138MG细胞的生长抑制作用。单用Tet或与放疗合用后细胞的DNA凝胶电泳均可见梯形条带。提示Tet诱导凋亡的作用在放疗增敏也有一定的影响[56]。

Tet(0.5 μg/mL)能明显降低放射后人肝癌7402细胞的克隆形成率,其放射增敏比(SERDq)为1.76。Tet能够去除放射引起的7402细胞G2期阻滞。Cyclin B1表达水平明显增高,Cdc2和Cdc25磷酸化形式的表达水平明显下降,分裂指数则增高。说明Tet对7402细胞株有放射增敏作用,其作用机制可能与Tet去除放射引起的G2/M期阻滞有关[57]。

(3)*逆转多药耐药*(MDR) 肿瘤细胞MDR与细胞膜P糖蛋白(*P*-gp)过度表达有关。下调mdr-1基因表达及*P*-gp合成,可逆转HCT15、SK-OV-3、HL60 MDR细胞株对阿霉素(Dox)及长春新碱的敏感性,半数抑制率下降 15~3000倍,效果明显高于硝苯地平及维拉帕米等其他Ca^{2+}通道阻滞剂[58]。研究表明,非细胞毒浓度的Tet可以增加Dox对三尖杉酯耐受HL60细胞生长的抑制,集落形成抑制率增加300倍,阻滞于G2-M期的细胞比率增多,细胞内Dox聚集增加;但Tet不能增加Dox敏感HL60的细胞毒性[59]。3×10^{-6} mol/L Tet可使paclitaxel对*P*-gp阳性HCT15细胞的半数抑制浓度下降3100倍,Dox的半数抑制浓度下降36倍;但对*P*-gp阴性的SK-OV-3细胞,Tet不能增加上述药物的细胞毒性[60]。上述资料提示,Tet可通过调节*P*-gp增强MDR相关性药物的细胞毒性。

对喉癌耐药细胞株KBV200的研究发现,低毒浓度的Tet能逆转喉癌耐药细胞株KBV200对阿霉素的耐药作用,其逆转效果优于经典逆转剂维拉帕米[61]。Tet可以逆转KB-MRP1细胞的多药耐药,逆转效果与药物浓度有关,逆转机制可能与增加细胞内化疗药物蓄积和增强化疗药物诱导的细胞凋亡有关[62]。Tet尚可通过抑制耐药基因表达和DNA拓扑异构酶(TOPO Ⅱ)活性干预化疗诱发的肿瘤细胞多药耐药的产生[63]。

(4)*诱导细胞凋亡* Tet时间和剂量依赖性抑制人白血病细胞系U937增殖及细胞克隆形成,其最适浓度为2.5×10^{-6} mol/L。光镜下可见细胞形态具有凋亡特征,凝胶电泳见DNA梯形条带,同时流式细胞仪检测发现U937细胞具有磷脂酰丝氨酸外翻。结果提示,Tet可通过非Ca^{2+}依赖途径诱导U937细胞凋亡[64]。对人肺腺癌细胞SPC-A-1研究发现,Tet明显诱导细胞凋亡,引起G0/G1期阻滞,明显提高p53、p21及Bax 表达,说明Tet可诱导人肺腺癌细胞SPC-A-1凋亡,其机制可能与上调p53、p21及Bax表达有关[65]。

12. 信号转导

(1)*对磷脂酰肌醇代谢的影响* Tet 5~50 μg/mL以时间和剂量依赖方式抑制Con A刺激的人淋巴细胞磷脂酰肌醇代谢,使磷酸肌醇的总量减少,同时降低胞浆Ca^{2+}浓度和蛋白激酶C活性,即抑制了以磷酸肌醇分解产物IP3和二酰甘油为第二信使的跨膜信号传导系统[66]。

(2)*影响胞内cAMP* Tet20~100 mg/kg灌胃给药可使大鼠胸膜炎炎症白细胞内cAMP的浓度升高[67]。体外Tet 100~300 μmol/L能抑制钙调素依赖性环核苷酸磷酸二酯酶的活性[68]。Tet 12.5~100 μmol/L浓度依赖地升高大鼠脑膜炎渗出液中中性白细胞腺苷酸环化酶活性[69]。

(3)*阻滞Ca^{2+}通道* 利用膜片钳记录技术表明,Tet可剂量和时间依赖性地阻滞嗜铬细胞膜电压依赖性Ca^{2+}通道,较高浓度Tet(1×10^{-4} mol/L)可抑制诱生肌醇三磷酸(IP3)药物引起的大鼠嗜铬细胞瘤PC12细胞内Ca^{2+}动员;而在较低浓度时(1×10^{-5} mol/L)即可阻滞高浓度K^+(3×10^{-2} mol/L)诱导的细胞浆Ca^{2+}浓度持续性升高和部分抑制缓激肽诱导的细胞浆Ca^{2+}升高[70]。1×10^{-4} mol/L Tet能够阻滞毒胡萝卜素诱导NIH/3T3纤维母细胞和腮腺腺泡细胞Ca^{2+}内流,但不能抑制抗CD3抗体OKT3或TG诱导白血病T细胞Ca^{2+}内流;能够阻断HL60细胞非电压门控Ca^{2+}通道的激活,但可诱导细胞内Ca^{2+}动员[71]。3×10^{-5} mol/L Tet可使谷氨酸盐、血清素及组织胺诱导视网膜细胞外Ca^{2+}内流分别减少28%、

46.8%和29%；但在无Ca^{2+}培养液中，Tet不能阻滞血清素和组织胺诱导的视网膜细胞内Ca^{2+}升高。结果说明，Tet可通过N甲酰D门冬氨酸、血清素及组织胺（H1）受体调控的Ca^{2+}通道阻滞Ca^{2+}内流，但对视网膜细胞内Ca^{2+}释放无明显影响[72]。

Tet在阻断肝细胞外Ca^{2+}内流的同时，还可促进线粒体对Ca^{2+}的摄取、抑制线粒体Ca^{2+}动员；但在维持肝细胞内Ca^{2+}稳态过程中，阻断Ca^{2+}内流起着主要作用[73]。由此可见，Tet对不同组织类型细胞Ca^{2+}通道阻滞的作用机制不同，可分别或同时阻滞电压门控通道和受体门控通道，且可激发某些肿瘤细胞内Ca^{2+}动员，升高细胞内Ca^{2+}浓度。

13. 药代动力学 Tet在体内大部分以原形存在，少部分进行代谢转化，已鉴别出的产物有汉甲素-N-2-氧化物异构体和N-2-去甲基汉防已甲素。体内半衰期90 min，清除率为38.6 L/kg/h[74]。

14. 毒性 Tet的最小致死量：小鼠腹腔注射为700~800 mg/kg，家兔静注时为40~42 mg/kg，猫为40~45 mg/kg。家兔静注Tet 15 mg/kg，10 min内死亡率为88.9%；小鼠静注给药，LD_{50}为37.5±3.6 mg/kg[75]，小鼠腹腔注射的LD_{50}为280 mg/kg，小鼠皮下注射的LD_{50}为804 mg/kg；防已诺林碱小鼠腹腔注射的LD_{50}大于50mg/kg，防已诺林碱小鼠皮下注射的LD_{50}为397 mg/kg[76]。大剂量时出现中毒症状，主要为震颤、共济失调、四肢瘫痪、肌紧张、呼吸抑制、便溺、呕吐及惊厥等，主要致死原因是呼吸停止，心脏受损。

每天灌胃大鼠1次，Tet大剂量（3.2 g）应用30 d及小剂量（0.8 g）应用60 d后，出现轻度的血清肌酐升高；蛋白尿以及尿Tamm-Horsfall蛋白（尿THP）升高。病理结果显示，各组大鼠的肾小球形态正常，肾小管上皮细胞有轻度空泡变性，肾间质有灶性炎细胞浸润及少量纤维组织增生。表明粉防已可引起肾小管间质损害，并随着用量的增大，损害呈加重趋势[77]。

【临床应用】

1. 矽肺 用Tet治疗煤矽肺患者18例，每日服200 mg，分2次饭后服用，6个月为一疗程。治疗后咳嗽、咳痰、胸痛、气紧好转分别为9/15、5/12、8/12、9/15，大部分临床症状均有改善，最大肺活量明显增加、症状明显好转者4例，占22.6%[78]。

2. 高血压 Tet 3 mg/kg静脉推注后立即20 mg/min静脉滴注维持，对10名健康受试者及12例高血压病患者的急性血液动力学进行测试。结果显示，Tet具有潜在负性变力性与负性变时性效应，对正常血压无影响；但对高血压患者，Tet在安全有效降压的同时，能促进左室功能的改善[79]。以慢性阻塞性肺疾病继发性肺动脉高压患者为对象，Tet 200 mg，每日3次，给药14 d。结果表明，服药两周后肺动脉平均压（mPAP）和收缩压（sPAP）均显著下降，右室功能和动脉血气明显改善，对体动脉平均压（m SAP）和心率无不良影响，而对照组（口服安慰剂）各项指标改变不明显[80]。

3. 阵发性室上性心动过速 Tet 150 mg加入生理盐水20mL中静脉注射，终止阵发性室上性心动过速疗效与维拉帕米相当，而副作用小于维拉帕米[81]。

4. 心绞痛 20例心绞痛患者用粉防已碱2~3 mg/kg静脉注射，每日2次共2周，心肌耗氧指数（收缩压×心率）改善明显优于综合治疗组，运动耐力提高为药前的1.46倍，非聚集血小板有轻度增加，说明血小板聚集有轻度改善[82]。

5. 肝纤维化 临床研究显示肝硬化患者口服Tet 3个月后，静脉色氨酸耐量实验明显改善；服药6~18个月后，血清Ⅲ型前胶原、透明质酸含量显著下降；肝、肾功能不同程度得以改善；肝组织穿刺活检发现治疗前后患者肝组织炎性细胞浸润明显减轻或消失，胶原纤维沉积减少，Ⅰ型及Ⅲ型胶原含量显著下降[83,84]。

6. 神经性疼痛 Tet每次10 mg，每日3次，口服或肌肉注射1.5%溶液2 mL，每日1次，20 d为一疗程，对腰骶神经根炎，椎间盘合并骶神经根炎，三叉神经疼，变形性强直椎关节炎继发腰神经根炎等疼痛综合征均有疗效[85]。

7. 其他 口服Tet，每次40 mg，每日3次，10 d为一疗程，对急性及慢性阿米巴痢疾有满意疗效，服药后原虫平均消失天数为4.6 d，症状消失时间平均为9 d[85]。小剂量合并放射治疗肺癌97例，肺部癌缩小者60例，占63.9%，咳嗽、痰血、胸痛、发热等多数病例有减轻或消失，可增强放射治疗的疗效，临床对晚期直肠癌也有一定疗效。

8. 不良反应 高血压患者每日肌肉注射Tet 30 mg，2月后改服2片剂，每日3次，每次2片，7~8个月后鼻部、指甲、面部、上肢、口腔黏膜、下肢及趾甲先后出现紫褐色斑，无不适感觉，停药后逐渐消退[86]。18例矽肺患者服Tet治疗后，第1疗程肝功能异常者7例（其中GPT增高4例，TT增高2例，二者同时增高1例），第2疗程肝功能异常者9例（GPT增高4例，TT增高5例），均伴有程度不等的腹胀、食欲下降，腹泻等消化症状，停药或给予护肝治疗和对症处理，症状可缓解，停药3个月全部恢复正常[78]。

（焦 波）

参考文献

[1]王本祥.现代中药药理学.天津:天津科学技术出版社,1997:405

[2]刘学文,等.粉防己碱对戊四唑致痫大鼠皮层电图和海马超微结构的影响.临床神经电生理学杂志,2007,16(1):9

[3]查力,等.当归、汉防已甲素苦参抗实验性心律失常作用.药学通报,1981,16(4):245

[4]李贵荣,等.粉防己碱对麻醉兔心内传导系统的影响.中国药理学通报,1989,5(4):217

[5]王裕勤,等.粉防己碱对电刺激时去甲肾上腺素释放及代谢的影响.临床心血管病杂志,2006,2(2):100

[6]贾菊芳,等.粉防己碱对冠脉流量、心肌营养性血流量及耗氧量的影响.武汉医学院学报,1983,12(4):373

[7]于世龙,等.汉防已甲素对急性实验性心肌梗塞的作用.中华心血管病杂志,1983,11(2):147

[8]祝武强,等.粉防己碱对缺氧和复氧损伤心室肌细胞内Ca2+超载的作用.临床心血管病杂志,2000,16(2):83

[9]曾繁典.粉防己碱血流动力学和药代动力学特性.武汉医学院学报,1985,14(3):222

[10]熊一力,等.粉防己碱对自发性高血压大鼠血管平滑肌细胞增殖及对PDGF-β,bFGF和相关癌基因表达的影响.中国药理学与毒理学杂志,1998,12(2):109

[11]Kim HS,et al. Vasodilating and hypertensive effects of fangchindine and tetrandrine on the rat aorta and strokeprone spontaneously hypertensive rat. *J Ethnopharmacol*,1997,58(2):117

[12]Kwan CY,et al.Tetrandrine,a calcium antagonist of Chinese herbal origin,ineraction with vascular musele alpha 1-adrenoceptor. *Life Sci*,1996,59(23):359

[13]王怀良,等.汉防已甲素对犬缺氧性肺动脉高压模型血流动力学的作用及对血气水平的影响.中国医科大学学报,1994,23(4):299

[14]Wang HL,et al. Tetrandrine inhibited chronic "inflammatory" pulmonary hypertension in rats. *Acta Pharmacolgica Sinica*,1997,18(5):401

[15]李凤前,等.粉防己碱抗肺动脉高压研究进展.中国药师,2000,3(2):77

[16]胡国新,等.粉防己碱对清醒大鼠血流动力学影响.中国药理学报,1987,8(4):325

[17]苗宁.粉防己碱控制性降压对家兔器官血流量影响的实验研究.中华麻醉学杂志,1989,9(4):228

[18]王裕勤,等.Tet预处理对心肌缺血/再灌注损伤大鼠肿瘤坏死因子-α表达及核因子活化的影响.中国微循环,2007,11(3):172

[19]常超,等.粉防己碱对缺血再灌注大鼠心肌损伤的保护作用及机制探讨.山东医药,2007,47(9):22

[20]张平,等.粉防己碱对大鼠脑缺血再灌注后ICAM-1和caspase-3表达的作用.中国老年学杂志,2009,29(5):527

[21]张平,等.粉防己碱对大鼠脑缺血/再灌注后IL-1β、TNF-α和IL-8表达的影响中国应用生理学杂志,2006,22(4):443

[22]林也容,等.粉防己碱对培养皮层神经原NMDA兴奋毒性损伤的保护作用.临床和实验医学杂志,2008,7(11):4

[23]刘忠民,等.粉防己碱预处理减轻大鼠肝脏缺血再灌注损伤的机制研究.中国实用医药,2008,3(34):3

[24]齐志敏,等.粉防已碱、牛磺酸和阿司匹林对血小板聚集及血栓形成影响的研究.锦州医学院学报,1996,17(2):13

[25]Teh BS,et al. Suppression by tetrandrine of human platelet aggregation induced by platelet-activating factor and orther stimulants. *Int Arch Allergy Appl Invnunol*,1989,88(3):267

[26]夏云.5-HT对正常人血小板的聚集反应及汉防已甲素的抑制作用.中华血液学杂志,1987,8(5):287

[27]Zhang Min. et al. Effects of tetrandrine in rabbit platelet aggregation and platelet activiting factor generation. *Acta Pharmacol Sin*,1995,16(3)209

[28]吴树勋,等.粉防己碱对血小板聚集.黏附及血凝的影响.中国中药杂志,1990,15(4):41

[29]李岱,等.粉防己碱抑制激光诱导鼠脉络膜新生血管.中华眼底病杂志,2006,22(4):242

[30]孙广莉,等.粉防己碱对大鼠角膜新生血管HIF-1α和VEGF表达的影响.眼科新进展,2007,27(2):102

[31]Pang L,et al. Cytoxicity to macrophages of tetrandrine,an antisilicosis alkaloid,accompanied by a nover production of prostaglandins. *Biochem Pharmacol*,1997,53(6):773

[32]孙自勤,等.汉防已甲素与秋水仙碱抗肝纤维化作用的比较.中国药理学通报,1996,12(4):345

[33]田宇彬,等.防己甲素对血小板衍生生长因子促细胞增殖效应的阻断作用.中华医学杂志,1997,77(1):53

[34]Chen Xiao-Hong,et al. Protective effects of tetrandrine on CCl4-injured hepatocytes. *Acta Pharm Sin*,1996,17(4):348

[35]郝俊文,等.汉防已甲素对硫唑嘌呤致大鼠肝损伤的保护作用.中国临床药理学与治疗学杂志,1997,2(3):180

[36]刘玉兰,等.汉防已甲素对肝细胞生长增殖的影响.上海第二医科大学学报,1995,15(3):212

[37]蒋志洪,等.粉防己碱治疗重症胰腺炎的实验研究.广西中医学院学报,2002,5(1):33

[38]杨兴海,等.粉防己碱对小鼠、家兔和肠鼠肠平滑肌的药效学研究.实用医学进修杂志,2001,29(4):222

[39]姚伟星,等.粉防己碱对大鼠离体子宫收缩反应的影响.中国药理学报,1983,4(2):130

[40]张新明,等.粉防己碱对VSMC表型转化和p38及MKP-1表达的影响.实验室研究与探索,2008,27(6):41

[41]张乐之,等.粉防己碱的抗炎作用.中药药理与临床,1992,8(增刊):33

[42]Choi HS,et al. Anti-inflammatory effects of fangchimoline and tetrandrine. *J Ethnopharmacol*,2000,69(2):173

[43]Kobayashi S,et al. Inhibitory effects of tetrandrine on angiogenesis in adjuvant-induced chronic inflammation and tube for-

mation of vascular endothelial cells. *Biol Pharm Bull*, 1998, 21(4): 346

[44]肖继皋,等.汉防己甲素对实验性葡萄膜炎的治疗作用及机制.中华眼底病杂志,1994,10(3):149

[45]肖继皋,等.汉防己甲素对家兔实验性前色素膜炎的抑制作用.南京医科大学学报,1994,14(2):142

[46]李伯和,等.粉防己碱对溃疡性结肠炎大鼠治疗作用的观察.河南职工医学院学报,2009,21(2):115

[47]张覃林,等.苯海拉明对汉防己及其他一些镇痛药的加强作用.生理学报,1957,21(2):133

[48]卞如镰,等.汉防己甲素抗过敏作用的观察.中草药,1984,15(6):22

[49]张洪泉.汉防己甲素对过敏性迟缓性反应物质(SRS-A)的作用.药学学报,1984,19(8):616

[50]李玮,等.粉防己碱对肥大细胞功能的抑制.中国药理学报,1987,8(5):450

[51]刘力生.粉防己甲素、乙素对L7712和S-180细胞DNA,RNA和蛋白质合成的抑制作用.中国药理学通报,1990,6(1):53

[52]王瑞珍,等.汉防己甲素对体外培养人食管癌上皮细胞增殖的影响.中华肿瘤杂志,1981,13(2):86

[53]Lai YL, et al. Induction of apoptosis in human leukemic U937 cells by tetrandrine. *Anticancer Drugs*, 1998, 9(1): 77

[54]Dong Y, et al. Invitro inhibition of proliferation of HL60 cells by tetrandrine and coriolus versicolor peptide derived from Chinese medicinal herbs. *Life Sci*, 1997, 60(8): 135

[55]刘楠,等.米索硝唑和粉防己碱对白血病L7712细胞DNA辐射损伤与修复的影响.中国药理学报,1985,6(3):209

[56]Chang KH, et al. Enhancement of radiosensitivity in human glioblastoma U138MG cells by tetran drine. *Neoplasma*, 1999, 46(3): 196

[57]孙新臣,等.粉防己碱对人肝癌细胞株7402的放射增敏作用.临床肿瘤学杂志,2007,12(12):893

[58]Sun AX, et al. Synergistic anticancer effects of tetrandrine combined with doxorubicin or vincristine in vitro. *Acta Pharmacologica Sinica*, 1999, 20(1): 69

[59]He QY, et al. Reduction of doxorubicin resistance by tetrandrine and dauricine in harringtonine resistant human leukemia (HL60) cells. *Acta Pharmacologica Sinica*, 1996, 17(2): 179

[60]Chio SU, et al. The visvenzyl isoquiniline alkaloids, tetrandine and fangchinoline, enhance the cytotoxicty of multidrug resistance related drugs via modulation of P-glycoprotein. *Anticancer Drugs*, 1998, 9(3): 255

[61]叶琳,等.粉防己碱对喉癌耐药细胞株KBV200耐药逆转作用的研究.重庆医科大学学报,2008,33(8):967

[62]陈晓松,等.粉防己碱对人口腔上皮癌多药耐药KB-MRP1细胞株多药耐药性的逆转作用.癌症,2007,26(8):846

[63]李贵海,等.粉防己碱对获得性多药耐药小鼠S180肿瘤细胞P_ (170),LRP,TOPO Ⅱ表达的调控.中国中药杂志,2005,30(16):1280

[64]Lai YL, et al. Induction of apoptosis in human leukemic U937 cells by tetrandrine. *Anticancer Drugs*, 1998, 9(1): 77

[65]陈辉,等.粉防己碱诱导人肺腺癌细胞SPC-A-1凋亡的机制.实验医学杂志,2009,25(19):3187

[66]Ioannoni B, et al. Tetrandrine and transmembrane signal transduction effects on phosphoinoositede metabolism calcium flux and protein kinase C translocation in human lymphocytes. *INT allergy Appl Immunol*, 1989, 89(4): 349

[67]何凤慈,等.粉防己碱对急性炎症性血管通透性和嗜中性白细胞功能的影响.中国药理学通报,1989,10(3):249

[68]高中华.汉防己甲素对钙调蛋白依赖性环核苷酸磷酸二酯酶的双向调节作用研究.现代应用药学,1989,6(3):1

[69]Zhang Le-Zhi, et al. Effect of tetrandrine on camp metabolism in inflammatory leukocytes and its mechanism. *Chin J Pharmocol Toxicol*, 2001, 15(3): 229

[70]Takemura H, et al. Tetrandrineasa calciumantagonist. *Clin Exp Pharmacol Physiol*, 1996, 23(8): 751

[71]Bickmeyer U, et al. Tetrandrine blocks voltage dependendt calcium entry and inhibits the bradykinin-induced elevation of intracellular calcium in Ng108-15 cells. *Neurotoxicology*, 1996, 17(2): 335

[72]Xuan B, et al. Inhibitory effects of tetrandrine on intracellular free Ca2+ increase induced by glutamate, serotonin and histamine in dissociated retina cells. *J Ocul Pharmacol Ther*, 1996, 12(3): 331

[73]李定国,等.汉防己甲素对肝纤维化大鼠线粒体的影响.中华消化杂志,1994,14(6):339

[74]张永刚.粉防己碱药理研究进展.国外医学中医学分册,1997,19(4):6

[75]刘月雷,等.汉防己甲素的安全性.中国药学杂志,1990,25(1):39

[76]国家医药管理局中成药情报中心站.粉防己碱 tetrandrine植物有效成分手册.北京:人民卫生出版社,1986:1037

[77]蔡浙毅,等.大剂量粉防己对大鼠肾功能及肾组织形态影响的研究.中国医院药学杂志,2005,25(12):1200

[78]徐天才,等.汉防己甲素治疗煤矽肺18例临床观察.四川医学,1984,5(2):90

[79]何勇,等.汉防己甲素对正常人及高血压病患者血液动力学作用的研究.同济医科大学学报,1996,25(6):443

[80]王秋月,等.汉防己甲素降低慢性阻塞性肺疾病肺动脉高压的近期疗效观察.中国医科大学学报,1996,25(3):260

[81]卢焰山,等.汉防己甲素终止室上性心动过速的临床观察.中华心血管病杂志,1990,18(3):164

[82]于世龙,等.汉防乙甲素治疗心绞疼.中华内科杂志,1985,24(11):682

[83]李定国,等.血清Ⅲ型胶原肽在钙通道阻滞剂治疗肝纤维化中的意义.中华内科杂志,1990,29(8):453

[84]李定国,等.汉防己甲素抗肝纤维化研究进展.世界华人消化杂志,1999,7(2):171

[85]范振青,汉防己的实验研究与临床应用.中草药通讯,1976,7(10):469

[86]杨国亮,等.中药汉防己甲素引起的色素沉着性药疹.中华皮肤科杂志,1989,22(1):56

红 花 Carthami Flos

hong hua

本品为菊科植物红花*Carthamus tinctorius* L.的干燥花。味辛,性温。能活血通经,散瘀止痛。主治经闭、痛经、恶露不行、癥瘕痞块、胸痹心痛、瘀滞腹痛、胸胁刺痛、跌扑损伤、疮疡肿痛等。

【化学成分】

有效成分为红花黄色素(safflor yellow),可分为黄色素Ⅰ、Ⅱ、Ⅲ等组分。红花含红花醌苷(carthamone)和红花苷(carthamin)等苷类。红花苷水解后得葡萄糖和红花素(carthamidin)。从色素中分离出红色素和黄色素,经结构鉴定分别为红花苷和红花黄色素A(safflor yellow-A)。此外,还含有红花多糖、棕榈酸、肉豆蔻酸、月桂酸、油酸、亚油酸和亚麻酸等多种不饱和脂肪酸的甘油酯类。并含有15-α,20-β-二羟基-△4娠烯-3酮和二十九烷等成分[1]。

【药理作用】

1. 兴奋子宫 红花煎剂对小白鼠、豚鼠、兔、猫及犬类等多种动物的子宫有明显的收缩作用。小剂量可使之发生节律性收缩,大剂量则使自动收缩加强,甚至痉挛。对妊娠动物的作用尤为明显[2]。红花的水煎液在给予终浓度6700 μg/mL后,可见小鼠离体子宫肌收缩频率加快,强度提高,该种兴奋作用可被异丙嗪和酚妥拉明对抗,但不能被阿托品和消炎痛所对抗,说明红花对子宫的兴奋作用与兴奋组织胺H1及肾上腺素-α受体有关[3]。

各种剂量的红花水煎剂均可促进大鼠子宫肌电的发放。表现为各剂量均可使单波的释放频率增多,波幅显著增高;爆发波的发生率增多,串间隔缩短,每个爆发波的时程延长,振幅明显增大;且随着剂量的加大,此兴奋作用愈显著。其机制可能是通过直接作用于平滑肌细胞,加快其动作电位的去极化速度并增大峰电位幅度所致[4]。

2. 雌激素样作用 红花煎剂阴道周围注射,可使摘除卵巢的小鼠子宫重量明显增加,初步提示红花有雌激素样作用[5]。红花(3 g/kg)灌胃给雌性小鼠,在单独用药时具有拟雌激素作用,在与雌激素同时用药时具有抗雌激素作用[6]。

3. 抑制血小板聚集、抗血栓形成 红花具有抗血小板聚集和舒张血管作用,腺苷和红花黄素是其主要活性成分。从红花中分离得到的4种化合物的血小板聚集抑制活性。其中三种呈剂量依赖性,一种无抑制作用。且化合物间具协同作用[7]。

给大鼠灌胃红花提取物0.7 g/kg,连续5 d,可明显抑制ADP诱导的大鼠血小板聚集、动-静脉混合血栓形成,显著延长出血时间[8]。与硫酸氢氯吡格雷合用上述作用显著增强。红花能显著增强氯吡格雷抗ADP诱导的大鼠血小板聚集和动-静脉旁路血栓的形成,显著延长出血时间。以不同浓度(6~48 mg/mL)的红花水提、醇提及多糖部位,体外对ADP诱导的血小板聚集有一定的抑制作用,醇提部位和多糖具有浓度依赖性的抑制作用,其作用强度随着红花剂量的增加而增强,但抑制率并不呈线性关系[9]。

红花活血化瘀有效成分羟基红花黄色素A(HSYA)可明显抑制PAF诱发的家兔血小板黏附、5-HT释放及血小板内游离Ca^{2+}浓度升高[10]。

在细胞松弛素B存在下,人的中性粒细胞(PMN)悬液先与不同浓度的红花黄色素温育,然后以PAF刺激,以PMN悬液为空白对照。结果显示,红花黄色素对PAF介导的人中性粒细胞聚集、黏附及超氧化物产生有明显的抑制作用,并且在2~20 g/L浓度范围内,其抑制作用与药物浓度有一定的剂量依赖关系,推测红花黄色素对抗PAF的作用,可能是其活血化瘀的重要机制之一。

4. 心血管系统

(1)保护心脏 红花注射液(2.5 g/5mL)对大鼠离体心脏灌注(5 g/L),可改善大鼠心脏的收缩和舒张功能,增加冠脉流量,增强Bcl-2的蛋白表达。提示,红花注射液具有很好的心脏保护作用[11]。

离体大鼠心脏在4℃10%红花总黄素(SY)中保存不同时间,观察各不同时间心肌组织中一氧化氮(NO)、丙二醛(MDA)含量和超氧化物歧化酶(SOD)

活性的变化。结果:红花总黄素能较明显的减轻自由基对缺血心肌的损伤,延长心肌存活时间[12]。

采用膜片钳全细胞式记录技术。红花黄色素(3.3 μg/L)能延长单个心室肌细胞动作电位时程,增加内向L-型钙电流的峰值。结果:由于红花黄色素具有上述电生理作用,可用于心力衰竭和快速型心律失常的治疗[13]。

(2)*增加冠脉血流量、改善心肌缺血* 对结扎大鼠冠状动脉前降支所致急性心肌缺血,红花提取物1.0、2.0 g/kg具有减轻心肌缺血程度,缩小梗死范围的作用[14]。红花总黄素(10、20和40 mg/kg)静脉注射,对实验性心肌缺血模型均表现出不同程度的增加心脏冠脉流量,心肌耗氧量明显减少。红花总黄素各组对心肌缺血大鼠血流动力学有明显改善作用,并表现出剂量相关性变化[15]。

红花黄色素(SY)180、270、360 mg/kg,腹腔注射,可明显抑制异丙肾上腺素(ISO)诱导的大鼠心肌缺血所致最大收缩压、平均收缩压、平均动脉压降低;缓解心肌缺血导致的心肌MDA、血浆FFA水平升高及心肌ATP量的降低,同时SY还可减少心肌缺血后心电图出现T波倒置的阳性率。证实SY具有缓解大鼠心肌缺血的作用[16]。

红花提取物浓度0.5、1.0、2.0 mg/L预处理,能减少缺血再灌注心肌中的MDA含量,降低SOD和CK活性,减慢心率,改善心功能指标。证实红花提取物能改善心功能,保护缺血心肌,其机制可能与其清除自由基,抑制自由基的释放有关[17]。

(3)*扩张血管、改善微循环* 红花有抑制局部投予去甲肾上腺素诱导血管运动的作用,血管运动被抑制后血流量增加。给予去甲肾上腺素不影响血管内径粗细,提示红花的作用本质是抑制去甲肾上腺素引起的血管运动而不是扩张血管[18]。

红花(*Carthamus tinctorius*)水煎剂20 mg/mL和40 mg/mL可通过受体操纵Ca^{2+}通道和电压依赖性Ca^{2+}通道抑制外Ca^{2+}内流,使血管肌条舒张,其作用与内皮释放的NO有关[19]。静注红花提取液(CTL)200 mg/mL/kg,对家兔肠系膜局部应用去甲肾上腺素诱导的自发性血管运动有抑制作用,可使血管处于舒张状态。NOS抑制剂L-NMMA不影响CTL的舒血管作用。表明,CTL是通过非内源性NO途径抑制血管运动处于舒张状态[20]。

用^{45}Ca跨膜流动测定,红花提取物浓度为5、50、500 μg/mL时,不影响大鼠主动脉静息状态下Ca^{2+}内流;对去甲肾上腺素和高钾溶液引起的Ca^{2+}内流,则具有不同程度的阻滞作用,并具有剂量-效应关系。红花与钙拮抗剂verapamil的作用规律相似。提示,阻滞血管平滑肌细胞膜上的受体操纵钙通道(ROC)和电压依赖钙通道(PDC),是红花治疗冠心病的机制之一[21]。

(4)*抑制毛细血管通透性* 红花总黄色素(SY)具有明显抑制血小板激活因子(PAF)诱发的小鼠毛细血管通透性增加的作用,该作用随着SY剂量增加而加强[22]。

(5)*改善血液流变学* 皮下注射大剂量肾上腺素加冰水冷浴造大鼠血瘀模型,结果显示红花注射液能使血瘀证大鼠的血液流变学主要指标明显改善,表明红花注射液可有效降低血液黏度[23]。红花注射液(5 mg/mL)按1、3、6 mg/kg剂量给家兔耳缘静脉注射60 min后,对家兔全血黏度、血浆黏度和红细胞压积有显著降低作用,改变血液流变[24]。

5. 保护心脑缺血性损伤 红花注射液(FCI)0.5、1.0、2.0 mg/kg,共7d,对大鼠血瘀模型可降低心肌酶水平,提高SOD含量,降低MDA水平,显著减小心肌梗死面积和降低主要血液流变学指标。FCI有保护大鼠急性心肌缺血作用[25]。蒙古沙土鼠双侧颈总动脉结扎造成脑缺血模型,以Ca^{2+}/CaM PKⅡ活性作为检测指标。红花黄色素(0.32 g/kg)有拮抗脑缺血诱导Ca^{2+}/CaM PKⅡ活性抑制的作用,酶活性恢复至假手术组的72.6%,表明对缺血性脑损伤有保护作用[26]。

6. 抗炎镇痛 红花素能抑制二甲苯引起的小鼠耳廓肿胀;抑制小鼠纸片肉芽肿的形成;抑制大鼠弗氏完全佐剂性关节炎;同时能提高热板法、扭体法所致的小鼠痛阈值,延长扭体反应的潜伏期,因而具有较显著的抗炎镇痛作用,且作用明显优于东方活血膏对照组[27]。

7. 抗氧化 红花黄色素(SY)1.39~3.42 g/L的羟自由基清除率为27.2%~100%,呈明显量效关系;77.8~776.1 mg/L SY缓解小鼠肝匀浆脂质过氧化的抑制率为10.5%~92.8%,呈明显的量效关系;37.1~297.1 mg/L SY抑制羟自由基引发的红细胞破裂呈明显的量效关系。表明SY为红花水溶性抗氧化有效部位[28]。

8. 抗肿瘤 红花甲醇提取物及其成分豆甾醇对DMBA-TPA联合诱导皮肤癌小鼠的平均肿瘤数目减少78%和99%,对皮肤癌的发生有抑制作用[29]。红花水煎液对人宫颈癌JTC-26细胞株有抑制作用,70%乙醇液对小鼠U14、S180肉瘤及淋巴肉瘤L1腹水型有抑制作用[30]。

9. 毒性 用含生药0.24、0.48和0.96 g/kg的红花煎剂给妊娠大鼠灌胃,红花煎剂对母体及其胚胎均有明显的毒性。可导致母体流产、体重降低、肾重指数升高，胚胎死亡率和宫内生长迟缓(IUGR)发生率上升。提示红花有终止早期妊娠和对胚胎有致死、致IUGR等毒性，且与剂量密切相关[31]。红花提取物1.6和2 mg/kg对中枢神经系统有一定的细胞毒性和致畸毒性[32]。

【临床应用】

1. 冠心病 80例冠心患者在常规用药基础上，用正红花油涂擦心前区，症状缓解时间明显缩短，心电图S-T段改善明显，且再发作次数及程度明显减轻。显效率85%、有效率12.5%、无效率2.5%[33]。红花注射液对126例冠心病心绞痛心肌缺血患者治疗2周，可明显改善冠心病、心绞痛、心肌缺血相应的l临床症状和心电图改变，红花疗效显著。红花还有降血糖、血脂的作用，显著改善血液流变学指标[34]。对220例缺血性心脏病患者用红花注射液治疗，抗心绞痛有效率为86.8%。且观察到治疗后，心输出量、心脏指数、冠脉灌注压、左心室收缩末容积、右心室每搏输出量和左心室射血分数均明显提高。显示红花注射液治疗缺血性心脏病的良好疗效[35]。

2. 肺心病 将78例老年肺心病急性加重期患者在常规治疗基础上，加用红花注射液14 d。结果，患者血液流变学示低切与高切全血黏度、血浆黏度、红细胞聚集指数、血小板聚集率、纤维蛋白原均显著下降。红花注射液能显著改善慢性肺心病急性加重期患者的血液流变性，是辅助治疗肺心病的一种有效、安全的药物[36]。90例肺心病急性发作期患者45例，在常规治疗基础上加用红花注射液15 d。结果治疗组总有效率为93%，超声心动图右心形态及左室射血分数明显改善。结论红花注射液对肺心病急性发作期有良好的疗效[37]。

3. 脑血栓 50%的红花液静脉滴注，15 d一疗程，共治疗137例，总有效率94.7%。急性脑梗死患者30例，用红花注射液治疗。治疗后血液流变学检查结果均明显优于治疗前，临床症状明显好转。红花注射液治疗急性脑梗死安全、有效，无毒、副反应[38]。红花注射液对急性缺血性脑血管病有较好疗效，治疗后神经功能缺损和病残程度明显改善[39]。采用红花、黄芪注射液静脉滴注治疗中风后眩晕30例，总有效率达90%。提示红花、黄芪合用有补气活血，改善脑供血，促进脑细胞代谢作用[40]。

4. 月经不调、痛经 用红花、红花酊剂(含红花6.3%)，每次2~3 mL，每天3次，对月经不调有较好疗效，并能明显改善第二性征。红花注射液5 mL肌注，每天2次，疗程10 d，治疗原发性痛经60例。结果：总有效率83.5%，远期(半年)总有效率80%，半年复发率3.3%[41]。

5. 糖尿病并发症 用红花注射液加用爱维治注射液治疗30例糖尿病并发周围动脉粥样硬化闭塞症。20 d疗程后，治疗组显效率为73.3%。观察到全血高切黏度、全血低切黏度、血浆比黏度、纤维蛋白原和血液流变学指标改善明显[42]。应用红花注射液治疗糖尿病周围神经病变，结果对糖尿病周围神经病变的显效率明显高于山莨菪碱，治疗后周围神经传导速度明显改善[43]。

6. 不良反应 34例用红花注射液患者中67.65%(23例)出现面色苍白、心慌、胸闷、气急、口唇发绀、血压下降、意识丧失、出现红色丘疹、发热、寒颤等。五官、神经、循环、泌尿等多系统出现不良反应[44]。

(周玖瑶 吴俊标)

参考文献

[1]肖培根.新编中药志.北京：化学工业出版社，2002：689

[2]高其铭.中药红花的药理研究概况.中西医结合杂志，1984，(12)：758

[3]石米杨，等.红花、当归、益母草对子宫兴奋作用的机制研究.中国中药杂志，1995，(30)：173

[4]王焱，等.红花对大鼠子宫平滑肌电活动的影响.甘肃中医院学报，2000，17(1)：15

[5]阴健，等.中药现代研究与临床应用.北京：学苑出版社，1993：332

[6]赵丕文，等.红花等10种中药的植物雌激素活性研究.中国中药杂志，2007，32(5)：436

[7]Iizuka T，等.红花提取成分的抗血小板聚集作用.国际中医中药杂志，2006，28(5)：291

[8]李丽，等.当归、红花与硫酸氢氯吡格雷抗血小板聚集的相互作用.中药新药与临床药理，2009，20(1)：14

[9]周剑，等.红花对ADP给药家兔血小板聚集率的影响.亚太传统医药，2008，4(3)：50

[10]金鸣，等.羟基红花黄色素A抑制PAF诱发的家兔血小板活化的研究.北京中医药大学学报，2004，27(5)：32

[11]张素清，等.红花注射液对大鼠心脏能荷值及抗凋亡基因bcl-2的影响.中国中西医结合杂志，2004，24(5)：442

[12]郑为超，等.红花总黄素对离体大鼠心脏保护作用的实验研究.中国中医药科技 2005，12(5)：295

[13]单宏丽，等.红花黄素对豚鼠单个心室肌细胞动作电位和钙电流的影响.中国药理学通报，1999，15(4)：351

[14]李云鹏，等.红花提取物对大鼠急性实验性心肌缺血的影响.河北中医药学报，2000，15(2)：35

[15]陈铎葆.红花总黄素对实验性心肌缺血模型冠脉流量

及血流动力学的影响.时珍国医国药,2005,16(9):828

[16]吴伟,等.红花黄色素缓解大鼠心肌缺血的作用.中草药,2007,38(9):1373

[17]陈铎葆,等.红花提取物预处理对缺血再灌注心肌的影响.中医杂志,2006,47(2):138

[18]常立功,等.定量分析红花对家兔平均动脉压及肠系膜血液动力学的影响.微循环学杂志,1996,(3):4

[19]李红芳,等.红花水煎剂对家兔离体主动脉血管的舒张作用.中草药,2003,34(5):430

[20]狄柯坪,等.红花提取液对家兔肠系膜微血管运动的抑制作用研究.中国老年学杂志,2007,27(14):1356

[21]莫尚武,等.用^{45}Ca研究红花对大鼠胸主动脉Ca^{2+}内流的影响.中草药,1995,26(10):532

[22]吴伟,等.红花总黄素抑制血小板激活因子所致毛细血管通透性增加的研究.心肺血管病杂志,1999,18(4):281

[23]廖晖.红花注射液对急性血瘀证大鼠血液流变学的影响.中国中医基础医学杂志,2002,8(4):39

[24]张越,等.红花注射液对家兔血液流变学的影响.中国医学创新,2009,6(30):166

[25]廖晖,等.红花注射液对急性心肌缺血大鼠的保护作用及机制探讨.中国药房,2003,14(5):269

[26]胡书群,等.红花黄色素对脑缺血Ca^{2+}/CaM PKⅡ活性抑制作用的影响.徐州医学院学报,1999,19(5):348

[27]金国良,等.红花素抗炎镇痛作用的实验研究.中华现代医学与临床,2006,4(4):87

[28]金鸣,等.红花黄色素抗氧化作用的研究.中国中药杂志,2004,29(5):447

[29]Kasahars Y, er al. Flos Carthami extract and its component, stigmasterol, inhibit tumor promotion in mouse skin two-stage carcinogenesis. *Phytother Res*, 1994,8:327

[30]徐国钧,等.抗肿瘤中草药彩色图谱.福州:福建科学技术出版社,2000:368

[31]武继彪,等.红花对大鼠妊娠和胚胎发育的毒性和影响.安徽中医学院学报,1998,17(4):50

[32]Nobakht M, et al. A study on the teratogenic and cytotoxic effects of safflower extract. *J Ethnopharmacol*, 2000,73(3):453

[33]唐金凤,等.正红花油涂擦心前区辅助药物缓解心绞痛临床初步观察.黑龙江护理杂志,2000,6(4):30

[34]王瑗芬,等.红花注射液治疗冠心病心绞痛、心肌缺血临床观察.医学理论与实践,2003,16(9):1002

[35]蔡广,等.红花注射液治疗缺血行心脏病疗效分析.吉林中医药,2003,32(1):12

[36]王香梅,等.红花注射液对老年肺心病血液流变学的影响.中国中医急症,2007,16(2):138

[37]张清,等.红花注射液治疗肺心病45例疗效观察.齐鲁药事,2006,25(7):436

[38]陈磐华.红花注射液治疗脑梗死临床观察.河北中医,2000,22(9):649

[39]付于,等.红花注射液治疗急性缺血性脑血管病的临床观察.黑龙江中医药,2000,(1):12

[40]唐梅芳,等.红花、黄芪注射液治疗中风后眩晕疗效观察.中国中医基础医学杂志,2000,6(5):55

[41]韦冰,等.红花注射液治疗原发性痛经90例.中药材,2000,23(7):430

[42]毛林华.中西医结合治疗糖尿病周围动脉粥样化闭塞症60例疗效观察.中西医结合心脑血管杂志,2003,1(10):393

[43]陈发胜,等.红花注射液治疗糖尿病周围神经病变的机制探讨.中西医结合心脑血管病杂志,2003,1(8):456

[44]李海霖,等.红花注射液的不良反应及其防治.中成药,2008,30(8):附15

红芪 Hedysari Radix hong qi

本品为豆科植物多序岩黄芪*Hedysarum polybotrys* Hand.-Mazz的干燥根。味甘,性微温。具有补气升阳,固表止汗,利水消肿,生津养血,行滞通痹,托毒排脓,敛疮生肌功能。用于气虚乏力、食少便溏、中气下陷、久泻脱肛、便血崩漏、表虚自汗、气虚水肿、内热消渴、血虚萎黄、半身不遂、痹痛麻木、痈疽难溃、久溃不敛。

【化学成分】

红芪根中主要含有1,3-羟基-9-甲氧基紫檀烷(1,3-hydroxy-9-methoxypterocapan)、γ-氨基丁酸。此外还有硬酯酸(stearic acid)、木蜡酸(lignoceric acid)、乌苏酸(ursolic acid)、β-谷甾醇(β-sitosterol)、阿魏酸木蜡醇酯(lignoceryl ferulate)及3,4,5-三甲氧基桂皮酸甲酯(methyl 3,4,5-trimethoxycinnamate)等。另外红芪中总氨基酸(可水解及游离的)含量为3.82%[1,2,3]。红芪根中得到黄色精油(挥发油成分,收率为0.1%)有特殊香味,其中主要含芳香类、脂肪类和萜类化合物[4]。

【药理作用】

1. 增强免疫 对正常和免疫抑制小鼠，红芪多糖500 mg/kg，每日1次，连用6 d，腹腔注射，能增强巨噬细胞的吞噬能力和增加腹腔巨噬细胞的数量，并能完全纠正强的松龙对巨噬细胞的抑制作用。红芪多糖500 mg/kg给小鼠腹腔注射，每日1次，连用7 d。对PHA和环磷酸胺所诱导的体内淋巴细胞转化率下降有提升作用[5]。灌胃给予1 g/kg红芪多糖，可对抗氢化可的松所致免疫功能低下小鼠CD_3、CD_4、(CD_4/CD_8)水平的下降。表明红芪多糖能提高免疫抑制小鼠的外周T淋巴细胞亚群水平。

2. 耐缺氧 红芪水提物4和8 g/kg腹腔注射，均可明显增加常压及减压缺氧小鼠的存活时间和存活率。对脑缺血性缺氧小鼠(红芪用量同上)可分别延长存活率56%和59%[7]。给小鼠灌服红芪提取物，剂量0.06 g~0.12 g/kg，连续10 d，可提高小鼠的游泳时间和常压耐缺氧的存活时间，表明其抗疲劳和耐缺氧能力[8]。

3. 抗心脑缺血损伤 对垂体后叶素引起大鼠急性心肌缺血，静脉注射红芪水提物4.8 g/kg能显著对抗垂体后叶素引起的大鼠ST-T波的变化；并能对抗垂体后叶素所致的大鼠心律失常[7]。红芪水煎剂7.1 g/kg可明显改善大鼠大脑中动脉栓塞所致的运动障碍和脑毛细血管通透性增加，显示红芪对脑缺血有保护作用[9]。

4. 抗肺纤维化 将红芪多糖200 mg/kg合小剂量强的松联合应用腹腔注射给大鼠，治疗大鼠肺纤维化效果显著，其机制可能与红芪总多糖抑制转化生长因子$β_1$有关，也减少了激素的毒副作用[10]。

5. 抗衰老 红芪多糖150 mg/kg，每日1次，连用15 d，给老年大鼠灌胃，连续16 d，使TC、LDL-C含量降低，对肝、肾上腺和睾丸重量无明显影响[11]。对H_2O_2诱导脐静脉内皮细胞，红芪总黄酮(含量88.3%，浓度20、40、60、80、100 mg/mL)可显著降低细胞液LDH释放及细胞内MDA含量，提高SOD活性，对内皮细胞的损伤具有保护作用。其机制可能与提高脐静脉内皮细胞的抗氧化能力有关[12]。

6. 抗肿瘤 红芪总黄酮4 mg/L处理HL60细胞，NBT还原能力增强，CD11b表达能力增强，细胞被阻滞于G0/G1及G2/M期，S期细胞数相应减少，C-fos基因表达增强。提示，红芪总黄酮可诱导HL60细胞分化成熟，其机制可能与上调C-fos基因表达有关[13]。红芪总多糖100、200、400 mg/kg腹腔注射，对大鼠S180瘤具有抑制作用。与环磷酰胺合用有协调作用，并明显增高小鼠外周血白介素2(IL-2)、肿瘤坏死因子α(TNF-α)、肿瘤核转录因子κB(NF-κB)水平。红芪总多糖抑制肿瘤可能与调节细胞因子有关[14]。红芪多糖均一组分HPS-3在体外对人胃癌MGC803细胞具有抑制增殖、G2/M期阻滞和诱导调亡作用，并降低Bcl-2蛋白表达，对Bax蛋白表达无明显作用[15]。

7. 降血糖 红芪多糖150、50 mg/kg，每日1次，连续给药8周。结果表明，红芪多糖能明显降低糖尿病大鼠血糖，抑制血清总胆固醇(TC)、甘油三酯(TG)、密度脂蛋白升高。提示红芪多糖可能通过降低血糖和调节血脂代谢减轻糖尿病大鼠病情和延缓其并发症的出现[16]。另外，红芪多糖上述剂量还能降低2型糖尿病模型(T2DM)大鼠血清白介素-6的含量[17]。

8. 毒性 红芪水提物，每毫升相当生药0.5 g，其腹腔注射和灌胃对小鼠的LD_{50}分别为40.47±4.77 g/kg和63.87±3.38 g/kg。红芪多糖腹腔注射和灌胃50、100、15、200 mg/kg给幼年小鼠，观察72 h未见任何毒性反应；当分别一次灌胃1、2、20 g/kg 观察72 h未见动物死亡，外观也无明显变化；亚急性毒性试验：小鼠灌胃50、150 mg/kg 1个月，未见动物异常和死亡，体重增加率分别为23.36%和28.08%[18]。

【临床应用】

临床报道红芪用以治疗皮肤病、关节病、慢性溃疡、慢性肾炎蛋白尿、糖尿病等[19,20]。

【附注】

新疆红芪（*Hedysarum austrosibiricum* b. Fedtsch）含有7-羟基-4′-甲氧基异黄酮、芒柄花苷和天冬氨酸[21]、槲皮素、胡萝卜苷、β-谷甾醇、蔗糖[22]。

（张荣泉　李德华）

参考文献

[1]姜维东.川产家种与野生红芪的质量对比研究.中草药，1989，20(8)：37

[2]潘竟先，等.红芪化学成分的研究I.北京医学院学报，1984，16(3)：248

[3]郝丽晓，等.红芪与黄芪不同成分的研究. 山西医科大学学报，1999，30(增刊)：27

[4]陈耀祖，等.毛细管气相气谱-质谱法分析红芪根挥发油成份.高等学校化学学报，1987，8(6)：538

[5]毛小娟，等.红芪和黄芪多糖的免疫调节作用.中华微生物学和免疫学杂志，1988，8(6)：365

[6]马骏，等.红芪多糖对氢化可的松所致免疫抑制模型小鼠T淋巴细胞亚群的影响.甘肃中医学院学报，2003，20(3)：18

[7]黄正良，等.红芪对动物缺氧的影响.中药通报，1987，12

(9):43

[8]游秋云,等.红芪提取物对小鼠抗应激作用的实验研究.湖北中医杂志,2009,28(2):15

[9]权菊香,等.黄芪与红芪对脑缺血动物保护作用的研究.中国中药杂志,1998,23(6):371

[10]雷丰丰,等.红芪总多糖对大鼠肺纤维化及其转化生长因子β1-干预的实验观察.中药材,2008,31(60):873

[11]李茂言,等.红芪多糖对某些生化指标的影响.甘肃中医学院学报,1990,7(2):52

[12]陈彻,等.红芪总黄酮对过氧化氢致脐静脉内皮细胞损伤的抗氧化作用.中药材,2007,30(9):1099

[13]李广远,等.红芪总黄酮对人白血病细胞诱导分化的影响.中国中医药信息杂志,2008,15(7):39

[14]雷丰丰,等.红芪总多糖对小鼠S180瘤的抑制作用及其机制研究.中药材,2007,30(12):1548

[15]李世刚,等.红芪多糖HPS-3体外诱导人胃癌MGC-803细胞凋亡的研究.中药药理与临床,2007,23(3):49

[16]金智生,等.红芪多糖对不同程度糖尿病大鼠血脂的影响.中西医结合心脑血管病杂志,2004,2(5):278

[17]金智生,等.红芪多糖对2型糖尿病胰岛素抵抗大鼠IL-6的影响.甘肃中医学院学报,2006,23(5):6

[18]黄正良,等.红芪多糖抗衰老作用的实验研究.中草药,1992,23(9):469

[19]崔祝梅,等.红芪的镇痛抗炎作用.中草药,1989,20(5):2

[20]李成义,等.红芪研究进展.中草药,1991,22(12):5592

[21]徐建军,等.新疆红芪的化学成分研究.华西药学杂志,2005,20(3):214

[22]海力茜.陶尔大洪,等.新疆红芪的化学成分.华西药学杂志,2006,21(1):47

红车轴草 Trifolii Pratentis Herba

hong che zhou cao

本品为豆科植物红车轴草*Trifolium pratente* L.的花序及带花枝叶。别名三叶草、红三叶、红花苜蓿、金花菜。有止咳,平喘,镇痉,止痛,润便的功效。

【化学成分】

红车轴草主要含有黄酮、异黄酮类、蛋白质、氨基酸、糖类、维生素和微量元素等多类化学成分[1]。黄酮类物质有槲皮素(quercetin)、柳穿鱼苷(pectolinarin)、杨梅苷(myricitrin)、红车轴草亭(pratoletin)、三叶豆苷(trifolin)、异鼠李素 (isorhamnetin)、异槲皮苷(isoquercitrin)、金丝桃苷(hypero side)、高丽槐素(maackiain)、矢车菊素(cyanidin)、飞燕草素(decph inidin)、芍药素(peonidin)、锦葵色素(mammidin)、美迪紫檀素(medi carpin)等。异黄酮类有大豆黄素(daidzein)、芒柄花素(formononetin)、毛蕊异黄酮(calycosin)、野靛素(baptigenin)、德克萨生(Texasin)、阿弗洛莫生(afromosin)、黄豆黄素(glycitein)、染料木素(genistein)、鹰嘴豆芽素(biochanin A)、红车轴草素(pratensein)、奥洛波尔(orobol)、甲基奥洛波尔(methyl-orobol)、樱黄素(prunetin)、樱黄苷(prunitrin)、德鸢尾素(irilone)、柳穿鱼素(pectinarigenin)等[2-6]。

在鲜草中含紫苜蓿酚(dicoumarol)和痕量的香豆雌酚(coumestrol)。并含有水杨酸、对羟基肉桂酸和挥发油等[7]。种子含有亚油酸。叶含叶酸和5-甲酰四氢叶酸,少量甾醇、甘油酯、磷脂、糖脂等[7]。

【药理作用】

1. 调节免疫 红车轴草提取物终浓度20、40 mg/L对ConA或PDB刺激所致T淋巴细胞活化和ConA诱导的T淋巴细胞增殖具有明显的抑制作用;促进淋巴细胞的Ca^{2+}内流,抑制巨噬细胞NO分泌与吞噬作用可能是其调节小鼠免疫系统的途径[9,10,11]。小鼠同种异基因移植皮片实验表明,BaLb/c小鼠尾静脉注射红车轴草提取物25 μg/kg,C57BL/6的全厚皮移植皮片生长情况优于生理盐水对照组,可作为潜在的新型免疫抑制剂[12]。

2. 降血脂 总黄酮能使大鼠血清胆固醇、肝胆固醇、血清甘油三酯水平下降,并能阻止TritonWR-1339引起的大鼠高血脂症及乙醇引起的肝和血清高甘油三酯症,对肾上腺素引起的脂肪分解也有抑制作用[13]。

3. 雌激素样作用 红车轴草所含染料木素、鹰嘴豆芽素A、B和大豆素与己烯雌酚和雌二醇结构相似,均有雌性激素样作用。它们的活性约为己烯雌酚的1/10万,为雌二醇的1/2~1/50万(以重量计)[14]。红车轴草总异黄酮剂量为100和60 mg/100 g/d,连续给药3个月,去势大鼠阴道上皮细胞角化程度分别较对照组增加55.0%和40.0%;大鼠生殖器官雌性化程度随红车轴草总异黄酮浓度的增高而增加;雌二醇水平仅红车轴草剂量为100 mg/100 g/d时差异有显著性 [15]。红车轴草异黄酮20、60和100 mg/kg/d灌胃3个月通过提高血清雌激素水平,增加成骨细胞活性,降低骨高转换率以及减少骨量丢失等多种途径,有效防治绝经后骨质疏松症[16]。

4. 抗菌 鹰嘴豆芽素A对梭菌属菌株DSM933和13的MIC为64 mg/mL,对DSM11778的MIC为1024 mg/mL,而4倍DSM11778 MIC即4096 mg/mL对双歧杆菌没有抑制作用[17]。

5. 抗肿瘤 红车轴草提取物能抑制胃癌细胞BGC-823增殖,诱导其凋亡,使细胞周期阻滞于G2/M期;作用72h 1000 mg/L的抑制率最大,为86.4%[18]。鹰嘴豆芽素A和染料木素可通过激活细胞程序性凋亡的信号转导路径而强烈抑制人胃癌细胞系HSC-41E6、HSC-43C1和SH101-P4的增殖,鹰嘴豆芽素A的ID_{50}分别为7.6、17.7和10.2 μg/mL, 染料木素的ID_{50}分别为7.5、15.5、6.8 μg/mL[19]。鹰嘴豆芽素A 0–200 μmol/L作用48 h可剂量依赖性地抑制骨髓白血病细胞系(JCS)细胞的生长,100 μmol/L作用3d可观察到JCS细胞明显分化现象,25和50 μmol/L作用3d可增强JCS细胞的吞噬活性[20]。

6. 抗氧化 红车轴草总黄酮在0.2~1.6 mg/L内能抑制H_2O_2诱导红细胞溶血和红细胞膜脂质过氧化作用,IC_{50}分别为0.93及0.92 mg/L;在4~32 mg/L内能抑制肝组织脂质过氧化产物的形成,IC_{50}为17.5 mg/L[21]。芒柄花素能明显增加SOD,GSH-Px,CAT含量并且减少MDA含量[22]。

【临床应用】

红车轴草异黄酮能显著改善妇女更年期综合征。更年后期妇女每天服用80 mg红三叶异黄酮,持续12周,潮热发病率降低44%[14]。临床服用红车轴草的7例患有乳腺病或乳腺癌伴随高雌激素症状、闭经或是卵巢囊肿的不同年龄段女性患者,应用后不同程度出现痊愈、好转或稳定病情现象[23]。

(杨静玉 王 芳 张宝凤 张淑萍)

参考文献

[1]陈默君,等.中国饲用植物.北京:中国农业出版社,2002

[2]Wu Q,et al. Determination of isoflavones in red clover and related species by high -performance liquid chromatography combined with ultraviolet and mass spectrometric detection. *Journal of Chromatography* A,2003,1016(2):195

[3]黄胜阳,等. 红车轴草异黄酮化合物的分离鉴定. 北京大学学报(自然科学版),2007,40(4):544

[4]Borivoj Klejdus,et al. Identification of isoflavone conjugates in red clover (Trifolium p ratense L) by liquid chromatographymass spectrometry after two -dimensionalsolid -phase extraction. *Analytica Chimica Acta*,2001,450(1/2):81

[5]陈寒青,等.我国不同产地红车轴草异黄酮含量的测定.天然产物研究与开发,2007,19(4):631

[6]Lin LZ,et al. LC-ESI-MS study of the flavonoid glycoside malonates of red clover (Trifolium pratense). *J Agric Food Chem*, 2000,48(2):54

[7]He XG,et al. Analysis of flavonoids from red clover by liquid chromatography -electrospray mass spectrometry. *J Chromatogr A*,1996,755(1):127

[8]Shnlash vili,K. G. et al. Fatty acid composition of the lipids from some Trifolium species. *CA*. 1985,102: 3260v.

[9]杨志,等. 红车轴草提取物对小鼠T淋巴细胞体外活化的抑制作用. 现代免疫学,2008,28(5):377

[10]杨志,等. 红车轴草提取物对小鼠T淋巴细胞体外活化与增殖的影响. 暨南大学学报(医学版),2007,28(6):537

[11]杨志,等. 红车轴草提取物对小鼠淋巴细胞i及腹腔巨噬细胞NO分泌和吞噬的影响. 免疫学杂志,2008,24(6):638

[12]杨志,等. 红车轴草提取物对小鼠同种异基因皮片移植的影响. 中华中医药杂志,2009,24(4):443

[13]Leont'eva TP,et al. Effect of the total flavonoids from red clover and chick-pea on the lipid content in the blood and liver of rats. *Vopr Med Khim*,1979,25(4):444

[14]Adlerereutz H,et al. Phytoestrogens and western diseases. *Annuals Medicine*,1997,29(2):95

[15]曾伶,等. 红车轴草异黄酮雌激素样作用研究. 医学导报,2007,26(11):1258

[16]陈琦,等. 红车轴草异黄酮对去势大鼠骨质疏松影响的实验研究. 中国药师,2005,8(7):538

[17]Sklenickova O,et al. Selective growth inhibitory effect of biochanin A against intestinal tract colonizing bacteria. *Molecules*, 2010,15(3):1070

[18]郑杰,等. 红车轴草提取物对胃癌BGC-823细胞凋亡的影响. 生命科学研究,2006,10(2):178

[19]Yanagihara K,et al. Antiproliferative effects of isoflavones on human cancer cell lines established from the gastrointestinal tract. *Cancer Res*,1993,53(23):5815

[20]Fung MC,et al. Effects of biochanin A on the growth and differentiation of myeloid leukemia WEHI-3B (JCS) cells. *Life Sci*,1997,61(2):105

[21]刘宝剑,等. 红车轴草总黄酮体外抗氧化作用的研究. 中国药学杂志,2009,44(16):1235

[22]Mu H,et al. Research on antioxidant effects and estrogenic effect of formononetin from Trifolium pratense (red clover). *Phytomedicine*,2009,16(4):314

[23]Parvu E. Trifolium pratense for breast disease: a case series. *Homeopathy*,2004,93(1):45

红景天 Rhodiolae Crenulatae Radix et Rhizoma hong jing tian

本品为景天科植物大花红景天*Rhodiola crenulata* (Hook. f. et Thoms.) H.Ohba的干燥根和根茎。味甘、苦,性平。具有益气活血,通脉平喘功能。用于气虚血瘀、胸痹心痛、中风偏瘫、倦怠气喘。

【化学成分】

1. 主要成分 红景天苷(salidroside)、德钦红景天苷(rhodionin)、草质素-7-O-(3″-β-D-葡萄糖基)-α-L-鼠李糖苷(rhodiosin)、没食子酸(gallic acid)、山柰酚(kaempferol)、对羟基苯甲酸(4-hydroxybenzoic acid)、geranyl 1-O-α-L-arabinopyranosyl (1→6)-β-D-glucopyranoside、2,7-anhydro-β-D-heptul-opyranoses(the altro isomer)、乙酸二十六烷醇酯(cerotyl acetate)、1,2,3,4,6-五没食子酰基-β-D-吡喃葡萄糖(1,2,3,4,6-pentagalloyl-β-D-glucopyranose)、二十六烷醇(1-hexa-cosanol)、β-谷甾醇(β-sitosterol)、胡萝卜苷(daucosterol)、酪醇(tyrosol)[1]、槲皮素(queretin)、山柰酚(kaempfer-ol)、花色苷(anthocy-an)、异槲皮苷(iso-eretin)、芦丁苷(rutin)等[1]。

2. 多糖 红景天多糖主要由阿拉伯糖(38.20%)和葡萄糖(34.66%)组成,其次还有少量的甘露糖、半乳糖、鼠李糖[2]。

3. 微量元素 铜、铅、镁、镉、铁、镍、锌[3]。

【药理作用】

1. 抗疲劳、耐缺氧 昆明种小鼠,按照333.6、166.8、83.4 mg/kg剂量连续30 d灌胃红景天胶囊, 每天1次。能延长小鼠负重游泳时间,降低运动时小鼠血清尿素的产生以及增加小鼠肝糖原的含量和减少血乳酸曲线下面积[24]。

2. 抗氧化 四种激发剂Vc/Fe^{2+}、过氧基异丙苯(CHP)、CCl_4/辅酶Ⅱ (NADP) 和还原型辅酶Ⅱ(NADPH)-腺苷二磷酸(ADP)/Fe^{2+}建立微粒体脂质过氧化(LPO)模型,加入浓度为25、12.5、6.25、3.13、1.56 mg/mL的红景天醇提物和水提物。两种组分均能显著降低MDA含量。在NADPH-ADP/Fe^{2+}模型中,抑制率分别达到76%和43%[5]。红景天乙醇提取物对羟自基、香烟烟气自由基的清除率分别达74.8%、21.5%,对脂质过氧化的抑制率为70.1%[6]。

碱提大花红景天获得的多糖对猪油有一定的抗氧化作用,对其他油脂也应有一定的抗氧化性作用。羟自由基清除率为50%时,多糖浓度分别为208 μg/mL。超氧阴离子自由基50%清除率浓度为180 μg/mL[7]。

3. 保护心肌 SD大鼠灌胃给予红景天苷(50、100、200 mg/kg),连续7 d,在第7天灌胃后45 min进行冠状动脉结扎手术。可以改变缺血再灌注损伤大鼠心电图S-T段的变化幅度,降低大鼠急性心肌梗死面积,抑制血清中肌酸激酶(CK)、乳酸脱氢酶(LDH)的活性,提高超氧化物歧化酶(SOD)的活力,同时降低丙二醛(MDA)的含量[8]。

通过体外缺氧缺糖心肌细胞损伤模型,观察红景天单体成分红景天苷、酪醇、没食子酸、德钦红景天苷、草质素-7-O-(3′-β-D-葡萄糖)-α-L-鼠李糖苷5种成分对心肌细胞损伤的保护作用。5种单体成分均有不同程度的促细胞活力,减少LDA和MDA的含量,其中单体成分红景天苷、酪醇能明显上调HIF-1αm-RNA的表达[9]。

4. 改善学习记忆 Wistar大鼠灌胃红景天粉末(10g溶于80mL水,5g/kg)。可以抑制VD大鼠海马神经元NR1及NOS活性的升高。抵抗大鼠神经毒性及NO对神经元的损伤[10]。

5. 防辐射 雄性SD大鼠, 红景天水提物2 mL灌胃,每日1次,连续10 d后,高能X线加速器一次性全身照射(照射剂量为7 Gy,源距85 cm)。红景天水提物对大鼠辐射后外周血及骨髓白细胞有保护作用,明显增加辐射后大鼠的胸腺、脾脏指数[11]。

6. 改善肠系膜微循环 高原产家兔, 按照5、10、20 mg/kg灌服红景天口服液。中、高剂量组能够增加肠系膜微血管管径,微血管开放数目,改善微血管血液流态,且灌胃后30 min后明显体现出对微循环的保护作用[12]。

【临床应用】

1. 高血压 红景天强身剂,开始剂量为每次10 mL,每日3次,连服1周。如血压降至正常,自第2周起调整剂量为10 mL,每日2次,自第3周起10 mL,每日1次。如用药1周后血压未降至正常,则改为20 mL,每日3次,直至血压降至正常再减至10 mL,方法同前。无论血压是否降至正常,均服满4周。总有效率为90%[13]。

2. 高原红细胞增多症 红景天糖浆15~20 mL,每日3次口服,4周为一疗程共2个疗程。治愈率86%。另外红景天具有改善微循环障碍的作用[14]。

(张莲珠 周秋丽)

参考文献

[1]周凌云,等.丽江产红景天的化学成分.研究天然产物研究与开发,2004,16(5):4103

[2]骆传环,等.红景天中糖组份的分析.中国医药工业杂志,1997,28(10):463

[3]程子毓,等.高压反应器消解-火焰原子吸收法测定红景天中微量元素的研究.安徽农业科学,2008,36(15):6367

[4]高秋芳,等.红景天胶囊对缓解小鼠体力疲劳的作用.中国医院药学杂志,2009,29(3):208

[5]李嘉琳,等.红景天提取物对微粒体LPO模型的影响.癌变畸变突变,2006,18(2):112

[6]毛绍春,等.红景天提取物在抗氧化方面的应用研究.资源开发与市场,2006,22(5):405

[7]张生明.碱提红景天中的多糖及抗氧化性研究.安徽农业科学,2008,36(18):7741

[8]张中平,等.红景天苷对实验性心肌缺血再灌注损伤的保护作用.现代食品与药品杂志,2006,16(5):25

[9]龙怡,等.红景天有效成分对缺氧缺糖心肌细胞损伤的保护作用研究.中药药理与临床,2010,26(1):24

[10]王文娜,等.红景天对血管性痴呆大鼠学习记忆障碍及NMDA机制研究,山西中医,2008,24(12):42

[11]刘三强,等.红景天对大鼠辐射损伤防护作用的实验研究.临床医学工程,2010,17(2):50

[12]刘忠,等.红景天抗高原条件下家兔肠系膜微循环障碍的实验研究.西藏科技,2009,(11):73

[13]邓天吉,等.红景天强身剂治疗高血压病70例效果观察.华西药学杂志,1994,9(2):128

[14]汪学文,等.红景天治疗高原红细胞增多症50例及其甲皱微循环观察.华西药学杂志,1994,9(1):57

红曲 Rubrum Fermentum

hong qu

本品为曲霉科真菌红曲霉*Monascus purpureus* Went菌丝体及孢子寄生在粳米上而成的红曲米。又名赤曲、红米等。味甘,性温。有活血化瘀,健脾消食等功能。用于产后恶露不净、瘀滞腹痛、食积饱胀、赤白下痢、跌打损伤等。

【化学成分】

1. 红曲色素 可分为3类,即红色素monascorubramine与rubropunctamine、橙色素monascorubin与rubropunctatin及黄色素ankaflavin与monascin[1]。

2. 酶类 淀粉酶、糖化酶、麦芽糖酶、蛋白酶、果胶酶等[1]。

3. 他汀类 蒙纳可林K(monacolin K)、蒙纳可林L、X、J(monacolin L、X、J)[2]。

4. 毒性物质 桔霉素citrinin(也被称为肾毒素,nephrotoxin)[3]。

5. 其他 γ-氨基丁酸(GABA)、glucosamine、dihydromevinolin、dihydromonacolin L[1]、麦角固醇[4]。

【药理作用】

1. 抗动脉粥样硬化 红曲提取物(RYE)给家兔灌胃12 mg/kg 3个月,降低高脂家兔血LDL-C,使MDA明显减少,对主动脉壁脂质浸润的抑制率为20%。如果与虾青素和甘蔗脂肪醇联合应用效果更佳[5]。

2. 降血脂 给高血脂大鼠红曲7 d,0.5、1.0 g/kg可以使血清TC分别降低26.3%和23.1%,LDL-C降低26.1%和31.9%,TG降低19.0%和22.3%;预防性给予1.0 g/kg红曲10 d,可显著抑制TC、TG、LDL-C升高,预防高血脂的形成[6]。红曲有效成分洛伐他汀5、15、30 mg/kg给高脂小鼠灌胃6周,使小鼠动脉硬化指数(AI)极显著降低,使升高的TC、TG、LDL-C极显著降低,提高肝组织中脂蛋白酯酶mRNA表达,可能是其预防动脉粥样硬化等心脑血管疾病的机制之一[7]。姜黄素经红曲霉菌发酵后以500、200、100 mg/kg给高脂小鼠灌胃15 d,小鼠血清TC和TG降低幅度分别为38.7%和38.3%、34.5%和28.6%、32.7%和30.1%。姜黄素经红曲霉菌发酵后能提高高脂小鼠的调脂能力[8]。

3. 降压 给自发性高血压大鼠(RHR)灌胃红曲0.25、0.42、0.84 g/kg,4周后能降低大鼠血压;使主动脉一氧化氮合酶(NOS)活性上升,肺中血管紧张素转化酶(ACE)活性降低，降钙素基因相关肽(CGRP)含量有所上升。红曲降压作用与上述因素相关[9]。对肾血管型高血压大鼠，红曲0.42、0.84 g/kg，灌胃4周，肺ACE和血浆内皮素(ET)显著下降，血浆CGRP升高。提示，红曲的降压途径可能是多方面的，在RHR大鼠可能主要通过抑制肺ACE起到降压作用[10]。在离体血管环，红曲5 mg/mL能明显舒张去甲肾上腺素诱导的血管收缩，该作用与血管内皮完整度无关。加入吲哚美辛阻断前列腺环素(PGI)生成，对红曲的舒血管作用无影响；阻断平滑肌细胞NO合成则可明显抑制红曲的舒张血管作用；红曲可抑制细胞膜钙通道。红曲可通过刺激平滑肌细胞产生NO和一只钙通道引起血管舒张[11]。

4. 抗骨质疏松 红曲水提液按照10 mL/kg剂量灌胃给予去卵巢和去势所致骨质疏松大鼠，给药持续12周。对去卵巢大鼠可见成骨细胞数量明显增加，骨形态发生蛋白-2(BMP-2)棕色深染阳性细胞比例明显升高；对去势大鼠可见血清激素水平、骨密度明显升高，并能改善去势大鼠的骨力学性能。上述红曲抗骨质疏松作用机制，对去卵巢大鼠可能通过提高BMP-2表达来实现，对去势大鼠可能通过改变血清激素水平来实现[12,13]。

10^{-2}和10^{-3} mg/mL红曲水提物能刺激成骨细胞增殖，10^{-3} mg/mL水提物还能提高成骨细胞ALP活性；10^{-2}和10^{-3} mg/mL红曲95%乙醇提取物对成骨细胞的增殖与分化均有明显促进作用。两者比较红曲乙醇提取物作用更明显[14]。给大鼠灌胃红曲水提液(1.25、0.625、0.125 g/mL) 10 d，制备含药血清。体外将大鼠成骨细胞培养在含药血清中，结果BMP-2棕色深染位于细胞浆，且深染数量明显升高。离体实验证明，促进成骨细胞BMP-2的表达是红曲抗骨质疏松的机制之一[15]。

5. 抗炎 红曲300、150、75 mg/kg灌胃给小鼠5 d和200、100、50 mg/kg灌胃给大鼠5 d，对巴豆油致小鼠耳肿胀、小鼠棉球肉芽肿和角叉菜胶致大鼠足肿胀均有显著的抑制作用。与洛伐他汀抗炎作用相近[16]。红曲(200、100、50 mg/kg，灌胃5 d)抗炎机制与抑制炎性因子的渗出，降低C反应蛋白(CRP)含量及消除自由基、抑制脂质过氧化有关[17]。

6. 增强免疫 红曲多糖(300、150、50mg/kg，灌胃14 d)能提高小鼠细胞免疫，提高腹腔巨噬细胞吞噬功能，促使小鼠外周血E-玫瑰环形成，增加体内淋巴细胞转化率，使非特异性免疫加强。对小鼠的细胞免疫和体液免疫都有一定的增强作用[18]。

7. 其他 红曲多糖100、400、800 mg/kg灌胃14 d，对小鼠移植性S180抑瘤率分别为24.70%、31.03%、39.82%，并能提高小鼠的免疫力，增加小鼠免疫器官质量，有抗肿瘤作用[19]。胶原诱导性关节炎(CIA)大鼠14 d后，灌胃红曲500 mg/kg，连续34 d。红曲组大鼠踝关节肿胀程度明显降低，关节炎评分显著降低，血清炎性细胞因子TNF-α含量、踝关节滑膜组织单核细胞趋化蛋白(MCP-1)和T细胞表达和分泌的细胞因子均显著降低。提示，红曲对CIA大鼠具有较强的抗炎作用[20]。

8. 毒性 红曲醋为红曲衍生物，每日以10.0 mL/kg红曲醋给大鼠，连续30 d，未发现有明显的亚急性毒性；在最高剂量下也未见增加小鼠的骨髓嗜多染红细胞的微核数，亦未增加小鼠精子细胞畸形率；Ames实验为阴性。没有出现明显的毒性[21]。

【临床应用】

1. 高脂血症 用红曲制剂脂必妥片治疗112例高脂血症患者，脂必妥1.05 g，1日3次，连服3个月，以烟酸肌醇脂片作对照。结果：治疗组总显效率73%，总有效率90%，取消率10%，与对照比较效果显著[22]。红曲黄酮片剂量每天2.4 g，连续服用30 d，治疗50例高脂血症患者。总有效率74%，TC、TG下降率分别为13.75%和27.62%，LDL-C无明显变化[23]。

2. 原发性高血压 30例原发性高血压患者接受清清尤清牌红曲黄酮片治疗，每日2次，每次2片，治疗30 d。结果：显效9例，有效11例，无效10例，总有效率66.67%[24]。

3. 慢性胆囊炎 83例慢性胆囊炎患者服用红曲黄酮片(每片0.6 g)，每天2次，每次2片，服用30 d。临床效果，治愈16例，好转41例，无效26例，总有效率68.67%[25]。

(宋 宇)

参考文献

[1]马美荣，等.红曲有效生理活性物质的研究现状与酿酒科技，1999，5：26

[2]杜军，等.天然降脂红曲的有效成分及毒性成分研究简介.安徽中医临床杂志，2003，15(1)：74

[3]Chagas GM, et al.Mechanism of citrinin-induced dysfunction of mitochondria：II.Effect on respiration, enzyme activities, and membrane potential of liver mitochondria. *Cell Biochemisty Function*，1992，10：209

[4]陈松生，等.红曲霉产生的生理活性物质的研究II.红曲霉菌株产生麦角固醇的研究. 福建师范大学学报（自然科学版），1995，11(1)：79

[5]Setnikar I, et al. Antiatherosclerotic efficacy of policosanol, red yeast rice extract and astaxanthin in the rabbit. *Arzneimittelforschung*, 2005,55(6):312

[6]戴伟,等.红曲调节血脂作用的研究.上海预防医学杂志,2003,15(8):374

[7]陈运中,等.红曲有效成分洛伐他汀对高脂小鼠血脂代谢及脂蛋白酯酶mRNA表达的作用.中草药,2005,36(5):713

[8]程东庆,等.姜黄素经红曲霉菌发酵后对高脂血症小鼠脂代谢的影响.中药材,2009,32(3):388

[9]郑建全,等.红曲对自发性高血压大鼠降压机制研究.食品工业科技,2007,28(3):207

[10]雷萍,等.红曲降低肾血管型高血压大鼠血压的生化机制.辽宁中医药大学学报,2007,9(3):217

[11]郭俊霞,等.红曲降血压的血管机制:抑制平滑肌钙通道并激发其一氧化氮释放.营养学报,2006,28(3):236

[12]卢建华,等.红曲对去卵巢大鼠BMP-2表达及成骨细胞增殖影响的实验研究.中国骨伤,2005,18(1):25

[13]卢建华,等.红曲对去势大鼠血清激素水平、骨密度和骨生物力学影响.中国中医骨伤科杂志,2004,12(4):20

[14]叶彬,等.红曲提取物对体外培养成骨细胞的作用研究.中医药学报,2007,35(3):10

[15]吴承亮,等.红曲对体外培养大鼠成骨细胞BMP-2表达的影响.中医正骨,2006,18(5):5

[16]王炎焱,等.红曲抗炎作用的实验研究.中国新药杂志,2006,15(2):96

[17]王炎焱,等.红曲抗炎机制研究.中国药物与临床,2006,6(5):350

[18]张建峰,等.红曲多糖的免疫活性研究.食品科学,2008,29(2):391

[19]丁红梅.红曲多糖抑瘤作用初步研究.菌物研究,2007,5(3):171

[20]王炎焱,等.红曲对胶原诱导性关节炎大鼠的抗炎作用及机制探讨.中国新药杂志,2008,17(14):1217

[21]陈玉满,等.红曲醋的毒性和降压作用研究.中国卫生检验杂志,2009,19(3):503

[22]邱李华,等.红曲制剂治疗高脂血症112例观察.中国民间疗法,1997,6:34

[23]何升良,等.红曲黄酮片调节血脂临床效果观察.中国预防医学杂志,2007,8(3):284

[24]胡国灿,等. 清清尤清牌红曲黄酮片治疗原发性高血压30例临床观察.浙江中医杂志,2007,42(2):114

[25]胡国灿,等.红曲黄酮片治疗慢性胆囊炎83例疗效观察. 浙江中医杂志,2008,43(12):734

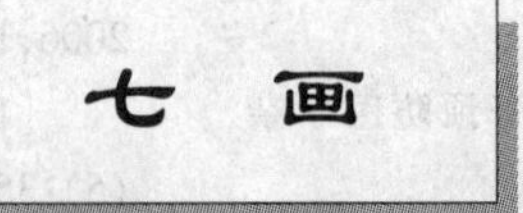

麦 芽 Hordei Fructus Germinatus mai ya

本品为禾本科植物大麦*Hordeum vulgare* L. 的成熟果实经发芽干燥而得。味甘,性平。行气消食,健脾开胃,回乳消胀。主治食积不消、脘腹胀痛、脾虚食少、乳汁郁积、乳房胀痛、妇女断乳、肝郁胁痛、肝胃气痛等。

【化学成分】

主要含淀粉酶(有α与β两种)、转化糖酶。其次为麦芽糖,含量45%~55%,又有糊精、蛋白质、脂肪油、B族维生素。此外还含微量大麦芽碱(hordenine),麦芽须根中有微量麦芽毒素(maltoxin)。麦粒含淀粉75%左右,蛋白质8%~9%,脂肪油2%,B族维生素与无机盐等[1,2]。

【药理作用】

1. 抗脑缺血 大鼠经尾静脉注射2mL 700mol/L麦芽醇生理盐水,可抑制iNOS表达,对脑缺血再灌注损伤有保护作用[3]。

2. 降血糖 将麦芽渣水提、醇沉精制品,制成5%注射液,给家兔注射200mg,可使血糖降低40%或更多。作用比较持久,血糖7h后才恢复。

3. 调节肠内菌群 小鼠给予掺有麦芽纤维的饲料(每克饲料中含10mg)2周后,肠杆菌和肠球菌数量减少,双歧杆菌和乳酸杆菌数量明显增加[4]。

4. 调节激素水平 去势小鼠灌单味麦芽煎剂(含原药材0.5 g/mL),有刺激雌性小鼠生殖性腺轴而提高性腺激素水平的作用,使FSH、E增高,P下降,对LH无明显影响[5]。小鼠以麦芽提取物2.0、1.0和0.5g/mL(以生药材计)灌胃可使血清PRL明显下降[6]。

5. 调节免疫功能 幼龄仔猪在基础日粮中添加1%的异麦芽寡糖,能显著提高仔猪红细胞C3b受体花环率和红细胞IC花环率[7]。

6. 抗疲劳 1500 mg/kg低聚异麦芽糖能增加小鼠肝脏的糖原储备量,能减少小鼠血清尿素的产生,延长小鼠游泳时间[8]。

7. 抗缺氧 小鼠腹腔注射0.2 mL麦芽发酵物进行抗缺氧实验,表明抗缺氧效果显著高于对照组[9]。

8. 抗癌 以富硒麦芽(含硒3.0mg/kg),最大饲量每只每天25 g,长期饲喂由二乙基亚硝胺诱导的实验性肝癌大鼠,富硒麦芽组大鼠血浆和肝组织的NO含量和NOS活性显著降低,表明富硒麦芽具有减轻肝脏损伤、延缓大鼠肝癌形成的能力[10]。

9. 毒性 麦芽根中含有毒成分–麦芽毒素,即N–甲基大麦芽碱(candicine)。蛙背淋巴囊注射后1~2min即出现四肢肌肉松弛。蛙坐骨神经–缝匠肌标本实验表明麦芽毒素使肌肉先短暂兴奋,迅即引起神经肌肉接点阻断。进一步实验分析证明其作用特点与十烃季铵(C_{10})相似,属于快速去极化型肌松剂。麦芽毒素在麦芽中含量仅0.02%~0.35%,且属于季铵类,口服不易吸收,故无临床毒理意义。但畜饲料因摄入量大,可能引起中毒应予重视。

【临床应用】

1. 糖尿病 麦芽糖注射液可用于2型糖尿病患者以提供能量与补充水分,且不会导致胰岛素分泌、游离脂肪酸及血、尿酮体的升高[11]。

2. 急、慢性肝炎 将大麦发芽的幼根(长约0.5cm)干燥后磨粉制成糖浆内服,每次10 mL(含麦芽粉15g),每日3次,饭后服,另适当加用酵母片或复合维生素片,一般30d为一疗程,连服至治愈后,再服一个疗程。治疗急、慢性肝炎161例,有效率为67.1%[12]。

3. 结肠炎 21名溃疡性结肠炎患者在进行基础抗感染治疗的同时,每天服用20~30g麦芽,连服24周,服用麦芽组患者临床评分明显低于未服用组,未见副反应。可见麦芽长期服用可与短期服用一样治疗结肠炎[13]。

4. 浅部真菌感染 麦芽40g,加入75%乙醇100 mL,在室温下浸泡一星期,取上清液过滤得橙黄色透明液。外搽,每日2次,一般用药4个星期左右。治疗浅部真菌感染80例,总有效率86.2%[12]。

5. 乳腺增生 麦芽50g,山楂,五味子各15g,水煎服,每日1剂,10d为一疗程。治疗乳腺增生病105例,总有效率93.3%[12]。

6. 溢乳症 生麦芽100~200g,煎汤,每日分3~4次口服。治疗单纯性溢乳症15例,13例有效;治疗18例闭经-溢乳综合征患者,2例有效[12]。

7. 对抗氯氮平 炒麦芽60~120g,水煎服,每日1剂,治疗氯氮平所致精神病患者口角流涎116例,总有效率达93.6%[12]。

(王英军 姜秀莲)

参 考 文 献

[1]王浴生,等.中药药理与应用.北京:人民卫生出版社,1983:473

[2]江苏新医学院.中药大辞典.上册.上海:上海科学技术出版社,1986:1021

[3]雷振宇,等. 麦芽醇对大鼠局灶性脑缺血再灌注损伤后iNOS的影响. 咸宁学院学报,2009,23(4):280

[4]刘永涛,等. 麦芽纤维对UC小鼠肠道菌群的影响. 浙江中西医结合杂志,2008,18(8):471

[5]陈蓉,等. 麦芽对去势雌性小鼠激素水平的影响.中国中医药信息杂志,2006,13(3):35

[6]魏安华,等.麦芽提取物对高泌乳素血症小鼠泌乳素水平的影响.医药导报,2009,28(11):1441

[7]李毅,等. 低聚异麦芽糖对仔猪模型细胞免疫功能的调节作用研究.中华医药学杂志,2003,2(7):2

[8]王丽云,等. 低聚异麦芽糖含片对小鼠缓解体力疲劳作用研究.江苏预防医学, 2006,17(3):72

[9]张延坤,等. 大麦芽发酵物化学成分的鉴别分离及其抗缺氧效果研究.西南国防医药,2004,14(5):476

[10]赵洪进,等.富硒麦芽对实验性肝癌大鼠NO、NOS和脂质过氧化的影响.中国兽医学报,2006,26(6):681

[11]杨俊,等. 麦芽糖注射液对2 型糖尿病糖脂代谢及胰岛素分泌的影响.现代医药卫生,2006,22(19):2938

[12]胡烈.麦芽临床新用.中国临床医生,2000,28(11):50

[13]Kanauchi O,et al.Treatment of ulcerative colitis patients by logng-term administration of germinated barleyfoodstuf:multi-center opentrial. *J Mol Med*,2003,12(5):701

麦 角 Ergota mai jiao

本品为麦角菌科真菌麦角菌*Claviceps purpurea*(Fr.)Tul.和小头麦角菌*Claviceps microcephala*(Wallr.)Tul.的干燥菌核。味辛、微苦,性平;有毒。有缩宫止血,止痛功能。主治产后出血、偏头痛。

【化学成分】

麦角含有多种生物碱, 根据其结构不同分为三组:麦角新碱组为左旋麦角新碱(L-ergometrine)及右旋麦角异新碱(D-ergometrinine);麦角胺组包括左旋麦角胺(L-ergotamine)、麦角生碱(ergosine)、右旋麦角胺(D-ergotamine)及麦角僧宁(ergosinine);麦角毒组包括左旋麦角克碱(L-ergocristine)、右旋麦角异克碱(D-ergocryptine)、麦角考宁(ergocornine)与麦角隐宁(ergocryptinine)、麦角日亭宁(ergocristinine)及麦角异柯宁碱(ergocorninine)。尚含有酪氨(tyramine)、组织胺(histamine)、异戊胺、三甲胺等胺类及乙酰胆碱(acetylcholine)、硬赤藓素(scleroerythrin)等[1]。

【药理作用】

1. 抗帕金森 双氢麦角毒 (dihyroergotoxine)在0.05和0.01mg/kg剂量下,腹腔注射14d,对MPTP所致帕金森模型小鼠纹状体多巴胺及其代谢产物的降低有抑制作用[2]。麦角及其衍生物能激动中枢多巴胺受体,特别作用于下丘脑-垂体通路、边缘系统、黑质纹状体多巴胺通路,这是麦角衍生物治疗震颤麻痹的药理基础[3]。

2. 抗血管性痴呆 采用双侧颈总动脉反复缺血再灌注制备血管性痴呆(VD)小鼠模型。于术后第2天,经胃管给予二氢麦角碱(dihydroergocriptine)1 mg/g体重,共30d。结果发现,痴呆小鼠海马组织cAMP水平降低,海马CA1区腺苷环化酶(AC)mRNA阳性神经元明显减少,而二氢麦角碱可明显抑制上述变化[4]。同样,二氢麦角碱能提高VD小鼠海马乙酰胆碱酯酶(AchE)活性[5],增加海马及脑皮质一氧化氮合酶(NOS)阳性神经元数量[6]及提高神经细胞内钙调蛋白(CaM)、钙调蛋白依赖性蛋白激酶II(CaM-PKII)mRNA表达水平[7]。上述结果提示,二氢麦角碱除作为血管扩张剂改善缺血、缺氧状态外,还通过上述机制减少反复缺血再灌注引起的中枢胆碱能神经元及海马环路的损伤，改善VD的临床症状。二氢麦角环肽(dihydroergocriptine, DHE)0.05 μg/g体重灌胃给VD小鼠，30d，可降低小鼠海马[Ca^{2+}]i，提高CaM、CaM、PKII的mRNA表达水平[8]。通过逆转海马神经细胞Ca^{2+}超载，调整后续一系列反应，最后提高了CaM-PKII-mRNA的表达水平。双氢麦角毒碱同样具有逆转海马神经细胞Ca^{2+}超载的作用[9]。

3. 收缩血管 麦角胺类生物碱具有收缩血管作用，其中麦角胺(ergonovine)作用尤为显著，当用药后，有外周阻力增加，血压升高。但当反复应用后血压升高作用逐渐减弱，产生快速耐受现象。麦角胺也能收缩脑血管，减少脑动脉搏动幅度，从而减轻偏头痛症状。有报道[10]麦角新碱(ergonovine)可用于诊断冠状动脉粥样硬化性病变的应激试验，认为麦角新碱为α-肾上腺素受体激动剂，麦角新碱和(或)由其所产生的循环因子可直接作用于冠状动脉壁内α受体，即可激发冠状动脉痉挛。有人用家兔实验证实，麦角新碱对动物已形成动脉粥样硬化的冠状动脉壁上的α受体刺激作用更为敏感[11,12]。

大剂量氢化麦角毒(dihyroergotoxine)能阻断α受体，翻转肾上腺素升压为降压，同时有直接扩张血管作用，使血压下降。麦角胺和麦角毒当大剂量应用，均能损害血管内皮细胞，长期应用可致肢端干性坏疽，有人用麦角浸膏给意大利种鸡肌肉注射，1.5 mL/kg，2~3次/d，结果出现鸡冠发绀，久之鸡冠末梢坏疽，即证明此品具有伤害血管内皮作用。

4. 促进肠蠕动 给小鼠按10和50 mg/kg连续灌胃数天麦角甾苷，可加强正常小鼠胃排空和小肠推进性蠕动。可拮抗新斯的明引起的胃肠运动亢进和吗啡引起的胃肠运动抑制。麦角甾苷能提高正常大鼠胃蛋白酶活性，但对胃液分泌量和胃总酸度无明显影响。麦角甾苷可加强在体兔回盲部肠管和直肠的收缩[13]。

5. 兴奋子宫平滑肌 麦角兴奋子宫平滑肌，当雌犬用麦角浸膏每只0.5 mL静脉注射时，使在体子宫收缩增强，振幅增大，其收缩强度与子宫生理状态有关，妊娠子宫稍提高剂量就能引起强直性收缩。麦角兴奋子宫作用与其所含化学成分不同而有所差异，麦角新碱(ergometrine)作用强且迅速，麦角胺(ergonovine)兴奋子宫作用微弱，但持续时间长，双氢麦角碱(dihydroergocriptine)则缺乏兴奋子宫作用，相反能降低子宫平滑肌紧张性[14,15]。中国数种野生麦角浸膏对兔在体或离体子宫有明显收缩作用，并在离体兔子宫实验表明，对产后和妊娠子宫比未孕子宫作用要强得多，且这种作用为一直接作用[16]。

【临床应用】

1. 脑及脑血管病 有报告用二氢麦角毒(HDG)治疗50例痴呆和脑血管病后智能衰退患者，结果：如用改良后长谷川式测评总有效率为88%，用SCAG评定总有效率为92%。研究表明，HDG治疗痴呆和智能衰退的机制主要是增加已减退的神经元能量代谢，使ATP得到有效利用[17]。HDG衍生物-甲磺酸双氢麦角毒碱，0.6mg加入5%葡萄糖500 mL静脉滴注，治疗急性一氧化碳中毒迟发性脑病患者71例，20d为1个疗程。治疗组患者血清LPO、LPA、AP较治疗前明显降低，临床总有效率88.6%，且无明显的毒副作用[18]。还有报告，用双氢麦角碱治疗多发脑梗死性痴呆[19]和急性缺血性脑血管病[20]均取得良好的临床效果。其机制在于双氢麦角碱能改善神经细胞的能量代谢和脑微循环，所以在综合药物基础上加用双氢麦角碱使患者的智能状态、日常生活能力及社交能力均有所提高。

2. 帕金森病 在应用美多巴基础上加用氢化麦角碱片（由4种天然麦角碱氢化后形成的甲磺酸盐组成，剂量4.6±0.7mg/d)，治疗35例帕金森患者，并以加服溴隐亭(7.6±0.9mg/d)为对照组，共服药3个月。统计结果显示，加服氢化麦角碱片在改善运动功能及认知功能上明显优于溴隐亭组，且不良反应率明显降低[21]。等观察多巴胺能受体激动剂α-二氢麦角隐亭对60例帕金森患者的治疗作用。单用组(35例)α-二氢麦角隐亭，剂量从每天2mg/d开始逐渐增加到20~60mg/d；合用组(35例)在接受α-二氢麦角隐亭同时继续使用复方左旋多巴，治疗时间3个月。结果：单用组显著进步7例(28.0%)，合用组13例(39.4%)[22]。α-二氢麦角隐亭对改善帕金森病的症状有效，无明显不良反应，其机制为激活D_2受体，改善由于D_1/D_2受体不平衡所造成的潜在性异动，以及对过氧化造成的神经损伤的保护作用[23]。

3. 其他 通过麦角诱发冠状动脉产生痉挛，用以诊断变异型心绞痛。本试验具有敏感性高、特异性强的特点。有报道，麦角新碱用于112例患者检查，由激发试验获阳性者高达110例[24]。尽管认为该激发试验颇为安全，但也要特别警惕在激发试验中发生顽固性冠状动脉痉挛所带来的严重后果[25]。

4. 不良反应 有报道麦角新碱可诱发癫痫，故有癫痫史者慎用。麦角由于收缩血管而形成血栓，故应用后可发生静脉炎。麦角胺的常见不良反应为手、趾、脸部麻木和刺痛感，脚和下肢局部水肿、肌痛，少数对麦角胺高度敏感的患者可出现心肌梗死、肾动脉狭窄和脑梗死。麦角胺致急性间质性肾炎及肾硬化1例[26]，患者因偏头痛，10年一直服用麦角胺，考虑与麦角胺导致间质长期缺血有关。

（周秋丽 王本祥 黄能慧 谢宝忠）

参考文献

[1]徐礼燊，等.中草药有效成分分析(下册).北京：人民卫生出版社，1984：182

[2]李玲，等.二氢麦角毒对MPTP帕金森模型小鼠的作用.贵阳医学院学报，2005，30(4)：326

[3]邓士贤.麦角的新用途.昆明医学院学报(译文增刊)，1984，(4)：20

[4]吕佩源，等.二氢麦角碱升高血管性痴呆小鼠海马cAMP和腺苷环化酶.基础医学与临床，2006，26(3)：270

[5]吕佩源，等.双氢麦角碱对血管性痴呆小鼠海马乙酰胆碱酯酶活性变化的影响.神经疾病与精神卫生，2008，8(2)：88

[6]尹昱，等.双氢麦角碱对血管性痴呆小鼠海马及脑皮质NOS阳性神经原的影响.中国康复医学杂志，2008，23(3)：208

[7]尹昱，等.氢化麦角碱对血管性痴呆小鼠海马组织CaM、CaMPK II mRNA动态表达的影响.中国神经免疫学和神经病学杂志，2006，13(6)：355

[8]吕佩源，等.二氢麦角环肽对血管性痴呆小鼠海马钙信号转导机制的干预作用.中华老年医学杂志，2004，23(3)：192

[9]吕佩源，等.双氢麦角毒碱对血管性痴呆小鼠海马神经细胞[Ca^{2+}]i的影响.基础医学与临床，2004，24(2)：222

[10]Stein I. Observations on action of ergonovine on coronary circulation and its use in diagnosis of coronary artery insufficiency. *Am Heart J*，1949，37：36

[11]Stein I，et al.Further studies of effect of ergonovine on coronary circulation. *J lab clin Med*，1950，36：66

[12]Yasue H.Pathophysidogy and treatment of coronary arterial spasm.*Chest*，1980，78(1)：216

[13]张洪泉，等.麦角甾苷对试验动物消化功能的影响.中国野生植物资源，2001，20(6)：46

[14]同国惠.麦角新碱的分离及提取的研究.药学学报，1957，(2)：145

[15]黄钺华.赣产麦角的初步报告.中华新医学报，1952，(2)：145

[16]曾贵云，等.中国野生麦角对家兔子宫的作用.药学学报，1958，(3)：135

[17]朱留华.二氢麦角毒治疗痴呆和脑血管病后智能衰退50例.中原医刊，2006，33(9)：81

[18]李雅琴，等.甲磺酸双氢麦角毒碱治疗急性一氧化碳中毒迟发性脑病的临床研究.中国急救医学，2008，28(6)：502

[19]吴彦强，等.双氢麦角碱治疗多发脑梗死性痴呆56例.现代医药卫生，2003，19(10)：1284

[20]秦绍森，等.氢化麦角碱治疗急性缺血性脑血管病的临床研究.中国神经免疫学和神经病学杂志，2005，12(1)：49

[21]张育华.氢化麦角碱治疗帕金森病的疗效观察.临床荟萃，2003，18(21)：1236

[22]王新德，等.α-二氢麦角隐亭治疗帕金森病的临床多中心观察.中华老年医学杂志，2003，22(2)：105

[23]Battistin L，et al. Alpha-dihydroergocryptine in Parkinson′s disease：a multicentre randomized double blind parallel group study. *Acta Neurol Scand*，1999，99：36

[24]Heupler FA Jr. Provocative testing for coronary arterial spasm：risk，method and rationale. *Am J Cardiol*，1980，46(2)：335

[25]Buxton A，et al. Refractory ergonovine-induced coronary vasospasm：importance of intracoronary nitroglycerin. *Am J Cardiol*，1980，46(2)：329

[26]金世兰.麦角胺致急性间质性肾炎及肾硬化.临床荟萃，2008，23(11)：820

麦 冬 Ophiopogonis Radix mai dong

本品为百合科植物麦冬*Ophiopogon japonicus* (Thunb.)Ker-Gawl.的干燥块根。味甘微苦，性微寒。有养阴生津，润肺清心功能。主治肺燥干咳、阴虚痨嗽、喉痹咽痛、津伤口渴、内热消渴、心烦失眠、肠燥便秘等。

【化学成分】

1. 皂苷类 主要包括沿阶草皂苷A、B、C和D(ophiopogoninA、B、C和D)等，其苷元为罗斯考皂苷元(ruscogenin)。慈溪皂苷A和B[1]。ophiopojapomin C和ophiofurospiside A[2,3]。

2. 黄酮类 (homoisoflavonoids) 6-醛基异麦冬黄烷酮A(6-aldehydo-isoophiopogonanone A)、甲基麦冬黄烷酮B(methylophiopogonanoneB)、甲基麦冬黄烷酮A (methylophiopogonanoneA)、6-醛基异麦冬黄酮B(6-aldehydo-isoophiopogonone B) 和6-醛基异麦冬黄酮A(6-aldehydo-isoophiopogononeA)[4-6]。甲基黄烷酮B，甲基麦冬黄酮A，甲基麦冬黄酮B，2′-羟基甲基麦

冬黄酮A，6-醛基异麦冬黄酮A和5，7-dihydroxy-8-methoxy-6-methyl-3-(2′-hydroxy-4′-methoxybenzyl) chroman-4-one[7]。

3. 多糖 麦冬中尚含有多糖[8]，单糖组成以果糖为主，水解产物果糖与葡萄糖的含量比为35:1。

4. 其他 麦冬尚含蒽醌类（大黄酚和大黄素）、酚酸类（香草酸-对羟基苯甲醛和对羟基反式丙烯酸）、萜类（龙脑葡萄糖苷和齐墩果酸）、有机酸（壬二酸和正二十三烷酸）[7]。脂溶性成分，包括不饱和脂肪酸类，菜油甾醇，豆甾醇和薯蓣皂苷元[9]。挥发性成分，主要含有愈创醇、α-芹子烯、β-愈创烯、β-芹子烯、α-榄香烯和-蒎烯等[10]以及亚油酸、棕榈酸、6-十八碳烯酸等[11]。

【药理作用】

1. 提高耐缺氧能力 腹腔注射麦冬注射液能提高皮下注射异丙肾上腺素的小鼠在低压（负压460mmHg相当于61.3kPa）缺氧条件下的存活率。提示本品能明显提高小鼠的耐缺氧能力。推测麦冬改善心绞痛症状和ECG的作用可能与此有关[12,13]。

2. 心血管系统

（1）影响心脏 麦冬任氏液低浓度（1:300和1:100）时，对Strau离体蟾蜍心脏有改善心肌收缩力的作用，使收缩力增强，心脏跳动有规律。高浓度（1:10）则明显抑制心肌收缩力。1:100的麦冬任氏液可使受高浓度（1:10）毛地黄任氏液抑制的心肌恢复其收缩力[14]。麦冬注射液显著减慢体外培养的大鼠乳鼠心肌细胞团的搏动频率，增大搏动强度，并能有效的对抗异丙肾上腺素对心肌细胞团搏动的正性频率作用和诱发心律失常作用。提示，麦冬对抗异丙肾上腺素的作用可能是通过阻断心肌细胞上的β受体实现的[15]，麦冬注射液中可能含有选择性阻断肾上腺素β_1受体的有效成分[16]。

（2）抗心律失常 麦冬注射液0.6~1.0 g/100g体重于心律失常出现后立即静脉注射能迅速使$BaCl_2$引起的大鼠双向性心动过速或心室扑动转变成正常的窦性心律。静脉注射0.6 g/100g体重对乌头碱诱发的大鼠室性心动过速等心律失常具有预防作用[14]。麦冬抗心律失常有效成分麦冬总皂苷（OTS）还明显缩短TAP的APD_{90}，缩短3期复极过程，因而可能还具有促进K^+外流的作用[17]。

（3）影响心脏血流动力学 将狗的左冠状动脉前降支（LAD）结扎引起急性实验性心肌缺血。于结扎前3min静脉注射麦冬注射液10g/kg可改善VPm（左室压力上升速率与总压力之比值，dp/dt/LVP，即为VPm）、SV（主动脉根部流量）、CO（心输出量）及LVW（左心室作功）等指标，并能防止因结扎LAD而造成的心脏排血功能减退。提示麦冬具有改善心脏血流动力学的作用[18]。

（4）影响ECG心梗 将兔的冠状动脉前降支结扎造成实验性心肌梗死，术后即刻耳静脉注射麦冬注射液5 g/kg，后连续4d，共给药5次。给药组对心率无明显影响，实验前有3例严重心律失常兔用药后均转为正常心律；心肌损伤转阴率：给药组为7/9，对照组为0/9；ECG心梗发生率：给药组为2/10，对照组为7/10。给药组的心肌坏死区域、梗死面积明显得到改善。提示，麦冬有促进心肌损伤愈合和缩小梗死范围及坏死区域的作用[19]。麦冬注射液合用小剂量$MgSO_4$可预防狗实验性急性心肌梗死后心律失常的发生，降低心肌氧耗量，增加心肌能量供给，缩小心肌梗死范围[20]。

（5）影响心肌梗死时环核苷酸代谢 兔行冠状动脉前降支结扎引起急性实验性心肌梗死，于术后立即耳静脉注射麦冬注射液15mL（相当生药15g）。15min后，麦冬组cAMP和cGMP呈下降趋势，持续30min后至60min恢复至术前水平。研究表明，急性心肌梗死时cAMP和cGMP明显增加，这可能是由于心肌梗死对心交感神经末梢及肾上腺髓质释放和分泌大量儿茶酚胺，激活心肌细胞膜上的腺苷酸环化酶的缘故。心肌梗死后血浆中cAMP和cGMP增加的幅度可反应心肌损伤的程度。上述结果表明麦冬对cAMP和cGMP的影响，可能在于麦冬使梗死后心肌营养血流量增加，缺血缺氧的心肌细胞较快获得修复和保护，致使cAMP和cGMP释放减少[21]。

（6）对心肌缺血缺氧时心外膜ECG、心肌酶、自由基和心肌微结构的影响 小鼠游泳引起心肌缺氧，此时可见：心肌细胞肿胀，肌原纤维及其他细胞成分间隙扩大，肌丝排列散乱；糖原颗粒减少；横管肌浆网系统明显扩大；线粒体有不同程度的变性；细胞核染色质轻度边集，核膜皱缩；少数毛细血管内见血小板聚集。上述病变相当于TrumpⅣ期的缺氧性心肌亚微结构变化[22]。麦冬注射液0.5g/10g腹腔注射，连续给药3d，可使小鼠心肌亚微结构变化明显减轻。结果提示麦冬对正常心肌细胞具有保护作用[19]。采用犬冠状动脉结扎模型，观察麦冬提取物对犬急性心肌缺血的保护作用。结果表明，麦冬提取物大、中剂量组于用药后1hΔ-ST段分别由45.40±16.42和38.50±10.85降至38.30±9.28和38.30±9.28。且随着作用时间延长，药物作用进一步增强。麦冬提取物大、中剂量组使心肌酶谱CK和CK-MB明显减低。心肌梗死区的绝对重量以及梗死区百分比也明显减轻。缺血心肌典型超微结构特征大剂量组有了显著的改善。结果提示,麦冬提取物有明显抗心肌缺血的作用,并呈现出一定的量效关系[23]。麦冬多糖能对抗异丙肾上腺素诱导的大鼠心肌坏死,也可拮抗垂体后叶素所引起的ST段抬高,同时降低动物血清中CK和LDH含量升高,对心肌缺血造成的SOD降低和MDA增加均有一定的抑制作用。麦冬活性多糖可保护心肌细胞,与其具有抑制心肌缺血造成的自由基生成增加和清除氧自由基[24],防止心肌细胞脂质过氧化及改善脂肪酸代谢有关[25,26]。

(7)改善心肌缺血时ECG和心肌血流 麦冬注射液0.2 mL/100g体重(每毫升相当生药1g)对垂体后叶素引起的清醒与麻醉大鼠急性心肌缺血的初期T波增高及其后的T波低平均有保护作用。在体兔心的实验中,麦冬注射液0.6 mL/kg能对抗肾上腺素诱发的缺血性心律失常,此作用可能与其影响体内儿茶酚胺的活性有关[27]。麦冬总皂苷(DMD)分别给大鼠25、50、100 mg/kg,每日灌胃1次,连续给药3 d。结果:DMD组ST段改变绝对值与阴性对照组比较有显著性差异。提示,口服麦冬总皂苷对心肌缺血有明显改善作用[28]。麦冬总皂苷及总多糖(生药60 g/kg灌胃)均可明显增加小鼠心肌营养血流量[26]。

3. 抗血栓 麦冬的三种提取液(石油醚、乙醇和水)(生药6g/kg灌胃)均可显著地降低大鼠血小板的聚集率[29]。其水煎剂还具有降低D-半乳糖衰老大鼠血液黏度的作用[30]。麦冬药物血清对内毒素所致的人脐静脉内皮细胞(HUVEC)的凋亡模型有明显的保护作用,表现为活细胞数明显增多,而凋亡细胞和坏死细胞数目明显减少。而且麦冬药物血清作用于HUVEC后,可降低MDA水平,增加SOD含量[31]。

4. 止咳平喘、抗过敏 给小鼠灌胃麦冬多糖每天50 mg/kg和200 mg/kg连续2 d,对氨雾引起的咳嗽均无明显的影响。麦冬多糖200 mg/kg给豚鼠灌胃,连续3 d,对组胺和乙酰胆碱混合液喷雾诱发的哮喘有极显著的抑制作用。麦冬多糖对小鼠耳异种被动皮肤过敏反应也有一定的抑制作用,其抑制率为32.7%,且可显著延长卵白蛋白所致的致敏豚鼠呼吸困难、抽搐和跌倒的潜伏期[32]。

5. 降血糖 给正常兔灌胃麦冬水、醇提取物0.2 g/kg则有降糖作用。对四氧嘧啶性糖尿病兔,每天给0.5 g/kg,连续4 d,也有降糖作用,并促进胰岛细胞恢复,肝糖原增加。给正常小鼠单次剂量麦冬多糖100 mg/kg灌胃有明显的降血糖作用,给药后第11 h血糖浓度降低54%。200 mg/kg可显著降低四氧嘧啶糖尿病小鼠的血糖水平,给药后4~11 h作用最明显。但预防性给予麦冬多糖200 mg/kg灌胃对四氯嘧啶糖尿病小鼠无明显的预防作用[33]。麦冬正丁醇提取物(BM)100 mg/kg腹腔注射,对正常小鼠有明显的降血糖作用,对胰岛素无明显影响,对链脲霉素诱发的糖尿病小鼠,在给BM后4h也使血糖明显降低[34]。麦冬多糖100 mg/kg和300 mg/kg灌胃对葡萄糖、四氧嘧啶及肾上腺素引起小鼠高血糖均有抑制作用,对正常小鼠血糖也可使之降低。其机制可能与其减弱四氧嘧啶对胰岛β细胞的损害或改善受损伤的β细胞功能有关。麦冬多糖对抗肾上腺素所引起的血糖升高,可能与其抑制糖原分解有关[35]。采用胰岛素敏感性指数来观察麦冬多糖胶囊(2g/d)对2型糖尿病胰岛素抵抗的影响,结果显示患者服用麦冬多糖胶囊4周后明显改善胰岛素敏感性,提示麦冬多糖胶囊具有降血糖及稳定血糖的作用,能使周围组织对胰岛素抵抗降低[36]。

6. 增强免疫 麦冬多糖(200 mg/kg,腹腔注射)可以明显增加小鼠免疫器官胸腺和脾脏的重量,并激活小鼠网状内皮系统的吞噬能力,提高血清溶血素抗体水平[37]。麦冬汤提取物对脱颗粒促进剂(化合物48/80)所致小鼠腹腔内肥大细胞脱颗粒具有抑制作用。对肥大细胞中的组胺游离也有抑制作用,且呈剂量依赖性,其作用可与色甘酸钠相匹敌[38]。

7. 药代动力学 给大鼠1次静脉注射麦冬多糖50mg/kg后,于5、10、30、60min取各组织测定药物浓度。大鼠心、肝、脾、肺、胃、肾、脑的AUC分别为每小时3.270、2.031、2.303、6.178、4.963、214.571、0.613 μg/mL。大部分药物聚集在肾脏,并以尿的形式排泄。其他组织的分布由高到低依次为肺、胃、心、脾、肝、脑[39]。

8. 毒性 急性毒性:小鼠腹腔注射1:1麦冬注射液观察24h,LD_{50}为20.61±7.08g/kg[14]。

【临床应用】

1. 冠心病 用麦冬制剂治疗冠心病心绞痛患者101例,其中50例为口服麦冬煎剂,总有效率为74%;31例肌肉注射麦冬注射液,总有效率为83.7%;20例静脉注射100%麦冬注射液,总有效率为80%[12,13]。另报道心绞痛伴心功能不全的冠心病患者24例,心功能均为Ⅱ~Ⅲ级。其中14例用麦冬治疗。患者的心肌收缩力明显提高,保护心肌缺血时的心泵功能,主要表现在血流动力学参数得到改善。麦冬使冠心病患者PCWP明显降低,提示它能降低LVFP(左室充盈压),降低心舒张期负荷,进而改善心肌血液灌注[18]。

2. 糖尿病 用麦冬汤合牛膝饮(牛膝、葛根、天花粉、黄芪、生地黄等)治疗2型糖尿病合并高血压56例。治疗效果为,显效27例(占48.21%),有效21例

(占37.50%), 无效8例 (占14.29%), 总有效率达85.71%[40]。

3. 抗肿瘤 在常规放化疗前2d加用参麦注射液60 mL,注入250 mL,5%葡萄糖注射液静脉点滴,每日1次, 连用15 d为一疗程, 治疗晚期非小细胞肺癌30例。治疗组近期总有效率53.4%, 远期疗效随访率93.3%,1、2年生存率分别为66.7%、43.3%。参麦注射液联合放化疗可以减轻毒副反应, 提高生存质量,延长生存期[41]。台湾研究发现,对54名治疗中的癌症患者进行II期临床试验,沙参麦冬汤可提高患者淋巴细胞数目和自然杀手(抑制癌细胞增殖)细胞数目[42]。

4. 镇咳 麦冬汤临床上可用于治疗感冒后持续性咳嗽、哮喘伴咳嗽、ACEI诱发的咳嗽、间质性肺炎所致的咳嗽和难治性干咳等[43-45]。

5. 慢性萎缩性胃炎 32例经胃镜检查确诊为萎缩性胃炎的患者,病程1年以下18例,1年以上14例,以沙参麦冬方治疗2~6个月。结果:痊愈6例,显效18例,好转8例,总有效率100%[46]。

6. 不良反应 部分患者于口服初期有腹胀、嗳气、大便增多等消化道症状, 一般在2周后可自行消失。肌肉或静脉注射均未发现不良反应[47]。

(陶 成)

参考文献

[1]陈季军,等.慈溪皂苷A和B的结构.云南植物研究,2000,22(1):97

[2]Dai HF, et al. A new steroidal glucoside from ophiopogon japonicus (Thunb.) Ker-Gawl. *J Integrat Plant Biol*, 2005,47(9):1148

[3]Xu TH, et al. A novel steroid glycoside, ophiofurospiside A from ophiopogon japonicus (Thunb.) Ker-Gawl. *J Asian Nat Prod Res*, 2008,10(5~6):415

[4]朱永新,等.麦冬中高异黄酮的分离与鉴定.药学学报,1987:22(9):679

[5]Tada A, et al. Studies on the constituents of Ophiopogonis Tuber.V.Isolation of a novel class of homoisoflavonoids and determination of their structures. *Chem Pharm Bull*, 1980,28:1477

[6]Tada A, et al.Studies on the constituents of Ophiopogonis Tuber. Ⅵ. Structures of homoisoflavonoids. *Chem Pharm Bull*, 1980:28:2039

[7]程志红,等.中药麦冬脂溶性化学成分的研究.中国药学杂志,2005,40(5):337

[8]汤军,等.麦冬多糖的提取分离与初步分析.浙江中医学院学报,1999,23(1):59

[9]张小燕,等.麦冬脂溶性成分的GC-MS研究.中国新药杂志, 2006,15(15):1281

[10]沈宏林,等.顶空固相微萃取-气相色谱-质谱联用分析麦冬中有机挥发物.分析实验室,2009,28(4):88

[11]沈宏林,等.GC-MS分析麦冬中脂溶性成分.光谱实验室,2008,25(4):669

[12]上海中医学院附属曙光医院内科冠心病防治组.麦冬治疗冠心病的临床疗效及实验观察. 中华内科杂志, 1976,1(4):210

[13]上海中医学院附属曙光医院内科冠心病防治组.麦冬治疗冠心病的临床疗效及实验观察.新医药学杂志, 1977,(5):39

[14]韦德蕙,等.麦冬注射液的抗实验性心律失常和对离体心脏的作用.中草药, 1982,13(9):27

[15]周廷冲.受体生化药理学.北京:人民卫生出版社, 1985:163

[16]韦德蕙,等.麦冬注射液对大鼠心肌细胞团搏动的影响.第一军医大学学报,1986,6(4),306

[17]陈敏,等.麦冬总皂苷抗心律失常作用及其电生理特性.中国药理学报, 1990, 11(2):161

[18]虞天锡,等.麦冬对心肌缺血时心脏血液动力学影响的临床和实验研究.上海中医药杂志, 1985,(12):3

[19]顾双林,等.麦冬对实验性心肌梗死及心肌缺氧时亚微结构的影响.上海中医药杂志, 1983,(7):44

[20]舒乃华,等.麦冬及小剂量$MgSO_4$对急性心肌梗死后血液动力学、心律失常及心梗范围影响的实验研究.中西医结合杂志, 1984,4(5):295

[21]李文萍,等.麦冬注射液对实验性心肌梗死时环核苷酸代谢的影响.中西医结合杂志, 1989,(2):100

[22]Trump BF, et al.Studies on the subcellular pathophysiology of ischemia. *Circulation* ,1976,53:1

[23]程金波,等.麦冬提取物抗犬心肌缺血的药效学实验研究.中国病理生理杂志,2001,17(8):810

[24]徐德生,等.麦冬多糖中抗急性心肌缺血活性部位研究.中成药,2004,26(10):832

[25]周福波.麦冬的药理作用研究进展.牡丹江医学院学报,2006,27(3):69

[26]齐建红,等.麦冬多糖的生物活性研究进展.西安文理学院学报(自然科学版),2008,11(1):44

[27]韦德蕙,等.麦冬注射液对实验性急性心肌缺血的影响.第一军医大学学报,1984,4(1,2):41

[28]金立玲,等.麦冬总皂苷(DMD)抗实验性大鼠心肌缺血.中国药理通讯,2004,11(3):11

[29]黄厚才,等.麦冬对大鼠血小板聚集率的影响.上海实验动物科学,2001,21(3):167

[30]郭晶,等.中药麦冬对D-半乳糖衰老模型大鼠血液流变性的影响.中国微循环,2002,6(4):246

[31]张旭,等.麦冬药物血清抗血管内皮细胞凋亡的分子机制.南京中医药大学学报(自然科学版),2001,17(5):289

[32]汤军,等.麦冬多糖平喘和抗过敏作用研究.中国现代应用药学杂志,1999,16(2):16

[33]张卫星,等.麦冬多糖对四氧嘧啶糖尿病小鼠高血糖的降低作用.中草药,1993,24(1):30

[34]蔡幼清.中药麦冬对正常和糖尿病小鼠血糖的影响.国外医学中医中药分册,1996,18(4):49

[35]陈卫辉,等.麦冬多糖对正常和实验性糖尿病小鼠血糖的影响.中国现代应用药学,1998,15(4):21

[36]黄琦,等.麦冬多糖对2型糖尿病血糖及胰岛素抵抗的影响.浙江中西医结合杂志,2002,12(2):81

[37]林晓,等.麦冬药理研究进展.上海中医药杂志,2004,38(6):59

[38]户田静男.汉方方剂的变态反应学的研究(5).国外医学中医中药分册,1989,11(6):38

[39]卢智玲,等.麦冬多糖单次静脉注射在大鼠体内组织分布.医药导报,2008,27(5):497

[40]康小明.麦冬汤合牛膝饮加味治疗2型糖尿病合并高血压56例.陕西中医,2007,28(2):153

[41]陆新岸,等.参麦注射液联合放化疗治疗晚期非小细胞肺癌30例临床观察.河北中医,2009,31(4):597

[42]印高乐.沙参麦冬汤能抑制癌细胞.白云医药,2005,1:6

[43]郑晓燕.麦门冬汤的药理学特性.国外医学中医中药分册,2005,27(4):227

[44]史青.麦冬汤治疗呼吸道炎症的分子药理机制研究.国外医学中医中药分册,2002,24(4):213

[45]张丽娟.麦冬的临床应用.国外医学中医中药分册,2002,24(5):277

[46]杨焰.沙参麦冬方治疗萎缩性胃炎32例.中国中医药信息杂志,2001,8(12):68

[47]吴葆杰.中草药药理学.北京:人民卫生出版社,1983:94

远 志 Polygalae Radix yuan zhi

本品为远志科植物远志*Polygala tenuifalia* will.或卵叶远志 *Polygala sibirica* L.的干燥根。味苦、辛,性温。有安神益智,交通心肾,祛痰,消肿功能。主治心肾不交引起的失眠多梦,健忘惊悸、神志恍惚、咳痰不爽、疮疡肿毒、乳房肿痛等。

【化学成分】

远志*Polygala tenuifalia* will.

1. 皂苷类 远志皂苷是该属植物的主要成分之一。已知根皮含远志皂苷A、B、C、D、E、F、G(onjisaponinA-G)[1-4],含量约0.7%和远志皂苷2D,3D,5D,3C,H[5,6]。水解后得远志皂苷元(tenuigenin A、B、C)[7]。从根中分离出的一种次皂苷称为原远志皂苷(tenuifolin),水解得前远志皂苷元(presenegenin)[8]。

2. 酮化合物 从远志中提得呫蒽酮(xanthones)分别为1-甲氧基-2、3亚甲二氧基呫酮、1,7-二羟基-2,3-甲二氧基呫酮、1,6,7-三羟基-2、3-二甲氧基呫酮、1,3-二羟基-2-甲氧基呫酮,7-羟基-1-甲氧基-2,3-亚甲二氧基呫酮[9-11]。

3. 生物碱 从远志根中得到7种生物碱,N_9-甲酰基哈尔满 (N9-formylharman)、1-丁氧羰基-β-咔啉(1-carbobutoxy-β-carboline)、1-乙氧羰基-β-咔啉(1-carboethoxy-β-carboline)、1-甲氧羰基-β-咔啉(1-carbomethyoxy-β-carboline)、perlolyrine、降哈尔满(norharman)、哈尔满(harman)[12,13]。

4. 聚糖 根中含有5-脱水-D-山梨糖醇 (5-anhydro-D-sorbitol)、N-乙酰基-D-葡萄糖胺(N-acetyl-D-glucosamine)、酰基糖、双糖、三糖及蔗糖衍生物,tenuifolisedes A、tenuifolisides D,3,6-sinapoylcncrose、tenvifolidside等[14]。

5. 挥发性成分 远志挥发油中油酸 (oleic acid)含量最高,占挥发油总量的52.81%,其次是棕榈酸(palmitic acid,28.26%)和硬脂酸(stearic acid,12.78%)[15]。

6. 其他 远志含远志醇、丁二酸、豆甾醇-β-D-吡喃葡萄糖苷[16],3、4、5三甲氧基肉桂酸(TMCA)、脂肪油、树脂、四氧非洲防已胺等[13]。

卵叶远志 *Polygala sibirica* L.

卵叶远志中含有皂苷类、生物碱、挥发油等化学成分,另外研究表明:

1. 金属元素 卵叶远志含锌、铜、铁、锰、钾、钙、镁等7种金属元素,除元素镁外其他6种元素均高于细叶远志[17]。

2. 皂苷类 卵叶远志中远志皂苷元含量远远低于细叶远志,为0.6%;皮部远志皂苷元含量是木脂素部的24倍[18]。

【药理作用】

1. 影响中枢神经 ①镇静、催眠：远志醋酸乙酯提取物30、15g/kg给小鼠灌胃，小鼠入睡率、入睡时间均有增加，爬梯数和站立数减少，对中枢神经有抑制作用[19]。②促智：远志总皂苷在造模（阿尔茨海默，AD）3d后给大鼠灌胃33、66、132mg/kg，连续5周，可使大鼠进入水迷宫盲端的次数明显减少，游泳时间明显缩短；使脑组织匀浆中胆碱乙酰转移酶活性增强，乙酰胆碱酯酶活性降低。表明，远志总皂苷对AD模型大鼠学习记忆能力减退有改善作用[20]。远志单体皂苷PTM-16 灌胃给予0.125、05、2mg/kg，可显著改善东莨菪碱所致小鼠学习记忆障碍；体外10^{-5}mol/L PTM-16作用于PC12细胞，可显著增加p-ERK、p-CREB及p-Synapsin I的水平。提示，PTM-16的促智作用与激活学习记忆通路的重要信息蛋白有关[21]。③抗抑郁：采用小鼠强迫游泳、悬尾制作抑郁模型，远志醇提物YZ-30%（富含蔗糖酯类，4g/kg）和YZ-50%（富含寡糖酯类，4g/kg）能明显缩短小鼠强迫游泳和及悬尾的不动时间；YZ-50%（8g/kg）能明显增强育亨宾对小鼠的毒性作用，并拮抗阿扑吗啡减低小鼠体温的作用。提示，远志醇提物有一定的抗抑郁作用，可能与阻断单胺类神经递质的重摄取有关[22]。给慢性应激刺激21d的大鼠，灌胃YZ-50% 生药2.8、5.6 g/kg，能够提高应激大鼠海马CA3区Bcl-2蛋白表达，抑制Bax蛋白的表达，调控Bcl-2/Bax比例而抑制神经细胞凋亡，改善抑郁状态[23]。

2. 降压 犬静脉注射100%远志注射液0.25 mL/kg，可使血压降低原水平的60%~70%。兔静脉注射0.5 mL/kg也可使血压下降原水平的40%~50%，但此作用短暂，在1~2 min内即可恢复到原水平，重复给药未见快速耐受性[24]。远志皂苷（tenuifolic saponin，TS）有降压作用，此作用与迷走神经兴奋、神经节阻断，以及外周α-肾上腺能，M-胆碱能和H1受体无关[25]。

3. 影响平滑肌收缩 乙酰胆碱致家兔离体肠肌收缩，生远志、远志皂苷、蜜远志的浓度均为7.97×10^{-3}g/mL，对肠肌收缩的抑制率分别为60.34±17.33%、37.44±8.05%、11.66±3.05%。生远志及其总皂苷对家兔离体肠平滑肌运动有抑制作用，可能系其与乙酰胆碱、组胺竞争，阻断M、H1受体以及直接抑制肠肌兴奋有关[26]。给大鼠按10 g/kg灌胃生远志和5 g/kg灌胃远志皂苷，10 d，能抑制大鼠胃肠运动，呈现胃黏膜表层血管损伤的不良反应。提示，远志皂苷作为大类毒性成分，对胃黏膜的损伤程度较严重[27]。

4. 抑菌 用纸片法测定4种远志皂苷的抑菌作用。结果表明：远志皂苷2D、3D对大肠杆菌和金葡菌的生长有抑制作用；5D还抑制变型杆菌；3C仅抑制金葡菌。远志提取液的体外试验显示，对痢疾杆菌、伤寒杆菌、金黄色葡萄球菌有较强的抑制作用。远志根对2，4，6-三硝基苯磺酸诱导的小鼠结肠炎有防治作用[28]。

5. 抗诱变、抗癌 当远志剂量达到1.0mg/kg时，可使醋酸铅诱发的小鼠精原细胞SCE频率明显降低，且随远志浓度的增加，抑制作用亦增加。提示远志水提液有抗诱变的作用，可能是远志诱生了IL22同时，也诱生其他保护性因子或启动了DNA修复酶的活性而发挥作用[29]。从远志属植物中分出的euxanthone和1，5-二羟基-8-甲氧基屾酮具有较强的抗EMS引起的突变作用[30,31]。

6. 安神益智、抗衰老 采用东莨菪碱、亚硝酸钠、最大电休克和自然衰老所致小鼠学习记忆障碍模型，通过跳台试验和水迷宫实验对远志提取物的益智作用进行了观察。结果发现，远志提取物能够多阶段地提高学习记忆障碍模型小鼠跳台和水迷宫成绩，改善学习记忆功能[32]。采用D-半乳糖制造小鼠衰老模型，观察远志水煎液对促进衰老小鼠红细胞中的超氧化物歧化酶（SOD）、肝组织谷胱甘肽过氧化物酶（GSH-Px）活性的影响。实验结果显示，远志水煎液能显著提高红细胞中SOD和肝细胞中GSH-Px活性，表明远志水煎液可通过提高机体内抗氧化能力，有力清除了衰老或老化机体内生成的过多自由基，抑制或减轻了机体组织和细胞的过氧化过程，起到延缓衰老的作用，且最佳用药时间为30d[33]。远志总皂苷能提高脑组织的总抗氧化能力，显著缩短老化模型小鼠游出水迷宫的时间[34]。远志皂苷（Tenuigenin TEN）能使过氧化氢（H_2O_2）损伤的PC12细胞乳酸脱氢酶（LDH）漏出量明显降低，降低MDA含量，提高SOD活性，明显改善H_2O_2导致的细胞损伤，可使细胞存活率升高[35]。远志皂苷能显著升高脑内M受体密度和增强ChAT活性，能有效地抑制脑AchE，明显提高拟痴呆大鼠的学习记忆能力[36]。远志还能使痴呆模型大鼠脑AchE活性显著减低，大鼠游出水迷宫的时间显著缩短[37]。通过研究远志皂苷对$A\beta_{1-40}$和鹅膏蕈氨酸建立AD模型大鼠神经细胞毒性的影响，结果发现，远志组其神经细胞形态与模型组比较，神经元的数量明显增多，形态也较完整，提示远志皂苷可能有预防Aβ对神经元的毒性作用[38]。另从细胞水平研究远志皂苷（TEN）对β淀粉样蛋白1-40（$A\beta_{1-40}$）诱导的原代培养神经细胞损伤的保护作用，结果发现远志皂苷中、高剂量组均能显著降低神经细胞的坏死百分率，减少LDH的释放，明显提高神经细胞的存活率，说明远志皂苷对$A\beta_{1-40}$引起的神经细胞毒性有明显的保护作用[39]。

7. 解酒 过量饮酒可引起人体生理功能紊乱乃至死亡。远志中发现多种齐墩果酸3,28-双链低聚糖苷,其中Senegasaponin a、b和Senegin Ⅱ可显著抑制乙醇的胃肠吸收。实验表明:发挥解酒作用的活性成分为齐墩果烷型三萜皂苷,远志中含的酰化28-O-低聚糖苷是起作用的关键基团[40]。

8. 毒性 远志醇提物灌胃给小鼠的LD_{50}为（生药)14.26 g/kg[41]。生远志给小鼠灌胃的LD_{50}为(15.65±1.22) g/kg,蜜远志1号的LD_{50}为(20.45±2.30) g/kg[42]。

【临床应用】

1. 急性支气管炎 50例急性支气管炎患者在常规治疗基础上口服复方远志合剂,疗程1周。治疗组痊愈率和总有效率分别为80.0%和98.0%，对急性支气管炎有明显的镇咳祛痰效果,安全性良好[43]。

2. 病毒性心肌炎 自拟黄芪远志汤(黄芪、炙远志、麦冬、五味子、太子参、当归等)加减,36例患者每天口服1剂,10剂为1个疗程,2个疗程后判断疗效。结果,治愈15例,好转16例,无效5例,总有效率86%[44]。

3. 急性乳腺炎 远志25g用石歧米酒浸泡，温热服每天1剂,服2剂,治疗急性乳腺炎43例疼痛基本消失,硬结明显缩小,体温全部降至正常[45]。

4. 慢性疲劳综合征 菖连远志汤(黄连、炙远志、菖蒲、茯苓、生龙骨、生牡蛎等)加减治疗慢性疲劳综合征,每日1剂。46例患者,显效28 例,有效17例,无效1例,显效率为60. 9%,总有效率为97.8%[46]。

5. 带状疱疹 30g远志加入150mL白酒。浸泡约半小时用棉球蘸药液涂抹在患处[47]。

6. 消肿止痛 用远志30g,甘草15g,先将甘草用水煎熬取汁100 mL,以此汁煮远志,待干后,再加水酒各半煎服,每日3次,留渣再煎,服用2次[48]。

7. 偏头痛 可取远志、川芎、白芷各50g,冰片7g,共研极细末,瓶装备用。痛时以药棉蘸少许药末塞入对侧鼻孔中,一般塞鼻3~5min后,头痛即逐渐消失,有的打喷嚏后,自觉七窍畅通而痛止,复发时再用仍有效[48]。

(刘 康 刘国卿 陈汝炎)

参考文献

[1]Zhang D,et al. Studiesonth constituents of Polygala japonica Houtt. *Chem Pharm Bull*,1995,43:966

[2]Fang ZP,et al. Studies on the structures of two new triterpenesa ponins C and D from Polygala japonica Houtt. *Acta Bot Sin*,1989,31(9):708

[3]李中洗译.远志皂苷的分离与远志皂苷G和F的结构.国外药学植物药分册,1982,3(5):28

[4]欧阳明安.黄花远志三萜皂苷成分研究.中草药,1999,30(12):881

[5]彭文铎,等. 四种远志皂苷的镇咳和祛痰作用.中国药学杂志,1998,33 (8):491

[6]彭文铎. 远志皂苷H 对离体平滑肌和心脏的作用. 中国药学杂志,1999 ,34 (4):241

[7]吴葆杰. 中草药药理. 北京:人民卫生出版社,1983:169

[8]中国科学院药物研究所. 中药志(Ⅱ).北京:人民卫生出版社,1984:38

[9]毛士龙,等. 黄花远志根化成分的分离和结构鉴定. 药学学报,1996,31(2):118

[10]毛士龙,等.黄花远志中两个新的酮化合物的结构鉴定.药学学报,1997,32(5):360

[11]Monache FD,et al. Xanthones xanthonoliynoids and other constituents of the roots of vismia guaramirangae. *Phytochemitry*,1983,22(1):227

[12]金宝渊.远志生物碱成分的研究.中国中药杂志,1993,18(11):675

[13]吴平,等. 远志的化学、药理和临床研究. 海峡药学,1999,11(2):108

[14]赵建国,等.远志化学成分分析方法研究进展.时珍国医国药,2009,20(12):3114

[15]武子敬.远志挥发性成分的GC-MS分析.安徽农业科学,2010,38(9):4562

[16]Pelletier SM,et al. constituents of polygala species:strcture of tennifolin,a prosopogenin from polygala senega and polygala tenuifolia. *Tetrahedron*,1971,27:4417

[17]乔俊缠,等.蒙药远志金属元素含量测定.中国民族医药杂志,2001,7(4):32

[18]滕红梅,等.2种远志根结构及其皂苷含量的比较研究.西北植物学报,2008,28(12):2359

[19]文莉,等.远志醋酸乙酯提取成分的震惊催眠作用.医药导报,2006,25(10):998

[20]曾辉,等. 远志总皂苷对AD模型大鼠学习记忆及海马AchE、ChAT活性的影响. 湖南中医药大学学报,2009,29(3):30

[21]薛薇,等.远志皂苷单体PTM-16的促智作用及机制的初步研究.中国药理通讯,2008,25(3):24

[22]黄晓舞,等.远志醇提物的抗抑郁作用.中国药物应用与监测,2007,4:22

[23]谢婷婷,等.远志YZ-50对慢性应激抑郁模型大鼠海马Bax、Bcl-2表达的影响. 中国药物应用与监测,2008,5(6):14

[24]阴健,等. 中药现代研究与临床应用. 北京:学苑出版社,1994:336

[25]彭汶铎.远志皂苷的降压作用及其机制.中国药理学报,

1999,20 (7):639

[26]鲍荟竹,等.生远志及其皂苷与蜜远志对家兔离体肠平滑肌运动作用机制的实验研究.时珍国医国药,2007,18(2):257

[27]赵海平,等.生远志及其皂苷与蜜远志对大鼠胃组织中活性物质及酶活性的影响.时珍国医国药,2007,18(2):260

[28]许岚.远志根对2,4,6-三硝基苯磺酸诱导的小鼠结肠炎的防治作用.国外医药植物药分册,2003 ,18 (2):75

[29]朱玉琢,等.中草药远志对实验性小鼠雄性生殖细胞遗传物质损伤的保护作用.吉林大学学报,2003 ,29 (30):258

[30]杨学东,等.远志属植物中 酮类成分及其药理研究进展.天然产物研究与开发,2002 ,12(5):88

[31]张若明,等.解酒天然药物研究进展.化学合成,2002,10(4):285

[32]张耀春,等.远志提取物对小鼠学习记忆的影响.中国新药杂志,2006,15 (15):1254

[33]李光植,等.远志对D-半乳糖致衰小鼠红细胞中超氧化物歧化酶、肝组织谷胱甘肽过氧化物酶活性影响的实验研究.黑龙江医药研究,2002 ,23 (1):4

[34]田枫,等.远志总苷对快速老化模型 (SAM-P/8)小鼠学习记忆能力的作用及其机制研究.老年医学与保健,2004,10(3):137

[35]孙桂波,等.远志皂苷对H_2O_2所致PC12细胞损伤的保护作用.中药材,2007,30 (8):991

[36]陈勤,等.远志皂苷对β-淀粉样肽和鹅膏蕈氨酸引起胆碱能系统功能降低的影响.药学学报,2002,37(12):913

[37]穆俊霞,等.中药远志对阿尔茨海默病大鼠模型学习记忆和胆碱酯酶活性的影响.世界中西医结合杂志,2007,2 (1):18

[38]陈勤,等.远志皂苷对脑定位注射Aβ1-40拟AD大鼠脑内神经形态病理学变化的影响.激光生物学报,2006,15(3):294

[39]陈勤,等.远志皂苷对β淀粉样蛋白1-40诱导的体外培养皮层神经细胞损伤的保护作用.中国中药杂志,2007,32 (13):1336

[40]张若明,等.解酒天然药物研究进展.沈阳药科大学学报,2001,18 (2):138

[41]陈晓铭,等.五味子与远志醇提取物的急性毒性和益智药效研究.实用预防医学,2006,13(4):807

[42]吴晖晖,等.远志及其不同蜜炙品的急性毒性及其对胃肠运动的影响.四川中医,2006,24(11):16

[43]孙毅,等.复方远志合剂对急性支气管炎的疗效及安全性评价.中国医药导报,2010,7(5):16

[44]李学勇.自拟黄芪远志治疗病毒性心肌炎36例.云南中医中药杂志,2008,29(7):72

[45]黄佛林.远志加米酒治疗急性乳腺炎43例.中国中西医结合杂志,1996,16(10):633

[46]王文林,等.菖连远志汤治疗慢性疲劳综合征46 例.陕西中医,2004,25(8):699

[47]张宝华.酒泡远志治带状疱疹.长者家园,2009,(9):63

[48]乔建彬.远志的三大药用功效.家庭中医药,2006,12 (12):66

赤芍 Paeoniae Radix Rubra chi shao

本品为毛茛科植物芍药*Paeonia lactiflora* Pall.或川赤芍 *Paeonia veitchii* Lynch.的干燥根。味苦,性微寒。具有清热凉血,散瘀止痛功效。主要用于热入营血、温毒发斑、吐血衄血、目赤肿痛、肝郁胁痛、经闭痛经、症瘕腹痛、跌扑损伤、痈肿疮疡等。

【化学成分】

含有多种苷类,如芍药苷(paeoniflorin)、苯甲酰芍药苷(benzoylpaeoniflorin)、羟基芍药苷(oxypaeoniflorin)[1]、芍药苷丙酯(albiflorin)[2]、(Z)-(1S,5R)-β-10-蒎烯基-β-巢菜糖苷 ([(Z)-(1S,5R)-β-pinen-10-yl-β-vicianoside])、芍药新苷(lactiflorin)[3]以及胡萝卜苷(daucosterol)[4]、儿茶精(catechin)、β-谷甾醇、β-谷甾醇-葡萄糖苷、氧芍药苷、十九碳烷、棕榈酸乙酯、棕榈酸、顺9,12十八碳二烯酸、二十四碳烷、二十五碳烷、二十六碳烷以及降常春藤皂苷三萜衍生物paeonenolide H[5]。此外还含有赤芍精(d-儿茶精,d-catechin)[6]以及挥发油、脂肪油、树脂样物质、鞣质、苯甲酸、没食子酸、蔗糖和多种金属元素[7,8]。有研究显示,内蒙古产的赤芍中芍药苷含量最高[9]。

【药理作用】

1. 抗血栓

(1)抗血栓形成　以相当于生药15~20g赤芍的水煎液分2次给大鼠灌胃,观察体外血栓形成。结果,给药组血栓形成时间明显延长,血栓长度缩短,血栓的湿、干重量均降低,赤芍有抗血栓形成作用[10]。赤芍注射液穴位注射可明显抑制血栓的形成,对急性微循环障碍家兔肠系膜微循环有明显改善作用[11]。

赤芍总苷按50、100、200 mg/kg灌胃给药, 观察其对小鼠、大鼠凝血时间[12],ADP诱导的小鼠肺血栓状态以及电刺激大鼠血栓形成的影响[13]。结果显示,赤芍总苷能显著延长小鼠、大鼠的凝血时间,缓解ADP诱导的小鼠肺栓塞呼吸喘促状态[14]。

(2)抑制血小板聚集 大鼠连续46d灌胃给予赤芍精,每日200mg,可抑制大鼠食用高胆固醇、高脂饲料出现的血液高凝倾向。赤芍精100 μg/50 μL可使上述模型组动物血小板内的cAMP含量显著升高,但是体内给药对动脉壁内cAMP和cGMP含量均无明显影响。进一步研究发现,赤芍精抗血小板聚集作用的机制可能与其抑制血小板内TXA_2(Thromboxane A_2)样物质生成,以及升高血小板内cAMP水平有关。通过研究赤芍对高脂兔血小板胞浆游离钙([Ca^{2+}]i)、红细胞膜Ca^{2+}/Mg^{2+}-ATP酶活性的影响发现:赤芍组血小板[Ca^{2+}]i含量显著低于高脂组,而红细胞膜Ca^{2+}/Mg^{2+}-ATP酶基础活性及激活活性明显高于高脂组[15]。

(3)影响凝血及纤溶酶系 赤芍注射液在体外能使兔血浆凝血活酶时间(KPTT)、凝血酶原时间(PT)和凝血酶时间(TT)延长,其抗凝血酶的活性约相当于2.0×10^{-3}单位肝素活性。家兔静注赤芍注射液3g/kg后,KPTT、PT和TT也显著延长,其药效半衰期约为51min。其抗凝作用不依赖于抗凝血酶Ⅲ(AT III),可能是对凝血酶发挥即时的直接抑制作用[16]。赤芍提取液能明显抑制内源、外源凝血系统和凝血酶,激活纤溶酶原和抑制尿激酶对纤溶酶原的激活作用。以上结果提示,抑制凝血酶和激活纤溶酶原是其活血化瘀作用的重要酶学基础[17]。家兔体外凝血实验显示,红花和赤芍具有明显的抗凝作用,单用药时,可使KPTT和TT延长,作用呈量效关系;两药合用时,KPTT和TT明显延长,呈协同抗凝作用[18]。小鼠、大鼠、兔等动物实验结果表明,赤芍总苷灌胃给药可以显著改善机体微循环状态,降低血清、血浆黏度,抑制ADP诱导的血小板聚集,延长PT,活化KPTT[19]。显著降低大鼠外源性凝血因子Ⅱ、Ⅴ及内源性凝血因子Ⅸ的活性,能显著升高大鼠AT-Ⅲ活性[20]。

(4)影响血液流变学 用注射肾上腺素并附加冰浴的方法复制血瘀模型,观察赤芍总苷对大鼠血液流变性的影响,结果显示,赤芍总苷能降低血瘀大鼠的血液黏度、纤维蛋白原含量、红细胞聚集指数,并能减小红细胞压积[21]。

2. 降血脂及抗动脉粥样硬化 给实验性动脉粥样硬化家兔喂赤芍浸膏片0.5 g/kg,用药15周,可显著降低血浆总胆固醇(TC)、低密度脂蛋白胆固醇(LDL-Ch)及极低密度脂蛋白胆固醇(VLDL-Ch)的含量,动脉壁脂质钙和磷脂含量均降低,主动脉斑块面积缩小,作用明显强于硝苯地平[22]。赤芍在抑制家兔主动脉动脉粥样硬化形成同时,升高血浆6-keto-$PGF_{1\alpha}$,使TXB_2/6-keto-$PGF_{1\alpha}$趋于平衡[23]。给家兔每天灌胃赤芍煎剂生药10 g/kg,可使免疫损伤合并高胆固醇动脉粥样硬化模型主动脉和冠状动脉粥样硬化病灶面积百分比减小,促进动脉粥样硬化病灶的消退[24]。

3. 心血管系统

(1)保护心脏 给大鼠静脉注射赤芍水提醇沉液8 g/kg,对垂体后叶素引起的心电图ST-T段升高有明显的降低作用。给沸水烫伤大鼠灌胃赤芍提取液生药10 g/kg,可使因烫伤引起的心肌功能下降程度减轻。大鼠烫伤后4 h,左室内压峰值(LVSP)为9.8 kPa,烫伤给药治疗组大鼠为14.5 kPa,二组动物心室内压最大变化速率(dP/dtmax),于烫伤后分别下降53%和77%[25]。

(2)增加冠脉血流量 以0.2%的赤芍水提醇沉注射液灌流正常或经过电刺激的大鼠心脏,10min后,正常大鼠心脏冠脉流量增加28.4%,电刺激引起的颤动心脏冠脉流量增加21%。赤芍总苷也可以增加心肌血流量,同时明显降低犬心肌耗氧量和冠脉阻力[26]。

(3)降低肺动脉压 给家兔肌肉注射赤芍注射液1.0g/kg,可预防由于注射$FeCl_3$引起的实验性肺动脉高压症,使肺动脉平均压由模型对照组的18.23±5.2cm H_2O降至11.53±2.07cm H_2O,有显著性差异[27]。

(4)抗缺血再灌注损伤 赤芍总苷对双侧颈总动脉不完全结扎脑缺血再灌注损伤小鼠学习记忆障碍有显著的改善作用。跳台试验中发现,给药后小鼠受刺激时间及错误次数明显减少,平台停留期显著延长,脑组织中脂质过氧化产物丙二醛(MDA)和NO含量减少,脑组织超氧化物歧化酶(SOD)水平提高,毛细血管通透性降低[28]。75mg/kg赤芍总苷能显著抑制脑组织中乳酸脱氢酶(LDH)的降低[29]。赤芍总苷200、400mg/kg对结扎双侧颈总动脉12min再灌注24h沙土鼠全脑缺血再灌注损伤有显著保护作用,给药组动物脑组织含水量明显低于缺血模型组,并且病理损伤减轻,脑组织SOD明显升高,MDA含量显著下降[30]。赤芍总苷3、6mg/kg灌胃给药可降低大鼠大脑中动脉阻塞造成的局灶性脑缺血再灌注损伤,给药组动物大脑梗死面积百分比减小,脂质过氧化反应被抑制,脑组织的能量代谢明显改善[31,32]。赤芍注射液30mg/kg股静脉预先给药,对大鼠肠缺血再灌注所致急性肺损伤有显著保护作用,此作用可能与诱导肺组织血红素加氧酶1的表达,抑制创伤、缺血再灌注等因素激活凝血因子

Ⅻ,防止凝血系统的内源性激活,减轻高凝倾向和微血栓形成,抗氧自由基损伤等有关[33]。

4. 改善肺功能 在油酸复制犬的呼吸窘迫综合征所引起的急性肺损伤模型上,赤芍能显著降低肺循环阻力及肺动脉压,明显改善心功能及肺血氧合功能。应用赤芍后血液SOD值明显高于对照组,MDA降低。表明赤芍有抗氧自由基生成作用,从而减轻氧自由基对肺血管的损伤[34]。其抗氧化主要有效成分包括没食子酸、儿茶精、没食子酸芍药苷和没食子酸氧化芍药苷[35]。

5. 中枢神经系统

(1)促进学习记忆 赤芍提取物对小鼠及大鼠学习记忆功能有一定的增强作用,并能对抗东莨菪碱所致学习记忆功能障碍[36]。在跳台法中,赤芍醇提物能减少小鼠错误反应次数[37]。在东莨菪碱所致小鼠记忆获得、环己酰亚胺所致记忆巩固、乙醇所致记忆再现障碍模型及戊巴比妥钠所致空间分辨障碍模型上。赤芍总苷显著减少上述记忆障碍小鼠受刺激时间,延长平台停留期,减少错误次数,并调节反应潜伏期;对空间分辨障碍小鼠,赤芍总苷能增加达岸成功率、减少错误次数、缩短达岸时间[38]。给小鼠灌胃芍药苷,能明显提高小鼠电迷宫测试的正确百分率,缩短到达终点的时间,并对脑内胆碱酯酶活性有一定的抑制作用提示此作用可能与抑制小鼠脑内胆碱酯酶活性有关[39]。

(2)抗抑郁 赤芍总苷有一定抗抑郁作用,此作用可能与药物影响NA (norepinephrine)、5-HT(serotonin)等单胺类神经递质及其脑内不同区域受体有关[40]。

(3)神经细胞保护 赤芍总苷对KCl和NMDA诱导的大鼠大脑皮层神经细胞的钙超载有明显保护作用,可显著提高损伤神经细胞的存活数并抑制细胞释放乳酸脱氢酶(LDH)[41]。

6. 缓解内脏平滑肌痉挛 75%赤芍水煎液0.2mL(浴槽内终浓度为7.5×10^{-3}g/mL)能降低家兔离体十二指肠张力,使其收缩幅度降低。给大鼠静脉注射芍药苷200~400mg/kg,可对抗毛果芸香碱引起的在体胃的紧张性收缩,对垂体后叶催产素引起的大鼠在体子宫活动亢进亦有抑制作用。

7. 抗肿瘤 赤芍总苷对S180肉瘤小鼠的瘤细胞具有抑制作用[42]。腹腔注射赤芍正丁醇提取物1.2g/kg,对小鼠S180实体瘤的抑制率为36%~44%,与对照组比较,有显著差异。该药对小鼠Lewis肺癌接种部位肿瘤的生长、自发性肺转移灶数目及肺转移率均无明显影响。给小鼠腹腔注射赤芍水提取物2g/kg或70%乙醇提取物0.5g/kg,对S180实体瘤的生长没有明显影响,如与环磷酰胺合用,可明显增强后者的抗肿瘤生长作用。赤芍抗肿瘤作用的机制可能与其增强机体免疫系统功能和增加癌细胞内cAMP含量、提高瘤荷小鼠外周血IL-2的分泌、降低IL-10分泌、上调p16蛋白表达水平有关[43]。赤芍有效成分的同系物赤芍801(没食子酸丙酯,为人工合成品的赤芍有效成分)对CBL/6J小鼠Lewis肺癌和B黑色素瘤的局部生长有一定程度的抑制作用,对它们的自发性血行肺转移有明显的抑制作用,能明显降低Lewis肺癌荷瘤小鼠的血小板聚集率,并能延长荷瘤鼠的凝血酶时间,提示赤芍801可能是通过改善荷瘤鼠血液凝固状态和血小板功能而实现其抗肿瘤血行转移的作用。赤芍801与抗癌药环磷酰胺合用时有增效减毒作用[44]。

8. 抗炎抗毒素 赤芍苷及以赤芍为主的活血化瘀汤能抑制角叉莱胶、右旋糖苷和甲醛性大鼠肿胀性关节炎。在福氏完全佐剂致炎后18d,佐剂性关节炎大鼠刀豆素A(3mg/L)诱导的脾淋巴细胞增殖反应显著低于正常对照水平,脂多糖(6mg/L)诱导的大鼠腹腔巨噬细胞(PMΦs)产生IL-1(Interleukin 1)显著高于正常对照大鼠,佐剂性关节炎大鼠脾淋巴细胞产生IL-2水平显著低于正常对照大鼠。0.5~312.5 mg/L白芍总苷、芍药苷和去除芍药苷的白芍总苷均能浓度依赖性地增强佐剂性关节炎大鼠低下的脾淋巴细胞增殖反应,降低佐剂性关节炎大鼠PMΦs过度产生IL-1,促进佐剂性关节炎大鼠脾淋巴细胞产生IL-2。以上三种受试药物显著促进大鼠脾淋巴细胞产生IL-2作用的浓度范围分别为:2.5~12.5mg/L,12.5~62.5mg/L,2.5~62.5mg/L。白芍总苷调节脾淋巴细胞增殖反应作用显著强于芍药苷和去除芍药苷的白芍总苷等剂量组。这些结果表明,上述三种药物均具有浓度和机能依赖性的双向免疫调节作用,其中白芍总苷的作用最强[45,46]。对佐剂关节炎大鼠脾淋巴细胞产生IL-2,三种药物均具有浓度和机能依赖性的调节作用。

9. 保肝 用D-半乳糖胺造成大鼠急性肝损伤,观察赤芍注射液对大鼠存活率、血中ALT及胆红素含量影响,并定时测定血浆纤维联接蛋白水平的变化。结果表明,赤芍可刺激大鼠产生血浆纤维联接蛋白,使其血中的水平提高,进而促进网状内皮系统的功能,对保护肝细胞具有一定意义[47]。赤芍在较合适的浓度范围内(1.67~0.7 mg/mL)对肝细胞DNA合成的促进作用非常显著。浓度过高(3.3 mg/mL)时对肝细胞DNA合成的促进作用反而减弱。赤芍可以刺激大鼠血浆纤维联结蛋白水平的升高,从而提高其网状内皮系统的吞噬功能及调理素活性,防止肝脏的免疫损伤,达到保护肝细胞和促进肝细胞再生的作用[48]。通过观察芍药苷对D-氨基半乳糖和内毒素损伤大鼠原代培养肝细胞的影响发现，与损伤组相比，预防、治疗组细胞表面结构、细胞核、内质网、高尔基复合体及线粒体、溶酶体等结构均恢复正常。LDH、SOD等指标也明显改善，提示芍药苷可通过提高肝细胞膜及溶酶体膜的稳定性，对肝细胞损伤起防治作用[49]。另外，赤芍水提物对肝星状细胞HSC-T_6表现出促凋亡作用，赤芍抗肝脏纤维化作用可能与此密切相关[50,51]。

10. 其他 赤芍801对大鼠心脏和肝脏微粒体羧基酯酶(CEase)活力有诱导作用。观察芍药苷对Na^+/K^+-ATPase及AC(腺苷酸环化酶)活性的影响，发现当反应体系中药物浓度为10^{-7}至10^{-2}mol/L时，Na^+/K^+-ATPase活性随药物浓度升高而下降，当浓度为1mmol/L时，抑制率为31.6%；而浓度在4mmol/L时抑制率达61.6%；芍药苷对AC有轻微的激活作用，在4mmol/L浓度时加药组与对照组相比，酶活性提高了14.1%[52]。

有研究发现，赤芍总苷对大肠埃希菌、肺炎克雷伯菌、铜绿假单胞菌、粪肠球菌有抑菌效果，其最小抑菌浓度(MIC)分别为117.5μg/mL、470μg/mL、117.5μg/mL、117.5μg/mL[53]。

11. 药代动力学 芍药苷在犬、大鼠胃肠吸收差，体内药物主要以原型从肾脏排泄，粪、胆汁也有排泄；在犬和兔体内血芍药苷浓度-时间曲线均符合二室开放模型，分布广泛，消除快。兔灌胃给药对芍药苷生物利用度低。芍药苷在肝脏内很少代谢。芍药苷在酸性(pH2~6)环境下稳定，在碱性环境下不稳定。pH10时60%以上被破坏(初浓度为50mg/L)；在相同浓度条件下，对pH8.6和pH6时芍药苷的作用进行比较，发现前者对红细胞膜的保护作用较弱，两者对PHA刺激的淋巴细胞转化都表现出一定的促进作用，但无显著性差异[54]。研究发现，与温里药配伍可提高小鼠对芍药苷的生物利用度[55]。

给犬静脉注射芍药苷11.25 mg/kg，部分以原形经尿和胆汁排泄，给药后的前20min内尿中累积量占给药量的36.85%，7h达79.33%，胆汁中累积量占给药量的3.77%。该药符合二室动力学模型，血浆半衰期$T_{1/2\alpha}$为6.29±1.80min，$T_{1/2\beta}$为133.41±84.89min。表观分布容积为0.54±0.10mL/kg，肾清除率为每分钟3.41±1.01mL/kg[56]。兔静脉注射25 mg/kg芍药苷后，血药浓度-时间曲线符合二室模型。药动学参数$T_{1/2\alpha}$为5.93min，$T_{1/2\beta}$为66.02min，表观分布容积为516.8 mL/kg，肾清除率为每分钟6.11 mL/kg。兔灌胃250 mg/kg，生物利用度(F)为7.24%±4.15%，血药浓度达峰时间Tmax为77.4min，最高血药浓度(Cmax)为21.57 mg/L。大鼠灌胃550mg/kg，24h内粪、尿排泄量及静脉注射55 mg/kg后7h内胆汁排泄量分别占给药量的10.61%、1.08%、8.64%。离体肝脏灌流结果提示，芍药苷在肝内代谢少[57]。

12. 毒性 静脉注射赤芍水提醇沉液，小鼠最大耐受量为50g/kg，猫最小致死量大于186g/kg。给小鼠静脉注射赤芍苷，半数致死量(LD_{50})为3530mg/kg，腹腔注射的LD_{50}为9530mg/kg[48]。

【临床应用】

1. 冠心病 125例冠心病患者服用赤芍汤，每次40mL(每毫升含生药1g)，每日3次，5周为1个疗程，连服2个疗程可使心绞痛、心慌、胸闷等症状以及心电图等有较明显改善，心绞痛缓解率达96%。1%赤芍注射液25mL，加入生理盐水250 mL内静脉滴注，每日1次，10次为1个疗程，抗心绞痛的有效率为76%，心电图改善率为32%[6]。

2. 肺心病 肺心病代偿期患者30例，服用赤芍浸膏片，每片含生药5g，每日6片，分3次口服，3个月为1个疗程，用药后心电图改善，70%患者肺血流图转阴，肺动脉平均压下降96.6%，心搏输出量增加，全血黏度、血浆黏度和红细胞压积均有降低。用赤芍注射液治疗18例慢性肺心病患者，当肌注每2mL含生药5.0g的赤芍注射液4.0~8.0 mL后，肺动脉收缩压(PAPs)、肺动脉舒张压(PAPd)及肺动脉平均压(PAPm)均降低，且有非常显著差异。用药5min即显示降压作用，多数患者15min达高峰，少数于30min达高峰。肌注赤芍注射液后肺动脉及周围动脉血氧分压(PO_2)均上升，肺动脉及周围动脉血二氧化碳分压(PCO_2)均降低。用药前后心率及体循环血压无明显改变[58]。

3. 血栓性深静脉炎 用180mg赤芍801溶于5%葡萄糖注射液500 mL做静脉点滴，每日一次，30d为一疗程。治疗血栓性深静脉炎88例。结果显示，半年以内的总有效率86.6%，病程在半年以上的总有效率为64.5%。表明药物疗效与病程有关[59]。

4. 肝炎 大剂量赤芍治疗重症胆汁瘀积型肝炎疗效确切[60-64]。以大剂量单味赤芍(每天150g)，及以赤芍为主组成的复方赤芍汤治疗急性黄疸型肝炎，均取得一定疗效，可使黄疸迅速消退，平均为13.6d和28.5d，黄疸指数、血清总胆红素及转氨酶等各项指标恢复正常[65]。乙肝黄疸患者红细胞通透性下降，赤芍能显著改善其红细胞的通透性，增加红细胞对低渗张力的抗性，有稳定红细胞膜结构的作用[66]。对于重症肝炎患者，大剂量赤芍可降低病死率，延长重型肝炎的存活时间,降低并发症的发生率[67]。有研究认为,赤芍对肝炎的治疗作用与其改善血小板质量关系密切[68]。另有研究发现,大剂量赤芍对急性病毒性肝炎并发高胆红素血症患者也有确切的疗效[69]。

5. 急性胰腺炎 将急性胰腺炎患者随机分组,治疗组在对照组常规治疗的基础上重用赤芍煎剂,予胃管内注入。结果显示,早期重用赤芍治疗重症胰腺炎,可改善患者的症状和体征、减少并发症的发生[70,71]。

6. 脑血管病 赤芍注射液穴位注射治疗脑卒中患者100例,有效率95%,脑血流图治疗前后明显改善[72]。赤芍注射液穴位注射加针刺治疗脑梗死60例,治疗后患者血小板聚集功能(PAG)抑制,血小板计数(PLT)增加,血小板平均体积(MPV)减小,与60例对照组相比治疗效果显著[73]。

(唐民科 侯家玉 封卫毅)

参考文献

[1]于津,等.牡丹与芍药中活性成分的动态研究.药学学报,1985,20(3):229

[2]唐萍,等.中药川赤芍的化学成分研究. 中药材,2005,28(9):775

[3]郎惠英,等.中药赤芍中化学成分的研究.药学学报,1983,18(7):551

[4]许鸿源,等.芍药根内胡萝卜苷的分离、鉴定及生物活性的研究.植物学报,1986,28(2):169

[5]李鲜,等.川赤芍的化学成分研究.云南植物研究,2007,29(2):259

[6]何输生.赤芍精抗血小板聚集作用的临床及实验研究.中西医结合杂志,1982,2(1):15

[7]陈海生,等.川赤芍化学成分的研究. 第二军医大学学报,1994, 15(1):72

[8]陈海生,等.川赤芍化学成分的研究. 中国药学杂志,1993,28(3):137

[9]范宝俭,等.不同产地赤芍中芍药苷的含量测定. 佳木斯医学院学报,1996,19(5):32

[10]李承珠,等.益母草、赤芍、当归、云棱、莪术、泽兰对大白鼠血液凝固作用的影响.中西医结合杂志,1982,2(2):111

[11]高铁祥.赤芍注射液穴位注射治疗脑血管意外的实验研究.中国中医药科技,1999,6(1):12

[12]孙大军,等.赤芍总苷对实验性血栓形成的影响及其作用机制.中国老年学杂志,2006,26(8):1080

[13]邱灿华,等.赤芍总苷抗血栓作用的研究.热带医学杂志,2007,7(11): 1076

[14]徐红梅.抑制电刺激大鼠血栓的形成赤芍总苷抗血栓作用研究.安徽中医学院学报,2000,19(1):46

[15]郑丽丽,等.赤芍对高脂兔血小板胞浆游离钙、红细胞膜Ca^{2+}/Mg^{2+}-ATP酶活性的影响. 中国中西医结合杂志,1996,16(5):295

[16]邓常青,等. 赤芍抗凝血作用的实验研究.中药药理与临床,1991,7(1):20

[17]王玉琴,等.赤芍对血液凝固-纤溶系统酶活性的影响.中西医结合杂志,1990,10(2):101

[18]柯庆,等.红花与赤芍的抗凝协同作用.湖南中医学院学报,1993,13(1):41

[19]刘超.赤芍总苷活血化瘀作用的研究.中药材,2000,23(9):557

[20]伍章保,等. 赤芍总苷抗凝血作用机制研究. 安徽中医学院学报,2007,26(3):39

[21]徐红梅,等. 赤芍总苷对大鼠血液流变学的影响. 中国中医药信息杂志,2002,9(11):17

[22]张永珍,等.赤芍和硝苯啶对慢性高脂血症兔血浆TXB2和6-酮-PGF1α的影响.中西医结合杂志,1990,10(11):609

[23]张永珍,等. 硝苯吡啶、硫氮卓酮和赤芍对家兔动脉粥样硬化形成的影响. 中华心血管病杂志,1991,19(2):100

[24]于永红,等.赤芍、尼群地平对家兔实验性动脉粥样硬化病灶的消退作用. 临床心血管病杂志,1996,12(3):165

[25]楚正绪,等.赤芍提取物对烫伤大鼠早期心肌力学的影响.中成药,1989,11(7):23

[26]金阿梅,等. 赤芍总苷对犬心肌血流量及心肌耗氧的影响. 中华中西医学杂志,2006,4(2):30

[27]马浩如,等.赤芍防治实验性肺动脉高压的研究.河南医学情报,1987,(1):9

[28]杨军,等. 赤芍总苷对实验性脑缺血的保护作用. 中药材,2001,24(2):124

[29]杨军.赤芍总苷对小鼠脑缺血再灌注损伤的保护作用.中药材,2000,23(2):95

[30]马仁强,等. 赤芍总苷对沙土鼠全脑缺血再灌注损伤的保护作用. 第一军医大学学报,2005,25(4):471

[31]何延龙,等. 赤芍总苷对大鼠局灶性脑缺血再灌注损伤的保护效果. 中国临床康复,2006,10(39):59

[32]马仁强,等. 赤芍总苷注射液对大鼠局灶性脑缺血的保护作用和脑血流量的影响. 中成药,2006,28(6):835

[33]张帆,等. 赤芍预处理大鼠肠缺血再灌注后肺损伤的保护作用. 中国临床康复,2005,9(34):119

[34]黄志勇,等.赤芍治疗呼吸窘迫综合征的实验观察.中华麻醉学杂志,1996,16(6): 276

[35]黄海兰,等.赤芍抗氧化活性及其成分研究. 食品科学,2007,28(7):76

[36]楚正绪,等.赤芍提取物改善学习记忆的作用.第二军医大学学报,1991,12(5):465

[37]周丹,等.白芍、赤芍及卵叶芍药滋补强壮作用的研究初探. 吉林中医药,1993,(2):38

[38]杨军.赤芍总苷对小鼠学习记忆能力的改善作用. 中国药理学通报,2000,16(1):46

[39]彭招华，等.芍药苷对小鼠学习记忆能力的影响. 中药材，2000，23(8)：482

[40]吴芳.赤芍总苷/淫羊藿总黄酮对实验性抑郁及脑5-HT和β-肾上腺素受体的影响. 现代预防医学，2005，32(7)：744

[41]何丽娜，等. 赤芍总苷对大鼠皮层神经细胞钙超载损伤的保护作用. 中药新药与临床药理，2001，12(3)：212

[42]陈志伟，等. 赤芍总苷对荷瘤小鼠肿瘤细胞形态学实验研究. 中医药学刊，2005，23(7)：1228

[43]于晓红，等. 赤芍总苷对荷瘤鼠细胞因子分泌的调节及对bcl-2、p16表达的影响. 天津中医药，2009，26(4)：332

[44]胡素坤，等.赤芍801抗肿瘤作用的实验研究.中国医药学报，1990，5(3)：22

[45]葛志东，等.白芍总苷、芍药苷和白芍总苷去除芍药苷对佐剂性关节炎大鼠的免疫调节作用. 中国药理学通报，1995，11(4)：303

[46]葛志东，等. 芍药苷和去芍药苷白芍总苷对佐剂性关节炎大鼠脾淋巴细胞产生白介素2的影响.安徽医科大学学报，1996，31(1)：4

[47]稻垣丰，等.丹参、赤芍对实验性肝损伤大鼠血浆纤维联接蛋白影响的研究.中国医科大学学报，1990，19(3)：166

[48]戚心广，等.丹参、赤芍对实验性肝损伤肝细胞保护作用的机制研究.中西医结合杂志，1991，11(2)：102

[49]陈爽，等.芍药苷防治大鼠肝细胞体外损伤形态学及生物化学研究. 中西医结合肝病杂志，1997，7(4)：217

[50]江义墩，等. 赤芍水提物对肝星状细胞HSC-T6中bax、Bcl-2、caspase-3蛋白表达的影响. 北京中医，2007，26(4)：247

[51]韩海啸，等. 赤芍水提物对肝星状细胞株HSC-T6促凋亡作用的实验研究. 深圳中西医结合杂志，2007，17(1)：1

[52]刘晓天，等.中药成分芍药苷、苦参碱及氧化苦参碱对膜酶作用的初步研究.中国药学杂志，1993，28(11)：658

[53]王宇歆，等. 大血藤、牡丹皮、赤芍有效组分间对肠道致病菌体外抑菌的协同作用. 中国中西医结合外科杂志，2008，14(4)：410

[54]陈光亮，等.芍药苷的药代动力学研究. 安徽医科大学学报，1991，26(1)：65

[55]杨祖贻，等. 温里药配伍提高赤芍效应成分芍药苷生物利用度的研究. 中国中西医结合杂志，2005，25(9)：822

[56]陈崇宏.芍药苷的药代动力学研究.中国药理学通报，1990，6(5)：229

[57]陈光亮，等. 芍药苷在兔和大鼠体内的药动学研究.中国药理学通报，1992，8(4)：278

[58]孙培宗，等.赤芍注射液治疗慢性肺心病肺动脉高压观察.中国中西医结合杂志，1994，14(3)：164

[59]刘铮，等.赤芍801"治疗血栓性深静脉炎的疗效观察.中国农村医学，1994，22(4)：50

[60]解从君，等. 重用赤芍治疗重症胆汁瘀积型肝炎的体会. 四川中医，2008，26(2)：67

[61]解从君，等. 赤芍退黄汤治疗胆汁瘀积型肝炎60例研究.首都医药，2008，15(12)：49

[62]江标良. 重用赤芍、金钱草方在肝炎退黄治疗中的疗效观察. 中华现代内科学杂志，2007，4(11)：1026

[63]陈枝俏，等. 大剂量赤芍治疗瘀胆型肝炎25例. 甘肃中医，2007，20(4)：41

[64]刘宇.重用赤芍治疗重度黄疸肝炎86例. 中华实用中西医杂志，2002，(3)：351

[65]杨军，等.大剂量赤芍治疗急性黄疸型病毒性肝炎的疗效观察. 铁道医学，1989，17(3)：183

[66]赵春景.赤芍对乙肝黄疸患者红细胞通透性的影响. 中医药研究，1999，15(5)：42

[67]何仁贵，等. 综合治疗基础上加用凉血活血并重用赤芍对重型肝炎的治疗效果. 中西医结合肝病杂志，2001，11(Suppl)：86

[68]何长伦，等. 大剂量赤芍治疗慢性重型肝炎患者对血小板的影响. 实用肝脏病杂志，2006，9(6)：355

[69]朱功华，等. 大剂量赤芍治疗急性病毒性肝炎并高胆红素血症56例. 现代医药卫生，2006，22(11)：1717

[70]朱德增，等. 重用赤芍治疗早期急性胰腺炎. 浙江中医药大学学报，2008，32(6)：762

[71]张敏，等. 赤芍煎剂治疗重症急性胰腺炎随机对照临床研究. 中西医结合学报，2008，6(6)：569

[72]罗惠平，等. 赤芍注射液穴位注射治疗脑卒中患者的康复效果观察. 中国临床康复，2002，6(19)：2945

[73]王成银，等. 赤芍注射液穴位注射加针刺对脑梗死患者PAG、PLT、MPV的影响. 中国中医药信息杂志，2002，9(6)：15

赤小豆 Vignae Semen chi xiao dou

本品为豆科植物赤小豆*Vigna umbeuata* Ohwi et Ohashi.或赤豆*Vigna angularis* Ohwi et Ohashi.的干燥成熟种子。味甘、酸，性平。有利水消肿，解毒排脓，清湿热的功能。用于水肿胀满、脚气浮肿、黄疸尿赤、风湿热痹、痈肿疮毒、肠痈腹痛等。

【化学成分】

本品含蛋白质α-，β-球朊（α-，β-globulin）、脂肪、碳水化合物、脂肪酸、皂苷、尚含有黄酮，微量的维生素A、B_1、B_2以及烟酸、钙、铁、磷等[1-3]。

【药理作用】

1. 抑菌 20%赤小豆煎剂对金黄色葡萄球菌、福氏痢疾杆菌和伤寒杆菌等有抑制作用[2]。

2. 抗氧化 体外实验证实,赤小豆总黄酮浓度为1~1000 μg/mL时,对Fe^{2+}($FeSO_4$)导致的原代大鼠心肌细胞氧化性损伤有明确的保护作用[3]。

【临床应用】

1. 水肿 单味赤小豆煮汤饮服,可用于治疗肾脏性、心脏性、肝脏性、营养不良性、炎症性、特发性及经前期等各种原因引起的水肿[4]。

2. 急性肾炎 以赤小豆、益母草、蝉蜕、连翘、茯苓皮、生姜皮、桑白皮、防已等组成的益蜕合剂加减治疗急性肾小球肾炎100例,每日1剂,水煎服。结果:总有效率为98%,治疗时间最短10d,最长30d[5]。由赤小豆、茅根、地榆、薏米、黄柏、党参、木香等组成的茅地汤治疗急性肾炎57例,每日1剂,水煎分2次服;结果:痊愈52例(91.23%),最短用药1周,最长29d[6]。

3. 慢性肾炎 以赤小豆、白扁豆、黑大豆、忍冬藤、紫地丁、凤尾草、芡实、玉米须等组成的三豆冬丁汤治疗慢性肾小球肾炎48例,每日1剂,水煎分2次温服,2个月为一疗程,结果:治愈20例,好转18例[7]。由赤小豆、黄芪、党参、炒白术、炒苡米、茯苓、丹参、当归、赤芍、益母草、萹蓄、石苇、大腹皮等组成的健脾活血汤加减治疗慢性肾炎52例,每日1剂,水煎服。结果:总有效率为98.08%;对完全和基本缓解1年以上的46例患者随访,有41例病情稳定[8]。

4. 尿路感染 赤小豆30g,伍以当归、连翘、枳壳、川断、石苇、甘草组成的赤小豆当归散加味治疗尿路感染(肾盂肾炎、膀胱炎等)44例,每日1剂,水煎早晚分服;结果:总有效率97.73%[9]。

5. 泌尿系结石 以赤小豆、琥珀、金钱草、海金砂、鸡内金、当归等组成的排石冲剂治疗泌尿系结石314例,15g一包,每次2包,每日2~3次,多饮水和多活动,2个月为一疗程。结果:肾结石55例,痊愈9例,有效6例;输尿管结石226例,痊愈165例,痊愈165例,有效33例;膀胱及尿道结石28例,痊愈21例;总有效率为76.36%,痊愈率为67.9%[10]。

6. 软组织损伤 赤小豆磨成极细粉末,每百克加入1.5g冰片粉,用自来水或井水调成糊状,均匀摊敷在纱布或麻纸上,厚约0.5cm,每12h或24h换1次。治疗52例闭合性软组织伤,1~3d消肿者37例 (71.2%)、4~6d消肿者12例(23.1%)、7~9d消肿者3例(5.7%)[11]。

7. 外伤性血肿 赤小豆研细末,以凉开水或凉茶水调成糊状敷患处,每日或隔日换药1次,治疗跌伤、扭伤、骨折引起的血肿60例,大多敷药后疼痛迅速缓解,有明显的舒适感,3~4d血肿消失[12]。另有报道<5×7cm的血肿1次即可痊愈[13]。

8. 腮腺炎 赤小豆粉100~200g加鸭蛋清适量调成糊状,放纱布上敷患处,5h换1次,治疗45例5~14岁急性流行性腮腺炎,24h内肿消热退显效者19例,48h内显效者26例[14]。另方,赤小豆30g与大黄30g研细末,与青黛粉30g混匀,用时取1/5,约15g与鸡蛋清2个调成稀糊状,以鸡毛蘸药液涂两腮部,干后即涂,不拘次数,治疗腮腺炎79例;结果:用药1~3d全部痊愈[15]。

9. 皮肤病 赤小豆研末调鸡蛋清外敷, 治疗疔疮,效果良好[16]。以赤小豆和当归为主组成的赤小豆当归汤加味治疗渗液性皮肤病28例;每日1剂,水煎分2~3次服,药液傍晚再煎后对温开水全身洗浴;结果28例均痊愈,治疗时间最短2d,最长18d,一般3~4d[17]。以赤小豆、麻黄、连翘、杏仁、炙甘草、生姜、大枣组成的麻黄连翘赤小豆汤加减治疗狐臭、带状疱疹、疱疹、风疹、白癜风、夏季皮炎、脂溢性皮炎等皮肤病,疗效满意,使用颇为得心应手[18,19]。

10. 鞘膜积液 赤小豆、金钮头、土茯苓、荔枝核组成方剂, 水煎滤渣后加鸡肉 (乌鸡最好)100~250g炖汤服,每3d服1次,连续3次为一疗程,治疗2~12周岁儿童鞘膜积液40例;经3个疗程治疗后总有效率为87.5%[20]。

11. 前列腺肥大 以赤小豆、当归、败酱草、大黄等组成的赤小豆当归散加味治疗前列腺肥大7例;每日1剂水煎服,均获良效[21]。

12. 痔疮、肛裂出血 由赤小豆、当归、连翘、升麻等组成的加味赤小豆当归汤治疗痔疮出血37例、肛裂出血23例;每日1剂水煎服,止血有效率为85%,一般服2~4剂即获良效[22]。另一组以赤小豆、当归、生地、丹皮、赤芍、地榆炭、侧柏炭、陈皮等组成的方剂治疗内痔、肛裂、息肉出血32例;每日1剂,水煎分3次服,治疗有效率为96%[23]。

13. 不良反应 赤小豆虽为甘平无毒之剂, 但过食亦可伤人,可致孕妇早产,尤需注意[24]。

【附注】

临床应用时要注意不要将红豆、相思子当做赤小豆使用。红豆为豆科植物红豆树 (*Ormosia hosiei* Hemsl.et Wils.)种子,鲜红色,光亮近圆形,现已很少入药,多作为观赏用或作为纪念品馈赠友人,古人有诗曰"红豆生南国,春来发几枝?愿君多采撷,此物最相思",即指此红豆。相思子为豆科植物相思子(*Abrus precatorius* L.)的种子,朱红或赤褐色,味辛苦有大毒,研粉油调涂治疥癣、痈疮，切忌内服，因其含有相思子毒蛋白，毒性极大，0.5mg即可使人致死，故应特别注意勿将相思子混做赤小豆用，以免发生中毒危险[1,25]。

（胡人杰 匡 朴 王士贤）

参考文献

[1]《全国中草药汇编》编写组. 全国中草药汇编（下册）.北京：人民卫生出版社，1978：308

[2]南京药学院《中草药学》编写组. 中草药学（中册）.南京：江苏人民出版社，1976：485

[3]李波，等.赤豆荚果总黄酮提取物对原代培养大鼠肝细胞氧化损伤的保护作用.营养学报，2005，27(5)：397

[4]窦国祥. 赤小豆治肿心得. 中医杂志，1991，32(2)：60

[5]杨有凤."益蜕合剂"治疗急性肾小球肾炎100例报告. 广西中医药，1985，8(2)：11

[6]赵长清，等.茅地汤治疗急性肾炎57例. 吉林中医药，1987，(1)：29

[7]甘发生.三豆冬丁汤治疗慢性肾炎.浙江中医杂志，1989，24(12)：538

[8]陈文. 健脾活血汤加减治疗慢性肾炎52例疗效观察. 内蒙古中医药，1983，(2)：8

[9]李文宝. 赤小豆当归散加味治疗尿路感染44例. 山东中医杂志，1996，15(10)：451

[10]张平治. 排石冲剂治疗尿石症314例疗效分析. 山东医药，1990，30(5)：32

[11]江波.赤小豆冰片粉调敷治疗软组织损伤52例. 陕西中医，1980，1(5)：13

[12]钱春生.赤小豆治疗外伤性血肿.浙江中医杂志，1989，24(7)：306

[13]梅应国.赤小豆外用治疗血肿及扭伤52例观察. 中西医结合杂志，1985，5(10)：630

[14]彭宗柏. 赤小豆粉合鸭蛋清外敷治疗流行性腮腺炎有效. 湖北中医杂志，1989，(1)：48

[15]陈中轩. 腮腺炎外治方. 新中医，1980，(3)：18

[16]李传兴.单味赤小豆外敷治疗外伤性血肿及疔疮86例. 湖北中医杂志，1990，(2)：封三

[17]梅恒亨.赤小豆当归汤加味治疗渗液性皮肤病28例.湖北中医杂志，1988，(3)：28

[18]沈惠善.麻黄连翘赤小豆汤治疗皮肤病. 浙江中医杂志，1985，20(5)：213

[19]王忠民，等. 麻黄连翘赤小豆汤治疗皮肤病五则. 新中医，1988，20(12)：38

[20]梁锡卫. 例儿童鞘膜积液治疗观察.新中医，1987，19(5)：26

[21]张天兰，等. 赤小豆当归散加味治疗前列腺肥大. 中医药研究，1990，(6)：5

[22]洪德华.加味赤小豆当归汤治疗痔血体会. 浙江中医杂志，1990，25(2)：61

[23]季润清.赤小豆当归散治疗便血.中国肛肠病杂志，1987，(1)：43

[24]狄丽霞，等.过食赤小豆致小产二例.广西中医药，1997，(6)：33

[25]秦大强. 红豆、相思子与赤小豆 .阜阳医药，1982，(2)：33

芫 花 Genkwa Flos yuan hua

本品为瑞香科植物芫花*Daphne genkwa* Sieb et Zucc.的干燥花蕾。味辛、苦，性温，有毒。泻水逐饮，外用杀虫疗疮。用于水肿膨满、胸腹积水、痰饮积聚、气逆咳喘、二便不利、外治疥癣秃疮、痈肿、冻疮等。

【化学成分】

1. 二萜原酸酯类 花含芫花酯甲（yuanhuacine A）、芫花酯乙（yuanhuadine B）、芫花酯丙（yuanhuafine C）、芫花瑞香宁（genkwadaphnine）、花蕾含芫花酯丁（yuanhuatine D）、芫花酯戊（yuanhuapine E）[1]。

2. 黄酮类 芫花素（genkwanin）、羟基芫花素、芫花瑞香素（genkwadaphnin）、淡黄木樨草苷、淡黄木樨草苷-7-甲醚。根含芫花酯甲（yuanhuacine A）、3-羟基芫花素（3-hydroxygekwanin）即木犀草素-7-甲醚（luteolin-7-methylether）、芫根苷（yuankanin）、芹菜素（apigenin）、木犀草素（luteolin）、茸毛椴苷（tilirosid）[2]。

3. 挥发油 含大量脂肪酸、棕榈酸（palmitic acid）、油酸（oleic acid）和亚油酸（linoleic acid）[3]。

4. 其他 正二十四烷（n-tetracosane）、正十五烷（n-pentadecane）、正十二醛（n-dodecanal），十一醛（undecanal）、呋喃甲醛（α-furaldehyde）、1-辛烯-3-醇（1-octene-3-ol），葎草烯（humulene）和橙花醇戊酸酯（nerol pentanoate）等[4]。

【药理作用】

1. 镇痛、抗惊厥 芫花乙醇提取物500mg/kg对

热、电及化学刺激致痛均有镇痛作用，可使痛阈值提高，且吗啡受体特异性阻断剂纳络酮能阻断其镇痛作用。此外，尚有镇痛及延长异戊巴比妥钠麻醉时间的作用[1]。

2. 影响心血管　芫花乙素有扩张冠脉作用，能显著提高小鼠耐缺氧能力，能明显降低血压，其降压作用与迷走神经无关，抑制麻醉猫在结扎冠状动脉前降支后血清磷酸肌酸肌酶活性的升高，说明能使心肌细胞坏死减少，黄芫花总黄酮对心律失常有一定的对抗作用[1]。

3. 镇咳、祛痰　用小鼠氨水喷雾引咳法和小鼠呼吸道酚红排泄实验表明：醋制芫花醇提液和水提液、羟基芫花素均有止咳及祛痰作用[1]。另外，芫花中木犀草素，异柏皮苷等亦有镇咳、祛痰作用[5]。

4. 调节肠管平滑肌　芫花刺激性油状物及除去油状物后的芫花提取物对家兔及家兔离体十二指肠先兴奋后抑制，对大鼠离体十二指肠则产生强直性收缩。生芫花与醋制芫花提取物均有兴奋离体兔回肠的作用，能使肠蠕动增加，张力提高，加大剂量则呈抑制作用，致家兔轻泻，对小鼠无此作用。对犬除轻度致泻外，尚有致吐作用。芫花煎剂、水浸剂或醇浸剂均能兴奋小肠，使肠蠕动增加而致泻[1]。

5. 抗癌　芫花酯甲20μg/kg对小鼠P388白血病有显著的抑制作用[6]，其作用机制是抑制P388癌细胞核酸与蛋白质的合成。以S180小鼠实体瘤对ICR小鼠造模。芫花总黄酮25、50、75 mg/kg分别对小鼠灌胃14d，对小鼠S180肿瘤的生长都表现出显著的抑制作用；对荷瘤小鼠的淋巴细胞增值、NK细胞的杀伤活性都有明显的提升作用；对体外培养的肿瘤细胞的细胞毒活性明显大于对正常细胞K293-T的细胞毒活性[7]。

6. 促进子宫平滑肌收缩　羊膜腔内注入芫花酯甲0.2~8mg，可使孕猴在1~3d内完全流产，娩出的猴仔均已死亡。芫花的碳酸钠提取液、芫花萜、芫花素能促使子宫明显收缩，收缩幅度增加，频率加快，节律增强，从而流产，其机制是蜕膜细胞受损后，使溶酶体破坏，释放大量磷脂酶A，促使子宫蜕膜合成和释放前列腺素，引起子宫平滑肌收缩。芫花酯甲和芫花酯乙在9~10mol/L时，能明显增强动情及早孕期大鼠离体子宫的收缩张力，且芫花酯甲的作用大于芫花酯乙[5]。

7. 利尿　麻醉犬静注50%的芫花煎剂0.4~1.0g/kg，可使尿量增加1倍以上，约维持20min。用3%氯化钠液腹腔注射形成腹水的大鼠灌胃10 g/kg的芫花煎剂或醇浸剂，有利尿作用，排尿与排钠率有明显增加，排钾量相近。芫花浸剂或醇浸剂均能增加尿量，产生利尿作用，并可使Na^+、k^+离子排出率明显增加[1]。芫花中黄酮类成分及分离的芫花素，芹菜素，木樨草素-7-甲醚（即3-羟基芫花素）及木樨草素具有抑制黄嘌呤氧化酶的作用，从而减少尿酸在血中的积蓄和引起痛风，其中芹菜素和木犀草素的作用最强[5]。

8. 其他　芫花的花和芽分离的黄酮类成分可抑制黄嘌呤氧化酶，木犀草素，木犀草素7-O-甲醚和茸毛椴苷，可抑制磷酸二酯酶的活性。用生芫花的挥发油滴患眼后使结膜充血，兔子反抗强烈，而醋炙芫花挥发油可减轻对患眼结膜的刺激作用[5]。

9. 毒性　大鼠腹腔注射芫花煎剂的LD_{50}为9.25g/kg。芫花与醋制芫花的醇浸剂，小鼠腹腔注射的LD_{50}分别为1.0g/kg与7.07g/kg，其水浸剂的LD_{50}分别为8.30g/kg与17.78g/kg。醋制或苯制芫花醇水提液，小鼠灌服的LD_{50}为8.48±1.18g/kg与14.05±2.03g/kg。芫花萜乳剂与醇剂给小鼠腹腔注射的LD_{50}分别为1.8g/kg、1.9g/kg。宫腔注射、皮下注射或静注芫花萜可使动物产生发热现象。兔亚急性毒性实验表明，用醋制或苯制混悬液0.25g/kg与0.5g/kg，连续灌胃28d，未见明显毒性，采用Ames试验和微核试验对芫花萜膜进行的遗传毒性研究，结果表明无致突变作用[6,8,9]。

【临床应用】

1. 慢性支气管炎　醋制芫花口服液治疗慢性支气管炎733例，祛痰有效率为86.61%，显效63.8%，急性发作控制率68.75%[5]。

2. 肝炎　芫花水浸膏片治疗急性传染性肝炎20例，慢性肝炎12例，药物性肝炎8例，可使谷丙转氨酶趋于正常及改善临床症状。芫花黄酮片治疗传染性肝炎10例，9例谷丙转氨酶明显下降[5]。

3. 肿瘤　芫花、车前子、猪苓等，1日1剂，用于癌症患者出现腹水、胸水或下肢浮肿。芫花挥发油制成注射液，1日1次，1次60 mL静脉滴注，15d为一疗程，用于消化道肿瘤或直接注射于直肠癌局部组织可使病灶缩小或减慢发展速度(限于未能切除的病例)[4]。

4. 抗早孕　停经50d以内，诊断为宫内孕的健康妇女单用芫花萜膜0.05 mg/人/次，用药后72h无效，可第二次用药，二次用药无效者应改用其他方法。另一方法是肌注丙酸睾丸酮300mg，第4日用芫花萜膜0.05mg[10]。宫腔内置入芫花酯甲药膜50μg，有效率97.8%。其中完全流产率为94.8%，不完全流产率为3.0%。宫腔内注入芫花酯甲针剂80μg与口服18-甲基三烯炔诺酮合并用药组：有效率90%，其中不全流产占10%。单独应用芫花酯甲针剂，有效率为64%。宫腔内注入芫花酯甲80μg与肌注丙酸睾丸酮合并用药组：有效率89.71%，其中不全流产占21%[11]。

5. 引产 健康妇女孕周为10~18周，共68例，用芫花萜膜，剂量为0.11mg。引产成功者61例(89.7%)，失败7例(10.3%)。妊娠12~16周效果最好，置膜深度在10cm以下者，引产成功率仅57.1%，但在11cm以上，则成功率高达100%。引产时间(指置药至胎盘娩出的时间)，约10~114h，平均32.67h[12]。妊娠6周内用药膜55μg，妊娠7~11周内用药膜80μg，妊娠12周以上用药膜110μg。完全流产42例（75%），不完全流产8例(14.1%)，失败6例(10.7%)，共引产56例，总有效率91%[13]。宫腔内置入芫花酯甲药膜剂量有110、140、170μg3种，用药总人数为1387人，1次引产成功率75.9%，失败后再次放药薄膜，总成功率为91.2%。剂量越大，成功率越高。平均引产时间34~38h。妊娠周数与引产时间成正比。羊膜腔内注射芫花酯甲70μg，1次用药成功率为98%。妊娠月份愈大，成功率愈高。平均引产时间72.2±41.1h[11]。

6. 冻疮 复方芫花酊60g，肉桂50g，红花30g，浸于95%酒精1000 mL中，10d后过滤去渣装瓶备用。同时用棉球蘸取药液涂搽患处，每日数次。用于预防和治疗面、耳、足因冻而红肿、结节、胀痛、痒甚者。共治疗506例，以3d内治愈者493例，显效13例[14]。

7. 秃疮 先洗去头痂，干后用纱布蘸药液抹搽患处，每日1次，一般不超过10d即有效。治疗后20~30d后头发再生，共治疗15例痊愈[15]。

8. 不良反应 芫花毒性较烈，其中毒表现：轻者有头痛、头晕、四肢疼痛，耳鸣眼花等神经系统症状，口干、胃部灼痛，恶心、呕吐、腹痛、腹泻等消化道症状，重者痉挛，抽搐，甚至昏迷及呼吸衰竭。用芫花萜膜后10%~15%的孕妇体温升高，少数伴有寒战，大部分体温在39℃以下。引起发热的原因：①芫花萜可促使致热原通过渗透性增高的细胞膜将此种内生性致热原释放于血中作用于中枢所致。②用药后蜕膜组织大量坏死，使内源性前列腺素合成释放增多，血中浓度升高，作用于视前区-下丘脑前部引起发热[10]。此外尚有咳嗽、咽疼、恶心、头晕[12]。

【附注】

1.芫花*Daphne genkwa* Sieb et Zucc.根的总黄酮有较强的药理活性。研究表明，12.5~50 mg/kg的芫花根总黄酮，对环磷酰胺诱导的小鼠免疫功能的增强和减弱均有显著的下调和提升作用；浓度为125~500 μg/kg芫花根总黄酮，可促进腹腔巨噬细胞分泌IL-1；剂量为3.125~25 mg/kg的芫花根总黄酮，可显著促进Con A诱导的小鼠T淋巴细胞增殖、IL-2的分泌，并呈剂量依赖性的量效关系；单独使用25~50 mg/kg的芫花根总黄酮，可显著减弱超适量2,4-二硝基氯苯诱导的小鼠的免疫耐受，与环磷酰胺合用能增强超适量2,4-二硝基氯苯引起的小鼠免疫耐受[16]。20~30mg/L芫花根酚类化合物(西瑞香素、芫花素、芫根苷、毛瑞香素B和毛瑞香素G)对体外培养的小鼠巨噬细胞分泌IL-1β、淋巴细胞增殖及分泌IL-2有显著的提升作用[17]。

2. 黄芫花为瑞香科植物河朔荛花*Wikstroemia chamaedaphne* Meissn.的干燥花蕾和叶。我国华北、西北、东北地区仍有以本品作芫花入药。

［化学成分］

叶含治慢性肝炎有效的黄酮类物质：5,7-二羟基-3′-甲氧基黄酮-4-O-D葡萄糖苷(5,7-dihydroxy-3′-methoxyflavone-4′-O-mono-D-glucoside)、5,7,4-三羟基黄酮-3′-O-β-D-葡萄糖苷、异槲皮苷(isoquercitrin) 和5,7,3′,4-四羟基酮-8-C-β-D-葡萄糖苷。还含正三十一烷（n-hentria-contan)、三十烷醇(triacontanol)、二十八烷醇(octacosanol)、29-羟基二十九烷-3-酮(29-hydroxynonacosan-3-one)[18]。从花籽分得抗生育成分河朔荛花素(sinnplexin)[19,20]有避孕作用。

［药理作用］

1. 中枢神经系统 ①镇静：黄芫花水提取物2 g/kg腹腔注射小鼠，可增强硫喷妥钠的抑制作用，表明有镇静作用。②安定：黄芫花水提物4g/kg腹腔注射大鼠，采用膈区损毁的大鼠杀鼠效应，表明具有同氟哌啶醇相似的安定作用，但较氟哌啶醇弱。③抗精神分裂症：黄芫花水提液4 g/kg腹腔注射，能抗群体小鼠给予苯丙胺的兴奋行为及打架行为的效应。黄芫花水提液4 g/kg腹腔注射能抗大鼠给予苯丙胺和阿扑吗啡刻板行为的效应。④降温：黄芫花水提取1.25 g/kg和2.5 g/kg腹腔注射，使大鼠的体温下降，从给药后的0.25~8h均能持续降温，该作用与氯丙嗪相似。⑤镇痛作用：黄芫花水提物4 g/kg腹腔注射，能显著抑制小鼠醋酸扭体反应。但对热板法的镇痛作用不明显。⑥其他：黄芫花水提物(WCM)4 g/kg和8 g/kg腹腔注射，不能对抗小鼠电休克，WCM 4 g/kg腹腔注射，也不能对抗戊四唑引起的惊厥。WCM 2g/kg肌肉注射不能对抗阿扑吗啡引起的呕吐，WCM 4g/kg和8g/kg腹腔注射采用脚踏转轮实验，表明对小鼠协调运动无明显影响，未见共济失调和僵住症现象[21]。

2. 促癌 黄芫花提取物和已知促癌物TPA（12-O-Tetradecanoyl phorbol-13-acetate）对诱导Raji细胞

EB病毒活化和促进EB病毒对淋巴细胞的转化有相似的效应。在动物诱癌实验中，黄芫花提取物单独使用无致癌作用，但对病毒HSV-2和化学致癌剂MCA诱发小鼠宫颈癌有促癌作用，证明黄芫花内含有促癌物[22]。黄芫花水提物1mg，置入小鼠阴道宫颈，每周1次，共9周，能促进甲基胆蒽诱发小鼠宫颈癌作用，其本身无致癌作用[23]。

3. 引产 黄芫花醇注射液0.4~0.8 mL(生药1 g/mL)羊膜腔或宫腔(羊膜腔外)注射一次即可引产，可使胎盘血管内皮细胞增生、肥大，胎儿营养物质供应受影响，使胎儿死于腹中。与此同时，前列腺素水平增高，促进子宫收缩。在引产过程出现宫缩时PGE_2浓度增加1.3倍，$PGF_{2\alpha}$增加1倍，临产时PGE_2增加6.7倍，$PGF_{2\alpha}$增加11.4倍，而羊水中绒毛膜促性腺激素基本恒定。说明前列腺素是促进引产的重要因素[22,24]。

4. 毒性 给小鼠腹腔注射黄芫花提取物，采用Weil法测得小鼠LD_{50}为25.98g/kg(16.69~34.28g/kg)[21]。

(*杨耀芳*)

参 考 文 献

[1]金岚，等.新编中药药理与临床应用.上海：上海科学技术文献出版社，1995：421，245，309，317，211，107

[2]王浴生，等.中药药理与应用.北京：人民卫生出版社，1998：508

[3]马天波，等. 芫花条化学成分的研究.中草药，1994，25(1)：7

[4]徐国钧，等.抗肿瘤中草药彩色图谱.福州：福建科学技术出版社，1997：385

[5]方文贤，等.医用中药药理学.北京：人民卫生出版社，1998：440，442

[6]国家中医药管理局《中华本草》编委会.中华本草.上海：上海科学技术出版社，1999，(5)：402

[7]魏志文，等.芫花根总黄酮抗肿瘤活性研究.解放军药学学报，2008，24(2)：116

[8]王培才，等.芫花临床新用举隅.中医研究，1996，9(1)：43

[9]王浴生，等.中药药理与应用.第2版.北京：人民卫生出版社，1998：508

[10]张建国，等. 芫花萜膜抗早孕的临床应用.实用妇产科杂志，1994，10(1)：8

[11]王世渲.芫花酯甲的临床应用.实用妇产科杂志，1990，6(6)：285

[12]孟昱时，等.芫花萜膜引产68例临床应用.云南医药，1995，16(4)：286

[13]施其生.芫花萜引产56例临床分析. 实用中西医结合杂志，1995，8(3)：149

[14]陈松申，等.复方芫花酊治冻疮速效.新中医，1994，(12)：47

[15]倪菌泉.芫花的临床应用.赤脚医生杂志 ，1978，(3)：144

[16]郑维发，等.芫花根总黄酮对小鼠细胞免疫功能的调节作用. 解放军药学学报，2004，20(4)：241

[17]石枫，等.芫花根的酚类成分及其免疫调节活性.徐州师范大学学报(自然科学版)，2004，22(4)：3

[18]秦永祺，等.黄芫花有效成分的研究.植物学报，1982，4(6)：558

[19]王成瑞，等.抗生育有效成分河朔黄花素的分离与鉴定.中草药，1981，102(8)：337

[20]王成瑞，等.河朔芫花素的分离与鉴定.药学通报，1981，16(6)：51

[21]吴凤简，等.黄芫花水提物的中枢药理作用.中草药，1993，24(10)：528

[22]张珉，等.黄芫花醇剂引产时对羊水中前列腺素和hcG水平的影响.临床医学杂志，1986，1(5)：45

[23]孙瑜，等.黄芫花和桐油提取物促癌作用的实验研究.中华病理学杂志，1986，15(1)：9

[24]王振华，等.黄芫花醇液引产机制的探讨.中华妇产科杂志，1979，14(2)：125

芸香草 Cymbopogonis Herba

yun xiang cao

本品为禾本科植物芸香草*Cymbopogon distans* (Nees)A.Camus的全草。又名诸葛草、香茅草。味辛、苦，性温。有解表，利湿，平喘，止咳功能。主治风寒感冒、咳喘、慢性气管炎、风湿筋骨酸痛、胸腹胀痛等。

【化学成分】

全草含酸性皂苷类物质、鞣质、蛋白质、黏液质、苦味质、糖类及酚性物质[1]。鲜草含挥发油(芸香油)0.7%~1.0%，叶含挥发油约1.8%，花轴约0.5%，茎少于0.05%。挥发油中含胡椒酮 (piperitone)40%~50%，酋烯-4(carene-4)20%、香叶醇(geraniol)10%、乙酸香叶酯(geranyl acetate)10%、柠檬烯(limonene)[2]β-谷甾醇、齐墩果酸、尿囊素等[3]。

【药理作用】

1. 平喘 芸香草挥发油具有平喘、镇咳作用,其主要成分是胡椒酮(含量<5.00%)。肌肉注射芸香油2.4 mL/kg或胡椒酮1.2 mL/kg可明显对抗组胺引起的豚鼠支气管痉挛,可完全保护豚鼠不致发生呼吸困难和惊厥[1]。胡椒酮气雾吸入给药,亦有解痉效果,但不能制止惊厥的发生,仅能明显延迟惊厥发作的时间。延长胡椒酮的吸入时间,不能提高解痉效果。吸入给药作用较短暂[2]。对于蛋清所致豚鼠过敏性支气管痉挛,肌内注射胡椒酮0.8 mL/kg,可保护豚鼠不致发生惊厥,但尚有部分豚鼠发生呼吸困难或轻度发绀。当剂量增加至1.2 mL/kg时,可完全保护豚鼠不发生任何反应[1]。

芸香油和胡椒酮混悬液对离体豚鼠支气管平滑肌有显著直接松弛作用。芸香油的作用与氨茶碱相仿,胡椒酮则比氨茶碱的作用更强[1]。胡椒酮松弛豚鼠气管平滑肌的作用方式和抗组胺药及抗胆碱药有所不同,并非通过阻断组织胺或乙酰胆碱受体,可能是直接作用于平滑肌的结果。芸香油中所含的香叶酮对离体豚鼠气管平滑肌也有松弛作用[1]。

2. 止咳 肌内注射挥发油2.4 mL/kg和胡椒酮1.2 mL/kg对电刺激豚鼠喉上神经所致咳嗽反射均有明显的抑制作用[1]。挥发油和胡椒酮大剂量对豚鼠均有明显的中枢抑制作用。后者用至2.4 mL/kg时,有显著加强戊巴比妥钠的麻醉作用。故其止咳作用是选择性抑制咳嗽中枢,还是对一般中枢的抑制作用尚未定论[1]。

3. 中枢兴奋 胡椒酮有中枢兴奋作用,皮下注射0.5g/kg可显著缩短环己巴比妥对小鼠的催眠时间[4]。

4. 抗菌 用挥发油、胡椒酮及亚硫酸氢钠胡椒酮对自慢性气管炎患者痰液中分离得到的各种细菌85株进行抗菌实验,芸香油和胡椒酮对革兰阳性和阴性球菌及杆菌均有不同程度的抗菌作用,亚硫酸氢钠胡椒酮无抑菌作用[1]。

5. 抑制平滑肌 芸香油和胡椒酮对离体兔肠有抑制作用,使肠肌自发活动消失,张力下降,并能对抗氯化钡致肠肌痉挛作用。

6. 毒性 雌雄小白鼠灌胃芸香油,其LD_{50}分别为5.7和6.75 mL/kg,皮下注射为3.3 mL/kg[4,5]。家兔皮下注射芸香油饱和水溶液1.5 mL/kg或静脉注射2.5 mL/kg,各观察2周和1周,均未见明显影响。小白鼠灌胃胡椒酮,其LD_{50}为4.32 mL/kg,皮下注射的LD_{50}为1.42(1.203~1.676)g/kg。亚硫酸氢钠胡椒酮小鼠灌胃的LD_{50}为14.32 g/kg[7]。

【临床应用】

1. 气管炎 口服观察835例,总有效率为81.6%~88.8%,其中近期控制率为7%~18.9%,显效率为23.6%~45.9%。对595例做了过冬治疗,经半年、1年观察,总有效率为75.5%以上,较之未进行过冬治疗组疗效为高、复发率低,芸香草制剂似有巩固疗效的作用。如用芸香草有效成分胡椒酮制成的气雾剂喷射吸入,则疗效显著提高。观察217例,有效率92%,临床控制率为20%左右,显效以上为38%~54%。起效时间平均为1.5min,维持时间平均2.45~4h,最长达16h[8,9]。对咳、痰、喘、炎四症的疗效以平喘作用最佳,祛痰和镇咳次之,消炎作用最差[9,10,11]。

2. 滴虫性阴道炎 单味芸香草治疗滴虫性阴道炎41例。取单味芸香草(鲜)250g,用1500mL清水,煎后放盆中,先用其蒸气熏洗外阴,待水温稍凉时,再擦洗外阴和阴道,快者1~2次,慢者3~4次见效[12]。

3. 不良反应 芸香草片无不良反应,较为安全。芸香油和胡椒酮制剂对胃肠道有刺激作用,而且有特殊臭味,易引起恶心、呕吐和食欲减退,往往不易为患者所接受。少数出现牙龈肿痛和鼻衄现象[1,10]。服亚硫酸氢钠胡椒酮,一般无胃肠道反应,仅少数患者在服药2~6d后出现头昏、头痛、心慌、乏力、腹胀、腹泻,但均轻微,不影响继续服药。采用气雾剂,个别患者有暂时的咳嗽[1,8]。

【附注】

1. 已合成胡椒酮衍生物10余种。胡椒酮的平喘作用与其分子中α、β-饱和酮结构有直接关系,破坏羰基的衍生物则完全丧失松弛平滑肌的作用。该10余种衍生物中以双薄荷酮松弛平滑肌的作用最强,其作用强度与胡椒酮相近。但双薄荷酮分子中并无α、β-饱和酮结构,其构效关系有待进一步研究[7]。

2. 国内不同地区产芸香草其挥发油中所含胡椒酮有差异[13]。

(邹莉波 曲丽丽 迟天燕 邓岩忱)

参考文献

[1]江苏新医学院.中药大辞典.上海:上海科学技术出版社,1986:1053

[2]南京药学院《中草药学》编写组.中草药学(下册).南京:江苏科学技术出版社,1980:1223

[3]杜清，等.芸香草的化学成分研究.海峡药学，2006，18(06)：65

[4]Wenzel DG，et al Gentral Stimulating Properties of Terpenones. *J Amer Pharm ASS*，1957，46：77

[5]四川绵阳地区药品检验所.芸香草研究资料汇编(一).1972，18

[6]绵阳地区攻克老年慢性气管炎协作组.四川省攻克老年慢性气管炎资料编.1971，(1)：18

[7]王浴生.中药药理与应用.北京：人民卫生出版社，1983：499

[8]四川绵阳地区卫生局防治慢性气管炎协作组.应用芸香草制剂治疗慢性气管炎的临床观察.中华医学杂志，1974，1：43

[9]重庆制药八厂.治疗支气管哮喘的民间良药–芸香草.中草药通讯，1970，1：22

[10]四川绵阳地区卫生局气管炎协作组.四川省攻克老年慢性气管炎资料选编.1971，1：5

[11]四川绵阳地区卫生局防治慢性气管炎协作组.四川省防治慢性支气管炎资料选编. 1974，3：11

[12]龙锦烺，等.单味芸香草治疗滴虫阴道炎41例.江苏中医，1991，12(1)：17

[13]中国科学院上海有机化学研究所.国产香茅属植物精油的化学研究.化学学报，1981，(增刊)：241

花蕊石 Ophicalcitum hua rui shi

本品为变质岩类岩石蛇纹大理岩。该岩石主要由矿物方解石形成的大理岩与蛇纹石合成，蛇纹石(Serpentine)为硅酸盐类蛇纹石族矿物。又名花乳石。味酸、涩，性平。具有化瘀止血功能。用于咯血、吐血、外伤出血，跌扑伤痛。

【化学成分】

主含钙、镁的碳酸盐，并混有少量铁盐、铝盐及酸不溶物。原子吸收光谱法测定8种微量元素含量为：镉7.4ppm、钴23.2ppm、铬291.4Ppm、铜470.0ppm、锰200.0ppm、镍23.0ppm、铅99.0ppm、锌108.0PPm[1,2]。

不同产地花蕊石的生、煅品中钙、镁、铝、铁元素含量均较高，尤其是钙元素含量最高；生品经高温煅制后，钙、镁、铝、铁元素含量均有一定程度的升高，而铜、铬、锰、镍、铅等元素都没有太大变化；经炮制后铜、锌、铅等金属元素含量均显著下降[3]。

【药理作用】

1. 止血 小白鼠按照每天40 mL/kg的剂量分2次灌胃给生花蕊石和炮制花蕊石药，连续给药3d。结果表明，生花蕊石和炮制花蕊石组均有止血作用，能缩短凝血时间和出血时间，减少出血量；生花蕊石和炮制花蕊石相比，炮制后止血作用略有增强[4]。

花蕊石止血作用的物质基础研究表明，各花蕊石止血效果明显优于化学试剂$CaCO_3$及钟乳石、方解石等其他矿物药。这充分证明，花蕊石止血作用与$CaCO_3$含量的多少无关[5]。

2. 促凝血 内服花蕊石后能增加血中钙离子浓度，使血管和淋巴管壁致密，有防止血浆渗出和促进血液凝固作用[6]。20%花蕊石混悬液给小鼠灌胃0.2 mL/10g，每日1次，连续4 d后，毛细管法测定血凝时间，证明有缩短正常小鼠凝血时间的作用[7]。

花蕊石的生、煅品中钙元素含量最高。Ca^{2+}作为凝血因子参与整个凝血过程，而Mg^{2+}又是肌体中许多酶(如ATP酶、胆碱酯酶、胆碱乙酰化酶等)功能活动所不可缺少的阳离子。同时，Ca^{2+}还能促进纤维蛋白的溶解，延长凝血时间，对抗血栓形成[3]。

3. 除砷排氟 蛇纹石除砷效率最佳的粒度为0.300~0.216mm；原水硬度以中硬水、软水最好；接触时间与除砷排氟效果成正相关；原水的适宜pH值范围为6.5~8.5，其毒性也有所降低。蛇纹石活性基团的化学活性主要表现在对重金属离子和阴离子(团)的吸附作用以及对有机物的吸附和催化分解作用上，蛇纹石的活性基团含量与活性呈正比[8,9,10]。

蛇纹石活性基团是其化学和生物活性的物质基础，不同的活性基团对不同重金属离子的吸附作用不同，对阴离子(团)的吸附、对有机物的吸附和催化分解，有助于了解蛇纹石的活性机制，并提示蛇纹石可能是一种新的除砷排氟吸附剂，对预防地方性砷中毒、氟中毒有积极意义[11,12]。

4. 抗惊厥 以20%花蕊石混悬液给小鼠灌胃0.2 mL/10g，每日1次，连续4d后，对回苏灵诱发的惊厥小鼠有明显抗惊厥作用，且优于龙骨、龙齿[7]。

5. 毒性 花蕊石煎剂给小鼠静脉注射的LD_{50}为4. 22g/kg，静脉注射煅花蕊石煎剂的LD_{50}为21.5g/kg[7]。经对花蕊石(蛇纹石)制剂(商品名：“氟宁”)进行急性、亚急性、慢性毒性实验和致畸实验，结果均未出现异常[13,14]。

【临床应用】

1. 消化道出血 以煅花蕊石研成极细粉末，每次服4~8g，每日3次，治上消化道出血等出血性疾病224例，其中显效136例，有效41例，总有效率70%[15]。本品对胃及十二指肠等消化道出血，效果亦较好，临床使用53例，其中显效50例，有效2例，有效率达98.1%。大部分患者在服药后2~3d，大便隐血开始转阴[7]。

2. 肺结核咯血与支气管咯血 以"花蕊石散"为主，加三七、郁金等辨证治疗重症咯血14例，支气管扩张咯血14例，肺结核咯血2例。均先予煅花蕊石粉10g，辨证加味。结果：服药后1d血止者11例，2d血止者2例，3d血止者1例，有效率达100%[16]。

3. "崩中" "崩中"为崩漏之一。以血竭、花蕊石为主药，辨证加味经治"崩中"患者，以气虚为主者15例，有效11例，无效4例，有效率73.3%；血热为主者21例，有效16例，无效5例，有效率76.2%；血瘀为主者26例，有效21例，无效5例，有效率80.1%[17]。

4. 衄血及其他出血 以花蕊石(炮制后)研末，口服，每次4.5~9.0g，一日3次，除对消化道、呼吸道出血有明显效果外(血止后须继用药2~3d)[15]；亦适用于衄血、吐血并内有瘀滞证候者，常与三七、血余炭等配伍应用[18]。此外，临床还常用花蕊石炮制品细末外用于创伤出血[1,19]；或配伍生大黄、松香共研为末外用；亦可配以乳香、没药、苏木、降香、细辛等研末，调敷外伤瘀肿处，以助去瘀止痛[20]。

5. 氟骨症 患者67例，用蛇纹岩片［$Mg_6Si_4O_{10}(OH)$］治疗，每人每次0.6~1.0g，每日3次，连续服用。结果，服药后5d即可见效，1周内见效者46.3%，2周内见效者82.1%，少数患者1个月后方见效。合计有效61例，有效率91.0%[21]。在改水降氟基础上对氟骨症患者给予花蕊石等药物治疗，疼痛、麻木、僵硬、抽搐、紧束等症状得明显改善[21]。

6. 其他 以活络效灵丹合花蕊石散（重用花蕊石）治疗脉痹等[22]。

（周厚琼　冉懋雄　谢宝忠）

参考文献

[1]江苏新医学院.中药大辞典(上册).上海：上海人民出版社，1977：1062

[2]赵中杰，等.原子吸收分子光度法测定中药紫石英、花蕊石和硫黄中的八种微量元素.中药材，1986，1：41

[3]何立巍，等.中药花蕊石炮制前后宏微量元素分析.亚太传统医药，2008，4(12)：26

[4]丁望，等.花蕊石止血作用的实验研究.实用医药杂志，2005，22(12)：1109

[5]高锦飚，等.花蕊石止血作用物质基础的研究.吉林中医药，2007，27(3)：47

[6]《全国中草药汇编》编写组.全国中草药汇编(下册).北京：人民卫生出版社，1975：299

[7]国家中医药管理局《中华本草》编委会.中华本草.上海：科学技术出版社，1998：83

[8]石玉霞，等.蛇纹石降氟前后的砖茶水对大鼠骨骼、肾、肝形态学的影响.中国地方病学杂志，2005，24(1)：28

[9]冯红旗，等.蛇纹石将氟前后的砖茶水对大鼠骨代谢的影响.中国地方学杂志，2006，25(2)：139

[10]袁涛，等.影响混凝沉淀除砷剂效果的若干因素及其除砷机制探讨.卫生研究，2001，30(3)：152

[11]李学军，等，天然蛇纹石活性机制初探.岩石矿物学杂志，2003，22(4)：386

[12]佟建冬，等.蛇纹石饮水除砷效果实验研究.中国地方病防治杂志，2003，18，(2)：81

[13]莫志亚，等.蛇纹石的毒性实验研究.中国地方病防治杂志，2002，17(6-A)：9

[14]车锡平.氟宁的毒性实验研究.氟宁治疗氟骨症研究资料汇编，西安医科大学，1985：61

[15]沈坚，等.一种止血药——花蕊石止血散.中成药研究，1985，8：42

[16]邱春生.花蕊石散治疗重症咯血临床体会.中国中医急症，2007，16(2)：223

[17]黄亚君，等.血竭与花蕊石为主药治疗"崩中"62例.浙江中西医结合杂志，2005，15(2)：110

[18]上海中医学院方药教研组.中药临床手册.上海：上海人民出版社，1977：31

[19]付国光.活络效灵丹合花蕊石散治疗脉痹.中国肛肠杂志，1986，6(3)：20

[20]崔树德.中药大全.哈尔滨：黑龙江科学技术出版社，1989：473

[21]曹树明，等.蛇纹石理化性质及生物活性研究进展.中国民族民间医药，2008，8：30

[22]彭智聪，等.花蕊石炮制前后止血作用的比较.中国中药杂志，1995，20(9)：538

花 椒 Zanthoxyli Pericarpium hua jiao

本品为芳香科植物青椒*Zanthoxylum schinifolium* Sieb.et Zucc.或花椒*Zanthoxylum bungeanum* Maxim.的干燥成熟果皮。味辛,性温。有温中止痛,杀虫止痒功能。用于脘腹冷痛、呕吐泄泻、虫积腹痛;外治湿疹、瘙痒。

【化学成分】

1. 挥发油 花椒挥发油主要成分为柠檬烯(1i-monene,25.1%),其次为1.8-桉叶素(1,8-cineol,21.79%),月桂烯(myrcene,11.99%)。青川椒主要成分爱草脑(estragole,75.73%)。此外,花椒挥发油中还含有对聚伞花素、紫苏烯、乙酸橙花酯、牻牛儿醇乙酸酯。青川椒挥发油中还含有α-水芹烯、β-罗勒烯γ、邻甲基苯乙酯、壬酮-α、β-榄香烯、十一烷酮-2、1-甲基基-4(1-丙烯基)苯及δ-荜澄茄油烯[1-3]。另外,尚有报道花椒挥发油中含花椒油素(xanthoxylin)、花椒烯(zanthoxylene)、牻牛儿醇等[4]。花椒果皮挥发油与青川椒果皮挥发油在化学组成及百分含量上有显著差异。

2. 生物碱 从果皮中还分得结晶为香草木宁(kokusaginine)、茵芋碱(skimmianine)、合帕洛平(haplopine)、2′-羟基-N-异丁基[反式2,6,8,10]-十二烷四烯酰胺、脱肠草素(herniarin)[5]。

3. 酰胺 花椒属植物中的酰胺大多为链状不饱和脂肪酸酰胺,如2′-羟基-N-异丁基-2,4,8,10,12-十四烷五烯酰胺和2′-羟基-N-异丁基-2,4,8,11-十四烷四烯酰胺等[6]。

4. 香豆素 在花椒和青椒中含有herniarin、scopoletin、7-羟基-8-甲氧基香豆素、schinifolin、5′-acetooxyschinifolin和bergarpten等香豆素类化合物[6]。

【药理作用】

1. 抗动脉粥样硬化 给豚鼠每日喂饲高脂饲料,同时加喂花椒挥发油10mg/kg。14周后,给予花椒挥发油组动物的血脂水平、肝脏和主动脉组织中总胆固醇和甘油三酯含量和主动脉粥样斑块面积比均小于模型组。表明,花椒挥发油有抗实验性动脉粥样硬化形成的作用,该作用与其抗脂质过氧化损伤有关[7]。还有研究表明[8],花椒乙醇提取物(EZS)抑制TNF-α诱导的人脐静脉内皮细胞(HUVEC)的血管炎症。EZS阻断血管炎症过程与其抑制ROS、JNK、P38MAPK和NF-kappaB活性密切相关。

2. 抗应激性心肌损伤 冰水应激时间2~4min大鼠出现明显疲劳,5′-核苷酸酶(5′-ND)与单胺氧化酶(MAO)活力明显增高,甘油三酯(TG)含量升高。预先给大鼠灌胃花椒水提物10、20g/kg或醚提物1.5、3mL/kg,连续5d,醚提物使5′-ND活性降低,水提物作用不明显;水提物、醚提物均使MAO活性及TG含量降低。水提物在10mg/200 μL或5mg/200 μL浓度,分别对ADP或胶原诱导的血小板聚集有明显的抑制作用。结果表明,花椒对冰水应激状态下儿茶酚胺分泌增加所引起的血小板聚集及心肌损伤具有保护作用,减少心肌内酶及能量的消耗,同时提高机体活动水平,使心肌细胞膜结合酶的异常变化得到一定恢复[9]。

3. 抗血栓 花椒水提物能明显延长血浆凝血酶原、白陶土部分凝血活酶时间,对ADP和胶原诱导血小板聚集也有明显的抑制作用,其抑制率分别为50.4%、88.3%[10]。

研究证明,花椒油素(xanthoxylin,XT)为花椒中抗血小板聚集的有效成分,当XT浓度为0.037~462.0 μmol/L时,对兔血小板聚集有明显的抑制作用,XT浓度和抑制作用强度有非常显著的正相关性[11]。离体实验证明,XT能显著抑制二磷酸腺苷(ADP)、花生四烯酸(AA)和凝血酶诱导的兔血小板聚集。体内实验证明,XT 5mg/kg给兔灌胃,于给药后15、30、60和90min钟对ADP、AA和凝血酶诱导的兔血小板聚集也有显著抑制作用[12]。花椒油素抗血小板聚集的机制比较复杂。离体实验证明,XT浓度为0.037~9.240μmol/L时,显著抑制了血小板的黏附和MDA的产生;体内实验,XT 5mg/kg亦可显著抑制血小板黏附和MDA的产生[13]。以胶原和肾上腺素混合液给小鼠产生肺血栓模型,观察XT对6-酮-前列腺素$F_{1α}$(6-keto-$PGF_{1α}$)和血栓素B_2(TXB_2)的影响[14]。结果表明,XT1.0、2.0、4.0和8.0mg/kg使小鼠的存活率增加28.6%~71.2%;使6-keto-PGF1α的产量提高56.3%~210.8%,使TXB_2的产量降低21.6%~56.8%;6-keto-$PGF_{1α}$与TXB_2比值明显提高。体外实验证明,XT浓度为0.037、0.185和0.924 μmol/L显著抑制了血小板聚集和TXB_2的生成,前者的抑制率为22.7%

~55.3%,后者为20.5%~50.7%。进一步研究证明[15],钙离子载体A23187能迅速增加胞质内游离钙离子浓度。细胞外游离钙离子浓度增高时,亦会使钙离子通过钙离子通道进入胞质内。花椒油素之所以能抑制$CaCl_2$和A23187诱导的血小板聚集和胞质内游离钙离子增加,主要是由于抑制了血小板膜钙离子通道,使钙离子内流减少的同时也使钙离子对血小板磷脂酶C或磷脂酶A_2活化减弱。

4. 降血脂 给小鼠灌胃高脂乳剂(0.25 mL/10g体重)形成高脂血症模型,之后灌胃给予花椒仁油,连续4周。结果:花椒仁油的各剂量组(0.05、0.1和0.2mL/10g体重)均可明显降低血清TC、TG、LDL-C,升高HDL-C,并呈现一定的量效关系。花椒仁油对肝细胞有一定保护作用,且能有效逆转高脂血症小鼠的血流变指标[16]。给大鼠喂饲高脂饲料建立高脂血症模型,同时给大鼠灌胃花椒籽仁油2.5 mL/kg,实验周期为10周。花椒籽仁油可降低血清CHOL、TG和血流变HBV、LBV指标,升高血清HDL-C;而肝组织匀浆的SOD、CAT活性及抑制羟自由基能力均增强。表明花椒籽仁油具有调节血脂,改善血流变,防止脂质过氧化作用,其有效成分为多不饱和脂肪酸[17]。采用Cu^{2+}介导正常人低密度脂蛋白(LDL)的氧化反应,根据氧化过程中反应物质(TBARS)电泳迁移率(REM)的变化,离体观察花椒挥发油对LDL氧化的影响。结果:40 mg/mL花椒挥发油使TBARS与REM的差异有统计学意义;LDL氧化反应延滞期由1h延长到4h左右,TBARS值的快速增长期由2~4h延长到6~8h。提示,花椒挥发油在体外对抗Cu^{2+}介导LDL的氧化修饰[18]。

5. 抗哮喘 椒目油(ZSO)是从花椒干燥成熟种子中提取,以α-亚麻酸为主的不饱和脂肪酸。采用卵白蛋白(OVA,100g/L,腹腔注射1mL)致敏豚鼠,15d后OVA超声雾化吸入激发哮喘,并立即灌胃给予ZSO 3 mL/kg。结果:ZSO治疗组豚鼠肺高倍视野肥大细胞数、脱颗粒百分率及血浆类胰蛋白酶含量与哮喘模型组比较显著降低。表明,ZSO能够抑制肥大细胞脱颗粒及类胰蛋白酶诱导的诸多异常改变,而达到治疗哮喘的目的[19]。研究还表明,花椒超临界萃取物可使致敏豚鼠肺泡灌洗液(BALF)中NO含量和血浆缩血管物质ET水平显著下降[20]。同样,给大鼠腹腔注射10% OVA致敏,然后以1%OVA雾化吸入诱发哮喘,连续7d,制作大鼠哮喘模型。于激发哮喘前1h灌胃给每只大鼠3 mL/kg ZSO和熟精油的混合物,能有效降低BALF中白细胞、嗜酸性粒细胞和淋巴细胞数量,显著下调哮喘大鼠血清中总IgE和IL-13的含量,并增强肺组织淋巴细胞表面Fas/FasL蛋白表达。上述结果说明,椒目油显著抑制哮喘发作时致炎细胞因子IL-13的释放,减少嗜酸性细胞浸润和B细胞合成分泌IgE的能力,同时还能诱导活化淋巴细胞的凋亡,减轻淋巴细胞在病变局部的浸润。这两条途径均是椒目油发挥止哮平喘的机制通路[21]。

6. 抑制平滑肌收缩 花椒挥发油(EOZM)可抑制离体子宫自律性收缩,并在0.4~0.8 mg/mL浓度下显著抑制$CaCl_2$和催产素(OXT)引起的小鼠离体子宫收缩。EOZM对OXT诱导的依内钙性收缩和依外钙性收缩均有抑制作用。提示,EOZM可能主要通过阻断受体调控的钙通道和电压依赖的钙通道,减少外钙内流和内钙释放而抑制平滑肌收缩[22]。在同样条件下,EOZM 0.1~0.8 mg/mL对大鼠离体子宫平滑肌收缩也有明显的抑制作用[23]。对家兔离体结肠平滑肌自律性收缩和$CaCl_2$和乙酰胆碱(ACh)引起的收缩,0.4~0.8 mg/mL EOZM有明显的抑制作用;高浓度(0.8 mg/mL)EOZM对Ach引起的依内钙性和依外钙性收缩有抑制作用[24]。牻牛儿醇10^{-8}~10^{-6}μ/mL浓度能使离体肠管蠕动加强,10^{-5}μ/mL浓度则呈现抑制作用[25]。

7. 抗肿瘤 有报道[26]花椒挥发油浓度为4 mg/mL时,可抑制肺癌A549细胞增殖:24h抑制率为21%,48h为45%,72h为77%。相同浓度下(4 mg/mL),花椒挥发油显著抑制宫颈癌Caski细胞和Hela细胞增殖;而用1mg/mL花椒挥发油处理Caski细胞和Hela细胞,72h即可导致亚凋亡峰的出现,且G0/G1期细胞增多,S和G2/M期细胞减少[27,28]。用花椒挥发油处理H22肝癌细胞,得到相同的结果[29]。进一步的研究,建立H22荷瘤小鼠模型,发现腹腔注射(每只0.2 mL)花椒挥发油10~100mg/kg,可有效抑制肿瘤生长,但不能促进H22荷瘤小鼠合成和分泌IL-2和IL-12。上述结果显示,花椒挥发油体外可抑制肿瘤细胞增殖并激发细胞凋亡,但对荷瘤小鼠免疫应答反应没有明显促进作用。提示,花椒挥发油不是通过提高机体免疫功能发挥抗肿瘤作用,可能存在其他作用机制[29]。从花椒二氯甲烷提取物中纯化得到橙皮油素(AUR),对人急性白血病Jurkat T细胞系IC_{50}为16.5 μg/mL。预先用AUR处理Jurkat T细胞,首先激活内质网Caspase-12和8,并引发其后一系列线粒体依赖和非依赖性Caspase联级反应,该反应可以被Bcl-xL阻断[30]。

8. 毒性 给大鼠灌胃牻牛儿醇的LD_{50}为4.8g/kg,给免静脉注射致死量为50mg/kg[31]。小鼠腹腔注射或静脉注射野花椒水溶性生物碱的LD_{50}分别为19.85mg/kg或3.61mg/kg[32]。给小鼠灌胃青花椒水煎剂的LD_{50}为生药122

g/kg，川椒的LD_{50}为生药45 g/kg。上述可见，川椒毒性明显大于青花椒[33]。

【临床应用】

1. 足癣 用花椒醋浸液（花椒粒20g放入200 mL含30%醋酸的食用白醋内，浸泡3d后备用）及蛋清治疗间擦型足癣27例，用时将花椒醋浸液涂于足癣创面，再用蛋清敷于上面，每日3次，连续2~3周。27例患者全部治愈，创面愈合，无痛痒及其他异常感觉，1年内无复发[34]。将苦参15g，花椒10g，绿茶10g，陈醋50 mL。将上药加热开水2500 mL，浸泡2h。睡前泡洗双脚30min，连续浸泡7d为一疗程。162例患者，治愈158例，占97.53%；好转4例，占2.41%[35]。

2. 静脉曲张 将花椒100 g放入2000 mL水中煮10 min，将单纯性下肢静脉曲张并溃疡的患肢浸入花椒水中，浸泡约20 min。在56例患者中，用药后3~5 d溃疡周围肿胀减轻，创面逐渐缩小，肉芽组织生长。轻度者10 d治愈，中度一般7 d好转，重度10 d好转[36]。

3. 鼻炎 新鲜花椒100g及半夏200g混合，晒干，研末，过100目筛。可直接供鼻孔吸入少许药粉，每天3~6次，7~10d为1个疗程，共用3~4个疗程。在20例患者中，显效（鼻痒、鼻塞、清水样涕及鼻黏膜水肿4种体征明显减轻或消失，超过1年未复发）8例，有效12例。局部症状3~10d消失，鼻黏膜水肿5~12d消失[37]。

【附注】

从花椒根中分得6种生物碱，其中主要生物碱zanthobungeanine为吡喃-2-喹诺酮型生物碱。五种已知生物碱为11-甲氧基白屈菜红碱（11-methxychelerythrine）、去-N-甲基白屈菜红碱（des-N-methylchelerythrine）、arnottianamide、茵芋碱（skimmianine）和L-N-acetylanonanine[38]。另从野花椒（*Z.simulans* Hance）的根乙醇提取物分离得到1个新单萜苷，结构为（1R，2R，4S）-2-羟基-1，8-桉树脑-2-O-α-D-芹菜糖基（1→6）-β-D-葡萄糖苷［（1R，2R，4S）-2-hydroxy-1，8-cineole-2-O-α-D-apiofuranosyl-（1→6）-β-D-glucopyranoside[39]。

（周秋丽 王本祥 曲淑岩）

参考文献

[1]刘锁兰，等. 两种药用花椒挥发油的分析. 中国中药杂志，1991，16：359

[2]王立中，等.花椒挥发油初步分析. 药学通报，1988，23：300

[3]帅绯.花椒果实的挥发油成分.中草药，1992，23（2）：67

[4]南京药学院《中草药学》编写组. 中草药学（中册）. 南京：江苏人民出版社，1976：94

[5]陈素珍，等.花椒果皮中化学成分的研究.中草药，1985，16：2

[6]孙小文，等.花椒属药用植物研究进展.药学学报，1996，31（3）：231

[7]马建旸，等.花椒挥发油对实验性动脉粥样硬化的影响. 四川大学学报（医学版），2005，36（5）：696

[8]Cao LH，et al. Effect of Zanthoxylum schinifolium on TNF-alpha-induced vascular inflammation in human umbilical vein endothelial cells. *Vascul Pharmacol*，2009，50（5-6）：200

[9]许青援，等.花椒提取物对应激性心肌损伤的保护作用. 中草药，1993，24：277

[10]许青媛，等. 花椒粗提物对实验性血栓形成及凝血系统的影响. 中草药，1990，21：545

[11]金云海，等. 花椒油素对兔血小板聚集的影响. 中国药理学通报，1999，15（2）：186

[12]金云海，等. 花椒油素对血小板聚集的抑制作用. 中药新药与临床药理，2000，11（6）：352

[13]金云海，等. 花椒油素对血小板黏附和丙二醛产生的影响. 第一军医大学学报，2000，20（1）：39

[14]金云海，等. 花椒油素对血栓及6-酮-前列腺素F1α和血栓素B2的影响. 中药新药与临床药理，2000，11（2）：88

[15]金云海，等. 花椒油素对A23187和钙节解血小板及细胞内游离钙作用的研究.第一军医大学学报，2000，20（6）：513

[16]衡亮，等. 花椒仁油对实验性高脂血症小鼠的治疗作用. 解放军医学杂志，2005，30（11）：1012

[17]刘永英，等. 花椒籽仁油对实验性高脂血症大鼠的防治作用. 第四军医大学学报，2007，28（5）：411

[18]马建旸，等. 花椒挥发油在体外对低密度脂蛋白氧化的影响.四川大学学报（医学版），2006，37（1）：63

[19]谢柏梅，等. 椒目油对豚鼠哮喘模型肥大细胞和类胰蛋白酶的影响. 第四军医大学学报，2006，27（23）：2156

[20]曾晓会，等.花椒超临界萃取物对豚鼠哮喘模型中ET-1和NO含量的影响. 中成药，2006，28（6）：890

[21]王小翠，等. 椒目油对哮喘大鼠血清总IgE、IL-13水平及肺组织Fas/FasL表达的影响. 西部医学，2009，21（4）：543

[22]袁太宁，等. 花椒对小白鼠子宫平滑肌收缩的影响及其机制的实验研究. 内蒙古中医药，2009，6：115

[23]袁太宁.花椒挥发油对大鼠子宫平滑肌作用的研究.辽宁中医药大学学报，2009，11（7）：190

[24]袁太宁. 花椒挥发油对离体家兔结肠平滑肌收缩功能的作用. 湖北民族学院学报（医学版），2009，26（1）：14

[25]南京药学院《中草药学》编写组. 中草药学（中册）. 南京：江苏人民出版社，1976：540

[26]袁太宁，等. 花椒抗肺癌A549细胞作用及其机制的研究. 内蒙古中医药，2009，4：59

[27]袁太宁，等. 花椒挥发油抗宫颈癌Hela细胞作用研究. 湖北民族学院学报（医学版），2008，25（3）：26

[28]袁太宁，等. 花椒抗宫颈癌Caski细胞作用及其机制的

初步研究. 时珍国医国药,2009,20(5):1119

[29]袁太宁,等. 花椒体内外抗肿瘤作用及其机制的初步研究. 时珍国医国药,2008,19(12):2915

[30]Jun DY,et al. Apoptogenic activity of auraptene of Zanthoxylum schinifolium toward human acute leukemia Jurkat T cells is associated with ER stress-mediated caspase-8 activation that stimulates mitochondria-dependent or -independent caspase cascade. *Carcinogenesis*,2007,28(6):1303

[31]江苏新医学院. 中药大辞典(上册).上海:上海科学技术出版社,1986:1058.

[32]河南省中医研究所中麻组.野花椒化学和药理的初步实验. 中麻通讯,1977,(2):12

[33]佟如新,等. 辽宁青花椒与川椒急性毒性药理作用比较研究. 辽宁中药杂志,1995,22(8):371

[34]刘剑.花椒醋浸液及蛋清外用治疗间擦型足癣27例.中国民间疗法,2005,13(1):29

[35]李应超. 苦参花椒茶泡脚治脚气162例疗效观察. 中医外治杂志,2003,12(6):43

[36]周正山. 花椒水治疗单纯性下肢静脉曲张并溃疡形成56例疗效观察. 实用心脑肺血管病杂志,2005,13(2):91

[37]姜守运,等. 花椒半夏粉吸入法治疗变态反应性鼻炎20例. 中国中西医结合杂志,2006,26(11):1028

[38]任丽娟,等.花椒根的生物碱研究.药学学报,1981,16:672

[39]吴娇,等. 野花椒中一个新的单萜苷. 中草药,2007,38(4):488

芥子 Sinapis Semen

jie zi

本品为十字花科植物白芥*Sinapis alba* L. 或芥*Brassica juncea*(L.)Czern. Et Coss.的干燥成熟种子。味辛、性温。温肺豁痰利气,散结通络止痛。用于寒痰咳嗽、胸肋胀痛、痰滞经络、关节麻木、疼痛、痰湿流注、阴疽肿毒。

【化学成分】

1. 白芥*Sinapis alba* L.

本品含白芥子苷(sinalbin)、芥子碱(sinapine)、芥子酶(myrosin)、脂肪、蛋白质及黏液质。白芥子苷经芥子酶水解产生异硫氰酸对羟苄酯 (p-hydroxybenzyl isothiocyanate)(即白芥子油)、酸性硫酸芥子碱(sinapine bisulfate)及葡萄糖,酸性硫酸芥子碱经碱性水解产生芥子酸和胆碱[1]。白芥子中尚含有对羟苯基乙腈 (p-hydroxyphenylacetonitrile) 和胡萝卜苷(daucosterol)[2]。

2. 芥*Brassica juncea* (L.)Czern. Et Coss.

黄芥子挥发油中异硫氰酸丙烯酯含量最高,炒制后其含量大幅下降,而2-丁烯腈含量大幅升高,可能与炒制过程中芥子酶的破坏有关[3]。

【药理作用】

1. 抗炎、镇痛　白芥子醇提物600、300 mg/kg,灌胃5d,能明显抑制小鼠耳肿胀,对小鼠毛细血管通透性增强有非常显著的抑制作用;并能显著延长小鼠痛反应时间,减少扭体次数。白芥子具有较强的抗炎镇痛作用[4]。

2. 抑制前列腺增生　采用丙酸睾酮诱导去势小鼠前列腺增生,白芥子总提物和分段提取物I、II、III分别以20、10 g/kg剂量给小鼠灌胃15d,均能显著抑制去势小鼠前列腺增生,明显降低小鼠包皮腺湿重和血清酸性磷酸酶活性,表现出抗外源雄激素活性,抑制前列腺增生[5]。白芥子苷(16.0、8.0 mg/kg)和β-谷甾醇(16.0、8.0 mg/kg)均能明显降低丙酸睾酮诱发的去势小鼠前列腺增生,降低血清酸性磷酸酶活性;白芥子苷(16.0 mg/kg)还能够抑制大鼠滤纸肉芽肿,β-谷甾醇(16.0、8.0 mg/kg)降低组织胺诱发的小鼠毛细血管通透性增强。白芥子苷和β-谷甾醇具有抗雄激素和抗炎活性[6]。

3. 抗辐射　通过果蝇伴性隐性致死突变试验发现,芥子碱可修复由辐射引起的致死突变,并且能有效清除活性氧自由基,具有抗衰老作用[7,8]。芥子碱对X射线全身辐照的小鼠,在辐照前和辐照后给药,均能显著缓解照后小鼠外周血中血小板和白细胞的减少[9,10]。

【临床应用】

1. 风寒感冒　40例风寒感冒患者穴敷白芥子散(白芥子、延胡索、甘遂,磨粉调糊),每日1次,4~6h,对照组口服荆防败毒散。结果表明,穴位贴敷可以替代口服给药,尤其适于脾胃虚弱、体弱多病服药较多和幼儿等特殊群体[11]。

2. 肺炎　白芥子泥敷背,每日1次,3d为一疗程,辅助治疗40例肺部啰音难吸收支气管肺炎婴幼儿。结果,治疗组幼儿肺部啰音及咳嗽气喘消失天数明显缩短[12]。还有用白芥子饼加伤湿止痛膏敷背佐治小儿肺炎120例取得满意疗效[13]。

3. 支气管哮喘 白芥子散(白芥子、甘遂、细辛、延胡索)敷贴穴位治疗支气管哮喘60例,有效30例,好转25例,无效4例,总有效率93.33%[14]。白芥子贴膏贴于穴位,每年三伏天每伏治疗1次,共3次。结果160例患者中,临床控制90例,好转56例,无效13例,有效率91.87%[15]。

4. 腰颈椎病 腰椎间盘突出患者100例,采用离子导入(每天1次)和白芥子外敷(2~3d一次)治疗,8d为一疗程。结果治愈64例,好转30例,无效6例,有效率94%[16]。用白芥子散外敷治疗80例神经根型颈椎病(对照口服颈复康),痊愈21例,显效34例,有效16例,总有效率88.8%,对照组71.3%。白芥子散外敷对神经根型颈椎病有较好疗效[17]。

5. 骨性关节炎 白芥子散口服(3g),每日3次,连续服用1个月。经治90例患者,治愈50例,好转28例,无效12例,总有效率86.7%[18]。

6. 小儿肠系膜淋巴结炎 在常规抗生素治疗外,加用复方白芥子散贴于脐部相应位置,治疗42例急性肠系膜淋巴结炎,治疗7~10d。结果:治愈37例,好转4例,无效1例,总有效率97.6%[19]。

7. 痛痹症 200例痛痹患者用白芥子膏贴敷相关腧穴(对照组120例内服乌头汤治疗),3个月为一疗程。治疗组总有效率95%,对照组总有效率74.17%[20]。

8. 其他 黄芥子、硫黄等外用涂抹可治藏獒疥螨病[21]。针灸加黄芥子外敷治疗面瘫15例,治愈12例,好转2例,无效1例[22]。

9. 副作用 白芥子苷本身无刺激作用,水解产物挥发油(白芥子油)对皮肤有刺激作用,可引起皮肤发红、充血甚至起泡[23]。

(黄 芳)

参考文献

[1]江苏新医学院.中药大辞典(上册).上海:上海科技出版社,1985:716

[2]冯宝民,等.白芥子化学成分的研究.大连大学学报,2004,25(6):43

[3]张璐,等.炒制对黄芥子挥发油成分的影响.江苏中医药,2007,39(8):66

[4]李小莉,等.白芥子提取物的抗炎镇痛作用研究.现代中药研究与实践,2007,21(6):28

[5]吴国欣,等.白芥子提取物抑制前列腺增生的实验研究(I).中国中药杂志,2002,27(10):766

[6]吴国欣,等.白芥子提取物抑制前列腺增生的实验研究(II).中国中药杂志,2003,28(7):643

[7]李群,等.果蝇伴性隐性致死突变试验中芥子碱的辐射保护作用.实验生物学报,1993,26 (3):269

[8]李群,等.十字花科植物中的芥子碱对果蝇的抗衰老作用.应用与环境生物学报,1999,5(1):32

[9]李卫业,等.辐射及活性氧对DNA 的损伤以及芥子碱的保护作用.植物生理学报,1997,23(4):319

[10]郭房庆,等.芥子碱对小鼠辐照后外周血象变化的影响.辐射研究与辐射工艺学报,1995,13(3):177

[11]杨玉萍,等.白芥子散穴位敷贴治疗风寒感冒40例.中国中医药现代远程教育,2009,7(12):238

[12]曹宁丽,等.白芥子泥敷背辅助治疗婴幼儿支气管肺炎临床观察.赣南医学院学报,2005,25(6):845

[13]许蕊丽,等.白芥子饼加伤湿止痛膏敷背佐治小儿肺炎120例.护理研究,2005,19(3):430

[14]余建伟.白芥子散敷贴穴位治疗支气管哮喘60例疗效观察.云南中医中药杂志,2005,26(5):28

[15]时吉萍,等.白芥子贴治疗支气管哮喘160例.中国中医药信息杂志,2004,11(8):724

[16]柳阳娟,等.白芥子外敷加离子导入治疗腰椎间盘突出症的护理.中国中医药现代远程教育,2010,8(3):53

[17]赵昌林,等.白芥子散外敷治疗神经根型颈椎病80例临床观察.江苏中医药,2006,27(8):34

[18]赵昌林,等.白芥子散治疗膝关节骨性关节炎90例.中医杂志,2006,47(9):683

[18]倪茂娥,等.复方白芥子散佐治小儿肠系膜淋巴结炎42例临床观察.儿科药学杂志,2005,11(4):53

[20]李全付.自拟白芥子膏穴位贴敷治疗痛痹200例.四川中医,2008,(7):76

[21]方福红,等.用黄芥子硫黄等治疗藏獒疥螨病.青海畜牧兽医杂志,2008,38(4):20

[22]张炳辉.针灸加黄芥子外敷治疗周围性面瘫.中医外治杂志,1994,4:12

[23]颜正华.中药学.北京:人民卫生出版社,1991:601

苍耳子 Xanthii Fructus cang er zi

本品为菊科植物苍耳*Xanthium sibiricum* Patr.的干燥成熟带总苞的果实。味辛、苦，性温；有毒。有散风寒，通鼻窍，祛风湿功能。用于风寒头痛、鼻塞流涕、鼻鼽、鼻渊、风疹瘙痒、湿痹拘挛等。

【化学成分】

1. 挥发油 苍耳子中的挥发油成分中含单萜烃55.2%，氧化类单萜14.2%，倍半萜烃类11.3%[1]。主要有壬醛(nonanal)、反式石竹烯(transcaryo phyllene)、α-古芸烯(α-gurjunene)、2-壬烯醛(2-nonenal)、β-芹子烯(β-seliene)、十八烷醇(octadecanol)等[2]。

2. 甾醇 含有苍耳子苷(strumaroside)、β-、γ-及ε-谷甾醇、豆甾醇、菜子甾醇、β-谷甾醇的葡萄糖苷[3,4,2]。

3. 脂肪油 苍耳子含丰富脂肪油，干燥果实达9.2%；油脂中含亚油酸、油酸、软脂酸、硬脂酸的甘油酯，蜡醇(ceryl alcohol)等[2]。

4. 有机酸 苍耳子中分离出1,3,5-三氧-咖啡酰奎宁酸(1,3,5-tri-O-caffeylquinic acid)、1,5-二氧-咖啡酰奎宁酸(1,5-di-O-caffeylquinic acid)[5]、xanthanolides Ⅰ、Ⅱ和Ⅲ[6]、琥珀酸、酒石酸、延胡索酸、苹果酸等[2]。

5. 其他 还有8-表-苍耳素-1β,5β-环氧化物(8-epi-xanthatin-1β,5β-epoxide)、2-羟基奥索千里光碱(2-hydroxytomentosin)、xanthumanol[7]、奥索千里光碱(tomentosin)[8]、3-O-咖啡酰奎宁酸酯(3-O-caffeoylquinate)、苍耳酮(xanthiazone)[9]、8-表-苍耳素(8-epi-xanthatin)[10]等。

【药理作用】

1. 抗血栓 苍耳子75%醇提物生药3和10 /kg，灌胃3d，显著延长电刺激麻醉大鼠颈动脉血栓形成时间，延长率分别为24.0%和46.4%；轻度延长凝血时间，不延长部分凝血活酶时间和凝血酶原时间[11]。但在体外实验发现苍耳子水煎液生药0.2 g/mL能显著延长牛凝血酶凝聚人血纤维蛋白原时间，提示其有抗凝血酶作用[12]。

2. 降血糖 大鼠腹腔注射苷类物质$AA_2$1.25~5mg/kg，使血糖和肝糖原水平显著降低；10mg/kg时，给药后2h血糖降至惊厥水平(35~45mg%)；它能对抗肾上腺素的升血糖作用(可能与肝糖原减少有关)，对四氧嘧啶性糖尿病大鼠无治疗作用。灌胃给药苍耳子水煎液3.75、1.875、0.9375g/kg，均能降低正常小鼠血糖，且具有调节血糖和维持血糖稳定作用[13]。

3. 抗炎、镇痛 苍耳子甲醇提取物250 mg/kg腹腔注射，对大鼠足肿的抑制率达30%以上，小鼠醋酸扭体法抑制率10%以上[14]。苍耳子75%乙醇提取物制成1 g/mL药液，给小鼠灌胃5、15 g/kg，连续3d，对醋酸致小鼠腹腔毛细血管通透性增强有抑制作用，抑制率为20%~25%；对二甲苯致小鼠耳廓肿、角叉菜胶致小鼠足肿均有较弱的抑制作用[15]。

4. 抗菌 试管内100%苍耳子煎剂对金葡菌、乙型链球菌、炭疽杆菌和白喉杆菌有不同程度抑制作用[16]。从苍耳中分离得到的倍半萜内酯类成分苍耳素具显著的抗金黄色葡萄球菌群特性，包括耐甲氧西林金葡菌(MR-SA)[17]。

5. 镇咳、兴奋呼吸 苍耳子煎剂生药0.3 g/只对小鼠有镇咳作用，生药15 g/kg对兔无祛痰作用，对组胺所致豚鼠哮喘也无保护作用[18]。苍耳子注射液静脉注射能明显增加麻醉兔及狗的呼吸幅度及频率，亦能兴奋清醒状态下兔的呼吸[19]。

6. 抗胃溃疡、利胆 苍耳子75%乙醇提取物制成1 g/mL药液，大鼠十二指肠给药(3g/kg)，可使胆汁分泌增加14.5%，有一定利胆作用[20]；给小鼠灌胃5、15g/kg，连续3 d，显著抑制小鼠盐酸性溃疡形成，抑制率分别为38.6%和47.1%，但对小鼠水浸应激性溃疡形成、吲哚美辛-乙醇性溃疡形成无明显影响[21]。

7. 调节免疫 苍耳子水煎剂(40g/kg)能显著抑制DNP-BSA致敏BABl/c小鼠IgE抗体的产生，明显抑制腹腔巨噬细胞的吞噬功能和淋巴细胞的转化，延迟和减轻卵蛋白致敏豚鼠的1型超敏反应，对IgG、IgM的合成影响不大，对免疫应答主要起负调节作用[22]。苍耳子水煎剂对体液免疫(IgE、IgG、IgM)作用不明显，但对细胞免疫有抑制作用；苍耳子对下丘脑和血浆中的β-内啡肽均有显著降低作用，并对IL-2受体表达有明显抑制作用，而这种作用并非药物的细胞毒作用，此为苍耳子能用来治疗过敏性疾病的机制之一[23]。苍耳子甲醇提取物能抑制IL-1β和IL-6激活人肾小球系膜细胞增殖，半数抑制浓度为(42.8±1.3)mg/L，也能减少IL-1β和肿瘤坏死因子-α生成[24]。苍耳子70%醇提物(500、1000mg/kg)剂量依赖性抑制compound 48/80引起的小鼠过敏性休克，卵白蛋白所致大鼠被动皮肤过敏反应；在体外，苍耳子(20、50 μg/mL)浓度依赖性减少大鼠肥大细胞释放组胺和β-氨基己糖酶；苍耳子(500、1000mg/kg)对组胺或5-羟色胺所致大鼠皮肤反应无明显作用[25]。

8. 抗氧化　苍耳子煎剂(含生药1 g/mL)能有效减少脂质过氧化、降低过氧化脂质(LPO)的含量，有提高过氧化物歧化酶(SOD)活性的趋势，增强机体对自由基的清除能力，减少自由基对抗体的损伤[26]。苍耳子乙酸乙酯部位具有较强的抗氧化活性，并从中分离得到5种化学成分，其中以3,4-二羟基苯甲酸表现出最高的抗氧化活性[27]。

9. 其他　①抗癌：苍耳子热水提取物，体外试验对子宫颈癌细胞抑制率为50%~70%[28]。配合化疗、放疗时，可增强杀伤癌细胞，抑制癌瘤增殖的作用，且苍耳子对EC瘤细胞有抑制作用[29]。②受体作用：苍耳子提取物对血管紧张素Ⅱ受体、β-羟基-β-甲基戊二酸辅酶A(HMG-CoA)、钙通道阻滞剂受体和胆囊收缩素有不同程度抑制作用[30]。③脊髓反射：苍耳子酊剂静脉注射对脊髓反射有抑制作用，浸剂对离体兔肠有兴奋作用[31]。④抗病毒：苍耳子醇提取物(0.5 g/mL)稀释至1:5时，可完全抑制单纯疱疹病毒(在人胚肺细胞上的)生长，1:10时可抑制100$TCID_{50}$疱疹病毒的生长，而对正常细胞无毒害作用[32]。苍耳子煎剂在体外对乙型肝炎病毒DNA多聚糖的直接抑制率为25%~50%[33]。

10. 毒性　水浸剂小鼠腹腔注射的LD_{50}为0.93g/kg。25%苍耳子乳剂家兔腹腔注射的LD_{100}为10 mL/kg，小鼠腹腔注射的LD_{50}为7.5 mL/kg[34]。苷AA_2大鼠腹腔注射的LD_{50}为4.6 mg/kg，小鼠为10.0 mg/kg。羧基苍术酸钾小鼠腹腔注射的LD_{50}为10.7 mg/kg[35]。苍耳子75%的乙醇提取液灌胃小鼠的最大给药量为75 g/kg[21]。苍耳子水提物小鼠灌胃给药的LD_{50}为201.14 g/kg，而苍耳子醇提物灌胃给药的MTD(最大耐受量)大于2.4 kg/kg，水提物的毒性明显大于醇提物[36]。具体致毒物目前还不十分明确，有文献认为其有毒成分为二萜羟酸苍术苷、毒蛋白、氢醌和苍耳苷[37]。

大鼠、小鼠、豚鼠和兔不同途径给药的中毒表现基本相同，活动减少，对外界刺激反应迟钝，呼吸不规则，死前呼吸极度困难，伴阵发性惊厥。病理组织检查，肝脏退行性变或坏死；肾脏曲管上皮浊肿，管腔内有蛋白、管型；肺、脑充血水肿，心脏轻度浊肿。其中肝脏损害最严重，与四氯化碳肝损害相似。继发性脑水肿所致惊厥可能是致死的直接原因，动物中毒后发生的强烈性惊厥，也与极度低血糖有关[3]。

【临床应用】

1. 过敏性鼻炎　用复方苍耳子滴鼻剂（苍耳子、辛夷花、黄芪各1000g，青黛250g）治疗423例，有效率83.8%[38]。苍耳子、细辛等精制成膏，以聚-a-羟基丙烯酸乙酯高分子聚合体为载体制成皮下植入剂，对长期过敏性鼻炎、过敏性哮喘、过敏性皮肤病等疾病，15~30d治疗1次（埋入穴位的皮下组织或肌肉层2h），3次为一疗程，共治疗住院患者130例(男90，女40)，有效率96%[39]。

2. 鼻窦炎　用茯苓汤合苍耳子散治疗慢性鼻窦炎，每日1剂，10剂为一疗程，共3个疗程。临床观察108例，总有效率94.4%，一般用药后一疗程即可明显见效。用苍耳子合剂治疗急性化脓性鼻窦炎200例，治疗组100例患者服用苍耳子合剂，对照组100例选用青霉素对症治疗，临床治疗结果表明治疗组和对照组总有效率分别为99%和95%，二者差异无显著性[40]。

3. 顽固性牙痛　用苍耳子6 g焙黄，去壳后将苍耳子仁研成细末，与一个鸡蛋混均，不放油盐炒熟食之，每日1次，连服3次，98例中龋齿37例，火牙、牙周膜炎、牙髓炎67例。67例服一次止痛，3次治愈，其余31例由于牙痛较重，配合消炎药及甲硝唑而治愈[41]。

4. 腹泻　运用苍耳子水煎液浸浴患儿小腿及足，配合穴位按摩，3次/d，治疗小儿腹泻，治疗组48例，设立抗生素结合补液治疗的对照组48例，治疗4 d，结果治疗组痊愈率为95.77%，对照组为62.5%；治疗组有效率为2.15%，对照组为25%。治疗组在止泻效果、起效时间、腹泻消失时间及痊愈时间等方面均优于对照组[42]。

5. 泌尿道感染　苍耳子250g炒焦、煎汤，加红糖100g，1次服，无效时次日再服1次，不超过2次，治疗28例，一次治愈者16例，二次治愈者4例，好转6例，无效2例，有效率92.9%[43]。

6. 皮肤病　明矾合苍耳子水煎外洗治疗荨麻疹23例，疗程短者2d、长者5d，均获痊愈[44]。用苍耳子、蒲公英、白花蛇舌草等制成的注射液，静脉滴注治疗急性皮炎湿疹，临床疗效可达89.5%[45]。苍耳子乙醇提取物，治疗扁平疣患者30例，显效率73.3%，总有效率93.3%[32]。

7. 急性中毒　多因误食引起，成人服用量超过100g可致急性中毒。中毒反应轻重不一，神经系统症状可出现头痛、头晕、激动；严重者烦躁不安、抽搐，甚至强直性惊厥，或嗜睡、昏迷不醒。消化道反应可出现恶心、呕吐、腹痛、腹胀或腹泻。重要器官中毒症状可出现肝肿大、肝异常、黄疸等肝脏损害症状，尿蛋白、管型、血尿、少尿等肾脏损害症状及心动过缓或过速、房室传导阻滞、血压升高、呼吸困难等心肺损害症状。少数中毒严重或抢救不及时者，可因肝细胞大量坏死而致肝昏迷、肾衰竭或呼吸循环衰竭而死亡。解救措施主要有输液、保肝、维持呼吸和血压、给予各种维生素和抗生素等[46,47]。中医药解毒可用：①甘草50g、绿豆120g，煎汤500 mL，冷服；②紫金锭磨成稀糊，每天内服半锭，2次/d，可连用3~5d；③新鲜菊花苗根捣碎挤出汁，2次/d，每日一大碗；④昏迷者可鼻饲至宝丹，1包/d，分次用，或用安宫牛黄丸，1~2丸[48,49]。

【附注】

1. 大果苍耳*Xanthium macrocarpum* D.C.

茎叶含五种4，5-断愈创内酯类（4，5-secoguaianolides，xanthanolides），即：苍耳宁、苍耳明、苍耳醇、异苍耳醇和xanthinosin，苍耳醇含量较高，占总内酯的24%。根含β-谷甾醇、xanthanodene及一种佛木内酯（eremophilanolide）[50]。

2. 印度苍耳*Xanthium indicum* Koen.ex Roxb.

地上部分含苍耳明、2-表-苍耳明（2-epi-xanthumin）、表苍耳素（epi-xanthatin）、8-表苍耳素-1β，5β-环氧化物（8-epixanthatin-1β，5β-epoxide）、xanthinosin、xanthanodiene、tomentosin、2-hydroxytomentosin、吉马烯D（germacrene D）、异愈创烯（isoguaiene）、β-芹子烯（β-Selinene）、异土木香内酯（isoalantolactone）、植醇（phytol）、eudesmano1ide及其8-表异构物，大量4-oxo-bedfordiaacid[51]等。

3. 加拿大苍耳*Xanthium canadense* Mill.

叶含昆虫发育抑制剂：苍耳明及表-苍耳亭（epi-xanthatin），根含倍半萜内酯类xanthanodiene、xanthanene及异土木香内酯、蒲公英赛醇（taraxerol）及其单醋酸酯[52]。根中所含杀卵物质十三碳-1-烯-3，5，7，9，11-戊炔（tridec-1-ene-3，5，7，9，11-pentayne），对果蝇和家蝇卵的孵化有抑制作用[53]。根中尚含有xantholide A和B，xantholide A 2.5g/kg可完全抑制黑腹果蝇幼虫的生长[54]。

4. 苍耳草

为苍耳的茎叶。味苦辛，性寒。有祛风散热，解毒杀虫功能。用于风寒头痛、风湿痹痛、大风癞痫、热毒疮疡、皮肤瘙痒等症。

[化学成分]

主含倍半萜内酯类成分苍耳宁（xanthinin）及其异构体苍耳明（xanthumin）、苍耳醇（xanthanol）、异苍耳醇（isoxanthanol）[55]、苍耳亭（xanthatin）、去乙酰氧基苍耳明（deacetoxylxanthumin），xanthumanol，xanthinosin、奥索千里光碱（tomentosin）等[56]。地上部尚含3种新的xanthanolide和苍耳烷型倍半萜类成分11α，13-二氢苍耳素（11α，13-dihydroxanthatin）、4β，5β-环氧苍耳素-1α，4α-内过氧化物（4β，5β-epoxyxanthatin-1α，4α-endoperoxide）和1β，4β4α，5α-diepoxanth-11（13）-en-12-oic acid[57]及一种新的二聚xanthanolide倍半萜内酯成分pungiolide C[58]。

[药理作用]

（1）抗菌　叶的石油醚提取物对革兰阳性细菌有抗菌作用，其抗菌活性成分为苍耳明[59]。甲醇提取物对变形杆菌、金葡菌、枯草杆菌和白色念珠菌有抗菌作用，其有效成分为苍耳醇[60]。苍耳叶挥发油对多种真菌有抑制作用[31]。

（2）抗肿瘤　苍耳叶甲醇提取物有细胞毒素活性，可以抑制5种人类肿瘤细胞[61]。

（3）其他　苍耳叶浸剂能增加离体兔肠运动，叶酊剂给猫静脉注射能抑制脊髓反射[3]。苍耳茎叶生物碱有兴奋兔呼吸中枢和松弛小肠平滑肌作用[62]。

（4）毒性　给体重450g的豚鼠喂食苍耳叶10g可致死，对肝、肾、血液均有毒，以肝脏损害最严重，其茎叶可能含有神经-肌肉毒性物质[18]。

[临床应用]

（1）麻风　新鲜苍耳叶制成流浸膏，再制成丸或片剂，开始每日生药120~150g，分3~4次服，以后逐日加量，治疗11例，显著进步8例，进步3例[62]。

（2）急性细菌性痢疾　新鲜干燥茎叶，每日60g，水煎分3~4次服，治疗4例，全部治愈[63]。与金樱子合煎治疗小儿腹泻，尤其是迁延性腹泻病程在2周~2个月者效果较好[64]。

（3）伤寒　苍耳草每日120~150g，煎汤分4次服，除一般症状改善或消失外，白细胞总数增加，多在8d内退烧，肝脾大消失，血、粪、胆汁中伤寒杆菌转阴，愈后无一例复发[65]。

（4）不良反应　内服可有发烧、出汗、恶心、呕吐、厌食、便秘、头晕和失眠等[62]，外用可致皮肤发痒、疼痛或水泡[66]。有1例用鲜草煎剂治风疹块而致剥脱性皮炎[67]。

（刘　佳　郭　琪）

参考文献

[1]Taher HA, et al.Constituents of the essential oil of Xanthiun cavanillesii. *J Natural Product*,1985,48:857

[2]刘玉红,等.苍耳子化学成分及药理作用研究进展.山东医药工业,2003,22(1):22

[3]江苏新医学院.中药大辞典(上册).上海:上海人民出版社,1977:1069

[4]梁克军.苍耳.陕西新医药,1977,(3):53

[5]Agata Isao,et al. 1,3,5,-tri-O-caffeoylquinic acid from Xanthium strumarium. *Phytochemistry*,1993,33(2):508

[6]Macro JA,et al. Xanthanolides from Xanthium: absolute configuration of xanthanol, isoxanthanol and their C-4 epimers. *Phytochemistry*,1993,34(6):1569

[7]Saxena VK,et al. Xanthanolides from Xanthium strumarium. *Fitoterapia*,1995,66(2):159

[8]Joshi SP,et al. Antimalarial activity of Xanthium strumarium. *J Med Aromat Plant Sci*, 1997,19(2):366

[9]Ma YT,et al. Thaizinedione from Xanthium strumarium. *Phytochemistry*,1998,48(6):1083

[10]Lee HJ,et al. Inhibition of nitric oxide synthesis by 8-epixanthatin in activited RAW 264.7 cells. *CA*. 1999,130:20541h

[11]张明发,等.辛温(热)合归脾胃经中药药性研究(Ⅵ)抗血栓形成和抗凝作用.中国中药杂志,1997, 22 (11): 691

[12]欧兴长,等.126种中药抗凝血酶作用的实验观察.中草药,1987,18(4):21

[13]张梅,等.苍耳子对小鼠血糖影响的研究.时珍国医国药,2009,20(3):670

[14]小菅营卓夫,他.祛风湿药中の生理活性成分に関する研究(第1报)祛风湿药の抗炎症,镇痛作用についこ.薬学杂志, 1985,105(9):845

[15]张明发,等.辛温(热)合归脾胃经中药药性研究 Ⅲ.抗炎作用.中药药理与临床,1998,14(6):12

[16]零陵地区卫生防疫站,等. 561种中草药抗菌作用筛选报告.湖南医药杂志,1994,(4):50

[17]刘玉红,等.苍耳子化学成分及药理作用研究进展.山东医药工业,2003,22(1):22

[18]王浴生.中药药理与应用.北京:人民卫生出版社,1983:5508

[19]韩进庭.苍耳子的药理作用与临床应用. 现代医药卫生,2008,24(20):3067

[20]张明发,等.辛温(热)合归脾胃经中药药性研究(Ⅰ)利胆作用.中国中医基础医学杂志,1998,4(8):16

[21]张明发,等.辛温(热)合归脾胃经中药药性研究(Ⅱ)抗溃疡作用.中药药理与临床,1997,13(4):1

[22]左祖英,等.防风苍耳子水煎剂对小鼠免疫功能的影响.川北医学院学报,1997,12(3):9

[23]王龙妹,等.枸杞子、白术、细辛、苍耳子对白细胞介素-2受体表达的影响.中国临床药学杂志,2000,9(3):172

[24]Kuo YC,et al.Chinese herbs as modulators of human mesangial cell proliferation: preliminary studies. *J Lab Clin Med*, 1998,132(1):76

[25]戴岳,等.苍耳子对速发型过敏反应的抑制作用.中国野生植物资源,2002,21(6):61.

[26]樊景坡.苍耳子、细辛、枸杞子、白术对小鼠组织自由基代谢影响.中医药信息,1994,11(2):48

[27]苏新国,等.苍耳子的抗氧化成分研究. 中药新药与临床药理,2007,18(1):47

[28]佐藤昭彦.新レぃ抗がソ生药の探究.汉方研究,1979,(2):51

[29]刘春安,等.抗癌中草药大辞典.武汉:湖北科学技术出版社,1994:1241

[30]王序,等.现代生物分析法对常用中药的筛选研究.北京医科大学学报,1986,18(1):31

[31]张明发,等.辛温(热)合归脾胃经中药药性研究Ⅳ.镇痛作用.中药药理与临床,1998,4(6):1

[32]姜克元,等.苍耳子提取液抗病毒作用的研究.时珍国药研究,1997,8(3):217

[33]韩婷,等.苍耳及其同属药用植物研究进展.解放军药学学报,2003,19(2):122

[34]纪绍先,等.急性苍耳子中毒12例报告.吉林医科大学学报,1962,(1):75

[35]Craig JC, et al. Isolation and identification of the hypoglycemic agent,carboxyatractylate,from Xanthium strumarium. *Phytochemistry*,1976,15(7):1178

[36]李涓,等.苍耳子2种提取物对正常脐带血细胞的影响及其急性毒性的比较.华西药学杂志,2005,20(6):493

[37]丁雅芳.简述中药毒副反应.湖北中医杂志,1985,4:3

[38]朱沛冉.苍辛鱼芷汤治疗过敏性鼻炎52例.云南中医杂志,1986,7(5):28

[39]李美英,等. 中药皮下植入剂在临床的应用.湖北医科大学学报,1998,19(2):191

[40]马萍.苍耳子的研究进展.中草药,1999,30(8):634

[41]汤瑕玲.苍耳子治疗顽固性牙痛.中国民间疗法,1997,5:14

[42]李秀华,等.苍耳子药液浸浴治疗小儿腹泻48例临床观察.中医药研究,2001,17(3):22

[43]张金宝.大剂量焦苍耳治疗泌尿系统感染28例临床观察. 内蒙古中医药,1991,10(2): 11

[44]张跃传.明矾合苍耳子水煎洗治疗荨麻疹.中医外治杂志,1995,(3):40

[45]潘祥龙,等.中药抗炎一号注射液治疗105例急性皮炎湿疹疗效分析.福建医药杂志,2001,23(1):5

[46]朱天忠,等. 中药中毒致死169例原因分析.中国药学杂志,1991,26(9):556

[47]郭汉林.急性鲜苍耳子中毒12例报告.临床内科杂志,1989,6(2):29

[48]郑虎占,等.中药现代研究与应用.北京:学苑出版社,

1998:2200

[49]姜萧,等.浅谈中药苍耳子毒性及中毒的抢救方法.黑龙江中医药,2000,20(4):63

[50]Lavault M, et al. Xanthium macrocarpum D. C. Xanthanolides. *CA*. 1979;91:207383b.

[51]Bohlmann. F. et al. Xanthanolides from Xanthium indicum. *Phytochemistry*, 1982, 2l(6):1441

[52]Tanaka N, et al. Chemial studies on constituents of Xanthium canadense Mill. *Chem Pharm Bull*, 1976, 24(6):1419

[53]Nakajima S, et al. Search for insect development inhibitors in Plants Part II. Tridec-l-ene-3,5,7,9,11-pentayne, an ovicidal substance from Xanthium canadense. *Agric Biol Chem*, 1977, 41(9): 1801

[54]Tahara T, et al. Structures of Xanthanolides A and B, two new guaianolides from Xanthium canadense.Mill. *Tetrahedron Lett*, 1980, 21(19):1861

[55]Khafagy SM, et al. Phytochemical investigation of Xanthium strumarium. *Plant Med*, 1974, 26(1) :75

[56]MC Millan C, et al. Sesquiterpene lactones of Xanthium strumarium in a Texas populaton and in experimental hybrids. *Biochem Syst Ecol*, 1975, 3(3):137

[57]Mahmoud Ahmed A. Xanthanolide and xanthane epoxide derivatives from Xanthium strumarium. *Planta Med*, 1998, 64(8):724

[58]Ahmed Ahmed A. A xanthanolide diol and a dimeric xanthanolide from Xanthium species. *Planta Med*, 1999, 65(5): 470

[59]Gupta KG, et al. Isolation of an antibacterial compound, Xanthumin from the leaves of Xanthium strumarium Linn. *J Indian Chem Soc*, 1975, 52(12):1224

[60]Jawad ALM, et al. Antimicrobial acitivity of Xanthium strumarium extracts. *Fitoterapia*, 1988, 59(3):220

[61]Ahn Jong -Woong, et al. Isolation of cytotoxic compounds from the leaves of Xanthium strumarium L. *Nat Prod Sci*, 1995, 1(1):1

[62]王本祥,等.现代中药药理学.天津:天津科学技术出版社,1997:98

[63]何文坚.苍耳草治疗急性菌痢110例疗效观察.新中医,1984,(9):18

[64]孙云富,等.苍耳草金樱子煎剂治小儿腹泻.中国民间疗法,2005,13(8):25

[65]何文坚.苍耳草治疗伤寒15例疗效观察.上海中医药杂志,1981,(8):23

[66]孙树成.苍耳叶治疗跟骨刺.山东中医杂志,1981,(2):67

[67]卢俊德.苍耳子外洗引起剥脱性皮炎一例报告.福建医药杂志,1979,(2):60

苍术 Atractylodis Rhizoma cang zhu

本品为菊科植物茅苍术*Atractylodes lancea*(Thunb.)DC.或北苍术*A.chinensis*(DC.)Koidz.的干燥根茎。味辛、苦,性温。具有燥湿健脾,祛风散寒,明目功效。主治湿阻中焦、脘腹胀满、泄泻、水肿、脚气痿躄、风湿痺痛、风寒感冒、夜盲、眼目昏涩等。

【化学成分】

1. 茅苍术*Atractylodes lancea*(Thunb.)DC.

(1)挥发油　主要成分为-桉叶油醇-eudesmol)、苍术酮(atractylon)、苍术醇(hinesol)和苍术素(atractylodin),其含量分别为18.894、13.707%、11.053%和6.815%[5]。尚含有十六烷酸甲酯、十八碳二烯酸甲酯、十八碳三烯酸甲酯、十八碳酸甲酯[2]、亚油酸乙酯[2]、β-芹油烯(β-selinene)、苍术呋喃烃(atractylodin)等[3,4]。

(2)多糖　主要有茅苍术多糖,由鼠李糖、阿拉伯糖和半乳糖组成,其摩尔比为0.59:4.42:0.54[5]。

(3)其他　根茎还含糠醛-乙酰氧基苍术酮、白术内酯、3,5-二甲氧基-4-葡萄糖氧基苯基烯丙醇等[2]。

2. 北苍术*A.chinensis*(DC.)Koidz.

(1)挥发油　主要有榄香醇(elemol)、茅术醇(hinesol)、β-桉叶油醇(β-eudesmol)、γ-桉叶油醇(γ-eudesmol)、红没药醇(bisabolol)、苍术酮(atractylon)、苍术素(atractylodin)等[6]。

(2)其他　北苍术的根茎中尚含有苍术烯内酯丙(atractylenolid Ⅲ)、汉黄芩素(wogonin)、香草酸(4-hydroxy-3-methoxybenzoic acid)、3,5-二甲氧基-4-羟基苯甲酸(3,5-dimethoxy-4-hydroxybenzoic acid)等[7]。

【药理作用】

1. 烟熏消毒　苍术艾叶香点燃30、45、60min对腮腺病毒M_{56-1}株的TCID(半数鸡胚细胞出现病理变化)均为<0.50。苍术艾叶消毒香对家蚕核形多角体病毒烟熏24h,有28%家蚕感染病毒;烟熏12h,有32%感染病毒,未烟熏组的发病率为82%。实验还证明,苍术艾

叶香烟熏4h，可杀灭口腔支原体和肺炎支原体“FH”株，杀灭乙型溶血性链球菌A群。杀灭肺炎球菌、流感杆菌和金黄色葡萄球菌需烟熏4h，杀灭绿脓杆菌则需熏8h，并能抑制枯草杆菌的生长[8]。

2. 降血糖 苍术苷对小鼠、大鼠、兔和犬皆有降血糖作用。其降血糖和降低肝糖原作用，降低耗氧量，但使血乳酸含量增加，据认为可能由于苍术苷促进了糖酵解的缘故[9]。苍术水提取物(ARWE)按0.2、2.0g/kg给大鼠灌胃，于8d内每天给药1次。结果显示，ARWE有降血糖作用，并使胰岛素水平升高，血清淀粉酶活力于给药后第8天由低水平升至正常[10,11]。

3. 抑制中枢 给小鼠按500mg/kg剂量灌胃β-桉叶醇和茅术醇以及其混合物，于投药后30min小鼠呈现明显镇静作用，其自发活动减少；β-桉叶醇和茅术醇的混合物有剂量依存性的抗惊厥作用，当剂量为1000mg/kg时，小鼠生存率达83.3%。上述结果表明，苍术提取物对中枢神经系统有抑制作用，其药理活性成分为β-桉叶醇和茅术醇[12]。

4. 解毒、利胆 给小鼠灌胃苍术酮50mg/kg，可显著抑制四氯化碳引起的血清GOT、GPT和LDH活性水平的升高。病理检查，经苍术酮治疗组小鼠肝组织脂肪浸润和坏死程度减轻。给大鼠按500mg/kg剂量经十二指肠给入苍术的乙酸乙酯提取物，可使胆汁分泌量明显增加。其利胆成分为苍术呋喃烃，该化合物100mg/kg灌胃给药就有明显利胆作用，但β-桉叶醇无利胆作用[13]。

5. 降血压 苍术10%乙醇浸膏对自制兔血管紧张素转化酶(ACE)有抑制作用(为ACE抑制剂)，从而阻止ACE降解降压物质-舒缓激肽，产生降压作用[14]。

6. 抗炎 给ICR小鼠灌胃给药苍术醇提物5、15g/kg，抑制二甲苯引起的耳肿、角叉莱胶引起的足趾肿胀和乙酸提高腹腔毛细血管通透性[15]。(茅)苍术挥发油常温下保存具有不稳定性；随保存时间延长，其抗炎作用增强[16]。

7. 影响平滑肌 离体苍术水煎剂（累积浓度为1%、3%、10%、30%、100%、200%）可增高大鼠胃底和胃体平滑肌条的张力，并呈一定的剂量效应关系。阿托品、六烃季胺和异搏定可不同程度地阻断苍术对胃平滑肌条的兴奋作用[17]。苍术水煎剂浓缩至100%，按0.5~1.0 mL/30mL浓度可使离体兔小肠张力下降，苍术浓度为3.3×10^{-2}g/L时对肾上腺素引起免肠肌松弛有促进振幅恢复作用[18]。苍术丙酮提取物75mg/kg能明显促进胃肠运动，苍术的醇提取液和水溶液对弛张后的胃平滑肌有轻微的增强收缩的作用[19]。

8. 抗真菌 苍术浸膏对断发癣菌、石膏样小孢子菌、铁锈色小孢子菌、粉小孢子菌、石膏样毛癣菌、羊毛状小孢子菌、紫色癣菌、黄癣菌、絮状表皮癣菌、红色毛癣菌、白念珠菌、新型隐球菌、着色霉菌、申克孢子丝菌和放红菌等15种真菌都有不同程度的抑制作用，尤其对红色毛癣菌石膏样毛癣菌等10种浅部真菌有明显的抑制作用，最低抑菌浓度（MIC）为1.0%~3.0%，最小杀菌浓度(MFC)为1.0%~4.0%[20]。苍术对耐药志贺菌有很强的抑制作用。苍术消毒剂还可有效杀灭空气中的细菌，能预防医院感染[21]。苍术50%乙醇提取液对金黄色葡萄球菌的抑菌作用最明显，对白色念珠菌、大肠杆菌的抑菌作用次之，对绿脓杆菌抑菌作用较弱，对肺炎克雷伯菌几乎没有抑菌作用[22]。

9. 其他 苍术酮、β-桉叶醇和茅术醇对GPT活性无直接影响。在二氢桉叶醇的C-3位引入羟基和羧基分别使抗CCl_4诱发的肝损害作用增强和降低。但对D-半乳糖胺引起的肝损伤模型，上述结构改造未见使β-桉叶醇和茅术醇抗肝毒作用有本质上的改变。茅术醇的氢化可使抗肝毒活性降低[23]。

10. 毒性 经苍术艾叶香烟熏0.5~2h的小鼠和大鼠的外观和病理检查均无异常发现[24]。以等比浓度灌胃法测定苍术挥发油对小鼠的LD_{50}为2245.87 mg/kg，表明苍术挥发油有一定毒性，应引起临床用药的注意[25]。

【临床应用】

1. 室内空间消毒 在30m^{2}的手术室内点燃苍术艾叶香一盘，烟熏6~8h，可使空气中菌落数显著减少，手术感染率显著降低，空气消毒效果优于乳酸消毒[26]，而与甲醛烟熏效果相似[24]。

2. 防晕车 复方苍术片每次按20mg/kg服用，可使晕车者的头晕、恶心、心慌等症状迅速好转。当出现呕吐时，再次服药者疗效较差[27]。

3. 预防感冒、气管炎、水痘和腮腺炎 利用含苍术(40%)和艾叶(10%)制成的蚊香，每盘蚊香重15g，每晚睡眠时点燃，每45m^{3}空间可点1~2盘，共观察20d。结果在实验组的626人中，感冒发患者数占15.01%，对照组的655人感冒发患者数占24.25%。在31例慢性支气管炎患者中，用上述方法治疗7~14d后，其中18例咳嗽好转，20例痰量减少，8例气喘好转，14例胸部感到舒畅，鼻塞好转。在幼托单位，用上述方法点燃苍术艾叶香，观察3年，水痘、腮腺炎和猩红热的发病率明显低于对照组[28]。

4. 皮肤病 肌肉注射苍术油注射液，每日注射2mL，疗程1~5周，对皮肤瘙痒症，多形性渗出性红斑，急性和慢性荨麻疹，过敏性皮炎和小儿痒疹等315例，总有效率82.8%[29]。以苍术、大枫子、苦参、防风、白藓皮等共研细末，烟熏患处，每次15~30min，每日熏2次。治神经性皮炎60例，治愈49例，显著进步7例，治愈期限为20~40d[30,31]。

5. 小儿脾胃失调症 口服炒苍术粉1~2g，开水冲服，日服3~6次。热重于湿者，加寒水石，滑石粉各30g，煎汤冲服苍术粉[32]。

6. 慢性溃疡性结肠炎 自拟运脾化滞汤（苍术、厚朴、槟榔、山楂、木香等）治疗慢性溃疡性结肠炎45例，总有效率95.6%[33]。

7. 顽固性外阴湿疹 采用清热解毒、除风止痒的苍艾洗剂（苍术、艾叶、白花蛇草、土茯苓等）治疗顽固性外阴湿疹62例，全部有效[34]。

8. 婴幼儿轮状病毒肠炎 用苍苓散（治疗组）与腹可安（对照组）治疗婴幼儿轮状病毒肠炎150例，治疗组治愈率为67.07%，总有效率为97.56%。连续检测用药3d后粪轮状病毒，治疗组测65例转阴31例，对照组测54例转阴6例[35]。

9. 不良反应 4000余正常人，每晚室内燃苍术艾叶香一盘，连续30d，亦未见不良反应[28]。

【附注】

1. 关苍术*A. japonica Koidz* ex Kitamm

[化学成分]

含有β-谷甾醇（β-sitoterol）、苍术烯内酯丙（atractylodinolideIII）、胡萝卜苷（daucosterol）等[36]。

[药理作用]

(1)抗炎 关苍术乙酸乙酯提取物250、500mg/kg灌胃给小鼠，对二甲苯和巴豆油所致小鼠耳廓肿胀有明显抑制作用，对小鼠棉球肉芽肿增生也有抑制作用；在上述剂量下，对大鼠角叉菜胶足肿胀和佐剂性关节炎也有抗炎作用[37]。

(2)抗缺血性心肌损伤 造模前大鼠舌下静脉给关苍术乙酸乙酯提取物200、400 mg/kg。结果：心肌组织中GSH-Px活力明显升高，心肌线粒体钙含量明显降低，心肌细胞膜Na^+/K^+-ATP酶活性明显升高。关苍术乙酸乙酯提取物对大鼠心肌缺血再灌注损伤有保护作用[38]。

(3)抗心律失常 关苍术正丁醇提取物400、200mg/kg明显增加引起大鼠室性心律失常的乌头碱用量，减少氯化钡所致室性心律失常大鼠的只数，推迟心律失常出现的时间，并明显增加使豚鼠室性心律失常的哇巴因用量。表明，关苍术正丁醇提取物有明显的抗心律失常作用[39]。

2. 古立苍术（*A.cancea*）和西北苍术(*A.lancea* var.*chinensis*)的50%甲醇提取物具有抗溃疡作用。

当按200mg/kg给大鼠灌胃给药时，对幽门结扎型、组织胺型、阿司匹林型及应激型胃溃疡均有一定的抗溃疡作用，可使溃疡指数降低，对胃液量、胃酸度及胃蛋白酶活性均有明显抑制作用[13]。

3. 欧苍术*A.gummifera* L. 含有苍术苷(atractyloside)。

（杨立泉　何宗梅　周秋丽　王本祥）

参 考 文 献

[1]潘雪英.野生茅苍术挥发油成分分析.中国药房，2008，19(30)：2380

[2]钱士辉，等.茅苍术化学成分及其生物活性研究进展.中国野生植物资源，2006，25(2)：8

[3]王玉玺，等.苍术的质量研究—茅苍术根和根基中挥发油的比较.中国中药杂志，1991，16(7)：393

[4]Nakai Y，et al. Effect of the rhizomes of A tractylodes lancea and its constituents on the delay of gastric emp tying. *J Ethnopharmacol*，2003，84 (1)：51

[5]韩丽，等.茅苍术多糖的分析.中药材，2008，31(12)：1841

[6]李西林，等.北苍术挥发油的提取与成分分析.上海中医药大学学报，2008，22(1)：59

[7]李霞，等.北苍术化学成分的研究.沈阳药科大学学报，2002，19(3)：178

[8]上海市华东医院，等.苍术艾叶烟熏消毒的实验研究及长期应用观察.中华医学杂志，1978，10：619

[9]Santi R，et al. Pharmacological properties and mechanism of atractyloside. *J Pharm Pharmacol*，1964，16(6)：437

[10]Konno C，et.al. Isolation and hypoglycemic activity of atractans A.B and C，glycans of atractylodes japonica Rhizomes. *Planta Medica*，1985，(2)：102

[11]李曼玲.苍术的化学药理研究进展.中国中医药信息杂志，2002，9 (11)：80

[12]付梅红，等.苍术的化学、分子生药学和药理学研究进展.中国药学杂志，2009，34(20)：2669

[13]王玉良摘译.苍术、白术的药理学研究（译自日本生药学会第28、29回年会讲演要旨）.日本医学介绍，1984E，(12)：30

[14]陈洪源，等.苍术提取物对血管紧张素转化酶的抑制活性.重庆工商大学学报（自然科学版），2008，25(4)：419

[15]张明发，等.苍术抗腹泻和抗炎作用研究.中国药房，2000，11(3)：109

[16]邓时贵，等.（茅）苍术挥发油主要化学成分的稳定性及其抗炎作用的初步比较.辽宁中医杂志，2008，35(11)：1733

[17]李伟,等.苍术对大鼠离体胃平滑肌条运动的影响.中药药理与临床,1999,15(6):29

[18]朱自平,等.白术、苍术及其复方对离体家兔小肠运动的影响.中成药研究,1983,7:25

[19]阴健,等.中药现代研究与临床应用Ⅰ.北京:学苑出版社,1994:346

[20]尹秀芝,等.中药苍术抗真菌作用的研究及临床观察.北华大学学报,2000,1(6):492

[21]林平.20味中草药对志贺菌抑菌作用的实验观察.时珍国医国药,2005,16(10):986

[22]胡定慧,等.苍术体外抑菌活性的初步研究.生物加工过程,2008,6(5):60

[23]卞益民摘译.苍术的抗肝毒成分.国外医学中医中药分册,1985,7(2):54

[24]郑志学,等.中药苍术、艾叶烟熏消毒与其他消毒方法的效果比较.中华医学杂志,1963,49(7):462

[25]杨明,等.苍术挥发油的急性毒性试验.动物医学进展,2008,29(2):113

[26]华东医院,等.苍术艾叶烟熏消毒的实验研究及长期应用观察.中华医学杂志,1978,58(10):619

[27]北京军区某师医院.复方苍术片防治晕车效果观察.人民军医,1982,4:26

[28]上海市黄浦区卫生防疫站,等.苍术艾叶香预防感冒和气管炎的治疗效果及其实验观察.医学情况交流,1974,(1):8

[29]王浴生.中药药理与应用.北京:人民卫生出版社,1983:503

[30]方大定,等.中医熏药治疗神经性皮炎的初步报告.中华皮肤科杂志,1957,(1):1

[31]江育仁.苍术用于儿科临床的点滴经验.中医杂志,1986,(8):65

[32]Kim,YH et al.苍术对链脲霉素诱发大鼠高血糖的降血糖作用.国外医学中医中药分册,1989,11(1):57

[33]芮云清.运脾化滞汤治疗慢性溃疡性结肠炎45例.陕西中医,1997,18(7):307

[34]李爱梅,等.苍艾洗剂治疗顽固性外阴湿疹62例.陕西中医,1994,15(6):261

[35]许华,等.苍苓散治疗婴幼儿轮状病毒肠炎临床研究.中药新药与临床药理,1997,8(3):142

[36]吴学,等.关苍术化学成分的研究.延边大学学报,2004,30(1):29

[37]陈晓光,等.关苍术乙酸乙酯提取物的抗炎作用实验研究.延边大学医学学报,1999,22(2):106

[38]秦孝智,等.关苍术乙酸乙酯提取物对大鼠缺血再灌注损伤心肌保护作用的研究.中国药房,2007,18(36):2806

[39]吴桢久,等.关苍术正丁醇提取物的抗心律失常作用研究.中药药理与临床,1996,5:27

苎麻根 Boehmeriae Radix zhu ma gen

本品为荨麻科植物苎麻*Boehmeria nivea*(L.) Gaud.的根。味甘,性寒。具有清热解毒,止血散瘀及安胎功能。用于吐血、下血、血淋、癃闭、赤白带下、漏胎下血、热毒疮疡、创伤出血、跌打损伤。

【化学成分】

含酚类,三萜类(或甾醇),绿原酸,黄酮类,香豆精苷类,有机酸类,生物碱,氨基酸及多糖类等[1]。有报道,每100g苎麻根干粉可提取有机酸盐0.47~0.62g,生物碱0.39~0.48g,黄酮0.36g,酚性物质0.37g[2];由苎麻浸膏可提取mp为199.6℃~200.0℃的针状结晶,经鉴定为原儿茶酸(protocatechuic acid)[3]。

近期研究表明,苎麻根中还含有19α-羟基乌苏酸[4]、苎麻根甲素(niveain A)、三油酸甘油酯[5]、常春藤皂苷元(hederagenin)、马斯里酸(maslinic acid)、2α-羟基乌苏酸(2α-hydroxyursolic acid)、反式对羟基桂皮酸(trans-p-hydroxycinamic acid)、2,4,4′-三羟基查耳酮(2,4,4′-trihydroxychalcone)等化合物[6]。

【药理作用】

1. 止血 用苎麻的提取物"血凝"浸泡大、小白鼠尾端的人工创面,可使出血量减少,出血时间缩短;如给小鼠口服或腹腔注射,亦可得到同样效果。给家兔肌肉注射"血凝"后,结果凝血时间缩短[1]。

根据苎麻根化学成分研究人工合成的"血凝酸胺(咖啡酸二乙胺)",给家兔静脉注射(7mg/kg)、小鼠腹腔注射(10 mg/20g)。结果,凝血时间及出血时间均显著缩短。"血凝酸胺"在试管内无抗纤维蛋白溶解作用,但对^{60}Co照射的小鼠能使白细胞及血小板显著增加[1,6]。

2. 抗菌 苎麻根有机酸盐对小鼠和家兔人工感染肺炎球菌致病有较好的治疗效果,小鼠死亡率(16%)远小于对照组死亡率(94%);家兔(死亡率为6.7%)也远小于对照组死亡率(86.6%)[2]。体外抑菌试验表明,苎麻根含的有机酸盐和生物碱,对革兰阳性菌和阴性菌均有抗菌作用,在14种病原菌中,对苎麻根有机酸盐高度敏感的为溶血性链球菌、肺炎球菌、大肠杆菌、炭疽杆菌;对生物碱,除沙门菌高度敏感外,其余均系低度敏感[2]。

3. 毒性 小鼠腹腔注射"血凝酸胺"的LD_{50}为1583±80mg/kg。家兔静脉注射"血凝酸胺",对血压、呼吸亦无任何影响,并经连续静脉注射"血凝酸胺"10d对心电图、肝、肾功能也均无改变[1]。

【临床应用】

1. 上消化道出血 以200%~300%苎麻根液60~90mL,每日3次口服,治疗23例,至大便潜血试验阴转后1d停药;用苎麻根液30~60mL,在胃镜直视下喷射到出血病灶处,观察10例,用喷射加口服法治疗22例。结果:观察组除3例无效外,余32例均治愈,占94.54%[7]。

采用胃管注入苎麻根液加去甲肾上腺素的方法,治疗上消化道出血(肝硬化引起的食道静脉曲张破裂出血除外)38例,亦取得满意疗效。治疗方法:200%苎麻根液100mL加去甲肾上腺素8mg,用注射器经胃管一次性注入,每日3次。待大便潜血转阴后1d停药。结果:治疗组38例,经治疗后完全止血37例,大便潜血转阴最短为1d,最长为3d,总有效率97.37%[8]。

2. 胎漏下血等症 有报道以苎麻根、桑寄生、续断、绿心乌豆、莲子等组成的"苎根合剂"安胎110例。结果:痊愈51例(46.4%),显效29例(26.4%),好转23例(20.9%),无效7例(6.3%),总有效率93.7%。其中服药在3帖以内者占54%,3帖以上占46%[9]。

3. 小便不利、尿血等症 以苎麻根配伍鲜茅根、车前草等,可治疗湿热下注,小便短赤,小便不利,以及血热引起的尿血等症;配伍小蓟、蒲黄、炒山栀、侧柏叶等,可治疗尿血较严重患者[10]。

4. 腮腺炎 以苎麻根粉适量,用醋调成糊状,外涂患处,每日3~4次治疗腮腺炎有较好疗效[11]。

5. 鼾症 以苎麻根、牛蒡子、生甘草水煎,每晚睡前30min用以含漱(可将30mL药液分作2~3次含漱,每次3~5 min,含漱后咽下),14d为一疗程,经治254例。结果:治愈207例,有效36例,无效11例,总有效率达95.66%[11]。

6. 其他 苎麻根伍用人参、白垩、蛤粉,研末,糯米饮调下,可治疗吐血不止。尚有报道,以苎麻的茎皮水煎内服,用于退乳,对断乳后的乳房胀痛、硬结或伴寒热等症状均可在短期内减轻或消失[12]。

(周厚琼　冉懋雄　谢宝忠)

参考文献

[1]江苏新医学院.中药大辞典(上册).上海:上海人民出版社,1977:1308

[2]盛忠梅,等.苎麻根化学成分及抗菌作用研究.中国兽医杂志,1984,10(5):38

[3]江苏省药品检验所等.苎麻浸膏化学成分的研究.药检工作通讯,1980,1:1

[4]《中华本草》编委会.中华本草(精选本.上册).上海:上海科学技术出版社,1998 :314

[5]陈国庆,等. 苎麻根化学成分研究.中草药,2009,40(5):683

[6]许琼明,等.苎麻根化学成分研究.中国中药杂志,2009,34(20):2610

[7]李良胜,等.苎麻根液治疗上消化道出血疗效观察.中西医结合杂志,1986,6(8):463

[8]孟令英.苎麻根液加去甲肾上腺素治疗上消化道出血38例疗效观察.中国民间疗法,2001,29(1): 56

[9]吴网治,等.三根合剂安胎110例.福建中医药,1986,17(3):17

[10]上海中医学院方药教研组.中药临床手册.上海:上海人民出版社,1977:158

[11]雷载权,等. 中华临床中药学(下册).北京:人民卫生出版社,1998:1200

[12]钟礼和. 苎麻皮新用. 新中医,1986,10:3

芦 荟 Aloe lu hui

本品为百合科植物库拉索芦荟*Aloe barbadensis* Miller叶的汁液浓缩干燥物。味苦,性寒。有泻下通便,清肝泻火,杀虫疗疳功能。用于热结便秘、惊痫抽搐、小儿疳积;外治癣疮。

【化学成分】

1. 蒽醌类 是芦荟中的主要活性成分之一,约占汁液的9%~30%。主要有芦荟素(aloin)、芦荟大黄素(aloemodin)、芦荟大黄酚(chrysophenol)、蒽酚(anthranol)等20余种[1]。

2. 芦荟多糖 是一类大分子化合物，由葡萄糖和甘露糖组成，在不同的芦荟中葡萄糖和甘露糖的比例不同[2]。

3. 氨基酸类 芦荟叶片中蛋白质含量约为9.5%，水解后产生19种氨基酸，包括人体必需的8种氨基酸，其中组氨酸的含量较高[3]。

4. 有机酸类 包括琥珀酸、苹果酸、柠檬酸、亚油酸、花生四烯酸、棕榈酸、乳酸等多种有机酸，是脂肪和蛋白质代谢的中间产物[4]。

5. 维生素和甾体化合物类 包括多种维生素以及胆甾醇、β-谷甾醇、β-麦芽固醇、油菜甾醇等甾族化合物[5]。

6. 酶类 从芦荟叶汁中检出淀粉酶、纤维素酶、脂肪酶、过氧化酶、碱性磷酸酯酶、缓激肽酶、血管紧张肽、植物凝血素等酶成分[6]。

【药理作用】

1. 抗炎 给每只小鼠腹腔注射芦荟素5或10mg，30min和80min后对巴豆油致炎的抑制率分别为32.9%和61.7%。芦荟素A能抗大鼠关节炎和角叉菜所致水肿，激活大鼠腹腔巨噬细胞以抑制PGE_2的产生。大鼠经腹腔注射芦荟素A，使细胞内β-葡糖苷酶活性增加，尚可抑制加热所致的溶血、稳定细胞膜及其骨架。给小鼠200μg芦荟C-葡萄糖色酮化合物，产生与同样剂量氢化可的松的抗炎作用，其对小鼠胸腺重量无明显影响[7]。

2. 影响免疫功能 芦荟多糖可以刺激细胞产生干扰素，参与分子识别、细胞黏附和机体防御过程的调节[8]。芦荟多糖给正常小鼠灌胃，连续7d，小鼠脾脏和胸腺的质量明显增加，其腹腔的巨噬细胞百分率和吞噬指数明显增加。芦荟凝胶能增加自然杀伤细胞活性，提高IL-2至正常水平[8]；可抑制小鼠烧伤后的感染进程，尤其在减少白细胞粘连，减低TNF-α和IL-6的表达具有显著作用[10]。芦荟大黄素则对免疫有抑制作用。

3. 润肠通便 给小鼠灌服25%、50%、100%芦荟叶榨汁的稀释液，能缩短便秘模型小鼠首次排便时间，增加排便粒数和重量，减少肠壁吸收水分且作用温和。提示，芦荟促进排便机制与促进肠道运动、适度增加肠内水分、软化粪便有关[11]。

4. 保肝肾 芦荟总苷50、100、200 mg/kg给小鼠灌胃，可显著降低急性酒精性肝损伤小鼠肝组织中的丙二醛和升高SOD活性，有明显的保肝作用[12]。芦荟凝胶100、300mg/kg灌胃给予肾脏缺血再灌注损伤大鼠，可降低大鼠血清BUN、Cr水平，肾组织MDA水平呈较明显的下降趋势。病理检查，芦荟凝胶可明显改善肾小球、肾小管的充血、肿胀等现象，对大鼠肾脏缺血再灌注损伤有一定的保护作用[13]。

5. 抗菌 1:2芦荟水浸剂在试管内对腹股沟表皮癣菌，星形奴卡菌等皮肤真菌有抑制作用。芦荟大黄素能抑制葡萄球菌、链球菌及白喉、枯草、碳疽、副伤寒和痢疾杆菌，其中对葡萄球菌和链球菌最为敏感[14]。50%和100%库拉索芦荟叶全汁对曲霉、毛霉、青霉有一定的抑制作用，对根霉的抑制作用不明显[15]。

6. 抗病毒 芦荟中的大黄素和大分子的多糖、糖蛋白均具有抗病毒的作用。库拉索芦荟胶中的凝集素组分能直接抑制培养的细胞巨化病毒，在被该病毒感染后的12~36h之间加入该组分，可干扰其DNA的合成[16]。芦荟的蒽醌化合物对包膜病毒如单纯疱疹病毒、水豆带状疱疹病毒、假狂犬病毒及巨细胞病毒有抑制作用，其作用机制是也是干扰病毒DNA合成[17,18]。芦荟中的聚甘露糖组分能提高小鼠体内抗萨科奇肠道病毒的抗体效价[19]。

7. 抗肿瘤 小鼠灌胃芦荟醇提物400和100mg/kg对艾氏实体癌(ESC)的抑瘤率分别为57.1%和50.0%；腹腔注射对小鼠肉瘤180(S180)抑瘤率分别为36.0%和32.0%；灌胃100mg/kg对黑色素瘤16(B16)的抑瘤率58.3%。灌胃，腹腔注射400mg/kg，对肝癌实体型(HepS)抑瘤率均为40%。小鼠经腹腔注射芦荟苦素50mg/kg，对HepS抑瘤率为45.0%。

芦荟大黄素25、50、100 g/mL能抑制人胃癌细胞株SGC-7901的增殖，抑制鼠抗增殖细胞核抗原(PCNA)的表达。提示，芦荟大黄素抑制人胃癌细胞株SGC-7901的增殖，可能通过抑制PCNA的表达影响细胞周期[20]。10、20、40、60mol/L芦荟大黄素随着浓度的升高和作用时间的延长，对人结肠癌细胞SW480生长的抑制作用越强，凋亡率也越高[21]。芦荟大黄素对舌癌Tca8113和肺癌YTMLC肿瘤细胞生长有抑制作用，浓度为10 g/mL抑制作用最显著。芦荟大黄素诱导肺癌YTMLC细胞凋亡，与Caspase-3激活和及其对下游底物PARP裂解有关[22]。库拉索芦荟全叶冻干粉，配成20%混悬液给大鼠灌胃，预防口腔黏膜鳞癌癌变率由88.9%下降到16.7%[23]。对于Hela、K562、A9733种人体肿瘤细胞，库拉索芦荟多糖的IC_{50}分别为183.40、170.26和151.12 μg/mL[24]。

8. 抗氧化 芦荟大黄素和芦荟素对超氧阴离子自由基和羟自由基有较强的清除能力，且与药物浓度呈明显的量效关系[25]。从芦荟中分离得到的抗氧化成分FA能显著降低老龄鼠体内脂质过氧化水平，防止体内抗氧化酶受自由基诱导的氧化损伤，恢复抗氧化酶的活性[26]。

9. 抗疲劳 以0.5、1.0、2.0g/kg芦荟粉给小鼠灌胃，连续35d。结果：小鼠负重游泳时间及肝糖原含量显著增加，而运动后血乳酸水平和血清尿素氮的含量均降低。提示芦荟粉能够增强小鼠对运动负荷的适应能力，具有一定的抗疲劳作用[27]。

10. 毒性 芦荟提取液小鼠口服LD_{50}值大于5000 mg/kg[28]。芦荟多糖提取物腹腔注射对小鼠的LD_{50}为25002.01 mg/kg[29]。连续90d，分别给大鼠灌胃芦荟汁液浓缩干品和芦荟全叶粉，均可使大鼠排便量增加、粪便松软；血液学指标显示，芦荟汁液浓缩干品可使尿N-乙酰-β-D氨基葡萄糖苷酶、碱性磷酸酶活性显著升高。病理检查显示，芦荟汁液浓缩干品和芦荟全叶粉均可引起肾小管上皮细胞、肠系膜淋巴结、结肠黏膜固有层色素沉积，肾通透性增强和肠系膜淋巴结增生。该试验条件下芦荟汁液浓缩干品有效作用剂量为1.65 g/kg，芦荟全叶粉有效作用剂量为2g/kg[30,31]。

【临床应用】

1. 功能性便秘 给56例功能性便秘者服用芦荟成品，7d后排便次数、排便状况和排便性状均有明显改善，临床无不良反应[32]。大黄素蒽酮是真正的导泻成分[33]。

2. 静脉炎 15例静脉滴注两性霉素B引起静脉炎患者，将鲜芦荟汁滴于炎症部位，表面覆盖凡士林纱布，每天3次。显效9例，有效5例，总有效率93.3%[34]。鲜芦荟汁对输液性静脉炎也十分有效[35]。静脉化疗时用新鲜芦荟片在穿刺处外敷，可有效预防静脉炎的发生，延长静脉留置针的使用时间[36]。

3. 口腔溃疡及黏膜损伤 芦荟凝胶涂搽溃疡部位，每天3次，对于儿童复发性口腔溃疡具有较好的临床效果[37]。用鲜芦荟汁治疗106例放射性口腔黏膜损伤，每天3~4次，用药10d，疗效良好，费用低廉[38]。用鲜芦荟、大黄联合吴茱萸治疗化疗所致口腔溃疡30例也取得满意效果[39]。

4. 褥疮 用透明芦荟叶肉敷在创面上并覆盖纱布，每天换药1~2次。21例临床患者28处褥疮，最短4d愈合，最长52 d；共治愈25初，好转3处[40]。42例褥疮患者，用红外线照射联合芦荟胶治疗，2周后治疗有效率100%[41]。

5. 辐射伤 112例放疗性急性皮肤伤害患者，用芦荟浓缩液涂搽患处，治愈率为94.6%[42]。用鲜芦荟汁外涂治疗II度以上放射性皮炎70例，每天3~4次，连续8~10d，疗效显著[43]。

6. 烧烫伤 用1%芦荟凡士林油纱布覆盖植皮后的创面治疗深Ⅱ度和Ⅲ度烧伤患者，8d后芦荟促进创面愈合效果明显，患者自我感觉明显好转[44]。新鲜芦荟外敷治疗小面积烧烫伤29例，治愈率83%，总有效率100%[45]。芦荟搽剂治疗糖尿病烫伤40例，有效35例，无效5例[46]。

【附注】

龙山芦荟*Aloe berebihoria*提取物经纯化得到的具有酚羟基的蒽醌类物质对由活性氧引起的红细胞溶血有较高的抑制作用，可通过抑制细胞膜的脂质过氧化作用而有效保护红细胞膜的生理功能[47]。分别给CCl_4急性肝损伤小鼠灌胃1.79、3.58、7.17 mg/kg中华芦荟多糖，对肝损伤有保护作用，与其抗氧化活性相关[48]。

（杨耀芳 许士凯）

参考文献

[1]万金志，等.芦荟的化学成分及其研究.中草药，1999，30(2)：151

[2]戴红，等.芦荟多糖及其分离分析.氨基酸和生物资源，2004，26(1)：5

[3]段辉国，等.芦荟的化学成分及其功效.内江师范学院学报，2004，19(6)：66

[4]邓军文.芦荟的化学成分及其药理作用.佛山科学技术学院学报，2000，18(20)：76

[5]陈国和，等.芦荟的化学成分及其分离分析.化学研究与应用，2002，14(2)：133

[6]林新华，等. 芦荟的化学成分及其药理作用.中华医学写作杂志，2002，9(7)：527

[7]刘强.翠叶芦荟中具有抗炎作用的C-葡萄糖色酮化合物.国外医药植物分册，1997，12(4)：175

[8]韩飞飞，等.天然活性多糖药理作用研究进展.西北药学杂志，2006，21(2)：91

[9]苗立成，等.芦荟凝胶对小鼠免疫及抗肿瘤作用的实验研究.解放军药学学报，2003，19(2)：87

[10]Duansak D，et al. Effect of aloe Vera on Leukocyte adhesion and TNF-alpha and IL-6 levels in burn wounded rats. *Clin Hemorheol Microcirc*，2003，29(3~4)；239

[11]林子洪，等.芦荟对小鼠便秘的作用及其机制初探.广东医学，2005，26(10)：1336

[12]李建平，等.芦荟总苷提取物对小鼠酒精性肝损伤的保护作用.医药论坛杂志，2008，29(20)：5

[13]崔桅，等.芦荟凝胶对大鼠缺血再灌注损伤肾脏的保护作用.中草药，2007，38(8)：1214

[14]廖志华，等.芦荟的药理作用.国外医药植物药分册，

1999,14(4):148

[15]王阳梦,等.库拉索芦荟抑菌效果研究.北京工商大学学报(自然科学版),2005,23(5):17

[16]SAOO K.,et al.Antiviral activity of Aloe extracts against cytomegalovirus. *Phytotherapy Research*,1996,10(4):348

[17]王柯慧.芦荟提取物的抗病毒作用.国外医药中医中药分册,1997,16(6):38

[18]倪广平.芦荟提取物抗巨细胞病毒的活性.国外医药植物药分册,1997,12(4):175

[19]Gauntt CJ,et al. Aloe polymannose enhance anti-coxackievirus antibody titres in mice. *Phytotherapy Research*,2000,14(4):261

[20]张承玉,等.芦荟大黄素抑制人胃癌细胞株SGC-7901增殖研究.中国药师,2008,11(12):1431

[21]杨宾,等.芦荟大黄素对人结肠癌细胞SW480增殖周期及凋亡的影响.山西中医,2008,24(6):48

[22]史朋,等.芦荟大黄素在体外诱导人舌癌及肺癌肿瘤细胞凋亡的初步研究.昆明医学院学报,2007,28(3):115

[23]段开文,等.库拉索芦荟对实验性口腔鳞癌发生影响的初步研究.昆明医学院学报,2005,26(3):1

[24]邹翔,等.3种芦荟多糖体外抗肿瘤作用的比较研究.哈尔滨商业大学学报(自然科学版),2004,20(5):512

[25]黄丽英,等.芦荟天黄素、芦荟素清除氧自由基作用的研究.中国医院药学杂志,2006,26(1):12

[26]田兵,等.芦荟抗氧化活性成分对老龄鼠抗氧化水平的影响.营养学报,2004,26(4):292

[27]宁鸿珍,等.芦荟粉抗疲劳作用研究.食品科技,2008,(6):254

[28]李志富,等.芦荟提取液抑菌效果及毒性试验研究.泰山医学院学报,2007,28(12):940

[29]李成军,等.芦荟多糖提取物的急性毒性试验.甘肃畜牧兽医,2007,37(5):5

[30]周宇红,等.芦荟汁液浓缩干品(90d)亚慢性毒性研究.中国食品卫生杂志,2003,5(6):484

[31]周宇红,等.芦荟全叶粉90天亚慢性毒性研究.卫生研究,2003,32(6):590

[32]曹文瑜,等.芦荟通便功能的临床观察.海峡预防医学杂志,2005,11(6):36

[33]Akao T,et al.Apurgative action of barbaloin is induced by Eubacterium sp.strain BAR,a human intestinal anaerobe,capable of transforming barbaloin to aloe emodin anthrone. *Biol Pharm Bull*, 1996,19:136

[34]沈春莲,等.芦荟治疗两性霉素B引起的静脉炎15例疗效观察.中国乡村医药杂志,2007,14(1):23

[35]徐素玲,等.鲜芦荟汁治疗输液性静脉炎40例.医学信息手术学分册,2008,21(12):1130

[36]彭小兰.新鲜芦荟薄片外敷预防化疗性静脉炎的疗效观察.西南军医,2009,11(3):464

[37]张向宇,等.芦荟凝胶用于治疗儿童口腔复发性溃疡的临床观察.实用口腔医学杂志,2008,24(6):882

[38]林志仁,等.鲜芦荟肉汁治疗放射性口腔黏膜损伤106例.现代中西医结合杂志,2009,18(27):3354

[39]张小红.鲜芦荟、大黄联合吴茱萸治疗化疗所致口腔溃疡30例.山东医药,2009,49(35):31

[40]张霞.芦荟鲜叶在褥疮治疗中的应用和疗效观察.云南医药,2008,29(6):627

[41]刘梅英,等.芦荟胶治疗褥疮的临床观察.齐鲁护理杂志,2005,11(1):28

[42]陆海文,等.芦荟浓缩液治疗放疗性皮肤急性损伤的临床观察.中国热带医学,2004,4(4):577

[43]林志仁.鲜芦荟汁治疗治疗II度以上急性放射性皮炎疗效观察.山东医药,2008,48(39):61

[44]孙继海,等.芦荟治疗烧伤疗效观察.解放军医学情报,1994,8(4):191

[45]陈本善.芦荟外敷治疗小面积烧烫伤29例.云南中医中药杂志,2008,29(11):28

[46]李碧娟,等.芦荟搽剂治疗糖尿病烫伤效果观察.护理学杂志,2009,24(12):37

[47]王关林,等.芦荟抗氧化物质活性及对红细胞的保护作用.营养学报,2002,24(4):380

[48]张晓林,等.中华芦荟多糖对小鼠急性肝损伤保护作用.中国公共卫生,2007,23(3):339

芦笋 Asparagi Officinalis Radix lu sun

本品为百合科植物石刁柏 *Asparagus officinalis* L.的块根。味苦、微辛,性微温。具有润肺镇咳,祛痰杀虫功能。主治肺热;外治皮肤疥癣及寄生虫。

【化学部分】

1. 游离氨基酸 芦笋中游离氨基酸可达42.14mg/kg,大约有17种,最主要的是天门冬氨酸、谷氨酸,前者占氨基酸总量的17%~22.1%,后者占14%~17.7%。亮氨酸、丙氨酸、赖氨酸等含量也较高[1]。

2. 黄酮类 主要有芦丁、槲皮素、香橼素、山柰素等,根的黄酮含量为2.95mg/100g[2]。

3. 皂苷类　主要有萨尔萨皂苷元(sarsasapogenin)和9种甾体皂苷，根据甾体皂苷之间极性的逐渐增强而顺序命名为芦笋皂苷A~I(asparagosides A,B,C,D,E,F,G,H和I)。新近发现两个新的寡螺甾苷菝葜皂苷M和N,具有(25S)-5β-螺甾烷-3β-17α-二醇的相同苷元部分[3]。

4. 多糖类　芦笋粗多糖主要单糖组成为木糖、果糖、鼠李糖、阿拉伯糖、半乳糖，其百分比分别为：3.44%、7.92%、10.52%、17.15%、41.85%[4]。

5. 其他　芦笋中还含有维生素A、B_1、B_2、B_6、C、碳水化合物、胡萝卜素。还含有丰富的组蛋白、核酸和叶酸[5]。

【药理作用】

1. 抗肿瘤

(1)体内实验　小鼠灌服芦笋尖提取液每只0.89g，芦笋茎提取液每只0.95g、芦笋尖乙醇提取液每只1.17g,隔日一次,4次。对小鼠肉瘤S180有明显抑制作用,其抑瘤率分别为71%、73%、73%[6]。芦笋提取物按每日723 mg/kg灌胃，共15d，对小鼠可移植子宫颈癌U14、肝癌H22有抑制作用,平均抑瘤率为32.4%[7]。芦笋提取液给小鼠灌胃,每次每只0.5mL,隔日1次,共4次,对小鼠S180肉瘤生长抑制率大于70%。用培养的杂菌和愈伤组织制成的芦笋匀浆给小鼠预先灌胃20g/kg,可以延缓小鼠S180肉瘤的生长,倍增时间比对照组推迟6d,抑瘤比为1.45[9]。

(2)体外抑瘤实验　1%~3%浓度的芦笋原汁对小鼠肺腺癌(LA-795)、人鼻咽癌(CNE)、人宫颈癌(HeLa)和人食管癌(Eca109)的离体细胞有明显的抑制肿瘤细胞集落生长的作用。肿瘤细胞存活率与芦笋汁浓度和接触时间成双相关[10]。新鲜芦笋汁浓度从10~50 μL/mL对胃癌细胞SGC-7901生长有抑制作用。对肿瘤细胞DNA和RNA合成也有抑制作用,显著降低荷瘤鼠血浆cGMP水平,最终影响肿瘤细胞增殖[11]。芦笋提取液200、400、600、800 mg/mL抑制人黑色素瘤A375细胞的凋亡率和坏死率分别为2.39%、8.85%、8.71%、5.16%和1.65%、1.51%、22.10%、82.80%[12]。

(3)抗突变　单纯芦笋汁对骨髓细胞MN、SCE及精子畸形无明显影响，但一定剂量芦笋汁(0.2mL、0.5mL、1.0mL)可使环磷酰胺(CP)诱发小鼠骨髓细胞的MN率降低,SCE减少,精子畸形率下降,且有剂量效应关系[13]。

(4)体内移植瘤　芦笋饮料预先以40 mg/mL浓度处理人胃癌细胞和肝癌细胞后，将细胞植入^{60}Co照射的小鼠皮下,分别仅有10%及20%形成肿瘤。而未处理的胃癌和肝癌细胞移植后的成癌率为80%和90%，证明芦笋有抑制体内移植细胞增殖作用[14]。

(5)肿瘤细胞DNA和RNA合成　芦笋尖提取液141.67 mg/mL，芦笋茎提取液153.33 mg/mL及芦笋尖乙醚提取液195.0 mg/mL均对S180细胞DNA和RNA合成有显著抑制作用,其[^{3}H]DNA的抑制率分别为77.71%、66.93%和92.26%；[^{3}H]RNA抑制率分别为69.71%、82.14%和96.66%,抑制强度依赖药物浓度[15]。

(6)抑瘤机制　荷瘤S180小鼠灌胃芦笋尖提取液,可使血浆cGMP水平明显降低[16]。小鼠灌胃芦笋口服液,对肠道致癌物所致结肠隐窝上皮细胞出现微核和凋亡细胞数降低有明显拮抗作用[17]。在离体温孵系统中,芦笋提取物的浓度为220、22、2.2 μg/mL时,有促进拓朴酶Ⅱ介导DNA断裂的作用,提示芦笋提取物是一种特异性作用于靶点的药物,其抗癌疗效显著[18]。

2. 影响免疫功能　芦笋粗多糖400、200、100 mg/kg剂量可显著提高正常小鼠腹腔巨噬细胞吞噬功能,促进溶血素、溶血空斑的形成,促进淋巴细胞的转化率[19,20]。正常6周龄小鼠喂饲芦笋尖和芦笋汁1个月,可使胸腺指数明显高于对照组，而对脾脏重量无明显影响[21]。芦笋汁在适当剂量内(3~30μg/mL)对NK活性有明显的促进作用,当与rIL-2联合应用时,可显著提高rIL-2在体外对NK活性的增强作用[22]。

3. 影响红细胞　荷瘤小鼠红细胞膜表面的负电荷减少，芦笋多糖25、50、100mg/kg腹腔注射给药,连续7d，可逆转肿瘤引起的红细胞膜表面负电荷减少，部分恢复红细胞的生理功能，增强红细胞免疫功能[23]。同样剂量和给药途径,芦笋多糖显著增强红细胞膜的Cl^-转运功能，这一作用可能是通过升高红细胞膜电位实现的[24]。芦笋多糖对红细胞表面的带3蛋白和血型糖蛋白A都有影响，可增加血型糖蛋白A唾液酸的含量,增强带3蛋白转运Cl^-的能力,使膜电位显著升高。芦笋多糖协调带3蛋白和血型糖蛋白A相互作用。进而调节红细胞的抗肿瘤作用[25]。

4. 降血脂　小鼠每日喂饲芦笋5g和芦笋汁5mL,连续15d,可使高脂饲料引起的血清总胆固醇(TC)、甘油三酯(TG)和β-脂蛋白(β-LP)升高有明显抑制作用。芦笋皮对血清TG和β-LP的上升也有抑制作用。芦笋茎尖的降脂效果显著，尤其降低血清TC可达81.3%,β-LP下降65.1%,TG只下降17.7%。单喂芦笋汁可使TC降低46.9%,但对β-LP没有作用。小鼠形成高脂血症,再给予芦笋及芦笋汁亦有明显降血脂效果[26]。

5. 抗疲劳　小鼠灌胃芦笋液32g/kg，腹腔注射芦笋提取物20g/kg,含芦笋皮>7%的饲料喂养,均能显著延长小鼠负重游泳持续时间,表明芦笋有抗疲劳作用[27,28,29]。

6. 保肝 5%黔园九号芦笋嫩茎粉加入饲料中喂饲大鼠20周，对灌胃5% CCl_4引起的肝损伤有明显保护作用[30]。在标准饲料中加5%黔园九号芦笋嫩茎粉喂饲大鼠,能对抗环磷酰胺所致大鼠骨髓抑制,即对抗WBC、RBC的降低及提高粒系与红系的比例[31]。每天给小鼠灌胃芦笋汁1.0、2.0、3.0g，小鼠肝脏MDA生成降低,SOD活性升高。使CCl_4所致小鼠肝细胞坏死,以及肝细胞明显浊肿和脂肪变性得到改善[32]。

7. 抗衰老 10月龄小鼠灌胃芦笋汁0.6 mL/20g,连续给药2个月,可显著抑制小鼠血浆、肝、脑等组织中LPO的生成,表明芦笋汁具有较好的抗氧化作用[27,33]。用芦笋水煎浓缩液，拌入饲料中喂养大鼠18d，结果血、脑、肝、肾组织中MDA含量分别降低40%、50%、21%和18%，而SOD活性分别升高66%、9%、32%和32%[34]。芦笋水提取物能够降低果蝇体内脂褐质含量而提高SOD活性,显示其抗衰老作用[35]。

8. 毒性 芦笋原汁小鼠灌胃LD_{50}为6700±292 mg/kg,小鼠给药后表现惊厥、抽搐、呼吸困难,继之四肢瘫软,重则死亡。亚急性毒性试验结果表明,按LD_{50}之1/9剂量给药30d,明显影响小鼠的生长,动物疲怠且瘦,毛蓬松欠光泽。外周血白细胞、红细胞、淋巴细胞及血色素无差异[7]。

【临床应用】

1. 肿瘤 42例确诊肺癌的患者,在放疗和化疗治疗中加服芦笋颗粒。结果,服芦笋颗粒的患者免疫指标(CD_3、CD_4、CD_8、CD_4/CD_8及NK细胞活性)及血常规改变明显好于对照组。芦笋颗粒能增强体质,对抗放化疗毒副反应,调整免疫功能[36]。200例癌症患者从放疗开始服用艾康宝芦笋复方合剂每次40 mL，每日3次，用药1~2个月。全部患者放疗过程中维持正常血象,88%患者无胃肠道反应，治疗结束时临床症状明显好转者占99.1%[37]。芦笋颗粒配合化疗治疗84例原发肺癌,取得较好临床疗效[38]。

2. 灼口综合征 患者30例,服用芦笋精胶囊一个月,结果显效率60.7%和总有效率92.9%,均显著高于对照组[39]。

3. 肿瘤患者免疫功能低下 32例恶性肿瘤患者服用浓缩芦笋糖浆治疗1~3个疗程后,T淋巴细胞亚群的改变来看,能使机体CD_3和CD_4值及CD_4/CD_8升高。说明芦笋对肿瘤患者的总T淋巴细胞有扩增作用，表明能增强机体免疫功能。另外,用药后患者一般情况好转,食欲增加,睡眠改善,无明显副作用[40]。

(刘　康　卞慧敏)

参考文献

[1]刘升一,等.芦笋中氨基酸和微量元素锌、铜、铁、镁、锰、硒含量测定.营养学报,1990,(3):328

[2]王建梅,等.芦笋中黄酮类物质的分析方法研究.中国食品与营养,2003,8:39

[3]Huang X, et al. Steroidal saponins from roots of Asparagus officinalis. *Steroids*, 2006, 71 (2) : 171

[4]季宇彬,等.芦笋多糖提取、单糖组分分析及定量测定.中草药,2006,37(8):1159

[5]季宇彬,等.芦笋抗肿瘤活性成分及作用机制的研究进展.药品评价,2008,5(9):428

[6]段巧玲,等.芦笋提取物的抗肿瘤作用:芦笋提取物对S180小鼠肉瘤的抑制作用.蚌埠医学院学报 ,1991,16(2):114

[7] 李永琴，等. 黔园九号芦笋抗小鼠肿瘤作用及毒性研究.贵阳医学院学报,1995,20(1):21

[8]段巧玲,等.芦笋提取物的抗肿瘤作用-芦笋提取物对S180小鼠肉瘤的抑制作用. 蚌埠医学院学报,1991,16(2):114

[9]许金波,等.芦笋抗肿瘤作用及对免疫功能的影响,中西医结合杂志,1990,(1):15

[10]李冬华,等.中药芦笋的实验和临床研究.中国临床药理学杂志,1988,4(1):32

[11]黄玲,等.芦笋对人胃癌细胞SGC-7901增殖的影响.福建中医学院学报,2007,17(2):29

[12]夏俊,等.芦笋提取液抑制恶性黑色素瘤A375细胞增殖的研究. 蚌埠医学院学报,2004,29(2):95

[13]汤新慧. 芦笋汁抗突变作用的研究. 中药材 ,2000,23(12):759

[14]陈利铭. 芦笋的抗癌研究.福建医药杂志,1989,11(4):28

[15]关钧,等.芦笋提取物的抗肿瘤作用Ⅱ 芦笋提取物对S180小鼠肉瘤细胞DNA和RNA合成的影响. 蚌埠医学院学报,1991,16(2):116

[16]关钧,等.芦笋提取物的抗肿瘤作用Ⅲ芦笋提取物对荷S180肉瘤血浆环鸟苷酸水平的影响. 蚌埠医学院学报,1991,16(2):118

[17]孙含笑,等.芦笋对二甲基肼诱发小鼠结肠隐窝上皮细胞微核及凋谢的拮抗作用.河南医科大学学报,1991,26(1):17

[18]曲显俊.芦笋提取物对DNA拓扑异构酶活性的作用.中国药理通讯,1992, 9(1):23

[19]张志远. 芦笋粗多糖对正常小鼠免疫功能的影响 . 郑州牧业工程高等专科学校学报,2003,23 (2) :83

[20]苗明兰,等. 芦笋多糖对正常小鼠免疫功能的影响. 中国医药报,2003,18(1) :52

[21]梅慧生,等.饲喂芦笋对试验小鼠血及内脏组织超氧化物歧化酶及免疫器官的影响.北京大学学报(自然科学版),1989,25(2):218

[22]杨勤,等.芦笋对小鼠细胞免疫机能的影响.贵阳医学院学报,1994,19(2):172

[23]季宇彬,等.HPCE分析芦笋多糖对荷瘤小鼠红细胞的影响.哈尔滨商业大学学报(自然科学版),2006,22(5):1

[24]季宇彬,等.芦笋多糖对S180小鼠红细胞氯离子浓度及膜电位影响的研究.中国药学杂志,2008,43(15):1146

[25]Ji Y, et al. Effects of asparagus polysaccharide on GPA and band 3 from erythrocyte membrane of S180 mice. *IFMSE Proc*, 2008,19:528

[26]梅慧生.饲喂芦笋对小鼠实验性高脂血症的影响.北京大学学报(自然科学版),1990,12(1):32

[27]叶木荣,等.芦笋汁的药理研究.中国中药杂志,1994,19(4):240

[28]叶树花,等.芦笋饮料的小白鼠耐力实验.福建医药杂志,1990,12(1):32

[29]冯翠萍,等.芦笋皮对小鼠抗疲劳作用的实验研究.营养学报,2003,25(3):330

[30]郭兵,等.芦笋对内源性亚硝胺中毒大鼠的保护作用.贵阳医学院学报,1994,19(2):101

[31]郭兵,等.黔园九号芦笋对环磷酰胺所致大鼠骨髓抑制的保护作用.贵阳医学院学报,1995,20(1):24

[32]汪万英,等.芦笋抗小鼠肝损伤的形态改变及机制研究.安徽医科大学学报,1997,32(4):315

[33]张文萍.芦笋化学成分及药理研究进展.中草药,1996,27(12):746

[34]何燕,等.石刁柏对组织MDA含量和SOD活性的影响.贵阳医学院学报,1999,24(2):122

[35]刘小雷,等.芦笋水提物对果蝇体内脂褐质及SOD的影响.内蒙古医学院学报,1997,19(4):36

[36]许申,等.芦笋颗粒在肿瘤治疗中的作用(附42例报告).临床肺科杂志,2008,13(6):678

[37]苏加印,等.芦笋复方合剂治疗肿瘤200例临床分析.中国现代医药科学技术杂志,2003,3(3):66

[38]王付伟,等.芦笋颗粒配合化疗治疗肺癌疗效观察.辽宁中医杂志,2005,32(7):676

[39]周红梅,等.芦笋精胶囊治疗灼口综合征的临床小结.临床口腔医学杂志,2000,16(3):174

[40]汪淑洁,等.芦笋治疗对恶性肿瘤患者T细胞亚群的影响.河南医科大学学报,1994,29(3):261

苏木 Sappan Licnum

su mu

本品为豆科植物苏木*Caesalpinia sappan* L.的干燥心材。味甘、咸,性平,无毒。有活血祛瘀,消肿止痛功能。主治跌打损伤、瘀滞肿痛、经闭痛经、产后瘀阻、胸腹刺痛、痈疽肿痛等。

【化学成分】

苏木中的酚性成分为其主要药效作用的物质基础,包括巴西苏木素类(brazilines)、查耳酮类(chalcones)、原苏木素类(dibezoxoein derivatives)、原苏木素苷元及高异黄酮类(homisoflavonoids)衍生物[1]。从苏木树干的甲醇提取物中分得2个结晶,经物理常数和光谱分析,分别鉴定为四乙酰基巴西灵(tetraacetylbrazilin)和原苏木酚A(protosappanin A)[2]。从苏木的乙醇提取物中分离得到9个化合物,经波谱分析,鉴定结构为氧化巴西木素、巴西木素、(±)-lyoniresinol、十八酸、豆甾醇、(E)-3,3′-dimethoxy-4,4′-dihydroxysfilbene、(-)-丁香树脂酚、原苏木素A和brazilide[3]。

【药理作用】

1. 抗菌 苏木中的高异黄酮成分4-O-Methylsappanol在浓度为100 μg/mL时对巴西安白僵菌具有强抑制作用,Protosappanin A与Caeasalpin J呈现中等作用。巴西苏木素(Brasilin)对耐抗生素的细菌,如耐甲氧苯青霉素金黄色葡萄球菌(MRSA),耐万古霉素肠球菌(VRE),具有多重耐药性的Burkholderia-cepacia及其他菌类具有较强的抑制作用,最小抑菌浓度为4~32 μg/mL[4]。

2. 抗肿瘤 100%苏木水提液在2.5 μL/mL浓度下对人早幼粒白血病细胞(HL60)、人红髓白血病细胞(K562)、小鼠成纤维瘤细胞株(L929)及小鼠淋巴瘤细胞株(yac-l)均有明显的杀伤作用。给荷瘤小鼠(EAC)每日腹腔注射0.2 mL,连续7 d,平均延长生存期185%;注射量为0.15 mL时延长126.8%,注射量为0.1 mL时不能延长生存时间[5,6]。苏木水提物100、200 mg/kg剂量分别采用腹腔注射、肌肉注射和灌胃等给药途径,对小鼠移植性腹水瘤EAC、白血病P388、L1210和肉瘤S180的抑瘤作用显示:腹腔注射给药对各种腹水型移植瘤(EAC、P388、L1210)均有显著的抑制作用,但对实体瘤S180无效。肌肉注射及灌胃给药对各种移植瘤均未表现出抑瘤作用。1~1000mg/L苏木水提物对各种瘤细胞均有一定的杀伤作用，且呈现出明显的量效关性[7]。苏木浸膏(3.12、6.25、12.50、25.00 g/mL)能诱导人类慢性髓性白血病K562细胞凋亡，抑制癌细胞增殖，并呈一定的浓度依赖关系[8]。将苏木抗癌有效成分CAE-B按照50、100 mg/kg分别腹腔注射和静脉注射作用于小鼠H22腹水瘤模型，均能显著延长小鼠的生存时间。但腹腔注射治疗效果优于静脉注射[9]。

3. 抑制免疫功能 苏木水煎液和水煎醇沉液对PHA诱导的人T淋巴细胞增殖和诱生的IL-2活性有明显的抑制作用，药物浓度在0.98和1.95g/L，水煎液的作用要强于水煎醇沉液；对SAC诱导的B淋巴细胞增殖也有抑制作用。提示，苏木有免疫抑制作用[10]。苏木水煎液12.25 g/kg可明显抑制小鼠的T淋巴细胞增值功能和IL-2活性，对巨噬细胞细胞杀伤活性有抑制作用[11]。而另一报道，巴西苏木素能改善用一种药(吸入麻醉药)处理的免疫功能低下的小鼠[12]。苏木水提物12.5、25.0、37.5 g/kg给大鼠灌胃，除大剂量会抑制T淋巴细胞转化功能外，其余剂量均不影响B淋巴细胞转化功能、自然杀伤(NK)细胞的活性及巨噬细胞的活性[13]。

4. 缓解重症肌无力 给重症肌无力小鼠胃内注入苏木醇提取物 每只0.2 mL (生药含量100 g/kg)，治疗30d。结果，小鼠体重明显增加，临床症状得到缓解，T淋巴细胞增殖反应受到明显抑制。苏木能明显缓解重症肌无力症状，促进神经功能恢复，部分机制是通过下调T淋巴细胞功能，抑制N2AchR抗原诱导的特异性免疫反应而起到治疗作用[14]。

5. 抗免疫排斥 苏木醇提取物 (25、37.5g/kg，灌胃)对心脏移植模型大鼠，移植心存活时间显著延长，心脏病理损害较轻，血清IL-2水平明显下降；移植心细胞间黏附分子-1(ICAM-1)、血管内皮细胞黏附分子-1(VCAM-1)的表达减少，外周血IL-4、IL-10的表达降低。苏木对心脏移植急性排斥反应有明显的抑制作用[15]。建立大鼠腹腔同种异位心脏移植模型。用苏木乙酸乙酯提取物35g/kg给小鼠灌胃8d，能够减轻移植心脏心肌的病理损伤，下调大鼠移植心脏心肌FasL的基因表达，可能为抗急性排斥反应因素之一[16]。苏木醇提物(25、37.5、50g/kg灌胃)可延长大鼠供心存活时间，减轻移植心脏心肌病理损害，不同程度降低移植后血清IL-2、IFN-α、TNF 水平。提示，苏木有较强的免疫抑制作用[17]。苏木水煎液(17.5g/kg，灌胃11d)可明显降低穿孔素m RNA、心肌颗粒酶(Gra)B mRNA的表达，提示苏木可能通过上述机制发挥免疫抑制作用[18,19]。大鼠异种骨髓移植前3d给予苏木水提物 (50 g/kg，灌胃)，骨髓移植后30d，SD大鼠脾细胞对BALB/C小鼠脾细胞的混合淋巴细胞培养(MLR)明显下降，而对第三者C57BL/6脾细胞的MLR仍有强烈增殖反应。提示诱导的免疫耐受是供者特异性的，与非特异性免疫抑制有本质的区别[20]。受体SD大鼠接受皮片移植后无死亡，移植皮片平均存活时间为7~20d，苏木水提物组及醇提物组移植皮片存活时间均较生理盐水组高，略低于环氧胞素A组，说明苏木提取物可延长SD大鼠皮片移植的存活时间[21]。

5. 降低精子活性 苏木提取物在体外实验发现可使人的精子失去活性，其抑制活力的作用有依赖于浓度，2.5 mg/mL时可减少50%[22]。

6. 降糖 乙酸乙酯苏木提取物(ECS,10、20、40g/kg)和正丁醇苏木提取物(BCS，15、30、60g/kg)灌胃15周，可剂量依赖地降低NOD小鼠I型糖尿病发病率，并显著改善小鼠体内胰岛炎的严重程度。体外实验，苏木提取物可显著抑制脾脏淋巴细胞增殖能力，并抑制Th1型细胞因子IFN-γ的产生，促进Th2型细胞因子IL-10的分泌[23]。

7. 抗氧化 苏木的乙酸乙酯、甲醇及水提取物具有较强的抗氧化活性，甲醇和水提取物能够明显地增强动物肝肾中超氧化物岐化酶(SOD)及过氧化氢酶水平，降低硫代巴比妥酸反应底物水平。从苏木中分离得到2种抗氧化性化合物1′,4′-Dihydro-piro[benzofuran-3(2H),3′-[3H-2]benzopyran]-1′,6′,6′,7′-tetrol和3-[[4,5-Dihydroxy-2(hydroxymethy1)pheny1]-methy1]-2,3-dihydro-3,6-benzofurandiol对黄嘌呤氧化酶有抑制作用，对超氧负离子和羟基有清除作用，且抗氧化活性强于维生素E、胡萝卜素和二丁基羟基甲苯(BHT)[24]。

【临床应用】

1. 软组织损伤 用苏木合剂(苏木、当归、红花、川芎等)涂擦软组织损伤患处，每日3次，总疗程为2周，治愈率为85%，总有效率为90.07%[25]。

2. 感冒 用参苏复方颗粒剂与参苏丸治疗感冒均有明显疗效。治疗172例中，痊愈24例，显效44例，有效62例，无效42例，其总有效率分别为74%、77%[26]。

3. 痛经 含苏木的痛经汤治疗痛经50例，服用1~2个疗程后治愈30例，好转16 例，无效4例，总有效率92%[27]。

4. 膝关节炎症 ①膝关节非感染性滑膜炎：外用透骨苏木公英汤治疗膝关节非感染性滑膜炎26例，痊愈20例，有效3例，无效3例[28]。②僵直性肘关节病：采用苏木红花汤(苏木、当归、赤芍、红花等)熏洗配合手法治疗本病40例，总有效率95%[29]。③膝关节骨性关节炎：84例膝关节骨性关节炎患者玻璃酸钠关节腔注射，20 mg，1次/周，5次为1个疗程，加苏木煎洗液熏洗治疗，2次/d。治疗组Lequesne总指数从(10.54±1.77)降至(3.53±1.66)，总有效率为87.23%。玻璃酸钠与苏木煎结合可达到标本同治的效果[30]。

5. 跟痛症　苏木合剂(协定方)：苏木、当归、红花等加水3000mL，煎沸20min后加入醋250mL、白酒50mL开始熏洗，日2次，一剂药可用4次。玉女煎加减内服，配合苏木合剂熏洗治疗跟痛症48例疗效显著，痊愈29例，显效14例，有效5例，有效率100%[31]。

【附注】

同属植物鹰叶刺（*Caesalpinia bonducella* Flem.）的核仁醇提取物对麻醉动物有降压作用，并能抑制蛙心。苦味的树脂部分有中枢抑制、退热作用及对离体肠管的解痉作用。还有明显的杀虫(蚯蚓法)作用。对各种细菌，水-醇提取物树脂部分也有某些抑制作用。另一同属植物基里苏木(*C.gilliesii* Wall.)的水提取物4.4 mg/kg对小鼠S180肉瘤及对大鼠W256肉瘤均有抑制作用[32]。

（韦翠萍　叶木荣　李　锐）

参考文献

[1]王栋，等.苏木的临床药理及化学成分研究进展.中医药信息，2003，20(3)：15

[2]徐慧，等.苏木化学成分的研究.中国中药杂志，1994，19(8)：485

[3]舒诗会，等.苏木的化学成分研究.天然产物研究与开发，2007，19(1)：63

[4]Niranjan RVL，et al.Inhibitory activity of homoisoflav - onoids from Caesalpinia sappan against Beauveria bassiana. *Fitoterapia*，2003，74(6)：600

[5]任连生.苏木抗癌作用的研究.中国中药杂志，1990，15(5)：50

[6]马俊英.苏木等15种中草药水提液体外对HL-60，YAC-1，K56，2L929的细胞毒作用.天津医药，1990，18(1)：41

[7]任连生，等.苏木水提物抗癌作用机制的研究.山西医药杂志，2000，29(3)：20

[8]王三龙，等.中药苏木提取物诱导K562细胞凋亡的研究.癌症，2001，2(12)：1376

[9]徐建国，等.苏木提取液抑制肿瘤作用的研究.肿瘤研究与临床，2006，18(11)：726

[10]杨锋，等.苏木对体外人淋巴细胞增殖的抑制作用.上海免疫学杂志，1997，17(4)：212

[11]杨锋，等.苏木与雷公藤对小鼠免疫抑制作用的比较研究.中国实验临床免疫学杂志，1997，9(2)：52

[12]Choi SY，et al. Brazilin modulates immune function mainly by augmenting T cell activity in halothane administered mice. *Planta Med*，1997，63(5)：405

[13]于波，等.苏木有效成分对大鼠免疫性细胞的影响.中国急救医学，2002，22(4)：187

[14]赖成红，等.苏木醇提取物治疗实验性重症肌无力小鼠的临床疗效及对其T淋巴细胞功能的影响. 中国全科医学，2005，8(22)：1852

[15]崔丽丽，等.苏木醇提取物对心脏移植急性排斥反应的抑制作用及机制.浙江临床医学，2006，8(11)：1126

[16]周亚滨，等.苏木乙酸乙酯提取物对大鼠心脏移植急性排斥的影响.现代免疫学，2005，25(6)：465

[17]侯静波，等.苏木醇提取物对心脏移植后外周血管部分辅助性T淋巴细胞因子水平的影响. 中华心血管病杂志，2003，31(3)：212

[18]周亚滨，等.苏木对大鼠同种异体心脏移植心肌颗粒酶mRNA表达的影响.上海免疫学杂志，2002，22(2)：110

[19]周亚滨，等.苏木对同种异体脏移植大鼠心肌穿孔素mRNA表达的影响.中国中西医结合杂志，2003，23(5)：370

[20]徐江雁，等.异种骨髓移植后苏木水提取物诱导供者特异性免疫耐受的实验研究.中华中医药学杂志，2005，20(9)：566

[21]彭新，等.苏木提取物对SD/Wistar大鼠皮肤移植的影响.中华中医药杂志，2006，21(9)：564

[22]Shih IM et al. Antimotility effects of Chinese herbal medicines on human sperm. *J Formos Med Assoc*，1990，89(6)：466

[23]刘雪芹，等.苏木提取物对NOD小鼠1型糖尿病的免疫干预作用研究.医药导报，2009，28(4)：433

[24]Shrishailappa B，et al.Antioxidant activity of Caesalpinia sappan heartwood. *Biol Pharm Bull*，2003，26(11)：1534

[25]郭会卿.苏木合剂治疗急性软组织损伤的临床观察.河南中医，1996，16(3)：178

[26]潘敏求，等.参苏复方颗粒剂，与参苏丸的临床对比观察和实验研究.湖南中医杂志，1994，10(5) ：7

[27]梁书评，等.蒙药苏木治疗痛经60例.中国民族医药杂志，2003，12(4)：27

[28]韩艳，等. 透骨苏木公英汤外用治疗膝关节非感染性滑膜炎26例. 陕西中医学院学报，2006，29(1)：38

[29]李文胜，等.苏木红花汤熏洗配合手法治疗僵直性肘关节病40例. 陕西中医，2009，4：428

[30]李华南，等.玻璃酸钠注射加苏木煎熏洗治疗膝关节骨性关节炎的疗效观察. 时珍国医国药，2009，20(4)：944

[31]胡宏普.中医药治疗跟痛症48例临床体会.实用中西医结合临床，2007，7 (4)：71

[32]南京药学院《中草药学》编写组.中草药学(中册). 南京：江苏人民出版社，1976：439

苏合香 Styrax su he xiang

本品为金缕梅科植物苏合香树*Liquidambar orientalis* Mill.的树干渗出的香树脂经加工精制而成。味辛,性温。具有开窍、辟秽、止痛功能。用于中风痰厥、猝然昏倒、胸痹心痛、胸腹冷痛、惊痫。

【化学成分】

树脂含齐墩果酮酸和3-表-齐墩果酸、油状液体和挥发油[1,2]。其中油状液体部分化学成分包括:α-蒎烯、β-蒎烯、月桂烯、莰烯、柠檬烯、异松油烯、1,8-桉叶醇、4-松油醇、芳樟醇(沉香醇)、α-松油醇、二氢香豆酮、桂皮醛、桂皮酸、反-甲基桂皮酸盐、苯甲醇、苯甲酸苄酯、桂皮酸苄酯、桂皮酸苯乙酯、桂皮酸苯丙酯、桂皮酸桂皮酯(苏合香素)、乙酸桂皮酯、安息香酸(苯甲酸)、1-苯甲酰基-3-苯丙炔、苯乙烯(苏合香烯)、香荚兰醛、对一散花烃、β-苯丙酸、棕榈酸、亚油酸。

【药理作用】

1. 抗血栓 10mg苏合香用乙醇0.1 mL溶解再加1%CMC-Na0.9 mL配制成混悬液。体外实验,苏合香可使兔血栓形成长度缩短和重量(湿重和干重)减轻;2 mg/mL苏合香组可显著提高血小板内cAMP含量;体外苏合香0.5、1.0 mg/mL和体内给家兔口服100 mg/kg,均能明显延长复钙时间、凝血酶原时间和白陶土部分凝血活酶时间。苏合香降低血浆纤维蛋白原含量,促进纤溶酶活性[3]。另有实验证明,苏合香、精制枫香脂、枫香脂挥发油按100和200 mg/kg给大鼠灌胃时,对血栓的长度、血栓湿重和干重都有明显的抑制作用,在抑制血栓形成作用方面,苏合香的作用更为明显[4]。

2. 抗血小板聚集 苏合香脂1.2 mg/kg及其成分顺式桂皮酸0.6 mg/kg,以胶原为诱导剂时对兔血小板聚集抑制率分别为33%和52%,对大鼠抑制率分别为24%和42%;以ADP为诱导剂,对兔抑制率分别为32%和72%,对大鼠为35%和77%。作用强度与阿司匹林、阿魏酸相当。体内实验,大鼠腹腔注射桂皮酸每只20mg,对ADP或胶原诱导的血小板聚集有明显的抑制作用[5]。进一步研究表明,桂皮酸对于ADP诱导的血小板不可逆聚集有较强抑制作用,主要针对血小板内含物释放和花生四烯酸代谢这两个环节发挥抑制作用[6]。

3. 心血管系统 苏合香脂、冠心苏合丸均能显著延长小鼠耐缺氧时间。对两期结扎冠状动脉前降支造成的狗实验性心肌梗死,给苏合香脂能使其冠窦血流量明显回升,减少心率和心脏动、静脉血氧差,对非心梗狗不能提高冠窦血流量,但亦能减少心率和心脏动-静脉血氧差。结果与冠心苏合丸相似[7,8]。苏合香脂的抗血栓、抗血小板聚集及增加冠窦血流量的作用是其治疗冠心病、绞痛的药理基础。

15-甲基前列腺素可使猪离体动脉条收缩。苏合香(灌流液药物浓度为2 mg/mL)可使动脉条明显舒张,不仅可使动脉条舒张至给15-甲基前列腺素前的水平,还可使其继续舒张。由于苏合香对未加15-甲基前列腺素的动脉条无效,说明其对冠状动脉处于紧张状态时才出现明显的舒张作用[4]。

苏合香(200和400 mg/kg,灌胃)对氯仿所致小鼠心律不齐有明显的预防作用,且随剂量增加而有增强的趋势[4]。

4. 抗缺氧 给小鼠灌胃苏合香600和800 mg/kg有抗乏氧作用[4]。

5. 改善血液流变性 给大鼠灌胃苏合香2、4mg/kg,连续5d,能抑制大鼠体内血栓形成,降低血液黏度和红细胞压积,降低血小板聚集率,对血液流变学体有明显影响[9]。

6. 毒性 枫香脂挥发油的LD_{50}为2.03 g/kg,而苏合香的LD_{50}为2.7 g/kg,小鼠死前呈四肢瘫痪和呼吸困难状态。枫香脂生药和精制枫香脂未能测出半数致死量,其最大耐受量为>5 g/kg[4]。

【临床应用】

1. 冠心病、心绞痛 冠心苏合香胶囊治疗冠心病、心绞痛患者40例,2粒/次,3次/d。对心绞痛的即刻疗效:显效10例(25%),有效24例(60%),无效6例(15%),总有效率85%[10]。心绞痛症状的14d疗效:显效12例(30%),有效24例(60%),无效4例(10%),总有效率90%。苏冰滴丸(苏合香脂、冰片)治疗冠心病心绞痛301例,症状有效率83.4%,JL、电图有效率31.5%[11]。

2. 痛症 用苏合香丸治疗各种痛证(腹痛、胁痛、颠顶头痛)20余例,疗效满意,均获痊愈[12]。

3. 胆道蛔虫病 将苏合香丸口服一日2~3次,每次1丸,温水送服,服药间隔时间为4~5h,治疗9例胆道蛔虫病患者,有效率达89%[13]。

4. 婴幼儿继发性麻痹性肠梗阻 36例婴幼儿继发性麻痹性肠梗阻患者,予苏合香丸经皮给药治疗。显效25例(69%),有效9例(25%),无效2例(6%),总有效率94%[14]。

(杨冬华 王本祥 周秋丽 曾 嵘 周雪仙)

参考文献

[1]罗光明,等.苏合香研究进展.江西中医学院学报,1997,9(1):43

[2]石聪文,等.苏合香挥发油化学成分的研究.山东教育学院学报,2009,3:79

[3]朱亮,等.苏合香抗血栓作用.中成药,1990,(9):31

[4]李蓓,等.枫香脂和苏合香的心血管药理学研究.天然产物研究与开发,1999,11(5):72

[5]张文惠,等.苏合香抗血小板聚集活性成分的研究.中草药,1985,(3):16

[6]周导鹰,等.苏合香成分桂皮酸抗血小板作用研究(一).北京中医学院学报,1990,(1):43

[7]江文德,等.冠心苏合丸的药理研究及其简化制剂—苏冰滴丸的理论基础.药学学报,1979,(11):655

[8]江文德.冠心苏合丸及其组成的初步药理研究(简报).中草药通讯,1979,(5):34

[9]莫志贤,等.广东产苏合香对大鼠血液流变学的影响.中药材,2003,26(11):804

[10]郑金荣.冠心苏合香胶囊治疗冠心病心绞痛40例临床观察.现代中西医结合杂志,2003,12(7):18

[11]江苏新医学院.中药大辞典(上册).上海:上海人民出版社,1975:1085

[12]上海市苏心九协作组.苏心丸治疗心绞痛的疗效及药理作用的初步探讨.中医杂志,1981,(12):23

[13]张方飞.苏合香丸治疗痛证验案举陈.辽宁中医杂志,1988,1:31

[14]杜德铎,等.苏合香丸经皮给药佐治婴幼儿继发性麻痹性肠梗阻.新医学,2003,34(增刊):31

杜 仲 Eucommiae Cortex du zhong

本品为杜仲科植物杜仲*Eucommia ulmoides* Oliv.的干燥树皮。味甘、性温。有补肝肾,强筋骨,安胎功能。主治肝肾不足、腰膝酸痛、筋骨无力、头晕目眩、妊娠漏血、胎动不安。

【化学成分】

1. 木脂素素类(lignans) 木脂素素类化合物是杜仲化学成分中研究最多、结构最清晰、成分最明确的一类化合物。从杜仲分离出的木脂素素类化合物已有27种,包括双环氧木脂素素类(bisepoxylignans)[1-4]、单环氧木脂素素类(monoepoxylignans)[2,3,5]、新木脂素素类(neolignans)[4,6]、倍半萜木脂素素类(sesquilignans)[5,6]等。

2. 苯丙素类(penylpropanoids)[4,7-10] 苯丙素类是形成木脂素素的前体,广泛存在于杜仲根皮、茎皮、绿叶、落叶中,包括咖啡酸(caffeic acid)、二氢咖啡酸(dihydrocaffeic acid)、松柏酸(coniferol)、愈创木丙三醇(guaiacyl-glycerol)、松柏苷(coniferin)、丁香苷(syringin)、间羟基苯丙酸[3-(3-hydroxyphenyl)propionic acid]、氯原酸(chlorogenic acid)、氯原酸甲酯(methyl chlorogenic acid)、香草酸(vanillic acid)、寇布拉苷(kaobraside)[13]。

3. 环烯醚萜类(iridoids)[5,7,11,12] 环烯醚萜是臭蚁二醛的缩醛衍生物,分子中含有环戊烷结构单元。到目前为止,从杜仲中分离的环烯醚萜类化合物共15种,包括京尼平苷(又称栀子苷,geniposide)、京尼平苷酸(geniposidic acid)、桃叶珊瑚苷(aucubin)、杜仲苷(ulmoside)、雷扑妥苷(reptoside)、哈帕苷乙酸酯(harpagide acetate)、筋骨草苷(ajugoside)、京尼平苷酸三聚体(geniposide acid trimer)、京尼平苷酸三聚体乙酸酯(mono acetate of geniposide acid trimer)、京尼平苷酸四聚体(geniposide acid tetramer)等。

4. 多糖类 杜仲总多糖是近年来发现的杜仲活性成分,结构明确的有酸性聚多糖A和B。杜仲糖A是由D-阿拉伯糖、D-半乳糖、D-葡萄糖、L-鼠李糖、D-半乳糖醛酸按摩尔比8:6:4:5:8组成;杜仲糖B的结构主要为α-1、2-L-鼠李糖-α-1、4-D-半乳糖[14]。

5. 其他 杜仲中尚含有杜仲醇类(eucommiols)、黄酮类等成分。

【药理作用】

1. 抗炎镇痛 给小鼠连续灌胃杜仲多糖50、100、200 mg/kg,7d,每天1次。结果,杜仲多糖能显著延长辐射热致痛模型小鼠的痛阈,对热板致痛、醋酸致痛、己烯雌酚和缩宫素诱发月经痛有一定的抑制作用[15]。

2. 增强免疫 腹腔注射环磷酰胺40mg/kg致免疫低下小鼠,杜仲总多糖200、100、50mg/kg灌胃给药。结果,杜仲总多糖能减轻环磷酰胺致小鼠体重的下降,升高免疫低下小鼠胸腺指数,明显增加小鼠腹腔巨噬细胞吞噬率、吞噬指数。杜仲总多糖还能提高正常小鼠的脾指数,具有较好的增强免疫功能[16]。杜仲乙酸乙酯萃取部位能降低脑内IL-1β含量,提示杜仲提取物增强免疫作用是通过脑内IL-1β含量改变方式介导[17]。

3. 降血压 杜仲的降压强度与动物原血压高度、给药途径、动物种类密切相关[18,19]。麻醉犬、猫和兔的降压实验证明,杜仲煎剂和醇提取物在短期内重复静脉注射给药均可产生"快速耐受现象",连续给药3~4次甚至不能出现降压效应,此现象产生后,可维持数小时乃至数日[19]。近年来的研究已初步证明,杜仲的主要降压成分为松脂醇双葡萄糖苷(pinoresinol diglucoside),目前已确定其结构并能合成[20]。

杜仲降压机制[21]。周萍等以大鼠胸主动脉环张力为检测指标,发现在内皮完整血管,杜仲醇提物可显著降低肾上腺素(PE)诱发的血管张力,而对去内皮血管的舒张作用显著低于对内皮完整血管。一氧化氮合酶抑制剂L-NAME和可溶性鸟苷酸环化酶抑制剂ODQ能显著削弱杜仲醇提物对内皮完整血管由PE预收缩血管的舒张作用,推测杜仲醇提物可能通过NO介导途径舒张血管;另外,前列腺素合成酶抑制剂NDO也能削弱杜仲醇提物对血管的舒张作用,提示前列环素(PGI_2)参与杜仲醇提物的舒血管作用。杜仲醇提物对无钙环境下PE引起的收缩有显著影响,提示杜仲醇提物舒血管作用与抑制细胞内钙释放有关。而血管平滑肌上的ATP敏感K^+通道(K_{ATP})抑制剂glibenclamide可显著降低杜仲醇提物的作用,提示杜仲醇提物的血管舒张作用还与其激活K^+通道有关。杜仲木脂素化合物(EUL)能显著舒张重酒石酸去甲肾上腺素(NE)预收缩的大鼠胸主动脉环,但内皮去除后该作用明显降低;KCi诱发的血管收缩,EUL无明显舒张作用。去内皮的血管,在无Ca^{2+}液中,EUL对NE的收缩幅度没有影响;钾通道阻断剂Glib孵育后能明显抑制EUL的舒血管作用。上述结果表明,杜仲木脂素部位有明显的舒血管作用,其作用机制与内皮依赖性有关,ATP敏感性K^+通道参与了EUL的舒血管作用[22]。

杜仲水煎醇提取液0.2 g/kg对豚鼠离体心脏冠脉流量无明显影响。给实验性心肌缺血兔静脉注射杜仲水煎醇提取液20 g/kg,每日1次,连续4d。结果表明:本品对异丙基肾上腺素引起心电图中ST段提高和T波改变没有对抗作用,病理学检查没有明显差异[23]。

4. 改善血液流变学 给急性血瘀症模型大鼠灌胃杜仲皮煎剂(15%~60%),1 mL/100g每天1次,连续7d,腹主动脉取血。结果表明,杜仲可不同程度降低急性血瘀症大鼠低切(10/s)、中切(40/s)及高切(120/s)3个切变率下全血黏度和血浆黏度;并能不同程度降低全血还原黏度、红细胞聚集指数和电泳指数,即能降低红细胞的聚集,改善血液黏度。表明杜仲能较好地改善急性血瘀症大鼠的血液流变学,有利于高血压病的治疗[24]。小鼠口服杜仲煎剂可使出血时间缩短42%,但凝血时间未见明显缩短[20]。

5. 保肝、肾 杜仲醇提物按照生药40.95~163.80 g/kg剂量灌胃给予CCl_4肝损伤模型小鼠,连续10 d。结果,杜仲醇提物显著对抗肝损伤小鼠血清ALT、AST的升高和肝组织的病理改变,其抗损伤机制可能与增强小鼠清除自由基的能力有关[25]。杜仲总多糖100、200mg/kg灌胃给予环磷酰胺肝损伤小鼠,可显著降低环磷酰胺致小鼠血清ALT、AST活性升高和肝组织MDA的过量产生,显著升高受损肝组织的SOD活性,对环磷酰胺造成的肝损伤有很好的治疗作用[26]。杜仲免煎中药蒸馏水稀释灌胃,观察其对单侧输尿管梗阻(UUO)大鼠肾间质纤维化的影响及可能的机制。杜仲6g/kg术前2d给予大鼠,2周后处死大鼠。结果表明,杜仲减轻病变大鼠肾组织病理变化,延缓肾小球的硬化,提示杜仲可在一定程度上抑制肾纤维化。其信号转导机制与它能下调TGF-β_1、Smad 2及上调Smad 7从而抑制TGF-β/Smads信号转导通路有关[27]。研究还表明,杜仲对UUO大鼠肾组织中的结缔组织生长因子(CTGF)的过度表达有抑制作用,进而减缓肾纤维化的病理进程[28]。

6. 抗病毒抗真菌 从杜仲分得4个酚酸类化合物,为绿原酸(chlorogenic acid)、咖啡酸(caffeic acid)、香草酸(vanillic acid)和原儿茶酸;2个黄酮类化合物为表儿茶素(epicatechin)和儿茶素(catechin)。检测杜仲醇提物、4个萃取部位和6个化合物对HIV诱导MT4细胞病变的抑制作用。结果,醇提物具有显著的抗HIV作用,IC_{50}值为25 μg/mL;4个萃取部位中的氯仿、乙酸乙酯具有抗HIV作用,IC_{50}值分别为50 μg/mL和25

μg/mL；对6个单体化合物抗HIV作用及活性综合评价，儿茶素和咖啡酸具有显著的抗HIV作用，香草酸和原儿茶酸无效[29]。同样，以对HIVgp41六股螺旋束的抑制作用为检测指标，证明杜仲抗HIV活性物质存在于乙酸乙酯萃取部位，是能被乙醇沉淀的大分子物质[30]，排除了鞣酸的可能性[31]。还有报道，从3种杜仲根皮分离得到一个新的抗真菌蛋白EAFP$_2$，该蛋白由41个氨基酸残基组成，结构中含有5个二硫键，对细胞壁含有几丁质和不含几丁质的真菌都有抑制作用[32]。

7. 抗肿瘤和抗紫外线损伤 杜仲多糖（纯度55.2%）按 50、100、200 mg/kg 剂量灌胃给予预先接种S180 肉瘤的小鼠，连续 10d，能显著抑制 S180 瘤细胞的生长。杜仲总多糖(200 mg/kg)显著增加小鼠外周血白细胞，增加小鼠的骨髓有核细胞和胸腺指数，拮抗环磷酰胺引起的外周血白细胞降低、骨髓有核细胞降低和胸腺指数降低。结论：杜仲总多糖有一定的抗肿瘤活性，能够提高机体的免疫力并拮抗环磷酰胺的骨髓抑制作用[33]。

用紫外线照射CHL细胞30min后成功建立紫外损伤细胞模型，观察杜仲提取液对细胞的保护作用。研究表明，杜仲提取液0.4 mg/mL预处理细胞CHL能有效维持线粒体形态完整、缓解受损细胞线粒体膜电位的下降，具有抗紫外线损伤的作用[34]。杜仲甲醇提取物(52%)离体对紫外线B照射的人成纤维细胞产生基质金属蛋白酶-1(MMP-1)有较强的抑制作用。其中有效成分珊瑚木苷(aucubin)抑制MMP-1的作用比对照组高出57%，同时降低MMP-1的mRNA表达。提示，珊瑚木苷是杜仲潜在的光敏保护剂[35]。

8. 抗衰老 细辛、杜仲及其合剂对D-半乳糖所致衰老小鼠的抗衰老作用研究结果，发现老龄小鼠血浆NO含量，脑组织NOS，全血CAT活性在中年期以前随龄上升，中年期以后随龄下降；细辛(0.1 g/kg灌肠)、杜仲(0.05 g/kg，灌肠)及其合剂(0.05 g/kg，灌肠于一个月内，每日给药一次，能够增加NO含量，提高NOS、CAT活性。即杜仲等具有一定的抗衰老作用[36]。8%杜仲水煎剂联合0.09%维拉帕米，按0.8 g/kg剂量给D-半乳糖所致急性衰老模型小鼠灌服，30d后处死动物。结果发现，与衰老模型组比较，联合制剂可明显减少衰老小鼠肝细胞凋亡数，使NOS、SOD浓度升高。推测维拉帕米能够使细胞中杜仲浓度升高，持续发挥抗衰老的生物效应[37]。

9. 促成骨及骨代谢 给去卵巢骨质疏松模型大鼠灌胃盐杜仲(1g/包，按照每包灌10只大鼠的计量，每日1次)，连续灌胃90d，解剖取第I腰椎，切片做免疫组化。结果，杜仲明显促进骨代谢调节因子TGFβ(转化生长因子β)和FGF2(成纤维生长因子2)的表达，且在成骨细胞和破骨细胞中的表达最强[38]；对股骨干骺端骨细胞中的BMP-2(骨形成蛋白-2)表达也有明显的调节作用[39]。杜仲水-醇提取物对大鼠骨髓间充质干细胞中TGFβ表达无明显促进作用，而对FGF2表达有刺激作用[38]；对BMP-2表达有显著刺激作用，且醇提物的作用大于水提物，10^{-5}稀释度的作用最强[39]。峨眉杜仲醇提物通过上调血清E_2水平和IGF-1含量，而对去卵巢大鼠的骨质疏松症有预防或延缓发生的作用[40]。给大鼠灌胃杜仲水提物和醇提物，获得相应药物的含药血清，观察其对大鼠骨髓间充质干细胞(BMSCs)增殖及成骨分化的影响[41]。结果：15%杜仲醇提物血清和15%杜仲水提物血清明显促进BMSCs内矿化结节形成，提高ALP比活性和骨钙素含量，表明杜仲有促进BMSCs成骨分化作用。杜仲总黄酮50、100 μg/mL能直接促进大鼠颅盖骨体外培养成骨细胞的增殖[42]。杜仲总黄酮联合淫羊藿总黄酮，按1:1比例混合，按照125、250和500 mg/kg剂量给维A酸骨质疏松模型小鼠灌胃，连续45d。检测小鼠血清碱性磷酸酶(AKP)、骨钙素(BGP)、游离钙(Ca^{2+})、羟脯氨酸/肌酐(HOP/Cr)比。结果，杜仲总黄酮联合淫羊藿总黄酮可使小鼠BGP、Ca^{2+}、HOP/Cr水平显著下降，同时可使AKP活性升高，表明其对维A酸所致小鼠骨质疏松症有一定的防治作用[43]。

10. 其他 以2 mg/kg的剂量每日肌注地塞米松磷酸钠注射液，建立胰岛素抵抗小鼠模型。杜仲水煎液1.5、3.0 g/mL浓度，在造模同时灌胃给模型小鼠2周，可以显著提高小鼠对胰岛素的敏感性，较好地干预胰岛素抵抗[44]。杜仲总多糖(55.35%)剂量25、50、100 mg/kg，灌胃给药7d，可在一定程度上延长小鼠存活时间、全脑停止供血后张口呼吸次数、呼吸维持时间及心脏搏动时间。表明杜仲总多糖有提高小鼠耐缺氧能力作用[45]。

11. 毒性 给小鼠灌服杜仲提取物（主要成分绿原酸）的水溶液，小鼠灌胃最大耐受量为18.52 g/kg，其最大耐受倍数为124；腹腔注射LD_{50}为(2.57±0.15)g/kg[46]。杜仲水提物1.25、2.5、5.0和10.0g/kg（相当于5×、10×、20×和40×人临床常用剂量）剂量，不能引起小鼠精子畸形频率和精原细胞SCE频率增高，对小鼠生殖细胞UDS亦无诱导作用。说明杜仲对生殖细胞无遗传损伤作用[47]。

亚急性毒性实验证明，分别给大鼠灌服杜仲水和醇提取物3.5和1.75g/kg，每日1次，连续21d，各组动物食欲正常、血象、肝功、肾功组织学检查与对照组比较无明显差异[18]。给狗腹腔注射35%煎剂30 mL，每日1次，连续22d，经检肝、脾、心脏未见病理改变，仅肾小管上皮细胞有轻度变性。豚鼠和大鼠情况亦相同。

【临床应用】

1. 高血压病　60例高血压受试者，随机分为两组，对照组仍服用原来的降压药，试服组加服杜仲口服液，4周为一疗程，观察4周后血压和血脂的变化。一个疗程后，试服组收缩压和舒张压下降幅度均明显大于对照组；试服组症状改善优于对照组；试服组TC下降明显，对照组血脂各项指标无一定的变化；两组用药前后血常规及生化指标均无异常。结论：杜仲口服液有明显的降压和调血脂作用，且对机体健康无不良影响[48]。

2. 骨性关节炎和腰椎间盘突出症　复方杜仲健骨颗粒治疗膝关节骨性关节炎的II期临床报告，试验组患者300例，每人每次1包(12g)复方杜仲健骨颗粒，每日3次，饭后开水冲服，疗程一个月。结果显示，试验组患者的多种临床指标，如夜间卧床休息时疼痛或不适，晨僵或起床后疼痛加重，行走时疼痛或不适，最大行走距离，腰膝酸软疗效，关节功能疗效等均得到明显改善，总有效率92%。300例患者服药期间均无明显不良反应，未有病例中途退出[49]。杜仲田七葛根汤[50]治疗腰椎间盘突出症198例，每日1剂，水煎2次，早晚分服，7d为1个疗程，连服2个疗程。结果：治愈140例，占70.71%；显效36例，占18.18%；有效15例，占7.58%；无效7例，占3.53%。总有效率96.47%。

【附注】

杜仲籽和杜仲叶。

[化学成分]

杜仲叶的化学成分与杜仲皮基本相同[51]。此外含有熊果酸、β-谷甾醇、对香豆酸、咖啡酸乙酯、氯原酸、松柏苷[52]、京尼平苷酸、绿原酸和京尼平苷[53]。另有报道从杜仲叶中分出5个黄酮类化合物：山柰酚(kaempferol)、槲皮素（quercetin)、紫云英苷(astragalin)、陆地锦苷(hirsutin)、芦丁(rutin)及1个简单的酚类化合物：3,4二羟基苯甲酸（3,4-dihydrobenzoic acid)和1个葡萄糖乙苷(ethyl glucopyranoside)[54]。

[药理作用]

1. 抗炎镇痛　杜仲籽总苷55、110、220mg/kg灌胃给药，连续7d，能明显减少二甲苯所致小鼠耳肿胀，在给药后4h左右减少大鼠角叉菜胶足肿胀率；杜仲籽总苷110、220mg/kg剂量能显著提高热板和光电引起小鼠的痛阈值和减少醋酸引起的扭体次数。杜仲籽总苷具有较强的抗炎、镇痛作用[55]。

2. 降血压　杜仲叶降压强度较杜仲皮稍差，同样具有快速耐受现象，并且与杜仲皮有交叉耐受反应。杜仲叶醇提物140和420mg/kg可明显升高动脉粥样硬化(AS)大鼠血浆NO、内皮素-1(ET-1)、6-酮-前列腺素$F_{1\alpha}$(6-Keto-$PGF_{1\alpha}$)，而对血栓素B_2(TXB_2)无影响。上述结果提示，杜仲叶醇提物具有维持NO/ET和TXA_2/PGI_2(由于TXA2和PGI_2的不稳定性，故目前均以测定6-Keto-$PGF_{1\alpha}$和TXB_2作为判断其浓度指标)平衡，保护血管内皮细胞的结构与功能，具有防治AS作用[56]。还有研究报道[57]，杜仲叶醇提物通过促进内皮细胞释放一氧化氮(NO)和直接激活β受体产生舒张血管作用。

3. 抗心肌损伤　杜仲叶醇提物以140和420 mg/kg剂量，每天灌胃AS模型大鼠6周，明显减轻AS病变程度和心肌的损伤，下调冠脉和心脏ICAM-1蛋白的表达；同时，杜仲叶醇提物明显降低TC、TG、LDL、apoB/apoA-1和MDA浓度，升高HDL、NO浓度和SOD活性；但不影响TNF-α在冠脉和心肌的表达。表明杜仲叶醇提物可通过降血脂、抗氧化损伤、促进NO释放和抑制ICAM-1蛋白的表达，阻扼AS的发生和发展[58]。

4. 促骨及骨代谢　杜仲叶醇提物按生药6 g/kg剂量，灌胃给予去卵巢骨质疏松模型大鼠，每日1次，共12周。处死动物取双侧股骨，测骨的线密度(BWD)、面密度(BMD)和骨干直径(BD)，同时测定血清中雌二醇(E_2)和L-6含量。结果：杜仲叶可使去势大鼠骨密度明显升高，血清E_2含量明显升高，L-6水平明显下降。提示，杜仲叶醇提物通过提高去势大鼠的雌激素(E_2)水平和抑制促破骨细胞生成因子L-6蛋白起到预防骨质疏松的作用[59]。用杜仲叶三个提取部位(Ⅰ、Ⅱ、Ⅲ)的不同浓度作用于原代培养的成骨细胞(取材于新生SD大鼠头盖骨)，检测细胞增殖及碱性磷酸酶(ALP)活性。结果：Ⅱ、Ⅲ提取部位的10^{-5}mg/L浓度组能明显促进成骨细胞增殖和ALP活性。从杜仲叶5个极性不同的提取部位(Ⅰ、Ⅱ、Ⅲ、Ⅳ、Ⅴ)中选取对骨代谢平衡调节最有效部位I，观察其对大鼠成骨细胞代谢平衡的影响。部位I在10^{-5}g/mL浓度下，与成骨细胞-肾细胞(2:1)共培养体系温孵，培养3d。结果：ALP分泌量明显增加，且明显优于成骨细胞单培养体系。提示，部位I不仅直接作用于成骨细胞，而且通过肾细胞协同促进成骨细胞的分化成熟。护骨素(OPG)和破骨细胞分化因子(ODF)是骨代谢平衡的终极调节因子，部位I(10^{-5}g/mL)促进成骨细胞OPG生成与抑制ODF生成的效果明显，提高OPG/ODF比值，有效促进成骨作用[60]。

5. 毒性 给小鼠腹腔注射杜仲叶水提取物的LD_{50}为8.64±0.59g/kg。给大鼠灌服杜仲叶醇提取物3.5和1.75g/kg，每日1次，连续21d，未见明显毒性[18]。

［临床应用］

1. 高血压病 杜仲叶片，每次5片，每日3次，治疗高血压患者147例，总有效率在87%以上[61]。

2. 关节炎 杜仲叶注射剂，肌肉注射，每日1~2次，每次2~4 mL，治疗121例各种类型的关节炎，使用时间平均3~4个月，最短1个月，有效率87.4%，显效率为42.1%[62]。

上述化学和药理及毒理研究证明杜仲叶与杜仲皮基本相似，而且毒性小，故认为可以与皮一起入药，临床应用的效果也基本相同。

（周秋丽 王本祥 程秀娟）

参 考 文 献

[1]Deyama T. The constituents of Eucommia ulmoides Oliv. I. Isolation of (+)-medioresinol di-O-β-D-glucopyranoside. *Chem Pharm Bull*, 1983, 31(9):2993

[2]Deyama T, et al. Part II. Isolation and structures of three new lignan glycosides. *Chem Pharm Bull*, 1985, 33(9):3651

[3]Deyama T, et al. Part III. Isolation and structure of a new lignan glycoside. *Chem Pharm Bull*, 1986, 34(2): 423

[4]Deyama T, et al. Part V. Isolation of dihydroxydehydrodiconiferyl alcohol isomers and phenolic compounds. *Chem Pharm Bull*, 1987, 35(5):1785

[5]Deyama T, et al. Part IV. Isolation of a new sesquilignan glycoside and iridoids. *Chem Pharm Bull*, 1986, 34(12): 4933

[6]Deyama T, et al. Part VI. Isolation of a new sesquilignan and neolignan glycoside. *Chem Pharm Bull*, 1987, 35(5): 1803

[7]Gewali BM, et al. Constituents of the stems of Eucommia ulmoides Oliv. *Shoyakugaku Zasshi*, 1988, 42(3):247

[8]Hattori M, et al. Constiyuents of the leaves of Eucommia ulmoides Oliv. *Shoyakugaku Zasshi*, 1988, 42(1):76

[9]李家实，等.杜仲皮和叶化学成分初步分析. 中药通报，1986, 11(8):4

[10]李东，等. 杜仲的化学成分. 植物学报，1986，28(5): 528

[11]Yahara S, et al. New iridoid trimers and tetramers from seeds of Eucommia ulmoides Oliv. *Chem Pharm Bull*, 1990, 38 (1):267

[12]Bianco A, et al. Structure elucidation of eucommioside (2''-O-β-D-glucopyranosyl eucomminol) from E. ulmoides. *Phytochem*, 1982, 21(1):201

[13]尉芹，等.杜仲化学成分研究.西北林学院学报，1995，10(4):88

[14]辛晓明，等.杜仲的化学成分及药理活性研究进展. 医学综述，2007,13(19):1507

[15]辛晓明，等. 杜仲多糖镇痛作用研究. 现代中西医结合杂志，2009,18(5):487

[16]辛晓明，等. 杜仲总多糖对环磷酰胺致免疫低下小鼠的影响. 中国中医药信息杂志，2007,14(10):29

[17]许激扬，等. 杜仲不同活性部位对小鼠睡眠改善及免疫调节作用的研究. 上海中医药杂志，2006,40(11):63

[18]范维衡，等.杜仲叶和杜仲皮的药理作用的研究.药学通报，1979,14(9):404

[19]中国科学院药物研究所. 中药杜仲药理作用之初步报告.科学通报，1953,(7):41

[20]王浴生.中药药理与应用.北京：人民卫生出版社，1983：483

[21]周萍，等. 杜仲提取物直接或内皮依赖性地引起大鼠血管舒张. 中国现代应用药学杂志，2007,24(3):182

[22]许激扬，等.杜仲木脂素素化合物舒张血管作用机制. 中国中药杂志，2006,31(23):1976

[23]朱丽清，等.杜仲叶和杜仲皮的药理实验.中草药，1986,17(12):15

[24]徐晔，等. 杜仲对大鼠血液流变学的影响. 安徽医药，2005,9(11):810

[25]周程艳，等.杜仲醇提物对小鼠急性肝损伤的保护作用.中国中药杂志，2009,34(9):1173

[26]辛晓明，等. 杜仲总多糖的提取及其对环磷酰胺致肝损伤小鼠的保护作用.中华中医药学刊，2007,25(9):1896

[27]程虹，等.杜仲对UUO模型大鼠肾纤维化TGF-$β_1$/Smad信号通路的影响.中国中西医结合肾病杂志，2009,10(6):502

[28]刘蒙，等.杜仲对单侧输尿管梗阻大鼠肾组织CTGF表达的影响. 中华中医药学刊，2009,27(5):1028

[29]孙燕荣，等. 中药杜仲抗HIV作用的实验研究. 解放军预防医学杂志，2004,22(2):101

[30]吕琳，等. 杜仲提取物抗HIV活性成分的分离鉴定. 中药材，2008,31(6):847

[31]吕琳，等. 杜仲抗HIV gp41活性部位的研究. 中药材，2008,31(5):726

[32]Xiang Y, et al. Crystal structure of a novel antifungal protein distinct with five disulfide bridges from Eucommia ulmoides Oliver at an atomic resolution. *J Struct Biol*, 2004, 148(1):86

[33]辛晓明，等. 杜仲总多糖抗肿瘤作用的实验研究. 医药导报，2009,28(6):719

[34]高璀乡，等. 杜仲提取液抗紫外线损伤的实验研究. 南京医科大学学报(自然科学版)，2007,27(12):1380

[35]Ho JN, et al. Inhibitory effect of Aucubin asolated from Eucommia ulmoides against UVB -induced matrix metalloproteinase-1 production in human skin fibroblasts. *Biosci Biotechnol Biochem*, 2005,69(11):2227

[36]栗坤，等. 细辛、杜仲及其合剂对D-半乳糖所致衰老小鼠NO、NOS和CAT的影响.中国老年学杂志，2001，21(2):131

[37]栗坤，等. 杜仲与维拉帕米联合应用对衰老小鼠肝组织细胞凋亡的影响. 黑龙江医药科学，2005,28(2):16

[38]冯展波，等.杜仲对去势大鼠腰椎骨和rBMSCs TGFβ与FGF2表达调控. 南通医学院学报，2009,29(3):165

[39]赵春，等. 杜仲对去势大鼠骨细胞及骨髓间充质干细胞BNP-2表达的调节作用. 四川中医，2009,27(8):24

[40]童妍，等. 峨眉杜仲对去势大鼠骨密度及血清IGF-1的影响.安徽农业科学，2009,37(16):7458

[41]梁翔，等. 杜仲对大鼠骨髓基质细胞增殖及成骨分化影响的实验研究. 江西中医学院学报，2007,19(3):58

[42]肖静，等. 杜仲总黄酮对体外培养大鼠成骨细胞增殖的影响.遵义医学院学报，2008,31(3):238

[43]肖润梅，等.淫羊藿总黄酮联合杜仲总黄酮对维甲酸鼠骨代谢的影响. 实用老年医学，2008,22(3):199

[44]吴迪炯，等.杜仲对小鼠胰岛素抵抗干预作用的研究. 医学研究杂志，2008,37(3):110

[45]辛晓明，等. 杜仲总多糖对小鼠耐缺氧能力的影响. 医药导报，2009,28(2):160

[46]刘月凤，等. 杜仲提取物的急性毒性试验研究. 陕西农业科学，2009,(3):52

[47]庞慧民，等. 杜仲对小鼠生殖细胞的遗传毒性. 中国公共卫生，2006,22(9):1152

[48]康存战，等. 杜仲口服液治疗高血压病高血脂症疗效观察. 中医药学刊，2004,22(5):837

[49]王和鸣，等.复方杜仲健骨颗粒治疗膝关节骨性关节炎III期临床试验总结.中国中医骨伤科杂志，2004,12(3):6

[50]王和权.杜仲田七葛根汤治疗腰椎间盘突出症198例疗效观察. 四川中医，2009,27(1):96

[51]王景祥，等.杜仲叶与杜仲皮化学成分比较.中草药，1987,18(3):11

[52]成军，等.杜仲叶苯丙素类成分的研究.中国中药杂志，2002，27(1):38

[53]王嗣岑，等.RP-HPLC法同时分离测定杜仲叶中3种有效成分. 西北药学杂志，2001,16(1):15

[54]成军，等.杜仲叶黄酮类化合物的研究.中国中药杂志，2000，25(5):284

[55]宋林奇，等.杜仲籽总苷抗炎镇痛作用研究. 第二军医大学学报，2009,30(4):413

[56]王梦华，等.杜仲叶醇提取物对大鼠血管内皮细胞的保护作用. 中国老年学杂志，2007,27(18):1766

[57]王梦华，等.杜仲叶醇提取物血管舒张作用的机制研究. 中药药理与临床，2006,22(2):35

[58]宋昀，等.杜仲叶醇提取物对冠状动脉粥样硬化心脏病的保护作用. 中药药理与临床，2009,25(2):77

[59]白立炜，等. 杜仲叶醇提取物预防去势大鼠骨质疏松症的实验研究. 中国民康医学，2008,20(15):1715

[60]蔡险峰，等. 杜仲叶活性部位I调控骨代谢平衡作用研究. 中国骨质疏松杂志，2008,14(7):498

[61]过晋源.杜仲治疗高血压的初步报告.中华医学杂志，1954,(9):704

[62]南京医院附属医院.杜仲叶注射剂的制备.中草药通讯，1978,(12):19

杜 衡 Asari Forbesii Herba du heng

本品为马兜铃科植物杜衡 *Asarum forbesii* Maxim的全草。又名马辛、土细辛。味辛，性温。有祛风散寒，平喘，消痰行水，活血，定痛等功能。用于风寒感冒、风湿痹痛、牙痛、痰饮咳喘、肠炎痢疾、跌打损伤等。

【化学成分】

1. 挥发油 杜衡主要含挥发油。含量最高的是1,2邻苯二酸二异辛酸二酯（1,2-benzenedicarboxylic acid)20.47%，其次是丁香酚甲醚(eugenol methyl ether) 15.37%，较高的还有油酸(oleic acid)13.21%、亚油酸(9,12-octadecadienoic acid)12.53%、榄香素[1,2,3-trimethoxy-5-(propenyl)]11.05%、十六碳酸（n-hexadecanoic acid)7.59%和十八碳酸（octadecanoic acid) 4.36%[1]。从杜衡的醋酸乙酯提取物中分离得杜衡素(asarumin)A、B、C、D以及榄香脂素、反式细辛脑（trans-asarone)和亚油酸(linoleic acid)等七个成分[2,3]。

2. 金属元素 杜衡中含有金属元素，含量高的有钾、钙、镁、铝、磷、铁、钠、锌等[4]。

【药理作用】

1. 镇静 杜衡挥发油0.025~0.075 mL/kg给小鼠腹腔注射，与阈下剂量的戊巴比妥钠有明显协同作用[5]。杜衡挥发油中的主要有效成分甲基丁香酚50 mg/kg腹腔注射能显著延长戊巴比妥钠的睡眠时间，对硫喷妥钠，氯丙嗪的中枢抑制也有明显协同作用，此外尚能抑制兔大脑皮层及中枢网状结构的自发脑电活动[6]。

2. 麻醉 挥发油中成分甲基丁香酚、反式异甲基丁香酚和榄香脂素,静脉注射对小鼠、兔、猫和犬均有麻醉作用[7]。甲基丁香酚每分钟100mg静脉注射,1~2min可使猫、犬、猴、兔等进入睡眠。其麻醉持续时间因剂量增加而延长,如给兔静脉注射25、50和100mg/kg,其麻醉时间分别为5.7,13.9和25.1min。如剂量过大或速度过快,可使呼吸减慢或停止,显示硫喷妥钠样短效麻醉作用,黄樟醚也有麻痹作用[6],可使动物呼吸中枢麻痹[8]。

3. 镇痛 杜衡水煎剂29 g/kg灌胃,小鼠电击鼠尾法实验表明有镇痛作用,但较吗啡弱[9]。甲基丁香酚90和150 mg/kg,腹腔注射,小鼠热板法试验表明有一定镇痛作用[6]。

4. 降温 甲基丁香酚90和144 mg/kg,腹腔注射,对大鼠有明显降温作用。

5. 抗过敏 杜衡水煎剂6×10^{-3}g/mL能抑制卵白蛋白所致离体豚鼠回肠的过敏性收缩,对SRS-A引起的回肠收缩也有抑制作用。杜衡水煎剂尚能抑制致敏豚鼠肺释放SRS-A,抑制大鼠被动皮肤过敏反应(PCA)[10]。杜衡素A,B,C或亚油酸在剂量为300mg/kg(灌胃)时对PCA有抑制作用,且不比醋酸乙酯提取物更强,其抗过敏有效成分尚待确定[2]。

6. 松弛平滑肌 杜衡水煎剂除上述抑制离体豚鼠回肠过敏性收缩外,对豚鼠离体气管片有明显直接松弛作用,其强度有剂量依赖性,也明显抑制组胺引起的收缩反应。10g/kg灌胃对组胺、乙酰胆碱所致豚鼠哮喘有明显保护作用[10]。甲基丁香酚也有直接松弛气管平滑肌的作用[11],0.25%~0.75%杜衡水煎剂对离体大鼠子宫有明显抑制作用[9]。

7. 降脂 不同浓度的杜衡挥发油每次0.2mL给小鼠灌胃,0.1%时降脂作用最强,浓度在0.02%~0.1%之间有剂量相关性,0.2%~1%时降脂效果反而不佳。杜衡挥发油除显著降低血清胆固醇外,也能明显降低血清甘油三酯,作用强度与安妥明相似。降脂的有效成分为卡枯醇[12,13]。杜衡在低浓度时即有较强的降脂效果,随着剂量的增加其作用进一步增强,其副作用较低[14]。

8. 其他 杜衡挥发油对动物血压、呼吸、心率、心电图、小鼠心肌营养血流量及离体兔心冠脉流量均无明显影响,但能一定程度地增强小鼠耐减压缺氧能力[13]。黄樟醚对一般真菌及石膏样小芽孢菌、狗小芽孢菌、红色毛霉菌、白色念珠菌和絮状表皮癣菌等致病性真菌均有明显抑制作用[15]。

9. 药代动力学 [^{3}H]卡枯醇给小鼠、大鼠灌胃,符合开放二室模型,胃肠道吸收快,血中放射性峰分别在10和20min,$T_{1/2\alpha}$分别在0.27和0.24h,血浆蛋白结合率为39%,分布迅速、广泛,与组织亲和力强,肝中放射性最强,依次为心、脾、胰、肾、肺和脑。体内消除较缓慢,消除半衰期($T_{1/2\beta}$)分别在41.8和60.5h,可能是种族差异所致,在21d内从尿和粪中排泄分别为92.8%和1.2%,主要以原形排出[13,16]。

10. 毒性 杜衡水煎剂小鼠灌胃的LD_{50}为生药209.6 g/kg[10],杜衡挥发油60(相当人口服量的60倍)、170mg/kg腹腔注射,170mg/kg灌胃,除大剂量腹腔注射有轻度镇静作用外,未见异常[13];挥发油小鼠灌胃的LD_{50}为1.823 g/kg,腹腔注射的LD_{50}为0.672g/kg或0.73 mL/kg[5,12,13]。挥发油500和30 mg/kg给小鼠和家兔连续灌胃1个月和3个月,血常规,肝肾功能,CPK及心、肺、肝、肾组织学检查均未见异常[12,13]。甲基丁香酚小鼠腹腔注射的LD_{50}为456.67 mg/kg,连续给药1~2h或多次给药,对动物血象,肝肾功能及各器官组织切片检查,除白细胞略增加外,均为正常。50 mg/kg可使猫唾液分泌明显增加,并出现颈部强直,使犬产生呕吐,排便等消化道反应[6]。黄樟醚0.75g使犬呕吐[8];长时间给猫及家畜少量黄樟醚,能引起磷中毒样症状,使肾、肝脂肪变性,犬口服或皮下注射的致死量均为1g/kg[17];黄樟醚尚有致癌作用[18]。

【临床应用】

1. 牙痛 以消毒棉蘸极少量挥发油塞于痛处(每毫升可用20余次),对蛀牙疼痛可立即止痛。江苏民间以其叶塞入蛀牙孔中治疗牙痛[9]。

2. 高脂血症 挥发油制成的滴丸(解脂丸,每粒50mg),每日1粒,临床验证,降低血清胆固醇总有效率为86.5%(显效73%),降低血清甘油三酯总有效率79%(显效48%),并有剂量小,服用方便等优点[13]。

3. 副作用 杜衡中马兜铃酸可导致急性肾衰竭[19]。

(张 琪 杨志宏 金 毅)

参考文献

[1]潘艺,等.超临界CO_2萃取法提取中药杜衡挥发油化学成分研究.广东农业科学,2008,1:70

[2]卞如濂,等.杜衡的抗过敏成分.药学学报,1990,25(11):824

[3]KobayashiM. Studies on the antianaphylactic components of Asarum forbesii Maxim. *Shoyakugeku Zasshi*, 1989, 43(3):230

[4]米秋雯,等.细辛属植物金属元素的研究.中国药学杂志,1989,24(12):712

[5]刘国卿,等.几种中药挥发油的急性毒性及对戊巴比妥

钠的协同作用.中国药科大学学报,1989,20(1):57

[6]蒋蓥,等.甲基丁香酚的药理研究.药学学报,1982,17(2):87

[7]闵知大,等.马辛化学成分的研究(第一报)-麻醉成分的分离.中草药通讯,1978,(9):7

[8]江苏新医学院.中药大辞典(上册).上海:上海人民出版社,1977:1034

[9]南京药学院药材学教研组.解放思想,打破框框,教学结合科学实验,充分利用我国药材资源,为劳动人民服务.药学学报,1966,13(2):82

[10]中国药理学会.药理学进展.抗炎免疫药理分册.北京:人民卫生出版社,1982:168

[11]国家医药管理局中草药情报中心站.植物药有效成分手册.北京:人民卫生出版社,1986:374;720

[12]凌树森,等.马辛降脂作用的实验研究.中药药理与临床,1985,1(1):108

[13]凌树森,等.马辛降脂作用的实验研究.中草药,1986,17(2):69

[14]韦湘林.单味降血脂中草药的研究概况.实用中医内科杂志,1995,8(1):5

[15]周勇,等.细辛挥发油抗真菌作用及其有效成分黄樟醚的研究.中医杂志,1981,(12):942

[16]凌树森,等.[^{3}H]卡枯醇在小鼠和大鼠体内的吸收、分布和排泄.中国药理学报,1985,6(3):217

[17]《浙江药用植物志》编写组.浙江药用植物志(上).杭州:浙江科技出版社,1980:224

[18]杨春澍,等.中国细辛属植物挥发油的色谱一质谱分析(第四报).中药通报,1986,11(7):423

[19]马红珍,等.杜衡致急性肾功能衰竭一例.中华急诊医学杂志,2003,12(9):618

豆蔻 Amomi Fructus Rotundus dou kou

本品为姜科植物白豆蔻*Amomum kravanh* Pierre ex Gagnep. 或爪哇白豆蔻*Amomum compactum* Soland ex Maton的干燥成熟果实。按产地不同分为“原豆蔻”和“印尼白蔻”。味辛,性温。化湿行气,温中止呕,开胃消食。用于湿浊中阻、不思饮食、湿温初起、胸闷不饥,寒湿呕逆、胸腹胀痛、食积不消。

【化学成分】

白豆蔻的化学成分以挥发油为主,挥发油的收率为5.40%。主要成分为△-3-蒈烯(1.06%)、桉叶油素(81.20%)、松油醇-4(3.09%)、β-松油醇(7.24%)、1-甲基-4-异丙烯基-环己醇(2.37%)[1]。尚含有无机元素,主要为铁、锰、锶、铝等[2]。

【药理作用】

1. 抑制血管生成 豆蔻提取物(20mg/kg,灌胃)联合血管生成抑制剂canstatin(10mg/kg,腹腔注射),抑制胃癌裸鼠移植瘤(人胃癌SGC-7901)的生长(抑制率41.1%)和微血管密度,二者为协同作用[3,4]。

2. 抑制肠管运动 印尼白蔻10、30g/kg抑制小鼠肠道推进运动;25%浓度的提取液分别取0.2、0.4、0.8 mL加入家兔离体小肠管,小剂量时呈现一定的兴奋作用,中剂量呈现一定的抑制作用,高剂量为明显抑制[5]。

3. 抗肿瘤 豆蔻提取物1g/kg,灌胃4周,对裸鼠BGC-823原位移植性肿瘤的抑制率为42.81%;与5-FU联合用药的抑制率为67.36%;联合用药组瘤体中的环氧化酶(COX-2)和VEGF表达下调,可能是其抗肿瘤作用机制之一[6]。豆蔻提取物0.2~1.0 mg/mL作用于人胃腺癌细胞SGC-7901的抑制率(48h)为23.76%~58.78%。在一定浓度范围内豆蔻提取物诱导凋亡与下调Bcl-2蛋白表达有关[7]。

4. 毒性 豆蔻水煎剂剂量达到160 g/kg灌胃,观察2周,未发现动物死亡,也未出现异常现象。以食用精制油配制豆蔻油,测得雌鼠LD_{50}=2.148 g/kg,雄鼠LD_{50}=2.211 g/kg。豆蔻水煎剂在小鼠BALB/c3T3、仓鼠CHL、人二倍体SL-73种细胞的IC_{50}分别为:16.8、16.8、26.6mg/mL;豆蔻水煎剂和豆蔻油诱导TK基因突变呈阴性,骨髓微核试验呈阴性,Ames试验结果为阴性。豆蔻水煎剂和豆蔻油属低毒级[8]。

【临床应用】

用于腹部术后患者肠功能恢复。术后取白豆蔻10g,加水煮沸后即服,治疗妇产科腹部术后130例。结果,肠鸣音恢复时间及肛门排气、排便时间均优于对照组[9]。

【附注】

1. 豆蔻壳 为姜科植物白豆蔻*Amomum kravanh* Pierre ex Gagnep. 或爪哇白豆蔻*Amomum compactum* Soland ex Maton的干燥成熟果实的外皮。其挥发油收率为3.6%。从白豆蔻壳挥发油中鉴定71种化合物,主要成分为桉油精(40.81%)、1R-α-蒎烯(3.23%)、β-蒎烯(5.89%)、α-水芹烯(4.88%)、顺-β-萜品醇(3.57%)、6,6-二甲基-双环[3,1,1]七亚甲基四胺-2-烯-2-甲醇(2.65%)。尚含有少量的酯类化合物、酮、酚、有机酸及饱和烷烃类化合物[10]。

2. 豆蔻仁 为白豆蔻干燥成熟果实的果仁。白豆蔻仁挥发油中主要成分：桉油精(52.97%)、(+)α-萜品醇(12.96%)、1R-α-蒎烯(5.15%)、β-蒎烯(12.04%)、4-甲基-1-(1-甲乙基)-3-环已-1-醇(3.74%)。尚含有少量的酯类化合物、酮、酚、有机酸及饱和烷烃类化合物[11]。

(张 扬 周秋丽 新吉乐)

参考文献

[1]黄天来，等. 白豆蔻、草豆蔻、高良姜挥发油成分研究. 广州中医学院学报，1990，7(2)：95

[2]丁平，等. 产地对爪哇白豆蔻无机元素含量的影响. 广东微量元素科学，1996，3(1)：45

[3]陈平，等. 血管生成抑制剂Canstatin联合豆蔻提取物治疗荷瘤裸鼠实验研究. 浙江中西医结合杂志，2009，19(8)：484

[4]Yamamoto，et al.The role of sarvivin as a new target of diognosis and treatment in human cancer. *Med Electron Microse*，2001，34(4)：207

[5]刘良，等.引种栽培进口"南药"药材质量的药理学评价. 中药药理与临床，1996，12(6)：24

[6]赵伟，等. 豆蔻提取物对人胃癌细胞裸鼠移植瘤的影响的实验研究. 实用临床医药杂志，2009，13(6)：26

[7]孙振华，等. 豆蔻提取物对人胃腺癌细胞生长影响的体外实验研究.中华实用中西医杂志，2008，21(10)：764

[8]仲伟鉴，等.川芎、桔梗及豆蔻毒性、致突变性试验.卫生毒理学杂志，2004，18(4)：267

[9]时学芳，等.白豆蔻用于妇产科腹部术后肠功能恢复的临床观察.河北中医，2003，25(12)：950

[10]王少军，等. 豆蔻壳挥发成分的GC-MS分析. 中成药，2005，27(7)：815

[11]段启，等. 豆蔻仁挥发成分的GC-MS分析.中南药学，2004，2(5)：276

两面针 Zanthoxyli Radix liang mian zhen

本品为芸香科植物两面针*Zanthoxylum nitidum* (Roxb.)DC.的干燥根。味苦、辛，性平；有小毒。有活血化瘀，行气止痛，祛风通络，解毒消肿等功能。用于跌扑损伤，胃痛，牙痛，风湿痹痛，毒蛇咬伤；外治烧烫伤。

【化学成分】

1. 生物碱 主要有效成分为生物碱，根皮中含0.6%~0.7%，其中两面针碱(nitidine)0.25%、白屈菜红碱(chelerythrine)、6-乙氧基白屈菜红碱(6-ethoxy-chelerythrine)、氯化两面针碱(nitidine chloride)、茵芋碱(skimianine)、白鲜碱(dictamnine)、木兰花碱(magnoflorine)等[1]。

2. 微量元素 分析表明两面针含锰、铜、钙、镁较多[2,3]，两面针根中还含有铁和锌[4]。

3. 其他 两面针根、根皮中含分子式为$C_{20}H_{18O6}$的木脂类化合物结晶-8[5]。根皮尚含有布枯叶苷(diosmin)[6]、木脂素类1-芝麻脂素(1-sesamin)、1-细辛脂素(1-asarinin)和1-丁香脂素(1-syringaresinol)；香豆精类七叶内酯二甲醚(aesculetin dimethylether)及β-谷甾醇等[7]。

【药理作用】

1. 抗炎、镇痛 两面针结晶-8按照30、60 mg/kg剂量，背部皮下注射给药，对热板所致小鼠疼痛有明显抑制效果，使小鼠血清中5-HT含量减少；结晶-8 30 mg/kg组对小鼠扭体反应有明显抑制作用，可使小鼠脑内的DA含量减少。表明结晶-8有明显镇痛作用，可能与其降低脑内DA和外周组织5-HT含量有关[8]。大鼠足趾下皮下注射福尔马林造成伤害性刺激模型，1h后侧脑室注射结晶-82、1 mg/kg。结果，结晶-8能提高疼痛模型-内啡肽表达，可能是其发挥镇痛作用的机制之一[9]。两面针提取物S-0在150 mg/kg剂量时，使热板致痛小鼠痛阈明显提高；使冰醋酸致痛小鼠扭体反应次数减少70.96%。在150 mg/kg剂量下对二甲苯致小鼠耳廓肿胀抑制率为63.45%，在150、75 mg/kg下对冰醋酸所致毛细血管通透性增强的抑制效果为52.94%和50.00%；上述两个剂量可使凝血时间明显缩短。表明，两面针提取物S-0对小鼠有显著镇病、止血、抗炎作用[10]。

2. 抗心肌缺血再灌注损伤 给大鼠结扎冠状动脉复制心肌缺血再灌注损伤模型,氯化两面针碱2、1、0.5 mg/kg(股静脉注射)能降低模型大鼠心律失常的发生率;减少大鼠心肌酶的释放,减轻氧自由基损伤程度,起到保护心肌缺血再灌注损伤大鼠心肌细胞的作用[11]。

3. 抗溃疡 溃疡性结肠炎大鼠灌胃给予两面针总碱(TAZ)200、100 mg/200g体重,每日1次,连续14d。TAZ使疾病活动指数、血清TNF-α、IL-8、MDA水平显著降低,SOD活力明显升高。TAZ对溃疡性结肠炎有治疗作用,与其减少炎症介质和抗氧自由基有关[12]。TAZ 500、750mg/kg给幽门结扎胃溃疡大鼠灌胃7d,能明显抑制胃溃疡指数的升高,抑制胃黏膜组织和血清NO含量的降低,同时明显抑制血浆PGE含量的降低。表明,TAZ抗溃疡作用与提高胃黏膜组织和血清NO及血浆PGE含量有关[13]。

4. 抗肿瘤 氯化两面针碱2.5、5、10mg/kg皮下注射,连续10d。对腹水型H22肝癌荷瘤小鼠的生命延长率分别为35.7%、71.4%、85.7%,其机制可能与干扰细胞S期DNA合成,诱导细胞凋亡有关[14]。氯化两面针碱在体外对人肝癌细胞SMMC-7721[15]、鼻咽癌细胞株7111、Ecv2[16]都有抑制增生和诱导凋亡作用。氯化两面针碱0.75、1.5、3、6、12mg/L浓度依赖性地减低人口腔鳞癌多药耐药细胞KBV200细胞的存活率;6mg/L可使KBV200细胞Caspase-3含量升高,3mg/L可增加KBV200细胞G2/M期细胞比例。氯化两面针碱对KBV200细胞株有抑制生长和诱导凋亡作用[17]。

5. 抗肝损伤 两面针提取物2.0、2.5 g/kg,灌胃7d,能明显降低四氯化碳肝损伤小鼠血清AST、ALT、肝脏MDA含量,提高肝脏SOD活性。两面针提取物对化学性肝损伤有明显保护作用[18]。

6. 体内过程 氯化两面针碱给大鼠静脉注射,在体内分布迅速、广泛,5min即分布到各组织器官中。以肾脏药物浓度最高,其次为小肠、肝脏[19]。给大鼠尾静脉注射氯化两面针碱10 mg/kg,48h药物在尿中的累积排泄量占给药量的(0.8505±0.0879)%,在粪中的占比为(0.9410±0.0368)%。结果显示,氯化两面针碱很少以原型药物的形式随尿粪排出[20]。

7. 毒性 两面针提取物N-4和结晶-8小鼠腹腔注射的LD_{50}分别为166 mg/kg和68.04 mg/kg[21,22]。

【临床应用】

1. 口腔溃疡 各类口腔溃疡患者100例,将粉剂(山豆根、两面针、血竭、青黛粉、枯矾、蜂蜜、珍珠粉等)敷在溃疡面,每日4~6次。结果:显效91例(91%),有效6例(6.97%),无效2例(3.49%)[23]。

2. 牙龈炎 使用含2%中药两面针提取液的牙膏,于正畸治疗前,治疗后3个月、6个月对牙菌斑、牙龈炎进行观察。结果,治疗3、6个月后上述2各指标与对照组(不含两面针牙膏)比较差异显著。表明两面针提取液能减少牙菌斑数,改善牙龈健康[24]。

3. 肛肠病术后 226例术后患者,采用两面针坐浴洗剂局部坐浴治疗,将药物(两面针、毛冬青、防风、五倍子、芒硝)放在熏洗盆内加热水,熏洗,每日2次,5天为一疗程。第1疗程,显效145例,有效74例,无效7例,显效率达64.16%[25]。

4. 妇科炎症 两面针与苦草、地胆草、当归等制成的妇炎净胶囊,治疗妇科附件炎、宫旁组织炎、盆腔炎、子宫内膜炎等共488例。临床治愈194例,显效59例,有效226例,无效9例,总有效率达98.2%[26]。

5. 不良反应 肌肉注射可能引起过敏反应,表现为皮肤发红,发痒,轻度烦躁,呼吸稍促,伴恶心、呕吐等,停药后可恢复[27]。

(李秋明 韩 杨 李春莉 马金凯)

参 考 文 献

[1]姚荣成,等.两面针化学成分及其药理活性研究概况.药学实践杂志,2004,22(5):264

[2]秦俊法,等.中草药中微量元素的能量色散X射线分析.中草药,1983,14(11):492

[3]诸葛纯英,等.常用中药微量元素分析.广西中医药,1989,12(5):46

[4]温尚开.两面针的研究概况.中草药,1995,26(4):215

[5]洪庚辛,等.两面针结晶-8镇痛作用机制研究.药学学报,1983,18(3):227

[6]中国医学科学院药物研究所,等.中药志(第二册).北京:人民卫生出版社,1981:388

[7]Ishii H,et al. Studies on the chemical constituents of rutaceous plants.LⅨ.The chemical constituents of Xanthoxylum nitidum (Roxb.)D. C.(Fagara nitida Roxb.)(1). *Examination of the alkaloidal fraction of the bark. CA*. 1985,102:119479c

[8]杨斌,等.两面针结晶8的镇痛作用及机制研究.广西医科大学学报,2008,25(5):674

[9]王希斌,等.两面针中木脂素化合物结晶-8对致痛大鼠脑内-内啡肽表达的影响.中国药理学通报,2009,25(9):1256

[10]刘绍华,等.两面针提取物(S-0)对小鼠镇痛、抗炎和止血作用的研究.天然产物研究与开发,2005,17(6):758

[11]韦锦斌,等.氯化两面针碱对大鼠心肌缺血再灌注损伤的保护作用.中国临床康复,2006,10(27):171

[12]徐露，等.两面针总碱对溃疡性结肠炎大鼠抗炎作用的实验研究.中国中医急症，2010，19(3)：480

[13]庞辉，等.两面针总碱对胃溃疡大鼠黏膜防御因子的影响.时珍国医国药，2007，18(3)：533

[14]刘丽敏，等.氯化两面针碱对小鼠腹水型H22肝癌的抑制作用及机制研究.中国药理学通报，2008，24(10)：1392

[15]李丹妮，等.氯化两面针碱诱导人肝癌细胞SMMC-7721凋亡的研究.西安交通大学学报(医学版)，2009，30(1)：40

[16]刘华钢，等.氯化两面针碱体外诱导两种鼻咽癌株的细胞凋亡.华西药学杂志，2007，22(5)：514

[17]王博龙，等.氯化两面针碱体外对人口腔鳞癌多药耐药细胞KBV200的抗癌活性.中国药理学与毒理学杂志，2007，21(6)：512

[18]庞辉，等.两面针提取物对小鼠实验性肝损伤的保护作用.广西医学，2006，28(10)：1606

[19]刘华钢，等.氯化两面针碱在大鼠体内的组织分布及体外抗肿瘤作用.中国医药工业杂志，2009，40(7)：513

[20]叶冬梅，等.氯化两面针碱在大鼠体内的排泄.中国医药工业杂志，2009，40(3)：192

[21]曾雪瑜，等.两面针N-4的中枢神经系统作用研究.中草药，1980，11(5)：220

[22]曾雪瑜，等.两面针结晶-8的解痉和镇痛作用研究.药学学报，1982，17(4)：253

[23]弓艳君.山豆根两面针为主治疗100例口腔溃疡的临床观察.内蒙古中医药，2007，26(7)：9

[24]杨彤彤，等.含中药两面针提取液牙膏治疗固定正畸牙龈炎的临床研究.山西医科大学学报，2009，40(9)：854

[25]刘少琼，等.两面针坐浴洗剂在肛肠病术后的临床观察.四川中医，2005，23(2)：78

[26]梁永平.妇炎净胶囊488例疗效分析.中成药，1991，(3)：22

[27]广东省化州县官桥卫生院.入地金牛(两面针)肌注引起过敏反应一例报告.新医学，1972，(7)：33

两头尖 Anemones Raddeanae Rhizoma

liang tou jian

本品为毛茛科植物多被银莲花*Anemone raddeana* Regel的干燥根茎。味辛，性热；有毒。具有祛风湿，消痈肿功能。用于风寒湿痹、四肢拘挛、骨节疼痛、痈肿溃烂。

【化学成分】

1. 皂苷类 富含三萜皂苷是两头尖的一大特点，成分最多的是以齐墩果烷为母核的五环三萜皂苷。主要有齐墩果酸、3-乙酰齐墩果酸、竹节香附皂苷R_0、R_1、R_2等[1]。还有桦树脂醇(betulin)和桦树脂酸(betulin acid)[2]。近年又发现多被银莲花皂苷16(raddeanoside 16)、多被银莲花皂苷17(raddeanoside 17)[3]和多被银莲花皂苷18(raddeanoside 18)[4]。

2. 内酯类 主要有原白头翁(protoanemonin)、毛茛苷(ranunculin)[5]、白头翁素(anemonin)[6]。

3. 挥发油 主要有苯乙醛、2-苯乙醇、α-萜品醇、对-叔丁基苯乙醚、4-羟基-3-甲氧基苯乙酮、十九烷醇等[7]。

4. 油脂类 包括2-戊基-呋喃、6-甲基-1-庚醇、己酸、γ-绿叶萜、2-甲基十四烷、2，6-二叔丁基-4-甲基苯酚、正十六烷、5-甲基-5-正丙基十一烷等十三种油脂类成分[7]。

5. 其他 两头尖含有17种氨基酸和微量元素[8]。还有药根碱[9]和卫矛醇[2]。

【药理作用】

1. 抗炎 两头尖氯仿和乙酸乙酯提取部位按照400mg/kg剂量灌胃给小鼠，对巴豆油致小鼠耳肿胀无抗炎作用；两头尖水提取部位400 mg/kg剂量对巴豆油致小鼠耳肿胀有较明显的抗炎症作用。提示，两头尖抗炎活性成分在水溶性部位[10]。

2. 抗肿瘤 两头尖总皂苷体外对人癌细胞KB、HCT-8、MCF-7/WT和MCF-7/ADR的抑制率分别为7.68、18.52、17.34和19.43 μg/mL，且对表阿霉素无交叉耐药性。总皂苷在1 g/kg剂量（灌胃）对小鼠肉瘤S180、小鼠肝癌H22和艾氏腹水癌EAC的平均抑瘤率分别可达到68.1%、62.5%和69.3%。两头尖总皂苷具有较好抑制肿瘤生长活性[11]。银莲花素A在体外对人鼻咽癌KB和人卵巢癌SKOV3的IC_{50}分别为4.64和1.40 μg/mL。4.5 mg/kg银莲花素A腹腔注射对S180、H22和U14移植瘤的抑制率分别为60.5%、36.2%和61.8%；灌胃给药200 mg/kg的抑瘤率64.7%。银莲花素A在体内外均有较好的抗肿瘤活性[12]。

3. 毒性 给小鼠灌胃和腹腔给药两头尖总皂苷的LD_{50}分别为5.7 g/kg和106 mg/kg[11]。灌胃给药和腹腔注射银莲花素A的LD_{50}分别为1.1 g/kg和16.1 mg/kg[12]。回生注射液系两头尖根茎提取皂苷D制成的水溶液，长期注射未见不良反应；在肌肉注射剂量下，无溶血和致敏作用[13]。

（赵丽纯　周秋丽）

参考文献

[1]周鸿立，等.两头尖的化学成分及药理作用研究进展.时珍国医国药，2007，18(5)：1239

[2]路金才，等.两头尖的化学成分研究.药学学报，2002，37(9)：709

[3]夏忠庭，等.两头尖的化学成分研究(Ⅰ).化学学报，2004，62(19)：1935

[4]夏忠庭，等.两头尖的化学成分研究(Ⅱ).高等学校化学学报，2004，25(11)：2057

[5]刘大有.两头尖毛茛苷的分离和鉴定.中草药，1983，14(12)：4

[6]刘大有.两头尖中白头翁素的分离和鉴定.中草药，1986，17(1)：6

[7]刘大有，等.两头尖挥发油和脂肪油的研究.中成药研究，1984，4：27

[8]刘大有，等.两头尖中氨基酸及微量元素的分析测定.特产研究，1991，2：53

[9]关树宏.两头尖生物碱成分的研究.中草药，2002，33(增刊)：69

[10]冉忠梅，等.两头尖抗炎活性的初步测试.中国民族民间医药杂志，2000，46：293

[11]王明奎，等.两头尖总苷的抗肿瘤活性研究.应用与环境生物学报，2008，14(3)：378

[12]王明奎，等.银莲花素对AS180、H22和U14细胞小鼠移植瘤的抑制作用.癌症，2008，27(9)：910

[13]刘永宏，等.回生注射液的安全性试验.长春中医学院学报，1998，14(71)：58

旱芹 Apii Graveolentis Herba
han qin

本品为伞形科植物旱芹*Apium graveolens* Linn的全草。味甘、微辛，性凉。有平肝清热，祛风利湿的功能。主治眩晕头痛、面红目赤、痈肿、血淋等。

【化学成分】

1. 挥发油　挥发油中的主要成分是β-芹子烯、柠檬烯、芹菜乙素（3-正丁基-4，5二氢苯酞、3-n-butyl-4，5-dihydrophthalide）、丁香烯、芹菜甲素(3-正丁基苯酞、3-n-butylphthalide)、对聚繖花素（1-methyl-4-(1-methylethyl)benzene)[1]等。

2. 香豆精类　为奥斯生诺（osthenol）、7，8-亚甲二氧基香豆精(7，8-methylenedioxycoumarin)、旱芹文内脂（apigravin）、芹菜内脂（celerin）、佛手内脂(bergapten)、芹菜油内脂（celereoin）、花椒毒内脂(xanthotoxin)、补骨脂内脂(psaralen)、旱芹苷(apiumoside)、芹菜苷(celeroside)、异回芹内脂(isopimpinellin)等[2]。

3. 黄酮及其苷类　有芹菜素、芹黄素苷(apiin)、芹黄素(apigenin)、药芹二糖苷A(graveobioside A)等[2]。

【药理作用】

1. 促认知和增强学习记忆　用慢性间歇低氧诱发幼鼠认知损害，于每天造模前30min腹腔注射芹菜素25 mg/kg，连续2周。与对照组比较，芹菜素可使小鼠参考记忆错误和总记忆错误显著降低；电镜下海马CA_1区神经细胞形态、胞浆内的细胞器与正常细胞比较无明显变化。芹菜素对慢性间歇低氧幼鼠海马神经元有保护作用，从而减轻慢性间歇低氧对幼鼠空间学习记忆能力的损伤[3]。给D-半乳糖衰老小鼠灌胃芹菜素350、700、1400 mg/kg，3周，明显改善小鼠学习记忆能力；小鼠海马神经丝蛋白(NF-L)的表达量明显增加，改善突触后致密物质(PSD)厚度变薄，提高衰老小鼠学习记忆能力[4]。

2. 抗老年痴呆　给予D-半乳糖注射和三氯化铝灌胃建立慢性中毒型痴呆大鼠模型。造模同时，灌胃给予芹菜甲素20mg/kg，连续10周。芹菜甲素明显减少海马和皮质神经细胞凋亡数，升高静脉血液中SOD活性和降低MDA含量。提示，芹菜甲素具有明显抗氧化和抑制神经细胞凋亡作用，通过多环节和整体治疗实现改善痴呆大鼠学习记忆能力[5]。

3. 降血压、降血脂　给自发高血压大鼠和高脂大鼠分别灌胃芹菜提取物0.9、1.8、3.6 g/kg，连续4周。结果，自发高血压大鼠血压明显降低；高脂大鼠血清总胆固醇和甘油三酯含量明显降低。表明芹菜提取物对大鼠血压和血脂有一定的调节作用[6]。在高脂大鼠的饮水中加入不同浓度的芹菜提取物（22、5.5g/kg），喂养8周后，显著降低高脂大鼠血清TC、TG、LDL-C和载脂蛋白B(ApoB)浓度；显著提高HDL-C和载脂蛋白A

(ApoA)浓度；降低血清和肝脏中MDA含量；增强血清和肝脏中SOD和GSH-Px活性。芹菜提取物有降血脂和抗氧化作用[7]。

4. 抗缺血再灌注损伤 对急性局灶性大鼠脑缺血再灌注损伤，芹菜素在造模前24h和再灌注即刻分次腹腔注射25 mg/kg，可使模型大鼠海马区和缺血区皮层胶质细胞内和毛细血管周围水肿明显减轻，神经元核固缩减轻，脑含水量和伊文思蓝含量减少。表明芹菜素对脑缺血再灌注损伤有一定的保护作用[8]。进一步研究表明，芹菜素的神经保护作用可能与抑制大鼠缺血再灌注后脑组织中NF-κB的表达和iNOS活性有关[9]，及其与抑制TNF-α启动的炎症反应有关[10]。在兔离体心肌缺血再灌注损伤模型的Thomas液中加入芹菜水提物100 mg/kg，能有效增加冠脉流量；使MDA含量减少；使SOD、LDH活性降低。提示，在心肌缺血再灌注过程中，减少MDA含量和降低SOD、LDH的活性可能是芹菜减轻心肌缺血再灌注损伤的重要机制[11]。

5. 抗氧化、抗衰老 芹菜黄酮提取物粗品表现出较强的清除羟自由基和1，1-二苯基苦基苯肼(DPPH)自由基的能力，其IC_{50}值为10.1和8 mg/L(以黄酮计)。其抗氧化能力略低于槲皮素而强于维生素C[12]。体外培养人脐静脉内皮细胞至12代(老年细胞)，自第4代起与芹菜素(1、3、10 μmol/L)共孵育。芹菜素可使老年内皮细胞β-半乳糖苷酶(β-gal)和活性氧簇(ROS)水平剂量依赖性降低，培养液中硝酸盐/亚硝酸盐含量剂量依赖性增加。芹菜素可延缓人脐静脉内皮细胞的衰老[13]。

6. 镇痛、消炎 芹菜素700、1400 mg/kg灌胃给药15d，对二甲苯所致小鼠耳廓肿胀有明显消炎作用；对醋酸所致小鼠扭体反应有抑制作用。表明芹菜素有一定的镇痛、抗炎作用，其高剂量作用与阿司匹林相当[14]。

7. 抗肿瘤 不同浓度芹菜素10、30、60、90μmol/L对体外培养的人结肠癌SW480细胞增殖有明显的抑制作用，可诱导SW480细胞凋亡[15]。用5、10、15、20 μmol/L芹菜素处理人乳腺癌细胞系MDA-MB-231，无明显细胞增殖抑制作用；可降低血管内皮生长因子(VEGF)的分泌水平及VEGF的转录水平；芹菜素对VEGF转录水平的抑制作用可通过转入HIF-1α而逆转[16]。芹菜素(40、80 μmol/L)可抑制MDA-MB-231细胞黏附、新生血管形成、侵袭和转移的能力；与抑制Bcl-2、cyclinB1、VEGF、MMP-9表达，促进Bax、E-cd表达有关[17]。芹菜素(20、40、80 μmol/L) 呈浓度依赖性诱导人卵巢癌SKOV3细胞凋亡，且通过活化线粒体信号转导途径诱导卵巢癌细胞凋亡[18]。进一步研究表明，芹菜素通过抑制蛋白激酶B(Akt)活性诱导人卵巢癌细胞凋亡[19]。不同浓度芹菜素(5、10、20 mg/L)可显著抑制人肝癌细胞Huh-7生长，阻滞细胞周期于G2/M期；给予移植Huh-7细胞的裸鼠腹膜内注射芹菜素50 μg/d，明显抑制裸鼠肿块生长。芹菜素通过阻滞细胞周期于G2/M期和诱导细胞凋亡而抑制体内体外Huh-7细胞生长[20]。

8. 调节免疫 25~200 μmol/L芹菜素对T细胞无药物毒性作用，并明显抑制ConA诱导的T细胞增殖；芹菜素对T细胞凋亡有抑制作用，并明显抑制DEX诱导的T细胞凋亡。芹菜素具有免疫调节作用[21]。

9. 抗肝损伤 给急性肝损伤大鼠灌胃芹菜根提取物30、15 g/kg，共7d。芹菜根提取物能显著降低CCl_4诱导的大鼠血清AST、ALT含量的升高及肝组织MDA含量，能升高肝组织SOD活性。芹菜根提取物对急性肝损伤有一定的保护作用[22]。

10. 影响生殖系统 给雄性小鼠和雌性小鼠每天灌胃不同浓度的芹菜汁0.3mL，在镜下可见雄性小鼠睾丸组织结构出现病变，可见精原细胞、精子细胞和支持细胞的坏死灶，与精子密度的变化规律基本一致；对雌性小鼠的卵母细胞和颗粒细胞线粒体形态有一定影响，但此损伤是可恢复的[23,24]。进一步实验证明，给小鼠灌胃7d芹菜汁，精子活力和精子活率大幅降低，14d后恢复。说明，芹菜汁对小鼠精子的运动能力有一定影响，但其影响具有可恢复性[25]。同样条件下，给小鼠灌胃芹菜汁56d，有降低精子密度的趋势，但可增加精子"动能"和提高精子运动能力[26]。

11. 药代动力学 给大鼠按25 mg/kg静脉注射芹菜素，30 min后，雄、雌性大鼠血浆中芹菜素含量达最高浓度，分别为(30.953±11.284)和(26.218±19.366)μmol/L，45 min后逐渐降低，60和90min后血浆中检测不到芹菜素[27]。包括芹菜素在内的黄酮类化合物在体内排泄途径主要为肾脏排泄和胆汁排泄。芹菜素II相结合物33%从肠内排泄，7%结合物从胆汁排泄[28]。

12. 毒性

急性毒性：小鼠一次灌胃NBP，48 h内的半数致死量(LD_{50})为3.0±0.9 g/kg。小鼠腹注芹菜甲素的PI=2.95(TD_{50}=520±3.3 mg/kg，抗最大电休克ED_{50}=176±9.3 mg/kg)。小鼠腹注芹菜乙素的PI=2.63(TD_{50}=400±3.0 mg/kg，抗最大电休克的ED_{50}=152±9.4mg/kg)[29]。

长期毒性：狗每天口服甲素0.5 g/kg，50d后测各项生理、生化指标，做大部分内脏的病理切片，均无明显异常。狗每天口服甲素0.15~0.49 g/kg，6个月后测各项指标，给药组与对照组均无明显异常[30]。

抗生育毒性：灌胃甲素56 d，对雄性大鼠睾丸、附睾无明显变化。致畸毒性：雌性大鼠在受孕第7~16 d，腹注甲素0.15~0.6 g/kg各10 d，结果各组胎鼠的外形、骨骼、内脏均无异常[30]。

【临床应用】

1. 高血压 鲜旱芹绞汁，加等量蜂蜜，每次40mL，每日3次口服。治疗高血压16例，有效14例，无效2例；对原发性高血压、妊娠性及更年期高血压均有效，一般服药后1d，血压开始下降，自觉症状减轻，尿量增加[30]。或单用鲜芹菜绞汁，每次60mL，每日3次口服[31]。

2. 乳糜尿 口服芹菜煎剂治乳糜尿6例，其中5例疗效显著，服药3 d，乳糜尿开始明显减轻[32,33]。治乳糜腹水1例，用海群生3周，卡巴胂1周，未见好转，改用旱芹煎剂2周，症状明显好转[34]。

3. 高胆固醇血症 芹菜根10枚，洗净捣烂，加红枣10枚，水煎，分2次服，15~20 d为一疗程。治疗血清胆固醇大于200mg%者21例，其中14例血清胆固醇下降，平均降低41mg%[35]。

（张晓晨 金锦娣）

参考文献

[1]曹树明，等.西芹和旱芹茎叶挥发油化学成分研究.昆明医学院学报，2008，29(4)：20

[2]赵毅军，等.旱芹化学成分的研究进展.甘肃医药，2008，27(6)：13

[3]张存雪，等.芹菜素对慢性间歇低氧幼鼠认知损害的保护作用. 温州医学院学报，2008，38(1)：19

[4]周鸣鸣，等.芹菜素对衰老模型小鼠学习记忆能力的影响.营养学报，2008，30(1)：108

[5]朱济英，等.芹菜甲素对拟痴呆大鼠脑神经原保护机制的研究.中国当代医药，2009，16(9)：11

[6]梁华，等.芹菜提取物对自发高血压大鼠血压及高脂模型大鼠血脂的影响.疾病控制杂志，2005，9(2)：97

[7]严建刚，等.芹菜提取物的降血脂与抗氧化作用的研究.中国食品学报，2005，5(3)：1

[8]刘婵，等.芹菜素对急性局灶性大鼠脑缺血/再灌注损伤的神经保护作用.中药材，2008，31(6)：870

[9]涂丰霞，等.芹菜素对大鼠脑缺血再灌注NF-Kb/iNOS动态表达的影响.中华中医药学刊，2008，26(11)：2438

[10]刘婵，等.芹菜素对大鼠急性脑缺血损伤的干预作用及机制研究.中国中西医结合急救杂志，2009，16(4)：238

[11]杨君佑，等.芹菜水提物对心肌缺血再灌注损伤的保护作用.中国现代医学杂志，2004，14(8)：40

[12]严建刚，等.芹菜黄酮的提取条件及其抗氧化活性研究.西北农林科技大学学报(自然科学版)，2005，33(1)：131

[13]李永齐，等. 芹菜素延缓人脐静脉内皮细胞衰老的体外实验研究.药学进展，2009，33(10)：463

[14]鄂裘恺，等.芹菜素镇痛消炎作用研究.辽宁中医药大学学报，2008，10(7)：145

[15]孟勇，等.芹菜素对人结肠癌细胞SW480增殖抑制作用的实验研究.现代肿瘤医学，2008，16(5)：701

[16]金雪英，等.芹菜素对人乳腺癌细胞血管内皮生长因子表达的影响及作用机制.中华肿瘤杂志，2007，29(7)：495

[17]赖洁娟，等.芹菜素对MDA-MB-231细胞增殖及侵袭转移的影响.生物技术，2009，19(3)：33

[18]任秀聪，等.芹菜素诱导人卵巢癌细胞凋亡作用及机制研究.现代中西医结合杂志，2010，19(15)：1821

[19]任秀聪，等.芹菜素抑制蛋白激酶B活性诱导人卵巢癌细胞凋亡的机制研究. 现代中西医结合杂志，2010，19(14)：1709

[20]蔡婧，等.芹菜素对肝癌细胞生长及基因表达的影响.世界华人消化杂志，2010，18(6)：542

[21]梁兆端，等.芹菜素对小鼠T淋巴细胞体外增殖、细胞周期和凋亡的影响.细胞与分子免疫学杂志，2008，24(4)：337

[22]李勇，等.芹菜根提取物对四氯化碳所致急性肝损伤保护作用的实验研究.中国药事，2010，24(2)：133

[23]党瑜慧，等.芹菜对小鼠睾丸超微结构和血清激素的影响.卫生研究，2008，37(5)：627

[24]安婧，等.芹菜对小鼠卵巢超微结构的影响.卫生研究，2008，37(5)：625

[25]高见，等.芹菜对小鼠精子运动能力的急性影响及可复性观察.中国实用医药，2010，5(8)：1

[26]李学平，等.芹菜对小鼠精子运动参数的亚急性影响.中国生育健康杂志，2009，20(5)：284

[27]Romanovà D, et al. Determination of apigenin in rat plasma by high-performace liquid chromatography. *J Chromatography A*, 2000, 870：463

[28]Chen J, et al. Metabolism of flavonoids via enteric recycling：role of intestinal disposition. *Pharmacol Exp Ther*, 2002, 304：1228

[29]于澍仁，等.芹菜甲素与乙素的抗惊厥作用.药学学报，1984，19(8)：566

[30]于澍仁，等.芹菜甲素的毒性和实验治疗.药学通报，1985，(3)：187

[31]蔡鸿恩.芹菜汁治疗高血压16例.福建中医药，1960，(7)：42

[32]李翠华.芹菜的临床应用.安徽中医临床杂志，1995，7(3)：42

[33]何尚志，等.旱芹治疗乳糜尿的初步报告.上医学报，1959，(4)：329

[34]何尚志，等.旱芹治疗乳糜腹水1例.上医学报，1959，(4)：331

[35]张培源.芹菜根大枣煎剂降低胆固醇的效果观察.上海中医药杂志，1965，(2)：16

吴茱萸 Evodiae Fructus wu zhu yu

本品为芸香科植物吴茱萸*Evodia rutaecarpa*(Juss.) Benth,石虎*Evodia rutaecarpa*(Juss.)Benth.*var. officinalis* (Dode)Huang或疏毛吴茱萸*Evodia rutaecarpa*(Juss.)Benth. var.*bodinieri*(Dode)Huaug的干燥近成熟果实。味辛,苦,性热;有小毒。有散寒止痛,降逆止呕,助阳止泻功能。用于厥阴头痛、寒疝腹痛、寒湿脚气、经行腹痛、脘腹胀痛、呕吐吞酸、五更泄泻。

【化学成分】

1. 吴茱萸*Evodia rutaecarpa*(Juss.)Benth

(1)生物碱 主要含吴茱萸碱(evodiamine)、吴茱萸次碱 (rutaecarpine)、去氢吴茱萸碱(dehydroevodiamine)、羟基吴茱萸碱(hydroxyevodiaomine)、雷特西宁 (rhetsinine)、二氢吴茱萸次碱(dihydrorutaecarpine)、14-甲酰二氢吴茱萸碱 (14-formyldihydrorutaecarpine)、吴茱萸因(wuchuyine)、消旋去甲乌药碱(dl-higenamine)、辛弗林(synephrine)、吴茱萸新碱(evocapine)等[1,2]。

(2)苦味素 柠檬苦素(limonin)、吴茱萸苦素(rutaevine、吴茱萸苦素乙酸酯(rutaevincacetate)、茱萸内酯(evodin)、吴茱萸内酯醇(evodol)等[3]。

(3)挥发油 含挥发油0.4%以上,油中含吴茱萸烯(evodene)、罗勒烯(ocimene)、吴茱萸酸(goshuynic acid)及二种中性不含氮物质吴茱萸啶酮(evodinone)和吴茱英精(evogin)[4]。

2. 石虎*Evodia rutaecarpa*(Juss.)Benth.var. *officinalis*(Dode)Huang

石虎中含石虎柠檬素A(R and S)、大黄酚(chrysophanol)、大黄素(emodin)、大黄素甲醚(physcion)和柠檬素(limonin)[5]。石虎中挥发油主要成分是萜类化合物[6]。

3. 疏毛吴茱萸*Evodia rutaecarpa*(Juss.)Benth. var.*bodinieri*(Dode)Huaug

(1)生物碱 吴茱萸碱(evodiamine)、吴茱萸次碱(rutaecarpine)、7β-羟基吴茱萸次碱 (7β-hydroxy rutaecarpine)、去氢吴茱萸碱(dehydroevodiamine)[7]。

(2)其他 胡萝卜苷、金丝桃苷、吴茱萸果酰胺-1等[7]。

【药理作用】

1. 改善学习记忆 大鼠静脉注射去氢吴茱萸碱6.25、12.5 mg/kg,连续7d,对侧脑室注射渥曼青霉素和GF-109203x所致大鼠记忆障碍有明显改善作用。可明显改善大鼠空间记忆受损,拮抗在阿尔茨海默病中常见的氨基乙磺酸过度磷酸化,抑制糖原合成激酶-3β过度活化[8]。去氢吴茱萸碱盐酸盐体外对乙酰胆碱酯酶具有很强的抑制作用,具有剂量依赖性,非竞争性和双向调节性,6.25 mg/kg单次给药可有效逆转东莨菪碱引起的大鼠记忆缺失,作用与增加脑血流量有关[9]。

2. 抗心肌缺血 股静脉注射吴茱萸次碱300 μg/kg,对皮下注射异丙肾上腺素致心肌缺血模型大鼠,可减轻心肌缺血损伤及缺血性心律失常程度[10]。

3. 抗炎、镇痛 吴茱萸100%水煎剂,每只0.2mL灌胃给药,对小鼠蛋清性足肿胀、二甲苯耳肿胀、冰醋酸所致小鼠毛细血管通透性增强有明显抑制作用[11]。吴茱萸提取部位B 100 mg/kg灌胃给药对大鼠佐剂关节炎有明显抑制作用[12]。同时加入吴茱萸次碱(0.1~10000 μmol/L) 也可浓度依赖性的抑制脂多糖刺激RAW26417细胞株产生PGE_2,但仅在高浓度时才抑制总COX活性,对COX-2蛋白和mRNA表达无影响;用吴茱萸次碱 (1~10 μmol/L) 预处理30min可明显抑制A23187所诱导的PG产生和[^{3}H]-花生四烯酸释放,但对COX-1和COX-2活性无影响,提示吴茱萸次碱的抗炎作用可能与抑制花生四烯酸释放进而减少PG生成有关[13]。啮齿动物实验发现,吴茱萸次碱50、100 mg/kg灌胃给药,可减轻醋酸所致扭体反应和福尔马林试验Ⅱ相反应,降低致炎足爪的痛阈,提示吴茱萸次碱的镇痛作用与其抗炎效应有关[14]。

4. 调节免疫 吴茱萸次碱20 mg/kg静脉给药对BALB/c雌鼠可产生免疫抑制作用,与部分、间接的抑制细胞因子、阻滞G0+ G1期以及代谢活化有关[15]。终浓度0.1、0.25、0.50、0.75、1.0 mol/L的吴茱萸碱处理小鼠胸腺、脾淋巴细胞,吴茱萸碱可通过上调Bcl-2和CDK2,抑制淋巴细胞增殖诱导其凋亡;细胞分泌IL-2和IL-12的活性下降,细胞内ROS水平增高;随着作用时间的延长,细胞死亡率升高,死亡细胞内ROS水平明显降低[16]。

5. 降血压 吴茱萸次碱10~100 μg/kg静脉注射给药,可产生剂量(或浓度)依赖性的降压作用,其机制主要涉及内皮细胞Ca^{2+}-NO-cGMP途径,也与减少VSMC Ca^{2+}内流有关[17]。大鼠尾静脉注射吴茱萸提取液2g/kg,对丙酸睾酮引起的高血压大鼠有降血压作用,且降压效果好[18]。

6. 抗血小板、抗血栓 吴茱萸次碱(50、100 mmol/L)可剂量依赖性的抑制由胶原刺激引起的血小板中钙离子浓度的升高,显著抑制由胶原刺激引起的血小板中花生四烯酸的释放[19]。吴茱萸次碱静脉注射200 mg/kg,可显著延长肠系膜静脉中血栓的形成时间,50 mg/kg,可显著延长大鼠肠系膜动脉的流血时间[20]。

7. 抗溃疡 吴茱萸氯仿提取物(主要为吴茱萸碱和吴茱萸次碱)50、100、300mg/kg灌胃给药14d,对乙醇引起小鼠结肠炎有明显抑制作用[21]。吴茱萸次碱10、30、100mg/kg灌胃给药,对正常小鼠肠推进和新斯的明所致的小肠运动亢进有明显抑制作用,对后者的抑制作用更明显;对甲氧氯普胺和利血平所致的胃排空亢进有显著抑制作用;对乙酰胆碱或组胺所致豚鼠离体肠管收缩有明显拮抗作用[22]。吴茱萸次碱静脉注射100、300 mg/kg或300、600 mg/kg灌胃给药可减轻乙酰水杨酸和应激引起的胃黏膜损伤,起作用是通过激动VR_1刺激内源性CGRP释放所介导[23]。吴茱萸水提取物生药900、300、100 mg/kg腹腔注射给药,对50%乙醇所致大鼠急性胃损伤有较好保护作用,其机制与增强胃黏膜屏障功能,促进胃黏膜内源性NO合成有关[24]。

8. 抗菌 从吴茱萸中分离得到的一类喹啉酮生物碱(quinolone alkaloids)对幽门螺旋杆菌有很强的、高选择性抑制作用。其具体机制是通过抑制幽门螺旋杆菌的呼吸作用来抑制细菌生长[25]。吴茱萸提取物浓度在0.075~0.00625 g/mL范围内,对铜绿假单胞菌等10种临床常见细菌有一定抑制作用[26]。

9. 抗肿瘤 吴茱萸碱64、4、1、0.25 μmol/L对Hep G2的抑制率分别为74.0%、69.0%、60.5%、44.0%、16.4%。1 μmol/L吴茱萸碱作用12、24、36h的凋亡率分别为4.4%、18.0%、30.3%,表明吴茱萸碱能抑制人肝癌细胞$HepG_2$的生长[27]。灌胃给予吴茱萸碱5、10、20mg/kg,对小鼠肉瘤S180和小鼠肝癌腹水型HepA的生长均有明显抑制作用,抑瘤率在30%~60%左右[28]。3.75~60μmol/L吴茱萸碱作用大肠癌HT29细胞后,增殖明显受到抑制同时能抑制细胞凋亡,呈剂量和时间依赖性,表明吴茱萸碱对结肠癌HT29细胞具有显著生长抑制作用,该抑制作用可能通过下调端粒酶hTERT基因表达,降低端粒酶的活性,从而诱导细胞凋亡[29,30]。吴茱萸碱可浓度依赖性的抑制人乳腺癌细胞(NCI/ADR-RES)、前列腺肿瘤细胞(pc-3)的增值,1μmol/L的吴茱萸碱可导致该型细胞的持续凋亡。进一步的研究发现,吴茱萸碱N-14位上的甲基和C-13位上的氢与茱萸碱的抗肿瘤活性有很大的相关性[31,32]。

10. 药代动力学 给犬静脉注射吴茱萸次碱0.25、0.42、0.58mg/kg后,吴茱萸次碱在犬体内的动力学过程符合一室模型,在所用剂量范围内为一级线性动力学过程[33]。

11. 毒性 吴茱萸挥发油对小鼠的LD_{50}为2.70 mL/kg。吴茱萸不同组分对小鼠急性毒性强度为:挥发油>全组分>醇提组分>水提组分[34]。

【临床应用】

1. 神经官能症 用吴茱萸汤化裁治疗本病100例,日1剂,10d为1个疗程。痊愈51例,显效20例,好转16例,无效13例,总有效率87%[35]。

2. 偏头痛 采用吴茱萸汤加味治疗40例偏头痛,疗程4周。治疗组近期临床痊愈14例,总有效率87.5%;对照组采用尼莫地平、谷维素治疗,总有效率63.9%[36]。

3. 帕金森病 僵直少动型帕金森病31例,用当归四逆加吴茱萸生姜汤治疗。治疗后患者日常活动及运动功能明显改善,疗效肯定[37]。

4. 婴幼儿腹泻 吴茱萸外敷佐治小儿腹泻,每日1次,3次为1个疗程。经治180例患儿,显效110例,有效56例,无效14例,总有效率92.2%[38]。

(师海波)

参考文献

[1]小菅卓夫,等.吴茱萸的化学和药理.国外医学中医中药分册,1986,8 (1):17

[2]Noberu SJ,et al. Two novelakaloids from Evodia.rutaecarpa. *J Nat Prod*,1989,52(5):1160

[3]杉本透,等.吴茱萸的成分研究.国外医学中医中药分册,1988,10(1):57

[4]Tohur Sugimoto. et al. Lim on oids and quinolone alkaloids from Evodia rutaecarpa Benthan. *Chem Pharm Bull*,1988,36(11):4453

[5]盖玲,等.石虎化学成分研究.药学学报,2001,36(10):743

[6]李石荣,等.中药石虎挥发油成分分析.中药材,1999,22(7):344

[7]杨秀伟,等.疏毛吴茱萸化学成分的研究.热带亚热带植

物学报,2008,16(3):244

[8]Peng JH,et al. Dehydroevodiamine attenuates tau hyperphosphorylation and spatial memory deficit induced by activation of glycogen synthase kinase-3 in rats. *Neuropharmacology*,2007,52(7):1521

[9]Park CH,et al. Novel anticholinesterase and antiamnesic activities of dehydroevodiamine,,a constituent of Evodia rutaecarpa. *Planta Med*,1996,62(5):405

[10]凌峰,等.吴茱萸次碱对异丙肾上腺素致心肌缺血损伤及心律失常的作用.中华中医药学刊,2007,25(11):2244

[11]邓先瑜,等.不同炮制方法对吴茱萸药理作用的影响.中成药,1999,21(5):236

[12]盖玲,等.吴茱萸B对大鼠佐剂性关节炎的治疗作用.中成药,2001,23(11):807

[13]Woo HG, et al. Rutaecarpine,a quinazolinocarboline alkaloid,inhibits prostaglandin production in RAW26 417 macrophages. *Planta Med*,2001,67(6):505

[14]Matsuda H,et al. Antinociceptive activities of 70% methanol extract of evodiae fructus (fruit of Evodia rutaecarpa var. bodinieri) and its alkaloidal components. *Biol Pharm Bull*,1997,20(3):243

[15]Adams M,et al. Inhibition of leukotriene biosynthesis by quinolone alkaloids from the fruits of Evodia rutaecarpa.*Plant Med*,2004,70(10):904

[16]宋朝阳,等.吴茱萸碱对小鼠免疫功能的调节作用.中药材,2008,31(6):885

[17]Wang GJ,et al.Vasorelaxing action of rutaecarpine:Effects of rutaecarpine on calcium channel activities in vascular endothelial and smooth muscle. *J Pharmacol Exp Ther*,1999,289(3):1237

[18]李成,等.吴茱萸提取液对大白鼠降压作用的实验研究. 右江民族医学院学报,2005,27(2):134

[19]]Sheu JR,et al.The antiplatelet activity of rutaecarpine,an alkaloid isolated from Evodia rutaecarpa.is mediated through inhibition of phospholipase. *Thremb Res*,1998,92(2):53

[20]Sheu JR,et al.Antithrombotic effect of rutaecarpine,an alkaloid isolated from Evodia rutaecarpa,on platelet plug formation in vivo experiments. *Br J Haematol*,2000,110(1):110

[21]刘保林,等.吴茱萸氯仿提取物对小鼠溃疡性结肠炎的药效学研究.中药药理与临床,2003,19(6):16

[22]王晓虎,等.吴茱萸次碱对胃肠运动影响的实验研究.中国临床药理学与治疗学,2005,10(10):1104

[23]Lin H,et al. Effect of evodiamine on the secretion of testosterone in rat testicular interstitial cell. *Metabolism*,1999,48(12):1532

[24]于肖,等.吴茱萸水提取物对乙醇造成的大鼠胃损伤的保护作用.中国中药杂志,2006,31(21):1801

[25]Tondnaga K,et al.In vivo action of novelalkyl methyl quinolone alkaloids against Helicobacter pylori. *J Antimicrob. Chemother*,2002,50(4):547

[26]乔海霞,等.吴茱萸提取物体外抗菌作用初步研究.河北北方学院学报(医学版),2009,26(1):27

[27]朱丽红,等.吴茱萸碱对人肝癌细胞HepG2的生长抑制及诱导凋亡作用.中国药理学通报,2009,25(1):68

[28]宋颖,等.吴茱萸碱体内抗肿瘤作用的研究.吉林中医药,2008,28(12):934

[29]常金荣,等.吴茱萸碱和盐酸小檗碱对HT29细胞生长抑制及凋亡的影响.中药新药与临床药理,2008,19(3):191

[30]常金荣,等.吴茱萸碱和盐酸小檗碱对HT29细胞凋亡及端粒酶催化亚基(hTERT)表达的影响. 中药理与临床,2008,24(2):6

[31]Liao CH,et al.Antitumor mechanism of evodiamine a constituent from Chinese herb Evodiae fructus,in human multiple-drug resfstant breast cancer NCI/ADR-RES cells in vitro and in vivo.*Carcinogenesis*,2005,26(5):968

[32]Huang DM,et al.Induction of mitotic arrest and apoptosis in human prostate cancer pc-3 cells by evodiamine.*J Urol*,2005,173(1):256

[33]吴海,等.吴茱萸次碱在犬体内的药物动力学规律.华西药学杂志,2007,22(4):408

[34]黄伟,等.吴茱萸不同组分对小鼠急性毒性试验比较研究.中国药物警戒,2010,7(3):129

[35]曹金婷.吴茱萸汤治疗神经官能症100例.河南中医学院学报,2008,23(2):70

[36]谭嫚娜,等.吴茱萸汤加味治疗偏头痛40例疗效观察.国际医药卫生导报,2007,13(18):96

[37]苏巧珍,等. 当归四逆加吴茱萸生姜汤治疗僵直少动型帕金森病31例. 新中医,2007,39(5):60

[38]于文奎,等.吴茱萸外敷佐治婴幼儿腹泻180例.中国民间疗法,2007,15(10):20

连 翘 Forsythiae Fructus lian qiao

本品为木犀科植物连翘*Forsythia suspensa*(Thunb.) Vahl的干燥果实。秋季果实初熟尚带绿色时采收,蒸熟、晒干者称“青翘”;果实熟透时采收,晒干习称“老翘”。连翘味苦,性微寒。能清热解毒,消肿散结,疏散风热。用于痈疽、瘰疬、乳痈、丹毒、风热感冒、温病初起、温热入营、高热烦渴、神昏发斑、热淋涩痛。

【化学成分】

1. 木脂体 连翘所含2,6-二芳基-3,7-二氧杂环-辛烷骨架的木脂体,有连翘苷(phillyrin)、连翘苷元(phillygenin)、(+)-冷杉树脂酚[(+)-表松脂酚,(+)-pinoresinol]、(+)冷杉树脂酚-β-D-葡萄糖苷、[(+)-pinoresinol-β-D-glucoside]等,连翘果实中连翘苷含量不得少于0.15%,有报告连翘水提液可在0.098%~0.137%之间[1,2]。

2. 苯乙醇苷类 有连翘酯苷A、C及D(forsythoside A、C、D),连翘脂苷A于本品不得少于0.25%,其于连翘壳中含3.84%,连翘心中达7.46%。另还有连翘醇酯(rengyolester,8-对羟基苯乙酰连翘醇酯)[1,2]。

3. 五环三萜类 主要有白桦脂酸(betulinic acid)、齐墩果酸(oleanolic acid)及熊果酸(ursolic acid),连翘中齐墩果酸含量可为2.28%[1,2]。

4. 黄酮类 化合物主要为路丁(rutin),含量0.5%左右,连翘壳含0.501%,连翘心含0.506%。连翘果实,7月叶、7月茎和老叶中芦丁含量,7月叶含0.91%,老叶0.35%,果实0.27%,7月茎为0.12%[1,2]。

5. 挥发油 是另一类主要成分,连翘心含大量挥发油,可高达4%以上,平均出油率也达3.80%。有报告连翘挥发油主含α,β-蒎烯(α,β-pinen)、萜烯醇-4(terpinen-4-ol)等萜类化合物,连翘果壳含小量的β-蒎烯、β-伞花素(β-cymene)及萜烯醇-4。另有报告测得连翘种子挥发油中β-蒎烯占60.2%、α-蒎烯占15.79%、芳樟醇6.0%、伞花烃为3.5%。研究表明,连翘果皮和种子的挥发性成分及其含量基本一致,但总挥发油含量则有较大差异,果皮为0.32%~0.37%,种子为3.3%~4.0%[3]。

6. 其他 从连翘中还分得3个乙酰化三萜结晶成分:β-香树脂醇乙酸酯(β-amyrin acetate)、iso-bauerenyl acetate及20(s)-dammar-24-ene-3β,20-diol-3-acetate。从青翘中分得6个成分,鉴定的5个分别为:三十一烷、β-香树脂醇-3-乙酸酯(β-amyrin-3-acetate)、β-谷甾醇、齐墩果酸及连翘脂素。从连翘种子中也分得β-香树脂醇-3-乙酸酯[1,2]。

【药理作用】

1. 抗病原微生物 许多研究表明连翘在体外对多种病原菌有显著的抑制作用,如金黄色葡萄球菌、溶血性链球菌、多型痢疾杆菌、伤寒杆菌、变形杆菌等。如有报告本品煎剂的MIC对金葡萄菌为1:320、肺炎双球菌为1:160,溶血性链球菌1:80,志贺及史氏痢疾杆菌、鼠疫杆菌、人型结核杆菌为1:640,伤寒杆菌、霍乱弧菌1:320、福氏痢疾杆菌、大肠杆菌、变形杆菌等为1:80。连翘水浸剂与煎剂的抗菌作用相似。一般而言,连翘对葡萄球菌等作用为强,对大肠杆菌等为弱[4-7],乙醇提取物作用强于水提物[8]。连翘在抑制细菌生长的同时可见部分细菌菌体膨大。另报告,连翘可改变AcrA基因的编码序列而抑制重复耐药大肠杆菌的生长[9]。连翘抗菌有效成分曾认为系"连翘酚",连翘酚的MIC对金黄色葡萄球菌、志贺痢疾杆菌为1:5120及1:1280。现知连翘所含挥发性成分及非挥发性成分均有一定抗菌活性,如连翘酯苷A的MIC对金葡菌为1875 μg/mL、乙型溶血性链球菌为1250 μg/mL、肺炎杆菌为0.38 μg/mL,而对藤黄八叠球菌为5 mg/mL。连翘酯苷B有强抗真菌作用。而连翘种子挥发油于生药中含量高,具有较强的抗病毒、抗细菌作用。鸡胚试验,连翘对亚洲甲型流感病毒和鼻病毒有抑制作用。连翘种子挥发油在1:65536稀释的情况下仍能抑制流感病毒亚甲型京科68-1株的复制,20%连翘子挥发油乳剂每只0.2mL皮下注射,能明显降低流感病毒滴鼻感染所致小鼠死亡率,连翘子挥发油对I型副流感病毒也有抑制活性。连翘子挥发油还有明显抗细菌作用,其对乙型链球菌和金葡菌的MIC分别为1:512和1:1024,传代20代无耐药性产生,并能对抗金葡菌凝固酶所致血凝作用,对乙型链球菌所致小鼠感染有明显的保护,对于静脉感染金葡菌家兔,连翘子挥发油0.8 mL/kg静注4 d,可使家兔血中细菌明显减少,且可减少家兔体重的丧失,表明有一定保护效果。连翘果皮挥发油也有显著抗菌效果,并能抑制白色念珠菌的生长。连翘挥发油不仅可显著抑制多种细菌与真菌,并有望用于油脂酸败的防腐剂[10-12]。除挥发油外,连翘的其他成分也具有抗呼吸道合胞病毒及单纯疱疹病毒等作用[13,14],银花连翘提取物对亚洲甲型流感病毒FM1株有显著抑制作用[15]。连翘并有抗内毒素作用,能拮抗内毒素所致溶血,提高家兔对内毒素的致死的耐受性,促进小鼠内毒素血症降低[6],使大肠杆菌内毒素性腹膜炎大鼠血浆中IL-1、TNF-α降低[16],干扰LPS-TLR4跨膜信号转导通路[17]等有关。

2. 解热 曾报告4 g/kg灌服可抑制枯草浸液所致家兔发热。连翘、连翘提取物及连翘及银花的提取物都具有一定的解热作用[18-20],连翘酯苷是其解热活性成分[21]。

3. 抗炎 研究表明,连翘具有显著的抗炎作用,能显著抑制炎性渗出、水肿,如抑制大鼠蛋清性脚肿,抑制巴豆油性肉芽囊的渗液量,对炎性屏障形成非但不抑制反而增强之,能明显减少^{32}P标记的红细胞从囊内的渗出。近期报告连翘多种提取物,如水溶性提取物、挥发油等均具明显抗炎活性[18,22,23]。含连翘的多种复方制剂,如银翘散、复方连翘注射液、清胆注射液等也具有显著的抗炎作用,能抑制炎症早期的毛细血管通透性亢进、渗出及水肿。但连翘抗炎作用的有效成分尚不明。

4. 调节免疫功能 连翘提取物于160 mg/L可增强小鼠腹腔巨噬细胞对大肠杆菌的吞噬活性,并抑制LPS诱导下NO的释放[24]。40、80、160 mg/L抑制ConA诱导的T细胞CD_{69}、CD_{25}和CD_{71}的表达,抑制T细胞的增殖[25]。连翘酯苷能于体外诱生人外周血红细胞中α干扰素,而抑制单纯疱疹病毒致HepG细胞的凋亡[26]。

5. 抗氧化 连翘乙醇提取物可有效清除羟自由基和超氧阴离子自由基,其半数清除率浓度(EC_{50})分别为1.2 mg/mL和100 μg/mL[27]。连翘提取物在鸡肌肉热应激氧化[28,29]等试验中均显示强的抗氧化作用。以清除有机自由基DPPH法观察其抗氧化作用成分,结果表明连翘酯苷、连翘苷均有效,但前者作用强于后者[30]。连翘酯苷对邻菲罗琳、多米诺化学发光、NBT法以及猪油体系均具有显著作用[31];连翘酯苷能明显减轻Phen-$CuSO_4$-Vc系统引起的DNA损伤[32]。另有以DPPH消除及SIN-1诱导肾上皮细胞LLC-PK1氧化损伤试验发现连翘正丁醇萃取物及二氯甲烷萃取物对DPPH自由基的抗氧化IC_{50}分别为79.69和27.75 μg/mL[33]。

6. 保肝 对于四氯化碳所致大鼠急性肝损伤,连翘有明显保护作用,能使SGPT及AKP明显降低,并能减轻肝细胞的变性、坏死,促进肝细胞内肝糖原、核糖核酸含量恢复正常,但对正常大鼠、小鼠肝功能未见明显影响[34]。另有报告3 g/kg连翘煎剂灌服每日1次,连续6d,对大鼠肝药酶$Cyp1A_2$抑制,$cyp3A_4$诱导,而对$cyp2E_1$影响不明显[35]。

7. 抗肿瘤 MTT法试验连翘醇提物对人肝癌细胞析SMMC-7721、人肠癌细胞株Lovo、人胃低分化腺癌细胞株BGC-823和小鼠肝癌细胞的IC_{50}分别为1.03、2.40、1.18、0.73 μg/mL,对H22小鼠肝癌的抑制率可达53.24%[36]。连翘醇提物对4种细胞系,胃癌细胞株BGC-823、肝癌细胞株SMMC-7721、肺癌细胞株A549和大肠癌细胞株Lovo的半数抑制浓度(IC_{50})平均值为191.88 μg/mL[37]。

8. 其他 琼脂扩散法测弹性蛋白酶活力发现连翘可明显抑制之,且随药浓度增加而作用增强,7.5mg的连翘可使0.095U的弹性蛋白酶完全失活[38]。由于体内弹性蛋白酶主要来源于中性粒细胞及肺泡巨噬细胞,它可分解肺弹力纤维而在慢性阻塞性肺疾病的发病上有重要意义,连翘的此一作用可能在肺气肿等的治疗上有一定意义。连翘苷15、45 mg/kg灌服,对营养性肥胖小鼠有一定减肥作用[39-41]。连翘所含成分forsythiaside具有血管松弛作用,其作用机制部分与阻滞受体激活钙通道有关[42]。

9. 体内过程 用小白鼠急性死亡率法估测连翘水煎液腹腔注射时的药代动力学参数为:呈一级动力消除,二房室模型。$βt_{1/2}$为9.26h,$αt_{1/20}$18h,VC0.21kg/kg,VP1.35kg/kg,Vt1.55kg/kgVb1.83kgAUC103.34g/kg/h,CL0.137kg/h[41]。大鼠在体肠吸收试验表明连翘苷在大鼠消化道内无吸收,SDS、半胆盐、冰片、卡波姆等也不能促进其吸收[44]。

10. 毒性 连翘煎剂灌服对小鼠的LD_{50}为172.21g/kg;腹腔注射LD_{50}为20.96±1.82g/kg,LD_{95}为28.32g/kg。连翘注射液腹腔注射时对小鼠的LD_{50}为24.85±1.12g/kg,连翘壳煎液皮下注射为29.37g/kg,连翘心在30g/kg以上;青翘壳为13.23g/kg,青翘心为28.35g/kg。有报告连翘酯苷在体外培养CHO细胞染色体畸变试验和微核试验中,在静注0.4、0.8g/kg剂量下呈阳性,但可能不是通过对损伤DNA,而是通过抑制DNA合成、抑制拓扑异构酶、细胞毒性等非DNA损伤所致[45]。

【临床应用】

1. 麻黄连翘赤小豆汤是《伤寒论》中的经典名方,适用于多种疾病的治疗,且疗效显著,临床上只要辨证施治,可以达到异病同治的目的。

(1)肾炎 纳入实验组的288例患者以口服麻黄连翘赤小豆汤(加减)为主进行干预,对照组170例以西药为治疗措施。治疗时间10~20d不等,以总有效率和治愈率衡量治疗效果。结果:麻黄连翘赤小豆汤或加减治疗急性肾小球肾炎相对对照组而言有效,在提高总有效率、治愈率、消退浮肿、血尿方面都有治疗优势[46]。麻黄连翘赤小豆汤(加减)治疗小儿急性肾炎80例,痊愈69例,显效5例,有效4例,无效2例,总有效率97.5%[47]。慢性肾炎采用麻黄连翘赤小豆汤加减治疗,疗程3个月。经治51例,总疗效(94.12%)优于对照组(70.00%,口服黄葵胶囊);减少尿蛋白、提高血浆白蛋白和体液免疫均优于对照组[48]。

(2)慢性乙型肝炎 观察组60例给予麻黄连翘赤小豆汤合用甘草酸二胺等治疗,对照组用甘草酸二胺等治疗。经过1个月的临床治疗,观察组显效40例,有效18例,无效2例,总有效率96.67%,明显优于对照组(80.00%),且对抗核抗体谱指标有明显改善[49]。

2. 带状疱疹 以连翘败毒散方(连翘、山栀、元参、黄芩、羌活等)为基础方,随症加减,水煎口服。治疗的62例中,有效59例,其中显效快的40例(64.5%),显效慢的19例(30.6%),无效3例(4.8%),总有效率95.2%[50]。

3. 急性腮腺炎 用银花连翘解毒汤(银花、连翘、黄芩、柴胡、板蓝根)治疗急性流行性腮腺炎68例,每日1~2剂,5d为一疗程。结果:治疗组总有效率97.06%,优于对照组(83.33%,口服抗病毒药)[51]。

4. 静脉炎 36例下肢血栓性浅静脉炎口服迈之灵片和连翘败毒片,服药4周,对照组口服阿司匹林肠溶片和头孢类抗生素。结果:观察组治愈率及有效率为77.8%和94.5%,对照组为48.4%和83.9%。在退红、消肿、止痛时间均短于对照组[52]。

【附注】

在日本,作连翘用者除连翘外,尚有同属植物金钟花*F.viridissima* Lindley及朝鲜连翘*F.koreana* Nakai的果实[1]。

(邓文龙)

参考文献

[1]简永耀,等.连翘的化学成分及药理学研究.淮海医药,2009,27(4):349

[2]方颖,等.连翘的化学成分.中国天然药物,2008,6(3):235

[3]肖会敏,等.连翘挥发油的成分分析及其药理作用的研究进展.时珍国医国药,2008,19(8):2047

[4]李仲兴,等.连翘对金黄色葡萄球菌及表皮葡萄球菌的体外抗菌活性研究.天津中医药,2007,24(4):328

[5]张恩户,等.连翘及其制剂抗菌效价的生物测定法.中国中医基础医学杂志,2005,11(10):782

[6]赵子剑,等.连翘及其制剂生物检定的方法学考察.中国医院药学杂志,2008,28(24):2146

[7]白云娥,等.连翘提取物的体外抗菌试验.山西医科大学学报,2003,34(6):506

[8]刘世旺,等.连翘乙醇提取物对细菌生长曲线的影响.安徽农业科学,2007,35(24):7383

[9] 任玲玲,等.连翘对大肠埃希菌多重耐药基因AcrA的影响研究.动物医学进展,2008,29 (5):43

[10]顾仁勇,等.连翘精油抑菌及抗氧化作用研究.现代食品科技,2008,24(2) :120

[11]魏希颖,等.连翘种子挥发油抑真菌及在猪油脂酸败过程中的作用.天然产物研究与开发,2005,17(5):625

[12]李佳,等.连翘在中式香肠中抗菌及抗氧化性能的研究.中国农学通报,2006,22(4):112

[13]刘软姻,等.中药连翘有效成分体外抗单纯疱疹病毒的实验研究.湖北中医学院学报,2004,6(1):36

[14]田文静,等.连翘抑制呼吸道合胞病毒作用的实验研究.哈尔滨医科大学学报,2004,38(5):421

[15]潘嬰嬰,等.金银花、连翘配伍提取物体外抗甲型流感病毒FM1株的实验研究.甘肃中医学院学报,2007,24(2):5

[16]傅强,等.连翘提取物抑制内毒素诱导的炎症反应的实验研究.天津医药,2003,31(3):161

[17]傅颖珺,等.连翘抗内毒素作用及其对LPS-TLR4信号通路的影响.医药导报,2007,26(增刊):92

[18]胡竟一,等.连翘的抗炎解热作用研究.中药药理与临床,2007,23(3):51

[19]倪力军,等.四味中草药解热药效的光谱指标构建.中成药,2007,29(2):227

[20]林丽美,等.金银花、连翘及银翘药对水煎剂的抗炎、解热作用研究.中国中药杂志,2008,33(4):473

[21]冯淑怡,等.连翘酯苷抗感染、解热作用研究.现代生物医学进展,2006,10(6):73

[22] 郭际,等.连翘挥发油抗炎作用的实验研究.四川生理科学杂志,2005,27 (3):136

[23]况玲,等.金银花、连翘对成纤维上皮细胞炎症反应模型的作用.现代中西医结合杂志,2008,17(34):5275

[24]尹乐乐,等.连翘提取物对小鼠腹腔巨噬细胞体外吞噬和NO释放的影响.细胞与分子免疫学杂志,2008,24(6):557

[25]尹乐乐,等.连翘提取物对小鼠T淋巴细胞体外活化与增殖的影响.细胞与分子免疫学杂志,2008,24(1):10

[26]胡克杰,等.连翘酯甙体外诱生人外周血白细胞中α干扰素的实验研究.中国中医药科技,2004,11(6):355

[27]涂秋云,等.连翘乙醇提取物清除脂自由基和氧自由基的效果.湖南农业大学学报(自然科学版),2008,34(6):728

[28]朴香兰,等.连翘提取物对肉仔鸡肌肉抗氧化活性的影响.中国饲料,2008,(4):14

[29]朴香兰,等.连翘提取物对肉仔鸡热应激下生长性能和抗氧化活性的影响.中国畜牧杂志,2008,44(3):23

[30]曲欢欢,等.用清除有机自由基DPPH 法评价连翘不同部位抗氧化作用.中国中医药信息杂志,2008,15(增刊):32

[31]张立伟,等.中草药连翘提取物抗氧化活性研究.食品科学,2003,24(2):122

[32]刘金,等.连翘酯苷对·OH引发的DNA损伤的防护作用.山西中医学院学报,2006,7(1):23

[33]朴香淑,等.中药连翘体外抗氧化作用的研究.中央民族大学学报(自然科学版),2008,17(1):77

[34]徐春媚,等.连翘护肝作用的实验研究.黑龙江医药科学,2001,24(1):10

[35]闫淑莲,等.Cocktail 探针药物同时评价连翘对肝细胞色素P450 的影响.中国药学杂志,2003,38(10):761

[36]胡文静,等.连翘乙醇提取物抗肿瘤作用的实验研究.南京中医药大学学报,2007,23(6):379

[37]刘广遐,等.连翘醇提物对恶性胸腹水中原代肿瘤细胞的抗肿瘤作用.实用老年医学,2009,23(5):359

[38]李长城,等.连翘、丹参、当归和川芎嗪抑制弹性蛋白酶活力的对比观察.中国中药杂志,1990,15(9):47

[39]赵咏梅,等.连翘苷对营养性肥胖小鼠减肥作用的影响.中药材,2005,28(2):123

[40]赵咏梅,等.连翘苷对营养性肥胖小鼠减肥作用的研究.陕西中医,2005,26(6):602

[41]赵咏梅,等.连翘苷对小鼠减肥作用的显微观察.天然产物研究与开发,2007,19:277

[42]贺玉琢摘译.连翘中forsythiaside 的血管平滑肌松弛作用.国外医学中医中药分册,2005,27(5):306

[43]尧先,等.用动物急性死亡率法估测连翘、大青叶、北豆根药代动力学参数.中药药理与临床,1989,5(6):23

[44]李芸霞,等.大鼠在体吸收连翘苷的机制研究.华西药学杂志,2005,20(5):387

[45]万旭英,等.连翘酯苷冻干粉的遗传毒性试验.毒理学杂志,2007,21(4):318

[46]付勇,等.麻黄连翘赤小豆汤加减治疗急性肾小球肾炎临床系统评价.辽宁中医药大学学报,2008,10(12):7

[47]刘忠梅.麻黄连翘赤小豆汤加减治疗小儿急性肾炎80例.光明中医,2009,24(12):2356

[48]强胜,等.麻黄连翘赤小豆汤加味治疗慢性肾炎的临床观察.上海中医药杂志,2008,42(12):31

[49]卢秉久,等.加味麻黄连翘赤小豆汤治疗慢性乙型肝炎合并免疫性肝炎临床观察.中华中医药学刊,2007,25(10):2018

[50H]郭贞连.用连翘败毒散方治疗带状疱疹的临床观察.光明中医,2008,23(7):970

[51]莫长城.银花连翘解毒汤治疗急性流行性腮腺炎疗效观察.实用中西医结合临床,2008,8(4):23

[52]王一飞,等.迈之灵片联合连翘败毒片治疗湿热瘀阻型下肢血栓性浅静脉炎36例.中国中西医结合皮肤性病学杂志,2008,7(3):160

连钱草 Glechomae Herba lian qian cao

连钱草为唇形科植物活血丹*Glechoma longituba* (Nakai)Kupr.的干燥地上部分,又称江苏金钱草。性味辛、微苦,性微寒。功能利湿通淋,清热解毒、散瘀消肿。用于热淋、石淋、湿热黄疸、疮痈肿痛、跌打损伤。

【化学成分】

1. 黄酮类 连钱草全草主要含有芹菜素(apigenin)、木犀草素(luteolin)、芹菜素-7-O-葡萄糖醛酸乙酯苷(apigenin-7-O-β-D-glucuronide ethyl ester)、木犀草素-7-O-葡萄糖醛酸乙酯苷(1uteolin-7-O-β-D-glucuronide ethyl ester)、大波斯菊苷(cosmosiin)、木犀草素-7-O-葡萄糖苷(1uteolin-7-O-β-D-glucoside)、山柰酚-3-O-芸香糖苷(kaempferol-3-O-β-D-rutinosid)、芦丁(rutin)、6-C-阿拉伯糖-8-C-葡萄糖-芹菜素(6-C-arabinose-8-C-glucose-apigenin)、6-C-葡萄糖-8-C-葡萄糖-芹菜素(6-C-glucose-8-C-glucose-apigenin)等[1]。

2. 有机酸 连钱草中含有月桂酸(lauric acid)、二十四烷酸(tetracosanoic acid)、丁二酸(auccinic acid)、顺丁烯二酸(maleicacid)、三十烷酸(triacontanoicacid)等[2]。

3. 其他 连钱草尚含有α-蒎烯、β-蒎烯、柠檬烯、ρ-伞花烃(ρ-cymene)、异薄荷酮、异蒎莰酮、沉香醇(linalool)、薄荷醇及α-萜品醇(α-terpineol)。其水溶性成分中含多种氨基酸[3]。

【药理作用】

1. 抗溃疡 以小鼠捆缚水浸应激法实验证实,以连钱草甲醇提取液中氯仿可溶部分1000 mg/kg腹腔注射,溃疡抑制率83%。其中单体化合物22-羟基乌苏酸(100 mg/kg,腹腔注射),溃疡抑制率为61%,而乌苏酸无抗溃疡活性;2-羟基乌苏酸及乌发醇,均按100 mg/kg腹腔注射,对溃疡抑制率分别为36%、59%。故连钱草的抗溃疡活性成分可能为乌苏酸相关化合物[4]。

2. 降血糖 连钱草醇提物0.1、0.2、0.3 g/kg分别灌胃给链脲佐菌素糖尿病小鼠,连续用药3d,连钱草各剂量均能显著降低糖尿病小鼠血糖,作用呈量效关系;其高剂量组的降血糖作用几乎与苯乙双胍(0.1g/kg)一致,但对正常小鼠并无降血糖作用;同时还能降低血中丙二醛(MDA)水平,提高超氧化物歧化酶(SOD)活性,并减轻胰腺组织病变[5]。

3. 抗病毒 连钱草水提取液,能部分阻断促癌物巴豆油、正丁酸联合作用激活Epstein-Barr病(EBV),连钱草阻断Raji细胞表达早期抗原(EA),阻断率最高达49.58%;阻断B95-8细胞表达病毒壳抗原(VCA),最高达74.71%[6]。

4. 毒性 有致药物性皮炎的报告[7]。

【临床应用】

1. 流行性腮腺炎 以连钱草治疗流行性腮腺炎

共100余例，随访50例，全部治愈。腮腺肿大消退，体温下降平均12h。方法：将连钱草洗净，加少量食盐捣烂后敷于肿处[8]。

2. 皮下脂肪堆积 基于硫醇的作用，以含连钱草浸出物等成分的乙醇水凝胶作为美容剂或药物预防和局部治疗皮下脂肪堆积与隆起。

3. 除臭 一种含连钱草的除臭剂，可有效地用于腋臭、脚臭、阴门部位臭和口臭[9]。

4. 抑制硫化氢 食品组成中含草药如连钱草及食物添加剂如乙酰丁子香酚，能抑制硫化氢的产生，可用于预防硫化氢相关的疾病，在废水处理和防止金属腐蚀中也是有用的[10]。

【附注】

欧活血丹(*Glechoma hederacea* L.)，即欧连钱草。

［药理作用］

1. 利尿 兔膀胱瘘急性实验，欧连钱草煎剂生药20 g/kg及其灰分液(相当于生药20 g/kg)有明显利尿作用，酊剂无显著利尿作用，故其利尿作用可能与含钾盐有关；正常大鼠依上述剂量经口投予后，煎剂组6h内总尿量为对照组的5.8倍，且在用药后最初2h最明显；逐日连续投药后，其尿量均见呈数倍增加，6d后利尿作用逐渐减弱[11]。

2. 毒性 大鼠每天口服20g/kg欧连钱草，共用6d，并无死亡；犬一次灌胃100g以上对血压无大影响，仅呼吸加深加快，且利尿作用过后立即恢复[11]。

（方步武　田在善　王士贤）

参考文献

[1]杨念云，等. 连钱草中的黄酮类化学成分. 中国药科大学学报，2005，36(3)：210

[2]张前军，等.连钱草中有机酸成分研究.天然产物研究与开发，2006，18(增刊)：55

[3]竹本常松.カキドウシの成分.薬学雑誌，1966，86(12)：1162

[4]山崎千夫，等.抑制小鼠捆缚水浸应激性溃疡的生药成分探讨. 国外医学中医中药分册，1982，(6)：52

[5]袁春玲，等.连钱草的降血糖作用及其机制研究. 中药药理与临床，2008，24(3)：57

[5]谭成汉，等. 两种中草药阻断促癌物激活Epstein-Barr病毒抗原表达. 肿瘤研究与临床，1994，6(2)：73

[6]杨林.连钱草致药物性皮炎一例.中药通报，1988，13(9)：51

[7]蔡水生.连钱草治疗流行性腮腺炎50例. 新医学，1972，(10)：49

[8]Sincholle DPFr. Thiols for prevention and topical treatment of cellulite. *Fr Demande* FR 2，750，332，2

[9]He Zhao -jin. Deodorants prepared from plants.*CA*，1999，131：174856x

[10]Arakawa Tsutomu，et al. Food composition that inhibits hydrogen sulfide production by sulfate -reducing bacteria.*CA*，2000，132：250408r

[11]计子勳.金钱草的利尿作用.武汉医学杂志，1964，1(5)：392

牡荆叶 Viticis Negundo Folium mu jing ye

本品为马鞭草科植物牡荆*Vitex negundo* L.var. *cannabifolia* (Sieb.et Zucc.)Hand.-Mazz.的新鲜叶。味微苦、辛，性平。有祛痰，止咳，平喘功能。用于咳嗽痰多等症。

【化学成分】

含挥发油0.1%~1.5%[1-6]，油中主成分β-丁香烯(β-caryophyllene)44.5%~45%[1,2]，在已鉴定的32种成分中，主要尚有香桧烯(sabinene)10.09、1,8-桉叶素(1,8-cineole)6.25、丁香烯氧化物(caryophyllene oxide)5.32、β-榄香烯 (β-elemene)2.77、对-聚伞花素(p-cymene)2.61、α-蒎烯 (α-pinene)2.43、β-甜没药烯(β-bisabolene)2.11和葎草烯 (humulene)2.11%等[1]。叶尚含有二萜类牡荆内酯(vitexilactone)、环烯醚萜苷穗花牡荆苷(agnuside)、黄酮类艾黄素(artemetine)及对羟基苯甲酸[7]、环烯醚萜类(iridoids)nishindaside和isonishindaside[8]、对羟基苯甲酸甲酯(Me p-hydroxybenzoate)、桃叶珊瑚苷(sucubin)、黄荆苷(negundoside)和麦芽糖葡萄糖苷(maltoglucoside)[9]等。

【药理作用】

1. 祛痰 小鼠灌胃牡荆叶油1.04和1.73 g/kg，有显著祛痰作用，而0.52 g/kg时作用不明显[3]。牡荆叶油石油醚洗脱物的祛痰作用较叶油更强，在一定剂量范围内,作用强度随剂量增加而增强[10]。

2. 镇咳 小鼠氨喷雾引咳法,灌胃牡荆叶油1.04g/kg有明显镇咳作用,0.52g/kg时作用较差,0.358g/kg时无效[3]。

3. 平喘 豚鼠组胺喷雾法,灌胃牡荆油乳剂1.0 g/kg能显著延长组胺引起抽搐倒伏的潜伏期、并减少抽搐的动物数,说明有一定平喘作用[11]。牡荆叶油也能预防小鼠实验性慢性气管炎的急性发作[10]。

4. 抗菌 牡荆茎叶水煎剂体外对金黄色葡萄球菌、炭疽杆菌有显著抗菌作用,对大肠杆菌、乙型链球菌、白喉杆菌、伤寒杆菌、绿脓杆菌和痢疾杆菌等也有一定抗菌作用[12]。

5. 增强免疫 小鼠灌胃牡荆挥发油0.35 mL/kg,每日1次,连续6d,有增强腹腔巨噬细胞对鸡红细胞吞噬活力的倾向[13]。牡荆叶挥发油主成分丁香烯有增强血清IgG水平,增强体液免疫的作用[14]。小鼠灌胃大剂量牡荆叶挥发油(1/8 LD_{50})能降低网状内皮系统对炭粒的吞噬能力[11]。

6. 降血压 兔十二指肠给牡荆叶挥发油乳剂100 mg/kg,给药后1h血压平均下降原水平的31%,持续2h。猫股静脉注射牡荆叶挥发油5和10mg/kg,血压分别下降原水平的23%和39%。叶油对乙酰胆碱的降压作用无明显影响,阿托品对叶油的降压作用也无明显影响,切断两侧迷走神经后,叶油仍有明显降压作用,说明叶油的降压作用与胆碱能神经无直接关系[15]。

7. 其他 牡荆叶挥发油对离体回肠有明显抗组胺作用,对离体气管有较弱的抗组胺作用[10]。叶油能显著地延长戊巴比妥钠的催眠作用时间,表明有一定的镇静催眠作用。叶油乳剂1/8LD_{50}使幼鼠胸腺明显萎缩,说明可能有增强肾上腺皮质功能的作用[11]。牡荆叶提取物有抗氧化作用,向猪油里加入0.04%由牡荆叶提取的抗氧化剂,在65℃条件下,使其抗氧化能力提高2倍[16]。

8. 毒性 ①急性毒性:牡荆叶挥发油小鼠灌胃的LD_{50}为5.20 g/kg、7.40 g/kg[18]或8.68 g/kg[11]。牡荆叶挥发油乳剂小鼠灌胃LD_{50}为5.20 g/kg[11],腹腔注射为0.34 g/kg[3,11]。②长期毒性:小鼠灌胃牡荆叶挥发油1/10 LD_{50},连续14d,未见毒副反应[11]。

【临床应用】

1. 慢性气管炎 牡荆叶挥发油胶丸每次17mg,每日3次,10d为一疗程,连用2个疗程,治疗45例有效率93.34%,显效率57.77%。大量临床观察表明牡荆、黄荆、荆条和蔓荆叶挥发油的疗效基本相同[2,17]。慢性气管炎患者血液中淋巴细胞总数,吞噬细胞的吞噬能力,尿中17-羟、17-酮皮质类固醇24小时排出量均显著低于正常人,而痰中组胺含量高于正常人。经用牡荆叶挥发油或其复方治疗后,血液中淋巴细胞数升至接近正常,淋巴细胞转化率明显增加,巨噬细胞吞噬活力显著增强、尿中17-羟皮质类固醇排出量明显增加,17-酮皮质类固醇排出也稍有增加,痰中组胺含量有减少趋势,表明牡荆叶挥发油对机体反应性、免疫力和肾上腺皮质功能有一定调节和改善作用[10,11,18]。此外,叶油使痰液中酸性黏多糖纤维明显减少,并由长而粗束状变为短而细丝状,使痰中嗜中性白细胞和纤毛柱状上皮细胞明显减少,表明可能有裂解酸性黏多糖纤维、使气管、支气管炎症反应和黏膜上皮细胞受损减轻等作用[11]。叶油主成分β-丁香烯的疗效与叶油基本相同,也有增强机体免疫功能的作用[10,19]。

2. 皮肤病 鲜叶开水浸泡,用其滤液洗头,或鲜叶捣烂涂擦患处,治头癣4例、平均11d痊愈。对脚癣也有效[20,21]。叶煎水洗患处可用于皮炎和湿疹[10]。另外,牡荆叶外敷可治疗丹毒。采摘鲜牡荆叶约50g加50%酒精适量,捣烂敷于患处。每天换药1次,5d为1个疗程。结果治疗1~3个疗程,平均1.6个疗程,总有效率为100%。治疗机制可能与该药对乙型溶血性链球菌高度敏感,加之酒精能扩张血管,改善微循环,促进药物吸收有关[22]。

3. 其他 鲜叶30~60g(干叶12~18g)水煎服用于流感、感冒、小儿咳喘、肠炎和痢疾等[10]。牡荆叶油治疗过敏性鼻炎也有一定疗效[23]。

4. 不良反应 口渴、咽干、嗳气、胃部不适及轻度头昏等[10,19]。

【附注】

1. 牡荆根

成分 黄酮苷、强心苷和生物碱[10]。

药理 乙醚提取物有一定的祛痰作用。根煎剂有镇咳平喘作用,对卡他球菌和金黄色葡萄球菌有抗菌作用。根煎剂、乙醇提取物和黄酮苷有抑制肠平滑肌作用[10]。根煎剂对冠心病心绞痛有一定疗效。根黄酮7mg/kg给犬冠脉注射,使冠脉血流量增加54%,冠脉阻力下降43.5%,血压下降。70mg/kg静脉注射,冠脉流量增加20%,阻力下降26.4%,血压下降,心肌耗氧量明显降低,有一定减轻心脏负担的作用[24]。

2. 荆条 *Vitex negundo* L.*heterophylla* (Franch.) Rehd. (*V.chinensis* Mill., *V.incisa* Lamk.var.*heterophylla* Franch.)

成分 叶含挥发油0.15%[1,2],油中主成分β-丁香烯37.64%,其次香桧烯12.55、丁香烯氧化物7.39%,

1,8-核叶素7.13%、反式-β-金合欢烯(trans-farnesene)4.00、α-蒎烯3.45%:乙酸松油醇酯(terpinylacetate)2.96%、松油烯-4-醇(terpinene-4-ol)2.49%、对聚伞花素1.91%等[1]。另报道荆条挥发油主成分有香桧烯26.51%、环氧丁香烯22.15%:1,8-桉叶素12.88%、丁香烯8.76%、α-蒎烯5.45%、对聚伞花素2.71%等[25]。又主成分β-丁香烯与香桧烯分别含28.6%和26.2%。

药理 ①祛痰:小鼠酚红法灌胃叶油0.68、1.36、2.27 mL/kg有明显祛痰作用,并随剂量增加而增加[26]。②镇咳:小鼠浓氨水熏蒸法,腹腔注射叶油乳剂0.35和0.70 mL/kg,有一定镇咳作用[26]。③平喘:豚鼠组胺喷雾法灌胃叶油0.35 g/kg,明显延长Ⅲ-Ⅳ级反应潜伏期[26]。④免疫:小鼠灌胃叶油0.21 mL/kg,显著增强腹腔巨噬细胞对鸡红细胞的吞噬百分率和吞噬指数[13]。⑤毒性:荆条叶挥发油小鼠灌胃的LD_{50}为4.20 mL/kg[18],又5.88~7.40 mL/kg[26]。小鼠灌胃1/10和1/20LD_{50}叶油乳剂,连续30d,未见毒性反应[26]。

应用 荆条叶挥发油主要用于治疗慢性气管炎,其疗效与黄荆、牡荆、蔓荆叶油相似,有效率约90%,显效率50%~60%[2,4,21]。每日叶油(60%)150mg治886例慢性气管炎,有效率90.76%,显效率50%[26]。叶油微型胶囊的疗效更好些[27]。

3.穗花牡荆 *Vitex agnus-castus* L. 主产于地中海和亚洲。

成分 叶含黄酮类成分紫花牡荆素(casticin)、异牡荆黄素、异牡荆黄素木糖苷、东方蓼黄素和异东方蓼黄素及环烯醚萜类化合物桃叶珊瑚苷和穗花牡荆苷(agnoside)[28]。以该植物果实提取物制成的口服液和片剂(商品名Agnolyt)皆含有挥发油、脂肪油、agnuside和桃叶珊瑚苷等环烯醚萜苷类及紫花牡荆素和异荭草素等黄酮类化合物[29]。本植物的叶、花和果均含有挥发油,其果实中的挥发油因果实的成熟度及加工提取条件的差异,其总含量及主要成分的含量变异较大:总含量0.32%~0.71%;在36种成分中几种主要成分的含量是香桧烯(sabinene)16.4%~44.1%,1,8-桉叶素(1,8-cineole)8.4%~15.2%,β-丁香烯(β-caryophyllene)2.1%~5.0%,反-β-金合欢烯(trans-β-farnesene)5.0%~11.7%[30]。

药理 果实提取物制成的口服液和片剂(商品名Agnolyt)作用于下丘脑-垂体轴,由于促性腺作用使黄体酮分泌增加,并维持在较高水平,同时其多巴胺能作用使催乳素分泌受到抑制[29]。另报道穗花牡荆提取物能刺激纹状体内的多巴胺受体,其甲醇流分Ⅰ和Ⅴ可从D_2受体中排出D_2-配位体,具有类同多巴胺的刺激作用[31]。果实和叶中的环烯醚萜类及黄酮类化合物初步抗菌试验表明对腊样芽孢杆菌、巨大芽胞杆菌和金黄色葡萄球菌有明显抑制作用[28]。穗花牡荆果实乙醇提取物对人非肿瘤细胞株(子宫颈成纤维细胞HCF),6种人肿瘤细胞株(乳腺癌MCF-7、颈癌SKG-3a、卵巢癌SKOV-3、胃癌KATO-Ⅲ、结肠癌COLO201、小细胞肺癌Lu-134-AH)均有细胞毒活性[32]。

应用 主要用于月经不调、乳房疼痛和经前疾病。临床试验用Agnolyt治疗经前紧张综合征(PMTS)90例,对PMTS的典型症状,如胸部触痛、浮肿、精神紧张、头痛、便秘和抑郁等有显著疗效,36.1%治疗后症状消除[29]。另有报道可以用于治疗帕金森病[31]。

(李超英 王楚盈 张宝凤 马恩龙 张淑萍)

参考文献

[1]潘炯光,等.牡荆、荆条、黄荆和蔓荆叶挥发油的GC-MS分析.中国中药杂志,1989,14(6):357

[2]樊菊芬,等.国产牡荆属植物化学成分的研究I、黄荆、牡荆、荆条和蔓荆叶挥发油化学成分的研究.中草药,1981:12(9):393

[3]北京医疗队德兴小分队,等.牡荆叶挥发油治疗慢性气管炎疗效及药理实验.中草药通讯,1974,(3):179

[4]樊菊芬,等.牡荆油的资源分布和利用.中草药,1983,14(5):227

[5]江西省德兴县万村公社新屋大队卫生所.生产牡荆叶挥发油的初步体会.中草药通讯,1976,(3):27

[6]江西省靖安县仁首公社石下大队卫生所.提高土法提取牡荆挥发油的出油率.中草药通讯,1976,(10):23

[7]Taguchi H. Studies the constituents of Vitex cannabifolia. *Chem Pharm Bull*,1976,24(7):1668

[8]Iwagawa T, et al. Iridoids from Vitex cannabifolia. *Phytochemistry*,1993:32(2):453

[9]Iwagawa,T,et al.Constituents of the leaves of Vitex cannabifolia.*CA* 121:226360w

[10]王浴生.中药药理与应用.北京:人民卫生出版社,1983:525

[11]江西省上饶地区卫生局防治气管炎办公室,等.牡荆治疗慢性气管炎临床与实验研究(综合摘要).新医药学杂志,1975,(11):15

[12]零陵地区卫生防疫站,等.561种中草药抗菌作用筛选报告.湖南医药杂志,1974,(4):50,(5):49

[13]杨守业,等.黄荆、荆条和牡荆挥发油对小白鼠腹腔巨噬细胞吞噬活力影响的研究.中药通报,1981,6(4):34

[14]蒋星魁.中草药有效成分对免疫功能的影响.中草药通

讯,1981,12(4):45

[15]黄黎,等.牡荆叶挥发油对麻醉动作降压作用的初步研究.药学通报,1979,14(5):201

[16]Yuan Xinmin, et al. Antioxygenic activity of extract in leaves of Vitex cannabifolia. Sieb.et Zucc.*CA* 1999:131:213399x

[17]中国医学科学院医学情报研究所.全国牡荆、荆条、黄荆叶挥发油鉴定会简况.医学研究通讯,1978,(9):6

[18]黄启福,等.牡荆叶挥发油复方对慢性气管炎患者巨噬细胞吞噬活力的影响.北京中医学院学报,1981,(3):33

[19]陈钧鸿,等.建国三十年来中草药有效成分研究的成就.中草药,1980,11(1):1

[20]鲍世练,等.黄荆叶可治头癣.浙江医学,1962,3(6):260

[21]南京新医学院.中药大辞典(上册).上海:上海人民出版社,1977:1130

[22]俸世林.牡荆叶外敷治疗丹毒23例报告.中国社区医师,2006,22(312):44

[23]郑鸿样,等.牡荆油胶丸治疗变应性鼻炎的临床观察.北京医科大学学报,1989:2(3):204

[24]王大元,等.牡荆根黄酮对犬心脏血流动力学的影响.药学通报,1984:19(12):58

[25]方洪矩,等.挥发油成分的研究Ⅲ、腋花杜鹃挥发油的化学成分研究和牡荆、荆条挥发油成分的比较.药学学报,1980,15(5):284

[26]荆条协作研究组.荆条叶油治疗慢性气管炎的临床与实验研究.中华医学杂志,1978,58(1):48

[27]中医研究院中药研究所剂型室微囊组.荆条叶挥发油微型胶囊片试制及临床观察.中草药通讯,1979,10(6)1:18

[28]Gomaa CS, et al. 穗花牡荆中的黄酮类和环烯醚萜类化合物.国外医学中医中药分册,1979,(1):36

[29]Lauritzen CH, et al. 穗花牡荆治疗经前紧张综合征的双盲及维生素B6对照研究.国外医药植物药分册,1998,13(3):132

[30]Janina MS, et al. Parameters Influencing the Yield and Composition of the Essential Oil from Cretan Vitex agnus-castus Fruits. *Planta Med*, 2000,66:245

[31]冰华,摘.穗花牡荆的提取物用于治疗帕金森病.国外医药植物药分册,1995,10(5):234

[32]孟李,等.穗花牡荆的药理活性与临床应用.国外医药植物药分册,2005,20(4):145

牡荆子 Viticis Negundo Semen mu jing zi

本品为马鞭草科植物牡荆*Vitex negundo* L. var. *cannabifolia*(Sieb.et Zucc.) Hand-Mazz.带宿萼的果实。味苦、辛,性温。化湿祛痰,止咳平喘,理气止痛。用于咳嗽气喘、胃痛、泄泻、痢疾、疝气痛、脚气肿胀、白带、白浊。

【化学成分】

牡荆子挥发油中主要成分为β-丁香烯(β-caryophyllene),约占全油的44.5%~46.2%,十六酸(hexadecanoic acid)、邻苯二甲酸异丁基酯(iso-butyl phthalate esters)、苯酚(phenol)、雪松醇(cedar alcohol)[1]。其他有丁香烯氧化物(caryophyllene oxide)、β-榄香烯(β-elemene)、α-蒎烯(α-pinene)、β-蒎烯(β-pinene)、α-菲兰烯(α-phenllendrene)、香桧烯(sonbibene)、P-聚伞花素(P-cymene)、柠檬烯(limonene)、萜品油烯(terpinolene)、萜品烯醇-4(terpinenol-4)及丁香酚(eugenol)等[2]。其中牡荆子富含牡荆黄酮类化合物,如牡荆素(vitexin)及其糖苷化合物等[3]。牡荆子中尚含有脂质,其中主要成分为亚油酸,其次为油酸及硬脂酸[4],还含有丁香酸(syringic acid)、香草酸(vanillic acid)、牡荆木脂素(vitexlignan)[5]和木脂素素衍生物,如木脂素糖苷[6]。

【药理作用】

1. 抗炎 牡荆子挥发油的主要成分β-丁香烯,对于由DSS(磺基钠丁二酸二辛酯)诱导的结肠炎有抗炎活性,能够改善由DSS诱导的实验性结肠炎,对于结肠炎的预防和治疗有作用[7]。1,8-桉叶油素也有抗炎活性,用于胃肠道炎症和溃疡的预防[8]。

2. 心血管系统 静脉注射黄酮后15min,呈现心血输出量、心搏指数、总外周阻力及左室作功等均有轻度降低,经60min后则基本恢复给药前水平[9,10]。牡荆素对缺血性心肌损伤具有良好的保护作用,其作用可能与增加冠脉和心肌血流量、降低血管射血阻力、降低全血及血浆黏度、提高红细胞变形能力、抑制血栓形成等有关[11]。

3. 调节血脂、肝脂和血糖 在喂饲高脂饲料的同时,灌胃给小鼠牡荆子提取液5.0、7.5、10.0 mL/kg,能降低小鼠血清甘油三酯和肝中甘油三酯水平,减少大鼠肝脏脂肪的蓄积;牡荆子提取液虽对血糖无影响明显,但能促进肝糖原的生成,表明它有一定的保肝作用[12]。

4. 祛痰 采用小鼠酚红法证明,给小鼠灌胃牡荆子油0.8、3.2g/kg,有明显祛痰作用[13,14]。牡荆的祛痰作用机制与迷走神经有关,切断迷走神经作用明显减弱[1]。

5. 镇咳 采用浓氨水喷雾法证明,牡荆子油、牡荆子乙醇提取物和石油醚提取物均有镇咳作用[14]。静脉注射牡荆黄酮苷能显著抑制电刺激麻醉猫喉上神经引起的咳嗽,并随剂量加大而增强,认为其镇咳作用与抑制咳嗽中枢有关[15]。

6. 平喘 采用组胺喷雾法证明,给豚鼠灌胃牡荆油乳剂1.0 g/kg能明显延长其抽搐倒卧发作的潜伏期,并减少发作的动物数,说明有一定平喘作用[13]。牡荆子的煎剂以及牡荆黄酮苷对乙酰胆碱或组胺所致豚鼠支气管痉挛均有拮抗作用[15]。牡荆子3.2、6.4 g/kg灌胃给药,对豚鼠药物性哮喘有明显的保护作用;能明显降低组胺或乙酰胆碱对气管和回肠平滑肌痉挛收缩的反应性[16]。离体豚鼠肺灌流试验证明,牡荆子煎剂及其乙醇提取物、牡荆黄酮苷对支气管和气管均有不同程度的扩张作用[4,17]。牡荆子油具有预防小鼠实验性慢性气管炎急性发作的作用[15]。小鼠肺支气管灌流法证明,牡荆木脂素浓度为0.06、0.125 mg/mL均能明显增加灌流量。浓度为0.025 mg/mL时,具有部分拮抗组胺所致离体豚鼠气管片收缩作用,并能拮抗组胺所引起的豚鼠肺溢流量减少。组胺喷雾法表明,给豚鼠腹腔注射牡荆木脂素4 mg/kg和5 mg/kg均能明显延长组胺或乙酰胆碱所致豚鼠抽搐倒卧发作的时间[18]。

7. 抗菌 体外抑菌试验证明,牡荆子煎剂对卡他球菌、金黄色葡萄球菌有抗菌作用,且与药物煎煮的时间有关,时间延长则作用增强[15]。平皿抑菌试验表明,牡荆的25%煎剂对金黄色葡萄球菌、大肠杆菌及绿脓杆菌均仅有较弱的抑菌作用[15]。

8. 抗生育 牡荆子分离的牡荆黄酮(Ⅱ)有雌激素样作用。给小鼠灌胃牡荆黄酮(Ⅱ)60和120 mg/kg能使雌性小鼠子宫重量明显增加。小鼠妊娠后第4~6天给药有100%抗着床作用,如在妊娠后第8~10天给药则只有50%的抗生育作用[19]。

9. 松弛气道平滑肌 牡荆子脂质0.05~1.0 g/L可使通过小鼠肺支气管灌流液速度明显增加,有量效关系;对乙酰胆碱介导的小鼠气道平滑肌收缩有拮抗作用。给豚鼠腹腔注射牡荆子脂质100~300 mg/kg,可使由乙酰胆碱和组胺诱导的喘息潜伏期明显延长[20]。

10. 其他 牡荆子乙醇提取物具有良好的抗氧化活性[3]。大鼠肝匀浆脂质过氧化试验表明,牡荆黄酮具有较强的抗氧化作用,能够较好地抑制脂质过氧化[21]。木脂素糖苷也有抗氧化的作用[6]。

11. 药代动力学 给小鼠灌胃β-丁香烯1~24h内,心、肝、脾、肺和肾均能检测出一定量的β-丁香烯,血中浓度以给药后3h水平最高[22]。静脉注射后,牡荆素广泛分布于各组织,其中肝和肾组织中浓度最高。牡荆素主要通过肝脏和肾脏代谢排泄,在大鼠尿、粪和胆汁中的总排泄量约为给药量的30%。牡荆素在大鼠体内的平均$t_{1/2}$约为25min。牡荆素平均血浆蛋白结合率为64.8%[11]。

12. 毒性 小鼠灌胃牡荆子油LD_{50}为9.6 mL/kg,小鼠腹腔注射牡荆子油乳剂LD_{50}为0.47±0.05 g/kg。牡荆子油小鼠灌胃LD_{50}为13.03 g/kg[14]。牡荆子煎剂一次口服生药200 g/kg,72h内10只小鼠仅有一只死亡[15]。牡荆子的乙醇提取物灌胃生药200 g/kg小鼠均无死亡[14]。给小鼠灌胃牡荆子油和叶油,每日1/10或1/20的LD_{50},连续14d,结果动物全部存活,未见任何不良反应与病理性异常[13]。给猫连续20d口服牡荆子油,每日50 mg/kg,对心电图无明显影响[13]。小鼠腹腔注射牡荆黄酮苷LD_{50}为6.0 g/kg,灌胃9.6 g/kg,未见动物死亡[15]。牡荆的脂质组分对小鼠腹腔注射的LD_{50}为681mg/kg[17]。牡荆子油乳剂小鼠灌胃LD_{50} 8.07±1.01g/kg,油胶丸LD_{50} 10.31±1.5 g/kg。大鼠灌胃0.05、0.1、0.2g/kg,连用6周,未见长期毒性反应[23]。

【临床应用】

1. 慢性气管炎 牡荆子的挥发油乳剂或胶丸每次口服量相当17 mg挥发油,每日3次,10d为一疗程,对1000余例慢性气管炎患者进行治疗观察,结果有效率在90%左右,显效以上达60%左右,停药10个月后,其治愈和稳定率为46.4%,说明有一定的远期疗效[24,25]。另经采用牡荆叶油、β-丁香烯及低沸点组分治疗的患者,可见其血中白蛋白含量回升,对球蛋白则有双向调节作用,并能纠正白蛋白与球蛋白比值之颠倒现象[26]。牡荆挥发油制剂的上述作用表明,本品对气管炎患者的免疫功能有改善和调整作用,有利于气管炎的治疗[25]。亦有报道[15,27],复方牡荆子片或蜜丸(牡荆子、紫河车、淮山药)对气管炎患者也有明显治疗效果。

2. 咳嗽、哮喘 牡荆子45g,用水煎成100mL,每日3次、每次10mL口服,治疗小儿咳喘(迁延性支气管炎和上呼吸道感染所致的咳喘)58例,有效率为89.6%。也可以牡荆子煎水或研成粉末或制成糖浆口服用于治疗咳嗽哮喘[15]。采用牡荆子的脂质组分吸入法给药,每次5mg,对哮喘有显著疗效,其作用迅速而无异丙肾上腺素所致的心悸等不良反应[17]。

【附注】

牡荆果实所含挥发油在其宿萼中,果实挥发油与同属植物黄荆、蔓荆叶和荆条所含挥发油的成分基本相似,临床疗效无差异,牡荆叶油与果油也相似,均可相互代替应用[28]。

(杨静玉 侯 悦 张宝凤 马恩龙 张淑萍)

参考文献

[1]黄琼, 等. 超声波提取牡荆挥发油化学成分GC2-MS分析. 广西工学院学报, 2007, 4(18):50

[2]陈刚, 等. 沂蒙山产牡荆叶挥发油化学成分的研究. 安徽农业科学, 2009, 37(23):11006

[3]肖国珍, 等. 牡荆子乙醇提取物抗氧化活性的研究. 广东工业大学学报, 2006, 3(23):31

[4]顾刚妹, 等.牡荆子脂质成分的化学.中草药,1986,(10):42

[5]孙友富, 等. 牡荆子平喘有效部位的化学研究. 中药通报, 1984, (4):33

[6]史一鸣, 等. 牡荆果实中两个新的木脂素葡糖苷. 现代药物与临床, 2009, 1(24):59

[7]Jae Young Cho, et al. Amelioration of dextran sulfate sodium-induced colitis in mice by oral administration of β-caryophyllene, a sesquiterpene. *Life Sci*, 2007, 80:932

[8]Santos FA, et al. 1,8-cineole (eucalyptol), a monoterpene oxide attenuates the colonic damage in rats on acute TNBS-colitis. *Food Chemical Toxicology*, 2004, (42):579

[9]王大元. 牡荆根黄酮对犬心脏血流动力学的作用. 江西医药, 1985, (2):6

[10]王大元, 等. 牡荆根黄酮对犬心脏血流动力学的影响. 药学通报, 1984, (12):58

[11]童成亮, 等.牡荆素在大鼠体内的药代动力学. 中国药科大学学报, 2007, 38(1):65

[12]罗其富, 等. 牡荆子提取液对鼠血脂、肝脂和血糖的调节作用. 中成药, 2005, 3(27):304

[13]江西上饶地区卫生局防治气管炎办公室, 等. 牡荆治疗慢性气管炎临床与实验研究. 中医药研究参考, 1975, (6):32

[14]北京医疗队德兴分队. 牡荆子复方治疗慢性气管炎药理作用的初步研究. 中医药研究参考,1973,(1):20

[15]王浴生.中药药理与应用.北京:人民卫生出版社, 1983:525

[16]黄敬耀, 等. 牡荆子平喘作用的药理学实验研究. 江西中医学院学报, 2002, 4(14):13

[17]刘懋生, 牡荆子脂类物平喘作用研究简况. 江西医药, 1982, (1):80

[18]刘懋生, 等.牡荆木脂素平喘作用的实验研究. 药学学报, 1985, (9):563

[19]Bhargava SK, et al. Estrogenic and pregnancy interceptory effects of the flavonoids (Ⅵ-Ⅱ) of vitex negundo L. seeds in mice. *Plant Med Phytother*, 1984, 18(2):74

[20]刘懋生, 等. 牡荆子脂质对实验动物气道平滑肌的影响. 中国药理学通报, 1993, 9(4):307

[21]黄琼, 等. 超声波法提取牡荆总黄酮的工艺及其抗氧化活性的研究. 安徽农业科学, 2009, 37(6):2544

[22]樊菊芬, 等.国产牡荆属植物化学成分的研究Ⅰ. 黄荆、牡荆、荆条和蔓荆叶挥发油的研究. 中草药, 1981, (9):9

[23]樊彦, 等. 牡荆子油乳及胶丸的药理作用及毒性. 安徽中医学院学报, 1996, 15(1):51

[24]杨守业, 等. 黄荆、荆条和牡荆挥发油对小鼠腹腔巨噬细胞吞噬活力影响的研究. 中药通报, 1981, (4):34

[25]中医研究院中医系病理组. 牡荆子挥发油制剂对50例慢性气管炎患者治疗过程中机体反应性的变化. 中医药研究参考, 1974, (8):13

[26]刘懋生, 等. 牡荆油对血清蛋白的调节作用及其临床意义. 中国医院药房杂志, 1983, (12):12

[27]王春生, 等.运用牡荆子丸治疗小儿哮喘的经验. 辽宁中医杂志, 1988, (4):4

[28]樊菊芬, 等.牡荆油的资源、分布和利用.中草药, 1983, (5):38

牡 蛎 Ostreae Concha mu li

本品为牡蛎科动物长牡蛎*Ostrea gigas* Thunberg、大连湾牡蛎*Ostrea talienwhanensis* Grosse或近江牡蛎*Ostrea rivularis* Gould的贝壳。味咸,性微寒。有重镇安神,潜阳补阴,软坚散结功能。用于惊悸失眠、眩晕耳鸣,瘰疬痰核,症瘕痞块。

【化学成分】

贝壳主含碳酸钙,其中近江牡蛎、长牡蛎和大连湾牡蛎贝壳含90%以上,并含磷酸钙、硫酸钙、硅酸盐及氯化物。含少量氧化铁及镁、钠、锶、铁、铝、硅,微量的铝、硅、钛、锰、钡、铜、锌、钾、磷、铬、镍等多种元素,还含有蛋白质，水解液含天冬氨酸(aspartic acid)、甘氨酸(glycine)、谷氨酸(glutamic acid)、半胱氨酸(cysteine)、丝氨酸(serine)、丙氨酸(alanine)等17种氨基酸[1-3]。

【药理作用】

1. 神经系统 小鼠灌服牡蛎悬浊液0.5 g/kg，可延长环己巴比妥睡眠时间。4%牡蛎提取物对离体青蛙坐骨神经具有明显的局部麻醉作用[4]。

2. 增强免疫 牡蛎介壳水煎液100、200 g/kg给小鼠灌胃给药7d，可增加小鼠免疫器官重量，使B淋巴细胞产生抗羊红细胞(SRBC)抗体(溶血素)水平增加和溶血空斑形成细胞数目增多，对由绵羊红细胞诱发的小鼠足垫迟发型变态反应明显增强，对植物血凝素诱导的体内淋巴细胞转化有增强作用[5]。

3. 抗溃疡 生牡蛎、煅牡蛎1号(900℃，1h)、煅牡蛎2号(350℃，8h)煎液每只1~5g灌胃，对0.6 mol/L盐酸、无水乙醇或幽门结扎所致大鼠胃溃疡模型具有预防作用，牡蛎经1号工艺煅制后明显提高抗实验性胃溃疡活性[6]。

4. 促进成骨 牡蛎壳珍珠层的水溶性物质在体外对MRC-5纤维母细胞和骨髓细胞的碱性磷酸酶活性和细胞增殖具有促进作用[7]。在体外对人成骨细胞具有促进成骨作用[8]。牡蛎珍珠层粉用于人上颌骨缺陷重造术，组织学检查表明其具有骨重建的作用[9]。

5. 其他 牡蛎肉提取物具有保肝作用[10]、神经细胞保护作用、抗疲劳作用[11]、放射增敏作用[12]、降血糖作用[13]及纠正骨代谢紊乱作用[14]。

【临床应用】

1. 失眠 桂枝加龙骨牡蛎汤(桂枝、甘草、生姜、芍药、大枣、生龙骨、生牡蛎)治疗失眠总有效率>70%[15,16]。

2. 高血脂、高血压 金牡蛎胶囊治疗20例高血脂患者，用药40d后，血总胆固醇和甘油三酯降低，有明显的降血脂作用[17]。软坚清脉方(海藻、豨莶草、蒲黄、牡蛎等)治疗肢体动脉粥样硬化闭塞症(ASO)50例，改善ASO缺血症状，明显降低患胆固醇，能升血清SOD，抑制血小板聚集[18]。柴胡加龙骨牡蛎汤治疗高血压病174例，总有效率95%[19]。

3. 心律失常 桂枝甘草龙骨牡蛎加味治疗冠心病心律失常30例，19例缓慢性心律失常恢复正常17例，11例快速性心律失常恢复正常7例，症状改善率93.3%，心肌缺血改善率42.3%[20]；治疗心脏早搏30例，其中24例都有不同程度的好转[21]。

4. 小儿支气管炎 桂龙咳喘宁（桂枝、龙骨、白芍、牡蛎等)治疗小儿支气管炎38例，痊愈81.6%，有效率10.5%，总有效率92.1%[22]。

5. 干咳、外感失音 利咽散结汤(浙贝母、麦冬、赤芍、当归、川贝母、牡蛎等)治疗干咳50例，痊愈70%，显效26%，总有效率98%[23]。加味牡蛎泽泻汤(牡蛎、泽泻等)治疗外感后失音45例，治愈53.3%，好转35.6%，总有效率88.9%[24]。

6. 急慢性胆囊炎 金牡利胆片(金钱草、牡蛎、柴胡等)治疗急慢性胆囊炎236例，显效156例，有效61例，总有效率91.9%[25]。

7. 肾衰 肾衰口服液(黄芪、冬虫夏草、大黄、牡蛎等)治疗慢性肾衰竭63例，显效49.2%，有效36.5%[26]。大黄附子龙骨牡蛎汤(大黄、附子、龙骨、牡蛎、茯苓)灌肠，明显降低慢性肾衰患者尿素氮[27]。

8. 骨质疏松 骨松Ⅱ号(仙灵脾、黄精、牡蛎等)具有提高绝经后妇女血雌激素(E2)水平、降低尿钙/肌肝(Ca/Cr)及24h尿羟脯氨酸(HOP)、抑制骨吸收的作用[28]。补肾方剂(淫羊藿、苁蓉、首乌、煅牡蛎等)可防治绝经后骨质疏松症，用药6个月症状明显改善[29]。牡蛎壳加海藻成分，且同时服用钙剂，可使妇女桡骨小梁骨密度增加[30]。

9. 甲状腺功能亢进 桂枝甘草龙骨牡蛎汤治疗甲状腺功能亢进症38例，结果治愈19例，好转16例，总有效率为92.1%[31]。

10. 其他 柴胡牡蛎汤治疗乳腺增生病70例，治愈23例，好转43例[32]。桂枝龙骨牡蛎汤(桂枝、生白芍、生龙骨、生牡蛎、大枣)治疗早泄46例，总有效率89.1%[33]。70例非胰岛素依赖型糖尿病患者在饮食疗法的基础上服用金牡蛎胶囊，有效率82.9%[34]。

11. 中毒防治 中药智子颗粒剂（枸杞子、益智仁、煅牡蛎、牛磺酸)可预防、治疗铅暴露导致儿童亚临床神经毒性。用药一个月后，血铅明显下降，血红蛋白、免疫球蛋白均有上升[35]。

(马越鸣)

参考文献

[1]赵中杰，等.中药牡蛎中碳酸钙、微量元素和氨基酸的测定.中国海洋药物，1991，10(1)：11

[2]孙家美，等.11种药用贝壳珍珠层无机元素测定.中药材，1990，13(17)：15

[3]Almeida MJ，et al. Effect of water-soluble matrix fraction extracted from the nacre of Pinctada maxima on the alkaline phosphatase activity of cultured fibroblasts. *J Exp Zool*，2000，288(4)：327

[4]津田整.牡蛎的药理学研究.国外医学中医中药分册，

1990,12(6):367

[5]张厚宝,等.兴化古生物牡蛎对小鼠免疫功能的影响.徐州医学院学报,1999,19(4):288

[6]聂淑琴,等.生牡蛎与煅牡蛎抗实验性胃溃疡作用的比较研究.中国中药杂志,1994,19(7):405

[7]Almeida MJ,et al. Comparative effects of nacre water-soluble matrix and dexamethasone on the alkaline phosphatase activity of MRC-5 fibroblasts. *J Biomed Mater Res*, 2001,57(2):306

[8]Silve C, et al .Nacre initiates biomineralization by human osteoblasts maintained in vitro. *Calcif Tissue Int*,1992,51(5):363

[9]Atlan G, et al. Reconstruction of human maxillary defects with nacre powder: histological evidence for bone regeneration. *C R Acad Sci III*,1997,320(3):253

[10]范建高,等.牛磺酸、金牡蛎对大鼠酒精性肝损伤的防治作用.肝脏,1999,4(3):154

[11]胡建英.八种海洋生药抗疲劳作用的初步研究.中国海洋药物,2000,19(2):56

[12]曹弃元.牡蛎提取物的放射增敏作用.中国药学杂志,1993,28(4):219

[13]王世华,等.牡蛎提取物对高血糖小鼠保护作用.中国公共卫生,2006,22(1):80

[14]苏开鑫,等.牡蛎肉提取物对类固醇性骨质疏松大鼠骨代谢的影响.中国自然医学杂志,2009,11(2):97

[15]吕建华.桂枝加龙骨牡蛎汤治疗失眠56例观察.中国中医药信息杂志,1999,6(3):56

[16]谈平.桂枝甘草龙骨牡蛎汤加味治疗失眠60例疗效观察.中国中医药科技,2009,16(4):261

[17]缪元美,等"金牡蛎"治疗高脂血症的临床观察.中国海洋药物,1994,13(1):40

[18]奚九一.软坚清脉方抗肢体动脉粥样硬化的临床研究.上海中医药杂志,1997,(1):2

[19]朱健萍.柴胡加龙骨牡蛎汤治疗原发性高血压174例疗效观察.中医药信息,2003,20(5):60

[20]黄河清.桂枝甘草龙骨牡蛎加味对冠心病心律失常的调整作用.实用中西医结合杂志,1993,(5):295

[21]王小娟,等.桂枝甘草龙骨牡蛎汤加味治疗心脏早搏30例.湖南中医学院学报,1994,14(1):23

[22]郑志文.桂龙咳喘宁治疗小儿支气管炎疗效观察.新中医,1997,29(6):29

[23]吴炳康.利咽散结汤治疗干咳50例.浙江中医学院学报,1997, 21(3):25

[24]李朝栋.加味牡蛎泽泻汤治疗外感后失音45例.成都中医学院学报,1990,(1):27

[25]王凤材.金牡利胆片治疗急慢性胆囊炎236例.长春中医学院学报,1997,13(2):27

[26]周清发.肾衰口服液治疗慢性肾功能衰竭的临床与实验研究.中国中医药科技,1997,4(5):264

[27]于海霞.大黄附子龙骨牡蛎汤灌肠降低尿素氮的疗效观察.实用中西医结合杂志,1998, 11(7):663

[28]史炜镔.骨松Ⅱ号治疗绝经后骨质疏松症临床生化指标观察.中国中西医结合杂志,1997,17(7):398

[29]宋献文.补肾中药防治疗绝经后骨质疏松症的临床观察.实用中西医结合杂志,1997,10(9):892

[30]Fujita T, et al. Peripheral computed tomography(pQCT) detected short-term effect of AAACa(heated oyster shell with heated algal ingredient HAI): a double-blind comparison with CaCO3 and placebo. *J Bone Miner Metab*, 2000,18(4):212

[31]阳怀来.桂枝甘草龙骨牡蛎汤治疗甲状腺机能亢进症38例.实用中医药杂志,1996,12(3):3

[32]王丽霞,等.柴胡牡蛎汤治疗乳腺增生病70例疗效观察.中药材,2006,2(6):638

[33]何益新.桂枝龙骨牡蛎汤治疗早泄46例.实用中西医结合杂志,1994,7(3):169

[34]黄建波.金牡蛎胶囊治疗糖尿病体会.医药导报,1994,13(3):122

[35]宫道华,等.智子颗粒剂降血铅的临床疗效观察.广东微量元素科学,1998,5(6):45

牡丹皮 Mouatan Cortex mu dan pi

本品为毛茛科植物牡丹*Paeonia suffruticosa* Andr.的干燥根皮。味苦、辛,性微寒。具有清热凉血,活血化瘀功效。主治热入营血、温毒发斑、吐血衄血、夜热早凉、无汗骨蒸、经闭痛经、跌扑伤痛、痈肿疮毒等。

【化学成分】

主要成分有牡丹酚 (paeonol)[1,2]、牡丹酚苷(paeonoside)、牡丹酚原苷 (paeonolide)、芍药苷(paeoniflorin)、苯甲酰芍药苷(benzoylpaeoniflorin)、羟基芍药苷(oxypaeoniflorin)、苯甲酰羟基芍药苷(benzonl-oxy-paeoniflorln) 以及丹皮酚新苷(apiopaeonoside)[3-5]。牡丹根皮中芍药苷及牡丹酚原苷的含量最高[3,6],芍药苷含量为0.91%~2.5%,其他活性成分还有没食子酸(gallic acid)和吡喃葡萄糖没食子酸盐(glucopyxonose gallates)等。

【药理作用】

1. 镇静催眠 给小鼠腹腔注射或灌胃丹皮酚,可使自发活动减少,加大剂量能使翻正反射消失。给猫静脉注射丹皮酚30~50 mg/kg,对电刺激中枢网状结构和丘脑下部引起的觉醒反应有抑制作用,丹皮酚的镇静催眠作用与此有关。另外,丹皮酚还能抑制小脑皮质区和运动区的诱发电位,提示对运动机能也有抑制作用[7]。

2. 抗癫痫及抗惊厥 给小鼠腹腔注射或灌胃丹皮酚,对电惊厥和戊四唑惊厥均有对抗作用[7]。丹皮总苷60、80 mg/kg腹腔注射及80 mg/kg灌胃可减少小鼠最大电惊厥(MES)发作数,其峰时为药后0.5~1h;丹皮总苷60~80 mg/kg灌胃可延长戊四唑、士的宁、氨基脲所致小鼠惊厥的潜伏期及动物存活时间;丹皮总苷40 mg/kg腹腔注射可增强苯巴比妥抗上述惊厥之作用[8]。

3. 解热和降温 给正常小鼠腹腔注射丹皮酚200 mg/kg,或丹皮酚磺酸钠3 g/kg,30min后可使体温分别降低2.9℃和0.9℃。对三联疫苗(霍乱、伤寒、副伤寒)引起的发热,上述剂量的丹皮酚及其磺酸钠盐均有解热作用,但后者作用较弱[9]。

4. 镇痛 小鼠热板法实验结果显示,丹皮酚磺酸钠3g/kg,腹腔注射,给药后30~90min,痛阈可提高68%~88%,120min后作用逐渐消失,这种作用比丹皮酚200 mg/kg的作用弱,而与氨基比林50 mg/kg的作用相当。给小鼠皮下注射丹皮酚磺酸钠2 g/kg,或丹皮酚油剂250 mg/kg,均可使醋酸引起的扭体反应次数减少,抑制率为50%[9]。连续给小鼠皮下注射丹皮酚7d,每日用热板法测试小鼠痛阈,表明其镇痛作用无耐受现象。用热板法测定,丹皮酚的镇痛作用不被纳络酮翻转。大鼠光热甩尾法表明:利血平能降低丹皮酚的镇痛效应,给小鼠皮下注射丹皮酚,竖尾反应与跳跃反应实验均呈阴性[10]。

5. 抗炎 以丹皮酚100 mg,200 mg/kg,给小鼠腹腔注射,能显著抑制由二甲苯所致耳廓肿胀,抑制率可达60.80%和43.63%。给大鼠腹腔注射丹皮酚150 mg/kg,连续给药5d,对角叉菜胶、甲醛、新鲜蛋清以及组织胺、5-HT和缓激肽等炎性物质引起的大鼠足跖肿胀有显著抑制作用。此外,丹皮酚磺酸钠0.5 g/kg,给大鼠腹腔注射,连续7d[11],或牡丹皮甲醇提取物每日50、200及500 mg/kg灌胃,共21d[12],对大鼠肿胀性关节炎也有明显抑制作用。丹皮酚75、150 mg/kg腹腔注射,还能显著抑制由牛血清白蛋白(BSA)诱导的大鼠Arthus型足跖肿胀。丹皮总苷25,50,100 mg/kg灌胃给药可显著抑制角叉莱胶诱导的大鼠急性足肿胀和二甲苯诱导的小鼠耳片水肿,且呈明显的剂量依赖性关系;致炎前1h灌胃丹皮总苷25~100 mg/kg对福氏完全佐剂性关节炎大鼠原发性炎症有明显的抑制作用;而致炎后12d开始灌胃治疗,连续11d,丹皮总苷25~100 mg/kg可显著抑制佐剂性关节炎大鼠的继发性炎症反应[13]。

以丹皮酚0.5、1.0g/kg给小鼠灌胃,对腹腔注射大肠杆菌内毒素引起的腹腔毛细血管通透性升高有显著抑制作用[9,14]。进一步研究表明,丹皮酚能抑制炎性细胞游走,抑制炎性组织前列腺素合成[9,15],其抗炎作用机制与此有关。丹皮酚对去肾上腺大鼠仍显示显著的抗炎作用,对大鼠肾上腺维生素C含量也无明显影响,因此认为丹皮酚的抗炎作用与垂体-肾上腺系统无明显关系。

6. 影响免疫功能 丹皮总苷体外2~50mg/L可明显促进刀豆蛋白A诱导小鼠T淋巴细胞增殖反应和大鼠T淋巴细胞产生IL-2,还可促进脂多糖诱导B淋巴细胞增殖反应以及大鼠腹腔巨噬细胞产生IL-1,它们的浓度-效应曲线呈钟罩形[16]。丹皮总苷10 mg/kg灌胃可不同程度地恢复普萘洛尔(15 mg/kg,连续腹腔注射7d)、双侧颈上神经节切除以及松果腺切除后引起的炎症和免疫反应的改变;亦可抑制松果腺切除引起的佐剂性关节炎(AA)大鼠炎症和免疫反应的紊乱[17]。丹皮酚10~15 mg/kg能够显著提高外周血淋巴细胞酸性醋酸萘酯酶染色(ANAE)阳性淋巴细胞百分率和白细胞移行抑制因子的释放,从而增强机体细胞免疫功能;并且能够显著改善外周血中性白细胞对金黄色葡萄球菌的吞噬作用,而增强机体非特异性免疫功能[18]。丹皮对兔抗小鼠淋巴细胞血清(ALS)所致小鼠之淋转和NK细胞活性都有显著的抑制作用[19]。丹皮酚可增强单核巨噬细胞系统的功能和抑制免疫应答。200 mg/kg连续灌胃5d,可减轻小鼠免疫器官重量,加快碳粒廓清速率,减轻迟发型变态反应并降低脾细胞溶血素抗体水平,对亚适浓度Con A和LPS诱导的小鼠脾淋巴细胞增殖亦有明显抑制作用。体外用药50 μg/mL亦可明显抑制丝裂原诱导的小鼠脾淋巴细胞增殖[20]。给小鼠腹腔注射1%羧甲基纤维素丹皮酚混悬液100、200 mg/kg,共7d,对绵羊红细胞(SRBC)腹腔注射引起的DTH有明显抑制作用,双足爪重量抑制率为33.53%和47.21%。同样剂量的丹皮酚连续给药8d,还能抑制二硝基氟苯(DNFB)引起的小鼠耳廓接触性皮炎,抑制率分别为27.14%和43.16%。等进一步研究表明,在诱发阶段给药与在致敏和诱发两个阶段均给药时,其抑制作用相同，而仅在致敏阶段给药则无抑制作用[9]。

7. 抗心肌缺血 丹皮酚能明显改善缺血再灌注损伤心肌线粒体膜脂的流动性，明显降低心肌匀浆中游离脂肪酸，明显降低线粒体膜总胆固醇含量及胆固醇/磷脂比值，改善和恢复线粒体膜Ca^{2+}-ATP酶活性[21]。丹皮酚还可显著降低缺血心肌组织MDA含量和血中CPK浓度，并明显保护心肌组织SOD活性和心肌细胞超微结构[22]。

8. 抗心律失常 丹皮酚100 μg/mL能显著抑制体外培养乳鼠心肌细胞搏动频率，在100~400 μg/mL的剂量范围内呈剂量依赖关系，药物作用强度随给药时间延长而加强。丹皮酚400 μg/mL可显著抑制正常心肌细胞的快相（5min）和慢相（120min）^{45}Ca摄取，其作用强度与10 μmol/L的异博定相当。丹皮酚50、100μg/mL对钙反常（Cap）心肌细胞对^{45}Ca的摄取也有显著抑制作用，Ca^{2+}内流减少，可使心肌细胞免受钙超载的损伤。丹皮酚250 μg/mL可使Cap细胞内过氧化脂质含量减少，降至正常水平[23]。丹皮酚160、80mg/kg，连续腹腔注射7d，均能不同程度降低心肌缺血再灌注心律失常大鼠室颤及室速的发生率，缩短其持续时间，缩小心肌梗死范围，抑制超氧化物歧化酶（SOD）活性下降及丙二醛（MDA）含量的升高[24]。

9. 抗脑缺血 丹皮酚对反复性短暂脑缺血再灌注模型大鼠具有保护作用。丹皮酚100、50 mg/kg，连续腹腔注射7d，均能不同程度降低脑缺血引起的脑组织Ca^{2+}聚集，改善Ca^{2+}-ATPase活性，抑制SOD活性下降及MDA含量增加[25]。沙鼠脑缺血后再灌注期周围血白细胞（WBC）在再灌注4h升高，至12h达到高峰，以中性粒细胞（NC）增多为主；脑实质中小胶质细胞增多于再灌注4h达到高峰，WBC在再灌注24h增多最明显；丹皮酚可降低脑缺血再灌注后增加的周围血WBC数，亦能使脑实质中小胶质细胞和WBC数明显减少[26]。

10. 抗血栓形成 给家兔静脉注射丹皮酚50mg/kg，能抑制凝血酶诱导的血小板聚集，当浓度为50、100、200 μg/mL时，于体外能产生同样的抑制血小板聚集作用，并能抑制凝血酶诱导的大鼠血小板5-HT释放，呈量-效关系，升高家兔血小板内cAMP含量[27]。另外，丹皮酚、苯芍药苷、苯氧化芍药苷对内毒素、胶原、ADP诱导的大鼠和人的血小板凝集有抑制作用。丹皮酚可降低大鼠全血表观黏度、使红细胞压积降低，同时降低红细胞聚集性和血小板黏附性，使红细胞的变形能力显著增强[28]。给鹌鹑灌胃丹皮酚600、300mg/kg，不同程度地降低低切变率下全血比黏度、血浆比黏度、纤维蛋白原比黏度、红细胞聚集性[29]。内毒素可激活内因性及外因性的凝固程序，产生调理素，使纤维蛋白凝固。牡丹酚、芍药苷、氧化芍药苷可使凝固时间延长（即抗调理素作用），苯甲酰芍药苷、苯甲酰氧化芍药苷也有使凝固时间延长的倾向。氧化芍药苷、苯甲酰氧化芍药苷、苯甲酰芍药苷对红细胞膜有较强的稳定作用[30]。以上资料表明，牡丹皮抗血栓形成作用包括多种机制。

11. 降血糖 丹皮多糖粗品100、200mg/kg灌胃给药可使正常小鼠血糖显著降低，200和400mg/kg灌胃给药对葡萄糖诱发的小鼠高血糖有显著降低作用。丹皮多糖粗品的上述作用优于提纯品[31]。

12. 抗动脉粥样硬化 给家兔腹腔注射丹皮酚100mg/kg，每日一次，连续6周，可显著抑制食饵性动脉粥样硬化斑块形成，肉眼仅见血管内膜脂点和脂纹，无斑块形成，但对血清脂蛋白中胆固醇（TC）含量影响不明显[27]。丹皮酚300、150 mg/kg可明显抑制高脂大鼠血清、主动脉及肝脏脂质过氧化反应；其300 mg/kg显著减少高脂大鼠血浆低密度脂蛋白（LDL）氧化修饰；丹皮酚1000、200、40 μg/mL对健康人血清LDL的体外氧化反应有极显著抑制效应[32]。利用人高脂血清刺激大鼠主动脉平滑肌细胞（SMC）的增殖并引起其表型的改变，而丹皮酚可呈浓度依赖性地抑制平滑肌细胞的增殖并可显著抑制高脂血清对SMC的促增殖作用[33]。给鹌鹑灌胃丹皮酚600、300mg/kg可明显降低实验动物血清TC，甘油三酯（TG），LDL，极低密度脂蛋白（VLDL），载脂蛋白（ApoB100）含量，提高HDL含量及HDL/TC，HDL2/HDL3，ApoA1/ApoB100比值；显著减少主动脉壁及肝脏TC含量，缩小斑块面积，抑制主动脉脂质斑块形成[33]。

13. 保肝 丹皮总苷可降低CCl_4和氨基半乳糖所致化学性肝损伤模型小鼠血清丙氨酸氨基转移酶（ALT）、天门冬氨酸氨基转移酶（AST）的升高，减轻肝脏变性和坏死程度，预防给药效果优于治疗给药，其中以50 mg/kg剂量组给药7d效果最佳[34]。此外，丹皮总苷还有促进小鼠肝脏糖原合成和提高血清蛋白含量的作用，可明显降低肝匀浆脂质过氧化产物MDA的含量及提高血清和肝脏谷胱甘肽过氧化物酶活力，且可缩短CCl_4中毒小鼠腹腔注射戊巴比妥钠后的睡眠时间[35-37]。丹皮酚可对抗异烟肼和利福平引起的小鼠SGPT增高、线粒体Ca^{2+}-ATP酶活性的降低以及对抗其引起的形态学改变；可对抗异烟肼和利福平的肝药酶诱导作用[38]。以上结果提示，丹皮的保肝作用与抗脂质过氧化作用有关。

14. 抗菌 牡丹皮总苷对大肠埃希菌、肺炎克雷白菌、铜绿假单胞菌、粪肠球菌标准株和临床株均有抑菌作用,其中对铜绿假单胞菌作用最强,对肺炎克雷白菌作用相对较弱;丹皮酚与总苷相比也具有抑菌作用,MIC明显高于总苷;多糖仅对粪肠球菌及铜绿假单胞菌有抑菌效果;丹皮酚与总苷合用后有协同抑菌作用,对粪肠球菌尤为显著[39]。

15. 抗肿瘤 牡丹皮生药100g/L,腹腔注射,对小鼠体内实体型S180瘤株有抑制作用;2μL浓度为29798 mg/L的药液对体外培养的Raji肿瘤细胞有杀瘤作用,抑瘤率>50%,IC_{50}为38.40mg/L,其95%的可信限为31.19~47.29mg/L[40]。

16. 抗早孕 给妊娠6d小鼠腹腔注射丹皮酚每只21~23mg一次,药后第3日剖检,抗早孕率为88.76%,受孕率为11.24%,空白对照组小鼠受孕率为96%[41]。

17. 利尿 给大鼠灌胃丹皮酚62.5~250mg/kg,可使水、Na^+和Cl^-的排泄随用药剂量的增加而增加,而K^+的排泄量在低剂量时不受影响,当给药量达250mg/kg时,K^+的排出量减少。与氢氯噻嗪利尿作用相比,尿中电解质的排泄有不同特点,推测丹皮酚利尿作用的部位与氢氯噻嗪不同。另外,丹皮酚还有使血浆渗透压升高的作用[42]。

18. 抗脂质过氧化 低浓度的丹皮总苷能显著抑制H_2O_2引起的红细胞渗透性溶血反应,抑制H_2O_2引起的红细胞还原型谷胱甘肽的消耗和脂质过氧化物的产生;而较高浓度的丹皮总苷(100mg/L)则有促进溶血的作用[43]。结晶紫染色法及^{3}H-TdR掺入法表明培养兔主动脉SMC细胞生长第6日加入不同剂量的丹皮酚(10~160 μg/mL)能显著抑制细胞增殖及DNA合成,量效关系明显。用黄嘌呤-黄嘌呤氧化酶-鲁米诺发光体系探讨丹皮酚的抗氧自由基作用,结果显示丹皮酚能抑制细胞内氧自由基的产生[44]。

19. 毒性 给小鼠腹腔注射丹皮酚油剂的LD_{50}为735mg/kg,丹皮酚磺酸钠的LD_{50}为6.9 g/kg。注射丹皮酚磺酸钠后,小鼠活动减少,30min后出现抽搐、竖尾、闭眼、翻正反射消失,呼吸频率降低,最终呼吸停止而死亡[9]。亚急性毒性实验结果表明,给大鼠腹腔注射丹皮酚磺酸钠250、500、750 mg/kg,共30d,对肝肾功能均无明显影响,各脏器无异常病理改变,750 mg/kg组大鼠的胃黏膜出现水肿,但无溃疡发生。给家兔静脉注射丹皮酚磺酸钠60、200 mg/kg,共30d,所得结果与此相同。另外,未发现该药有致畸作用[14]。

【临床应用】

1. 皮肤病 丹皮酚注射液治疗皮肤瘙痒症34例,每次肌肉注射4mL,每日2次,用药2周治愈26例,好转4例[45]。5%丹皮酚霜外用,每日2~3次,治疗湿疹类皮肤病[46]和皮肤瘙痒症[47]取得一定疗效。血海穴(双侧)注射丹皮酚注射液10mg/2mL,每日1次,7d为一疗程,治疗胆碱能性荨麻疹7例,全部有效[48]。41例湿疹患者用丹皮酚注射液肌注,局部对症处理,总有效率95.12%[10]。肌注丹皮酚注射液4 mL(含丹皮酚10 mg/2 mL),每日1次,15d为一疗程。治疗瘙痒性皮肤病包括湿疹样皮炎、慢性湿疹、皮肤瘙痒症、皮肤淀粉样变、神经性皮炎、人工荨麻疹及慢性荨麻疹共68例。基本痊愈9例,显效28例,好转24例,无效7例,总有效率为89.7%[49]。

2. 紫癜 重用丹皮(30g)组方(丹皮、生地、当归等)治疗原发性血小板减少性紫癜32例,每日一剂,共4日,其中26例于用药后2~4d止血,血小板数升高[50]。过敏性紫癜58例,以大黄牡丹皮汤加减为基本方,水煎服,或浓缩后灌肠,治愈率93.1%[51]。

3. 妇科病 以大黄牡丹皮汤随症加减,配用药渣加白酒炒热外敷腹部相应部位。治疗盆腔炎30例,总有效率86.66%[52]。此外,众多医家运用大黄牡丹皮汤治疗多种妇科疾病,如产后发热、带下,阴疮,盆腔脓肿,术后盆腔感染等,均取得了较好疗效[53-55]。

4. 外伤性血肿 大黄牡丹皮汤口服,每日进1剂,1日2次煎服治疗外伤性血肿180例。总有效率为96.7%[56]。

5. 肠痈 大黄牡丹皮汤加减,外用大黄粉、芒硝调醋右下腹外敷,治疗急性白血病伴回盲肠综合征10例,9例治愈,1例无效[57]。

6. 原发性高血压 复方丹皮片,每片0.3g,每次服7片,日服3次,共治疗原发性高血压患者30例。服后1周,显效10例,有效12例,无效8例,总有效率73.33%。服药满4周,显效22例,有效6例,无效2例,总有效率93.33%[58]。

7. 疼痛 临床随机观察伤骨科疼痛并行走困难患者25例,采用中药汽疗仪,在汽疗舱内用牡丹皮做药熏,治疗时间每次20min,每隔一天治疗一次,10次为一个疗程。疼痛治疗改善总有效率为100%,行走改善总有效率为68%,患者的疼痛与行走能力在治疗后有显著差异[59]。

(王 晶 侯家玉)

参考文献

[1]李海燕,等.牡丹中不同部位丹皮酚含量测定.时珍国医国药,2000,11(8):681

[2]李海燕,等.牡丹皮中丹皮酚含量动态变化研究.时珍国

医国药,2000,11(3):197

[3]于津,等.芍药苷类和丹皮酚类成分在芍药科植物中的存在.药学学报,1985,20(3):229

[4]于津,等.牡丹根中的新成分一丹皮酚新苷的鉴定.药学学报,1986,21(3):191

[5]Tani Tadato, et al. Studies on the medicinal history, chemical constituents, and pharmacological effects of Moutan Cortex. *Wakanyaku Shinpojumu (Japan)*, 1981, 41:86

[6]Chou Chyuan, et al. Analysis and processing of Chinese herbs. V. Quantitative study of Moutan CorteX. *Tai-Wan Yao Hsuen Tsachih*, 1983, 35(2):184

[7]铃木幸子,等.丹皮酚的中枢作用.国外医学 中医中药分册,1983,(5):54

[8]王瑜,等.丹皮总苷抗实验性癫痫的研究.中国药理学通报,1997,13(3):268

[9]巫冠中,等.丹皮酚的抗炎作用及其机制.中国药科大学学报,1989,20(3):147

[10]刘雪君,等.丹皮酚的镇痛作用和无耐受性研究.中国药理学通报,1993,9(6):464

[11]王爱宝,等.丹皮酚磺酸钠的镇痛、解热、消炎和毒性研究.中草药,1983,(10):26

[12]李群爱.牡丹皮的药理研究.中草药,1988,(6):36

[13]汤文璐,等.丹皮总苷抗炎作用的研究.安徽医科大学学报,1999,34(1):11

[14]巫冠中,等.丹皮酚的抗变态反应作用.中国药科大学学报,1990,21(2):103

[15]Hiral Aizan, et al. Moutan Cotex and prostaglandin metabolism. *Gendai Toyo Igaku*, 1984, 5(1):62

[16]王斌,等.丹皮总苷体外对三类免疫细胞功能的影响.中国药理学通报,1999,15(1):63

[17]徐叔云,等.白芍总苷和丹皮总苷对松果腺调节炎症免疫反应的影响.中国药理学与毒理学杂志,1994,8(3):161

[18]李逢春,等.丹皮酚注射液增强免疫功能的实验研究.中国中西医结合杂志,1994,14(1):37

[19]樊良卿,等.丹皮等活血化瘀药对细胞免疫功能低下小鼠的免疫调节作用.浙江中医杂志,1992,27(4):180

[20]王兴旺,等.丹皮酚对小鼠免疫功能的影响.中药药理与临床,1992,8(2):29

[21]张卫国,等.丹皮酚对大鼠心肌缺血再灌注损伤的线粒体膜脂的保护作用.中草药,1994,25(4):193

[22]张卫国,等.丹皮酚抗大鼠心肌缺血再灌注损伤与抗膜脂质过氧化作用.药学学报,1994,29(2):145

[23]唐景荣,等.丹皮酚对钙反常培养心肌细胞的保护作用.中国中药杂志.1991,16(9):557

[24]张广钦,等.丹皮酚对抗大鼠心肌缺血再灌注心律失常作用.中国药科大学学报,1997,28(4):225

[25]张广钦,等.丹皮酚对大鼠反复性脑缺血的保护作用.中药材,1997,20(12):626

[26]包仕尧,等.白细胞在实验性脑缺血中作用及中药川芎嗪和丹皮酚对其影响的研究.中国神经精神疾病杂志,1997,23(1):7

[27]石琳,等.丹皮酚对兔实验性动脉粥样硬化及血小板聚集的抑制作用.中国药理学报,1988,9(6):555

[28]李薇,等.丹皮酚和阿司匹林对大鼠血液流变性影响的比较.中草药,2000,31(1):29

[29]戴敏,等.丹皮酚抗鹌鹑实验性动脉粥样硬化作用.中国中药杂志,1999,24(8):488

[30]久保道德.牡丹皮的研究(第6报)抗血栓形成作用.国外医学中医中药分册,1984,(3):53

[31]刘超,等.丹皮多糖对正常及高血糖小鼠的降血糖作用.安徽中医学院学报,1998,17(6):45

[32]戴敏,等.丹皮酚对脂质过氧化反应及低密度脂蛋白氧化修饰的抑制作用.中国中药杂志,2000,25(10):625

[33]周晓霞,等.丹皮酚对高脂血清所致大鼠主动脉平滑肌细胞增殖的抑制作用.河北中医,2000,22(6):477

[34]梅俏,等.丹皮总苷对小鼠化学性肝损伤的影响.安徽医科大学学报,1999,34(2):86

[35]梅俏,等.丹皮总苷对化学性肝损伤保护作用机制.中国药理学通报,1999,15(2):176

[36]戴俐明,等.丹皮总苷肝保护作用的研究.中国药理学通报,1994,10(1):58

[37]高本波,等.丹皮总苷和白芍总苷的细胞保护作用、自由基清除作用及肝保护作用的比较研究.安徽医科大学学报,1991,26(3):234

[38]王建刚,等.丹皮酚对异烟肼和利福平肝毒性的保护作用.中国中医药信息杂志,1999,6(6):26

[39]杜凡,等.牡丹皮中丹皮酚、总苷、多糖单用及合用后的协同抑菌作用考查.天津药学,2008,20(2):10

[40]李丽萍,等.牡丹皮、忍冬藤及泽兰抗肿瘤作用的实验研究.中药新药与临床药理,2000,11(5):274

[41]吴波,等.牡丹酚对小鼠抗早孕作用的研究.辽宁中医杂志,1980,(4):43

[42]Kawashima K, et al.丹皮酚的利尿作用.国外医学中医中药分册,1987,9(4):57

[43]高本波,等.丹皮总苷和白芍总苷对红细胞保护作用的比较.中国药理学通报,1992,8(3):202

[44]范盘生,等.丹皮酚抑制培养主动脉平滑肌细胞的增殖及抗自由基作用.中药药理与临床,1991,7(3):13

[45]张本法.丹皮酚注射液治疗皮肤瘙痒症34例.临床皮肤科杂志,1987,16(2):103

[46]唐鸿珊.丹皮酚霜治疗湿疹类皮肤病40例临床小结.中医杂志,1983,(10):19

[47]吴思泽.丹皮酚霜治疗皮肤瘙痒性疾病102例疗效观察.临床皮肤科杂志,1988,17(5):274

[48]施永兴.血海穴注射丹皮酚治疗胆碱能性荨麻疹.中西医结合杂志,1989,9(1):42

[49]殷敬之.丹皮酚注射液对68例搔痒性皮肤病的疗效观察.福建医药杂志,1992,14(3):65

[50]刘淳.重用丹皮组方治疗原发性血小板减少性紫癜32例.中西医结合杂志,1985,(4):245

[51]冯金竹,等.大黄牡丹皮汤加减治疗过敏性紫癜58例疗效观察.中国中医急症,1996,5(3):104

[52]王俊兰.大黄牡丹皮汤治疗盆腔炎30例.江苏中医,1995,16(7):15

[53]崔淑梅,等.大黄牡丹皮汤在妇科临床的应用.陕西中医,1995,16(6):276

[54]杨玉明,等.大黄牡丹皮汤治疗盆腔脓肿.河南中医,1993,13(3):122

[55]杨保太,等.大黄牡丹皮汤加味治疗术后盆腔感染26例.实用医学杂志,1992,8(4):30

[56]曹飞,等.大黄牡丹皮汤治疗外伤性血肿180例.陕西中医,1994,15(2):53

[57]焦中华,等.大黄牡丹皮汤为主治疗急性白血病伴回盲肠综合征10例.中医杂志,1993,34(2):76

[58]过大白.自制"复方丹皮片"治疗原发性高血压30例.北京中医杂志,1992,(2):24

[59]杜宁,等.中药牡丹皮汽雾透皮(熏蒸)疗法治疗疼痛的临床应用.医疗保健品,2008,111(5):64

何首乌 Polygoni Multiflori Radix

he shou wu

本品为蓼科蓼属植物何首乌*Polygonum multiflorum* Thunb的干燥块根。味苦、甘、涩,性微温。有解毒,消痈,截疟,润肠通便功能。用于疮痈、瘰疬、风疹瘙痒、久疟体虚、肠燥便秘等。

【化学成分】

何首乌主要含三类有效成分[1-9]。

1. 磷脂 含卵磷脂3.7%以及磷脂酰肌醇、脑磷脂、N-溶离脑磷脂、神经鞘磷脂等。

2. 羟基蒽醌类衍生物 在何首乌中含量达1.1%,多以苷形式存在,主要有大黄酚(chrysophanol)、大黄素(emodin)、芦荟大黄素(aloeemodin)、大黄素甲醚(physcion)、大黄素1,6-二甲醚(emodin-1-6-dimethylether)、大黄素-8-甲醚(questin)、ω-羟基大黄素(ω-citrosein)、ω-羟基大黄素-8-甲醚(questinol)、2-乙酰基大黄素(2-acetylemodin)、大黄酸(chein)、大黄素-3-乙醚(emodin-3-ether)、大黄蒽酮(chrysophanol anthrone)、苜蓿素(tricin)、大黄素-3-甲醚-O-β-D葡萄糖苷(physcionin)等。

3. 二苯乙烯苷 有2,3,5,4′-四羟基二苯乙烯-2-O-β-D葡萄糖苷(2,3,5,4-tetrahydrostibene-2-O-D-glucoside)含量高达1.2%以上。

4. 其他 决明酮8-O-β-D葡萄糖苷、何首乌乙素、何首乌丙素、琥珀酸、对苯二酚、对羟基苯甲醛、5-羧甲基-7-羟基-2-甲基色原酮、没食子酸甲酯、3,5-二羟基苯甲酸、丁香酸等。

【药理作用】

1. 抗帕金森病(PD) 何首乌主要有效成分二苯乙烯苷(TSG)灌胃给予对PD模型大鼠50,100,200 mg/kg,连续5周,测定大鼠脑黑质多巴胺(DA)及3,4-二羟基苯乙酸(DOPAC)含量。结果显示,TSG可改善大鼠旋转行为及运动协调性;TSG处理大鼠脑黑质部位损毁较轻,有较多残存的TH阳性细胞;与模型组相比,TSG处理大鼠脑内DA及DOPAC含量明显增加。提示,TSG可改善PD大鼠的行为学改变,增加黑质-纹状体多巴胺及其代谢物含量并提高黑质多巴胺能神经元的残存率,对PD可能具有一定的神经保护作用[10]。小鼠口服TSG 160、80、40 mg/kg,给药持续6周,对百草枯(Paraquat,PQ)和杀虫剂代森锰(Maneb,MB)致帕金森病模型小鼠行为异常有改善作用,黑质Nissl和TH染色阳性细胞数明显增加,Caspase-3阳性细胞比例明显降低。结果说明,TSG对PQ和MB联合诱导的小鼠帕金森病有对抗作用,其机制可能与抗黑质多巴胺能神经元凋亡有关[11]。

2. 抗脑缺血再灌注损伤 在缺血前和缺血后,分别给脑缺血再灌注大鼠腹腔注射何首乌提取物20和40 mg/kg,可使脑缺血组织超氧化物歧化酶(SOD)活性升高,丙二醛(MDA)和一氧化氮(NO)含量降低。表明何首乌提取物对脑缺血再灌注损伤的保护作用与清除体内氧自由基有关[12]。同样,小鼠灌胃TSG 0.038、0.114、0.342g/kg,连续6d,TSG可减轻脑缺血再灌注所致的脑组织水肿,增加脑组织抗氧化能力[13]。

3. 增强免疫 小鼠分别灌服制何首乌多糖水溶液(100、200、400 mg/kg),每天给药1次,连续7d。结果显示,制何首乌多糖组可显著提高正常小鼠腹腔巨噬细胞吞噬百分率和吞噬指数,吞噬率59.8%~66.1%,吞噬指数78.6%~98.0%,也可促进溶血素及溶血空斑形成,促进淋巴细胞转化。表明制何首乌多糖有较好的免疫增强作用[14]。何首乌多糖(PPM,0.4、0.8和1.6 g/kg,

灌胃10d)对环磷酰胺(CY)致免疫功能低下小鼠,能明显增加小鼠腹腔巨噬细胞的吞噬率及吞噬指数,显著增加血清溶血素含量,且能明显促进T淋巴细胞酯酶阳性率和ConA诱导的脾T淋巴细胞增殖反应。提示何首乌多糖对免疫功能低小鼠有增强免疫作用[15]。

4. 抗疲劳及耐缺氧 给小鼠每天灌胃何首乌0.32g,共8d。何首乌明显延长小鼠的游泳时间,延长缺氧时的生存时间;降低小鼠在高温环境下的死亡率及延长死亡时间。提示何首乌能增强小鼠抗疲劳和耐缺氧能力,增强对高温环境的适应能力[16]。

5. 促进造血功能 小鼠经^{60}Co-γ线2.0Gy全身照射后,第4日,再腹腔注射环磷酰胺40 mg/kg及氯霉素50 mg/kg,每日1次,连续3d,建立骨髓抑制贫血小鼠模型。制首乌总多糖(PPS,25 mg/kg,连续6d)能明显增加骨髓抑制小鼠骨髓有核细胞数量,并能促进贫血小鼠红系、巨核系和粒系造血祖细胞的增殖。以相同的实验方法证实,PPS使骨髓抑制小鼠血红蛋白(Hb)和血小板(PLT)明显增加,使贫血小鼠骨髓有核细胞S期细胞增多,加快DNA合成,在一定程度上促进了外周血象的恢复[17,18]。

6. 降血脂 高脂饲料饲以大鼠28d,同时给予二苯乙烯苷(TSG)30和60 mg/kg。结果:TSG两个剂量组均有降脂作用,其中高剂量组更为明显。表明TSG有预防高血脂的作用[19]。

7. 抑制动脉粥样硬化 何首乌总苷(PMTG)150、25 mg/kg给予载脂蛋白E基因缺陷(ApoE-/-)实验性动脉粥样硬化(As)小鼠,10周后观察其对小鼠病变形成的影响。结果:10周后PMTG显著降低血清TC、TG及LDL-C水平,明显增加血浆NO及TAC,减少MDA的生成;电镜观察,PMTG可以维持主动脉壁内皮细胞正常形态;抑制ApoE-/-小鼠主动脉壁核因子-κB(NF-κB)的表达。表明,PMTG可能通过抗氧化保护主动脉内皮细胞形态,降低ApoE-/-小鼠氧化型LDL(ox-LDL)、减少主动脉壁NF-κB的表达。通过下调主动脉壁ICAM-1及VCAM-1的表达等环节延缓主动脉斑块的形成,起到防止ApoE-/-小鼠实验性动脉粥样硬化病变形成的作用[20]。

8. 抑制骨质疏松 何首乌5 g/kg预防给予小鼠,每天灌胃1次,连续15d,对环磷酰胺所致以骨丢失为主的骨质疏松有防治作用。表现为抑制小鼠胸腺萎缩,增加胸腺重量,增加骨钙总含量和骨羟脯氨酸总含量[21]。

对双侧去卵巢大鼠骨质疏松模型,100%何首乌煎剂按5g/kg灌胃给药,连续9d。结果显示,何首乌防治组使松质骨骨量(%Tb.Ar)增加35.11%,骨小梁数量(Tb.N)增加了27.36%,骨小梁分离度(Tb.Sp)缩小了26.43%,骨形成呈增加趋势,骨吸收显著减少。上述结果说明,何首乌使去势大鼠骨重建的负平衡得到纠正,能抑制去势大鼠骨吸收增强和骨高转换,防止去势大鼠骨丢失[22]。

9. 抗癌 在小鼠接种前胃癌MFC和肉瘤S180后分别给予何首乌蒽醌苷类化合物(AGPMT)7.5、15、30 mg/kg,每日灌胃1次,连续10d。结果显示,AGPMT 3个剂量组对MFC的抑瘤率为13.5%、19.5%和30.7%;对S180的抑制作用不明显,但AGPMT对S180荷瘤鼠T和B淋巴细胞均有增殖作用,且使IL-1分泌量也明显增加。当AGPMT(7.5、15、30 mg/kg)与环磷酰胺(CTX,20 mg/kg)合用,连续给药10d,不但抑瘤率高于单用CTX组,且WBC明显高于单用CTX组,显示AGPMT与CTX合用有增效减毒作用。由于体外AGPMT无直接杀伤肿瘤细胞作用,故其增效减毒机制可能与提高机体的免疫能力有关[23]。何首乌蒽醌类化合物(GXHSWAQ-1)7.8和3.9mg/L浓度下,能逆转人卵巢癌耐卡铂细胞株SKOV-3/CBP对卡铂的耐药性[24]。在上述浓度下,GXHSWAQI与放射(剂量0~8Gy)合用,可使人鼻咽癌CNE-1细胞放射增敏比(SER)增高,乏氧诱导因子HIF-1α基因基本不表达。提示,GXHSWAQ-1有放射增敏作用,且与下调HIF-1α表达有关[25]。

10. 抗衰老 用2%D-半乳糖皮下注射每只400mg),每日1次,连续6周造成小鼠衰老模型。第3周时,小鼠灌胃何首乌(0.5mL,相当于生药0.32g),连续6周。结果显示,何首乌可降低小鼠脑组织和肾组织的脂褐质(LPF)含量,升高心肌Na^+、K^+-ATPase活性和肝脏SOD活性。何首乌具有抗衰老作用[26]。何首乌醇提物200、400及800mg/kg,每日给易老化小鼠(SAM-R/1系和SAM-P/8系)灌胃1次,连续5d。结果显示,何首乌醇提物对两种易老化鼠的单胺氧化酶A(MAO-A)活性无影响,但对MAO-B活性均有抑制作用。MAO-B抑制剂曾试用于治疗抑郁症、帕金森病和老年痴呆症,而何首乌对脑中MAO-B活力亦有抑制作用,表明其可能通过调节中枢递质而起到抗衰老作用[27]。

在D-半乳糖衰老小鼠造模同时,灌胃给予何首乌蒽醌苷(AGRPM)28及7mg/kg,连续7周。结果,外观模型组小鼠毛发枯黄无光,呆滞嗜睡,饮食量较少,体形消瘦,大便干而少,与衰老小鼠特征相符;而AGRPM组小鼠毛发均白皙光滑,饮食量较大,大便较软量较多;AGRPM能显著提高衰老小鼠正确反应率,对衰老小鼠肝、脑以及免疫脏器胸、腺、脾脏出现的萎缩均有改善作用;提高衰老小鼠脑组织SOD活性,抑制脑MAO活性，降低脑MDA及肝脂褐素（LF）含量。结果表明，何首乌蒽醌苷具有一定的抗衰老作用[28]。

采用β-淀粉样蛋白（Aβ）复制阿尔茨海默病（AD）又称老年性痴呆大鼠模型，二苯乙烯苷（TSG）100 mg/kg，造模前后灌胃给药，共21d。经TSG治疗21d后，大鼠学会躲避所需电刺激次数明显增加；超微结构观察可见，海马神经元线粒体损伤较轻，线粒体双层膜结构完整，细胞核内染色质边聚不明显，突触结构清晰。说明TSG促进学习记忆的作用是与能减轻Aβ的神经毒性，保护脑组织海马神经元的完整性和促进神经元生长有密切关系[29]。

11. 抗诱变 何首乌（5、15、45 g/kg）给小鼠连续灌胃7d，于第7天灌胃后，腹腔注射诱变剂环磷酰胺（CPP 20mg/kg）。24h后颈椎脱臼处死动物，处死前4h所有动物腹腔注射秋水仙素（5 μg/g）。采用小鼠骨髓细胞微核（MN）实验和染色体畸变（CA）实验，人体外周血淋巴细胞姐妹染色单体交换（SCE）和微核（MN）实验、中国仓鼠卵巢（CHO）细胞染色体畸变（CA）实验等5种测试系统，研究何首乌的抗诱变作用。结果提示，何首乌无论是体内还是体外实验均表现出抗诱变活性[30]。

12. 药代动力学 小鼠和兔静脉注射二苯乙烯苷（TSG）后药代动力学行为均符合二室模型，药代动力学参数分别为：$T_{1/2\alpha}$=1.9，2.7min；$T_{1/2\beta}$=8.3；13.5min；K_{21}=6.6，4.2h-1；K_{12}=3.8，3.0h-1；K_{10}=16.0；11.2h-1；Vc =0.090，0.198L/kg；AUC =6.918；4.530mg/h/L；CL = 1.445，2.208L/h/kg。小鼠灌胃给药后二苯乙烯苷在胃肠道内的吸收不规则，且血浓药度很低，药代动力学行为不符合房室模型[31]。

大鼠静脉注射不同剂量TSG（20、10 mg/kg）后药动学模型为二室开放模型，分布相$T_{1/2\alpha}$为（3.67±0.19）、（3.02±0.36）min，消除相$T_{1/2\beta}$为（54.61±14.40）、（63.28±21.17）min；ig不同剂量二苯乙烯苷（100、50mg/kg）后药动学模型符合一室模型，分布相$T_{1/2\alpha}$为（2.57±1.08）、（3.81±1.11）min，消除相$T_{1/2\beta}$为（24.07±3.86）、（17.64±3.367）min[32]。

13. 毒性

（1）急性毒性 何首乌的毒性与其炮制关系密切，制首乌毒性甚小，生首乌则有一定毒性。生首乌小鼠一次灌服LD_{50}为50 g/kg，而制首乌剂量达1000 g/kg仍无死亡发生。腹腔注射一次生首乌LD_{50}为2.7 g/kg，制首乌为169.4g（注：生首乌为1:2醇渗漉液，制首乌为1:10醇渗漉液）[1]。小鼠经口何首乌提取液LD_{50}大于20 g/kg，属无毒范围[33]。

（2）亚急性毒性 用应氏法炮制首乌（温度比传统法高，达120℃但时间短）给大鼠喂服，剂量为80、32和8 g/kg，共喂1个月。结果：此三个剂量组的大鼠生长发育、行为动作良好，皮毛、分泌物、粪便、眼睛、进食、饮水等均未见异常，肝肾功能与血相检查均正常，与对照组相似，病理检查也未发现由药物引起的器质性病变[1]。用制首乌水煎浓缩液，每天按不同剂量[40、20、10 g/kg（药物浓度分别为4、2、1g/mL）]，灌服大鼠1次，连续3~3.5个月。结果：各给药组肉眼观察可见部分肝脏表面有脂肪颗粒，病理切片显示有不同程度的脂变、肝血窦扩张充血，偶见炎细胞浸润。各剂量组给药期间大鼠精神较差，进食量减少，体重增加较慢，停药后均减轻或消失。制何首乌长期灌胃对大鼠肝脏有一定的毒副作用[34]。对小鼠精子畸形、小鼠骨髓细胞微核试验和Ames试验均为阴性，即无诱变作用[33]。

【临床应用】

1. 高血压 何首乌颗粒治疗高血压病54例。结果，试验组高血压患者临床症状、积分有明显改善和下降。何首乌治疗后显效19例，有效20例，总有效率为72.22%[35]。

2. 便秘 何首乌治疗肠燥便秘50例。将何首乌研末，药粉撒脐窝内。同时将右手掌心置于脐窝上，左手置于右手背上，顺时针按摩5 min左右，每日早晚各1次，持续8~10 d，即可保持排便通畅。结果：50例患者经治疗无不良反应，全部保持排便通畅至康复出院，有效率达100%[36]。

3. 口涎过多 制首乌治疗口涎过多20例。取制何首乌适量，研细末装瓶备震。每次取5 g，用温开水冲服，1日1~2次。治疗结果，20例患者全部治愈，其中7例用药3 d，5例用药2 d，6 例用药1 d，2例用药7 d。治愈率100%[37]。

4. 血管性痴呆 对40例轻中度血管性痴呆（VD）患者，用何首乌浸膏片（相当于制何首乌0.8g）每次服用6片，每天3次，为期12周。疗效评价采用MMSE、日常生活能力量表（ADL）、Blessed-Roth痴呆量表、临床疗效总评量表（CG1）。结果：MMSE、ADL、Blessed-Roth和SI评分均有显著性改善。何首乌对生命体征及实验室指标无影响，未见不良反应[38]。

5. 小儿遗尿症 何首乌、五倍子各3g研末，用食用醋调成软膏状，临睡前敷于脐部，连用5夜为一疗程，经一疗程治愈44例，好转11例，无效2例，总有效率96.6%，2~3个疗程后均治愈[39]。

6. 不良反应 40例口服何首乌致药物性肝损害。服药后发病时间最早的1.3周，最晚的24周，平均9.4

周；服药剂量大部分为常规剂量，仅2例为大剂量。肝细胞损伤型为22例（占55%），胆汁瘀积型为8例（占20%），混合型为10例（占25%）。临床表现主要为乏力、食欲减退、尿黄，其中有2例后期出现腹水，1例出现上消化道出血。肝功能损害以总胆红素、丙氨酸转氨酶明显升高为主。临床治愈38例，死亡2例[40]。

【附注】

白首乌：首乌有赤白之分，我国药典所载的蓼科蓼属的何首乌为赤何首乌。实际上还有萝藦科（*Asclepiadaceas*）植物耳叶牛皮消（*Cynanchum auriculatum* Royle ex Wight），称为白首乌。

［化学成分］

白首乌含磷脂、肌醇磷脂、乙醇胺磷脂及多量的C_{21}甾苷。还含有告达庭、萝藦苷元、白首乌苷A、琥珀酸、壬二酸、wilforibiose、蔗糖、十六烷酸甘油酯、香树脂醇乙酸酯、白白首乌二苯酮、奎乙酰苯、p谷甾醇、胡萝卜苷、首乌二苯酮、奎乙酰苯、β-谷甾醇-、胡萝卜苷。蒲公英醇乙酸酯，cynanchone A，丁二酸，白伴脂酸，片德苷元，隔山消苷CIN，隔山消苷[41-43]。

［药理作用］

1. 保肝 给急性肝损伤小鼠灌胃白首乌C_{21}甾体酯苷10、20及40 mg/kg，每日1次，连续给药7d。能明显抑制肝损伤小鼠血清ALT和AST活性，增强肝组织中SOD活性，明显降低MDA含量，提示白首乌C_{21}甾体酯苷的保肝作用可能与抗脂质过氧化有关[44]。而白首乌茎叶总黄酮以10和20 mg/kg剂量连续灌胃给药7d，同样对CCl_4所致小鼠急性肝损伤有保护作用[45]。

2. 抗肝纤维化 白首乌总苷4、8和16mg/kg，每日1次，与造模时间同时灌胃给予，连续8周。能明显降低CCl_4肝纤维化大鼠血清GPT、GOT活性和HA、PCⅢ含量，降低肝组织中MDA和HyP含量，并提高SOD活性，病理变化亦有改善。故白首乌总苷具有显著的抗肝纤维化的作用[46]。

3. 抗癌 小鼠接种肝癌（Heps）后，每日灌胃白首乌C_{21}甾体苷10、20和40 mg/kg，连续10d。结果：3个剂量组抑瘤率分别为34.79%、47.08%和50.23%；3个剂量均可增加瘤细胞凋亡，Bcl-2在肝癌组织中高表达。提示，白首乌C_{21}甾体苷的抗癌作用与其能抑制抑癌基因Bcl-2高表达促进癌细胞凋亡有关[47]。在上述实验中，病理检查可见瘤组织中有片状坏死，各剂量组均可降低脾指数而升高胸腺指数增强巨噬细胞吞噬能力，明显增强T、B淋巴细胞增殖反应，使脾细胞分泌IL-2量明显增加，也使腹腔巨噬细胞分泌TNF-α明显升高。故白首乌C_{21}甾体苷的抑瘤作用还与其可提高荷瘤鼠特异性和非特异性细胞免疫功能，促进抗肿瘤细胞因子的分泌有关[48]。

（胡志洁 王士贤）

参 考 文 献

［1］王本祥.现代中药药理与临床.天津：天津科学翻译出版公司，2004：751

［2］马长华，等.何首乌炮制前后磷脂成分比较.中国中药杂志，1991，16（11）：662

［3］陈万生，等.制首乌化学成分的研究.第二军医大学学报，1999，20（7）：438

［4］周立新，等.何首乌乙酸乙酯不溶部分化学成分的研究.药学学报，1994，29（2）：107

［5］李续娥，等.何首乌的醌类成分研究.热带亚热带植物学报，2009，17（6）：617

［6］刘振丽，等.何首乌炮制后化学成分的研究.天然产物研究与开发，2009，21（2）：239

［7］张志国，等.何首乌中的非醌类化学成分.中国中药杂志，2006，31（12）：1027

［8］严春艳，等.转基因何首乌毛状根化学成分的研究.时珍国医国药，2008，19（8）：1851

［9］杨秀伟，等.从何首乌的根中分离得到的一个新的吲哚衍生物.中草药，1998，29（1）：5

［10］贾新，等.二苯乙烯苷对帕金森病模型大鼠行为学及多巴胺能神经元的影响.中国新药杂志，2008，17（9）：748

［11］张颖，等.何首乌提取物二苯乙烯苷对PQ-MB诱导小鼠黑质多巴胺能神经原的保护作用. 成都中医药大学学报，2008，31（1）：35

［12］张媛英，等.何首乌提取物对大鼠脑缺血再灌注损伤的保护作用.中国临床康复，2005，9（33）：86

［13］刘治军，等.二苯乙烯苷对海脑缺血小鼠脑组织含水量及自由基代谢的影响. 中国康复理论与实践，2003，9（11）：641

［14］张志远，等.制何首乌多糖对小鼠免疫功能的影响.中医研究，2008，12（12）：71

［15］葛朝亮，等.何首乌多糖对免疫功能低下小鼠的免疫保护作用.中国新药杂志，2007，16（24）：2040

［16］宋士军，等.何首乌的抗疲劳及耐缺氧作用研究.河北中医医药学报，2003，18（3）：32

［17］冯雪梅，等.制首乌多糖对贫血小鼠造血祖细胞增殖的影响.中草药，2006，37（11）：1695

［18］冯雪梅，等.熟地和制首乌多糖对贫血小鼠骨髓有核细胞数和细胞周期的影响.四川中医，2006，24（6）：17

［19］王春英，等.何首乌醋酸乙酯提取部位与二苯乙烯苷的调血脂作用.中草药，2008，39（1）：78

［20］方微，等.何首乌总苷抗氧化与实验性小鼠主动脉粥

样硬化病变的形成.中国中药杂志,2007,32(13):1320

[21]崔阳,等.环磷酰胺致小鼠骨质疏松及何首乌的防治作用.中国骨质疏松杂志,2004,10(2):165

[22]黄连芳,等.何首乌煎剂对去卵巢大鼠骨质丢失的防治作用.中国老年学杂志,2005,25(6):709

[23]孙桂波,等.何首乌蒽醌苷类化合物抗肿瘤作用研究.中国新药杂志,2008,17(10):837

[24]程道海,等.广西产何首乌蒽醌类化合物GXHSWAQ-1对卵巢癌耐药细胞SKOV-3/CBP的耐药逆转作用研究. 广西医科大学学报,2009,26(4):493

[25]罗艳,等.广西何首乌GXHSWAQI在鼻咽癌细胞放射增敏过程中对基因HIF-1α的影响.广西医科大学学报,2007,24(3):331

[26]宋士军,等.何首乌的抗衰老作用研究.河北医科大学学报,2003,24(2):90

[27]杨秀伟.何首乌醇提物对易老化小鼠肝脏和脑单胺氧化酶活性的影响. 中国中药杂志,1996,21(1):48

[28]刘一流,等.何首乌蛋白质和蒽醌苷对D-半乳糖衰老小鼠学习记忆及代谢产物的影响. 广州中医药大学学报,2009,26(2):160

[29]罗红波,等.何首乌提取物二苯乙烯苷对Alzheimer病模型大鼠学习记忆及海马超微结构的影响. 中国行为医学科学,2008,17(5):402

[30]董小艳,等.何首乌抗诱变作用的实验研究.湖北中医杂志,2007,29(7):17

[31]王春英,等.何首乌有效成分二苯乙烯苷的药代动力学研究.药学学报,2002,37(12):955

[32]孙江浩,等.何首乌中二苯乙烯苷在大鼠体内的药动学.中草药,2005,36(3):405

[33]王惠群,等.何首乌的诱变性研究.贵阳医学院学报,2002,27(1):22

[34]胡锡琴,等.制何首乌对大鼠肝脏毒理的实验研究.陕西中医学院学报,2006,29(3):40

[35]丁平,等.何首乌颗粒治疗高血压的临床观察.浙江中医药大学学报,2009,33(4):493

[36]于先会,等.神阙穴外敷治疗肠燥便秘50例.中国民间疗法,2006,14(11):24

[37]李林虎.何首乌治疗口涎过多.中国民间疗法,2008,16(3):63

[38]谭佩珍.何首乌治疗血管性痴呆的疗效观察.河南医药信息,2002,10(12):7

[39]李远佳.何首乌散敷脐治疗小儿遗尿症.湖北中医杂志,1993,15(2):29

[40]徐静,等.口服何首乌致肝损害40例临床分析.东南国防医药,2009,11(3):209

[41]龚树生,等.白首乌化学成分的研究.药学学报,1988,23(4):76

[42]张建烽,等.白首乌化学成分研究.中国中药杂志,2006,31(10):814

[43]印敏,等.白首乌的化学成分研究.中药材,2007,30(10):1245

[44]尹家乐,等.白首乌C_{21}甾体酯苷对小鼠急性四氯化碳肝损伤的保护作用.安徽医药,2007,11(2):198

[45]吴立云,等.白首乌茎叶总黄酮对小鼠急性化学性肝损伤的保护作用.时珍国医国药,2005,16(7):615

[46]吕伟红,等.江苏地产自首乌总苷对大鼠肝纤维化的作用研究.中国药理通讯,2009,26(1):25

[47]王冬艳,等.泰山白首乌抗肿瘤作用的动物实验研究.药学学报,2007,42(4):366

[48]王冬艳,等.江苏地产自首乌C_{21}甾体苷对荷瘤小鼠的免疫保护作用.中国临床药理学与治疗学,2007,12(2):168

伸筋草 Lycopodii Herba shen jin cao

本品为石松科植物石松*Lycopodium japonicum* Thunb.的干燥全草。味苦、辛,性温。有祛风除湿,舒筋活络功能。主治关节酸痛、屈伸不利。

【化学成分】

含有生物碱、萜类、有机酸、蛋白质、多糖、黄酮和蒽醌等成分。

1. 生物碱 全草含石松碱(lycopodine)、棒石松碱(clavatine)、棒石松洛宁碱(clavolonine)、法氏石松碱(fawcettine)等[1-4]。石松生物碱主要为喹诺里嗪(quinolizine)、吡啶(pyridine)和α-吡啶酮(α-pyridone)型化合物[5]。

2. 其他 以石油醚和乙醚顺次萃取,伸筋草的石油醚溶部分分离到大黄素-6-甲醚(physcion)、大黄素(emodin);乙醚部分分离到大黄素-6-甲醚-8-β-葡萄糖苷(physcion8-β-D-glucoside)、大黄素-8-β-D-葡萄糖苷 (emodin 8-β-D-glucoside)[6]、羟基垂石松碱、千层萜烯二醇,垂石松酸甲,伸筋草萜三醇,16-氧化伸筋草萜三醇[7]。

【药理作用】

1. 解热、镇痛、抗炎 石松水浸剂对由皮下注射枯草浸剂引起发热的家兔有降温作用；对兔静脉注射30~50 mg/kg有降温作用[1]。给NIH小鼠伸筋草氯仿提取部位A、正丁醇提取部位B和水提取部位C，各40 g/kg灌胃。结果伸筋草A、B、C三个部位均能显著对抗热板引起疼痛反应，其强度依次为A>B>C[8]。给小鼠100%伸筋草混悬液每只0.5mL，1h后腹腔注射0.7%乙酸溶液每只0.1mL，结果：伸筋草对小鼠扭体反应有明显的抑制作用[9]。伸筋草超临界CO_2流体萃取物对热致痛和冰乙酸所致的小鼠扭体疼痛具有良好的镇痛作用[10]。

伸筋草A、B、C部位，给小鼠灌胃给药，结果A、B、C三供试品均对二甲苯致小鼠耳炎症有显著抑制作用，其中以A作用最强；A、B、C部分对醋酸引起腹膜炎渗出性炎症均有显著抑制作用，其中以A作用最强；部位A、B、C对大白鼠足跖肿胀慢性炎症有显著的消除肿胀作用[8]。提示，伸筋草主要有效成分集中在氯仿提取部位。伸筋草的三氯甲烷萃取物和生物碱部分有明显抗炎作用，而石松碱为生物碱部分的主要组分(84.5%)[11]。

2. 抑制乙酰胆碱酯酶 为了从天然植物中找到新的治疗阿尔茨海默病的药物，对石松属的5种植物进行研究，发现只有伸筋草的氯仿-甲醇提取物具有活性。经过进一步的波谱分析证实，有效成分为α-芒柄花素，这是一种新的有效治疗阿尔茨海默病的乙酰胆碱酯酶抑制剂。同时，此提取物也具有丁酰胆碱酯酶抑制剂的作用[12,13]。从伸筋草中提取的另一种四环三萜类化合物lyclavatol显示出微弱的作用[14]。

3. 抑菌、抗氧化 伸筋草提取物中的一个成分石杉碱，可以阻止小鼠皮质神经元中活性氧的产生。伸筋草的提取物对美国标准菌库的金黄菌株有很好的抑制作用，同时也有一定的抗真菌作用，但只有氯仿提取物有抗单纯性疱疹作用[15]。

4. 调节免疫 伸筋草煎剂能抑制小鼠脾脏抗体形成细胞产生和分泌抗体能力，降低血清溶血素水平；对紊乱的T细胞CD_4^+、CD_3^+、亚群及CD_4^+/CD_3^+起到双向调节作用。因此，伸筋草煎剂可抑制小鼠脾脏抗体形成细胞产生和分泌抗体能力，降低血清溶血素水平，对亢进的体液免疫有抑制作用；对免疫超常和免疫抑制小鼠T细胞介导的细胞免疫起到双向调节作用。伸筋草可能主要通过调节免疫力能这一机制来发挥临床治疗作用[16]。

5. 毒性 石松碱小鼠半数致死量LD_{50}：静注为27.58±1.16 mg/kg[1]，腹腔注射为78 mg/kg。小鼠中毒症状有过度活动、强直性阵挛性痉挛、麻痹、窒息，兔的中毒症状与之相似。给蛙淋巴囊注射50~200 mg/kg可引起肌肉运动不协调，麻痹等。棒石松碱的毒性比石松碱弱，棒石松碱的毒性剂量：猫为0.05 g/kg，兔和大鼠为0.1~0.2 g/kg[1]。

【临床应用】

1. 骨科疾病 舒筋活血汤(伸筋草、威灵仙、海风藤、丹参等)内服，和舒筋活血膏配合牵引治疗腰腿痛189例，总有效率96.3%[17]，自拟颈舒方(生地、伸筋草、当归、鸡血藤等)，分期治疗颈椎病43例，总有效率为93.03%[18]。外洗方(伸筋草、透骨草、川乌、王不留行等)直接外洗或热敷治疗骨折后并发症124例，总有效率98.3%[19]。用伸筋草汤治疗210例神经根型颈椎病，结果：治疗组总有效率为98%，对照组(布洛芬片)总有效率83%[20]。

2. 软组织损伤 以伸筋草为主药的中药外敷治疗软组织损伤108例，总有效率98.1%[21]。外洗方(伸筋草、海桐皮、秦艽、独活、没药)蒸气熏蒸浸泡，结合按摩治疗踝关节韧带损伤108例，总有效率98%[22]。手法配合熏洗治疗200例肩周炎，疗效满意[23]。伸筋草膏作递质推拿治疗小儿肌性斜颈39例，疗效满意[24]。用伸筋草为主药的复方伸筋草酊治疗急慢性软组织扭损伤、腰肌劳损、关节炎等疾病，总有效率高达98%，尤其是对急性软组织扭损伤，总有效率高达100%[25]。

3. 镇痛 用四妙白虎桂枝汤加伸筋草配合中药外敷治疗急性痛风性关节炎45例，治愈率37.78%，总有效率95.56%[26]。

4. 不良反应 有报道伸筋草致接触性皮炎[27]。

(相妍笑 张岫美)

参考文献

[1]江苏新医学院. 中药大辞典.上海：上海人民出版社，1977:1138

[2]蔡雄，等. 伸筋草和玉柏石松的甾体成分研究. 中草药，1987，18(12):2

[3]蔡雄，等. 王伯石松的甾体成分研究，3β、5α、6β-三羟豆甾烷的分离与结构. 中草药，1989，20(7):44

[4]蔡雄，等.玉柏石松的四环三萜成分研究. 化学学报，1989，47:1025

[5]栾新慧，等.石松生物碱成分的研究.药学学报，1986，21(4):310

[6]蔡雄，等. 伸筋草和玉柏石松中的蒽醌成分的分离和鉴定. 上海医科大学学报，1991，18(5):333

[7]张娟娟,等.垂穗石松的化学成分三.中草药,1997,28(3):139

[8]曾元儿,等.伸筋草不同提取部位抗炎镇痛药理实验研究.时珍国医国药,1999,10(9):641

[9]张百舜,等.伸筋草的镇痛作用.中草药,1988,19(1):24

[10]潘利明,等.伸筋草超临界萃取物工艺参数优化及药效验证.时珍国医国药,2007,18(8):1944

[11]Orhan I, et al. Ap raisal of anti-inflammataory potential of the clubmoss Lycopodium clavatum L. *Ethnophar -macol*, 2007, 109 (1):146

[12]Orhan I, et al. α-Onocerin: An Acetylcholinesterase inhibitor from LyLycopodium clavatum. *Planta Med*, 2003, 69 (3):26

[13]Orhan I, et al. Acetylcholinesterase and butyryl cholinesterase inhibitory activity of some Turkish medicinal plants. *J Ethnopharmacol*, 2004, 91 (1):57

[14]Rollinger JM, et al. New insights into the Acetylcholinesterase inhibitory activity of Lycopodium clavatum. *Planta Med*, 2005, 71 (11):1040

[15]Ozce lik B, et al. Antioxidant and antimicrobial actions of the clubmoss Lycopodium clavatum L. *Phytochem Rev*, 2007, 6 (1):189

[16]郑海兴,等.伸筋草煎剂对小鼠免疫功能影响的实验研究.中医药学报,2005,33(4):36

[17]王强.舒筋活血法治疗腰腿痛189例.陕西中医,2000,21(11):497

[18]李雄鹰.颈舒方治疗颈椎病43例.陕西中医,1999,20(3):116

[19]郭炳顺,等.中药外洗治疗骨折124例.陕西中医,2001,22(12):738

[20]陈小虎.伸筋草汤治疗神经根型颈椎病临床研究.基层医学论坛,2006,10(6):536

[21]王广思.中药外敷治疗软组织损伤108例.陕西中医,2000,21(7):301

[22]薛红强,等.中药熏洗配合按摩治疗踝关节韧带损伤108例.陕西中医,1999,20(7):322

[23]何浚治,等.手法配合中药熏洗治疗肩周炎200例.四川中医,2001,29(1):70

[24]乔建士.伸筋草作递质推拿治疗小儿肌性斜颈39例.中医外治杂志,1999,8(2):21

[25]段玉军,等 复方伸筋草酊的配制及临床应用.河南中医学刊,2002,17.(6):33

[26]印苏昆.四妙白虎桂枝汤配合中药外敷治疗急性痛风性关节炎45例.山东中医杂志,1999,18(4):154

[27]李素萍.伸筋草致接触性皮炎1例.中国皮肤性病学杂志,1995,9(1):37

皂角刺 Gleditsiae Spina

zao jiao ci

本品为豆科植物皂荚*Gleditsia sinensis* Lam.的干燥棘刺。味辛,性温。具有消肿托毒,排脓,杀虫功能。用于痈疽初起或脓成不溃;外治疥癣麻风。

【化学成分】

1.三萜类 目前皂角刺中已分离出刺囊酸、皂荚皂苷C[1]、白桦脂酸、alpbitolic acid、3β-O-trans-p-coumaroyl alphitolic acid、3β-O-trans-p-caffeoyl alphitolic acid和zizyberanalic acid[2]、C-friedours-7-en-3-one[3]。

2.三萜皂苷 3-羟基-12-齐墩果烯-28-酸和3、16-二羟基-12-齐墩果烯-28-酸[4]。

3.黄酮类 皂角刺中含有(+)trans-2R,3R-3′,4′,5,7-tetrahydroxyflavanonol、8-C-glucopyranosyl-3′,4′,7-trihydroxyflavone[5]。

4.甾醇 stigmast-4-ene-3、6-dione,stigmastane-3、6-dione,stigmasterol and β-sitosterol[3]。

5.其他 皂角刺中含有内酯、香豆素或其苷类、酚类、有机酸、还原糖等成分[6]。

【药理作用】

1.抗菌 皂角刺能抑制或杀灭多种革兰阳性菌和革兰阴性菌。3%的皂角刺水煎液对星形奴卡菌等有抑菌作用。琼脂平板打洞法检测显示,皂角刺煎剂对金黄色葡萄球菌、卡他球菌等有抑制作用;噬菌体筛选法提示皂角刺有抗噬菌体作用。皂角刺还可抗麻风杆菌,外治麻风[7]。

2.免疫调节和抗过敏 用皂角刺作用于肉仔鸡,每日基础日粮中分别添加500、1000、5000 mg/kg的皂角刺乙醇提取物。结果显示,皂角刺提取物低剂量组对肉仔鸡法氏囊、脾脏均有一定促进作用但未达显著水平;中剂量组显著提高了肉仔鸡T、B淋巴细胞转化率,对细胞免疫功能具有明显的促进作用;而当添加量提高到5000 mg/kg时,则降低了肉仔鸡T、B淋巴细胞的转化率[8]。在小鼠腹腔巨噬细胞中分别加入40、20、10、5 μg/L的皂角刺总黄酮,结果皂角刺总黄酮对TNF有明显的抑制作用,抑制率为10%~44%,且呈剂量依赖性[9]。

3. 抗肿瘤 皂角刺75%乙醇提取物皂角刺皂苷(SSG)2.5、5、10、20、40、80、160、320 mg/L,8个浓度作用于前列腺癌PC-3细胞,结果显示皂角刺皂苷对PC-3细胞增殖有显著的抑制作用,IC_{50}为124 mg/L, 与阴性对照组相比,SSG 2.5 mg/L浓度组及以后各组对PC-3细胞抑制率的差异均有统计学意义[10]。皂角刺95%乙醇提取物(250、500、1000mg/kg)灌胃给宫颈癌模型小鼠。结果以阴性对照组为基数,皂角刺醇提物3个剂量组及环磷酰胺阳性对照组实体瘤各组抑瘤率分别为47.44%,59.49%,63.92%,73.42%;腹水瘤各组生命延长率分别为52.21%,67.26%,78.76%,95.58%。同时各组药物对PCNA和突变型p53蛋白的表达水平也有不同程度抑制作用。说明皂角刺对小鼠宫颈癌U14的生长有一定的抑制作用[11]。

4. 抗凝血 大鼠分别灌胃阿司匹林100 mg/kg、皂角刺生药9、3 g/kg、等量水,连续给药7d,末次给药1 h后,接毛细血管法测小鼠的凝血时间。结果:凝血时间分别为155.9 ±43.3、146.3 ±37.8、145.4 ±47.7、89.4 ±32.6,证明皂解刺水煎剂能明显延长小鼠凝血时间[12]。

5. 抑制前列腺增生 40只SD大鼠去除双侧睾丸7d后皮下注射丙酸睾酮5 mg/kg,同时实验组灌胃给予皂角刺皂苷溶液4.2 mg/kg,癃闭舒组灌胃给予癃闭舒胶囊100 mg/kg。结果实验组大鼠前列腺重量、PCNA指数及bFGF表达水平均低于模型对照组,其中尤以皂角刺皂苷大剂量组最显著。皂角刺皂苷大剂量组与癃闭舒组比较差异亦有显著性,而皂角刺皂苷小剂量组与癃闭舒组比较无显著差异。说明皂角刺能明显抑制模型大鼠的前列腺增生[13]。

6. 抗HIV病毒 将从皂角刺中分离出的五个白桦脂酸型五环三萜类化合物10 mg/mL作用于人类慢性感染HIV-1ⅢB的T细胞系H9-HIV-$1_{ⅢB}$,MTT实验结果显示,五个化合物均显示出不同程度的抗HIV活性[2]。

【临床应用】

1. 阑尾炎 83例单纯性、化脓性急性阑尾炎患者口服天丁颗粒,每次2包(每包含原药材皂角刺15g),每天2次,开水冲服,连续服用,对照组61例急性阑尾炎患者(氨节西林3.0g加甲硝唑0.5g,静滴,每天2次,连续使用)。结果:治疗组治愈率为89.2%,总有效率为96.4%,平均疗程5.2 d。对照组治愈率为78.7%,总有效率为88.5%,平均疗程7.5d[14]。采用纯中药制剂皂针颗粒治疗单纯性、化脓性慢性阑尾炎108例,1次1包,每天2次,连服7d,有效率达90.7%[15]。

2. 慢性结肠炎 慢性结肠炎患者174例服用天丁颗粒,每次2包(每包含原药材皂角刺15g),每天2次,8周为一疗程。结果治疗组的治愈率为90.82%,说明天丁颗粒对慢性结肠炎有效[16]。

3. 坐骨神经痛 采用单味皂角刺为主兼或辩证配伍少许药物,治疗多种原因诱发的坐骨神经痛117例,临床痊愈73例(62.4%),基本控制20例(17.1%),好转18例(15.4%),无效6例(5.1%),总有效率为94.9%[17]。

4. 盆腔感染 皂角刺与苍白术、败酱草等十几味药组成的方剂治疗阴道炎54例,宫颈炎33例,盆腔炎37例, 每日1剂,9d一疗程,2~3疗程后,124例中治愈102例,好转19例,无效3例,总有效率97.6%,治愈率为82.3%[18]。

5. 乳腺小叶增生 用皂角刺、橘叶、丹参、王不留行等组成的汝快欣片治疗乳腺小叶增生60例,1个月为一疗程,疗程3个月总有效率达98.33%[19]。

6. 肺痈重症 31例肺脓肿患者,用千金苇茎汤加皂角刺、桔梗、穿山甲,静脉滴注左氧氟沙星注射液和鱼腥草注射液配合纤维支气管镜局部冲洗治疗肺脓肿痈脓期取得较好疗效[20]。

7. 各种癌症 皂角刺和皂角树枝水煎剂可用来治疗鼻咽癌。皂角刺还可治疗软腭乳头状癌、鼻咽癌淋巴结转移及胃癌,均取得很好的疗效[21]。采用黄芪、皂角刺等中药结合西医方法治疗32例中晚期肺癌患者,与32例单纯化疗肺癌患者比较,前者不但提高疗效,且毒副作用减少[22]。用黄芪、皂角刺等组成肺积方治疗肺癌,疗效显著[23]。此外皂角刺还能治疗乳腺癌、子宫肌瘤[24]、宫颈癌等女性肿瘤。

8. 各种骨质增生 自拟皂刺汤(皂刺、当归、红花、川芎、山茱萸、鸡血藤、威灵仙)加减治疗各种骨质增生,每日1剂,水煎2次,早晚服用。结果123例中,显效78例,占63.40%;有效36例,占29.396%;无效9例,占73%。总有效率92.7%[25]。

9. 功能性便秘 91例患者口服福松药品,加服皂角刺通便汤(方药组成:皂角刺、炒枳壳、槟榔、厚朴、沉香、莱菔子等)水煎煮,日1剂,疗程为1个月。结果患者症状减轻,无复发[26]。

10. 其他 应用皂角刺等中药外敷内服法治疗慢性盆腔炎,有效率>94%[27];皂角刺还可治疗各种病因引起的面部神经麻痹[28]。皂角刺还可治疗乳腺增生[29]、异位妊娠、输卵管阻塞不孕[30]等;皂角刺研磨成粉吹入鼻中可治疗癃闭[31]。

（张 倩 周秋丽）

参考文献

[1]李万华，等.皂角刺中化学成分的研究.西北大学学报（自然科学版），2000，30(2)：137

[2]李万华，等.皂角刺中5个白桦脂酸型三萜抗HIV活性研究.西北大学学报（自然科学版），2007，37(3)：401

[3]Lim JC, et al. Antimutagenic Constituents from the Thorns of Gleditsia sinensis. *Chem Pharm*, 2005, 53(5)：561

[4]陈晓岚，等.皂苷皂苷元化学成分研究.中草药，2001，32(3)：195

[5]李万华，等.皂角刺中黄酮类化学成分的分离鉴定.西北大学学报（自然科学版），2005，35(6)：763

[6]刘艳明，等.中药皂角刺的化学组成及液相色谱研究.精密化工，2006，23(10)：967

[7]熊正国，等.皂解刺药理作用研究进展.山东医药，2007，47(20)：112

[8]王占彬，等.皂角刺提取物对肉仔鸡免疫功能的影响.养禽与禽病防治，2005，10(12)：16

[9]曹学锋，等.皂角刺总黄酮对小鼠细胞因子的调节作用.时珍国医国药，2002，13(10)：588

[10]袁丁，等.皂角刺皂苷对前列腺癌PC-3细胞增殖抑制作用的研究.天津医药，2008，36(4)：280

[11]龙玲，等.皂角刺抑制小鼠宫颈癌U14的生长及对增殖细胞核抗原和p53表达的影响.中国中药杂志，2006，31(2)：150

[12]胡慧娟，等.皂角刺水煎剂的抗凝血作用.中药药理与临床，1995，(1)：30.

[13]张长城，等.皂角刺皂苷对大鼠前列腺增生模型影响的实验研究.时珍国医国药，2008，19(8)：1863

[14]张唐颂，等.天丁颗粒治疗急性阑尾炎83例临床观察.中药材，2004，27(6)：465

[15]蔡柏，等.皂针颗粒治疗阑尾炎108例.中国医学理论与实践，2004，14(4)：501

[16]陈玉英，等.天丁颗粒治疗慢性结肠炎98例.现代医药卫生，2005，21(16)：2190

[17]刘玺珍，等.皂角刺煎剂治疗坐骨神经痛117例.北京中医药大学学报，1994，17(4)：21

[18]杨晓梅.黄带从湿毒瘀热搏结论治.四川中医，2001，19(4)：60

[19]陈穗兰，等.汝快欣治疗乳腺小叶增生的疗效观察.齐齐哈尔医学院学报，2003，24(4)：392

[20]梁月俭.中西药配合纤维支气管镜冲洗治疗肺脓肿31例.河南中医，2004，24(3)：50

[21]王明武.汪达成辨治胃癌的临床经验.江苏中医药，2006，27(9)：18

[22]熊燕子.中西医结合治疗中晚期肺癌32例疗效观察.湖南中医杂志，2006，22(3)：15

[23]张娟.肺积方治疗肺癌体会.山东中医杂志，2006，25(8)：531

[24]李明梅.中西医结合治疗子宫肌瘤17例.中国计划生育学杂志，2006，5(127)：309

[25]袁昌华，等.皂刺汤治疗骨质增生123例.河北中医，2001，23(2)：142

[26]方杰，等.自拟皂角刺通便汤联合福松治疗功能性便秘.中国中医药科技，2007，14(1)：60

[27]徐辉.中药外敷内服治疗慢性盆腔炎35例疗效观察.河北中医，2006，28(6)：432

[28]罗志光.皂角刺治疗面神经麻痹16例.中国民间疗法，2000，8(8)：44

[29]李玉和，等.乳癖消内外合治乳腺增生病37例观察.实用中医药杂志，2006，22(8)：469

[30]陈国珍.活血调经助孕汤治疗输卵管阻塞性不孕60例.吉林中医药，2006，26(1)：31

[31]曾伟刚，等.皂角刺取嚏治癃闭.中国民间疗法，2006，14(1)：29

佛 手 Citri Sarcodactylis Fructus fo shou

本品为芸香科植物佛手*Citrus medica* L. var. *sarcodactylis* Swingle的干燥果实。味辛、苦、酸，性温。有疏肝理气，和胃止痛，祛湿化痰功效。用于肝胃气滞、胸胁胀痛、脘腹痞满、食少呕吐、咳嗽痰多。

【化学成分】

在国内佛手的品种有广佛手、川佛手和金佛手[1]。

1. 挥发油 广佛手挥发油主要含有烯（85.08%）、醇（5.8%）、醛（2.65%）、酯（0.87%）和脂肪酸（4.45%）等化合物，其中主要是柠檬烯（limonene）50.9%，和γ-松油烯21.9%，此外还有十六烷酸2.56%，亚麻油酸1.89%，松油醇-4 1.27%，α-松油醇17.6%，α-蒎烯2.72%，β-蒎烯2.78%，β-月桂烯2.03%，顺式香叶醇1.32%等32种成分[2]。金佛手主要成分是柠檬烯48.4%和1-甲基-(1-甲乙基)-苯36.8%[1]。

2. 香豆素类 主要为佛手内酯(bergapten)、柠檬内酯(limettin)[3]、5,7-二甲氧基香豆素(柠檬油素,limettin,citropten)、6,7-二甲氧基香豆素[4]、7-羟基香豆素(伞形花内酯)、香豆素、柠檬苦素[5]等。

3. 黄酮类 主要为布枯叶苷(diosmin)和橙皮苷(hesperidin)[6,7],尚含3,5,6-三羟基-4,7-二甲氧基黄酮、3,5,6-三羟基-3′,4′-7-三甲氧基黄酮[5]及3,5,8-三羟基-7,4′-二甲氧基黄酮[4]。

4. 多糖及其他成分 4种水溶多糖类成分[8]及其他成分柠檬苦素(limonin)、-谷甾醇、诺米林(nomilin)、对羟基笨烯酸、胡萝卜苷、棕榈酸、琥珀酸、$\Delta^{5,22}$-豆甾烯醇[9]等及2个新环肽[10]。

【药理作用】

1. 抑制中枢 佛手醇提液灌胃6、3 g/kg,每日1次,连续13d,可明显减少Y-迷宫法小鼠学习记忆错误次数,增强记忆力。提高小鼠脑组织中的DA、5-HT、NA的含量。给小鼠腹腔注射佛手醇提物20 g/kg能明显减少自发活动,显著延长小鼠戊巴比妥钠睡眠时间,并可延长士的宁、戊四氮及咖啡因引起的惊厥发生时间和致死时间,且能降低其死亡率[11]。

2. 抗炎免疫 佛手多糖400、200、100 mg/kg灌胃给药,每日1次,连续7d,可显著提高环磷酰胺所致免疫抑制小鼠腹腔巨噬细胞吞噬率和吞噬指数,高剂量可显著促进溶血素生成、溶血空斑形成及提高外周T细胞百分率和淋巴细胞转化率[12]。于环磷酰胺所致免疫低下小鼠巨噬细胞中加入佛手多糖4、2 mg/mL,可提高巨噬细胞外低下的IL-6水平,但对巨噬细胞内IL-6无影响[13,14]。金华佛手挥发油0.77、0.31、0.15 mL/kg灌胃给药,每日1次,连续3d,对二甲苯所致小鼠耳肿胀均有明显抑制作用[15]。佛手乙酸乙酯提取液10 g/kg对卵白蛋白诱发的小鼠哮喘模型嗜酸性粒细胞性炎症反应有抑制作用[16]。

3. 抗心肌缺血和心律失常、抑制心脏 醇提物能显著增加豚鼠离体心脏的冠脉流量。对垂体后叶素和结扎冠状动脉所致大鼠心肌缺血有保护作用,对结扎冠状动脉所致豚鼠心电图变化有所改善,并能提高小鼠耐缺氧能力。对氯仿-肾上腺素引起的心律失常也有预防作用。给麻醉猫静脉注射醇提物,对心脏有一定的抑制作用[11]。佛手有效成分佛手甾醇苷100μg/kg能对抗异丙肾上腺素所诱发的豚鼠、兔、大鼠的离体或在体心脏的兴奋作用,与普萘洛尔150 μg/kg作用相当。但对大鼠因毒毛旋花子苷K所致的正性肌力作用无抑制作用。表明其对心脏的β_1受体有显著的抑制作用,但不是直接作用[17]。

4. 调节血压 静脉注射醇提物,对麻醉猫有一定的降压作用。其机制部分是由于兴奋M-胆碱受体,部分与阻断肾上腺素能α受体有关[11]。佛手甾醇苷500μg/kg静脉注射,能显著对抗异丙肾上腺素及肾上腺素对麻醉猫、兔的舒血管(β受体效应)所致的降压作用。但对去甲肾上腺素缩血管(α受体效应)所致的升压反应无明显影响。表明其为一种β受体阻滞剂[17]。

5. 平喘、祛痰 3.06%川佛手水煎剂能对抗组胺所致豚鼠离体气管收缩。自川佛手中分离出的柠檬内酯,也可拮抗组胺引起的豚鼠离体气管收缩,并对蛋清致敏的豚鼠离体回肠和气管有一定的抗过敏活性。静脉注射柠檬内酯5~10 mg/kg,麻醉猫肺溢流实验有抗组胺作用,但以该剂量的30倍灌肠或60 mg/kg肌肉注射,均未见抗组胺效果[18]。佛手乙酸乙酯提取液20、10 g/kg,给药7d显著延长小鼠的咳嗽潜伏期,减少咳嗽次数,增加小鼠气管酚红的排泄量,具有良好的止咳、祛痰作用[19]。

6. 调节平滑肌 金佛手醇提物30、15g/kg能明显促进小鼠小肠推进功能,同时能拮抗阿托品对小肠推进的抑制作用。给麻醉猫静脉注射醇提物2.25g/kg,能缓解氨甲酰胆碱引起的胃、肠和胆囊的张力增加,其作用机制主要是向神经性的,但亦不排除直接抑制作用,其抑制平滑肌成分并非挥发油[20]。

7. 抗癌 佛手多糖1.6、0.8 g/kg灌胃给药,连续10d,大剂量对移植性肝肿瘤HAC22具有显著的抑制作用,小剂量亦有一定的抑制作用,二者均可增加小鼠体重[21]。

8. 其他 静脉注射佛手甾醇苷2.6 mg/kg,对组胺引起的豚鼠过敏性休克有对抗作用。给小鼠腹腔注射250 μg/kg,对酒精中毒具有显著的预防保护作用。并有局部麻醉作用等[17]。佛手多糖BP1和BP2清除O_2^-的EC_{50}为0.41和1.6 mg/mL;清除·OH的EC_{50}为8.5和12.9 mg/mL。提示,佛手多糖对超氧阴离子的清除作用更有效[22]。

9. 毒性 小鼠灌胃柠檬橘内酯的LD_{50}为3.95 g/kg[18],金佛手挥发油乳浊液灌胃的LD_{50}为18.845±0.165 mL/kg[15]。

【临床应用】

1. 顽固性头痛 应用佛手定痛汤治疗102例顽固性头痛,1剂药水煎分2次服,30d为1个疗程,治疗1~2个疗程。总有效率为98.04%,与对照组(84.38%)比较差异显著[23]。

2. 胰腺炎 急性重症胰腺炎20例予自拟大黄佛手汤,浓煎,分次胃管注入,每次约50~100 mL,2~4 h 1次。同时取药汁200 mL保留灌肠,4 h1次。结果19名患者抢救成功,平均住院16d[24]。

3. 病毒性心肌炎 口服佛手养心汤治疗80例病毒性心肌炎患者,每日1剂,分2次煎服,1个月为一疗程,可连服1~3个疗程。治疗组有效74例,无效6例,总有效率92.5%[25]。

4. 胃炎、消化性溃疡 自拟佛手汤(佛手、半夏、陈皮、白术、党参等10味药)治疗慢性浅表性胃炎等120例,治愈102例,显效12例,无效2例,总有效率98.33%[26]。金佛手胃宝I治疗与幽门螺杆菌相关性胃炎65例,近期治愈9例(13.8%),显效24例(36.9%),总有效率93.8%[27]。金佛手胃宝II治疗消化性溃疡30例,治愈率达80%,1年后随访复发者3例,复发率10%[28]。

5. 神经衰弱 以佛手、岷当归、川芎、酸枣仁等治疗神经衰弱症取得显著疗效[29]。

6. 原发性肝癌 以少林佛手、昆布等制成的胶囊剂2粒/次,每日2次,对原发性肝癌取得较好疗效[30]。

(张殿文 李伟 付萍 杨铭)

参考文献

[1]金晓玲,等.佛手挥发性成分的GC-MS分析.中草药,2001,32(4):304

[2]王俊华,等.广佛手挥发油化学成分的GC-MS分析.中药材,1999,22(10):516

[3]王本祥,现代中药药理学.天津:天津科学技术出版社,1997:664

[4]何海音,等.中药广佛手的化学成分研究.中药通报,1988,13(6):352

[5]梁永枢,等.佛手研究进展.中国现代中药,2006,8(5):24

[6]林启涛.中草药成分化学.北京:科学出版社,1977:295

[7]何海音,等.佛手苷化学成分的研究.药学学报,1985,20(6):433

[8]黄玲.广佛手水溶性成分研究.时珍国医国药,1999,10(6):406

[9]高幼衡,等.佛手化学成分的研究.中药材,2002,25(9):639

[10]王洋.佛手柑中的新环肽.国外医学中医中药分册,2003,25(5):310

[11]黄玲,等.佛手多糖对小鼠免疫功能影响.时珍国医国药,1999,10(5):324

[13]黄玲,等.佛手多糖对环磷酰胺造模小鼠巨噬细胞的影响.广州中医药大学学报,2000,17(1):58

[14]黄玲,等.佛手多糖对免疫低下小鼠细胞因子的影响.现代中西医结合杂志,2000,9(10):871

[15]王建英,等.金华佛手挥发油抗炎及急性毒性的试验研究.现代中药研究与实践,2004,18(2):46

[16]尹洪萍,等.佛手乙酸乙酯提取液对哮喘模型小鼠的抗炎作用.健康研究,2009,29(2):92

[17]王筠默,等.佛手甾醇苷对β肾上腺素能受体的阻滞作用.中草药,1982,13(12):552

[18]王浴生,等.中药药理与应用.北京:人民卫生出版社,1983:537

[19]尹洪萍,等.佛手乙酸乙酯提取液镇咳祛痰作用的实验研究.杭州师范学院学报,2007,27(6):377

[20]金晓玲,等.佛手挥醇提取液的药理作用研究.中国中药杂志,2002,27(8):604

[21]黄玲,等.佛手多糖对小鼠移植性肝肿瘤HAC22的抑制作用.江西中医学院学报,2000,12(1):41

[22]朱晓燕,等.佛手多糖的化学组成及体外抗氧化活性研究.高等学校化学学报,2005,26(7):1264

[23]徐玉德,等.佛手定痛汤治疗顽固性头痛102例总结.甘肃中医,2006,19(7):17

[24]吴益高.大黄佛手汤治疗急性重症胰腺炎20例.中国中医急症,2004,13(6):391

[25]韩艳,等.佛手养心汤治疗病毒性心肌炎80例临床观察.中国中医药科技,2003,10(6):374

[26]周安予.佛手汤治疗慢性胃炎120例疗效观察.河南科技大学学报(医学版),2003,21(3):207

[27]徐斌,等.金佛手胃宝I治疗HP相关性胃炎65例临床观察,附西药治疗63例对照.浙江中医杂志,2003,10:423

[28]徐斌,等.金佛手胃宝II治疗消化性溃疡30例临床观察.浙江中医学院学报,2004,28(1):45

[29]东红,等.佛手养心安神汤治疗神经衰弱症76例.中医研究,2006,19(12):25

[30]杨峰,等.少林佛手昆布胶囊治疗原发性肝癌50例临床观察.河南中医,2008,28(11):53

余甘子 Phyllanthi Fructus yu gan zi

本品为大戟科植物余甘子*Phyllanthus emblica* L.的干燥成熟果实。系藏族习用药材。味甘、酸、涩，性凉。清热凉血，消食健胃，生津止咳。用于血热血瘀、消化不良、腹胀、咳嗽、喉痛、口干。

【化学成分】

1. 矿质元素 含有钙(Ca)、铁(Fe)、钾(K)、磷(P)、硒(Se)等元素，其中硒元素含量较高，达0.24 mg/100g[1]。

2. 氨基酸 含有17种氨基酸[2]，包括了人体必需的8种氨基酸，其氨基酸总含量达185.1 mg/100g。

3. 维生素 含有维生素B_1，维生素B_2、维生素C和胡萝卜素等多种维生素，其中维生素C含量较高，果实中最高含量达1814 mg/100g[3]。

4. 有机酸 余甘子种子中含有油脂为26%，其中有多种脂肪酸，亚麻酸8.8%，亚油酸44%，油酸28.4%，硬脂酸2.2%，棕榈酸35%，肉豆酸1%[2]。

5. 鞣质 余甘子果实中含鞣质4.5%，包括诃子酸(chebulinic acid)、原诃子酸(terchebin)、鞣云实素(corilagin)、并没食子酸 (ellagic acid)、诃黎勒酸(chebulagic acid)等[4]。

【药理作用】

1. 降血脂、抗动脉粥样硬化 对实验性颈动脉粥样硬化家兔每日饲以4g余甘子果汁粉，连续12周。余甘子果汁粉减少动脉粥样硬化斑块面积39%，降低斑块级别28%，减少斑块内弹力纤维含量33%，减少斑块内泡沫细胞层数47%[5]。余甘子粉4 g/kg与高脂饲料一起喂饲家兔8周，可通过调节家兔脂代谢，防止家兔实验性粥样斑块的形成[6]。余甘子水溶性鞣质成分Phy-13和Phy-16按照0.0001、0.001、0.01和0.1mmol/L浓度与人脐动脉内皮细胞ECV-304共温孵，能够对抗氧化型-低密度脂蛋白(ox-LDL)诱导的动脉粥样硬化，可能是余甘子治疗动脉粥样硬化相关疾病的重要机制之一[7]。进一步研究表明，上述浓度的Phy-16有降低血管内皮细胞与单核细胞黏附及促进平滑肌细胞增殖的作用[8]。

2. 保肝、抗肝纤维化 对D-半乳糖胺致急性肝损伤小鼠，按1.8~7.0 g/kg剂量给余甘子水提醇沉物10d，余甘子水提醇沉物能明显抑制D-半乳糖所致动物肝损伤后血清中的ALT、AST和ALP的升高，防止细胞膜损伤[9]。对采用四氯化碳建立的小鼠肝纤维化模型，按1.8~7.0g/kg给余甘子水提醇沉物5周，余甘子抑制白蛋白Alb和A/G比值的降低，减轻肝组织病理损害程度[10]。

3. 抗缺氧、抗疲劳 余甘子水提取物按0.1~0.5 g/kg给小鼠连续灌胃30d，测定其负重游泳时间和抗缺氧时间。发现余甘子水提取物能延长小鼠的抗缺氧时间和游泳时间，显著提高小鼠血中血红蛋白和肝糖原含量及乳酸脱氢酶活性[11]。

4. 抗肿瘤 余甘子叶提取物对白血病细胞株L1210和P388D1、宫颈癌细胞株Hela和胃癌细胞株SGC7901等具有抑制作用[12]。余甘子按0.02~0.06 mL/g剂量给小鼠灌胃30d，结果表明余甘子对环磷酰胺诱发的小鼠骨髓细胞微核发生和丝裂霉素诱发的小鼠睾丸细胞染色体畸变均有明显的抑制效果，对S180和H22小鼠移植性肿瘤生长也有明显的抑制作用[13]。余甘子果汁和余甘子粉末可阻断大鼠体内N-亚硝基脯氨酸（一类强致癌物）合成，阻断率分别为100%和96.29%，且效果优于同浓度的维生素C[14]。

5. 抗氧化、抗衰老 余甘子提取物(0.6、1.2 g/mL，灌胃)对D-半乳糖致衰老小鼠灌胃30d，能显著提高血清和组织中超氧化物歧化酶和谷胱甘肽过氧化物酶活性，显著降低丙二醛和脂质素含量及锌、铜水平[15,16]。余甘子提取物对自由基的清除率可以达到30%~80%，具有很好的抗氧化能力[17]。研究表明，野生余甘子果汁中多酚、黄酮、水溶性多糖含量最高，具有较强的抗氧化能力。当浓度为10 mg/mL时对羟自由基和超氧阴离子自由基的清除率分别为 (91.50±3.53)%和 (92.31±1.30)%[18]。

6. 抑菌、抗炎 余甘子叶提取物对肺炎克雷伯杆菌、金黄色葡萄球菌、大肠杆菌等均有不同程度的抑制作用[19]。余甘子对炎症具有显著地抑制作用，能抑制白细胞游出，并能显著地降低毛细血管通透性[20]。余甘子水煎液0.9、1.8、3.6 g/kg，连续12d，可降低大鼠棉球肉芽肿周围血管充血，降低棉球肉芽肿干重，降低血清中TNF-α、IL-1α和NO水平。提示，余甘子抑制棉球肉芽肿形成，与降低TNF-α、IL-1α和NO水平有关[21]。

7. 调节免疫 余甘子冻干粉按0.2mg/10g进行小鼠灌胃，灌胃后30~180min取血，时效研究表明余甘子对小鼠脾淋巴细胞和巨噬淋巴细胞具有活化作用，并能促进脾淋巴细胞增殖[22]。不同浓度的余甘子(0.01~0.07 g/mL)均有诱生人白细胞干扰素的作用[23]。

8. 其他 余甘子叶提取物（15、10、5 mg/mL，1 mL/100g）给药15d，对慢性支气管炎并肺气肿大鼠的支气管炎症及肺泡病理损害有明显保护作用，能减少支气管壁炎症细胞浸润及肺大泡形成，并能提高动脉血含氧量[24]。

9. 毒性 余甘子水提物给小鼠灌胃的LD_{50}为35.16±2.5 g/kg[25]。小鼠按62.4 g/kg分4次灌胃给药，观察7d，均无异常反应，无一死亡。大鼠按10.8 g/kg灌胃给药，连续给药60d，结果表明余甘子连续给药对大鼠无任何明显的毒副反应[26]。

【临床应用】

1. 防衰老 15位老年人服用余甘果汁2个月后，SOD活性从892.94U/gHb升至2015.17U/gHb，LPO含量从4.51 μmol/mL降低为4.02 μmol/mL。显示余甘子具有增强体内抗氧化能力，具有防衰老作用[27]。

2. 肱骨外上髁炎 40例肱骨外上髁炎患者用余甘子等组成的奇正青鹏膏治疗，对照组给予双氯芬酸二乙胺乳胶，两组均治疗14d，治疗组治愈率为17.5%，总有效率为90.0%，疗效优于对照组[28]。

（张郑瑶 周秋丽）

参考文献

[1]张俊巍，等.余甘子微量元素含量及功效研究.微量元素与健康研究，1996，13(1)：32

[2]吴少雄，等.余甘子果的营养成分研究.昆明医学院学报，1995，16(2)：27

[3]施永平，等.贵州省余甘子果实营养成分的测试研究.贵州师范大学学报，1994，12(2)：1

[4]赵苹，等.余甘子营养成分及果脯的加工研究.食品工业科技，1997，(4)：71

[5]刘丽梅，等.余甘子对实验性颈动脉粥状硬化家兔的影响.中国临床康复，2003，7(5)：766

[6]王绿娅，等.余甘子减少高脂血症对兔动脉壁损伤作用的实验研究.中国中西医结合杂志，2004，24(特集)：12

[7]邴爱秀，等.余甘子中水溶性鞣质的抗动脉粥样硬化作用机制研究.实用预防医学，2007，14(2)：352

[8]邴爱秀.余甘子水解单宁成分对血管壁细胞的影响.国际医药卫生导报，2006，12(17)：140

[9]李萍，等.民族药余甘子对D-半乳糖胺致小鼠急性肝损伤的影响.中国民族民间医药杂志，2003，62：161

[10]李萍，等.余甘子抗慢性肝损伤性肝纤维化的实验研究.中西医结合肝病杂志，2002，12(6)：355

[11]崔炳权，等.余甘子抗疲劳、抗缺氧作用实验研究.中国现代医药，2008，10(6)：26

[12]曾春兰，等.余甘子叶提取物体外抗肿瘤作用研究.时珍国医国药，2008，19(3)：580

[13]黄清松，等.余甘子抗突变和抗肿瘤作用实验研究.实用医技杂志，2007，14(25)：3456

[14]梁学军.余甘子果汁和粉末阻断大鼠体内N-亚硝基脯氨酸合成.广西热作科技，1990，2：8

[15]崔炳权，等.余甘子的抗衰老作用研究.时珍国医国药，2007，18(9)：2100

[16]刘明堂，等.余甘子汁对大、小鼠血液SOD活性、LPO及Zn、Cu含量的影响.福建医学院学报，1992，26(1)：297

[17]郭亚力，等.野生植物余甘子提取物抗氧自由基性能分析研究.红河学院学报，2004，2(6)：10

[18]刘晓丽，等.余甘子果汁活性成分与抗氧化活性研究.食品与发酵工业，2006，32(5)：151

[19]钟振国，等.余甘子叶提取物体外抗菌实验研究.中药材，2008，31(3)：428

[20]高鹰，等.余甘子的抗炎作用与毒性的实验研究.云南中医中药杂志，1996，17(2)：47

[21]王瑞国，等.余甘子抗大鼠棉球肉芽肿形成及其机制的实验研究.福建中医学院学报，2007，17(4)：22

[22]罗春丽，等.民族药余甘子冻干粉免疫调节作用的血清药理学研究.时珍国医国药，2006，17(2)：188

[23]胡坦莲，等.余甘子促诱生人白细胞干扰素作用的研究.成都中医药大学学报，1996，19(2)：36

[24]钟振国，等.余甘子叶提取物对慢性支气管炎并肺气肿大鼠的保护作用研究.时珍国医国药，2008，19(4)：863

[25]李萍，等.民族药余甘子的急性毒理与药效学研究.中医药学刊，2002，20(6)：852

[26]高鹰，等.余甘子的抗炎作用与毒性的实验研究.云南中医中药杂志，1996，17(2)：47

[27]刘凤书，等.余甘子的保健价值及其开发利用.云南林业科技，1991，4：12

[28]王江，等.奇正青鹏膏治疗肱骨外上髁炎临床观察.临床医药实践，2010，19(6B)：754

龟 甲 Testudinis Carapax et Plastrum

gui jia

本品为龟科动物乌龟 *Chinemys reevesii*(Gray)的背甲及腹甲。味甘、咸,性微寒。有滋阴潜阳,益肾健骨,养血补心,固经止崩功能。用于阴虚潮热、骨蒸盗汗、头晕目眩、虚风内动、筋骨痿软、心虚健忘、崩漏经多等。

【化学成分】

1. 氨基酸 龟板含有18种氨基酸[1,2],氨基酸的总量达27.86%[3,4]。含有人体必需的几种氨基酸,如苏氨酸、缬氨酸、异亮氨酸、苯丙氨酸和赖氨酸。其中,异亮氨酸和缬氨酸含量较高[5]。

2. 脂肪酸 龟板中含有32种脂肪酸,其中不饱和脂肪酸相对含量占49%[6]。

3. 蛋白质 含动物胶、角蛋白、骨胶原(Collagen)[7,8],含蛋白质30.42%~33.81%。

4. 其他 尚含有较高的氧化钙、氧化镁、五氧化二磷及钠、钾、铁的氧化物。含锶、铁、铜等微量元素,二氧化硅的含量特高[9]。碳酸钙44.28%~55.85%[4]。

【药理作用】

1. 神经系统

(1)促进脊髓损伤修复 龟板水煎液(生药量1kg/L)每天给大鼠灌胃3 mL,连续7d。可促进受损脊髓灰质中巢蛋白(nestin)的表达。增加的nestin阳性细胞数量与神经功能的改善平行,提示龟板可促进脊髓损伤后神经干细胞的增殖[10]。龟板口服液(生药量2kg/L)按照2.3、4.6、6.9g/kg剂量灌胃给大鼠,可增加脊髓损伤后脊髓雌激素-α(ER-α)受体及其基因的表达[11]。

(2)保护多巴胺能神经元 6羟基多巴胺诱导Parkinson病(PD)大鼠模型。龟板(灌胃龟板口服液2g/次,2次/d,连续12周)明显改善PD模型大鼠的旋转行为,黑质致密部的TH染色阳性神经元增多,DIG-dUTP染色阳性率降低,Bcl-2蛋白表达增加和Bax蛋白表达减少。提示,长期龟板治疗对PD大鼠多巴胺能神经元凋亡具有明显的保护作用,且与龟板升高Bcl-2和降低Bax的表达有关[12]。龟板有明显的促进骨形成蛋白4(BMP4)及BMP4 mRNA表达的作用[13]。龟板水煎液按4g/kg剂量给大鼠灌胃,共给药12周。对6-羟基多巴胺诱导的PD大鼠中脑黑质神经生长因子(NGF)、酪氨酸受体激酶(TrkA)、p-GSK-3β的表达有促进作用,可能是其抗多巴胺能神经元凋亡的分子机制[14]。

2. 血液系统 龟板煎剂(10 mL/kg)每日1次给大鼠灌胃,共7d,取含药血清,体外用含药血清培养K562细胞。结果:龟板可诱导K562细胞Gγ-珠蛋白合成水平增高,从而使血红蛋白F增加。提示,龟板有望成为一种有效的γ蛋白基因诱导剂[15]。

3. 诱导干细胞分化与增殖 龟板水煎剂(生药量3kg/L)1.1、3.3、9.9 g/kg给大鼠灌胃7d,取含药血清。发现,不同浓度的龟板含药血清诱导大鼠骨髓间充质干细胞(MSCs)高效向成骨细胞分化。表现:MSCs贴壁细胞呈集落生长,有成纤维细胞外观。龟板组碱性磷酸酶、钙化结节、骨钙素明显升高[16]。上述龟板含药血清可促进MSC的增殖而有利于细胞脱氧核糖核酸(DNA)的合成[17]。龟板血清促MSCs增殖作用可能与上调增殖细胞核抗原(Proliferation cell nuclear antigen,PCNA)的表达有关[18]。

龟板提取化合物十四酸甾醇酯和十六酸甲酯配制成0.825、2.475和4.95 μg/μL浓度样品,具有促进大鼠骨髓间充质干细胞(MSCs)增殖的作用[19]。

4. 抗肿瘤 龟肝提取物对肉瘤180(S180)、艾氏腹水瘤(EAC)和腹水型肝癌有抑制作用,并能提高机体抗肿瘤的免疫能力[8]。

5. 兴奋子宫 ①对离体子宫的兴奋作用:龟板捣碎,酒煮,滤过,浓缩至每毫升相当于1 g的龟板。实验时10~30 mg/mL,对大鼠、豚鼠、家兔和人的离体子宫均有明显的兴奋作用。②对在体子宫的兴奋作用:实验用家兔,给兔灌胃龟板5 g/kg,对在体子宫亦有兴奋作用,使收缩加强。③龟板兴奋子宫的特点:对子宫角或子宫体有明显选择性;主要加强子宫收缩力,随着剂量增加,在一定程度上亦增加子宫收缩频率和张力;子宫一般呈节律性收缩,不易引起强直性收缩;种属中以豚鼠子宫对龟板较为敏感[20]。

6. 抗氧化 龟板95%乙醇提取物具有很强的体外抗氧化作用,海南产龟板抗氧化作用比湖北产龟板强[21,22]。龟板醇提物给大鼠灌胃0.01、0.03、0.09 g/kg,每天1次,共7d。对H_2O_2过氧化损伤的大鼠骨髓间充质干细胞(MSCs)有明显修复作用,并具有抗脂质过氧化作用[23]。

7. 抗骨质疏松 给去卵巢大鼠灌胃龟板水、醇两种提取液2.6g/kg,,每日1次,给药8周。结果表明,龟板水、醇提取液灌胃组的骨灰重、骨钙含量,龟板醇提液组骨断裂力均明显高于模型组。提示龟板提取液对去势骨质疏松有一定治疗作用[24]。

8. 毒性 小鼠分别灌胃龟下甲煎液及龟上甲煎液,均无法测出半数致死量(LD_{50}),其最大耐受量(MTD)均为250g/kg[25]。

【临床应用】

1. 脑动脉硬化症 内服熟地龟板方加味汤剂,每日1剂,治疗脑动脉硬化症128例,眩晕消失128例(100%),烦躁消失103例(80%),失眠改善50例(39%),嗜睡改善28例(22%),耳鸣(耳聋)消失48例(38%)[26]。

2. 颈椎病 龟板酒治疗颈椎病45例,显效24例,(53.3%),好转16例(25.6%),无效5例(11.1%)[27]。

3. 特发性精子减少症 龟鹿四子合剂,首药龟板,每日服2次,每次40mL,连服3月,治疗年龄26~32岁,不育1~4年,精子密度少于2 000万/mL的男性不育者共20例。治疗后精子密度增加平均达5.3倍,活动率从44.9%增加到64.5%。有效16例占80%,无效4例,用药后随访3月,女方已孕8例,怀孕率为40%[28]。

4. 结核

(1)肺结核 用黄芪龟板止汗汤治疗盗汗28例,治愈26例[29]。

(2)淋巴结核 选择了30例经过长期治疗无效而自行破溃的淋巴结核患者,内服复方全蝎散、龟板膏治疗,结果连服6个疗程后,痊愈18例,显效9例,无效3例,有效率90%,痊愈及显效者,随访5年未复发[30]。

5. 更年期综合征 以龙牡龟板汤治疗更年期综合征36例,治疗后临床症状减少90%以上为痊愈者21例,占58.33%;治疗后临床症状减少70%~80%以上为显效者8例,占22.23%;治疗后临床症状减少30%~69%为有效者4例,占11.11%;治疗后临床症状减少小于30%为无效者3例,占8.33%[31]。

6. 小儿脱肛 将乌龟头用温火焙干研成细面,每日服2个,早晚各1个,一般服用6~8个后痊愈[32,33]。亦有用乌龟头粉外敷治疗小儿脱肛27例,疗效满意。

7.使用注意 ①肾虚而无热者不应用龟板;阳虚泄泻者亦不宜用。②炙龟板一次服得太多(1两以上)有时会引起泄泻[7]。

(张 远)

参考文献

[1]南京药学院《中草药学》编写组.中草药学.南京:江苏人民出版社,1976:1442.

[2]孙秀梅,等.龟上、下甲不同炮制品煎出物分析比较.中成药,1989,11(10):22

[3]谢平,等.龟上、下甲化学成分比较.中成药研究,1986,(3):32

[4]张远名,等.龟板、龟甲中的微量元素.中药通报,1984,9(5):12

[5]汪禄祥,等.药用龟板的氨基酸和矿质元素分析.广东微量元素分析,2005,12(11):42

[6]孙苏亚,等.龟板中脂肪酸的GC-MS分析.药物分析杂志,1999,19(6):406

[7]中山医学院《中药临床应用》编写组.中药临床应用.广州:广东人民出版社,1975:406

[8]周金黄,王筠默.中药药理学.上海:上海科学技术出版社,1986:235

[9]孙静均,等,龟甲中的微量元素.中药通报,1987,12(5):44

[10]李伊为,等.龟板对脊髓损伤大鼠神经干细胞的作用.神经解剖学杂志,2003,19(3):321

[11]郑雨,等.龟板对脊髓损伤后脊髓雌激素α受体及其基因表达的影响.中国药房,2004,15(5):271

[12]邓汝东,等.龟板抗Parkinson病大鼠多巴胺能神经原凋亡的作用.神经解剖学杂志,2008,24(3):301

[13]赵丹,等.中药龟板对Parkinson病大鼠模型BMP4表达的影响.神经解剖学杂志,2009,25(6):655

[14]吴静,等.龟板促进帕金森病大鼠黑质神经生长因子信号分子的表达.解剖学杂志,2009,32(5):647

[15]郭志梅,等.龟板、黄芪、丹参、党参上调K562细胞Gγ-珠蛋白mRNA的表达.华西药学杂志,2008,23(3):260

[16]黎辉,等.龟板对大鼠骨髓间充质干细胞向成骨分化的影响.中药新药与临床药理,2005,16(3):159

[17]周健洪,等.龟板含药血清对大鼠骨髓间充质干细胞体外增殖的影响.广州中医药大学学报,2005,22(1):35

[18]郑庆元,等.龟板含药血清对骨髓间充质干细胞增殖细胞核抗原表达的影响.中华中医药学刊,2008,26(2):268-270.

[19]陈薇,等.中药龟板提取物化学成分及其调控鼠骨髓间充质干细胞(rMSCs)增殖活性的实验研究.化学学报,2007,65(3):265

[20]潘毅生,等.龟板对子宫的兴奋作用.中国药学杂志,1991,26(10):594

[21]黄春花,等.两种不同产地龟板抗氧化活性研究.现代预防医学,2007,34(5):828

[22]谢学明,等.龟板体外抗氧化活性的研究.中国药房,2006,17(18):1368

[23]李熙元,等.龟板醇提取物对大鼠骨髓间充质干细胞

氧化损伤的修复及其抗脂质过氧化作用. 中草药,2007,38(7):1043

[24]孙苏亚,等. 龟板提取液对去势大鼠骨质疏松的作用. 中药药理与临床,1998,14(4):20

[25]杨梅香,等. 龟板对"甲亢型阴虚症"大鼠的影响. 中药药理与临床,1987,4(4):7

[26]刘洪坡,等.熟地龟板方加味治疗脑动脉硬化症128例. 中医研究,2000,13(1):45

[27]陈长平,等. 龟板酒治疗颈椎病45例. 内蒙古中医药,1999,(2):11

[28]李澄棣,等. 特发性精子减少症的治疗. 中华泌尿外科杂志,1988,9(2):109

[29]兰福林,等. 自拟"黄芪龟板止汗汤"治疗盗汗28例小结. 甘肃中医,2000,13(1):35

[30]周丽英,等. 复方全蝎散、龟板膏治疗淋巴结核30例. 河南中医药学刊,2001,16(2):58

[31]窦丽红,等. 龙牡龟板汤治疗更年期综合征36例.河南中医学院学报,2006,21(4):50

[32]张文海. 用乌龟头治疗小儿脱肛. 新中医,1979,(5):9

[33]王全义.也谈用乌龟头治疗小儿脱肛. 新中医,1980,(6):53

辛 夷 Magnoliae Flos xin yi

本品为木兰科植物望春花*Magnolia biondii* Pamp、玉兰*M.denudata* Desr.或武当玉兰 *M.sprengeri* Pamp.的干燥花蕾。味辛,性温。有散风寒,通鼻窍功能。用于风寒头痛、鼻塞流涕、鼻鼽、鼻渊等。

【化学成分】

1. 挥发油 望春花花蕾含挥发油2.68%~5%[1],从中分离出91个化合物(占97.37%)[2],主要成分为:樟脑 (camphor)、月桂烯 (myrcene)、β-蒎烯 (β-pinene)、α-蒎烯(α-pinene)、桧烯(sabinene)、柠檬烯(limonene)、1,8-桉叶素(1,8-cineo1e)、松油醇(terpineol),依兰油烯(muurolene)、桉油醇(eudesmol),总计约93%。花中含油约0.2%,其中主要成分有α-蒎烯、桧烯、月桂烯、1,8-桉叶素、乙酰萜品醇酯(terpinyl acetate)、松油醇,依兰油烯等[3]。

玉兰花蕾含挥发油3.1%[1],从中分离出71个化合物(占97.66%)[2],主要成分有β-蒎烯39.05%、柠檬烯(limonene)10.14%、1,8-桉叶素8.26%、桧烯5.0%[1]。日本产玉兰花蕾含挥发油0.29%~0.67%,油中主成分有1,8-桉叶素49.0%、β-蒎烯和桧烯11.5%、α-松油醇(α-terpineol)6.2%、β-石竹烯(β-caryophyllene)5.0%[4]。

武当玉兰花蕾含挥发油1.2%,从中分离出88个化合物(占95.68%)[2],主要成分有萜品烯-4-醇(terpinen-4-ol)10.00%、乙酰龙脑酯 (bornyl acetate) 8.40%、1,8-桉叶素8.18%[1]。另有报道,油中主成分有乙酰龙脑酯9.5%、反-丁香烯 (trans-caryophyllene) 8.25%、β-桉油醇(β-eudesmol)7.43%、丁香烯氧化物(caryophyllene oxide)6.90%等[5]。

2. 木脂素类 (lignans) 主要有辛夷脂素(fargesin)、刚果荜澄茄脂素(aschantin)、去甲氧基刚果荜澄茄脂素 (demethoxyaschantin)、松脂素二甲醚(pinoresinol bimethyl ether)、木兰脂素(magnolin)、鹅掌楸树脂醇B二甲醚 (lirioresinol bimethyl ether)[6]、表木兰脂素A[(+)-epimagnolin A,望春芹][7]、芝麻脂素(sesamin)、桉脂素 (eudesmin)、demethoxyaschantin fargesol[8,9,10]、大辛夷脂素 [(-)-magnofargesin][11]、木兰脂素二醇[(+)-magnoliadiol][12],新木脂素素类发氏玉兰脂酮(fargesone) A、B、C[13],酚性木脂素类甲基木兰脂素[(+)-de-O-methylmagnolin]、松脂素[(+)-pinoresinol]、连翘苷元[(+)-phillygenin]、(+)-magnolin[14],木兰酮(magnone)A、B[15]。

3. 酚性生物碱 d-乌药碱(d-coclaurine)、网状番荔枝碱(d-reticuline)、甲基乌药碱(1-N-methylcoclaurine)和yuzirine[16],此外含木兰碱(magnoflorine)、望春花黄酮醇苷Ⅰ[山柰素-7-O-β-D-(6″-对羟基桂皮酰)葡萄糖苷,biondnoid A]、对羟基桂皮酸乙酯(ethyl-E-P-hydroxylcinnamate)[17]、望春玉兰脂素(biondinin)C、D[18],magnosalin和magnoshinin[19],倍半萜类化合物oplopanone、oplodiol、千年健醇A(homalomenol A)、1β,4β,7α-trihydroxyeudesmane[20],此外尚含5α,7α (H)-6,8-cycloeudesma-1β,4β-diol[21]、rel-(7S,8S,8′S)-3,4,3′,4′-Tetremethoxy-9,7′-dihydroxy-8,8′,7,O,9′-lignan[22]。

4. 其他 山柰酚香豆酰基葡萄糖苷(tiliroside)[23]、考布素(kobusin)、松脂素(pinoresinol)、pathenolide、木香烯内酯(costunolide)[24]以及芸香苷(rutin)、谷甾醇、紫丁香苷[25]等。

【药理作用】

1. 局部作用 辛夷挥发油、0.2%芳香水剂或2%乳剂给兔滴眼，立即使虹膜血管扩张，瞳孔稍散大，滴于兔皮下组织或肠黏膜上，可产生一层蛋白凝固物，黏膜呈不透明乳白色，对动脉影响不大，静脉稍扩张，微血管明显扩张，以乳剂作用最佳，作用快而持久，芳香水剂和2%油剂作用较差。这些作用表明，辛夷对鼻黏膜有收敛和保护作用，使分泌物减少，局部微血管扩张，循环改善，可促进分泌物吸收和炎症消退[25]。0.5%生理盐水辛夷挥发油滴鼻治疗变应性鼻炎豚鼠，治疗15d，每侧5 μL，1日3次，连续15d。结果：辛夷治疗组的红细胞C_3b受体花环率和IC花环率恢复正常水平，表明辛夷挥发油具有对抗变应性鼻炎的作用[26]。

2. 抗过敏

(1)抗组胺 辛夷生药2.5×10^{-3}、5×10^{-3}g/mL，对组胺1×10^{-3}g所致鹌鹑离体直肠痉挛性收缩有明显拮抗作用[27]。辛夷的氯仿、甲醇和水提取物均有明显的抗组胺作用，氯仿提取物作用最强，约为水提取物的10倍。中国产辛夷的抗组胺作用较日本产者为强[28]。研究证明，两种不同浓度的辛夷挥发油均具有显著拮抗HA和Ach的作用，其抑制率分别为51.77%，46.26%和58.96%，38.68%[29]。

(2)抗慢反应物(SRS-A) 先以SRS-A使豚鼠离体回肠产生最大收缩高度，冲洗后以辛夷油接触5min，再加SRS-A，辛夷油对其的IC_{50}为30 μg/mL，辛夷油40 μg/mL也能拮抗SRS-A对豚鼠肺条的收缩作用[30]。

(3)抗被动皮肤过敏反应(PCA) 辛夷的水和甲醇提取物对大鼠PCA有抑制作用，大鼠PCA试验和腹腔肥大细胞组胺释放抑制试验均证明，辛夷能抑制组胺释放，有效成分为脲苷类化合物[25]。

(4)抗卵白蛋白过敏作用 辛夷油60 μg/mL对卵白蛋白致敏豚鼠离体回肠过敏性收缩有明显抑制作用；豚鼠皮下注射辛夷油200 mg/kg，使呼吸困难、咳嗽、休克和死亡明显减少，对卵白蛋白过敏性哮喘有明显保护作用[30]；辛夷煎剂6×10^{-3}g/mL可明显抑制牛白蛋白致敏豚鼠离体回肠的收缩反应[31]。

(5)抗补体活性 辛夷提取物tiliroside显示很强的抗补体活性的效力(IC_{50}=5.4×10^{-5}mol/L)[23]。

(6)成分 magnosalin亦显示较强的anti-angiogenic活性[32]。

3. 止咳平喘 辛夷雾化液0.76、2.28 g/kg口腔喷雾吸入，连续6d，均能对抗乙酰胆碱-组胺引发的豚鼠哮喘，对抗组胺引起的豚鼠支气管平滑肌收缩；辛夷雾化液1.73、5.20g/kg口腔喷雾吸入，连续6d，可明显延长小鼠的咳嗽潜伏期及渐少咳嗽次数[33]。从细胞水平探讨辛夷口服液高低剂量灌胃给药对卵蛋白(OA)致敏的豚鼠过敏性哮喘的作用机制。结果表明，辛夷复方口服液能抑制卵蛋白所致豚鼠哮喘模型气道内EOS的浸润，提高致敏豚鼠淋巴细胞凋亡率，提高豚鼠哮喘模型血清SOD水平，抑制MDA含量。说明辛夷复方口服液的平喘作用与抑制炎症细胞浸润、控制气道炎症、增加淋巴细胞凋亡、调节机体免疫、抗氧化性损伤的作用有关[34,35]。

4. 抗炎和镇痛 辛夷局部应用0.75、1.0g/mL，对混合致炎液所致小鼠耳壳炎症有明显抑制作用。小鼠热板法试验，辛夷6.5 g/kg可明显提高痛阈[25]，辛夷雾化液1.73、5.20 g/kg口腔喷雾吸入，连续6d，可降低巴豆油引起的小鼠耳壳肿胀及0.6%醋酸所致小鼠腹腔毛细血管的通透性升高[33]，小鼠腹腔注射辛夷煎剂(4 g/kg)，可拮抗组胺所致的毛细血管通透性增强[31]，辛夷中的木兰脂素(magnolin)和鹅掌楸树脂醇B(lirioresinol B)对小鼠巨噬细胞有较强的抑制作用(IC_{50}=51 μmol/L)[36]。辛夷的抗炎作用机制是对白细胞介素1(IL-1)、肿瘤坏死因子(TNF)和磷脂酶A_2(PLA_2)这几种炎症介质有抑制作用[37]。对炎症组织中组胺含量的测定结果表明，辛夷油能明显抑制组胺的产生，这为其在临床上用于特异性和非特异性炎症疾病提供了实验依据[38]。

5. 抗多巴胺(DA) 小鼠脑室内注射辛夷生物碱25μg，使运动抑制，眼睑下垂，呈木僵状态，网状番荔枝碱有同样作用。d-乌药碱12.5μg脑室内给药，能抑制腹腔注射阿扑吗啡2mg/kg诱发的运动兴奋，也能明显抑制甲苯丙胺诱发的运动兴奋。用黑质纹状体多巴胺能神经一侧性破坏的小鼠模型试验，d-乌药碱与抗精神病药相似，能显著抑制阿扑吗啡或甲苯丙胺诱发的旋回运动，可能是DA受体阻断作用。给小鼠静脉注射d-乌药碱20 mg/kg，可显著抑制虹膜交感神经对DA的摄入量，此作用与去甲丙眯嗪或氯丙嗪相似[39]。

6. 扩血管 离体兔耳血管灌流试验，辛夷醇浸膏1.3mg、6.5mg，给药后3min内血流量明显增加。辛夷醇浸膏生药3.75 g/kg大鼠十二指肠给药后30min，用RBF-Ⅱ型电解式组织血液仪测定鼻黏膜组织的血流量，与给药前比较有明显增加[27]。由于微血管扩张，局部血液循环改善，促进分泌物的吸收，以致炎症减退鼻畅通，症状缓解或消除[40]。试管试验中，可见辛夷的magnosalin衍生物对大鼠血管内皮细胞的抑制作用[41]。

7. 降血压 辛夷酊剂：麻醉犬或大鼠静脉注射生药0.1~0.2 g/kg，腹腔注射或肌肉注射1.0 g/kg，未麻醉犬肌肉注射0.1~0.2 g/kg，均有明显降压作用。未麻醉犬肌肉注射1 g/kg，血压可降低45%，原发性肾性高血压犬口服0.5 g/kg，两周后有显著降压作用，肾性高血压大鼠肌肉注射1 g/kg，有显著降压作用，腹腔注射每日1 g/kg有明显治疗作用，但灌胃无效。麻醉犬、猫、兔静脉注射辛夷煎剂生药0.1~1.0 g/kg，静脉或腹腔注射生药0.2~0.5 g/kg辛夷的去油水剂、醚或醇提取物，均有显著降压作用，醚提取物的作用较强，腹腔注射挥发油或其乳剂无降压作用。辛夷无抗肾上腺素和组胺释放作用，其降压作用也与中枢无关，可能与心脏抑制、血管扩张及阻断神经节有关[25]。

8. 松弛肌肉组织　辛夷的酚性生物碱对蛙腹直肌和神经肌肉标本有箭毒样作用，而水煎剂有乙酰胆碱样作用[42]，对乙酰胆碱引起的骨骼肌收缩有抑制作用，以网状番荔枝碱和1-N-甲基乌药碱的作用较强，IC_{50}分别为93.2、211μmol/L。对间接刺激蛙神经肌肉标本引起的抽搐，d-乌药碱的抑制作用较强，其完全阻断的剂量为31.1μmol/L。对直接刺激性抽搐，yuzirine的抑制作用较强，完全阻断的剂量为271μmol/L[16]。

9. 抗血小板与抗凝　辛夷的木脂素素成分有抗血小板激活因子（PAF）的作用，抑制其与兔血小板膜剂的结合，其ED_{50}分别为：辛夷脂素1.3μmol/L、松脂素二甲醚1.7μmol/L、去甲氧基刚果荜澄茄脂素2.8μmol/L、木兰脂素4.4μmol/L、里立脂素二甲醚5.2μmol/L、刚果荜澄茄脂素10.0μmol/L[8]。辛夷的石油醚、二氯甲烷、乙酸乙酯、甲醇、水提取物对PAF诱导的血小板聚集的抑制率分别为57%、81%、13%、23%和0，其二氯甲烷提取物分离得到的6个主要化学成分具有明显的抑制PAF诱导的血小板聚集作用（IC_{50}=5.4×10^{-5}mol/L），木兰酮A、木兰酮B的IC_{50}分别为3.8×10^{-5}mol/L和2.7×10^{-5}mol/L[15]，牛凝血酶凝集人血纤维蛋白试验表明，辛夷有弱的抗凝作用[43]。

10. 抗微生物　100%的辛夷煎剂在试管内对金黄色葡萄球菌、白喉杆菌、乙型链球菌、炭疽杆菌和痢疾杆菌等有不同程度的抑制作用[44]。辛夷水浸膏对金黄色葡萄球菌、肺炎球菌、绿脓杆菌、痢疾杆菌和大肠杆菌的最低抑菌浓度（MIC）分别为3.13、37.5、18.75、150.0和37.5mg/mL[27]。15%~30%的辛夷煎剂对多种致病性皮肤癣菌有抗菌作用[27]。高浓度的辛夷制剂对白色念珠菌和流感病毒也有一定的抑制作用[45]。辛夷的木脂素部、叶、根皮、花蕾均有抗菌及抗真菌作用，石油醚和乙醚提取物有较强的抗真菌活性，乙醚和乙酸乙酯提取物有较高的抗菌活性，但作用不如链霉素[46]。辛夷煎剂在体外对淋球菌有较强的抗菌作用[47]。

11. 其他

（1）兴奋呼吸　犬静脉注射生药0.01~0.1 g/kg辛夷煎剂，有明显的兴奋呼吸作用。

（2）局麻　豚鼠皮下注射1:1辛夷浸剂或1:4煎剂可产生浸润麻醉作用。于蛙坐骨神经处注射辛夷饱和溶液，可产生阻断麻醉作用[45]。

（3）阻钙　辛夷（望春花花蕾）的氯仿提取物对豚鼠带结肠（taenia coll）有阻Ca^{2+}作用，有效成分为新木脂素素fargesone A、B、C和denudatin B[48]。

（4）抗癌　辛夷热水提取物在体外对子宫颈癌细胞的抑制率为50%~70%[49]。

（5）抑制昆虫生长　可明显抑制黑腹果蝇幼虫的生长[7]。

（6）灭蚊　辛夷根皮提取物100ppm能使4龄期埃及伊蚊在24h内100%死亡。从叶中提取的反茴香脑20ppm、甲基丁香酚及异甲基丁香酚60~80ppm、从果实中提取的costunolide 15ppm均能使4龄期埃及伊蚊在24h内全部死亡[50]。

（7）保护肾缺血再灌注损伤　辛夷挥发油0.05和0.10 mL/kg，给予肾缺血再灌注损伤大鼠。结果，辛夷挥发油使大鼠肾组织病理有轻微改变，P-选择素（P-selectin）表达受抑制，细胞间黏附分子-1（ICAM-1）表达受抑制。提示，辛夷挥发油能抑制P-selectin与I-CAM-1的表达，对肾缺血再灌注损伤有保护作用[51]。

12. 毒性　辛夷毒性较低，犬静脉注射煎剂生药1 g/kg、兔静注4.75 g/kg均未引起死亡[25]。小鼠腹腔注射2%辛夷蒸馏液0.2~1mL、静脉注射0.2mL，观察24~48h，无毒性反应或死亡[52]。辛夷酊剂（去醇）腹腔注射的LD_{50}，大鼠为生药22.5 g/kg，小鼠为生药19.9 g/kg，中毒症状有走动不安，呼吸加深变慢，耳壳和脚掌血管扩张、发绀，最后惊厥死亡。在1~2h内未死者可逐渐恢复[25]。辛夷醇浸膏小鼠灌胃的LD_{50}，河南辛夷（望春花）为生药38.21±5.2 g/kg，四川辛夷（武当玉兰）为生药93.55±7.35 g/kg，两者的水浸膏给至最大浓度、最大体积未见毒性。醇浸膏生药9、18 g/kg，水浸膏生药15、30 g/kg，大鼠灌胃1个月，各项生化指标和病理切片均未见异常变化[27]。

【临床应用】

1. 鼻炎

（1）外用　各种辛夷制剂浸棉条塞入鼻腔，放置15~30min，治疗各种鼻炎300余例，有较好疗效（以乳剂最好），鼻黏膜肿胀消失，分泌物减少，鼻甲肥大减轻，呼吸通畅[25,53]。辛夷浸膏油纱条鼻腔内放置2~3h，10次为一疗程，治疗肥大性鼻炎100例，痊愈、进步各

44例，无效12例[54]。辛夷的复方制剂外用对各种鼻炎也有较好疗效，如辛夷膏（辛夷、蟾酥、麝香、冰片等）治疗萎缩性鼻炎25例[55]，鼻通一号（辛夷、苍耳子、千里光、鱼腥草、薄荷精）滴鼻治疗各种鼻炎279例[56]，复方苍耳油（苍耳子、辛夷）治疗各型慢性鼻炎1576例[57]，辛防白滴鼻液（辛夷、防风、白芷、苍耳子）治疗急性和过敏性鼻炎95例[58]，辛夏滴鼻液（辛夷、夏枯草、苍耳子）治疗过敏性鼻炎54例[59]，均有显著疗效。复方辛夷滴鼻油（辛夷、鹅不食草、薄荷、黄芩）治疗急慢性鼻炎、鼻窦炎108例，近期治愈14例，显效54例，总有效率92.5%[60]。

（2）注射　20%辛夷注射液2mL与0.5%普鲁卡因1mL混合后注射于两侧下鼻甲，每侧1~1.5mL，每日或隔日1次，6~8次为一疗程，或每次2~4mL，肌肉注射，每日2次，10d为一疗程，治疗慢性和过敏性鼻炎2000余例，有显著疗效[61]。在1%丁卡因表面麻醉后，以30%辛夷注射液或复方辛夷注射液（辛夷、板蓝根、紫花地丁、白背叶、当归、强的松龙）下鼻甲注射治疗过敏性鼻炎260余例，有效率在95%以上[62,63]。复方辛夷注射液（辛夷、菊花）治疗各种鼻炎825例，痊愈705例，好转94例，总有效率96.7%[64]。

（3）口服　辛夷加藿香或槐花当茶饮，治疗过敏性鼻炎120例，总有效率95%[65]。辛夷合剂胶丸（辛夷、芥穗、薄荷、白芷等）治疗慢性鼻炎、鼻窦炎63例，总有效率93%[66]。

2. 副鼻窦炎　辛夷注射液下鼻甲注射或肌肉注射治疗慢性上颌窦炎336例，痊愈62例，显效87创，好转123例，无效64例，总有效率81%[61]。上颌窦穿刺，冲洗后，注入2%辛夷油2mL，治疗上颌窦炎40例，有效率80.64%[52]。在排出分泌物后，于中鼻道和下鼻道各放置浸足复方辛夷油（辛夷、儿茶、乳香、冰片）的棉片各1块，患者行体位引流，15~20min后取出，每日1次，4次为一疗程，治疗副鼻窦炎103例，总有效率88.33%[25]。复方辛夷糖衣片（辛夷、生姜、大枣等8味）治疗慢性副鼻窦炎30例，能较好地改善症状[67]。

3. 其他　辛夷、苏叶开水泡服可治疗感冒头痛[68]。用含有辛夷的滴鼻剂点鼻，可降低感冒的发病率，但用于治疗无效[45]。菊花辛夷芳香散（辛夷、白菊花、包米粉、滑石、梅片）每日2次搽患处，可治疗湿疹、脓疱疮、腋臭和痱子等[69]。

4. 不良反应　辛夷有一定刺激性，鼻内初用可有打喷嚏、流泪等反应，但可逐渐适应[55]。辛夷注射液下鼻甲注射，约半数患者感觉鼻内发胀、打喷嚏、流鼻涕等，3~5次后可自行消失，1例注射后出现头晕、恶心、全身出汗、稍感气急、脉快[62]。2例在服用辛夷煎剂后引起过敏反应，表现头晕、心慌、胸闷、不适、恶心及全身瘙痒等[70]。

【附注】

日本产辛夷的原植物主要为柳叶玉兰*M.salicifolia* Maxim.，此外有山木兰*M.kobus* DC，虾夷辛夷*M. kobus* var. *borealis* Sarg和日本玉兰*M.stellata* Sieb.et Zucc.等[28,71]。

柳叶玉兰花蕾含挥发油3.0%，油中主成分有黄樟醚（safrole）29.87%、甲基丁香酚（methyleugenol）19.45%、葑酮（fenchone）9.62%、樟脑8.0%和α-松油醇5.17%[1]、parthenolide[50]等。其氯仿提取物己烷可溶部分有强大抗组胺作用，其主要有效成分为柠檬醛a和b，牻牛儿醇、芳樟醇、丁香酚和异丁香酚也有较强的抗组胺作用，而甲基胡椒酚能增强组胺的作用[28,72]。柳叶木兰花蕾对PCA也有抑制作用，并能抑制腹腔肥大细胞释放组胺，其有效成分为新木脂素素magnosalicin[73]。花蕾中新木脂素素木兰辛宁（magnoshin）和木兰沙灵（magnosalin）有显著抗炎作用，能抑制肉芽组织增生，口服木兰辛宁60mg/kg，其抑制肉芽肿作用约相当氢化可的松的一半，但对渗出性炎症无明显作用[74]。花蕾中的酚性生物碱d-乌药碱、网状番荔枝碱、1-N-甲基乌药碱和Yuzirine具有神经肌肉阻断作用[16]。

（王楚盈　赵海霞）

参考文献

[1]徐植灵，等.辛夷挥发油的研究.中国中药杂志，1989，14（5）：38

[2]杨健，等.辛夷挥发油的成分分析.中国中药杂志，1998，23（5）：295

[3]Chen Y，et al. Study of the chemical constitution of essential oils from Magnolia biondii Pamp. *CA*，1995，122：286660z

[4]藤田真一.他.各地产植物精油に关する研究（第42报）.ハクモクレンの精油成分.薬学雑志，1977，97（11）：1216

[5]方洪矩，等.武当玉兰花蕾及其枝条挥发油的化学成分分析和比较.药学学报，1987，22（12）：908

[6]马玉良，等.辛夷中木脂素成分的研究.中国中药杂志，1995，20（2）：102

[7]Miyazawa M，et al. An insect growth inhibitory lignan from flower buds of Magnolia fargesii. *Phytochemistry*，1994，35（3）：611

[8]Jing-Xing Pan，et al. Ligans with platele t activating fractor antagonist activity from Magnolia biondii. *Phytochemisty*，1987，26（5）：1377

[9]Kakisawa H，et al. Structure of ligans Magnolia fargesii

Bull. *Chem Soc Jap*, 1970, 43(11): 3631.

[10]Huang L Y, et al. (-)-Fargesol, a new lignan from the flower buds of Magnolia Fargesii. *Planta Med*, 1990, 56(2): 237

[11]Miyazawa M, et al. Absolute configuration of (-)-magnofargesin from Magnolia fargesii. *Nat Prod Lett*, 1995, 7(3): 205

[12]Miyazawa M, et al. (-)-Magnofargesin and (+)-magnoliadiol, two lignans from Magnolia fargesii. *Phytochemistry*, 1996, 42(2): 531

[13]Chien CC, et al. Three New Neolignans, Fargesones A, B and C, from the Flo-wer Buds of Magnolia fargesii. *Chem Pharm Bul*, 1988, 36(5): 1791

[14]Miyazawa M, et al. Phenolic lignans from flowrs buds of Magnolia fargesii. *Phytochemistry*, 1992, 31(10): 3666

[15]Jung Keun Young, et al. Magnone A and B, Novel Anti-PAF TetrahydrofuranLignansfromtheFlower Buds of Magnolia fargesii. *J Nat Prod*, 1998, 61(6): 808

[16]Kimura I, et al. Neuromuscular Blocking Action of Alkaloid from a Japanese Crude Drug "Shin-I" (Flos Magnoliae) in Frog Skeleta1 Muscle. *Planta Med*, 1983, 48(1): 43

[17]陈雅研，等.辛夷水溶性成分研究.药学学报，1994，29(7): 506

[18]Han Guiqui , et al. Two new cinnamic acid derivatives from Magnolia biondii Pamp. *Chin Chem Lett*, 1993, 4(1): 33

[19]Kobayashi S. The molecular mechanism of anti-angiogenic compounds isolated from Flos magnoliae. *Wakan Iyakugaku Zasshi*, 1996, 13(1): 18

[20]Jung Keun Young, et al. Sesquiterpene components from the flower buds of Magnoliafargesii. *Arch Pharmacol Res*, 1997, 20(4): 363

[21]Jung Keun Young, et al. 5α, 7α (H)-6, 8-cycloeudesma-1β, 4β-diol from the flower bud of Magnolia fargesii. *Phytochemistry*, 1998, 48(8): 1383

[22]Ma Yu-Liang, et al. A neolignan and lignans from Magnolia biondii. *Phytochemistry*, 1996, 41(1): 287

[23]Jung Keun Young, et al. Anti-complement activity of tiliroside from the flower buds of Magnolia fargesii. *Biol Pharm Bull*, 1998, 21(10): 1077

[24]Funayama S, et al. Cytocidal principles of Magnolia denudata. *Int J Pharmacogn*, 1995, 33(1): 21

[25]马靖，王本祥，等. 现代中药药理学. 天津：天津科学技术出版社，1997: 58

[26]吉晓滨，等.辛夷对实验性变应性鼻炎红细胞免疫功能的影响.广东医学，2006，27(8): 1149

[27]韩双红，等.两种辛夷药理作用比较.中药材，1990，13(9): 33

[28]永岛节子，等(夏咸彪译).辛夷的抗组织胺样作用成分的分离.国外医学中医中药分册，1982，64(2): 21

[29]李小莉，等.辛夷挥发油的抗过敏实验研究.中国医院药学杂志，2002，22(9): 520

[30]向仁德，等.100种中草药对豚鼠离体气管抗组胺的研究.中草药，1985，16(2): 2

[31]周大兴，等.辛夷油抗慢反应物质及其他抗过敏作用研究初报.中草药，1991，22(2): 81

[32]黄淑英，等.熊胆和辛夷等中药的抗过敏作用.中药药理与临床，1996，(3): 28

[33]Kobayashi S. The molecular mechanism of anti-angiogenic compounds isolated from Flos magnoliae. *CA*, 1996, 125: 222193q

[34]徐立，等. 辛夷复方口服液对过敏性哮喘豚鼠气道嗜酸性粒细胞及外周血淋巴细胞凋亡的影响.南京中医药大学学报，2007，23(6): 377

[35]俞晶华，等.复方辛夷平喘液对实验性哮喘模型及人胚肺细胞抗氧化损伤的实验研究. 南京中医药大学学报，2005，21(1): 29

[36]方泰惠，等.辛夷雾化液平喘作用的药理实验研究. 南京中医药大学学报，1998，14(6): 346

[37]王文魁，等.辛夷油抗炎机制探讨.山西农业大学学报，2000，4(3): 324

[38]王文魁，等.辛夷油的药效学实验研究.中国兽药杂志，2000，34(4): 23

[39]Chae Sook-Hee, et al. Isolation and identification of inhibitory compounds on TNF-α production from Magnolia fargesii. *Arch Pharmacol Res*, 1998, 21(1): 67

[40]渡道和夫(崔承彬译).厚朴及辛夷成分的药理.药学通报，1985，20(9): 522

[41]Kobayashi S, et al. Inhibitory effect of magnosalin derived from flos magnoliae on tube formation of rat vascular endothelial cells buring the angiogenic process. *Biol Pharm Bull*, 1996, 19(10): 1304

[42]木村正康，他.和.漢薬作用に关する药学的基础研究(第1报).漢薬辛夷抽出分画の薬理効果とその薬理活性による同类生薬との比较について.薬学雑志，1965，85(7): 570

[43]欧兴长，等.126种中药抗凝血酶作用的实验观察.中草药，1987，18(4): 21

[44]零陵地区卫生防疫站，等. 561种中草药抗菌作用筛选报告.湖南医药杂志，1974，(5): 49

[45]王浴生.中药药理与应用.北京：人民卫生出版社，1983: 540

[46]Kim Yun-Geun, et al. Extratives of kitakobusi Magnolia kobus DC. var.borealis SargⅢ: antibacterial and antifungal activity of extractives. *CA*. 1998, 129: 92918p

[47]周邦靖，等.148种中药对淋球菌抗菌作用的实验报告.浙江中医杂志，1992，27(8): 370

[48]Chen CC, et al. On the calcium-antagonistic principles of the flower buds of Magnolia fargesii. *Planta Med*, 1988, 54(5): 438

[49]佐藤昭彦.新しい抗ガン生薬の探究.汉方研究，1979，(2): 51

[50]Kelm MA, et al. Mosquitocidal compounds from Magnolia salicifolia. *Int J Pharmacogn*, 1997, 35(2): 84.

[51]陈志东，等.辛夷挥发油对肾缺血再灌注损伤的保护作用.中国现代医学杂志，2009，19(10)：1484

[52]李秉悯.辛夷油窦内注入治疗慢性上颌窦炎.浙江中医杂志，1981，16(1)：26

[53]汪宗文.辛夷花棉片塞鼻治疗鼻炎.中西医结合杂志，1989，9(8)：501

[54]阎承先，等.辛夷治疗肥大性鼻炎.天津医药杂志，1961，3(2)：94

[55]左水诚，等.辛夷膏对萎缩性鼻炎的疗效观察.辽宁医学杂志，1959，32(1)：29

[56]浙江省杭州市中医院五官科.鼻通一号治疗鼻炎279例报告.新医学，1971，(10)：21

[57]房学贤，等.复方苍耳油治疗慢性鼻炎1576例.中西医结合杂志，1984，4(4)：211

[58]李鸿凯，等.辛防白滴鼻液.中药通报，1981，6(6)：33

[59]沉传钧，等.辛夏滴鼻剂临床观察.中成药研究，1983，(5)：244

[60]罗燕梅.复方辛夷滴鼻油的制备及临床疗效观察.中药材，2000，23(1)：62

[61]勾大君.辛夷注射液治疗慢性鼻炎、慢性鼻窦炎2450例疗效观察.新医学，1981，12(1)：12

[62]王廷础，等.辛夷注射液下鼻甲黏膜下注射治疗过敏性鼻炎.中西医结合杂志，1984，4(12)：728

[63]涂鑫，等.复方辛夷注射液下鼻甲注射治疗过敏性鼻炎.中西医结合杂志，1984，4(3)：185

[64]尹世起，等.复方辛夷注射液治疗鼻炎鼻窦炎825例.河北中医，1990，12(3)：330

[65]任义.辛夷花加味治疗过敏性鼻炎120例疗效观察.中药通报，1985，10(5)：345

[66]黄宝鑫，等.辛夷合剂胶丸治疗鼻渊.山西中医，1986，2(3)：32

[67]石神宽通(李环摘).口服复方辛夷糖衣片治疗慢性副鼻窦炎.国外药学植物药分册，1982，3(4)：29

[68]《全国中草药汇编》编写组.全国中草药汇编.北京：人民卫生出版社，1976：393

[69]高蕴山.菊花辛夷芳香散治疗腋臭及湿疹有效.辽宁医学杂志，1960，3(6)：18

[70]金涛，等.辛夷过敏反应二例.中药通报，1986，11(8)：57

[71]吉崎正雄，等.辛夷的质量评价研究-关于虾夷辛夷.国外医学中医中药分册，1982，4(4)：44.

[72]Nagashima S, et al. Antihistamine activity of Shin-i. *CA* 1981, 95: 143920x.

[73]Tsuruga T, et al. Isolation of a new neolignan, magnosalicin, fromMagnoliaSalicifolia. *Tetrahedron Letters*, 1984, 25(37): 4129

[74]Kimura M, et al. Anti-inf1ammatory Effect of Neolignans Ne1anta Med form the Grude Drug "Shin-i" (Flos magnoliae). *Planta Med*, 1985, (4): 291

羌活 Notopterygii Rhizoma et Radix

qiang huo

本品为伞形科植物羌活*Notopterygium incisum* Ting ex H.T.Chang或宽叶羌活*N.franchetii* H.de Boiss.的干燥根茎及根。味辛、苦，性温。有解表散寒，祛风除湿和止痛功能。主治风寒感冒、头痛项强、风湿痹痛、肩背酸痛等。

【化学成分】

羌活主含香豆精类(coumarins)、酚性化合物和挥发油。

1. 香豆精类　其中含量较多的有羌活醇(5′-羟基香柑素，notopterol)0.62%~1.2%、异欧前胡内酯(isoimperatorin)0.38%~0.85%、8-甲氧基异欧前胡内酯(cnidilin)0.34%~0.38%及紫花前胡苷(nodakenin)微量~0.46%等[1-4]。还有紫花前胡苷元(nodakenetin)、6-O-反-阿魏酰紫花前胡苷(6-O-transferuloylnodakenin)、香柑内酯(bergapten)、5-去甲基香柑内酯(bergaptol)及其葡萄糖苷(bergaptol glucoside)、8-(3′,3′二甲基烯丙基)5-去甲基香柑内酯(demethylfuropinnarin)等[1,5]。

2. 酚性化合物　香柑素(bergamottin，bergaptin)、乙基羌活醇(ethylnotopterol)、羌活酚(notoptol)、脱水羌活酚(anhydronotoptol)、环氧脱水羌活酚(anhydronotoptoloxide)、羌活酚缩醛(notoptolide)、花椒毒酚(xanthotoxol)等[6]。

3. 挥发油　主要成分有α-蒎烯(α-pinene)、β-蒎烯、γ-松油烯(γ-terpinene)、柠檬烯(1imonene)和β-水芹烯(β-phellandrene)等[7-10]。

4. 其他　此外含有酚性化合物阿魏酸(ferulic acid)0.9%、对-羟基苯乙基茴香酸酯(p-hydroxyphenethyl anisate)[1]以及β-谷甾醇及其葡萄糖苷[1,5]、胡萝卜苷(daucosterol)[11]、娠烯醇酮(pregnenolone)[12]、多种多样氨基酸、有机酸和糖类[13]等。

宽叶羌活(*N.franchetii*)的成分与羌活相似，也含有多种香豆精类成分，其中含量较多的有紫花前胡苷2%~5.5%、异欧前胡内酯0.28%~1.31%、6-O-反-阿魏酰紫花前胡苷0.73%和5-去甲基香柑内酯葡萄糖苷0.21%等[1-4]。尚含二氢山芹醇(columbianetin)[14]和珊瑚菜内酯(phellopterin)[15]。含挥发油1.46%~5.2%，其中主要有α-蒎烯、β-蒎烯、和γ-松油烯等[8,10]。此外含有酚性化合物阿魏酸0.83%、对-羟基苯乙基茴香酸酯0.7%及娠烯醇酮(pregnenolone)[15]、4-羟基-3,5-二甲氧基芪(4′-hydroxy-3,4-dimethoxystilbene)、farcarindiol[16]等。

【药理作用】

1. 解热 对肌肉注射酵母发热的家兔，腹腔注射2%羌活注射液2 mL/kg有明显解热作用，但效果不如安乃近[17]。对皮下注射酵母发热的大鼠，羌活挥发油1.328 mL/kg灌胃或0.133 mL/kg腹腔注射，均有显著的解热作用[18]。

2. 镇痛 羌活挥发油1.328 mL/kg灌胃或0.133 mL/kg腹腔注射，均能使小鼠热刺激的痛阈明显提高。如预先连续给药3d，使小鼠醋酸扭体反应次数明显减少[18]。羌活醇提物生药5和15 g/kg灌胃，能明显延长热痛刺激引起的小鼠甩尾反应的潜伏期，对小鼠醋酸扭体反应仅有减少的倾向[19]。给小鼠口服羌活水提物生药10、20 g/kg、乙酸乙酯提取部分生药20、40 g/kg、正丁醇提取部生药20 g/kg和紫花前胡苷0.04、0.08 g/kg，对小鼠醋酸扭体反应均有明显抑制作用[20]。羌活水提液生药1.5g和6 g/kg，灌胃2次，对小鼠热板致痛有明显的镇痛作用。也有报道羌活水提取物对小鼠扭体反应的抑制作用比醇提取物效果好，但小鼠夹尾法或烫尾法实验则无镇痛作用[21]。研究表明，镇痛活性主要集中在乙酸乙酯部分，有效成分为紫花前胡苷(nodakenin)和羌活醇(notopterol)[22]。

3. 抗炎 羌活挥发油1.328，0.664和0.332mL/kg灌胃，均能抑制小鼠二甲苯性耳水肿。1.328和0.664 mL/kg灌胃，或0.133，0.066 mL/kg腹腔注射，对大鼠角叉菜胶性足肿均有抑制作用。1.328 mL/kg灌胃对大鼠右旋糖酐性足肿也有抑制作用。连续给药2d，对大鼠肾上腺内维生素C含量有降低趋势，其抗炎作用可能与垂体-肾上腺皮质系统有关[18]。羌活水提液生药1.5g、6 g/kg灌胃，每日1次，连续7d，对二甲苯所致小鼠耳廓炎症和醋酸所致小鼠腹腔毛细血管通透性增高有显著抑制作用。在大剂量组对大鼠蛋清性足肿和小鼠纸片植入所致炎性增生有显著抑制作用。生药1.5g、6 g/kg灌胃，每日1次，连续21d，对佐剂所致大鼠足爪初期呈现的早期炎症反应及因超敏反应(8~14d)之再度肿胀均有显著抑制作用[23]。羌活醇100 mg/kg灌胃能明显抑制小鼠毛细血管通透性的增加，表明其为抗炎有效成分之一[24]。进一步的离体实验发现羌活醇对5-脂氧化酶仅有弱抑制活性IC_{50}为47.5 μmol/L，且不抑制环氧化酶。

4. 抗变态反应 羌活挥发油1.328 mL/kg灌胃，或0.133 mL/kg腹腔注射，每日1次，连续10d，对2,4-二硝基氯苯(DNCB)所致迟发型超敏反应有一定抑制作用[18]。羌活水提液生药6 g/kg灌胃，每日1次，连续21d，能显著促进佐剂性关节炎模型大鼠全血白细胞的吞噬功能，提高淋转率，红细胞免疫(C_3b)受体花环率和免疫复合物(IC)花环率的百分率[23]。无论在诱导相还是在效应相灌服羌活水提物100和200 mg/kg均能显著对抗2,4,6-三硝基氯苯所致小鼠迟发型变态反应机制诱导的肝损害，使血清ALT水平明显降低。羌活水提物在10^{-4}(生药g/mL)浓度下显著抑制胶原诱导的人T淋巴细胞跨越迁移，在10^{-6}，10^{-4}(生药g/mL)浓度时对胶原诱导的基质金属蛋白酶(MMP-2)的分泌都有明显抑制作用，提示羌活水提物对迟发型变态反应的抑制作用可能与下调淋巴细胞分泌基质金属蛋白酶，削弱白细胞跨血管迁移能力等有关[24,25]。

5. 抗急性心肌缺血 羌活挥发油0.3~0.6 g/kg灌胃，对静脉注射垂体后叶素0.75u/kg所致大鼠心肌缺血性心电图变化有明显对抗作用。0.75g/kg灌胃能明显增加小鼠心肌营养血流量(心肌^{86}Rb摄取量增加21.1%)，表明羌活挥发油能扩张冠状动脉，增加冠脉流量，改善心肌缺血状态[26]。羌活挥发油1/5、1/10 LD_{50}及馏分Ⅸ能对抗大鼠急性心肌缺血，1/2、1/4 LD_{50}能增加小鼠心肌营养血流量[7]。

6. 抗心律失常 羌活水溶部分生药10 g/kg，给小鼠或大鼠灌胃，对乌头碱所致心律失常有明显对抗作用，使潜伏期延长，心律失常持续时间缩短，其作用与慢心律相似。5 g/kg灌胃对氯仿-肾上腺素所致家兔心律失常也有明显对抗作用[27,28]。羌活水提取物生药20 g/kg也能显著延长$CaCl_2$所致室颤的潜伏期。宽叶羌活提取物生药20 g/kg灌胃仅能缩短乌头碱所致大鼠心律失常的持续时间。二种羌活均不能预防氯仿诱发的小鼠室颤和哇巴因诱发的豚鼠心律失常。羌活抗心律失常的机制可能与抑制Na^+内流及促进K^+外流有关[28]。另有报道羌活提取物小分子水溶液(分子量在

5000以下)和大分子水溶液(分子量在5000以上),均有抗乌头碱所致大鼠室性心律失常的作用,两者的抗心律失常作用量效曲线均呈U字形。小分子的抗心律失常作用优于大分子,其最佳浓度为12 g/kg,其心律失常恢复正常的时间经历25min;大分子的最佳浓度为22 g/kg,其心律失常恢复正常的时间经历35min(对照恢复时间为60min)。实验表明羌活抗心律失常的主要有效部位存在小分子中[29]。

7. 抗癫痫及催眠　以电刺激引起小鼠休克为指标,100%羌活煎剂每只1mL灌胃,1次给药无明显作用,50%煎剂每只0.5mL,每日2次,连续6d,有明显抗休克作用,使发生休克及因休克致死的鼠数,均明显减少[30]。羌活醇提物200 mg/kg灌胃,通过对肝药物代谢的抑制而延长戊巴比妥诱导的小鼠睡眠时间[26]。

8. 影响脑循环　羌活水煎醇沉水溶液生药0.5 g/kg静脉注射,对犬和猫的脑血流量有显著增加作用,但对血压、心率和心电图无明显影响,仅在猫1.0 g/kg静脉注射1min时有一过性降压作用。0.25g和0.5 g/kg静脉注射,对犬的下肢血流量无明显影响。实验表明羌活在不加快心率和不升高血压情况下,有选择性的增加脑血流量的作用[31]。

9. 血液系统　羌活水提液生药1.5g和6 g/kg灌胃,每日1次,连续21d,能显著降低佐剂性关节炎模型大鼠的高血浆黏度,改善其血液流变性[23]。羌活醇提物生药3和10 g/kg灌胃,能延长大鼠电刺激动脉血栓形成时间,大剂量组还使凝血时间延长50.9%,表明有一定的抗血栓形成和抗凝血作用[19]。羌活尚有抑制血小板聚集的作用,以ADP为诱导剂时,其聚集抑制50%的浓度(IC_{50})为1.29 mg/mL,以胶原为诱导剂时其IC_{50}为1.30 mg/mL[32]。以上资料提示羌活主要是通过抑制血小板和红细胞聚集,降低血液黏度产生抗血栓形成作用。

10. 抗溃疡、抗腹泻　给麻醉大鼠十二指肠注射羌活75%醇提物生药3和10 g/kg,可显著增加胆汁分泌,3h平均分别增加17.9%和26.8%。羌活醇提物生药5 g/kg灌胃,对小鼠水浸应激性溃疡的形成有弱抗溃疡作用。生药5和15 g/kg灌胃,对小鼠盐酸性溃疡的形成也有弱抗溃疡作用,但对小鼠吲哚美辛-乙醇性溃疡的形成无影响[33]。羌活醇提物生药5g和15 g/kg灌胃,对蓖麻油引起小鼠腹泻有中度和强度抗腹泻作用,但对番泻叶引起的小鼠腹泻作用仅持续2h,对小鼠墨汁胃肠推进运动也无影响[34]。推测羌活通过抗炎和抗变态反应性炎症机制产生抗腹泻作用。

11. 抑制骨吸收　宽叶羌活的甲醇提取物中的有效成分脱氧鬼臼素,由10^{-7}mol/L浓度开始显示剂量依赖性钙游离抑制作用,而且对PTHrp(1-34)诱发的高钙血症模型大鼠也有明显降低血清钙值的作用[35]。

12. 抗氧化　羌活和宽叶羌活的甲醇提取物0.5,1.0和2.0 g/kg灌胃,连续5d,对四氯化碳所致肝脏脂质过氧化产物增加,有明显的抑制作用,羌活提取物的作用强于宽叶羌活提取物[36]。羌活的正己烷提取物在体外对脂氧合酶和环氧酶有抑制作用,抑制环氧酶的主要有效成分为苯乙基阿魏酸酯(phenethyl ferulate),抑制脂氧合酶的主要有效成分为发卡二醇(falcarindiol)[37]。另有报道从羌活的氯仿提取物中分离出的高活性抗氧化成分也是苯乙基阿魏酸酯,而异欧前胡内酯和羌活酚也有较弱的抗氧化作用[38]。

13. 抗菌　平皿法试验,羌活油0.008,0.004 mL/mL对痢疾、大肠、伤寒、绿脓杆菌和金葡菌等有明显抑制作用[17]。羌活挥发油对布氏杆菌,羌活水煎剂对变形、枯草、蜡样芽胞杆菌和金葡萄也有一定抑制作用[39]。羌活含有的falcarindiol对金黄色葡萄球菌有抑制作用,对标准菌的最小抑菌浓度为16 μg/mL,阳性对照药盐酸土霉素(OTC)为0.25 μg/mL。对于从特应性皮炎患者采集的病原性皮肤金黄色葡萄球菌,falcadnidol有显著抗菌作用,研究表明羌活对特应性皮炎有防治作用[40]。

14. 其他　羌活醇提物生药3 g/kg十二指肠给药,对大鼠有弱的利胆作用[41]。羌活水煎液生药1 g/mL,给小鼠连续灌胃7d,对CCl_4所致小鼠化学性肝损伤能降低血清TNF-α、IL-6、ALT的含量,对肝细胞膜具有保护作用[42]。羌活提取物对安定受体、α-肾上腺素受体、血管紧张素Ⅱ受体、钙通道阻滞剂受体、β-经基-β-甲基戊二酸辅酶A、嘌呤系统转化酶和磷酸二酯酶有不同程度的抑制作用[39]。

15. 毒性　羌活水溶部分,以最大浓度和允许体积12 g/kg灌胃,观察72h,小鼠无异常反应[27]。羌活水提液对小鼠灌胃的最大耐受量为生药40 g/kg。腹腔注射的最大耐受量为生药12.5 g/kg[23]。羌活醇提物灌胃给药,小鼠最大耐受量大于生药75 g/kg[33]。2%羌活注射液10 mL/kg(相当临床用量的125倍)静脉注射,未见家兔有异常反应[17]。羌活挥发油小白鼠灌胃给药LD_{50}为(2.83±0.18)g/kg[43],以吐温-80配成白色乳浊液灌胃给药LD_{50}为(6.64±0.8726)mL/kg[44]。

【临床应用】

1. 心律失常　脉齐液(羌活提取物生药1 g/mL)治疗各种原因的早搏74例,每日60~105 mL,分3~4次口服,连用7~14d。结果:室早69例中显效及好转39例,房早1例好转,交界性早搏4例,显效或好转3例,总有效率58.1%[45]。另报道脉齐液治疗室性早搏24例,有效率54.5%[46]。羌桂合剂(羌活、桂枝、甘草等)治疗病窦20例,基本治愈14例,好转3例,无效3例[47]。

2. 感冒发热 解表注射液(羌活、麻黄、香薷、细辛、桉叶)治疗54例,分别在给药后6~48h体温恢复正常[48]。羌活配板蓝根也用于小儿感冒发热[39]。

3. 冠心病心绞痛 用羌活组方治疗204例胸痹心痛患者,结果显效率38.72%,总有效率85.78%,心电图改善心肌缺血显效率30.6%,总有效率72.2%[49]。采用自拟芎归羌活人参汤治疗冠心病心绞痛65例,经治1~2个月后,显效43例,有效15例,心电图显效30例,有效18例,总有效率为73.8%[50]。

4. 病毒性角膜炎 以羌活胜风汤为基本方,辨证加味用于治疗病毒性角膜炎32例,服药1~2周后,刺激症状消失,结膜充血及角膜水肿浸润消退,角膜病变区荧光素染色阴性,患者视力恢复至1.0以上或治疗前水平26例,显效4例,总有效率达到93.8%[51]。

5. 其他 羌活胜风汤治疗过敏性紫癜14例,配合局部使用抗生素及阿托品治疗病毒性角膜溃疡10例,非化脓性角膜炎265例,配合清热解毒汤治疗角膜炎20例,均有较好疗效。羌柴胜湿汤治疗颞颌关节综合征30例,大羌活汤加减治疗急性点滴型银屑病32例,也有较好疗效[39]。羌活用于霉菌性阴道炎和外阴炎具有良好的防治作用[52]。

【附注】

1. 云南羌活 为伞形科植物心叶棱子芹*Pleurospermum rivulorum*(Diels)Fu et Ho的干燥根和根茎,在云南部分地区以羌活入药。含软脂酸(palmitic acid)、孕甾烯酮和多种香豆素类成分:香柑内酯、欧前胡内酯、印度榅桲素、茴芹素(pimpinellin)、白芷属脑(heraclenol)、8-geranyloxy psoralen、pabularinone、isogosferol[53]、花椒毒素(xanthotoxin)、花椒毒酚、8-(3-chloro-2-hydroxy-3-methylbutyloxy)-psoralen[54]、双香豆素类成分rivulobirins A、B、C、D、E和三香豆素类成分rivulotririns A、B、C[55-59]及三种环螺双呋喃香豆素类成分cyclorivulobirinsA、B、C[60]。给大鼠灌胃心叶棱子芹水提取液生药10 g/kg,对乌头碱所致心律失常有明显对抗作用,能显著延长乌头碱诱发心律失常的潜伏期,缩短心律失常的持续时间[27]。经对11种呋喃香豆素类衍生物抑制微粒体CYP3A活性研究表明,大部分有抑制作用,其中二聚物rivulobirins A、C、D和三聚物rivulotririns A的作用较强,其IC_{50}值与典型的CYP3A抑制剂ketokonazole相似[59]。

2. 新疆羌活 为伞形科植物林白芷(*Angelica silvestris* L.)的干燥根和根茎,含紫花前胡苷(nodakenin)[61],其水提取物生药20 g/kg灌胃能对抗乌头碱所致大鼠心律失常,显著缩短心律失常的持续时间[27]。经水蒸气蒸馏得浅黄色挥发油0.21%,共分离出56种成分,其中50%以上的成分是由15个碳原子连接成的16元饱和和单环内酯化合物,如环氧十六烷-2-酮(oxacyclohexadecan-2-one)和榄香醇(elemol)等[62]。从其花、叶、果和根中鉴定出13种酚酸类化合物,其中主要有咖啡酸(caffeic acid)、对羟基苯甲酸(p-hydroxybenzoic acid)、对香豆酸(p-coumaric acid)、香草酸(vanillic acid)和阿魏酸(ferulic acid)[63]。

3. 羌活 属植物为我国特产,日本产羌活的原植物为无毛当归*Angelica glabra* Makino及食用楤木*Aralia cordata* Thunb等,韩国产羌活的原植物为朝鲜当归*Angelica koreana* Maxim[39]。

(王楚盈 王大鹏 马金凯)

参考文献

[1]Gu ZM, et al.Isolation of Two New Coumarin Glycosides from Notopterygium forbesii andEvaluation of a Chinese Crude Drug, Qiang -Huo, the Underground Parts of N.incisum and N. forbesii, by High -Performance liquid Chromatography. *Chem Pharm Bull*, 1990, 38(9):2498

[3]粟晓黎,等.羌活中羌活醇和异欧前胡素含量测定.中草药,1991,22(10):450

[3]王天志,等.羌活属植物中3种香豆素类成分高效液相色谱定量分析.中国中药杂志,1995,20(11):683

[4]顾哲明.药材化学成分含量特征比较鉴别法.中国中药杂志,1992,17(5):263

[5]孙友富,等.羌活化学成分的研究Ⅱ 羌活乙醇提取部分化学成分的分离鉴定,中药通报,1985,10(3):31

[6]肖永庆,等.中药羌活中的香豆素.药学学报,1995,30(4):274

[7]樊菊芬,等.羌活化学成分的研究Ⅰ.羌活挥发油的分离鉴定,中药通报,1981,6(1):229

[8]车明凤,等.4种不同原植物羌活挥发油的GC-MS分析.中草药,1993,24(10):514

[9]单颖,等.蚕羌与鸡腿羌挥发油的比较研究.中国中药杂志,1998,23(2):100

[10]吉力,等.羌活挥发油的成分分析.天然产物研究与开发,1997,9(1):4

[11]孙友富,等.羌活化学成分的研究.中国中药杂志,1994,19(6):357

[12]孙友富,等.羌活化学成分的研究 Ⅲ.中国中药杂志,

1994,19(2):99

[13]樊菊芬,等.羌活化学成分的研究(Ⅲ).糖、氨基酸和有机酸的分析.中药通报, 1986,11(9):556

[14]忻莉娟,等.宽叶羌活的化学成分研究.植物学报, 1988,30(5):562

[15]王曙,等.宽叶羌活化学成分研究.中国中药杂志, 1996,21(5):295

[16]杨秀伟,等.宽叶羌活化学成分的研究.中国药学杂志, 1994,29(3):141

[17]金树芬,等.羌活注射液药理作用的研究.中成药研究, 1981,(12):41

[18]徐惠波, 等.羌活挥发油的药理作用研究. 中草药, 1991,22(1):28

[19]张发明,等.羌活的镇痛抗炎抗血栓形成作用研究.中医药研究, 1996,(6):51

[20]秦彩玲,等.中药羌活有效成分的筛选试验.中国中药杂志, 2000,25(10):639

[21]张训凯,等.十二种祛风止痛中药镇痛药理活性比较.中药药理与临床, 1985,1(1):87

[22]Okuyama Emi,et al. Analgesic component of Notopterygium incisum Ting. *Chem Pharm Bull*,1993,41(5):926

[23]王一涛,等.羌活的药理学研究.中药药理与临床, 1996,12(4):12

[24]孙亚平, 等.羌活水提物对迟发型变态反应及炎症反应的影响及其机制. 中国药科大学学报,2003,34(1):51

[25]谢芳,等. 羌活地黄汤对大鼠佐剂性关节炎软骨金属蛋白酶-1、13及基质金属蛋白酶抑制剂-1的影响. 现代生物医学进展,2009,9(16):3078

[26]秦彩玲,等.中药羌活药理研究.中药通报,1982,7(1)231

[27]秦彩玲,等.羌活水溶部分的抗心律失常作用.中药通报, 1987,12(12):749

[28]朱晓鸥,等.四种羌活抗心律失常作用比较.中国中药杂志, 1990,15(6):366

[29]成伊竹,等.羌活水溶液不同成分抗心律失常作用的比较.中国中医基础医学杂志, 1998,4(2):43

[30]阎应举.抗癫痫中草药的初步实验探讨.中华医学杂志, 1977,(8):479

[31]冯英菊,等.羌活对麻醉动物脑循环的作用.陕西中医, 1998,19(1):37

[32]张小丽,等.四种中药对血小板聚集性的影响.西北药学杂志, 2000,15(6):260

[33]张发明,等.辛温(热)合归脾胃经中药药性研究(Ⅱ)抗溃疡作用.中药药理与临床, 1997,13(4):1

[34]张发明,等.辛温(热)合归脾胃经中药药性研究(Ⅴ)抗腹泻作用.中药药理与临床,1997,13(5):2

[35]宫川克郎,等.川羌活的骨吸收抑制成分.国外医学中医中药分册,1995,17(6):40

[36]杨秀伟,等.羌活的脂质过氧化抑制作用.国外医学中医中药分册 ,1993,15(1):37

[37]Tschoke S, et al.5-Lipoxygenase and cyclooxygenase inhibitory active constituents from Qianghuo (Notopterygium incisum). *Planta Med*, 1997,63(3):203

[38]Su JD, et al.Studies on antioxidative components of Chiang-Huo(Notopterygium incisum).(Ⅰ).*CA*. 1994,120:53150b

[39]王大鹏,等.羌活.王本祥主编.现代中药药理学.天津:天津科学技术出版社,1997:86

[40]佐藤规子.羌活中抑制金黄色葡萄球菌的活性成分.国外医学中医中药分册,2002,24(4):249

[41]张发明,等.辛温(热)合归脾胃经中药药性研究(Ⅰ)利胆作用.中国中医基础医学杂志, 1998,4(8):16

[42]杨林林,等.羌活水煎液对药物性急性肝损伤TNF-αIL-6 ALT水平的影响. 山西医药杂志,2009,38(11):1011-1012

[43]秦彩玲,等.中药羌活的药理研究.中药通报,1982,7(1):31

[44]徐惠波,等.羌活挥发油的药理作用研究.中草药,1991,22(1):28

[45]徐成斌,等.羌活制剂(脉齐液)治疗74例早搏的临床研究.中华内科杂志 ,1988,27(7):452

[46]陈厚柏,等.脉齐液对室性早搏的疗效报告.第一军医大学学报, 1991,11(1):36

[47]朱文政羌桂合剂治疗病窦20例. 新中医,1987,(1):26

[48]刘汝炎.解表注射液治疗成人感冒发热54例疗效小结.中草药, 1980,11(11):527

[49]杜延海.羌活善治胸痹心痛.中医杂志,1999,40(10):581

[50]武新华,等.自拟芎归羌活人参汤治疗冠心病心绞痛65例.中医药研究,2002,18(2):19

[51]张玉兰,等.羌活胜风汤治疗病毒性角膜炎.中西医结合眼科杂志,1995,13(4):218

[52]金志春,等.羌活治疗霉菌性阴道炎外阴炎.中医杂志,1999,40(10):584

[53]肖永庆,等.云南羌活化学成分研究(Ⅰ).中国中药杂志, 1995,20(7):423

[54]崔淑莲,等.云南羌活化学成分研究(Ⅱ).中国中药杂志 ,1995,20(12):743

[55]Xiao YQ, et al. Bicoumarins from Pleurospermum rivulorum. *Phytochemistry* ,1997,45(6):1275

[56]Xiao YQ, et al. Rivulotririns C and D,two novel new spirobicoumarins, from the underground part of Pleurospermum rivulorum. *Chem Pharm Bull*, 1998,46(6):1065

[57]Xiao YQ, et al. Rivulotririns A and B from Pleurospermum rivulorum. *Chem Pharm Bull*, 1998,46(12):1946

[58]Xiao YQ, et al. Rivulobirin e and rivulotririns c from Pleurospermum rivulorum. *Chem Pharm Bull*, 1999,47(5):713

[59]Taniguchi M, et al. The structure of new biscoumarins and tricoumarins from Pleurospermum rivulorum and inhibitory effects of their on microsomal CYP3A activity. *CA*. 2000,132:261997h

[60]Taniguchi M, et al. Three novel cyclospirobifura-

nocoumarins, cyclorivulobirins A-C, from Pleurospermum rivulorum. *Chem Pharm Bull*, 2000,48(8):1246

[61]Ozipek M, et al. A dihydrofurocoumarin glucoside from Angelica sylvestris. *CA*. 1999,130:335296m

[62]王曙,等.新疆羌活挥发油的分离和结构鉴定.华西药学杂志,1997,12(2):92

[63]Krzaczek T. Phenolic acids in the Angelica sylvestris L. *CA*. 1999,131:420

沙苑子 Astragali Complanati Semen sha yuan zi

本品为豆科植物扁茎黄芪*Astragalus comlanatus* R.Br.的干燥成熟种子。味甘,性温。有补肾助阳,固精缩尿,养肝明目功能。主治肾虚腰痛、遗精早泄、遗尿尿频、白浊带下、眩晕、目暗昏花。

【化学成分】

1. 黄酮类 主要有沙苑子苷(complanatuside)[1]、沙苑子新苷(neocomplanoside)、沙苑子杨梅苷(myricomplanoside)、β-甾醇鼠李柠檬素-3-O-B-D-葡萄糖苷、紫云英苷、山柰素-3-O-a-L-阿拉伯吡喃糖苷、山柰素和杨梅皮素[2]。

2. 三萜类 齐墩果烯糖苷的甲酯衍生物[3]。

3. 有机酸 沙苑子油脂占种子5%,含14种脂肪酸,包括庚烯酸、十四酸(肉豆蔻酸)、十五酸、十六酸(棕搁酸)、十八烯酸(油酸)、十八酸(硬脂酸)、十八二烯酸(亚油酸)、十八三烯酸(亚油烯酸)、二十酸(花生酸)、二十烯酸、二十二酸(山嵛酸)等其中不饱和脂肪酸占总酸40%[4]。

4. 氨基酸、微量元素 含有16种氨基酸,以谷氨酸、精氨酸、天门冬氨酸、丙氨酸含量最高[5]。含10种人体所需的微量元素,其中以铁、锌、锰含量高,且陈沙苑子比新沙苑子含量高[6]。

5. 其他 胡萝卜素苷、土麻苷、杨梅素-3-O-β-D葡萄糖苷、异槲皮素苷,鼠李柠檬素、芒柄花素、豆甾醇、磷脂酰乙醇胺、磷脂酰肌醇和新化合物11-O-P-coumarylnepeticin[7,8]。

【药理作用】

1. 降压 沙苑子总黄酮(100、200 mg/kg)灌胃,使清醒自发性高血压大鼠(SHR)血压明显下降,动物心律无明显改变;沙苑子总黄酮(200 mg/kg)对麻醉SHR心输出量和心律影响不大,但可明显降低SHR的总外周阻力,从而引起SHR收缩压、舒张压的显著下降。沙苑子总黄酮有明显的降压作用,主要是通过降低外周阻力引起。对SHR大鼠单次灌胃沙苑子总黄酮(200 mg/kg) 60min后,SHR大鼠血清内皮素(ET-1)活性明显下降,NOS略有升高。沙苑子总黄酮降压作用可能与降低血清ET-1活性有关[10]。

2. 减慢心率、增加脑血流量 沙苑子总黄酮在终浓度10^{-4}g和3×10^{-4}g时对去甲肾上腺素所致大鼠主动脉条收缩反应有明显的抑制作用,同时肌张力下降[11]。静脉注射给予犬0.125 g/kg和0.25 g/kg以及大鼠0.1 g/kg沙苑子水提醇沉液可使心率减慢,心肌张力指数也降低,且剂量大、作用时间持续也长。静脉注射给犬沙苑子水提醇沉液0.125 g/kg后1min,脑血流量明显增加[12]。

3. 调节免疫 沙苑子醇提取物5和10 g/kg灌胃给小鼠,每日1次,连续10d,可以增加小鼠脾脏及胸腺重量,并可增加小鼠巨噬细胞对墨汁的吞噬能力及增加溶血素的含量[13]。上述剂量的沙苑子提取物对T细胞介导的小鼠迟发型皮肤超敏反应有增强作用[13]。

4. 保肝、抗肝纤维化 以二甲基亚硝铵(DMN)腹腔注射诱导大鼠肝纤维化模型,同时灌胃给予沙苑子黄酮30、60、120mg/kg,共4周。病理和生化检测表明,沙苑子黄酮有明显的保肝抗肝纤维化作用,与其抑制纤维化肝脏TIMP-1的表达及抑制胶原生成有关[14,15]。沙苑子黄酮30mg/kg对四氯化碳致慢性肝损伤小鼠有明显的保护作用[16]。

5. 调脂 沙苑子提取物A(50、150 mg/kg)和沙苑子提取物B(150 mg/kg)预先灌胃给大鼠,造模后继续给药20d。可降低高血脂大鼠血清TC、TG和LDL-C含量,升高HDL-C,具有明显的调脂作用[17]。

6. 抗肿瘤 沙苑子总黄酮200、100 mg/kg对小鼠肝癌H22移植瘤的生长有显著的抑制作用,抑瘤率为64.22%和45.75%[18]。沙苑子总黄酮300、150 mg/kg对小鼠肝癌S180移植瘤的生长有显著的抑制作用,抑瘤率为76.5%和65.9%,同时能明显增加小鼠胸腺指数和脾指数,提高荷瘤小鼠碳粒廓清指数,延长荷S180肉瘤小鼠的生存期,延长率为62.6%和66.9%[19]。沙苑子黄酮400、200 mg/kg能明显抑制人肝癌细胞

SMMC7721裸鼠移植瘤肿瘤体积和重量，平均抑瘤率分别为68.20%、41.19%；明显减少增殖细胞核抗原(PCNA)在肿瘤组织中的表达。病理学观察：沙苑子黄酮可引起SMMC7721细胞坏死，诱导SMMC7721细胞凋亡。表明：沙苑子黄酮抑制SMMC7721裸鼠移植瘤的生长，其作用可能与下调肿瘤组织PCNA表达和诱导肿瘤细胞凋亡有关[20]。

7. 抗氧化、抗衰老　沙苑子水提取物5 g/kg灌胃给药，能明显降低D-半乳糖所致的衰老小鼠丙二醛含量，提高超氧化物歧化酶、谷胱甘肽过氧化酶活性，提高白细胞介素1水平。表明沙苑子能通过抗脂质过氧化作用起抗衰老作用[21]。沙苑子黄酮200、100、50 mg/kg对D-半乳糖亚急性衰老小鼠有抗衰老作用：显著提高衰老小鼠血中SOD活性，降低NO、MDA水平，增加衰老小鼠免疫器官湿重指数，提高巨噬细胞吞噬功能及淋巴细胞转化率。其作用可能与增强非特异性免疫功能有关[22]。脱脂沙苑子乙醇提取物(ESA)在体外有较强的清除自由基作用：有一定的DPPH·清除能力(IC_{50}=419.1 g/mL)，较强的超氧阴离子清除能力(IC_{50}=117.9 g/mL)和羟自由基清除能力(IC_{50}=224.4 g/mL)，能有效抑制脂质过氧化(IC_{50}=1.70 mg/mL)，有良好的总抗氧化力[23]。

8. 抗运动性疲劳　长期给运动大鼠每天灌服沙苑子生理盐水溶液(50 mg/kg)，可以改善疲劳训练大鼠力竭运动后的机能状态，提高有氧运动能力；使不同组织中NO含量升高，有效保护NOS活性，提高大鼠的运动能力[24,25]。沙苑子1.8 g/kg溶于生理盐水灌胃给大鼠，可显著提高运动大鼠抗氧化能力，提高运动大鼠骨骼肌组织ATPase活性，使大鼠运动能力有明显提高[26]。沙苑子总黄酮(1.8 g/kg)每天给运动大鼠灌胃，可保护大鼠重要器官免受运动损伤，有利于维持运动过程中血红蛋白和血糖水平稳定，明显延缓大鼠运动性疲劳的发生，使大鼠运动能力明显提高[27]。

9. 毒性　给小鼠腹腔注射沙苑子水煎95%醇沉液的LD_{50}为37.75±1.05 g/kg[28]。每日按5.0、2.5和1.0 g/kg给大鼠灌胃沙苑子，每日1次、连续60d，结果各剂量组大鼠的血象、肝功、肾功与对照组比较，均在正常范围内，心、肝、脾、肺、肾未见明显病理变化[29]。

【临床应用】

地方性氟骨症

口服沙苑子蜜丸9g/丸，1丸/d，连服用5个月，27例均有效[30]。

（邸　琳）

参考文献

[1] 陈妙华.中药沙苑子化学成分的研究I. 中药通报，1987，12(7)：42

[2]崔宝良，等.沙苑子化学成分研究.药学学报，1989，24(3)：189

[3]Cui B. 扁茎黄芪种子(沙苑子)中4种新的齐墩果酸烯衍生物.国外医学中医中药分册，1993，15(5)：51

[4]陈妙华，等.沙苑子油化学成分的研究.中国中药杂志，1990，15(4)：33

[5]李健中.沙苑子化学成分研究(2)—氨基酸成分的定量分析.西北药学杂志，1988，3(2)：17

[6]姚修仁.冬凌草、分心木及沙苑于中微量元素的分析.药学通报，1983，18(9)：34

[7]顾莹，等.沙苑子化学成分研究.西北药学杂志，1997，12(3)：107

[8]顾莹，等.沙苑子有效成分的研究.药学学报，1997，32(1)：59

[9]薛冰，等.沙苑子总黄酮对SHR的降压及血流动力学影响.中国中药杂志，2002，27(11)：855

[10]李景新，等.沙苑子总黄酮对自发性高血压大鼠血脂及内皮素活性的影响.中国微循环，2004，8(5)：336

[11]尹钟洙，等.沙苑子总黄酮药理作用的研究.中西医结合杂志，1988，8(10)：635

[12]汤臣康，等.沙苑子和黄芪药理作用研究I对麻醉动物脑血流量的影响.西北药学杂志，1987，2(1)：5

[13]段泾云，等.沙苑子提取物对小鼠免疫功能的影响.西北药学杂志，1992，7(1)：22

[14]刘春宇，等.沙苑子保肝抗肝纤维化作用及机制研究.中国药理通讯，2003，20(1)：38

[15]刘春宇，等.沙苑子黄酮对DMN诱导的大鼠肝纤维化形成的影响.中国药理学通报，2004，20(1)：110

[16]孙利兵，等.沙苑子黄酮及表没食子儿茶素没食子酸酯对小鼠慢性肝损伤的保护作用.解剖学杂志，2009，32(3)：408

[17]谢梅林，等.沙苑子提取物调脂和保肝作用的实验研究.中国实验方剂学杂志，2003，9(6)：27

[18]刘春宇，等.沙苑子黄酮对H22荷瘤小鼠的肿瘤抑制作用及对免疫功能的影响.中成药，2007，29(11)：1690

[19]张熠，等. 沙苑子黄酮对S180小鼠的抑瘤作用及对其免疫功能的影响.中草药，2006，37(8)：1221

[20]刘春宇，等. 沙苑子黄酮抗裸鼠人肝癌移植瘤的实验研究. 中国药理学通报，2007，23(6)：781

[21]肖爱珍，等. 沙苑子的抗衰老作用. 航空军医，2004，32(4)：155

[22]韦翠萍，等.沙苑子黄酮对衰老模型小鼠的自由基代谢及免疫力的影响.中国全科医学，2010，2：160

[23]王莉，等.脱脂沙苑子乙醇提取物的体外抗氧化活性研究.陕西师范大学学报(自然科学版)，2008，36(4)：72

[24]马兰军,等.沙苑子补充对疲劳训练大鼠力竭运动后机能状态及有氧运动能力的影响.天津体育学院学报,2007,22(4):326

[25]马兰军,等.沙苑子对耐力训练大鼠不同组织NO含量及血清酶活性影响的研究.上海中医药杂志,2008,42(4):73

[26]王轲,等.沙苑子对运动训练大鼠骨骼肌自由基代谢的影响.陕西师范大学学报(自然科学版),2007,35(1):103

[27]刘宁,等.沙苑子总黄酮对运动训练大鼠血液中某些生化指标影响的实验研究.青海医学院学报,2006,27(2):81

[28]周佩芳,等,沙苑子抗炎作用的研究.西北药学杂志,1988,3(7):14

[29]黄文辉.沙苑子的化学、药理及其生药鉴定的研究进展.中成药,1992,14(7):39

[30]李世昌. 治疗地方性氟骨症27例. 陕西新医药,1985,14(5):64

沙 棘 Hippophae Fructus sha ji

本品为胡颓子科植物沙棘*Hippophae rhamnoides* L.的干燥成熟果实,又名沙枣、醋柳果。味酸、涩,性温。有健脾消食,止咳祛痰,活血散瘀功能。用于脾虚食少、食积腹痛、咳嗽痰多、胸痹心痛、瘀血经闭、跌扑瘀肿等。

【化学成分】

沙棘果实含黄酮类化合物槲皮素、异鼠李素、山柰酚及其糖类,又含大量维生素、叶酸[1]和类胡萝卜素[2]。近期研究表明,沙棘果实含有2种胡萝卜醇脂肪酸酯:β-2隐黄质棕榈酸酯、玉米黄质二棕榈酸酯。其所含的维生素E要远高于其他植物[3]。果肉与种子均含多量脂肪。果肉、果汁含18种氨基酸,其中8种为人体必需氨基酸,氨基酸总量约为11%[4],从沙棘浆果中提取得寡聚原花青素(oligomericp roan thocyan idins)。寡聚部分占总原花青素量的84%,为沙棘果酱提取物总抗氧化活性的75%[5]。

【药理作用】

1. 增强免疫功能 给小鼠灌服50%沙棘籽油混悬液每只0.4 mL,每日1次,连续给药7d,对小鼠血清溶血素、腹腔巨噬细胞吞噬百分率和吞噬指数均有显著提高。沙棘果油口服对小白鼠巴豆油耳部炎症及醋酸腹膜炎皆有明显抗炎作用;能促进小鼠巨噬细胞吞噬功能,增加脾脏重量和脾指数;可促进小鼠脾脏空斑形成细胞(PFC)的含量,促进体内溶血素的形成;并能促进小鼠E-玫瑰花结的形成及促进PHA刺激的淋巴细胞转化功能[6]。沙棘粉能增加小鼠巨噬细胞的吞噬能力,促进体液免疫,促进淋巴细胞转化,并降低血清胆固醇含量[8]。研究表明,沙棘对红细胞系统、粒细胞系统及血小板系统均有促进造血活性作用,并有增强血液免疫、抗辐射和抑制白血病细胞的功能,同时通过提高患者自身免疫功能来减轻放、化疗的毒副作用[9]。

2. 抗心肌缺血、缺氧 沙棘总黄酮(TFH)50、100mg/L对离体大鼠工作心脏缺血后心功能及血流动力学各指标有不同程度的改善作用,主要表现在能明显降低缺血后左室收缩压峰值(LVPSP)、心室内压变压最大速率(Lv+dp/dt max)下降程度的作用[10]。

3. 改善心肌功能 沙棘总黄酮注射液浓度为1:400、1:200、1:100(体积比浓度)能抑制牵张诱导的心肌细胞NF-κB的激活,引起细胞内相关分子表达调控机制的改变,从而发挥改善心肌肥大的作用[11]。

4. 抗心率失常 沙棘总黄酮(TFH)50、100mg/L加入缺氧液内,对离体大鼠心脏可显著延长缺氧性心律失常出现时间,心脏导管注入TFH 1.0、2.0mg,对离体大鼠心脏有提高室颤阈值,延缓房室传导,减慢心率,减弱心肌收缩力和对抗由缺氧引起的心率减慢及心肌收缩力减弱的作用。还有轻度延长离体豚鼠左房功能不应期,明显对抗乌头碱诱发离体豚鼠右房节律失常的作用[12,13]。以戊巴比妥钠造成麻醉开胸犬心衰模型,静脉注射TFH 4.8,9.7mg/kg,均可使心衰犬CO,CI,$+LVdP/dt_{max}$和LVSP明显升高,TFH9.7mg/kg时$R-dP/dt_{max}$明显缩短;$-LVdP/dt_{max}$明显增加,T值、LVEDP明显下降;TPVR和MVO-2I明显降低,MAP和HR无明显影响[14]。

5. 抗血栓 一次灌胃沙棘种油5 g/kg、沙棘果油5g/kg能对抗去甲肾上腺素+胶原静注所致小鼠血栓形成,能显著降低动物死亡率,延缓症状出现时间,减轻形态学改变[15]。

6. 降血脂 沙棘籽油(石油醚提取制成乳剂)1mL/d喂饲用高脂饲料喂养形成的高血脂新西兰家

兔30d。18d后，血清总胆固醇、LDL-C显著降低，HDL-C明显增强[16]。沙棘果汁及硒强化沙棘果汁可显著降低大鼠血中TC、LDL-C含量，提高HDL-C水平，降低血清及肝脏脂质过氧化物(LPO)水平，谷胱甘肽过氧化物酶(GSH-PX)活性以硒强化沙棘果汁组增高更为显著[17]。

7. 抗肿瘤 不同浓度的沙棘汁（HRJ）分别于K562、HL60和Y-(Ac-1)肿瘤细胞体外培养24h，对Y-(AC-1)和HL60细胞的DNA合成有抑制作用，对K562细胞DNA中的UdR有释放作用[18]。

8. 抗氧化 沙棘油有明显的抗氧化作用，其抗氧化程度有显著的浓度依赖关系，甚至浓度低至0.02%时仍有明显作用[19]。沙棘总黄酮对邻苯三酚在碱性条件下造成兔老化红细胞膜模型有明显的抑制作用[20]。

9. 烧、烫伤 沙棘果油和籽油对热水造成大白鼠皮肤烫伤模型、NaOH造成大鼠皮肤化学烧伤模型及剪去皮肤造成大鼠皮肤创伤模型均有很好的治疗作用[21]。

10. 保肝 给小鼠灌服沙棘果油2.25 g/kg和4.50 g/kg，每日2次，连续3d，对四氯化碳所致肝损伤小鼠的丙二醛(MDA)和SGPT增高有明显抑制作用，并能抑制扑热息痛所致肝损伤的MDA增高，但对SGPT活力无明显影响，且能对抗扑热息痛中毒小鼠肝脏谷胱甘肽的耗竭[22,23]。沙棘油和齐墩果酸二者联合用药对四氯化碳和饮食中加入猪油、胆固醇、酒精复制的大鼠肝损伤，均有不同程度的减轻作用，并能防止血中SGPT、γ球蛋白、丙二醛、羟脯氨酸的升高[24]。

11. 毒性 灌胃沙棘原汁，对大鼠的LD_{50}>21.5 mL/kg，属无毒级。Ames试验、微核试验、精子畸形试验、两代大鼠90d试验、大鼠繁殖试验、大鼠致畸试验等，均未见到沙棘原汁有毒性或致突变、致畸等不良作用[25]。给小鼠灌服沙棘果油每只1mL，1次/d，观察2周未见死亡，认为小鼠口服的LD_{50}>45.0g/kg[22]。

【临床应用】

1. 神经衰弱 沙棘冲剂治疗神经衰弱85例，显效42例(49.4%)，有效39例(45.8%)，无效4例(4.8%)，总有效率95.2%[26]。

2. 咳嗽 沙棘油有很强的杀菌作用，可以治疗咽喉炎、扁桃体炎等上呼吸道慢性炎症[27]。

3. 食管炎 采用沙棘油口服液治疗反流性食管炎100例，总有效率92%。动物实验显示该药有加速食道黏膜修复，促进溃疡面愈合作用[28]。另有报道，沙棘籽油治疗反流性食管炎、功能性消化不良等疾病，效果都相当显著，并且全部患者未出现不良反应[29]。

4. 烧、烫伤 沙棘籽油对32例烧烫伤患者进行临床治疗，均取得满意疗效[30]。

5. 黄褐斑 沙棘冲剂，每次1袋(15g)，每日3次，20d为一疗程，治疗30例，基本治愈15例，显效11例，好转3例，无效1例，有效率达86.6%[31]。

（黄 芳 窦昌贵）

参考文献

[1]徐青. 蒙药沙棘的研究概况. 中药材，1989，12(7)：44

[2]Pintea A，et al.Chromatographic analysis of carotenol fatty acid esters in Physalis alkekengi and Hippophae rhamnoidesl. *Phytochem Anal*，2005，16(3)：188

[3]赵陆华，等. HPLC测定沙棘软胶囊中α2生育酚.中成药，2003，25(9)：770

[4]中华人民共和国药典委员会.中华人民共和国药典·一部.第2版.北京：化学工业出版社，2002：145

[5]Rosch D，et al. Antioxidant oligomeric proanthocyanidins from sea buck thorn(Hippophae rhamoides) pomacel. *J Agric Food Chem*，2004，52(22)：6712

[6]车锡平，等. 沙棘果油的抗炎作用和对免疫功能影响的实验研究. 沙棘，2000，13(4)：28

[7]Lilly Ganju .Anti-inflammatory activity of Seabuckthorn (Hippophae rhamnoides) leaves. *Sciencedirect-International immunopharmacology*，2005，(5)：1675

[8]李丽芬，等. 沙棘粉对免疫功能及胆固醇的影响. 西北药学杂志，1994，9(5)：218

[9]刘天洁，等.沙棘对血液系统的作用.中药材，2001，24(8)：610

[10]王立群，等.沙棘总黄酮(TFH)和银杏总黄酮(TFG)心血管药效学的对比研究.中国煤炭工业医学杂志，2002，5(12)：1205

[11]肖准，等.沙棘总黄酮改善心肌肥大的分子药理学机制.四川大学学报(医学版)，2003，34(2)：283

[12]刘凤鸣，等. 沙棘总黄酮对离体心脏的抗心律失常作用. 中国药理学通报，1989，5(1)：44

[13]吴捷，等. 沙棘总黄酮对豚鼠心室乳头状肌和培养大鼠心肌细胞的电生理作用.中国药理学报，1994，15(4)：341

[14]吴英，等. 沙棘总黄酮对急性心衰犬心功能和血流动力学的影响.中国中药杂志，1997，22(7)：429

[15]郭景珍，等. 沙棘种油沙棘果油抗小鼠血栓形成实验研究. 中药药理与临床，1996，12(3)：30

[16]Basu M.Anti-atherogenic effects of Seabuckthorn (Hippophaearhamnoides)seed oil. *Sciencedir-Phytomedicine*，2007，14(11)：770

[17]杨琦，等. 沙棘果汁及硒强化沙棘果汁对高脂血症大鼠脂质及脂质过氧化作用的影响. 中国公共卫生，1996，12(3)：

116

[18]郁利平，等. 沙棘汁对白血病细胞的杀伤作用. 白求恩医科大学学报，1994，20(1)：39

[19]史泓浏，等.沙棘种子油抗氧化作用的研究. 营养学报，1994，16(3)：292

[20]吴英，等. 沙棘总黄酮对兔老化红细胞膜的影响. 中药药理与临床，1997，13(2)：24

[21]车锡平，等. 沙棘籽油和果油对动物皮肤烫伤、烧伤、创伤的治疗作用. 沙棘，1999，12(4)：34

[22]程体娟，等. 沙棘果油的急性毒性及其对实验性肝损伤的保护作用. 中国中药杂志，1990，15(1)：45

[23]程体娟，等. 沙棘籽油的保肝作用及其作用机制初探. 中国中药杂志，1994，19(6)：367

[24]马宏锐，等. 沙棘油和齐墩果酸对大鼠肝损伤的保护作用. 西北药学杂志，1996，11(2)：74

[25]苏诚玉，等. 沙棘原汁毒理学研究. 卫生毒理学杂志，1990，4(1)：36

[26]刘爱俐，等."施康元"沙棘冲剂治疗神经衰弱85例疗效观察. 沙棘，1996，9(3)：40

[27]金怡.沙棘的研究概况.中医药信息，2003，20(3)：21

[28]李玺，等. 沙棘油口服液治疗返流性食管炎100例. 陕西中医，1996，17(6)：252

[29]马瑜红，等.沙棘的有效成分及药理研究进展.四川生理科学杂志，2005，27(2)：75

[30] 赵义生.沙棘籽油治疗烧烫伤32例临床初报.沙棘，1994，7(3)：36

[31]晏洪波，等. 沙棘冲剂治疗黄褐斑的疗效观察. 中国美容医学，2000，9(4)：26

沉 香 Aquilariae Lignum Resinatum

chen xiang

本品为瑞香科植物白木香*Aquilaria sinensis* (Lour.)Gilg.含有树脂的木材。味辛、苦，性微温。有行气止痛，温中止呕，纳气平喘功能。用于胸腹胀闷疼痛、胃寒呕吐呃逆、肾虚气逆喘急等。

【化学成分】

含挥发油和树脂。自挥发油中分离得到白木香醇(baimuxinol)、去氢白木香醇(dehy-drobaimuxinol)、白木香酸(bimuxinic acid)、白木香醛(bamuxinal)、沉香螺旋醇(agarospirol)、异白木香醇(isobamuxinol)、苄基丙酮 (benzylacetone)、对甲氧基苄基丙酮 (p-ethoxybenzylacetone)、茴香酸(anisic acid)、β-沉香呋喃(β-agarofuran)。又从乙醇提取物醚溶部分中分离得到六个2-(2-苯乙基)色酮类化合物，即6-羟基-2-[2-(4-甲氧基苯)乙基]色酮、2-(2-苯乙基)色酮、6-氧基-2-(2-苯乙基)色酮、6，7-二甲氧基-2-(2-苯乙基)色酮，6-甲氧基-2-[2-(3′-甲氧基苯)乙基]色酮和6-羟基-2-(2-苯乙基)色酮[1-5]。羟基何帕酮(3-oxo-22-hydroxyhopane)[6]。

【药理作用】

1. 抗平滑肌痉挛 水煎液浓度为1.0×10^{-2}g/mL能抑制离体豚鼠回肠的自主收缩，对抗组织胺、乙酰胆碱引起的痉挛性收缩；小鼠腹腔注射200%水提醇沉液0.2mL，能明显减慢新斯的明引起的小鼠肠推进运动，呈现肠平滑肌解痉作用[7]。

2. 抗组胺 1×10^{-4}g浓度的沉香醇提物可增加离体豚鼠气管的抗组胺作用[8]。

3. 降压 给麻醉猫静脉注射沉香水煎剂1.8g/kg可使血压下降3.2~3.6kPa，4~11min恢复正常。但水煎剂不能阻断乙酰胆碱的降压作用[7]。

4. 抗肿瘤 沉香的乙酸乙酯提取物具有明显的抑制肿瘤细胞生长的活性，并且对小鼠H22肝癌的肿瘤生长有一定的抑制作用[9]。

5. 抗菌 沉香挥发油对耐甲氧西林金葡菌显示强活性[10]。

【临床应用】

1. 哮喘 沉香治疗肾虚寒气逆的哮喘有效，以金匮肾气丸加沉香5~15g治疗命门火衰，气逆而喘咳者；用苏子降气汤加沉香10~15g治疗上实下虚之喘咳[11]；应用沉香侧柏叶散治疗支气管哮喘病26例，疗效满意，服后6个月至1年随访，痊愈3例，显效(临床症状大部消失)7例，有效者15例，无效者1例，总有效率96.2%[12]。

2. 前列腺疾病 用八正散合沉香散加味治疗前列腺肥大16例[13]；用沉香散加减治疗前列腺痛30例[14]；经3个疗程治疗后，17例治愈(临床症状消大，3个月内未见复发)，9例有效(临床症状明显减轻，或临床症状消失后，3个月内复发者)，4例无效 (临床症状无改变)。总有效率为86.7%。

3. 止痛 用沉香止痛散治疗胃痛103例，结果：103例中症状全部消失80例，显效23例，有效率100%(随访半年，未复发)[15]。用自拟沉香芍药五物散治疗痛经53例，获得较好疗效[16]。

4. 呃逆 用山楂沉香散配合按穴法治疗呃逆40例[17]，治疗3个疗程：治愈36例，占90%；好转3例，占7.5%；无效1例，占2.5%；总有效率为97.5%。用沉香粉吸入法治疗呃逆36例[18]，效果明显。呃逆症状消失34例，其中吸1次症状消失20例，2次10例，3次2例，4次2例，无效2例。治愈率94.4%。

5. 尿道综合征 用沉香散加味治疗尿道综合征56例[19]，治疗结果：显效（排尿困难，尿频症状基本消失）16例，好转（排尿困难，尿频症状明显改善）35例，无效（排尿困难，尿频症状稍有改善或无明显好转，或仅腹胀等其他症状减轻者）5例，总有效率91%。

6. 肛瘘术后癃闭 用沉香四磨汤加味治疗肛瘘术后癃闭20例，取得了较好的效果[20]。20例患者中，肛痔瘘术后13例，妇科病术后4例，剖宫产术后3例。B超检查，均排除泌尿系结石及肿瘤。治疗方法：乌药、槟榔、沉香、川楝子等，水煎服，1剂/d。治疗结果：治愈（用药1剂后能自主排尿，无需导尿）18例，其余2例服药3剂后即可自主排尿。

【附注】

由沉香叶的乙酸乙酯提取物中分离得到：洋芹素-7,4′-二甲醚、木犀草素-7,3′,4′-三甲醚、木犀素-7,4′-二甲醚、芫花素、木犀草素、羟基芫花素、2-A-L-鼠李糖-4,6,4′-三羟基二苯甲酮[9]。

（陈声武　丁云录　马吉胜）

参 考 文 献

[1]南京药学院.中草药学（中册）.南京：江苏人民卫生出版社，1976：682

[2]杨峻山，等.国产沉香化学成分的研究Ⅰ白木香酸与白木香醛的分离与结构测定.药学学报，1983，16：191

[3]杨峻山，等.国产沉香化学成分的研究Ⅱ白木香醇和去氢白木香醇的分离与结构.药学学报，1986，21：516

[4]杨峻山，等.国产沉香化学成分的研究Ⅲ异白木香醇的结构测定和低沸点成分的分离与鉴定.药学学报，1989，24：204

[5]杨峻山，等.国产沉香化学成分的研究Ⅳ2-（2-苯乙基）色酮类化合物的分离与鉴定.药学学报，1989，24：678

[6]梅文莉，等.中国沉香挥发油的化学成分与抗耐甲氧西林金葡菌活性.中草药，2000，3（2）：89

[7]周水标.沉香对平滑肌的药理作用.中药通报，1988，13（6）：40

[8]向仁德，等.100种中草药对豚鼠离体气管抗组胺的研究.中草药，1985，6（2）：22

[9]王红刚，等.沉香叶抗肿瘤活性化学成分研究.林产化学与工业，2008，28（2）：5

[10]梅文莉，等.中国沉香挥发油的化学成分与抗耐甲氧西林金葡菌活性.中国药学，2008，17（3）：229

[11]董克伟.沉香在哮喘病应用的体会.中国医药学报，1989，4（3）：41

[12]兰雨田.沉香侧柏叶散治疗支气管哮喘.现代中医药，1985，4：31

[13]曾谦存.八正散合沉香散加味治疗前列腺肥大16例.云南中医中药杂志，1998，19（增刊）：31

[14]谢作钢.沉香散加减治疗前列腺痛30例.浙江中医杂志，1999，1：17

[15]陈松石，等.沉香止痛散治疗胃痛103例.吉林中医药，2000，6：37

[16]王香存.自拟沉香芍药五物散治疗痛经53例.河南中医药学刊，1999，14（6）：54

[17]瞿忠灿.山楂沉香散配合按穴法治疗呃逆40例临床观察.实用乡村医生杂志，2002，9（1）：33

[18]刘晶，等.沉香粉吸入治疗呃逆的临床观察.吉林中医药，2002，22（1）：41

[19]章念伟，等.沉香散加味治疗尿道综合征56例临床观察.江西中医学院学报，2001，13（4）：145

[20]郭玉花.沉香四磨汤加味治疗肛瘘术后癃闭.湖北中医杂志，2000，22（12）：9

没 药

Myrrha

mo yao

本品为橄榄科植物地丁树*Commiphora myrrha* Engl.或哈地丁树*Commiphora molmol* Engl. 的干燥树脂。味辛、苦，性平。有散瘀定痛，消肿生肌功能。主治胸痹心痛、胃脘疼痛、痛经经闭、产后瘀阻、癥瘕腹痛、风湿痹痛、跌打损伤、痈肿疮疡等。

【化学成分】

没药的主要化学成分有挥发油：包括三萜（triterpene）、倍半萜（sesquiterpene）、酯、肉桂醛、枯茗醛、枯茗醇、丁子香酚（eugenol）、没药烯（bisabolene）、苧烯、双戊烯、蒎烯（pinene）、甲苯酚、杜松烯；树脂（resin）：

没药酸、没药尼酸、罕没药酸、罕没药树脂、没药萜醇、甾酮(ketosteroid)、菜油甾醇(campesterol)、谷甾醇(sitosterol)、胆固醇(cholesterol)、α-白檀酮、香树素;树胶(gums):阿拉伯糖(arabinose)、半乳糖(galactose)、木糖(xylose)、3-O-甲基葡萄糖醛酸;灰分;盐类:硫酸盐(sulfate)、苯甲酸盐;酸类:苹果酸(malic acid)和醋酸(acetic acid)等[1]。

【药理作用】

1. 抑制血小板聚集 从没药树脂分离出的没药固酮E在10^{-4}mol/L最终浓度时,对ADP、肾上腺素及5-羟色胺诱导的血小板聚集有明显的抑制作用,这种作用与同样浓度安妥明的作用相似。提示,没药对心肌梗死及血栓栓塞性疾病具有治疗价值[2]。研究表明,生没药不能降低血小板黏附性,醋制后才具有降低血小板黏附性的作用[3]。

2. 保护受损神经细胞 没药甾酮(guggulsterone)0.1~10mol/L对氧化应激损伤PC12细胞具有保护作用,可抑制生长抑制率下降,使细胞凋亡率由24.3%下降至18.4、15.9、11.8%。其机制可能为降低细胞内ROS含量,进而抑制LDH和NO释放,降低细胞内Ca^{2+}含量,升高线粒体膜电位,减少细胞凋亡[9]。

3. 促皮肤创伤愈合 没药在浓度为1×10^{-2}mg/mL和1×10^{-3}mg/mL时,对体外培养小鼠皮片角质形成细胞有促游走作用。提示,此种作用可能是没药治疗皮肤创伤的作用机制[5]。

4. 降血脂 实验结果表明,没药具有降血胆固醇和血脂的作用;体内体外实验证实,没药固酮具有降低血脂的活性,以及促使脂肪细胞内脂肪分解的作用,其降脂活性,可与安妥明的作用相比[6]。没药树脂能降低高胆固醇,防止动脉壁斑形成,并使兔体重减轻[7]。

5. 镇痛 没药挥发油具有较强的镇痛作用,并呈一定的剂量依赖趋势[8]。研究没药炮制后的药理作用的变化,用热板法和扭体法进行止痛实验,生没药和制没药都具有止痛作用,醋制后其作用更强[3]。

6. 抗炎抗菌 没药的石油醚组分对角叉菜聚糖诱导的炎症和肉芽肿有显著的抑制作用。对人成纤维细胞和内皮细胞的体外细胞毒性研究显示,没药油能减少白介素16(IL-16)刺激的IL-6的生成,减少成纤维细胞产生致炎因子,因此减少与龈炎和牙周炎相关的牙龈炎症。从没药中得到的多种成分对革兰阳性菌、革兰阴性菌、大肠杆菌、金黄色葡萄球菌、绿脓杆菌、白色念珠菌等均有较强的抑制作用[1]。

7. 保护黏膜 没药的水悬液有保护胃黏膜免受80%乙醇、25%NaCL、0.2mol/LNaOH、吲哚美辛和吲哚美辛-乙醇联合引起的溃疡的作用。预先给予没药,对坏死因子的致溃疡效应产生剂量相关的抑制作用。没药的保护作用是因为它能促进黏膜再生,增加核酸和非蛋白巯基浓度[1]。

8. 毒性 给大鼠灌胃没药提取物100 mg/kg,大鼠体重变化没有异常,睾丸、附睾及精囊重量、RBC及血红蛋白显著增加[9]。6月龄雌性努比亚山羊分别给予没药0.25、1、5g/kg。结果显示,没药高剂量5g/kg可引起动物磨牙、流涎、软粪、食欲不振、黄疸、呼吸困难、共济失调,在5和16d间发生死亡。肝脏毒性伴随贫血、血细胞减少、血清ALP活性和胆红素、胆固醇、甘油三酯、肌酐浓度升高,血清总蛋白、白蛋白浓度降低。低剂量0.25g/kg没有产生毒性[10]。

【临床应用】

1. 高脂血症 每粒胶囊含没药浸膏0.2g,每日3次,每次2~3粒,1d总量相当于原生药2~3g,疗程2个月。降低血清总胆固醇的总有效率(35例)为65.7%,降低血清甘油三酯的总有效率(46例)为47.8%,对血清高密度脂蛋白-胆固醇含量的变化不明显。提示没药有明显的降胆固醇作用[11]。

2. 冠心病 用乳香、没药、血竭、檀香组成的活心胶囊,每日2次,每次4粒(每粒含生药0.3g),5周为一疗程,治疗冠心病40例。结果显示,本方能改善心绞痛、血瘀症,有效率明显优于丹参[12]。

3. 创伤感染 以乳香、没药、红花等制成的速效跌打膏治疗皮损及感染创面51例,常规消毒后敷药,结果无一例发生感染,已感染者分泌物逐日减少,组织新生活跃而痊愈[13]。以炉甘石、乳香、没药组成的三杰生肌膏,用于治疗各种感染性创面450例,治愈率达98.4%,作用明显优于西医换药法。用法:将药膏涂在纱布或药棉上约2~3mm厚,直接敷在创伤面上,每2~3d换药1次,直至创面愈合(换药时须清洁创面)[14]。

4. 胃痛 用乳香、没药、细辛、元胡等组成胃痛散,穴位敷贴治炎性胃痛128例,止痛与影像疗效分别为95%及91%。用法:以茶水或醋拌搅成膏,用方块胶布固定于上、中、下三脘,脾俞、胃俞、梁门俞,每日1次,1次贴8h后取下,一周为一疗程[15]。采用自拟乳没失笑汤(乳香、没药、蒲黄、五灵脂、元胡、莱菔子等)治疗虚证胃痛612例,总有效率98.7%。提示本方具有活血行气,消食止痛之功[16]。

5. 痛经 自拟以乳香、没药等量,碾细末装胶囊中,于经前3d开始服用、每天3次,每次5粒、饭后服,7d为一疗程,治疗痛经,一般服用2个疗程后,痛经减轻,月经量有所增加,色淡红,血块减少,3个疗程后,经期腹痛消失，经量及颜色正常[17]。

6. 宫颈糜烂 用乳香、没药、枯矾、冰片等碾成粉末拌匀用香油调成冰宁膏。治疗时，使药膏紧贴在宫颈上，待糜烂剥脱后再上护膜膏，经后2d开始上药，隔日换药，10次为一疗程。治疗256例，结果糜烂面完全愈合，宫颈光滑242例，占95%，糜烂面缩小1/2以上，程度变浅10例，占3.8%，无效4例，占1%[18]。

7. 急性扁桃体炎 采用乳香、没药、斑蝥、血竭、冰片、僵蚕等组成乳蛾散，取双侧列缺穴，取适量药散贴在穴位上，2.5h后取下，每日2次，3d为一疗程。共治疗69例，一疗程痊愈者42例，好转15例，治疗两疗程痊愈者12例，总有效率为100%[19]。

8. 颈淋巴结节 用黄芪、乳香、没药、三七、骨碎补各等分制成注射液，肌肉注射，每次2mL，每日2次，或每日4mL，一次注射，30d为一疗程，如无效可连续用1~3个疗程，用于治疗颈淋巴结核45例。结果显效24例，好转14例，有效4例，无效3例，总有效率为95%[20]。

9. 寄生虫病 没药给204个血吸虫病患者，剂量10mg/kg，连续3d，治愈率为91.7%。没有效果的患者再用10mg/kg剂量给予，连续给6d，治愈率为76.5%，总治愈率为98.09%。治疗6个月后20例组织活检表明，没有1例发现活虫卵[21]。没药对片吸虫有治疗作用，7例粪便中有片吸虫虫卵患者给予没药（含8份没药树脂及3.5份没药挥发油）12mg/kg，连续6d，每天早上空腹服用。3月后随访患者，结果证明有效，症状减轻，虫卵消失[22]。

10. 不良反应 一硬皮病患者因口服含没药的散结灵胶囊和活血消炎丸，8d后背部出现红色皮疹伴瘙痒，并迅速向全身扩展，确诊为药疹而收住院[23]。另一患者因关节痛服用含没药的中药汤剂，出现恶寒发热，全身皮疹，而确诊药物过敏。当将原方去没药后，则无此过敏现象。提示没药引起过敏[24]。另尚有多例服用没药致敏的报道[25,26,27]。上述报道，内服没药易引起皮肤过敏反应，应引起注意。

（周玖瑶　吴俊标）

参考文献

[1]万文珠，等.没药的化学成分和药理作用.国外医药植物分册，2005，20(6)：236

[2]Mester L, et al.没药固酮抑制血小板聚集的作用.国外医学中医中药分册，1981，3(21)：54

[3]康重阳，等.没药炮制后对动物止痛及血小板黏附性的影响.中成药，1999，21(12)：630

[4]徐宏彬，等.没药甾酮对H_2O_2损伤PC12细胞的保护作用.药学学报，2008，43(12)：1190

[5]陈德利，等.中药中活血化瘀药对皮肤创伤愈合的影响.上海医学，2000，23(3)：145

[6]张志伟，等.舒脉的药效学研究.吉林中医药，1992，(3)：37

[7]沈丕安.中药药理与临床运用.北京：人民卫生出版社，2006：442

[8]徐贵丽，等.没药挥发油对小鼠镇痛作用的研究.军队医药杂志，1998，8(6)：35

[9]Rao RM, et al.Toxicity studies in mice of Commiphora molmol oleo-gum-resin. *J Ethnopharmacol*, 2001, 76(2): 151

[10]Omer SA, et al.Toxicity of Commiphora myrrha to goats. *Vet Hum Toxicol*, 1999, 41(5): 299

[11]洪允祥，等.没药治疗高血脂症临床观察.中医杂志，1988，(6)：36

[12]张健元，等.活心胶囊治疗冠心病临床和实验研究.上海中医药杂志，1994，(7)：1

[13]崔作立，等."速效跌打膏"治疗急性软组织损伤的临床应用.中国运动医学杂志，1990，(1)：50

[14]孙以宪.三杰生肌膏的临床应用及生肌敛口.中药外敷作用的实验研究.中西医结合杂志，1996，(7)：408

[15]司国民.胃痛散外敷治疗炎性胃痛128例.陕西中医，1994，(1)：6

[16]苗志学.乳没失笑汤治疗虚证胃痛612例.陕西中医，1999，20(4)：162

[17]张德才.自拟乳香散治疗痛经.黑龙江中医药，1995，(2)：50

[18]李秀英，等.冰宁膏与护膜膏治疗宫颈糜烂256例的临床观察.辽宁中医杂志，1991，(8)：31

[19]王君，等.外用乳蛾散治疗急性慢性扁桃体炎69例.陕西中医，1995，(11)：493

[20]朱长庚.骨痨敌1号治疗颈淋巴结核45例.陕西中医，1986，(9)：397

[21]Sheir Z, et al. A safe, effective, herbal antischistosomal therapy derived from myrrh. *Am J Trop Med Hyg*, 2001, 65(6): 700

[22]Massoud A, et al. Preliminary study of therapeutic efficacy of a new fasciolicidal drug derived from Commiphora molmol (myrrh). *Eur J Nutr*, 2001, 40(3): 127

[23]李林峰，等.斑贴试验确诊中药没药引起药疹一例.中华皮肤科杂志，1994，27(1)：58

[24]崔振儒.没药致敏一例报道.中医药信息，1988，(5)：34

[25]詹慧芳.服没药煎剂出现皮肤过敏反应1例.中国中药杂志，1996，21(11)：701

[26]卞鸿桢，等.服"没药"致敏反应二例.中药通报，1987，12(9)：53

[27]詹慧芬.服没药煎剂出现皮肤过敏反应1例.中国中药杂志，1996，21(11)：701

诃 子 Chebulae Fructus he zi

本品为使君子科植物诃子*Terminalia chebula* Ret.或绒毛诃子*Terminalia chebula* Retz. var.tomentella Kurt.的干燥成熟果实，别名诃黎勒。味苦、酸、涩，性平。具有涩肠止泻，敛肺止咳，降火利咽功能。用于久泻久痢、便血脱肛、肺虚喘咳、久嗽不止、咽痛音哑等。

【化学成分】

果实含鞣质21%~37.36%，嫩的果实较成熟的果实含鞣质多。其主要成分为诃子酸(chebulinic acid)[1,2]、诃黎勒酸 (chebulagic acid)、1,3,6-三没食子酰葡萄糖(1,3,6-trigalloyl-β-glucose)及1,2,3,4,6-五没食子酰葡萄糖 (1,2,3,4,6-pentagalloyl-β-glucose)、鞣云实素(corilagin)、原诃子酸(terchebin)、并没食子酸(即鞣花酸ellagic acid)及没食子酸。果实尚含莽草酸(shikimic acid)、去氢莽草酸(dehydroshikimic acid)、奎宁酸(quinic acid)等。还含番泻苷A(sennoside A)、诃子素(chebulin)、鞣酸酶(tannase)、多酚氧化酶(polyphenol oxidase)、过氧化物酶、抗坏血酸氧化酶等[1]。最近，从诃子果实中分离得到arjunglucoside I、反式苯丙烯酸、诃子次酸三乙酯、aarjunic acid 、arjungenin、胡萝卜苷[3]。

【药理作用】

1. 收敛止泻 本品富含鞣质，能凝固蛋白质，对菌痢或肠炎引起的黏膜溃疡有收敛作用。诃子的醇提取物口服或灌肠治疗痢疾均有较满意的效果。除鞣质外还含有致泻成分番泻苷A，故与大黄相似，先致泻而后收敛[1,4]。

2. 抗菌 诃子水煎剂(100%)除对痢疾杆菌有效外，且对绿脓杆菌、白喉杆菌作用较强；对痢疾杆菌、金黄色葡萄球菌、绿脓杆菌的有效浓度分别为1:32、1:128、1:64[1,2]。诃子水提取物对幽门螺旋杆菌的最低抑菌浓度(MIC)和最低杀菌浓度(MBC)分别为125 mg/L和150 mg/L，1~2.5 mg/mL诃子水提取物能够抑制幽门螺旋杆菌的尿素酶活性。从诃子中分离出3个组分，均具有一定的与Lipid A结合活性。其中第3组分与Lipid A的结合活性最强，并对CpGODN刺激的小鼠RAW 264.7细胞释放TNF-α具有显著的抑制作用，表明其具有显著的拮抗CpGODN活性[6]。

3. 抗病毒 体外观察诃子抗HBV的作用。方法以HepG2.2.15细胞为靶细胞，实验共进行11d，采用酶联免疫吸附试验测定诃子对培养上清液HBsAg、HBeAg的抑制作用。结果：诃子醇提物浓度为6.25 mg/mL对HepG 2.2.15细胞的HBsAg、HBeAg抑制率分别为99.67%、71.40%。同一浓度下诃子对靶细胞的破坏率为30.65%。提示，诃子醇提物有显著的体外抗HBV作用[7]。

4. 保护心脏 诃子按生药6.4 g/kg给大鼠灌胃，对乌头碱引起的心肌细胞内的Ca^{2+}增多有恢复作用，对乌头碱所致细胞膜损伤有修复作用[8]。诃子乙酸乙酯提取物100、300、500g使心脏收缩增加3%~20%，心输出量增加2%~10%，而心率不变。丁酮和正丁醇提取物也有相似作用，而这些作用不被心得安阻滞，表明诃子提取物的作用不是通过心脏的1受体，而是直接作用于心脏[9]。诃子醇提物累积浓度为38.82~284.34 mg/L时，可使离体豚鼠右心房肌收缩频率加快，收缩幅度加大，可缩短左心房肌有效不应期，降低左心房肌最大驱动频率，表明诃子醇提物具有加强心房肌细胞收缩功能和兴奋性的作用[10]。

5. 解平滑肌痉挛 从干果中用80%乙醇提得的诃子素，对平滑肌有罂粟碱样的解痉作用[1]。诃子提取物终浓度5~50mg/mL，可以抑制离体肠管平滑肌的运动，降低其紧张度，其果实中含有的丹宁类成分能凝固或沉淀蛋白质，减低黏膜表面滑性，使诃子具有显著的止泻作用[11]。炙诃子(40 g/L)对乙酰胆碱诱发的气管平滑肌收缩有明显的抑制作用，这种抑制作用可能与一氧化氮和前列腺素类物质的释放、cGMP及肾上腺素能受体无关，是非上皮依赖性的[12]。

6. 抗诱变及抗肿瘤 经诃子水煎液处理后的小鼠恶性肿瘤(腹水癌，梭形细胞肉瘤)细胞，接种于小鼠体内，丧失其生活能力。口服诃子煎液，对接种艾氏腹水癌，腹水肉瘤，梭形细胞肉瘤的小鼠，有抑制腹水量或肿瘤重量作用。诃子对人体宫颈癌(JTC-26)的抑制率在90%以上，对小鼠肉瘤180(S180)的抑制率为25%~50%[4]。

诃子果实的丙酮和水提取物对叠氮化物、4—硝基-O-苯烯二胺(NPD)等引起的诱变有对抗作用[13]。

诃子果实70%甲醇提取物能显著抑制乳腺癌、骨肉瘤、前列腺癌细胞株的生长。诃子果实中的诃子酸、没食子酸及丹宁类成分是其主要的活性成分[14]。诃子中的诃黎勒酸具有抑制环氧化酶(COX)和5-脂肪加氧酶(5-LOX)的活性。这两种酶参与了炎症和肿瘤发生,对HCT-15、COLO-205、MDA-MB-231、DU-145和K562肿瘤细胞具有抗增殖活性,能诱导COLO-205细胞发生凋亡[15]。

预防性给予大鼠诃子(25 mg/kg和50 mg/kg)每天一次,连续7d,可下调$NiCl_2$中毒大鼠肾GSH、GST、GR、LPO、H_2O_2产生,降低血清尿素氮和肌酐,恢复GPx的活性。提示诃子可预防化学致癌剂的致癌作用及肾脏毒性[16]。

7. 抗过敏 注射致敏原前1h给予诃子水提取物(WFTC)0.01~1.0 g/kg,能够抑制小鼠和大鼠过敏性休克。注射致敏原后5或10min给予WFTC,能够呈剂量依赖性地降低死亡率。口服WFTC(1.0 g/kg),63.5~7.8%的皮肤过敏反应能够被抑制。在0.005~1.0 g/kg剂量范围内,WFTC剂量依赖性地降低血清组胺水平,也能够显著抑制大鼠腹腔肥大细胞释放组胺。WFTC (1.0 mg/mL)明显促进抗二硝基苯基IgE诱导的TNF-α的产生[17]。

8. 放射保护 小鼠γ射线照射前5d,每天一次腹腔注射给予诃子水提取物,能够延长存活时间,改善照射症状,最好保护剂量为10~12.5 mg/kg[18]。诃子水提取物含有抗坏血酸、没食子酸、鞣花酸等活性成分,能够抑制黄嘌呤氧化酶活性,是很好的二苯三硝基苯肼(DPPH)自由基清除剂,能够保护细胞内的细胞器免遭放射线诱导的损伤[19]。

9. 血液流变学 诃子醇提物(1g/kg)灌胃7d,能显著降低急性血瘀大鼠全血黏度、血浆黏度、红细胞比容,增强红细胞变形及取向能力,提高红细胞的抗低渗能力,有效改善大鼠微观血液流变学特性[20]。

10. 抗氧化 诃子多酚及诃子多糖能有效清除活性氧自由基,对卵磷脂脂质过氧损伤有显著抑制作用[21,22]。诃子抗氧化剂的有效成分主要是鞣花丹宁、丹宁和黄酮类化合物。不同溶剂的粗提物在相同浓度下清除二苯基苦基苯肼(DPPH)自由基的能力有如下顺序:95%乙醇>乙酸乙酯>正己烷;对猪油的抗氧化能力为:乙酸乙酯>95%乙醇>正己烷。但对亚油酸的抗氧化效果却强于同浓度的茶多酚[23]。

11. 降血糖 灌胃给予诃子醇提取物0.5 g/kg,能够降低四氧嘧啶糖尿病大鼠血糖[24]。从诃子中提取的三种鞣花丹宁chebulanin、chebulagic acid和chebulinic acid具有强的抑制小肠麦芽糖酶活性,其IC_{50}分别为690mol/L、97mol/L和36mol/L。上述三种提取物对-葡萄糖苷酶的抑制活性,提示其有助于2型糖尿病治疗[25]。

12. 毒性 毒性试验表明,诃子水提物剂量达240 mg/kg,未观察到毒性。最佳保护剂量为其LD_{50}(LD_{50}=280mg/kg)的1/28[18]。诃子素的LD_{50}为550mg/kg(小鼠)。

【临床应用】

1. 大叶性肺炎 诃子肉、瓜蒌、百部,水煎日服2次,多在1~3d内退热,3~6d白细胞恢复正常,6~11d内炎症吸收,未发现不良副作用[26]。诃子三红汤(诃子肉,茜草,紫草)每次1剂,每日3次。治疗12例。治疗1~3d退热者9例,5d内退热者3例;3~6d内白细胞降至正常者9例,8d内3例;6~10d肺部阴影完全吸收者8例,13d内4例。平均治愈天数9.9d,治愈率100%[27]。

2. 细菌性痢疾 用20%诃子液作保留灌肠,每日2次,每次10~40 mL;同时口服诃子肠溶胶囊,每日3~4次,每次1粒。25例患者有23例痊愈[3]。

3. 婴幼儿腹泻 用山药诃子汤(炒山药,诃子,炒白术等)加味治疗婴幼儿腹泻65例[28]。结果:治愈58例,显效4例;好转2例;无效1例;服用煨诃子散剂治疗小儿秋季腹泻35例,年龄3个月~两岁半,平均年龄1岁[29]。在服用诃子散剂的同时,对伴有中度脱水者行常规输液。服药36h内症状、体征恢复正常者21例,服药后72h病情明显好转,但偶有稀便泻出为有效12例,无效2例,总有效率为94.3%。自拟柴郁诃子汤治疗腹泻型肠易激综合征总有效率达到91.1%,表明其有较好的疗效[30]。

4. 胃痉挛 26例患者,用蒙药五味金色诃子散方剂治疗,日服2~3次,每次3g。服药后疼痛很快消失,且数月未复发者为18例(痊愈),治疗后腹痛明显减轻者7例(显效),单服本方疗效不明显者1例,总有效率96%[31]。用金色诃子散治疗胃痉挛20例获得满意疗效[32]。

5. 慢性咽喉炎 应用诃子四味散治疗21例患者。每次3g,每日2~3次,15d为一个疗程。痊愈17例,占80.9%,好转3例,占14.3%,无效1例,占4.8%,总有效率95.2%[33]。

6. 肛肠疾病

(1)慢性溃疡性结肠炎 在西医常规治疗的基础上,加用诃子散(煨诃子,枯矾,研细为散),每日限服30g。也可同时取10g上药煮汁150mL,每日保留灌肠,疗效十分显著。

(2) 激惹结肠综合征 西医治疗对症治疗同时,加用诃子散和灌肠,可达立竿见影之效。

(3)内痔、外痔、肛乳头肥大、直肠息肉、肛裂 利用诃子散保守治疗，取诃子散在肛门镜下直接敷洒患处，每日下午或晚上便后一次，同时，配用诃子散煎熏洗，每日1~2次。1~2d即可改善症状，3~5d可控制病情，痔核、息肉可在4~8周消退，可达到治愈或不复发的效果[34]。

（林志彬　祝晓玲）

参考文献

[1]中国医学科学院药物研究所，等.中药志Ⅲ.北京：人民卫生出版社，1984:424

[2]颜正华，等.临床实用中药学. 北京：人民卫生出版社，1984:492

[3]杨俊荣，等. 诃子的化学成分研究.天然产物研究与开发，2008，20：450

[4]胡月英，等. 云南抗癌中草药.昆明：云南人民出版社，1982:205

[5]Malekzadeh，F，et al. Antibacterial activity of black myrobalan (Terminalia chebula Retz) against Helicobacter pylor. *International Journal of Antimicrobial Agents*，2001，18：85

[6]姚婕，等.诃子抗CpGODN组分的分离及活性评价. 中国临床药理学与治疗学，2006，11 (1) ：59

[7]张燕明，等.诃子醇提物抗HBV的体外实施研究. 中医药学刊，2003，21(3)：384

[8]潘燕，等. 诃子对乌头碱致心肌细胞损伤的影响. 中国民族医药杂志，2002，8(1)：32

[9]张海龙，等.诃子化学成分及药理活性的研究进展.沈阳药科大学学报，2001，18(6)：452

[10]马丽杰，等.诃子醇提物对离体豚鼠心房肌电生理特性的影响.中国民族医药杂志，2006，12(5)：55

[11]程会昌，等.诃子、石榴皮提取物对家兔离体肠管运动的对比试验研究.安徽农业科学，2008，36(21)：9067

[12]庞锦江，等. 生、炙诃子对气管平滑肌收缩活动的影响. 中药材，2001，24(2)：120

[13]Grover I S，et al. Antimutagenic activity of terminalia chebula (myroblan) in salmonella typhimurium. *Indian J Exp Biol*，1992，30(4)：339

[14]Saleem A，et al. Inhibition of cancer cell growth by crude extract and the phenolics of Terminalia chebula retz. Fruit. *J Ethnopharmacol*，2002，81(3)：327

[15]Bharat Reddy D，et al. Satish Sharan，Nalini Priya，Lakshmipathi V.，Pallu Reddanna：Chebulagic acid，a COX-LOX dual inhibitor isolated from the fruits of Terminalia chebula Retz.，induces apoptosis in COLO -205 cell line. *J Ethnopharmacol*，2009，124 506

[16]Lakshmi Prasad，et al. Chemomodulatory effects of Terminalia chebula against nickel chloride induced oxidative stress and tumor promotion response in male Wistar rats. *Journal of Trace Elements in Medicine and Biology*，2006，20：233

[17]Shin TY，et al. Inhibitory action of water soluble fraction of Terminalia chebula on systemic and local anaphylaxis. Journal of Ethnopharmacology，2001，74，133

[18]Jagetia G C，et al. The evaluation of the radioprotective effect of Triphala (an ayurvedic rejuvenating drug) in the mice exposed to γ-radiation. *Phytomedicine*，2002，9：99

[19]Naika GH，et al. Studies on the aqueous extract of Terminalia chebula as a potent antioxidant and a probable radioprotector. *Phytomedicine*，2004，11：530

[20]陈晓鹏，等.诃子醇提物对急性血瘀大鼠微观血液流变学的影响.中国血液流变学杂志，2007，17(4)：525.

[21]贝玉祥，等.诃子多酚清除活性氧自由基及体外抗氧化作用研究. 云南民族大学学报(自然科学版)，2009，18(1)：51

[22]项朋志，等.诃子多糖的提取及其抗氧化活性研究. 云南中医中药杂志，2009，30(2)：46

[23]魏安池，等.诃子抗氧化剂的研究. 中国油脂，1998，23(3)：43

[24]Kameswara R，et al. Antidiabetic activity of Terminalia pallida fruit in alloxan induced diabetic rats B. *Journal of Ethnopharmacology*，2003，85：169

[25]Gao H，et al. Inhibitory effect on a-glucosidase by the fruits of Terminalia chebula Retz. *Food Chemistry*，2007，105：628

[26]《全国中草药汇编》编写组.全国中草药汇编（上册）.北京：人民卫生出版社，1975：394

[27]马双全.蒙药诃子三红汤治疗大叶性肺炎疗效观察.中国民族医药杂志，1997，3(1)：25

[28]秦卫民，等. 山药诃子汤加味治疗婴儿腹泻.内蒙古中医药，1994，4：44

[29]欧云鹏.诃子煨用治疗小儿腹泻35例疗效观察. 中国临床医生，1996，6：49

[30]郑逢民，等.自拟柴郁诃子汤治疗腹泻型肠易激综合征例临床观察.中医杂志，2008，49(8)：707

[31]金花，等. 蒙药5味金色诃子散治疗胃痉挛26例.中国民族医药杂志，1997，10(3)：14

[32]白树军. 藏药5味金色诃子散治疗胃痉挛20例小结. 甘肃中医，2002，15(3)：73

[33]吉格木德蒙药诃子四味散治疗慢性咽炎21例总结. 中国民族医药杂志，1999，1(5)：23

[34]周灵.蒙药诃子在肛肠疾病的临床应用. 中国民族医药杂志，2000，7(6)：46

补骨脂 Psoraleae Fructus bu gu zhi

本品为豆科植物补骨脂*Psoralea corylifolia* L.的干燥成熟果实。味辛、苦，性温。有温肾助阳，纳气平喘，温脾止泻；外用消风祛斑。用于肾阳不足、阳痿遗精、遗尿尿频、腰膝冷痛、肾虚作喘、五更泄泻；外用治白癜风、斑秃。

【化学成分】

1. 香豆素类 补骨脂素(psoralen)、异补骨脂素(isopsoralen)、补骨脂甲素 (coryfolin)、补骨脂乙素(corylifolinin)、补骨脂定 (psoralidin)、异补骨脂定(isopsoralidin)、双羟异补骨脂定(corylidin)、8-甲氧基补骨脂素(8-methoxyporalen)等[1,2]。

2. 黄酮类 异补骨脂双氢黄酮 (isobavahin)、补骨脂双氢黄酮甲醚 (bavachinin)、补骨脂查耳酮(bavachalcone)、补骨脂色烯查耳酮(bavachromene)、补骨脂色满查耳酮 (bavachromanol)、补骨脂异黄酮(corylin)、新补骨异黄酮(neobavaisofavane)、新补骨脂查耳酮(neobavachalcone)[1,2]。

3. 单萜酚类 2,3-环氧补骨脂酚(2,3-hydroxybakuchiol)、$\triangle^1$,3-羟基补骨脂酚 ($\triangle^1$,3-hydmxyhakuehid)、$\triangle^1$,2-羟基补骨脂酚($\triangle^1$,2-hydmxybakuchiol)等[3]。

【药理作用】

1. 促智、增强学习记忆 给血管性痴呆大鼠灌胃补骨脂汤9.82g/kg，大鼠逃避潜伏期明显低于对照组，改善血管性痴呆大鼠的学习记忆功能[4]。细胞核内C-FOS基因参与信息传递、学习与记忆等生理过程，补骨脂汤灌胃20d可以使血管痴呆型大鼠海马内C-FOS基因下调，改善大鼠的学习记忆[5]。

2. 调节免疫 20%补骨脂溶液，每只小鼠灌胃0.5mL，连续7d。实验组抗体滴度及OD值均明显提高补骨脂对特异性体液免疫具有增强作用[6]。小鼠灌胃给予补骨脂多糖0.5mL，连续7d，绵羊红细胞抗体和卵清抗体生成水平，IL-2、IFN-γ 激发水平均显著升高。提示补骨脂多糖对正常小鼠机体免疫有增强作用[7]。

3. 抗肿瘤 大鼠乳腺癌骨痛模型灌胃补骨脂水煎剂生药0.5 g/100g，连续20d。补骨脂可使乳腺癌骨转移大鼠50%缩足阈(PWT)提高，双足负重差异下降，肿瘤体积减小。补骨脂能减轻骨转移癌性骨痛，可能与抑制肿瘤生长，减轻骨质破坏有关。60 μmol/L补骨脂素可以有效抑制人骨肉瘤MG-63细胞的增殖活动，抑制率达到77.74%；改变细胞形态特征，对细胞具有凋亡作用[9]。以不同浓度的补骨脂素(25.000、12.500、6.250、3.125 μg/mL) 作用于乳腺癌细胞株MCF-7和MDA-MB-231。补骨脂素对MCF-7有明显抑制作用，IC_{50}为15.160 μg/mL；对MDA-MB-231无明显抑制作用，仅早期凋亡细胞数增多。表明，补骨脂素对ER阳性的乳腺癌MCF-7细胞有抑制作用，可能与阻滞肿瘤细胞在G2期有关[10]。补骨脂素(80 μg/mL)加长波紫外线A(PUVA)可抑制HL60细胞的增殖，诱导期凋亡。其机制可能是PUVA作用于Fas/FasL系统，使Fas基因表达升高，FasL基因表达下降，激活下游的酶系表达[11]。

4. 促进骨代谢 每天给予去卵巢大鼠灌胃补骨脂水提液4mL(0.1 g/mL)，12周。补骨脂水提物能抑制骨吸收，促进骨形成，对雌激素依赖性骨丢失有防治作用[12]。补骨脂素浓度在1 μg/mL，24h，5~20 μg/mL浓度48h，1、10、20 μg/mL浓度范围内72h促进大鼠成骨细胞增殖；在10~15 μg/mL浓度范围内48及72h，提高成骨细胞内碱性磷酸酶活性。补骨脂素体外能促进成骨细胞增殖与分化[13]。补骨脂总黄酮浓度为1.0×10^{-6}、1.0×10^{-7}、1.0×10^{-8}g/L时，促进正常兔成骨细胞增殖，也能促进氧化损伤兔成骨细胞增殖；促进成骨细胞SOD活性，降低MDA含量。补骨脂总黄酮有补肾健骨作用[14]。异补骨脂素(10^{-8}或10^{-9}mol/L)加锌(10^{-4}或10^{-5}mol/L)对新生大鼠颅骨成骨细胞增殖有促进作用，并促碱性磷酸酶活性，促进成骨细胞分化[15]。

5. 平喘 补骨脂能明显延长组胺和卵蛋白所致的大鼠哮喘潜伏期，其中补骨脂乙醇提取物浸膏生药9 g/kg、石油醚萃取物生药g/kg和甲醇洗脱物生药g/kg是补骨脂平喘主要有效部位 [16,17]。补骨脂总香豆素23.3 g/kg给致喘大鼠灌胃10d有平喘作用。其平喘机制与下丘脑-垂体-肾上腺皮质系统无明显关系，与调节cAMP、cGMP的含及其比值变化有关[18,19]。

6. 雌激素样作用 补骨脂石油醚提取部位生药

5 g/kg能显著增加子宫重量和子宫系数，具有较强的类雌激素样作用；从补骨脂石油醚提取部位分离得到的化合物补骨脂酚具有显著的雌激素样活性。结论：补骨脂酚为中药补骨脂雌激素样作用的有效成分之一[20]。

7. 抗白癜风 补骨脂0.038、0.19、0.38g/d，分2次灌胃，连续给药3d，取血清备用。补骨脂3个剂量20%含药血清均有促进A375人黑素瘤细胞增殖作用，并使A375细胞合成黑素增加[21]。对实验性白癜风豚鼠用等浓度(0.15%)的8-甲氧补骨脂素酊剂、凝胶剂、脂质体凝胶治疗有良好治疗作用[22]。体外培养小鼠B16F黑素瘤细胞株，8-甲氧补骨脂素脂质体(LMOP)低浓度(10~50 μmol/L)显著提高B16F细胞酪氨酸酶活性和黑素含量，高浓度(100~200 μmol/L)时对细胞的抑制作用更显著[23]。

8. 其他 补骨脂4.8、2.4、1.2 g/L能显著增高豚鼠离体胆囊平滑肌条张力，与剂量呈一定的正相关性；补骨脂2.1g/kg给大鼠连续灌胃30d，对大鼠胆汁分泌无明显影响[24]。对D-半乳糖亚急性衰老小鼠，补骨脂橄榄油提取物0.2 mL/10g灌胃42d，可提高小鼠血清SOD水平，降低MDA含量。补骨脂橄榄油提取物通过抗氧化延缓衰老[25]。

9. 药代动力学 ①补骨脂素药代动力学：给小鼠一次灌胃补骨脂素50 mg/kg，属于一室模型，测定小鼠血清中补骨脂素$T_{1/2}$=3.64h，Ka为4.04h^{-1}，k为0.17h^{-1}，Cmax3.77 mg/L，AUC为26.52 mg/(h·L)；灌胃给小鼠补骨脂素50 mg/kg的绝对生物利用度为62.09%。给小鼠一次尾静脉注射补骨脂素后，属二房室模型，数学模型为$C=9.83e_{0.55t},+3.05_{-0.138t}$，血浓峰值($T_{1/2}$)为11.70 mg/L，AUC为42.72mg/(h·L)[26,27]。②8-甲氧补骨脂素药代动力学：给小鼠口服250 mg/kg 8-甲氧补骨脂素后，该药可自胃肠道很快吸收，1h后血中浓度达高峰，在血中的生物半衰期为6h。分布以皮肤最多，肝脏次之，能通过血脑屏障。48h内总排泄量只有1.13%，主要排泄途径是尿，其次是粪便[28]。补骨脂素和异补骨脂素在鼻黏膜吸收符合零级动力学特征，随着药液浓度的增加，补骨脂素和异补骨脂素的吸收存在饱和现象[29]。补骨脂水提液4.8和3.0 g/kg给豚鼠灌胃，每日1次，连续6d。4.8 g/kg剂量组补骨脂内酯在胆汁的清除呈现双指数动力学过程，曲线的前半部表现为快处置过程，其速率常数(1.09±0.29)和半衰期(0.66±0.19)与3.0 g/kg剂量组速率常数(2.15 g/kg0.45)和半衰期(0.33 g/kg 0.06)有显著差异，而两个剂量的慢处置过程(清除相)的速率常数及半衰期则无显著差异[30]。

10. 毒性

(1)急性毒性 补骨脂总油、补骨脂酚和异补骨脂素给小鼠灌胃的LD_{50}分别为生药38.0±3.5g/kg、2.3±0.18mL/kg和180±29.6mg/kg[31]。补骨脂生品对小鼠口服的LD_{50}为37.71±0.54 g/kg，盐炙品为43.25±6.1 g/kg[32]。

(2)亚急性毒性 补骨脂乙素粗制品，每日以100 mg/kg灌胃大鼠，连续1个月，对血压，心电、血象、肝功能及血糖等，均无明显的影响。给小鼠分别灌胃补骨脂酚0.125、0.25、0.5、1.0 mg/kg，连续1~4周，均可引起肾脏病变，大剂量可见进行性肾损害，其他脏器未见明显病变。小鼠分别灌胃异补骨素50、100、200 mg/kg，连续3d，心肝脾肺肾未见病理变化。给犬灌胃异补骨脂素10~100 mg/kg，连续10~14d，也未见肝、肾功能和心电图异常及脏器病理形态变化[31]。

(3)致畸致突变 在紫外线照射下8-甲氧基补骨脂可引起某些哺乳类动物细胞表型的变异(引起细胞生长特征发生形态学的变化)，并且可在某些哺乳动物的细胞中刺激产生内源性鼠白血病病毒[33]。8-甲氧补骨脂在1.0 μg/mL浓度下，加长波紫外线照射下诱发的人体外周血淋巴细胞姐妹染色单体交换频率发生变化，补骨脂素和异构补骨脂素无此作用[34]。1%8-甲氧补骨脂素乳膏1.0g外用对新西兰兔完整皮肤和破损皮肤无刺激性，0.2g外用对豚鼠完整皮肤无致敏作用[35]。

(4)肾毒性 补骨脂生品、盐制品、酒制品、蒸制品、炒制品、雷制品2.5 g/kg，连续14 d和21 d灌胃给药，5.0 g/kg连续灌胃14d，对小鼠肾脏未见毒性反应；但几种补骨脂制品5.0 g/kg连续灌胃21 d，对小鼠有明显的毒性反应，主要表现在肾小球毛细血管丛的内皮细胞及间质细胞核增大，近曲管上皮细胞浑浊。其中酒制品、蒸制品对小鼠肾脏毒性较其他制品小[36]。补骨脂生品、老盐制品、新盐制品2.0和1.0 g/kg连续灌胃21 d，对大鼠肾脏均有不同程度损害，表现为肾曲管上皮细胞浊肿、肾曲管有扩张，管内出现蛋白管型及颗粒管型[37]。

【临床应用】

1. 白癜风 消斑酊(乌梅60%、补骨脂30%、毛姜10%)，配合中药内服治疗235例总有效率为86.3%[38]。复方补骨脂酊联合窄谱中波紫外线治疗白癜风60例，总有效率68.00%，明显高于单纯窄谱中波紫外线治疗(39.29%)[39]。8-甲补骨脂片口服外加黑光照射，治疗寻常性白癜风38例。治疗4周和12周，有效率分别为42.11%和68.48%，优于单纯黑光照射组（22.86%和

42.86%)[40]。

2. 银屑病 补骨脂注射液配合复方甘草甜素片治疗寻常型银屑病88例，经治8周后，治疗组有效率93.18%，对照组(补骨脂注射液配合VC片)74.28%[41]。补骨脂注射液联合冰黄肤乐软膏治疗寻常型银屑病30例，有效率80.0%，疗效好，不良反应少[42]。

3. 骨质疏松 自制补骨脂汤(补骨脂、龟皮胶、鹿角胶、淫羊藿、何首乌、杜仲等)，每天口服1剂(对照组肌注密钙息)，治疗81例老年性骨质疏松患者。结果：两组骨密度值和临床疼痛缓解率均无显著性差异，治疗效果同样显著。但补骨脂汤价格低廉、服用方便、副作用小[43]。对于绝经后的32例骨质疏松症患者，用补骨脂复方制剂(补骨脂、淫羊藿、杜仲、女贞子等)干预取得较好疗效[44]。

4. 股骨头坏死 60例股骨头坏死患者，随机分成补骨脂汤治疗组(30例)，复方丹参片对照组(30例)。结果，治疗组临床总有效率65.7%，对照组16.7%。补骨脂汤剂配合康复训练治疗股骨头坏死疗效较好[45]。

5. 慢性腰肌劳损 复方补骨脂方：补骨脂、锁阳、狗脊、川断、黄精、赤芍的组成，治疗185例，痊愈68(37%)，有效95(51%)，无效22(12%)，总有效率88%[46]。

6. 小儿遗尿 补骨脂金樱子汤加减，治疗小儿遗尿患者36例，治愈26例，好转9例，1例无效，总有效率97.2%，有较好疗效[47]。

7. 血小板减少性紫癜 补骨脂、骨碎补、菟丝子、白术、茯苓、党参、黄芪、地黄、当归为基本方，治疗35例，每日1剂，30d为一疗程，有效率为88.5%[48]。

(邱 琳)

参考文献

[1]吉力，等. 补骨脂化学成分的综述. 中国中药杂志，1995，20(2)：120

[2]罗艺晨，等.中药补骨脂的研究进展.中兽医学杂志，2007，5：49

[3]Shan CC，et al.Meroterpenoids V：Psoralea corylifolia Linn. -4.2，3 -hydroxybakuchiol， AI，3 -Hydroxybakuchiol and AI，2 - Hydroxybakuchiol. 1997，74：970

[4]郑里翔，等.补骨脂汤对实验性血管痴呆性大鼠学习记忆行为学的影响.江西中医学院学报，2007，19(2)：83

[5]郑里翔，等.补骨脂汤对血管痴呆性大鼠海马内C-FOS基因表达及学习基因的影响.中医药学刊，2006，24(5)：849

[6]徐立志，等.补骨脂对小鼠免疫功能的影响.儿科药学杂志，2004，10(3)：1

[7]杨光，等.补骨脂多糖对小鼠激发态免疫功能的影响.中药材，2004，27(1)：42

[8]姚暄，等补骨脂对乳腺癌骨痛大鼠痛行为及肿瘤生长的影响.中国中医急症，2009，18(3)：417

[9]芦艳丽，等.补骨脂素对人成骨肉瘤MG-63细胞增殖的影响.新疆中医药，2009，27(4)：7

[10]谭敏，等. 补骨脂素对乳腺癌MCF-7和MDA-MB-231细胞体外作用的比较研究.广州中医药大学学报，2009，26(4)：359

[11]陈楠楠，等.补骨脂素联合长波紫外线A诱导HL-60细胞凋亡作用的研究.中国实验血液学杂志，2008，16(6)：1293

[12]邓平香，等.补骨脂对去卵巢大鼠骨转换及血脂代谢的实验研究.新中医，2005，37(7)：94

[13]王建华，等.补骨脂素对大鼠成骨细胞增殖与分化的影响.天然产物研究与开发，2007，19：844

[14]邱印利，等.补骨脂淫羊藿总黄酮对兔成骨细胞增殖及抗氧化作用的影响.中国兽医杂志，2010，46(3)：55

[15]张军芳，等.异补骨脂素加锌对大鼠成骨细胞增殖与分化的影响.天然产物研究与开发，2009，21：409

[16]邓时贵，等.补骨脂中黑色粘稠物鼻腔给药的止喘作用.西北药学杂志，2000，15(5)：211.

[17]胡学军，等.补骨脂平喘作用有效部位的筛选。时珍国医国药，2008，19(8)：1903

[18]陈文良，等.补骨脂和蛇床子总香豆素对哮喘大鼠血清皮质醇含量的影响.中国现代实用医学杂志，2006，5(6)：23

[19]余文新，等.补骨脂总香豆素对哮喘大鼠血清Camp/cGMP的影响.现代中药研究与实践，2006，20(5)：27

[20]寿清耀，等补骨脂雌激素样作用的有效成分研究. 中药新药与临床药理，2007，18(6)：425

[21]唐晓琴，等.补骨脂对A375人黑素瘤细胞增殖及黑素合成的影响.中国中医药信息杂志，2010，17(3)：41

[22]韩瑞玲，等.8-甲氧补骨脂素脂质体凝胶对实验性白癜风的药效学.中国医院药学杂志，2004，24(5)：270

[23]王军，等.8-甲氧补骨脂素脂质体对小鼠黑素瘤黑素生成影响的研究.广东药学院学报，2004，20(5)：509

[24]林昶，等.补骨脂提取物对D-半乳糖致亚急性衰老小鼠模型血清SOD、MDA的实验研究. 贵阳中医学院学报，2009，31(4)：20

[25]黄熙，等.高效液相色谱法测定全血中补骨脂素的浓度.第四军医大学学报，1991，12(3)：210

[26]黄熙，等.补骨脂素房室模型拟合及生物利用度.第四军医大学学报，1991，12(5)：349

[27]梅学仁，等.8-甲氧补骨脂素在动物体内的代谢研究.中草药，1980，11(1)：29

[28]李爱群，等.补骨脂中补骨脂素和异补骨脂素的鼻黏膜吸收研究。中国中药杂志，1999，24(11)：689

[29]叶少梅，等.补骨脂胆汁清除的动力学研究.中药新药与临床药理，1999，10(3)：162

[30]周金黄.中药药理学.上海：上海科学技术出版社，1986：

257

[31]姚祥珍,等.补骨脂主要炮制品的毒性比较.中药材,1997,20(4):182

[32]Donald L E,等.8-甲氧基补骨脂素引起哺乳类动物细胞的变异等.国外医学皮肤病学分册,1980,(3):162

[33]刘佯.中药补骨脂素类及8-MOP对人体外周血姐妹染色单体交换率的影响.中西医结合杂志,1986,6(6):357

[34]田夫军,等.8-甲氧补骨脂素乳膏皮肤刺激性和致敏性实验研究.中国麻风皮肤病杂志,2006,22(4):283

[35]张玉顺,等.补骨脂不同炮制品对小鼠肾脏毒性作用的病理学研究.中成药,1994,16(12):17

[36]姚祥珍,等.补骨脂生品老品及新品的药效和毒性的比较.中国中药杂志,1997,22(6):341

[37]金洪慈,等.中药治疗白癜风235例疗效观察.辽宁中医杂志,1983,7(6):35

[38]李政敏,等.复方补骨脂酊联合窄谱中波紫外线治疗白癜风50例.中医外治杂志,2010,19(2):20

[39]嵩丽玲,等.8-甲补骨脂治疗寻常性白癜风38例.中国中医药,2010,8(6):31

[40]王金凤.补骨脂注射液联合甘草甜素片治疗寻常型银屑病疗效观察.临床医学,2010,23(2):64

[41]刘涛,等.补骨脂注射液联合冰黄肤乐软膏治疗寻常型银屑病疗效观察.岭南皮肤性病科杂志,2008,15(1):25

[42]叶志雄,等.自制补骨脂汤玉密钙息治疗老年性骨质疏松症的临床对比研究.中国基层医药,2005,12(7):834

[43]王全权,等.补骨脂复方制剂干预绝经后骨质疏松症的作用.中国临床康复,2006,10(35):145

[44]蔡伟青,等.补骨脂汤剂治疗股骨头坏死30例临床观察.上海中医药杂志,2007,41(8):51

[45]金东席,等.复方补骨脂方配合针灸治疗慢性腰肌劳损185例.时珍国医国药,2006,17(5):816

[46]钟朋光,补骨脂金樱子汤治疗小儿遗尿36例.中医儿科杂志,2007,3(6):37

[47]高想,等.补肾健脾法治疗慢性原发性血小板减少性紫癜35例.中医杂志,1991,32(3):21

灵芝 Ganoderma ling zhi

本品为多孔菌科真菌赤芝*Ganoderma lucidum* (Leyss ex Fr.)Karst.或紫芝*Ganoderma sinense* Zhao,Xu et Zhang的干燥子实体。味甘,性平。补气安神,止咳平喘。用于心神不宁、失眠心悸、肺虚咳喘、虚劳短气、不思饮食。

【化学成分】

1. 赤芝*Ganodermalucidum*(Leyss ex Fr.)Karst.

(1)灵芝多糖　赤芝子实体多糖P32A(分子量560,322)和P32B(287,389)均以己糖为主构成,以葡萄糖和甘露糖为主要单糖组分;结构分析表明,P32A含有1→4连接葡萄糖构成的主链,P32B可能以1→3连接构成的主链[1]。赤芝多糖肽GL-PP-3A是以葡萄糖为主的杂多糖,由葡萄糖、半乳糖、木糖、甘露糖和鼠李糖组成,含有17种氨基酸;该多糖主链由1,6或1,3-连接的-D-Glcp构成,二者比例约2:1[2]。

(2)三萜类　主要有灵芝酸(ganoderic acid A、B、C、C2、DM、K、LM2、Ma Mj、P、Q、R等);甲基灵芝酸(methyl ganoderate);灵芝醇(ganoderiol);ganoderenic acid;灵芝醛(ganoderal);灵芝草酸(ganodermic acid)等[3,4]。

(3)蛋白质　灵芝中蛋白质有多种类型,包括真菌免疫调节蛋白(fungal immunomodulatory protein,FIPs)、凝集素(lectin)、糖蛋白(glycoprotein)、酶(enzyme)等。又从赤芝的菌丝体中分离纯化出分子量13000的小分子蛋白质,命名为LZ-8[32,33]。

(4)其他　赤芝子实体中尚含有灵芝萜酮二醇(ganodermanondiol)、正二十六烷酸(n-hexacosanoic acid)、麦角甾-7,22-(E)-二烯-3-酮等[8]。

2. 紫芝*Ganoderma sinense* Zhao, Xu et Zhang

(1)紫芝多糖　从紫芝分离的均一体多糖肽分子量分布为1.07,糖苷键为β型;由8种单糖组成,其中葡萄糖占90.95%,与赤芝多糖相比少了鼠李糖[9]。

(2)三萜类　紫芝中含有极性较小的非酸性三萜类化合物,如:ganodermatriol、ganodermanontriol、ganoderiol A、polycarpol等较多;三帖酸类化合物,如灵芝酸A、B、C(ganoderic acid A、B、C)、赤芝孢子酸A(ganosporeric acid)、赤芝酸A(luidenic acid)等较少[10]。

(3)挥发油　从紫芝超细粉挥发油中分离到35种成分,绝大多数成分为脂肪族化合物(67.216%),主要成分为2,6-二叔丁基-苯酚(20.67%),为芳香族化合物,还检出两种杂环族化合物[11]。

(4)其他　从紫芝中分离出甾醇化合物,如麦角甾醇、过氧麦角甾醇、麦角甾醇-7,22-二烯-3-醇、-谷甾醇等[12]。另外,从紫芝的发酵液中分离到吲哚-2,3-二酮,即靛红[13]。

【药理作用】

1. 抗肿瘤 灵芝子实体热水提取物隔日给腹腔接种的Lewis肺肉瘤的小鼠腹腔注射10mg、20mg、40mg,共4次,可使小鼠的存活时间分别延长95%、72%、55%。灵芝子实体热水提取物10mg,隔日腹腔注射5次,还可明显增强细胞毒类抗肿瘤药多柔比星(adriamycin)、顺铂(cisplatin)、氟脲嘧啶(fluorouracil)、硫鸟嘌呤(thioguanine)、甲氨蝶呤(methotrexate)和免疫调节药伊美克(imexon)对小鼠Lewis肺肉瘤的抑制作用,使小鼠的存活时间较单用上述药物时明显延长。相反,免疫抑制药环孢素(Cyclosporin)则可显著抑制灵芝热水提取物对小鼠Lewis肺肉瘤的治疗作用,使存活时间延长率从105%降至1%。此外还发现此提取物的醇溶部分亦有抗Lewis肺肉瘤作用[14]。给小鼠腹腔接种S180细胞前预防给药或接种后治疗给药,灵芝多糖肽50、100和200 mg/kg,连续灌胃7~9d,可显著延长小鼠的存活时间。同样剂量的灵芝多糖肽还可抑制小鼠皮下接种的S180生长,抑制率分别为21.7%、38.5%和35.5%。给荷Lewis肺癌小鼠连续灌胃灵芝多糖肽50 mg/kg,共9d,亦可显著地抑制Lewis肺癌生长,抑制率为55.5%。此外,灵芝多糖肽还能拮抗环磷酰胺和放射线引起的小鼠骨髓细胞的抑制[15]。给荷瘤小鼠(肉瘤S180)灌胃灵芝提取物(GLE)相当生药量5、10、20g/kg,共10d,可显著抑制S180生长,其抑瘤率分别为22.77%、41.58%和60.89%。同样灌胃灵芝多糖B(GL-B)50、100、200 mg/kg,共10d,也可抑制S180生长,抑瘤率分别为27.70%、55.83%和66.70%。GL-B与抗肿瘤药环磷酰胺(Cyclophosphamide)并用还能显著增强后者的抗肿瘤作用[16]。以上结果均证明,灵芝及其所含多糖在实验小鼠体内具有抗肿瘤作用。

在灵芝抗肿瘤作用机制的研究中,观察了灵芝提取物和不同的灵芝多糖对体外培养的肿瘤细胞的影响。将浓度为相当生药量50、100、200mg/mL的灵芝多糖(GLE)加至体外培养的S180细胞中,发现GLE对S180细胞的增殖无直接抑制作用;同样,将灵芝多糖GL-B(50~200μg/mL)直接加入到人白血病细胞(HL60)中,GL-B对HL60细胞增殖亦无抑制作用;灵芝菌丝体多糖(5.9~750μg/mL)对HL60细胞在体外生长亦无抑制作用。可见灵芝及其所含多糖并不能直接抑制或杀死肿瘤细胞,即它们并非细胞毒类抗肿瘤药。观察灵芝对体外培养的肿瘤细胞凋亡的影响,结果当浓度为生药50~100 mg/mL时,GLE不能直接诱导体外培养的S180细胞凋亡;GL-B(50~200 μg/mL)亦不能诱导HL60细胞凋亡;同样,灵芝菌丝体多糖即使浓度高达600 μg/mL,也不能诱导HL60细胞凋亡。以上结果指出,灵芝及其所含多糖既不能直接抑制或杀死肿瘤细胞,又不能直接诱导肿瘤细胞凋亡[16]。

灵芝及其灵芝多糖类在体内具有抗肿瘤作用,又有明显的免疫增强作用,故推测灵芝的抗肿瘤作用是通过其免疫增强作用而实现的。灵芝的抗肿瘤作用及其机制分别进行了以下研究:给小鼠灌胃灵芝多糖生药GLE 5、10、20 g/kg,共10d,最后一次给药后1h,取血,制备含药血清。该含药血清体外可明显抑制S180细胞生长,并可诱导S180细胞凋亡。同样,给小鼠灌胃不同剂量的GL-B后,含药血清(含GL-B血清)亦可显著抑制HL60细胞增殖,并明显的促进HL60细胞凋亡。以上结果提示,小鼠灌服GLE或GL-B后,血清中可能出现了一种有抗肿瘤活性的物质。检测结果显示,GLE生药5、10、20g/kg或GL-B 50、100、200 mg/kg给小鼠灌胃,小鼠血清中IFN-γ、TNF-α的含量明显增加,并表现出明显的剂量依赖关系。提示,灵芝多糖GLE和GL-B诱导小鼠体内产生具有细胞毒作用的TNF-α和IFN-γ。在小鼠腹腔巨噬细胞或脾细胞培养中加入浓度为50、100、200μg/mL的GLE或GL-B共同培养,之后将共培养上清液加入HL60细胞培养基中,结果这两种共培养上清液可显著抑制HL60细胞增殖和凋亡[17,18]。上述结果说明,灵芝多糖能直接作用于巨噬细胞和脾细胞,促其产生TNF-α和IFN-γ。进一步在分子水平,深入研究了GL-B对TNF-α mRNA和IFN-γ mRNA表达的影响。在小鼠巨噬细胞或脾细胞培养基中加入不同浓度的GL-B,GL-B可显著促进小鼠腹腔巨噬细胞TNFα mRNA表达和脾细胞IFN-γ mRNA表达。同时还发现,给小鼠灌胃生药GLE5、10、20 g/kg,共10d,亦可显著增加小鼠腹腔巨噬细胞TNF-α mRNA表达和脾细胞IFN-γ mRNA表达[19,20]。此后大量实验结果证明,在健康人外周血单核-巨噬细胞或T淋巴细胞培养中加入灵芝子实体多糖PS-G,可明显促进巨噬细胞生成IL-1β、TNF-α和IL-6以及T淋巴细胞生成TFNγ;当PS-G浓度为100μg/mL时,IL-1β、TNFα和IL-6分别较对照增加5.1、9.8和29倍;PS-G 3.13~400g/mL均可促进人外周血T淋巴细胞TFN-γ生成,在浓度为50μg/mL时,PS-G促进TFN-γ生成的作用达峰值,但PS-G浓度继续增加TFN-γ生成反减少。直接将PS-G加入人白血病细胞株HL60和U937细胞培养中,对此二细胞株增殖均无抑制作用,也不能诱导此二细胞株凋亡。但加入

20%(vol/vol)PS-G的人外周血单核细胞培养液，则可显著抑制HL60和U937细胞增殖促其凋亡。

此外，在HL60和U937细胞培养中加入20%(vol/vol)PS-G的人外周血单核细胞培养液可诱导HL60和U937细胞分化为成熟的可表达CD_{14}和CD_{18}表面抗原的单核巨噬细胞。分化率分别为40%和45%[21]。灵芝水煎剂(生药0.1 g/mL)每只0.15mL灌胃，可明显抑制Balb/c小鼠皮下接种的Hca-F25/CLA_3实体瘤生长，抑瘤率为60.34%。与此同时，灵芝水煎剂显著降低瘤组织及血清中GST(与耐药性相关)和γ-GT(肿瘤病变标识物)的活性，表明灵芝不仅抑制肿瘤生长，而且抑制肿瘤病变的程度。表明灵芝有促进癌细胞向正常细胞再分化的可能性[22]。以上结果指出，灵芝及其所含多糖在体内可直接作用于单核巨噬细胞和淋巴细胞，促进TNF-α mRNA和IFN-γ mRNA表达，增加TNF-α和IFN-γ生成，也促进巨噬细胞IL-1和IL-6生成。在这些细胞因子的作用下，抑制肿瘤细胞增殖，诱导肿瘤细胞凋亡，最终杀死肿瘤细胞。此外，体外试验还指出，灵芝还可能促进癌细胞向正常细胞再分化。

近期的研究表明，人脐静脉内皮细胞(HUVECs)的增殖被灵芝多糖肽(GlPP)抑制，呈现一定的剂量关系。流式细胞分析表明，HUVECs的GlPP处理能够直接引起细胞凋亡。另外，GlPP的增加也会导致HUVECs的Bcl-2基因抗凋亡蛋白表达的减少和Bax基因前凋亡蛋白表达的增加。提示GlPP诱导的细胞凋亡是抑制HUVEC增殖的机制[23]。灵芝中分离出的多肽在细胞中是以糖蛋白的形式存在，是一种较强的抗羟基、自由基的生物活性物质，有防癌功能[24]。灵芝多糖蛋白可以提高机体细胞膜封闭度，增强机体抗肿瘤机能[25]。在灵芝子实体实验中发现，通过修饰Akt/NFB信号，灵芝能抑制乳腺癌细胞MDA-MD-231的生长，通过抑制NFB来抑制乳腺癌的浸润，抑制癌细胞增殖，通过NFB对细胞周期蛋白D1的负调节作用，使肿瘤细胞停滞在G0/G1期[26]。在一定剂量和时间下，灵芝乙醇提取物能抑制人乳腺癌MCF-27细胞增殖，凋亡蛋白Bax的正调节作用能诱导MCF-27程序性凋亡[27]。从萌发的灵芝孢子中提取的脂类能抑制鼠肝癌细胞、S180肿瘤细胞和小鼠网织红细胞中肿瘤细胞的生长[28]。

2. 调节免疫 皮下注射灵芝孢子粉水提取物20 g/kg，可明显提高小鼠腹腔巨噬细胞的溶酶体酶、酸性磷酸酶和β-葡萄糖醛酸酶活性，并促进H_2O_2生成，表明灵芝孢子粉水提物可激活巨噬细胞[29]。给正常小鼠口服、腹腔注射、静脉注射灵芝水提乙醇萃取后的醇不溶性成分(GL-AI)均可增强脾NK细胞的细胞毒活性。腹腔注射的最适剂量为20~40 mg/kg，剂量过低或过高增强作用减弱。与此同时，给药小鼠的血清IFN滴度亦明显增加。进一步还发现，给C57BL/6小鼠或C3H/HeN小鼠接种黑色素瘤B16-F10和肝肉瘤129P后2周，荷瘤小鼠的脾NK细胞的细胞毒活性显著降低，腹腔注射GL-AI 40 mg/kg，则可明显增强荷瘤小鼠NK细胞的细胞毒活性[30,31]。

灵芝还可增强体液免疫功能。采用羊红细胞(SRBC)诱导的小鼠空斑形成细胞(PFC)反应为指标，观察几种灵芝多糖对正常小鼠和各种诱因所致免疫功能抑制小鼠的体液免疫功能的影响。结果发现，灵芝多糖组分BN3C(含4个均一体)5 mg/kg，连续腹腔注射5d，能使SRBC免疫的正常小鼠的PFC反应显著增加[32]。每日给小鼠腹腔注射灵芝多糖GL-B(25~100 mg/kg)，共4d，可明显增强小鼠脾细胞对LPS刺激的增殖反应。当GL-B为100 mg/kg时，脾细胞增殖反应较对照组增加84.8%。表明，GL-B可增强B淋巴细胞对LPS刺激的敏感性[33]。与多糖成分不同，当小鼠用乙肝表面抗原(HbsAg)每只1μg免疫后，第7d开始腹腔注射灵芝蛋白LZ-812 mg/kg，每周两次，直至第28d可抑制HbsAg抗体的产生[34]。

灵芝多糖BN3A、BN3B和BN3C(1、5 μg/mL)均可显著促进刀豆素A(ConA)诱导的C_{57}BL/6小鼠的脾淋巴细胞增殖反应。在浓度为30 μg/mL时，BN3A和BN3C还可部分拮抗氢化可的松对淋巴细胞增殖反应的抑制作用[32]。GL-B(50~800 μg/mL)可浓度依赖性的促进小鼠的混合淋巴细胞培养反应(MLR)，并可翻转小剂量环孢素(0.01μg/mL)对MLR的抑制作用，使之恢复正常。当环孢素的浓度增至0.1~1μg/mL时，对MLR的抑制作用达80%，对此GL-B几无拮抗作用。GL-B也可剂量依赖性地拮抗抗肿瘤药氟尿嘧啶、丝裂霉素C和阿糖胞苷对MLR的抑制作用。这一结果提示，灵芝与抗肿瘤药联合应用时，除有前述增效作用外，尚可拮抗抗肿瘤药的免疫抑制作用，这有助于增强疗效，减少不良反应[35]。

灵芝蛋白LZ-8在体外对小鼠脾细胞有强大的促有丝分裂作用，最适刺激浓度为3.3 μg/mL。LZ-8尚可增强ConA的促有丝分裂作用[36]。小鼠每只每日腹腔注射小剂量灵芝多糖(GLP，0.05、0.1mg)共5d，可明显增强ConA诱导的脾细胞增殖及IL-2生成，脾淋巴细胞Thy-1、L3T4抗原表达显著增加。而大剂量GLP(每只2、4mg)反明显抑制ConA诱导的脾细胞增殖和IL-2生成，脾淋巴细胞Thy-1、L3T4抗原表达亦明显降低。结果提示，适当剂量的灵芝多糖GLP可明显促进淋巴细胞增殖，使总T淋巴细胞（Thy-1）和TH细胞（L3T4）增加，而TS细胞（Lyt2）则无明显变化[37]。GL-B（100~800 μg/mL）可促进小鼠脾细胞的自身混合淋巴细胞反应（AMLR），该作用可被环孢素A（Cyclosporine）抑制93.2%，由于环孢素主要作用于T细胞，故说明GL-B也主要作用于T细胞[38]。采用MLR为模型，当GL-B与细胞共同培养浓度为62~250 μg/mL时，GL-B在促进MLR的同时，可明显增强小鼠脾淋巴细胞DNA多聚酶α的活性[39]。GL-B（50~200 μg/mL）与脾细胞共同培养24h，可明显增加脾细胞的线粒体、ATP酶、DNA和RNA的含量。在GL-B作用下，脾细胞核变大，胞质更为丰富，且胞质增多的程度大于胞核变大的程度[40]。灵芝能促进免疫细胞因子的产生。灵芝多糖BN3A，BN3B和BN3C（0.05~1 μg/mL）均可显著增加ConA刺激的C_{57}BL/6小鼠脾细胞产生IL-2，并可部分地拮抗环孢霉素A和氢化可的松对小鼠脾细胞产生IL-2的抑制作用[41]。

将未成熟小鼠骨髓来源树突状细胞（DC）与不同浓度灵芝多糖（*Gl*-PS）（0.8、3.2或12.8 μg/mL）共培养并经LPS刺激成熟后，发现灵芝多糖促进树突状细胞的成熟、分化和功能；并证明灵芝多糖通过促进DC成熟，促进DC诱导的CTL细胞毒性和CTL细胞的IFN-γ和颗粒酶B的mRNA和蛋白表达，从而杀伤肿瘤细胞[42]。最近研究了具有（1→6）-β-D-葡聚糖分枝结构的灵芝多糖（PS-G）对人单核细胞来源的树突状细胞（DC）的影响。PS-G（10 μg/mL）能够促进DC表达CD_{80}、CD_{86}、CD_{83}、CD_{40}、CD_{54}、人白细胞抗原（HLA）-DR，以及IL-12、IL-10蛋白及其mRNA表达，抑制DC的内吞活性；此外，经PS-G作用后的DC细胞刺激T细胞的活性增强，促进T细胞分泌IFN-α、IL-10。进一步研究显示，PS-G能够增加I B（Inhibitor of B）激酶和NF-B活性，以及IB和P38 MAPK的磷酸化。加入helenalin（NF-B的抑制剂）以及SB98059（P38 MAPK的抑制剂）则不同程度地阻断PS-G对DC表达CD_{80}、CD_{86}、CD_{83}、CD_{40}、CD_{54}、人白细胞抗原（HLA）-DR，以及IL-12、IL-10生成的作用。提示PS-G通过NF-B和P38MAPK信号通路，快速而有效地诱导人DC细胞的活化和成熟[43]。灵芝水提取物中分离得到的含岩藻糖的多糖肽组分（F3）（10~100g/mL）体外作用于人脐血单个核细胞（mononuclear cells，MNCs）培养7d后，用流式细胞仪进行细胞表型分析表明，$CD_{14}^+CD_{26}^+$单核/巨噬细胞、$CD_{83}^+CD_{1a}^+$树突状细胞和$CD_{16}^+CD_{56}^+$NK细胞较对照分别增加了2.9、2.3和1.5倍，并且NK细胞的细胞毒活性提高了31.7%，而B细胞没有明显变化[44]。

给予小鼠一次性腹腔注射抗肿瘤药环磷酰胺（cyclophosphamide，Cy）300mg/kg，24h后分别腹腔注射2.5、25、250mg/kg灵芝多糖（Gl-PS），每天1次，连续7d。给药后第7至第9天，NK细胞、淋巴因子激活的杀伤细胞（lymphokine activated killer，LAK）活性以及第12d巨噬细胞吞噬和细胞毒活性均显著升高，且未观察到任何毒副反应[45]。从灵芝子实体中提取得到的灵芝多糖（PL-1，25mg/kg），腹腔注射连续4d，明显促进小鼠脾细胞经LPS（20g/mL）诱导的B淋巴细胞增殖，以及抗体产生[46]。在小鼠T细胞培养开始时，加入不同浓度的灵芝多糖（GLB7，5、10、20、40mg/L），发现GLB7能剂量依赖性增强静息T细胞中IL-2和IL-3 mRNA的表达，而对活化的T细胞则不产生影响。表明灵芝多糖免疫增强和抗肿瘤作用的基础与其在转录水平促进T细胞中IL-2和IL-3 mRNA的表达有关[47]。

从灵芝子实体中分离得到的具有生物活性的糖肽（GLIS），能够使B淋巴细胞活化、增殖。经GLIS作用后的B淋巴细胞体积变大、其细胞膜表面表达CD_{71}和CD_{25}，免疫球蛋白IgM、IgG分泌增加，并且GLIS活化B淋巴细胞不依赖于T淋巴细胞的活化，GLIS可直接B淋巴细胞表达蛋白激酶C（PKC）和PKC，但GLIS并不影响淋巴细胞胞内Ca^{2+}浓度，研究表明GLIS可作为B淋巴细胞刺激剂[48]。含岩藻糖的灵芝多糖肽组分（F3）（10g/mL）能够促进小鼠脾细胞IL-1、IL-2和IFN的mRNA表达；蛋白质组学分析表明，该剂量F3使小鼠脾细胞的蛋白质组学发生了近50%的改变。而相同浓度的灵芝粗提物（10g/mL）却不能刺激细胞因子产生，说明F3是灵芝的主要活性成分，与激活免疫细胞有关；F3诱导高水平的IFN-α表达，提示F3可能激活NK细胞[49]。当灵芝多糖剂量在100mg/L以上时，可部分拮抗前列腺素E_2（PGE_2）对小鼠脾细胞干扰素（IFN-γ）和肿瘤坏死因子（TNF-α）mRNA表达的抑制作用[50]。灵芝多糖（F3）刺激小鼠脾细胞IL-1、IL-6、IL-12、IFN-α、TNF-α、GM-CSF、G-CSF以及M-CSF mRNA表达，灵芝粗提物、F3及其亚组分（100g/mL）均能明显升高小鼠脾细胞培养上清中CM-CSF、IFN、TNF水平，但F3刺激作用更强，说明F3是灵芝的主要活性成分。F3与巨噬细胞上TLR4受体结合，激活细胞外信号调节激酶（extracellular signal-regulated kinase，ERK）、c-Jun N-末端激酶（c-Jun N-terminal kinase，JNK）和p38，从而诱导IL-1表达[51]。

灵芝还可改善衰老所致的免疫功能衰退。最先发现，灵芝多糖BN3A、BN3B和BN3C（5mg/kg），连续腹腔注射5d，可使14月龄小鼠降低的PFC反应明显恢复；

此三种多糖在浓度为1~10μg/mL时，可使因衰老降低的ConA诱导的淋巴细胞增殖反应明显恢复[32]。与3月龄小鼠比较，19月龄小鼠ConA诱导的脾细胞IL-2产生减少17.6%~20.3%，灵芝多糖BN3A、BN3B和BN3C均可使之恢复至3月龄小鼠的正常水平[41]。24月龄老年小鼠脾细胞的DNA多聚酶α活性较3月龄年轻小鼠降低35.6%~43.3%。每日给老年小鼠腹腔注射GL-B 25mg/kg和50mg/kg，连续给药4d，可显著增强老年小鼠脾细胞的DNA多聚酶α活性，并使之趋于正常。以上研究结果表明，灵芝多糖可明显恢复因衰老所致的体液免疫功能和细胞免疫功能降低。与此同时，灵芝多糖还能增加IL-2的产生，使衰老引起的IL-2降低恢复至年轻小鼠的正常水平[33]。

灵芝多糖肽(GPP)在体外对高浓度吗啡所致免疫抑制有拮抗作用，0.063~0.5μmol/mL的吗啡可显著抑制小鼠腹腔巨噬细胞的吞噬功能、IL-1诱生、淋巴细胞增殖和IL-2的产生。而GPP(50~800μg/mL)对上述免疫实验指标有明显的促进作用，且随剂量增加，作用增强。当吗啡和GPP同时加入体外培养细胞系统中，则有相互拮抗作用。GPP(50~80μg/mL)可逆转吗啡所致巨噬细胞吞噬功能降低，IL-1和IL-2生成减少以及淋巴细胞增殖功能减退，并使之恢复正常。GPP对反复吗啡处置所致吗啡依赖小鼠的免疫抑制作用的影响。小鼠依次皮下注射吗啡20、30、40、50mg/kg，4d后可建立稳定的吗啡身体依赖模型。研究发现，吗啡依赖组小鼠的腹腔巨噬细胞吞噬功能及对S180瘤细胞的细胞毒性、诱生TNF和IL-1的能力、迟发型过敏反应(DTH)和溶血空斑细胞的溶血能力、ConA或LPS诱导的淋巴细胞增殖反应及混合淋巴细胞培养反应均显著抑制，GPP(灌胃剂量为50mg/kg)则可使吗啡对上述免疫实验指标的抑制作用逆转并恢复至正常水平[52]。

灵芝抗过敏反应。研究赤芝发酵浓缩液能显著抑制卵蛋白及破伤风类毒素主动致敏豚鼠肺组织释放组织胺及过敏的慢反应物质(SRS-A)的释放，且其作用强度与所用药物浓度成正比。从灵芝发酵浓缩液中提出的酸性物I和II可能是这一作用的有效组分[53]。从赤芝中提出的三萜类化合物ganoderic acid C和D(0.4 μg/mL)对肥大细胞释放组织胺有抑制作用[54]。从灵芝发酵液中提取到油酸具有膜稳定作用，可抑制组织胺释放和^{45}Ca摄取；从赤芝培养物中分离出一种环八硫(cyclooctasulfur)，可抑制大鼠腹腔肥大细胞释放组织胺，并阻止肥大细胞摄取^{45}Ca，但对细胞内cAMP无影响[55]。进一步研究发现，环八硫可诱导肥大细胞膜上蛋白结合位点的变化，提示环八硫与膜蛋白质相互作用，从而抑制^{45}Ca的摄取。这可能是其抑制组织胺释放的主要原因[56]。

3. 抗放射 在^{60}Coγ射线照射前给小鼠灌胃灵芝液(10 g/kg)20d，照射后继续给药2周，能显著降低动物的死亡率。灵芝组和对照组照射后30d的死亡率分别为44.4%和70.4%。^{60}Coγ射线照射后，给小鼠腹腔注射灵芝液(10 g/kg)虽对照射后30d死亡率无影响，但可使死亡动物的平均存活时间明显延长[57]。灵芝提取物(400 mg/kg)连续给药35d，对4Gyγ射线照射小鼠所致损伤有明显的保护作用，在照射后7d或28d，灵芝提取物能明显拮抗因照射引起的白细胞减少和PHA、ConA和LPS诱导的脾淋巴细胞增殖反应降低。进一步还证明，灵芝提取物可恢复照射引起的CD_4和CD_8细胞的降低[58]。每日给小鼠腹腔注射灵芝多糖D6(74 mg/kg)，7d后可使^{3}H-亮氨酸、^{3}H-胸腺嘧啶核苷和^{3}H-尿嘧啶核苷分别参入骨髓细胞蛋白质、DNA和RNA的参入量较对照组增加28.5%、43.3%和48.7%，说明灵芝多糖能促进骨髓细胞蛋白质、核酸的合成，加速骨髓细胞的分裂增殖[59]。

4. 镇静、镇痛、催眠 给小鼠腹腔注射灵芝酊(5 g/kg)、灵芝发酵浓缩液(10 mL/kg)和菌丝液(5 g/kg)后，经1~2min，即出现镇静作用，表现为自发性活动明显减少，肌张力降低[60,61]。给小鼠注射灵芝液(20 g/kg)能显著增强戊巴比妥钠的麻醉作用，灵芝液组的戊巴比妥钠ED_{50}为25.4 mg/kg，而对照组为35.0 mg/kg，二组间有显著差别[60]。给小鼠皮下注射赤芝孢子粉醇提干浸膏生药10和20 g/kg，能显著减少小鼠自发性活动，延长戊巴比妥睡眠时间，使烟碱引起的死亡减少。减少唾液分泌及使正常小鼠体温降低[62]。这些结果均指出，灵芝及其提取物具有一定的镇静作用。研究还发现，给小鼠皮下注射灵芝注射液(10g/kg)能抑制电刺激引起的撕咬反应；腹腔注射灵芝发酵总碱(1.32 g/kg)及发酵浸膏(1.4 g/kg)均能显著抑制孤独雄性小鼠的攻击行为，此作用能维持4d以上；用热板法测定小鼠疼痛反应，发现灵芝恒温渗滤液腹腔注射(10~15 g/kg)还有一定的镇痛作用。用电刺激法及热板法进行试验，给小鼠灌胃灵芝浓缩液20 mL/kg或腹腔注射2 mL/kg后，痛阈均有提高，显示有镇痛作用。

5. 影响心血管系统

(1)强心作用 腹腔注射灵芝酊或菌丝体乙醇提取液(3g/kg)对在位兔心有明显的强心作用，给药后心收缩力分别增加41.1%和42.7%，对心率无明显影响。灵芝子实体注射液静脉注射也有类似强心作用。

麻醉猫静脉滴注灵芝热醇提取液（50%~100%，24~44mL），亦见强心作用，使心收缩幅度增强30%~50%，同时使心率减慢。浓度较高时，在强心作用前先有短暂的抑制。大剂量中毒时，出现房室传导阻滞[60,61,63]。

(2)心肌缺血保护作用　静脉注射发酵灵芝总碱0.0575g/kg（相当于生药12.5 g/kg）能使麻醉犬冠状动脉流量增加62%，作用持续15min以上。同时能明显降低冠脉阻力、动脉静脉氧差、心肌耗氧量和心肌氧利用率，改善缺血心肌的心电图变化。静脉注射同样剂量的发酵灵芝总碱还使猫冠脉流量和脑血流量分别增加45.7%和24.8%，表明灵芝不仅增加心肌供血，还能增加脑的供血。结扎豚鼠的冠状动脉左旋支可诱发实验性急性心肌梗死，心电图呈现S-T段明显抬高，T波倒置等异常变化。静脉注射发酵灵芝总碱(生药40 g/kg)后，抬高的ST段明显下降而接近正常，倒置的T波立即减轻其倒置的深度，心率明显减慢[64]。腹腔注射灵芝液、菌丝体乙醇提取液和G.sp发酵液均能显著增加小鼠心肌摄取^{86}Rb的能力，且此作用随所用灵芝制剂的剂量增加而增强，表明它们均能增加小鼠心肌营养性血流量[65]。以上结果显示，灵芝能增加心肌营养性血流量，改善心肌微循环，增加心肌供氧，这可能是它对心肌缺血保护作用的机制之一。

(3)降血压　给麻醉猫静脉注射灵芝液0.5~4.0g/kg均可使血压立即下降。以剂量为1.0g/kg的7次给药结果计算，平均降压数值为68.1kPa(49mmHg)，但作用仅维持0.5~2min，血压旋即恢复正常。给自发性高血压大鼠饲料中加入5%灵芝菌丝体粉，4周后，给药组血压较对照组明显降低，血浆及肝脏中的胆固醇含量亦下降[66]。灵芝菌丝水提物静脉注射给药，可使家兔和大鼠的收缩压和舒张压均降低，但对心率无影响，并证明这种降压作用是通过抑制中枢交感神经而实现[67]。从灵芝的70%甲醇提取物中获得5个三萜类化合物ganoderic acid K S，ganoderal A，gasnoderol A和B对血管紧张素转换酶（angiotensin converting enzyme）均具抑制作用，其IC_{50}值在10^{-4}~$5×10^{-6}$mol/L之间，这亦可能与灵芝的降压作用有关[68]。

(4)抗动脉粥样硬化、降血脂　在大鼠的高胆固醇饲料中加入灵芝的菌丝体，可显著降低血清和肝脏中胆固醇和甘油三酯的含量，并指出其有效成分是三萜类，主要是ganodermic acid，可抑制食物中的胆固醇吸收[69]。从灵芝中分离出的具有7-氧代和5-α-羟基的类固醇在浓度为18μmol/L时，可抑制24，25-双氢羊毛甾醇合成胆固醇。目前认为，灵芝中所含氧化三萜类的化学结构与哺乳动物胆固醇生物合成途径中羊毛甾醇后的中间体类似，可抑制胃肠道吸收食物中的胆固醇。这些氧化三萜类还抑制胆固醇合成过程中的限速酶-3-羟-3-甲戊二酸单酰辅酶A（HMG-CoA）还原酶。在体内给药时，一些灵芝所含的氧化三萜类与HMG-CoA还原酶抑制剂相似，可抑制HMG-CoA还原酶，并因此而抑制胆固醇合成。体外试验，在考来烯胺（cholesteramine）预处理的大鼠肝切片培养中加入灵芝所含的氧化三萜类，可使[2-^{3}H]醋酸盐和[2-^{14}C]羟基戊酸参入胆固醇合成减少。可见这些氧化三萜类还影响胆固醇生物合成过程中羟基戊酸后的环节。现已证实，一些15α-羟基取代的氧化三萜类可抑制羊毛甾醇14α-甲基脱甲基酶，因而抑制胆固醇的合成[70,71]。

(5)影响血小板聚集　灵芝中氧化三萜类化合物(GAS)，当孵育液中GAS的浓度超过20 μmol/L，便可诱发血小板聚集。在此阈值之上，血小板聚集的量与GAS浓度呈线性关系，且血小板聚集百分数与胞浆Ca^{2+}增加、蛋白质磷酸化增强以及促进5-羟色胺(5-HT)释放相一致。GAS还影响血小板磷酸肌苷(phosphoinositides)的代谢。扫描电子显微镜观察可见，在聚集阈值以下，血小板的形态为针盘状的；在GAS引起血小板聚集的阈值之上，血小板变为不规则形，如延长培养30s，可见丝状伪足伸长。在GAS浓度大于50μmol/L时，血小板可见膜泡形成。与高剂量的作用相反，低剂量GAS可抑制血栓素诱发的血小板聚集，并呈现为浓度和时间依赖性的抑制作用。GAS对不同血小板聚集诱导剂的抑制作用不同，对ADP-纤维蛋白原诱导的血小板聚集的抑制作用>对胶原诱导的血小板聚集的抑制作用>对血栓素诱导的血小板聚集的抑制作用。此时，GAS对血小板磷酸肌苷代谢的影响呈现双相时间依赖性的影响。将GAS参入血小板膜亦可引起膜形态改变，血小板对GAS的反应取决于这种两歧性分子的药物在膜的双层结构中的蓄积程度不同[72]。

6. 镇咳、平喘　小鼠氨水引咳法镇咳实验，腹腔注射灵芝水提液、乙醇提取液A和恒温渗滤液、灵芝菌丝醇提液、灵芝发酵浓缩液及G.sp.发酵液均有明显镇咳作用，使氨水刺激引咳的潜伏期延长，或使咳嗽次数显著减少。预先腹腔注射灵芝酊或灵芝液(5~10 g/kg)、灵芝菌丝体乙醇提取液(3.75 g/kg)及灵芝发酵浓缩液(5 mL/kg)可使少数动物不产生“喘息”，但可使“喘息”发作的潜伏期显著延长。灵芝抑制组胺和过敏的慢反应物质(SRS-A，现已知为白三烯类)释放的作用亦与其平喘作用有关[60,61]。

7. 保肝、防治肝炎 连续给小鼠口服灵芝酊(10 g/kg) 8d,能减轻四氯化碳(CCl_4)引起的病理组织学改变,并减轻CCl_4对肝脏解毒功能的损害,使CCl_4中毒性肝炎小鼠代谢中枢抑制药硫喷妥钠的能力明显增强[60]。灵芝和紫芝都能使灌胃给予dl-乙硫氨酸小鼠肝脏甘油三酯含量较对照组明显降低。前者的作用似较后者稍强。灵芝和紫芝酒提物还能显著促使部分切除肝脏的小鼠肝脏再生,并明显降低洋地黄毒苷或消炎痛中毒小鼠的死亡率[73]。腹腔注射灵芝孢子粉250、500 mg/kg,共10d,可降低D-氨基半乳糖所致肝损伤小鼠的死亡率,降低血清丙氨酸氨基转移酶(ALT)和天门冬氨酸氨基转移酶(AST),改善肝功能,减轻肝细胞肿胀和坏死[74]。最近,从灵芝子实体提取的总三萜(GT)和三萜组分(GT_2)对CCl_4和氨基半乳糖诱发的肝损伤有明显的保护作用,可使因肝损伤升高的ALT和肝脏甘油三酯(TG)显著降低。GT还使肝损伤时降低的肝脏超氧化物歧化酶(SOD)活性和还原型谷胱甘肽(GSH)含量显著增高,使升高的脂质过氧化产物丙二醛(MDA)显著降低。GT和GT_2还显著降低BCG+LPS诱发肝损伤小鼠的ALT和TG[75,76]。在结扎并切断胆管诱发肝纤维化大鼠,灵芝多糖可降低血清AST、ALT、碱性磷酸酶(ALP)和总胆红素,还能减少肝脏的胶原含量,肝纤维化的形态学改变亦获改善,表明灵芝多糖具有抗大鼠肝纤维化作用[77]。上述结果证明,灵芝、紫芝确有保肝作用,灵芝所含三萜类化合物可能是灵芝保肝作用的重要有效成分。

灵芝多糖D_6对小鼠蛋白质、核酸合成和肝匀浆细胞色素P450含量的影响。结果发现灵芝多糖D_6(74 mg/kg每日腹腔注射1次,共7d)能促进^3H-亮氨酸(^3H-Leu)参入小鼠血清蛋白质和肝脏蛋白质,还能促进^3H-尿嘧啶核苷(^3H-UR)参入肝脏RNA,但对^3H-胸腺嘧啶核苷(^3H-TdR)参入肝脏DNA无明显影响。灵芝多糖还能增加小鼠肝匀浆细胞色素P450含量[78]。

在胆汁梗阻引起小鼠肝硬化的实验中,灵芝蛋白多糖能降低血清中天冬氨酸转移酶、丙氨酸转移酶、碱性磷酸酶和总胆红素的含量,同时能改善胶原蛋白和肝细胞的组织形态[79]。另有实验表明,灵芝多糖通过激活解毒酶谷胱甘肽-S-转移酶(GST)介导正常小鼠肝细胞的化学防护作用,GST的活性可能与灵芝糖蛋白中蛋白质的含量有关。免疫组织化学研究表明,灵芝多糖抑制一氧化氮合成酶的表达,通过抑制NO产生而保护肝脏[80]。在体内,用芽孢杆菌、结核菌感染小鼠,用灵芝多糖治疗能减轻中央静脉周围肝小叶出血和组织坏死,减轻淋巴细胞的炎症浸润[81]。

8. 降血糖 给葡萄糖负荷大鼠灌胃灵芝子实体水提物(每只5mg),可降低大鼠血糖[82]。给正常小鼠腹腔注射灵芝水提物10 g/kg,能使血糖明显降低,给药7h和24h,其血糖分别为对照组的62%和69%。并进一步从其中分离出灵芝多糖 ganoderan A、B和C,均具有降血糖作用。给正常小鼠腹腔注射ganoderan A、B和C各10、30及100 mg/kg均可显著降低血糖。给药后7h和24h,ganoderan A三个剂量组血糖分别为对照组的55%、59%、48%和78%、60%、56%;ganoderan B三个剂量组的血糖分别为对照组的70%、86%、56%和87%、107%、84%;ganoderan C三个剂量组的血糖分别为对照组的86%、76%、59%和105%、87%、82%。可见ganoderan A的降血糖作用最强。给小鼠注射四氧嘧啶可诱发类似人类Ⅰ型糖尿病的实验性高血糖,上述剂量灵芝多糖对之仍有降血糖作用,以ganoderan A和B的作用最为显著。给药后7h和24h,ganoderan A的三个剂量组的血糖分别为对照组的57%、52%、53%和81%、81%、67%;ganoderan B相应为87%、77%、53%和100%、86%、77%。Ganoderan C对四氧嘧啶诱发糖尿病大鼠的降血糖效果则弱于前二者[83,84]。进一步试验证明,灵芝多糖ganoderan B能提高正常小鼠和糖负荷小鼠血浆胰岛素水平,但对胰岛素与脂肪细胞的结合过程无影响。ganoderan B可明显促进肝脏葡萄糖激酶、磷酸果糖激酶、葡萄糖-6-磷酸和糖原合成酶活性,降低肝脏葡萄糖-6-磷酸脱氢酶活性。在对血浆总胆固醇和甘油三酯水平无影响的情况下,可降低肝糖原含量。故ganoderan B的降血糖作用可能是由于提高了血浆胰岛素水平,加快了葡萄糖的代谢,并促进外周组织和肝脏对葡萄糖的利用[85,86]。灵芝子实体多糖能抑制四氧嘧啶诱导的NFKB的活性,保护胰腺β细胞免受伤害[87]。

9. 抗缺氧 灌胃给予灵芝酊和灵芝液(均为10 g/kg)及一次腹腔注射灵芝发酵液(10 mL/kg)、灵芝菌丝液(5 mL/kg)均能显著提高预先皮下注射异丙肾上腺素的小白鼠耐受急性缺氧的能力,表明在组织耗氧量增加,特别是心肌耗氧量显著增加,对缺氧耐受力降低的情况下,灵芝仍能提高机体对缺氧的耐受能力。腹腔注射发酵灵芝总碱(相当于生药0.23 g/kg)能显著提高小鼠耐受低气压缺氧和常压缺氧的能力,并明显降低小鼠整体耗氧量。野生紫芝总提取物或醇提取物也有类似抗缺氧作用。灵芝提高机体耐受急性缺氧能力的机制尚不清。初步实验曾发现灵芝能抑制小白鼠甲状腺摄取^{131}I。灵芝液能增加健康人红细胞(离体)和大鼠红细胞(整体)中2,3-二磷酸甘油酸(2,3-

DPG)含量，并证实灵芝的这一作用与其中含有的腺苷有密切关系。灵芝的这一作用有助于组织获得较多氧，增加机体的抗病能力[88]。灵芝多糖能保护小鼠大脑神经元免受低氧的伤害，剂量为1、100 g/mL时能增加神经元在低氧条件下的存活力，大大降低malondialdehede含量和活性氧种的水平，并增加锰超氧化物歧化酶(Mn-SOD)活性，使NFKB的定位作用受阻[89]。

10. 清除自由基 灵芝水提取物、灵芝多糖均具有清除自由基活性，如清除氧自由基(O_2^-)和羟自由基(·OH)。以20 μg/mL芝多糖(GLB_7)刺激体外培养的巨噬细胞，可见荧光探针2′,7′-二氯氢化荧光素二乙酯(DCHF-DA)的荧光强度明显下降，与静息水平比较，平均降低36±6%。用12-肉豆蔻酸-13-乙酸佛波醇酯(PMA)刺激体外培养的巨噬细胞，可见DCHF-DA的荧光强度升高48±7%，此时滴加GLB7(20 μg/mL)，荧光强度转而显著降低，下降幅度为19±4%。结果证明，GLB_7能抑制体外培养的巨噬细胞内的活性氧自由基生成，具有清除活性氧自由基作用[90]。给家兔腹腔注射灵芝注射液生药0.48 g/kg，共5次，可显著抑制·OH自由基生成，兔血浆中反映·OH自由基水平的乙烯生成显著减少，从给药前的129.6 nmol/mL降至给药后的64.2 nmol/mL。体外试验，灵芝注射液(12.5~25.0 mg/mL)亦显著增强家兔血浆清除·OH自由基作用。灵芝注射液(4.0~16.0 mg/mL)对NADH/NBT/PMS系统在体外产生O_2^-自由基有显著清除作用，此作用与所加灵芝注射液的剂量成正比[91]。以细胞色素C法测定灵芝多糖GL-A、GL-B和GL-C对黄嘌呤-黄嘌呤氧化酶体系O_2^-自由基产生的抑制作用，三种灵芝多糖的抑制率分别为70%、59%和29%，表明三种灵芝多糖均有拟SOD作用；以MDA-TBA法检测GL-A、GL-B和GL-C对EDTA-Fe(II)体系·OH自由基的清除作用，结果三种灵芝多糖的清除率分别为66.7%、57.6%和45.4%，证明三种灵芝多糖均有·OH自由基清除作用；以TBA法测定GL-B和GL-C对抗红细胞脂质过氧化作用，结果GL-B和GL-C对脂质过氧化的抑制率分别为45%和86%，表明它们能抑制O_2^-自由基对红细胞的脂质过氧化作用[92]。灵芝(1g/kg)连续灌胃3周，均可显著降低大鼠心肌、脑、血浆MDA的含量，增强SOD活性，提示灵芝及其复方有明显的抗氧化作用[93]。顺铂(2 mg/kg静脉注射，连续5d)所致肾损伤大鼠在血清尿素氮和肌酐明显升高的同时，可见血浆及肾皮质的MDA显著增加，而SOD活性显著降低。每日腹腔注射灵芝注射液(每毫升含0.2g生药)20mL/kg，连续5d，对顺铂所致肾损伤有明显的保护作用[94]。灵芝多糖肽(GLPP)50、100、200和400mg/kg腹腔注射20d，使血清和心肌匀浆的丙二醛(MDA)水平下降,谷胱甘肽过氧化物酶(GSH-px)升高，超氧化物歧化酶(SOD)减少，过氧化氢酶(CAT)不变[95]。提示GLPP具有体内外抗氧化作用，其抗氧化作用与清除氧自由基或提高GSHpx水平有关。

11. 其他 最近，一些体外试验发现灵芝子实体和孢子粉的提取物可抑制HIV。试验观察灵芝子实体水提取液及水提取后的子实体再经甲醇提取，为8个部分。结果发现，灵芝子实体水提取液的高分子量部分(GK-HMW)既无细胞毒性，亦无抗HIV活性。低分子量部分对靶细胞无毒性，但对病毒增生有很强抑制作用，其IC_{50}为125 μg/mL，EC_{50}为11.0~11.2 μg/mL，TI值为11.1~11.3。甲醇粗提取物(GLA)、正已烷层(GLB)和乙酸乙酯层(GLC) 的IC_{50}分别为43.6~44.4 μg/mL、21.5~22.4 μg/mL和27.1~29.3 μg/mL，EC_{50}分别为14.4~43.6 μg/mL、15.2~21.5 μg/mL和27.1~29.3μg/mL。中性部分(GLE)和碱性部分(GLG)的IC_{50}分别为14.8~15.0 μg/mL和22.4~24.6 μg/mL，EC_{50}分别为14.8~15.0 μg/mL和22.4~24.6 μg/mL。表明这些部分的细胞毒性和抗HIV活性均较强。水可溶部分(GLD)、酸性部分(GLF)和两性部分(GLH)既无细胞毒性，也无抗HIV活性。在对病毒逆转录酶活性的测试中，GLC与GLG均具有明显抗HIV作用。GLC(50 μg/mL)与Jurkat T细胞共同培养3d后，可抑制病毒增生达75%，GLG(100 μ g/mL)亦可抑制病毒增生达66%。这些结果表明，灵芝子实体水提取物的低分子量部分、甲醇提取物的中性和碱性部分能抑制HIV增殖。从灵芝甲醇提取物中分离的三萜类化合物抗HIV-1细胞病变作用和抑制HIV-1蛋白酶作用，发现灵芝三萜类化合物ganoderiol F和ganodermanontriol可明显抑制HIV-1对MT-4细胞的致细胞病变作用，二者的100%抑制浓度(IC_{100})均为7.8 μg/mL，且均为二者细胞毒浓度(CC)的一半。在对HIV-1蛋白酶的抑制作用研究中，发现ganoderic acid B和ganoderiol B对HIV-1蛋白酶活性的抑制作用最强，二者的半数抑制浓度(IC_{50})均为0.17 mol/L。其余三萜类化合物如ganoderiol F、ganoderic acid Cl、3β,5α-dihydroxy-6β-methoxyergosta-7,22-diene、ganoderic acid α、ganoderic acid H和ganoderiol A亦有类似的抑制HIV-1蛋白酶作用，其IC_{50}为0.18~0.32 mol/L。但浓度在0.25 mol/L以下，所有化合物对HIV-1逆转录酶活性均无抑制作用。作者还发现，$\triangle_{7(8)}$，$\triangle_{9(11)}$-lanostadiene型三萜类具有较强抗HIV-1活性，而$\triangle_{8(9)}$-lanostadiene型三萜类和麦角脂烷型三萜类化合物不能抑制HIV-1的致细胞病变作用。ganodoriol F和ganodermanontriol可能用作先导化合物来开发具有强抗HIV-1活性的新化合物[96]。从灵芝孢子中提取出10种三萜类化合物，并观察它们对HIV-1蛋白酶活性的抑制作用。结果发现，ganoderic acidβ、lucidumol B、ganodermanondiol、ganodermanontriol和ganolucidic acid A对HIV-1蛋白酶有较强抑制活性，其IC_{50}值分别为20、59、90、70和70 μmol/L，以ganoderic acid β对HIV-1蛋白酶的抑制作用最强。Ganoderic acid A、B和Cl仅轻度抑制HIV-1蛋白酶活性，其IC_{50}值为140~430 μmol/L。作者还发现，羊毛脂烷（lanostane）型三萜类的C-3或C-24和C-25羟基是抗HIV-1蛋白酶的必须基因[97]。以上结果均指出，灵芝子实体和孢子所含成分，特别是三萜类化合物在体外可抑制HIV增殖，灵芝的抗HIV作用可能与其抑制HIV逆转录酶和蛋白酶活性有关。

灵芝菌丝体蛋白多糖GLPG，抗HSV-1（Herpes Simp lex Virus type 1，1型疱疹单纯病毒）和HSV-2（Herpes Simp lexVirus type 2，2型疱疹单纯病毒）效果非常显著[98]。进一步研究了灵芝蛋白多糖抗HSV的可能机制，认为灵芝蛋白多糖能抑制过滤性病原体的复制，通过干扰病毒早期进入目标细胞的吸附而达到抗病毒的目的。因此，灵芝蛋白多糖可以作为治疗HSV的制剂[99]。在生长抑素基础上加用灵芝孢子粉能明显降低重症急性胰腺炎大鼠血浆内毒素及肿瘤坏死因子水平，降低血淀粉酶，减轻大鼠胰腺损伤，增加大鼠生存率，对重症急性胰腺炎有治疗作用[100]。

12. 毒性

(1)急性毒性　灵芝发酵浓缩液灌胃给小鼠的LD_{50}为27.57 mL/kg，腹腔注射的LD_{50}为4.89mL/kg；灵芝子实体液给小鼠腹腔注射LD_{50}为(38.10±0.18)g/kg；灵芝滤液浓缩注射液小鼠静脉注射LD_{50}为10.91mL/kg[101]。

(2)亚急性毒性　给幼大鼠灌胃饲以灵芝冷醇提取液（1.2及12 g/kg）共30d，结果对生长发育无不良影响。肝功能、心电图等未见明显异常，心、肝、肾、肺、脾、脑及肠等脏器的病理组织学检查亦未见明显异常。每日给狗灌胃灵芝冷醇提取液（12 g/kg）共15d，然后再给灵芝热醇提取液（24 g/kg）共13d，前后共给药28d，结果也基本相同。灵芝糖浆对小白鼠、兔及狗的亚急性毒性实验结果亦指出，灵芝的毒性低，大剂量服药10~201d，对动物的食欲、体重、肝肾功能及血相均无不良影响。心、肺、肝肾等重要脏器无明显病理改变[101]。

(3)特殊毒性　灵芝菌丝体对鼠沙门杆菌组氨酸缺陷型TA97、TA98、TA100、TA102菌株无论加或不加S9，其回复突变菌落数均与阴性对照组相似。给小鼠灌胃灵芝菌丝体（18g/kg）共7d，对小鼠骨髓细胞染色体畸变率和微核千分率均无异常影响，对小鼠精子畸变率亦无异常影响。即灵芝菌丝体无致突变作用[101]。

【临床应用】

1. 慢性支气管炎和哮喘　灵芝制剂已被广泛用于治疗慢性支气管炎和哮喘，确有较好疗效，其特点如下：①由于诊断标准、疗效指标、制剂及用药方法不尽相同，总有效率最高可达97.6%，最低为60.0%，多在80%左右。显效率（包括临床控制和近期治愈）则波动在75.0%~20.0%之间。对喘息型病例的疗效较对单纯型者为高。②灵芝制剂的疗效出现慢，多在用药后1~2周生效。少数病例生效更迟。延长疗程可使灵芝的疗效提高。③灵芝制剂对慢性支气管炎的咳、痰、喘三种症状均有一定疗效，但对喘的疗效尤著。此外，灵芝制剂对哮喘亦有一定疗效。④灵芝制剂无抗菌作用，对于慢性支气管炎的急性发作期或合并其他严重感染时，应加用抗菌药物。复方灵芝（灵芝菌丝加银耳孢子）可降低慢性支气管炎患者痰中乳酸脱氢酶和脱氧核糖核酸含量，似表明它还有一定的抗炎作用。⑤灵芝制剂有明显的强壮作用，多数患者用药后体质增强，主要表现为睡眠改善、食欲增加、抗寒能力增强、精力充沛、较少感冒等。⑥灵芝制剂极少不良反应[101]。

2. 冠心病心绞痛及高脂血症　灵芝制剂对冠心病心绞痛及高脂血症有一定疗效[101]。用灵芝糖浆（灵芝深层发酵液）治疗冠心病心绞痛共29例，每次口服灵芝糖浆5~10mL，每日3次，4周为一疗程。结果灵芝糖浆治疗冠心病心绞痛的显效率为24.1%，总有效率为79.1%。对心电图缺血性改变的显效率为7.6%，总有效率为69.1%。血清胆固醇下降，21 mg/100mL以上者共18例，占总检查例数的47.3%，波动在20 mg/100mL以内者占28.9%，上升21mg/100mL以上者占23.8%。用灵芝酊治疗39例冠心病心绞痛患者。均为轻、中度患者。患者每次口服10%~20%灵芝酊10mL，每日3次，疗程均在6个月以上。结果表明，灵芝酊对冠心病心绞痛的显效率为43.5%，总有效率为89.6%，无效者为10.4%。心电图异常的32例中，显效占18.7%，好转占40.6%，总有效率59.3%，心电图显效及好转者，心绞痛亦表现为显效及改善。

用灵芝（深层培养菌丝液）糖浆治疗295例冠心病患者[101]。剂量为每日口服12~20mL，共3~6个月。经治疗后，180例有心绞痛症状者中，显效66例，改善77例，总有效率78.4%。平静时心电图显示有心肌损害的50例患者中，治疗后显效15例，改善者7例，总有效率为44%。用灵芝糖浆治疗高胆固醇血症120例的临床疗效。该组病例系确诊为冠状动脉硬化性心脏病患者、冠心病伴高血压高胆固醇血症患者及血浆胆固醇高于200mg/100mL之其他病种患者，每次口服灵芝糖浆4~6mL，每日2~3次，连服1~3个月。结果：显效者(血浆胆固醇下降>50mg/100mL)55例，占46%；中效者(血浆胆固醇下降31~50mg/100mL)31例，占26%；低效者(血浆胆固醇下降10~30mg/100mL)17例，占14%；总有效率86%。有效病例多在用药1个月后即有较明显下降，少数患者用药2~3个月方下降。

用灵芝舒心片(灵芝浓缩培养液制剂)治疗冠心病103例，对心绞痛症状、心电图异常和高血脂均有一定疗效。90例有心绞痛症状的患者中，治疗后症状消失者76例，有效率84%。心电图异常的35例患者中，治疗后有18例改善，有效率51.4%。25例治疗前后均查血脂者，此药降胆固醇有效率为64%，降甘油三酯和β-脂蛋白均为68%[101]。

33例伴有高血脂的高血压病、脑血栓后遗症和冠心病患者，每次口服灵芝提取物110mg（相当生药1.375g)，每日4次，共2周。服用灵芝提取物后，患者的全身症状如头痛、目眩、失眠、胸闷和肢麻明显改善，17例治前伴有高血压者，治后收缩压和舒张压均显著降低。用药后患者的血液流变学显著改善：全血黏度降低，其中高切变率全血黏度降低者占78.8%，低切变率全血黏度降低者占72.2%；血浆黏度降低者占78.8%。用药期间极少副作用，仅有2例患者主诉有心悸，1例失眠。结果指出，灵芝通过影响血液流变学，可能减少血栓形成，改善脏器的供血，可用于预防伴有高血黏度的心脑血管疾病[101]。

3. 高血压病 曾用灵芝煎剂治疗三组高血压病患者，共84例，有降压和改善症状作用，降压有效率可达87%~98%。灵芝对原发性高血压病的疗效。该组53例患者，分为两组，甲组为原发性高血压病患者，乙组为血压正常或轻度高血压患者。所有患者均每日口服冻干灵芝提取物片6片(240mg/片)，共服药180d。结果甲组患者的血压显著降低。乙组患者服用灵芝6个月，未见明显降压作用。此外，服用灵芝后，血清总胆固醇、低密度脂蛋白（LDL）降低，但高密度脂蛋白(HDL)无改变[102]。

灵芝并用降压药治疗高血压，54例原发性高血压病的患者采用包括卡托普利(25mg，日3次)或尼莫地平(20mg，日3次)在内的常规治疗不少于1个月且无效后，再合并应用灵芝片治疗。患者在原治疗的基础上，服灵芝片或安慰剂片2片，日3次。54例患者中40例服灵芝片，14例服安慰剂片作为对照。结果：在加服灵芝前，患者的血压均高于18.67/12.00kPa（140/90mmHg)，加用灵芝片2周血压即开始显著降低，直至加药后4周血压均在18.67/12.00kPa以下。结果指出，灵芝片与降压药之间有协同作用，可增强降压药的疗效。这一作用可能与灵芝能增加毛细血管袢密度、直径和红细胞流速，使微循环灌流增加有关[103]。难治性高血压患者40例，所有患者虽均经过1个月以上的常规治疗仍然无效。27名患者加用灵芝片(制备方法、含量及用法同前)，3个月后5种血液黏滞性参数(高切变率和低切变率血液黏滞性、血浆黏度、血球容积、血沉)均显著降低。结果指出，灵芝与降压药长期合用可显著降低难治性高血压患者的血压并减少并发症如糖尿病。灵芝引起的血浆NO增加，可能是其改善微循环的原因之一[104]。

4. 神经衰弱 100例神经衰弱与神经衰弱症候群患者，服用灵芝(糖衣)片(每片含赤芝粉0.25g)。每次口服4片，每日3次。少数人每次口服4~5片，每日2次。疗程均在1个月以上，最长者6个月。经过一个月以上治疗，显著好转者61例，占61%；好转者35例，占35%；无效者4例，占4%。总效率96%[105]。用灵芝糖浆(每100mL含生药20g，每次口服20~40mL，1日3次)治疗神经衰弱30例。结果：显效者27例，好转者3例。一般服药10d左右即显现疗效，显效者睡眠、食欲、体重显著增加，头痛、头昏症状消失，记忆力逐渐增强。另一报告用灵芝(紫蘑菌丝)治疗32例神经衰弱患者，每次口服灵芝0.9~1.2g(以菌丝的干重计算)，每日2次，10d为一疗程。结果睡眠、食欲显著改善者16例，好转者13例，无效者3例。赤芝提取物治疗神经衰弱，结果赤芝提取物组(56例)中，失眠显著改善18例、改善34例，食欲不振、恶心显著改善28例、改善4例，头痛显著改善9例、改善12例，眩晕显著改善11例、改善11例，恐惧感显著减轻5例、减轻3例，这些症状的改善与养血安神片(55例)比较有显著差异[106]。

5. 肝炎 用灵芝糖浆(每100mL含生药20g，蔗糖33g)治疗肝炎患者50例(慢性47例，急性7例)，每次口服20~40mL，每日3次。服药2个月后，49例有效，其中痊愈(体征及自觉症状消失，肝功能检查恢复正常)6例，显效(自觉症状消失，肝脏缩小，肝功能检查接近正常)19例，好转(症状及体征减轻)27例。计显效以上占44%，总有效率达98%[101]。灵芝蜜丸治疗各种肝炎35例，患者每次服灵芝蜜丸(每丸含灵芝子实体1.5g)1丸，每日2次，疗程至少1个月以上。用灵芝期间不同其他保肝药物。治疗结果：显效5例，有效10例，总有效率42.8%[101]。

6. 白细胞减少症 用灵芝胶囊治疗白细胞减少

症52例，有效率达84.6%。该组患者治疗前白细胞总数均少于4000/mm³。每次口服灵芝胶囊(含灵芝菌丝及其固体培养基的乙醇提取物)4粒，一日3次，共10~14d。治疗后,52例患者显效11例，占21.15%；进步12例，占23.1%；好转21例，占40.4%；无效者8例，占15.4%[1]。60例白细胞减少症患者,经服用灵芝菌丝片(每片0.4g，每次3片，每日2次)10~30d后，白细胞总数平均提高1428/mm³,总有效率81.7%,恢复正常者占75%。头晕、乏力、失眠等自觉症状亦有不同程度改善[101]。

7. 肿瘤 灵芝孢子粉辅助化疗治疗消化系统肿瘤200例，随机分为试验组100例，对照组100例。试验组口服灵芝孢子粉胶囊(每粒0.25g)，每次4粒，日3次。对照组口服贞芪扶正冲剂(每包15g)，每次1包，日3次。两组病例均服药4周为1个疗程，每例用药不少于2个疗程。治疗过程中，除化疗期间适当给予静脉营养支持外，均未给升白细胞、升血小板及止吐药物。结果如下：①近期客观疗效：试验组有效率为43%，其中CR3例、PR40例、NC45例、PD12例；对照组有效33%，其中CR2例、PR31例、NC48例、PD19例。两组间有显著差异。②生活质量变化：试验组生活质量上升66例，稳定23例，下降11例；对照组生活质量上升49例，稳定19例，下降32例。两组比较有显著性差异。③体重变化：试验组体重上升68例，稳定21例，下降11例；对照组体重上升45例，稳定26例，下降29例。④外周血象变化：试验组治疗末白细胞恢复正常者89例，低于正常者11例；对照组恢复正常者93例低于正常者7例。两组比较无显著差异。试验组血小板恢复正常者92例，低于正常者8例；对照组恢复正常者95例，低于正常者5例。两组比较无显著差异。⑤免疫功能变化：治疗后与治疗前比较，试验组CD_3(%)从55.35±7.30增至67.23±6.61，CD_4/CD_8从1.35±0.67增至1.58±0.44，T淋巴细胞转化率(%)从60.19±8.05增至65.02±9.64；对照组上述免疫指标治疗前后均无显著变化。试验组服药期间未见明显不良反应。以上结果表明，灵芝孢子粉胶囊可作为肿瘤化疗的辅助治疗药，具有增效、减毒作用[107]。

8. 糖尿病 服用灵芝提取胶囊(1g，3次/d)与对照组口服降糖药和胰岛素相比，结果具有相同的降血糖作用。60例糖尿病患者临床观察报告显示，灵芝与降糖药合用，降糖作用好于单用降糖药。灵芝中的水溶性多糖，可减轻非胰岛素依赖型糖尿病的发病程度。其作用机制可能由于促进组织对糖的利用，抑制脂肪酸的释出，而改善血糖、尿糖等症状。灵芝不仅仅有降血糖作用，更重要的是，灵芝的降血脂、减轻动脉粥样硬化、保肝等作用能够防止或治愈糖尿病的并发症[108]。

9. 高血脂 30例高血脂患者用灵芝胶囊4周治疗后，症状改善总有效率为93.3%，降血脂总有效率为80%，表现为血清胆固醇的下降和血清甘油三酯的降低[108]。

10. 其他 男性运动员分为试验组和对照组，每组各13人。试验组口服灵芝液每次10 mL，日2次，共30d；对照组服色泽、包装完全相同的可口可乐。结果可见，试验组运动员的递增负荷运动时间和作功值明显高于服药前和对照组。试验组运动员的血红蛋白由用药前的14.43g%±0.49g%升至15.73g%±0.54g%。试验组运动后5min的血乳酸为(9.32±1.21)mmol/L，运动后15min降至(6.34±1.31)mmol/L，二者有显著差异，而对照组运动后5、15min的血乳酸分别为(9.88±0.56)mmol/L和(8.47±0.79)mmol/L，二者无显著差别。此外，服用灵芝液还可明显降低血清LPO，增加全血SOD的含量，增强血红蛋白CAT和活性。以上结果提示，灵芝液可通过增加血红蛋白，加速血乳酸清除、增强SOD和CAT活性，抑制体内LPO产生，因而提高运动耐力[109]。

30例老年人口服赤灵芝粉，每次1.5g，每日3次，共服30d。于服药10、20、30 d和停药10d后，静脉采血，分离出周围血单核细胞(PBMC)测IL-2、IFN-γ及NK细胞活性。结果：服药后IL-2、IFN-γ及NK细胞活性均显著增高，服药20 d达高峰，停药10 d后仍维持在高水平[110]。

灵芝治疗视网膜色素变性42例共83只眼，可使患者视野扩大(共65只眼，其中46只眼显著扩大)、视力进步(21只眼)和自觉症状改善(31只眼)，疗程越长，疗效越好[111]。

用复方灵芝糖浆(主要成分为赤芝，辅以刺五加、五味子、川芎、山楂等)治疗潜在型克山病52例，慢性型克山病9例，共61例。结果：总有效率为96.7%，其中治愈21例(34.4%)、显效21例(34.4%)、好转17例(27.9%)、无效2例(3.3%)。其疗效与疗程成正比，疗程越长，疗效越高[112]。

用紫芝煎剂(30%，每次50mL，每日3次)抢救白毒伞[*Amanita verna*(Bull.ex.Fr.)Pers.Ex litt](又名白帽菌、白鹅膏等)中毒11例，除1例不治死亡外，其余10例均治愈出院。紫芝煎剂对白毒伞中毒所致的中枢神经系统损害和急性肾衰竭有显著效果。紫芝尚用于治疗斑豹毒菌(*Amanita Pantherina*)及角鳞白伞[*Amanita salitaria* (Bull.Ex.Fr.)Karst.]中毒的解救，疗效亦明显[101]。

(林志彬 祝晓玲)

参考文献

[1]邢增涛，等.两个赤芝子实体多糖的理化特性分析及结构鉴定.天然产物研究与开发，2003，15(2)：118

[2]王赛贞，等.赤芝多糖肽GL-PP-3A的分离纯化和结构研究.药学学报，2007，42(10)：1058

[3]梁英娇，等.赤芝中三萜类成分及其药理作用研究进展.中药新药与临床药理，2007，18(2)：168

[4]王芳生，等.赤芝子实体中灵芝酸类成分的研究.药学学报，1997，32(6)：447

[5]Marasugi A, et al. Molecular cloning of a cDNA and gene ecoding an immunomodulatory protein, Ling zhi-8 from fungus Ganoderma lucidum. *J Biol Chem*, 1991，266(4)：2486

[6]Kino K, et al. Isolation and characterization of new immunomodulatory protein, Ling zhi-8(LZ-8), from Ganoderma lucidum. *J Biol Chem*，1989，264(1)：472

[7]陈曼，等.赤芝子实体的化学成分研究.时珍国医国药，2009，20(7)：1771

[8]蔡辉，等.赤芝子实体化学成分的研究.中国中药杂志，1997，22(9)：552

[9]王赛贞，等.紫芝多糖肽GS-PPA的特性研究.海峡药学，2006，18(6)：48

[10]张宪民，等.紫芝中三萜化合物标准化提取方法研究.天然产物研究与开发，2007，19：109

[11]陈体强，等.紫芝超细粉挥发油成分GC-MS分析.菌物学报，2007，26(2)：279

[12]刘超，等.紫芝的化学成分研究.中国中药杂志，2007，32(3)：235

[13]桑红娇，等.紫芝发酵液中靛红的分离纯化与结构鉴定.实用菌学报，2008，15(2)：61

[14]Furusawa E, et al. Anti-tumor activity of Ganoderma lucidum, an edible mushroom on intraperitoneally implanted Lewis lung carcinoma in synergenic mice. *Phytother Res*, 1992，6：300

[15]Ma L, et al. Antitumor effects of Ganoderma lucidum polysaccharide peptides. *Acta Pharmacol Sin*, 1995，16：78

[16]张群豪，等.用血清药理学方法研究灵芝浸膏GLE的抗肿瘤作用.北京医科大学学报，2000，32：210

[17]胡映辉，等.灵芝菌丝体多糖对细胞凋亡的影响.药学学报，1999，34：264

[18]胡映辉，等.灵芝菌丝体多糖通过增强小鼠巨噬细胞功能诱导HL-60细胞凋亡.中国药理学通报，1999，15：27

[19]张群豪，等.灵芝多糖GL-B的抑瘤作用和机制研究.中国中西医结合杂，1999，19：544

[20]Zhang QH, et al. The antitumor activity of Ganoderma lucidum (Curt.：Fr.)P. Karst. (Ling Zhi) (Aphyllophoromycetideae) polysaccharides is related to tumor necrosis factor- and interferon-Inter. *J Med Mushroom*, 1999，1：207

[21]Wang SY, et al. The anti-tumor effect of Ganoderma lucidum is mediated by cytokines released from activated macrophages and lymphocytes. *Int J Cancer*, 1997，70：699

[22]张红，等.灵芝水煎剂对肝癌腹水瘤细胞系Hca-F25/CL-16A3的抗肿瘤作用的实验研究.中药药理与临床，1994，(5)：40

[23]Cao QZ, et al. Ganoderm a lucidum polysaccharides peptide inhibits the growth of vascular endothelial cell and the induction of VEGF in human lung cancer cell. *Life Sci*, 2006，78：1457

[24]He H, et al. Study on isolation and component of biological active pep tides from Gano2derma lucidum. *Food Sci*, 2001，21：56

[25]Li HY. The app lication effects and effective constituents of Ganoderm a spp. *Guangzhou Food Sci Tech*, 1999, 14：75

[26]Zhang J S, et al. Activation of B lymphocytes by GLIS, a bioactive proteoglycan from Ganoderma lucidum. *Life Sci*, 2002，71 (6)：623

[27]Hu H B, et al. Ganod erm a lucid um extract induces cell cycle arrest and apop to sis in MCF27 human breast cancer cell. *Int J Cancer*, 2002，102 (3)：250

[28]Mau J L, et al. A ntioxidant properties of several medicinal mush room s. *J A gric. Food Chem*, 2002，50 (21)：6072

[29]张卫明，等.灵芝孢子粉免疫调节作用研究.中国野生植物资源，2001，20(1)：19

[30]Won SJ, et al. Enhancement of splinic NK cytotoxic activity by the extracts of Ganoderma lucidum mycelium in mice. *J Biomed Lab Sci*, 1989，2：201

[31]Won SJ, et al. Ganoderma tsugae mycelium enhances splinic natul killer cell activity and serum interferon production in mice. *Japanese J Pharmacol*, 1992，59：171

[32]Xia D, et al. Effects of Ganoderma Polysaccharides on immune function in mice. *J Beijing Med Univ*，1989，21：533

[33]雷林生，等.灵芝多糖对老年小鼠脾细胞多聚酶活性及免疫功能的影响.药学学报，1993，28：577

[34]Kino K, et al. Immunomodulator, LZ-8 prevents antibody production in mice. *Int J Immunopharmacol*, 1991，13：1109

[35]雷林生，等.灵芝多糖拮抗环胞素A，氢化考的松及抗肿瘤药的免疫抑制作用.中国药理学与毒理学杂志，1993，7：183

[36]Kino K, et al. Isolation and characterization of new immunomodulatory protein, ling zhi-8(LZ-8), from Ganoderma lucidum. *J Biol Chem*, 1989, 264：472

[37]曹容华，等.生物反应调节剂灵芝多糖对免疫调节的实验研究.中国实验临床免疫学杂志，1993，5：43

[38]林志彬，等.免疫药理学进展.北京：中国科学技术出版社，1993：192

[39]Lei LS, et al. Effects of Ganoderma polysac charides on the activity 0f DNA polymerase in spleen cells stimulated by alloantigens in mice in vitro. *J Beijing Med Univ*, 1991, 23：329

[40]肖军军，等.灵芝多糖引起的小鼠脾吸胞核DNA，RNA含量及核质比的变化.中国药理学与毒理学杂志，1994，8：196

[41]Ma L，et al. Effects of Ganoderma Polysaccharides on IL-2 Production by Mouse aplenocytes in Vitro. *J Beijing Med Univ*，1991，23：412

[42]Cao LZ，et al. Regulation on maturation and function of dendritic cells by Ganoderma lucidum polysaccharides. *Immunol Lett*，2002，83：163

[43]Lin YL，et al. Polysaccharide purified from Ganoderma lucidum induced activiation and maturation of human monocyte-derived dendritic cells by the NF-B and P38 mitogen-activated protein kinase pathways. *J Leukoc Biol*，2005，78：533

[44]Chien CM，et al. Polysaccharides of Ganoderma lucidum alter cell immunophenotypic expression and enhance CD56+ NK-cell cytotoxicity in cord cell blood. *Bioorganic Medicinal Chemistry*，2004，12：5603

[45]Zhu XL，et al. Ganoderma lucidum plolysaccharides enhance the function of immunological effector cells in immunosuppressed mice. *J Ethnopharmacology*，2006，37：1256.

[46]Lai SW，et al. Influence of Ganoderma lucidum on blood biochemistry and immune competence in horses. *American J Chinese Medicine*，2004，32：931

[47]李明春，等.灵芝多糖对小鼠T细胞IL-2、IL-3 mRNA表达的影响.解放军药学学报，2001，17：125

[48]Shao BM，et al. Immune receptor for polysaccharides from Ganoderma lucidum. *Bioche Biophy Resea Commu*，2004，323：133

[49]Wang YY，et al. Studies on the immuno-modulating and antitumor activities of Ganoderma lucidum (Reishi) polysaccharides：functional and protewmic analyses of a fucose-containing glycoprotein fraction responsible for the activities. *Bioorg Med Chem*，2002，10：1057

[50]张群，等.灵芝多糖拮抗前列腺素E2对小鼠脾细胞IFN-γ和TNF-α mRNA表达的抑制作用.南方医科大学学报，2006，26：780

[51]Chen HS，et al. Studies on the immuno-modulating and anti-tumor activities of Ganoderma lucidum (Reishi) polysaccharides. *Bioorganic Medicinal Chemistry*，2004，12：5595

[52]陆正武，等. 灵芝多糖肽拮抗吗啡的免疫抑制作用的体外试验. 中国药物依赖性杂志，1999，8：260

[53]北京医学院药理教研组，等. 灵芝的药理研究 IV 灵芝发酵浓缩液及其不同提取部分对豚鼠被动致敏皮肤反应及主动致敏肺组织释放组织胺过敏的慢反应物质的影响.北京医学院学报，1977，(1)：12

[54]Kohda H，et al. The biologically active constituents of Ganoderma lucidum(Fr)Karst. Histamine release-inhibitory triterpenes. *Chem Pharm Bull*，1985，33：1367

[55]Tosaka K，et al. Anti-allergic constituents in the culture medium of Ganoderma lucidum (I). Inhibitory effect of oleic acid on histamine release. *Agents Actions*，1988，23：153

[56]Tosaka K，et al. Anti-allergic constituents in the culture medium of Ganoderma lucidum (II). Inhibitory effect of cyclooctasulfur on histamine release. *Agents Actions*，1988，23：157

[57]Lin ZB，et al. Preliminary study on antiradiation effect of Lingzhi. *Kexue Tongbao*，1980，25：178

[58]Chen WC，et al. Effects of Ganoderma lucidum and krestin on cellular immunocompetence in gamma-ray-irradiation mice.*Am J Chin Med*，1995，23：71

[59]关洪昌，等. 灵芝多糖D_6对核酸、蛋白质合成的影响及其初步分析.药学通报，1982，17：177

[60]北京医学院基础部药理教研组.灵芝的药理研究I灵芝子实体制剂的药理作用.北京医学院学报，1974，(4)：246

[61]北京医学院基础部药理教研组.灵芝的药理研究II 发酵浓缩液及菌丝体乙醇提取液的药理研究. 北京医学院学报，1975，(1)：16

[62]包天桐，等. 赤芝孢子粉(肌生注射液)的药理作用.中药药理与临床，1988，4(4)：16

[63]林志彬，等. 灵芝的药理研究 V. *Ganoderma* sp. 发酵液的药理研究.北京医学院学报，1978，(4)：216

[64]陈奇，等. 灵芝对冠脉循环影响的实验研究.药学学报，1979，14：141

[65]北京医学院基础部药理教研组.灵芝的药理研究 III 灵芝制剂对小白鼠心肌摄取^{86}铷的影响. 北京医学院学报，1976，(2)：80

[66]Kabir Y，et al. Dietary effect of Ganoderma lu cidum mushroom on blood pressure and lipid levels in spontaneously hypertensive rats(SHR). *J Nutr Sci Vitaminol(Tokyo)*，1988，34：433

[67]Lee SY，et al. Cardiovascular effects of mycelium extract of Ganoderma lucidum：Inhibition of sympathetic outlow as a mechanism of its hypotensive action *Chem Pharm Bull* (*Tokyo*). 1990，38：1359.

[68]Morigiwa A，et al. Angiotensin converting enzeme inhibitory triterpens from Ganoderma lucidum. *Chem Pharm Bull*，1986，34：3025

[69]Shiao MS，et al. Study on Ganoderma lucidum.II. The effects of G. lucidum on lipid metabolism in rats. *Bot Bull Acad Sin*，1986，27：139

[70]Komoda Y，et al. Ganoderic acid and its derivative as cholesterol synthesis inhibitors. *Chem Pharm Bull*，1989，37：531

[71]Shiao MS，et al. In：Ho CT，et al. ed. Food phytochemicals for cancer prevention II. Washing ton，DC. *American Chemical Society*，1994，343.

[72]Wang CN，et al. The aggregation of human platelet induced by ganodermic acid. *Biochem Biophys Acta*，1989，986：151

[73]刘耕陶，等. 紫芝和赤芝酒提物对小鼠肝脏的一些药理作用. 药学学报，1979，14：284

[74]Su CH，et al. Mushroom biology and mushroom products.

Hong Kong: *The Chinese University Press*. 1993:275

[75]王明宇,等. 灵芝三萜类化合物对三种小鼠肝损伤模型的影响. 药学学报, 2000,35:326

[76]王明宇,等 灵芝三萜类成分在体内外对小鼠免疫性肝损伤模型的影响.中国药学杂志,2000,35:809

[77]Park EJ, et al. Antifibrotic effects of a polysaccharide extracted from Ganodermalucidum, glycyrrhizin, and pentoxifylline in rats with cirrhosis induced by biliary obstruction. *Biol Pharm Bull*,1997,20:417

[78]关洪昌,等. 灵芝多糖D_6对核酸、蛋制品合成的影响及其初步分析.北京医学院学报,1981,13:261

[79]Kim Y S, et al. Antiherpetic activities of acidic protein bound polysaccharide isolated from Ganoderma lucidum alone and in combinations with interferons. *J Ethnopharmacol*, 2000,72 (3):451

[80]J iang J H, et al. Ganoderma lucidum suppress growth of breast cancer cells through the inhibition of Akt/NF B signaling. *N utr Cancer*, 2004,49 (2) :209

[81]Zhang G L, et al. Hepatoprotective role of Ganod erma lucidum polysaccharide against BCG-induced immune liver injury in mice. *World J Gastroenterol*, 2002,8 (4) :728

[82]Kimura Y, et al. Effects of the extracts of Ganoderma lucidum on blood glucose level in rats. *Planta Med*,1988,54:290

[83]Hikino H, et al. Isolation and hypoglycemic activity of ganoderan A and B, glycans of Ganoderma lucidum fruit bodies. *Planta Med*, 1985,51:339

[84]Tomoda M, et al. Glycan structures of ganoderan B and C, hypoglycemic glycans of Ganoderma lucidum fruit bodies. *Phytochemistry*, 1986, 25:2817

[85]Hikino H,et al. Hypoglycemic actions of some heteroglycans of Ganoderma lucidum fruit bodies. *Planta Med*,1989, 55:385

[86]Hikino H, et al. Mechanisms ofhypoglycemic activity of ganoderan B, a glycan of Ganoderma lucidum fruit bodies. *Planta Med*, 1989, 55:423

[87]Sliva D. Cellular and physio logical effects of Ganod erm a lucid um (Reish i). *Mini Rev Med Chem*, 2004,4 (8) :873

[88]陈文为,等. 灵芝及其提取物对红细胞中2,3-二磷酸甘油(2,3-DPG)含量的作用. 中西医结合杂志, 1983,3:106

[89]Zhao HB, et al. Polysaccharide extract isolated from Ganoderma lucidum protects rat cerebral cortical neurons from hypoxia/reoxygenation injury. *J Pharmacol Sci*, 2004,95:294

[90]李明春,等. 灵芝多糖对小鼠腹腔巨噬细胞活性氧自由基的影响. 中国药理学与毒理学杂志,2000,14:65

[91]Wang JF, et al. Study of the action of Ganoder ma lucidum on scavenging hydroxyl radical from plasma. *J Trad Chin Med*, 1985,5:55

[92]李荣芷,等. 灵芝多糖抗衰老机制的探讨. 中国老年学杂志,1992,12:184

[93]邵红霞,等. 灵芝复方抗氧化作用的实验研究. 中药药理与临床,1994,(6):33

[94]桂兴芬,等. 灵芝注射液清除自由基保护肾皮质细胞的实验研究.中国生化药物杂志,1996,17(5):188

[95]You YH,et al. Antioxidant effect of Ganoderm a polysaccharidepeptid. *Acta Pharm Sin*, 2003,38:85

[96]El-Mekkawy S, et al. Anti-HIV and Anti-HIV-1-protease substances from Ganoderma lucidum. *Phytochemistry*, 1998, 49:1651

[97]Min BS, et al. Triterpenes from the spores of Ganoderma lucidum and their inhibitory against HIV-1protease. *Chem Pharm Bull*, 1998, 46:1607

[98]L iu J , et al. Possible mode of action of antiherpetic activities of a p roteoglycan isolated from the mycelia of Ganoderm a lucidum in vitro. *J Ethnopharm acol*, 2004, 95:265

[99]L i Z, et al. Possible mechanism underlying the antiherpetic activity of a p roteoglycan isolated from the mycelia of Ganoderm a lucidum in vitro. *J B iochem Mol Biol*, 2005, 38:34

[100]康德新,等. 灵芝孢子粉治疗重症急性胰腺炎的研究. 中外医疗, 2010,17:30

[101]林志彬.灵芝的现代研究.第二版.北京:北京医科大学出版社,2001:219

[102]Kanmatsuse K, et al.Studies on Ganoderma lucidum. I. Efficacy against hypertension and side effects. *Yakugaku Zasshi*, 1985, 105:942

[103]Jin HM, et al. Microcirculatory approach to Asian traditional medicine:Strategy for the scientific evaluation. *Elsevier Science B. V.* ,1996:131

[104]Jin HM, et al. In:Niimi H, et al, ed. Microcirculatory aspect of Asian traditional medicine. *Monduzzi Editore S. p. A. - Bologna (Italy)*, 1998:101.

[105]附属第三医院精神科中西医结合小组. 100例神经衰弱和神经衰弱症侯群灵芝治疗的临床疗效观察. 北京医学院学报, 1977,(2):85

[106]Chen GL, et al. A multi-centre, randomized and double- blind study of Ganoderma lucidum in neurasthenia. In:Gao YH, et al ed. Proc Int Symposium Ganoderma Sci, *Auckland*,27-29 April, 2001:59

[107]齐元富,等. 灵芝孢子粉辅助治疗消化系统肿瘤的临床观察. 中国中西医结合杂志,1999,19:554

[108]杨昆.灵芝治病研究新进展.现代养生,2010,2:29

[109]张安民,等.灵芝液对运动员抗疲劳作用及对血中SOD、CAT、LPO的影响.中国运动医学杂志, 1997,16:302

[110]陶思祥,等. 赤灵芝对老年人细胞免疫功能的影响. 中华老年医学杂志,1993,12:298

[111]马肇荣,等. 灵芝草注射液治疗视网膜色素变性初步观察.中华医学杂志,1977,57:48

[112]李喜范,等. 灵芝研究专题讨论会论文摘要集.北京:中国药学会、中国食用菌协会、北京医科大学编印,1991:51

阿 魏 Ferulae Resina
a wei

本品为伞形科阿魏属植物阿魏*Ferula assafoetida* L.、新疆阿魏*Ferula sinkiangensis* K.M.Shen、阜康阿魏*Ferula fukangensis* K.M. Shen的树脂。味苦，辛，性温。有化癥消积，杀虫，截疟功效。主治症瘕痞块、食积、虫积、小儿疳积、疟疾、痢疾等。

【化学成分】

阿魏含挥发油、树脂及树胶等。品质优良者可得挥发油10%~17%，树脂40%~64%，树胶约25%，灰分约1.5%~10%，块状片所含的无机杂质有的可达60%以上。

挥发油中含蒎烯(α-pinene)13.8%~70.6%，并伴有多种二硫化合物，其中仲丁基丙烯基二硫化物(sec-butyl propenyl disulfide)约占45%，树脂中含阿魏酸(ferulic acid)及其酯类，还有阿魏内酯(farnesiferol)A,B,C等[1,2]新疆阿魏的油胶树脂中还含有多糖[3]。

【药理作用】

1. 抗炎 离体实验证明，阿魏酸钠能够减轻组胺造成的血管内皮细胞单层通透性的增加。从新生牛主动脉分离获得单个内皮细胞，培养于微孔滤膜上形成致密单层。通过灌流Hanks液或含5 g/L白蛋白的Hanks液后，测定经1×10^{-4}mol/L组胺溶液加1×10^{-5}mol/L阿魏酸钠处理的液体滤过系数(Kf)、液体滤过流量(Jv)和蛋白质渗透压反射系数(σ)。结果，阿魏酸钠能够抑制因组胺造成的Kf和Jv降低以及σ升高[4]。此外，阿魏酸钠也能够抑制组胺引起的脑微血管通透性增加[5]。

2. 抗动脉粥样硬化 阿魏酸钠按每只0.2g剂量灌胃9周，有显著降低实验性动脉粥样硬化鹌鹑血浆总胆固醇(T-ch)和脂质过氧化物(LPO)水平、升高血浆一氧化氮（NO）含量和红细胞超氧化物歧化酶(SOD)比活性的作用[6]。阿魏酸钠按每只0.2g剂量灌胃连续4周，可明显减少动脉粥样硬化斑块面积，降低血清中甘油三酯含量；阿魏酸钠0.3 g/L可改善高脂血清导致的内皮细胞损伤，使细胞表面$TGF_{\beta1}$的表达增高，bFGF的表达降低，细胞培养液中NO的分泌量升高。说明阿魏酸钠可以降低高胆固醇导致的AS斑块面积，其机制与改变细胞因子的表达有关[7]。

3. 抗血小板聚集 在含有阿魏酸乙酯和阿魏酸的兔富含血小板血浆(PRP)中加入二磷酸腺苷(ADP)诱导血小板的聚集，以200 mL/L聚乙二醇为对照，用TYXN-91智能血液凝集仪观察血小板聚集率，激光共聚焦显微镜观察血小板细胞聚集时细胞内钙离子的变化情况。结果：不同终浓度(0.1、0.5、1.5和3.0 mmoL/L)的阿魏酸乙酯对ADP诱导的血小板聚集抑制百分数分别为(%)26.3±3.3，33.4±2.4，73.4±3.1和94.9±2.7，均显著高于等浓度的阿魏酸水平。在阿魏酸乙酯作用下ADP诱导的血小板细胞内钙离子荧光强度的变化为4.6±1.7，明显低于对照组[8]。

4. 保护肝脏 大剂量乙醇(11.4g/kg灌胃，qd×10d)可引起肝脏GSH-P活性升高，GSH-R、SOD和GST活性降低，GSH耗竭，而血清GST升高；阿魏酸钠(100mg/kg灌胃，qd×10d）预处理则明显拮抗大剂量乙醇所致的上述改变，表明阿魏酸钠对急性乙醇所致肝损害具有良好保护作用。其机制可能与提高GSH氧化还原酶功能、增加SOD活性和增强GSH结合反应有关[9]。阿魏酸钠(100mg/kg灌胃，qd×12d)对卡介苗加脂多糖致小鼠免疫性肝损伤有保护作用，可降低肝损伤小鼠血清ALT和谷胱甘肽S-转移酶活性，并增加肝细胞浆中谷胱甘肽还原酶活性[10]。阿魏酸钠(100 mg/kg灌胃)能明显纠正CCl_4和D-氨基半乳糖(D-GalN)致肝损伤所致ALT、AST活性的升高，能减轻急性肝损伤时的肝细胞肿胀，防止肝细胞坏死，减少炎性细胞浸润[11]。经静脉注射阿魏酸钠(200mg/kg)的大鼠，肝缺血再灌注2h，肝组织MDA含量明显低于对照组。SOD的消耗较对照组少血SGOT、SGPT升高没有对照组明显，肝组织显微、超微结构改变亦较对照组轻。说明阿魏酸钠对肝缺血再灌注损伤有明显保护作用。而这种保护作用主要通过对抗自由基来实现的。同时发现阿魏酸钠保护组再灌注2h后，其肝的结构和生化指标不能达到肝缺血前水平，说明阿魏酸钠并不能完全使肝免受缺血再灌注损伤[12]。对乙酰氨基酚2 μg/mL与小鼠原代培养肝细胞共同培养3h可形成稳定损伤，阿魏酸钠30、60、120 μg/mL可明显提高损伤肝细胞存活率，降低ALT活性，表明阿魏酸钠对肝损伤有保护作用[13]。

5. 抗胃溃疡 选择大鼠幽门结扎、小鼠利血平诱发、冰醋酸烧灼3种胃溃疡模型，观察新疆阿魏挥发油、多糖、树胶3组分的抗溃疡作用。结果，挥发油和树胶可使所致大鼠胃液pH值升高、胃蛋白酶活性降低以及溃疡指数降低；挥发油对利血平所致小鼠胃溃疡有预防作用并明显降低溃疡指数；挥发油0.05 mL/kg组使冰醋酸烧灼大鼠胃溃疡面积减小，树胶150和75 mg/kg组也可使胃溃疡面积减小。表明，阿魏中挥发油是其抗胃溃疡的有效成分，树胶为协同成分[14]。

6. 调节细胞、血浆及组织内cAMP 阿魏乳剂按25、50mg/kg，每日2次，连续5d给大鼠腹腔注射，明显增加巨噬细胞内的cAMP含量并降低cGMP含量，使cAMP/cGMP的比值增加；阿魏乳剂25、50mg/kg，每日2次，连续5d给小鼠灌服，能明显增加血浆和脾组织中cAMP含量，而对cGMP含量无明显影响，但其比值增加；乳剂25、50 mg/kg，每日2次给豚鼠灌服，连续5d，第6d取气管测定气管平滑肌内cAMP及cGMP含量，结果阿魏乳剂能明显增加气管平滑肌中cAMP含量，而降低了cGMP含量，使cAMP/cGMP的比值增高[15]。

7. 抑制子宫平滑肌收缩 阿魏4×10^{-3}g对未孕小鼠离体子宫的自发性收缩有显著抑制作用(终浓度为8.9×10^{-5}g/mL)，当浓度为1.78×10^{-4}g/mL时，小鼠离体子宫的自发性收缩则完全被抑制。1×10^{-2}g对垂体后叶素、麦角新碱引起的小鼠离体子宫痉挛性收缩有拮抗作用，6×10^{-3}g的阿魏完全抑制家兔离体未孕子宫的自发性收缩，但对怀孕的离体子宫则呈兴奋作用，在一定范围内呈量效关系。对垂体后叶素、麦角新碱引起的未孕家兔离体子宫的紧张性收缩也有显著抑制作用。对子宫平滑肌有直接作用，且当体内雌激素水平较高时，对子宫的抑制作用增强[16]。

8. 保护肾脏 阿魏酸哌嗪按50mg/kg剂量灌胃8周，对5/6肾大部分切除大鼠肾脏有明显的保护作用，其机制可能与它能下调TGFβ1mRNA和TIMPI mRNA，减少细胞外基质，减少尿蛋白有关[17]。庆大霉素1 mmol/L作用于肾近端小管上皮细胞，可使丙氨酸氨基转移酶(ALT)、过氧化氢酶(CAT)活性下降，NAG活性增加。同时细胞DNA合成下降，细胞内游离钙浓度升高，光镜发现近端小管上皮细胞有大量空泡和溶酶体髓样体形成。给予阿魏酸钠0.2 mmol/L能使上述异常指标明显改善，组织学损害也明显减轻。表明阿魏酸钠能有效保护庆大霉素对肾小管上皮细胞的损害[18]。

9. 抗氧化 阿魏酸对羟自由基(·OH)及超氧阴离子自由基(O_2^-)均有较强的清除作用，对(·OH)和(O_2^-)的IC_{50}分别为0.036和0.014 mg/mL，且清除能力均与浓度呈明显的量效关系[19]。阿魏酸钠40，80 μg/mL能明显降低兔主动脉平滑肌细胞(SMC)培养液中脂质过氧化物(LPO)水平的升高，并呈剂量依赖性地减少SMC ^{3}H-TdR的掺入量，其作用机制可能与抗脂质过氧化有关[20]。氧化低密度脂蛋白(ox-LDL)对培养的人脐静脉内皮细胞NO有明显的抑制作用，并且随着浓度的增加及作用时间的延长，抑制作用逐渐增强，5mmol/L的阿魏酸钠可明显减弱ox-LDL对内皮细胞NO产生的抑制作用[21]。阿魏酸钠1mmol/L对白细胞呼吸爆发期间氧消耗无影响，但能抑制白细胞产生的化学发光反应，清除白细胞释放的·OH和O_2^-，并在黄嘌呤(Xan)/黄嘌呤氧化酶(XO)体系和Fentons反应体系中证实，表明阿魏酸钠能通过清除氧自由基防止激活白细胞对组织的损伤[22]。

10. 抗过敏 阿魏挥发油乳剂(1%浓度)50 mg/kg给小鼠一次腹腔注射，对小鼠被动性皮肤过敏反应(PCA)有一定的抑制作用；用稀释成1:20的大鼠抗血清0.1mL注射入正常大鼠颅顶皮下组织，24h后进行抗原攻击，于抗原攻击前30min腹腔注射阿魏酸挥发油乳剂一次，可明显抑制颅骨骨膜肥大细胞的脱颗粒百分率，且作用强度与色甘酸钠的作用相似，可能与它能稳定肥大细胞的膜有关。阿魏酸挥发油水乳剂50mg/kg给兔腹腔注射能明显抑制兔的Arthus反应，阿魏酸水剂6、12 μg/mL及乳剂12、20 μg/mL体外实验均可明显抑制1%卵蛋白1mL诱发的致敏兔回肠的最大收缩反应，对致敏豚鼠肺预先给阿魏酸挥发油乳剂灌流1~3min，发现阿魏挥发油水乳剂使抗原攻击的肺的灌流量基本不变。预先用阿魏挥发油水乳剂50 mg/kg灌胃致敏豚鼠，可对抗原诱发的哮喘有平喘作用。分别用1%阿魏水乳剂气给药2min及腹腔或灌胃给药50rng/kg，发现阿魏水乳剂能明显拮抗组织胺和SRS-A的致喘作用，说明阿魏水乳剂对组胺和SRS-A引起的哮喘具有平喘作用[23]。

11. 其他 阿魏酸钠对家兔右心室内模单相动作电位振幅、平台期宽度无明显变化，但表现复极时间的参数$MAPD_{50}$及$MAPD_{90}$显著延长，还可以使有效不应期明显延长，阿魏酸钠可能有抑制K^+外流的作用[24]。阿魏酸及其衍生物对内皮素(ET-1)的缩血管及致血管平滑肌细胞增殖有明显的拮抗作用，该作用具剂量依赖性[25]。阿魏酸能使醋酸去氧皮质酮(DOCA)-盐高血压大鼠的血压明显降低，与未加处置的阳性对照组相比，收缩压值的降低有明显差异；能明显抑制DOCA-盐高血压大鼠主动脉血管和心脏组织增生；能降低DOCA-盐高血压大鼠血浆ET-1浓度；可使得DOCA-盐高血压大鼠的心脏、肾脏和主动脉血管ET-1 mRNA的表达增加；能抑制DOCA–盐高血压大鼠心脏、肾脏和主动脉血管c–fos、热休克蛋白70(HSP70)基因的表达[26]。阿魏酸可减少TNF–α导致内皮细胞的损伤和凋亡，其机制可能是通过减少Bax表达，提高Bcl–2表达实现的[27]。阿魏煎剂在体外对人型结核杆菌有抑制作用(1:1600)[1]。

12. 药代动力学 阿魏酸在正常大鼠体内的处置及代谢为一房室开放模型，半衰期很短，$t_{1/2}$=(10.034+0.3263)min。与正常组相比，阿魏酸在不同证大鼠体内的处置及代谢特征经统计学处理后有显著的差异，阿魏酸在血瘀组大鼠体内的表现分布体积显著减小，药–时曲线下面积AUC显著提高，阿魏酸可明显提高脾虚血瘀模型大鼠血浆和上段小肠中MOT的含量、降低其大肠中PGE_2的含量[28]。

13. 毒性 用寇氏法计算LD_{50}：新疆阿魏挥发油水悬液LD_{50}为2.823g/kg，乳剂LD_{50}为0.3941g/kg，阜康阿魏挥发油水悬液LD_{50}为1.546g/kg，乳剂LD_{50}为0.4104g/kg[2]。

【临床应用】

血管瘤 用阿魏为主的煎剂内服治疗血管瘤12例，获得较好疗效[29]。

【附注】

准噶尔阿魏*Ferula songorica* Pall ex Schult 根中含挥发油11%，其成分有$\triangle^3$—蒈烯($\triangle^3$–carene)51.6%，α–pinene 2.19%，β–mentha–l (7)，8–diene 15.52%，limonene 7.8%等32种成分[30]。从新疆阿魏*Ferula sinkiangensis* K.M.Shan. 根中分离得到7个化合物，包括伞形酮和6个倍半萜香豆素fekrynol、fekolone、famesiferol B、isosamarcandin、episamarcandin 和 famesiferol C[31]。阜康阿魏*Ferulafukahensis* K.M.Shan.根中的倍半萜苯丙素类化合物(sesquiterpene phenylpropanoids)[32]和倍半萜香豆素(sesquiterpene coumarins)[33]可抑制脂多糖(LPS)激活的鼠巨噬细胞样细胞系的NO产生。

(周秋丽 何宗梅 姜秀莲)

参考文献

[1]江苏新医学院.中药大辞典(上册).上海：上海科学技术出版社，1986：2403

[2]麦其福，等.新疆产两种阿魏挥发油研究.中草药，1983，14(10)：10

[3]邓卫萍，等.光度法测定新疆阿魏中多糖的含量.理化检验–化学分册，2009，45(1)：25

[4]周吉燕，等.阿魏酸钠对组胺引起的血管内皮细胞单层通透性增高的作用.中国药理学通报，2000，16(6)：664

[5]吴大正，等.阿魏酸钠对大鼠脑微血管内皮跨墨电阻的影响.华西药学杂志，2001，16(2)：98

[6]付蕾，等.阿魏酸钠对动脉粥样硬化鹌鹑血中NO、LPO及SOD生成的影响.河南医学研究，2000，9(3)：217

[7]欧阳静萍，等.阿魏酸钠对高脂血症家兔动脉粥样硬化形成的影响及其机制的研究.中国药理学通报，2002，18(2)：207

[8]王乳涛，等.阿魏酸乙酯抗ADP诱导的血小板聚集及其机制.第四军医大学学报，2002，23(6)：537

[9]汪晖，等.阿魏酸钠对乙醇所致小鼠肝脏抗氧化功能改变的拮抗作用.药学学报，1997，32(7)：511

[10]李颖，等.阿魏酸钠和当归醇沉物对免疫性肝损伤的干预作用.中草药，2000，31(4)：274

[11]计一平，等.阿魏酸钠对小鼠急性肝损伤的保护作用.第二军医大学学报，2000，21(10)：999

[12]贺德，等.阿魏酸钠对抗鼠缺血再灌注损伤的研究.广东医学院学报，1997，15(1)：9

[13]丁虹，等.对乙酰氨基酚对小鼠原代培养肝细胞的损伤及阿魏酸钠保护作用的研究.中国药学杂志，1997，32(4)：210

[14]李晓瑾，等.新疆阿魏抗溃疡作用组分筛选研究.中国现代中药，2007，9(10)：8

[15]张洪泉，等.新疆阿魏对细胞、血浆及组织内cAMP的调节作用.中药通报，1988，13(8)：45

[16]王大铭，等.阿魏对小鼠、家兔离体子宫的作用及其与体内雌激素和孕酮水平的关系.中草药，1986，17(4)：28

[17]刘少军，等.阿魏酸哌嗪对肾大部分切除大鼠肾脏的保护作用.中国中西医结合肾病杂志，2002，3(5)：256

[18]黄云剑，等.阿魏酸钠和维拉帕米对庆大霉素肾毒性的保护作用.中国药理学通报，1998，14(1)：69

[19]贺建荣，等.黄芪总黄酮、黄芪多糖、甘草次酸及阿魏酸清除氧自由基作用的研究.中国美容医学，2001，10(3)：191

[20]喻红，等.阿魏酸钠对氧化LDL所致兔主动脉平滑肌细胞增殖的影响.中国中药杂志，1999，24(6)：365

[21]付蕾，等.阿魏酸钠对人脐静脉内皮细胞产生一氧化氮的影响.河南医科大学学报，2000，35(6)：522

[22]张兆辉，等.阿魏酸钠对人类白细胞呼吸爆发氧代谢的影响.中国药理学通报，2001，17(5)：515

[23]张洪泉，等.新疆阿魏抗过敏的药理作用.中药通报，1986，11(8)：49

[24]李屏，等.阿魏酸钠对家兔心室肌单相动作电位的影响.中国药理学通报，2001，17(5)：558

[25]王峰，等.咖啡酸和阿魏酸及其类似物对ET–1生物效应拮抗作用的研究.空军总医院学报，1998，14(3)：130

[26]王峰，等.咖啡酸、阿魏酸对醋酸去氧皮质酮–盐高血压大鼠内皮素–1作用的研究.空军总医院学报，1999，15(1)：1

[27]张敬芳，等.阿魏酸对VEC中Bcl–2和Bax表达的影响.辽宁中医杂志，2001，28(9)：556

[28]文爱东，等.阿魏酸在正常和脾虚血瘀大鼠体内的药

动学及对胃肠激素的影响. 中国药学杂志,2001,36(9):594

[29]张文明.内服阿魏煎剂治疗血管瘤. 浙江中医药,1979,(6):217

[30]堵年生,等.新疆托里阿魏根中精油成分的研究. 中国药科大学学报,1989,20(3):164

[31]杨俊荣,等.新疆阿魏化学成分研究.中国中药杂志,2007,32(22):2382

[32]Motai T,et al. Sesquiterpene phenylpropanoids from Ferula fukanensis and their nitric oxide production inhibitory effects. *J Nat Prod*,2005,68(3):365

[33]Motai T,et al. Sesquiterpene coumarins from Ferula fukanensis and nitric oxide production inhibitory effects. *Chem Pharm Bull*,2004,52(10):1215

阿　胶 Asini Corii Colla e jiao

本品为马科动物驴*Equus asinus* L.的干燥皮或鲜皮经煎煮、浓缩制成的固体胶。味甘,性平。有补血滋阴,润燥,止血等功能。主治血虚萎黄、眩晕心悸、肌痿无力、心烦不眠、虚风内动、肺燥咳嗽、劳嗽咯血、吐血尿血、便血崩漏、妊娠胎漏等。

【化学成分】

含骨胶原(collagen),水解可得明胶、蛋白质及多种氨基酸。山东阿胶的蛋白质含量约为84.94%,含有赖氨酸、组氨酸、精氨酸等18种氨基酸。将阿胶炮制成阿胶珠后,其所含的氨基酸变化不大,仍以甘氨酸含量最高,其次是脯氨酸及谷氨酸[1]。阿胶所含的金属元素有硫、氯、钙、铁、钢、钠、硅、磷、钾、镁、锌、铝、锰等元素[2]。

【药理作用】

1. 刺激骨髓造血功能　用放血法造成家兔失血性贫血。给予家兔阿胶3 g/kg每日1次,连服9d。结果治疗组的Hb、RBC、白细胞数及血小板数四个指标实验前后差异不明显。对失血性贫血家兔给予阿胶3 g/kg每日1次,连服5d,测定凝血时间为3.0±0.4min(对照组为5.5±0.4min),阿胶也有缩短凝血时间的作用[1]。

小鼠灌胃0.78、1.56、3.12 mg/kg阿胶,每天3次,连续7d,对吉西他滨导致全血细胞下降小鼠有明显的治疗作用。其中,1.56、3.12mg/kg阿胶组白细胞(WBC)、RBC、PLT计数均较模型组增高,而凝血酶原时间(PT)、活化部分凝血活酶时间(APTT)明显缩短,且疗效与剂量成正比关系[3]。小鼠每天灌胃东阿阿胶3、6、9 g/kg,1d2次,每次约0.5 mL。结果:东阿阿胶给药后骨髓细胞的增殖指数,造血干细胞的百分率均增加,而造血干细胞及骨髓全部细胞的凋亡比例减少;外周血细胞因子IL-3和粒细胞-巨噬细胞集落刺激因子(GM-CSF)的分泌均明显增加[4]。

小鼠灌胃东阿阿胶经体外人工消化得到的组分A(分子量<5000,1、2 g/kg)和组分B(分子量为5000~8000,0.8、1.6 g/kg),连续给药12d。结果A、B组分均能促进氟脲嘧啶(5-FU)所致贫血小鼠外周血WBC和RBC的升高,提高外周血GM-CSF,白介素-6(IL-6),红细胞生成素(EPO)的含量,降低负相造血因子、干扰素-γ(INF-γ)、转化生长因子-β(TGF-β)含量,刺激肝和肾EPO和GM-CSF mRNA表达[5]。

2. 抗休克　麻醉猫反复从股动脉放血造成严重出血性休克,静脉注射5%~6%的阿胶溶液约8mL/kg,能使极低水平的血压恢复至正常的高度,且作用较为持久。另用麻醉猫静脉注射组织胺,使血压下降,此时反复注射生理盐水4次,每次10mL,血压无明显升高。随即改用5%阿胶溶液静脉注射,血压逐渐恢复至正常高度[1]。

麻醉犬经胃注入40%的阿胶液3g/kg,在给药后1h静脉注射灵杆菌(Serratia marceseens)内毒素2 mg/kg。结果,动物在注入内毒素后血压急剧下降,5min时达最低,60min后恢复至基础水平的60%左右,此后给予阿胶的动物血压可很快回升至80%。在给内毒素后心输出量、心指数均显著降低,阿胶不能阻止内毒素对心功能的影响,但可抑制循环阻力增加。注入内毒素2和6h,动物全血相对黏度均升高,6h后血浆黏度轻度降低,开始向好的方向转化。于注入内毒素后1~2min,两组动物球结膜微动脉、微静脉和毛细血管内血流流速均显著减慢,部分毛细血管呈停滞流。最后对照组8只犬在6h内死亡50%,平均存活时间153min。而给药组8只犬仅死亡2只,平均存活时间240min,提示阿胶可能具有延长内毒素休克犬的存活时间[1]。

3. 抗营养性肌变性　给幼年豚鼠持续喂以葛巴二氏致肌变性11号(低蛋白)饲料,可造成类似人的营养性进行性肌变性症。将阿胶拌入基本食物予以治疗

6~19周，其肌软跛瘫症状逐渐减轻，其中40%症状消失。原来尿中肌酐系数降低，肌酸系数升高的现象也可逐渐恢复正常水平。同时肌肉内肌酸含量明显增加。病理组织检查显示，经阿胶治疗后，在病变时期的肌细胞严重退行性变性和肌纤维消失的症状，均得到纠正，肌细胞再生并出现正常的肌纤维。此外，阿胶对此病还有预防作用[1]。在犬的基本饲料中每日加服阿胶30g，食物中钙的吸收率增加，阿胶所含甘氨酸能促进钙的吸收，对肌变性症者有利[1]。

4. 耐缺氧、耐寒冷　小鼠给予阿胶6 g/kg每日1次，连服6d，于末次给药1h后进行常压耐缺氧测定，结果给药组存活时间与对照组相比有显著差异[1]。小鼠灌胃阿胶6及12 g/kg每日1次，连服5d，于末次给药1h后置-18℃冰箱中。结果：阿胶两个剂量组死亡率均为40%，而对照组死亡率为100%[1]。

5. 抗疲劳　小鼠给予阿胶9g/kg每日1次，连服7d，于末次给药1h后，25℃水温下作荷重游泳试验.结果表明，阿胶可明显延长小鼠游泳时间。也有报道给小鼠灌服阿胶5 g/kg每日1次，连服15d抗疲劳作用不明显[1]。

6. 抗辐射　小鼠在照射前分别给予阿胶6 g/kg，每日1次，连服3d和7d，另设对照组。在末次给药后均以^{60}Co-δ一次照射，观察30d存活度及辐射防护效力。结果证明，对照组30d存活率为0%，给药3d组存活率20%，防护效力1.80；给药7d组存活率70%，防护效力2.81[1]。小鼠灌胃东阿阿胶经体外人工消化得到的组分A1、2g/kg和组分0.8、1.6g/kg，给药25d，能促进Gy137Se射线损伤小鼠外周血WBC和RBC的升高，增加脾表面集落形成单位(CFU-S)数量和血清中GM-CSF、IL-6含量，降低骨髓细胞内活性氧(ROS)含量，提高血清内超氧化物歧化酶(SOD)、谷胱甘肽过氧物酶(GSH-Px)和肝脏内SOD含量[6]。阿胶还可拮抗^{60}Co照射所致小鼠血象水平低下和骨髓粒单系集落形成的生长抑制，显示其防治辐射损伤的作用[7]。

7. 增强免疫　小鼠灌胃2.5和5 g/kg的阿胶7d后，用5% SRBC 0.1mL/10g腹腔注射免疫。5d后测定发现，阿胶两给药组脾脏中的玫瑰花结形成细胞(IFRC)值明显高于对照组，但对胸腺重量无明显影响。而且阿胶还可明显对抗氢化可的松所致的脾脏萎缩。相同的剂量和给药时间，小鼠灌胃阿胶后其K值和α值均明显高于对照组，提示阿胶有提高单核细胞的吞噬功能。此外，阿胶能明显提高正常和给予氢化可的松小鼠NK细胞活性[1,8]。

哮喘大鼠灌胃0.017、0.05、0.15 g/mL阿胶，每只2mL，连续3周。与卵蛋白激发的哮喘模型组相比，阿胶低、中剂量组IL-4水平显著降低，鼠肺组织嗜酸性细胞浸润程度也明显减轻[9]。

8. 抑制血管通透性　家兔于烫伤前1h口服阿胶15 mL/kg(烫伤后1h再给一次)，右耳静注0.5%伊文蓝0.25 mL/kg后，浸入75℃热水中，烫10s，计算右耳比左耳增重的百分数。结果表明，阿胶给药组水肿增重明显低于对照组。家兔灌胃阿胶液15 mL/kg后，30~60min毛细血管血流开始微缓，微静脉、微动脉皆扩张，3h后微静脉扩张更为明显。血细胞比积和全血黏度皆下降[1]。

9. 预衬人工血管　在人工血管内膜种植内皮细胞(EC)可具有抗血栓形成的特性从而提高远期通畅率。但种植EC的人工血管植入人体后，易被血流冲掉，导致剩余的EC难以产生明显的临床效应。而以10%浓度阿胶预衬物浸透人工血管，透射电镜下观察，膜原度在0.5μm左右，充填作用较好，内膜面趋向平坦，种植EC后24h，黏附率可达74%，阿胶的蛋白成分多属非糖链蛋白，故可推测阿胶既能提高EC黏附率，进入体内后可竞争地抑制血流中糖原蛋白的附着，可能会减少血栓的形成，但能否引起变态反应则有待进一步研究[10]。

10. 其他　大鼠给予醋酸铅造模，灌胃1.0g/kg阿胶，每天1次，共3个月。结果：在Y型迷宫试验中，阿胶组大鼠所受电击次数显著低于模型组，而大鼠海马NO和TAOC显著高于模型组[11]。

【临床应用】

1. 辅助恶性肿瘤化疗　47例Ⅲ、Ⅳ期中度恶性非霍奇金淋巴瘤患者随机分为阿胶治疗组(24例)和对照组(23例)，在常规化疗基础上于化疗前5d开始服用阿胶，每日20g，1日3次，服至化疗结束后10d。结果，服用阿胶组顺利完成3月化疗者23例，占95.8%，完成6月全程化疗者15例，占62.5%；对照组顺利完成3月化疗者9例，占39.1%，完成6月全程化疗者0例。治疗组总有效率84.2%，对照组总有效率55.6%[12]。经不同化疗方案化疗后，引起血液学毒性Ⅱ~Ⅳ度毒性反应(PLT低于50×10^9/L)的晚期肿瘤患者，口服阿胶20~30g(加适量开水蒸化，饭后服用)，每日2次。结果：患者外周血血小板在治疗5d后均有明显增多，10d后基本恢复正常100×10^9/L，15d后复查血小板稳定在正常值后停药[13]。

2. 流行性出血热休克　猪苓汤配方猪苓、泽泻、茯苓、阿胶(隔水烊化)约30mL加糖另服。共治疗13例流行性出血热休克期伴少尿的患者。对照组治疗12例，均用各种西药扩容药及速尿等，结果治疗组13例中，9例服1剂，4例服2剂即中止进入休克期且无一死亡，而对照组有5例进入休克期，共死亡3例[1]。

3. 再生障碍性贫血　用生血片（胎盘粉、皂矾、海螵蛸、肉桂、阿胶适量制成片剂）治疗再生障碍性贫血100例，每日3次，每次2片，饭后服。结果：基本治愈15例，缓解21例，明显进步17例，进步33例，无效14例，总有效率为86%，远期疗效5年以上者55例，占55%。

4. 子宫内膜生长不良　将56例在诱导排卵周期中接受人工授精（AIH）或指导同房助孕治疗的患者随机分为对照组和口服阿胶组（自月经周期第7天开始给予阿胶口服治疗，每天用生胶量30g，至下次月经或证实临床妊娠为止）。结果：月经周期第7天至排卵日的子宫内膜厚度增长值、子宫内膜厚度每日增加数及子宫动脉血流阻力指数和搏动指数，口服阿胶组子宫内膜生长获得明显改善，有利于妊娠[14]。

5. 手足搐搦　一患者经医院确诊为甲状旁腺低功能症，有四肢发麻、刺痛，进而手足搐搦，僵直，各关节屈曲痉挛，严重时全身骨骼肌及平滑肌均呈痉挛状态。经服阿胶15g，每日2次，用药3d后，手足及全身不搐搦，共服2000g告愈。

6. 其他　将阿胶捣成粉状，经紫外线消毒后备用，用以治疗破溃性颈淋巴结核患者20多例，治疗前先将溃疡或窦道敷创消毒，清除坏死组织，疏通管腔，再将阿胶粉敷于创面或填入窦道，用无菌纱布敷创面固定，隔日换药1次，一般治疗30多次均可痊愈[15]。

（赵秀梅　王士贤）

参 考 文 献

[1]王本祥.现代中药药理学.天津：天津科学技术出版社，1997：1320

[2]张红梅，等.X射线荧光光谱法测定螺旋藻和阿胶中微量元素.光谱实验室，2008，25(2)：150

[3]苏晓妹，等.阿胶对血虚证动物模型的作用.中国药师，2006，9(7)：597

[4]郑筱祥，等.东阿阿胶的升白作用及机制研究.中国现代应用药学杂志，2005，22(2)：102

[5]吴宏忠，等.阿胶酶解成分对贫血小鼠造血系统的保护机制.华东理工大学学报（自然科学版），2008，34(1)：47

[6]吴宏忠，等.阿胶有效组分对辐射损伤小鼠造血系统的保护作用研究.中国临床药理学与治疗学，2007，12(4)：417

[7]庞瑞芳.阿胶近年研究概况.中草药，1995，26(12)：650

[8]杜中惠，等.阿胶现代研究与应用.时珍国医国药，1999，10(4)：297

[9]赵福东，等.阿胶对哮喘大鼠气道炎症及外周血Ⅰ型/Ⅱ型T辅助细胞因子的影响.中国实验方剂学杂志，2006，12(6)：59

[10]王宪东，等.阿胶预衬人工血管对内皮细胞黏附作用的影响.中国医科大学学报，1996，25(4)：389

[11]李茂进，等.阿胶对染铅大鼠海马损害的拮抗作用.中国工业医学杂志，2002，15(5)：262

[12]苏晓妹，等.阿胶预防非霍奇金淋巴瘤CHOP方案化疗后血液毒性的疗效观察.中国医药，2006，1(1)：49

[13]魏东，等.大剂量阿胶治疗晚期肿瘤化疗后血小板减少症的临床研究.成都中医药大学学报，2002，25(1)23

[14]苏念军，等.阿胶对诱导排卵周期子宫内膜容受性的作用.热带医学杂志，2009，9(2)：155

[15]盛子敬.阿胶外用体会.中成药，1994，16(6)：63

陈皮　Citri Reticulatae Pericarpium chen pi

本品为芸香科植物橘*Citrus reticulata* Blanco及其栽培变种的干燥成熟果皮。味苦、辛，性温。有理气健脾，燥湿化痰功能。用于胸脘胀满、食少吐泻、咳嗽痰多。

【化学成分】

主要含黄酮类、挥发油、生物碱及多糖等成分。

1. 黄酮　陈皮乙醇提取物的醋酸乙酯萃取部位分离得到四种黄酮类成分，其中3种经化学和光谱分析鉴定分别为natsudaidai（Ⅰ）、川陈皮素（nobiletin，Ⅱ）、3,4,5,6,7,8,3′,4′-heptamethoxyflavone（Ⅲ），其中化合物Ⅰ和Ⅲ为首次从陈皮中分离得到[1]。尚含橙皮甙（hesperidin）3%~7%[2]。

2. 挥发油　果皮中含有β-水芹烯（β-phellandrene）、芳樟醇乙酸酯（linalyl acetate）、右旋柠檬烯（d-limonene）、松油醇乙酸酯（4-terpinyl acetate）、芳樟醇（linalool）、异胡薄荷醇（isopulegol）、松油醇-4

(terpineol-4)等三十余种，其中3-huten-2-O-1,2-menthyl和lemonol、α-elemene是新鲜果皮中含有、干燥果皮及炮制后果皮中不含有的成分[3]。挥发油中柠檬烯具有镇咳祛痰及溶石作用[4]。国外学者以陈皮中单萜(柠檬烯、γ-松油烯、月桂烯)的含量控制生药质量[5]。陈皮挥发油中柠檬烯含量75.4%、α-蒎稀2.27%、γ-松油烯9.8%及β-月桂烯4.37%[6]。

3. 生物碱 辛弗林(synephrine)[7,8],N-甲基酪胺(N-methyltyramine),二者为强心升压、抗休克有效成分[9]。

4. 多糖 新会陈皮含多糖7.20%[10]。

【药理作用】

1. 提高免疫功能 陈皮皮下注射0.14 g/mL/100g体重,可显著提高豚鼠血清溶菌酶含量、血清血凝抗体滴度、T淋巴细胞E玫瑰花环形成率,表明其对体液免疫及细胞免疫均有一定的促进作用，但对T淋巴细胞转化率有抑制作用[11]。陈皮多甲氧基黄酮类成分灌胃给药2.5、5、10mg/kg,均可明显提高荷瘤小鼠巨噬细胞吞噬率和吞噬指数、血清溶血素水平、PHA诱导的淋巴细胞转化率及IL-2、TNF-α生成水平，提示其可通过小鼠的非特异性和特异性免疫应答,提高荷瘤小鼠的免疫功能[12]。

2. 升压 陈皮水溶性生物碱静脉给药1000、500、250mg/kg,对麻醉大鼠有明显的升压作用,升压效应在0.5~5min内呈线性相关，线性方程：E=53.93-11.47t,r=0.9944。剂量与升压效果亦呈线性相关,线性方程为E=-100.17+47.01X,r=0.9985。效量半衰期$t_{1/2}$为1.24min。其SAP上升百分率高达53%,DAP达42.5%,MAP为46.6%[13]。

3. 改善心脏血流动力学 陈皮注射液(水溶性总生物碱)静脉注射,可显著的增加猫的心输出量和心脏收缩幅度,增加脉压差,升高左室内压及其最大上升速率,减少左室舒张末期压,增加每搏心排出量,提高心脏指数、心搏指数及左室作功指数,并可短暂地增加心肌耗氧量和总外周血管阻力，使血压显著升高,约10min后恢复至正常血压,在临床即表现为抗休克,抗厥脱,回阳救逆[14]。

4. 抗动脉硬化 桔皮果胶3.6g/kg喂饲家兔,可显著减少高脂饲料所致高血脂模型家兔的主动脉粥样硬化斑块面积；桔皮果胶3.6及2.4g/kg均可显著降低主动脉粥样硬化斑块的最大厚度及主动脉内膜与中膜厚度之比,并能显著减轻肝细胞脂变程度[15]。

5. 祛痰、平喘及抗变态反应 陈皮挥发油有刺激性祛痰作用,主要有效成分为柠檬烯[16]。陈皮挥发油对二硝基氟苯诱导的小鼠迟发型超敏反应具有明显的抑制作用,能减少致敏豚鼠支气管肺泡灌洗液中嗜酸性粒细胞数,并显著延长氨水刺激小鼠咳嗽潜伏期和减少咳嗽次数[17]。

6. 调节胃肠功能 陈皮挥发油对胃肠道有温和的刺激作用，能促进消化液分泌和排除肠内积气[16]。橙皮苷灌胃给药0.14 g/kg,可明显拮抗阿托品、肾上腺素引起的胃排空和小肠推进抑制作用,对新斯的明所致的胃排空、小肠推进加快无影响[18]。

7. 调节平滑肌 陈皮挥发油167mg/L和陈皮水提物16.7g/L能明显抑制家兔离体肠的自发性活动,并可解除磷酸组胺或氯化乙酰胆碱引起的肠肌痉挛[19]。陈皮水煎剂6.25%~100%均能显著抑制家兔十二指肠的自发活动,使收缩力降低,紧张性下降;对乙酰胆碱、氯化钡、5-HT引起的回肠收缩加强均有拮抗作用,而橙皮苷对家兔离体肠管无明显影响。提示橙皮苷可能不是陈皮抑制肠运动的主要成分,陈皮的抑制作用主要通过胆碱能受体、5-HT受体介导或对平滑肌的直接作用[20]。

8. 保肝 陈皮提取物灌胃生药250 g/kg,可明显延长小鼠醉酒发生时间、缩短醒酒时间、降低小鼠死亡率,并能降低血清乙醇浓度、提高乙醇脱氢酶含量、恢复肝脏中谷胱甘肽硫转移酶(GST)活性、提高还原型谷胱甘肽(GSH)的含量,具有解酒护肝作用[21]。

9. 溶解胆结石 陈皮挥发油5mL浸泡人胆固醇结石，可见10例胆固醇结石在13min至2.5h内出现外壳溶解,在22h内先后被完全溶解或碎成细屑,其中全溶时间最短者仅为1.83h，且溶解作用明显强于葵花子油。桔油体外溶石作用与其浓度呈正相关,当其含量低于70%时溶石作用即明显减弱。给麻醉犬手术植入人胆固醇混合结石三块,胆红素结石一块,再经胆囊导管注入陈皮挥发油10mL,3h后剖检胆囊,可见三块胆固醇结石均已崩碎,而胆色素结石无变化。按上述方法给犬胆囊植入人胆固醇结石,每4h向胆囊注入桔油10mL,12h后胆固醇结石约溶解2/3;24h后结石几乎全溶。同时胆囊组织学检查见有出血、坏死现象。表明桔油具有极强的溶解胆固醇结石的能力,但也有较大的刺激性[22]。

10. 抗肿瘤 陈皮提取物（主要成分为川陈皮素含量61.4%)体外120 μg/mL,对人肺癌细胞、人直肠癌细胞和肾癌细胞均有明显抑制作用,但对卵巢癌细胞不敏感[23]。陈皮提取物灌胃给药2.5、5、10 mg/kg,对小鼠移植性肿瘤S180、肝癌(HepS)均有显著抑制作用,对艾氏腹水癌(EAC)无明显影响,同时不抑制骨髓造血系统和免疫功能。其机制主要抑制癌细胞增殖期的G2/M期，且能使G0/G1期细胞同步化和促进癌细胞凋亡[24]。川陈皮素4~128 μg/mL对非小细胞肺癌A549细胞增殖具有明显抑制作用。川陈皮素灌胃给药100、200、300 mg/kg，对小鼠Lewis肺癌的抑制率分别为20.4%、27.6%和43.7%。其作用机制可能与改变Bcl-2/Bax的比值，启动Caspase级联反应，诱导细胞凋亡有关[25,26]。川陈皮素2~128 μg/mL对人肝癌细胞SMMS-7721细胞48h抑制率为3%~80%，IC_{50}为26.6 mg/L，并呈明显的时效和量效关系；川陈皮素灌胃给药500 mg/kg，对小鼠肝癌H22移植性肿瘤有明显的抑制作用[27]。1.25~80 μg/mL对人胃癌细胞SGC-7901细胞的抑制率为19%~90%，IC_{50}为21.3 mg/L，并呈明显的时效和量效关系[28]。陈皮多甲氧基黄酮类成分体外10、20、40 μg/mL对人乳腺癌MCF-7、肝癌$HepG_2$及肝癌SMMC-7721细胞株的生长具有明显抑制作用，并呈时间、浓度依赖性[29,30]。川陈皮素体外10 μg/mL，对人肾癌、直肠癌和肺癌的杀伤率分别为54.3%、31.9%和48.7%，灌胃给药5、10、20mg/kg，对S180和HepS的抑制率分别为31.1%、37.4%、53.6%和39.4%、44.7%、54.4%。其作用机制是抑制癌细胞增殖的G2/M期，阻断G0/G1期细胞趋于同步化，促使癌细胞凋亡[31]。

11. 保护生殖细胞　陈皮乙醇提取物0.1 g/kg能显著抑制小鼠精子畸形，但对环磷酰胺引起的小鼠精子畸形的防护作用不明显[32]。

12. 抗氧化　陈皮提取物可清除次黄嘌呤-黄嘌呤氧化酶系统产生的O_2^-，有良好的量效关系，其EC_{50}值为40.14 μg/mL；并可清除Fenton反应产生的·OH，其EC_{50}为11.88 μg/mL；抑制氧自由基发生系统诱导的小鼠心肌匀浆组织脂质过氧化作用，其EC_{50}为20.36μg/mL[33]。体外新会陈皮多糖0.1~2.0 mg/mL，可清除羟自由基（·OH）、DPPH及还原铁，具有明显的抗氧化作用[10]。

13. 吸收动力学　川陈皮素微乳在十二指肠吸收最慢，显著低于空肠、回肠和结肠；在空肠的吸收速率最快，且与其他肠段均有极显著性差异。微乳吸收速率常数和2h的累积吸收百分率明显高于胶束溶液[34]。

14. 毒性　①急性毒性：小鼠腹腔注射桔油的LD_{50}为1 mL/kg。②亚急性毒性：给犬胆囊灌注桔油，隔日一次，每次5 mL（桔油97份，吐温802.1份，斯盼0.9份），可见当灌注速度过快或灌注量过大会引起恶心呕吐；长时间灌注后，食欲不振，以致明显消瘦。组织学检查可见肝细胞有轻度浊肿或水样变，胆囊黏膜固有层有较多的多形核白细胞，黏膜下水肿，黏膜脱落等病变[7]。

桔皮提取物小鼠口服LD_{50}为1578.0±768.2 mg/kg，腹腔注射LD_{50}为379.7±36.0 mg/kg；浓度为0.1%对兔眼无刺激作用；Ames试验表明桔皮有效成分4~400 μg/皿对TA97、TA98、TA100和TA102的回变菌落数与自发回变菌落数相近，在750 μg/皿时出现明显抑菌现象；生殖毒性表明无精子致畸作用[35]。

【临床应用】

1. 升压　升压灵（陈皮提取物，主要成分为对羟福林）治疗感染性休克112例，总有效率96.40%，治疗流行性出血热低血压休克17例，总有效率100%[36]。

2. 抗休克　以升压灵（升压3号，陈皮提取物，主要成分为对羟福林）治疗感染性休克112例，总有效率为96.40%[37]。

3. 消除化疗消化道反应　肿瘤患者化疗期间消化道反应较多，用橘皮竹茹汤加减与西药合用取得良好效果，明显优于只用西药者[38]。

4. 习惯性便秘　115例习惯性便秘者，用番泻叶、陈皮开水冲服，早晚各1次。有效率达100%。效果较差患者，番泻叶加倍[39]。

5. 老年慢性支气管炎　五味陈皮合剂治疗30例慢性支气管炎，10d为一疗程。咳嗽、咳痰、喘促、哮鸣等明显好转，有效率83.3%[40]。

6. 乳腺增生　采用柴胡疏肝汤，方中重用陈皮治疗乳腺增生患者46例。结果：痊愈30例，显效12例，无效4例，有效率为91.3%[41]。

7. 不良反应　服用陈皮致过敏3例及便血2例[42,43]，陈皮引起过敏2例[44]，消化道穿孔死亡1例[45]。

（李伟　王清　付萍　杨铭）

参考文献

[1]钱士辉，等.陈皮中黄酮类成分的研究.中药材，1998，21(6)：301

[2]张国福.从提取果胶后的果渣中提取陈皮甙.现代化工，1994，(9)：4

[3]石力夫，等.黄皮桔果皮的挥发油成分及炮制前后的变化.中草药，1992，23(2)：68

[4]李小凤，等.红江橙果皮挥发性成分研究.时珍国医国药，1999，10(1)：4

[5]石厚郎子(日).运用高效液相色谱法分析陈皮中的挥发油成分.国外医学中医中药分册，1992，14(5)：39

[6]严绥平，等.陈皮挥发油成分的气-质联用分析及药理作用研究进展.内蒙古中医药，2007，(3)：57

[7]贾晓斌,等.HPLC测定苏州地区陈皮中辛弗林含量.南京中医药大学学报,1999,15(1):27

[8]洒丽明,等.HPLC测定陈皮及含陈皮制剂中对羟福林的含量.中成药,1997,19(10):19

[9]黄爱东,等.广陈皮中辛弗林和N-甲基酪胺的含量测定.中药材,1994,17(9):31

[10]莫云燕,等.新会陈皮多糖的体外抗氧化作用及总糖含量测定.今日药学,2009,19(10):22

[11]金治萃.桔皮注射液对免疫功能的影响.内蒙古医学杂志,1993,13(2):1

[12]李兰英,等.陈皮多甲氧基黄酮类成分对荷瘤小鼠免疫功能的影响.江苏中医药,2009,41(5):67

[13]沈明勤,等.陈皮水溶性总生物碱的升压作用量-效关系及药动学研究.中国药学杂志,1997,32(2):97

[14]沈阳勤,等.陈皮注射剂对猫心脏血流动力学的影响.中药材,1996,19(10):517

[15]刘雪莉,等.桔皮果胶对家兔实验性动脉粥样硬化的形态学影响.现代应用药学,1992,9(3):106

[16]南京药学院.中草药学(中册).南京:江苏人民出版社,1976:524

[17]蔡周权,等.陈皮挥发油的药效学实验研究.药物研究,2006,13(2):65

[18]官福兰,等.陈皮及橙皮甙对小鼠胃排空、小肠推进功能的影响.中药药理与临床,2002,18(3):7

[19]徐彭.陈皮水提物和陈皮挥发油的药理作用比较.江西中医学院学报,1998,10(4):172

[20]官福兰,等.陈皮及橙皮甙对离体肠管运动的影响.时珍国医国药,2002,13(2):65

[21]沈淋源,等.陈皮提取物对酒精肝的保护作用.当代医学,2008,143:157

[22]周群,等.桔油溶解胆石的初步观察.贵州医药,1981,(2):2

[23]钱士辉,等.陈皮提取物体外抗肿瘤作用的研究.中药材,2003,26(10):744

[24]钱士辉,等.陈皮提取物体内抗肿瘤作用及其对癌细胞增殖周期的影响.中国中药杂志,2003,28(12):1167

[25]管晓琳,等.川陈皮素对非小细胞肺癌A549细胞的抑制作用.四川省理科学杂志,2005,27(2):54

[26]罗刚,等.川陈皮素对肺癌的增殖抑制作用及其机制.四川大学学报(医学版),2009,40(3):449

[27]赵妍妍,等.川陈皮素对肝癌细胞的抑制作用.华西药学杂志,2007,22(2):149

[28]曹弟勇,等.川陈皮素对人胃癌细胞SGC-7901抑制作用的实验研究.临床合理用药,2009,2(21):18

[29]李兰英,等.陈皮多甲氧基黄酮类成分对人肝癌SMMC-7721、HepG2细胞株增殖的影响.中药材,2007,30(3):324

[30]王志国,等.陈皮多甲氧基黄酮类成分对人乳腺癌MCF-7、肝癌HepG2细胞株增殖抑制作用及其敏感性比较.江苏中医药,2007,39(1):79

[31]王小先,等.川陈皮素的抗癌作用及机制研究.中华临床医学实践杂志,2004,3(3):261

[32]刘昔,等.柑桔皮提取物防止雄性小鼠生殖细胞损伤的研究.中药材,1998,21(2):88

[33]王姝梅,等.陈皮提取物清除氧自由基和抗脂质过氧化作用.中国药科大学学报,1998,29(6):462

[34]姚静,等.川陈皮素自微乳的制备及其大鼠在体肠吸收动力学.中国医科大学学报,2007,38(1):35

[35]吴永魁.桔皮提取物有效成分的毒性研究.黑龙江畜牧兽医,1992,(6):4

[36]徐德先.升压灵治疗出血热低血压休克.四川中医,1989,7(11):20

[37]金妙文.升压灵治疗厥脱症(休克)的临床研究.江苏中医,1990,11(3):128

[38]徐祖德.中西药联合治疗肿瘤化疗消化道反应的观察.黑龙江中医药,1991,(3):19

[39]金昌顺,等.番泻叶加陈皮治疗习惯性便秘115例体会.中外医学研究,2010,8(6):94

[40]陈艳,等.五味陈皮合剂治疗老年慢性支气管炎30例.辽宁中医杂志,2003,30(4):291

[41]罗舜达.柴胡疏肝汤重用陈皮治疗乳腺增生病.中国社区医师,2008,10(1):125

[42]童湘谷.陈皮引起过敏反应2例.中草药,1997,28(2):103[43]敦剑峰.陈皮过敏1例报告.河南中医,1989,9(2):31

[44]吴言福.服用陈皮致便血二例.中药通报,1988,13(10):54

[45]丁林章,等.口服陈皮液致消化道穿孔死亡1例.中国中西医结合杂志,1992,2(3):156

附　子 Aconiti Lateralis Radix Praeparata
fu zi

本品为毛茛科植物乌头*Aconitum carmichaelii* Debx的子根的加工品。味辛、甘,性大热;有毒。有回阳救逆,补火救阳,散寒止痛功能。用于亡阳虚脱、肢冷脉微、心阳不足、胸痹心痛、虚寒吐泻、脘腹冷痛、肾阳虚衰、阳痿宫冷、阴寒水肿、阳虚外感、寒湿痹痛。

【化学成分】

1. 生物碱　附子含乌头碱(aconitin),中乌头碱(mesaconitine),次乌头碱(hypaconitine),异翠雀碱

(isodelphinine)，棍掌碱(coryneine)阿梯新(atisines)、氨基酚(aminophenols)、新乌碱(neoline)、附子宁碱(fuziline)、消旋去甲乌药碱(dl-demethyl coclaurine)、去甲猪毛菜碱(salsolinol)、多根乌头碱(karakoline)、北草乌碱(beiwuline)等[1-5]。从四川江油栽培的附子中还分离出准噶尔乌头碱 (songoine)、准噶尔乌头胺(songoramine)、新江油乌头碱(neojiangyouaconitine)、附子苷(fuzinoside)[6-9]。从大理附子中得到8-去乙酰基乌头碱[10]。另有报道，附子中尚有8-甲氧基-苯甲酰美沙乌头碱和脱氧乌头碱[11]。

2. 其他　此外，从附子具有强心作用的水溶性部位分离到尿嘧啶和附子苷[12]。附子尚含有磷脂酸钙、附子脂酸、β-谷甾醇及其脂肪酸脂类等[1-5]。

【药理作用】

1. 镇痛　附子煎剂10、20 g/kg灌胃给药，可明显提高热板所致小鼠疼痛反应痛阈值，明显减少醋酸所致小鼠扭体反应的扭体次数[13]。大鼠尾部法，测得乌头碱最小镇痛有效量为25 μg/kg，镇痛强度与维持时间随剂量加大而增加，100 μg/kg的镇痛百分率达100%，作用时间可达150min。小鼠静脉注射乌头碱和中乌头碱60 μg/kg、次乌头碱300 μg/kg，可抑制醋酸引起的扭体反应，中乌头碱镇痛效力比乌头碱强2倍，次乌头碱则比乌头碱弱，其镇痛机制可能是抑制兴奋在神经干中的传导或使神经干完全丧失兴奋和传导能力[14]。附子粉末0.5、1、2、4 g/kg(灌胃)与κ-阿片受体阻断剂(腹腔或蛛网膜下腔注射)给大鼠，可使大鼠机械性痛敏压力阈值升高，热痛敏潜伏期延长。表明，附子通过κ-阿片受体介导，对神经病理性疼痛大鼠产生镇痛作用[15]。对脊神经结扎大鼠，连续灌胃附子(2g/kg)5d，大鼠痛阈逐渐升高，大鼠脊髓背根神经节(DRG)中蓝状结构的数量减少。提示，附子确能提高脊神经结扎大鼠的痛阈，其机制可能与抑制脊髓DRG中交感神经的芽生相关[16]。

2. 抗炎　灌胃乌头碱能明显抑制角叉菜胶引起的小鼠足肿胀，抑制组织胺和醋酸引起的大、小鼠皮肤血管通透性增加，减少受精鸡胚浆膜上肉芽组织形成。对巴豆油性小鼠耳肿胀，其ID_{50}为0.07 mg/kg。抗炎机制可能与中枢及组织中的前列腺素有关[14]。用ED_{50}补量法测定附子抗大鼠蛋清性关节肿效应，推算抗炎半衰期为8、11h[17]。腹腔注射乌头碱1、3、7 μg/kg，7d后可使正常大鼠下丘脑促肾上腺皮质激素释放激素(CRH)含量呈剂量依赖性增高[18]。给免疫佐剂性关节炎大鼠灌胃附子水煎剂12 g/kg，连续25d，应用蛋白质芯片技术观察到附子有显著的抗免疫佐剂性关节炎作用，表现在：减轻原发性和继发性足趾肿胀，降低血清细胞因子白介素、干扰素、肿瘤坏死因子的活性水平。表明其抗炎机制为增加下丘脑促肾上腺皮质激素释放激素(CRH)，促进ACTH的分泌与释放，通过下丘脑-垂体-肾上腺轴增加肾上腺皮质激素分泌，下调机体免疫细胞分泌细胞因子等[19]。

3. 调节免疫　皮质酮所致阳虚小鼠腹腔巨噬细胞对γ-干扰素诱导的Ia表达活性明显降低，乌头碱3 μg/kg腹腔注射给药，连续13d，可明显提高其腹腔巨噬细胞表面Ia抗原表达水平，促进其免疫应答反应[20]。采用卡介苗联合脂多糖建立免疫性肝损伤大鼠模型，附子按照1、5、25 g/kg剂量灌胃大鼠，能够减轻肝组织的损伤，具有一定的保肝降酶作用[21]。

4. 强心　附子煎剂6.7~66.7 mg/mL(生药0.5 g/mL)可使豚鼠离体心房肌收缩明显增强，同给药前相比增强11.0%~72.1%，收缩速度明显加快，同给药前相比加快11.0%~60.0%。豚鼠灌胃给予附子煎剂生药15 g/kg，给药后60、90、120、180min取血，结果各时间点血清在2/15浓度时均可使离体豚鼠心房肌收缩力增强，收缩速度加快，120min时血样作用最强，分别比加血清前增加58.0%、45.7%[22]。附子100%水煎剂0.1~0.6 g/kg灌胃给药对阿霉素所致心力衰竭大鼠心功能有改善作用，使血清中TNF-α、NO含量明显降低[23]。从附子水溶部分分离得到的附子苷(fuzinoside)30、3 μg/mL对离体大鼠心脏收缩性能各项指标有明显增加作用，对心室肌有正性肌力作用[24]。给犬静脉输注去甲乌药碱1500 g/kg可使心脏产生明显的正力性和正时性效应，同时伴有轻度的舒张压下降，没有其他严重副作用发生[25]。

5. 抗心肌缺血、扩张血管　给心肌缺血小鼠每日灌胃附子总生物碱2.5 mg/kg，连续5d。可调节缺血心肌的能量代谢、信号传导、机能、细胞修复和抗氧自由基损伤等多组相关蛋白的表达，对缺血心肌产生保护作用。附子总生物碱可调节多组心肌蛋白的表达，具有良好的保护缺血心肌作用[26]。在离体家兔主动脉血管浴槽中累计加入0.5、1.0、2.0、4.0和8.0 mg/mL的附子水煎剂，对血管环的静息张力无影响，但可使去甲肾上腺素预收缩血管产生明显舒张；去除血管内皮可减弱附子的舒张作用。表明，附子水煎剂对主动脉的舒张作用是内皮依赖性的，且与内皮释放的NO有关；而与平滑肌细胞膜上的受体依赖性钙通道和电压依赖性钙离子无关[27]。

6. 抗心律失常　给大鼠200、400 mg/kg静脉注射或500、1000 mg/kg十二指肠给予水溶性部分（不含乌头碱类生物碱)均可使由乌头碱诱发的大鼠心律失常恢复正常;而对哇巴因、氯仿所致心律失常无效,肌肉注射60、120 mg/kg或550、1100 mg/kg灌胃可预防乌头碱引起大鼠的心律失常[28]。2.5 μg/mL的去甲乌药碱可对抗N_2和高KCl所致离体家兔窦房结细胞膜电位的抑制及对窦房结与心肌细胞之间冲动传导的部分或完全阻滞,有直接提高窦房结激动频率,促进窦房结细胞传导的作用[29]。

7. 抗门静脉高压 灌胃附子提取物0.4、0.5 g/kg预防给药或2.4 g/kg治疗给药对门静脉结扎大鼠升高的门静脉压力均有明显降低作用,提示附子可作为预防或治疗门静脉高压药物[30]。

8. 改善血液流变性 给慢性心力衰竭大鼠灌胃附子水煎液9、4.5g/kg连续4周,可改善大鼠血流动力学,主要改善心脏收缩功能;附子可抑制循环RAAS(肾素-血管紧张素-醛固酮)系统。上述表明,附子可显著增强慢性心力衰竭心脏收缩力;附子大剂量可能有加剧左室重构作用[31]。附子炮制前后的剂量均为2、1、0.5g/kg,十二指肠给药,对急性心衰大鼠的血流动力学指标有显著的改善作用,并呈一定的量-效、时-效关系[32]。

9. 抗哮喘 去甲乌药碱小剂量1×10^{-10}g/mL对离体豚鼠气管有明显的松弛作用,1×10^{-7}g/mL时其作用明显增强。对5-HT引起的小鼠支气管平滑肌的收缩也有松弛作用。皮下注射2 mg/kg或喷以1:1000浓度的乌药碱可明显对抗组胺引起的豚鼠“喘”和支气管溢流压的增加[29]。从附子中分离的一种成分命名为“hig-namine”,体外可剂量依赖性的抑制乙酰胆碱所致豚鼠气管痉挛,ED_{50}为$(2.60\pm0.36)\times10^{-5}$mol/L[33]。

10. 抗氧化 附子水煎剂(生药浓度 1.5 g/mL)0.75g/kg,灌胃给药,连续30d,可明显提高老年大鼠血清总抗氧化能力(TAA)及SOD活性,增加心肌组织Na^+/K^+-ATP酶活性,改善肝细胞膜流动性(LFU),降低肝、脑组织中过氧化产物丙二醛(MDA)及脂褐素(LPF)含量[34]。附子多糖100mg/kg灌胃给药能够显著提高力竭运动小鼠心肌SOD、CAT、GSH-Px活性,降低MDA含量;降低心肌细胞凋亡指数,增强Bcl-2的表达,抑制Caspase-3的表达降低,提高运动耐力,表明附子多糖能够通过其抗氧化作用及影响相关凋亡基因的表达发挥抗过氧化损伤的作用,增强运动能力[35]。

11. 抗肿瘤 附子粗多糖每只12mg,酸性多糖每只8mg灌胃给药10d,对肝癌H22细胞有显著抑制作用,抑瘤率分别为45.30%和59.36%;粗多糖每只6mg,酸性多糖每只4mg腹腔注射给药5d,对肝癌H22细胞抑瘤率分别为49.65%和69.28%,两种多糖对S180荷瘤小鼠肿瘤也有较显著的抑制作用。附子多糖对S180和H22荷瘤小鼠有延长存活时间的作用,两种多糖均明显增大了小鼠脾脏的重量,提高了荷瘤小鼠的淋巴细胞转化能力和NK细胞活性,提高抑癌基因p53和Fas的表达,并且提高了肿瘤细胞凋亡率,表明附子粗多糖和酸性多糖有显著的抑瘤作用,其作用机制主要是增强机体的细胞免疫功能,诱导肿瘤细胞凋亡和调节癌基因的表达。附子提取物对移植性肝癌H22细胞同样有抑瘤作用,其效应机制可能与活化细胞凋亡信号传导通路,诱导肿瘤细胞凋亡有关,并与环磷酰胺有协同增效作用[36,37]。

12. 药代动力学 乌头碱可在大鼠的食道、胃内吸收,食道吸收能力明显强于胃[38]。以毒性为指标,通过LD_{50}补量法测定间隔不同时间的体存量,其经时性变化曲线符合二室模型,计算结果分布相的半衰期为1.15h,消除半衰期为17.0h[39]。

13. 毒性 用序贯法测得附子水溶部分小鼠静脉注射LD_{50}为589 mg/kg,相当于白附片13.75 g/kg。大鼠静脉注射最小致死量为1037±82 mg/kg,相当于白附片23.40±1.9 g/kg[40]。熟附片煎剂小鼠灌胃和静脉注射的LD_{50}分别为17.42±1.024g/kg和3.516±0.409 g/kg[41]。120℃处理40min加工附子的毒性仅为生附子的1/5~1/350,灌胃的LD_{50}在100g/kg以上[42]。100%附子水煎酒沉液给小鼠静脉注射用上下法测得LD_{50}为10.96mg/kg[43]。去甲乌药碱小鼠静脉注射LD_{50}为58.9±2.26 mg/kg,腹腔注射或灌胃分别为300±9 mg/kg和3.35±0.38g/kg。乌头碱的小鼠灌胃,皮下注射,腹腔注射和静脉注射LD_{50}分别为1.8、0.27~0.38、0.3~0.38和0.12~0.27 mg/kg;蛙、兔和豚鼠的LD_{50}分别为0.075~1.65、0.04~0.05和0.06~0.12。中乌头碱的小鼠灌胃、皮下注射、腹腔注射和静脉注射的LD_{50}分别为1.9、0.2~0.26、0.21~0.30和0.1~0.13mg/kg,次乌头碱分别为5.8、1.19、1.10和0.47 mg/kg。乌头碱、中乌头碱和次乌头碱的毒性作用性质相似,中毒特征是呼吸抑制和引起心律失常[18]。给小鼠静脉注射乌头碱、中乌头碱和次乌头碱引起心律失常的剂量分别为20、15和72 μg/kg,维持时间分别为40、54和7min[44]。1.25 μg/mL乌头碱可使离体豚鼠心脏的节律减慢,收缩力增加,继而房室传导阻滞,室速、室颤,最后心跳停止。心脏节律减慢或传导阻滞是由于乌头碱使心肌细胞动作电位时限和总动作电位时限下降,这种作用就是乌头碱的毒性反应[45]。

【临床应用】

1. 脏器衰竭 附子汤加味治疗充血性心力衰竭,

每日1剂,连续治疗15~20d。经治60例,显效35例(58.3%),有效21例(35%),无效4例(7.7%),总有效率93.3%;对照组(50例,西医基础治疗)总有效率82%[46]。慢性肾衰竭的30例患者,在规范西医治疗基础上加用大黄附子灌肠汤(生大黄、制附子、煅龙骨、煅牡蛎等),7 d为一疗程。治疗组总有效率90%,对照组(单纯西医治疗)69%[47]。

2. 缓慢性心律失常 以麻黄附子细辛汤(麻黄、附子、细辛)为基本方随症加减,治疗75例缓慢性心律失常。结果:显效49例,有效15例,无效11例,总有效率85.3%[48]。还有报道,用麻黄附子细辛汤治疗30例缓慢性心律失常,总有效率86.7%[49]。

3. 窦房结综合征 自拟参茸附子汤治疗病态窦房结综合征262例,显效112例,有效126例,无效24例,总有效率90.8%[50]。

4. 神经痛 原发性神经痛65例,用附子理中汤配合艾灸治疗。结果:治愈45例,显效18例,有效1例,无效1例,总有效率98.46%[51]。血管神经性头痛40例用麻黄附子细辛汤加减治疗,疗效较好。结果:治愈16例,好转24例[52]。麻黄附子细辛汤加味治疗60例坐骨神经痛,总有效率86.6%[53]。

5. 慢性重型乙型肝炎 在辨证施治基础上重用赤芍、附子,每日1剂。经治98例患者,各生化指标均得到明显改善,有效率达80.1%[54]。

6. 慢性结肠炎 采用附子大蒜泥敷脐治疗慢性结肠炎86例,每日换药,7d为1个疗程。治愈46例,好转38例,无效2例[55]。

7. 慢性荨麻疹 附子理中汤加味治疗慢性荨麻疹48例,10d为一疗程,3个疗程评价疗效。结果:痊愈34例,显效8例,好转5例,无效1例,总有效率97.9%[56]。

8. 过敏性鼻炎 过敏性鼻炎100例,用麻黄附子细辛汤加味治疗,3~5d为1个疗程。结果:78例临床控制,15例显效,5例有效,2例无效,总有效率98%[57]。

9. 副作用 1名男性患者服用中药附子汤(用量不详),出现上腹部不适、呕吐、头晕伴全身抽搐、四肢发凉。经抢救,18h后恢复正常窦性心律,偶发房性早搏及室性早搏[58]。

(师海波)

参考文献

[1]石军译.附子的化学成分、生理活性的研究.国外医学中医中药分册,1982,4(4):21

[2]张迪华,等.中药附子成分研究Ⅱ、白附片的化学成分.中草药,1982,13(11):481

[3]张迪华,等.中药附子成分研究Ⅰ、去甲猪毛菜碱的分离及其结构测定.药学学报,1982,17(10):792

[4]Konno C,et al.附子作用于心脏的有效成分.国外医学中医中药分册,1981,(3):45

[5]王洁之,等.四川江油附子(Aconitum carmichaeli Debx)脂溶性生物碱的研究.药学学报,1985,20(1):71

[6]王宪楷,等.中坝鹅掌叶附子中的生物碱研究.中国药学杂志,1995,80(12):716

[7]王宪楷,等.中坝鹅掌叶附子中的生物碱研究Ⅱ.药学学报,1996,31(2):74

[8]张卫东,等.四川江油附子生物碱成分的研究.药学学报,1992,27(9):670

[9]徐暾海,等.四川江油附子强心成分的研究.中草药,2004,35(9):964

[10]陈泗英,等.大理附片和苍山乌头的一些二萜生物碱含量测定.云南植物研究,1992,14(3):345

[11]王洁之,等.全国中药与天然药物学术讨论会论文摘要集,1989:76

[12]王桂玲,等.附子非生物碱类成分的研究.泰山医学院学报,2007,28(3):179

[13]朱自平,等.附子的温中止痛药理研究.中国中药杂志,1992,7(4):238

[14]周远鹏,等.附子研究Ⅵ.附子中乌药碱及其有关化合物的药理作用.中药药理与临床, 1992,8(5):45

[15]徐红萌,等.附子对神经病理性疼痛大鼠的镇痛作用.中华麻醉学杂志,2005,25(5):381

[16]吴翼飞,等.附子对脊神经结扎大鼠痛阈的影响.武警医学,2009,20(11):1005

[17]周京滋,等.附子、四逆汤镇痛、抗炎作用的药效动力学研究.中国中药杂志,1992,17(2):104

[18]蔡定芳,等.乌头碱对大鼠下丘脑促肾上腺皮质激素释放激素含量的影响.中西医结合杂志,1996,16(9):544

[19]张宏,等.附子抗免疫佐剂性关节炎的蛋白质组学研究.中华实用中西医杂志,2005,18(22):1566

[20]马健,等.阳虚模型小鼠腹腔巨噬细胞Ia抗原表达及乌头碱的作用.中国中西医结合杂志,1995,15(9):544

[21]郭尹玲,等.附子对免疫性肝损伤模型大鼠的影响及代谢组学研究.西部医学,2010,22(5):797

[22]陈长勋,等.用血清药理学实验方法观察附子的强心作用.中国中医药科技,1996,3(3):12

[23]张俊平,等.附子对慢性充血性心力衰竭模型大鼠NO、TNF-α水平的影响.浙江中医药大学学报,2009,33(1):38

[24]王桂玲,等.附子非生物碱类成分的研究.泰山医学院学报,2007,28(3):179

[25]张正,等.去甲乌药碱对血液动力学的影响及耐受性与安全性.中华医学杂志,2002,82(5):352

[26]李劲平,等.附子总生物碱对缺血心肌蛋白质组的影

响.中南药学,2008,6(1):18

[27]牛彩琴,等.附子水煎剂对家兔离体主动脉血管舒张作用的研究.中药药理与临床,2004,20(4):23

[28]邵陆,等.附子水溶部分对心律失常的影响.中药通报,1988,13(6):42

[29]周远鹏,等.附子的研究Ⅴ.附子的强心有效成分之一--去甲乌药碱的实验及临床研究概况.中药药理与临床,1992,8(3):43

[30]Jui-Shan Lin,et al. Zhi-Fuzi, a Cardiotonic Chinese Herb,a New Medical Treatment Choice for Portal Hypertension. *Experimental Biology Medicine*, 2007,232(4):557

[31]王胜林,等.附子水煎液对心梗后心力衰竭大鼠血流动力学的影响.陕西中医,2007,28(6):745

[32]王立岩,等.附子炮制前后对急性心衰大鼠血流动力学的影响.时珍国医国药,2009,20(6):1327

[33]Bai G,et al. Identification of higenamine in Radix Aconiti Lateralis Preparata as a beta2-adrenergic receptor agonist. *Acta Pharmacologica Sinica*,2008,29(10):1187

[34]张涛,等.附子对老年大鼠抗氧化系统影响的研究.中国老年学杂志,2001,21(2):135

[35]刘古锋,等.附子多糖对力竭运动小鼠心肌过氧化损伤的保护作用.海南医学,2008,19(7):67

[36]董兰凤,等.附子多糖对H22和S180荷瘤小鼠的抗肿瘤作用研究.中国中医基础医学杂志,2003,9(9):14

[37]任丽娅,等.附子提取物对移植性肝癌H22细胞凋亡影响的实验研究.河南中医,2008,28(11):34

[38]李建荣,等.乌头碱上消化道吸收实验研究.中国中药杂志,1991,16(1):46

[39]陈长勋,等.附子和四逆汤表观药动学参数的测定.中药药理与临床,1989,4(1):48

[40]郑平.乌头碱镇痛作用部位及其与中枢去甲肾上腺素能系统的关系.中国药理学报,1988,9(6):481

[41]张银梯,等.附子毒性研究.药学学报,1996,13(5):350

[42]ヒキノヒロシ,他.附子の修治に伴う急性毒性と成分の变化.漢方研究,1975,4(4):21

[43]金治萃,等.附子注射液对免疫的影响.中草药,1983,14(9):29

[44]董月丽,等.乌头碱及其5种同系物诱发心律失常作用的比较.中国药理学报,1981,2(3):173

[45]周远鹏,等.附子研究Ⅵ附子中乌药碱及其有关化合物的药理作用.中药药理与临床,1992,8(5):45

[46]张秀云,等.附子汤加味治疗充血性心力衰竭60例.实用中医内科杂志,2003,17(2):98

[47]刘创,等.大黄附子灌肠汤治疗慢性肾功能衰竭疗效观察.现代中西医结合杂志,2010,19(12):1480

[48]牛振华,等.麻黄附子细辛汤治疗缓慢型心律失常75例.山东中医杂志,2006,25(3):173

[49]张雅丽,等.麻黄附子细辛汤加味治疗缓慢性心率失常30例.中国中医药科技,2010,17(1):85

[50]杨震,等.自拟参茸附子汤治疗病态窦房结综合征262例.光明中医,2006,21(12):79

[51]金焱.附子理中汤配合艾灸治疗原发性神经痛65例.陕西中医,2010,31(3):280

[52]高于英.麻黄附子细辛汤治疗血管神经性头痛40例.中国民间疗法,2010,18(2):36

[53]苏绍华.麻黄附子细辛汤加味治疗坐骨神经痛60例.江西中医药,2008,39(8):53

[54]黄裕红,等.重用赤芍、附子治疗慢性重型乙型肝炎98例.中国中医急症,2010,19(6):1030

[55]侯英芳,等.附子大蒜泥敷脐治疗慢性结肠炎86例.中国民间疗法,2007,15(5):15

[56]胡克晋,等.附子理中汤加味治疗慢性荨麻疹48例疗效观察.河北中医,2010,32(1):61

[57]伊春有.麻黄附子细辛汤加味治疗过敏性鼻炎100例.吉林中医药,2003,23(4):29

[58]李永哲,等.附子中毒致严重心律失常1例.医学理论与实践,2010,23(6):760

忍冬藤 Lonicerae Japonicae Caulis

ren dong teng

本品为忍冬科植物忍冬*Lonicera japonica* Thunb.的干燥茎枝。味甘,性寒。能清热解毒,疏风通络。用于温病发热、热毒血痢、痈肿疮疡、风湿热痹、关节红肿热痛等。

【化学成分】

忍冬茎含环烯醚萜苷[1]、氯原酸[2]、生物碱、鞣质等。忍冬藤挥发油中鉴定出89个化学成分,其中相对百分含量大于2%的为芳樟醇(linalool L)7.98%、丹皮酚(paeonal)3.73%、苯甲醛(benzaldehyde)3.46%、壬醛(nonanal)3.19%、3-乙烯基吡啶 (3-ethenyl-pyridine) 3.11%、正庚醛 (N-heptanal)2.56%、3-羟基-1-辛烯(1-octen-3-ol)2.02%[3]。

【药理作用】

忍冬藤氯原酸类化合物及木犀草素等黄酮类化

合物含量较高，氯原酸的作用见金银花项下，此处仅述及木犀草素及忍冬苷的药理活性。

1. 抗炎　对于二甲苯所致小鼠耳肿胀，肌肉注射木犀草素的ID_{50}为107 mg/kg；木犀草素158 mg/kg肌肉注射后0.5h的抑制率为49.9%，至1h达峰值，抑制率为72.1%，3h为61.5%，7h时抑制率仍有29.5%。160 mg/kg肌肉注射可显著抑制鹿角菜胶及酵母所致大鼠足趾肿，对于HAC所致大鼠胸膜炎渗出80mg/kg已有显著抑制作用；木犀草素对巴豆油性肉芽组织增生及皮下植入羊毛球性炎症也均有显著抑制作用[4]。用荧光法研究的结果表明，木犀草素于$4×10^{-7}$~10^{-5}mol/L浓度对酵母多糖诱导的大鼠腹腔巨噬细胞H_2O_2释放呈浓度依赖性抑制，$4×10^{-7}$mol/L即有显著作用，且以木犀草素与巨噬细胞共同孵育4h的作用最为明显，提示抑制巨噬细胞的激活及自由基的生成可能也是木犀草素抗炎作用机制之一[5]。

2. 影响免疫功能　木犀草素对免疫功能呈一种复杂的影响，能抑制速发型超敏反应，拮抗过敏介质的作用，抑制巨噬细胞的激活，又具有免疫增强效果。木犀草素对Ⅰ型变态反应有显著的抑制作用，对于致敏豚鼠肺组织胺及SRS-A的释放，木犀草素于$4×10^{-5}$mol/L浓度即有显著抑制效果，组胺释放抑制率为61.5±9.1%，SRS-A释放抑制率为86.5±9.5%。对于Schultz-Dale反应，于抗原攻击前10 min加入木犀草素，于$1.09×10^{-4}$mol/L浓度时对卵白蛋白激发之致敏豚鼠离体回肠收缩幅度的抑制率为48.2%，$2.18×10^{-4}$mol/L时为100%[6,7]。对于SRS-A所致豚鼠回肠收缩，木犀草素也有显著的直接抑制，IC_{50}为$2.76×10^{-5}$mol/L，木犀草素-SRS-A的PA2值为4.72。木犀草素对于组织胺所致回肠收缩也有显著抑制效果，于10^{-6}mol/L时无效，10^{-4}~10^{-5}mol/L时则可显著抑制之，但不为组织胺浓度的增高而逆转，且最大抑制率为49.4%~87.9%，表明木犀草素的此一作用为非竞争性拮抗。此外，木犀草素能于$1.85×10^{-4}$~$2.3×10^{-5}$mol/L浓度呈剂量依赖性地抑制电刺激所致大鼠离体输精管标本的收缩，IC_{50}为$4.34×10^{-5}$mol/L。育亨宾、纳络酮、阿托品、扑尔敏等受体拮抗制均不影响木犀草素的这一作用，木犀草素也不能对抗去甲肾上腺素所致兔离体主动脉条的收缩，表明木犀草素能直接使输精管平滑骨松弛。上述结果提示木犀草素抗Ⅰ型变态反应的机制与其能抑制过敏介质的释放、竞争性拮抗SRS-A的致痉作用和组织胺的作用，以及直接使平滑肌解痉等有关[7,8]。

在体外，木犀草素0.001~10 μmol/L浓度不仅可促进亚适浓度PHA所致小鼠脾淋巴细胞的增殖，且可直接诱发淋巴细胞增殖，提示木犀草素具有丝分裂原样免疫增强作用。对于豚鼠过敏性脑脊髓炎EAE，木犀草素可显著促进其发病与死亡；对于环磷胺所致SRBC免疫小鼠溶血素抗体的生成抑制，灌服木犀草素180mg/kg可显著增强之，提示其对细胞免疫和胸腺依赖性体液免疫均有促进作用[9]。

3. 心血管系统　曾有报告木犀草素于$5×10^{-4}$浓度能抑制离体蛙心，使舒张期幅度降低，收缩期幅度也轻度降低，心率变慢，输出量减少；而在$2×10^{-4}$浓度则能增加豚鼠心脏收缩幅度，加快心率；对犬心肺装置，5~10mg木犀草素可增加动脉压而降低静脉压，5~15mg可使猫、犬的血压升高12%~30%，10mg可使大鼠下肢血流量减少33%，上述作用不被α-肾上腺素能阻滞剂阻断。但近有实验表明，木犀草素灌服或静注对麻醉猫、犬均有显著降压作用，平均降压有效量对猫为2.7 mg/kg，随剂量加大作用增强，高峰剂量为58.57mg/kg，血压降达并维持于休克水平，4h后恢复，若剂量再大则可引致猫休克而死亡。木犀草素对猫的降压作用无急性耐受现象。木犀草素对交感神经节无阻滞作用，切断迷走神经、注射阿托品或苯海拉明均不影响降压效果，对于肾上腺素及去甲肾上腺素的升压反应也无明显影响，提示降压作用与植物神经及组织胺释放无关。木犀草素还能对抗垂体后叶素所致血压升高，表明其降压效果还与直接扩张血管有关[10]。

4. 镇咳、祛痰、平喘　氨水喷雾法实验，木犀草素灌服或腹腔注射对小鼠均有强而稳定的止咳作用。电刺激猫喉上神经引咳实验30 mg/kg静注5~15min可完全抑制咳嗽反应，腹腔注射后30min起效，维持1h。对于去大脑猫，木犀草素仍可抑制此一反应，表明其作用在脑干，直接电刺激猫的咳嗽中枢，木犀草素仍可抑制咳嗽反应，表明木犀草素镇咳作用机制在于对咳嗽中枢的直接作用。酚红排泌实验，灌服木犀草素100mg/kg对小鼠有显著祛痰效果；毛细血管法实验，灌服20mg/kg可大为增加大鼠支气管分泌量，切断迷走神经后作用仍存在，表明木犀草素祛痰作用的机制并非通过刺激胃-十二指肠黏膜化学感受器反射引起。木犀草素能直接扩张支气管，并对抗乙酰胆碱、组织胺所致气管平滑肌痉挛，但此作用较弱，需于大于100mg/kg才有一定作用[11,12]。

5. 光敏化　以高压氙灯光照系统为激发光源，观察忍冬藤的2个提取物（编号85221A60、85221A95）对移植性肿瘤和肿瘤细胞体外实验的光敏化作用。对小鼠S180移植肿瘤内注射0.2mL忍冬藤提取物85221A95（每日1次，共3d），同时用光针插入肿瘤内部照射

30min。结果：对肿瘤的抑制率达63.6%，且体外2个提取物对艾氏腹水癌(EAC)细胞都有明显的光动力灭活作用。提示，忍冬藤中含具有应用前景的光敏剂[13]。

6. 抗肿瘤 于接种腹水型S180肿瘤后1d，给带瘤小鼠腹腔注射忍冬藤药液0.4mL(生药100 g/L)，连续11d，忍冬藤的抑瘤率>30%；体外对人肿瘤Raji细胞的IC_{50}为7.31mg/L。表明忍冬藤有抗肿瘤作用[14]。

7. 促生长 忍冬藤水煎剂(生药1 g/mL)按照1%、0.3%、0.5%添加到肉食鸡的基础饲料中，试验期为40d。结果：肉鸡无论是在促生长、增重、增强免疫力、减少发病率和死亡率方面都显示出很好的功效；实验组的血液生化指标也明显优于对照组。提示，忍冬藤可能成为养禽业的中药促生长和免疫增强剂[15]。

8. 体内过程 小鼠灌服木犀草素100 mg/kg可迅速通过消化道吸收，多数组织于1h达高峰，以肝、肾为最高，脾、肺、心、胸腺均有分布，并可透过血脑屏障进入脑组织。30 mg/kg静注于家兔，木犀草素血药浓度较快下降，至1h后维持较低水平，主要药动学参数为：$t_{1/2}(\alpha)$为10.86min，$t_{1/2}(\beta)$为1.66h，表观分布容积Vd为1.43L/kg，K_{12}为1.495L/kg、K_0为0.465 ±0.08/h、K_{10}为1.124±0.35/h，重吸收率为6.9±2.1%，清除率为588±113μg/(kg·h)。木犀草素自尿排泄以1~3h为最多，7h和12h尿中木犀草素累积排泄量分别为23.1%和37.7%[16]。

9. 毒性 忍冬藤的毒性尚未见报告。木犀草素毒性低，小鼠灌服2.5g/kg无中毒表现，腹腔注射的LD_{50}为180mg/kg[12]，半合成品木犀草素为176±7.1mg/kg[11]。豚鼠灌服成人量50倍的木犀草素20d，对一般活动、肝肾功能、血象及重要脏器均无明显影响[12]。另报告木犀草素肌肉注射对小鼠的LD_{50}为592±55.6mg/kg，腹腔注射为411.5±79.3mg/kg[17]。

【临床应用】

1. 慢性气管炎 木犀草素是治疗慢性气管炎有较好疗效，曾用治数百例，有效率90%以上，显效63.8%。如报告33例，服半合成木犀草素40mg，每日3次，有效率96.7%，显控率93.93%，空白对照31例有效、显控率分别为34.4%及22.58%，对咳、喘、痰及哮鸣音其效均佳，PHA皮试患者明显低于正常人，服木犀草素后显著上升，对淋巴细胞转化也有升高趋势，起效时间止咳、祛痰平均2d[18]。木犀草苷治疗40余例慢性气管炎患者，对咳、痰、喘症有效。

2. 肛门瘙痒症 用“忍冬藤皮汤”(忍冬藤、川黄柏、生明矾、秦皮等)治疗肛门瘙痒症56例，先熏后洗，坐浴20~30min，每天1剂，8d为一疗程。治愈37例(66%)，有效17例(30%)，无效4例(4%)，总有效率96%[19]。

3. 免疫性不孕 口服中药忍冬藤汤（忍冬藤、黄芪、甘草、淫羊藿)，日1剂，水煎服，治疗47例。结果，47例中怀孕26例，受孕率55.32%，与对照组(口服泼尼松和维生素E)比较有显著性差异[20]。

4. 湿疹 用复方忍冬毛公七制剂治疗急性湿疹35例，1~6d内治愈33例，2例好转；慢性湿疹45例，痊愈38例，好转4例，无效3例，其中28例于1~6d内治愈，其方为：忍冬藤、毛公七、千里光、白藓皮、杠板归、青蒿、蛇床子[21]。

（邓文龙）

参考文献

[1]邢俊波，等.忍冬属化学成分研究概况及展望.中药材，1999，22(7)：366

[2]张永清，等.干燥条件对忍冬藤质量的影响.基层中药杂志，1998，12(3)：13

[3]杨廼嘉，等.忍冬藤挥发性成分研究.生物技术，2008，18(3)：53

[4]赵维中，等.木犀草素对二甲苯诱发小鼠耳部炎症的抑制作用.安徽医学院学报，1985，(1)：11

[5]郑亦文，等.木犀草素对大鼠腹腔巨噬细胞释放H2O2的影响.中国药理学通报，1990，6(1)：56

[6]陈敏珠，等.木犀草素对炎症和免疫功能的影响.中国药理与毒理学杂志，1986，1(1)：46

[7]顾雅珍，等.木犀草素对Schultz-Dale反应的影响.安徽医学院学报，1986，(1)：4

[8]沈企华.木犀草素和槲皮素对组织胺及SRS-A的影响.第二军医大学学报，1981，(4)：292

[9]李延凤，等.木犀草素对体液免疫应答功能的影响.安徽医学院学报，1985，(1)：8

[10]汪丽燕，等.半合成木犀草素降压作用的实验研究.中国药理学通报，1986，2(2)：34

[11]周仲达，等.半合成木犀草素的药理研究.中草药通讯，1979，(1)：35

[12]彭华民，等.白毛夏枯草的有效成分-木犀草素对咳痰喘药理作用的研究. 药学通报，1981，16(2)：75

[13]姚存珊，等.忍冬藤提取物光敏化作用的初步研究.中国激光医学杂志，2006，15(6)：361

[14]李丽萍，等.牡丹皮、忍冬藤及泽兰抗肿瘤作用的实验研究.中药新药与临床药理，2000，11(5)：274

[15]吴德峰，等.忍冬藤作为肉鸡饲料添加剂的促生长和免疫作用研究.家畜生态学报，2007，28(3)：23

[16]陈敏珠，等.木犀草素的药动学.中国药理学通报，1986，2

(5):15

[17]戴利明,等.木犀草素对实验性炎症的影响.安徽医学院学报,1985,(1):1

[18]刘丽华,等.木犀草素治疗慢性气管炎的临床观察.安徽医学院学报,1985,(1):29

[19]潘玉荣. 忍冬藤皮汤坐浴治疗肛门瘙痒症56例. 新疆中医药,2001,19(2):28

[20]马春亮,等.忍冬藤汤治疗抗精子抗体所致免疫性不孕47例. 山东中医杂志,2003,22(7):407

[21]陈绍文.复方忍冬毛七公洗剂治疗湿疹80例.广西医学,1986,8(4):208

鸡骨草

Abri Herba

ji gu cao

本品为豆科植物广州相思子*Abrus cantoniensis* Hance的干燥全株。味甘、微苦,性凉。有利湿退黄,清热解毒,疏肝止痛功能。用于湿热黄疸、胁肋不舒、胃脘胀痛、乳痈肿痛。

【化学成分】

1. 黄酮类　含有7,3,4′-三羟基-黄酮 (7,3,4′-trihydroxy-flavonoids)、4′-甲氧基-2′-羟基查尔酮(4′-methoxy-2′-hydroxychalcone)、2′,4′-二羟基查尔酮(2′,4′-dihydroxychalcone)等主要活性成分[1]。

2. 生物碱　全草中可提取出胆碱(choline)和相思子碱(abrine)[1]。

3. 蒽醌类　主要为大黄素(emodin)及大黄素甲醚(physcion)[2]。

4. 三萜类　含有熊果酸(Ⅲ)、羽扇豆醇、大豆皂苷I、槐花皂苷Ⅲ、去氢大豆皂苷I、相思子皂苷、白桦酸等三萜类化合物[3]。鸡骨草全草粗皂苷水解产物含多种三萜类皂苷元,相思子皂醇A、C、B、D、E、F、G,大豆皂醇 (soyasapogenol)A、B, 葛根皂醇 (kudzusapogenol)A,槐花二醇(sophoradiol),广东相思子三醇,甘草次酸,光果甘草内酯[4]。

5. 其他　芳香酸类的邻羟基苯甲酸(Ⅰ)、原儿茶酸;甾醇类的胡萝卜苷;吡喃葡萄糖苷类的双花母草素和异双花母草素;肌醇甲醚、腺嘌呤、腺嘌呤核苷、原儿茶酸乙酯。另有取代氨基酸,相思子碱N-甲基色氨酸和N,N,N-三甲基-色氨酸[5]。

【药理作用】

1. 保肝　小鼠灌胃给予鸡骨草总黄酮(TFA) 100、80mg/kg,每天1次,连续7d。降低急性肝损伤小鼠血清中ALT、AST活性和肝组织中MDA的生成和肝脏系数,升高组织中SOD、GSH-Px活性,改善肝脏的病理损伤程度[6,7]。复方鸡骨草胶囊能显著降低四氯化碳和D-半乳糖胺诱导的小鼠急性肝损伤引起的血清谷丙转氨酶、谷草转氨酶升高,减轻肝组织的实质性损伤[8]。

2. 抗氧化　鸡骨草总黄酮提取液对Fenton体系产生的·OH自由基有很好的清除作用[9]。

3. 抗炎　鸡骨草(60、40、20 g/kg灌胃给药,连续10d),对二甲苯所致小鼠耳廓肿胀和醋酸所致小鼠腹腔毛细血管通透性均有明显抑制作用[10]。

4. 抗病毒　鸡骨草醇提物(96.48 g/L)抑制血清中HBsAg、HBeAg,对乙型肝炎病毒有直接的抑制作用[11]。

5. 抑菌　鸡骨草醇提液对大肠埃希菌和铜绿假单胞菌均有抑菌效果,生药1 g/mL对铜绿假单胞菌的抗菌活性与0.1 mg/mL的盐酸四环素溶液相当[12]。

6. 降脂　鸡骨草20 g/kg可降低高脂血症大鼠血清和肝中TC、TG、MDA的含量,升高血HDL、Apo-A的含量。有一定降血脂、抗脂肪肝作用[13]。

7. 增强免疫、抗疲劳　鸡骨草(60、40、20 g/kg灌胃给药,连续10d)可降低小鼠血清溶血素水平,增强巨噬细胞的吞噬功能, 使幼鼠和成年鼠脾脏重量增加,对胸腺重量则无明显影响。鸡骨草根提高小鼠游泳耐力,有抗疲劳作用[10,14]。

8. 毒性　鸡骨草灌胃给予小鼠MTD为生药400g/kg, LD_{50}为(10.01±2.90)g/kg[15]。

【临床应用】

1. 肝炎　65例急性肝炎患者用鸡骨草胶囊(鸡骨草等)治疗,总有效率95.38%,经与对照组比较,具显著性差异,未发现明显毒副作用[16]。44例急性传染性肝炎患者以鸡骨草单方治疗, 治愈率达95%以上,儿童疗效更佳。以鸡骨草治疗急性黄疸型肝炎和乙型肝炎,治愈率和转阳率均达90%以上,疗效满意[17,18]。

2. 肝硬化纤维化　81例乙肝肝硬化患者用常规西药治疗,84例在对照组用药基础上服用鸡骨草肝炎冲剂,每次15g,2次/d,连续12周。治疗组丙氨酸转氨酶和总胆红素复常率均明显高于对照组，HBsAg、HBeAg、HBV-DNA阴转率及临床症状改善率也显著升高。鸡骨草肝炎冲剂可改善肝功能、抑制HBV及其复制[19]。

3. 细菌感染 鸡骨草75%乙醇提取物(生药1 g/mL)最低抑菌浓度与盐酸四环素溶液相同。对铜绿假单胞菌抑菌效果良好，大肠埃希菌次之[20]。

4. 母婴ABO血型不合溶血病 70例母婴ABO血型不合患者用自拟鸡骨草汤(鸡骨草等)治疗，总有效率为91.43%。140例母婴ABO血型不合患者随机分为二组，分别给予鸡骨草汤治疗和维生素配合吸氧治疗，结果显示鸡骨草汤治疗组孕妇血清抗体效价下降显著，新生儿ABO溶血病发病率也随之下降。148例母婴ABO血型不合患者服用大剂量单味鸡骨草(生药0.4 g/mL)，每天1次。疗效与鸡骨草汤相仿，简单易行、用药更为安全[21]。

5. 慢性胆囊炎 30例慢性胆囊炎患者服用鸡骨草胶囊，每次1粒，每日3次。经过2个月的治疗，显效21例，有效8例，无效1例，总有效率96.66%[22]。

(张郑瑶 周秋丽)

参考文献

[1]程瑛琨，等.正交设计优选鸡骨草总黄酮和总生物碱的提取工艺.西北药学杂志，2007，22(2)：61

[2]马柏林，等.鸡骨草化学成分的研究.西北林学院学报，2008，23(5)：152

[3]史海明，等.鸡骨草的化学成分研究.中草药，2006，37(11)：1610

[4] 白隆华，等. 中药鸡骨草研究概况. 广西农业科学，2005，36(5)：476

[5]陈晓白，等.中药鸡骨草化学成分及药理学研究进展.时珍国医国药，2008，19(7)：1781

[6]江生周，等.鸡骨草总黄酮对小鼠实验性肝损伤的保护作用.安徽医药，2009，13(10)：1174

[7]李爱媛，等.鸡骨草与毛鸡骨草对急性肝损伤的保护作用.云南中医中药杂志，2006，27(4)：35

[8]覃永生，等.复方鸡骨草胶囊对小鼠急性化学性肝损伤的保护作用.中国临床康复，2006，10(23)：142

[9]张丽丹，等.鸡骨草总黄酮提取及对羟自由基清除作用.微量元素与健康研究，2007，24(2)：44

[10]周芳，等.鸡骨草与毛鸡骨草抗炎免疫的实验研究.云南中医中药杂志，2005，26(4)：33

[11]陈晓白，等.鸡骨草提取物对体外乙型肝炎病毒的抑制作用.医药导报，2009，28(4)：418

[12]程瑛琨，等.鸡骨草醇提物抗菌活性研究. 现代中药研究与实践，2006，20(2)：39

[13]陈晓白，等.鸡骨草对sD大鼠血脂及肝脂的影响.中国医药指南，2009，7(23)：28

[14]刘锡玖，等.鸡骨草根对肠平滑肌的作用与毒性观察.皖南医学院学报，1990，9(3)：6

[15]李爱媛，等.鸡骨草与毛鸡骨草及其种子的急性毒性实验.时珍国医国药，2008，19(7)：1720

[16]睢风英，等.鸡骨草胶囊治疗急性肝炎的临床疗效观察，右江医学，2002，30(3)：247

[17]刘华钢，等.浅谈鸡骨草研究与应用.湖南中医药导报，1999，2(6)：32

[18]周德茂.鸡骨草治疗34例小儿HBsAg阴转疗效观察.江西农业大学学报，1987，2：78

[19]庄海新，等.鸡骨草肝炎冲剂对肝硬化纤维化的影响.中国民族民间医药，2008，2：70

[20]程瑛琨，等.鸡骨草醇提物抗菌活性研究.现代中药研究与实践，2006，20(2)：39

[21]冯惠娟，等.鸡骨草治疗ABO母儿血型不合148例的疗效观察.中国妇幼保健.2006，21：1712

[22]林新，等.鸡骨草胶囊治疗慢性胆囊炎30例.中国普通外科杂志，2004，13(6)：401

鸡矢藤 Paederiae Herba ji shi teng

本品为茜草科植物鸡矢藤 *Paederia scandens* (Lour)Merr的全草。味甘、微苦，性平。祛风利湿，消食化积，止咳化痰，止痛。主治风湿筋骨痛、跌打损伤、小儿疳积，湿疹及疮疡肿毒。

【化学成分】

茎、叶中含鸡矢藤苷(paederoside)、鸡矢藤次苷(scandoside)、鸡矢藤苷酸(paederosidic acid)、车叶草苷(asperuloside)，此外，还含有生物碱、γ-谷甾醇、熊果苷(abutin)、齐墩果酸及挥发油[1,2]。首次从鸡矢藤中分离得到：茜根定-1-甲醚、di-adzein、臭矢菜素B、臭矢菜素D、异落叶松树脂醇、蒙花苷、异东莨菪香豆素、咖啡酸、香豆酸、对羟基苯甲酸、咖啡酸-4-O-β-D-吡喃葡萄糖苷[3]。组成鸡矢藤挥发油的化学成分主要是酯、烃、酮、醛、羧酸和含硫有机化合物等[4]。

【药理作用】

1. 镇痛　小鼠腹腔注射鸡矢藤叶或根的注射液50~150 g/kg后，热板法痛阈提高148%~281.8%，与吗啡比较，镇痛作用出现较慢，但较持久[1]。鸡矢藤100:1浓缩液10、20、30 mL/kg给小鼠腹腔注射，对电刺激法引起的疼痛痛阈均有不同程度提高[5]。鸡矢藤有效成分环烯醚萜总苷（360、180、90 mg/kg，灌胃7d）对小鼠福尔马林和醋酸致痛有明显镇痛活性。其镇痛机制可能与内源性阿片肽系统无关，而与抑制NO生成有关，且连续用药无成瘾性[6]。

2. 抗惊厥、镇静　对戊四唑惊厥小鼠，腹腔注射鸡矢藤10及20 mL/kg剂量1次，20 mL/kg组有较强的抗戊四唑惊厥作用，10 mL/kg组死亡时间较对照组大为延长[5]。

3. 影响平滑肌　鸡矢藤提取物0.32mg加入营养槽内，对小鼠各期离体子宫的收缩张力、收缩强度、收缩频率及子宫活动力均有增强作用。与给药前比较，诱导期组分别增加85%、47%、21%和72%，动情期组分别增加70%、77%、41%、41%；非动情组分别增加47%、76%、62%及66%。本品还能增强PGE_2对小白鼠离体子宫的收缩张力、收缩强度、收缩频率以及子宫活动力[7]。

4. 抗炎抗痛风　高尿酸血症小鼠灌胃鸡矢藤提取物6.30、3.15、1.57 g/kg，每天灌胃1次，连续14d。结果，鸡矢藤可显著降低高尿酸血症小鼠血清尿酸水平，而对正常小鼠血清尿酸水平无明显影响[8]。体外，鸡矢藤1.60、0.80、0.40 mg/mL对黄嘌呤氧化酶有显著的抑制作用，半数抑制剂量（IC_{50}）为1.00 g/L。鸡矢藤提取物对尿酸钠晶体诱导大鼠痛风性关节炎有显著的改善作用，大鼠灌胃给药4500、2250 mg/kg可不同程度降低大鼠踝关节的肿胀度、改善大鼠造模后的步态异常、减少大鼠踝关节的组织水肿及炎性细胞浸润、减轻滑膜增生等病理改变。同时可降低痛风性关节炎大鼠滑膜组织TNF-α、IL-1β水平[9]。

5. 降血糖、降血脂　糖尿病小鼠灌胃给予鸡矢藤提取物（PSE）2.6、1.3 g/kg，连续30d。结果高剂量组小鼠空腹血糖比实验初期降低7.6%；PSE能降低糖尿病小鼠血清TG含量，并升高HDL-C含量，尤其高剂量PSE对血清甘油三酯的抑制最为明显，降幅为24.67%。证明鸡矢藤具有一定的降血糖潜力[10]。

6. 抗菌　鸡矢藤体外抗菌试验结果不一致，有报道鸡矢藤50%煎剂对金黄色葡萄球菌和福氏痢疾杆菌均有抑制作用，浸膏对金黄色葡萄球菌及肺炎双球菌也有抗菌效果。但另有报道其100%煎剂对金黄色葡萄球菌、绿脓杆菌、宋内痢疾杆菌、伤寒杆菌及大肠杆菌均无抑制作用。近期有人报道鸡矢藤抑菌作用较弱，仅在10%及5%浓度时对表皮葡萄球菌有抑制作用[11]。小鼠体内试验表明，预防性腹腔注射500%鲜鸡矢藤注射液每日每只0.5mL，对腹腔感染大肠杆菌、福氏痢疾杆菌均有保护作用[1]。

7. 毒性　小鼠灌胃鸡矢藤浸膏LD_{50}为94.0g/kg。另有报道10只小鼠静脉注射鸡矢藤注射液250g/kg，观察3d，无1只死亡。小鼠亚急性毒性试验表明，每日腹腔注射鸡矢藤注射液100 g/kg1次，连续2周，未见任何异常反应，脑、心、肾、脾组织病理检查，也未发现实验组与对照组有明显差异。鸡矢藤环烯醚萜苷（IGPS）分别按280、700、1750 mg/kg剂量给大鼠连续灌胃12周，除高剂量组红细胞数量有一过性短暂升高外，其余各组大鼠体重、血液学指标、血液生化学指标、脏器系数及组织器官的病理形态均未见明显异常改变。停药2周后，各项检查正常[12]。

【临床应用】

1. 疼痛　鸡矢藤注射液每支2mL（生药30 g/支），肌肉注射每次2~4mL，4~6h注射1次，观察112例（外伤、胃、肠、胆或肾绞痛以及牙痛和分娩疼痛），镇痛率为87.5%。此外，鸡矢藤注射液可作浸润麻醉药，用于各种小手术或注入骨折血肿部位，能保持0.5h到1h不同程度的止痛作用[13,14]。

2. 慢性骨髓炎　治疗45例慢性骨髓炎，颇著良效，每日一剂，（取干鸡矢藤根30g，红枣10枚，水煎内服），连服1~2个月，27例治愈，14例好转，4例无效[15]。

3. 糖尿病足　鸡矢藤鲜药200~250g洗净，加水3000mL煮沸，去渣加少许盐，待凉至温度为37℃~40℃时，浸泡患脚，时间为10~15min。每天浸泡2次，4周为1个疗程，有一定的疗效[16]。

4. 类风湿性关节炎　应用中药雾化加鸡矢藤注射液治疗类风湿性关节炎收到明显效果，治疗36例，总有效率为88.80%[17]。

5. 促进术后胃肠功能恢复　鸡矢藤汤：干鸡矢藤80g为1剂，每天1剂，水煎取汁150~200mL分多次服用，可促进术后患者胃肠道功能的尽快恢复[18]。

6. 功能性消化不良　鸡矢藤30g与柴芍六君子汤（柴胡、赤芍、白芍、潞党参、炒白术、茯苓等）合用，每日1剂，分2次温服，每周5剂。能显著改善功能性消化不良患者上腹胀、早饱、恶心等胃肠运动障碍症状[19]。

【附注】

黄根藤又名云南鸡矢藤[*Paederia Vunnansis*(Levl).Rehd]系茜草科鸡矢藤属植物，多年生藤本。其根入药，有清热利湿作用。

[药理作用]

1. 保肝 小鼠背部皮下注射$CCl_4$0.05mL/g后，黄根藤水提取液0.1 mL/10g体重(1mL水提取液相当生药1g)灌胃，可明显降低CCl_4引起的血清GPT升高，肝病变较模型组轻，尤其是肝细胞坏死的程度两者之间差别更为明显[20]。

2. 镇痛 给小鼠灌胃黄根藤10、5 mg/10g体重(1 mL提取液相当生药1g)，分别测定给药前及给药后20、40、60min电刺激小鼠足掌痛阈。结果表明，随药物剂量增加，镇痛作用越明显；当剂量为10mg/10g，给药后20min有镇痛作用，40min后镇痛作用明显[21]。

（马吉胜 姜秀莲 何宗梅）

参考文献

[1]王浴生，等.中药药理与应用.北京：人民卫生出版社，1983:583

[2]中国医学科学院药物研究所，等.中药志(Ⅳ).北京：人民卫生出版社，1988:427

[3]邹旭，等.鸡矢藤化学成分的研究.中国中药杂志，2006，31(17):1436

[4]马养民，等.鸡矢藤挥发油化学成分和元素的定性鉴定.陕西林业科技，1999，(2):16

[5]袁肇金，等.鸡矢藤镇痛和抗惊作用的研究.中草药，1983，14(7):21

[6]刘梅，等.鸡矢藤环烯醚萜总苷的镇痛作用及其机制初探.中药药理与临床，2008，24(6):43

[7]查力，等.鸡矢藤提取物对小鼠离体子宫的作用.贵阳医学院学报，1988，13(3):355

[8]颜海燕，等.鸡矢藤提取物对酵母膏致小鼠高尿酸血症的影响.中药药理与临床，2007，23(5):115

[9]马颖，等.鸡矢藤提取物对尿酸钠晶体诱导大鼠急性痛风性关节炎影响的研究.中国药房，2008，19(6):411

[10]张晓峰，等.鸡矢藤提取物对糖尿病小鼠血糖及血脂的影响.食品科学，2008，29(1):292

[11]万永红，等.八种中草药抑菌试验报告.生物学杂志，1999，16(2):31

[12]庞明群，等. 鸡矢藤环烯醚萜苷对大鼠的长期毒性试验研究.安徽医科大学学报，2010，15(1):62

[13]刘祥千，等.痛宁注射液镇痛效果的临床观察.中国中药杂志，1989，14(10):51

[14]许子华，鸡矢藤注射液的止痛效果观察江.西医学资料，1979，(1):115

[15]郑延陵，等.以鸡矢藤根为主中西医结合治疗慢性骨髓炎45例.浙江中医药，1979，(11):410

[16]黄友陆，等.鸡矢藤煎液浸泡辅助治疗糖尿病足46例护理效果分析.海南医学院学报，2008，14(3):280

[17]孙义军，等.中药雾化加鸡矢藤注射液治疗类风湿性关节炎36例.陕西中医学院学报，2005，28(2):23

[18]傅冬梅，等.口服鸡矢藤汤促进剖宫产术后胃肠功能恢复的效果观察.护理学报，2009，16(10B):62

[19]林平，等.鸡矢藤与柴芍六君子汤合用治疗功能性消化不良的临床观察.中国中西医结合杂志，2005，25(12):1134

[20]李丽帆，等.黄根藤对小白鼠四氯化碳肝损伤的保护作用.右江民族医学院学报，1996，18(2):139

[21]李丽帆，等.黄根藤的镇痛作用.右江民族医学院学报，1996，18(4):577

鸡血藤 Spatholobi Caulis ji xue teng

本品为豆科植物密花豆*Spatholobus suberectus* Dunn干燥的藤茎。性温，味苦、甘。活血补血，调经止痛，舒筋活络。用于月经不调、痛经、经闭、风湿痹症、麻木瘫痪、血虚萎黄等。

【化学成分】

1. 精油成分 主要有香芹醇(28.56%)、5-甲基-3-己烯-酮 (14.20%)、2-(2′,3′-环氧-3′-甲基丁基)甲基呋喃(10.43%)、萜类化合物(12.50%)[1]。

2. 甾醇类 主要有β-谷甾醇、胡萝卜苷(daucosterol)、7-酮基-谷甾醇、豆甾醇、鸡血藤醇等[2,3]。

3. 萜类及内酯类 4个萜类成分：羽扇豆醇、羽扇豆酮、木栓酮、表木栓醇。1个内酯：白芷内酯[4]。

4. 色原酮类 如呋喃类黄酮类水黄皮素、披针灰叶素、简单黄酮类去甲氧基甘石黄素等[2-5]。

5. 蒽醌类 主要有大黄素甲醚、大黄酚、大黄素、芦荟大黄素、大黄酸等[3,6]。

【药理作用】

1. 镇静、催眠 鸡血藤水提物2.0、4.0、8.0g/kg灌胃给小鼠，能明显减少小鼠自主活动次数，增加阈下剂量戊巴比妥钠致小鼠睡眠只数，延长阈上剂量戊巴比妥钠致小鼠睡眠时间，有明显的镇静、催眠作用[7]。

2. 血液系统 动物以^{60}Co亚致死量辐射制作骨髓抑制小鼠模型，第3天给予鸡血藤单体物0.05、0.01、0.002 g/kg，30min后采血得含药血清。含药血清对骨髓抑制小鼠造血祖细胞生长有较强的刺激作用，其中儿茶素的刺激增殖活性相对最强，可能是鸡血藤补血活血的主要物质基础[8]。鸡血藤水煎液(2kg/L)给小鼠灌胃0.02 mL/g体重，连续15d。鸡血藤对正常小鼠和贫血小鼠骨髓细胞增殖有显著促进作用；经鸡血藤诱导制备巨噬细胞、脾细胞、肺和骨骼肌体外培养液也能明显促进正常和贫血小鼠骨髓细胞增殖[9]。鸡血藤浸膏(生药4 g/mL)灌胃给小鼠每只0.2mL，对放、化疗引起的贫血小鼠外周血白细胞数、骨髓有核细胞数与粒系细胞分裂指数下降均有升高作用，粒单系祖细胞增殖也显示出刺激作用[10]。采用小鼠移植性Lewis肺癌模型，灌胃给予鸡血藤提取物每只3 g/0.3mL，连续14d。与化疗药合用可减轻化疗的骨髓抑制作用，刺激造血功能[11]。

3. 抗血栓 鸡血藤水煎液10、50 g/kg灌胃给药，连续7d，可明显降低大鼠颈动、静脉旁路血栓湿重，明显抑制血小板聚集，验证了鸡血藤活血化瘀的传统功效[12]。

4. 抗肿瘤 给每只小鼠灌胃鸡血藤提取物3g/0.3mL，连续14 d，对小鼠移植性Lewis肺癌抑瘤率为30.65%[11]。鸡血藤抗肿瘤有效部位12.5、25 mg/L对A549肺癌细胞杀伤的IC_{50}为25.54 mg/L。细胞周期受到干扰，主要表现为非凋亡性程序化细胞死亡[13]。鸡血藤黄酮类组分0.15、0.30、0.60 g/kg对小鼠Lewis肺癌的抑瘤率为24.42~31.01%；体外对人肺癌A549和人大肠癌HT-29的IC_{50}分别为 (70.17±12.17)g/mL和(126.81±43.00)g/mL。该组分无骨髓抑制作用，对红细胞生成有一定促进作用[14]。

5. 抗氧化 13.6~217.0g/L鸡血藤醇提物可浓度依赖性抑制(Fe^{2+}+抗坏血酸)诱导的大鼠心、肝、肾MDA生成，IC_{50}分别为42.3、43.0和44.0 g/L；抑制酵母多糖A刺激大鼠中性白细胞生成O_2^-，其IC_{50}为36.5g/L；对H_2O_2诱导的红细胞氧化溶血的IC_{50}为72.9g/L。鸡血藤醇提物有抗氧化作用[15]。采用DPPH法研究鸡血藤抗氧化活性，鸡血藤浓度为5 mg/mL抑制率为94.9%，浓度为1 mg/mL抑制率为94.8%，表明鸡血藤有很强的抗氧化活性[16]。

6. 抗病毒 鸡血藤提取物对单纯疱疹病毒I型有强的作用，其50%细胞病变抑制浓度($CPIE_{50}$)、50%细胞致死浓度(CLE_{50})和50%酶活性抑制浓度(IC_{50})分别为46.0、630、0.2 μg/mL，选择毒性指数(ST)为13.7。抗病毒的阳性对照物为阿糖胞苷，其$CPIE_{50}$、CLE_{50}和ST分别为14.5、200 μg/mL和13.8[17]。

7. 其他 给自然衰老小鼠模型灌胃鸡血藤醇提物2.2、4.4、8.8 g/kg，共8周，可使小鼠血清和肝、肾组织中一氧化氮合酶活力不同程度升高[18]。鸡血藤总黄酮50、100、200mg/kg对化学因素所致的血虚小鼠外周血IL-3水平升高，EPO水平显著下降。提示，鸡血藤总黄酮可以通过刺激机体分泌IL-3促进红系造血[19]。

【临床应用】

1. 贫血 对42例再生障碍性贫血患者做鸡血藤复方治疗。经24个月治疗，有效34例，无效8例，有效率81%。患者骨髓微血管和有核细胞容量较治疗前有明显增多[20]。鸡血藤对缺铁性贫血、失血性贫血、炎症性贫血、慢性肾功能不全贫血等有较好的临床疗效，一般15~20d可纠正贫血症状[21]。

2. 白细胞减少症 鸡血藤汤(鸡血藤、黄芪、麦冬等)配合治疗甲亢伴白细胞减少30例。结果T3、T4、FT3、FT4较治疗前明显降低，白细胞计数明显升高，未见不良反应出现[22]。对30例恶性肿瘤患者在化疗同时辅以鸡血藤煎剂口服，结果显示，治疗组白细胞下降比对照组为轻，而两组在白细胞平均最低值及白细胞低于4.0×10^9/L的平均持续时间，有显著性差异，口服该药未见明显的毒副反应[23]。

3. 神经根型颈椎病 当归鸡血藤汤(当归、白芍、鸡血藤等)每日2次，15 d为一疗程，治疗60例神经根型颈椎患者。治愈40例(66.7%)，显效10例(16.7%)，有效6例(10.0%)，无效4例(6.7%)，总有效率93.3%[24]。针刺、按摩配合鸡血藤葛根汤(鸡血藤、葛根、当归等)颈型、神经根型颈椎病66例，10 d为一疗程，治疗3个疗程。结果：痊愈253例，显效23例，有效13例，总有效率92.4%[25]。

(朱成全 李 锐)

参 考 文 献

[1]康淑荷，等. 鸡血藤精油化学成分研究. 西北民族大学

学(自然科学版),2003,24(50):21

[2]严启新,等.鸡血藤化学成分的研究.中草药,2003,34(10):876

[3]崔艳君,等.鸡血藤有效成分研究.中国中药杂志,2005,30(2):121

[4]严启新,等.鸡血藤脂溶性化学成分的研究.中国药科大学学报,2001,32(5):336

[5]龚苏晓,等.鸡血藤茎皮中化学成分的研究.:具有细胞毒性、抗单纯疱疹病毒和抗炎活性的新查耳酮的分离.国外医学中医中药分册,2004,26(4):237

[6]成军,等.中药鸡血藤化学成分的研究.中国中药杂志,2003,28(12):1153

[7]黄新炜,等.鸡血藤水提物的镇静、催眠作用研究.西安文理学院学报(自然科学版),2009,12(1):62

[8]刘屏,等.鸡血藤单体化合物对造血祖细胞增殖的调控作用研究.中国药理学通报,2007,23(6):741

[9]陈东辉,等.鸡血藤煎剂对小鼠骨髓细胞增殖的影响.中国中药杂志,2004,29(4):352

[10]苏民,等.鸡血藤对小鼠粒单系血细胞的影响.中国医院药学杂志,2006,26(4):432

[11]富琦,等.鸡血藤提取物体内抗肿瘤效应及对造血功能的影响.中国中医药信息杂志,2008,15(12):29

[12]王秀华,等.鸡血藤抗血栓形成作用的研究.长春中医学院学报,2005,21(4):41

[13]唐勇,等.鸡血藤抗肿瘤有效部位诱导A549肺癌细胞非凋亡性程序化死亡的研究.中国中药杂志,2008,33(16):2040

[14]唐勇,等.鸡血藤黄酮类组分抗肿瘤活性研究.中国实验方剂学杂志,2007,13(2):51

[15]刘俊林.鸡血藤醇提物清除氧自由基的实验研究.卫生职业教育,2006,24(2):128

[16]谢学明,等.22种华南地产药材的抗氧化活性研究.中药药理与临床,2006,22(1):48

[17]孟正木,等.八种中草药的抗病毒活性研究.中国药科大学学报,1995,26(1):33

[18]刘俊林.鸡血藤醇提物对小鼠组织一氧化氮合酶的影响.卫生职业教育,2005,23(21):95

[19]邓家刚,等.鸡血藤总黄酮对血虚小鼠IL-3、EPO影响的实验研究.中国药物研究与监测,2007,6:21

[20]苏尔云,等.鸡血藤复方对再生障碍性贫血骨髓网状纤维的影响.浙江医学,1998,20(1):12

[21]隋吉东,等.鸡血藤治贫血效佳.中医杂志,2003,44(8):571

[22]钟鲁梅,等.鸡血藤汤治疗甲亢白细胞减少的临床观察.中国厂矿医院,2007,20(6):672

[23]梁耀君,等.鸡血藤防治肿瘤化疗后白细胞减少的临床研究.辽宁中医杂志,1998,25(5):227

[24]彭云香,等.当归鸡血藤汤治疗神经根型颈椎病60例.中国民间疗法,2009,17(9):30

[25]唐志红,等.针刺、按摩配合鸡血藤葛根汤治疗颈型神经根型颈椎病66例临床观察.河北中医,2008,30(11):1191

鸡冠花 Celosiae Cristatae Flos ji guan hua

本品为苋科植物鸡冠花*Celosia cristata* L.的干燥花序。味甘、涩,性凉。具有收涩止血,止带,止痢功能。用于吐血、崩漏、便血、痔血、赤白带下、下痢不止。

【化学成分】

花含山柰苷 (kaempferitrin)、苋菜红素(amaranthin)、松醇(pinitol)及多量硝酸钾。本品花序含甜菜红素(beacyanins)和甜菜黄素(betaxanthins)。红色花序中主含苋菜红素、异苋菜红素(isoamaranthin)、鸡冠花素(celosianin)及异鸡冠花素(isocelosianin),黄色黄序中含甜菜黄素及微量苋菜红素[1]。

鸡冠花黄酮类化合物可分为下列几类:黄酮和黄酮醇;黄烷酮(又称二氢黄酮)和黄烷酮醇(又称二氢黄酮醇);异黄酮;异黄烷酮(又称二氢异黄酮);查耳酮;二氢查耳酮;橙酮(又称澳咔);黄烷和黄烷醇;黄烷二醇[3,4](又称白花色苷元);花色素苷。鸡冠花中的黄酮类化合物主要为山柰酚、槲皮素、异鼠李素和木犀草素[2]。

【药理作用】

1. 抗病原微生物 10%鸡冠花煎剂和等量阴道滴虫培养液在试管中,30min时虫体开始变圆,活动力减弱;60min时,大部虫体消失。如煎剂浓度增大至20%时,则15min虫体即消失[1]。玻片法亦有杀灭或抑制作用。鸡冠花煎液对人阴道毛滴虫有良好作用,虫体与药液接触5~10min即趋消化[1]。

2. 血液系统 小鼠以鸡冠花水煎剂17 g/kg剂量灌胃给药5d后,出血时间明显缩短;家兔以鸡冠花水煎剂1.7 g/kg剂量给药7d,凝血时间、凝血酶原时间、血浆复钙时间均缩短,优球蛋白溶解时间明显延长。结果提示,鸡冠花的止血作用可能与促凝血因子生成和抑制纤溶系统活性有关[3]。以0.8 g/kg剂量鸡冠花液给家兔灌胃,连续14d,实验组家兔凝血时间明显缩短,而血中维生素C(VC)和钙(Ca^{2+})质量浓度较明显增高,表明鸡冠花具有明显的止血作用,与其所含的丰富营养素Ca^{2+}和VC密切相关[4]。

3. 抗脂质过氧化 鸡冠花乙醇提取物100 mg/kg,预防给予大鼠8周,可降低高脂大鼠血清TC,升高血清HDL-C;并使高脂大鼠血清和肝脏锌升高、铜下降,血清钙、铁无显著变化,而肝脏铁升高、钙下降。提示,鸡冠花乙醇提取物可调节高脂大鼠体内锌、铜、铁、钙代谢,影响血脂水平[5]。

4. 调节骨代谢 实验组大鼠喂饲高氟水,造成氟中毒模型。8周后,在饲料中补加鸡冠花提取物和钙组的动物,矿物含量(BMC)和骨密度(BMD)高于加氟组,体重也高于加氟组。提示:高氟可造成骨代谢紊乱,补钙可减少高氟所造成的影响,补钙加鸡冠花提取物效果更好[6,7]。

5. 预防骨质疏松 鸡冠花乙醇提取物(0.5 g/L)作用于体外培养的成骨细胞,可促进成骨细胞矿化结节形成及IGF-1阳性表达,促进成骨细胞矿化[8]。预先给废用性骨质疏松大鼠灌胃鸡冠花黄酮1.440 g/L,共8周,对废用性骨质疏松大鼠骨代谢有促进作用,与钙合用有更好的预防效果,延缓和减轻骨质疏松的发生[9]。

6. 增强耐受力 用鸡冠花液1.25、2.5 g/kg剂量给小鼠灌胃,每天1次,25d后测定肌糖原、肝糖原含量。结果:鸡冠花高剂量组耐缺氧、耐高温,游泳实验肌糖原和肝糖原含量明显增加,表明鸡冠花具有增强小鼠耐受力和增加小鼠肌糖原、肝糖原储备的作用[10]。

7. 防止动脉粥样硬化 鸡冠花乙醇提取物具有降低血清总胆固醇、高密度脂蛋白-胆固醇比值及冠心病指数的作用,还能抑制体内MDA的形成[11]。

8. 增强免疫、抗肿瘤 给环磷酰胺免疫功能低下小鼠灌胃鸡冠花水提液10 g/kg,连续4周。可使胸腺和脾脏指数提高(拮抗免疫器官的损伤),腹腔巨噬细胞吞噬功能增强,对环磷酰胺所致的免疫功能损伤有较强的恢复作用[12]。给荷瘤(S180)小鼠灌胃鸡冠花水煎液生药0.6、0.3kg/L 2周后,抑瘤率分别为63.73%和45.38%,并可增加免疫器官质量[2,13]。

9. 抗衰老 鸡冠花2.5、1.25 g/kg灌胃给D-半乳糖致衰老小鼠,连续8周,使衰老小鼠的SOD、GSH-PX活性和总抗氧化能力明显提高,MDA和肝脏脂褐质含量减少。鸡冠花有拮抗D-半乳糖致衰老的作用[14]。

10. 其他 鸡冠花花是食药两用的无毒天然植物,所含丰富的黄酮类化合物等物质,除具降压、降脂、降血糖及抗溃疡、抗病毒、抗过敏等作用外,10%鸡冠花注射液还对已孕鼠、豚鼠及家兔等宫腔内给药有明显中期引产作用[2]。

【临床应用】

1. 便血、痔血、带下 以白鸡冠花、樗白皮、乌贼骨伍用,随症加减,治疗带下100例均治愈,其中服药1~3剂愈者71例,3~6剂愈者25例,6~15剂并结合外治法愈者4例。停药后短期内白带复增者18例,原法治疗仍获良效[15]。

2. 崩漏 以金樱子根、鸡冠花、茜草、地榆炭、夏枯草等,加甜酒30mL(糯米酿制,另加)。药味以鲜品为佳,煎汁加甜酒。每日分3~4次服。一般1~3剂见效[15]。

3. 慢性盆腔炎及妇科慢性炎症 以白鸡冠花、白术、小茴香、白花蛇舌草、党参等伍用,随症加减,水煎服,每日1剂。经治慢性盆腔炎30例,结果痊愈23例,显效5例,无效2例,总有效率为93%[15]。尚有报道,以10%鸡冠花注射液治疗60例妇科慢性炎症(包括输卵管、卵巢、子宫体及子宫颈等慢性炎症),疗效较为满意[16]。

4. 其他 鸡冠花配伍尚可治下血脱肛、血淋、功能性子宫出血、白带过多、久痢等[17,18,19]。以鲜鸡冠花、一点红、红莲子草(苋科)各酌量,调红糖捣烂,敷患处治疗额疽[20]。

【附注】

采用高空气球飞行搭载鸡冠花种子,返地后经播种育苗,培植子一代(SP1)植株,搭载植株花序3种黄酮类化合物含量均显著提高,增幅分别为:槲皮素2.60倍,山柰酚0.52倍,异鼠李素6.54倍。鸡冠花通过高空环境诱变处理,可获得黄酮类化合物高含量的植株变异新品系[21]。

(周厚琼 冉懋雄 谢宝忠)

参考文献

[1]中国医学科学院药物研究所等.中药志(第五册).北京:人民卫生出版社,1988:1232

[2]徐守霞.鸡冠花中黄酮类化合物的研究进展.宁波职业技术学院学报,2009,13(5):104

[3]江中制药厂.鸡冠花止血作用及其作用机制的初步研究.江西中医药,1996,27(6):59

[4]陈静,等.鸡冠花止血作用机制研究.北华大学学报,2001,2(1):39

[5]李万里,等.牛磺酸和鸡冠花乙醇提取物对大鼠血脂及

脂质过氧化物的影响.新乡医学院学报,1996,13(4):338

[6]李万里,等.鸡冠花提取物和钙对氟中毒大鼠骨密度及尿矿物质含量的影响.卫生研究,1999,24(4):230

[7]李万里,等.钙与鸡冠花提取物对氟中毒大鼠骨代谢的影响.新乡医学院学报,1999,16(4):289

[8]李万里,等.鸡冠花黄酮类对成骨细胞矿化和IGF-1的作用.中国公共卫生,2003,19(11):1392

[9]李万里,等.钙和鸡冠花黄酮提取物对大鼠废用性骨质疏松的作用.华中科技大学学报(医学版),2003,23(10)687

[10]陈静,等.鸡冠花对小鼠耐力影响的实验研究.预防医学文献信息,2000,6(2):109

[11]李万里,等.牛磺酸和鸡冠花乙醇提取物对大鼠血脂及脂质过氧化物的影响.新乡医学院学报,1996,13(4):338

[12]陈静,等.鸡冠花对小鼠免疫功能的影响.中国公共卫生,2003,19(10):1225

[13]姜秀梅,等.鸡冠花对提高S180荷瘤小鼠免疫功能及抑瘤作用的研究.北华大学学报(自然科版),2003,5(2):58

[14]陈静,等.鸡冠花对D-半乳糖致小鼠衰老作用的研究.中国老年学杂志,2003,32(6):601

[15]阴健,等.中药现代研究与临床应用(3).北京:中医古籍出版社,1997:143

[16]茹为礼.鸡冠花注射液治疗妇科慢性炎症60例临床观察.新医药学杂志,1975,11:37

[17]上海中医学院方药教研组.中药临床手册.上海:上海人民出版社,1977:421

[18]江苏新医学院.中药大辞典(上册).上海:上海人民出版社,1977:1212

[19]《全国中草药汇编》编写组.全国中草药汇编.北京:人民卫生出版社,1975:429

[20]雷载权,等.中华临床中药学(下册).北京:人民卫生出版社,1998:1255

[21]翁德宝,等.高空气球搭载实验对鸡冠花黄酮类化合物成分的影响.西北植物学报,2002,22(5):1158

八 画

青 蒿 Artemisiae Annuae Herba

qing hao

本品为菊科植物黄花蒿*Artemisia annua* L.的干燥地上部分。味苦、辛,性寒。有清虚热、除骨蒸、解暑热、截疟、退黄等功能。用于湿邪伤阴、夜热早凉、阴虚发热、骨蒸劳热、暑湿发热、疟疾寒热、湿热黄疸。

【化学成分】

本品主含下列化学成分[1-3]:

1. 萜类 主要有青蒿素(artemisinin)、青蒿素G(artemisinin G)、青蒿甲、乙、丙、丁、戊素(arteammisinine Ⅰ、Ⅱ、Ⅲ、Ⅳ、Ⅴ)、青蒿酸(artemisic acid)、环氧青蒿酸(epoxyartemisinic acid)、表脱氧青蒿乙素(epideoxyarteannuin B)、青蒿内酯(artemisilactone)、青蒿酸甲酯(methyl arteannuate)等。

2. 黄酮类 主要有猫眼草黄素(chrysosplenelin)、猫眼草酚(chrysosplenol)、泽兰黄素(eupatorin)、柽柳黄素(tamarixetin)、鼠李黄素(rhamnctin)、泻鼠李黄素(rhamnocitrin)、金圣草黄素(chrysoeriol)、山柰黄素(kaempferol)、槲皮黄素(quercetin)等。

3. 挥发油 有莰烯(camphene)、β-莰烯、异蒿酮(isoartemisia ketone)、左旋樟脑(L-camphor)、β-丁香烯(β-caryohyllene)、β-蒎烯(β-pinene)、樟烯(camphene)、月桂烯(myrcene)、柠檬烯(limonene)、γ-松油烯(γ- terpinene)、α-松油醇(α- terpineol)、异戊酸龙脑酯(bornyl isovalerate)、三环烯(tricyclene)、小茴香酮(fenchone)等。

【药理作用】

1. 抗实验性免疫性肌炎 制作实验性免疫性肌炎(EIM)动物模型,治疗组每日腹腔注射青蒿琥酯溶液1 mL(100 mg/kg)15周。结果表明,血清CPK、LDH、AST显著降低,肌电图波幅明显增高,时限显著延长。肌肉病理可见,治疗组在炎性细胞、肌纤维断裂、坏死程度方面明显减轻[4]。

2. 抗血管生成 青蒿琥酯浓度≥2.5 μmol/L时,对人脐静脉内皮细胞的增殖、迁移和小管形成均有显著的抑制作用;人脐静脉内皮细胞48 g的IC_{50}值为(21±3) μmol/L。在整体实验中,青蒿琥酯50 mg/kg即可明显减少肿瘤的血管生成[5]。青蒿琥酯0、10、20、40 g/mL抑制小鼠骨髓瘤细胞株SP2/0增殖;在三维血管生成模型中,上述剂量青蒿琥酯作用72 h,使毛细血管样"出芽"的形成明显受到抑制;青蒿琥酯10~40 g/mL对鸡胚尿囊膜血管形成有显著的抑制作用,并下调血管内皮生长因子(VEGF)mRNA和蛋白质的表达水平。上述结果表明,青蒿琥酯不但能直接杀伤白血病细胞,而且对肿瘤组织新生血管有抑制作用[6]。

3. 抗纤维化 青蒿琥酯0.0288、0.0144 mg/g体重灌胃给予CCl_4致肝纤维化小鼠,对肝细胞损伤有很好的保护作用:肝小叶结构相对完整,对胞质形成的纤维间隔有所改善;超微结构青蒿琥酯组虽有些脂肪变性,但细胞结构没有发生崩解,对胶原的形成有明显的改善作用[7]。在同样的模型和给药剂量下,青蒿琥酯能够降低基质金属蛋白酶抑制剂-1(TIMP-1)在干组织的表达,从而减弱了对基质金属蛋白酶-1(MMP-1)抑制,促进胞外基质降解,起到抗纤维化的作用[8]。相关的研究还证明,青蒿琥酯(0.0288、0.0144 mg/g体重)的高剂量明显降低bal-2表达,促进fas和凋亡基因的表达,其抗纤维化机制可能是通过调节凋亡基因和相关蛋白的表达,进而促进活化的肝星状细胞凋亡,起到抗纤维化作用[9]。气管内注入博莱霉素建立肺纤维化模型,大鼠按照5、10 mg/100 g体重剂量腹腔注射青蒿琥酯,可明显降低大鼠肺组织中TGF-1和TNF-表达,减轻肺纤维化程度,其治疗肺纤维化作用途径与甲基泼尼松龙一致[10]。

4. 抗变态反应 腹腔注射青蒿琥酯100~125 mg/kg,每日1次,连续6 d,对大鼠被动皮肤过敏反应(PCA)呈抑制作用。对Ⅰ型变态反应有抑制作用,可能与青蒿琥酯增强Ts功能,又抑制IL-4的产生、IgE的表达有关。加入一定浓度的青蒿琥酯,使最终试管内浓度为

25 μg/mL时，即对补体参与的体外溶血反应有抑制作用，浓度加大，抑制增强，可能与青蒿琥酯稳定细胞膜，抑制补体激活有关。青蒿琥酯每日给小鼠腹腔注射1次，连续给药6 d，能抑制Ⅲ型变态反应[11]。

5. 影响免疫系统 青蒿素具有明显的免疫抑制作用。能减少原虫感染动物IgG含量，使脾脏重量减轻，血中补体C_3和血清总补体含量降低，控制溶血空斑和玫瑰花结形成。青蒿素又是一种干扰素诱生剂，在诱生开始后的2~24 h内可出现2个高峰；一次给药诱生干扰素的效价为33~67 μ/mL，其诱生作用与黄芪相似。连续给药可产生低反应期，隔日给药可以消除。所诱生的是一种耐酸不耐热的干扰素[12]。腹腔注射青蒿酯钠（SA），采用测定抗疟药效的4 d给药方案，剂量为5 mg/kg（5 MKD，为抗鼠疟的ED_{90}）、50 mg/kg（50 MKD为10倍ED_{90}）和100 mg/kg（100 MKD，为20倍的ED_{90}），每日1次，连续4 d。对小鼠血清IgG没有影响，对胸腺重量也没有影响，而50 mg/kg和100 mg/kg可使小鼠脾脏重量明显增加[13]。

6. 抗心律失常 青蒿素40、80和160 mg/kg灌胃能分别明显对抗大鼠乌头碱，冠脉结扎和电刺激所诱发的心律失常。青蒿素160 mg/kg可明显对抗垂体后叶素降低心率作用，使心率由对照组的（144±37）次/min延长至（196±27）次/min。青蒿素80 mg/kg和160 mg/kg能明显对抗垂体后叶素引起的大鼠S-T段和T波的变化，由对照组的（0.27±0.99）mV分别降至（0.13±0.06）mV和（0.17±0.09）mV[14]。

7. 平喘 青蒿琥酯雾化5、25、50、500和2500 mg/L或灌胃3、6、15、30和60 mg/kg均能有效的拮抗氯化乙酰胆碱和磷酸组胺等容混合液对豚鼠的引喘作用，引喘潜伏期明显延长，抽搐动物明显减少，并呈剂量依赖性，其半数有效率ED_{50}分别为（99.9±57.69）mg/L和（15.64±1.25）mg/kg。表明了其对整体动物气管、支气管平滑肌有松弛作用，结果与松弛豚鼠离体气管平滑肌的作用一致，其平喘作用机制可能与阻滞外钙内流和激活气管组织腺苷酸环化酶有关[15-17]。

8. 抗内毒素 $Bal_{b/c}$小鼠每日肌肉注射青蒿琥酯50 mg/kg，连续3 d，收集腹腔巨噬细胞，测定内毒素（LPS）对细胞的一氧化氮（NO）诱生能力。结果表明：青蒿琥酯对LPS或LPS合并干扰素诱导的NO合成均有明显的抑制作用，其抑制作用具有明显的量效关系。青蒿琥酯对LPS 1.0 μg/mL和0.2 μg/mL诱导的NO生成的50%抑制浓度（IC_{50}）分别为4.87 μg/mL和8.17 μg/mL，对干扰素100 U合并LPS 1.0、0.2和0.04 μg/mL，诱导的NO生成的IC_{50}分别为2.13、4.25和2.69 μg/mL。经青蒿琥酯治疗后的小鼠，其腹腔巨噬细胞对LPS的反应性降低，与此同时受LPS刺激后产生的NO量明显降低，其抑制率为51.9%与50.8%[18]。

9. 抗疟 经鼠疟、猴疟超微结构研究，提出青蒿素及其衍生物通过抑制细胞色素氧化酶，干扰原虫膜系线粒体功能，阻止原虫消化酶解宿主的血红蛋白成为氨基酸，使疟原虫无法得到供给自身蛋白质的原料，而迅速形成自噬泡，导致虫体瓦解死亡[1,19]。感染疟原虫鼠皮下注射单剂青蒿素10 mg/kg，用药后30 min观察到原虫限制膜和其他膜的变化，及核糖体和内质网的改变。通过调节饮食维生素E的含量将小鼠分成血清维生素E缺乏、正常和升高3组，此时再接种的约氏症原虫。接种后第3~第5天连续3 d口服青蒿素，剂量为0、4、16和64 mg/kg 4组，第6天涂片。结果发现不管哪种饮食，维生素E缺乏、正常、升高各组动物60天的存活率分别为88%、13%和0%。上述实验结果表明，青蒿素的治疗作用与小鼠体内血浆维生素E水平的高低有着密切关系[20]。青蒿琥酯15 mg/kg，每日2次，连续3 d，静脉与口服则可使猴疟转阴，并控制复燃。而同剂量经皮肤给药仍未能使猴疟转阴与控制复燃。适量加入皮肤促透剂氮酮于青蒿琥酯皮肤吸收剂中，剂量为5 mg/kg，10 mg/kg，每日2次，连续3 d即可使猴疟转阴与控制复燃[21]。小鼠口服维生素E后，在血清维生素E水平明显升高的情况下腹腔接种伯氏疟原虫，感染鼠口服青蒿琥酯351 mg/kg（15 ED_{90}），6 h后重复给药1次。结果表明，青蒿琥酯的抗疟作用减弱，流式细胞仪的测定表明，青蒿琥酯可抑制疟原虫DNA的合成，而补充维生素E后这种作用减弱。可见宿主体内维生素E的水平可影响青蒿琥酯的抗疟作用[22]。

10. 抗病毒 青蒿鞣质对单纯疱疹病毒具有明显的直接杀灭作用，可以阻断病毒的吸附过程和抑制病毒在细胞内的复制，而且青蒿鞣质对病毒的抑制作用受病毒吸附时间的影响很小，具有明显的治疗作用，其效果与阳性对照药物无环乌苷相当[23]。

11. 抗癌 给予接种MCF-7肿瘤细胞的裸鼠灌胃青蒿琥酯100、200 mg/kg，连续12 d，抑瘤率分别为（24.39±10.20）%、（40.24±7.02）%；并使bcl-2的蛋白表达量明显下降，bax、Caspase-3蛋白表达上调，对p53蛋白蛋白表达量无影响。提示，青蒿琥酯抑制裸鼠移植瘤的生长与影响凋亡相关蛋白、诱导凋亡、抑制细胞增殖有关[24]。青蒿素在浓度≥10 μmol/L可显著抑制人胃癌细胞株BGC-823细胞生长，同时可显著降低BGC-823细胞的侵袭、黏附、趋化运动能力[25]。不同浓度青蒿素（27.66~442.75 nmol/L）对人宫颈癌Hela细胞生长有抑制作用，青蒿素（110.69 nmol/L）作用细胞6 h的抑制率为0.77±0.03。青蒿素对Hela细胞有放射增敏作用，SER=1.12。青蒿素和照射联合作用于Hela细胞，Cyclin B_1蛋白表达增加，Weel蛋白表达下降。青蒿素的放射增敏作用与上调Cyclin B_1蛋白表达和下调Weel蛋白表达有关[26]。青蒿琥酯和二氢青蒿素终浓度为1、4、16、64、256×10^{-6} mol/L，作用于人红白血病细胞K562，镜下可使细胞染色质高度浓缩、边缘化、凝聚成明亮的团块。与基因芯片杂交检测结果，青蒿素表达上调基因有：p21、chk1，表达下调的基因有：cyclin B1、cyclinE1、E2F1、DNA-PK、hTERT、bcl-2、jnk、VEGF；二氢青蒿素也有13条基因表达有差异。上述结果提示，青蒿琥酯和二氢青蒿素抑制K562细胞增殖与改变细胞周期某些调控物质的表达、诱导K562细胞凋亡等有关[27]。青蒿琥酯对人子宫内膜癌细胞RL95-2的半数细胞抑制浓度（IC_{50}）为26.29 g/mL[28]。

12. 抗关节炎　佐剂性关节炎模型大鼠，腹腔注射青蒿琥酯20或40 mg/kg，12d。发现青蒿琥酯能明显减轻滑膜细胞的增生，减少滑膜层和滑膜下层淋巴细胞浸润，关节滑膜细胞的bel-2和NF-κB表达明显低于模型组[29]。青蒿琥酯（0.05、0.1、0.2 mmol/L）对胶原诱导性关节炎大鼠滑膜细胞增殖有抑制作用，对滑膜细胞分泌IL-1、TNF-α也有下调作用[30]。在2.5~10 μmol/L浓度范围，二氢青蒿素呈剂量依赖性诱导体外培养的关节炎滑膜细胞凋亡。5和10 μmol/L的二氢青蒿素显著抑制Akt激酶473位丝氨酸磷酸化及NF-κB的活化。结论：二氢青蒿素可通过Akt信号途径诱导类风湿关节炎滑膜细胞凋亡[31]。

13. 毒性　①灌胃小鼠青蒿素的LD_{50}为5105 mg/kg，治疗指数为36.8，或（4530±672.7）mg/kg。灌胃小鼠青蒿油乳剂的LD_{50}为（2.10±0.08）g/kg。小鼠、大鼠静注青蒿琥酯的LD_{50}分别为（769±69.7）mg/kg和（553.1±26.5）mg/kg；狗单次静注的最大耐受量为70 mg/kg，安全剂量为33 mg/kg。用多种动物、多种途径给予青蒿素，连续给药3~7 d，剂量100~1600 mg/kg，当剂量为临床用量的70倍时未见狗、猫、豚鼠、大鼠等的心血管系统、肝肾功能有异常变化，仅小鼠每日口服800 mg/kg，连续3 d，出现ALT一过性升高；病理组织学检查，肝脏细胞浊肿，部分动物出现脑出血。恒河猴肌肉注射青蒿素96 mg/kg后，引起早期心肌超微结构损伤，但属可逆性，恢复较快。狗静脉注射青蒿酯钠，每日1次，连续给药14 d，90 mg/kg使全部动物死亡，45 mg/kg中毒表现明显，2/6犬死亡，22.5mg/kg出现轻度中毒，11.25 mg/kg未见明显毒副作用。②胚胎毒性：于妊娠大鼠器官发生期（6~15 d）皮下注射青蒿酯钠0.54、0.81、3.25和26 mg/kg，有32.4%~100%的胚胎被吸收，26 mg/kg在器官发生期的早期给药有78.9%的吸收胎，17.1%活胎，3.5%的脐疝畸形；中晚期给药为100%的吸收胎。表明青蒿酯钠有明显的胚胎毒作用。在妊娠早期（1~6 d）给予青蒿酯钠26 mg/kg，胎鼠多为活胎，活胎率82.3%，除1只脐疝畸形外，其余活胎外观无畸形，但骨髓发育迟缓。③造血细胞毒性：高剂量青蒿琥酯（artesunate，Art）抑制小鼠、大鼠骨髓造血机能，致骨髓细胞微核形成及胚胎毒性等。给妊娠第13~14天AMS小鼠单次腹腔注射Art 80 mg/kg和160 mg/kg后24 h，均出现孕鼠骨髓和胎肝PCE微核频率增高和红系细胞造血抑制，表明Art及其代谢产物不但损伤孕鼠骨髓红系造血母细胞，而且可以通过胎盘屏障，损伤和抑制其胎肝造血细胞的正常发育。Art 40 mg/kg能诱发胎肝PCE微核率明显增高，表明胎肝造血细胞比骨髓细胞对药物反应更为敏感。青蒿琥酯给药能诱发孕鼠肝和胎肝内自由基信号增强的结果提示，青蒿琥酯诱发经胎盘转运造血母细胞核质损伤和造血抑制可能与药物在体内形成的自由基有关[32]。

【临床应用】

1. 发热　①肿瘤发热：加味青蒿鳖甲汤（青蒿、鳖甲、知母等）合萘普生治疗恶性肿瘤发热46例，有效率91.3%[33]。加味青蒿鳖甲汤治疗肺癌、肾癌、直肠癌等发热总有效率75%（18/24）[34]。②小儿夜热：青蒿、炙鳖甲、白薇治疗1岁患儿，因感冒咳嗽发烧，迭进寒凉[35]。加味青蒿鳖甲汤（青蒿、鳖甲、知母、生地等）合萘普生治疗恶性肿瘤46例，有效率91.30%。加味青蒿鳖甲汤治疗肺癌、肾癌、直肠癌等发热总有效率75%（18/24）；消炎痛组总有效率45.8%（11/24）。③亚急性甲状腺炎高热：加减蒿芩清胆汤（青蒿、黄芩、板蓝根、大青叶等）治疗亚急性甲状腺炎高热16例，3 d内体温降至正常；各项检查逐渐恢复，血沉一般在第5天开始下降，半个月左右降至正常[36]。④低热：加味青蒿鳖甲汤治疗扁桃体化脓发烧（38.5℃~39.2℃）伴关节疼痛[37]，加减青蒿鳖甲汤（青蒿、桑叶、花粉、丹皮、郁金、瓜蒌皮等）治疗小儿肺炎后期长期低热[38]。

2. 恶性疟疾　双氢青蒿素片（科泰新cotecxin），成人每日1次，口服60 mg，首剂加倍，连服7d，总量480 mg；儿童患者按年龄组递减剂量：11~15岁为成人量的3/4；7~10岁为1/2；3~6岁为1/3。退热时间平均为（27.9±18.6）h，原虫无性体转阴时间平均为（47.3±10.2）h，出院后继续观察28 d复燃率4%，共治36例，均治愈[39]。青蒿酯60 mg加5%葡萄糖注射液500 mL，静脉滴注，每日1次，首剂加倍，5 d为1疗程，经1个疗程治疗后未愈者，继续治疗1个疗程，在马里共和国疟疾共治疗321例。结果表明：治愈率青蒿琥酯组为100%，奎宁-雷琐辛组为97.5%，氯喹组为67.2%。青蒿琥酯组第2疗程和第1疗程治愈率分别为100%和82.6%，复燃率为2.8%[40]。西非恶性疟病儿190例，其中用青蒿琥酯治疗组76例［男性47例，女性29例，年龄(6±3)岁］，每次1.5 mg/kg，静脉或肌肉注射，于入院后即刻、4 h、24 h、48h给药，2d为1个疗程；用巴利捷克治疗组(西非抗疟主药)114例［男性68例，女性46例；年龄(6±3)岁］，巴利捷克剂量为25 mg，静脉或肌肉注射，每日2次，3 d为1疗程，治疗结果表明：青蒿琥酯疗效优于巴利捷克[41]。青蒿琥酯片3 d、5 d和7 d疗程总量分别为400 mg、600 mg和800 mg，治疗恶性疟90例，结果表明3 d、5 d、7 d疗程组平均退热时间(FCT)、平均原虫转阴时间(PCT)无显著差异。28 d原虫复燃率5 d疗程组(6.9%)和7d疗程组(3.4%)明显低于3d疗程组(39.9%)，表明延长疗程可以有效地降低复燃率[42]。双氢青蒿素3d疗程240 mg、5 d疗程360 mg和7 d疗程480 mg三组，各治疗恶性疟30例，并进行疗效比较。三组治疗的患者平均退热时间和原虫转阴时间相似，原虫复燃率则7 d疗程组(无复燃)和5 d疗程组(5.6%)显著低于3 d疗程组(52.0%)。7例患者进行杀虫速度观察，表明双氢青蒿素清除95%原虫时间为16 h，推荐7 d疗程480 mg为临床适宜治疗量[43,44]。

3. 顽固性盗汗 加味青蒿鳖甲汤(青蒿草、鳖甲胶(烊化)、知母、熟地黄等8味)治疗顽固性盗汗，服完5剂盗汗症完全消失，食欲增进，倦怠懒言明显好转。再投5剂后。复查心电图，窦性心律和房性早搏消失，追访3个月未复发[45]。

4. 阵发性室上性心动过速 青蒿炙甘草汤治疗阵发性室上性心动过速37例，每日1剂，10 d为一疗程，重者服2个疗程，有效32例，显效3例，无效2例。对伴有高血压、冠心病、慢性支气管炎、胆结石、胆囊炎及预激综合征患者亦可服用[46]。

5. 血吸虫病 青蒿素300 mg，肌肉注射，每日2次，连用4d，以后依次减半，治疗103例，即时阴转率42.4%[12]。

6. 盘形红斑狼疮 用青蒿蜜丸、浸膏片和青蒿素治疗50例，缓解或基本缓解30例，有效15例，无效5例。用药后免疫活性T淋巴细胞升高，血清C_3补体蛋白有所升高。青蒿蜜丸每日4~6丸(每丸9 g)，或青蒿素每日0.3~0.6 g，2~3个月为1个疗程，治疗21例。缓解和基本缓解12例，有效6例，无效3例[12]。

7. 口腔黏膜扁平苔癣 青蒿蜜丸(每丸9 g)每日4~6丸，连服1~3个月；或青蒿醚(25 mg)每日75~100 mg，连服16个月，治疗30例，显效14例，好转11例，无效5例[12]。

8. 复发性口腔溃疡 青蒿鳖甲汤加味，青蒿(后下)10 g，鳖甲(先煎)30 g，生地15 g等，总有效率为100%[47]。

9. 不良反应 健康人口服青蒿琥酯片2 mg/kg，4 mg/kg，8 mg/kg，12 mg/kg，随着剂量的增加，网织红细胞下降的幅度加大、持续时间延长。一般于用药后7天回升至用药前水平，只有最大剂量组在8~10 d才回升至正常。丙氨酸转氨酶、门冬氨酸转氨酶升高，可能是青蒿琥酯代谢产物对肝细胞作用的结果[48]。偶有轻度恶心、呕吐、腹泻、头痛及头晕，随着服药后疟疾症状的控制，这些症状也随之消失，可能与药物无关[44]。

【附注】

甘青蒿 *Artemisia tangutica* Pamp. 分布于我国甘肃、青海、四川等地，民间入药供药用。从甘肃南部的甘青蒿地上部分分得β-谷甾醇、α-香树脂醇、α-香树脂醇醋酸酯、β-香树脂醇、β-香树脂醇醋酸、愈创木烷型倍半萜内酯、按烷型倍半萜内酯和按烷型倍半萜酸[49]。

(杨耀芳)

参 考 文 献

[1]李国栋，等. 青蒿素类药物的研究现状. 中国药学杂志，1998，33(7)：385

[2]国家中医药管理局《中华本草》编委会. 中华本草. 上海：上海科学技术出版社，1999：658

[3]刘圣，等. 清热中药现代药理与临床. 合肥：安徽科学技术出版社，1999：239

[4]高玉祥，等. 青蒿琥酯对抗实验性免疫性肌性动物模型的影响. 中华皮肤科杂志，1998，31(4)：241

[5]陈欢欢，等. 青蒿琥酯的抗血管生成作用. 药学学报，2004，39(1)：29

[6]李世辉，等. 青蒿琥酯抑制血管新生作用的实验研究. 中成药，2008，30(10)：1532

[7]刘金元，等. 青蒿琥酯对实验性肝纤维化小鼠形态学的影响. 江西中医学院学报，2008，20(5)：70

[8]陈津岩，等. 青蒿琥酯对肝纤维化小鼠肝组织中MMP-1及TIMP-1的影响.中医药信息，2009，26(5)：129

[9]杨冬娣，等. 青蒿琥酯对肝纤维化小鼠肝星状细胞凋亡及其相关蛋白的影响.长春中医药大学学报，2009，25(3)：323

[10]许光兰，等. 青蒿琥酯对实验性肺纤维化大鼠治疗作用及其机制研究.临床医学工程，2009，16(9)：6

[11]高玉祥,等.青蒿琥酯对Ⅰ~Ⅳ型变态反应的影响.中华皮肤科杂志,1998,31(6):365

[12]金岚,等.新编中药药理与临床应用.上海:上海科学技术文献出版社,1995:115,3,125,478,507

[13]王京燕,等.青蒿酯钠对小鼠血清IgG及免疫器官重量的影响.中国药理通讯,1994,11(4):30

[14]王慧珍,等.青蒿素抗心律失常作用的研究.中国药理学通报,1998,14(1):94

[15]秧茂盛,等.青蒿琥酯对豚鼠哮喘模型抑制作用的研究.中国药学杂志,1999,34(3):160

[16]秧茂盛,等.青蒿琥酯对豚鼠气管平滑肌的影响.中山医科大学学报,1997,18(4):264

[17]秧茂盛.青蒿琥酯对离体平滑肌的作用.衡阳医学院学报,1998,26(1):20

[18]梁爱华,等.青蒿琥酯对内毒素诱导的一氧化氮合成的抑制作用.中国中药杂志,2001,11(26):770

[19]Meshmick SR. The mode of action of antimalaral endoperoxidees. *Trans R Soc Trop Med Hyg*,1994,88(Suppl.1):31

[20]王京燕.青蒿素及其衍生物的抗疟机制.中草药,1994,259(3):152

[21]宣文漪,等.青蒿素酯经皮肤吸收治疗猴疟的疗效.药学学报,1990,25(3):220

[22]王京燕,等.维生素E与青蒿琥酯的抗疟机制.军事医学科学院院刊,1995,19(4):278

[23]张军峰,等.青蒿鞣质抗单纯疱疹病毒机制初探.江苏药学与临床研究,2005,13(1):11

[24]董海鹰,等.青蒿琥酯对人乳腺癌MCF-7细胞裸鼠移植瘤的作用及IGF-IR的影响.中国肿瘤,2008,17(12):1057

[25]郭晓姝,等.青蒿素对BGC-823癌细胞生长转移及侵袭能力的影响.长治医学院学报,2008,22(5):330

[26]宫晓梅,等.青蒿素对人宫颈癌细胞放射增敏作用及其机制的研究.肿瘤,2009,29(10):950

[27]姚丽,等.青蒿琥酯和二氢青蒿素抑癌作用机制研究.武警医学院学报,2010,19(1):13

[28]郑军生,等.青蒿琥酯对人子宫内膜癌细胞RL95-2的生长抑制作用.南方医科大学学报,2008,28(12):2221

[29]王燕燕,等.青蒿琥酯对佐剂性关节炎大鼠踝关节滑膜的NF-κB、bcl-2表达的影响.中国医院药学杂志,2005,25(11):1003

[30]张长城,等.青蒿琥酯对胶原诱导性关节炎大鼠滑膜细胞增殖及TNF-和IL-1分泌的影响.广东医学,2009,30(7):1048

[31]许赤多,等.二氢青蒿素通过Akt信号途径诱导类风湿关节炎滑膜细胞凋亡.广东医学,2009,30(7):1043

[32]石笑春,等.青蒿琥酯诱发的自由基对孕鼠与胎鼠造血细胞的毒性.中国药理与毒理学杂志,1997,11(3):226

[33]苏晓燕,等.萘普生联合青蒿鳖甲汤加味治疗肿瘤发热46例.中西医结合实用临床急救,1998,5(8):365

[34]边荣华.青蒿鳖甲汤治疗癌症发热临床观察.天津中医,1997,14(5):210

[35]杜志中.青蒿鳖甲汤临床应用.四川中医,1998,16(12):53

[36]杨家茂,等.加减蒿芩清胆汤治疗亚急性甲状腺炎高热.中医文献杂志,2001,(1):45

[37]霍风梅,等.青蒿鳖甲汤治疗低热体会.实用中医内科杂志,1994,8(2):41

[38]方正浩.青蒿鳖甲汤治疗小儿肺炎后期低热.四川中医,1993,(7):45

[39]郑灵忠,等.双氢青蒿素治疗恶性疟疾的临床效果观察.海南医学,1995,6(3):139

[40]赵建平.青蒿琥酯治疗在马里共和国的恶性疟疾321例.中国新药与临床杂志,2001,20(4):275

[41]吴小挺,等.青蒿琥酯和巴利捷克治疗塞内加尔恶性疟病儿的比较.新药与临床,1995,14(6):373

[42]李广谦,等.青蒿琥酯片不同疗程治疗恶性疟疾疗效比较.中国中医结合杂志,1997,17(3):143

[43]符林春,等.双氢青蒿素治疗恶性疟剂量与疗程探索.中药新药与临床药理,1996,7(2):17

[44]许炽镖,等.双氢青蒿素治疗37例疟疾患者的疗效观察.中华内科杂志,1997,36(3):187

[45]游光晓,等.青蒿鳖甲汤加味治疗顽固性盗汗.实用中医内科杂志,1998,12(2):17

[46]谢正坤,等.青蒿炙甘草汤防治阵发性室上性心动过速37例.中西医结合实用临床急救,1997,4(7):318

[47]陈银环,等.青蒿鳖甲汤加味治疗阴虚型复发性口腔溃疡21例.辽宁中医药大学学报,2006,8(4):45

[48]张俊才,等.健康人对青蒿琥酯片的耐受性和不良反应.新药与临床,1992,11(2):70

[49]严泽群,等.甘青蒿化学成分研究.中草药,1993,24(11):567

青木香 Aristolochiae Radix qing mu xiang

本品为马兜铃科植物马兜铃 *Aristolochia debilis* Sieb.et Zucc.的干燥根。味辛、苦,性寒。平肝止痛,解毒消肿。主治眩晕头痛、胸腹胀痛、痈肿疔疮、蛇虫咬伤。

【化学成分】

含马兜铃酸A、B、C (aristolochic acid A、B、C)、马兜铃内酰胺 (aristolochia lactan)、7-羟基马兜铃酸A、青木香酸(debilic acid)、尿囊素(allantoin)等[1],还含有7-甲氧基马兜铃酸A[2,3]、6-甲氧基马兜铃酸-C、马兜铃酸-A甲酯、6,8-二甲氧基马兜铃酸C [4]、木兰碱(magnoflorine)、轮环藤季胺碱(cyclanoline)[5],β-谷甾醇(β-sitosterol)[6]。

青木香中挥发油含量为1.2%,主要成分有马兜铃酮(aristolone)、青木香柔酮(debilone)、△1(10)马兜铃烯酮-2(△1(10)-aristolenone-2)、△1(10)8-马兜铃二烯酮-2(△1(10)8-aristolenone-2)、异马兜铃酮(isoaristolone)、马兜铃灵(aristolin)、α-蒎烯(α-pinene)、β-蒎烯(β-pinene)、龙脑(borneol)、樟脑(camphor)、β-古芸烯(β-gurjunene)等[7]。

【药理作用】

1. 抗炎免疫 马兜铃酸50 μg/kg皮下注射能明显地增强腹腔巨噬细胞的吞噬活性,并能使因注射氯霉素、氢泼尼松或环磷酰胺所致的豚鼠吞噬细胞活性下降恢复正常,在小鼠感染伤寒沙门杆菌或哥伦比亚SK病毒前,灌服马兜铃酸能提高非特异性抗体,从而增强机体的防御机能[1,5]。青木香挥发油2 mL/kg具有抗炎、镇痛、解痉作用[8]。

2. 降血压 青木香精制浸膏静脉注射,可使麻醉犬、切断减压神经和封闭颈动脉窦的高血压犬血压显著下降,正常不麻醉犬口服后,血压下降轻微;已形成防御性条件反射的大鼠,在肌肉注射垂体后叶素2 U/kg使血压升高后,灌胃给予青木香可使血压下降。青木香有收缩血管的作用,对心脏有抑制作用。其有效成分木兰花碱,静脉注射或口服,对麻醉猫、不麻醉大鼠和高血压犬均有明显的降压作用,其降压作用主要与神经节阻断作用密切相关[5]。

3. 抑制血小板聚集 青木香1.5 g/mL加10 μL于200 μL体外反应体系中,能显著降低人血体外血小板聚集,聚集抑制率为57.7%[9]。

4. 抗病原体 青木香水提物10 mg/mL有抗病毒作用,青木香组病毒滴度明显降低,对呼吸道合胞病毒(RSV),病毒抑制指数为4个对数,对可萨基B_1、B_2、B_3、B_4病毒,其病毒抑制指数分别为4、3、2个对数[10]。用平板控沟法实验证明,青木香50%煎剂对金黄色葡萄球菌等有抑制作用,马兜铃酸50 μg/kg皮下注射对金黄色葡萄球菌性胸膜炎、肺炎双球菌和化脓性链球菌等感染的小鼠有保护作用[1,5]。

5. 抗癌 马兜铃酸对小鼠腹水癌及小鼠腺癌775均有抑制作用,马兜铃酸100~200 μg可完全抑制小鼠肉瘤37(S-37)细胞;马兜铃酸2.5、5 mg/kg皮下注射,连续给药30 d,对小鼠移植S-37肉瘤生长抑制率为40%~50%;马兜铃酸125、500 mg/kg皮下注射连续5 d,可明显延长S-37荷瘤小鼠生存期[1,5]。

6. 其他 青木香制剂对小鼠有镇静作用。青木香醚溶液酸性部份对鸽和犬有催吐作用。青木香1 μL对大部分微生物具有很好的抗菌作用,尤其对革兰阳性菌抗菌活性更强[11]。马兜铃酸A和T-甲氧基马兜铃酸-A对KB细胞有明显抑制作用,100 μg/mL时,抑制率为50%~60%。青木香对平滑肌有抑制作用;对麻醉犬在位肠管及慢性肠瘘狗的肠运动,静脉注射时有轻度抑制现象;其主要成分轮球藤季胺碱有松弛横纹肌作用。

7. 毒性 大鼠灌服青木香水煎剂3.24、1.62 g/kg,连续三个月,尿NAG明显升高,说明其对肾损害最严重[12]。灌胃给予大鼠青木香2.5 g/kg,连续6个月,结果表明大鼠肾脏出现严重的肾小管萎缩、坏死。病理检查亦发现肝肾均有坏死现象,胃和膀胱均发生癌变,表明青木香具有强烈毒性[13]。100%煎剂给兔静脉注射1 g/kg后,可发生全身痉挛,肌肉松弛,呼吸抑制,最后心跳停止。木兰花碱小鼠一次静脉注射的LD_{50}为20 mg/kg,长期口服10倍静脉注射的LD_{50}剂量,并无明显的慢性毒性。马兜铃酸灌胃和静脉注射的LD_{50}为48.7和22.4 mg/kg。

马兜铃酸具有致癌作用和肾毒性,马兜铃酸代谢物马兜铃内酰胺能激活与癌相关的p53基因诱发癌症[14],马兜铃内酰胺能与肾组织中DNA形成加合物,对肾有一定的毒性作用[15]。

【临床应用】

1. 感染性疾病　口服马兜铃酸片(0.15 mg)1~2片/次,3次/d,治疗慢性骨髓炎、慢性化脓性脓肿,瘘管等,均收到满意效果。

2. 高血压病　含青木香6 g/片的精制浸膏片,4~12片/次,3~4次/d,对Ⅰ期高血压患者有一定疗效,收缩压下降较舒张压明显。

3. 胃病　采用青木香颗粒剂治疗30例幽门螺旋杆菌(HP)感染的胃炎有效率与规范的三联法近似,HP根除率青木香组显著高于三联组,青木香组无不良反应,三联组不良反应率27%[16]。200余例临床观察,酊剂或散剂对溃疡病、胃炎、胃痉挛及其他原因引起的胃痛有较好的止痛效果,有效率95%以上。临床加用青木香治疗胃脘痛66例,疗效显著[17]。

4. 辅助癌肿化疗或放疗　用马兜铃酸配合化疗、放疗、治疗癌肿56例,除2例有白细胞计数下降外,54例在整个治疗过程中的细胞计数一直保持稳定。

5. 不良反应　青木香临床对肾有毒性作用,有临床1例口嚼服鲜青木香150 g引起急性肾功能衰竭、尿毒症的报道[18]。

(刘　威　徐　宏　张晓宇)

参 考 文 献

[1]中国医学科学院药物研究所. 中药志(Ⅱ). 北京:人民卫生出版社,1982:406

[2]陈仲良,等. 青木香有效成分研究.化学学报,1981,39:237

[3]黄宝山,等. 青木香有效成分研究. 中草药,1985,16(11):2

[4]吴立军,等. 青木香有效成分研究. 沈阳药学院学报,1982,(16):19

[5]王浴生,等. 中药药理与应用.北京:人民卫生出版社,1983:604

[6]房胜民,等. 浙江与贵州产青木香化学成分的比较. 中药材,1994,17(10):29

[7]刘应泉,等. 天仙藤与青木香挥发油的GC-MS分析. 中国中药杂志,1994,19(1):34

[8]秘琳,等. 青木香挥发油药效学研究. 中国中药杂志,2001,32(21):2324

[9]吉中强,等. 15种理气中药对人血小板聚集的影响. 中草药,2001,32(5):428

[10]张天明,等. 三种草药抗病毒的实验研究. 辽宁中医杂志,1994,21(11):523

[11]朱顺英,等. 青木香挥发油的化学成分分析及抗菌活性. 武汉大学学报,2005,51(6):757

[12]乔莉,等. 青木香水煎剂型所含马兜铃酸对大鼠肾损害的实验研究. 云南中医中药杂志,2009,30(3):47

[13]乔洪翔,等. 青木香与替代药材土木香对大鼠肾脏毒性的研究. 中国中药杂志,2007,32(19):2048

[14]Cosyns JP. Urothelial lesions in chinese-herb nephropathy. *Am J Kidney Dis*. 1999,33:1011

[15]Nortier J. Urothelial carcinoma associated with the use of a Chinese herb (Aristolochia fangchi). *N Engl J Med*, 2000,342(23):1686

[16]张越林. 单味青木香颗粒治疗幽门螺旋杆菌感染胃炎的临床对比研究. 安徽中医临床杂志,1988,10(6):352

[17]孙力. 辨证用方加用青木香治疗胃脘痛66例. 安徽中医临床杂志,1988,(增):4

[18]何福开. 口服青木香致急性肾功能衰竭治疗一例报告. 江西中医药,1995,26(2):25

青叶胆 Swertiae Mileensis Herba

qing ye dan

本品为龙胆科植物青叶胆 *Swertia mileensis* T.N. Ho et W.L. shin的干燥全草。味苦、甘,性寒。具有清肝利胆、清热利湿功效。主治肝胆湿热、黄疸尿赤、胆胀胁痛、热淋涩痛。

【化学成分】

主要成分为齐墩果酸(oleamolic acid)、黄酮类、环烯醚萜苷类、内酯、苦味质以及xanthones化合物。黄酮类成分包括:6-C-β葡萄糖基-木犀草素-7-甲醚(日当药黄素swertia japonin) 和 6-C-β-葡萄糖基-芫花素(当药黄素 swertisin);环烯醚萜苷类的代表成分为獐牙菜苦苷及龙胆苦苷[1,2];微量内酯成分如红白金花内酯(erythrocntourin)、青叶胆内酯(swermirin)[3]。此外还从青叶胆中分离出多种xanthones化合物、山楂酸及苏门树脂酸等成分[4,5]。

【药理作用】

1. 保肝　青叶胆的有效成分齐墩果酸、黄酮类、苦味质皮下注射,均可显著降低CCl_4引起的大白鼠血清谷丙转氨酶(SGPT)升高。三种有效成分中,以齐墩果酸的降酶作用最好，在100、50、30 mg/kg剂量下均能明显降低SGPT。20 mg/kg黄酮部分和苦味质(Ⅰ)也可降低SGPT。齐墩果酸、黄酮类、苦味质按20:1:1组成的复方降酶作用优于各单个组分。皮下注射齐墩果酸100和50 mg/kg对未经CCl_4处理动物的SGPT也有降低作用。体外实验表明，齐墩果酸对SGPT没有直接灭活作用。

2. 其他　xanthones化合物有抗结核、抗肿瘤活性，其去甲基化合物有中枢抑制作用[6]。

3. 毒性　给雄性小鼠腹腔注射或灌胃给药青叶胆总苷5000 mg/kg，给药后动物呈安静状态，3 d内未见死亡。给犬静脉注射青叶胆总苷200 mg/kg，或腹腔注射300 mg/kg，3 d内均未见中毒反应。兔滴眼法实验未显示刺激反应。大鼠口服青叶胆总苷155、482 mg/kg，连续30 d，对动物体重、SGPT、肾功能(尿素氮)、红细胞计数、白细胞计数及白细胞分类计数、血色素等指标均无明显毒性。除口服482 mg/kg可引起部分动物肝细胞轻度浊肿外，肺、心、脾、肾、肾上腺、脑等器官均未见异常改变[7]。

【临床应用】

1. 肝炎　青叶胆浸膏片口服或青叶胆50 g煎服，每日3次，治疗急性传染性肝炎92例，治愈率95.65%。口服青叶胆浸膏片(每片0.3 g)，同时肌肉注射青叶胆注射液(生药1 g/mL)，治疗急性病毒性肝炎422例，治愈率95.3%，平均治愈时间28.36日[8]。应用青叶胆黄酮部位每日15 mg与齐墩果酸每日90 mg合用对急性黄疸型肝炎也有较好疗效，其中退黄作用优于单纯使用齐墩果酸[9,10]。

2. 急性肠炎　青叶胆全草胶囊，治疗急性肠炎73例，菌痢42例，阿米巴痢疾5例，疗效与土霉素对照组相似[11]。

3. 其他　青叶胆可用于治疗带状疱疹[12]。用含有青叶胆的复方宫必宁栓剂，置于宫颈处治疗宫颈糜烂，7 d为1疗程，用1~2个疗程后取得较好疗效[13]。

（洪　缨　封卫毅　于海食）

参考文献

[1]朱汉松，等. 青叶胆中獐芽菜苦苷的分离. 中草药，1986，17(9)：37

[2]肖琳，等. 青叶胆药材及饮片中獐牙菜苦苷和龙胆苦苷的含量测定. 药物分析杂志，2009，29(5)：876

[3]聂瑞麟，等. 青叶胆植物中的红白金花内酯和青叶胆内酯的结构. 云南植物研究，1984，6(3)：325

[4]李旭山，等. 青叶胆化学成分研究. 中国中药杂志，2008，33(23)：2790

[5]郭爱华，等. 青叶胆xanthones化合物的成分研究. 中草药，2003，34(2)：107

[6]刘光明，等. 彝族抗肝炎药紫红青叶胆的化学成分研究. 中药研究与信息，2001，3(12)：16

[7]雷伟亚，等. 青叶胆总苷的毒性. 药学通报，1982，17(6)：43

[8]杜元明，等. 青叶胆治疗急性病毒性肝炎422例疗效观察. 云南中医杂志，1981，(3)：35

[9]黄明河. 肝Ⅰ、Ⅱ方与青叶胆治疗病毒性肝炎的疗效观察. 浙江中医杂志，1985，20(9)：393

[10]王存德，等. 中草药治疗深度黄疸型病毒性肝炎观察. 中国民族民间医药杂志，1997，(6)：11

[11]程淑敏，等. 青叶胆胶囊治疗急性肠炎120例报告. 中药材，1990，13(8)：37

[12]龚一云，等. 青叶胆、牛黄解毒片内服加冰矾外搽治疗带状疱疹260例. 人民军医，2000，43(4)：237

[13]汪植，等. 宫必宁治疗宫颈糜烂的临床观察. 中国中西医结合杂志，1999，19(4)：247

青　黛　Indigo Naturalis qing dai

本品为爵床科植物马蓝*Baphicacanthus cusia* (Nees) Bremek.、蓼科植物蓼蓝*Polygonum tinctorium* Ait. 或十字花科植物菘蓝*Isatis indigotica* Fort. 的叶或茎叶经加工制得的干燥粉末、团块或颗粒。味咸，性寒。有清热解毒、凉血消斑、泻火定惊功能。用于温毒发斑、血热吐衄、胸痛咳血、口疮、痄腮、喉痹、小儿惊痫。

【化学成分】

除已知的靛青及靛玉红外，从青黛中分离得到4个化合物，其中1种为色素成分，化学结构为6-吲羟-吲哚并[2，1b]喹唑啉酮-12，即青黛酮。另外3种化合物为正-二十九烷、吲哚醌及色胺酮[1]。

【药理作用】

1. 抗炎镇痛 给大鼠青黛颗粒(0.3、0.6、1.2 g/kg,灌胃7 d)对棉球肉芽肿炎症有明显抑制作用;青黛颗粒剂量在0.40、0.80、1.60 g/kg,灌胃给大鼠5 d,对角叉菜胶所致大鼠足趾肿胀有抑制作用;给小鼠灌胃青黛颗粒0.40、0.80、1.60 g/kg 3 d,对醋酸所致小鼠扭体反应次数明显减少,有镇痛作用。上述抗炎镇痛作用有明显的量效关系[2]。

2. 抗溃疡 给溃疡性结肠炎大鼠青黛颗粒(0.3、0.6、1.2 g/kg,灌胃20 d后,溃疡数和充血指数显著降低,结肠重量和肠重指数明显增加,血清乳酸脱氢酶水平有降低趋势,对被降低的血清淀粉酶有恢复作用。青黛对大鼠溃疡性结肠炎有显著的治疗作用[3]。上述剂量的青黛颗粒(灌胃21 d),可以剂量依赖地降低溃疡性结肠炎大鼠血清TNF-α和IL-1β水平,升高血清IL-4水平;剂量依赖地降低结肠组织CD_{54}阳性细胞百分率。青黛颗粒抗溃疡作用机制可能与下调CD_{54}的阳性表达,调节TNF-α、IL-1β和IL-4水平有关[4]。青黛对溃疡性结肠炎病变组织中的主要致炎症因子、氧化自由基的清除、调节核因子NF-κB及Fas/Fasl有一定影响[5,6]。

青黛散4、2、1 g/kg术前灌胃,对小鼠和大鼠的实验性胃溃疡(幽门结扎胃溃疡和束缚水浸应激胃溃疡)有减小溃疡面积,抑制胃蛋白酶活性,降低胃液酸度等作用[7]。

3. 抗氧化 9%和18%青黛颗粒都按照1.0 mL/100 g体重灌胃给溃疡性结肠炎大鼠,连续7 d。结果,结肠组织中SOD活性升高,MDA含量降低,过氧化氢酶(CAT)活性有增高趋势。青黛有抗氧化作用[8]。

4. 抗肿瘤 不同浓度的青黛复方(2.5、5.0、7.5、10、20 mg/mL)处理K562细胞24 h,K562细胞逐渐成典型凋亡形态改变,bcr/ab1及JWA基因表达呈浓度依赖性下降。青黛复方部分抑制K562细胞bcr/ab1及JWA基因表达,其对CML疗效可能是通过促进细胞凋亡而实现[9]。复方青黛与HL60细胞共同培养,当青黛浓度大于125 μg/mL,24 h之内HL60细胞全部死亡;浓度在62.5 μg/mL或15 μg/mL,大部分细胞出现核固缩、碎裂,但细胞膜尚完整。地塞米松(4 μg/mL)与复方青黛(125 μg/mL)联合培养,HL60细胞分化成成熟样粒细胞[10]。

5. 改善血液流变性 复方青黛胶囊1、2、4 g/kg灌胃8 d,可降低大鼠全血高切黏度及还原黏度;血沉值均有减慢趋势;缩短体外血栓长度,减轻体外血栓重量,减少血栓指数。青黛改善大鼠血液流变性,起到活血化瘀作用[11]。

6. 其他 青黛颗粒1.6、0.8、0.4 g/kg灌胃3 d,对正常小鼠小肠推进运动有显著抑制作用;对新斯的明所致小鼠小肠运动亢进也有显著的抑制作用[12]。在给小鼠注射乙烯雌酚造模后第3 d灌胃复方青黛饮0.255、0.125、0.075 g/mL,连续8 d,有较好的降低嗜银蛋白含量和小鼠阴道上皮细胞有丝分裂,以及促进角质形成细胞分化的作用。复方青黛饮治疗银屑病的机制与调节角质形成细胞增殖有关[13]。

【临床应用】

1. 银屑病 复方青黛丸与复方青黛胶囊都是由青黛、土茯苓、白芷、丹参等组成。银屑病120人,胶囊组(胶囊4粒,1天3次口服)66人,丸剂组(6 g,1天3次口服)54人,疗程为1个月。结果,胶囊组总显效率77%,副作用发生率3%;丸剂组总显效率76%,副作用发生率11%。结论,两种剂型治疗银屑病疗效无差异,但胶囊服用方便,副作用小,患者依从性大[14]。

2. 湿疹 复方甘石青黛膏(青黛、煅石膏、滑石粉、黄柏、炉甘石等)外涂,每日2次,治疗70例湿疹皮炎患者。痊愈6例(8.6%),显效32例(45.7%),好转10例(14.3%),无效22例(31.4%),总有效率68.6%(48/70例)[15]。

3. 带状疱疹 滑石粉和青黛粉加入乙醇,搅拌均匀,用无菌棉签涂抹在局部疱疹表面,待干后再涂一层,反复多次,直至形成较厚的保护膜。56例患者中,55例4~7d结痂,随后脱落;1例疱疹面积较大,25d治愈,平均敷药4~6d[16]。

4. 糖尿病皮肤感染 糖尿病皮肤感染患者54例(创面数78),采用青黛粉加庆大霉素敷料换药。结果,按照创面数计算,治愈20,显效26,好转21,无效9,有效率88.15%[17]。

5. 白血病 10例确诊初治急性早幼粒细胞白血病患者,口服维甲酸每次20 mg,每天3次;复方青黛胶囊每次4粒,每天3次,诱导分化治疗。10例患者治疗后,外周血象白细胞熟逐渐上升,外周血片早幼粒细胞逐渐下降至消失。治疗15 d,骨髓涂片完全缓解3例,部分缓解7例,治疗1个月后,骨髓象均完全缓解。不良反应,10例患者均出现轻度胃肠道反应,能耐受继续服药治疗[18]。36例难治性或复发性急性早幼粒细胞白血病患者,2~5片饭后服,每天3次,骨髓完全缓解31例(86.11%),部分缓解3例(8.3%),未缓解2例,总有效率为94.4%[19]。

6. 静脉炎 静脉化疗所致静脉炎58例,用青黛粉(用醋和香油调和)糊均匀涂于患处,每日3~4次,48 h

为1个疗程。总有效率为89.66%[20]。

7. 小儿外感发热 用羚羊青黛汤（羚羊角粉、青黛、金银花、大青叶、板蓝根等）治疗小儿外感发热60例。48 h内体温恢复正常为治愈，60例中治愈55例，显效5例，有效率100%[21]。

8. 急性放射性食管炎 采用银翘青黛汤（金银花、连翘、麦冬、青黛等）治疗肿瘤放疗引起的食管炎患者60例。每日1剂，每次200 mL，每天2次，放疗开始即服药。可降低急性放射性食管炎的发生率和级别，缩短症状持续时间，有利于放疗的顺利进行[22]。

9. 晚期非小细胞肺癌 研究组自放化疗开始口服银翘青黛汤（1剂/d，200 mL/次，2次/d）至放化疗结束。45例患者有效率58%，疾病控制率为93%，不良反应发生率明显降低。表明，银翘青黛汤配合放化疗可提高局部晚期肺癌患者的临床疗效，减少放化疗的不良反应[23]。

（张 扬 周秋丽 新吉乐）

参考文献

[1]Li QH, et al. The chemical constituents of Qing Dai. *J Integra Plant Biol*, 1987, 1:62

[2]杜立阳，等. 青黛颗粒抗炎镇痛作用的实验研究. 中国医科大学学报，2003，32(4)：456

[3]杜立阳，等. 青黛颗粒对大鼠溃疡性结肠炎模型的影响. 中国中医急症，2002，11(3)：206

[4]邹莉波，等. 复方青黛颗粒治疗溃疡性结肠炎的机制. 沈阳药科大学学报，2006，23(2)：119

[5]胡鸿毅，等. 三七、青黛等对溃疡性结肠炎组织中核因子NF-κB活性的影响. 上海中医药大学学报，2007，21(5)：44

[6]胡鸿毅，等. 三七、青黛等对溃疡性结肠炎组织中Fas/Fasl表达的影响. 上海中医药大学学报，2006，20(4)：64

[7]杨香媛，等. 青黛散对实验动物的抗溃疡作用. 中药药理与临床，1995，1：37

[8]杜立阳，等. 青黛颗粒抗氧化作用的实验研究. 中国中西医结合消化杂志，2003，11(3)：144

[9]戴海萍，等. 青黛复方对K562细胞bcr/ab1及JWA基因表达的影响. 中国实验血液学杂志，2005，13(5)：809

[10]白月辉，等. 复方青黛对HL-60细胞的体外杀伤作用研究. 中国中西医结合杂志，1995，基础理论研究特集：251

[11]冯泽海，等. 复方青黛胶囊对大白鼠血液流变的影响. 中国皮肤性病学杂志，1997，11(1)：22

[12]杜立阳，等. 青黛颗粒对小鼠小肠推进运动的影响. 中国中西医结合消化杂志，2004，12(6)：337

[13]王琼玉，等. 复方青黛饮对角质形成细胞增殖影响的实验研究. 实用医学杂志，2006，22(15)：1720

[14]卢庆芳，等. 复方青黛胶囊与复方青黛丸治疗银屑病比较. 中国新药与临床杂志，1999，18(4)：250

[15]李楠，等. 复方甘石青黛膏治疗皮炎湿疹的临床观察. 环球中医药，2009，2(4)：280

[16]姚春杨，等. 青黛、滑石治疗带状疱疹56例. 山东中医杂志，2009，28(12)：861

[17]罗朝霞. 青黛粉治疗糖尿病皮肤感染疗效观察. 中国冶金工业医学杂志，2009，26(4)：437

[18]时峰，等. 维甲酸联合复方青黛胶囊治疗急性早幼粒细胞白血病疗效观察. 吉林医学，2009，30(17)：1896

[19]刘捷，等. 复方青黛片治疗难治性、复发性急性早幼粒细胞白血病（附36例报告）. 山东医药，2007，47(20)：32

[20]钱红霞，等. 青黛外敷治疗化疗所致静脉炎的临床观察. 甘肃中医，2009，22(8)：39

[21]李晓霞，等. 羚羊青黛汤治疗小儿外感发热60例. 陕西中医，2000，21(4)：175

[22]赵家彬，等. 银翘青黛汤防治急性放射性食管炎60例. 中国中国医药信息杂志，2008，15(12)：69

[23]赵家彬，等. 银翘青黛汤联合放化疗治疗局部晚期非小细胞肺癌疗效观察. 现代中西医结合杂志，2009，18(9)：2235

青风藤 Sinomenii Caulis qing feng teng

本品为防己科植物青藤 *Sinomenium acutum* (Thunb)Rehd. et Wils 和毛青藤 *Sinomenium acutum* (Thunb.) Rehd et Wils. var. *cinereum* Rehd.et Wils的干燥藤茎。味苦、辛，性平。有祛风湿、通经络、利小便功能。用于风湿痹痛、关节肿胀、麻痹瘙痒。

【化学成分】

1. 生物碱类 青风藤主要含生物碱，其中青藤碱(sinomenine)是重要的有效成分，含量达2%。此外，还有青风藤碱(sinoacutine)、双青藤碱(disinomenine)、木兰碱(magnoflorine)、尖防己碱、四氢表小檗碱、白兰花碱、光千金藤碱及微量N-乙酰青藤碱(N-acetylsinomenine)等[1]。近又分离得到6-O-demethyl-menisporphine、acutuminine、四氢巴马亭、8,14-二氢萨鲁塔里定碱、千金宁碱、蝙蝠葛宁和青风藤定碱(Sinomendine)[2,3]。

2. 其他 有β-谷甾醇、豆甾醇、十六烷酸酯等[4]。

【药理作用】

1. 镇痛 热板法实验表明，小鼠口服青藤碱镇痛作用的ED_{50}为154.9 mg/kg，皮下注射的ED_{50}为125.2 mg/kg，作用弱于哌替啶(皮下注射ED_{50}为18.9 mg/kg)。醋酸扭体法实验测得小鼠口服青藤碱的ED_{50}为36.4 mg/kg，强于布洛芬(ED_{50}为63.8 mg/kg)[5]。小鼠腹腔注射青藤碱100 mg/kg，连续10 d，镇痛作用逐渐减弱，直至在低水平波动，耐受现象发生比吗啡慢。继续应用至第16天改用吗啡，后者的镇痛作用仍明显，表明与吗啡间无交叉耐受性[6]。对其镇痛机制的认识尚不一致，家兔侧脑室注射微量青藤碱（相当于静脉注射的1/3000）后产生明显镇痛，故认为作用部位在中枢；但许多实验发现青藤碱对环氧酶-2(COX-2)有选择性抑制作用，并能明显减少炎症组织PGE含量，提示抑制炎症局部PG的合成和(或)释放可能是其镇痛机制之一[7]。青藤碱的化学结构与吗啡相似，但无成瘾性，其镇痛作用不被烯丙吗啡对抗，反而有协同作用，可能属于抗炎镇痛药[8]。

2. 抗炎 近年证实，青藤碱30、60、120 mg/kg能降低大鼠足跖肿胀度和关节炎指数，显著抑制佐剂性关节炎的继发病变。并降低大鼠关节浸液内NO、PGE_2及促炎因子IL-1、TNF_{α}水平，升高抗炎因子IL-4及IL-10水平[9,10]。体外实验发现，青藤碱对COX-1基因表达无明显影响，对COX-2基因表达有抑制作用；对COX-2活性的半数抑制浓度(IC_{50})约为125 μmol/L，可显著减少COX-2所致PGE_2的合成，且有良好的量效关系[11、12]。提示青藤碱的抗炎作用机制与选择性抑制COX-2的活性、减少PG合成、抑制炎症局部细胞因子活性和降低炎症介质含量有关。深入研究发现，青藤碱能下调单核/巨噬细胞核转录因子-κB(NF-κB)的活性，干预NF-κB炎症信号通路的某些环节，抑制细胞因子IL-1β mRNA、TNF-α mRNA和IL-10 mRNA的表达及分泌，而产生抗炎作用[13]。此外，青藤碱还可抑制外周血单核细胞增殖、促进单核细胞凋亡而抗炎[14]。

3. 抑制免疫 青藤碱25、50、100 mg/kg腹腔注射和肌内注射，能明显降低小鼠碳粒廓清率和脾脏及胸腺的重量，并显著抑制小鼠腹腔巨噬细胞的吞噬功能，降低血浆中cGMP/cAMP比值[15]。青藤碱在体内、体外均可抑制小鼠脾淋巴细胞增殖，体外可诱导小鼠脾淋巴细胞凋亡，并使佐剂性关节炎大鼠升高的T淋巴细胞亚型CD_4^+/CD_8^+比值降低[16]。青藤碱还能够影响Ca^{2+}依赖的T细胞活化信号传导途径，从而显著降低T细胞表达IFN-γ、TNF-α等细胞因子。提示青藤碱对细胞免疫功能有显著抑制作用，诱导细胞凋亡也可能是其免疫抑制作用的机制之一[17]。青藤碱能够减轻大鼠心脏移植急性排斥反应，在心脏移植术后24 h内开始给予青藤碱 30 mg/kg，至3 d、5 d时，实验组大鼠的炎性反应、血管内膜炎症、心肌水肿和心肌坏死明显减轻，移植心的细胞凋亡减少，移植物的存活时间明显延长。同时发现移植5 d后COX-2蛋白和mRNA表达均减少[18]。青藤碱也能显著抑制移植心ICAM-1和IL-2的表达和淋巴细胞的浸润而减轻排斥反应，明显延长移植物的存活时间[19]。另有实验发现，青风藤醇提取物抑制大鼠心脏移植急性排斥反应与环孢素相似，可降低受体大鼠外周血IL-2水平，提高IL-10水平，但效果弱于环孢素。分析：青风藤醇提取物免疫抑制的机制与环孢素类似，可能是通过抑制Th1细胞分泌IL-2，抑制Th1型免疫应答模式，使受体转为以Th2为主的免疫应答模式，诱导免疫耐受[20]。

4. 抗心律失常 离体实验证实，青藤碱2.7 μmol/L以上，呈浓度依赖性地降低豚鼠乳头肌收缩力，延长动作电位时程和有效不应期。小剂量时，青藤碱能降低动作电位0相上升最大速率(V_{max})；较大剂量时，动作电位幅度也降低。青藤碱能够抑制河豚毒素(TTX)引起的的慢反应电位，并对抗乙酰胆碱缩短豚鼠左房肌动作电位时程的作用。提示青藤碱对Na^+、Ca^{2+}和K^+的跨膜转运均有抑制作用[21]。应用膜片钳全细胞记录技术研究青藤碱对豚鼠单个心室肌细胞膜钠离子电流(I_{Na})和L型钙电流（$I_{Ca\,L}$)的影响。发现 1、5、10 μmol/L的青藤碱分别使I_{Na}峰值较用药前下降23.2%、36.1%和60%；使$I_{Ca\,L}$峰值较用药前下降12.8%、35.9%和46.9%。当刺激频率分别为0.5、1、2 Hz时，5 μmol/L青藤碱使I_{Na}峰值较用药前分别下降了36.1%、41.5%和48.0%。表明青藤碱对I_{Na}具浓度和频率依赖性阻滞作用，而对$I_{Ca\,L}$具浓度依赖性阻滞作用，是其抗心律失常的重要机制[22]。

5. 预防脑缺血再灌注损伤 于手术前10 min腹腔注射青藤碱30、60 mg/kg，可明显减轻大鼠局灶性脑缺血再灌注后受损大鼠的行为障碍，减轻脑水肿及缩小脑梗死范围，显示青藤碱对局灶性脑缺血再灌注损伤有保护作用[23]。近来研究证实，青藤碱通过抑制受损脑组织NF-κB p65活化，同时减少细胞间黏附分子-1(ICAM-1)的表达，降低髓过氧化物酶(MPO)活性，而减轻缺血再灌注后脑组织的炎症反应和脑水肿[24];也可抑制再灌注损伤后COX-2表达,减轻缺血对血脑屏障的破坏,维持血脑屏障的完整性,发挥脑保护作用[25];青藤碱对糖尿病大鼠脑缺血再灌注损伤模型可显著减少P-选择素和细胞间黏附分子-1(ICAM-1)的表达,减少单核细胞趋化蛋白-1(MCP-1)和肿瘤坏死因子-α(TNF-α)含量,继而减轻缺血再灌注损伤脑组织的炎症反应[26,27]。

6. 防治阿片类依赖 青风藤醇提液1、2、4 g/L以及青藤碱10、50、250 μmol/L均可不同程度地抑制吗啡依赖豚鼠回肠的戒断性收缩反应,其作用有剂量依赖趋势[28]。青风藤醇提液20 g/kg或青藤碱60 mg/kg连续给药3天,能明显抑制吗啡依赖小鼠纳洛酮催促后产生的跳跃反应以及扭体、前爪震颤、"湿狗"样抖动等症状,并明显减轻体重下降[29]。由青风藤、人参等组成的清风胶囊可降低发生戒断反应后的大鼠全血黏度、血浆黏度,促进戒断后大鼠体重及进食量的增加[30],也可明显改善吗啡依赖大鼠戒断后焦虑症状[31]。青风藤醇提液10 g/kg、青藤碱60 mg/kg连续用药3 d,可显著抑制吗啡引起的小鼠位置偏爱的形成,阻止精神依赖性产生。其作用机制可能与降低脑内的组胺含量和细胞内超高的cAMP水平,调节单胺类神经递质及cAMP水平紊乱有关[32,33]。相关实验提示,青风藤及其主要成分青藤碱在体内外均能有效抑制吗啡依赖引起的戒断症状,也可减弱吗啡的奖赏效应,在戒毒方面有应用价值。

7. 释放组胺 青藤碱是目前所知的植物中最强的组胺释放剂之一。在浓度为50~250 μmol/L范围内,青藤碱促肥大细胞组胺释放率随药物浓度增加而提高,250 μmol/L可使组胺释放率达40.28%±7.66%[34]。犬静脉注射青藤碱0.5~1 mg/kg,2 min内血液中组胺含量比用药前增加6倍。60 min内逐渐转为正常。皮肤的组胺水平下降31%~42%[35]。

8. 其他 将青藤碱以10、30、100 μmol/L浓度加入培养的离体家兔血管平滑肌细胞,对内皮素刺激的细胞增殖有明显的抑制作用,并呈良好的剂量依赖性[36]。青藤碱分子结构中含有酚羟基,具有清除氧自由基和抗脂质过氧化的作用,对肝线粒体也有保护作用[37]。青藤碱对垂体后叶素引起的急性心肌缺血有拮抗作用,能降低垂体后叶素所引起的S-T段和T波抬高,但不影响心率[38]。

9. 药代谢动力学 给予大鼠青藤碱150 mg/kg腹腔注射,一次给药或连续给药6周,大鼠脏器中药物含量均以肝脏为高,其次为心、肾、肺、脑。停药1周后脏器中药物含量均低于可检测浓度[39]。

10. 毒性 小鼠口服青藤碱的LD_{50}为(580±51)mg/kg,腹腔注射的LD_{50}为(285±29)mg/kg[40],皮下注射LD_{50}为(535±41.9)mg/kg,静脉注射LD_{50}为156.7 mg/kg[41]。大鼠口服青藤碱694 mg/kg,10 min出现呼吸抑制,但未见死亡。犬静脉注射青藤碱8 mg/kg,立即表现兴奋不安、排便、唾液分泌增加、极度衰竭、呕吐、排血样便,24 h未恢复。猴静脉注射青藤碱5~13.5 mg/kg,出现血压剧降,呼吸变慢,倒地,1~2 h后恢复[40]。大鼠腹腔注射青藤碱150 mg/kg,连续给药6周可致肝细胞肿胀,肝窦消失,但对肝功能无明显损害;也可引起心肌轻度充血,但未见明显心肌病理改变;青藤碱可降低精子活力、使死精增加,停药1周后可基本恢复[39]。采用大、小鼠催促戒断模型、大鼠自然戒断模型及小鼠条件性位置偏爱模型检测青藤碱的药物依赖性,证实青藤碱不具有身体依赖性及精神依赖性[42]。

【临床应用】

1. 风湿性及类风湿性关节炎 服用正清风痛宁片治疗类风湿性关节炎和强直性脊柱炎50例,每次2片,每日3次,观察3~4 d;无不良反应后可增至每次3~4片,每4周为1疗程;治疗2~3个疗程后,患者的晨僵时间,受累关节局部疼痛、肿胀和关节活动障碍等临床症状改善的有效率均大于80%,止痛的有效率达92%,73.9%的患者血沉有不同程度下降,类风湿因子阳性者中约1/3转阴。治疗的总有效率为88%,优于西药二、三线抗风湿药及某些中成药,且不良反应低[43]。用正清风痛宁缓释片治疗类风湿性关节炎80例,症状、体征及实验室指标均有良好的改善,有效率达93.75%[44]。青藤碱与其他药物(如甲氨蝶呤或雷公藤多苷等)联合治疗类风湿关节炎,可减少治疗用药剂量,增加患者的顺应性和减少不良反应[45]。

2. 心律失常 用青藤碱片治疗各类心律失常患者60例,初始剂量为每天20~40 mg,渐增至每天60~80 mg,同时配服扑尔敏,疗程2周,有效率为26.7%。其中室性心律失常48例,有效率30.6%,房性心律失常12例,1例有效。青藤碱适用于治疗器质性心脏病所致室性心律失常[46]。

3. 肾脏疾病 临床采用青藤碱制剂正清风痛宁片治疗各种肾病,对改善蛋白尿、血尿效果良好。①肾小球疾病:口服正清风痛宁片每次3片,每天3次,12周为1疗程,查24小时尿蛋白和1 h尿中红细胞计数均显著下降,且安全性优于雷公藤多苷片[47,48]。②慢性肾炎:36例患者在对照药治疗基础上,加用正清风痛宁缓释片治疗3个月后,24 h尿蛋白由治疗前(1.92±0.62) g/d降为(0.91±0.62) g/d,对肝肾功能无明显影响[49]。③儿童肾小球疾病：使用正清风痛宁缓释片治疗22例患者，在11例有血尿的病例中，显效3例，有效6例，无效2例，总有效率为82%，治疗前后患者24 h尿蛋白定量显著降低。对肝肾功能、血常规无明显影响[50]。④糖尿病肾病：20例血糖控制满意的糖尿病肾病患者在对照组的基础上使用正清风痛宁缓释片每天2次，每次2片，共2周。发现患者血浆ET水平和24 h尿蛋白定量均较对照组明显降低。提示正清风痛宁可通过下调ET表达水平，对糖尿病肾病患者的肾脏产生保护作用[51]。⑤IgA肾病：正清风痛宁片配合贝那普利、双嘧达莫治疗单纯血尿性IgA肾病，疗效优于单用西药，且免疫学指标有较明显变化[52]。对不宜用雷公藤治疗的IgA肾病患者，改用正清风痛宁片，辅助贝那普利或科素亚、双嘧达莫治疗尿蛋白增高的原发性IgA肾病68例，降低尿蛋白效果显著，而且有效缓解腰痛症状[53]。

4. 戒毒　110例海洛因依赖者使用清风胶囊（由青风藤、人参等中药有效成分组成）治疗10 d，患者的戒断症状评分值及焦虑症状评分值均明显低于给药前。用药5 d，有97例尿液吗啡定性转阴，第10天110例全部转阴。上述指标的改善优于阳性对照药洛非西丁。表明清风胶囊单独使用能基本控制海洛因依赖者的早期戒断症状[54]。给208例脱毒10 d以上的海洛因依赖者用清风胶囊30 d，患者的稽延性戒断症状评分值及焦虑症状评分值明显低于给药前，也明显低于安慰剂组。清风胶囊能明显改善睡眠，缓解焦虑症状，消除躯体的疼痛，并能降低患者对毒品的渴求[55]。另有报道用正清风痛宁片治疗海洛因成瘾100例，显效68例，有效27例，无效5例，总有效率95%[56]。

5. 体内过程　8名健康男性志愿者单次口服盐酸青藤碱片80 mg，测定血清及尿中药物浓度，其血药浓度曲线符合二室开放模型，体内消除符合一级动力学消除过程。主要药代动力学参数：$T_{1/2\alpha}$(0.791±0.491) h，$T_{1/2\beta}$(9.397±2.425) h，T_{max}(1.040±0.274) h，C_{max}(246.604±71.165) ng/ml，AUC(2651.158±1039.050) ng/(h/ml)，CL(0.033±0.01) ng/mL。27%以原形从尿中排出[57]。

6. 不良反应　正清风痛宁的不良反应发生率为3.3%~4.4%，主要有皮肤瘙痒、药疹、哮喘、胃肠道反应、头晕、乏力、白细胞降低等。肌注有引起过敏性休克的报道。偶见剥脱性皮炎及心律失常[58]。

（丁　华　苑永臣）

参 考 文 献

[1]施大文，等. 中药青风藤的生药学研究. 药学学报，1981，16(3)：168

[2]黄筑艳，等. 青风藤化学成分的研究（Ⅱ）. 中草药，2009，40(2)：193

[3]陈雅研，等. 青风藤微量生物碱的研究. 北京医科大学学报，1991，23(3)：235

[4]王有志，等. 青风藤化学成分与药理研究进展. 医药导报，2004，23(3)：177

[5]霍海如，等. 青藤碱镇痛和抗炎作用机制研究. 西安医科大学学报，1989，10(4)：346

[6]沈筱同，等. 防己碱镇痛作用的耐受形成. 上海第一医学院学报，1965，3(4)：361

[7]王文君，等. 青藤碱对环氧化酶2活性的选择性抑制作用. 广州中医药大学学报，2002，19(1)：46

[8]杨健，等. 青藤碱衍生物的合成及其镇痛抗炎作用定量构效关系. 武汉大学学报（医学版），2009，30(1)：29

[9]杨德森，等. 青藤碱对大鼠佐剂性关节炎治疗作用及机制的研究. 中国中药杂志，2005，30(17)：1361

[10]杨德森，等. 青藤碱对佐剂性关节炎大鼠血清及关节液细胞因子的影响. 中国现代应用药学杂志，2006，23(4)：274

[11]王文君，等. 青藤碱对环氧化酶2活性的选择性抑制作用. 广州中医药大学学报，2002，19(1)：46

[12]梁瑞燕，等. 青藤碱抗炎作用机制研究. 广州中医药大学学报，2007，24(2)：141

[13]王勇，等. 青藤碱对佐剂性关节炎大鼠腹腔巨噬细胞表达细胞因子的影响. 中华风湿病学杂志，2003，7(7)：415

[14]林永明，等. 青藤碱对THP-1细胞增殖、凋亡的影响. 实用医学杂志，2006，22(13)：1477

[15]Peng HM，et al. Immunological inhibitory effect of sinomenine. *Acta Pharmacol Sin*，1988，9(4)：377

[16]刘继红，等. 青藤碱治疗类风湿性关节炎免疫作用和机制. 药学学报，2005，40(2)：127

[17]李晓娟，等. 青藤碱对T淋巴细胞活化及Th1类细胞内细胞因子表达的影响. 中国中药与免疫，2004，20(4)：249

[18]徐广全，等. 青藤碱对心脏移植大鼠急性排斥反应及环氧化酶2活性的影响. 中华医学杂志，2006，86(13)：911

[19] 杨帆 等. 青藤碱对大鼠心脏移植排斥反应期间ICAM-1和IL-2的影响. 细胞与分子免疫学杂志，2007，23(3)：240

[20]李天发，等. 青风藤醇提取物对大鼠心脏移植急性排斥及外周血IL-2、IL-10水平的影响. 哈尔滨医科大学学报，2007，41(1)：36

[21]李朝兴，等. 青藤碱对豚鼠心肌动作电位和收缩力的影响. 药学学报，1987，22(8)：561

[22]丁仲如，等. 青藤碱对豚鼠单个心室肌细胞膜钠、钙离子通道的阻滞作用. 中国心脏起搏与心电生理杂志，2000，14(1)：39

[23]梁健,等.青藤碱对脑缺血再灌注大鼠行为及脑梗塞范围的影响.广州医学院学报,1999,27(1):9

[24]李浩,等.青藤碱对缺血再灌注大鼠脑保护的作用机制.临床神经病学杂志,2009,22(6):436

[25]俸军林,等.青藤碱对脑缺血再灌注损伤大鼠环氧化酶-2表达和血脑屏障通透性的影响.时珍国医国药,2010,21(4):806

[26]周素娴,等.青藤碱对糖尿病大鼠脑缺血再灌注损伤P-选择素和细胞间黏附分子-1表达的影响.时珍国医国药,2009,20(7):593

[27]吴岚,等.青藤碱对糖尿病大鼠脑缺血再灌注损伤MCP-1和TNF-α含量的影响.时珍国医国药,2010,21(3):527

[28]蔡红兵,等.青风藤及青藤碱在体内外对吗啡依赖模型戒断反应的影响.北京中医药,2008,27(8):652

[29]王彩云,等.青藤碱对吗啡依赖小鼠催促戒断症状的影响.解放军药学学报,2002,18(3):134

[30]邱轶汉,等.清风胶囊对吗啡依赖大鼠反复染毒后进食、体重、血液黏度和血常规的影响.中药药理与临床,2008,24(2):88

[31]高幸玲,等.清风胶囊对吗啡依赖大鼠戒断后焦虑行为的影响.中国药物依赖性杂志,2007,16(6):430

[32]莫志贤,等.青风藤及青藤碱对吗啡依赖小鼠位置偏爱效应及cAMP水平的影响.中国现代应用药学,2004,21(2):87

[33]莫志贤,等.青风藤及青藤碱对吗啡依赖小鼠位置偏爱效应和脑内组胺水平的影响.南方医科大学学报,2006,26(12):1709

[34]莫志贤,等.青藤碱组胺释放作用与抗组胺收缩肠管作用研究.中药药理与临床,2006,22(6):16

[35]冯经义,等.青藤碱的药理作用Ⅶ.对胃肠道活动的影响及其他.药学学报,1965,12(8):492

[36] 李乐.青藤碱对家兔血管平滑肌细胞增殖的影响.西安医科大学学报,2000,21(3):205

[37]刘刚,等.青藤碱清除氧自由基和抗脂质过氧化作用.中草药,2006,37(1):84

[38]金其泉,等.青藤碱对大鼠急性心肌缺血性损伤的保护作用.蚌埠医学院学报,1991,16(3):208

[39]叶木荣,等.青藤碱在大鼠体内分布与脏器毒理的关系研究.中国药理学通报,2001,17(1):65

[40]傅绍萱,等.青藤碱的药理作用Ⅱ.毒性及一般药理.药学学报,1963,10(11):673

[41]许绍芬,等.防已碱镇痛作用及其作用部位的进一步研究.上海第一医学院学报,1965,3(4):357

[42]莫志贤,等.青藤碱的身体依赖性和精神依赖性实验研究.中国药物滥用防治杂志,2004(4):190

[43]毕晓扬,等.正清风痛宁治疗类风湿性关节炎和强直性脊柱炎50例临床观察.中草药,2000,31(4):286

[44]李亚萍.正清风痛宁缓释片治疗类风湿性关节炎疗效观察.中医正骨,2008,20(4):50

[45] 劳志英.青藤碱和甲氨蝶呤联合治疗类风湿关节炎.中国新药与临床杂志,2000,19(4):256

[46]郭映春,等.青藤碱治疗心律失常60例临床观察疗效.西安医科大学学报(医学版),1988,9(2):133

[47]周静,等.青风藤制剂治疗肾小球疾病的临床观察.中国中西医结合肾病杂志,2003,4(3):160

[48]孙建平,等.青藤碱制剂治疗慢性肾小球肾炎28例临床观察.临床荟萃,2007,22(16):1194

[49]邱碧波,等.正清风痛宁治疗慢性肾炎蛋白尿的临床观察.湖北中医杂志,2008,30(2):47

[50]罗来敏,等.正清风痛宁缓释片治疗儿童肾小球疾病22例.江西医学院学报,2009,49(4):51

[51]罗来敏,等.正清风痛宁治疗糖尿病肾病的疗效及对血浆内皮素水平的影响.江西医学院学报,2009,49(6):88

[52]刘晓渭,等.正清风痛宁片辅助治疗单纯血尿性IgA肾病52例.第四军医大学学报,2007(8):709

[53] 杨金国,等.正清风痛宁辅助治疗IgA肾病的临床观察.中国中西医结合肾病杂志,2005,6(8):484

[54]莫志贤,等.青风胶囊用于海洛因依赖者治疗的临床观察.中药材,2003,26(7):531

[55]莫志贤,等.清风胶囊治疗海洛因依赖脱毒后稽延性戒断症状的临床研究.中国临床康复,2002,6(23):3588

[56]温屯清,等.正清风痛宁片治疗海洛因成瘾100例.中国中医药信息杂志,2003,10(2):59

[57]闫小华,等.测定人血清和尿中盐酸青藤碱浓度及药代动力学研究.药学学报,1997,32(8):620

[58]葛红星,等.正清风痛宁的不良反应与合理用药建议.中成药,2010,32(2):287

青 皮 Citri Reticulatae Pericarpium Viride

qing pi

本品为芸香科植物橘*Citrus reticulata* Blanco及其栽培变种的干燥幼果或未成熟果实的果皮。青皮药材包括“个青皮”和“四花青皮”。味苦、辛,性温。有疏肝破气、消积化滞的功效。主治胸胁胀痛、疝气疼痛、乳癖、乳痈、食积气滞、脘腹胀痛。

【化学成份】

主要含挥发油、黄酮类等成分。

1. 挥发油 含右旋柠檬烯(d- limonene)、对伞花烃、芳樟醇(linalool)、α-蒎烯(α-pinene)、β-蒎烯(β-pinene)、α-萜品醇,月桂烯(myrcene)、柠檬醛(citral)、α-萜品烯(α-terpinene)、糠醛(furfural)、环已二烯(cyclohexadiene)、壬醛(nonanal)、麝子油烯(farnesene)等50多种[1-3]。

2. 黄酮类 该类化合物基本母核为2-苯基色原酮(α-phenylchromone)。青皮内总黄酮为24.60%[4],其中包括橙皮苷(hesperidin)、新陈皮苷(neohesperidin)、川陈皮素(nobiletin)、柚皮苷(naringin)、柚皮芸香苷(narirutin)和新福林(synephrine)[5]、红橘素(tangertin)等[6]。

【药理作用】

1. 镇痛 生青皮水煎液20、40 g/kg及醋炙青皮水煎液20 g/kg、麸炒青皮水煎液20 g/kg灌胃给药,均能明显减少醋酸引起的小鼠扭体反应次数,提高热刺激所致小鼠疼痛反应的痛阈值,其中醋炙青皮镇痛作用最强[7]。

2. 升压 给麻醉猫、兔及大鼠静脉注射青皮注射液1 g/kg,均有显著的升压作用,维持时间较长,且能兴奋呼吸。给猫静脉注射自青皮注射液分离出来的青皮晶Ⅰ 15 mg/kg亦有明显的升压作用。表明青皮晶Ⅰ为其升压作用的主要有效成分。上述剂量的青皮注射液能对抗利血平引起的血压下降,对降压药所致的血压降低有升高作用。给猫静脉注射青皮注射液1 g/kg所产生的升压效应与注射去甲肾上腺素10 μg/kg升压作用相似,但维持时间以青皮较长。大鼠实验亦有上述相同的作用。给猫注射上述剂量的青皮注射液,血压升高与苯肾上腺素0.03 mg/kg基本相似,但对大鼠的升压作用以青皮为强。而青皮晶Ⅰ在2.8 mg/kg以上,有类似苯肾上腺素0.03 mg/kg的升压作用。给麻醉犬静脉注射青皮注射液,每次3 mL,在10 s内血压明显上升,维持约3~4 min后恢复至正常。给麻醉大鼠静脉注射青皮注射液,每次0.5 mL,在3 s内可见血压显著上升,约3~4 min后恢复至正常。每次给药均可重复出现上述升压效应[5]。六烃季铵C_6及普萘洛尔不能拮抗青皮的升压效应,而妥拉苏林或酚苄明则可取消其升压作用。表明青皮升压机制不是通过神经节,也与β受体无关,而是通过兴奋α受体实现,为一种α受体兴奋药。给猫连续注射青皮注射液1 g/kg或青皮晶Ⅰ 15 mg/kg均可产生快速耐受性,且尤以大鼠更为显著,但停药数小时后可恢复。除静脉给药外,其他途径给药均无明显升压效应。

3. 抗休克 对失血性休克的猫、兔和大鼠,静脉注射青皮注射液1 g/kg或青皮晶Ⅰ 15 mg/kg均可使血压升高[8]。用犬、猫、兔及大鼠等多种动物,造成失血性休克、创伤性休克、输血性休克、中草药肌松剂(粉叶轮藤硷)过量引起的休克、内毒素性休克以及麻醉意外及催眠药中毒性休克等,静脉注射青皮注射液1 g/kg均具有显著的疗效。对豚鼠和家兔的急性过敏性休克及组织胺性休克,也具有较好的保护或预防作用[9]。

4. 兴奋心脏 给蟾蜍腹壁静脉注射青皮注射液(0.2 g/mL)0.2 mL,对在体心肌的兴奋性、收缩性、传导性和自律性均有明显的正性作用,而注射与青皮等效升压浓度的α受体激动剂新福林则无上述作用。青皮注射液含有对羟福林,其作用与新福林相似,故认为青皮注射液内可能存在另外对心脏具有兴奋作用的物质[10]。

5. 抑制血小板聚集 青皮1.5 g/kg对体外血小板聚集有抑制作用,其抑制强度与阿司匹林相当[11]。

6. 祛痰、平喘 青皮挥发油有祛痰作用,有效成分为柠檬烯[12]。给麻醉猫静脉注射自青皮甲醇浸膏中提取的对羟福林草酸盐1 mg/kg,可完全对抗组织胺引起的支气管收缩,作用持续约1 h。对豚鼠离体气管也有较强的松弛作用,并能拮抗组织胺收缩气管。对羟福林盐酸盐及青皮的醇提物也有同样作用,但持续时间均较短[13]。

7. 调节平滑肌 青皮注射液2~4 mg/mL对兔离体肠管平滑肌收缩均具有抑制作用,使收缩幅度减小,除药后收缩即可恢复正常。给麻醉犬静脉注射青皮注射液3 mL,可见肠平滑肌出现松弛反应[14]。青皮注射液10 mg/mL能降低豚鼠离体肠管及胃条的紧张性收缩,对乙酰胆碱引起的肾、肠平滑肌收缩有明显的松弛作用,在体家兔胃也观察到类似的作用。青皮注射液50 mg/mL对组胺引起的豚鼠肠管收缩有抑制作用。青皮注射液1 g/kg,对水杨酸毒扁豆碱引起的兔肠痉挛性收缩有显著的抑制作用,其作用与0.06 mg/kg的阿托品作用相仿。青皮注射液40 mg/kg能解除组胺和乙酰胆碱对支气管链的痉挛作用。青皮注射液50 mg/mL能明显抑制小鼠子宫的自发收缩,当浓度为15 mg/mL时,对脑垂体后叶素引起的子宫紧张性收缩亦有抑制作用。在Krebs-Henseleit液中,青皮注射液10 mg/mL能使家兔主动脉条出现紧张性收缩,换液后,再给予去甲肾上腺素10 μg/mL,主动脉条也出现紧张性收缩,且收缩作用明显强于青皮注射液。青皮注射液5 mg/mL能使豚鼠膀胱平滑肌兴奋,张力曲线抬高。青皮注射液

1 g/kg可使豚鼠膀胱收缩幅度明显加大、频率增快。而α受体阻断剂妥拉苏林可取消这一作用，说明青皮对膀胱的作用系通过兴奋肾上腺素能α受体实现的[15]。青皮挥发油对胃肠道有温和的刺激作用,可促进消化液分泌和排除肠内气体,调整胃肠道功能。青皮注射液除抑制离体平滑肌外,静脉注射也能抑制麻醉犬在位空肠的蠕动[16]。

8. 利胆 青皮注射液50 mg/kg对豚鼠胆囊的自发收缩有明显的抑制作用，当浓度为20 mg/mL时,对氨甲酰胆碱引起的胆囊紧张收缩有明显的松弛作用。给大鼠舌静脉注射青皮注射液1 g/kg，药后10 min内胆汁流量显著增加,10~20 min内胆汁流量基本恢复正常,表明青皮注射液有明显的利胆作用,并可部分解释青皮疏肝理气的功效[16]。

9. 诱导细胞凋亡 青皮的甲醇抽提物经过滤除菌后冻干,以100 μg/mL处理人的结肠癌细胞SNU-C4,具有明显的诱导SNU-C4细胞凋亡作用[17]。

10. 其他 给麻醉猫静脉注射青皮注射液2 g/kg,对胃、肠电具有明显的抑制作用。同时,尚可显著地增加胃肠血流量,且血流量的增加主要是心脏收缩力加强所致[18]。青皮注射液能增加大鼠局灶性脑缺血模型缺血灶及其周边区的葡萄糖利用率[19]。

【临床应用】

1. 休克 青皮注射液治疗休克22例,总有效率为100%,对休克患者的心率、呼吸、尿量无明显影响,亦未见有明显的毒副反应[14]。

2. 阵发性心动过速 青皮注射液治疗49例阵发性心动过速,有效率为85.7%,转律时间一般3~4 min即可见效,用药量小,疗效可靠,无明显副作用[14]。

【附注】

最近国外学者从冷压缩橘皮油中分离出10种黄酮类化合物:5,6,7,3′,4′-五甲氧基黄酮(sinensetin)、7-羟基-3,5,6,3′,4′-五甲氧基黄酮、5-羟基-6,7,8,3′,4′-五甲氧基黄酮、5,6,7,8,3′,4′-六甲氧基黄酮(nobiletin)、红橘素(tangeretin)等10种[20,21]。

另外,青皮注射液中氨基酸含量每10 mL中含:门冬氨酸5.31 mg、谷氨酸0.88 mg、脯氨酸13.01 mg、甘氨酸0.31 mg、丙氨酸1.51 mg、胱氨酸1.52 mg、缬氨酸6.11 mg、异亮氨酸13.02 mg、亮氨酸14.6 mg、苯丙氨酸21.69 mg、组氨酸9.74 mg、精氨酸1.27 mg、酪氨酸19.38 mg[22]。

（陈颖丽 李伟 付萍 杨铭）

参 考 文 献

[1]郑学钦,等. 陈皮、青皮、枳实和枳壳的气相色谱研究. 海峡药学,19950,7(4):4

[2]郭兰忠. 现代实用中药学. 北京:人民卫生出版社,1999

[3]Yu L, et al. Comparative analysis of volatile constituents in Citrus Reticulata Blanco using GC-MS and alternative moving window factor analysis. *J Sep Sci*,2009,32:3457

[4]陈康,等.炮制对青皮中黄酮类成分的影响.中药材, 1996,19(4):185

[5]中国医学科学院,等. 常用中草药高效液相色谱分析. 北京:科学出版社,1999

[6]郭绪林,等. 炒青皮的黄酮类成分研究. 中国中药杂志,2000,25(3):146

[7]张先洪,等. 炮制对青皮镇痛作用影响. 时珍国医国药,2000,11(5):413

[8]王筠默,等. 青皮升高血压作用机制的研究. 中草药,1980,11(4):168

[9]王筠默,等. 青皮注射液抗休克作用的研究. 中草药,1980,11(11):501

[10]李仪奎,等. 青皮注射液对蟾蜍心肌生理特性的影响. 中草药,1980,11(4):168

[11]吉中强,等. 15种理气中药体外对人血小板聚集的影响. 中草药,2001,32(5):428

[12]王浴生,等. 中药药理与应用. 北京:人民卫生出版社,1983:587

[13]中国人民解放军后字236部队气管炎组.防治慢性气管炎研究资料汇编(中国人民解放军后字236部队). 1973,63

[14]陈廉,等. 青皮、陈皮、枳实药理作用的比较. 江苏中医杂志,1981,2(3):60

[15]王筠默,等.青皮注射液对平滑肌的作用.中草药, 1981,12(6):260

[16]姜静岩,等. 青皮的药理及临床应用.时珍国医国药,2003,14(6):374

[17]Kang S,et al. Citri Reticulatae Viride Peri carpium extract induced apoptosis in SNU-C4, human colon cancer cells. *J Ethnopharmacol*, 2005,97:231

[18]张煜,等. 治"肝"中药对胃肠道生物电及血流量的影响. 中国医药学报, 1989,4(2):106

[19]郭乃燕,等. 青皮注射液对局灶脑缺血再灌注损伤的治疗作用.中华实验外科杂志,2002,19(6):563

[20]chen J,et al. Two new poly methoxylated flavones a class of compounds with potential anticancer activity, isolated from cold pressed Dancy tungerine peeloil solis. *J Agric Food Chem*,1997,45(2):364

[21]Montanari A.,et al. Citrus flavonoids: a review of past biological activity against disease discovery of new flavonoids from

Dancy tangerine cold pressed peel oil solids and leaves. *Adv Exp Med Biol*, 1998, 439: 103

[22]陈红，等. 青皮的化学及药理作用研究进展. 中草药, 2001, 32(11): 1050

玫瑰花 Rosae Rugosae Flos

mei gui hua

本品为蔷薇科植物玫瑰*Rosa rugosa* Thunb的干燥花蕾。味甘、微苦，性温。有行气解郁、和血、止痛功能。主治肝胃气痛、食少呕恶、月经不调、跌扑伤。

【化学成分】

花中主要成分为挥发油(玫瑰油)，约0.03%，其主要成分有左旋香茅醇(L-citronellol)、牻牛儿醇(香叶醇geraniol)、橙花醇(nerol)、丁香油酚(eugenol)、苯乙醇(n-phenylethyl alcohol)等。花中尚含有槲皮苷、苦味质、鞣质、脂肪油、有机酸(没食子酸)、红色素(矢车菊双苷cyanin)、黄色素、β胡萝卜素、长梗马兜铃素、新唢呐素Ⅰ及Ⅱ等[1,2]。另据报道花中尚含tellimagrandin-Ⅰ、Ⅱ、1β-2,6-三没食子酰葡糖、1β-2,3-三没食子酰葡糖、strictinin、isostrinin、peunculagin、casuarictin，并含有7种新鞣质rugosin A、B、C、D、E、F、G[3]。另外还可分离出三种可水解的鞣酸[4]。玫瑰花含有多种微量元素和18种游离氨基酸，其中7种为必需氨基酸[5]。

【药理作用】

1. 保护心脏 玫瑰花、肉苁蓉水煎液5.2 g/kg、2.6 g/kg使缺血大鼠心电图ST段分别降低57%、38%；使缺血心肌SOD活性分别升高了25.6%和16.8%；肌酸激酶(CPK)活性分别增加38.4%和27.8%[6]。提示，玫瑰花对心肌缺血有保护作用。大鼠结扎冠状动脉后即刻给药及结扎后24 h灌胃给药3 mL/kg及6 mL/kg玫瑰舒心口服液，能明显减少心梗范围，对梗塞心肌有保护作用，与硝苯啶片比较无明显差异[7]。

2. 解毒、促进胆汁分泌 玫瑰花水煎剂能解除小鼠口服锑剂的毒性，但仅以吐酒石口服法为限。玫瑰油有促进大鼠胆汁分泌作用[8]。

3. 抗菌、抗病毒 玫瑰花提取物200 μg/mL对流感病毒及金黄色葡萄球菌有抑制作用。玫瑰花提取物对人免疫缺陷病病毒(艾滋病病毒)、白血病病毒和T细胞白血病病毒均有抗病毒作用。其所含长梗马兜铃素和新唢呐素Ⅰ对感染小鼠白血病病毒细胞的逆转录酶有抑制作用，其IC_{50}分别为0.04和0.10μg/mL；小鼠灌服这两种成分的LD_{50}均大于100 mg/kg[9,10]。

4. 抗氧化 玫瑰花提取物80 mg/kg给予8月龄以上的小鼠，显著提高肝组织匀浆脂质过氧化产物、超氧化物歧化酶(SOD)活性，明显增加SOD基因的表达量。RT-PCR基因扩增法检测该提取物对衰老的小鼠在组织水平和细胞水平上有显著的抗氧化作用，在分子水平上能显著提高基因表达量[11]。

【临床应用】

1. 冠心病、心绞痛 以玫瑰花为主的玫瑰舒心口服液(其处方组成：玫瑰花、柴胡、枳壳、川芎、香附、白芍等)治疗气滞血瘀型冠心病心绞痛100例，缓解心绞痛总有效率为98%，心电图改善率为75%。其用法为1个月1疗程，每疗程间隔3~5d，每日3次温服，一般需2~3个疗程[12]。

2. 慢性肝炎、痢疾、痛经 用玫瑰花可治疗慢性肝炎、慢性痢疾、痛经[12]。

3. 玫瑰糠疹 以玫瑰花为主，辅生地、金银花、板蓝根等，治疗玫瑰糠疹[13]。

【附注】

1. 玫瑰果100 g中含维生素C 579.5 mg、维生素B_2 6.5 mg、类胡萝卜素10.4 mg、鞣质12.1 mg、总黄酮类1.12 mg。还含有糖类、非挥发性酸如柠檬酸、苹果酸、奎宁酸（quinic acid），黄酮类如槲皮素、异槲皮素（iso quercetin）等，又含多种色素，如植物黄质（phytoxanthine)、玉红黄质(rubixanthine)、番茄烃(1ycopene)[1,14]。

2. 玫瑰叶含异槲皮苷。从叶中还分离出3个主要earotan倍半萜烯类物质，rugosal A、rugosic acid A及其前体carota-1,4-dien-aldehydeo Rugosal A具有抗真菌活性。

3. 根中含儿茶精类物质13.63%，具有维生素样作用，可用于放射病的综合治疗，并有抗肿瘤活性[14]。

4. 同属植物重瓣玫瑰（*RosarugosaThunb*. var *plena* Regel)的花中亦含精油，油中主要成分有香茅醇（citronellol)60.0%，香叶醇(geraniol)8.6%，橙花醇(nerol)2.8%，citronellyl acetate 2.7%，E-法呢醇（E-farnesol)2.45%及tridecan-2-one 2.3%。

（宋丽晶　张晓宇）

参考文献

[1]朱有昌,等.东北药用植物.哈尔滨:黑龙江科学技术出版社,1989:543

[2]李明,等.不同品种玫瑰花挥发油化学成分的GC-MS分析.中成药,2008,30(5):726

[3]奥田拓男,等.关于玫瑰.国外医学中医中药分册,1983,(4):46

[4]王淑敏,等.玫瑰花中挥发油成分的超临界萃取及质谱分析.质谱学报,2006,27(1):45

[5]张淑芹,等.山东野玫瑰中氨基酸及微量元素含量的测定.时珍国药研究,1997,8(2):127

[6]李宇晶,等.新疆玫瑰花、肉苁蓉对大鼠缺血心肌的保护作用.新疆中医药,1998,16(1):49

[7]张秀兰,等.玫瑰舒心口服液治疗气滞血瘀型冠心病心绞痛的研究.中西医结合杂志,1992,12(7):414

[8]江苏新医学院.中药大词典.(上册).上海:上海科学出版社,1985:1223

[9]Jovel EM, et al. Bioactivity-guided isolation of the active compounds f rom Rosa nutkana and quantitative analysis of a scor bic acid by HPLC. *Physiol Pharmacol*, 2007, 9:865

[10]Julia Serkedjieva, et al. In vitro anti-influenza virus activity of a plant preparation from Geranium sanguineum L. *Antiviral Research*, 1998, 37:121

[11]牛淑敏,等.中药材玫瑰花抗氧化及作用机制的研究.南开大学学报,2004,37(2):29

[12]吕学泰.玫瑰花的临床应用.山东中医杂志,1985,(4):29

[13]苏爱华.玫瑰祛疹汤治疗玫瑰糠疹68例.中国中西医结合杂志,1997,(3):183

[14]刘寿山,等.中药研究文献摘要(1975-1979).北京:科学出版社,1986:500

苦地丁 Corydalis Bungeanae Herba ku di ding

本品为罂粟科植物紫堇*Corydalis bungeana* Turcz.的干燥全草。味苦,性寒。具有清热解毒、散结消肿功能。用于时疫感冒、咽喉肿痛、疔疮肿痛、痈疽发背、痄腮丹毒。

【化学成分】

1.生物碱类 主要有苦地丁素,从总碱中分离出乙酰紫堇灵(acetycorynoline)、紫堇灵(corynoline)、右旋紫堇灵(disocorynoline)、普罗托品(protopine)、二氢西根碱(dihydrosanguinarine)、11-表紫堇灵(11-epicorynoline)、四氢黄连碱(tetrahydrocopitisine)、紫堇文碱(corycarine)、毕扣扣灵(bicuculine)、斯阔伍碱(scoulerine)、碎叶碱(cheilianthifoline)、12-羟基紫堇灵(12-hydroxycorynoline)、右旋12-羟基紫堇灵(d12-hydroxycorynoline)、消旋12-羟基紫堇灵(dl12-hydroxycorynoline)等[1,2]。

2.其他 含有香豆精或内酯、甾体皂苷、酚性成分、中性树脂、挥发油,还含有黄酮类、蛋白质、氨基酸和糖类成分[3]。

【药理作用】

1.镇静、催眠、抗惊厥 地丁总生物碱12.5~200 mg/kg,腹腔注射。结果,小剂量生物碱呈现镇静作用,加大剂量则抑制作用增强,以致出现翻正反射消失,该效应与已知催眠药作用相似;给小鼠皮下注射总碱25、50 mg/kg后,对小鼠自主活动有抑制作用;总碱25与50 mg/kg能加强中枢神经抑制药物的作用,对抗去氧麻黄碱诱发的小鼠运动性兴奋;对戊四氮致小鼠惊厥有对抗作用。苦地丁生物碱有镇静、催眠和抗惊厥作用[4]。

2.镇痛、抗炎 苦地丁与元胡、米壳、白屈菜等同属罂粟科植物,含有丰富的生物碱,因而表现有类似或程度不同的镇痛作用[5]。11%苦地丁粗粉混悬液1.0、0.5 mL/100 g体重灌胃给药,对蛋清所致大鼠的急性组织肿胀有极明显的抗炎症作用;7.6%苦地丁水提液0.4、0.2 mL/10 g对二甲苯致小鼠耳廓肿胀有抑制作用;上述剂量的苦地丁提取物对醋酸、热板致痛小鼠均有明显的镇痛作用[6]。

3.调节免疫 小鼠灌胃给苦地丁水煎剂0.2 g/mL,每日每次0.5 mL,连续给药7 d。苦地丁可使小鼠脾和胸腺萎缩,巨噬细胞吞噬功能降低,淋巴细胞增殖反应受到抑制,IL-2活性减弱,对小鼠免疫功能有明显的抑制作用[7]。

4.抗菌 苦地丁具有清热解毒的功效,临床上用于治疗感染性疾病。体外抑菌试验表明,苦地丁对多种致病菌如金黄色葡萄球菌、白色葡萄球菌、痢疾杆菌、绿脓杆菌等皆有抑(杀)菌作用,抗菌谱广[8]。

5. 其他 在室内采用浸渍法检测,苦地丁的95%乙醇提取物对桃蚜有较高的杀虫活性,48 h桃蚜的校正死亡率达到83%[9]。

6. 毒性 苦地丁生物碱给小鼠腹腔注射的LD_{50}为(218.00±27.82)mg/kg[4]。苦地丁生物碱对小鼠有致畸性的作用。对孕鼠按剂量120 mg/kg和60 mg/kg连续10 d经口给药,主要畸变类型为脑露、小头畸形。另外还表现为顶骨、顶间骨、枕骨、胸骨骨化不全和缺失及胸骨错位[10]。

【临床应用】

1. 痔疮 苦地丁内服治疗湿热蕴滞型痔疮60例,总有效率为95%,治愈率和显效率为82%,基本无不良反应[11]。

2. 咽炎 苦地丁20 g,开水泡服,代茶饮,7~10 d为1个疗程。一般1~2个疗程可愈[12]。蒲芩消炎片由黄芩、蒲公英、苦地丁等5味中药组成,具有清热解毒、消炎消肿之功效,临床用于疖肿、腮腺炎、咽炎、淋巴结炎、扁桃体炎等,有显著的疗效[13]。

3. 小儿肛门渗油症 采用自拟健脾消食汤口服,配合大黄苦地丁汤(大黄、苦地丁、苦参、苍术、黄连等)坐熏浴洗,治疗小儿肛门渗油症65例,疗效满意[14]。

4. 感冒 感冒清热颗粒(荆芥穗、防风、柴胡、苦地丁等11味中药组成)用于风寒感冒,头痛发热,恶寒身痛等,疗效显著[15]。

【附注】

1. 紫地丁 堇菜科堇菜属植物,包含有紫花地丁*V.philippica Cav.ssp.munda* W.Beck、东北堇菜*V. mandshurica* W.Beckl、早花地丁*V.prionantha* Bunge、新疆香堇*V.oxycentra* Juz、白花地丁*V.patrinii* DC、犁头草*V.japonica* Langsd、长萼堇菜*V.inconspicua* Blume,上述药材性状大同小异,含甙类、黄酮类,对金黄色葡萄球菌和卡他球菌均有较强的抑制作用。苦、辛、寒,归心、肝经,清热解毒,凉血消肿。用于疔疮肿毒、痈疽发背、丹毒、毒蛇咬伤诸症[16]。

2. 甜地丁 豆科米口袋属植物,米口袋*Gueldenstaedtia multiflora* Bunge、少花米口袋*G.pauciflora*(Pall.) Fisch、狭叶米口袋*G.stenophylla* Bunge、异叶米口袋*G. diversifolia* Maxim,上述几种米口袋成份不详。味苦、甘,性寒。清热解毒,用于痈肿疔疮、阑尾炎等症[16]。

3. 龙胆地丁 龙胆科龙胆属植物,包含有华南龙胆*Gentiana loureiri* Griseb和鳞叶龙胆*G. squarrosa* Ledeb,此二种根部含龙胆苦苷及龙胆碱等,作用类似龙胆草,其全草作为地丁使用,治疗湿热黄疸有效[16]。

(宋 宇)

参考文献

[1]黄阁,等.苦地丁中生物碱的分离和结构鉴定.中草药,2003,34(10):882

[2]郑建芳,等.苦地丁生物碱的化学成分.中国药科大学学报,2007,38(2):112

[3]吕惠子,等.苦地丁的化学成分与药理.中国野生植物资源,2002,21(4):54

[4]杨敬格,等.地丁紫堇对中枢神经作用的实验研究.赣南医学院学报,1991,11(4):198

[5]李培锋,等.四种中草药的抗炎作用.内蒙古农牧学院学报,1990,11(1):36

[6]王廷慧,等.苦地丁抗炎、镇痛作用的实验研究.延安大学学报(自然科学版),1997,16(4):81

[7]陈芬,等.苦地丁对小鼠免疫功能影响的实验研究.第四军医大学吉林军医学院学报,2002,24(4):192

[8]张德山,等.19种药用地丁抗菌作用的实验研究.中医药学报,1991,(2):47

[9]刘顺,等.40种中药提取物对桃蚜的杀虫活性测定.中国农学通报,2007,23(6):501

[10] 于人江,等.苦地丁生物碱对小鼠致畸性的研究.癌变·畸变·突变,1997,9(3):159

[11]崔亚萍,等.苦地丁治疗痔疮临床疗效观察.陕西中医函授,1999,2:40

[12]张素红,等.临床验方三则.中国民间疗法,2003,11(2):62

[13]熊富良,等.消炎片的质量标准研究.中成药,2004,26(2):103

[14]杜永兰.中药内服外洗合治小儿肛门渗油症65例.兰州医学院学报,2002,28(2):45

[15]中华人民共和国国家药典委员会.中华人民共和国药典(一部).北京:化学工业出版社,2000:616

[16]吴顺俭,等.同名异物话地丁.北京中医,2001,5:44

苦 木 Picrasmae Ramulus et Folium ku mu

本品为苦木科植物苦木*Picrasma quassioides* (D. Don)Benn的干燥枝和叶。味苦，性寒。具有清热解毒、祛湿功效。用于风热感冒、咽喉肿痛、湿热泻痢、湿疹、疮疖、蛇虫咬伤等。

【化学成分】

主要成分为生物碱，茎所含生物碱量大于皮和根。生物碱成分包括多种β-卡波林(β-carboline)及铁屎米酮(canthin-6-one,亦称苦木碱E)。苦木还有苦木苦味素(quassinoids)类成分，如苦木内酯(nigakilactone，亦称苦木苦味素，eurycolactone）及苦树内酯(kusulactone)[1]，其他成分还有β-谷甾醇、苦木半缩醛(nigakihemiacetal)、苦木苷(picrasinoside)等[2-5]。早期从苦木的木脂素部分离得到的苦味素类成分，称为苦木苦素(quassin)以及新苦木苦素(neoquassin)。

【药理作用】

1. 降压 给麻醉犬静脉注射苦木总生物碱1、3、5 mg/kg，均能引起血压下降，且随剂量增加降压作用强度加大，维持时间延长[6]。另有研究显示，苦木总生物碱1 mg/kg静脉注射对麻醉犬有明显降压作用，灌胃给药对正常及肾性高血压大鼠均有明显降压作用[7]。离体兔耳血管灌流实验及蟾蜍血管灌流实验均证明，苦木总生物碱具有明显的扩张血管作用，并能抑制颈动脉升压反射。微量苦木内酯甲注入颈椎动脉能引起血压下降，而相同剂量的该药静脉注射无效。如预先注射酚妥拉明，则可完全取消颈椎动脉注射苦木内酯甲的降压效应。以上结果提示，苦木的降压作用与直接扩张外周血管有关，同时也可能是一个中枢性α受体激动剂[8]。

2. 调节器官血流量 已确定的增强局部血流量的活性成分有β-卡波林衍生物1-羧甲基-β-卡波林、1-乙基-4,8-二甲氧基-β-卡波林及铁屎米酮-6和其衍生物。苦木总生物碱0.75和1.5 mg/kg对麻醉犬可显著减少冠脉血流量，1.5 mg/kg尚显著减少心肌耗氧量，而对脑、肾血流量无明显影响。苦木总生物碱还可显著减少心输出量及左心室作功[6]。利用氢气清除法测定兔肠管局部血流量，给兔静脉注射苦木心材及边材的水提取物均有明显的增强肠管血流量作用[9]。

3. 抗菌 采用微量稀释法测定最小抑菌浓度，杯碟法进行体外抑菌试验的结果显示，脂溶性苦木生物碱在体外对大肠杆菌有较强的抑制作用。对大肠杆菌C249、WM、YL株的抑菌圈直径分别为(19.07±0.23)mm、(20.77±0.59)mm、(23.00±0.21)mm，属高度敏感；最小抑菌浓度分别为3.2、1.6和1.6 mg/mL。水溶性苦木生物碱对上述菌株几乎无抑菌作用，其抑菌圈直径均小于13 mm，属低度敏感。脂溶性苦木生物碱对大肠杆菌标准强毒株的体外抑菌效果优于硫酸黄连素，与痢菌净和氧氟沙星相当，比氟苯尼考略差，但对在广西分离到的强毒株WM和YL株的体外抑菌效果也明显优于硫酸黄连素、痢菌净和氧氟沙星，与氟苯尼考相当[10]。

4. 抗蛇毒 给小鼠腹腔注射苦木注射液(生药2 g/mL)每只0.3~0.5 mL，可对抗银环蛇毒的毒性作用，显著降低小鼠的死亡率。犬皮下注射苦木注射液每只0.8 mL，对银环蛇毒中毒也有明显的保护作用，24 h后给药组犬全部存活，对照组全部死亡。苦木注射液对眼镜蛇毒和五步蛇毒中毒的小鼠无明显保护作用[11]。

5. 抗生育 苦木茎的木脂素部甲醇粗提物100、1000、2000 mg/kg及从中分离出的苦木苦素2.0 mg/kg灌胃给药，可使雄性大鼠睾丸、精囊、附睾重量显著降低，垂体前叶重量显著升高，并可显著降低体外培养的睾丸间质细胞中的睾酮水平。从苦木茎的木脂素部甲醇粗提物中分离出的2-甲基铁屎米酮0.1、1.1及2.0 mg/kg灌胃，对动物器官重量无显著影响。另有研究表明：从苏林南苦木中分离出的苦木苦素在5~25 mg/mL时可有效抑制基础的和由黄体激素兴奋引起的睾丸素分泌，并有剂量依赖性[12,13]。

6. 毒性 小鼠灌胃苦木总生物碱的LD_{50}为1.971 g/kg。苦木总生物碱对大鼠生长、发育、肝肾功能、血象及实质性器官心、肝、脾、肺、肾等均未见明显影响。给麻醉犬静脉注射大剂量该药，出现血压极度下降，并导致心电图T波呈双向、倒置及ST段呈弓背向上的单向曲线等心肌缺血症状[14]。

【临床应用】

1. 高血压 高血压患者52例，口服苦木乙醇浸膏片(每片1.5g)，每次1~2片，每日3次，连续4周，Ⅰ、Ⅱ、Ⅲ期高血压患者均获一定疗效，总有效率达82.69%，其降压作用强度与口服降压灵4 mg，每日3次的疗效相似[15]。苦木生物总碱治疗高血压病74例，总有效率81.1%(60例)，其中显效36例（48.7%），有效24例(32.4%)，无效140例(18.9%)[16]。苦木内酯甲(nigakilactone A）治疗高血压病136例，每次口服0.03~0.06 mg，每日3次，1周为1个疗程，5个疗程后总有效率达84.5%。

2. 不良反应　以苦木片治疗高血压病，每日用量相当于总生物碱9 mg，共60日，除个别患者有口干、恶心、腹胀感之外，未发现其他副作用，用药前后胸透、心电图、眼底检查及血糖、血脂、肝功能、血尿常规等各项指标均未见异常。

（王　晶　侯家玉）

参考文献

[1]杨正奇，等. 部分苦木内酯类化合物的化学研究. 中国药物化学杂志，1997，7(4)：277

[2]张振杰，等. 苦木化学成分的研究. 西北植物研究，1984，4(2)：97

[3]罗淑荣，等. 苦木中生物碱的成分分析. 药物分析杂志，1983，3(2)：90

[4]小池一男，等. 苦木的成分研究(第10报). 国外医学·中医中药分册，1987，9(1)：55

[5]杨峻山，等. 自苦木中得到一种新的苦味素-苦树内酯. 中草药，1984，16(12)：3

[6]谢人明. 苦木总生物碱对犬冠脉循环心脏血流动力学的影响. 中草药，1982，(11)：30

[7]马树德，等. 苦木总生物碱对心血管系统的作用. 药学学报，1982，19(5)：327

[8]程准权，等. 苦木内酯甲治疗高血压病136例. 中国新药与临床杂志，1987，6(5)：275

[9]木本太一，等. 增强局部血流量的生药成分. 国外医学·中医中药分册，1984，6(5)：53

[10]何颖，等. 苦木生物碱体外抑制大肠杆菌效果的研究. 安徽农业科学. 2008，36(7)：2777

[11]梁文法. 苦木的抗蛇毒研究. 中药通报，1987，12(4)：54

[12]王宗伟. 苦木对雄性大鼠的抗生育作用. 国外医药·植物药分册，1998，13(4)：179.

[13]冯维秀. 苏林南苦木的抗生育活性. 国外医学·中医中药分册，1996，18(3)：48

[14]杜志德. 苦木总生物碱的毒性研究. 中成药研究，1984，(5)：40

[15]程准权，等. 苦木治疗高血压病52例临床疗效观察. 陕西新医药，1990，9(7)：9

[16]高岩. 苦木治疗高血压病74例疗效观察. 人民军医，1981，(11)：33

苦楝皮　Meliae Cortex ku lian pi

本品为楝科植物川楝*Melia toosendan* sieb.et Zucc. 或楝(苦楝)*Melia azedarach* L.的干燥树皮及根皮。味苦，性寒，有毒。有杀虫，疗癣功能。主治蛔虫病、蛲虫病、虫积腹痛，外治疥癣瘙痒。

【化学成分】

1. 三萜类　苦楝、川楝的树皮、根皮含苦楝素(toosendanin)即川楝素、苦楝酮(kulinone)、散达宁(sendanin)[1-3]。

2. 香豆素、萜烯和甾族类　莨菪亭(scpoletin)、α叶亭(aesculetin)、24-亚基环水龙骨酮(24-methylene cycloartanone)、环桉烯酮（cycloeucalenone)，4-豆甾烯-3-酮(4-shgmastene-3-one)及4-菜油甾烯-3-酮(4-compestern-3-one)，β-谷甾醇(β-sitostorol)，β-谷甾醇-β-D-葡萄糖苷(β-sitosterol-β-D-glucoside)及香荚兰醛（vanillic aldehyde)，反式桂皮酸(transcinnamic acid)，香荚兰酸(vanillic acid)[1-3]。

尚分离得到羽扇豆醇(lupeol，1)、α-菠甾酮(α-spinasterone，2)、丁香树脂酚双葡萄糖苷(syringaresinoldi-O-β-D-glucoside，3)、胡萝卜苷(daucosterol，6)[4]。

【药理作用】

1. 抗炎、镇痛　给小鼠灌胃苦楝皮醇提物，剂量为5、15 g/kg，能显著延长热痛小鼠甩尾反应的潜伏期和减少醋酸引起的小鼠扭体反应次数。在上述剂量下，苦楝皮对二甲苯所致小鼠耳壳肿胀和角叉莱胶引起的足跖肿胀也有显著的抑制作用[5]。

2. 抗凝血　苦楝皮醇提物3和10 g/kg，每天给大鼠灌胃给药1次，连续3 d。结果表明，苦楝皮10 g/kg剂量组能显著延长血栓形成时间和凝血时间。推测苦楝素是苦楝皮抗凝活性成分[5]。体外实验苦楝皮提取物还有抗血小板聚集作用[6]。

3. 消化系统

(1)兴奋肠平滑肌　川楝素200 ml/kg灌胃，可使兔在体肠张力及收缩力增加。对离体兔肠，0.2×10^{-4}浓度也能使之加强，在0.2×10^{-3}浓度时，可使肠肌呈痉挛性收缩[3]。

(2)促进胆汁分泌　苦楝皮提取物(75%乙醇)3和10 g/kg，给行胆管插管术的麻醉大鼠灌胃。结果，给药后0.5~2.0 h，胆汁的流出量(流出率)明显增多，表明苦楝皮有显著的促进胆汁分泌作用[7]。

(3)抗溃疡和药物性腹泻　苦楝皮醇提物5、15 g/kg灌胃给小鼠，对因水浸应激，盐酸刺激和吲哚美辛-乙醇引起的实验性胃溃疡的形成有显著的抑制作用。在相同剂量下，苦楝皮对蓖麻油和番泻叶引起的小鼠腹泻也有对抗作用[7]。

4. 阻滞K^+通道　阻滞K^+通道和选择性激动L型Ca^{2+}通道研究发现川楝素抑制各种K^+通道介导的K^+电流；川楝素似乎是通过各种K^+通道开放，增强Ca^{2+}电流，提高细胞Ca^{2+}的浓度，易化递质释放。川楝素强化L型Ca^{2+}通道和阻滞各种K^+通道都可以促进Ca^{2+}内流，提高细胞内Ca^{2+}浓度，从而易化神经递质(儿苯酚胺类，5-HT、Ach等)释放[8-13]。

5. 驱虫　蛔虫：10.6%苦楝素，20%苦楝皮流浸膏及0.6%山道年，3%哌嗪都不能迅速麻痹猪蛔虫，但于24 h内能使大多数蛔虫自发运动消失，并使部份蛔虫达到死亡[3]。蛲虫：用50%、25%浓度的苦楝皮药液在体外对小鼠蛲虫12 h全部呈死亡状。如用10%、5%、1%各浓度苦楝皮药液，在体外对小鼠蛲虫则24 h尚未全部死亡。血吸虫：苦楝根皮提取物1%注射液，每天腹腔注射0.2 mL，30 d，对实验性曼氏血吸虫病小鼠体内血吸虫存活数及孵化都有一定杀虫效果[14]。绦虫：苦楝皮水和醇提物浓度为200 mg/mL，4、8 h头蚴死亡率分别为8%和16%[15]。苦楝皮对细粒棘球绦虫原头节有杀伤作用[16]。

6. 抗真菌　苦楝皮的醇浸剂(1:4)在试管内对黄色毛癣菌、同心性毛癣菌、许兰黄癣菌、奥林小芽孢癣菌、铁锈色小芽孢癣菌、羊毛状小芽孢癣菌、红色皮肤癣菌、星形奴卡菌等皮肤真菌均有不同程度的抑制作用[3]。苦楝皮乙醚提取物对串珠镰孢菌的MIC为5 mg/mL，有一定抑制作用[17]。

7. 降压　给犬灌胃苦楝素5 mg/kg，2 h后血压开始下降，6 h恢复92.1%；20 mg/kg灌胃，血压即下降，11 h恢复原水平70.3%，呼吸无改变；剂量升至40 mg/kg灌胃，30~35 min血压开始下降，降至原水平的40%，血压大波动，呼吸不规则，随即心律不齐，血压降至零，心跳、呼吸停止[2]。

8. 抗肉毒中毒　川楝素可能是目前最有效的肉毒中毒治疗药，能有效阻止内毒素中毒患者和动物(小鼠、大鼠、兔和猴)死亡并使之恢复正常活动。实验提示，大鼠隔肌神经标本与川楝素一起孵化30 min的标本，能拮抗A型肉毒素，明显延长标本发生麻痹的潜伏期。在小鼠隔肌标本获得同样结果。给整体大鼠预先注射川楝素，离体神经肌肉对肉毒素攻击高度耐受，潜伏期明显延长[9-13]。实验证明，川楝素引起的细胞内高Ca^{2+}浓度可能是其抗肉毒中毒的主要机制[18]。

9. 抗肿瘤　川楝素在0.4~40 mg/L浓度可显著抑制胃癌SGC-7901细胞增殖，但不能抑制黑色素瘤A375细胞增殖[19]。川楝素还可抑制人前列腺癌PC3、神经母细胞瘤SH-SY5Y、肝癌BEL-7404、成胶质细胞瘤U251、早幼粒细胞白血病HL60、组织细胞淋巴瘤U937[20]，细胞出现典型的凋亡状态[20]。川楝素持续提高细胞内Ca^{2+}浓度，引起Ca^{2+}超载，造成线粒体受损是川楝素诱导细胞凋亡的机制[21]。川楝素也诱导嗜铬细胞瘤PC12凋亡[22]。

10. 毒性

(1) 急性毒性　四川产川楝素灌胃的小鼠LD_{50}为(277.0±46.1)mg/kg，云南产为(479±63)mg/kg，广西产为(1146±312.5)mg/kg；在大鼠则为(120.67±38.5)mg/kg。川楝素剂量在40 mg/kg，对家兔血象无明显影响，按10 mg/kg灌胃能引起部分犬呕吐。苦楝素灌胃犬最小中毒量为7.5 mg/kg，猫最小中毒量为2 mg/kg，最小致死量为3~4 mg/kg，说明猫对苦楝素很敏感。

(2) 亚急性毒性　给大白鼠按20、8 mg/kg灌服苦楝素，每天5次，连续7 d，停药后观察7 d，体重下降，24 h大剂量组6/7拉稀便，小剂量组3/7拉稀便，90~150 h大剂量组死亡4/7，小剂量组死亡1/7，并流泪，呼吸困难，均有眼出血。犬隔日给药1次，共7次，结果表明8 mg/kg组于给药2 h后呕吐，给药5次后死亡。6 mg/kg组给药后4 h内呕吐。3 mg/kg组2只分别于第5、6次给药后2 h呕吐1次。给药7次后停药观察，给药犬活动、食欲减少，体重下降，剂量愈大愈明显，停药后活动、食欲及体重逐渐恢复。肝、肾功能与对照组无差别。苦楝素对肝脏有毒性，兔灌胃40 mg/kg，犬10 mg/kg，隔日1次，共5次，均引起SGPT显著升高。猪灌胃20 mg/kg，1次给药即引起SGPT升高非常显著；镜检看到肝细胞呈重度肿胀，胞浆透明，胞核缩小，轮廓不清，肝窦极狭窄。苦楝皮的毒性较大，中毒程度与给药剂量、次数有关。

【临床应用】

1. 蛔虫病　苦楝皮水煎剂治疗蛔虫病100例，4 g/kg为适，初试疗效达75%。川楝片驱蛔虫1327例，临床疗效达72.2%。有效服药方法为"当天晚间睡前和次日清晨空腹各服1次"和"当天清晨空腹和午饭前各服1次"，剂量为1岁口服药量最妥为1~1.5片，2~4岁为2~3片，5~8岁为4片，9~12岁为5片，13~18岁为6片，19岁以上为7~9片，根据患者体质不同川楝片酌情增减，以防副作用发生。用驱蛔散（苦楝皮、黄柏、川椒等）水煎200 mL保留灌肠，治疗肠蛔虫团肠梗阻数10例，均取得满意效果[23]。

2. 绦虫病、阴道滴虫病　苦楝皮30 g、大白90 g加水1 kg煎服，早晨1次，治疗绦虫病500例，疗效达98%[24]，用苦楝皮煎剂治27例阴道滴虫，苦楝皮栓剂治疗6例阴道滴虫，共33例，一个疗程之后，效果非常显著。川楝根配仙鹤草、槟榔、雷丸，水煎剂作保留灌肠，2~10 mL治疗滴虫性肠炎8例痊愈[25]。

3. 毒副反应　临床应用苦楝皮治疗蛔虫病常引起头晕、头痛、腹泻、恶心、呕吐、胃部不适、面红、思睡，其次为视力模糊、腹胀、周身软弱无力、皮肤发痒、四肢麻木等。中毒者多数由于过量所致，严重中毒后出现昏迷、不省人事、神志不清、瞳孔缩小、心律不齐、腹壁反射消失、膝反射迟钝[26]。中毒后可采取一般抢救措施，并用苯甲酸钠咖啡因皮下注射，收效较快。

（谢宝忠　孟宪容）

参 考 文 献

[1]谢晶曦，等. 驱虫药川楝皮和苦楝皮中异川楝素的分子结构. 药学学报，1985，20(3)：188

[2]韩玫，等. 苦楝化学成分的研究. 药学学报，1991，26(6)：426

[3]王本祥. 现代中药药理与临床. 天津：天津科技翻译出版公司，2004，891

[4]张淏，等. 苦楝皮的化学成分. 沈阳药科大学学报，2008，7：534

[5]沈雅琴，等. 苦楝皮的镇痛抗炎和抗血栓形成作用. 中国药业，1998，7(10)：30

[6]张小丽，等. 四种中药对血小板聚集的影响. 西北药学杂志，2000，15(6)：260

[7]沈雅琴，等. 苦楝皮的消化系统药理研究. 基层中药杂志，2000，14(1)：3

[8]Ye Q, et al. Effects of toosendanin on the on rat chranaffin cells. *Chin J Neurosei Res*, 2001, 17(2): 105

[9]Li MF, et al. Toosendanin a triterpenoid derivative increases Ca^{2+} current in NG108-5 cells viaL-typechannels. *Neurosci Res*, 2004, 49(2): 197

[10]Xu TH, et al. Toosendanin inereases free Ca^{2+} eoncentration in NG 108-15 cells vial-type Ca^{2+} channels. *Acta Phamacol Sin*, 2004, 25(5): 597

[11]Li MF, et al. Toosendanin a triterpenoid derivative acls as a movel agon istofl-type Ca^{2+} channels in neonatal rat ventricular cells. *Eur J Phamacol*, 2004, 501(1-3): 71

[12]Li MF, et al. The long-tem effect of toosendanin on current through infedpine-sensitive Ca^{2+} channels in NG 108-15 cells. *Toxicon*, 2005, 45(1): 53

[13]Shi Yl, et al. Cure of experinentalbotu 1: m and antibotulismic effect of toosendanin. *Acta Phamacol Sin*, 2004, 25(6): 839

[14]赵灿熙，等. 苦楝根皮提取物对小白鼠实验性曼氏血吸虫病疗效作用的初步观察. 科学通报，1984，(21)：1334

[15]陈钦铭，等. 槟榔等中药抗细粒棘球绦虫原头蚴的体外筛选. 中药通报，1984，(4)：34

[16]康金凤，等. 十种中草药体外抗细粒棘球绦虫原头节的实验研究. 地方病通报，1994，9(3)：22

[17]宋书群，等. 苦楝皮乙醚部份提取物抗串珠镰孢菌作用研究. 河北中医药学报，2007，02：38

[18]张明发，等. 苦楝皮药理作用研究进展. 上海医药，2007，11：506

[19]叶银英，等. 黄药子抗癌成分的细胞学评价. 中国生化药物杂志，1998，19(4)：187

[20]Zhang B, et al. G Towth inhibition and apoplosisinduced effect on hum an cancer cells of loosendanin a triterpenoid derivative from Chinese traditionalm edicine. *Investgation New Drues*, 2005, 23(6): 547

[21]Tang MZ, et al. Involvement of eytochrme C release and caspase activation in toosendanin-induced PC12 cell apoptosis. *Toxicology*, 2004, 201(1-3): 31

[22]Tang MZ, et al. Toosendanin induces outgicwth of meuronal processes and apoptostosis in PC12 cessl. *Neurosei Res*, 2003, 45(2): 225

[23]王希明. 驱蛔汤结肠灌肠治疗儿童蛔虫团肠梗阻. 山东医药，1978，(3)252

[24]郭国炎. 苦楝皮、大白煎剂治绦虫. 河南中医学院学报，1978，(2)：62

[25]龚高奎，等. 灌肠汤治疗滴虫性肠炎. 浙江中医杂志，1983，(3)：118

[26]王永庆，等. 苦楝根皮煎剂中毒的探讨. 中医杂志，1965，(11)：40

苦杏仁 Armeniacae Semen Amarum ku xing ren

本品为蔷薇科植物山杏*Prunus armeniaca* L.var. ansu Maxim.、西伯利亚杏*Prunus sibirica* L.、东北杏*Prunus mandshurica*(Maxim.)koehne或杏*Prunus armeniaca* L.的干燥成熟种子。味苦,性微温,有小毒。降气止咳平喘,润肠通便。用于咳嗽气喘、胸满痰多、肠燥便秘。

【化学成分】

主含苦杏仁苷(amygdalin),又名扁桃苷,含量约3%,苦杏仁油约含50%[1,2]。此外,还含苦杏仁酶(emullsin)和羟基腈分解酶(hydroxynitrile lyase)。苦杏仁酶包括苦杏仁苷酶(amygdalase)和樱苷酶(punnase),二者均为β-葡萄糖苷酶[3,4]。苦杏仁榨油后渣饼中的氢氰酸含量比苦杏仁高1倍至1.5倍。甜杏仁中氢氰酸的含量较低,约为苦杏仁的1/3[5]。

【药理作用】

1. 镇痛 苦杏仁苷在小鼠热板法和醋酸扭体法中均显示镇痛作用,镇痛作用可维持4 h以上,且不产生耐受性[6]。0.1、0.5、1.0、10.0 mg/kg苦杏仁苷能明显减轻福尔马林引起的大鼠炎性疼痛,并且能降低多种炎性因子如TNF-α、IL-1b mRNA水平[7]。

2. 调节免疫 苦杏仁苷小鼠灌胃,每只10 mg,能提高小鼠腹腔巨噬细胞对鸡红细胞吞噬的百分率及吞噬指数,该作用无论对安静、饥饿及冷冻状态下的小鼠均可见到[8]。苦杏仁苷10 mg/kg能够显著增强肾脏移植大鼠存活时间,与环孢菌素联合应用效果优于单用环孢菌素,说明其有一定免疫抑制作用。苦杏仁对免疫有双向调节作用[9]。

3. 镇咳、平喘 采用二氧化硫致咳法证明,给小鼠灌胃苦杏仁苷1、10、100 mg/kg,30 min后,其对咳嗽频数的抑制率分别为26%、22.8%、25.3%。灌胃苦杏仁提取物48.3 mg/kg的作用比等量苦杏仁苷强39.7%[10]。苦杏仁能促进肺表面活性物质(PS)的合成,而有利于肺呼吸功能。给呼吸窘迫症家兔灌胃100%苦杏仁煎液,每只5 mL,每日2次,连续2 d,可促进正常兔PS的合成。对呼吸窘迫症兔,不仅能促进PS的合成,而且改善病理、生化指标的异常,表明适用于各种呼吸窘迫症[11]。有报道认为,苦杏仁是通过Ⅱ型T细胞免疫应答起到治疗哮喘的作用[12]。

4. 抗胃溃疡 苦杏仁苷可以显著抑制慢性胃炎大鼠胃蛋白酶活力。苦杏仁苷20.8、10.4、5.2 mg/kg预防性给药,对慢性胃炎模型动物胃黏膜都有一定的保护作用[13]。灌胃给予40、20、10 mg/kg苦杏仁苷能够抑制小鼠束缚-冷冻应激性胃溃疡,促进大鼠醋酸烧灼溃疡愈合,减少幽门结扎所致胃溃疡的溃疡面积,降低胃蛋白酶活性[14]。

5. 保肝 膳食中摄入10%和20%杏仁可降低肝脏脂肪变性和自由基造成的肝损伤。杏仁可以降低四氯化碳诱导大鼠肝损伤血清丙二醛和总谷胱甘肽水平和过氧化氢酶,超氧化物歧化酶,谷胱甘肽过氧化物酶水平,认为这种作用可能与其中的抗氧化成分如胡萝卜素高自由基清除能力有关[15]。

6. 降血糖 预先腹腔注射苦杏仁苷3 g/kg,对阿脲诱发高血糖小鼠有明显的特异性降血糖作用,并与苦杏仁苷血药浓度呈依赖关系[16]。

7. 抗肿瘤 将0.1~1.0 mmol/L终浓度的苦杏仁苷及终浓度为250 nmol/L的β_2葡萄糖苷酶共同作用于大肠癌LoVo细胞24 h,可见到以凋亡为主的形态变化;bax mRNA表达升高,bcl-2 mRNA表达无变化;Caspase3酶活性增强。苦杏仁苷被β_2葡萄糖苷酶特异性激活后具有诱导LoVo细胞凋亡的作用[17]。

8. 抗氧化 脂质过氧化反应中苦杏仁提取物抑制率达69%[14]。

9. 其他 苦杏仁苷有抗突变作用,能减少由安乃近、灭滴灵、丝裂霉素等引起的微核多染性红细胞的数量[14]。苦杏仁分解产生的苯甲醛可抑制胃蛋白酶的活性[15]。苦杏仁油尚有驱虫、杀菌作用,体外试验对人蛔虫、蚯蚓有杀死作用,并能对伤寒、副伤寒杆菌有抗菌作用[16]。苦杏仁提取物对革兰阳性菌金黄色葡萄球菌的最低抑制浓度为0.312 mg/mL[18]。腹腔注射苦杏仁苷30 mg/kg、50 mg/kg能有效治疗单侧输尿管梗阻模型大鼠肾病理损害程度,维持小管间质的正常形态及功能,延缓肾间质纤维化的进程[19]。

10. 药代动力学 给兔静脉注射苦杏仁苷500 mg/kg,测得$t_{1/2\alpha}$为(38±4)min,$t_{1/2\beta}$为(77±18)min。Ce为

124 mL/min[20]。另报道，给兔快速静脉注射或恒速注入苦杏仁苷500 mg/kg，测得$t_{1/2\alpha}$为3.5 min。$t_{1/2\beta}$为43 min，V_d为246 mL/kg，48 h内尿中排出原形苦杏仁苷62%[21]。苦杏仁苷在人体内主要以原形从尿中排泄，肌肉注射苦杏仁苷后，血药峰浓度为180 μg/mL[19]，静脉注射的$t_{1/2\alpha}$为6.2 min，$t_{1/2\beta}$为126.3 min，Ce为99.3 mL/min[22]。肾小球滤过是苦杏仁苷的主要排泄方式[23]。苦杏仁苷口服给药，生物利用度很小，并易引起中毒。因在肠道菌丛中含有分解苦杏仁苷的β葡萄糖苷酶，使苦杏仁苷分解产生氢氰酸而吸收中毒[24,25]。

11. 毒性　大量口服苦杏仁、苦杏仁苷均易产生严重中毒，如抢救不及时或方法不当，可导致死亡。中毒机制主要是杏仁中所含苦杏仁苷在体内分解产生氢氰酸，后者与细胞线粒内的细胞色素氧化酶三价铁起反应，抑制酶的活性，而引起组织细胞呼吸抑制，导致死亡[26]。

苦杏仁苷的毒性与给药途径密切相关。小鼠静脉注射的LD_{50}为25 g/kg，而灌胃的LD_{50}则为887 mg/kg。大鼠静脉注射的LD_{50}为25 g/kg，腹腔注射为8 g/kg，而灌胃给药，LD_{50}则为0.6 g/kg。小鼠、兔、犬静脉注射或肌肉注射的MTD均为3 g/kg，而灌胃给则均为0.075 g/kg。一般成人口服苦杏仁55枚约60 g，含苦杏仁苷约1.8g（约0.024 g/kg），可致死，而成人静脉注射剂量可达5g（约0.07 g/kg）[27]。又如，10只小鼠静脉注射苦杏仁苷500 mg/kg，结果全都死亡，而灌胃给苦杏仁苷300 mg/kg，则10只死亡6只，如若先灌胃给新霉素以杀死肠道细菌后，再给同剂量苦杏仁苷，则10只小鼠全部存活[22]。另有报道，给大鼠腹腔注射苦杏仁苷250、500、750 mg/kg，连用5 d，死亡率为30.8%、44.1%和56.8%[28]。小鼠微核实验、CHL细胞畸变实验均为阴性，证明生品苦杏仁无致突变作用[29]。

【临床应用】

1. 咳嗽、支气管炎　中药杏仁常与麻黄等配伍用于治疗咳嗽、气管炎、支气管哮喘等呼吸系统疾病，如麻杏石甘汤方加减，参见“麻黄”有关内容。

2. 支气管扩张、肺结核咳血　采用杏芩汤剂（配伍枯子芩、百合、白及、柏仁等）治疗支气管扩张、肺结核咯血58例，53例取得显著效果[30]。

3. 癌症　有人认为可用于治疗霍奇金病、支气管癌、棱状细胞肉瘤、精母细胞瘤、慢性髓性白血病、胸膜癌、恶性淋巴瘤、多发性直肠癌、乳癌并发骨转移等。用法，第一天服苦杏仁苷0.5~1 g，以后每天0.1 g，连服10 d。口服苦杏仁苷，并静脉注射硫代硫酸钠[27]，既取其治疗作用，又可预防其毒性。

4. 其他　苦杏仁炒炭（存性）以香油调糊外用治疗脓疱疮（黄水疮），有效率达100%[31]。用杏仁、百部、桔梗煎剂可治疗小儿百日咳[32]。杏仁20 g，黄连素1 g，苯海拉明300 mg，以香油调膏外用，对急、慢性湿疹及黄水疮有显著疗效[25]。经常用苦杏仁苷（含0.05%）及氟化钠制成合剂嗽口，可治疗牙斑病[33]，推测与杏仁所含氢氰酸造成组织缺氧，刺激肾脏产生促红细胞素，以增强造血功能有关[34]。

5. 不良反应与中毒急救　误服过量杏仁，在体内分解出氢氰酸而导致中毒。中毒症状表现为眩晕、头痛、呕吐、呼吸急促、心悸、发绀、血压下降、昏迷、惊厥等[35]。苦杏仁苷用于治疗癌症过量引起中毒死亡，也有多例报告[36]，如某乳癌患者静脉注射苦杏仁苷，每日9 g，连续20 d，后改口服每日1 g，连续两月余中毒死亡，血液氰化物达3.9 μg/mL。急救时，除常规处置和对症治疗外，主要用亚硝酸钠和硫代硫酸钠。先静脉注射亚硝酸钠（3%，10 mL），使血红蛋白形成变性血红蛋白，后者与细胞色素氧化酶竞争氰基，形成氰化高铁血红蛋白，从而使细胞色素氧化酶恢复活性。随后注射硫代硫酸钠（25%，50 mL），在硫氰化酶的作用下，与氰化物反应，形成一种无毒的硫氰酸盐，而迅速由尿排出体外[37]。新近报道1例患者应用含苦杏仁15 g的灌肠剂灌肠出现严重氢氰酸中毒反应[38]。

（杨静玉　侯　悦　张宝凤　张淑萍　马恩龙）

参考文献

[1]中国医学科学院药物研究所，等. 中药志（Ⅲ）. 北京：人民卫生出版社，1982：7

[2]Yankov, S.I. Comparative investigation of the amino acid composition of the kernel of some stone fruits. *CA*，1961，55：23699

[3]Schmidt ES, et al. Leatrile toxicity studies in dogs. *JAMA*，1978，239：943

[4]天津市药品检验所中药研究室.苦杏仁压油后药用问题. 中药通报，1972，(5)：51

[5]曾广方，等. 国产甜杏仁与苦杏仁成分的比较. 药学通报，1953，(7)：261

[6]朱友平，等. 苦杏仁苷的镇痛作用和无身体依赖性. 中国中药杂志，1994，19(2)：105

[7]Hye－Jeong HWANG, et al. Antinociceptive Effect of Amygdalin Isolated from Prunus armeniaca on Formalin－Induced Pain in Rats. *Biol Pharm Bull*，2008，31(8)：1559

[8]赵余庆，等.刺五加中苦杏仁苷对应激状态下小鼠腹腔巨噬细胞功能的影响. 中医药研究，1988，(6)：42

[9]郭君其，等. 苦杏仁苷对肾脏移植大鼠存活情况的影响. 中国中西医结合肾病杂志，2008，9(1)：22

[10]李诗梅. 用SO_2气诱发小鼠咳嗽模型研究麻黄碱、苦杏仁苷和麻杏甘石汤的镇咳效果. 中草药，1988，(8)：45

[11]刘秉锟，等. 苦杏仁对家兔肺表面活性物质含量的影响. 中华医学杂志，1987，(7)：408

[12]Do JS, et al. Antiasthmatic activity and selective inhibition of type 2 helper T cell response by aqueous extract of semen armeniacae amarum. *Immunophar macol Immunotoxicol*, 2006, 28(2)：213

[13]邓嘉元，等. 苦杏仁苷对大鼠慢性胃炎的药效学研究. 中国药科大学学报，2002，33 (1)：45

[14]蔡莹，等. 苦杏仁苷对实验性胃溃疡的作用. 中国药科大学学报，2003，34 (3)：254

[15]Ozturk F, et al. Protective effect of apricot (Prunus armeniaca L.) on hepatic steatosis and damage induced by carbon tetrachloride in Wistar rats. *Br J Nutr*, 2009, 13：1

[16]Heikkila RE, et al. The prevention of alloxan-induced diabets by amygdalin. *Life Science*, 1980, 27(8)：659

[17]连彦军，等. β-葡萄糖苷酶激活苦杏仁苷诱导LoVo细胞凋亡及活性对Bax与bcl-2基因表达和Caspase3 的影响. 肿瘤防治杂志，2005，12(6)：413

[18]D Yi, et al. Mavi. Antioxidant and antimicrobial activities of bitter and sweet apricot (Prunus armeniaca L.) kernels. *Braz J Med Biol Res*, 2009, 42(4)

[19]郭君其，等. 苦杏仁苷抑制大鼠肾脏纤维化的实验研究. 实用医学杂志，2007，23(17)：2628

[20]Ames MM, et al. Pharmacology of amygdalin (leatrile) in cancer patients. *Cancer Chemother Pharmacol*, 1981, (1)：51

[21]张国明，等. 苦杏仁苷在兔体内的药物动力学. 中国药理学报，1986，(5)：460

[22]李熙民，等. 苦杏仁苷药物动力学及其毒理学初步研究. 新药与临床，1986，(3)：141

[23]Rauws AG, et al. The pharmacokinetics of amygdalin in the dog C-R-Congr. *Eur Biopharm Pharmacocinet*, 1981, 2：455

[24]Ovejera AA, et al. Inactivity of DL-amygdalin against human breast and colon tumor xenografts in athymic (Nude) mice. *Cancer Treat Rep*, 1978, 62 (4)：575

[25]张文海. 杏黄汤治急慢性湿疹及黄水疮. 陕西新医药，1978，(1)：26

[26]Sidus Arzneimittel ,et al. Pharmaceutical composition for cancer treatment. *CA*, 1975, 83：152351s

[27]Reitnauer PG. Mandalsaurenitril -Glykoside in krebsforschung and krebstherapie. *Arzeim -Forsch*, 1972, 22：1347

[28]Khandekar JD,et al. Studies of amygdalin (Laetrile) toxicity in rodents. *JAMA*, 1979, 242(2)：169

[29]聂淑琴，等. 炮制对甘遂、牛膝、苦杏仁的特殊毒性及药效的影响. 中国中药杂志，1996，(3)：153

[30]张敏. 自拟杏芩汤加减治疗咯血58例小结. 陕西中医，1985，(9)：400

[31]吕会文. 苦杏仁炭治疗脓疱疮. 山东中医学院学报，1980，(3)：66

[32]江润林. 痉咳方(杏仁、紫菀、百部、半夏等)治小儿百日咳. 江苏中医药，1984，(1)：4

[33]Lion Corp. Oral compositions for the prevention of dental plaque. *CA* 1989, 100：126742v

[34]上海第一医学院，等. 医用生物化学. 北京：人民卫生出版社，1979：168

[35]罗启勋，等. 杏仁中毒11例报告. 中华儿科杂志，1956，(6)：451

[36]Smith FP, et al. Leatrile toxicity: A report of two patients. *Cancer treat Rep*, 1978, 62：169

[37]王浴生，等. 中药药理与应用. 北京：人民卫生出版社，1983：647

[38]王晓明，等. 苦杏仁灌肠中毒1例报告. 吉林中医药，2001，(2)：53

苦豆子 Sophorae Alopecuroidis Herba ku dou zi

本品为豆科植物苦豆子*Sophora alopecuroides* L. 的全草和种子。味苦，性寒，有毒。具有清热燥湿、止痛杀虫功能。用于治疗急性肠炎、痢疾等。

【化学成分】

从苦豆子的种子中分离到20余种生物碱，其中8种主要生物碱是槐果碱 (sophocarpine)、苦参碱(matrine)、槐胺碱(sophoramine)、槐定碱(sophoidine)、金雀花碱(cytisine)、氧化苦参碱(oxymatrine)、氧化槐果碱(oxysophocarpine)以及苦豆碱(aloperine)，前7种生物碱的含量分别是0.150%、0.093%、0.017%、0.294%、0.011%、0.555%、0.700%，苦豆碱为痕量[1]。苦豆草除含有上述8种生物碱外，还含有N-甲基金雀花碱(N-methylcytisine)[2]和拉马宁碱(lehlamannine)[3]。除生物碱外，苦豆子中还含有黄酮类化合物[4]、蒎立醇多糖等。

【药理作用】

1. 镇静催眠 给小鼠腹腔注射氧化苦参碱，当剂量增加到LD_{50}的4/5时，对小鼠被动活动有一定抑制作用，出现肌肉松弛和共济失调。氧化苦参碱100 mg/kg腹腔注射，能协同阈下催眠量的戊巴比妥钠以及水合氯醛的作用，并能增强氯丙嗪的中枢抑制作用。给小鼠腹腔注射氧化苦参碱100及200 mg/kg，可对抗皮下注射苯丙胺引起的兴奋作用，但不能对抗戊四氮引起的阵挛性惊厥，对士的宁诱导的强直性惊厥反而有易化作用，使小鼠死亡率增加[5]。腹腔注射1/16、1/8、1/4 LD_{50}剂量的氧化槐定碱和氧化苦参碱都能减少小鼠的自主活动，缩短阈剂量戊巴比妥钠入睡时间，延长睡眠时间，并能明显加强阈下剂量戊巴比妥钠的催眠作用[6]。

2. 抗炎及免疫抑制 给大鼠灌胃苦豆碱96 mg/kg（1/5 LD_{50}），对角叉莱胶性足肿胀均有显著的抑制作用，对去肾上腺大鼠显示相同作用。上述剂量苦豆碱明显抑制组胺、PGE_2性足肿胀，对5-HT引起的足肿胀也有一定抑制作用，还能抑制霉菌素引起的足肿胀，并能抑制组胺引起的毛细血管通透性增加和白细胞游走。当浓度为464 μg/mL时对红细胞膜有明显稳定作用。给大鼠腹腔注射苦豆碱48 mg/kg，能明显抑制炎症渗出物中PGE_2和组胺的含量。苦豆碱对大鼠PCA反应、Arthus反应、可逆性被动Arthus反应以及结核菌素引起的大鼠迟发型皮肤超敏反应也有显著抑制作用。说明，苦豆碱抗炎及免疫抑制作用主要与其抑制白细胞游走，稳定溶酶体膜，抑制PG、组胺等炎症介质的合成或释放以及致炎活性有关[7]。苦参碱、氧化苦参碱、槐果碱、槐定碱4种生物碱对环氧化酶-1（COX_{-1}）均有一定的抑制作用；除苦参碱外，其余3种生物碱对环氧化酶-2（COX_{-2}）也有明显的抑制作用，且抑制强度与浓度呈正相关[8]。连续3 d外搽苦豆子干馏油，可显著降低2,4-二硝基氟苯诱导的接触性皮炎模型小鼠的耳肿胀度、质量分数以及皮肤组织的炎症细胞数[9]。

3. 抗心律失常和正性肌力作用 给大鼠静脉注射苦豆子总黄酮50 mg/kg，可显著对抗乌头碱诱发的大鼠心律失常，对氯仿-肾上腺素诱发的家兔心律失常也有对抗作用，并能增加豚鼠对哇巴因的耐受量，降低氯化钙引起的大鼠室颤率和死亡率。此外，苦豆子总黄酮还能对抗氯仿诱发的小鼠室颤，明显减慢家兔和大鼠的心率，抗异丙基肾上腺素引起的心率加快作用[10]。给大鼠静脉注射苦豆碱10 mg/kg，可产生与苦豆子总黄酮相似的抗心律失常作用[11]。从苦豆子中提取的槐果碱[12]、槐胺碱[13]、槐定碱[14]均具有抗实验性心律失常的作用。槐果碱42 mg/kg静脉注射，可对抗$CaCl_2$诱发小鼠室性心律失常作用，53 mg/kg还可对抗乌头碱诱发大鼠心律失常作用，对冠脉阻塞—再灌流诱发大心室纤颤，槐果碱于阻塞前后静脉给药，可减少室颤发生率。给家兔静脉注射槐果碱16 mg/kg，可明显提高哇巴因诱发早搏和心脏停搏的用量。槐果碱对$CaCl_2$-Ach混合液诱发的小鼠房颤（扑）无对抗作用。提示，槐果碱主要对抗室性心律失常。槐胺碱抗心律失常的一般用量为其LD_{50}的1/15~1/7.5，可明显对抗由乌头碱、冠脉结扎诱发的大鼠心律失常，提高兔左心室致颤阈，降低异丙基肾上腺素加速离体兔心房自发频率的作用。槐胺碱对豚鼠心室乳头肌和兔窦房结起搏细胞动作电位的影响与胺碘酮相似，主要为延长动作电位时程和有效不应期，减慢自发兴奋频率。利用离体豚鼠右心室乳头状肌标本，在固定频率电刺激下引发收缩，观察了7种苦豆子生物碱对心肌收缩力的影响，发现其中6种生物碱具有正性肌力作用，作用强度依次为氧化苦参碱>野靛碱>槐定碱>槐果碱>槐胺碱>苦参碱，而苦豆碱显示负性肌力作用[15]。

4. 降血脂及影响血液流变学 给大鼠喂高脂饲料造成实验性高脂血症，苦参碱50 mg/kg灌胃，可显著降低血清甘油三酯含量，减轻肝脂肪变，高密度脂蛋白-胆固醇含量有所升高，并使大鼠全血比黏度、血浆比黏度、全血还原比黏度显著降低，红细胞电泳加快[16]。

5. 调节血流动力学 苦参碱3.5、7、14 mg/kg静脉注射1 min后可显著减慢麻醉家兔心率（HR），5 min后显著升高平均动脉血压（AP）。7、14 mg/kg静脉注射5 min后显著增加左心室收缩压（LVSP）、左心室终末舒张压（LVEDP）、左心室内压最大上升速率（$+dp/dt_{max}$）、左心室开始收缩至（dp/dt_{max}）的间隔时间、左心室内压最大下降速率（$-dp/dt_{max}$）。3.5 mg/kg静脉注射5 min后LVSP显著上升[17]。静脉注射苦豆子总碱1、2和4 mg/kg后，均能使大鼠HR显著减慢，显著降低收缩压（SP）、舒张压（DP）、AP、LVSP以及左心室开始收缩至dp/dt_{max}的间隔时间（$t-dp/dt_{max}$）。静脉注射苦豆子总碱2和4 mg/kg能抑制左室内压最大变化速率（$\pm dp/dt_{max}$）并降低LVAP[18]。

6. 保肝 以氧化苦参碱干预体外培养的大鼠急性肝损伤kuffer细胞，收集其培养液添加于HSC培养体系中，结果显示损伤肝脏的kuffer细胞培养液能促进HSC增生，而氧化苦参碱干预处理的培养液则可通过旁分泌途径抑制HSC的活化与增生[19]。苦参素可明显减少肝纤维化大鼠肝组织Ⅰ、Ⅲ型胶原蛋白以及Ⅰ、Ⅲ型前胶原mRNA的表达[20]。苦豆子总碱）2.5、25、

50 mg/kg灌胃给药，连续7 d，对CCl_4、D-半乳糖氨诱导的化学性肝损伤和卡介苗加脂多糖诱导的免疫性肝损伤均有保护作用。可降低三种肝损伤模型小鼠的血清转氨酶水平，并改善其肝细胞坏死。能抑制B细胞而促进T细胞增殖，并抑制TNF_α生成[21]。

7. 抗溃疡性结肠炎 苦豆子总碱60、30、15 mg/kg灌胃给药，连续3周，可显著上调三硝基苯磺酸（TNBS）灌肠诱导的溃疡性结肠炎（UC）模型大鼠的结肠部位和外周血清的IL-10的表达。结肠部位的组织学损伤与结肠IL-10之间存在负相关性[22]。显著降低UC模型鼠外周血和结肠组织中调节性T细胞$CD_4^+CD_{25}^+$、$CD_8^+CD_{28}^-$表达[23]；显著增加UC模型鼠结肠黏膜组织中SOD表达；降低MDA、NO、MPO表达，改善大鼠的症状和结肠组织学损伤[24]。

8. 调节激素水平 槐果碱、拉马宁碱、苦参碱、槐胺碱及槐定碱能不同程度地升高大鼠纹状体及前脑边缘区的多巴胺（DA）代谢物二羟苯乙酸（DOPAC）和高香草酸（HVA）的含量，拉马宁碱并能降低纹状体中DA和边缘区中去甲肾上腺素含量，但5种生物碱对DA_2受体、5-HT_1和5-HT_2受体无亲和力[25]。

9. 抗内毒素 给予小鼠连续3 d分别腹腔注射苦豆子总碱、氧化苦参碱、槐定碱以及槐果碱，末次给药后1 h腹腔注射LPS（E1coil，055:B5）9 mg/kg造成小鼠内毒素性肺损伤。预防性给予苦豆子总碱和三种苦豆子单体碱，均可不同程度地改善模型鼠的一般状况，并升高外周血白细胞，降低肺脏W/D比值，减轻肺组织病理改变，降低模型鼠肺组织CD_{14}表达，增加清道夫受体（SR2A）表达，降低血清中TNF_α和IL-6的水平[26]。

10. 抗癌、抗自由基 苦参碱、槐定碱对结肠腺癌细胞株SW620有显著的生长抑制及促进凋亡作用，其作用呈时间-剂量依赖性[27]。苦豆子总碱灌胃给药，对力竭运动造成的运动性疲劳模型大鼠心肌细胞损伤具有保护作用，可保持NO含量稳定，显著增加一氧化氮合成酶活性以及肿瘤坏死因子表达[28]。

11. 抗辐射、抗突变 1、2、4 mg/kg苦豆子总碱腹腔注射，可显著升高^{60}Co γ射线照射模型小鼠的体重、胸腺指数、脾指数及SOD活力，而降低MDA[29]。可对抗^{60}Co γ射线照射模型小鼠的染色体畸变率、精子畸形率和骨髓嗜多染红细胞微核率的增加[30]。

12. 毒性 小鼠腹腔注射氧化苦参碱的LD_{50}是（5712±48.8）mg/kg。小鼠静脉注射槐胺碱的LD_{50}是74.7 mg/kg[13]。小鼠腹腔注射拉马宁碱的LD_{50}是122.6 mg/kg。小鼠静脉注射苦豆碱的LD_{50}是（74.6±1.2）mg/kg[11]。大鼠口服苦豆碱的LD_{50}为480 mg/kg[31]。苦豆子总生物碱注射液给小鼠注射LD_{50}为100 mg/kg，100%死亡率的剂量为180 mg/kg，二者差距不大，说用本药的安全范围较小[32]。小鼠腹腔注射苦豆子生物碱氯仿萃取组分的LD_{50}为178.89 mg/kg，正丁醇萃取组分的LD_{50}为209.06 mg/kg。小鼠内脏器官出血是苦豆子生物碱中毒的主要病理变化，靶器官是肝脏、肾脏和肺脏[33]。

【临床应用】

1. 急性菌痢 苦豆草片治疗急性菌痢194例，每次2~6片，一日2~3次，治愈186例，好转8例[34]。

2. 皮肤炭疽 苦豆子全草浸膏糖衣片（0.33 g/片）治疗10例患者，成人每次服用2片，每日3~4次，儿童酌减，平均治疗6 d，痊愈8例。好转2例[35]。

3. 慢性宫颈炎 以苦参碱制成妇炎栓治疗310例患者，治愈率为70.33%，总有效率为91.62%[36]。

4. 外阴白斑 苦豆子注射液（每支2 ml，含生物碱10 mg）穴位封闭法，治疗30例外阴白斑患者，有效27例，其中痊愈20例[37]。

5. 慢性湿疹 亚急性及睫性湿疹50例，应用苦豆子油搽剂外涂熏早晚各1次，连用3周，取得满意疗效[38]。

6. 放射性皮肤损伤 苦豆子总生物碱制剂治疗放射性皮肤损伤，总治愈率达34.7%，总有效率达97.9%[39]。

（王 晶 侯家玉 胡宇驰）

参考文献

[1]齐宗韶，等．高效薄层扫描法测定苦豆子中生物碱含量．中草药，1989，20（11）：15

[2]赵博光．苦豆草生物碱的研究．药学学报，1980，15（3）：182

[3]王忠效，等．苦豆子中Lehmannine生物碱的鉴定．中草药，1986，17（6）：44

[4]李淑芸．中药苦豆子生物碱与黄酮类成分研究．内蒙古药学，1988，7（2）：38

[5]袁惠南，等．苦豆子的药理研究（第2报）氧化苦参碱的神经药理作用．药物分析杂志，1986，6（6）：349

[6]余建强，等．氧化槐定碱和氧化苦参碱对小鼠中枢的抑制作用．宁夏医学杂志，2002，24（1）：13

[7]周重楚，等．苦豆碱的抗炎、抗变态反应作用．中国药理学报，1989，10（4）：360

[8]黄秀梅，等．四种苦豆子生物碱对巨噬细胞上清液中环氧化酶活性的影响．中成药，2005，27（3）：297

[9]袁小英，等．外用苦豆子干馏油治疗小鼠变应性接触性皮炎机制初探．中国皮肤性病学杂志，2009，23（4）：211

[10]赵德化，等．苦豆子总黄酮抗心律失常作用的实验观察．陕西新医药，1985，14（10）：61

[11]赵德化,等. 苦豆碱的抗实验性心律失常作用. 中草药,1986,17(4):26

[12]赵子彦,等. 槐果碱氢溴酸的抗心律失常作用. 中国药理学报,1983,(3):173

[13]姚建安,等. 槐胺抗心律失常作用机制. 中国药理学报,1989,10(4):315

[14]Cui LH,et al. The Antiarrhythmic Effects and Mechanisms of sophoridine. *Chin J Phamacol Toxical*,1986,1:3

[15]李锐松,等.苦豆子七种生物碱对豚鼠乳头状肌收缩性的影响.中国药理学报,1986,7(3):219

[16]许青媛,等. 苦参碱降血脂作用及血液流变学观察. 陕西新医药,1985,14(7): 62

[17]聂黎虹,等. 苦参碱对家兔血流动力学的影响. 宁夏医学院学报,2007,29(1):10

[18]彭涛,等. 苦豆子总碱对大鼠血流动力学的影响. 宁夏医学院学报,2005,27(3):194

[19]卢清,等. 氧化苦参碱对大鼠肝星状细胞旁分泌活化途径的抑制作用. 肝脏,2004,90(1): 31

[20]康文臻,等. 苦参素对实验性大鼠肝纤维化防治作用的研究. 世界华人消化杂志,2003,11(2) :195

[21]黄华,等. 苦豆子生物碱保肝降酶和免疫调节作用研究. 中药药理与临床,2005,21 (2):16

[22]周毅,等. 苦豆子总碱对大鼠溃疡性结肠炎细胞因子IL-10表达的影响. 国际消化病杂志,2007,27(6):465

[23]周毅,等.苦豆子总碱对大鼠实验性结肠炎$CD_4^+CD_{25}^+$,$CD_8^+CD_{28}^-$表达的影响. 中国临床康复,2006,10 (47):89

[24]陈建国,等. 苦豆子总碱对大鼠实验性结肠炎SOD,MDA,NO,MPO 表达的影响.中国中药杂志,2006,31(4):323

[25]刘国卿,等. 槐果碱等苦豆子生物碱对大鼠单胺代谢及多巴胺和5-羟色胺受体的作用. 药学学报,1987,22(9):645

[26]韩燕,等. 苦豆子抗内毒素效应的实验研究. 中药材,2006,29(10):1066

[27]梁磊,等. 苦豆子生物碱抗结肠腺癌细胞株SW620的作用筛选. 中药材,2008,31(6):866

[28]惠飞虎,等. 苦豆子总碱对力竭运动大鼠心血管系统细胞凋亡及自由基代谢影响的研究.陕西中医,2008,29(6):745

[29]张颖. 苦豆子总碱对低剂量照射小鼠的辐射防护效应研究. 中国辐射卫生,2008;17(3):305

[30]梁莉,等. 苦豆子总碱对小鼠的抗突变作用. 中国生化药物杂志,2005,26(6):359

[31]周重楚,等. 苦豆碱的抗炎、抗变态反应作用. 中国药理学报,1989,10(4):360

[32]李家仁,等. 苦豆子总生物碱毒性及药效动力学研究. 中国医院药学杂志,1987,7(6):244

[33]李生虎,等. 苦豆子生物碱的毒性研究. 农业科学研究,2009,30(1):27

[34]中国人民解放军第四医院传染科. 苦豆草片治疗急性菌痢194例疗效观察. 中草药通讯,1978,(5):27

[35]许显福. 苦豆子浸膏糖衣片治皮肤炭疽10例的疗效观察. 中级医刊,1982,(2):30

[36]郭海燕. 从苦豆子中提取分离苦参碱及苦参碱制剂妇炎检鉴定会议在银川召开. 药学通报,1984,(4):56

[37]吴韵梅. 苦豆子注射液. 陕西新医药,1979,8(3):60

[38]顾科峰,等. 苦豆子油外用治疗湿疹临床观察. 中华实用中西医杂志,2008,21(6):493

[39]夏文斌,等. 苦豆子总生物碱制剂治疗放射性皮肤损伤的临床观察. 中华放射医学与防护杂志,1999,19(1):46

苦 参 Sophorae Flavescentis Radix ku shen

本品为豆科植物苦参 *Sophora flavescens* Ait.的干燥根。味苦、性寒。有清热燥湿、杀虫、利尿功效。用于热痢、便血、黄疸、尿闭、赤白带下、阴肿阴痒、湿疹、湿疮、皮肤瘙痒、疥癣麻风,外治滴虫性阴道炎。

【化学成分】

主要有生物碱和黄酮类化合物,其次还含有二烷基色原酮、醌类和三萜皂苷。现已分离出的生物碱多达20余种,目前认为具有药理活性的5种主要生物碱是苦参碱(matrine)、氧化苦参碱(oxymatrine)、槐果碱(sophocarpine),槐胺碱(sophoramine)及槐定碱(sonhoridine)。其他生物碱还有槐醇碱(sophoranol)、N-甲基野靛碱(N-methylcytisine)、臭豆碱(anagyrine)、赝靛叶碱 (baptifoline)。苦参根中所含总黄酮量约为0.3%,进一步分离可得到二氢黄酮、黄酮醇和二氢黄酮醇[1]。苦参中还含有多种游离氨基酸[2]、20种脂肪酸[3]、蔗糖、二十四碳酸、β-谷甾醇、芥子酸十六酯、伞形花内酯等,其中芥子酸十六酯为新化合物[4]。

【药理作用】

1. 抗病原体 苦参在体外对大肠杆菌、金黄色葡萄球菌、甲型链球菌、乙型链球菌以及变形杆菌有明显的抑制作用[5]。苦参1:3水煎液能抑制多种皮肤真菌的生长,如毛癣菌、黄癣菌、小芽孢癣菌和红色表皮癣菌等,产生抑制作用的浓度在10%~40%。用苦参、蛇床子等十一味中药按渗漉法制成的酊剂,体外对石膏样癣菌、玫瑰色癣菌、红色癣菌、絮状表皮癣菌、白色念珠菌五种常见致病真菌均有抑制作用。苦参醇浸膏1 g/mL(生药)于体外能杀灭阴道滴虫,所需时间平均为58 min。苦参及苦参总碱于体外可抑制柯萨奇B_3组病毒引起的细胞病变,并可抑制该病毒在小鼠心肌中的增殖,减轻病毒感染小鼠的心肌损害,延长感染小鼠存活时间[6]。

2. 抗炎及免疫抑制 苦参水煎液及苦参碱均有显著的抗炎作用。苦参注射液10 g/kg,氧化苦参碱50 mg/kg,腹腔注射,均能抑制大鼠蛋清性足肿胀,作用强度与水杨酸钠200 mg/kg腹腔注射相似。苦参碱15、25 mg/kg肌肉注射,可明显对抗巴豆油诱发小鼠及大鼠耳壳肿胀性炎症,对角叉莱胶诱发的大鼠后肢肿胀、腹腔注射冰醋酸诱发的渗出性炎症也有显著的抑制作用。苦参碱对大鼠棉球肉芽组织增生性炎症无明显影响。氧化苦参碱肌肉注射85 mg/kg具有同样的抗炎作用。另有报道,2%苦参碱0.25 mL/100 g肌肉注射,可抑制大鼠肉芽组织增生,作用强度与0.25%氢化可的松0.1 mL/100 g体重腹腔注射相似。苦参碱及氧化苦参碱对正常及摘除肾上腺小鼠由巴豆油和冰醋酸诱发的炎症反应均有明显的对抗作用,提示苦参碱的抗炎作用与垂体-肾上腺系统无明显关系。体外实验结果进一步证明,苦参碱能降低小鼠腹腔毛细血管通透性,抑制红细胞的溶血现象,对细胞膜有一定的稳定作用,推测苦参的抗炎作用与上述机制有关。

苦参有免疫抑制作用。以正常马血清作为过敏原致敏豚鼠,3周后用同样的过敏原做心内攻击,使豚鼠产生过敏性休克,100%苦参液从致敏前3 d到致敏后3周,每日肌肉注射,每只2 mL,并于攻击前半小时再次腹腔注射,可降低过敏性休克的死亡率,由对照组之100%降低到61%,显示抗1型变态反应作用。氧化苦参碱皮下注射,75、100 mg/kg,连续给药5 d,在较高剂量时可显著抑制小鼠腹腔巨噬细胞的吞噬能力,作用强度与所用浓度有近似的线性关系。腹腔注射氧化苦参碱未能观察到上述作用。苦参碱对小鼠脾脏T细胞增殖有抑制作用,产生50%抑制效应的浓度是0.55~0.65 mg/mL,抑制白细胞介素2(IL_2)产量50%的浓度是0.1 mg/mL,在此低浓度苦参碱对T细胞的增殖无明显影响,提示苦参碱用量得当时可抑制T细胞功能,不明显损伤细胞活力。利用肿瘤相伴免疫试验(TCI),对依赖T细胞的抗绵羊红细胞抗体反应、血清溶菌酶活性、碳粒清除试验,比较了5种生物碱的免疫抑制作用,结果提示,苦参碱的免疫抑制作用较强,而槐果碱作用较弱。另据报道,氧化苦参碱对小鼠脾脏T、B淋巴细胞及细胞因子呈双向调节作用,高浓度(1 mg/mL)显示抑制增殖作用,低浓度(10^{-5} mg/mL)有增强作用[7,8]。

3. 抗肿瘤 小鼠移植性肿瘤实验显示,多种苦参生物碱均显示有抗肿瘤作用,仅在作用强度和瘤株的选择上有所差别。对小鼠艾氏腹水癌,苦参碱、脱氧苦参碱、氧化苦参碱和苦参总生物碱均有较显著的抑制作用,其中氧化苦参碱的作用最强。给小鼠腹腔注射氧化苦参碱375 mg/kg,每日1次,连续10 d,使荷瘤小鼠生命延长率达128.9%。以上各种生物碱及以不同比例组成的混合碱对小鼠肉瘤S180也有不同程度的抑制作用,抑制率均在35%以上,其中混合生物碱的作用较强。苦参碱、氧化苦参碱及混合生物碱对小鼠实体性宫颈癌(U14)也有抑制作用,但苦参总碱的任何剂量均未显示抑制作用。复方苦参水溶液体外对结肠癌细胞SW480有明显的抑制作用,而且这种抑制作用呈现浓度和时间的依赖性。复方苦参水溶液30 mg/mL作用SW480细胞48 h后,光镜及电镜下可见胞核固缩,荧光染色增强,胞核碎裂,凋亡小体形成等凋亡形态学变化,流式细胞仪检测到亚G_1峰,其凋亡率为11.13%。细胞周期分析发现,S期细胞由对照组的25.41%上升到41.27%($P<0.01$),$G_{2/M}$期细胞由6.74%降至1.35%[9]。诱导凋亡可能是其发挥抗肿瘤作用的重要机制之一。体外研究表明,苦参水煎液8 mg/mL,能明显诱导人早幼粒白血病细胞(HL60)向具有正常功能的单核巨噬细胞方向分化[10]。

4. 抗心律失常 以苦参总碱25、200 mg/kg给大鼠静脉注射,能显著提高乌头碱诱发的心律失常及心脏停搏用量,推迟心律失常发生的时间,使引起豚鼠室性心动过速、心室纤颤及心脏停搏哇巴因用量明显高于对照组。同样剂量的苦参总碱对氯化钡诱发的大鼠心律失常及氯仿、肾上腺素诱发的猫心室纤颤也有一定的对抗作用。给大鼠静脉注射苦参碱18.75 mg/kg,能显著对抗乌头碱、氯化钡、结扎冠脉所致心律失常,使心率减慢,心电图P-R及Q-T间期明显延长。离体动物(豚鼠、兔)心房实验结果显示,苦参碱200 μmol/L或0.1、0.3、1.0、3.0、10.0 mmol/L能减慢右心房自动频率,增加收缩力,使左房最大驱动频率降低,抑制乌头碱、哇巴因和儿茶酚胺(肾上腺素、去甲肾上腺素、异丙肾上腺素)诱发的心房节律失常。苦参碱未显示有钙拮抗作用。氧化苦参碱9 μmol/L对离体兔心房的兴奋性无明显影响,但能缩短功能不应期(FRP),减少右心房的自动节律，并使氯化钙引起的正性频率降低[11]。除上述苦参碱及氧化苦参碱之外，槐定碱、槐胺碱及槐果碱也有抗实验性心律失常作用，唯作用强度不如前者[12]。苦参碱型生物碱抗心律失常作用的电生理学基础可能包括降低异位节律点自律性及消除折返冲动（减慢传导）两个方面。苦参碱及氧化苦参碱能对抗儿茶酚胺引起的离体心房自律性增加，提示其抗心律失常作用与β受体阻断作用也有一定关系。另外，苦参总黄酮也有抗实验性心律失常作用。给小鼠静脉注射苦参总黄酮，明显拮抗氯仿引起的心室纤颤，ED_{50}为(28.9±1.1)g/kg。苦参总黄酮静脉注射8.60 g/kg，能分别对抗氯仿-肾上腺素引起的家兔心律失常、乌头碱引起的大鼠心律失常，并对麻醉大鼠显示有明显的负性自律性、负性频率及负性传导作用。苦参总黄酮125、250 μg/mL，能减慢培养乳鼠心肌细胞团自发搏动频率，对抗心肌细胞团自发性的及哇巴因诱发的搏动节律异常。

5. 抗心肌缺血 给家兔腹腔注射苦参水煎醇沉液4g/kg，对正常心电图无明显影响，但能减轻静脉注射垂体后叶素引起的急性缺血性心电图改变，使ST段下降减少。给大鼠静脉注射苦参总碱35 mg/kg，使脑垂体后叶素引起的T波低平出现率由对照组的100%降低到20%。苦参总碱25 mg/kg，静脉注射，还能对抗脑垂体后叶素引起的犬和兔冠脉流量降低。给大鼠静脉注射苦参碱和槐定碱10 mg/kg，可明显升高血浆cAMP水平，cAMP/cGMP比值高于生理盐水对照组，这种作用可能是苦参碱扩张冠状动脉的作用机制之一[13]。给麻醉家兔静脉注射苦参注射液0.1 mL/kg（相当于生药0.2 g/kg），可使血压下降2.66 kPa（20 mmHg），持续2~3 min，重复给药无急性耐受现象。苦参注射液0.1 mL还能使离体兔耳灌流量明显增加，持续10 min左右。苦参扩张外周血管的作用有利于其抗心肌缺血作用的产生。

6. 中枢神经系统 通过抖笼换能器法、翻正反射法观察中药苦参醇提取液的镇静催眠作用，结果表明苦参醇提取液0.1 g/L，能抑制正常小鼠的自主活动强度，与空白对照组比较显著差异；苦参醇提取液0.05、0.1 g/L均可明显延长戊巴比妥钠阈剂量的小鼠睡眠时间，并且增加阈下剂量的睡眠小鼠数，与空白对照组比较差异显著，表明苦参醇提取液与戊巴比妥钠有协同作用[14]。研究较多的苦参碱、氧化苦参碱及槐果碱，发现它们具有镇静镇痛、解热降温等中枢抑制作用，对小鼠脑中递质γ-氨基丁酸和甘氨酸含量的影响具有降压作用，对脑水肿有防治作用；另据报道，发现腹腔注射或口服苦参碱能抑制酵母菌致小鼠直肠升温作用而不被阿托品和羟甲丙麦角酰胺所拮抗，但可被多巴胺拮抗剂氟哌啶醇完全拮抗。观察到苦参碱和多巴胺均具有显著降温作用，可推测苦参碱除了对产热过程直接作用外，还具有多巴胺能样活性[15]。

7. 解热 给正常大鼠腹腔注射苦参注射液10 g/kg或氧化苦参碱50 mg/kg，可使体温显著降低，其作用强度大于腹腔注射水杨酸钠200 ng/kg的效应。给家兔静脉注射苦参注射液2 g/kg，或氧化苦参碱10 μg/kg，对四联菌苗引起的体温升高有明显的抑制作用。

8. 抗肝纤维化、促胆汁分泌 用MTT法及Northern杂交分别检测NIH3T3成纤维细胞增殖及Ⅲ型原胶原mRNA的表达，结果发现苦参素能明显抑制成纤维细胞增殖及Ⅲ型原胶原mRNA的表达，并呈剂量依赖性，说明苦参素有抗肝纤维化作用[16]。观察苦黄注射液对麻醉大鼠胆汁分泌的影响，发现静脉注射0.3、0.6和0.9 mg/kg的苦黄注射液后，大鼠胆汁分泌量均有不同程度的增加，并能明显促进单位时间内胆汁中胆红素的排出。其作用均以给药后1 h最为显著，持续2 h左右。给大鼠十二指肠灌注苦黄口服制剂（4、5、9.0 g/kg）后，肝脏分泌胆汁和胆红素量均较给药前明显增加。说明苦黄制剂有一定的利胆及促进单位时间内肝胆红素排出的作用。

9. 抗糖尿病 从苦参提取物中分离出抗糖尿病活性成分共12种。一种为苦参糖，3种异黄酮，8种异黄酮苷，其中苦参异黄酮苷F对蔗糖酶、异麦芽糖酶、麦芽糖酶活性的IC_{50}分别为26.7、20.0、5.34 μmol/L，比儿茶素的活性强37~187倍；对大鼠摄入葡萄糖后血糖值上升的ED_{50}为40 μg/kg，比儿茶素（800 μg/kg）强20倍；还可抑制醛糖还原酶（AR）的活性，IC_{50}为11 μmol/L。且对糖尿病并发症如白内障、肾病等具有效的防治和治疗作用。这些成分不直接影响肝脏对血糖值的调节功能，能保持正常的肝糖释放率，因此不会发生应用胰岛素那样的低血糖的副作用[17,18]。

10. 其他 苦参碱3 mmol/L能拮抗组织胺引起的离体豚鼠气管收缩，但这种作用只有在缺Ca^{2+}情况下产生，如在含Ca^{2+}营养液中，苦参碱反而加强组织胺收缩气管的作用，非那根6.8 mmol/L也显示了同样的作用特点，其作用机制尚待探讨。给盐酸组织胺所致"哮喘"豚鼠灌胃苦参煎液15 g/kg，苦参总碱100、200 mg/kg，苦参结晶碱75、100 mg/kg，可使平喘率达90%以上，并能维持较长的作用时间[19]。国外文献[20,21]报道，苦参及苦参碱对小鼠水浸应激性溃疡有保护作用，并认为这种作用与其中枢抑制作用有关。苦参素25、50 mg/kg

灌胃,能抑制盐酸乙醇引起的大鼠胃溃疡,但腹腔注射给药无效,消炎痛不能阻断苦参素灌胃产生的抗溃疡作用,提示苦参抗溃疡作用的机制系其对胃黏膜的直接保护作用。苦参还有抗生育的作用。

11. 药代动力学 苦参碱和氧化苦参碱在家兔体内的药动学过程符合二室模型,分布相半衰期($T_{1/2\alpha}$)分别是4.4 min和5.8 min,消除相半衰期($T_{1/2\beta}$)分别是79.2 min和29.6 min;表观分布容积(V_d)分别是3.93 L/kg和1.94 L/kg。氧化苦参碱大鼠体内药动学过程与家兔体内过程相似[22]。

12. 毒性 苦参急性中毒的主要表现是对中枢神经系统的影响,苦参总碱0.5~1.82 g/kg灌胃,小鼠出现间歇性抖动和痉挛,进而出现呼吸抑制,数分钟后心跳停止,因此认为呼吸麻痹是苦参中毒致死的主要原因。苦参注射液小鼠尾静脉注射的LD_{50}为5.29 mL/kg(含氧化苦参碱大于10 μg/kg);苦参总碱小鼠腹腔给药LD_{50}为14~7.2±14.8 mg/kg,灌胃给药LD_{50}为586.2±80.46 mg/kg;苦参碱小鼠肌肉注射的LD_{50}为74.15±6.14 mg/kg;氧化苦参碱小鼠肌注LD_{50}为256.74±57.36 mg;苦参总黄酮小鼠静脉注射的LD_{50}为103.1±7.66 g/kg。亚急性毒性实验结果显示,苦参注射液,苦参混合生物碱静脉注射和腹腔注射,均未显示明显毒性作用,小鼠体重、血象和脏器基本正常[23]。给犬肌肉注射苦参结晶碱0.5 g,每日1次,连续2周,多数动物出现食量减少,体重减轻,但肝、肾功能和血象无明显毒性改变。

【临床应用】

1. 急慢性肠炎 苦参流浸膏压制成片,每次口服25 g,日服3次,7 d为一疗程,治疗急性菌痢114例,总有效率为62%。苦参粉8 g调成糊状敷脐,每日1次,治疗急性菌痢的有效率达95%,平均治愈时间为6.3 d。复方苦参对滴虫性肠炎、梨形鞭毛虫病以及慢性结肠炎均有一定的治疗作用。

2. 滴虫性阴道炎 将苦参粉末0.5 g与等量葡萄糖、硼酸粉及枯矾混合作为一次用量,阴道局部外用,每日1次,3个月为一疗程,治疗176例滴虫性阴道炎,治愈率达71.5%。复方苦参散治疗霉菌性阴道炎也有一定疗效。复方苦参洗液对妇女外阴、阴道炎常见致病菌具有较强抑菌效力,对家兔阴道黏膜实验性金黄色葡萄球菌感染具有显著疗效;对二甲苯和角叉莱胶所致的炎性肿胀具明显抑制作用,并具有较好止痒和增强细胞免疫功能作用。

3. 皮肤病 急慢性湿疹患者,以苦参总碱40~60 mg,溶于25%葡萄糖液20 mL,静脉注射,每日一次;或者以苦参注射液4 mL(生药1 g/mL)肌肉注射;或以苦参片(每片0.3 g)口服,每次5片,每日3次,均取得一定疗效[24]。各种复方苦参水煎液口服治疗急慢性湿疹、荨麻疹、药物性剥脱性皮炎、大疱松解坏死性皮炎以及肛门周围皮肤炎(外用),均获得一定疗效。

4. 心律失常 32例心律失常患者,其中早搏26例,肌肉注射苦参总碱60 mg,每日2次,4周为一疗程,总有效率为84.4%,其中11例恢复窦性心律[25]。苦参合剂(苦参、鹿衔草、炙甘草各10~15 g)治疗冠心病、风湿性心脏病、病毒性心肌炎等并发的心律失常72例,每日1剂,30~60 d为一疗程,取得一定疗效。自拟苦参复律汤治疗快速性心律失常总有效率与西药心律平组对照组比较有显著意义($P<0.05$)。其中又以对气阴两虚型疗效最好,阴虚火旺型次之,其他二型再次之[26]。按中医辩证分型给予各型中药基本方,另加重用苦参治疗40例室性早搏者,结果:总有效率82.5%~87.5%,副反应轻微,无新的早搏出现[27]。

5. 肿瘤 对68例恶性肿瘤化疗患者用复方苦参注射液进行对照观察,其中治疗组38例,对照组30例;结果治疗组有效率70%,对照组有效率35.7%,两组比较有显著差异。说明复方苦参注射液配合化疗在治疗消化道肿瘤患者中,能减毒增效,提高人体免疫功能,提高患者生存质量,具有良好的临床疗效[28]。

6. 肝病 用苦参素注射液治疗慢性乙型肝炎40例,结果HBeAg转阴率35%,HBV-DNA转阴率38.46%,明显优于对照组。另有报道观察苦参注射液治疗慢性乙型肝炎30例的临床疗效,结果降低血清谷丙转氨酶和总胆红素有效率分别为76.7%和78.6%,高于对照组;HBeAg转阴率为33.3%,高于对照组。治疗前后血、尿常规、生化、肾功能、心电图均正常,无不良反应[29]。加用苦黄注射液综合治疗慢性重型肝炎50例(治疗组),治疗组存活32例(64%),对照组存活12例(40%),治疗组与对照组存活者黄疸退至正常时间分别为平均85.19 d和119.33 d,两组比较均有显著性差异。

对病毒性肝炎,苦黄注射液30~60 mL加入5%葡萄糖注射液500 mL中缓慢静滴,急性病毒性肝炎(急肝)疗程为30 d;慢性病毒性肝炎(慢肝)疗程为45 d。结果急肝中的乏力、纳差等症状改善,苦黄组优于门冬氨酸钾镁对照组;降急肝和慢肝的丙氨酸转氨酶(ALT)及总胆红素(SB)作用与门冬氨酸钾镁组比较,降SB作用均有疗效,降ALT作用急肝组显著[30]。

7. 放射性食管炎 取苦参100 g,加水600 mL,浸泡20 min后,文火煎至约200 mL。过滤后取该水煎剂每次10 mL频频口服,不拘时间,治疗放射性食管炎患者60例,结果能显著改善临床症状,烧灼感、吞咽疼痛消失率分别为55.56%,69.05[31]。

8. 其他 苦参煎液干粉胶囊,苦参结晶碱气雾剂以及苦参酒精浸膏片等,治疗支气管哮喘和喘息型慢性支气管炎223例,总有效率可达87.68%至91.58%。以苦参为主的中药复方治疗慢性尿路感染、乳糜尿及痔疮等,均取得一定疗效。用蛇床子、苦参等十一味中药按渗漉法制成酊剂治疗手足癣,经62例患者临床观察,总有效率为91.94%。

9. 不良反应 以苦参总碱治疗心律失常,每次60 mg肌肉注射,每日2次,连续8周,治疗过程中未发现明显不良反应,肝功,血尿常规检查也未发现异常。以苦参总碱40~60 mg溶于25%葡萄糖液20 mL中静脉注射,每日1次,40例患者中有2例出现早搏和1例出现ST-T段改变,停药后可以恢复。

(洪 缨 于海食 侯家玉 胡宇驰)

参考文献

[1]王本祥.现代中药药理学.天津:天津科学技术出版社,1997:314

[2]王秀坤,等.苦参中游离氨基酸成分的研究.中国药学杂志,1994,29(9):554

[3]王秀坤,等.苦参中脂肪酸成分的研究.中药材,1994,17(3):34

[4]张俊华,等.苦参化学成分的研究.中国中药杂志,2000,25(1):37

[5]邸大琳,等.苦参体外抑菌作用的研究.时珍国医国药,2006,17(10):1974

[6]陈曙霞,等.苦参对感染柯萨奇B_3病毒乳鼠搏动心肌细胞的保护作用.中华实验和临床病毒学杂志,2000,14(2):137

[7]路歧祥,等.苦参碱等五种单体生物碱影响免疫功能的探讨.上海免疫学杂志,1987,7(6):335.

[8]蔡访勤,等.苦参对免疫功能的作用.河南医学研究,1997,6(4):289

[9]周林,等.复方苦参水溶液体外对人结肠癌细胞SW480的影响.癌症,2000,19(4):337

[10]徐建国,等.苦参煎液对人早幼粒白血病细胞的诱导分化研究.中国中药杂志,1990,(10):49

[11]张宝恒,等.苦参碱的抗心律失常作用.中国药理学报,1990,11(3):253

[12]张明发,等.苦参碱型生物碱的抗心律失常作用.中国药理学通报,1989,5(3):148

[13]佟丽,等.苦参碱和槐定碱对大鼠血浆及心肌组织中环核苷酸含量的影响.第一军医大学学报,1989,9(1):50

[14]王绪平,等.苦参醇提取液镇静催眠作用的实验研究.中草药,2004,35(5):551

[15]刘伟,等.苦参的研究进展.时珍国医国药,2006,17(5):829

[16]宋健,等.苦参素对成纤维细胞增殖及Ⅲ型原胶原mRNA表达的影响.第二军医大学学报,1999,20(6):356

[17]黄秋云,等.中药苦参的抗糖尿病活性研究.海峡药学,1998,10(1):9

[18]施海潮,等.中药苦参抗糖尿病并发症白内障作用的实验研究.海峡药学,1999,11(1):15

[19]夏炳南,等.苦参的药理研究Ⅰ:平喘作用和毒性实验.药学学报,1979,(9):402

[20]山崎千夫,等.苦参、山豆根的抗实验性应激性溃疡作用.国外医学·中医中药分册,1981,(1):54

[21]望月道彦.苦参的抗溃疡作用及作用成分.国外医学·植物药分册,1990,5(1):33

[22]黄圣凯.氧化苦参在兔体内的药代动力学.中草药,1987,(9):118

[23]谢金州,等.苦参注射液的毒性观察.中成药研究,1985,(2):41

[24]陈学荣,等.苦参总碱治疗皮肤病的例疗效及机制探讨.北京医学,1982,(4):234

[25]杨易灿,等.苦参总碱抗心律失常的实验与临床观察.陕西新医药,1979,(11):13

[26]黄萌高,等.苦参复律汤治疗快速性心律失常66例疗效观察.江苏中医,1998,19(8):20

[27]张祥官,等.重用苦参佐治室性早搏40例疗效分析.苏州医学院学报,1998,18(1):48

[28]李红霞,等.复方苦参注射液对晚期消化道肿瘤化疗过程中减毒增效作用的临床探讨.实用医药杂志,2000,13(2):9

[29]巢建新.苦参治疗慢性乙型肝炎降酶退黄及HBeAg转阴的临床观察.广东药学,1999,9(3):21

[30]叶军.苦黄注射液治疗黄疸型肝炎70例.中国新药与临床杂志,1998,17(5):313

[31]王建华,王晓贞.苦参治疗放射性食管炎60例.中医杂志,2002,43(9):688

苜 蓿 Medicaginis Herba mu xu

本品为豆科植物紫苜蓿*Medicago sativa* L.或南苜蓿*Medicago hispida* Guertn的全草。味苦，性平。有清热、利湿、通淋、排石功用。用于湿热黄疸、泄泻、痢疾、浮肿、沙淋、石淋、痔疮出血。

【化学成分】

1. 黄酮类(54种) 主要有黄酮及其苷类、黄酮醇及其苷类、异黄酮类、异黄烷类、二氢异黄酮类及紫檀烷类[1]。

2. 皂苷类(70余种) 均为齐墩果烷型五环三萜，糖部分均为葡萄糖、葡萄糖醛酸、阿拉伯糖、鼠李糖、木糖、芹菜糖、半乳糖等[2]。

3. 挥发油 经分析主要以醇、酮、醛、酯类化合物为主，另外还有少量酸、烃及萜类化合物[1]。

4. 其他 苜蓿酚(sativol)、考迈斯托醇(coumestrol)和紫花苜蓿酚(dicoumarol)等香素类化合物。腐草含紫苜蓿酚，南苜蓿含胡萝卜素[3]。

【药理作用】

1. 降血脂、抗动脉粥样硬化 给实验性高胆固醇血症家兔每只喂饲苜蓿制剂(含皂苷约50%)1.2、2.4、4.8 g/d。结果，血清TC、TG明显降低，HDL-C/TC的比值显著升高，对肝内TC无影响。并使主动脉内膜粥样斑块病变面积减少，主动脉壁中的TC及CE的沉积减少。对冠状动脉内膜下平滑肌细胞增生反应明显抑制，对改善右冠状动脉主干及大支的阻塞程度疗效显著[4]。苜蓿皂苷每日1.2 g，连续喂食18个月，使已进食高脂肪及高胆固醇膳食6个月的实验猴血清TC明显降低，HDL-C/TC的比值无变化，但动脉粥样病变消减[5]。对实验性高胆固醇血症大鼠灌胃紫花苜蓿皂苷5、10、20 mg/只，亦有降低血清胆固醇的作用[6]。苜蓿皂苷降血胆固醇机制是防止内、外源性胆固醇在肠中的吸收，促进胆固醇降解成胆酸排出[7]。在人脐静脉内皮细胞(HUVEC)培养液中加入苜蓿皂苷浸出液1~4 h，可见NO显著升高[8]。提示，促使内皮细胞NO释放，可能是苜蓿皂苷消退动脉内膜粥样斑块病变的部分机制。

2. 调节免疫 苜蓿皂苷浸膏粉1 g/d，喂食大鼠4周，可使碳粒廓清吞噬指数显著增加，半量清除时间显著缩短。初步提示，苜蓿皂苷降血清胆固醇作用与其增强单核巨噬细胞系统功能有关[9]。苜蓿多糖体外增强PHA、ConA、LPS和PWM诱导的淋巴细胞增殖反应。每天给小鼠腹腔注射125和250 mg/kg苜蓿多糖，5 d后，小鼠脾淋巴指数和淋巴细胞数显著提高。小鼠淋巴细胞对ConA(5 μg/mL)反应分别提高60%和156%；对PWM(1 μg/mL)诱导抗体的产生分别提高51%和78%[10]。

3. 其他 苜蓿素对离体豚鼠肠管有松弛作用，在20 μmol/L浓度时能显著抑制离体兔小肠收缩。4 mg注入在体兔小肠腔可使蠕动减慢。大鼠每日喂食2 mg可使血中甲状腺素明显升高，可防止肾上腺素的氧化，并有轻度雌激素样作用。6 mg/kg和12.5 mg/kg对小鼠淋巴细胞白血病(P-388)的T/C(治疗组存活天数/对照组存活天数)为133%和174%。全草提取物能抑制TB杆菌的生长，并对小鼠脊髓灰白质炎有效[3,11]。

4. 毒性 苜蓿苷口服小鼠LD_{50}为(26.6±3.6)g/kg；紫苜蓿酚给大鼠灌胃的LD_{50}为540 mg/kg[12]。苜蓿总皂苷口服小鼠LD_{50}为13.01 g/kg。家兔每日每只口服4.8 g苜蓿苷或用苜蓿饲料(90%)喂三个月，均未见有毒副作用[4,7]。小鼠骨髓细胞微核和小鼠精子畸形试验结果均为阴性[13]。

【临床应用】

高胆固醇血症 每日食用100 g苜蓿（烤后掺入橘子汁），两批患者(6例和7例)血清胆固醇平均降低12%和30%，高密度脂蛋白与低密度脂蛋白之比升到40%[14]。

【附注】

紫花苜蓿的种子含有天冬氨酸等18种氨基酸和钾、钙、镁等23种矿质元素。紫苜蓿的根含糖类，分泌物中含氨基酸，其中有2-氨基已二酸及另二种未知氨基酸。南苜蓿的变种锯齿南苜蓿（*M.hispida* Gaertn. var. *denticulata*)的根对金黄色葡萄球菌有较弱的抗菌作用，对大肠杆菌则无作用。临床上曾用新鲜苜蓿根50 g煎汤，每日一次，连续3~11 d。治疗夜盲症6例，4例痊愈，2例无效，其机制不清[15]。

（韩行湛 王士贤）

参 考 文 献

[1]王胜超,等.紫花苜蓿化学成分及药理活性的研究进展.沈阳药科大学学报,2009,26(3):243

[2]殷晓静,等.苜蓿属植物化学成分及药理作用研究进展.中国野生植物资源,2008,27(4):243

[3]江苏新医学院.中药大辞典(上册).上海:上海人民出版社,1977:1305

[4]丛学滋,等.苜蓿皂甙的降血脂胆固醇及减轻实验性动脉粥样硬化形成的作用.中国药理学通报,1988,4(5):293

[5]丛学滋.苜蓿膳食可消除猴动脉粥样硬化.徐州医学研究所学刊,1984,7(3):174

[6]Malinow MR, et al.Effect of alfalfa saponins on intestinal cholesterol absorption in rats. *An J Chin Nutr*, 1977, 30::2061

[7]李子行,等.三类降脂药抗动脉粥样硬化的效价比较.南京医学院学报,1987,7(3):174

[8]刘凯,等.苜蓿皂甙对胆固醇排泄和内皮细胞释放一氧化氮的影响.徐州医学院学报, 1999,19(6):442

[9]刘凯,等.苜蓿皂甙对血胆固醇和LDL清除非受体途径的影响.徐州医学院学报, 1995,15(2):118

[10]赵武述,等.苜蓿多糖的免疫增强效应.中国药理学报,1993,14(3):273

[11]国家医药管理局中草药情报中心站.植物药有效成分手册.北京:人民卫生出版社, 1986:1074

[12]柯铭清.中草药有效成分理化与药理特性.长沙:湖南科学技术出版社,1982:232

[13]李国风,等.苜蓿总皂苷的急性毒性和遗传毒性.癌变畸变突变, 2009,21(1):62

[14]中国医学科学院医学情报所.苜蓿的抗胆固醇作用.国外医学情报,1980,(9):218

[15]杜鸿彦.苜蓿根治疗夜盲初步疗效观察.陕西医药卫生杂志,1960,2(2):160

苘麻子 Abutili Semen qing ma zi

本品为锦葵科植物苘麻*Abutilon theophrastii* Medic的干燥成熟种子。味苦,性平。有清热解毒、利湿、退翳功能。主治赤白痢疾、淋证涩痛、痈肿疮毒、目生翳膜。

【化学成分】

苘麻子含蛋白质[1]、脂肪油15%~17%,其中58%为亚油酸[2]。脂肪油中脂肪酸组成有辛酸、壬酸、十七碳-9-烯酸、十九碳酸、十七碳-8,11-二烯酸、硬脂炔酸、塔里酸、十九碳-10-烯酸、肉豆蔻酸等[3]。苘麻子中尚含芦丁、β-谷甾醇、胆甾醇、油酸、亚油酸、大风子酸、锦葵酸、9,12-十六碳二烯酸。也有报道苘麻子氨基酸总含量可高达18.77%,但不含蛋氨酸和组氨酸。苘麻子的多糖含量为5.814%,苘麻子尚含胆甾醇[4-6]。

【药理作用】

1. 利尿 给小鼠灌胃苘麻子(生药34 g/kg)的各种提取物(水提物、醇提物和正已烷提取物),给药后1 h,小鼠尿排出量明显增多。若将小鼠的水负荷量减少,则苘麻子水提物的利尿作用更为明显,而醇提物和正已烷提取物均未显示有利尿作用,其中醇提物却有明显的抗利尿作用[3,7]。

2. 抗菌 苘麻子水提物和70%醇提物浓度为300 mg/mL时,对痢疾杆菌均有明显的抑制作用[3]。

3. 毒性 苘麻子水煎剂配成最大给药浓度,灌胃给药。在苘麻子水煎剂量为生药83.3 g/kg时,小鼠无明显不良反应,观察7 d,给药动物无一例死亡,也未见毒性症状[7]。

【临床应用】

1. 痈疽肿痛 苘麻鲜叶和蜜捣敷。如漫肿无头者,取鲜叶和红糖捣敷,内服子实一枚,日服3次。

2. 眼疾 本草纲目记载"主治一切眼疾,目生翳膜,眼翳瘀肉,起倒睫拳毛"[3]。

【附注】

1. 冬葵子 为锦葵科植物冬葵*Malva crispa* L的种子,1985年版《中国药典》把冬葵子作为苘麻子苘实的副名收载。冬葵子含脂肪油及蛋白质,花含花青素,叶含黏液质[8]。种子亦含黏液质由半乳糖醛酸、半乳糖、葡萄糖、阿拉伯糖、木糖、鼠李糖及核糖等组成[3]。

[药理作用]

冬葵子水提物、醇提物或正已烷提取物,剂量在生药34 g/kg时,对小鼠灌胃,均未显示有利尿作用,但70%醇提物和水提物在浓度为300 mg/mL时, 对痢疾杆菌均有明显的抑菌作用[3]。

给大鼠每日灌胃冬葵子提取液,每次1 mL(相当1 g生药),第14天取出双肾测定肾组织钙含量和肾结石形成情况及肾脏有无积水、肿胀。结果冬葵子有一定的利尿和降低肾钙的作用[9]。

[临床应用]

野冬葵子治疗腰腿痛1221例。用自配药酒送服渗透药物的野冬葵子细末，每次10~18 g，每日2次，7d为1疗程。结果显效853例，有效338例，无效30例；对急慢性腰腿痛总有效率为97.5%，1个疗程即有明显效果，一般2~3个疗程痊愈[10]。

冬葵子服量过大可引起中毒，有患者将冬葵子量加大到每服50 g，结果服二帖后视物呈双重像，精神稍有兴奋不安，当服三帖后出现精神极度兴奋，伴随幻觉及谵语，立即停药给予氯丙嗪，次日症状消失[3]。

2. 冬葵果 原植物为野葵*Malva verticillata* L.其种子也作冬葵子用，1977年的《中国药典》曾收载。从其种子中分离出一个中性多糖MVS-Ⅰ、MVS-ⅡA和MVS-ⅡG[11,12]；糖肽化合物MVS-Ⅴ，由大约42.8%的多糖及57.2%蛋白质组成；MVS-Ⅴ-CH，其糖的组成与MVS-Ⅴ相同，占89.6%，而肽含量为10.4%。还有一种单一性的酸性多糖为MVS-Ⅴ-Ⅰ，肽含量为8.6%[13,14]。蒙药材冬葵果，分离鉴定出24个成分，占挥发油色谱总峰面积70.10%，其中含量超过4%的有6个化合物[15]。

[药理作用]

MVS-Ⅰ有免疫抗补体活性和很强的降糖活性。MVS-Ⅰ给小鼠20和40 mg/kg时皆显示有显著的网状内皮系统激活活性[16]。其他几种多糖均对网状内皮系统有激活活性以及有抗补体活性。MVS-Ⅴ对细胞网状内皮系统激活活性比其他冬葵子成分中的酸性多糖低，但其抗补体活性显示了极高值[14,17]。

[临床应用]

冬葵果在我国蒙古族用以治疗淋病、小便不利、乳汁不通和大便干燥等，用量5~15 g[3]。

（胡志洁 王士贤）

参考文献

[1]Tashichiro Nakaoki, et al. Components of the leaves of Lotus var. japonicus, Microlespedeza striata, Magnolia obovata, and Abutilon avicennae. *CA*, 1956, 50: 9688

[2]Carmody D.R., et al. Buttonweed-seed oil. A source of linoleic acid. *CA*, 1946, 40: 2271

[3]王本祥. 现代中药药理学. 天津：天津科学技术出版社，1997：581

[4]马爱华，等. 冬葵子与茼麻子中氨基酸的对比分析. 中草药，1996，27(6)：99

[5]马爱华，等. 冬葵子与茼麻子中多糖含量测定. 中国药科大学学报，1998，29(suppl)：167

[6]孙燕燕. 茼麻子脂溶性成分的研究. 中草药，1996，27(6)：334

[7]孙陆婷，等. 冬葵子、茼麻子药理作用研究. 安徽中医学院学报，1991，10(增刊)：38

[8]马爱华，等. 冬葵子与茼麻子中无机元素含量测定及对比分析. 时珍国医国药，1999，10(2)：94

[9]陈志强，等. 单味中药提取液预防肾结石形成的实验研究. 中华泌尿外科杂志，1993，14(2)：155

[10]刘桂花，等. 野冬葵子治疗腰腿痛1221例. 陕西中医，2002，23(12)：1070

[11]Noriko S, et al. Constituents of the Seed of Malva verticillata Ⅰ. Structural Features of the Maja Neutral Polysaccharide. *Chem Pharm Bull*, 1987, 35(12): 4981

[12]Noriko S, et al. Constituents of the Seed of Malva verticillata Ⅱ. Characterization of Two Novel Neutral Polysaccharides. *Chem Pharm Bull*, 1988, 36(8): 2778

[13]Ryoko Gonda, et al. Constituents of the Seed of Malva verticillata Ⅲ. Characterization of the Major pectic Peptidoglycan and Oligosaccharide. *Chem Pharm Bull*, 1988, 36(8): 2790

[14]友田正司. 冬葵子中具有免疫激活性的新酸性多糖. 国外医学中医中药分册，1991，13(2)：54

[15]李增春，等. 蒙药冬葵果挥发油化学成分分析. 中成药，2008，30(6)：922

[16]清水训子. 冬葵子成分中主要中性多糖的MVS-Ⅰ结构和网状内皮系统活性. 国外医学中医中药分册，1992，14(6)：43

[17]Masashi Tomoda, et al. Anti complementary and Hypolycemic Activities of the Glycans from the Seeds of Malva Verticillata. *Planta Medica*, 1990, (56): 168

枇杷叶 Eriobotryae Folium pi pa ye

本品为蔷薇科植物枇杷 *Eriobotrya japonica* (Thunb.)Lindl.的干燥叶。味苦,性微寒。清肺止咳,降逆止呕。用于肺热咳嗽、气逆喘急、胃热呕逆、烦热口渴。

【化学成分】

叶含挥发油，鲜叶挥发油含量为0.045%~0.108%,主要成分为橙花叔醇(neiolidol)和金合欢醇(farnesol)[1]。叶中含苦杏仁苷(amygdalin)、倍半萜烯类、坡模酸(pomolic acid)、熊果酸(ursolic acid)、齐墩果酸(oleanolic acid)等三萜类,酒石酸(tartaric acid)、枸橼酸(citric acid)、苹果酸(malic acid)等有机酸类[1-4]。

【药理作用】

1. 抗炎 枇杷叶提取物 (50、150、450 mg/kg)灌胃给药可不同程度地减轻风湿性关节炎(AA)大鼠原发性及继发性足肿胀程度[5]。

2. 镇咳、祛痰及平喘 乙酸乙酯提取物有祛痰和平喘作用[6]。对小鼠灌胃给予枇杷叶提取物水溶性部分20 g/kg,对氨水引起的小鼠咳嗽模型具有明显的止咳、祛痰作用[7]。

3. 降血糖 对ICR小鼠灌胃给予枇杷叶乙醇提取物4.8 g/kg,可在1 h降低肾上腺素性高血糖,血糖浓度由(12.65±2.58)mmol/L降低至(9.11±0.96)mmol/L[8]。

4. 抗病毒 用枇杷叶的氯仿提取物进行抗HRV-1B,SNY(sindbis virus)以及HIV-1(human retrovirus)实验。结果发现提取物10、20 μg/mL时，有抗HRV-1B的活性，并使CPE（致细胞病变效应）降低50%,在8 μg/mL时,其活性<25%,而在4 μg/mL时,活性完全消失[9]。

5. 抗肿瘤 腹腔注射枇杷叶中提取的熊果酸10、20 mg/kg，可使荷瘤S180小鼠的生存期延长66.6%和110%[10]。体外,熊果酸对P388、L1210及人A549癌细胞也有杀伤活性[11]。

6. 其他 枇杷叶中的齐墩果酸具有保肝、解毒作用，并对CCl_4引起的急慢性肝炎损伤有明显保护作用[12]。枇杷叶中的黄酮类化合物对采用二氯荧光素法引起的氧自由基有显著的抑制作用[13]。另枇杷叶中的甲基绿原酸可以抑制NFκB（核转录因子)在氧化还原反应下被激活，有助于抑制炎症的发生和抗突变的作用[14]。

【临床应用】

1. 慢性气管炎 枇杷叶、茄梗水煎,每日服3次,每次10 ml,20 d为1疗程。治疗167例，总有效率为81%。据观察,止咳作用强,祛痰作用差,对单纯型气管炎效果较好。

2. 百日咳 用百咳饮(枇杷叶、羊齿天冬、露蜂房、甘草)内服治小儿百日咳226例,治愈201例,减轻18例[15]。

3. 小儿急性肾小球肾炎 采用枇杷叶煎治疗小儿急性肾小球肾炎80例,总有效率92.5%,认为枇杷叶煎治疗小儿急性肾小球肾炎有较好疗效[16]。

4. 儿童呕吐 枇杷叶饮(枇杷叶、黄芩、茯苓、半夏等)内服治疗儿童呕吐19例,全部治愈,其中服药2~4 d即治愈12例[17]。

5. 其他 以枇杷叶为主组成不同方剂,用于治疗痛风[18]、痤疮[19]、全身性荨麻疹[20]、过敏性紫癜[21]、蛲虫病[22]。

6. 不良反应 枇杷叶毛对口腔黏膜有刺激性,可引起强烈咳嗽和呕吐,煎服应滤过去毛。1例患者因服用前未去毛而引起严重咳嗽,乃至喉头水肿[23]。另有1例口服大剂量鲜枇杷叶致共济失调的报道[24]。

【附注】

1. 枇杷果 为蔷薇科植物枇杷*Eriobotrya japonica*(Thund.)Lindl.的果实,通称枇杷,含水分90.26%,总氮2.15%,碳水化合物67.3%,其中还原糖占71.31%,戊聚糖3.74%,粗纤维2.65%。果肉含脂肪、糖、蛋白质、纤维素、果胶、维生素B_1和C。尚含隐黄素(cryptoxanthin)、胡萝卜素等色素。鲜枇杷肉水煎服,可治肺热咳嗽[1]。

2. 枇杷核 为蔷薇科植物枇杷*Eriobotrya japonica*(Thunb.)Lindl.的种子。含苦杏仁苷(amygdalin)、氨基酸、蜡醇、脂肪酸、甾醇、淀粉及游离的氰氢酸。枇杷核加水煎服,每日2次,用于治疗咳嗽[1]。

3. 枇杷根 为蔷薇科植物枇杷*Eriobotrya japonica* (Thunb.)Lindl.的根。用于治疗关节疼痛,传染性肝炎[1]。

（马恩龙 李艳春 张宝凤 张淑萍）

参 考 文 献

[1]南京中医药大学. 中药大辞典(上册).第2版. 上海:上海科学技术出版社,2006:1800

[2] 中国医学科学院药物研究所. 中草药有效成分的研究(第一分册). 北京:人民卫生出版社,1972:436

[3]南京药学院中草药学编写组. 中草药学(中册). 南京:江苏人民出版社,1976:401

[4]鞠建华,等. 枇杷叶中三萜酸类成分及其抗炎、镇咳活性研究. 中国药学杂志,2003,38(10):752

[5]葛金芳,等. 枇杷叶提取物对佐剂性关节炎的作用及部分机制研究. 中国药理通讯,2003,20(3):48

[6]全国中草药汇编编写组. 全国中草药汇编(上册). 北京:人民卫生出版社,1975:49

[7]钱萍萍,等. 枇杷叶对小鼠的止咳、祛痰作用. 现代中西医结合杂志,2004,13(5):580

[8]谢筱林,等. 枇杷叶乙醇提取物降血糖的实验研究. 中医药导报,2009,15(5):93

[9]De Tommasi, et al. Plant Metabolites new sesquiterpene and ionone glycosides from Eriobotrya japonica. *Nat prod*, 1992, 55(8):1025

[10]Hideyuki Ito, et al. Polyphenols from Eriobotrya japonica and their cytotoxicity against hum an oral tumor cell lines. *Chem Pharm Bull*, 2000, 48(5):687

[11]赵国强. 枇杷叶中熊果酸的抗肿瘤作用. 国外药学·植物药分册,1996,(4):180

[12]田丽婷,等. 齐墩果酸的药理作用研究概况. 中国中药杂志,2002,27(12):884

[13]Jung HA, et al. Antioxidant flavonoids and chloro-genic acid from the leaves of Eriobotrya japonica. *Arch Pharm Res*, 1999, 22(2):213

[14]Kwon HJ, et al. Inhibition of NFkappaB bymethyl chlorogenate from Eriobotrya japonica. *Mol Cells*, 2000, 10(3):241

[15]刘昌桂,等. 百咳饮治疗百日咳. 赤脚医生杂志,1978,(12):17

[16]王柏康. 枇杷叶煎治疗小儿急性肾小球肾炎80例. 河北中医,1998,20(5):32

[17]刘学禄. 枇杷饮治疗儿童呕吐19例. 辽宁中医杂志,1982,(9):36

[18]邓敏. 枇杷叶治疗痛风28例. 云南中医中药杂志,2006,(3):78

[19]刘跃弛. 枇杷清肺饮治疗痤疮103例. 河北中医,1984,(3):36

[20]邹盛勤,等. 枇杷叶及其药渣中乌索酸和齐墩果酸含量比较. 安徽农业科学,2005,33(8):437

[21]黄金丁. 枇杷叶治疗过敏性紫癜38例. 中国民间疗法,2005,13(1):49

[22]黄文德. 枇杷叶治疗儿童蛲虫. 中医研究,1989,(2):32

[23]万国庆.枇杷叶毛所致严重喉头水肿一例报道. 中药通报,1985,(8):30

[24]葛红霞. 大剂量鲜枇杷叶口服致共济失调一例. 广西中医药,2002,25(5):49

板蓝根 Isatidis Radix ban lan gen

本品为十字花科植物菘蓝*Isatis indigotica* Fort.的干燥根。味苦,性寒。具有清热解毒、凉血利咽的功能。主治温疫时毒、发热咽痛、温毒发斑、痄腮、烂喉丹痧、大头瘟疫、丹毒、痈肿。

【化学成分】

主要成分为靛苷、靛蓝、靛玉红、菘蓝苷。板蓝根中靛蓝含(0.0790±0.0004)mg/g,靛玉红含(0.0361±0.0006)mg/g。

1. 生物碱 喹唑酮类,如色胺酮(tryptanthrin)、3-羟苯基喹唑酮、4(^{3}H)-喹唑酮、2,4(^{1}H,^{3}H)喹唑二酮等,不同药材产地中2,4(^{1}H,^{3}H)喹唑二酮从0.06%到0.26%。其他类生物碱,如依靛蓝双酮(isaindigotidione)、板蓝根甲素(isatan A)等[1,2]。

2. 有机酸 如吡啶三羧酸(3-pyridinecarboxylic acid),顺丁烯二酸,苯甲酸、水杨酸、丁香酸、琥珀酸、邻氨基苯甲酸、2-羟基-1,4-苯二甲酸、3-(2-苯甲酸)-4(^{3}H)-喹唑酮等[1,2]。

3. 黄酮、木脂素类 如(+)异落叶松树脂醇[(+)-isolariciresinol]及新陈皮苷、甘草素、异甘草素、异牡荆苷等。含硫化合物,如表告依春(epigoitrin)、告依春(goitrin)等[1,2]。按国家药典,本品含量为(R,S)-告依春不得少于0.020%。

4. 其他 尚含芥子苷、腺苷(adenosine)、动力精(kinetin)、硫氰酸-α-羟基-3-丁烯(l-thiocyano-αhydroxy-3-butene)、棕榈酸、羽扇酮(lupenone)、大黄酚(chrysophanol)、4(^{3}H)-喹唑酮(4(^{3}H)-quinazolinone)、

2,4(^{1}H,^{3}H)-喹唑二酮(2,4(^{1}H,^{3}H)-quinazolinedione)及β-谷甾醇(β-sitosterol)等[1,2]。

【药理作用】

本品具有抗病毒、抗内毒素、解热、抗炎等作用。

1. 抗病原微生物 体外与整体动物试验方法研究结果均表明,板蓝根有明显的抗病毒作用,如流感病毒[3-8]、腺病毒[9]、流行性腮腺炎病毒[10]、单纯疱疹病毒[11,12]、柯萨奇病毒[13,14]、巨细胞病毒[15]、出血热病毒[16]、鸡新城疫病毒[17]、猪繁殖与呼吸综合征病毒[18]以及猪细小病毒[19]等。板蓝根对流感病毒的神经氨酸酶也有明显抑制作用[20,21]。流感病毒FM_1感染鸡胚试验或甲型流感病毒株H_3N_2感染的犬肾传代细胞(MDCK)试验,板蓝根有明显的直接抗病毒作用,并能预防与治疗流感病毒的感染。对流感病毒株FM_1滴鼻感染小鼠,板蓝根腹腔注射可明显降低小鼠死亡率、降低肺指数[4,5,6]。以抗流感病毒作用的抗病毒活性成分研究表明,表告依春(epigoitrin)为主要抗病毒成分[8],但以其他病毒为指标时可能存在多种抗病毒作用成分[9,11,17,20]。

体外试验表明,板蓝根对多种细菌也有一定抑制作用[22-26]。有报告板蓝根口服对大肠杆菌感染的小鸡死亡有明显的保护作用[25],板蓝根多糖腹腔注射对鼠伤寒沙门菌感染有明显保护效果[26]。

2. 抗内毒素 板蓝根[27]、四倍体板蓝根[28]及其毛状根[29],板蓝根注射液及板蓝根中分离的多种组份[30],如氯仿提取物(F_{02})及其F_{022}部分[31]均有抗内毒素作用,体外试验能抑制鲎试剂的凝胶化,镜下可见内毒素结构破坏,能保护内毒素攻击所致正常或敏化小鼠的死亡,抑制内毒素发热,抑制内毒素所致巨噬细胞分泌TNF-α、IL-6及NO的生成,抑制LPS诱导鼠单核细胞分泌的P38丝裂原活化蛋白激酶活性;抑制LPS刺激鼠肝、脾、肾组织中moesin mRNA的表达,对于内毒素所致家兔的急性血管内凝血也有明显保护作用,减少肾中凝血栓的形成[27-51]。板蓝根抗内毒素的主要有效成分有4(^{3}H)-喹唑酮[50]、3-红羧基苯基-1(^{3}H)喹唑酮[51]、苯甲酸[52]、丁香酸[53]、邻氨基苯甲酸[54]、水杨酸[55]等,板蓝根中高级性部位本身抗内毒素作用弱,但可增强F_{022}的抗内毒素活性[56]。

3. 解热 板蓝根部位Ⅳ灌胃给药3日,能显著降低内毒素所致家兔发热,0.17 g/kg(相当生药10 g/kg)的作用与200 mg/kg的阿司匹林相近。预先静脉注射F_{022}后10 h静注LPS,可显著抑制体温反应指数(TRI_4)和最高升温($\triangle T_{max}$)[35,39]。但F_{022}与内毒素于体外混和可取消内毒素的致热活性[39]。4(^{3}H)-喹唑酮[50]、3-红羧基苯基-1(^{3}H)-喹唑酮[51]、苯甲酸[52]、丁香酸[53]、邻氨基苯甲酸[54]和水杨酸等提前10 min静脉注射也均有类同效果。

4. 抗炎 板蓝根乙醇提取后经溶剂系统分离得到的5个不同极性化学部位中,以20 g/kg生药剂量灌服,总提取物及高极性部位2、4、5均具有显著的抗二甲苯所致小鼠耳肿胀作用[57]。板蓝根70%乙醇提取物对二甲苯所致小鼠耳肿胀、角叉莱胶所致大鼠足肿胀、醋酸致小鼠腹腔毛细血管通透性亢进以及大鼠棉球肉芽肿等均有抑制作用[27],板蓝根含片也有一定抗炎作用[58]。

5. 其他

(1)*对免疫功能的影响* 体外试验,板蓝根注射液能上调人肺腺上皮细胞β-防御素2的表达,于100 μg/mL浓度刺激8 h表达量最高[59]。板蓝根注射液2 mg/mL能抑制甲酰肽和酵母多糖诱导的人外周血中性粒细胞的化学趋化,但对单核细胞则无明显影响[60]。另有试验表明,板蓝根凝集素灌胃30 d可促进小鼠胸腺淋巴细胞分裂。

(2)*抗自由基* 板蓝根的高级性流分具有显著的抗自由基活性[61,62]。

(3)*抗癌* 板蓝根有一定抗癌作用,板蓝根注射液对小鼠Friend红白血病细胞3CL-8在体外有明显杀伤作用[63]。有报告其有效组分为一种高级脂肪酸组成,该组酸含3个含20个碳的高级脂肪酸,其注射给药时能抑制S180的生长,延长H22肝癌的生长期[65],对人肝癌BEL-7402细胞增殖抑制的IC_{50}为0.6 mg/mL[67],诱导耐药肿瘤细胞逆转[66-69]。另从板蓝根中提出的脂溶性成分板蓝根二酮B能抑制肝癌BEL-7402与卵巢癌A2780,IC_{50}为8.2 μg/mL和7.8 μg/mL,抑制端粒酶活性,促进逆转肿瘤细胞向正常细胞转化[70]。

6. 体内过程 板蓝根总生物碱50 mg/kg灌服,其有效成分表告依春(含量占12.8%)于正常和酵母致发热大鼠体内的主要药动学参数为$t_{1/2}$为(4.94±0.84)h和(5.71±0.091)h,C_{max}为(4.01±0.21)μg/mL和(4.15±0.25)μg/mL,AUC为(28.37±2.42)μg·h/mL和(30.35±2.58)μg·h/mL,表明于正常或发热动物药动学行为无明显差异[71]。但板蓝根水提液、总生物碱及表告依春单体在正常大鼠口服主要药动学参数有明显差异,水煎剂口服时$t_{1/2}$明显延迟,C_{max}减低,AUC与总碱相似而显著低于单体[72]。丁香酸静注于兔药动学行为呈二室模型,腹腔注射的生物利用度为86.27%[73,74]。

7. 毒性 有报告板蓝根煎液能明显诱发小鼠骨髓嗜多集红细胞微核和小鼠精子畸形[75]。

【临床应用】

1. 上呼吸道感染 板蓝根及以其为主药的多种制剂是治疗上呼吸道感染，尤其是病毒性感染的常用药物，如板蓝根片、板蓝根冲剂及板蓝根注射液。临床则常以大剂量板蓝根煎服或随证配为复方以治之，如以板蓝根治疗小儿呼吸道感染、板羌柴芩汤治外感发热，以本品配伍栀子等制备之板栀注射液治疗多种呼吸道感染均有一定疗效。对于慢性咽炎，以板蓝根、鱼腥草、醋雾化吸入有较好疗效。以板蓝根冲剂治疗慢性滤泡性咽炎40例、干燥性咽炎20例、慢性扁桃体炎10例及儿童慢性咽炎6例、扁桃体炎4例、共80例，10d1疗程治愈者26例，2疗程以上治愈30例、好转20例。

2. 急性传染性肝炎 板蓝根为急性肝炎常用药物，其煎剂、糖浆剂、冲剂及注射液都曾报告有效，能较快消除症状，促进肝功恢复。对乙型肝炎、慢性迁延性肝炎也有一定疗效。但临证仍以复方治之为多且效佳，如报告用复方板蓝根煎剂治疗小儿黄疸型传染性肝炎170例疗效较佳，以本品配栀子根治疗急性黄疸型肝炎53例也获良效。

3. 其他全身性感染 用板蓝根治疗流行性乙型脑炎的报告颇多，均认为有一定疗效，且注射给药疗效为佳，如报告重型乙脑肌注板蓝根治愈率为88.2%，而口服治疗12例效差。板蓝根能使体温较快下降，其他症征也随之好转，且认为越早应用疗效越好。

4. 皮肤科疾病 板蓝根对多种病毒性皮肤病有较好疗效，对于带状疱疹，可用复方板蓝根注射液治疗，也可用板蓝根注射液外用，报告30例，有良好疗效。对于扁平疣疗效也佳，外涂、口服、注射及至静脉注射均可，还可用于治疗寻常疣。板蓝根对水痘疗效较佳，能迅速退热，并使痘疹很快结痂。用根蓝根注射液外涂日7~8次治疗单纯疱疹50例有较好疗效。

5. 五官科疾病 板蓝根对疱疹性口腔炎有良好疗效，可促使黏膜再生，溃疡愈合，板蓝根对口腔黏膜溃疡也有良效。对于红眼病，用板蓝根注射液或滴眼液滴眼治疗有良好疗效，23例4日内治愈90%，另治75例也有明显疗效。滴眼治疗沙眼其效也佳。对于慢性泪囊炎，报告用4%的板蓝根煎液做泪道冲洗，治疗78例，结果显效65例、有效11例、无效2例，急性泪囊炎22例，显效17例，有效4例，无效1例。上述100例患者显效率为82%，有效15%，总有效97%。而生理盐水冲洗加四环素眼膏治疗的100例，显效为72%、有效10例，总有效82%。用根蓝根注射液结膜下注射及肌注治疗单纯疱疹病毒性角膜炎31例，浅、深层治愈率为94.7%及75%，较之病毒唑治疗者为佳。

6. 其他 曾报告以板蓝根注射液局部骨膜注射治疗泰齐病18例，在病灶疼痛及压痛消失时间、病灶隆起消失时间等方面均优于利多卡因局部骨膜封闭治疗，经治疗后6个月病灶隆起未消者利多卡因13例，而板蓝根者仅2例。以板蓝根局部骨膜封闭治疗泰齐病34例，治愈32例，好转2例。

7. 不良反应 板蓝根副作用小，口服时一般无明显毒副作用，但也有报告可引起消化系统症状者，还有报告引起溶血反应者。但其注射液则不时见有引起过敏的报告，如荨麻疹、多形性红斑、过敏性皮炎、多发性肉芽肿以及过敏性休克者，值得引起注意。

【附注】

一些地区还以爵床科植物马蓝*Baphicacanthus cusia*(Ness.)Bremek的根做板蓝根用，习称南板蓝根，性味归经与板蓝根同。

（邓文龙）

参考文献

[1]倪华，等.板蓝根化学成分及其药理活性研究进展.齐齐哈尔医学院学报，2008，29(13)：1609

[2]黄家娣.板蓝根化学成分和药理作用综述.中国现代药物应用，2009，3(15)：197

[3]莫冰，等.板蓝根和鱼腥草抗流感病毒研究.江西医学院学报，2008，48(4)：44

[4]李颖，等.板蓝根提取物抗流感病毒FM_1的作用.中国医疗前沿，2008，3(8)：32

[5]金明哲，等.板蓝根对机体免疫功能及流感病毒FM_1的作用.时珍国医国药，2007，18(2)：394

[6]杨海霞，等.板蓝根提取液体内抗流感病毒作用的研究.天津医科大学学报，2007，13(1)：19

[7]柏健，等.板蓝根抗病毒活性部位的筛选研究.中药新药与临床药理，2007，18(1)：12

[8]徐丽华，等.板蓝根中的抗病毒活性成分.中国天然药物，2005，3(6)：359

[9]赵玲敏，等.菘蓝的4种有效成分及配伍组合抗腺病毒作用的研究.中药新药与临床药理，2005，16(3)：178

[10]赵艳玲，等.生物热力学法比较板蓝根不同提取部位的抗病毒作用.解放军药学学报，2005，21(6)：410

[11]何立巍，等.板蓝根抗病毒有效部位筛选.中国药房，2008，19(33)：2565

[12]方建国，等.板蓝根体外抗单纯疱疹病毒Ⅰ型作用.中草药，2005，36(2)：242

[13]张衰豪，等.板蓝根对柯萨奇病毒抑制作用的研究.第四军医大学吉林军医学院学报，2003，25(3)：125

[14]赵玲敏，等.菘蓝的4种单体成分抗柯萨奇病毒作用的

研究.武汉大学学报(医学版),2005,26(1):53

[15]孙广莲,等.MTT法检测板蓝根抗巨细胞毒效应.山东中医药大学学报,2000,24(2):137

[16]李闻文.板蓝根抗肾综合征出血热病毒的研究.实用预防医学,2005,12(6):1448

[17]孙秀霞,等.板兰根抗病毒有效部位研究.中国药理学通报,2007,23(6):835

[18]王学兵,等.板蓝根多糖对PRRSV的体外抗病毒试验.西北农业学报,2009,18(1):198

[19]钟华,等.黄芪和板蓝根对猪细小病毒的体外抑制作用.西北农林科技大学学报(自然科学版),2008,36(10):48

[20]李寒冰,等.基于化学荧光测定的板蓝根抗病毒效价检测方法的建立.光谱学与光谱分析,2009,29(4):908

[21]李寒冰,等.基于神经氨酸酶活性检测的板蓝根品质的生物评价.药学学报,2009,44(2):162

[22]汤杰,等.板蓝根抑菌抗炎活性部位的评价.中国医院药学杂志,2003,23(6):327

[23]赫媛媛,等.板蓝根含片抑菌、抗炎作用的实验研究.现代中医药,2006,26(2):57

[24]赵艳玲,等.板蓝根不同提取部位抑菌活性的生物热动力学研究.中国中西医结合杂志,2006,26(7):628

[25]赵银丽,等.板蓝根对人工感染鸡大肠杆菌病的疗效观察.安徽农业科学,2007,35(26):8246

[26]夏新中,等.板蓝根多糖对宿主抵抗鼠伤寒沙门菌感染能力的影响.武汉大学学报(医学版),2007,28(3):348

[27]刘云海,等.板蓝根抗内毒素研究.医药导报,2001,20(9):547

[28]王寅,等.四倍体菘蓝体外抗内毒素、抗病毒作用评价.中国中药杂志,2000,25(6):327

[29]李博华,等.四倍体菘蓝毛状根的抗内毒素作用.第二军医大学学报,2000,21(3):201

[30]刘云海,等.板蓝根抗内毒素活性物质筛选.中南药学,2004,2(6):326

[31]林爱华,等.板蓝根F022部位抗内毒素活性研究.中国中药杂志,2002,27(6):439

[32]刘云海,等.板蓝根抗内毒素机制研究.中国药科大学学报,2003,34(5):442

[33]刘云海,等.板蓝根不同极性部位对内毒素致小鼠死亡率的影响.同济医科大学学报,2001,30(3):272

[34]方建国,等.板蓝根抗内毒素活性部位的研究.中国药学杂志,2005,40(17):1299

[35]刘云海,等.板蓝根抗内毒素活性有效部位研究(I).中南药学,2004,2(4):195

[36]刘云海,等.板蓝根抗内毒素活性部位研究(Ⅱ).中南药学,2004,2(5):263

[37]刘云海,等.板蓝根抗内毒素活性化学成分的筛选.医药导报,2002,21(2):74

[38]林爱华,等.板蓝根F022部位抗内毒素分子机制研究.时珍国医国药,2006,17(6):897

[39]林爱华,等.板蓝根F022部位对内毒素致家兔发热模型的解热作用.中药新药与临床药理,2005,16(6):420

[40]胡娅.板蓝根对内毒素致HL-60细胞释放TNF-α和IL-8的影响.现代生物医学进展,2008,8(2):305

[41]刘云海,等.板蓝根对内毒素致炎性因子的影响.中国药科大学学报,2001,32(2):149

[42]刘云海,等.板蓝根对脂多糖刺激鼠释放炎性细胞因子的影响.中国药房,2006,17(1):18

[43]刘云海,等.板蓝根对脂多糖诱导P38丝裂原活化蛋白激酶的影响.医药导报,2004,23(11):799

[44]胡娅,等.板蓝根对脂多糖致HL-60细胞产生TNF-α及TACE的影响.长江大学学报(自科版),2006,3(2):216

[45]林剑国,等.板蓝根抑制脂多糖诱导的p38蛋白激酶活性研究.中华微生物学和免疫学杂志,2003,23(9):739

[46]刘云海,等.板蓝根有效部位F022对脂多糖刺激小鼠组织膜结构伸展刺突蛋白mRNA表达的影响. 医药导报,2006,25(1):1

[47]刘云海,等.板蓝根有效部位对脂多糖致小鼠血清中TNFa和NO的影响.中草药,2003,34(2):152

[48]林剑国,等.板蓝根有效成分对脂多糖刺激小鼠体内组织moesin mRNA表达的影响. 中国医院药学杂志,2002,22(10):579

[49]方建国,等.板蓝根清热解毒实质研究.中草药,2008,39(3):321

[50]李敬,等.板蓝根中4(^{3}H)-喹唑酮的抗内毒素作用.华西药学杂志,2008,23(1):7

[51]王喜芬,等.板蓝根中3-(2羧基苯基)-1(^{3}H)-喹唑酮的抗内毒素作用研究. 时珍国医国药,2008,19(2):262

[52]李敬,等. 板蓝根中苯甲酸的抗内毒素作用.中南药学,2007,5(3):199

[53]刘云海,等. 板蓝根中丁香酸的抗内毒素作用.中草药,2003,34(10):926

[54]刘云海,等. 板蓝根中邻氨基苯甲酸的抗内毒素作用.中南药学,2005,3(3):138

[55]李敬,等. 板蓝根中水杨酸的抗内毒素作用.中国医院药学杂志,2007,27(10):1349

[56]林爱华,等. 板蓝根高极性部位增强F022抗内毒素活性的研究.时珍国医国药,2006,17(2):156

[57]汤杰,等. 板蓝根抑菌抗炎活性部位的评价.中国医院药学杂志,2003,23(6):327

[58]赫媛媛,等.板蓝根含片抑菌、抗炎作用的实验研究.现代中医药,2006,26(2):57

[59]陈铁,等. 板蓝根诱导人肺腺上皮细胞β-防御素-2基因表达的研究.四川医学,2008,29(3):257

[60]王潮临,等. 鱼腥草、田基黄和板蓝根对机体中性粒细胞、单核细胞化学趋化和超氧化物的调整作用.中国中西医结合杂志,1998,18(特集):200

[61]张明. 不同产地板蓝根多糖体外清除自由基活性的比较.中国酿造,2008,24:66

[62]秦箐,等. 板蓝根高极性流分及其亚流分抗氧自由基的活性. 中国临床药学杂志,2001,10(6):373

[63]单风平. 50%板蓝根注射液对小鼠Friend红白血病细胞3CL-8体内外的杀伤作用. 中草药,1994,25(8):417

[64]侯华新,等. 板蓝根高级不饱和脂肪组酸体内抗肿瘤实验研究. 中药新药与临床药理,2002,13(3):156

[65]侯华新,等. 板蓝根高级不饱和脂肪组酸的体外抗人肝癌BEL-7402细胞活性. 中国临床药学杂志,2002,11(1):16

[66]韦长元,等. 板蓝根组酸诱导耐药人肝癌原位移植瘤的细胞凋亡研究. 广西医学,2004,26(5):640

[67]韦长元,等. 板蓝根组酸对耐药人肝癌原位移植瘤的耐药逆转研究.肝胆外科杂志,2004,12(5):334

[68]韦长元,等. 板蓝根组酸活性单体-5b逆转肝癌细胞耐药的实验研究.肿瘤防治杂志,2003,10(6):580

[69]侯华新,等. 板蓝根高级不饱和脂肪酸对耐药肝癌细胞株BEL-7404/ADM逆转作用实验. 中国现代应用药学杂志,2002,19(5):351

[70]梁永红,等. 板蓝根二酮B体外抗癌活性研究.中草药,2000,31(7):531

[71]黄芳,等. 板蓝根总生物碱中表告依春在发热大鼠体内的药动学-药效学结合模型研究.中草药,2007,38(10):1514

[72]黄芳,等. 板蓝根不同提取物中抗病毒成分表告依春在大鼠体内的药代动力学. 中国药科大学学报,2006,37(6):519

[73]刘云海,等. 高效液相色谱法测定板蓝根中丁香酸兔体内药物动力学. 中南药学,2004,2(1):14

[74]刘云海,等. RP-HPLC法测定丁香酸的药物动力学与生物利用度. 中药材,2003,26(21):798

[75]庞竹林,等. 板蓝根对试验性小鼠遗传毒性的影响. 广州医学院学报,2000,28(3):41

松 萝 Usneae Herba song luo

本品为松萝科植物破茎松萝*Usnea diffracta* Vain.及长松萝*Usnea longissima* Ach.的丝状体。味甘、苦,性微寒。具有清热、化痰、清肝、解毒、通络、止痛功能。主治痰热咳嗽、目赤、头痛、痈肿、瘰疬等。

【化学成分】

本品含松萝酸(unsic acid)、地弗地衣酸(diffractaic acid)、巴尔巴地衣酸(barbatic acid)、地钱酸(evernic acid)、挥发油、鞣精类(depsides)(即酚性羧酸的酯类衍生物)、地衣聚糖(lichenin)及ethyl everninate。长松萝尚含拉马酸(ramalic acid)、长松萝多糖(polysaccharide of usnea longissima)[1-3]。其中松萝酸是主要成分,且含量最高。此外,尚含有亚油酸(linoleic acid)、油酸(oleic acids)、甾醇(sterols)、麦角甾醇(ergosterol)[4]。

【药理作用】

1. 抗菌 在试管中松萝酸对肺炎球菌、溶血性链球菌、白喉杆菌、结核杆菌都有很强的抑菌作用,抑菌浓度为1~5 μg/mL可完全抑制细菌生长。色谱纯的松萝酸对金葡萄球菌的最低抑菌浓度为100 μg/mL,结核杆菌为90 μg/mL,而对革兰阴性细菌无效[4]。松萝酸在pH 5~6时抑菌效果最好,其含量在400×10^{-6}时对霉菌(黄曲霉菌、黑曲霉菌、青霉菌、根霉菌)、酵母菌(面包酵母、红酵母)、细菌(枯草芽孢杆菌、大肠杆菌、白葡萄球菌、乳酸杆菌)均有较好抑制效果[5]。对豚鼠实验性结核的治疗剂量为20 mg,每日1~2次,连续6 d,然后改为每日10 mg进行治疗,连续25 d,可延缓豚鼠实验性结核病的发展[6]。对破伤风杆菌感染的小鼠,松萝酸与青霉素联合应用时效果很好。松萝酸对小鼠的白喉杆菌感染也有一定效果,但对肺炎球菌感染则无效[4]。除松萝酸外,松萝中所含其他地衣酸类物质,如地钱酸等也有明显的抗菌作用[4]。体外试验证明,(+)-松萝酸和(-)-松萝酸对致病性革兰阳性细菌的抑制无明显差异,两种同分异构体对不同的粪链球菌及临床分离的耐青霉素的金黄色葡萄球菌均表现出较强的抗菌活性[7]。

松萝酸对某些真菌也有抑制作用。(-)-松萝酸可抑制某些植物真菌,如常现青霉菌和茄子黄萎病菌等。(+)-松萝酸对串珠镰刀菌有抑制作用;(+)-松萝酸和(-)-松萝酸对白色念珠菌均无抑制作用[8,9]。

2. 抗病原体 S-(-)松萝酸有较强的杀虫作用,随着药物作用时间的延长和药物浓度的增加,滴虫死亡率升高,虫体裂解,密度下降;S-(-)松萝酸在体外杀滴虫的最低有效浓度为0.4 mg/mL;0.4 mg/mL以上浓度的松萝酸与相同浓度的甲硝唑杀虫效果相似[10]。将松萝酸(终浓度5~50 μg/mL)加入小鼠腹水中(含弓形虫速殖子1×10^{5}个/mL)作用4 h后将速殖子接种于小鼠。光镜和电镜观察结果显示:经10 μg/mL松萝酸作用30 min,即可见速殖子的棒状体后段中央部分被溶解,细胞膜相结构和子虫的细胞膜断裂。经50 μg/mL松萝酸作用4 h的虫体在小鼠体内未能复苏[11]。

体外和体内实验证明，松萝酸具有抗杜氏利什曼原虫的生物学活性；对皮肤黑热病的小鼠动物模型采用皮下注射和口服(+)-松萝酸治疗无明显效果；但对病损部位注射(+)-松萝酸可产生较好的治疗效果，主要表现为病损部位明显缩小和虫荷减少[12]。灌服松萝酸100 mg/kg，能明显的延长弓形虫感染小鼠的存活时间，治疗效果优于螺旋霉素，尚未发现明显不良反应[13]。松萝酸脂质体可明显提高小鼠急性弓形虫病药物疗效[14]。松萝酸不能完全杀灭原头蚴，目前的研究尚不能证实松萝酸具有抗螨虫作用[15]。

3. 解热、镇痛 口服200 mg/kg地弗地衣酸对醋酸诱导的小鼠扭体具有47%的抑制作用，并剂量依赖性提高痛阈。松萝酸较地弗地衣酸更有效，口服30 mg/kg可获得和1100 mg/kg地弗地衣酸类似效果。与同量氨基比林(50 mg/kg，口服)比松萝酸具有持久的镇痛作用(压尾法)[16]。小鼠口服地弗地衣酸200 mg/kg即有降温作用，松萝酸即使在达300 mg/kg剂量时对体温也无明显影响[16]。

4. 抗炎 破茎松萝水煎液和破茎松萝水浸液，每日灌胃给药1次，连续3 d，能明显抑制二甲苯致小鼠耳肿胀和琼脂致小鼠肉芽肿[17]。

5. 抗癌 松萝酸粗品按50、80、120 mg/kg灌胃，连续7 d，具有较强的抑制小鼠S180肉瘤的作用[18]。松萝酸20%、40%、60%对体外培养前列腺癌PC-3M细胞增殖有明显的抑制作用，并呈剂量依赖关系[19]。

6. 抗氧化 长松萝多糖(PUS)对超氧阴离子自由基有清除作用，且呈量效关系，其IC_{50}为0.45 mg/mL；采用Fenton反应体系测定PUS对羟自由基(hydroxyl free radical，HFR)的清除作用及对HFR诱发的小鼠肝匀浆脂质过氧化反应的影响。结果PUS对羟自由基(HFR)有清除作用，其IC_{50}为1.57 mg/mL，但对HFR诱发的小鼠肝匀浆过氧化脂质反应抑制作用较弱[20]。

7. 药代动力学 松萝酸5和20 mg/kg体重的剂量分别经过静脉和经口灌服给家兔。结果显示，静脉途径给药后，松萝酸的生物半衰期为(10.7±4.6)h，中央室平均分布容积为(43.9±21.3)mL/kg，系统清除率为(12.2±3.0)mL/(h·kg)。以上药物代谢动力学数据分别采用三室模型和单室模型分析，结果基本一致，两种剂量(5和20mg/kg)结果也相似。利用单室模型对口服途径的数据分析发现，血浆中松萝酸的峰浓度出现于(12.2±3.8)h，平均口服生物利用度为77.8%。目前为止，对松萝酸在动物体内的分布特点尚缺乏详细的研究[21]。

8. 毒性 松萝酸钠口服时毒性很小，大鼠灌服2~3 g/kg未见毒性反应。蛙淋巴囊注射的致死量为500mg/kg，家兔静脉注射致死量为30~40 mg/kg，小鼠皮下注射为35 mg/kg，豚鼠为100 mg/kg[22]。小鼠静脉注射的LD_{50}为(25.2±0.71)mg/kg，皮下注射d-松萝酸70 mg/kg，松萝钠35 mg/kg，兔静脉注射d-松萝酸30 mg/10g，兔松萝酸钠口服100~150 mg/10g，大鼠静脉注射40 mg/kg[5]。小鼠皮下注射20 mg/kg连续7 d，可见肝小血管周围有白细胞及淋巴细胞浸润，心内膜下也有散在的白细胞或淋巴细胞浸润，但剂量减半，变化即很经微[6]。家兔每日静脉注射1.8 mg，连续7 d或每日皮下注射3.6 mg，连续14 d均未见对肝功有明显影响[4]。

【临床应用】

1. 肺结核 成人每次口服松萝酸钠30 mg，每日3次，或按每日1.5 mg/kg口服，连续3个月左右。治疗浸润型肺结核30例，24例治愈的平均治愈日数为71.1日，而化疗组的30例中仅17例治愈，平均治愈日数达110.9 d。松萝酸钠较化疗药物的治愈率还高23%，平均治愈日数缩短29 d[23]。

2. 慢性气管炎 共治疗711例患者，包括肺气肿213例，肺癌345例，矽肺16例，气管炎85例，哮喘35例和肺结核等13例。其镇咳祛痰平喘的疗效较满意，总有效率76.23%，尤以对肺气肿合并咳喘者疗效更为满意[24]。

3. 外科感染 松萝酸钠用于化脓性创伤，可促进坏死组织脱落及肉芽生长。对于Ⅱ、Ⅲ度烧伤，宫颈糜烂、乳头皲裂也有良好的消毒防腐、促进创面迅速愈合的作用[6]。

4. 不良反应 松萝酸钠口服治疗时常见的副作用为胃部不适，食欲下降，咽干，严重者可见血清谷丙转氨酶上升，视力不佳，也可引起全身广泛的皮疹，并伴发热，上述副作用发生率有时可高达20%[4]。

(相妍笑 张岫美)

参考文献

[1]南京药学院. 中药药学.(中册).南京：江苏人民出版社，1976：23

[2]中国医学科学院药物研究所. 中草药有效成分的研究. 第一分册.北京：人民卫生出版社，1972：369，652.

[3]丁东宁，等.长松萝多糖的研究.天然产物研究与开发，1992，4(4)：3

[4]王本祥. 现代中药药理学.天津：天津科学技术出版社，1997：480.

[5]赵小钒. 松萝酸的抑菌实验研究.食品科学,2000,21(3):42

[6]王浴生. 中药药理与应用.北京:人民卫生出版社,1983:618

[7]Lauterwein M , et al . In vitro activities of the lichen secondary melabolites vulpinic acid, (+)-usnic acid and (-)-usnic acid against aerobic and anaerobic microorganisms. *Antimicrob Agents Chemother*, 1995, 39:2541

[8]Broksa B, et al.(-)-usnic acid and its derivatives, their inhibition of fung al growth and e nzyme activit y. *Pharmazie*, 1996,51:195

[9]Cardarelli M, et al . Antimitotic effects of usnic acid on different biological systems. *Cell Mol Life Sci*, 1997, 53 :667

[10]吴杰,等.雀石蕊体外杀阴道毛滴虫作用.中国寄生虫病学与寄生虫病杂志,1995,13(2):126

[11]吴杰,等. 松萝酸抗弓形虫速殖子作用的体外实验和电镜观察. 中国寄生虫学与寄生虫病杂志,1996,14(1):58

[12]Fournet A , et al . Activity of compounds isolated from chilean lichens against experimental cuta neous leishmaniasis. *Comp Biochem Physiol*, 1997,116: 51

[13]程彦斌,等. 松萝酸治疗小鼠急性弓形虫病的初步研究. 热带医学,2008,8(6):536

[14]魏琳琳, 等. 松萝酸抗病原生物的活性及药物作用研究进展.中国病原生物学杂志, 2009,4(5):387

[15]Esme H, et al . Investigation of the germicidal effect of usnic acid , betadine, savlosol and desderman on the protoscolexes of lung hydatid cysts. *Turkiye Parazitol Derg*, 2007 ,31(2):101

[16]张军,等.破茎松萝中的镇痛和解热成分松萝酸和地弗地衣酸. 国外医学中医中药分册, 1995,18(1):52

[17]破茎松萝不同用法的止咳祛痰抗炎作用比较研究. 甘肃中医学院学报,2008,25(3):4

[18]靳菊情,等. 松萝酸的提取和抗癌活性研究.西北药学杂志,1996,11(5):211

[19]董玉,等.松萝酸抑制前列腺癌PC-3M细胞增殖的生物学效应. 沈阳部队医药, 2007,20(1):7

[20]边晓丽,等.长松萝多糖清除氧自由基和抗脂质过氧化反应的研究.中药材,2002,25(3):188

[21]Krishna DR,et al. Pharmacokinetics of D (+)usnic acid in rabbits after intravenous and oral administration. *Drug Metab Dispos*, 1992, 20:909

[22]Parks DA, et al. Ischemia induced vascular change. Role of xanthire oxidase and hydroxyl radicals. *Am J playsiol*, 1969,244:6049

[23]解放军第207医院.松萝酸钠治疗肺结核病临床疗效报告.辽宁医药,1971,(2)25

[24]张水泉,等.松萝片镇咳祛痰平喘作用的临床研究. 中草药,1982,13(11):33

松花粉

Pini Pollen

song hua fen

本品为松科植物马尾松*Pinus massoniana* Lamb.、油松*Pinus tabulaeformis* Carr. 或等同属数种植物的干燥花粉。味甘,性温。具有收敛止血、燥湿敛疮功能。用于外伤出血、湿疹、黄水疮、皮肤糜烂、脓水淋漓。

【化学成分】

1. 黄酮类 松花粉中主要为黄酮和黄酮醇类,其次是二氢黄酮醇类和少量黄烷醇类的花青素[1]。

2. 氨基酸 松花粉含有20多种氨基酸,总量占松花粉总量的9.47%,且包括人体必需的8种氨基酸[2]。

3. 常量及微量元素 含钾、钙、镁等6种常量元素和锰、镍 、锌、硒等24种微量元素。微量元素以锰、镍等含量最为丰富,分别达10 mg/g、0.2 mg/g[3,2]。同属植物花粉微量元素含量不尽相同,如微量元素Mn,樟子松花粉为0.0049%, 红松花粉为0.0048%; 微量元素锌,樟子松花粉为0.0031%,红松花粉为0.0041%[4]。

4. 脂质 松花粉破壁前后的脂质总含量分别为7.3%和10.0%[2]。

5. 多糖 松花粉含有果糖、蔗糖、葡萄糖、榉子糖和水苏糖,还含有未鉴定出的低分子糖[5]。油松花粉中葡萄糖、木糖、果糖和蔗糖的可溶性糖总量为14.376%,多糖组分总量为4.336%[6]。

6. 其他 松花粉中含有大量维生素A、B_1、B_2、B_6、C等,其中维生素C为56.2 mg/100g,维生素E为0.0367 mg/100g,维生素B_5含量达24.0 mg/100g[7]。破壁的干松花粉中维生素C含量为112.10 mg/100g, 维生素E为0.53 mg/100g[2]。另外,松花粉中尚含有去氢分支酸(dehydrochoismic acid)[8] 和多种酶: 苹果酸合成酶(malate synthase)[9]、酸性磷酸酶(acid phosphatase)、异柠檬酸裂合酶(isocitratelyase)[10]、羟基苯甲酸酯葡萄糖基转移酶(hydroxybenzoate glucosyl transferase)等[11]。

【药理作用】

1. 抗疲劳 小鼠连续30 d灌胃给予松花粉100、

500、1000 mg/kg。松花粉能显著延长小鼠负重游泳时间，降低运动后小鼠血乳酸含量和血清尿素氮含量，且运动后肝糖原含量升高，具有抗疲劳作用[12]。

2. 降血糖 小鼠分别灌胃给予0.25、0.5、1.5 g/kg破壁松花粉，高剂量组能明显降低四氧嘧啶致糖尿病小鼠的2 h相血糖含量及血糖曲线下面积，证明破壁松花粉具有降低血糖功能的作用[13]。小鼠分别灌胃给予破壁富铬松花粉0.25、0.5、1.5 g/kg，同样具有上述降低血糖作用[14]。

3. 抗氧化与抗衰老 每天给予上述D-半乳糖致亚急性衰老大鼠灌胃松花粉700 mg/kg，连续50 d。D-半乳糖衰老大鼠肝组织匀浆中SOD、GSH-PX活力和总抗氧化能力显著提高，其效果好于维生素E。松花粉显著提高衰老大鼠肝脏抗氧自由基能力，有抗衰老作用[15]。同样对上述衰老模型给予1400、700、350 mg/kg松花粉，灌胃50 d，对血清的上述各项指标也都有明显的改善作用，并且能提高衰老大鼠精子数量、活动度和存活率，具有延缓衰老作用[16]。表皮生长因子(EGFR)在腮腺组织广泛表达，衰老大鼠EGFR表达下降。松花粉(1400、700、350 mg/kg)可明显上调衰老大鼠腮腺组织EGFR表达，预防和延缓腮腺组织衰老[17]。用2%和5%松花粉饲料喂养衰老小鼠（20个月龄）30 d，松花粉能提高衰老小鼠血清SOD、GSH-PX、过氧化氢酶(CAT)活力，降低脑组织中MDA含量及脑组织和肝脏中的脂褐质含量，增加胸腺和脾脏重量，有抗衰老作用[18]。

体外实验，松花粉对4个模拟人类疾病过程中的生化反应体系所产生的次氯酸、过氧化氢、超氧自由基和羟自由基有较好的清除作用。松花粉抑制作用较强的ABTS，Xan-XOD-KMB，以及XOD/羟胺系统，其IC_{50}在0.1~0.3 mg/mL；松花粉对活性氧、次氯酸的清除作用较小，IC_{50}在2.6 mg/mL[19]。

4. 调节脂代谢 在雄性阉割猪的基础饲料中添加3.5%的松花粉喂养14 d，不仅十分显著地增加家猪粪便中甘油三酯、胆固醇及脂肪酸的排泄量，同时也促进了胆酸的排泄。这一性质对调整机体能量代谢和脂代谢，抑制脂肪的吸收具有重要意义[20]。

5. 保肝 预先给小鼠各剂量松花粉(500、1000 mg/kg)30 d，使乙醇致急性肝损伤小鼠肝组织MDA含量降低，肝组织还原性谷胱甘肽(GSH)含量升高，肝细胞内脂滴明显减少，具有较好的保肝作用[21]。

6. 生殖系统 雄性衰老大鼠造模后，给予松花粉(1400、700、350 mg/kg)灌胃50 d，使血清中明显升高的黄体生成激素(LH)、卵泡刺激素(FSH)、促性腺激素释放激素(GnRH)显著下降，使已趋下降的胰岛素样生长因子(IGF-1)、睾酮含量明显提高。松花粉明显改善雄性大鼠下丘脑-垂体-睾丸轴紊乱作用[22]。大鼠在投料前喂松花粉3片(含纯松花粉1g)，不仅能够降低机体雌、雄激素水平，调节微量元素代谢和超氧化物歧化酶(SOD)的活性，抑制前列腺增生，同时还可通过非激素途径在细胞水平上发挥选择性抑制作用[23,24]。

7. 其他 松花粉0.25、0.5、1.5 g/kg给小鼠灌胃30 d，小鼠血清溶血素抗体积数水平、小鼠腹腔巨噬细胞吞噬能力、小鼠NK细胞活性、小鼠抗体生成（溶血空斑数）和ConA诱导的小鼠脾淋巴细胞转化率等指标，与对照组比较差异显著。松花粉有增强免疫功能[25]。在慢性应激大鼠的饲料中添加5%松花粉，使已经发生肠道微生态紊乱（以原籍菌双歧杆菌减少为特征）的大鼠，有效减轻肠道微生态紊乱[26]。马尾松多糖硫酸酯(SPPM60)200 mg/L作用于人肝癌细胞株Hep G_2可抑制细胞增殖，其作用机制可能是降低细胞内钙离子浓度、阻滞细胞周期于G_0/G_1期、诱导Hep G_2细胞逆转分化[27]。

8. 毒性 小鼠 LD_{50}>12 000 mg/kg；小鼠骨髓细胞微核试验、小鼠精子畸形试验、Ames试验无致畸、致癌、致突变毒性。大鼠在2.25、4.50、9.00 g/kg 30 d喂养试验各剂量组动物生长发育良好，血液及生化指标均在正常范围内，各试验组与对照组比较无显著性差异，病理学检查结果肝、肾、胃、肠均正常。证明松花片属实际无毒物；致突变试验及30 d喂养试验均为阴性结果[28]。破壁松花粉给小鼠灌胃量达15 g/kg下，2周内各项指标无明显毒性作用[29]。

【临床应用】

1. 出血性疾病 以松花粉6 g，每日分3次服，冷开水送下，用于治疗吐血、咯血及便血[27]。以松花粉外敷伤口，效果良好等[2]。

2. 慢性便秘 以松花粉胶囊或片剂(每粒含松花粉0.25 g)，每次3~4粒(片)，1日3次，10 d为一疗程，治疗慢性便秘171例，结果：164例10 d内缓解或解除便秘症状，7例无效，总有效率为95.9%[27]。

3. 前列腺疾病 采用八正散加减合松花粉治疗前列腺增生、前列腺炎患者50例，获得满意疗效[30]。以自拟“蚂蟥白花蛇舌草汤”加减，配合应用“国珍松花粉”片治疗慢性前列腺炎300例，结果可加快疗效，其疗程和效果明显优于单纯应用中药治疗组[31]。

4. 原发性高血压 以松花粉治疗原发性高血压54例，受试者症状缓解，血压下降，血脂降低[32]。

5. 湿疹、尿布皮炎 松花粉适量，每天3次涂于湿疹患处，慢性湿疹还需配合内服松花粉，每天3次，每次3 g，10 d为1疗程。经治湿疹48例，结果治愈41例(85.42%)，显效6例(12.50%)，无效1例(2.08%)，总有效率达97.92%[33]。用松花粉60 g与滑石粉40 g细粉混匀，外用治疗尿布皮炎，经治72例。结果治愈65例，有效5例，无效2例，总有效率达97.22%。全部病例均未发生不良反应[34]。

(周厚琼　冉懋雄　谢宝忠)

参 考 文 献

[1]刘嘉宝，等.云南松花粉中黄酮类成分研究初报.云南林业科技，2001，8(2)：63

[2]赵立新，等.松花粉的作用机制及临床应用.吉林中医药，2004，24(1)：49

[3]支崇远，等.四种松花粉营养成分比较研究.中国自然医学杂志，2004，6(2)：81

[4]郑友兰，等.松花粉和蜜源花粉营养成分的分析.中成药，1989，11(10)：31

[5]王开发，等.花粉中碳水化合物的研究.蜜蜂杂志，1998，(4)：3

[6]马养民，等.油松花粉成分分析.西北林学院学报，1993，8(4)：98

[7]何晓燕，等.松花粉的有效成分及药理作用.东北林业大学学报，2007，35(9)：78

[8]Su JW，et al. Effect of needle damage on the release rate of Msson Pine (*Pinus massoniana*) volatiles. *J Plant Res*，2009，122(2)：193

[9]Cui Y，et al. Potential biomedical properties of Pinus massoniana bark extract. *Phytother Res*，2005，19(1)：34

[10]王本祥.现代中药药理与临床.天津：天津科技翻译出版公司，2004：865

[11]Cheung HT，et al. Inhibition of platelet aggregation by diterpene acid from Pinus massoniana resin. *Arzneimittelforschung*，1994，44(1)：17

[12]刘协，等.松花粉的抗疲劳作用研究.中国生化药物杂志，2004，25(3)：169

[13]潘小玲，等.破壁松花粉的降血糖作用.中国医院药学杂志，2006，26(6)：777

[14]钱进.富铬松花粉的降血糖作用.微量元素与健康，2009，26(4)：6

[15]宋成军，等.松花粉对D-半乳糖衰老大鼠肝脏抗氧化能力的影响.承德医学院学报，2006，23(3)：233

[16]牛嗣云，等.松花粉对亚急性衰老模型大鼠抗衰老作用的实验研究.中国老年学杂志，2005，25(12)：1504

[17]刘红艳，等.松花粉预防和延缓腮腺组织衰老EGFR在导管细胞中的表达.中国实用医药，2007，2(23)：1

[18]赵立新，等.松花粉对小鼠抗衰老的研究.湖北中医学院学报，2004，6(1)：74

[19]鲍善芬，等.松花粉抗氧化性的体外实验研究.营养学报，2005，27(6)：487

[20]赵霖.松花粉对脂代谢影响的实验研究.军医进修学院学报，2006，27(6)：445

[21]刘协，等.松花粉对小鼠急性酒精性肝损伤的保护作用研究 江苏预防医学，2005，16(2)：7

[22]牛嗣云，等.松花粉对D-半乳糖亚急性衰老模型大鼠下丘脑-垂体-睾丸轴的调节作用，中国老年学杂志，2006，26(8)：1098

[23]丛涛，等.松花粉对前列腺增生大鼠的干预效应，中国临床康复，2005，39(9)：123

[24]丛涛，等.松花粉对大鼠前列腺增生治疗作用的研究.军医进修学院学报，2005，26(5)：395

[25]张暾，竹剑平.破壁松花粉对调节免疫功能的影响.中国医院药学杂志，2006，26(5)：638

[26]白树民，等.松花粉对慢性应激大鼠肠道微生态的影响.航天医学与医学工程，2006，19(3)：189

[27]刘芳，等.马尾松花粉多糖硫酸酯对肝癌Hep G_2细胞的诱导分化.世界华人消化杂志，2009，17(29)：2990

[28]马晓彤，等.松花粉片的急性毒性及致突变性研究.医学研究与教育，2009，26(3)：26

[29]樊柏林，等.破壁松花粉的毒理试验.癌变 畸变 突变，2005，17(6)：380

[30]王福昌.八正散加减合松花粉治疗前列腺疾病的体验.亚太传统医药，2006，(4)：55

[31]巴图.中药配合国珍松花粉片治疗慢性前列腺炎300例临床体会.男科医学，2005，4(9)：15

[32]胡国灿，等.松花粉治疗原发性高血压54例疗效观察.现代中西医结合杂志，2007，16(21)：2996

[33]刘碧山，等.松花粉外用治疗湿疹48例.中医外治杂志，2008，17(4)：55

[34]金建明，等.松花粉合滑石粉外用治疗尿布皮炎.中医外治杂志，2000，9(5)：51

刺老鸦 Araliae Elatae Cortex

ci lao ya

本品为五加科植物刺老鸦*Aralia elata*(Miq.) Seem.的根皮或茎皮,又名辽东楤木、龙牙楤木。味苦、辛,性平。有补气、安神、祛风、利湿、活血、强精补肾的功能。主治风湿性关节炎、久病气虚无力、神经衰弱、肾虚阳痿、肾炎水肿、肝炎、糖尿病、胃和十二指肠溃疡、胃痉挛等。

【化学成分】

根主要含有皂苷[1],根皮皂苷含量约为根木脂素部的4倍,在叶茂期根皮总皂苷为8.3%~14.7%[2],茎皮总苷含量为19.0%[3]。根中含有的三萜皂苷:如龙牙楤木皂苷A、B、C、D、E、F、G、H、I(araloside A、B、C、D、E、F、G、H、I),苷元均为齐墩果酸[1];有报道从龙牙楤木根皮中提取分离了22个化合物,其中含有胡萝卜苷-6′-棕榈酸酯(6′-O-palmitoyl-β-sitosterol-3-6-D-glucoside,A5)、罗盘草苷A(silphioside A,A9)、楤木皂苷A甲酯(araloside A methyl ester,A10)、竹节人参苷Ⅰb(chikusetusaponin Ⅰb,A11)、楤木皂苷A(araloside A,A12)、楤木皂苷C(araloside C,A15)、楤木皂苷G(araloside G,A16)、无梗五加苷D(acanthoside D,B1)[4-6]、5种齐墩果酸糖苷(tarasapomines Ⅲ-Ⅶ)[7];除此之外根中还含有挥发油、生物碱、醛类物质及甾醇类物质[1,8]。茎皮中含有十五碳酸甲酯、十六碳酸甲酯、十八碳酸甲酯、二十碳酸甲酯、二十二碳酸甲酯、二十四碳酸甲酯、二十六碳酸甲酯和二十六碳烯、二十六碳醇。龙牙楤木还含有钙、磷、铁和维生素B_1、C[3]。辽东楤木的根皮中提取的37种芳香油化合物,含量最多的是α-姜黄素(α-curcumene),占15.32%[9]。

【药理作用】

1. 兴奋中枢神经系统　给蛙淋巴囊中注入本品酊剂100~200 mg/kg,出现兴奋作用。给小鼠皮下注射20、40、80 mg/kg,使小鼠自主活动增加,并能缩短戊巴比妥钠引起的小鼠睡眠时间;灌胃给予,也有兴奋作用[1]。给小鼠皮下注射总苷10 mg/kg,除上述作用外,尚可使士的宁所致小鼠惊厥死亡率由100%降至45%。其作用机制可能由于直接影响到脊髓细胞的活动,或间接激活了网状结构-脊髓的联系,从而刺激了逆向传导抑制的缘故[1]。给在大脑皮层视交叉部位埋植电极的家兔静脉注射总苷10 mg/kg时,对皮层和皮层下脑细胞的兴奋性和易变性有明显刺激作用[10]。总苷能对抗氯丙嗪抑制中脑网状结构的作用,其作用原理主要由于总苷兴奋中脑网状结构上行激活系统功能的结果。

2. 抗炎免疫　①抗炎:给大鼠灌胃总苷59、117、234 mg/kg,后两剂量均显著地抑制角叉菜胶引起的大鼠足肿胀。给大鼠灌胃总苷117 mg/kg对组胺、5-HT、前列腺素E_2(PGE_2)、甲醛(连续给药5 d)、制霉菌素、热烫引起的大鼠足肿胀均有明显抑制作用。显著抑制组胺、5-HT、PGE_2引起的大鼠毛细血管通透性的增加、巴豆油气囊肿渗出及肉芽组织增生、急性胸膜炎渗出与白细胞游走。明显减少角叉菜胶性足肿胀炎症渗出物中PGE含量,右旋糖酐足肿胀炎症渗出物中组胺含量及制霉菌素性足肿胀炎症渗出物中酸性磷酸酶含量;对去肾上腺大鼠角叉菜胶性足肿胀仍有明显抑制作用。总苷抑制热烫性足肿胀和制霉菌素性足肿胀,减少其炎症渗出物中酸性磷酸酶含量,表明总苷对激肽特别是缓激肽的形成或其致炎活性和溶酶体酶的释放均有明显抑制作用[11]。给小鼠灌胃总苷50 mg/kg,连续给药7 d,可增加正常小鼠肾脏组织PGE_2及PGE_2合成,提高肾、肺组织cAMP含量,降低cGMP含量,对两种组织中组胺含量无明显影响[12]。上述结果表明总苷对炎症渗出、水肿、白细胞游走、浸润、肉芽组织增生等炎症不同时期均有明显抑制作用;对组胺、5-HT、PGE、激肽、溶酶体酶等炎症介质的合成或释放及其致炎作用也均有抑制作用。另外可能通过增加内源性PGE合成,提高组织和细胞内cAMP水平,减少cGMP含量,抑制炎症组织或细胞释放PGE而发挥抗炎作用。其抗炎作用不依赖于垂体、肾上腺皮质系统,但对肾上腺皮质有一定刺激作用[11-13]。②增强免疫:给小鼠每日灌胃总苷59、117 mg/kg,连续5 d,能明显促进单核-巨噬细胞系统吞噬功能[14]。

3. 强心、抗心肌缺血、抗心律失常、降血脂　①强心:离体蛙心试验证明:总苷浓度为10~8 μg/mL时,出现明显正性肌力作用,对心律无明显影响。体外心肌细胞培养试验显示,30 μg/mL浓度可增加细胞存活率,增大波动幅度，显示正性肌力和负性变时效应[15]。离体兔耳灌流试验证明：总苷浓度为6~50 μg/mL时，可使血管收缩6%~13%。给麻醉猫静脉注射总苷10 mg/kg时，出现正性肌力和负性频率作用，最有效的作用时间在给药后60~90 min，大剂量(50~150 mg/kg)迅速导致心肌挛缩[1]。②抗心肌缺血：腹腔注射总苷5 mg/kg，连续3 d，能显著地减少异丙肾上腺素(ISO)引起大鼠心肌缺血损伤的心电ST段或顶点偏移基线高度[7]。总苷以100、50、25 mg/kg剂量给大鼠灌胃5 d，对ISO所致心肌缺血具有明显的保护作用，增加损伤心肌组织超氧化物歧化酶(SOD)活性，降低丙二醛(MDA)含量及血清中5-羟色胺(5-HT)、去甲肾上腺素(Lev)含量，保护心肌组织结构[15]。总苷对冠脉结扎缺血再灌注致心肌损伤大鼠的保护是通过增加谷胱甘肽过氧化物酶(GSH-Px)的活力，减少MDA含量，对抗氧自由基对心肌细胞的毒害作用来实现的，与损伤心肌黏附分子sV-CAM-1表达无关[16]。体外试验显示1.25、2.5、5.0 mg/L的总皂苷可明显抑制缺氧再给氧损伤的心肌细胞乳酸脱氢酶(LDH)、磷酸肌酸激酶(CK)漏出量，降低MDA含量，提高SOD活性，对损伤心肌细胞具有保护作用[17]。③抗心律失常：从龙牙楤木总皂苷中分离得到单体皂苷去葡萄糖竹节参皂苷Ⅳa以15、7.5、3.75 mg/kg给大鼠灌胃，对$BaCl_2$、乌头碱、冠脉结扎所致的大鼠心律失常具有明显的抑制作用；以6.5、6.25 mg/kg给豚鼠灌胃对毒无花苷G诱发的豚鼠心律失常具有保护作用，其作用效果与胺碘酮相似[18]。同时体外试验显示出其5.0 mg/L可明显降低心肌自律性，延长心房肌功能不应期，其作用靶点在Ca^{2+}、K^+、Na^+离子通道[19]；体外试验也可见2.5、5.0 mg/L对缺氧再给氧心肌细胞具有保护作用[20]。④降血脂：给大鼠喂服高脂食物时，每日腹腔注射总苷10 mg/kg，能减少脂蛋白水平，使磷脂水平恢复正常，但总脂没有明显减少。用皂苷A治疗得到类似的结果。总苷能减少实验性高脂饮食造成的高脂大鼠的总脂、甘油三脂、总胆固醇增加，使其趋于正常[21-23]。

4. 保肝 龙牙楤木根总皂苷400、200、100 mg/kg给小鼠灌胃8 d，可明显抑制CCl_4致肝损伤引起的ALT、AST的升高；以200、100、50 mg/kg给大鼠灌胃5 d，对CCl_4、D-Glan致肝损伤引起的ALT、AST的升高也有明显的拮抗作用，表明龙牙楤木总皂苷具有明显的保肝作用，其作用机制是通过肝细胞内酶系统的诱导作用，而使核酸、蛋白质、糖原合成及能量合成增加，保护肝细胞膜的正常结构而起作用的[24,25]。

5. 降血糖 总皂苷以120、60、30 mg/kg给小鼠灌胃9 d，对四氧嘧啶、链脲佐菌素引起的血糖升高具有明显的降血糖作用；以100、50、25 mg/kg给家兔口服可明显降低四氧嘧啶引起的血糖升高，且具有明显的时效关系，表明龙牙楤木总皂苷具有降血糖活性[26]。

6. 抗病毒 辽东楤木的根总皂苷有明显的抗脊髓灰质炎病毒Ⅲ型（Polio Ⅲ）、柯萨奇病毒B_3和A_{16}($CoxB_3V$和$CoxA_{16}V$)、单体疱疹病毒Ⅰ型(HSVⅠ)、腺病毒Ⅲ型(AdvⅢ)、埃可病毒Ⅵ型($ECHO_{VI}V$)的活性，具有明显的抗肠道、腺病毒的效应。尤其对PolioⅢV、$CoxB_3V$、$CoxA_{16}V$、AdvⅢ的抑制数达2.5~3.0。对细胞的保护最高达96.7%，并证明总皂苷1:64稀释液(31.25 μg/mL)仍有抗病毒作用[27]。

7. 抗肿瘤 100 mg/kg剂量龙牙楤木叶总皂苷灌胃8 d，对小鼠肉瘤S180和肝癌H22细胞具有明显的杀伤作用，其抗肿瘤作用可能是通过诱生肿瘤坏死因子α(TNF-α)[28]和抑制突变型P53表达，促使突变的基因发生逆转来实现的[29]。

8. 抗缺氧 给小鼠灌胃总苷117、234 mg/kg，腹腔注射总苷3.75、7.5 mg/kg，均能明显延长减压缺氧小鼠、注射异丙肾上腺素(ISO)引起心肌缺血小鼠的存活时间；同时能显著延长小鼠静脉注射空气后呼吸暂停(TRC)、吸气停止(LG)时间和结扎两侧颈动脉小鼠的存活时间，表明总苷对心脑缺氧有明显保护作用。灌胃200 mg/kg或腹腔注射6 mg/kg，可明显延长氰化钾(KCN)及亚硝酸钠($NaNO_2$)中毒小鼠存活时间，表明总苷对KCN、$NaNO_2$引起组织中毒缺氧有明显保护作用。给小鼠灌胃100 mg/kg，可降低小鼠耗氧量，即耗氧速度。血气分析证明，给家兔灌胃总苷100 mg/kg，降低血液pH值，显著升高PAO_2，加大动静脉氧分压差($PA-VO_2$)，上述结果表明，总苷有明显的抗缺氧作用，显著增加心脑组织对缺氧的耐力；同时总苷可增加血液中氧的运输，以供给组织充分的氧，这可能与总苷显示出正性肌力作用同时，具有减慢心跳的作用有关。由于总苷使组织更好更多地利用氧，增加氧的利用率，促进气体交换；从而使血液pH值下降，表明血液偏酸，Hb对氧亲和力下降，有利于组织摄取氧，也有利于纠正因缺氧而引起的碱血症。另外，静脉二氧化碳分压($PvCO_2$)升高，pH下降，可使组织中血管扩张，并使Hb释放氧分子供组织利用，这在脑组织中具有积极的生理意义[30]。

9. 抗变态反应 给大鼠灌胃总苷117 mg/kg，从致敏前1 d至致敏后12 d，每日给药1次，显著抑制大鼠被动皮肤过敏(PCA)反应。总苷抑制PCA反应，主要是由于抑制IgE之产生。给大鼠灌胃总苷234 mg/kg，明显抑制大鼠Forssman皮肤血管炎。表明总苷对抗体和补体协同作用而引起血管内皮细胞的损伤有明显抑制作用。于致敏前1小时至致敏后6 d,致敏后第13 d至19 d每日给大鼠灌胃总苷117 mg/kg,共14次,以及攻击前48、24、1 h,给大鼠灌胃总苷234 mg/kg,均显著抑制结核菌素引起大鼠迟发型皮肤超敏反应,表明总苷对淋巴细胞致敏和淋巴因子,如皮肤反应因子、趋化因子等的释放或其致炎活性均有明显抑制作用。于致敏前24 h至致敏后4 d,致敏后8 d至致敏后24 d,每日灌胃总苷117 mg/kg均能明显抑制佐剂关节炎。可能与其抑制前列腺素E(PGE)合成,从而恢复或提高抑制性T淋巴细胞(Ts)功能有关。于第一次致敏前1 d至致敏后5 d,第二次致敏前2 d至致敏后5 d,每日给大鼠灌胃总苷117 mg/kg,对Arthus反应无明显影响,但攻击前48、24、1 h灌胃对Arthus反应则有显著抑制作用。攻击前1小时灌胃总苷,对可逆性被动Arthus反应有显著抑制作用。第一次致敏前1 d、后5 d及第二次致敏前1日、后7 d,每日灌胃1次总苷117 mg/kg,攻击前1 h再给药1次,共给药15次,对Arthus反应大鼠免疫复合物形成无明显影响。提示,总苷抑制Arthus反应,可能主要是由于抑制了免疫复合物激活后对白细胞的趋化,抑制了白细胞吞噬免疫复合物后PGE、组胺、溶酶体酶等炎症介质的释放和其致炎活性[31]。

10. 其他 每日给大鼠灌胃总苷117 mg/kg,同时每日往伤口涂抹总苷(5.65 mg/mL)1次,连续给药9 d,可明显促进伤口愈合[14]。以20、10 mg/kg剂量给小鼠腹腔注射7 d,可提高受X射线照射小鼠的存活率,延长存活时间;升高受照射小鼠外周血白细胞数,降低骨髓嗜多染红细胞微核率,可明显改善X射线对小鼠的损伤,具有抗辐射作用[32]。

11. 毒性 给小鼠皮下注射总苷LD_{50}为470 mg/kg[1];给小鼠灌胃总苷,LD_{50}为(1171.1±186.2)mg/kg;腹腔注射总苷,LD_{50}为(58.7±4.4)mg/kg[9]。辽东楤木提取物对雌雄大鼠亚慢性毒性试验显示,3.4 g/kg剂量给大鼠投药第90 d雌雄大鼠血中的ALT和SAP酶浓度增加,但尿素和血清蛋白未见变化。

【临床应用】

1. 免疫低下 有报道,服用本品皂苷糖衣片,有免疫调节作用[14]。

2. 疲劳 用本品总苷片每次服50 mg,每日2~3次,对于过度疲劳引起的无力抑郁症,疗效较好,对神经衰弱和感染后的无力状态也有显著的效果,但对严重的抑郁状态及退化性抑郁和狂性精神病的抑郁症均无效。长期应用总苷后,患者血象有明显改善:红血球数增加,白细胞分类正常。酊剂(用70%乙醇或酒浸泡1周后渗漉法制得1:10之酊剂)和总苷均无副作用,但对神经兴奋性增高和高血压患者禁用[1]。

3. 风湿症 用刺老鸦根皮15 g,水1碗,黄酒半碗,共煎为1碗,早晚各服1剂,用于治疗风湿腰腿痛。取根皮60 g,以白酒500 mL浸泡7 d,每服1酒盅,早晚各服1次,用于治疗筋骨痹痛。

(徐惠波 周重楚 苗艳波)

参 考 文 献

[1]吉林省中医中药研究所,等.长白山植物药志. 长春:吉林人民出版社,1982:782

[2]Шретр ГК,и др Содержание Аралоэидов,Корнях в . Аралии манъчжурской и Осоьенности ихНакопления По Фаэам Вегетачии. *Химио–фармацевтич– еский журнал*,1976,10(9):78

[3]李树殿,等. 从辽东楤木中提取齐墩果酸. 中药材,1985,5:20

[4]姜永涛,等. 辽东楤木化学成份的研究. 沈阳药学院学报,1991,8(4):265

[5]姜永涛,等. 辽东楤木化学成分及药理活性研究. 沈阳药学院学报,1991,8(4):290

[6]姜永涛,等. 辽东楤木化学成份的研究. 药学学报,1992,27(7):528

[7]Satoh Yohko. Oleanolic acid saponins from root–bark of Aralia. Phytochemistry, 1994,36(1):147

[8]邹春杰. 寻找人参代用品的研究. 国外医学中医中药分册,1983,1:5

[9]王忠壮,等. 辽东楤木精油的化学成分. 植物资源与环境,1993,2(3):29

[10]Соколов СЯ.электроэнчефалогра финческое Изчение Влияния Аралозидов A B C Ha..*Чентралвную систему Фармак И Токсик* , 1964,27(4):396

[11]周重楚,等.龙牙楤木总苷的抗炎作用.中国药理学与毒理学杂志,1991,5(1):30

[12]任骏,等.龙牙楤木总苷对前列腺素及环核苷酸的影响.中国药理学通报,1988,4(3):150

[13]Nikaido T ,et al. Inhibitors of Cyclic AMP Phosphodiesterase in medicinal plants. *Planta Medica*,1981,43(1):18

[14]孙晓波,等.龙牙楤木总苷的强壮作用.中草药,1991,22(2):78

[15]温富春,等. 龙牙楤木总皂苷抗心肌缺血作用研究. 世界科学技术–中医药现代化,2005,7(增刊):5

[16]李明,等. 龙牙楤木总苷对大鼠心肌缺血再灌注损伤保护作用的实验研究. 中国现代中药,2009,11(5):30

[17]孙桂波,等.龙牙楤木总苷对缺氧/再给氧心肌细胞损伤的保护作用.中国药理学通报,2006,22(9):1092

[18]孙桂波,等.去葡萄糖竹节参皂苷Ⅳa抗实验性心律失常作用.中国药理与毒理学学杂志,2006,20(5):377

[19]孙桂波,等.去葡萄糖竹节参皂苷Ⅳa对心肌电生理特性的影响.中国药理学通报,2006,22(11):1407

[20]孙桂波,等.去葡萄糖竹节参皂苷Ⅳa对缺氧抚养心肌细胞损伤的保护作用.中国药理与毒理学学杂志,2005,19(6):424

[21]JerZy w. et al. Studies on the Saponin fraction from the root of Aralia mandshurica Rupr et Maxim. part IV. *Herba Pol*, 1977,23(4):285

[22]JerZy w. et al. Camparative evaluatin of the effect of Aralia mandshurica Rupr et Maxim and Calendula officinalis L Saponosides on the lipid level in blood serum and liver homogenates. *Herba Pol*, 1980,24(4):233

[23]Samochowiec L. Pharmacologyical Study of Saponoside from Aralia mandshurica Rupr et Maxim and Calendula officinalis L. *Herba Pol*, 1983,29(2):151

[24]何波林,等.龙牙楤木根皮总皂苷对小鼠肝脏保护作用的研究. *Am J Clin Med*, 2003,5(2):127

[25]王丽君,等.辽东楤木叶总皂苷抗急性肝损伤的实验研究.中医药信息,2009,26(2):29

[26]宋少江,等.辽东楤木总皂苷降血糖作用研究.中药研究与信息,2005,7(5):7

[27]李凡.龙牙楤木总苷的抗病毒作用研究.中国中药杂志,1994,19(4):562

[28]吴勃岩,等.龙牙楤木叶总皂苷对荷瘤鼠TNF-α的诱生作用.中医药学报,2003,31(6):52

[29]吴勃岩,等.龙牙楤木叶总皂苷对荷瘤鼠突变型P53表达的影响.中医药学报,2005,33(1):38

[30]周重楚,等.龙牙楤木总苷的抗缺氧作用.中草药,1991,22(3):114

[31]周重楚,等.龙牙楤木总苷对变态反应的影响.中国药理学与毒理学杂志,1991,5(1):34

[32]王丽君,等.龙牙楤木多糖的抗辐射损伤作用.中药材,2006,29(10):1086

刺五加 Acanthopanacis Senticosi Radix et Rhizoma seu Caulis

ci wu jia

本品为五加科植物刺五加*Acanthopanax senticosus* (Rupr.et Maxim.)Harms的干燥根及根茎或茎。味辛、微苦,性温。益气健脾,补肾安神。主治脾肺气虚、体虚乏力、食欲不振、肺肾两虚、久咳虚喘、肾虚腰膝酸痛、心脾不足、失眠多梦等。

【化学成分】

1. 糖苷类 已分离出八种刺五加苷(eleutheroside A、B、B_1、C、D、E、F和G)[1,2]。皂苷:原报春花素A(protoprimulagenin A)的糖苷[3]。刺五加叶中含齐墩果酸为配基的五加叶苷I、K、L和MJ等,三萜皂苷类刺五加苷A_1、A_2、A_3、A_4、B、C_1、C_2、C_3、C_4、D_1、D_2、D_3和E[4]。还含有3,4-开环羽扇豆烷型三萜苷[5]。

2. 木脂素类 新刺五加酚 (neociwujiaphenol)和Ciwujiatone、阿魏葡萄苷(fereloylsucrose)、异秦皮啶、五加苷B_1、阿魏酸葡萄糖苷和丁香苷[6,7]。

3. 黄酮类 刺五加叶存在槲皮素苷(槲皮素-3-O-α-L-鼠李糖)、金丝桃苷、槲皮素和芦丁。黄酮苷类化合物在刺五加叶中含量达37.25%[8,9]。

4. 多糖 刺五加多糖包括葡萄糖、果糖、阿拉伯糖等,刺五加中含有2%~6%碱性多糖及2.3%~5.7%水溶性多糖[10],五加多糖PES中的两种多糖被命名PES-A和PES-B,相对分子质量分别为7000和7600,PES-A的组成比为葡萄糖:乳糖:阿拉伯糖:3.3:2:1,主要为1-3α-D-葡萄吡喃糖及一些1→2与1→4连接的吡喃型已醛糖[11],刺五加果中也含有与根多糖组成极为相似且具有一定保肝作用的水溶性多糖[3]。

5. 其他 硬脂酸、β-谷甾醇、胡萝卜苷、芝麻素、丁香苷、白桦脂酸、苦杏仁苷、蔗糖[12]、liriodendrin、反式4,4′-二羟基-3,3-二甲氧基芪和7-羟基-6,8-二甲基香豆素即异嗪皮啶(isofraxidin)[13]、油酸甲酯、油酸乙酯、10,13-十八碳二烯酸甲酯、10,13-十八碳二烯酸乙酯、肉豆蔻酸、棕榈酸、9,11-十八碳二烯酸和十六碳三烯酸[14]。

【药理作用】

1. 中枢神经系统

(1)改善睡眠 刺五加水煎剂32、16、8 g/kg,灌胃7 d, 对戊巴比妥钠诱导的小鼠睡眠时间具有显著延长作用,刺五加水煎剂具有改善睡眠作用[15]。刺五加注射液(20 mL/支)1 mL腹腔注射于大鼠,连续7 d。从第5天开始睡眠周期发生较显著变化,第9天作用最明显：深慢波睡眠、慢波睡眠和总睡眠时间分别增加104.3%、27.3%和31.3%。表明刺五加注射液能选择性增加睡眠周期中的慢波睡眠，在治疗睡眠障碍方面具有较大的优势[16]。刺五加皂苷10、5、2.5mg/kg灌胃小鼠30 d，有促进小鼠改善睡眠的作用[17]。

(2)保护氧化损伤神经元　刺五加多糖（ASPS）10、5、2.5、1.25 g/mL能够提高H_2O_2诱导的海马神经细胞抗凋亡能力，表现在细胞损伤程度明显减轻，bcl-2表达量提高，bax表达量降低[18]。进一步研究表明，ASPS能增强8-OHdG DNA糖苷酶（OGG_1）mRNA表达。该酶的存在降低了DNA突变的风险，对海马神经元氧化损伤有保护作用[19]。在大鼠肾上腺嗜铬瘤PC12细胞缺血模型中，9 h氧葡萄糖剥夺可明显降低PC12细胞活力。刺五加皂苷（ASE）50 g/mL预处理细胞存活率显著增加，细胞损害明显减轻；ASE预处理能明显增加缺氧诱导因子-1（HIF-1）蛋白表达。表明，ASE可诱导PC12细胞对缺血的耐受，该效应可能与ASE诱导PC12细胞HIF-1稳定表达有关[20]。给脑出血大鼠术后腹腔注射刺五加注射液31.25、6.25 ml/kg，分2次注射。可降低脑出血大鼠脑组织中MDA含量，提高SOD活性，减少自由基产生，减轻脑水肿。这些可能是刺五加注射液发挥脑保护作用，治疗脑出血的机制之一[21]。

2. 抗缺血再灌注损伤

(1)抗脑缺血再灌注损伤　刺五加注射液（10 mL/kg，灌胃2次/d，共15 d）预处理，可使缺血再灌注大鼠血清神经元烯醇化酶（NSE）含量显著减少；梗死体积显著缩小；神经功能缺损评分显著改善。刺五加预处理对大鼠脑缺血再灌注损伤具有保护作用[22]。刺五加总黄酮（AS）在大鼠手术后6 h经腹腔给予4 mg/kg，可提高急性脑缺血大鼠脑组织突触素P38和生长相关蛋白GAP-43的表达，具有促进突触再建和增强、完善再建突触效能的作用[23]。刺五加总黄酮（4 mg/kg）加针刺能提高局灶性脑缺血大鼠TGF-1蛋白表达，减少脑缺血区细胞凋亡的发生，对脑缺血有良好的治疗作用[24]。

(2)抗心肌缺血再灌注损伤　对心肌缺血再灌注损伤大鼠，刺五加总皂苷（ASS）20、10、5 mg/L加入灌注液中灌注。结果，大剂量可改善大鼠心功能；大、中剂量可显著增加心脏基础冠脉流量，且可显著增加缺血后再灌注心肌冠脉流量；对冠脉流量的作用可被一氧化氮合酶抑制剂取消。ASS能显著改善心肌缺血再灌注损伤后的心功能[25]。ASS对麻醉犬急性心肌梗死有保护作用。从股静脉钙麻醉犬注入ASS 30、15、7.5 mg/kg，ASS可明显降低心肌梗死麻醉犬ST段的升高，缩小心肌梗死面积，降低血清LDH、CPK活性[26]。体外培养缺血再灌注损伤心肌细胞，加入20%、30%、40%、50%刺五加注射液，细胞存活率升高；LDH、MDS水平降低，SOD活性升高；荧光像素值及阳性染色面积降低。刺五加注射液对缺血再灌注损伤心肌细胞有保护作用，最佳浓度为40%[27]。

(3)抗胰腺缺血再灌注损伤　在术前30 min大鼠腹腔保留灌注刺五加90 mg/kg，对胰腺缺血再灌注损伤有保护作用。表现在：不同缺血时间大鼠胰腺组织的病理变化和MDA、SOD、NO、AMS（淀粉酶）等指标明显改善，胰腺损伤明显减轻[28]。

3. 改善血液流变性　刺五加提取物（19.23、1.923 g/kg，灌胃21 d）可显著升高正常小鼠血小板和膜脂流动性，降低微黏度水平。刺五加对正常小鼠血液流变性有明显影响[29]。刺五加注射液5、2.5 mL/kg，3次/d，连续3 d，可使急性血瘀大鼠的全血黏度、血浆黏度、纤维蛋白原浓度、血沉和红细胞压积明显降低，对预防和控制部分心脑血管疾病的发生有益[30]。刺五加总皂苷（ASS）2、1、0.5 mg/kg给家兔静脉注射，对ADP诱导的家兔血小板最大聚集率具有抑制作用，显著降低家兔全血黏度，改善家兔血液流变性[31]。

4. 抗肝脏、胰腺损伤　刺五加总皂苷和粗多糖剂量均为25、15、5 mg/L，连续4 d灌胃，可降低他克林急性肝损伤小鼠血清AST、ALT、ALP、TNF-α活性，对急性肝损伤有一定的保护作用[32]。给急性胰腺炎小鼠模型尾静脉注射刺五加注射液（1 mL/100 g体重），可降低血清中TNF-α、IL-1、IL-6水平，降低血清中淀粉酶、脂肪酶、磷脂酶A2的活性。刺五加对血清中多种细胞因子和酶的调节是其治疗急性胰腺炎的作用基础[33]。

5. 抗肿瘤　刺五加皂苷（ASS）500、250 g/mL作用于人肝癌细胞株Hep G_2，使其血管内皮生长因子（VEGF）蛋白及mRNA表达量下降。ASS通过抑制VEGF介导的肿瘤血管新生，抑制肿瘤的生长和转移[34]。体外培养人红白血病K562细胞，加入不同浓度刺五加多糖（0.405、0.810、1.620、2.430、3.240 mg/mL）孵育24 h，抑制率分别为16%、27%、48%、50%、55%，并可诱导K562细胞凋亡[35]。刺五加注射液（10、20、40、80 μL）对人宫颈癌细胞株Hela增殖有较强的抑制作用[36]。从刺五加分离提取的紫丁香苷400、200 mg/kg剂量，对S180荷瘤小鼠的肿瘤抑制率分别为61.16%和25.89%；对人宫颈癌Hela、乳腺癌MCF-7、肺癌A549和前列腺癌PC-3细胞的IC_{50}为14.42、18.09、32.96和27.73 g/mL[37]。以浓度为0.75 g/L ASS与不同浓度的冬凌草甲素联合应用对人食管癌ECA-109细胞的增殖具有明显抑制作用，对其细胞周期的影响及诱导细胞凋亡可能是其重要机制之一[38]。

6. **抗疲劳** 给小鼠灌胃19.45、6.51、3.26 g/kg刺五加浓缩液，30 d后能延长小鼠负重游泳时间；减少肝糖原消耗量；对血清尿素水平无影响；对运动后血乳酸升高有抑制作用。刺五加浓缩液具有抗疲劳作用[39]。南京地区引种和东北地产刺五加药液给大鼠灌胃2、1、0.5 mL，能够减少体内自由基含量，增强清除自由基能力；减少代谢产物堆积，提高机体运动能力，发挥抗疲劳作用[40]。刺五加总苷穴位贴敷组大鼠外观疲劳程度、睡眠剥夺所致血乳酸浓度升高及低睾酮状态均较对照组为轻，血皮质醇含量变化与对照组比较无显著差异。提示刺五加总苷可改善实验动物的疲劳状态，调节机体应激反应水平，具有对抗睡眠剥夺所致疲劳的作用[41]。

7. **抗氧化** 刺五加醇提物和水提物浓度为10、8、6、4、2 mg/mL，对·OH自由基清除的IC_{50}为1.29和0.37 mg/mL；对DPPH自由基的IC_{50}为0.19和0.09 mg/mL；对O^{2-}的IC_{50}为0.488和0.24mg/mL；刺五加水提液的抗氧化能力大于醇提液。而在3种LPO激发模型中，刺五加醇提液的抗氧化能力比水提液强[42]。刺五加茶灌胃小鼠(6 g/100mL，每只鼠每日灌胃1.0 mL)4周，能降低四氧嘧啶糖尿病小鼠血糖；增强小鼠抗氧化酶系活性，增强抗氧化能力[43]。

8. **抗衰老** 刺五加苷(CG)14.4、7.2、3.6 g/kg灌胃给D-半乳糖衰老大鼠，提高大鼠血清TNF-α、IL-6、IL-2水平；提高T淋巴细胞增殖功能；改善衰老大鼠免疫功能，延缓免疫衰老[44]。上述剂量的CG可以降低HCT、TG、CHO、LDL-C水平，提高HDL-C水平。CG通过降低衰老大鼠血脂、血黏发挥延缓衰老作用[45]。刺五加注射液200、100、50 mg/kg灌胃30 d，对喹啉酸衰老大鼠能显著缩短记忆缺失寻找平台的潜伏期，减少错误次数；脑海马匀浆中单胺类神经递质明显升高。刺五加注射液能提高衰老大鼠记忆能力，与其动员海马单胺类递质有关[46]。

9. **促进干细胞增殖分化** 刺五加注射液（总黄酮，3 mg/mL）1/2、1/4、1/8、1/16、1/32加入阿糖胞苷损伤的骨髓间充质干细胞，对细胞增殖有恢复作用，对损伤的细胞有保护作用[47]。刺五加注射液(总黄酮为5、1、0.5、0.33、0.25 mg/mL)对体外培养的骨髓间充质干细胞增殖有促进作用[48]。刺五加注射液0.4 mg/mL可诱导骨髓间充质干细胞分化为神经元样细胞，神经元特异性烯醇化酶(NSE)、微管相关蛋白(MAP-2)等神经标志物反应呈阳性。刺五加注射液的诱导机制可能与其具有补肾益精及抗氧化有关[49]。

10. **降糖** 刺五加注射液125、62.5 mg/kg给小鼠腹腔注射，对四氧嘧啶、葡萄糖、肾上腺素诱导的血糖升高有拮抗作用，对正常小鼠血糖没有影响[50]。刺五加水煎剂5.00、1.25、0.25 g/kg灌胃15 d，能极显著降低四氧嘧啶糖尿病大鼠血糖水平，有降血糖作用[51]。刺五加皂苷(ASS)可促进Ⅱ型糖尿病大鼠模型类胰升血糖素肽-1(GLP-1)的分泌[52]，GLP-1是迄今为止作用最强的肠促胰岛素，亦是最安全的降血糖物质。ASS可增强Ⅱ型糖尿病大鼠胰岛素分泌，对正常大鼠无影响；在模型组可见胰岛数量减少，胰岛细胞稀疏，排列不规则，ASS对胰岛B细胞具有保护作用[53]。

11. **其他** 刺五加水提物0.10、0.03、0.01 g/mL对大鼠离体胸主动脉环具有浓度依赖性舒张作用，此作用与内源性的舒张因子一氧化氮无关，可能与抑制血管平滑肌细胞内质网储存钙有关[54]。刺五加苷B大鼠在体肠段灌流，不同肠段药物吸收量及肠壁渗透率依次为十二指肠、空肠、回肠和结肠顺序下降；在血浆和胆汁中未检测出刺五加苷B。刺五加苷B生物利用度低是因为肠道酶代谢，引起刺五加苷B降解，而不仅仅是吸收因素[55]。

12. **毒性** ①急性毒性 刺五加毒性较低，给小鼠按350 g/kg灌胃刺五加乙醇提取物，或按(生药)2 g/只腹腔注射刺五加全草注射液，均未见明显毒性。刺五加根乙醇提取物灌胃剂量增至500 g/kg时，给药后小鼠跳跃不安，10 min后转为安静，1 h后恢复正常。刺五加流浸膏灌胃的LD_{50}为14.5 g/kg[12]。小鼠皮下注射刺五加总苷的LD_{50}为4.75 g/kg[56]。小鼠腹腔注射刺五加总黄酮的LD_{50}为89.8 mg/kg[57]。②慢性毒性 刺五加醇提取液分别按18 g/kg(人用量60倍)或30 g/kg(人用量的100倍)给家兔灌胃给药，每日一次，连续给药15 d，结果对肝肾功能和心、肝、脾、肺、肾等实质脏器未见明显影响[58]。另有报告给实验动物连服刺五加数月亦无毒性反应，且无致畸作用[59]。

【临床应用】

1. **抗脑血栓** 68例脑血栓形成患者应用刺五加注射液30 mL联合正康脑明注射液300 mg和维思肽10 mL，静滴，2周为1个疗程，并与68例维脑络通注射液及能量合剂治疗对照。结果，治疗组基本治愈27例，显效28例，有效8例，无效5例，显效率82%，总有效率为93%；而对照组显效率为60%，总有效率为81%。刺五加注射液等三种药物联合是治疗脑血栓形成的安全有效方法[60]。

2. **失眠、抑郁、神经官能症** 刺五加注射液40 mL，静脉滴注，2周为1疗程。治疗重度失眠50例，痊愈20

例，显效15例，有效7例，无效8例，总有效率90%[61]。金纳多(25 mL)联合刺五加(250 mL)，静脉滴注2周，治疗脑卒中后抑郁患者66例。以HAMD抑郁量表和Barthel指数量表评定，在治疗缺血性脑卒中时对卒中后抑郁也有效[62]。确诊为心脏神经官能症34例，给予刺五加注射液60 mL，静滴，10~15 d，辅以安定、维生素口服治疗；对照31例给予安定、维生素等口服治疗。结果，治疗组显效率55.88%，有效率88.23%；对照组显效率16.13%，有效率54.84%。刺五加注射液治疗心脏神经官能症疗效确切[63]。复方刺五加糖浆对心脾两虚型神经衰弱患者有治疗效果。160例中治愈19例，显效52例，有效85例，无效4例，总有效率97.5%；对照组(口服归脾养心丸)总有效率85%[64]。

3. 冠心病、心肌缺血 将冠心病患者285例随机分为刺五加注射液组148例和极化液组137例。两组均常规应用消心痛、心痛定或地尔硫䓬和肠溶阿司匹林等。刺五加注射液组加用刺五加注射液40~60 mL静滴15 d为1个疗程。结果，心电图疗效治疗组显效率33%，总有效率为77%，优于对照组[65]。另冠心病患者51例给予刺五加注射液，对照组给予扩血管药或能量合剂。结果，对照组总有效率77.55%，刺五加组总有效率88.24%。总黄酮是刺五加注射液治疗冠心病的有效成分[66]。常规治疗加刺五加方(刺五加、灯盏细辛、丹参、银杏叶等)水煎液治疗30例心肌缺血患者，临床总有效率86.67%，高于常规治疗对照组(60%)[67]。

4. 高脂血症 123例中老年高血脂患者用刺五加注射液60 mL静脉滴注，10 d为1疗程，连用3个疗程。结果，降低TC、TG总有效率97.4%和84.2%；升高HLD-C总有效率78.1%。刺五加注射液中老年高血脂症效果明显，不良反应轻微[68,69]。

5. 糖尿病 刺五加注射液联合胰岛素治疗糖尿病，以治疗前后血糖、胰岛素的用量、尿蛋白的排泄量等指标评定。结果：刺五加注射液联合胰岛素的疗效优于单纯胰岛素，刺五加可以作为糖尿病治疗的有效辅助药物[70]。刺五加注射液60 mL静脉滴注与前列腺素E_1联合用药，前后共用4周，治疗52例糖尿病早期肾病。结果，显效18例(34.6%)，有效24例(46.2%)，无效10例(19.2%)，总有效率80.8%[71]。

6. 脑梗死 将150例脑梗死患者分为治疗组120例，对照组30例。治疗组以刺五加注射液60 mL静滴(对照组以丹参注射液20 mL静滴)，疗程均为14 d。结果，治疗组治愈17例，显效43例，有效48例，无效12例，显效率达50%，总有效率为90%，优于对照组(显效率27%，总有效率87%)。CT改善率治疗组为53%，对照组为33%。刺五加注射液治疗脑梗死疗效优于丹参注射液[72]。刺五加注射液治疗脑梗死93例，亦取得较明显的疗效[73]。

7. 偏头痛发作 46例患者在急性发作后2 d内口服刺五加胶囊与川芎胶囊，晚各1粒，连服6个月。患者头痛程度，头痛指数和头痛复发率都明显降低，是偏头痛患者缓解期有效的预防药物[74]。

8. 更年期综合征 刺五加注射液40 mL，静脉点滴14 d，经治132例，症状消失103例，症状减轻21例，无效8例，总有效率93.7%[75]。

9. 血管性痴呆 治疗组静脉滴注刺五加注射液100 mL联合脑苷肌肽10 mL，20 d为1个疗程；复方丹参注射液作对照。治疗组20例，4例显效，11例有效，5例无效，总有效率75.0%；对照组总有效率53.3%。两组均未发生不良反应[76]。

10. 眩晕 对眩晕患者86例用培他定氯化钠注射液500 mL加复方丹参注射液20 mL、刺五加注射液40 mL静脉滴注治疗，14 d为1个疗程。结果治愈68例(79%)，好转15例，未愈3例，治疗效果满意[77]。对82例血管性眩晕随机分为刺五加注射液治疗组(40 mL，静脉滴注，7 d为1疗程，用药2个疗程)51例，对照组(川芎嗪注射液)31例。治疗组基本痊愈56.8%，显效15.7%有效25.5%，无效2.0%，疗效优于对照组[78]。

11. 不良反应 对刺五加注射液不良反应的100例病例进行统计分析，变态反应是刺五加引起的主要不良反应，过敏性休克发生率约为31%。其次为全身性反应、皮肤及呼吸系统方面的损害[79]。

(侯文彬　周秋丽　何宗梅　毕云峰　王本祥)

参考文献

[1]侯团章. 中药提取物(第一卷). 北京：中国医药科技出版社，2004：119

[2]Kang JS, et al. Quantitative determination of eleutheroside B and E from Acanthopanax species by high performance liquid chromatography. *Arch Pharm Res*, 2001, 24(5): 407

[3]张芳红，等.齐墩果酸在甘肃产八种五加科植物中的分布规律. 中药材，1994，17(9)：29

[4]Shao CJ. Saponins from leaves of Acanthopanax senticosus Harms. *Chem Pharm Bull*, 1989, 37(1): 42

[5]Park SY, et al. New 3,4-seco-Lupane-Type Triterpene Glycosides from Acanthopanax seticosus forma inermis. *J Nat Prod*, 2000, 63(12): 1630

[6]吴立军，等. 刺五加茎叶化学成分. 药学学报，1999，34

(4):294

[7]吴立军,等.刺五加茎叶化学成分.药学学报,1999,34(11):839

[8]陈貌连,等.刺五加叶中黄酮类化合物的结构鉴定.高等学校化学学报,2002,23(5):805

[9]陈貌连,等.刺五加叶中黄酮类化合物的分析.分析化学,2002,30(6):690

[10]黄泰康.常用中药成分与药理手册.北京:中国医药科技出版社,1994:1186

[11]苗明三,等.现代实用中药质量控制技术.北京:人民卫生出版社,2000:621

[12]赵余庆,等.刺五加活性成分Liriodendrin结构研究.中草药,1990,21(3):44

[13]赵余庆.刺五加中异秦皮啶和芪类化合物的分离鉴定.中草药,1991,22(11):516

[14]赵余庆,等.刺五加中脂肪酸类和酯类成分的分离与鉴定.中医药学报,1989,(3):55

[15]韩春霞,等.刺五加水煎剂改善睡眠作用研究.中华中医药学刊,2007,25(10):2084

[16]肖军,等.刺五加注射液对大鼠睡眠影响的实验研究.河北医药,2009,31(9):1031

[17]李文仙,等.刺五加皂甙提取物对小鼠睡眠作用观察.中国食品添加剂,2010,2:75

[18]刁波,等.刺五加多糖对H_2O_2诱导海马细胞凋亡的保护作用.华南国防医学杂志,2008,22(1):4

[19]刁波,等.刺五加多糖对氧化损伤大鼠的海马神经原OGG1 mRNA表达的影响.中国老年学杂志,2009,29(4):396

[20]陈建,等.刺五加皂苷诱导PC12细胞对缺血的耐受及相关机制探讨.中华儿科杂志,2007,45(2):138

[21]刘天丹,等.刺五加注射液对脑出血大鼠血肿周围组织含水量、SOD、MDA水灵的影响.中西医结合心脑血管病杂志,2009,7(9):1055

[22]詹海涛,等.刺五加对大鼠实验性脑缺血-再灌注损伤的保护作用.陕西医学杂志,2009,38(4):424

[23]石学魁,等.刺五加总黄酮对脑缺血大鼠脑组织P38及GAP-43蛋白表达影响的实验研究.中西医结合心脑血管病杂志,2007,5(3):211

[24]石学魁,等.刺五加总黄酮和针刺对脑缺血后TGF-1的影响.牡丹江医学院学报,2006,27(6):4

[25]于大海.刺五加总皂苷对大鼠心肌缺血性再灌注的保护作用及机制研究.药学实践杂志,2008,26(3):197

[26]于大海,等.刺五加总皂苷对麻醉犬急性心肌梗死的保护作用.药学服务于研究,2008,8(5):343

[27]王刚,等.刺五加在心肌细胞缺血再灌注损伤中的保护作用.解剖学杂志,2006,29(6):714

[28]周建峰,等.刺五加对大鼠胰腺缺血再灌注损伤的影响.实用医学杂志,2009,25(19):3204

[29]刘蔚,等.葛根及刺五加提取物对正常小鼠血液流变学作用的比较.广州中医药大学学报,2007,24(2):138

[30]韩晓东.刺五加注射液对急性血瘀模型大鼠血液流变学的影响.中国实用医药,2009,4(36):45

[31]于大海,等.刺五加总皂苷对家兔血小板、凝血功能及血液流变性的影响.药学实践杂志,2008,26(4):272

[32]王占一,等.刺五加对他克林所致小鼠急性肝组织损伤的保护作用.延边大学医学学报,2007,30(1):31

[33]朱健平,等.刺五加对急性胰腺炎模型大鼠体内炎性介质的影响.中国临床药理学与治疗学,2008,13(7):744

[34]丰俊东,等.刺五加皂苷对人肝癌细胞株血管内皮生长因子表达的抑制作用.中药新药与临床药理,2007,18(5):339

[35]罗强,等.刺五加多糖对人白血病K562细胞作用的研究.河北北方学院学报(医学版),2008,25(5):17

[36]王恩军,等.刺五加注射液对Hela细胞增抑制作用的实验研究.河北北方学院学报(医学版),2008,25(2):19

[37]汪琢,等.刺五加中紫丁香苷的提取分离及抗肿瘤作用研究.时珍国医国药,2010,21(3):752

[38]张松,等.刺五加叶皂苷联合冬凌草甲素对人食管癌Eca-109细胞的生长抑制作用.肿瘤基础与临床,2007,20(3):226

[39]宫丽君,等.刺五加浓缩液抗疲劳作用的实验研究.畜牧兽医科技信息,2009,5:21

[40]刘芳,等.南京地区引种刺五加抗大鼠疲劳试验研究.东南国防医药,2008,10(5):356

[41]李求实,等.刺五加总苷穴位贴敷抗睡眠剥夺作用的实验研究.华南国防医学杂志,2002,16(2):11

[42]王欣,等.刺五加提取物在自由基模型中的活性作用.癌变畸变突变,2009,21(2):127

[43]张娅婕,等.刺五加茶对糖尿病小鼠血糖及抗氧化能力的影响.长春中医药大学学报,2008,24(4):366

[44]孟宪军,等.刺五加苷对D-半乳糖致衰老模型大鼠免疫功能的影响.中国老年学杂志,2010,30(2):216

[45]初照成,等.刺五加苷对衰老大鼠血细胞及血糖、血脂指标的影响.中国现代医生,2009,47(15):130

[46]黄德彬,等.刺五加注射液对衰老模型大鼠学习记忆障碍及海马单胺类神经递质的影响.湖北民族学院学报(医学版),2008,25(3):1

[47]陈雨,等.刺五加对阿糖胞苷损伤的骨髓间充质干细胞的保护作用.中国小儿血液与肿瘤杂志,2010,15(2):73

[48]王明宁,等.刺五加注射液对骨髓间充质干细胞增殖的影响.青海医学院学报,2008,29(2):116

[49]高艳霞,等.刺五加注射液体外诱导骨髓间充质分化机制的研究.山东中医杂志,2008,27(6):406

[50]韩启国,等.刺五加注射液对血糖作用的实验研究.中华临床医学研究杂志,2007,13(3):291

[51]权伍荣,等.刺五加对糖尿病动物模型的降血糖影响初探.畜牧与饲料科学,2009,30(9):170

[52]杨扬,等.刺五加叶皂甙对GLP-1分泌影响的实验研究.福建中医药,2003,35(3):38

[53]扈清杨,等.刺五加叶皂甙对Ⅱ型糖尿病大鼠胰岛素分泌影响的形态学研究.黑龙江医药科学,2003,26(6):21

[54]许松日,等.刺五加水提取物对大鼠离体动脉血管的舒张作用.延边大学医学学报,2009,32(4):253

[55]谭晓斌,等.刺五加苷B的大鼠在体肠吸收特性研究.中成药,2008,30(3):346

[56]Brekhman II, et al. New substances of plant origin which increase nonspecific resistance. *Annu Rev Pharmacol*,1969,9:419

[57]Shen ML, et al. Immunopharmarmacological effects of polysaccharides from Acanthopanax denticosus on experimental animais. *Int J immunopharma*,1991,13(5):549

[58]黑龙江省祖国医药研究所中药研究室.刺五加国内外研究的概况.中成药研究,1980,(6):10

[59]阴健.中药现代研究与临床应用.北京:学苑出版社,1994:411

[60]尹新会,等.刺五加、正康脑明与维思肽配伍治疗脑血栓形成疗效观察.陕西医学杂志,2002,31(7):626

[61]郭孝友.刺五加注射液治疗重度失眠症50例.中国医药卫生,2007,8(5):54

[62]郭立志,等.金纳多联合刺五加治疗脑卒中后抑郁的疗效观察.中外医学研究,2010,8(7):86

[63]李永秀..刺五加注射液治疗心脏神经官能症的疗效观察.中外医学研究,2010,8(1):34

[64]张旭东,等.复方刺五加糖浆治疗心脾两虚型神经衰弱160例.中医杂志,2008,49(8):692

[65]吕孙成,等.刺五加注射液治疗冠心病疗效观察.人民军医,2002,45(6):330

[66]邢宝丽.刺五加注射液治疗冠心病100例临床药效分析.健康大视野·医学分册,2007,7:65

[67]韩艳梅,等.刺五加方剂治疗心肌缺血30例临床观察.山东医药,2008,48(46):6

[68]侯玉玲,等.刺五加注射液治疗中老年人高血脂症的临床观察.海峡药学,2009,21(3):113

[69]杨兴全.刺五加注射液治疗中老年人高血脂症的临床疗效.实用心脑肺血管病杂志,2009,17(8):682

[70]陈翔,等.刺五加注射液合胰岛素治疗糖尿病疗效观察.浙江中西医结合杂志,2000,l0(8):457

[71]刘淑玲,等.刺五加注射液与前列腺素E1联合治疗糖尿病肾病疗效观察.河北医药,2008,30(10):1610

[72]包起钫,等.刺五加注射液治疗脑梗塞120例.上海中医药杂志,2002,12:10

[73]王玉英.刺五加注射液治疗急性脑梗死93例疗效观察.齐鲁护理杂志,2009,15(7):123

[74]董希光,等.刺五加胶囊与川芎胶囊预防偏头痛发作的临床效果.中国民族民间医药,2010,19(5):117

[75]王鹏军,等.刺五加注射液治疗更年期综合征132例体会.中西医结合与祖国医学,2008,12(6):539

[76]蔡廷凯,等.刺五加与脑苷肌肽治疗血管性痴呆35例.实用医技杂志,2008,15(22):2927

[77]徐国爱,等.复方丹参合刺五加注射液治疗眩晕86例.中华现代医药,2002,2(11):1090

[78]王晨.刺五加注射液治疗血管性眩晕82例观察.中国医药导报,2008,5(24):92

[79]杨振东.刺五加注射液致药物不良反应100例文献分析.中国实用医药,2009,4(9):147

刺人参 Oplopanacis Elati Radix ci ren shen

本品为五加科植物刺人参*Oplopanax etatus* Nakai的干燥根。味苦、辛,性温。有补气、助阳、兴奋中枢神经功能。主治神经衰弱、精神抑郁、低血压、阳痿、精神分裂症及糖尿病等。

【化学成份】

1.挥发油及挥发性成分 刺人参含挥发油,各部位含量分别为根1.2%,根皮1.5%,根茎、茎均为1.1%,叶0.1%[1]。刺人参挥发油的主要成分为橙花叔醇(nerolidol)、榧叶醇(torreyol)、δ-毕橙茄烯(δ-cadenene)、布蔡醇(bulnesol)、α-十二烯醛(α-dodecenal)等,占50%以上[2]。尚含有7,11-二甲基-3-亚甲基-1,6,10-十二碳三烯和7-甲基-3-亚甲基-1,6-辛二烯[3]、β-甜没药烯(β-bisabolene)、γ-依兰烯(γ-muuro1ene)、β-合欢烯(β-farnasene)、α-古芳烯(α-gurgunene)和反式β-合欢烯(trans-β-farnasene)[4]、α-蒎烯(α-pinene)、β-蒎烯(β-pinene)和正-辛醛(n-caprylaldenyde)[5]。

2.脂肪酸类 主要为异油酸、壬二酸[6]。

3.皂苷类 其根含三萜皂苷,含量为2.38%,皂苷元含量为1.15%[7]。从皂苷中分离出6个固醇类皂苷,分别命名为刺人参皂苷A、B、C、D、E、F[8,9]。

4.黄酮类 从刺人参中分离出两种黄酮苷为:山柰黄素-3-O-β-D-吡喃半乳糖基-(1-2)-β-D-吡喃葡萄糖苷、槲皮素-3-O-β-D-吡喃半乳糖基-β-D-吡喃葡萄糖苷[10]。

5. 蒽醌类 从刺人参根茎中分离出4种蒽醌类成分——大黄酚、大黄素甲醚、大黄素和芦荟大黄素[11,12]。

6. 木脂素素类 确定了2个新木脂素素类化合物，刺人参苷A，刺人参苷B。其结构为：2，3-二氢-2-(4-O-β-D-吡喃葡萄糖基-3-甲氧基苯基)-3-(4-O-β-D-吡喃葡萄糖基甲基)-5-ω-羟丙基-7-甲氧基-苯丙呋喃；(-)erythro-3-methoxy-4-O-β-D-glueopyranosyl-phenyl propane-7，8，9-triol或(-)erythro-guaiacyl glycerol 4-O-β-D-glucopyranoside[7,13]。

7. 微量元素 在刺人参中发现有铜、铁、锌、锰、铬、锶、铝和银等8种微量元素，茎中含量高于根。叶中铁、锌、锰含量占其微量元素的80%，锰含量更高[14]。

8. 其他 刺人参根茎中均含有紫丁香苷、胡萝卜苷、β-谷甾醇、鼠李糖、蔗糖、半乳糖、半乳醛糖、葡萄糖、阿拉伯糖[15,16]。正二十烷醇、二十四烷酸、谷甾醇-3-O-β-D-吡喃葡萄糖苷及首次分得的豆甾醇-3-O-β-D-吡喃葡萄糖苷、豆甾醇、二十二烷酸[17]。

【药理作用】

1. 镇静 给小鼠腹腔注射刺人参挥发油(EoEo)0.69、1.38、2.76 mL/kg时，后两剂量组均明显减少小鼠自主活动。给小鼠腹腔注射EoEo(1.38 mL/kg)和氯丙嗪(1 mg/kg)两种药物时，自主活动次数明显低于单独注射上述两个药物，表明EoEo的镇静作用与氯丙嗪协同。给小鼠腹腔注射上述剂量EoEo，均能明显增加阈下催眠剂量的戊巴比妥钠和水合氯醛引起的小鼠睡眠率，且呈明显的量效关系[18]。但另有报道，无论给小鼠皮下注射或吸入刺人参挥发油皆有兴奋作用。给小鼠皮下注射刺人参总苷0.5~1 mg具有兴奋作用，2 h后转为抑制[16]。给小鼠腹腔注射EoEo 1.38、2.76 mL/kg，均能明显减少戊四氮引起的小鼠惊厥率，大剂量组尚能减少电惊厥率[18]。

2. 抗炎 给大鼠灌胃刺人参茎40%乙醇提取物10 g/kg(以下给药途径及剂量相同)，每日1次，连续3 d，明显抑制甲醛、蛋清、右旋糖酐性足肿胀；大鼠每日给药1次，连续7 d，明显抑制大鼠棉球肉芽肿。给大鼠灌胃刺人参醇提物10 g/kg，戊巴比妥钠、戊巴比妥钠加吗啡或戊巴比妥钠加地塞米松，均不能阻滞刺人参降低大鼠肾上腺内维生素C含量的作用，表明刺人参的抗炎作用是通过垂体或垂体以上部位，引起ACTH释放的增加，从而刺激肾上腺皮质分泌功能所致[19]。将刺人参根、根茎和茎提取的挥发油制成静脉注射乳剂，每毫升含0.09 mL挥发油(简称EoEo)，给大鼠腹腔注射或灌胃EoEo 1.1、2.2 mL/kg，明显抑制正常大鼠棉球肉芽肿及角叉菜胶性足肿胀。腹腔注射EoEo 2.2 mL/kg，对去肾上腺大鼠角叉菜胶性足肿胀仍有明显抑制作用。对组胺、PGE_2引起的大鼠足肿胀和毛细血管通透性增加均有显著抑制作用，但对5-HT性大鼠足肿胀无明显影响。给大鼠腹腔注射EoEo可明显减少角叉菜胶性足肿胀炎症渗出物中组胺和PGE含量及大鼠胸膜炎中白细胞总数[18,20]。

3. 解热、镇痛 给小鼠腹腔注射EoEo 1.38、2.76 mL/kg，可显著减少醋酸所致小鼠扭体次数，即有镇痛作用。腹腔注射上述剂量EoEo，明显降低了正常大鼠肛温及酵母混悬液引起的大鼠发热。给大鼠灌胃EoEo10、20 mL/kg也有明显解热作用[18,20]。

4. 强心 给巴比妥钠麻醉猫静脉注射刺人参酊剂10~50 mg/kg时，可使心肌收缩幅度增加20%~30%，心率减少5~10次，动脉压轻度升高。当剂量增加100~200 mg/kg反使动脉压下降，同时出现呼吸兴奋。给麻醉家兔静脉注射总苷20 mg/kg时，可使动脉压轻度降低和呼吸兴奋。用上述剂量的总苷亦可增加大鼠在体心脏收缩幅度。给大鼠静脉注射刺人参皂苷(CRS)10 mg/kg，使其平均动脉压(MAP)下降，但30、100 mg/kg CRS可使大鼠MAP明显上升，该作用可被α受体阻断剂妥拉苏林对抗，但不被β受体阻断剂普萘洛尔所阻断，同时测定了血浆单胺类物质浓度，结果表明给大鼠静脉注射CRS 30 mg/kg，血浆去甲肾上腺素(NA)含量明显升高，多巴胺(DA)及5-羟色胺(5-HT)、5-羟基吲哚醋酸(5HIAA)则无明显变化[21]。

5. 抗菌 刺人参挥发油对所试5种真菌均有明显的抑杀作用，其最小抑菌浓度均为0.0625%。对石膏样小孢子菌和羊毛状小孢子菌的最小杀菌浓度为0.625%，对石膏样发癣菌、红色癣菌和絮状表皮癣菌最小杀菌浓度为0.125%；对白色念珠菌无明显抑杀作用[2]。刺人参挥发油对红色毛癣菌等7种皮肤癣菌抗菌活性MIC为0.063%~0.125%，MFC为0.125%~0.25%。抗皮肤癣菌有效成分有里哪醇和对-聚伞花素等[22]。

6. 抗肿瘤 刺人参多糖(STAMP)明显抑制S180及乳腺癌细胞DNA的合成，对荷瘤小鼠正常肝细胞DNA的合成有促进作用。表明本品对荷瘤小鼠的肿瘤细胞及正常细胞具有一定的选择性作用[23]。

7. 抗疲劳 给小鼠灌服刺人参水醇提取浓缩液25 mL/kg(每千克相当于生药5.0 g)，连续7 d，有明显的抗疲劳作用：实验小鼠持续游泳时间可延长80.22%；“虚症”小鼠游泳时间延长77.68%；小鼠常压耐缺氧能力提高64.35%；耐低温能力提高80.63%，它有和人参一样的强壮和抗衰老作用[24,25]。

8. 抗衰老 给小鼠灌胃刺人参制剂20 mL/kg(每千克相当于生药6 g),每日一次,连续40 d,对注射半乳糖引起糖代谢紊乱所致的急性衰老有抑制作用,刺人参治疗组的体重增加百分率比衰老对照组的高,并使血红蛋白及红细胞增加;刺人参治疗组能防止衰老小鼠胸腺的萎缩,减少脑、心、肝组织脂褐质含量,降低血糖和血脂。给半乳糖引起的急性衰老小鼠每天灌服刺人参水醇提取浓缩液25 ml/kg(每千克相当于生药5.0 g),连续28 d,结果使其体重增长缓慢、血糖升高、皮肤羟脯氨酸下降、心脏脂褐质增高等病理变化基本变为正常[25]。

9. 其他 刺人参酸性黏多糖(SJAMP)对凝血酶有抑制作用,其作用呈纯化肝素辅助因子(HCII)依赖性,当存在HCⅡ时SJAMP抗凝血作用的二级常数K_2=$1.56\times10^7\ m^{-1}.min^{-1}$,其抑制速率常数是AT-Ⅲ的4.6倍。因此它的效率(K_2值)及机制(HCⅡ依赖性)与硫酸皮肤素类似[26]。对失血性贫血小鼠,用0.5、1.0、2.0 g/kg东北刺人参水煎剂灌胃,外周红细胞数、白细胞数、血红蛋白含量均有不同程度的上升。表明东北刺人参具有一定的补血作用[27]。

【临床应用】

目前认为,刺人参皂苷具有类似人参样作用。但尚需进行大量的研究才能确定,临床上主要用于神经衰弱、神经分裂症的治疗。民间也有用其茎浸酒治疗风湿症,亦可用于阳痿、低血压和糖尿病的治疗[28]。

(苗艳波 周重楚)

参 考 文 献

[1]胡鑫尧,等.东北刺人参挥发油成份的研究.中草药,1989,20(8):2

[2] 宓鹤鸣, 等.刺人参挥发油成份及其抗真菌活性的研究.药学学报,1987,22(7):549

[3]刘昕,等.东北刺人参根挥发油GC-MS分析.特产研究,2008,(2):58

[4]李向高,等.刺人参挥发油成份的分离鉴定.中国药学杂志,1990,25(3):167

[5]李淑子,等.刺人参挥发成分的研究.中草药,1983,14(4):13

[6]张宏桂,等.野生东北刺人参茎中脂肪酸成分分析.中国药学杂志,1994,29(6):331

[7]李向高,等.东北刺人参脂溶性成份的分离与鉴定.特产研究,1994,2(9):11

[8]王广树,等.刺人参苷O和P的分离与结果鉴定.药学学报,1996,31(12):940

[9]王广树,等.刺人参苷Q和R的分离与结果鉴定.中国中药杂志,1997,22(2):10

[10]王广树,等.刺人参中配糖体的化学研究.中国药学杂志,1993,28(10):393

[11]许颂,等.刺人参的蒽醌成分研究.中草药,1998,59(4):222

[12]武星.东北刺人参有效成分研究.长春中医药大学硕士学位论文,2007

[13]赵月然.刺人参茎皮抗银屑病活性成分的研究.辽宁中医药大学硕士学位论文,2007

[14]Liu Jian-Guo, et al. Trace clements analysis in Oplopanax of northest Chian. *Guangdong Weiliang Yuansu Kexue*, 1995, 2(9):47

[15]张宏桂,等.野生东北刺人参根、茎化学成分的对比研究.中国药学杂志,1993,28(5):277

[16]何小燕,等.东北刺人参化学成分及药理作用的研究进展.通化师范学院学报,2007,28(10):34

[17]许颂,等.刺人参的化学成分研究.中草药,1998,29(9):586

[18]曲淑岩,等.刺人参挥发油对中枢神经系统的影响.中草药,1984,15(6):19

[19]张树臣,等.刺人参对实验性关节炎及神经-垂体-肾上腺皮质功能的影响.药学学报, 1980,15(2):81

[20]曲淑岩,等.刺人参油的抗炎作用.中草药,1986,17(7):25

[21]陈霞,等.刺人参皂苷对大鼠血压的影响.白求恩医科大学学报,1997,23(5):475

[22]张宏桂,等.野生东北刺人参茎挥发油成分及其抗皮肤癣菌作用.中国药学杂志,1999,34(6):269

[23]王振立,等.刺人参黏多糖抑制小鼠肿瘤细胞DNA合成及其代谢研究.中国医药工业杂志,1993,24(9):405

[24]宓鹤鸣,等.刺人参抗衰老作用的实验研究.中草药,1987,18(8):25

[25]傅新颖,等.长白刺人参抗衰老实验.中国医院药学杂志,1995,15(6):122

[26]张广森.刺人参酸性黏多糖介导肝素辅因子II对凝血酶活性的抑制.中华血液学杂志,1997,18(3):126

[27]何晓燕,等.东北刺人参对失血性贫血小鼠的补血作用研究.安徽农业科学,2010,38(6):2964

[28]Wag Guang-Shu, et al.Isolation and structure clucidation of new glycosides from the leaves of Oplopanax elatus Nakai (II). *Chem Res Chin Univ*, 1994, 10(4):285

郁李仁 Pruni Semen yu li ren

本品为蔷薇科植物欧李*Prunus humilis* Bge.、郁李*Prunus japonica* Thunb.或长柄扁桃*Prunus pedunculata* Maxim.的干燥成熟种子。前二种习称“小李仁”,后一种习称“大李仁”。味辛、苦、甘,性平。润肠通便,下气利水。用于津枯肠燥、食积气滞、腹胀便秘、水肿、脚气、小便不利。

【化学成分】

郁李种子含郁李仁苷(prunuside)A.B,苦杏仁苷(amygdalin),两种蛋白质成分IR-A和IR-B,植物甾醇(phytosterol)及维生素B_1[1]。尚含脂肪油58.3%~74.2%,挥发性有机酸,皂苷等。

【药理作用】

1. 抗炎、镇痛 郁李仁提得蛋白质成分IR-A和IR-B静脉给药有抗炎和镇痛的作用。对大鼠角叉菜胶性足肿胀有显著抑制作用,静脉注射IR-A和IR-B,对小鼠有明显的镇痛作用[1]。还能显著抑制小鼠萘醌扭体反应,其镇痛抑制率为61.0%[2]。

2. 泻下 郁李苷对实验性动物有强烈泻下作用。郁李仁水提取物及脂肪油(生药1 g/mL,0.2 mL/10 g体重)给小鼠灌胃有促进小肠运动作用,其中以长柄扁桃水提物作用显著,然后依次为欧李和郁李。欧李的水提物对小鼠肠运动作用优于其脂肪油。郁李仁水煎剂能明显缩短燥结型便秘模型小鼠排便时间,排便次数明显增加[3]。

3. 其他 郁李仁酊对试验狗有降压作用。郁李含苦杏仁苷,遇酶水解产生氢氰酸引起窒息而致死[2]。

【临床应用】

1. 便秘 ①肛肠术后便秘:郁李仁10 g、桔梗15 g、杏仁15 g等,脾虚、肾虚、胃肠实热、肝郁气滞或阴津亏损者加其他辅料。10 d为1个疗程。96例患者,治愈35例(37%),显效55例(57%),有效6例(6%),总有效率为100%[4]。②产后便秘:郁李仁6 g、松子仁12 g、柏子仁12 g等,煎后温服,适用于老年体弱便秘。③腹张便秘:郁李仁30 g、朴硝30 g、当归60 g、生地60 g,共为细末,每次服用9 g,用于津枯肠燥食积气滞,腹张便秘[5]。

2. 幽门梗阻 郁李仁10 g、旋覆花15 g、党参15 g等。随证加减。加水煎至200 mL,分3次服,每日1剂。治疗13例,均有超过10年的胃、十二指肠球部溃疡史。结果:痊愈9例,好转2例,无效2例,疗程2周[6]。

3. 肠梗阻 郁李仁15 g、厚朴10 g、木香10 g等。130例患者中,除1例因粘连带卡压致肠扭转手术外,其余患者均痊愈出院,随访6个月至4年无粘连性肠梗阻发生[7]。

4. 头痛 ①血管神经性头痛:加味散偏汤(郁李仁10 g、川芎30 g、白芍30 g等,治疗42例血管神经性头痛患者,总有效率95.2%[8]。②偏头痛:郁李仁12 g、香附12 g、柴胡9 g等。治愈12例,显效13例,好转4例,无效3例,总有效率90.63%[9]。

(杨耀芳)

参考文献

[1]杨国勤,等.10种郁李仁有效成分的分析鉴定研究.中国药科大学学报,1992,23(2):77

[2]丁伟安.现代中药临床手册.南京:江苏科学技术出版社,2000:108

[3]余伯阳,等.郁李仁类中药对小鼠小肠运动影响的比较研究.中药材,1992,15(4):36

[4]郜国芳,等.润肠宣肺法治疗肛肠术后便秘96例.实用中医内科杂志,2006,20(1):60

[5]贾玉海.常用中药八百味精要.学苑出版社,1993:65

[6]元艺兰.郁李仁的药理作用与临床应用.现代医药卫生,2007,23(13):1987

[7]刘德莲.中药缓解汤保留灌肠防治粘连性肠梗阻.特色疗法中国民间疗法,2008,(1):20

[8]左振中,等.加味散偏汤治疗血管神经性头痛42例.中国民间疗法,2008,10(8):33

[9]魏波,等.清脑镇痛汤治疗偏头痛32例.中国民间疗法,2002,10(6):38

郁 金 Curcumae Radix yu jin

本品为姜科植物温郁金*Curcuma wenyujin* Y.H. Chen et C.Ling.、姜黄*Curcuma longa* L.、广西莪术*Curcuma kwangsiensis* S.G.Lee et C.F.Lang或蓬莪术*Curcuma phaeocaulis* Val.的干燥块根。味辛、苦，性寒。具有活血止痛、行气解郁、清心凉血、利胆退黄功能。主治胸胁刺痛、胸痹心痛、经闭痛经、乳房胀痛、热病神昏、癫痫发狂、血热吐衄、黄疸尿赤等。

【化学成分】

郁金主要化学成分为挥发油(volatile oil)和姜黄素类。姜黄素类分为姜黄素(curcumin)、脱甲氧基姜黄素 (desmethoxycurcumin) 和双脱甲氧基姜黄素(bisdesmethoxycurcumjn)等。挥发油中主要成分为姜黄烯(curcumene)、芳姜黄酮 (arturmerone)、姜烯(zingiberene)、水芹烯(phellandrene)、姜黄酮(turmeronene)、香桧烯(sabinene)、桉油素、龙脑、樟脑。此外还有齐墩果油树脂(olearesin)、阿拉伯糖、果糖、葡萄糖、脂肪油[1]。

【药理作用】

1. 抑制中枢神经 郁金二酮(curdione)能明显延长家猫的各期睡眠(包括SWSⅠ、SWSⅡ、REM)，尤其对SWSⅡ、REM期睡眠的延长作用明显优于传统安神药"朱砂安神丸"，提示郁金二酮具有明显的中枢神经抑制效应[2]。用郁金制剂醒脑静注射液给小鼠腹腔注射，对中枢神经系统起双向调节作用，小剂量(1 mL/kg和2 mL/kg)能明显增加小鼠的自主活动数，大剂量(10 mL/kg和200 mL/kg)则使小鼠自主活动减少；醒脑静注射液还能拮抗戊巴比妥钠诱导的小鼠睡眠作用，拮抗吗啡的呼吸抑制作用[3]。

2. 降血脂 用高脂食饵法复制高脂血症鹌鹑模型，在高脂饲料中加郁金粉42 g/(kg·d)，饲养7周。结果，郁金显著降低血清胆固醇、甘油三酯含量和血清低密度脂蛋白含量，同时血清中高密度脂蛋白含量也呈升高越势。提示郁金对血脂有调整作用，且可减轻高脂动物的体重[4]。

3. 镇痛 采用小鼠扭体法、热板法，断尾出血时间(BT)、血浆钙时间(RT)及LD_{50}测定法。郁金水提取物(AQE，10、5 g/kg，灌胃)和乙醇提取物(ALE，10、5 g/kg，灌胃）均能明显抑制小鼠扭体反应及延长热致痛潜伏期。AQE 10 g/kg能明显缩短小鼠断尾出血时间(BT)及血浆钙时间(RT)。表明郁金具有镇痛及止血作用，其止血作用与内凝系统的凝血因子有关[5]。

4. 保肝 温郁金Ⅰ号注射液对大鼠CCl_4肝损伤和D-半乳糖胺肝损伤有保护作用，可降低血清谷丙转氨酶，提高血浆总蛋白含量，促进白蛋白合成和抑制球蛋白的生成，抑制肝脏炎症反应，促进肝细胞损伤修复，保护肝细胞及促进肝组织再生，并能使受损的肝细胞线粒体和粗面内质网恢复正常。温郁金Ⅰ号对正常小鼠和CCl_4肝损伤小鼠肝微粒体细胞色素P-450具有诱导作用，从而提高肝脏对趋肝毒物的生物转化机能，对抗或减轻毒物对肝脏的破坏作用，同时，温郁金Ⅰ号还可增加肝脏还原型谷胱甘肽的含量，增强肝脏抗脂质过氧化的能力，防治肝损伤[6]。

5. 抗炎 200%郁金水浸醇提物肌肉注射0.3 mL/100 g体重，给药3 d，对甲醛性大鼠足肿胀有明显的抗炎作用，而对大鼠或小鼠琼脂性肉芽肿之慢性炎症模型无明显影响；对晚期妊娠大鼠子宫的自发性收缩有抑制作用；对外源性PGE_2兴奋子宫的作用亦有拮抗作用，提示其抗炎作用可能与拮抗PG有关[7]。郁金水提物(AE-A)10 mL/kg，灌胃4 d，能明显抑制小鼠二甲苯致耳廓肿胀以及棉球肉芽肿增生[8]。

6. 免疫抑制 用10%郁金水浸醇提液肌肉注射0.06 mL/kg，给药4 d，可明显降低腹腔巨噬细胞的吞噬活性，抑制网状内皮系统吞噬胶体^{198}Au的作用，表明郁金对特异性免疫(体液免疫和细胞免疫)和非特异性免疫均有明显的抑制作用[9]。采用四氯化碳法制造小鼠中毒性肝炎模型。郁金挥发油注射治疗后，对上述模型小鼠溶血素含量和脾细胞PFC均明显降低，说明郁金挥发油能调节中毒性肝炎小鼠的体液免疫，具有免疫抑制剂作用[10]。

7. 抗氧化 给小鼠灌服温郁金提取液7 d，第7天用^{60}Co γ射线一次性全身照射，照后第3天测定肝脏LPO含量和SOD、GSH-PX活性。结果表明，温郁金提取液可使辐射导致的LPO含量增高明显降低，而SOD和GSH-PX活性明显升高[11,12]。

8. 抗过敏 郁金的乙酸乙酯层的主要成分姜黄素(curcumin)有较强的抗过敏作用,特别是对Ⅰ型过敏症模型 (即用compound 48/80游离大鼠肥大细胞中的组胺)具有很强的抑制作用,抑制率可达92%[13,14]。

9. 抗诱变 姜黄素对染色体失常大鼠有抗诱变剂作用。腹腔注射40 mg/kg诱突变化学物质环磷酰胺(CP),之后灌胃给姜黄素100和200 mg/kg,连续7 d,优于单用CP治疗。姜黄治疗动物没有明显的有丝分裂改变和染色体的失常,且呈剂量依赖关系[15]。

10. 其他 姜黄素显著降低四氧嘧啶致糖尿病模型大鼠血糖、血红蛋白、血色素糖基化水平[16]。姜黄根茎的有效成分姜黄素, 抗各种利什曼原虫感染平均IC_{50}为5.3 μmol/L,大大低于抗利什曼原虫基础药物五脒[17]。

11. 毒性 郁金醇提取物和郁金水提取物, 小鼠口服耐受量达4 g/kg和12.5 g/kg(24 h灌胃3次);郁金水提取物小鼠腹腔注射LD_{50}为(7.3±1.1)g/kg[5]。郁金水提物以2 g/kg(相当于干燥郁金生药58.8 g/kg)给小鼠24 h灌胃3次,观察7 d,小鼠全部存活。腹腔注射小鼠LD_{50}为1.84 g/kg。

【临床应用】

1. 老年性痴呆症 以菖蒲郁金汤疏肝解郁开窍为基础,加用补肾健脑,燥湿化痰,清心开窍之半夏、枳实、竹茹、南星、益智仁等拟为菖蒲郁金温胆汤,治疗老年性痴呆20例,取得了满意疗效。提示此方有恢复老年性脑功能之作用[18]。

2. 心绞痛和心律失常 本方含郁金、丹参、半夏、枣仁等。每日1剂,水煎分3次服,用1个月。结果显效(心律失常消失)34例,有效66例,无效8例,总有效率92.6%[19]。用丁郁四神散治疗心绞痛患者31例,14 d为1个疗程。结果治疗组心绞痛显效率为41.9%,总有效率为93.5%;治疗组心电图显效率为16.4%,总有效率为61.3%[20]。

3. 玫瑰糠疹和银屑病 采用郁金银屑片治疗玫瑰糠疹48例,并与西药组作对照,结果治疗组痊愈40例,显效4例,有效2例,无效2例,总有效率为95.83%,痊愈天数为8~18 d,平均9.8 d[21]。

4. 肝炎 15例患者均给予复方丹参、门冬氨酸钾镁静滴,在此基础上加大量郁金。结果显示,郁金与其他中药均可降低血清总胆红素水平,大剂量郁金较常规量效果好, 大剂量郁金与其他中药合用疗效最好,而且两者有协同作用[22]。用郁金注射液治疗病毒性肝炎20例,每日1次,每次200 mL静点,疗程1个月。在改善症状、体征及实验室血生化检查方面,均有明显疗效。中药郁金注射液是治疗黄疸型病毒性肝炎的一种有效中药[23]。

5. 胆囊炎、胆石症 胆道排石汤(柴胡、郁金等)具有清热利胆、通里排石的作用,治疗胆石症、胆道感染54例,痊愈率为85%[24]。处方由金钱草、海金沙、鸡内金、龙胆草、姜黄、郁金、大黄组成。用法:每日1剂,加水500 mL,煎至200 mL温服,10 d为1疗程。疗效观察:30例患者经过1~3疗程的治疗, 治愈胆囊炎21例,胆石症7例,有效2例,有效率100%[25]。

6. 慢性浅表性胃炎 轻度慢性浅表性胃炎患者20例, 口服郁金煎剂。用药前血浆生长抑素水平为(68.29±13.52)pg/mL, 服药后30 min和60 min分别为(121.35±20.08)pg/mL、(109.32±18.51)pg/mL, 均高于服药前。提示郁金有促进生长抑素释放的作用[26]。

(周玖瑶 吴俊标)

参考文献

[1]江纪武,等. 植物药有效成分手册. 北京:人民卫生出版社,1986

[2]郝洪谦,等. 郁金二酮对家猫睡眠节律电活动的调制作用.中草药,1994,(8):423

[3]杨秀露. 醒脑静注射剂的药理作用研究.中国药房,1993,(1):18

[4]郭淑睿,等. 郁金对实验性高脂血症动物血脂含量的影响. 中医药研究,1998,14(3):32

[5]黄勇其,等. 黔产毛郁金的镇痛、止血作用实验研究. 现代中药研究与实践,2004,18(4):46

[6]刘保林,等. 温郁金Ⅰ号注射液对小鼠肝微粒体细胞色素P-450和脂质过氧化的影响.中药通报,1988,(1):46

[7]郭晓庄,等. 郁金对大鼠的抗炎作用. 药学通报,1982,(6):1

[8]黄勇其,等. 黔产毛郁金与姜黄的抗炎镇痛作用及急性毒性比较. 时珍国医国药,2007, 18(5):1053

[9]陈敏珠,等. 郁金抗炎作用机制的探讨. 药学通报,1982,(7):12

[10]贾宽,等. 郁金挥发油对小鼠中毒性肝炎模型免疫功能的影响. 中国免疫学杂志,1989,5(2):121

[11]王滨,等. 温郁金提取液对辐射所致脂类过氧化的影响. 哈尔滨医科大学学报,1996,(2):128

[12]王滨,等. 温郁金提取液抗自由基损伤的实验研究. 中国中医药科技,1996,(1):21

[13]蔡阳. 郁金的抗过敏作用. 国外医药·植物药分册,1996,(6):268

[14]贺玉琢. 郁金提取组分的抗变态反应活性. 国外医学·中医中药分册,1996,(1):39

[15]Shukla Y,et al. Antimutagenic potential of curcumin on chromosomal aberrations in wistar rats. *Mutat Res*, 2002,515 (1-2):197

[16]Arun N, et al. Efficacy of turmeric on blood sugar and polyol pathway in diabetic albino rats. *Plant Foods Hum Nutr*, 2002,57(1):41

[17]Saleheen D,et al. Latent activity of curcumin against leishmaniasis in vitro. *Biol Pharm Bull*,2002,25(3):386

[18]李凤云. 菖蒲郁金温胆汤治疗老年性痴呆20例.陕西中医,1996,17(3):113

[19]王华忠. 疏郁宁心汤治疗心律失常108例. 中华实用中西医杂志,2002,9:1058

[20]姜国峰,等. 丁郁四神散治疗冠心病心绞痛临床观察及实验研究. 福建中医药,1994,(5):10

[21]朱建风. 郁金银屑片治疗玫瑰糠疹48例疗效观察. 中国中医药科技,2001,8(2):133

[22]姜宏伟,等. 郁金治疗瘀胆型肝炎的研究. 现代中西医结合杂志,2006,15(4):433

[23]梁简,等. 中药郁金注射液治疗黄疸型病毒性肝炎:附20例临床疗效观察. 白求恩医科大学学报,1998,24(4):396

[24]朱连才. 中西医结合治疗胆石症、胆道感染54例. 陕西中医,1994,(11):504

[25]刘明岱. 大剂量郁金治疗胆囊炎、胆石症. 中医中药,2006,3(12)

[26]李森林,等. q郁金对血浆生长抑素水平的影响. 中医药研究,1997,13(1):54

轮环藤 Cycleae Radix lun huan teng

本品为防己科植物毛叶轮环藤*Cyclea barbata* Miers.的根,俗称"银不换"。味苦,性寒,有小毒。有散瘀止痛、清热解毒功能。主治急性扁桃体炎、咽喉炎、牙痛、胃腹痛、胃肠炎、疟疾、跌打损伤等。

【化学成分】

主要含单甲基粉防己碱(monomethyltetrandrine)、高阿洛莫林碱 (homoaromline)、异汉防己甲素(isotetrandrine)、谷素箭毒碱(chondocurine)、汉防己乙素(frargchinoline)、泰鲁果碱(thalrugosine)、异粒枝碱(isochondrodendrine)、里马辛碱(1imacine)、左旋箭毒碱(L-curine)[1]。从四川轮环藤(Cyclea racemosa Oliv.)根中获得具有显著抗癌活性的轮环藤新碱(cycleaneonine)[2]。

【药理作用】

1. 肌肉松弛 家兔垂头试验表明,静脉注射左旋箭毒碱和高阿洛莫林碱的碘甲烷盐均有肌松作用,其垂头剂量分别为(0.276±0.008)mg/kg和(0.213±0.019)mg/kg。家兔静脉注射左旋箭毒碱或高阿洛莫林碱碘甲烷盐各0.2 mg/kg,对电刺激坐骨神经产生的胫前肌颤搐反应有部分阻滞作用,剂量各增大至0.25或0.3 mg/kg,使神经肌肉间兴奋传递完全阻滞。新斯的明0.1 mg/kg或琥珀胆碱0.07~0.1 mg/kg均能拮抗上述药物的神经肌肉阻断作用[1]。

2. 降压 给麻醉猫或犬分别快速静脉注射左旋箭毒碱碘甲烷盐0.35或0.45 mg/kg,均有降压作用,各降压2.7~19.0 kPa(20~140 mmHg)和1.5~6.4 kPa(11~47 mmHg),亦具有组胺释放作用.给麻醉犬缓慢静注高阿洛莫林碱0.5、1 mg/kg,使血压下降1.6~7.6 kPa(12~58 mmHg),呼吸波幅减小,心率轻度减慢[3]。

3. 其他 比较轮环藤碱(Cyc)、海岛轮环藤碱(Insr)和海岛轮环藤酚碱(Insn)与维拉帕米(Ver)体外调节多药耐药性(MDR)的作用。细胞毒试验采用MTT法,细胞内阿霉素(Dox)积累采用荧光分光光度法测定。结果:Cyc、Insr、Insn和Ver在MDR细胞系MCF-7/Adr和KBV200能显著调节Dox和长春新碱的耐药性,且其作用呈剂量依赖性。Cyc、Insr、Insn和Ver均能增加MCF-7/Adr细胞内Dox的积累。Cyc和Insr调节MDR作用明显优于Ver,而Insn的作用类似于Ver。结论:Cyc、Insr和Insn能通过增加MDR细胞内Dox的积累而调节MDR[4]。

4. 毒性 急性毒性:左旋箭毒碱碘甲烷盐腹腔注射的LD_{50},小鼠为1.03 mg/kg、大鼠为0.94 mg/kg;高阿洛莫林碱碘甲烷盐腹腔注射的LD_{50},小鼠为6.37 mg/kg、大鼠为24.5 mg/kg,给家兔累积静脉注射高洛莫林碱碘甲烷盐1.7~2.8 mg/kg,或左旋箭毒碱1.4~1.8 mg/kg后,对心、肺、肝、脾、肾、胃、肠等脏器组织均未发现有毒理意义性损害[3]。

【临床应用】

1. 麻醉 左旋箭毒碱碘甲烷盐配合中麻、针麻、静脉复合、乙醚、氟烷等多种麻醉,临床200余例观察,获良好肌松效果。剂量在0.3~0.5 mg/kg时肌松优良率达85%,一次给药可维持30~60 min[5]。

【附注】

1. 同属植物粉背轮环藤(*C.hypoglauca*)、越南轮环藤(*C.tonkinensis*)和海南轮环藤(*C.hainanensis*)中均含有左旋箭毒碱(L-curine)、也可作毛叶轮环藤入药[6-8]。粉背及越南轮环藤中尚含有轮环藤宁 (cycleaninc),其溴化二甲基物(简称环轮宁)除有骨骼肌松弛作用外,尚有明显的短暂降压作用,临床试用于麻醉控制性降压,认为有一定优点[9-11]。

2. 毛叶轮环藤中分离提取的左旋箭毒碱 (L-curine),经化学半合成制备的衍生物二甲基左旋箭毒二氯甲烷盐(简称氯甲左箭毒碱)经动物实验和临床试用均有良好的肌松作用。在整体实验中,氯甲左箭毒碱对小鼠、猫、犬和兔的肌松作用为筒箭毒碱的1.5~5倍。已作为非极化型肌松剂应用于临床[12-14]。

3. 从中国特有植物四川产轮环藤 (*Cyclea sutchuenensis* Dagnep)根中除分得已知的轮环藤碱和异粒枝碱外,还分离得到两种新双苄基异喹啉生物碱,分别命名为异轮环藤碱(isocycleanine)和四川轮环藤辛碱(sutchuenensine)。经物理常数和波谱数据分析鉴定,证明异轮环藤碱为轮环藤碱的差向异构体,四川轮环藤辛碱系一种新型的8-12′,12-7′首尾双氧桥双苄基异喹啉生物碱[15]。最近从四川轮环藤(*Cyclea sutchuenensis*)根中分得海岛轮环藤碱-2β-N-氧化物(insularine-2β-N-oxide)和海岛轮环藤碱-2′β-N-氧化物(insularine-2′β-N-oxide),为两种罕见的首尾氧桥BBI生物碱-N-氧化物[16]。

(睢大筼 吕忠智)

参考文献

[1]朱兆仪,等. 中国防己科环环藤属药用植物资源利用研究. 药学学报,1983,18:535

[2]赖盛. 轮环藤根中新双苄基异喹啉生物碱轮环藤新碱的分离鉴定. 药学学报,1988,23:356

[3]唐希灿,等. 毛叶轮环藤生物碱的肌松药理作用研究. 药学学报,1980,15:513

[4]田晖,等. 三种双苄基异喹啉生物碱调节多药耐药性的作用及与维拉帕米的比较. 中国药理学报,1997,18(5):455

[5]银不换临床研究协作组. 中草药肌肉松弛剂银不换临床观察. 新医学,1978,8:377

[6]周法兴,等. 越南轮环藤的化学成分.药学通报,1981,2:50

[7]张羡星,等. 海南轮环藤生物碱的研究.植物学报,1981,23:216.

[8]周法兴,等. 防己科植物金钱风化学成分研究.植物学报,1979,21:42

[9]鲁映青,等. 溴化二甲基轮环藤宁对神经节和神经肌肉接头的阻滞作用. 中国药理学报,1981,2:223

[10]曹子恩,等. 溴化二甲基轮环藤宁的降压机制. 中国药理学报,1981,2:160

[11]阳兴玉,等. 环轮宁阻滞神经肌肉传递作用的研究. 中麻通讯,1977,3:10

[12]杨钦照,等. 二甲基筒箭毒次碱二氯甲烷盐对神经肌肉传递的作用. 中国药理学报,1981,2:19

[13]唐宗俭,等. 毛叶轮环藤肌松有效成分的研究. 药学学报,1980,15:506

[14]唐希灿,等. 毛叶轮环藤生物碱的肌松药理作用研究. 药学学报,1980,15:513

[15]赖盛,等. 四川轮环藤根中两种新双苄基喹啉生物碱的分离鉴定. 药学学报,1993,28:599

[16]赖盛,等. 海岛轮环藤碱-N-氧化物的制备和结构. 药学学报,1993,28(7):557

虎 杖 Polygoni Cuspidati Rhizoma et Radix hu zhang

本品为蓼科植物虎杖*Polygonum cuspidatum* Sieb.et Zucc.的干燥根茎及根。味微苦,性微凉。有利湿退黄、清热解毒、散瘀止痛、止咳化痰功能。主要用于湿热黄疸、淋浊、带下、风湿痹痛、痈肿疮毒、水火烫伤、经闭、癥瘕、跌打损伤、肺热咳嗽等。

【化学成分】

含蒽醌类衍生物,其中以游离型为主(含量约1.4%),结合型的含量较低(约0.60%)。游离蒽醌衍生物有大黄素(emodin)、大黄素甲醚(physide)、大黄酚(chrysophanol)等;结合型的有大黄素-8-葡萄糖苷(physcion-8-β-D-glucoside)。此外还含有芪类化合物：白藜芦醇（resveratrol）及其苷白藜芦醇苷(polydatin)。还含有数种多聚糖及综合型鞣酸[1]。

【药理作用】

1. 心血管系统

(1)加快心率和扩血管　虎杖煎剂累计终浓度为10^{-4}、3×10^{-4}、10^{-3}、3×10^{-3}、10^{-2}、2×10^{-2},可加快豚鼠离体右心房率,可降低兔离体主动脉平滑肌静息张力。虎杖对右心房率增快作用,可能与α受体、β受体、Ca^{2+}有关,与M受体无关;虎杖的扩血管作用,可能与α受体、H_1受体有关,与β受体、Ca^{2+}、M受体无关[2]。

(2)保护心肌　体内实验,给小鼠灌胃虎杖蒽醌化合物100、50、25 mg/kg,连续10 d,使阿霉素性心肌损伤小鼠血清心肌酶活性降低,心肌损伤程度明显降低;体外实验,虎杖蒽醌化合物75.0、50.0、37.5、25.0、18.7 g/mL,使阿霉素损伤致无搏动的心肌细胞,恢复搏动百分率高于27%[3]。

2. 改善微循环　白藜芦醇苷静脉注入或直接涂敷均有扩张细动脉的作用,同时又能增加心搏量和增加脉压差,从而提高了动物存活率[4]。虎杖Ⅳ号结晶可使家兔烧伤后收缩型血管转变为扩张型,减少血栓形成,增加脉压差,改善微循环,扩张细动脉,有利于动脉血流传流到毛细血管,促进毛细血管血流的恢复,回升脉压差,有利于抗休克[5]。

3. 抗血小板聚集　白藜芦醇苷6.7~107.2 μmol/L可明显抑制花生四烯酸(AA)和ADP诱导的兔血小板聚集和血栓素TXB_2的产生,血小板聚集的抑制率分别为48%~90%和43%~69%,TXB_2产生的抑制率分别为50%~87%和43%~68%。白藜芦醇苷对AA诱导的血小板聚集和TXB_2产生的ID_{50}是11.2 mg和11.4 mg,而对ADP诱导的血小板聚集和TXB_2产生的ID_{50}是23.3 mg和23.0 mg,说明白藜芦醇苷抑制AA作用比抑制ADP的作用强,以抑制环氧化酶为主。体内实验表明,白藜芦醇苷5 mg/kg可明显地抑制AA、ADP诱导的血小板聚集,而对Ca^{2+}诱导的血小板聚集也有一定的抑制作用,在给药后60 min时抑制作用更为显著。白藜芦醇苷可能具有影响ADP和前列腺素受体功能,抑制Ca^{2+}内流,阻断血小板α_2受体等作用[6,7]。

4. 保护胃黏膜　制备小鼠无水乙醇型、消炎痛型、大鼠束缚-冷冻应激型胃黏膜损伤模型。虎杖苷大鼠按180、90、45 mg/kg,小鼠按240、120、60 mg/kg灌胃给药5 d,可剂量依赖性抑制急性胃黏膜损伤,作用机制与抗氧化有关[8]。对烫伤所致的胃黏膜损伤大鼠,虎杖苷灌胃和创面敷贴,可使烫伤大鼠升高的血浆神经肽Y(NPY)和二胺氧化酶(DAO)含量降低。提示虎杖苷对烫伤大鼠胃黏膜屏障有保护作用,可能与虎杖苷的抗缩血管物质有关[9]。

5. 抗氧化　白藜芦醇苷对自由基发生系统引起的脂质过氧化有很强的抑制作用。以卵磷脂脂质体为人工细胞模型,Fe和抗坏血酸为自由基发生系统,以脂质过氧化最终产物丙二醛(MDA)产量判断药物抗脂质过氧化作用,结果表明,白藜芦醇苷对自由基发生系统引起的脂质过氧化有抑制作用[10]。

6. 抗菌　虎杖煎剂(200%)、白藜芦醇苷(10 mg/mL)在体外对金黄色葡萄球菌、白色葡萄球菌、溶血性链球菌、卡他球菌、大肠杆菌、变形杆菌、绿脓杆菌、福氏痢疾杆菌等均有抑制作用[11,12]。大黄素(1%)和大黄素葡萄糖苷(1%)对金黄色葡萄球菌和肺炎球菌有抑制作用。白藜芦醇对导致顽癣、汗疮状癣的深红色发癣菌、趾间发癣菌等有很强的抑制作用[11]。抗菌活性成分为白黎芦醇和2-甲氧基-6-乙醚基-7-甲基胡桃醌[13~15]。

7. 抗病毒　人胚肾原代单层上皮细胞组织培养,虎杖水煎液(10%)对单纯疱疹病毒,流感亚洲甲型京科68-1病毒及埃可Ⅱ型(ECH11)病毒均有抑制作用。虎杖煎液(3%)对479号腺病毒3型、72号脊髓灰质炎Ⅰ型、44号埃可9型、柯萨奇A_9型及B_5型、乙型脑炎(京卫研Ⅰ株)、140号单纯疱疹等7种代表性病毒株均有较高的抑制作用[12]。20%虎杖水煎液对乙型肝炎抗原(HBAg)有明显的降低作用[1]。

8. 抗肿瘤　虎杖提取物25、50、100 μg/mL对体外培养的人肺癌A549细胞有抑制增殖作用,细胞在虎杖作用下出现凋亡形态[16]。虎杖活性成分白藜芦醇对鼻咽癌细胞株CNE-1、CNE-2、5-8F细胞生长均有抑制作用,IC_{50}分别为0.161、0.187、0.174 mmol/L;白藜芦醇对CNE-1细胞增殖表现出明显的G_1期阻滞[17]。体外浓度为0.78~100 mol/L的白藜芦醇以时间-剂量依赖的方式抑制3种白血病细胞(HuT-78、Jurkat、Clone E6-1)增殖、诱导凋亡、影响细胞周期分布、减弱STAT3的酪氨酸磷酸化活性。提示白藜芦醇对不同来源的白血病细胞都有抗肿瘤活性[18]。

9. 升高白细胞　虎杖浓缩片(每片总蒽醌含量28.75 mg)2.50、1.25、0.25 mg/kg给小鼠灌胃6 d,能够抑制环磷酰胺所致小鼠白细胞减少,对环磷酰胺损伤有一定的保护作用[19]。

10. 抗肺纤维化　造模前2 d,给大鼠灌胃中药虎杖4 mL/kg(生药量1 g/mL),可使博莱霉素致肺纤维化大鼠肺泡炎和肺纤维化病理程度降低,使肺泡灌洗液(BALF)中TNF-α和血小板衍化生长因子(PDGF)水平在早期明显下降，从而抑制肺纤维化的发生和发展[20]。虎杖预防(造模前2 d)和治疗组(造模后7 d)均灌胃给予虎杖流浸膏(1 g/mL)4 g/kg，虎杖预防和治疗组大鼠肺组织羟脯氨酸含量下降，TGD-α_1 mRNA和蛋白表达减弱。表明，虎杖抑制肺组织中TGD-α_1表达可能是其抑制肺纤维化机制之一[21]。有实验表明，Th_1/Th_2细胞因子失衡是纤维化发病机制之一。在上述实验条件下，虎杖通过促进血清中IFN-α的分泌，抑制IL-4的分泌，从而调节Th_1/Th_2细胞因子失衡，使肺泡炎和肺纤维化病变减轻[22]。抑制肺纤维化大鼠肺组织中MMP-2和TIMP-2表达也是虎杖抗肺纤维化的作用机制之一[23]。

11. 保肝 虎杖煎剂0.8、0.4、0.2 g/mL腹腔注射，连续6 d，可明显降低四氯化碳急性肝损伤大鼠血清AST和ALT含量升高，减轻肝组织变性、坏死程度[24]。虎杖浓缩片连续给予小鼠7 d (2.50、1.25、0.25 mg/kg)对四氯化碳急性肝损伤也具有保护作用[25]。

12. 其他 虎杖苷(0.02~2.0 mmol/L)可使大鼠血管平滑肌细胞(VSMC)内游离钙浓度升高，波形变宽，其引起的钙波形态与去甲肾上腺素(NE)及氯化钾所引起的高尖钙波不同，PD使VSMC产生一种剂量依赖性的、持续缓慢升高的钙波[26]。

13. 毒性 小鼠口服虎杖蒽醌衍生物最大耐受量为9 g/kg，一周无死亡[27]。白藜芦醇苷对小鼠腹腔注射的LD_{50}为(1363.9±199.4)mg/kg[2]。亚急性毒性实验表明，连续42 d给大鼠按50，150，700 mg/kg白藜芦醇腹腔注射时，可引起不同程度的腹膜炎，病变程度及范围与给药剂量有平行关系。3个剂量组均有部分肝细胞坏死和骨髓脂肪增生，对大鼠体重增长无明显影响；血液和生化学检查表明，700 mg/kg剂量组给药6周后可引起白细胞总数明显减少，但对血相及肝、肾功能均无明显改变；脏器均未见药物所致的病理形态改变[11]。

【临床应用】

1. 小儿肺炎 按每日2 mL/kg静脉滴注虎杖注射液(每毫升相当于虎杖、侧柏叶各1 g)，经治小儿肺炎40例，有效32例，无效8例。有效者平均退热时间为67小时[28]。

2. 烧烫伤 用虎杖水煎并浓缩成膏剂、粉剂和虎杖纱布等，治疗二度、三度伤面10%~71%以上的烧伤患者60例，其中15例已感染。结果治愈59例，余1例死亡。伤面愈合时间，二度为4~6 d，三度为20~42 d[29]。用虎杖糅质治疗153例烧伤患者，显效86例，有效55例，不佳12例，表明本药治疗二度烧伤较为理想[30]。

3. 肝炎 用虎杖蒽醌苷治疗急性病毒性肝炎。结果表明，从自觉症状消失，阳性体征转至正常，以及肝功能异常的恢复时间上看，虎杖蒽醌苷组优于复方虎因汤组，更优于西药保肝组[1]。

4. 高脂血症 虎杖片0.5 g/片，每日口服3次，每次3片，1日剂量相当于虎杖生药15 g，治疗高甘油三酯及高胆固醇血症26例。用药后其中甘油三酯平均下降绝对值218.5%，显效占33.3%，有效占50%，无效占16.7%，胆固醇平均下降绝对值106.5%，显效占66.7%[31]。

5. 消化道出血 ①虎杖研粉口服，每次4 g，每日2~3次，经治187例上消化道出血，有效率为90%~100%，平均止血时间3 d左右[32]。②取虎杖4份，明矾1份，干燥，研细、过120目筛，分装胶囊(每粒含生药0.35 g)，6粒/d，分4~6次口服。出血量大者用药粉12 g，加冷开水调成糊状口服。共治36例，有效35例，有效率97.2%、大便隐血转阴天数为(3.5±2.21)d[32]。

6. 其他 ①霉菌性阴道炎：虎杖煎剂坐浴对该病有良好疗效，曾经治30例全部治愈[33]。②宫颈糜烂：取虎杖和血竭外用治疗宫颈糜烂162例，结果痊愈122例，好转40例[34]。

7. 不良反应 虎杖及其制剂副作用轻微，内服可有消化道反应，如口干、口苦、恶心、呕吐腹泻、腹痛等。外用无刺激性，偶而引起兴奋和畏寒[26]。

(朱成全 李 锐)

参考文献

[1]王浴生.中药药理与临床.北京：人民卫生出版社，1983：652

[2]刘银花，等.虎杖煎剂对豚鼠离体心脏和兔主动脉平滑肌作用机制的研究.时珍国医国药，2008，19(8)：1827

[3]李凤新，等.虎杖蒽醌化合物对阿霉素性心肌损伤的保护作用及机制.东北师大学报(自然科学版)，2008，40(4)：128

[4]朱佐江，等.虎杖4号对休克大鼠脉压差和微循环灌流量的影响.中华医学杂志，1989，69(5)：279

[5]赵克森，等.虎杖对烧伤后皮肤微循环的影响.解放军医学杂志，1980，5(2)：75

[6]单春文，等.虎杖晶Ⅳ号对家兔血小板聚集的影响.药学学报，1988，23(5)：394

[7]单春文，等.3，4，5-三羟基芪-3-β-单-D-葡萄糖苷在体外对兔血小板聚集和产生血栓素$β_2$的影响.中国药理学报，1990，11(6)：527

[8]郭洁云，等.虎杖苷对实验性急性胃黏膜损伤的保护作用.时珍国医国药，2006，17(11)：2183

[9]杨惠玲,等.虎杖苷对烫伤大鼠胃肠黏膜的保护作用.亚太传统医药,2008,4(7):23

[10]童平,等.虎杖中白藜芦醇苷对脂质体脂质过氧化的抑制作用.中国药学杂志,1991,26(6):363

[11]中国人民解放军广字第173部队化学教研室,等.复方阴阳莲的实验研究.新医药学杂志,1973,(12):31

[12]木岛正夫,等.药用植物大辞典(日).广川书店,1977:28

[13]周宏晖,译.虎杖抗菌活性组分的筛选.中药材,1989,12(11):48

[14]朱廷儒,等.中药虎杖抗菌活性成分的研究.中草药,1985,(3):21

[15]马玉书,译.中国生药抗菌作用的筛选及虎杖的活性成分.国外医学·中医中药分册,1989,11(4):61

[16]于柏艳,等.虎杖粗提物对人肺癌A549细胞株诱导凋亡作用的形态学观察.山东医药,2008,48(19):118

[17]黄峙,等.虎杖白藜芦醇对鼻咽癌细胞增殖的抑制效应.广东医学,2006,27(3):330

[18]李覃,等.虎杖提取物白藜芦醇的抗白血病作用及其可能的分子机制.西安交通大学学报(医学版),2008,29(3):340

[19]刘丹,等.虎杖浓缩片对小鼠环磷酰胺所致白细胞减少的保护作用.中国医院药学杂志,2008,28(2):114

[20]夏永良,等.虎杖对肺纤维化大鼠肺泡灌洗液TNF-α和PDGF影响的研究.中华中医药学刊,2010,28(1):43

[21]宋康,等.虎杖对肺纤维化大鼠肺组织中TGD-1表达的影响.中华中医药杂志,2007,22(12):888

[22]宋康,等.虎杖对肺纤维化大鼠Th_1/Th_2细胞因子干预作用的实验研究.中华中医药杂志,2006,21(12):781

[23]宋康,等.虎杖对肺纤维化大鼠MMP-2和TIMP-2表达影响的实验研究.中国中医药科技,2008,15(3):184

[24]高晚霞,等.虎杖对大鼠急性四氯化碳肝损伤保护作用的量效关系.咸宁学院学报,2007,21(3):215

[25]刘丹,等.虎杖浓缩片对小鼠实验性肝损伤的保护作用.时珍国医国药,2007,18(12):3034

[26]金春华,等.虎杖苷对正常大鼠血管平滑肌细胞内游离钙浓度的影响.中国病理生理杂志,1998,14(2):195

[27]上海医药工业研究所中药分析室.虎杖综合利用.医药工业,1976,(10):34

[28]孙娟,等.车虎苇茎治疗小儿肺炎罗音难消32例.中医药研究,1997,13(6):47

[29]阴健,等.中药现代研究与临床应用.北京:学苑出版社,1994:434

[30]上海医药工业研究院.虎杖灼伤涂液儿种收敛结痂中草药的研究.新医药学杂志,1977,(7):45

[31]上海中山医院,等.虎杖片治疗高血脂病.中华医学杂志,1975,55(5):339

[32]宋希仁,等.79例上消化道出血疗效观察.上海中医药杂志,1990,(1):6

[33]李武忠.虎杖根治疗霉菌性阴道炎.四川中医,1986,4(11):26

[34]白洪龙.复方熊油膏治疗宫颈糜烂疗效观察.云南中医杂志,1981,2(2):28

昆 布 Laminariae seu Eckloniae Thallus

kun bu

本品为海带科植物海带*Laminaria japonica* Aresch.或翅藻科植物昆布*Ecklonia kurome* Okam.的干燥叶状体。味咸,性寒。有消痰软坚散结、行水消肿功能。用于瘿瘤、瘰疬、睾丸肿痛、痰饮水肿等。

【化学成分】

1. 多聚糖 海带含褐藻酸(alginic acid,又名海藻酸、藻胶酸)、褐藻素(algin)、褐藻多糖硫酸酯(fucoidin)、褐藻淀粉(laminarin,又称昆布素)[1]、褐藻酸(alginic acid,又称藻氨酸)[2]等。

2. 微量和常量元素 昆布含碘量较高。另外还含有钙、铁、钠、钾、镁和铝等[3,4,5]。

3. 氨基酸 海带氨酸(liminine)[2]、谷氨酸、天冬氨酸、脯氨酸、蛋氨酸、组氨酸、半胱氨酸等[6]。

4. 其他 甘露醇、胡萝卜素、硫胺素、核黄素,尼克酸、抗坏血酸、蛋白质、脂肪等[6,7]。

【药理作用】

1. 保护心肌 褐藻淀粉硫酸酯(LS)50 mg/kg腹腔注射,使异丙肾上腺素(ISOP)家兔心电图的异常T波显著减少;病理切片表明心肌梗死样损害较轻,并能预防血清磷酸肌酸激酶(SCPK)活性的升高。说明,LS能促进ISOP所致心肌损害的修复[8]。LS 40 mg/kg腹腔注射,使ISOP大鼠引起的心电图J点位移减小。心脏血管形态和病理观察表明,LS对实验性大鼠心肌坏死有保护作用[9]。

2. 降血压 自发性高血压大鼠(SHR)喂饲海带(饲料中添加10%海带粉),实验开始后血压逐渐下降;第2、3周组间(与对照组比较)已有差异,至第4周组间差异更为显著[10]。

3. 抗凝血 藻酸双酯钠(PSS)和甘糖酯(PGMS)有抑制血小板聚集和血栓形成的作用:PSS 500 mg/kg,PGMS 250、500 mg/kg灌胃,对ADP诱导的大鼠血小板聚集均有抑制作用;PSS500 mg/kg,PGMS 300、500、700 mg/kg灌胃,对大鼠体外血栓形成均有抑制作用[11]。昆布中纯化了4种岩藻聚糖(B-Ⅰ、B-Ⅱ、C-Ⅰ、C-Ⅱ),发现C-Ⅰ、C-Ⅱ有很高的抗凝活性,其中C-Ⅰ有相当于肝素约81%的抗凝活性,C-Ⅱ则高达85%[12]。

4. 降血糖 海带多糖125、250、500 mg/kg灌胃3周能明显降低四氧嘧啶糖尿病小鼠血糖和尿素氮,其血糖降低率分别为34.96%、20.70%、26.82%; 增加糖病小鼠的血清钙和血清胰岛素含量[13]。100 mg/kg昆布提取物灌胃给链脲佐菌素诱导制作糖尿病大鼠,结果表明给药后糖尿病大鼠肝组织内GSH-PX活性,抑制脂质过氧化进程,具有降血糖的作用[14]。

5. 降血脂、抗动脉粥样硬化 昆布多糖(100、200、300 mg/kg),能明显降低肥胖大鼠的体重;减少大鼠腹腔、肾、生殖器周围脂肪;降低Lee's指数和肝、肾重量;明显降低肥胖大鼠血清三酰甘油(TG)、胆固醇(TC)、提高高密度脂蛋白胆固醇(HDL-C)水平[15]。大鼠在灌胃海带提取物2 g/kg的同时给予1个月高脂饲料。大鼠胆固醇、甘油三酯、全血高切黏度、低切黏度、血浆黏度及纤维蛋白原均明显降低。海带提取物具有明显的降血脂和血液黏度作用[16]。

6. 抗哮喘 用卵清蛋白致敏建立哮喘小鼠模型,第14天开始每天灌胃昆布多糖50、100 mg/kg。第42天处死,结果发现,用药组小鼠喘息症状、肺组织充血水肿、炎性细胞浸润等较模型组明显减轻[17]。

7. 抗菌、抗病毒 金黄色葡萄球菌和大肠杆菌,在pH=7时生长旺盛,但褐藻酸银(由海带中的褐藻酸钠制备)加入大于0.6%时生长被抑制[18]。琼脂扩散法实验发现海带提取物对10种与食物有关的革兰阳性和阴性细菌均有抑制作用[19]。另有研究发现海带提取物对单纯疱疹病毒-1(HSV-1)有抑制作用[20]。

8. 调节免疫 褐藻淀粉1~2 g/kg小鼠灌胃15 d后,海带多糖能明显增强巨噬细胞吞噬功能,且随剂量的增加其功能有增强趋势[21]。含10%昆布多糖的培养液能显著提高大鼠骨髓巨噬细胞生物活性,提高骨髓造血祖细胞的集落产率;经昆布多糖诱导后,骨髓巨噬细胞的EPO、GM-CSF、IL-3的表达明显提高[22]。

9. 抗肿瘤 采用同质、异质黏附、细胞分离及侵袭小室等实验技术检测不同含量昆布多糖(0.1、1.0、10.0 mg/L) 对4种大肠癌细胞的细胞生物学特性的影响,发现高含量药物作用后,基质和同质黏附性均下降,细胞分离率增强,细胞穿过基底膜能力减弱。说明昆布多糖可使细胞的恶性表型发生变化,使其侵袭转移能力受到抑制,并成剂量依赖性[23]。昆布多糖硫酸酯(LAMS)50、100、200 μg/mL作用于非激素依赖型人前列腺癌PC-3细胞株,LAMS能抑制PC-3细胞的增殖,呈时间-剂量效应;不同质量浓度LAMS诱导PC-3细胞出现剂量依赖性S/G_2期阻滞;改变PC-3细胞凋亡的形态学; 剂量依赖性抑制PC-3细胞bcl-2 mRNA和蛋白表达,增强caspase-3 mRNA和蛋白表达[24]。

10. 抗氧化、抗衰老 3种低分子量海带岩藻聚糖硫酸酯(LMWF-M、LMWF-I、LMWF-Ⅳ),其中LMWF-I清除自由基能力最强, 它对超氧阴离子自由基的IC_{50}为0.044 mg/mL, 对羟基自由基的IC_{50}为0.062 mg/mL;LMWF-M能显著降低高脂血症大鼠血清和组织中LPO含量,增强SOD活力。表明海带多糖具有良好的抗衰老作用[25]。硫酸根达到29%的海带褐藻多糖硫酸酯样品具有显著的体外抗氧化活性,对超氧阴离子具有良好的清除作用,IC_{50}为20.3 μg/mL, 但其对羟自由基和有机自由基DPPH的清除作用较弱[26]。

11. 抗辐射 昆明种小鼠,分组灌胃10、40 mg/kg剂量岩藻糖胶(FD),连续饲养15 d,各组照射,观察30 d存活率。结果显示,预先给予FD各组,与辐射对照组比较,存活率分别提高9.1%及7.1%;肝及脾过氧化脂质(LPO)均有所下降;对白细胞及淋巴细胞均有保护作用; 骨髓嗜多染红细胞微核率分别降低55.4%及53.6%;精子畸变率分别降低34.9%及30.2%。表明FD具有抗辐射作用,尤以10mg/kg为最佳用量[27]。

12. 抗纤维化 昆布提取物J201 25、50 mg/kg,灌胃28 d。对博莱霉素(BLM)诱导的肺纤维化大鼠肺组织形态学有改善作用; 降低肺系数、肺组织MDA和HYP的含量;对肺组织Fas、FasL、MMP-9、TIMP-2有明显抑制作用。表明,昆布提取物J201有抗肺纤维化作用[28]。

13. 毒性 昆布为常用食品, 口服其制剂和提取物一般无毒性反应。从海带中提取的褐藻胶3g/kg给小鼠灌胃,1 g/kg给大鼠灌胃,在急性、亚急性实验中均无明显毒性,制为肠溶胶囊临床应用亦无明显副反应[29]。用紫露草微粒技术检测,PSS没有增加微核(MCN)率的效应,即无损伤染色体的作用。并证明PSS降低$HgCl_2$的MCN效应,表明PSS有保护染色体免受损伤的作用[30]。

【临床应用】

1. 甲状腺肿 昆布、海藻、黄药子等治疗甲状腺机能亢进36例,总有效率为91.66%[31]。"昆布平衡营养液"(昆布、酸枣仁、枸杞子等)治疗地方性甲状腺肿

1548例、地方性克汀病350例，每日2次，每次180 mL，连续8周为1个疗程。治疗结果，优598例(31.5%)，良1202例(63.3%)，总有效率94.8%[32]。

2. 高血脂症 甘露醇烟酸酯400 mg口服，每日3次，45日为1疗程。治疗高血脂症高血压病364例，降胆固醇总有效率为64.9%，降甘油三酯总有效率75.3%，降β脂蛋白总有效率为77.8%，降压总有效率94.5%，缓解胸闷痛的总有效率84%，其他症状也有减轻，无副作用[33]。褐藻淀粉硫酸酯(LS)糖衣片(每片含LS 100 mg)日服3次，每次2~3片，连续2个月。治疗53例高脂血症患者，对降低血清胆固醇、甘油三酯有效，症状得到改善[34]。

3. 糖尿病 褐藻酸钠冲剂日服2~3次，每次25~50 g。治疗糖尿病40例，血糖、尿糖均降低，兼有高血脂者有明显降脂作用，体重减轻，症状改善，无明显副作用[35]。

4. 脑血管病 每日服藻酸双酯钠(PSS)片剂3次，每次100 mg，连服15 d，治疗缺血性脑血管病110例。其中急性脑梗死68例，有效率92.64%，显效率60.30%；脑动脉硬化24例，短暂性脑缺血发作18例，亦有显著效果[36]。每日用PSS 300 mg加入10%葡萄糖液中静脉滴注，10次为1疗程，治疗高原缺血性中风28例，显效率78.6%，用药后血液黏度及血脂均明显下降[37]。

5. 癌症 少林佛手昆布胶囊2粒/次，每日2次，治疗肝癌患者50例，1个月后CR(完全缓解)3例、PR(部分缓解)15例、SD(稳定)23例、PD(进展)9例。有效率(CR+PR)为36%[38]。少林佛手昆布胶囊2粒/次，每日2次同时采用FolFox 4方案化疗治疗癌症23例与对照组(FolFox 4方案化疗)相比总有效率显著提高；治疗组82.3%，对照组47.8%[39]。

6. 其他 海带为常用食品，经提取加工，制成既有营养、又有一定防病治病功效的保健食品，如昆布茶、昆布糖、海带饴、海带酱、海带丝、维生素海带等，具有减肥、降脂、防癌，提高免疫功能，防治心血管及甲状腺疾病等作用[40]。

7. 不良反应 PSS静脉滴注，多数无不良反应，少数(758例中有23例，占3.03%)出现肢体酸痛、关节肿胀、口舌发麻等，个别出现可复性耳聋。一般不严重，停药后较快自行恢复。控制药量及静滴速度，一般无副反应[41]。

(黄 芳 窦昌贵)

参考文献

[1]朱良，等. 昆布多糖含量测定. 中国海洋药物杂志，2005，24(6)：47

[2]刘学湘，等. 正交试验优选昆布中褐藻酸的提取工艺. 中国中医药信息杂志，2008，15(12)：61

[3]卞艳红，等. 直接重铬酸钾法测定昆布中碘的含量. 黑龙江医药，2008，21(5)：105

[4]范晓，等. 海藻的食用和药用价值. 海洋药物，1986，(2)：39

[5]张厚宝，等. 昆布、海藻及其炮制品的质量分析. 中成药研究，1987，(12)：14

[6]孙玉善. 海洋天然有机物资源化学(四). 中国海洋药物，1988，(1)：68

[7]李建之，等. 28种习见海藻抗坏血酸含量测定. 海洋药物，1984，(3)：17

[8]刘雪君，等. 褐藻淀粉硫酸酯对异丙肾上腺素所致大鼠心肌坏死的影响. 海洋药物，1983，(4)：204

[9]郭建，等. 海藻的降压成分：昆布氨酸的药理研究. 国外医药植物药分册，1989，4(2)：87

[10]胡颖红，等. 海带对高血压的降压作用观察. 浙江中西医结合杂志，1997，7(5)：266

[11]陆恒，等. 昆布的强心成分. 海洋药物，1984，(2)：15

[12]Nishino T，et al.Inhibition of thegeneration of thrombin and factor Xa by a fucoidan from brown seaweed Ecklonia kurome. *Thromb Res*，1999，96(1)：37

[13]王庭欣，等. 海带多糖对糖尿病小鼠血糖的调节作用. 营养学报，2001，23(2)：137

[14]梁玫，等. 昆布提取物对糖尿病大鼠谷胱甘肽过氧化物酶活性及丙二醛含量的影响. 延边大学医学学报，2006，29(4)：247

[15]王慧铭，等. 昆布多糖对大鼠减肥及降血脂作用的实验研究. 中药现代应用药学杂志，2008，25(1)：16

[16]李厚勇，等. 海带提取物对脂质过氧化和血液流变学的影响. 中国公共卫生，2002，18(3)：263

[17]林荣军，等. 昆布多糖对哮喘小鼠治疗作用的研究. 中药海洋药物杂志，2009，28(5)：17

[18] 李凡. 褐藻糖胶体外抗病毒作用研究. 白求恩医科大学学报，1995，21(3)：255

[19]Valchos V，et al.Differential antibacterial activity of extracts from selected southern African macroalgal thalli. *Bot Mar*，1999，42(2)：165

[20]Santos MGM，et al.A screening for the antiviral effect of extracts from Brazilian marine algae against acyclovir resisitant herpes simplex type l. *Bot Mar*，1999，42(3)：227

[21]王庭欣，等. 海带多糖对小鼠免疫功能的调节作用. 卫生毒理学杂志，2000，14(2)：75

[22]肖青，等. 昆布多糖对大鼠骨髓巨噬细胞生物活性的影响. 重庆医学，2009，38(14)：1730

[23]刘玉，等. 昆布多糖对大肠癌细胞生长转移能力抑制

作用的研究. 中国临床康复,2003,26(7):3588

[24]皱明畅,等. 昆布多糖硫酸酯对非激素依赖型人前列腺癌 PC-2细胞及 bcl-2、caspase-3 基因表达的影响. 中草药,2010,41(7):99

[25]李兆杰,等. 低分子量海带岩藻聚糖硫酸酯清除活性氧自由基体内抗氧化作用. 水产学报,2001,25(1):64

[26]张全斌,等. 海带褐藻多糖硫酸酯的抗氧化活性研究. 中草药,2003,34(9):824

[27]徐现波,等. 褐藻岩藻糖胶的辐射防护作用研究. 食品科学,2002,23(8):282

[28]张正寿,等. 昆布提取物J201对博莱霉素诱导的大鼠肺纤维化的保护作用研究.中国临床药理学与治疗学,2007,12(3):304

[29]黄族和. 褐藻胶肠溶空心胶囊研制报告. 海洋药物,1982,(3):17

[30]陈登勤,等. PSS遗传毒理学效应的研究. 中国海洋药物,1989,(1):16

[31]翟忠灿. 藻药散加味治疗甲亢36例疗效观察. 云南中医中药杂志,2002,23:13

[32]王力田,等. 昆布平衡营养液治疗碘缺乏病1898例. 深圳中西医结合杂志,1997,7:41

[33]袁政汉. 甘露醇菸酸酯治疗高脂血症高血压病364例临床疗效观察. 海洋药物,1987,(1):31

[34]万长蓁,等. 褐藻淀粉硫酸酯糖衣片降脂作用的临床观察.海洋药物,1984,(3):31

[35]管华诗,等. 褐藻酸钠制剂治疗糖尿病的研究. 海洋药物,1983,(3):153

[36]曾桂基,等. PSS片剂治疗缺血性脑血管病的临床及实验室研究. 中国海洋药物,1989,(2):31

[37]俞子彬,等. PSS治疗高原缺血性中风. 海洋药物,1986,(3):35

[38]杨峰,等. 少林佛手昆布胶囊治疗原发性肝癌50例临床观察.河南中医,2008,28(11):53

[39]王祥麒,等. 少林佛手昆布胶囊联合化疗治疗晚期胃癌23例. 河南中医,2009,29(2):172

[40]刘仲则,等. 海带的保健功用及其保健制品的开发. 海洋药物,1987,(2):32

[41]曾桂基,等. PSS治疗缺血性脑血管病的副反应. 中国海洋药物,1989,(3):28

昆明山海棠 Tripterygii Hypoglauci Radix kun ming shan hai tang

本品为卫矛科植物昆明山海棠*Tripterygium hypoglaucum*(Levl.)Hutch.的根或去根皮的根部木心。味苦、涩,性温。有活血通络、祛风除湿功能。主治风湿痹痛、类风湿性关节炎、红斑性狼疮、麻风等。

【化学成分】

1. 生物碱类成分 triptonine A–B、雷公藤定宁(wilfordinine) A–C、peritassine A[1]、hyponine A–F[2,3]、wilfortrine、wilformine[4]、wilfornine、hypoglaunine A–D[5]等。

2. 萜类成分 3,11,14–oxo–8,12–diene、3α–hydroxy–12,14–dimethoxy–8,11,13–triene、3α–hydroxy–11α–ethoxyurs–12–ene、3α–hydroxy–11α–methoxyurs–12–ene、3α–hydroxy–11α–methoxyolean–12–ene–28–oic acid、1α–benzoyl–8α–cinnamoyl–4α, 5α–dihydroxydihydroagarofuran[6]、triptobenzene J、K[7]、3α–22α–二羟基–△12–乌索烯–30–羧酸甲酯及3–氧–木栓烷–29–羧酸甲酯[8]。

3. 其他 还含有α–谷甾醇葡萄糖苷、雷公藤红素、表–儿茶素以及从醚溶性提取物中得到的化合物对–羟基苯甲酸、3,4–乙羟基苯甲酸、3–甲氧基–4–羟基苯甲酸。(+)儿茶素、原花青定B–3、B–4、儿茶素、表儿茶素[10]。

【药理作用】

1. 抗炎 正常和切除双侧肾上腺小鼠皮下注射昆明山海棠总碱100 mg/kg,对巴豆油引起的小鼠耳壳肿胀均有明显的抑制作用;大鼠腹腔注射总碱100 mg/kg和醇提取物150 mg/kg,对卵蛋白诱发的后足跖水肿有明显抑制作用,比75 mg/kg醋酸可的松的作用强。大鼠腹腔注射总碱75 mg/kg,连用8 d或给大鼠灌服200%水煎剂5 g/kg,每日1次,连用9 d,对肉芽组织增生有明显抑制作用[11,12]。昆明山海棠中的活性成分雷公藤甲素能剂量依赖性地抑制角膜成纤维细胞中炎性细胞因子IL–1β或者肿瘤坏死因子TNF–α诱导的IL–8和MCP–1的表达。雷公藤甲素在细胞因子诱导的ICAM–1表达上也有较弱的抑制作用[13]。昆明山海棠水煎液0.02、0.2、1.0 mg/mL使猴视网膜血管内皮细胞黏附分子–1(ICAM–1)的表达减弱,表明昆明山海棠可通过抑制ICAM–1的表达,降低白细胞与内皮细胞黏附来实现其抗炎机制[14]。

2. 抑制免疫 昆明山海棠根心经水煮、浓缩、醇沉而制成水浸膏片，临用时以西黄耆胶配成混悬液简称试药。①雄性小鼠灌服试药5和10 g/kg，每日1次，连用5日，碳粒廓清实验表明，两种剂量均对网状内皮系统吞噬功能有明显抑制作用。②小鼠灌服试药5和20 g/kg，每日1次，连用3日，血清溶血素测定表明20 g/kg对特异性抗体生成有明显抑制作用。③给大鼠左足注射弗氏完全佐剂的当日和第7日分别灌服试药10 g/kg，每日1次。预防给药和治疗给药均对弗氏完全佐剂所致的原发性(左足的肿胀)或继发性(未注射佐剂的右足及尾部引起的肿胀)损害有明显抑制作用。④给小鼠灌服试药5、10、20和40 g/kg，每日1次，连用5 d，对2,4-二硝基氯苯(DNCB)所致小鼠迟发性超敏反应有明显抑制作用。⑤给豚鼠灌服试药20 g/kg，每日1次，连用16 d，对卡介苗所致豚鼠的迟发性超敏反应也有明显抑制作用。与可的松同用未见明显的协同或拮抗作用。对天花粉所致小鼠速发型过敏反应及蛋清所致豚鼠过敏性休克无明显影响[15]。

昆明山海棠乙醇提取物给小鼠灌胃28.8、116、197.2 mg/kg，连续用药12 d。①对小鼠碳粒廓清指数无明显影响；②对小鼠血清溶血素半数溶血值(HC_{50})无明显减低作用；③对小鼠迟发超敏反应(DTH)无明显抑制作用。提示昆明山海棠的上述两种提取物对小鼠非特异性免疫、特异性体液免疫和细胞免疫功能均物无明显抑制[16,17]。

3. 抗生育 昆明山海棠根醇提取物给雌性小鼠于妊娠第1日或第3日开始分别灌服3.5 g/kg和2.5 g/kg，均未发现小鼠受孕。给雌性大鼠于妊娠第3日开始灌服0.99 g/kg，未发现大鼠受孕[18]。给雄性大鼠灌服昆明山海棠根的乙醇提取物，每日1 g/kg，连用10周，5周后全部鼠均丧失生育力，附睾精子活率及密度均明显下降。停药5周后，生育力及附睾精子活力均恢复。对于长期服用此药生育力能否恢复有待进一步研究[19,20]。雄性小鼠分别腹腔注射120，240和480 mg/kg昆明山海棠提取物，分别于24 h和22 d收集骨髓细胞和附睾精子。高剂量组诱发型非整倍性频率在骨髓细胞中比在精子中高[21]。

昆明山海棠抗生育主要作用点为精子细胞及精子。从形态学上可以看到曲细精管中精子细胞和残余体的RNA凝集成粗大的团块状，附睾官腔内脱落的精子细胞DNA被推向核膜，大部分精子呈核固缩、卷尾等畸形[22]。

4. 解热镇痛 腹腔注射昆明山海棠醇提取物0.15、0.3 g/kg及总碱0.3 g/kg，热板法和醋酸扭体法镇痛实验均表明有明显镇痛作用[11,13]。给大鼠腹腔注射醇提取物0.12和0.15 g/kg均出现明显降温作用。给以伤寒和副伤寒菌苗致热的家兔腹腔注射总碱0.2 g/kg，有明显的解热作用[11]。

5. 抗癌 雷公藤甲素具有抑制人皮肤鳞状细胞癌A431细胞株增殖的作用，随着剂量的增加及作用时间的延长，其对A431细胞株增殖性的抑制作用增强；雷公藤甲素不但能够引起细胞形态的改变(漂浮细胞及核固缩现象增多)，而且能够诱导A431细胞株凋亡，改变细胞周期的分布，与对照组相比G_0/G_1期细胞比例增多，S期细胞比例减少[23]。

昆明山海棠根水提取液可使HL60细胞出现典型的细胞凋亡特征，包括细胞形态改变，DNA梯状带以及亚G_1峰，并且存在明显的量效和时效关系。Bcl-2基因在凋亡过程中的表达持续下调[24]。对Jurkat、CHE和NIH3T3细胞均有较强的致凋亡作用，但Jurkat淋巴瘤细胞更为敏感[25]。

6. 对染色体的诱变效应 昆明山海棠根部水提物50、100、200 μg/mL三个剂量组的致人精子染色体畸变率分别为11.54%、15.71%、16.79%；断裂均数为0.1346、0.2143、0.2214。与空白对照组畸变率(7.25%)和断裂均数(0.1014)比较，除50 μg/mL剂量组外，其余两组都有显著性差异[26]。在240和480 mg/kg剂量组诱发精子非整倍体频率均显著高于溶剂对照组。在雄性小鼠生殖细胞发育过程中具有染色体不分离诱发效应[27]。昆明山海棠诱发人精子与淋巴细胞染色体畸变作用进行比较，50~400 μg/mL剂量对人外周血淋巴细胞未见染色体畸变，800 μg/mL产生断裂，1600 μg/mL对细胞有抑制现象和毒性作用[28]。昆明山海棠在人白血病(HL60)细胞中的基因毒性和细胞毒性，在6.7和20.0 mg/mL浓度之间对HL60细胞具有显著的细胞毒性和致突变性[29]。

7. 毒性 小鼠口服50%昆明山海棠醇提取干浸膏LD_{50}为1.0 g/kg，相当于生药10 g[30]。昆明山海棠水提液多剂量小鼠口服，雄性小鼠的LD_{50}为79 g/kg，雌性小鼠的LD_{50}为100 g/kg[31]。

【临床应用】

1. 类风湿性关节炎 30例活动性类风湿关节炎(RA)患者，采用通痹合剂(昆明山海棠和川续断)治疗3个月，治疗后肿胀和压痛关节个数减少、晨僵时间缩短[32]。应用昆明山海棠联合较小剂量甲氨蝶呤治疗老年起病类风湿关节炎，治疗组24周疗效达82.5%，与对照组疗效相似。治疗组能显著改善患者临床症状、体征和血液学指标，在日常生活能力、关节肿胀指数、关节肿胀数、压痛关节数和双手平均握力等指标方面改善均优于对照组[33]。

2. 红斑性狼疮 用本品根的50%乙醇浸膏片治疗25例患者，有效19例，治疗后可见患者各症状体征有不同程度改善，系统性红斑性狼疮患者皮损消退效果较好，内脏损害及各实验室检查指标也有好转[1]。

3. 白塞病 治疗组患者每天口服丹参片4次，每次3片（相当于生药12 g），同时服用昆明山海棠（每片125 g）每天3次，每次2片。对照组单纯服用昆明山海棠，用法同前。结果显示，治疗前检查微循环及血液流变异常者，经丹参、昆明山海棠联合治疗，其微循环及血液流变恢复正常时间明显短于昆明山海棠对照组[34]。

4. 疱疹样脓疱病 7例患者经治疗后3例临床治愈（其中初诊2例，复诊1例），4例有效。患者服药1~2周左右小脓疱开始干涸，体温下降，以后出现岛屿状正常皮肤并逐渐扩大[35]。

5. 肾病综合征 118例肾病综合征患者随机分成两组，治疗组60例以昆明山海棠片治疗，对照组58例以激素或细胞毒性药物治疗，6个月后观察两组的疗效及血脂、肾功能等相关指标的变化。结果表明治疗组总有效率为88.33%，对照组总有效率为68.97%。治疗组明显优于对照组[36]。

（唐生安　周秋丽　张世玲）

参考文献

[1]Duan HQ, et al. Sesquiterpene alkaloids from Tripterygium hypoglaucum and Tripterygium wilfordii: A new class of potent anti-HIV agents. *J Nat Prod*, 2000, 63(3): 357

[2]Duan HQ, et al. Sesquiterpene evoninate alkaloids from Tripterygium hypoglaucum. *Phytochemistry*, 1999, 52(8): 1735

[3]Duan HQ, et al. Sesquiterpene alkaloids from Tripterygium hypoglaucum. *Phytochemistry*, 1997, 45(3): 617

[4]Li WW, et al. Sesquiterpene alkaloids from Tripterygium hypoglaucum. *Phytochemistry*, 1999, 50(6): 1091

[5]Duan HQ, et al. Structures of sesquiterpene polyol alkaloids from Tripterygium hypoglaucum. *Phytochemistry*, 1998, 49(7): 2185

[6]Fujita R, et al. Terpenoids from Tripterigyum hypoglaucum. *Phytochemistry*, 2000, 53(6): 715

[7]Duan HQ, et al. Di- and triterpenoids from Tripterygium hypoglaucum. *Phytochemistry*, 1997, 46(3): 535

[8]易进海，等. 昆明山海棠化学成分的研究. 中草药，1993，24(8): 398

[9]张亮，等. 昆明山海棠醚溶性化学成分研究. 中草药，1998，29(7): 441

[10]张亮，等. 昆明山海棠单宁化学成分研究. 中国中药杂志，1998，23(9): 549

[11]张宝恒，等. 昆明山海棠总碱药理作用的研究. 中草药，1985，16(8): 25

[12]邓文龙，等. 昆明山海棠药理作用研究I. 抗炎作用及对垂-肾上腺皮质系统功能的影响. 中草药，1981，12(8): 22

[13]Ying L, et al. Inhibitory effect of triptolide on chemokine expression induced by proinflammatory cytokines in human corneal fibroblasts. *IOVS*, 2005, 46(7): 2346

[14]万屏，等. 昆明山海棠对血管内皮细胞ICAM-1表达的影响. 中国皮肤性病学杂志，2001，15(4): 238

[15]邓文龙，等. 昆明山海棠药理作用研究I. 对免疫功能的影响，中草药，1981，12(10): 26

[16]刘如意，等. 昆明山海棠对小鼠免疫功能的影响. 西安医科大学学报，1997，18(2): 159

[17]李晓玉，等. 昆明山海棠提取物TH5对小鼠免疫功能的影响. 云南医药，1998，19(4): 242

[18]陈梓璋，等. 昆明山海棠提取物对大小白鼠的抗生育作用及机制初探. 生殖与避孕，1990，11(4): 47

[19]王士民，等. 昆明山海棠对雄性小鼠抗生育作用研究及其可逆性研究. 中国药学杂志，1989，24(11): 652

[20]陈梓璋，等. 昆明山海棠提取物对雌雄性大鼠的抗生育作用. 中草药，1990，21(9): 24

[21]Wang Xu, et al. Tripterygiumhypoglaucum (level) Hutch induces aneuploidy of chromosome 8 in mouse bone marrow cells and sperm. *Mutagenesis*, 2004, 19(5): 379

[22]于宁妮，等. 昆明山海棠抗生育作用的形态学研究-I 睾丸附睾的组织化学观察. 解剖学杂志，1991，14(1): 58

[23]Kusunoki N, et al. Triptolide, an active compound identified in a traditional Chinese herb, induces apoptosis of rheumatoid synovial fibroblasts. *BMC Pharmacol*, 2004, 4(2): 1

[24]敖琳，等. 昆明山海棠诱导HL-60细胞凋亡的初步研究. 中草药，2001，32(10): 913

[25]曹佳，等. 昆明山海棠诱导Jurkat等3个细胞株发生细胞凋亡. 科学通报，1999，44(11): 1169

[26]马明福，等. 昆明山海棠对人精子染色体的诱变作用研究. 癌变·畸变·突变，2000，12(2): 90

[27]丁银润，等. 昆明山海棠诱发小鼠精子非整倍体的研究. 云南师范大学学报，2001，21(4): 54

[28]马明福，等. 昆明山海棠诱发人精子与淋巴细胞染色体畸变的比较研究. 中华医学遗传学杂志，2000，17(4): 297

[29]Sheng XL, et al. Molecular analysis of Tripterygium hypoglaucum (level) Hutch-induced mutations at the HPRT locus in human promyelocytic leukemia cells by multiplex polymerase chain reaction. *Mutagenesis*, 2003, 18(1): 77

[30]上海龙华医院伤骨科门诊等. 昆明山海棠片治疗类风湿性关节炎的临床观察. 中草药通讯，1978，9(6): 23

[31]杨录军，等. 昆明山海棠水提液的急性毒性研究. 第三

军医大学学报,2003,25(17):1524

[32]陈辉,等.通痹合剂治疗活动性类风湿关节炎近期疗效观察.辽宁中医杂志,2010,37(2):304

[33]范仰钢,等.昆明山海棠联合甲氨蝶呤治疗老年起病类风湿关节炎.现代医药卫生,2006,22(4):478

[34]张磊,等.丹参合昆明山海棠治疗白塞病21例临床观察.中国中医药科技,2001,8(4):259

[35]万屏,等.昆明山海棠治疗疱疹样脓疱病7例.中国中医急症,2004,13(3):189

[36]孙建军.昆明山海棠片治疗肾病综合征继发脂质代谢紊乱的临床观察.中国民族民间医药,2010,4(2):122

明党参 Changii Radix ming dang shen

本品为伞形科植物明党参*Changium smyrnioides* Wolff的干燥根。味甘、微苦,性微寒。具有润肺化痰、养阴和胃、平肝、解毒功能。用于肺热咳嗽、呕吐反胃、食少口干、目赤眩晕、疔毒疮疡。

【化学成分】

1. 磷脂类 主要为卵磷脂类,磷脂中的脂肪酸分为两类,一类以棕榈酸为主的饱和脂肪酸,另一类以9,11-十八碳二烯酸和10-十八碳烯酸为主的不饱和脂肪酸[1]。

2. 不饱和脂肪油 游离脂肪油主要由棕榈酸(palmic acid,16.67%)、6-苯基壬酸(6-phenyl nonanoic acid,25.56%)、9,11-十八碳二烯酸(9,11-octadecadienoic acid,54.41%)等组成;结合脂肪油主要由棕榈酸(2.12%)、十六碳烯酸(hexadecenoic acid,14.12%)、2-甲基-十六烷酸(2-methylhexadecanoic acid,20.35%)、亚油酸(linolic acid,2.94%)、2-羟基-1-(羟基-甲基)9,12-十八碳二烯酸[2-hydroxy-1-(hydroxyl-methyl)9,12-octadecodienoic acid,48.82%]、硬脂酸(stearic acid,3.29%)、5-苯并辛因醇(5-benzocyclooctenol,4.12%)等组成[2]。

3. 氨基酸 含有游离氨基酸18种,含量为0.636%~1.503%。其中丙氨酸和天门冬氨酸含量较高[2],还有天门冬氨酸(0.892%~1.943%)、精氨酸(0.803%~1.279%)、谷氨酸(0.357%~0.443%)。另外还有γ-氨基丁酸(达0.078%~0.156%)[3,4,5]。

4. 挥发油类 有6,9-十八碳二炔酸甲酯(6,9-octadecadiynoic acid)、β-蒎烯(β-pinene)、1,7,7-三甲基-二环[2,2,1]庚烯-2、橙花叔醇(nerolidol)、橙花醇丙酯(nerol acetonate)、乙酸十二烷酯(dodecyl acetate)、乙酸十四烷醇(1-te-tradecanol acetate)等多种主要化合物[6]。

5. 维生素及无机元素类 明党参根含脂溶性维生素E、K分别为259.2、64.1 μg/kg,水溶性维生素C、B_1、B_2分别为78.5、0.6、0.7 mg/kg[7,8]。含人体必需或有益的元素有钙、钴、铜、铁、钾、镁、钠、磷、锌、锶等18种[9]。

6. 多糖 明党参根中分离多糖Ⅰ和Ⅱ,平均分子量分别为904500和165200;均由葡萄糖组成,结构具有分支的α-(1-6,2)-D-葡聚糖,其苷键构型均为?苷键[10]。

7. 其他 β-谷甾醇、豆甾醇、丁二酸[11]、L-天门冬酰胺[12]等。

【药理作用】

1. 调节免疫 明党参及其多糖一方面显示出显著的免疫促进作用:①腹腔注射1:10明党参煎液可明显提高小鼠脾细胞的NK细胞活性,说明明党参对小鼠NK活性具有促进作用,可增强机体防癌、抗感染的能力。②口服灌胃明党参煎液(15 g/kg,每日4次)及多糖(30 mg/kg,每日4次)能显著提高正常小鼠腹腔巨噬细胞YC-花环形成率,说明明党参具有激活巨噬细胞C_{3b}受体,促进机体免疫功能。③口服灌胃明党参煎液(5、10 g/kg)及多糖(50、100 mg/kg),可增强正常小鼠的胸腺指数和脾指数,增加小鼠外周血细胞数、淋巴细胞数及$ANAE^+$淋巴细胞的百分率,促进网状内皮系统的吞噬功能,并有拮抗免疫抑制剂环磷酰胺的作用。另一方面,明党参煎液及多糖对二硝基氯苯(DNCB)所致的小鼠迟发型变态反应又显示出显著抑制作用,说明明党参可减轻Ⅳ型变态反应所致的炎症。明党参多糖为其活性成分之一[13~15]。

2. 降血脂 实验性高脂血症大鼠喂饲明党参水提液[2.5、5、10 g/(kg·d)]和醇提物(125、250、500 mg/kg),连续给药4周,各给药组均有不同程度的降血胆固醇作用;水提液优于安妥明,而降低血清甘油三酯作用较弱,但可提高高密度脂蛋白胆固醇/总胆固醇的比值。推测明党参降血脂作用主要是通过抑制HMG-ConA还原酶合成胆固醇,使血胆固醇浓度下降,起到降血脂作用[16,17]。

3. 抗血栓 明党参醇提物20、60、120 mg/kg，给大鼠连续灌胃10 d，能显著减少大鼠体外颈总动脉–颈外静脉血流旁路法形成的血栓重量，抑制大鼠血栓的形成。同时体外给药还可明显延长家兔的血浆复钙时间[18]。

4. 抗凝血、抑制血小板聚集 明党参不同提取物能显著延长家兔凝血酶原时间（PT）和凝血酶时间(TT)，以甲醇提取物效果最明显，并可显著抑制ADP诱导的血小板聚集，甲醇提取物、水提取物的血小板聚集抑制率分别为75.80%和79.75%，与丹参注射液相当(77.79%)。体内试验表明，明党参甲醇提取物和水煎液均能显著延长小鼠凝血时间，提示明党参在防治血管内凝血和血栓形成方面具有一定作用[19]。

5. 祛痰、止咳、平喘 灌服明党参挥发油的水饱和溶液(0.776 mg/mL)30 mL/kg剂量，给药1.5 h后，可显著增加小鼠气管酚红的排泄量，并显示量效关系。灌服明党参水提液25、50、150 g/kg和CSVI（天门冬素Asparagine)1.75 g/kg对氨水刺激引起小鼠咳嗽有显著抑制作用;灌服明党参水提液100 g/kg和CSVI 1 g/kg，对氯化乙酰胆碱和磷酸组织胺引起的豚鼠哮喘有显著的抑制作用。由此确认L–天门冬素为明党参水溶性祛痰、止咳、平喘活性成分[20]。

6. 促肠管蠕动 灌服明党参水煎液生药30 g/kg，能明显提高小肠对碳末的推进率，有利肠道内容物的排空，提示明党参对正常小鼠的小肠蠕动有促进作用[15]。

7. 抗应激 口服明党参煎液及多糖不仅能显著延长常压下缺氧动物生存时间，还能显著延长氰化钾所致的化学性缺氧动物的存活时间及小鼠在高温下存活的时间，提示明党参为一种适应原样作用的药物[15]。明党参多糖还可显著降低LPS刺激所致的NF–κB的结合活性[21]。

8. 抗氧化 明党参不同提取物对体外大鼠肝匀浆上清液脂质过氧化物生成具有显著抑制作用，尤以甲醇提取物抑制最强，说明明党参有抗脂质过氧化物作用。甲醇提取物和水提取物均可提高高胆固醇血症大鼠体内超氧化歧化酶(SOD)、全血谷胱甘肽过氧化酶(GSH–Px)的活性，降低血清脂质过氧化物产生丙二醛的含量，表明明党参有抗氧化作用[22]。

9. 抗突变 给小鼠灌胃明党参水提液（40 g/kg）和甲醇提取物(100、200、300 mg/kg)，明党参对环磷酰胺诱发升高的姐妹染色单体互换(SCE)频率具有抑制作用，对环磷酰胺诱发升高的微核(MN)频率，除300 mg/kg的甲醇提取物外，均具有抑制作用[23]。

【临床应用】

咳嗽、慢性支气管炎 30例临床观察表明，明党参对肺虚咳嗽、慢性支气管炎、肺心病、肺结核有效，临床控制13%，显效43.5%，好转39.1%，总有效率为95.6%，并能明显改善患者的食欲[18]。

（宋　宇）

参考文献

[1]王亚淑，等. 明党参炮制品中磷脂成分的研究. 中成药，1992,14(9):21

[2]李祥，等. 明党参脂肪油成分GC/MS快速分析. 中药材，1992,15(6):26

[3]陈建伟，等. 江苏栽培与野生明党参中氨基酸组成分析. 南京中医学院学报，1993,9(2):26

[4]黄宝康，等. 明党参鲜根及炮制品氨基酸含量分析.海军医高专学报，1995,17(1):44

[5]陈建伟，等. 明党参及其制剂中γ–氨基丁酸的测定. 福建药学杂志，1993,5(3):13

[6]陈建伟，等. 明党参挥发油的GC/MS初步分析. 南京中医学院学报，1992,8(4):223

[7]陈建伟，等. 江苏栽培与野生明党参中微量元素积累规律的研究.天然产物研究与开发，1992,8(4):223

[8]陈建伟，等. 明党参根中维生素及其水煎膏中无机元素的分析. 中西医结合学报，2004,2(5):379

[9]陈建伟，等. 明党参根中维生素及其水煎膏中无机元素的分析. 中西医结合学报，2004,2(5):379

[10]杨海军，等. 明党参多糖的结构研究I. 美中医学，2007,4(6):27

[11]周萍，等. 明党参化学成分的研究. 第二军医大学学报，1993,14(6):572

[12]李祥，等. 明党参中水溶性活性成分的分离鉴定及定量分析. 天然产物研究与开发，1995,7(2):1

[13]陆平成，等. 明党参对小鼠NK活性的调节作用. 南京中医学院学报，1991,7(1):33

[14]陈建伟，等. 明党参煎液及多糖对小鼠腹腔巨噬细胞C3b受体的影响. 中国中药杂志，1992,17(9):561

[15]黄泰康，等. 明党参水煎液及多糖的药理研究. 中成药，1994,16(7):31

[16]吴慧平，等. 明党参在大鼠高胆固醇血症中抗氧化作用. 南京中医学院学报，1994,10(4):33

[17]华一莉，等. 明党参降血脂作用的实验研究. 南京中医学院学报，1994,10(4):31

[18]李祥，等. 中国特有植物明党参化学成分和药理研究进展. 中国野生植物资源，17(2):15

[19]陈建伟，等. 明党参对凝血时间、血小板聚集的影响. 中成药，1998,20(7):17

[20]胡小鹰，等. 明党参水提液及结晶Ⅵ的镇咳祛痰平喘

作用. 南京中医药大学学报,1995,11(6):28

[21]陈建伟,等. 明党参多糖对NF-κB结合活性的影响. 南京中医药大学学报,1999,15(6):356

[22]吴慧平,等. 明党参不同提取物对大鼠肝匀浆上清液生成脂质过氧化物的影响. 南京中医学院学报,1993,9(1):26

[23]陈建伟,等. 明党参及其制剂致变和抗变效应. 中成药研究荟萃(全国首届中成药学术研讨会论文集),1992:342

罗布麻叶 Apocyni Veneti Folium luo bu ma ye

本品为夹竹桃科植物罗布麻*Apocynum venetum* L.的干燥叶。味甘、苦,性凉。具有平肝安神、清热利水功能。用于肝阳眩晕、心悸失眠、浮肿尿少。

【化学成分】

1. 黄酮类 总黄酮类含量在0.20%~1.14%,主要包括:金丝桃苷(hyperoside)、槲皮素(quercetin)、异槲皮苷(isoquercitrin)、三叶豆苷(Ttrifolioside)、紫云英苷(astragalin)等[1]。近期报道,松嫩草原和辽河入海口罗布麻叶总黄酮含量分别为10.593~11.001 mg/g和11.203 mg/g;槲皮素含量分别为5.507~5.753 mg/g和5.218 mg/g[2]。

2. 儿茶素 含量在0.1%~0.3%,主要包括:(-)表儿茶素(epicatechin)、(-)表没食子儿茶素(epigallocatechin)、(+)儿茶素(catechin)、(+)没食子儿茶素(Epigallocatechin)等[3,4]。

3. 有机酸类 主要是琥珀酸、绿原酸、长链脂肪酸、延胡索酸等,总的含量在0.1~0.2 mg/g[5]。

4. 脂肪酸醇脂 主要是棕榈酸蜂花基酯(myricyl palmitate)、棕榈酸十六醇酯(hexadecyl palmitate)、羽扇豆醇棕榈酸酯(lupeol palmitate)等组分[6]。

5. 醇类和甾体类 主要是β-谷甾醇(β-sitosterol)、羽扇豆醇(lupeol)、正三十醇(trizcontanol)、中肌醇(meso-inositol)等[5,6]。

6. 其他 无机元素、蛋白质、维生素类、烷类、苷类及挥发性油等成分[7,8,9]。

【药理作用】

1. 镇静、抗惊厥 小鼠口服罗布麻叶浸膏的醚溶物及罗布麻叶醚提取物后均显示轻度镇静作用。对有效镇静部分的化学成分分析表明异秦皮啶和金丝桃苷两个化合物具有镇静作用[10]。0.5 g/kg罗布麻叶浸膏给小鼠腹腔注射30 min后,可使小鼠自发活动明显减少,作用可持续5 h以上[11]。

2. 抗抑郁 急性预处理给予大鼠罗布麻叶提取物125 mg/kg,多次给药30、125 mg/kg,都可以观察到大鼠不动时间明显缩短,此作用与丙咪嗪相当。在开阔法试验中,丙咪嗪(20 mg/kg)和罗布麻叶提取物(30、60、125 mg/kg)均未导致大鼠有明显行为改变和运动功能障碍。表明罗布麻叶的特异抗抑郁作用可能与其中的黄酮化合物金丝桃苷和异槲皮素有关[12]。给大鼠灌胃罗布麻叶提取物15、60、250 mg/kg,8周后,在大脑视丘下部、纹状体、海马区域去甲肾上腺素和多巴胺含量降低,5-羟色胺含量变化不明显。推测去甲肾上腺素含量降低是基于突出前-受体敏感性下降[13]。罗布麻叶抗抑郁活性成分主要分布在正丁醇和水溶性部位,且抗抑郁活性与总黄酮含量没有线性关系[14]。

3. 增强学习记忆 罗布麻叶醇提物10、20、30 mg/kg,灌胃,对慢性铝中毒老年性痴呆大鼠可提高学习记忆能力,增加脑组织Na^+/K^+-ATP酶活性,和降低乙酰胆碱酯酶(AchE)活性,呈现一定的量效关系[15]。

4. 降压 罗布麻叶提取物具有内皮依赖性血管松弛作用,可引起血管松弛,改善肾功能,对自发性高血压,NaCl导致的盐性高血压和肾性高血压大鼠均有明显降压作用,同时还具有增加肾性高血压的尿量和尿中Na^+、K^+排出,降低血尿素氮(BUN)的作用[16,17],可有效降低自主神经系统紊乱引起的大鼠血压升高[18,19]。研究也发现异槲皮苷、槲皮素等黄酮类化合物是罗布麻叶提取物降压的主要活性物质[9]。

5. 降血脂 罗布麻叶乙醇粗提物(总鞣质含量6.56%,总黄酮含量2.45%)0.41 g/kg和鞣质黄酮混合物(0.23、0.17 g/kg)均能有效降低实验性高血脂及动脉粥样硬化大鼠血脂和脂质过氧化物水平;减轻主动脉硬化程度,以鞣质部位的作用最明显[20]。研究也表明,经烘烤而成的罗布麻茶可呈剂量依赖性抑制食物性高脂大鼠血浆中TC、TG和LDL-C的升高以及HDL-C的降低。表明其降脂作用可能与炮制有关[21]。

6. 降血糖、抗糖尿病肾病 罗布麻叶提取物50、100、200 mg/kg,连续灌胃治疗4周。可明显对抗四氧嘧啶诱发的早期糖尿病小鼠升高的尿素氮、血糖和甘油三酯;表现出强大的非酶糖基化抑制作用。对糖尿病早期肾功能降低有明显保护作用[22]。

7. 保肝 采用两肾-夹术和喂高糖高脂饲料制作大鼠脂肪性肝病模型。罗布麻叶提取物200、100、50 mg/kg灌胃连续8周,具有抗氧化应激和改善代谢综合征大鼠脂肪性肝病作用[23]。研究认为,黄酮醇苷是罗布麻叶起肝保护作用的主要有效成分,而且具有一定的构效关系[24]。

8. 抗突变、抗肿瘤 罗布麻叶干浸膏在500~2000 mg/kg剂量范围内,对小鼠骨髓多染红细胞不产生致微核作用;在250~100 mg/kg剂量范围内,有对抗环磷酰胺致微核作用。表明罗布麻叶干浸膏在预防诱变剂致微核作用方面有实际应用价值[25]。此外,从罗布麻叶中提取的槲皮素具有对抗肿瘤的作用[26]。

9. 抗氧化 罗布麻叶提取物对自由基引起的细胞膜脂质过氧化损伤有保护作用,使用黄嘌呤-黄嘌呤氧化酶系统、H_2O_2及UV照射三种方法引起细胞膜脂质过氧化,罗布麻叶提取物可抑制过氧化产物丙二醛的生成,且有一定剂量依赖关系[27]。罗布麻提取物中的黄酮类化合物含有还原性酚羟基,可直接清除氧自由基或抑制自由基形成,抑制脂质过氧化和Cu^{2+}诱导的低密度脂蛋白氧化过程,显著消除过氧化亚硝酸盐的活性[28,29]。对过氧化脂质诱导的PC12细胞氧化应激的抑制作用明显强于贯叶连翘、银杏叶[30,31]。罗布麻叶对羟基自由基的清除能力也较强[32]。

【临床应用】

1. 高血压病 800例高血压患者临床验证结果表明,罗布麻叶降压疗效确切,作用温和,有效率达88.6%,尤其在改善眩晕、心悸、失眠、高血脂等症状方面疗效显著,奏效快。服用超过半年以上者,有效率可高达93.3%,且一直稳定在正常值,服用时间越长效果越好[33]。

2. 高脂血症 用罗布麻茶治疗高脂血症患者40例,治疗前后比较,胆固醇和甘油三酯均降低,高密度脂蛋白含量上升,长期服用罗布麻茶对防治动脉硬化有益[34]。罗布麻治疗83例高脂血症,总有效率为75.9%[35]。

3. 抗衰老 罗布麻叶浸膏既可提高天然杀伤细胞活性及红细胞SOD含量,亦可改善甲皱微循环的血流状态[35]。

4. 止咳、平喘、化痰 用罗布麻叶制剂对58例气喘患者进行治疗。服用3 d,患者气喘症状均有明显减轻和缓解[36]。对61例咳嗽患者进行治疗,服药3 d,咳嗽症状消失或明显减轻者47例,占77%。临床观察表明罗布麻叶确有止咳、化痰、平喘作用[36]。

【附注】

大花罗布麻*Apocynumhendersonii* (Hookf) Woodson

[化学成分]

1. 黄酮类 大花罗布麻叶主要含有芦丁、金丝桃苷(hyperoside)、异槲皮苷(isoquercitrin)和槲皮素(quercetin)。其中总黄酮、总槲皮素和异槲皮苷的含量较高[37]。

2. 挥发性成分 从大花罗布麻叶挥发性成分中分离鉴定出45种化合物,主要活性成分为氧化石竹烯、安息香醛、藏红花醛、胡薄荷酮、顺式氧化芳樟醇、薄荷酮等[38]。

3. 其他 大花罗布麻叶尚含有羽扇醇棕榈酸酯(lupenyl palmitate)、正十六烷酸(n-hexadecanoic acid)、槲皮素-3-O-β-D-吡喃葡萄糖苷(quercetin-3-O-β-D-glucosides)、丁香树脂醇-β-D-吡喃葡萄糖苷(syringaresinol-β-D-glucopyranoside)等[39]。

[药理作用]

1. 保护DA神经 大花罗布麻叶的槲皮素-3-O-槐糖苷25 mg/kg预先给药1周,能提升MPTP型PD小鼠的运动能力,提高纹状体中多巴胺含量,减轻黑质神经的损伤,增加酪氨酸羟化酶阳性细胞表达数量。槲皮素-3-O-槐糖苷能减轻MPTP对PD小鼠的DA神经损伤[40]。

2. 抗血小板聚集 大花罗布麻叶提取物12.5、200 g/mL对凝血酶及ADP诱导的大鼠、人体血小板聚集有抑制作用,且具有量-效关系[41]。

3. 延缓衰老 大花罗布麻叶提取物按1.28 g/kg给家兔拌入饲料中,4周后可促进动物免疫功能,降低血清过氧化脂质水平,减少人工白内障形成;体外具有明显抗自由基作用;大花罗布麻叶乙醇提取物可延长果蝇寿命[42]。

4. 降血压 大花罗布麻叶浸膏500 mg/kg每天灌胃,连续32 d,对肾性高血压大鼠呈明显而持久的降压作用[43]。

(张晓晨 金锦娣 金若敏)

参 考 文 献

[1]程秀丽,等.罗布麻叶中黄酮类化合物研究.中药材,2007,30(9):1086

[2]李庆华,等.东北不同产地野生罗布麻叶总黄酮含量及抗氧化性比较.时珍国医国药,2009,20(11):2659

[3]FanW,et al. Apocynum A-D: new phenylpropanoid-sub-

stituted flavan-3-ols isolated from leaves of Apocynum venetum (Luobumaye). *Chem Pharm Bull*, 1999, 47(7): 1049

[4]Yokozaw T, et al. Study on the component of luobuma with peroxynitrite scavenging activity. *Biol Pharm Bull*, 2002, 25(6): 748

[5]陈妙华，等. 罗布麻叶镇静化学成分的研究. 中国中药杂志，1991，16(10)：609

[6]王明时，等. 罗布麻化学成分的研究. 南京药学院学报，1986，16(4)：35

[7]宋建平，等. 罗布麻叶中无机元素的分析. 时珍国医国药，2009，20(8)：1909

[8]刘萍. 罗布麻叶中蛋白质含量的研究. 安徽农业科学，2009，37(29)：14162

[9]周裔彬，等. 罗布麻叶的研究进展. 安徽农业大学学报，2008，35(4)：619

[10]李庆华，等. 罗布麻叶药理作用及临床应用研究进展. 中药材，2008，31(5)：784

[11]潘建新，等. 罗布麻叶浸膏对脑内单胺类递质量含量及细胞膜流动性的影响. 中草药，1999，30(7)：517

[12]Butterweck V, et al. Antidepressant effects of Apocynum venetum leaves in a forced swimming test. *Biol Pharm Bull*, 2001, 24(7): 848

[13]Butterweck V, et al. Long-term effects of an Apocynum venetum extract on brain monoamine levels and-AR density in rats. *Pharm Biochem Behavior*, 2003, 75: 557

[14]周本宏，等. 罗布麻叶抗抑郁活性部位的筛选.中国药师，2007，10(12)：1173

[15]裴凌鹏，等. 罗布麻叶对痴呆性大鼠学习记忆及Na^+/K^+-ATP酶，AchE酶活性的影响. 新疆中医药，2009，27(2)：1

[16]Tagawa C, et al. Studies on antihypertensive effect of luobuma (Apocynum venetum L.)leaf extract(3). *Yakugaku Zasshi*, 2004, 124(11): 851

[17]Kim DW, et al.Effects of aqueous extracts of Apocynum venetum leaves on Spotanarously hypertensive, renal hypertensive and NaCl-fed- hypertensive rats. *J Ethnopharmacol*, 2000, 72 (1-2): 53

[18]Kagawa T, et al. Studies on antihypertensive effect of luobuma (Apocynum venetum L.)leaf extract(1). *Natural Medicines*, 2004, 58(3): 109

[19]Kagawa T, et al.Studies on Antihypertensive effect of luobuma (Apocynum venetum L.)Leaf Extract(2). *Nat Med*, 2004, 58 (6): 299

[20]张素琼，等. 罗布麻叶有效部位降血脂及抗动脉粥样硬化的研究. 中西医结合心脑血管病杂志，2007，5(9)：831

[21]虞颖映，等. 罗布麻茶对心血管系统的生物学效应研究. 同济大学学报，2006，27(4)：40

[22]杨新波，等. 罗布麻叶提取物对四氧嘧啶诱发的糖尿病小鼠肾功能降低的影响. 解放军药学学报，2008，24(5)：408

[23]杨新波，等. 罗布麻叶提取物对两肾-夹高糖高脂饮食大鼠脂肪性肝病的保护作用. 世界华人消化杂志，2009，17(2)：135

[24]Xiong Q, et al. Hepatoprotective effect of Apocynum venetum and its active constituents. *Planta Med*, 2000, 66(2): 127

[25]汪坚，等. 罗布麻叶干浸膏致及抗致突变作用的研究. 江西医药，1990，25(2)：79

[26]Ma M, et al.Seasonal spatial and interspecific variation in quercetin in Apocynum venetum and Poacynum hendersonii Chinese traditional herbal teas. *J Agric Food Chem*, 2003, 51(8): 2390

[27]周本宏，等. 罗布麻对红细胞膜脂质过氧化损伤的保护作用. 广东药学院学报，2004，20(5)：506

[28]Dong-Wook Kim, et al.Inhibitory Effects of an Aqueous Extract of Apocynum venetum Leaves and its Constituents on Cu^{2+}-induced Oxidative Modification of Low Density Lipoprotein. *Phytotherapy Research*, 2000, 14(7): 501

[29]Yokzawa T, et al. Study on the component of luobuma with peroxynitrite scavenging activity. *Biol Pharm Bull*, 2002, 25 (6): 748

[30]徐诺，罗布麻叶提取物的抗脂质过氧化作用.国外医学·中医中药分册，1998，20(4)：54

[31]Shirai M, et al. Approach to novel functional foods for stress control 5: Antioxidant activity profiles of antidepressant herbs and their active components. *Journal of medical Investigation*, 2005, 52(Suppl): 249

[32]Cao Y, et al.Determination of hydroxyl radical by capillary electrophoresis and studies on hydroxyl radical scavenging activities of Chinese herbs. *Analytical and Bioanalytical Chemistry*, 2003, 376(5): 691

[33]洪秀芳，等. 新疆大花罗布麻叶治疗高血压病的临床观察. 实用中西医结合杂志，1991，4(1)：33

[34]马永兴，等. 罗布麻茶抗衰老、高血压及高血脂作用的观察. 中西医结合杂志，1989，9(6)：335，323

[35]刘力夫. 罗布麻茶对免疫功能和血小板解聚的临床观察. 中药通报，1987(9)：54

[36]李庆华，等. 罗布麻叶药理作用及临床应用研究进展. 中药材，2008，31(5)：784

[37]强静，等. 大花罗布麻叶黄酮类成分的分析. 新疆中医药，2009，27(5)：31

[38]钱伟，等. 大花罗布麻叶挥发性成分的HSGC-MS分析. 新疆中医药，2009，27(3)：46

[39]张云峰，等. 大花罗布麻的化学成分研究.天然产物研究与开发，2006，18：954

[40]马成，等. 大花罗布麻对MPTP型小鼠的多巴胺能神经保护作用研究.中国药理学通报，2010，26(3)：397

[41]顾振纶，等. 大花罗布麻叶的药理学研究-Ⅰ.对血小板聚集性的影响.中成药，1989，11(11)：28

[42]钱曾年，等. 大花罗布麻叶的药理学研究-Ⅱ. 大花罗布麻叶延缓衰老作用的实验研究.中成药，1990，12(3)：28

[43]钱曾年，等. 大花罗布麻叶的药理学研究-Ⅲ.对心血管系统的影响.中成药，1991，13(7)：27

罗汉果 Siraitiae Fructus luo han guo

本品为葫芦科植物罗汉果*Siraitia grosvenorii* (Swingle)C. Jeffrey ex A.M.Lu et Z.Y.Zhang的干燥果实。味甘,性凉。有清热润肺、利咽开音、滑肠通便功能。用于肺热燥咳、咽痛失音、肠燥便秘等。

【化学成分】

罗汉果中主要有效成分为葫芦素烷三萜类,占干果总重的3.755%~3.858%。其甜味成分主要来自罗汉果苷Ⅴ(mogroside Ⅴ)[1]。罗汉果种仁油脂含量48.5%,其中不饱和脂肪较多[2]。在新鲜果实中含有D-甘露醇,成熟果实中含有丰富的维生素C,含量达33.9~46.1 mg/kg[3]。

【药理作用】

1. 增强免疫 罗汉果水提物25~50 g/kg给大鼠灌胃,给药10 d,可明显增加外周淋巴细胞中酸性C-醋酸萘酯酶(ANAE)阳性细胞百分率,提高脾细胞中形成玫瑰花环数目的比例,但不影响中性粒细胞的吞噬功能。说明罗汉果可以提升机体的特异性细胞免疫和体液免疫功能,但不影响正常机体的非特异性免疫功能[3]。

2. 祛痰、镇咳 罗汉果皂苷(纯度50%)8.0 g/kg剂量显著增加小鼠气管酚红排泌量,也显著增加大鼠排痰量(毛细管法)[4]。对浓氨水或二氧化硫诱发的小鼠咳嗽均有明显抑制作用,但对氨水潜伏期无明显影响[5]。

3. 调节离体肠 罗汉果水提物10、50 mg对肾上腺引起的家兔离体回肠松弛有拮抗作用,可使离体兔肠由松弛恢复自主活动;另一方面,罗汉果水提物剂量10、50 mg对乙酰胆碱或氯化钡诱发的家兔或小鼠离体回肠的痉挛收缩均有拮抗作用,说明其对离体肠有双向调节作用[6]。

4. 抑癌 以DMBA为起始剂,TPA为促癌剂,进行小鼠皮肤二阶段致癌实验,罗汉果甜苷Ⅴ(mogroside Ⅴ)的延缓致癌作用与甜叶菊苷相同或较之更强,显示其具有抗促癌作用[7]。

5. 抗氧化 罗汉果甜苷提取物0.04~1.15 mg/mL范围内,对红细胞自氧化溶血的抑制率均超过了50%,对大鼠RBC自氧化溶血均有较好的保护作用[8]。

6. 保肝 小鼠灌胃罗汉果提取物50 g/kg,对四氯化碳(CCl_4)以及硫代乙酰胺(TAA)所致肝损伤有保护作用[9]。

7. 其他 在体外,罗汉果叶对金黄色葡萄球菌、白色葡萄球菌、卡那双球菌均有较好的抑制作用。罗汉果根的提取物有抗炎、镇痛、解痉、降酶等多种作用[3]。

8. 毒性 罗汉果甜苷310 g/kg(相当于人用量的360倍)灌胃4周,对家犬的血液学指标、肝、肾功能、血糖与尿糖以及心、肝、肾、肺、脾的形态学变化均无明显的影响[10]。

【临床应用】

罗汉果为保健药材,主要用于治疗急慢性支气管炎、急慢性扁桃体炎、大便秘结等。不仅可用做食品添加剂,还可以用于美容[11]。

(黄 芳 窦昌贵)

参考文献

[1]黎海滨,等. 罗汉果的化学成分与应用研究. 食品研究与开发,2006,12(2):85

[2]陈全斌,等. 罗汉果种仁油脂的提取及其性质研究. 食品科技,2004,12,(2):25

[3]黄志江,等. 罗汉果的药用研究. 广西师范大学学报,1998,16(4):75

[4]周欣欣,等. 罗汉果及罗汉果提取物药理作用的研究. 中医药学刊,2004,22(9):1723

[5]陈瑶,等. 罗汉果甜苷的止咳祛痰作用研究. 中国食品添加剂,2006,(1):41

[6]黄勤,等. 罗汉果化学成分及药理作用研究进展. 中药材,2001,24(3):15

[7]木岛孝夫. 芒果苷中甜味物质的抑癌作用. 国外医学.中医中药分册,2003,25(3):174

[8]戚向阳,等. 罗汉果皂苷清除自由基及抗脂质过氧化作用的研究. 中国农业科学,2006,39(2):382

[9]黄勤,等. 罗汉果的药理作用研究. 中国中药杂1999,24(7):425

[10]陈维军,等. 罗汉果皂苷提取物对1型糖尿病小鼠细胞免疫功能的影响. 营养学报,2006,28,(3):221

[11]周欣欣. 罗汉果的化学成分及其开发应用. 中医药学刊,2003,21(9):1482

败酱草 Patriniae Herba bai jiang cao

本品为败酱科植物白花败酱*Patrinia villosa* Juss.、黄花败酱*Patrinia scabiosaefolia* Fisch.的带根全草。味苦，性平。具有清热解毒、排脓破瘀功能。可用于治疗肠痈、下痢、赤白带下、产后瘀滞腹痛、目赤肿痛、痈肿、疥癣。

【化学成分】

黄花败酱中主要含有三萜皂苷类，以齐墩果酸苷元和常春藤苷元为主。齐墩果酸苷类：黄花败酱皂苷(scabiosides)B、D、E、F、G、败酱皂苷(patrinosides)A_1、B_1、C_1、D_1、E、F、G、H、J、K、L、M等，常春藤苷类：黄花败酱皂苷A、C等；含有单萜、倍半萜及其含氧衍生物，倍半萜中的石竹烯类含量最高；根和根茎中分得α-古云烯等多种挥发油成分；此外，还含有香豆素类如东莨菪内酯(scopoletin)等，黄酮类如芦丁等，有机酸类如亚油酸、亚麻酸等，还含有鞣质，糖类和微量的生物碱[1,2]。

白花败酱主要含环烯醚萜：白花败酱苷(villoside)、番木鳖苷(loganin)、莫诺苷(morroniside)、白花败酱醇(villosol)、白花败酱醇苷(villosolside)等[3]，此外还有黄酮类如山柰酚苷[4]、异牡荆苷(isovitexin)和异荭草苷(isoorientin)[5]、皂苷类以及挥发油类[6]等成分。

【药理作用】

1. 镇静　败酱草的醇提物有明显的镇静催眠作用。给小鼠腹腔注射黄花败酱醇提取液0.15 mL/10 g体重。结果表明，其对小鼠具有明显的镇静作用，其镇静时间较长，强度与戊巴比妥相当，有类似睡眠的反应，但维持时间较短[7]。

白花败酱水提取液对小鼠中枢神经系统的抑制作用，给小鼠腹腔注射20、40 mg/kg白花败酱水提取液，对小鼠自发活动有明显的抑制作用，可以缩短由戊巴比妥钠诱导的入睡时间及延长睡眠时间[8]。

2. 抗菌、抗病毒　黄花败酱蒸馏液对金黄色葡萄球菌、链球菌抑制作用强，对大肠杆菌抑菌作用较强，对巴氏杆菌、沙门菌的抑菌作用较弱，黄花败酱醇提取液对金黄色葡萄球菌、链球菌、大肠杆菌、沙门菌、巴氏杆菌抑菌作用微弱，而醇提取液对以上细菌具有微弱的抑菌作用[7]。在抗病毒方面，从黄花败酱种子中分得的三萜类化合物被用于抑制HIV[1]。

3. 抗肿瘤　黄花败酱根能显著抑制癌细胞生长，质量浓度在50~100 mg/mL时抑制肝癌细胞生长，其高浓度提取液(500 μg/mL)对JTC-26癌细胞的抑制率为98.2%，而对正常细胞的促进增殖率为100%[9]。另有研究[10]对黄花败酱根、茎、全草的提取物进行了体内抑瘤实验。结果表明，根提取物有效，而茎和全草提取物基本无效，证明抗肿瘤的有效部位为根。从黄花败酱根茎的总提取物中分离得到黄花败酱总皂苷(50、25、12.5 mg/kg，灌胃9 d)，能延长荷艾腹水癌小鼠的存活时间[11]。

4. 刺激骨髓造血功能　黄花败酱能明显对抗环磷酰胺所致白细胞数量降低，可刺激骨髓造血机能，其升白作用与维生素B_4和鲨肝醇作用相近，可以与化疗药物配用，从而提高抗肿瘤疗效和克服白细胞数量下降的副作用[12]。

5. 抗便秘　给小鼠灌服0.2 mL/kg败酱草(苦菜)的提取液，苦菜多糖和苦菜果胶能够较强地促进小鼠小肠的蠕动，且能明显地减少小鼠排便次数，延长开始排便时间。揭示苦菜多糖或苦菜果胶是苦菜防腹泻、抗便秘的有效成分[13]。

6. 止血　败酱草对大鼠、家兔体外创伤性出血均有明显止血作用，其作用强度与云南白药强度相当。醇提物无论灌胃或腹腔注射，均能缩短大鼠、小鼠断层性出血时间。醇提物灌胃给药能有效防治犬、小鼠因5-FU引起的血小板下降，能显著降低小鼠毛细血管的通透性，对大鼠、蟾蜍下肢血管有收缩作用。腹腔给药可明显促进家兔循环血小板聚集[14]。

7. 毒副　黄花败酱干浸膏（生药)24 g/kg给小鼠灌胃无不良反应，醇浸膏30 g/kg给小鼠灌胃，对小白鼠有轻度呼吸抑制和轻度致泻作用。其挥发油按相当于人用量的400、700、1500倍给小鼠灌胃时，观察7 d未见异常表现[15]。黄花败酱精200 mg/kg口服有多尿现象，黄花败酱根甲醇提取物使小鼠血清转氨酶升高，并有组织病理改变[16]。

【临床应用】

1. 流行性腮腺炎　黄花败酱(鲜品)，加生石膏捣烂，再加鸡蛋清调匀，外敷患处。有并发症者加服黄花败酱煎剂，每次10~15 g，每日3~4次，治疗200余例，90%于敷药24 h内症状消失，严重病例于第2次敷药后症状消失。

2. 感冒 将白花败酱制成冲剂、片剂，治疗普通感冒2233例，有效率82.2%；治疗流行性感冒40l例，有效率86.5%。对控制发热、恶寒、鼻塞、流涕、全身疼痛等症状均有显效，亦未见不良反应[17]。

3. 婴幼儿腹泻 鲜败酱草汁，小于1岁者每次口服2 mL，每日2次；1~2岁者每次口服3 mL，每日2次；山莨菪碱0.5~1.5 mg/kg，每日2次。治疗婴幼儿腹泻79例，总有效率97.5%[18]。

4. 慢性盆腔炎 用薏苡附子败酱散治疗慢性盆腔炎50例，2 d服1剂，每日服3次，7 d为一个疗程。治愈30例，有效19例，无效1例，总有效率为98%[19]。

5. 慢性前列腺炎 用败酱红藤汤治疗慢性前列腺炎300例，每天1剂，水煎2次，分早、晚服，2月1个疗程。治疗组痊愈87列，显效112例，有效73例，无效28例，总有效率为90.7%，败酱红藤汤治疗漫性前列腺炎的疗效优于前列康[20]。

6. 宫颈糜烂 50例患者口服败酱胶囊，其中对轻度糜烂治愈率最高，中度糜烂次之，对中度糜烂和重度糜烂可以增加败酱胶囊治疗的疗程，以提高疗效。败酱胶囊治疗宫颈糜烂效果好，且未见不良反应，服用剂量少[21]。

7. 婴幼儿湿疹 薏苡附子败酱散加西药治疗婴幼儿湿疹102例，89%于1周内皮损消失，渐变为正常皮肤，其余1周后痊愈，无色素沉着及斑痕[22]。

8. 治疗失眠 败酱草、白茯苓、炒栀子、淡豆豉、每日1剂，水煎2次，分2次服用，用药1~2周为1个疗程，痊愈41例，显效46例，总有效率94.2%[23]。

9. 其他 临床还有用败酱草治疗痱毒[24]和扁平疣[25]。

（许　婧　杨冬华）

参考文献

[1]王盈. 黄花败酱的化学成分及药理作用研究进展. 齐鲁药事，2009，28(4)：222

[2]刘明生. 黄花败酱研究进展. 沈阳药学院学报，1993，10(4)：301

[3]徐成俊，等. 白花败酱的化学成分. 研究药学学报，1985，20(9)：652

[4]黄龙，等.白花败酱化学成分研究.中药材，2007，30(4)：415

[5]Jinyong peng，et al. Preparative separation of isovitexin and isoorientin from Patrinia villosa Juss by high-speed counter-current chromatography. *J chromatogr A*，2005，1074(1-2)：111

[6]朱加进，等. 白花败酱挥发性成分的测定及其营养成分分析. 农业工程学报，2002，18(5)：193

[7]谭超，等. 黄花败酱化学成分及镇静、抑菌作用研究.中兽医医药杂志，2003，22(4)：3

[8]陈燕萍，等. 白花败酱草水提取液中枢抑制作用的研究. 中国药物与临床，2005，5(6)：439

[9]万新，等. 败酱属植物化学成分与药理作用. 国外医药·植物药分册，2006，21(2)：53

[10]毛金军，等. 黄花败酱提取物抗肿瘤作用的实验观察. 黑龙江医药科学，2004，27(5)：35

[11]沈德凤，等. 黄花败酱总皂苷提取物抗肿瘤作用的实验研究. 黑龙江医药科学，2007，30(3)：35

[12]李延芳，等. 败酱属植物的研究概况. 天然产物研究与开发，2000，13(3)：71

[13]朱加进，等. 苦菜中防便秘抗腹泻功能因子研究. 食品科学，2002，23(2)：113

[14]党月兰，等. 墓头回止血作用机制的探讨. 兰州医学院学报，1990，16(4)：197

[15]王瑞俭，等. 黄花败酱的药理研究与临床应用. 长春中医学院学报，1997，13(62)：46

[16]刘东梅，等. 黄芩、黄连、乌梅、金银花、败酱草对产AmpCβ-内酰胺酶细菌的体外抑菌作用. 河北中医，2008，30(6)：654

[17]江西宜春地区医学科学研究所.白酱感冒冲、片剂鉴定会在丰城召开. 中草药，1981，12(3)：47

[18]贺波，等. 鲜败酱草汁、山莨菪碱治疗婴幼儿腹泻79例. 陕西中医，1993，14(9)：414

[19]杨芳，等. 薏苡附子败酱散治疗慢性盆腔炎50例疗效观察. 云南中医中药杂志，2009，30(9)：41

[20]卢太坤，等. 败酱红藤汤治疗慢性前列腺炎300例. 新中医，2005，37(11)：66

[21]罗畅然，等. 败酱胶囊治疗宫颈糜烂的临床观察. 现代中西医结合杂志，2006，15(4)：463

[22]宣兆三.薏苡附子败酱散加西药治疗婴幼儿湿疹102例. 中医中药，2008，46(4)：101

[23]范桂滨. 败酱茯苓栀子豉汤治疗不寐120例. 中国中医药科技，2006，13(1)：27

[24]赵海峰.败酱草洗浴治疗痱毒48例.中医外治杂志，1999，8(2)：14

[25]宗克贵.败酱草治疗扁平疣观察.中医外治杂志，1999，8(6)：46

知 母 Anemarrhenae Rhizoma

zhi mu

本品为百合科植物知母*Anemarrhena asphodeloides* Bge. 的干燥根茎。味甘、苦，性寒。具有清热泻火、滋阴润燥功能。主治外感热病、高热烦渴、肺热燥咳、骨蒸潮热、内热消渴、肠燥便秘等。

【化学成分】

知母根茎含有多种皂苷，主要有知母皂苷（timosaponin）和芒果苷（知母黄酮，mangiferin）。知母皂苷有A-Ⅰ、A-Ⅱ、A-Ⅲ和A-Ⅳ以及B-Ⅰ、B-Ⅱ和B-Ⅲ型等，其苷元为菝葜皂苷元（萨尔萨皂苷元，sarsasapogenin）、吗尔可皂苷元（markogenin）以及新吉托皂苷元（neogitogenin）。此外，还有知母皂苷C以及知母皂苷E_1、E_2等[1-3]。苷元所结合的糖为D-葡萄糖和D-半乳糖。知母的根茎中所含另一种有效成分是知母聚糖（anemarns）。其他成分还有知母甾醇（β-谷甾醇）、二十五烷酸乙烯酯（pentacosul. vinyl ester）[4]、2,6,4′-三羟基-4-甲氧基苯酰酮、宝藿苷Ⅰ、淫羊藿苷-Ⅰ、7-O-葡萄糖基芒果苷、知母双糖以及Zn等微量元素[5]。知母醇提液中的芒果苷含量高于水煎液中的含量，分别为1.14%和0.547%。知母中还含有多糖成分，单糖组成为D-甘露糖和D-葡萄糖，总糖含量为74.3%，蛋白质含量为18.2%，平均分子量约为190万[6]。

【药理作用】

1. 改善学习、记忆 在19~20月龄雄性SD大鼠饲料中加一定量知母皂苷元（ZMS），至23~24月龄时进行三臂等长Y型迷宫实验，其学习和记忆能力明显提高[7]。连续灌服知母皂苷元300、150、25 mg/kg，15 d后，对东莨菪碱记忆障碍模型小鼠的避暗回避反应力无明显改善作用，提示ZMS不能对抗东莨菪碱引起的记忆获得障碍。同时观察到，不同剂量的ZMS对脑胆碱酯酶活力没有明显影响[7]。知母皂苷能明显对抗三氯化铝致老年性痴呆模型大鼠的学习记忆能力的下降，抑制背海马和齿状回β-APP阳性神经元的生成[8]。知母皂苷水溶性化合物9714可影响双侧颈总动脉结扎致痴呆模型大鼠的学习记忆能力及脑源性神经生长因子（BDNF）、细胞间黏附分子（ICAM-1）、血管细胞黏附分子（CAM1）的表达[9]。

2. 上调乙酰胆碱受体 在培养转染了M_2胆碱受体基因的CHO细胞，M_2胆碱受体密度在48 h达顶峰，以后呈进行性下降。知母甾体皂苷元对下降的CHO细胞M_2受体密度有明显的上调作用，并有一定浓度依赖性[10]。向不同培养天数（9~15 d）的原代培养神经细胞加入知母皂苷元（ZMS，0.1 mmol/L），作用48 h后对M受体密度均有显著的上调作用。各种浓度的ZMS（0.1~100 μmol/L）对^{3}H-QNB的结合均无明显抑制作用。ZMS可显著升高M受体的合成速率，而对降解速率常数无影响，ZMS的这种M受体密度上调作用可能是由于ZMS促进M受体的生成所致[11]。进一步分析ZMS对原代培养神经细胞M受体刺激后cGMP生成速率的影响，发现短时间（5 min）无影响，长时间（48 h）明显提高刺激后cGMP生成量，也说明ZMS的作用与激动剂或拮抗剂不同，需要较长时间才能发挥作用[12]。也有实验认为，衰老大鼠大脑皮层M受体的密度和亲和力无明显变化，而脑N受体的密度显著减少。知母皂苷（SAaB）对衰老大鼠脑N受体有上调作用，能剂量依赖性地增加衰老大鼠脑N受体的数目，而对M受体无明显影响[13]。

3. 镇静 戊巴比妥（PB）的应激负荷小鼠睡眠时间较正常小鼠明显缩短。知母皂苷A_2Ⅲ和洋菝契皂苷元对缩短的PB睡眠时间有延长作用。知母的镇静作用表现在对应激负荷小鼠引起的中枢神经功能变化有改善作用。可能与应激负荷时影响GABA受体功能并具有神经活性的内源性类固醇有关[14]。

4. 影响交感-肾上腺系统 知母及其皂苷元能下调β受体和cAMP系统反应性[15]。知母还能降低甲亢动物模型β受体-cAMP系统对β受体激动剂异丙肾上腺素的反应性，降低肾脏β受体最大结合容量，但对β受体的亲和力无影响[16]。甲亢大鼠脑组织β受体表观结合位点数（Rt）升高，注射异丙肾上腺素后血浆cAMP显著升高，知母皂苷可抑制甲状腺素对cAMP系统反应性的刺激作用，降低甲亢大鼠注射异丙肾后血浆cAMP的升高，降低病理性升高的β受体密度[17]。知母皂苷元体外没有直接的β受体拮抗作用，而主要是通过影响β受体的生成和降解速率实现[18,19]。但用^{125}I-心得静为放射配基测定SD大鼠外周血淋巴细胞β受体的密度，结果28~30月龄鼠明显低于5~6月龄成年鼠，而知母对β受体这种随年龄增长而出现的下降无上调作用[20]。

5. 抗炎 知母总多糖(TPA)能显著抑制二甲苯致小鼠耳廓肿胀、醋酸致小鼠腹腔毛细血管通透性增高、角叉菜胶致大鼠足趾肿胀及大鼠棉球性肉芽肿增生模型动物的炎症反应，但不能显著抑制摘除双侧肾上腺大鼠的角叉菜胶性足跖肿胀。TPA能显著提高大鼠血浆中皮质酮浓度，显著降低血浆中ACTH浓度炎症组织中PGE_2含量；说明TPA对急慢性炎症均有明显的抑制作用，促进肾上腺分泌较高水平的糖皮质激素及抑制炎症组织PGE_2的合成或释放是其发挥抗炎作用的重要途径[21]。

6. 调节免疫功能 知母宁(吗尔可皂苷元)可显著增加小鼠体重以及血清溶血素水平，增强小鼠迟发性变态反应，并显著降低血浆cAMP含量以及cAMP/cGMP值，而对腹腔巨噬细胞吞噬指数无明显影响[22]。

7. 降血糖 灌胃以及腹腔给予小鼠知母多糖，可使小鼠的血糖及肝糖元含量明显降低，而血脂含量几乎没有变化。灌胃给药可明显降低四氧嘧啶高血糖小鼠的血糖含量[23]。

8. 降血脂 KK2Ay大鼠口服芒果苷2周后，血液中胆固醇和甘油三酯显著降低[24]。知母皂苷可明显降低对实验性高脂血症鹌鹑血清TC、TG、LDL、HDL含量，提高HDL/TC比值，缩小斑块面积，减轻动脉粥样硬化程度[25]。

9. 抗血小板聚集 从知母中分离出的6种甾体皂苷An-Ⅰ、An-Ⅰa、TA-Ⅲ、TB-Ⅰ、TB-Ⅱ和TB-Ⅲ对血小板聚集有显著的抑制作用，活化部分凝血活酶时间(APTT)对这些成分很敏感，APTT随这些成分浓度增加而延长[26]。

10. 平喘 知母宁可拮抗急性常压低氧肺动脉高压模型SD大鼠因缺氧、内皮素-1(ET-1)及血小板活化因子(PAF)所致的平均肺动脉压(mPAP)增高，但对血浆丙二醛(MDA)水平和肺组织磷脂酶A_2(PLA_2)活力增加无显著影响[27]。知母宁可显著降低哮喘发作豚鼠血清NO及肺泡灌洗液(BALF)中ET-1水平，与肾上腺糖皮质激素的作用相似；推测可能部分通过减少NO和ET-1生成而起作用[28]。

11. 影响内分泌系统功能 知母皂苷元ZMS与其异构体XMS均对T_3所致甲亢小鼠升高的cAMP反应性和过高进食量饮水量有显著下调作用，ZMS和XMS之间无明显差异[29]。知母根的乙醚提取物对睾酮5α-还原酶有显著抑制作用[30]。

12. 抗病原微生物 从知母中分离的成分nyasol对白色念珠菌、烟曲霉菌、毛癣菌等具有抗真菌活性[31]。

13. 抗肿瘤 知母可抑制胃癌细胞MKN45和KA-TO2Ⅲ生长并诱导细胞凋亡，其凋亡与细胞色素C线粒体中释放有关[32]。

14. 抗肾脏损伤 知母总黄酮对溴酸钾诱导的小鼠肾损伤具有一定的保护作用，其作用机制可能与知母总黄酮通过消除自由基缓解溴酸钾诱发的肾组织过氧化状态有关[33]。

15. 清除氧自由基 知母宁(吗尔可皂苷元，0.35 mg/d)的抗脂质过氧化作用显著优于单宁酸(15 mg/d)和鲨烯(0.6 mg/d)。灌胃给药能降低γ射线照射后小鼠肝、脾、肾中脂质过氧化物(LPO)含量，推断知母宁通过电子自旋转移修复DNA分子使DNA的自由基消失[34,35]。知母宁对·OH、·O_2均有较强的清除和猝灭作用，效果好于维生素E[36]。知母宁提高老化红细胞CR_1活性，明显降低LPO水平[37]。

16. 抗骨质疏松 菝葜皂苷元(SAR)可对抗维A酸所致的骨质疏松模型小鼠骨横径、骨矿物质及骨胶原的减少，升高s-E_2及s-BGP值，降低s-ALP及s-TRAP水平。知母皂苷元对维A酸所致小鼠骨质疏松的防治作用机制可能与其减缓雌激素水平降低，抑制骨高转换有关[38]。

【临床应用】

1. 2型糖尿病 用清肝泻心汤治疗30例2型糖尿病(NIDDM)，治疗组总有效率83.3%。治疗前后胰岛素水平无变化，而降低24 d尿VMA、尿17-OHCS，提示该方虽不能促进胰岛B细胞分泌功能，但可通过拮抗皮质醇、儿茶酚胺等升糖激素降低血糖[39]。

2. 前列腺肥大 40例前列腺肥大患者，服用知柏坤草汤(黄柏、知母等)1~3周可见效，2~4周疗效最明显，其中50%患者直肠指诊见前列腺缩小，总有效率达92.5%。采用清热利湿活血饮(知母、车前子、柴胡等)治疗慢性前列腺炎56例，总有效率达97%[40]。

(王 晶 侯家玉 胡宇施)

参考文献

[1]洪永福. 中药知母有效成分的研究. 第二军医大学学报，1984，5(增刊)：80

[2]孟志云，等. 知母皂苷E_1和E_2. 药学学报，1998，33(9)：693

[3]马百平，等. 知母中呋甾皂苷的研究. 药学学报，1996，31(4)：271

[4]洪永福. 知母中亲脂性成分:廿五烷酸乙烯酯的分离与鉴定.第二军医大学学报,1988,9(2):140

[5]边际,等. 知母化学成分的研究.沈阳药科大学学报,1996,13(1):34

[6]王靖,等. 知母多糖PS-Ⅰ的分离、纯化和分析. 安徽大学学报·自然科学版,1996,20(1):83

[7]林宇红,等. 知母皂苷元对青年小鼠学习记忆及其大脑胆碱酯酶活力的影响. 中药药理与临床,1997,13(4):15

[8]马玉奎,等. 知母皂苷对三氯化铝致老年性痴呆模型大鼠的作用. 齐鲁药事, 2005;24 (10):625

[9]邓云,等. 知母有效成分对拟痴呆模型大鼠学习记忆的影响及机制. 中国药理学通报,2005,21 (7): 830

[10]施菊,等. 用转染M_2胆碱受体基因的CHO细胞观察知母皂苷元的作用. 上海第二医科大学学报,2000,20(6):503

[11]范国煌,等. 知母皂苷元对原代培养的神经细胞M受体密度和代谢动力学的影响. 中国中医基础医学杂志,1997,3(6):15

[12]范国煌,等. 知母皂苷元对原代培养神经细胞M受体刺激后cGMP生成速率的影响. 中药药理与临床,1997,13(2):14

[13]王顺官,等. 知母皂苷对衰老大鼠促智作用机制的研究.现代中西医结合杂志,2000,9(18):1755

[14]梅田纯代. 知母中抗应激活性成分.国外医学·中医中药分册, 2003,25(6) :372

[15]易宁育,等. 知母及其皂苷元对β肾上腺素受体的调节作用.中药药理与临床,1990,6(3):12

[16]刘洁,等. 知母对甲亢模型β受体-cAMP系统的调节作用.中药药理与临床,1996,12(4):16

[17]韩丽萍,等. 知母皂苷对动物甲状腺激素引起的异丙肾上腺素反应升高的调整作用及其机制. 中药新药与临床药理,1998,9(4):224

[18]吕志良,等. 知母对甲亢小鼠模型心肌β受体更新速率的下调作用.核技术,1992,(11):651

[19]易宁育,等. 知母及其皂苷元对β肾上腺素受体的调节作用.中药药理与临床,1992,8(5):40

[20]孙启祥,等. 黄芪水提物和知母苷元ZMS对28~30月龄大鼠外周血淋巴细胞受体的调节作用. 中药药理与临床,1994,10(5):12

[21]陈万生,等. 知母总多糖的抗炎作用. 第二军医大学学报,1999,20(10):758

[22]王凤芝,等. 中药知母对小鼠免疫功能的影响. 黑龙江医药科学, 2002,25 (3):7

[23]王靖,等. 知母多糖降血糖活性研究. 中草药,1996,27(10):605

[24]Miura T, et al. The suppressive effect of mangiferin with exercise on blood lip ids in type 2 diabetes1. *Biological Pharmaceutical Bulletin*, 2001,24(9):1091

[25]韩兵,等. 知母皂苷的降脂及抗动脉粥样硬化作用.上海中医药杂志,2006, 40(11):68

[26]Zhang J, et al. Effect of six steroidal saponins isolated from anemarrhenae rhizoma on platelet aggregation and hemolysis in human blood. *Clin Chim Acta*, 1999,289 (1/2):79

[27]李惠萍,等. 知母宁对大鼠急性常压低氧性肺动脉高压的影响. 中国中医药科技,1997,4(6):351

[28]李惠萍,等. 知母宁对豚鼠哮喘的预防作用及对体内一氧化氮和内皮素的影响. 中国药学杂志, 1999,34(1):14

[29]BAO Zhao, et al. Yin -tonic effects of timosaponin aglycone with stereoisomeric change of C -25 methyl group on hyperthyroid mice. *Chinese Journal of Basic Medicine in Traditional Chinese Medicine*, 2005, 11(10):747

[30]Hideaki M, et al. Testosterone 5a-reductase inhibitory active constituents from anemarrhenae rhizome. *Biol Pharm Bull*, 2001,24(5):586

[31]Iida Y, et al. In vitro synergism between nyasol, an active compound inolated from anem arrhena asphodeloides, and azole agents against candida albicans. *Planta Med*, 2000,66(5):435

[32]Hideaki M, et al. Testosterone 5a-reductase inhibitory active constituents from anemarrhenae rhizome. *Biol Pharm Bull*, 2001, 24(5):586

[33]江涛,等. 知母总黄酮对溴酸钾诱导小鼠肾损伤的保护作用. 中国药理学通报,2006, 22(12):1517

[34]强亦忠,等. 几种制剂对辐射所致脂质过氧化作用的影响. 辐射防护,1995,15(6):457

[35]丘泉发,等. 知母宁(Chinonin)对辐照DNA电子自旋转移的初步研究. 辐射研究与辐射工艺学报,1995,13(4):249

[36]张红雨,等. 知母宁清除活性氧作用的研究. 辐射研究与辐射工艺学报,1997,15(4): 224

[37]王伟,等. 知母宁对老化红细胞CR1活性及脂质过氧化物水平的影响. 中国药理学通报,1996,12(1):77

[38]YG M, et al. Effect of sarsasapogenin on prevention and treatment of retinoic acid induced osteoporosis in mice. *Chin J Nat Med*, 2006, 4(3):219

[39]王行宽,等. 清肝泻心汤治疗2型糖尿病的临床研究. 中国中医药科技,1997,4(4):204

[40]刘玉梅,等. 清热利湿活血饮治疗慢性前列腺炎56例. 陕西中医,1997,18(4):154

垂盆草 Sedi Herba chui pen cao

本品为景天科植物垂盆草*Sedum sarmentosum* Bunge的干燥全草。味甘、淡，性凉。能利湿退黄、清热解毒。主用于湿热黄疸、小便不利、痈肿疮疡。

【化学成分】

本品主含垂盆草苷(sarmentosine，2-氰基4-O-β-D葡基丁烯-(2)-醇)及黄酮、三萜类及植物固醇等。从垂盆草中已分离出13种黄酮，主要含有苜蓿素(tricin)与其L-葡萄糖苷(苜蓿苷)、木犀草素(luteolin)与其7-葡萄糖苷、甘草素(liquiritigenin)、甘草苷(liquiritin)、异甘草素 (isoliquiritigenin)、异甘草苷(isoliquiritin) 及异鼠李素 (isorhamnetin)、槲皮素(quercetin)及双十八烷基硫醚(dioctadecyl sulfide)、棕榈酸(palmic acid)[1]。药典规定本品含槲皮素、山柰素及异鼠李素的总量不得低于0.10%。另外还含δ-香树酯酮(δ-amyrone)、β-谷甾醇(β-sitosterol)、胡萝卜苷(doucosterol)、丁香酸(syringic acid)等[1]。

【药理作用】

1. 保肝 小鼠每日灌服垂盆草相当原生药0.33 g，连续6 d，可减轻四氯化碳中毒所致小鼠肝坏死严重程度。本品对四氯化碳所致大鼠亚急性肝损伤也有明显保护作用，可使治疗组的γ球蛋白显著降低，肝脏纤维化程度明显减轻。本品稀醇提取物的水溶部分尚能明显降低亚急性肝损伤大鼠血清谷丙转氨酶及磺溴酞钠滞留率。对于自然感染的鸭乙型肝炎模型持续或间断灌胃本品提取物，表明本品的降酶效果迅速，但间断给药组在停药期间ALT有反跳现象。病理可见肝脏病变显著改善，炎性渗出明显消退，汇管炎细胞浸润消失，坏死灶明显减少，而对DHBV本身无明显影响，表明改善肝细胞损伤是本品的降酶作用的主要原理[2]。

另有研究表明，在四氯化碳中毒前预先给大鼠苯巴比妥钠诱导可形成类似临床的急性黄疸性肝炎，垂盆草对此有明显疗效。用异种动物肝细胞膜提取物作为抗原造成小鼠自身免疫型肝炎病变，于免疫后第2、5、9周取小鼠血清与肝抗原作对流免疫电泳均表明垂盆草无明显效果。用半乳糖胺性小鼠肝损伤模型对垂盆草不同溶剂提取物进行试验，发现垂盆草保肝降酶作用部位主要存在于水和正丁醇提取物中[3]。至于垂盆草的有效成分，上述水溶性部位和总黄酮可能都有一定效果[4,5]。此外，垂盆草95%醇提取物尚能抑制$HepG_2$细胞增殖，并阻滞细胞于G_0/G_1期，抑制HepG细胞分泌VEGF，具有一定抗血管生成作用[6]。

2. 抑制免疫 500 mg/kg大剂量垂盆草苷对大鼠及小鼠的细胞免疫均有显著的抑制作用，能使小鼠胸腺细胞减少，能抑制大鼠移植物抗宿主反应，能使受脾大鼠的淋巴结增大指数低于对照组；此外尚能抑制小鼠脾脏空斑形成细胞数，表明对体液免疫也有抑制效果[7]。另有报道，垂盆草水提物可显著降低小鼠RES对碳粒廓清的速率，同时减小肝、脾对碳粒的摄取，但对腹腔巨噬细胞吞噬鸡红细胞的能力无明显影响[8]。对于苦基氯及绵羊红细胞诱导的小鼠迟发型超敏反应(PC-DTH、SRBC-DTH)，垂盆草在诱导相给药时可显著抑制之，而在效应相给药时则无明显影响。垂盆草水提组分不同免疫作用也不同[9,10]。

3. 其他 本品有雌激素样作用[11]，血管紧张素转化酶抑制剂样作用[12]。垂盆草对三硝基苯磺酸诱导的结肠炎模型大鼠转化生长因子$β_1$ ($TGF-β_1$)、IL-10升高，IL-2降低[13]。对于训练大鼠力竭运动时间及Ca^{+2}/Mg^{2+}-ATPase和Na^+/K^+-ATPase活性显著升高[14]。此外，本品在体外还有一定抗菌作用，本品注射液于1:50浓度以上对白色葡萄球菌、金黄色葡萄球菌、大肠杆菌、伤寒杆菌、绿脓杆菌、甲型链球菌、乙型链球菌、白色念球菌、福氏痢疾杆菌等均有一定抑制作用。本品酶法提取物(提取率3.74%)对大肠杆菌、金黄色葡萄球菌、枯草杆菌和产气杆菌有不同程度抑制作用。

4. 毒性 本品毒性甚小，其流浸膏腹腔注射对小鼠的LD_{50}为54.2 g/kg。给犬每日灌服流浸膏30 g/kg连续8周，除有呕吐、腹泻等反应外，血象、肝肾功能及各脏器病理检查均未见明显异常。

【临床应用】

1. 急、慢性肝炎 垂盆草对急慢性肝炎有一定疗效，可用煎剂、片剂或糖浆剂。曾报告用单味垂盆草治疗活动性肝炎1054例，其显效率为74.4%。景垂片(每片含垂盆草苷约8 mg)日服9片，治疗慢性肝炎200例，两周内转氨酶恢复正常者167例(占82%),但对其他肝功能(A/G、γ-球蛋白等)无明显影响,也不能使HbsAg转阴。还有用景垂片治疗54例顽固性迁延性肝炎,其转氨酶显效47例,有效7例,多数病例在停药半年内复发。经垂盆草口服对于慢性乙肝ALT反复升高者有较好疗效[15]。

2. 角膜溃疡及预防眼部手术感染 用本品注射液0.8 mL注射于下方球结膜,治疗各类角膜溃疡92例,结果45例基本痊愈,39例好转。以其预防角膜溃疡感染或配伍板蓝根治疗树枝状角膜溃疡也有疗效。

3. 妊娠肝内胆汁瘀积症 (ICP) 有报告用垂盆草颗粒预防性治疗ICP,治疗32例,正常11例、降低15例,较对照组32例,正常6例、降低6例有明显作用[16]。

4. 其他 新鲜垂盆草治疗带状疱疹51例有一定疗效[17],另本品捣敷可治毒蛇、毒虫咬伤等。

(邓文龙)

参考文献

[1]郭辉,等.垂盆草化学成分和药理作用的研究进展.食品与药品,2006,8(1):19

[2]郭佳,等.垂盆草降谷丙转氨酶的机制探讨.上海中医药杂志,1991,4):47

[3]潘金火,等.垂盆草不同提取部位保肝降酶试验.时珍国医国药,2001,12(10):47

[4]潘金火,等.垂盆草中保肝降酶活性组分的筛选.中国药事,2002,16(6):365

[5]潘金火,等.异鼠李素-3,7-二-O-β-D-葡萄糖苷的保肝降酶试验.时珍国医国药,2002,13(12):714

[6]黄丹丹,等.垂盆草醇提物对人肝癌细胞$HepG_2$的抑制作用及其机制初探.东南大学学报(医学版),2009,28(4):302

[7]翟世康,等.垂盆草甙免疫抑制作用的研究.中华微生物和免疫学杂志,1982,(3):145

[8]戴岳,等.垂盆草对免疫系统的影响.中药药理与临床,1995,11(5):30

[9]林以宁,等.垂盆草制剂中水溶性成分的药理活性研究.中药药理与临床,2001,16(6):19

[10] 张邦祝.垂盆草水溶性成分的免疫活性研究.中药新药与临床药理,2001,12(6):430

[11]Kim WH,et al. Estrogenic effects of sedum saimentostum Bunge inovatiectomized rats. *J Nutur Sci Vitaminol*,2004,50:100

[12]OH K,et al.Isolation of angiotens in converting enzyme (ACE) inhibitory flavonoids from sedam saimentosum bangl. *Biol Pham Bull*,2004,27:2035

[13]葛相栓,等.垂盆草对实验性结肠炎的保护作用及其机制研究.中国中西医结合消化杂志,2007,15(3):391

[14]苏振阳.垂盆草对训练大鼠不同组织ATPase活性的影响.北京体育大学学报,2006,29(11):1505

[15]吴敦煌,等.垂盆草冲剂治疗慢性乙肝 ALT反复升高疗效观察.现代中西医结合杂志,2004,13(6):759

[16]华舟,等.垂盆草颗粒预防性治疗 ICP 64 例疗效观察.交通医学,2003,17(4):420

[17]冯幕芬,等.垂盆草治疗带状疱疹 51例.实用中医药杂志,2005,21(7):41

委陵菜 Poentilla Chinensis Herba

wei ling cai

本品为蔷薇科植物委陵菜*Potentilla chinensis* Ser.的干燥全草。味苦,性寒。清热解毒、凉血止痢。用于赤痢腹痛、久痢不止、痔疮出血、痈肿疮毒。

【化学成分】

1. 三萜类及其衍生物 大部分为乌苏烷型和齐墩果烷型三萜及其皂苷类,只有少数为羽扇豆烷型。有3-羟基-11-烯-11,12-脱氢-28,13-乌苏酸内酯(3-hydroxy-11-ursen-28,13-olide,11,12-dehydroursolic acid lactone)、3-O-乙酰坡模醇酸 (3-O-acetyl pomolic acid)、熊果酸(ursolic acid)、齐墩果酸(oleanolic acid)等[1-4]。

2. 黄酮和多酚类及其衍生物 黄酮类主要为黄酮苷类,苷元主要有槲皮素(quercetin)、山柰酚(kaempferol)、鼠李素(rhamnetin)、异鼠李素(isorhamnetin)、杨梅素(myricetin)等[4-6]。多酚类成分主要有鞣花酸-3,3′-二甲醚(ellagic acid -3,3′-dimethyl ether)、刺蒺藜苷(tribuloside)、黄芪苷(astragalin)、苯甲酸(benzoic acid)和没食子酸(gallic acid)等[6,7]。

3. 甾体类 主要有β-谷甾醇(β-sitosterol)和胡萝卜甾醇(daucosterol)[4]。

【药理作用】

1. 降血脂、降血糖 委陵菜的95%乙醇提取物

12、8、4 g/kg及用不同极性的溶剂萃取得到各提取部位8 g/kg，委陵菜与委陵菜黄酮具有明显的降低四氧嘧啶糖尿病小鼠血糖的作用[8,9]；四氧嘧啶糖尿病小鼠，给予反式委陵菜黄酮(1.6、0.8、0.4、0.1 mg/kg)、顺式委陵菜黄酮(0.4 mg/kg)连续给药15 d。委陵菜黄酮可显著降低实验性糖尿病小鼠的血糖、TG和TC水平，且胰腺组织病理学较模型组均有不同程度的改善，但对正常小鼠的血糖、血脂没有影响[10,11]。委陵菜的粗黄酮组分及生物碱组分能降低糖尿病小鼠空腹血糖，生物碱组分可提高血清胰岛素水平，各组分能够降低小鼠血清抵抗素水平提高血清脂联素水平[12]。

2. 保肝 委陵菜干浸膏(药材出膏率为5%)给小鼠灌胃7 d，能明显降低四氯化碳所致肝损伤小鼠的血清转氨酶、肝脂质过氧化物含量，对小鼠肝脏的化学损伤有保护作用[13]。委陵菜混悬液5 g/kg灌胃，可使四氯化碳所致肝纤维化大鼠碱性磷酸酶(ALP)、丙二醛(MDA)、透明质酸(HA)、层黏连蛋白(LN)、Ⅲ型前胶原(PCⅢ)P、Ⅳ型胶原(CIV)明显下降，血清白蛋白(ALB)、超氧化物歧化酶(SOD)明显增高，PT缩短，肝纤维化程度减轻，其保肝、延缓肝纤维化形成的作用可能与其抗氧化作用有关[14]。

3. 抗菌 抑菌试验表明委陵菜的乙醚提取物为活性部位，其中分离得到的没食子酸、壬二酸和槲皮素为抗菌活性成分[15]。此外，委陵菜水煎液对供试菌的最低抑菌浓度金黄色葡萄球菌为6%、大肠杆菌10%、枯草芽孢杆菌8%、变形杆菌12%；提取液经121℃湿热条件处理20 min仍具有一定的抑菌效应，具有较强的热稳定性[16]。

4. 促肌糖代谢 委陵菜的醇提物和氯仿碱性粗提物在0.3~1.5 mg/mL浓度范围内，均有促进L6肌细胞糖代谢的作用，氯仿碱性粗提物的效果更明显[17]。

5. 体内过程 委陵菜黄酮30、80、120 μg/mL在大鼠小肠内的吸收过程符合一级消除动力学模型，符合被动转运的特征[18]。

【临床应用】

1. 肠炎和细菌性痢疾 委陵菜对细菌性痢疾有预防和治疗作用，选有细菌性痢疾流行的地区，对400人进行预防投药，经观察2个月，服药的400人中无1例病发；对20例典型细菌性痢疾患者单独服药委陵菜煎剂，治愈19例，无效1例，治愈率95%[19]。委陵菜配制成20%注射液和煎剂治疗急性肠炎和菌痢，治疗急性肠炎300例，其中1次治愈者240例(80%)，2次治愈者47例(15.6%)，3次治愈者10例(3.4%)，4次治愈者2例，5次治愈者1例。治疗急性菌痢60例，其中1次治愈者26例 (52%)，2次治愈者13例 (25%)，3次治愈者8例(15%)，转院3例[20]。

2. 肠道鞭毛虫 212例患者采用委陵菜煎剂治疗，服药3天痊愈者168例(79.2%)，好转者41例(19.4%)，无变化者3例(1.4%)；在好转41例中，继续投予煎剂3 d量，27例转为痊愈，余14例未再来复查，故进一步疗效不明；在无变化3例中，再给予煎剂3 d量，结果仍然无效[21]。委陵菜煎剂(每10 mL含委陵菜全草干品7.5 g)每日3次，每次30 mL，连服3 d。治疗204例，治愈173例，好转28例，无效3例[22]。

【附注】

1. 委陵菜属*Potentilla* L.，广布北温带，全球有500余种，我国86种，全国各省均有分布，在祖国传统医学中占有一定地位[23]。

2. 委陵菜属常见的药用植物[24]。

金露梅(金腊梅、金老梅、棍儿茶、药王茶、扁麻、木本委陵菜)*P. fruticosa* L.味甘，性平。清暑热，益脑清心，调经，健胃。主治暑热眩晕、两目不清、胃气不和、滞食、月经不调等病证。

银露梅 (银老梅、白花棍儿茶)*P. glabra* Lodd.味甘，性温。功能主治：理气散寒，镇痛，固齿，利尿。

小叶金露梅 (小叶金老梅)*P. parvifolia* Fisch.味甘，性寒。归入肾、膀胱二经。功能主治：治寒湿脚气、痒症、乳腺炎，利尿。

二裂委陵菜(二裂翻白草、叉叶委陵菜、地红花)*P. bifurca* L.味甘，性凉。功能：凉血止血。主治产后出血、瘙痒、痢疾等。

西南委陵菜(管仲、翻白叶、白头翁、银毛委陵菜、亮叶委陵菜)*P. fulgens* Wall.味苦涩，性寒。功能：清热消炎、凉血止血。主治赤白痢疾、肠炎、肺结核咯血、便血、血崩、外伤出血、疔疮。

银叶委陵菜(金线标、锦标草)*P. leuconota* D. Don.味涩、甘，性微寒。功能：利湿解毒。主治风湿热声哑、湿疾风邪、腹痛下痢。

鹅绒委陵菜(蕨麻、人参果、延寿草、蕨麻委陵菜)*P. anserina* L.味甘，性平。功能：健脾益胃，止渴生津、益气补血、收敛。主治脾虚腹泻，病后贫血，营养不良。

多裂委陵菜(细叶委陵菜、白马肉)*P. multifida* L.味甘，性寒。功能主治：止血，杀虫，祛湿热。

三叶委陵菜(三张叶、三爪金、三片风、三叶蛇莓)*P. freyniana* Bornm. 清热解毒、散瘀止血。治骨结核、口腔炎、跌打损伤、外伤出血。

三叶委陵菜的变种，中华三叶委陵菜*P. freynlana*

Bornm.var. *sinica* Migo亦同等入药。

（宋　宇）

参 考 文 献

[1]陈芳群,委陵菜化学成份的研究.华西药学杂志,1989,4(1):6

[2]刘普,等.委陵菜三萜成分研究.中国中药杂志,2006,31(22):1875

[3]王庆贺,等.委陵菜三萜类化学成分研究.中国中药杂志,2006,31(17):1434

[4]沈阳,等.委陵菜化学成分的研究.中药材,2006,29(3):237

[5]刘普,等.委陵菜化学成分的研究.中国药学杂志,2009,44(7):493

[6]高雯,等.委陵菜的化学成分研究.药学服务与研究,2007,7(4):262

[7]薛培凤,等.委陵菜中酚性成分研究.内蒙古医学院学报,2007,29(5):313

[8]赵川,等.委陵菜抗糖尿病有效部位及有效成分的研究.中国中药杂志,2008,33(6):680

[9]赵川,委陵菜抗糖尿病有效成分鉴定及其提取分离工艺研究.天津医科大学硕士学位论文,2008

[10]乔卫,等.委陵菜黄酮对正常小鼠及四氧嘧啶所致糖尿病小鼠血糖与血脂的影响.中草药,2010,41(4):612

[11]乔卫,委陵菜黄酮降血糖作用及其作用机制研究.天津医科大学博士学位论文,2009

[12]陆璐,等.委陵菜降血糖成分的机制研究.食品科学,2008,29(6):387

[13]李贞,等.委陵菜对四氯化碳致小鼠肝损伤保护作用.辽宁中医杂志,2004,31(5):422

[14]李贞,等.委陵菜防治四氯化碳致大鼠肝纤维化实验研究.辽宁中医杂志,2007,34(8):1157

[15]苏广双,等.委陵菜抗菌活性成分的研究.沈阳药学院学报,1986,3(3):195

[16]宋宇,委陵菜提取液的抑菌作用.安徽农业科学,2007,35(8):2207, 2256

[17]李瑾,等.委陵菜提取物对L6肌细胞糖代谢影响的研究.食品科学,2008,29(1):299

[18]郭竹君,等.缚管翻转肠囊法研究委陵菜黄酮在大鼠小肠内的吸收行为.天津医科大学学报,2009,15(3):348

[19]张立新,等.21种野生植物抗氧活性的研究.中草药,2000,31(8):609

[20]辽宁省北镇县中安地区医院.委陵菜防治细菌性痢疾的初步观察.赤脚医生杂志,1973,63(2):15,17

[21]万孝臣,等.委陵菜治疗急性肠炎和菌痢.铁道医学,1979,(4):247

[22]陈孙能,等.委陵菜煎剂治疗肠道鞭毛虫病212例疗效初步观察.福建医药杂志,1980,169(3):25

[23]陈孙能,等.委陵菜灭滴灵治疗肠道鞭毛虫病疗效对比观察.福建中医药,1995,26(1):5

[24]陈瑞生,等.翻白草与委陵菜的鉴别.首都医药,2010,(3):42

使君子 Quisqualis Fructus
shi jun zi

本品为使君子科植物使君子*Quisqualis indica* L.的干燥成熟果实。味甘、性温。有杀虫消积功能。用于蛔虫病、蛲虫病、虫积腹痛、小儿疳积等。

【化学成分】

种子含使君子酸（quisqualis acid）、使君子酸钾（potassium quisqualate）。脂肪油中含油酸、棕榈酸、硬脂酸、亚油酸、肉豆蔻酸、花生酸、甾醇。种子尚含蔗糖、葡萄糖、果糖、戊聚糖、苹果糖、柠檬酸、琥珀酸、脯氨酸等。果壳也含使君子酸钾。使君子果仁中有D-甘露醇[1-5]。使君子果实中得到丁二酸、1-亚油酸-棕榈酸甘油脂、、豆甾醇、没食子酸乙酯、苯甲酸。使君子仁脂肪油属优质植物油[6]。

【药理作用】

1. 驱蛔虫　使君子驱蛔作用最强,10%使君子水浸膏在体外能于0.5~2 h内使蛔虫昏迷或死亡,有效成分为使君子酸钾盐[3]。使君子油与蓖麻油(3:5.7)制成混合剂0.4 g/kg,连服3 d,驱虫效果满意,无明显副作用[3]。人工合成DL-及L-使君子氨酸,天然使君子氨酸均具有致蛔虫活动麻痹的作用,而D-使君子氨酸无明显作用[4]。

2. 驱蛲虫　使君子水粉剂具有一定驱蛲虫作用,使君子和百部粉剂合用对蛲虫亦有作用,而使君子煎剂对蛲虫幼虫无作用[3]。

3. 驱绦虫　使君子提取物对细粒棘球绦虫原头

蚴有杀灭作用，水提取物200 mg/mL,48 h死亡率为23.1%,醇提取物200 mg/mL,48 h死亡率达31.1%。在体外,使君子对细粒球绦虫原头节有杀伤作用,其强度不如骆驼蓬杀伤力[8]。

4. 抗阴道滴虫 使君子与其他抗滴虫药物合用,亦是抑制和杀灭阴道滴虫较好的药物[9]。

5. 抗真菌 使君子水浸剂在试管内对堇色毛癣菌同心性毛癣菌、许兰黄癣菌、奥杜盎小芽胞癣菌、铁锈色小芽胞癣菌、羊毛状小芽胞癣菌、腹股沟表皮癣菌、红色表皮癣菌、星形奴卡菌等皮肤真菌均有不同程度的抑制作用[10]。

6. 其他 使君子氨酸可致家兔创伤后脊髓空洞症(PTS)和脊髓特网膜下腔(SA)梗阻[11]。使君子酸和海人酸所引起的舞蹈病(Huntington)模型可供药理机制研究[12]。

7. 毒性 使君子毒性不大,粗制品(26.6 g/kg)给犬口服,除产生呕吐、呃逆外,并无其他中毒症状。使君子浸膏的水溶液皮下注射,小白鼠经数分钟呈抑制状态，呼吸缓慢不整,1~2 h后全身发生轻度痉挛,呼吸停止至死亡,但心脏尚保持轻微抽动。最小致死量(MLD)20 g/kg[3,13]。使君子油50~100 mg/kg给小鼠或家兔灌服,未见中毒现象。但过量服用也可出现严重的毒性状症[14]。

【临床应用】

1. 肠蛔虫病 使君子治疗蛔虫病报道很多,从几十例到几百例,疗效约在30%~86%之间,大便复查虫卵转阴率约在30%~40%上下,也有低于15.4%[3]。使君子仁直接内服,驱蛔虫疗效达72.06%,年龄越小疗效越高,一般无不良反应,唯有少数年幼者服药后有呃逆或呕吐副作用[6]。使君子治疗蛔虫病194例,驱虫率可达100%;使君子密丸驱虫率为80.9%,可反复再次治疗提高转阴率[15]。使君子配党参、山药、莲肉等配成疳积散,治疗小儿疳积40例,治愈36例,好转3例,未愈1例,治愈率为90%,总有效率为97.5%[16]。研究表明使君子驱蛔最佳剂量为10 g,空服顿服,不用泻药为好,10 g剂量顿服副作用甚少[17]。

使君子酸钾为使君子驱虫的主要成分,驱虫效力显著,剂量达0.125 g时不服泻药,驱虫率达82%(接近山道年驱虫率的90%)[3]。使君子酸钾在临床验证1000余例,驱蛔虫有效率达68%,副作用少[2]。

2. 胆道蛔虫症 用使君子、乌梅、槟榔、川楝子等制成胆蛔Ⅰ号方，治疗经B超检查证实的胆道蛔虫症78例,临床疗效满意[18]。

3. 蛲虫病 用新鲜使君子仁磨成粉,剂量比周岁龄多1 g,每日2次,共服3 d,效果好,完全死亡的小蛲虫随大便排出,无明显副作用[3]。将使君子仁炒熟,于饭后半小时嚼食，小儿每日3~15粒，成人每日15~30粒,分3次服,连服15 d为1疗程,一般在1~2个疗程后症状即可消失[3]。

4. 肠道滴虫病 使君子仁炒黄，成人口服15 g,1岁以下口服3 g,1~3岁口服4~4.5 g,3~5 d为1疗程,治疗期不服其他驱虫药。7例疗效观察,成人3例经1个疗程治愈,4例婴儿1~3个疗程治愈,3例成人中1例孕妇治愈,后对胎儿无毒副反应[19]。

5. 毒性反应 使君子食用量过大会出现消化道反应,如恶心、呕吐等;个别出现血尿、蛋白尿、过敏性紫癜、儿童颅内高压[20]、儿童隔肌痉挛[21]、房室传导阻滞[22]等。上述毒性反应病例,均为严重过量服用使君子后发生，故临床使用使君子最好在医生指导下服用。

【附注】

1. 使君子叶 又名水君叶,为使君子科植物使君子的叶,含使君子酸钾、胡芦巴碱、L-脯氨酸、L-天门冬素。临床验证有驱蛔虫作用。

2. 君子根 又名史君根,为使君子科植物使君子的根,具有杀虫、开胃、健脾功效,煎水服止咳嗽、呃逆。

（谢宝忠 孟宪容）

参考文献

[1]吕文海,等.使君子古今炮制辩析. 中国中药杂志, 1991,16(2):87

[2]张人伟,等.使君子化学成分的研究.中草药,1981,12(7):40

[3]王本祥. 现代中药药理学. 天津:天津科学技术出版社,1997:703

[4]顾子钦,等.使君子氨酸的合成.化学学报, 1985,47(7):675

[5]黄文强,等. 使君子化学成分研究. 西北农林科技大学学报(自然科学版),2006,4:79

[6]王立军,等. 超临界流体CO_2萃取使君子仁脂肪油化学成分研究.中国药房,2004,4:212

[7]陈钦铭,等. 中药抗细粒棘球绦虫原头虫蚴的体外筛选. 中药通讯,1984,(4):34

[8]康金凤,等. 十种中草药体外抗细粒棘球绦虫原头节的实验研究. 地方病通报,1994,9(3):22

[9]孙岩伟,等. 复方蛇床子,使君子对阴道毛滴虫体外作用的研究. 中医药学刊,2002,3(6):367

[10]曹仁烈,等.中药水煎剂在试管内抗皮肤真菌的观察.中华皮肤科杂志,1975,(4):286

[11]丁洁,等.使君子氨酸致家兔创伤后脊髓空洞症发病机制的实验研究.中华神经科杂志,2006,3:200

[12]吕信,等.海大酸.使君子酸致Huntington病鼠纹状体NOS阳性细胞的变化.神经解剖学杂志,2001,12(1):15

[13] 吴葆杰.中草药药理性学.北京:人民卫生出版社,1983:267

[14]罗薇,等.中药使君子致皮肌炎.药物不良反应杂志,2007,1(2):56

[15]陈景文,等.使君子治疗蛔虫病194例小结.新中医,1982,(9):32

[16]丁焕英,等.疳积散.江苏中医,1998,19(2):22

[17]张志红,使君子.川楝皮等8种中药驱蛔虫的疗效观察.甘肃中医学院学报,1988,(3):41

[18]孙旭升.胆蛔方治疗胆道蛔虫症78例.现代中西医结合杂志,1999,8(4):595

[19]刘景聚.使君子仁治愈肠道滴虫症7例报告.江苏中医,1964,(10):16

[20]李健峰,等.使君子中毒致颅内压增高1例.福建中医药,2000,1:60

[21]何丽芸,使君子过量致儿童隔肌痉挛2例报告.内科药学杂志,2005,4:61

[22]贾岁满,等.使君子过量致儿童持续性Ⅲ度房室传导阻滞,药物不良反应杂志,2006,3(6):213

侧柏叶 Platycladi Cacumen ce bai ye

本品为柏科植物侧柏*Platycladus orientalis* (L.) Franch的干燥枝梢及其叶。味苦、涩,性寒。具有凉血止血、化痰止咳、生发乌发功能。用于吐血、衄血、咯血、便血、崩漏下血、肺热咳嗽、血热脱发、须发早白。

【化学成分】

1.挥发油 其主要成分为雪松醇,占挥发油总量的30%~40.7%[1]。侧柏叶中的挥发性组分,CE与SDE两种方法提取其主要成分均为雪松烯,分别占总挥发油的41.25%和39.0%[2]。

2.黄酮 侧柏叶总黄酮含量1.04%~1.19%[3],主要为黄酮醇类[4]。有槲皮素、香橙素、扁柏双黄酮、槲皮素-3-O-鼠李糖苷、杨梅树皮素-3-O-鼠李糖苷、山柰酚-7-O-鼠李糖苷等[5]。

3.油脂 从侧柏叶油脂中分离到12种脂肪酸,占脂溶性成分的93.39%,其饱和脂肪酸主要为十六烷酸(14.70%)、乙酸(3.20%)、十七烷酸(2.50%);不饱和脂肪酸主要为二十二碳四烯酸(40.48%)、亚油酸(10.69%)、亚麻酸(17.62%)[6]。

4.无机元素 侧柏叶富含对人体有益的宏量元素和微量元素,其中钙和镁含量最高,其次是铁、铜、锰、锌、钴;而对人体有害的元素铅、镉含量偏低[7]。

5.其他 从侧柏叶中分离出1个无色透明结晶,鉴定为异海松酸,该成分在侧柏叶中含量高于其他部位[8]。

【药理作用】

1.保护神经 侧柏叶90%甲醇组分对过量谷氨酸诱导的原代培养的大鼠皮层细胞损害具有显著神经保护活性。其中1个新的松脂衍生物具有明显的神经保护作用[9]。

2.抗炎 侧柏总黄酮对5-HETE抑制的IC_{50}为22.2 mg/L;以25~125 mg/L的总黄酮对fMLP诱导的细胞内游离Ca^{2+}水平增高抑制率为15.2%~35.9%,提示侧柏总黄酮对5-HETE的活性有较强的抑制作用,抑制细胞内游离Ca^{2+}水平增高可能是抑制5-HETE的作用机制之一[10]。以二甲苯致炎小鼠耳片肿胀及角叉莱胶诱发大鼠足爪肿胀为模型,侧柏总黄酮剂量分别为12.5、25.0、50.0 mg/kg,腹腔注射给药。对二甲苯诱导的小鼠耳肿胀抑制率分别为25.2%、35.1%、47.7%;中、高剂量能抑制大鼠足爪肿胀,25.0 mg/kg剂量作用强于2 mg/kg的地塞米松;浓度为5.0~125.0 mg/L总黄酮对大鼠中性粒细胞5-HETE及LTB_4生物合成的抑制率分别为30.5%~87.3%和27.8%~84.3%;浓度为5.0、25.0、45.0 mg/L的总黄酮对A23187诱导的β葡糖苷酸酶释放抑制率分别为13.4%、26.2%和32.2%;侧柏总黄酮能抑制大鼠炎症足爪组织NO及PGE_2的生物合成。由此得出结论,侧柏总黄酮具有较强的抗炎作用,其对中性粒细胞花生四烯酸代谢产物LTB_4,5-HETE生物合成的抑制作用、β葡糖苷酸酶释放的抑制作用、NO及PGE_2的生物合成或释放的抑制作用可能与其抗炎作用有关[11,12]。

3. 止血 侧柏叶中的槲皮素有良好的抗毛细血管脆性和止血作用，其鞣质有收缩血管和促凝血作用。侧柏叶水煎剂及60%乙醇提取物，均有止血作用，能缩短小鼠的出血时间和凝血时间。醇提物比水煎剂好[13]。侧柏炭的主要止血成分为鞣质和黄酮类成分槲皮苷。

4. 抗肿瘤 侧柏叶、种皮和种子挥发油对肺癌细胞NCIH460有较高的抑制率，分别为86.24%、47.80%和97.73%，其中以叶挥发油和种子挥发油活性最高。用侧柏叶挥发油中雪松醇抗人肺癌细胞实验结果表明，雪松醇对人肺癌细胞NCIH460的CD_{50}为44.98 μg/mL[14]。

5. 抗红细胞氧化 将侧柏叶黄酮加入到红细胞悬液中，可明显抑制H_2O_2诱发的人RBC溶血，加药组的溶血度及MDA的含量分别下降，并随着黄酮剂量的增加抑制作用加强。为临床应用侧柏叶防RBC氧化损伤溶血性疾病提供了实验依据[15]。

【临床应用】

1. 皮下出血 用鲜侧柏叶洗净捣烂，均匀涂于麻纸或软布上外敷患处，每日换药2次，收到显效。如一位肝硬化腹水患者，经使用鲜侧柏叶糊剂外敷，云南白药口服止血，第3日瘀血面积明显缩小，5 d后瘀血全部吸收，肢体活动恢复正常[16]。

2. 复发性口腔溃疡(RAU) 以侧柏叶、青黛、麻油为主药的侧柏叶糊剂，治疗80例RAU，每日4次，以每发作1次到痊愈为1个疗程。促进疮口愈合，延长复发间歇期，疗效显著[17]。

3. 宫颈糜烂 用微波加侧柏散局部外敷治疗宫须糜烂608例收到较好的疗效。以微波治疗仪烧灼糜烂面每次5~6 s，于烧灼面局部外敷侧柏散，治疗后2、3、6个月的治愈率分别为73.8%、93.59%和100%。6个月时，全部病例都治愈[18]。

4. 软组织损伤 用复方侧柏散治疗挫伤84例，将侧柏、田七等药焙干粉碎为末，敷于创面，5~7 d为1疗程。1个疗程后效果明显36例，显效41例，有效7例，总有效率100%[19]。将侧柏叶、大黄等共碾成药散，用凡士林调煮成膏，每天1帖，5 d为1个疗程。136例经治疗2个疗程后，痊愈93例，显效32例，有效11例，无效0例，治愈率68.3%，总有效率100%[20]。

5. 布氏杆菌病 将205例布氏病患者随机分为观察组和对照组，观察组主要运用蒙医药处方口服，配合浸浴疗法(浸浴液主要成分为冬青、侧柏叶、麻黄等)，每日2次，20 d为1治疗周期，共计2周期。结果对照组总效率为66. 98%，观察组总效率为95.09%[21]。

6. 皮肤科

(1)*斑秃脱发* 用侧柏叶、制附子、骨碎补共研细木后加入食醋泡，10 d后用药棉蘸取涂擦患部，每日3次以上。治疗斑秃22例，2例无效，总有效率达90.91%[22]。以梅花针加外擦中药液(侧柏叶、丹参、旱莲草、补骨脂浸泡）治疗斑秃110例，用梅花针从边缘向中心叩刺，并外擦中药液每日3次，1月为1疗程，结果，痊愈率为83.6%，总有效率99.1%；对照组108例用梅花针加外擦黄芪注射液，痊愈率60.2%，总有效率87.0%[23]。

(2)*脂溢性皮炎* 用侧柏叶、白花蛇舌草、紫草等水煎服。同时用侧柏叶、苦参、黄柏等煎煮浓缩后涂搽患处，每日3次。治疗62例，痊愈42例，总有效率为96.8%[24]。

(3)*皮肤瘙痒症* 用侧柏叶、牡丹皮、地肤子等组方内服。对照组给予息斯敏、维生素C片口服，炉甘石洗剂外用。30d后观察疗效，治疗组30例，痊愈7例，总有效率为86.7%；对照组16例，痊愈1例，总有效率为43.8%[25]。

(4)*肛门湿疹* 用侧柏叶、石榴皮等煮沸，取药汁坐浴，每天2次。210例肛门湿疹患者痊愈168例，好转42例，总有效率为100%[26]。

(5)*带状疱疹* 用侧柏叶(烧灰存性)、蜈蚣、雄黄等共研细末。用麻油、蜂蜜适量将药末调成糊状均匀地涂于患部，每天2次。41例痊愈38例，显效3例。总有效率为100%[27]。

(6)*血栓性静脉炎* 侧柏叶、大黄、黄柏等研细末，凉开水调敷患处，10 d为1个疗程。治疗56例，治愈39例，好转17例[28]。

(7)*褥疮* 用侧柏叶、大黄等研成粉，将药末与等份量的水及1/5份量的蜜混合外敷，治疗25例收到满意效果[29]。

【附注】

侧柏叶韧皮部主要成分是罗汉柏烯(44.36%)、雪松烯(37.84%)和库贝烯(1.99%)；木脂素部挥发油的主要成分是罗汉柏烯(57.72%)、雪松烯(15.70%)和14-异内基-8,11,13-二甲基-13-罗汉松烯醇(4.22%)[13,14]。

从刺柏、圆柏、龙柏、日本扁柏和绒柏5种树叶提取的挥发油，对肺癌细胞NCIH460有明显抑制作用。抑制率分别为36.93%、78.4%、73.77%、81.22%和56.53%，其中日本扁柏活性最强[30]。

（邓 炜 谢宝忠 石京山）

参考文献

[1]蒋继宏，等. 芳香型植物挥发油抑菌活性的研究. 江苏林业科技.,2004,31(2):6

[2]回瑞华，等. 侧柏叶中挥发性组分的酶提取及分析. 分析测试学报,2006,25(1):34

[3]张国琴，等. 侧柏叶中总黄酮成分含量测定. 西北药学杂志,2001,16(3):107

[4]赵永光，等. 超声波法提取侧柏叶片中黄酮类化合物的研究. 河北农业大学学报,2005,28(2):54

[5]黄婉清，等. 侧柏叶炮制前后微量元素及其总黄酮含量的对比. 中国临床医药研究杂志,2007,171.

[6]丁小丽，等. 侧柏叶子与种子脂肪酸的GC-MS比较分析研究. 现代生物医学进展,2008,8(1):59

[7]丁航，等. 不同产地侧柏叶中微量元素的测定分析. 广东微量元素科学,2002,9(12):38

[8]崔秀君，等. 侧柏中活性成分异海松酸的分离、鉴定与高效液相色谱定量. 时珍国医国药,2004,15(2):78

[9]于江泳，等摘译. 侧柏叶中1个新的松脂衍生物具有神经保护作用. 国外医学中医中药分册,2003,25:236

[10]梁统，等. 侧柏总黄酮的分离纯化及对5-脂氧合酶的抑制作用. 中国药学杂志,2006,41(18):1381

[11]梁统，等. 侧柏总黄酮的抗炎作用. 沈阳药科大学学报,2004,21(4)301

[12]梁统，等. 侧柏总黄酮的抗炎作用及机制. 中国药理学通报,2003,19(12):1407

[13]韩若霜，等. 侧柏等4树种在不同水分亏缺下恢复吸水能力的研究. 内蒙古农业大学学报,2005, 26(2):48

[14]蒋继宏，等. 侧柏挥发油成分及抗肿瘤活性的研究. 林业科学研究,2006,19(3):311

[15]丁航，等. 侧柏叶中黄酮类化合物对H_2O_2诱导的人红细胞氧化作用的影响. 实用临床医学,2003,4(3):23

[16]阎焕兰，等. 鲜侧柏叶治疗大面积皮下出血临床体会. 兰州医学院学报,2002, 28(2):98

[17]王永生，等. 侧柏叶糊剂治疗复发性阿弗它性口腔溃疡(RAU)临床观察. 吉林中医药,2002,22(3):27

[18]肖英，等. 微波加侧柏散局部外敷治疗宫颈糜烂608例报告. 中原医刊,2005,32(13):13

[19]王信能. 复方侧柏散治疗挫伤84例. 中医外治杂志,2007,16(5)21

[20]陈述列. 加味双柏膏治疗急性踝关节扭伤136例. 陕西中医,2007,28(4):430

[21]娜仁高娃，等. 蒙药配合阿尔山疗法治疗布鲁菌病的疗效研究. 中国民族医药杂志,2008,(11):11

[22]陈占学. 中药醋浸液治疗斑秃. 中医外治杂志,2004,13(1):45

[23]梁绿茵. 梅花针加中药喷雾剂治疗斑秃的临床研究. 上海针灸杂志,2004,23(12):23

[24]韦家杰. 中药内服外搽治疗白屑风62例. 安徽中医学院学报,2002,21(4):25

[25]聂秀香. 消痒合剂治疗老年性皮肤瘙痒症46例. 吉林中医药,2002, 22(3):24I

[26]李欣. 中药座浴治疗肛门湿疹210例. 中国临床医生,2001,29(4):43

[27]黄紫堂. 九味清凉散外敷治疗带状疱疹41例. 四川中医,2002,20(4):70

[28]南喜连. 双柏散外敷治疗血栓性浅静脉炎56例. 中国民间疗法,2002,10(9):1

[29]吴玉玲. 双柏散用于褥疮护理的效果观察. 中国热带医学,2001,1(2):190

[30]蒋继宏，等. 几种柏科植物挥发物质及抗肿瘤活性初步研究. 福建林业科技,2006,33(2):52

佩 兰 Eupatorii Herba

pei lan

本品为菊科植物佩兰*Eupatorium fortunei* Turcz.的干燥地上部分。味辛，性平。芳香化湿、醒脾开胃、发表解暑。用于湿浊中阻、脘痞呕恶、口中甜腻、口臭、多涎、暑湿表症、湿温初起、发热倦怠、胸闷不舒。

【化学成分】

全草含挥发油1.5%~2%，油中含β-石竹烯8.95%，1-(1-甲基环戊基)-2-丁炔-1-酮6.80%，β-倍半菲兰烯6.16%，氧化石竹烯5.37%，二环已烷丙二腈5.21%，麝香草酚4.73%，1-丁基甲基酮3.65%，2-甲基-5-(1-甲基乙基)苯酚3.52%以及其他炔类和酯类成分。叶含香豆精等。地上部分尚含生物碱。鲜佩兰的主要成分为冰片烯(bornylene)，约为63.65%，而干品只含0.13%[1-3]。

【药理作用】

1. 抗菌 佩兰磨碎，超临界二氧化碳萃取：压力15 MPa，温度32℃，流速20 kg/h，萃取时间100 min，萃取液旋转蒸发浓缩成浸膏。该浸膏在酸或碱环境下抑菌较显著，对大多数细菌、酵母、霉菌的MIC不超过0.32 g/L[4]。

2. 抗肿瘤　日本佩兰的生物总碱在体外实验中表现出一定的抗肿瘤活性，在(103.4±9.8)μg/mL的浓度下，对HeLa细胞抑制率为50%。腹腔注射腹水型S180肉瘤小鼠，50 mg/kg，连续7 d，小鼠生存期显著延长，延长率分别为33.93%及44.43%。单独使用环磷酰胺15 mg/kg，连续7 d，小鼠生命延长率为56.59%及61.43%。环磷酰胺与生物碱合用，其生命延长率可提高至84.4%及94.64%。单独皮下注射生物总碱小鼠生命延长不明显，但与环磷酰胺合用，其生命延长率亦可从51.33%及57.24%提高至78.53%及87.93%。结果表明，生物总碱与环磷酰胺合用无论腹腔注射还是皮下注射，均呈协同作用[5]。佩兰属植物所含的倍半萜内酯及黄酮类在体外实验中均具有抗癌活性，被认为是很有发展前景的抗癌中药[6]。

3. 消化系统　给SD系大鼠灌胃按每千克体重每日相当10 g生药的挥发油，连续给药5 d，然后测定大鼠胃黏膜血流量(GMBF)、血清胃泌素含量、超氧化物歧化酶（SOD）活性、过氧化脂质代谢产物丙二醛(MDA)。结果，可使大鼠的胃液分泌量增多，增大胃黏膜血流量，超氧化物歧化酶活性升高，降低黏膜组织丙二醛含量，但对血清胃泌素的影响不大[7]。1 mg/mL的佩兰水煎液，增强大鼠胃底纵、环行肌条和胃体纵行肌条的张力，并且这种作用可分别被阿托品和六烃季胺阻断。佩兰兴奋胃肌条的作用可能部分经胆碱能M、N受体介导[8]。

4. 祛痰　酚红法实验表明，给小鼠按425 mg/kg剂量腹腔注射对-伞花烃，有明显的祛痰作用[9]。

5. 钙拮抗作用　用^{45}Ca跨膜内流测量方法对大鼠进行测定，结果表明，3 g/L的佩兰正己烷提取部分的钙拮抗作用最强[10]。

【临床应用】

1. 腹泻　佩兰20 g、白术25 g、陈皮15 g、山药50 g、茯苓15 g、鸡内金10 g，以上药味经干热170℃ 2 h后，研为80目细末备用。每日3次，每次服0.5~1.0 g(按日龄而定)。共治疗237例患者，显效86.0%，有效13.5%，无效率为0[11]。

2. 病毒性肠炎　佩兰、藿香、白术、苍术、茯苓、法夏、广香等，煎服，每次10 mL，共治疗74例。显效54例，有效15例，无效5例，总有效率93.2%[12]。

3. 糖尿病　佩兰二术汤(佩兰、白术、苍术、茯苓、陈皮等)，水煎分2次服，1个月为1疗程，观察2个疗程。37例患者临床治愈5例（占13.51%），好转 29例（占78.38%)，未愈3例(占8.11%)，总有效率为91.89%[13]。

4. 蛇咬伤　鲜佩兰叶捣烂敷于擦净的伤面上，每日换药2次。共治疗30例患者，痊愈20例，好转10例[14]。

5. 梅尼埃综合征　佩兰70 g、白果70 g、共研细末分10等份。每次1份，早晚各1次，饭前温开水送服，无禁忌。有效率为97.9%[15]。

（杨立泉　何宗梅　毕云峰）

参考文献

[1]韩淑萍，等. 佩兰及同属3种植物的挥发油化学成分研究. 中国中药杂志，1993，18(1)：39

[2]ZHU FM，et al. Analysis of Chemical Compositions of Eupatorium fortune Turcz. *Essential Oils*. 食品科学，2008，29(7)：389

[3]刘莉，等. 气质联用法分析佩兰和泽兰中挥发油的化学成分. 中国实验方剂学杂志，2008，14(5)：17

[4]唐裕芳，等. 佩兰超临界CO_2萃取物的抑菌活性研究. 食品研究与开发，2004，25(4)：104

[5]李美丽，等. 日本佩兰生物总碱抗癌活性的研究. 癌症，1993，12(3)：203

[6]Falkson G，et al. Chemotherapy of primary liver cancer.In Okuda K & Ishak KG eds：Neoplasms of the liver. *Tokyo Springer-verlag*，1987：321.

[7]邱赛红，等. 芳香化湿药挥发油部分与水溶液部分药理作用的比较. 中国中药杂志，1999，24(5)：297

[8]李伟，等. 佩兰对大鼠胃肌条运动的作用. 兰州医学院学报，2000，26(4)：3

[9]蔡定国，等. 佩兰祛痰有效成分的研究. 中药通报，1983，8(6)：30

[10]莫尚武，等. 用^{45}Ca跨膜测量技术研究藿香、佩兰的钙拮抗作用的活性成分. 核技术，1999，22(5)：297

[11]任一心，等. 中药佩兰白术散治疗婴儿腹泻237例. 中医药学报，1996，(3)：22

[12]陈辉. 佩兰饮治疗轮状病毒性肠炎74例. 中国民族民间医药杂志，2002，5(7)：78

[13]封赛红. 佩兰二术汤治疗痰湿型2型糖尿病临床观察. 上海中医药杂志，2009，43(2)：23

[14]胜典，等. 鲜佩兰叶治疗蛇咬伤30例. 广西中医药，1985，8(4)：43

[15]鞠忠元，等. 佩银散治疗美尼尔氏综合征48例. 吉林中医药，1999，2：28

金荞麦 Fagopyri Dibotryis Rhizoma jin qiao mai

本品为蓼科植物金荞麦*Fagopyrum dibotrys*(D.Don)Hara.的干燥根茎。味微辛、涩,性凉。具清热解毒、排脓祛瘀功能。主治肺痈吐脓、肺热喘咳、乳蛾肿痛。

【化学成分】

从金荞麦中分离出四个酚酸类成分:反式对羟基桂皮酸甲酯(trans-p-hydroxy cinnamic methyl ester)、3、4-二羟基苯甲酰胺(3、4-dihydroxy benzamide)、原儿茶酸(protocatechuic acid)及原儿茶酸甲酯(protocatechuic acid methyl ester)。其有效成分包括(-)表儿茶素、(-)表儿茶素-3-没食子酸、原矢车菊素B-2、B-4及原矢车菊素B-2的3,3′-二没食子酸等。从金荞麦中还分出赤杨酮(glutinone)、赤杨醇(glutinol)、棕榈酸单甘油酯(glucerol monopalmitate)、木犀草素(luteolin)及正丁醇-β-D-吡喃糖苷(n-butyl-β-D-fructopyronoside)及红车轴草黄酮、木犀草素-7,4′-二甲醚、大黄素、鼠李素及3,6,3′,4′-四羟基-7-甲氧基黄酮及β-胡萝卜苷等。本品还含有对香豆酸(P-coumaric acid)、阿魏酸(ferulic acid)和葡萄糖所组成的赤地利甙(shakuchirin)、双聚原矢车菊苷元(dimeric proanthocyanidin)、海柯皂苷元(hecogenin)、β-谷甾醇(β-sitosterol)[1,2]。

【药理作用】

1. 抗病原微生物 管碟法实验表明,金荞麦根水提物、茎叶水提物、根乙醇提取物、茎叶乙醇提取物、根石油乙醚提取物、茎叶石油乙醚提取物等多种提取物对金黄色葡萄球菌、大肠杆菌、枯草芽孢杆菌、苏云芽孢杆菌、卡拉双球菌等都有明显的抑菌作用,其最低杀菌浓度分别是生药30、125、250、250、125 mg/mL。根乙醇提取物和茎叶水提取物对5406放线菌的最低杀菌浓度(MBC)为125 mg/mL。另外,对鞭毛菌、白色念珠菌、松赤枯病菌、玉米纹枯病菌、油菜菌核病菌、玉米弯胞杆菌、小麦赤霉病菌、绿色木霉也有明显的抑菌作用,其中鞭毛菌和白色念珠菌的最低杀菌浓度分别为125、30 mg/mL,在提取物为400 mg/mL的浓度下,对其余真菌的抑制百分率分别是58.2%、67.1%、63.7%、56.3%、42.4%、78.0%[3]。甲苯胺蓝法实验表明,金荞麦醇提物对金葡菌胞外耐热核酸酶活性有明显抑制作用,7.8 mg/mL时可明显抑制酶环形成[4]。金荞麦乙醇提取物乙酸乙酯部位对乙型溶血性链球菌、肺炎球菌MIC范围分别为31.25~62.5、31.25~62.5;体内抗菌试验表明,本品0.38、0.76 g/kg灌胃7d,对肺炎球菌菌株所致小鼠死亡有保护作用[5],其抗菌有效部位为酚酸类与黄酮类物质。另有报告,正丁醇萃取浸膏于0.195~0.86 g/kg剂量时也对肺炎球菌感染小鼠有明显保护作用[6]。

2. 抗肿瘤 金荞麦及其所含多种成分对多种肿瘤细胞有抑制作用。从本品中提取的单宁类物质威麦宁(金E)对人肺腺癌细胞(GLC)、宫颈鳞癌细胞(Hela)、胃腺癌细胞(SGC)、鼻炎鳞癌细胞(KB)细胞有明显抑制作用,其IC_{50}依次为67.8、73.1、79.9、83 μg/mL,当金E为125 μg/mL时对上列细胞的杀伤率分别为92.1%、85.5%、78.2%、74.3%。集落形成抑制试验表明,金E 50、100 μg/mL时,能完全抑制多种人癌细胞集落形成,25 μg/mL对以上4种人癌细胞的集落抑制率高达95%。在终浓度为12.5 μg/mL,对各细胞株集落抑制率分别为:GLC 89.2%,HeLa 83.3%,SGC 77.7%、KB 75.1%[7]。此外,威麦宁对肺癌细胞株PG、PAa、A549,肝癌细胞株BEL-7402、胃癌细胞株MGC-803及黑色素瘤细胞株$B1_6$-BL_6等亦有不同程度的抑制作用;并可明显加强顺铂抑制肿瘤细胞体外增殖作用,可将PG、PAa细胞周期阻滞在S期[8,9]。流式细胞术法实验表明,威麦宁能明显抑制PC细胞表面CD_{44}、$CD_{44}V_6$及整合素$\alpha_v\beta_3$ mRNA的表达,提示威麦宁可能是通过抑制黏附分子的表达发挥抗肿瘤转移作用[10]。威麦宁0.4 g/kg灌胃对S180肉瘤荷瘤小鼠、肝癌H22实体瘤有抑制作用,并可增强脾淋巴因子激活杀伤细胞(LAK)活性,但对荷瘤小鼠免疫功能无明显影响[11,12]。

从本品中提取的多酚类物质金荞麦Fr_4 0.2、0.4、0.8 g/kg腹腔注射,对小鼠S180、小鼠移植瘤H22的增殖有抑制作用,且与环磷酰胺(CTX)合用有协同抑瘤作用[13]。Fr_4 0.4、0.8 g/kg腹腔注射,还可抑制C_{57}/BL_6小鼠Lewis肺癌原发灶生长[14]。另外,MTT法实验Fr_4对HL60细胞作用24 h对HL60细胞的增殖抑制呈剂量依赖性关系，Annexin-V/PI双染实验表明Fr_4 0.06、0.12、0.24 g/L作用于HL60细胞24 h早期凋亡细胞率分别为：10.98%±1.88%、29.77%±5.21%、35.23%±63.2%。2天后，端粒酶活性分别下降至72.60%、64.38%、38.36%，提示金荞麦Fr_4诱导HL60细胞凋亡的作用机制可能与抑制端粒酶活性等有关[15]。

本品提取物原花色素在0.1 g/kg剂量下能明显抑制B16-BL6细胞侵袭和人纤维肉瘤HT1080细胞MMP_{-2}/MMP_{-9}的产生；0.2 g/kg灌胃能有效抑制B16-BL16黑色素瘤细胞在C57/BL6小鼠体内自发性肺转移[16]。

3. 解热、抗炎 金荞麦浸膏2.6 g/kg灌胃，对三联菌苗致热家兔体温升高有解热作用。小鼠静脉注射金荞麦根茎提取物（黄烷醇)0.05 g/kg可显著抑制巴豆油所致鼠耳肿胀，切除肾上腺后抗炎作用消失，表明其抗炎机制与肾上腺密切有关[17]。金荞麦的抗炎作用部分筛选表明其氯仿和水液部位具有显著作用[18]。

4. 调节免疫 金荞麦提取物口服及颈背部皮下注射给药，均可提高小鼠腹腔吞噬细胞的吞噬功能，注射给药可提高小鼠腹腔吞噬细胞吞噬指数和吞噬百分率，口服给药可提高吞噬指数[19]。

5. 影响痛经模型 金荞麦水提液能显著降低缩宫素引起的小鼠扭体反应，对缩宫素引起的小鼠离体子宫的平均张力也有明显的抑制作用[20]。

6. 抗氧化 金荞麦70%乙醇提取物对低温条件下制备的大鼠肝微粒体所建立的Fe^{2+}-ADP-NADPH体外氧化体系的半数抑制剂量为0.324 mg/mL[21]。

7. 毒性 威麦宁小鼠灌胃的LD_{50}为7.48 g/kg；实验结果表明，威麦宁无诱发小鼠骨髓嗜多染红细胞微核的增加作用[22]。

【临床应用】

1. 肺脓肿 可用本品水剂或片剂治疗肺脓肿患者，每日服用量为相当干原生药30 g，连续1~3月，539例所治疾病144例虽已见治疗好转，经复查的395例中痊愈288例（72.9%），好转33例（8.4%），无效72例(18.2%)，死亡2例(0.5%)。患者平均退热时间为9d，平液消失时间为14.7d，本品对病程超过3个月的慢性肺脓肿患者的疗效不理想。

2. 肺癌 以本品粉剂或水煎剂给患者服用，经治的7例肺癌中，1例属晚期癌症无效，其6例均收到不同的治疗效果。本品能止痛、安眠、止血、止咳化痰、健胃，短期内可稳定病灶，使患者的机体免疫力有所提高，如配合手术效更佳。对于肺癌为主的治疗，可单独用威麦宁进行治疗，结果有效(CR+PR)为8.21%，稳定(SD)为78.73%，并使临床症状改善。威麦宁与化疗合用，其有效率(CR+PR)达40%，明显高于24%[23]。

3. 外感发热 将小儿外感发热患者均分两组，结果金荞麦组疗效比较佳，对小儿支气管肺炎也有一定疗效[24-26]。

4. 菌痢 用片剂或水剂治疗80例患者，疗程6~10 d。治愈76例，无效4例，治愈率为95%。

5. 上消化道出血 用本品粉末4 g，1 d内分3~4次服完，治疗21例患者，其中19例平均在3.4 d大便隐血试验转阴，与西药随机抽样的50例的8.3 d有显著差别。服用本品后，除大便次数较多和较溏薄外，无其他副作用。

6. 其他 本品可治疗肺炎、麻疹肺炎、盆腔炎、胆道感染及肺心病等患者，均可获得一定疗效。

（邓文龙）

参考文献

[1]邵萌，等. 金荞麦的化学成分研究. 沈阳药科大学学报，2005，22(2)：100

[2]吴和珍，等. 金荞麦化学成分的研究. 中国医院药学杂志，2008，28(21)：1829

[3]冯黎莎，等. 金荞麦的抑菌活性研究. 武汉植物学研究，2006，24(3)：240

[4]印德贤，等.金荞麦对金黄色葡萄球菌包外耐热核酸酶活性的影响.南通医学院学报，1999，19(4)：427

[5]王立波，等. 金荞麦抗菌活性研究. 中国微生态学杂志，2005，17(5)：330

[6]闫继平，等. 金荞麦的抗菌活性研究. 中国现代中药，2006，8(6)：21

[7]孟凡虹，等. 金E体外抗癌作用的初步研究. 癌症，1994，13(3)：265

[8]娄金丽，等. 威麦宁体外抗肿瘤的实验研究浅谈. 中医药学刊，2005，5(22)：810

[9]娄金丽，等. 威麦宁对小鼠Lewis肺癌细胞周期的影响. 中国病理生理杂志，2006，22(7)：1344

[10]娄金丽，等. 威麦宁对肺癌细胞(PG)表面黏附分子表达影响. 中国病理生理杂志，2005，21(8)：1634

[11]付体辉，等. 威麦宁增强荷瘤小鼠脾LAK细胞活性的实验研究. 中国实验临床免疫学杂志，1994，6(1)：43

[12]陈晓峰，等. 金荞麦对荷瘤小鼠的抗肿瘤作用研究. 苏州医学院学报，2001，21(1)：23

[13]陈洁梅，等. 金荞麦Fr4的抑瘤作用研究. 中国野生植物资源，2002，21(4)：48

[14]陈晓峰，等. 金荞麦Fr4对小鼠lewis肺癌细胞MMP-9、TIMP-1蛋白表达的影响. 苏州大学学报，2005，25(3)：383

[15]陈晓峰，等. 金荞麦Fr4诱导HL-60细胞凋亡及对端粒

酶活性的影响.中国药理学通报,2006,22(7):836

[16]刘红岩,等.金荞麦提取物抑制肿瘤细胞侵袭、转移和HT-1080细胞产生Ⅳ型胶原酶的研究.中国药理学通报,1998,14(1):36

[17]刘文富,等.金荞麦的一些药理作用.药学学报.1981,16(4):247

[18]程友斌,等.金荞麦抗炎活性部位筛选研究.时珍国医国药,2009,20(9):2219

[19]印德贤,等.金荞麦对小鼠腹腔巨噬细胞吞噬功能的影响.首都医药,1999,6(12):28

[20]贾薇,等.金荞麦提取物对小鼠痛经模型的影响.辽宁中医药大学学报,2010,12(2):198

[21]王怡薇,等.茶叶、槐米、金荞麦、红花醇提抗氧化活性的比较研究.中国实验方剂学杂志,2009,15(2):58

[22]李练兵,等.威麦宁对小鼠骨髓多染红细胞的微核试验.中国药理学与毒理学杂志,1989,3(2):129

[23]林洪生.金荞麦抗肿瘤研究进展.中西医结合学报,2004,2(1):72

[24]杨琳,等.金荞麦治疗小儿外感发热50例临床观察.中国中医急症,2005,14(7):644

[25]周斌,等.金荞麦汤治疗外感发热30例.湖北中医杂志,2005,27(3):35

[26]杨琳,等.金荞麦辅治小儿支气管肺炎40例.中国中医药信息杂志,2005,12(7):77

金樱子 Rosae Laevigatae Fructus
jin ying zi

本品为蔷薇科植物金樱子*Rosa laevigata* Michx.的干燥成熟果实。味酸、甘、涩,性平。有固精缩尿、固崩止带、涩肠止泻功能。用于遗精滑精、遗尿尿频、崩漏带下、久泻久痢等。

【化学成分】

金樱子主要含有以下几类化学成分:

1. 三萜类 乌苏酸类、齐墩果酸类、羽扇豆烷类等,其中乌苏酸类最多,如19α-羟基亚细亚酸(19α-hydroxyasiatic acid)、19α-羟基亚细亚酸-28-O-β-D-吡喃葡萄糖苷[1]、蔷薇酸(Rosolic acid)[2]、2α,3β,19α-三羟基乌苏-12-烯-28-酸[3],野鸦椿酸(euscaphic acid)、2α-羟基乌苏酸(2α-hydroxyursolic acid)[4]等。

2. 黄酮类 山柰酚(kaempferol)[5]、翻白叶苷A(potengriffioside A)[3]。

3. 鞣质 从金樱子果实分离出金樱子素A、B、C、D、E、F、G(1aevigatin A、B、C、D、E、F、G)[6]七种新鞣质;还有七种已知鞣质为原花青素B-3(procyanidin B-3)、地榆因H-4(sanguiin H-4)、英国栎素(peduncul agin)、委陵莱素(potentillin)、仙鹤草酸A和B(agrimonic A and B)、二聚鞣质仙鹤草素(agrimoniin)[7]。

4. 多糖类化合物 金樱子果实中多糖含量约为8.73%,由葡萄糖、甘露糖、半乳糖、鼠李糖、阿拉伯糖、木糖组成[8]。有研究从金樱子果实中分离得到两种分子量分别为22712和16051的多糖[9]。

5. 其他 还含有维生素、氨基酸、柠檬酸(citric acid)、苹果酸(malic acid)、树脂、亚油酸乙酯、亚油酸甘油三酯、谷甾醇、胡萝卜素、胡萝卜苷等化合物[3,4]。

【药理作用】

1. 降血脂 金樱子多糖125、250 mg/kg,灌胃7 d,对实验性小鼠的高胆固醇血症具有明显的预防和治疗作用。可能的机制主要是通过在肠道抑制了胆固醇的吸收[10]。用STZ诱导实验性2型糖尿病模型,大鼠用添加金樱子生药(5 g/kg)的颗粒饲料喂养,连续8周。结果,金樱子干果可以降低糖尿病大鼠血清中TC、TG、LDL-C含量,增加血清中HDL-C含量;降低糖尿病大鼠肝脏中TG、FFA含量,减少脂质的堆积。金樱子干果可以降低糖尿病时出现的肝脏脂变及血液中的脂质水平[11]。

2. 增强免疫 给小鼠灌胃服用金樱子多糖(500、250、125 mg/kg,灌胃5 d)。结果显示,一定浓度的金樱子多糖可提高小鼠巨噬细胞对血中刚果红的吞噬能力、增加小鼠溶血素的生成、显著恢复免疫功能低下小鼠的DTH反应并能降低血中转氨酶活性,逆转肝、脾指数。说明金樱子多糖具有增强小鼠非特异性免疫,体液免疫和细胞免疫作用,还有免疫调节作用[12]。

3. 抗菌、抗炎、抗病毒 金樱子多糖(5、10、15、20 mg/mL)具有一定的抑菌活性,对大肠杆菌、副伤寒杆菌、白葡萄球菌以及金黄色葡萄球菌等均有较强的抑制作用;当多糖浓度达到10~15 mg/mL时,其抑菌效果甚至超过了50×10^{-6}的链霉素;此外其能抑制二甲苯引起小鼠的耳肿胀,具有一定的抗炎作用[13]。

4. 抗氧化 以大鼠肝匀浆为体外实验体系,金樱子水醇提取液25 400 g/L能抑制大鼠肝组织脂质过氧化产物MDA生成，并呈现出一定的量效关系，表明金樱子在一定的浓度范围内具有抗氧化活性[14]。体外金樱子多糖(PRL)400、200、100 g/mL，能显著消除超氧阴离子自由基、抑制羟自由基对细胞膜的破坏而引起的溶血和脂质过氧化产物的形成。从而得出具有显著的抗氧化作用[15]。

5. 保护肾脏功能 给链脲佐菌素诱导的大鼠糖尿病模型，喂饲金樱子水煎液浸泡的普通饲料，连续24周。24周后，金樱子干预组血糖降低，肾脏肥大明显改善，TGF-1、Ⅳ胶原表达明显下降，肾病理变化有明显改变。证明金樱子对糖尿病大鼠肾脏有保护作用[16]。另有研究，经大鼠尾静脉注射小牛血清诱发血清病型肾炎，该大鼠灌胃给予金樱子醇提物(2.5、5.0、10.0 g/kg)4周。结果，金樱子醇提物显著降低血清病型肾炎模型大鼠尿蛋白、血清肌配和尿素氮水平，升高血清总蛋白含量，减轻肾组织的病理变化。表明金樱子醇提物能减轻血清病型肾炎大鼠模型肾小球病变并改善肾功能[17]。对实验性IgA肾炎模型大鼠，按照2 mg/kg剂量灌服金樱子水-醇提取液4周。结果，治疗组血清肌酐和尿素清除率增加，TXB_2表达量下降，$6K-PGF_1$表达量升高。子水-醇提取液通过调节TXB_2和$6K-PGF_1$的平衡，加速血清肌酐和尿素清除率保护肾脏[18]。

【临床应用】

1. 上呼吸道感染 金樱果9 g，青皮香18 g，甘草3 g。此量为1包量。成人每次用1~2包，每天3次，开水冲服(儿童酌减，5岁以下每次半包)连服2~3d。治疗感冒317例，痊愈184例，显效82例，无效51例，总有效率82.6%[19]。

2. 烧、烫伤 金樱根2000 g。水煎1~2 h，煎2~3次，合并煎液，向滤液中加冰片10 g，薄荷脑2 g，煮沸，消毒后用。冷湿敷烧烫伤处，一般敷药后5~20 min止痛。治疗烧烫伤152例，二度烧烫伤1~2 d，浅二度4~10 d，深二度无感染创面8~16 d，有感染创面12~35 d，均获痊愈[20]。新鲜金樱子叶适量。洗净、晾干、炒存性，研极细末，经高压消毒后贮瓶备用。用时取本品1份，麻油(或菜油)3份，调成糊状，用消毒药棉均匀地涂在烧、烫伤部位上，每天1~2次，至创面结痂痊愈。治疗烧烫伤22例，7d左右痊愈[21]。

3. 计划生育术后症候群 金樱子、蛤蚧、淫羊藿等，制成片剂。口服，每日3次，每次4~6片，5 d为1疗程，一般服用1~2疗程。治疗肾阳虚与计划生育术后症候群319例。显效103例，占32.3%，有效194例，占60.8%，无效22例，占6.9%，总有效率为93.1%，对计划生育术后引起的症候群的疗效均达80%以上，多数患者服药3~5 d即有显著疗效[22]。

4. 早泄 金樱子汤(金樱子、莲肉、五味子、菟丝子、沙苑蒺藜等)治疗早泄112例，经治疗后房事并射精正常者为治愈，计101例；经3个疗程早泄未愈者为无效，计11例。治愈率为90.18%[23]。

5. 老年慢性尿失禁 用鲜金樱子根30 g，水煎，早晚各服1次，10 d为1个疗程。治疗24例老年尿失禁，显效14例，占58%，有效7例，占29%，无效3例，占13%，总有效率87%[24]。

6. 腹泻 内服金樱子槟榔汤（金樱子、槟榔、枳实、吴茱萸、补骨脂)，水煎，每天1剂，两周为1个疗程，总有效率为94%[25]。

7. 小儿遗尿 以补骨脂金樱子汤为基本方(补骨脂、金樱子、鹿角霜、防风、藁本、石菖蒲、甘草)，随证加减用药。36例患儿治愈26例，好转9例，无效1例，总有效率97.2%[26]。

8. 不良反应 金樱子致接触性皮炎1例[27]。

【附注】

从金樱子叶中分离出金樱子素C及七个已知化合物，为(+)-儿茶酸((+)-catechin)、原花青素B-2(procyanidin B-2)、英国栎素(pedunculagin)、直木麻黄素(casuarictin)、委陵莱素(potentillin)、仙鹤草酸(agrimonic A)、仙鹤草素(agrimoniin)。金樱子根皮也含有丰富的鞣质。国内外对金樱子同属植物29种进行过研究，除上述成分外，还有黄酮及皂苷类。

（许 婧 杨冬华）

参考文献

[1]叶苹，等. 中药金樱子三萜类成分的分离鉴定.贵阳中医学院学报，1993，15(4)：62

[2]Fang J.M.，et al. Steroids and triterpenoids from Rosa laevigata. *Phytochemistry*，1991，30(10)：3383

[3]王进义，等. 中药金樱子的化学成分. 天然产物研究与开发，2001，13(1)：21

[4]毕葳，等. 金樱子化学成分的研究. 北京中医药大学学报，2008，31(2)：110

[5]Fang J，et al.The chemical constituents from the aerial part of Rosa laevigata. *J Chin chem Soc*，1991，38：297

[6]Yoshida T，et al. Dimeric ellagitannins，laevigatins E，F and G from Rosa laevigata. *Phytochemistry*，1989，28(9)：2451

[7]Yoshida T，et al.Tannins of rosaceous medicinal plants.V. Hydrolyzable tannins with dehydrodigalloyl group from Rosa laevi-

gata MICHX. *Chem Pharm Bull*, 1989, 37(4): 920

[8]王瑞兰，等. 金樱子果实中多糖的提取与分离纯化. 湘潭师范学院学报(自然科学版), 2003, 25(2): 77

[9]高言明，等. 中药金樱子不同采收期多糖的含量分析. 贵阳中医学院学报, 2005, 27(1): 57

[10]张庭廷，等. 金樱子多糖的抑脂作用. 中国公共卫生, 2004, 20(7): 829

[11]秦振启，等. 金樱子对实验性糖尿病大鼠肝脏和血液中脂质的影响. 云南中医中药杂志, 2009, 30(1): 46

[12]张庭延，等. 金樱子多糖的免疫活性研究. 中国实验方剂学杂志, 2005, 11(40): 55

[13]张庭廷，等. 金樱子多糖的抑菌和抗炎作用研究. 生物学杂志, 2005, 22(2): 41

[14]曾日海，等. 金樱子对大鼠肝组织脂质抗氧化作用的体外实验. 广西医科大学学报, 2007, 24(6): 868

[15]赵云涛，等. 金樱子多糖的抗氧化作用. 云南中医中药杂志, 2003, 24(4): 35

[16]周钰娟，等. 金樱子对大鼠糖尿病肾脏的实验研究. 南华大学学报(医学版), 2007, 35(3): 332

[17]陈敬民，等. 金樱子醇提物对血清病型肾炎大鼠的药理作用. 时珍国医国药, 2006, 17(8): 1404

[18]苏上贵，等. 金樱子水-醇提取物保护IgA肾炎肾脏功能的实验研究. 时珍国医国药, 2008, 19(6): 1365

[19]齐幼龄，等. "抗感灵"冲剂治疗感冒317例的临床疗效观察. 广西中医药, 1984, 7(4): 23

[20]梁志廷. 金樱根治疗烧烫伤. 浙江中医杂志, 1989, 24(4): 188

[21]赵达进. 金樱子叶治疗烧烫伤. 浙江中医杂志, 1988, 23(7): 306

[22]张建林. 金蛤片治疗肾阳虚与计划生育术后症候群319例疗效. 中成药研究, 1986, (5): 30

[23]林中. 金樱子汤合男士香露治疗早泄112例. 江苏中医, 1996, 17(6): 16

[24]张春玲. 金樱子根治疗老年尿失禁24例. 实用中医药杂志, 2003, 19(9): 470

[25]李刚. 金樱子槟榔汤治疗慢性顽固性腹泻50例疗效观察. 新中医, 2006, 38(2): 34

[26]钟朋光. 补骨脂金樱子汤治疗小儿遗尿36例. 中医儿科杂志, 2007, 3(6): 37

[27]庄亦仁. 金樱子致接触性皮炎1例报告. 浙江中医杂志, 1992, 27(12): 560

金果榄 Tinosporae Radix jin guo lan

本品为防己科植物青牛胆*Tinospora sagittata*(Oliv.)Gagnep.或金果榄*Tinospora capillipes* Gagnep.的干燥块根。味苦，性寒。具有清热解毒、利咽、止痛功能。用于咽喉肿痛、痈疽疔毒、泄泻、痢疾、脘腹疼痛。

【化学成分】

1. 生物碱 含有5个原小檗碱型生物碱：巴马亭(palmatine)、药根碱(jatrorrhizine)、非洲防己碱(columbamine)、千金藤碱(stepharanine)和去氢分离木瓣树胺(dehydordiscretamine)，2个阿扑菲型生物碱：蝙蝠葛碱(menisperine)和木兰花碱(magnoflorine)[1]。

2. 萜类 有tioncallone A、B、C、D、金果榄苷(tinoside)、非洲防己苦素(columbin)、异非洲防己苦素(isocolumbin)、去氧黄藤苦素(Fibleucin)和青牛胆苦素(tinosporine)[2-4]。

3. 甾酮类 含有2-去氧-甲壳甾酮 (2-deoxycrustecdysone)、2-去氧-3-表甲壳甾酮 (2-deoxy-3-epicrustecdysone)、2-去氧甲壳甾酮-3-o-β吡喃葡萄糖苷 (2-deoxycrustecdysone-3-β-D-glucopyranoside)、20-Hydroxyecdysone、2-Deoxy-20-hydroxyecdysone[4,5]。

【药理作用】

1. 抗炎、镇痛 金果榄乙醇提取物对小鼠二甲苯致耳肿胀，醋酸致小鼠腹腔毛细管通透性增加，鸡蛋清致大鼠足趾肿胀及棉球肉芽增生均有明显的抑制作用；该提取物能减少醋酸引起的小鼠扭体反应次数，但与生理盐水组比较，差异无显著性。即该提取物有明显的抗炎作用，而镇痛作用不明显[6]。地苦胆胶囊(每克金果榄药粉相当于原生药4 g)，1、2、3 mL/kg小鼠灌胃给药，可抑制小鼠毛细管通透性、肉芽肿形成，提高小鼠的热致痛和化学性致痛的痛阈；1、2、3 mL/kg大鼠灌胃给药，对二甲苯和角叉菜胶所致炎性肿胀有明显的抑制作用[7]。金果榄水煎液(每1 mL相当于原生药2.5 g)50 g/kg灌胃给药，能明显抑制二甲苯致小鼠耳廓肿胀和小鼠腹腔毛细血管通透性，对组胺所致的大鼠皮肤毛细血管通透性增高有抑制作用，能使蛋清致大鼠足爪肿胀度降低，表明金果榄水提取物对急性炎症、免疫性炎症均有明显的抗炎作用，其强度弱于氢化可的松[8]。

2. 抗溃疡 金果榄水煎液(每1 mL相当于原生药2.5 g)灌服10、20、30 g/kg,连续用药3 d,能提高胃溃疡模型大鼠组织及血清SOD的活力，降低MDA含量,并可提高胃黏膜PGE_2的水平；能显著升高血清EGF水平,并促进胃溃疡周边组织EGF表达,降低溃疡指数。其防治消化性溃疡的机制可能与抗氧自由基损伤、提高胃黏膜内源性PGE_2的水平有关[9,10]。

3. 抑菌 金果榄有较广的抗菌谱，对金黄色葡萄球菌高度敏感,对洛非不动杆菌中度敏感,对表皮葡萄球菌和八叠球菌低度敏感[11]；对白色葡萄球菌和变形杆菌也有很强的抑制作用[7]。其活性成分巴马亭碱对痢疾杆菌、大肠杆菌、乙型链球菌和亚洲甲型流感病毒均有抑制效果,能治多种炎症,具有清热解毒作用[12]。

4. 其他 金果榄所含巴马亭具有明显的刺激动物垂体促肾上腺皮质分泌、抗肾上腺素、抗5-羟色胺、抗胆碱酯酶,对未孕家兔离体子宫呈兴奋作用[13]。

5. 毒性 青牛胆煎剂灌胃小鼠的LD_{50}为(18.14±0.04)g/kg,腹腔注射小鼠的LD_{50}为(9.49±0.023)g/kg[14]。

【临床应用】

1. 多种炎症 金果榄胶囊经临床验证270例,其中上呼吸道感染76例,急性扁桃腺炎10例,咽喉炎78例,急性胃肠炎24例,肺炎40例,气管炎42例。治愈136例(50.4%),有效120例(44.4%),无效14例(5.2%),总有效率为94.8%[15]。

2. 输液性静脉炎 金果榄酒精浸物外敷治疗输液性静脉炎78例,治愈64例,占82.2%;好转12例,占巧.2%;无效2例,占2.6%;总有效率为97.4%[16]。

3. 慢性咽炎 复方金果榄溶液喷雾剂配方为:金果榄溶液,柴胡液(针剂),氢化考的松液等,治疗136例,痊愈59例,显效45例,好转32例[17]。

4. 外感发热 金果榄治疗外感发热34例,痊愈21例,显效5例,有效4例,无效4例,总有效率88.24%[18]。

【附注】

1. 防己科(*Menispermaceae*)青龙胆属(*Tinospora*)共有植物30余种。我国有青龙胆属植物11种,中药大词典中收载了4种,分别做金果榄(金果榄*T.capillipes*和青牛胆*T.sagittata*的块根)、伸筋藤 (中华青龙胆*T.sinensis*的藤茎)和千里寻根(皱波青龙胆*T.crispa*的藤茎)药用[19]。

2. 心叶青龙胆 心叶青龙胆*T.cordifolia*的水提取物具有显著的抗炎活性,能抑制多种致炎物质所引起的炎症反应[20]。心叶青龙胆还具有显著的免疫调节活性,其甲醇提取物具有刺激干细胞增殖、加强骨髓细胞分化、刺激体液免疫、增强吞噬活性等作用,能使小鼠肿瘤体积缩小58.8%，与环磷酰胺合用可使肿瘤体积缩小88.3%。其提取物无细胞毒作用,故其抗肿瘤作用可能是通过刺激效应细胞以阻止或摧毁肿瘤细胞实现的[21]。此外,心叶青龙胆还具有降血糖活性、潜在的吗啡样止痛活性、抗应激活性[22]和抗溃疡活性[23]等。

3. 皱波青龙胆 皱波青龙胆*T.crispa*藤茎提取物可治疗糖尿病，其降糖机制可能是通过调节β-细胞中的钙离子而实现促胰岛素释放作用[24]。

4. 海南青牛胆 海南青牛胆(*T. hainanesis* H. S. Lo et Z. X. Li)，民间将其与中华青牛胆*T. sinesis*(Lour) Merr.同称为松筋藤,用以治疗关节疼痛和筋骨损伤。从海南青牛胆中分离鉴定了5种季铵生物碱；非生物碱成分包括罗汉松甾酮A(makisteone A)、β-香树脂醇(β-amyrin)等9个化合物[25-28]。

（宋 宇）

参考文献

[1]Chang HM, et al. Quaternary alkaloids of Tinospora capillipes. *Planta Medica*, 1984, 50(1):88

[2]Song CQ, et al. New clerodanediterpenoids from Tinospora capillipes. *Chin Chem Lett*, 1992, 3(3):541

[3]宋纯清,等.金果榄化学成分研究(Ⅰ).化学学报,1998,46(10):1049

[4]SHI Qi Rong, et al.Chemical Constituents of Two Original Plants Used as Radix Tinosporae.中国天然药物,2008,6(3):186

[5]Song CQ, et al. Phytoecdysones form the root of Tinospora capillipes. *Chin Chem Lett*, 1991, 2(1):13

[6]钟鸣,等.金果榄醇提物的抗炎镇痛作用.中国中药杂志,1999,(增刊):105

[7]殷崎,等.民族药地苦胆胶囊的药理学研究.中国民族民间医药杂志,1998,33(4):30,46

[8]王刚,等.金果榄抗炎作用的实验研究.时珍国医国药,2009,20(5):1232

[9]王刚,等.金果榄对实验性应激性胃溃疡的保护作用及其机制.中国医院药学杂志,2008,28(23):2009

[10]王刚,等.金果榄防治胃溃疡作用机制的研究.医药导报,2009,28(1):426

[11]华娟,等.50种传统解毒药的抑菌实验.中药材,1995,18(5):255

[12]国家医药管理局中草药情报中心站.植物药有效成分手册.北京:人民卫生出版社,1986:287,800

[13]谢宗万.全国中草药汇编(上册).第2版.北京:人民卫

生出版社，1996：548

[14]杨光义. 武当山金果榄药材资源开发利用研究. 广州中医药大学博士论文，2009

[15]刘万库，等. 金果榄的应用及制备. 吉林中医药，1990，6：31

[16]张红雨. 金果榄浸液治疗输液性静脉炎78例. 中国民族民间医药杂志，1999，(40)：261

[17]刘光正. 复方金果榄溶液喷雾治疗慢性咽炎. 黑龙江医药，1982，(11)：32

[18]罗金文. 金果榄佐治外感发热34例疗效观察.中国中医急症，2009，18(4)：522

[19]袁久志，等. 青龙胆属药用植物研究进展.中药研究与信息，2005，7(1)：14

[20]Ashishi KP，et al.Chemistry and biologicalactivities of the genura Tinospora. *International Journal of Pharmacognosy*，1995，33(4)：277

[21]Mathew S. Immunomodulatory and antitumour activities of Tinospora cordifolia. *Filoterapia*，1999，70(1)：35

[22]孙备. 心叶青龙胆和积雪草提取物的抗应激活性. 国外医学 中医中药分册，1997，19(4)：54

[23]李宗友. 心叶青龙胆和积雪草提取物的抗溃疡活性. 国外医学 中医中药分册，1997，19(1)：37

[24]Noor H. Pharmacological charactersation of the antihy-perglycaemic properties of Tinospora crispa extract. *Ethnopharmacol*，1998，62(1)：7

[25]郭幼莹，等. 海南青牛胆化学成分的研究.药学学报，1998，33(5)：350

[26]郭幼莹，等.海南青牛胆生物碱的研究.药学学报，1999，34(9)：690

[27]符小文，等. 海南青牛胆非生物碱成分的分离与鉴定(Ⅱ). 海南医学院学报，1999，5(1)：11

[28]林连波，等. 海南青牛胆非生物碱成分的分离与鉴定(Ⅲ). 中草药，200l，32(1)：12

金钱草 Lysimachiae Herba

jin qian cao

本品为报春花科植物过路黄*Lysimachia christinae* Hance的干燥全草。味甘、咸，性微寒。功能利湿退黄、利尿通淋、解毒消肿。用于湿热黄疸、胆胀胁痛、石淋、热淋、小便涩痛、痈肿疔疮、蛇虫咬伤。

【化学成分】

1. 黄酮类 全草中主要为槲皮素、槲皮素-3-O-葡萄糖苷、山柰素、山柰素-3-O-半乳糖苷、山柰素-3-O-珍珠菜三糖苷、3，2′，4′，6′-四羟基-4，3′二甲氧基查耳酮[1]。鼠李柠檬素-4′，3-二葡萄糖苷、山柰酚-3-葡萄糖苷、山柰酚-3-芸香糖苷以及山柰酚-3-鼠李糖苷-7-鼠李糖基(1→3)鼠李糖苷[2]。

2. 挥发油 金钱草挥发油的含量为1.45%，主要成分为α-蒎烯(19.6%)、樟脑(5.07%)、乙酸冰片酯(3.53%)、石竹烯氧化物(7.82%)、桉油烯醇(2.26%)、山柰素(3.67%)、山柰酚(6.22%)等[3]。

3. 多糖 从金钱草中分离出6种多糖Fa、Fb、Fc、Fd、Fe、Ff，其中Fb的相对平均分子质量为26 372，由木糖、半乳糖 、甘露糖、鼠李糖和半乳糖醛酸组成[4]。

4. 其他 从金钱草的乙酸乙酯提取组分中分离出活性成分苯基丙酸类（ph propanoid）如异阿魏酸(isoferulic acid)[5]。

【药理作用】

1. 利胆排石 给小鼠灌胃金钱草醇提物(EE) 500 mg/kg，每日1次，连续4 d，对结扎胆总管小鼠有促进胆汁分泌作用。经十二指肠给予金钱草乙酸乙酯提取物(EA）和EE，500和200 mg/kg EE以及200和100 mg/kg EA能明显提高胆汁分泌百分率，尤以EA 200 mg/kg利胆作用为著[6]。以金钱草的渗漉法提取物和超临界CO_2萃取物(SCF萃取物)3.33和0.83 g/kg，大鼠十二指肠给药。结果给药后30、60 min两种提取物的高剂量和SCF萃取物低剂量均有显著的利胆作用，SCF萃取物高剂量在给药后90 min仍有明显利胆作用[7]。

以致石食物引起豚鼠胆色素结石，在该食物中伴入金钱草乙酸乙酯提取物(EA)200、100 mg/kg，连续喂养70 d。结果，EA能显著降低成石率为25%，同时明显降低胆汁中游离胆汁酸(UCB)、钙(Ca^{2+})、总胆汁酸，降低血中总胆固醇(T-Ch)和甘油三酯(TG)而升高高密度脂蛋白(HDL)，并能明显促进麻醉大鼠胆汁排泄。认为其通过利胆、调节脂质代谢抑制胆色素结石形成[8]。

2. 利尿排石 麻醉犬静脉注射金钱草提取液0.5 g/kg生药，可引起尿量增多，输尿管蠕动频率增加，同时可见输尿管上段腔内压力升高。金钱草治疗输尿管结石可能与上述因素有关[9]。金钱草水提取液(0.5和1 g/mL)在体外具有抑制正常人尿液中草酸钙晶体生长的作用,大剂量作用较佳[10]。

3. 防止尿石形成和促进溶解 金钱草醇不溶物中的多糖成分对一水草酸钙的结晶生长有抑制作用;在不加晶种时,金钱草的多糖部分可以延缓一水草酸钙的成核,即延长结晶的诱导期,其19.4 μg/mL(以生药计)所提多糖的作用效价相当于正常人的尿液对一水草酸钙结晶生长的抑制作用[11]。以成石液(1.25%乙二醇+1%氯化铵)稀释4倍由大鼠自由摄取以形成肾结石,预防使用金钱草免煎剂0.6 g/d,配成2 mL灌胃,连续4周。结果金钱草使成石率由77.8%(模型对照组)降低为41.2%,其作用主要是促进草酸钙结晶由尿中排出[12]。

4. 促进铅排出 对1月龄大鼠以含1%醋酸铅的饮水染毒3周,同时采用金钱草新鲜煎剂(25 g金钱草,加入1 L水煎2 h)每日2 mL/100 g灌胃,连续4周。结果,金钱草能显著降低血铅和肝铅,而促进铅由尿中排出,且金钱草在排铅过程中对肾功能无明显影响。推测可能是金钱草煎剂中某成分与铅发生了络合[13]。

5. 抗炎 以金钱草注射液(按生药计50 g/kg)、金钱草黄酮及酚性物(3.75 g/kg)腹腔注射投予小鼠后能显著抑制由组织胺引起的皮肤毛细血管通透性的升高,对巴豆油引致的小鼠耳部炎症、蛋清引致的大鼠关节肿胀(生药计24 g/kg)、大鼠棉球肉芽肿(提取物1.4 g/kg)等都有显著的抑制作用[14]。金钱草水提物(WE)、醇提物(EE)、石油醚提取物(PE)、乙酸乙酯提取物(EA)、正丁醇提取物(BA)用于小鼠和大鼠,全部采用灌胃给药,每日1次,连续4 d。结果500 mg/kg EE对二甲苯所致小鼠耳廓肿胀有显著抑制作用,200 mg/kg EA对二甲苯所致小鼠耳廓肿胀有显著抑制作用,500 mg/kg EE和200 mg/kg EA均对醋酸所致腹腔毛细血管通透性增加有显著抑制作用,略低于阳性药吲哚美辛(100 mg/kg)[15]。

6. 抗自由基、抗氧化 金钱草以1:2的氯仿:甲醇超声提取得粗提物(MCE),进一步提取得石油醚萃取物(PEF)、乙酸乙酯萃取物(EAF)、正丁醇萃取物(BF)、水残留物(WF)及EAF的纯化合物C_1、C_2和C_3。结果MCE对DPPH自由基清除作用强,50 μg/mL时清除能力为53.28%;除了PEF外,其他均具有一定的清除作用,其中EAF最强,50 μg/mL时,清除能力达81.59%;中等极性组分的清除能力EAF>BHT>MCE>WF>BF>PEF;50 μg/mL C_1、C_2和C_3清除能力分别为81.90%、91.17%、94.61%,皆强于EAF和BHT,其中C3活性最强,10 μg/ml浓度时,清除能力达91.99%。清除羟自由基的能力,50 μg/mL MCE和EAF的清除能力分别为49.83%、73.48%,也是中等极性组分的清除能力较强且顺序同上;C_1、C_2和C_3的清除能力分别为78.76%、89.17%和93.13%。对过氧自由基的清除能力,EAF较强,各相的活性大小顺序为EAF>MCE>BF>BHT>WF>PEF,C_1、C_2和C_3的清除能力分别为46.90%、51.67%和67.22%,均强于EAF、BHT。而且鉴定出C_1为山柰酚-3-O-葡萄糖苷、C_2为槲皮素-3-O-葡萄糖苷、C_3为槲皮素[16]。金钱草8~128 μg/mL提取物可抑制黄嘌呤(Xan)-黄嘌呤氧化酶(XO)体系诱导的细胞膜脂质过氧化,IC_{50}为83.11 μg/mL;抑制H_2O_2诱导的细胞膜脂质过氧化,IC_{50}为67.51 μg/mL;抑制UV照射诱导的细胞膜脂质过氧化,IC_{50}为56.50 μg/mL,且作用均存在剂量依赖性。表明金钱草有良好的抗过氧化作用[17]。

7. 抗血栓 金钱草总黄酮30、20、10 mg/kg对大鼠静脉注射,每日1次,连续7d。结果金钱草总黄酮高中剂量能明显减轻腹腔静脉血栓湿重及其干重,提示金钱草总黄酮对大鼠体内血栓形成有抑制作用。金钱草总黄酮4、2 mg/mL对ADP所致血小板聚集有抑制作用[18]。

8. 影响免疫功能

(1)细胞免疫 50%金钱草水煎液灌胃小鼠,每次0.5 mL,每日2次,连续5 d。能明显抑制小鼠脾细胞与绵羊红细胞(SRBC)形成花环的百分率,停药后10 d仍有抑制作用,与环磷酰胺并用抑制更明显[19]。

(2)移植排斥反应 50%金钱草水煎液灌胃小鼠,每次0.5 mL/次,每日2次,连续5 d。金钱草延迟小鼠皮肤移植排斥反应出现的时间,延长皮片存活时间,金钱草组最长存活26 d,与环磷酰胺并用延迟(长)更明显,并用组最长活33 d[19]。金钱草煎剂口服(10 g/kg,28 d)可对抗兔甲状腺移植的排斥反应,其效果优于地塞米松[20]。

(3)体液免疫 50%金钱草水煎液灌胃小鼠,每次0.5 mL,每日2次,连续5 d。金钱草可使溶血素生成受抑(血清中含量约为对照组的1/2);使小鼠生成钩端螺旋体凝溶抗体受抑(血清中滴度一般低于对照组);并用环磷酰胺,作用尤著[19]。

(4)增强细胞吞噬功能 50%金钱草水煎液灌胃小鼠,每次0.5 mL,每日2次,连续5 d。金钱草能增强小鼠腹腔巨噬细胞的吞噬功能,吞噬百分率,为对照组的2倍;金钱草能增强嗜中性白细胞的吞噬功能,注射白色葡萄球菌死菌液后4、6、8 h吞噬作用最明显[19]。

(5)淋巴组织 50%金钱草水煎液灌胃小鼠,每次0.5 mL,每日2次,连续5 d及10 d。金钱草能明显减轻小鼠的胸腺、脾和淋巴结的重量，从第5天开始急剧下降。组织学观察：给药后4 d，胸腺髓质网状上皮细胞肿胀、变性、核固缩、甚至坏死；给药后6 d，Hassall小体及胸腺细胞均减少；给药后10 d，胸腺髓质部很难找到一个完整的Hassall小体。胸腺细胞锐减，皮质变薄。脾动脉分支周围淋巴细胞显著减少，白髓范围缩小。淋巴结滤泡周围及皮质深部的淋巴细胞数明显减少[21]。

(6)*抑制胸腺发育* 妊娠10周鼠灌胃50%金钱草水煎液，0.5 mL/次，2次/d，直至分娩。出生后2 d的仔鼠胸腺平均6 mg(对照组10mg)，至第15 d接近正常[20]。

9. 抗病毒 金钱草水或50%乙醇提取物(2.5 mg/50 μL)对乙型肝炎病毒表面抗原(HBsAg)有抑制作用。2.5 mg/50 μL对HBsAg产生2倍抑制，10 mg/50 μL对HBsAg产生8倍抑制，呈量效关系[22]。

【临床应用】

1. 肝胆疾病

(1)*胆石症* 胆道排石汤(枳壳、木香、金钱草等)水煎剂治疗结石性胆囊炎60例，可降低胆汁黏蛋白的含量，从而促进胆汁流动[23]。以金钱草10 g、鲜橘皮5 g泡茶服(每月前10 d服，春夏及秋冬之交各服1月)1年后，可减少胆石症的复发并减轻复发症状[24]。

(2)*慢性胆囊炎* 以金钱草62.5 g或125 g并辨证加减用药，治疗慢性胆囊炎18例，在症状消失方面有一定效果。其中显效6例，有效7例，无效5例[25]。

(3)*慢性胆囊炎急性发作* 以金钱草冲剂(金钱草、黄芪、郁金等)用药10 d治疗慢性胆囊炎急性发作152例。结果显效124例，有效24例，总有效率97.37%[26]。

(4)*急性胆囊炎* 以三金四逆利胆汤(金钱草、郁金、鸡内金等)治疗急性胆囊炎、胆石症伴急性胆囊炎86例，总有效率91.9%，高于消炎利胆片对照组的75%[27]。

(5)*非细菌性胆道感染* 本病52例采用金钱草10~30 g/d冲饮，一般服2~3个月，有效40例，总有效率76.9%，无副作用[28]。

(6)*胆道蛔虫症* 以安蛔汤(金钱草、乌梅、槟榔、川椒)治疗胆道蛔虫症196例，159例痊(症状完全消失，蛔虫体排出)，占81%；显效(症状完全缓解，住院期间未见排出蛔虫)37例，占19%[29]。

(7)*黄疸型病毒性肝炎* 重用赤芍金钱草方(茵陈、赤芍、金钱草等)治疗黄疸型病毒性肝炎，治疗1个月后的复常率分别为100%和90.0%，皆高于非重用赤芍金钱草方和苦黄注射液对照[30]。

(8)*婴儿人巨细胞病毒性肝炎* 在更昔洛韦等综合治疗基础上，加四川大金钱草40 g/d煎服(每周连用5天，共4周)治疗25例。结果治愈11例、显效6例、有效6例，总有效率92.%[31]。

2. 泌尿生殖系疾病

(1)*泌尿系结石* 以排石汤(由金钱草、车前子、石韦等)治疗泌尿系结石152例，有93例排出结石，占总数的61.18%(其中38例服药后1个月内排出结石[32]。以复方赤小豆琥珀汤(由赤小豆、金钱草、海金砂等)治疗23例泌尿系结石(肾结石6例，输尿管结石15例，膀胱结石2例)。结果，结石完全溶解1例，部分溶解4例，排出结石13例，双侧结石单侧排出者1例，结石下移者1例，总有效率87%[33]。以黄芪熟地汤(黄芪、金钱草、熟地等)治疗输尿管结石78例，排石率达93.6%[34]。以金钱草饮(金钱草、海金砂、甘草梢等)配合食疗(核桃肉等)治疗泌尿系结石75例。结果，痊愈55例、有效15例、无效5例，总有效率93.33%[35]。

(2)*肾积水* 以金钱草汤(金钱草、海金砂、灯心草，等.)煎剂用药10 d，治疗肾积水30例(单侧23例、双侧7例)，痊愈28例、无效2例，总有效率93.3%[36]。

(3)*泌尿系感染* 以金钱通淋口服液(金钱草、石韦、海金沙，等)治疗泌尿系感染(急性膀胱炎、急性肾盂肾炎、慢性肾盂肾炎急性发作)40例，2周为1疗程。结果，治疗组总有效率为87.5%，无明显不良反应[37]。

(4)*慢性前列腺炎* 以基础方(金钱草、白花蛇舌草、土茯苓等)辨证加减治疗慢性前列腺炎64例，临床治愈41例，显效12例，有效8例，无效3例[38]。

(5)*慢性非细菌性前列腺炎* 以三草安前汤(金钱草、益母草、白花蛇舌草等)治疗本病80例。结果，痊愈、显效、有效、无效各4、35、21、20例，总有效率75%[39]。

3. 急性乳腺炎 以过路黄鲜品捣烂敷于患处治疗急性乳腺炎13例，全部治愈。治疗1~3 d痊愈者8例，4~6d痊愈者5例[40]。

4. 蝮蛇咬伤 以金钱草为主配合放液治疗蝮蛇咬伤66例，用鲜金钱草200 g(干品100 g亦可)，随症加减(生大黄、熟附片等)。服药与放液疗法7 d为1疗程，一般1~2疗程痊愈[41]。

(方步武 田在善 王士贤)

参考文献

[1] 沈联德，等. 金钱草化学成分的研究. 中药通报，1988,13 (11):31

[2] 赵世萍，等. 大金钱草化学成分的研究. 中草药，1988,19(6):5

[3]侯冬岩，等.金钱草化学成分的分析(Ⅰ).鞍山师范学院学报，2004,6(2):26

[4]刘洋.金钱草多糖的分离纯化与结构研究.沈阳药科大学学报，2008,25(4):282

[5]Choi Jongwon, et al. Biologic activities of Lysimachiae Herba–Analgesic and anti–inflammatory effects of ethyl acetate fraction and a phenyl propanoid component. *Nat Prod Sci*, 1997,3(2):135(CA,1998,128:289916x)

[6]马世平，等.金钱草抗炎利胆有效部位研究.世界科学技术—中医药现代化，2003,5(2):45

[7]苏亚军.金钱草利胆作用的实验研究.浙江中医杂志，2007,42(6):364

[8]张雅媛，等.金钱草对食饵性胆色素结石的防治作用.中药药理与临床，2004,20(2):21

[9]莫刘基，等.几种中药对输尿管结石排石机制的研究.新中医，1985,(6):51

[10]王萍，等.金钱草提取液对尿液中草酸钙晶体生长的影响.安徽大学学报(自然科学版)，2006,30(1):80

[11]李惠芝，等.广金钱草与川金钱草抑制草酸钙结晶的有效部分研究.沈阳药学院学报，1988,5(3):208

[12]邵绍丰，等.单味中药金钱草、石韦、车前子对肾结石模型大鼠的预防作用.中国中西医结合肾病杂志，2009,10(10):874

[13]王振全，等.金钱草对铅暴露低龄大鼠体内铅负荷影响的实验研究.中国工业医学杂志，2006,19(1):31

[14]顾丽贞，等.四川大金钱草与广金钱草抗炎作用的研究.中药通报，1988,13(7):40

[15]马世平，等.金钱草抗炎利胆有效部位研究.世界科学技术-中医药现代化，2003,5(2):45

[16]黄海兰，等.钱草清除自由基活性及其成分研究.食品科学，2006,27(10):183

[17]雷嘉川，等.金钱草提取物对红细胞膜脂质过氧化损伤的保护作用.云南中医学院学报，2007,30(1):33

[18]薄锋，等.金钱草总黄酮提取物的抗血栓作用研究.长春中医药大学学报，2007,23(2):10

[19]姚楚铮，等.金钱草对免疫反应的影响(Ⅰ.免疫抑制作用).中国医学科学院学报，1981,3(2):123.

[20]王学，等.金钱草抗移植排斥作用的实验研究.华西医科大学学报，1996,27(2):224

[21]姚楚铮，等.金钱草对免疫反应的影响(Ⅱ.淋巴组织耗损).中国医学科学院学报，1982,4(5):286

[22]周世文，等.叶下珠和金钱草对乙型肝炎表面抗原的抑制作用.实用中西医结合杂志，1995,8(12):760

[23]石承先，等.胆道排石汤对胆汁粘蛋白含量的影响.中国中西医结合杂志，1997,17(3):182.

[24]顾晴，等.金钱草橘皮泡茶饮防治胆石症60例.吉林中医药，2006,26(10):22

[25]何复生，等.金钱草复方治疗慢性胆囊炎.中医杂志，1964,(4):13

[26]杨迎民，等.金钱草冲剂治疗胆囊炎急性发作1 52例.江西中医药，2007,38(10):41

[27]陈岳勇.三金四逆利胆汤治疗胆囊炎86例临床观察.国际医药卫生导报，2008,14(13):93

[28]李家珍.中药金钱草冲饮治疗非细菌性胆道感染52例疗效观察的体会.北京中医，1985,(1):26

[29]余益礼.安蛔汤治疗胆道蛔虫症196例报告.中级医刊，1984,(2):40

[30]江标良.重用赤芍、金钱草方在肝炎退黄治疗中的疗效观察.中华现代内科学杂志，2007,4(11):1026

[31]刘学工，等.金钱草联合更昔洛韦治疗婴儿人巨细胞病毒性肝炎25例.中国中西医结合杂志，2006,26(7):639

[32]南京中药厂，等.排石汤治疗泌尿结石152例分析.中草药通讯，1976,7(1):32

[33]范天福，等.复方赤豆琥珀汤治疗泌尿系结石23例.山东中医杂志，1983,(4):16

[34]宋天波，等.黄芪熟地汤治疗输尿管结石.中国民间疗法，2009,17(1):65

[35]洪颜.金钱草饮配合食疗治疗泌尿系结石75例临床观察.新疆中医药，2003,21(5):28

[36]马五华，等.自拟金钱草汤治疗肾积水30例疗效观察.云南中医中药杂志，2007,28(7):23

[37]金亚明，等.金钱通淋口服液治疗泌尿系感染.上海中医药杂志，2000,(2):30

[38]王志坚，等.中西医结合治疗慢性前列腺炎64例.中医药研究，1997,13(2):14

[39]周青，等.三草安前汤治疗慢性非细菌性前列腺炎80例临床观察.中国医师杂志，2009,11(11):1552

[40]江西省吉安县前岭公社卫生院.中草药治疗急性乳腺炎外敷草药过路黄治疗急性乳腺炎.新医学，1971,(8):35

[41]姚华.金钱草治疗蝮蛇咬伤.湖北中医杂志，1995,17(3):21

金钱白花蛇 Bungarus Parvus jin qian bai hua she

本品为眼镜蛇科动物银环蛇*Bungarus multicinctus* Blyth 的幼蛇干燥体。味甘、咸，性温，有毒。具祛风、通络、止痉功能。主治风湿顽痹、麻木拘挛、中风口眼㖞斜、半身不遂、抽搐痉挛、破伤风、麻风、疥癣等。

【化学成分】

金钱白花蛇含有蛋白质、脂肪、鸟嘌呤核苷(guanoside)[1]。

【药理作用】

1. 抗炎、镇痛 小鼠热板法镇痛试验，腹腔注射金钱白花蛇提取物0.1 mg/kg，能延长痛反应潜伏期；腹腔注射25 mg/kg(相当于人用量的6250倍)镇痛作用更明显[2]。金钱白花蛇醇浸剂以0.23、0.35、0.46 g/kg剂量灌胃给药，对二甲苯所致小鼠耳廓炎症及大、小鼠蛋清性足肿胀有明显抑制作用；对摘除肾上腺大鼠蛋清性足肿胀无抑制作用。提示其作用机制可能与垂体-肾上腺皮质系统有关[3]。金钱白花蛇药酒9、4.5 g/kg能对抗二甲苯、蛋清对小鼠的致炎作用；金钱白花蛇药酒9、4.5 g/kg灌胃5 d，对佐剂性关节炎大鼠足肿张有抑制作用。金钱白花蛇药酒有明显的抗炎作用[4,5]。

2. 抗肿瘤 目前国内外学者意见不一致，有人认为对正常细胞也有严重损害，作为抗癌剂应用要慎重。有人认为除毒性物质外，确有抗癌活性成分。其抗癌作用可能是对癌细胞的直接抑制与损伤[6]。

3. 毒性 银环蛇对小鼠皮下注射的LD_{50}为0.09 mg/kg[7]。

【临床应用】

1. 痹证 痹痛胶囊方由制马钱子、水蛭、川芎、元胡、白花蛇、蜈蚣等组成。以本药治疗100例各种痹症，包括风湿类风湿风湿关节炎、强直性背柱炎、肩关节周围炎、坐骨神经痛、腰椎肥大性骨关节炎、腰肌劳损等，总有效率达96%。另据报道：丹参50 g，白花蛇10~25 g，将蛇剪碎，浸于62度白酒1250 mL内，浸泡7 d后即可服用。每天睡前服10~20 mL，如服数天后关节疼痛反加重者则不宜服[6]。

2. 类风湿性关节炎 用类风湿散(白花蛇、蜈蚣、全蝎、僵蚕、地龙等)研粉，装胶囊(每粒0.5 g)，5粒口服，每日3次，30 d为1个疗程。治疗58例，近期治愈26例，显效16例，有效14例，无效2例。总有效率96.65%[8]。采用自拟通痹汤(黄芪、穿山甲、地龙、制马钱子、白花蛇、当归等)治疗类风湿性关节炎64例，总有效率96.7%[9]。

3. 癌症痛 全虫、蜈蚣、白花蛇、水蛭各30 g，硇砂5 g，蟾酥1 g，炒薏米50 g，鲜泽泻600 g。研末装胶囊。每服2~3粒，日3次。治疗40例，达到1级18例(疼痛可以忍受，不影响睡眠)，2级14例(中度疼痛，能短暂忍受，影响睡眠)，3级8例(疼痛剧烈，不能忍受)。止痛有效率80%[10]。

4. 骨质增生病 用白花蛇4条，制马钱子36 g，当归、土鳖虫、血竭防风各36 g，威灵仙各72 g，共研细末过筛装瓶备用。每服3 g，每日2次，白开水送服。1个月为1疗程，轻者1~2个疗程，重者3~5个疗程。治疗50例，痊愈26例，显效18例，好转6例[11]。

5. 中风后遗症 白花蛇1条，全虫、地龙、水蛭各30 g(为1疗程量)。上药阴干研细末混匀备用。另外每日用黄芪30 g煎汤300 mL，每次用100 mL送服五虫散2 g，每日3次，连服20 d为一疗程，间隔10 d，进行下一疗程，一般服药3~4疗程。治疗58例，基本痊愈10例，显效16例，有效28例，无效4例[12]。

6. 癫痫 采用自拟癫痫散(白花蛇、珍珠粉、羚羊角粉、全蝎、胆南星等)治疗癫痫889例，总有效率95.6%[13]。

7. 蛇咬伤 以精制的五步蛇抗毒素治疗62例五步蛇咬伤患者，治愈61例(98.4%)，死亡1例(1.6%)[14]。

8. 风湿关节痛、半身不遂 蕲蛇24 g，当归、羌活、防风、大麻、秦艽、五加皮各15 g，用白酒1500 mL加热后浸泡7 d，每次服用10~15 g，一日2次[15]。

9. 治疗百日咳 白花蛇5 g，贝母、生甘草各10 g。共研细末。每日3次，每次1.5~3 g。治疗43例百日咳，38例治愈，3例好转，2例无效[16]。

10. 治疗颈椎病 颈椎宁胶囊由白花蛇粉、制马钱子粉、狗脊粉、琥珀粉、桂枝粉按1:0.1:1:0.3:0.3之比装入空心胶囊内，每粒重0.4 g。每日3次，每次1粒。治疗颈椎病167例，治愈22例，占13.17%；有效135例，占80.84%；总有效率94.01%[17]。

11. 不良反应 有报道金钱白花蛇引起过敏反应2例,患者同时伴有磺胺过敏。提示在临床治疗中,对有磺胺过敏史者,应慎重使用金钱白花蛇[18]。

【附注】

目前五步蛇(蕲蛇、尖吻蛇、*Agkistrodon acutus* Guenther)的干燥全体也做金钱白花蛇用[19,1],但用量较大,多研末服。每次1.0~1.5 g,亦可泡酒服。两广地区尚以游蛇科白花锦蛇[*Elaphe moellendorffi*(Boettger)]除去内脏的初生幼蛇全体做白花蛇入药[19]。

(娄海燕 李应全)

参考文献

[1]《中医大辞典》编委会. 中医大辞典.(中药分册).北京:人民卫生出版社,1982:223

[2]颜正. 中药学. 北京:人民卫生出版社, 1991:295

[3]鄢顺琴. 金钱白花蛇抗炎作用的实验研究.中药材,1994,17(12):29.

[4]王正波,等. 金钱白花蛇药酒的抗炎作用研究. 中药药理与临床,2004,20(6):40

[5]张桂兰,等. 金钱白花蛇药酒对佐剂性足趾肿胀大鼠的干预效应.中国组织工程研究与临床康复,2007,11(32):6397

[6]韩进庭.金钱白花蛇的药理作用及临床应用. 现代医药卫生, 2008, 24(14): 2132

[7]《中国药用动物志》协作组. 中国药用动物.(第2册). 天津:天津科学技术出版社,1983:326,338

[8]赵玉才. 类风湿散治疗类风湿性关节炎111例疗效观察. 新中医,1993,25(11):10

[9]陈双全. 通痹汤治疗类风湿性关节炎64例. 陕西中医,1996,17(10):452

[10]李志湘. "抗癌灵"治疗癌痛40例. 江苏中医,1991,12(10):13

[11]郭常亮. 马白消骨散治疗骨质增生. 实用中医内科杂志,1993,7940:33

[12]胡善家. 五虫治疗中风后遗症疗效观察. 实用中医内科杂志,1993,7(2):20

[13]林荣书. 抑痫散治疗癫痫889例. 陕西中医,1997,18(2):53

[14]浙江省中医药研究所, 等. 精制五步蛇抗毒素治疗五步蛇咬伤(附62例疗效观察). 中华医学杂志, 1979,59(5):270

[15]《全国中草药汇编》编写组. 全国中草药汇编. 下册. 北京:人民卫生出版社,1978:916

[16]张华. 验方"三味散"治疗百日咳. 安徽中医学院学报,1984,3(4):43

[17]袁邦雄,等. 颈椎宁胶囊治疗颈椎病167例. 中西医结合杂志,1989,9(12):752

[18]闫山林,等. 金钱白花蛇过敏反应2例报告. 天津药学,2002,14(5):80

[19]《全国中草药汇编》编写组. 全国中草药汇编.(下册). 北京:人民卫生出版社,1978:402

金铁锁 Psammosilenes Radix jin tie suo

本品为石竹科植物金铁锁*Psammosilene tunicoides* W.C.Wu C.Y.Wu的干燥根。味苦、辛,性温;有小毒。祛风除湿、散瘀止痛、解毒消肿。用于风湿痹痛、胃脘冷痛、跌打损伤、外伤出血,外治疮疖、蛇虫咬伤。

【化学成分】

1. 皂苷 含有齐墩果烷型五环三萜皂苷3α,16α-二羟基-12-齐墩果烯-23,28-二酸-28-O-β-D-吡喃葡萄糖基(1→3)β-D-吡喃葡萄糖基(1→6)-β-D-吡喃葡萄糖苷〔3α,16α-dihydroxy-12-oleanen-23,28-dioic acid-D-glucopyranosyl(1→3)-β-D-glucopyranosyl -(1 →6) -β -D -glucopy -ranoside〕、3α,16α-二羟基-12-齐墩果烯-23,28-二酸-28-O-β-D-吡喃葡萄糖基(1→6)-[β-D-吡喃葡萄糖基(1→3)]-β-D-吡喃葡萄糖苷〔3α 16α-dihydroxy-12-oleanen-23,28-dioic acid-D-glucopyranosyl (1→6)-[β-D-glucopyranosyl-(1→3)]-β-D-glucopy-ranoside〕、3β-羟基-12、17-二烯-28-失碳齐墩果烷-23-醛(3β-hydroxy-12,17-diene-28-nordeane-25-al)等11个[1,2,3]。

三萜皂苷元:刺叶丝石竹酸(gypsogenicacid)、棉根皂甙元(gypsogenin)、表棉根皂苷元(epigypsogenin)、16-表皂皮酸(16-epiquillaic acid)、16-表皂皮酸甲酯(methyl-16-epiquillate)、35-羟基-28-去甲齐墩果-12,17-二烯-23-醛(3β-hydroxy-28-nor-olea-12,17-dien-23-al)、3β-羟基-27-去甲齐墩果-12,14-二烯-28-酸(3β-hydroxy-27-norlean-12,14-dien-28-oicacid)[1,2]。

2. 环肽 含有环（脯-缬）cyclo（-Pro-Val-）、环（脯-丙）cyclo（-Pro-Ala-）、环（脯-脯）cyclo（-Pro-Pro-）[4]、环（丙-丙）cyclo Ala-Ala、环（丙-缬）cyclo Ala-Val、环（丙-亮）cyclo Ala-Leu、环（丙-异亮）cyclo Ala-Ile[5]。

3. 其他 内酰胺、糖类、有机酸、氨基酸。另外还发现含有：Goyaprosaponin、大豆脑苷Ⅰ（soya-cerebroside Ⅰ）、鸢尾苷（tectoridin）、α-菠甾醇（α-spinasterol）、二十五烷酸、β-谷甾醇、胡萝卜苷[6]。

【药理作用】

1. 镇痛 金铁锁及金铁锁总皂苷具有显著的镇痛作用。金铁锁乙醇提取物5 g/kg（半数致死量的1/3），无论灌胃或皮下注射给药均具有较明显的镇痛作用。用金铁锁总皂苷5 mg/kg腹腔注射，可使小鼠热刺激的痛阈升高[7]。采用金铁锁水煎浸膏（1.24、0.41、0.25 g/kg）灌胃7天。金铁锁水煎浸膏对实验性类风湿性关节炎（RA）关节痛具有显著的镇痛效应，能显著提高痛阈、减轻皮肤的肿胀度，降低疼痛级别[8,9]。金铁锁水煎浸膏（1.24、0.41、0.25 g/kg）尚能显著提高RA大鼠脑组织神经递质中5-羟色胺（5-HT）、5-羟吲哚乙酸（5-HTAA）、5-羟色氨酸（5-HTP）的量，降低多巴胺、去甲肾上腺素（NE）水平。显示金铁锁可能通过促进5-HT的合成和（或）加速5-HT的释放和利用，使神经递质5-HT在脑中水平增加有利于镇痛[10,11,12]。

2. 抗炎 金铁锁总皂苷5 mg/kg的剂量灌胃小鼠，对巴豆油所致耳肿的抑制率为64%；小鼠皮下注射金铁锁总皂苷5 mg/kg，可抑制小鼠棉球肉芽肿。金铁锁总皂苷对慢性增殖性炎症也有一定抑制作用[7]。

3. 调节免疫功能 以环磷酰胺诱导小鼠迟发性超敏反应（DTH）增强和抑制模型，观察不同剂量的金铁锁总皂苷（TGP）对小鼠DTH的影响；以0.6%巯基乙醇酸钠诱导、制备和培养小鼠腹腔单层巨噬细胞，观察不同浓度的TGP对巨噬细胞产生IL-1的影响；以Con A诱导小鼠脾淋巴细胞和胸腺淋巴细胞增殖反应，观察不同剂量TGP在灌胃给药的对小鼠淋巴细胞的增殖反应和生成IL-2的影响。结果表明，60~100 mg/kg的TGP均能显著提高细胞免疫抑制小鼠的DTH反应；20~100 mg/kg TGP能显著降低细胞免疫增强小鼠的DTH反应。3 μg/mL的TGP能显著提升小鼠巨噬细胞产生IL-1的水平。20~80 mg/kg的TGP对小鼠脾淋巴细胞增殖反应均有明显的促进作用，80 mg/kg的促进作用最为显著，100 mg/kg促进作用减弱；20~80 mg/kg的TGP在给药的第15 d均能显著提升小鼠脾淋巴细胞产生IL-2的水平，以60 mg/kg最为显著，80 mg/kg以上这种提升作用减弱[13]。

4. 刺激黏膜 正常家兔左眼滴入0.05%金铁锁总皂苷2滴（约1 mL），右眼滴入生理盐水2滴，30 min后左眼结膜充血红肿，约2 h后逐渐恢复；右眼无明显变化，提示金铁锁总皂苷对黏膜具有强刺激性[8]。

5. 毒性 小鼠皮下注射金铁锁醇提液，LD_{50}为（15.63±0.23）g/kg。动物中毒后呈现活动减少、肌肉松弛、呼吸加速、毛耸立，部分动物有流涎，死于呼吸困难。小鼠颈背皮下注射金铁锁总皂苷求得LD_{10}: 48.7 mg/kg，95%的可信限为37.6~62.9 mg/kg；LD_{10}: 36.2 mg/kg，95%的可信限为27.8~47.2 mg/kg。小鼠中毒后呈现活动减少，闭目嗜睡，四肢无力，腹部着地匍匐不动，呼吸急促，毛耸立，呼吸衰竭而死[14]。

【临床应用】

1. 风湿 由贵州苗药成方"痹痛灵"研制的以金铁锁为主药的金骨莲胶囊，治疗风湿痹阻引起的肌肉酸痛、关节红肿疼痛、屈伸不利等症总有效率为93.49%[15]。

2. 出血、疼痛 以金铁锁、草血竭等7味中草药研制成的痛血康胶囊治疗出血、疼痛以及多种妇产科疾病取得较好效果[16]。

3. 多种临床应用药物 用于革兰阴性菌、阳性菌、厌氧菌引起的阴部感染的药物"消灵"；用于跌打损伤（软组织扭伤、挫伤等）和各种关节痛的"雪上一枝蒿"速效止痛搽剂；用于治疗风湿痹痛、筋骨无力、屈伸不利、步履艰难、腰膝疼痛、畏寒喜温等症的"杜仲壮骨丸"和"杜仲壮骨胶囊"；用于刀枪伤、跌打伤所致的疼痛，妇女经痛及部分晚期恶性肿瘤疼痛等症的"一粒止痛丸"；这些中成药中都含有金铁锁。

（宋　宇）

参考文献

[1]浦湘渝，等. 金铁锁皂甙的研究. 云南植物研究，1989，11（2）：198

[2]钟惠民，等. 金铁锁的三萜化合物. 云南植物研究，1984，6（46）：463

[3]钟惠民，等. 金铁锁的两个新三萜皂苷. 云南植物研究，2003，25（3）：361

[4]丁中涛，等. 金铁锁根中的3个环二肽. 中国中药杂志，2003，28（4）：337

[5]丁中涛，等. 金铁锁中的四个环二肽. 中草药，2000，31（11）：803

[6]刘潇潇，等. 金铁锁根的化学成分研究. 中国中药杂志，

2007,32(10):921

[7]Song LC. Pharmacological research of total triterpenoid of saponins from Psammosilene tunicoides. *Acta Bot Yunnan*(云南植物研究),1981,3(3):289

[8]许建阳,等.金铁锁水煎浸膏对实验性类风湿关节痛镇痛作用的研究.武警医学,2003,14(10):589

[9]许建阳,等.金铁锁对实验性RA小鼠痛阈及血清NO/NOS含量的影响.中医药学刊,2004,22(1):82

[10]王美娥,等.金铁锁对实验性类风湿性关节炎大鼠痛阈及其脑儿茶酚胺类神经递质的影响.中国临床康复,2005,9(10):96

[11]王学勇,等.金铁锁总皂苷抗炎镇痛作用及作用机制研究.中国实验方剂学杂志,2006,2(5):56

[12]王学勇,等.金铁锁总皂苷抗类风湿性关节炎作用及其作用机制研究.中国中药杂志,2006,31(5):419

[13]Zheng WF, et al. Immunomodulatory effects of total glycosides of Psammosilene tunicoideson cell immunity in mice. *Med J Chin PAPF*(武警医学),2003,14(10):598

[14]宋烈昌.金铁锁总皂甙的药理研究.云南植物研究,1981,3(3):287

[15]师红毅,等.苗药金铁锁及其开发利用现状.贵阳中医学院学报,2003,11(3):2

[16]侯宝兴,等.痛血康胶囊治疗术后疼痛30例小结.海峡药学,2000,12(4):6

金银花 Lonicerae Japonicae Flos jin yin hua

本品为忍冬科植物忍冬*Lonicera japonica* Thunb.的干燥花蕾或带初开的花。味甘,性寒。能清热解毒、疏散风热。用于痈肿疔疮、喉痹、丹毒、热毒血痢、风热感冒、温病发热等。

【化学成分】

金银花主含有机酸、黄酮、挥发油、三萜等类化合物。

1.有机酸 金银花主含多种绿原酸类化合物,如绿原酸(chlorogenic acid)、异绿原酸(isochlorogenic acid),其中异绿原酸为一混合物,其异构体有7种。另含有咖啡酸(caffeic acid)等[1]。

2.黄酮类 黄酮类化合物有木犀草素(luteolin)、木犀草素-7-葡萄糖苷、木犀草素-7-半乳糖苷、槲皮素-3-葡萄糖苷、金丝桃苷以及忍冬苷。另报告含黄酮类化合物5-羟基-3′,4′,7-三甲基黄酮和corymbosin。国家药典规定含绿原酸不得少于1.5%,含木犀草苷不得少于0.050%[2]。

3.挥发油 挥发油组成成份在30种以上,主要有双花醇及芳樟醇(linalool),二者占挥发油总量之49.4%,其余有香叶醇(geraniol)、β-苯乙醇、苯甲醇、异双花醇、α-松油醇(α-terpineol)、丁香油酚(eugenol)等。有报告新鲜花蕾的挥发油得量为0.1%,已鉴定出47个化合物,占总油量的79.65%,其中芳樟醇含19.95%,棕榈酸乙酯10.43%[3]。

4.其他 另从忍冬花蕾中分得6种三萜皂苷,其中一种为新化合物,称新常春皂苷F[1]。

【药理作用】

1.抗病毒 以金银花不同提取部位对流感病毒甲型、乙型侵染的宿主狗肾细胞系MDCK的保护作用,结果金银花的石油醚和乙醇提取物是其抗流感病毒的有效部位。金银花体外对腺病毒[4]、疱疹病毒[5]、伪狂犬病毒、巨细胞病毒[6]、鸡新城疫病毒[7]、禽流感病毒[8]等均有不同程度的抑制作用。金银花[9]及金银花与连翘配伍对甲型流感病毒FM1所致鸡胚病变有明显的预防与治疗作用[10],金银花与黄芪[11]或虎杖[12]合用对于Ⅰ型疱疹病毒所致HEpG2细胞病变在适当比例可呈现协同效果,金银花与黄芪合用对伪狂犬病毒的抑制作用也增强[13]。此外,作为滴眼液,金银花与鱼腥草合用对单纯疱疹病毒和Ⅲ型腺病毒所致vero细胞或HeLa细胞病变有显著抑制作用,并可使单纯疱疹病毒感染所致兔眼结膜炎症明显减轻[14]。

2.抗菌 金银花于体外对多种临床分离菌株也有一定抗菌活性,有报告其于40 g/kg可保护金葡菌、肺炎球菌所致小鼠感染,可延长存活天数,降低致死率[15,16]。金银花对口腔病原菌如变形链球菌[17~20]、幽门螺杆菌[21,22]等有抗菌作用;对双歧杆菌、乳酸杆菌于高浓度时抑制之而于低浓度则促进其繁殖[23]。另有报告金银花对鸡大肠杆菌引致鸡雏死亡也有保护作用[24]。使用试管倍比稀释法表明,金银花对金色分支杆菌的MIC为0.83 mg/mL,MBC也为1.75 mg/mL;对H37VR的MIC和MBC均为0.18 mg/mL,而绿原酸对两种分枝杆菌的MIC、MBC均为0.18 mg/mL。于体外复制的绿脓假单胞菌生物膜形成,金银花水煎剂能抑制该菌的黏附能力及生物膜的形成,并能破坏已形成的生物膜,还可增强头孢他啶对生物膜内该菌的清除效果[25]。此外,有报告金银花还可于体内外试验中消除绿脓杆菌R质粒[26,27]。金银花的有效抗菌成分,一般认为系绿原酸类化合物,且习惯以绿原酸含量的高低来评价金银花质量的优劣。绿原酸确具抗病毒及广谱抗细菌活性,但其这种活性并不太强,一般剂量很难于体内达抗生浓度。金银花抗生作用强弱与其所含绿原酸量是否完全平行也未见严谨研究报告;加之绿原酸本系植物界较为广泛存在的成分,多科亲缘关系甚远的植物均含有,可见有关金银花的抗生成分尚待进一步研究。金银花的抗菌活性除可能与绿原酸有关外[28,29],还与所含黄酮类成分有关[30]。而作为不可久煎的金银花其所含挥发性成分的作用也值得研究,如双花醇即有较强的体外抗菌活性,而芳樟醇、香叶醇、α松油醇等也具明显抗菌抗病毒作用。

3. 抗细菌毒素　金银花有一定的抗内毒素作用[31]。金银花腹腔注射可明显减少绿脓杆菌内毒素所致小鼠死亡,其蒸馏液静注对绿脓杆菌内毒素所致家兔的白细胞下降和核左移等有明显对抗作用。金银花注射液在体外无明显的直接抗内毒素活性,但对内毒素所致家兔发热则有明显解热作用,对内毒素所致DIC家兔肾小球微血栓的检出率及密度则均可减少之,表明金银花有一定的拮抗内毒素毒性作用的效果。对内毒素所致大鼠腹腔巨噬细胞、原代小胶质细胞NO的释放银花大鼠含药血清具有显著抑制作用[32,33]。此外,对于大肠杆菌肠毒素所致小鼠小肠积液量及乳小鼠肠道水肿则银黄口服液均有显著的抑制效果,银花连翘对大肠杆菌所致家兔肠袢液体蓄积,及Na^+、K^+的净分泌和菌数均有显著抑制,且对前者的作用强于后者,表明其可能对大肠菌热敏肠毒素的生成或毒性有明显作用[34],表明具有一定的抗大肠杆菌外毒素效果。上述结果表明金银花的抗细菌毒素作用可能在其清热解毒功效的发挥上具有一定意义。

4. 解热　金银花具有一定的解热作用[35-37],对于酵母所致大鼠发热,20 g/kg银花煎剂和银翘药对都具有明显解热作用,以银翘作用为强,而单用连翘未见明显作用[35]。金银花静注,对内毒素、IL-1β[38,39]所致家兔发热也有明显解热作用。对于IL-1β作用下热敏神经元的放电频率,金银花能增加之,而对冷敏神经元的放电频率则减少之[40]。另有报告,济银花、密银花以及灰毡毛忍冬对酵母所致大鼠发热其解热作用无明显差异[41]。

5. 抗炎　金银花具有显著的抗炎作用,曾报告注射给药时可明显抑制新鲜鸡蛋清、角叉菜胶等所致大鼠脚爪水肿,能明显抑制巴豆油性肉芽囊大鼠的炎性渗出和炎性增生。金银花水提物显著抑制角叉菜胶所致大鼠足肿胀时还可显著降低渗液中PGE_2、组胺、5-HT与MDA含量,但不影响肾上腺中维持C含量,表明金银花的抗炎机制与抑制炎性介质合成释放有关[42]。二甲苯所致小耳肿胀试验结果表明,不同品种及产地金银花抗炎作用有差异[43]。另有报告,注射与外敷,金银花也呈一定抗炎活性[44]。应用药效指纹图谱的研究发现银花甲醇提取物对二甲苯致小鼠耳肿胀的抗炎作用最佳,药效指纹图谱抗炎相关成分除绿原酸外,尚有其他成分[45]。银花的挥发性成分则具强的抗炎恬性,外用1 mg/mL或灌服0.8 mg/kg对二甲苯鼠耳炎症的抗炎活性与2.5倍量氢化可纳松作用相近[46]。

6. 调节免疫及抗过敏　曾有资料说在体外试验或腹腔给药时的体内试验中可见金银花能促进外周血细胞和小鼠腹腔炎性细胞对异物的吞噬能力。金银花灌服可显著增高小鼠血清溶菌酶的含量。对于小鼠腹腔巨噬细胞吞噬鸡红血球的能力,银花煎剂连续灌胃7 d,可提高其吞噬百分率与吞噬指数[47]。对于免疫性复发性口疮大鼠,外周血CD_4^+及CD_4^+/CD_8^+降低,银花灌服有一定的调节作用[48]。对于变态反应,近报告银花可抑制2,4-二硝基氟苯所致小鼠耳肿胀,降低外周血白细胞数的升高,IFN-γ及sIL-2R含量的下降[49,50]。另有报道银花35%乙醇提取物的水溶性组分具有显著的抗过敏活性,其有效成分之一为绿原酸,其抗过敏机制与抑制iNOS、COX-2表达及通过抑制TXA_2抑制血小板聚集等有关,除绿原酸外,抗过敏活性还与所含环烯醚萜苷有关,如番木鳖苷、当药苷等[51]。

7. 保肝、利胆　金银花总黄酮对BCG+LPS所致免疫性肝损伤小鼠血清中ALT、AST、肝匀浆中MDA的升高有显著抑制作用,同时升高SOD,并显著抑制TNF-α和NF-κB p65在肝中的表达;改善肝组织的病理学改变,降低肝匀浆中NO、NOS水平[52,53]。金银花本身的利胆作用尚未见研究,但其所含多种绿原酸类化合物则具有显著的利胆作用,可增进大鼠胆汁分泌,如绿原酸曾被认为是茵陈的利胆代表成分,咖啡酸也有显著利胆作用。

8. 抗氧化　金银花含高含量的以绿原酸为代表的多酚类化合物,具有显著的抗氧化作用。生物化学发光试验,金银花多种品种、多种溶媒提取物对O^{2-}、·OH、H_2O_2三种自由基系统均具显著清除作用[52];金银花水煎液灌胃,大鼠血浆中T-AOC、GSH-Px、GSH、

SOD明显增高，MDA明显下降，而对NO、NOS未见明显影响[53]。正常人RBL肝细胞增高，金银花对其H_2O_2所致过氧化损伤有保护作用、其机制与抑制HSP70和NF-κB表达，阻抑NF-κB信号转导和提高细胞内抗氧化防御酶素水平等有关[54]。金银花的抗氧化成分与所含绿原酸类成分[55]、SOD、POD及CAT[56]有关。金银花提取物对于油脂的抗氧化也有显著效果[57-60]。

9. 降血糖、降血脂 对于四氧嘧啶所致高血糖小鼠银花能降低血糖，对于正常小鼠、四氧嘧啶糖尿病小鼠与高脂血症小鼠，金银花能使TC降低，HDL-C升高，AI明显降低[61]。另报告金银花提取物可降低蔗糖与四氧嘧啶性小鼠血糖，对高脂血症小鼠、大鼠则可使血清及肝组织TG水平降低[62]。曾报告金银花在体外可与胆固醇相结合而阻止其于肠道中吸收，灌服金银花煎剂可降低血中胆固醇水平，对正常家兔有降血脂作用。

10. 其他 对于ADP诱导的兔血小板聚集，金银花水提物的IC_{50}为0.028 g/mL，在其所含有机酸中绿原酸作用弱[63]；对于H_2O_2所致人脐静脉内皮细胞损伤，绿原酸仅有预防性保护作用，而咖啡酸、异绿原酸类成分有剂量依赖性保护作用[64]。金银花对紫外线照射诱导的人黑色素瘤细胞A375-S2凋亡有明显保护作用，所含绿原酸、4-O-咖啡酰奎尼酸等作用较强[65]，对于人黑色素瘤细胞A357的酪氨酸酶活性及黑素生成也有剂量相关的抑制作用[66]。金银花所含绿原酸对模拟人体胃液条件下亚硝酸的清除及N-亚硝胺合成的阻断呈一定的量-效关系。此外，银花水提醇沉物对家兔离体小肠运动呈显著抑制[67]。

11. 体内过程 绿原酸于人体可被吸收，有报告其吸收率约为服入量的三分之一[68]。

12. 毒性 有报告金银花水煎剂灌服对小鼠的LD_{50}，密银花为(81.19±0.041)g/kg，济银花为(72.95±0.040)g/kg[69]，按食品安全性评价，金银花未有明显毒性。金银花水浸液灌服对家兔、犬等均无明显毒性，对呼吸、血压、尿量等也均无影响，小鼠皮下注射金银花浸膏的LD_{50}为53 g/kg。绿原酸对幼大鼠灌服的LD_{50}大于1 g/kg，腹腔注射大于0.25 g/kg。咖啡酸小鼠腹腔注射的LD_{50}为1583 mg/kg。家兔静注每日14 mg/kg，连续10 d，对心、肝、肾功能及病理切片均未见明显毒性。小鼠骨髓嗜多染红细胞微核试验和鼠沙门菌/哺乳动物微粒体酶试验、小鼠精子畸变试验及抗早孕试验也均未见明显毒性[70,71]。

【临床应用】

1. 急性感染性疾病 金银花常用制剂、方剂有银翘散用于温病初起，清营汤治热邪入营，新加香薷饮治暑温初起或暑热挟湿，银翘马勃散治咽喉肿痛，断下渗湿汤、银楂芩连汤等治热毒血痢，五味消毒饮治疗毒痈疮等。常用现代制剂有银黄注射液、双黄连注射液等。

(1)感冒、流感、上呼吸道感染 以金银花为主的多种复方对此有良好疗效，如以银翘散治风热感冒1150例平均2.7 d退热，以银翘散合剂治急性上呼吸道感染236例，经治后2日内退热155例，占82.4%，用银翘散泡剂治急性上呼吸道感染25例，治愈23例，平均退热时间为35 h；以单味金银花治疗者不多，但仍可见有一定效果，如以金银花注射液肌注治疗急性扁桃体炎55例，能使体温较快下降，局部红肿渗出消失。金银花注射液治疗12例肺结核合并支气管炎，11例于2~7 d退热，症状减轻。

(2)肺部感染 曾报告用金银花注射液治疗小儿肺炎25例，痊愈16例，好转9例。另报告以本品配黄芩为金银忍冬冲剂治疗小儿肺炎100例，痊愈84例，好转16例，2 d内退热者44例，3 d内退热者20例。

(3)钩端螺旋体病 以金银花配伍连翘、黄芩的金银花合剂治疗流感伤寒型钩体病有较佳疗效，可使患者迅速退热，症状改善而痊愈。以金银花配伍千里光而成的金丸注射液或片剂治疗钩体病109例，结果治愈101例，发热者于48 h内退热74例。

(4)皮肤化脓性感染 金银花是中医治疗疔毒痈疖要药，常用名方如五味消毒饮主治各种疔毒及痈疮疖肿，证见发热、局部红肿热痛或疮形如粟，坚硬根深或赤肿灼痛者，如用治18例蜂窝组织炎，除1例加用抗生素外余均治愈。

2. 五官科感染性疾病及炎症 报告以本品配伍连翘、黄连等而成之加减除湿汤治疗睑眩赤烂43例，治愈35例，显效6例，好转2例。以本品配伍蒲公英、桑白皮等而成之银花复明汤治疗20例重症虹膜睫状体炎，显效10例，有效8例。以本品配黄芩治疗麦粒肿150例，一般1~2 d即愈。

3. 皮肤病 多种呈热毒表现的皮肤疾病可用金银花进行治疗，如报告以本品配没药制成没银煎剂外敷，治疗皮肤病192例，其中急性湿疹67例，慢性湿疹急性发作42例、接触性皮炎52例、脚癣合并感染26例，除8例用药5 d左右外，184例于药后1~2 d，皮损渗出减少，创面干燥，结痂，全部治愈。鲜金银花每次50 g煎服治荨麻疹有效。此外如用本品配伍白鲜皮、绿豆衣等而成之银藓上痒汤治湿疹237例，一般均于5~9剂后全部治愈。

4. 妇产肛肠疾病　曾报告以金银花流浸膏涂患处或用金银花、甘草为粉，蘸塞宫颈治疗子宫颈糜烂有效。以金银花炭、配伍益母草、炒黄芩等之银黄汤治疗恶露不尽62例，痊愈者56例，好转3例，一般用药2~10剂，平均5.6剂。

5. 其他　风湿性心脏炎在用青霉素治疗同时加服银翘白虎汤有较好疗效，12例患者3周后可见症状改善，1个月后血沉下降或恢复正常，心律不齐消失。曾用金银花静注加口服治疗高血脂症，对血清胆固醇效果不著，但有一定降甘油三酯作用，同时还可见冠脉供血改善。用金银花液热湿敷处理同步放化疗联合西妥昔单抗所致特有皮疹有确切疗效。

6. 不良反应　金银花临床虽用量大至每剂30 g以上，也未见有何毒副反应发生。但曾有报告银黄注射液引起1例过敏性休克死亡。以金银花为主药的双黄连注射液引起过敏的报告颇多，值得注意。

（邓文龙）

参考文献

[1]周建玉.金银花中化学成分分析研究进展.天津药学,2009,21(5):60

[2]胡海山,等.高效液相色谱法同时测定金银花中六种成分.现代科学仪器,2008,(5):61

[3]王艳萍,等.正相液相-气相-质谱联用技术分离分析金银花挥发油化学成分.世界科学技术-中医药现代化,2008,10(6):45

[4]李永梅,等.金银花的抗腺病毒作用研究.华西药学杂志,2001,16 (5) :327

[5]王志洁,等.金银花在体内外抗人I型疱疹病毒的实验研究.中国中医基础医学杂志,2003,9(7):39

[6]王昕荣,等.金银花抗豚鼠巨细胞病毒的体外实验研究.中国妇幼保健,2005,20(17):2241

[7]邵红,等.七种中药抗鸡新城疫病毒作用的研究.黑龙江畜牧兽医,2006,(7):89

[8]王国霞,等.黄芪、金银花提取物体外抗禽流感病毒的试验研究.中兽医学杂志,2005,(3):4

[9]潘曌曌,等.金银花提取物体外抗甲型流感病毒FM1株的研究.中国中医药信息杂志,2007,14(6):37

[10]潘曌曌,等.金银花、连翘配伍提取物体外抗甲型流感病毒FM1株的实验研究.甘肃中医学院学报,2007,24(2):5

[11]王志洁.金银花黄芪合用抗型疱疹病毒药效分析.浙江中医学院学报,1999,23(5):37

[12]王志洁.虎杖金银花联用抗Ⅰ型疱疹病毒药效分析.中国现代应用药学杂志,1999,16(4):9

[13]张素梅,等.黄芪、金银花体外对伪狂犬病病毒作用研究.中兽医医药杂志,2003,(2):8

[14]吴森林,等.鱼腥草-金银花滴眼剂体内外抗病毒作用的药效学研究.浙江中医药大学学报,2007,31(4):487

[15]王清,等.金银花提取物抗菌作用的实验研究.中国医药导刊,2008,10(9):1428

[16]雷志钧,等.灰毡毛忍冬与正品金银花体内抗菌作用的比较.中医药导报,2005,11(9):8

[17]姜东,等.金银花、厚朴对变型链球菌抑制作用的实验研究.中国医疗前沿,2007,2(14):23

[18]冯延民,等.金银花对不同血清型变形链球菌的抑菌试验研究.白求恩医科大学学报,1996,22(2):150

[19]郑德和,等.凤凰茶、金银花、穿心莲提取液及对抑制口腔病菌效果的研究.韩山师范学院学报,2007,28(3):67

[20]孙延波,等.金银花对口腔病原性微生物体外抑菌试验的研究.中国中药杂志,1996,21(4):242

[21]李波清,等.中药联合应用体外抗幽门螺杆菌的实验研究.中国病原生物学杂志,2008,3(12):892

[22]张世林,等.金银花治疗幽门螺杆菌阳性消化性溃疡的临床对照研究.华人消化杂志,1998,6(特刊):145

[23]冉域辰,等.金银花水提物对双歧杆菌与乳酸杆菌体外生长的影响.时珍国医国药,2008,19(5):1131

[24]李国喜,等.中药金银花对人工感染鸡大肠杆菌病的疗效试验.安徽农业科学,2006,34(20):4259

[25]陈一强,等.金银花水煎液及联合头孢他啶对铜绿假单胞菌生物膜的体外影响.中华微生物学和免疫学杂志,2004,24(9):738

[26]王云,等.金银花水煎剂对绿脓杆菌P29株R质粒体内体外消除作用的实验研究.白求恩医科大学学报,2000,26(2):139

[27]王云,等.马齿苋、金银花提取液对绿脓杆菌PA11株R质粒体内消除作用的比较.中国微生态学杂志,2000,12(4):197

[28]梅林,等.金银花及其制剂含药血清中绿原酸HPLC紫外光谱测定和抑菌活性研究.激光杂志,2007,28(4):95

[29]赵良忠,等.金银花水溶性抗菌物质的提取及其抑菌效果研究.中国生物制品学杂志,2006,19(2):201

[30]唐敏,等.金银花总黄酮粗提物体外抑菌作用研究.中国药房,2008,19(30):2321

[31]邓文龙,等.热毒平的抗内毒素作用研究.中药药理与临床,1995,(2):15

[32]崔晓燕.金银花提取物含药血清对正常及LPS 刺激的大鼠腹腔巨噬细胞释放NO的影响.河北医科大学学报,2008,29(6):861

[33]崔晓燕,等.金银花提取物含药血清对正常的及LPS 刺激的大鼠原代小胶质细胞释放NO 的影响.河北医科大学学报,2008,29(2):245

[34]吴立夫,等.金银花连翘提取物对大肠杆菌热敏肠毒素的拮抗作用.畜牧兽医学报,1996,26(5):475

[35]林丽美,等.金银花、连翘及银翘药对水煎剂的抗炎、解热作用研究.中国中药杂志,2008,33(4):474

[36]倪力军,等.四味中草药解热药效的光谱指标构建.中

成药,2007,29(2):227

[37]杨玲.金银花清热解毒的实验研究.浙江中医杂志,1998,(6):282

[38]谢新华,等.金银花解热作用及机制的实验研究.时珍国医国药,2007,18(9):2071

[39]谢新华,等.金银花对发热新西兰兔解热作用机制的研究.时珍国医国药,2009,20(3):691

[40]Dong J, et al. Lonicera japonica-induced inhibition of interleukin-1 beta thermogenesis and E-type prostaglandin receptor-3 expression in the preoptic area of rabbits. *Neur Regener Res*, 2008,3(2):204

[41]雷志钧,等.灰毡毛忍冬与正品金银花解热作用的比较研究.湖南中医学院学报,2005,25(5):14

[42]崔晓燕,等.金银花提取物的抗炎机制研究.中国药房,2007,18(24):1861

[43]李佺,等.金银花药理作用比较.中药材,1999,22(1):37

[44]王林青,等.中药金银花提取物抗炎作用研究.中国畜牧兽医,2008,35(8):82

[45]梁生旺,等.金银花的HPLC药效指纹图谱研究.中草药,2006,37(10):1489

[46]苏香萍,等.CO_2超临界萃取金银花挥发油工艺及抗炎活性研究.天然产物研究与开发,2006,18:663

[47]梁忆红,等.金银花对小鼠腹腔巨噬细胞吞噬功能的影响.牡丹江医学院学报,2007,28(1):69

[48]孙庆顺,等.纳米金银花对复发性口疮大鼠外周血T淋巴细胞亚群的影响.黑龙江医药科学,2007,30(4):29

[49]梁秀宇,等.常用治疗急性湿疹的中药抗Ⅳ型超敏反应的实验研究.中国中西医结合皮肤性病学杂志,2006,5(2):72

[50]黄礴,等.6种中药抑制二硝基氟苯所致小鼠接触性皮炎的实验研究.现代中西医结合杂志,2007,16(13):1756

[51]小川优子.金银花抗促过敏作用.国际中医中药杂志,2006,28(6):363

[52]胡成穆,等.金银花总黄酮对小鼠免疫性肝损伤的保护作用.中药药理与临床,2007,23(5):85

[53]胡成穆,等.金银花总黄酮对免疫性肝损伤小鼠的影响.安徽医药,2008,12(4):295

[54]李会军,等.金银花类中药提取物清除自由基的作用.中国药科大学学报,2002,33(6):496

[55]宫璀璀,等.金银花在体内抗氧化作用的实验研究.实用医药杂志,2006,23(5):584

[56]孟明利,等.金银花抗氧化作用的分子学机制研究.实用医药杂志,2008,25(9):1104

[57]关炳峰,等.金银花提取物的抗氧化作用与其绿原酸含量的相关性研究.食品工业科技,2007,28(10):127

[58]兰华,等.金银花提取液抗氧化酶活性与清除自由基能力的研究.中国食品学报,2007,7(2):27

[59]朱振宝,等.金银花不同提取物的油脂抗氧化效果研究.食品与发酵工业,2008,34(2):69

[60]马彦芳.金银花抗氧化作用的研究.安徽农业科学,2007,35(11):3241

[61]潘竞锖,等.金银花能降低小鼠血糖血脂水平.广州医药,1998,29(3):59

[62]王强,等.金银花提取物对血脂与血糖的影响.中药药理与临床,2007,23(3):40

[63]樊宏伟,等.金银花及其有机酸类化合物的体外抗血小板聚集作用.中国医院药学杂志,2006,26(2):145

[64]温彩霞,等.姜黄素及其衍生物对小鼠的抗抑郁作用.中药药理与临床,2007,23(3):33

[65]王琦,等.金银花中抗紫外线照射诱导的细胞凋亡作用的活性成分.中国现代中药,2008,10(12):23

[66]张弘,等.双花对人黑素细胞增殖及黑素合成的影响.中国热带医学,2008,8(8):1319

[67]王明根,等.金银花水提醇沉剂对家兔离体小肠运动的影响.中国农学通报,2005,21(6):32

[68]Margreet RO, et al. Chlorogenic acid and coffeic acid are absorbed in humans. *J Nutr*, 2001, 131:66

[69]雷志钧,等.灰毡毛忍冬与正品金银花安全性比较.中成药,2006,28(5):759

[70]张玖,等.金银花的食品安全性毒理学评价研究.中国医学生物技术应用杂志,2003,(2):63

[71]张代平,等.金银花含片毒性试验研究.海峡药学,2006,18(4):55

乳 香 Olibanum ru xiang

本品为橄榄科植物乳香树 *Boswellia carterii* Birdw.及鲍达乳香树*B. bhaw-dajina* Birdw.树皮渗出的油胶树脂。味辛、苦,性温。具有活血定痛、消痈生肌功能。主治胸痹心痛、胃脘疼痛、痛经经闭、产后瘀阻、癥瘕腹痛、风湿痹痛、筋脉拘挛、跌打损伤、痈肿疮疡等。

【化学成分】

含树脂(resin)、树胶(gum)、挥发油。树脂的酸性部分主要含α-乳香酸及衍生物,中性部分含α,β-乳树脂素(amyrin,香树脂醇,香树精)的衍生物,如α-香树酮(amyrenone),树脂尚含绿花白千层醇、乳香萜烯及氧化乳酸萜烯；树胶主要含多聚糖(polysaccharides),分离得多聚糖Ⅰ,水解得阿拉伯糖(arabinose)、半乳糖(galactose)及糖醛酸(alduronic acid)；挥发油呈淡黄色、芳香,含蒎烯(pinene)、二戊烯、α-水芹烯(phellandrene)、d-马鞭草烯醇 (verbanol,pinanol)、马鞭草烯酮(verbanone,pinanone)[1]。

【药理作用】

1. 降低血小板黏附 用体外血小板黏附率测定法测定血小板黏附性,乳香及醋制前后均有较好的降低动物血小板黏附性。醋制后使乳香降低血小板黏附作用加强。乳香生用活血,醋制祛瘀[2]。

2. 镇痛 给小鼠灌胃不同剂型(8 g/kg)乳香,结果乳香原药材粉组的镇痛作用最强(92.91%),而乳香水提液组的肿胀抑制作用最强弱(82.66%)。提示乳香有较强的镇痛作用[3]。

3. 抗溃疡 大白鼠于幽门结扎后，立即口饲乳香,可使溃疡指数及胃内容物游离酸度显著下降。以50%乙醇诱导的损伤,用乳香治疗则显著减轻损伤的严重程度。乳香预处理对盐酸半胱胺诱导的大白鼠穿孔性十二指肠溃疡,没有减轻作用[4]。乳香胶(1.0~0.007815 mg/mL)对清除幽门螺杆菌(HP)感染沙鼠的病理学检查显示，治疗后的胃黏膜炎症明显改善,炎症细胞浸润明显减轻,胃黏膜上皮细胞伤害也明显好转,而且细胞增殖亢进明显被抑制。提示,乳香胶对HP的杀灭有良效,但停药后(小剂量组)复发率很高,不能完全根除动物胃内的HP[5]。

4. 抗炎 当给予乳香提取物0.9 g/kg，每天1次。给药后20~25 d明显降低路易鼠炎症病变程度的计分；在给药后18、20、22 d能明显减轻路易鼠外周水肿,并能抑制TNF-α和IL-1β的水平。表明乳香提取物具有抗炎作用,可能是通过抑制促炎症反应细胞活素类生成的途径。

5. 抗白血病 乳香100 μg/mL具有诱导急性非淋巴细胞白血病细胞及HL60细胞凋亡及下调Bel-2基因蛋白表达水平[7]。在一定作用时间和剂量下,乳香提取物(BCBE)能诱导Jurkat细胞凋亡,电泳出现典型的限制性降解片段梯带;发现胞浆浓缩,并有大量空泡染色质聚集，有凋亡小体形成。其作用呈现药-效与时-效的依赖性 [8]。BCBE能降低HL60细胞端粒酶活性，其降低HL60细胞端粒酶活性作用与全反式维甲酸相似[9]。α-乳香酸15.0 mg/L在体外能下调HL60细胞VEGF mRNA的表达和VEGF蛋白的分泌并呈时间与剂量依赖性。α-乳香酸在体外可以抑制急性早幼粒细胞白血病血管新生,其作用可能与下调VEGF及Fit-1有关[10]。

【临床应用】

1. 冠心病和缺血性中风 用乳香、没药、血竭、檀香组成的活心胶囊,每日2次,每次4粒(每粒含生药0.3 g),5周为1疗程,对照组给丹参胶囊,治疗冠心病40例。结果显示,本方能改善心绞痛、血瘀症,有效率明显优于对照组[11]。

2. 骨折、软组织损伤、创面感染 将126例股骨颈骨折患者,采用改良小切口手术方法,术后配合壮筋养血汤(含乳香)加减治疗。结果:总有效率为96.03%。采用改良小切口的手术方法配合中医药治疗股骨颈骨折,疗效确切,并能显著改善患者术后的生活质量[12]。以乳香、没药、红花、黄柏、冰片等制成的速效跌打膏外用,治疗1018例不同程度的急性组织损伤患者。结果显示,速效跌打膏消肿时间(2.6±0.2)d,疼痛消失(3.1±0.3)d,临床治愈为(3.8±0.3)d。速效跌打膏治疗皮损及感染创面51例,常规消毒后敷药,结果无1例发生感染,已感染者分泌物逐日减少,组织新生活跃而痊愈[13]。以炉甘石、乳香、没药组成的三杰生肌膏,用于治疗各种感染性创面450例,治愈率达98.4%,作用明显优于西医换药法。用法:将药膏涂在纱布或药棉上约2~3 mm厚,直接敷在创伤面上,每2~3 d换药1次,直至创面愈合[14]。

3. 风湿痹证 用乳香、川芎为主,结合西药盐酸普鲁卡因研制成复方乳香注射液，每次2~4 mL肌注,每日两次,10 d为1疗程,1~4个疗程不等，治疗13例。结果,立即缓解2例,缓慢缓解9例,无效2例。以15 g三正骨膏治疗32例风寒湿痹证,总有效率达93.8%,疗效优于对照用药强力麝香风湿膏的71.4%[15]。

4. 痛经 自拟以乳香、没药等量,碾细末装胶囊中,于经前3 d开始服用,每天3次,每次5粒,饭后服,7 d为1疗程,治疗痛经。一般服用2个疗程后,痛经减轻,月经量有所增加,色淡红,血块减少,3个疗程后,经期腹痛消失,经量及颜色正常[16]。

5. 宫颈糜烂 采用自制生肌栓(含珍珠粉、乳香、没药、炉甘石、龙骨、冰片等)对宫颈糜烂679例治疗,并设679例为激光治疗对照。结果显示,治疗组治愈率为95%,对照组为89%,有显著性差异。结论:生肌栓外用明显减少了阴道出血量和出血时间,减少了阴道排液,缩小了结痂脱落时间,缩短了宫颈愈合时间[17]。

6. 急性阑尾炎 取乳香、没药各等量研末,用陈醋、75%乙醇各半将上药调成药泥，外用治疗急性兰尾炎30例。使用时先确定压痛点及范围,将制好的药泥贴于患处,每日换药1次,药干后随时调湿,至腹痛消失，体温正常。结果治愈22例，占73.3%，好转6例，无效2例，总有效率为93.3%[18]。乳香、没药、皮硝各100 g，碾碎用陈醋调和成糊状，外敷于包块处，每天1次。17例患者5 d后疼痛减轻，1周后B超检查包块缩小，好转出院[19]。

7. Ⅱ型糖尿病 140例2型糖尿病患者随机分为乳香散治疗组100例，和二甲双胍治疗组40例。结果：乳香散治疗组有效率为96%，显效率为52%；二甲双胍治疗组有效率为75%，显效率32.5%，两药有一定的差异；两药均能降低血清FBG、PBG和HbA_{1C}，乳香散降低HbA_{1C}作用优于二甲双胍；两药对血液流变学均有改善作用，乳香散治疗组优于二甲双胍治疗组[20]。

（周玖瑶 吴俊标）

参考文献

[1]国家中医药管理局《中华本草》编委会. 中华本草(上册).上海：上海科学技术出版社，1996：1071

[2]管红珍，等. 生乳香及醋制品对家兔血小板黏附作用的比较. 中国医院药学杂志，2000，20(9)：524

[3]郑方明，等. SFE等4种制备工艺对乳香镇痛、抗炎作用的影响. 南京中医药大学学报，2003，19(4)：213

[4]Mansoor S，et al. 从乳香树获得的生药乳香对胃、十二指肠的抗溃疡作用的评价.国外医学·中医中药分册，1987，(1)：28

[5]赵小勇，等. 乳香胶治疗幽门螺杆菌感染的实验研究. 药物研究，2006，15(14)：6

[6]Fan AY，et al. Effects of an acetone extract of Boswellia carterii Birdw.(Burseraceae)gum resin on adjuvant-induced arthritis in lewis rats. *Ethnopharmacology*，2005，101：104

[7]齐振华，等. 乳香诱导急性非淋巴细胞白血病细胞凋亡中对Bel-2基因调节. 湖南中医学院学报，2001，21(3)：24

[8]柳昕. 乳香提取物诱导Jurkat细胞凋亡的实验研究. 湖南医科大学学报，2000，25(3)：241

[9]齐振华. 乳香提取物对HL60细胞端粒酶活性影响的研究.湖南中医学院学报，2000，20(3)：29

[10]张勇，等. α-乳香酸对HL-60细胞株VEGF分泌及其Flt-1受体表达的影响. 医学临床研究，2009，26(2)：202

[11]张健元，等. 活心胶囊治疗冠心病临床和实验研究.上海中医药杂志，1994，(7)：1

[12]赖建平，等. 改良小切口手术方法配合中医药治疗股骨颈骨折126例疗效观察. 新中医，2005，37(8)：28

[13]崔作立，等."速效跌打膏"治疗急性软组织损伤的临床应用. 中国运动医学杂志，1990，(1)：50

[14]孙以宪. 三杰生肌膏的临床应用及生肌敛口中药外敷作用的实验研究. 中西医结合杂志，1996，(3)：133

[15]余登霞，等. 复方乳香注射液治疗痹证临床观察. 贵阳中医学院学报，1995，(2)：25

[16]张德才. 自拟乳香散治疗痛经. 黑龙江中医药，1995，(2)：50

[17]邓颖. 生肌栓外用治疗宫颈糜烂679例. 陕西中医，2009，(3)：282

[18]鄢声浩. 生乳没外敷治急性阑尾炎30例小结. 湖南中医杂志，1988，(6)：15

[19]吴鹤瑾，等. 醋制乳香没药皮硝外敷治疗阑尾炎性包块的护理. 上海护理，2008，8(3)：57

[20]李温，等. 乳香散与二甲双胍治疗Ⅱ型糖尿病的对照研究. 河北医学，2000，6(5)：422

肿节风 Sarcandrae Herba zhong jie feng

本品为金粟兰科植物草珊瑚*Sarcandra glabra*(Thunb.)Nakai.的干燥全草。味苦、辛，性平。具有清热凉血、活血消斑、祛风通络功能。主治血热发斑发疹、风湿痹痛、跌打损伤。

【化学成分】

肿节风主含黄酮苷、香豆素、内酯、酚酸类化合物、挥发油及其他多种成分。

1. 黄酮苷 已知有落新妇苷(astibin)、柚皮苷、山柰酚-3-葡萄糖酸苷、槲皮素-3-葡萄糖醛酸苷、5、7、4′-三羟基-8-葡萄糖二氢黄酮等。果实中含天竺葵苷元-3-鼠李糖基葡萄糖苷(pelargonidin-3-rhamnosyl glucoside)[1]。

2. 香豆素 香豆素有异秦皮定 (isofraxidin)，即6，8-二甲氧基-7-羟基香豆精及其苷；异嗪皮啶-7-葡萄糖苷，异秦皮啶可作为肿节风及其制剂如血康口服液的主要含量指标[2]。

3. 酚酸类 酚酸类化合物有迷迭香酸甲醋、迷迭香酸、丹参素甲酯、咖啡酸、4-O-咖啡酰基奎宁酸、3-

O-咖啡酰基奎宁酸、4-O-咖啡酰基奎宁酸甲酯、3-O-咖啡酰基奎宁酸甲酯。3,4-二羟基苯甲酸及以邻苯二甲酸二丁酯以及原儿茶酸、3-羟基-4-甲氧基苯甲酸。药典规定本品所含异嗪皮啶不得少于0.020%，含迷迭香酸不得少于0.020%[2]。

4. 挥发油 从肿节风茎的挥发油中鉴定出29种化合物，其含量占总挥发油的75.88%；从肿节风叶挥发油中鉴定出64种化合物，占总挥发油的87.98%。茎和叶挥发油成分的最大区别在于低分子量化学成分的含量不同，茎挥发油中几乎不含此类成分[3]。

5. 其他 此外，从地上部分还分得N-β-乙氧苯基-3-(3,4-甲叉二氧苯基）丙烯酰胺和N-β-乙氧苯基-3-(3,4-二甲氧苯基）丙烯酰胺、β-谷甾醇、β-谷甾醇-β-D-葡萄糖苷、延胡索酸、琥珀酸[2]。

【药理作用】

1. 抗病原微生物 肿节风对引起呼吸道感染的细菌有明显抑制和杀灭作用，如金黄色葡萄球菌（耐药菌株、敏感菌株）、甲型及乙型溶血性链球菌、卡他球菌、肺炎双球菌、淋球菌、流感杆菌、痢疾杆菌（志贺氏、福氏及包氏）、伤寒和副伤寒杆菌、大肠杆菌、绿脓杆菌以及白色念珠菌等。对小鼠实验性金黄色葡萄球菌感染也有一定保护作用[4,5]。肿节风提取物对变形链球菌可抑制细菌生长、抑制葡萄糖基转移酶活性[6]。肿节风所含成分中丁二酸和反丁烯二酸对金黄色葡萄球菌、绿脓杆菌、甲型链球菌、流感杆菌、肺炎双球菌等具有抑制作用；从本品丁正醇部位分离得到的几种黄酮类成分也有一定抑菌作用[7]。

2. 抗炎、镇痛 肿节风提取物250、500 mg/kg能明显抑制巴豆油所致小鼠耳肿胀及角叉菜胶所致小鼠足肿胀[8]。肿节风片对巴豆油诱发的小鼠耳廓肿胀、角叉莱胶诱发大鼠足肿胀等急性炎症有一定程度的抑制作用，对小鼠棉球肉芽肿也有显著的抑制作用，还能明显减少醋酸引起的扭体次数[5]。肿节风注射液临床治疗类风湿性关节炎患者可见血中C-反应蛋白明显下降[9]。

3. 抗肿瘤 肿节风粗提物、精提物、片剂、注射液均报告有不同程度的抑瘤活性，可用于对胰腺癌、胃癌、直肠癌、肝癌和食道癌等治疗。实验表明，肿节风（4、8 g/kg）对S180肉瘤的抑瘤率为27%~29%，对HepA实体瘤的抑瘤率为25%~36%，对ECA小鼠的生命延长率为22%~28%；与化疗药合用增效率为11%~40%；与放疗合用增效率为18%~27%[10]。本品70%乙醇提取物灌胃30 d，可使人鼻咽癌细胞株CNE_1、CNE_2裸鼠模型的瘤重明显减轻，抑瘤率分别为40.8%和46.8%。其机制与下调Bcl-2蛋白、上调Bax蛋白的表达[11]，流式细胞技术显示肿节风组G_0/G_2期高于对照组，凋亡率明显高于对照组，端粒酶活性显著降低[12]。

肿节风注射液体内、外对小鼠肝癌HepA-22和前胃癌FC细胞均具有抗肿瘤作用，并可增加荷瘤鼠免疫器官指数及外周血白细胞数，增强小鼠脾细胞对刀豆球蛋白（ConA）的反应性和NK细胞的活性、促进肿瘤坏死因子（TNF）的产生等免疫调节机制有关[13]。肿节风注射液对人肝癌细胞BEL-7402、人结肠癌细胞HCT-18增殖的IC_{50}为33.13、52.39 mg/mL[14,15]；与阿霉素联合应用时对HCT-18呈相加或协同作用[16]。肿节风注射液联合化疗治疗晚期非小细胞肺癌，能明显提高晚期患者的生活质量，减轻和降低化疗的不良反应，可以起到增效、增敏作用[17]。与阿霉素联合应用肿节风片也对小鼠S180肉瘤有明显抑制作用，并能明显延长HepA腹水瘤小鼠的存活期，在体外还能直接灭活HepA和S180瘤细胞，此外，能明显增强巨噬细胞的廓清指数[18]。

肿节风挥发油在体外对白血病615细胞有强的直接杀伤作用，50 μg/mL 1 h内即可达到90%的杀伤率；经处理过的白血病615细胞（仍有8%~11%的活肿瘤细胞）接种小鼠，绝大多数不发病。体外细胞毒试验表明肿节风挥发油对ECA、L759和ZM755等瘤细胞也有很强的杀伤作用[19]。将肿节风挥发油与环磷酰胺（CTX）联用发现，无论是灌胃还是静注肿节风挥发油对小鼠H22，S180的抑瘤率均高于单独使用CTX[20]。至于肿节风的抗肿瘤作用有效成分，有应用对S180和H22抑瘤率为58%和56.3%的肿节风组份分离得到11个成分，多仅有较弱的抗肿瘤活性[21]。对于腮腺早期放射性损伤，肿节风组较对照组体重增高，形态学改变较佳，腮腺重增加，显示一定程度的抗豚鼠早期放射性损伤效果[22]。

4. 调节免疫 已有结果表明，肿节风对巨噬细胞、T细胞及B细胞等有一定抑制作用。对于感染日本血吸虫的小鼠，肿节风对抗体形成有抑制作用，并降低感染早期的T细胞百分率，且随着剂量的增加，抑制作用愈趋明显[23]。肿节风浸膏能明显抑制ICR小鼠的胸腺重量，对抑制脾细胞过继免疫[24]。肿节风的提取物125、250、500 mg/kg能抑制痤疮丙酸杆菌和脂多糖诱发的免疫性肝炎小鼠血浆ALT活性的升高，并抑制对大鼠腹腔中性粒细胞LTB的释放[5]。对于免疫性血小板减少性紫癜小鼠，肿节风浸膏可明显提升其血小板[25]。但另有报告肿节风注射液可增加前胃癌荷瘤鼠免疫器官指数及外周白细胞数[11]，拮抗5-

Fu所致小鼠血小板减少[26]、阿糖胞苷所致小鼠血小板及细胞的下降[27]。

5. 影响血液系统 肿节风60%醇提物能十分显著地缩短小鼠断尾出血时间及凝血时间，加强血小板的收缩功能，但对正常血小板数量无明显影响；对阿糖胞苷引起的血小板及白细胞下降有显著的治疗作用。另外，肿节风挥发油能明显拮抗环磷酰胺(CTX)引起的血小板和白细胞下降[20]。

6. 其他 肿节风具有一定保肝作用，除对免疫性肝损伤外，还对二甲基亚硝胺中毒性肝损伤有保护作用[28]，从肿节风中分离得到保肝成分[29]。对于利血平诱发大鼠胃溃疡，肿节风浸膏对胃黏膜有较强的保护和修复作用。肿节风有明显的促进骨折愈合作用。此外，对于尿酸盐[30]和脂多糖[31]诱导的内皮细胞IL-1表达有明显的抑制作用。肿节风浸膏能显著清除氧自由基[32]。对于家兔双侧桡骨中部之人工骨折有治疗作用。

7. 毒性 大鼠、小鼠经口给肿节风浸膏10 g/kg(相当生药100 g/kg)未见毒性反应。小鼠精子畸形实验、骨髓细胞微核实验、Ames实验结果均呈阴性[33]。

【临床应用】

1. 感染性炎性疾病 肿节风用于多种急慢性炎症有一定疗效，如上感、扁桃体炎、喉炎、肺炎、钩端螺旋体病、胃肠炎、菌痢、阑尾炎、外科感染等。曾有报告治疗295例，治愈72.2%，好转25.1%，无效2.7%，可用原生药水煎服、片剂或注射剂。另报告治疗急性菌痢或慢性菌痢急性发作计33例，干浸膏片4片每日4次，结果22例急性菌痢全部治愈，11例慢性菌痢急性发作显效10例，2 d内发热消失100%，4 d内腹泻停止81.8%，大便镜检查复常75.8%。由于含琥珀酸、延胡索酸的部分对黏膜局部有持续的止痛效果，肿节风制剂还广用于多种口腔疾患作消炎止痛剂，如用治口腔科21种疾病200例，显效71%，总有效93.5%，多发性口疮可迅速止痛、溃疡收敛愈合，对牙周脓肿、尖周炎、牙髓炎、齿龈炎等疗效也均佳，对于口腔疾病也可用肿节风片或肿节风口腔溃疡药膜治疗，后者经试用200余例，取效甚速，多数患者用药1~2次溃疡面即愈合。对于轮状病毒性肠炎，42例无论在腹泻、脱水等治疗均较对照组为优[34]。对腹部切口感染，肿节风的疗效不亚于头孢噻肟钠[35]。

2. 肿瘤 肿节风的多种制剂，如干浸膏片、糖浆、注射液等曾报告用于多种肿瘤的治疗有一定疗效，以对胰腺癌、胃癌、直肠癌、肝癌、食管癌、白血病及霍奇金病有较好效果，可延长缓解期，改善症状，减少黄疸，减少细菌并发感染，对鼻部恶性肿瘤也有一定疗效。肿节风总黄酮治疗晚期胰腺癌也有相似疗效。对Ⅲ期、Ⅳ期鼻咽癌患者采取肿节风水提物与化疗结合，结果对放疗急性反应无明显差异，但急性放化疗副反应出现的频率和严重程度及放射性口干严重程度均低于对照[36]。

3. 自身免疫病 肿节风试用于多种与自身免疫有关的疾病的治疗有一定疗效，如类风湿性关节炎、银屑病，血小板减少性紫癜、慢性非特异性溃疡性结肠炎等。有报告以肿节风片或注射液治疗类风湿性关节炎206例，获显效46例，有效108例，总有效74.8%，以对关节疼痛、肿胀及运动障碍的疗效为佳。报告治疗银屑病30例，痊愈及基本痊愈者10例，显效5例，有效5例，无效10例，不少患者于注射给药后10~20 d即见皮损大部分或全部消退。另报告用肿节风片或针剂治疗银屑病58例，经治60 d获治愈者38例，占65.5%，好转14例，占24.1%，用药83~120 d皮疹消退不到50%而判为无效者6例，占10.3%，对痊愈的38例随访1~3年28例有不同程度的复发。报告以肿节风片治疗原发性血小板减少性紫癜及慢性非特异性溃疡性结肠炎也有较佳疗效。

4. 胃溃疡 肿节风对胃、十二指肠溃疡、胃窦炎等有较好疗效，用肿节风片治疗50例，痊愈31例，显效8例，有效7例，无效4例。应用肿节风胶囊联合奥美拉唑治疗溃疡病37例，有效9例，较之对照79.2%明显为优[37]。另外，肿节风联合奥美拉唑治疗糜烂性食管炎，50例治疗组有效率90%，较之对照组的72%有显著差异，胃镜检查治疗组有效率96%，较之对照的72%也有显著差异[38]。此外，肿节风片治疗胃部各种炎症，如胃炎、肥厚性胃炎、萎缩性胃炎、胃窦炎等611例有显著疗效[39]。

5. 不良反应 本品毒副作用轻微，仅少数患者称有头昏、乏力，但长期应用未见对肝肾功能、造血系统等有不良影响。但少数患者注射用药时局部疼痛。另报告注射肿节风可引起皮肤斑丘疹、荨麻疹，含服复方草珊瑚片引致药疹者。

(邓文龙)

参考文献

[1]黄明菊，等. 肿节风中黄酮苷类成分研究. 中国中药杂志，2008，33(14)：1700

[2]应国清，等. 中药肿节风的研究进展. 上海中医药杂志，2007，41(6)：85

[3]杨荣平,等.GC-MS法分析肿节风茎和叶中挥发油化学成分.中国药房,2008,19(30):2368

[4]杜民.抗菌中药肿节风.上海医药,2007,28(9):416

[5]蒋伟哲,等.肿节风片的抗菌和消炎作用研究.广西中医学院学报,2000,17(1):50

[6]黄芳,等.九节茶对变形链球菌体外致龋力的实验研究.中国民族医学杂志,2001,13(4):201

[7]袁珂,等.草珊瑚正丁醇部位化学成份及抑菌活性研究.中国中药杂志,2008,33(15):1843

[8]李晖莹,等.九节茶提取物对小鼠免疫性肝炎及急性炎症的影响.中国药理学通报,2008,24(2):244

[9]厉有卫.肿节风注射液对类风湿性关节炎患者血液及免疫系统的影响.河南中医,2005,25(4):74

[10]王劲,等.肿节风抗肿瘤的实验研究.浙江中医杂志,1999,34(l0):450

[11]康敏,等.肿节风提取物对鼻咽癌裸鼠移植瘤细胞凋亡的影响.中药材,2008,31(10):1529

[12]康敏,等.肿节风对鼻咽癌裸鼠移植瘤凋亡和端粒酶活性的影响.临床耳鼻咽喉头颈外科杂志,2008,22(24):1132

[13]孙文娟,等.肿节风注射液抗小鼠前胃癌FC的作用及毒性.中药新药与临床药理,2003,14(3):168

[14]孙文娟,等.肿节风注射液抗小鼠肝癌Hep-A-22的作用及毒性.中成药,2003,25(4):313

[15]孙文娟.肿节风注射液抗肿瘤作用的实验研究.四川生理科学杂志,200l,23(3):l33

[16]黄宇玫,等.肿节风注射液抗肿瘤及与阿霉素联合用药的实验研究.中药新药与临床药理,2007,18(3):200

[17]丛珊亭,等.肿节风注射液联合化疗治疗晚期非小细胞肺癌.肿瘤防治杂志,2005,(2):156

[18]蒋伟哲,等.肿节风片对恶性肿瘤和免疫功能的影响.广西医科大学学报,2001,18(1):39

[19]张园,等.肿节风研究进展.青岛医药卫生,2006,3(5):360

[20]吕圭源,等.肿节风挥发油对荷瘤小鼠化疗的增效减毒作用.浙江中医药大学学报,2009,33(1):116

[21]王菲,等.肿节风抗肿瘤活性部位的化学成分.中国天然药物,2007,5(3):174

[22]秦俭,等.肿节风浸膏对腮腺早期放射损伤作用的实验研究.中国辐射卫生,2008,17(3):269

[23]吴晓蔓,等.肿节风对日本血吸虫感染小鼠免疫应答的影响及其意义.中国实验临床免疫学杂志,1992,39(4):23

[24]周金煦,等.肿节风对机体免疫应答反应的影响.癌症,1984, 3(2):98

[25]徐国良,等.肿节风及其分离部位对免疫性血小板减少性紫癜小鼠血小板的影响.中国实验方剂学杂志,2005,11(4):33

[26]温秀清.肿节风的临床运用进展.医学信息,2005,18(5):538

[27]赵诗云,等.肿节风对小鼠白细胞和血小板的影响.上海实验动物科学,2000,20(3):154

[28]金树根,等.肿节风对二甲基亚硝胺中毒性肝损伤大鼠干预作用的实验研究.上海中医药杂志,1998,5:43

[29]Li Y,et al.Hepatoprotective sesquiterpene glycosides from sarcandra glabra. *J Nat Prod*,2006,69:616

[30]洪华,等.肿节风对尿酸盐诱导的内皮细胞IL-1表达的影响.中国中医药科技,2006,13(6):397

[31]洪华,等.肿节风对脂多糖诱导的内皮细胞IL-1表达的影响.浙江中医药结合杂志,2007,17(8):485

[32]秦俭,等.肿节风浸膏对氧自由基作用的研究.时珍国医国药,2007,18(12):2945

[33]夏勇,等.草珊瑚浸膏的急性毒性和致突变性探讨.浙江中医学院学报,1996,20:36

[34]黄国辉.肿节风治疗小儿轮状病毒肠炎42例临床观察.海南医学,2007,18(8):111

[35]苏铭,等.肿节风治疗腹部切口感染的临床疗效.中国当代医药,2009,16(1、2):88

[36]韦波,等.肿节风水提物减轻放射性口干的临床疗效观察.广西医科大学学报,2009,26(2):206

[37]谢正凯,等.肿节风胶囊联合奥美拉唑治疗溃疡病临床观察.医药论坛杂志,2009,30(8):77

[38]赵雪岩,等.肿节风联合奥美拉唑治疗糜烂性食管炎的疗效观察.上海医药,2009,30(3):131

[39]张雪娜,等.肿节风片治疗胃部各种炎症的临床观察.上海医药,2009,30(9):424

鱼腥草 Houttuyniae Herba

yu xing cao

本品为三白草科植物蕺菜*Houttuynia cordata* Thunb.的新鲜全草或干燥地上部分。以鲜品入药疗效较强。味辛、性微寒。具有清热解毒、消痈排胀、利尿通淋功能。主治肺痈吐脓、痰热咳喘、热痢、热淋、痈肿疮毒。

【化学成分】

鱼腥草主要含挥发油和黄酮。

1.挥发油 挥发油中含有癸酰乙醛(decanoyl acetaldehyde)与月桂醛(laurinal dehyde),均有特殊嗅

气。除此之外尚含有d-柠檬烯、甲基正壬酮、芳樟醇、癸酸、癸醛、月桂烯、莰烯、1-蒎烯、石竹烯、乙醛龙脑酯、莰烯、油桉素、麝香草酚、对聚伞花素、葎草烯、牻牛儿醇等。花、叶、茎的挥发性成分相近，但各成分相差较大，癸酸含量达42%~44%，棕榈酸3.3%~14.1%，十二酸3.9%~7.3%，亚麻酸0.8%~4.1%及亚油酸0.5%~3.3%。癸酰乙醛在花为3.1%，叶3.2%，月桂醛花叶中0.9%，甲基正壬酮在各部分都在4%以上[1,2]。由于癸酰乙醛不稳定，其亚硫酸氢钠加成物性质稳定而又保留了其抗菌活性，称为合成鱼腥草素。

2. 黄酮类 化合物有槲皮苷、异槲皮苷、瑞浩苷、金丝桃苷、槲皮苷、阿夫苷、芦丁、芸香苷等[1,3]。

3. 其他 此外，尚含有生物碱，如蕺茶碱、绿原酸等[2]。

【药理作用】

1. 抗病原微生物 多种体外实验方法均表明鱼腥草对多种致病性细菌、分枝杆菌、钩端螺旋体、真菌及病毒有不同程度的抑制作用，如金黄色葡萄球菌，白色葡萄球菌，溶血性链球菌，肺炎球菌，卡他球菌，白喉杆菌，变形杆菌，志贺、施氏、福氏及宋内痢疾杆菌、杆炎杆菌、猪霍乱杆菌、结核杆菌以及非发酵菌[4]，有报告对于金黄色杆菌、大肠杆菌所致小鼠感染鱼腥草注射液未见明显效果[5]。对于病毒，鱼腥草在体外对流感病毒、孤儿病毒、巨细胞病毒[6]、鼠肝炎病毒[7]、腮腺炎病毒[8]等有明显抑制作用，鱼腥草注射液对感染甲型流感病毒H_1N_1小鼠能减轻肺部损伤和血凝滴，降低死亡率[9]。鱼腥草抗菌有效成分主要为挥发油[10]，故鱼腥草鲜汁抗菌作用较强[11]，干品或久煎后抗菌活性降低。

癸酰乙醛是鱼腥草挥发油中的主要抗菌物质，其对多种细菌、抗酸杆菌、真菌等均具显著抑制作用，合成的癸酰乙醛亚硫酸加成物不仅性质稳定，并保留了癸酰乙醛的抗菌活性，且具有类似的特殊香味称合成鱼腥草素。而合成的十二酰乙醛则称新鱼腥草素。实验表明，合成鱼腥草素对多种革兰阳性及阴性细菌均有明显抑制作用，以金黄色葡萄球菌及其耐青霉素菌株、肺炎双球菌、甲型链球菌、流感杆菌等为敏感，卡他球菌、伤寒杆菌次之，大肠杆菌、绿脓杆菌、痢疾杆菌等则不敏感。对金葡菌及其耐青霉素菌株的MIC为62.5~80 μg/mL，流感杆菌为1.25 mg/mL，结核杆菌H37RV株于普拜液体培养基上为16 μg/mL而在改良苏通半固体培养基上则为25 μg/mL，合成鱼腥草素并能明显延长感染结核菌小鼠的生存时间，对白色念珠菌、新型隐球菌、孢子丝菌、曲菌、着色霉菌、红色癣菌、叠瓦癣菌、石膏样小孢子菌、铁锈色小孢子菌及鲨癣菌的MIC为2 mg/mL。合成的鱼腥草素异烟腙对结核杆菌的MIC为0.78~3.1 μg/mL，每鼠腹腔注射1 mg能使结核杆菌感染小鼠存活天数大为延长，拌食给药疗效更显著。新鱼腥草素也有明显抗菌活性。

2. 解热 鱼腥草注射液腹腔注射，对酵母所致大鼠发热有明显解热作用，其机制与抑制下丘脑中cAMP含量升高和促进腹中隔区精氨酸加压素(AVP)的释放有关[12]。

3. 抗炎 鱼腥草煎剂对大鼠甲醛性脚肿有抑制作用，对于二甲苯所致小鼠耳肿胀和醋酸所致小鼠腹腔毛细血管通透性亢进[13]鱼腥草也有明显抑制作用。鱼腥草对环氧酶有强的抑制作用，50 μg/mL的己烷、氯仿或甲醇提取物对环氧酶的抑制率为98.99%或89%，从己烷部分获得的化合物X于同一浓度的抑制率为94%，缺碳金线吊乌龟二酮B为58%，而马兜铃内酰胺A、胡椒内酰胺A及金线吊乌龟酮B均弱，仅分别为21%、14%及1%。对于油酸所致大鼠急性肺损伤，鱼腥草静注能提高PaO_2，减轻肺水肿，降低肺动脉压，抑制TNF-α的表达[14]。鱼腥草素也有显著抗炎作用，能抑制巴豆油、二甲苯所致小鼠耳肿胀或皮肤毛细血管通透性亢进，对醋酸所致腹腔毛细血管染料渗出也有显著的抑制作用。鱼腥草所含槲皮素、槲皮苷及异槲皮苷等黄酮类化合物也具有显著抗炎作用，能显著抑制炎症早期的毛细血管通透性亢进。

4. 抗内毒素 鱼腥草注射液体外有直接抗内毒素作用，并能明显降低内毒素所致DIC家兔肾小球微血栓的检出率，减少微血栓密度。对内毒素所致大鼠心肌损伤鱼腥草注射液有明显保护作用[15,16]。

5. 调节免疫功能 曾报告鱼腥草煎剂于体外能促进人外周血白细胞吞噬金黄色葡萄球菌的能力。合成鱼腥草素可提高慢性气管炎患者全血白细胞对白色葡萄球菌的吞噬能力，合并红管药治疗的慢性气管炎患者可见血中溶菌酶活力明显增高，而血中乳酸脱氢酶活力有所下降，痰中LDH则明显降低。此外，肌注于家兔或给慢性气管炎患者口服合成鱼腥草素均可见血清备解素水平有上升。商品鱼腥草注射液皮下注射1 mL/kg，可显著增加大鼠外周血ANAE阳性淋巴细胞百分率[17]，鱼腥草还可明显增加大鼠外周血中性白细胞的吞噬率。对于人外周血中性粒细胞的化学发光值鱼腥草注射液可显著增加之，而对单核细胞者无明显作用，表明可增强中性粒细胞的氧化杀菌能力[18]。雾化吸入鱼腥草提取物，可显著增强大鼠肺胞巨噬细胞的吞噬率及肺和外血ANAE阳性细胞百分率，但却明显降低外周血白细胞的移行指数,提示其可显著增强呼吸道局部的特异和非特异防御能力[19]。还有资料表明鱼腥草可显著增加小鼠玫瑰花结形成细胞、红细胞凝集素效价及溶血素效价,显著增强天然杀伤细胞活性[20]。鱼腥草对X线和环磷酰胺所致小鼠外周血白细胞减少有明显恢复作用[21]。鱼腥草注射液与地耳等注射液对提高大鼠外周血T淋巴细胞率、中性白细胞吞噬率及抗体形成细胞数[22],上述结果均提示,鱼腥草的免疫增强效果在其对多种感染性疾病的治疗中占有重要地位。

6. 抗过敏 鱼腥草挥发油还具有显著的抗过敏作用,在卵白蛋白攻击前先用鱼腥草油100 μg/mL接触5 min,可大为降低攻击所致致敏豚鼠回肠收缩的幅度;鱼腥草油皮下注射200 mg/kg 4 d,可明显拮抗喷雾卵白蛋白所致致敏豚鼠过敏性哮喘的发生;对于SRS-A所致豚鼠离体回肠收缩,鱼腥草油有显著拮抗作用,对于SRS-A所致豚鼠肺条收缩,鱼腥草油的ID_{50}为66 μg/mL;鱼腥草油100 mg/kg静注能显著拮抗SRS-A所致豚鼠肺溢流增加作用,表明鱼腥草油对SRS-A有显著拮抗作用。此外,对组织胺、乙酰胆碱所致豚鼠离体回肠收缩鱼腥草油也有显著对抗作用,ID_{50}分别为31 μg/mL及51 μg/mL。对于豚鼠离体气管平滑肌,鱼腥草油有直接的舒张作用,ED_{50}为19 μg/mL,而舒张离体肺条平滑肌的ED_{50}则为13 μg/mL。上述结果表明鱼腥草油抗过敏效果既与其能抑制过敏介质的释放,又与拮抗过敏介质的作用及对平滑肌的直接松弛作用有关。

7. 其他 鱼腥草煎剂对链脲佐菌素诱导的糖尿病大鼠,可降低24h β_2微球蛋白、尿白蛋白排泄率和肌酐清除率,抑制肾小球肥大,减少TGF-β_1的表达,增加HGF表达[23]。对于牛血清白蛋白造型所致肾病大鼠,鱼腥草注射液可使24 h尿蛋白排出减少,肾组织病理损伤减轻[24]。有报告对于2,4-二硝基氯苯和乙酸制备的溃疡性结肠炎大鼠,鱼腥草注射液灌肠有治疗作用[25,26]。

8. 体内过程 大鼠灌服合成鱼腥草素0.2 g/kg,于胃肠道中半消失时间为3.5 h。静注20 mg/kg 20 min后,体内以肺分布最高,心、肝、肾次之,血清中最低,注射后2 h或灌服0.5 g/kg后2 h,于体内各组织及血清中均未能测得,此因各组织均可迅速代谢鱼腥草素。离体组织温孵实验中肾1 h可代谢药物的77%~83%,肺、肝、心、血清等每小时代谢率在51%~64%之间。鱼腥草素于血中能与血清蛋白发生可逆性的结合。无论静注或灌服,鱼腥草素于尿中排泄均甚少,粪中则无。可见合成鱼腥草素自胃肠道吸收较慢,进入各组织后能被迅速代谢,故于血或各组织中维持的时间均短。另以^{14}C标记之鱼腥草素20 mg/kg给小鼠静注,其放射强度却于血中消失较慢,以气管含量为最高,次为胆囊、肝及卵巢。一次灌服100 mg/kg后也以气管为高,经气管呼出之总放射强度于静注后4 h相当于给药量的68.1%,而尿中仅排出4.5%。还有报告给家兔静注合成鱼腥草素后血药-时曲线分快慢两个时期,曲线在23 h处有一明显转折,属二房室开放模型,分布及消除均较慢,$\alpha t_{1/2}$为3.68 h,$\beta t_{1/2}$为75.81 h,中央室分布容积为14.53 mL/kg。

9. 毒性 鱼腥草煎剂腹腔注射,其对小白鼠的LD_{50}为(51.04±3.63)g/kg。有试验以鱼腥草蒸馏液制备的鼻用喷雾剂鼻腔给药的最大给药量大鼠为8 g/kg,腹腔注射于小鼠为50g/kg,也未见明显毒性与刺激性[27]。合成鱼腥草素对小鼠灌服的LD_{50}为1.6±0.081 g/kg,每日静注75~90 mg/kg,连续7 d不致死,但于注射前期有行动失调、痉挛等表现,继续注射上述表现不再出现。犬静滴38或47 gm/kg无明显异常反应,解剖主要脏器无病变。犬每日口服80或160 mg/kg连续30 d,对动物食欲、血象及肝肾功能等均无明显影响,但可引起不同程度的流涎及呕吐。

【临床应用】

1. 急性感染性疾病 鱼腥草对多种急性感染性疾病有较好疗效,可用鲜品煎服、捣泥外敷,也可入单方或复方,如鱼腥草注射液、鱼腥草素片及注射液、复方鱼腥草片及其他方剂可供选用,此外,鱼腥草注射液与抗生素联用,如与β内酰胺类、大环类酯类、氨基糖苷类、四环素类及喹诺酮类等联合应用也多有疗效。

(1)急性呼吸道感染 鱼腥草对于急性上呼吸道感染,急慢性支气管炎、支气管肺炎、大叶性肺炎及肺脓疡均有较好疗效。鱼腥草注射液是上感发热的常用制剂,该制剂系由鱼腥草蒸馏液制成,采用原料品质对成品内在质量影响颇大,故有的反映疗效较好,而有时因挥发性成分含得太少而鲜有疗效。鱼腥草素治疗小儿上感22例疗效颇佳,而高浓度鱼腥草素疗效似更佳,治疗呼吸道炎症114例据称也有良好疗效。但单味鱼腥草终嫌力薄且难照顾全部症侯,故以鱼腥草配伍其他清热解毒药治疗疗效更佳。对于慢性气管炎,用本品注射液治疗有效,用复方鱼腥草片治疗疗效也佳。另外,合成鱼腥草素已成为慢性气管炎的常用药物,既可控制感染,又有一定增强免疫力效果。对于多型肺炎鱼腥草也有较好疗效,如小儿肺炎、大叶性肺炎、迁延性肺炎、机化性肺炎等。用鱼腥草治疗小儿肺炎的报告很多,有较好疗效,可用鱼腥草注射液静滴、肌注或雾化吸入。口服复方制剂或单用合成鱼腥草素,后者治91例,治愈72例,好转12例。鱼腥草主治之一为肺脓疡,其煎剂、合剂、注射液或复方制剂均有一定效果。

(2)*五官科炎症* 鱼腥草在五官科炎症及感染多有应用,包括急、慢性结膜炎、病毒性角膜炎、单纯疱疹性角膜炎、流行性角结膜炎、浅表性巩膜炎、麦粒肿等。用鱼腥草液治疗单纯疱疹性角膜炎,84例患者共91眼,治愈50眼,显效33眼,好转4眼。急性细菌性结膜炎治疗组总显效率93.10%,流行性病毒性结、角膜炎显效率89.92%。对耳鼻喉科炎症用鱼腥草蒸馏液滴耳治慢性化脓性中耳炎100例,痊愈95例。滴鼻治萎缩性鼻炎33例,有效31例。鱼腥草液灌注治疗上颌窦炎、消除鼻窦炎患者脓涕以及下鼻甲注射治疗慢性鼻炎、鼻窦炎疗效均佳。

(3)*外科及皮肤科感染或炎症* 鱼腥草用于预防或治疗外科术后感染,如用鲜鱼胆草捣汁外敷配合食疗治疗35例瘾疹治愈25例,好转10例。鲜鱼腥草榨汁外擦治疗16例扁平疣,75%获效。

(4)*其他传染、感染性疾病* 以鱼腥草片或注射液于接触疫水期间给予,可预防钩端螺旋体病发生,单用鱼腥草或鱼腥草配伍青蒿治疗钩体病也有一定疗效。

2. 生殖系统、肛肠疾病 合成鱼腥草素治疗宫颈糜烂有较好疗效,以棉球蘸鱼腥草素水液或置其片剂于创面治疗慢性宫颈炎243例,有效率81%~92%。新鱼腥草素对宫颈炎、附件炎、盆腔炎等也有较好疗效。另报告以复方鱼腥草素栓治疗宫颈糜烂679例,疗效益佳。报告用鱼腥草注射液初诊为子宫内膜炎或(及)附件炎的患者98例,不仅使声象图指征清晰,利于诊断,同时又达到了治疗的目的,24例子宫内膜炎有效率100%,26例慢性输卵管炎并狭窄梗阻者有效率82.1%。对于某些肛肠疾病,单味鱼腥草煎水坐浴治痔疮出血其效也良。

3. 癌性胸水 鱼腥草口服液和注射液治疗中期肺、恶性胸水和肺癌咳血能使症状稳定。鱼腥草注射液常规抽胸水后注入20 mL,隔日1次,结果胸水全消,3月以上无复发而获显效者4例,胸水减少1半以上,胸水基本稳定者5例,无效2例。

4. 肾病 鱼腥草有利尿消肿之功效,用治急慢性肾炎、肾病综合征等均有一定疗效,如经36例临床研究表明,在控制感染、延长肾病缓解时间及提高血浆白蛋白和血清免疫球蛋白IgM等方面都有明显作用。

5. 食欲不振 鱼腥草鲜品在许多地区作为蔬菜生食,能促进食欲。

6. 其他疾病 鱼腥草还广泛用于多种其他疾病的治疗,如配连翘治疗急性黄疸型肝炎、鹅掌风、肺结核、荨麻疹等。

7. 不良反应 鱼腥草口服无明显毒副作用,一些地区作蔬菜生食或炖服大量也未见有何不良反应。鱼腥草注射液则曾有报告可引起过敏性紫癜、剥脱性皮炎、过敏性休克者。

合成鱼腥草素副作用轻微,口服后有鱼腥臭;肌注时少数患者局部疼痛,阴道内给药个别患者出现阴道充血,上述副反应停药后均消失。

(邓文龙)

参考文献

[1]黄春燕,等.鱼腥草不同部位挥发油化学成分的比较.药物分析杂志,2007,27(1):40

[2]胡汝晓,等.鱼腥草的化学成分及其药理作用.中国药业,2008,17(8):23

[3]龚乃超,等.鱼腥草黄酮类化合物的研究进展.微量元素与健康研究,2008,25(3):61

[4]高峰,等.鱼腥草对非发酵菌抑制作用的研究.云南中医中药杂志,1995,16(6):43

[5]侯远生,等.鱼腥草注射液体外和小鼠体内抗菌作用研究.中国中药杂志,1990,15(4):29

[6]王昕荣,等.鱼腥草体外抗巨细胞病毒的实验研究.医药导报,2007,26(6):579

[7]易文龙,等.双黄连、鱼腥草注射液抗鼠肝炎病毒3型的体外实验研究.东南大学学报(医学版),2006,25(4):228

[8]李文,等.鱼腥草提取液抗流感、腮腺炎病毒效果观察.预防医学文献信息,1999,5(4):347

[9]郝莉,等.鱼腥草注射液抗甲型流感病毒实验研究.中国中医急症,2007,16(6):713

[10]南海燕,等.超临界CO_2萃取鱼腥草挥发油的药理作用研究.海峡药学,2006,18(3):46

[11]洪佳璇,等.鲜鱼腥草提取物抗菌作用的实验研究.中国中医药科技,2007,14(6):418

[12]王慧玲,等.鱼腥草对致热大鼠下丘脑cAMP和腹中隔区精氨酸加压素含量的影响.中国临床药理学与治疗学,2007,12(1):78

[13]张俭,等.鱼腥草制剂抗炎动物模型的建立及研究.时珍国医国药,2007,18(6):1290

[14]李风雷,等.鱼腥草对油酸性急性肺损伤大鼠肺组织TNF-α表达的影响.中国病理生理杂志,2003,19(4):547

[15]王海华,等.鱼腥草注射液和双黄连注射液抗内毒素

心肌损伤作用的比较. 中药药理与临床,2003,19(4):18

[16]王海华,等. 鱼腥草注射液抗内毒素性心肌损伤作用的实验研究. 中国病理生理杂志,2004,20(3):387

[17]宋志军,等. 鱼腥草、田基黄和丁公藤注射液对大鼠免疫功能的影响.中草药,1993,24(12):643

[18]王潮临,等. 鱼腥草等中草药对外周血中性粒细胞和单核细胞化学发光影响的研究. 广西医科大学学报,1997,14(2):20

[19]宁耀瑜,等. 雾化吸入鱼腥草提取液对大鼠呼吸道及全身免疫功能的影响. 广西医科大学学报,1997,14(4):70

[20]吉永星,等. 鱼腥草和桑菊饮对免疫功能影响的实验研究. 国外医学中医中药分册,1996,18(4):49

[21]任玉翠,等. 鱼腥草营养液升白细胞作用的研究. 预防医学文献信息,1999,5(1):5

[22]李逢春,等. 鱼腥草与地耳草增强免疫功能的协同作用研究. 实用中西医结合杂志,1995,8(8):551

[23]王芳,等. 鱼腥草对链脲佐菌素诱导糖尿病大鼠肾脏TGF-β1和HGF的影响. 中华实用中西医杂志,2006,19(6):619

[24]钟瑜,等. 鱼腥草注射液对肾病大鼠尿蛋白及TGF-$β_1$的影响.中国中医急症,2005,14(8):766

[25]江学良,等. 鱼腥草治疗溃疡性结肠炎大鼠对结肠压力的影响. 世界华人消化杂志,1999,7(7):581

[26]魏艳静,等. 鱼腥草注射液对溃疡性结肠炎大鼠治疗作用研究. 第三军医大学学报,2005,27(23):2356

[27]汤杰,等. 鱼腥草鼻用喷雾剂急性毒性,局部刺激性及过敏性的实验研究,中南药学,2006,4(6):403

闹羊花 Rhododendri Mollis Flos

nao yang hua

本品为杜鹃花科植物羊踯躅*Rhododendron molle* (Bl.)G.Don.的干燥花,又名六轴子。味苦、辛,性温,有大毒。有活血散瘀、祛风、止痛等功能。用于跌打损伤、风湿痹痛等。

【化学成分】

本品含毒性成分梫木毒素 (andromedotoxin)、石楠素(ericolin)[1,2],毒性二萜类成分,日本杜鹃素Ⅲ(rhodojaponin Ⅲ)、羊踯躅素Ⅰ、Ⅱ和Ⅲ(rhodomo11ein Ⅰ, Ⅱ, Ⅲ)[3,4]、木藜芦毒素Ⅳ (grayanotoxin Ⅲ)和kalmano1[5]。

【药理作用】

1. 影响心脏功能 闹羊花醇提物 (AERM)50~100 μg/kg静脉注射能对抗$BaCl_2$诱发的大鼠室性心律失常,但对$CaCl_2$所致大鼠及小鼠室颤均无保护作用[6]。闹羊花毒素Ⅲ(0.1、0.3、1.0 μmol/L)对心室乳头肌有正性肌力作用,更高浓度(3.0 μmol/L)则诱发节律异常;在钳制电压为+50 mV时,1.0 μmol/L闹羊花毒素Ⅲ使钠-钙交换电流增加,而对钙电流无影响。提示,闹羊花毒素Ⅲ的正性肌力作用机制是促进钠-钙交换电流增加,而不是增加钙电流[7]。

2. 毒性 花中所含梫木毒素,皮下注射LD_{50}为4.36 mg/kg[8]。

【临床应用】

1. 手术麻醉 5%~10%闹羊花穴位注射麻醉做手术154例,成功率94%。其复方制剂(配生草乌、川芎、当归),耳穴注射麻醉也有一定疗效[9,10]。

2. 副作用 用三花酒500 mL浸泡闹羊花、金樱子,饮30 mL,数分钟后出现头晕、胸闷、剧烈咳嗽并呕吐,并出现晕厥,心电图诊断为:窦性心律不齐,高度房室传阻滞,不完全性房室分离;临床诊断为急性闹羊花中毒,心律失常[11]。

【附注】

1. 八厘麻为杜鹃花科植物羊踯躅*Rhododendron molle*(Bl.)G.Don.的干燥果实。

[化学成分]

从成熟果实中提取得到的结晶物质八厘麻毒素(rhomotoxin), 经理化实验鉴定为日本杜鹃素Ⅲ(rhodojaponin Ⅲ),再经酸催化、纯化获得八厘麻毒素结构改造物(Rh2)[12-14]。

[药理作用]

(1)心血管系统 八厘麻毒素3.5 μg/kg静注使麻醉犬血压下降39%,心率减慢8%[15]。其减慢心率作用有剂量依赖性,3.5 μg/kg内平均减慢39%,20 μg/kg时减慢70%;而降压强度与剂量无明显关系,但20 μg/kg时降压持续时间比3.5 μg/kg时延长10倍,约达3 h[16]。八厘麻毒素25 μg/kg静脉注射,使家兔有效不应期(ERP)和相对不应期(RRP)显著延长。采用Langendorff离体兔心脏灌流模型,用含Rh浓度为0.34 μmol/L的K-H灌注液灌注,心房相对不应期(ARRP)和心房有效不应期(AERP)显著延长;转用含Rh浓度为0.68 μmol/L的K-

H灌注液灌注，心房舒张阈值(ADT)、心室舒张阈值(VDT)均明显升高，且ARRP，AERP，心室相对不应期(VRRP)和心室有效不应期(VERP)均显著延长。提示本品能直接作用于心肌，升高心房、心室舒张期阈值和延长心房、心室不应期[17,18]。

八厘麻毒素结构改造物(Rh2) 分别以1、2、4 mg/kg静脉注射，各剂量组可升高大鼠收缩压(SDP)、舒张压(DBP)、平均动脉压(MAP)，尤以SDP为甚，同时降低左心室舒张末压(LVEDP)，升高室内压最大上升速率(+dp/dtmax)，说明Rh2各剂量组一定程度提高心脏后负荷，降低前负荷[19]。另以1、8 mg/kg静脉注射，可以明显增加大鼠Fas、Bcl-2蛋白表达，提示八厘麻毒素改造物无明显增加心肌凋亡，不促进心肌的重构[20]。

(2)镇痛　八厘麻混悬剂0.2 g/kg灌胃，使小鼠痛阈提高37%。其0.1 g/kg的镇痛作用与0.05 g/kg的阿片混悬剂相似，其镇痛指数分别为28.9和30.0，但剂量增加，镇痛作用不增强，毒性则显著增加[9]。八厘麻醇提物1.25 mg/kg腹腔注射有显著镇痛作用。八厘麻醇提物60 mg/kg腹腔注射，K^+透入法可使兔痛阈提高93%[21]。

(3)收缩支气管　豚鼠离体肺灌流试验中，给八厘麻毒素10 μg使流量显著减少，表明其有明显收缩支气管平滑肌作用。此作用可被H1受体阻断药苯海拉明和α受体阻断药酚妥拉明明显减弱，而异丙肾上腺素和氨茶碱对八厘麻毒素收缩支气管平滑肌的作用有明显拮抗作用[22]。

(4)其他　实验证明日本杜鹃素Ⅲ(rhodojaponinⅢ)对烟草夜蛾幼虫、草地夜蛾幼虫、马铃薯叶甲、麦二叉蚜及杂拟谷盗成虫均有强大的杀虫作用[23]。

(5)药代动力学　^{3}H-八厘麻毒素给小鼠尾静脉注射，5 min时血药浓度最高，以后迅速下降，3 h为9.6%。其分布于胆囊最多，肝肾次之，脑中最少。6 h后，有52.4%由尿粪中排出体外。本品与血浆蛋白的结合率为60%[24]。

(6)毒性　八厘麻混悬液小鼠灌胃的MLD为2.89 g/kg，醇浸剂与酊剂的LD_{50}分别为8.63 g/kg和6.26 g/kg[9]。小鼠腹腔注射八厘麻毒素的LD_{50}为0.522 mg/kg，死前表现为呼吸困难、出汗和抽搐[9,25]。给麻醉犬静脉注射八厘麻毒素20 μg/kg可引起多种心律失常，70 μg/kg时可出现室性自主心律，100 μg/kg时均发生室颤而死亡。给兔静脉注射35 μg/kg八厘麻毒素组织检查可见器官瘀血及肝细胞轻度脂肪变性[25]。

[临床应用]

(1)高血压病　八厘麻毒素1 mg加入10%葡萄糖中，静点治疗重症高血压105例及妊娠高血压症25例，有快速降压效果，收缩压和舒张压均可下降30%左右，并可消除头晕、心慌、胸闷等症状或使其明显减轻[26,27]。

(2)心律失常　八厘麻毒素治疗室上性心动过速19例，其中18例使心率明显减慢，还能使其纠正为窦性心律。此外能预防阵发性室上性心动过速及阵发性心房纤颤，对多发性早搏也有一定疗效[9]。

(3)不良反应　八厘麻毒素常见有胃部烧灼及全身麻木感，也有头晕、口干、口凉、恶心。呕吐、眼花耳鸣等不良反应[9,28]；剂量过大可致休克，甚至抽搐、神志不清等，心电图可见各种心律失常。对继发性高血压及恶性高血压慎用，危重患者禁用[16]。

2. 羊踯躅根　有驱风、除湿、消肿、止痛功能。用于风寒湿痹，跌打损伤等证。羊踯躅根片剂治疗类风湿性关节炎70例，总有效率87%[29]。少数人服用后有头昏、乏力、腹泻、丘疹等不良反应，严重可致烦躁不安，抽搐和呼吸困难[29,30]。

3. 羊踯躅叶　含杜鹃花毒素(rhodotoxin)、重菇醇(煤地依酸甲酯，sparassol)及黄酮类等成分[1]。杜鹃花毒素对兔离体肠及子宫平滑肌有兴奋作用，大剂量则抑制，对兔离体支气管稍有收缩作用。对呼吸及心脏有抑制作用，过量可致死亡，小鼠皮下注射LD_{50}为0.143 μg/kg[9]。用鲜羊踯躅枝叶煎液熏蒸法治疗疥疮疤134例，一般3次即愈[31]。

(韩　冬　韩　阳　李春子　马金凯)

参考文献

[1]江苏新医学院. 中药大辞典.(上册).上海：上海人民出版社，1977：493，973，1447

[2]中国医学科学院药物研究所，等. 中药志.(第三册). 北京：人民卫生出版社，1984:111

[3]Liu Z, et al. Studies on the chemical constituents of Chines azalea.I. The structure of rhodomollein I ，a new toxic diterpenoid. *Acta Chin Sin*, 1989，(3)：235

[4]刘助国，等.中国羊踯躅花化学成分研究.中国药理学报，1990，25(11)：830

[5]Alocke JA. Grayanoid diterpene insect antifeedants and insecticides from Rhododendron molle. *Phytochemistry*，1991，30(6)：1797

[6]樊红鹰，等. 闹羊花醇提物对心脏的作用.第一军医大学学报，1989，9(4)：326

[7]刘慧，等. 闹羊花毒素Ⅲ对豚鼠心室乳头肌收缩力和离子流的作用. 华中科技大学学报(医学版)，2007，36(2)：162

[8]张覃沐，等. 乌头碱和闹羊花毒素的镇痛作用以及并用东莨菪碱和阿托品的增效现象. 生理学报，1958，22(2)：98

[9]王浴生. 中药药理与应用.北京:人民卫生出版社,1983:1001

[10]广东省江门市北街人民医院,等. 草药闹羊花液耳穴注射麻醉效果观察.新医学,1971,(10):29

[11]李蕙琴. 闹羊花中毒致高度房室传导阻滞一例. 广西中医药,1996,19(2):37

[12]易卫平,等. 八厘麻毒素的提取分离、改造及药理作用.中国新药杂志,2006,15(19):1655

[13]邓道济,等. 八厘麻毒素的精制和结构鉴定. 医院药学杂志,1981,1(3):7

[14]濮全龙. 羊踯躅中的闹羊花毒素Ⅲ的结构测定. 中草药,1983,14(7):293

[15]方达超,等. 八厘麻毒素的血流动力学研究. 武汉医学院学报,1981,10(1):82

[16]毛焕元,等. 八厘麻毒素对降低血压和减慢心率的机制研究. 武汉医学院学报,1984,(5):367

[17]李迪俊,等. 八厘麻毒素对兔心脏电生理参数的影响. 中国临床药理学与治疗学,2000,5(4):313

[18]邱汉婴,等. 八厘麻毒素对离体灌注兔心脏电生理参数的影响. 中国药理学通报,2000,16(1):75

[19]易卫平,等. 八厘麻毒素改造剂对麻醉大鼠的血流动力学及电生理作用. 中国药理学通报,2005,21(7): 827

[20]易卫平,等. 八厘麻毒素结构改造物对大鼠心肌细凋亡相关蛋白的影响. 实用医学杂志,2006,22(8):877

[21]秦延年,等. 羊踯躅镇痛有效成分的研究. 徐州医学院学报,1980,(2):112

[22]陈兴坚,等. 八厘麻毒素对豚鼠离体肺灌流的影响. 第一军医大学学报,1989,9(1):37

[23]Hu MY, et al. Response of five insect species to a botanical insecticide, rhodojaponin Ⅲ. *J Econ Entomol*,1993,86(3):706

[24]刘永佳,等. ³H-八厘麻毒素的分布和排泄. 武汉医学院学报,1985,(2):132

[25]毛焕元,等. 八厘麻毒素对动物的急性毒性实验. 武汉医学院学报,1981,(1):88

[26]洪金煌,等. 八厘麻毒素对105例重症高血压快速降压疗效分析. 武汉医学院学报,1981,(1):91

[27]洪令煌,等. 八厘麻毒素对25例妊娠高血压性病变降低血压疗效分析. 医院药学杂志,1982,2 (3):146

[28]毛焕元,等. 八厘麻毒素对129例高血压患者快速降压的临床观察. 武汉医学院学报,1980,(1):77

[29]罗永炎,等. 羊踯躅根片治疗类风湿性关节炎70例观察. 中西医结合杂志,1990,10(6):376

[30]王筠默,等. 建国以来有关中草药的不良反应及其防治的研究. 中草药,1980,11(7):322

[31]刘敏. 单味羊踯躅熏蒸法治疗疥疮134例. 中国中西医结合杂志,1999,19(2):121

卷 柏 Selaginellae Herba juan bai

本品为卷柏科植物卷柏*Selaginella tamariscina*(Beauv.)Spring或垫状卷柏*Selaginella pulvinata*(Hook. et Grev.)Maxim.的干燥全草。味辛,性平。具有活血通经功能。用于经闭痛经、癥瘕痞块、跌扑损伤。卷柏炭化瘀止血。用于吐血、崩漏、便血、脱肛。

【化学成分】

1. 黄酮类 包含有穗花杉双黄酮(amentoflavone)、异柳杉双黄酮 (isocryptomixin)、扁柏双黄酮(hinokiflavone)、苏铁双黄酮(sotetsuflavone)、芹菜素(apigenin)等26个黄酮类化合物,除芹菜素为单黄酮外,其他均为双黄酮[1]。

2. 酚类 有9个苯丙素类化合物[2]。

3. 有机酸类 卷柏中有莽草酸[3],垫状卷柏中有咖啡酸、羟基苯甲酸等[4]。

4. 挥发油 已分离确认出31种化学成分,其中主要成分为雪松醇,占总挥发油的45.07%[5]。

5. 其他 含有丰富的微量元素,硫、磷、硅、铁、镁、铝、钙和钾均有较高含量[6]。还有卷柏苷A、B、C和熊果苷等;此外还有腺苷、鸟苷、D-甘露醇、β-谷甾醇、卷柏胆甾酮(pulvinatadione)和氨基酸以及海藻糖等多糖类成分[4,7,8]。

【药理作用】

1. 调节免疫 卷柏水煎液每日按0.2 mL/10 g体重灌胃给小鼠,连续给药7 d,可降低小鼠血清C_3、C_4、IgG、IgM、IgA的含量;但对小鼠胸腺、脾脏及T淋巴细胞α-醋酸萘酯酶活性没有影响。表明卷柏对小鼠体液免疫表现为抑制作用,而对小鼠的细胞免疫方面没有明显影响[9,10]。

2. 抗炎 卷柏醇提物有抑制被IL-1β、IL-6激活的人体信使细胞增殖作用,具有体外抗炎作用[11]。卷柏和垫状卷柏乙酸乙酯提取物抑制脂氧化酶的IC_{50}为7.3和7.2 mg/L,95%乙醇提取部位抑制活性更强,IC_{50}

为2.7和3.7 mg/L。该指标对了解卷柏控制炎症和预防疾病有临床意义[12]。

3. 降血糖 卷柏醇提物和水提物8、16 g/kg灌胃7~14 d,均能降低糖尿病大鼠的血糖,并能在一定程度升高糖尿病大鼠的葡萄糖耐量,且卷柏醇提物降糖作用明显优于卷柏水提物[13]。卷柏注射液20 g/kg连续腹腔注射15 d,对链尿佐菌素诱发的大鼠糖尿病有降血糖作用,同时升高胰岛素水平,降低MDA含量;对正常大鼠无明显影响。提示其作用机制可能与影响胰岛β细胞功能,保护β细胞不受破坏,促进胰岛细胞修复,增加胰岛素的生物合成等有关[14]。卷柏水提液(0.08 g/kg)及大孔树脂50%乙醇洗脱组分(0.028 g/kg),大鼠灌胃给药2周,可使大鼠肝脏胰岛素受体基因mRNA表达水平显著提高,而改善胰岛素抵抗[15]。

4. 止血 卷柏能缩短凝血时间、凝血酶原时间和活化部分凝血酶时间,使纤维蛋白原含量减少,以及提高外周血小板数,促进血小板聚集,从而促进止血过程,但无血管收缩的作用[16,17]。

5. 保肝 用卷柏水煎剂(生药1 g/mL)灌胃给药(0.2 mL/100 g体重),能显著地降低CCl_4所致急性肝损伤小鼠血清中ALT、AST、NO、PGE_2和肝组织中MDA含量的升高;并可使CCl_4所致小鼠肝组织中降低的SOD活性升高,改善肝脏组织的病理损伤[18]。

6. 抗病毒 卷柏乙醇和乙酸乙酯提取物浓度在5~90 μg/mL范围内,在Vero细胞体系中,具有一定的抑制疱疹病毒I型(HSV-1)对细胞的致病变作用,使细胞存活率提高[19]。同样,卷柏乙醇和乙酸乙酯提取物浓度在5~90 μg/mL范围内,对柯萨奇病毒CVB_3感染的Hep-2细胞有一定的抑制细胞病变作用,使细胞存活率提高[20]。卷柏的活性成分穗花杉双黄酮对呼吸道合胞体病毒有较好的抑制作用,其IC_{50}为5.5 μg/mL[21]。

7. 抗肿瘤 卷柏对一般化学抗癌剂或放射性治疗敏感的肿瘤均有效,且对体积较小的肿瘤疗效较好。其影响抑癌基因P53的表达,使细胞周期停止在G_0期;其所含的双黄酮成分(如穗花杉双黄酮等)有细胞毒作用,可以直接杀伤癌细胞,抑制其生长[22]。卷柏水提物及各萃取部位对小鼠肉瘤S180和肝癌H22瘤株均有不同程度的抑制作用,其中卷柏水萃取部位(9.6、4.8 g/kg)给荷瘤小鼠腹腔注射,连续8 d,对2种瘤株的抑制作用最强[23]。

8. 抗辐射 卷柏水部位(4.909 g/kg)照射前和照射后分别灌胃给予,可降低受γ射线照射小鼠胸腺、脾脏的G_0/G_1期细胞百分率,升高其G_2/M、S期细胞百分率,也可明显降低其细胞凋亡率[24]。对照射损伤小鼠的造血系统也有一定的辐射防护作用。可明显提高照射后小鼠30 d的存活率、死亡动物平均存活时间和小鼠外周血白细胞数,抑制射线引起的小鼠体重的下降;另外,它还可降低受照射小鼠骨髓细胞G0/G1期细胞百分率,升高其G_2/M、S期细胞百分率,并可明显降低其细胞凋亡率[25]。

9. 抗氧化及延缓衰老 垫状卷柏中3个黄酮成分的混合物(Fr5)黄嘌呤氧化酶有强抑制作用,IC_{50}为1.1 μg/mL[26];垫状卷柏双黄酮和穗花双黄酮均可浓度依赖性清除二苯代苦味肼基自由基(DPPH),能显著减轻溶血性磷脂酰胆碱(LPC)所致内皮细胞损伤[27];卷柏中的新单体化合物Selaginellin能抑制同型半胱氨酸诱导的内皮细胞衰老,其机制可能与抑制氧化应激和上调klotho表达有关[28]。

10. 其他 卷柏多糖800、600、400 mg/kg,灌胃10 d,对负重游泳小鼠具有显著的抗疲劳作用[29]。卷柏乙酸乙酯提取物穗花杉双黄酮在0.1~10.0 μmol/L范围内,有明显舒张血管作用;损伤大鼠主动脉环内皮后,穗花杉双黄酮舒张血管作用被抑制;在内皮完整的动脉血管环使用一氧化氮抑制剂L-NAME,穗花杉双黄酮的作用被抑制。提示卷柏穗花杉双黄酮的舒张血管作用依赖于血管内皮,且有一氧化氮参与[30]。

【临床应用】

1. 止血 卷柏在临床上用于婴儿断脐止血,并且脐部较用线结扎者干燥、无臭味、无感染和其他副作用[31];用于治疗内痔出血,无论寒热之症,虚实之体,皆可服用,开水泡服,亦其同等效果[32]。此外,卷柏还用于尿血、便血、吐血的治疗,并且卷柏研粉外用对金创出血亦有良好的止血效果。

2. 多种炎症 可用于慢性气管炎、肾炎、褥疮、疥疮的治疗,卷柏烧熏法亦可治疗慢性气管炎和预防感冒[33]。

3. 肿瘤 用于治疗肺癌、宫颈癌、乳腺癌、胃癌等多种癌症均有一定的疗效[31]。卷柏针剂治疗滋养叶肿瘤有效率达73.9%[34]。

4. 妇产科 用于治疗妇女月经不畅、淋漓不尽,以使经血循常道而自调;祛瘀止血作用,用于治疗崩漏、经期延长、顽固性子宫出血性疾病;逐瘀益母缩宫下胎作用,用于治疗产后恶露不绝、胞衣不下、产后宫复不良引起的出血;清热除湿解毒作用,用于治疗湿、热引起阴肿,老年性阴道炎;解毒提升,用于治疗妇人阴挺下脱伴局部感染者[35]。

5. 呼吸道感染 卷柏煎剂治疗呼吸道感染36例,7 d为一个疗程。32例痊愈,3例有效,1例无效,总有效率97.2%[36]。

【附注】

卷柏属(*Selaginella*)植物属于蕨类植物门石松纲卷柏科，为多年生草本植物，在全世界共有700多种，我国分布约有60~70余种，其中有22种具有药用价值[37]，除《中国药典》(2010年版) 收载的卷柏*Selaginella tamariscina*(Beauv.)Spring或垫状卷柏*Selaginella pulvinata*(Hook. et Grev.)Maxim.)为中药卷柏的法定品种外，民间药用的尚有鳞叶卷柏*S.lepidophylla*、江南卷柏*S.moellendorfii* Hieron.、兖州卷柏*S.involvens*(SW.)Spring、深绿卷柏*S.doederleinii* Hieron.、薄叶卷柏*S.delicatula*、翠云草*S.uncinata*(Desv.)Spring等20多个品种[38]。

(宋 宇)

参考文献

[1]张红伟，等. 卷柏属植物黄酮类成分研究概况. 亚太传统医药，2007，10(3)：63

[2]毕跃峰，等. 卷柏中化学成分的分离与结构鉴定. 药学学报，2004，39(1)：41

[3]郑晓珂，等. 卷柏中黄酮类成分研究.中草药，2004，35(7)：742

[4]郑兴,等. 垫状卷柏化学成分研究.中草药,2001,32(1)：17

[5]回瑞华，等. 卷柏中挥发性组分的酶提取及气相色谱质谱分析.质谱学报，2006，27(1)：19

[6]戴忠，等. 卷柏属药用植物微量元素的研究.中国药事，2001，15(6)：38

[7]郑晓珂,等.卷柏化学成分研究.药学学报,2004,39(4)：266

[8]郑晓珂，等. 卷柏中一个新木脂素苷的分离与鉴定.药学学报，2004，39(9)：719

[9]王瑞国，等. 卷柏对小鼠血清C_3、C_4和Ig M含量的影响. 福建中医学院学报，2003，13(6)：36

[10]林久茂，等. 卷柏对小鼠免疫功能的影响.福建中医药，2003，34(1)：41

[11]Kuo YC，et al.Chinese herbs as modulators of human mesangial cell proliferation：preliminary studies. *J Lab Clin Med*，1998，132(1)：76

[12]黎莉，等. 卷柏属7种药用植物的提取物对脂氧化酶的抑制作用.中国医院药学杂志，2006，26(12)：1514

[13]李方莲，等. 卷柏对老龄糖尿病模型鼠的降血糖作用. 中国老年学杂志，1999，19(5)：301

[14]吴奕富，等. 卷柏对链脲佐菌素诱发糖尿病大鼠降血糖作用的研究.福建中医药，2001，32(2)：42

[15]付雪艳，等. 卷柏活性部位对胰岛素抵抗大鼠肝脏胰岛素受体mRNA表达的影响. 宁夏医科大学学报，2009，31(2)：163

[16]祁丽华，等. 卷柏止血作用的实验观察. 佳木斯医学院学报，1995，18(4)：15

[17]陈美琳，等. 卷柏止血作用实验观察. 佳木斯医学院学报，1996，19(4)：9

[18]林久茂，等. 卷柏对实验性肝损伤小鼠保护作用的实验研究. 福建中医学院学报，2006，16(2)：28

[19]金楠，等. 卷柏属药用植物提取物体外抗疱疹病毒I型的研究. 医药导报，2009，28(4)：415

[20]雷湘，等. 卷柏属药用植物提取物体外抗柯萨奇病毒作用研究. 中药药理与临床，2007，23(5)：110

[21]Shuang-Cheng MA，et al.Antiviral Amentoflavone from Selaginella sinensis. *Biol Pharm Bull*，2001，24(3)：311

[22]Lee IS.Selaginella tamariscina Induces Apoptosis via a Caspase -3 -Mediated Mechanism in Human Promyelocytic Leukemia Cells. *Cancer Let*，1999，144：93

[23]毕跃峰，等. 卷柏抗肿瘤药理作用研究. 河南中医学院学报，2003，(3)：12

[24]郑晓珂，等. 卷柏水部位对小鼠胸腺和脾脏的辐射防护作用. 免疫学杂志，2008，24(2)：163

[25]郑晓珂，等. 卷柏水部位对造血系统的辐射防护作用. 中华放射医学与防护杂志，2008，28(1)：35

[26]黎莉，等. 卷柏属7种药用植物的提取物抑制黄嘌呤氧化酶的活性研究. 中药材，30(4)：445

[27]徐智，等. 垫状卷柏中双黄酮药理活性的研究. 中国医学现代杂志，2004，14(14)：88

[28]谭桂山. 垫状卷柏化学成分及Selaginellin抗衰老作用与机制研究. 中南大学博士论文，2007

[29]刘娟，等. 卷柏多糖的抗疲劳生物活性研究. 佳木斯大学学报，2009，27(4)：634

[30]许兰，等. 卷柏穗花杉双黄酮的舒张血管作用实验研究. 延边大学医学学报，2009，32(4)：246

[31]郑虎占.中药现代研究与应用. 北京：学苑出版社，1998：3033

[32]李彪. 卷柏止血有殊效. 湖南中医杂志，1985，1(4)：11

[33]彭智聪，等. 卷柏炒碳后对止血作用的影响. 中国中药杂志，2000，25(2)：69

[34]福建中医药研究所. 福建药物志.(第2册).福州：福建科学技术出版社，1983：27

[35]周姗，等. 用卷柏治疗妇科病经验. 中国民族民间医药杂志，1999，(37)：89

[36]孟德宝，等. 卷柏煎剂治疗呼吸道感染36例. 中华医学研究杂志，2003，3(11)：1030

[37]江苏植物所，中国医科院药物所. 新华本草纲要.(第三卷).上海：上海科学技术出版社，1990：626

[38]毕跃峰.等. 卷柏属植物化学成分与药理活性. 国外医药·植物药分册，2002，17(3)：97

泽 兰 Lycopi Herba ze lan

本品为唇形科植物毛叶地瓜儿苗*Lycopus lucidus* Turcz.var. *hirtus* Regel的干燥地上部分。味苦、辛，性微温。有活血调经、祛瘀消痈、利水消肿功能。主治月经不调、闭经、痛经、产后瘀血腹痛、疮痈肿毒、水肿腹水等。

【化学成分】

泽兰中主要含有挥发油、黄酮苷、酚类、皂苷、有机酸等[1-3]。目前，从泽兰的中分离得到的成分主要包括：β-谷甾醇(β-Sit sterol)、桦木酸(betulinic acid)、熊果酸(usolic acid)、乙酰熊果酸(acetyl-ursolicacid)、胆甾酸(cholic acid)、齐墩果酸(oleanolic acid)、2α-熊果酸(2α-ursolic acid)、胡萝卜苷(daucosterol)、原儿茶醛(protocatechuic aldehyde)、原儿茶酸(protocatechuic acid,)、咖啡酸 (cafeic acid)、迷迭香酸 (posemary acid)、木犀草素-7-O-葡萄糖醛苷 (lutelin-7-O-glucuronide)、香茶菜素(rabdosiin(1S,2R))、schizotenuin A、14-甲基十五烷酸、亚油酸、亚麻酸、硬脂酸和花生酸等[4,5]。

【药理作用】

1. 改善血液流变性 给家兔血瘀模型口服泽兰4 g/kg，6天，能明显降低血液黏度、纤维蛋白原含量和红细胞聚集指数的明显升高。泽兰的4个提取部位，其中L-F04明显降低全血表观黏度、红细胞聚集指数、血沉等均有显著降低作用。L-F04大 (0.612 g/kg)、小(0.306 g/kg)剂量均可明显改善高分子右旋糖酐静脉推注造成血瘀模型大鼠的红细胞变形性，抑制红细胞聚集，对红细胞膜流动性也有增加的趋势。给家兔腹腔注射泽兰水煎剂(生药)1 g/kg，全血比黏度、血浆比黏度、全血还原比黏度、血细胞比容显著降低。

2. 抑制血小板聚集、抗血栓形成 泽兰水煎剂体外实验2.0、6.0、12.0 g/L能明显抑制家兔血小板聚集；连续7 d灌胃3.9 g/kg能明显减轻动静脉血栓重量[10]。腹腔注射泽兰1 g/kg 1 h家兔体外血栓长度、干重、湿重与用药前均有显著差异；对高分子右旋糖酐引起的肺血栓大鼠模型也有明显的对抗作用。泽兰提取部分L-F04 0.408、0.204 g/kg可显著抑制血瘀模型大鼠ADP诱导的体内血小板聚集，对大鼠体外血栓及实验性动静脉旁路血栓形成也有明显的抑制作用[11]。

3. 延长凝血时间 泽兰水煎剂连续7 d灌胃3.9 g/kg可明显延长小鼠凝血时间；单次灌胃15 g/kg可明显延长家兔血浆复钙凝血时间、凝血酶原时间、白陶土部分凝血活酶时间及凝血酶时间，升高血浆抗凝血酶活性。

4. 改善微循环 泽兰2 g/kg腹腔注射，对血瘀家兔耳廓微循环明显改善，扩张微血管管径，血流速度加快，血中红细胞团块变小、变少。对正常家兔球结膜微循环，泽兰0.5 g/kg腹腔给药可增加功能毛细血管的开放数目，其有扩张小血管作用。对高分子右旋糖酐血瘀模型大鼠，可明显改善微血管流态。

5. 降低血脂 每日灌服泽兰1 g/kg，连续4 d，能明显降低正常家兔血清总胆固醇和甘油三酯水平；对实验性高血脂大鼠升高的血清甘油三酯，也有降低作用[12]。

6. 保肝利胆 泽兰水提醇沉液2.5、5.0、10.0 g/kg对四氯化碳引起的小鼠肝损伤有一定的保护作用，并可使正常大鼠胆汁流量增加[13]。泽兰水煎液5.0~10.0 g/kg灌胃给小鼠，对部分肝切除小鼠肝细胞再生有弱的促进作用[14]。泽兰预防给药可使四氯化碳诱导肝纤维大鼠、小鼠模型的sGPT、sGOT降低，使血清总蛋白、白蛋白显著升高。说明泽兰有较好的抗肝硬化形成作用[15]。

7. 镇痛、镇静 泽兰的水煎醇沉制剂对醋酸引起的小鼠扭体反应有显著的抑制作用，尤以5.0~10.0 g/kg为显著。泽兰对小鼠的自发活动有显著的抑制作用，也以5.0~10.0 g/kg为显著。在5.0~10.0 g/kg剂量范围内，泽兰有剂量依赖性的镇痛、镇静作用[14]。

8. 防治慢性肾衰竭 每天用泽兰水煎剂0.5、1.0、2.0 g/100g(体重)连续灌胃24 d，检测腺嘌呤肾衰竭大鼠的红细胞(RBC)、血红蛋白(Hb)、红细胞容积(HCT)和钙(Ca)、磷(P)、尿素氮(BUN)、肌肝(Ser))f.肿瘤坏死因子(TNF-α)等指标。证明，适宜剂量的泽兰对大鼠慢性肾衰竭有改善作用，纠正肾衰竭时的贫血、低钙高磷现象及氮质血症，减少TNF-α对肾脏的纤维化损害[16]。

【临床应用】

1. 腹水 以白术泽兰汤治疗各型腹腔积液53例。

疗效标准为：治愈：水肿全部消退，实验室检查恢复正常；好转：水肿减轻，实验室检查改善。服此方1至2个疗程，治愈22例，好转28例，未愈3例，总有效率94.3%[17]。

2. 肾病综合征 赤小豆泽兰汤，每日1剂，4周为1疗程，治疗30例肾病综合征。结果显效25例，有效4例，无效1例，总有效率26.67%[18]。

3. 月经过少 198例月经过少患者，用熟地泽兰汤加减治疗，每日1剂，少则3剂，多则18剂，3个月经周期判定疗效。结果，痊愈138例，好转55例，无效5例，总有效率97.5%[19]。

自拟经前安泰汤治疗经前期紧张综合征228例，总有效率97.4%。本方有疏肝健脾、行气解郁、活血利水及调节内分泌作用[20]。

4. 外伤 采用泽兰合剂治疗四肢骨折早期肿痛患者100例，连续用药9 d，瘀血消散.脉络畅达.消肿止痛，总有效率达91%[21]。用以泽兰为主的活血消肿止痛膏治疗软组织损伤1800例也获得满意效果[22]。

5. 良性前列腺增生 鳖甲泽兰汤治疗良性前列腺增生45例，每日1剂，3个月为1个疗程。显效15例，有效22例，总有效率82.2%[23]。

【附注】

欧地笋（欧地瓜儿苗）*Lycopus europaeus* L.欧地笋醋酸提取物给小白鼠口服，能引起长时间（超过24 h）T_3水平降低，推断可能是使周边的T_4脱碘减少所致[24]。

（谢庆凤　叶木荣　李　锐）

参 考 文 献

[1]孙连娜.泽兰的化学成分（Ⅰ）.第二军医大学学报，2004，25（9）：1029

[2]孙连娜.泽兰的化学成分（Ⅱ）.解放军药学学报，2004，2b（3）：172

[3]T~kahashi.Y. 泽兰中的酚类成分.国外医学中医中药分册，2000，22（6）：356

[4]冯菊仙. 泽兰化学成分的研究. 中草药，1989，0（3）：45

[5]许冰. 泽兰中脂肪酸的气相色谱-质谱分析.鞍山师范学院学报，2005，7（6）：55

[6]刘新民. 泽兰对模拟失重引起家兔血瘀症的改善作用. 中草药，1991，22（11）：501

[7]高南南，等. 泽兰有效成分活血化瘀药理学的研究Ⅰ.泽兰4个提取部分对大鼠血液流变学的影.中草药，1996，27（6）：352

[8]石宏志，等. 泽兰有效部分L-F04对红细胞流变学的影响.航天医学与医学工程，2002，15（5）：7776

[9]张义军，等. 泽兰对家兔血液流变性及球结膜微循环的影响. 微循环学杂志，1996，6（2）：31

[10]胡慧娟，等. 泽兰水煎剂的抗凝血作用. 中药药理与临床，1995，11（6）：28.

[11]石宏志，等. 泽兰L-F04对血小板聚集和血栓形成的影响.中草药，2003，34（10）：923

[12]张义军. 泽兰的降血脂作用研究. 潍坊医学院学报，1993，15（1）：16-17，33

[13]谢人明，等. 泽兰保肝利胆作用的药理研究，陕西中医，2004，25（1）：66

[14]冯英菊，等. 泽兰镇痛、镇静及对实验性肝再生作用研究.陕西中医，1999，20（2）：86

[15]谢人明，等. 泽兰防治肝硬化的实验研究. 中国药房，1999，10（4）：151

[16]曹赛霞，等. 泽兰防治慢性肾衰竭的实验研究，中国中西医结合肾病杂志，2008，9（8）：712

[17]陈敏广. 白术泽兰汤治疗各型腹水53例. 陕西中医，2003，24（1）：61

[18]肖晖，等. 赤小豆泽兰汤治疗肾病综合征30例临床分析.中国医师杂志，2001，3（7）：546

[19]马爱香. 熟地泽兰汤治疗月经过少198例疗效观察. 甘肃中医，2004，17（11）：34

[20]傅赛萍，等. 经前安泰汤治疗经前期紧张综合征228例. 陕西中医，1997，18（6）：241

[21]何祖军，等. 泽兰合剂治疗四肢骨折早期肿痛的临床观察. 湖北中医杂志，2003，25（7）：32

[22]熊屹，等. 活血消肿止痛膏治疗软组织损伤1800例. 中国骨伤，1997，10（2）：44

[23]卢太坤，等. 鳖甲泽兰汤治疗良性前列腺增生症临床观察. 四川中医，2005，23（9）：59

[24]Winterhoff H，et al. Endocrine effects of Lycopus europaeus L. following oral application. *Arzneimittelforschung*，1994，44（1）：41

泽　漆 Euphorbiae Helioscopiae Herba

ze qi

本品为大戟科植物泽漆*Euphorbia helioscopia* L.的全草。味辛、苦，性凉，有毒。有利水消肿、止咳化痰、解毒散结、杀虫等功能。用于水气肿满、痰饮咳喘、瘰疬癣疮等。

【化学成分】

含槲皮素(quercetin)、槲皮素-5,3-二-D-半乳糖苷(quercetin-5,3-di-D-galactoside)、槲皮素3-O-双半乳糖苷(泽漆新苷、heliosin,quercetin-3-O-digalactoside)、槲皮素3-O-半乳糖苷(金丝桃苷,hyperoside)、β-二氢岩藻甾醇(β-dihydrofucosterol)、泽漆皂苷(泽漆素,phasin)、泽漆醇(helioscopiol)、三萜、间羟基苯基甘氨酸、3,5-二羟基苯基甘氨酸、大戟乳酯(euphorbin)、丁酸、没食子酸、琥珀酸、葡萄糖、果糖、麦芽糖钙(calcium maltale)[1-3],咖啡酸(caffeic acid)、没石子酸乙酯(ethyl gallate)、杨梅素(myrecetin)[4]、假白榄酮类二萜,Euphoheliosnoid A、B、C[5]、D[6]。

尚含有大戟醇型二萜,如20-去氧-16-羟基-巨大戟醇酯、20-去氧-13,16-二羟基巨大戟醇酯类化合物。以及泽漆品A~L(euphoscopins A~L)、表泽漆品A~F(epieuphoscopins A~F)、大戟宁A~K,L~N(euphornins A~K,L~N)、泽漆素A,B,C(euphohelioscopins A,B,C)、泽漆酮(euphohelionon)等30余种萜化合物[7-9]。

【药理作用】

1. 降温 泽漆茎叶煎剂5.4 g/kg灌胃,对人工发热兔有轻微降温作用,根制剂作用不明显[3]。

2. 抑菌 泽漆对结核杆菌有一定的抑菌作用,抑菌浓度为1:50~1:25,对于抗异烟肼、抗对氨基水杨酸钠、抗链霉素的结核杆菌也有抑制作用,未见交叉耐药性[2]。泽漆水煎剂1:50、1:100、1:200、1:400四个不同稀释度对结核菌有抑菌作用,1:50对泽漆敏感菌株为98%,1:100敏感菌株为63%,1:200为34%,1:400为18%[10]。10%泽漆煎剂对金黄色葡萄球菌、绿脓杆菌及伤寒杆菌有抑制作用[11]。泽漆二氯甲烷提取物浓度为400 μg/mL对腐皮镰刀菌的抑制率为90%[12]。

3. 祛痰 泽漆浸膏6.2 g/kg及泽漆提取物粗黄酮2.5 g/kg、晶Ⅳ2.0 g/kg、泽-6粉2.0 g/kg、D粉0.5 g/kg给大鼠口服,均有良好的祛痰作用。泽漆浸膏和泽-6粉都能使痰液中的酸性黏多糖纤维、气管黏膜脱落变性上皮细胞及坏死上皮细胞减少,泽-6粉又能使痰中黏蛋白显著减少[13]。

4. 扩张气管 泽漆成分槲皮素(1×10^{-4})对离体豚鼠气管有明显的扩张作用,抑制百分率为95.4%,且不为心得安所阻断,与β_2受体无关。槲皮素(1×10^{-5})对离体大鼠气管组织呼吸有促进作用,增加耗氧量,代谢旺盛,有利于促进气管炎症的吸收[14]。

5. 抗肿瘤 泽漆根水提液(EWE)5、10、20 g/kg(生药)给荷瘤小鼠灌胃给药,连续8 d,对小鼠S180实体瘤的抑瘤率分别为26.3%、43.2%和45.5%;对小鼠H22的抑瘤率分别为28.4%、39.2%和44.6%;对S180腹水型的生命延长率分别为22.7%、51.6%和45.8%。EWE不同剂量组可使荷S180瘤小鼠的脾指数降低,胸腺指数升高,且均以生药10 g/kg剂量组为最显著,表明EWE有改善荷瘤小鼠免疫机能的作用[15]。

泽漆根水提液(EWE)对人肝癌7721细胞株、人宫颈癌Hela细胞株、人胃癌MKN-45细胞株72 h IC_{50}分别为1.26、1.98和1.72 mg/mL;EWE 4 mg/mL对三种细胞集落抑制率分别为59.8%、66.4%和70.5%[16]。没石子酸乙酯和金丝桃苷浓度为100 μg/mL时对LA795肺癌细胞生长抑制率分别为93.29%和90.34%[4]。euphornin L和euphoscopin F对HL60白血病细胞的IC_{50}分别为2.7和9.0 μmol/L[8]。二萜类化合物epieuphoscopin B、euphornin、euphohelioscopin A、euphoscopin M、euphoscopin N、euphoscopin C具有抗化疗药耐药活性,它们对转染MDR1基因细胞的IC_{50}值分别为1.71±0.83、8.46±3.51、14.0±2.4、3.78±2.18、3.47±1.88、3.58±1.78 μmol/L[9]。

【临床应用】

1. 支气管炎 单味泽漆煎剂及泽漆浸膏片治疗385例慢性支气管炎,每日90~150 g,10d为一个疗程,显效率37.9%、有效率82.3%,其中232例记录治疗前后痰量变化减少29.1 mL(46.5%)[17]。单味泽漆糖浆,每次合干泽漆30 g,每日3次,治疗慢性支气管炎63例,显效率为39.68%,总有效率为88.89%。泽漆提取物泽漆新苷,每次60 mg,每日4次口服,疗程5d,治疗支气管炎327例,显效率急性支气管炎为71.42%,慢性支气管炎肺型为56%。泽漆新甙治疗以咳为主的急性支气管炎和慢性支气管炎肺型,多数在服药后1~3d内收到明显疗效[18]。

2. 结核性溃疡和瘘管 从新鲜泽漆茎叶折断部吸取乳浆,立即滴于结核性溃疡面上,治疗15例均愈合,治愈率为100%,治疗最短的9次,最长者40次[19]。新鲜泽漆500 g,加水1000 mL,煎至500 mL,将药液冲入破溃性颈淋巴结结核瘘管深处冲洗,把脓腔分泌物洗净为度,每日1~2次,直至瘘管、溃疡面完全愈合为止,治疗18例患者均在60 d之内全部治愈,瘘管完全愈合,未发现毒性反应[20]。另一报道以新鲜泽漆加清水煎,去渣文火浓缩成软膏,外用治疗结核性瘘管5例,全部治愈[21]。

3. 急性外科感染 泽漆全草除根煎沸过滤,文火浓缩成棕黑色流浸膏,外敷患处,每日换药1次,治疗疖痈、软组织感染、急性乳腺炎、丹毒等120例,均获痊愈;该膏对皮肤有一定的刺激性,幼儿慎用[22]。用泽漆鲜品适量，煎熬浓缩成稠膏，外用治疗乳腺炎、恶疮及淋巴结肿等症亦有良好疗效[23]。

4. 咽炎　泽漆2~10 g开水冲当茶饮，治疗咽峡炎和慢性咽炎疗效明显[23]。

5. 牙龈炎和口腔溃疡　泽漆10 g泡水嗽口，加以泽漆2 g水煎加糖内服，治疗牙龈炎和口疮可迅速痊愈[23]。

6. 疟疾　泽漆干品10~20 g加水浓煎放红糖顿服，治疗一日疟，间日疟和三日疟，连服2~3 d疟止[24]。

7. 细菌性痢疾　泽漆成分没食子酸临床治疗细菌性痢疾103例，有效率威80%[1]。

8. 肝癌　泽漆鲜品500 g，水煎提取汁400 mL，早晚分服，治疗早期原发性弥漫性肝癌，1周内服药3次，泻下黑色腥臭黏液便后即明显好转，后用泽漆干品30 g 煎服，2~3 d日服1剂，连服4个月临床治愈，随访4年未复发能劳作[25]。

9. 其他　泽漆30 g，每日1剂，水煎服，连用10 d治疗丝虫病乳糜尿有良效[26]。鲜泽漆折断取乳白色药汁涂患处治疗鸡眼，隔日1次，疗效满意且不留瘢痕[27]。

10. 不良反应　泽漆内服剂量较大(60~90 g/d)时少数患者可有胃部不适，上腹疼痛，口干微有发麻及头晕等反应，停药后即好转。慢性胃炎或溃疡病，高龄而胃肠功能虚弱者应慎用或给小剂量为好[17,28]。

【附注】

泽漆的毒性在多数中草药医籍记载谓之有毒[2,3]，但在《本草纲目》中记载，泽漆微寒无毒。曾用干泽漆每日多达150 g，维持量60~90 g，疗程达8个月亦无明显的毒性反应。泽漆的毒性主要是鲜草中的白色乳浆，即不溶于水，能溶解于有机溶媒的物质[29]。

（胡人杰　匡　朴　王士贤）

参考文献

[1]陈嫦，等. 慢性支气管炎药泽漆有效成分的研究Ⅰ. 药学学报，1979，14(2)：91

[2]全国中草药汇编编写组. 全国中草药汇编.(上册). 北京：人民卫生出版社，1975：469

[3]江苏新医学院. 中药大辞典(上册). 上海：上海人民出版社，1977：1464

[4]杨莉，等. 泽漆化学成分及其体外抗肿瘤活性研究. 天然产物研究与开发，2008，20(4)：575

[5]Zhang W，et al. Three new jatrophone-type diterpenoids from Euphoria helioscopia. *Planta Med*，2005，71(3)：283

[6]Zhang W，et al. Chemical studies on the constituents of the Chinese medicinal herb Euphoria helioscopia L. *Chem Pharm Bull*(Tokyo)，2006，54(7)：1037

[7]Yamamura，et al. Diterpenes from Euphorbia helioscopia. *Phytochemistry*(OXF)，1989，28(12)：3421

[8]Tao HW，et al. Cytotoxic macrocyclic diterpenoids from Euphorbia helioscopia. *Arch Pharm Res*，2008，31(12)：1547

[9]Barile E，et al. Discovery of a new series of jatrophane and lathyrane diterpenes as potent and specific P-glycoprotein modulators. *Org Biomol Chem*，2008，6(10)：1756

[10]司徒旺，等. 结核杆菌对几种中药敏感试验的观察. 山东医学院学报，1959，(7)：53

[11]南京药学院《中草药学》编写组. 中草药学. 中册. 南京：江苏人民出版社，1976：579

[12]Uzair M，et al. Biological screening of Euphorbia helioscopia L. *Pak J Pharm Sci*，2009，22(2)：184

[13]黄吉赓，等. 泽漆化痰、峻泻成分的疗效观察. 新中医，1991，23(6)：49

[14]河北新医大学药物治疗教研组. 槲皮素对气管功能影响的研究. 新医药学杂志，1974，(2)：34

[15]蔡鹰，等. 泽漆根体内抗肿瘤作用研究. 中药材，1999，22(11)：579

[16]蔡鹰，等. 泽漆根体外抗肿瘤实验研究. 中药材，1999，22(2)：85

[17]吴昆仑，等. 中药泽漆化痰治咳剂量应用的探讨. 上海第二医科大学学报，1996，16(5)：314

[18]黄吉赓，等. 泽漆止咳单体的临床研究. 中西医结合杂志，1985，5(1)：39

[19]李存馥. 泽漆乳浆治疗结核性溃汤疗效观察. 山东医药，1982，(11)：29

[20]谭学宜，等. 泽漆煎液外洗治疗破溃性颈淋巴结结核. 中级医刊，1983，(9)：49

[21]戚忠坤，等. 自制泽漆软膏治疗结核性瘘管. 安徽医学，1985，6(4)：43

[22]匡伟泽漆膏治疗外科急性感染. 山东中医杂志，1989，8(5)：50

[23]郑荣合，等. 泽漆的临证运用. 四川中医，1990，8(7)：9

[24]王永茂. 运用泽漆治疗内科疾病经验. 中医杂志，1986，27(4)：259

[25]高志良. 大剂量泽漆为主治疗早期肝癌. 江苏中医，1997，18(2)：28

[26]吕丽青. 泽漆治疗乳糜尿有良效. 浙江中医杂志，2001，(4)：158

[27]孙希瑞，等. 鲜泽漆外用治鸡眼. 中医外治杂志，1997，(2)：13

[28]吴昆仑，等. 黄吉赓治咳喘善用泽漆. 上海中医药杂志，1996，(8)：34

[29]上海中医学院曙光医院. 泽漆片的临床研究. 中成药研究，1981，(5)：27

泽 泻 Alismatis Rhizoma
ze xie

本品为泽泻科植物泽泻*Alisma orientalis* (Sam.) Juzep.的干燥块茎。味甘、淡，性寒。有利水渗湿、泄热、化浊降脂功能。用于小便不利、水肿胀满、泄泻尿少、痰饮眩晕、热淋涩痛、高脂血症。

【化学成分】

1. 三萜类 泽泻含三萜类化合物(均为原萜烷型四环三萜)泽泻萜醇A.B.C.D.E.F(泽泻醇酮alisol A.B.C.D.E.F)、泽泻萜醇A.B.C的醋酸酯(泽泻醇酮A.B.C单乙酸酯，alisol A.B.C monoacetate)、alisol E24-acetate、13，17-epoxyalisol A 24-acetate、表泽泻萜醇A(epialisolA)、11-脱氧泽泻萜醇C、24-乙酰泽泻醇F、23-乙酰泽泻醇B等。二萜成分kaurane-2，12-dione、泽泻二萜醇和泽泻二萜苷[1,2]。

2. 倍半萜类 还含有倍半萜类化合物泽泻醇(alismol)、环氧泽泻烯(泽泻二醇，alismoxide)、oplopanone、愈创木烷类倍半萜化合物orientalol E和orientalol F[3,4]。

3. 挥发油 已确定了17种成分，其中含量较高者有：δ-榄香烯、三甲基正丁醛、己酸己酯、β-榄香烯、β-石竹烯、二戊基呋喃、蛇床烯、氧化石竹烯[5]。

4. 其他 另含阿曼托黄素(amentolavone)、2，2′，4-三羟基查耳酮 (2，2′，4-trihydroxy chalcone)、β-谷甾醇(β-sitosterol)、大黄素(emodin)、正二十三烷(tricosane)、1-二十二醇(docosanol)、卫矛醇(dulcitol)、胡萝卜苷(daucosterol)、胡萝卜苷6′-o-硬脂酸酯(daucosterol 6′-o-stearate)等[6,7]。

【药理作用】

1. 利尿 按临床剂量给兔口服泽泻水煎剂，可使尿量增加18.5%；给兔腹腔注射25%的泽泻醇浸膏溶液，可使尿量增加24%，均无不良反应。给不麻醉犬静脉注射泽泻煎剂生药0.25 g/kg，可使尿量增加，给药前尿量为5.7 mL/h，给药后1~5 h尿量分别为6.6，24.3，14.9，15.5，12.3 mL/h，并可使尿中钠、钾、氯的排出量增加；给犬灌胃泽泻煎剂生药1.25 g/kg未见到利尿效应[8]。泽泻乙醇提取物抑制马肾脏(Na^+/K^+)-腺苷三磷酸酶(ATPase)活性的IC_{50}(抑制Na^+/K^+-ATPase 50%活性的乙醇提取物的量)为22.0 μg/mL[9]。灌胃泽泻醇提物、水提物或乙酰泽泻醇A，剂量均为20 mg/kg，给药1次，代谢笼法测定2 h内可使大鼠排尿量增加[10]。

2. 降血脂 灌胃泽泻水提物及醇提物，剂量均为每只每天0.3 mL(生药溶液2 g/mL)，连续10 d，可防治高脂饲料饲喂诱导的小鼠高脂血症[11]。从泽泻中分离的泽泻萜醇(alisol)类化合物，以0.1%的含量加到实验性高脂血症大鼠的饲料中，喂养10 d，可使大鼠血胆固醇下降到50%；其中以泽泻萜醇A-24醋酸酯的作用最为显著，泽泻萜醇C-23醋酸酯、泽泻萜醇A、泽泻萜醇B-23醋酸酯也都有显著作用，但泽泻萜醇B未见有抑制血脂升高的作用[8]。泽泻萜醇A-24醋酸酯主要在于其能够抑制胆固醇酯化从而降低了胆固醇在小肠的吸收[8]。

3. 抗脂肪肝 灌胃泽泻水煎剂10倍、20倍人等效剂量，每日1次，连续12周，可防治高脂饲料诱导的大鼠脂肪肝的形成[12]。给大鼠每日腹腔注射泽泻提取物200 mg/kg，连续5 d，对四氯化碳引起的大鼠损伤性脂肪肝有保护作用，BSP试验保护率为59.8%，并使肝脂肪量降低[8]。以5%的泽泻粉添加到脂肪性饲料中喂养，可使大鼠的肝脂肪蓄积受到抑制；进而发现泽泻的多种组分以0.01%~0.1%的比例添加至低蛋白高脂饲料中，对大鼠均有不同程度的抗脂肪肝作用，其中甲醇提取物T成分具有较强的抗脂肝活性[8]。

4. 抗动脉粥样硬化 灌胃常人临床10倍用量的泽泻萜类化合物，每日1次，连续90 d，对APOE基因敲除所致小鼠动脉粥样硬化有治疗作用[13]。

5. 抗过敏 在抗原攻击前给小鼠泽泻煎剂10 g/kg和20 g/kg，连续5 d，能显著抑制DNCB(2，4-二硝基氯苯)所致的小鼠接触性皮炎(Ⅳ型变态反应)，而抗原攻击后给药对DNCB所致接触性皮炎以及对SRBC所致小鼠迟发型足跖肿胀均无明显影响。提示泽泻可能降低机体的细胞免疫功能，且对迟发型超敏反应的抑制作用具有抗原特异性[8]。泽泻甲醇提取物50、200 mg/kg口服给药，对Ⅲ型变态反应模型大鼠直接被动Arthus反应(DRAR)有抑制活性，从甲醇提取物中分离出的三萜类化合物alisol A、B，alisol A、B的单乙酸酯和倍半萜化合物alismol和alismoxide也显示了这一抑制作用[14]。

6. 抗炎 给小鼠每日灌胃泽泻煎剂生药20 g/kg，连续5 d,可显著减轻二甲苯所致小鼠耳廓肿胀;给大鼠灌胃泽泻煎剂生药20 g/kg,连续7 d,可明显抑制大鼠棉球肉芽肿增生[8]。泽泻甲醇提取物(TMe-ext)可抑制由酵母聚糖所致大鼠足肿胀以及由酵母聚糖激活的大鼠血清所致小鼠血管通透性增加。TMe-ext可对抗补体引起的溶血。泽泻中三萜类化合物alisolA、B以及alisolA、B的羊乙酸酯也可抑制补体引起的溶血,而倍半萜化合物alismol和alismoxide无此作用[15]。

7. 抗肾炎 泽泻的甲醇热提取物(TMe-ext)50、200 mg/kg给免疫复合物(IC)肾炎模型大鼠口服,连续20 d,对该动物肾炎有治疗作用[16]。灌胃泽泻醇酮B 30 mg/kg,对大鼠GBM肾炎有治疗作用。可下调肾小球细胞中内皮素Ⅰ(endothelin-Ⅰ)的表达,泽泻醇酮A和B体外均可抑制肾炎肾小球细胞内皮素Ⅰ的表达[17]。

8. 影响血糖 泽泻水提物10 g/kg及20 g/kg灌胃给药,连续2 d,可使正常小鼠的血糖降低;泽泻水提物20 g/kg灌胃给药,连续7 d,可降低四氧嘧啶小鼠血糖;泽泻水提物20 g/kg小鼠灌胃,预防四氧嘧啶小鼠血糖升高;泽泻水提物20 g/kg小鼠灌胃1次给药,可使肾上腺素引起的生理性高血糖轻度降低[18]。灌胃泽泻水煎醇沉提取物1.5、3.0 g/kg,1次/d,7~15次,对四氧嘧啶或链脲佐菌素所致小鼠糖尿病有防治作用[19,20]。

9. 心血管系统 给麻醉兔静脉注射泽泻醇提取物0.5 g/kg,注射后血压随即下降,平均最大下降40.1%,5~10 min后血压逐渐回升,至30 min血压稳定。泽泻成分alismol以100~300 mg/kg口服或腹腔给药对DOCA型高血压、肾型高血压和原发性高血压大鼠都有持久的中等强度的抗高血压作用。离体心脏灌注试验表明alismol增加冠状动脉血流量、降低心输出量、心率和左心室负荷,认为alismol的作用与其抑制交感神经元和Ca^{2+}阻滞作用有关[8]。1:1浓度的泽泻醇提取物1 mL对离体兔主动脉条有松弛作用。0.35~2.0 mL的泽泻醇提取物水溶部分能显著增加离体兔心的冠脉流量(增加17.3%~44.2%),对心率无明显影响[8]。

10. 抗肾结石形成 泽泻四环三萜类化合物100~1000 mg/mL、50%甲醇提取物生药10、20 mg/mL、乙酸乙酯提取物0.5、1.0 g/mL,水提物1.0 g/mL,可明显抑制试管内草酸钙结石的形成[21]。灌胃泽泻四环三萜类化合物5 g/kg,1次/d,连续4周,能够抑制乙二醇和氯化铵诱导的大鼠肾结石形成,下调肾组织中bikunin mRAN的表达[22]。剂量为1 g/kg泽泻有效部位,能够抑制乙二醇和1α-羟基维生素D_3诱导的大鼠肾结石形成并下调肾脏组织中OPN(骨桥蛋白)及其mRNA的表达[23]。

11. 扩张血管 灌胃泽泻水煎剂5g/kg,每日1次,连续1个月,对四氯化碳诱导大鼠肝硬化所致门静脉高压有治疗作用[24]。浓度为25、50、100 g/L泽泻水煎剂对四氯化碳诱导肝硬化大鼠胸主动脉有明确的扩张作用,且部分呈内皮细胞剂量依赖[25]。

12. 抗癌 灌胃泽泻醇提物10、20 g/kg,每日1次,20次,可明显抑制荷Lewis肺癌小鼠肿瘤的肺转移[26];泽泻提取物alisol monoacetate A和B浓度为50 μmol/L,可分别使得Hep G_2肝癌细胞存活率下降为26.3%和28.3%,10、20 μmol/L作用24 h可使细胞内胆固醇含量增加,线粒体活性增强[27];泽泻三萜类化合物alisol B体外对SK-OV3、B16-F10和HT1080癌细胞株显示明显的细胞毒活性,ED_{50}分别为7.5、7.5和4.9 μg/mL[28]。泽泻醇提氯仿萃取物25 μg/mL,作用72 h,对多药耐药细胞株Hep G-DR可提高其药物敏感性,以IC_{50}为评价指标可分别提高博来霉素、阿霉素、放线菌素D、长春碱细胞杀伤活性300、40、30和3倍[29]。

13. 其他 以ADP为诱导剂泽泻水煎剂在体外对大鼠血小板聚集有抑制作用,其IC_{50}为7.585%,加入低浓度山楂(0.3%~0.9%)后此作用明显增强,二者有协同作用[30]。泽泻水溶部分倍半萜类化合物alismol,alismoxide,orientalolsA,B,C以及Sulfoorientalols a,b,c,d(结构上带磺酸基)对由卡巴胆碱引起的豚鼠离体膀胱平滑肌收缩有抑制作用[31,32]。

14. 毒性 小鼠腹腔注射泽泻煎剂的LD_{50}为36.36 g/kg。泽泻水提取物及50%乙醇提取物小鼠腹腔注射的LD_{50}均大于5 g/kg(相当于生药15 g/kg)。大鼠静脉注射泽泻50%乙醇提取物150 mg/kg,对心血管系统无显著影响。小鼠静脉和腹腔注射泽泻甲醇提取物的LD_{50}分别为780 mg/kg和1270 mg/kg;小鼠灌服4 g/kg未见死亡。给小鼠灌胃泽泻醇提取物100 g/kg(相当于临床用药量200倍),观察72 h无死亡,仅见活动减少,但反应正常[8]。

每日给大鼠口服泽泻醇浸膏粉1 g/kg和2 g/kg(相当临床用药量20和40倍),共3个月,服药期间动物一般状况良好,活动与反应正常,体重增加与对照组无显著差异,对血清谷丙转氨酶和血红蛋白含量无明显影响;病理观察肝脏和肾脏有不同程度的细胞肿胀和变性,未见坏死,心脏未见明显变化。在饲料中添加1%的泽泻成分T,2个半月后大鼠体重、各主要脏器重量以及肝脂肪量均无明显变化[8]。

【临床应用】

1. 肾性水肿 以泽泻、商陆、生杜仲三药组成的方剂治疗肾性水肿210例,每日1剂,30 d为1个疗程;

结果治愈176例(83.8%),好转20例(9.5%),总有效率达93.3%[33]。

2. 高脂血症 泽泻浸膏片(每片相当于生药3 g),每日9片分3次服,服药1个月,治疗44例血胆固醇升高者,血胆固醇平均下降9%;治疗103例血甘油三酯增高者,血甘油三酯平均下降23.5%[34]。应用泽泻降脂片(每片相当原生药2.5~2.8 g)治疗高脂血症262例,每次3~4片,每日3~4次,疗程1~3个月,结果135例高血清胆固醇者中有88%患者下降;137例高甘油三酯者中有72%患者下降[35]。

3. 眩晕 泽泻汤加味(基本方为泽泻50~70 g、白术20~30 g、天麻12~15 g)治疗梅尼埃综合征100例,治愈90例,显效6例,总有效率100%,平均服药1.9剂[36]。

4. 肝硬化门脉高压 肝硬化门脉高压成人患者口服泽泻水煎剂,30 g/d,分早晚两次服用,连续20 d,与对照组病例相比较尿量明显增多,门静脉血流量明显减少[37]。

5. 化脓性中耳炎 以泽泻、白术、柴胡组成的方剂治疗35例化脓性中耳炎,每日1剂,水煎服、随证加味;结果治愈29例(83%)、好转6例(17%),全部有效[38]。

6. 男性性功能障碍 单用泽泻10~12克,水煎服,早晚各1煎,治疗相火妄动遗精14例,均速获效告愈[39]。

(胡人杰 匡 朴 王士贤)

参考文献

[1]彭国平,等.泽泻三萜成分的研究Ⅲ.天然产物研究与开发,2002,14(6):7

[2]彭国平,等.泽泻中二萜成分结构测定.药学学报,2002,37(12):950

[3]Peng Xian, et al. Studies on the Constituents from the Rhizom of Alisma orientalis. *J Chinese Pharmaceutical Sciences*, 1999,8(3):173

[4]彭国平,等.泽泻化学成分的研究.天然产物研究与开发,2001,13(3):1

[5]李兰,等.主产地泽泻药材顶空萃取挥发性成分的GC-MS分析.西北药学杂志,2009,24(2):111

[6]彭贤,等.泽泻属植物化学成分与药理活性.国外医学植物药分册,2000,15(6):245

[7]胡雪艳,等.泽泻化学成分的研究.中草药,2008,39(12):1788

[8]王本祥.现代中药药理学.天津:天津科学技术出版社,1997:537

[9]Satoh K, et al. The effects of crude drugs using diuretic on horse kidney ($Na^+ + K^+$)-adenosine triphosphatase. *Yakugaku Zasshi*, 1991,11(2):138

[10]王立新,等.泽泻中利尿活性物质的研究.华西药学杂志,2008,23(6):670

[11]张春海,等.泽泻水提物醇提物对小鼠脂代谢影响的比较.徐州师范大学学报(自然科学版),2005,23(2):68

[12]李晶,等.生山楂、泽泻、莪术对大鼠脂肪肝的影响及其交互作用的实验研究.山西中医,2006,22(3):57

[13]秦建国,等.泽泻萜类化合物对APOE基因敲除动脉粥样硬化小鼠肝脏基底膜HSPG的调节作用.中华中医药学刊,2007,25(4):696

[14]Kubo M, et al. Studies on Alismatis rhizoma I. Anti allergic effects of methanol extract and six terpene components from Alismatis rhizoma (dried rhizome of Alisma orientale). *Biol Pharm Bull*, 1997,20(5):511

[15]Matsuda H, et al. Studies on Alismatis Rhizoma. Ⅱ. Anti-complementary activities of methanol extract and terpene components from Alismatis Rhizoma. *Biol Pharm Bull*, 1998,21(12):1317

[16]友广教道(日),等.泽泻的研究(2):泽泻的抗肾炎活性.国外医学.中医中药分册,1997,19(5):58

[17]Hattori T, et al. Sairei-to inhibits the production of endothelin-1 by nephritic glomeruli (2): alisols, possible candidates as active compounds. *Nippon Jinzo Gakkai Shi*, 1998,40(2):33

[18]杨新波,等.泽泻水提物对正常及高血糖小鼠血糖的影响.中药药理与临床,1998,14(6):29

[19]杨新波,等.泽泻提取物对正常及四氧嘧啶小鼠糖尿病模型的影响.中国实验方剂学杂志,2002,8(3):24

[20]杨新波,等.泽泻提取物对链脲佐菌素高血糖小鼠的治疗和保护作用.解放军药学学报,2002,18(6):336

[21]曹正国,等.泽泻中3种化学成分抑制尿草酸钙结石形成的体外研究.中国新药杂志,2005,14(2):166

[22]曹正国,等.泽泻活性成分对结石模型大鼠肾结石形成和bikunin表达的影响.中华医学杂志,2004,84(15):1276

[23]米其武,等.泽泻有效部位对肾草酸钙结石模型大鼠肾组织骨桥蛋白表达的影响.中草药,2005,36(12):1827

[24]冯志杰,等.泽泻对肝硬化门脉高压大鼠血流动力学的影响.中国中西医结合消化杂志,2001,9(4):218

[25]冯志杰,等.泽泻对肝硬变大鼠主动脉的扩张血管作用及机制.中国中西医结合消化杂志,2003,11(2):90

[26]马兵,等.泽泻对Lewis肺癌自发性转移的抑制作用及其机制研究.中草药,2003,34(8):743

[27]吴水生,等.泽泻提取物alisol monoacetate A和B对$HepG_2$细胞株胆固醇代谢的影响.中华中医药杂志,2007,22(7):475

[28]Lee S, et al. Cytotoxic triterpenoides from Alismatis Rhizoma. *Arch Pharm Res*, 2001,24(6):524

[29]Fong WF, et al. Reversal of mutidrug resistance in cancer cells by Rhizoma Alismatis extract. *Phytomedicine*, 2007,14(2~3):160

[30]石晶,等.山楂与泽泻抗血小板聚集的协同作用.中草药,1996,27(6):350

[31]Yoshikawa M, et al. Crude drugs from aquatic plants .IV. On the constituents of alismatis rhizoma, (2). Stereostructures of bionctive sesquitrpenes, alismol, alismoxide, orientalols A,B,and C,from Chinese alismatis rhizoma. *Chem Pham Bull* (Tokyo), 1994,42(9):1813

[32]Yoshikawa M, et al. Crude drugs from aquatic plants. V. On the constituents of alismatis rhizoma, (3). Stereostructures of water-soluble bioactive sesquiterpenes; sulfoorientalols a,b,c,and d from Chinese alismatis rhizoma. *Chem Pham Bull* (Tokyo), 1994,42(12):2430

[33]王德润,等. 自拟商陆饮治疗肾性水肿210例临床观察. 吉林中医药,1990,(5):8

[34]上海第一医学院中山医院,等. 泽泻浸膏片治疗高脂血症初步疗效观察. 中华医学杂志,1976,56(11):693

[35]浙江省泽泻研究组. 泽泻降血脂的临床研究. 中草药通讯,1976,(7):31

[36]岳建平. 泽泻汤加味治疗美尼尔氏综合征100例. 内蒙古中医药,1995,14(3):14

[37]刘素丽,等. 泽泻对肝硬化门脉高压血流动力学影响的临床研究. 临床肝胆病组织,2006,22(2):119

[38]张大成. 泽泻汤加柴胡治疗化脓性中耳炎35例. 成都中医学院学报,1988,11(1):19

[39]候士林.泽泻治疗相火妄动遗精. 中医杂志,1983,24(7):53

降 香 Dalbergiae Odoriferae Lignum jiang xiang

本品为豆科植物降香檀*Dalbergia odorifera* T.(Chen)树干和根的干燥心材。别名降香黄檀、降真香等。味辛,性温。具有化瘀止血、理气止痛功效。主治吐血、衄血、外伤出血、肝郁胁痛、胸痹刺痛、跌扑伤痛、呕吐腹痛等。

【化学成分】

1. 黄酮类 降香药材中黄酮类成份的含量为2.5%~5.82%[1]。有(±)-异黄烷[(±)-isoduartin]、降香黄酮(odoriflavone)、刺芒柄花素(formonetin)、(-)-白香草木犀紫檀酚C [(-)-melilotocarpan C]、(-)-白香草木犀紫檀酚D [(-)-melilotocarpan D]、紫檀烷(odoricarpan)等[2]。近年,从降香药材中分离得到22个黄酮类化合物,主要有3′-hydroxydaidzein、butin、3′-hydroxymelanettin、(3R)-4′-methoxy-2′,3,7-trihydroxyisoflavanone、koparin等[3]。

2. 降香 挥发油中已鉴定出了13种化合物,其中主要成分是橙花叔醇 (nerolidol),相对百分含量为57.36%。此外,降香挥发油含量比较高的还有氧化石竹烯,含量为22.22%,萜烯含量为5.88%,金合欢醇含量为3.59%,桉树脑含量为1.76%[4]。

【药理作用】

1. 镇静、催眠 小鼠灌胃给予降香乙醇提取物(250 mg/kg),小鼠1 h后自发运动明显抑制。小鼠灌胃降香50 mg/kg,可使戊巴比妥钠小鼠睡眠时间延长53.0%,100与250 mg/kg,分别延长83.0%和102.4%,500 mg/kg延长354.9%。降香本身,即使剂量达到5000 mg/kg,也没有诱导小鼠睡眠作用[5]。

2. 抗惊厥 降香乙醇提取物250 mg/kg,灌服60 min后可使小鼠电惊厥率由9/11降至2/10(100 V、50 Hz),并能明显延缓小鼠惊厥出现时间,缩短惊厥发作时间,且呈现量-效关系。降香500 mg/kg,灌服60 min,对静注戊四唑(40 mg/kg)诱发的惊厥不能肯定有对抗作用。降香1000 mg/kg灌服60 min,对静注毒蕈碱(4 mg/kg)所致的惊厥,无任何保护作用[5]。降香醇提物500 mg/kg灌胃可明显延缓烟碱所致惊厥的出现,缩短惊厥发作时间,且作用呈一定的量效关系[5]。

3. 镇痛 降香乙醇提取物50 mg/kg,灌服60 min后使小鼠热板痛阈提高138.8%,90 min后提高到102.2%,有明显的镇痛作用;但用醋酸扭体法,即使1000 mg/kg灌胃,也无明显的镇痛作用[5]。

4. 保护心脏、逆转心肌重塑 降香、红景天组在心肌梗死造模后次日按3 g/kg灌胃,连续6周,能改善心肌梗死后大鼠心肌重塑,其作用机制与降低梗死区心肌组织血管紧张素Ⅱ含量和血管紧张素原mRNA表达有关[6]。降香,红景天水煎液,予以3 g/kg灌胃,持续8周,对心肌梗死大鼠模型有降低心肌细胞间质型和Ⅲ 型胶原比例的作用,效应与卡托普利相当,但是将药对与卡托普利联合应用并没有起到进步增加疗效的作用。这对于血管紧张素转换酶抑制剂(ACEI)或者血管紧张素Ⅱ受体阻断剂(ABR)引起副作用或者不能耐受的患者,降香等改善心室重构的作用可以替代或者补充[7,8]。

5. 抑制前列腺素合成 用已烷、氯仿、甲醇和水4种溶剂分别提取降香心材中的活性成分,在同等浓度下(150 μg/mL),四者均能抑制前列腺素合成酶,其抑制率分别为97%、99%、99%和70%。说明该成分主要溶于有机溶剂[8]。从降香中分离出的黄酮、异黄酮类衍生物和肉桂烯类衍生物,都能明显抑制前列腺素的生物合成,以及由花生四烯酸诱导的血小板聚集。但活性最强的是羟决明烯(即桂皮酚)、异姆可纳烯和甲基-2-羟-3,4-二甲氧苯甲酸酯[8]。

6. 药代动力学 降香总黄酮提取物按1.5 g/kg的剂量灌胃给予大鼠,发现被测的4个主要原型成分都符合具有第一吸收相的二室模型。被测成分均可被迅速吸收,血药峰值出现在22 min左右,在80 min左右血药浓度二次达峰,2个主要成分 (3R)-4′-methoxy-2′3-7 trihydroxy isoflavanone和vestitone在尿中96 h内的累计排泄仅为给药量的7.23%和6.56%。表明大鼠灌胃降香总黄酮后,黄酮类成分经过体内代谢过程,主要以代谢产物的形式存在,而原型成分很少[9]。

【临床应用】

1. 心脑血管疾病 含有降香的复方制剂冠心Ⅱ号片剂在冠心病的治疗中取得较好疗效。冠心Ⅱ号注射液,静滴治疗急性闭塞性脑血管病52例,取得一定效果,总有效率92.2%,其中治疗后能自理生活的占65.3%。有效病例多在用药后3~4d开始好转[10]。冠心丹参片由丹参、三七、降香3味中药组成,用于治疗气滞血瘀,冠心病所致胸闷、胸痹、心悸、气短等症。自拟"瓜蒌降香饮"加减方治疗冠心病,与硝酸异山梨醇酯作对照,连服2周。治疗组中治愈38例,好转22例,未愈2例,治愈率及总有效率分别为61%和97%。对照组,治愈21例,好转14例,未愈3例,治愈率和总有效率分别为55%和92%,明显优于对照组[11]。

2. 荨麻疹 口服降香水煎剂,可以治疗荨麻疹,对22例荨麻疹患者(其中19例诱因未明,3例因食物引起),口服降香水煎剂(每次15 g生药),每日2次,辅以降香水煎剂(30 g)外敷,每日3~4次。疗程短者3 d,最长1周,平均5 d。结果痊愈19例,显效2例,有效1例[12]。

3. 银屑病 用复方丹参(含丹参降香)注射液治疗银屑病,其中以急性点滴状银屑病疗效最满意,对非寻常型银屑病无效[13]。

4. 外用 用降香等活血化瘀药共研细末,加进艾绒里混合做成艾条,对颈肩腰腿痛患者进行大面积的灸疗,每天1次,10次为1个疗程。与普通艾条组比较,两组总有效率差异具有统计学意义,治疗颈肩腰腿痛治疗组总有效率优于普通艾条组。降香在其中起到活血祛瘀,,消肿止痛作用[14]。

【附注】

降香的来源有多种,除主流药源*Dalbergia odorifera* T.Chen外,尚有豆科植物:海南黄檀(*D. hainanensis* Merr.)、印度黄檀(*D. sissoo* Roxb.)、印度紫檀(*Pterocarpus indicus* Willd.)、囊状紫檀(*P.marsupium* Roxb.)以及芸香科植物山油柑。通过性状、显微、理化、DNA技术等实验,目前较一致的看法是,降香的主流商品是降香檀,而山油柑不能做降香用[15,16]。

对不同来源的降香药材总黄酮含量进行研究发现,正品降香药材总黄酮含量为2.51%~5.82%,海南黄檀、山油柑总黄酮含量仅为0.15%~0.24%,引种的印度黄檀及印度紫檀总黄酮含量也显著低于降香,进口降香商品总黄酮含量显著高于降香檀,但挥发油含量较低,芸香科山油柑根茎主要含L-谷甾醇等,其中所含山油柑碱已作为一种新型有效抗癌药开发研究,其用药可能向不同方向发展[17]。

(邓 炜 谢宝忠 刘国雄)

参考文献

[1]郭丽冰,等. 降香中黄酮类化学成分研究. 中草药,2008,39(8):1147

[2]Yukihiro G, et al. Inhibitors of prostaglandin biosynthesis form Dalbergia odorifera. *Chem. Pharm. Bull*. 1985, 33:5606

[3]刘荣霞,等,降香总黄酮的体内Ⅱ相代谢反应研究.世界科学技术-中医药现代化科技论坛,2006,8(6):87

[4]韩静,等. 降香挥发油的理化性质研究.中医药学刊,2004,22(7):1292

[5]张磊,等. 降香的中枢抑制作用. 上海中医药杂志, 1987,(12):39

[6]余锟,等.降香与红景天对心肌梗塞大鼠心肌组织A ngII含量及AGT m RNA表达的影响. 浙江中西医结合杂志,2009,19(6):345

[7]王大英,等. 降香和红景天对心肌梗死大鼠胶原比值的影响. 中成药,2007,29(12):1834

[8]余馄,等. "药对"降香、红景天对心肌梗死后大鼠非梗死区胶原改建的影响,甘肃中医,2007,20(11):54

[9]范菲,等. 降香对丹参素兔药代动力学及组织分布的影响.第四军医大学学报,2008,29(24):2284

[10]北京中医学院中医系,等. 活血化瘀药物对大鼠体外血栓形成的影响.新医药学杂志,1978,(6):41

[11]李艳萍,等. 中西医结合治疗冠心病的疗效观察.中国误诊学杂志,2008,8(18):4375

[12]罗玉珠. 降香治疗荨麻疹22例. 内蒙古中医药,1996,15

(2):33

[13]曹黎生,等.复方丹参治疗银屑病86例.临床皮肤科杂志,1994,23(4):231

[14]蔡小莉,等.改良百发神针治疗颈肩腰腿痛疗效观察.上海针灸杂志,2008,27(11):31

[15]李书渊,等.降香的本草初考.海峡药学,1997,9(1):1

[16]訾慧,等.RA PD技术对中药降香的鉴别研究.辽宁中医杂志,2009,36(1):103

[17]肖省娥,等.不同来源的降香药材中总黄酮含量测定.基层中药杂志,2000,14(6):12

细 辛 Asari Radix et Rhizoma xi xin

本品为马兜铃科植物北细辛*Asarum heterotropoides* Fr.Schmidt var.*mandshuricum*(Maxim.)Kitag.、汉城细辛*Asarum sieboldii* Miq.var.*seoulense* Nakai或华细辛*Asarum sieboldii* Miq. 的干燥根和根茎。前二种习称"辽细辛"。味辛,性温。有祛风解表、祛风止痛、通窍、温肺化痰功能。用于风寒感冒、头痛、牙痛、鼻塞流涕、鼻鼽、鼻渊、风湿痹痛、痰饮咳喘。

【化学成分】

1. 挥发油类成分 北细辛根含苯丙素类:1,2-二甲氧基-4-烯丙基苯(1,2-dimethoxy-4-allylbenzene)、1,2,3-三甲氧基-5-烯丙基苯(1,2,3-trimethoxy-5-allylbenzene)[1]。北细辛根中挥发油含量较高的主要成分为甲基丁烯酚(methyl eugenol)、黄樟醚(safrole)、3,5-二甲氧基甲苯(3,5-dimethoxytoluene)、榄香脂素(elemicin)、β-蒎烯(β-pinene)[2]、2-甲基-硫杂丙基苯[2-methyl-1-(1-thiapropyl)benzene]等[3]。汉城细辛与北细辛挥发油的主要成分相同[4]。

2. 非挥发性成分 从北细辛根和根茎中分离得到卡枯醇甲醚(kakuolmonomethyl ether)、卡枯醇(kakuol)、左旋细辛脂素(L-asarinin)、左旋芝麻脂素(L-sesamin)、硬脂酸(stearic acid)、β-谷甾醇(β-sitosterol)、十四碳烷(tetradecane)和胡萝卜苷(daucosterol)。其中卡枯醇、左旋细辛脂素、左旋芝麻脂素为细辛中含量较高的非挥发性成分[2]。最近从辽细辛的地下部分首次分离得到5-羟甲基糠醛(5-hydroxynethylfurfural)和正丁基吡喃果糖苷(n-butylfructopyranoside)[5]。

3. 其他 北细辛根尚含去甲乌药碱(higenamine),多种氨基酸和无机元素[6,7]。

【药理作用】

1. 神经传导阻滞 50%细辛煎剂对蟾蜍坐骨神经传导有阻滞作用,使神经动作电位下降,传导速度减慢,神经表面膜电位降低,这可能是局部止痛和局部作用的基础[8]。

2. 抗心率失常 以2.5 g/kg剂量给大鼠灌胃细辛水煎剂,连续7 d,取含药血清。用全细胞膜片钳技术记录心肌细胞加入含药血清前后钠通道电流的变化。25%细辛含药血清对钠通道的激活曲线、I-V曲线均有影响,对钠通道电流有增强作用。提示,细辛抗心律失常作用可能与增强钠通道电流有关[9]。

3. 强心、抗心肌缺血 0.1 μL/mL的细辛挥发油明显增加离体豚鼠心脏的冠脉流量[10]。静脉注射细辛挥发油25 mg/kg,能对抗家兔因脑垂体后叶素所致的急性心肌缺血,并能增加小鼠减压缺氧的耐受力。细辛液10 mL/kg小鼠腹腔注射,使耳廓微循环血流减慢或停止,血管管径轻度收缩[11],细辛醇提物0.3 mL/kg、去甲乌药碱5 μg/kg静脉注射能提高心源性休克犬的平均动脉压,左心室内压,左心室最大收缩和舒张速率,降低中心静脉压,并增加冠脉流量[12]。

细辛水煎液250 μg/mL每个培养瓶加入50 mL,能增强体外培养乳鼠心肌细胞的搏动频率,但对心肌细胞搏动强度无明显影响,提示其对心肌细胞的作用主要是增加心率[13]。

4. 抗炎、镇痛 给小鼠灌胃汉城细辛挥发油0.15、0.10、0.05 mL/kg,对蛋清所致大鼠足趾肿胀、二甲苯致小鼠耳壳炎症有明显的抑制作用,明显提高热板致痛小鼠的痛阈值。汉城细辛挥发油具有明显的抗炎镇痛作用[14]。细辛石油醚、乙酸乙酯、正丁醇提取部位均按照0.01 mL/g剂量给小鼠灌胃,其中乙酸乙酯提取部位对小鼠冰醋酸扭体反应,热板致痛舔足反应有明显的镇痛作用,是细辛镇痛的有效部位。镇痛机制可能与其降低致痛小鼠脑组织和血清NO、PGE_2、MDA含量及NOS活性,提高SOD活性有关[15]。

5. 解热、镇静、抗惊厥 腹腔注射细辛挥发油0.24 mL/kg可对抗电诱发小鼠惊厥及戊四氮或士的宁诱发的小鼠惊厥;腹腔注射挥发油0.12~0.24 mL/kg后30 min即可降低正常大鼠体温,并且降低酵母致热大鼠的体温，解热作用于给药后1小时呈现，可持续5 h以上[16]。细辛挥发油的阿拉伯胶乳剂0.2~1.0 mL/kg灌胃，对正常体温、温热刺激、伤寒菌苗、四氢B萘胺引起的体温升高均有降低作用[17]。

6. 抑制呼吸中枢 细辛散剂按1.78 g/kg加蒸馏水给大鼠灌服，连续8 d，取血清。含药血清加入大鼠延髓背侧呼吸组(DRG)神经元，可激活延髓DRG的吸气神经元(INs)。提示，细辛激活延髓DRG的INs可能是细辛抑制呼吸中枢的离子机制之一[18]。

7. 调节免疫功能 含细辛脂素的动物血清可在体外抑制脾细胞增殖反应(抑制率达60.73%)；使体外培养的大鼠心肌细胞损伤减轻，使培养上清液中TH1细胞因子IL-2和IFN-γ浓度降低、TN_2细胞因子IL-4浓度升高[19]。细辛多糖10、50、100 mg/kg灌胃给小鼠10 d，对ConA和LPS刺激小鼠脾淋巴细胞增殖有促进作用；一定剂量的细辛多糖，在未加刺激剂的情况下，也有促进脾淋巴细胞增殖效应，表明细辛多糖也有丝裂原样作用，促进小鼠特异性免疫应答[20]。

8. 抗衰老 给小鼠每日灌服细辛水煎剂0.05 g/kg，给药4周。对D-半乳糖衰老小鼠可使睾丸重量增加、生精小管增粗、生精细胞增多、生精过程活跃、精子密度及活动率明显提高、血清睾酮含量增加[21]。按照0.5 mg/10 g(体重)剂量给D-半乳糖小鼠灌胃细辛水煎剂，可提高衰老小鼠全血过氧化氢酶(CAT)、脑组织一氧化氮合酶(NOS)活性和降低MDA含量[22]。上述实验表明，细辛水煎剂具有一定延缓衰老作用

9. 抗过敏 从细辛甲醇提取物中分离得到八种具抗过敏作用的活性成分，其中甲基丁香油酚、榄香脂素、γ-细辛脑、1-细辛脂素和芝麻脂素在300 mg/kg的剂量，对PCA(被动皮肤过敏反应)抑制率分别为63.2%、41.3%、52.8%、40.8%和32.4%；榄香脂素和(2E,4E,8Z,10E)-N-异丁基-2,4,8,10-十二四烯酰胺在10和1 μmol/L浓度时对RBL-1细胞中的5-LOX的抑制率分别为78.4%和80.3%，IC_{50}分别为6.0 μmol/L和0.16 μmol/L；3,4′-二甲氧桂皮醛，花椒醇对LTD4诱导的豚鼠回肠收缩具有抑制作用，IC_{50}为0.15 μmol/L[23]。

10. 毒性

(1)急性毒性 华细辛煎剂给小鼠灌胃与静脉注射LD_{50}分别为12.375 g/kg及0.778 g/kg[24]。小鼠腹腔注射细辛挥发油按寇氏法测得LD_{50}为(0.55±0.01)mL/kg[25]，按机率对数绘图法测得LD_{50}为(1.2±0.04) mL/kg[16]。给小鼠灌胃细辛石油醚提取部位LD_{50}为 (1.0215±0.1485) g/kg、乙酸乙酯部位LD_{50}为(0.1245±0.0195) g/kg；正丁醇和水相未能测出LD_{50}[26]。

(2)亚急性毒性 细辛挥发油0.06、0.12、0.24 mL/kg腹腔注射，每日1次，连续给药18 d，血常规、谷丙转氨酶、尿素氮、心、肝、脾、肺、肾病理切片检查，给药组与对照组比较，组间均无明显差异[16]。

(3)致癌、致突变 细辛挥发油中所含的黄樟醚毒性较大，在大鼠饲料中混入1%黄樟醚，2年后可使28%的大鼠发生肝癌，如饮食中缺乏维生素B_2和维生素E，致癌作用更强[27]。腹腔注射细辛油1/2 LD_{50}剂量可增加小鼠骨髓嗜多染色红细胞微核形成率，提示其有致突变作用[28]。

【临床应用】

1. 心律失常 麻黄附子细辛汤(麻黄、附子、细辛、红参、麦冬等)加味，水煎日1剂，共服30 d。经治30例缓慢性心律失常，显效14例(46.7%)，有效12例(49%)，无效4例(13.3%)，总有效率86.7%[29]。病态窦房结综合征病例28例，采用麻黄附子细辛汤加味治疗。结果，症状消失，平均窦性心律>60次/分，心电图正常，随访1年病情稳定者12例，好转14例，无效2例，有效率93%[30]。

2. 血管神经性头痛 主方麻黄附子细辛汤，随症加减，治疗血管神经性头痛患者40例，3剂为1个疗程，连服2~4个疗程。结果治愈16例，好转24例[31]。

3. 哮喘性支气管炎 自拟地龙细心汤(地龙、细辛、杏仁、半夏、茯苓等)治疗喘息型支气管炎发作期38例，日1剂，7剂为1疗程。结果显效23例(60.5%)，有效12例(31.5%)，无效3例(8%)，总有效率92.1%[32]。

4. 慢性阻塞性肺疾病 110例患者在常规抗感染，平喘治疗基础上加用细辛白芥散穴位贴敷，10 d为1个疗程。治疗组总有效率90%，远高于对照组(77.78%)；住院时间治疗组(10±3)d，对照组(19±4)d[33]。

5. 神经性头痛 用细辛、白芷、川芎治疗神经性头痛15例。结果，痊愈者13例，好转者2例；一般服药3~6剂即可收效，最多可达14剂，并无1例过敏反应[34]。

6. 坐骨神经痛 麻黄附子细辛汤加味治疗60例坐骨神经痛，痊愈48例，有效4例，无效8例，总有效率86.6%；一般服药6剂疼痛减轻，服药21剂疼痛和体征完全消失，再服10剂巩固疗效。随访2年，无1例复发[35]。

7. 类风湿性关节炎 40例患者重用细辛，配伍制附子、制川乌、荟草、防风等。治疗期间除激素渐停外，立即停用其他抗风湿药物。30 d为1个疗程，2个疗程评价疗效。治疗组完全缓解6例，显效12例，有效18例，无效4例，总有效率和总显效率为90.0%和45.0%[36]。

8. 心动过缓 主药：麻黄、制附子、细辛，随症加减治疗60例心动过缓。结果，显效30例(服药后每周观察1次，连续3次，心率恢复正常，自觉症状消失)，有效

22例(心率较用药前增加,自觉症状减轻),无效8例,总有效率为87%[37]。

9.不良反应　重度急性细辛中毒,主要表现为呼吸中枢麻痹,椎体外系的可逆性抑制或麻痹,以及急性肝、肾功能损害[38]。细辛对某些特异性体质的患者有药物过敏反应[39]。

(张大方　刘　佳　杨志宏　金　毅)

参考文献

[1]南京中医药大学.中药大辞典.(上册),第二版.上海:上海科学技术出版社,2006:2086

[2]蔡少青,等.常用中药材品种整理和质量研究.(第五册).北京:北京医科大学出版社,2001:77

[3]孙海英,等.辽细辛挥发油的气相-质谱分析.第二军医大学学报,1993,14(2):193

[4]国家药典委员会编.中华人民共和国药典(1990年版一部)注释选编.北京:中国医药科技出版社,1991:118

[5]吕帅,等.辽细辛地下部分化学成分的分离与鉴定.沈阳药科大学学报,2008,25(9):702

[6]李向高,等.细辛化学成分的研究.吉林农业大学学报,1988,10(3):26

[7]Hayashi H, et al. Phenol ethers and terpene of six Heterotropa species distributed in the Ryakyu Islands and Formosa. *Agric Biol Chem*, 1983, 47(6):1397

[8]张美莉.细辛煎剂对离体神经传导阻滞作用的初步观察.中药通报,1984,9(16):35

[9]石含秀,等.细辛含药血清对大鼠心肌细胞钠通道的影响.浙江中西医结合杂志,2009,19(10):599

[10]胡月娟,等.细辛挥发油的解痉抗炎作用.中国药理学通报,1986,2(1):41

[11]翁维良,等.川芎、良姜、细辛对微循环影响的比较.中药通报,1986,11(7):54

[12]陈立峰,等.细辛、去甲乌药碱和多巴胺对狗心源性休克的作用.中草药,1985,16(10):24

[13]何秀芬,等.细辛对体外培养乳鼠心肌细胞的影响.河南中医药学刊,1994,9(5):26

[14]程孟春,等.三种细辛属植物挥发油的镇痛消炎作用研究.中华中医药杂志,2006,21(5):307

[15]孙莲芬,等.细辛的镇痛作用及机制的实验研究.实用医学进修杂志,2009,37(2):92

[16]曲淑岩,等.细辛对中枢神经系统的抑制作用.中医杂志,1982,(6):72

[17]江苏新医学院.中药大辞典(上册).上海:上海科学技术出版社,1988:1477

[18]杨伟峰,等.细辛含药血清对SD大鼠DRG神经原INa的影响.广西中医学院学报,2006,9(4):3

[19]张丽丽,等.细辛脂素体外免疫抑制作用的实验研究.中华心血管病杂志,2003,31(6):444

[20]李晶晶,等.细辛多糖的分离纯化与免疫活性研究.长春师范学院学报,2008,27(1):54

[21]齐亚灵,等.细辛、杜仲及其合剂对亚急性衰老小鼠睾丸及血清睾酮影响的实验研究.中国老年学杂志,2007,27(23):2271

[22]张明远,等.细辛、杜仲及其合剂对D-半乳糖所致衰老小鼠CAT、NOS活性和MDA含量的影响.中国临床医药研究杂志,2003,90:8795

[23]Hashimotok,等.细辛根中抗过敏成分的研究.国外医学中医中药分册,1994,16(6):43

[24]阎应举.细辛的药理研究.青岛医学院学报,1959,12:20

[25]刘国卿,等.几种中药挥发油的急性毒性及对戊巴比妥钠的协同作用.中国药科大学学报,1989,26(1):57

[26]袁晓琴,等.细辛不同提取部位镇痛作用及毒性的比较研究.时珍国医国药,2009,20(8):2050

[27]姜廷良.关于某些中草药的动物致癌性.中草药,1980,11(9):425

[28]徐军,等.细辛油的血管平滑肌作用及致突变作用研究.中成药,1992,14(12):32

[29]张雅丽,等.麻黄附子细辛汤加味治疗缓慢性心率失常30例.中国中医药科技,2010,17(1):85

[30]贾恩虎,等.麻黄附子细辛汤加味治疗病态窦房结综合征28例分析.实用医技杂志,2009,16(10):810

[31]高于英.麻黄附子细辛汤治疗血管神经性头痛40例.中国民间疗法,2010,18(2):36

[32]程世和.自拟地龙细辛汤治疗慢性喘息型支气管炎急性期38例.广西中医药,2007,30(2):49

[33]刘晓根,等.细辛白芥散贴敷治疗慢性阻塞性肺疾病110例疗效观察.2010,10(1):13

[34]段志忠.细辛过钱治疗神经性头痛15例疗效观察.中华实用中西医杂志,2002,2(15):10

[35]苏绍华.麻黄附子细辛汤加味治疗坐骨神经痛60例.江西中医药,2008,39(8):53

[36]姜田,等.细辛治疗类风湿性关节炎临床观察.中华临床医学研究杂志,2008,14(9):1357

[37]庄福渊.麻黄附子细辛汤治疗心动过缓60例仁.安徽中医学院学报,1994,13(4):16

[38]龙月娥,等.重度急性细辛中毒抢救成功.陕西中医,1999,20(6):282

[39]肖文忠,等.服用细辛复方汤剂出现过敏反应1例.井冈山医专学报,2004,(5):94

贯叶金丝桃 Hyperici Perforati Herba

guan ye jin si tao

本品为藤黄科植物贯叶金丝桃*Hypericum perforatum* L.的干燥地上部分。味辛,性寒。有疏肝解郁、清热利湿、消肿通乳功能。用于肝气郁结、情志不畅、心胸郁闷、关节肿痛、乳痈、乳少。

【化学成分】

1. 蒽醌类 金丝桃素(hypericin)、伪金丝桃素(pseudohypericin)、异金丝桃素(isohypericin)、原金丝桃素(protohypericin)、原伪金丝桃素(protopseudohypericin)、环伪金丝桃素(cyclopseudohypericin)等[1]。

2. 黄酮类 山柰酚、槲皮素、木犀草素、金丝桃苷(hyperoside)、异槲皮苷、槲皮苷、芦丁[2],双黄酮如双芹菜素(biapigenin)、穗花杉双黄酮(amentoflavone)[3,4]。儿茶酚[5]。

3. 异戊烯基化间苯三酚类 贯叶金丝桃素(hyperforin)、加贯叶金丝桃素(adhyperforin)。

4. 酚酸类 咖啡酸、氯原酸、龙胆酸、阿魏酸等。

5. 挥发油 α-蒎烯、2-甲基辛烷、β-蒎烯等。

【药理作用】

1. 保护神经系统 小鼠口服给予贯叶金丝桃提取物10 mg/kg 3 h后,在大脑皮质、下丘脑、海马、尾状核中5-吲哚乙酸水平显著上升;下丘脑、海马中5-羟色胺水平提高,降低血浆中5-羟色胺前体物质色氨酸含量。连续给药并不能继续提高脑内5-吲哚乙酸水平[9]。贯叶金丝桃提取物能抑制腹腔注射1-甲基-4-苯基-1,2,3,6-四氢吡啶(MPTP)引起的特异性的神经毒性;贯叶金丝桃提取物给药组抑制单胺氧化酶B,降低纹状体星细胞活化水平,具有神经系统保护作用[10]。

贯叶金丝桃200、400 mg/kg对睡眠丧失小鼠连续给药5d。结果显示,模型小鼠睡眠丧失72 h后,体重明显降低,运动活性显著减弱,而贯叶金丝桃小鼠的上述两项指标均得到明显改善。在高架十字迷宫和环形迷宫实验中,睡眠丧失后的小鼠进入闭臂的次数和停留时间明显增多,在开臂的停留时间减少;贯叶金丝桃给药组明显增加小鼠进入开臂的次数和停留时间,减少在闭臂的停留时间。小鼠丧失睡眠72 h后,脂质过氧化和亚硝酸盐水平明显增高,还原型谷胱甘肽水平和过氧化氢酶活性明显减弱,这些参数在贯叶金丝桃给药组得到明显改善[11]。

贯叶金丝桃素通过抑制去甲肾上腺素(noradrenaline)、5-羟色胺(5-hydroxytryptamine)和多巴胺(dopamine)等单胺类神经递质和γ-氨基丁酸(GABA)、L_2谷氨酸等氨基酸类神经递质的重吸收发挥作用[12],金丝桃素具有抑制mACHR和sigma神经受体的作用[13]。现在认为,贯叶金丝桃制剂抗抑郁是其中多种成分通过多种机制协同发挥作用[14]。

2. 抗病毒、抗炎 浓度为1~10 μg/mL金丝桃素可在5天或更长时间中阻断感染鸭乙肝病毒(DHBV)的细胞产生病毒颗粒。分析表明,金丝桃素引起DHBV表面抗原的释放,并使病毒颗粒的包膜蛋白形成不可逆的共价交联而凝聚[15]。以贯叶金丝桃提取物作用于体外培养的2.2.15细胞,以观察其对细胞两抗原分泌的影响,评价其抗HBV作用,在浓度为100、50、25、12.5、6.25、3.12、1.56、0.78 mg/mL时,对HBsAg的抑制率:贯叶金丝桃水提物为13.94%~96.96%,贯叶金丝桃醇提物为7.88%~95.15%;对HBeAg的抑制率:贯叶金丝桃水提物为46.54%~95.60%,贯叶金丝桃醇提物为13.84%~95.60%,药物浓度减少,其抑制率亦趋下降[16]。说明贯叶金丝桃水提物、醇提物具有体外抗乙肝病毒作用。

用贯叶金丝桃提取物处理稳定转染HIVcat/HeLa细胞30 min后,用紫外光(30 J/m^2)照射,可显著抑制HIV基因表达,并具有良好的量效关系。PMA-和紫外光诱导NF-κB激活通路被完全抑制,但不能抑制激活p38 MAPK。贯叶金丝桃提取物能激活JNK1和JNK2,不能激活p44/42 MAPK。其中金丝桃素为主要活性成分[17]。从贯叶金丝桃愈伤组织培养液中分离得到的p27SJ蛋白,能抑制原代人小胶质细胞和星形小中HIV-1基因组转录,与转录因子C/EBPβ协同,调节在人巨噬细胞和单核细胞中HIV-1基因组转录,与病毒反式激活体Tat、C/EBPβ共同干预亚细胞定位,引起细胞核周细胞质聚集,从而抑制HIV-1感染细胞病毒复制水平[18]。

金丝桃素对鼠巨噬细胞病毒中的白细胞素IL-12有抑制作用。抑制IL-12所需金丝桃素浓度为1~45 μg/mL,若在荧光照射下活性更强。金丝桃素的抗病毒与其光敏活性有很大关系，光照条件下，金丝桃素吸收光子，激发单线态氧，释放能量，干扰蛋白质和核酸的合成[19]。贯叶金丝桃素在不影响多形核中性粒细胞发育和趋化因子受体表达浓度下，抑制细胞趋化和活化，且具有良好的量效关系，半数抑制率为1 mol/L，同时降低CD_{11b}的表达，具有阻断人白细胞弹性蛋白酶(LE)触发激活MMP-9的表达。原位注射或每日注射给与贯叶金丝桃素可抑制IL-8诱导小鼠多形核中性粒细胞触发血管新生。说明贯叶金丝桃素具有强抗炎活性[20]。

3. 抗肿瘤 比较贯叶金丝桃3个水醇提取物A、B和C，在黑暗和适度白光照射(48 h)条件下对人白血病细胞K562和U937生长的抑制作用。在黑暗条件下，A、B和C对K562的GI_{50}值分别为406.7、621.3和248.3 μg/mL，对U937的GI_{50}值分别为672.5、911.7和378.2 μg/ml。在白光照射下，A、B和C对K562的GI_{50}值分别为281.5、365.1和162.4 μg/mL，对U937的GI_{50}值分别为453.3、522.5和150.8 μg/mL，表明提取物C的光毒性与A和B有明显差别。贯叶金丝桃素C含量最低，但在相同实验条件下显示强的活性，所以不排除贯叶金丝桃素和黄酮类以外的其他无光活性的成分参与了对白血病细胞的抑制作用，或是提取物中各成分协同作用的效果[21]。

用黄光光照30、60、90 min的人肺癌细胞A549细胞，金丝桃素的浓度分别为5、10、30、50、80、100 nmol/L。结果表明，金丝桃素的光动活性与金丝桃素的浓度及光照的时间呈明显的正相关性。伪金丝桃素浓度为50 nmol/L时，在不含血清的培养条件下有较大的细胞毒性，细胞生长抑制率为63.34%，在含血清的条件下则毒性较小，细胞生长抑制率只有11.27%[22]。

4. 药物代谢 人单次口服贯叶金丝桃标准提取物160、300、900、1800 mg后，血浆中金丝桃苷2.0~2.6 h达峰，最高浓度分别为1.5、7.5、14.2 ng/mL。伪金丝桃素达峰时间为0.4~0.6 h。金丝桃苷消除半衰期为24.8-26.5 h[23]。口服贯叶金丝桃提取物300 mg(金丝桃苷含量为14.8 mg)后，血浆中金丝桃苷达峰时间为3.5 h，最高浓度为150 ng/mL。消除半衰期为9 h。一日给药三次，每次300 mg口服后稳态血浆金丝桃苷含量为100 ng/mL[24]。

【临床应用】

1. 抗抑郁 将651名轻度—中度抑郁症患者分为6组，除安慰剂组和阳性对照药组外，其余4组口服贯叶金丝桃提取物，每日200~900 mg(含金丝桃苷0.75~2.7 mg)，给药4~6周。结果表明，贯叶金丝桃提取物疗效(73.2%)明显优于安慰剂组(37.9%)，与阳性对照药三环类抗抑郁药疗效相当（贯叶金丝桃为64%，三环类抗抑郁药66.4%)，但贯叶金丝桃的副作用小于三环类抗抑郁药[25]。

采取随机双盲法研究贯叶金丝桃制剂(WS5573，WS5572)对抑郁症的疗效，将147名轻度—中度抑郁症患者分组给药，贯叶金丝桃制剂(WS5573，WS5572)给药量为300 mg（WS5573含金丝桃苷0.5%，WS5572含金丝桃苷5%)，1日3次，口服给药6周。WS5572抑郁得分明显降低，有效率达到49%，WS5573给药组和安慰剂组有效率分别为38.8%和32.7%，表明贯叶金丝桃制剂对轻度—中度抑郁症有较好疗效[26]。

2. 抗病毒 30名HIV感染患者，静脉滴注金丝桃苷0.25 mg/kg或0.5 mg/kg，连续给药2周(0.25 mg/kg组每周给药3次，0.5 mg/kg组每日给药)。16名患者因发生明显副作用而退出，其中包括因为光毒性反应强烈而退出剂量递增试验者。其余表现出对HIV感染的治疗作用[27]。

3. 更年期综合征 对19名自述更年期综合征志愿者给药贯叶金丝桃提取物6周(每日服用相当于0.9 mg金丝桃苷)，易疲劳、焦虑、抑郁症状均得到改善[28]。

（王　涛）

参考文献

[1]Vanhaelen M, et al. Quantitative determination of biologically active constituents in medicinal plant crude extracts by thin-layer chromatography-densitometry. *J Chromatogr A*, 1983, 281: 263

[2]Dorossiev I. Determination of flavonoids in Hypericum perforatum. *Pharmazie*, 1985, 40(8): 585

[3]Berghofer R, et al. Biflavonoids in Hypericum perforatum; Part 1. Isolation of I3, II8-biapigenin. *Planta Med*, 1987, 53(2): 216

[4]Berghofer R, et al. Isolation of I3′, II8-biapigenin (amentoflavone) from Hypericum perforatum. *Planta Med*, 1989, 55(2): 91

[5]Ollivier B, et al. Separation et identification des acides phenols par chromatographie liquide haute performance et spectroscopie ultra-violette. Application a la parietaire (Parietaria officinalis L.) et au millepertuis (Hypericum perforatum L.). *J Pharm Belg*, 1985, 40(2): 173

[6]Brondz I, et al. n-Alkanes of Hypericum perforatum: A revision. *Phytochemistry*, 1983, 22(1): 295

[7]Trifunovic S, et al. Oxidation products of hyperforin from Hypericum perforatum. *Phytochemistry*, 1998, 49(5): 1305

[8]伊力亚斯·卡斯木，等. 新疆贯叶金丝桃挥发油化学成分分析. 中成药，2007，29(3)：441

[9]Yu PH. Effect of the Hypericum perforatum extract on serotonin turnover in the mouse brain. *Pharmacopsychiatry*, 2000,33(2):60

[10]Mohanasundari M, et al. Modulating effect of Hypericum perforatum extract on astrocytes in MPTP induced Parkinson′s disease in mice. *Eur Rev Med Pharmacol Sci*, 2007, 11(1):17

[11]Kumar A. Protective effect of St. John′s Wort (Hypericum perforatum) extract on 72-hour sleep deprivation-induced anxiety-like behavior and oxidative damage in mice. *Planta Med*, 2007, 73 (13):1358

[12]Chatterjee SS, et al. Hyperforin as apossible antidepressant component of Hypericum extracts. *Life Sci*, 1998, 63 (6):499

[13]Raffa RB. Screen of recteptor and uptake site activity of hypericin component of St.John ,swort reveals sigma receptor binding. *Life Sci*, 1998, 62(16):265

[14]Bennett DA, et al. Neuropharmacology of St. John swort. *Ann Pharmacother*, 1998, 32(11):1201

[15]Moraleda G, et al. Inhibition of duck hepatitis B virus replication by hypericin. *Antiviral Res*, 1993, 20 (3):235

[16]肖会泉，等. 贯叶金丝桃提取物抗乙型肝炎病毒的体外实验研究. 中药材，2005，28(3)：213

[17]Taher M, et al. Mood-enhancing antidepressant St. John′s wort inhibits the activation of human immunodeficiency virus gene expression by ultraviolet light. *IUBMB Life*, 2002, 54(6):357

[18]Darbinian S, et al. p27SJ, a novel protein in St John′s Wort, that suppresses expression of HIV-1 genome. *Gene Ther*, 2006, 13(4):288

[19]Bok Y, et al. Inhition of interleukin-12 production in lipopolysaccharide-activated mouse macrophages by hypericin, an active component of Hypericum perforatum. *Planta Med*, 2001, 67 (4):364

[20]Dell A, et al. Hyperforin blocks neutrophil activation of matrix metalloproteinase-9, motility and recruitment, and restrains inflammation-triggered angiogenesis and lung fibrosis. *J Pharmacol Exp Ther*, 2007, 321(2):492

[21]Hostanska K, et al. Comparison of the growth-inhibitory effect of Hypericum perforatum L. extracts, differing in the concentration of phloroglucinols and flavonoids on leukaemia cells. *J Pharm Pharmacol*, 2003, 55(7):973

[22]王晓利，等. 贯叶金丝桃中金丝桃素提取物对人肺癌细胞A549的体外杀伤效应. 中成药，2007，29(7)：1058

[23]Biber A, et al. Oral bioavailability of hyperforin from hypericum extracts in rats and human volunteers. *Pharmacopsychiatry*, 1998, 31(Suppl 1):36

[24]Staffeldt B, et al. Pharmacokinetics of hypericin and pseudohypericin after oral intake of the Hypericum perforatum extract LI 160 in healthy volunteers. *J Geriatr Psychiatry Neurol*, 1994, 7(1):S47

[25]Kim HL, et al. St John′s wort for depression. A meta-analysis of well-defined clinical trials. *J Nerv Ment Dis*, 1999, 187 (9):532

[26]Laakmann, G, et al. St John′s wort in mild to moderate depression: the relevance of hyperforin for the clinical efficacy. *Pharmacopsychiatry*, 1998, 31(Suppl):54

[27]Gulick R, et al. Phase I studies of hypericin, the active compound in St John′s wort as an antiretroviral agent in HIV-infected adults. *Ann Intern Med*, 1999, 130(6):510

[28]Stevinson C, et al. Safety of hypericum in patients with depression. A comparison with conventional antidepressants. *CNS Drugs*, 1999, 11(2):125

九 画

珍珠母 Margaritifera Concha

zhen zhu mu

本品为蚌科动物三角帆蚌 *Hyriopsis cumingii*(Lea)、褶纹冠蚌 *Cristaria plicata*(Leach)或珍珠贝科动物马氏珍珠贝 *Pteria martensii*(Dunker)的贝壳。味咸,性寒。有平肝潜阳、安神定惊、明目退翳功能。用于头痛眩晕、惊悸失眠、目赤翳障、视物昏花等。

【化学成分】

上述3种珍珠母均含碳酸钙、有机物。其中贝壳硬蛋白(conchiolin)由苏氨酸(threonine)、甘氨酸(glycine)、脯氨酸(proline)、天冬氨酸(aspartic acid)、丙氨酸(alanine)、丝氨酸(serine)、谷氨酸(glutamic acid)、精氨酸(glutamic acid)、亮氨酸(leucine)、缬氨酸(valine)、酪氨酸(tyrosine)、苯丙氨酸(phenylalanine)、异亮氨酸(isoleucine)、赖氨酸(lysine)、组氨酸(histidine)、蛋氨酸(methionine)、胱氨酸(cystine)等17种氨基酸组成;还含有三种非蛋白水解产物的氨基酸:牛氨酸(taurine)、乌氨酸(ornithine)、丝氨酸磷酸酯(serine phoshpate)。此外,还含铝、铜、镁、铁、钠、锌、磷、钡、硫、氯、钾、硅、钙、锰、钛等多种无机元素和磷酸乙醇胺(phosphorylethanolamine)、半乳糖基神经酰胺及卟啉(porphyrin)[1-5]。

【药理作用】

1. 中枢抑制 珍珠层粉混悬液600 mg/kg腹腔注射可使小鼠热板痛阈升高,300 mg/kg腹腔注射可使1%酒石酸锑钾所致扭体数减少;1200 mg/kg腹腔注射可对抗咖啡因引起的惊厥,并使小鼠脑内单胺递质含量增加;500 mg/kg腹腔注射对家兔皮层电活动有抑制作用,对小鼠有镇静作用[6]。

2. 抗白内障 对D-半乳糖腹腔注射诱发的大鼠白内障模型和球后注射诱发的豚鼠白内障模型,珠层粉滴眼液每天点滴3次,共14 d,对初期半乳糖性白内障也有对抗作用[7]。珍珠母可预防和治疗小鸡近视[8]。

3. 抗溃疡 珍珠层粉注射液5 g/kg灌服1次,能显著减少幽门结扎大鼠胃液排出量,并减少总酸排出量;2.5 g/kg,每日2次腹腔注射或灌胃,连续14 d,能显著促进乙酸型胃溃疡愈合[9]。1 g珍珠母可中和浓度为0.1 mol/L盐酸溶液145.34 mL,因而推测如每次2 g,日服3次,几乎中和人体1日内全部分泌的胃酸[10]。

4. 促进骨形成 经皮注入珍珠母微粒填充羊腰椎骨实验性空腔中,具有显著的骨形成作用[11]。

5. 抗氧自由基 马氏珍珠母贝提取液在体外具有清除H_2O_2的能力,且可抑制鼠肝均浆丙二醛的生成,人口服100 mg,每天2次,连续20 d能显著提高超氧化物岐化酶(SOD)和谷胱甘肽过氧化物酶(GSH-Px)的活性。表明马氏珍珠母贝提取液具有清除活性氧的能力和提高体内抗活性氧酶的活性,对延缓衰老有一定作用[11]。小鼠灌服水解珍珠层粉50、100、200 mg/kg,连用15d,可提高全血谷胱甘肽过氧化物酶活力,中高剂量降低血清过氧化脂质的含量[12]。

6. 毒性 三角帆蚌、褶纹冠蚌或背角无齿蚌制成的珍珠层粉水溶液大鼠灌胃,$LD_{50}>21.5$ g/kg;大鼠去毛后皮肤外用,$LD_{50}>31.6$ g/kg,观察1周,未见明显中毒症状。将珍珠层粉混于饲料连续饲服2个月,大鼠体重明显减轻,血红蛋白明显降低,血尿素氮则明显升高,其他未见明显异常,重要脏器病理切片亦未见异常[14]。

【临床应用】

1. 眼科疾病 珍珠层粉眼膏治疗角膜白斑,用眼膏涂于患眼结膜囊内,随后立即给于湿热敷或蒸汽熏浴30min,每日2次,同时口服珍珠层粉片每次1.5 g,每日3次,4周为一个疗程。治疗28例32只眼,痊愈3只眼,特效5只眼,显效6只眼,微效7只眼,总有效率65.6%。且对外伤性角膜白斑效果较好,炎症性次之,营养不良性最差,有效率分别为100%、61.1%和42.9%[15]。珍珠蛇胆明目液口服治疗视疲劳40例74只眼,有效率85.1%[16]。强力珍珠滴眼液治疗视疲劳、慢性结膜炎、角膜干燥症、老年性白内障150例,显效

72例,总有效率75.4%[17]。

2. 帕金森病 镇颤舒(生白芍、炙甘草、钩藤、当归、珍珠母、僵蚕、黄芪、川芎、葛根、厚朴)治疗帕金森病30例,总有效率86%,可改善震颤、肌僵直临床症状[18],还可用于失眠[19,20]。

3. 心血管疾病 口服珍珠层粉治疗冠心病20例,血清过氧化脂质明显下降[21]。珍珠母复方治疗高血压病,降压总有效率85.3%[22]。

4. 黄褐斑 口服珍珠母祛斑合剂(珍珠母、浙贝母、赤芍、夏枯草、茵陈、红花等),水煎剂,每日2次,2个月为一个疗程。110例患者中,基本痊愈28例,显效41例,好转29例,无效12例,显效率62.73%[23]。

5. 上呼吸道感染 牛黄醒脑Ⅰ号注射液(牛黄、水牛角、珍珠母、黄芩素、板蓝根)治疗小儿急性上呼吸道感染40例,显效72.5%,有效22.5%[24]。清开灵注射液(水牛角、珍珠母、黄芩、栀子、金银花等),治疗小儿病毒性上感,加5%葡萄糖静滴,每日1次,可降温和减轻呼吸道症状,总有效率94%,高于对照组[25]。

6. 口腔溃疡 珍珠层膜剂贴敷溃疡处,每日3~4次,治疗37例,治愈26例,有效1例,总有效率81.1%[26]。

7. 不良反应及禁忌证 珍珠层粉口服用药期间有食欲不振、便秘等副作用。胃酸缺乏者慎用。

(马越鸣)

参考文献

[1]李桂萍.不同品种珍珠母中氨基酸的含量测定.北京中医药大学学报,1994,17(1):60

[2]李轩贞.珍珠母中微量元素的研究.中国海洋药物,1990,9(3):5

[3]王杰.珍珠母的钙盐氨基酸和微量元素测定.齐鲁中医药情报,1990,(3):7

[4]铁步荣.中药珍珠母中碳酸钙的含量测定.中国海洋药物,1991,10(2):28

[5]周磺,等.马氏珍珠母贝提取液-珍珠氨基酸液的营养评价.中国公共卫生,1995,1(5):239

[6]潘建新,等.珍珠粉对中枢神经系统影响的研究.中成药,1999,21(11):596

[7]刘孝乐,等.复方珍珠层粉滴眼液治疗白内障药效学研究.中成药,1991,13(11):25

[8]Xu H,et al. A study on the prevention and treatment of myopia with nacre on chicks. *Pharmacol Res*,2001,44(1):1

[9]朱兆华.去钙珍珠层粉治疗溃疡病的动物实验.新医学,1983,14(11):579

[10]居明秋,等.珍珠母中和胃酸量的测定.中国海洋药物,2000,9(6):28

[11]Lamghari M,et al. Bone reactions to nacre injected percutaneously into the vertebrae of sheep. *Biomaterials*,2001,22(6):555

[12]龙盛京,等.马氏珍珠母贝提取液抗氧自由基作用的研究.中国生化药物杂志,1999,20(1):41

[13]李端,等.水解珍珠层粉在小鼠体内的抗氧化作用.中成药,1996,18(12):30

[14]杨永年.珍珠层粉的临床前毒理试验.海洋药物,1986,5(1):16

[15]王淑秀.珍珠层粉眼膏治疗角膜白斑28例(32只眼)疗效观察.山西医药杂志,1982,(1):15

[16]方玉香,等.珍珠蛇胆明目液治疗视疲劳的临床观察.中西医结合眼科杂志,1996,14(4):193

[17]陈翠屏,等.强力珍珠滴眼液治疗四种眼疾疗效观察.中西医结合眼科杂志,1996,14(2):69

[18]丰广魁.镇颤舒治疗帕金森病30例.陕西中医,2000,21(11):481

[19]李燕.珍珠母眠安汤治疗失眠58例.新中医,2003,35(7):58

[20]陈韫炜.中药珍珠母丸对负性生活事件所致失眠临床疗效的影响.广州中医药大学学报,2007,24(2):113

[21]黄元伟,等.珍珠层粉对冠心病患者血清过氧化脂质与血脂的影响.中西医结合杂志,1987,7(10):596

[22]竹青,等.珍珠母复方治疗高血压病临床疗效观察.浙江中医学院学报,20001,25(1):38

[23]许文红,等.珍珠母祛斑合剂治疗黄褐斑110例.浙江中西医结合杂志,2005,15(8):564

[24]冯志英.牛黄醒脑Ⅰ号注射液治疗小儿急性上呼吸道感染40例.河北中医,1997,19(3):34

[25]杨清慧.清开灵注射液治疗小儿病毒性上感.陕西中医,2001,22(5):283

[26]于瑞蓉,等.珍珠层膜剂治疗口腔黏膜溃疡.中国海洋药物,1988,7(4):29

荆　芥 Schizonepetae Herba jing jie

本品为唇形科植物荆芥 *Schizonepeta tenuifolia* Briq.的干燥地上部分。味辛，性微温。有解表散风、透疹和消疮功能。主治感冒、头痛、麻疹、风疹、疮疡初起等。炒炭后治便血、崩漏、产后血晕等。荆芥穗功效相同，唯发散之力较强。

【化学成分】

主要有效成分为挥发油，其含量变异较大，全草0.43%~2.05%，穗0.51%~4.11%，叶2.06%，梗0.14%~0.60%[1-5]。有报道叶含量最高（3.57%），依次种子（2.56%），穗和梗（1.00%）[6]。挥发油中主要成分有薄荷酮（menthone）、胡薄荷酮（pulegone）、异薄荷酮（isomenthone）、异胡薄荷酮（isopulegone）和柠檬烯（limonene）等[4]。油中主成分变异较大，有报道油中主成分有胡薄荷酮40.45%、薄荷酮38.33%、异薄荷酮5.45%、香芹酮2.79%、氧化石竹烯2.73%等[7]。

荆芥尚含胡萝卜苷（daucosterol）、β-谷甾醇（β-sitosterol）、齐墩果酸（oleanolic acid）、熊果酸（ursolic acid）、反式桂皮酸（trans-cinnamic acid）、二十烷酸（eicosane acid）等[8,9]。

荆芥穗中尚含有单萜类荆芥萜二醇（schizomodiol）、荆芥萜醇（schizonol）及单萜苷荆芥苷A~E（schizonepetoside A~E）[10-12]。黄酮类成分香叶木素（diosmetin）、橙皮素（hesperetin）、木犀草素（luteolin）、芹叶素-7-O-β-D-葡萄糖苷、木犀草素-7-O-β-D-葡萄糖苷和一种二氢黄酮的芸香糖苷[11,12]。此外从荆芥中提取出具有抗炎作用的苯丙烯酸衍生物、苯并呋喃衍生物和苯并呋喃丙烯酸衍生物[13]。

【药理作用】

1. 解热和降温　荆芥煎剂或浸剂（生药）2 g/kg灌胃，对伤寒混合菌苗引起发热的家兔仅有微弱解热作用[14]。荆芥煎剂（生药）4.4 g/kg腹腔注射，对伤寒副伤寒甲菌苗精制破伤风类毒素混合制剂引起体温升高的家兔，有明显解热作用[15]。给正常大鼠灌胃荆芥油0.5 mL/kg，给药1 h后体温逐渐下降，给药3 h后较用药前体温降低2.2℃，说明荆芥油有降低正常体温的作用[16]。荆芥内酯（schizonepetolide，SCH）10 mg/kg和荆芥内酯聚乳酸乙醇酸纳米粒（schizonepetolide polylactic-co-glycolic acid nanoparticles，SCH-PLGA-NP）2.5、5、7.5 mg/kg，尾静脉注射，对酵母所致大鼠发热均有显著解热作用[17]。

2. 镇痛　给雌性小鼠灌胃荆芥水煎剂15 g/kg，给药1 h后痛阈（热板法）提高200%，4~5 h后提高300%[15]。SCH-PLGA-NP 5、10、15 mg/kg小鼠尾静脉注射，均有显著镇痛（扭体法和热板法）作用[17]。荆芥酯类提取物5.00、7.00、9.75 mg/kg，灌胃给药，中、高剂量组能明显减少小鼠的扭体反应数，热板法在给药后15、30、60 min均能显著延长小鼠疼痛反应的潜伏期，表明具有显著的镇痛作用[18]。荆芥成分d-薄荷酮100 mg/kg给小鼠灌胃，对腹腔注射醋酸引起扭体反应的抑制率为41.3%，其强度与氨基比林相当[19]。

3. 抗炎　荆芥水煎剂（生药）20 g/kg腹腔注射，对小鼠巴豆油所致炎症有明显抑制作用；（生药）14 g/kg腹腔注射，对醋酸所致毛细血管通透性增加也有明显抑制作用[15]。荆芥挥发油0.5 mL/kg灌胃，对大鼠角叉菜胶性足肿有显著抑制作用；0.2 mL/kg灌胃，对大鼠蛋清性足肿也有显著抑制作用。0.05、0.1、0.2 mL/kg灌胃，每日1次，连续5 d，对小鼠角叉菜胶性足肿均有显著抑制作用；上述实验表明荆芥挥发油对急性和慢性炎症均有较好的抗炎作用[20]。荆芥挥发油的主要成分胡薄荷酮100 mg/kg灌胃，对腹腔渗出的抑制率为39.8%，其抗炎作用强度与氨基比林大致相等[19]。芥酯类成分5.00、7.00、9.75 mg/kg腹腔注射，连续3d，对巴豆油合剂所致小鼠耳廓肿度和醋酸所致腹腔毛细血管的通透性的增加均有明显的抑制作用[21]。

荆芥抗炎作用机制：荆芥挥发油（Sto）0.4、0.2 mL/kg，灌胃给药，连续7 d，能明显降低卵白蛋白致哮喘模型小鼠肺组织中前列腺素E_2（PGE_2）、白三烯B_4（LTB_4）、丙二醛（MDA）和一氧化氮（NO）的含量，表明荆芥挥发油可通过抑制炎症反应中花生四烯酸环氧酶和脂氧酶代谢途径产物PGE_2、LTB_4的生成，通过抑制与炎症反应相关的MDA和NO等自由基介质的生成，发挥其良好的抗炎作用[22]。荆芥挥发油0.2、0.1 mL/kg能明显降低角叉菜胶急性胸膜炎炎症模型大鼠血清LTB_4含量，0.2 mL/kg能显著减少花生四烯酸代谢产物LTB_4

和 LTC_4 的生成。表明荆芥挥发油拮抗白三烯活性的作用,是其良好抗炎作用的机制之一[23]。荆芥挥发油 110、55、28 μg/kg(约为 LD_{50} 的 1/10、1/20、1/40),灌胃给药,对脂多糖(LPS)诱导的急性肺损伤(ALI)大鼠,均可减轻肺组织的炎性病变,显著降低肺组织核因子-κB(NF-κB)及其抑制物 α(IκB-α)、白细胞介素 1-β(IL1-β)和肿瘤坏死因子-α(TNF-α)的含量。其抗炎作用机制之一可能是抑制 IκB-α 磷酸化的降解和 NF-κB 的活性,进而减少炎症相关细胞因子 IL1-β、TNF-α 的合成和释放[24]。

4. 止血 给小鼠灌胃 8%、12%的荆芥炭混悬剂 40 mL/kg 或腹腔注射 2%荆芥炭挥发油乳剂 15 mL/kg,均能明显缩短凝血时间及出血时间。荆芥炭挥发油在 0.15 mL/kg 时无明显止血作用,当剂量增至 0.3 mL/kg 时作用非常显著,但达 0.45 mL/kg 时则止血作用消失[25]。荆芥炭脂溶性提取物 StE 在一定的剂量范围内(3.750~240.0 mg/kg,给小鼠灌胃),能剂量相关的缩短凝血时间和出血时间。StE 乳剂 30 mg/kg 给小鼠腹腔注射,20 mg/kg 给家兔灌胃,两者分别在 0.5 h 和 1 h 后出现显著的止血作用,作用分别维持 6 h 和 12 h[26]。

止血机制的研究:给家兔腹腔注射荆芥炭脂溶性提取物 11.16 mg/kg,可使凝血酶原时间、血浆复钙时间和优球蛋白溶解时间明显缩短,并可使肝素化小鼠凝血时间恢复正常,而对血小板聚集无影响[27,28]。荆芥炭脂溶性提取物(StE)42 mg/kg 灌胃,能显著缩短大鼠凝血酶原时间(PT)、凝血酶时间(TT)、白陶土部分凝血活酶时间(KPTT)。22 mg/kg 灌胃,可明显缩短家兔血浆复钙时间(RT),延长家兔优球蛋白溶解时间(ELT),并使纤溶活性(FA)显著降低。30 mg/kg 腹腔注射,能明显缩短肝素化小鼠凝血时间,并使之基本恢复正常,表明有体内抗肝素作用。350 mg/kg 灌胃,家兔的鱼精蛋白副凝试验(3P 试验)和乙醇胶试验(EGT),用药前后均为阴性。上述实验表明 StE 既可激活多种凝血因子而实现体内抗凝血,又可抑制纤溶活性而加速凝血过程,表现出强大的止血作用。3P 试验和 EGT 试验阴性,排除了大量使用 StE 导致血浆中产生纤维蛋白降解产物,以致引起弥漫性血管内凝血(DIC)的可能性[29]。此外荆芥炭提取物 StE 42 mg/kg 和 84 mg/kg 灌胃,能明显增加大鼠全血比黏度(高切、低切)和 RBC 压积,而血浆比黏度和 RBC 电泳时间无明显改变,StE 组 RBC 数有上升趋势。全血黏度的变化可能主要与 RBC 量及其聚集性有关,血黏度增加对凝血过程有促进作用[30]。

5. 祛痰和平喘 荆芥油 0.5 mL/kg 灌胃或 0.25 mL/kg 腹腔注射,均能促进酚红排出,表明荆芥油有祛痰作用。荆芥油直接松弛豚鼠平滑肌的最低有效浓度为 0.1 mg/mL。如先以乙酰胆碱或组胺引起气管平滑肌收缩,换液后使荆芥油与气管接触 10 min,再分别加入乙酰胆碱或组胺,不再引起收缩,说明荆芥油能对抗乙酰胆碱或组胺引起的气管平滑肌收缩。荆芥油以喷雾法和灌胃法给药,均能明显延长乙酰胆碱和组胺引喘豚鼠喘息性抽搐的潜伏期,并减少发生抽搐的动物数[16]。

6. 抑制肠管 荆芥水煎剂对兔十二指肠平滑肌有较强的抑制作用[15]。荆芥挥发油的主要成分薄荷酮,在 0.01%浓度时对兔肠无明显影响,浓度增至 0.03%时出现抑制作用,浓度达 1.5%时使其运动停止[31]。当麦氏浴槽中荆芥炭提取物(StE)浓度达到 2.5 μg/mL 时,离体兔十二指肠开始出现弱的兴奋作用,浓度达到 5×μg/mL 时兴奋作用增强,但浓度再增加则呈现抑制作用,且随剂量增加抑制作用增强。阿托品可对抗 StE 引起的肠管兴奋作用,StE 能拮抗氯化钡所致的肠管痉挛性收缩作用[32]。

9. 免疫抑制

(1)抗变态反应慢反应物质(SRS-A) 荆芥油对致敏豚鼠平滑肌的 SRS-A 释放有抑制作用。对正常离体豚鼠回肠,芥油有直接拮抗 SRS-A 的作用[16]。

(2)抗大鼠被动皮肤过敏反应(PCA) 灌胃荆芥油 0.3 mL/kg 1 次或于 3d 内每日 1 次,给药后 1~2h 进行抗原攻击,对大鼠 PCA 反应均有一定抑制作用[16]。

(3)抗补体 荆芥穗的 50%甲醇提取物,在浓度为(生药)0.05 g/mL 时,有中等强度的抗补体活性。从该提取物中分离出的香叶木素、木犀草素和荆芥萜醇在浓度为 1.5 mg/mL 时分别显示一定程度的抗补体作用[12]。

10. 抗糖尿病 荆芥穗所含植物甾醇(菜子甾醇、豆甾醇与 β-谷甾醇的混合物)和橙皮苷(hesperidin)10 mg/kg 和 20 mg/kg 腹腔注射,连续 4 d,有显著抗链脲菌素所致小鼠糖尿病的作用,可使血糖显著降低,体重下降减轻,水消耗减少,并可防止链脲菌素所致胰岛(特别是 β-细胞)的变性性改变[33]。

11. 抗氧化 荆芥所含迷迭香酸(rosmarinic acid)类化合物有较强的抗氧化作用,并在甲酯化后作用增强。如,迷迭香酸对大鼠脑匀浆脂质过氧化物(LPO)及兔血小板 12-LPO 的 IC_{50} 分别为 4.2 μmol/L 和 9.0×10 μmol/L,而迷迭香酸甲酯化合物分别为 1.4 μmol/L 和 0.5 μmol/L[34]。荆芥所含橙皮苷在体外系统中抑制LPO

形成的IC_{50}为25 μmol/L[35]。荆芥炭提取物StE在肝匀浆中的浓度为48 μg/mL和96 μg/mL时，对肝脏匀浆由Fe^{2+}-Ascorbic acid系统诱导提高的脂质过氧化有明显抑制作用，能剂量相关的降低被诱导体系中MDA含量，表明StE具有抗氧化作用[36]。

12. 抗肿瘤 当荆芥挥发油的剂量等于或大于4 mg/mL以上时，对人肺癌A549细胞株具有较高的抑瘤率，最高可达91.2%；最低抑瘤浓度为1 mg/mL，抑瘤率为43.3%。形态学观察结果表明，被杀伤的细胞体积萎缩、细胞膜皱缩、成活细胞数稀疏、数量明显低于空白对照组。以0.25~1 mg/mL剂量的荆芥挥发油作用72 h具有明显的诱导肿瘤细胞凋亡的作用。结果表明荆芥挥发油在高浓度(4~16 mg/mL)时对人肺癌A549细胞株有杀伤作用，在低浓度(0.25~1 mg/mL)时对A549有诱导细胞凋亡的作用[37]。

13. 抗菌 荆芥水煎剂在体外对金黄色葡萄球菌和白喉杆菌有较强的抗菌作用，对炭疽杆菌、乙型链球菌、伤寨杆菌、痢疾杆菌、变形杆菌和绿脓杆菌等也有一定的抗菌作用[38,39]。在克希钠甲种液体培养基中，荆芥水煎剂有抗结核菌作用，其抑制结核菌的有效稀释度为1:100[40]。

14. 抗病毒 荆芥醇提物1.7、5.0、10.0 mg/kg，灌胃给药，每日1次，连续5 d，其高、中剂量组对H_1N_1病毒感染小鼠有显著保护作用，死亡抑制率分别达40%和50%；3个剂量组均能降低H_1N_1病毒感染小鼠肺指数值，肺指数抑制率分别达26%、30%和31.2%[41]。荆芥油10、20、40 mg/kg，荆芥穗总提取物1、2、4 g/kg，灌胃给药，每日1次，连续5 d，各组均能明显延长甲型流感病毒感染小鼠的存活天数，减少感染小鼠的死亡数，对病毒感染小鼠有显著保护作用；各组均能明显降低病毒感染小鼠的肺指数值，具有一定的减轻病毒感染小鼠肺部的作用[42]。

15. 其他 荆芥炭提取物StE乳剂60 mg/kg灌胃，每天1次，连续4 d，能明显增加大鼠血浆中前列腺素E(PGE)的含量[36]。荆芥有抑制磷酸二酯酶和腺苷酸环化酶 的作用。用现代生物分析法研究证明，荆芥提取物对安定受体、多巴胺受体，血管紧张素Ⅱ受体和补体系统有轻度抑制活性，对胆囊收缩素、β-羟基-β甲基戊二酸辅酶A(HMG-GoA)有明显的抑制活性[43]。

16. 毒性 荆芥水煎剂小鼠腹腔注射的LD_{50}为(生药)39.8±1.2 g[15]。荆芥油灌胃的LD_{50}为(1.1±0.3) mL/kg[16]。荆芥炭脂溶性提取物StE小鼠腹腔注射和灌胃的LD_{50}分别为1.945 mg/kg和2.652 mg/kg。其灌胃的LD_{50}约为临床用量的244~367倍[26]。1%StE乳剂200 mg/kg灌胃，60 mg/kg腹腔注射，连续观察1周，结果2种给药途径的小鼠在用药后均精神状态良好，活动自如，毛色光滑，进食饮水排泄也均正常[32]。每日按千克体重25倍于成人的剂量给家兔灌胃荆芥油(0.15 mL/kg)1次，连续20d，主要脏器的功能和形态均无明显毒性反应[16]。

【临床应用】

1. 流行性感冒 以荆芥合剂治疗128例，有效率为94.2%[44]。

2. 头痛 荆防钩藤汤(荆芥、防风、钩藤等10味)治疗头痛100例，其中神经性头痛42例，鼻炎引起的头痛17例，血管痉挛性头痛41例，总有效率99%，治愈率90%[45]。

3. 出血性疾病 止血宁胶囊(荆芥炭提取物StE的口服制剂)治疗内科、五官科和妇科各类出血病症107例，具有迅速而可靠的止血效果，其有效率为98.13%，治愈率为65.42%[46]。

4. 急性上呼吸道感染(扁桃体炎、支气管炎等)用荆防针剂或荆防饮治疗有较好疗效，荆防针剂的疗效与肌肉注射安痛定相似[47,48]。

5. 小儿支气管哮喘 将大白萝卜中间切开，在中央挖一凹窝，将荆芥10 g、蜂蜜和香油各15 mL放入窝内，置火上烧透(约2 h)。此为3岁小儿1次服用量，其他年龄酌情增减，每日睡前服1次。治疗13例，2~4 d后11例痊愈，2例好转[49]。

6. 荨麻疹 将荆芥穗细粉撒布受治皮肤表面，用手掌揉搓发生热感为度，轻者1~2次，重者3~4次可愈[50]。治疗荨麻疹尚可用荆防四物汤、荆防汤和荆防化疹汤，荆防败毒饮对荨麻疹、过敏性皮炎、皮肤瘙痒症、银屑病和湿疹等也有较好疗效[43]。

7. 键鞘囊肿 以荆芥、防风、干姜、黄芪提取的挥发油0.5~4 mL囊内注射，治疗13例，全部治愈[51]。

8. 肛门疾病 肛门浴液(由荆芥穗、薄荷、川芎等制成)用于治疗内痔、外痔、肛裂、肛周炎、肛门瘙痒等肛周疾病，疗效显著，安全性好，经临床1500例患者使用，治愈率81%，显效率17.5%，总有效率98.5%[52]。

9. 其他 加减荆防汤(荆芥、防风、大青叶等)治疗口周皮炎22例，结果痊愈19例，显效12例，有效1例，全部有效[53]。荆防败毒散治疗产后高热，荆芥连翘汤治疗高血压衄血、消化道黏膜疾病，荆防马钱子散水煎熏洗痔疮，均有一定疗效[49]。

10. 不良反应 荆芥内服可强起过敏反应，表现上腹不适、腹痛、恶心、呕吐、胸闷、皮肤疼痛、瘙痒、瘀血及皮疹等;口服荆芥后食鱼、虾也可致过敏反应[43]。

【附注】

1. 同属植物多裂叶荆芥 *S.multifida*(L)Brig 也作荆芥入药 国产多裂叶荆芥穗含挥发油 1.34%,油中主含胡薄荷酮、薄荷酮等[54]。苏联产本种植物的地上部含挥发油 0.9%,油中主要成分有胡薄荷酮、β-水芹烯(β-phellandrene)、里哪醇(linalool)和柠檬烯等[55]。

2. 我国尚产小裂叶荆芥 *S.annua*(Pall.)Schischk 苏联产本种植物的地上部含挥发油 1.11%,油中主要成分有百里酚(thylom)、萜品烯(terpinene)、对伞花烃(p-cymol)、香荆芥酚(carvacrol)、α-水芹烯等[55]。

(赵国斌)

参 考 文 献

[1]刘国声,等.13种中药的挥发油初步分析.刘寿山.中药研究文献摘要(1820-1961).北京:科学出版社,1963:449

[2]俞长芳.常用中药挥发油含量测定数据.中草药通讯,1979,10(11):29

[3]张永清,等.荆芥最佳采收期试验及不同器官挥发油含量测定.山东医药工业,1988,(3):31

[4]叶定江,等.荆芥不同药用部位及炒炭后挥发油的成分研究.中药通报,1985,10(7):19

[5]叶崇义,等.不同产地荆芥油的质量考察.药物分析杂志,1988,8(1):33

[6]刘向前,等.荆芥不同部位挥发油成分研究.中草药,2008,39(10):1472

[7]吴玉兰,等.荆芥及其相关药材挥发油的成分研究.中草药,2000,31(12):894

[8]张丽,等.荆芥化学成分的研究.中药材,2001,24(3):183

[9]张援虎,等.荆芥化学成分的研究.中国中药杂志,2006,31(13):1118

[10]Sesaki H, et al. The constituents of Schizonepeta tenuifolia Briq. Ⅰ.Structures of Two New Monoterpene Glucosides, Schizonepetosides A and B. *Chem Pharm Bull*, 1981,29(6):1636

[11]Kobo M, et al. The constituents of Schizonepeta tenuifolia Briq. Ⅱ. Structure of a New Monoterpene Glucoside, Schizone-petosides C. *Chem Pharm Bull*, 1986,34(8):3097

[12]Oshima Y, et al. Schizonodiol, Schizonol, and Schizonepetosides D and E of Schizonepeta tenuifolia Spikes. *Planta Med*, 1989,55(2):179

[13]Matsuda M, et al. Isolation of benzofuranylpropenoic acid derivative from Schizonepeta tenuifolia. *CA* 1991,115:15578m

[14]孙世锡.几种中药解热作用之药理研究.中华医学杂志,1956,42(10):964

[15]李淑蓉,等.荆芥与防风的药理作用研究.中药材,1989,12(6):37

[16]卞如濂,等.荆芥油的药理研究.浙江医科大学生学报,1981,10(5):219

[17]张丽,等.荆芥内酯聚乳酸乙醇酸纳米粒的抗炎、镇痛及解热作用.中国药科大学学报,2008,39(5):433

[18]祁乃喜,等.荆芥酯类提取物对小鼠的镇痛作用.南京中医药大学学报(自然科学版),2004,20(4):229

[19]山原条二,他.生薬の生物活性成分に関する研究 ケイガイの镇痛および抗炎作用.藥学雑誌,1980,100(7):713

[20]曾南,等.荆芥挥发油抗炎作用研究.中药药理与临床,1998,14(6):24

[21]卢金福,等.荆芥酯类成分对小鼠急性炎症的影响.南京中医药大学学报(自然科学版),2003,19(6):350

[22]曾南,等.荆芥挥发油对哮喘模型小鼠肺组织炎症介质的影响.四川生理科学杂志,2006,28(4):154

[23]曾南,等.荆芥挥发油对白三烯拮抗活性的实验研究.中医药学刊,2006,24(6):1033

[24]解宇环,等.荆芥挥发油对急性肺损伤大鼠肺组织病理形态及NF-κB、IκB含量的影响.华西药学杂志,2008,23(3):274

[25]丁安伟,等.荆芥炒炭前后止血作用的研究.中药通报,1986,11(3):23

[26]丁安伟,等.荆芥炭提取物止血活性部位的研究.中国中药杂志,1993,18(9):535

[27]丁安伟,等.荆芥炭止血作用的研究(Ⅰ)-荆芥炭及其提取物止血量效关系的研究.中国医药学报,1988,3(6):20

[28]丁安伟,等.荆芥炭止血作用的研究(Ⅱ)-荆芥炭提取物止血机制的研究.中国医药学报,1989,4(2):30

[29]丁安伟,等.荆芥炭提取物止血机制的研究.中国中药杂志,1993,18(10):598

[30]丁安伟,等.荆芥炭提取物对大鼠血液流变学的影响.南京中医学院学报,1994,10(4):37

[31]赵以仁.MentholとMenthoneの肠管作用.医学中央杂志,1956,121:652

[32]许慧瑛,等.荆芥炭提取物一般药理作用研究.南京中医学院学报,1994,10(6):25

[33]Kim Chang-Jong, et al. Anti-diabetic agents from medicinal plants.Inhibitory activity of Schizonepeta tenuifolia spikes on the diabetogenesis by streptozotocin in mice. *Arch Pharmacol Res*, 1996,19(6):441

[34]柳泽利彦,等.荆芥中抑制脂质氧化酶及过氧化脂质产物的化学成分研究.国外医学中医中药分册,1992,14(3):56

[35]Kubo M, et al. Phenol compounds as lipid peroxide formation inhibitors for therapeutic use. *CA*, 1992,117:245625v

[36]丁安伟,等.荆芥炭提取物对PGE及脂质过氧化作用的影响.南京中医药大学学报,1998,14(5):282

[37]臧林泉,等.荆芥挥发油抗肿瘤作用的研究.广西中医

药,2006,29(4):246

[38]零陵地区卫生防疫站,等.561种中药抗菌作用筛选报告.湖南医药杂志,1974,(4):51,(5):49

[39]Chi -Pien Chen,et al. Development of Natunal Crude Drug Resources from Taiwan(Ⅵ),In vitro studies of the Inhibitory effect on 12 Microorganisms. *Shoyakugaku Zasshi*,1987,41(3):215

[40]辽宁省结核防治院研究实验室.九种方剂及四十种单味中药对结核菌抗菌作用的研究(初步报告).辽宁医学杂志,1960,(7):29

[41]徐立,等.荆芥醇提物抗病毒作用的实验研究.中医药研究,2000,16(5):45

[42]倪文澎,等.荆芥穗提取物对甲型流感病毒感染小鼠的保护作用.中医药研究,2004,22(6):1151

[43]王本祥,现代中药药理学.天津:天津科学技术出版社,1997:53

[44]汪慎之.用荆防合剂治疗128例流行性感冒临床初步报告.哈尔滨中医,1959,(11):17

[45]呼义娟,等.荆防钩藤汤治疗头痛100例.山东中医杂志,1994,13(12):544

[46]丁安伟,等.止血宁胶囊治疗出血症107例临床观察.江苏中医,1998,19(11):10

[47]杜怀棠,等.荆防针治疗风寒表症发热临床疗效观察.中医杂志,1985,(10):39

[48]邵继棠,等.荆防饮的临床运用.湖北中医杂志,1985,(2):17

[49]王天顺.荆芥穗治小儿支气管哮喘.中原医刊,1982,(6):280

[50]马玉静.外用荆芥穗治疗荨麻疹.中医杂志,1965,(12):18

[51]尹元华.荆防注射液治疗腱鞘囊肿.贵州医药,1984,8(1):63

[52]陈立德,等.肛门浴液的研制.中国医院药学杂志,1999,19(7):408

[53]朱俊昌.加减荆防汤治疗口周皮炎22例.中国中西医结合杂志,1996,16(8):501

[54]臧友维,等.多裂荆芥穗挥发油的化学研究.药学通报,1988,23(10):594

[55]Румак АВ, и др.Химический соств эфирных масел растений рода Schizonepeta. *Химия Природ Соедин*, 1989, (2):290

茜 草 Rubiae Radix et Rhizoma

qian cao

本品为茜草科植物茜草 *Rubia cordifolia* L.的干燥根和根茎。味苦,性寒。具有凉血、祛瘀、止血、通经等功能。用于吐血、衄血、崩漏、外伤出血、瘀阻经闭、关节痹痛、跌扑肿痛等。

【化学成分】

1.蒽醌类 蒽醌(anthraquinone)类化合物包括:茜草素(alizarin)、羟基茜草素(purpurin)、伪羟基茜草素(pseudopurpurin)、甲基异茜素(rubiadin)、茜草色素(munjistin,又名茜草酸)、1-羟基-2甲基蒽醌(1-hydroxy-2 -methylanthraquinone)、去甲虎刺醛(nordamnacanthal)、异茜草素(purpuroxanthin,又名黑茜素)、茜根酸(ruberythric acid)及大黄素甲醚(physcion)等[1]。从茜草根的乙醇提取物中分离出7个蒽醌化合物,经鉴定为:1,3,6-三羟基-2-甲基蒽醌、1-羟基蒽醌、1,2,4-三羟基蒽醌、1,3,6-三羟基-2-甲基蒽醌-3-O-β-D吡喃葡萄糖苷、1,2-二羟基蒽醌-2-O-β-D吡喃木糖(1→6)-β-D吡喃葡萄糖苷、1,3-二羟基-2-羟甲基蒽醌-3-O-β-D吡喃木糖(1→6)-β-D吡喃葡萄糖苷和1,3,6-三羟基-2-甲基蒽醌-3-O-β-D吡喃木糖(1→2)-β-D(6′-O-乙酰基)吡喃葡萄糖苷,后者为一新的化合物[2]。从茜草氯仿部位分离得到11个蒽醌类包括mollugin、furomollugin、6 -hydroxyrubindin、A lizarin、6 -methxylquinizarin、1-hydroxy-2-methylanthy- raquinone、xanthopurpurin、anthragallol、rubiaddin、ursolic acid、β-sitosterol[3]。又从茜草三氯甲烷提取物中分离出3个有抑制α葡萄糖苷酶活性的蒽醌类化合物,分别鉴定为:1,3-二羟基-2甲基蒽醌、1-羟基-2甲基蒽醌和1,2-二羟基蒽醌[4]。

2.萘酸酯类 从茜草根中分离出4个甲萘酸甲酯化合物为:茜草内酯(rubilactone)、呋喃大叶茜草素(furomollugin)、二氢大叶茜草素(dihydromollugin)和2-(3′-羟基)异戊基-3-甲氧羰基-1,4-萘氢醌-1-O-β-D-呋喃葡萄糖苷[5]。首次从茜草根中分离得到大叶茜草素(rubimaillin)[6]。

3.多糖类 茜草水煮醇沉淀物分别所获多糖A、B。多糖A、B均由半乳糖、葡萄糖、阿拉伯糖、木糖及鼠李糖组成,分子量均为6000左右,B尚存在1种分子量 1 000 左右物质[7]。

4. 萜类 迄今已发现乔木烷型三萜类化合物 26 个,其中茜草属占 22 个[8]。

5. 微量元素 茜草中含有铁、锌、铜、锰等多种微量元素,其根中铁、锌、铜、锰等的含量均高出地上部分几十倍,这可能是茜草药用其根的原因[9]。

【药理作用】

1. 解热、镇痛、抗炎 茜草醇提取物(RCL)2 g/kg 给大鼠、小鼠灌胃,以足趾肿胀法、棉球性肉芽肿法、毛细血管渗出性法等急性炎症模型观察其抗炎作用,并测定其对小鼠血清溶血素含量的影响。结果证明 RCL 对多种炎症模型均有明显的抑制作用,并降低小鼠血清溶血素含量。提示 RCL 有很强的抗炎作用和增强体液免疫功能[10]。茜草总蒽醌(TAR)60 mg/kg 灌胃,明显提高小鼠痛阈值,并降低伤寒菌苗所致发热家兔的体温,说明 TAR 有较强的解热镇痛作用[11]。采用 TAR 60、120 mg/kg 两种剂量给大鼠灌胃,以足趾肿胀法、棉球性肉芽肿、急性腹膜炎、小鼠耳廓肿胀法等急慢性炎症模型观察其抗炎作用,并测定 TAR 对小鼠碳廓清率和血清溶血素含量的影响。结果 TAR 对多种炎症模型均有明显的抑制作用,显著降低小鼠血清溶血素的含量,但不影响小鼠碳廓清率。结论 TAR 有很强的抗炎作用,并明显降低小鼠血清溶血素的含量[12]。分别给佐剂性关节炎(AA)大鼠模型灌胃 TAR 60 mg/kg 和 120 mg/kg,连续 10 d。TAR 对 AA 大鼠多发性关节炎有明显的治疗作用,并降低其血清中 IL-1、IL-2、IL-6 及 TNF 的含量。认为 TAR 是通过抑制机体免疫反应而发挥抗炎抗风湿作用[13]。茜草、茜草炭水煎液给小鼠灌胃 20、5 g/kg,给药 5~14 d。结果发现,茜草炮制后抗炎、镇痛、活血化瘀作用减弱,但止血作用增强[14]。

2. 保护心脑 用茜草双酯 500、2000 mg/kg,给小鼠灌胃 2 d,能保护异丙肾上腺素诱发小鼠产生急性心肌缺血损伤心脏的 SOD 和 GSH-Px,降低 MDA 的产生,提示茜草双酯对小鼠缺血心肌具有抗氧化作用[15]。茜草水煎醇沉液按 2、4、6、8 g/kg 剂量组分别从家兔耳缘静脉 1 次给药,茜草 2 g/kg 剂量组对静注垂体后叶素致家兔急性心肌缺血模型的心电图 T 波、S-T 段异常抬高有明显的抑制作用;各剂量组的 ∑T,∑S-T 极显著低于模型组;6 g/kg 剂量组抑制心率变缓作用与阳性组接近。实验结果肯定了茜草的抗心肌缺血作用[16]。茜草多糖按 26 g/kg×30 d,给小鼠灌胃剂量,抑制 D-半乳糖致衰老小鼠脑细胞凋亡率,增加 Bcl-2 的表达,提高线粒体 cyt-C 水平和 Ca^{2+}含量。提示茜草多糖可通过上调 Bcl-2 蛋白的表达,保护线粒体避免 cyt-C 释出,提高线粒体 Ca^{2+}缓冲含量,从而发挥抑制脑细胞凋亡,延缓脑细胞衰老的作用[17]。心肌梗死犬模型在静脉注射茜草提取物茜Ⅱ(0.02 g/kg)后,在使血压降低、心率减慢、和 ΣST 减小等方面与丹参相仿,但在使冠脉流量增加和使心肌梗死范围缩小方面,茜Ⅱ明显优于丹参[18]。

3. 提高运动耐受力 将大鼠进行 6 周大强度跑台训练,同时灌胃 0.5 g/kg 茜草生理盐水溶液,于 6 周末进行 1 次力竭性运动后取材。结果:茜草使大鼠力竭运动时间显著延长,使大鼠组织(心、肝、脑、肾、股四头肌)和血清 NO 含量、结构型一氧化氮合酶(cNOS)和诱导型一氧化氮合酶(iNOS)活性均增加,表明茜草提取物可以提高运动大鼠的耐受力[19]。

4. 血液系统

(1)止血作用 给家兔灌胃或腹腔注射茜草温水浸液,分别在 2~24 g 和 30~60 min 内,有明显的促进血液凝固作用。表现为凝血时间、凝血酶原时间及白陶土部分凝血活酶时间缩短,与给药前比较有明显差异。但茜草水煎剂促凝作用不明显,说明其抗凝成分不耐热[20]。另有报道,将茜草及茜草炭水煎液分别给小鼠灌胃(10 g/kg),结果茜草组能明显延长小鼠的凝血时间,而茜草炭组则显著缩短小鼠的凝血时间[21]。

(2)升高白细胞 给小鼠灌胃茜草双酯 2.5 mg/只,8 h 后白细胞总数明显升高;小鼠灌胃茜草双酯 200 mg/只,6 h 白细胞升至给药前的 174%,18~24 h 达药前的 196%~206%,以中性粒细胞升高为主,48~72 h 逐渐恢复至药前水平[22]。

(3)抗辐射 小鼠均于 ^{60}Co γ 射线照射前 30 min,腹腔注射茜草多糖 600 mg/只,γ 射线照射剂量为 7.5 Gy 和 8.5 Gy,以 30 d 存活率作为指标。茜草多糖可显著增加小鼠脾重、胸腺重,增加外周血白细胞数,分别提高受照小鼠的存活率 15%和 25%。提示:茜草多糖的抗辐射效果显著[23]。

5. 抗菌 从茜草中提取的茜草素(1,4-二羟基蒽醌)在体外对结核分枝杆菌有明显的抗菌活性。药物浓度为 160 mg/mL 时即能明显抑制结核分枝杆菌的生长,药物作用 24、48 h 以及 1 周后接种的固体培养基均无结核杆菌生长[24]。

6. 抗癌 对接种 U14 宫颈鳞癌的荷瘤小鼠分别灌胃茜草醇提取物(RCL)500、1000 mg/ kg,连续 15 d。RCL 能减少实体肿瘤的重量,能明显延长 U14 腹水瘤小鼠的存活时间,生命延长率分别为 47.92%、76.70%。RCL 可使肿瘤细胞主要受阻于 G_0/G_1 期,使肿瘤细胞周期延长，S 期细胞减少。结论：RCL 对小鼠 U14 宫颈癌具有一定抑制作用，其作用机制可能与抑制肿瘤细胞周期有关[25]。茜草提取物浓度在 0.2~1.0 g/L 范围内对胃癌 MGC-803 细胞株均具有抑制增殖作用，且呈浓度依赖性；形态学观察胃癌细胞均有凋亡形态学改变。提示，茜草提取物体外对胃癌 MGC-803 细胞株有诱导凋亡和抑制增殖作用，其诱导凋亡作用可能与下调凋亡抑制基因 Bc1-2 的表达有关[26]。

7. 保护肾脏 大鼠于造模前 30 min 腹腔注射茜草多糖 0.5 g/kg，然后建立大鼠急性肾缺血再灌注损伤模型。结果，茜草多糖使血中 MDA 明显降低，SOD、Na^+/K^+-ATP 酶及 Ca^{2+}-ATP 酶的活性显著上升。提示茜草多糖对急性肾缺血再灌注损伤肾脏有显著的保护作用[27]。大鼠饲喂标准饲料同时，饮用含 1%乙二醇及 1%氯化铵的自来水 2 周制作肾结石模型。茜草按生药每只 1 g/d 灌胃，结果茜草组大鼠尿酸、尿钙、肾组织钙均明显降低，尿镁及尿镁/尿钙·尿草酸比值明显增高。提示茜草提取物能明显提高尿液的稳定性，降低尿石形成的危险性，并有一定的降尿钙作用[28]。

【临床应用】

1. 止血 以宫血净颗粒(北刘寄奴、马齿苋、茜草等)治疗月经过多患者 56 例。结果：痊愈 35 例，好转 16 例，总有效率 91.07%。宫血净颗粒治疗月经过多有清热凉血、化瘀扶正的疗效[29]。

2. 升白 茜草双酯对 35 例因胃癌、肺癌等 41 个疗程化疗所致白细胞减少者，一次口服 0.2~0.3 g，每日 2 次，白细胞保持在 5000 以上的显效率可达 63%，总有效率 85%[22]。139 例白细胞减少症 (3196±499/mm^3)患者口服茜草双酯，1 次 0.4 g，每日 2 次，疗程 1 个月，白细胞升至 3866±880/mm^3。对 194 例肿瘤患者，在化(放)疗期间，白细胞进行性下降时或低于 4000/mm^3 时开始服用茜草双酯，每次 0.4 g，每日 2 次，疗程与化(放)疗程同步计算。显效 73 例(37.6%)，良效 21 例(10.8%)，有效 68 例(35.1%)，无效 32 例(16.5%)，总有效率 83.5%[30]。

3. 小儿过敏性紫癜 采用凉血消斑汤 (紫草、生地、茜草等)配合西药(曲普利啶、芦丁片、葡萄糖酸钙、强的松等)治疗小儿过敏性紫癜 122 例。结果：治疗组总治愈率 91%，明显优于对照组(82%)[31]。自拟紫癜汤(紫草、茜草、丹皮等)治疗小儿过敏性紫癜 60 例。结果：总有效率为 97%[32]。

4. 银屑病 以茜草、白茅根各 30 g 为主药治疗银屑病等血热引起之皮肤疾患，均收到良效[33]。

5. IgA 肾病(IgA N) 22 例 IgA N 患者在激素治疗基础上加活血养阴方(生地黄、茜草、赤芍等)。结果治疗组血肌酐(Scr)下降，24 小时尿蛋白定量(UTP)下降，血 TGF-β 水平下降，疗效明显优于单纯激素治疗组。活血养阴方能抑制 TGF-β 的分泌和表达，从而延缓肾小球硬化和间质纤维化进程可能是其治疗 IgAN 的作用机制之一[34]。

6. 霉菌病 经临床霉菌学检查确诊的消化道念珠菌病 4 例，支气管念珠菌病 1 例，均曾经用制霉菌素、甲硝唑、咪康唑等药物治疗，疗效欠佳。改用茜草每剂 20 g，水煎，每日 1 剂早晚分服，连用 14~20 d，近期疗效满意[35]。

【附注】

1. 茜草属植物种类较多，除最常用的茜草(*Rubia cordifolia* L.)外，还有狭叶茜草(*R. truppeliana* Loes)、长叶茜草(*R. cordifolia* L. var. *longifolia*)、中华茜草(*R. chinensis* Reg. et Maack) 及黑果茜草 (*R. cordifolia* L. var. *pratensis* Maxim)等也作为茜草入药。分布于云南、贵州、四川等地的大叶茜草(*Rubia schumanniana* 又名 R. *leiocaulis*)，云南等地也将该植物的根作为茜草入药，茜草与云南茜草在性状、显微结构、功效等方面都存在着极大差别，临床用药上常难以区分，故因在临床用药中加以重视[36]。欧洲产的欧茜草(*Rubia tinctorum*)中还含有芦西定(lucidin)，据报道有很强的致基因突变作用[37]。

2. 茜草制剂对于由镁和铵构成的结石有一定的溶解作用，并能兴奋膀胱平滑肌，可用于膀胱结石的治疗。临床应用于肾结石治疗的德国进口药"消石素胶囊剂"，其主要原料即为欧洲生产的茜草属植物欧茜草(*Rubia tinctorum*)。近年发现欧茜草中含有芦西定(lucidin)有较强的致基因突变作用而被 FDA(美国食品药品管理局)禁止使用，而我国出产的茜草(*Rubia cordifolia* L.)经研究证明不含有芦西定，这就为我国的茜草进入国际市场提供了有利的前景[37]。

(邓 炜 谢宝忠 石京山)

参考文献

[1]张敏生. 茜草科药用植物的化学成分研究概况. 中国药学杂志，1992，27(2)：72

[2]王素贤，等. 茜草中蒽醌类成分的研究. 药学学报，1992，27(10)：743

[3]康文艺，等. 茜草抗氧化成分研究. 河南大学学报(医学版)，2006，25(3)：6

[4]康文艺，等. 茜草抑制α葡萄糖苷酶活性成分研究. 中国

中药杂志,2009,34(9):1104

[5]华会明,等.茜草中萘酸酯类成分的研究.药学学报,1992,27(4):279

[6]陈瑞,等.茜草根中大叶茜草素的分离鉴定.中药通报,1988,13(11):679

[7]孟宪元,等.茜草多糖的提取与分析.北京中医,2005,24(1):35

[8]杨竹生,等.小红参对小鼠T.B细胞功能的影响.美国中华医学与管理杂志,2000,11(1):13

[9]许兰芝,等.茜草11种元素的测定与分析.微量元素与健康研究,2002,19(2):35

[10]许兰芝,等.茜草醇提物的抗炎免疫作用.潍坊医学院学报,2002,24(1):1

[11]冯秀香,等.茜草总蒽醌的解热镇痛作用.潍坊医学院学报,2002,24 (1):5

[12]许兰芝,等.茜草醇提物的抗炎免疫作用.潍坊医学院学报,2002,24 (1):8

[13]许兰芝.,等.茜草总蒽醒抗炎抗风湿作用及机制.维坊医学院学报,2002,24(1):11

[14]余旭东,等.茜草与茜草炭药理作用比较研究.中国实验方剂学杂志,2007,13(9):53

[15]杨胜利,等.茜草双酯对缺血心肌的抗氧化作用机制的研究.武警医学,2004,15(11):812

[16]吕锦芳,等.茜草对急性心肌缺血家兔心电图的影响.中国中医药科技,2007,14(1):39

[17]欧芹,等.茜草多糖对衰老模型小鼠脑细胞凋亡影响的实验研究.中国老年学杂志,2008,28(3):442

[18]巫淑均,等.茜Ⅱ和丹参注射液对实验性心肌梗死疗效的比较.军事医学科学院院刊,1988,12(1):12

[19]刘翔,等.茜草提取物对大强度耐力训练大鼠不同组织NO- NOS体系及运动能力的影响.中国运动医学杂志,2008,27(4):478

[20]宋善俊,等.茜草对动物凝血过程的影响及作用机制.武汉医学院学报,1979,(2):86

[21]孙翠华,等.茜草及茜草炭药理作用的比较.中成药,1998,20(12):39

[22]蔡冠华.茜草双酯对化疗后升高白细胞的疗效观察.新药与临床,1986,5(2):78

[23]陈寅生,等.茜草中多糖成分的提取分离与抗辐射作用的实验研究.河南大学学报(医学版),2004 ,23(1):32

[24]宋文刚,等.茜草素在体外抗菌活性的研究.中围地方病杂志,2007,22(1): 69

[25]栗坤,等.茜草醇提物对小鼠U14宫颈癌抑制作用的研究.黑龙江医药科学,2008,31(6):1

[26]朴成哲,等.茜草提取物对胃癌MGC-803细胞株的诱导凋亡及抗增殖作用.延边大学医学学报,2008,31(4):261

[27]张振涛,等.茜草多糖对肾缺血再灌注损伤的保护作用.内蒙古医学院学报,2000,22(1):38

[28]陈志强,等.单味中药提取液预防肾结石形成的实验研究.中华泌尿外科杂志,1993,14(2):155

[29]陈梅,等.宫血净颗粒治疗月经过多56例.陕西中医,2009,30(7):775

[30]肖前玲.茜草双酯对临床白细胞减少防治疗效观察.新药与临床,1986,5(5):257

[31]刘国海,等.凉血消斑汤配合西药治疗过敏性紫癜122例.陕西中医,2008,29(4):454

[32]宁秀琴,等.紫癜汤治疗小儿过敏性紫癜60例.陕西中医,2007,28(12):1634

[33]熊晓刚.茜草在皮肤科中的应用.陕西中医,2000,21(3):140

[34]费梅,等.活血养阴方治疗IgA肾病及对TGF-β_1水平的影响.陕西中医,2007,28(4):407

[35]张海水.茜草治疗念珠菌病5例.实用中西医结合杂志,1991,4(5):312

[36]陈湘宏.茜草与云南茜草的生药鉴别.青海医学院学报,2001,22(2): 48

[37]王钢力,等.茜草与欧茜草的化学成分研究.药物分析杂志,1997,17(4):219

荜 茇 Piperis Longi Fructus bi ba

本品为胡椒科植物荜茇 *Piper longum* L.的干燥近成熟或成熟果穗。味辛,性热。有温中散寒、下气止痛功能。主治脘腹冷痛、呕吐、泄泻、寒凝气滞、胸痹心痛、头痛及牙痛。

【化学成分】

1. 总成分 果实中含胡椒碱 (piperine)、N-异丁基癸二烯[1,2]酰胺 (N-isobutyl-deca [trans-2-trans-4]-dienamide)、四氢胡椒酸 (tetrahydropiperic acid)、1-十一碳烯基-3,4-甲撑二氧苯 (1-undecylenyl-3,4-methylene- dioxybenzene)、棕榈酸、派啶、荜茇酰胺(piplartin)、荜茇宁酰胺(piperlonguminine)及芝麻素(sesamine)。茎含胡椒碱、荜茇亭碱(piplartine,piper-longumine)、22、23-二氢谷甾醇 (22,23-dihydrostig-masterol)、三十烷[1-3]。

2. 挥发油 挥发油中含3,7–二甲基–1,3,6–辛三烯、苯乙酮、芳樟醇、1,7,7–三甲基–双环[2,2,1]–2–庚醇、6–十三磷烯、十三烷、δ–榄香烯、α 荜澄茄油烯、(–)–β–榄香烯、顺–丁香烯、β–芹子烯、β–金合欢烯、β–荜澄茄油烯、α–姜烯、十五烷、金合欢烯、α–律草烯、顺式十氢化萘、(–)–lepidozenol、1–十七烯、十七烯、十七烷、1–十九烯、十五烷[2]。

3. 其他 尚含氨基酸和无机元素[4]。

【药理作用】

1. 抗动脉粥样硬化 荜茇宁5.0、2.5 mg/kg 灌胃60d，能降低高脂家兔血清TC、TG、LDL–C水平，NO升高，MDA降低；提高抗氧化酶SOD、过氧化氢酶(CAT)、GSH–Px活性；使主动脉斑块面积缩小，超微结构病变减轻。上述表明，荜茇能抑制动脉粥样硬化的形成和发展，与其调节血脂，抗氧化有关[5,6]。

2. 降血脂 按40 mg/kg剂量给小鼠灌胃荜茇油非皂化物，每日1次，连续10 d，能显著降低喂饲含5%猪油饲料诱发的内源性高胆固醇血症小鼠血清总胆固醇及肝脏胆固醇含量，能显著抑制Triton诱发的小鼠血清总胆固醇的升高[7]。高脂家兔灌胃荜茇宁5.0、2.5 mg/kg，14 d，能显著降低食饵性大鼠高脂血症病理模型的TC、LDL–C、TG、AI，升高HDL–C，而且同样能够降低高脂血症家兔的血脂水平，降低肝脏脂质含量，有明显降血脂作用[8]。

3. 抗溃疡 给大鼠灌胃乙醇提取物0.25 g/kg，能够显著抑制消炎痛、无水乙醇、阿司匹林、醋酸或利血平所致大鼠胃溃疡的形成。对大鼠结扎幽门型胃溃疡胃液量、胃液总酸度均有显著抑制作用[9]。大鼠灌胃荜茇挥发油0.25、0.5 mL/kg能够显著抑制大鼠倒置引起的应激性胃溃疡的胃黏膜损伤指数；对炎痛消、利血平、乙醇引起的胃溃疡也有显著的保护作用；明显降低大鼠幽门结扎型胃溃疡的发生率，降低溃疡指数、减少胃液分泌、降低胃酸浓度[10]。对寒冷型应激性大鼠胃黏膜损伤，10%荜茇给大鼠灌服1.0 g/kg可防治大鼠胃黏膜损伤，降低胃溃疡发生率[11]。

4.抗炎 荜茇石油醚萃取物、乙酸乙酯萃取物、水提物剂量均为0.2、0.1 mL/10 g体重，灌胃5 d。乙酸乙酯萃取物可使二甲苯致小鼠耳廓肿胀受到抑制，与地塞米松作用相当[12]。

5. 抗缺氧 小鼠腹腔注射精油0.3 mL/kg能延长小鼠减压或常压条件下的生存时间；提高小鼠对亚硝酸钠及氰化钾所致缺氧的耐受性；延长阻断两侧颈总动脉或异丙肾上腺素所致耗氧量增加的小鼠存活时间[13]。

6. 清除自由基 荜茇95%乙醇提取物对DPPH·自由基的清除作用最强，其EC_{50}与维生素C相比差2×10^{-3}倍[14]。荜茇挥发油清除DPPH·自由基能力与其成分结构中的C=C双键有关[15]。

7. 促进胃肠蠕动 荜茇水提物20、10 g/kg可促进正常小鼠小肠运动，并能明显拮抗硫酸阿托品所致小鼠小肠抑制作用；荜茇水提物20、10 g/kg可促进正常小鼠胃排空。其机制可能与M胆碱能受体有关[16]。

8. 其他 荜茇挥发油在0.1~10 mg/mL范围内明显促进大鼠骨髓间质干细胞(MSC)增殖[17]。

9.毒性 小鼠灌胃荜茇油非皂化物的LD_{50}为(49.73±46.78) mg/kg，小鼠连续灌胃9个月，实验前后经血常规、肝、肾功能及心、肺、肝、肾的组织学镜检，未见异常，小鼠活动、毛发及粪便均正常[7]。给小鼠灌胃乙醇提取物，按寇氏法测定LD_{50}为(4.97±0.88) g/kg[9]。荜茇宁给小鼠灌胃体积为0.6 mL/20 g，14 d内小鼠全部健康存活，各脏器未见异常[8]。荜茇胡椒碱(PPA)大鼠灌胃LD_{50}为1148.15 mg/kg。给孕大鼠灌胃PPA 287.01、71.76、17.94 mg/kg剂量，可使孕鼠体重增长、胎鼠生长缓慢或下降，高剂量有胚胎吸收的影响；对胎鼠外观、骨骼和内脏无明显影响[18]。

【临床应用】

1.龋齿痛 配胡椒等份研末，制腊丸如麻子大，每次用一丸，塞于龋齿孔中。

2.胃脘痛 荜茇烘干后研成细末，敷贴于两侧足三里及中脘穴处，治疗胃脘痛46例，结果痊愈12例(26.07%)，近期治愈14例(30.42%)，有效16例(34.76%)，无效4例(8.68%)[19]。

(孙英莲)

参 考 文 献

[1]庄子升，等.从荜茇中得到的对冠状血管及肠管平滑肌有松弛作用的物质的结构. 国外医学中医中药分册，1987,9(1):57

[2]吴知行.荜茇挥发油的成分分析.中草药，1994,25(9):500

[3]白音夫，等.荜茇挥发油耐缺氧抗急性心肌缺血的作用.内蒙古药学，1986,5(2):17

[4]李瑞和，等.荜茇化学成分与药理作用研究概况.中国民族医药杂志，2006,3:73

[5]麻春杰，等.荜茇宁对家兔实验性动脉粥样硬化的影响.中国中药杂志，2008,33(4):436

[6]麻春杰,等.荜茇宁对动脉粥样硬化家兔抗氧化酶活性的影响.中国药科大学学报,2008,39(1):68

[7]包照日格图,等.荜茇油非皂化物对小鼠高血脂的影响.中草药,1992,23:197

[8]麻春杰,等.荜茇宁降血脂和急性毒性实验研究.中华中医药杂志,2008,23(4):321

[9]白音夫,等.荜茇对动物实验性胃溃疡的保护作用.中草药,1993,24:639

[10]白音夫.荜茇挥发油对动物实验性胃溃疡的保护作用.中草药,2000,31(1):40

[11]赵小原,等.荜茇对寒冷型应激性大鼠胃黏膜损伤保护作用及病理改变的观察.中国民族医药杂志,2004,3:28

[12]吴宜艳,等.荜茇有效成分提取及抗炎作用的研究.中国医药导报,2009,6(1):16

[13]白音夫,等.荜茇挥发油耐缺氧和抗急性实验性心肌缺血的药理研究.中国药理学会第三届心血管药理学术会议论文摘要汇编.西安,1986:93

[14]钟远声,等.荜茇清除DPPH自由基能力的研究.辽宁中医药大学学报,2007,9(1):144

[15]李熙灿,等.荜茇挥发油清除自由基作用及其与分子结构的关系.中药新药与临床药理,2006,17(3):218

[16]李春梅,等.荜茇水提取物对小鼠胃排空和肠推进的影响.中药药理与临床,2007,23(3):58

[17]李熙灿,等.荜茇提取物对大鼠骨髓间质干细胞MSC的增殖作用及与化学官能团的关系.中药材,2005,28(7):570

[18]海英,等.荜茇胡椒碱致畸试验研究.世界科技技术,2008,10(1):133

[19]刘兰香,等.荜拔穴位敷贴治疗胃脘痛46例观察.实用中医药杂志,1999,15(2):3

荜澄茄

Litseae Fructus

bi cheng qie

本品为樟科植物山鸡椒 *Litsea cubeba* (Lour.) Pers.的干燥成熟果实。味辛,性温。有温中散寒、行气止痛功效。用于胃寒呕逆、脘腹冷痛、寒疝腹痛、寒湿郁滞、小便浑浊。

【化学成分】

果实含挥发油 2%~6%,油中主要成分为柠檬醛(citral,约占 70%~90%)、柠檬烯(limonene,占11.6%)、香茅醛(citronellal,占 7.6%)、莰烯(camphene,占 3.5%)、甲基庚烯酮(methylheptenone,占 3.1%)[1,2]。除了以上成分外,还含有软油酸、亚油酸、α-亚麻酸、硬脂酸、花生四烯酸、花生酸等 6 种脂肪酸[3]。从果实的正丁醇部分分离得到灰叶素和 β-谷甾醇[4]。最近,从荜澄茄的碱水提物中分离得到 2 个新的异喹啉生物碱,结构为(+)-N-(甲氧羰基)-N-去甲波尔定碱和(+)-异波尔定碱 β-N-氧化物[5]。

【药理作用】

1. 抗心律失常 给动物灌胃 3d 挥发油 0.3 mL/kg 能显著降低氯仿引起小鼠心室颤动的发生率,能使氯化钡引起大鼠的双向性心动过速的心律失常迅速恢复正常窦性心律,但不能提高哇巴因引起豚鼠或乌头碱引起大鼠的心律失常及致死量[6]。给大鼠灌胃挥发油中活性成分柠檬醛(citral)0.2 mL/kg。能显著缩短氯化钡所致大鼠心律失常持续时间,延长乌头碱所致大鼠心律失常出现的潜伏期,减少氯化钙引起大鼠室颤率和死亡率,提高兔对地高辛中毒致死量,但不能提高电刺激引起兔室颤的阈值。离体实验表明柠檬醛浓度 0.29 和 0.58 mmol/L 能使猫乳头状肌收缩幅度分别降低 53%和 76%,并能降低其兴奋性和提高肾上腺素所致心乳头状肌自律性的阈浓度,浓度达 1.2 mmol/L 时还明显延长不应期,并证明产生负性肌力作用和抗室性心律失常的活性成分是柠檬醛[7,8]。

2. 抗心肌缺血 给兔灌胃挥发油 0.3 mL/kg,每日 1 次,连续 3 d,能降低高位双重结扎左前降支造成的急性心肌缺血 S-T 段抬高,减少病理性 Q 波出现数目和心肌梗死百分率,降低血游离脂肪酸水平。并能对抗异丙肾上腺素引起的大鼠实验性心肌梗死,降低S-T段总下移数,防止 Q 波出现和减少严重心律失常的发生率[9]。给麻醉狗静脉注射 0.2%挥发油 1 mL/kg 能显著降低心肌耗氧量和动脉压,不影响冠脉流量、冠脉阻力和中心静脉压。并能对抗垂体后叶素减少离体兔心冠脉流量作用。静脉注射或灌胃 0.1%柠檬醛 25 mL/kg 能显著降低整体小鼠耗氧量,静脉注射 1%柠檬醛2.5 mL/kg 能改善垂体后叶素或异丙肾上腺素所致家兔实验性心肌缺血心电图。柠檬醛浓度为 0.025 μL/mL 能显著增加离体兔心冠脉流量,舒张离体猪冠脉及对抗肾上腺素和高 K^+收缩冠脉,也能抑制去甲肾上腺素所致冠脉依细胞内钙性收缩和依细胞外钙性收缩,表明柠檬醛是抗心肌缺血的有效成分[10-12]。

3. 抗血栓 给兔静脉注射挥发油生药 2 g/kg 能显著抑制血栓的形成,抑制率为 57.56%[13]。给大鼠灌胃柠檬醛 1 g/kg 也能抑制 ADP 诱导血小板聚集,其抑制血小板聚集机制可能是阻止血小板 TXA_2 样物质的生成和释放[14]。菲生物碱(litebamine)具有抑制大鼠主动脉血管平滑肌细胞与胶原蛋白黏附的作用,其作用机制可能与菲生物碱降低黏附激酶磷酸化诱导的胶原蛋白稳定性以及阻抑肌动蛋白细胞支架重构建有关。同时,菲生物碱抑制 PDGF 诱导的血管平滑肌细胞迁移,但不影响 PDGF 诱导的 MMPs 分泌,且只对 PDGF 诱导产生的磷脂酰肌醇-3 激酶有抑制作用[15]。

4. 平喘、镇咳、祛痰 给豚鼠喷雾、腹腔注射 0.1 mL/kg 或灌胃 0.3 mL/kg 挥发油对乙酰胆碱所致喘息均有明显的保护作用。90 μL/mL 浓度对豚鼠正常气管平滑肌及乙酰胆碱或组织胺所致的气管平滑肌收缩均有明显的松弛作用,心得安不能阻断其松弛作用。给小鼠腹腔注射挥发油 100 mg/kg 明显延长初咳潜伏期[16]。给小鼠灌胃 0.3 mL/kg、腹腔注射 0.1 mL/kg 和气雾吸入均可产生祛痰作用,且其挥发油含醛部分强于去醛部分。给兔吸入柠檬醛可增加呼吸道液体排出量[17]。

5. 抗胃溃疡 给大鼠灌胃醚提物(1.25、2.5 mL/kg)、水提物(5、10 g/kg)对盐酸引起的胃溃疡有显著的抑制作用。给小鼠灌胃醚提物 5 mL/kg 对水浸应激性胃溃疡也有对抗作用,其强度与甲氰咪胍 0.1、0.2 g/kg 相似[18]。

6. 止泻 醚提物(2.5、5.0 mL/kg)或水提物(10、20 g/kg)给小鼠灌胃能对抗番泻叶或蓖麻油所致的小鼠腹泻和抑制小鼠墨汁在胃肠内推进运动[18]。水煎剂 30 μL/mL 浓度能抑制离体肠管活动和对抗乙酰胆碱、毒扁豆碱、烟碱、组胺、氯化钡、酚妥拉明等兴奋离体肠管活动作用[19,20]。推测其抑制胃肠推进运动机制可能与直接抑制肠肌运动有关,也可能是其抗腹泻的重要机制之一。

7. 抗菌 20%山苍子油对常见的 14 种革兰阴性和革兰阳性细菌均有不同程度的抑制作用。其中对卡他球菌、乙型链球菌、肺炎双球菌、甲型链球菌、炭疽杆菌和宋氏痢疾杆菌的抗菌作用最强;对金黄色葡萄球菌、白色葡萄球菌、伤寒杆菌、鲍氏痢疾杆菌、福氏痢疾杆菌和绿脓杆菌次之;对大肠杆菌、变形杆菌也有一定抑制作用[21]。60%山苍子油除对上述某些菌种外,对绿脓杆菌、产碱杆菌、产气杆菌、甲型链球菌、粪链球菌、副伤寒乙、假白喉杆菌等均有抑制作用[22-24]。

山苍子油用纸片法 0.005 mL 对一系列真菌有明显抑制作用,其中对青霉菌抑制作用最强;其次是白色念珠菌、黑曲霉菌、黄曲霉菌、酵母菌、拟青霉菌、烟曲霉菌、酵母样菌、毛霉菌、根足霉菌;另外对类醇母样菌、散子囊菌、浊水节霉菌、镰刀菌也有抑制作用。空气消毒试验表明 10%山苍子油对白色念珠菌、拟青霉菌、酵母菌、镰抱菌、白曲霉菌具有很高的平均清除率,消毒效果优于 10%乳酸。物表和人二染菌板试验发现 1%山苍子油对白色念珠菌、青霉菌、拟青霉菌、镰孢菌的平均清除率高,比 1%来苏水消毒效果好。25%的山苍子油能抑制创面接种的真菌生长。进一步试验证实柠檬醛为抗真菌有效成分,气熏有效剂量为 3×10^{-5} mL/cm^3[22-27]。

应用沙门氏微粒体实验用山苍子油处理后的黄曲霉索 B_1(AFB_1)致突变性基本消失,不仅失去碱基移码突变作用,而且失去碱基置换突变作用[28]。又应用姊妹染色单体交换研究表明山苍子油处理后的 AFB_1 已不具有诱变性和致癌性。常温下 1/1000 的山苍子油为降解 AFB_1 的有效浓度[29,30],其有效成分为柠檬醛[27]。

8. 毒性 山苍子油给小鼠灌胃 LD_{50} 为 1.309 mL/kg,山苍子精油小鼠灌胃 LD_{50} 为 1.28±0.15 mL/kg [31]或 LD_{50} 为 3.25±0.22 mL/kg[27];腹腔注射 LD_{50} 为(0.384±0.092) mL/kg[31]或(0.617±0.035) mL/kg[32]。给大白鼠灌胃山苍子油 0.2 mL/kg,连用 30 d 或家兔 0.18 mL/kg,服用 4 周。服药期间一般情况良好,体重与对照组比较无差异,服药前后肝功能心电图、肺、肾、肝等主要脏器病理检查无明显异常[31]。荜澄茄芳香族挥发油口服、皮下、吸入途径给予大鼠,其半数致死量(LD_{50})分别为 4000 mg/kg、超过 5000 mg/kg、12 500×10^{-6};离体和整体试验检测骨髓细胞微核产生,结果遗传毒性呈阴性反应。表明荜澄茄油毒性低[33]。

【临床应用】

1. 冠心病 给患者口服 200%荜澄茄水蒸馏液 50 mL,每日 2~4 次,或口服山苍子油胶九,每次 3~5 粒(每粒 50 mg),或口服 0.2%山苍子油液,每次 30~50 mL,每日均 3~4 次;肌肉注射 4 mL,每日 2 次,静脉注射 20~40 mL 或与等量 5%葡萄糖混合静脉点滴,一个疗程均为 10 d。观察了 238 例冠心病患者,对心绞痛的有效率达 88.4%~96.2%,显效率 50.9%~51.4%。对各类心电图总有效率为 45.2%~72.2%,其中对心电图负荷试验的有效率为 61.8%,慢性冠心病供血不足心电图的有效率为 54%,对心肌硬化型心电图有效率为 28.3%。可见对早期冠心病心电图的改善疗效好[34-37]。

2. 脑血栓 给 132 例脑血栓形成患者，应用 0.2%山苍子油 100 mL 加等量葡萄糖溶液静脉点滴，同时口服山苍子油胶囊每次 5 粒（100 mg），每日 3 次,10 d 为一疗程。或应用 200%山鸡椒注射液 5 mL 肌肉注射，每日 2 次，或 200%山鸡椒注射液加等量 10%葡萄糖静脉注射,每日 1 次,20 天为一个疗程。有效率为 92.4%,其中治愈率为 53.4%,平均住院时间 28.2d,与过去用其他方法治疗 110 例比较,住院时间缩短一半多,治愈率提高 20.7%,起效时间平均 7.4 d。按病情分类治愈率随病情严重而下降,如轻、中、重型的治愈率分别为 76.3%、55.5%和 22.9%,但总有效率均在 90%以上。实验室检查发现肌肉注射后患者脑电阻图出现波幅增高,上升时间缩短,上升角度增大,血管阻力指数下降,患者甲皱微循环管拌数目增多,微血管扩张,血流流态改善,管袢血流速度变为均匀,静脉血中圆型和树型血小板百分率增加,而扩大型、聚集型明显减少,表明能扩张血管,增加脑血流量,改善微循环以及对高聚型血小板有解聚作用[38-40]。

3. 慢性支气管炎与慢性气管炎 应用胶囊、胶丸或鼻塞剂治疗慢性支气管炎和气管炎 800 多例,有效率在 76.1%~94.4%，其中显效率在 36.8%~76.9%,均能减少咳、痰、喘、哮的症状,肺通气功能和肺活量明显改善[41-44]。

4. 阿米巴痢疾 将荜澄茄研粉装入胶囊治疗 60 例阿米巴痢疾,每次 1 g,隔 2 小时 1 次,每日连服 4 次,服用 3~5 d。54 例症状消失,其中 42 例复查大便,有 38 例未发现阿米巴原虫[45]。

【附注】

从产于印尼的荜澄茄 *Piper cubeba* L.水提物的乙酸乙酯部位分离出 2 个新的木脂素，结构为(8R,8′R)-4-羟基荜澄茄酮(化合物 1)和(8R,8′R,9′S)-5-甲氧基克氏胡椒脂素(化合物 2)以及 2 个新的倍半萜内酯,结构为(5α,8α)-2-氧代-1(10),3,7(11)-愈创木三烯-12,8-交酯(化合物 3)和(1α,2β,5α,8α,10α)-1,10-环氧-2-羟基-3,7 (11)-愈创木三烯-12,8-交酯(化合物 4)。分别检测上述化合物对细胞色素 P450 酶系 CYP3A4、CYP2D6 介导的代谢的抑制作用。结果化合物 2 对 CYP3A4 显示强的、选择性抑制活性,IC_{50} 为 0.44~1.0 μmol/L；所有化合物对 CYP2D6 或无抑制作用,或作用较弱[46]。从印尼荜澄茄的乙醇提取物获得一代号为 P9605 的化合物,发现该化合物能明显抑制 β-雌二醇诱导人乳腺癌细胞系 MCF-7 的生长；抑制具有催化雌雄激素转化的芳香酶的活性;P9605 竞争性与人雌激素 α 和 β 受体结合。进一步研究表明,P9605 抑制环化加氧酶-1 和-2 以及 5-脂加氧酶活性,对 LPS 刺激 THP-1 细胞产生 IL-6 有抑制作用。提示 P9605 化合物可能具有潜在的治疗前列腺增生的用途[47]。

山鸡椒 *Litsea cubeba* 皮的甲醇提取物及其组分 0.01 mg/mL 能抑制 LPS 诱导的 RAW264.7 巨噬细胞产生 NO 和 PGE_2 且没有明显的细胞毒性。而甲醇提取物(0.05 mg/mL)、氯仿萃取部位(0.025~0.05 mg/mL)、正丁醇萃取部位(0.005 mg/mL)能明显抑制催化氯氧化为 HOC 的髓过氧化物酶活性及 O_2 的产生。提示荜澄茄中可能含有抗炎活性成分[48]。

(周秋丽　何宗梅　曲淑岩)

参 考 文 献

[1]朱亮锋,等.芳香植物及其化学成分. 海口. 海南人民出版社,1988:37

[2]云南植物研究所植化研究室精油研究组. 云南樟科植物精油的研究.植物学报,1975,17:35

[3]王鸿梅,等. 荜澄茄油中脂肪酸组成的分析.天津医科大学学报,2001,7(4):509

[4]张娅南,等. 荜澄茄果实的化学成分研究. 吉林医药学院学报,2009,30(2):84

[5]Feng T,et al. Antimicrobially active isoquinoline alkaloids from Litsea cubeba. *Planta Med*,2009,75(1):76

[6]张凤鸾.山苍子油对实验性心律失常的作用. 中草药,1985,16(6):14

[7]查仲玲,等.柠檬醛的抗实验性心律失常作用. 中国医院药学杂志,1985,5:435

[8]查仲玲,等.柠檬醛对猫心乳头肌特性的影响及其抗实验性心律失常作用的观察. 福建医药杂志,1985,7(2):30

[9]陈修,等.山苍子油对实验性心肌梗塞动物缺血性损伤的保护作用. 药学学报,1983,18:388

[10]王崇云,等.山鸡椒治疗冠心病有效成分研究. 中药通报,1985,10(9):30

[11]查仲玲,等.山苍子油治疗冠心病有效成分的探讨. 湖北医学院学报,1984,5(2):117

[12]查仲玲,等.柠檬醛对猪离体冠脉的作用. 福建医药杂志,1986,8(2):23

[13]杨遇正,等.山鸡椒治疗脑血栓的实验研究. 解放军医学杂志,1985,10(3):207

[14]胡祖光,等.柠檬醛对大鼠及人血小板聚集作用的影响. 中药药理与临床,1988,4(1):16

[15]Huang CH,et al. Litebamine,a phenanthrene alkaloid from the wood of Litsea cubeba,inhibits rat smooth muscle cell adhesion and migration on collagen. *Eur J Pharmacol*,2008,596 (1-

3):25

[16]雷佩琳,等.山苍子油微型胶囊的试制.成都中医学院学报 1979,(3):80

[17]Body E M,et al. The effect of inhalation of citral and geranion on the output and composition of respiratory tract fluid. *Arch Int Pharmacodyn*,1970,188:5

[18]沈雅琴,等.中药荜澄茄"温中止痛"药理研究.中药药理与临床,1991,7(2):18

[19]张明发,等.温里药对小白鼠胃排空及离体兔小肠活动的影响.中医杂志,1984,25:943

[20]张明发,等.温里药抑制离体肠管活动的机制探讨.中成药研究,1985,(5):25

[21]马振亚.山胡椒果实挥发油对流感病毒等微生物的影响.陕西新医药,1984,(1):11

[22]马恩庆,等.抗霉毒剂HD防治创面霉菌感染的实验研究.湖南医学院学报,1984,9:275

[23]马恩庆,等.抗霉毒剂HD乳化剂的抗真菌及抗细菌实验研究.湖南医学院学报,1986,11:63

[24]马恩庆,等.抗霉毒剂HD乳剂空气消毒的效果.湖南医学院学报,1988,13:79

[25]涂新义,等.柠檬醛抗霉菌的实验观察.宜春医药,1984,总9:封底

[26]涂新义,等.山苍子油与柠檬醛的抗真菌作用的比较.中国医院药学杂志,1987,7:418

[27]周勇,等.山苍子挥发油及其主要成分抗真菌作用的研究.中西医结合杂志,1984,4:558

[28]尤家禄,等.抗霉毒剂HD改变黄曲霉素B1致突变性的实验研究.湖南医学院学报,1982,7:353

[29]胡有秋,等.用SCE法研究黄曲霉毒素B1经霉毒剂HD处理后的致突变性.湖南医学院学报,1982,7:353

[30]胡有秋,等.抗霉毒剂HD改变AFB1致突变性的定量研究.湖南医学院学报,1985,10:124

[31]浙江省山苍子油研究协作组.山苍子油治疗慢性气管炎的研究.科技简报:医药卫生部分,1978,(10):1

[32]张荣玉,等.山鸡椒等三种中药挥发油的药理实验.第四军医大学学报,1985,6:200

[33]Luo M,et al. Acute and genetic toxicity of essential oil extracted from Litsea cubeba (Lour.) Pers. *J Food Prot*,2005,68(3):581

[34]陈和林.山鸡椒治疗冠心病临床及药理研究取得成果.湖北科技情报医药卫生分册,1981,(4):17

[35]广济县人民医院冠心病研究小组.土沉香(山鸡椒)治疗冠心病.湖北卫生,1976,(6):54

[36]刘奎,等.山苍子油治疗冠心病60例临床疗效报告.湖北科技医药卫生分册,1981,(4):1

[37]关锡兰,等.土沉香(冠脉通)治疗冠心病86例疗效分析.科技通讯(湖北医学院),1979,(4):152

[38]张祥义,等.山鸡椒治疗脑血栓形成的研究.解放军医学情报,1988,2(4):186

[39]张伟卓,等.山苍子油治疗脑血栓形成疗效分析.湖北科技情报医药卫生分册,1981,(4):6

[40]杨遇正,等.山鸡椒治疗脑血栓形成118例疗效观察.中西医结合杂志,1984,4(12):740

[41]浙江省山苍子油研究协作组.山苍子油治疗慢性支气管炎的研究.浙江人民卫生实验院院报,1978,(2):97

[42]浙江省山苍子泊研究协作组台州地区会战组.山苍子油和山苍子精油治疗慢性气管炎临床疗效观察.浙江人民卫生实验院院报,1978,(2):88

[43]浙江省山苍子油研究协作组.山苍子油鼻塞吸入平喘疗效的观察.浙江中医药,1978,4(1):19

[44]浙江省山苍子油研究协作组.山苍子油等药物治疗慢性气管炎195例心电图分析.浙江人民卫生实验院院报,1978,(2):94

[45]李守诚.用荜澄茄治疗阿米巴痢的初步研究报告.中华寄生虫病传染病杂志,1958,1(3):192

[46]Usia T,et al.荜澄茄中具有CYP3A4强抑制作用的成分.国外医药植物药分册,2005,20(6):252

[47]Yam J,et al. Piper cubeba demonstrates anti-estrogenic and anti-inflammatory properties. *Planta Med*,2008,74(2):142

[48]Choi EM,et al. Effects of methanolic extract and fractions from Litsea cubeba bark on the production of inflammatory mediators in RAW264.7 cells. *Fitoterapia*,2004,75(2):141

草乌 Aconiti Kusnezoffii Radis

cao wu

本品为毛茛科植物北乌头 *Aconitum kusnezoffii* Reichb.的干燥块根。味辛、苦,性热,有大毒。具有祛风除湿、温经止痛功能。主治风寒湿痹、关节疼痛、心腹冷痛、寒疝作痛及麻醉止痛等。

【化学成分】

1. 生物碱 草乌的化学成分类似川乌,含有多种生物碱和非生物碱,其中生物碱有乌头碱(aconitine)、中乌头碱(mesaconitine)、次乌头碱(hypaconitine)、北草乌碱 (beiwutine)[1]、3-脱氧乌头碱 (3-deoxyaconitine)、10-羟基乌头碱 (aconifine)、14-苯甲酰乌头原碱(14-benzoylaconine)、14-苯甲酰中乌头原碱(14-benzoylmesaconine)、尼奥宁(neoline)、15-a-羟基尼奥宁(15-a-hydronxyneo1dine)、查斯曼宁(chasmanine)、塔拉萨敏(talatizanmine)、弗斯生(foresticine)、牛扁碱(1ycoctonine)、氨茴酰牛扁碱(anthranoyllycoctonine)、一海替生重排产物和 csonine[2,3]。

2. 多糖 由木糖(Xyl)、甘露糖(Man)、半乳糖(GaJ)和葡萄糖(Glc)等组成,其中甘露糖含量最高,占总糖的 78.27%[4]。

3. 挥发油 主要为脂肪酸及其酯类、胺类化合物,其中含量较高的有棕榈酸(34.04%)、0-邻(丁氧羰基)苯甲酰羟基乙酸乙酯(22.22%)、7-乙烯基十六内酯(11.77%)、邻苯二甲酸二丁酯(6.19%)、亚油酸甲酯 (5.89%)、4-氨基联苯 (5.33%)、棕榈酸甲酯(3.38%)、十一烯酸(2.25%)、(顺,顺,顺)-9,12,15-十八烷三烯-l-醇(2.11%)、十三烷酸乙酯(1.51%)、1,5-二甲基己胺(1.33%)[5]。

【药理作用】

草乌的主要有效成分与川乌相同,也是乌头碱等二萜类生物碱,故其药理作用与川乌相似,如镇痛、抗炎、致心律失常、阻断神经-肌肉接头、局麻、抗肿瘤和抑制免疫作用等。

1. 抗炎、镇痛 草乌能明显抑制二甲苯所致小鼠耳廓肿胀;显著对抗蛋清所致大鼠足跖肿胀;抑制巴豆油所致大鼠炎性肉芽肿的增生, 减少炎性渗出[6]。乌头乙醇提取物对醋酸引起小鼠急性腹膜炎所致的毛细血管通透性增加具有明显的抑制作用[7]。草乌显著减少醋酸所致小鼠扭体次数, 延长小鼠扭体潜伏期;明显延长热板刺激小鼠添足潜伏期,提高热板小鼠痛阈值,具有明显的镇痛作用[6]。草乌对坐骨神经动作电位的传导具有明显阻滞的作用,并且待药物消除后能够较好地恢复,提示可逆性阻滞神经动作电位的传导是草乌镇痛的作用可能的机制之一[8]。草乌抗炎镇痛功效与煎煮时间、给药剂量具有显著的相关性,发挥抗炎功效的最佳煎煮时间为 6 h,最佳给药剂量为 2.4 g/kg;镇痛功效的最佳煎煮时间为 6 h,最佳给药剂量为 2.4 g/kg[6]。

2. 调节免疫 实验证明草乌甲素能抑制 Bal b/c 小鼠致裂原刺激 T、B 淋巴细胞的增殖, 降低腹腔巨噬细胞培养上清中 NO 水平, 降低小鼠的胸腺指数,降低小鼠血清中总 IgG 水平以及抑制腹腔巨噬细胞的吞噬功能, 表明草乌甲素对 Bal b/c 小鼠的免疫功能有一定的抑制作用[9]。

3. 其他 详见本书川乌部分。

4. 毒性 草乌的毒性与其煎煮时间和给药剂量有关,煎煮 30 min,给药剂量为临床用量 120 倍时,草乌水煎液对痹证动物产生的毒性最大,同时药效最佳[10]。虽然在体内实验中服用安全剂量的生草乌, 没有表现出神经毒性,但在体外实验中,生草乌对海马神经元均具有较明显的细胞毒性, 且随着药物浓度的增加, 细胞生存抑制率逐渐增加, 生草乌的 IC_{50} 约为 8.02 μg/μL[11,12]。另外,较高剂量的生草乌对大鼠胚胎具有一定的胚胎毒性和致畸性,且呈现明显的剂量-效应关系[13]。生草乌的毒性可能是通过影响了 MAPK 信号通路而产生, 其毒性靶基因主要有 rapl、Rafb、erk、p38、c-fos、CACN、CrK Ⅱ、G12、ras、PKC、PKA、IKK、MKP、PPP3C、GADD45、MSTl/2、PP2CA、NLK 和 NUR77 等基因[14]。

【临床应用】

1. 膝关节骨关节炎 以关节 2 号(桑寄生、熟地黄、黄芪、木瓜、制川乌、制草乌等)水煎服,每天 1 剂,早晚分服,7 d 为一个疗程。治疗膝关节骨关节炎 30 例,治愈 10 例,显效 14 例,好转 2 例,无效 4 例,总有效率为 86.7%[15]。口服强筋健骨丸(制川乌、制草乌、石斛、川牛膝、党参等),每次 15 粒(即 1.8 g),每日 2 次,治疗膝关节骨关节炎 60 例,显效 25 例,有效 29 例,无效 6 例,总有效率 90.0%[16]。

2. 踝关节损伤性骨关节炎 用蒙药满嘎尔 3 味(草乌、川乌、木瓜三味药组成)外敷,治疗因外伤、风湿、术后引发的踝关节损伤性骨关节炎 100 例,每次 3 h,每天 1 次,有效率为 95.0%[17]。

3. 增生性膝关节炎 用生川乌、生草乌各 250 g 制成的川乌草乌离子导入酊治疗增生性膝关节炎 70 例,每次 20~25 min,每日 1 次,治愈 36 例,好转 33 例,无效 1 例,总有效率 98.5%[18]。

4. 膝关节慢性滑膜炎 用四妙散加味 (苍术、黄柏、牛膝、制川、草乌、威灵仙等)水煎服,每日 1 剂,治疗膝关节慢性滑膜炎 62 例,治愈 32 例,显效 15 例,有效 13 例,无效 2 例,总有效率为 95.2%[19]。

5. 治疗足跟痛 用四生灵仙洗剂(生川乌、生草乌、生南星、生半夏、威灵仙等),武火水煎,其药液和药渣一同倒入盆中熏蒸或浸泡患足, 每次 30 min,每日 2 次,治疗足跟痛 89 例,治愈 60 例,好转 23 例,无效 6 例,总有效率为 93.0%[20]。

6. 治疗急性软组织损伤 用跌打止痛散 (大黄、地龙、桃仁、赤小豆、生川乌、生草乌、木香、三七、虎杖等)外敷,每日 1 次,连用 1 周,治疗急性软组织损伤

131 例,总有效率 97.9%[21]。

7. 强直性脊柱炎 生川乌、生草乌、川牛膝、川芎、红花、伸筋草、透骨草各 30 g,水煎对病变部位熏蒸,每次 30 min,隔日 1 次,用以治疗强直性脊柱炎 30 例,显效 18 例,有效 9 例,无效 3 例,总有效率为 90.0%[22]。

8. 腰椎间盘突出症 将生川乌、生草乌、木瓜、透骨草、千斤拔等 13 味中药炒热,外敷治疗腰椎间盘突出症 118 例,每次 1~2 h,每天 2 次,每日 1 剂,治愈 68 例,显效 36 例,有效 10 例,无效 4 例,总有效率 96.6%[23]。

9. 髌骨软化症 用自制的热敷散(刘寄奴、独活、秦艽、川断、川乌、草乌、大黄等)热敷并配合功能训练治疗髌骨软化症 32 例,每次 30~50 min,早晚各 1 次,总有效率为 94.0%[24]。

10. 带状疱疹及带状疱疹后遗神经痛 用自制膏药(成分为川乌、草乌、当归、象皮、木鳖子等 12 味药)治疗带状疱疹 32 例,治愈 30 例,好转 2 例,总有效率为 100%[25]。采用药物(川乌、草乌)外敷加音频电疗治疗带状疱疹后遗神经痛,每次 30 min,每天 1 次;对照组只用音频电疗仪治疗。两组比较,治疗组的总有效率为 92.5%,对照组的总有效率为 70.4%,差异显著[26]。

11. 颈心综合征 用自制的川草乌离子导入酊剂治疗颈心综合征 16 例,每次 20 min,症状消失的 12 例,缓解 3 例,1 例无效[27]。

12. 前列腺增生 口服小金丹丸(麝香、当归、草乌、乳香、没药、枫香脂等 10 味中药制备而成),每次 0.6~1.2 g,每天 2 次,治疗良性前列腺增生病 6 个月,经 B 超检查,其最大尿流率、残余尿、前列腺体积和前列腺特异性抗原值均较治疗前明显减小,且有非常显著性差异[28]。

13. 胃癌 用制草乌 24 g 文武火水煎,一天 2 次,每次 20 mL,同时配合西医支持和对症治疗,治疗晚期胃癌 31 例,结果总有效率 58.2%[29]。

14. 其他 草乌还可用于多种男科疾病(如精索静脉曲张、睾丸损伤、附睾结节和免疫性不育)[30]等。

15. 副作用 草乌毒性极大,应用不当极易中毒。中毒表现与川乌基本相同[31],如头昏头痛、口舌发麻、四肢麻木、全身发紧、上肢疼痛、恶心呕吐、肢冷出汗、手足抽搐、呼吸困难、视物不清、躁动不安、精神异常、昏迷、瞳孔缩小、二便失禁、心动过缓、传导阻滞、房性早搏、频发室性早搏、室性心动过速、扭转型室速及心室纤颤等[32]。也有发生中毒性休克及中毒死亡的报道[33,34]。近年有应用草乌甲素出现过敏反应[35]和伤湿止痛膏引起过敏性紫癜[36]的报道。

【附注】

多种乌头属植物亦作草乌使用,多具有镇痛及抗炎作用[31,37]。

1. 丽江乌头 *Aconitine forrestii* Diels

含有黄草乌碱丙(vilmorrianine)、粗茎乌碱 I(crassicauline I)、滇乌碱(yunaconitine)、展花乌头碱(chasmaconitine)、阿 g 诺辛碱(aconosine)、卡马乌原碱(cammaconine)、塔拉胺和丽乌碱(liwaconitine)等[38,39]。

滇乌碱小鼠腹腔注射的 LD_{50} 为 585 mg/kg,大鼠及犬静脉注射的致死量分别为 50 及 30 mg/kg[40]。

2. 高乌头 *Aconitum sinomantanum* Nakai

提取的刺乌头碱(lappaconitine)具有镇痛、局麻、解热及抗炎作用[41]。

3. 伏毛铁棒锤 *Aconitium flavum* Hand-Mazz

从伏毛铁棒锤中分得乌头碱和 3-乙酰乌头碱,后者对动物的心脏毒性比乌头碱小,具有明显的镇痛及局麻作用[42]。伏毛铁棒锤注射液治疗各种疼痛 14 504 例,止痛总有效率达 92.7%[43]。

4. 多根乌头 *Acontium karakolicum* Rap.

含有乌头碱、脱氧乌头碱、新乌碱(neoline)和准葛尔乌头碱(songorine)[44]。

5. 多裂乌头 *Acontiumpolyschistum* Hand-Mazz

分离出(polyschistine) A、B、C、准葛尔乌头碱和欧乌头碱(napeline),后两种生物碱有抗生育活性[45]。

6. 瓣乌头 *Acongtum* geniculatum

根中分离出:黄草乌碱甲、丙(vilmorrianines A, C)、滇乌碱 (yunaconitine)、南乌碱乙(austroconitine B)、印乌碱(indaconitine)、8-乙酰-14-苯甲酰尼奥宁(8-acetyl-14-benzoylneoline)、查斯曼宁(chasmanine)、8-乙酰-14-苯甲酰查斯曼宁 (8-acetyl-14-benzoyl chasmanine)、塔拉萨敏(talatizamine)、1-O-去甲基塔拉萨敏(isotalati-zidine)、卡马考尼(cammaconine)、14-乙酰萨卡可尼亭(14-acetylsachaconitine)、萨卡可尼亭(sachaconitine)和卡拉可林(karacoline)[46]。

7. 细叶草乌 *Aconitun macrorhynchum*

从中分离出了 5 种二萜生物碱,分别是查斯曼宁(chasma-nine)、塔拉萨敏(talatismaine)、滇乌碱(yunaconitine)、印乌碱(indaconoitine)、粗茎乌碱甲(crassicauline)、同时还得到 b-谷甾醇(b-sitosterol)和 b-胡萝卜苷(b-daucosterol)[47]。从细叶草乌根中还分离得到滇乌碱、乌头碱、丽江乌头碱、塔拉萨敏、8-去乙酰滇乌碱、展花乌头宁、大黄酚、β-谷甾醇、棕榈酸、4,4'

-二甲氧基联苯、胡萝卜苷和1-O-对乙氧肉桂酰基-D-吡喃葡萄糖[48]。

8. 剑川乌头 *Aconitum handelianum* Comber Fletcher et Lauener

从中分离出10种二萜生物碱，分别是3-去氧-8去乙酰滇乌碱(3-deoxy-8-deacetyl-yunaconitine)、acoforesticine、acoforine、acoforestinine、14 -O -acetylsachaconitine、黄草乌碱丙(vilmorrianine C)、黄草乌碱丁(vilmorrianine D)、塔拉萨敏(talatizamine)、查斯曼宁(chasmanine)和滇乌碱(yunaco-nitine)[49,50]。

(魏欣冰 刘慧青)

参考文献

[1]王永高，等.中国乌头的研究Ⅷ. 北草乌中的生物碱. 药学学报，1980，15(9):526

[2]李正邦，等. 草乌中生物碱的化学研究. 天然产物研究与开发，1997，(1):9

[3]Zinurova EG，et al. A New norditerpenoid alkaloid acsonine form the roots of Aconitum Kusnezoffii Reichb. Russian *Chemical Bulletin*，2001，50(2):311

[4]孙玉军，等. 草乌多糖的分离纯化和组成性质的研究. 中国药学杂志，2000，35(11):731

[5]赵英永，等. 草乌中挥发油化学成分的研究. 中成药，2007，29(4):588

[6]张宏，等. 草乌煎煮时间、给药剂量与抗炎镇痛功效的相关性研究. 中药材，2006，29(12):1318

[7]李鸿燕，等.乌头乙醇提取物的抗炎镇痛作用.中国现代实用医学杂志，2006，5(6):27

[8]刘安平，等. 草乌对离体蟾蜍坐骨神经动作电位的影响. 时珍国医国药，2008，19(5):1109

[9]陆叶，等. 草乌甲素对Balb/c小鼠的部分免疫功能的抑制作用. 中国新药与临床杂志，2007，26(10):756

[10]刘瑶，等. 草乌煎煮时间、给药剂量与毒性的相关性研究. 成都中医药大学学报，2008，31(1):50

[11]何晓娟，等. 生草乌对小鼠精神神经系统的毒性作用研究. 现代预防医学，2007，34(7):1218

[12]韩屾，等. 3种乌头类中药在大鼠体内外的神经毒性. 华西药学杂志，2007，22(3):286

[13]肖凯，等. 应用大鼠体外胚胎培养模型研究生草乌对胚胎发育的影响. 四川大学学报，2008，39(3):441

[14]张仲林，等. 生草乌对小鼠MAPK信号通路毒性影响的研究. 2008，24(3):45

[15]芦耀明，等. 关节2号方治疗膝关节骨关节炎的临床研究. 新中医，2007，39(4):35

[16]党建军，等. 强筋健骨丸治疗骨关节炎60例. 陕西中医，2003，24(9):801

[17]斯琴巴特尔，等. 蒙药满嘎尔—3味治疗踝关节损伤性骨关节炎100例. 中国民族民间医药杂志，2003，(总60):25

[18]李艳芳. 川乌草乌离子穴位导入治疗增生性膝关节炎70例. 湖南中医学院学报，2001，21(3):59

[19]赵焱全. 加味四妙散为主治疗膝关节慢性滑膜炎体会. 中国现代药物应用，2009，3(18):105

[20]刘春霖. 四生灵仙洗剂治疗足跟痛89例. 广西中医药，2001，24(1):40

[21]王钧全. 跌打止痛散外敷治疗急性软组织损伤93例. 陕西中医，2007，28(8):1018

[22]帖泰. 中药熏蒸佐治强直性脊柱炎30例临床研究. 新医学，2008，39(5):323

[23]马小秋. 中药外敷治疗腰椎间盘突出症118例. 右江医学杂志，2003，31(5):490

[24]张快强，等. 热敷散配合功能训练治疗髌骨软化症32例. 陕西中医，2005，26(12):1304

[25]刘秋成. 自制膏药外敷治疗带状疱疹32例. 陕西中医，2005，26(11):1177

[26]李占国. 川乌、草乌外敷加音频电疗治疗带状疱疹后遗神经痛. 中国煤炭工业医学杂志，2004，7(12):1196

[27]武云霞，等. 中药川草乌酊剂离子导入治疗颈心综合征疗效观察. 现代康复，2001，5(11):109

[28]屈江宁. 小金丸治疗良性前列腺增生80例. 世界中医药，2008，3(5):277

[29]崔大江，等. 草乌治疗阳虚型晚期胃癌31例. 陕西中医，2002，23(2):1079

[30]孙建明. 小金丹治疗男科病举隅. 辽宁中医杂志，2005，32(9):966

[31]江苏新医学院. 中药大辞典(下册).上海：上海人民出版社，1977:1579

[32]赵怀璧，等. 89例乌头碱类药物急性中毒的临床分析. 昆明医学院学报，1985，6(1):40

[33]范裕铨. 过饮草乌药酒发生中毒性休克2例报告. 中医药学报，1983，(6):48

[34]黄继斗.乌头中毒死亡3例报告.中原医刊，1982，(12):84

[35]杨翠华. 草乌甲素注射液引起过敏反应1例. 云南医药，1995，16(1):75

[36]谢小彬，等. 伤湿止痛膏引起过敏性紫癜1例. 临床荟萃，2004，19(8):477

[37]张俊侠.国产药用乌头生物碱的研究近况. 中草药，1990，21(11):38

[38]王崇恒，等. 丽江乌头根的化学成分. 中草药，1983，14(1):5

[39]童玉懿. 三种乌头中一些生物碱的分析.中草药，1989，20(9):27

[40]陈泗英. 滇乌碱的结构. 化学学报，1979，37(1):15

[41]唐希灿，等. 刺乌头碱氢溴酸盐的药理作用研究. 药学学报，1983，18(8):579

[42]畅行若，等.中国乌头的研究XⅦ.伏毛铁棒锤中生物碱.药学学报，1981，16(6)：474

[43]张西平.伏毛铁棒锤镇痛作用的实验研究和临床观察.陕西新医药，1982，11(9)：257

[44]宋维良，等.国产多根乌头的化学成分及资源利用.中草药，1984，15(1)：5

[45]余朝菁，等.多裂乌头抗生育活性成分.中草药，1988，19(3)：27

[46]李正邦，等.膝瓣乌头中生物碱成分的研究.天然产物研究与开发，2000，12(3)：16

[47]赵秋玲，等.细叶草乌的二萜生物碱成分研究.天然产物研究与开发，2008，20：636

[48]杨淳彬，等.细叶草乌的化学成分研究.应用与环境生物学报，2009，15(3)：323

[49]杨金，等.剑川乌头中的两个二萜生物碱.红河学院学报，2006，4(2)：40

[50]杨金，等.剑川乌头中的二萜生物碱.中国中药杂志，2009，34(15)：1927

茵　陈　Artemisiae Scopariae Herba yin chen

本品为菊科植物滨蒿 *Artemisia scoparia* Waldst.et kit.或茵陈蒿 *Artemisia capillaris* Thunb.的干燥地上部分。味苦、辛，性微寒。功能清利湿热、利胆退黄。用于黄疸尿少、湿温暑湿、湿疮瘙痒。

【化学成分】

1. 挥发油　其中单萜(monoterpenes)和苯丙酸类(phenylpropanoid)达 81.7%，γ-萜品烯(γ-terpinene)(21.8%)、丁子香酚(eugenol)(20.4%)、戊酸丁子香酚酯(eugenyl valerate)(5.5%)、柠檬烯(limonene)(5.0%)、对伞花烃(p-cymene)(4.6%)、异戊酸丁子香酚酯(eugenyl isovalerate)(4.2%)、丁酸丁子香酚酯(eugenyl butyrate)(2.9%)[1]、茵陈二炔(31.4%)、β-石竹萜烯(21.64%)、β-香叶烯(8.84%)、d-柠檬烯(6.03%)等[2]。

2. 香豆素类　从 *A. capillaris* 中分离出 6,7-二甲氧基香豆素(精)(6,7-dimethoxycoumarin)、东莨菪内酯(scopoletin)、7-甲氧基香豆素[3]、artemicapin A、artemicapin B、artemicapin C、artemicapin D、扫帚艾酮(scoparone)和莨菪亭(scopoletin)等[4]。

3. 色原酮类　包括茵陈色原酮(capillarisin)、4′-甲基茵陈色原酮(4′-methylcapillarisin)、7-甲基茵陈色原酮(7-methylcapillarisin)等[5,6]。

4. 类黄酮　从茵陈蒿 *A. capillaris* 得到 6 种类黄酮，确定为五羟黄酮-3-O-D-刺槐糖苷(quercetin-3-O-D-robinoside)、异鼠李黄素-3-O-D-刺槐糖苷(isorhamnetin-3-O-D-robinoside)、五羟黄酮-3-O-β-D-半乳糖苷(quercetin-3-O-β-D-galactoside)、异鼠李黄素-3-O-β-D-半乳糖苷(isorhamnetin-3-O-β-D-galactoside)、五羟黄酮(quercetin)和异鼠李黄素(isorhamnetin)[7]、茵陈黄酮(arcapillin)、香豆素、蓟黄素(cirsimanitin)和泻鼠李黄素[4]。

5. 有机酸　茵陈香豆酸(capillartemisin)A 和 B、绿原酸(chlorogenic acid)、咖啡酸(caffeic acid)、3,5-二羟-5-甲氧基肉桂酸(3,5-dihydroxy-5-methoxycinnamic acid)等[8]。

6. 其他　*A. capillaris* 等中同时测出 11 种微量元素，包括铁、锰、铜、锌、钡、锶、铬、钼、钴、镍、镉[9]。从 A. capillaris 纯化了 2 种多糖，即 ACP-UMF 和 ACP-ULE，分子量分别为 16 305.92 和 3 292.26。主要含阿拉伯糖、木糖、甘露糖、半乳糖、葡萄糖[10]。

【药理作用】

1. 利胆　给健康大鼠从十二指肠一次投予茵陈煎剂(3 g/mL)以生药计，1 mL/100 g，结果大鼠胆汁流量明显增加。茵陈煎剂灌胃大鼠 30 g/kg，每日 1 次，连续 3 d，对 CCl_4 损伤大鼠的胆汁分泌仍有促进作用[11]。对妊娠期肝内胆汁瘀积症(ICP)大鼠，灌胃单味茵陈蒿汤 1.08、0.54、0.27 g/kg 以生药计，连续 5 d，有减轻总胆红素和总胆汁酸的作用，且呈量效关系[12]。茵陈可诱导大鼠葡萄糖醛酸转移酶(UDPGT)活性，其利胆退黄作用与其诱导 UDPGT 活性密切相关，促进了胆红素的葡萄糖醛酸化，使结合胆红素生成增加，促进了胆红素代谢[13]。

给正常大鼠十二指肠内注射对羟基苯乙酮(PAP)50 mg/kg，产生显著的利胆作用；剂量在 12.5~250 mg/kg 引起的胆汁分泌与剂量呈线性关系；以硝硫氰胺引起大鼠肝脏损伤，于十二指肠内注射 PAP 50 mg/kg，引起胆汁分泌，胆汁中的固体物质和胆酸显著增加；经口投予 50 mg/kg PAP，给药 4 d，能降低血清黄疸指数和胆红素[14]。

2. 保肝

(1)抗肝脏化学物质损伤 预先给予四氯化碳肝损伤家兔灌胃茵陈挥发油(0.05 mL/kg)或6,7-二甲氧基香豆素(0.06 g/kg),连续7 d,均能增加肝损害家兔的食量,且有利尿及使尿色由黄变清的作用[15]。茵陈提取物预先灌胃给小鼠0.1 mL/10 g (相当于5、2.5、1.0 g/kg剂量),1次/d,连续7 d,最后一次给药1 h后,小鼠腹腔注射0.1% CCl_4花生油溶液。结果茵陈提取物(5、2.5 g/kg)能明显降低血清ALT和AST水平[16]。

以茵陈蒿的活性成分ACP-UMF (一种多糖)与CCl_4损伤的肝细胞共孵育,能使受损细胞内ALT和丙二醛(MDA)水平下降至62.8%和23.8%;另一多糖成分ACP-ULE可使ALT和MDA降至46.1%和38.1%[10]。

(2)抗肝脏过氧化损伤 对胰岛素抵抗(IR)模型大鼠,灌胃茵陈蒿提取物6.9、2.3 g/kg,连续4周。结果茵陈蒿有降低MDA,升高超氧化物歧化酶(SOD)的作用[17]。绿原酸能抑制CCl4肝中毒大鼠肝内脂质过氧化物水平的上升,抑制AST及ALT升高,此结果与形态学观察是一致的。对^{60}Co γ照射大鼠,绿原酸能显著抑制血清及肝脏的脂质过氧化物水平的上升[18]。

(3)抑制肝细胞凋亡 从茵陈蒿中分离的茵陈炔烯与茵陈炔酮 (各0.4 μg/mL)、茵陈色原酮 (50 μg/mL)即对8994细胞凋亡有抑制活性;浓度分别为10~200 μg/mL时几乎完全抑制细胞凋亡。以TGFβ_1诱导大鼠原代培养肝细胞凋亡,茵陈蒿汤、茵陈炔烯、茵陈炔酮,以与作用于8994细胞时大致相同的浓度,可抑制细胞凋亡[19]。

(4)抗脂肪肝及降血脂 对胰岛素抵抗(IR)模型大鼠,灌胃茵陈蒿提取物6.9、2.3 g/kg,连续4周。茵陈蒿有降低FFA、TG、TC、LDL-C, 升高HDL-C的作用;有降低ALT、AST、肝指数和改善肝组织病理变化的作用[17]。

(5) 改善肝表面微循环 茵陈给药浓度分别为0. 018、0.18、1.8、18 μg/kg, 有短期加快大鼠肝脏局部微循环及加速胆汁分泌的作用,认为其利胆作用是由于肝表面微循环改善后所产生的利胆效应[20]。

(6)抗肝纤维化 茵陈蒿汤及其口服后被肠道细菌转化而成的京尼平能抑制肝星状细胞活化及肝纤维化,抑制肝细胞凋亡信号通路,通过核受体增加胆红素代谢的转录激活, 增加多药耐药相关蛋白2 (multidrug resistance-associated protein 2,MRP2) 的转录后活化(在胆红素清除和胆盐非依赖性胆汁形成方面起重要作用)[21]

(7)诱导肝药酶 茵陈水煎液(1 g/mL) 灌胃小鼠0.25 mL/10 g体重,2次, 连续4 d。结果能使小鼠肝P450含量增加,肝/体重比增大。以该剂量的茵陈水煎液连续灌胃小鼠1周后, 使异戊巴比妥钠诱导的睡眠时间缩短。提示茵陈水煎液对小鼠肝药酶有诱导作用[22]。

3. 心血管系统

(1)抑制心肌活动 6,7-二甲氧基香豆素以1.25、2.5、5 mg/kg剂量静脉注射,呈剂量依赖性地影响麻醉猫的心脏血流动力学功能, 注射后左室内压-压力变化速率环(LVP-dP/dt loops)变小,血压降低,室内压最大上升速率(dP/dtmax)、心肌纤维最大缩短率(Vmax)、Vce-dp40 (Vce指等容收缩期心肌纤维的收缩成分的缩短速度,Vce-dp40指发展压力为40mm汞柱时的Vce值)、左室收缩压(LVSP)变小,左室射血时间(LVET)延长及舒张期的室内压最大下降速率(-dP/dtmax)降低,等容舒张期左室内压下降时间常数延长;左室舒张末期压(LVEDP)升高,平均动脉压(MAP),肺血管总阻力(TPR)下降;心搏出量(SV)、心搏指数(SI)、心输出量(CO)及心脏指数(CI)略降低;反映心肌氧耗的指标 (左室射血的) 张力-时间指数(TTI)及TTI×HR (HR为心率)降低;5 mg/kg使心率降低。结果显示6,7-二甲氧基香豆素抑制心肌活动[23]。

(2)扩血管、降血压 从滨蒿中提取滨蒿内酯,后者(1~30 μmol/L)对以苯肾上腺素预收缩的大鼠胸主动脉环呈浓度依赖性的松弛作用[24]。对胰岛素抵抗(IR) 模型大鼠灌胃茵陈蒿提取物6.9 、2.3 g/kg连续4周。结果:茵陈蒿有降低鼠尾收缩压、血浆肾素和血管紧张素Ⅱ (Ang Ⅱ)水平,升高血清一氧化氮(NO)水平的作用[25]。

(3)抗血小板聚集 茵陈蒿对4种血小板聚集诱发剂(ADP,PAF,Sodium Arachidonate,胶原)有明显的抑制血小板聚集作用[26]。进一步研究,得到了茵陈蒿的几种活性成分,其中之一为6,7-二甲基七叶亭,其对4种血小板聚集诱发剂显示非特异性的、极强的血小板聚集抑制效果。扫帚艾酮和茛菪亭显示出强效地抑制腺苷二磷酸(ADP)、血小板活化因子(PAF)、花生四烯酸和/(或)胶原诱导的血小板聚集的作用[4]。

(4)抑制醛糖还原酶 茵陈色原酮和7-甲基茵陈色原酮在0.01 mmol/L时分别抑制大鼠眼晶状体醛糖还原酶的81.0%和83.1%。茵陈蒿水提取物能抑制醛糖还原酶(AR)活性(以dl-甘油醛为基质,用牛晶状体测定),其IC_{50}值低于3 μg/mL[27]。

4. 降低胰岛素抵抗 对大鼠喂饲高脂饲料并饮

10%蔗糖水,持续 8 周后产生胰岛素抵抗(IR)。给大鼠灌胃茵陈蒿提取物 6.9、2.3 g/kg,连续 4 周。结果茵陈蒿(6.9 g/kg)使得空腹血糖(FBG)和血清胰岛素水平显著降低;胰岛素敏感指数(ISI)和胰岛素抵抗指数(IRI)恢复正常;显著提高 SOD 活性和降低 MDA 含量;降低 TC、TG、FFA 和 LDL-C 水平,升高 HDL-C 水平;同时降低 ALT、AST 活性,改善肝脏脂肪病变。表明,茵陈提取物对胰岛素抵抗-脂肪肝具有降血脂和保肝作用,与提高抗氧化能力,恢复胰岛素敏感性有关[17]。

5. 抑制结膜下纤维化 京尼平(genipin,一种环烯醚萜类化合物,为茵陈蒿汤(Inchin-ko-to)口服后经肠道细菌代谢的一种代谢物)0~50 μg/mL 能抑制创伤诱导的结膜下成纤维细胞(SCFs)迁移和增殖,减少Ⅰ型胶原、转化生长因子-1(TGF-1)、α-平滑肌肌动蛋白(α-SMA) mRNA 及其蛋白表达,呈剂量依赖性地抑制 Smad2 信号转导,故可抑制损伤引起 SCFs 的纤维发生反应[28]。

6. 抗氧化 茵陈蒿类黄酮有很强的抗氧化作用,其中丁羟茴醚(butylated hydroxyanisde,BHA)的作用最强。这些提取物作为活性氧及羟自由基的清除剂,被用于生产局部制剂如美容膏、洗剂和乳剂[7]。茵陈的乙醇提取物 500 μg/kg 和 200 μg/kg 在体外对酪氨酸酶起抑制作用,而其 50 μg/kg 对酪氨酸酶起激活作用[29]。茵陈蒿提取物显示出较强的抑制酪氨酸酶的作用,所以皮肤光亮美容剂含有该提取物[30]。

7. 保护近端肾小管上皮细胞 体外原代培养兔近端肾小管上皮细胞 (PTC),茵陈素 (4、8 mg/L)与 PTC 共孵育,可提高被顺铂抑制的乳酸脱氢酶(LDH)、碱性磷酸酶(ALP)和 N-乙酰-β-氨基葡萄糖苷酶(NAG)活力[31]。同样,茵陈素(0.4、4、8 mg/L)和(4、8 mg/L)分别降低被顺铂激活的 DNA 链间交联和 DNA-蛋白交联[32]。

8. 影响免疫功能 茵陈粗多肽(4 mg/mL)给小鼠肌肉注射,每日 1 次,连续 5d,能明显提高巨噬细胞吞噬(刚果红 10 mL/kg,10 mg/mL,尾静脉注射)功能[33]。从滨蒿提取滨蒿内酯,呈浓度(0.001~0.3 mmol/L)依赖性地抑制人单核细胞对植物血凝素(PHA)的反应和混合淋巴细胞反应[24]。

9. 抗病原微生物

(1)抗菌 体外试验证明,茵陈煎剂对金黄色葡萄球菌、白喉杆菌、炭疽杆菌、伤寒杆菌、甲型副伤寒杆菌、绿脓杆菌、大肠杆菌、弗氏痢疾杆菌、志贺痢疾杆菌、脑膜炎双球菌与枯草杆菌等均有不同程度的抑制作用;茵陈 10%煎剂能完全抑制人型结核杆菌的生长;1:100 浓度对人型与牛型结核杆菌的生长均呈抑制作用[34]。以茵陈蒿精油做体外抗菌试验证明,当将精油作 1:800 倍稀释时,对枯草杆菌、金黄色葡萄球菌、大肠杆菌均呈抑制作用[35]。

(2)抗真菌 将絮状表皮癣菌对豚鼠进行局部感染,于感染后 3 周用 1%茵陈挥发油油膏作外涂治疗。结果治疗 3 d 后,治疗的皮损区域缩小,鳞屑显著减少,红斑消失。再取原皮损区之皮屑作霉菌培养,结果阴性。2 周治疗后治疗组病鼠痊愈[36]。

茵陈蒿精油对致病性皮肤真菌的抑制作用更强,当将精油作 160 000 倍稀释时,仍能抑制腹股沟表皮癣菌、石膏样小孢霉菌、星样发癣菌、趾间发癣菌、紫色发癣菌的生长[35]。进一步对其抗真菌有效成份茵陈二炔酮(capillin)即使作 4 000 000 倍稀释对紫色发癣菌仍可完全抑制,是已知抗真菌物质中效价最高的一种[37]。

(3)抗病毒 体外观察茵陈对呼吸道病毒致细胞病变作用的结果表明,滨蒿 1:10 浓度时对孤儿病毒(ECHO11)有抑制作用[38]。茵陈水溶性提取物在体外抗人巨细胞病毒(HCMV AD169)的半数中毒浓度(TC_{50})为 904.49 mg/L,半数有效浓度(IC_{50})为 195.11 mg/L,治疗指数(TI)为 4.64[39]。

(4)抗钩端螺旋体 波摩那型钩端螺旋体在含 12.5%或 50%茵陈煎剂的培养基中培养 90 min,或培养 25 min 后移种,均见茵陈对钩端螺旋体有抑杀作用;用含 5%茵陈煎剂培养 3 d 全部溶解 10 种钩端螺旋体(黄疸出血型、爪哇型、犬热型、拜伦型、致热型、秋季型、流感伤寒型和七日热型);而含药 3.13%培养 3 d,对 10 种钩端螺旋体大部分抑杀,7 d 则全部溶解[34]。

(5)抗衣原体 茵陈蒿水煎液(含生药 1 g/mL)对泌尿道沙眼衣原体(CT)有较高的杀伤力,其最小抑菌浓度(MICs)均值小于 2 mg/mL 生药,16 株 CT 分离株对其全部敏感[40]。

(6)抑制弓形虫 茵陈蒿水提物和芳香水,相当于生药 0.581、1.162 g/kg,以自控限量自由饮水式给予法对小鼠口服给药 1 周后,小鼠按 20 个弓形虫缓殖体/只灌胃感染。结果:茵陈蒿减少小鼠淋巴结弓形虫数、抑制弓形虫 DNA 基因表达的作用,并呈量效关系[41]。

10. 抗肿瘤、抗诱变 茵陈蒿水煎剂配成 5%、2.5%、1.25%三个浓度,给大鼠饮用,每天更换饮用水 1 次,持续 22 周。结果:均能防止实验性食道肿瘤(亚硝酸钠和 N-甲基苄胺混和液诱发)大鼠血浆中分子物质

(MMS)含量的增高,同时茵陈蒿水煎剂组癌变发生率也有所降低[42]。茵陈蒿水煎液(相当于6、12、25、50 g/kg)预先给小鼠灌胃,连续5 d。结果:12、25和50 g/kg的茵陈蒿水煎液对黄曲霉毒素B_1(AFB_1)诱发的微核数(MN)升高、中期分裂相细胞染色体畸变百分率(CA%)、姐妹染色单体交换数(SCE)的增高等均有显著抑制作用,且均呈量效关系[43]。

蓟黄素和茵陈色原酮与Ehilich腹水癌细胞培养3 d,均能显著抑制该细胞增殖,其IC_{50}分别为0.54和0.03 g/mL[44]。

11. 毒性 大鼠每日灌服50%煎剂5 mL,连续2周,其食欲及体重与对照组无异[45]。对羟基苯乙酮腹腔注射小鼠的LD_{50}为0.5 g/kg,大鼠灌胃的急性LD_{50}为2.2 g/kg。大鼠每日灌胃对羟基苯乙酮400、200和50 mg/kg,连续3月,结果血、尿常规和肝功能检查以及部分动物作组织学检查,均未见明显变化[46]。6,7–二甲基七叶苷元经口投予小鼠的急性毒性试验,LD_{50}为940 mg/kg[47]。

【临床应用】

1. 传染性肝炎 以复方苦丁素(苦丁素、茵陈、板蓝根等)治疗急性病毒性肝炎301例,西药对照组102例。结果:复方苦丁素组总有效率96.7%(291例),对照组79.4%(81例);平均治愈天数为(31.0±0.3) d,对照组为 (36.8±2.4) d。此外在黄疸消退、ALT下降天数、血清麝浊恢复正常天数方面均较对照组明显为短[48]。加味茵陈汤(基本方:茵陈、板蓝根、大黄等)治疗小儿急性肝炎302例,显效268例(88.7%),好转29例(9.6%),无效5例(1.7%),总有效率98.3%,乙型肝炎表面抗原转阴6例 (占28例的21.4%)[49]。对232例急性黄疸型肝炎,初、中期用1号方(茵陈、栀子、黄芩等),恢复期用2号方(茵陈、栀子、茯苓等)。结果显效196例,好转32例,无效4例,总有效率98.3%[50]。对慢性乙型肝炎稳定期50例患者,采用黄芪茵陈大枣汤(黄芪、茵陈、大枣)煎汁代茶饮,随访5年,观察组病情稳定55.8%,肝癌发生率4.6%,转化(复发+肝硬化+肝癌)率44.2%,均明显优于肌苷片对照组(分别为20.4%、22.7%、79.5%)[51]。

2. 阻断乙肝病毒宫内传染 对3861名孕妇查出52例HBsAg和HBeAg双阳性者,加味茵陈蒿汤(茵陈、栀子、大黄等,临产前3~5个月开始每日服药1剂)组(18例)和乙肝免疫球蛋白组(34例)。结果临产前HBeAg阴转率分别为22.2%和14.7%,产后24 h和1个月HBsAg阳性率分别为5.56%和5.71%。认为茵陈蒿汤加味有抑制乙型肝炎病毒复制、阻断宫内传染的作用[52]。

3. 黄疸

(1)*新生儿ABO溶血性黄疸* 采用黄疸茵陈汤(茵陈、制大黄、黄芩、甘草)治疗新生儿高胆红质血症取得明显效果。40例中除3例(Rh 2例、不明原因1例)换血外,其余病例都在服黄疸茵陈汤后3~4 d恢复正常,有效率为92.5%[53]。

(2)*新生儿黄疸* 以茵陈治疗新生儿黄疸200例,茵陈15~30 g水煎后+50%葡萄糖20 mL少量多次服,结果3~5剂治愈者69例,6~11剂治愈者100例,11~15剂治愈者31例[54]。

(3)*妊娠期肝内胆汁郁积症(ICP)* 茵陈蒿汤(茵陈、栀子、制大黄)对30例ICP患者能明显减轻瘙痒,其总有效率及降低直接胆红素的作用优于地塞米松对照组[55]。对8例ICP患者以茵陈汤(茵陈、黄芩、制大黄等)治疗,结果能明显扩大胎盘绒毛间隙、降低绒毛面积百分比、提高血管与绒毛面积百分比[56]。

(4)*黄疸型肝炎* 采用茵陈消黄汤(茵陈、赤芍、青黛等)治疗重型黄疸性肝炎32例,其中顿挫有效/退黄有效在急性黄疸型重型肝炎(12例)、亚急性黄疸型重型肝炎(4例)、慢性黄疸型重型肝炎(2例)、郁胆性肝炎(14例)各占91.6%/100%、50%/75%、50%、57.2%/92.9%,总顿挫有效率87.5%[57]。以茵陈术附汤加减(茵陈、炮附子、大黄等)治疗重度黄疸32例(其中亚急性重型肝炎、慢性重型肝炎、瘀胆型肝炎、药物性肝内胆汁瘀积各6、12、11、3例),结果总胆红素和ALT的下降幅度以及总有效率均明显高于综合治疗对照组[58]。

(5)*肝癌术后黄疸* 57例肝癌术后黄疸以加味茵陈蒿汤(茵陈、赤芍、广金钱草等)治疗,结果治愈25例,好转20例,总有效率78.9%,高于对照组37.8%[59]。

4. 脂肪性肝病

(1)*脂肪肝* 以茵陈蒿汤加味(茵陈、山楂、泽泻等)治疗脂肪肝58例,结果显效34例,有效19例,总有效率91.4%[60]。

(2)*脂肪性肝炎* 用柴胡茵陈汤(柴胡、茵陈、首乌等)治疗脂肪性肝炎(50例)、慢性乙型肝炎合并脂肪性肝炎大三阳(27例)及小三阳(18例),总有效率分别为90%、85.2%、83.3%,治疗后总胆固醇(TC)、甘油三酯(TG)、ALT、AST均显著降低[61]。以茵陈越鞠汤(茵陈、大黄、苍术等)治疗非酒精性脂肪性肝炎56例,结果总有效率89.3%高于对照组的68.7%,而ALT、AST的降低程度高于对照组,治疗后TG和LDL–C明显降低[62]。

5. 酒精性肝病 采用茵陈蒿汤加味(茵陈、土茯苓、葛根等)并加服水飞蓟素胶囊治疗酒精性肝病45例。结果,总有效率(82.2%)和显效率(73.3%)均高于水飞蓟素胶囊对照组,其中显效率明显高于对照组[63]。

6. 药物性肝损伤

(1)肝动脉插管化疗(TAE)所致肝损害 以茵陈蒿汤(茵陈、栀子、大黄)加味治疗TAE所致肝损害40例,结果治愈28例(70%),有效7例(17.5%),无效5例(12.5%),总有效率87.5%,疗效优于对照组(肝泰乐并用联苯双酯)[64]。

(2)抗结核化疗药所致肝损害 以茵陈四苓散(茵陈、栀子、泽泻等)治疗35例抗痨药物所致肝功能损害及黄疸,结果显效31例,总有效率100%[65]。

7. 胆石症、胆囊炎 以茵陈四金汤(茵陈、金钱草、海金砂等)治疗泥沙样胆石症40例,结果治愈23例,显效11例,总有效率85%[66]。以茵钱丹参龙胆煎剂(茵陈、金钱草、紫丹参、龙胆草)治疗急、慢性胆囊炎68例,有效率达75%[67]。

8. 急性胰腺炎 在综合治疗基础上以茵陈蒿汤加减(茵陈、大黄、郁金等)治疗急性重症胰腺炎34例,结果治愈31例,失败3例(死亡1例,中转手术2例),失败率8.8%低于综合治疗对照组30.3%[68]。

9. 高血脂 降脂合剂(首乌、寄生、茵陈等)煎服治疗88例高脂血症,其中6例IgA和IgG较低患者用药1个月后,血脂降低而免疫球蛋白增高[69]。

10. 2型糖尿病 对40例轻中型2型糖尿患者在综合治疗基础上用加味茵陈蒿汤(茵陈、薏苡仁、姜黄等),结果治疗4周时空腹血糖明显低于对照组,其他时间点的空腹血糖、餐后2 h血糖、糖化血红蛋白、血脂在治疗后有与对照组相似的明显降低[70]。

11. 代谢综合征 对46例代谢综合征(MS)患者以茵陈五苓散(茵陈、泽泻、猪苓等)治疗12周,结果三酰甘油(TG)和餐后2 h血糖显著降低,非特异性炎症和胰岛素抵抗减轻[71]。

12. 癌性发热 对肝癌、胆囊胆管癌、胰头壶腹癌所致发热(低、中、重度各7、37、6例)以大柴胡汤合茵陈蒿汤加减(大黄、茵陈、栀子等)治疗,结果显效25例,有效20例,无效5例,总有效率为90%[72]。

13. 母儿血型不合 对母儿血型不合孕妇186例,用单味茵陈30 g煎服,有效率高于传统复方(茵陈、制大黄、黄芩、甘草)对照组,故单味茵陈可代替传统复方治疗母儿血型不合[73]。对2561例O型孕妇产前查出233例IgG抗体效价≥128者,以茵陈汤(茵陈、制大黄、黄芩、甘草)煎服每日1剂治疗,可明显减少高抗体效价(1:128,1:256,1:512)患者,认为茵陈汤可降低母儿血型不合孕妇的血清抗体效价,能有效预防新生儿溶血病[74]。

14. 痤疮 对34例中重度痤疮以复方茵陈蒿汤(茵陈、连翘、浙贝母等)治疗,结果痊愈率(49.02%)和总有效率(91.18%)均高于对照组(2.38%、67.86%)[75]。

15. 真菌感染性皮肤病 5%茵陈挥发油剂Ⅰ、Ⅱ、Ⅲ号做体癣、足癣病例临床治疗观察。结果:Ⅱ号组7例,四周内痊愈5例,好转2例,4周内治愈率为71.43%,有效率100%;Ⅰ号组4例,4周内痊愈、好转各2例;而Ⅲ号组9例,4周痊愈率仅为22.22%,说明高沸点挥发油有较强的抗真菌作用[36]。

16. 预防龋病 厚朴、茵陈水煎,每日2剂,预防龋病35例的复发率11.4%低于对照组甲硝唑的32.2%,且副作用轻[76]。

【附注】

1. 藏茵陈

藏茵陈是龙胆科獐牙菜属植物川西獐牙菜(*Swertia mussotii* Franch),为藏族民间常用的一种草药,藏名"甲蒂"。性味凉,苦。功能清热解毒、利胆退黄。民间药用全草治疗肝胆系统疾病。从乙醇提取液中分离出芒果苷(mangiferin)和齐墩果酸(oleanolic acid)[77]。其中芒果苷有明显的利胆作用,齐墩果酸能明显降低CCl_4肝中毒时升高的ALT。

2. 平地蒿 *Artemisia campestris*

采用日本冲绳产茵陈蒿(平地蒿*Artemisia campestris*,AC)1 g加水10 mL,37℃振荡2 h后过滤,取滤液备用。预先给小鼠腹腔注射AC(5 mL/kg,)或灌胃AC(5 mL/kg)对CCl_4(25 μL/kg,腹腔注射)肝损伤小鼠均能显著降低血清AST、ALT,减低肝脏脂质过氧化物水平,故有减轻肝损害的保肝作用[78]。

(方步武 田在善 王士贤 李德华)

参考文献

[1]Ali Mohd,et al. Volatile constituents of Artemisia scoparia Waldst et Kit. Leaves. *J Essent Oil Res*,2000,12 (1):64 (CA,2000,132:345447s)

[2]杨书斌,等.茵陈蒿挥发油成分研究.中草药,1996,27(5):269

[3]王倩,等.茵陈中7-甲氧基香豆素的分离与含量测定.沈阳药科大学学报,2003,20(1):12

[4]Okada yoshihito,et al. Search for naturally occurring substances to prevent the complications of diabetes. Ⅱ. Inhibitory

effect of coumarin and flavonoid derivatives on bovine lens aldose reductase and rabbit platelet aggregation. (*CA* 1995,123: 275604y)

[5]曾美怡,等. 茵陈的化学成分和质量评价研究. 国外医学中医中药分册,1987,9(6):321

[6]Tang W,et al. Chinese drugs of plant origin. *Springer-Verlag*,1992,179

[7]Jang Ming -Huey,et al. Studies on antioxidative components from Artemisia capillaris. *Shipin Kexue* (Taipei), 1996,23(4):594 (*CA*,1996,125:243070b)

[8]Zhang Dezhi,et al. Studies on the chemical constituents of Artemisia scoparia. *Guangdong Yaoxueyuan Xuebao*,1997,13(3): 144 (CA,1998,128:32379h)

[9]Xie Su-jing,et al. Determination of trace elements in edible wild herbs. Shanxi Daxue Xuebao,*Ziran Kexueban*, 1997,20(3):318 (*CA*,1998,128:268190r)

[10]Hwang Eun-Ju,et al. Characterization of polysaccharides from Artemisia capillaris and Artemisia sylvatica. *Yakhak Hoechi*, 1999,43(4):423(*CA*,1999,131:269553k)

[11]隋艳华,等. 香附、青皮、刺梨、茵陈、西南獐牙菜对大鼠胆汁分泌作用的比较. 河南中医, 1993,13(1):19

[12]邓晶,等. 茵陈蒿对妊娠期肝内胆汁瘀积症大鼠肝功能异常的疗效与量效关系. 中西医结合肝病杂志,2009,l9(3): 168

[13]Yin J,et al. Induction of hepatic bilirubin and drug metabolizing enzymes by the individual herbs present in the traditional Chinese medicine,Yin Zhi Huang. *Dev pharmacol Ther*, 1993,20(3-4):186

[14]Liu Chang -xiao,et al. Choleretic activity of p-hydroxyacetophenone isolated from Artemisia scoparia Waldst. et Kit in the rat. *Phytother Res*,1991,5 (4):182(*CA*,1991,115: 198162p)

[15]陈廉,等. 中药茵陈蒿的初步研究. 南京药学院学报, 1961,(6):42

[16]仲雨,等. 茵陈大孔树脂提取物对 CCl_4所致肝损伤的影响. 安徽医药,2007,11(1):13

[17]王小英,等. 茵陈蒿提取物对高脂诱导大鼠增强胰岛素敏感性及抗脂肪肝作用的研究. 中国药房,2007,18(21): 1063

[18]Zhou J,et al.Protective effect of chlorogenic acid on lipid peroxidation induced in the liver of rats by carbon tetrachloride or cobalt-60 irradiation. *J Clin Biochem Nutr*,1993,15(2):119

[19]Masahiro Yamamoto,et al. The herbal medicine inchinko-to inhibits liver cell apoptosis induced by transforming growth factor β_1. *Hepatology*,1996,23(3):552

[20]张清波,等. 病毒性肝炎常用药物对大白鼠肝脏微循环及胆汁分泌的实验研究. 中华传染病杂志,1987,5(4):217

[21]Yamamoto M,et al. Inchinko-to. *Drugs of the Future*, 2005,30(11):1092(*CA* 224101j)

[22]贺平,等. 茵陈对小鼠肝药酶的影响. 中国中药杂志, 1990,15(6):52

[23]黄教成,等. 二甲氧基香豆素对猫左心室功能和血流动力学的影响. 中国药理学报,1993,14(3):253

[24]Huang Huei-chen,et al. Vasorelaxants from Chinese herbs,emodin and scoparone,possess immunosuppressive properties. *Eur J Pharmacol*,1991,198 (2-3):211 (*CA*,1991,115: 64268u)

[25]沈飞海,等.茵陈蒿提取物对胰岛素抵抗大鼠调脂降压作用及其机制研究.中药材,2007,30(12):1573

[26]冈田嘉仁,等. 治疗糖尿病并发症的天然药物研究. 国外医学中医中药分册,1995,17(5):30

[27]Yamaguchi Takuji,et al. Aldose reductase inhibitors for treatment of diabetic diseases. Jpn Kokai Tokkyo Koho JP 01,228,914 [89,228,914],12 Sep 1989,Appl 88/53,551,09 Mar 1988:5pp; (*CA*,1990,112:185844a)

[28]Kitano Ai,et al. Genipin suppresses subconjunctival fibroblast migration,proliferation and myofibroblast transdifferentiation. *Ophthalmic Research*,2006,38(6):355 (*CA* 177081m)

[29]傅国强,等. 196味中药乙醇提取物对酪氨酸酶的抑制作用.中华皮肤科杂志,2003,36(2):103

[30]Yoshioka Megumi,et al. Skin-lightening cosmetics cosmetics containing plant extract as tyrosinase inhibitors. Jpn Kokai Tokkyo Koho JP 08,104,646 [96,104,646],23 Apr 1996,Appl 93/314,234,18 Nov 1993:7pp(CA,1996,125:67215s)

[31]刘世杰,等. 顺铂对原代培养兔近端肾小管上皮细胞酶活力的影响以及牛黄酸、三七皂苷和茵陈素的保护作用. 中国药理学通报,1999,15(5):452

[32]LIU Shi-Jie,et al. 6,7-Dimethoxycoumarin attenuated cisplatin-induced DNA interstrand crosslink and DNA-protein crosslink in primary cultured rabbit kidney proximal tubular cells. *Acta Pharmacol Sin*,1999,20(5):391

[33]胡一桥,等. 茵陈粗多肽的提取分离及小鼠肝保护作用. 中草药,1999,30(12):894

[34]四川医学院药理学教研组,等. 茵陈.中草药药理与临床应用(下册). 成都: 四川省医学科技情报站,1977:232

[35]今井统雄,他. カワラヨモギの精油にする关研究(第1报)精油の抗カビ性その1. 薬学雑誌,1956,76(4):397

[36]四川省中药研究所药理研究室微生物组,四川省皮肤病防治研究所. 茵陈蒿挥发油治疗浅层霉菌病的初步报告. 四川中草药通讯,1976,(3):28

[37]今井统雄,他. カワラヨモギの精油に関する研究(第2报) 精油の抗カビ性その2有效成分の分離. 薬学雑誌, 1956,76(4):400

[38]中医研究院中药研究所病毒组.中草药对呼吸道病毒致细胞病变作用的影响. 新医药学杂志,1973,(1):26

[39]王涛,等. 茵陈水溶性提取物体外抗巨细胞病毒效应的实验研究. 数理医药学杂志,2006,19(5):483

[40]李建军,等. 瞿麦等12味利水中药体外抗泌尿生殖道

沙眼衣原体活性检测. 中国中药杂志,2000,25(10):628

[41]王建,等. 茵陈蒿水提物及芳香水对小鼠淋巴结中弓形虫基因表达的影响. 中国医学研究与临床,2004,2(23,24):4

[42]洪振丰,等. 茵陈蒿对实验性食道肿瘤大鼠血浆中分子物质含量的影响. 中国中医药科技,1999,6(2):67

[43]洪振丰,等. 茵陈蒿对黄曲霉毒素B_1诱发的遗传损伤的影响. 中医杂志,1992,33(8):44

[44]蒋洁云,等. 茵陈抗肿瘤活性成分的研究. 中国药科大学学报,1992,23(5):283

[45]药理教研组. 茵陈药理作用的初步研究. 山东医学院学报,1961,(1);19

[46]湖南医药工业研究所. 茵陈蒿(滨蒿)利胆有效成分对羟基苯乙酮的初步药理实验. 中华医学杂志,1974,54(2):101

[47]山原条二,他. 田七の止血成分,茵陈蒿の镇痛、抗炎症成分. 漢方研究,1980,(11):411

[48]中国人民解放军254医院传染科.复方苦丁素治疗急性病毒性肝炎.天津医药,1978,(4):171

[49]汪七痴,等. 加味茵陈汤治疗小儿急性肝炎302例. 实用中西医结合杂志,1994,7(5):280

[50]周现武,等. 加味茵陈蒿汤治疗急性黄疸型肝炎232例. 陕西中医,2008,20(1):78

[51]崔德广,等.黄芪茵陈大枣汤治疗慢性乙型肝炎稳定期50例疗效观察.山东中医杂志,2006,25(9):605

[52]王炎,等.茵陈蒿汤加味阻断乙型肝炎病毒宫内传播的初步研究.中原医刊,2007,34(19):25

[53]中国福利会国际和平妇幼保健院儿科. 黄疸茵陈汤治疗新生儿高胆红质血症. 新医药学杂志,1973,(8):21

[54]杨勤,等. 独味茵陈治疗新生儿黄疸. 中华现代中西医杂志,2005,3(15):1047

[55]李卫红,等.茵陈蒿汤治疗妊娠期肝内胆汁瘀积症的临床研究.辽宁中医杂志,2003,30(5):363

[56]葛齐放,等.中西医结合治疗妊娠肝内胆汁瘀积症患者的胎盘形态学观察.中华妇产科杂志,2001,36(1):46

[57]张健. 茵陈消黄汤治疗重型黄疸性肝炎32例. 陕西中医,2008,29(3):303

[58]责襄平. 茵陈术附汤加减治疗重度黄疸32例. 中国中医药信息杂志,2004,11(3):243

[59]吴建新,等. 加味茵陈蒿汤治疗肝癌术后黄疸. 浙江中西医结合杂志,2006,16(3):160

[60]贾孟辉,等. 茵陈蒿汤加味治疗脂肪肝58例. 陕西中医,2006 ,27(12):1524

[61]韩树颖. 柴胡茵陈汤治疗脂肪性肝炎和慢性乙型肝炎合并脂肪性肝炎. 光明中医,2008,23(11):1703

[62]黄志平,等.茵陈越鞠汤治疗非酒精性脂肪性肝炎的临床观察.中国中医药科技,2004,11(6):371

[63]马力,等. 茵陈蒿汤加味治疗酒精性肝病的临床观察. 宁夏医学杂志,2009,31(10):923

[64]陈闯,等.茵陈蒿汤加味治疗肝动脉插管化疗所致肝损害的对照观察.中医药研究,1998,14(2):19

[65]张洪俊. 茵陈四苓散治疗抗痨药物引起的肝功能损害. 辽宁中医杂志,2003,30(6):505

[66]曲阳. 茵陈四金汤治疗泥沙样胆石症40例. 黑龙江中医药,2008,37(5):34

[67]陈荣杓. 茵钱丹参龙胆煎剂治疗急、慢性胆囊炎. 中草药通讯,1977,8(3):43

[68]李建民,等. 茵陈蒿汤加减治疗急性重症胰腺炎疗效分析. 吉林中医药,2008,28(7):500

[69]李迎旭,等.中药治疗自身免疫性高脂蛋白血症的效果.中华微生物学和免疫学杂志,1999,19(2):141

[70]袁效涵,等. 加味茵陈蒿汤治疗2型糖尿病40例. 中医研究,2007,20(2):43

[71]魏爱生,等.茵陈五苓散对代谢综合征患者血清炎症指标的影响.山东中医杂志,2007,26(1):16

[72]李宗宪,等. 大柴胡汤合茵陈蒿汤加减治疗癌性发热50例. 湖南中医杂志,2004,20(3):47

[73]王志新,等. 单味茵陈治疗母儿血型不合的临床观察. 四川中医,2003,21(2):20

[74]王全先,等. 茵陈汤对孕妇产前抗体效价的影响. 中原医刊,2006,33(16):37

[75]李怀军,等. 复方茵陈蒿汤治疗中重度痤疮临床观察. 吉林中医药,2008,28(3):194

[76]孙昊量. 厚朴与茵陈蒿预防龋病67例的临床观察. 国际中医中药杂志,2008,30(6):459

[77]丁经业,等. 藏茵陈抗肝炎有效成分的研究1:芒果苷和齐墩果酸的分离鉴定.中草药,1980,11(9):391

[78]下地麻莱美,等. 茵陈蒿的抗氧化作用与保肝作用. 日本药理学杂志,1999,113(3):75

茯 苓 Poria Cocos fu ling

本品为多孔菌科真菌茯苓 *Poria cocos* (Schw.) Wolf 的干燥菌核。味甘、淡,性平。有利水渗湿、健脾、宁心功能。主治水肿尿少、痰饮眩悸、脾虚食少、便溏泄泻、心神不安、惊悸失眠等。

【化学成分】

本品含有β-茯苓聚糖(β-pachyman)、茯苓多糖(pachymaran)、茯苓酸(tumulosic acid)、乙酰茯苓酸(pachymic acid)、松苓酸、层孔酸、3β-羟基羊毛甾三烯酸、组氨酸、胆碱、poriaic acid A、B和C,腺嘌呤、松苓新酸、β-香树脂醇乙酸酯(β-amyrin acetate)[1]、茯苓环酮双烯三萜酸[2]、3β-羟基-16α-乙酰氧基-羊毛甾-7,9(11),24-三烯-21-酸、o-乙酰茯苓酸-25醇[3];茯苓中的三萜成分共34种,主要分为3类,即羊毛甾-8-烯型三萜(lanosta-8-ene type triterpenes)(包括10种化合物)、羊毛甾-7,9(11)-二烯型三萜[lanosta-7,9(11)-diene type triterpenes](包括15种化合物)和3,4-开环-羊毛甾-7,9(11)二烯型三萜[3,4-seco-lanosta-7,9 (11)-diene type triterpenes](包括9种化合物)[4-8],羊毛甾烷三萜29-hydroxypolyporenic acid C、25-hydroxypachymic acid、poriacosone A和B;ergosta-7,22-dien-3β-ol、polyporenic acid C[9,10]。三萜类化合物尚有脱氢茯苓酸、3-表脱氢茯苓酸、25-羟基-3-表脱氢茯苓酸、多孔菌酸A、脱氢松香酸甲酯、poricoic acid A、B、G、H、Dehydrotrametenolic acid、3-β-P-羟基苯甲酰基脱氢茯苓酸等[11-14]。另外茯苓普通粉和超微粉挥发性物质含量大于2%的有壬醛、樟脑、新异薄荷醇、2,3-二甲基萘烷、反橙花叔醇、α-柏木醇、金合欢醇[15,16]。

【药理作用】

1. 抑瘤 茯苓多糖小鼠腹腔注射5 mg/kg,每日1次,连续10 d,对肉瘤180 (S180)实体瘤抑制率为95%。茯苓多糖A(为多糖粗提物)腹腔注射200、500 mg/kg,多糖A的组分ASP 30、100 mg/kg,F1 15、30、60 mg/kg,以及H11 4、8 mg/kg,每日1次,连续10d,对S180实体瘤抑制率为60%~99%。提取物A 100 mg/kg,F1 15 mg/kg,腹腔注射,每日1次,连续10 d,对小鼠艾氏腹水癌(EAC)抑制率为60%。F1 200、400 mg/kg,灌胃,每日1次,连续10 d,对EAC抑制率为37%和20%。提取物A 100、1000 mg/kg,腹腔注射,每日1次,连续10d,对S180腹水型动物生命延长率为29%和36%[1]。研究表明,茯苓多糖抗癌作用机制除了与免疫功能增强有关外,尚与茯苓多糖本身对肿瘤细胞膜有直接的作用以及对酪氨酸蛋白激酶(TPK)和磷酸酪氨酸蛋白磷酸酶(PTPP)有作用相关。茯苓多糖灌胃,100~200 mg/kg,每日1次,连续给药7~8 d,可使荷瘤(EAC)动物腹腔巨噬细胞肿瘤坏死因子(TNF)含量升高,同时还可增强荷瘤动物NK细胞的活性[17]。体外实验,茯苓多糖2 mg/L对S180细胞作用24 h,对其生长抑制率为93.7%,浓度为1 mg/L对人白血病细胞K562作用24 h,对其生长抑制率为46.97%,茯苓多糖对S180及K562细胞IC_{50}均为1.5 mg/mL;其作用机制很可能在于茯苓多糖所具有的抑制细胞膜磷脂酰肌醇向磷脂酰肌醇-4-磷酸的转化[18]。在体外实验中茯苓多糖(20 mg/L)与人白血病细胞HL60作用12~120 h,可使细胞膜及细胞浆中的TPK活性受到抑制而PTPP的活性得以增强[19]。浓度为100 μg/mL茯苓多糖体外作用1~8 h,能抑制小鼠肿瘤细胞S180的增殖,诱导其凋亡[20]。茯苓菌丝提取物β-葡聚糖浓度为12.5~400 μg/mL,作用72 h能够抑制MCF-7乳腺癌细胞增殖,诱导其凋亡,将90%的细胞阻滞于G_1期并下调Bcl-2基因表达[21]。茯苓素体外实验可抑制HL60细胞增殖,IC_{50}为58 μg/mL,且茯苓素可以诱导HL60细胞分化成为单核巨噬细胞。茯苓素抑制肿瘤细胞的机制为抑制细胞DNA合成,使得G_0、G_1期细胞增多,S、G_2期细胞减少,其作用环节在于与细胞膜核苷运转载体蛋白结合,改变了核苷正常运转[1]。茯苓三萜化合物3-酮基-16α-羟基羊毛甾-7,9(11)、24(31)-三烯酸及3β-乙酰氧基-16α-羟基羊毛甾-8(9)、24(31)-二烯酸有体外抗癌活性,前者浓度为100 μg/mL时,对人白血病细胞K562生长抑制率为20.7%,后者浓度为50~200 μg/mL时,对K562细胞生长抑制率为28.4%~69.1%[7]。三萜类化合物poricoic acid G对人白血病细胞HL60体外有明显的细胞毒作用,其IC_{50}为39.3 nmol/L[12]。

2. 抗致突 茯苓水煎剂灌胃,5~40 g/kg,每日1次,连续7 d,可明显对抗小鼠灌服黄曲霉毒素B_1所致骨髓嗜多染红细胞微核率及染色体畸变率的升高[22];灌胃剂量为2.5~10 g/kg,每日1次,连续5 d,可明显抑制给以丝裂霉素C所致小鼠精子畸形率的增加[23]。

3. 增强免疫 茯苓水煎剂灌胃,12 g/kg,每日1次,连续21d可明显增强正常小鼠淋巴细胞对刀豆素A(ConA)诱导的增殖反应及白细胞介素-2(IL-2)的活性[24]。茯苓水提物灌胃,12 g/kg,每日1次,连续21 d,能显著提高小鼠脾淋巴细胞体外增殖反应及外周T淋巴细胞α-ANAE阳性率,增强脾淋巴细胞IL-2的活性[25]。灌胃茯苓水煎剂12.5 g/kg,每日1次,连续10 d,可明显提高小鼠体液免疫能力,增强抗体细胞产生抗体的能力[26]。体外实验,茯苓多糖5~40 mg/L可明显增强小鼠活化脾细胞^{3}H-TdR参入量,诱导脾细胞产生IL-2,5~20 mg/L剂量之间存在着量效关系,剂量大于40 mg/L时作用减弱,当剂量达到80 mg/L时作用消失[27]。茯苓多糖腹腔注射,100 mg/kg,可明显增强小鼠腹腔巨噬细胞对鸡红细胞的吞噬活性[28]。茯苓素亦有明显的免疫增强作用。体重22~24 g小鼠腹腔注射茯苓素，每只动物1 mg，可使腹腔巨噬细胞百分数增加，吞饮率升高。上述剂量连续给药3次，可增强巨噬细胞抑制HSV-1病毒对Vero细胞的致病作用，同时可以促进细胞膜Na^+/K^+-ATP酶的活性[1]。茯苓素腹腔注射，27~81 mg/kg，隔日1次，共计4次，可使小鼠腹腔巨噬细胞TNF-α mRNA含量明显增加，超过该给药剂量可能由于药物毒性的作用该基因转录水平下降，这也可以说明茯苓素在低剂量时表现为免疫增强而高剂量时表现为免疫抑制[29]。另外，茯苓三萜化合物3β,16α-二羟基羊毛甾-7,9(11),24(31)-三烯酸体外实验浓度为62.5~250 μg/mL时，对小鼠脾脏T淋巴细胞的增殖有促进作用；三萜化合物3β-乙酰氧基-16α-羟基羊毛甾-8(9),24(31)-二烯酸体外实验浓度为200 μg/mL时，对小鼠脾脏T淋巴细胞增殖有抑制作用，而三萜化合物3-酮基-16α-羟基羊毛甾-7,9(11),24(31)-三烯酸具有双相作用，其浓度为25 μg/mL时，对淋巴细胞增殖表现为促进作用，浓度为100 μg/ml时，则表现为抑制作用[7]。从茯苓中分离得到的一种新型的蛋白质PCP浓度为20~160 μg/mL时能够活化RAW264.7小鼠腹腔巨噬细胞，使其TNF-α和IL-1β分泌量增加，其机制与调节NF-κB基因表达相关[30]。

4. 抗变态反应 茯苓粉末灌胃，100 mg/kg，2次，可明显抑制小鼠实验性接触性皮炎[1]。茯苓煎剂灌胃，给药剂量按每千克体重为《药典》规定临床用量的5、10及20倍，每日2次，共计给药8次，可明显抑制2,4-二硝基氟苯所致小鼠迟发超敏反应且有量效关系[31]。

5. 抗炎 茯苓甲醇提取液中分离得到的三萜化合物1、2、6、12、22、和23可抑制12-氧-十四(烷)酰佛波醇13-乙酸(TPA)所致小鼠耳壳炎症，其抑制活性剂量为每耳150、30和5 μg；三萜化合物5、11、16、17、26和28抗炎强度为ID_{50}在每耳15~27 μg之间；三萜化合物24抗炎强度为ID_{50}是每耳0.27 mg；三萜化合物13、15、26a、26b和27抗炎强度为每耳44~97 μg。另外化合物11、17、24、26和28对二十碳四烯酸所致小鼠耳壳炎症有对抗作用，其ID_{50}分别为1.2、0.8、1.25、1.2和每耳1.3 mg；化合物1和12尚可对抗蛇毒液磷脂酶A_2诱导的炎症，其中化合物12与该酶作用的IC_{50}为0.845 μmol/L[8]。3-β-P-羟基苯甲酰基脱氢茯苓酸可明显抑制TPA及花生四烯酸(AA)所诱导的小鼠耳壳炎症[14]。

6. 利尿 茯苓70%乙醇浸剂家兔腹腔注射0.5 g/kg，每日1次，连续5 d，有利尿作用，而同样剂量灌胃则无利尿作用。但煎剂大鼠灌胃未见利尿作用[1]。

7. 防治泌尿系结石 茯苓多糖灌胃，每只10 mg，每日1次，连续4周，可明显对抗大鼠饮用乙二醇和氯化铵所诱导产生的肾结石[32]。

8. 镇静与抗惊厥 茯神（抱松根生长的茯苓）水煎剂腹腔注射5、10、20 g/kg，可对抗咖啡因（皮下注射50 mg/kg）所致小鼠的兴奋过度。灌胃10、20、40 g/kg则无此作用，但可增强戊巴比妥（腹腔注射60 mg/kg）的麻醉时间[1]。灌胃茯苓总三萜70、140、280 mg/kg可明确对抗脑皮层定位注射青霉素诱发的大鼠惊厥，可使模型动物海马区神经递质Glu、ASP含量降低[33]。

9. 抑菌 K-B纸片扩散法测定浓度为1 g/mL的茯苓水煎液对炭疽杆菌、白色葡萄球菌、绿脓杆菌、乙型链球菌、大肠杆菌、金黄色葡萄球菌、甲型链球菌有抑制生长的作用[34]。以生长速率法测定茯苓皮中三萜类成分能抑制大肠杆菌、金黄色葡萄球菌、绿脓杆菌的活性，其最低生长抑制浓度分别为47、47、95 μg/mL[35]。

10. 清除自由基 茯苓水提液，小鼠灌胃12 g/kg，每日一次，连续12 d，能显著增强动物肝脏超氧化物歧化酶的活性，抑制丙二醛的生成，因而具有清除氧自由基的作用[27]。体外实验，茯苓提取物100 μg/mL既显示出很强的抗氧化活性[36]。

11. 抗皮肤色素沉着及促黑色素细胞增殖 茯苓醇提物浓度为0.1 g/mL，外用，每日1次，连续3周，对紫外线辐射诱导的豚鼠皮肤色素沉着有抑制作用[37]。白茯苓水提醇沉剂，体外实验，20 mg/mL，可明显抑制酪氨酸酶的活性，其抑制率为55.3%，属于可逆性的竞争性抑制，该作用可能为茯苓抗皮肤色素沉着的作用机制[38]。此外茯苓水提物体外可明显促进黑色素细胞的增殖[39]。

12. 解毒 茯苓水煎剂灌胃，1 g/kg，每日1次，连续10 d，可明显对抗肌肉注射卡那霉素（400 mg/kg，10 d）所致豚鼠耳毒性作用。使耳蜗底回柯蒂器外毛细胞损失率明显减少[40,41]。

13. 止吐 茯苓甲醇提取物，蛙给药剂量为500 mg/kg时有明显的止吐作用，呕吐潜伏期延长率为113.2%。其三萜化合物1、11和26给药剂量为30 mg/kg时呕吐潜伏期延长率约为50%，剂量为50 mg/kg时其呕吐潜伏期延长率提高约两倍，其构效关系研究认为C-24位末端双键的三萜化合物有止吐活性[8]。

14. 增强胰岛素活性 茯苓三萜化合物1、5、11、15、17、26、28和31及其茯苓的乙醚提取物和茯苓皮甲醇提取物体外实验浓度为 0.01 mmol/L 时，可使胰岛素的分化诱导白色脂肪细胞 ST-13 前脂肪细胞活性增强，其中以化合物 1 和 17 的作用较强[42]。三萜类化合物 dehydrotrametenolic acid 体外能促进前脂肪细胞分化，诱导细胞转化，激活过氧化物酶，活化增殖体γ受体(PPARγ)。体内实验证实，它能够降低胰岛素非依赖型糖尿病小鼠的血糖，并作为胰岛素增敏剂而发挥作用[13]。

15. 其他 茯苓注射液小鼠皮下注射 10 g/kg，每日 1 次，连续 3 d，可促进红细胞系统的造血功能。茯苓水提物体外实验，浓度为 50 mg/mL 时可使健康人红细胞的 2,3-二磷酸甘油酸(2,3-DPG)水平上升约 25%并能有效地延缓温育过程中 2,3-DPG 的耗竭，静脉给药亦有同样的结果[1]。体外实验，茯苓水提液浓度为 31~250 mg/L 时，可诱导新生大鼠神经细胞内钙离子浓度升高 9.9%~33.7%，存有明显的量效关系，当浓度大于 500 mg/L 时，该作用消失，药物浓度为 31~2000 mg/L 时有不同程度抑制 500 μmol/L 谷氨酸诱导的升钙作用，由此分析，茯苓水煎剂对神经细胞内钙离子浓度水平有双向调节作用[43]。灌胃茯苓水煎剂6 g/kg，每日 1 次，10 次可使正常小鼠心、肺、肝、脾、肾脏、胃、大肠等组织中 MDA 含量降低；可使心、肾脏、胃组织中 SOD 含量升高，脾脏和大肠组织中 SOD 含量降低；使得心、肝脏、脑组织中 NO 含量升高，而使肺、肾脏、大肠中的 NO 降低[44]。浓度为 50~200 mg/L 茯苓多糖对γ线辐照 K562 细胞所致自由基升高无影响，故可以认为其产生放射保护作用的同时不会影响放疗效果[45]。

16. 体内过程 ^{3}H-茯苓聚糖 (2368~2738 GBq/mmol)小鼠灌胃 37 KBq/g，药时曲线符合于开放二室模型，$T_{1/2}(K\alpha)$为 0.1805 h，$T_{1/2}(\beta)$为 10.44 h。^{3}H-茯苓素 Wistar 大鼠静脉注射 50 mg/kg (2.183×10^{6} Bq/kg)体内过程符合二室模型，吸收相半衰期为 0.323 h，消除相半衰期为 1.443 h，有效分布容积为 0.744(mg/kg)/(μg/mL)。清除速率常数为 0.743(mg/kg)/h/(μg/m:)。灌胃 100 mg/kg(4.366×10^{6} Bq/kg)动力学特点为一室模型，吸收速率常数为 0.779/h，消除速率常数为 0.592/h，延迟时间为 0.04 h，吸收相半衰期为 0.889h，消除相半衰期为 1.171 h，达峰时间为 1.214 h，峰浓度为 5.194 μg/mL。排泻实验表明肾排泻占全部放射剂量的 56.72%，肠排泻占 33.10%，动物体内存在肝肠循环[1]。以单层人源肠 Caco-2 细胞为模型测定了茯苓酸吸收与转运，由绒毛面向基底面以及由基底面向绒毛面的 Papp 值分别为 (9.50±2.20)×10^{7} cm/s 和(11.30±5.90)×10^{7} cm/s [46]。

17. 毒性 茯苓水煎剂，小鼠灌胃，2.5、5、10 g/kg，对动物的微核率及精子畸变率无影响[47]。

【临床应用】

1. 精神分裂症 单味茯苓煎剂口服治疗慢性精神分裂症，症状缓解率为 56.60%[1]。

2. 水肿 茯苓饼干(茯苓含量为 30%)治疗 30 例水肿患者，全部有效，其中显效 25 例。茯苓导水汤治疗 55 例水肿患者，54 例有效[1]。

3. 斑秃 一味茯苓饮治疗 2 例斑秃均有效[1]；另外，茯苓 500~1000 g 研细粉，口服，每日两次，每次6 g，连续服用可用于治疗斑秃[48]。

4. 心悸 单味茯苓煎剂口服治疗 2 例心悸有效；生脉散加味茯苓治疗 14 例心悸，13 例有效[1]。

5. 婴儿腹泻 茯苓育婴汤加减治疗 200 例婴儿腹泻，有效率为 99%[1]。

6. 作为膀胱充盈剂 成人一次口服猪苓、茯苓水煎剂(猪苓、茯苓各 10 g)和速尿 20 mg，膀胱充盈时间为 (30.35±7.9) min (159 例)，明显短于单用速尿组(63.8±31.9) min(16 例)[1]。

7. 不良反应 临床报道患者有对茯苓过敏者。一42 岁女性患者服用茯苓 9 g 水煎剂后，出现以药疹为表现的过敏反应[1]；另一 21 岁女性患者，接触茯苓花粉可引起支气管哮喘，后发现该患者服用含有茯苓的中成药如六味地黄丸、逍遥丸、归脾丸等均会出现咽痒、胸闷、呼吸困难、恶心呕吐、剧烈腹泻等停药后可自发缓解的过敏反应症状[49]。另有报道茯苓水煎剂可致患者腹绞痛[50]。

【附注】

1. 羧甲基茯苓多糖 羧甲基茯苓多糖(CMPM)为人工半合成的茯苓多糖衍生物，CMPM 有较为广泛的生物活性。其中包括：①增强免疫：正常小鼠皮下注射 CMPM 50 mg/kg，每日 1 次，连续 5 d，可使腹腔巨噬细胞吞噬率增加 35.5%，吞噬指数增加 58.0%。如果连续给药 10 d，可使上述指标增加到 66.1%和 121%。此外 CMPM 皮下注射，灌胃不同剂量给药还能恢复由于荷瘤给以环磷酰胺或可的松所致细胞及体液免疫抑制 [51]。体外实验，CMPM 浓度为 100 μg/mL 时可促进人及小鼠 NK 细胞的活性[1]。CMPM 与 PHA 组成复合诱导剂可诱导人外周血淋巴细胞产生人类粒-巨噬细胞集落刺激因子(GM-CSF)，培养 7 d，效价可达 87449.6 U/mL[52]。CMPM 100 mg/L 有促进 NDV-F 和 PHA 诱生干扰素的作用[53]。②抗癌：小鼠腹腔注射CMPM 5 mg/kg，每日 1 次，连续 10 d，对肉瘤 S180

的抑制率为73%，剂量为100 mg/kg时，对宫颈癌U14的抑制率为92.7%，可使EAC动物生命延长23.49%。腹腔注射CMPM 300 mg/kg，每日1次，连续10d。可使P388白血病小鼠生命延长35.8%，下调白血病细胞Bcl-2基因表达[54]。体内抗癌实验以静脉注射给药疗效最佳。CMPM灌胃给药，100~300 mg/kg，每日1次，连续8 d，对小鼠肉瘤S180的抑瘤率可达40.00%~64.18%；剂量为150~300 mg/kg，每日1次，连续8 d，对EAC的抑瘤率可达39.22%~59.43%[1,51]。体外实验，CMPM浓度为0.25%和0.5%时EAC细胞死亡率分别为54.7%和61.7%。浓度为0.1~50 μg/mL对S180、H22有生长抑制作用[1,55]。③镇静：CMPM腹腔注射200 mg/kg，每日1次，连续7 d，可使硫喷妥钠麻醉小鼠的麻醉时间延长4.69倍[1]。④抗放射：小鼠腹腔注射CMPM 100 mg/kg，每日1次，连续7 d，可明显对抗放射作用所致动物外周血液中白细胞数量的减少[1]。⑤抗艾滋病毒：通过艾滋病毒HIV-1$Ⅲ_B$诱导感染C8166细胞抑制实验和感染MT4细胞保护实验证实CMPM有体外抗艾滋病毒的活性，其EC_{50}为0.5 g/L[56]。⑥其他：小鼠腹腔注射羧甲基茯苓多糖100 mg/kg，每日一次，连续10d，可使小鼠肝脏P450酶减少25.09%。剂量为200 mg/kg时，可使其减少30.41%[1]。⑦体内过程：羧甲基茯苓多糖家兔静脉注射313 mg/kg，体内过程符合一室开放模型，$T_{1/2}$为（4.49±0.48）h，K为(0.156±0.016) h^{-1}，Va为(2.85±1.4)L[1]。⑧毒性：羧甲基茯苓多糖静脉注射400及800 mg/kg对戊巴比妥钠麻醉犬的血压、心率、呼吸及心电图等均无影响。小鼠静脉注射羧甲基茯苓多糖LD_{50}为3.13±0.14 g/kg（改良寇氏法）。小鼠灌胃15 g/kg无任何毒性反应。犬静脉注射313和157 mg/kg，每日1次，连续3个月，除高剂量组外周血白细胞分类淋巴细胞比例增高外，无其他毒性反应。家兔静脉注射313、448和627 mg/kg，每日1次，连续3个月，高剂量组部分动物死亡，体重下降，心率明显增快，红细胞及白细胞减少。高中剂量组均出现动物肝，肾功能受损的表现。低剂量组无任何毒性反应。此外，豚鼠过敏实验及家兔肌肉注射刺激实验均为阴性[1]。

2. 硫酸化茯苓多糖 ①抗癌：静脉注射硫酸化茯苓多糖60 mg/kg，每日1次，7次对小鼠肿瘤S180的生长抑制率为38.29%[57]；相同给药剂量腹腔注射，可使小鼠肿瘤S180组织中基因Fas、Bax表达上调，Bcl-2表达下调[58]。②保护肾脏功能：灌胃硫酸化茯苓多糖450 mg/kg，每日1次，连续30 d。对腺嘌呤所诱导的大鼠慢性肾功能衰竭有防治作用[59]。③药物代谢：家兔灌胃硫酸化茯苓多糖2 g/kg，0.75~2 h内维持较高的血药浓度，1.5 h达峰[60]。④毒性：综合法测定硫酸化茯苓多糖小鼠灌胃给药的LD_{50}为（7.358±0.894) g/kg[61]。

3. 其他茯苓多糖衍生物 ①羟乙基茯苓多糖1、2、3和4小鼠腹腔注射5 mg/kg，每日1次，连续10 d，对S180实体瘤抑制率分别为9%、61%、99%和100%[1]。②茯苓多糖脲素衍生物剂量为25 mg/kg，每日1次，连续10 d，对小鼠S180实体瘤抑制率为49%[1]。③茯苓聚糖复合物（u-p）(茯苓聚糖以尿素为助溶剂处理后所得）小鼠灌胃50 mg/kg或100 mg/kg，每日1次，连续15 d，对小鼠S180实体瘤抑制率可达35.7%和57.8%。体外实验，u-p浓度为0.5%和1%时，可明显抑制S180肿瘤细胞DNA和RNA的合成[1]。④新茯苓多糖(NPCP)及磺酰化新茯苓多糖(SNPCP)，NPCP腹腔注射50 mg/kg，每日1次，连续10 d，对小鼠肿瘤S180的抑瘤率为39.9%，并可增强小鼠单核巨噬细胞的吞噬功能；SNPCP腹腔注射50 mg/kg每日1次，连续10 d，对小鼠肿瘤S180的抑瘤率为43.2%，但无增强小鼠单核巨噬细胞吞噬功能的作用[62]。

4. 茯苓三萜化合物的衍生物 由三萜类化合物3β，16α-二羟基羊毛甾-7，9（11)，24（31)-三烯酸（Ⅰ）制备得到7个衍生物$Ⅰ_1$~$Ⅰ_7$，由化合物3-酮基-16α-羟基羊毛甾-7，9(11)，24(31)-三烯酸（Ⅱ）制备得到1个衍生物$Ⅱ_1$，由化合物3β-乙酰氧基-16α-羟基羊毛甾-8(9)，24(31)-二烯酸（Ⅲ）制备得到4个衍生物$Ⅲ_1$~$Ⅲ_4$。其中部分衍生物具有抗肿瘤活性及免疫调节作用。体外实验对人白血病细胞K562的抑制效果为：$Ⅰ_1$浓度为50~200 μg/mL时，细胞生长抑制率为77.6%~94.4%；$Ⅰ_2$浓度为25~100 μg/mL时，细胞生长抑制率为57.5%~95.5%；$Ⅰ_3$浓度为37.5~150 μg/mL时，细胞生长抑制率为29.6%~99.5%；$Ⅰ_7$浓度为25~100 μg/mL时，细胞生长抑制率为72.7%~85.5%；$Ⅲ_3$浓度为200 μg/mL时，细胞生长抑制率为30.1%；$Ⅲ_4$浓度为100 μg/mL时，细胞生长抑制率为23.1%。当$Ⅰ_4$浓度为25 μg/mL，$Ⅲ_1$的浓度为37.5 μg/mL，$Ⅲ_2$的浓度为50 μg/mL，$Ⅲ_4$的浓度为25~100 μg/mL时，体外实验对小鼠脾脏T淋巴细胞增殖有促进作用；而当$Ⅰ_1$的浓度为200 μg/mL，$Ⅰ_2$的浓度为25~100 μg/mL，$Ⅰ_3$的浓度为50 μg/mL，$Ⅰ_7$的浓度为25~100 μg/mL及$Ⅲ_2$的浓度为200 μg/mL时，对小鼠脾脏T淋巴细胞增殖有抑制作用[7]。

（胡人杰 王士贤）

参考文献

[1]王本祥.现代中药药理学.天津:天津科学技术出版社,1997:529

[2]许先栋,等.茯苓环酮双烯三萜的晶体结构和分子结构研究.中国药物化学杂志,1994,4(1):23

[3]王利亚.茯苓化学成分的研究.中草药,1998,29(3):145

[4]仲兆金,等.茯苓三萜化学成分及其光谱特征研究进展.中国药物化学杂志,1997,7(1):71

[5]沉芊,等.茯苓三萜成分及其衍生物的构效关系研究.中国药物化学杂志,1999,9(4):271

[6]沉芊,等. 茯苓三萜成分的最新研究进展.中草药,1999,30(11):附1

[7]仲兆金,等.茯苓三萜成分的结构及其衍生物的生物活性.中国药物化学杂志,1998,8(4):239

[8]仲兆金,等.茯苓有效成分三萜的研究进展.中成药,2001,23(1): 58

[9]Zhang Y,et al. Two new lanostane tritorpenoide from Poria cocos. *J Asian Nat Prod Res*,2008,10(3-4):323

[10]Zheng Y,et al. Poriacosones A and B:two new lanostane triterpenoids from Poria cocos. *J Asian Nat Prod Res*,2008,10 (7-8):645

[11]Song Z,et al. The isolation, identification and determination of dehydrotumulosic acid in Poria cocos. *Anal Sci* 2002;18(5):529.

[12]Ukiya M, et al. Inhibition of tumor-promoting effects by poricoic acids G and H and other lanostane-type triterpenes and cytotoxic activity of poricoic acids A and G from Poria cocos. *J Nat Prod*,2002,65(4):462

[13]Sato M, et al. Dehydrotrametenolic acid induces preadipocyte differentiation and sensitizes animal models of noninsulin-dependent diabetes mellitus to insulin. *Biol Pharm Bull*,2002,25(1):81

[14]Yasukawa K, et al. 3 beta-p-hydroxybenzoyldehydrotumulosic acid from Poria cocos,and its anti-inflammatory effect. *Phytochemistry*,1998,48(8):1357

[15]廖川,等.茯苓普通粉挥发性成分研究.生物技术,2008,18(4):54

[16]廖川,等. 茯苓超微粉挥发性成分研究.时珍国医国药,2008,19(10):2365

[17]陈宏,等.茯苓多糖的抗肿瘤作用及其机制的研究.中药药理与临床,1995,11(2):33

[18]黄添友,等.四种植物多糖对S180细胞膜磷脂酰肌醇转换的影响.中国中药杂志,1995,20(11):692

[19]杨江苏,等.两种真菌多糖对HL60细胞酪氨酸蛋白磷酸化作用的影响.中国药学杂志,2000,35(5):303

[20]冯刚,等.中药多糖在信号转导中诱导细胞凋亡的探讨.肿瘤防治研究,2005,32(9):557

[21]Zhang M,et al. Growth inhibitory effects of a beta-glucan from the mycelium of Poria cocos on human breast carcinoma MCF-7 cells:cell-cycle arrest and apoptosis induction. *Oncol Rep*,2006,15(3):637

[22]洪振丰,等.茯苓对AFB_1致突变的抑制作用.癌变.畸变.突变.1997,9(3):166

[23]刘冰. 茯苓对丝裂霉素C诱发小鼠精子畸形的抑制作用.癌变.畸变.突变.1998,10(1):48

[24]林晓明,等.银耳、茯苓对小鼠免疫调节效应的观察.免疫学杂志,1995,11(1):65

[25]林晓明,等.银耳、茯苓、胶股蓝对小鼠免疫功能和清除自由基的作用.北京医科大学学报,1995,27(6):455

[26]李法庆,等.茯苓对小鼠抗体生成细胞作用的初步研究.中国基层医药,2006,13(2):277

[27]佟丽,等.三种植物多糖对小鼠脾细胞产生IL-2的影响.中国药理学通报,1994,10(6):473

[28]马兴铭,等.中药多糖对小鼠巨噬细胞功能影响的比较.甘肃中医学院学报,2000,17(4):11

[29]周立,等.茯苓素体内诱生肿瘤坏死因子(TNF)的机制.中国抗生素杂志,1995,20(1):31

[30]Chang HH,et al. A novel immunomodulatory protein from Poria cocos induces Toll-like receptor 4-dependent activation within mouse peritoneal macrophage. *J Agric Food Chem*,2009,57(14):6129

[31]宋志琦,等.中药黄柏、茯苓及栀子抗迟发型超敏反应的实验研究.中国皮肤性病学杂志,1997,11(3):143

[32]陈焱,等.茯苓多糖防石作用的实验研究.中华泌尿外科杂志,1999,20(3):114

[33]张琴琴,等.茯苓总三萜对青霉素诱发惊厥模型海马氨基酸含量的影响.中国药理学通报, 2009,25(2):279

[34]孙博光,等. 茯苓的体外抑菌作用研究.时珍国医国药,2003,14(7):394

[35]沈思,等.茯苓皮三萜类物质含量测定及其抑菌活性的研究.食品科学,2009,30(1):95

[36]Schinella GR, et al. Antioxidant activity of anti-inflammatory plant extracts. *Life Sci*,2002,70(9):1023

[37]李洪武,等.白术等对UVB诱导豚鼠皮肤色素沉着的抑制作用.中华皮肤科杂志,2000,33(6):386

[38]尚靖,等.七种增白中药在体外对酪氨酸酶的影响.中国药学杂志,1995,30(11):653

[39]Lin ZX, et al. Sulphorhodamine B assay for measuring proliferation of a pigmented melanocyte cell line and its application to the evaluation of crude drugs used in the treatment of vitiligo. *J Ethnopharmacol*, 1999,66(2):141

[40]侯建平,等.茯苓与豚鼠卡那霉素耳中毒.中医药研究,1997,13(1):45

[41]刘耀春,等.茯苓对豚鼠卡那霉素中毒性耳聋的对抗作用.中国中西医结合杂志,1995,15(7):422

[42]佟丽,等.植物多糖对S180、K562细胞增殖和唾液酸、

磷脂、胆固醇含量的影响. 中国中西医结合杂志,1994,14(8):482

[43]陈文东,等. 茯苓水提液对新生大鼠神经细胞内钙离子浓度的影响. 中国中西医结合杂志,1998,18(5):293

[44]王树荣,等. 白术茯苓归经的实验研究. 中国中药杂志,2004,29(11):1076

[45]范雁,等. 茯苓多糖对受照射肿瘤细胞自由基的影响. 江苏大学学报(医学版),2004,14(3):194

[46]郑艳,等. 茯苓酸在人源肠Caco-2细胞单层模型的吸收与转运. 中西医结合学报,2008,6(7):704

[47]刘冰,等. 几味抗癌中药致突变性研究. 白求恩医科大学学报,1999,25(1):8

[48]李洛恩,等. 茯苓的药理及临床新用. 基层中药杂志,1997,11(3):55

[49]赵泰济. 茯苓致支气管哮喘1例. 中国医院药学杂志,1998,18(3):140

[50]郭树娥,等. 茯苓致腹绞痛1例. 江苏中医, 1996,17(7):11

[51]徐琳本,等. 羧甲基茯苓多糖口服液的免疫作用及抗肿瘤作用研究. 中成药,2000,22(3):222

[52]盛伟华,等. 羧甲基茯苓多糖和PHA诱导人外周血淋巴细胞产生GM-CSF的研究. 中国生化药物杂志,1997,18(1):22

[53]钱农,等. 人参多糖及其皂苷等5种中药提取物促诱生人干扰素的研究. 苏州医学院学报,1997,17(1):31

[54]杨勇,等. 羧甲基茯苓多糖抗小鼠白血病凋亡药理学研究. 肿瘤研究与临床,2005,17(2):83

[55]陈春霞,等. 羧甲基茯苓多糖的抗肿瘤实验. 福建中医药,2002,33(3):38

[56]强华贵,等. 羧甲基茯苓多糖体外抗艾滋病毒作用研究. 医药导报,2008,27(10):1156

[57]谈新提,等. 化学修饰的茯苓多糖抗肿瘤效应的组织学观察. 武汉大学学报(医学版),2004,25(6):652

[58]孟运莲,等. 化学修饰的茯苓多糖抗肿瘤效应的免疫组织化学观察. 武汉大学学报(医学版),2007,28(1):67

[59]李绪亮,等. 硫酸化茯苓多糖对大鼠慢性肾功能衰竭的防治作用. 中国药学杂志,2005,40(12):908

[60]高贵珍,等. 家兔血浆中硫酸化茯苓多糖血药浓度的测定. 中国药学杂志,2005,40(2):134

[61]高贵珍,等. 硫酸化茯苓多糖急性毒性实验研究. 生物学杂志,2004,21(1):36

[62]赵吉福,等. 磺酰化新茯苓多糖的制备及抗肿瘤作用. 沈阳药科大学学报,1996,13(2):125

茶 叶 Camelliae Folium

cha ye

本品为茶科植物茶 *Camellia sinensis* O.Ktze 的叶。味苦、甘,性凉。具有清头目、除烦渴、化痰、消食、利尿、解毒的功能。治疗头痛、目昏、嗜睡、心烦口渴、食积痰滞等。

【化学成分】

1. 生物碱 以咖啡碱(caffeine)为主,(含量约1%~5%),并含微量的可可豆碱(theobromine)、茶碱(theophylline)和黄嘌呤(xanthine)。茶的茎和花中亦含有腺嘌呤(adenine)、嘌呤生物碱(purine alkaloids)、咖啡碱及可可碱等[1,2,3]。

2. 多酚类 没食子酰表儿茶素〔(-)-epicatechin gallate〕、没食子表没食子儿茶素〔(-)epigallocatechin gallate〕。表儿茶素〔(-)epicatechin〕、没食子儿茶素〔(-)epigallocatechin〕[1,2,3]。

3. 挥发油 挥发油 0.6%,主要成份是β,γ-庚烯醇(占 50%~90%)、α,β-庚烯醛、α,β-紫罗兰酮(ionome)和它的衍生物、α-松油醇、葵二烯-2,4-醛、3,7-二甲基辛三烯-1,5,7-醇-3,2-苯基丁烯-2-醛、茶螺酮(theaspirone)、茉莉花素(jasmone)、δ-荜澄茄烯、糠醇(furfuryl alcohol)、α-衣兰油烯(α-muurolene)、甲酸苄酯、甲酸苄乙酯、牛儿醛(geranial)、吡咯-2-甲醛(pyrrole-2-aldehyde)、苯甲酸已稀-2-酯、甲基苯基甲醇(methylphenyl carbinol)、吲哚等[1]。

4. 二萜皂苷及苷元 茶皂醇壬(theasapogenl E)、茶叶皂苷(theafolisaponin)等[1]。

5. 其他 含维生素 C 130~180 mg/dL,有维生素 A 原、维生素 D 原(包括菠甾醇及皂草苷)、维生素 B_1、B_2、PP、B_6 及泛酸、肌醇、叶酸、6,8-二硫辛酸、维生素 E。尚含氨基酸、、脂多糖、无机元素等[3]。

【药理作用】

1. 增强学习记忆 将茶多酚参入自然衰老小鼠饮水中,剂量分别为 0.025%、0.05% 和 0.1%。结果表明,0.05% 和 0.1%绿茶多酚能够预防老年小鼠学习记忆功能的减退,其抗氧化作用和调节神经突触相关蛋白的表达为其可能的作用机制[4]。造模前5天灌胃给予大鼠400 mg/kg绿茶多酚，共2周。对偏侧帕金森病大鼠黑质多巴胺能神经元数量减少有减轻效果，表现出对损毁神经的保护作用。其机制可能为抑制氧化应激反应[5]。

2. 降压 绿茶的热水提取物中的没食子儿茶素没食子酸酯0.1 mg/kg静脉注射时，能使麻醉兔血压明显下降，0.5 mg/kg时能使血压降低2.66~5.32 kPa，并维持较长时间。绿茶热水提取物中含锰的水溶出部分，5 mg/kg静脉注射时，仅使兔产生一过性血压下降[3]。给7只雄性SD大鼠静注50、100、200 mg/kg的茶皂苷一次，给药组大鼠血压均出现显著下降，降压作用存在明显量-效、剂量-时间关系[6]。

3. 抗缺血性损伤

(1)抗心肌缺血损伤 大鼠心肌缺血再灌注损伤模型，于冠脉结扎前及再灌注损伤前分别静脉注射0.4%茶多酚(10 mg/kg)。结果：茶多酚显著降低心脏再灌注大鼠心律失常的发生率、心律失常严重指数、心肌组织中MDA含量及血清中乳酸脱氢酶的水平；并明显改善再灌注后大鼠动脉血压的下降及心肌组织中SOD及磷酸肌酸激酶的降低[7]。

(2)抗肾脏缺血损伤 在造模前2周，灌胃大鼠茶多酚200 mg/kg，能够降低肾脏缺血再灌注损伤大鼠血清和肾组织升高的MDA，能升高血清和肾组织降低的SOD。通过抗氧化对肾脏起到保护作用[8]。

(3)抗脑缺血损伤 茶多酚静脉给药(50、100、200 mg/kg)，对小鼠脑缺血再灌注损伤的脑水肿有消除作用；电镜显示可减轻血脑屏障的损伤。静脉注射茶多酚对小鼠脑缺血再灌注损伤有保护作用[9]。

(4)抗肠缺血再灌注损伤 肠缺血前茶多酚10 mg/kg灌注，缺血后茶多酚10 mg/kg持续灌注。对肠缺血肺损伤模型大鼠有保护作用，对肺损伤后血浆和部分组织髓过氧化物酶(MPO)和TNF-α的高表达有抑制作用，在一定程度上减轻肺损伤[10]。

4. 降血脂、抗动脉粥样硬化 家兔灌胃茶色素32、64 mg/kg，实验期间均以高胆固醇饮食，灌服8周。结果，血清TC、TG没有明显变化；茶色素高剂量组内皮素水平明显降低；茶色素各组斑块面积明显低于对照组[11]。大鼠喂高脂饲料14 d造高脂模型后，口服脂溶性茶多酚400、800、1500 mg/kg，20 d。结果：400、1500 mg/kg可明显降低TCHO水平；400、800、1500 mg/kg可明显降低TG水平；800、1500 mg/kg可明显降低HDL-C水平[12]。对链脲佐菌素致2型糖尿病大鼠，茶多酚12.25 g/kg灌胃，可使大鼠体重、血脂降低，胰岛素敏感指数升高。茶多酚具有增加胰岛素敏感型和降血脂作用[13]。茶多糖(含量27.43%)300 mg/kg组，茶多糖(含量57.82%)150 mg/kg组、茶多糖(含量89.50%)100 mg/kg连续给高脂模型大鼠口服4周。结果给药组大鼠TCHO、MDA含量与模型组比较显著降低，HDL-C和LDL-C与模型组比较没有显著差异；肝脏中微量元素锌、铜、Mg和锌/铜比值与模型组比较变化显著。表明茶多糖具有一定降血脂作用，并有很好的体内抗氧化作用，能够调节肝脏中与脂代谢相关微量元素的含量[14]。

5. 降血糖 茶多糖以1000、500、250、125 mg/kg的剂量给小鼠口服给药9 d，能明显抑制小鼠口服淀粉和葡萄糖后1.5 h内血糖的升高；上述剂量茶多糖给小鼠口服给药7 d，能明显抑制四氧嘧啶糖尿病小鼠血糖的升高[15]。水溶性茶多糖和酸性茶多糖以400、200 mg/kg的剂量给四氧嘧啶糖尿病小鼠口服给药12 d，血糖水平明显下降，水溶性茶多糖高剂量组呈现量效关系，酸性茶多糖则相反[16]。将茶多糖以150、100、50 mg/kg的剂量给糖尿病小鼠(KK-Ay小鼠)连续给药8周。结果：4周末高剂量组小鼠葡萄糖耐量有显著改善；第8周中、高剂量组血糖、胰岛素、果糖胺、甘油三酯均较对照组显著降低。表明茶多糖可有效降低糖尿病小鼠的血糖水平，并对糖、脂代谢有改善作用[17]。茶叶儿茶素50、100、200 mg/kg，给四氧嘧啶糖尿病小鼠灌胃，具有明显降糖和提高肝肾胰混合组织SOD活性作用[18]。

6. 调节免疫 给小鼠灌服茶叶多糖0.5 mL/kg，连续给药7d。可使注射羊红细胞和卵清蛋白小鼠的抗体生成水平和卵清抗体生成水平显著升高；白细胞介素-2和干扰素-γ激发水平显著升高。茶叶多糖对正常小鼠免疫功能有增强作用[19]。

7. 抗肿瘤

(1) 胃癌 125 μg/mL茶多酚作用人胃腺癌细胞(MGC-80)24 h后，细胞现出典型DNA条带，透射电镜下看到凋亡小体。茶多酚对MGC细胞凋亡的诱导活性平行于它的细胞毒作用[20]。

(2)肠癌 用二甲肼诱发ICR小鼠大肠癌，同时服用0.4%茶多酚20周。结果发现茶多酚组结肠肿瘤发生率减少；小鼠肝微粒体细胞色素P450含量降低，而肝组织SOD活性升高。表明茶多酚对实验性大肠癌有显著的预防作用，其机制可能与降低肝细胞色素P450含量和增加超氧化物歧化酶活性有关[21]。

(3)肺癌 以接种Lewis肺癌的C57BL/6J小鼠为模型，灌服茶多酚，剂量为125、250 mg/kg，连续给药

13 d。结果：高、低剂量组抑瘤率分别为 27.2%和 18.8%；与模型组比较明显降低小鼠血清 MDA 含量，提高 SOD 及 GSH 活性；同时降低胸腺及脾指数，表现免疫抑制作用[22]。给荷瘤 S180 小鼠灌胃花粉多糖 800、600、400 及 200 mg/kg，连续给药 10 d。结果：800 mg/kg 组明显降低瘤重，抑瘤率明显提高，达43.6%，吞噬指数与对照组比较有明显差异[23]。以 4-硝基喹啉-1-氧化物(4NQQ)做为始动剂，二甲基胂酸(DMA(V))作为促进剂致小鼠肺肿瘤。给小鼠连续喂饲含 0.05%表没食子儿茶素没食子酸酯（EGCG)25 周，结果：EGCG 明显抑制 4NQQ 与 DMA(V)诱发的肺肿瘤数和肺组织中 8-oxoDG 的生成[24]。

(4)白血病　茶多酚在 5~80 μg/mL 浓度范围内，均对 HL60 细胞生长和增殖有抑制作用，并呈明显的剂量依赖关系，茶多酚半数抑制浓度为 17.7 μg/mL[25]。250 mg/L 茶多酚作用 5 h 后，HL60 细胞呈现典型 DNA 条带，透射电镜下看到凋亡小体，茶多酚对 HL60 细胞凋亡的诱导活性平行于它的细胞杀伤作用。表明在体外培养条件下，茶多酚可诱导 HL60 细胞凋亡[26]。

(5) 肝癌　给家兔灌服 10%富硒绿茶液 10d 后，富硒绿茶及其血清能够抑制细胞生长及克隆形成，减少 AFP 的合成和分泌，抑制 γ-GT 活性，促进 ALB 的合成和分泌，并呈现一定的浓度和时间依赖关系。表明富硒绿茶能够诱导人肝癌细胞株 BEL-7402 向正常化方向分化，具有预防原发性肝癌发生的作用[27]。茶多酚(0.1~0.2 mg/mL)体外能够抑制 HTC 大鼠肝癌细胞和 DS19 小鼠白血病红细胞的 DNA 合成，而 0.1 mg/mL 没食子酰没食子儿茶素（EGCG）可以阻断 DS19 细胞的增殖。经 0.04 mg/mL EGCG 处理 2 d，可明显抑制 DS19 细胞分裂，但 4 d 后又达到无 EGCG 处理组的细胞密度[28]。绿茶素具有明显抗癌作用，对 S180 的抑瘤率达 43.6%，体外 2 mg/mL 浓度对 Hela 细胞和 EAC 细胞均有抑制作用，药物作用 2 h 后癌细胞死亡率分别为 93%和 45%；给药后血液高凝状态缓解、cAMP 升高、SOD 活性增强。外周血 T 淋巴细胞百分率上升、肿瘤间质肥大细胞数增多；实验结果表明绿茶素在肿瘤一级预防和辅助治疗中具有良好前景[29]。

(6)鼻咽癌　用 50~400 μg/mL 的茶多酚处理鼻咽癌细胞系 CNE1-LMP1 细胞，抑制细胞生长，诱导细胞凋亡，同时 CNE1-LMP1 细胞在凋亡过程中 Caspase-3 活性升高。结果表明，茶多酚诱导CNE1-LMP1 细胞凋亡，可能通过 Caspase-3 的活化诱导细胞凋亡[30]。0.5、0.25、0.125 g/L 浓度的茶多酚可引起鼻咽癌 CNE2 细胞 DNA 断裂，其断裂程度随剂量的增加和作用时间的延长而增强；茶多酚不同浓度和不同作用时间可干扰 CNE2 细胞在周期中的进程，使 G_1 期细胞明显增多，S 期细胞减少，细胞分裂增殖指数(PI)也随之降低[31]。

(7)其他　茶多酚 20、40、60、80、100 mg/L 与前列腺癌 PC-3M 细胞共培养，具有抑制增殖，促进凋亡作用[32]。人宫颈癌 Hela 细胞与 50、100、200mg/L 茶多酚共孵育，对 HeLla 细胞生长有明显抑制作用，并诱导其凋亡。其机制可能是通过活化 Caspases-9 诱导凋亡[33]。

8. 抗氧化

(1)清除氧自由基及羟自由基　茶叶黄酮类化合物 0.0043~0.043 mg/mL 有效清除羟自由基，有较强的抗氧化作用[34]。茶多酚对黄嘌呤-黄嘌呤氧化酶系统产生的超氧阴离子自由基及 Fenton 反应生成的羟自由基有较强的清除作用，IC_{50} 分别为 836 和 919.6 mg/L。0.64、1.60、4.00、10.00 mmol/L 茶多酚对·OH 诱导的离体大鼠脑组织匀浆和线粒体产生的脂质过氧化作用有明显的抑制作用，表明茶多酚的抗脂质过氧化作用，与其清除氧自由基有关[35]。

(2)抗心肌脂质过氧化　阿霉素 2 周累积用量 16 mg/kg 可致大鼠心肌损伤，心肌 MDA 水平升高，谷胱甘肽过氧化物酶(GSH-Px)活性下降，给大鼠连续口服茶多酚 28、56 和 84 mg/kg 具有减轻阿霉素所致的大鼠心肌毒性作用，表明茶多酚减轻阿霉素心肌毒性可能与其清除自由基作用、保护心肌 SOD 及 GSH-Px 活性有关[36]。

(3)抗红细胞膜脂质过氧化　采用黄嘌呤-黄嘌呤氧化酶系统、H_2O_2 及 UV 照射 3 种自由基生成体系诱导红细胞膜脂质过氧化，结果茶多酚对三种方法引起的细胞膜硫代巴比妥酸反应生成增加均有明显抑制作用，其作用呈剂量依赖性，IC_{50} 分别为 2.29、1.65 和 2.73 mmol/L[37]。

(4)抑制血浆脂蛋白氧化修饰　终浓度 0.5 g/L(含量为 75.3%)的茶多酚，明显抑制 Cu^{2+}介导氧化修饰的低密度脂蛋白和高密度脂蛋白中脂质过氧化物生成，抑制率分别为 83.01%、85.63%；提高超氧化物歧化酶活性，提高率分别为 163.39%、143.59%。结果揭示，茶多酚对 Cu^{2+}介导的低密度脂蛋白和高密度脂蛋白氧化修饰有明显保护作用[38]。

9. 保肝　给小鼠皮下注射15.6、31.25、62.5 mg/kg 茶色素，对四氯化碳、硫代乙酰胺、D-氨基半乳糖、醋氨酚、氯化镉、乙醇、DL-乙硫氨酸等肝毒物诱导的肝损伤，茶色素具有保护作用[39]。给四氯化碳肝损伤大鼠按200、100、50 mg/kg的剂量口服茶多酚，连续给药2个月。结果，高、中剂量明显降低血清ALT、MDA和肝组织中羟脯氨酸含量，改善肝组织的病理改变，表明儿茶素类化合物具有保护四氯化碳性肝损伤的作用[40]。茶多酚10、20、40 mg/mL灌胃给予酒精中毒家兔，连续2周。茶多酚可直接降低MDA含量，有效清除活性氧自由基，对酒精性肝损伤有良好的治疗和保护作用[41]。在灌酒精同时给大鼠口服剂量为0.25 g/kg茶多酚，连续给药12周。结果显示，肝组织脂肪变性明显降低于，肝脏胶原沉积量明显减少于；同时上调IL-3、IL-4、IL-1R2、IL-6R、IL-7R2基因表达，下调IL-3Ra、IL-1R1基因表达。表明茶多酚有抗大鼠酒精性肝损伤的作用，其机制可能与调节细胞因子的基因表达水平有关[42]。

10. 抗突变　以绿茶为材料，以明矾为诱变剂，以微核率作为DNA损伤指标。结果含10%绿茶饲料使明矾诱发的微核率从7.67±1.97‰降至3.50 ±1.05‰，表明绿茶对明矾诱发DNA损伤具有明显的抑制作用[43]。以绿茶为阻断剂，以铝钾矾、环磷酰胺为诱变剂，结果，含10%绿茶的饲料使铝钾矾诱发的嗜多染红细胞微核率从(8.18± 1.60)‰降至(3.67± 0.82)‰；染色体畸变率从(14.00 ±2.53)%降至(8.17 ±1.47)%。含10%绿茶的饲料使环磷酰胺诱发的PCE微核率从(32.50±3.51)‰降至(19.33±2.58)‰，染色体畸变率从(26.83±3.82)%降至(19.17±2.93)%。表明绿茶对铝钾矾诱发微核、畸变的抑制率分别大于环磷酰胺诱发微核、畸变抑制率[44]。

11. 抑菌　茶多酚浓度为62.5 mg/mL能抑制金黄色葡萄球菌生长，为最低抑菌浓度[45]。采用唾液包被羟磷灰石(C-HA)形成实验性膜的体外模式，以变形链球菌和粘性放线菌作为主要致龋菌，用1~4 mg/mL茶多酚分别处理S-HA和细菌，观察细菌在S-HA黏附的情况，结果茶多酚能显著抑制变形链球菌和粘性放线菌在S-HA上的黏附，且抑制作用随浓度的升高而逐渐增强，表明茶多酚能有效抑制主要致龋菌对获得性膜的黏附[46]。用1~4 mg/mL茶多酚分别处理C-HA和细菌，结果茶多酚能显著抑制上述菌在C-HA上的黏附，表明茶多酚能有效抑制主要致龋菌对胶原的黏附[47]。通过口腔致龋代表菌的抑菌试验、抗附着试验、葡萄基转移酶抑制试验及动物骨髓细胞微核实验等，表明茶多酚浓度为1.25%时，可完全抑制变形链球菌的生长。茶多酚浓度为0.025%~0.1%时，可减少变链菌的黏附并有明显抑制变链菌葡萄基转移酶的活性，微核实验表明茶多酚对人体无毒、无副作用和具有安全性[48]。茶叶皂素对奥杜盎小孢子菌的MIC分别为10 μg/mL，对须发癣菌和表皮癣菌的MIC分别为25、50 μg/mL，对白假丝酵母的MIC均为100 μg/mL，提示茶皂素对皮肤病原性真菌具有较高的抗菌活性[5]。绿茶和红茶提取物(10、5、2.5及1.25%)与幽门螺杆菌于37℃孵育72h，绿茶和红茶提取物对幽门螺杆菌具有一定的抑制作用，且抑菌作用具有耐热性[49]。

12. 抗病毒　用在11 d龄鸡胚上繁殖的中国四川2/87流感病毒A，前苏联100/83流感病毒B和Madin-Darby犬肾细胞作为实验材料，结果表明，0.1 μg/mL浓度的红茶提取物可以抑制流感病毒A和流感病毒B对犬肾细胞的侵染，其机制是红茶提取物可抑制病毒吸附在细胞上，而不是抑制病毒在细胞中复制[50]。茶黄素及没食子酸酯对人体免疫病毒Ⅰ型(HIV-Ⅰ)逆转录酶活性50%抑制浓度分别为0.5、0.1 μg/mL，茶黄素、茶黄素单没食子酸酯A、茶黄素单没食子酸酯B和茶黄素双没食子酸酯对HIV-Ⅰ逆转录酶的抑制常数分别为0.49、0.032、0.023和0.023 μmol/L[51]。

13. 毒性　茶叶提取物814灌胃给药LD_{50}为(1701.3±260.8) mg/kg，腹腔给药的LD_{50}为(121.2±13.3) mg/kg。1%浓度对兔眼及豚鼠眼均无刺激作用，高浓度时对兔眼结膜有一过性刺激作用，浓度4%对豚鼠眼结膜无刺激作用，1%浓度耳廓皮下注射对家兔无刺激作用，但可引起血浆蛋白沉淀，但未见溶血现象[3]。茶多酚灌胃给药LD_{50}为2.499 g/kg，大鼠连续服用0.4、0.6、0.8 g/kg茶多酚90 d，未出现体重、血常规、肝肾功能及脏器组织的毒性变化，茶多酚属低毒性，对大鼠0.8 g/kg的剂量相当于成人用量100倍以上[52]。茶色素口服给药的LD_{50}为9.15 g/kg，长期毒性试验给大鼠连续给药9周，高剂量组为900 mg/kg，为临床推荐剂量20倍，均未见动物出现外观、体重、血象、肝肾功能及实质脏器组织的毒性改变[53]。

【临床应用】

1. 冠心病和高血压　口服茶色素，每次125 mg，每日2次，1个月为一个疗程，1个月后观察。治疗组患有胸痛、胸闷、心悸、气急、头晕等症状明显缓解，总有效率分别达96.15%、94.23%、78.8%、71.15%和85.64%；心电图心肌缺血征象明显改善，总有效率为65.38%，对血清TC、TG、HDL、LDL和GLU与有明显改善作用，对血液流变学各项指标也均有不同程度的改善作用，对SOD、LPO也有显著调节作用[54]。

2. 高脂血症　茶色素75 mg和150 mg两种剂量，每日3~4次冲服，2个月为一疗程，观察120例纤维蛋白原增多症，有效率为81.7%[3]。茶色素500 mg，每日3次口服，疗程1个月。结果：本组100例，胆固醇(TC)显效49例，无效11例，总有效率89%；甘油三酯(TG)显效46例，有效38例，无效16例，总有效率84%，表明茶色素具有明显的降低血脂作用[55]。

3. 白细胞减少症　128例病例随机分为治疗组70例，对照组58例，治疗组口服茶色素每次250 mg，每日2次，对照组口服利血生20 mg，鲨肝醇100 mg，每日3次，均为30 d为一个疗程。结果1个疗程后，两组分别有效54、17例，无效16、41例，总有效率77%、29%；治疗2个疗程后，两组分别有效62、22例，无效8、36例，总有效率89%、38%，两组比较有非常显著性差异，升高白细胞、淋巴细胞亦有非常显著性差异[56]。

4. 产后便秘　试验组使用茶多酚，每天3次，每次2粒，连服7d。治疗52例患者，治愈14例，好转29例，无效9例，总有效率82.69%。服用安慰剂的对照组，总有效率为7.69%[57]。

5. 麻风溃疡　采用复方茶多酚搽剂外敷于溃疡表面治疗麻风溃疡患者。经治27例，10个月为1个疗程。结果：治愈8例（29.62%），显效10例(37.03%)，有效8例(29.62%)，无效1例(3.70%)，总有效率96.3%[58]。

6. 脂肪肝　将患者随机分为试验组100例(服用茶色素250 mg，每日3次)，对照组56例(服用东宝肝泰每次3片，每日3次)，疗程均为60 d。结果：试验组临床总有效率68%，显著高于对照组45%；降脂总有效率前者74.6%，后者为59.8%[59]。

（金春花）

参考文献

[1]江苏新医学院.中药大辞典(下册).上海：上海科学技术出版社，1986：1601

[2]Fujimori Naoko，et al. Adenine metabolism and the synthesis of purine alkaloids in flowers of camellia. *Phytochemistry*，1990，29(11)：3513

[3]王本祥.现代中药药理学.天津：天津科学技术出版社，1997：691

[4]李琼，等. 绿茶多酚预防老龄C57BL/6J小鼠学习记忆功能衰退实验研究. 科技导报，2009，27(22)：26

[5]牛建一，等. 绿茶多酚对帕金森病大鼠黑质多巴胺能神经元的保护作用及机制. 山东医药，2010，50(11)：56

[6]柯永胜，等.茶皂苷对正常大鼠血压水平影响的初步观察.中国中西医结合急救杂志，2000，7(5)：268

[6]汤圣兴，等.茶多酚对大鼠异丙肾上腺素诱发心肌损伤的保护作用.中草药，1995，26(4)：197

[7]李华彬.茶多酚对大鼠肾缺血再灌注损伤保护作用的实验研究.中外医疗，2010，3：1

[8]梁卉，等. 茶多酚对小鼠脑缺血再灌注损伤的保护作用.大连医科大学学报，2009，31(3)：278

[10]胡公义，等.茶多酚对肠缺血-再灌注后大鼠肺损伤的影响.医药导报，2009，28(5)：560

[11]万里，等.茶色素对兔实验性动脉粥样硬化的预防作用.中国动脉粥样硬化杂志，2000，8(2)：131

[12]来伟旗，等.脂溶性茶多酚调节血脂作用实验研究.浙江省医学科学院学报，2003，52(3)：27

[13]俞河松，等.茶多酚对2型糖尿病大鼠胰岛素抵抗的影响.海峡药学，2009，21(5)：31

[14]侯仰锋，等.茶多糖对高脂血症大鼠血脂及肝脏中微量元素的调节作用.营养学报，2008，30(3)：269

[15]江和源，等.茶多糖降小鼠血糖功能的实验研究.营氧卫生，2004，25(6)：166

[16]王元凤，等.茶叶中多糖的分离及降血糖活性的研究.中草药，2005，36(10)：1453

[17]芮莉莉，等.茶多糖对2型糖尿病小鼠降糖作用研究.中日友好医院学报，2005，19(2)：93

[18]毛清黎，等.茶叶儿茶素对糖尿病小白鼠血糖及组织抗氧化活性的研究.食品与机械，2009，25(5)：63

[19]杨光，等.茶叶多糖对小鼠激发态免疫功能影响的研究.中医药学刊，2004，22(12)：2294

[20]赵燕，等.茶多酚诱导人胃癌细胞凋亡.湖南医科大学学报，1997，22(50：385

[21]潘宏铭，等.茶多酚对二甲肼诱发小鼠大肠肿瘤的抑制作用.中华预防医学杂志，1995，29(6)：356

[22]刘淑红，等. 茶多酚对Lewis肺癌的生长抑制、抗氧化及免疫调节作用的研究.中国肿瘤生物治疗杂志，2003，10(3)：206

[23]刘志勇，等.茶叶花粉多糖对小鼠肿瘤的抑制作用.中国比较医学杂志，2006，18(6)：333

[24]安艳，等. L-(-)-表没食子儿茶素没食子酸酯对二甲基肼酸促小鼠肺肿瘤发生的抑制与其抑制氧化应激. 卫生研究，2008，37(6)：748

[25]侯敢，等.三种天然抗氧化剂对早幼粒白血病细胞(HL-60）的生长抑制作用的研究. 湖南中医学院学报，1996，16(1)：49

[26]赵燕，等.茶多酚在体外诱导HL-60细胞的凋亡.中国病理生理杂志，1999，15(3)264

[27]黄育华，等. 富栖绿茶对人肝癌细胞株Bel-7402的诱导分化作用. 中医药研究，1999，15(5)：43

[28]Lea MA，et al. Inhibitory action of tea extract and (-)-epigallocatechin gallate on cell proliferation. *Proc Annu Meel Am Assoc*，*Cancer Res*，1993，36(4)：A771

[29]吴永芳，等.绿茶素抗肿瘤作用的实验研究.肿瘤防治与研究，1999，26(3)：161

[30]罗非君，等.茶多酚诱导鼻咽癌细胞株Caspase-3活化.癌症，2000，19(12)：1082

[31]谢冰芬，等.茶多酚对人鼻咽癌细胞株CNE2细胞DNA损伤和细胞周期的影响.中国药理学通报，1999，15(5)：424

[32]毛小强，等.茶多酚对前列腺癌PC-3M细胞增殖与凋亡的影响.中国实验诊断学，2010，14(2)：170

[33]高洋，等.茶多酚抑制人宫颈癌Hela细胞增殖及其机制的研究. 天津医科大学学报，2010，16(1)：44

[34]钟兴刚，等.茶叶中黄酮类化合物对羟自由基清除实现抗氧化功能研究. 茶叶通讯，2009，36(4)：16

[35]陈小夏，等.茶多酚清除氧自由基与抗脂质过氧化作用.中药材，1998，21(3)：141

[36]张仲苗，等.茶多酚对阿霉素心脏毒性的保护作用及其机制的研究.中国药学杂志，1998，33(9)：405

[37]陈小夏，等.茶多酚对红细胞膜脂质过氧化损伤的保护作用.中国中医基础医学杂志， 1999，5(8)：28

[38]刘忠民，等.茶多酚和维生素E对血浆蛋白氧化修饰的比较观察.上海医学，1997，20(10)：578

[39]饶光宇，等.茶色素对小鼠实验性肝损伤的保护作用.中国药学杂志，2000，35(12)：813

[40]李建祥，等.儿茶素类化合物对四氯化碳致大鼠慢性肝损伤的保护作用. 工业卫生与职业病，2003，29(1)：20

[41]路宏朝，等. 茶多酚对酒精性肝损伤的保护作用. 时珍国医国药，2010，21(1)：134

[42]张幸国，等.茶多酚抗大鼠酒精性肝损伤的细胞因子基因表达谱研究.中国中药杂志，2005，30(11)：847

[43]钱晓薇，等.绿茶对明矾诱发遗传物质损伤的抑制作用.癌变.·畸变·突变，1998，10(5)：309

[44]钱晓薇，等. 绿茶预防铝钾矾、环磷酰胺诱发染色体突变的研究. 温州医学院学报，2000，30(1)：33

[45]王恩智，等.茶多酚对金黄色葡萄球菌的抑制作用.中国药师，2010，13(5)：740

[46]肖悦，等.茶多酚影响致龋菌在唾液获得性膜黏附的研究.华西口腔医学杂志，2000，18(5)：336

[47]肖悦，等.茶多酚影响致龋菌在胶原黏附的研究.华西口腔医学杂志，2000，18(5)：340

[48]刘挺立，等.中国绿茶抗龋物质的实验研究.中国中医药信息杂志，1999，6(7)：22

[49]曹文新.茶叶提取物对幽门螺杆菌生长的抑制作用.浙江预防医学，2006，18(8)：8

[50]Nakayama M，et al. Inhibition of influenza virus infection by tea. *Letter in Appl Microbin*, 1990，(11)：38

[51]Nakane H，et al. Differential inhibition of HIV-reverse transeriptase，and varions DNA polymerases by theaflavins. *CA*，1994，120(9)：100285

[52]宋小鸽，等.茶多酚急性、慢性毒性实验研究.安徽中医学院学报，1999，18(2)：37

[53] 陈亮延， 等. 茶色素毒理学研究. 武汉职工医学院学报，1996，24(4)：25

[54]方朝辉，等.茶色素治疗冠心病52例临床研究.实用中西医结合杂志，1998，11(9)：791

[55]黄福发，等.茶色素治疗高脂血症100例疗效观察.中西医结合实用临床急救，1998，5(7)：307

[56]严龙菊，等.茶色素治疗白细胞减少症疗效观察.实用中医药杂志，2000，16(1)：9

[57]胡逸君，等.茶多酚治疗产后便秘52例临床疗效观察.海峡药学，2009，21(6)：162

[58]林浩，等.复方茶多酚搽剂外治麻风溃疡55例临床研究.长春中医药大学学报，2010，26(2)：248

[59]牟乃洲，等.茶色素对脂肪肝影响的研究.山东中医杂志，1998，17(2)：55

荠 菜 Capsellae Herba ji cai

本品为十字花科植物荠菜*Capsella bursa-pastoris* (L)Medic的全草。味微甘，性平。有清热解毒、利尿止血、软坚散结、明目、益胃等功能，主治产后子宫出血、崩漏、尿血、目赤疼痛等。

【化学成分】

荠菜含草酸、酒石酸、苹果酸、丙酮酸、对氨基苯磺酸及延胡索酸等有机酸和精氨酸、天冬氨酸、脯氨酸、蛋氨酸等氨基酸以及蔗糖、山梨糖(sorbose)、乳糖、氨基葡萄糖、山梨糖醇(sorbite，sorbitol)、甘露糖醇(mannitol)、侧金盏花醇(adonitol)等糖分。荠菜中含有总黄酮量达2.236%~3.036%[1,2]，黄酮类化合物达20多个如橙皮苷、芸香苷、木犀草素-7-0-芸香糖苷、槲皮素-3-甲醚、香叶木苷、二氢非瑟素、刺槐乙素、獐牙草素、棉花皮素六甲醚、黑芥子素等。最近又从荠菜中分离得具有抗心肌缺血的活性黄酮异荭草苷(isoorientin)和2″-0-α-L-阿拉伯糖异荭草苷(isoorientin-2″-0-α-arabinopy-ranosyl)[3]。荠菜尚含荠菜酸(bursic acid)、多肽、胆碱、乙酰胆碱、酪胺、马钱子碱(brucine)和皂苷等[4,5]。

每100 g荠菜中含蛋白质5.04 g、脂肪0.5 g、钙

420 mg、磷80 mg、铁6.2 mg、胡萝卜素2.56 mg,居蔬菜之冠,其抗坏血酸含量30.3 mg,远胜于梨、苹果[6,7]。

【药理作用】

1. 抗菌 荠菜根中提取得两种多肽分别命名为shepherin Ⅰ和Ⅱ,对革兰阴性细菌和真菌均有抗菌活性[8]。荠菜的苯回流提取物亦有很强的抗细菌和酵母菌的活性,荠菜中的生物碱和黄酮也有很高的抗菌作用和很广的抗菌谱[9]。

2. 兴奋子宫平滑肌 在家兔和豚鼠的离体子宫角中加入荠菜水提取物使终浓度相当于原生药1~2 mg,有提高宫缩的作用。荠菜中的一种多肽物质对大鼠离体子宫有明显的收缩作用,其终浓度50 μg/mL的作用相当于催产素10^{-4} U/mL的作用[10]。

3. 抗炎止血 小鼠以二甲苯涂耳廓致肿胀,以荠菜水煎液灌胃10.6、21.2及53.0 g/kg剂量,每日1次,连续4 d。结果21.2及53.0 g/kg能明显抑制二甲苯所致的小鼠耳廓肿胀,上述剂量对冰醋酸所致小鼠腹腔毛细血管通透性的增加也有明显的抑制作用。上述剂量连续给药8d,亦能抑制棉球肉芽肿增生。表明荠菜水煎液对急性和慢性炎症均有一定的抑制作用。上述剂量连续给药5 d,可使小鼠断尾出血时间(BT)和血浆复钙时间(RT)均明显缩短,显示荠菜确有传统的抗炎止血功效[11]。

4. 抗癌防癌 荠菜提取物0.14 g/kg腹腔注射,对小鼠艾氏实体癌的抑制率为50%~80%。其活性成分为延胡索酸,剂量为10 mg/kg腹腔注射,对小鼠艾氏实体癌有效。治疗后小鼠的瘤块呈多灶性坏死,并有宿主的纤维细胞浸润[12]。

2月龄大鼠饲以含有0.6% 3-甲基-4 (二甲胺)偶氮苯(3-Me-DAB)的饲料约50d,共摄入此种肝癌致癌剂约0.5 g,然后继续饲以基础饲料共258 d。在喂饲致肝癌物质的同时,动物的常规饮水中加入0.2%的荠菜水提取物。结果,饮水中未加入荠菜水提取物的12只大鼠中有10只发现了肝肿瘤,主要为肝小梁癌、胆管癌、未分化癌以及它们的混合癌,并伴有肝脏的其他病变。而荠菜防治组大鼠,其肝脏大小、重量均正常,表面光滑,组织病理学未发现有肝癌,显示荠菜是一种很好的防癌物质[13]。

5. 抗氧化 荠菜的甲醇提取物在浓度为10~40 mg/L时(相当含总黄酮0.22~0.88 mg/L)对羟自由基的清除率为57.4%~89.8%,对超氧离子的抑制率为44.1%~84.7%[11]。

6. 毒性 小鼠分别灌胃荠菜水煎液53、80和100 g/kg,每日2次,连续7 d。结果发现给药后第2天大部分小鼠出现活动减少,但第4天后逐渐恢复正常,无1例死亡,此剂量已相当小鼠抗炎剂量的10倍,证明荠菜毒性较低[11]。

【临床应用】

1. 高血压 高血压患者60例,取初春未开花之荠菜洗净,晾干,每次5~10 g,用开水冲泡代茶饮,以收缩压下降2.67~4.00 kPa和(或)舒张压下降0.67~1.33 kPa及以上为有效。60例患者经上述方法治疗2 d或3 d后,56例患者有效,其余患者继续治疗1周后,3例有效,1例无效。此方服用方法简单,无毒副反应,可长期服用,能较好地控制血压[14]。

2. 血热所致出血症 以鲜荠菜100 g或干荠菜花60 g水煎服,或与瘦猪肉或与墨鱼汤饮服,连服5~7 d,对血热引起的吐血、咯血、便血、尿血、子宫出血、流产出血、衄血、月经过多等血证,都可收到出血渐止的效果[15]。

荠菜虽为食疗两用佳品,但因荠菜中草酸含量较高,因此实用时应注意食用前用水焯一下,肠胃虚寒腹泻便溏者不宜食用过多,肾炎和肾结石患者不宜食用[16]。

(王士贤　胡志洁)

参考文献

[1]白殿罡.荠菜总黄酮的含量测定及抗氧化分析.长春大学学报,2009,19(1):75

[2]刘火安,等.荠菜总黄酮的分离纯化研究.时珍国医国药,2006,17(7):1161

[3]宋宁,等. ZDNMR对荠菜中的一个黄酮进行结构解析.波谱学杂志,2009,26(1):88

[4]《全国中草药汇编》编写组.《全国中草药汇编. 北京:人民卫生出版社,1975:613

[5]Kuroda K, et al.Inhibitory effect of capsella bursa-pastoris on hepatocarcinogenesis induced by 3′-methyl-4-(dimethylamino)azobenenzene in rats. *Gann*, 1974, (65):317

[6]于红霞,等. 荠菜等野生菜果的营养和保健功能研究进展. 实用预防医学,1996,3(1):27

[7]殷建忠,等. 云南省60种食物中抗坏血酸含量的测定.中华预防医学杂志,2001,25(4):287

[8]Park CJ, et al. Characterization and cDNA cloning of two glycine-and histidine-rich. antimicrobial peptides from the roots of shepherd's purse, Capsella bursa-pastoris. *Plant Hol Biol*, 2000, 44(2):187

[9]EL-Abyad MS, et al. Prelminary screening of some Egyptian weeds for antimicrobial activity. *Microbios*, 1990, 62(250):47

[10]Shipochliev T, et al. Uterotomic action of extracts from a

group of medicinal plants. *Vet Med Nauki*, 1981, 18(4): 94

[11]岳兴如,等. 荠菜抗炎止血药理作用研究. 时珍国医国药, 2007, 18(4): 871

[12]Kuroda K, et al. Inhibitory effect of capsella bursa-psatoris estract on growth of, Ehrilich solid tumor in mice. *Cancer Res*, 1976, 36(6): 1900

[13]Kuroda K, et al. Inhibitory effect of capsella bursa-pastoris on hepatocarcinogenesis induced by 3′-methyl-4-(dimcethylamino)azobenzene in rats. *Gann*, 1974, 65: 317

[14]从玲. 荠菜代茶饮治疗高血压60例. 护理研究, 2005, 19(8B): 1513

[15]窦国祥. 荠菜甘凉, 治血证目疾, 净肠利水. 中医杂志, 1994, 35(6): 376

[16]程爱芳. 荠菜的营养价值及药用价值. 蔬菜, 2004, 6: 36

茺蔚子 Leonuri Fructus chong wei zi

本品为唇形科植物益母草 *Leonurus japonicus* Houtt.的干燥成熟果实。味辛、苦,性微寒。具有活血调经、清肝明目功能。用于月经不调、经闭痛经、目赤翳障、头晕胀痛。

【化学成分】

1. 生物碱类 益母草宁(leonurinine)、水苏碱(stachydrine)[1]、环型多肽益母草宁(cycloleonurinin)[2]。

2. 脂肪酸 亚油酸(42.62%)、亚麻酸(29.93%)、油酸(20.23%)、棕榈酸(5.40%)、硬脂酸(1.57%)[3]、亚油酸甲酯(51.48%)、油酸甲酯(27.79%)、γ-亚麻酸甲酯(11.31%)、软脂酸酯(4.8%)等[4]。

3. 挥发性成分 1-辛烯-三醇、反式石竹烯、草烯、环己酮、柏木脑[5]、2,4,4,6-四甲基庚烯、2-丁基-1-辛醇、3,3-二甲基-环己醇、2-(4-甲基-3-环己烯)-丙醇、4-甲氨基酪酸及壬醛等等,此外,还含有二十烷、二十一碳烷、二十四碳烷等脂肪烷烃类[6,7]。

4. 氨基酸及矿物质 测定出17种氨基酸,含有丰富微量元素铁、锰、铜、锌、钼等共24种矿质元素[3]。

5. 其他 益母草抗菌蛋白2(LJAMP2)[8]。

【药理作用】

1. 收缩子宫 茺蔚子总碱(6.5、13、26、52、104、208 μg/mL)可使离体小鼠子宫张力增加,收缩力增强,频率加快。低浓度的茺蔚子总碱对离体子宫的作用同低浓度的垂体后叶素的作用性质相似,在收缩力增加的同时伴有频率加快[9]。

2. 降血压 以正常大鼠灌胃给予茺蔚子醇提液的乙醚、乙酸乙酯、正丁醇和水萃取物,剂量为0.108 g/mL,连续10 d,采用颈动脉插管法,分别观察并记录最后一次给药后10、20、30、45、60 min时的血压变化。茺蔚子水层对正常大鼠有明显降压作用,正丁醇层、乙酸乙酯层、乙醚层均可使正常大鼠收缩压降低,对舒张压无明显影响[10]。

【临床应用】

1. 眼病 茺蔚子可用于肝经热盛所致的一切内外障眼病。常与青葙子、石决明、草决明等配伍治肝热头痛、目赤肿痛;与川芎、赤芍、桃仁配伍治眼内出血、瘀久不散[11]。

2. 高血压 茺蔚子、豨莶各35 g,山黄连、甘草、龙葵、透骨草等各20 g。每服中药水煎2~3次,在1日内分2~3次服完。15服为一个疗程,当舒张血压下降到100 mmHg以下,可根据临床症状选穴开始针灸治疗。患者一般在用药后1~3d内血压下降20~30 mmHg(收缩压和舒张压同时下降)或舒张压下降至正常。其长期疗效佳,血压下降到正常值,停药后观察1个月,血压仍在正常范围。有的患者观察3年不用其他药物,血压仍很稳定[12]。

3. 头面部疾病 茺蔚子配伍相应药味,可以治疗面部肌肉痉挛、偏头痛、鼻渊(慢性鼻附窦炎)、突发耳聋等[13]。

(张莲珠 周秋丽 新吉乐)

参考文献

[1]阴健. 中药现代研究与临床应用(2). 北京:中医古籍出版社, 1995

[2]Kinoshita K, et al. Cycloleonurinin, a cyclic peptide from Leonuri Fructus. *Chem Pharm Bull*(Tokyo), 1991, 39(3): 712

[3]林文群,等. 茺蔚子化学成分的研究. 福建师范大学学报(自然科学版), 2001, 17(2): 84

[4]高佳,等. 茺蔚子脂肪酸成分的研究. 长春中医药大学学报, 2006, 22(3): 49

[5]康琛,等. GC-MS法鉴定茺蔚子挥发油的化学成分. 中

国实验方剂学杂志,2010,16(3):36

[6]高文义,等.茺蔚子挥发性成分的GC-MS分析.辽宁中医杂志,2009,36(8):1379

[7]高佳,等.茺蔚子挥发性化学成分分析.海峡药学,2009,21(8):92

[8]Yang X,et al. Isolation and characterization of a novel thermostable non-specific lipid transfer protein-like antimicrobial protein from motherwort (Leonurus japonicus Houtt) seeds. *Peptides*. 2006,27(12):3122

[9]潘思源,等.茺蔚子总碱和水苏碱收缩离体小鼠子宫的比较.中草药,1998,29(10):687

[10]高文义,等.茺蔚子降血压活性成分筛选的实验研究.长春中医药大学学报,2008,24(2):142

[11]刘莹,等.茺蔚子在眼科临床的应用.甘肃中医学院学报,2000,17(3):32

[12]许凤珍.茺蔚子、莶治疗高血压病255例.中国社区医师,2002,18(17):41

[13]柯增华.茺蔚子临证妙用.陕西中医,2002,27(2):160

胡黄连 Picrorhizae Rhizoma hu huang lian

本品为玄参科植物胡黄连 *Picrorhiza scrophulariiflora* Pennell.的根茎。味苦,性寒。有退虚热、除疳热、清湿热功能。主治骨蒸潮热、小儿疳热、湿热泻痢、黄疸尿赤、痔疮肿痛等。

【化学成分】

胡黄连中含有胡黄连素(kutkin)、胡黄连醇(kutiol)、胡黄连甾醇 (kutkisterol)、环烯醚萜苷类化合物(picroside Ⅰ、Ⅱ、Ⅲ,veronicoside,minecoside)[1]。胡黄连素不是一个单一的化合物,而有三种成分:桂皮酰梓醇苷(picroside),香草酰梓醇苷(putkoside)及胡黄连苷(kurroside)[2,3]。

胡黄连根茎中含有3种环烯醚萜苷[即胡黄连苦苷Ⅰ,Ⅱ,Ⅲ(picroside Ⅰ,Ⅱ,Ⅲ)]、胡黄连醇、胡黄连甾醇、香荚兰酸等。挥发油中含3个已知的环烯醚萜苷类成分 (amphicoside,captapol,aucubin)、1个已知的酚苷(androsin)和2个葫芦素苦味苷[4]。

【药理作用】

1. 保护神经细胞 胡黄连糖苷灌胃,每天10 mg/kg,连续9周,能使半乳糖和亚硝酸钠拟痴呆模型小鼠血清及脑内超氧化物歧化酶活性增高,丙二醛含量降低,提示胡黄连糖苷的抗氧化功能可能是其神经保护作用的机制之一[5]。胡黄连对脑缺血再灌注损伤神经元有保护作用,其机制可能与上调脑内胶质细胞源性神经营养因子表达有关[6]。

胡黄连苷Ⅱ 0.5或5 mmol/L能减轻 H_2O_2 引起的对PC12神经细胞的损伤,明显提高细胞的存活率,减少乳酸脱氢酶的释放量,降低细胞内活性氧簇水平[7]。

2. 平喘 胡黄连的酚苷类化合物androsin 10 mg/kg灌胃,能抑制变态原和PAF引起的支气管阻塞,卵白蛋白系统致敏加局部激发的哮喘模型大鼠,用胡黄连苷Ⅱ(100 mg/kg)灌胃,连续14d,可减轻气道炎症,抑制支气管收缩,有抗炎平喘作用[8,9]。

3. 保肝 胡黄连乙醇提取液50 mg/kg灌胃,每日1次,连续10d,能减轻D-半乳糖胺所致小鼠肝损伤,抑制铜蓝蛋白,过氧化脂质、超氧化物歧化酶、过氧化氢酶、还原性谷胱甘肽等的升高[10]。胡黄连提取物35 mg/kg灌胃,每日1次,连续5d,能减轻四氯化碳和硫代乙酰胺所致小鼠肝损伤时谷丙转氨酶活性升高[11]。此外,胡黄连总苷能明显抑制HepG 2.2.15细胞内HBV复制,尤其对cccDNA具有抑制作用[12]。

4. 利胆 用胡黄连苦苷Ⅰ和胡黄连苷以1:1.5的比例混合制成picroliv制剂,具有明显的保肝活性。①给清醒大鼠picroliv 6 mg/kg和12 mg/kg,能显著增加胆酸浓度分别达231%和251%,胆汁酸盐量41.2%和79.9%。在1.5~12 mg/kg剂量下,就能显著增加脱氧胆酸43.4%~427%。②给对醋氨酚诱导的胆汁郁积清醒大鼠picroliv 6 mg/kg、12 mg/kg,能使降低了的胆汁流量恢复正常,其3~12 mg/kg,使胆酸恢复45.1%~81.9%,picroliv 1.5~12 mg/kg使脱氧胆酸呈剂量依赖性恢复36.1%~100%。③用picroliv 6和12 mg/kg能拮抗乙烯雌二醇诱导的清醒大鼠胆汁郁积,使胆汁酸盐、胆酸和脱氧胆酸均能恢复到正常。④给麻醉豚鼠picroliv 6 mg/kg和12 mg/kg,能显著增加胆汁流量56.6%和132%,胆汁酸盐48.6%和100%,胆酸67.4%和97%及脱氧胆酸41.4%和73.4%。⑤给picroliv 12 mg/kg,能拮抗对乙酰氨基酚诱导的麻醉豚鼠胆汁郁积恢复正常,picroliv 3~12 mg/kg,使脱氧胆酸的量回升21%~100%。总之,picroliv对清醒大鼠和麻醉豚鼠有剂量依赖性的利胆效应,6 mg/kg和12 mg/kg时效应最大,胆汁流量增加,胆汁酸和胆汁酸盐增高,抗胆汁郁结[13]。

5. 抗菌消炎 胡黄连水浸液(1:4)在试管内对毛癣菌等皮肤真菌有抑制作用。胡黄连的酚苷类化合物Apocynin可抑制中性细胞超氧阴离子释放。此外还能抑制凝血 烷的形成,可促进前列腺素 E_2 和 $F_{2\alpha}$ 的产生[10]。

6. 药代动力学 大鼠单剂量静注胡黄连苷Ⅱ后,采用HPLC-MS法测定大鼠血浆、组织、粪便、尿液及胆汁中的胡黄连苷Ⅱ。血浆样品中,胡黄连苷Ⅱ的线性范围为0.05~20.0 μg/mL(r=0.9998);各浓度的提取回收率均大于76%;最低定量限为0.05 μg/mL。静注2.5、5.0、10.0 mg/kg后,大鼠体内胡黄连苷Ⅱ浓度快速降低。平均消除半衰期仅为19.6 min。AUC与剂量呈现良好的线性相关性,提示胡黄连苷Ⅱ在大鼠体内的处置属于线性动力学。静脉注射给药后胡黄连苷Ⅱ广泛分布于各组织,其中肾和肝组织中浓度最高。胡黄连苷Ⅱ主要通过尿液和胆汁排泄。在尿液中的平均累积排泄百分率为11.79%; 胆汁中平均累积排泄百分率为7.80%;粪便中未检测出胡黄连苷Ⅱ。胡黄连苷Ⅱ平均血浆蛋白结合率为30.0%[14]。

【临床应用】

1. 虹膜睫状体炎 黄连羊肝汤(胡黄连、黄连、黄芩、黄柏等)治疗103例。5 d、7 d、10 d、12 d痊愈者分别为15例(眼)、29例(眼)、28例(眼)、3例(眼),以自觉症状消失,角膜后沉着物吸收,房水浑浊吸收。视力恢复,或较发病后视力有显著提高的为治愈。治愈率100%[15]。

2. 小儿厌食 胡黄连、太子参、炒白术、云苓等,共治疗106例,显效9例,有效6例,无效6例,总有效率为96.2%[16]。

3. 其他 可用于肝炎、尿路感染、小儿疳热、小儿盗汗及吐血、衄血等。

(杨耀芳 许士凯)

参考文献

[1]Aoshima H,et al. Phenylethanoid glycosides from Veronica persica. *Phytochemistry*,1994,37(2):547

[2]赵晖. Pikuroside:胡黄连中一个新的环烯醚萜.国外医药中医中药分册,2000,22(1):49

[3]虞金宝,等.薄层扫描法测定胡黄连中香草酸的含量.中国中药杂志,1999,24(2):102

[4]王答祺,等.西藏胡黄连的化学成分.云南植物研究,1993,15(1):83

[5]李婷,等.胡黄连糖甙对拟痴呆模型小鼠的神经保护作用.华东理工大学学报(自然科学版),2006,32(5):544

[6]辛萍,等.胡黄连对缺血再灌注脑组织胶质源神经营养因子的影响.青岛大学医学院学报,2008,44(2):114

[7]陶移文,等.胡黄连苷-Ⅱ在体外对PC12神经细胞损伤的保护作用.中国临床药理学报,2003,8(1):27

[8]彭亚贞.抗喘植物Galphimia glauca、鸭咀花和胡黄连的化学及药理学.国外医药·植物药分册,1994,9(4):179

[9]何薇,等.胡黄连苷Ⅱ对哮喘大鼠的抗炎平喘作用.中日友好医院学报,2005,19(4):233

[10]丁悦敏.胡黄连对D-半乳糖胺致肝炎小鼠的肝保护作用.国外医药植物药分册,2000,15(1):27

[11]黎维勇,等.胡黄连提取物降酶作用的研究.时珍国药研究,1997,8(1):18

[12]杨德刚,等.胡黄连总苷抑制乙型肝炎病毒复制作用的体外研究.中华传染病杂志,2009,27(3):129

[13]杨耀芳,等.胡黄连.王本祥,现代中药药理学.天津:天津科学技术出版社,1997:364

[14]俞巧玲,等.胡黄连苷Ⅱ在大鼠体内的药代动力学.中国天然药物,2008,6(5):382

[15]邢志平,等.黄连羊肝为主治疗虹膜睫状体炎.中西医结合眼科杂志,1997,15(3):141

[16]胡莉莉.攻补兼施治疗小儿厌食症160例.湖北中医杂志,1997,19(3):27

胡 荽 Coriandri Herba hu sui

本品为伞形科植物芫荽 *Coriandrum sativum* L.的带根全草。俗名香菜。味辛,性温。有发汗透疹、消食下气等功能。用于麻疹透发不快、食物积滞、感冒、牙痛、痢疾、痔疮等。

【化学成分】

1. 挥发油 全草含挥发油,油中主成分为芳樟醇

(linalool)，含量 70%~80%[1-3]。此外含松油烯(terpinene)、樟脑、对伞花烃、牻牛儿醇(geranio1)等 40 余种成分[4,5]。胡荽特有的气味成分为壬醛(nonanal)[6]。甘肃产胡荽子挥发油主要成分有芳樟醇37.87%、香橙烯 9.61%、油酸 6.27%等[7]。从新鲜胡荽中提取的具有香气的易挥发的主要成分有(E)-2-烯醛和烷醛、(E)-2-癸烯醛、(E)-2-十二烯醛、(E)-2-十四烯醛等[8]。

2. 黄酮类 全草尚含黄酮类成分槲皮素、槲皮素3-葡萄糖醛酸苷、异槲皮苷和芸香苷等[9,10]。

3. 有机酸类 氯原酸、咖啡酸[9]、咖啡酰奎尼酸、香豆酰奎尼酸、阿魏酰奎尼酸、吡喃葡萄糖酰氧基苯甲酸等[11]。

4. 其他 胆碱、乙酰胆碱[12]、糖类、香豆精类[9]、多种氨基酸[13]、果胶质 2.5%~3.5%、维生素C 1.81 mg/g[14]。胡荽还含有光敏活性的呋喃异香豆精类成分芫荽素(coriandrin)和二氢芫荽素[15]。带根全草尚含新蛇床内酯(neocnidilide)，根尚含 2-藁本内酯(2-ligustilide)等[16]。果实尚含香豆精类伞形花内酯(umbelliferone)和东莨菪内酯(scopoletin)[9]。胡荽尚含多种氨基酸和微量元素，如铜、锌、铁、钙、镁、钾、锰、钠等[17]。

【药理作用】

1. 抗氧化、抗自由基 芫荽乙醇提取液对羟自由基和超氧阴离子自由基均有清除作用，半数清除量(IC_{50})分别为 122.331 mg/L 和 71.535 mg/L[18]。芫荽茎叶精油能显著地清除 2,2-二苯代苦味酰基(DPPH)自由基，清除率最大为 84.2%[19]。芫荽总黄酮(0.418%~1.672%)对羟自由基有很好的清除作用[20]。

2. 降血脂 给高脂饲料和胆固醇的大鼠，总胆固醇和甘油三酯水平明显升高。胡荽种子有显著降血脂作用，使低密度脂蛋白 (LDL) 和极低密度脂蛋白(VLDL)胆固醇的水平降低，而高密度脂蛋白(HDL)胆固醇水平升高[21]。

3. 糖尿病 链脲霉素所致糖尿病大鼠的胰岛素分泌功能降低，血清葡萄糖升高。胡荽种子乙醇提取物(200、250 mg/kg，腹腔注射)，能促进胰腺 β 细胞释放胰岛素，并显著降低血清葡萄糖水平[22]。此外胡荽对喂饲高胆固醇及高脂肪引起的小白鼠高血糖有降低血糖的作用，糖原分解和糖原异生率下降，从而增加对肝糖元的储备[23]。

4. 抗炎免疫 胡荽地上部分(茎、叶)的乙醇提取物对脂多糖刺激的巨噬细胞，能显著抑制一氧化氮合成酶、环氧酶-2、原白细胞介素-1β 的作用，显著降低一氧化氮和前列腺素 E2 产生，具有显著抗炎作用[24]。从胡荽中分离出的特异性半乳糖(CS-Gal-lectin)对胰岛素依赖型的糖尿病患者淋巴细胞增生有双向调解作用。特异性半乳糖对红斑狼疮、早老性痴呆和急性肾小球肾炎的血液淋巴细胞移行抑制因子合成有增强作用[25]。

5. 保肝 CCl_4 诱导肝脏氧化损伤大鼠，预先腹腔注射芫荽提取物 100、200 mg/kg，能显著降低大鼠血清谷草转氨酶(SGOT)、谷丙转氨酶(SGPT)水平；提高肝酶，如超氧化物岐化酶(SOD)等的活性。芫荽叶提取物 200 mg/kg 灌胃也能减轻 CCl_4 引起的毒性，其作用与水飞蓟素(silymarin)相当[26]。

6. 抑制铅沉积 芫荽鲜叶和茎制取的混悬液对小鼠铅中毒模型，能抑制骨中铅沉积的作用[27]。在小鼠饮水中加入醋酸铅三水合物(含铅 0.1%)，连续 32 d，造成铅沉积模型(股骨等处)，在造型后 7 d 开始连续灌胃胡荽 25 d，能明显抑制铅在股骨等处沉积，并减轻铅对肾脏的损害作用[28]。

7. 抗菌 芫荽籽精油对黑曲霉的抑制作用最强，其次为枯草芽孢杆菌、大肠杆菌、白色葡萄球菌[29]。胡荽子挥发油具有抗菌和抗真菌活性，胡荽茎的醚提取物 6-甲基亚磺酰基已基异硫氰酸盐具有很高的抗菌活性，对大肠杆菌、金黄色葡萄球菌也有效[30]。

8. 其他 胡荽子挥发油能明显对抗去甲肾上腺素的收缩血管作用，增加离体大鼠下肢及离体兔耳的灌流量，但对肾上腺素引起的离体主动脉条收缩作用不明显，其机制可能与阻断 α-受体有关[31]。

9. 毒性 Ames 实验表明，芫荽高浓度水提取物对沙门氏菌株 TA97 和 TA102 有诱变作用。本品的高浓度提取物对人类 WRL-68 和 293Q 细胞系，能诱导细胞凋亡和坏死，减少存活期。本品也能引起鸡胚发育异常，造成先天性畸形。实验表明，芫荽高浓度水提取物是不安全的[32]。

【临床应用】

1. 麻疹不透 实验组(35 例)采用新鲜芫荽菜煎汁擦洗全身，对照组(34 例)采用常规护理。结果：72 h 实验组 91%皮疹出齐，对照组 32%皮疹出齐；实验组 72 h 内体温下降 0.5℃~1℃以上达 85%，对照组体温下降 0.5℃~1℃以上达 41%。结论：芫荽菜汁对麻疹患者的出疹有较好的辅助透发作用，能帮助减轻中毒血症，可应用于临床[33]。

2. 新生儿硬肿症 88 例硬肿症的患儿随机分为两组，对照组(42 例)采用综合治疗的方法，观察组(46 例)在综合治疗的基础上加用芫荽、韭菜水外洗，观察两组的治疗效果。两组治疗方法均能治愈新生儿硬肿症，但观察组治疗总有效率、治愈天数明显优于对照组[34]。

3. 小儿感冒 鲜胡荽用白酒浸泡软化后，在小儿额头、颈部、腋窝、脚心等处反复涂擦，可使体温下降到正常水平[35]。

4. 其他 胡荽果 6~7 g，陈皮、六曲各 10 g，生姜 3 片，煎服可用于消化不良 、食欲不振[36]。胡荽果与其他药物配伍用于溃疡病及消化道的解痉剂[37]。 煎汤漱牙氵[illegible] 熏洗治痔疮脱肛[38]。

(李春子 白 龙 刘文革)

参考文献

[1]Jukheviciene G,et al.Biological properties and essential oils of some spice plants grown at the Kaunas Botanical Garden 12. Plants, the seeds of which are used as a raw material for spicery. liet. *CA*, 1978, 88: 3090g

[2]方洪钜，等. 挥发油的气相色谱分析(续). 中草药，1982，13(12)：34

[3]Braun, G. Detection of coriander oil and extracts in wine and sparkling wine. *CA*, 1976, 85: 121743h

[4]Mostafa, MM. Quality attributes of Egyptiau Coriander seeds and oil. *J Food Sci*, 1986, 14(1): 101

[5]Potter TL, et al. Composition of Coriander leaf volatiles. CA, 1990, 38(11): 2054

[6]Allen William M.Construction and uses of constant rate burets and addition funnels. *J Chem Educ*, 1970, 47(12): 841

[7]候卫，等. 甘肃产胡荽子挥发油化学成分的GC-MS测定分析. 中草药，2000，31(5)：332

[8]Cadwallader KR, et al. Character-impact aroma components of coriander (Coriandrum sativum) herb. *Flavor Chem. Ethn Foods*, 1997, (Pub.1999): 77(*CA*, 2000, 133: 119221c)

[9]Сергеева, НВ. Рутин и другие полифенолы травы Coriandrum satium. *Химия Природ Соедин*, 1974, (1): 94

[10]Kunzemamn J, et al. Isolation and identification of flavon(ol)-o-glycoside in caraway (Carum carvi L.), fennel (Foeniculum vulgare Mill), anise (Pimpinella anisum L) and coriander (Coriandrum sativum L.). and of flavone-C-giycoside in anise, I Phemolics of spices. *CA*, 1977, 87: 166146y

[11]Naik, CG. Triterpenoids of coriandrum sativum seeds. *Curr Sci*, 1983, 52 (12): 578

[12]Haranath Psrk, et al. Acetylcholine and Cho1ine in common splices. *Phytother Res*, 1987, 1(2): 91

[13]Vasi LG, et al. Amino acid composition of some leafy vegetables. *J Inst Chem*(1ndia), 1980, 52 (1): 13

[14]Edgar, UA. Determination of ascorbicacid in some exotic fruits and vegetables from Ecuador by HPLC. *CA*, 1987, 106: 154902g

[15]Ceska O, et al. Coriandrin a novel highly photoactive compound isolated from Coriandrum sativum. *Phytochemistry*, 1988, 27(7): 2083

[16]Gijbels MjM, et al. Phthalides in roots of Cenolophtium denudatum and in roots, herb and fruits of Coriandrum sativum. *Fitoterapia*, 1982, 53(1-2): 17

[17]陈素珍，等. 湛江市几种蔬菜的营养成分分析. 广东微量元素科学，1999，6(7)：59

[18]陈志红，等. 香菜乙醇提取液的体外抗氧化活性. 食品研究与开发，2009，(11)：69

[19]王顺民，等. 芫荽茎叶精油GC/MS解析及清除DPPH自由基作用. 中国粮油学报，2008，(5)：99

[20]唐玉莲，等. 芫荽中总黄酮的提取及其对羟自由基的清除作用. 国外医学医学地理分册，2010，31(2)：96

[21]Dhanapakiam P, et al. The cholesterol lowering property of coriander seeds (Coriandrum sativum): mechanism of action. *J Environ Biol*, 2008, 29(1): 53

[22]Eidi M, et al. Effect of coriander seed (Coriandrum sativum L.) ethanol extract on insulin release from pancreatic beta cells in streptozotocin-induced diabetic rats. *Phytother Res*, 2009, 23(3): 404

[23]Chithra V, et al. Coriandrum sativum-mechanism of hypoglycemic action. *Food Chem*, 1999, 67(3): 229

[24]Wu TT, et al. Suppressive effects of extracts from the aerial part of Coriandrum sativum L. on LPS-induced inflammatory responses in murine RAW 264.7 macrophages. *J Sci Food Agric*, 2010, 90(11): 1846

[25]Davitashvili E, et al. The influence of CS-Gal-lectin on the immunoregulatory cells function in various immunopathoiogical models. *Bull Georgian Acad Sci*, 1996, 153(3): 447

[26]Sreelatha S, et al. Protective effects of Coriandrum sativum extracts on carbon tetrachloride-induced hepatotoxicity in rats. *Food Chem Toxicol*, 2009, 47(4): 702

[27]姜红玉. 芫荽对ICR小鼠体内局部铅沉积的预防作用. 国外医药植物药分册，2002，(5)：211

[28]Aga M, et al. Preventive effect of Coriandrum sativum (Chinese parsley) on localized lead deposition in ICR mice. *J Ethnopharmacol*. 2001, 77(2-3): 203

[29]李伟，等. 黑龙江产芫荽籽精油成分及其抗菌活性. 中国调味品，2008，1：42

[30]One Haruhiro, et al. 6-Methylhexylisothiocyanate and its homologs as food-originated compounds with antibacterial activity against Escherichia coli and Staphylococcus aureus. *Biosci Biotechnol Biochem*, 1998, 62(2): 363

[31]周本杰，等. 胡荽子挥发油对血管平滑肌作用的实验研究. 基层中药杂志，1998，12(3)：39

[32]Reyer MR, et al. Mutagenicity and safety evaluation of

water extract of Coriander sativum leaves. *J Food Sci*, 2010，75 (1)：T6-12

[33]盛友爱，等.芫荽在麻疹护理中的应用.临床护理杂志，2009,(3):46

[34]肖霞.芫荽、韭菜水外洗佐治新生儿硬肿症的效果观察.护理实践与研究，2006,(2):34

[35]马春梅.胡荽外用治疗小儿感冒发热.中国民间疗法，2008,6:13

[36]《全国中草药汇编》编写组.480芫荽.全国中草药汇编(上册).北京：人民卫生出版社，1976:450

[37]Gracza，L. Pharmaceutical Plant extracts. *CA*，l986，105：214127g

[38]尚志钧，等.证类本草.北京：华夏出版社，1993:604

胡芦巴　Trigonellae Semen

hu lu ba

本品为豆科植物胡芦巴 *Trigonella foenumgraecum* L.的干燥成熟种子。味苦，性温。有温肾助阳、祛寒止痛功能。主治肾阳不足、下元虚冷、小腹冷痛、寒疝腹痛、寒湿脚气。

【化学成分】

1. 皂苷　种子中皂苷类成分主要有薯芋皂苷元葡萄糖苷(β-D-glucosido-diosgenin)、薯芋皂苷元-葡萄糖-鼠李糖苷 (α-L-rhamnosido-β-D-glucosido-diosgenin)等、葫芦巴苷Ⅰ(vicenin Ⅰ，apigenin-6- xyloside-8- glucoside)、葫芦巴苷Ⅱ(vicenin，apigenin-6，8-di-C-glucoside)[1]。

2. 生物碱　种子含葫芦巴碱(trigonelline)0.13%，胆碱(choline) 0.05%[1]、trigonelline、gortianine、番木瓜碱(carpaine) 等[1]。

3. 香豆素类　有 rtigocoumarin、scopoletine、东莨菪内酯(scopoletol)，8-methoxy-4-methyl coumarin，6-acetyl-5-hydroxy-4-methyl coumarin 等[1,2]。

4. 其他　脂肪酸中主要为亚油酸、油酸、棕榈酸、月桂酸(lauric acid)等。从葫芦巴种子中测得 17 种氨基酸，总氨基酸含量为 19.05 mg/g，以天冬氨酸含量最高(3.36 mg/g)，有 7 种氨基酸为人体必需，含量最高的为赖氨酸(1.18 mg/g)。葫芦巴种子中 53 种微量元素，含量高于 10 mg/g 的有钙、镁、钾、铁、锌、铝、钠、铷、铜等 9 种元素；其中人体必需元素 11 种[1,2]。

【药理作用】

1. 改善学习记忆　葫芦巴总皂苷 40、80 和 160 mg/kg 均可对抗东莨菪碱引起记忆获得障碍[3]；对亚硝酸钠蛋白合成抑制剂造成的记忆巩固缺陷有改善作用；也具有对抗乙醇的记忆障碍效应。葫芦巴种子所含的卵磷脂能够改进神经功能障碍及紊乱，恢复脑功能，增强记忆力及抗衰老[4]。

2. 改善血液流变性　葫芦巴总皂苷明显延长急性不完全性脑缺血小鼠的平均存活及断颅喘息时间[3]；延长小鼠凝血时间，抑制兔血小板聚集率，降低血黏度，具有改善血液流动性及微循环的作用[5]。

3. 抗炎　葫芦巴种子所含甾体皂苷类有利尿、抗炎等活性[6]。

4. 抗溃疡　葫芦巴种子水提取物和从种子中分离出来的凝胶部分具有明显的抗胃溃疡活性[5]。

5. 保肝　用葫芦巴总皂苷 2.0、1.0 g/kg 给大鼠灌胃，可显著降低脂肪肝模型大鼠血清中 TG、TC 和 LDL 水平，降低肝指数及肝中 TG、TC、MDA、FFA 的含量和 GST 的活性，显著升高肝中 SOD，NO、Na^+/K^+-ATP 酶和 Ca^{2+}/Mg^{2+} -ATP 酶的活性[7]。同时明显减少肝细胞浆内脂滴分布的程度和范围[8]。葫芦巴多糖溶液 20、10 mg/kg 对四氯化碳、对乙酰氨基酚所致小鼠实验性肝损伤有明显保护作用。但对硫代乙酰胺所致小鼠实验性肝损伤无明显的保护[9]。

6.降血糖、改善肾功能　葫芦巴 1.0 g/kg 给大鼠灌胃具有降低胆固醇、降低血糖以及改善葡萄糖耐量等作用，其与氨基胍联合使用能明显降低糖尿病大鼠肾组织 ET，TXB 水平，提高 SOD 水平，改善肾血液动力学，增强抗氧化能力.对糖尿病肾病的防治具有一定的作用[10]。另外，葫芦巴种子经脱脂后的提取物中皂苷也有降血糖作用[6]。葫芦巴提取物可降低肾衰大鼠血清中尿素氮和肌酐含量[11]，对治疗急慢性肾炎及肾功能衰竭、肾组织损伤有明显的保护和治疗作用[12]。

7.抗肿瘤　葫芦巴种子所含的番木瓜碱(carpaine)对淋巴样白血病有显著的活性。种子所含的葫芦巴碱(trigonelline) 在 12.5 mg/kg 水平上能使白血病 P388 小鼠生命延长 31 d，并对小鼠肝癌(HAc)有明显的抑制作用[5]。

8. 其他　葫芦巴种子提取物使雄性大白鼠的精液量和精子能动力明显下降，呈现抗雄性激素的活性。该种子提取物 0.11 g/kg 给大鼠灌胃 15 d,可影响血清中甲状腺激素的浓度,明显降低血清三碘甲状腺氨酸(T_3)的浓度和 T_3/T_4 比例,但增加四碘甲状腺氨酸 T_4 的浓度和体重[5]。

【临床作用】

1. 虚寒疝疼 用葫芦巴散:葫芦巴、荔枝核、黄皮核等,研粗末,姜汤或温水送服。

2. 寒湿脚气之疼痛 葫芦巴配补骨脂、木瓜等[1]。

3. 肾下垂性绞痛 葫芦巴配熟附子、补骨脂等[1]。

4. 妇女行经小腹冷痛 葫芦巴配小茴香、艾叶[1]。

注意:阴虚阳亢者不宜用葫芦巴。

(孙 玉 程秀娟)

参考文献

[1]中国科学院药物研究所.中药志(Ⅲ).北京:人民卫生出版社,1984:491

[2]Sood AR,et al. A new flavone C-glycoside from trigonella. *Phytochemistry*,1976,15(2):351

[3]李琳琳,等.葫芦巴总皂苷对小鼠学习记忆的促进作用及抗脑缺血作用初探.新疆医科大学学报,2001,24(2):98

[4]Mai J,et al.Treatment of skin diseases with trigo—nelline. Ger:DE3915535(C1.A61.K31/465),1990,1:15

[5]史江华,等.葫芦巴研究新进展.西北药学杂志,2007,22(3):153

[6]Moiham AH ,et al. Antidiabetic and hypocholes term laemic effects of fenugreek. *Phytother Res*,1998,12(2):233

[7]王媛媛,等.葫芦巴总皂苷对大鼠脂肪肝的预防作用.新疆医科大学硕士毕业论文,2005

[8]朱宝立,等.葫芦巴对急性化学性肝损伤的保护作用.中国工业医学杂志,2000,13(1):19

[9]黄玉萍,等.葫芦巴多糖对小鼠实验性肝损伤的保护作用.赣南医学院学报,2005,25(6):756

[10]黄川锋,等.葫芦巴联合氨基胍对糖尿病大鼠肾脏内皮素及血栓素B_2等的影响.时珍国医国药,2008,19(8):3

[11]王喜军,等.胡芦巴地上部分生物活性成分研究.中医药信息,1994,(6):43

[12]阮耀,等.葫芦巴对糖尿病大鼠肾脏保护作用的实验研究.中国中医药科技,2008,15(6):432

胡 椒

Piperis Fructus

hu jiao

本品为胡椒科植物胡椒 *Piper nigrum* L.的干燥近成熟或成熟果实。秋末至次春果实呈暗绿色时采收,晒干,为黑胡椒;果实变红时采收,用水浸渍数日,擦去果肉,晒干,为白胡椒。味辛,性热。有温中散寒、下气、消痰功能。用于胃寒呕吐、腹痛泄泻、食欲不振、癫痫痰多。

【化学成分】

1. 挥发油 果实含挥发油,黑胡椒含 1.2%~2.6%,白胡椒约含 0.8%。油中主要成分为胡椒醛(piperonal)、二氢香芹醇(dihydrocarveol)、氧化石竹烯(caryophyllene oxide)、隐品酮(cryptone)。顺对薄荷烯醇(cis-p-2-menthen-l-ol)、顺对-薄荷二烯醇(cis-p-2,8-menthadien-l-ol)及反-松香芹醇(transpinocarrol)[1-3]。

2. 生物碱 尚含胡椒碱(piperine)、胡椒林碱(piperyline)、胡椒油碱 A、B、C(piperoleine A、B、C),胡椒新碱(piperanine)[1-3]。

【药理作用】

1. 抗惊厥 小鼠腹腔胡椒碱对抗最大电休克发作的 ED_{50} 为 23.0 mg/kg,对抗戊四唑发作的 ED_{50} 为 50.4 mg/kg,对抗海人藻酸发作的 ED_{50} 为 28.1 mg/kg,对抗听原性发作的 ED_{50} 为 37.5 mg/kg。1 μmol/L 的胡椒碱对大鼠大脑皮层脑片预载的 ^{3}H-Glu 的释放有明显的抑制作用[4]。

2. 抗抑郁 胡椒碱 10、20 mg/kg 灌胃给药对强迫游泳、悬尾引起小鼠抑郁行为有明显对抗作用;1.4、7、35 μmol/L 可对抗皮质酮对 SH-SY5Y 的损伤作用,具有促进神经前体细胞增殖的作用。表明胡椒碱具有较好的抗抑郁作用,其作用可能是通过调控神经干细胞的增殖、迁移和分化及对功能性神经再生的保护和促进作用实现的。慢性应激抑郁模型大鼠灌胃给予胡椒碱 5、10、20 mg/kg 能明显增加大鼠的糖水消耗量,对血清皮质酮(CORT)含量无明显影响,各个剂量胡椒碱可对抗慢性应激损伤所引起的血清肾上腺皮质释放激素(CRH)和促肾上腺皮质激素(ACTH)含量的增加,表明其抗抑郁作用可能与其对下丘脑-垂体-肾上腺轴的影响有关[5,6]。

3. 镇静 小鼠 10、20、40 mg/kg,家兔 40 mg/kg 腹腔注射给药,可明显减少小鼠的自主活动,并明显的延长戊巴比妥钠诱导的小鼠睡眠时间,显著增加家兔的深睡眠。并可明显增加小鼠脑内单胺类神经递质 5-HT 的含量[7]。

4. 抗心肌损伤 胡椒碱 0.02、0.2、2 μg/mL 可使过氧化氢损伤心肌线粒体中丙二醛(MDA)含量降低,谷胱甘肽(GSH)增高,门东氨基转移酶(AST)、Na^+/K^+-ATP 酶和 Ca^{2+}-ATP 酶活性增高,对心肌具有保护作用[8]。

5. 抗脑血管痉挛 胡椒碱 20 mg/kg 静脉注射,可明显缓解兔迟发性脑血管痉挛,降低血管壁上 NF-κB 活性及 TNF-α、IL-1β、IL-6 的表达[9]。

6. 抗胃溃疡 大鼠或小鼠灌胃给予胡椒碱 25、50、100 mg/kg 能抑制大鼠或小鼠胃黏膜损伤,对应激性型胃黏膜损伤,抑制率分别为 16.9%、36.0%、48.3%;吲哚美辛型胃黏膜损伤为 4.4%、51.1%、64.4%;盐酸型胃黏膜损伤为 19.2%、41.5%、59.6%;对幽门结扎型胃黏膜损伤为 4.8%、11.9%、26.2%;胃液分泌减少;胃酸、胃蛋白酶活性降低,表明胡椒碱具有抗实验性胃溃疡作用[10]。

7. 抗胆结石 胡椒碱 30 mg/kg 灌胃给药,可明显减少高胆固醇小鼠胆结石的形成[11]。

8. 抑菌 胡椒乙醇提取物对枯草芽孢杆菌、大肠杆菌、金黄色葡萄球菌、汉逊氏酵母菌、黑曲霉和青霉的最低抑菌浓度分别为 6.25 mg/kg、12.5 mg/kg、25 mg/kg、25 mg/kg、50 mg/kg、50 mg/kg[12]。

9. 其他 胡椒碱 0.01~1.0 mmol/L 可浓度依赖性促进表皮黑色素细胞的黑色素形成,其机制可能主要通过上调酪氨酸酶和酪氨酸酶相关蛋白酶 1 的表达而发挥作用[13]。20~40 μmol/L 胡椒碱可诱导 K562 细胞向巨噬细胞和单核系细胞分化[14]。

10. 毒性 胡椒乙醇提取物大剂量灌胃给予小鼠肝功能发生异常,LD_{50} 为 0.4165 mg/kg[15]。

【临床应用】

1. 抗癫痫 用癫痫片治疗 150 例,原发性癫痫 92 例,炎症后遗症 23 例,外伤后遗症 16 例,产伤后遗症 5 例,总有效率 92.3%[16]。

2. 小儿腹泻 用胡椒外敷神阙穴治疗小儿迁延型腹泻 37 例,治愈 32 例,好转 5 例,无效 2 例[17]。用白胡椒口服治疗 20 例小儿单纯性消化不良腹泻,痊愈者 18 例,好转 2 例[18]。用白胡椒敷脐治疗小儿腹泻 209 例,治愈率 66.5%,总有效率为 81.3%[19]。

(师海波)

参 考 文 献

[1]中国医学科学院药物研究所.中药志(Ⅲ).北京:人民卫生出版社,1984:498

[2]南京药学院.中草药学(中册).南京:江苏人民出版社,1976:92

[3]范尚祖,等.12种胡椒属生药挥发油的GC比较.中药材,1987,(5):36

[4]崔广智,等.胡椒碱抗实验性癫痫作用及其作用机制分析.中国药理学通报,2002,18(5):675

[5]廖红波,等.胡椒碱的抗抑郁及神经保护作用研究.中国中药杂志,2009,34(12):1562

[6]胡园,等.胡椒碱调节大鼠下丘脑-垂体-肾上腺轴抗抑郁作用的实验研究.中西医结合学报,2009,7(7):667

[7]崔广智,等.胡椒碱对中枢神经系统功能的影响.中国药学杂志,2003,38(4):268

[8]于腾飞,等.胡椒碱对过氧化氢损伤心肌线粒体的保护作用及机制研究.解放军药学学报,2008,24(1):7

[9]张更申,等.胡椒碱对实验性蛛网膜下腔出血后脑血管痉挛作用机制研究.中华神经外科杂志,2006,22(6):373

[10]Bai YF,et al. Protective action of piperine against experimental gastric ulcer. *Acta Pharmacologica Sin*,2000,21(4):357

[11]王海梅,等.胡椒碱对C57BL/6小鼠胆结石的影响.中国中医药信息杂志,2007,14(7):27

[12]徐燕,等.胡椒中天然防腐剂的提取方法及其抑菌作用的研究.中国调味品,2007,(7):57

[13]马慧军,等.中药单体胡椒碱促进表皮黑素细胞黑素合成的实验研究.临床皮肤科杂志,2005,34(1):14

[14]宋其芳,等.胡椒碱诱导人红白血病细胞株K562的分化.癌症,2008,27(6):571

[15]蒋月霞,等.海南胡椒提取物的急性毒性研究.海南医学院学报,2008,14(6):633

[16]北大医附属医院癫痫门诊.胡椒碱治疗癫痫的初步经验.北京医学院学报,1974,(4):214

[17]陈鸿立.胡椒碱外敷治疗小儿迁延型腹泻37例.浙江中医杂志,1987,22(12):539

[18]夏宗骏.糖椒散治疗小儿单纯性消化不良腹泻.江西医药,1966,6(4):192

[19]马雅彬,等.白胡椒敷脐治疗小儿腹泻209例小结.河北中医,1985,(4):23

南天竹子 Nandinae Domesticae Fructus
nan tian zhu zi

本品为小檗科植物南天竹 *Nandina domestica* Thunb 的果实。又名红杷子、天烛子、红枸子、南竹子等。味酸、涩、甘,性平;有毒。有敛肺止咳、清肝明目功能。主治久咳、喘息、百日咳、自汗、目赤、胁痛、疟疾、下疳溃烂等。

【化学成分】

含生物碱,主为南天竹碱甲醚(o-methyl-domesticine),其他尚有原阿片碱(protopine)、异紫堇定(isocorydine)、南丁宁碱(nandinine)、南天竹碱(domesticine)南天竹宁(nantenine)等。又含蹄纹天竺索-3-木糖葡萄糖苷(pelargonidin-3-xylosylglucoside)、翠菊甙(callistephine)[1,2]。种子含不饱和脂肪酸(主要为亚油酸),并含有原阿片碱[3]。

【药理作用】

1. 抑制中枢神经 南天竹碱、南丁宁碱对冷血动物(蛙)有吗啡样麻醉作用;对温血动物(小鼠、犬)小剂量时引起轻度麻醉、大剂量时引起痉挛(阵挛型及强直型),犬有流涎、呃逆、大便失禁等;脊髓反射性增高,最后转为麻痹。南丁宁碱作用较南天竹碱弱[2]。两种生物碱对呼吸中枢有抑制或麻痹作用[2]。小鼠腹腔注射南天竹宁 13.3、20、30 mg/kg,能抑制 L-5-HTP (75 mg/kg,腹腔注射)和氯吉兰(中枢神经系统药物)诱导的头抽搐反应,表明南天竹宁对中枢 5-HT2A 受体有抑制作用[4]。

南天竹宁有抗惊厥作用。小鼠腹腔注射南天竹宁高剂量时(≥75 mg/kg),通过抑制 Na^+/K^+-ATP 酶活性起到抗惊厥作用;低剂量时(20~50 mg/kg),其抗惊厥作用可能与其刺激和降低细胞内 Ca^{2+}内流有关[5]。

2. 抑制心血管系统 南天竹碱、南丁宁碱均有抑制心脏的作用。对离体蛙、兔心脏均有直接的麻痹作用;阿托品不能影响这种作用,毒毛旋花子素有一定的拮抗作用,肾上腺素次之。去脊髓大鼠尾静脉注射南天竹宁 0.03~5 mg/kg,可作为拮抗剂抑制的 α_1 肾上腺素受体、α_2 肾上腺素受体和 5-羟色胺受体活性从而抑制血压升高,还可减慢心率,但其作用机制与血管内皮 NO 的释放、α 受体拮抗作用及钙拮抗作用无关。(+)-南天竹宁可能具降压作用,当浓度低于 1 μmol/L 时,可能与阻断 α_1 肾上腺素受体和 5-HT 受体有关;而当浓度高于 1 μmol/L 时,可能通过减弱钙离子的流入,抑制 PKC 和(或)阻断 α_2 肾上腺素受体起作用[6-8]。天南竹碱在动物组织和中国仓鼠卵巢细胞克隆人的 α_1 肾上腺素能受体的亚型中证实为一种新的,高选择性 α_1D 肾上腺素能受体拮抗剂[9]。

3. 调节平滑肌 南天竹碱能使豚鼠在位肠管紧张度上升,但对离体肠管作用正好相反;对离体兔子宫小量兴奋、大量麻痹。南丁宁碱对离体兔肠、犬肠管有兴奋作用,强度随剂量而增加[10]。南天竹碱甲醚是一种选择性的 5-羟色胺拮抗剂,在浓度为 3 μmol/L 时对由 5-HT 引起的离体家兔主动脉条和离体大鼠胃条的收缩有强抑制作用,但对组胺、氯化钾以及乙酰胆碱引起的收缩无影响[11,12]。

4. 抗菌 南天竹碱甲醚盐酸盐对鸟类结核杆菌、葡萄球菌有抑制作用,而对大肠杆菌无效[3]。南天竹碱具有抗原生动物的活性,如杀利什曼原虫、杀锥虫[13]。南天竹中提取的挥发油和各种有机物具有抗真菌的作用,对抗皮肤真菌感染,是天然杀虫剂的潜在资源,能控制某些重要的皮肤寄生虫真菌[14]。

5. 其他 南天竹碱、南丁宁碱对横纹肌有直接麻痹作用。脂肪油对痉挛性咳嗽时的咽喉有湿润作用[3]。

6. 毒性 南丁宁碱最小致死量:蛙为 0.5 g/kg,小鼠 0.3 g/kg,家兔 70 mg/kg。以南天竹碱为主要成分的总碱,毒性较大,蛙胸淋巴腔注射的 LD_{50} 为 1.63 mg/kg,小鼠皮下注射的 LD_{50} 为 100~150 mg/kg[2]。南天竹碱具有肝毒性[13]。

【临床应用】

1. 百日咳 南天竹干果实 15~25 g,水煎调冰糖服用[2]。南天竹子与车前子、刀豆、望江南共煎,可治小儿百日咳[3]。

2. 咳喘 百部、五味子、开金锁、全瓜蒌等,水煎服,有止咳化痰、温补清消之功效[15]。

3. 上呼吸道感染、肺炎 南天竹子与甘草共煎,或将南天竹子烧黑后加白糖或饴糖服用,有平喘止咳作用;将南天竹子、望江南、黑豆共煎后加白糖饮用,对气喘、咳嗽有效。南天竹子与黑豆共煎内服可治疗肺炎[3]。经霜南天竹子、腊梅花、水蜒蚰,水煎服,可治疗小儿哮喘[1,2]。

4. 其他　将南天竹子同水银捣烂擦搽或浸酒可去风痹[2]。南天竹隔年陈子,蒸熟,每日1粒。每早晨白汤服下可治疗三阴疟[1,2]。将南天竹子捣碎,用热水冲服,可预防动脉硬化。口含南天竹子煎汤剂,可缓解牙齿肿痛。将南天竹子用旺火煎或研成粉后服用有强壮作用[3]。南天竹子煎服还能够治疗感冒、阳痿、内障、酒精中毒、鱼类食物中毒等[3,16]。

(邹莉波　徐　燕　纪雪飞　邹莉波　邓岩忱)

参考文献

[1]冉先德.中华药海.哈尔滨:哈尔滨出版社,1993:1273

[2]江苏新医学院.中药大辞典(下册).上海:上海科学技术出版社,1986:1564

[3]赵俊杰.日本草药(5)南天竹子.国外药学植物药分册,1982:4

[4]B. Indra et al. Suppressive effect of nantenine,isolated from Nandinadomestica Thunberg. on the 5-hydroxy-L-tryptophan plus clorgyline -induced head -twitch response in mice. *Life Sciences*,2002,70:2647

[5]Ribeiro RA,et al. Nantenine alkaloid presents anticon - vulsant effect on two classical animal models. *Phytomedicine*, 2003,10:563

[6]HISATOSHI TSUCHIDA et al. (+)-Nantenine isolated From Nandina domesticaThunb. inhibits adrenergic pressor responses in pithed rats. *European J Pharmacology*,2003,477(1):53

[7]郑敏.婴粟科植物Platyca PnossP icata中的生物碱(+)-南天竹宁对麻醉的血压正常大鼠的急性心血管作用.国外医药植物药分册,2005,20(1):29

[8]金红锋,等.罂粟科植物Platycapnos spicata中的(+)-南天竹宁的药理作用.国外医药植物药分册,2004,19(2):73

[9]Bachtiar Indra et al. (±)-Domesticine,a novel and selective α1D -adrenoceptor antagonist in animal tissues and human a1-adrenoceptors. *European J Pharmacology*,2002,445:21

[10]王本祥.现代中药药理与临床.天津:天津科技翻译出版公司,2004:203

[11]戴明,等.南天实中分离的具有抗5-羟色胺作用物质.国外医学中医中药分册,1983,4:53

[12]Shoji N,et al. 南天竹子5-HT-R阻断剂.国外医学中医中药分册,1985,7(5):500

[13]Alain Fournet et al. Phytochemical and antiprotozoal activity of Ocotea lancifolia. *Fitoterapia*,2007,78:382

[14]Bajpai VK,et al. Antifungal potential of essential oil and various organic extracts of Nandina domestica Thunb. against skin infectious fungal pathogens. *Appl Microbiol Biotechnol*,2009,83(6):1127

[15]戴克敏,等.治疗咳喘验方.山西中医,2007,23(4):9

[16]陈伯平.南天实的生物碱.国外医学中医中药分册,1980,6:43

南五味子　Schisandrae Sphenantherae Fructus

nan wu wei zi

本品为木兰科植物华中五味子 *Schisandra sphenanthera* Rehd. et Wils. 的干燥成熟果实。味酸、甘,性温。收敛固涩、益气生津、补肾宁心。用于久嗽虚喘、梦遗滑精、遗尿尿频、久泻不止、自汗盗汗、津伤口渴、内热消渴、心悸失眠。

【化学成分】

1. 木脂素素类　如五味子素类、戈米辛类及其衍生物、五味子醇类等。南五味子中含有较高含量的五味子甲素,几乎不含五味子醇甲、五味子醇乙和五味子乙素[1]。南五味子属植物特有木脂素素成分包括南五味子素、南五味子宁、南五味子酯、异南五味子酯、南五木脂素A,B、五味子酯L,M,N,O、新南五味子宁等[2-5]。

2. 萜类　萜类成分有单萜、倍半萜和三萜类。单萜有无环单萜、单环单萜、双环单萜以及三环单萜;倍半萜的基本骨架有无环倍半萜、单环倍半萜、双环倍半萜;三萜的基本骨架有羊毛甾烷、开环羊毛甾烷、环安坦烷和开环-环安坦烷,大多以三萜酸和三萜内酯形式存在[6]。

3. 挥发性成分　含量较高的有花侧柏烯、罗汉柏烯、α-檀香烯、γ-杜松萜烯、β-雪松烯等[7,8]。

4. 其他　尚含有多糖、有机酸、维生素等[9]。

【药理作用】

1. 抗氧化　异型南五味子丁素(HD)可抑制 Fe^{2+}-维生素C诱导的肝匀浆脂质过氧化[10]。在体外外周血巨噬细胞系统的研究中观察到HD能抑制酵母多糖诱发的全血吞噬细胞呼吸暴发的化学发光，并呈剂量依赖性；在黄嘌呤-黄嘌呤氧化酶系统中，HD剂量依赖地抑制超氧化物产生；HD抑制血清白蛋白-邻菲罗林-过氧化氢系统产生的超氧阴离子自由基。在离体大鼠肝线粒体膜的脂质过氧化模型研究了从内南五味子提取的戈米辛J对脂质过氧化的影响和清除超氧阴离子自由基的作用，证实戈米辛J能剂量依赖性抑制羟自由基诱导的脂质过氧化并清除超氧阴离子[11]。甘肃产华中五味子对实验性肾阴虚型小鼠血清中SOD的升高与OFR的降低有显著的作用[12]。

2. 保肝 五味子酯丁对肝损害有极强的抑制作用，对半乳糖胺肝损伤亦具强抑制效果[13]。五味子酯甲、乙、丙、丁能有效降低迁延性、慢性病毒肝炎患者血清谷丙转氨酶[14]。

3.镇痛 给予小鼠皮下注射内南五味子挥发油、披针叶南五味子挥发油和非挥发油成分，剂量为24、49、74、100 mg/kg，给药10 min后腹腔注射1%冰醋酸，记录20 min内出现扭体次数，结果表明，内南五味子挥发油和披针叶南五味子挥发油与非挥发油都有镇痛作用，内南五味子挥发油作用更佳[15]。

4.抗病毒 披针叶南五味子内酯C (lancilactones C)具有抗HIV病毒活性，IC_{50}为1.4 mg/L。研究发现木脂素类成分kadsumarin A和taiwanschirin D具有较强的抗乙型肝炎e抗原(HBeAg)的作用，并证实schizanrin B~E对乙型肝炎e抗原(HBeAg)和乙型肝炎表面抗原(HBsAg)均表现出中度至强度的对抗作用[16,17]。

5. 抗肿瘤 从中南五味子中得到的3个羊毛甾三萜酸ananosic A、B、C对CCRF-CEM肺癌细胞和Hela细胞具有细胞毒性；从异形南五味子中分离得到6个新的三萜内酯A-F以及五内酯B、E对人类肿瘤细胞系BEL-7402、BGC-823、MCF-7和HL60具有细胞毒性[18]。从长梗南五味子中分离的三萜kadlongilactonesA、B抑制人肿瘤细胞K562的增殖[19]。

（赵丽纯 文雪 周秋丽）

参考文献

[1]付善良等.北五味子和南五味子化学成分的比较分析.药物分析杂志，2009，29(4)：524

[2]Liu Jiasen, et al. Kadsulignan A and B, Two Novel Lignans from K. coccinea. *Can J Chem*, 1989, 67(4): 682

[3]Liu Jiasen, et al. Schisantherins L2O and Actetylschi-santherin L from K. coccinea. *Phytochemistry*, 1993, 32(5): 1293

[4]Li Lianiang, et al. Neokadsuranin, A Te2 trahydrofuranoid Dibenzocyclooctadiene Lignan from Stems of K.coccinea. *Planta Med*, 1988, 54(1): 45

[5]蒋司嘉等.华中五脂素-华中五味子种子中得到的新木脂素.中国天然药物，2005，3(2)：78

[6]赵利琴.南五味子属萜类成分及其生物活性.时珍国药研究，2008，19(2)：756

[7]陈耀祖.华中五味子挥发性成分的研究.有机化学，1987(6)：469

[8]唐志书，等.南五味子种子挥发油成分的GC-MS分析.中草药，2005，36(10)：1471

[9]袁仕禄，等.华中五味子的营养成分与核型研究.吉林农业大学学报，1996，18(4)：44

[10]Yang XW, et al. Isolation of novel lignans, heteroclitins F and G, from the stem of Kadsura heteroclita and antilipid peroxidative actions of heteroclitin A-G and related compounds in the in vitro rat liver homogentae system. *Chem Pharm Bull*, 1992, 40(6): 1510

[11]李庆耀 等.异型南五味子对氧自由基的作用.上海医科大学学报，1999，26(2)：152

[12]姚凝 等.甘肃产华中五味子对实验性肾阴虚型小鼠血清超氧化物歧化酶、活性氧的影响.中国中医药信息杂志，2005，12(5)：33

[13]阴健.中药现代研究与临床应用.北京：学苑出版社，1994：148

[14]上海药物研究所.华中五味子降转氨酶成分的研究.生物化学与生物物理学报，1976，8(4)：333

[15]李庆耀等.两种南五味子属药用植物油性成分的镇痛作用.上海医科大学学报，1999，26(1)：56

[16]Kuo Yaohuar, et al. A New Anti-HBeAg Lignan Kadsumarin A, from K. matsudai and Schzandra arisanensis. *Chem Pharm Bull*, 1999, 47(7): 1047

[17]Kuo Yaohuar, et al. Schizanrins [Corrected]B, C, D and E, Four New Lignans from Kadsura matsudai and Their Antihepatitis Activities. *J Nat Prod*, 2001, 64(4): 487

[18]Chen Yegao, et al. Ananosic acids B and C, Two New 18 (13-12)Abeo Lanostane Triterpenoids from Kadsura anaosm a. *Journal Natural Product*, 2004, 67(5): 875

[19]Pu Jianxin, et al. Kadlongilactones A and B, Two Novel Triterpene Dilactones from Kadsura longipedunculata Possessing a Unique Skeleton. *Organic Letters*, 2005, (7): 5079

南蛇藤 Celastri Orbiculati Cauliz nan she teng

本品为卫矛科植物南蛇藤 *Celastrus orbiculatus* Thunb.的藤茎。味微辛,性温。具祛风湿、活血脉功能。主治四肢麻木、筋骨疼痛、小儿惊风等。

【化学成分】

1. 萜类 二氢沉香呋喃型倍半萜是主要活性成分之一,尚有其多种倍半萜衍生物;三萜类化合物有南蛇藤素(celastrol)扁蒴藤素(pristimerin)、β-香树脂醇(β-amyrin)和β-香树脂醇棕榈酸酯(β-amyrin palmitate)等;二萜类化合物有 celahypodiol、furreginol 等[1-5]。

2. 黄酮类 化合物种类较多,如山柰酚(kaempferol)、槲皮素(quercetin)、山柰酚-7-α-L-鼠李糖苷(kaempferol-7-α-L-rhamnoside)、山柰酚-3,7-α-L-二鼠李糖苷(kaempferol-3,7-α-L-dirhamnoside)、山柰酚-3-β-D-葡萄糖-7-α-L-鼠李糖苷(kaempferol-3-D-gluco-7-L-rhamnoside)、槲皮素-3-β-D-葡萄糖-7-α-L-鼠李糖苷(quercetin-3-β-D-gluco-7-α-L-rhamnoside)、槲皮素-3,7-α-二鼠李糖苷(quercetin-3,7-α-L- dirhamnoside)等[1-5]。

3. 其他 还含有生物碱类、棕榈酸、苯甲酸、香草酸、卫矛醇、β-谷甾醇、胡萝卜苷等[1-5]。

【药理作用】

1. 抗炎、镇痛 利用多种炎症实验模型研究南蛇藤不同提取部位的抗炎镇痛作用,发现南蛇藤甲醇提取物以2.5或5 g/kg剂量灌胃给药,能显著抑制角叉菜胶致大鼠的足肿胀和棉球性肉芽肿;3.5或7 g/kg灌胃给药,可减轻醋酸所致腹膜炎小鼠腹腔毛细血管的通透性增加。而乙醚提取物无此抗炎作用[6]。南蛇藤乙醇提取物20、40、60 g/kg(生药量)能提高小鼠热板法实验中的痛阈,减少醋酸引起的扭体反应,抑制醋酸致小鼠急性腹膜炎的毛细血管通透性增加,对鸡蛋清致小鼠背部气囊滑膜炎渗出液中白细胞的趋化也有显著抑制作用;60 g/kg的南蛇藤乙醇提取物显著抑制角叉菜胶致大鼠足肿胀,对切除双侧肾上腺的大鼠仍有作用[7]。用弗氏完全佐剂造成大鼠关节炎模型,发现南蛇藤乙醇提取物能显著抑制关节炎大鼠的原发性和继发性炎症反应,阻止大鼠体重下降,减轻脾肿大,并能减轻关节软骨破坏、滑膜增生和软组织炎症[8]。对以Mtb(Heat-killed mycobacterium tubercuolsis H37Ra)免疫Lewis大鼠诱发的佐剂性关节炎模型,分别灌胃南蛇藤乙醇提取物(主要成分为三萜类、黄酮和倍半萜)1.5~3 g/kg。实验结果表明,南蛇藤提取物显著降低关节炎模型大鼠的关节肿胀,抑制关节炎症及进程,并且减轻大鼠关节的损伤破坏程度[9]。将类风湿关节炎(RA)患者的关节滑膜和正常关节软骨移植到NOD/SCID小鼠体内建立人RA滑膜-软骨-NOD/SCID鼠嵌合体模型,4周后给药,南蛇藤醇提物能显著降低滑膜增生、软骨侵蚀和软骨降解的积分,并显著降低血清中炎症因子TNF-α含量[10]。

2. 抗癌 近年来,许多实验证实南蛇藤萜类化合物具有显著的抗肿瘤活性。南蛇藤的醋酸乙酯和正丁醇提取物在20 mg/kg时即可明显抑制小鼠肉瘤(S180)和肝癌(Heps)移植性肿瘤生长,阻止肿瘤组织分裂增殖,并可提高小鼠血清SOD活性,降低MDA水平[11];南蛇藤乙酸乙酯提取物可以抑制鼠黑色素瘤B16BL6细胞增殖,诱导其凋亡[12];15、30、60、120 μg/mL的南蛇藤乙酸乙酯和正丁醇提取物可剂量依赖性的抑制体外诱导的SGC-7901胃癌细胞和HeLa宫颈癌细胞的增殖;较高浓度时可诱导肿瘤细胞凋亡,且随着药物浓度的升高,肿瘤细胞P53蛋白的表达也增加,因而认为上调细胞中P53基因的表达可能是南蛇藤抗肿瘤作用的分子机制之一[13,14];体内实验发现,3 mg/kg的南蛇藤素对小鼠肉瘤S180的抑瘤率达46.86%,与5-氟尿嘧啶联用抑瘤率可达60.2%,同时,肿瘤的微血管密度、血管内皮生长因子(VEGF)、碱性成纤维细胞生长因子(bFGF)的表达均显著降低。表明南蛇藤素有抑制肿瘤血管形成的作用[15]。另有实验发现,从南蛇藤中分离得到的一新倍半萜可以改善抗肿瘤药联合用药所产生的耐药症状[2]。

3. 抗菌、抗病毒 采用琼脂稀释法测定四种南蛇藤提取物对幽门螺杆菌的体外抑菌作用,测得的最低抑菌浓度分别为:醋酸乙酯提取物为0.64 g/L、正丁醇提取物为5.12 g/L、正己烷提取物与乙醇提取物均超过10.24 g/L,证实南蛇藤的醋酸乙酯提取物具有较强的抑制幽门螺杆菌生长的作用[16]。

4. 镇静、催眠 南蛇藤果实可代替合欢花用于镇静、安神。实验证实,南蛇藤果实水煎剂给小鼠灌胃,45 g/kg 剂量使 40%小鼠呈现镇静作用,30%睡眠;22.5 g/kg 剂量使 50%镇静、10%睡眠;并能明显增强异戊巴比妥钠的催眠作用。20 g/kg 的水煎剂能显著抑制小鼠的自发活动[17]。

5. 毒性 南蛇藤根中提出的红色结晶给小鼠腹腔注射的 LD_{50} 为 30~60 mg/kg[18]。

【临床应用】

1. 风湿性关节炎 南蛇藤每日 30 g,文火煎煮 3 h 以上,早晚饭后各服 1 次。或将南蛇藤生药晒干,切碎,制成冲剂或片剂。冲剂每次 1 包,每日 2 次;片剂每次 4 片,每日 2 次。30 d 为一疗程,治疗风湿、类风湿性关节炎 500 例,收到满意的效果[19]。另有报道,取南蛇藤、鸡血藤、甘草,用渗滤法提取制成 1000 mL 的口服液,分装成每支 10 mL,每日 3 次口服,每次 1 支,1 个月为 g 疗程,共 3 个疗程,治疗类风湿性关节炎、风湿性关节炎、系统性红斑狼疮等各类风湿病 459 例,总有效率为 91.5%[20]。

2. 小儿惊风 南蛇藤 10 g,大青根5 g,水煎服[21]。

3. 蛇咬伤 鲜南蛇藤叶捣烂,酌加雄黄、烧酒调匀,敷伤口周围[21]。

【附注】

以卫矛醇为原料,半人工合成了两种抗癌药:二溴卫矛醇(DBD)和 1,2,5,6-二去水卫矛醇(DAD)[22]。

(丁 华 苑永臣)

参 考 文 献

[1]涂永强,等. 南蛇藤蓓半萜化学成分研究. 化学学报,1991,49(10):1014

[2]陈佩东,等. 南蛇藤属植物化学成分及活性研究进展. 海峡药学,1999,11(4):3

[3]蒋毅,等.南蛇藤活性成分的研究.中草药,1996,27(2):3

[4]《中医大辞典》编辑委员会. 中医大辞典(中药分册). 第一版.北京:人民卫生出版社,1982:250

[5]冯卫生,等.南蛇藤属植物化学成分研究进展.中国新药杂志,2007,16(9):672

[6]杨蒙蒙,等. 南蛇藤不同提取部位的抗炎作用实验研究. 中药新药与临床药理,2004,15(4):241,

[7]杨蒙蒙,等. 南蛇藤乙醇提取物抗炎镇痛作用的实验研究. 中医药学刊,2005,23(1):51

[8]杨蒙蒙,等. 南蛇藤乙醇提取物对大鼠佐剂性关节炎的治疗作用实验研究. 时珍国医国药,2008,19(12):2917

[9]佟丽,等. 南蛇藤提取物对Lewis大鼠佐剂性关节炎(AA)预防及治疗作用. 中国免疫学杂志,2008,(5):421

[10]肖长虹,等. 南蛇藤醇提物对类风湿关节炎滑膜增生和软骨侵蚀及降解的抑制作用. 南方医科大学学报,2007,27(7):945

[11]张舰,等. 南蛇藤提取物体内抗肿瘤作用的实验研究. 中国中药杂志,2006,31(18):1514

[12]杨庆伟,等. 南蛇藤对鼠黑色素瘤B16BL6细胞增殖抑制及凋亡诱导作用研究. 中药药理与临床,2008,24(3):61

[13]王维民,等. 南蛇藤提取物诱导SGC-7901胃癌细胞凋亡及其机制. 中国生物制品学杂志,2010,23(2):154

[14]王维民,等.南蛇藤提取物诱导宫颈癌Hela细胞凋亡. 肿瘤学杂志,2009,15(11):985

[15]张丽娟,等. 南蛇藤素对肿瘤血管的抑制作用. 肿瘤防治研究,2005,32(11):719

[16]张舰,等.南蛇藤组分对幽门螺杆菌的体外抑菌作用. 河南中医,2008,28(12):23

[17]单国存,等.合欢花与南蛇藤果实水煎剂镇静、催眠作用的比较. 中药材,1989,12(5):36

[18]掘井聡,他. 有用天然植物の研究(21).シルウソモドキCelastrus orbiculatus中の抗菌成分の研究. 医学中央雑誌,1961,61:33

[19]唐庆年,等. 南蛇藤治疗风湿,类风湿性关节炎500例探讨. 实用中医杂志,1998,14(3):20

[20]包柏林. 复方南蛇藤口服液的研究与临床疗效观察. 华夏医学,1998,11(5):648

[21]江苏新医学院. 中医大辞典(下册). 上海:上海人民出版社,1977:1563

[22]刘肇清,等. 南蛇藤化学成分的研究. 药学通报,1981,(8):58

南瓜子 Cucurbitae Moschatae Semen

nan gua zi

本品为葫芦科植物南瓜 *Cucurbita moschata* Duch 的种子。味甘,性平。有杀虫功能。用于绦虫病、蛔虫病、血吸虫病、产后手足浮肿、百日咳、痔疮。

【化学成分】

1. 氨基酸 南瓜子含有异亮氨酸、亮氨酸、赖氨酸、色氨酸、精氨酸、组氨酸、谷氨酸、丙氨酸等 16 种氨基酸。此外还含有特殊的南瓜子氨酸[1,2]。

2. 脂肪酸 南瓜子含有十几种脂肪酸，其中主要脂肪酸为亚油酸、油酸、棕榈酸和硬脂酸[3,4]。

3. 类脂 南瓜子含有植物甾醇、甾醇脂、磷脂酰胆碱、磷脂酰乙醇胺、磷脂酰丝氨酸、脑苷脂、类胡萝卜素等[4,5]。

4. 维生素 含维生素 B_1、维生素 B_2、维生素 C、维生素 E、维生素 PP、泛酸等[2,3]。

5. 微量与宏量元素 含有锌、硒、锰、钙、磷、镁、钾、钠等[2]。

6. 其他 含棉籽糖、毛蕊花糖、胰胆酶抑制剂、植酸、单宁酸等[6]。

【药理作用】

1. 驱绦虫 南瓜子氨酸治疗小白鼠短膜壳绦虫病有效[1]。南瓜子水提物 200 mg/mL，48 h 杀绦虫原头蚴杀死率达 5.9%；醇提物 6 mg/mL，48 h 杀虫率达 31.4%；油提物 5 mg/mL，48 h 杀虫率达14.6%[4]。体外实验证明，以 40%的去油南瓜子粉煎剂或 30%南瓜子提取液对牛肉或猪肉绦虫的中段、后段(孕卵节片)均有麻痹作用，使节片变薄变宽，中部凹陷，而对其头和未成熟节片则无作用[7]。南瓜子对细粒棘球绦虫原头节有杀伤作用[7]。

2. 抗血吸虫 小白鼠于感染血吸虫当天按 350~400 mg/kg 口服南瓜子氨酸，疗程为 28 d，效果显著，灭虫率达 43.7%~68.5%。南瓜子氨酸不能杀灭小白鼠体内血吸虫成虫，但能使两性虫体萎缩，生殖器官退化和子宫内虫卵数减少。用南瓜子与酒石酸合并应用较单味使用南瓜子疗效更佳[4]。

3. 抗炎 用 Freand's 完全佐剂诱导大鼠关节炎，给予富含抗氨化剂成分的南瓜子油。结果表明南瓜子油与消炎痛一样有效，可调节血浆多种酶的水平和活性以及肝脏谷胱甘肽与脂质过氨化物的水平，特别在慢性炎症阶段[8]。

4. 抗氧化 南瓜子大约含有 50%的脂肪油，丰富的维生素 E，特别是具有高抗氧化活性的 γ 生育酚类胡萝卜素，因此南瓜子提取物表现出显著的抗氧化活性，特别是南瓜子的甲醇提取物(主要由多酚类组成)表现出强的抗氧化活性[9]。

5. 其他 给小白鼠腹腔注射大剂量南瓜子氨酸 1.6~2 g/kg，可致兴奋。给家兔静脉注射南瓜子氨酸 150~250 g/kg，可出现升压，呼吸加深加快。1:2000~1:3000 浓度的南瓜子氨酸盐对豚鼠及家兔离体小肠有抑制作用[1]。给去势大鼠腹腔注射南瓜子油乳 5 mg/kg，对前列腺无显著影响[10]。南瓜子提取物能显著降低兔膀胱的压力，增加膀胱的顺应性，减少尿道压力，改善尿流动力学作用，降低胆固醇，对前列腺细胞增殖，对泌尿结石形成有一定影响，甚至对人类Ⅻ因子和牛胰蛋白酶也有抑制作用。较长期服用南瓜子，可降低尿中草酸钙结晶的产生和钙的水平，提高磷和钾的值，显示南瓜子可以作为一种降低膀胱结石危险因素的潜在作用物[11]。

6. 毒性 小鼠灌服南瓜子氨酸过氯酸盐与盐酸盐的 LD_{50} 分别为 1.25~51.10 g/kg，小鼠腹腔注射南瓜子氨酸过氯酸盐 1.2~2.0 g/kg，30 min 后出现体态不稳，对外界刺激反应敏感，其中 1.6~2.0 g/kg 剂量组于给药后 4~5 h 可致兴奋狂躁，阵发性痉挛，抽搐死亡，未死者均于停药 1 周左右恢复正常[1]。病理检查表明，南瓜子与南瓜子氨酸对正常小鼠的肝、脾、肾、十二指肠等可出现暂时病理损伤，肝糖元减少与脂肪增加，停药后可迅速恢复正常。南瓜子氨酸可使部分实验犬出现恶心、呕吐，余无其他毒副表现，提示南瓜子氨酸毒性很低[6,12]。

【临床应用】

1. 绦虫病 南瓜子及南瓜子多种剂型或南瓜子配伍槟榔用于治疗亚洲绦虫、猪带绦虫、牛带绦虫病等临床上都取得满意效果，治愈率均在 70%~100%[13,14]。综合起来有以下几种方法。①新鲜南瓜子仁 50~100 g 研碎，加水调或乳剂，加冰糖或蜂蜜空腹顿服。②南瓜子、石榴皮各 30 g，水煎服，日服 3 次，连服 2 d。③先服南瓜子粉 80~125 g，0.5~2 h 后再服 60~100 g 槟榔煎剂，再过半小时后服 50%碳酸镁 50~60 mL。治疗亚洲绦虫，猪带绦虫病分别有 45 人和 17 人服药，45 例排出完整亚洲绦虫 54 条，17 例排出完整猪带绦虫 17 条，排出率均为 100%；牛带绦虫有 41 人服药，39 例排出完整牛带绦虫 52 条，排虫率为 95.12%，2 例仅排出无头节牛带绦虫各 1 条[13,14]。南瓜子水煎治疗 85 例绦虫病，结果 60 例全部将绦虫除尽，治愈率达 70%以上。南瓜子对绦虫中段和后段有麻痹作用，而槟榔则麻痹绦虫头和未成熟节片。临床报道用南瓜子与槟榔合并治疗带绦虫病 56 例，治疗猪带绦虫病 20 例，猪、牛带绦虫 86 例，治疗牛肉绦虫 50 例，均取得满意疗效，驱虫效果达 100%[1]。

2. 血吸虫病 南瓜子治疗急性血吸虫病 89 例，疗效颇佳。南瓜蒂治疗晚期血吸虫病腹水 34 例确有一定疗效[1]。用南瓜子炒黄，碾成细末，每次 30 g，加白糖开水冲服，每日 2 次，15 d 为一疗程，也有一定疗效[13]。

3. 丝虫病 南瓜子 60 g 捣烂，用开水调成乳剂，配槟榔 30 切 g 煎水，空腹时混合服用[1]。

4. 蛔虫病 南瓜子煎服或炒熟吃，观察5~13岁患儿56例,服药后1~2 d共51例排出蛔虫,第5~10天48例复查大便,有33例转为阴性[1],因蛔虫病引起的腹痛25例,用南瓜子蒂治疗,24例有效[1]。南瓜子去壳留仁50~100 g,研碎,加适量的开水,蜂蜜或糖调成糊状,空腹服。南瓜子煎服或炒熟吃,儿童每次50~100 g,于早晨空腹吃,也有效[13]。

5. 产后缺乳 每次用南瓜子150~180 g,去壳取仁用纱布包裹捣成泥状,加开水适量,早、晚各服1次,一般连服3~5 d即可见效[1]。

6.慢性前列腺炎、前列腺增生 口服晒干南瓜子,每天嚼服30 g(剥壳),每天1次,连续30 d为一疗程,同时每天坚持用拇指按压关元穴100次。治疗慢性前列腺炎45例,临床症状疼痛、滴白、排尿、性欲、阳痿、早泄、遗精等都有不同程度的改善,总有效率达91.11%,疗效优于氟哌酸(总有效率46.88%)[15]。患前列腺增生病多年,较长期服用南瓜子,每天吃南瓜子50 g,连吃3个月,3年后症状基本消除,恢复性功能[16]。国外报道在大型临床实验中,2245名患不同程度的前列腺增生(Ⅰ~Ⅲ度),每天服用南瓜子提取物胶囊1~2粒,疗程12周。结果显示,治疗期间前列腺症状减少41.6%,生活质量改善46%。46%以上的患者报告没有不能容忍的副作用[17]。

7. 其他 吃南瓜子可减少泌尿道形成肾结石的危险因素[11]。南瓜子芝麻花生可以治疗便秘[18]。

8. 不良反应 少数病例服后,有头晕、恶心、呕吐、饱胀、食欲不振、腹泻与肠鸣等副作用,但可缓解,不影响继续服药,肝功能不良及黄疸患者忌用[1]。

(谢宝忠 孟宪容)

参考文献

[1]王本祥,等.现代中药药理与临床.天津:天津科技翻译出版公司,2004:1022

[2]中国预防医学科学院营养与食品卫生研究所.食物成分表(全国代表值).北京:人民卫生出版社,1991:73(或27)

[3]王晓,等.南瓜籽油脂肪酸的GC-MS分析.食品科学,2002,23(3):115

[4]吴国欣,等.南瓜子的研究进展.海峡药学,2003,15:11

[5]Matus Z, et al. Main carotenoids in pressed seets (Cucurhitae semen) of oil pumpkin (Cucurbita pepo convar ,pepo var . styriaca). *Acta Pharm Hung*, 1993, 63(5):247

[6]EI-Adwy TA, et al. Chiraderistics and composition of walermet on pumpkin and paprika seed oild and flcnts. *J Agric food Chem*, 2001, 49(3):1253

[7]康金凤,等.十种中草药体外抗细棘球绦虫原头节的实验研究.地方病通报,1994,9(3):22

[8]Fahim AT, et al. Effect of pumpkin-seed oil on the level of free radical scavengers induced during adjuvant-arthritis in rats. *Phunmacol Res*, 1998, 31 (1):73

[9]Zhou JG, et al. Effect of NaCl stress on free polyamines content and reactive oxygen species level in pumpkin roots. *Ying Yong Sheng Tai Xue Bao*, 2008, 19(9):1989

[10]朱宏建,等.中药苦参和南瓜子对前列腺增生影响的实验研究.中国中西结合外科杂志,1999,5(4):258

[11]Suphiphat V, et al. The effect of pumpkin seeds snack on inhibitors and pramoters of urolithasis Thaiadolescents. *J Med Assoc Thai*, 1993, 76:487

[12]陈光康,等.南瓜子氨基酸对犬绦虫病的治疗作用.中国药理学报,1980,12(2):124

[12]张北北.南瓜子驱虫法.新农村,2008,6:33

[13]李树林,等.南瓜子槟榔驱除亚洲绦虫、猪带绦虫和牛带绦虫的效果比较.中国人兽共患病学报,2007,23(11):1163

[14]李琼.口服南瓜子配按摩关元穴治疗慢性前列腺炎45例临床观察.四川中医,2001,8:26

[15]李道宗.南瓜子治疗前列腺增生.农村百事通,2008,9(5):86

[16]Friederich M. et al, Frosta Fink Forte eapsules in the treatinent of benign prostatic hyperplasia.Muliticentric surveilance study in 2245 patients. *Forsch Komplementaramed Klass Naturbeilkd*, 2000, 7(4):200

[18]宋彬彬,等.南瓜子芝麻花生治便秘.中国民间疗法,2009,1:62

南沙参 Adenophorae Radix

nan sha shen

本品为桔梗科植物轮叶沙参 *Adenophora tetraphylla*(Thunb)Fisch.或沙参 *Adenophora stricta* Miq 的干燥根。味甘,性微寒。有养阴清肺、益胃生津、化痰、益气功能。用于肺热燥咳、阴虚劳嗽、干咳痰黏、胃阴不足、食少呕吐、气阴不足、烦热口干。

【化学成分】

1. β-谷甾醇(β-sitosterol)及其衍生物 β-谷甾醇衍生物有胡萝卜苷［daucosterol:β-D-glucopyranoside,(3β)-stigmast-5en-3-yl］、棕榈酰胡萝卜苷(胡萝卜苷6-0-palmitoyl衍生物)、β-谷甾醇十五烷酸酯 (β-sitosteryl pentadecanoate)、β-谷甾醇棕榈酰酯(β-sitosteryl palmitate)[1]。

2. 三萜类 主要以四环三萜和五环三萜的形式存在。如环阿屯醇乙酸酯(cycloartenol acetate)、羽扇豆烯酮(lupenone)、蒲公英萜酮(taraxerone)等[2]。

3. 挥发性成分 主要有2-正戊基呋喃、已酸、正辛醛、壬醛、正壬醇、正辛酸、硬脂酸甲酯等[3]。

4. 糖苷类 从轮叶沙参根分离出3个命名为shashenosides Ⅰ、Ⅱ、Ⅲ的三个酚酸的糖苷(phenolicglycosides)。它们的糖苷配基均为3-methoxy-5-(2′-propenyl)-1.2-benzendiol型[4]。

5. 多糖类 从南沙参根提取的粗多糖,经分离得到两个均一的多糖成分 (AP-1、AP-3),平均分子量AP-1为8.3万,AP-3为6.3万。糖组成分析表明:AP-1为一葡聚糖,AP-3是含有葡萄糖、鼠李糖、阿拉伯糖、葡萄糖醛酸(5:1:1:3)的杂多糖[5]。

6. 氨基酸 南沙参还含有17种氨基酸,其中包括人体必须的7种氨基酸Thr、Val、Met、Tle、Leu、Phe、Lys[6]。

7. 其他 从轮叶沙参根中分离出三种晶体,经鉴定为:苯甲酸、香草酸和3-甲氧基苯甲酸-4-β-D-葡萄糖苷[7]。

【药理作用】

1. 影响血液流变性 南沙参30 g制成100 mL水煎剂,给大鼠灌胃每天5 mL,连续10 d,能明显改善血液的“黏”性和易“凝”的倾向,可使红细胞解聚,有明显的活血作用[8]。

2. 镇咳、祛痰 南沙参的乙醇和乙酸乙酯提取物对豚鼠枸橼酸诱发的咳嗽有显著的对抗作用,乙酸乙酯提取物并有显著促进小鼠酚红的排泌作用[9]。

3. 抗辐射损伤 南沙参多糖0.5、1.0、2.0 g/kg给小鼠灌胃同时,用^{60}Co γ照射小鼠全身形成基因损伤。照射后小鼠出现外周血白细胞、红细胞数减少;染色体畸变率、精子畸形率和骨髓嗜多染红细胞微核率均增加。南沙参多糖可促进上述指标的恢复,对小鼠亚慢性照射损伤有保护作用[10]。上述剂量下的受照射小鼠,体重增加幅度下降,脾和胸腺指数下降,血清SOD、GSH-Px活力下降,GPT、GOT活力增加。南沙参多糖(0.5、1.0、2.0 g/kg)可促进上述指标恢复[11]。给小鼠南沙参多糖2000、1000 mg/kg,灌胃7 d,第8天^{60}Co γ一次性照射小鼠全身。南沙参对照射小鼠的遗传损伤有一定的拮抗作用[12]。

4. 抗肝损伤 南沙参多糖(RAPS)2000、1000、500 mg/kg灌胃7d,不仅能显著降低四氯化碳(CCl_4)肝损伤小鼠血清AST、ALT活性,而且能够降低肝损伤小鼠肝组织MDA含量,并能提高SOD活性;病理形态学观察显示,RAPS能够明显减轻肝细胞肿胀、减少中性粒细胞浸润,其对急性肝损伤具有治疗作用,该保护作用可能与其抗氧化作用有关[13]。RAPS浓度为0.25、0.50、1.0 mg/mL对CCl_4损伤原代培养大鼠肝细胞有明显的保护作用:对AST、ALT升高有抑制作用,抑制MDA生成及肝细胞损伤造成的SOD活力及GSH-Px活性的降低,改善肝细胞存活率[14]。

5. 抗衰老 南沙参多糖0.5、1.0、2.0 g/kg,灌胃20 d,可明显抑制老龄小鼠MDA的产生及肝、脑组织中脂褐素的形成;同时也能降低老龄小鼠肝、脑组织中单胺氧化酶的活性,提示对小鼠的衰老有抑制作用。南沙参多糖可以提高老龄小鼠血清中睾酮的含量[15]。南沙参多糖(1.0 g/kg)灌胃给药,连续20 d,除具有上述抗衰老作用外,体外对O_2^-和·OH有明显的清除效应,IC_{50}分别88.82和126.22 g/mL[16]。

6. 改善学习记忆 南沙参多糖每天灌胃500~2000 mg/kg共15 d,大鼠主动回避反应率显著增加,可升高大鼠脑中单胺类递质含量及血糖含量,抑制胆碱酯酶活性,改善东莨菪碱所致大鼠学习记忆障碍[17]。

7. 清除自由基 用Lewis肺癌瘤株制备小鼠肺癌模型,南沙参多糖500、1000、2000 mg/kg灌胃10 d,对小鼠肺癌病变引起的SOD和GSH-Px活力下降有保护和恢复作用,并且使MDA下降[18]。

8. 药代动力学 家兔按2 g/kg灌胃给予南沙参多糖,家兔血浆中的浓度-时间曲线呈口服二室药动学模型[19]。

【临床应用】

1. 冠心病和心肌炎 用益气养阴活血之三参汤(党参或太子参、丹参、南沙参)治疗30多例老年冠心病和心肌炎患者,1个月后,除心绞痛症状基本控制及发作频率减少外,自觉体力增加,尚能解除胸闷、心悸感,ECG改变也逐渐恢复正常[8]。

2. 慢性气管炎 70例慢性支气管炎急性发作患者在常规抗生素治疗的基础上,采用自拟南沙参汤辨证加减治疗,疗程均为10 d。结果:治疗后有明显疗效,血清IgA获得改善,血清白介素-2受体水平明显降低。表明在抗生素治疗基础上自拟南沙参汤辨证加减治疗慢性支气管炎急性发作有疗效[20]。

3. 慢性乙型肝炎　30例慢性乙型肝炎患者，除给予一般保肝治疗外，治疗组加用南沙参多糖200 mg，口服，每天3次，总疗程为24周。南沙参多糖可使患者血清ALT及AST下降。提示南沙参多糖具有较好的保肝、降酶和一定的抗病毒疗效[21]。

（祝晓玲　陶　成）

参 考 文 献

[1]屠鹏飞，等.中药沙参研究：V. 镇咳祛痰药理作用比较.中草药，1995，26(1)：22

[2]屠鹏飞，等. 中药沙参类商品药材调查. 中国中药学杂志，1994，19(11)：646

[3]高茜，等.ASE/SPME-GC-MS分析南沙参的挥发性成分.精细化工中间体，2008，38(6)：66

[4]Kaixue kuang，et al. Phenolic Glycosides from Roots of Adenophoratetraphyllain Heilongjiang，China. *Chem Pharm Bull* 1991，39(9)：2440

[5]陈谦，等.南沙参多糖理化特性的研究. 中药材，2002，1：25

[6]江苏新医学院.中药大辞典（下册）.上海：上海人民出版社，1977：1560

[7]王淑琴，等. 南沙参化学成分分析.白求恩医科大学学报，1997，23(1)：51

[8]毛腾敏，等.老年血瘀证运用益气养阴活血法的实验研究.中药药理与临床，1987，3(4)：11

[9]龚晓健，等.沙参提取物镇咳祛痰及免疫增强作用研究.中国现代应用药学杂志，2000，17(4)：218

[10]梁莉，等. 南沙参多糖对亚慢性受照小鼠的抗突变作用研究. 中药药理与临床，2003，19(3)：23

[11]杨永建，等. 南沙参多糖对亚慢性辐射损伤的防护作用. 中药药理与临床，2002，18(5)：21

[12]刘青，等. 南沙参多糖对受照射小鼠遗传损伤的拮抗作用. 中药药理与临床，2001，17(6)：21

[13]梁莉，等.南沙参多糖对小鼠CCl_4急性肝损伤的保护作用.中国药师，2008，11(6)：617

[14]梁莉，等. 南沙参多糖对四氯化碳损伤原代培养大鼠肝细胞保护作用的研究.中国药房，2007，18(24)：1853

[15]李春红，等. 南沙参多糖抗衰老作用的实验研究.中国药理学通报，2002，18(4)：452

[16]孙亚捷. 南沙参多糖对小鼠的抗衰老及清除氧自由基作用的研究.中国药师，2005，8(9)：713

[17]张春梅，等. 南沙参多糖改善东莨菪碱所致大鼠学习记忆障碍的研究. 中药药理与临床，2001，17(6)：19

[18]李泱，等.南沙参多糖对肺癌小鼠氧自由基作用的实验研究.中国中医科技，2000，7(4)：233

[19]杜林.南沙参多糖在家兔体内药物动力学的研究.中华实用中西医杂志，2003，3(16)：1170

[20]周向锋，等. 自拟南沙参汤对慢性支气管炎急性发作的治疗作用.中医药临床杂志，2004，16(3)：253

[21]梁莉，等. 南沙参多糖治疗慢性乙型肝炎30例疗效观察. 中国药师，2008，3：261

枳　壳　Aurantii Fructus　zhi qiao

本品为芸香科植物酸橙 *Citrus aurantium* L. 及其栽培变种的干燥未成熟果实。味苦、辛、酸，性微寒。有理气宽中、行滞消胀功能。用于胸胁气滞、胀满疼痛、食积不化、痰饮内停、脏器下垂等。

【化学成分】

主要含黄酮苷类化合物、挥发油及少量的生物碱等成分。

1. 黄酮苷类　酸橙果实中含橙皮苷（hesperidin）、新橙皮苷(neohesperidin)[1,2]；柚皮苷(naringin)、川陈皮素（nobiletin）、5-邻-去甲基川陈皮素（5-O-desmethyl nobiletin）[3]、野漆树苷(rhoifolin)、忍冬苷(lonicerin)[4]。

2. 挥发油　含柠檬烯（limonene）、别罗勒烯(linalol)、α-蒎烯(α-pinene)、β-蒎烯(β-pinene)等百余种成分[5-7]。柠檬烯(d-limonene)占90%以上[8]。

3. 生物碱　酸橙果实含辛弗林（又名对羟福林synephrine、脱氧肾上腺素）和N-甲基酪胺（N-methyl-tyramine）[9]。新福林含量为0.11%(g/g)[10]。尚含喹诺啉(quinoline)、那可汀(narcotine)、去甲肾上腺素(noradrenaline)、色胺(tryptamine)、酪胺(tyramine)[11]。

4. 微量元素　生枳壳中含铁、锌、钼、铜、镉、铍、镍、钛、铬等微量元素[12]。

【药理作用】

1. 镇痛　枳壳挥发油灌胃1、2 g/kg，对醋酸所致小鼠扭体反应有显著的抑制作用；枳壳生物碱和黄酮苷类灌胃 20 g/kg，对醋酸引起小鼠扭体反应亦有明显的抑制作用[13]。

2. 收缩血管 枳壳醇提物（FAE）0.005~0.32 g/L 能够浓度依赖性的提高大鼠离体胸主动脉环张力，对去除内皮血管环的最大收缩幅度作用明显强于内皮完整血管环；预孵一氧化氮合酶抑制剂后，FAE 对内皮完整血管环的最大收缩幅度明显提高；在去除内皮的血管环上，维拉帕米及无钙液孵育均可明显阻断 FAE 的收缩作用；FAE 0.16、0.32 g/L 可浓度依赖性的增加静息状态平滑肌细胞胞质内钙浓度。提示 FAE 收缩大鼠主动脉的作用机制可能与激活血管平滑肌上的电压依赖性钙通道，促使外钙内流有关；FAE 也作用于血管内皮细胞，促进一氧化氮的释放，部分抵消其缩血管作用[14]。

3. 升压 枳壳挥发油 1 g/kg 升压率为 1.9%，黄酮苷类 10 g/kg 升压率为 9.6%，生物碱 5 g/kg 升压率 50.93%，生物碱 10 g/kg 升压率 105.6%[13]。

4. 促进胃肠功能 灌胃枳壳水煎液 6 g/kg 和辛弗林 0.1 g/kg，对正常小鼠胃排空无明显影响，但对小肠推进有明显促进作用；对肾上腺素所致小鼠胃肠运动抑制有明显拮抗作用；对阿托品所致小鼠胃肠运动抑制无影响；对新斯的明所致小鼠胃肠运动亢进无明显拮抗作用。并提示其作用机制可能与肾上腺素能系统有关，而与乙酰胆碱能系统无关[15]。生、炒枳壳水煎液 20g/kg 灌胃给药，可明显促进小鼠胃肠推进功能，枳壳炮制后含挥发油与不含挥发油者均能促进胃肠推进功能，含油者略强于不含油者。10 g/kg 灌胃均可对抗阿托品引起的小鼠胃肠功能抑制[16]；湖南、四川产枳壳挥发油含量高于贵州产枳壳，对正常小鼠胃肠推进率作用明显高于贵州产枳壳。经麸炒后挥发油含量降低，对正常小鼠及阿托品抑制模型小鼠胃肠推进功能促进作用亦降低，将挥发油除去后枳壳对胃肠功能促进作用几乎丧失；而挥发油 0.3%、0.6%均可显著促进胃肠推进功能，可见其主要有效成分是挥发油[17]。

5. 调节平滑肌 枳壳水煎液 2 mg/mL 对兔离体肠平滑肌呈现微弱兴奋作用，20 μg/mL 时明显抑制兔离体肠平滑肌，但抑制作用过后出现显著性兴奋。枳壳可解除 $BaCl_2$、Ach 引起的肠痉挛，使其舒张并加强蠕动。对张力有显著影响，高剂量强于低剂量；对于收缩幅度，炮制后含挥发油比不含挥发油作用明显，含挥发油抑制作用增强，高剂量比低剂量作用显著；对于收缩频率，炮制后比不炮制作用大，高剂量比低剂量减慢频率作用明显；对于肠平滑肌收缩力作功，炮制和挥发油交互作用对平滑肌收缩力作功影响最大，含挥发油的炮制品比不含挥发油炮制品抑制肠收缩力作功明显，高剂量比低剂量抑制作用强，炮制比不炮制抑制作用强[16]。生、炒枳壳水煎剂 3.33 mg/mL 对兔离体十二指肠呈抑制作用，对兔离体子宫呈兴奋作用。当浓度为 9.99 mg/mL 时，能显著拮抗乙酰胆碱引起的兔离体回肠收缩[18]。

6. 抑制酪氨酸酶 6 种枳壳乙醇提取物导致蘑菇酪氨酸酶活力下降 50%的 IC_{50} 分别为 0.92 mg/mL（绿衣枳壳）、0.96 mg/mL（陕西枳壳）、1.30 mg/mL（红河橙枳壳）、0.44 mg/mL（湖南枳壳）、0.41 mg/mL（四川枳壳）和 0.70 mg/mL（江西枳壳）。且抑制作用均为可逆过程，抑制类型为混合型[19]。

7. 抗过敏 50%枳壳水浸液，体外可显著抑制 MC 脱颗粒率，对 MC 膜有保护作用，增加膜的稳定性，从而阻止颗粒脱出，达到抗过敏作用。并具有与色甘酸钠相似的抗过敏作用[20]。

8. 其他 5%枳壳水煎液，静脉给药，可显著促进肾衰兔肠黏膜肌酐清除率[21]。用盐酸林可霉素诱导肠道微生态失调模型，枳壳（含生药 1.0 g/mL）给大鼠灌胃 0.4 mL，连续 14 d。枳壳能扶植肠道正常菌群生长，促进肠黏膜损伤修复[22]。

【临床应用】

1. 冠心病心绞痛 枳壳化滞汤（枳壳、厚朴、陈皮、神曲等）治疗冠心病心绞痛 40 例，显效 27 例，改善 11 例，无效 2 例，总有效率 95%[23]。枳壳煮散合丹参饮治疗气滞血瘀型冠心病心绞痛 56 例。心绞痛症状疗效：总有效率 92.86%；心电图改变疗效：总有效率 67.86%[24]。

2. 胆汁反流性胃炎 枳壳加补中益气汤治疗胆汁反流性胃炎 100 例，治愈 52 例，好转 40 例，无效 8 例，总有效率 92%[25]。

3. 胃下垂 枳术黄芪散（枳壳、白术、黄芪，4:3:3）与吗叮啉联合治疗胃下垂 48 例，总有效率 93%[26]。

4. 老年迟缓型便秘 采用补中益气汤加枳壳治疗老年性便秘 48 例，14 d 为 1 个疗程，一般治疗 2~4 个疗程。结果显效 36 例，有效 9 例，无效 3 例[27]。

5. 胸胁挫伤 113 例胸胁挫伤患者服用柴胡枳壳理气汤治疗，7 d 为一个疗程。治疗组总有效率 97.3%，对照组（口服元胡止痛片）49 例，总有效率 79.6%[28]。

（李 伟 张殿文 付 萍 杨 铭）

参考文献

[1]汪良寄.枳实的成分研究(第1报).药学杂志(日),1940,60(7):420

[2]汪良寄.枳实的成分研究(第2报).药学杂志(日),1942,62(10):466

[3]astry GP. *Indian J.Chem*,1964,2(11):462

[4]Nakabayashi T,et al. Citrusflavonoides. Ⅵ.Chemical structure of the disaccharide of neohesperidin. Naringin and poncirin,*Nippon Nogei Kagaku Kaishi*,1961,(35):942

[5]杨书斌,等.枳壳及其炮制品挥发油成分测定.中草药,1992,23(1):15

[6]蔡逸平,等.枳壳类药材挥发油成分分析.中药材,1998,21(11):567

[7]曾宪代,等.江西四川产枳壳挥发油气相色谱-质谱分析.中国中药杂志,1997,22(3):171

[8]难波恒雄,等.原色和汉药图鉴(上).日本大阪:保育社,1980:269

[9]湖南医药工业研究所四室,等.枳实升压成分的化学研究简报.中草药通讯,1976,(5):6

[10]冯怡,等.薄层色谱扫描法测定青皮、枳实、枳壳中辛福林的含量.中成药研究,1985,(3):28

[11]佐藤良夫.枳实的生理活性成分的研究.药学杂志(日),1996,116(3):244

[12]阎汝南,等.枳壳炮制前后微量元素的测定.广东微量元素科学,1994,1(5):50

[13]胡盛珊,等.枳实、枳壳有效成分药理活性的研究.中药药理与临床,1992,8(增刊):59

[14]庄须国,等.枳壳醇提物对大鼠离体胸主动脉环的收缩作用与机制.中国药理学通报,2008,24(6):810

[15]官福兰,等.枳壳及辛弗林对小鼠胃排空、小肠推进功能的影响.中西医结合杂志,2002,11(11):1001

[16]马亚兵,等.枳壳的胃肠作用及炮制前后的变化.中药药理与临床,1996,12(6):28

[17]李贵海,等.枳壳挥发油含量对小鼠胃肠推进的影响.中药饮片,1993,(1):20

[18]刘孝乐.炮制对枳壳药理作用的影响.中成药研究,1987,(10):17

[19]朱祥枝,等.几种枳壳乙醇提取物对酪氨酸酶抑制作用比较.厦门大学学报(自然科学版),2005,44(3):416

[20]明彩荣,等.中药抗过敏反应的显微微分干涉显微镜观察.中医药学刊,2001,19(3):275

[21]黄铮,等.几种治疗慢性肾衰常用中药对小肠清除肌酐的影响研究.中国中医基础医学杂志,2000,6(9):593

[22]罗艳春,等.黄芪、白术、枳壳对大鼠肠道微生态失调的调整作用.中国老年学杂志,2009,29(12):1485

[23]袁万成,等.枳壳化滞汤加味治疗餐后冠心病心绞痛40例.山东中医杂志,2001,20(9):535

[24]胡敬宝,等.枳壳煮散合丹参饮治疗冠心病心绞痛56例.吉林中医药,2005,25(4):18

[25]李遵孟,等.补中益气汤加枳壳治疗胆汁迫流性胃炎100例临床观察.湖北中医杂志,1994,(5):23

[26]王明春.中西药联合治疗胃下垂48例临床疗效观察.黑龙江中医药,1994,(1):18

[27]俞秋荣.补中益气汤加枳壳治疗老年性迟缓型便秘48例.中国民间疗法,2009,17(10):34

[28]沈建冲,等.柴胡枳壳理气汤治疗胸胁挫伤临床观察.浙江中医药大学学报,2008,32(3):357

枳 实 Aurantii Fructus Immaturus

zhi shi

本品为芸香科植物酸橙 *Citrus aurantium* L. 及其栽培变种或甜橙 *Citrus sinensis* Osbeck 的干燥幼果。味苦、辛、酸,性微寒。具有破气消积、化痰散痞功能。用于积滞内停、痞满胀痛、泻痢后重、大便不通、痰滞气阻、胸痹、结胸、脏器下垂。

【化学成分】。

1. 挥发油 主要为柠檬烯 (limonene)、芳樟醇(linalool)、异松香烯(isoterpinene)、γ-松油烯(γ-terpinene)、β-月桂烯[又名 β-香叶烯](β-myrcene)、α-蒎烯(α-pinene)、β-蒎烯(β-pinene)等[1]。

2. 黄酮苷类 含有橙皮苷(hesperidin)、新橙皮苷(neohesperidin)、柚皮苷(naringin)、川陈皮素(又名密橘黄素)(nobiletin)、野漆树苷 (rhoifolin)、忍冬苷(lonicerin)、柚皮芸香苷(narirutin)、5-邻-去甲基川陈皮素 (5-o-desmethyl nobiletin)、去甲陈皮素(nornobiletin)、红橘素 (tangeretin)[2]、陈皮素(hesperetin)、柚皮素(naringenin)、橙黄酮(sinensetin)、佛手柑内酯(bergapten)。当果实成熟后新橙皮苷消失[3]。

3. 香豆素类 含有葡萄内酯(aurepten)、伞形花内酯(umbelliferone)、异前胡素(isoimperatorin)、马明丙酮化合物(marmin acetonide)等[4]、5-异戊烯氧基线呋喃香豆素 (isoimperator)、5-甲氧基线呋喃香豆素

(bergapten)[5]。

4. 生物碱类 含有辛弗林 (synephfine)(即对羟基福林，又名脱氧肾上腺素(、N-甲基酪胺(n-methyl-tyramine)、乙酰去甲辛弗林[又名乙酰真蛸胺(n-aee-tyloetopamine)][6]、去甲肾上腺素(noradre-naline)、喹诺啉(qinoline)、那可汀(nareotine)[2]。

5. 其他 R-(t)-marmin 及川皮苷，这两种化合物具有比硫糖铅更强的溃疡抑制作用[7]。2-羟基 1,2,3-三丙基羧酸-2-甲基酯和 β-谷甾醇[8]及具有抗炎活性的一对异构体(21-α、β-甲基苦楝酮二醇)[9]。此外尚含柠檬酸、维生素 C、维生素 P、果胶、色素、无机盐等[10]。

【药理作用】

1. 镇静、镇痛 枳实挥发油灌胃 1、2 mL/kg，均能显著减少小鼠自发活动次数；枳实黄酮苷及生物碱 2 g/kg(以生药计)，对小鼠自发活动次数未见明显影响[11]。枳实挥发油灌胃 1、2 mL/kg，可显著减少醋酸引起的小鼠扭体反应次数，枳实黄酮苷及生物碱 2 g/kg(以生药计)，对小鼠扭体反应次数未见明显影响[11]。

2. 改善心脏功能 枳实注射液 12.5 mg/mL、对羟福林 17.5 μg/mL、N-甲基酪胺 12.5 μg/mL 均能显著增加离体猫心乳头肌收缩力，并均能诱发猫心乳头肌的自动节律收缩；且以 N-甲基酪胺作用最强，对羟福林最弱，而枳实注射液居中[12]。给麻醉犬静脉注射枳实注射液 0.5 g/kg 及其有效成分辛弗林 1 mg/kg 与N-甲基酪胺 0.25 mg/kg，均能显著增强多种心肌收缩性和加强心脏泵血功能，收缩血管，增加外周阻力[13]。

3. 调节心、脑、肾血流量 N-甲基酪胺 24 μg/mL，对离体豚鼠心房收缩力具有明显增强作用，但酚妥拉明可阻断这一作用。N-甲基酪胺 0.125、0.25、0.5、1.0 mg/mL，能明显加强豚鼠离体灌流心脏的心肌收缩力，但酚妥拉明和心得安均能阻断其正性肌力作用。表明 N-甲基酪胺的正性肌力作用是通过兴奋心肌的 α 受体和 β 受体而实现的。给小鼠腹腔注射 N-甲基酪胺 50 mg/kg，可见心肌内 cAMP、cGMP 含量均明显增高。表明其兴奋心肌 α 受体和 β 受体对心肌组织在瞬时间内 cAMP、cGMP 均增加，这与已知 β 受体兴奋时 cAMP 增加，α 受体兴奋时 cGMP 增加是一致的。给兔静脉注射 N-甲基酪胺20 mg/kg，血浆 cGMP 含量明显增加。这可能是由于其兴奋心脏和血管 α 受体的结果[14]。给小鼠腹腔注射对羟福林 50 mg/kg，血浆及心肌 cAMP 含量均显著增加，腹腔注射 30 mg/kg 对大鼠血浆 cAMP 含量无影响。表明对羟福林可能仅兴奋心血管的 α 受体[15]。

4. 升压 枳实生物碱 5、10 g/kg 均可显著升高大鼠血压，而挥发油、黄酮苷对大鼠血压无明显影响[11]。给麻醉犬椎动脉注射枳实注射液 0.2 g/kg，动脉阻力明显上升，股动脉注射 0.02~0.4 g/kg，动脉阻力亦显著升高，且股动脉阻力的升高较椎动脉更为明显，但动脉注射后血压均无明显变化。而静脉注射枳实注射液 2 g/kg，椎动脉阻力明显增加，血压显著上升。推测枳实升压作用可能不是直接通过中枢神经系统而产生的[16]。

5. 抑制血小板聚集 枳实体外对肾上腺素诱导的人血小板聚集有明显抑制作用，且其作用强于阿司匹林[17]；枳实水煎剂灌胃 1 g/kg，对健康及血瘀模型大鼠均具有明显的抗血小板聚集及抑制红细胞聚集作用。其作用优于阿司匹林，并呈明显量效关系[18]。

6. 调节平滑肌

(1)*主动脉平滑肌条* 枳实可浓度依赖性地提高兔主动脉条张力，酚妥拉明、异博定及无钙 Krebs 液温育均可明显减弱其作用，而苯海拉明无影响；去除内皮细胞后，0.1 μmol/L 阿托品可部分阻断其作用，推测枳实致兔主动脉平滑肌收缩可能与激活平滑肌细胞膜上的肾上腺素能受体，胆碱能 M 受体及异博定敏感 Ca^{2+}通道有关，并对胞外 Ca^{2+}有一定的依赖性，与平滑肌细胞膜上的组胺 H_1 受体无关[19]。

(2)*肠平滑肌* 枳实挥发油 10 μL/mL，给药后立即使离体肠条的收缩幅度明显增大，但 15 min 后收缩幅度逐渐减少，直至最后收缩完全抑制；黄酮苷类 20 mg/mL 也能使大鼠离体空肠收缩频率和幅度显著减慢和降低，1 min 后收缩完全抑制；生物碱 20 mg/mL 对离体空肠的正常收缩无影响。挥发油 10 μL/mL、黄酮苷 20 mg/mL 均能抑制氯化钡、乙酰胆碱、磷酸组织胺引起大鼠离体肠痉挛性收缩，并且在先加入药物后再加入致痉剂时，可完全阻断 3 种致痉引对离体肠平均肌致痉作用；生物碱对离体肠无影响[11]。

(3)*小肠平滑肌* 枳实 0.1 g/L 对乙酰胆碱及高 K^+ 去极化的 Ca^{2+}引起的小鼠离体小肠收缩有明显的抑制作用，其作用可通过增加浴液中 Ca^{2+}浓度而被对抗，枳实、$CaCl_2$ 呈非竞争性拮抗，枳实 50、100 mg/L 对乙酰胆碱所致细胞外 Ca^{2+}内流的收缩反应有较强抑制作用，而对细胞内 Ca^{2+}释放的收缩反应无明显抑制作用，枳实与维拉帕米作用相似，为 Ca^{2+}拮抗剂[20]。

(4)*子宫、阴道平滑肌* 枳实能使家兔子宫收缩有力，张力增加，收缩节律加强，但对小鼠的离体子宫则主要表现为抑制作用。枳实水提醇沉物能兴奋离体家兔环行阴道平滑肌，并能诱发肌条的节律性收缩活动或加强原有自发性收缩肌条的收缩力及收缩频率[21]。

7. 抗炎、抗病毒 绿衣枳实中21-α、β-甲基苦楝酮二醇 IP 20、100 mg/kg,对小鼠角叉莱胶所致足肿胀及醋酸引起的毛细血管通透性均具有显著的抑制作用,其机制是通过减弱一氧化氮合酶(iNOS)和环氧合酶-2(COX-2)蛋白质的表达,同时减弱 iNOS、COX-2 和 TNF-α(肿瘤坏死因子 α)的 mRNA 水平,从而抑制脂多糖激发 RAW 264.7 巨噬细胞一氧化氮产生而发挥抗炎活性[9]。绿衣枳实挥发油体外 11.6 μg/mL 具有抗丙肝病毒的活性[22]。

8. 抗肿瘤 枸橘中的橙皮苷、甲基橙皮苷和珊瑚莱素体外 1、5、10、50 μmol/L,均能有效的依赖性的抑制血管细胞黏附分子-1(VCAM-α)的表达,而对肿瘤坏死因子成细胞间黏附分子-1(ICAM-α)的表达没有影响,均不能阻断 TNF-α 诱导的细胞外信号调节激酶的磷酸化。并能有效的抑制 Akt 和 PKC 旁路的磷酸化;尚可抑制 U937 单核细胞与肿瘤坏死因子刺激的人脐静脉粘合。其机制是通过调节 Akt 和 PKC 通路,从而降低了 TNF-α 诱导的 VCAM-1 表达[23]。

枸橘果实溶液体外 1、5、50、500 μg/mL,具有诱导前髓细胞性白血病细胞凋亡的作用,其机制是通过细胞凋亡蛋白酶和特定的蛋白水解酶作用下,腺苷二磷酸核糖多聚酶分裂而引起前髓细胞性白血病细胞(HL60)皱缩、细胞膜起泡、凋落小体和 DNA 断裂,从而引起前髓细胞性白血病细胞凋亡[24]。枸橘中不同浓度的谷甾醇、2-羟基-1,2,3-三丙基羧酸-2-甲基酯体外 0.63、1.25、2.5、5 μmol/L,对人的结肠癌细胞系(HT-29)有不同的抑制作用[25]。

9. 抗过敏 柚皮苷灌胃 20 mg/kg,对即时相(IPR)和迟发相(LPR)的耳缘浮肿的抑制率分别为 28.2%、26.1% ;100 mg/kg 对 IPR、LPR 和超迟发相(vL-PR)抑制率分别为 31.7%、25.1%、29.9%[26]。

10. 抗氧化 枳实乙醇提取物灌胃 3.20、6.40 和 9.59 g/kg,可明显降低实验性糖尿病小鼠的 MDA、NO 水平,提高 SOD 和 GSH 活性,CAT 活性有一定程度的上升,表明枳实能提高糖尿病小鼠肝脏抗氧化活性,抑制脂质过氧化反应,对糖尿病小鼠抗氧化防御功能具有一定的恢复作用[27]。枳实乙醇提取物体外对羟自由基、超氧阴离子自由基、2,2-二苯代苦味酰基自由基(DPPH)的清除能力分别为:IC_{50}=2.71 mg/mL,SC_{50}=5.02 mg/mL,DC_{50}=0.54 mg/mL,对小鼠肝、肾、心组织匀浆的脂质过氧化抑制作用浓度分别为 0.58、1.03、0.69 mg/mL[28]。

11. 药代动力学 SD 大鼠和 Beagle 犬经静脉和灌胃川陈皮素 25 mg/kg,血药浓度-时间曲线均呈二室开放模型,体内药代动力学无显著性差异,$T_{1/2}$ 均大于 10 h;SD 大鼠灌服川陈皮素后 24 h,尿液样品中检测不到原形物,发现两个去甲基化产物,表明其代谢途径主要为去甲基化[29]。

12. 毒性 小鼠静脉注射枳实注射剂 LD_{50} 为(71.8±6.5) g/kg;腹腔注射的 LD_{50} 为(267±37) g/kg。麻醉犬于 0.5h 内用药累计达 21 g/kg,未见严重反应,但一次静脉注剂量过大,升压过快过高(超过 180~200 mmHg),可见暂时性异位节律及无尿[30]。

【临床应用】

1. 冠心病、心绞痛 采用四妙勇安汤合枳实薤白桂枝汤治疗 80 例冠心病,总有效率达 93.75%[31]。也有用枳实薤白桂枝汤加味治疗冠心病 50 例,治疗组临床总有效率和心电图总有效率分别为 94%和 66%[32]。心绞痛患者 96 例,经枳实薤白桂枝汤加味治疗结果,显效 47 例,好转 44 例,无效 5 例,总有效率 95%[33]。

2. 胃炎 对慢性浅表性胃炎采用桂枝生姜枳实汤合人参汤治疗,经治 62 例,显效 39 例(62.9%),有效 15 例 (24.2%), 无效 8 例 (12.9%), 总有效率 87.1%[34]。用枳实消痞汤配合消胆胺治疗胆汁反流性胃炎 34 例,治疗组总有效率为 94.11%,对照组(阿莫西林)66.67%,差异显著[35]。萎缩性胃炎用枳实消痞丸,56 例中显效 34 例,有效 19 例,无效 3 例,总有效率 94.64%。萎缩好转 46 例,占 82.14%[36]。

3. 消化性溃疡 十二指肠球部溃疡 20 例,用枳实、白及治疗,两药等份研面口服,治愈率 30%,总有效率95%[37]。枳实白及散辨证加减治疗消化性溃疡 130 例,其中痊愈 96 例,好转 28 例,无效 6 例,总有效率 95.38%[38]。

4. 慢性胆囊炎 慢性胆囊炎胆结石患者 30 例,用小陷胸汤加枳实治疗,10 d 为一疗程,1~3 个疗程,总有效率 90%[39]。

5. 胃下垂 人参枳实汤治疗中重度胃下垂 39 例,8 周为一疗程。治愈 9 例,显效 16 例,好转 11 例,无效 3 例,总有效率 92.3%[40]。

6. 脂肪肝 78 例脂肪肝患者,采用枳实导滞丸加当飞利肝宁治疗。临床治愈 15 例,显效 26 例,有效 22 例,无效 15 例,总有效率 80.77%[41]。

(李 伟 王 清 付 萍 杨 铭)

参考文献

[1]廖凤霞,等. 枳实挥发油的化学成分分析及其抗菌活性

的研究工作.中草药,2004,35(1):20

[2]佐藤良夫.枳实的生理活性成分的研究.药学杂志(日),1996,116(3):244

[3]郑虎占,等.中药现代研究与应用.北京:学苑出版社,1998:3155

[4]冯宝民,等.柚皮中的香豆素类化学成分的研究.沈阳药科大学学报,2000,17(4):253

[5]陈志霞,等.化橘红药材中香豆素类成分的研究.中药材,2004,27(8):577

[6]彭国平,等.枳实活性成分的研究.南京中医药大学学报,2001,17(2):91

[7]平野裕之.枳实的抗溃疡作用及其抗溃疡性成分.国外医学中医中药分册,1995,17(6):41

[8]Jayaprakasha GK,et a1. Inhibition of colon cancer cell growth and antioxidant activity of bioactive com pounds from Poncirus trifoliata(L.)Raf. *Bioorganic Medicinal Chemistry*,2007,15:4923

[9]Hong Yu Zhou, et al. Anti-inflammatory activity of 21(α,β)-methylmehanodiols,novel compounds from Poncirus trifoliata Rafinesque. *European Journal Pharmacology*,2007,572:239

[10]中国医学科学院药物研究所,等.中药志(Ⅲ).北京:人民卫生出版社,1984:42

[11]胡盛珊,等.枳实有效成分的药理活性比较.中草药,1994,25(8):419

[12]贾宏钧,等.枳实及其有效成分对猫心乳头肌收缩性与自动节律性的影响.科学通报,1980,(11):522

[13]陈修,等.枳实及其有效成分与多巴胺,多巴酚丁胺对心脏功能和血液流动力学的对比研究.药学学报,1980,15(2):71

[14]严幼芳,等.枳实有效成份N-甲基酪胺强心作用的受体研究.湖南医学院学报,1981,6(2):131

[15]严幼芳,等.枳实有效成分抗休克的作用机制——N-甲基酪胺和对羟福林对血浆和心肌环核苷酸含量的影响.湖南医学院学报,1983,8(2):145

[16]杨于嘉,等.川芎、红花、枳实对麻醉狗动脉阻力和血压的影响.湖南医药杂志,1981,(5):59

[17]吉中强,等.15种理气中药体外对人血小板聚集的影响.中草药,2001,32(5):428

[18]吉中强,等.枳实对血瘀型大鼠血栓前状态的影响.山东中医杂志,2003,22(6):360

[19]李红芳,等.枳实和陈皮对兔离体主动脉平滑肌条作用机制探讨.中成药,2001,23(9):658

[20]盛树东,等.枳实对小肠收缩中钙作用的影响.中国医科大学学报,1994,23(1):12

[21]汤容,等.枳实和苦参对离体家兔阴道平滑肌收缩作用的研究.时珍国医国药,2001,12(11):973

[22]Tin-Yun Ho,et al. An in vitro system combined with an inhouse quantitation assay for screening hepatitis Cvirus inhibitors. *Antiviral Research*,2003,58(3):199

[23]Rina Tsoy Nizamutdinova,et al. Hesperidin,hesperidin methyl—chalone and phellopterin from Poncirus rifoliata (Rutaceae) differentially regulate the expression of adbesion molecules intumor necrosis factor-α-stirnulated human umbilical vein endothelial cells. *Intemational lmmtmophanm cology*,2008,8:670

[24]Jin-Mu Yi,et al. Poncirus trifohata fruit induces apoptosis in human pmmyelocytic leukemia cells. *Clinica Chimica Acta*,2004,304:179

[25]Jayaprakasha GK, et al. Inhibition of colon cancer cell growth and antioxidant activity of bioactive compounds from Poncirus trifoliata(L.)Raf. *Bioorganic Medicinal Chemistry*,2007,15:4923

[26]冯宝民,等.柚皮苷和新橙皮苷抗过敏作用的研究.大连大学学报,2005,26(4):63

[27]焦士蓉,等.枳实提取物对实验性糖尿病小鼠肝脏抗氧化防御功能的影响.卫生研究,2007,36(6):689

[28]焦士蓉,等.枳实提取物的体外抗氧化作用研究.中药材,2008,31(1):113

[29]孙莹,等.川陈皮素在大鼠和犬体内的药动学及体外代谢物研究.中国临床医药研究杂志,2008,187:1

[30]湖南医学院第二附属医院内科学教研组,等.枳实升压的药理研究.科学通报,1978,23(1):58

[31]朱庆松,等.四妙勇安汤合枳实薤白桂枝汤治疗80例冠心病.长春中医药大学学报,2010,26(2):219

[32]王秀梅.枳实薤白桂枝汤加味治疗冠心病50例临床观察.临床合理用药,2009,2(13):49

[33]李亚平.枳实薤白桂枝汤加味治疗心绞痛96例.现代中西医结合杂志,2007,16(3):331

[34]方宏图.桂枝生姜枳实汤合人参汤寒饮停胃型慢性浅表性胃炎62例.中国中医药科技,2010,17(1):35

[35]李建荣.枳实消痞汤配合消胆胺治疗胆汁反流性胃炎34例.陕西中医,2010,31(3):315

[36]施建华.枳实消痞丸治疗萎缩性胃炎56例.中华现代中医学杂志,2007,3(2):168

[37]周改兰,等.中药枳实白及治疗胃十二指肠球部溃疡20例临床报告.内蒙古中医药,2010,5:39

[38]丁艳霞,等.中医辨证配合枳实白芨散治疗消化性溃疡130例.中国新医学论坛,2007,7(11):88

[39]叶菁,等.小陷胸汤加枳实方治疗慢性胆囊炎胆结石30例.江西中医药,2007,38(4):52

[40]孙晓玲,等.人参枳实汤治疗中重度胃下垂39例.四川中医,2007,25(2):69

[41]刘明星.枳实导滞丸加当飞利肝宁治疗脂肪肝78例.江西中医药,2006,37(9):37

柏子仁 Platycladi Semen bai zi ren

本品为柏科植物侧柏 *Platycladus orientalis* (L.) Franco 的干燥成熟种仁。味甘，性平。具有养心安神、润肠通便、止汗功能。用于阴血不足、虚烦失眠、心悸怔忡、肠燥便秘、阴虚盗汗等。

【化学成分】

柏子仁富含脂肪油(生品含量占 36.1%~47.6%)[1]、少量挥发油、皂苷。脂肪油中主要为脂肪酸类化合物，包括亚油酸、亚麻酸、花生四烯酸等不饱和脂肪酸，其中不饱和脂肪酸占总脂肪酸的 83.14%[2]。柏子仁生品中总皂苷含量可占 0.142%[3]。

【药理作用】

1. 改善睡眠 将柏子仁生品的三种成分脂肪油、挥发油和皂苷三类成分给小鼠灌胃给药 14d，其中脂肪油剂量(以药材计，下同)分别为 31、310 和 930 mg/kg，挥发油剂量分别为 3、30 和 90 mg/kg，皂苷剂量分别为 9、90 和 270 mg/kg。采用直接睡眠实验、戊巴比妥纳阈下剂量催眠实验、戊巴比妥纳睡眠潜伏期实验和延长戊巴比妥纳睡眠时间实验验证三种成分对睡眠改善作用。结果显示：①三种成分均不会使小鼠直接入睡。②戊巴比妥钠阈下剂量催眠实验结果显示三种成分高剂量组动物的入睡率均高于各自对照组，其中脂肪油和皂苷与对照组相比有统计学差异。③戊巴比妥钠睡眠潜伏期实验结果显示：脂肪油组动物睡眠潜伏期明显短于对照组；挥发油低剂量组和皂苷低剂量组动物睡眠潜伏期明显短于对照组。④延长戊巴比妥钠睡眠时间结果显示挥发油中、高剂量组动物的睡眠时间明显长于对照组[4]。

2. 影响猫觉醒–睡眠节律 采用多导睡眠图描记方法，以脑电图(EEG)、肌电图(EMG)、皮肤电图(EDG)不同变化为睡眠分期的区分指标。结果：腹腔注射柏子仁单方注射液后，睡眠时间在注射药物后第 2 个小时段即延长，并缓慢增加，第 6 个小时段增加达最大，之后缓慢降低。猫在睡眠过程中，与对照实验组相比，慢波睡眠期延长，其中慢波睡眠浅睡期延长，慢波睡眠深睡期明显延长；异相睡眠期变化无统计学意义[5]。

【临床应用】

1. 盗汗 柏子仁汤由柏子仁、党参、白术等药味组成，失眠多梦加合欢皮；腰膝乏力耳鸣加女贞子、旱莲草。治疗盗汗 19 例，19 例患者中全部治愈，其中服药 3 剂治愈者 5 例，服药 5 剂治愈者 11 例，服药 7~9 剂治愈者 3 例[6]。

2. 习惯性便秘 药物组成为：柏子仁 30 g，火麻仁、胡麻仁等药味组成。偏热滞者加野菊花、槐花各 10 g，偏气虚者加白术、黄芪各 20 g。每日 1 剂，水煎 2 次，每次煎取药汁 200 mL，分 2 次温服，6 d 为一疗程，连服 4 个疗程，治疗习惯性便秘 60 例。结果：临床治愈 25 例，显效 15 例，有效 15 例，无效 5 例。总有效率为 90%，对虚证及年老之便秘尤为适合[7]。

(杨冬华)

参考文献

[1]王琦，等. 柏子仁炮制工艺的研究. 河南中医，1989，(增刊)：42

[2]孙立靖. 柏子仁脂溶性化学成分研究. 河北师范大学学报(自然科学版)，2001，25(2)：217

[3]徐新刚，等. 柏子仁生品及霜品中总皂苷的含量测定. 2009全国中药创新与研究论坛论坛论文集，2009：356

[4]肖韦华，等. 柏子仁中改善睡眠有效成分的研究. 食品科学，2007，28(7)：475

[5]李海生，等.柏子仁单方注射液对睡眠模型猫影响的实验研究.天津中医学院学报，2000，19(3)：38

[6]李炳. 柏子仁汤治盗汗19例. 中国民间疗法，2001，9(1)：37

[7]黄爱云，等. 柏子仁汤治疗习惯性便秘60例. 新中医，1994，8：27

栀子 Gardeniae Fructus zhi zi

本品为茜草科植物栀子 *Gardenia jasminoides* Ellis 的干燥成熟果实。味苦,性寒。有泻火除烦、清热利尿、凉血解毒功效;外用消肿止痛。用于热病心烦、湿热黄疸、淋证涩痛、血热吐衄、目赤肿痛、火毒疮疡;外治扭挫伤痛。焦栀子有凉血止血功能。用于血热吐血、衄血、尿血、崩漏。

【化学成分】

主要成分为环烯醚萜苷类,包括栀子苷(gardenoside, jeminoidin)、去羟栀子苷(京尼平苷,geniposide)、京尼平-龙胆双糖苷 (genipin-1-β-D-gentiobioside)和山栀苷(shanzhiside)等[1-4]。栀子果实中栀子苷、去羟栀子苷和京尼平-1-龙胆双糖苷含量比较,以栀子苷含量最高,国内海南产的含量高于贵州及四川两地[4,5]。山栀的生品、栀子仁、栀子壳、炒栀子及焦栀子中京尼平苷含量以栀子仁中最高(平均 5.59%),其次是生品(3.93%)、炒栀子及焦栀子略低于生品,而栀子壳中含量最低(1.44%)[3]。栀子果实中含有 20 多种微量元素为人体所必需的有铁、锰、锌、铜、钼、钒和镍等,其中铁的含量最高,达 60×10^{-6}[6]。从栀子果实中还分离出 D-甘露醇、α-藏红花苷元及 β-谷甾醇等。栀子果皮中含有熊果酸[7,8]。

【药理作用】

1. 镇静催眠 栀子醇渗漉浓缩液腹腔注射(5.69 g/kg)或灌胃(36 g/kg),可使小鼠自主活动减少,作用在给药后约 1.5~3 h 达高峰。对环乙烯巴比妥钠催眠作用也有明显协同作用,使小鼠睡眠时间显著延长。对苯丙胺诱发的小鼠活动增加无明显影响,对戊四氮、硝酸士的宁引起的惊厥和电惊厥亦无对抗作用。给小鼠腹腔注射熊果酸 227 mg/kg,能显著减少自发活动的次数,腹腔注射 80、120 mg/kg,可增强戊巴比妥钠的催眠作用,并能显著地提高戊四氮的半数致死量。熊果酸 100 mg/kg 腹腔注射,还能对抗注射东莨菪碱引起的大鼠兴奋和躁动现象[9]。

2. 抗脑缺血及脑损伤 10、20 mg/kg 栀子总环烯醚萜苷对大鼠脑出血后血肿周围组织血红素氧合酶表达有促进作用,可升高 SOD 活性,降低 MDA 含量,从而减轻脑水肿以及神经细胞缺失,降低小胶质细胞的浸润[10,11]并显著降低核转录因子 κB(NF-κB)表达水平[12]。20 mg/kg 栀子总环烯醚萜苷显著降低血肿周围脑组织 TNF-α 以及 IL-1β 含量,下调 ICAM-1 以及 Caspase-3 表达[13]。栀子苷显著增加线拴法制备的 MCAO 模型大鼠脑缺血 12 h 和 24 h 后脑组织神经生长因子(NGF)以及碱性成纤维细胞生长因子(bFGF)含量;降低脑源性神经营养因子(BDNF)含量[14];显著减少线栓法脑缺血再灌注模型大鼠脑梗塞面积,减轻海马神经元损伤,表现为神经元轴突轻度水肿[15]。

3. 降温、镇痛 给小鼠腹腔注射栀子醇渗漉液 5.69 g/kg,1 h 后小鼠体温平均下降 3℃,作用持续近 10 h。给大鼠腹腔注射栀子醇渗漉液 200 mg/kg,产生同样明显的降温作用,持续 7 h 以上。给小鼠腹腔注射熊果酸 50 mg/kg,也有明显降温作用,增加用量,降温作用加强,持续时间延长[9]。去羟栀子苷能抑制小鼠由醋酸等化学物质所引起的扭体反应,具有明显的镇痛作用[16]。

4. 抗炎 75%乙醇提取栀子浸膏 600 mg/kg 灌胃 3 周,能延缓 Hulth 法诱导的骨关节炎家兔的关节软骨病理损伤,显著降低关节液与血清中IL-1β 的含量[17],下调软骨组织中 Bax,上调 Bcl-2[18]。栀子浸膏灌胃可剂量依赖性抑制Ⅱ型胶原蛋白诱导的类风湿性关节炎模型大鼠足肿胀的程度,显著降低血清 IL-1β 和 TNF-α 水平[19]。

5. 保护血管内皮细胞 栀子苷 12.5、25、50 mg/L 能明显提高 H_2O_2 损伤的体外培养的 HUVEC 细胞的存活率,提高细胞内 SOD、GSH-Px、NOS 活性,使培养液中 NO 含量增加,降低细胞内 ROS 水平,减少 H_2O_2 诱导的细胞凋亡率,恢复血管内皮细胞增殖[20]。

6. 止血 栀子炭的乙酸乙酯部位、正丁醇部位、水部位可以明显缩短小鼠的凝血时间。说明正丁醇部位、水部位、乙酸乙酯部位为栀子炭止血作用的主要活性部位[21]。

7. 保肝、利胆 预先灌胃栀子黄色素可抑制 CCl_4 引起的小鼠血清 AST、ALT、LDH 及肝脏 MDA 含量和肝脏指数的升高,缓解肝脏 GSH 含量的降低,减轻 CCl_4 引起的肝小叶内灶性坏死。其机制可能为藏红花素和栀子苷具有淬灭自由基的作用，而且还能升高 GSH 等自由基清除剂的含量，保护肝细胞膜结构与功能的完整性。同时，通过对 Cyt P450 具有选择性的抑制作用，可阻止 CCl_4 在肝微粒体内的代谢活化[22,23]。栀子醇提物及藏红花苷、藏红花酸可增加胆汁的分泌量，十二指肠注射京尼平苷，对大鼠胆汁分泌呈显著的持续性促进作用[24]。

8. 保护胃黏膜 栀子总苷 140、70、35 mg/kg 连续灌胃 14 d，显著降低阿司匹林诱导的胃黏膜损伤模型大鼠的胃黏膜损伤指数，增加 NO 含量与 NOS 活性，降低 ICAM-1 胃组织中的表达[25]，降低胃组织中的 MDA 含量，增加 NO 水平[26]。

9. 保护胰腺 栀子苷明显降低牛磺胆酸钠溶液注射诱导的重症急性胰腺炎家兔 TNF-α、IL-6 和血淀粉酶水平，使血清 Ca^{2+} 水平下降明显缓慢，胰腺病理损伤明显减轻[27]。栀子提取液可能通过改善胃肠黏膜的血液灌注，降低血中内毒素，抑制 NO 的过度产生，改善胰腺血液动力学，减少氧自由基的产生，稳定细胞膜，维护亚细胞器结构和功能来保护胰腺[28]。

10. 抗肿瘤 藏红花素和熊果酸均能显著地抗致癌物，如苯并芘及黄曲霉素诱发的 DNA 突变，抑制癌变的启动以及肿瘤细胞的增殖与扩散；能较好捕获氧自由基，在肝微粒体和 P450 单胺氧化酶系中对脂质过氧化均有较强的抑制作用；熊果酸能通过抑制 DNA 的复制，阻滞细胞周期，抑制细胞的增殖，而诱导肿瘤细胞周期的终止及凋亡；熊果酸还可增强机体的免疫功能，促进 T、B 淋巴细胞的增殖和分化，增强外周血细胞功能，减轻放射后造血组织的损伤[29-31]。熊果酸对 HL60 人早幼粒细胞白血病、REH-人急性淋巴细胞白血病、Raji-淋巴瘤的增殖均表现出了一定的抑制作用，其中对 REH-细胞系抑制活性的 IC_{50} 为 7.5 μg/mL[32]。10、20、40、80 μg/mL 栀子苷对体外培养的 B16 恶性黑素瘤细胞增殖有抑制作用，抑制率呈量效关系，最大抑制率达 62.9%[33]。

11. 药代动力学 单剂量灌胃给予家兔栀子苷提取物与直肠给予提取物的 T_{max} 分别为(39.99 ±2.58)和(30.56±2.5)min；C_{max} 分别为(2.40 ±0.88)和(25.43 ±6.87)μg/mL；AUC 分别为(684.93±111.84) 和(3158.56±517.77)μg/(min.mL)；$T_{1/2}$(Ke)分别为(167.60 ±8.63)和(59.60 ±4.63)min[34]。

12. 毒性 大剂量山栀及其有效成分对肝脏有一定毒性作用。以山栀乙醇提取物给小鼠腹腔注射，每日 10 g/kg，连续 4 d，可使环己巴比妥睡眠时间显著延长，肝脏呈灰绿色。给大鼠山栀乙醇提取物 4 g/kg，或京尼平苷 250 mg/kg 灌胃，每日一次，大鼠肝微粒体酶 P450 含量以及对硝基苯甲醚脱甲基酶活性分别降至对照组的 30%和 35%以及 67%和 72%，给药组大鼠肝脏呈灰绿色[35]。大鼠连续服用京尼平 50 mg/kg，5 周后肝、脾等脏器均染成青色。给猕猴口服栀子花酸性部位 75 g/kg(以生药计)，连续 2~3 周，其血象、肝功能、肾功能和体内主要脏器均未发现有明显的病理改变[36]。栀子 3.08 g/kg 的水提物、1.62 g/kg 的醇提物、0.2 g/kg 的栀子苷灌胃给药 3 d 后导致大鼠肝重增加，肝指数增大；ALT、AST 活性增高，TBIL 含量增加；光镜下可见明显的肝细胞肿胀、坏死，大量炎症细胞浸润等形态改变[37]。

【临床应用】

1. 黄疸 栀子柏皮汤加味(栀子、黄柏、泽泻为主药)治疗湿热型黄疸，连续 20 d 为 1 个疗程，108 例患者中有 97 例显效，肝功能恢复正常，总有效率为 94.44%[38]。

2. 关节扭伤及软组织损伤 生栀子散（生栀子 30~50 g 研为细末，以鸡蛋清、面粉、白酒适量调成糊状)外敷治疗急性关节扭伤 300 例，可明显消肿止痛，个别留有少许瘀斑，数日后消失[39]。

3. 其他 栀母霜汤治疗青春期崩漏 86 例，有明显止血作用[40]。

【附注】

近年从栀子花中分离出两种抗早孕有效成分：栀子花甲酸(gardenolic acid A)和栀子花乙酸(gardenolic acid B)[41,42]。栀子的茎和根中含有 D-甘露醇、齐墩果酸和豆甾醇等成分[43]。

栀子花是我国民间用于避孕的草药，栀子花的酸性部位(E-97)给大鼠和犬皮下注射(生药)39 g/kg 及(生药)5 g/kg，连续 3 d，可产生明显的抗早孕作用，如十二指肠给药，也可产生同样作用，但灌胃给药则无效[36]。

（王 晶 侯家玉 杨 鸿）

参考文献

[1]中医研究院中药研究所化学室.栀子化学成分的研究.药学通报，1979，14(2)：81

[2]王崇云，等.栀子成分的研究.中草药，1981，12(11)：7

[3]唐盈.栀子及其炮制品中京尼平甙的含量测定.中药通报，1989，(6)：18

[4]王艳春，等.栀子中环烯醚萜苷的薄层分离及光密度测定法的探讨.中草药，1990，(6)：13

[5]童玉懿，等.栀子及其制剂中栀子甙的高压液相色谱分

析.中国中药杂志,1989,14(4):36

[6]周兆祥,等.栀子果实中微量金属成分的分析研究.分析化学,1989,17(5):封三

[7]卞象梅,等.中药栀子有效成分的研究.中草药通讯,1976,7(9):115

[8]王传勤.栀子有效化学成分的研究.甘肃药学,1989,4(4):27

[9]王传勤.栀子提取物药理作用的研究.甘肃药学,1990,(1):21

[10]杨奎,等.栀子总环烯醚萜苷对脑出血大鼠血红素氧合酶-1表达的影响.中药新药与临床药理,2008,19(1):9

[11]邓世山,等.栀子提取物(环烯醚萜总苷)对大鼠尾状核脑出血病理指标的影响.华西医学,2005,20 (2):293

[12]杨奎,等.栀子总环烯醚萜苷对脑出血大鼠血肿周围NF-κB表达的影响. 中药药理与临床,2007,23(6):26

[13]杨奎,等.栀子总环烯醚萜苷对脑出血大鼠炎症反应与神经元凋亡的影响. 中药新药与临床药理,2009,21(8):8

[14]郑加嘉,等.黄芩苷、栀子苷对缺血脑组织神经营养因子含量的影响.广东药学院学报,2006,22(3):320

[15]张占军,等.黄芩苷、栀子苷及其配伍治疗局灶脑缺血大鼠药效评价及作用机制研究. 中国中药杂志,2006,31(11):907

[16]朱江,等.栀子的抗炎镇痛作用研究.中草药,2000,31(3):198

[17]吴剑,等.栀子对兔膝骨关节炎模型关节软骨病理改变及IL－1β表达的影响. 第二军医大学学报,2009,30(3):329

[18]吴剑,等.栀子对兔膝骨关节炎软骨组织中Bcl-2/Bax表达的影响. 四川中医,2009,27(5):13

[19]朱江,等.栀子对类风湿性关节炎大鼠血清IL-1β和TNF-α的影响.中成药,2005;27(7):801

[20]丁嵩涛,等.栀子苷对氧化应激损伤血管内皮细胞的保护作用.中国药理学通报,2009,25(6):725

[21]盛萍,等.栀子炒炭止血活性部位的药效学筛选研究.中药材,2008,31(1):23

[22]Tseng T H, et al. Crocetin protects againstoxidation damage in rat primary hepatocytes. *Cancer Lett*,1995,97:61

[23]张德权.栀子黄色素对四氯化碳肝损伤小鼠的影响.营养学报,2002,24(3):269

[24]朱振家,等.栀子提取物京尼平苷和西红花苷利胆作用的研究.中草药,1999,30(11):841

[25]马燕,等.栀子总苷对小剂量阿司匹林致胃黏膜损伤大鼠的保护作用.安徽医药,2008,12 (12):1136

[26]马燕,等.栀子总苷对小鼠实验性胃黏膜损伤的保护作用.时珍国医国药,2005,16(5):386

[27]王磊,等.栀子苷预处理对家兔急性胰腺炎TNF-α、IL-6的影响.中国中医急症,2008,17(5):664

[28]王艳蕾,贾玉杰.栀子提取液治疗大鼠重症急性胰腺炎的实验研究.中国中西医结合外科杂志,2003,9(2):119

[29]Li J, et al. Effects of ursolic acid and oleanolicacid on human colon carcinoma cell line HCT. 15 *World JGastroenterol*,2002,8(3):493

[30]Kim DK, et al. Apoptotic activity of ursolicacid may correlate with the inhibition of initiation of DNA. *Int J Cancer*,2002,87(5):629

[31]You HJ, et al. Ursolic acid enhances nitricoxide and tumor necrosis factoralpha production via nuclearfactor kappaB activation in the resting macrophages. *FEBS Lett*,2001,509 (2):156

[32]任强,等.栀子的化学成分及抗白血病活性研究.广东药学院学报,2009,25(2):141

[33]李雅琳,等.栀子苷、黄芩苷、华蟾酥毒基对体外培养的B16 恶性黑素瘤细胞细胞增殖的抑制作用. 中国中西医结合皮肤性病学杂志,2007,6(4):206

[34]王巧明,等.栀子中栀子苷家兔药动学研究.中国新药杂志,2009, 18 (11):1047

[35]刘志强,等.中药山桅的特殊肝脏毒性.浙江医科大学学报,1988,17(5):221.

[36]陈荣发,等.中药栀子花酸性部位的抗早孕作用及其毒性研究.生殖与避孕,1981,1(2):16

[37]杨洪军,等.栀子对大鼠肝毒性的实验研究.中国中药杂志,2006,31(13):1091

[38]徐行芳.栀子柏皮汤加味治疗湿热黄疸108例.浙江中医杂志,1986,21(5):198

[39]吕明珠.山栀子散治疗扭伤300例.四川中医,1988,6(2):44

[40]胡玉荃,等.栀母霜汤治疗青春期崩漏86例报告.中医杂志,1987,28(6):46

[41]徐任生,等.抗生育植物栀子花化学成分的研究.化学学报.1987,45(3):301

[42]秦国伟,等.抗生育植物栀子花化学成分的研究.有机化学,1989,9(3):263

[43]王雪芬,等.栀子茎和根化学成分的研究.中药通报,

枸杞子 Lycii Fructus gou qi zi

本品为茄科植物宁夏枸杞 *Lycium barbarum* L.的干燥成熟果实。味甘，性平。能滋补肝肾、益精明目。用于虚劳精亏、腰膝酸痛、眩晕耳鸣、阳萎遗精、内热消渴、血虚萎黄、目昏不明。

【化学成分】

1. 氨基酸　枸杞子中含门冬氨酸、谷氨酸、脯氨酸、半胱氨酸、精氨酸、丙氨酸、异亮氨酸、赖氨酸、苏氨酸、酪氨酸、色氨酸、蛋氨酸、γ-氨基丁酸、牛磺酸等[1,2]。

2. 微量元素　枸杞子中含钠、钙、钾、镁、铜、铁、锌、锰、锶、镍、铅、砷、铬、镉、钴、硒等元素，其中包括人体必需的微量元素铁、锌、硒等[1]。

3. 多糖　枸杞子中多糖的含量随产地不同而异，其范围可从5.42%到8.23%[3]。一种具有免疫增强作用的枸杞子多糖(LBP)，其单糖组成为阿拉伯糖、葡萄糖、半乳糖、甘露糖、木糖和鼠李糖[4]。

4. 色素与维生素　枸杞子的色素成分包括有：玉蜀黍黄素及玉蜀黍黄素二棕榈酸、酸浆果红素、隐黄质。维生素包括维生素 B_1、B_2、C、烟酸、类胡萝卜素及类胡萝卜素酯[5,6]。

5. 脂肪酸　果实中含亚油酸(linoleic acid)，亚麻酸及蜂花酸。饱和脂肪酸主要为 palmitic acid，不饱和脂肪酸为 linoleic aicd，分别占38.2%和61.8%[7]。

6. 生物碱　主要含甘氨酸甜菜碱(glycithetaine)，约占0.1%，还含有颠茄碱0.95%，天仙子胺0.29%[8]。

7. 其他　宁夏枸杞果实中含有醇类，包括：谷醇、胆醇、菜油醇、豆醇、24-乙叉基胆醇、24-乙叉基胆-7-烯醇[7]。

【药理作用】

1. 增强免疫　小鼠灌胃100%宁夏枸杞水提物0.4 mL，每日1次，共给药3d，或1次肌注其100%醇提物0.1 mL，均可显著的增强网状内皮系统的吞噬功能[9]。100%枸杞子水煎剂0.4 mL(0.2 mL/10 g)体重灌胃，给药8周。对D-半乳糖衰老小鼠胸腺和脾脏的T淋巴细胞中初始T细胞标记物(sjTRECs)的含量模型组<枸杞组<对照组。表明枸杞使衰老小鼠胸腺初始T细胞生成和输出功能显著增强，有延缓衰老和免疫保护作用[10]。

给正常小鼠每日腹腔注射枸杞多糖(LBP)40 mg/kg，共给药7d，能增强经ConA处理的巨噬细胞抑制肿瘤靶细胞增值的活性；LBP 5、10、20、40 mg/kg与厌氧短棒杆菌菌苗(corynebacterium parvum，cp)250 μg/只并用，具有明显的协同效应。在LBP剂量为20 mg/kg时协同作用最显著，对靶细胞P815及P388增殖的抑制率分别为85.5%和63.6%。实验还发现，来自经肿瘤细胞免疫小鼠的腹腔巨噬细胞，表现出较强的特异性抑制肿瘤增殖活性，LBP(10、20 mg/kg)均能进一步加强其作用。以上结果提示，LBP无论对巨噬细胞在非特异性抗肿瘤或特异性抗肿瘤过程中，均具有激活作用[11]。LBP(5~10 mg/kg，腹腔注射)可提高小鼠脾脏T淋巴细胞的增殖功能，增强T杀伤细胞(CTL)的杀伤功能，特异杀伤率由33%提高到67%；LBP(5 mg/kg，腹腔注射)亦可增强NK细胞的杀伤功能，杀伤率由12.4%提高到18%。上述剂量的LBP还可拮抗环磷酰胺对小鼠脾脏T细胞、CTL和NK细胞的免疫抑制作用。其中RPI由33%提高至105%。这些结果提示LBP可拮抗环磷酰胺对T细胞介导的免疫反应的抑制作用[12]。

枸杞多糖100和400 μg/mL可明显抑制小鼠胸腺细胞培养7 h和24 h自发出现的细胞凋亡[13]。枸杞多糖的体外作用途径可能是作用于细胞膜，通过促进细胞膜的流动性及促进Con A活化的小鼠脾淋巴细胞浆内PKC从胞浆到胞膜的激活移位而发挥免疫调节效应[14]。对枸杞多糖发挥免疫调节效应的信号传导系统进行探讨显示，50~400 μg/mL可剂量依赖性地升高小鼠淋巴细胞内cAMP和cGMP的水平，50 μg/mL尚可升高PMA活化的脾淋巴细胞内cGMP的水平。另外，100 μg/mL时可增加ConA活化后的小鼠脾淋巴细胞膜上的PKC活性。说明枸杞多糖的作用途径可能是通过影响cAMP/cGMP系统以及促进PKC活性来发挥免疫调节效应的[15]。

枸杞多糖(LBP)80、100 mg/L处理后的巨噬细胞对肿瘤细胞的杀伤功能增强。80、100 mg/L LBP组肿瘤细胞与巨噬细胞培养上清液中TNF-α的量明显增高，该作用可能与LBP促进巨噬细胞分泌TNF-α有关[16]。从枸杞粗多糖中进一步分离和纯化得到的枸杞多糖 LBP3P 和 LbGp4 组分具有免疫刺激活性，LBP3P 能够增强人外周血单个核细胞 IL-2 和 TNF-αmRNA 的表达，提示 LBP 可能有抗肿瘤效应[17,18]。LbGp4 能够刺激体外脾细胞和 B 淋巴细胞增殖[19]。LBPs 还能够刺激骨髓源性树突状细胞分泌 IL-12 和表达 CD_{11c}[20]。新近研究显示，LBP 能够活化中枢神经系统内的小胶质细胞(脑巨噬细胞)[21]。

2. 保肝　预先给予枸杞子水煎剂 0.2 mL/20 g 体重，每天灌胃 1 次，给药 10 d。对 CCl_4 急性肝损伤血清 ALT、AST、AKP 以及肝脏指数有明显降低作用，明显减轻肝细胞损伤。提示枸杞多糖对 CCl_4 引起的小鼠肝损伤有保护作用[22,23]。每日腹腔注射枸杞子多糖(LBP)10、50 mg/kg，共给药 1 周，对 CCl_4 引起的小鼠肝脏脂质过氧化损伤有明显的保护作用[24]。

3. 降血脂　用不同浓度枸杞子液给实验性高脂血症大鼠灌胃 10 d，枸杞子液均有明显降低血清总胆固醇(TC)、甘油三酯(TG)、低密度脂蛋白胆固醇 (LDL-C)的作用以及降低肝内 TC、TG 的作用，且具一定的量效关系[25]。杞子糖缀合物(5、10、15 μg/mL)及糖链(12.5 μg/mL) 抗 Cu^{2+}诱导的 LDL 氧化的能力是不同的，其中糖缀合物 LbGp5 可明显抑制 LDL 的氧化，而糖链却没有抗 LDL 氧化的作用[26]。

4. 降血糖　枸杞子提取物 400、200 mg/kg 灌胃 7 d，对四氧嘧啶小鼠有降低血糖和增加血清胰岛素含量作用，有比较明显的抗糖尿病作用[27]。LBP 明显降低四氧嘧啶诱导的糖尿病兔的血糖水平[28]。枸杞粗多糖(10 mg/kg)能够降低链脲佐菌素诱导的糖尿病大鼠血糖、一氧化氮和丙二醛水平，具有保护非胰岛素依赖的糖尿病大鼠外周血淋巴细胞免遭氧化应激所致的 DNA 损伤[29]，LBP(20~50 mg/kg)具有保护链脲佐菌素诱导的糖尿病大鼠肝肾组织作用[30]。

5. 抗肿瘤　枸杞多糖 (LBP)0.625、1.25 g/kg 给 H22 荷瘤小鼠灌胃 15d。LBP 可明显抑制荷瘤小鼠肿瘤生长，对小鼠胸腺有一定保护作用，下调血清中血管内皮细胞生长因子 (VEGF)、转化生长因子 β_1 (TGF-β_1)。枸杞多糖抗肿瘤与抑制 VEGF 、TGF-β_1 分泌，干预机体的免疫逃逸状态有关 [31]。枸杞多糖在 10~5.0 mg/mL 剂量范围内可不同程度地杀伤人肝癌细胞株 Q_3 和人肺腺癌细胞株 SPC-A-1，以 10 mg/mL 剂量最为明显；枸杞粗多糖在 10~7.0 mg/mL 剂量范围内可抑制 Q_3 和 SPC-A-1 蛋白合成[32]。

6. 抗应激　给经电击加低剂量 γ 射线照射大鼠腹腔注射枸杞子多糖(LBP)5、10 mg/kg，5 次/2 周，共给药 15 次。结果，LBP 使应激刺激降低的脾和脑匀浆总脂水平升高，脾匀浆 MDA 含量显著降低。表明 LBP 具有抗应激作用[24]。枸杞子干粉(6 g/kg)还可使 20 月龄大鼠因增龄而降低的锰超氧化物歧化酶(MnSOD)活性明显升高 [33]。给小鼠灌胃枸杞子 k 水溶液 0.2、0.1 mL/10 g 连续 7 d，能提高小鼠低温下的耐寒能力，延长小鼠室温下的游泳时间，还可延长小鼠在常压下的耐缺氧能力。枸杞子水溶液能增强小鼠耐寒、耐缺氧、耐疲劳能力[34]。

7. 抗衰老　枸杞醇提物 100、500 mg/d 连用 50 d，对 D-半乳糖所致衰老小鼠学习记忆能力的下降有明显提高作用，并可减少心、肺、脑组织脂褐质浓度，提高红细胞的 SOD 活力。表明枸杞改善记忆的作用与其促进体内自由基的清除有关[35]。老年小鼠和 D-半乳糖致衰老小鼠脑 NO 含量、NOS 活性明显低于青年小鼠和正常对照小鼠。按 20 mg/kg 口服灌胃枸杞多糖 2 个月，小鼠脑 NO 含量、NOS 活性可明显提高[36]。连续灌服枸杞多糖 2 个月，还可抑制老年和衰老小鼠骨髓原癌基因 c-myc 表达，是枸杞多糖抗衰老的分子机制之一[37]。γ 射线照射人外周血淋巴细胞，有很强诱发微核产生作用。细胞中加入 1、0.5 g/L 枸杞提取液微核率及微核细胞率极显著降低，表明枸杞子对放射致 DNA 损伤有良好的修复作用[38]。在注射 D-半乳糖同时，给予枸杞多糖(LBP)100 mg/kg，连续灌胃 6 周。与模型组比较小鼠肾小球形态、肾小球硬化率、肾小球平均细胞数、肾小球内微血管指标、肾小球基底膜厚度等明显得到改善。枸杞多糖有预防和延缓肾脏衰老作用[39]。

以人胚肺二倍体成纤维细胞(2BS)为衰老模型，2BS 细胞与 0.025(V/V)枸杞子水提取液共培养，可连续培养至 61.0±2.9 代 (对照组 49.0±2.6 代)；衰老的 2BS 细胞用枸杞子处理 2 h，进行细胞脱核并与年轻 2BS 细胞融合，^{3}H-TdR 参入百分率明显升高。枸杞子水提取液能促进衰老-年轻 2BS 细胞融合，延长 2BS 细胞寿命[40]。

8. 抗氧化损伤　枸杞多糖 (LBP) 每日 50 或 150 mg/kg 灌胃，能使衰老模型小鼠血清及肝、肾组织中 SOD 和肝、肾组织中谷胱甘肽过氧化酶(GSH-Px)活性明显上升，血清及肝、肾、脑组织中脂褐素明显下降[41]。给予老年小鼠灌胃 LBP(200、350、500 mg/kg，溶于生理盐水)30 d，维生素 C 为阳性对照。检测 SOD、CAT、GSH-Px、总抗氧化能力(TAOC)及免疫功能。结果显示：老年小鼠内源性脂质过氧化反应升高、抗氧化活性及免疫功能降低，枸杞多糖组能使上述指标恢复至正常水平。维生素C与枸杞多糖有协同作用。提示枸杞多糖能够升高总抗氧化能力,降低衰老小鼠氧自由基所致的脂质过氧化升高的风险[42]。

枸杞子乙酸乙酯提取物5、0.5、0.01 g/L,对·OH有很强的清除和抑制作用,并具有浓度依赖性;可清除邻苯三酚自氧化体系产生的O_2^-·,对抗O_2^-·对红细胞的氧化作用[43]。晶状体在加入过氧化氢培养基中培养,枸杞多糖(LBP)增强晶状体上皮细胞表达抗凋亡蛋白Bcl-2,LBP直接的抗氧化效应,使晶状体细胞Bcl-2与Bax(促凋亡蛋白)比率升高[44]。枸杞子及其提取物可拮抗外源性脂质过氧化损伤,铸铜石英砂、石英粉尘从体外进入肺泡,具有致脂质过氧化作用。枸杞多糖可拮抗该作用,提高巨噬细胞内SOD的活性,抑制细胞膜丙二醛的生成量[45]。

9. 抗神经损伤 枸杞多糖100、50、25 mg/L对原代培养缺氧损伤神经元能提高细胞存活率、减少细胞内LDH的漏出、提高细胞内SOD活性、减少MDA生成;明显改善缺氧损伤神经元的形态改变。对神经元缺氧损伤有明显保护作用[46]。每日给予大鼠2.45%枸杞多糖溶液灌胃4 mL,7d后行海马缺血再灌注损伤。结果枸杞多糖提高海马SOD活性,降低海马IL-6水平,枸杞多糖对海马缺血再灌注损伤有保护作用[47]。手术形成坐骨神经损伤模型,术后第2天每只小鼠按照10 mg/kg剂量灌胃枸杞多糖。术后3周,小鼠爬网漏脚率低于模型组,坐骨神经传导速度高于模型组。枸杞多糖可促进作古神经损伤的修复[48]。于染铅后第2 d,给小鼠灌胃枸杞多糖3.6、1.8、0.9 g/kg共6周。枸杞多糖可延长小鼠跳台潜伏期,一氧化氮合酶阳性细胞数明显减少。枸杞多糖改善铅中毒损伤的可能机制,与其抑制铅中毒后海马一氧化氮合酶蛋白的过度表达,减轻NO对神经元的毒性有关[49]。

10. 其他 金黄色葡萄球菌、表皮葡萄球菌等17种细菌对不同浓度的枸杞子浸出液(1、0.75、0.5、0.25 g/mL)除少数菌种中度敏感外,大多数菌种均为高度敏感[50]。给予小鼠静脉注射丝裂霉素C(MMC) 150 mg/kg,连续2 d,造成骨髓抑制模型,继而每天皮下注射枸杞多糖(LBP)100或200 mg/kg,连续6 d,能够明显促进模型小鼠外周血红细胞数和血小板数的恢复,但对中性粒细胞减少没有明显影响[51]。

枸杞子提取物能明显缩短阴茎勃起潜伏期、骑跨潜伏期,提高骑跨动物百分率;提高半去势大鼠血清睾丸酮(T)水平,降低雌二醇(E_2)水平;提高其附性腺器官系数、精子计数及活力。表明LBP可改善半去势大鼠的性功能[52]。将枸杞多糖(LBP)按5、10、20、50及100 mg/kg分别灌胃小鼠,发现LBP能显著地增加小鼠肌、肝糖元储备量,提高运动前后血乳酸脱氢酶总活力;降低小鼠剧烈运动后血尿素氮增加量,加速运动后血尿素氮的清除率[53]。

11. 毒性 枸杞水提物小鼠皮下注射的LD_{50}为8.32 g/kg,甜菜碱为18.74 g/kg。大鼠静脉注射甜菜碱2.4 g/kg,未见毒性反应;小鼠腹腔注射25 g/kg,10 min内出现全身痉挛,呼吸停止[9]。用MTT法观察LBP对体外培养脾细胞的细胞毒性,结果表明LBP对脾细胞无直接细胞毒性,在100及500 mg/L时,对细胞存活有一定的促进作用[54]。

【临床应用】

1. 老年保健 30例60岁以上的老人,每日口服宁夏枸杞子提取物100 mg,4周为一疗程,共2个疗程。服药前后免疫功能测定结果指出,用药后淋巴母细胞转化率明显增加,尤以用药前细胞免疫功能低于正常者为著,在第1疗程结束时,就有显著增加。此外,服药后血胆固醇亦见显著降低。85%以上的老年人在服用枸杞子提取物后,睡眠及食欲均有明显改善,其中体力增加和感冒次数减少者占29%~58%,30%男性老人的夜尿减少[55]。宁夏枸杞提取物(50 mg/次,每日3次)能明显增加老年人ERFC%及T淋巴细胞转化率,并增加外周血白细胞总数及噬中性粒细胞数。结果表明宁夏枸杞提取物能改善老年人免疫功能。老年人的DNA修复能力(DNAR)明显下降,给予26例健康的老人(61~80岁)口服宁夏枸杞,每日50 g,连续10 d,DNAR明显增强[56]。

2. 皮肤病 枸杞子粗提物胶囊(25 mg/粒)给50例皮肤病患者服用,早晚各服2粒,2个月为一疗程。治疗后,患者的T淋巴细胞转化率(LBT)和活性花环(EaRFC)百分率均较治疗前显著增加;对银屑病的疗效较佳,27例中有5例皮肤损伤消退,有效率为73.5%。3例带状疱疹服药后疼痛减轻,病程缩短。对湿疹、斑秃、神经性皮炎等皮肤病的临床症状亦有不同效果[57]。

3. 慢性肝脏疾病 将80例非酒精性脂肪性肝病(NAFLD)合并高尿酸血症(HUA)患者分为两组,治疗组40例,予以中药枸杞降脂方,水煎服;对照组40例,予以口服血脂康胶囊。8周为1个疗程,连续治疗2个疗程。治疗组的总体疗效、临床症状及B超、血清尿酸等方面指标明显优于对照组;治疗组血清ALT、AST、γ-GT、TC、TG指标明显降低(但与对照组无差异)。表明枸杞降脂方是治疗NAFLD合并HUA的有效复方制剂[58]。

4. 高血脂症 观察发现老年男性高脂血症多伴有T值(睾酮)下降，E_2值(雌二醇)、E_2/T值升高，经枸杞果液治疗3个月后，以中医辨证分型的肾阴虚、肝阳元型血中TC,TG,LDL-C浓度明显下降,同时血中T值明显上升,E_2/T比值下降[59]。采用天麻、枸杞佐膳治疗老年高血压患者肾阴亏虚型眩晕37例，取得了良好的疗效[60]。

5. 糖尿病 枸杞子15切g，每日冲泡饮用,3个月为一疗程,治疗糖尿病36例。显效11例(30.5%),有效15例（41.7%），无效10例（27.8%），总有效率72.2%[61]。

6. 其他 60岁以上老年人患有夜间口干症,枸杞子10 g用水泡开,先嚼服枸杞子,再将水喝干,每日3~4次,10天为一个疗程。经治30例患者，坚持30~40天,治愈和好转21例,占70%,9例无效[62]。40例单纯肥胖性患者,单味枸杞子每日30 g,当茶饮,可持续长期服用。40例中治愈(体重降至正常范围,1年无反跳)20例,有效(体重明显下降,仍高于正常)12例,无效(体重无明显下降)8例,总有效率80%[63]。

（林志彬　祝晓玲）

参考文献

[1]王杰.济南枸杞子化学成分分析.中国药学杂志,1991,26(5):269

[2]陈绥清,等.中药枸杞子的氨基酸分析.中国药科大学学报,1991,22(1):53

[3]王强,等.枸杞子中多糖含量测定.中草药,1991,22(2):67

[4]耿长山,等.枸杞子多糖对小鼠白细胞介素-2活性的增强作用(英文).中国药理学与毒理学杂志,1989,3(3):175

[5]彭光华,等.薄层色谱法分离鉴定枸杞子中的类胡萝卜素.营养学报,1998,20(1):76

[6]徐国钧.生药学.2版.北京:人民出版社,1995. 99

[7]许月红.枸杞的免疫药理研究进展.中药材,2000,23(5):295-298

[8]王杰.济南枸杞子化学成分分析.中国药学杂志,1991,26(5):269

[9]叶松柏.枸杞子.王浴生:中药药理与应用.北京:人民卫生出版社,1983:741

[10]张华华,等.枸杞子对D-半乳糖致免疫衰老小鼠胸腺功能的作用.中国医药导报,2008,5(21):13

[11]张永祥,等.枸杞子多糖及合并应用厌氧短棒杆菌菌苗对小鼠腹腔巨噬细胞抑制肿瘤增殖活性的影响(英文).中国药理学与毒理学杂志 1989,3(3):169

[12]王柏昆,等.枸杞多糖对小鼠T、杀伤T和NK细胞的免疫药理作用及对抗环磷酰胺的免疫抑制.中国药理学与毒理学杂志,1990,4(1):39

[13]张新,等.枸杞多糖对小鼠胸腺细胞程序化死亡的影响.中华微生物学和免疫学杂志,1997,(3):204

[14]张新,等.枸杞多糖对细胞膜流动性及蛋白激酶C的体外效应.北京医科大学学报,1997,(2):118

[15]张新,等.枸杞多糖对小鼠淋巴细胞信号系统的反应.中国免疫学杂志,1997,(5):289

[16]董永杰,等.枸杞多糖对人外周血巨噬细胞抗肿瘤作用的影响.现代中西医结合杂志用,2009,18(35):4328

[17]Gan L,et al. Effects of Lycium barbarum polysac-charide on cytokine expression in human monocytes. *Acta Nutrimenta Sin*, 2002,24:67

[18] Gan L,et al. A polysaccharide-protein complex from Lycium barbarum upregulates cytokine expression in human peripheral blood mononuclear cells. *Eur J Pharmacol*,2003,471:217

[19]Peng XM,et al. Studies on chemistry and immuno-modulating mechanism of a glycoconjugate from Lycium barbarum L. *Chinese J Chem*,2001,19:1190

[20]Zhu J,et al. Lycium barbarum polysaccharides regulate phenotypic and functional maturation of murine dendritic cells. *Cell Biol Intl*,2006,31:615

[21]Chiu K,et al,Chang RCC. Differential effects of microglia/macrophages in the prevention of retinal ganglion cell loss in rats with laser-induced chronic ocular hypertension. *Soc Neurosci Abstr*,2005,35:977.3

[22]齐彦,等.枸杞子对四氯化碳所致小鼠急性肝损伤的作用研究.中医药学报,2006,34(4):34

[23]黄培池,等.枸杞多糖对小白鼠肝损伤的保护作用研究.海峡药学,2009,21(10):29

[24]詹皓,等.枸杞子多糖对物理应激刺激和四氯化碳所致组织脂质代谢异常的保护作用(英文).中国药理学与毒理学杂志,1989,3(3):163

[25]王德山,等.枸杞抗实验性高血脂肝脂量效关系及毒性研究.辽宁中医杂志,1997,24(12):567

[26]黄琳娟,等.枸杞子糖缀合物及其糖链对LDL氧化修饰的抑制作用.药学学报,2001,36(2):108

[27]古丽热.等.枸杞子提取物对四氧嘧啶诱发的小鼠糖尿病模型的影响.中国临床医药研究杂志,2007,175:1

[28]Luo Q,et al. Hypoglycemic and hypolipidemic effects and antioxidant activity of fruit extracts from Lycium barbarum. *Life Sci*,2004,76:137

[29]Wu H,et al. Effects of Lycium barbarum polysaccharide on the improvement of antioxidant ability and DNA damage in NID-DM rats. *Yakugaku Zasshi*,2006,126:365

[30]Li XM. Protective effect of Lycium barbarum polysaccha-

rides on streptozotocin-induced oxidative stress in rats. *Int J Biol Macromol*,2007,40:461

[31]何彦丽,等.枸杞多糖对荷瘤小鼠免疫抑制因子VEGF、TGF-β_1水平的影响.中药新药与临床药理,2005,16(3):172

[32]黄文书,等.枸杞多糖的提取及其体外抗肿瘤作用研究.中国食品与营养,2008,5:38

[33]丁郎,等.大鼠脑SOD,GSH-Px活性与增龄的关系及若干中药的作用.中药药理与临床,1990,6(2):25

[34]王宁元,等.枸杞子对小鼠耐寒冷、耐缺氧、耐疲劳的影响.齐齐哈尔医学院学报,2002,23 (1):1

[35]高南南,等.枸杞乙醇提取物对D-半乳糖所致衰老小鼠的改善作用.中药药理与临床 ,1996;(1):24

[36]陈智松,等.枸杞多糖对衰老小鼠脑NO、NOS的影响。中药药理与临床,2000,16(6):16

[37]陈智松,等.枸杞多糖对衰老小鼠原癌基因c-myc表达的影响.中成药 2001,23(5):356

[38]邹俊华,等.枸杞子的抗衰老功效及增强DNA修复能力的作用.中国临床康复,2005,9(11):132

[39]刘晓梅,等.枸杞多糖对衰老小鼠肾小球形态学指标的影响.中国老年学杂志,2009,29(18):2354

[40]吴白燕,等.枸杞子、淫羊藿对衰老-年轻2BS融合细胞DNA合成的影响.中国中西医结合杂志,2003,23 (12):926

[41]王建华,等.枸杞多糖组分3 对小鼠脂质过氧化作用的影响.中国兽医学报,2002,22 (3):267

[42]Li XM,et al. Effect of the Lycium barbarum polysaccharides on age-related oxidative stress in aged mice. *Journal of Ethnopharmacology*,2007,111(3): 504

[43]张丽,等.枸杞子乙酸乙酯提取部位的抗氧化活性研究.武警医学院学报,2008,17(4):267

[44]Wang ZY,et al. The regulation of LBP (lycium barbarum polysaccharide,LBP) on the expression of apoptosis-related genes Bcl-2 and Bax in SD rat LEC (lens epithelial cells,LEC) induced by oxidative injuries. *Chinese J Optomet Ophthalmol*,2003,5:147

[45]杨翠婵,等.铸铜石英砂体外致脂质过氧化作用及枸杞多糖对其拮抗作用的实验研究.中国卫生工程学,2007,6(3):133

[46]龚海英,等.枸杞多糖对神经元缺氧损伤的保护作用.武警医学院学报,2009,18(2):1002

[47]卢佳怡,等.枸杞多糖对大鼠海马缺血再灌注损伤的干预作用.医学理论与实践,2009,22(9):1025

[48]刘宏鹏,等.枸杞多糖对小鼠坐骨神经损伤功能恢复的影响.宁夏医学院学报,2007,29(2):118

[49]区炳雄,等.枸杞多糖对染铅小鼠海马nNOS蛋白表达的影响.毒理学杂志,2006,20(3):201

[50]金治萃,等.中药枸杞子浸出液抑菌作用的实验研究.内蒙古医学杂志 ,1995,15(4):203

[51]G HY, et al. Therapeutic effects of Lycium barbarum polysaccharide(LBP)on mitomycin C (MMC)-induced myelosuppressive mice. *J Exp Ther Oncol*,2004,4(3): 181

[52]罗琼,等.枸杞多糖对雄性大鼠性功能及生殖功能的影响.营养学报,2006,28 (1):62

[53]罗琼,等.枸杞多糖的分离纯化及其抗疲劳作用.卫生研究,2000,29 (2):115

[54]齐春会,等.枸杞粗多糖的免疫活性.中国药理药理学杂志,2001,15(3):180

[55]盛宝珠,等.枸杞对60岁以上老人免疫功能的调节作用.中药药理与临床,1988,4(2):43

[56]文润玲,等.口服枸杞子对人DNA修复能力的影响.山西中医,2000,16(5):52

[57]李习舜,等.枸杞子对银屑病等皮肤患者免疫功能的影响.中医药理与临床,1988,4(2):45

[58]张玉喜,等.枸杞降脂方治疗非酒精性脂肪肝合并高尿酸血症临床观察.宁夏医学杂志,2009,31(11):999

[59]王德山,等.枸杞子对老年性高脂血症降脂作用的临床研究.辽宁中医杂志,1996 ,23 (10): 475

[60]王院星,等.天麻枸杞佐膳治疗老年高血压肾阴亏虚型眩晕37例.浙江中医杂志,2009,44(9):652

[61]冷腊英.枸杞子治疗糖尿病36例观察.中华现代中西医杂志,2004,2(6):540

[62]李翠静,等.枸杞子治疗老年夜间口干症30例.中国民间疗法,2004,12(4):27

[63]吴萍,等.单味枸杞子治疗单纯性肥胖40例报告.中华医学全科杂志,2004,3(11):83

威灵仙 Clematidis Radix et Rhizoma

wei ling xian

本品为毛茛科植物威灵仙 *Clematis chinensis* Osbeck、棉团铁线莲 *Clematis hexapetala* Pall.或东北铁线莲 *Clematis manshurica* Rupr.的干燥根及根茎。味辛、咸,性温。有祛风湿、通经络功能。用于风湿痹痛、肢体麻木、筋脉拘挛、屈伸不利等。

【化学成分】

威灵仙化学成分可分为挥发性成分和非挥发性成分两大类。非挥发性成分主要包括三萜及其苷类、黄酮及多元酚类、内酯类和生物碱类等[1-11]。

1. 三萜及其苷类　威灵仙中主要有 clematichinenoside A、B、C，其苷元均以齐墩果酸为基本母核。东北铁线莲中分离得到 clematomandshurica saponin A、B、C 和 D。从棉团铁线莲分离得到了木栓酮。

2. 黄酮及多元酚类　从东北铁线莲中分离到 3 个新的酚苷化合物：clemomandshuricosides A、B、C、4-(2-羟乙基)-苯-1,2-二醇。从威灵仙中分离得到 1 个新的多酚类化合物：clemaphenol A。棉团铁线莲中主要有 3,5,6,7,8,3′,4′-七甲氧基黄酮、蜜柑黄素、甘草素、槲皮素、柚皮素、7,4-二羟基-二氢黄酮、5,7,4′-三羟基-3′-甲氧基黄酮醇-7-O-α-L-鼠李糖(1→6)-β-D-葡萄糖苷、6-hydroxybionchain A、芒柄花素、大豆素、染料木素、鸢尾苷。

3. 有机酸类　阿魏酸、香草酸、棕榈酸、亚油酸、异阿魏酸、丁香酸等小分子有机酸类化合物。

4. 生物碱类　东北铁线莲的根中分离得到了 3 个新的生物碱：甲基 7-乙氧基-3-吲哚碳酸盐、甲基 7-O-α-L-吡喃鼠李糖基-(1→6)-β-D-吡喃葡萄糖基 3-吲哚碳酸盐和 α-L-吡喃鼠李糖基-(1→6)-β-D-吡喃葡萄糖基 3-吲哚碳酸盐。

5. 其他　主要有原白头翁素、白头翁素、5-羟甲基-2-呋喃酮、5-羟甲基呋喃甲醛、5-羟基乙酰丙酸、异落叶松脂素等。从棉团铁线莲和东北铁线莲中分离得到了 2 个新的大环苷化合物 clemochinenoside A、B 和 2 个新的内酯类化合物 5-O-阿魏酸基-2-去氧-D-核糖酸-γ-内酯和 5-O-阿魏酸基-3-O-(β-D-吡喃葡萄糖)-2-去氧-D-核糖酸-γ-内酯。从棉团铁线莲分离得到了 β-谷甾醇、胡萝卜苷等。

【药理作用】

1. 镇痛　给雌性小鼠腹腔注射威灵仙水煎剂 2.5 g/kg，威灵仙醇提取液 2.0 g/kg，对热板致痛均有镇痛作用[12,13]。威灵仙水煎剂(200%)给小鼠灌胃 0.6 g/10 g，对醋酸所致小鼠扭体反应有明显的抑制作用[14]。

2. 抗炎　威灵仙水煎剂(200%)，给大鼠灌胃 2 g/100 g 体重，能明显减轻蛋清所致足肿胀[14]。威灵仙总皂苷 25、50、100 mg/kg 剂量给大鼠灌胃，对佐剂性(Freund's 完全佐剂) 关节炎大鼠的原发性和继发性足跖肿胀都有显著性作用，同时对 IL-1、IL-6、IL-8、TNF-α 和 PGE_2 有抑制作用或趋势[15]。威灵仙总皂苷 100 mg/kg 给大鼠灌胃给药，能够显著抑制角叉菜胶致大鼠足肿胀度。威灵仙总皂苷 100、50 mg/kg 能够显著降低致炎大鼠血清 NO、溶菌酶和 MDA 含量，升高抗超氧阴离子自由基、SOD 活力，并能抑制 NOS 的活力。提示威灵仙总皂苷的抗炎作用与其调节血清炎性递质的平衡相关[16]。威灵仙总皂苷(0.5、5、50 μg/mL)能抑制 ConA 诱导小鼠 T 淋巴细胞的增殖；以 56.4、28.2 和 14.1 mg/kg 剂量可以降低大鼠佐剂性关节炎细胞因子(IL-1β、IL-2、TNF-α)的含量；以 56.4、28.2 和 14.1 mg/kg 剂量可以降低佐剂性关节炎大鼠炎性肿胀足内前列腺素 E_2(PGE_2)的含量[17]。

3. 抗疟　分别给感染伯氏疟原虫的小鼠灌服威灵仙根茎和须根煎剂每只 0.27 g，每日 1 次，连用 3 d，两组疟原虫感染率和抑制率分别低于和高于感染对照组，须根煎剂组抗疟作用强于根茎组[18]。

4. 抗菌　100%威灵仙根煎剂对金黄色葡萄球菌和志贺痢疾杆菌均有抑制作用；水煎剂(1:3)在试管内对奥杜盎小芽孢癣菌有抑制作用。原白头翁素对革兰阳性及阴性菌和霉菌都具有较强的抑制作用。对链球菌的 MIC 为 1:60 000，对大肠杆菌为 1:83 000~33 000，对白色念珠菌为 1:100 000[19]。

5. 引产　给大鼠肌肉注射威灵仙稀醇提取液 15 g/kg(以生药计)，连续 5 d，对中期妊娠有引产作用，完全产出者占 80%以上[19]。

6. 促进胆汁分泌、预防胆结石　给大鼠灌服威灵仙水煎剂 3~4 g/kg，威灵仙醇提液 2~8 g/kg，均促进胆汁分泌[13]。200%威灵仙水煎剂，给大鼠按 2.0 g/100 g 剂量由胃内注入，一次给药。结果：在给药后的 4 h 期间，威灵仙促进胆汁分泌量增加 39%。如果多次给药(1.2、2.0 g/100 g 体重)则大剂量组在用药后 1、2、3、4 h 胆汁分泌量分别增加 69%、111%、85%、100%[14]。200%威灵仙水煎剂给金黄地鼠灌胃 0.5 mL，能明显预防胆石形成，同时可降低血清胆固醇水平[20]。

7. 影响平滑肌　给麻醉犬静脉注射醇提液1 g/kg，使胆红素含量升高，总胆管十二指肠灌流量明显增加，提示胆总管末端括约肌松弛[13]；向平滑肌浴槽中加入 200%醇提液 0.2 mL(10 mL 营养液)，引起豚鼠离体回肠平滑肌松弛，作用持久，随剂量加大，作用增强，并可部分对抗组胺兴奋肠道平滑肌的作用[2]。若向浴管内加入 5%煎剂 0.5~1.0 mL(60 mL 洛氏液)，引起小鼠空肠先抑制后兴奋，不被阿托品拮抗，可能是一种肌原性作用[21]。

8. 抗利尿　给 29 g 体重小鼠腹腔注射 50%威灵仙煎剂，结果每只 0.2、0.4 和 0.6 mL 三种剂量组 8h 内的尿量均低于对照组。0.2 mL 煎剂抗利尿作用强度相当于脑垂体后叶素 0.1 u[21]。

9. 其他　离体蟾蜍心脏灌流，导管内盛任氏液

1.5 mL，每次用50%煎剂3~5滴，50%浸液1~2滴(1 mL约20滴)，首先出现收缩力减弱，继而收缩力增强，浸剂比煎剂强3~5倍。给麻醉犬股静脉注射50%浸剂1.0 mL/kg，血压明显下降。肾容积也减小，浸剂的作用强度是煎剂的2倍[21]。

【临床应用】

1. 食道骨鲠 威灵仙30或配白芷、乌梅和甘草，制成浓煎剂，或与醋同用，慢慢咽下（在0.5~1 h服完)，每日1~2剂。治疗咽喉部鱼刺、鱼骨、骨鲠117例，服药后鱼骨消失或自然松出，有效率88.9%[22,23]。用鲜威灵仙60~100 g(或干品30~50 g)切成小段，与米醋同煮沸30 min，待温。将药液含于口中，慢慢咽下，可使喉部刺痛不适感逐渐减轻，反复多次直至喉中异物感消失。治疗21例全部在2~10 min内治愈[24]。威灵仙100 g，黄砂糖50 g，白酒100 mL，加水600 mL，煎至300 mL，顿服，误吞的铁物可随大便排出。此方也可用于治疗鱼刺鸡骨梗喉[25]。

2. 肥大性脊柱炎和腰肌劳损 威灵仙水蒸汽蒸馏液制成注射液，穴位注射于肥大椎体旁的华陀夹骨穴，一般取2~4个穴位，每穴注射1 mL，每日或隔日1次。治疗脊柱肥大100余例，有效率为83%~93.8%；治疗腰肌劳损32例，显效14例，有效18例[26]。

3. 丝虫病 威灵仙鲜根500 g与红糖、白酒煎煮0.5 h。每日早晚各服1次，总药量分5 d服完。治疗34例丝虫病，转阴率为75%~100%[27]。

4. 牛皮癣 威灵仙90 g，水煎，早晚各服1次，疗程不限，以鲜屑脱尽为止[27]。

5. 足跟痛症 威灵仙5~10 g捣碎，用陈醋调至膏状备用。将药膏敷于足跟，晚上休息时将患足放在热水袋上热敷，每2日换药1次。症状消失，行动自如者占85.4%[11]。还有用威灵仙、苏木屑、香樟木、藏红花，将4味药加水浸泡，再煎煮取汁，然后加入米醋搅匀。用时将药温热，浸泡患处，每日1~2次，每次15min，连用7 d为一疗程，一般3个疗程即可痊愈或明显减轻[28]。

6. 胆、尿道结石 威灵仙90 g，金钱草50 g，每日1剂，连用3日[29]。

7. 五官科疾病 ①咽喉炎：鲜威灵仙洗净捣汁，将消毒棉花捻成条状，一端浸药汁后塞入患侧鼻孔达上鼻道。②牙痛：取鲜威灵仙、毛茛等量，洗净捣汁，每100 mL药汁中加95%乙醇20 mL防腐，用棉签蘸药水涂患齿处。③腮腺炎：鲜威灵仙根洗净，捣烂敷患处或用醋密闭浸泡3 d，取浸液涂患者，或醋调敷每2~3 h涂一次，1~3 d症状可消失[29]。

8. 哮喘 威灵仙(焙)、半夏(姜汁浸焙)为末，用皂角水煎膏，丸绿豆大，每服7~10粒，姜汤送下，每日3次[29]。

9. 慢性胆囊炎 每日服威灵仙30 g，水煎后分3次服，10 d为一个疗程，多数患者在治疗后半年内未见复发[30]。

10. 小儿龟头炎 威灵仙15 g加水500 mL，浓煎半小时，去渣待冷，用脱脂棉蘸药剂洗患处3~4次，效果良好[31]。

11. 偏头痛 威灵仙2 g泡茶饮，每日2次，30 d为一疗程。治疗30例偏头痛患者，在第1疗程结束后痊愈18例，第2疗程结束后痊愈5例，4例头痛有不同程度好转，3例无效[32]。

12. 外痔 威灵仙30 g研为细末，每日黎明时服3 g；每日用干净的磁盆盛接自己的尿液，用此热尿洗肛门，每日2~3次，多洗更佳。40例患者经上法治疗均获效，其中治愈31例，好转9例，疗程最短者10 d，最长者30 d[33]。

13. 咳嗽 威灵仙15~20 g(小儿5~10 g)配伍治疗咳嗽100例，每日1剂，水煎2次分服，服药7 d为一个疗程。在治疗的100例中，治愈40例，显效25例，有效28例，无效7例[34]。

14. 淋病尿道红肿、狭窄 单味威灵仙20~30 g，水煎，每日3次空腹服用。治疗62例淋病引起的尿道炎症反应，结果痊愈50例，好转12例，疗程最短者7 d，最长者25 d[35]。

（杨冬华　周秋丽　张世玲）

参考文献

[1]Shao BP，et al. Triterpenoid saponins from Clematis chinensis. *Phytochem*，1995，38(6)：1473

[2]Shao BP，et al. Saponins from Clematis chinensis. *Phytochem*，1996，42(3)：821

[3]Mimaki Y，et al. Triterpene Saponins from the roots of Clematis chinensis. *J Nat Prod*，2004，67(9)：1511

[4]Shi SP，et al. Triterpene saponins from Clematis mandshurica. *J Nat Prod*，2006，69(11)：1591

[5]董彩霞，等.棉团铁线莲化学成分研究Ⅰ.中国中药杂志，2006，31(20)：1696

[6]李淑子，等.东北铁线茎叶化学成分的研究. 中草药，1996，27(1)：56

[7]Shi SP，et al. New phenolic glycosides from Clematis mandshurica. *Helvetica Chimica Acta*，2006，89(5)：1023

[8]He M，et al. Studies on the chemical component of Clematis chinensis. *J Chin Pharm Sci*，2001，10(4)：180

[9]Dong CX,et al. Flavanoids from Clematis hexapetala. *J Chin Pharmaceu Sci*,2006,15(1):15

[10]Shi SP,et al. Macrocyclic glucosides from Clematis mandshurica and Clematis hexapetala. *Biochem Syst Ecol*,2007,35(1):57

[11]Shi SP,et al. Alkaloids from Clematis manshurica Rupr. *J Asian Nat Prod Res*,2006,8(1):73

[12]周金黄.中药药理学.上海:上海科学技术出版社,1986:139

[13]耿宝芩,等.威灵仙对胆道系统作用实验研究.中药通报,1985,9:37

[14]耿宝琴,等.威灵仙治疗胆囊炎的实验研究.浙江医科大学学报,1997,26(1):13

[15]夏伦祝,等.威灵仙总皂苷对大鼠佐剂性关节炎抗炎作用的研究.安徽医药,2009,13(4):363

[16]夏伦祝,等.威灵仙总皂苷对角叉莱胶致炎大鼠的抗炎作用.安徽中医学院学报,2009,28(3):41

[17]李特,等.威灵仙总皂苷抗类风湿性关节炎的作用机制.中国药科大学学报,2009,40(2):157

[18]曾国琦,等.中药威灵仙抗疟作用初步探讨.福建医药杂志,1988,5:35

[19]Havold Bear,et al. The nature of antibacteria1 agent from Anemone Pulsatilla. *J Biol Chem*,1946,162:65

[20]徐继红,等.威灵仙预防胆结石的实验研究.浙江医科大学学报,1996,25(4):160

[21]皮西萍.威灵仙药理研究.青医学报,1957,1:9

[22]中国人民解放军某医院五官科、中山医学院第二附院五官科.威灵仙治疗骨鲠初步探讨.中华医学杂志,1975,1:80

[23]中山医学院第二附属医院五官科.中草药治疗食道骨性异物疗效观察.新医学,1976,8:34

[24]许伟.威灵仙米醋治疗鱼刺梗喉21例.中国民间疗法,2001,9(11):54

[25]马惠敏.威灵仙治铁物梗喉.湖北中医杂志,2000,22(7):5

[26]王浴生.中药药理与应用.北京:人民卫生出版社,1983:775

[27]安徽省人民医院.中草药治疗食道癌300例报告.中草药通讯,1972,2:14

[28]孟景春.威灵仙擅治足跟疼痛.江苏中医,1996,17(10):36

[29]聂天仪.威灵仙的临床应用.云南中医杂志,1986,3:32

[30]张常春.威灵仙治疗慢性胆囊炎.新中医,1974,5:11

[31]李翊人.浓煎威灵仙治疗小儿龟头炎简介.新中医药,1958,4:33

[32]俞应华,等.中药威灵仙泡茶治疗偏头痛30例.中国民间疗法,1997,2:45

[33]李玉杰.威灵仙口服加尿液外洗治疗外痔40例.中国民间疗法,1999,5:24

[34]刘仿林,等.威灵仙配伍治疗咳嗽100例.新中医,1998,8:46

[35]高春侠,等.单味威灵仙治疗淋病尿道狭窄.中国民间疗法,1998,4:44

砒　石　Arsenolite pi shi

本品为氧化物类矿物砷华的矿石。目前多为毒砂、雄黄等含砷矿石的加工制成品。味辛酸,性热。有劫痰截疟、杀虫、蚀恶肉的功能。主治寒痰哮喘、疟疾、痔疮、瘰疬、走马牙疳、癣疮、溃疡腐肉不脱等。

【化学成分】

主要成分为三氧化二砷(arsenous oxide,As_2O_3)。

【药理作用】

1. 抗哮喘　砒石以5.0、2.5、1.25、0.625 mg/kg灌胃给药,对卵蛋白诱发的小鼠哮喘模型具有很好的抑制作用,改善发生哮喘小鼠的肺功能[2],降低模型小鼠肺泡洗液(BALF)中白细胞计数及血浆8-iso-prostane水平[3],抑制哮喘模型动物肺组织中信号转导和转录激活因子(STATs)及嗜酸粒细胞趋化因子(eotaxin)mRNA的表达[4]。其作用机制是通过可明显下调BALF中5-脂氧合酶激活蛋白(FLAP)表达的量,抑制BALF中白三烯C_4(LTC_4)的水平[5],降低炎症发生来实现的。砒石能下调c-mye、c-sis的表达,降低气道的高反应性,抑制气道平滑肌细胞(SMC)、成纤维细胞(FB)增殖,减少胶原的合成及细胞外基质(ECM)的沉积,抑制上皮下纤维化,阻止气道重塑是其另一个作用机制[6]。

2. 抗癌

(1)*抑制白血病*　经体外细胞培养试验表明,30 μg/mL的砒石对L-CFU具有明显的抑制作用,其作用效果与柔红霉素相似,但对正常人骨髓造血细胞生成无明显影响。经体内试验证明,以5~20 mg/kg灌胃三氧化二砷可有效地延长L615白血病小鼠的生存期,与环磷酰胺作用相当。对正常细胞无影响,对白血病细胞较敏感,提高有选择性杀伤白血病细胞的作用[1]。

(2)*抑制肝癌*　采用台蓝拒染法、MTT比色法及细胞克隆形成试验法，观察三氧化二砷对肝癌Hep G2细胞的影响。结果5 μmol/L的三氧化二砷可明显抑制Hep G2的生长，对肝细胞有较强的细胞毒作用，呈明显的剂量和时间依赖性；其对肝癌细胞的杀伤率高于5-氟脲嘧啶和丝裂霉素，同时与二者存在协同效应。证明二氧化二砷可明显抑制肝细胞的增殖[7]。

(3)抑制胃癌　通过流式细胞仪观察细胞形态及测定细胞活力，可见5 μmol/L和10 μmol/L的三氧化二砷可明显诱导人胃癌细胞SGC-7901凋亡，其凋亡效应与细胞线粒体跨膜电位下降密切相关[8]。

(4)抑制肺癌　在人肺癌细胞株($Spc-A_1$)中加入2.5、5.0、10 μmol/L的三氧化二砷，通过体外培养，检测结果表明三氧化二砷能够抑制$Spc-A_1$细胞的增殖，且呈时间剂量依赖性，$Spc-A_1$细胞凋亡率与药物浓度和时间呈依赖关系，细胞周期延长，线粒体变性[9]。

(5)抑制胰腺癌　以1.56~100 μg/mL浓度的三氧化二砷处理人胰腺癌细胞株SW1990，经MTT法测定细胞增殖情况，可见，12h后细胞凋亡明显增多，48 h后凋亡率达24%，证明三氧化二砷可抑制SW1990的增殖[10]。

其抗癌作用主要通过诱导肿瘤细胞凋亡、分化，抑制肿瘤细胞增殖及转移，降低端粒酶的活性，拮抗肿瘤血管的生成等多种途径来实现的[11]，应属于多靶点抗肿瘤药物。

3. 药代动力学　经血流动力学试验表明，静脉滴注2 h三氧化二砷注射液给APL患者，经气相色谱法测得高峰血浓度Cp_{max}为 (0.94±0.37) mg/L，达峰时间Tpeak为4 h，血浆分布半衰期为$T_{1/2\alpha}$为(0.89±0.29) h，消除半衰期$T_{1/2\beta}$为 (12.13±3.31) h，系统清除率Cls为(1.43±0.17) L/h，表观分布容积V_C为 (3.83±0.45) L，浓度~时间曲线下面积(AUC)为(7.25±0.97) mg/h/L。持续用药过程中，药代动力学参数保持基本一致。24 h尿砷排泄量为每日给药量的1%~8%，末梢砷蓄积上升明显，最高可达用药前5~7倍。停药后尿砷排泄和末梢砷蓄积即开始逐步下降[12]。

4. 毒性　1%以上的不同浓度的三氧化二砷涂于兔耳，均可使兔耳产生坏死，甚至脱落，急性中毒症状有呕吐、淘米水样腹泻、蛋白尿、血尿、眩晕、头痛、发绀、晕厥、昏睡、惊厥、麻痹而死亡[13,14]。大鼠灌胃砒石水溶液可使血清MDA、ALT、BUN、SCR升高，SOD下降[15-17]。本品能抑制巯基酶、严重干扰组织代谢，可见肝脂变、肝小叶中心坏死，心、肝、肾和肠充血，上皮细胞坏死，毛细血管扩张等中毒现象。黄芪可拮抗砒石的毒副作用，并且与绿豆同用效果明显优于黄芪单独的解毒作用[17]。

【临床应用】

1. 精神病　用龙虎丸(砒石、巴豆、牛黄、朱砂)治疗100例，显效率50%[13]。

2. 慢性气管炎　用砒石1 g和白矾、淡豆豉各10 g，制成散剂、丸剂或胶囊剂，每日服0.5 g。治疗69例，治愈7例，显效20例，好转35例。而含砷矿物制剂“紫金丹”治疗哮喘，临床治愈率达70%[18]。

3. 结核病　将红砒制成5%溶液，用离子透入法直接透入到病灶，或将红砒经3次升华精制后，制成2%等渗溶液静脉注射或将红砒加水煮沸，利用蒸气熏蒸一定部位，治疗肺结核、淋巴结核、骨关节结核、结核性脑膜炎、结核性瘘管等均获一定效果[13,19]。

4. 癌症　三氧化二砷注射液10 mL用5%葡萄糖500 mL稀释，每日1次静脉滴注，对72例急性早幼粒细胞白血病患者进行治疗，初治30例，完全缓解率为73.3 %，有效率90.0%；复发及难治42例，完全缓解率73.3%，有效率64.2%[13]。治疗中出现不同程度白细胞升高，随访2~17个月可见其毒副作用小，疗效明显[20]。砒石外用也可用于治疗皮肤癌、唇癌等[13]。

5. 花斑癣　白砒、硫黄、密佗僧按1:10:10比例研细粉，加等量姜汁和醋调成糊状，涂按患部，用药4~8 d后即脱屑而愈[13]。

6. 中毒解救　中毒时可用特效解毒剂二巯基丙醇(BAC)解毒，肌肉注射3 mg/kg，每4 h给药一次。另外，还有许多中药疗法、针灸疗法及其他西医疗法进行解毒[13,19]。

(徐惠波　孙晓波)

参考文献

[1]韩秀荣，等. 吡霜、斑蝥等10味中草药抗白血病作用的体内外实验研究. 中国中医药科技，1996，3(6)：15

[2]宋泽庆，等. 砒石对哮喘小鼠胞质型磷脂酶A_2基因表达及白三烯C_4的影响. 中国临床药理学与治疗学，2005，10(6)：659

[3]黎东明，等. 砒石对哮喘小鼠血浆8-Isoprostane的影响. 中国中药杂志，2005，22(11)：1758

[4]易震南，等. 砒石对哮喘小鼠信号转到和转录激活因子6及嗜酸粒细胞趋化因子mRNA表达的影响. 中国呼吸与危重监护杂志，2006，5(2)：113

[5]姚卫民，等. 砒石对哮喘小鼠5-脂氧合酶激活蛋白基因表达及白三烯C_4的影响. 中国呼吸与危重监护杂志，2004，3(1)：22

[6]郭红荣，等. 砒石对哮喘小鼠起到壁厚度及c-mye与

c-sis表达的影响. 中国药理学通报,2005,21(7):895

[7] 闻勤生,等. 三氧化二砂对肝癌Hep G2细胞增殖的影响,第四军医大学学报, 2001,22(9):828

[8]邢茂,等. 三氧化二砷诱导人胃癌细胞SGC-7901凋亡机制的研究. 中国药房,2001,12(6):333

[9]张曼颖,等. 三氧化二砷诱导肺癌细胞凋亡及对细胞周期的影响. 白求恩医科大学学报,2001,27(6):626

[10]高勇,等. 三氧化二砷诱导人胰腺癌细胞凋亡的实验研究. 第三军医大学学报, 2001,22(1):43

[11]王强玉,等. 砒石抑制肿瘤作用机制的研究进展. 河北中医药学报,2008,23(2):43

[12]倪建华,等. 静脉滴注三氧化二砷治疗急性早幼粒细胞白血病的药代动力学分析. 中华血液学杂志,1997,18(5):250

[13]杨仓良,等. 毒剧中药古今用. 北京:中国医药科技出版社,1991:342

[14]王平. 吡霜致耳腐蚀伤并发面瘫1例. 宁夏医学杂志,1999, 21(6):350

[15]易震南,等. 黄芪减少砒石对大鼠氧化性损伤作用机制研究. 天津中医药,2006,23(5):409

[16]易震南,等. 黄芪减轻砒石对大鼠肝、肾毒性作用研究. 现代医院,2006,6(8):34

[17]黎东明,等. 黄芪与绿豆对砒石染毒大鼠的影响. 中国临床药理学与治疗学,2005,10(2):222

[18]谢建军. 砷类矿物药平喘功效及应用概况. 中成药,1986, (11):39

[19]江苏新医学院. 中药大辞典(下册). 上海:上海科学技术出版社,1986:1620

[20]张鹏,等. 三氧化二砷注射治疗72例急性早幼粒细胞白血病. 中华血液学杂志, 1996,17(2):58

厚 朴 Magnoliae Officinalis Cortex hou po

本品为木兰科植物厚朴 *Magnolia officinalis* Rehd. et Wils.和凹叶厚朴 *M.officinalis* Rehd.et Wils.var.*biloba* Rehd.et Wils.的干燥干皮、根皮及枝皮。味苦、辛,性温。具有燥湿消痰、下气除满功能。用于湿滞伤中、脘痞吐泻、食积气滞、腹胀便秘、痰饮喘咳。

【化学成分】

1. 木脂素素类 厚朴中含有厚朴酚(magnolol)、四氢厚朴酚(tetrahhydromagnolol)、和厚朴酚(honokiol)、异厚朴酚(isomagnolol)、冰基厚朴酚(bornylmagnolol)、辣薄荷基厚朴酚(piperitylmagnolol)、辣薄荷基和厚朴酚(piperbylholokiol)、二辣薄荷基厚朴酚(dipiperitylnolol)、厚朴三醇(magnatriol)、厚朴醛 B,C,D,E(magnaldehydeB,C,D,E)、厚朴木脂素(magnloignan)A-I、丁香脂素、丁香脂素 4′-O-β-D-葡萄吡喃糖苷、6-O-甲基和厚朴酚(6-O-methyl-honokiol)[1,2]。

2. 生物碱 含木兰箭毒碱(magnocurarine)、柳叶木兰花碱(salicifoline)、番荔枝碱(anonaine)、白兰花碱(michelarbine)、武当木兰碱(magnosprengerine)、鹅掌楸碱(liriodenine)、海罂粟碱(gleucine)、N-降荷叶碱(asimilobine)、去甲降劳里碱(abovanine)、瑞枯灵(reticuline)[3]、北美鹅掌楸尼定碱(lirinidine)、罗默碱(roemerine)、观音莲明 (lysicamine)、异猪毛菜碱(isosalsoline)、N-甲基异猪毛菜碱 (N-methylisosalsoline[4]。

3. 挥发油 主要成分为桉叶油醇,占挥发油总量的 40%~55%;其次是聚伞花素,占挥发油总量的 10%~20%。挥发油中还含有 α-蒎烯、莰烯、D-柠檬烯、桉叶油素、松油醇等[5,6]。

【药理作用】

1. 神经系统

(1) 抑制中枢 厚朴乙醚提取物按 0.5~1 g/kg 腹腔注射时,可抑制小鼠的自发活动,并能对抗甲基苯丙胺或阿朴吗啡所致的兴奋作用[7]。厚朴乙醇提取物对由士的宁、印防己毒素、戊四唑等药物诱发的痉挛有强烈的抑制作用,可降低骨骼肌细胞能荷值(CE)[8]。厚朴酚和厚朴酚对鸟雏的交叉性伸展反射有抑制作用,此作用可用士的宁完全恢复,说明厚朴对异常肌紧张和振颤的缓解作用[9]。

(2)松弛肌肉 以厚朴酚 30 mg/kg 腹腔注射小白鼠,测试脑电波变化,显示其对脑干网状结构及下丘脑神经通路有抑制作用[10]。厚朴酚及和厚朴酚具有中枢抑制和中枢性肌肉松弛作用。较大剂量 (100 和 250 mg/kg,腹腔注射)时,可使小鼠肌肉松弛和翻正反射消失达 3 h 左右[11]。

β-桉叶油醇可减轻小鼠电休克癫痫发作,在对运动原活性产生微弱作用的剂量下,可防止除卡地阿唑和印防己毒外引起的惊厥、因最大电休克导致的惊厥和致死;在超高剂量下显示了更强的阻止电休克癫痫发作作用[12]。

(3)抗焦虑　小鼠灌胃 0.49 mg/kg 厚朴酚可产生抗焦虑作用；小鼠灌胃 0.19 mg/kg 和厚朴酚则可产生显著的抗焦虑作用，其强度为紫朴汤 5000 倍，0.2 mg/kg 或更高剂量的和厚朴酚仍有抗焦虑作用，且没有安定样副作用[13]。

(4)抗吗啡戒断反应　分别给予厚朴酚与和厚朴酚（腹腔注射，80 mg/kg）可明显抑制大鼠吗啡戒断反应，并呈量效关系。这一抑制效应与脑内 β-内啡肽的增加有关[14]。

(5)抑制儿茶酚胺的分泌　厚朴酚与和厚朴酚可抑制乙酰胆碱（Ach）和高 K^+诱导的儿茶酚胺的分泌；树皮提取物通过拮抗 Na^+和 Ca^{2+}细胞内流，从而抑制 Ach 诱导的牛肾上腺嗜铬细胞中儿茶酚胺的分泌。厚朴树皮提取物的这种作用可能归功于其中的和厚朴酚成分[15]。

2. 抗溃疡　大鼠禁食 4 h 后，灌胃 50%乙醇的厚朴提取物，对盐酸-乙醇引起的黏膜损伤有保护作用，其有效成分为厚朴酚及和厚朴酚[16]。厚朴 5，15 g/kg 乙醇提取物均有明显抑制盐酸型溃疡，明显对抗番泻叶性小鼠腹泻[17]。

3. 增强胃动力　兔离体胃底平滑肌灌流液中加厚朴达 380 mg/mL，可使胃底平滑肌张力明显升高，有促进胃运动，加速胃排空作用[18]。厚朴酚对腹泻有治疗作用，可能与抑制胃肠道电压依赖性钙通道及受体操控性钙通道有关[19]。厚朴水煎剂（6.5 g/kg，灌胃）可使正常胃肠电快波的频率和振幅指数均增加并持续 3 h 之久，厚朴水煎剂还使休克时胃肠电抑制明显减弱，具有兴奋胃肠运动及改善休克状态下的胃肠运动抑制，兴奋正常胃肠运动的作用，且明显改善休克时胃肠运动的抑制[20]。

4. 抗菌　厚朴提取液（5.03、2.515、1.258、0.629、0.314 g/L）和（5.035、2.518、1.259、0.629、0.315 g/L）对金黄色葡萄球菌和链球菌的抑制作用明显强于大肠杆菌和沙门菌，表明对革兰阳性菌的抑制作用强于革兰阴性菌[21]。厚朴酚与和厚朴酚对稻纹枯菌、禾赤以链孢霉等的半数有效浓度（EC_{50}）分别为 4.15~12.69 和 3.14~12.87 mg/kg；厚朴酚对枯草杆菌、金黄色葡萄球菌、耻垢分支杆菌的 MIC（琼脂扩散法）都为 25~100 μg/mL，和厚朴酚的 MIC 分别为 5、10、7.5 μg/mL[22]。对须癣毛癣菌、石膏状小孢霉、絮状表皮癣菌、黑曲霉、新生隐球菌、白色念珠菌的最小抑菌浓度（MIC）均为 25~100 mg/mL[23]。和厚朴酚对金黄色葡萄球菌、大肠杆菌、链球菌的抑菌活性，得其抑菌浓度在10 mg/L 以内[24]。

5. 镇痛、抗炎　厚朴乙醇提取物 5、15 g/kg 均有明显镇痛作用，明显减少乙酸引起的小鼠腹腔毛细血管通透性升高，并明显抑制二甲苯引起的小鼠耳肿及角叉菜胶引起的小鼠足跖肿胀。实验表明厚朴有明显抗炎镇痛作用[25]。可抑制花生四烯酸的 5-脂氧合酶（5-LO）和环氧化酶代谢通路，抑制 5-LO、白三烯 A 水解酶（LTA4-H）和环氧化酶（CoX）的酶活性，这可能与其抗炎作用机制密切相关[26]。可剂量依赖性地抑制淋巴细胞芽生，半数抑制浓度（IC_{50}）为 7.7 μg/mL；还可显著抑制苦氯诱导的鼠耳肿胀，抑制率为 23.6%；此外，厚朴酚还可降低炎症部位周围毛细血管壁通透性，抑制白细胞游走及纤维组织增生。厚朴酚与和厚朴酚对诱导型 NO 合成酶（iNOS）有弱的抑制作用，可抑制脂多糖活化的巨噬细胞中 NO 产物的生成[27]。

6. 抗肿瘤　厚朴酚与和厚朴酚能显著抑制人纤维肉瘤 HT-1080 细胞对基底膜的侵袭，在浓度为 100 μg/mL 时抑制 HT-1080 细胞转移，不影响细胞生长及对基底膜的黏附。厚朴酚与和厚朴酚抑制肿瘤侵袭可能与其抑制 MMP-9 活性有关[28]。厚朴酚在非常低的含量（3~10 mmol/L），在依赖型剂量下便可阻滞 DNA 合成，降低人癌培养细胞（COLO-205 和 Hep G_2）数目[29]。和厚朴酚可以在人的内皮细胞通过干扰血管内皮生长因子受体 2 的磷酸化来抑制血管生成[30]。和厚朴酚终浓度为 20、40、80、160 μmol/L 对人肝癌 Hep G_2 细胞增殖有明显抑制效应，凋亡指数明显增加，Caspase-3，8，9 活性增高。表明和厚朴酚在一定浓度范围内抑制 Hep G_2 细胞增殖，可能通过激活 Caspase 途径诱导细胞凋亡[31]。

7. 对心脑血管系统的影响　厚朴酚（0.03、0.1、0.3 mmol/L）对喹啉酸致原代培养海马神经元损伤有保护作用，明显减少 LDH 漏出，降低 MDA 含量和升高 SOD 活性[32]。厚朴酚对心肌具有保护作用，能显著降低冠脉结扎 30 min 后大鼠的室性心动过速和室颤发生率和持续时间，室性心律失常的发生也大为减少，显著减少心肌梗死范围[33]。厚朴酚能明显降低缺血再灌注后大鼠脑组织 NO 含量，可明显提高缺血再灌注损伤大鼠脑组织中超氧化物歧化酶（SOD）活性，并减少脂质过氧化产物丙二醛（MDA）的生成，从而表现其抗氧化特性[34]。和厚朴酚与厚朴酚通过磷酯酶 C 介导途径引起细胞质中游离 Ca^{2+}的增加，拮抗钙调素对环核苷酸磷酸二酯酶的刺激作用[35]。

8. 抗衰老　和厚朴酚 10、2 mg/kg 能提高小鼠的耐缺氧能力，极显著延长小鼠游泳时间；体外，和厚朴酚(1.12× mmol/L)能明显抑制小鼠心、脑、肝匀浆的过氧化脂质过氧化产物的生成，具有延缓衰老的作用[36]。厚朴酚与和厚朴酚可通过抑制精子中脂质过氧化作用保护精子活性[37]。

9. 毒性 给小鼠一次灌胃厚朴煎剂 60 g/kg，观察 3 d 未见死亡。厚朴中主要有毒成分为木兰箭毒碱，其在肠道中吸收很慢，吸收后即经肾脏排泄，故其在血中浓度较低[38]。

10. 药代动力学 大鼠分别灌胃给予厚朴混悬液(内含厚朴酚 12.15 mg/mL，和厚朴酚 4.11 mg/mL)5 mL。两种成分在大鼠体内代谢符合一级消除动力学二室开放模型；进入体内后，主要滞留于胃肠内，其他主要分布于肝、肺、肾组织中；以粪排出为主，尿和胆汁排出量只有约 5%[39]。

【临床应用】

1. 食道及胃肠神经官能症 口服用半夏厚朴汤煎剂治疗 23 例食道神经官能症和 13 例胃肠神经官能症。结果，23 例食道神经官能症中 21 例有效，13 例胃肠神经官能症全部有效[40]。

2. 溃疡 用溃疡汤(莪术、瓦楞子、白术、厚朴)治疗 35 例患者，疗程 3 个月。结果：痊愈 24 例(68.6%)，好转 9 例(25.7%)，无效 2 例(5.7%)，总有效率 94.3%[41]。

3. 结肠炎 自拟运脾化滞汤(苍术、厚朴、槟榔、山楂、木香、荆芥、秦艽、生地榆、黄连、甘草)治疗慢性溃疡性结肠炎 45 例，总有效率 95.6%[42]。

4. 肠粘连 厚朴三物汤(厚朴、延胡索、木香、乌药、失笑散)加味治疗，每日 1 剂。结果：腹痛、腹胀、呕吐消失，大便通畅，胃纳正常[43]。

5. 胃十二指肠术后功能恢复 胃、十二指肠术后患者 68 例，随机分为两组，给予厚朴三物汤。确有促进胃、十二指肠术后胃肠功能恢复、缩短排气时间，减少患者术后消耗并缩短住院时间[44]。

6. 慢性咽炎 半夏厚朴汤以半夏、厚朴、甘草等组成，每日 1 剂，2 次水煎服。服药后症状消失，检查咽部充血消失，后壁淋巴滤泡增生消退[45]。

(侯文彬 周秋丽 王本祥)

参 考 文 献

[1]Chen FC, et al. Antimicrobial and Cytotoxic Activities of Neolignans from Magnolia officinalis. *Phytochemistry*, 1983, 22 : 616

[2]Pu QL, et al. The Essential Oil of Magnolia officinalis. *Planta Medica*, 1990, 56(1) : 129

[3]章观德. 厚朴类药用植物化学研究概况，中国中药杂志，1989，14(9)：53

[4]王洪燕，等. 凹叶厚朴中生物碱成分的研究. 华西药学杂志，2007，22 (1)：30

[5]李玲玲. 厚朴挥发油化学成分研究. 中草药，2001，32(8)：686

[6]陈建南，等. 凹叶厚朴超临界二氧化碳萃取物成分分析. 中药材，1998，21(9)：460

[7]渡边和夫，他. 灘薬·厚朴(Magnolia Bark)の粗画分とその成分Magnolol，Honokiolの中枢抑制作用. 日本药理学杂志，1976，72(3)：11

[8]李兴泰，等. 补气与理气中药及多糖类成分对鼠骨骼肌细胞能荷值的影响. 北京中医药大学学报，2000，23(5)：36

[9]张永太，等. 厚朴药理学研究进展. 中国中医药信息杂志，2005，5(3)：40

[10]肖桂兰，等. 厚朴的药效药理. 中医药动态，1995，(3)：23

[11]Watanabe, K et al. Studies on the active principles of magnolia bark. Centrally acting muscle relaxant activity of magnolol and honokiol. *J pharmacol*, 1975, 25(2) : 605

[12]Lih -Chu Chiou, et al. Chinese herb constituent β-eudesmol alleviated the electroshock seizures in mice and electrographic seizures in rat hippocampal slices. *Neurosci Lett*, 1997, 231(3) : 171

[13]BKuribara, H. et al. The Anxiolytic Effect of Two Oriental Herbal Drugs in Japan Attributed to Honokiol from Magnolia Bark. *J Pharm Pharmacol*, 2000, 52(11) : 1425

[14]黄德彬，等. 和厚朴酚与厚朴酚在缓解大鼠吗啡戒断反应中对β-内啡肽的影响. 中草药，2004，2 (35)：182

[15]Tachikawa E, et al. Effects of extractand ingredients isolated from M agnolia obovata thunberg oncatecholamine secretion from bovine adrenal chromaffin cells. *Biochem Pharmacol*, 2000, 60(3) : 433

[16]松田久司，等. 厚朴的抗HCL-乙醇溃疡及作用机制. 国外医学中医中药分册，1988，10(1)：43

[17]朱自平，等. 厚朴对消化系统的药理作用. 中国中药杂志，1997，22(11)：686

[18]张启荣，等. 厚朴、枳实、大黄、陈皮对兔离体胃底平滑肌运动的影响. 中国中医药科技，2008，15(4)：279

[19]张根水. 厚朴酚对小鼠的止泻作用研究. 现代中西医结合杂志，2007，16(4)：461

[20]次秀丽，等. 厚朴对正常和内毒素休克大鼠胃肠电活动和影响. 友谊医刊，1994，16(4)：43

[21]吴维萍. 厚朴提取物对不同病原菌抑菌效果的研究. 中国农村医学杂志，2008，6(4)：5

[22]王立青，等. 厚朴酚与和厚朴酚药理作用的研究进展. 中草药，2005，10(36)：1591

[23]王术玲，小檗碱联合厚朴酚及和厚朴酚对THP-1巨噬

细胞源性泡沫细胞形成的影响. 中药新药与临床药理,2009,7(4):297

[24]肖丽英,等. 23种中草药对耐药金葡菌的敏感性探讨. 时珍国医国药,2001,12(10):878

[25]朱自平,等. 厚朴的镇痛抗炎药理作用. 中草药,1997,28(10):613

[26]梁统,等. 厚朴酚对大鼠中性白细胞花生四烯酸代谢酶的影响. 中国药科大学学报,2003,34(2):151

[27]Hsu MF,et al. Mechanisms of the influence of magnolol on eicosanoid metabolism in neutrophils biochem. *Pharmacol*, 2004,67(5):831

[28]Nagase H. Inhibitory Effect of Magnolol and Honokiol from Magnolia obovata on Human Fibrosarcoma HT -1080 Tnvasiveness in vitro. *Planta Med*,2001,67(8):705

[29]Lin Shyr-V,et al. Magnolol suppresses proliferation of cultured human coion and liver cancer cells by inhibiting DNA synthesis and activating apoptosis. *Journal Cellular Biochemistry*, 2001,84(3):532

[30]Xianhe B,et al. Honokiol,a Small Molecular Weight Natural Product,Inhibits Angiogenesis in Vitro and Tumor Growth in Vivo. *J Biol Chem*,2003,278(37):35501

[31]顾伟,等. 和厚朴酚肝癌Hep G_2细胞生长抑制及凋亡的作用.细胞与分子免疫学杂志,2008,24(6):620

[32]刘可云,等.厚朴酚对喹啉酸致海马神经元损伤的保护作用.中成药,2007,29(10):1505

[33]Matsuda H. Effects of Constituents from the Bark of Magnolia obovata on Nitric Oxide Production in Lipopolysac-charide-Activated macrophages. *Chem Pharm Bull*,2001,49(6):716

[34]黄信全,等. 厚朴酚对大鼠局灶性脑缺血再灌注损伤保护作用的研究. 中国神经免疫学和神经病学杂志,2007,14(2):118

[35]Zhai H,et al. Honokiol and magnolol induce Ca^{2+} mobilization in rat cortical neurons and human neuroblastoma SH-SY5Y cells. *Eur J Pharmacol*,2003,474(2-3):199

[36]郝庆红,等.和厚朴酚延缓小鼠衰老作用研究.河北农业大学学报,2008,31(6):87

[37]Eun -Jeon Park.Protective Effects of Honokiol and Magnolol on Tertiary Butyl Hydroperoxide-or D-Galactosamine-InducedToxicityinRatPrimaryHepatocytes.*PlantaMed*,2003,69:33

[38]范振青. 中药肌肉松弛剂研究的进展. 新医药学杂志,1975,(3):42

[39]王莲华,等.厚朴酚与和厚朴酚药代动力学的实验研究.实用医药杂志,2004,21(2):137

[40]菊谷半彦. 半夏厚朴汤治疗食道神经症及胃肠神经症的临床研究. 国际汉方医药杂志,1992,17(1):32

[41]陈福如. 难治性溃疡治疗经验. 深圳中西医结合杂志,2000,10(4):145

[42]芮云清. 运脾化滞汤治疗慢性溃疡性结肠炎45例. 陕西中医,1997,18(7):307

[43]唐志安. 厚朴三物汤治疗肠粘连. 中华现代临床医学杂志,2006,4(11):87

[44]寇俊萍,等. 厚朴三物汤空肠给药促进胃十二指肠术后胃肠功能恢复的临床观察. 中成药,2004,26(1):57

[45]毛智荣.厚朴、半夏汤加减治疗慢性咽炎96例. 江西中医药,2001,32(1):33

砂仁

Amomi Fructus

sha ren

本品系姜科植物阳春砂 *Amomum villosum* Lour.、绿壳砂 *A. villosum* Lour. var. *xanthioides* T.L.Wu et Senjen 或海南砂 *A. longiligulare*. T. L Wu 的干燥成熟果实。味辛,性温。有化湿开胃、温脾止泻、理气安胎功能。用于湿阻中焦、脘痞不饥、脾胃虚寒、呕吐泄泻、妊娠恶阻、胎动不安等。

【化学成分】

主要含挥发油、萜类化合物及黄酮苷。挥发油的主要成分为乙酸龙脑酯(borneol acetate)、龙脑(borneol)、樟脑(camphor)、芳樟醇(linalool)、橙花叔醇(nerolidol)、柠檬烯(limonene)等[1-6]。萜类化合物主要是单萜类和倍半萜类[7]。黄酮苷类化合物包括槲皮苷和异槲皮苷[8-10]。砂仁中还含有香草酸、硬脂酸、棕榈酸等羧酸类[7]、多糖[11]和锌、锰等微量元素[12,13]等。

【药理作用】

1. 消化系统

(1)*影响胃肠动力* 砂仁 25%的水煎液(含生药 0.25 g/mL)给大鼠灌胃 10 mL/kg,灌药后 30 min 再灌入 2%葡萄糖蓝-2000 0.4 mL,经 20 min 后脱颈处死,开腹取出全胃肠。与空白对照组相比,给药组胃内色素相对残留率及小肠推进比差异非常显著,表明砂仁有较好的促胃肠动力作用 [14]。分别以浓度为 10%、30%和 100%的砂仁水提液,按 2 mL/kg 给予健康昆明小鼠灌胃,每日 1 次,连续 6 d,发现低浓度(10%)砂仁提取液促进胃排空,随着浓度升高,其促进胃肠运动作用逐渐减弱[15]。分别以浓度为 5%、10%、30%和

100%的阳春砂挥发油，按2 mL/kg给予小鼠灌胃，每日1次，连续6 d，观察到阳春砂挥发油对健康小鼠胃排空具有双向调节作用，低浓度促进胃排空，高浓度抑制胃排空；低浓度阳春砂挥发油对正常小鼠的小肠运动无明显影响，但高浓度有促进作用[16]。给予大鼠灌服砂仁挥发油(0.01、0.03、0.06 g/kg)，每日1次，连续14 d，结果显示砂仁挥发油能抑制胃肠运动、延长胃排空[17]。

(2)促进胃溃疡、溃疡性结肠炎愈合　给小鼠按300、600 mg/kg的剂量灌胃砂仁，对小鼠应激性溃疡有明显的抵抗作用[6]。给乙酸性胃溃疡大鼠按250、125、75 mg/kg灌胃砂仁挥发油，结果显示，中、低剂量组溃疡愈合率显著提高，表明砂仁挥发油对大鼠乙酸性胃溃疡有一定的治疗作用[18]。采用2,4-二硝基氯苯与乙酸复合灌肠法制备了溃疡性结肠炎大鼠模型，按0.42、0.84和1.68 g/kg剂量灌胃海南砂仁挥发油，结果表明0.84 g/kg和1.68 g/kg砂仁挥发油治疗可减轻溃疡性结肠炎大鼠结肠炎症反应和黏膜损伤[19]。

许多研究从影响胃肠激素、胃酸生成、抗氧化等方面探讨了砂仁对胃肠动力的影响及胃溃疡、溃疡性结肠炎的治疗作用。给予大鼠灌胃相当10 g/kg(按生药计)的挥发油，连续给药5 d。结果，可使大鼠的胃液分泌增加，增加胃黏膜血流量(GMBF)，使SOD活性升高，降低黏膜组织MDA含量，但对血清胃泌素的影响不大[20]。每日给予大鼠灌服25%砂仁水提液(10 mL/kg)，结果灌服砂仁水提液后大鼠胃肠动力显著增强，血浆、胃窦及空肠组织中MTL、SP的含量显著增加[21]。用饮用4%右旋葡聚糖硫酸钠溶液法建立的溃疡性结肠炎小鼠模型，探讨了海南砂仁挥发油抗溃疡性结肠炎的机制。结果显示，灌胃海南砂仁挥发油可显著降低结肠组织中MDA水平、NO、NOS水平，显著升高SOD水平，表明其具有抗氧化及抗NO作用。通过抑制NOS表达，减少NO过量合成，是砂仁挥发油抗溃疡性结肠炎的作用机制之一[22]。给大鼠灌服砂仁挥发油(0.01、0.03、0.06 g/kg、)，每天1次，连续14 d，可显著抑制胃液、胃酸、胃泌素分泌及胃蛋白酶活性，增加前列腺素E_2分泌和VIP表达；延长胃排空和番泻叶诱导大鼠排稀便的时间，减少稀便次数。表明砂仁挥发油能抑制胃肠运动、胃酸分泌及胃蛋白酶活性，其机制可能与调控胃泌素及前列腺素E_2分泌及VIP表达有关[17]。在大鼠乙酸性胃溃疡动物模型，造模术后2 d开始灌服75、125、250 mg/kg的砂仁挥发油乳剂，每天1次，连续14 d。结果，提高溃疡愈合百分率，明显升高大鼠血清的SOD活性，显著下调MDA的含量，改善大鼠的病理组织学表现，表明对大鼠乙酸性胃溃疡有一定治疗作用，清除自由基可能为作用机制[23]。砂仁挥发油可有效防止氨基己糖，磷脂含量的减少，增强胃黏膜的疏水性，加强黏液凝胶层的稳定性，从而防止溃疡的产生和复发，这可能是其促进胃溃疡愈合的主要作用机制之一[24,25]。

2. 镇痛　给SD大鼠按80、160、320 mg/kg剂量灌胃乙酸龙脑酯，对尾尖压痛有明显的镇痛作用[26]。在热板致痛实验中，以1.10%、2.20%和4.40%三个剂量给予小鼠灌胃乙酸龙脑酯。结果，乙酰龙脑酯可显著提高小鼠热板致痛的痛阈值，具有明显的镇痛作用[27]。

3. 毒性　给健康小鼠灌胃砂仁煎剂25 g/kg（最大容积灌胃1次）观察3 d，均未见小鼠出现中毒症状和死亡[11]。给大鼠灌胃各种砂仁热浸液1.62 g/kg连续30 d，与对照组比较，肝、肾功能均在正常范围，病理检查无特殊异常[28]。

【临床应用】

乳腺炎　取砂仁10~20 g，密贮瓶中备用。取糯米饭少许和砂仁末拌匀，搓成索条状如花生米大小，外裹以消毒青布塞鼻。每隔12 h如法更换1次。用此法治疗50例患者，治愈率80%[29]。

(赵丽纯　何宗梅　毕云峰)

参考文献

[1]刘密新，等.GC-MS和GC-FTIR联用分析砂仁挥发油的成分.中草药，1997，28(4)：202

[2]林敬明，等.超临界CO_2流体萃取砂仁挥发油成分分析.中药材，2000，23(1)：37

[3]吴忠，等.超临界CO_2流体萃取海南砂仁有效成分的研究.中药材，2000，23(3)：157

[4]丁平，等.砂仁和长序砂仁挥发油化学成分的研究.中国药学杂志，2001，36(4)：235

[5]施法，等.砂仁、草豆蔻及长序砂仁中挥发油化学成分的研究.中国药事，2009，23(3)：272

[6]马洁，等.西双版纳不同种质阳春砂仁挥发油的化学成分比较.中药材，2007，30(12)：1489

[7]余竞光，等.中药砂仁化学成分研究.中国中药杂志，1997，22(4)：231

[8]谢文健，等.HPLC法测定阳春砂仁中槲皮苷的含量.中药新药与临床药理，2007，18(4)：310

[9]王祥培，等.砂仁不同部位及近缘种中槲皮苷含量的比较.时珍国医国药，2008，19(9)：2215

[10]李宗主,等.阳春砂仁中总黄酮、异槲皮苷和槲皮苷含量测定研究.科技导报,2009,(27(9):30

[11]樊亚鸣,等.春砂仁多糖的提取及组分分析.广州大学学报(自然科学版),2006,5(4):30

[12]王莉华,等.胶束增溶分光光度法测定中药莪术、砂仁、淫羊藿中微量元素锰.中国中药杂志,1995,20(10):202

[13]吴忠,等.砂仁及其混伪品宏量与微量元素特征的模糊聚类分析.中药材,2000,22(5):208

[14]朱金照,等.15味中药促胃肠动力作用的筛选研究.第三军医大学学报,2000,22 (5): 436

[15]张宁,等.不同浓度砂仁水提液对小鼠胃肠运动比较的研究.辽宁医学杂志,2003,17(3):141

[16]张宁,等.阳春砂挥发油对小鼠胃动力的双向作用.世界华人消化杂志,2005,13(15):1935

[17]黄国栋,等.砂仁挥发油对胃肠功能及VIP表达的影响.中药材,2009,32(10):1587

[18]胡玉兰,等.砂仁挥发油对大鼠乙酸性胃溃疡的影响及其机制探讨.中药材,2005,28(11):1022

[19]朱毅,等.海南砂仁挥发油对2,4-二硝基氯苯与乙酸诱发的大鼠溃疡性结肠炎的治疗作用.中国药理学与毒理学杂志,2009,23(5):388

[20]邱赛红,等.芳香化湿药挥发油部分与水溶液部分药理作用的比较.中国中药杂志,1999,24(5):297

[21]朱金照,等.中药砂仁提取液对胃肠激素的影响.华西药学杂志杂志,2001,16(6):417

[22]赵锦,等.海南砂仁挥发油对实验性溃疡性结肠炎小鼠抗氧化和抗NO自由基作用.中成药,2009,31(9):1344

[23]胡玉兰,等.砂仁挥发油对大鼠乙酸性胃溃疡的影响及其机制探讨.中药材,2005,28(11):1022

[24]黄国栋,等.砂仁挥发油对胃溃疡黏膜PAF表达的影响.中药材,2008,30(11):1714

[25]黄国栋,等.砂仁挥发油对胃溃疡黏膜PS2表达的影响及意义.山东医药,2009,49(22):27

[26]陈河如,等.春砂仁挥发油的包合固化及其镇痛作用.暨南大学学报(自然科学版),2009,30(3):335

[27]吴晓松,等.砂仁挥发油中乙酸龙脑酯的镇痛作用及其机制研究.中药材,2005,28(6):505

[28]黄哲元,等.长泰砂仁与华山姜对胃、十二指肠溃疡的临床药效观察.福建中医药,1983,(6):36

[29]徐林春,等.砂仁塞鼻法治疗乳腺炎505例.江苏中医药杂志,1987,12(11):10

牵牛子 Pharbitidis Semen qian niu zi

本品为旋花科植物裂叶牵牛 *Pharbitis nil* (L.) Choisy 或圆叶牵牛 *Pharbitis purpurea* (L.)Voight 的干燥成熟种子。味苦,性寒,有毒。具有泻水通便、消痰涤饮、杀虫攻积功能。主治水肿胀满、二便不通、痰饮积聚、气逆喘咳、虫积腹痛。

【化学成分】

牵牛子中含牵牛子苷(pharbitin)约 2%~3%,用碱水解得到牵牛子酸、巴豆酸、裂叶牵牛子酸等。牵牛子酸为混合物,分离得牵牛子酸 A、B、C、D,以后二者为主[1]。

牵牛子含多种生物碱,包括:麦角醇(lysergol)、裸麦角碱(chanoclavine)、田麦角碱(agroclarine)、麦角新碱(ergonorine)、麦角辛(ergosine)、麦角辛宁(ergosinine)、喷尼棒麦角碱(penniclavine)、异喷尼棒麦角碱(isopenniclavine)和野麦碱(elymoclavine)等[2]。

牵牛子还含有蒽醌和酚酸类化合物,已发现的有:大黄素甲醚、大黄素、大黄酚、咖啡酸乙酯等。它们是牵牛子泻下的有效成分[3]。

牵牛子中挥发油类成分主要是烷烃类化合物,相对含量高达 72.12%,其中 2-甲基已烷相对含量最高,达 23.32%,3-甲基已烷相对含量为 21.26%;其次为酸类,亚油酸相对含量为 13.95%,十六碳酸相对含量为 6.62%,硬脂酸相对含量为 1.17%[4]。

未成熟种子含多种赤霉素(gibberellin)及赤霉素葡萄糖苷(gibberellin glucoside)[5]。

【药理作用】

1. 泻下 给小鼠灌胃牵牛子的乙醇或水浸出液 1.5~3 g/kg,产生泻下作用,煎液则无此作用,其致泻成分为牵牛子苷,在肠内遇胆汁及肠液分解出牵牛子素,刺激肠道,增进蠕动,导致泻下[5]。

2. 兴奋平滑肌 牵牛子苷水解产物的碱性盐,可使豚鼠小肠,大肠,盲肠收缩,牵牛子煎剂及牵牛子苷本身无此作用,2%牵牛子树脂对家兔离体肠管及子宫均有兴奋作用[5]。

3. 抑菌 以链格孢菌和灰霉菌为供试菌种,用生长速率法分别对牵牛子乙醇提取物进行室内抑菌活性测试。该提取物浓度为 0.02 g/mL 时对灰霉菌抑菌率在 70%以上,对链格孢菌菌丝生长的抑制率达

50%以上[6]。

3. 其他　11.3%牵牛子水提物能抑制15-羟前列腺素脱氢酶的活性。能激活腺苷酸环化酶。

4. 毒性　小鼠皮下注射牵牛子树脂的 LD_{50} 为37.5 mg/kg。

【临床应用】

1. 咳喘　①支气管哮喘：用干姜红糖水送服炒牵牛子粉30 g，辅以三子养亲散，每次3 g，日服3次，2周为一疗程。共治53例，有完整病史记录者28例，显效者5例，有效者15例，无效者8例。②小儿咳喘：用“丑槟煎”(二丑、槟榔、苏子浓煎100 mL)，明矾研极细末装胶囊备用。煎汁分两次于晚上6点和10点口服，同时送服明矾胶囊，小婴儿不能吞服者，酌情减量冲服。喘平止咳后停服本药，治愈时间为6.37 d[5]。

2. 胃溃疡疼痛　牵牛子200 g，将牵牛子放入羊肚内，文火炖熟后连汤及肉分次食用，每日早晚各服1次[5]。

3. 便秘　牵牛子炒熟研末，每晚睡前半小时温开水送服2~3 g，疗程1个月。顽固性便秘25例中，痊愈8例(32%)，显效9倒(36%)，好转7例(28%)，无效1例(4%)，总有效率为96%[7]。

4. 小儿胃柿石症　取黑白丑各18 g，炒熟研末，每晨空腹服5 g，红糖水送下，治小儿胃柿石症，合并部分肠梗阻[5]。

5. 小儿高热抽风　用牵牛子10 g(砸烂)，大黄6 g(后下)，槟榔6 g，风化芒硝3 g(冲化)水煎，每日1剂，分3次缓缓服下，共服3剂，未再复发[5]。

6. 小儿夜啼　用黑丑7粒，捣碎，用温水调成糊状，临睡前敷于肚脐上，胶布固定，共治疗20例，大多在当夜就止哭[5]。

7. 水肿　治慢性肾炎水肿，用黑白丑各120 g，研末。另用大枣10枚煎汤，加红糖适量送服药末，每日1次，每次6 g，连服2~3 d。亦可用于肝硬化腹水[5]。

8. 癫痫　用复方牵牛子丸(牵牛子、石菖浦、磁石、石决明等14味)治疗841例，有效808例，无效35例，总有效率95.8%[8]。

9. 单纯性肥胖　牵牛子散(牵牛子、泽泻、荷叶、生山楂等)治疗单纯性肥胖症64例，体重减轻总有效率为92.2%，并能显著降低血清胆固醇，血清甘油三酯，提高高密度脂蛋白胆固醇和改变血液流变性[9]。

10. 泌尿结石　牵牛子、小茴香、川楝子、穿山甲，随症加减用药，治疗泌尿系结石58例中，痊愈46例，好转9例，无效3例，有效率为94.8%[6]。

11. 其他　二丑归黄丸(牵牛子、当归、生大黄、炒杜仲等)治疗慢性衰竭26例，显效8例，有效12例，无效6例，总有效率76.9%[10]。九牛二虎汤(牵牛子、牛筋树根、虎杖、广金钱草等)治疗急性黄疸型肝炎200例。能降低血清胆红素和谷丙转氨酶，21 d内治愈率85%，总有效率为100%[11]。用生熟二丑(牵牛子各半)碾末内服治疗急性腰扭伤。共治疗104例，85例治愈，17例好转，2例无效，总有效率98.1%[12]。逐水祛瘀汤(炒牵牛子、炒牛蒡子、当归、白芍等)治疗腰椎间盘突出症89例，总有效率为95.5%，总显效率为84.3%[13]。用单味牵牛子治疗慢支[14]。

12. 不良反应　用量在30 g以上可引起中毒，出现舌下神经麻痹、语言障碍、昏迷、呕吐、腹痛、腹泻、血便、血尿等。脾虚患者及孕妇禁用[5]。

【附注】

牵牛花　近年来从裂叶牵牛、圆叶牵牛花中分离得到了芍药花苷元类、酰化花葵素类、花葵素类、黄酮类、矢车菊苷元类、酰化的花青素类等色素[2]。其药理作用有待进一步研究。

(杨耀芳　许士凯)

参考文献

[1]洪俐.牵牛子的真伪鉴别.传统医药，2007，16(12)：57

[2]敖冬梅，等.牵牛子研究进展.中国中医药信息杂志，2003，10(4)：77

[3]陈立娜.牵牛子化学成分研究.中国天然药物，2004，2(3)：146

[4]陈立娜，等状.牵牛子脂肪油类成分分析.中草药，2003，34(11)：983

[5]杨耀芳，等.牵牛子.王本祥现代中药药理学.天津：天津科学技术出版社，1997：384

[6]张晶.牵牛子药理、毒副作用及临床应用研究探讨.中外医疗，2009，27(12)：176

[7]燕玉芹.牵牛子粉治疗顽固性便秘25例.四川中医，2002，20(2)：33

[8]张继德，等.复方牵牛子丸治疗癫痫841例临床观察.湖南中医杂志，1995，11(4)：17

[9]方小强.牵牛子散治疗单纯性肥胖症64例临床观察.湖南中医杂志，1996，12(6)：4

[10]梁国印.二丑归黄丸治疗慢性肾功能衰竭26例.四川中医，1999，12(3)：24

[11]刘日才.九牛二虎汤治疗急性黄疸型肝炎200例.浙江中医学院学报，1997，21(4)：18

[12]刘和平.生熟二丑碾末内服治疗急性腰扭伤.安徽中医临床杂志，1997，9(4)：225

[13]杨卫明,等.自拟逐水祛瘀汤治疗腰椎间盘突出症的临床观察.湖南中医药大学学报,2007,27(6):60

[14]孙吉平.单味牵牛子治疗慢支验案二例.青海医药杂志,1998,(6):58

鸦胆子 Bruceae Fructus ya dan zi

本品为苦木科植物鸦胆子 *Brucea javanica*(L.) Merr.的干燥成熟果实。味苦,性寒;有小毒。有清热解毒、截疟、止痢功能;外用腐蚀赘疣。主治痢疾、疟疾,外治赘疣、鸡眼。

【化学成分】

鸦胆子主要含苦木内酯类化合物,鸦胆子苷 A、B、C、D、E、G、H (yadanziosides A、B、C、D、E、G、H)及 quassinoids、dehydrotrusatol 和 dehydrotruceantinol [1]。鸦胆子中尚含有鸦胆苦醇(brusatol)、双氢鸦胆苦醇(dihydrobrusatol, bruceine A)及 bruceine B 等[2-4]。此外,也从鸦胆子分离出生物碱、有机酸及其他多类成分。

鸦胆子种仁含油量约 36.8%~56.2%,油的主要组成为三油酸甘油酯(glycerol trioleate)85%、油酸(oleic acid)10%、亚油酸(1inoleic acid)2%,另含软脂酸、硬脂酸、花生酸及十七碳烷酸、豆蔻酸等饱和脂肪酸及不饱和的二十碳烯酸,可能尚含山嵛酸[5-9]。

【药理作用】

1. 抗癌 10%鸦乳 2.5 g/kg 腹腔注射或局部给药对小鼠艾氏腹水癌、肉瘤 180、肉瘤 37、宫颈癌 U14 等均具有显著抑制作用,抑制率分别为 41%~43%、56%~61%及 42%;对实体型肝癌的抑制率为 35.7%~37.7%;对腹水型肝癌癌细胞及腹水量的抑制率分别为 65%及 75%;对瓦克癌 256 的抑制率为 47.5%。对 N-J 基-N-(4 羟基 J 基)亚硝胺(BBN)诱发的小鼠膀胱癌,鸦乳灌胃即有显著抑制作用,膀胱灌注时作用更强,相当于 0.4 mg/mL 丝裂霉素的抑制效果[10]。在 MNU 诱导的膀胱癌模型大鼠,以髂动脉介入鸦乳,每两星期 1 次,每次 0.6 mL/只,总量 2.4 mL/只,结果表明鸦乳对 MNU 诱发的大鼠膀胱肿瘤有明显的保护作用[11]。体外研究发现,鸦胆子油抗癌作用的主要有效成分为油酸,而占 85%的三油酸甘油酯无抗癌作用,但水解后其产物油酸则具抗癌活性[10]。0.2 g/kg 的油酸乳剂瘤周围注射对小鼠肉瘤 180 的抑制率为53%;0.1 g/kg 油酸乳腹腔注射对艾氏腹水癌小鼠生命延长 120%;0.1、0.2 g/kg 油酸乳对腹水型肝癌的抑制率为 99%和 117%[11]。

电镜观察,鸦胆子油乳或油酸乳剂对小鼠艾氏腹水癌细胞的超微结构有明显的破坏作用。小剂量时可见癌细胞核周间隙增宽、线粒体膨化、粗面内质网扩张、脱粒等,随浓度增高可见线粒体强膨化,且部分癌细胞线粒体嵴消失、核内出现空泡,粗面内质网和线粒体的内、外膜及细胞膜等质膜系统出现局限性中断以至细胞完全崩解,可见鸦胆子油主要影响癌细胞的质膜系统及线粒体[12]。进一步用艾氏腹水癌细胞体外 ^{3}H-TdR 掺入 DNA 合成的实验表明,鸦胆子油乳及油酸均能显著抑制 DNA 合成,鸦乳于 0.2、1.0 mg/mL 浓度时,^{3}H-TdR 掺入抑制率分别为 25%和 55%[13];油酸于 0.2、2.0 mg/mL 对艾氏腹水癌细胞抑制率为 56.8%及 66.7%,至作用 4 h 抑制率仍有 26.3%及 58.1%。表明油酸对癌细胞 DNA 合成的掺入抑制曲线为缓慢递增型,鸦胆子油及油酸属干扰细胞代谢性抗癌剂[14]。

体外研究,鸦乳对多种人源癌细胞也具有抑制作用。终浓度 2.5 及 3.75 g/L 鸦乳显著抑制人肺腺癌细胞 A549 生长、诱导细胞凋亡并减少肿瘤细胞分泌 VEGF[15]。0.0625 mg/L 鸦乳可显著抑制人肝癌细胞系 SMMC-7721 细胞增殖,使肝癌细胞阻滞于G0~G1 期[16]。在人胃癌细胞 SGC-7901[17]、原代培养肠癌细胞[18]、膀胱癌细胞 BIU-87[19]、卵巢癌细胞 CAOV3[20]、白血病细胞 K562[21]、U937[22]等均检测到鸦乳抑制肿瘤细胞生长、促进细胞凋亡及干扰细胞周期进程。

鸦胆子所含鸦胆亭、鸦胆子苦醇具有广泛的抗癌活性。0.5~1 mg/kg 鸦胆亭对小鼠淋巴细胞白血病 P388、Lewis 肺癌、淋巴样白血病 L1210 和黑色素瘤 B16 即有显著抑制作用,对大鼠瓦克癌 256 也有效,0.5~2.0 mg/kg 对 P388 的 T/C 值为 197~225;对人鼻咽癌 KB 细胞毒活性的 ED_{50} 为 10^{-2}~10^{-3} μg/mL。鸦胆亭不可逆地抑制人宫颈癌 HeLa 细胞、兔网状细胞和网状细胞溶解产物的蛋白质合成,也显著抑制 P388 细胞合成 RNA 及蛋白质。鸦胆子苦醇也具有抗癌活性,1.25~5 μmol/L 低浓度影响 P388 细胞蛋白质合成,对 RNA 合成、己糖激酶等多种酶活性及兔网状细胞蛋白质合成也有显著抑制作用[23]。

鸦胆子油乳对多药耐药有一定的逆转作用,并能明显抑制 TOPOⅡ的活性[24]。体外研究发现,鸦胆子油乳在终浓度为 0.025 g/L 时, 在一定程度上可逆转 K562/A02、MCF 7/ADM 和 KB/VCR 等细胞的耐药性;浓度为 0.31 g/L 时鸦胆子油乳可部分抑制 TOPO Ⅱ酶活力,浓度为 2.5 g/L 则完全抑制 TOPO Ⅱ酶活力。

鸦胆子抗肿瘤的可能机制:①不饱和脂肪酸抑制癌细胞 DNA 合成;②破坏肿瘤细胞生物膜结构;③增强机体细胞免疫功能;④增强自然杀伤细胞(NK)细胞对肿瘤细胞的敏感性;⑤通过激活凝血系统形成血栓起栓塞作用[25]。

2. 抗病原体

(1)抗阿米巴　去油鸦胆子的 1:1000 水浸液 48 h 作用,可杀灭三种阿米巴中之二种。现已确定苦木苦味素类成分具有强的抗阿米巴作用,如鸦胆子苦素 B、C、D、E、F、G、鸦胆子苦内酯、鸦胆子苦醇以及鸦胆亭等。鸦胆亭对阿米巴的 ID_{50} 为 0.019 μg/mL[26]。

(2)抗疟原虫　鸦胆子仁煎剂抗疟原虫的 MED 为 0.02 g/kg,与奎宁相同而低于常山。现知鸦胆子苦木苦味素类为抗疟原虫有效成分,如在体外对抗氯喹株疟的研究发现鸦子苷 A 无效,鸦胆子苦内酯有效,而鸦胆子苦醇有明显效果[27,28]。

(3)抗其他寄生虫　鸦胆子粗提物能驱除犬的肠道线虫和绦虫外,对钩虫也有较强作用。对于肺吸虫,从鸦胆子仁中提得的一种苦味苷元于 1:10 000 浓度能于 24 h 内杀死其成虫。鸦胆子仁对犬的实验性肺吸虫病无治疗效果,但对猫肺吸虫病鸦胆子有显著疗效,能使虫卵迅速减少以至消失[29]。在大鼠卡氏肺孢子虫肺炎动物模型,给予鸦胆子油口服乳剂,每天每只 2 mL 灌胃,连续 2 周,结果可见治疗组大鼠体重明显回升、肺部肺孢子虫感染程度显著降低且肺组织呈修复状态,表明鸦胆子对大鼠肺孢子虫肺炎具有治疗作用[30]。

(4)抗幽门螺杆菌　鸦胆子水煎剂(生药 1 g/mL)对 10 株幽门螺杆菌的最小抑菌浓度(MIC_{50})和最小杀菌浓度(MBC_{50})均为 0.0039~0.0078 g/mL,提示鸦胆子对幽门螺杆菌有较好的抗菌效果[31]。

3. 抗实验性胃溃疡　鸦乳对应激、阿司匹林及幽门结扎、慢性醋酸型等小鼠或大鼠四种胃溃疡模型均有显著保护效果,且呈量效关系。在大鼠无水乙醇性胃溃疡动物模型,给予鸦胆子油乳剂(每只 0.02 mL)灌胃,每日 1 次,连用 10d,结果表明,鸦胆子组大鼠血清及胃组织中 NO 水平增加,且提高了胃组织中 NOS 活性[32]。鸦乳抗胃溃疡作用的机制可能与减轻酸、胃蛋白酶、幽门螺旋菌等对胃黏膜的损伤,同时又增高 PGE_2,加强胃黏膜的防御能力,减少氧自由基的损伤等有关。但鸦胆子油无抗胃溃疡作用,磷脂也仅对慢性醋酸型胃溃疡有效。

4. 其他　鸦胆子油组分Ⅱ、Ⅲ对金黄色葡萄球菌、大肠杆菌、绿脓杆菌、白色念珠菌、溶血性链球菌、淋球菌都具有较强的抗菌作用和较强的抗阴道滴虫作用;并具有一定的镇痛、止痒、抗炎作用。鸦胆子油中部分Ⅱ、Ⅲ为治疗尖锐湿疣的活性成分[33]。

5. 体内过程　^3H-鸦胆子油给小鼠静脉注射后,血中放射活性迅速降低,$T_{1/2}$ 为 13.2 min。正常小鼠灌胃 ^3H-鸦胆子油后 0.5 h 各组织几乎均达高峰,以脾、胃为最高,肾、肝、肺、大脑次之,肌肉、血液、胆汁、唾液腺较低;于 2h 后多降至原水平的 1/2~1/3 以下;24h 仅脾、脑保持一定水平。^3H-鸦胆子油在脑的分布于大脑、小脑、脑干间无显著差异。对于艾氏腹水癌实体癌及肝癌腹水实体瘤的荷癌小鼠灌服鸦胆子油后的体内分布与正常鼠类似,但瘤体内放射活性较高。灌胃鸦胆子油后主要从肾迅速排泄,2 h 达高峰,24 h 排出总放射强度的 67.3%。粪中排泄则于 4~10 h 达高峰,48 h 排出量占 15%。上述结果表明鸦胆子油吸收快,分布广,排泄快,无蓄积,对瘤组织有较强的亲和性[34]。

另以油酸的 ^3H-标记物的药代动力学研究结果表明, 油酸乳剂静脉注射于兔或小鼠均符合两室开放模型,其 $T_{1/2}$ 分布相为 25 min,消除相为 12 h 左右,表明油酸从中央室向周边室的分布比较迅速, 而消除则较慢。家兔的中央室分布容积 V_C 为 466 mL/kg,约占体重的 31%, 总表观分布容积 V_B 为 1305 mL/kg,约占体重的 87%,说明油酸于体内分布较广。体内各脏器分布以脾为最高, 依次为肝、肺等网状内皮系统,再次是心、肾、大脑及小肠、胃等,但随着时间推移,胃中药物浓度从很低反而逐渐增高,至 4 h 直肠浓度较肾及小肠为高,大脑等较恒定,而 RES 器官则降低。油酸于静脉注射后 4 h 经尿排出 21%,粪排出 2.43%,8 h 经尿排出速度明显下降,趋于稳定,但粪至 24 h 仍有相当排泄, 至 24 h 经尿排出 25.2%,粪 21.3%。油酸于消化道的分布及排泄表明可能存在肝肠循环。上述情况表明油酸乳剂静脉注射的药动学特点有:①分布迅速而广,消除较慢,其分布有脏器指向性,于 RES 器官为高。②消化道如胃、直肠等于给药后开始较低, 但随时间延长反而逐渐增高，且经粪排泄也增多，提示有肝肠循环。③大脑保持较高浓度，表明油酸可通过血脑屏障[35]。

6. 毒性 鸦胆子全组分、水提组分、醇提组分小鼠口服的 LD_{50} 分别为 3.14 g/kg、4.023 g/kg、3.320 g/kg[36]。鸦胆子油毒性颇低，对小鼠静注的 LD_{50} 为 6.25 g/kg，油酸的 LD_{50} 为 279 mg/kg。家兔每日静注鸦油乳剂 0.2 g/kg，连续 18 d，对肝、肾功能及血象均无明显影响，主要脏器无病理学改变。犬每日静注鸦乳 0.15 g/kg，或油酸乳剂 0.015 g/kg，连续 45 d，肝肾功能、血象等也均在正常范围内；主要脏器病理切片仅见肝细胞肿胀，某些细胞有空泡样变，肾小管上皮有浊肿，肾小管变狭窄，上皮脱落。提示，可能对肝肾有暂时性损伤。去油鸦胆子猫口服的 MLD 约为 0.1 g/kg，鸦胆子煎剂肌肉注射对雏鸡的 LD_{50} 为 0.25 g/kg，口服为 0.4 g/kg，鸦胆子长时程给药有累积毒性。鸦胆亭静脉注射对雄性和雌性小鼠的 LD_{50} 分别为 1.95 mg/kg 和 2.58 mg/kg。

【临床应用】

1. 癌瘤

(1)*胸部恶性肿瘤* 用鸦乳静脉注射或口服，合并化疗治疗肺癌 67 例，以单用化疗 67 例为对照。结果表明，缓解率分别为 71.6%及 53.7%，鸦乳组疗效更为显著，且对稳定血象、防止白细胞下降有一定作用[37]。由于鸦胆子油可透过血脑屏障并在大脑内保持较高浓度，因而临床用鸦乳于肺癌脑转移有较好疗效，CT 复查可见肿瘤内坏死区增多，肿瘤范围稳定不见增大，颅内高压降低，并能使原发病灶肺癌稳定，从而改善患者一般状况，延长患者生存期。用鸦乳静脉注射，联合化疗治疗肺癌 56 例，单用化疗组 57 例，结果表明：两组患者近期疗效无显著差异，但鸦乳联合化疗组患者生活质量、机体免疫功能、生存时间明显高于单纯化疗组，前者化疗引起的毒副作用低于后者[38]。一项 GP 方案联合鸦乳治疗 40 例中晚期非小细胞肺癌的临床研究中，也观察到鸦胆子+GP 方案组与 GP 方案组的近期疗效无显著差异，但联合治疗组的生活质量显著高于单纯 GP 方案组，其胃肠道不良反应发生率也显著低于对照组[39]。

(2)*消化道恶性肿瘤* 以 10%鸦乳 20 mL，每日 3 次，1 个月为一个疗程，配伍 ^{60}Co 体外照射治疗中晚期食道癌 84 例。结果显效 53 例，有效 27 例，无变化 4 例；而单用放疗的 84 例中显效 42 例，有效 34 例，无变化 6 例，恶化 6 例，鸦乳组疗效高、胃肠道反应轻，且出现晚、血象稳定[40]。在鸦胆子联合放疗治疗中晚期食管癌的研究中，也观察到相似疗效[41,42]。鸦乳联合化疗治疗胃癌的临床研究中，观察到联合用药组疗效为 57.9%，而单纯化疗组仅为 33.9%，二者差异显著；联合用药组的生活质量提高、感染及不良反应发生率显著低于对照组[43,44]。

28 例结直肠癌患者经鸦胆子油注射液联合 FOLFOX-4 方案治疗，联合鸦胆子用药组有效率为 50.0%，显著高于单独化疗组，且联合鸦胆子用药组不良反应为Ⅰ~Ⅱ级均呈可逆性[45]。在鸦胆子油乳注射液直肠滴入联合动脉灌注化疗药物治疗 30 例中晚期直肠癌的研究中观察到，鸦胆子联合治疗组总有效率为 73.3%，疗效明显优于单纯应用化疗药物的对照组的 46.7%[46]。

(3)*其他癌瘤* 鸦胆子油乳剂对原发性肝癌[47-49]、膀胱癌[50,51]、卵巢癌[52]、胰腺癌[53]、胶质瘤[54]、白血病[55]等都有一定疗效。在喉显微手术切除瘤体、微波热凝创面联合应用鸦胆子油局部涂布创面治疗成人喉乳头状瘤的研究，有效率达 80%和 100%[56]。

(4)*恶性胸、腹腔积液* 鸦胆子联合化疗、免疫调节剂等已广泛用于治疗恶性胸腹腔积液，并取得显著疗效。在 54 例恶性积液(包括胸腔积液 25 例，心包积液 8 例，腹水 21 例)的临床研究中，卡铂联合鸦胆子油乳 30 mL，腔内注入，每周 1 次，共用 4 周。结果可见，25 例恶性胸腔积液患者中完全缓解(CR)7 例(28.0%)，部分缓解(PR)11 例(44.0%)，总有效率 72.0%；恶性心包腔积液 CR2 例(25.0%)，PR 2 例(25.0%)，总有效率 50.0 %；恶性腹水 CR 4 例(19.0 %)，PR 10 例(47.6%)，总有效率 66.7%[57]。鸦胆子油乳联合阿霉素、喜树碱等化疗药、细胞因子 IL-2、TNF 等也观察到相似作用[58-60]。

2. 肠道疾病

(1)*阿米巴性痢疾* 据 50 例和 65 例报告，以鸦胆子仁、鸦胆子仁粉或去油仁粉装胶囊内服、灌肠，近期治愈率分别为 72%和 94%，2~7 d 症状消失，大便 3~5 d 转阴，对滋养体作用似较包囊为佳，复发率 6%[61]。

(2)*胃溃疡及溃疡性结肠炎* 试用鸦胆子油乳剂保留灌肠，每日 1 次，治疗溃疡性结肠炎 23 例，结果痊愈 15 例，有效 7 例，无效仅 1 例[62]。

3. 感染性疾病[63]

(1)*疟疾* 鸦胆子对三日疟、间日疟及恶性疟均有疗效，报告用鸦胆子仁装胶囊吞服治三日疟、间日疟各 10 例，恶性疟 7 例，服药后即停止发作或仅发作一次者达 85.2%，血片转阴者 25 例，余 2 例为配子母细胞，后报告 89 例，其中间日疟 67 例，治愈 95.1%。

(2)*滴虫性阴道炎及阿米巴原虫性阴道炎* 报告以鸦胆子煎剂阴道灌洗对滴虫性阴道炎有明显疗效，

报告6例,经2~3次灌洗即获痊愈且无复发,另报告转阴率88%。同法治1例阿米巴原虫性阴道炎7d获愈。

(3)血吸虫病 鸦胆子单用或配伍花椒治血吸虫病据称可使大便转阴。

4. 皮肤科疾病 将鸦胆子捣烂外敷,可治疗扁平疣[64]、尖锐湿疣[65]、灰指甲[66]和鸡眼[67]、银屑病[68]。

5. 不良反应 鸦胆子局部应用,对皮肤、黏膜有强烈刺激性,鸦胆仁口服可引起明显胃肠道刺激症状:恶心、呕吐、腹部不适、腹痛、腹泻、里急后重,还可致头昏无力。胃肠道刺激症状发生率较高,可达78.3%,但未见有严重反应者。外用鸦胆子于皮肤可导致严重过敏反应乃至休克,其发生率虽不高,值得注意[69]。

【附注】

鸦胆子属植物数十种,我国除鸦胆子外,尚有大果鸦胆子 *B.mellis* Wall var.*tonkinensis* Lecomte、长叶鸦胆子 *B.acuminata* 等共3种。国外民间也有用本品或其同属多种植物的树皮、根皮等以治疗痢疾,疣瘤或癌症,如抗痢鸦胆子 *B.antidysenterica* Mill 即于非洲一些国家如埃塞俄比亚民间用治泄痢、癌症。

1. 苦木苦味素(苦木内酯) 是仅含于苦木科植物的一类四环二萜内酯化合物,自1973年Kupchan首次从抗痢鸦胆子树皮中分得鸦胆亭(bruceatin)等并证明其具有显著的抗癌活性后,已从苦木科多属植物中分得一百余种该类化合物,称quassinoides、simaroubolides或amarolides,其中30种以上的化合物具有不同程度的抗癌活性,一些化合物还具有抗阿米巴作用。从鸦胆子中分得的苦木苦味素类化合物已有鸦胆子苦素A、B、C、D、E、F、G、H及I(bruceine A、B、C、D、E、F、G、H、I)、鸦胆子苦内酯(bruceolide)、鸦胆子苦醇(brusatol)、鸦胆他宁(埃鸦胆子芳苦素,bruceantirin)、鸦胆亭(埃鸦胆子苦素,bruceatin)、鸦胆亭醇(bruceantinol 2101)[70-72]、鸦胆子酮酸(bruceaketolic acid),去氢鸦胆子苦素B(dehydrobruceine B)[73]、鸦胆子苦烯(bruceene)[74]及javanicin[75]及一种新的C19苦木苦味素yadanziolide[76]。

2. 苷类 主要是鸦胆子苦素的糖苷,如鸦胆子苷A、苷B(bruceoside A、B)[71]。鸦胆子苷E(bruceoside E)等。鸦苷E为鸦胆子苦素的葡萄糖苷,即鸦胆子苦醇E-α-β-D-葡萄糖苷[77]。另有研究提得Yadanzioside N及O。

3. 生物碱 有4-乙氧甲酰基喹诺-α-酮(4-ethoxycarbonyl-α-quinolone)[9]等,从鸦胆子培养细胞中还分得canthine-6-one类多种生物碱[78],此类化合物作为一种抗白血病类成分存在于抗痢鸦胆子中[23,79]。此外,鸦胆子尚含香草酸[9]及鸦胆子毒蛋白-鸦胆素(brutoxin)。

(邓文龙 王本祥 周秋丽)

参考文献

[1]Toshiro Sakaki, et al. Structures of new quassimid glycosides. Yadanziosides A,B,C,D,E,G,H. and new quassinoids, dehydrotrusatol and dehydrotruceantinol from Brucea javanica (L) Merr. *Bull Chem Soc Jpn*, 1985,58(9):2680

[2]杨正奇,等.鸦胆子抗肿瘤活性成分的化学研究(Ⅰ.沈阳药科大学学报,1996,13(3):214

[3]杨正奇,等.鸦胆子抗肿瘤活性成分的化学研究(Ⅱ).沈阳药科大学学报,1997,14(1):46

[4]刘立,等.中药鸦胆子总苦木内酯提取物中鸦胆苦醇的含量测定.沈阳药科大学学报,2006,23(9):580

[5]许洪霞,等.鸦胆子抗癌有效成分的研究.中草药,1980,(12):529

[6]孙毓庆.鸦胆子抗肿瘤的研究8.鸦胆子油主要成分的光谱分析.沈阳药学院学报,1979,(11):23

[7]孙毓庆,等.鸦胆子抗肿瘤的研究(第四报)脱酯鸦胆子油的气相色谱-质谱分析.中草药,1983,(5):5

[8]许洪霞,等.鸦胆子抗肿瘤的研究9.鸦胆子油活性成分的提取分离.沈阳药学院学报,1979,(11):27

[9]项琪,等.HPLC法测定鸦胆子油中脂肪酸.中草药,2006,37(3):383

[10]王禾,等.鸦胆子小鼠膀胱灌注在抗膀胱癌中的作用.第四军医大学学报,2001,22(20):1886

[11]李雪梅,等.鸦胆子油乳对MNU诱发大鼠膀胱肿瘤的保护作用.第四军医大学学报,2008,29(17):1624

[12]杨志博,等.电镜观察鸦胆子油乳剂、油酸乳剂对恶性肿瘤细胞超微结构的影响.沈阳药学院学报,1986,3(1):1

[13]苏兴仁,等.鸦胆子抗肿瘤的研究10.鸦胆子油乳剂对^{3}H-TdR掺入艾氏腹水癌细胞DNA合成影响的研究.沈阳药学院学报,1981,(14):8

[14]李民,等.鸦胆子油有效成分油酸对艾氏腹水癌细胞DNA合成的影响.中草药,1983,(8):25

[15]江波,等.鸦胆子油乳对肺癌A549细胞凋亡及血管内皮生长因子分泌的影响.中国药学杂志,2009,44(18):1387

[16]田春桃,等.鸦胆子油对肝癌细胞SMMC-7721增殖的抑制作用.现代肿瘤医学,2010,;18(4):654

[17]孙波,等.鸦胆子油乳抗人胃腺癌增殖作用的初步研究.上海医学,2001,24(8):481

[18]曾庆华,等.鸦胆子油乳剂对大肠癌细胞影响的实验研究.中国现代医学杂志,2003,15(8):19

[19]刘悦,等.鸦胆子油乳对膀胱癌影响的实验研究.中华

泌尿外科杂志,2001,22(6):336

[20]孙忠慧,等.鸦胆子油静脉乳剂对卵巢癌细胞株CAOV3作用的实验研究.现代中西医结合杂志,2009,18(14):1591

[21]李英,等.鸦胆子乳剂诱导白血病K562细胞凋亡及分子机制的实验研究.国际肿瘤学杂志,2006,;33(8):637

[22]李英,等.鸦胆子乳剂诱导白血病细胞U937细胞凋亡的实验研究.中华血液学杂志,2004,25(6):381

[23]Fukamiya Narihiko,et al.Antitumor agents ⅠXXXXⅦ Cytotoxic aufileukemic canthin-6-one alkaloids from Brucea natidysenterica and the structure activity relationships of their relatecl derivatives. *Planta Med*,1987,53(2):140

[24]汤涛,等.鸦胆子油乳有多药耐药逆转和拓朴异构酶Ⅱ抑制作用.中国药理学通报,2001,17(5):534

[25]俞丽芬,等.鸦胆子抗消化系肿瘤的研究.胃肠病学,2000,5(3):184

[26]Wright CW,et a1.Use of microdilution to assess in vitro antiamoebic activities of Brucea javanica fruits,Simaroba amara stem and a number of quassinoids.*Antimicrob Agents Chemother*,1988,32(11):1725

[27]湛崇清(译).鸦胆子果实的抗疟作用.国外医学寄生虫病分册,1987,(1):29

[28]Lee Kuo Hsiung,et al. Antimalarial agents 4.synthesis of a brusatol analong and biological activity of brusatol—related compouds. *J Nat prod*,1987,50(5):847

[29]杨崇贤,等.鸦胆子治疗猫肺吸虫病的疗效观察.佳木斯医学院学报,1979,(4):11

[30]秦元华,等.中药鸦胆子及补骨脂抗大鼠卡氏肺孢子虫肺炎的疗效观察.中国药学杂志,2007,42(4):260

[31]马汉铭,等.中药材鸦胆子对幽门螺杆菌体外抗菌作用的研究.数理医药学杂志,2002,15(2):158

[32]吴彬,等.鸦胆子油乳剂对大鼠无水乙醇型胃溃疡的影响.中国社区医生,2008,10(194):5

[33]丘明明,等.鸦胆子油治疗尖锐湿疣的活性成分药理研究.广西中医药,2000,23(6):53

[34]刘忠敏,等.^{3}H-鸦胆子油在小白鼠体内吸收、分布和排泄的初步研究.辽宁肿瘤防治研究,1983,(17):54

[35]苏兴仁,等.鸦胆子油抗肿瘤的研究10.鸦胆子油有效成分(油酸)的^{3}H标记物的药物代谢动力学.中草药,1981,(4):21

[36]孙蓉,等.鸦胆子不同组分对小鼠急性毒性的比较研究.中国药物警戒,2010,7(2):73

[37]沙永慧,等.鸦胆子乳剂合并放疗治疗肺癌134例.中原医刊,1990,17(3):1

[38]杜敏,等.化疗联合鸦胆子油乳注射液治疗晚期非小细胞肺癌疗效观察.肿瘤基础与临床,2006,19(2):151

[39]王延祥,等.鸦胆子如合GP方案治疗中晚期非小细胞肺癌.浙江中西医结合杂志,2007,17(9):535

[40]冀法欣,等.鸦胆子油乳剂配合放疗治疗中晚期食管癌168例.中原医刊,1990,17(3):3

[41]贾勇士,等.鸦胆子油乳加放射治疗中晚期食管癌的临床分析.中国中药杂志,2008,33(17):2174

[42]孔祥鸣,等.鸦胆子油乳注射液结合放疗治疗中晚期食管癌.浙江中医药杂志,2004,14(6):339

[43]王佩,等.化疗、放疗加鸦胆子油乳注射液治疗晚期胃癌疗效观察.实用肿瘤杂志,2004,19(1):78

[44]邓有峰,等.鸦胆子油介入化疗治疗中晚期贲门癌的临床疗效评价.实用肿瘤杂志,2009,24(6):603

[45]王娜,等.鸦胆子油注射液联合FOLFOX-4方案治疗晚期结直肠癌28例分析.中国误诊学杂志,2010,10(3):686

[46]白晓娟,等.鸦胆子油乳注射液直肠滴入联合动脉灌注化疗药物治疗中晚期直肠癌30例.陕西医药,2009,30(10):1329

[47]吴树强,等.鸦胆子油乳肝动脉灌注治疗转移性肝癌.中国肿瘤,2004,13(8):523

[48]贾勇士,等.鸦胆子油乳配合介人治疗原发性肝癌的临床分析.中国中药杂志,2003,28(7):683

[49]李文志,等.鸦胆子油乳注射液联合TACE治疗原发性肝癌的临床疗效观察.中药材,2006,29(6):632

[50]陈军,等.鸦胆子油乳膀胱灌注预防膀胱癌术后复发.浙江中西医结合杂志,2006,16(11):669

[51]王福利,等.鸦胆子油乳膀胱内灌注预防浅表性膀胱癌术后复发 临床军医杂志,2009,37(6):978~980

[52]徐卫东,等.鸦胆子油乳联合化疗治疗复发性卵巢癌37例.浙江中西医结合杂志,2008,18(6):382

[53]姜洪心,等.鸦胆子油乳配合化疗治疗晚期胰腺癌的疗效观察.中国血液流变学杂志,2004,14(4):596

[54]吴树强,等.鸦胆子油乳联合放疗对恶性脑神经胶质瘤的疗效观察.中国中药杂志,2006,31(15):1282

[55]王伟,等.鸦胆子油乳联合小剂量阿糖胞苷治疗老年急性髓细胞白血病32例.中国老年学杂志,2009,29(14):1389

[56]曾旭东,等.微波配合鸦胆子油治疗成人喉乳头状瘤临床观察.临床耳鼻咽喉头颈外科杂志,2008,22(2):555

[57]王海荣,等.卡铂加鸦胆子治疗恶性积液的临床观察.西部医学,2009,21(2):278

[58]朱川,等.鸦胆子油乳加阿霉素治疗难治性恶性胸水41例.实用全科医学,2007,5(10):871

[59]潘德健,等.腹腔置管引流联合羟基喜树碱、鸦胆子油序贯给药治疗恶性腹腔积液.现代中西医结合杂志.2007,16(28):4101

[60]赵锦艳,等.鸦胆子油乳剂联合白细胞介素-2治疗恶性腹腔积液44例疗效观察.中国当代医药,2009,16(5):21

[61]史大曾.鸦胆子治疗阿米巴痢疾有卓效.陕西中医,1983,(2):47

[62]袁佩英,鸦胆子乳剂治疗溃疡性结肠炎的尝试:附23例疗效观察.山西中医,1990,6(4):24

[63]马杰津.抗癌药物鸦胆子的研究进展.医学文选,2001,220(1):378

[64]丹璧,等.鸦胆子酊外用治扁平疣260例.中医外治杂

志，2002,(5):21

[65]龙邵萌，等. 复方鸦胆子液预防尖锐湿疣复发效果分析.新中医，2007,39(12):21

[66]张小丽，等. 鸦胆子外敷治疗灰指甲.中国民间疗法，2002,10(2):114

[67]尹雄章，等.鸦胆子在皮肤科应用.时珍国医国药，2000,11(10):945

[68]李贵，等.鸦胆子临床应用.内蒙古中医药，1998,(1):104

[69]李彬. 鸦胆子油乳注射液致过敏反应 1 例.中国中医急症，2008,17(12):1780

[70]李铣，等.鸦胆子抗癌有效成分的研究(第三报)-鸦胆子苷A、苷B以及鸦胆子因E和F的分离和结构鉴定. 中草药，1980,(12):530

[71]谢晶曦，等.中药鸦胆子化学成分的研究1:鸦胆子甲、乙和丙素的分离与鉴定. 药学学报，1981,(1):53

[72]林隆泽，等. 鸦胆子化学成分的研究1.鸦胆子酮酸等五个苦木素的分离和鉴定. 化学学报，1982,(1):73

[73]张金生，等. 鸦胆子化学成分的研究Ⅲ.新苦木素-鸦胆子苦烯的分离和结构. 化学学报，1984,(7):684

[74]Lin Longze, et al. A quassinoid from Brucea javanice. *Phytochemistry*, 1990, 29(8):2720

[75]Yoshimura Shin, et al. Yadanzio1ide D, a new C19-quassinoid isolated from Bruceas javanica. *Chem Pharm Bull*, 1988, 36(2):841

[76]李铣，等.鸦胆子抗肿瘤的研究14.鸦胆子苷E及双氢苦醇的分离和结构鉴定.沈阳药学院学报，1983,(17):45

[77]Lin Karinchin, et al. Canthin—6—one alkaloids from cell suspension cultures of Brucea javanica. *Phytochemistry*, 1990, 29(1):141

[78]李清华(译).抗痢鸦胆子中的Canthin—6—one. 国外药学植物药分册，1982,(6):25

[79]于荣敏，等.鸦胆子茎中抗癌活性成分的研究.中草药，1988,19(7):6

骨碎补 Drynariae Rhizoma

gu sui bu

本品为水龙骨科植物槲蕨 *Drynaria fortunei*(Kunze)J.Sm.的干燥根茎。味苦，性温。有疗伤止痛、补肾强骨功能，外用可以消风祛斑。主治跌扑闪挫、筋骨折伤、肾虚腰痛、筋骨痿软、耳鸣耳聋、牙齿松动，外治斑秃、白癜风。

【化学成分】

槲蕨主要成分为二氢黄酮、黄烷-3-醇及其苷、二聚物和三聚物类、三萜和酚酸等[1,2]。

1. 黄酮类　根茎含柚皮苷(naringin)，水解得柚皮素(naringenin)及 D-葡萄糖和 L-鼠李糖[3]。

2. 挥发性成分　挥发油成分鉴定了 29 种，其中烷烃有 7 种、烯烃 4 种、脂肪酸 7 种、萜烯氧化物 2 种、醛类 3 种及其他 7 种，烷烃含量较高[4]。

3. 其他　槲蕨根茎中还分离得到了甲基丁香酚、β-谷甾醇、原儿茶酸、新北美圣草苷等化合物；从槲蕨根茎石油醚提取物中分离并鉴定了15个化合物：里白烯、里白醇、环芳顿醇、环麻根醇、环芳顿酮等[5]；

【药理作用】

1. 抗炎　大鼠灌服骨碎补水煎剂 7.5、10、25 和 50 g/kg，每日 1 次，连续 3 个月，经电镜和病理观察，骨碎补可改善软骨细胞功能，推迟细胞退行性变，降低骨关节病病变率，其作用有量效关系和时效关系[6]。骨碎补总黄酮 324、162、81 mg/kg 灌胃给小鼠 5 d，对二甲苯所致小鼠耳廓肿胀有抑制作用；对醋酸所致毛细血管通透性增强有拮抗作用；对蛋清致足趾肿胀和棉球肉芽肿均有抑制作用。骨碎补总黄酮具有抗炎作用[7]。

2. 抗肾衰　对氯化汞致急性肾衰竭大鼠，在注射氯化汞同时肌肉注射骨碎补类黄酮 10 mg/kg，大鼠肾脏病理改变明显减轻，同时血肌酐下降；增殖细胞核抗原(PCNA)、ED-1 在肾间质表达下调；骨碎补类黄酮还能预防肾组织因氯化汞毒性所致的 MDA 含量升高，GSH 下降[8]。对脂多糖(LPS)诱导的急性肾衰大鼠，骨碎补总黄酮(生药 90 mg/kg)灌胃 6 d 可以防治内毒素致急性肾衰，其机制可能与抑制肾组织 ED-1 阳性巨噬细胞浸润和 ICAM-1 的表达有关[9]。

3. 抗骨关节炎　骨碎补总黄酮 108、54、27 mg/kg 灌胃给药，对木瓜酶致兔膝骨关节炎模型可减轻软骨病变，显著降低 Mankin 法软骨积分；电镜下软骨表面光滑较模型对照组有明显改善。骨碎补总黄酮有较强的抗膝骨关节炎作用[10]。骨碎补总黄酮(GSB) 0.2 mmol/L 促进骨关节炎家兔骨髓间充质干细胞(MSCs)增殖；GSB 和成软骨诱导液能增加骨关节炎家兔 MSCs 活性，Ⅱ型胶原的表达，促进软骨的形成。

GSB促进骨关节炎家兔MSCs软骨向分化[11]。

4. 促进骨钙吸收 骨损伤愈合及成骨细胞增殖浓度为50 μg/L柚皮苷培养液与成骨诱导液对人骨髓间充质干细胞无毒，能促进细胞增殖、碱性磷酸酶活性及矿化结节形成[12]。另外二磷酸盐和骨碎补总黄酮合用10^{-8} mmol/L可促进成骨细胞基因表达，且两者合用效果大于单独用药[13]。骨碎补总黄酮1800 mg/kg体重给大鼠灌胃，采用15、25、50 mL含药物血清进行体外成骨细胞培养，结果表明其可明显提高细胞内ALP活性，对成骨细胞分化和增殖均有促进作用，有一定的量效、时效关系[134]。加入10、50、100、500、1000 mg/L 5个浓度梯度骨碎补作用于人牙髓细胞，对人牙髓细胞有很好的体外诱导作用[15]。20%骨碎补提取液可使抗酒石酸酸性磷酸酶(TRACP)阳性破骨细胞数的形成收到明显抑制。骨碎补可抑制骨髓体外培养中破骨样细胞的生长，主要抑制破骨母细胞向成熟破骨细胞转化[16]。

5. 抗骨质疏松 骨碎补中药汁每日给去卵巢大鼠灌胃0.5 g/100 g，证明骨碎补与雌激素作用类似，可抑制绝经后高转换型骨质疏松，增加骨小梁骨量和连接性[17]。0.5 mL/100 g体重骨碎补灌胃，对去势雄性大鼠的骨质疏松症有一定疗效，可能是通过调节破骨细胞分化因子(ODF)和护骨因子(OPG)的表达和分泌而发挥作用[18]。

6. 其他 从骨碎补中分离的双氢黄酮苷0.5%溶液兔耳静脉给药，强心作用维持2 h，使心肌收缩力增强，心律规整；对心率、血压无明显影响；其强心作用直接作用于心肌而非作用于交感神经系统；增加小鼠耐缺氧能力，有镇痛、镇静作用[19]。豚鼠肌肉注射2.5和12.5 g/mL骨碎补溶液各4 mL，可抑制链霉素引起的耳蜗毛细胞损伤，ABR测试阈值低于链霉素组，preyer反射也有差异[20]。

7. 药代 骨碎补总黄酮大鼠灌胃给药，柚皮苷于90 min达到高峰，于灌胃后4 h血药浓度明显下降，至8 h仍保持有一定血药浓度。组织中的浓度以胃、肠为最高，但下降迅速；其次肝、肺、肾较高，肌肉、脂肪也有一定分布，脑组织含量甚低[21]。

8. 毒性 小鼠给予0.40 g/mL骨碎补总黄酮溶液30 mL/kg，大鼠给予0.40 g/mL骨碎补总黄酮溶液30 mL/kg灌胃给药，其饮食、活动、精神状态等体征均无异常变化，体重变化在正常范围内。小鼠急性毒性实验，尸检可见动物腹腔内有少量残留药液，重要脏器未见明显病理变化，总黄酮LD_{50}为5.99 g/kg[22]。

【临床应用】

1. 退行性骨关节病 用骨碎补、威灵仙、鸡血藤、熟地、防己等水煮、浓缩，再加25%酒精至500 mL，浸纱布适当湿度，敷于患关节处，再用800瓦红外线照射20~30 min，每日1次，连续15 d，观察108例，有效率93.5%[23]。

2. 鼻出血 骨碎补15 g、白头翁15 g、猪鼻甲(猪皮、肉)100~200 g，煎药与肉同时内服，成人每日1剂，儿童分2次服，连用3剂[24]。

3. 防治链霉素性反应 骨碎补水煎剂30~40 g，每日1剂，观察30例，29例痊愈[25]。

4. 治皮癣 用骨碎补研成细末，调醋敷患处[26]。

5. 治鸡眼 骨碎补研粉，瓶装备用。用时先以热水将鸡眼泡软，削去厚皮(避免伤及真皮)，用75%酒精、米醋各半，将药粉调节成糊状，夜间包敷患处，次日早上洗去，连敷3~4晚[26]。

6. 不良反应 口服100 g和150 g骨碎补煎剂引起中毒，表现为口干、多语、有恐惧感、心慌胸闷[27]。

(孙 玉)

参 考 文 献

[1]Chang EJ, et al. Proliferative effects of flavan-3-ols and propelargonidins from rhizomes of Drynaria fortunei on MCF-7 and osteoblastic cells. *Arch Pharm Res*, 2003, 26(8): 620

[2]周铜水，等.骨碎补根茎脂溶性成分的研究.中草药，1994，25(4)：175

[3]李军，等.骨碎补研究概括.中药材，1999，22(5)：263

[4]刘振丽，等.骨碎补挥发油成分分析.中药材，1998，21(3)：135

[5]周铜水，等.骨碎补对大鼠实验性骨损伤愈合的影响.中草药，1994，25(5)：249

[6]赵湘洪，等.骨碎补对实验性骨性关节炎的治疗作用.中药通报，1987，12(10)：41

[7]刘剑刚，等.骨碎补总黄酮抗炎作用的实验研究.中国天然药物，2004，2(4)：232

[8]蒋文功，等.骨碎补类黄酮对氯化汞所致的急性肾衰竭大鼠模型的保护作用.中国中西医结合肾病杂志，2006，7(2)：75

[9]蒋文功，等.骨碎补总黄酮对急性肾衰竭大鼠ICAM-1基因表达的影响.中国中西医结合肾病杂志，2008，9(10)：856

[10]龚晓健，等.骨碎补总黄酮的抗膝骨关节炎作用.中国天然药物，2006，4(3)：215

[11]尚平，等.骨碎补总黄酮对骨关节炎家兔骨髓间充质干细胞软骨定向分化的实验研究.生物骨科材料与临床研究，

2009,6(6):10

[12]邓展生,等.骨碎补有效成分柚皮苷对人骨髓间充质干细胞的影响.湖南学院学报(自然科学版),2005,7(4):5

[13]田坤,等.二磷酸盐和骨碎补总黄酮对诱导后成骨细胞影响的实验研究.中国骨质疏松杂志,2007,13(8):559

[14]谢雁鸣,等.骨碎补总黄酮对成骨细胞体外培养作用的机制研究.中华中医药杂志(原中国医药学报),2005,20(3):161

[15]郭晶洁,等.骨碎补对人牙髓细胞体外诱导的作用.天津医药,2008,36(9):701

[16]刘金文,等.中药骨碎补对大鼠骨髓破骨细胞体外培养的影响.中医研究,2005,18(7):5

[17]贾红蔚,等.骨碎补与雌激素对去卵巢大鼠骨质疏松作用的对照研究.中国中西医结合杂志,2006,26(特集):116

[18]廖悦华,等.中药骨碎补对去睾丸骨质疏松症动物模型的影响.中国骨质疏松杂志,2007,13(4):277

[19]王维信,等. 全国心血管药理第二届学术会议论文集. 1983,54:1

[20]马克昌,等. 第二届全国医学化学学术会议论文摘要汇编(下册).1991:265

[21]谢雁鸣,等.骨碎补中柚皮苷大鼠体内药一时过程研究.中药新药与临床药理,2005,16(5):351

[22]赵晋宁,等.骨碎补总黄酮急性毒性实验.医药导报,2005,24(1):12

[23]霍伯昌,等.中草药配合红外线治疗退行性骨关节病108例初步观察. 广州医药,1981,(3):21

[24]薛常秋,等.白头翁、骨碎补配猪鼻甲治疗鼻. 新中医,1981,5:26

[25]杨秀华,等. 骨碎补防止链霉素毒性反应30例疗效观察. 广西医学,1982,4(4):213

[26]潘文昭,等. 骨碎补新用,家庭医药,2005,(4):18

[27]万铭,等.急性骨碎补中毒1例. 浙江中医杂志,1989,24(12):546

钩　藤 Uncariae Ramulus cum Uncis gou teng

本品为茜草科植物钩藤 *Uncaria rhynchophylla* (Miq.)Miq. ex Havil.、大叶钩藤 *Uncaria macrophylla* Wall.、毛钩藤 *Uncaria hirsute* Havil.、华钩藤 *Uncaria sinensis* (Oliv.)Havil. 或无柄果钩藤 *Uncaria sessilifructus* Roxb.的干燥带钩茎枝。味甘、性凉。息风定惊、清热平肝。用于肝风内动、惊痫抽搐、高热惊厥、感冒夹惊、小儿惊啼、妊娠子痫、头痛眩晕。

【化学成分】

1. 生物碱 主要成分是蚓哚类生物碱,有钩藤碱(rhynchophylline)、异钩藤碱(isorhynchophylline)、去氢钩藤碱(corynoxeine)、异去氢钩藤碱(isocorynoxeine)及少量柯因诺辛碱(corynantheine)、二氢柯因诺辛碱(dihydrocorynatheine)、毛钩藤碱(hirsutine)、去氢毛钩藤碱(hirsuteine)等十余种。其中钩藤诺辛碱占总碱含量的 28%~50%[1]。

不同种类的钩藤,其生物碱的含量亦有差别,其中钩藤、大叶钩藤、华钩藤中钩藤碱、异钩藤碱含量较高,无柄果钩藤次之,而毛钩藤中钩藤碱含量较高。大叶钩藤的总碱含量约为0.42%[2],钩藤碱为 0.018%[3],异钩藤碱为 0.049%[4]。

2. 黄酮类 从钩藤中还分离出 2 个黄酮类化合物: 金丝桃甙苷(hyperin)和三叶豆苷(trifolin)[1]。

【药理作用】

1. 抗惊厥、抗癫痫 大鼠腹腔注射 1 g/kg 及 0.5 g/kg钩藤提取物可减轻腹腔注射 12 mg/kg 奎宁酸引起的抽搐。0.25~1 g/kg 的钩藤提取物可抑制奎宁酸引起的大脑皮层过氧化脂质水平升高。钩藤的抗惊厥作用可能与其抑制脑脂质过氧化相关[5]。腹腔注射钩藤碱 20 mg/kg 使脊髓 NA 含量下降,40 mg/kg 使下丘脑、皮质、杏仁核、脊髓及脑干 NA 下降。离体培养脑片实验发现,钩藤碱使下丘脑、杏仁核 NA 自发性释放下降。提示钩藤碱的中枢作用可能与抑制中枢 NA 有关[6]。10%钩藤醇浸液皮下注射,能制止豚鼠的实验性癫痫反应发生,但易复发。1 g/mL 的钩藤醇提液能使毛果芸香碱致痫大鼠的离体海马脑 CA_1 区锥体细胞诱发群锋电位的幅度平均降低 27%~64%,平均 8.71min 恢复。提示钩藤对中枢神经系统的突触传递过程有明显的抑制效应,因而具有抗癫痫作用,该作用可能与其钙拮抗以及抑制一氧化氮(NO)生成的作用相关[7]。

2. 保护神经元 钩藤总生物碱预处理可提高海马神经元对急性缺氧的耐受性,对神经元有显著保护作用。大鼠腹腔注射 100~1000 g/kg 钩藤甲醇提取物,能有效保护暂时性前脑缺血(10 min)对海马 CA_1 区神经元的损伤，缺血后 24 h 仍可明显抑制大鼠海马区环氧合酶-2 的合成，缺血后 7 d 大鼠神经元细胞受保护程度大于 70%[8,9]。钩藤碱可延长断头小鼠张口呼吸时间，降低大脑中动脉缺血(2 h)/再灌注(22 h)大鼠脑梗死范围，降低脑组织丙二醛(MDA)、一氧化氮合酶(NOS)含量，并提高超氧化物歧化酶(SOD)活性，减少神经细胞凋亡[10]。

3. 降压 给麻醉猫静脉注射钩藤总碱和钩藤碱均为 20 mg/kg，血压均呈三相变化：先降压，继而快速回升，然后又下降，约维持 3 h 以上[1,11]。对肾型高血压大鼠灌服钩藤煎剂 8 g/kg、钩藤总碱 50 mg/kg，每日 1 次，连续 15~20 d，血压于第 3~5 d 开始下降，7~15d 降至最低[11]。钩藤煎剂(以生药计)10 g/kg 给自发性高血压大鼠连续灌服 8 周，第 5 周开始可显著抑制血压的升高[12]。异钩藤碱对大鼠的有效降压血浓度为(0.38±0.06)~(2.36±0.44) mg/L[13,14]。大鼠麻醉后经颈总动脉插管记录外周血压，由股静脉经微量泵注射钩藤提取物。结果表明钩藤中 4 种成分均有降压作用，降压强度依次为异钩藤碱>钩藤碱>钩藤总碱>钩藤非生物碱[15]。采用膜片钳单通道记录法研究钩藤碱对大鼠肺动脉平滑肌细胞的钙激活钾通道 (K/Ca)的影响，发现钩藤碱虽然缩短通道的开放时间，但浓度依赖性地增加 K/Ca 开放概率，钩藤碱 15、30、45 和 60 μmol/L 使开放概率由加药前的 0.085±0.005 分别增加到 0.176 ±0.011、0.315 ±0.009、0.485 ±0.016 和 0.761±0.012，说明钩藤碱能促进肺动脉平滑肌细胞 K/Ca 的开放。由于 K/Ca 通道在肺动脉高压致病机制中具有重要地位，提示钩藤碱对预防和治疗肺动脉高压可能会有一定意义[16]。

4. 影响心脏功能 麻醉犬和猫静注钩藤碱20 mg/kg 可减慢心率、抑制心肌收缩力，降低心肌耗氧量。对离体和在体蛙心、兔心，钩藤碱也有抑制作用[11]。异钩藤碱对大鼠减慢心率及抑制左室最大变化速率和心肌收缩成分缩短速率等指标的有效血浓度为 (1.27±0.07)~(2.3±0.44) mg/L[17]。钩藤碱具有负性变时作用，在 15~200 μmol/L 范围内浓度依赖性地抑制豚鼠右心房自发节律。对电驱动的豚鼠离体右心房，钩藤碱在浓度大于 200 μmol/L 时产生负性肌力作用，200 μmol/L 使阈刺激波宽-强度曲线上移，表明心肌兴奋性下降。钩藤碱抑制肾上腺素诱发的心肌自律性，延长功能性不应期，显著抑制正阶梯现象[18]。异钩藤碱亦呈浓度依赖性地抑制豚鼠心房自发频率及收缩力，30 μmol/L 可明显抑制肾上腺素诱发的异位节律，10 μmol/L 延长功能性不应期和降低兴奋性，并降低哇巴因对豚鼠左心房收缩力的影响，0.3 mmol/L 可以显著减弱成对刺激所引起的心肌收缩[19]。采用心房起搏及希氏束电图法观察异钩藤碱对麻醉兔心脏传导功能的影响。结果显示，一次静脉注射异钩藤碱 8 mg/kg，5 min 产生最大抑制效应，30~120 min 作用消失。恒速静脉 0~16 mg/kg 异钩藤碱，呈剂量依赖性减慢心率，对房室传导抑制显著[20]。给麻醉大鼠静脉注射钩藤总碱 10~15 mg/kg，可对抗乌头碱、氯化钡、氯化钙诱导的心率失常，除抑制异位起搏点外，对房室及室内传导、窦房结也有抑制作用[21]。

5. 抑制血小板聚集和抗血栓 ①抑制血小板聚集：静注钩藤碱 20 mg/kg 明显抑制花生四烯酸、胶原及 ADP 诱导的大鼠血小板聚集。钩藤碱对花生四烯酸诱导的血栓烷 A_2 合成无影响，但抑制胶原诱导的血栓烷 A_2 合成，钩藤碱可诱导血小板生成丙二醛，抑制血小板因子 4 释放[22,23]。②抗血栓：小鼠腹腔注射 25~100 mg/kg 钩藤碱，能降低 ADP 或胶原加肾上腺素致小鼠死亡率；静注 10~20 mg/kg 钩藤碱可抑制大鼠静脉血栓及脑血栓的形成[24,25]。

6. 松弛心血管平滑肌 离体大鼠胸主动脉条实验表明，钩藤中所含硬毛钩藤碱能抑制去甲肾上腺素和高 K^+引起的平滑肌收缩和细胞内游离 Ca^{2+}升高，30 μmol/L 浓度时抑制咖啡因引起的主动脉在无 Ca^{2+}液中的收缩。实验表明硬毛钩藤碱具有抑制细胞内结合态钙游离的作用，同时亦抑制 Ca^{2+}通过电压依赖性钙通道进入细胞内，其结果是减少细胞内游离钙浓度[26]。应用膜片钳单通道记录法研究表明，钩藤碱 30、45 和 60 μmol/L 能缩短大鼠肺动脉平滑肌细胞钙激活钾通道(K/Ca)的开放时间，但浓度依赖性增加 K/Ca 开放概率，总的开放时间增加[16]。钩藤提取物能松弛去甲肾上腺素引起的主动脉收缩。此松弛血管平滑肌的作用主要是内皮依赖性的，即依赖于血管内皮松弛因子(EDRF/NO)的释放。另外其松弛血管的作用亦有部分是非内皮依赖性的[27]。自发性高血压大鼠经口给予钩藤提取物 8 周，每天 450 mg/kg 组能内皮依赖性地降低黄嘌呤—黄嘌呤氧化酶所致的血管收缩，使乙酰胆碱所致的内皮依赖性血管舒张明显增加，钩藤提取物可保护血管内皮功能，其机制之一是抑制来自内皮细胞的自由基增生[28]。

7. 抗肿瘤 钩藤总碱 5 μg/mL 对长春新碱在 KBv200 细胞的逆转倍数为 16.8 倍，说明其具有较强的逆转肿瘤细胞多药耐药的作用[29]。从钩藤的氯仿提取物中分得的 8 种化合物钩藤酸 A、B、C、D、E 以及 3β-羟基-27-p-(Z)-香豆酰氧齐墩果-12-烯-

28-酸、3β-羟基-27-p-(E)-香豆酰氧熊果-12-烯-28-酸、3β-羟基-27-p-(Z)-香豆酰氧熊果-12-烯-28-酸对磷酯酶 Cγ1 均具抑制作用，且呈剂量相关，IC_{50} 为 9.5~44.6 μmol/L，它们均可抑制磷酯酶 Cγ1 过分表达的肿瘤细胞 HCT-15（结肠癌）、MCF-7（乳腺癌）、A549（肺癌）和 HT-1197（膀胱癌）的增殖，IC_{50} 为 0.5~6.5 μmol/L。上述 8 种化合物有望开发成新的抗癌剂[30]。

8. 其他 钩藤颗粒灌胃给药 20~60 g/kg 对大鼠的Ⅳ型变态反应，巨噬细胞吞噬功能有抑制作用，能减轻脾脏，胸腺重量[21]。

9. 毒性 ①急性毒性：小鼠腹腔注射钩藤煎剂的 LD_{50} 为(29.0±0.8) g/kg。钩藤总碱小鼠灌胃和腹腔注射的 LD_{50} 分别为(514.6±29.1) mg/kg 和(144.2±3.1) mg/kg[1,11]。钩藤碱小鼠腹腔注射和皮下注射的 LD_{50} 分别为 162.3 mg/kg 和 165 mg/kg [1]。②长期毒性：钩藤煎剂 5 g/kg 给家兔灌服，每日 2 次，连续 10 d，无明显症状；钩藤总碱每日 50 mg/kg 给幼年大鼠灌服，连续 14 d，无明显毒性。每日 50 mg/kg 或 100 mg/kg 钩藤总碱，连续 60 d，小剂量组除肾脏有轻度营养性障碍病变外，对动物生长发育、肝肾功能、血象均无明显影响；大剂量组死亡动物的心、肝、肾均有明显的病变[11]。

【临床应用】

1. 高血压 钩藤总碱片剂每次 20~40 mg，每日 3 次，治疗高血压 245 例，降压总有效率达 77.2%，尤以阴虚阳亢型高血压疗效显著，降压作用平稳而持久。还可有效缓解高血压的各种症状，副作用小[31]。钩藤用于中药配伍治疗高血压的主要为天麻钩藤饮（天麻、钩藤等），以高血压指标为诊断标准，治疗 120 例，总有效率 92%[32]。

2. 抑郁症 钩藤散对更年期或老年性抑郁症、抑郁症伴有头痛、手足麻木等疗效好；在用抗抑郁药减量时并用钩藤散，不易复发[33]。

3. 头痛 天麻钩藤饮治疗血管性头痛 43 例，以头痛和峰值血流速度为治疗标准，总治愈率为 95.3%[34]。

（宁 炼 金若敏）

参 考 文 献

[1]王本祥.现代中药药理学.天津：天津科学技术出版社，1997：1107

[2]刘雪玲.钩藤的有效成分及降压作用的特点.荷泽医专学报，1996，8(4)：20

[3]千英锋，等.高效液相色谱法测定钩藤中钩藤碱含量.药物分析杂志，1999，19(1)：561

[4]郑虎占，等.中药现代研究与应用(四卷).北京：学苑出版社，1998：2121

[5]Hsieh CL, et al. Anticonvulsant effect of Uncaria rhynchophylla(Mig) Jack in rats with kainic acidouiduced epileptic seizare. *Am J Chin*，1999，27(2)：257

[6]石京山，等.钩藤碱对大鼠脑内去甲肾上腺素含量及释放的影响.遵义医学院学报，1994，17(2)：99

[7]徐淑梅，等.钩藤对大鼠脑片诱发场电位的影响.中国应用生理学杂志，2001，17(3)：259

[8]刘卫，等.钩藤总碱预处理对海马神经元急性缺氧的保护作用.中国中药杂志，2006，31(9)：763

[9]Suk K, et al. Neuro protection bV methanol extract of Uncariarhynchopylla against global cerebral ischemiain rats. *Life Sic*，2002，70(21)：2467

[10]胡雪勇，等.钩藤总碱抗实验性脑缺血的作用.中国药理学通报，2004，20(11)：1254

[11]张昕新，等.钩藤总碱和钩藤碱的降压作用.中华医学杂志，1978，58(7)：408

[12]初杰，等.钩藤对自发性高血压大鼠的抗高血压作用及其机制探讨.中药药理与临床，1993，9(4)：14

[13]石京山，等.异钩藤碱的降压及血流动力学作用.中国药理学与毒理学杂志，1989，3(3)；205

[14]黄彬，等.血浆异钩藤碱浓度对大鼠血压和心脏收缩性能的影响.遵义医学院学报，2000，23(4)：299

[15]宋纯清，等.钩藤中不同成分降压作用的差异.中草药，2000，31(10)：762

[16]开丽，等.钩藤碱对大鼠肺动脉平滑肌细胞钙激活钾通道的影响. 药理学与毒理学杂志，1999，13(1)：33

[17]黄彬，等.血浆异钩藤碱浓度对大鼠血压和心脏收缩性能的影响.遵义医学院学报，2000，23(4)：299

[18]陈长勋，等. Effects of rhynchophylline on guinea pig atria. *J Chines Pharmaceutical Sciences*，1995，4(3)：144

[19]孙安盛，等.异钩藤碱对麻醉兔心脏传导功能的影响.中国药理学与毒理学杂志，1995，9(2)：113

[20]黄彬，等.血浆异钩藤碱对兔心率及希氏束电图的影响.遵义医学院学报，2001，24(1)：10

[21]孙安盛，等.钩藤总碱抗心律失常作用的观察.广西医学，1983，5(1)：6

[22]金若敏，等.钩藤碱对血小板聚集和血栓形成的影响.药学学报，1991，26(4)：246

[23]陈长勋，等.钩藤碱对血小板聚集和血栓形成的抑制作用.中国药理学报，1992，13(2)：121

[24]金若敏，等.钩藤碱对血小板聚集和血栓形成的影响.药学学报，1991，26(4)：246

[25]陈长勋，等.钩藤碱对血小板聚集和血栓形成的抑制作用.中国药理学报，1992，13(2)：121

[26]Horie S, et al. Effects of hirsutine, an antihypertensive indole alkaloid from Uncaria rhynchophylla, on intracellular Calcium in rat thoracic aorta. *Life Science*, 1992, 50(7): 491

[27]Kuramochi T, et al. Gou -Teng (from uncaria rhynchophylla mignal) induced endothelium -dependart and -independent rdlaxations in the isolated rat aorta. *Life Science*, 1994, 54(26): 2061

[28]Goto H. et al. 钩藤对自发性高血压大鼠内皮的影响. 国外医学中医中药分册, 2000, 22(6): 35

[29]张慧珠, 等. 中药活性成分体外逆转肿瘤细胞多药耐药的研究. 中药材, 2001, 24(9): 655

[30]钩藤中的三萜酯对磷脂酶Cγ1和癌细胞增殖的抑制作用. 国外医药植物药分册, 2001, 16(2): 77

[31]刘耕陶, 等. 天麻钩藤饮对高血压患者几项生理生化指标的影响. 药学通报, 1963, 9(1): 25

[32]张奇, 等. 天麻钩藤饮治疗高血压病120例. 光明中医, 2008, 23(10): 1487

[33]山胁成人. 钩藤散抑肝散对中枢5-羟色胺受体机能的影响. 汉方医学, 1986, 10(9): 20

[34]赵江. 天麻钩藤饮治疗血管性头痛43例. 中华医学实践杂志, 2008, 7(1): 57

钩 吻 Gelsemii Elegantis Herba

gou wen

本品为马钱科植物胡蔓藤 *Gelsemium elegans* Benth 的全草。味辛、苦，性温。有祛风、攻毒、消肿、止痛功能。主治疥癣、湿疹、痈肿、疔疮、跌打损伤、风湿痹痛、神经痛等。

【化学成分】

根、茎、叶含生物碱钩吻素子 (koumine)、寅 (kouminicine)、卯 (kouminidine)、甲 (gelsemine)、丙 (sempercine)、辰 (kounidine)。其中钩吻素子的含量最高，钩吻素寅性剧毒，为最重要的有效成分[1,2]。钩吻总生物碱平均含量约为 0.621%[2]。

【药理作用】

1. 镇痛 钩吻总碱注射液 (0.5 mg/mL) 1.8~2.7 mg/kg 肌肉注射，可显著抑制醋酸所致 NIH 系小鼠的扭体反应。在剂量为 1.9~2.4 mg/kg 时，可明显减轻热刺激所致小鼠的疼痛反应[3]。钩吻素甲对小鼠镇痛作用，其剂量与中毒剂量相近。与阿司匹林合用则镇痛作用增强。这一结果在临床上也得到证实。临床合用两者的推荐剂量，阿司匹林为 300~500 mg，而钩吻素甲为 0.5~2 mg[1,3]。

2. 镇静 钩吻总碱注射液(0.5 mg/mL) 1.3~2.4 mg/kg 肌肉注射，可协同小鼠戊巴比妥的睡眠作用，使小鼠的活动次数明显减少[4]。

3. 抗炎 钩吻总碱(1.0 mg/mL) 1.0 mg/kg 肌肉注射或腹腔注射，对大鼠角叉菜胶和蛋清足肿胀及棉球肉芽肿增生均有明显的抑制作用。皮下注射钩吻总碱 1.0 mg/kg，可明显降低大鼠炎性组织释放的前列腺素含量[5]。

4. 抑制免疫 钩吻素子在体外对混合淋巴细胞培养反应、刀豆蛋白 A (ConA, 2 μg/mL) 或细菌脂多糖 (LPS, 10 μg/mL) 诱发的小鼠脾细胞增殖反应均有不同的抑制作用，最低抑制浓度分别为10、5.0、40 μg/mL。钩吻素子(10、20、40 mg/kg) 腹腔注射，可降低小鼠血清溶血素的活性。在体外高浓度(40、80 μg/mL)时，钩吻素子对补体介导的溶血反应也有轻度的抑制作用[6]。

5. 抗血小板聚集 钩吻素子在体外对由花生四稀酸(AA)、凝血酶(Thr)、Ca^{2+}诱导的兔血小板聚集抑制作用的 IC_{50} 分别为 0.45、0.22、0.0015 g/L，并在一定范围内呈剂量依赖关系。在给新西兰大白兔静脉注射钩吻素子 2 mg/kg 后不同时间内，其抑制血小板聚集作用呈良好曲线变化，以 AA, Thr 为诱导剂，其最大抑制作用的时间分别为静脉注射后 56、78 min[7]。

6. 保护造血功能 钩吻 1~3 mg/kg 腹腔注射对环磷酰胺致骨髓抑制昆明种小鼠外周血细胞、红细胞、血小板及骨髓有核细胞均有显著提升作用，并明显提高放射线辐射致骨髓损伤小鼠的生存率和脾集落数(CFU-S)。提示钩吻对抗肿瘤药物及放射性所致骨髓抑制或骨髓损伤动物的造血功能有保护作用[8]。

7. 抗应激 钩吻素子(1.2、2.4、4.8 mg/kg)灌胃 7 d，在不同应激实验中，可使小鼠的生存时间延长；在负重游泳试验中小鼠血清 SOD 活力上升，MDA 含量下降；钩吻素子在小鼠耐高温实验中作用不明显。钩吻素子能提高小鼠负重游泳、耐寒及耐缺氧能力[9]。

8. 抗辐射损伤 钩吻 2 mg/kg 腹腔注射，连续 7 d，对受照射小鼠 30 d 存活率和死亡动物平均存活天数，内源性脾结节 CFU-S 的形成和骨髓有核细胞含量，与对照组比较均有显著性差异。钩吻对骨髓造血功能有保护作用[10]。

9. 抗肿瘤 钩吻醇提物 0.45、0.11 g/kg 给荷瘤S180小鼠和荷瘤肝癌小鼠灌胃14 d,对S180实体瘤生长有明显的抑制作用,但对移植性肝癌生长抑制不明显;钩吻醇提物对小鼠的 LD_{50} 为 2.23 g/kg[11]。钩吻素子 4.8、2.4、1.2 mg/kg 腹腔注射给药,连续 21d,对荷移植性 BEL-7402 和 H22 小鼠肿瘤生长有抑制作用;体外培养肝癌细胞系 BEL-7402、人肺癌细胞系 A549、人大肠癌细胞系 LoVo,钩吻素子 100、50、25、12.5 mg/kg 对其最高抑制率分别为 59.52%、61.89%、64.51%[12]。钩吻素子、钩吻素甲、钩吻素己和1-甲氧基钩吻碱对人结肠癌细胞 SW480 和人胃癌细胞 MGC-803 增殖有显著的抑制作用;对 SW480 IC_{50} 为(0.45±0.10)、(0.76±0.28)、(0. 52±0.22)和(1.41±0.06) mmol/L,对 MGC-803I 的 IC_{50} 为(0.82±0.19)、(1.20±0.33)、(1. 14±0.23)和(1.22±0.11) mmol/L。钩吻生物碱化合物具有抗消化系统肿瘤活性,并存在一定的构效关系[13]。钩吻素子 50 μg/mL 可降低人结肠癌细胞 LoVo 跨膜电位、线粒体膜电位,降低细胞内游离钙浓度,能增高 LoVo 细胞的活性氧及细胞间通讯。钩吻素子体外诱导 LoVo 细胞凋亡的机制可能与上述实验结果有关[14]。

10. 毒性 钩吻素寅毒性最强,对家兔之最小致死量为 0.8 mg/kg。钩吻素甲和钩吻素乙相似,毒力稍逊。中毒之主要症状为呼吸麻痹,轻者呼吸困难,重者死于呼吸停止[1,3]。钩吻总碱(0.5 mg/mL)小鼠(NIH)尾静脉注射的 LD_{50} 为 3.07 mL/kg;肌肉注射的 LD_{50} 为 3.6 mL/kg;钩吻总碱大鼠(Wistar)腹腔注射的 LD_{50} 为 5.26 mg/kg[3]。

【临床应用】

1. 痈疮肿毒 钩吻 200 g,黄糖 250 g,共捣敷患处[1,3]。

2. 风湿关节病 钩吻 50 g、防风 10 g、独活 5 g,共研粗末,用纸卷烧烟熏患处[1,3]。

3. 抗肿瘤 在民间用钩吻烧灰存下的粉末口服治疗胃癌[15]。

4. 其他 钩吻还可用于治疗疥癞、瘰疬、痈疽、钩吻有剧毒,只作外用,切忌内服[1,16,17]。

5. 副作用 8例钩吻中毒患者均表现为头晕、眼花、视物模糊、喉头干渴、吞咽困难、呼吸困难。经积极抢救,8名患者均痊愈出院[18]。

(孙 玉 陈晓光)

参考文献

[1]江苏新医学院.中药大辞典(下册).上海:上海科学技术出版社,1986:1666

[2]张兰兰,等.钩吻化学成分与药理研究进展.中药材,2003,26(6):451

[3]王本祥.现代中药药理学.天津:天津科学技术出版社,1997:1434

[4]周名璐,等.钩吻总碱的镇痛、镇静及安全性研究.中成药,1998,20(1):35

[5]徐克意,等.钩吻总碱的抗炎作用研究.中药药理与临床,1991,7(1):27

[6]孙莉莎,等.钩吻素子对小鼠细胞增殖反应及体液免疫反应的抑制作用.中药药理与临床,1999,15(6):10

[7]方放治,等钩吻素子对兔血小板聚集的影响.中药药理与临床,1998,14(1):21

[8]王坤,等.钩吻对小鼠造血功能的影响.广西中医药,2000,23(6):48

[9]蔡晶,等.钩吻素子对小鼠抗应激作用的实验研究.广州中医药大学学报,2007,24(4):317

[10]王坤,等.钩吻对小鼠急性辐射损伤的保护作用.中华放射医学与防护杂志,2002,22(2):111

[11]杨帆,等.钩吻提取物抗肿瘤作用的实验研究.广西中医药,2004,27(1):51

[12]吴达荣,等.钩吻素子抗肿瘤作用研究.中药药理与临床,2006,22(5):6

[13]黄静,等.钩吻生物碱化合物体外抗消化系统肿瘤的活性.海峡药学,2010,22(3):197

[14]迟德彪,等.钩吻素子诱导人结肠腺癌细胞凋亡的细胞生物学机制研究.南方医科大学学报,2007,27(7):994

[15]佟晓乐,等.钩吻的研究概况,中医药信息,2007,24(4):16

[16]周名璐,等.钩吻总碱注射液对麻醉大鼠呼吸,血压,心电及脑电的影响.中成药,1996,18(6):24

[17]扬仓良,等.毒剧中药古今用.北京:中国医药科学技术出版社,1991:370

[18]潘桂叶.8例钩吻中毒的抢救.中国药业,2008,17(21):56

重 楼 Paridis Rhizoma chong lou

本品为百合科植物云南重楼 *Paris polyphylla* Smith var. *yunnanensis* (Franch.) Hand.-Mazz.或七叶一枝花 *Paris polyphylla* Smith var. *chinensis* (Franch.) Hara 的干燥根茎,又名蚤休。味苦,性微寒,有小毒。具有清热解毒、消肿止痛、凉肝定惊的功效。用于疔疮痈肿、咽喉肿痛、蛇虫咬伤、跌扑伤痛、惊风抽搐。

【化学成分】

1.甾体皂苷 重楼中含有较大量的甾体皂苷,苷元主要为薯蓣皂苷元(diosgenin)和偏诺皂苷元(pennogenin)。重楼皂苷(parissaponin)Ⅰ、重楼皂苷Ⅱ、重楼皂苷Ⅲ、薯蓣皂苷、C22-羟基-原薯蓣皂苷、C22-甲氧基-原薯蓣皂苷、C22-羟基-原重楼皂苷Ⅰ、C22-甲氧基-原重楼皂苷Ⅰ、C22-甲氧基-原重楼皂苷Ⅱ、纤细薯蓣皂苷(gracillin)、皂草苷A~D(saponins A-D)、蚤休皂苷A,B(pariphyllinsA,B)、七叶一枝花皂苷G~H(polyphyllins G-H)、重楼甾酮(paristerone)[1]、24-O-β-D-吡喃半乳糖基-(23S,24S)-螺甾-5,25(27)-二烯-1β,3β,23,24-四醇-1-O-β-D-吡喃木糖基(1→6)-β-D-吡喃葡萄糖基(1→3)[α-L-吡喃鼠李糖基(1→2)]-β-D-吡喃葡萄糖苷[2]、(23S,25S)-3β,23,27-trihydroxyspirost-5-en-3-O-β-D-glucopyranosyl-(1→6)-β-D-glucopyranoside[3]、薯蓣皂苷元-3-O-α-L-呋喃阿拉伯糖基(1→4)-β-D-葡萄糖苷、偏诺皂苷元-3-O-α-L-呋喃阿拉伯糖基(1→4)-β-D-葡萄糖苷、异鼠李素-3-O-β-D-葡萄糖苷、乙基-α-D-呋喃果糖苷、偏诺皂苷元-3-O-α-L-吡喃鼠李糖基(1→4)-[α-L-吡喃鼠李糖基(1→2)]-β-D-葡萄糖苷[4]、pennogenin diglycoside、皂苷Pa[1]。

2.黄酮 山柰酚-3-O-β-D-葡萄吡喃糖基(1→6)-β-D-葡萄吡喃苷、7-O-α-L-鼠李吡喃糖基-山柰酚-3-O-β-D-葡萄吡喃糖基(1→6)-β-D-葡萄糖苷[1]。

3.其他 1-O-(β-D-葡萄糖基)-(2S,3S,4E,8E)-2-[(2′R)-2′-羟基十六酰氨基]-4(E),8(E)-十八二烯-1,3-二醇[5]、β-蜕皮激素(β-ecdysone)、蚤休甾酮、丙氨酸、天冬酰胺、肌酸酐、鞣质、胡萝卜苷等[1]。

4.矿质元素 含有铁、铜、锌、锰、镁、钙,其中钙、铁含量较高[6]。

【药理作用】

1.调节细胞因子 Wistar大鼠,双侧股骨造成骨折,6h后腹腔注射LPS 5 mg/kg行二次打击制模,1h后灌胃重楼总皂苷(5 mg/kg溶解于3 mL水)。重楼干预组大鼠血清TNF-α、IL-1β及IL-6浓度显著低于模型对照组。肺损伤表现明显轻于模型对照组[7]。重楼总皂苷对热灭活大肠杆菌诱导大鼠腹腔巨噬细胞分泌TNF-α及IL-1β具有显著抑制作用[8]。不同浓度重楼皂苷Ⅱ加入淋巴细胞,共培养7 d。可上调狼疮性肾炎患者TGF-β和IL-10的水平,上调的幅度受接种细胞数量的影响[9]。

2.抗肿瘤 四甲基偶氮唑盐(MTT)法检测,重楼提取物及重楼皂苷对SGC-7901[10]、Hela[11]、Hep G_2[12]、L929[13]、LA795、A549、CaCo-2、HL60、A498、A431、BEL7402、KB[14]、MCF-7、HEP-Ⅱ[15]等细胞增殖有显著抑制作用。重楼醇提物与多西紫杉醇联合使用在胃癌细胞系SGC-7901和BGC-823两株细胞中均产生了较好的协同抗肿瘤作用[16]。

3.抗炎镇痛 昆明种小鼠腹部去毛暴露约1.3~2.0 cm^2皮肤,且无皮肤破损。分别包敷7.6和4.6 g/kg的七叶一枝花软膏,维持2 h时,连续给药5 d。七叶一枝花软膏能显著抑制小鼠耳肿廓胀和小鼠足趾肿胀,降低炎症组织中PGE_2的含量,对醋酸所致小鼠腹腔毛细血管通透性增加有显著抑制作用,并能显著降低醋酸所致扭体次数[17]。

4.抗血小板聚集 Wistar大鼠,重楼甾体总皂苷75、150、300 mg/kg灌胃,连续给药7次。体内给药能够增强ADP诱导血小板聚集,体外能够直接诱导血小板聚集,并呈剂量效应关系[18]。

5.溶血 采用常规体外试管法(肉眼观察法)及改进的体外溶血性试验法(分光光度法)。重楼总皂苷浓度≤0.01 mg/mL时无溶血现象发生;而当其≥0.01 mg/mL时则出现溶血,并且随着浓度的增加溶血率也增加,直至接近100%[19]。

6.杀虫 人工逸放的血吸虫尾蚴,挑入不同浓度的药液中,作用一定时间,分别判定其死亡或感染小白鼠;涂肤防护试验,小白鼠涂擦重楼皂苷油膏或溶液,感染血吸虫尾蚴。血吸虫尾蚴接触 20 mg/L 和 40 mg/L 重楼皂苷液,5min 尾蚴死亡率 100%;人工感染小白鼠,5 mg/L 的防护率为 61.32%、20 mg/L 的防护率达 100%[20]。

【临床应用】

1. 疖肿 10~15 g 七叶一枝花煎服,每日 1 剂,剂量按个体差异而定,同时取适量七叶一枝花研末用醋调敷患处,每日更换,2~5 d[21]。

2. 外科感染 直接口服七叶一枝花粉剂或片剂每次 3 g,每天3 次,同时青霉素 G 肌注或静滴或口服头孢氨卞胶囊。疖、痈等疗程 5 d,细菌性皮炎疗程 3 d。抗生素合用七叶一枝花效果明显优于单用抗生素[22]。

3. 胃溃疡、胃炎 锡类散胶囊、七叶一枝花粉胶囊各 2 粒,每日 3 次。2 周后停用锡类散,继续间断服七叶一枝花胶囊 2 粒,每日 2 次,10 d 为一个疗程。能够治疗胃溃疡、防止溃疡的复发和预防癌变[23]。猪胃1个,冲净,把重楼 30 g 装入猪胃内,放入砂锅内加 3 kg 水,文火煎煮,煎至大约剩 2 kg 水时,把猪胃内药倒出,继续煎至大约 0.5 kg 水时,把猪胃切碎,同水混合倒入溶器内,每日 3 次,每次饭前半小时 2~3 匙,可治疗胃炎[24]。

4. 流行性腮腺炎 七叶一枝花 60 g、青黛 30 g、冰片 6 g、白及 60 g、天花粉 60 g、黄柏 60 g,上述 6 味药研末用冷开水调成糊状,生菜油外涂皮肤,把药直接贴于翁风穴和颊车穴,轻型日贴 1 次,重型早晚各贴 2 次,高热者给予物理降温或补液,能够显著缩短治疗时间[25]。

在普济消毒饮加减基础上以重楼为主治疗,同时将重楼末用米醋调匀外涂疼痛部位,3~4 d 后症状明显好转,改用单味重楼 30 g 水煎服,2~3 d 后痊愈[26]。

5. 乳腺小叶增生 重楼 30 g, 水煎分 3 次服,每日 1 剂,连续治疗 15 d,结节消失,疼痛也除[26]。

6. 硬结疮 重楼末适量加温水调成糊状,外敷于疮肿之部,并用纱布进行包扎。每天更换 1 次,3 d 局部红肿热痛明显好转, 余症也逐渐消除, 续用药 2 d 后病除[26]。

7. 毛虫皮炎 七叶一枝花酊涂患处, 每天数次。涂药后患者即刻自觉凉感,10 min 后痒痛全无,30 min 后皮损渐消退而愈[27]。

8. 咳喘 蚤休 50 g、鱼腥草 35 g、大青叶 25 g、黄芩 25 g、桔梗 20 g、杏仁 15 g、败酱草 40 g。水煎 200 mL 每日 1 剂,早晚各 100 mL 温服[28]。

(张莲珠 周秋丽)

参考文献

[1]武珊珊,等. 重楼化学成分和药理作用研究进展. 中草药,2004,35(3):344

[2]徐暾海,等. 云南重楼中的新甾体皂苷. 高等学校化学学报,2007,28(12):2303

[3]刘海,等. 云南重楼的甾体皂苷类成分. 中国天然药物,2006,4(4):264

[4]王羽,等. 滇重楼的抗肿瘤活性成分研究. 中国中药杂志,2007,32(14):1425

[5]王羽,等. 滇重楼的化学成分研究. 中草药,2007,38(1):17

[6]夏侯国论,等. 微波消解-火焰原子吸收光谱法测定七叶一枝花中的微量元素. 光谱实验室,2009,26(5):1227

[7]王瑞烈,等. 重楼对多发骨折-脂多糖两次打击急性肺损伤的保护作用. 中国中医骨伤科杂志,2009,17(5):10

[8]周满红,等. 重楼总皂苷对热灭活大肠杆菌诱导大鼠腹腔巨噬细胞分泌TNF-α及IL-1β的影响. 四川中医,2008,26(4):24

[9]王娟,等. 重楼皂苷Ⅱ对狼疮性肾炎患者外周血$CD_4^+CD_{25}^+$ T调节细胞表达的细胞因子的影响. 现代生物医学进展,2010,10(5):50

[10]朱丽丽,等. 重楼皂苷对SGC-7901细胞增殖抑制及诱导凋亡的实验研究. 时珍国医国药,2009,20(6):1501

[11]高冬,等. 重楼对宫颈癌细胞钙信号的影响. 福建中医学院学报,2003,13(4):26

[12]金炜东,等. 重楼提取物对Hep G_2细胞的毒性作用. 华中科技大学学报(医学版),2006,35(1):103

[13]张兰天,等. 云南重楼提取物及化学成分的抗肿瘤活性研究. 中草药,2007,38(3):423

[14]颜璐璐,等. 滇重楼皂苷对10种肿瘤细胞株的细胞毒谱及构效关系. 中国中药杂志,2008,33(16):2057

[15]王艳霞. 重楼抗肿瘤活性成分的体外实验研究. 包头医学,2008,32(4):196

[16]刘永萍,等. 重楼醇提物与多西紫杉醇对胃癌细胞的体外交互作用研究. 河南中医,2010,30(2):192

[17]李小莉,等. 七叶一枝花软膏抗炎镇痛作用研究. 医药导报,2007,26(2):139

[18]付亚莉,等. 重楼甾体总皂苷对血小板聚集的直接诱导作用及初步机制研究. 军事医学科学院院刊,2007,31(5):416

[19]周满红,等. 重楼总皂苷溶血作用实验研究. 中国药房,2007,18(21):1611

[20]黄文通,等. 重楼皂苷杀灭血吸虫尾蚴及防护效果的研究. 实用预防医学,1999,6(2):90

[21]陈慧君,等. 七叶一枝花治疗疖肿的疗效观察. 中国乡村医生,1997,(5):13

[22]何小忠,等. 七叶一枝花治疗外科感染疗效观察. 浙江中西医结合杂志,2002,12(3):184

[23]周秋华,等. 锡类散加七叶一枝花治疗胃溃疡. 南京部

队医药,1995,(3):59

[24]于喜龙,等.单味中药重楼治疗胃炎86例临床观察.中国社区医师,2004,20(23):40

[25]李玉甦,等.七叶一枝花碧玉散外敷治疗流行性腮腺炎265例.中国民族民间医药杂志,1999,(39):206

[26]杨坤,等.单味重楼的临床运用体会.浙江中医杂志,2002,(11):506

[27]苏德澄,等.单味七叶一枝花治疗毛虫皮炎体会.中国实用乡村医生杂志,2004,11(4):12

[28]罗平,等.自拟重楼汤治疗咳喘33例.黑龙江中医药,1995,(3):10

香蕈 Lentinus Edodes xiang xun

本品为侧耳科真菌香蕈 *Lentinus edodes* (Berk) Sing 的子实体。又名香菇。味甘,性平。有益胃气、托痘疹功能。主治贫血等。

【化学成分】

1. 挥发性成分 主要是一些含硫和八碳的化合物。其中二甲基二硫醚、二甲基三硫醚、甲硫基二甲基三硫醚、1,2,4-三硫杂环戊烷、1,2,3,5,6-五硫杂环庚烷(香菇精)是香菇的特征风味成分[1-3]。香蕈三香味物质为腺嘌呤(adenine)、松蕈醇(matsudakeol)及正戊基乙基酮(n-Amyl ethyl ketone),约4%~6%[4]。

2. 氨基酸 干香蕈中蛋白质有报道含量可达20%,含赖氨酸、组氨酸、精氨酸等16种氨基酸[4,5]。

3. 微量和常量元素 还含有铜、锌、铁、锰、钙、硒、磷、碘、钾、钠、铍、汞和镁等元素[4,5]。

4. 其他 香蕈水浸物中尚含乙酰胺、胆碱、腺嘌呤及痕迹量三甲胺、香蕈太生(lentysineeritadenine)和2R-羟基-4-(9腺嘌呤基)-丁酸[2R-hydroxyl-4-(9-adenyl)-butyricacid]等[4]。

【药理作用】

1. 调节免疫功能 1、5、10 mg/kg 的香菇多糖(LNT)腹腔注射,每日1次,连续5 d或8 d则均能使环磷酰胺(CY)所致的免疫功能过高或过低模型小鼠的细胞免疫恢复或接近正常,以5 mg/kg作用最佳。结果提示,在适当剂量范围内LNT能使亢进或减退的免疫功能恢复正常,具有双向调节作用。上述剂量LNT腹腔注射6 d,可使胸腺内 $L_3T_4^+$(Th),Lyt-2^+(Ts)细胞数减少,外周脾脏 $L_3T_4^+$(Th),Lyt-2^+细胞数增加。还发现经LNT作用的小鼠腹腔巨噬细胞(MΦ)在诱导剂LPS作用下产生出相当高的肿瘤坏死因子(TNF)活性。这一作用和LNT对Th及Ts细胞的影响相似,以5 mg/kg作用最佳[6]。

静脉给小鼠1、5、10 mg/kg的LNT后,不仅可以提升X射线照射和环磷酰胺致小鼠的外周血白细胞总数、血小板数量、血红蛋白含量和骨髓有核细胞总数,还可使外周血及骨髓白细胞分类趋于正常,减轻X射线照射和环磷酰胺注射所造成的骨髓抑制作用,并使胸腺、脾脏指数升高。小鼠接种S180后第2 d,每只腹腔注射0.025 mg的LNT,共7次。结果发现,给药组小鼠外周血的白细胞总数增加,特别是淋巴细胞数显著增加;LNT还可以逆转荷瘤小鼠外周血 CD_4^+/CD_8^+比值的增大,使脾细胞悬液 CD_4^+/CD_8^+比值完全倒置[7]。小鼠接种S180瘤细胞后第5 d,皮下注射LNT12 mg/kg,连续注射8 d,结果 CD_3^+、CD_4^+百分率明显提高,NK细胞活性增强[8]。小鼠负重5%游泳训练同时,灌胃LNT 100、200、400 mg/kg,可使长期大负荷运动小鼠非特异性及特异性免疫功能得到改善,其中200 mg/kg LNT改善效果明显[9]。

体外实验中,1.0、10、100 mg/mL终浓度LNT,能刺激小鼠腹腔巨噬细胞NO的生成,iNOS活性增高,且细胞内GSH随NO生成量增加而减少。而NO合成抑制剂放线菌素D、放线菌酮和L-NMA能抑制LTN诱导的小鼠腹腔巨噬细胞的NO生成,iNOS活性减低和细胞内GSH含量减少。GSH去除剂BSO、BrO、ETA也能抑制LTN诱导的小鼠腹腔巨噬细胞NO生成。提示LTN的免疫调节作用机制可能与LTN刺激巨噬细胞NO生成有关[10,11]。

2. 抗炎 小鼠灌胃10、20、40 mg/kg的LNT 1次,能抑制二甲苯所致的耳肿、鸡蛋清所致足跖肿胀。相同的剂量,每天给药1次,连续6 d,对滤纸片诱发小鼠肉芽组织增生形成也有一定的抑制作用[12]。而大鼠腹腔注射1 mg/kg的LNT,隔天1次,亦能有效抑制卵清清蛋白(OVA)致敏激发法复制大鼠哮喘[13]。

3. 降血脂 灌胃给予高脂血症大鼠100、200 mg/kg LNT,共60d。可使大鼠TC水平有显著降低,LDL-C变化不明显,而HDL-C明显升高,尤其是 HDL_2-C;抗动脉粥样因子HDL-C/TC与HDL-C/LDL-C的比值明显改善[14]。

4. 降糖 大鼠灌胃100、200 mg/kg的LNT，共21 d，结果LNT可明显降低四氧嘧啶所致糖尿病大鼠的血糖，明显改善高血糖大鼠的糖耐量，而对血清胰岛素水平的影响不明显[15]。小鼠灌胃LNT 125、250 mg/kg，21 d后，对四氧嘧啶所致高血糖小鼠也有明显的降低血糖、改善糖耐量、增加体内肝糖原的作用，其作用也有时效性和剂量效应[16]。

5. 保肝 每日腹腔注射LNT 25 mg/kg或口服25.5 mg/kg均能使CCl_4损害大鼠、小鼠的ALT值明显降低，降低的肝糖原含量明显恢复。LNT对强的松龙等化学物质所致的小鼠ALT值升高也有明显降低作用，亦能使正常小鼠肝匀浆细胞色素P450含量增加，显示LNT通过调节体内某些活性物质代谢，起到对肝脏具有保护作用[17]。

6. 抗病原微生物 BAL b/c小鼠经腹腔接种致死型约氏疟原虫(Py17XL)寄生的红细胞造成感染后，按1 mg/kg体重腹腔注射LNT，3次/48 h。结果与未处理组相比，感染前15 d 1 mg/kg LNT用药组显著降低感染小鼠的原虫血症水平，提高生存率；明显增强Th_1型免疫应答中关键细胞因子IL-12、IFN-γ的分泌水平，并提高NO含量[18]。

7. 抗病毒 0.04、0.4 μg/mL的LNT与感染/未感染HIV的人PBMC经体外培养后，发现PBMC在感染HIV前后与LNT体外共培养60 h后，都可检测到IL-2、IL-12、IFN-γ分泌增加，IL-4、IL-10、TNF-α分泌减少，感染HIV组表现更为明显，并且表现出浓度依赖关系[19]。100、500、1000、2000、3000 μg/mL的LNT作用于单纯疱疹病毒1型、2型或柯萨奇病毒B_3、B_4。结果，LNT不但对病毒具有明显的预防作用，而且对吸附于细胞表面及进入细胞内的病毒也具有一定的抑制作用，但是对病毒无直接杀伤作用[20,21]。

8. 抗肿瘤 给接种S180小鼠每只腹腔注射0.025 mg的LNT，隔日1次。结果，用药1周(3次)肿瘤指数由38.810下降为24.032，抑瘤率达到35.21%；用药2周(7次)，肿瘤指数由75.934下降为27.872，抑瘤率达到61.45%。LNT能使荷瘤小鼠的脾指数明显升高，脾白髓相对面积及脾小体个数明显增加，并使末梢血中性幼稚细胞比例明显增加。另外，小鼠20 d存活率对照组为50%，而LNT组小鼠存活率80%[22]。

小鼠接种Lewis肺癌瘤株细胞后，灌胃5 mg/kg的LNT，每日1次，共10 d，抑瘤率达到35.6%。此外，LNT能降低小鼠瘤组织中VEGF蛋白表达及MVD，有一定抗肿瘤血管生成作用[23]。小鼠接种H22瘤株24 h后，每只腹腔注射LNT 4.35 mg，每日1次，连续2周，抑瘤率为40%。生存期显著性提高[24]。MCF-7人乳腺癌细胞株接种于裸鼠右侧胸壁乳垫下，之后灌胃LNT 10.5、21、42 mg/kg，连续10 d。LNT可显著降低肿瘤重量，其抑瘤率分别为37.44%、50.24%、63.03%[25]。

9. 抗氧化 糖尿病大鼠腹腔注射4 mg/kg的LNT，每天1次，连续5周。结果LNT治疗后大鼠膈肌线粒体病变明显减轻，线粒体内SDH、超氧化物歧化酶(SOD)活性升高，一氧化氮合酶(NOS)活性及NO、丙二醛(MDA)含量下降[26]。相同的给药途径和剂量，连续给药1个月。LNT能使链脲佐菌素所致糖尿病大鼠腹腔及肺泡巨噬细胞内SOD、GSH-Px、NOS活性及NO含量升高，MDA含量下降；脑组织内SOD活性亦明显升高，NOS活性及NO、MDA含量明显下降[27,28]。还能使链脲佐菌素诱导的糖尿病大鼠心肌纤维损伤及间质纤维增生明显减轻，心肌组织内SOD活性LNT治疗组明显高于糖尿病组，NOS活性及MDA、NO含量LNT治疗组低于糖尿病组[29]。

10. 抗诱变 2.5、5、10、20 mg/0.1 mL香菇提取液(多糖部分)的各剂量组在加与不加微粒体酶活化系统(S9)的条件下，均能抑制由敌克松(dexon)、甲基甲烷磺酸酯(MMS)、2-乙酰氨基芴(2-AAF)所引起的TA_{98}、TA_{100}回变菌落数的增加，且抑制率随受试物剂量增加而增加。小鼠灌胃1.5、3、6 mg/kg的LNT连续给予30d，能抑制由环磷酰胺引起的小鼠微核率的增加，其抑制率分别为31.80%、52.80%、63.10%[30]。

11. 药代动力学 给胃癌患者静脉灌注LNT 2 mg/L溶液(溶于5%葡萄糖液中)，2 h血药浓度达峰值为51~73 ng/mL，然后逐渐下降，1周后在血浆中仍有5 ng/mL[31]。

12. 毒性 小鼠静脉注射LNT，其LD_{50}为1500 mg/kg。小鼠肌肉注射增至最大剂量2250 mg/kg，无法测出LD_{50}，长期毒性试验结果显示以LNT相当于人用剂量的50和100倍分别给予狗和大鼠，肌肉注射，每日1次，连续6个月，均未发现动物外观、体重、肝、肾功能、血常规，病理检查，电镜观察等指标有明显影响，甚至将剂量增至人用剂量400倍时，也无明显影响，所以在临床治疗剂量范围内应用是相当安全的[32]。

【临床应用】

1. 肿瘤 将62例恶性血液患者（包括AL、CL及ML及MM)其中20例作单纯化疗，另外42例在化疗同时加用LNT 1 mg静脉滴注，每周2次，或隔日1次，连用4~12周。结果单纯化疗组20例中CR 7例，PR 5例，NR 6例，总有效率为60%，而合用组

CR 21 例,PR 12 例,NR 8 例,总有效率为 78.9%[33]。在 62 例肺癌患者中,对 38 例使用 LNT 2 mg 作静脉滴注,10~20 mg 为一个疗程,24 例为对照组,两组均以 X 线放疗。结果:合用组好转 22 例(57.8%),稳定 13 例(34.2%),恶化 3 例(7.8%),有效率 92%,对照组好转 11 例(45.9%),稳定 7 例(29.2%),恶化 6 例(25.1%)总有效率为 74.9%。免疫功能各指标,LNT+放疗得到明显提高[34]。

对 54 例有胸腔积液的肿瘤患者,作腔内注入 LNT 2~4 mg 的治疗,结果有效率达 74.1%,中位缓解期 4.6 月,中位生存期 7 个月,副反应低于 BRM,适用于老年体衰,全身情况较差的恶性胸腔积液患者胸腔内局部治疗[35]。另有 30 例恶性腹水患者停用化疗药物,将 LNT 4 mg 溶于生理盐水 40 mL 中,直接注入患者腹腔中,每周 1 次,4 周为一疗程。结果显效 3 例,有效 15 例,总有效率 60%,腹水癌细胞转阴率可达 85.71%[36]。

2. 慢性病毒性肝炎 用 LNT 注射液治疗慢性肝炎 108 例,用量为 2 mL(含 LNT 4 mg),肌肉注射,每日 1 次,8 周为一个疗程。治后 HBsAg 阴转率为 9%,HBeAg 阴转率为 55%,降 ALT 有效率为 88%。表明 LNT 对改善慢性肝炎患者的症状、体征及降低 ALT 的疗效好,且稳定,并且有一定的抑制肝炎病毒复制的作用[17]。

3. 反复呼吸道感染(RRTI) 将 RRTI 患儿 44 例应用 LNT 冲剂。小于 2 岁婴幼儿每日 15 mg;2~6 岁每日 30 mg,分 2 次服用;大于 6 岁者,每日 45 mg,分 3 次口服。连服 3 个月为 1 个疗程,少数患儿用 2 个疗程。结果经 LNT 治疗后,RRTI 患儿血清 IgG、IgA、C_3 等指标均上升,尤以 IgG 和 IgA 最为明显。且 LNT 治疗后 CD_3^+,CD_4^+细胞增加。CD_8^+无明显变化,CD_4^+/CD_8^+比值升高。LNT 组总有效率为 95.5%[37]。

4. 不良反应 晚期恶性肿瘤患者 32 例,用天地欣 4 mg 溶于 20 mL 生理盐水中,胸腔内注入治疗后,其副作用主要为发热及胸痛,32 例中 5 例出现发热,体温 37.5℃~38.2℃,给予消炎痛栓肛塞,3d 内降至正常,4 例出现胸痛,为持续钝痛,不剧烈,未给予止痛药物,1~2d 后自行缓解。另外有 2 例出现消化道症状,经对症处理很快缓解[38]。1 例 68 岁男性患者,给予 LNT 2 mg 加 0.9%氯化钠 L 静脉滴注,15 min 后,出现胸闷、呼吸急促、憋喘、轻度呼吸困难、口唇紫绀等症状。立即给予地塞米松、异丙嗪、氨茶碱、多巴胺、氢化可的松治疗,1 h 后患者症状基本缓解[39]。

(赵秀梅 王士贤)

参考文献

[1]芮汉明,等.香菇干燥过程中挥发性成分的研究.食品科学,2009,30(8):255

[2]黄敏文,等.香菇中九种无机元素的测定.齐齐哈尔医学院学报,2006,26(7):837

[3]阮海星,等.香菇多糖及营养成分分析.微量元素与健康研究,2005,22(2):35

[4]王本祥.现代中药药理学.天津:天津科学技术出版社,1997:1326

[5]李静红,等.火焰原子吸收光谱法分析香菇中微量元素的形态.分析试验室,2007, 26(增刊):346

[6]王格林,等. 香菇多糖的免疫调节作用. 药学学报,1996,31(2):86

[7]林卡莉,等.香菇多糖调节荷瘤小鼠的免疫功能.解剖学杂志,2009,32(2):166

[8]张涛,等.香菇多糖对小鼠免疫功能的影响.黑龙江医药科学,2003,26(6):108

[9]史亚丽,等.补充香菇多糖对长期大负荷运动小鼠免疫调节作用.中国运动医学杂志,2010,29(2):211

[10]侯敢,等.香菇多糖对巨噬细胞一氧化氮生成和细胞内还原型谷胱甘肽的影响.中草药,2002,33(3):245

[11]丁航,等.香菇多糖对巨噬细胞一氧化氮和一氧化氮合酶活性的影响.广东药学,2003,l3(4):32

[12]欧阳学农,等.香菇多糖抗炎作用的实验研究.军医进修学院,2006,27(1):56

[13]王蕾,等.香菇多糖对哮喘大鼠模型气管炎性反应及辅助性T淋巴细胞1/辅助性T淋巴细胞2免疫应答失衡的调节.实用儿科临床杂志,2007,22(21):1630

[14]王慧铭,等.香菇多糖降血脂作用及其机制的研究.浙江中西医结合杂志,2005,15(10):599

[15]王慧铭,等.香菇多糖对高血糖大鼠降血糖作用及其机制的研究.浙江中医学院学报,2005,29(5):68

[16]王慧铭,等.香菇多糖对小鼠降血糖作用及其机制的研究.中国自然医学杂志,2005,7(3):181

[17]程良斌.香菇多糖的作用机制及临床应用.中西医结合肝病杂志,1996,14(1):23

[18]周莲娣,等.香菇多糖对约氏疟原虫感染BALB/c小鼠Th1型应答的调节作用.中国人兽共患病学报,2008,24(4):299

[19]李丹,等.香菇多糖体外抗HIV的免疫调节作用的实验研究. 中国免疫学杂志,2004,20(4):253

[20]张福明,等.香菇多糖对单纯疱疹病毒的抑制作用.长春中医药大学学报,2007,(23)1:17

[21]张福明,等.香菇多糖对柯萨奇B组病毒的抑制作用.中国地方病防治杂志,2007,22(5):351

[22]林卡莉,等.香菇多糖对荷瘤鼠免疫细胞及生存率的影响.时珍国医国药,2009,20(12):3077

[23]张鹏,等.香菇多糖对Lewis肺癌小鼠VEGF的表达及MVD的影响.宜春学院学报,2008,30(6):87

[24]马占好,等.香菇多糖对小鼠腹水型S180、H22抑瘤作用的实验研究.实用肿瘤学杂志,1996,10(4):7

[25]尹向前.香菇多糖的抗肿瘤活性研究.数理医药学杂志,2009,22(3):337

[26]徐敏,等.香菇多糖对糖尿病大鼠膈肌线粒体的保护作用.中国应用生理学杂志,2006,22(2):240

[27]陈三妹,等.香菇多糖对糖尿病大鼠巨噬细胞脂质过氧化和一氧化氮的影响.温州医学院学报,2003,33(5):325

[28]吴步猛,等.香菇多糖对糖尿病大鼠脑组织损伤的影响.中国比较医学杂志,2005,15(3):136

[29]陈三妹,等.香菇多糖对糖尿病大鼠心肌损伤影响的实验研究.中国病理生理杂志,2003,19(8):1097

[30]阮海星,等.香菇多糖及抗突变作用的研究.现代预防医学,2006,33(8):1317

[31]Yajima Yoshiaki,et al.Determination of Lentinan in Human Blood.癌と化学疗法,1987,14(8):2594

[32]龚俊涛,等.香菇多糖的研究.药学实践杂志,1996,14(1):23

[33]王欣,等.香菇多糖对恶性血液瘤患者免疫功能的初步临床观察.中国肿瘤临床,1998,25(8):620

[34]李文如.香菇多糖在放射治疗肺癌中的应用.中国肿瘤临床,1998,25(1):76

[35]沈洁,等.香菇多糖腔内注射治疗恶性胸腔积液的临床观察.肿瘤,2001,21(4):291.

[36]李平,等.香菇多糖治疗恶性腹水的临床观察.中国肿瘤生物治疗杂志,2001,8(2):145

[37]汪慧芸,等.香菇多糖在治疗小儿反复呼吸道感染中的应用.江苏大学学报(医学版),2003,13(4):335

[38]孙吉祥.恶性胸腔积液胸腔内注香菇多糖32例分析.中国医药导报,2007,4(9):88

[39]杨晓萍,等.静滴香菇多糖注射液致老年患者急性哮喘1例.中国药物应用与监测,2010,7(1):64

香薷 Moslae Herba xiang ru

本品为唇形科植物石香薷（华荠苎）*Mosla chinensis* Maxim.或江香薷 *Mosla chinensis* ‘Jiangxiangru’的干燥地上部分。前者习称“青香薷”,后者习称“江香薷”。味辛,性微温。有发汗解表、化湿和中功能。用于暑湿感冒、恶寒发热、头痛无汗、腹痛吐泻、水肿和小便不利等。

【化学成分】

1. 石香薷(华荠苎)*Mosla chinensis* Maxim.

(1)挥发油　含挥发油 0.28%[1];有报道石香薷的鲜干品含挥发油 1%~1.6%[2];另有报道青香薷含挥发油 2.3%[3]。挥发油中主要成分为百里香酚（thymol)和香荆芥酚（carvacrol),其含量分别为 22.00%~46.43%和 21.52%~51.11%。此外含量较多的成分尚有伞花烃(cymene)、松油醇（terpineol)、β-紫罗兰酮（β-ionone)、丁香酚（eugenol)等[1,4,5]。并含有 4-蒈烯(4-earene)5.28%,对异丙基苯甲醇 5.00%等[6]。百里香酚 5.92%,对-伞花烃 8.68%,β-蒎烯 4.85%,γ-松油烯 3.29%等[7]。

(2)黄酮类　石香薷尚含槲皮素(quercetin)、木犀草素(luteolin)、芹菜苷元（apigenin)、鼠李素(rhamnetin)、2-甲基黄芩黄素(2-methylbaicalein)、5-羟基-6,7-二甲氧基黄酮（5-hydroxy-6,7-dimethoxyflavone)、5,7-二羟基-4′-甲氧基黄酮（5,7-dihydroxy-4′-methoxyflavone)、桑黄素 7-O-β-D-葡萄糖苷(morin 7-O-β-D-glucoside)、山柰酚 3-O-β-D-葡萄糖苷(kaempferol 3-O-β-D-glucoside)等[8-10]。

(3)其他　含熊果酸(ursolic acid)、丁香酸(syringic acid)、对香豆酸(p-coumaric acid)、咖啡酸(caffeic acid)、6-甲基三十三烷、植物甾醇及其葡萄糖苷等[10]。

2. 江香薷 *Mosla chinensis* ‘Jiangxiangru’

目前对江香薷化学成分的研究,局限于挥发油成分的分离和鉴定。主要成分是香荆芥酚（carvacrol,33.39%)、百里香酚（thymol,30.05%)、对-聚伞花素(10.43%)、α-反式-香柠檬烯(1.64%)。还有甲基丁香油酚、柠檬烯、桉叶油素、香橙烯、金合欢醇、芳樟醇等[11]。

【药理作用】

1. 抑菌　石香薷挥发油对大肠杆菌和金黄色葡萄球菌有良好的抑菌作用,最低抑菌浓度为 135~150 μg/mL;1:200 的石香薷挥发油稀释液对大肠杆菌和金黄色葡萄球菌抑菌效果,略优于泰乐菌素(40 mg/kg)、金霉素(20 mg/kg)、硫酸抗敌素(20 mg/kg)、杆菌肽锌(20 mg/kg);1:400~1:1000 石香薷挥发油稀释液对金黄色葡萄球菌抑菌效果,与饲用抗生素相当[12]。石香薷挥发油对大肠杆菌、巴氏杆菌、金黄色葡萄球菌、链球菌的 MIC 分别为 0.625、0.625、0.312、0.312 mg/mL;MBC 为 2.50、5.00、1.25、2.50 mg/mL[13]。石香薷提取物抑制黄曲霉 MIC 为 0.15 mg/mL,MBC 为 0.20 mg/mL;其作用机制是药物首先破坏细胞壁、膜结构,影响细胞正常新陈代谢,进而抑制菌体生长[14]。

2. 杀阴道毛滴虫 香薷水提液体外杀阴道毛滴虫的最小有效浓度为 1:4(62.5 mg/mL);香薷作用后,毛滴虫体内充满大量空泡和颗粒,部分虫体裂解,内容物外溢,有较强的抗阴道毛滴虫作用[15]。

3. 抗病毒 石香薷挥发油对新城疫病毒最大无毒浓度(TD_0)、半数细胞中度浓度(TD_{50})、抑制 50%细胞病变的药物浓度(IC_{50})、治疗指数(TI)及体外抗病毒效果分别为:1.56、3.13、0.20、15.65 g/L;石香薷挥发油0.79 g/L 对新城疫病毒有明显的抑制作用[16]。石香薷挥发油、中性石香薷挥发油和洗脱部分 C 均具有抗流感 A_3 型病毒作用,抗病毒治疗指数分别为 35.0、36.9 和 70.9;石香薷挥发油和洗脱部分 C 100 mg/kg 对小鼠流感病毒性肺炎有明显的治疗作用[17]。

4. 免疫增强 香薷挥发油 190 mg/kg 灌胃,每日 1 次,连续 7~8 d,能显著增加小鼠血清溶酶菌含量,血 ACH_{50}(OD 值)显著高于对照组(表明有激活补体第二途径作用),明显促进抗体形成细胞分泌溶血素,升高血清抗 SRBC 抗体效价及外周血 T 淋巴细胞百分率,并使脾脏重量增加。表明,香薷挥发油对机体非特异性和特异性免疫功能均有显著增强作用[18]。

5. 毒性 青香薷和江香薷挥发油小鼠灌胃的LD_{50}分别为 1.333 mL/kg 和 1.304 mL/kg[3]。25%和 50%香薷精油外用对豚鼠皮肤无急性毒性和刺激作用,在一定浓度范围内使用时安全的[19]。

【临床作用】

1. 感冒与流感 香薷挥发油喉片含服或混悬液喷喉,大面积应用,有显著预防流感作用,可控制流行或大幅度降低发病率[20,21]。对暑湿感冒尚可用香薷、厚朴、白扁豆、甘草水煎服[22]。有报道解表注射液(香薷、麻黄、羌活、细辛、桉叶)治疗成人感冒 54 例,多在 12 h 内体温恢复正常[23]。四味香薷饮(香薷、厚朴、扁豆、黄连)治疗高热 286 例,治愈 249 例,有效 28 例,无效 9 例,总有效率 96.85%[24]。三物香薷饮(香薷、川朴、扁豆)加味治疗小儿夏令发热 45 例,效果显著[25]。

2. 急性上呼吸道感染 柴胡香薷饮连服 3d 为一个疗程,治疗 113 例小儿急性上呼吸道感染。结果:轻-中度(38 例):痊愈 34 例(89.47%),显效 1 例(2.63%),好转 1 例(2.63%),无效 2 例(5.26%);重度(75 例):痊愈 60 例(80.00%),显效 4 例(5.33%),好转 2 例(2.67%),无效 9 例(12.00%),疗效明显优于对照组(口服徐晓伤风冲剂)[26]。

3. 小儿暑感高热 120 例患儿随机分为治疗组 60 例(口服新加香薷饮加减),对照组 60 例(静滴穿琥宁、头孢类抗生素),3 d 评价疗效。结果:治疗组痊愈 30 例,显效 23 例,有效 3 例,无效 4 例,总有效率 93.33%;对照组总有效率 75.00%[27]。

4. 牙病和牙周病 香薷精油用于 329 牙的牙髓病治疗,对炎症牙髓有安抚镇痛作用,并有减轻或消除炎症的作用[28]。用香薷挥发油稀释液漱口,治疗芽病患者 60 人(其中龈炎 20 例,牙周病 12 例,龋病 28 例),可使菌斑指数下降 42.42%,与对照组比差异显著,香薷挥发油稀释液不但有明显抑制菌斑作用,且能有效抑制菌斑中的细菌生长繁殖,并有一定的止血和镇痛作用[29]。

5. 预防口腔感染 对于颅脑疾病和高热患者,为预防口腔感染给予香薷草液,每天用药 3 次,1 周为一个疗程,对照组用生理盐水。结果:治疗组 749 例中,发生口腔感染 13 例;对照组 248 例,口腔溃疡 23 例。两组比较有显著性差异[30]。

6. 高脂血症 刺五加香薷合剂治疗高脂血症 31 例,结果血清中 β-脂蛋白含量降低 32.6%,高密度脂蛋白胆固醇(HDL-C)含量升高 16.3%,HDL-C/TC 和 HDL-C/LDL-C 比值明显升高,动脉硬化指数(AI)下降 17.4%。表明本品有调节高脂血症患者的血脂代谢的作用,对预防和治疗动脉硬化有良好的作用[31]。

7. 小儿疱疹性咽炎 香薷饮加味(香薷、佩兰、厚朴、银花、连翘等)治疗 126 例小儿疱疹性咽炎,治疗组总有效率 100%。本方对本病有清热解表利咽的功效[32]。

【附注】

香薷属(Elsholtzia)植物,我国产 30 余种[33],大多含挥发油,具有广谱抗菌和抗病毒作用[34],其功能和应用范围较广[35],下面简介海州香薷和土香薷两种。

1. 海州香薷 *Elsholtzia splendens* Nakai ex F. Maekawa

[化学成分]

海州香薷含挥发油 1.0%[3],油中含香薷酮(elsholtzia ketone)80.81%、反式-石竹烯(trans-caryophyllene)2.14%、葎草烯(humulene)1.45%等 43 个成分[4]。另有报道江苏产海州香薷含挥发油 1.13%,油中主要成分有香薷酮(elsholtzia ketone)85.27%,去氢香薷酮(dehydroelsholtzione)2.00%,β-石竹烯(β-caryophyllene)2.20%等[36]。辽宁产海州香薷含 β-谷甾醇、琥珀酸、胡萝卜苷、芹菜素和木犀草素等[37]。近报道海州香薷(*Elsholtzia pseud-cristata* Levl)的干燥地

上部分含橘黄色挥发油 0.5%，油中主要成分有香荆芥酚 46.05%、百里香酚 25.44%、邻-甲基异丙基苯 6.63%、乙酸百里香酚酯 6.48%、α-香柠檬烯 2.92%和氧化蛇麻烯 2.52%等[38]。

［药理作用］

海州香薷挥发油 0.3 和 0.15 mL/kg 灌胃，对醋酸所致小鼠扭体反应有显著抑制作用，表明有镇痛作用；同量灌胃能显著增加阈下剂量戊巴比妥所致睡眠小鼠数，表明有镇静作用；在体外当挥发油浓度为 0.05 μg/mL 时，对乙酰胆碱或 $BaCl_2$ 所致大鼠回肠的收缩有较弱对抗作用。此外在体外对金黄色葡萄球菌和志贺痢疾杆菌有抑制作用[3]。给家兔灌胃海州香薷煎剂 1 h 后制备的含药血清，对伤寒副伤寒内毒素诱导兔单核细胞 DNA 合成、蛋白质合成和 Ca^{2+}内流的抑制率分别为 13.5%、19.5%和 25.5%[39]。海州香薷提取物在体外能血管紧张素受体和β-羟基-β-甲基戊二酸辅酶 A（$HMGC_0A$）有显著抑制作用[40]。海州香薷挥发油小鼠灌胃的 LD_{50} 为 1.145 ml/kg[3]。

2. 土香薷 *Elsholtzia ciliata* (Thunb.) Hyland.

［化学成分］

土香薷含挥发油 0.58%[41]，鲜植物地上部分含挥发油 0.21%，油中主成分有β-去氢香薷酮（β-dehydroelsholtzia ketone）44.32%、香薷酮（elsholtzia ketone）16.66%、2-甲氧基-1,3,5-三甲基苯（2-methoxy-1,3,5-trimethyl-benzene）10.02%、香橙烯（aromadendrene）8.69%、α-香芹酮（α-carvone）5.70%、柠檬烯（limonene）5.31%等[42]。

［药理作用］

土香薷有效成分制剂（ECH-2）15 mg/kg 腹腔注射，小鼠热板法可明显提高痛阈，给药 3h 后作用最明显；15 和 30 mg/kg 灌胃，能明显抑制小鼠醋酸扭体反应，上述实验表明 ECH-2 有镇痛作用。15 mg/kg 灌胃，每天 1 次，连续 5 d，对大鼠 5-羟色胺性足肿和角叉菜胶性足肿均有显著抑制作用；15 mg/kg 灌胃，每天 1 次，连续 7 d，对甲醛性（慢性）关节炎也有明显抑制作用，这些实验均表明 ECH-2 有显著抗炎作用。此外 ECH-2 有强烈收缩兔肠系膜微血管的作用，并可加强去甲肾上腺素的收缩血管作用[43]。土香薷挥发油对金葡菌有抗菌作用[41]。土香薷有效成分制剂（ECH-2）小鼠灌胃的 LD_{50} 为 161.03 mg/kg，腹腔注射的 LD_{50} 为 96.04 mg /kg[43]。土香薷挥发油经 Ames 试验、小鼠微核试验和小鼠睾丸畸变试验证明无致突变作用[44]。

（叶雪莹）

参考文献

[1]胡珊梅，等.江香薷与青香薷挥发油成分的研究.江西中医药，1990，21(6)：51

[2]湖南省衡阳市卫生防疫站，等.华荠苧（细叶香薷）挥发油化学成分的研究.中草药通讯，1977，8(5)：9

[3]吴廷楷，等.四种香薷挥发油药理作用比较研究.中药材，1992，15(8)：36

[4]朱甘培.海州香薷与石香薷的栽培品江香薷挥发油的气相色谱—质谱分析比较.药学学报，1992，27(4)：287

[5]Zheng SZ，et al. Volatile constituents of Mosla chinensis Maxim. *CA*，1998，129：273035u

[6]张良温，等.华荠苧（细叶香薷）挥发油主要成分的研究.中草药，1990，21(3)：42

[7]李伟，等.石香薷挥发油的GC-MS分析.中国药学杂志，1996，31(12)：784

[8]Lin JH. Studies on the constituents of Mosla chinensis Maxim. *CA*，1985，102：75709w

[9]Sun LP，et al. Flavonoids from Mosla chinensis Maxim. *CA*，1996，124：140953s

[10]丁晨旭，等.香薷化学成分及药理作用研究进展.上海中医药杂志，2005，39(5)：63

[11]张亚红，等.江香薷研究进展.中药材，2002，25(2)：146

[12]王放银，等.石香薷挥发油抗菌效果的比较研究：饲料工业，2004，25(10)：31

[13]葛冰，等.石香薷挥发油体外抗菌作用研究.中兽医学杂志，2005，2：8

[14]蒋红梅，等.石香薷提取物抑制黄曲霉机制的初步研究.中国食品学报，2007，7(4)：47

[15]郑莉莉，等.中药香薷体外杀灭阴道毛滴虫效果的观察.大连医科大学学报，2009，31(3)：282

[16]葛冰，等.石香薷挥发油体外抗病毒作用研究.中兽医医药杂志，2005，2：3

[17]严银芳，等.石香薷挥发油抗流感病毒活性成分的初步研究.青岛大学医学院学报，2002，38(2)：155

[18]贾宗训，等.华荠苧挥发油对免疫应答的影响.中国免疫学杂志，1988，4(5)：289

[19]石晓峰，等.香薷精油的体外抑菌作用及皮肤毒性实验.中国药师，2007，10(6)：556

[20]衡阳市卫生防疫站.细叶香薷的抗菌作用及预防流感作用效果观察.中草药通讯，1973，(1)：44

[21]江苏新医学院.中药大辞典.上海：上海科学技术出版社，1977：0169，0775，1246，1552，3453

[22]《全国中草药汇编》编写组.全国中草药汇编（上册）.北京：人民卫生出版社，1976：45，620

[23]刘汝炎.解表注射液治疗成人感冒发热54例疗效小结.中草药，1980，11(11)：527

[24]杨香锦，等.四味香薷饮治疗高热286例.湖南中医杂

志,1997,13(2):25

[25]王惠琼.三物香薷饮加味治疗小儿夏令发热45例.福建中医药,1990,21(2):14

[26]姚静婵,等.柴胡香薷饮治疗夏季急性上呼吸道感染临床效果研究.金华职业技术学院学报,2005,5(1):35

[27]吕英,等.新加香薷饮加减治疗小儿暑感高热60例疗效观察.中国中医急症,2006,15(2):136

[28]裴传道,等.中药香薷精油在牙髓病治疗中的临床应用和动物学实验研究.临床口腔医学杂志,1991,7(4):203

[29]裴宝椿.中药香薷挥发油抑制菌斑的临床观察.中国中药杂志,1996,21(6):376

[30]戴珍华.香薷草液预防颅脑疾病及高热患者口腔感染749例.湖南中医杂志,2003,19(5):32

[31]史之祯,等.刺五加香薷合剂对高脂血症患者血清脂质的影响.中西医结合杂志,1990,10(3):155

[32]张硕,等.香薷饮加味治疗小儿疱疹性咽炎126例.陕西中医,2003,24(3):224

[33]吴征镒,等.中国唇型科植物志资料(四).植物分类学报,1974,12(3):337

[34]都桓青,等.木香薷挥发油成分的研究.药物分析杂志,1989,9(1):18

[35]石晋丽,等.中国香薷属植物的药用及开发前景.中药材,1994,17(12):10

[36]胡珊梅,等.海州香薷挥发油成分的分析.现代应用药学,1993,10(5):31

[37]龚慕辛,等.海州香薷化学成分的研究.中草药,1998,29(4):227

[38]吴玉兰,等.荆芥及其相关药材挥发油的成分研究.中草药,2000,31(12):894

[39]杨奎,等.含香薷、羌活胜湿汤和九味羌活丸血清对内生致热原产生的影响.中药药理与临床,1995,(4):1

[40]王序,等.现代生物分析法对常用中药的筛选研究.北京医科大学学报,1986,18(1):31

[41]康永,等.几种作香薷用植物的挥发油成分及其抗菌作用的比较.中医药研究通讯,1986,(29):15

[42]石晓峰,等.香薷挥发油化学成分的研究.甘肃医药,1994,13(3):152

[43]黄正良,等.土香薷有效成分的药理学研究.甘肃中医学院学报,1991,8(2):18

[44]柴莲花,等.香薷的致突变性研究.癌变·畸变·突变,1996,8(3):175

香 茅 Cymbopogonis Citrati Herba

xiang mao

本品为禾本科植物香芭*Cymbopogon citratus* (DC) Stapf 的全草。味甘、辛,性温。祛风通络、温中止痛。用于感冒头痛、风寒湿痹、脘腹冷痛、泄泻、跌打损伤。

【化学成分】

1. 挥发油 为香茅主要有效成份,含量0.4%~0.8%[1]。油中主成分为柠檬醛(citral),含量70%~85%,油中尚含有月桂烯(myrcene)20%、香茅醛(citronellal)、香茅醇(eitronellol)、牻牛儿醇(geraniol)、甲基庚烯酮(methylheptenone)、左旋龙脑(l-borneo1)等[1-3]。

2. 黄酮类 木犀草素(1uteolin)、木犀草素-6-O-葡萄糖苷(luteolin-6-O-glucoside)[4]、高荭草素(homoorientin)、木犀草素-7-O-葡萄糖苷、木犀草素-7-O-新陈皮苷(luteolin-7-O-neohesperoside)和2″-O-鼠李糖-高荭草素(2″-O-rhamnosyl-homoorientin)[5,6]、日本獐牙菜素(isooricntin)、日本獐牙菜素-2″-O-鼠李糖苷(2″-O-rhamnosyl-isoorientin)[7]。

3. 其他 氯原酸(chlorogenic acid)、咖啡酸(caffeic acid)、p-香豆酸(p-coumaric acid)、香橙酸(neralic acid)、柠檬酸(geranic acid)、二十八醇(octacosanol)、三十醇(triacontanol)及三十二醇(dotriacontanol)[5,6]、β—谷甾醇、二十六烷醇、三十六烷醇、生物碱和皂苷等[8]。

【药理作用】

1. 抗微生物

(1)抗菌 香茅叶中的挥发油成分香叶醛和橙花醛具有抗菌活性,挥发油中主要成分柠檬醛对革兰阳性及阴性菌均有抗菌作用,月桂烯无抗菌作用,但能增强柠檬醛的抗菌作用[9]。香茅油对金黄色葡萄球菌的抑制性最强,其最小抑菌浓度(MIC)为0.05 μL/mL,枯草芽孢杆菌的MIC为0.1 μL/mL,大肠杆菌和白色念珠菌的MIC为0.2 μL/mL[7]。含牻牛儿醇、香橙醇、香茅醇等成分的挥发油有明显的抗霉菌作用[10]。其中香叶醇及香茅醇具有较强的抗真菌作用,对黄曲霉、黑曲霉、腊叶芽枝霉、白色念珠霉均有杀菌作用[11]。在对42种微生物的抗菌作用筛选试验中,发现挥发油对20种杆菌、7种酵母菌和15种霉菌均有抑制作用,对细菌的作用强于对真菌的作用[12]。

(2)抗线虫 香茅油中的牻牛儿醇、柠檬醛、香茅醇和香茅醛对种瘦线虫、柑橘线虫、根瘤线虫和谷类囊线虫均有杀灭作用[13]。

(3)杀螨 香茅油对朱沙叶螨有杀灭作用[14]。

2. 抗炎 香茅油次要成分树兰烯、波旁烯、榄香烯、吉马烯等萜烯混合精油对乙醇引起的大鼠急性胃黏膜损伤有保护作用[15]。20%香茅煎剂对角叉菜胶所致的大鼠足肿胀抑制率为18.6%[16]。香茅叶浸剂及香茅中所含多酚组分(黄酮类、鞣质和酚酸),在皮肤衍生的树突细胞株,能显著抑制脂多糖诱导的NO的产生及NO合成酶的表达。黄酮类和鞣质的作用最强[17]。

3. 抗癌 香茅草油中的α-柠檬烯可使小鼠的肝及大小肠黏膜内的激活解毒酶GST的活性比对照组高2.4~3.0倍，香叶醇仅能激活小鼠大小肠黏膜内的GST,一般认为提高解毒酶GST的活性是对化学致癌物起去毒作用的主要途径,是具有抗癌作用的一种标志[18]。香茅油所含的萜烯类成分具有肿瘤抑制作用。用香茅油次要成分榄香烯、吉马烯等萜烯的混合物制备成的口服乳具有抑制肿瘤的作用,小鼠肉瘤(S180)动物移植性肿瘤，灌胃剂量分别为20、15、10 mL/kg,其抑制率分别为35%、35%、29%;小鼠肝癌(H22)动物移植性肿瘤，灌胃剂量分别为20、15、10 mL/kg,其抑制率分别为36%、33%、25%[19]。

4. 抗诱变 香茅的80%乙醇提取物，在沙门氏菌的诱变试验中,不但无诱变性,还有抗诱变作用;对化学诱变剂黄曲霉素B_1（AFB_1)、Trp-p-1、Trp-p-2、Glu-p-1、Glu-p-2、IQ、MNNG及AF2对伤寒杆菌TA_{98}和TA_{100}菌株的诱变作用中，均与剂量呈相关的抑制作用,但不能抑制对苯并芘的诱变作用[20]。

5. 其他 β-香叶烯有镇痛作用[15]。香茅煎剂静脉注射6 g/kg可维持35min以上降压作用,口服20%香茅水煎剂有轻微的利尿作用[16]。给雄性大鼠每日口服鲜叶水提取物125~500 mg/kg,连续42d,能降低血浆葡萄糖和血脂,并使高密度脂蛋白升高[21]。香茅油中牻牛儿醇能直接松弛支气管平滑肌，并能对抗组胺、乙酰胆碱和慢反应物质等所致气管痉挛,抑制慢反应物质释放[22]。香茅的根和叶含胰岛素样物质,其胰岛素效价口服1g相当于440,皮下注射相当880[1]。

【临床应用】

1. 慢性支气管炎 香茅油中的牻牛儿醇治疗慢性支气管炎1000余例,平喘效果较显著,起效迅速,维持2~4h,其疗效与艾叶油胶丸相似[20]。

2. 其他 香茅或香茅油可用于治疗风湿疼痛、头痛、胃痛、腹痛、腹泻等[3]。

【附注】

1. 野香茅

为禾本科植物橘草 *Cymbopogon goeringii*(Stead) A.Camus 的全草,有止咳平喘、消炎止痛消肿、祛风湿、止泻、止血、助消化、通经络等功能。用于呼吸道疾病、风湿病、头痛、跌打损伤、水泻、心胃气痛和腹痛等症[1]。

成分 全草含挥发油,主要成分有柠檬醛、牻牛儿醇、月桂烯和香茅醛等[23]。产自非洲的野香茅的主要成分有α-柠檬醛（geranial)44.6%，香橙醛(neral) 33%及香叶烯（mycene)10.7%[24]。花穗约含挥发油1%,油中含榄香素(elemicin)50%、杜松烯(cadinene)、樟脑烯(camphene)和龙脑(borneol)等[25]。

药理 橘草挥发油能抑制豚鼠离体心乳头肌和心房肌的收缩力,降低其自律性,延长心功能不应期,对其兴奋性无明显影响。此外,能抑制肾上腺素诱发的心肌异常自律性,具有抗心律失常作用[26]。小鼠灌胃或肌注5%挥发油乳剂10 mL/kg，能显著抑制胃肠运动。对由乙酰胆碱引起的大鼠离体肠和子宫的收缩有明显的抑制作用[22]。其挥发油在体外能增加血小板内cAMP含量,且与剂量呈正相关,但对cGMP含量无明显影响,从而使cAMP/cGMP比值升高,提示有抗血小板聚集作用[27]。

2. 短节香茅 *Cymbopogon proximus* Stapf

鲜品地上部分含挥发油0.8%，油中有α-蒎烯、柠檬烯、柠檬醛a、b、芳樟醇、二氢香芹醇(dihydrocarveol)、顺式香芹醇（cis-carveol)[28]、榄香醇(elemol)、β-桉醇、β-谷甾醇[29]。挥发油中尚含有一种双环倍半萜烯二醇成分短节香茅二醇（proximadiol,柳杉二醇 cryptomerdiol)[30]，叶片及花蕾中分别含薄荷烯酮(piperitone)59.1%和55.6%[24]。挥发油对兔离体回肠有强大解痉作用[31],在松弛输尿管平滑肌同时又能保持其蠕动,可治疗肾和输尿管结石[32]。

3. 曲香茅（蜿蜒香茅） *Cymbopogon flexuosus* (Nees ex Steud) Wats.

挥发油中主要成分因化学型(chemotypes)不同,分别有牻牛儿醇（geraniol)40%，甲基丁香油酚(methyleugenol)20%[33],牻牛儿醇及其醋酸酯60%或柠檬醛96%[34]。产自印度的曲香茅含25种成分,主要成分有香叶醇（geraniol)30.5%，香茅醇(citronellol) 24.1%，香橙醛（neral)10.3%及牻牛儿醛(geranial) 13.6%[35]。曲香茅挥发油及其成分对某些植物线虫有杀灭作用[13]。曲香茅的全草中尚含雄性激素抑制剂,即5还原酶抑制剂,它可抑制睾丸酮(testosterone)转变成具有活性的二氢睾丸酮（dihydrotestosterone），并可促进毛发的生长[36]。

以上三种香茅都具有抗氧化作用和抗老化作用，其抗氧化活性强度依次为短节香茅、曲香茅、野香茅，抗老化作用强度依次为野香茅、短节香茅、曲香茅[24]。

4. 通麦香茅 *Cymbopogon tongmaiensis* L. Liou

全草水煎剂能降低实验性大白鼠的高血脂、高胆固醇的形成，有降血脂作用，而对正常大白鼠的血脂没有影响。可用于心绞痛和高血脂的治疗[37]。

（李春子 刘文革 白 龙 马金凯）

参考文献

[1]江苏新医学院.中药大辞典(下册).上海:上海人民出版社,1977:1674,2140

[2]林启寿.香茅油.中草药成分化学.北京:科学出版社,1977:480

[3]《全国中草药汇编》编写组.全国中草药汇编（上册）.北京:人民卫生出版社,1976:619

[4]Gunasingh CBG,et al.Flavonoids of Cymbopogon citratus. *Indian J Pharm Sci*,1981,43(3):115

[5]Matouschek BV,et al.Phytochemical studies on non-volatile constituents of Cymbopogon citratus(DC.) Stapf(Poaceae). *CA*,1992,116:80441w

[6]Sargenti SR,et al. Supercritical fluid extraction of Cymbopogon citrates. *Chromatographia*,1997,46(5/6):285(*CA*,128:32404n)

[7]Matouschek,BV. 王锐摘. 香茅中的新黄酮国外医药植物药分册,1990,5(5):220

[8]Olaniyi AA,et al .Phytochemical investigation of some Nigerian plants used against fevers Ⅱ.Cymbopogon citratus. *Planta Med*,1975,28(2):186

[9]Onawunmi GO,et al. Antibacterial constituents in the essential oil of Cymbopogon citratus (DC.) Stapf. *J Ethnopharmacol*,1984,12(3):279

[10] 贺全山. 植物中的抗真菌成分. 国外医学药学分册,1987,14(4):193

[11]周勇,等.香叶醇抗真菌作用的研究.真菌学报,1983,2(4):262

[12]Ibrahim D.Antimicrobial activity of the essential oil of the local serai,Cymbopogon citratus. *J Biosci* (Penang,Malays.),1992,3(1-2):87(*CA*,120、212396e)

[13]Somgwan NK,et al. Nematicidal activity of essential oils of Cymbopogon grasses. *Nematologica*,1985,31(1):93(*CA*,1986,104:125004b)

[14]方才君,等.植物精油对朱砂叶螨的毒性试验.西南师范大学学报(自然科学版),1997,22(4):470

[15]张雪梅.我国香茅属植物研究进展.中国民族民间医药,2009,18(5):14

[16]Carbajial D. 刘昌孝摘. 香茅叶的药理研究. 国外医学药学分册,1998,25(1):29

[17]Figueirinha A,et al. Anti-inflammatory activity of Cymbopogon citratus leaf infusion in lipopolysaccharide-stimulated dendritic cells: contribution of the polyphenols. *J Med Food*,2010,13(3):681

[18]Zheng GQ,et al .Potential anticarcinogenic natural products isolated from lemongrass oil and galanga root oil. *J Agric Food Chem*,1993,41(2):153

[19]窦玉琴,等.香茅油次要成分提取物抑制肿瘤作用的研究.山西医药杂志,2005,(5):375

[20]Vinitketkumnuen U,et al. Antimutagenicity of lemon grass (Cymbopogon citratus) to various known mutagens in salmonella mutation assay. *Mutat Res*,1994,341(1):71

[21]Adeneye AA,et al. Hypoglycemic and hypolipidemic effects of fresh leaf aqueous extract of Cymbopogon citratus Stapf. in rats. *J Ethnopharmacol*,2007,112(3):440

[22]赵小红,等.香茅挥发油对平滑肌的作用.江西中医药,1991,22(3):54

[23]姚应鹤.1979年国内新药综述. 药学通报,1980,15(6):17

[24]Menut C,et al.Aromatic plants of Tropical West Africa. XI.Chemical composition,antioxidant and antiradical properties of the essential oils of three Cymbopogon species from Burkina Faso. *J Essent Oil Res*,2000,12(2):207

[25]刘米达夫,他广川药用植物大事典. 广川书店,1963:62

[26]刘忞,等.桔草挥发油对豚鼠离体心肌生理特性的影响.中国中药杂志,1989,14(10):44

[27]刘忞,等.桔草挥发油对血小板内cAMP、cGMP含量的影响.中成药,1989,11(6):28

[28]Sddqui MS,et al .Chemotaxonomy of cymbopogon: gas chromatographic examination of essential oil of Cymbopogon proximus. *Parfuem. Kosmet*,1980,61(11):419(*CA*,1981,94:44101d)

[29]Elgamal MH,et al. A further contribution to the sesquiterpenoid of Cymbopogon proximus. *Planta Med*,1987,53(3):293

[30]Evans FE,et al. Carbon-13 nuclear magnetic resonance spetroscopy of naturally occurring substances. Part. 74. structure analysis of Proximadiol(Cryptomeridiol) by carbon-13 NMR spectroscopy. *Phytochemistry*,1982,21(4):937

[31]Locksley HD,et al. Constituents of Local plants. XXV. constituents of the omtispasmodic principle of Cymbopogon proximus. *Planta Med*,1982,45(1):20

[32]Radwa AS.竺叶青)短节香茅草的有效成分Proximadi-

ol的分析方法.国外医学药学分册,1977,4(3):172

[33]Atal CK,et al. Search for aroma chemicals of industrial value from genus Cymbopogon part Ⅳ.chandi and Kolar grasses as source of methyleugenol. *Indian J Pharm*,1976,38(2):63

[34]Verma V,et al. Chemical composition and inheritance pattern of five Cymbopogon species. *Indian Perfum*,1987,31(4):295(*CA*,1988,109:167424x)

[35]Nath SC,et al. The chemical composition of the essential oil of Cymbopogon flexuosus(Steud) Wats.growing in northeast India. *J Essent Oil Res*,1994,6(1):85(*CA*,121:78293j)

[36]Kisaki A,et al. Anti-male sex hormone agent material and composition. *CA*,1998,128:163252j

[37]张荣.通脉香茅的降血脂作用.中草药,1992,(60):332

香　附　Cyperi Rhizoma xiang fu

本品为莎草科植物莎草 *Cyperus rotundus* L.的干燥根茎。味辛、微苦、微甘,性平。有疏肝解郁、理气宽中、调经止痛功能。用于肝郁气滞、胸胁胀痛、疝气疼痛、乳房胀痛、脾胃气滞、脘腹痞闷、胀满疼痛、月经不调、经闭痛经等。

【化学成分】

含挥发油约1%。油的组成可因产地不同而异。国产香附挥发油含香附烯 (cyperene)、β-芹子烯 (β-seliene)、异香附薁酮 (patchoulenone)、α-香附酮(α-cyperone)、β-香附酮(β-cyperone)、1,8-桉叶素(1,8-cineol)、柠檬烯(1imonene)、β-蒎烯(β-pinene)、对-聚伞花素(p-cymene)、樟烯(camphene);而日本产的香附挥发油则含香附烯、α-香附酮、香附醇 (cyperol)、异香附醇(isocyperol)、香附醇酮 (cyperolone)、香附薁酮(cyperotundone)、苏根醇乙酯(sugenolacetate)、α-莎草醇(α-rotunol)及 β-莎草醇(β-rotunol)等[1,2]。

近年来关于香附的研究主要集中在挥发油和脂溶性部分,采用 GC/MS,从香附挥发油和正已烷提取物中分离鉴定了大黄素甲醚、十六烷酸、β-谷甾醇、豆甾醇、catenarin、胡萝卜苷等 70 余种成分[3]。

【药理作用】

1. 抑制中枢　给小鼠腹腔注射 0.03、0.06 及 0.1 mL/kg 挥发油,对腹腔注射阈下剂量的戊巴比妥钠均有协同的催眠作用[4]。醇提物使小鼠自发活动减少,转笼被动活动受抑制,并消除大鼠的条件性回避反射。对去水吗啡所致呕吐有保护作用。增强苯巴比妥的麻醉作用。对小鼠电休克和戊四氮惊厥无保护作用[5]。

2. 麻醉　给家兔静脉注射0.05、0.075 及 0.1 mL/kg 挥发油,于给药后翻正反射迅速消失,痛反应及角膜反射迅速消失,并有四肢强直现象,约 3min 后消失。静脉注射 0.035 mL/kg 挥发油, 能明显延长脑室内注射东莨菪碱的麻醉时间[4]。

3. 解热镇痛　醇提物对注射酵母菌引起的大鼠发热有解热作用,其效价约为水杨酸的 6 倍[5]。给大鼠腹腔注射挥发油 0.1 mL/kg,30 min 后可明显降低大鼠正常体温,较氯丙嗪的降温作用强,但作用时间不及氯丙嗪长[4];对 2,4-二硝基苯酚致热大鼠,香附挥发油(0.046 mL/kg)在致热后 60 min 可明显降低大鼠体温[6]。

4. 抗炎　给大鼠腹腔注射醇提物 100 mg/kg,对角叉菜胶、蛋清和甲醛引起的足肿胀有明显的抑制作用,其作用比 5~10mg/kg 氢化可的松强。灌胃与腹腔注射效力之比为 1:3[1,5]。石油醚提取物也具有抗炎解热作用,其抗炎作用约为氢化可的松的 8 倍,有效成分可能为三萜类化合物[7]。

5. 降压　给麻醉猫静脉注射 0.1 mL/kg 挥发油有明显降压作用。8 min 血压恢复正常[4]。给麻醉犬静脉注射乙醇提取物 20 mg/kg 血压缓慢下降, 持续 0.5~1 h, 不能影响肾上腺素或乙酰胆碱对血压的作用。但能部分阻断组胺的作用[1]。

6. 平滑肌　香附水提剂能明显抑制离体兔肠平滑肌的收缩幅度与频率,同时也能拮抗乙酰胆碱和氯化钡所致离体肠管平滑肌的兴奋作用[8]。α-香附酮 1.01 mg/L 能抑制大鼠离体子宫的自发性收缩, 5.05 mg/L 对缩宫素引起的离体子宫肌的收缩具有显著的抑制作用, 说明 α-香附酮为香附治疗妇女痛经的主要有效成分之一[9,10]。

7. 雌激素样作用　给去卵巢大鼠皮下注射0.2 mL 挥发油, 间隔 6 h 皮下注射 2 次,48 h 后阴道上皮完全角质化。分离的成分中香附烯作用最强。阴道内给药,挥发油香附烯和香附酮可致上皮角质化而香附酮则无作用[10,11]。

8. 促进排便　小鼠分别给予香附生品煎液、醋炒品煎液、醋蒸品煎液和生理盐水，再给予含10%碳末的各种样品溶液，观察动物开始排黑便时间和6 h内的排黑便粒数。结果表明，香附及炮制品都能使排便时间缩短，排便次数增多；与生香附比较，醋炒香附的开始排便时间更短，醋蒸香附的排便次数更多。另外，实验小鼠分别给香附生品煎液、醋炒品煎液、醋蒸品煎液和生理盐水，给药1 h后，计算推进百分率。结果表明，与生理盐水组相比较，香附生品及炮制品对小鼠肠内容物推进速度都有所增加，而炮制品比生品作用更好，但两种炮制方法之间差异不显著[12]。

9. 毒性 小鼠腹腔注射醇提物LD_{50}为1.5g/kg[1]；抗炎有效成分三萜类化合物(Ⅳ–B)给小鼠腹腔注射LD_{50}为50 mg/kg；小鼠腹腔注射挥发油LD_{50}为(0.297±0.019) mL/kg[4]。

【临床应用】

1. 扁平疣 复方香附酊外涂治疗扁平疣60例，取香附、苍耳子、大青叶、木贼等，分别研成粗末，浸泡于70%乙醇中约10 d，滤液涂患处，每日2次。结果：治愈48例(80%)，好转8例(13%)，未愈4例(7%)，总有效率为93%[13]。

2. 甲状腺炎 用复方香附散为主方治疗慢性淋巴细胞性甲状腺炎265例，取得了比较满意的疗效。治愈102例(38.49%)：临床症状消失，甲状腺微粒体抗体、甲状腺球蛋白抗体及血沉均恢复正常，甲状腺肿块基本消失；好转155例(58.49%)：症状基本消失，甲状腺明显缩小，血沉、TG、TM明显下降。无效8例(3.02%)：症状有改善，相关阳性指数改变不明显[14]。

3. 结核性胸膜炎 以香附旋覆花汤治疗结核性胸膜炎获得满意疗效[15]。

4. 慢性胃窦炎 用香附郁金汤治疗慢性胃窦炎150例，治愈126例(84%)，好转20例(13.3%)，无效4例(2.7%)，总有效率为97.3%[16]。

5. 腰痛 将生香附粉碎成细粉，每次3~5 g，每日3次，以黄酒或冷开水冲服，一般3~7 d可治愈[17]。

6. 尿路结石 邵全满以生香附(鲜品)80~100 g，干品酌减，水煎至适量，每日不拘时内服。1个月为一个疗程，治疗3个疗程。结果：结石(肾、输尿管、膀胱)排出26例，无效6例，有效率为81.3%[18]。

7. 子宫肌瘤 用七制香附丸治疗子宫肌瘤32例，观察自觉症状、瘤体大小的变化。结果：显效20例，好转8例，无效4例，总有效率为87.5%[19]。

8. 痛经 香附、当归各10 g，共研细末，制成止痛散，加红糖5~10 g开水冲服，用于治疗原发性痛经56例，治愈率97.14%，无不良反应[20]。

(陈声武　丁云录　马吉胜)

参考文献

[1]中国医学科学院药物研究所.中药志(Ⅰ).北京：人民卫生出版社，1979：483

[2]江苏新医学院.中药大辞典(下册).上海：上海科学技术出版社，1986：1672

[3]吴希，等.香附化学成分研究.中药材，2008，31(7)：990

[4]刘国卿，等.香附挥发油药理研究.中国药科大学学报，1989，20(1)：48

[5]王浴生.中药药理与应用.北京：人民卫生出版社，1983：790

[6]解宇环，等.香附、藿香挥发油抗炎、镇痛、解热作用的实验研究.四川生理科学杂志，2005，27(3)：137

[7]Dandiya PC，et al. Pharmacological research in India. *Ann Rev Pharmacol*，1974，14：115

[8]王明江，等.香附水提剂对离体兔肠管活动的影响.郧阳医学院学报，1999，18(4)：194

[9]温东婷，等.香附化学成分的分离及对未孕大鼠离体子宫肌收缩的影响.北京大学学报(医学版)，2003，35(1)：111

[10]丁元庆.香附治头痛的机制与配伍应用.中国中药杂志，2006，31(4)：351

[11]王浴生.中药药理与应用.北京：人民卫生出版社，1983：442

[12]鲁汉兰，等.香附炮制后对小鼠消积化滞作用的影响.中国中药杂志，1999，24(7)：409

[13]沈鹏.复方香附酊治疗扁平疣60例.实用中医药杂志，2003，19(2)：93

[14]肖秋生，等.复方香附散治疗慢性淋巴细胞性甲状腺炎265例.吉林中医药，1994，1：18

[15]房才龙.香附旋覆花汤治疗结核性胸膜炎.浙江中医杂志，1994，3：129

[16]杨德全，等.香附郁金汤治疗慢性胃窦炎150例.光明中医，2007，22(10)：64

[17]李祥，等.生香附治腰痛.中国民间疗法，2003，10(11)：61

[18]邵全满.生香附治疗尿路结石32例.浙江中医学院学报，1996，(20)2：23

[19]韩猛祥，等.七制香附丸治疗子宫肌瘤32例.山西中医，2002，(18)1：21

[20]林治萍.香附方治疗痛经.中国民间疗法，2002，10(10)：

香加皮 Periplocae Cortex xiang jia pi

本品为萝藦科植物杠柳 *Periploca sepium* Bge 的干燥根皮。味辛、苦,性温,有毒。有利水消肿、祛风湿、强筋骨功能。用于下肢浮肿、心悸气短、风寒湿痹、腰膝酸软。

【化学成分】

1. C21 甾类 从杠柳根皮中共发现和鉴定了 33 个 C21 甾类，其中苷元 10 个，苷类 23 个。主要有 periplocoside A、B、C、D、E、F、J、L、M、O 等[1]。

2. 强心苷 从杠柳根皮中分离 4 个强心苷类,都为甲型强心苷类。分别为杠柳毒苷(periplocin)、杠柳次苷(peripocymarin)、periplogenin 和 xysmalogenin[1]。

3. 其他 香加皮中还含有 4-甲氧基水杨酸、4-甲氧基苯甲 2-O-[β-D-木糖 (1→6)β-D-葡萄糖]、4-甲氧基苯甲醛、香草醛、异香草醛[2,3,4]。4-甲氧基水杨酸醛(4-methoxysalicyl aldehyde)、α-香树脂醇(α-amyrin)、β-香树脂醇(β-amyrin)、α-香树脂醇乙酸酯(α-amyrin acetate)、β-香树脂醇乙酸酯(β-amyrin acetate)、β-谷固醇(β-sitosterol)等[4]。

【药理作用】

1. 强心 香加皮有效部位能直接作用于大鼠离体心肌,从而显著性地升高左室收缩峰压(LVSP),增加左心室内压变化最大速度(±dp/dtmax),降低左室舒张末压(LVEDP),从而改善心功能,具有强心作用[5]。杠柳毒苷 8 mg/kg 可明显缩小慢性心衰大鼠左室舒张末期内径(LVDd)和左室收缩末期内径(LVD);杠柳毒苷 8、4 mg/kg 剂量组明显改善左室射血分数(EF)和左室收缩末期容积(LVESV)。杠柳毒苷治疗可以改善慢性心衰大鼠左室结构和功能[6]。

2. 抗肿瘤 香加皮水提取物(CPE,500、250、125、63、31.2 和 15.6 μg/mL)作用于 K562(人红白血病细胞)、BGC-823(人胃癌细胞)、TE-13(人食管癌细胞)、MCF-7(人乳腺癌细胞)、SMMC7721(人肝癌细胞)、Hela(人宫颈癌细胞),对其生长有明显的抑制作用; 将 CPE 灌胃给 S180 或 Conlon 26 荷瘤小鼠 250、125、63 μg/mL,连续 10d,明显抑制肿瘤在体内的生长,延长荷瘤小鼠生存期[7]。香加皮乙酸乙酯提取物(CPEAE)抑制人食管癌 TE-13 细胞增殖,IC_{50} 值为 (2.443±0.005) μg/mL;CPEAE 作用于 TE-13 细胞后,CDK4 基因表达水平降低。提示 CPEAE 诱导 TE-13 细胞可能是通过下调 CDK4 基因表达水平而实现[8]。香加皮杠柳苷(CPP)不同浓度(0.125、0.25、0.5、1.0、2.0μg/mL)处理人结肠癌细胞 SW480,对 SW480 细胞增殖有明显的抑制作用;明显下调 Survivin 蛋白表达阳性率和表达水平;30 mg/kg CPP 对 SW480 细胞裸鼠移植瘤进行治疗，肿瘤重量和体积均被抑制。CPP 对人结肠癌细胞 SW480 的体内外生长均有明显抑制作用[9]。香加皮杠柳苷(CPP)1.0、0.5、0.25 μg/mL 可明显抑制人食管癌细胞 TE-13、Eca109、TE-1、TE-10 的生长，其作用机制可能与下调凋亡抑制基因的表达而诱导凋亡相关 [10]。香加皮单体成分宝藿苷 1(12.5、25、50 μg/mL)对人食管癌细胞 Eca109 有抑制作用;影响细胞周期;随着作用时间和药物浓度的递增细胞凋亡率明显增高。在体内也有较好的抗食管癌效果[11]。

3. 抗炎 杠柳皮的水提取物有抗炎作用,其中的低分子量物质能抑制关节成纤维细胞生长和关节滑液中 IL-6 的产生[12]。

4. 调节免疫 香加皮杠柳苷(CPP)0.25、0.50、1.00 mg/kg,腹腔注射,连续 15 d。CPP 明显升高荷瘤小鼠胸腺指数和脾脏指数; 明显上调荷瘤小鼠 CD_3^+、CD_4^+ T 细胞数及 CD_4^+/CD_8^+比值;可明显增强 ConA 诱导的荷瘤小鼠脾淋巴细胞增殖能力; 升高血清中 TNF-α、IL-2、IL-12 水平[19]。CPP 可保护荷瘤小鼠免疫器官不受损害，增强荷瘤小鼠 T 细胞增殖能力,具有显著的免疫增强作用[13]。

5. 体内过程 ①吸收过程:进行了杠柳毒苷在模拟消化液中的稳定性[14]、大鼠小肠对杠柳毒苷的吸收特性[15]、杠柳毒苷的大鼠肠吸收动力学的研究[16]。结果表明,杠柳毒苷在模拟空腹胃液中可被水解为杠柳苷元,在大鼠小肠内吸收机制为被动扩散,有良好的膜通过性,肠壁代谢酶的作用不明显。②血药浓度:采用尾静脉注射方式,按 1 mg/kg 给药后,杠柳毒苷在小鼠体内符合二室代谢模型,分布半衰期($T_{1/2\alpha}$)为 2.04 min,消除半衰期($t_{1/2\beta}$)为 13.9 min[17]。③代谢及排泄:

杠柳毒苷在肠菌(大鼠、人体)作用下,代谢迅速,生成的代谢产物为杠柳次苷[18]。大鼠按 12 mg/kg 剂量灌胃给予杠柳毒苷后,原形药物主要经胆汁排泄,从尿液和粪便排泄很少,尿液中可能存在结合代谢物,粪便中主要以肠菌代谢物(杠柳次苷)的形式排泄[19]。小鼠口服香加皮颗粒生物利用度为 11.61%;香加皮颗粒的毒性成分代谢过程较复杂,可能存在肠肝循环或毒性代谢产物生成[20]。

6. 毒性 麻醉猫从十二指肠注入杠柳酊浓缩制剂,给药后均发生呕吐,剂量越大,发生呕吐越快。剂量大于 1 g/kg 时可致死,死亡快慢与剂量相关,且均死于心脏停搏[21]。香加皮长期毒性实验表明,可降低大鼠的心、脾、卵巢指数,增加大鼠的睾丸、肾指数,对肝、肺、肾上腺、胸腺、脑指数无明显影响[22]。

【临床应用】

1. 充血性心力衰竭 复方五加皮汤(五加皮 3~9 g,配伍党参、太子参、茯苓、泽泻、车前、猪苓等)水煎服,每日 1 剂,分 2 次服。治疗 21 例,显效 10 例,有效 11 例[23]。

2. 心脏病 以杠柳粗苷每次 20 mg, 每日 3~4 次,2~3 d 后改为每天 20~40 mg 以维持疗效; 治疗风湿性心脏病 12 例、高血压动脉硬化性心脏病 8 例、先天性心脏病 1 例,总计 21 例。治疗显效 12 例、有效 9 例;心率从 104.23 次/min 降为 75.48 次/min[24]。治疗风心、肺心、冠心病合并心衰而起病缓慢、下肢水肿明显者 3 例,均取得满意效果,剂量每天 12 ~18 g,心衰控制后减为每天 3~6 g[25]。国内用以治疗充血性心力衰竭报道颇多[26]。

3. 不良反应 临床上香加皮不良反应主要见恶心、呕吐、腹泻等胃肠道症状,以及心律减慢、早搏、房室传导阻滞等心律失常表现,甚至有香加皮误服致死的报道[27]。

(相妍笑 张岫美)

参考文献

[1]张援虎,等. 杠柳属植物化学成分研究进展. 天然产物研究与开发,2003,15(2) :157

[2]Umehara K,et al. Studies on diferentiation inducers V. *Chem Pharm Bull*,1995,43(9):1565

[3]Xu J P,et al. Pregnanes and cardenolides from Periploca sepium. *Phytochemistry*,1990,29(1):344

[4]王磊,等.杠柳根皮化学成分研究.中国中药杂志,2007,32(13):1300

[5]李玉红,等.香加皮提取物对离体心脏功能的影响.辽宁中医学院学报,2005,7(4):396

[6]马立,等.超声心动图观察杠柳毒苷对慢性心衰大鼠左室结构和功能的影响.天津中医药大学学报,2008,27(2):81

[7]单保恩,等.中药香加皮提取物的体内外抑瘤效果研究.癌变 畸变 突变,2007,19(4):302

[8]商晓辉,等.香加皮乙酸乙酯提取物诱导人食管癌TE-13细胞凋亡的作用机制. 肿瘤,2010,30(1):6

[9]杜彦艳,等.香加皮杠柳苷对结肠癌细胞SW480体内外生长的影响. 癌变 畸变 突变,2009,21(3):181

[10]赵连梅,等. 香加皮杠柳苷诱导人食管癌细胞凋亡及其作用机制的研究. 肿瘤,2009,29(11):1025

[11]王丽芳,等. 香加皮单体成分宝藿苷Ⅰ对食管癌细胞增殖及凋亡的影响.肿瘤,2009,29(2):123

[12]Takayoshi T,et al. Oriental Medicinal Herb,Periploca sepium,Extract Inhibits Growth and IL-6 Production of Human Synovial Fibroblast-Like Cells. *Biol Pharm Bull*,2004,27(10):1691

[13]张静,等.香加皮杠柳苷对荷瘤小鼠的免疫调节作用.细胞与分子免疫学杂志,2009,25(10):887

[14]王焱,等.杠柳毒苷在模拟消化液中的稳定性研究.天津中医药大学学报,2007,26(2):74

[15]杨颖,等.杠柳毒苷在大鼠体肠吸收动力学研究. 齐鲁药事,2009,28(2):105

[16]Xie YS,et al.The assessment of absorption of periplocin in situ via intestinal perfusion of rats by HPLC. *Biomed Chromatogr*,2008,22(2):196

[17]阚红玉,等. HPLC法测定小鼠血浆中杠柳毒苷的血药浓度.中草药,2008,39(10):1493

[18]任晓亮,等.香加皮强心成分杠柳毒苷肠菌代谢研究.天津中医药,2007,24(6)515

[19]王强,等.杠柳毒苷在大鼠体内排泄的初步研究.天津中医药大学学报,2008,27(1):29

[20]周昆,等.香加皮配方颗粒在小鼠体内的毒代动力学研究.辽宁中医杂志,2008,35(3)451

[21]吴熙瑞,等.关于五加皮和五加皮酒. 武汉医学院学报,1957,(1):152

[22]向丽华,等. 124味有毒中药长期毒性实验对小鼠脏器指数的影响. 中国中医基础医学杂志,2006,12(1):35

[23]中医研究院西苑医院. 复方"北五加皮汤"治疗充血性心力衰竭. 新医药学杂志,1974,(8):35

[24]中医研究院西苑医院. 北五加皮粗苷治疗慢性充血性心力衰竭的疗效观察.新医药学杂志,1974,(8):37

[25]刘蔼韵. 以杠柳皮(北五加皮)为主治疗心脏性水肿医案3例.上海中医药杂志,1982,(3):16

[26]红英. 用北五加皮出现4例心律紊乱. 内蒙古中医药,1987,(3):29

[27]翁维良. 合理应用南五加皮与北五加皮. 中药通报,1986,11(1):60

秋水仙 Colchici Bulbus qiu shui xian

本品为百合科植物秋水仙*Colchicum autummale* L的鳞茎。味苦，性温，有毒。有散寒、镇痛、抗癌功能。主治癌症、痛风等。

【化学成分】

主要含有秋水仙碱（colchicine）、秋水仙胺（colchamine）、10-去甲基秋水仙裂碱（10-demethyl-colchiceine）和秋水仙苷（colchicoside）等[1]。将秋水仙碱14位上甲基用胺基取代而得具有抗癌活性的衍生物为秋水仙酰胺[2]。

【药理作用】

1. 抗肿瘤　秋水仙碱及其衍生物秋水仙酰胺等对多种动物移植性肿瘤有抑制作用[3,4]。每日腹腔注射秋水仙碱0.4~0.6 mg/kg，连续10d，对小鼠肉瘤S180、S37、肝癌实体型（Heps）的抑制率分别为49.8%、36.7%和26.5%。对S180的化疗指数为0.73。相同条件下秋水仙酰胺 7 mg/kg对上述三种瘤株的抑制率分别为61.1%、68.1%和73.7%。对S180的化疗指数为1.28。对大鼠W256癌肉瘤腹腔注射2 mg/kg，每日1次，共8次，抑制率为42.7%，对小鼠淋巴肉瘤4 mg/kg，每日1次，共10次，抑瘤率为80.5%[3,5]。秋水仙碱浓度为0.03~0.5 mg/mL，对小鼠体内传代的G422胶质瘤细胞抑制率为36.41%~77.37%[6]。

此类化合物是细胞有丝分裂中期（M期）阻滞剂，与微管蛋白（tubulin）具有高度亲和力，两者形成二聚体，阻止纺锤体形成，致使细胞分裂停止于中期。分裂越旺盛和代谢速度越高的细胞最易受秋水仙碱攻击，高浓度可以完全阻止细胞进入丝状分裂，但当纺锤体已经形成，则不再影响其分裂过程[2]。当秋水仙素（colchicine，100 nmol/L）与C6胶质瘤细胞（0.5×10^6）共孵育3 h，可抑制C6胶质瘤细胞对己糖的摄取；卡巴可刺激葡萄糖摄取的增加，亦可被秋水仙素的预处理所抵消[7]。秋水仙碱对正常增殖和肿瘤细胞皆有拟幅射作用，可减少进入有丝分裂的细胞数，对正常细胞也同样可选择性阻断于M期[4]。

2. 致应激反应　小鼠皮下注射秋水仙碱25 mg/kg引起胸腺、淋巴腺、骨髓、肾上腺和毛发的细胞有丝分裂，并可引起淋巴组织和胸腺组织退化，嗜伊红白细胞减少，肾上腺素释放，这些现象均为秋水仙碱所致的典型急性应激反应的特征[4]。

3. 抑制白细胞生成　家兔皮下注射秋水仙碱3 mg/kg，白细胞总数下降，持续1 h，在2~6 h后，白细胞数显著增加，10~24 h最大值可为正常的2~5倍；静脉注射后，外周血嗜伊红白细胞下降70%，切除垂体后下降50%，故认为是外周的作用。反复给药可产生积蓄作用，持续8d。在白细胞下降阶段，血凝加速；随着白细胞数增加，而血凝延迟[4]。

4. 抗手术粘连　将家兔腹部蚓状突纵行全层切开，清除内容物后缝合。秋水仙碱从腹腔内注入1 mg/kg，术后10~15 d行剖腹探测，记录粘连次数，致密程度和粘连面积。结果：秋水仙碱组粘连疏松，多为膜状易分离，粘连面积明显减小，且家兔功能（肝肾功能和骨髓功能等）状态无明显改变[8]。对于家兔单侧坐骨神经损伤性炎症的病理模型，一组在损伤的神经部位放置秋水仙碱250 μg（不用抗生素）；一组除局部放药外，再每日肌肉注射秋水仙碱125 μg/kg 一次，共4周；一组则每日肌肉注射秋水仙碱125 μg/kg，共4周；结果：用药组纤维细胞和胶原纤维少而疏松，镜下观察经Ridif检验与对照组比，差异极其显著[9]。提示秋水仙碱有抗炎、抗组胺分泌、抗有丝分裂及抑制胶原合成和分泌的作用。

6. 抗纤维化　以四氯化碳（CCl_4）蒸汽吸入法制备大鼠肝纤维化模型，在吸入CCl_4的同时，实验组大鼠每日摄入秋水仙碱100 μg。结果：秋水仙碱组的肝胶原量和肝游离脯氨酸的量分别增加了130%和119%（对照组大鼠分别升高了207%和172%）。提示秋水仙碱在防止慢性肝炎损伤向肝硬化的进程中有潜在的治疗价值[10]。家兔一次感染日本血吸虫尾蚴80±5条，4个月后可导致肝纤维化。感染后每日口服秋水仙碱40 μg/kg，连续7周，对照组和治疗组胶原纤维面积占所测肝组织面积的百分数分别为42.5%和0.2%[11]。用四氯化碳诱发肝纤维化的同时，灌胃给予秋水仙碱0.01 mg/100 g，每天1次，共8周。可明显减轻肝纤维化程度，减少活化肝星状细胞（HSC）数量，促进HSC凋亡。提示秋水仙碱抑制活化HSC的活化、增殖，可能是其抗肝纤维化作用机制之一[12]。对于大鼠免疫性肝纤维化，秋水仙碱1.07×10^{-4} g/kg，灌胃，每日1次，共12周，血清肿瘤坏死因子α(TNF-α)水平明显低于对照组，且肝细胞损伤减轻。结论：抑制TNF-α产生可能是秋水仙碱抗肝纤维化的机制之一[13]。

秋水仙碱(5.0、10.0、20.0、40.0 mmol/L)对体外培养人肾脏成纤维细胞(FB)预处理1h，加入含10.0 mg/mL脂多糖(LPS)培养18 h，可明显抑制FB产生和分泌炎症因子转化生长因子-β_1(TGF-β_1)及胞外基质胶原Ⅲ和Ⅳ，促进白细胞介素-1β(IL-1β)的产生和分泌[14]。对于单侧输尿管梗阻(UUO)肾间质纤维化模型，秋水仙碱100.0 mg/kg(腹腔注射，每日1次，每周5天)进行干预，无论肾小管α-SMA阳性细胞数还是间质α-SMA阳性细胞数均显著低于同期模型组。表明秋水仙碱对UUO纤维化时细胞表型改变具有明显抑制作用[15]。秋水仙碱对大鼠实验性肺纤维化也有一定防护作用[16]。

7. 抗肾盂肾炎 秋水仙碱对大鼠因急性化脓所致的肾盂肾炎有明显的保护作用。实验系将大肠杆菌灌入大鼠膀胱，结扎一侧输尿管以造成单侧逆行性肾盂肾炎，3 d后以秋水仙碱治疗，每日腹腔注射0.4 mg/kg，共3 d，对照组腹腔注射0.1 mL生理盐水，2个月后，治疗组患病肾表面坏死灶数明显少于对照组，细菌数亦明显减少[17]。

8. 抗增殖性玻璃体视网膜病变 (Proliferative vltreoretinopathy，PVR) 用低于10^{-8} mol/L浓度(低于眼毒性剂量)秋水仙碱进行体外实验，对视网膜色素上皮细胞和胶质细胞的抑制率分别为77%和55%。浓度为1.50×10^{-8} mol/L对结膜成纤维细胞抑制率为50%。在家兔玻璃体内复制了PVR模型，给予秋水仙碱溶液(浓度10 mg/L)，每只每日350 mL。2周后PVR发生率为18.5%(对照组66.6%)，4周后为20.1%(对照组74%)，5个月后治疗组的兔眼进行组织学检查未发现任何病变。提示，秋水仙碱可抑制上述细胞的增殖，改善PVR[18]。

9. 抑制肿瘤坏死因子(TNF-α)合成 预先1h腹腔内注射秋水仙碱(Colchicine，Col)0.5 mg/kg，可减轻静脉内注射脂多糖(LPS，6 mg/kg)诱导的血清TNF-α水平升高，使血压维待正常，心输出量升高，血清甘油三酯水平恢复正常。提示秋水仙碱减轻休克症状的机制很可能与其抑制TNF-α的产生密切相关[19]。给小鼠尾静脉注射Col每只12.5~100 μg，能明显增强腹腔巨噬细胞的吞噬功能，而25 μg/只剂量组小鼠血清TNF水平显著增高。提示，Col可增强巨噬细胞吞噬功能，且在一定剂量下促进巨噬细胞分泌TNF[20]。Col为微管聚合抑制剂。间接免疫荧光染色和原位杂交法显示，LPS能促进微管聚合，并使TNF-α mRNA及蛋白质表达明显增加；当LPS与Col联用时，微管解聚，TNF-α mRNA表达及其蛋白质合成减少，TNF-α失去原有的胞浆定位，弥散分布于胞浆。说明TNF-α的合成需要完好的微管结构与功能，并提示在生理或病理条件下，微管功能的变化可能直接或间接参与对TNF-α生物合成的调节[21]。进一步证实，Col并非干扰巨噬细胞将TNF-α向胞外的分泌过程，而是通过抑制TNF-α mRNA转录而减少TNF-α的合成[22]。

10. 抑制静脉内膜增生 将静脉片放入含小牛血清的培养液中培养14 d，于培养的不同时期，加入秋水仙碱(10^{-5} mol/L)。免疫组化染色，测量内膜厚度和计数平滑肌细胞增殖指数。结果表明，在培养第1~3 d和第1~7 d，秋水仙碱对静脉片内膜增生有明显的抑制作用，而在第4~7 d加药，对内膜增生的抑制作用不显著。提示秋水仙碱对体外培养的人大隐静脉片的内膜增生具有抑制作用，且在培养早期施加药物作用显著[23]。

11. 其他 秋水仙碱有增强或延长催眠药的作用，能降低体温，增加对中枢药的敏感性，抑制呼吸中枢，增加对拟交感神经的反应，收缩血管并通过对血管运动中枢的兴奋作用引起高血压。由于神经末端小体与秋水仙碱结合，干扰了神经递质的转运，从而改变了神经肌肉的功能，增强了胃肠的活动[24]。

12. 药代动力学 正常小鼠皮下注射^{14}C-秋水仙碱，4h后分布主要在脾脏，为投药量的40%，其次为小肠和肾、肝最少，而血液，脑、肌肉和心脏均无放射性。它在荷瘤小鼠(S180、自发乳腺癌、艾氏腹水癌、梭形细胞肉瘤)的分布，除心、脑、肌肉、血液与正常动物相同外，其他脏器的分布有所不同，小肠分布增高，肝也微增，而脾脏则没有放射性。肿瘤组织的分布与肝脏相似。秋水仙碱在体内排泄慢，静脉注射后16 h，小鼠仍保留有50%左右，它在大鼠、犬、猫体内主要经胆汁和小肠排泄，自尿排泄少许。24 h内经呼吸道排出的$^{14}CO_2$约为原投药量的5%~23%[2,3]。

^{14}C-秋水仙酰胺的体内吸收、分布及排泄与^{14}C-秋水仙碱大致相似，但也有区别，其差别是：瘤组织含量较高在6~24 h内是其他组织的2~10倍。呼气中未能测出放射性，经尿排泄较快和没有发现明显的蓄积作用。自尿排出的放射性物质中有原形及其分解产物[3]。

13. 毒性 ①急性毒性：小鼠一次腹腔注射秋水仙碱的LD_{50}为2.6~2.8 mg/kg；静脉注射的LD_{50}为2.7~3.03 mg/kg。秋水仙酰胺小鼠一次腹腔注射的LD_{50}为61.71 mg/kg；静脉注射的LD_{50}为30.59 mg/kg，二者的急性中毒症状相似，一般给药后3~6 h出现中毒症候群，10 h后死亡。首先出现胃肠功能紊乱，致死的动物出现严重的呕吐和腹泻。次为出现神经异常和腹水，临死前体温下降，呼吸减慢变弱，最后死于呼吸麻痹或食欲下降衰竭[3,4]。②亚急性毒性：小鼠腹腔注射秋水仙碱1~2 mg/kg，连续3 d，出现胃肠道肿胀充气，蠕动减少，以致充血溃烂等[3]。大鼠和猫还可显示淋巴组织溶血，脂肪肾病变，骨髓细胞减少等[4]。家兔静脉注射秋水仙碱总量为3.9 mg/kg连续15 d，解剖可见胃、十二指肠、结肠胀气。病理切片表明，有亚急性肾小球肾炎，新月体形成及不同程度的纤维化，肾小管含有蛋白尿，对肾功能有一定损伤。此外，秋水仙碱在抑制肿瘤的有效剂量时，对脾脏亦有一定毒性。可使脾重下降50%~60%[3]。秋水仙碱2.0~8.0 mg/kg对小鼠肝脏有一定的损伤作用，可以引起4种血清酶（ALT、AST、ALP、LDH）活力升高和明显的肉眼瘀血变化[25]。

秋水仙酰胺的亚急性毒性反应比秋水仙碱小，肾脏损伤不明显，其余类同。家犬每日1次，连续24 d，静脉注射秋水仙酰胺大剂量组0.5~0.6 mg/kg，注射后第4 d出现呕吐、腹泻、食欲不振等肠胃道反应，其他毒性反应还有精神倦怠、血清谷丙转氨酶升高和骨髓抑制（白细胞和血小板数下降），于停药后可恢复正常，而小剂量组（0.2~0.4 mg/kg）未见明显毒性反应[3,26]。

【临床应用】

1. 癌症 用复方秋水仙碱治疗20余种肿瘤327例，结果在可供分析的265例中，乳腺癌（99例）疗效最好，有效率达89.9%；宫颈癌（39例）有效率为48.7%；食管癌（52例）有效率为41.6%；其他肺癌、胃癌等亦有一定的疗效。用秋水仙酰胺治疗各种肿瘤365例，其中以乳腺癌疗效最好，在可供分析的260例，总有效率达74.2%，其中显效率为16.5%；宫颈癌有效率为70%，鼻咽癌有效率为57%。用量一般为每日1次，每日10~20 mg作静脉滴注解[3,27]。

2. 肝炎和肝硬化 口服秋水仙碱每日1 mg，每周服药5d，疗程为12周，共观察49例慢性乙型肝炎和35例肝炎后肝硬化患者。秋水仙碱组（46例）治疗后，血清Ⅳ型胶原、透明质酸和层黏蛋白显著降低。结论：秋水仙碱具有抗肝纤维化作用，可用于慢性乙型肝炎及肝炎后肝硬化的抗肝纤维化治疗[28]。同样，每日口服秋水仙碱1 mg，每周用药5 d，改善肝功能，降低门静脉压力，促进肝腹水吸收，使营养状况明显改善[29]。早期肝硬化患者60例，服用秋水仙碱患者30例，给予一般保肝药，秋水仙碱0.5 mg，每日2次，口服。用药6个月后，与对照组比较，血清生化和肝纤维化指标有显著性差异[30]。

秋水仙碱用于治疗迁移性和慢性肝炎有一定疗效，用量为每日3次，每次0.5 mg，可用至症状消失[2]。将100例确诊为肝硬化的患者（其中酒精性肝硬化45例，肝炎后肝硬化41例，其他各种原因的14例）实行随机双盲分组，秋水仙碱治疗采用每日1 mg，每周5次，经14年的随访追踪，治疗组总生存期显著高于对照组，平均生存期分别为11年和3.5年。累计5年生存率分别为75%和34%；10年生存率分别为56%和20%。治疗组有30例患者经重复肝活检，证实组织学改善的9例，其中2例正常，7例有轻微的门脉性纤维化；而对照组14例均未见有组织学改善[31,32]。

3. 青光眼 对16名健康志愿者及31例青光眼患者进行滴眼治疗，用药30 min后出现显著的降压作用，6 h作用最大，疗效可持续24 h[33]。

4. 家族地中海热 家族地中海热（familial mediterranean fever，FMF）患者血清IL-6、IL-8、TNF-α和可溶性E-、L-选择素（selectins，一类细胞黏附因子）水平明显升高，提示这些患者存在着持续的炎症。而经秋水仙碱治疗2月后，上述参数水平显著下降，提示秋水仙碱对FMF治疗有应用前景[33]。

5. 急性痛风和假性痛风 秋水仙碱用于治疗急性痛风系古老的治疗方法，自1960年证实确有疗效后，应用日益广泛。静脉注射和口服均有效，第一次口服1 mg，以后每两小时服0.5 mg，直至剧痛缓解为止，24 h内总量不得超过6 mg[2,34]。也有专家指出，治疗急性痛风性关节炎患者的秋水仙碱剂量为500 mg，每日3次或更少，尤其对肾功能不全患者。应说明的是，秋水仙碱不能根治痛风，它也没有降低血尿酸的特性[35]。假性痛风可发生于如痛风、糖尿病、黄褐病、威尔森病、低镁、磷血症、家族性低尿钙性高钙血症等疾病，秋水仙碱治疗也有效[33]。

6. 血小板减少性紫癜 治疗方法：第1月0.035 mg/kg，第2月0.025 mg/kg，均分2次口服，总疗程为2个月。对照组用强地松1.5~2 mg/kg，分3次口服。治疗12例全部治愈，血小板升到>100×10⁹/L，观察2个月无复发。秋水仙碱的治疗作用在于抑制抗体生成，且无激素常见的副作用，认为秋水仙碱对血小板减少性紫癜的疗效明显优于皮质激素[36]。

7. 血吸虫病 秋水仙碱治疗晚期血吸虫病30例，每日服1 mg，共服1~2年，结果治疗组30例患者临床征象有明显好转，如未再出现上消化道大量出血，24例鼻衄牙龈出血消失，腹胀明显减轻，食欲增加等。治疗前后5例肝活组织检查可见，治后光镜下肝细胞肿胀，水样变性明显好转，肝窦被动性压迫改善;20例服药前后的血、尿羟脯氨酸值明显下降，与治前比差异显著。全部治疗组的患者，均未出现白细胞数下降或皮疹等药物反应[37]。

8. 血管炎 两名诊断为SLE血管炎后，经强的松、雷公藤治疗后，自觉症状有缓解，但手足部红斑、紫癜无变化。加用秋水仙碱0.5 mg，每日2次，每周停药1日，1周后疼痛消失，红斑开始消退，4周后皮疹基本消失[38]。

9. 白塞病 7例白塞病患者，每日服秋水仙碱1 mg，共服1周~2月，不用其他特殊治疗，结果痊愈1例，显效4例，好转1例，无效1例[39]。另有2例患者每日服秋水仙碱3次，每次0.5 mg，共服4~6周后，口腔及外阴部溃疡愈合，头痛减轻，下肢结节相继消失，提示秋水仙碱对本病有近期疗效[40]。

10. 其他 秋水仙碱治疗20例颈肩腰腿痛患者，每日口服0.5~1 mg，共服2周，复查后可酌情延长1~2周。结果：10例疼痛消失，6例好转，4例疼痛较前改善[41]。秋水仙碱治疗4例复发性口腔溃疡，每日口服0.6~1.2 mg，服用1~3个月，口腔溃疡消失，不复发[42]。此外，秋水仙碱对防治淀粉样变性症，治疗儿茶酚胺异常的周期热及动脉粥样硬化等也均有效[43-46]。临床上对16名健康志愿者及31例青光眼患者进行秋水仙胺滴眼药的药效观察，结果表明，用药30 min后，出现了显著的降压作用，以6 h作用最大，24 h仍具有治疗效果[47]。

11. 不良反应 该类药物的毒副反应主要为胃肠道反应，轻度骨髓抑制和脱发等[2]。临床应用秋水仙碱、秋水仙酰胺的主要毒副反应为：恶心、食欲减退、腹胀或便秘、全身倦怠、四肢酸痛等，少数患者可引起心悸、偶见发烧；还可产生骨髓抑制，停药后可以恢复，严重骨髓抑制少见。秋水仙碱急性中毒无特殊解药[2,27]。

【附注】

秋水仙花中含2-去甲脱羧秋水仙碱(2-demethyl-demecolcine)[48]。约旦产短叶秋水仙 (Colchicum brachyphyllum Boiss.& Haussk.ex Boiss)中分离得到9个秋水仙碱类化合物，其中(+)-demecolcinone是首个天然存在的右旋秋水仙碱类，另1个新化合物为(-)-2,3-二脱甲基秋水仙胺[49]。

(周秋丽　王本祥　王士贤)

参考文献

[1] 国家医药管理局中草药情报中心站. 植物学有效成分手册. 北京：人民卫生出版社，1986:233

[2]王浴生.中药药理与应用.北京：人民卫生出版社，1983:107

[3]天津市药品检验药物研究所.资料汇编.天津：天津市药品检验药物研究所，1975:88

[4]Sollmann MD.A manual of pharmacology and its application to therapeutics and toxicology. *W B Saunders Company*, 1957:670

[5]Li Dehua, et al.Pharmacologic study of Colchicine amide. *Chinese Medical J*, 1980, 93(3):188

[6]周勇，等. 秋水仙碱抑制G422胶质瘤细胞生长的实验研究. 云南医药，2008，29(6):526

[7]李方成，等. 秋水仙素对C6胶质瘤细胞葡萄糖摄取的影响. 中华实验外科杂志，2003，20(2):141

[8]曹国扬，等.秋水仙碱预防肠粘连的实验研究. 中华实验外科杂志，1987:4(3):128

[9]慕小瑜，等.秋水仙碱对兔坐骨神经粘连的影响. 中华实验外科杂志，1989:6(1):33

[10]Tanner M S, et al. Hepatic collagen synthesis in a rat model of cirrhosis and its modification by colchicine. *J Pathol*, 1981, 135:179

[11]江家婉，等.秋水仙碱治疗家兔血吸虫肝纤维化超微结构研究. 中国寄生虫学与寄生虫病杂志，1990，8(2):84

[12]吕霞，等. 秋水仙碱抑制肝星状细胞活化与抗肝纤维化的作用. 广东医学，2006，27(12):1796

[13]鲁福德，等. 秋水仙碱对大鼠免疫性肝纤维化中肿瘤坏死因子的影响. 河南职工医学院学报，2004，16(2):110

[14]黄文彦，等. 秋水仙碱对成纤维细胞产生细胞因子以及分泌细胞外基质的影响. 中华儿科杂志，2004，42(7):524

[15]黄文彦，等. 秋水仙碱对肾间质纤维化大鼠细胞表型改变的影响. 肾脏病与透析肾移植杂志，2003，12(5):427

[16]姜莉，等. 秋水仙碱对大鼠肺纤维化的干预作用. 中国结核和呼吸杂志，1998，21(6):340

[17] Bille J, et al. Protetion against chronic pyelonephritis in rats by suppersion of a cute suppuration effect of colchicine and neutropenia. *J Infect Dis*, 1982, 146(2):220

[18]聂维嘉，等.增殖性玻璃体视网膜病变的药物治疗研究进展.中国药理学通报，1990，6(3):197

[19]李卓娅，等. 秋水仙碱对大鼠内毒素性休克的影响. 中国病理生理杂志，1996，12(1):54

[20]孙惠华，等. 秋水仙素对巨噬细胞功能影响的实验研究. 镇江医学院学报，1997，7(4):395

[21]李卓娅，等. 秋水仙碱对巨噬细胞分泌TNF-α的影响. 中国免疫学杂志，1995，11(2):70

[22]李卓娅，等. 秋水仙碱抑制巨噬细胞合成肿瘤坏死因子-α机制的初步研究. 中国病理生理杂志，1996，12(6):600

[23]王丹蓉,等.秋水仙素对大隐静脉内膜增生影响的研究.中国医科大学学报,2000,29(增刊):51

[24]Perisic M,et al. Synaptic transmissionsy Depressed by colchigine blockade of axoplasmic flow. *Science*,1972,175(26):1142

[25]丘永祥,等.秋水仙碱对小鼠肝脏的损伤作用.毒理学杂志,2005,19(2):131

[26]Dehua L,et al.Pharmacologic study of Colchicine amide. *Chinese Medical J*,1980,93(3):188

[27]天津市肿瘤防治办公室.九省市复方秋水仙碱治疗肿瘤总结.天津医药,1973,(2):16

[28]郭子林,等.秋水仙碱抗肝纤维化疗效观察.济宁医学院学报,2000,23(3):41

[29]徐爱群,等.秋水仙碱治疗肝硬化30例近期疗效观察.中国冶金工业医学杂志,1997,14(6):340

[30]韩秋玉,等.秋水仙碱治疗早期肝硬化的疗效观察.现代医药卫生,2005,21(24):3367

[31]刘海军.秋水仙碱可治疗肝硬化.中国医院药学杂志,1990,10(12):558,

[32]Kershenobich D,et al. Colchicine in the treatment of cirrhosis of the liver. *New Engl J Med*,1988,318(26):1709

[33]徐春生,等.秋水仙碱临床应用的若干进展.中国临床药学杂志,2001,10(3):202

[34]Roberts W N,et al. Colchicine in Acutes gout Reassessment of Risks And Benefits. *JA MA*,1987,257(14):1920

[35]董怡.秋水仙碱治疗急性痛风.英国医学杂志中文版,2004,7(2):121

[36]马少玲,等.秋水仙碱治疗慢性原发性血小板减少性紫癜近期疗效观察.河南医药信息,1994,2(4):23

[37]魏承慈,等.秋水仙碱治疗晚期血吸虫病30例临床和病理变化.上海医学,1991,14(8):457

[38]曾学思,等.秋水仙碱治疗SLE血管炎二例.中华皮肤科杂志,1991,24(1):46

[39]刘贞富.秋水仙碱治疗白塞病7例疗效观察.中华皮肤科杂志,1985,18(1):53

[40]雷鹏程,等.秋水仙碱治疗白塞氏病2例.中华皮肤科杂志,1985,18(3):149

[41]张光亚,等.秋水仙碱治疗颈肩腰腿痛的疗效观察.贵州医药,1992,16(1):37

[42]Gatot A MD.Colchicine therapy in recurrentoral ulcers. *Arch Dermatol*,1984,120(8):994

[43]Zemer D,et al. Colchicine in the prevention and treatment of the amyloidosis of familine mediterranean fever. *New Engl J Med*,1988,314(16):1001

[44]Maaouni A,et al. Traitement de lamyloidose par la colchicines. *Rev Med Interne*,1982,3(1):59

[45]陈芷若.秋水仙碱治疗儿茶酚胺异常的周期热有效.国外医学内科学分册,1987,14(4):192

[46]于红萍,等.秋水仙碱的新用途.中国药理学通报,1992,8(2):110

[47]马振君,等.秋水仙胺滴眼液药效学研究.中国医药工业杂志,1997,28(1):26

[48]何红平,等.秋水仙的化学成分:1.碱性部分的一个主要生物碱.云南大学学报(自然科学版),1988,20(化学专辑):386

[49]Alali F Q,et al. New colchicinoids from a native Jordanian meadow saffron,colchicum brachyphyllum:isolation of the first naturally occurring dextrorotatory colchicinoid. *J Nat Prod*,2005,68(2):173

胖大海 Sterculiae Lychnophorae Semen

pang da hai

本品为梧桐科植物胖大海 *Sterculia lychnophora* Hance 的干燥成熟种子。味甘,性寒。有清热润肺、利咽开音、润肠通便功能。用于肺热声哑、干咳无痰、咽喉干痛、热结便闭、头痛目赤等。

【化学成分】

胖大海种皮含有半乳糖、戊糖,还有活性成分胖大海素及钙、镁等微量元素,胚乳含西黄耆胶黏素,种仁含脂肪类物质[1]。

【药理作用】

1.抑菌 胖大海水煎液体外实验对痢疾杆菌和大肠杆菌的生长均有抑制作用,相同浓度下其作用效果与痢特灵相当[2]。

2.降压 胖大海种仁去脂干粉制成25%溶液,静脉注射、肌肉注射或口服,皆可使犬、猫血压下降,其降压原理可能与中枢有关[3]。

3.毒性 给小鼠灌服胖大海种仁去脂干粉的 LD_{50} 为 12.96 g/kg;用于兔急性中毒试验,可见呼吸困难,运动失调;犬连续 10~15d 用大量致死后,可见肺充血水肿、肝脂变。1%种仁水浸剂 2 mL 静脉注射于兔,可见呼吸先停,心脏还跳,胃肠表面很红[3]。

【临床应用】

1.慢性咽喉炎 胖大海清凉润喉泡剂,成人每日 2 次,每次 1 包。治疗 112 例,治愈 23 例,好转 78 例,无效 11 例[4]。

2. 咽源性咳嗽 金熊炎必克联合胖大海治疗咽源性咳嗽 160 例，与六神丸相对照。总有效率达 90.63%,疗效确切,服用方便,适于门诊患者[5]。

3. 食道炎 用食道炎丸（胖大海研粉，与沙参、麦冬、甘草、桔梗、银花、连翘制为蜜丸),每次含化 1~2 粒,每日 3~5 次。治疗 12 例,治愈 8 例,好转 3 例,无效 1 例[6]。

4.副作用 临床报道 1 例服胖大海致尿血,以胖大海 2~3 个沸水泡服,代茶饮,服后 2 h 小腹胀痛、尿胀、尿血。停药 1 d 后尿血止,再服此药又出现上述症状[7]。

（刘 康 窦昌贵）

参考文献

[1]华海清,等.现代养生保健中药辞典.北京:人民卫生出版社,2002:590

[2]余传星,等.胖大海治疗菌痢的实验研究.中医药研究,1997,(1):46

[3]江苏新医学院.中药大辞典(下册).上海:上海人民出版社,1977:1714

[4]张兆芳.胖大海清凉润喉泡剂治疗慢性咽喉炎112例.中医药学刊,2003,21(10):1649

[5]汪学群,等.金熊炎必克联合胖大海治疗咽源性咳嗽160例疗效观察.临床医药实践,2004,13(1):62

[6]杨福义.食道炎丸治疗食道炎12例.福建中医药,1982,2(4):28

[7]贺达楚.沸水泡服胖大海致尿血1例.中国中药杂志,1990,(11):55

狭叶红景天 Rhodiolae Kirilowii Radix et Rhizoma

xia ye hong jing tian

本品为景天科植物大株红景天*Rhodiola kirilowii* (Regel) Regel的干燥根和根茎。味微苦、涩,性温。有清热、解毒、燥湿、止血、止痛、破坚、消积、止泻功能。主治肺热、瘟病、四肢肿胀、跌打损伤、腰痛、吐血、崩漏、白带、月经不调、痢疾。

【化学成分】

已从狭叶红景天根茎的醇提物中分离提取了红景天苷(salidroside)和苷元酪醇(tyrosol)[1]、百脉根苷(lolaustralin)、胡萝卜苷(kaucosterol)、蔗糖(sucrose)[2]、岩白菜素(bergenin)[3]、没食子酸(gallic acid)、表没食子儿茶素-3-没食子酸酯〔(-)-epigallocatechin gallate〕等。根部挥发油约0.27%,其中仅有几个萜类,多数为脂肪醇和脂肪烷。从中鉴定了47个成分,其中主要有1-壬醇(1-nonanol)、苯并噻唑(benzothiazole)、香草醛(vanillin)、十七烷(heptadecane)、十八烷(octadecane)、十九烷(nonadecane)、二十一烷(heneicosane)[5]等。

【药理作用】

1. 抗心肌缺血 给家兔静脉或腹腔注射狭叶红景天醇提物(RKEE)6.25 mg/kg,每日1次,连续5 d,对脑垂体后叶素所致家兔心肌缺血性心电图变化有明显的改善作用。尤以腹腔注射给药作用更明显。如心电异常变化程度减轻,异常节律出现次数明显减少,抬高的T波恢复较快,提示药物能对抗脑垂体后叶素所致冠脉收缩。RKEE对家兔心肌缺血的保护作用可能与扩张冠脉、增加冠脉血流量和降低心肌耗氧量、提高心肌耐缺氧能力有关[6]。每人每次服RKEE干膏片2片(0.25 g/kg),每日3次,连服5 d,能明显改善进入高原后心电图改变(如电轴右偏及P-R间期延长)[7]。给大鼠灌服红景天4.4、2.2、1.1 g/kg(以生药计),每天1次,连续7d,红景天可使大鼠注射垂体后液素所致心肌缺血阳性反应数减少,大、中剂量和对照组比较各项指标均有显著差异,其作用强于复方丹参片,表明本品对心肌缺氧缺血有保护作用[8]。给犬十二指肠给予红景天1.52、0.76 g/kg,可显著降低麻醉犬心肌耗氧量、耗氧指数。大剂量且能降低冠脉阻力,对冠脉流量则无明显影响。本品还有一定的降低血压及减慢心率的作用[9]。

2. 活血化瘀 给大鼠每日灌胃RKEE 1.58 g/kg,连续给药9 d,能有效地防止大鼠进入高原后血栓素B_2(TXB_2)升高,6-酮前列腺素$F_{1\alpha}$(6-keto-$PGF_{1\alpha}$)降低,T/K(TXB_2/6-keto-$PGF_{1\alpha}$)比值增大的趋势。给在平原的9人每人口服RKEE糖衣片0.5 g,每日3次,连服5 d,能有效地防止进住高原低氧环境后人体甲皱微循环所发生的异常变化[10]。给大鼠灌服红景天4.4、2.2 g/kg,每天1次,连续7 d,对血小板聚集均有显著抑制作用。显著减少血栓湿重、干重，即抑制血栓形成[8]。

3. 抗胃溃疡 给大鼠灌服红景天素(狭叶红景天的一种成分)0.2 g/kg，每天1次，连续1周，能显著促进大鼠慢性醋酸型胃溃疡愈合[11]。

4. 抑菌 狭叶红景天80%乙醇提取物、醋酸乙酯萃取物以及化合物没食子酸、表没食子儿茶素-3-没食子酸酯体外对结核分枝杆菌(ATCC 27294)具有一定的抑制和灭杀活性，其体外对结核分枝杆菌的最低抑制浓度(MIC)分别为128 mg/L、128 mg/L、64 mg/L、256mg/L，最低杀菌浓度(MBC)分别为128mg/L、128mg/L、128 mg/L、256 mg/L[4]。

5. 耐缺氧 给小鼠灌胃RKEE 0.5g/kg能显著提高常压及减压缺氧耐力，明显延长结扎两侧颈动脉小鼠，KCN、$NaNO_2$中毒小鼠及注射异丙肾上腺素小鼠存活时间，显著降低小鼠整体耗氧量。血气分析证明给家兔腹腔注射RKEE 0.125 g/kg，动脉二氧化碳分压($PaCO_2$)均值略有下降，pH值无明显变化，而氧分压(PaO_2)则显著增加，提示有增加供氧的作用；这可能是其抗缺氧的重要原因之一[12,13]。给犬静脉注射红景天苷10 mg/kg，有轻度强心作用，RKEE可提高犬动脉的血氧饱和度($SatO_2$)，降低犬静脉血氧饱和度，从而加大了动静脉血氧压差，有利于组织氧的灌注，可增加供氧。此作用可能与其兴奋呼吸中枢的效应有关[14]。给大鼠每日灌胃RKEE干膏1.5 g/kg，连续9 d，明显减轻大鼠进入高原后因缺氧引起的大鼠主要脏器超微结构损害[15]。人每次口服RKEE糖衣片2片(每片0.25 g)，每日3次，连续5 d，结果RKEE有效地预防人和大鼠进入高原后心、肺组织钠素含量的显著降低[16]。当给小鼠灌胃RKEE l.25 g/kg时，小鼠整体耗氧量显著降低。于7 d内，给大鼠每日灌胃2 g/kg，可使血乳酸含量明显降低，腹腔注射红景天苷0.12 g/kg，每日1次，连续给药3 d，可明显降低大鼠脑组织乳酸含量。RKEE降低大鼠心肌乳酸含量，提示它能改善心肌有氧代谢过程，借以促进机体对急性缺氧的适应，RKEE和红景天苷降低脑组织中乳酸含量，这可能与药物提高脑组织的氧张力有关，该作用是其提高机体耐缺氧能力的机制之一[17]。

6. 抗疲劳 给小鼠灌胃RKEE 0.5 g/kg，可明显延长小鼠爬杆及游泳时间。于7 d内，给大鼠每日灌胃RKEE 0.5 g/kg，可使其游泳时间延长57.1%，游泳大鼠血乳酸含量也明显降低，提示其抗疲劳作用，可能系促进有氧代谢的结果[18]。

7. 抗辐射 狭叶红景天水提物可显著提高小鼠照射后的存活率，拮抗照射造成的急性骨髓造血及免疫功能的损伤，具有明显的辐射保护作用[19]。

8. 抗衰老 随着老年大鼠体内脂质过氧化反应的增强，脂褐质(Lf)累积增加，给老年大鼠灌胃RKEE 0.3、0.6 g/kg，每天1次，连续30 d，均能使老年大鼠脑及肝组织Lf含量明显降低，且明显降低老年大鼠血清丙二醛(MDA)含量，并能提高超氧化物岐化酶(SOD)和谷胱甘肽过氧化物酶(GSH-Px)活性，与模型对照组比较具有显著意义[20]。

9. 调节血糖 给小鼠灌胃狭叶红景天浸膏0.3、0.6 g/kg(每克膏相当于狭叶红景天生药5.6 g)，每天1次，连续12 d，结果显示，狭叶红景天浸膏对正常小鼠血糖无明显影响，对葡萄糖、肾上腺素、四氧嘧啶所致高血糖小鼠有明显降低血糖的作用[21]。但也曾有报道，给小鼠灌胃RKEE 1 g/kg，给大鼠灌胃0.5 g/kg，每日1次，连续给药15 d，使上述两种动物空腹血糖明显升高且能显著升高小鼠和家兔的葡萄糖及肾上腺性高血糖，给小鼠和家兔灌胃RKEE(生药)6 g/kg可使肝糖元含量明显升高[22]。

10. 毒性 给小鼠灌胃RKEE LD_{50}为(5.63±0.33) g/kg[13]。长期毒性试验表明，按小鼠1/5LD_{50}剂量每天给大鼠灌胃给药1次，连续灌胃135 d，未见不良反应，表明RKEE毒性很低[14]。给大鼠一次灌胃狭叶红景天醇提物(RKEE)12 g/kg，大鼠活动减少，精神萎靡，20只中3只出现便溏等现象，20来h后全身症状逐渐好转。给家犬1次灌胃RKEE 7.0、10.0 g/kg。犬一切正常[23]。RKEE口服制剂毒性大小应以生氰苷的含量高低而定[24]。给小鼠1次灌胃狭叶红景天浸膏最大耐受量为38 g/kg，最小致死量为50 g/kg，给大鼠分别灌胃狭叶红景天浸膏32、16、8 g/kg，每天1次，连续6周，除高剂量使大鼠增长明显减慢外，其余未见明显异常改变。高剂量为临床用量的267倍，提示狭叶红景天浸膏毒性较低，安全性较高[25]。

【临床应用】

1. 高原红细胞增多症 给17例高原红细胞增多症患者每次服RKEE 600 mg，每日服2次，连续15 d，使患者血红蛋白(Hb)、血细胞比容(Hct)和红细胞数明显减少，明显改善如头晕、头痛、失眠、全身乏力、心悸气短、胸闷、腹胀等体征和症状，对患者心电图无明显影响[26]。

2. 吐血、崩漏、痢疾 狭叶红景天、朱砂七、蝎子七、索骨丹、石榴皮各二钱，水煎服，随症加减[9]。

3. 硫化氢气体慢性毒性反应 红景天胶囊(红景天、生地、生黄芪等七种中药)给25例硫化氢气体慢性毒性反应患者，每天服胶囊3次，每次4粒，30 d为一疗程，治愈5例(20%)，好转16例(64%)，无效4例(16%)，总有效率为84%[27]。

(苗艳波 周重楚)

参考文献

[1]康胜利，等.狭叶红景天化学成份的研究.中国中药杂志，1992，17(2)：100

[2]彭江南，等.狭叶红景天的化学成分.中国中药杂志，1994，19(11)：676

[3]张所明.藏药大株红景天化学成分研究.中国中药杂志，1991，16(8)：483

[4]黄英俊，等.狭叶红景天的化学成分及其抑制结合分支杆菌生长活性的研究.中国中药杂志，2008，33(13)：1561

[5]张所明.藏药大株红景天挥发油成分的研究.中药材，1991，14(2)：36

[6]姜平，等.狭叶红景天对心肌缺血的保护作用.青海医药杂志，1986，(6)：19

[7]王健民，等.藏药狭叶红景天预防高原对人体心电图影响的效果分析.青海医药杂志，1989，4：10

[8]张早华，等.红景天胶囊对心肌缺氧、缺血保护作用的实验研究.中国中西医结合杂志，1996，16(10)：617

[9]张早华，等.红景天胶囊对心肌耗氧量及冠脉血流量的影响.中国中药杂志，1998，23(2)：104

[10]张早华，等.狭叶红景天活血化瘀的研究.中药药理与临床，1990，6(3)：45

[11]王晓勤，等.景天素对大鼠胃溃疡的治疗作用.中医药学报，1997，5：51

[12]姜平，等.狭叶红景天对缺氧耐力的影响.中药药理与临床，1986，1：63

[13]姜平，等.藏药狭叶红景天对缺氧耐力的影响.青海医药杂志，1986，(增刊)：44

[14]姜平，等.藏药狭叶红景天药理研究近况.中国药理通讯，1991，8(2)：23

[15]张早华，等.狭叶红景天预防高原大鼠脏器损害的电镜观察.中国中药杂志，1990，15(3)：49

[16]张早华，等.狭叶红景天预防高原反应的研究.中药材，1989，12(11)：37

[17]张杰，等.藏药红景天对大鼠心、脑组织中乳酸含量的影响.西北药学杂志，1990，5(4)：4

[18]姜平，等.狭叶红景天的抗疲劳作用.药理通讯，1991，8(2)：23

[19]贾正平，等.狭叶红景天水提物的辐射保护作用.兰州医学院学报，1997，23(3)：17

[20]任延明，等.狭叶红景天提取物抗衰老的实验研究.中国老年学杂志，2007，27(9)：855

[21]杨卉，等.狭叶红景天降血糖作用的实验研究.中成药，2006，28(12)：1824

[22]高笑范，等.狭叶红景天对动物血糖和肝糖原的影响.西北药学杂志，1986，1(4)：14

[23]姜平，等.藏药狭叶红景天的急性毒性与蓄积毒性试验.辽宁中医杂志，1995，22(10)：75

[24]康胜利，等.狭叶红景天的急性毒性与百脉根苷的关系.中草药，1998，29(增刊)：113

[25]李瑾翡，等.狭叶红景天的毒理学研究.中药新药与临床药理，1994，5(2)：28

[26]姜平，等.狭叶红景天治疗高原红细胞增多症的探讨.青海医药杂志，1990，(增刊)：50

[27]杨国利，等.红景天胶囊治疗硫化氢气体慢性毒性反应49例临床观察.中医杂志，1997，38(10)：607

独一味 Lamiophlomis Herba du yi wei

本品为唇形科植物独一味 *Lamiophlomis rotate* (Benth.)Kudo 的干燥全草。是藏族习用药材。味甘、苦，性平。活血止血、祛风止痛。用于跌打损伤、外伤出血，风湿痹痛，黄水病。

【化学成分】

1. 黄酮类 木犀草素-7-O-β-D-吡喃葡萄糖苷、芹菜素-7-O-β-D-吡喃葡萄糖苷、木犀草素-7-O-[β-D-呋喃芹菜糖]-β-D-吡喃葡萄糖苷等[1]。

2. 环烯醚萜类 8-O-乙酰山栀苷甲酯(8-O-acetyl shanzhiside methylester)、山栀苷甲酯(shanzhiside methylester)、胡麻属苷(sesamoside)等[2]。

3. 苯乙醇苷类 连翘酯苷(forsythoside B)、betonyosides A、毛蕊花糖苷(verbascoside)[1]。

近年，首次从独一味地上部分分离得到化合物芹菜素7-O-(6″-反式-对香豆酰基)-β-D-半乳糖苷、小麦黄素、刺槐素、芫花素、丁香酸等[3]。

【药理作用】

1. 增强学习和记忆 独一味提取物0.5、1.0 g/kg灌胃给药14 d，对东莨菪碱和乙醇造成的学习记忆获得障碍和记忆再现障碍有改善作用。可使小鼠逃避上海刺激的反应速度加快，错误次数明显减少，遭电击时间缩短[4]。

2. 止血　独一味水煎剂 0.75、1.5、3.0 g/kg 灌胃 7、14、21d，使大鼠凝血酶时间(TT)缩短和纤维蛋白原含量(FIB)增加，高剂量长时间给药可见凝血酶原时间(PT)缩短。独一味水提物止血有较好的量效和实效关系[5]。独一味乙醇提取物(2 g/kg，灌胃)和独一味环烯醚萜苷(2 g/kg，灌胃)分别缩短小鼠断尾出血时间 37.4%和 49.3%，缩短小鼠凝血时间 23.1%和 28.0%。而独一味总黄酮和大极性部分无此活性，故环烯醚萜苷类成分是独一味止血活性部位[6,7]。

3. 促血小板聚集　独一味胶囊混悬液 0.5、1.0、2.0 g/kg 灌胃 3d，对家兔血小板数量无影响，血小板最大聚集率和血小板表面 α 颗粒膜蛋白 140 显著升高。独一味有促进血小板活化和聚集的作用[8]。

4. 抗炎、镇痛　醋酸扭体实验反应，独一味浸膏 0.19~3.0 g/kg 小鼠灌胃的镇痛作用与 0.23 g/kg 的阿司匹林相当[9]。中药独一味用溶剂萃取法和大孔树脂吸附洗脱法获取 8 种组分，检测其镇痛作用(醋酸扭体和热板镇痛法)。溶剂萃取法样品(16~480 mg/kg)和树脂吸附法样品(64~1920 mg/kg)对醋酸引起小鼠扭体反应有明显的抑制作用；树脂吸附法样品能延长小鼠热板的痛阈时间。独一味含有镇痛的有效成分[10]。独一味注射液在 0.225 和 0.45 g/kg 剂量下能显著抑制大鼠棉球肉芽肿的形成，在 0.45、0.9、1.8 g/kg 剂量下能显著抑制二甲苯所致的小鼠耳肿胀；且能显著增强巨噬细胞吞噬功能，抑制脂多糖诱导的 IL-1 的分泌。独一味注射液有明显的抗炎作用，与增强巨噬细胞吞噬功能和抑制 IL-1 的分泌有关[11]。

5. 抗肿瘤　独一味挥发油类成分对体外培养人胃癌细胞 SGC-7901、人肝癌细胞 BEL-7402 和人白血病细胞 HL60 的增殖表现出较强的抑制作用，IC_{50} 分别为 78.25、113.25 和 121.00 μg/mL。挥发油类成分是独一味抗肿瘤活性成分[12]。

6. 促进骨髓粒系祖细胞增殖　独一味浸膏(含黄酮苷元、皂苷元、环烯醚萜类，每克浸膏相当于生药 14.6 g 生药)给小鼠皮下注射 0.05、0.005 g/kg，每天 2 次，连续 5d。对正常小鼠骨髓和马利兰诱导的衰竭小鼠骨髓粒系祖细胞(CFU-D)增殖有较强的促进作用，提示藏药独一味确有补髓作用[13]。

7. 其他　独一味提取物(0.4~0.8 g/kg)对吲哚美辛、幽门结扎法制作的小鼠和大鼠急性胃溃疡模型的溃疡抑制率达 53.3%以上[14]。按独一味浸膏 150、37.5 mg/kg 剂量以 20 mL/kg 给药容量灌胃给药，连续 5 d。对肾上腺素诱导的微静脉管径收缩有一定的抑制作用，改善微血流速度的降低，但维持时间不长[15]。独一味预先灌胃(100 mg/kg，0.01 mL/g)处理，促进内毒素小鼠血清 MCP-1 和 TNF α 下降，使血清 IL-1β、IL-4、IL-10 水平上升，对 IL-6 没明显影响。独一味提高抗炎细胞因子水平，减少部分促炎细胞因子表达，避免发生过激的炎症反应，保护机体组织[16]。

8. 毒性　给小鼠 1 次灌胃独一味浸膏的 LD_{50} 为 13.5 g/kg。麻醉家兔肠内注入独一味浸膏 1.5 g/kg，其呼吸、血压、心率均在正常范围，无中毒表现。狗灌胃独一味浸膏 0.1 和 0.5 g/kg，每天 1 次，连续 21 d，对血相、肝及肾功能无显著影响，病理切片心、肺、肝、脾、胃等脏器均未见异常[17]。

【临床应用】

1. 药物流产出血　120 例药物流产患者加服独一味片，在减少阴道出血，下腹疼痛等方面收到疗效。治疗组完全流产 95.83%，不完全流产 4.17%[18]。

2. 原发性痛经　独一味胶囊治疗原发性痛经 65 例，显效 92.31%，有效 7.69%，总有效率 100%，且无毒性反应和副作用发生[19]。

3. 急性软组织损伤　独一味胶囊治疗各种软组织损伤 1585 例，总有效率 94.3%，而芬必得胶囊总有效率 83.8%，独一味胶囊治疗效果优于芬必得[20]。对气滞血瘀型软组织损伤 150 例，口服独一味胶囊并配合外用伤科灵喷雾剂，3~5 d 后疼痛明显减轻，10~15 d 肿胀基本消失，关节功能恢复正常[21]。

4. 消化性溃疡伴出血　56 例消化性溃疡伴出血患者服用独一味胶囊总有效率 93.6%[22]。独一味在口腔出血性疾病治疗中有止血、消炎的作用[23]。

5. 复发性口疮　用独一味片治疗复发性口疮 86 例，每次 3~5 片，每天 3 次，治疗 7~14 d。显效 15 例(17.44%)，有效 58 例(67.44%)，无效 13 例(15.12%)，总有效率 84.82%[24]。

【附注】

独一味根中有 1-羟基-2，3，5-三甲氧基呫吨酮(1-hydroxy-2，3，5-trimethoxyxanthone)、β-谷甾醇(β-sitosterol)、软脂酸(palmitic acid)和混合饱和脂肪酸(saturated fatty acid)[25]；独一味素 A(lamiophlomiol A)、独一味素 B (lamiophlomiol B)、独一味素 C (lamiophlomiol C)[26,27]；独一味苷 A(lamiophlomioside A)[28]；环烯醚萜苷：8-O-乙酰山栀苷甲酯、6-O-乙酰山栀苷甲酯、penstemoside 和 7，8-dehydropenstemoside[29]。

（宋　宇）

参考文献

[1]王瑞冬,等.独一味化学成分的研究.第二军医大学学报,2005,16(10):1171

[2]张成忠,等.藏药独一味中的环烯醚萜苷.中草药,1992,23(10):509

[3]李旨军,等.藏药独一味地上部分的化学成分.中国天然药物,2008,6(5):342

[4]王丽娟,等.独一味对小鼠学习记忆能力的影响.时珍国医国药,2009,20(7):1761

[5]李茂星,等.独一味水提取物对大鼠血液凝聚参数的影响.中药材,2006,29(2):160

[6]贾正平,等.独一味止血有效部位的实验研究.解放军药学学报,2005,21(4):273

[7]李茂星,等.藏药独一味有效部位总环烯醚萜苷对大鼠血液凝集参数的影响.中国药房,2007,18(3):231

[8]陈一平,等.独一味胶囊对家兔血小板活化与聚集的影响.中药药理与临床,2009,25(4):52

[9]李茂星,等.镇痛止血药独一味的研究概况.中药材,2004,27(3):222

[10]林天慕,等.藏药独一味两种方法提取组分对小鼠镇痛作用的影响.第四军医大学学报,2003,24(5):444

[11]Zhang P,et al. In vitro and in vivo anti-inflammatory activity of Lamiophlomis rotate injection. *Chin J Natu Med*, 2009,7(1):60

[12]贾正平,等.独一味抗肿瘤活性成分的体外筛选.西北国防医学杂志,2005,26(3):173

[13]贾孝荣,等.藏药独一味对粒系祖细胞影响的实验研究.兰州医学院学报,1995,21(3):138

[14]王丽娟,等.独一味对实验性小鼠胃溃疡的影响.时珍国医国药,2009,20(5):1189

[15]孟保华,等.独一味对小鼠肠系膜微循环的影响.中药药理与临床,2009,25(2):84

[16]童雪涛,等.独一味对内毒素血症BALB/c小鼠血清细胞因子的影响.贵州医药,2009,33(4):291

[17]曾阳,等.藏药独一味的研究进展.中草药,2001,32(12):1141

[18] 王美华. 独一味片治疗药物流产后出血过多和腹痛120例.湖南中医杂志,2006,22(1):40

[19]孙文香.独一味胶囊治疗原发性痛经疗效观察.工企医刊,2005,18(4):58

[20]陈阳.独一味胶囊治疗急性软组织损伤临床疗效观察.贵州医药,2005,29(6):524

[21]刘征役.独一味胶囊治疗气滞血瘀型软组织损伤150例疗效观察.中国中医急症,2009,18(5):725

[22]孟宪章.独一味胶囊治疗消化性溃疡合并出血的临床疗效.中国临床医药研究杂志,2005,135:14639

[23]嵇建国,等.独一味治疗口腔出血性疾病的I临床应用.口腔医学,2004,24(2):122

[24]李静.藏药独一味治疗复发性口疮86例临床观察.医学创新研究,2008,5(17):171

[25]易进海,等. 独一味根化学成分的研究(Ⅲ).中草药,1990,21(2):2

[26]易进海,等. 藏药独一味根化学成分的研究.药学学报,1990,26(1):37

[27]易进海,等. 独一味素C的结构. 药学学报,1992,27(3):204

[28]易进海,等.藏药独一味根化学成分的研究.药学学报,1995,30(3):206

[29]易进海,等.藏药独一味根环烯醚萜苷的研究.四川中草药研究,1995,37-38:19

独 活 Angelicae Pubescentis Radix du huo

本品为伞形科植物重齿毛当归*Angelica pubescens* Maxim. f. *bserrata* Shan et Yuan 的干燥根。味辛、苦,性微温。有祛风除湿、通痹止痛功能。主治风寒湿痹、腰膝疼痛、少阴伏风头痛、风寒挟湿头痛等。

【化学成分】

1. 香豆素类 主要化学成分为香豆素。1 g 相当于 19.6 g 生药的独活浸膏(H_6F_7)中总香豆素的含量为 29.1%[1]。主要的香豆素有甲氧基欧芹素(osthole)、二氢欧山芹醇(columbianetin)、二氢欧山芹醇乙酸酯(columbianetin acetate)、香柑内酯(bergapten)[2-5]、二氢欧山芹素(columbianadin)、花椒毒素(xanthotoxin)[3-5]、异欧前胡素(iosoimperotorin)[3,5]、当归醇(angelol)、异当归醇(isoangelol)、毛当归醇(anpubesol)[3,4]、当归醇 B (angelol B)[4]、伞形花内酯(umbelliferone)及二氢欧山芹葡萄糖苷(columbianetin-D-glucopyranoside)[6]及佛手酚(bergeptol)、补骨脂素(psoralen)、2′-去氧橙皮内酯水合物(2′-deoxymeranzin hydrate)等[7]。

2. 挥发油 独活挥发油单萜类及其衍生物中 3-蒈烯 (8.89%)、间-聚伞花素 (4.99%)、β-水芹烯(8.35%)等是主要成分,占挥发油总量的 22.23%;倍半萜类及其衍生物中，桉叶烷-4（14），11-二烯（4.36%）、α-芹子烯（1.36%）、喇叭醇（1.14%）等是主要成分，占挥发油总量的17.26%[8]。

【药理作用】

1. 抗炎、镇痛 独活挥发油0.290、0.150 g/kg给小鼠灌胃3d，可显著抑制蛋清所致大鼠足肿胀，具有良好的抗炎作用；可减少醋酸所致的小鼠扭体次数，镇痛率可达76.8%；对热板所致小鼠疼痛反应无明显抑制作用。独活挥发油有明显的抗炎、镇痛作用[9]。甲氧基欧芹酚（osthol）可抑制角叉菜胶引起的大鼠后足跖肿胀及乙酸引起的小鼠扭体反应。腹腔注射50 mg/kg甲氧基欧芹酚抗炎活性抑制率为63.3±3.62%，比10 mg/kg消炎痛的作用还强；镇痛百分率为61.2±5.14%，与100 mg/kg阿司匹林的作用相当[10]。

2. 催眠 独活香豆素（TCA）组分100、50 mg/kg，灌胃给药，使戊巴比妥钠的催眠时间延长171.1%和78.7%；对巴比妥钠的催眠作用无明显影响。提示，TCA对小鼠肝微粒体细胞色素P450具有一定的抑制作用[11]。

3. 延缓脑组织衰老 采用小鼠D-半乳糖脑老化模型，给小鼠灌胃独活水煎剂（8.1、2.7 g/kg）及其独活醇提物（24.3 g/kg）8周。发现独活水煎剂及醇提物通过修复大脑皮层、海马、纹状体部位的细胞膜磷脂结构，抗御自由基及炎症损伤，从而起到提高衰老小鼠模型学习记忆能力，延缓脑老化的作用[12,13]。自然衰老小鼠脑组织线粒体脱氧核糖核酸（mtDNA）缺失明显增多，线粒体呼吸链酶复合体Ⅰ和Ⅳ明显下降。给自然衰老小鼠灌胃独活及其醇提物18 g/kg，60 d，可减少mtDNA缺失和提高线粒体呼吸链酶复合体Ⅰ和Ⅳ活性。表明，独活及其醇提物对自然衰老小鼠线粒体DNA的氧化损伤有保护作用[14]。

4. 抗血管生成 独活在体外对人肝癌细胞亚细胞毒性浓度下（1.25、0.625、0.3125 mg/mL），可以有效抑制人微血管内皮细胞的增殖，低浓度即能够抑制血管网生成。中药独活体内外具有一定抗血管生成作用[15]。

5. 抗血小板聚集、抗血栓 独活醇提物（H_6F_4）终浓度为0.9、1.8和2.7 mg/mL时，对ADP致血小板聚集的抑制率分别为（22.6±0.6）%、（49.2±10.7）%、（69.3±12.3）%[16]。H_6F_4抑制血小板聚集的活性成分为二氢山芹醇乙酸酯（columbianetin acetate，Ⅱ）、二氢欧山芹素（columbianetin，Ⅰ）和甲氧基欧芹素（osthole，Ⅳ）[16]。给大鼠腹腔注射0.4、1.0 g/kg的H_6F_4可抑制大鼠动静脉旁路血栓形成，血栓湿重分别为（18.8±10.6）mg、（14.9±5.5）mg，与对照组（30.5±10.0）mg比较，其抑制率分别为38.4%、51.1%[16]。给大鼠腹腔注射H_6F_4每天1.0 g/kg，计5 d，可抑制Chandler法形成的体外血栓，不但可延迟"雪暴"（血小板聚集）发生的时间、特异性血栓形成时间和纤维蛋白血栓形成时间，而且使湿血栓长度缩短、湿重减轻[17]。

6. 抗肿瘤 给CFW小鼠腹腔注射40~50 mg/kg、50~100 mg/kg β-榄香烯7~8次，分别对小鼠艾氏腹水癌（EAC）、小鼠网织细胞腹水癌有抑制作用；40 mg/kg、50 mg/kg，连给7~8次，对小鼠肉瘤180（S180）腹水型及Wistar大鼠吉田肉瘤腹水型（YAS）有一定疗效[18]。伞形花内酯对鼻咽癌9KB细胞的半数有效量（ED_{50}）为33.0 μg/mL[19]。

7. 抗氧化 以独活乙醇提取物为研究对象，考察了其对菜籽油、花生油、酥油、大豆油及猪油的抗氧化作用。发现独活对五种食用油均有一定的抗氧化作用，其效果与维生素C相当，且随时间变化较维生素C变化小。另外发现，独活提取物具有很强的透明质酸酶抑制作用[20]。

8. 体内过程 独活提取物中的二氢欧山芹醇乙酸酯、蛇床子素、二氢欧山芹醇当归酸酯浓度分别为62~555 μg/mL、101~887 μg/mL、19~186 μg/mL时，吸收量与浓度呈线性关系，吸收速率常数（K_a）、吸收渗透系数（K_{app}）值基本保持不变。在肠道各段均有吸收，各段的K_a、K_{app}是结肠>十二指肠>空肠>回肠[21]。

9. 毒性 大鼠肌肉注射花椒毒素、香柑内酯的LD_{50}分别为160 mg/kg、945 mg/kg[19]。

【临床应用】

1. 骨折延迟愈合 独活寄生汤加减，每日1剂水煎服，7 d为一个疗程，4个疗程统计疗效。经治36例，骨性愈合38例，好转4例，无效3例，总有效率88.89%。骨折临床愈合，最长12周，最短4周，平均7.0周[22]。

2. 腰椎骨质增生 独活寄生汤加味结合针灸治疗260例骨质增生患者，186例活动恢复正常，54例明显好转，腰部活动功能部分恢复17例，无效3例。独活寄生汤加针灸治疗骨质增生疗效显著[23]。

3. 骨性关节炎 100例膝关节骨性关节炎随机分为治疗组和对照组各50例，治疗组口服独活寄生汤，对照组口服金乌骨通胶囊。结果：治疗组临床控制19例，显效23例，有效7例，无效1例；对照组临床控制9例，显效25例，有效12例，无效4例，两组疗效有统计学差异[24]。

4. 类风湿性关节炎 采用独活寄生汤加减（干地黄、杜仲、牛膝、桑寄生、当归、独活、细辛、桂心、秦艽、防风等)治疗类风湿性关节炎 68 例,总有效率 96%[25]。

5. 腰椎键盘突出症 130 例患者均以独活寄生汤治疗,10 d 为一个疗程。经 1~5 个疗程治疗,临床治愈 69 例,显效 24 例,有效 21 例,无效 16 例,总有效率 87.69%[26]。

6. 肿瘤骨转移 50 例骨转移患者用独活寄生汤剂及止痛治疗,46 例仅用止痛治疗。治疗组能提高疗效及生活质量,减少骨事件发生。独活寄生汤结合止痛治疗使肿瘤骨转移患者获益[27]。

【附注】

从云南的龙眼独活(Aralia fargesii)中分离鉴定了 8 个化合物,分别为伞形花内脂(umbelliferone)、秦皮乙素(esculetin)、东莨菪素(scopoletin)、东莨菪酮(scoparone)、齐墩果酸(oleanic acid)、falcarindiol、三十烷酸、β-谷甾醇[28]。

(相妍笑 张岫美)

参 考 文 献

[1]李霞,等.独活浸膏中总香豆素的含量测定.中国中药杂志,1991,16(9):543

[2]陈尚齐,等.中药川独活和浙独活中香豆素成分的研究.药学学报,1982,(5):392

[3]潘竞先,等.重齿毛当归(独活)中异当归醇、毛当归醇及其他香豆素的分离鉴定.药学学报,1987,22(7):380

[4]王志学,等.中药独活活性成分的研究.沈阳药学院学报,1988,5(3):183

[5]李荣芷,等.中药独活活性成分香豆素及其苷的化学研究.药学学报,1989,6(7):547

[6]徐国钧.生药学.北京:人民卫生出版社,1987:290

[7]张才煜,等.独活化学成分的研究.解放军药学学报,2007,23(4):241

[8]杨秀伟,等.独活挥发油成分的GC-MS分析.中国中药杂志,2006,31(8):663

[9]范莉,等.独活挥发油抗炎、镇痛药理作用的研究.安徽医药,2009,13(2):133

[10]Takuo Kosuge ,et al. Study on bioactive substance in crude drug used for arthritic disease in traditional Chinese medicine. Ⅱ isolation and identification of an anti-inflammatory and analgesic priciple from the root of angela pubescens Maxim. *Chem Pharm Bull*,1985,33(12):5351

[11]王德才,等.独活香豆素组分对戊巴比妥钠及巴比妥钠催眠作用的影响.中国中医药信息杂志,2007,14(11):31

[12]金红姝,等.独活及其醇提物延缓脑老化机制的实验研究.上海中医药杂志,2003,37(11):54

[13]裴媛,李德新,孙松辉.独活及其醇提物对自然衰老小鼠脑组织细胞凋亡的影响.中国老年学杂志,2005,8:959.

[14]李海权,等.衰老小鼠脑组织mtDNA缺失 呼吸链酶复合体活性的变化以及独活作用机制的实验研究.中医药学刊,2006,24(2):279

[15]邹玺,等.独活抗血管生成作用的实验研究.南京中医药大学学报,2008,24(3):194

[16]孟娟如,等.独活醇提物(H_6F_4)对血小板聚集和实验性血栓形成的影响.中草药,1988,(12):23

[17]李荣芷,等.中药独活抗血小板聚集及抑制实验性血栓形成的影响.中草药,1988,(12):23

[18]国家医药管理局中草药情报中心站.植物药有效成分手册.北京:人民卫生出版社,1986:1098

[19]时继慧.温术挥发油的实验研究:β-榄香烯抗肿瘤作用研究.中药通报,1981,(6):32

[20]卢永昌,张雪梅.独活抗氧化作用的研究.青海师专学报(教育科学),2004,5:74

[21]吴雅娜,等.独活有效成分大鼠在体单向灌流肠吸收.药学学报,2008,43(1):102

[22]李洵,等.独活寄生汤加减治疗骨折延迟愈合36例.中国中医急症,2010,19(5):865

[23]李庆,等.独活寄生汤加味结合针灸治疗腰椎骨质增生260例疗效观察.中医药学报,2010,38(2):132

[24]李宝春.独活寄生汤加减治疗膝关节骨性关节炎100例临床观察.中国当代医药,2010,17(15):80,

[25]杨新玲,等.独活寄生汤治疗类风湿性关节炎68例.陕西中医,2010,31(4):439

[26]白义仁,等.独活寄生汤加减治疗腰椎键盘突出症130例.现代中医药,2010,30(3):34

[27]吴秀玲.独活寄生汤治疗肿瘤骨转移.中国医药指南,2009,7(21):14

[28]饶高雄,等.龙眼独活的化学成分.中国中药杂志,1996,21(8):482

亮菌 Armillariella Tabescens liang jun

本品为白蘑科真菌假密环菌*Armillariella tabescens* Sing.的菌丝体。主治胆囊炎、急慢性肝炎、阑尾炎、中耳炎等。

【化学成分】

主要含假密环菌甲素(亮菌甲素,armillarisin A)、假密环菌乙素(亮菌乙素,armillarisin B)、假密环菌丙素(亮菌丙素,armillarisin C)和甘露醇[1]。此外,还含有氨基酸及糖类[2]。

【药理作用】

1. 降血压 给犬静脉注射亮菌甲素5、10 mg/kg分别使血压平均降4.54 kPa (33.4 mmHg) 和6.53 kPa (48 mmHg),后者在注射后10~20min内恢复正常[3]。

2. 升高白细胞 给每只小鼠腹腔注射亮菌多糖75 mg对皮下注射环磷酰胺(75 mg/kg)所致小鼠白细胞降低有提升作用。能促进辐照小鼠造血功能恢复,加速造血细胞生成,从而增加外周血中的白细胞数量。对正常小鼠无影响。给犬肌肉注射亮菌多糖80~100 mg/kg,均能提高正常和辐射犬外周血中白细胞数量。给正常猕猴肌肉注射亮菌多糖100 mg/kg也有提升白细胞的作用。应用^{3}H-TdR脉冲标记法研究表明,亮菌多糖能加速造血组织DNA的合成,提示辐射防护与升白作用机制主要是加速造血组织DNA合成[2]。

3. 保肝 应用卡介苗加脂多糖(BCG+LPS)复制小鼠免疫性肝损伤模型,腹腔注射给予亮菌多糖ATPS-2(25、50、100 mg/kg)能明显降低小鼠血清中升高的ALT、AST、NO水平以及TNF-α、IL-1的含量,抑制肝脏中上升的MDA水平和提高过低的SOD活性,提升脾T、B淋巴细胞增殖能力,提高小鼠的脾脏指数和胸腺指数,降低小鼠的肝脏指数。说明亮菌多糖ATPS-2对BCG+LPS致小鼠免疫性肝损伤具有显著的保护作用[4]。另外在四氯化碳和北京红星二锅头诱导小鼠肝损伤的模型中也发现腹腔注射给予亮菌多糖可以降低ALT、AST的含量,肝组织切片病理显示亮菌多糖ATPS-2有明显的保肝作用[5]。说明亮菌多糖对肝损伤具有显著的保护作用。

4. 增加胆汁分泌 给大鼠十二指肠内或肌肉注射亮菌甲素30 mg/kg后,肝脏分泌胆汁量均有明显增加。给药后1 h的胆汁分泌量与给药前1 h比较,十二指肠内给药和肌肉注射给药的胆汁分泌增加率分别为38%和16.5%。给犬静脉注射亮菌甲素5 mg/kg后,肝脏分泌胆汁量在1~2 min内明显增加,多数可持续10~20 min。注射10 mg/kg时,作用增强,大都持续20min以上。若以给药前后20 min胆汁分泌量进行比较,增加率分别为101.5%和186.1%。同时可使流经总胆管末端括约肌的灌流滴数明显增加。5和10 mg/kg两组给药前后20 min灌流滴数增加百分率分别为70.1%和213.7%。说明亮菌甲素对总胆管末端括约肌具有抗松弛作用。亦能降低十二指肠紧张度[3]。

5. 抗辐射 给小鼠于照射(^{60}Co γ射线)前24 h腹腔注射亮菌制剂75 mg,有明显促进骨髓细胞再生的能力和恢复小鼠骨髓造血功能及髓外造血功能的作用。其抗辐射机制被认为在早期可能抑制造血干细胞的分化、增殖活动,从而降低其对射线的敏感性,达到部分保护干细胞的目的,后期它又能使造血干细胞进入增殖恢复阶段。促进受照小鼠造血功能的恢复与加速造血组织DNA合成有关[6]。另给小鼠于辐照前24h腹腔注射50、75、100 mg亮菌多糖,用^{60}Co γ射线源一次全身辐照9Gy,观察20d存活率,三组均有防护效果,以75 mg防护效价最好,20 d存活率为59.1%。给犬按80~100 mg/kg肌肉注射亮菌多糖,全身照射^{60}Co γ射线源3 Gy,观察30 d存活率,结果给药组存活率为56.0%表明对犬急性放射病有明显防护作用[2]。

6. 免疫增强 口服给予小鼠亮菌多糖,结果表明,亮菌多糖体内给药能激活小鼠网状内皮系统,增强其吞噬功能;能明显拮抗环磷酰胺所致的小鼠溶血素抗体的降低;能提高Con A诱导小鼠体内淋巴细胞产生白介素-2的能力;可以增强小鼠脾脏NK细胞的活性,说明亮菌多糖能增强小鼠机体免疫力[7]。

7. 抗衰老,抗氧化 应用D-半乳糖致衰老模型,口服给予亮菌多糖ATPS-1b。结果表明,亮菌多糖ATPS-1b能显著提高SOD、GSH-Px活性并降低MDA、NO含量,还能明显增加小鼠体重,抑制胸腺指数和脾脏指数下降,且呈剂量依赖关系。亮菌多糖ATPS-1b具有抗衰老作用,其机制可能与其增强免疫功能,清除氧自由基和活性氧，提高机体抗氧化酶活力有关[8,9]。

8. 毒性 ①急性毒性：小鼠腹腔注射或灌服亮菌甲素的LD_{50}分别为980 mg/kg和>5000 mg/kg。②长期毒性：大鼠每日肌肉注射亮菌甲素1.6或3.2 mg/kg，犬每日肌肉注射亮菌甲8 mg/kg(相当于人每日最高用量的125倍)，连续3个月。测血、尿常规、凝血时间、血清SGPT、血清尿素氮及心、肝、脾、肺、肾、肾上腺、子宫、卵巢等组织学检查无明显异常[3]。

9. 药物代谢 ^{14}C-亮菌甲素在大鼠口服迅速吸收，给药后39 min血液放射性达高峰，肌肉注射约31 min达高峰；主要分布于肾(最高)、心脏、肝、脾、肺、脑等器官，静脉注射15 min后放射性明显集中于肾脏及膀胱；主要在肝脏代谢，初步检出有4个代谢物；给药后1 h内从胆汁排出的放射性量占12 h内排出量的79%；给药后2 h从尿中排出的放射性量占注入量的54%，至48h，尿中排泄为总量的89%；给药后12 h粪中排出量为4.9%；尿粪总排出量在48 h为97%，表明该药不易在体内蓄积[10]。

【临床应用】

1. 胆囊炎 亮菌口服剂治疗急、慢性胆囊炎1090例。急性病例15 d、慢性病例30 d为一个疗程，经1~3个疗程总有效率为89.1%[11,12]。

2. 急慢性肝炎 亮菌制剂(剂型、用法同前)治疗急性传染性肝炎743例，总有效率98%；迁延性肝炎174例，有效率79.9%；慢性肝炎130例，有效率72.4%[11,13]。

3. 胆道感染 亮菌甲素注射剂治疗急性胆道感染131例，有效率92.4%，使用大剂量为每天4 mg，未发现任何毒副作用[14]。

4. 阑尾炎 亮菌煎剂治疗93例，每次100 mL每6小时1次，有效率83.8%[15]。

5. 中耳炎 煎剂每次50 mL，片剂每次10片，每日3次，急性者3~15 d，慢性者5~8 d为一个疗程，治疗急性中耳炎59例，有效率76.5%；慢性中耳炎5例，有效率100%[15]。

6. 溃疡性结肠炎 给予亮菌甲素10 mg，14 d为一个疗程，共2个疗程，有效率为60.0%，与激素和用后有效率为94.0%，单独应用激素组[16]。

(徐华丽 睢大筼 吕忠智)

参考文献

[1]江苏省“亮菌”科研协作组化学小组.假密环菌的研究Ⅱ.假密环菌素的分离及结构测定.中国科学，1974，4：377

[2]罗霞，等.亮菌多糖的分离纯化.中草药，2009，40(2)：231

[3]孙奋治，等.新利胆药亮菌甲素的药理和毒性研究.药学学报，1981，16：401

[4]李峰，等.亮菌多糖ATPS-2对小鼠免疫性肝损伤的保护作用.中国中药杂志，2007，32(24)：2645

[5]李峰，等.亮菌多糖ATPS-2对小鼠四氯化碳和酒精肝损伤的保护作用.中国食用菌，2007，26 (3)：44

[6]余瑞荣，等.亮菌制剂对辐照小鼠细胞动力学的影响.中草药，1982，12：19

[7]高婷，等.亮菌粗多糖对小鼠免疫功能的影响.四川大学学报(自然科学版)，2005，42(2)：395

[8]马金宝，等.亮菌多糖ATPS-1b抗衰老作用研究.中国食用菌，2008，27(1)：38

[9]马金宝，等.亮菌多糖-1b清除自由基作用研究.中国食用菌，2008，27(6)：38

[10]邵鹤生，等.[^{14}C]亮菌甲素在大鼠的吸收、分布、排泄和代谢物.中国药理学报，1980，1：120

[11] 江苏医药编辑室. 新药亮菌的研究动态. 江苏医药，1975，6：3

[12]欧新强.亮菌甲素治疗急性胆囊炎的疗效观察.临床荟萃，2002，17(5)：282

[13]江苏省亮菌科研协作组临床肝炎小组.亮菌治疗迁延性、慢性病毒性肝炎的疗效观察.江苏医药，1976，3：18

[14]曹平.亮菌甲素治疗急性胆道感染131例疗效分析.中华医学杂志，1979，59：240

[15]江苏新医学院.中药大辞典(下册).上海：上海人民出版社，1977：1716

[16]郭永高，等.亮菌甲素治疗溃疡性结肠炎疗效观察.中国煤炭工业医学杂志，2007，10(7)：830

美登木 Mayteni Cortex et Folium

mei deng mu

本品为卫矛科植物云南美登木*Maytenus hookerii* Loes、密花美登木*Maytenus confertiflorus* J.Y.Lo et X X Chen 及卵叶美登木*Maytenus ovatus* Loes.的皮和叶。有抗肿瘤作用。主治各种恶性肿瘤。

【化学成分】

含有美登素 (maytansine)[1,2]。丙酰美登素(maytanprine)、丁酰美登素(maytanbutine)、异戊酰美登素(maytanvaline)、去甲基maytanbutine等大环内酯类化合物[3-6]。含有三萜类成分如：amazonin A–C[7]，macrocarpin A–D[8]，krukovines A–E[9]，triscutin A、B[10]，baruol，leonal[11]等。

【药理作用】

1. 抗肿瘤作用 在20世纪60年代，美国国立卫生研究院癌症研究中心(National Cancer Institute)在非洲、美洲、大洋洲和非洲组织了大规模的抗肿瘤活性植物筛选工作，其中标志性成果之一为从非洲产齿叶美登木(Maytenus serrata)中分离得到了美登素。经过十余年的深入研究，成功合成美登素并开发为对淋巴恶性肿瘤有较强抑制作用的新药。随后，我国也开展了对美登木抗肿瘤作用的研究工作。并在云南美登木中发现美登素等抗肿瘤活性化合物。云南美登木的甲醇提取物加到小鼠艾氏腹水癌细胞混悬液中，0.5 h后，细胞核轻度固缩，染色质轻度模糊；2 h后，核肿胀，染色质中度至重度模糊，胞浆完全消失；4 h后，大多数癌细胞崩解成细丝状以至消失，少数癌细胞呈正在崩解状[12]。

10^{-7}~10^{-3} μg/mL美登素可在体外抑制P388、L1210和LY5178小鼠白血病细胞生长，其中以P388最敏感。对L1210白血病，Lewis肺癌和黑色素细胞瘤B_{16}亦有显著的抑制作用[13]。

美登素与其他抗肿瘤药物联合用药的抗肿瘤作用结果如下：去水卫矛醇(DAG，剂量为3.0~5.0 mg/kg，腹腔注射)和美登新(MAY，剂量为0.08~0.2 mg/kg，腹腔注射)同时或间隔24 h给药(无论先后顺序如何)，对艾氏腹水癌(EAC)小鼠的生命的延长和癌细胞的杀灭均有协同作用。不同先后顺序给药对L1210小鼠得到相同结果，但同时给药则无显著协同作用。DAG腹腔注射给药24 h后再给予MAY，对接种21 d的B_{16}黑色素瘤瘤重抑制率超过了"相加作用"，但不能延长生命。联合用药对腹水型肝癌及S180无协同作用[14]。

除美登素外，美登木的三萜类成分也具有抗肿瘤活性。化合物isoblepharodol、7–oxoblepharodol、blepharotriol、6–deoxoblepharodol均显示一定程度的细胞毒活性，对HeLa、Hep–2和Vero等几种细胞系的IC_{50}值均在20 μg/mL 以下[15]。木栓烷型三萜28–hydroxyfriedelane –1，3 –dione 抑制 P2388、A2549、HT229 和Mel228的IC_{50}值为10 μg/mL左右[16]。羽扇豆烷型三萜11α–hydroxylupane–20 (29)–en–3–one也显示抗肿瘤活性[17]。美登木中三萜类化合物抗肿瘤活性与A环取代情况有密切关系，当A环3，4–位的邻二羟基被乙酰基取代后，活性明显增强，当其中的1 个羟基被甲氧基取代后，活性显著降低[8]。triscutin A、triscutin B为三萜的二聚体，均没有显著的抗菌和抗肿瘤活性，化合物的活性可能与分子大小有密切关系，这些活性物质有时以多聚体的形式贮存于植物体内，必要时会被水解成单体释放出活性单元。

抑制肿瘤机制：美登素是有丝分裂抑制剂，L1210细胞经美登素处理后，使67%细胞处于有丝分裂期，而未处理的对照组细胞有丝分裂指数范围3.2%~5.8%。流动微量荧光分析表明美登素处理L1210细胞，DNA分布形成一个单峰，表示细胞分裂处于G_2和中期。海胆和海蛤卵试验提示，美登素通过干扰微小管形成与抑制微管蛋白的聚合来抑制有丝分裂。在啮齿动物白血病细胞实验中，美登素浓度为10^{-7} mol/L时干扰DNA、RNA和蛋白质的合成。P388细胞的DNA合成为对照组的14%，而RNA和蛋白质合成则分别为对照组的46%和48%。特别是美登素在浓度高达10^{-4}mol/L时也不出现抑制大肠杆菌RNA聚合酶的活性。海胆卵有丝分裂过程研究表明，美登素作为抗有丝分裂剂，比长春新碱强100倍。在中国田鼠卵巢细胞组织培养试验中，美登素比长春新碱强20倍[13]。

2. 抑菌 美登素对油菜菌核病菌的最低抑制浓度(MIC)为0.8 μg/mL，水稻纹枯病菌为1.56 μg/mL，棒色青霉菌为3.698 μg/mL，新型隐球酵母为25.0 μg/mL。被抑制生长的水稻纹枯病菌和油菜菌核病菌的菌丝，均产生畸形扭曲，细胞分裂及伸长皆受到阻碍。纸片平板扩散法测试油菜菌核病菌、水稻纹枯病菌和棒色青霉菌对美登素的最小敏感剂量，分别为0.005 μg/片、0.02 μg/片和0.2 μg/片。前两者对美登素的敏感性比棒色毒霉菌高10~20倍[18]。

3. 杀灭骨髓干细胞 美登素对骨髓干细胞的影响较弱，0.8 mg/kg剂量时，能杀灭66%的骨髓干细胞。随着剂量增加，骨髓干细胞存活比并不呈指数降低，出现"坪相"。

4. 毒性 小鼠腹腔注射美登木叶醋酸乙酯提取物，LD_{50}为(453.3±44.7) mg/kg。死亡小鼠解剖后，可见肠段充血和出血。猴灌服3 d，总剂量为720 mg/kg，30 d内无不良反应。美登木茎经醋酸乙酯和甲醇处理后得到的提取物 (M_2) 腹腔注射给药时，对小鼠的LD_{50}为(83.4±15.8) mg/kg，灌胃给药LD_{50}为(365.0±68.0) mg/kg。于14d内，每日给大鼠分别按1.5 mg/kg和0.75 mg/kg腹腔注射M_2，结果表明，在上述剂量下，给药组除约半数发生肝细胞不同程度肿胀、胞浆疏松等改变外，未见其他毒性反应。美登素给小鼠腹腔注射，LD_{50}为0.40±0.18 mg/kg[2]。

【临床应用】

1. 恶性肿瘤 美国国立肿瘤研究所的第1和第2期临床试验表明，癌症患者对美登素的最大耐受剂量(MTD)大约为1.25~2.5 mg/m²。静脉注射或加入250~500 mL液体稀释后静脉滴注，连续给药3 d或第1、3、5 d给药，对急性淋巴性白血病，非何杰金氏淋巴瘤，卵巢癌等恶性肿瘤有治疗作用。副作用主要表现为胃肠道毒性和神经毒性，胃肠道症状如恶心、呕吐，在数小时内可导致严重脱水。神经系统症状包括极度衰弱、昏睡、烦燥不安[13]。

2. 白癜风 白蒺藜600 g、补骨脂500 g、白芷400 g、紫河车300 g、何首乌300 g、美凳木200 g、人参100 g、鸡血藤100 g，研成细末混合调成荆花蜂蜜丸，每丸重3 g。每次1丸，日服3次，治疗各类型白癜风患者316例，痊愈283例，显效19例，有效8例。未见有明显的毒副作用[19]。

(张 祎 周秋丽 何宗梅 毕云峰 王本祥)

参考文献

[1]Kupchan SM, et al. Maytansine, a novel antileukemic ansa macrolide from Maytenus ovatus. *J Am Chem Soc*, 1972, 94(4): 1354

[2]樊亦军，等. 密花美登木抗肿瘤及药理作用研究. 中草药, 1981, 12(8): 18

[3]Kupchan SM, et al. Tumor inhibitors 96.Novel maytanoids. Structural interrelations and requirements for anti1eukemic activlty. *J Am Chem Soc*, 1974, 96(11): 3706

[4]Kupchan SM, et al. Maytanprine and maytanbutine, new antileukemic ansa macrolides from Maytenus buchananii. *J chem Soc(chem comm)*, 1972, 19: 1065

[5]Kupchan SM, et al. 1etter: Novel maytansinoids.Naturally occuring and synthetic antilleukemic esters of maytansinol. *J Am Chem Soc*, 1975, 97(18): 5294

[6]Larson GM, et al. Maytanbicylininol, new macrolides from Maytenus ovatus. *J Nat Prod*, 1999, 62(2): 361

[7]Chavez H, et al. Structure of new bioactive triterpenes related to 22-β-hydroxytingenone. *Tetrahedron*, 1998, 54(44): 13579

[8]Chavez H, et al. Macrocarpins A-D, new cytotoxic nor-triterpenes from Maytenus macrocarpa. *Bioorg Med Chem Lett*, 2000, 10(8): 759

[9]Shirota O, et al. Triterpenes from Brazilian medicinal plant "Chuchuhuasi"(May tenus krukovii). *J Nat Prod*, 1996, 59(11): 1072

[10]Gonzal G, et al. Triterpene trimers from Maytenus scutioides: cycloaddition compounds?. *J Nat Prod*, 1999, 62(8): 1185

[11]Nunez, J. et al. First examples of tetracyclic triterpenoids with a D:B-friedobaccharane skeleton, a tentative biosynthetic route. *Tetrahedron Lett*, 2004, 45(39): 7367

[12]张瑜. 云南美登木S部分对小鼠ECA癌细胞的作用形态观察. 云南医药, 1981, 5: 39

[13]Issell BF, et al. Maytansine Cancer Treat Rev, 1978, 5(4): 199

[14]樊亦军，等. 1,2,5,6-二去水卫矛醇与美登新联合用药的实验研究. 药学学报, 1983, 9: 648

[15]Rodrguez M, et al.New phenolic triterpenes from Maytenus blepharodes, semisynthesis of 6-deoxoblepharodol from pristimerin. *Tetrahedron*, 2005, 61(9): 2513

[16]Chavez H, et al .Friedelane triterpenoids from Maytenus macrocarpa. *J Nat Prod*, 1998, 61(1): 82

[17]Muhammad I, et al .Bioactive 12-oleanene triterpene and secotriterpene acids from Maytenus undata. *J Nat Prod*, 2000, 63(5): 605

[18]武济民，等. 美登素抗菌作用的研究. 微生物学通报, 1982, 6: 277

[19]温海滨，等. 治白癜风验方. 农村新技术, 2001, 3: 51

姜黄 Curcumae Longae Rhizoma jiang huang

本品为姜科植物姜黄 *Curcuma longa* L 的干燥根茎。味苦、辛，性温。有破血行气、通经止痛功能。主治胸胁刺痛、胸痹心痛、痛经经闭、癥瘕、风湿肩臂疼痛、跌扑肿痛。

【化学成分】

姜黄的主要有效成分为姜黄素(curcumin)、去甲氧基姜黄素(demethoxycurcumin)、二去甲氧基姜黄素(bisdemethoxycurcumin)，这三个成分亦有称为姜黄素类(curcuminoids)。姜黄所含的另一个有效成分为挥发油，含量4.2%~14%，其中含姜黄酮(turmerone)58%、姜烯(zingiberene)25%、水芹烯(phellandrene)1%，1-8-按叶素(cineole)，香桧烯(sabinene)0.6%，龙脑(borneol)10.5%。另外还含有芳-姜黄酮(arturmerone)、莪术醇和丁香烯(caryophyllene)等。广西鲜姜黄挥发油中含姜黄烯16.25%、芳姜黄酮13.55%[1,2]。

【药理作用】

1. 抗动脉粥样硬化 将姜黄素(100 mg/kg)与高脂饲料同时喂饲家兔，连续12周。结果，姜黄素组TC、LDL-C、血浆内皮素(ET)水平显著降低，姜黄素组的血浆NO及结构型一氧化氮合酶(cNOS)活性明显升高；另外姜黄素组家兔的主动脉内脂质斑块相对面积明显低于对照组。结果显示，姜黄素有预防高脂饮食所致动脉硬化的作用[3]。给已形成动脉粥样硬化(AS)家兔每日灌胃姜黄素200 mg/kg，连续30 d。结果，家兔主动脉粥样斑块面积比明显减低，主动脉壁基质金属蛋白酶9(MMP-9)和核转录因子-KB(NF-KB)的表达率明显下调。提示姜黄素降低AS形成的机制[4]。

2. 保肝及抗肝纤维化 对乙醇所致肝损伤大鼠灌胃姜黄素80 mg/kg，血清AST、ALP、胆固醇、磷脂、游离脂肪酸及硫代巴比土酸反应底物(TBARS)和TBARS与对照组比较显著下降。提示，姜黄素对乙醇造成的肝细胞膜或细胞器损害具有明显的保护作用[5]。

皮下注射50% CCl_4油溶液复制肝纤维化大鼠模型，造模同时姜黄素100、200及400 mg/kg每周灌胃3次，连续10周。结果，与对照组比较，大鼠血清ALT、AST降低；病理检查，肝组织胶原纤维增生程度较轻，无明显假小叶形成，胶原指数明显降低。表明姜黄素有明显减轻CCl_4所致肝损伤及延缓肝纤维化的作用[6]。在另项研究中，给肝纤维化大鼠灌胃姜黄素100、200及400 mg/kg剂量，每日1次，连续6周。姜黄素组在血清ALT、AST和ALP显著降低的同时，镜下观察大鼠肝纤维化均有不同程度的改善，炎性浸润程度减轻，汇管区纤维结缔组织显著减少，肝小叶结构完好。同时姜黄素组肝组织中TGF-β_1表达受抑，Caspase-3蛋白表达提高。结果提示，姜黄素确有治疗肝纤维化作用，其机制可能与其抑制TGF-β_1表达和促进Caspase-3表达相关[7]。

体外，姜黄素、去甲氧基姜黄素和二去甲氧基姜黄素都有对抗四氯化碳(CCl_4)和半乳糖胺(GalN)对大鼠原代肝细胞培养时所致的损伤。若以肝细胞毒的谷丙转氨酶(SGPT)值为100%计算，则加入姜黄素0.01、0.1、10 mg/mL浓度时，在CCl_4组分别降为92%、42%和20%，在GalN组则分别为100%、88%和44%；去甲氧基姜黄素0.01、0.1和1.0 mg/mL加入CCl_4组时，SGPT分别降为88%、37%和17%，在加入GalN组时分别为104%、85%和66%；以0.01、0.1和1.0 mg/mL浓度的二去甲氧基姜黄素加于CCl_4组时SGPT分别降为88%、62%和35%，在GalN组分别为104%、85%和66%。说明姜黄素在体外实验中有明显的保肝作用，且具有一定的量效关系[8]。

3. 抗心肌缺血性损伤和乙醇诱导脑损伤 静脉注射姜黄素10、20及40 mg/kg 20 min后，静脉注射异丙基肾上腺素(Iso)，造成大鼠心肌缺血性损伤。姜黄素可使Iso诱导的大鼠心电图缺血性改变ΣJ点下降减轻，抑制CPK、LDH和GOT活性的升高及FFA含量的升高，降低缺血心肌中MDA的含量。显示姜黄素可提高大鼠心肌耐缺氧能力，对大鼠心肌的缺血性损伤有一定的保护作用[1]。用乙醇诱导大鼠脑损伤同时加服姜黄素80 mg/kg，每日1次，共30d。姜黄素可明显减轻大鼠脑组织胆固醇、磷脂、FFA、TBARS的生成，明显升高还原型太胱甘肽的含量；姜黄素还能明显减轻脑组织出现空泡变性及songi型改变。提示姜黄素对乙醇所致大鼠脑损伤的保护作用主要与其防止脂质过氧化的抗氧化作用有关[9]。

4. 抗心肌、脑缺血再灌注损伤 结扎大鼠冠状动脉左前降支造成急性心肌缺血再灌注损伤模型，缺血前5 min静脉推注姜黄素20、40 mg/kg。结果姜黄素能剂量依赖性地改善心肌缺血再灌注后血流动力学变化LVsp、±dp/dtmax均较对照组升高，而使LVEDP有所下降；对反映心肌梗死面积的指标IS/AR姜黄素20、40 mg/kg组明显缩小。提示，姜黄素改善心功能、缩小梗死面积，对大鼠心肌缺血再灌注损伤有保护作用[10]。

以线栓法阻断大鼠大脑中动脉(MCAO)建立大鼠局灶性脑缺血实验模型(I/R)，腹腔注射姜黄素20、40、60 mg/kg，可使脑梗死体积缩小，热休克蛋白70(HSP-70)阳性细胞表达率升高。提示，姜黄素对脑缺血再灌注损伤的保护作用与促HSP-70表达有关[11]。对大鼠全脑缺血再灌注损伤模型，缺血前20 min腹腔注射姜黄素200 mg/kg。与对照组比较，姜黄素可使脑海马锥体70%细胞边界基本清楚核形状基本规则；海马CA1区NF-KB的表达水平下降，海马ICAM-1蛋白含量明显降低。提示姜黄素可能通过抑制ICAM-1、NF-KB的表达，而减轻缺血再灌注神经损伤[12]。

5. 抗慢性心力衰竭 复制容量压力超负荷心衰家兔模型，3 d后给予姜黄素100 mg/kg，连续10周。结果，治疗组左室射血分数(EF)明显升高；而左室舒张末期内径(LVIDd)和左室收缩末期内径(LVIDs)则明显降低;治疗组左室壁厚度(LVPW)核室间隔厚度(IVST)也较模型组明显减轻;姜黄素组 SERCAZa 蛋白表达量明显增高。提示姜黄素能抑制心室重构,改善家兔慢性心力衰竭的心功能延缓心衰的发展,其机制可能是通过 SERCAZa 的表达而实现的[13]。

6. 抗哮喘、抗肺纤维化 小鼠以卵清蛋白(OVA)进行致敏和激发建立哮喘模型,治疗组于激发前腹腔注射姜黄素 200 mg/kg。结果,姜黄素治疗组嗜酸性粒细胞(EOS)明显降低;小鼠炎症明显改善(上皮增生、平滑肌层增厚不明显),气管周围胶原纤维及黏液颗粒减少;TGF-β_1 表达阳性率明显减少。提示姜黄素不仅可明显抑制哮喘小鼠的气道炎症,还可减轻气管重构的程度,这种作用可能是通过抑制 TGF-β_1 mRNA 表达来实现的[14]。同样以 OVA 致敏和激发建立大鼠哮喘模型,姜黄素口服 200 mg/kg 共 24 d。结果,姜黄素组 EOS 计数下降明显,肺组织转录因子 T-bet 和 INF-γ 表达均明显上调。说明姜黄素治疗哮喘抑制气道炎症与其增强肺组织转录因子 T-bet 及调控的细胞因子 INF-γ 表达有关[15]。

大鼠气管内一次性滴注博莱霉素复制肺纤维化模型,以姜黄素 50、100 及 200 mg/kg 剂量于次日注射给药,连续 28 d。结果显示,姜黄素在不同时间点(给药 7、14、28 d)使肺泡炎和纤维化程度明显减低;使血清Ⅲ、Ⅳ胶原、层粘连蛋白(LN)及透明质酸(HA)含量明显下降;肺组织 HyP 含量降低。实验结果表明,姜黄素可能通过降低肺纤维化大鼠细胞外基质含量而发挥治疗肺纤维化作用[16]。

7. 抗结肠炎、胰腺炎 以三硝基苯磺酸(TNBS)醇溶液灌肠复制溃疡性结肠炎小鼠模型,姜黄素腹腔注射 100 mg/kg,连续 7d 治疗。结果,治疗组疾病活动度指数(DAI)降低;结肠组织 PPAR-γ 表达升高,NF-KB 表达降低。提示姜黄素可通过 PPAR-γ 途径负性调节 NF-KB 的表达,对 TNBS 诱导的小鼠结肠炎发挥抗炎作用[17]。

小鼠腹腔注射雨蛙素复制急性胰腺炎模型,30 min 后,治疗组腹腔注射姜黄素 100、200 mg/kg。结果,治疗组血清淀粉酶和 TNF-α 均较对照组明显降低;胰腺组织病理学评分明显降低,胰腺组织 NF-KB mRNA 及 NF- KB P65 总蛋白和胞核蛋白的表达明显降低。表明姜黄素可有效减轻小鼠急性坏死性胰腺炎的损伤,其机制可能与降低 NF-KB 的活性有关[18]。

8. 减肥 大鼠以高脂饲料喂养 8 周复制肥胖模型,治疗组以姜黄素 1.25 及 5 g/kg 灌胃,共 30 d。结果 30d 后,治疗组体重、体脂系数明显下降;明显降低血清 TC 水平,提高血清 HDL 和 ApoA 水平;超微结构观察,给予姜黄素后脂肪细胞体积明显减少,核膜细胞间质等脂肪量明显减少。提示姜黄素有降脂减肥作用,其机制可能是通过提高ApoA 含量,促进 HDL-C 合成,降低 ApoB 水平加速 LDL-C 分解,从而加速总胆固醇和甘油三酯分解轻化[19]。同样剂量的姜黄素(1.25 及 5 g/kg,连续灌胃 4 周),可使血糖、胰岛素瘦素和肿瘤坏死因子(TNF)明显低于对照组;超微结构可见胰岛 β 细胞内有大量的分泌颗粒,颗粒内电子密度较高,颗粒外有较大空隙。提示姜黄素可通过减轻胰腺组织脂肪沉积,使胰岛素淋巴回流畅通抑制胰岛细胞的凋亡,从而缓解肥胖引起的胰岛素和瘦素抵抗[20]。

9. 抗运动性疲劳 小鼠每日灌胃姜黄水煎剂(相当生药 0.5、10 和 2.0 g/kg)连续 30 d。结果:姜黄素能明显延长游泳时间;血乳酸(LH)下降,乳酸脱氢酶(LDH)和肝糖原明显升高,血清尿素氮(BUN)下降。实验结果提示,姜黄有延长小鼠负重游泳时间,降低运动时血清 BUN 水平,减少肝糖原消耗,降低运动后血乳酸含量和增加 LDH 活性,从而说明姜黄有抗运动性疲劳的作用[21]。

10. 抗肿瘤

(1)体外细胞毒作用 姜黄素、去甲氧基姜黄素和二去甲氧基姜黄素在浓度为 33 μg/mL 时,可使肝癌细胞(HTC)100%死亡。姜黄素对 BEL-7402、K562、MGC-803、B16、K562/ADH 等细胞株杀伤作用明显,其 IC_{50} 为 4.10~23.05 mg/L。姜黄素对人脑胶质瘤细胞 SHG44 细胞增殖的抑制作用呈剂量依存关系,IC_{50} 为(13.6±2.2) mmol/L,细胞呈 G0/G1 期阻滞比例达 57.2%。以姜黄素 IC_{50} 剂量处理后,细胞呈明显凋亡迹象,Caspase-8 表达高达 (96±23)%[对照组 (6.7±2.2)%],而 Bcl-2 的表达为(33±8)%[对照组(97.0±2.2)%]。表明姜黄素具有明显抑制肿瘤细胞增殖及促进凋亡的作用[22]。

(2)体内抑瘤作用 姜黄素 50、100 mg/kg,给小鼠腹腔注射,每日 1 次,连续 7 d。对 B_{16} 的抑瘤率为 68.6%和 88.6%,对艾氏腹水癌的生命延长率分别为 43.6%和 70%。姜黄素体内有抗转移作用,姜黄素可抑制 $B_{16}F_{10}$ 黑色素瘤在小鼠体内的肺转移,使肺内转移瘤结节明显减少。灌胃姜黄素 200 mg/kg 或腹腔注射 50 mg/kg,每日 2 次,连续 2 d,可使小鼠黑色素瘤 B_{16} 的肺转移抑制率分别达到 65.8%和 78.6%[1]。

姜黄素Ⅲ给接种人肺腺癌细胞(A549)裸鼠腹腔注射 100 mg/kg,隔日 1 次,共 8 次。结果,姜黄素Ⅲ的抑瘤率为 50.4%；瘤组织微血管密度(MVD)明显减少，血管内皮生长因子及生长因子受体 1、受体 2 均明显降低。上述说明，姜黄素Ⅲ的抗癌机制与降低肿瘤血管生成有关[23]。

姜黄素以 300 mg/kg 和 3000 mg/kg 灌胃给予移植人肝癌细胞(Hep G_2)裸鼠，共 14 d。结果显示，姜黄素组肿瘤组织新生血管密度(NCD)明显降低，由 70% 降至 42%；显著降低肿瘤组织的 COX-2 表达，且呈剂量依赖关系；血清 VEGF 明显降低。提示姜黄素抑制肿瘤血管生成可能与其抑制这两个血管生成标志物有关[24]。

姜黄素不溶于水，将姜黄素做成羟丙基-β-环糊精包含物(C-Hp-β-cD)，采用 30 及 60 mg/kg 两个剂量治疗黑素瘤伴自发性转移模型小鼠。结果，60 mg/kg 组抑瘤率为 37.2%，腹腔淋巴结转移降低，MVD 也明显低于对照组。表明姜黄素水溶性制剂低剂量，同样具有抑瘤、抗转移和抑制血管生成作用[25]。

(3) 抗诱变及防癌　姜黄素剂量为每皿 30、60、125、250 μg 时，可对抗菸草热解物、洗牙剂(剂量 100 μg)、苯丙芘(每皿 2.5 μg)和二甲苯蒽(每皿 5 μg)等对 TA_{98} 和 TA_{100} 的致突作用[26]。雏鸭每日每只饲以姜黄素 5 mg，共 14d，则能逆转黄曲霉毒素(AFT)所致的肝损伤(脂肪变、坏死及胆管增生)。姜黄提取物 5~10 mg/mL，体外试验，尚可抑制黄曲霉菌产生 AFT 抑制率超过 90%[27]。

小鼠皮肤用 7,12-二甲基苯蒽(DMBA)和 12-邻十四烷酰大戟二萜醇-13-乙酸酯(TPA)，每周 2 次，共涂抹 20 周。结果每鼠平均发生 16.4 个肿瘤，而如果在用 TPA 的同时加用 1、3 或 10 μmol 的姜黄素，则肿瘤的发生率分别减少 39%、77%和 98%，带瘤动物也分别减少了 21%、66%和 82%[28]。

有大量的实验研究结果表明动物饲以姜黄或姜黄素对小鼠以化学物质诱发的口腔、前胃、十二指肠及结肠癌都有良好的抑制作用，对氧化偶氮甲烷诱发的大鼠结肠癌及 BP 诱发的大鼠乳腺癌亦均有抑制作用[29-31]。值得注意的是姜黄对自发性乳腺癌亦有抑制作用，当 C_3H(Jax)小鼠，用添加 2%或 5%姜黄饲料饲养不同生长期的小鼠，均可使肿瘤体积减小 90%。肿瘤发生率明显抑制且与初始的治疗年龄呈现剂量和时间依赖性。另外 C_3H(Jax)小鼠也可经子宫摄入 2%姜黄(称之为经胎盘化学保护)，对肿瘤发生率及肿瘤的增殖亦均有明显的抑制作用，故认为食用姜黄可抑制自发性乳腺癌肿瘤，并且还是一种有效的经胎盘化学保护剂[32]。鉴于姜黄素是一种有效抗致突剂和抗促癌剂，所以美国国立肿瘤所已将其列为第三代癌化学预防剂[33]。

11. 抗病毒　对 HIV 的抑制作用是近年来对姜黄素研究的新进展。姜黄素以 HIV-1-LTR (long terminal repeat)复译功能为靶向，在较低浓度下对 HIV-1-LTR 的基因形成是一个中等强度的、有选择性的抑制剂。Tat 是被 HIV-1 感染的细胞所分泌的一种物质，Tat 反过来又可激活 HIV-1-LTR，10~100 nmoL 的姜黄素可抑制 Tat 与 HIV-1-LTR 之间的这种相互作用，抑制率达 70%~80%。姜黄素对 HIV-1 整合酶有抑制作用 (IC_{50} 为 40 μmol/L)；对 HIV-1 蛋白酶和 HIV-2 蛋白酶的 IC_{50} 分别为 100 和 250 μmol/L。目前姜黄素可用于抗艾滋病临床试验[34]。

用狗肾细胞(MDCK)观察姜黄素对 A 型流感病毒 H_1N_1 亚型、A 型流感病毒 H_3N_2 亚型病毒的直接杀灭作用。结果姜黄素最大无毒浓度为 12.5 g/L，对 H_1N_1 有效浓度为 6.25 g/L，对 H_3N_2 有效浓度为 1.56 g/L，表明姜黄素具有抗流感病毒复制及有直接杀灭病毒作用[35]。

12. 预防白内障　抑制视网膜色素上皮细胞增殖姜黄素以 0.002%的量，掺入含 30%半乳糖的饲料中，给大鼠喂饲 4 周，以裂隙灯观察大鼠白内障形成的过程。结果姜黄素组大鼠白内障成熟形成时间较对照组明显延迟。另外口服 0.005%剂量的姜黄素对萘及 4-HNE 诱导的大鼠晶状体浑浊度，也有明显减轻作用[36-38]。

姜黄素对兔视网膜色素上皮细胞 RPE 及人胚胎视网膜色素上皮细胞 hfRPE 的增殖均有抑制作用，姜黄素对兔 RPE 作用 24~96 h 的 IC_{50} 为 29.31~10.99 μg/mL、15 μg/mL 与 RPE 作用 72 h 其凋亡率高达 56.81±8.67% 与对照组比明显增加，姜黄素对 hfRPE 作用 24、48h 的 IC_{50} 分别为 14.27 μg/mL 和 12.7 μg/mL，细胞周期阻滞在 G_2/M 期，以上研究显示姜黄素有可能成为眼科抗增殖药[39,40]。

13. 药代动力学　由于姜黄素在肝和肠壁中代谢迅速，生物利用度(F)甚差，故以一个已知的肝、肠内葡萄糖醛酸结合抑制剂胡椒碱(piperine)与姜黄素合用，可显著提高姜黄素的生物利用度。在大鼠灌胃姜黄素 2 g/kg 经 4 h 后各项药动学参数如下：最大血清浓度(C_{max})为(1.35±0.23) μg/mL，血浓度达峰时间(T_{max})为(0.83±0.05) h，吸收半衰期($t_{1/2}\alpha$)为(0.31±0.07) h，消除半衰期($t_{1/2el}$)为(1.70±0.58) h，血药浓度-时间曲线下面积(AUCo-tn)为(2.36±0.28) μg/(h·mL)，表现分布容积 (Vd) 为 (1366.00±248.70) L/kg，清除率 (C_l) 为 (713.00±12.00) L/h。当加服用胡椒碱20 mg/kg 后 C_{max}

为(1.80±0.16) μg/ml,T_{max} 为(1.29±0.23) h,$t_{1/2(\alpha)}$为(0.47±0.03) h,$t_{1/2(el)}$为(1.05±0.18) h,AUC(o-tn)为(3.64±0.31) μg/(h·mL),V_d 为(782.90±193.90) L/kg,C_l为(495.90±37.08) L/h。结论是加用胡椒碱后大鼠对姜黄素的生物利用度增加了154%[41]。

14. 毒性 给小鼠灌胃6 g/kg的姜黄色素胶囊剂,未能测出LD_{50}。大鼠给予姜黄浸膏0.5、2及5 g/kg(相当人用量5、20和50倍)共30d,亦未见副作用。大鼠每日灌胃姜黄素1800 mg/kg;猴每日灌胃800 mg/kg,共3个月,结果对动物的生长、行为、生化及组织病理的各项参数,均未发现任何中毒证据,唯在大鼠可出现食欲减退[1]。小鼠给姜黄素800和1600 mg/kg;家兔口服300和600 mg/kg,均无致畸作用[1]。

【临床应用】

1. 高脂血症 姜黄片(每片含生药0.3 g),90例高脂血症患者,每日3次,每次6片。结果:90例患者的总胆固醇降低,有效率95.5%。12例β-脂蛋白下降,有效率66.6%。31例甘油三酯下降,有效率100%。停药后半年复查20例,其中18例未见回升[1]。

2. 牙周炎 将姜黄提取物配制成牙膏(含量0.05%~1%),用于10名牙周炎及口腔黏膜炎症患者,患者每日刷牙2次,1个月为一疗程。结果患者唾液中血红蛋白量由治疗前的(43±6) mg/L降为(20±4) mg/mL,有明显消炎止血功能[42]。

3. 眼色素层炎 53例眼色素层炎患者进行口服姜黄素治疗,每日3次,每次375 mg,连续12周。治疗2周后症状即有所改善,3年复发率为55%,其最大特点是无1例患者报道有任何不良反应[43]。

4. 肿瘤 将姜黄的乙醇提取物制成0.5%的油膏(姜黄素在提取物中的浓度约为0.5%),用于111例癌性损伤患者,每日涂布患处3次。结果治疗4周后90%以上的患者恶臭明显减轻,50%的患者疼痛减轻,70%的患者渗出减少,而且还有10%的患者病灶亦有缩小,几乎所有的患者都减轻了瘙痒,全身症状减轻,多数人药效能维持几个月[44]。

中晚期胃癌患者100例,随机分为两组,每组50例,对照组采用常规化疗(EMF方案),实验组则加服姜黄素150 mg/kg和叶绿素120 mg/kg,每日1次,连续3个月。结果症状改善,总有效率为56%,瘤体降低比率为22.26%(对照组13.275),T细胞亚群与NKC接近正常。姜黄素与叶绿素对中晚期胃癌症患者有一定抗癌辅助作用[44]。

5. 带状疱疹和单纯疱疹 以姜黄挥发油、30%姜黄酊治疗带状疱疹。第一组42例,用姜黄挥发油外搽,每日3~4次;第二组34例,以30%姜黄酊外搽,每日3~4次。结果结痂时间分别为5.3、7.3 d(对照8.0 d),治愈时间分别为8.4、12.3 d(对照11.0 d)。治疗单纯疱疹,结痂时间分别为2.1、1.6 d(对照3.8 d),疼痛缓解时间分别为1.9、2.1 d(对照3.0 d),治愈时间分别为4.2、3.8 d(对照6.7 d)[1]。

(王士贤 胡志洁)

参考文献

[1]王本祥. 现代中药药理与临床.天津:天津科技翻译出版公司,2004:1162

[2]陈丛瑾,等.鲜姜黄挥发油化学成分GC-MS分布.中华中医药杂志,2009,24(3):334

[3]陈骁,等.姜黄素对实验性动脉粥样硬化家兔的影响.浙江医学,2008,30(10):1073

[4]赵志光,等.姜黄素抗兔动脉粥样硬化作用的研究.浙江中西医结合杂志,2008,18(2):76

[5]V. Rajakrishnan,et al. Protective Role of Curcumin in Ethanol Toxicity. *Phytotherapy Research*,1998,12:55

[6]纪辉,等.姜黄素抗纤维化的实验研究.辽宁中医杂志,2009,36(8):1423

[7]何航,等.姜黄素对四氯化碳诱导肝纤维化大鼠肝组织TGF-β_1及Caspase-3表达的影响. 第四军医大学学报,2009,30(2):100

[8]Kiso Y,et al. Antihepatotoxic principles of Curcuma longa rhizomes. *Planta Medica*,1983,(49):185

[9]V. Rajakrishnan,et al. Neuroprotective Role of Currumin from Curcuma Longa on Ethanol -induced Brain Damage. *Phytotherapy Research*,1999,12:571

[10]程虹,等.姜黄素对大鼠心肌缺血再灌注损伤的保护作用.中国药理学通报,2005,21(10):1238

[11]徐丙发,等.姜黄素对大鼠缺血再灌注损伤的保护作用. 蚌埠医学院学报,2007,32(6):637

[12]庄荣,等.姜黄素对大鼠脑缺血再灌注损伤时NF-KB、ICAM-1的影响.南方医科大学学报,2009,29(6):1153

[13]王澈,等.姜黄素抗家兔慢性心力衰竭的机制研究.第四军医大学学报,2009,30(10):894

[14]陈衡华,等.姜黄素对哮喘小鼠气道重构及TGF-β_1 mRNA表达的影响.第四军医大学学报,2009,30(11):989

[15]李文,等.姜黄素对哮喘大鼠肺内转录因子T-bat和INF-γ表达及气道炎症的影响.广东医学,2008,29(10):1620

[16]周刚,等.姜黄素抗纤维化大鼠细胞外基质过度形成的实验研究.中国中药杂志,2006,31(7):570

[18]于文光,等.姜黄素对小鼠急性坏死性胰腺炎的抑制作用.山东大学学报,2009,47(8):25

[19]于燕，等.姜黄素对单纯性肥胖大鼠的减肥作用及其机制研究.西安交通大学学报(医学版)，2006，27(4)：387

[20]于燕，等.姜黄素对单纯性肥胖大鼠胰岛素抵抗及瘦素抵抗的影响.中华预防医学杂志，2008，42(11)：818

[21]王建治，等.姜黄对小鼠运动性疲劳的影响.医药导报，2009，28(12)：1530

[22]刘特，等.姜黄素对人脑胶质瘤细胞凋亡作用及其对Bcl-2与Caspase-8诱导表达的影响.中国癌症杂志，2009，28(12)：1530

[23]唐春兰，等.姜黄素Ⅲ抑制A549裸小鼠转移瘤生长及血管生成的实验研究.第三军医大学学报，2004，26(21)：1950

[24]Pronprom Yoysungnoen，et al. Effect of Currumin on tumor angiogensis and biomarkers，COX-2 and VEGF，in hepatocellular carcinoma cell-implanted mude mice. *Clin Hemorheology and Microcirculation*，2006，34(1)：109

[25]李剑明，等.姜黄素水溶性制剂对小鼠黑素瘤自发性转移的抑制作用.中国肿瘤生物治疗杂志，2008，15(3)：286

[26]Nagabhusham M，et al. In vitro antimutagenicity of curcumin against environmental mutagens. *Food Chem Toxicol*，1987，(25)：545

[27]Soni KB，et al. Reversal of aflatoxin induced liver damage by turmeric and curcumin. *Cancer Lett*，1992，66(2)：115

[28]Huang MT，et al. Inhibitory effect of curcumin，chlorogenic acid，caffeic acid and ferulic acid on tumorpromotion in mouse skin by 12-0-tetradecanoylphorbol-13-acetate. *Cancer Res*，1988，48(21)：594

[29]Azuine MR，et al. Adjuvant chemoprevantion of experimental cancer：catechine and dietary turmeric in forestomach and oral cancer models. *J Ethnopharmacology*，1994，46(12)：1013

[30]Huang MT，et al. Inhibitory effect of dietary curcumin on forestomach，duodental，and colon arcinogenesis in mice. *Cancer Res*，1994，54(22)：5841

[31]Pereira MR，et al. Effects of the phytochemicals curcumin and querectin，upon azoxymethane-induced colon cancer and 7-12-dimethylbenz[a]anthraceue-induced mommary cancer in rats. *Carcinogenesis*，1996，17(6)：1305

[32]霍海如.姜黄作为乳腺癌直接的和经胎盘的化学保护剂的开发研究.国外医药植物药分册，1995，10(1)：30

[33]韩锐.抗癌药物研究与实验技术.北京：北京医科大学中国协和医科大学联合出版社，1997：13

[34]Sui Z，et al. Inhibition of the HIV-1 and HIV-2 proteases by curcumin and curcumin boron. Complexes. *Biooraganic Medicinal Chemistry*，1993，1(6)：415

[35]刘妮，等.姜黄素体外抗流感病毒H_1N_1、H_3N_2实验研究.浙江中西医结合杂志，2008，18(9)：534

[36]Suryanarayana P，et al. Effect of curcumin on galactose indecued cataractogenesis in rats. *Mol Vis*，2003，9：223

[37]Pandya U，et al. Dietary curcumin prevents ocular toxicity of naphthalene in rats. *Toxicol Lett*，2000，115(3)：195

[38]Awasthi S，et al. Curcumin protects against 4-hydro-2-trans-nonenal-induced cataract formation in rat lenses. *Am J Clin Nutr*，1996，64(5)：761

[39]安建斌，等.姜黄素对兔视网膜色素上皮细胞增生的抑制作用.中华眼底病杂志，2009，25(1)：38

[40]龚凌，等.姜黄素对培养的人胚胎视网膜色素上皮细胞增殖活性的影响.眼科学报，2004，20(4)：246

[41]Guido shoba，et al. Influence of piperine on the pharmaconineties of curcumin in Amial and Human Volunteers. *Planta Medica*，1998，(64)：353

[42]Katyuzhanskays AN，etal. Toothpaste. U. S. S. R. SU 1，132，945(CI A 61K7/16)07 Jan 1985 Appl

[43]B Lai，et al. Efficacy of curcumin in the mamagement of chronic anterior uveitis. *Phyother Res*，1999，13(4)：318

[44]焦广宇，等.姜黄素、叶绿素辅助治疗胃癌的临床研究.营养学报，2001，23(3)：237

前胡 Peucedani Radix qian hu

本品为伞形科植物白花前胡 *Peucedanum praeruptorum* Dunn.的干燥根。味苦、辛，性微寒。能降气化痰、散风清热。用于痰热喘满、咯痰黄稠、风热咳嗽痰多。

【化学成分】

白花前胡根含挥发油及白花前胡甲素、乙素、丙素、丁素(praeruptorin A、B、C、D)，香豆素类化合物[1-3]。从白花前有95%乙醇提取物中提取得到化合物acetylatractylodinol、tanshinone ⅡA、tanshinone Ⅰ、cis-3′，4′-diisovalerylkhellactone，cis-3′，4′-disenecioylkhellactone、(+)praeruptorin B、β-谷甾醇、(-)scle-rodin，棕榈酸、白花前胡E素、佛手柑内酯、欧前胡素、2，6-二甲基喹啉、二十四烷酸、胡萝卜苷、α-D-glucopyranose-1-hexadecanoate、D-mannitolmonohexadecanoate、腺苷、丁酸、eleutheroside B_1、apiosylskimmin、甘露醇[4-6]。

【药理作用】

1. 抗心律失常　利用全细胞膜片钳技术，观察白花前胡前胡甲素(Pra-A)对豚鼠单一心室肌细胞钙电流的影响。结果表明:1、10、100 μmol/L Pra-A 可使钙电流峰值变小，随浓度增加，作用加强;10 μmol/L Pra-A 对钙电流的抑制具有频率依赖性。结果提示，Pra-A 对钙电流的阻断作用可能是白花前胡抗心律失常作用机制之一,Pra-A 可能对快速型心律失常有防治作用[7]。研究发现,Pra-A 对豚鼠心肌细胞的动作电位时程(APD)及慢反应动作电位时程均有缩短作用,Pra-A 还使慢反应动作电位的振幅(APA)明显减小,两者均呈现剂量依赖关系。Pra-A 的抗心律失常作用,可能与阻滞钙离子内流、阻断钙通道的作用有关[8]。白花前胡甲素对豚鼠心室肌单细胞迟发性外向钾电流(I_K)的激活动力学过程无明显影响,表明 Pra-A 能促进 K^+通道开放[9]。

利用培养的乳鼠心肌细胞测定细胞 $^{45}Ca^{2+}$的摄入及细胞内游离钙的深度。结果表明,白花前胡前胡乙素 (Pra-C)10~100 μmol/L 依浓度抑制 $^{45}Ca^{2+}$的摄入，并抑制由 30 μmol/L KCl 所引起的 $^{45}Ca^{2+}$摄入的增加。同时 Pra-C 100 μmol/L 对去甲肾上腺素所诱发的 $^{45}Ca^{2+}$摄入的增加也有抑制作用。Pra-C 10 μmol/L和维拉帕米 10 μmol/L 能抑制细胞外高钾(30、50 mmol/L)引起的[Ca^{2+}]的升高,同时 Pra-C 30 mol/L 和维拉帕米 10 μmol/L 对去甲肾上腺素(10 μmol/L)在无钙及含 $CaCl_2$ 1.3 mmol/L 的溶液中所引起的[Ca^{2+}]的增加也有抑制作用。提示前胡丙素对心肌细胞的作用与其阻滞钙通道有关[10]。用倒置显微镜闭路电视系统及细胞内标准微电极法,记录培养心肌细胞的自发性收缩及动作电位。结果发现:应用 Pra-C 5 min 后,心肌细胞收缩频率及细胞边缘运动的速度同时下降。Pra-C 10、30 和 100 μmol/L 以剂量依赖性的方式抑制心肌细胞的收缩速度。分别抑制 24%、43%和 50%。Pra-C(10 和 30 μmol/L)显示了抑制心肌细胞收缩频率的作用,分别抑制 13%和 19%。Nif 3 μmol/L 分别缩短 APD_{50} 和 APD_{90} 14%及 17%，但同样浓度的 verapamil 则抑制 APA 27%,缩短 APD_{50} 8%,分别延长 APD_{90} 及 SCL 10%和 43%。Pra-C10、30 和100 μmol/L 缩短 APD_{50} 7%、14%和 18%。Pra-C 100 μmol/L 有抑制 APA 及延长 SCL 的作用。结果提示,Pra-C 对心肌细胞收缩及动作电位的作用可能与其阻滞 Ca^{2+}通道有关[11]。

2. 降血压 观察白花前胡乙素 B(Pra-B)对肾性高血压大鼠外周血管反应性的影响，发现 Pra-B 和 FODA 均能明显降低肾性高血压大鼠血压,由此得出结论,即:降压作用是通过作用于血管的 DA_1 受体,使平滑肌松驰有关[12]。

用两肾一夹模型观察肾血管性高血压大鼠血压与脑、肾细胞膜 ATP 酶活力的变化及观察前胡丙素对上述变化的影响。发现白花前胡丙素(Pra-C)的有效降压作用与维护脑、肾细胞膜 ATP 酶活力的正常有关[11]。在大鼠离体心脏缺血再灌注损伤模型上,大鼠预先腹腔注射前胡丙素 15 mg/kg,每日 2 次,共 3 d,可以减轻大鼠离体心脏缺血再灌注损伤,促进冠脉流出量的恢复;防止左室收缩(LVSP, $+dp/dt_{max}$)和舒张($-dp/dtmax$)功能的下降;抑制肌酸激酶释放。以上结果与硝苯地平(60 μg/kg)类似,,表明,前胡丙素对心肌缺血再灌注的血流动力学变化有改善作用[12]。前胡流浸膏能降低肾型高血压大鼠的血压，并抑制 5-羟色胺引起的大鼠尾动脉慢速反应收缩,对肾型高血压大鼠尾动脉有较强的钙拮抗作用[13]。

Pra-C 20 mg/kg 灌胃给药 30 d，对肾性高血压大鼠(RHR)降压峰值时间为 6 h,从(213±10) mmHg 降至(144±15) mmHg,降低原水平 30%,持续至 20 h。Pra-C 分别以 100、20 μg/kg 及 Pra-E 以 20 μg/kg 静脉注射可降低上述血管的阻力,减慢心率,降低阻力呈剂量相关。提示 Pra-C 有降压作用,能降低犬外周动脉阻力,增加小鼠耐缺氧时间[14]。

3. 抗心衰 用腹主动脉缩窄法建立大鼠心衰模型,比较白花前胡提取液对心脏系数、血压、血清 IL-6 含量各项指标的影响。结果:大鼠灌胃白花前胡提取液能剂量相关性(0.25、0.5 和 4 g/mL)降低心衰大鼠的心脏系数、血压及血清 IL-6 水平。提示白花前胡提取液可能通过调节 IL-6 的分泌及功能从而抑制心肌重塑,对心衰发挥生物学治疗作用[15]。

4. 祛痰 利用酚红作为祛痰效果指示剂,观察白花前胡丙素对小鼠的祛痰作用。结果显示白花前胡丙素(10 mg/kg)能增强小鼠气管排泌酚红的作用,提示其具有祛痰作用[16]。

5. 其他 使用线栓法制备大脑中动脉梗塞大鼠模型,阻断大脑中动脉(MCA)后,所有动物都出现程度不同的运动障碍,大鼠脑组织和血清 IL-6 及 IL-8 水平均显著升高。白花前胡水醇提取液(41 和 2 mg/mL)可明显抑制大脑中动脉梗塞大鼠血清中 IL-6 及 IL-8 水平,明显改善大脑中动脉梗塞模型大鼠神经症状分值,降低脑梗死面积,保护神经元[17]。

【临床应用】

1. 心律失常 白花前胡口服液治疗心率失常频发室早患者 15 例,10 mL/次,3 次/日,连服 1 周(最多 10 d)，服药期间停用其他抗心律失常药物。结果表明,服后 2~5 d[平均(3.3±1.2) d]室早消失者 8 人,占

53%;有效4人,占27%;无效3人,占20%。总有效率为80%。该药有轻度减慢心率及改善心肌缺血作用,对冠心病伴心律失常的疗效优于原因不明性室早的疗效[18]。

2. 哮喘 用前胡汤(前胡、黄芩、麦门冬、吴茱萸),每日1剂,水煎分3次温服。治疗哮喘症11例,痊愈(症状消失,3年内未见复发)6例;显效(发作症状明显减轻,1年内偶尔发作1次)4例;好转(发作症状有所缓解,每年发作均在3次以内)1例[19]。

(杨冬华)

参考文献

[1]孔令义,等.中药前胡的化学和药理研究概况.国外医药植物药分册,1991,2(6):243

[2]饶高雄,等.中药前胡的化学基础研究.天然产物研究与开发,1993,5(2):1

[3]常海涛,等.白花前胡化学成分的研究.中草药,1999,30(6):414

[4]张村,等.白花前胡化学成分研究(Ⅰ).中国中药杂志,2005,30(9):675

[5]张村,等.白花前胡化学成分研究(Ⅱ).中国中药杂志,2006,31(16):1333

[6]张村,等.白花前胡化学成分研究(Ⅲ).中国中药杂志,2009,34(8):1005

[7]郝丽英,等.白花前胡甲素对豚鼠单一心室肌细胞钙电流的频率依赖性阻断作用.中国药理学与毒理学杂志,1996,10(1):17

[8]李金鸣,等.白花前胡甲素对豚鼠心肌细胞电生理特性的影响.中国药学杂志,1998,33(11):660

[9]王丽娟,等.白花前胡甲素对豚鼠心室肌单细胞迟发性外向钾电流的影响.中国药理学与毒理学杂志,1995,9(3):192

[10]王洪新,等.前胡丙素对增培心肌细胞$^{45}Ca^{2+}$摄入及细胞内游离钙的影响.中国药理学与毒理学杂志,1995,9(3):184

[11]王洪新,等.前胡丙素对培养乳鼠心肌细胞自发性收缩及动作电位的影响.药学学报,1995,30(11):812

[12]郭永强,等.前胡乙素对肾性高血压大鼠外周血管反应性的影响.山西临床医药杂志,2000,9(7):510

[11]李庆平,等.前胡丙素对肾血管性高血压大鼠脑肾ATP酶活力的影响.南京医科大学学报(中文版),1998,18(1):1

[12]杨解人,等.前胡丙素对犬鼠离体缺血再灌注心脏血流动力学的影响.中国药理学与毒理学杂志,1995,9(4):271

[13]杨俭,等.前胡丙素对肾型高血压大鼠尾动脉钙拮抗作用.药学进展,1998,22(4):231

[14]饶曼人,等.前胡丙素对高血压大鼠血压及犬血管阻力的影响.药学学报,2001,36(11):803

[15]周丽落,等.白花前胡提取液抗心力衰竭机制研究.山东中医杂志,2004,23(5):300

[16]刘元,等.白花前胡丙素和紫花前胡苷祛痰作用研究.时珍国医国药,2009,20(5):1049

[17]涂欣,等.白花前胡提取物对大脑中动脉梗塞大鼠IL-6及IL-8的影响.中国药师,2004,7(3):163

[18]常天辉,等.中药白花前胡及其有效成分甲素的心血管药理和临床应用研究.中药药理与临床,1994,(4):9

[19]钱小雷.前胡汤治疗哮喘症体会.江西中医药,2002,33(1):9

首乌藤 Polygoni Multiflori Caulis shou wu teng

本品为蓼科植物何首乌 *Polygonum multiflorum* Thunb.的干燥藤茎。又名夜交藤。味甘,性平。有养血安神、祛风通络功能。主治失眠多梦、血虚身痛、风湿痹痛、皮肤瘙痒。

【化学成分】

本品含甾醇、羟基蒽醌衍生物、芪类成分和鞣质。经提取分离得大黄素(emodin)、大黄素-6-甲醚(physcion)、蒽苷(anthraglycoisde)A即大黄-8-葡萄糖苷(emodin-g-β-glucopyranoside)、β-谷甾醇(β-sitoserol),还含大黄酚(chrysophanol)、夜交藤乙酰苯苷(polygoacetophenoside)即2,3,4,6-四羟基乙酰苯-3-0葡萄糖苷(2,3,4,6-tetrahy-drocy acetophenone-3-0-β-D-glucopyranoside)[1,2,3]、芦荟大黄素(aloe-emodin)、大黄酸(rhein)、大黄素甲醚-8-O-β-D-葡萄糖苷(physcion-8-O-β-D-glucoside)、2,3,5,4′-四羟基二苯乙烯-2-O-β-D-葡萄糖苷(2,3,5,4′-tetrahydroxy-stibene-2-O-β-D-glucoside)、新丁香色原酮(noreugenin)、芹菜素(apigenin)、胡萝卜苷(daucosterol)、硬脂酸(stearic acid)、ω-羟基大黄素(citreorosein)[4,5]。

【药理作用】

1. 镇静、催眠 大鼠灌胃 20 g/kg 夜交藤煎剂,大鼠睡眠多导图描记法表明,能使总睡眠时间延长,主要是慢波睡眠时相延长,异相睡眠时相缩短,其即时催眠作用与 5 mg/kg 的安定基本相似。如果每日灌胃 2 次,连续 3d,则催眠作用更强,并使慢波睡眠潜伏期明显缩短[6]。夜交藤水煎液 20 g/kg 剂量灌胃给大鼠 7d,能延长自由活动大鼠总的睡眠时间,主要表现在延长慢波睡眠Ⅰ和Ⅱ时相,对快动眼睡眠时相无影响。夜交藤水煎液有改善睡眠作用[7]。夜交藤苷(3、30、99 mg/mL)、夜交藤蒽醌(1.2、12、40 mg/mL)和夜交藤黄酮 (1.3、13、44.3 mg/mL)3 种成分对小鼠均有改善睡眠的功效[8]。

2. 抗焦虑 夜交藤不同提取物按照 40 g/kg 剂量给小鼠灌胃,其中石油醚和乙醚提取物使小鼠入睡个数、入睡时间均有增加,其他提取物作用不明显。夜交藤石油醚和乙醚提取物对小鼠有中枢抑制作用[9]。

3. 降脂 夜交藤提取物 48 g/kg 灌胃,连服 10 d,能明显降低高脂血症大鼠的血清总胆固醇及甘油三酯含量。2 g/kg 连续灌胃 4 周,于第 6 周末测定,使高脂血症鹌鹑总胆固醇含量明显降低,高密度脂蛋白/总胆固醇比值极明显升高,主动脉光滑,无斑块形成,肝脏颜色与大小正常;镜下检查主动脉和肝脏也无明显异常。上述实验表明,夜交藤有一定降脂、抗动脉粥样硬化及预防脂肪肝等作用[10]。

4. 抗炎抑菌 夜交藤提取液 8、4 g/kg 灌胃 6d,对大鼠慢性炎症(棉球肉芽肿)有明显的抗炎症作用,而对小鼠急性炎症(二甲苯致小鼠耳肿胀)无抗炎作用;体外对金黄色葡萄球菌、大肠杆菌、肺炎链球菌、流感嗜血杆菌、卡他萘瑟球菌以及普通变形菌有抑制作用[11]。

5. 调节免疫 小鼠灌胃 5、10、20 g/kg 夜交藤煎剂能降低小鼠抗 SRBC 抗体(溶血素)的生成,同时能减少小鼠溶血空斑(PFC)的形成,表明夜交藤对小鼠特异性体液免疫功能有抑制作用,并呈现一定的剂量依赖关系。小鼠灌胃 5、10、20 g/kg 夜交藤煎剂均能不同程度地促进 ConA 诱导的脾淋巴细胞增殖反应。小鼠灌胃 5、10、20 g/kg 夜交藤煎剂均能显著提高小鼠脾脏总 T 淋巴细胞百分率。表明夜交藤对小鼠的细胞免疫功能具有促进作用[12]。

【临床应用】

1. 失眠 82 例失眠患者采用夜交藤、当归代茶饮,1 个月为 1 个疗程。结果,2 个疗程后睡眠改善的为 80 例(92.8%),无效 2 例(7.2%)[13]。夜交藤 60 g 加大枣 60 g(用枣肉)水浓煎,每晚睡前饮。对多梦而易惊者用之更合适,可配酸枣仁、柏子仁等[14]。

2. 精神分裂症 夜交藤 120 g,女贞子、旱莲草各 30 g,地龙 15 g,治疗精神分裂症取得较好疗效[15]。

3. 疥疮 夜交藤 20 g,煎水 300 mL 洗浴全身,和愈疥膏外搽治疗疥疮 120 例,能快速缓解症状和体征,减少接触性皮炎发生,缩短疗程取得满意疗效[16]。

4. 寒冷性荨麻疹 麻黄、桂枝、徐长卿、防风、夜交藤等,水煎服,日 1 剂。5 剂为一个疗程。痊愈(荨麻疹消失,一年内不复发)40 例,好转(荨麻疹消失,半年内不复发)6 例,无效(荨麻疹不消失或消失后半年内复发)4 例[17]。

5. 脑血管硬化、高血压 ①夜交藤、远志、石菖蒲、葛根,用温水浸泡 2~3 h 后,煮沸 30 min,取汁沐足,持续 20~30 min。有健脑安神、降压催眠功效,用于脑血管硬化、血压升高、失眠多梦、记忆减退者。②罗布麻叶、牡蛎、豨莶草、夜交藤、吴茱萸,加水适量煎沸后,待温沐足,每次 20 min,每日 2~3 次。有镇肝熄风、滋阴潜阳、补脑安神之效,可降血压[18]。

6. 中风后偏瘫症 临床用夜交藤散外洗,疗效满意。方用:夜交藤 50 g,桑枝、鸡血藤、灵仙各 40 g,水煎 2 次,趁热熏洗,每日 2 次,每次 15 min,1 个月为一疗程,直洗至手足灵活为止[18]。

7. 过敏性皮炎 夜交藤(鲜品)、扛板归,水煎 2 次外洗患部,洗后撒以夜交藤散(制法:夜交藤叶、仙人掌各 100 g,烘干共研细末,加冰片 20 g 混匀瓶装备用)。据报道临床应用疗效颇佳[18]。

8. 习惯性流产 药用夜交藤、茯苓、白术、菟丝子、寄生等,水煎服。服药方法:一般是自怀孕月份起,隔日服药 1 剂,服至超过以往流产月份,改为每周 1 剂,巩固 1 个月。观察 46 例孕妇,足月正常分娩者 38 例,婴儿发育正常,治愈率占 82.6%;无效 3 例,占 6.6%;中断治疗者 5 例,占 10.8%[19]。

9. 顽固性肝硬化腹水 重用夜交藤、珍珠母治疗顽固性肝硬化腹水,腹胀和下肢浮肿明显减轻,食欲增加;肝功得到改善[20]。

(刘 康)

参考文献

[1]南京药学院《中草药学》编写组. 中草药学. 南京:江苏人民出版社,1976:162

[2]刘成基. 中药夜交藤化学成分的研究. 南京药学院学报,1983,(3):48

[3]大岛俊华,等. 高效液相色谱法测定何首乌和夜交藤中醌类成分的含量. 药物分析杂志,1996,16(4):219

[4]惠婷婷,等. 夜交藤的化学成分研究. 中草药,2008,31(8):1163

[5]王付荣,等.夜交藤的化学成分研究.中医药学报,2008,36(2):49

[6]杨俊业,等.夜交藤煎剂的镇静催眠作用.华西医科大学学报,1990,21(2):175

[7]闫立地,等.夜交藤对自由活动大鼠睡眠时相的影响.辽宁中医杂志,2008,35(3):466

[8]李智欣,等.夜交藤中改善睡眠成分的研究.食品科学,2007,28(4):327

[9]孙洲亮,等.夜交藤不同提取物对抗焦虑作用的比较.中国医院药学杂志,2008,28(2):164

[10]黄树莲,等.首乌藤降脂作用的实验研究.中草药,1991,22(3):117

[11]宋毅,等.夜交藤抗炎抑菌作用的实验研究.华西药学杂志,2003,18(2):112

[12]许爱华. 夜交藤对小鼠免疫功能的影响.扬州医学院学报,1994,6(2):107

[13]任文里.夜交藤与当归代茶治疗失眠82例.中国现代医药科技,2003,3(1):45

[14]常美华,等. 夜交藤枣茶治失眠. 时珍国药研究,1994,5(1):27

[15]许德民,等.夜交藤为主治疗精神分裂症.浙江中医杂志,1990,(5):203

[16]钠猛,等.中药外用治疗疥疮120例疗效观察.云南中医中药杂志,1996,17(6):33

[17]刘艳萍桂,等.枝夜交藤汤治疗寒冷性荨麻疹50例.湖北中医杂志,2003,25(1):43

[18]沈尔安.养血安神夜交藤.东方药膳,2008,(8):41

[19]王凯. 重用夜交藤治疗习惯性流产46例.实用中医内科杂志,2006,20(2):198

[20]闫浩,等.夜交藤、珍珠母在顽固性肝硬化腹水中的应用.实用中西医结合临床,2005,5(3):62

穿山龙 Dioscoreae Nipponicae Rhizoma chuan shan long

本品为薯蓣科植物穿龙薯蓣 *Dioscorea nipponica* Makino 的干燥根茎。味甘、苦,性温。能怯风除湿、舒筋通络、活血止痛、止咳平喘。主治风湿痹证、关节肿胀、疼痛麻木、跌扑损伤、闪腰岔气、咳嗽气喘。

【化学成分】

根茎含薯蓣皂苷(dioscin),纤细薯蓣皂苷(gracillin),穗菝葜皂苷(asperin)[1]。总皂苷水解产生薯蓣皂苷元(diosgenin),平均含量约为0.93%~2.26%[2]。对羟苄基酒石酸(piscidic acid)[3]。根茎中尚含少量的25-D-螺甾-3,5-二烯(25-D-Spirosta-3,5-diene)[4]。

【药理作用】

1. 抗炎及免疫调节　穿山龙地上部分和根茎总皂苷(2.0 g/kg)可明显减轻小鼠耳肿胀,降低肉芽肿的重量,减少小鼠腹腔液的渗出[5]。对佐剂性关节炎大鼠穿山龙总皂苷 20~80 mg/kg,连续灌胃 8 d,可使佐剂性关节炎大鼠的胸腺指数基本恢复到正常,使明显增大的脾指数显著降低;血清、关节液内 IL-1、IL-6、IL-8、TNF-α 水平较模型组明显降低;ConA 诱导的脾细胞增殖反应明显提高。提示穿山龙总皂苷有良好的抗炎及免疫调节作用[6]。穿山龙总皂苷含药血清可抑制 LPS 诱导的脾淋巴细胞增殖及IL-6 的产生,可能是其免疫抑制作用的机制之一[7]。穿山龙总皂苷 1 g/kg 灌胃给药,每天 1 次,连续 8 d,可明显降低小鼠绵羊红细胞溶血素抗体生成和二硝基氟苯所致迟发型超敏反应,作用强于 2 mg/kg 强的松。认为穿山龙总皂苷对体液和细胞免疫功能均有显著的抑制作用[8]。

体外,穿山龙水煎醇提剂在浓度为(生药)1.25 mg/mL 时即可明显抑制丝裂原 ConA 诱导的脾细胞增殖反应,并具有剂量依赖关系。同时还发现,在 ConA 刺激脾细胞的早期(30h 前)加入穿山龙水煎醇提剂(生药)5 mg/mL,细胞增殖明显受抑,而后期加入仅部分受抑。提示穿山龙对细胞增殖的抑制作用主要在早期活化阶段[9]。

2. 影响心血管　在对大鼠心肌缺血再灌研究中,薯蓣皂苷可降低 P-选择素、溶酶体颗粒糖蛋白和血小板活化因子的表达,抑制缺血再灌注损伤期间的血小板活化,从而减少血栓形成,保护心肌[10,11]。给予大鼠薯蓣皂苷(50、150 mg/kg)7 d,对大鼠进行心脏缺血再灌注,结果发现薯蓣皂苷可明显降低大鼠心肌缺血再灌注造成的 CD_{62p}、CD_{63} 和 PAF 的表达。提示薯蓣皂苷能抑制缺血再灌注损伤期间的血小板活化从而减少血栓形成,保护心肌[10]。

心肌细胞培养发现,薯蓣皂苷对缺氧/复氧损伤有保护作用,其机制与防止细胞内钙超载有关[12],也与增强细胞抗氧化作用、减轻自由基和脂质过氧化物导致的细胞膜损伤有关[13]。采用 ^{86}Rb 示踪法观察穿山龙皂苷对小鼠心肌营养性血流量的影响，结果发现能增加小白鼠心肌摄取 ^{86}Rb 的能力，225 mg/kg 组增加 9.46%；337.5 mg/kg 组增加 18.46%；675 mg/kg 组增加 31.47%。说明穿山龙能显著增加心肌营养性血流量，有效成分为水溶性皂苷[14]。

3. 平喘 豚鼠组胺喷雾法证明，灌服穿山龙制剂 0.15 g/kg 及 0.25 g/kg 剂量，喘息抑制率分别为 70%及 100%[15]。以蛋白致敏激发法建立哮喘豚鼠模型，观察药物对豚鼠诱喘时间、喘息持续时间的影响以及激发前后呼吸频率的变化，穿山龙浸膏 10 g/kg，结果发现穿山龙可改善哮喘症状，明显降低豚鼠肺灌洗液及肺组织中 Eos 数量，降低肺组织匀浆中 IL-5、IL-3、GM-CSF 浓度。提示穿山龙能减少哮喘豚鼠肺组织 Eos 的浸润，减低细胞因子含量而减轻哮喘气道炎症[16]。

4. 抗动脉粥样硬化 猫每日灌胃高加索薯蓣皂苷 5~10 mg/kg，连续 15~20 d，可使血浆胆固醇从 9.36~13 mmol/L 降到 1.3~2.34 mmol/L。实验性动脉粥样硬化兔，每日静脉注射穿龙薯蓣总皂苷 5 mg/kg，连续 74d，除使血浆胆固醇下降外，还减轻兔主动脉血管内皮和眼角膜的类脂质浸润[4]。能降低动脉粥样硬化模型大鼠主动脉 TNF-α 表达水平[17]。

5. 抗肿瘤 穿山龙粗提物对人口腔上皮鳞癌 KB 细胞株有明显的细胞毒作用，IC_{50} 为(4.13±0.40) μg/mL；对其相应的多药耐药株 KBV200 细胞也很敏感，IC_{50} 为(4.20±0.63) μg/mL，且不表现交叉耐药。结论：穿山龙粗提物具有明显的抗肿瘤作用[18]。

6. 其他 用 D-半乳糖复制亚急性衰老小鼠模型，同时给予薯蓣皂苷 6 周，结果显示薯蓣皂苷能显著提高衰老小鼠血清、肝脏和脑组织中的 SOD、GSH-Px 的活性，降低衰老小鼠血清、肝脏和脑组织中的 MDA 含量[19]。穿山龙汤剂给予糖尿病模型大鼠，(生药 0.8 g/mL)，灌胃 1 个月，用药组动物体重、尿素氮、肌酐、总胆固醇、甘油三酯、胰岛素与对照组相比有明显差异[20]。穿山龙提取物(生药 15 g/kg)可抑制大鼠甲状腺钠碘转运体 mRNA 的表达，与其抗甲状腺作用有关[21]。

7. 毒性 小鼠静脉注射穿龙薯蓣水溶性总皂苷的 LD_{50} 为 750 mg/kg，小鼠口服最大耐受量为 15.6 g/kg。小鼠每日灌胃 60~180 mg/kg，连续 7 周，对血象、肝、脾功能均无明显影响，肉眼观察心、肝、脾、肺、肾及肾上腺等重要器官无病理性变化[4]。

【临床应用】

1. 类风湿性关节炎 45 例(男 35 例，女 10 例)类风湿性关节炎患者，用穿山龙注射液(1 g/mL)，每次 2 mL，肌肉注射，每日 2 次，84%患者疗程均在 1 个月，16%的患者疗程达 2 个月，剂量增加到 4 mL，每日 2 次，肌肉注射，显效率 40%，好转率 43.3%，总有效率为 83.3%。近期疗效较好，无明显副作用，可长期间断应用[22]。

2. 冠心病 薯蓣皂苷片(维奥欣，每片 80 mg)治疗冠心病心绞痛，口服，2 片/次，每日 3 次，疗程 4 周。结果发现，治疗组临床症状总有效率为 92.6%，心电图改善总有效率为 75.0%[23]。在标准治疗基础上加用维奥欣 80 mg，口服，每天 3 次。治疗组可明显使冠心患者心绞痛发作的频率和次数减少，症状缓解快，进展为心肌梗死的例数少[24]。

3. 慢性布氏菌病 231 例慢性布氏菌病患者，用穿山龙注射液(1 g/mL)深部肌肉注射，隔日或每日 1次，每次 4 mL，10 d 为一疗程，共 3 个疗程。对关节痛、头痛、乏力、全身痛等症状有明显的缓解和消除作用，尤其对关节痛和头痛效果明显。近期及远期疗效观察，治愈率为 9.4%，有效率为 83.5%，复发率为 4.7%[25]。

4. 治疗支气管哮喘 复方穿山龙汤合并川芎嗪穴位注射，治疗支气管哮喘患者 66 例，总有效率 92.42%，显效率 56.06%[26]。

5. 副作用 少数患者出现腹泻、便秘、胃部不适伴恶心、呕吐和口腔炎，头晕、视觉模糊及谷—丙转氨酶一时性增高，停药后自行消失。个别患者出现鼻衄，女性患者经量增多，有的患者注射部位出现红肿现象[4]。在治疗过程中应注意。

(焦 波)

参考文献

[1]国家中医药管理局《中华本草》编委会.中华本草(第八卷).上海：上海科技出版社，1999：240

[2]方一苇，等.穿龙薯蓣中两种水难溶性甾体皂苷的结构研究.药学学报，1982，17(5)：388

[3]何宝俊，等.穿山龙水溶性有效成分对-羟苄基酒石酸的分离与鉴定.药学通报，1980，15(10)：39

[4]王浴生.中药药理与应用.北京：人民卫生出版社，1983：817

[5]佟继铭，等.穿山龙地上部分和根茎总皂苷抗炎活性比较.河北医学，2009，15(4)：381

[6]谢守军，等.穿山龙总皂苷对佐剂性关节炎大鼠免疫调

节作用的实验研究. 辽宁中医杂志,2007,34(9):1323

[7]于海荣,等. 穿山龙总皂苷含药血清对小鼠脾淋巴细胞增殖及IL-6产生影响的实验研究.江苏中医药,2007,39(1):57

[8]高巍,等. 穿山龙总皂苷对小鼠免疫功能的影响. 承德医学院学报,2001,18(1):9

[9]宋鸿儒,等. 穿山龙体外给药对T淋巴细胞增殖的抑制作用. 承德医学院学报,1998,15(3):178

[10]魏星,等.薯蓣皂苷对心肌缺血再灌血小板活化的影响.天津医科大学学报,2009,15(1):7

[11]郭春宏,等. 薯蓣皂苷抗大鼠心肌缺血再灌损伤的分子机制. 中国医院药学杂志,2009,29(16):1361

[12]高卫真,等. 薯蓣皂苷对培养乳鼠心肌细胞缺氧/复氧损伤的保护作用.中国分子心脏病学杂志,2008,8(2):72

[13]倪岚,等. 薯蓣皂苷对缺氧/复氧心肌细胞损伤的抗氧化作用研究.上海中医药杂志,2007,42(11):76

[14]张克义,等.穿龙冠心宁及水溶性皂苷对小白鼠心肌营养性血流量的影响.中国医科大学学报,1982,11(3):10

[15] 王浴生. 中药药理与应用. 北京: 人民卫生出版社,1983:819

[16]王媛,等. 中药穿山龙对哮喘豚鼠嗜酸性粒细胞影响的实验研究.中华中医药学刊,2009,27(9):1898

[17]陈金水,等. 维奥欣对动脉粥样硬化模型大鼠主动脉TNF-α表达水平的影响. 中国中医急症,2009,18(11):1835

[18]刘江涛,等.穿山龙粗提物抗肿瘤体外实验研究.中国中医药信息杂志,2004,11(3):206

[19]曹亚军,等.薯蓣皂苷对亚急性衰老小鼠的抗氧化作用研究.中药药理与临床,2008,24(3):19

[20]陈新焰,等.穿山龙对胰岛素抵抗糖尿病大鼠血糖改善作用及其机制.辽宁中医药大学学报,2009,11(9):156

[21]王庆浩,等. Gravse病大鼠甲状腺细胞NISmRNA的表达及中药穿山龙对其的影响. 中成药,2007,29(11):1697

[22]郭晋才.穿山龙治疗类风湿性关节炎.陕西中医,1986,7(6):172

[23]李华,等. 维奥欣治疗冠心病心绞痛的疗效观察. 当代医学,2009,15(24):145

[24]王印 维奥欣治疗稳定性心绞痛 30例临床观察.中国现代药物应用,2009,3(11):121

[25]韩延昌.穿山龙治疗慢性布氏菌病疗效观察.甘肃医药,1990,9(3):190

[26]张燕萍,等. 复方穿山龙汤合并穴位注射川芎嗪治疗支气管哮喘临床观察. 中国中医急症,1998,7(2):59

穿心莲 Andrographis Herba chuan xin lian

本品为爵床科植物穿心莲 *Andrographis paniculata*(Burm.f.)Nees 的干燥地上部分。味苦,性寒。清热解毒、凉血、消肿。用于感冒发热、咽喉肿痛、口舌生疮、顿咳劳嗽、泄泻痢疾、热淋涩痛、痈肿疮疡、蛇虫咬伤。

【化学成分】

穿心莲的主要成分是内酯、内酯苷及黄酮类化合物。

1. 内酯及内酯苷 穿心莲地上部分,特别是穿心莲叶主要含有内酯及内酯苷类化合物,即穿心莲内酯(穿心莲乙素,andrographolide)、去氧穿心莲内酯(穿心莲甲素,deoxyandrographolide)、脱水穿心莲内酯(穿心莲丁素,14-deoxy-11,12-dideoxyhydro-andrographolide)、穿心莲苷(穿心莲丙素,neoandrographolide)、氧代穿心莲内酯(14-deoxy-11-oxa-andrographolide)、宁穿心莲内酯(ninandrographolide,19-葡萄糖基脱氧穿心莲内酯,19-glucosyl-deoxyandrographolide)、去氧穿心莲内酯苷(deoxyandrographiside)、新穿心莲内酯苷(andrographiside)、穿心莲新苷元(3,4-dideoxyandrographolide)等[1]。

2. 黄酮类 主要含有5-羟基-7,8,2′-三甲氧基黄酮 (andrographin)、5,2′-二羧基-7,8-二甲氧基黄酮 (panicolin)、5-羧基-7,8,2′,3′-四甲氧基黄酮(mono-O-methoxylwightin)、5-羟基-7,4′-二甲氧基黄酮(5-hydroxy-7,4′-dimethoxy flavone)等。从叶中也分得黄酮成分千层纸素 A(oroxylin A)及汉黄芩素(wogonin)[2]。

【药理作用】

1. 抗病原微生物 研究报告表明体外试验穿心莲有一定抗菌活性[3],包括对甲氧西林等耐药菌株[4],TMP 可增强穿心莲抗菌效果[5]。另有研究表明,穿心莲内酯对铜绿假单胞菌的生长无明显抑制作用,但能明显抑制其绿脓菌素的分泌、胞外蛋白水解酶和弹性蛋白酶的活性[6];在 50~200 μg/mL 穿心莲内酯作用下, 铜绿假单胞菌 PAO1 株外排泵 Mex AB-OprM 外排 mRNA 表达明显降低[7];穿心莲内酯还能抑制白色念珠菌生物膜的形成,并减低其早期黏附及菌丝生长[8]。还有研究,穿心莲与抗生素联用可恢复抗生素的杀菌作用[9],穿心莲还可使LPS破坏[10]等等,表明穿心莲治疗多种急性感染的疗效机制很可能主要不在于其具有的微弱抗菌作用。此外,体外实验表明,穿心莲有一定抗病毒作用,如单纯疱疹病毒[11]、合胞病毒[12]、EB病毒[13]以及HIV病毒[14]等。

2. 解热 穿心莲有一定解热作用,穿心莲浸膏[15]、穿心莲内酯[16]、含内酯与黄酮的提取物[17]以及穿心莲多种其他单体成分对内毒素、伤寒副伤寒菌苗等所致发热家兔,或酵母、2,4-二硝基酚所致发热大鼠均有显著解热效果。多种穿心莲内酯及其衍生物注射剂也对家兔有不同程度的解热活性,如穿琥宁注射液、穿心莲甲素注射液、脱氧穿心莲内酯亚硫酸氢钠加成物等。

3. 抗炎 穿心莲有明显抗炎作用[15,18,19]。穿心莲单体成分脱氧穿心莲内酯、穿心莲内酯、穿心莲新苷及脱水穿心莲内酯(甲、乙、丙、丁素)灌服1 g/kg能显著抑制二甲苯、醋酸所致小鼠皮肤或腹腔毛细血管通透性亢进,减少巴豆油性肉芽囊中急性渗液量,抑制大鼠蛋清性脚肿,但对肉芽组织增生无明显影响。抗炎作用以丁素作用最强,丙素和甲素次之,乙素最弱。穿心莲内酯成分的水溶性衍生物注射液也多具有显著抗炎活性,且作用有增强,穿琥宁注射液125、250 mg/kg皮下或腹腔注射,对二甲苯、组织胺、醋酸等所致小鼠皮肤或腹腔毛细血管通透性增高、大鼠蛋清性脚肿胀及巴豆油性肉芽囊渗液均有显著抑制作用,切除双侧肾上腺后抗炎作用消失,可见穿心莲甲、乙、丙、丁素及穿琥宁注射液的抗炎机制均与肾上腺皮质有关。此外,穿心莲内酯磺化物注射液(喜炎平)抗炎强度与穿琥宁相似,而穿心莲甲素注射液的抗炎作用约为其一半。至于抗炎作用的机制,研究表明穿心莲甲、乙、丙、丁素可使幼年小鼠胸腺萎缩,提示它们可兴奋肾上腺皮质功能。穿琥宁注射液也能使幼年小鼠胸腺萎缩,并明显降低大鼠肾上腺中维生素C的含量,表明其能兴奋肾上腺皮质功能;但因其不能延长切除肾上腺幼年大鼠的生存时间,表明其本身不具有糖皮质激素样作用;因切除垂体后其降低肾上腺中维生素C含量的作用消失,表明其兴奋肾上腺皮质是通过垂体实现的。再者,戊巴比妥钠麻醉不影响穿琥宁降低肾上腺中维生素C含量作用,但在戊巴比妥钠麻醉的基础上,吗啡、地塞米松、氯丙嗪等均可完全阻断这一作用,表明穿琥宁兴奋垂体-肾上腺皮质系统功能的作用部位可能在皮质下中枢。另有研究表明穿心莲内酯的抗炎机制还与其能抑制TNFα诱导的ICAM-1表达上调和内皮-单核细胞黏附性增强[20]等有关。

4. 调节免疫功能 穿心莲对免疫功能的影响较为复杂,不同制剂的作用也有不同。曾报告穿心莲水煎剂在体外能提高人外周血白细胞吞噬金黄色葡萄球菌的能力,穿心莲甲素注射液、喜炎平注射液也均可增强吞噬细胞功能;对鼠伤寒沙门菌液滴鼻感染所致细菌性肺炎小鼠,穿心莲内酯100、200 mg/kg腹腔注射可降低肺炎指数,增强支气管肺泡灌洗液中巨噬细胞吞噬率、溶菌酶活性和T细胞百分率[21],表明穿心莲的上述制剂抗感染的临床疗效可能与其能增强机体非特异抗感染免疫能力有关。新穿心莲内酯在30~150 μmol/L强度可明显抑制佛波豆蔻酸乙酯(PMA)所致小鼠骨髓细胞定向分化巨噬细胞的呼吸爆发,抑制LPS诱导的小鼠巨噬细胞增殖及NO合成,抑制小鼠淋巴细胞增殖[22,23]。小鼠灌服穿心莲新内酯仍可抑制BCG刺激下小鼠腹腔巨噬细胞NO的生成率,但穿心莲内酯无明显作用[24]。穿心莲内酯在少量γIL-2的协同下可明显促进LAK细胞增殖[25],穿心莲内酯可明显抑制ConA诱导的IFN-γ和IL-2生成[26]、脾T淋巴细胞增殖以及LPS诱导下B淋巴细胞增殖[27]。另报告穿心莲总内酯灌服可提高小鼠细胞毒性T淋巴细胞的杀伤活性[28]。穿心莲内酯在较大剂量下(2 g/kg)呈免疫抑制作用,可抑制网状内皮系统对血流中异物的清除能力[29]、外周血ANAE+淋巴细胞百分率下降,脾脏中PFC数减少,血清中血凝滴度降低,迟发性超敏反应减弱[30]。另有报告穿心莲能提高肉鸡新城疫HI抗体的滴度水平[31]。

5.保肝、利胆 穿心莲在印度医学中广用于抗肝毒。实验表明穿心莲内酯对四氯化碳、D-半乳糖胺及扑热息痛所致肝损伤均有显著对抗作用,100 mg/kg的穿心莲内酯能使四氯化碳所致血清谷草转氨酶、谷丙转氨酶、碱性磷酸酶、胆红素和肝甘油三酯的升高下降85.2%、66.9%、69.8%、59.7%及65.8%,但穿心莲的甲醇浸膏反有毒性,促进肝损伤大鼠死亡[32,33]。对于可卡因引致的小鼠急性肝损伤[34]和非酒精性脂肪性肝炎大鼠[35]穿心莲内酯灌服均有显著保肝活性。对于实验性肝硬化大鼠,穿心莲治疗2周,可见血中TNFα、NO显著降低,回肠细菌计数和细菌移位发生率降低,肠道通透性降低,肠绒毛结构改变减轻[36,37]。另有报告,穿心莲内酯1.5~12 mg/kg对大鼠、豚鼠具有显著利胆作用,能防止扑热息痛所致胆汁含量和体积的减少,促进胆汁、胆盐和胆酸的排泌,作用有剂量依赖关系[38]。

6. 抗癌 穿心莲内酯于体外试验中对多种瘤株

有抑制作用,对于低、中、高分化胃腺癌细胞株(MKN45、SGC-7901、MKN28)其抑制作用呈量效、时效关系,其 IC_{50} 于 24 h 分别为 (27.02±6.18)、(36.94±2.09) 和 (43.56±1.65) μg/mL[39]。对于人食管癌 EC9706 细胞,穿心莲内酯对其细胞增殖的 IC_{50} 为 28.6 μg/mL,抑制其克隆形成的 IC_{50} 为 1.7 μg/mL,并可阻滞细胞周期于 G0/G1 期并诱导细胞凋亡[40]。脱水穿心莲内酯琥珀酸半酯对瓦克癌 256 有一定抑制作用,其精氨酸复盐能抑制大鼠乳腺癌 SHZ-88 细胞株的生长,随浓度增大,抑制作用增强,并能抑制其 DNA 合成,^{3}H-TdR 掺入抑制的 ED_{50} 约为 295 μg/mL。但另有报告,穿心莲内酯、脱氧穿心莲内酯及地下部分分离得到的黄酮成分具有较强的促急性骨髓性白血病 M_1 细胞分裂活性。穿心莲黄酮 APN 本身对小鼠 S180 生长无影响,但却可显著增强环磷酰胺的抗肿瘤效果,而又可缓解其所致白细胞降低的速度和程度,表现出增效减毒效果[41]。

7.抗心、脑缺血 穿心莲水提物具有显著的抗血小板聚集和抗血栓形成作用[42,43]。穿心莲全草水提粗结晶 APN 有显著的抗血小板聚集作用,患者口服穿心莲该制剂能显著抑制 ADP 所致的血小板聚集,口服该制剂后 3h 血小板聚集率即显著被抑制,整个服药期间抑制作用均存在,口服该制剂后并使 ELT 显著缩短,但对 KPTT、PT、TT 无明显影响[44,45]。血栓弹力图各参数中对反应时间及凝固时间无明显变化,但血栓最大幅度 Ma 明显变小,表明穿心莲该制剂有强而迅速的抗血小板聚集作用,此作用与其阻抑小血板的排泌反应有关;该制剂对内、外凝系统影响不大,但可增强纤溶系统活力。穿心莲的上述作用的有效成分为黄酮,内酯未见有类似活性。从黄酮中提得之 APNF0134 对 O_2^-、H_2O_2、OH·均有强的清除作用,对 X-XO 及碱性 DMSO 体系的 IC_{50} 分别为 4.39 mg/L 及 4.89 mg/L;对 H_2O_2 也有强的清除作用,IC_{50} 为 13.62 mg/L,还能显著抑制 VitC-H_2O_2-Cu^{2+}-酵母多糖产生的化学发光,APNF0134 还能浓度依赖地拮抗 O^{2-}诱导的血小板聚集,IC_{50} 为 122.48 mg/L。API0134 也具有显著的抗血小板聚集、防治动脉粥样硬化、缺血-再灌注损伤及防止冠脉腔内成形术后再狭窄等作用[46-50]。

另有研究,穿心莲内酯也具有显著的抗血小板聚集[51]、抗心肌缺血[52,53]。抗脑缺血再灌注损伤[54,55]等作用。

8. 其他 ①抗蛇毒:穿心莲民间用于蛇伤,实验表明穿心莲有显著的抗蛇毒作用。穿心莲乙醇提取物腹腔注射能显著延长眼镜蛇毒中毒小鼠呼吸衰竭和死亡时间,穿心莲对烟碱受体无影响,而呈毒蕈碱样作用,这可能是其抗蛇毒作用的一个机制。②中止妊娠:穿心莲的多种制剂对于多种实验动物,采取多种给药途径时均能显示明显的中止妊娠效果,但以腹腔注射、静脉注射时效果为佳,宫腔内注射效果也佳,且用量小。外源性孕酮或黄体生成释放激素均可完全或明显对抗穿心莲的致流产效果,提示穿心莲可能具有对抗体内孕酮的作用。此外,穿心莲还能抑制体外培养的人胎盘绒毛滋养层细胞的生长和激素分泌,不同穿心莲样品中以穿心莲氯仿提取物和穿心莲内酯作用为强,对于 hCG 分泌,穿心莲氯仿提取物及穿心莲内酯的 MIC 为 500 μg/mL,抑制孕酮作用相似,氯仿提取物对孕酮有效量为 500 μg/mL,镜下可见穿心莲制剂能引起细胞损伤、并可引起滋养层细胞死亡[56]。上述结果除表明穿心莲的抗生育作用原理可能与其有抗孕激素作用及直接损伤绒毛细胞外,还提示可能对胎盘绒毛细胞增生过度性疾病有一定疗效。③降血糖:穿心莲有一定降血糖作用,穿心莲内酯 50、100 mg/kg 灌胃 14 d,可明显降低链脲菌素糖尿病小鼠血糖,提高血清和胰组织的 SOD,降低 MDA 含量[57,58]。

9. 体内过程 ^{3}H 穿心莲内酯静注于小鼠后于体内分布迅速而消除较慢,分布速率常数 α 为 0.189 分,消除速率常数 β 为 0.0026。给小鼠灌服 0.66 mg,30.75min 即达吸收高峰,血浓峰值为 16 μg/mL,利用率为 44.1%;胃、小肠于药后 0.5 h、其余脏器于药后 1 h 达最高浓度,以胆、胃、肝、小肠的放射活性为最强,子宫、肾、卵巢、肺次之,直肠、脾、心、脑等较低,此后各脏器放射活性逐渐下降,但于 48 h 各脏器仍有一定放射活性。灌服药物后 24 h 从尿粪排出 89.7%,48 h 大多系代谢产物。用有机偶合化学发光法研究穿心莲内酯在兔体内的药动学结果表明:每兔灌服穿心莲 4 g 的水煎剂后穿心莲内酯于 1 h 达最大峰强度 24 μg/mL,$t_{1/2α}$ 为(0.692±0.07) h,$t_{1/2β}$ 为(12.12±1.9) h,表明其属长半衰期药物,其于肾、肝、心中的浓度可分别达 4.56 μg/g、2.03 μg/g 及 0.43 μg/g,24h 血中残留浓度为 5.7 μg/mL[59,60]。穿心莲内酯、脱氧穿心莲内酯、新穿心莲内酯和脱水穿心莲内酯大鼠灌服,其体内过程与代谢并不相同,其中,甲素、丁素在尿和粪中仅可见原形;乙素则可检测到甲素、丁素及一种未知化合物,丙素粪中可见原形与苷元,尿中检测到三个未知峰[61]。

脱水穿心莲内酯琥珀酸半酯 100 mg/kg 静注于家兔后分布、消除均迅速,$t_{1/2α}$ 为(1.90±0.0193) h,$t_{1/2β}$ 为(2.802±0.875) h,AUC 为(747.55±110.6) μg·h/mL;C_0(557.2±58.21) μg/mL、Vc(0.327±0.0296) L/kg、VB

$(1.274±0.319)$ L/kg、CL $(0.323±0.0463)$ L/(h·kg)，但灌服1000 mg/kg 仍无吸收，生物利用度极低，可能为被胃酸破坏或肝脏所迅速代谢[62,63]。

10. 毒性 穿心莲毒性较小，穿心莲浸膏灌服对小鼠的 LD_{50} 以穿心莲内酯计算为 13.19 g/kg，穿心莲根总黄酮给小鼠静注的 LD_{50} 为(1.15±0.28) g/kg。穿心莲数种内酯或制剂对小鼠的 LD_{50} 值为:总内酯灌服为13.4 g/kg，甲、乙、丙、丁素灌服分别为>20、>40、>20及>20 g/kg，穿心莲甲素注射液(穿心莲内酯亚硫酸氢钠加成物)静注为 1.075~1.145 g/kg，穿琥宁注射液(脱水穿心莲内酯琥珀酸半酯)腹腔注射(0.675±0.030) g/kg、静注(0.600±0.020) g/kg。

亚急性毒性试验，穿心莲内酯 1 g/kg 灌服，每日1次连续 7 d，对大白鼠或家兔无明显毒性，10 mg/kg静注于兔或 30 mg/kg 于未孕及中孕家兔子宫角作宫腔内注射对主要脏器及子宫内膜形态结构均无不良影响。穿琥宁注射液 84 mg/kg 腹腔注射每日 1 次，连续 10 d 对大鼠未见明显毒性作用。但超大剂量穿心莲内酯可影响肝功，自愿受试者每服 0.5 g，每日 4 次，首剂加倍，连续 4 d 可使部分人血清 GPT 暂时上升，停药后恢复，但 0.3 g，每日 3 次，连续 5 d，则对肝肾功能未见显著影响。

【临床应用】

1. 肠道感染 以穿琥宁治疗小儿腹泻 48 例中有效 10 例，显效 37 例，与对照组比较有显著差异[64]。以穿琥宁注射液联合思联康，治疗组有效 93.3%，较对照组 73.3%为佳[65]。另有喜炎平注射液治疗病毒性腹泻 96 例，总有效 91%，较利巴韦林注射液之 71%为佳[66]。报告穿心莲醇浸膏片治急性胃肠炎 573 例、急性菌痢 137 例，治愈率分别为 91.3%及 88.3%；穿心莲乙素片治急性菌痢 122 例，治愈率 91%；穿心莲苷酯片治菌痢 131 例，治愈率 91.1%。莲必治注射液治菌痢 238 例，治愈 173 例，好转 50 例，有效率 94.9%，治肠炎 92 例，有效率 96.6%。

2. 呼吸道感染 穿琥宁注射液(脱水穿心莲内酯琥珀酸半酯)对病毒性肺炎及上感疗效较佳，455 例患者有效率达 90.2%，平均退热时间为 3.1 d。有人以穿琥宁治疗 62 例，较之利巴韦林之对照组无论从退热时间、总发热病程看都优于对照[67]。另以穿琥宁治疗 86 例，经与葡萄糖对照相比明显为优[68]。喜炎平的观察表明，59 例喜炎平疗效为 94.91%，较对照组 56 例的利巴韦林的 80.35%为优[69]。尚有应用喜炎平和喜炎平雾化、静滴治疗获效的报告[70,71]。另外，尚有穿琥宁治疗小儿支气管肺炎[72,73]、喜炎平治疗小儿支气管肺炎[74,75]及婴儿哮喘性肺炎的报告[76]。穿心莲甲、乙、丙素对流感等呼吸道感染也有较好疗效。国外以穿心莲乙素或加刺五加治疗已有多个报告，均肯定了其有效性与安全性[77]。

3. 肿瘤、绒毛膜上皮癌及恶性葡萄胎 亚硫酸氢钠穿心莲内酯注射液(莲必治)治疗肿瘤患者可见免疫功能提升，临床症状缓解，瘤负荷减轻，生存质量提高。穿心莲注射治疗恶性滋养叶性疾病有一定疗效，曾报告用穿心莲注射治疗 60 例，其中有转移者 41 例，结果近期治愈 47 例，其中单用穿心莲治愈 12 例，4 例恶性葡萄胎已再怀孕分娩。继报告以穿心莲为主中西医结合治疗 100 例绒癌、恶性葡萄胎患者疗效亦佳。穿琥宁静滴能使 HCG 迅速下降，于治疗后期辅以抗癌药治疗疗效更佳。

4. 皮肤疾病 湿疹、荨麻疹、神经性皮炎、带状疱疹等皮肤疾病可用穿心莲配伍其他中草药煎洗，并配服穿心莲制剂。如用穿琥宁注射液对单疱病毒性角膜炎治疗 38 例，共治愈 28 例，有效 8 例[78]，另用穿心莲甲素注射液治疗 82 例湿疹有较好临床疗效。用穿心莲注射液治疗顽固性荨麻疹也有一定效果。

5. 脑动脉硬化 穿心莲黄酮片治疗脑动脉粥样硬化 34 例，1 月显效 38%，有效 44%，可见血浆 TXB_2、GMP-140、PAI/tPA 水平明显下降；另治疗脑梗塞 22 例，显效 5 例，有效 14 例，也可见血浆 TXB_2、GMP-140 及 PAI/tPA 显著下降，表明穿心莲黄酮确有抗血栓、促纤溶和舒血管作用。

6. 不良反应 穿心莲毒副作用较小。原生药煎服其味甚苦，穿心莲及其多种制剂口服较大剂量可致胃脘不适，食欲减退。曾有报告穿心莲片、穿心莲注射液可引起药疹、上腹痛、过敏性休克乃至致死者。近有多量报告穿琥宁引起过敏如过敏性休克、血小板减少、荨麻疹等，值得注意。

(邓文龙)

参考文献

[1]陈丽霞，等.穿心莲二萜内酯类化学成分的研究.中国中药杂志，2006，31(19):1594

[2]陈丽霞，等.穿心莲黄酮类化学成分的研究.中国中药杂志，2006，31(5):391

[3]王盛民，等. 清热解毒类中药的生物鉴定法Ⅲ-穿心莲的生物鉴定. 实用临床医药杂志，2006，10(3):27

[4]宋振民，等. 穿心莲提取物对凝固酶阴性葡萄球菌的体

外抗菌活性研究.中国处方药,2006,53(8):63

[5]严劲松,等.穿心莲联用TMP抗菌作用的实验研究.中华实用中西医杂志,2006,19(7):832

[6]李洪涛,等.穿心莲内酯对铜绿假单胞菌QS毒力因子的影响.中国中药杂志,2006,31(12):1015

[7]李洪涛,等.穿心莲内醋对铜绿假单胞菌PAO1株MexAB-OprM外排泵mRNA表达的影响.中华传染病杂志,2007,25(6):338

[8]汪长中,等.穿心莲内酯体外抗白念珠菌生物膜作用的初步研究.中国真菌学杂志,2008,3(3):134

[9]冯星火,等.铜绿假单胞菌生物被膜对抗菌药物作用的实验研究.微生物学报,20OO,40:210

[10]张霞,等.穿心莲破坏内毒素作用的体外实验研究.中国中西医结合急救杂志,2000,7(4):212

[11]刘妮,等.穿心莲水提取物的抗I型单纯疱疹病毒作用.热带医学杂志,2006,6(10):1098

[12]钟琼,等.穿心莲提取物体外抗呼吸道合胞病毒作用的研究.湖北中医学院学报,2005,7(2):23

[13]刘晓红,等.穿心莲提取物和阿昔洛韦对EB病毒抗原表达抑制作用的对比实验.中国感染与化疗杂志,2007,7(6):445

[14]巢志茂 摘译.穿心莲中新的穿心莲内酯醚及抗HIV活性评价.国外医学中医中药分册,2005,27(5):310

[15]徐志勇,等.穿心莲软胶囊与穿心莲片的药理作用及急性毒性实验研究.广州中医药大学学报,2005,22(5):401

[16]Maday S,et al.穿心莲内酯的镇痛解热及抗溃疡作用.国外医药植物药分册,1996,11(3):133

[17]朱忠,等.穿心莲制剂抗感染作用的研究.福建医学院学报,1986,20(1):6

[18]陈国祥,等.穿心莲胶囊的抗炎作用研究.现代中西医结合杂志,2001,10(11):1004

[19]伍小波.穿心莲抗炎作用的药物动力学研究.中国兽药杂志,2005,39(1):22

[20]刘国生 摘译.穿心莲内酯抑制肿瘤坏死因子-α诱导的ICAM-1表达上调和内皮-单核细胞黏附性增加.国外医学中医中药分册,1999,21(2):41

[21]吕世明,等.穿心莲内酯对小鼠呼吸道非特异性免疫的影响.中国兽医杂志,2009,45(3):61

[22]刘峻,等.新穿心莲内酯对体外活化小鼠巨噬细胞的影响.中国天然药物,2005,3(5):308

[23]刘 峻,等.新穿心莲内酯对小鼠巨噬细胞呼吸爆发及淋巴细胞增殖的影响.中国新药与临床杂志,2005,24(3):206

[24]吴皓 摘译.穿心莲中的新穿心莲内酯抑制活化巨噬细胞产生NO.国外医学中医中药分册,2004,26(1):39

[25]陈牧,等.穿心莲内酯与r IL2 促进LA K细胞生长及细胞表型变化的研究.深圳中西医结合杂志,2001,11(1):8

[26]Bvorgos RA,et al. Andrographolide inhibits IFN-gamma and IL-2 cytokine production and protects a-gainst cell apoptosis. *Planta Med*,2005,71(5):429

[27]戴桂馥,等.穿心莲内酯3,19-缩醛(酮)衍生物对小鼠脾淋巴细胞增殖活性的影响.中国新药杂志,2007,16(5):378

[28]李满妹,等.穿心莲二萜类化合物对B16细胞致敏小鼠CTL杀伤活性的影响.中国药理学通报,2007,23(5):688

[29]欧振岸,等.穿心莲内酯抑制小鼠静脉血廓清异物的实验研究.第一军医大学学报,1988,8(1):37

[30]黄添友,等.穿心莲内醋对小鼠免疫系统影响的实验研究.第一军医大学学报,1986,6(2):143

[31]王友令,等.中药穿心莲对新城疫HI抗体滴度的影响.山东家禽,2004,11:12

[32]刘晓秦摘,顾关云校.穿心莲护肝活性二萜内酯-穿心莲内酯.国外医学药学分册,1990,17(4):235

[33]高永莉摘译.穿心莲内酯抗半乳糖胺对肝的毒害作用.中草药,1996,(8):508

[34]姚青,等.穿心莲内酯对可卡因致小鼠肝毒性的保护作用.宁夏医学杂志,2007,29(3):208

[35]叶宝华,等.穿心莲内酯对大鼠非酒精性脂肪肝炎的防治作用.安徽医药,2008,12(7):582

[36]吴春明,等.穿心莲对实验性肝硬化大鼠肠道细菌移位的阻断作用.华中科技大学学报(医学版),2007,36(5):596

[37]军惫敏,等.穿心莲内醋对肝硬化大鼠肠道通透性的作用及临床意义.世界华人消化杂志,2008,16(8):839

[38]郝小梅摘.穿心莲内酯对大鼠和豚鼠的利胆作用.国外医药植物药分册,1992,7(6):278

[39]董建华,等.穿心莲内酯对不同分化胃癌细胞株的体外增殖的影响.浙江中医药大学学报,2009,33(2):170

[40]戴桂馥,等.穿心莲内酯对人食管癌EC9706细胞增殖和凋亡的影响.中国新药杂志,2006,15(16):1363

[41]王坤,等.穿心莲对环磷酰胺抗肿瘤的增效作用.右江民族医学院学报,1994,16(4):8

[42]谭获,等.穿心莲抗血小板聚集功能的研究.中西医结合杂志,1989,9(9):540

[43]王晶华,等.穿心莲对血栓性心肌梗死的作用研究.中医药信息,2002,19(5):27

[44]秀芹,等.穿心莲抗血栓作用的临床研究.实用中西医杂志,1993,6(4):229

[45]张玉金,等.穿心莲提取物抗血小板聚集作用的临床及实验研究.同济医科大学学报,1993,22(4):245

[46]刘云海,等.穿心莲抗血小板聚集活性物质研究.医药导报,2001,20(1):6

[47]傅良武,等.API0134对四种诱聚剂致血小板聚集的影响.中国药理学通报,1995,11(3):209

[48]王宏伟,等.API0134对实验性动脉粥样硬化家兔血液凝固性和血栓弹力图的影响.中国动脉硬化杂志,1998,6(2):109

[49]王宏伟,等.穿心莲成分API0134对动脉粥样硬化家兔血清一氧化氮、血浆内皮素和脂质过氧化物的影响.中国中西医结合杂志,1997,17(9):547

[50]王宏伟,等.穿心莲成分对血栓模型家兔血小板三磷酸肌醇及其受体表达的影响.华中科技大学学报(医学版),2003,32(2):149

[51]方淑贤,等.穿心莲内酯对二磷酸腺苷诱导血小板聚集的拮抗作用.医药导报,2004,23(11):805

[52]刘淑珍,等.穿心莲内酯对大鼠实验性心肌缺血的保护作用.湖北医学院咸宁分院学报,1991,5(3):100

[53]吴基良,等.穿心莲内酯对大鼠实验性心肌缺血的保护作用.中医药研究,1996,(4):61

[54]郑敏,等.穿心莲内酯对大鼠脑缺血再灌注损伤的保护作用.咸宁医学院学报,1996,10(1):12

[55]郑敏,等.穿心莲内酯对大鼠脑缺血-再灌注损伤的影响.医药导报,2004,23(10):708

[56]张兰芬,等.中药穿心莲引产对人胎盘的影响-组织化学及免疫组织化学的观察.解剖学报,1987,18(2):215

[57]杨苹,等.穿心莲对正常小鼠和高血糖小鼠血糖影响的实验研究.时珍国医国药,2007,18(1):87

[58]杨苹,等.穿心莲内酯对链脲菌素糖尿病小鼠血糖及抗脂质过氧化作用的影响.时珍国医国药,2009,20(5):1111

[59]汪宝琪,等.用化学发光法研究家兔穿心莲内酯的药物动力学参数.沈阳药科大学学报,1995,12(1):5

[60]汪宝琪,等.穿心莲内酯在兔体内脏的分布研究.西北药学杂志,1995,10(2):56

[61]祝晨,等.穿心莲二萜内酯代谢产物初步研究.亚太传统医药,2005,(4):80

[62]李克敏,等.脱水穿心莲内酯在大鼠的药代动力学.中药药理与临床,1990,6(1):38

[63]张志勇,等.脱水穿心莲内酯琥珀酸半酯单钾盐在家兔体内的药动学研究.华西药学杂志,1991,6 (3):129

[64]孙伟,等.炎琥宁治疗小儿腹泻68例疗效观察.医学信息,2010,23(4):1033

[65]史艳平,等.炎琥宁注射液联合思联康治疗婴幼儿病毒性肠炎30例.陕西中医,2006,27(10):1205

[66]莫敏雪.喜炎平治疗小儿病毒性腹泻96例效果观察.右江民族医学院学报,2008,(3):453

[67]穆润英.穿心莲联合利巴韦林治疗急性上呼吸道感染62例.医药导报,2004,23(3):167

[68]张雪萍.炎琥宁治疗急性上呼吸道感染86例疗效观察.河南中医,2007,27(7):72

[69]袁荣金,等.喜炎平治疗急性上呼吸道感染的疗效观察.抗感染药学,2008,35(4):250

[70]辛万春.喜炎平注射液治疗小儿上呼吸.中国医疗前沿,2007,2(8):92

[71]王平江.喜炎平注射液治疗上呼吸道感染126例疗效观察.中国实用内科杂志,2006,26(2):174

[72]孟知颖,等.穿琥宁注射液治疗小儿支气管肺炎89例临床观察.包头医学院学报,2005,21(4):401

[73]李潮英,等.炎琥宁佐治小儿支气管肺炎165例疗效观察.山西中医学院学报,2008,9(6):26

[74]闵慧,等.静脉用穿心莲注射液佐治小儿支气管肺炎疗效观察.实用药物与临床,2005,8(3):46

[75]黄辉.喜炎平注射液治疗小儿病毒性肺炎30例.吉林中医药,2005,25(6):29

[76]阴素萍,等.喜炎平注射液治疗婴儿喘憋性肺炎.山西中医,2007,23(5):31

[77]陆维丽 摘,程文明 校.穿心莲治疗上呼吸道感染的疗效和安全性〔英〕.国外医药植物药分册,2005,20(2):85

[78]俞兴源.穿唬宁注射液对单疱病毒性角膜炎临床应用分析.中西医结合杂志,2001,30(12):48

洋金花

Daturae Flos

yang jin hua

本品为茄科植物白花曼陀罗 *Datura metel* L.的干燥花。味辛,性温;有毒。平喘止咳、解痉定痛。用于哮喘咳嗽、脘腹冷痛、风湿痹痛、小儿慢惊,外科麻醉。

【化学成分】

主要有效成分为生物碱,含量在0.3%~0.43%,在开花盛期总生物碱含量最高。其中东莨菪碱(scopolamine)占85%左右,莨菪碱(hyoscyamine)和阿托品(atropine)共占15%[1]。

【药理作用】

1. 中枢神经系统 洋金花制剂或其有效成分东莨菪碱、阿托品均为M胆碱能受体阻滞剂,对中枢及外周神经系统均有作用,但其中枢抗胆碱作用比外周强。

(1)麻醉 小剂量对大脑皮层及皮层下某些部位有抑制作用而引起麻醉。随着剂量增加,对延脑、脊髓则有不同程度的兴奋作用。加大剂量时对中枢抑制并不加深,而兴奋现象愈加明显,此作用机制尚不完全清楚,可能与阻滞脑内M胆碱能受体有关[2]。

(2)镇静 东莨菪碱0.1~0.2 mg/kg使小鼠自主活动增加。4 mg/kg腹腔注射能增强中枢兴奋药引起的小鼠活动增加,对抗利血平及氯丙嗪引起的动物活动减少。兔侧脑室注射东莨菪碱6 mg/kg可出现闭眼、侧卧、翻正反射消失[1]。大鼠皮下注射东莨菪碱0.05~100 mg/kg[3],小鼠腹腔注射1.0~30 mg/kg[4]能不同程度阻断回避性条件反射和二级条件反射。洋金花可延长美解眠、利多卡因诱发惊厥的潜伏期时间,降低大鼠死亡率,保护海马神经元[5]。

(3)镇痛　用热板法、热辐射法证明东莨菪碱、洋金花总碱能提高小鼠痛阈[1]。用大鼠光热甩尾法研究表明,东莨菪碱腹腔注射、脑室注射,使大鼠痛阈升高40%和80%,并持续32~36 h之久。洋金花伤膏对小鼠二甲苯引起的耳廓肿胀度有非常明显的抑制作用,对小鼠的痛阈有极为显著的延长作用。提示洋金花伤膏有明显的抗炎和镇痛作用[6],其镇痛作用与阻滞中枢M胆碱能受体有关[7]。

(4)影响中枢神经递质释放　阿托品、东莨菪碱均能使大鼠脑中乙酰胆碱含量降低[8]。东莨菪碱(0.5、1、2 mg/kg)腹腔注射4 d后,可以降低海马组织中乙酰胆碱转移酶(ChAT)活性,其可能通过降低大鼠脑内M受体密度而导致大脑ChAT活性下降[9]。用脑内透析法证明,东莨菪碱0.34 mg/kg皮下注射能够促进清醒大鼠脑中纹状体乙酰胆碱释放[10]。小鼠在大剂量L-多巴负荷及家兔脑室注射6-羟多巴胺3 d后能使脑室注射东莨菪碱所致麻醉时间均显著延长,然而东莨菪碱对大鼠脑内cAMP含量及DA受体并无明显作用[11]。在麻醉状态下腹腔注射东莨菪碱注射液(0.6 mg/kg)后,大鼠前庭内侧核(MVN)区天冬氨酸、谷氨酸、谷氨酰胺及丙氨酸含量无明显改变,而甘氨酸及牛磺酸含量显著升高,60 min后逐渐回降至基础线水平。表明东莨菪碱的抗眩晕作用机制可能与抑制MVN活性,从而降低前庭系统的兴奋性有关[12]。

(5)阻断吗啡、海洛因依赖性　大鼠侧脑室微量注射东莨菪碱(20、40、80 μg)能有效降低吗啡的位置偏爱效应,提示东莨菪碱能够降低吗啡精神依赖潜力[13]。另外,研究发现东莨菪碱对小剂量吗啡诱发吗啡依赖大鼠CPP重现行为的抑制作用可能与其抑制大鼠杏仁p-CREB和c-Fos蛋白表达有关[14]。连续7 d腹腔注射吗啡建立吗啡依赖小鼠模型,显示吗啡依赖小鼠的痛阈明显下降,跳跃次数和跳跃动物率明显增加,海马Ca^{2+}明显增加。腹腔注射给予东莨菪碱(4 mg/kg)7d后,吗啡依赖小鼠海马Ca^{2+}明显减少,痛阈提高,跳跃次数和跳跃动物率减少。东莨菪碱具有对抗吗啡依赖性的作用,其机制可能与降低脑细胞内游离Ca^{2+}水平有关[15]。海洛因依赖时,大鼠脑内乙酰胆碱释放被抑制,当催促戒断时,脑内乙酰胆碱释放增加,产生胆碱能神经活动过度,表现为胃肠道分泌增多、肠绞痛等戒断症状[16]。皮下注射东莨菪碱0.5、1.0 mg/kg,具有在受体水平阻断海洛因依赖大鼠胆碱能的作用,同时提高胆碱脂酶的活性,加快乙酰胆碱的降解,从而控制海洛因依赖大鼠纳络酮所激发的戒断症状[17]。东莨若碱还具有刺激吗啡代谢和促进吗啡皮下吸收入血,从而加速吗啡排泄的作用[18]。

(6)兴奋呼吸中枢　向清醒、肌松并切断双侧迷走神经家兔小脑延髓池内注射0.1 mg/kg的东莨菪碱对膈神经放电无明显影响。0.5、5.0 mg/kg可使膈神经放电脉冲计数减少,幅度变小。提示此剂量东莨菪碱对呼吸中枢具有抑制作用[19]。麻醉家兔以2.5%硫喷妥钠1 mL/kg注射造成呼吸明显抑制,而后静脉注射氢溴酸东莨菪碱0.15、0.3、0.5、0.75、1.0 mg/kg,2~3h内存活动物数明显高于对照组。提示东莨菪碱在一定剂量范围内有很好的呼吸中枢兴奋作用和恢复血压的作用[20]。东莨菪碱静脉注射4 mg/kg对清醒家兔呼吸频率,每分钟潮气量及通气量影响很小。对麻醉家兔可使呼吸频率潮气量增加,每分钟通气量略有下降。两种情况下,血压、心率无明显变化。显示东莨菪碱对麻醉家兔有兴奋"静态"通气、抑制对CO_2反应性的效应[21]。

2. 抗缺血再灌注损伤　兔完全性脑缺血模型,再灌注开始静脉注射东莨菪碱0.3 mg/mL,和低温一样,能保护缺血后再灌注脑组织Na^+/K^+-ATPase活性,但东莨菪碱和低温无明显的协同作用[22]。应用沙鼠建立脑缺血模型,缺血前15 min腹腔注射东莨菪碱0.45 mg/kg,发现东莨菪碱可减缓胞浆游离钙升高[23]。兔脑外伤模型,并于伤后5 min、2 h腹腔注射东莨菪碱0.25 mL/kg,看到东莨菪碱能降低搏动指数,提高血流速度,具有脑保护作用[24]。东莨菪碱不易透过血一脑脊液屏障,影响了其中枢抗胆碱作用,需大剂量才可起到对脑缺血-再灌注损伤的防治作用[25]。

绵羊体外循环缺血再灌注引起心肌顿抑,发现缺血再灌注心肌顿抑与NO产生增加有关,大量释放的NO提高心肌组织环磷酸鸟苷,参与心肌细胞脂质过氧化损害心肌功能。东莨菪碱17.5 μg/kg显著减少NO产生,其作用可能与其抗脂质过氧化有关[26]。大鼠异位心脏移植模型,在供心保存液中添加东莨菪碱3 g/L,在循环开放前静脉注射东莨菪碱3 μg/kg。东莨菪碱能够改善移植后的心功能;下调再灌注后iNOS mRNA表达,降低iNOS活性,抑制cNOS的活性,总体上降低NO含量;通过下调ICAM-1 mRNA水平,降低ICAM-1的表达。表明东莨菪碱能够减轻心肌缺血再灌注损伤,在心脏移植中延长供心低温缺血保存时间。其机制与调节心肌组织中NO水平、降低ICAM-1表达有关[27]。

3. 抗呼吸窘迫综合征　静脉注射油酸造成家兔呼吸窘迫综合征模型,随后注入东莨菪碱1 mg/kg 1次,或每2 h注射1次,持续注射12 h。可使模型动物呼吸频率增加，PaO_2 下降程度减轻，显示东莨菪碱对呼吸窘迫综合征有治疗效果[28]。ARDS(急性呼吸窘迫综合征)动物模型的ET-1(一种血管活性多肽)明显增高，提示ET-1在ARDS的发病过程中也发挥着重要作用。东莨菪碱(0.05 mg/kg，静脉注射)能够升高ARDS动物模型的SaO_2、PaO_2，抑制血浆ET-1的释放，对ARDS有防治作用[29]。麻醉兔静脉注射东莨菪碱0.5 mg/kg后，肺动脉压急剧升高，心率减慢，呼吸频率加快。在吸入低O_2混合气导致肺动脉高压的基础上静脉注射东莨菪碱0.5 mg/kg，可使去除低O_2条件后的肺动脉压高于对照组[30]。洋金花对实验性气管炎大鼠的气管黏液腺有抑制作用，使杯状细胞显著减少，此作用与切断单侧迷走神经的作用相似[31]。

4. 保护心脏

(1)抗心律失常　东莨菪碱具有抗心律失常作用，腹腔注射5、10 mg/kg可推迟乌头碱或氯化钡诱发大鼠心律失常发作时间，并缩短发作的持续时间。10 mg/kg降低氯化钙诱发大鼠心律失常的发生率。5、10 mg/kg提高豚鼠对哇巴因诱发的室早、室速、室颤与心停跳的耐受量。2、4 mg/kg抑制部分兔肾上腺素诱发心律失常的发作，推迟与缩短心律失常的时间[32]。在豚鼠心肌条标本内加入东莨菪碱50 μg/mL灌注30 min，心肌细胞动作电位APD 100延长，心肌细胞自发节律下降。若先用甲氧胺和心得安处理再加东莨菪碱，则APD延长效应完全消失。反之，先用东莨菪碱再用甲氧胺和心得安，APD则延长。结果表明，东莨菪碱东莨菪碱有使异位起博点兴奋降低的作用[33]。

(2) 影响心肌动力学　静脉注射东莨菪碱2~30 mg/kg使麻醉犬平均动脉压、左心室收缩压等在1 min开始下降，5 min下降最明显，10 min开始回升，60 min恢复。表明此剂量范围的东莨菪碱对犬心肌呈负性肌力作用[34]。阿托品0.4 mmol/L、东莨菪碱1 mmol/L对电刺激诱发的兔心室乳头肌收缩均有抑制作用[35]。然而，大鼠离体心室组织以0.2~1.6 mg/mL的东莨菪碱Kreb's液灌流，对心室肌力无直接抑制作用，但对乙酰胆碱引起的负性肌力效应有拮抗作用[36]。

(3) 抗急性心肌梗死　小剂量东莨菪碱(3.0 μg/kg)静脉给药，可改善犬急性心肌梗死后早期的交感迷走平衡，而这种改善主要通过拟迷走神经作用产生[37]。

5. 影响血压　清醒犬静脉内匀速注射硝普钠可造成急性实验性低血压，应用电针可使血压回升。在中脑中央灰质、下丘脑腹内侧核、中脑中缝核旁网状结构微量注射东莨菪碱20 μg能对抗电针的回升血压作用。在上述部位注射乙酰胆碱200 μg可使血压回升，表明东莨菪碱通过阻断上述中枢部位的M受体拮抗电针的升压作用[38]。

6. 改善血液流变性　静脉注射0.03%氢溴酸东莨菪碱1.0 mL/kg，可显著降低实验性烧伤兔伤后0.5 h和1 h全血还原粘度，提高红细胞电泳速度[39]。体外，在0.5 mL的血小板悬液中加入0.03 mg/mL浓度的东莨菪碱0.3 mL能增加健康人血小板的电泳速度，上述浓度0.6 mL能对抗肾上腺素诱导的血小板电泳减缓作用[40]。

7. 药代动力学　给大鼠静脉注射^{3}H-东莨菪碱后，肺组织中药物浓度最高，肾组织次之，其次为肝、胃、肠、心、脑、睾丸、血浆和脂肪。于注射30 min，脑组织药物浓度平均约为血浆浓度的3倍，脑内以纹状体、大脑皮层、海马的药物浓度较高，膈区次之，而间脑、低位脑干及小脑等脑组织中药物浓度较低。^{3}H-东莨菪碱的药代动力学符合二室模型[1]。^{3}H-东莨菪碱大部分从肾脏排出，于给药后48 h，总放射量的62%从尿中排出，其中原形药为12%。48h内经胆汁排出的放射性为给药量的25%，从尿和粪排出的总放射量约为总给药量的87%[1]。给大鼠灌胃^{3}H-东莨菪碱后15 min，即能从血浆中测得药物。于结扎总胆管的大鼠在体肠段内注入^{3}H-东莨菪碱溶液，发现药物从肠道消失很快，主要从肾排出，肝脏次之[1]。给大鼠灌胃东莨菪碱在粪样中发现8种代谢物：莨菪品、N-去甲基莨菪品、N-去甲基脱水东莨菪碱、脱水东莨菪碱、N-去甲基东莨菪碱、羟基东莨菪碱、N-氧化羟基东莨菪碱以及托品酸等[41]。

8. 毒性　小鼠静脉注射洋金花注射液LD_{50}为8.2 mg/kg[1]。洋金花总碱犬静脉注射的最小致死量(MLD)约为75~80 mg/kg[42]，人的MLD为100 mg，幼儿约为10 mg[1]。

【临床应用】

1. 全身麻醉　20%洋金花酊剂或糖浆剂手术前1小时空腹服20 mL，可用于各种手术麻醉[43]。但对青光眼或颅内高压、心脏病、高血压及心动过速的患者应慎用[36]。静脉滴注常用剂量一般为洋金花总碱0.08~0.1 mg/kg或氢溴酸东莨菪碱0.06~0.1 mg/kg[1]。

2. 呼吸衰竭　婴幼儿毛细支气管炎并呼吸循环衰竭，在对症治疗、综合治疗基础上，每次静脉注射东莨菪碱0.02~0.04 mg/kg，5~10 min 1次，用药时间一般5~6 d，5例患者全部治愈[44,45]。36例肺心病并呼吸衰竭患者，在常规治疗基础上，应用东莨菪碱联合前列腺素E。总有效率85.7%，治疗1周后，治疗组氧分压(PaO_2)、二氧化碳分压($PaCO_2$)和氧饱和度(SaO_2)均有明显改善[46]。

3. 水肿 用东莨菪碱于宫颈前后左右穿刺注射0.1~0.3 mg，治疗宫颈水肿100例，其中89例于用药0.5~2.5 h后，宫颈变软变薄，水肿消退，有效率89%[47]。东莨菪碱用于肺水肿抢救37例，0.01~0.1 mg/kg直接静注（或稀释），根据病情每隔10~20 min重复静注，待肺水肿控制后，减少剂量和延长给药时间。结果显效29例，好转5例，无效3例，有效率92%[48]。

4. 咯血 用东莨菪碱0.3 mg加入50%葡萄糖注射液40 mL静脉注射，或者东莨菪碱0.6 mg加入5%葡萄糖注射液500 mL静脉滴注，维持治疗大咯血20例，根据病情连用1~3 d。结果用药1次出血控制6例，其余咯血1~3 d内控制[49]。用东莨菪碱0.6 mg加入5%葡萄糖注射液40 mL，静脉注射，后用东莨菪碱0.6 mg加入5%葡萄糖注射液500 mL静脉滴注维持治疗各种原因咯血39例，连用5 d，结果总有效率92.3%[50]。

5. 重度新生儿窒息 用东莨菪碱抢救重度新生儿窒息44例，用东莨菪碱0.02~0.05 mg/kg静脉注射，隔15 min 1次，一般用4~6次逐渐停药。结果治愈39例，死亡5例，治愈率88.6%[51]。

6. 小儿重症肺炎 婴幼儿重症肺炎并呼吸循环衰竭41例，在对症治疗基础上，加用东莨菪碱。结果：显效率66%，有效率22%，总有效率88%[52]。婴幼儿重症肺炎36例，用东莨菪碱辅助治疗，每次0.01~0.03 mg/kg，每15 min 1次，静脉注射。显效28例，有效6例，无效2例，总有效率95%[53]。

7. 流行性乙型脑炎 47例流行性乙型脑炎并呼吸衰竭患者采用东莨菪碱佐治的综合性治疗措施，结果，治愈43例，有效率为91.5%，死亡率为8.5%[54]。

8. 肺性脑病 用本品治疗肺性脑病62例，应用东莨菪碱，轻型0.03~0.06 mg/kg，中型0.06~0.09 mg/kg，重型0.09~0.12 mg/kg，静脉注射，连用2 d或3 d停药。结果，东莨菪碱治疗组总有效率95.0%[55]。东莨菪碱和脑活素为主综合治疗肺性脑病20例，在抗感染及纠正酸碱平衡失调与水电解质紊乱等综合治疗基础上，以东莨菪碱每次0.6~1.5 mg加入到10%葡萄糖注射液250 mL中静脉滴注，每天1~2次；脑活素20 mL加入到10%葡萄糖注射液250 mL中静脉滴注，每天1次，连用5~10 d。结果，显效8例，有效10例，无效2例，总有效率90%[56]。

9. 精神病 精神分裂症患者85例，洋金花注射液肌肉注射，首次2 mg，然后逐渐加量至6~8 mg，或静脉注射每晚用药1次，每次2~4 mg，用药15~20次为一个疗程，1~2个疗程见效[57]。

10. 强直性脊椎炎 洋金花注射液（每毫升含生药0.5 mg）肌肉注射，成人从每次1~2 mL开始，每3~5天增量直至7 mL。3个月为一疗程，治疗34例，显效21例，有效10例，无效3例[58]。

11. 休克 成人晚期感染性休克应用东莨菪碱静脉注射0.6 mg，15~20 min 1次，用4~6次不等[59]。阿托品静脉注射剂量为0.03~0.05 mg/kg[1]。婴幼儿肠道感染性休克每次应用东莨菪碱按0.015~0.05 mg/kg，最大使用量3.2 mg。从用药到休克改善时间为45 min至2 h[60]。

12. 镇痛 晚期肿瘤所致剧痛用麻醉性镇痛药疗效不佳时，改用洋金花制剂可获良效。用法为东莨菪碱2 mg，冬眠合剂四号1/4量，作一次静脉注射，或东莨菪碱2 mg肌肉注射或与12.5~25 mg氯丙嗪合并注射。每日或2~3 d 1次。血栓闭塞性脉管炎疼痛，可用东莨菪碱1~3 mg或洋金花总碱5 mg肌肉注射或静脉注射进行麻醉，每次合用氯丙嗪12.5~50 mg。一般轻、中度疼痛止痛效果好。随中麻次数增加疼痛逐渐减轻或解除[1]。选择住院待产、单胎头位初产妇65例，产妇进入正规产程时，用药组用氢溴酸东莨菪碱0.3 mg，肌肉注射。结果发现，用药组在第一产程中，潜伏期与活跃期明显缩短，用药组宫颈口扩张效果明显，剖宫产率低，且产妇用药后未发现明显副反应[61]。

13. 戒毒 延阳戒毒丸（由延胡索、洋金花、仙灵脾等23种中草药组成，每丸含生药0.43 g）依病情确定剂量后，每日3~4次，疗程7 d，109例海洛因依赖者均痊愈[62]。将海洛因依赖后自愿戒毒者34例，每天采用东莨菪碱0.06~0.1 mg/kg加入5%葡萄糖注射液持续静脉滴注。结果发现，东莨菪碱在疗程前3 d，其控制戒断症状的效果明显优于可乐定，而在疗程后5d，其控制戒断症状效果优于美沙酮组[63]。东莨菪碱和小剂量氯丙嗪联合静脉滴注对海洛因依赖者40例进行戒毒治疗。结果发现，东莨菪碱与氯丙嗪联合对海洛因依赖者戒毒，控制症状好、安全、副作用小[64]。

14. 有机磷中毒 用东莨菪碱对重度有机磷农药中毒并发呼吸衰竭患者分为东莨菪碱老年组（34例）和东莨菪碱非老年组（36例），治疗组加用东莨菪碱（0.3~0.6）mg/（30~60）min，直到"莨菪化"。结果发现，东莨菪碱组的呼吸衰竭发生率、病死率、阿托品化时间和阿托品总用量均显著减少。东莨菪碱能减少阿托品用量，提高抢救成功率[65]。

15. 其他 东莨菪碱还用于治疗吗啡的恶心呕吐发生率，消除胃复安的锥体外系反应[66]，妊娠高血压综合征[67]，早产儿肺透明膜病[68]，钩端螺旋体病[69]，急性脑梗死后强制性尿失禁[70]等。东莨菪碱是效果较强的抗运动病药物,但副作用十分明显[71]。东莨菪碱的防晕止吐作用与苯海拉明合用能增加效果,用于晕船晕车,也用于妊娠或放射病所致的呕吐[72]。

16. 不良反应 常见有口干、便秘、视力模糊、心悸、皮肤潮红、眩晕等,一般在停药后逐渐消失,不需特殊处理。中麻用于精神病患者的治疗中,发现不论口服或注射洋金花制剂均出现恶心、呕吐,并发现1例胃出血,1例由喉头痉挛引起的呼吸抑制。另在47例的治疗中发现4例心电图有程度不同的心肌损害迹象[1]。此外有丁溴东莨菪碱致短暂性精神失常2例报告[73],东莨菪碱致骨骼肌麻痹一例[74]。

(吴春福 李春莉 杨静玉)

参考文献

[1]金斌,等. 酸性染料比色法测定洋金花药材中总生物碱的含量. 中国中药杂志,1995,20 (11):651

[2]周金黄.药理学.合肥:安徽科学技术出版社,1982:37

[3]钮心懿,等. 东莨菪碱及其几种中枢药物的合并应用对大鼠回避性条件反射的影响. 生理学报,1965,28(1):42

[4] 张均田, 等. 十二种化学药品破坏小鼠被动回避性行为—跳台试验和避暗试验的作用的比较观察. 药学学报,1986,21 (1):12

[5]毛姗姗,等.东莨菪碱对利多卡因中毒小鼠惊厥和死亡率的影响. 徐州医学院学报,2007,27(9):612

[6]邱召娟,等. 洋金花伤膏抗炎镇痛作用的实验研究. 中国中医药科技,2007,14(1):45

[7]洪庚辛,等. 东莨菪碱镇痛作用的研究. 生理学报, 1984,36 (2):149

[8]Giarman N,et al. The influence of centrally acting cholinolytic drugs on brain acetylcholine levels. *Br J Pharmacol*, 1964,23:123

[9] 艾厚喜, 等. 东莨菪碱大鼠脑内胆碱乙酰转移酶的改变. 中国药理通讯,2007,(24)3:19

[10]Consolo S,et al. Determinnation of endogeneous acetylcholine release in freely moving rats by transstriatal dialysis coupled to a radioenzymatic assay: Effect of drugs. *J Neurochem*, 1987,48:1459

[11]戴德哉,等. 脑内多巴胺系统与东莨菪碱麻醉作用的关系.南京药学院学报,1984,15 (1):53

[12]于海玲,等. 东莨菪碱对大鼠前庭内侧核区氨基酸含量的影响. 延边大学医学学报,2009,32(1):11

[13]顾钧,等. 侧脑室注射东莨菪碱对大鼠吗啡条件性位置偏爱效应的影响. 中国临床药理学与治疗学,2000,5(4) : 349

[14]赵永娜,等. 东莨菪碱对吗啡诱发条件位置性偏爱重现大鼠杏仁核p-CREB及c-Fos表达的影响. 中国临床药理学与治疗学,2008,l3(1):89

[15]王黎光,等. 东莨菪碱抗吗啡依赖作用与海马细胞内钙的关系. 中国应用生理学杂志,2006,22(3):307

[16]Gonzalez -Vidal MD,et al. Pmges. Terone: protective efects on the cat hippocampal neuronal damage due to acute global cerebral ischemia. *Arch Med Res*,1998,29:117

[17]杨雨,等. 东莨菪碱与维拉帕米对海洛因依赖大鼠戒断症状的影响. 贵阳医学院学报,2006,31(5):406

[18]高源,等.戒毒药物研究进展. 药学实践杂志,2006,24 (6):324

[19]周军,等. 东莨菪碱对兔膈神经放电的影响. 徐州医学院学报, 1989,9 (2) :95

[20]黄念秋,等. 不同剂量氢溴酸东莨菪碱对呼吸中枢受抑制家兔的疗效. 解放军医学杂志, 1987,12 (2):115

[21]钱梓文,等. 东莨菪碱和△9-四氢大麻酚对家兔呼吸和血压的影响. 上海第一医学院学报, 1983,10 (3):181

[22]张丽娅,等.东莨菪碱对兔脑缺血再灌注Na^+、K^+-ATPase活性的影响.中国病理生理杂志,2000,16 (1):67

[23]曹权. 东莨菪碱对缺血性脑损伤的实验研究. 江苏医药,1999,25 (7):511

[24]赵勇刚,等. 兔急性脑损伤后脑血流的变化及东莨菪碱对其影响. 陕西医学杂志,2004,33(7):595

[25]Wang HY,et al. Diferentiating efects of anisodamine oncognitive amelioration an d peripheral muse arinic side efects inducedb pilocarpine in mice. *Neur Lett*,2003,344:173

[26]朱洪生,等. 实验性缺血再灌注心肌顿抑与一氧化氮的关系及东莨菪碱对其影响. 中华心血管病杂志,1998,26(1):65

[27]范惠敏,等. 东莨菪碱对大鼠供心的保护作用. 华中科技大学学报,2007,36(3):363

[28]赵鸣武,等. 东莨菪碱和氟氢松对家兔实验性呼吸窘迫综合征的治疗作用. 中华结核和呼吸系统疾病杂志,1983,6 (2):103

[29]唐召力 等. 东莨菪碱对实验性ARDS动脉血气及血浆ET-1的影响. 实用心脑肺血管病杂志,2003,11(4):193

[30]范亚兰,等. 山莨菪碱和东莨菪碱对兔肺循环的影响. 中国药理学报,1986,7 (2):117

[31]Liao JF,et al. Evaluation with receptor binding assay on the water extracts of ten CNS-active Chinese herbal drugs. *Proc Natl Sci Counc Repub China B*,1995,19:151

[32]陈锦明,等. 东莨菪碱对实验性心律失常的作用. 中国药理学与毒理学杂志,1988,2 (4) :311

[33] 李霞元. 东莨菪碱对豚鼠心肌细胞动作电位的影响. 中国药理学报,1984,5 (3):170

[34]王忠懋,等. 东莨菪碱对狗心肌动力学的影响. 中华麻醉学杂志,1983,3 (3):138

[35]刘元斌,等. 莨菪类药物对离体兔脑血管和肠系膜血管平滑肌及心室乳头肌的作用. 中国药理学与毒理学杂志,1988,2 (2):148

[36]王树荣,等.东莨菪碱对离体大白鼠心室肌力的影响.中华麻醉学杂志,1986,6(4):200

[37]杨汉东,等.小剂量东莨菪碱对犬急性心肌梗死早期迷走神经张力的影响.中国心脏起搏与心电生理杂志,2002,16(3):80

[38]肖永福,等.硝普钠造成狗低血压时脑内注射东莨菪碱对电针升压作用的影响.生理学报,1985,37(1):31

[39]张向清,等.东莨菪碱对实验性兔烧伤血液流变学的影响.中华外科杂志,1983,21(9):535

[40]谢忠明,等.东莨菪碱对血小板电泳的影响.中西医结合杂志,1986,6(12):747

[41]陈怀霞,等.东莨菪碱及其大鼠体内代谢物的电喷雾串联质谱研究.质谱学报,2007,28(1):40

[42]徐州医学院中麻组.中麻药物药理作用的初步观察.新医药学杂志,1974,(11):44

[43]江西中医学院.中草药药理学讲义.1974:9

[44]周杰.东莨菪碱佐治婴幼儿毛细支气管炎并呼吸循环衰竭.实用医学杂志,1990,6(1):18

[45]李慧兰.东莨菪碱治疗婴幼儿毛细支气管并呼吸循环衰竭58例体会.实用儿科临床杂志,1987,2(2):98

[46]陈艺坛,等.东莨菪碱联合前列腺素E治疗肺心病并呼吸衰竭的临床研究.临床肺科杂志,2006,33(14):621

[47]熊金玲.东莨菪碱宫颈注射治疗宫颈水肿的疗效观察.实用医学进修杂志,2000,28(1):48

[48]刘唯一.东莨菪碱用于肺水肿抢救37例报告.云南医药,2004,25(4):328

[49]张晓明.东莨菪碱治疗大咯血20例报告.实用医学杂志,1997,13(5):15

[50]田茂强.老药新用治疗咯血39例.新医学,1996,27(8):403

[51]李凤启.纳洛酮联合东莨菪碱治疗早产儿呼吸暂停48例.实用儿科临床杂志,2005,20(4):363

[52]李鼎生,等.东莨菪碱佐治婴幼儿重症肺炎并呼吸循环衰竭41例临床观察.中华医学写作杂志,2002,9(17):337

[53]万德煌.东莨菪碱佐治婴幼儿重症肺炎的疗效观察.中国实用医药,2008,3(23):135

[54]梅小平,等.东莨菪碱抢救流行性乙型脑炎并呼吸衰竭.寄生虫病与感染性疾病,2005,3(1):20

[55]周翠荣.东莨菪碱的临床新用途.医药导报,1999,18(5):369

[56]罗贤志,等.东莨菪碱与脑活素联用治疗肺性脑病20例.右江民族医学院学报,1999,21(3):395

[57]卢锽,等.洋金花治疗精神分裂症85例临床观察.广西中医药,1985,(2):9

[58]田常炎,等.洋金花治疗强直性脊椎炎的初步观察.中医杂志,1988,29(4):46

[59]袁曼,等.莨菪类药物治疗成人晚期感染性休克的研究.中华传染病杂志,1985,3(4):201

[60]蔡忠钦.莨菪类药物抢救重症幼儿肠道感染性休克8例的体会.临床医学,1989,9(1):10

[61]王媚,等.氢溴酸东莨菪碱用于妊娠分娩中宫颈口扩张的疗效.实用临床医学(江西),2005,6(4):91

[62]张振文,等.延阳戒毒丸治疗海洛因依赖109例研究报告.贵阳中医学院学报,1995,17(1):27

[63]殷杰.大剂量东莨菪碱对海洛因依赖者脱毒治疗的疗效观察.南京医科大学学报,1999,19(5):424

[64]徐美勤,等.东莨菪碱和氯丙嗪联合戒毒的疗效分析.临床精神医学杂志,2001,11(5):261

[65]郑福禄,等.东莨菪碱治疗老年重度有机磷农药中毒并发呼吸衰竭的疗效分析.中国老年学杂志,2009,29(16):2045

[66]杨建春,等.东莨菪碱治疗胃复安锥体外系反应15例疗效分析.医学理论与实践,2009,22(5):512

[67]马柱霞,等.东莨菪碱治疗妊高征250例疗效观察.中原医刊,2006,33(4):75

[68]刘廷亮,等.东莨菪碱治疗早产儿肺透明膜病62例疗效观察.中原医刊,2003,30(22):13

[69]李一帆,等.东莨菪碱综合治疗钩端螺旋体病.江西医药,2000,35(2):77

[70]刘丽娟,等.东莨菪碱治疗急性脑梗死后强制性尿失禁的临床研究.中国现代药物应用,2009,3(18):126

[71]Dobie TG,et al. Cognitive-behavioral management of motion sickness. *Aviat Space Environ Med*,1994,65(10 Suppl):C1

[72]竺心影.药理学.2版.北京:人民卫生出版社,1987:70

[73]李建萍,等.丁溴东莨菪碱致短暂失语性精神失常二例报告.第二军医大学学报,1998,19(5):460

[74]邹庆玲.东莨菪碱致骨骼肌麻痹一例.中国药物与临床,2006,6(3):193

祖师麻 Daphne Cortex zu shi ma

本品为瑞香科植物黄瑞香*Daphne giraldii* Nitsche、凹叶瑞香*D.retusa* Hemsl及陕甘瑞香*D.tangutica* Maxim 的干燥茎皮及根皮。味辛、苦,性温,有小毒。具有祛风湿、活血消肿、止痛散寒功能。主治跌打损伤、风湿痹痛、四肢麻木、头痛、胃痛等。

【化学成分】

祖师麻主要含香豆素类、二萜类、木脂素类、黄酮类、双黄酮类、蒽醌类及甾醇类化合物。

1. 香豆素类 是瑞香属植物的有效成分，已在黄瑞香的根茎中分离得到了6个香豆素类化合物，含量最高的是瑞香素（daphnetin，祖师麻甲素）和瑞香苷（daphnin，祖师麻乙素）[1-5]。

2. 二萜类 在瑞香属植物中分布广泛，目前已分离得到近30个二萜类成分，活性较强的为瑞香毒素（daphnetoxin）、12-羟基瑞香毒素（12-OH-daphnetoxin）、黄瑞香甲素（daphnegiraldicin）、黄瑞香乙素（daphnegiraldidin）、黄瑞香丙素（daphnegiraldifin）[1-5]。

3. 双黄酮类 如瑞香黄烷A（daphnodorin A）、B、C、D[6]。

【药理作用】

1. 镇痛 在醋酸扭体法、热水刺激小鼠翘尾法等多种疼痛模型上均观察到瑞香素有明显的镇痛作用[7]。热板法测得瑞香素口服给药的ED_{50}为（174.3±11.4）mg/kg，而电刺激法测得其ED_{50}为（296.2±20.6）mg/kg[8]。给犬静脉注射瑞香素50、100 mg/kg，可使犬对脉冲刺激的痛阈提高20~25倍[9]。

2. 抗炎 一次性灌胃瑞香素40 mg/kg，可明显抑制大鼠蛋清性及右旋糖酐性关节炎[8]。另有实验证实，给大鼠肌注40 mg/kg和20 mg/kg的祖师麻注射液，对蛋清、角叉菜胶、甲醛、佐剂所致的大鼠关节炎肿胀具有明显的抑制作用，对于佐剂所致的原发性和继发性病变也有较强的抑制作用[10]。体外实验证实瑞香素对炎症因子IL-1α、IL-1β、TNF-α有抑制作用[10]。以香豆素类为主要成分的祖师麻提取物可减轻冰醋酸所致小鼠毛细血管通透性增加，抑制二甲苯引起的小鼠耳肿胀，对大鼠佐剂性关节炎有良好的对抗作用[7]。

3. 抗心肌缺血 给猫静脉注射瑞香素10 mg/kg，测定在体猫心冠脉流量，由药前每分钟1060 mL/kg心肌增至每分钟1570 mL/kg心肌。用于离体兔心灌流，亦见冠脉流量明显增加。瑞香素还可扩张离体兔耳血管，使灌流液流量增加1~2倍。给家兔静脉注射瑞香素10 mg/kg，对垂体后叶素引起的急性心肌缺血有明显的保护作用。对预先给予异丙肾上腺素造成心肌耗氧量增加的小鼠，瑞香素能明显增加其对缺氧的耐受力。对正常小鼠进行常压及减压耐缺氧实验，瑞香素能延长其生存时间，减少死亡率。上述结果提示，瑞香素具有扩张冠脉、增加冠脉流量、扩张末梢血管、降低外周阻力以及降低心肌耗氧量等作用[11]。

4. 调节免疫 给雄性BAL b/c小鼠腹腔注射瑞香素100 mg/kg，连续给药6 d。结果：使胸腺和脾脏指数分别下降51.1%和20.6%；增强小鼠腹腔巨噬细胞吞噬鸡红细胞能力，吞噬率和吞噬指数分别提高33%和38.6%。抑制小鼠对绵羊红细胞的免疫应答反应，其凝集素滴度和溶血空斑形成细胞（PFC）值均减少。抑制迟发性超敏反应。对外周血ANAE+淋巴细胞百分率无明显影响[12]。

5. 抗疟 瑞香素在体内、体外均能杀灭疟原虫裂殖体。在一定剂量范围内，瑞香素对恶性疟原虫裂殖体的杀灭活性与同剂量的氯喹相似。瑞香素单独用药，无明显抗红外期疟原虫作用，与伯氨喹合用可减少伯氨喹用量，减轻其毒性反应。瑞香素的抗疟作用与其铁螯合能力有关[13-16]。

6. 药代动力学 瑞香素口服吸收良好，静脉注射后，主要分布在肝脏与肾脏，其次为脾脏、血浆。可通过血脑屏障，但脑内含量很低。血浆蛋白结合率为14.6%±5.3%，主要由尿中迅速排出。给大鼠静脉注射瑞香素80 mg/kg，按照二室开放模型计算的药理学参数为$T_{1/2\alpha}$ 0.043 h，$T_{1/2\beta}$ 0.347 h，V_d 0.65 3L/Kg，K_{el} 3.507/h，C_l 1.303 L/(kg·h)。体外温孵实验证明，全血、肝、肾都能不同程度地对瑞香素进行代谢[17]。近有报道，分别给大鼠口服或静脉注射三种剂量的瑞香素（口服用量是静脉用量的5倍），测定不同时间的血药浓度，计算药动学参数。口服给药K_e6.538/h，$T_{1/2\alpha}$ 0.412 h，$T_{1/2\beta}$ 0.106 h，T_{max}0.213 h，AUC为0.204 mg/(h·mL)，静脉给药K_e7.620/h，$T_{1/2\beta}$0.091 h，AUC为0.252 mg/(h·mL)，认为瑞香素在体内的药动学符合一房室开放模型，在大鼠体内快速分布并消除[18]。

7. 毒性 ①急性毒性：小鼠腹腔注射瑞香素的LD_{50}为0.483 g/kg，口服的LD_{50}为（3.657±0.276）g/kg[8]。另有报道，腹腔注射的LD_{50}为0.429 g/kg[19]、静脉注射的LD_{50}为0.375 g/kg、口服的LD_{50}为5.379 g/kg[11]。②亚急性毒性：大鼠以40、80 mg/kg剂量连续给药3周，于停药后24h及5d后解剖，心、肝、脾、肺、肾等均未见明显病理改变。给猴每日静脉注射75~94 mg/kg，连续2周，于药后1周、2周及停药后1周检查，其血常规、肝功、肾功等均无明显改变，但心率有所减慢，大剂量使猴心电图ST段之J点下移。给药期间猴进食量略减少，静脉注射后有时发生呕吐、自发活动减少，体重略有降低[19]。犬每日静脉注射20 mg/kg，连续3 d，未见明显毒性[20]。

【临床应用】

1. 各种疼痛 祖师麻关节止痛膏对风湿性疾病的疼痛、肿胀也有一定疗效，尤其对瘀血阻络型和寒湿阻络型痹症有明显疗效[21]。瑞香素可作为手术时各种麻醉的辅助用药，用量一般为10~15 mg/kg，可静脉滴注或静脉注射，有镇痛、镇静作用，但起效较度冷丁慢。对各种疾病引起的疼痛，如血栓闭塞性脉管炎、胃、十二指肠溃疡，手术后创口疼痛亦有较好的止痛作用[22]。

2. 风湿及类风湿性关节炎　用祖师麻注射液治疗痹病寒湿阻络证或瘀血阻络证的患者103例，总有效率为83.4%，对患者的血瘀舌和晨僵有一定程度的改善，也明显降低患者的血沉水平[23]。通过对门诊患者162例临床追踪观察，菲普拉宗和祖师麻片联合治疗类风湿性关节炎，其疗效优良率大于85%，稍高于两者单独应用。对于早、中期类风湿性关节炎发生于滑膜系统的疼痛、肿胀、关节液渗出具有可靠的止痛、消肿作用，关节活动功能也相应改善，且对肝肾功能影响小，胃肠不良反应轻微[24]。祖师麻与双氯芬酸肠溶片合用治疗类风湿性关节炎也取得良好疗效[25]。

3. 肩周炎　将祖师麻注射液4 mL直接注入患肢对侧下肢的条口穴，治疗肩周炎253例，疗效迅速，一般1~3次即愈[26]。用祖师麻注射液4 mL，取足三里穴下1.5寸偏腓侧处，左右交替迅速注射，隔日1次，3次为1个疗程，治疗肩周炎268例，痊愈236例，其余32例肩痛明显减轻[27]。

4. 膝骨性关节炎　将2.5 mL祖师麻注射液注射于关节腔内，每周给药1次，5次为1个疗程。可消除膝关节肿痛，改善关节功能。治疗47例，总有效率为87.2%[28]。

5. 冠心病、心绞痛　用长白瑞香注射液治疗72例，达显效标准者29.2%，改善者47.2%，无变化者23.6%，症状有效率为76.4%。其中心电图呈冠状动脉供血不足及心肌劳损者63例，有效率为55.6%，同时对血清胆固醇和β-脂蛋白也有一定降低作用[29]。

6. 肾小球肾炎　81例表现为轻、中度蛋白尿的肾小球肾炎患者每日口服祖师麻片9片，共4~6个月，观察其临床表现、尿蛋白定量、尿常规等指标变化。结果：临床缓解40例(49%)，有效29例(36%)，无效12例(15%)。治疗中出现上腹不适4例，纳差3例，肝、肾功能和血常规均无明显改变，未发现其他不良反应[30]。

7. 不良反应　祖师麻有局部刺激性，生药直接外用可致皮肤发赤起泡，各种外用贴剂均可刺激皮肤，此作用与祖师麻毒素有关，经生姜、甘草炮制后可基本消除[31]。少数患者注射后有口干手热的感觉[29]。尚有肌内注射祖师麻注射液及外用祖师麻膏引起皮肤瘙痒、潮红、灼痛及局部红斑的报道[32]。个别患者有轻微的胃肠道反应。有出血倾向者和孕妇应慎用。曾有报道，2例患者在常规肌注祖师麻注射液后1分钟和15分钟左右出现过敏性休克，应高度警惕[33]。

【附注】

1. 同科植物结香 *Edgeworthia chrysantha* Lindl亦作祖师麻入药。

2. 祖师麻中含有的瑞香苷(daphnin)，无止痛镇静作用；但在酸性条件下，瑞香苷可水解为瑞香素，因而采用酸性水解新工艺，可使瑞香素含量提高一倍，制剂的抗炎镇痛作用显著增加，毒性则明显降低[34]。

（丁　华　苑永臣）

参考文献

[1]王明时，等.祖师麻化学成分的研究.中草药通讯，1976，(10)：13

[2]王明时，等.祖师麻化学成分的研究(第二报).中草药，1980，11(2)：49

[3]王成瑞，等.黄瑞香生物活性二萜的研究.化学学报，1987，45(10)：982

[4]李书慧，等.祖师麻化学和药理活性研究进展.中国中药杂志，2002，27(6)：401

[5]张薇，等.瑞香属植物化学成分及其药理与临床作用的研究.药学进展，2005，29(1)：22

[6]周光雄，等.祖师麻中的双黄酮类成分研究.中草药，2002，33(12)1061

[7]王宇华，等.祖师麻提取物的镇痛与抗炎作用研究.中草药，2007，38(11)：1697

[8]刘国卿，等.祖师麻甲素的药理研究.中草药通讯，1977，(3)：21

[9]西安医学院第二附属医院制药厂.祖师麻瑞香素的离析和注射剂.陕西新医药，1978，28(4)：53

[10]Yesilada E，et al. In vitro inhibitory effects of Daphne oleoides ssp. Oleoides on inflammatory cytokines and activity-guided isolation of active constituents. *Cytokine*，2001，13(6)：359

[11]曲淑岩.瑞香素对实验性急性心肌缺血的保护作用及心血管系统的影响.中医杂志，1980，(6)：43

[12]冯臻，等.祖师麻甲素对小鼠免疫功能的影响.中国药理学通报，1991，(3)：186

[13]Yang YZ，et al.Daphnetin：a novel antimalarial agent with in vitro and in vivo activity. *A MJ Trop Med Hyg*，1992，46：15

[14]王琴美，等.瑞香素的抗疟作用及其高效液相色谱分析方法.中国药物与临床，2004，4(1)：20

[15]刘云光，等.瑞香素抗红外期疟原虫作用的研究.中国寄生虫学与寄生虫病杂志，2001，19(1)：30

[16]周家莲，等.抗疟药研究现状与发展趋势.中国病原生物学杂志，2008，3(11)：865

[17]曲淑岩，等.瑞香素的代谢及药代动力学.药学学报，1983，8(7)：496

[18]刘嘉,等.瑞香素不同给药途径在大鼠体内药动学研究.中草药,2009,40(1):106

[19]吉林省中医中药研究所药理组.瑞香素药理作用的研究—对实验性“关节炎”及垂体-肾上腺皮质系统功能的影响.新医药学杂志,1977,(3):46

[20]南京药学院中麻研究组.祖师麻甲素的初步药理研究.中麻通讯,1976,(2):22

[21]杨德才,等.祖师麻关节止痛膏治疗痹证.湖北中医杂志,1999,21(3):127

[22]南京市立第一医院,等.祖师麻甲素临床应用241例总结.中草药通讯,1978,77(2):29

[23]李庭凯,等.祖师麻注射液治疗痹病的临床研究.中药新药与临床药理,2000,11(5):266

[24]赵金善,等.菲普拉宗和祖师麻片联合治疗类风湿性关节炎162例疗效分析.山西临床医药杂志,2000;9(1):34

[25]杨劢,等.祖师麻片治疗类风湿性关节炎疗效观察.中国医药导报,2007,4(16):106

[26]周永辉.条口穴注射祖师麻治疗肩周炎.山西中医,1988,4(2):51

[27]张希群.祖师麻穴位注射治疗肩周炎268例.中国民间疗法,1999,(8):26

[28]关炳瑜,等.祖师麻注射液治疗膝骨性关节炎47例.陕西中医,2008,29(5):567

[29]吉林中医中药研究所中医研究室内科.长白瑞香治疗冠心病、心绞痛临床观察.新医药学杂志,1977,(4):11

[30]杨剑辉,等.祖师麻片治疗肾小球肾炎效果观察.中国医院药学杂志,2002,22(1):20

[31]甘肃省药品检验所.祖师麻有效成分的药理研究.中草药通讯,1978,(2):25

[32]马守泽.祖司麻致过敏反应2例报告.中级医刊,1988,23(12):49

[33]李胜利,等.肌肉注射祖师麻注射液致过敏性休克二例.山西医药杂志,2008,37(1):22

[34]杜雷,等.祖师麻注射液制备工艺的研究.中成药研究,1986,(11):7

神 曲 Massa Medicata Fermentata

shen qu

为辣蓼、青篙、杏仁等药加入面粉或麸皮混和后,经发酵制成的曲剂。味甘辛,性温。消食化积、健脾和胃。主治饮食停滞、消化不良、脘腹胀满、食欲不振、呕吐泻痢。

【化学成分】

神曲为一种酵母制剂,其成分有挥发油、苷类、脂肪油及维生素B等[1]。神曲内尚含有酶类、麦角固醇、蛋白质等[2]。神曲中常见的微量元素锌、铜、铬、铍、镉、钒、镍、钴、钡、锶、铅、锰、铁、钙、镁、钾、钠[3]。由于所加原料、发酵时间和温度的不同,神曲产品的成分也有所不同[4]。

【药理作用】

1. 促进物质代谢和能量代谢 神曲内含维生素B复合体、酶类、麦角固醇及蛋白质等成分,因此能通过对辅酶的构成而影响物质代谢。并通过氧化供能,促进人体对食物中蛋白质的消化吸收和利用[2]。

2. 调整肠道菌群 神曲水煎浓缩液(1 g/mL)灌胃给予菌群失调小鼠(大黄煎剂灌胃8 d)模型,0.5 mL/次,1次/d,共6 d。结果,治疗组肠道菌群恢复正常;小鼠回肠组织超氧化物歧化酶(SOD)、丙二醛(MDA)、黄嘌呤氧化酶(XOD)、一氧化氮(NO)接近正常对照组水平;病理学检查,治疗组小鼠结肠组织表面光滑,溃疡面恢复较好,仅见极少量炎性细胞浸润,肝小叶结构正常,肝细胞形态规整[5]。

【临床应用】

1. 肠易激综合征 “神曲”水煎液0.15 g/mL治疗以腹泻为主型肠易激综合征(IBS)12人,每次100 mL,每天2次,2周后做疗效评价。结果:中药“神曲”有调节IBS患者肠道菌群作用,增加肠道有益菌的数量,改善临床症状[6]。

2. 其他 以神曲为君药组成不同方剂可以治疗青春期乳腺增生病、子宫肌瘤、肝肿大、甲状腺结节及腱鞘囊肿等病,均有较好疗效[2]。

(周秋丽 王本祥 姜秀莲)

参考文献

[1]江苏新医学院.中药大辞典(下册).上海:上海科学技术出版社,1986:1740

[2]吴勇.软坚散结话神曲.云南中医杂志,1986,7(4):44

[3]余南才,等.神曲的炮制质量及其研究.中国中药杂志,1994,19(8):475

[4]陆恚生.瘀血六神曲质量的主要因素及解决办法.中国中药杂志,1994,19(2):89

[5]郭丽双,等. 中药“神曲”对肠道菌群失调小鼠调整和保护作用的观察.中国微生态学杂志, 2005, 17(3):174

[6]庄彦华,等. 中药“神曲”对肠易激综合征患者肠道菌群的调节和临床疗效的研究.中国微生态学杂志,2005,17(1):41

除虫菊 Pyrethri Flos seu Herba chu chong ju

本品为菊科植物的白花除虫菊 *Pyrethrum cinerifolium* Trev.的花或全草。味苦,性凉,有毒。具有杀虫功能。主治疥疮癣症,并用于驱蚊、蝇及杀蛆、蚊等。

【化学成分】

花序主要含 4 种液状杀虫成分 0.4%~2.0%,即除虫菊素甲、乙(pyrethrin Ⅰ、Ⅱ)及灰菊素甲、乙(cinerin Ⅰ、Ⅱ)[1]。杀虫效力以除虫菊素甲为最强。除虫菊尚含除虫菊内酯(pyrethrosin,chrysanthin)、β-环除虫菊内酯(β-cyclopyrethrosin)、除虫菊烯(chrysanthene)和除虫菊酮(pyrethrone)。除虫菊酮经碱性水解则得除虫菊醇(pyrethol)[2]。干燥除虫菊花用石油醚、醇、碳酸钠提取,再薄层分离得到芹菜素(apigenin)、木犀草素(luteolin)、芹菜素-4′-葡萄糖醛酸化物(apigenin-4′-glucuronlde)等成分[3]。另外,除虫菊尚含水苏碱(stachydrine)、胆碱、挥发油、树脂及蜡类等成分[4]。

【药理作用】

1. 杀虫 除虫菊对多种昆虫(如蚊、蝇、臭虫、蟑螂等)有毒杀作用。除虫菊对昆虫的毒杀作用在于麻痹昆虫的神经,使昆虫初起呕吐、下痢、身体前后蠕动,继而过度兴奋、运动失调、迅速被击倒和麻痹而致死亡[4]。除虫菊素甲的杀虫效能比除虫菊素乙强10倍;灰菊素甲与除虫菊素甲的毒力相近,而灰菊素乙与除虫菊素乙的毒力又相近[1,4];但除虫菊内酯等却无杀虫活性[5]。

除虫菊素对节肢动物、鱼类、两栖类及爬虫类亦有毒;但口服时对鸟类、哺乳类动物则毒性很低,使用后又几乎不留下任何残毒,不污染环境,为其优点[4,5]。

2. 中枢神经系统 拟除虫菊酯是一种神经毒物,其影响昆虫的神经系统,是杀虫的主要机制之一,但它同时也能影响鱼类以及哺乳动物等多种生物的钠离子通道活性,从而干扰神经系统的正常功能[6]。每天将小鼠置于蚊香环境中 8 h,7 d 后对小鼠进行避暗实验。结果,小鼠避暗潜伏期明显缩短,避暗的错误次数明显增多。提示,长期使用蚊香会妨碍小鼠短时间内学习记忆的能力[7]。

3. 抗雄激素 去势大鼠恢复 7 d,皮下注射丙酸睾酮(TP)100 μg/kg,连续 7 d。与此同时给大鼠皮下注射氯氰菊酯 45、90、180 mg/kg 和甲氰菊酯 10、20、40 mg/kg,连续 7 d。结果,2 种拟除虫菊酯类农药各剂量对大鼠性附属器官精囊腺、背侧前列腺、腹侧前列腺和提肛肌重量,以及大鼠血清睾酮(T)、促卵泡激素(FSH)和黄体生成素(LH)水平均无明显。拟除虫菊酯类农药氯氰菊酯和甲氰菊酯在体内具有抗雄激素作用[8]。

4. 除草活性 除虫菊 DV 菊酸酰氯及甲氰菊酸酰氯 2 个化合物对小麦的根、茎表现出植物毒性,在100 mg/kg 浓度下植物毒性达到 100%。2-羟乙基吡啶甲氰菊酯也有较好的除草活性,对小麦根、茎的抑制率分别达到了 90%和 95%, 而且还对稗草的根茎也有一定抑制活性[9]。

5. 毒性 除虫菊内酯对温血动物有毒, 兔 52 mg/kg 皮下注射,可于 48 h 内死亡[2]。除虫菊素类口服虽对鸟类、哺乳类动物颇为安全,毒性较低(因口服时,至少部分除虫菊素可能是由于代谢降解快,从胃肠吸收不良之故),但静脉注射时,则对哺乳动物有很大毒性[10]。由于拟除虫菊酯杀虫剂属于神经毒剂,其作用机制主要是通过抑制脑突触体膜上的 ATPase,使突触后膜上的乙酰胆碱酯酶(AchE)等神经递质大量聚集,从而引起脑 AchE 被抑制[11]。

【临床应用】

1. 疥疮癣症 以除虫菊粉或制成 5%油膏,外用治疗疥疮癣症,有一定疗效[4]。

2. 驱杀蚊、蝇 以除虫菊粉为原料制成蚊香,或制成油剂搽于皮肤用作驱避蚊虫, 以含 1%除虫菊素者驱避效果最为理想[12]。以除虫菊粉撒入粪坑或污水中,亦可用除虫菊 20 倍水浸液投入污水中,用于杀灭蛆及孑孓[4,13]。

3. 不良反应 对 56 例急性拟除虫菊酯类杀虫药中毒的临床资料分析。急性拟除虫菊酯类杀虫药中毒涉及多个系统,其中以神经系统和消化系统症状为主要表现,其均有头痛、头晕、乏力、视物模糊中毒症状;四肢肌肉震颤 26 例,间歇性肢体强直性抽搐、共济失调 14 例,嗜睡 15 例,意识模糊 6 例,轻度昏迷 4 例,中度昏迷 2 例;恶心、呕吐 45 例,上腹部疼痛、流涎、多汗30例；心悸、胸闷17例，低血压8例，心动过速17例，心动过缓5例；咽痛、咳嗽、气急11例，肺水肿7例；面部麻木、烧灼感8例，皮疹5例，眼部疼痛、畏光、球结膜充血7例。经对接触中毒者予以清洗皮肤和眼部，更换衣服；口服中毒者立即予以催吐、洗胃、导泻；所有患者均予利尿、补液、维持水电解质平衡、保肝、护胃及其他对症支持治疗后4~24 h症状明显减轻，继续治疗5~7 d，症状消失，各项实验室检查指标正常，痊愈出院。其症状可随积极治疗及病情的好转而消失[14]。

【附注】

目前药用植物内生真菌的研究则十分活跃。从除虫菊根、茎、叶、花中分离获得内生真菌共计128株。经形态观察，鉴定出12个属，即镰孢霉属(Fusarium)、毛壳菌属(Chaetomium)、茎点霉属(Phoma)，链格孢属(Alternaria)、内多隔孢属(Endophragmiella)、拟盘多毛孢属(Pestalotiopsis)、腐殖霉属(Humicola)、黑孢霉属(Nigrospora)、韦氏孢属(Wiesneriomyces)、色串孢属(Torula)、阜孢霉属(Papularia)及丝核菌属(Rhizoctonia)。其中，镰孢菌属、链格孢属、腐殖霉属为优势种群。但除虫菊不同部位内生真菌的数量、分布、种群及其组成存在差异[15]。

（冉懋雄　周厚琼　谢宝忠）

参考文献

[1]Wouters W，et al (Rev.). Action of pyrehroids. *Gen Pharmacol*，1978，9(6)：387

[2]赵承嘏，等.国产除虫菊之研究.*Chin J Physiol*，1934，8(2)：167

[3]王本祥.现代中药药理与临床.天津：天津科技翻译出版公司，2004：1173

[4]《全国中草药汇编》编写组.全国中草药汇编(下册).北京：人民卫之出版社，1975：449

[5]王浴生.中药药理与应用.北京：人民卫生出版社，1983：851

[6]胡文静，等.环境物质拟除虫菊酯毒理学研究进展.环境科学与管理，2007，32(10)：52

[7]周纯，等.长期使用蚊香对小鼠学习记忆的影响.徐州医学院学报，2009，29(5)：321

[8]佟俊旺，等.两种拟除虫菊酯类农药抗雄激素活性的Hershberger实验研究.环境与健康杂志，2009，26(7)：623

[9]肖远胜，等.用组合化学方法发现除虫菊酯类化合物的除草活性.农药，2003，42(2)：15

[10]Elliott M，et al. Potent pyrethroid insecticides from modified cyclopropane acids. *Nature*，1973，244(5416)：456

[11]韩耀宗，等.拟除虫菊醋农药的毒性研究综述.世界农药，2008，30(3)：34

[12]张本华，等.国产除虫菊酯防蚊油驱避效能的现场观察.中华卫生杂志，1958，2：101

[13]黄瑞纶.除虫菊的增效剂.自然科学，1952，2(2)：135

[14]王静.拟除虫菊酯类杀虫药急性中毒56例临床分析.中国医药指南，2009，7(5)：29

[15]易晓华，等.除虫菊内生真菌类群与分布的初步研究.菌物研究，2008，6(2)：78

骆驼蓬子

Pegani Harmalae Semen

luo tuo peng zi

本品为蒺藜科植物骆驼蓬*Peganum harmala* L.的干燥种子。味苦，性温，有毒。有镇咳、平喘、祛风湿的功能。主治咳嗽气喘、关节酸痛、四肢麻木、小便不利。

【化学成分】

种子含生物碱6.4%~7.0%，其中主要是哈尔明碱(harmine)和哈梅灵(harmaline)或哈梅定碱(harmidine)，其他尚含骆驼蓬碱(peganine)、鸭嘴花碱(vasicine)及四氢哈尔明碱(tetrahydroharmine)、脱氧鸭嘴花酮碱(deoxyvasicinone)[1]。此外，还分离出γ-去氢骆驼蓬碱或γ-哈尔碱(γ-harmine)[2]、骆驼蓬立辛碱(harmalicine)[3]、骆驼蓬立定碱(harmlidine)[4]、骆驼蓬苷(peganalin)[5]、骆驼蓬拉西定碱(harmalacidine)[6]、骆驼蓬拉宁碱(harmalanine)[7]等生物碱。种子中还含有蒽醌类成分骆驼蓬醌-Ⅰ(peganone-Ⅰ)、骆驼蓬醌-Ⅱ(peganone-Ⅱ)。黄酮类骆驼蓬苷(peganetin)、金合欢素(acaccetin)及丙氨酸、精氨酸、甘氨酸等10多种氨基酸。

【药理作用】

1. 中枢神经系统　种子中所含骆驼蓬碱与去氢骆驼蓬碱能使人产生幻视和梦觉，先喜而后惊恐。其衍生物哈尔醇(harmol)、去甲氧基骆驼蓬碱(harmlol)与去氢骆驼蓬碱的作用相似。人口服4 mg/kg骆驼蓬碱或哈尔明碱可引起幻觉。6-甲氧基四氢哈尔满(6-me-thoxytetrahydroharman)为松果体的天然激素,1.5 mg/kg口服亦可致幻[8]。动物试验中可见,骆驼蓬碱对大脑皮层及其运动中枢和脊髓均有兴奋作用,可引起幻觉、震颤和阵发性惊厥。对桥脑也有兴奋作用,并引起某些特异性动作及四肢僵硬。去氢骆驼蓬碱的作用部位似在皮层下中枢,与骆驼蓬碱相似,皆可引起惊厥。去甲氧基骆驼蓬碱的作用与前者不同,使动物产生进行性麻痹,而无初期的兴奋现象,大剂量则抑制中枢神经系统,抑制呼吸及心脏,导致血压下降而死亡[8,9]。骆驼蓬生物碱是脑中单胺氧化酶抑制剂,其中去氢骆驼蓬碱和骆驼蓬碱作用最强[10,11,12]。去氢骆驼蓬碱是5-羟色胺受体的抑制剂;骆驼蓬碱是肾上腺素受体的竞争性抑制剂[13]。

2. 抗炎、镇痛　通过耳肿胀、足肿胀、生理盐水致痒及醋酸致扭体等试验,观察到去氢骆驼蓬碱(25 mg/kg)具有显著的抗炎、镇痛作用[14,15]。

3. 循环系统　骆驼蓬可抑制离体蛙心,使心率减慢,并拮抗肾上腺素的作用。对在体蛙心,3 mg骆驼蓬碱可使心率变慢而幅度增大,此时再加2 mg乙酰胆碱也不致引起心脏停搏。对蜥蜴心脏的作用与上述结果相同。哈尔明的作用与骆驼蓬碱相似。乙基哈尔醇、哈尔醇、去甲氧基骆驼蓬碱对循环系统则有轻度兴奋作用。水提取物对血压开始有轻度升高作用,随后使之降低。骆驼蓬碱对离体兔耳血管有扩张作用,对蛙下肢血管则有收缩作用[1,16]。有报道,去氢骆驼蓬碱(harmine)、骆驼蓬碱(harmaline)及去甲氧基骆驼蓬碱(harmalol)对提前用脱羟肾上腺素(phenylephrine,PE)和氯化钾(KCl)收缩的大鼠的离体胸部大动脉表现血管驰豫活性[17]。从骆驼蓬中分离出的多糖类物质对大鼠及家兔具有降血脂及抗动脉粥样硬化等作用[18,19,20]。

4. 抗溃疡　采用阿司匹林和消炎痛诱发动物胃溃疡模型实验表明,给小鼠灌胃总碱2 mg/kg,对上述二种实验性溃疡有明显保护作用[21]。

5. 影响平滑肌与骨骼肌　骆驼蓬碱能松弛小肠平滑肌。整体试验中,对子宫平滑肌常表现兴奋作用,而对张力过高的离体子宫则有松弛作用。高浓度还能兴奋横纹肌。口服种子的水提取物,对孕妇子宫有兴奋作用,与鸭嘴花碱作用相似,但毒性则较小[16]。并有抗胆碱酯酶的作用,可使蛙腹直肌、水蛭背肌和兔小肠对乙酰胆碱的敏感性增加[22]。研究表明,总碱(60、30 μmol/L)和鸭嘴花碱(vasicine,90、45 μmol/L)剂量依赖性地抑制乙酰胆碱诱发的豚鼠气管平滑肌收缩;总碱38、19 μmol/L剂量和鸭嘴花碱60、30 μmol/L鸭嘴花碱剂量同样剂量依赖地抑制组胺诱发的豚鼠气管平滑肌收缩[23]。鸭嘴花酮碱对支气管具有弱的松弛作用及抗组胺作用;但无支气管扩张作用,浓度增加反而有收缩作用。鸭嘴花碱在体内外显示支气管扩张作用;鸭嘴花酮碱与鸭嘴花碱合用,在体内外均显示更强的支气管扩张作用,可用于治疗外因性气喘[24]。

6. 抗病毒　骆驼蓬生物总碱具有一定的抗病毒活性,对单纯疱疹病毒的作用较强,并对病毒在宿主细胞内的复制作用早期阶段具有抑制作用[25]。

7. 抗包虫　骆驼蓬生物碱提取物及抗包虫的化学成分已有研究报告[26]。用100%骆驼蓬子溶液配制5%药食,喂养腹腔接种继发棘球蚴和泡球蚴小鼠,疗程60~120 d,结果证明该药食对棘球蚴和泡球蚴均有抑制生长作用,采用光镜和透射电镜观察对虫壁角质层有明显损伤[27]。实验证明骆驼蓬总碱对NIH雄性小鼠继发性包虫病模型有明显实验治疗作用,如与丙硫咪唑合用效果更佳,但二者作用相似,而生物碱哈尔明的作用则弱于总碱[28]。

8. 抗肿瘤　每天腹腔注射骆驼蓬子混合生物碱(3.75、7.5、15 mg/kg),连用10 d,对小鼠肉瘤180(S180)三次试验的抑制率为27.6%~43.1%;对网织细胞肉瘤(L-Ⅱ),腹腔注射15、22.5 mg/kg,抑制率分别为40%和51.3%。对肝癌腹水型(Hep A)和艾氏腹水型(EAC)则无效[29]。种子所含单体吲哚类碱(11.25、22.5、45 mg/kg,腹腔注射)对S180的抑制率为47.4%~75.6%,对L-Ⅱ的抑制率为41%~61%,对肝癌实体型(Hep S)的抑制率为51.7%~66.7%,对EAC则无效[30]。骆驼蓬碱45 mg/kg腹腔注射,对S180抑制率为47.7%,对Hep S的抑制率为58.3%[31]。另有报道,骆驼蓬碱(45 mg/kg,腹腔注射),每天给药1次,连用8 d,对S180三次试验的抑制率为65.5%~75.6%。对Hep S,在同等剂量下,三次试验抑制率则为62.0%~66.7%[32]。骆驼蓬种子提取物的抗癌活性也有相应报道[33,34]。离体实验证明,骆驼蓬子总碱浓度为47 μg/mL和94 μg/mL对人宫颈癌(Hela)细胞杀伤率分别为62.9%和75.3%,同样浓度的哈尔明碱杀伤率则分别为59.0%和71.7%[29]。种子的混合生物碱(HLA)和总碱(HLN)浓度为4.7~47 μg/mL时,对人乳腺癌(BGC-823)、结肠癌(Lovo)、胃癌(Bcap-37)及宫颈癌(HeLa)等四种癌细胞集落形成均有抑制作用[35]。又有报道,骆驼蓬碱(harmaline)在体外对S180和Hela细胞均有细胞毒作用,IC_{50}分别为37.84 μg/mL和34.7 μg/mL,对EAC则为139.97 μg/mL[31]。体外实验表明骆驼蓬总碱对视网膜母细胞瘤系（SO-Rb50）有抑制活性，IC_{50}为1.44 μg/mL[36]。骆驼蓬种子混合生物碱浓度为94 μg/mL时，对HeLa细胞平均生长抑制率为(75.3±0.81)%，浓度为47μg/mL时，平均抑制率为62.9%[37]。骆驼蓬全草醇提取物AEⅠ、AEⅡ和水提取物WE在体外对人宫颈癌细胞HeLa和人肺腺癌细胞A549均有一定的抑制作用[38]。

9. 生殖系统 给予骆驼蓬子提取液6个月可引起12月龄大鼠超氧化物歧化酶的升高和睾丸酶活性的降低。给予骆驼蓬子提取液可使18月龄大鼠睾丸过氧化氢酶和谷氨酸过氧化物酶活性加强，给药大鼠的精子产生得到恢复[39]。研究表明，骆驼蓬碱有抗早孕作用，骆驼蓬碱皮下注射10、20 mg/kg对妊娠小鼠的抗早孕作用为80%和93%，当其剂量为10和30 mg/kg时，对中期妊娠豚鼠流产率均为100%，40 mg/kg可使中期妊娠兔胚珠液化[40]。

10. 抗辐射 实验证明γ-去氢骆驼蓬碱（γ-harmine）、去氢骆驼蓬碱（harmine）、骆驼蓬碱（harmaline）、去甲骆驼蓬碱（harmalol）及哈尔醇（harmol）均有明显抗辐射作用[41,42]，并与有关中药方剂及人参提取物的抗辐射效力相当或略小[43]。

11. 抗乙型肝炎 采用2.2.15细胞株是筛选抗乙型肝炎药物是常用有效方法之一[44]。有报道用该细胞株研究了骆驼蓬水溶液对乙型肝炎基因表达作用[45]，结果证明以RIA试剂盒法骆驼蓬水溶液对2.2.15细胞表达HBsAg和HBeAg有明显抑制作用，采用斑点杂交法进行细胞培养对HBV-DNA也有抑制作用，并呈量效相关性，认为骆驼蓬对治疗乙型肝炎有临床应用前景。

12. 抑制免疫 去氢骆驼蓬碱（16、25 mg/kg，皮下），连用7 d，可使正常小鼠胸腺和脾脏重量降低。对荷Lewis的C57BL/6小鼠同法给药，可使特异性免疫玫瑰花细胞、空斑细胞形成及溶血素形成减少，其作用较环磷酰胺弱。此外，尚可抑制小鼠足垫肿胀的迟发型变态反应。但对小鼠腹腔巨噬细胞的吞噬功能无影响。体外实验表明，当骆驼蓬碱浓度为30、37、47 μg/mL时，可使小鼠淋巴细胞^{3}H-TdR的掺入率分别降低60%、67%、75%[46]。脂溶性总碱可显著提高小鼠血浆环磷腺苷含量。去氢骆驼蓬碱、脂溶性总碱、水溶性总碱抑制肝癌细胞腺瘤样增生。去氢骆驼蓬碱对单核-巨噬细胞系统无影响，但对体液免疫过程中致敏细胞的产生和抗体形成均有抑制作用。去氢骆驼蓬碱、哈尔满、骆驼蓬碱有抑制拓扑酶Ⅰ的作用[47]。

13. 抗银屑病 去氢骆驼蓬碱软膏能抑制活跃的上皮细胞并促使表皮角化完全，起到治疗银屑病的作用[48]。

14. 其他 骆驼蓬碱对阿米巴原虫、疟原虫有毒性，对蛔虫的作用与山道年相似[9,27]对细菌特别是革兰阳性菌有抑制作用，体外1:10 000的骆驼蓬碱即有杀菌作用[16]。骆驼蓬粗提物对蚊虫、家蝇和螨虫等有较好杀灭活性[49,50,51]。鸭嘴花碱在大鼠体内、体外均有抗利什曼原虫的作用[52]。去氢骆驼蓬碱在体外对金黄色葡萄球菌有较强杀灭作用[53]。有报道，哈梅灵、鸭嘴花碱、脱氧鸭嘴花酮在100 μg/mL浓度时，仍无抗菌作用[42]。鸭嘴花碱静脉注射5 mg/kg对猫及犬有利胆作用，可使犬胆汁排泄量增加40%~100%。鸭嘴花碱能抑制胆碱酯酶活性。采用组织培养技术证明，骆驼蓬碱可将色胺转变为5-羟色胺[1]。5%骆驼蓬总碱与甲基咪唑联合应用对小鼠的棘球蚴的治疗有协同作用，与单用比较有明显差异[54]。

15. 药代动力学 小鼠实验证明，骆驼蓬碱静脉注射给药为单室模型，半衰期为1.2h，分布容积为2.288(L/kg)，消除常数为1.321(L/h)[55]。

16. 毒性 对小鼠腹腔注射骆驼蓬总碱的LD_{50}为(112.3±7.8) mg/kg，死前症状为兴奋、抽搐、多于30 min内死亡[55]。骆驼蓬总碱对孕鼠、胚胎期胎鼠生长发育指标未见有生殖毒性反应的致畸变影响[56]。哈梅灵皮下注射对小鼠LD_{50}为120 mg/kg。小鼠腹腔注射骆驼蓬碱盐酸盐的LD_{50}为141 mg/kg[6]。

【临床应用】

1. 恶性肿瘤 骆驼蓬种子粉末，日服2~3次，每次2~4 g，治疗胃癌8例，结果食欲增加或症状减轻6例，经2~9个月追访健在3例[16]。本品总碱片剂含量为10 mg，每日服3次，每次4~7片；总碱注射剂5 mg/mL，每次10~30 mg，肌肉注射或置于糖盐水中静脉滴注，治疗消化道肿瘤21例，其中单用片剂治12例，口服片剂加静脉滴注5例，静脉滴注加肌肉注射4例。均连续用药30d，结果有效率85.7%[32]，2例生存5年以上。骆驼蓬复方治疗晚期肝癌12例，认为有明显疗效，生存5年以上有1例，并有明显抗肝癌转移作用，未发现肝、肾、心和血液系统的毒副作用，部分患者有消化道反应及头昏[57]。

2. 胃及十二指肠溃疡 采用骆驼蓬子总碱片剂，每片10 mg，每日120 mg，分3次服用。治疗十二指肠溃疡31例，胃溃疡4例。骆驼蓬子总碱总有效率为85.7%，西咪替丁为97%，经统计二者疗效无显著性差异[58]。

3. 包虫病 应用自制骆驼蓬总碱治疗肝包蚴虫病9例，其中7例有明显疗效，有效率为77.7%[26]。用40%骆驼蓬籽口服液治疗肝棘球蚴病（肝包虫病）23例（男性11例，女性12例），其中囊性包虫病21例，泡球蚴2例。7例肝虫患者服后2个月后手术观察，结果原头蚴死亡率平均为22.1%，对照组为11.2%。另有6例治疗后经B超、CT检查，随访看到囊肿与包块均有不同程度缩小，有1例包块消失治愈[59]。

4. 其他　骆驼蓬子油外涂患处治疗关节酸痛，口服每日1~3 mL，可治心慌烦躁、癔病及四肢麻木[16]。

5. 不良反应　骆驼蓬子毒性较大，主要包括神经感觉症状、幻觉、体温稍有升高及心血管系统失调[10]。

【附注】

1. 骆驼蓬全草　全草总碱体外浓度为15 μg/mL（相当于IC_{50}）能抑制^{3}H-TdR和^{3}H-Leu对Hep A细胞的掺入。体内25 mg/kg腹腔注射可使正常小鼠血浆cAMP水平升高90.8%，对荷HepA小鼠血浆cAMP可增高43.3%~91.5%[18]。

2. 细叶骆驼蓬（*Peganum nigellas trum* Bunge）全草所含总碱腹腔注射25、50mg/kg，连用8d，对Hep A腹水形成抑制率为31.9%~33.6%[18]。另外全草醇提物ES、EM及水提物WS对L1210和K562均有抑制作用。EM的作用最强，其IC_{50}为496.36 μg/mL[38]。

（吴春福　侯　悦　张宝凤　马恩龙）

参考文献

[1]王本祥，等.现代中药药理学.天津：天津科学技术出版社，1977：1025

[2]利国威，等. δ-去氢骆驼蓬碱的分离和结构. 植物学报，1989，31(5)：393

[3]Salimuzzaman S，et al. Studies on the chemical constituent of the seeds of peganum harmala-Isolation and structure of a new caboline alkoloid-Harmalicine. *Heterocycles*，1987，26(6)：1563

[4]Salimuzzaman S，et al. Harmalidine，A-caboline alkaloid from peganum harmala. *Phytochemistry*，1987，26(5)：1547

[5]Ahmed AA，et al. Peganalin，A new branched acetytated tetraglycoside of acacetine from peganum harmala. *J Nat prod*，1987，50(2)：266

[6]Siddiqui，Salimuzzaman，et al. Studies in the chemical constituents of the seeds of Peganum harmala：isolation and structure elucidation of two 26-carboline lactams-harmalanine and harmalacidine. *Heterocycles*，1989，29(1)：203

[7]Siddiqui，Salimuzzaman，et al. Studies in the chemical constituents of the seeds of Pegnum harmala：isolation and structure elucidation of two β-carboline lactams-harmalanine and harmalacidine. *Heterocycles*，1988，27(6)：1401

[8]Farnsworth NR. Various chemical substances are known to be the active hallcinogenic principles in many plants. *Science*，1968，162：1086

[9]Sollmann T. *A Manual of Pharmacology*，8Ed. 1957，316

[10]Yu，et al. Contribution of Individual Cytochrome P450 Isozymes to the O-Demethylation of the Psychotropic beta-Carboline Alkaloids Harmaline and Harmine. *J Pharmacol Exp Ther*，2003，305(1)：315

[11]Herraiz T，et al. Human monoamine oxidase enzymeinhibition by coffee and betacarbolines norharman and harman isolated from coffee. *Life Sci*，2006，78(8)：795

[12]Herraiz T，et al. Human monoamine oxidase is inhibited by tobacco smoke：betacarboline alkaloids act as potentand reversible inhibitors. *Biochem Biophys Res Commun*，2005，326(2)：378

[13]Saleem A，et al. Intraction of folk medicinal plant with human α2 adrenoceptor subtypes. *Plant Pakistan*，2002，57：332

[14]陈蔚如，等. 去氢骆驼蓬生物碱对小鼠抗炎镇痛及止痒作用. 天津医药，2004，32(11)：681

[15]Hamid R M，et al. Antinociceptive effects of Peganum harmala L.alkaloid extract on mouse formalin test. *J Pharm Pharmceut Sci*，2004，7(1)：65

[16]江苏新医学院. 中药大辞典(下册). 上海：上海人民出版社，1977：1757

[17]Shi CC，et al. Comparative Study on the Vasorelaxant Effects of Three Harmala. Alkaloids In Vitro. *Jpn J Pharmacol*，2001，85：299

[18]马骥，等. 骆驼蓬属种子氨基酸组成及其系统学意义. 中国沙漠，1995，15(4)：399

[19]江苏新医学院.中药大辞典(下册).上海：上海科学技术出版社，2001：1757

[20]Zhang，Y. Attenuation of activity-induced increases in cerebellar blood flow by lesion of the inferior olive. *Am J Physiol Heart Circ Physiol*，2003，285(3)：1177

[21]何新，等. 骆驼蓬总碱对实验性胃黏膜损伤的保护作用. 新疆医学院学报，1988，(4)：264

[22]Cambriage GW，et al. Bronchodilating action of vasicinone and related compounds. *Nature*，1962，196：1217

[23]聂珍贵，等. 骆驼蓬总生物碱对豚鼠离体气管平滑肌收缩功能的影响. 华西药学杂志，2004，19(4)：266

[24]Zabeer A，et al. Synthesis and bronchodilator activity of new quinazolin derivative. *Eur J Med Chem*，2006，41(3)：429

[25]杨红，等. 骆驼蓬生物总碱体外抗病毒作用的实验研究. 江苏中医药，2006，27(1)：54

[26]李文科. 中药骆驼蓬生物碱提取及抗包虫化学成分研究. 兰州医学院学报，1996，22(1)：16

[27]康金凤，等. 骆驼蓬籽治疗小鼠腹腔棘蚴和泡球蚴的效果观察. 新疆医学院学报，1993，16(3)：179

[28]赵晋明，等. 骆驼蓬总碱治疗小鼠腹腔粒棘球蚴病的实验研究. 新疆医科大学学报，2001，24(2)：125

[29]潘启超，等. 骆驼蓬种子混合生物碱抗肿瘤作用. 广东医学，1985，(5)：40

[30]潘启超,等.骆驼蓬种子-吲哚生物碱的抗肿瘤作用.癌症,1985,(4):192

[31]许招懂,等.骆驼蓬抗癌作用研究.癌症,1989,(2):94

[32]李春杰,等.骆驼蓬抗癌化学成分的分离鉴定和药理实验研究(附21例患者疗效观察).新疆医学院学报,1987,(1):27

[33]潘启超,等.骆驼蓬生物抗癌成分分离及抗痛作用研究.中国药理通讯,1984,1(3-4):271

[34]刘发,等.骆驼蓬生物碱药理作用的初步研究.新疆医学院学报,1980,(3):143

[35]郑特,等.骆驼蓬总碱体外抗人癌细胞的初步研究.北京医科大学学报,1990,22(5):382

[36]金捷,等.骆驼蓬总碱、氟脲嘧啶对视网膜母细胞瘤系SO-Rb50生物学效应的研究.中华眼科杂志,1990,26:286

[37]Aricioglu,et al. Inhibitory effect of harmane on morphine-dependent Guinea pig ileum. *Animals of the New York Academy of Sciences*,2003,1009:185

[38]王晓华,等.骆驼蓬全草提取物的抗肿瘤作用.沈阳药科大学学报,2006,23(8):534

[39]Khaled Hamden,et al. Protective effects of estrogens and caloric restriction during aging on various rat testis parameters. *Asian J Androl*,2008,10(6):837

[40]王世渝,等.鸭嘴花生物碱抗早孕作用的研究.中草药,1985,16(6):13

[41]利国威,等.骆驼蓬碱(Ⅲ)的抗辐射防护作用.中华放射医学与防护杂志,1993,252

[42]利国威,等.γ-去氢骆驼蓬碱等咔啉类生物碱的抗辐射防护作用.药学学报,1995,30(9):715

[43]Yonezawa M,et al. Japan-China Bilateral Symposim on Radiosensitization. 1985:191

[44]米抒,等.用2.2.15细胞株筛选抗乙型肝炎病毒药物的研究.中华医学杂志,1992,72:612

[45]张耀新,等.四种新疆中草药对乙型肝炎病毒基因表达的抑制作用.中西医结合肝病杂志,1996,6(4):23

[46]边棣,等.去氢骆驼蓬碱对小鼠免疫功能的影响.中国药理学报,1987,8(5):477

[47]Sobhani A M,et al. An in vitroevaluation of human DNA topoisomerase inhibition by Peganum harmala L. seeds extract and its β_2 carboline alkaloids. *J Pharm Pharmaceut Sci*,2002,5(1):19

[48]李宇晶,等.去氢骆驼蓬碱软膏对小鼠上皮细胞有丝分裂及表皮角化的影响.新疆医科大学学报,2000,23(1):8

[49]马安勤,等.骆驼蓬等植物提取物杀虫活性研究.华南农业大学学报,2003,24(1):38

[50]杨贵军,等.20种植物对枸杞瘿螨的生物活行测定.宁夏农林科技,2006,(3):4

[51]姚伟琴,等.骆驼蓬粗提物杀虫活性初步研究.西北植物学报,2004,24(6):1096

[52]Tanvir Khaliq,et al. Peganine hydrochloride dihydrate an orally active antileishmanial agent .*Bioorganic*,2009,19:2585

[53]Di Giorgio C,et al. In vitroactivity of the betacarboline alkaloids harmane ,harmine ,and harmaline toward parasitesof the species Leishmania inf antum. *Exp Parasitol*,2004,106(3-4):67

[54]薛弘变,等.中草药骆驼蓬籽与甲基咪唑联合治小鼠棘球蚴效果观察.新疆医学院学报,1993,16(3):174

[55]郑立明,等.骆驼蓬生物碱注射毒性及药效学初步研究.新疆医学院学报,1988,(3):179

[56]徐小平,等.骆驼蓬总碱对孕鼠胚胎期胎鼠生长发育的影响.陕西中医学院学报,2009,32(2):53

[57]高国土,等.中药骆驼蓬全草治疗中晚期肝癌12例临床观察.医学理论与实践,1990,2(2):17

[58]周延禧,等.骆驼蓬和甲氰咪胍治疗70例消化性溃疡的疗效观察.新疆医学院学报,1988,(4):283

[59]杨文光,等.骆驼蓬籽治疗人体棘球蚴病的临床观察.新疆医学院学报,1993,16(3):202

绞股蓝 Gynostemmatis Herba jiao gu lan

本品为葫芦科植物绞股蓝*Gynostemma pentaphyllum*(Thunb)Makino的全草。味苦、涩,性凉。有收涩敛疮、止血、化瘀功能。用于疮疡久溃不敛、湿疮流水、口疮、鼻渊流水、咯血、吐血、尿血、便血、血崩、外伤出血、痔疮痈肿、痰热咳嗽等。

【化学成分】

1. 皂苷 绞股蓝植物中含多种皂苷成分。绞股蓝皂苷含与人参皂苷相同的四环三萜的达玛烷型结构。其皂苷含量比较丰富,但不同部位总皂苷含量不同,最高部位为叶,其次为茎[1]。从绞股蓝中已分离鉴定了130余种皂苷,其中绞股蓝皂苷(gynoside)Ⅲ、Ⅳ、Ⅷ和Ⅻ分别同人参皂苷Rb_1,Rb_2,Rd和F_2结构相同;绞股蓝皂苷1~16经水解即可得到人参皂苷K,皂苷Ⅲ、Ⅳ、Ⅴ等经弱酸水解得人参皂苷Rg_3[2]。

2. 黄酮 含有商陆素、商陆苷、芦丁(rutin)、槲皮素(quercetin)等[3-5]。

3. 多糖 多糖也是绞股蓝中含量较高的成分[6]。从绞股蓝中分离出3种多糖Gps-2、Gps-3、Gps-4,其中Gps-2的分子量为10700 Da，Gps-3的分子量为9100 Da[7]。

4. 无机元素 此外绞股蓝中尚含有多种微量元素，铁、锰、锌、镁、钙、硫等[8]。

5. 其他 还含有氨基酸、磷脂、维生素、有机酸、萜类、生物碱、蛋白质等[9]。

【药理作用】

1. 抗衰老、抗氧化 以绞股蓝提取液0.9 g/kg（以生药计）灌胃0.3 mL，再配以浓度8%绞股蓝霜外用于老年组小鼠。结果：绞股蓝减轻皮肤衰老的病理性变化，且提高血中SOD活性并抑制羟自由基（OH）产生；给半乳糖所致衰老SD大鼠模型灌胃绞股蓝每只每次100 mg/kg，每天1次，连续应用40 d，观察到大鼠下丘脑、血清中超氧化物岐化酶（SOD）活性升高，而丙二醛（MDA）水平降低。提示，绞股蓝通过抗氧化机制发挥抗衰老作用[10-12]。灌胃给予绞股蓝溶液（1 g/mL，以生药计），剂量1500 mg/kg，连续给药10 d。可减弱CCl_4诱导的脂质过氧化物（LPO）含量升高和谷胱甘肽过氧化物酶（GSH-Px）活性降低，通过抗脂质过氧化降低CCl_4对肝脏的损害[13]。

2. 降血脂、抗动脉粥样硬化 高脂血症大鼠灌服绞股蓝总皂苷50、200 mg/kg，每日1次，连用4周。与未用药组相比，可显著降低TC、TG、低密度脂蛋白胆固醇水平，增加高密度脂蛋白胆固醇水平[14]。粉碎的绞股蓝（5 g/kg）与高脂饲料混合饲喂兔，每天1次，连用9周，观察到：食用绞股蓝显著降低血中TC、TG、LDL-C及内皮素-1水平；对血液流变学指标的影响表现为：降低全血黏度、血浆黏度、红细胞聚集指数；明显减少高脂血症引起的主动脉壁上脂样物形成的斑块，降低粥样硬化斑块/内膜面积的比值，并保护高脂血症对内皮细胞的破坏[15,16]。鹌鹑喂食高脂饲料，同时给绞股蓝总皂苷每日300 mg/kg或1.5 g/kg，灌胃，能明显抑制鹌鹑血清TC及LDL+VLDL水平的提高，减少胆固醇酯在动脉壁的沉积及脂质过氧化物的生成；斑块发生率亦明显降低。因此，绞股蓝明显延缓动脉粥样硬化的发生与发展[17]。

3. 保肝 绞股蓝多糖50、100和200 mg/kg灌胃治疗CCl_4肝损伤小鼠，每天1次，连用7 d，可保护小鼠肝组织损伤、抑制CCl_4引起的ALT、AST活性升高并降低肝损伤小鼠肝组织中MDA水平、升高GSH水平[18]。而对CCl_4诱发的大鼠肝纤维化模型，绞股蓝总皂苷100~200 mg/kg，腹腔注射，对肝功能、肝组织纤维化程度有明显改善作用；肝组织内的MDA水平明显降低，SOD水平明显升高，有抗纤维化作用[19]。

4. 调节免疫功能 小鼠灌服绞股蓝400 mg/kg，每日1次，给药12 d，可提高其脾脏NK细胞活性达24.12%，明显对抗环磷酰胺所致的抑制作用[20]。绞股蓝总皂苷对机体非特异性、特异性免疫功能均具有增强作用。绞股蓝总皂苷50、200和400 mg/kg给小鼠灌胃，每日1次共7 d，可使环磷酰胺所致廓清指数下降明显减小[21]；在相同剂量组连续用药11d后，测得环磷酰胺所致溶血素水平下降明显减小、皮肤迟发型变态反应下降程度明显减轻[22]。

给予环磷酰胺所致免疫功能低下小鼠绞股蓝总皂苷200和400 mg/kg灌胃，观察到脾脏和胸腺重量下降程度明显减轻，产生溶血素水平和活性玫瑰花环形成率下降程度亦明显减小[23]。给荷瘤小鼠（Lewis肺癌）腹腔注射绞股蓝总皂苷10、20、40 mg/kg后，小鼠脾淋巴细胞总数明显增加，外周血NK细胞活性明显升高，脾NK细胞活性也明显升高[20]。绞股蓝多糖25、50、100 mg/kg，腹腔注射，能明显提高小鼠碳粒廓清速率；增强肝癌Heps小鼠NK细胞活性、提高小鼠血清溶血素水平，增加S180小鼠脾脏指数[24]。

体外，绞股蓝总皂苷2~50 mg/L可明显促进ConA诱导小鼠T淋巴细胞增殖反应和LPS诱导B淋巴细胞增殖反应；绞股蓝总皂苷还可促进大鼠巨噬细胞产生IL-1活性以及脾细胞产生IL-2活性[25]。

5. 抗诱变、抗肿瘤 给小鼠喂饲含10%绞股蓝饲料，可以使环磷酰胺诱发的微核率从（33.17±3.54）‰降至（12.00±2.19）‰，染色体畸变率从（26.33±3.50）%降至（14.67±2.25）%；也可以使铝钾矾诱发的嗜多染红细胞微核率从（9.00±1.83）‰降至（3.80±0.79）‰[26,27]。

以终浓度5、15、45 μg/mL绞股蓝水提物处理人外周血淋巴细胞（作用72 h）、中华仓鼠卵巢细胞（CHO）（作用48 h），可明显降低由丝裂霉素诱发的人淋巴细胞MN率、CHO细胞染色体畸变率的增高[28]。绞股蓝对体外培养的肺癌、子宫癌、黑色素瘤细胞均有明显抑制作用，而对正常细胞增殖无不良影响。绞股蓝提取物体外显著抑制肝癌细胞生长，对小鼠腹腔移植肉瘤细胞有直接杀伤作用，通过降低Bcl-2、增加Bax表达而诱导肝细胞瘤细胞凋亡[29,30]。绞股蓝总皂苷对小鼠Lewis肺癌细胞具有明显的抑制作用，在剂量10、20、40 mg/kg，腹腔注射给药，其抑瘤率分别为（29.8±1.3）%、（51.4±2.2）%、（50.0±1.6）%[29]。把S180瘤细胞接种于小鼠背部皮下24 h后，分别用灌胃或腹腔注射给予绞股蓝总皂苷，连续10 d后处死小鼠，取瘤称重。结果显示，绞股蓝总皂苷体内抑瘤率达到48%~87.1%[31]。

6. 保护心肌 家兔和大鼠冠状动脉结扎前30分

钟，分别腹腔注射绞股蓝50和100 mg/kg，能明显缩小家兔心肌梗死范围，抑制心梗后游离脂肪酸（FFA）的释放，并降低大鼠梗死心肌的MDA含量，保护心肌SOD、CPK活性[32]。犬冠状动脉结扎后15 min，经十二指肠给与绞股蓝总黄酮20、40、80 mg/kg，能减轻犬心肌梗死时的心肌缺血程度，降低缺血范围和心肌酶学指标的活性，可保护缺血心肌、缩小心肌缺血范围，且作用强度呈剂量依赖性，血清CPK、LDH活性，血清FFA及过氧化脂质（LP）含量均明显降低，SOD活性明显升高[33]。

体外培养大鼠心肌细胞，正常培养6 h，培养液中CPK、LDH含量很低；缺糖、缺氧培养6 h，培养液中CPK、LDH含量明显升高；绞股蓝总皂苷50、100及200 μg/mL，对正常培养基中CPK、LDH无明显影响，但可降低缺糖、缺氧培养基中二者活性，此抑制作用呈剂量依赖性[34]。培养的大鼠乳鼠的心肌细胞，15、45及150 μg/mL绞股蓝总黄酮对缺氧引起的细胞损伤也有一定的保护作用，使培养基中LDH含量及心肌细胞内游离Ca^{2+}浓度较缺氧损伤组明显降低、并使绞股蓝黄酮组心肌细胞Fas/FasL蛋白阳性表达指数（PEI）低于相应对照组。绞股蓝对阿霉素等药物引起的心脏毒性也有一定的保护作用[35]。

7. 抗脑缺血再灌注损伤 给局灶性脑缺血再灌注损伤大鼠腹腔注射绞股蓝总苷200、400 mg/kg。与损伤模型组比较，绞股蓝治疗组大脑中动脉闭塞侧脑梗死面积明显缩小、脑组织SOD水平显著升高、MDA水平显著下降、脑功能受损程度明显改善[36]。提示，绞股蓝可能通过抗脂质过氧化提高体内抗氧化酶活性，发挥保护脑组织，减轻缺血再灌注损伤的作用。另外，绞股蓝皂苷200 mg/kg灌胃能明显减轻血管性痴呆大鼠大脑皮层及海马的DNA和RNA损伤[37]。

8. 抗血小板聚集 绞股蓝提取物0.25、0.5、1.0、2.0 g/L在体外明显抑制花生四烯酸诱导的家兔血小板聚集及TXB_2的释放，其抑制TXB_2释放的IC_{50}为0.28 g/L；家兔静脉注射绞股蓝提取物35 mg/kg后10和20 min明显抑制血小板聚集，10至40 min时明显抑制血小板释放TXB_2[38]。当绞股蓝总皂苷以50、100、200 mg/kg剂量（体外实验）和100、200、400 mg/kg剂量（体内实验）分别给家兔和大鼠灌胃7 d，对体内外血栓形成有较强的抑制作用，同时对大鼠的凝血功能也有抑制作用[39]。以40、80、160 mg/kg绞股蓝皂苷给予大鼠灌胃，可明显抑制ADP诱导的大鼠血小板聚集、减轻血栓的重量；60 mg/kg绞股蓝皂苷可明显延长小鼠尾动脉出血时间[40]。

9. 抗溃疡 绞股蓝总皂苷100 mg/ks灌胃，对大鼠应激性溃疡的发生率具有抑制作用，其抑制率为40.49%；每日给绞股蓝100 mg/kg，共5 d，对大鼠醋酸性胃溃疡治愈率为46.79%，连服15 d治愈率可达56.72%[41]。在NCTC11637株幽门螺杆菌所致实验性胃溃疡愈合延迟的大鼠，灌胃给予45 mg/kg绞股蓝总皂苷，溃疡面积明显减小，通过抑制炎症反应过程中IL-8、MDA、·OH生成，提高PGE_2和SOD活性而增强胃黏膜的保护[42]。在Okabe乙酸烧灼法建立的大鼠胃前壁造成溃疡模型，给予绞股蓝乙酰乙酯提取物30、150、750 mg/kg灌胃，每日1次，连用10 d，各给药组大鼠胃组织NO、NOS含量明显增加，ET含量明显减少，提示血管活性物质的变化是绞股蓝促进溃疡愈合的机制之一[43]。

10. 降血糖 按750 mg/kg给四氧嘧啶糖尿病大鼠模型灌服绞股蓝多糖，每日1次，共5d，血糖水平及血糖曲线下面积与造模组相比均显著降低[44]。绞股蓝总苷对链脲佐菌素糖尿病大鼠有降糖、降脂及抗氧化作用[45]。

11. 其他 绞股蓝可影响血流动力学。经十二指肠给予犬40、100 mg/kg总黄酮，可明显降低血压、心率、心输出量、左室内压、左室内压最大上升与下降速率[45]。绞股蓝皂苷具有镇静、催眠作用。给予小鼠200 mg/kg绞股蓝皂苷灌胃，可以使小鼠自主活动明显减少；绞股蓝镇静催眠作用和强心作用机制可能与其对Na^+/K^+-ATP酶的抑制有关[46,47]。绞股蓝具有抗内毒素休克作用。绞股蓝总皂苷粉10 g/L的溶液，给家兔耳缘静脉注射5 mL/kg，10 min后静脉注射内毒素LPS 4 mg/kg。结果：给药组实验后平均动脉血压低于实验前和对照组，但高于内毒素组；实验后的NO浓度高于实验前和对照组，但低于LPS组实验后的NO浓度[48]。

12. 毒性 大鼠灌服绞股蓝总皂苷10 g/kg无毒性，灌服8 g/kg，每日1次，连用1个月，其一般情况、体重、食量、饮水量、血尿常规、病理检查等均未见异常。小鼠灌胃绞股蓝总苷浸膏（含总皂苷20%）的LD_{50}为4.5 g/kg（折合原生药约36 g/kg）。大鼠腹腔注射绞股蓝皂苷LD_{50}为1.85 g/kg，小鼠腹腔注射LD_{50}为755 mg/kg[41,49]。

【临床应用】

1. 高脂血症 55例高脂血症患者，给予绞股蓝茎草泡服，每日20 g，持续3个月，在总体水平上，TC、TG、LDL明显降低，而HDL显著升高[50]。30例肾病综合征高脂血症患者，给予绞股蓝总苷软胶囊（每粒60 mg），每次60 mg，每日3次口服，平均服用4周，绞股蓝治疗组TC、TG、LDL及及24 h尿蛋白均显著下降，而HDL显著升高[51]。

2. 脂肪肝 脂肪肝患者36例，治疗组口服绞股蓝口服液(每支10 mL,含绞股蓝总皂苷20 mg)，每次40 mg，每日3次，对照组口服鱼油降脂丸，疗程均为2个月。治疗后B超改变两组均不明显，治疗组36例中有1例重度脂肪肝转为中度，2例中度脂肪肝转为轻度，2例轻度脂肪肝消失；血清酶学治疗组均有不同程度的下降，与对照组比较有差异[52]。绞股蓝联合香草甜素治疗脂肪肝取得很好疗效。66例高脂血症患者，给予绞股蓝总苷胶囊，每次60 mg，每日3次，香草甜素每次150 mg，每日2次，4周为一个疗程，单独服用绞股蓝组降低血脂总有效率为53%，二者联合用药组达91%[53]。

3. 糖尿病 30例糖尿病患者，口服绞股蓝煎剂，每次口服剂量：空腹血糖异常者20~30 g、糖耐量异常者30~40 g。糖尿病患者：每次口服40~50 g，每日3次，餐后服用。总体水平上患者用药后血糖与糖化血红蛋白显著下降[54]。在1项86例糖尿病的临床研究中，32例绞股蓝治疗组给予绞股蓝总苷片每次60 mg，每日3次，治疗24周后，尿微量清蛋白排泄率、SCr、BUN、UA、尿TGF-β均明显降低，与治疗前比较均差异显著，血脂明显改善，CH、TG、LDL-C明显下降，HDL-C升高，提示绞股蓝总苷可降低早期糖尿病肾病蛋白尿、改善肾功能[55]。

4. 冠心病心绞痛 70例冠心病心绞痛患者，治疗组(35例)口服硝酸异山梨酯，每次10 mg，每日3次，加用绞股蓝10 g代茶饮，每日数次，1周为一个疗程。结果：治疗组心绞痛疗效优于对照组；血液流变学治疗组治疗前后各指标比较及两组治疗后比较都有明显差异；血脂、血糖、血压均有明显下降[56]。

5. 肝炎 15例肝炎患者(包括急性甲型黄疸型肝炎、急性乙型黄疸型肝炎和急性无黄疸型肝炎)，每日口服绞股蓝口服液2支(每支含绞股蓝总皂苷20 mg)，每日3次，1个月为一疗程，连服3个疗程，其中7例痊愈，3例好转，5例无效，总有效率为66.7%[57]。

6. 其他 胃癌转移的腹水1例，服用绞股蓝总皂苷每次50 mg，每日3次，1个月后腹水减少，红细胞、白细胞显著增加，连用5个月，腹水全部消失，上腹部肿瘤缩小。此外，尚有报告食道癌1例、肝癌1例服用绞股蓝总皂苷，每次100 mg，每日2次，6个月后痊愈[58]。临床用绞股蓝治疗失眠、头痛、精神不安等神经官能症，每日服用100~200 mg/kg，连用1个月，有明显疗效[49,56]。

7. 不良反应 曾有对绞股蓝粉末过敏反应的报道，接触粉末3 h后，先后出现不同程度的四肢酸软、乏力、体倦、少言、头晕、胸闷、发热无汗、鼻干、咽干疼、皮肤灼热并见有散在粟粒性玫瑰色小疹，心率加快、呼吸音增粗等症状和体征，经治疗后痊愈[59]。但未见对绞股蓝总皂苷过敏的报道。

（赵丽纯　种兆忠　袁　玮　周秋丽）

参 考 文 献

[1]蔡继炯.绞股蓝成分分析.现代应用药学，1988，5(3)：16

[2]沈宏伟. 绞股蓝化学成分研究的现状. 时珍国医国药，2008，19(7)：1561

[3]王临润，等.中国东南部4种绞股蓝中黄酮成分的分析.中草药，2007，38(4)：618

[4]方乍浦，等.绞股蓝中黄酮苷、有机酸的分离与鉴定.中国中药杂志，1989，14(11)：36

[5]卢金清，等.RP-HPLC测定绞股蓝中芦丁和槲皮素的含量.中成药，2007，29(8)：1193

[6]陈克克，等.绞股蓝多糖的组成分析及其对质粒DNA的保护作用.中成药，2009，31(1)：92

[7]宋淑亮.绞股蓝多糖的分离纯化及其药理活性研究.山东中医药大学硕士论文，2006

[8]席晓岚，等.微波解消ICP-AES法测定绞股蓝中微量元素.应用化工，2009，38(10)：1525

[9]李群峰.绞股蓝的化学成分与药理作用研究进展.光明中医，2009，24(12)：2396

[10]刘青青，等. 绞股蓝提取液对自然衰老影响的实验研究. 辽宁中医药大学学报，2008，10(6)：203

[11]姚丹丹，等.绞股蓝对亚急性衰老大鼠的抗衰老作用研究. 现代中西医结合杂志，2007，16(28)：4112

[12]姚丹丹，等. 绞股蓝等对衰老大鼠下丘脑的抗衰老作用研究. 医学理论与实践，2007，20(10)：1119

[13]陶建武，等.绞股蓝在大鼠肝的抗脂质过氧化作用.中国临床药学杂志，2001，10(3)：160

[14]周亮，等. 绞股蓝总皂苷对实验性高脂血症大鼠血脂和脂质过氧化水平的影响.中国应用生理学杂志，2008，24(2)：205

[15]谭华炳.绞股蓝对兔高脂血症与血液流变学影响的研究.第三军医大学学报，2007，29(15)：1497

[16]谭华炳，等.绞股蓝干预食饵兔动脉粥样硬化过程中对内皮素-1和C反应蛋白的影响研究. 山西医药杂志，2006，35(10)：866

[17]陈献明，等.绞股蓝总皂苷对鹌鹑实验性动脉粥样硬化预防作用的研究. 山东医药工业，1992，11(1)：22

[18]肖增平，等. 绞股蓝多糖对小鼠四氯化碳肝损伤的保护作用. 中国生化药物杂志，2008，29(3)：186

[19]韦登明，等.绞股蓝总苷防治大鼠肝纤维化的实验研究. 时珍国医国药，2002，13(5)：257

[20]刘侠.绞股蓝总皂苷抑制小鼠Lewis肺癌生长与提高免疫力的研究.安徽中医学院学报，2001，20(1)：43

[21]周俐,等.绞股蓝总苷对免疫低下小鼠非特异性免疫功能的影响.中国基层医药,2006,13(6):979

[22]周俐,等.绞股蓝总苷对免疫功能低下小鼠模型特异性免疫功能的影响.中华中医药学刊,2008,26(1):145

[23]张崇泉,等.绞股蓝总皂苷免疫调节作用的研究.中西医结合杂志,1990,10(2):96

[24]钱新华,等.绞股蓝多糖对免疫功能的影响.中国药科大学学报,1998,30(1):51

[25]王斌,等.绞股蓝总皂苷体外对免疫细胞功能的影响.中药新药与临床药理,1999,10(1):36

[26]钱晓薇,等.绞股蓝对环磷酰胺诱发小鼠骨髓细胞突变的抑制作用.温州医学院学报,1999,12(1):34

[27]钱晓薇.绞股蓝对铝钾矾与环磷酰胺诱发DNA损伤的修复.中国公共卫生,2001,17(11):1009

[28]倪娅,等.绞股蓝抗诱变作用的研究.湖北中医学院学报,2009,11(6):20

[29]吴基良,等.绞股蓝药理研究概况.现代中医,1989,(1):39

[30]曹红,等.绞股蓝总皂苷对肝细胞瘤细胞凋亡的诱导作用.中药药理与临床,2006,22(5):36

[31]王玉琴,等.绞股蓝总皂苷的抗肿瘤作用.中西医结合杂志,1998,8(5):286

[32]辛冬生,等.绞股蓝皂苷对实验性心肌缺血、缺氧损伤的保护作用.中国药学杂志,1990,25(7):398

[33]李乐,等.绞股蓝总黄酮对犬急性缺血心肌的保护作用.中国病理生理杂志,2008,24(2):388

[34]辛冬生,等.绞股蓝皂苷对实验性心肌缺血、缺氧损伤的保护作用.中国药学杂志,1990,25(7):398

[35]张进,等.绞股蓝总皂苷对阿霉素致大鼠急性心肌毒性的保护作用.蚌埠医学院学报,2007,32(4):401

[36]韦登明,等.绞股蓝总苷对实验性脑缺血损伤的保护作用.中国药理与临床,2005,21(1):20

[37]张莉,等.绞股蓝总皂苷对血管性痴呆大鼠大脑皮层及海马的影响.中草药,2002,33(4):330

[38]李林,等.绞股蓝提取物对家兔血小板聚集和花生四烯酸代谢的影响.中国药理学通报,1989,5(4):213

[39]张小丽,等.绞股蓝总皂苷对体内外血栓及凝血功能的影响.华西药学杂志,1999,14(5-6):335

[40]董晓晖,等.绞股蓝总苷与乙酰水杨酸对血小板聚集和血栓形成的影响.济宁医学院学报,2006,29(3):47

[41]吴基良,等.绞股蓝药理研究概况.现代中医,1989,(1):39

[42]张青蓓,等.绞股蓝总皂苷对NCTC11637株HP延缓大鼠实验性胃溃疡愈合的治疗作用及其机制.中国药理学通报,1999,15(3):225

[43]王宏涛,等.绞股蓝乙酸乙酯提取物对胃溃疡大鼠胃黏膜血管活性物质的影响.中国中医重症,2008,17(10):1437

[44]魏守蓉,等.绞股蓝多糖降血糖作用的实验研究.中国老年学杂志,2005,25(2):418

[45]陈宏伟,等.绞股蓝皂苷对糖尿病大鼠降糖作用的观察.中国糖尿病杂志,1997,5(4):229

[46]李乐,等.绞股蓝总黄酮对麻醉犬心脏血流动力学及冠脉血流量的作用.浙江工业大学学报,2006,34(5):521

[47]韩晓燕,等.绞股蓝总皂苷对大鼠脑、心肌微粒体Na^+/K^+-ATP酶的影响.中国药理学通讯,1992,9(1):21

[48]康纪年,等.绞股蓝冲剂治疗虚证及对血脂代谢的影响.中草药,2000,31(10):770

[49]李慧春,等.绞股蓝总苷胶囊治疗肿瘤患者伴发高脂血症的临床观察.中国民间疗法,2001,9(3):36

[50]彭世志,等.绞股蓝治疗高脂血症55例.实用中医药杂志,2005,21(4):209

[51]赵巧平,等.绞股蓝总苷治疗肾病综合征高脂血症30例.浙江中医药大学学报,2009,33(6):783

[52]邓银泉,等.绞股蓝口服液对脂肪肝患者对生化指标的影响.浙江中西医结合杂志,2000,10(9):522

[53]葛繁荣,等.绞股蓝与甘草甜素治疗脂肪性肝炎的临床研究.临床肝胆杂志,2002,18(1):61

[54]何伟,等.绞股蓝治疗2型糖尿病30例.山西医药,2002,18(9):67

[55]张永,等.绞股蓝总苷治疗早期糖尿病肾病的临床研究.医药导报,2007,26(11):1291

[56]王俊棠,等.绞股蓝治疗冠状动脉粥样硬化性心脏病心绞痛的疗效观察.中西医结合实用临床急救,1999,6(2):91

[57]王会仍,等.绞股蓝口服液护肝作用的临床观察.浙江中医杂志,1990,25(6):247

[58]王庆勇.绞股蓝介绍.陕西中医学院学报,1984,7(2):45

[59]戴巧玲,等.绞股蓝粉尘致过敏反应的报告.中国中药杂志,1989,14(12):52

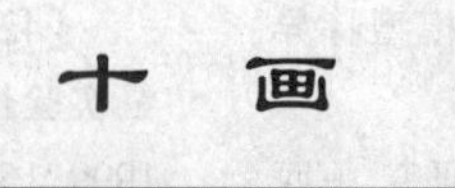

十画

秦艽 Gentianae Macrophyllae Radix qin jiao

本品为龙胆科植物秦艽 *Gentiana macrophylla* Pall.、麻花秦艽 *Gentiana straminea* Maxim.、粗茎秦艽 *Gentiana crassicaulis* Duthie ex Burk. 或小秦艽 *Gentiana dahurica* Fisch.的根。味辛、苦,性平。有祛风湿,清湿热,止痹痛,退虚热功能。主治风湿痹痛、中风半身不遂、筋脉拘挛、骨节酸痛、湿热黄疸、骨蒸潮热、小儿疳积发热等。

【化学成分】

1. 秦艽 *Gentiana macrophylla* Pall.

(1)裂环烯醚萜苷类 主要含有龙胆苦苷(gentiopieroside)[1-3]、当药苦苷(swerta marin)、当药苷(sweroside)[4]。

(2)生物碱 秦艽根主要含有龙胆苦苷,本身不含生物碱,在提取分离过程中使用氨水,使得化学很不稳定的龙胆苦苷与氨水反应形成矫作物:秦艽碱甲素(龙胆碱 gentianine)、秦艽碱乙素(龙胆次碱 gentianidine)及秦艽碱丙素(龙胆醛碱,gentiopieroside)[5]。

(3)其他 秦艽中尚含有褐煤酸甲酯、α-香树醛、β-谷甾醇-β-D-葡萄糖苷[6]、秦艽苷 A、哈巴苷等[7]。从陕西产秦艽的根中分离到 1 个新化合物红白金花酸(erythrocentauric acid)[8]。

2. 麻花秦艽 *Gentiana straminea* Maxim.

从麻花秦艽根中分离得到龙胆苦苷(gentiopieroside)、熊果酸(ursolic acid)、胡萝卜苷、β-D-葡萄糖乙苷、N-正二十五烷-2-羧基苯甲酰胺、乌苏醇(uvaol)等[9]。麻花秦艽根中还含有挥发油、糖类等[10]。

3. 小秦艽 *Gentiana dahurica* Fisch.

从小秦艽的氯仿提取物中分离到 3 个化合物,分别为:3,4-二羟基-8-甲基-1H-吡喃[3,4-c]吡啶-1-醇、苯甲酰胺和谷甾醇[11]。

【药理作用】

1. 抑制中枢神经 给大鼠腹腔注射秦艽碱甲 100~150 mg/kg,有镇静作用。给小鼠腹腔注射秦艽碱甲 331 mg/kg,也产生镇静作用,但大于 364 mg/kg 时出现兴奋甚至惊厥。给大鼠腹腔注射秦艽碱甲 90 mg/kg,药后 20 min 能提高大鼠对光热刺激的痛阈值 47%,40 min 后作用消失[12,13]。

2. 抗炎 秦艽醇提液 40、20 g/kg 灌胃给药 3 d,对二甲苯致小鼠耳廓肿胀,蛋清致小鼠足趾肿胀有明显抑制作用;能抑制醋酸致小鼠腹腔毛细血管通透性增强。提示,秦艽醇提液对机体炎症有显著抑制作用[14]。采用福氏佐剂建立类风湿性关节炎大鼠模型,秦艽提取物预防给药 6.0 g/kg,治疗给药 3.0、6.0 g/kg,灌胃 28 d。结果,无论预防还是治疗给药,动物体重均增加 45.2%和 9.6%、18.4%;秦艽提取物显著抑制模型大鼠足趾厚度和踝关节周长。其作用机制与抑制 PGE_2 形成有关[15]。佐剂性关节炎大鼠造模后 19 d,灌胃秦艽醇提物 1.5 mL/100 g (10 g/100 mL)7 d 大鼠关节肿胀度明显降低,关节炎指数显著减小;造模侧滑膜增生程度减轻,继发侧关节滑膜增生减少。秦艽醇提物能显著降低关节炎大鼠关节肿胀,改善关节滑膜增生[16]。向鼠巨噬细胞 RAW264.7 中加入龙胆苦苷至终浓度为 0.24、0.48 mg/mL,对 NO、PLA_2 和 COX-2 均有抑制作用。提示,龙胆苦苷是秦艽的主要抗炎成分,其抗炎机制与抑制 NO、PLA_2 和 COX-2 有关[17]。

3. 抗脑缺血再灌注损伤 在造模前 7 d 开始灌胃秦艽水煎液 1.65 g/kg,可通过上调海马 CA_1 区热休克蛋白-70(HSP-70)表达,达到对家兔脑缺血再灌注损伤的保护作用[18]。

4. 保肝 秦艽提取物龙胆苦苷(GPS)可明显降低 CCl_4、TAA (thioethanolamine)、D-Gal 急性肝损伤,CCl_4 慢性肝损伤及豚鼠同种免疫性肝损伤动物的血清转氨酶;能不同程度地减轻肝组织的片状坏死、肿胀及脂肪变性,且可促进肝脏的蛋白质合成[19]。灌胃龙胆苦苷后能明显降低 CCl_4 急性肝损伤小鼠血清 ALT、AST 水平,并且能够增加肝组织中谷胱甘肽过氧化物酶活力，大鼠胆流量明显增加，胆汁中胆红素浓度提高[20]。分别给急性四氯化碳肝损伤小鼠灌胃大叶秦艽和麻花秦艽水煎液(4 g/kg，7 d)，可降低血清ALT、TNF-α 水平，升高 IL-10 的表达水平。IL-10 是介导秦艽保肝效应的重要细胞因子，大叶秦艽和麻花秦艽在这一过程中的作用是没有差异的[21]。

5. 降压、抑制心脏 家兔耳静脉注射秦艽水煎醇沉液(2 g/kg)，血压下降；分别用阿托品、肾上腺素和氯化钙后再给秦艽，血压下降，心律也有不同程度的减慢。秦艽对实验动物有降压和抑制心脏的作用[22]。

6. 抗肿瘤 秦艽总苷在 125、250、500、1000 μg/mL 对人肝癌 SMMC-7721 细胞有抑制增殖和诱导凋亡作用；250、500、1000 μg/mL 时对淋巴癌 U973 细胞有一定抑制增殖和诱导凋亡作用，抑制率随浓度呈上升趋势；秦艽总苷对卵巢癌 A2780 细胞无抑制作用[23,24]。

7. 抗病毒 秦艽水提物和醇提物均灌胃给小鼠10 mL/kg，连续 5 d。可明显延长甲型流感病毒感染小鼠存活天数和存活率，对感染小鼠肺指数、肺组织形态学都有保护作用[25]。秦艽提取物 0.5 g/kg 灌胃 14 d，有明显抗甲型流感病毒作用，与黄芪配伍效果更佳[26]。

8. 药代动力学 龙胆苦苷是秦艽的重要成分之一。龙胆苦苷在兔体内符合二房室模型，各主要药代动力学参数：$t_{1/2\alpha}$=1.0134 h、$t_{1/2\beta}$=6.7257 h、T_{max}=1.035 h、AUC=27.67 μg·h/mL[27]。

9. 毒性 ①急性毒性：给小鼠灌胃及腹腔注射秦艽碱甲，LD_{50} 分别为 480.0±6.7 mg/kg 和 350.0±12.3 mg/kg。给大鼠灌服秦艽碱甲 420~520 mg/kg，给犬灌服 240 mg/kg 或静脉注射 80 mg/kg，给猴和猫灌服 100 mg/kg，每日 1 次，连用 3 d，均未发现明显的不良反应[12]。②亚急性毒性：给大鼠腹腔注射秦艽碱甲50、90 和 120 mg/kg，每日 1 次，连用 4 d，未发现外观变化。病理切片发现肾小球及肾小管内均有蛋白，部分动物有肺水肿[12]。

【临床应用】

1. 中风 大秦艽汤(秦艽、川芎、当归、赤芍、桃仁、红花等)加减每日 1 剂，15 d 为 1 个疗程。治疗 30 例急性缺血性中风，显效 10 例，有效 16 例，无效 4 例，总有效率 87%；对照组(西药治疗，30 例)总有效率 57%[28]。秦艽活血汤(秦艽、防风、羌活、独活、细辛、白芷等)治疗中风先兆患者 50 例，并与西药治疗 35 例作对照。两组总有效率分别为 72%和 62.8%[29]。

2. 急性脑梗死 治疗组 42 例用大秦艽汤化裁方(秦艽、当归、川芎、赤芍、防风、黄芩等)，对照组 34 例常规治疗。治疗组总有效率 83.33%，对照组为 55.88%，治疗后患者的神经功能缺损有明显改善[30]。

3. 内痔 用防风秦艽汤非手术治疗内痔出血，依据出血量 200 例患者平均服药 3~12 剂。出血量 5~10 mL 的 130 例中，治愈 120 例 (92.3%)，有效 10 例 (7.7%)；出血量 10~25 mL 者 50 例治愈 32 例(64%)，有效 18 例(36%)。出血量超过 25mL 者，效果较差[31]。秦艽苍术汤口服外洗治疗各种类型的痔疮 180 例，痊愈 26 例，显效 93 例，有效 51 例，无效 10 例[32]。

4. 围绝经期综合征 秦艽鳖甲散(秦艽、鳖甲、地骨皮、银柴胡、青蒿等)加减治疗 52 例患者(用坤宝丸治疗 26 例作对照)，治愈 19 例，好转 29 例，未愈 4 例，总有效率 92.31%[33]。

5. Sudeck 骨萎缩 本病 35 例用大秦艽汤加减治疗，每日 1 剂，14 d 为 1 个疗程。经 2 个疗程治疗，痊愈 18 例，显效 15 例，无效 2 例，总有效率 94.28%[34]。

6. 类风湿性关节炎 64 例类风湿性关节炎患者，服用秦艽汤(以秦艽汤为基础方，随症加减)。结果，临床治愈 7 例(10.9%)、显效 29 例(45.3%)、有效 23 例(36.0%)、无效 5 例(7.8%)、总有效率 92.2%[35]。

7. 肛缘水肿 秦艽防风汤：当归、川芎、白芍、生地、秦艽、防风等，随症加减治疗痔瘘术后肛缘水肿 82 例。每天 1 剂，3 d 为 1 个疗程。疗程最短者 2 d，最长者 8 d，显效者 69 例，有效者 13 例，总有效率 100%[36]。

8. 滑膜炎 收治 32 例儿童髋关节暂时性滑膜炎，内服秦艽除痺汤：秦艽、海风藤、威灵仙、细辛、地龙、连翘。日 1 剂，水煎早晚分服，嘱患儿卧床休息，患肢制动和局部热敷。结果治愈 30 例，2 例经 X 线摄片证实为 Legg-perth’s 病[37]。

9. 不良反应 秦艽碱甲临床用于风湿性关节炎时，口服 100 mg 可出现恶心、呕吐等胃肠道反应[12]。

(相妍笑　张岫美　周秋丽)

参考文献

[1]韦欣，等.HPLC测定秦艽中的生物碱和龙胆苦苷.华西药学杂志，2006，21(1)：84

[2]孙基文，等.秦艽药材中龙胆苦苷的含量测定.西北药学杂志，1998，13(1)：43

[3]马潇，等.甘肃产8种秦艽的龙胆苦苷含量比较.中药材，2003，26(2)：85

[4]肖培根.新编中药志(1卷).北京：化学工业出版社，2001.752

[5]郭亚健，等.龙胆苦苷转化为秦艽丙素等生物碱的研究.药物分析杂志，1963，3(5)：268

[6]张西玲，等.近十年秦艽、麻花秦艽研究概况.中国中医药信息杂志，2003，10(9)：62

[7]刘艳红，等.秦艽中的环烯醚萜苷成分.云南植物研究，1994，16(1)：85

[8]陈千良，等.陕西产秦艽的化学成分研究.中国中药杂志，2005，30(19)：1519

[9]武云霞，等.麻花秦艽化学成分的研究.北京化工大学学报，2008，35(2)：64

[10]梁永欣，等.麻花秦艽多糖含量的分析.青海科技，2004，(3)：31

[11]芦启琴，等.秦艽化学成分及药理作用研究进展.安徽农业科学，2007，35(29)：9299

[12]刘耕陶，等.秦艽生物碱甲药理作用Ⅲ.毒性及一般药理.生理学报，1959，3：203

[13]陈先瑜.秦艽生物碱药理作用Ⅳ.对中枢神经系统作用.生理学报，1959，4：311

[14]李庆.秦艽醇提液的抗炎作用研究.中国实验方剂学杂志，2006，12(9)：63

[15]靳皓文，等.甘肃秦艽提取物抗类风湿性关节炎作用及其机制探究.甘肃科技纵横，2006，35(2)：225

[16]杨桂枝，等.秦艽对佐剂性关节炎大鼠滑膜的影响.中药药理与临床，2008，24(2)：50

[17]安卓玲，等.秦艽提取物对一氧化氮合酶、磷脂酶A2和环氧化酶的影响.黑龙江医药，2007，20(2)：109

[18]刘建红，等.秦艽水煎液对家兔全脑缺血再灌注损伤模型HSP70表达的影响.青海医学院学报，2008，29(1)：29

[19]李艳秋，等.龙胆苦甙抗鼠肝损伤的作用.第四军医大学学报，2001，22(18)：1645

[20]刘占文，等.龙胆苦苷的保肝作用研究.中草药，2002，33(1)：47

[21]苏晓玲，等.秦艽水煎液对小鼠急性肝损伤肿瘤坏死因子-α 和白细胞介素-10表达的影响.时珍国医国药，2010，21(4)：827

[22]高兰月，等.秦艽对心血管的作用及毒性研究.中国民族民间医药，2010，19(11)：24

[23]汪海英，等.秦艽总苷对人肝癌细胞等几种肿瘤细胞的体外作用.青海医学院学报，2009，30(3)：173

[24]汪海英，等.秦艽总苷对人肝癌细胞SMMC-7721体外作用的研究.时珍国医国药，2010，21(1)：53

[25]李福安，等.秦艽抗甲型流感病毒的药效学实验研究.世界科学技术-中医药现代化，2007，9(4)：41

[26]张传杰，等.黄芪和秦艽提取物抗甲型流感病毒的研究.郧阳医学院学报，2010，29(2)：138

[27]汪宝琪，等.秦艽中龙胆苦苷药代动力学研究.广东药学院学报，1997，13(2)：78

[28]屈小元，等.大秦艽汤加减治疗急性缺血性中风30例.陕西中医，2006，27(7)：807

[29]孙启栋，等.秦艽活血汤治疗中风先兆50例.中华中西医学杂志，2009，7(3)：55

[30]屈小元，等.大秦艽汤化裁治疗急性脑梗塞42例.陕西中医，2005，26(11)：1155

[31]杨风利，等.防风秦艽汤治疗内痔出血200例体会.宁夏医学杂志，2005，27(10)：716

[32]白淑梅，等.秦艽苍术汤口服外洗治疗痔疮180例.中国临床医生，2004，32(3)：55

[33]李彩荣，等.秦艽鳖甲散加减治疗围绝经期综合征52例临床观察.河北中医，2009，31(8)：1180

[34]金石安.大秦艽汤加减治疗Sudeck急性骨萎缩35例.黑龙江中医药，2005，5：18

[35]庞学丰.秦艽汤加减治疗类风湿性关节炎疗效观察.广西中医药，2002；25(1)：11

[36]杨晓冬.秦艽防风汤加减治疗痔瘘术后肛缘水肿82例.黑龙江中医药，2001，1：34

[37]丘青中，等.秦艽除痺汤治疗儿童髋关节暂时性滑膜炎.江西中医药，1999，30(3)：19

秦皮 Fraxini Cortex qin pi

本品为木犀科植物苦枥白蜡树 *Fraxinus rhynchophylla Hance*、白蜡树 *F.chinensis Roxb.*、尖叶白蜡树 *F. szaboana Lingelsh.*或宿柱白蜡树 *F.stylosa* Lingelsh.的枝皮或干皮。味苦、涩，性寒。能清热燥湿，收涩止痢，止带，明目。用于湿热泻痢，赤白带下，目赤肿痛，目生翳膜。

【化学成分】

秦皮主含香豆精类化合物，有秦皮甲素（马栗树皮苷、七叶灵、七叶苷，esculin，aesculin）、秦皮乙素（马粟树皮素、七叶亭、七叶苷元、esculetin、aesculetin）、秦皮苷（白蜡树苷、fraxin）、秦皮素（白蜡树内酯、秦皮亭、fraxetin）、咖啡酸、丁香醛、芥子醛、丁香苷、芥子醛葡萄糖苷（sinapaldehyde glucoside）、对羟基苯乙醇、熊果酸等。有报告称以宿柱白蜡树的秦皮甲素乙素为高[1]。药典规定本品含秦皮甲素和秦皮乙素总量不得少于0.80%。

苦枥白蜡树主含秦皮甲素、秦皮乙素、秦皮苷、秦皮素 (fraxetol)、8-羟基-6,7-二甲氧基香豆素及6-羟基-7,8-二甲氧基香豆素[2]。另报告含秦皮甲素3.32%~4.63%,秦皮乙素0.25%~0.37%。

白蜡树主含秦皮甲素0.85%~3.54%，秦皮乙素0.03%~0.46%。另含秦皮素[3]。

【药理作用】

1. 抗病原微生物 体外试验本品煎剂对多种致病性细菌有不同程度的抑制效果，如金黄色葡萄球菌、大肠杆菌、痢疾杆菌等。秦皮乙素为秦皮抗菌主要有效成分，曾报告其MIC对金黄色葡萄球菌为1:2000,对卡他球菌为1:2500,对大肠杆菌为1:1000,对福氏痢杆菌为1:2000；秦皮甲素1~2:1000时对金黄色葡萄球菌、卡他球菌、甲型链球菌、奈氏球菌等也均有抑制作用。近有研究也表明秦皮甲、乙素对肠道中的0157大肠杆菌有显著抑制效果[4]。秦皮对伤寒杆菌感染所致小鼠死亡有明显保护效果[5]。另有用新的抗菌作用研究方法研究对308株临床菌株的影响,也发现秦皮对金葡菌与表皮葡萄球菌作用较强[6]。另有报告说秦皮与甲氧苄啶合用时抗菌作用发生相加[7]。不同基原的秦皮其体外抗菌活性有不同[4,5]。

秦皮还有一定抗病毒作用,如抗流感病毒、疱疹病毒[8]等,对于家兔实验性单纯疱疹性角膜炎有明显防治作用。

2. 抗炎 秦皮甲素10 mg/kg腹腔注射，能显著抑制大鼠的角叉菜胶性、右旋醣酐性、5-HT性及组织胺性脚爪水肿,也能抑制甲醛性脚肿,并能明显抑制棉球所致大鼠肉芽组织增生。秦皮乙素100或200 mg/kg腹腔注射，也对大鼠蛋清性及右旋醣酐性脚爪水肿有显著抑制效果,秦皮苷10 mg/kg腹腔注射也可显著抑制角叉菜胶、右旋醣酐、组织胺、甲醛等所致大鼠脚爪水肿,其作用强于秦皮甲素,但对5-HT及徐缓激肽性脚肿胀的抑制强度则弱于秦皮甲素。近一步研究发现,秦皮乙素可因抑制基质金属蛋白酶活性及其合成与分泌而对骨关节及软骨有明显保护作用。秦皮冲剂能明显降低实验性骨关节炎家兔关节软骨中的基质金属蛋白酶和关节液中的NO、PGE_2，减轻骨关节炎表现[9]。另有研究表明,本品所含七叶亭对LPS引起的肠黏膜微血管内皮细胞NO的升高有显著抑制作用。

3. 抗痛风 近年发现秦皮对痛风有确定疗效,其有效成分为总香豆素,对于微晶型尿酸钠混悬液诱发的大鼠急性痛风模型及兔的急性痛风性关节炎模型,秦皮总香豆素均有明显抑制作用。对于甲嗪酸诱导的小鼠和大鼠高尿酸血症模型,秦皮甲素注射能显著降低血尿酸水平,但口服无明显作用,秦皮甲素于小鼠或大鼠肝匀浆也未见对黄嘌呤氧化酶或先嘌呤脱氢酶的抑制[4]。

4. 保肝 秦皮甲醇提取物对四氯化碳所致小鼠急性肝损伤有明显保护作用,能降低血清ALT,同时升高SOD,降低MDA[10]。秦皮乙素对扑热息痛、四氯化碳和叔丁基过氧化氢诱导的大鼠肝损伤有明显保护作用[4]。此外,秦皮乙醇提取物还对实验性脂肪肝的形成有明显抑制，可使大鼠肝分泌型TG及ApoB和肝细胞微粒体膜VLDL中的TG和ApoB明显降低，表明其抗脂肝作用可能与抑制TG、ApoB的生成与转运有关[11]。

5. 抗肿瘤 秦皮乙醇提取物于体外能显著抑制人乳腺癌细胞MCF-7(ER+)和MDA-MB-231(ER-)的增殖,且呈一定量效关系。95%乙醇提物作用72 h对前者的IC_{50}为221 μg/mL,后者为251 μg/mL,低浓度乙醇提物作用差[12]。秦皮乙素、甲素体内外均呈明显抗肿瘤活性,在体外,秦皮乙素对A549肺癌细胞、黑色素瘤细胞、人T淋巴细胞性白血病细胞及人胃癌细胞等均有明显抑制,并能抑制HL60白血病细胞增殖,促进其凋亡;还可增强紫杉醇所致HepG2人肝癌细胞凋亡。秦皮乙素和秦皮甲素均能抑制1,2-二甲肼诱导的大鼠结肠DNA氧化损伤和肿瘤生长[4]。

6. 抗过敏 对于克隆的肥大细胞瘤细胞的5-脂氧酶和12-脂氧酶,秦皮乙素抑制作用的IC_{50}分别为4×10^{-6} mol/L和2.5×10^{-6} mol/L。但在较高浓度其不但不抑制,反而增强PG合成。秦皮乙素并能抑制小鼠乳癌细胞的白三烯合成。对于致敏豚鼠离体肠系膜血管在卵白蛋白攻击下所致强烈收缩,秦皮乙素与槲皮素于6.5 μmol/L均能显著拮抗之,使灌流量基本保持不变,表明秦皮乙素对过敏反应释放的白三烯所致血管收缩具有明显的保护作用。

7. 影响血管及抗血小板聚集 秦皮乙素可抑制由Ras介导的血管平滑肌增殖，减轻血管成形术后的血管狭窄;秦皮乙素还可抑制由Cu^{++}或NO供体介导的低密度脂蛋白的氧化修饰[4]。从日本秦皮中分得的3-甲氧基-4-羟基-苯乙醇、对羟基苯乙醇及2,6-二甲氧基对苯醌以及秦皮乙素在体外均有显著抑制血小板聚集作用,IC_{50}分别为:对花生四烯酸(100 μmol/L)所致者13.9、119.3、145.2及62.2 μmol/L；对胶原(15 μmol/L)所致者分别为30.5、157.4、48.5及71.6 μmol/L;阿司匹林分别为32.3 μmol/L及20.0 μmol/L。但对ADP(10 μmol/L)所致家兔血小板聚集则仅2,6-二甲氧基对苯醌有效，IC_{50}为80~100 μmol/L。此外，秦皮甲素还有显著的抗血凝作用。

8. 调节肠平滑肌 秦皮乙素对家兔离体肠肌于1:2500浓度即有抑制作用，使收缩幅度变小，弛缓期延长、频率减少，但秦皮甲素未见明显影响。对兔离体十二指肠秦皮煎剂也能明显抑制之[13]。

9. 其他 ①镇咳、祛痰：秦皮乙素及甲素320 mg/kg均有显著镇咳作用；酚红排泌法二者均有祛痰作用；组织胺喷雾致喘豚鼠秦皮乙素有平喘作用，0.25%的秦皮乙素对离体豚鼠气管有平滑肌松弛作用，并可对抗组织胺所致痉挛。另分得一种称为结晶3号的成分有好的镇咳作用。②镇痛、抗惊厥：秦皮甲素、秦皮乙素腹腔注射或灌服100 mg/kg，能显著延长环己巴比妥所致小鼠睡眠时间，苷元作用为强。秦皮乙素还可对抗小鼠电惊厥，延缓士的宁、戊四的氮等所致小鼠惊厥。秦皮乙素还有显著镇痛作用，其腹腔注射100 mg/kg的镇痛效力约与25 mg/kg的可待因或500 mg/kg的阿司匹林相似。近年发现秦皮乙素可降低细胞内钙螯合剂BAPTA/AM所致小鼠神经毒性，秦皮甲素能对抗多巴胺引起的SH-sy5y人神经母细胞瘤细胞的细胞毒性，秦皮素还能保护鱼藤酮诱导人成神经细胞瘤细胞的细胞毒性。③抗氧化：秦皮乙素具有显著抗氧化作用，秦皮甲素作用较弱。秦皮乙素能清除脂质过氧化、光、DPDH等氧自由基所致组织损伤[4]。④抗骨质疏松：秦皮所含香豆素类成分可抑制抗Fas IgM、TNF-α、IL-1β等炎性细胞因子介导的成骨细胞凋亡，促进骨形态发生蛋白2和4(BMP-2,4)介导的成骨细胞成熟分化[4]。

10. 体内过程 秦皮甲素口服后主要于小肠上部吸收，注射可出现于肾脏尿液及胆囊，表明可通过肠及肾排泄，另还可出现于肾上腺、睾丸及脑。大鼠灌服或注射从尿粪中以原形排出，豚鼠则主要在体内破坏。利用秦皮甲素、乙素与β-环糊精形成化合物发生荧光增敏作用原理进行的药代动力学研究结果表明，当给家兔灌胃秦皮水煎剂时，测得秦皮甲素、乙素在兔体内符合二房室模型，吸收速率Ka分别为$1.55h^{-1}$和$2.08h^{-1}$，消除速率β为$7.06h^{-1}$和$5.58h^{-1}$；甲素的K_{21}为$0.145h^{-1}$，K_{12}为$0.37h^{-1}$，乙素者为$0.148h^{-1}$和$0.12h^{-1}$。$t_{1/2}(Ka)$甲素为0.45h，乙素为0.33h，而$t_{1/2}(\beta)$甲素为9.81h，乙素为12.21h，AUC甲素为$18.33\mu g \cdot h \cdot ml^{-1}$，乙素为27.1μg/mL。二者在体内的分布均为心、肝、肾相似而肺略低，二者相比则甲素略高而乙素略低[14,15]。

11. 毒性 秦皮毒性很低，秦皮甲素及乙素毒性也小。对于小鼠，灌服之LD_{50}值为秦皮甲素11.5 g/kg，秦皮乙素2.398 g/kg但有报告腹腔注射3 g/kg不致死，静注之MLD为250 mg/kg，中毒表现二者相似，为镇静、惊厥、昏迷，终因呼吸麻痹而死亡。秦皮苷及秦皮素也可抑制小鼠及兔的中枢神经，并致呼吸停止而死亡。秦皮乙素1g/kg每天灌服1次，连续2周，未见毒性反应。

【临床应用】

1. 菌痢 单以秦皮煎剂或秦皮乙素治疗菌痢有较好疗效，如以煎剂治小儿菌痢50例，治愈80%，体温复常1.9 d. 以秦皮素50~100 mg/kg分2~3次口服治77例小儿菌痢，有效70%以上。秦皮乙素每天口服5 mg/kg治67例，痊愈41例，有效11例，15例无效。

2. 慢性气管炎 曾用秦皮液喷雾或浸膏片口服治疗慢性气管炎共530例有一定疗效，以对近期控制喘息症状疗效为著。

3. 眼科疾病 秦皮清热明目，可用于多种眼科疾病的治疗，急性结膜炎可用本品配草决明、木贼草煎水洗眼或配黄连、竹叶煎服。用秦皮1:1滴眼液治天行赤目也有良效。另以本品制备之滴眼液对单纯疱疹性角膜炎也有很好临床效果。

4. 其他疾病 秦皮香豆素治疗痛风有良好疗效。有报告将秦皮制为气雾剂于肺癌痰液检查前喷雾，可使痰液顺利咳出。

5. 不良反应 秦皮煎剂口服，对少数患者可致呕吐。

（邓文龙）

参考文献

[1]李存红，等.秦皮的研究进展.焦作大学学报，2004，4：34

[2]刘丽梅，等. 苦枥白蜡树化学成分的研究.中国民族民间医药，2009，18(16)：5

[3]张冬梅，等. 白蜡树的化学成分研究.中国天然药物，2003，1(2)：79

[4]方莲花，等.秦皮的药理作用研究进展. 中国中药杂志，2008，33(23)：2732

[5]杨天鸣，等. 秦皮抗菌作用研究.西北国防医学杂志，2003，24(5)：387

[6]李仲兴，等. 用新方法进行秦皮对308株临床菌株的体外抑菌活性研究. 中医药研究，2000，16(5)：15

[7]韩铁锁，等. 甲氧苄啶对秦皮体外抗菌增效作用及量效关系的研究. 黑龙江八一农垦大学学报，2008，20(5)：51

[8]王育良，等. 中药抗单纯疱疹病毒的实验研究.中国中医眼科杂志，1995，5(2)：78

[9]刘世清，等.秦皮对兔实验性骨关节炎的基质金属蛋白酶-1和一氧化氮及前列腺素E2的作用. 中国临床康复，2005，9(6)：150

[10]尹明浩，等.秦皮提取物对小鼠急性肝损伤保护作用的实验研究. 时珍国医国药，2007，18(3)：590

[11]杨宗辉，等.秦皮提取物对实验性脂肪肝的治疗作用及其机制. 中国老年学杂志，2007，27(6)：517

[12]陈晓蕾，等.淫羊藿、秦皮醇提取物体外抗乳腺癌细胞增殖的研究. 中国药房，2007，l8(5)：1124

[13]吕锦芳，等. 白头翁汤对兔离体十二指肠运动性能的影响. 中国中医药科技，2005，12(5)：279

[14]汪宝琪，等.秦皮甲素、乙素在兔体内的药代动力学研究.沈阳药科大学学报，1998，15(1)：3

[15]庞志功，等.用胶束荧光法研究秦皮甲素和乙素在兔体内脏的分布.中国药科大学学报，1996，27(9)：571

珠子参 Panacis Majoris Rhizoma

zhu zi shen

本品为五加科植物珠子参 *Panax japonicus* C.A. Mey.var.*major*(Burk)C.Y. Wu et K.M. Feng 或羽叶三七 *Panax japonicus* C.A.Mey.var.*bipinnatifidus* (Seem.)C.Y. Wu et K.M. Feng 的干燥根茎。味苦、甘，性微寒。补肺养阴，祛瘀止痛，止血。用于气阴两虚、烦热口渴、虚劳咳嗽、跌扑损伤、关节痹痛、咯血、吐血、衄血、崩漏、外伤出血。

【化学成分】

主要成分为皂苷类。珠子参根茎含有竹节参苷 V (即人参皂苷 Ro，chikusetsusaponin V，ginsenoside Ro)，竹节参苷 IV，IVa，IVa 甲酯 (chikusetsusaponin IV, IVa, IVa methyl ester)，人参皂苷 Rb_1，Rc，Rd，Re，Rg_1，Rg_2 (ginsenosides Rb_1，Rc，Rd，Re，Rg_1，Rg_2)，三七皂苷 R_1，R_2 (notoginsenosides R_1，R_2)，珠子参苷 R_1，R_2 (majorosides R_1，R_2)，20-O-葡萄糖基-人参苷 Rf (20-O-gluco-ginsenoside Rf)[1-3]，齐墩果酸-3-O-β-D-(6-甲酯)-吡喃葡萄糖醛酸苷[4]、齐墩果酸-28-O-D-吡喃葡萄糖苷[3,4]、β-谷甾醇-3-O-D-吡喃葡萄糖苷[5]等。总皂苷和总皂苷元含量为14.29 %和 7.29 %[6]，不同产区皂苷成分种类和含量不同[3]。

羽叶三七根茎亦含有竹节参苷 V，IV，IVa，人参皂苷 Rb_1，Rd，Re，Rg_1，Rg_2 等。此外，尚含姜状三七苷 R_1 (zingibroside R_1)及 24(s)-假人参苷 F_{11} [24(s)-pseudoginsenoside F_{11}][7]。

【药理作用】

1. 镇静催眠 ①镇静：小鼠分别腹腔注射大叶三七精浸膏 62.5、125 mg/kg 和灌胃大叶三七精浸膏 500 mg/kg，均可使小鼠自发活动明显减少。小鼠腹腔注射大叶三七精浸膏 125 mg/kg 可明显对抗腹腔注射苯丙胺 10 mg/kg 和咖啡因 50 mg/kg 引起的兴奋作用，使中枢兴奋药诱发的自发活动增加减少[8]。②催眠：小鼠腹腔注射大叶三七精浸膏 250、350 mg/kg 20 min 后，腹腔注射戊巴比妥钠 20 mg/kg 可增强戊巴比妥钠的催眠作用，提高注射阈下剂量的戊巴比妥钠的催眠作用，延长睡眠时间[8]。

2. 镇痛 小鼠腹腔注射大叶三七精浸膏 250、350 mg/kg 20~30 min 后均能明显对抗醋酸引起的扭体反应；给药后 20 min 对照组热板反应的潜伏期为 14.0±4.1 s，小剂量组为 25.0±14.3 s，大剂量组则为 26.5±8.4 s[8]。

3. 降血压 给正常大鼠静脉注射大叶三七制剂(主要成分为大叶三七总皂苷) 20、40 和 80 mg/kg，呈现明显的降压作用，其降压幅度及持续时间均与剂量呈正相关。而 10 mg/kg 剂量组无降压作用。给预先分别静脉注射阿托品 2 mg/kg，普萘洛尔 1 mg/kg，苯海拉明 15 mg/kg 的大白鼠静脉注射大叶三七制剂 80 mg/kg，结果苯海拉明能减弱大叶三七的降压作用，而阿托品和普萘洛尔对大叶三七的降压作用均无明显影响，说明大叶三七的降压作用与组胺释放有一定关系，但不受胆碱受体和β-肾上腺素受体的影响。用大叶三七制剂 0.2 和 0.6 mg/L 分别灌流离体兔耳血管，可增加流出量，说明大叶三七具有扩张血管作用。大叶三七制剂 0.2 mg/L 能使氯化钙引起兔主动脉条收缩反应的解离常数(KD)由给药前的 15 mmol/L 增加到 67±30 mmol/L，量效曲线平行右移，而最大收缩反应(E-max)不变。提示大叶三七的扩血管作用可能与拮抗钙离子有关。大叶三七的降压作用主要与扩张血管、降低外周阻力有关[9]。

4. 改善脑缺血 将健康沙土鼠双侧颈总动脉结扎 45 min 后，腹腔注射珠子参总皂苷 (PJS)200 mg/

kg，重灌流 24 min，结果表明珠子参总皂苷能明显降低沙土鼠脑缺血重灌流 6 h 的卒中指数和 24 h后的死亡率。给沙土鼠腹腔注射珠子参 F(PJF)100 mg/kg，能降低脑缺血沙土鼠脑中丙二醛(MDA)的含量，提示珠子参对脑缺血重灌流的保护作用机制可能与影响自由基产生、脂质过氧化物形成有关[10]。

5. 增强造血功能　珠子参根水煎液 2.5、5.0 和 10 g/kg 均显著增加血中网织红细胞数，对抗环磷酰胺对红细胞生成、脾脏重量等的抑制，促进骨髓造血功能，增加脾脏重量，保护髓外造血功能。珠子参 5、10 g/kg 可明显对抗 ^{60}Co 致三系细胞下降，及骨髓造血功能的损伤，提高骨髓有核细胞数和网织红细胞数量[11,12]。

6. 增强免疫功能　给小鼠灌胃珠子参皂苷 100 mg/kg，每日 1 次，连续 14 d，可提高小鼠巨噬细胞的吞噬率和吞噬指数。按上述方法给药，于实验前 6 d 给小鼠腹腔注射强的松龙 25 mg/kg，隔日 1 次，珠子参皂苷能提高用强的松龙处理的小鼠腹腔巨噬细胞的非特异性免疫功能。给小鼠灌胃珠子参皂苷 100 mg/kg，每日 1 次，连续 18 d，能增加正常小鼠脾细胞空斑形成数和血清溶血素抗体的形成，并能对抗强的松龙对脾脏空斑形成细胞和对抗体生成的抑制作用，提示珠子参皂苷对机体的体液免疫功能有增强作用。此外，珠子参皂苷对正常小鼠的 E 玫瑰花环及事先用环磷酰胺处理的小鼠 E 玫瑰花环形成率有增强作用，表明它对机体的细胞免疫功能有增强作用[13]。

7. 抗肿瘤　珠子参血清和珠子参煎液均有明显的细胞毒作用，与 HL60 共培养，72 h 抑制率分别为 31.27 %和 34.23 %，与 5-氟脲嘧啶(5-FU)联合应用后达 73.32%、76.28%；珠子参在体外对 HL60 细胞株有细胞毒作用，且能提高 5-FU 的敏感性，能抑制 HL60 细胞增殖，诱导分化[14]。珠子参高浓度生药 10 g/kg 和低浓度生药 5 g/kg 连续灌胃给药 10 d，均能显著抑制 H22 肝癌小鼠肿瘤的生长，明显延长荷瘤小鼠生命，其中高浓度抑瘤率达 44.89%[15]。珠子参能使人肝癌细胞株 SMMC 7721 细胞阻滞在 G0/G1 期，显著诱导细胞的凋亡，凋亡率达38.34%；降低癌基因 c-myc 和 c-fos 表达，增高抑癌基因 p53 和 p21 表达[16]。珠子参对化疗药物 5-FU 有减毒作用，可减轻 5-FU 化疗后的骨髓抑制，并可使荷瘤化疗小鼠生存时间由 23.5 d 延长至 32.5 d，两组相比有显著性意义[17]。

8. 其他　珠子参总皂苷对四氯化碳、对乙酰氨基酚、氯化镉和丙烯醇诱导的雄性 CF-1 小鼠实验性肝损伤具有保护作用，其中对丙烯醇诱导的肝损伤效果最佳[18]。珠子参中的人参皂苷Ⅳ成分可通过抑制胰脂肪酶的活性而影响脂肪的吸收，说明珠子参具有抗肥胖的作用[19]。

9. 毒性　大叶珠子参总皂苷给药后分别观察3 d，按简化概率法计算LD_{50}和 95% 的可信限，腹腔注射为 253.2±8.5 mg/kg，灌胃给药为2031±441.6 mg/kg[20]。按改良寇氏法求得给小鼠灌胃大叶三七精浸膏的 LD_{50} 为 1 000±52.1 mg/kg，其中毒反应主要表现为小鼠活动减少、发绀、呼吸与循环抑制[8]。

【临床应用】

1. 小儿惊风　钮子七 15 g，研粉，每次 0.5 g，每日 3 次，温开水冲服[21]。

2. 疗白细胞减少症　珠子参片（每片 1.25 g)治疗白细胞减少症，1 d3 次，每次 5 g，口服，1 个月为 1个疗程，显效(症状、体征消失，白细胞总数上升 30%)20 例，有效 4 例，无效 6 例，总有效率 80 %。多数患者服药后见明显胃肠道症状，加服维生素 B_6，饭后服症状减轻，停药消失[22]。

【附注】

1. 珠子参叶亦作为“参叶”，用于清苷热、消炎、镇静、镇痛等[11, 23]。叶含多种皂苷类成分：人参皂苷 Rd (得率 0.5%~0.7%)、Rb_3(得率 0.30%)，Rb_1(微量)，Rc (微量)、Re(得率 0.10%)、Rg_1(得率0.016%~0.031%)、Rg_2(得率 0.025%~0.032%)，F_2(得率 0.16%)等。此外，尚从叶中发现 6 种达玛烷型四环三萜皂苷：珠子参苷 F_1(0.21%)，F_2(0.063%)，F_3(0.023%)，F_4(0.063%)，F_5，F_6[20, 24-26]。珠子参叶总皂苷生药 0.500 g/mL 灌胃小鼠 0.4 mL/只，持续一周能延长缺氧条件下小鼠存活时间[27]。

2. 羽叶三七叶亦作“参叶”入药或当茶饮，具有清热消炎、滋补强壮等功效。各种皂苷含量(%)为：人参皂苷F_1(0.12)、F_2(0.04)、F_3(0.04)、Rg_2(0.04)、Re(0.046)、Rd(2.1)、Rb_1(0.03)、Rb_3(0.16)、24(s)-假人参苷 F_{11} (0.06)、人参黄酮苷(0.20)，此外，尚含珠子参苷 F_1 及两种新化合物羽叶三七苷 F_1 和 F_2[28]。

（吴春福　王　芳　杨静玉　宋丽艳）

参考文献

[1]Morita T, et al. Saponins of Zu-Tziseng, Rhizomes of Panax japonicus C. A. Meyer var. major (Burk.) C.Y.Wu et K. M. Feng, Collected in Yunnan, China. *Chem Pharm Bull*, 1982, 30: 4341

[2]Morita T, et al. Saponin Composition of Rhizomes of

Panax japonicus collected in South Kyushu, Japan, and its Significance in Oriental Traditional Medicine. *Chem Pharm Bull*, 1985, 33:3852

[3]王答琪,等.秦玲产珠子参根茎的皂苷成分.植物学报,1988, 30: 403

[4]彭树林, 等. 大叶珠子参化学成分研究(Ⅰ). 中草药, 1987, 18:346

[5]彭树林, 等.大叶珠子参化学成分研究(Ⅱ).中草药, 1988, 19:386

[6]宋砚农. 大叶珠子参不同药用部位皂苷类成分的研究. 成都中医学院学报, 1986, (3):41

[7]王答琪, 等.羽叶三七根茎的三萜皂苷成分及其化学分类学意义. 云南植物研究, 1988, 10:101

[8]陶静仪, 等.大叶三七的中枢抑制作用.西北药学杂志,1989, 4:293

[9]陶静仪, 等. 大叶三七的扩血管降压作用. 西北药学杂志, 1989, 4: 335

[10]张玉敏, 等. 人参属药物对沙土鼠脑缺血重灌流损伤的保护效应. 昆明医学院学报, 1989, 10(2):47

[11]段泾云, 等. 珠子参对血液和造血功能的影响. 西北药学杂志, 1996, 11(2):72

[12]杨西晓. 中药治疗贫血的药理研究进展. 中医药研究, 1998, 14(4):54

[13]朱新华, 等. 珠子参皂苷对小鼠免疫功能影响初探. 昆明医学院学报, 1990, 11(4):52

[14]陈涛, 等珠子参对人早幼粒白血病HL60细胞增殖的抑制和诱导分化作用的研究.中国中医药科技, 2009,16(4): 278

[15]陈涛, 等. 珠子参对小鼠H22肝癌抑制作用及机制. 世界华人消化杂志, 2007, 15(24):2597

[16]陈涛, 等. 珠子参体外诱导人肝癌细胞凋亡效应及机制研究. 肿瘤, 2006, 26(2): 144

[17]陈涛, 等. 珠子参对S180荷瘤小鼠化疗的减毒作用. 中西医结合学报, 2008, 6(12): 1255

[18]Liu J, et al. The effect of Chinese hepatopro tective medicines on experimental liver injury in mice. *J Ethnopharmacol*, 1994, 42:183

[19]Li -Kun Han, et al. Anti -obesity effects of chikusetsusaponins isolated from Panax japonicus rhizomes. BMC *Complementary and Alternative Medicine*, 2005, 5:9

[20]李巧云, 等. 大叶珠子参总皂苷的急性毒性实验和对血液的影响. 四川省卫生管理干部学院学报, 1993, 12(2): 66

[21]冯宝树, 等.秦岭产珠子参叶的达玛烷型皂苷研究(I). 云南植物研究, 1987, 9:477

[22]熊尚林.珠子参治疗30例白细胞减少症临床观察.中医药研究, 1996, (5):22

[23]姜炜, 等. 珠子参叶总皂苷抗炎镇痛作用的实验研究. 陕西中医, 2008, 29(6):732

[24]刘寿荣, 等.四川参叶的达玛烷型皂苷.华西医科大学学报, 1989, 20: 331

[25]杨崇仁, 等. 珠子参叶的三萜皂苷成分. 云南植物研究, 1984, 6:118

[26]王答琪, 等. 秦岭珠子参叶的达玛烷型皂苷的进一步研究. 药学学报, 1989, 24:633

[27]考玉萍, 等. 珠子参叶总皂苷抗疲劳抗应激作用的实验研究. 陕西中医, 2008, 29(8):1092

[28]王答琪, 等.羽叶三七叶中苷类成分的研究. 药学学报, 1989, 24: 593

蚕 沙 Bombycis Faeces can sha

本品为蚕蛾科昆虫家蚕 *Bombyx mori* Linnacus 的干燥粪便。味甘、辛,性温。有祛风除湿,和胃化浊,清热明目,活血定痛功能。主治风湿痹痛、关节不遂、腰腿冷痛、风疹瘙痒、头风头痛、烂弦风眼、霍乱吐泻、转筋腹痛诸症。

【化学成分】

蚕沙含粗蛋白、叶绿素、β-胡萝卜素、果胶、叶黄素、黄酮类化合物、植物醇(phytol)、β-谷固醇(β-sitosterol)、麦角固醇(ergosterol)、叶蛋白、茄呢醇、维生素 A、B、原维生素 D、钠、钾、钙、磷、镁及微量元素铁、铜、锌等[14]。蚕沙中的氨基酸多达 20 余种,有 8 种必需氨基酸,即苏氨酸、异亮氨酸、苯丙氨酸、甲硫氨酸、缬氨酸、赖氨酸、色氨酸、亮氨酸[3,5]。近年又从蚕沙中分离出脱镁叶绿甲酯-酸 α (pheophorbideα)、脱镁叶绿甲酯-酸 α′pheophorbide α′) 和焦脱镁叶绿酸 α(pyropheophorbide α)等叶绿素衍生物[6]。从蚕沙总生物碱部位中分离得到 1-脱氧野尻霉素(1-deoxynojirimycin)、fagomine 和 3-epifagomine 3 个生物碱化合物[7]。

【药理作用】

1. 抗糖尿病 将蚕沙醇(约 50%)提取物浸膏粉以 0.45、0.9 和 1.8 g/kg 灌胃给药,能明显降低正常小鼠蔗糖或淀粉负荷后的血糖峰值及血糖曲线下面积(AUC),并使血糖峰值后移,但对葡萄糖耐量无影响。0.6、1.2 和 1.8 g/kg 蚕沙醇提取物浸膏粉对高糖小鼠蔗糖或淀粉负荷后具有同样的作用。给四氧嘧啶致高糖大鼠服用蚕沙提取物 4 周后,可明显降低高糖大鼠的摄食量、饮水量和尿糖,,其空腹血糖、非禁食血糖、血清果糖胺浓度、血脂等显著低于对照组。另外,血清N-乙酰-β-D-氨基葡萄糖苷(NAG)酶活性、坐骨神经中山梨醇含量及红细胞中还原型谷胱甘肽(GSH)含量也有明显改善[8]。体外实验证实,蚕沙提取物具有较强的抑制 α-葡萄糖苷酶活性作用,其 IC_{50}(半数抑制浓度)为 28 μg/mL[9]。

2. 促进造血 体外培养小鼠骨髓细胞,铁叶绿酸钠能明显促进正常小鼠骨髓红系祖细胞(CFU-E)和粒-单核细胞系祖细胞(CFU-GM)的增殖反应;用乙酰苯肼引起小鼠溶血性贫血,灌服铁叶绿酸钠 50 和 100 mg/kg,共 10 d,可减轻外周血红细胞和血红蛋白的降低程度,加速其恢复;并可促进失血性贫血大鼠红细胞、血红蛋白和网织红细胞恢复正常,提高血清铁水平和转铁蛋白饱和度[10]。给免疫介导的再生障碍性贫血小鼠胃饲 3 种不同剂量(3、6、12 mg/mL)的蚕沙提取物片剂(主要成分为叶绿素铜钠),连续 15 d。发现蚕沙提取物可提高小鼠红细胞、白细胞、血小板、网织红细胞及血红蛋白含量,而对血及骨髓 IFN-γ、IL-6、TNF-α 水平却呈现降低作用,故认为蚕沙提取物通过调节造血调控因子 γ 干扰素、白介素-6、肿瘤坏死因子 α 的水平而改善造血功能[11]。

3. 抗胃溃疡 动物实验证实,以蚕沙叶绿素为原料制备得到的化合物,如锌二氢卟吩 f[12]、二氢卟吩16 锌[13]、铜紫红素-18[14]、锌紫红素-18 锌[15]能显著降低由吲哚美辛或应激诱发的大鼠胃溃疡指数和溃疡个数。

4. 保肝 由蚕沙制备的铁叶绿酸钠以20 和 40 mg/kg 预防性给予大鼠和小鼠,对 D-半乳糖胺和四氯化碳致急性肝损伤有保护作用,能够降低血清谷丙转氨酶和谷草转氨酶活性,抑制总胆红素升高,并改善肝细胞病理性炎症反应。在 D-半乳糖胺导致肝损伤后给药,也有良好的治疗作用。其保肝作用与叶绿素衍生物的抗氧化作用和改善肝损伤病灶,促进组织修复和再生有关[16]。

5. 抗肿瘤 蚕沙光敏剂 CPD(chlorophyll derivative)是从蚕沙中提取的以叶绿三酸为主要成分的叶绿酸衍生物,给接种肝癌腹水瘤小鼠以 50 mg/kg 尾静脉注射 CPD。给药后 4 h 用红光照射 20 min,可明显观察到瘤区微血管裂解、瘤细胞固缩或解体死亡、细胞间充满变形的红细胞。蚕沙光敏剂对肿瘤组织的杀伤机制主要是严重损伤瘤区组织细胞的膜性系统[17]。脱镁叶绿酸 α 对体外培养的癌细胞和动物实体瘤有较强的光动力学杀伤效应。从蚕沙糊状叶绿素分离制备的脱镁叶绿酸 α,给荷 S180 肉瘤小鼠静脉注射后,在肿瘤中的浓度始终高于皮肤,药后 24 h 肿瘤与皮肤中药物浓度比高达 15 倍,远高于血卟啉衍生物-癌光啉[16]。

6. 抗菌 应用蚕沙 70%乙醇粗提物的石油醚、氯仿、乙酸乙酯和正丁醇萃取物,对停乳链球菌、金黄色葡萄球菌、无乳链球菌、乳房链球菌、大肠杆菌、沙门菌的抑菌活性由强到弱的顺序为:乙酸乙酯相>石油醚相>氯仿相>正丁醇相,主要抑菌活性成分为香豆素/内酯和黄酮类/酚类[18]。

7. 其他 蚕沙是叶绿素的良好来源。叶绿素衍生物具有抗病毒活性。在 A2 型流感病毒 101 株或牛痘病毒悬液中加 833 μg/mL 叶绿酸镁钠后,3 min 可破坏病毒体膜,30 min 后可破坏其核酸[19]。对口腔疱疹病毒有光动力学灭活作用[20]。茄呢醇是一种重要的医药中间体,目前主要用于合成辅酶 Q_{10} 和维生素 K_2,有望成为某些抗过敏药、抗溃疡病药、降血脂药和抗癌药的合成原料[21]。以蚕沙提取物为主制成的生发制剂,不仅能提高毛发生长速度,而且有防止脱发的效果[22]。

【临床应用】

1. 糖尿病 由蚕沙、甘草等中药组成的金糖宁胶囊治疗 2 型糖尿病(属于湿浊中阻兼血瘀症)患者338 例,每次 4 粒,用餐后即刻口服,每天 3 次,共 4 周。能降低患者空腹及餐后 2 h 血糖和糖化血红蛋白水平,对血脂代谢异常也有一定改善作用。对中医证候的疗效:治疗组显效率为 43.53%,有效率为41.64%,总有效率为 85.17%[23]。

2. 贫血 生血宁为蚕沙提取物制剂,用于治疗各种贫血取得良好效果。982 例确诊为缺铁性贫血的患者分为成年组(254 例)、老年组(205 例)、孕妇组(151例)、术后组(130 例)、少年组(70 例)和儿童组(181例),各组患者均口服生血宁片 0.5 g,每天 3 次,疗程4 周。结果证实,各组患者疗效相似,非儿童组有效率为 85. 9%,儿童组有效率为 85.6 %;血常规各项指标(血红蛋白浓度、平均红细胞容积和平均红细胞血红蛋白量)、血清铁含量及总铁结合力均有显著改善[24]。另有报道用蚕沙提取物铁叶绿酸钠治疗缺铁性贫血1886 例,总有效率为 79.84%[25]。生血宁对属于气血两虚证效果明显,能改善铁代谢,促进红细胞生成[26]。肿瘤相关性血细胞减少患者接受生血宁合并促红细胞生成素(ruEPO)治疗。患者在血红蛋白含量、血清铁蛋白、白细胞和血小板数量、生活质量的改善以及需要依靠输血缓解肿瘤性贫血的忍耐程度方面均明显优于单纯使用 ruEPO 者[27]。

再生障碍性贫血患者 26 例联合服用环孢素和生血宁,治疗 3 个月后,其中 8 例基本治愈,5 例缓解,9 例明显进步,4 例无效,总有效率为 84.6%(22/26)。患者血红蛋白、网织红细胞、中性粒细胞、血小板、骨髓红系爆式集落形成单位(BFU E)、红系祖细胞集落形成单位 (CFU E)、粒巨噬细胞集落形成单位(CFU GM)集落产率均较治疗前明显增加[28]。

3. 白细胞减少症 由蚕沙提取物叶绿素的衍生物叶绿酸钠制成的叶绿酸铜钠片(曾用名肝血宝)治疗 985 例由不同原因引起的白细胞减少症患者,每次 2 片,每日 3 次,30 d 为 1 个疗程。显效 556 例,有效 325 例,总有效率 89.44%。在治疗过程中未发现任何毒副反应[29]。同样剂量和疗程用于 30 例恶性肿瘤患者,防治在化疗、放疗过程中的白细胞下降,有效率达96.7%[30]。56 例各种原因引起的白细胞减少症患者口服叶绿酸铜钠片,疗程 8 周,治疗后显效 33 例,有效 16 例,无效 7 例,总有效率为 87.5%[31]。

4. 胃和十二指肠溃疡 叶绿酸铜钠片每次0.1 g,每天 3 次,口服 1 个月以上,能明显减轻消化性溃疡患者胃黏膜损伤、水肿、使溃疡面变浅,面积缩小,并可促进溃疡愈合,减少胃溃疡的发生和降低溃疡病的发生率[32]。

5. 荨麻疹 取蚕沙 60 g,水煎,早晚分 2 次温服,每日 1 剂;另用蚕沙 120 g 加水 2500 mL,煎汤熏洗患处,每次 20 min,洗时避风。以此内服外洗法治疗 19 例患者,均于 1 d 左右愈合,未见不良反应[33]。

(丁 华)

参考文献

[1]孙波,等.蚕沙成分及提取工艺研究进展.中国蚕业,2009,(4):18

[2]许金木,等.蚕沙中茄呢醇的提取及应用.蚕桑通报,2005,4):12

[3]崔锡强,等.蚕沙的化学成分研究.中国中药杂志,2008,33(21):2493

[4]魏克民,等.蚕沙中金属元素分析.中国中医药科技,2009,16(6):478

[5]曾宪武,等.中药蚕沙的生药鉴定和游离氨基酸分析.现代应用药学,1988,(1):17

[6]胡龙勤,等.蚕沙粗品叶绿素酸降解产物的分离及鉴定.医药工业,1988,19(4):157

[7]周光雄,等.蚕沙中生物碱成分研究.中药材,2007,30(11):1384

[8]刘泉,等.蚕沙提取物的抗糖尿病作用研究.中国新药杂志,2007,16(19):12

[9]崔锡强,等.蚕沙的化学成分研究.中草药,2007,38(4):50

[10]刘雪莉,等.铁叶绿酸钠对正常小鼠祖细胞集落和实验性贫血的影响.中华血液学杂志,1997,18(5):234

[11]林庚庭.蚕沙提取物对再生障碍性贫血小鼠细胞因子影响的实验研究.中国中医药科技,2008,(2):117

[12]姚建忠,等.锌二氢叶吩f的合成及其对急性肝损伤的保护作用和抗溃疡活性.第二军医大学学报,2001,(6):567

[13]姚建忠,等.二氢叶吩16锌的制备及对急性肝损伤的保护作用和实验性抗溃疡活性.中国医药工业杂志,2001,32(6):256

[14]沈卫镝,等.铜紫红素-18的合成及其保肝抗溃疡活性的初步研究.中国医药工业杂志,2002,33(7):339

[15]姚建忠,等.锌紫红素-18的制备及初步抗溃疡和抗肝损伤活性的研究.中国药学杂志,2002,37(1):64

[16]裘维焰,等.蚕砂提取物-铁叶绿酸钠对动物急性肝损伤保护及治疗作用的实验研究.中国中医药科技,1998,5(2):93

[17]徐敏源,等.蚕砂光敏剂对肿瘤杀伤作用的超微结构研究.中华物理医学杂志,1997,19(1):36

[18]吴联,等.蚕沙不同溶剂萃取物的抑菌活性.西北农业学报,2006,15(6):212

[19]Mekler LB,et al. Electron microscope study of the viricidal properties of sodium magnesium chlorophyllin. *Nature*, 1969,222(5193):574

[20]Lim DS, et al. Photoinactivation of vesicular stomatitisvirus by a photodynamic agent,chlorophyll derives from silkworm excreta. *Photochem photobiol B*,2002,67(3):149

[21]许金木,等.蚕沙中茄呢醇的提取及应用.蚕桑通报,2005,36(4):12

[22]山本卓也.生药蚕砂的生发效果.日本东洋医学雜誌.1996,46(6):766

[23]林进生.金糖宁胶囊治疗2型糖尿病Ⅲ期临床试验观察.海峡药学,2008,(8):106

[24]占伟强,等.生血宁片治疗缺铁性贫血982例.药学进展,2005,29(4):176

[25]魏克民,等.蚕沙提取物铁叶绿酸钠治疗缺铁性贫血的临床观察.中国中医药科技,2009,16(6):477

[26]柯有甫,等.生血宁治疗缺铁性贫血的临床研究.中国中西医结合杂志,2004,24(10):893

[27]程辉,等.生血宁治疗肿瘤相关性血细胞减少的临床研究.湖北中医杂志,2008,30(1):17

[28]张学忠,等.中药生血宁加环孢素A治疗慢性再生障

碍性贫血的临床观察.中国中西医结合杂志,2006,(8):684

[29]魏克民,等.肝血宝(叶绿素铜钠盐)治疗白细胞减少症985例临床疗效分析.中国中医药科技,2009,16(1):64

[30]魏克民,等.肝血宝片防治肿瘤患者化疗、放疗时白细胞减少临床评价.浙江医学,1988,10(6):364

[31]高峰,等.叶绿酸铜钠片治疗白细胞减少症临床疗效观察.临床血液学杂志,2005,18(3):159

[32]苏桂兰,等.速释胃药叶绿酸铜钠片药效学研究及临床观察.时珍国医国药,2001,(7):623

[33]金惠生,等.蚕沙内服外洗治疗荨麻疹.浙江中医药,1976,(2):47

盐肤木 Rhois Radix Caulis et Folium

yan fu mu

本品为漆树科植物盐肤木 *Rhus chinensis* Mill.的根、茎和叶。味酸、咸,性寒。有行气止痛,祛风,化湿,止咳化痰,收敛,解毒等功能。用于感冒发热、咳嗽、风湿痹痛、跌打肿痛、水肿等症。

【化学成分】

1. 盐肤木根茎 含没食子酸(gallic acid)、没食子酸乙酯(ethyl gallate)、3,7,4′-三羟基黄酮(3,7,4-trihydroxyflavone)、3,7,3′,4′-四羟基黄酮、7-羟-6-甲基香豆素[1]、槲皮素(quercetin)和β谷甾醇等[2]。此外盐肤木茎含6-十五烷水杨酸(6-pentadecylsalicylic acid)[3],干燥茎皮含没食子酸、没食子酸甲酯、东莨菪内酯(scopoletin)、东莨菪苷(scopolin)、1,2,3,4,6-五-O-没食子酰-β-D-葡萄糖、苔黑酚(orcinol)和苔黑酚-β-D-葡萄糖苷(orcinol-β-D-glucoside)[4]。

2.盐肤木叶 含槲皮苷(quercitrin)、没食子酸甲酯(methyl gallate)、没食子酸(ellagic acid)[5]、2-羟基-6-十五烷基苯甲酸 (2-hydeoxy-6-pentadecylbenzoic acid)、贝壳杉黄酮[(±)-agathisflavone][6]、三帖类成分semimoronic acid[7]、没食子酸乙酯、四种双黄酮[8]、鞣质[9]等。

【药理作用】

1. 增加冠脉流量 盐肤木根茎糖浆 5 g/kg 腹腔注射对垂体后叶素所致大鼠急性心肌缺血有一定的保护作用,其有效部位尚明显增加小鼠耐常压及减压缺氧能力,对预先用异丙肾上腺素加重心肌负荷的小鼠也能提高耐减压缺氧能力[10]。盐肤木茎水提醇沉剂 1 g/kg 静脉注射使犬冠脉血流量增加 59.7%, 血管阻力下降 51%,心肌耗氧减少 24.2%[11]。盐肤木所含没食子酸乙酯 20 mg/kg 静脉注射, 使犬冠脉流量增加 78.5%,维持 5 min,血管阻力下降 45%,而对脑和外周动脉的血流量无明显影响, 其他血流动力学指标也均无明显改变。20 mg/kg 静脉注射能对抗垂体后叶素所致兔心电图T波变化,但不能消除减慢心率的作用[12]。盐肤木所含 3,7,3′-三羟基黄酮 0.8 mg/kg 静脉注射,使犬冠脉流量增加 12.63 mL/min, 与给药前比增加 45.2%;3,7、3′、4′-四羟基黄酮 0.6 mg/kg 静脉注射冠脉流量比给药前增加 31.78%, 流量增加持续 14~22 min。上述两种黄酮 1 mg/kg 静脉注射对垂体后叶素所致心肌缺血均有一定的保护作用, 但对小鼠 ^{86}Rb 摄取量无明显影响, 提示不能增加心肌营养血流量,此外也不能提高小鼠耐减压缺氧能力。盐肤木中提取的槲皮素 1 mg/kg 静脉注射对犬冠脉流量仅增加 26.89%[13]。

2. 抗凝血 盐肤木茎提取物制剂 7.5 mL/kg 灌胃给药后 2 h 与给药前比,兔全血比黏度(nb),血浆比黏度(np),全血还原比黏度(nb-1/H)及红细胞电泳时间(RCT)均有显著降低或减少,但红细胞压积无明显变化,表明全血黏度降低与红细胞数量无关,红细胞在自身血浆和生理盐水中电泳时间均减少,与红细胞膜表面电荷密度增加有关[14]。没食子酸乙酯 20 mg/kg 静脉注射或在试管内均能抑制胶原或 ADP 诱导的大鼠血小板聚集[12]。盐肤木茎中提取的 6-十五烷基水杨酸在 50 μg/mL 时有抗凝血酶作用, 能剂量依赖性延长凝血酶与纤维蛋白元相互作用的凝血时间[3]。

3. 抗菌 盐肤术根和叶在试管内对金葡菌和炭疽杆菌有显著抑制作用, 根对乙型链球菌, 白喉、伤寒、绿脓杆菌也有明显的抑制作用[15]。叶中所含没食子酸甲酯对大肠杆菌、三叶草根瘤菌和副溶血弧菌等的抗菌作用强于没食子酸、水杨酸、咖啡酸和氯原酸等[16]。没食子酸甲酯对耐酸菌、革兰阳性和阴性菌的抑菌浓度为 0.5~5 mg/mL,也能抑制真菌生长。对肺炎杆菌在 5 mg/mL,pH5~6 较为有效。对肺炎球菌 15 min 有杀菌作用, 对环状芽孢杆菌和肺炎杆菌需 30 min[17]。

4. 抗病毒 盐肤木提取物中有两个主要的抗 HSV 成分:moronic acid(Ⅰ)和桦木酮酸(betulonic acid,Ⅱ),两者对 HSV-1 空斑减少 50%的有效浓度分别为 3.9 和 2.6 μg/mL。Ⅰ的治疗指数(10.3~16.3)大于Ⅱ(6.2)。Ⅰ对无环鸟苷-磷酰乙酸耐受的 HSV-1,胸苷激酶缺乏的 HSV-1 和 HSV-2 也有效。给皮肤感染 HSV-1 的小鼠每天 3 次口服Ⅰ,能明显延迟皮肤损害的发生,并延长感染小鼠的存活时间。Ⅰ抑制病毒在脑中产生比在皮肤产生更有效[18]。

5. 抗 IgA 肾病 盐肤木提取物 MLS-053 有抑制人肾小球膜细胞增生的作用,平均抑制浓度为 31.2 μg/mL。人肾小球膜细胞对提取物 MLS-053 最敏感,MLS-053 也抑制白细胞介素 1β(IL-1β)和肿瘤坏死因子 α(TNF-α)的产生,并且抑制 IL-1βmRNA 的表达。此作用不是细胞毒性质,没有细胞死亡发生。其作用机制可能与人的肾小球膜细胞基因表达的减弱及细胞活素的减少有关[19]。

6. 其他 盐肤木茎水提醇沉剂能明显延长小鼠戊巴比妥钠所致的睡眠时间[11]。盐肤木乙醚提取物对去肾上腺大鼠的应激溃疡有抗溃疡作用,其有效成分在乙醚提取部位中[20]。将盐肤木乙醇提取物加入鸡饲料中,可能使鸡蛋中含有多聚酶抑制的增强剂。HIV 是含有 RNA-依赖的 DNA 多聚酶的逆病毒,使多聚酶失活有可能控制艾滋病[21]。

7. 毒性 ①急性毒性:盐肤木根茎制剂给小鼠灌胃 LD_{50} 为生药 303 g/kg(相当于临床 300 倍),其提取物小鼠灌胃 LD_{50} 为 12.59 mg/kg,腹腔注射为11.50 mg/kg,静脉注射为 162.10 mg/kg[10]。盐肤木水提醇沉剂小鼠灌胃 LD_{50} 为 303 mg/kg[11]。没食子酸乙酯给小鼠腹腔注射 LD_{50} 为 315 mg/kg,死前有呼吸困难,抽搐等中毒症状[12]。没食子酸甲酯静脉注射的 LD_{50} 为 470 mg/kg,腹腔注射为 784 mg/kg,口服为 1700 mg/kg[17]。②亚急性毒性:盐肤木根茎制剂以临床治疗量的 15~30 倍给犬连续服用 1~2 个月,或有效部位 30 mg/kg 静脉注射,每日 1 次连续 1 个月[16],盐肤木水提醇沉剂每日给犬服用 15~30 g/kg,连续 1~2 个月[11],或没食子酸乙酯 31.5 mg/kg(相当 1/10 LD_{50})给大鼠灌胃连续 1 个月[12]。结果表明,动物外观、行为、体重、血常规、肝肾功能,心电图以及脑、心肝、脾肺、肾等实质脏器的组织学检查,与对照组比均无明显差异。

【临床应用】

1. 冠心病 有报告用盐肤木根茎制剂(糖浆、片剂,注射剂)治疗冠心病 400 例[22],用舒冠通糖浆分别治疗冠心病 200 和 346 例[23,24],临床总有效率 78%~94.5%,心绞痛有效率 65%~88.7%,心电图有效率 56.6%~67%,其中注射剂疗效更好,静滴对控制心绞痛及心律不齐有一定疗效[25]。

2. 其他 盐肤木的复方制剂可用于治疗痔疮、慢性气管炎[26]、支气管炎、咳嗽和支气管哮喘等[27]。盐肤木复方制剂(盐肤木、黄柏、诃子、石榴、丁香和牡丹等)用于治疗艾滋病[28]。彝药盐肤木降压方(盐肤木、小红参、鬼针草、草决明),降压效果明显[29]。

3. 不良反应 少数人服用后有口干,大便秘结,个别患者 1 次口服较大量后发生一过性头昏嗜睡,停药后这些反应均可消失。肌肉注射可能有硬结疼痛[22]。

【附注】

1. 盐肤子 为盐肤木的果实。味酸,性微寒。有生津、润肺、降水、化痰、敛汗和止痢等功能。用于痰咳、喉痹、黄疸、盗汗和痢疾等症。成分含鞣质 50%~80%,主为五-间-双没食子酰-β-葡萄糖(penta-m-disalloyl-β-glucose)。此外,尚含没食子酸 2%~4%、黄酮苷、脂肪、树脂、淀粉及苹果酸、酒石酸和柠檬酸等有机酸[30]。

2. 盐肤木皮 为盐肤木去掉栓皮的树皮,含达玛烷型内脂盐肤木内酯(rhuslactone)[31]。心材含黄酮类成分水黄皮素(pongapin)、去甲氧基甘石黄素(demethoxykanugin)、四甲氧基非瑟素(tetramethoxyfesetin)及 1 种 2 苯甲烷成分 ovalitenone[30]。

(魏秀德 李秋明 马金凯)

参考文献

[1] 归莜铭.等,盐肤木有效成分的研究.中草药,1980,11(5):196

[2] 陈玲.盐肤木化学成分的研究.中草药,1981,12(9):7

[3] Kuo, Sheng Chu, et al. 6-Pentadecylsalicylic acid: an antithrombin component isolated from the stem of Rhus semialata var. roxburghii. *Planta Medica*,1991,57(2):247

[4] Chung,Sun-Chai,et al.Chemical components from the stem bark of Rhus javanica L. *CA*,2000,132:178053b

[5] 江苏新医学院. 中药大辞典(下册). 上海:上海人民出版社,1977:1817

[6] Bagchi A, et al. Phenolic constituents of Rhus semialata leaves. *Planta Med*, 1985,(5):467

[7] Bagchi, A.Semimoronic acid, a new triterpene of Rhus semialata. *CA*,1986,104:203824k

[8] Parveen N. et al. Phenolic constituents from leaves of Rhus semialata Murr. *J Indian Chem Soc*,1988,65(10):737

[9]Buziashvili, I. S. Structure of gallotannins. *CA*,1975,82:28556c

[10]省第一医院，等. 盐肤木治疗冠心病研究.福建医药卫生,1977,(4):12

[11]叶聚荣，等. 盐肤木对冠脉循环的作用及其毒性.药学通报,1981,16(1):50

[12]郑幼兰，等. 没食子酸乙酯对心血管系统的药理作用.福建医药杂志,1981,(1):38

[13]郑幼兰，等. 盐肤木黄酮对冠脉循环的影响. 中药通报,1982,7(5):38

[14]张一意，等. 从血液流变学探索舒冠通糖浆的作用原理. 中成药,1988,(7):27

[15]零陵地区卫生防疫站等. 561种中草药抗菌作用筛选报告. 湖南医药杂志,1974,(4):50、(5):49

[16]Higashi S.Isolation and properties of an antibacterial substance in the Euphorbia jolkini. *CA*,1976,84:130819u

[17]国家医药管理局中草药情报中心站.植物药有效成分手册.北京:人民卫生出版社,1986:722

[18 Kurokawa M,et al.Anti-herpes simplex virus activity of moronic acid purified from Rhus javanica in vitro and in vivo. *J Pharmacol Exp Ther*,1999,289(1):72

[19]Kuo Yuh - Chi, et al.Blocking of cell proliferation, cytokines production and genes expression following administration of Chinese herbs in the human mesangial cells. *Life Sci*,1999,64(23):2089

[20]Wang Yao-Tung, et al. Antiulcer biopharmaceuticals produced in Taiwan. *CA*,1972,77:96972g

[21]Sekino Y, et al. Food containing eggs with enhancers of RNA-dependent DNA polymerase in plant extracts. *CA*,1999,131:256656w

[22]Parveen N, et al.Constituents of Rhus punjabensis and Rhus semialata.*Fitoterapia,1994,65(1):92*

[23]沈亚英.治疗冠心病新药-舒冠通糖浆.药学通报,1980,15(5):28

[24]沈亚英. 舒冠通糖浆的制备及质量控制.中草药, 1981,12(1):21

[25]洪秀芳，等. 丹参Ⅱ号及盐水糖浆治疗冠心病疗效观察.新疆医学院学报,1980,(4):247

[26]《全国中草药汇编》编写组. 全国中草药汇编(上册). 北京:人民卫生出版社,1976:660

[27]杭州第一中药厂. 治喘片. 中草药通讯,1973,(5):49

[28]Hozumi T, et al. Crude drugs for treating AIDS. *CA*,1997,127:13447s

[29]施玲，等.彝药盐肤木降压方治疗高血压病108例疗效观察.中国民族民间医药,2009,(11):163

[30]Ahmad J, et al. Chemical examination of Rhus chinensis and a note on PMR spectra of dibenzoyl-methanes. *Indian J Chem Sect B*,1980,19B(5):420

[31]Sung Chung-Ki, et al. Structure of rhuslactone, an unusual dammarane-type triterpene lactone with a 17α-side chain from Rhus Javanica L. *J Chem Soc Chem Commun*,1980,(19):909

莱菔子 Raphani Semen lai fu zi

本品为十字花科植物萝卜 *Raphanus sativus* L.的干燥成熟种子。味辛、甘，性平。消食除胀，降气化痰。主治饮食停滞、脘腹胀痛、大便秘结、积滞泻痢、痰壅喘咳。

【化学成分】

莱菔子含少量挥发油及45%的脂肪油。挥发油中含有甲硫醇(methyl-mercaptan)、α、β-已烯醛和β、γ-己烯醇等；脂肪油中含多量芥酸(erucic acid)、亚油酸、亚麻酸、芥子酸甘油酯(glycerol sinapate)等[1-3]。另尚含芥子碱 (sinapine) 以及植物抗生素莱菔子素(raphanin)[1-3]、正三十烷、正十八碳酸(硬脂酸)、β、γ-谷甾醇(β,γ- sitosterol)[4,5]。相继又从莱菔子中提取出辛烯醛及邻苯二甲酸丁二酯[6]、芥子碱硫酸氢盐(sinapine bisulfate)[7]。莱菔子中还含有氨基酸、蛋白质、糖、多糖、酚类、生物碱、黄酮苷、植物甾醇、维生素类(Vc、B_1、B_2、E)及辅酶Q[8]。

【药理作用】

1. 降压 大鼠每日分别按45、30、15 mg/kg 灌服莱菔子水溶性生物碱，治疗8周后莱菔子水溶性生物碱各剂量组均明显降低了大鼠的血压；各剂量组均能明显升高大鼠血清NO含量，同时降低大鼠血浆AngII 含量[9]。

2. 镇咳化痰 生、炒及炒过组分别灌胃相应制品的100%水煎液20 mL/kg 对小鼠有镇咳作用；莱菔子各种炮制品对小鼠气管排泌量均无明显差异，从均值上看，呈现炒品>炒过品>对照组>生品组的趋势[10]。

3. 促进胃肠蠕动 采用地芬诺酯灌胃诱导小鼠便秘，莱菔子油2.4 g/kg 能明显增加便秘小鼠的排便次数、排便率、排便粒数和排便重量；莱菔子水提浸膏 2.4 g/kg 能缩短小鼠排便潜伏期，有增加小鼠排便的趋势。莱菔子油和莱菔子水提浸膏对便秘小鼠均有通便作用[11]。99.8%的莱菔子油给大鼠灌胃 1mL，给药组大鼠结肠墨汁推进率为 65.45%，对照组的结肠推进率为 53.92%，莱菔子油对结肠运动有较好的促进作用[12]。

4. 抗菌 其有效成分莱菔素（Rapanin）1 mg/mL 浓度。体外试验对金黄色葡萄球菌和大肠杆菌等有抑制作用。莱菔子浸剂(1:3)在试管内对同心性毛癣菌、许兰氏黄癣菌、臭杜盎氏小芽孢癣菌、铁锈色小芽孢癣羊毛状小芽孢癣菌、星利奴卡氏菌等有抑制作用[13]。1:3 的水浸剂在试管内对同心性毛癣菌，许兰黄癣菌等六种皮肤真菌有不同程度的抑制作用，水提物对葡萄球菌和大肠杆菌等亦有显著的抑制作用。莱菔子素在 250 mg/mL 浓度时，能灭活病毒，以 DNA 病毒尤为敏感[14]。

5. 抗癌 30~100 mol/L 的莱菔子素对结肠腺癌 Caco-2 细胞株的生长增殖具有抑制作用，且其作用呈剂量和时间依赖效应。50~100 mol/L 莱菔子素诱导 Caco-2 的细胞周期阻滞及细胞凋亡作用明显[15]。10~35 mol/L 莱菔子素处理结肠腺癌 Caco-2 细胞株，能诱导葡萄糖醛酸转移酶 1A （UGT1A）mRNA 表达，UGT1A 蛋白表达增加，对杂环胺的葡萄糖醛酸结合能力增强[16]。

6. 降压 自发性高血压(SHR)灌服莱菔子水溶性生物碱 45、30、15 mg/kg，治疗 8 周后SHR 大鼠的血压明显降低；且明显提高大鼠血清 NO 含量降低大鼠血浆血管加压素 II(AngII)含量，对血浆肾素活性无明显影响[17]。研究表明，莱菔子降压作用可能与激活了 NO-NOS 系统有关，并通过抗氧化保护靶器官[18]。给 SHR 大鼠灌服莱菔子水溶性生物碱 45、30、15 mg/kg，在降低血压的同时，并使 SHR 的心室重构得到改善[19]。

7. 抗氧化、降血脂 莱菔子水溶性生物碱 45 、30、15 mg/kg 剂量组均能明显降低大鼠血清 MDA 含量，同时显著升高 SOD 活性[20]。给 ApoE 基因敲除小鼠灌胃莱菔子总生物碱 90、60、30 mg/kg，给药时间 8 周。莱菔子能明显降低 ApoE 基因敲除小鼠血脂水平，提高 HDL-C 含量，提示其可能通过此机制起到降脂作用[21]。

8. 毒性 莱菔子水提物小鼠腹腔注射给药测得 LD_{50} 为 127.4±3.7 g/kg，莱菔子浸膏小鼠灌胃给药耐受量为 161 g/kg(生药量)；水、醇提取物静脉注射给药，小鼠耐受量相当 50 g/kg(生药量)；莱菔子水浸膏给大鼠灌胃 100、200、400 g/kg，连续 3 周，对胃肠道黏膜无损害，血常规、肝、肾功能检查均未见明显影响，对主要脏器(心、肝、脾、肺、肾、肾上腺、甲状腺等)亦无明显影响。莱菔子片 1.6、16、32 g/kg 给犬灌胃连续 30 d，对家犬体重、血象、肝、肾功能及主要脏器病理检查，均未见异常[2]。另据报道，莱菔子对小鼠和离体蛙心有轻微毒性，莱菔子家兔急性毒性实验 LD_{50} 为 127.4±3.7 g/kg，亚急性毒性实验对心、肝、脾、肾及血象无明显影响，病理解剖及组织切片均无病理改变。临床观察莱菔子与何首乌、熟地配伍可致皮疹[22]。

【临床应用】

1. 高血压 对 179 例Ⅱ期原发性高血压用莱菔子片进行治疗，每片 0.4 g(相当原生药 5 g)，4~6 片/次，2 次/d，2~5 周，结果总有效率为 70%，降压幅度治疗前后有显著差异；降血脂作用治疗前后比较差异显著，治疗后胆固醇明显降低。治疗前后异常心电图有明显改善[23]。

2. 高血脂 用莱菔子炒至爆壳，研细末，9 g/次，3 次/d，餐后服，30 d 为 1 个疗程，2~3 个疗程。血脂控制后改为 6 g，治疗 1 个疗程[24]。

3. 降气祛痰 单用莱菔子研末，每次 3 g，水冲服，1 日 3 次，或配苏子、白芥子、橘红、蝉蜕水煎服，治疗咳嗽气喘，氮多胸闷，食欲不振[25]。

4. 小儿疳积 单味莱菔子 20~30 g 炒制、研末、醋调成稀糊状，外敷贴神阙穴，2 次/d，以双层消毒纱布及胶布+字固定。以 7d为 1 个疗程，治疗 2 个疗程[26]。

5.肠麻痹 莱菔子合以郁李仁、火麻仁、瓜蒌、炒莱菔子、枳壳、厚朴等治愈肠麻痹；单用莱菔子研末外用，用于治疗术后腹胀，促进术后肠功能早期恢复有明显疗效[27]。

6. 术后腹胀 将中药莱菔子 250 g 装入自置小布袋内，扎紧袋口，放入家用式微波炉(900 W)中，用高火加热 2~3min，取出待温度适宜，置患者脐部及脐周腹部多点仰卧位热敷，治疗 20~30 min/次，1 次/d。对腹胀未消失者，可重复治疗[28]。

7. 排尿功能障碍 10 g 莱菔子炒熟 1 次顿服，治疗术后尿潴留，用中药莱菔子 5 g 放入神阙穴，麝香止痛膏固定，热水袋热敷，8h 后酌情再用[29]。

8. 便秘 小儿便秘用思联康加用莱菔子、红枣煎汤代茶饮，80 例患儿中，痊愈 72 例，其中 50 例 2 d 后即愈，8 例无效[30]。用单味炒莱菔子加腹部按摩治疗老年习惯性便秘 98 例，治愈 79 例，显效 12 例，好转 7 例，无效 1 例，总有效率 98.9%[31]。

9. 黄褐斑 莱菔子文火炒至微鼓,略见焦斑,闻有香气取出略冷,去皮取仁碾碎,饭前冲服,每日2~3次,每次6~9 g,1个月为1个疗程,连服2~3个疗程。治疗黄褐斑83例,痊愈28例(33.7%),显效42例(50.6%),好转13例(15.6%),总有效率为100%[32]。

10. 湿疹 莱菔子60 g,放置于热砂锅中炒10min,取出研末。若皮损渗出液较多或伴法感染者,以干粉撒于皮损处,待渗液和脓水干燥后,改以麻油调药粉成糊状外搽,1日多次。治疗湿疹24例,均有效,未复发[33]。

(王英军 姜秀莲)

参考文献

[1]中国医学科学院药物研究所.中药志(Ⅲ).北京:人民卫生出版社,1984:545

[2]王浴生,等.中药药理与应用.北京:人民卫生出版社,1983:876

[3]朱有昌,等.东北药用植物.哈尔滨:科学技术出版社,1989.470

[4]王长岱, 等莱菔子化学成分的研究. 陕西新医药,1979,8(11):50

[5]王长岱,等.莱菔子化学成分的研究(第二报). 陕西新医药,1984,13(12):54

[6]李淑子,等.莱菔子降压成分的研究. 中草药,1985,16(4):36

[7]王维兰,等.莱菔子降压活性成分的研究.中草药,1987,18(3):5

[8]刘大有,等.莱菔子的化学成分预测. 吉林中医药,1979,(1-2):119

[9]朴忠云,等.莱菔子水溶性生物碱对SHR降压作用的机制研究. 中国社区医师,2007,9(1):12

[10]谭鹏,等.莱菔子不同炮制品对呼吸系统作用的实验研究.山东中医杂志,2005,24(5):300

[11]刘蕊,等.莱菔子不同提取物对实验性便秘小鼠排便的影响.现代中医药,2010,30(2):59

[12]陈景华,等.莱菔子油对大鼠大肠间接运动作用的实验研究.中国中医药科技,2006,13(1):23

[13]中国药科大学.中国医药科技出版社.中药辞海.第2卷.北京:中国医药科技出版社,1996:1924

[14]韩志君,等.莱菔子的现代药理及临床研究.中医药信息,1998,3:26

[15]王敏,等.莱菔子素诱导结肠癌细胞凋亡及其机制.中华内科杂志,2005,44(7):542

[16]王敏,等. 莱菔子素诱导结肠腺癌Caco-2细胞株葡萄糖醛酸转移酶1A的表达及其机制.2005,85(12):819

[17]朴忠云,等.莱菔子水溶性生物碱对SHR降压作用的机制研究.中国社区医师,2007,9(1):12

[18]李铁云,等.莱菔子水溶性生物碱对自发性高血压大鼠降压作用的实验研究.世界中西医结合杂志,2007,2(1):25

[19]李柄根,等.莱菔子水溶性生物碱逆转SHR心血管重构的实验研究.长春中医药大学学报,2007,23(3):7

[20]李炳根,等.莱菔子水溶性生物碱对SHR血清SOD活性、MDA含量的影响.中国社区医师,2007,9(1):11

[21]张国侠,等. 莱菔子总生物碱对ApoE基因敲除小鼠血脂的影响.中国老年学杂志,2010,30(6):844

[22]江苏新医学院.中药大辞典.上海:上海科技出版社,1986:1801

[23]刘继增,等.莱菔子治疗高血压病疗效观察.中西医结合杂志,1986,6(2):110

[24]曾救凡,等.莱菔子治疗老年高脂血症38例疗效观察.浙江中医杂志,1995,30(11):494.

[25]苏公伟,等.莱菔子的临床应用.实用中医内科杂志,1999,13(4):25

[26]郑丽丽.莱菔子敷贴神阙穴治疗小儿疳积.山东中医杂志,1997,16(3):139

[27]唐健元,等.莱菔子现代研究及临床应用.时珍国医国药,2001,12(4):379

[28]马英.莱菔子热敷治疗术后腹胀的护理.现代中西医结合杂志,2003,12(21):2361

[29]王丽钧,等.莱菔子敷贴神阙穴治疗术后尿潴留.湖北中医杂志,2007,29(5):31

[30]李亚飞.莱菔子、红枣和思联康联合治疗小儿便秘80例疗效观察.海峡药学,2010,22(2):116

[31]董军,等单味炒莱菔子加腹部按摩治疗老年习惯性便秘98例.中国临床医药研究杂志,2008,195:66

[32]候淑琴,等.莱菔子冲服治疗黄褐斑83例.中国民间疗法,1996,4:14

[33] 付玉山. 莱菔子外用治疗湿疹24例. 中医外治杂志,1997,2:36

莲 须 Nelumbinis Stamen lian xu

本品为睡莲科植物莲 *Nelumbo nucifera* Gaertn.的干燥雄蕊。味甘、涩,性平。具有固肾涩精功能。用于遗精滑精、带下、尿频。

【化学成分】

莲须含有槲皮素、山柰酚、异槲皮苷、木犀草素、葡萄糖苷、生物碱等成分[1-3]。

【药理作用】

1. 抗炎、镇痛 小鼠灌胃莲须乙醇提取物 5、15 g/kg 可抑制二甲苯引起的小鼠耳肿胀和角叉菜胶引起的小鼠足趾肿胀,莲须有抗炎作用[4]。上述剂量的莲须提取物,可延长热痛刺激引起的小鼠甩尾反应潜伏期,但对醋酸引起的小鼠扭体反应无影响[5]。

2. 抗腹泻 莲须乙醇提取物 5、15 g/kg 给小鼠灌胃,可减少蓖麻油引起的腹泻次数和发生率,也减少番泻叶引起的小鼠腹泻次数,但不影响小鼠墨汁胃肠推进运动[4]。

3. 抗血栓 灌胃莲须提取物 3、10 g/kg 给大鼠,可延长电刺激大鼠颈动脉血栓形成时间,但不影响凝血功能[5]。

4. 抗溃疡 给小鼠灌胃莲须乙醇提取物5、15 g/kg,抑制小鼠水浸应激性溃疡、盐酸性溃疡和吲哚美辛-乙醇性溃疡形成[5]。

5. 促进子宫收缩 10 g/kg 莲须煎剂给小鼠灌胃,可使子宫和卵巢重量增加;4.4 mg/mL 莲须可使正常兔、孕兔和孕小鼠离体子宫平滑肌收缩力增加。5.2 mg/mL 莲须可使兔在体子宫收缩力和频率增加,具有催产作用[6,7]。

6. 雌激素样作用 给 20 d 幼小鼠灌胃莲须水煎液 (2.5、5.0、10 g/kg)7 d,结果 10 g/kg 莲须组小鼠子宫、卵巢增重明显,小鼠阴道开口率增加。莲须可能具有雌激素样作用[8]。

7. 毒性 ①急性毒性:莲须水煎液 21.50、10.00、4.64、2.15 g/kg 给小鼠灌胃,结果莲须属于无毒级物质。②Ames 试验:为阴性结果,未发现对小鼠骨髓嗜多染红细胞有致突变作用和对小鼠精子有致突变作用。莲须毒性较低,未发现有遗传毒性[9]。

【临床应用】

1. 秋季腹泻 秋季腹泻患儿 50 例,静点病毒唑作为基础治疗外加服莲须(将莲须研成细末口服),小于 1 岁者 0.5 g/次,大于 1 岁者 1g/次,均每日 3 次,温水送服。结果治疗组显效 35 例(显效率 70%),有效 12 例(有效率 24%),无效 3 例(无效率 6%),总有效率为 94%,莲须对治疗秋季腹泻有良好效果[10]。

2. 婴幼儿脾虚泄泻 治疗组 468 例,将中药莲须研细末冲服,1 周岁 0.5 克/次,3 次/d;对照组 260 例,口服助消化药物,加静点丁胺卡那霉素、病毒唑。4 d 后治疗组疗效明显高于对照组,说明莲须治疗婴儿脾瘟泄泻有独特疗效,疗效优于西医治疗效果[11]。

(张 倩 周秋丽)

参考文献

[1]雷载权,等.中华临床中药学.北京:人民卫生出版社,1998:1885

[2]冉先德.中华药海(下册).哈尔滨:哈尔滨出版社,1993:1420

[3]荆;俊,等.毛细管电泳紫外检测法测定莲须中的槲皮素、木犀草素、山柰酚、异槲皮苷.分析化学,2007,35(8):1187

[4]沈雅琴,等.莲须的抗腹泻和抗炎作用.药学实践杂志,1998,16(4):198

[5]张明发,等.莲须的抗血栓形成、抗溃疡和镇痛作用.中医药研究,1998,14(1):16

[6]吴丽明,等.莲须的镇痛作用及对子宫收缩的影响.中药药理与临床1999,15(2):31

[7]吴丽明,等.莲须对动物子宫收缩的影响实验研究.现代临床医学生物工程学杂志,2003,9(3):166

[8]吴丽明,等.用子宫增重试验检测莲须的雌激素样作用.现代临床医学生物工程学杂志,2003,9(2):83

[9]吴丽明,等.莲须的遗传毒性研究.癌变·畸变·突变,2003,15(2):94

[10]吴秀芳,等.莲须治疗秋季腹泻的疗效观察.中华临床医药,2003,4(9):8

[11]庞桂香,等.莲须治疗婴幼儿脾虚泄泻468例临床观察.现代中西医结合杂志,2000,9(6):497

莲　子 Nelumbinis Semen lian zi

本品为睡莲科植物莲 *Nelumbo nucifera* Gaertn.的干燥成熟种子。味甘、涩,性平。具有补脾止泻,止带,益肾涩精,养心安神功能。用于脾虚泄泻、带下、遗精、心悸失眠。

【化学成分】

每 100 g 干莲子中含蛋白质 17.2 g,脂肪 2.0 g,碳水化合物67.2 g(主要是淀粉和棉籽糖),粗纤维 3.0 g,还含有维生素 C,E,B_1,B_2 等多种维生素。莲子的钙、磷、铁含量丰富,钙 97 mg,磷 550 mg,铁 5.6 mg。另外莲子芯含有丰富的生物碱,如莲心碱、异莲心碱、非结晶性生物碱 Nn-9、氧化黄心树宁碱等以及黄酮类、金丝桃苷、芸香苷等生物活性成分[1]。

【药理作用】

1. 抗氧化、抗衰老　给 D-半乳糖致衰老小鼠按 0.2 g/kg 剂量灌服莲子多糖水溶液,每天给药 1 次,连续给药 30 d。发现莲子多糖可显著提高衰老小鼠血 SOD、CAT、GSH-PX 活力,显著降低血浆、脑及肝匀浆 LPO 水平。表明莲子多糖有较好的抗衰老作用[2,3]。莲子多酚浓度在 0.0025~0.0150 mg/mL 浓度范围内,莲子多酚对·OH 和 O_2^-·有一定的清除能力;莲子多酚具有一定的抗油脂氧化能力[4]。

2. 增强免疫　给环磷酰胺免疫抑制小鼠灌服莲子多糖 400、200 mg/kg,每天 1 次,连续给药 7 d。可提高免疫抑制小鼠腹腔巨噬细胞和脾细胞分泌的白细胞介素 1α(IL-1α)、IL-2 活性;促进经刀豆素 A 或脂多糖(LPS)刺激的脾细胞增殖,并降低血清可溶性 IL-2 受体水平,具有较好的增强免疫效果[5]。

3. 降血糖　给四氧嘧啶造成的高血糖大鼠灌胃给药(2g/kg)1mL,每天定时灌胃,连续 10 d,测定血糖浓度。研究发现莲子心对四氧嘧啶造成的高血糖小鼠模型有明显的降糖作用,与阳性对照药降糖灵比较,莲子心的降糖效果在糖尿病大鼠试验中超过阳性对照药[6]。

4. 抗抑郁　小鼠经过连续 2 个昼夜周期持续光照至轻度抑郁后,给予莲子提取物后可显著提高小鼠游泳时间(43.9%)和第一次潜伏期(90.2%)。其作用强度与金丝桃提取物相近[7],其作用机制可能与莲子提取物能刺激轻度抑郁小鼠海马 5-羟色胺分泌,提高 5-羟色胺能神经元信号传递机能有关[8]。

【临床应用】

1. 小儿遗尿　内服清心莲子饮(石莲子、黄芪、党参、麦冬、黄芩等)治疗 32 例小儿遗尿,疗程 1 个月。结果,痊愈 15 例,显效 11 例,无效 6 例,总有效率 81.3%[9]。

2. 小儿肾炎血尿　以清心莲子饮加减治疗小儿肾炎血尿,3 个月为 1 个疗程。结果:治疗组 34 例,总有效率 73.53%、对照组 28 例,总有效率 28.57%[10]。

3. 慢性原发性肾小球性血尿　将经过治疗血尿转阴的慢性原发性肾小球性血尿患者 52 例,随机分为治疗组和对照组各 26 例,治疗组延长疗程,用清心莲子饮加减巩固治疗 3 个月,具有降低慢性原发性肾小球性血尿复发率的显著作用[11]。

4. 慢性非细菌性前列腺炎　应用清心莲子饮治疗慢性非细菌性前列腺炎 42 例,治愈 14 例(占 33%),有效 23 例(占 55%),未愈 5 例(占 12%),总有效率 88%。治疗 1 个疗程 12 例,2 个疗程 18 例,3 个疗程 12 例[12]。

5. 糖尿病及糖尿病肾病　予加味莲子清心饮(莲子肉、黄芪、党参、地骨皮、茯苓、知母等),水煎取汁,分早、晚 2 次温服,隔日 1 剂,连用 30 剂,治疗 42 例肺热津伤型消渴。结果:治愈 20 例,占 47.6%;好转 15例,占 35.7%;无效 7 例,占 16.7%。总有效率 83.3%[13]。另用人参、黄芪、甘草、麦门冬、石莲子、黄芩等,制成胶囊。每日 3 次,饭前口服,每次约服 10 g,25~30 d 为 1 个疗程。治疗糖尿病、肾病 35 例。结果:显效 14 例,占 56%;有效 10 例,占 37%;无效 2 例,占 7%[14]。

6. 非感染性尿道综合征　以清心莲子饮(莲子肉、黄芩、党参、麦冬、黄芪、茯苓、地骨皮、车前子、甘草)为基本方加减。1 剂/d,水煎服,治疗女性非感染性尿道综合征 38 例,疗效满意,总有效率 97.89%[15]。

7. 失眠症　莲子粉治疗失眠症患者 40 例,每日 2 次,每次 1 包,15 g/包,连续观察 30 d,总有效率 82.5%[16]。

8. 小儿腹泻　本组 86 例患儿全部应用山药薏仁

莲子粥口服。方药组成:炒山药 250 克,炒薏仁 150 克,莲子(去芯)150 克,炒鸡内金 100 克,米壳(醋炒)50 克。共研细末过筛备用。上方每次 2~3 匙,做成稀粥加糖适量食用,每日 2 次,根据病情,连用 2~14 d。痊愈 73 例,好转 13 例,总有效率 100%[17]。

(许 婧 杨冬华)

参考文献

[1]赵文亚.莲子的营养保健功能及开发利用.食品工程,2007,(3):37

[2]苗明三,等.莲子多糖对衰老模型小鼠抗氧化作用的研究.中国现代应用药学杂志,2005,22(1):11

[3]Liu JH, et al. Protective effects of Chinese herbs on D-galactose-induced oxidative damage. *Methods Find Exp Clin Pharmacol*, 2003, 25(6):447

[4]黄素英,等.莲子多酚的抗氧化活性.福建农林大学学报,2010,39(1):94

[5]苗明三,等.莲子多糖增强环磷酰胺致免疫抑制小鼠机体免疫功能.中国组织工程研究与临床康复,2008,12(53):10477

[6]倪树梅,等.莲子心降糖效果的研究.山东食品发酵,2002,(4):33

[7]Kang M, et al. The anti-depressant effect of Nelumbinis semen on rats under chronic mild stress induced depression-like symptoms. *Am J Chin Med*, 2005, 33(2):205

[8]Kang M, et al. Nelumbinis Semen reverses a decrease in hippocampal 5-HT release induced by chronic mild stress in rats. *J Pharm Pharmacol*, 2005, 57(5):651

[9]吴朝晖,等.清心莲子饮为主治疗小儿功能性遗尿症.实用中西医结合临床,2006,6(3):64

[10]王荣欣,等.清心莲子饮治疗儿童隐匿性肾炎血尿62例疗效观察.中医药学报,2002,30(1):20

[11]胡小霞,等.清心莲子饮加减降低肾性血尿复发率临床观察.亚太传统医药,2007,3(12):48

[12]许锐乾,等.清心莲子饮治疗慢性非细菌性前列腺炎42例.福建中医药,1997,28(2):33

[13]杨伟文,等.加味莲子清心饮治疗肺热津伤型消渴42例.河北中医,2001,23(12):887

[14]秦秀春.清心莲子胶囊并贝那普利治疗糖尿病肾病临床观察.中医药学报,2000,3:54

[15]秦磊.清心莲子汤加减治疗女性非感染性尿道综合征疗效分析.山东医药,2009,49(30):105

[16]陈保正,等.莲子粉治疗失眠症40例观察.浙江中医杂志,2008,43(6):334

[17]郭如爱,等.山药慧仁莲子粥治疗小儿腹泻86例.中国社区医师,2003,19(21):41

莲子心 Nelumbinis Plumula lian zi xin

本品为睡莲科植物莲 *Nelumbn nucifera* Gaertn.的成熟种子中的干燥幼叶及胚根。味苦,性寒。具有清心安神,交通心肾,涩精止血功效。主治热入心包、神昏谵语、心肾不交、失眠遗精、血热吐血。

【化学成分】

莲子心中含有莲心碱 (liensinine)、甲基莲心碱(neferine)、异莲心碱(isolisensinine)、荷叶碱(nuciferine)、前荷叶碱(pronuciferine)、莲心季铵碱(lotusine)、甲基紫堇杷灵(methylocrypalline)、去甲乌药碱(demethylococlaurine)、S-N-甲基乌药碱 (S-N-methyl isococlaurine)和dl-杏黄罂粟碱等生物碱(dl-armepavine)。还含有芦丁 (rutin)、金丝桃苷 (hyperin)、木犀草素(galuteoline)等黄酮类化合物[1]。近年从莲子心弱极性部位分离得到棕榈酸、β-谷甾醇、β-谷甾醇正辛烷酸酯、β-谷甾醇棕榈酸酯、β-谷甾醇-3-O-β-D-葡萄糖苷等[2]。从莲子心胚芽中分离得到多种挥发油成分:透明质酸、十五烷酸、软脂酸、十七烷酸、亚油酸、硬脂酸、花生酸、二十一烷酸、二十二烷酸、二十四烷酸、角鲨烯等[3]。此外,莲子心还含有水溶性多糖、叶绿素及锌、铜、铁、钙、铅等微量元素[4]。

【药理作用】

1. 降压 甲基莲心碱的降压作用比莲心碱强且作用持久。给猫静脉注射莲心碱 10 mg/kg,血压下降至原水平的 40%,持续 10~20 min 恢复;甲基莲心碱 1、2 mg/kg,静脉注射,血压下降至原水平的 50%,3 h 后血压尚未恢复。脊猫试验与犬头交叉循环证明,甲基莲心碱降压机制主要是外周作用,而非中枢作用[5]。近期研究证实,莲心碱(Liensinine, Lien)和莲心季铵碱(Lotusine, Lot)有明显降低肾性高血压大鼠血压的作用,并能减轻或逆转肾性高血压大鼠左室心肌肥厚,可能与它们改善心肌细胞内钙超载有关[6,7]。

2. 抗心律失常 莲子心总生物碱(甲基莲心碱、

异莲心碱、莲心碱的含量分别为 31.65%、10.78 %、11.47 %)50、100 mg/kg 灌胃给药 7 d，在结扎冠状动脉诱导的大鼠心律失常模型中，能明显延长室速发生潜伏期、降低室速的持续时间[8]。树脂吸附法制备的总碱(含莲心碱 33.1%、异莲心碱 15.0%、甲基莲心碱 34.5%)能明显对抗氯仿、乌头碱诱导的大鼠心律失常，效果比单体生物碱作用要好，且毒性降低[9]。

3.影响心肌电生理特性 ①自律性：甲基莲心碱 30 μmol/L，可使诱发自律性的肾上腺素浓度提高，由给药前的 5 μmol/L 升至 64 μmol/L。②不应期及兴奋性：甲基莲心碱 30 μmol/L 可显著延长乳头状肌功能不应期(FRP)及有效不应期(ERP)，降低心肌兴奋性，使心肌时间-强度曲线右移[10,11]。③心肌细胞跨膜电位：甲基莲心碱 30 μmo/L 能显著抑制离体兔窦房结细胞及培养乳鼠心肌细胞的跨膜电位，因其对心肌慢离子流(慢 Na^+和慢 Ca^{2+})有抑制作用，为其抗心律失常的机制之一[12]。

4. 影响心肌收缩力 在离体兔乳头状肌标本浴槽内，甲基莲心碱 30 μmol/L，产生抑制心肌收缩力的作用，加药后 30 min，收缩幅度降低到给药前水平的 60%[12]。莲子心中所含的洛土辛(Lot)30 μmol/L 分别使豚鼠、大鼠、家兔左房和豚鼠、大鼠、猫乳头状肌收缩力增加 45%、55%、51%和 56%、53%、47%。在利血平化豚鼠，Lot 的正性肌力作用被消弱，而 Pa（罂粟碱)的作用不但被消弱甚至转为负性肌力作用。Lot 略使异丙肾上腺素的量效曲线左移，并增强 Am(氨力农)、Pa 及小檗碱的正性肌力作用。Lot 还明显增加离体问题心脏的左心室压(LVP)、左心室收缩速率(+dp/dt)。提示 Lot 的正性肌力作用与抑制磷酸二酯酶有关[13]。

5. 抗脑缺血损伤 舌静脉注射莲心碱(3mg/kg)对大鼠脑缺血再灌注损伤有明显的改善作用，能明显减少神经功能症状和脑梗死体积比，抑制脑组织中 NOS 和 C-fos 基因的表达，降低血清中 LDH、SOD、IL-1 和 TNF-α 活性[14-16]。

6. 降血糖、血脂 莲子心的 70%乙醇提取液、总生物碱和总黄酮 3 个部位灌胃给予四氧嘧啶糖尿病小鼠，连续 10 d。70%乙醇提取液、总生物碱成分能明显降低糖尿病小鼠的血糖水平，而总黄酮成分作用不明显[17]。莲子心乙醇提取物(生药)500 mg/kg、甲基莲心碱 10 mg/kg 灌胃给药 1 个月，能显著降低链脲佐菌素(streptozotocin，STZ)和高糖高脂诱导的糖尿病及肥胖大鼠空腹血糖(FBG)水平，作用与二甲双胍相当[18]。莲心碱(2、5 mg/kg)和甲基莲心碱(2.5、5 mg/kg)可显著降低高脂血症大鼠血清中总胆固醇、甘油三酯、低密度脂蛋白胆固醇水平和动脉粥样硬化指数；显著升高血清高密度脂蛋白胆固醇、GSH-Px 和 SOD 水平；同时还可显著降低血清和肝脏中 MDA 的含量；其绝对和相对肝重均低于高血脂模型组[19]。体外实验表明，甲基莲心碱(Nef)100μmol/L 能抑制氧化低密度脂蛋白的形成；Nef(1，2，4μmol/L)可显著抑制氧化的低密度脂蛋白（ox-LDL）诱导的兔主动脉平滑肌细胞(VSMC)内甘油三酯、总胆固醇堆积，提高 VSMC 内 SOD 和 GSH-Px 活性，降低 VSMC 内 Ca^{2+}浓度[20,21]。

7. 改善肺损伤、肺纤维化 异莲心碱(20 mg/kg，ig，每天 3 次)在百草枯(PQ)诱导的小鼠肺损伤模型中，能明显减轻肺组织炎症反应，血浆和支气管肺泡灌洗液中 SOD 活性明显升高，MDA 含量明显降低，血浆中碱性磷酸酶活性降低；在 PQ 诱导的肺纤维化模型中，异莲心碱(10、20、40 mg/kg，ig，每天 2 次)使间质炎症及肺纤维化病变有所改善，肺组织中羟脯氨酸含量显著减少；异莲心碱 40 mg/kg 使肺组织中 TGF-β_1 和 MMP-2 的表达明显降低。提示，异莲心碱对 PQ 诱导的急性肺损伤及肺纤维化具有一定的保护作用[22]。

8. 抗癌 莲心碱能逆转内皮素所致的 ^{3}H-TdR 掺入量增多，阻止血管平滑肌细胞由 G_0/G_1 期进入 DNA 合成期(S 期)和有丝分裂期(G_1/M 期)，并能逆转内皮素引起的原癌基因相关抗原及 mRNA 的表达增强，P53 抑癌基因相关抗原及 mRNA 表达减弱。甲基莲心碱（Nef)1、5、10 mol/L 能逆转阿霉素诱导 MCF-7/Adr 细胞的凋亡抗性，其作用机制可能与抑制 P-gp 的功能和表达，增加阿霉素在 MCF-7/Adr 细胞内的积累有关。Nef 能增强长春新碱诱导人胃癌细胞凋亡，推测其为一种低毒高效的化疗增敏剂[23-25]。

9. 抗瘢痕形成 甲基莲心碱(1.2 mg/mL，100 μL/只)，隔日 1 次，治疗 2 周，能减少移植至裸鼠的人增生性瘢痕体积，改变 I、III 型胶原成分，降低胶原和酸性黏多糖含量。体外实验证实，10、20 g/mL 甲基莲心碱能抑制增生性瘢痕成纤维细胞整合素 β_1 和整合素 α3 亚型 mRNA 表达，并有明显的剂量依赖方式[26,27]。

10. 其他 腹腔注射甲基莲心碱(15 mg/kg)对有机磷中毒小鼠的血和脑组织中的胆碱酯酶的活性有明显的活化作用，小鼠死亡率明显低于生理盐水对照组，提示对有机磷中毒小鼠有保护作用[28]。

11. 毒性 给小鼠静脉注射甲基莲心碱的 LD_{50} 为 26±2.3 mg/kg。给小鼠分别尾静脉注射溶剂萃取法制备的总碱(含莲心碱 49.80%、异莲心碱 10.6%、甲基莲心碱 27.5%)和树脂吸附法制备的总碱(含莲心碱 33.1%、异莲心碱 15.0%、甲基莲心碱 34.5%)后，部分动物先后出现腹式呼吸、呼吸急促、共济失调、震颤、抽搐，2 min 内死亡。随着给药剂量的增加，毒性反应也愈加明显，死亡时间缩短。肉眼尸检死亡小鼠各组织器官均未见明显异常变化，存活小鼠第 2 天开始体重正常增加。溶剂萃取法制备的总碱的 LD_{50} 为 43.1 mg/kg，可信限为 39.4~47.1mg/kg；树脂吸附法制备的总碱的 LD_{50} 为 49.1 mg/kg，可信限为 47.5~51.1 mg/kg[9]。

【临床应用】

1. 牙痛 青莲子芯 2~3 g 加冰糖一块(约 10 g)，炖烊，时时饮用，有良好的止痛效果[29]。

2. 心血管系统疾患 莲子心有降压、抗心律失常等作用，可广泛用于多种心血管疾病。观察 24 例患有高血压、糖尿病、冠心病及其他慢性疾病的患者服用莲子心制剂后甲皱循环明显改善[30]。

3. 前列腺炎 自拟制淋汤(石菖蒲、鱼腥草、黄柏，莲子心等)并配合小剂量抗生素治疗老年前列腺炎93 例，总有效率 96.5%[31]。

(方 芳 洪 缨 侯家玉 胡宇驰)

参考文献

[1]王嘉陵，等.莲子心中生物碱成分的研究.中国中药杂志，1991，16(11)：673

[2]娄红祥，等.莲子心化学成分的研究.山东医科大学学报，1995，33(4)：346

[3]Zhang LW, et al. Chemical constituents in volatile oil from plumule of Nelumbo nucifera.*Chinese Traditional and Herbal Drugs*, 2003，34(8)：695

[4]Ushimaru J, et al. Chlorop lasts in seeds and dark－grownseeding of lotus.*Journal of plant physiology*，2003，160(3)：321

[5]陈元禄，等.莲心碱对正常大鼠血压和左室收缩功能的影响.实用心脑肺血管杂志，1999，7(3)：144

[6]陆曙，等.莲心碱与莲心季胺碱对肾性高血压大鼠左室肥厚逆转作用的比较.南京中医药大学学报，2008，24(5)：327

[7]陆曙，等. 莲心碱对高血压大鼠左室肥厚及心肌肌浆网中钙泵活力的影响. 江苏中医药，2006，27(2)：59

[8]张京梅，等.莲子心总生物碱的提取分离及药效学初步研究.中国实验方剂学杂志，2009，15(6)：26

[9]王瑞芳，等.莲子心提取物抗心律失常作用及其急性毒性研究.中草药，2008，39(3)：413

[10]李贵荣，等.甲基莲心碱对离体兔心肌的影响.中国药理学报，1988，9(2)：139

[11]李贵荣，等.甲基莲心碱对豚鼠心肌电－机械活动的影响.中国药理与毒理学杂志，1987，(4)：268

[12]李贵荣，等.甲基莲心碱对兔窦房结和培养的乳鼠心肌细胞跨膜电位的影响.中国药理学报，1989，10(4)：328

[13]王嘉陵，等.洛土辛对离体心肌的正性肌力作用及机制.同济医科大学学报，1999，28(5)：385

[14]邓德明，等.莲心碱对局灶性脑缺血大鼠血清中LDH和SOD的影响.中药药理与临床，2007，23(2)：17

[15]余万桂，等. 莲心碱对大鼠脑缺血再灌注损伤血清中IL-1、TNF-a 的影响.长江大学学报，2008，5(4)：1

[16]余万桂，等.莲心碱对大鼠局灶性脑缺血的保护作用.长江大学学报，2006，3(3)：213

[17]潘扬，等.莲子心降血糖活性作用部位的筛选研究.南京中医药大学学报，2005，21(4)：243

[18]葛敏，等.甲基莲心碱与牛磺酸对肾性高血压大鼠血压及糖耐量的影响.中国药学杂志，1995，30(12)：721

[19]王辉，等.莲心碱对实验性高脂血症大鼠血脂及脂质过氧化的影响.天然药物研究与开发，2005，17(6)：722

[20]冯友梅，等.甲基莲心碱抑制氧化极低密度脂蛋白的形成及其生物学效应.同济医科大学学报，1999，28(2)：89

[21]胡彩英，等.甲基莲心碱对氧化低密度脂蛋白导致平滑肌细胞脂质堆积和增殖的影响.华中医学杂志，2006，30(5)：401

[22]汤国想，等. 异莲心碱对百草枯诱导的小鼠急性肺损伤及肺纤维化的保护作用.中国药理学与毒理学杂志，2007，21(6)：469

[23]唐小卿，等. 甲基莲心碱对耐阿霉素人乳腺癌细胞凋亡抗性的影响.中国药理学通报，2003，19(4)：462

[24]石书红，等.甲基莲心碱对长春新碱诱导人胃癌细胞凋亡的影响.中国药理学通报，2003，19(8)：928

[25]王春燕，等.甲基莲心碱对长春新碱抗肿瘤作用的影响.医学临床研究，2004，21(8)：858

[26]刘丽忠，等.甲基莲心碱对移植至裸鼠的增生性瘢痕胶原和酸性粘多糖合成的影响.江西医学院学报，2003，43(3)：19

[27]刘丽忠，等.甲基莲心碱对增生性瘢痕成纤维细胞整合素β1和整合素α3亚型mRNA表达的影响. 江西医学院学报，2009，49(2)：6

[28]熊玉卿，等.甲基莲心碱对有机磷中毒小鼠胆碱酯酶的重活化作用.中国药理学通报，2001，17(6)：672

[29]邵维棠.牙痛秘方——莲心冰糖饮.中成药研究，1984，(3)：45

[30]唐先玲，等. 复方莲子心制剂对微循环的影响.微循环学杂志，1995，5(4)：39

[31]周桂珍，等.中西医结合治疗老年前列腺炎93例.陕西中医，1994，15(4)：157

莪 术 Curcumae Rhizoma e zhu

本品为姜科植物蓬莪术 *Curcuma phaeocaulis* Valeton、广西莪术 *Curcuma kwangsiensis* S.G.Lee et C.F.Liang 或温郁金 *Curcuma wenyujin* Y.H.Chen et C.Ling 的干燥根茎。味辛、苦,性温。有行气破血、消积止痛功能。用于癥瘕痞块、瘀血经闭、胸痹心痛、食积胀痛等。

【化学成分】

莪术中含有两大类成分,即挥发油(1%~2.5%)和姜黄素类。莪术中含挥发油约为2%左右,油中的主要成分为莪术醇、β-榄香烯(β-elemene)、蓬莪术环氧酮(zederorone)、蓬莪术酮、蓬莪术环二烯、姜黄醇酮、姜黄环氧奥烯醇等半萜烯类[1]。姜黄素类为二苯基庚烃类成分(diarylheptanoids),有酚性和非酚性之分。现已分离并鉴定出20余个姜黄类化合物,其中姜黄素(curcumin)、去甲氧基姜黄素(demethoxycurcumin)和双去甲氧基姜黄素(bisdemethoxycurcumin)是最为常见的3种[2,3]。

【药理作用】

1. 增强免疫 莪术水煎液(100%)给小鼠灌胃0.5 mL/只 10 d 可明显提高小鼠的免疫功能,小鼠抗体产生能力、ConA 激发的 T 淋巴细胞增殖反应以及 IL-2 的产生能力均有明显提高。莪术可促进 IL-2 的分泌,使 T、B 淋巴细胞大量增殖,从而提高机体免疫力[4]。莪术油对环磷酰胺引起的小鼠骨髓嗜多染红细胞(PCE)微核率(MNR)骤增以及外周血白细胞值、红细胞值和血红蛋白值的降低均有显著的抑制或缓解功效,提示莪术油能增强瘤细胞的免疫原性和机体免疫力,对肿瘤有辅助治疗作用[5]。

用莪术油处理艾氏腹水癌瘤苗 L615 系小鼠,能使部分免疫组的小鼠耐受105个 L615 细胞的攻击而长期存活,超过未处理的该系小鼠耐受力1000倍,这种免疫保护作用有一定稳固性。病理发现,有密集的小淋巴细胞围绕癌细胞,淋巴窦中有大量的窦细胞增殖,给予莪术血液中淋巴细胞显著升高,提示宿主有明显的免疫反应[6]。

2. 抗肿瘤 莪术油明胶微球经肝动脉灌注对大鼠移植性肝癌有较好的疗效,大鼠平均肿瘤生长抑制率为94.5%,平均生命延长率为117.9%[7]。复制100只大鼠移植性肝癌模型,经胃、十二指肠动脉至肝固有动脉灌注莪术油 10 mg/kg 及高、低剂量莪术油微球 10 mg/kg 和 5mg/kg。高、低剂量莪术油微球治疗组大鼠的肿瘤生长率均受到显著抑制(1.23%±0.66%、4.86%±1.47%),肿瘤坏死以重度为主,生存时间亦明显延长(25.50±3.89 d、22.70±3.92 d)。莪术油微球的作用优于莪术油或空白微球[8]。浓度为 4 mg/mL 的莪术油给小鼠腹腔注射 0.2 mL,可明显抑制宫颈癌细胞的端粒酶活性和诱导肿瘤细胞凋亡,并有一定的剂量依赖性;莪术油联合 α-2b 干扰素比单独莪术油效果好。α-2b 干扰素与莪术油联合使用对抑制宫颈癌细胞增殖有协同效应[9]。

莪术注射液对 K562 细胞不仅具有强大的增殖抑制作用,而且明显诱导 K562 细胞凋亡,有可能成为一种新的有效的抗白血病药物[10]。莪术在体外对 H22、K562、Yac-1 三种肿瘤细胞的抑制率分别为:33.2%、42.7%、37.0%[11]。

莪术醇和莪术油都可抑制 HepG2 细胞增殖和诱导 HepG2 细胞凋亡。莪术醇 81 mg/L 剂量组的 VEGF mRNA 表达量明显减少,莪术醇 27、81 mg/L 剂量组的 COX-2 mRNA 的表达量明显减少。其机制可能是通过抑制 HepG2 细胞、COX-2 和 VEGF 基因表达而发挥作用[12]。莪术油对小鼠肝癌 HepA 的抑瘤率分别为52%和51%。经莪术油作用过的小鼠 HepA 肝癌细胞的PCNA 阳性指数(PCNA-PI)为30±4(对照组40±6),可能是莪术油抑制小鼠肝癌生长的机制之一[13]。莪术挥发油及其中3种主要成分莪术烯醇、莪术酮和异莪术烯醇(10.0、1.0、0.1 g/mL)能明显抑制肝癌细胞和子宫内膜癌细胞增殖[14]。莪术油 0.1、0.2、0.4 g/L 与肝癌细胞株 SMCC7721、胃癌细胞株 NKM-45 共同温孵 5 d,反应细胞代谢活动的 ATP 含量明显下降,对 NKM-45 的存活率也有明显的抑制作用。提示莪术油有抗肿瘤细胞增殖活性[15]。

用 260 μmol/L 榄香烯培育 K562 细胞,流式细胞仪检测到逐渐增强的凋亡峰,电泳发现明显的阶梯状条带,电镜观察到染色体聚集、凋亡小体。说明榄香烯诱导人白血细胞 K562 细胞凋亡[16]。

3. 抗血栓和改善血液流变性 莪术油注射液(0.1g/mL) 术前 3d 至术后 14d 给大鼠腹腔注射40 mg/kg，对大鼠颈动脉球囊导管损伤所致的胶原聚集有明显的抑制作用，有防止血管成形术后再狭窄的作用[17]。5%、10%、20%莪术混悬液给血瘀大鼠灌服，全血黏度高、中切变速率显著降低，还能延长正常小鼠血凝时间，对血瘀大鼠和正常小鼠有活血化瘀作用[18,19]。

4. 镇痛 莪术不同炮制品都有一定程度的镇痛作用，其中以醋炙莪术镇痛作用强而持久[20]。

5. 增强记忆 莪术油注射液 5、10、20 mg/kg 腹腔注射，能改善慢性低氧导致的大鼠学习和记忆能力下降。可能的机制是：①通过增加血清和海马组织 SOD 活性，减少 MDA 含量以及降低海马组织钙超载，继而达到减少自由基产生和保护神经元细胞膜的作用。②通过增加海马及胞膜上 P-CaMKII 表达改善低氧大鼠学习和记忆[21]。

6. 抗病原微生物 莪术挥发油体外试验，具有抑制金黄色葡萄球菌、溶血性链球菌、大肠杆菌、伤寒杆菌、霍乱弧菌等，其中脂溶部分三个单体对红色发癣菌酵母及里曲菌等有高度的抑制活性，其中主要有效成分是对—甲氧基肉桂酸乙酯，为一种广谱抗真菌成分。但对 G^+性菌和 G^-性菌均无明显抑制作用[6]。

7. 抗病毒 0.5%莪术油可以有效治疗患 RSV 肺炎的棉鼠和小白鼠。体外试验证明，莪术油对 RSV 病毒所致的细胞病变有抑制作用，其半数有效浓度(IC_{50})为 0.0116 mg/mL，治疗指数为 82.129[22]。

8. 抗突变 莪术醇提物剂量在原药重 0.15~30.0 g/mL 的范围内，均未见有致突变性。莪术醇提物具有明显抑制 2–氨基芴(2–AF)诱导鼠伤寒沙门菌回复突变作用，并具有明显的剂量效应关系。提示莪术对化学物质的致突变性有一定的抑制作用[23]。

9. 抑制细胞增殖 10%莪术液对人眼结膜成纤维细胞生长有极显著的抑制作用，而 5%莪术液则对细胞生长无抑制作用。提示莪术可作为抗青光眼滤过性手术的辅助用药，预防成纤维细胞增殖导致的手术失败[24]。

10. 药代动力学 给大鼠灌胃 ^3H–莪术醇后，胃肠吸收迅速而完全，5min 血中即可测到本品，15min 达到血药峰浓度，可维持 1 h 左右，$T_{1/2}$ 为 11.5 h。其体内分布以肝肾为最多，也透过血脑屏障，主要从尿中排泄。胆汁中排泄时，存在肝肠循环。静脉注射后，药动学特征为开放二室模型，$T_{1/2\alpha}$ 为 33 min，$T_{1/2\beta}$ 为 12.5 h。提示本品在体内迅速分布，在体内消除速度较慢。为本品脂溶性强，与脂肪组织亲和力大，给药后 4 h 仍维持较高水平。灌胃 72 h，从大鼠尿、粪便排出量分别为口服量的 48.63%和 6.77%，静注后分别为 54.75%和 14.35%[6]。

11. 毒性 莪术提取物无局部刺激和体内溶血作用。小白鼠灌胃 LD_{50} 为 147.0 g/kg，肌肉注射 LD_{50} 为 55 g/kg，小白鼠最大耐受量及最小致死量分别为 48 及 49 g/kg，连续用量 6 d 未见有蓄积作用[6]。

【临床应用】

1. 恶性肿瘤 温莪术制剂应用于早期宫颈癌，临床治愈率为 34%，有效率达 77%。温莪术挥发油制剂全身用药，治疗卵巢癌、恶性淋巴瘤、肺癌和肝癌也有一定疗效。

莪术中提取抗癌有效成分榄香烯，采用肝动脉灌注给药治疗 11 例原发性肝癌，1 例治疗后肿块缩小大于 50%，1 例肿块缩小约 30%，2 例肿块无明显继续增大，其于 7 例肿块继续增大。临床未见榄香烯对造血系统和肝肾功能有不良影响[25]。

28 例大肠癌术后肝转移患者采用 100%莪术油 1 mL、超液化碘 10 mL 行灌注栓塞治疗，每 4 周重复 1 次，每 2 次为 1 个疗程，配合口服中药甘露消毒丹加减。结果 6 例达到部分缓解，13 例稳定，9 例进展，缓解率为 21.5%，且无 1 例患者发生肝肾功能损害、骨髓抑制等并发症[26]。对受试 13 例实体瘤术后患者进行自体瘤苗接种，检测其治疗前后 CD_3^+、CD_4^+、CD_8^+水平及 NK 细胞活性。经自体瘤苗治疗后，其 NK 细胞的活性、CD_3^+、CD_4^+、CD_8^+水平与自身治疗前比有显著性差异，与对照组比也有显著性差异，生存质量也有明显提高。表明，莪术醇瘤苗生物治疗能明显提高胃癌患者的细胞免疫功能，增强肿瘤综合治疗效果，提高生存质量[27]。

2. 脘腹胀痛 常配合三棱及消食健胃药，用于饮食积聚、胃脘胀痛有一定的疗效[6]。

3. 神经性皮炎 用复方莪术注射液肌肉注射或曲池、血海穴位注射，治疗神经性皮炎 48 例，治愈 21 例，治愈率 62.5%，总有效率 81.25%。该液对播散性皮炎的疗效显著[6]。

4. 冠心病 用莪红注射液(含莪术、红花)治疗冠心病 50 例，显效24 例，改善 8 例;43 例心电图异常者，显效 11 例，改善 17 例，总有效率 65.1%，全血黏度、血浆比黏度和红细胞电泳时间较治疗前明显改善[6]。

5. 慢性咽炎 应用莪术注射液行咽后壁黏膜下注射治疗慢性咽炎 60 例，有效率 94%，治愈率 68.3%，疗效显著。提示局部给药治疗慢性咽炎比全身用药有显著的优越性[28]。

6. **病毒性心肌炎** 对于确诊为小儿病毒性心肌炎的93例患儿，随便分成两组，对照组44例（常规治疗）和治疗组49例用莪术油葡萄糖注射液治疗。结果：治疗组痊愈12例，显效18例，有效4例。对照组痊愈8例，显效12例，有效1例。两组之间差异显著。心肌酶学、心功能改善等治疗组均优于对照组，病程明显缩短，提示莪术油除对心肌细胞病毒有直接抑制作用外，还有活血化瘀，改善患儿微循环的作用[29]。

7. **成人型多囊肾** 诊断为多囊肾的患者39例，给予莪术三黄汤，每日1剂，疗程3个月，加用0.1%莪术油250 mL静点，每日1次，30 d为1个疗程。对重症患者给予对症和支持疗法。结果：显效22例（56.4%），有效15例（38.5%），无效2例（5.1%），总有效率为94.9%[30]。

8. **急性上呼吸道感染** 诊断为急性上呼吸道感染患儿50例用莪术油葡萄糖注射液治疗。结果在退热及临床症状改善时间上有显著疗效[31]。EB病毒感染者68例，用莪术油静脉点滴治疗，体温恢复正常时间3~14 d，平均4.9 d[32]。使用莪术油注射液治疗病毒性疾病共400例，其中上呼吸道感染202例，肺炎75例，脑炎40例，肠炎56例，腮腺炎18例，心肌炎9例，疗效满意[33]。

9. **流行性腮腺炎** 治疗组72例患儿注射莪术油，对照组56例患儿注射利巴韦林。结果治疗组：退热时间（t=4.26）、腮腺及颌下腺完全消肿时间（t=4.81）、并发睾丸炎及附睾炎完全消肿时间（t=3.63，与对照组比较差异显著。治疗7 d后血淀粉酶（t=30.95，差异均有显著性。莪术油治疗流行性腮腺炎临床效果明显优于利巴韦林[34]。

10. **麻疹** 麻疹初期患儿35例，在对症及支持疗法的基础上，加用莪术油静滴，每日1次，直至恢复期。结果：莪术油治疗组在减少发热天数、缩短出疹期、减少并发症及缩短病程方面均有显著疗效。麻疹早期应用莪术油治疗可明显减轻麻疹毒血症症状，值得推广应用[35]。

11. **肾综合征出血热** 98例肾综合征出血热患者采用莪术油葡萄糖注射液250 mL静滴，每日1次，连用2~3 d，黄芪注射液30 mL加入10%葡萄糖250 mL中静滴，每日1次，直到恢复期。结果、治疗组治愈84例，好转12例，治愈率为93.9%，总有效率为98.0%[36]。

12. **抗早孕** 将30%莪术油制剂3~5 mL经导管导入妊娠35~50 d子宫腔内，注药前1 d和当天各肌注丙睾100 mg。住院观察5~7 d。结果观察的38例中，除中断观察11例外，其余27例，7 d内完全流产和不完全流产清宫者共24例，有效率为88.89%，无效3例，占11.11%。病理检查为全部蜕膜均呈退行性变，绒毛仅1例无病变[37]。

13. **其他** 用复方莪术油栓治疗细菌性阴道炎[38]，用复方莪术油栓治疗真菌性阴道炎[39]，用莪术油霜剂治疗真菌性银屑病等都取得良好的治疗效果[40]。

（周玖瑶　吴俊标）

参考文献

[1]国家中医药管理局《中华本草》编委会.中华本草.上海：上海科学技术出版社，1999：262

[2]崔晶，等.姜黄素的研究进展.中南药学，2005，23（2）：152

[3]彭炳先，等.HPLC法测定姜黄、莪术、郁金中三种姜黄色素的含量.中药材，2004，27（11）：813

[4]李法庆，等.莪术对小鼠免疫功能影响的研究.时珍国医国药，2006，17（8）：1482

[5]薄芯，等.沙参、砂仁、猪苓、莪术和鸡血藤对环磷酰胺毒副反应影响的实验研究.中国中医药科技，1997，4（3）：153

[6]王本祥.现代中药药理学.天津：天津科学技术出版社，1997：907

[7]邓嵘，等.肝动脉灌注莪术油明胶微球对荷瘤大鼠的抗癌活性.沈阳药科大学学报，2000，17（3）：197

[8]吴万垠，等，经肝动脉灌注莪术油微球对大鼠移植性肝癌的治疗作用.中华肝脏病杂志，2000，8（1）：24

[9]宋利琼，等.莪术油联合干扰素对小鼠宫颈癌端粒酶活性和细胞凋亡的影响.上海中医药杂志，2006，40（7）：68

[10]王汉平，等.莪术注射液抑制K562细胞增殖及诱导其凋亡的研究.浙江中西医结合杂志，2000，10（7）：386

[11]江芳，等.当归补血饮、莪术对体外H22、K562、Yac-1细胞作用的研究.大连医科大学学报，2000，22（1）：50

[12]唐渊，等.莪术提取物对肝癌细胞系HepG2的抗癌作用及机制研究.中国药理学通报，2007，23（6）：790

[13]石灵春，等.莪术油对小鼠肝癌增殖细胞核抗原的影响.世界华人消化杂志，1999，7（2）：156

[14]彭炳先，等.蓬莪术挥发油及其中3种成分抗肝癌和子宫内膜癌的研究.华西药学杂志，2007，22（3）：312

[15]湛学军，等.发光法分析莪术油等中药对肝、胃癌细胞增殖活性抑制作用的实验研究.中国肿瘤临床，2007，34（1）：30

[16]袁静，等.榄香烯诱导人白血病K562细胞凋亡.中药药理与临床，1998，14（5）：410

[17]翁书和，等.莪术油抑制大鼠血管形成后胶原积聚作用的研究.中医药学刊，2003，21（8）：1244

[18]唐泽耀，等.莪术醇的活血化瘀性实验研究.中药药理

与临床,2003,19(5):15

[19]鲁汉兰,等.莪术炮制后对止痛及活血化瘀作用的影响.中成药,2000,22(2):135

[20]刘贤铭,等.炮制对莪术镇痛作用的影响.时珍国医国药,2000,11(8):682

[21]孙臣友,等.莪术油注射液对慢性低氧大鼠学习与记忆的影响.生理学报,2008,60(2):228

[22]刘菊华,等.莪术油对呼吸道合胞病毒性肺炎的治疗作用.预防医学文献信息,2000,6(3):204

[23]李应东,等.中药莪术拮抗致突变作用的初步研究.中国优生与遗传杂志,1999,7(1):22

[24]张金凤,等.莪术体外抑制成纤维细胞生长的初步研究.滨州医学院学报,1997,20(2):113

[25]易成,等.榄香烯肝动脉灌注给药治疗原发性肝癌.中药药理与临床,1998,14(2):44

[26]陈春永,等.莪术油肝动脉灌注栓塞治疗继发性肝癌28例疗效观察.新中医,2003,35(3):23

[27]徐立春,等.莪术醇瘤苗生物治疗胃肿瘤13例.肿瘤学杂志,2007,13(4):303

[28]韩斌,等.莪术液咽部注射治疗慢性咽炎60例.陕西中医,1999,20(11):487

[29]李俊生.莪术油合黄芪治疗小儿病毒性心肌炎疗效观察.中医研究,2000,15(4):168

[30]苑朝升.莪术三黄汤加莪术油静滴强化治疗成人型多囊肾39例.实用医药杂志,2000,13(4):13

[31]容翠莲.莪术油与利巴韦林治疗小儿上呼吸道感染对比研究.时珍国医国药,1999,10(7):534

[32]李应东,等.莪术对小鼠骨髓嗜多染红细胞微核及骨髓细胞SCE频率的影响.中国优生与遗传杂志,1996,4(1):44

[33]李艳青,等.莪术油注射液治疗病毒性疾病400例.安徽中医临床杂志,1998,10(1):15

[34]程国平,等.莪术油治疗流行性腮腺炎的临床对照试验.药物流行病学杂志,1999,8(4):203

[35]崔建华,等.莪术油治疗麻疹35例疗效观察.临沂医专学报,1999,21(2):115

[36]顾兴江,等.联用莪术油葡萄糖注射液与黄芪注射液治疗肾综合征出血热疗效观察. 中国中西医结合急救杂志,1999,6(12):544

[37]安一心,等.复方莪术油抗早孕临床试用38倒效果观察.中草药,1985,16(10):30

[38]舒焰红.复方莪术油栓治疗细菌性阴道病合并念珠菌性阴道炎的疗效.广东医学,2005,26(8):1411

[39]王学杰,等.复方莪术油栓与眯康唑栓治疗真菌性阴道炎疗效观察.吉林中医药,2002,22(5):24

[40]宋智琦,等.外用莪术油霜剂治疗银屑病.中华皮肤科杂志,1998,31(21):124

荷 叶 Nelumbinis Folium he ye

本品为睡莲科植物莲 *Nelumbo nucifera* Gaertn.的干燥叶。味苦,性平 。具有清暑化湿,升发清阳,凉血止血功能。用于暑热烦渴、暑湿泄泻、脾虚泄泻、血热吐衄、便血崩漏。荷叶炭收涩化瘀止血。用于出血症及产后血晕。

【化学成分】

1. 生物碱 单苄基异喹啉类:亚美罂粟碱(armepavine)、N-甲基异衡州乌药碱(N-methylisococlaur-ine)和N-甲基衡州乌药碱(N-methylcoclaurine)[1-3]。阿朴啡类:N-去甲基荷叶碱 (N-Nornuciferine)、N-去甲基亚美罂粟碱(N-Norarmepavine)和 2-羟基-1-甲氧基阿朴啡(2-hydroxy-1-methoxyaporphine)等[3]。去氢阿朴啡类:去氢荷叶碱(dehydronuciferine)和去氢莲碱(dehydroroemerine)[2]。

2. 黄酮 荷叶中主要有荷叶苷、槲皮素(quercetin)和异槲皮素(isoquercitrin)等[4]。

3. 有机酸 在荷叶中检出酒石酸(tartaric acid)、柠檬酸(citric acid)、苹果酸(malic acid)和琥珀酸(amber acid)等非挥发性有机酸[5]及没食子酸(gallic acid)、正十八烷酸(stearic acid)、邻羟基苯甲酸(O-hydroxy-benzoic acid)等[6]。

4. 挥发油 荷叶中含有顺-3-己烯醇(40.41%)、反-2-戊烯醇(11.07%)、二苯胺(8.35%)、1-戊-3 烯醇(9.01%)和长叶烯(5.6%)等多种挥发油成分[7,8]。

【药理作用】

1. 调节血脂、抗动脉粥样硬化 荷叶复方制剂按100~300 mg/kg 剂量给小鼠灌胃 1 周后, 腹腔注射75%蛋黄溶液,24 h 后测定血脂。各剂量组血清TC、TG 值与高脂模型组相比均有降低,且成剂量依赖性[9]。荷叶水煎剂按 20 mL/kg 给高脂血症大鼠连续灌胃60 d 后,TC 下降 25.6%、39.3%,TG 下降 18.9%、39.2%[10]。

2. 抑菌 荷叶中的生物碱对大肠杆菌具有抑制作用,最佳抑菌浓度为 0.01146 mg/mL[11]。荷叶提取物对金黄色葡萄球菌,蜡状芽孢杆菌和沙门思伤寒杆菌等病原菌均具有抑制作用,MIC 值小于或等于 8%[12]。

3. 抗氧化、抗衰老　化学发光法研究表明,荷叶提取液对体外氧自由基发生系统：黄嘌呤-黄嘌呤氧化酶体系产生的超氧阴离子及 Fenton 体系产生的羟自由基和过硫酸铵-N,N,N,N,-四甲基乙二胺体系产生的自由基具有清除作用,并能显著延长果蝇的寿命[13]。荷叶黄酮按 30~60 mg/kg 剂量给衰老模型小鼠灌胃 30 d，荷叶黄酮可显著提高衰老模型小鼠血 SOD,CAT 和 GSH-PX 活性，显著降低衰老模型小鼠血浆、脑匀浆及肝匀浆中 LPO 的含量[14]。

4. 保护心肌　荷叶黄酮对大鼠心肌缺血再灌注损伤具有保护作用，对心肌缺血再灌注损伤大鼠按 60 mg/kg 进行治疗。苏木精-伊红染色结果显示水肿明显减轻，免疫组织化学法测定表明 Bax 蛋白和 Caspase-3 蛋白表达均明显降低,Bcl-2 蛋白表达明显升高[15]。

5. 抑制脂肪酶、减肥　荷叶黄酮对胰脂肪酶具有抑制作用,其半抑制率为 0.0076 mg/mL[16]。荷叶碱通过抑制细胞内胆固醇的合成,抑制胆固醇酯酶的活性升高[17]。荷叶总碱按 5.25~10.7 mg/kg 对肥胖高脂大鼠进行治疗,结果表明荷叶总碱明显抑制肥胖大鼠的体重增长,且可使肥胖高脂大鼠 TC、TG 及 AI 下降[18]。

6. 止血　将荷叶生品和荷叶炭按 2 g/kg 给小鼠灌胃,眼窝取血测定凝血时间。结果表明,荷叶及炮制后均可止血,且炮制后止血效果增强[19]。

7. 控制胆结石　荷叶黄酮按 0.4 g/d 剂量喂食胆囊结石新西兰兔,喂养 5 周后进行检测,荷叶提取物可改善血脂水平,降低肝脏 APN 和血清 LAP 表达,防止胆囊胆固醇结石的生成[20]。

8. 毒性　荷叶水提取物按 5000 mg/kg 进行灌胃，测定结果表明荷叶水提取物 LD_{50} 及可信限为 MTD>5000 mg/kg[21]。

【临床应用】

1. 脂肪肝　62 例脂肪肝患者随机分为 2 组,35 例以荷叶汤(荷叶等)联合肝病治疗仪治疗,对照组 27 例给予护肝片、绞股蓝胶囊,疗程均为 1 个月。总有效率,治疗组为 88.57%,对照组为 55.56%,联合治疗可明显改善肝功能、降低血脂水平[22]。136 例脂肪肝患者随机分组,对照组(66 例)采用血脂康胶囊等综合治疗,治疗组(70 例)在对照组基础上,加服荷叶降脂护肝汤。3 个月为 1 个疗程,连续 2 个疗程。治疗组总有效率、临床痊愈率、显效率、有效率均高于对照组[23]。

2. 血脂异常　30 例高脂血症患者,服用荷叶水提物制作的胶囊,4 粒/次,3 次/d。服荷叶胶囊组调脂后血清 TC、TG、LDL-C 的平均水平明显低于调脂前,而 HDL-C 明显升高,与洛伐他汀组的效果十分相近。荷叶水提物有显著的调脂功效[24]。

3. 重症急性胰腺炎　35 例重症急性胰腺炎患者,随机分为对照组 15 例,观察组 20 例。解毒通肺散涂于上腹部,外敷荷叶固定。观察组腹胀、腹痛消失时间、肠鸣音恢复和首次排便时间均较对照组明显缩短,每日排便次数明显增多[25]。

4. 乳糜尿　120 例乳糜尿患者服用黄芪荷叶分清汤,每日 1 剂,2 次早晚温服,连用 1 个月。痊愈 70 例,乳糜尿试验阴性,乳糜尿消失,尿常规检查全部正常,且持续半年以上[26]。

5. 化脓性中耳炎　化脓性中耳炎患者先用 3%双氧水洗涤患侧外耳道,将脓性分泌物清除干净,加以取金丝荷叶汁滴耳,每次 2~3 滴,每日 3~4 次。可迅速止痛、退热,3~4 d 治愈。慢性患者平均 6~10 d 治愈[27]。

6. 血小板减少性紫癜　39 例血小板减少性紫癜患者用荷叶茅仙汤治疗,用药 7 d 至 1 个月后，临床治愈(青紫斑点及全身症状消失,实验室指标恢复正常)31 例,总有效率为 97.4%。该方药简意赅,轻灵不收涩,尤其适宜治疗小儿紫癜[27]。

7. 高脂血症　70 例高脂血症患者,服用自拟荷叶降脂汤,每日 1 剂,2 个月为 1 个疗程。结果,治疗组的血脂水平、临床疗效、停药后复发率均明显优于对照组(非诺贝特)[28]。

（张郑瑶　周秋丽）

参考文献

[1]刘淑萍,等.荷叶化学成分及药理作用研究进展.河北医科大学学报,2003,25(4):254

[2]Kunitomo J.Alkaloids of Nelumbo Nucifera. *Phytochem*, 1973,12(9):699

[3]国友颖一,等.莲的研究(VI)古莲的生物碱.药学杂志,1964,84(11):1141

[4]Nagarajan S,et al.Chemical examination of the flowers of Nelumbium speciosum wild. *Current Science*,1966,35(7):176

[5]许嘉祥.纸上层析法测定植物组织中非挥发性有机酸.化学学报,1957,23(1):201

[6]李志诚,等.荷叶化学成分的研究.中草药,1996,27(增

刊):50

[7]傅水玉,等.荷叶香气的成分研究(I).荷叶天然香气成分的分析.北京大学学报(自然科学版),1993,28(3):157

[8]傅水玉,等.荷叶香气的成分研究(II).荷叶天然香气成分的分析.北京大学学报(自然科学版),1993,28(6):699

[9]金晶,等.复方荷叶制剂调节血脂作用的研究.江西中医学院学报,2008,20(5):69

[10]陶波,等.荷叶水煎剂对高脂血症大鼠血脂及血液流变学的影响.中医药学报,2000,6:55

[11]王建涛,等.荷叶和黄藤中的生物碱对大肠杆菌代谢作用的微量量热法研究.枣庄学院学报,2006,23(5):47

[12]纪丽莲.荷叶中抑菌成分的提取及其抑菌活性的研究.营养卫生,1999,8:64.

[13]肖华山,等.荷叶对体外氧自由基的清除作用及其对果蝇寿命的影响.中国老年学杂志,1996,12(16):373

[14]宗灿华,等.荷叶黄酮抗衰老作用研究.中国食物与营养,2008,10:52

[15]纪冰,等.荷叶黄酮对大鼠心肌缺血再灌注损伤的保护作用.齐鲁医学杂志,2009,24(6):515

[16]霍世欣,等.荷叶黄酮化合物对胰脂肪酶抑制作用的研究.天然产物研究与开发,2008,20:328

[17]韩晓,等.荷叶碱对bel-7402细胞胆固醇代谢的影响.现代生物医学进展,2008,8(9):1628

[18]涂长春,等.荷叶生物总碱对肥胖高脂血症大鼠减肥作用的实验研究.江西中医学院学报,13(3):120

[19]顾瑶华,等.荷叶炭饮片的止血作用研究.西北药学杂志,2010,25(1):37

[20]丁佑铭,等.荷叶提取物黄酮对兔胆囊结石形成的影响.武汉大学学报(医学版),2007,28(5):573

[21]喻泽兰,等.荷叶水提取的提取工艺及急性毒性的研究.中医药学刊,2003,21(5):669

[22]连粤湘,等.荷叶汤联合肝病治疗仪治疗脂肪肝35例疗效观察.新中医,2005,37(5):36

[23]谢文,等.荷叶降脂护肝汤治疗脂肪肝的临床研究.中国医药导报,2009,6(28):41

[24]关章顺,等.荷叶胶囊对人体血脂异常的调脂作用研究.心血管康复医学杂志,2003,12(4):294

[25]费景兰,等.荷叶在重症急性胰腺炎中药外敷治疗中的护理应用.光明中医,2009,24(2):357

[26]殷俊,等.黄芪荷叶分清汤治疗乳糜尿.湖北中医杂志,2003,25(11):40

[27]李小嘉,等.运用王静安荷叶茅仙汤治疗小儿血小板减少性紫癜39例.四川中医,2007,25(3):79

[28]金涛,等.自拟荷叶降脂汤治疗代谢综合征高脂血症的疗效观察.中国中西医结合急救杂志,2009,16(5):310

桂枝 Cinnamomi Ramulus gui zhi

本品为樟科植物肉桂 *Cinnamomum cassia* Presl 的干燥嫩枝。味辛、甘,性温。有发汗解肌,温通经脉,助阳化气,平冲降气等功能。用于风寒感冒、脘腹冷痛、血寒经闭、关节痹痛、痰饮、水肿、心悸、奔豚等症。

【化学成分】

1.挥发油 主要有效成分为挥发油,含量 0.43%~1.35%,油中主成分为桂皮醛(cinnamaldehyde),约占挥发油中 62.29%~78.75%[1]。有报道从桂枝挥发油中鉴定了 44 个成分,其中含量较多的有:桂皮醛 (cinnamic aldehyde)62.4%、1-甲氧基-4-(1-丙烯基)-苯 12.35%、桂皮酸 (cinnamic acid)4.52%等[2]。广东产桂枝含挥发油 0.9%,鉴定了 37 个成分,其中主要成分3-苯基-2-丙烯醛(3-phenyl-2-propenal)占 87.59%[3]。另报道广东产桂枝挥发油的 49 个成分中含量在 1%以上的有 12 个,而桂皮醛达 83%[4]。广西产桂枝挥发油的 44 个成分中主含桂皮醛 64.57%、邻甲氧基桂皮醛 12.72%和反式桂皮醛 3.19%等。桂枝和肉桂挥发油中主成分均为桂皮醛,并均含有较多的苯甲醛、反式茯醇、苯丙醛、反式桂皮醛等,但肉桂挥发油中 10 种成分在桂枝油中未检出,而桂枝挥发油中 16 种成分在肉桂油中未检出[5]。

2. 其他 桂枝尚含有香豆素(coumarin)、β-谷甾醇、原儿茶酸(protocatechuic acid)等[6]。桂枝和肉桂在化学组成上基本相同,化学成分系统预试表明,桂枝和桂通(肉桂较粗大的枝皮)均含有酚类、有机酸、鞣质、糖、多糖、苷、甾体、挥发油等成分,而不含生物碱、氨基酸、多肽、蛋白质、黄酮、蒽醌、皂苷、油脂等成分[7]。

【药理作用】

1. 调节体温 挥发油中主成分桂皮醛 125 和250 mg/kg 腹腔注射或 500 mg/kg 灌胃,可使小鼠正常体温明显下降,125 mg/kg 腹腔注射对伤寒副伤寒菌苗所致小鼠发热也有明显解热作用[8]。桂枝水煎剂 10 g/kg 灌胃，对背部皮下注射 20%啤酒酵母混悬液 10 mL/kg 致热的大鼠有显著的解热作用[9]。桂枝水煎剂 4.25、2.12 和 1.06 g/kg 灌胃，对背部皮下注射 3%鲜酵母混悬液 20 mL/kg 致热的大鼠有显著的解热作用，对静脉注射安痛定 1.43 mL/kg 造成体温低下模型的大鼠有显著的体温回升作用，表明桂枝对体温有双向调节作用[10]。

2. 镇痛　桂皮醛 125、250 及 500 mg/kg 灌胃，对醋酸所致小鼠扭体反应有显著抑制作用；而 500 mg/kg 腹腔注射对小鼠压尾所致疼痛无明显抑制作用[8]。桂枝水煎剂 40 和 20 g/kg 灌胃，对小鼠醋酸扭体反应也有显著抑制作用[9]。上述实验表明桂枝有较弱的镇痛作用。但有报道桂枝对小鼠热致痛和醋酸致痛均有明显的镇痛作用，与颅痛定镇痛效果比较均无显著差异[11]。

3. 镇静、抗惊厥　桂皮醛 250 mg/kg 和 500 mg/kg 灌胃能显著抑制小鼠的自发运动，对抗甲基苯丙胺皮下注射所致的运动亢进；250 mg/kg 腹腔注射或 500 mg/kg 灌胃，使小鼠转棒运动失调，此运动失调能被咖啡因所拮抗；125 mg/kg 和 250 mg/kg 腹腔注射能显著延长环己巴比妥钠对小鼠的麻醉作用时间；50 mg/kg 腹腔注射，家兔脑电图低压快波有增加倾向，对觉醒刺激所致的惊醒波有延长倾向。这些实验表明桂皮醛有明显的镇静和中枢抑制作用[8]。桂皮醛 500 mg/kg 腹腔注射可显著延长小鼠士的宁惊厥的潜伏期及发生死亡的时间；500 mg/kg 腹腔注射和 1000 mg/kg 灌胃能显著减少小鼠烟碱惊厥的发生率和死亡率；对戊四氮惊厥无明显影响[8]。

4. 保护心肌　桂枝蒸馏液 1.5 mL/L 对离体灌流大鼠心缺血/再灌注损伤有明显的保护作用，能降低再灌注室颤发生率，改善心功能，同时伴心肌摄氧量增加。其作用机制可能与抑制心肌缺血再灌注时冠脉流量的减少及心肌细胞乳酸脱氢酶和磷酸肌酸激酶的释放，减少心肌脂质过氧化产物的生成，提高超氧化物歧化酶活力等有关[12]。桂枝煎剂 0.12 g/mL，灌胃 3 周，能抑制心肌细胞凋亡基因 Bax mRNA 表达，使心肌细胞凋亡指数显著下降，表明桂枝能通过调控凋亡基因而抑制心肌细胞凋亡，从而延缓或逆转心肌损害的发生和发展[13]。

5. 抗炎　桂枝挥发油（VORC）0.1、0.05、0.025 mL/kg 灌胃，每天 1 次，连续 3 d，对二甲苯所致的小鼠耳廓肿胀和醋酸所致的毛细血管通透性亢进有明显的抑制作用，对角叉菜胶所致大鼠足肿胀也有明显的抑制作用；VORC 0.1、0.05、0.025 mL/kg 灌胃，每天 1 次，连续 3~5 d，对内毒素（LPS）所致大鼠急性肺炎也有明显的抑制作用；同时对大鼠肺 Toll 样受体 2、4 和 MYD88 基因表达升高有显著抑制作用，从而抑制其下游信号通路，发挥抗炎作用[14,15]。正常大鼠肺组织中 NF-κB P65、磷酸化 IκB-α、TNF-α 和 IL-1β 有微量表达，内毒素（LPS）经尾静脉注射 6 h 后，各指标表达均显著增高，桂枝挥发油 0.05 mL/kg 灌胃 5 d，可使升高的 NF-κB P65、磷酸化 IκB-α、TNF-α 和 IL-1β 含量显著降低。表明桂枝挥发油对急性肺损伤时高度活化的核因子 κB/IκB 信号通路有显著的抑制或拮抗作用。提示，核因子 κB/IκB 信号通路可能是桂枝挥发油抗炎作用的主要机制之一[16]。桂枝 50 mg/kg 灌胃，每天 1 次，连续 4 周，对柯萨奇病毒 B1 诱导的多发性肌炎模型豚鼠有明显的治疗作用，豚鼠的症状、肌酶谱和病理改变明显好转[17,18]。桂枝提取物通过抑制一氧化氮合成酶（iNOS）和环氧合酶-2（COX-2）而使中枢及外周神经系统一氧化氮减少。BV-2 小神经胶质细胞在几种炎症性神经变性疾病发生中起重要作用，在用脂多糖刺激 BV-2 小神经胶质细胞前，用 10 g/mL 桂枝提取物处理，可抑制其相关基因的表达，而发挥抗炎作用[19]。

6. 抗过敏　桂枝大孔树脂 HP-20 纯化物 1.2 mg/mL 的透明质酸酶抑制率为 62.20%，但不如花青素（97.00%）和儿茶素（63.50%）。其 0.4 mg/mL 的羟基自由基清除率为 97.00%，过氧化氢清除率为 73.00%，超氧阴离子清除率为 45.20%[20]。以透明质酸酶抑制率为指标研究，表明桂枝中抗过敏组分为缩合类单宁[21]。

7. 抗氧化　生桂枝、炒桂枝和蜜炙桂枝在体外氧自由基生成系统中，桂枝各炮制品水提取物和醇提取物均具有清除超氧阴离子（O_2^-）的能力；三种桂枝水提取物在清除 O_2^-的能力上无显著性差异，但炒品和蜜炙品的醇提取物清除 O_2^-的能力显著低于生品。桂枝各炮制品水提取物和醇提取物均具有清除羟自由基（·OH）的能力，醇提取物的作用强于水提取物。桂枝炒品和蜜炙品的水提取物和醇提取物清除·OH 的能力均显著低于生品。桂枝各炮制品水提取物和醇提取物均具有抑制羟自由基诱导的小鼠肝脏匀浆脂质过氧化作用，醇提取物的作用强于水提取物。与生品比较，炒品和蜜炙品水提取物和醇提取物抑制脂质过氧化作用有所降低[22]。

8. 抑制黑素生成　10 μg/mL 浓度的桂枝提取物在细胞培养水平对黑素生成有明显的抑制作用，强于 20 μg/mL 浓度的熊果苷。桂枝可以抑制酪氨酸酶

mRNA 表达，减少这种限速酶的蛋白产量，明显抑制酪氨酸酶的氧化活性。实验表明桂枝有很强的抑制黑素产生的作用，其作用是通过抑制酪氨酸酶的基因表达、蛋白合成和氧化活性三方面实现的[23]。

9. 抗菌、抗真菌　桂枝挥发油对金黄色葡萄球菌、大肠杆菌的杀灭率大于 99%，表明其有良好的杀菌效果[24]。肉桂醛(cinnamaldehyde)对黄曲霉、烟曲霉、桔青霉、串珠镰刀菌和毛霉等 22 种条件致病性真菌均有抗菌作用。其最小抑菌浓度(MIC)为 0.0625~1 mg/mL，最小杀菌浓度(MFC)为 0.125~5 mg/mL[25]。电镜下观察，1%肉桂醛液作用 2 h 后菌丝变粗糙、弯曲、欲折、孢子轮廓模糊；3 d 后细胞壁破坏严重、胞浆凝固变性[26]。

10. 药代动力学　给大鼠灌胃桂枝煎剂 7.4 g/kg(内含桂皮酸 7.62×10^{-5} mol/kg 和桂皮醛 1.77×10^{-5} mol/kg)，桂皮酸吸收迅速，并代谢为马尿酸。桂皮醛在胃和小肠中部分转化为桂皮酸，在肝中几乎全部转化为桂皮酸[27]。

11. 毒性　桂皮醛小鼠静脉注射、腹腔注射和灌胃的 LD_{50} 分别为 132、610 和 2225 mg/kg。中毒症状：小剂量时运动抑制，眼睑下垂；大剂量时引起强烈痉挛、运动失调、呼吸急迫，最终麻痹死亡[8]。含芳香水的水煎剂腹腔注射，白昼组全数致死量为 1400 mg/kg，全不致死量为 200 mg/kg，LD_{50} 为 624.7 mg/kg；子夜组全数致死量为 1600 mg/kg，全不致死量 400 mg/kg，LD_{50} 为 773.6 mg/kg，有昼夜差异[28]。

【临床应用】

1. 感冒与流感　以桂枝汤(桂枝、白芍、生姜、大枣、甘草)加味治疗流感 95 例，2~5 剂治愈者 90 例[26]。桂枝汤治疗夏令感冒 42 例，均在 2~3 剂后痊愈[29]。桂枝汤治疗感冒，服药后加衣被取汗可提高疗效，取汗前喝热稀大米汤疗效更好[30]。

2. 神经衰弱　桂枝甘草汤（桂枝和炙甘草等)加减治疗心血管神经衰弱症 103 例，治愈 79 例，显效 16 例，好转 8 例，100%有效[31]。

3. 癫痫　桂芍镇痫片(桂枝、芍药、柴胡等)治疗难治性癫痫患者 36 例，显效率 11 例，好转 15 例，效差及无效 10 例[32]。

4. 冠心病　桂辛滴鼻液(桂枝、辛夷)滴鼻治疗心绞痛发作有良效[33]。在常规治疗基础上给予桂枝茯苓汤(桂枝、茯苓、丹皮等)加减治疗冠心病 25 例，疗程均为 2 周。结果治疗组总有效率 88%，对照组(口服心痛定)为 76%，有显著差异，表明桂枝茯苓汤治疗冠心病有较好疗效[34]。

5. 心律失常　桂枝甘草龙骨牡蛎汤加味治疗心脏早搏 30 例，结果显效 16 例，有效 8 例，总有效率 80%[35]。

6. 低血压　桂枝甘草汤加味(桂枝、炙甘草、人参等)治疗原发性直立性低血压 24 例，显效 9 例，有效 11 例，总有效率 83.3%[36]。

7. 高脂蛋白血症　桂枝茯苓丸加减(桂枝、茯苓、芍药等)治疗高脂蛋白血症 36 例，显效率 73.33%，总有效率 93.34%[37]。

8. 颈椎病　以桂枝加葛根汤(桂枝、白芍、甘草等)治疗颈椎病 48 例，基本治愈 19 例，有效 25 例，无效 4 例[38]。桂枝茯苓丸加味(桂枝、茯苓、桃仁等)治疗神经根型颈椎病 60 例，痊愈 21 例，好转 36 例，总有效率 95%[39]。

9. 类风湿性关节炎　桂枝芍药知母汤（桂枝、白芍药、炙甘草等)治疗类风湿性关节炎 143 例，结果临床治愈 90 例，显效 21 例，有效 23 例，无效 9 例，总有效率93.71%。其中 121 例类风湿因子(RF)治疗后转为阴性，血沉(ESR)、IgG、IgA、IgM 治疗后明显下降[40]。

10. 人流止血　桂枝茯苓胶囊治疗宫内节育器(IUD) 所致子宫异常出血 68 例，治愈 39 例，有效 21 例，总有效率 88.24%[41]。在服用人流药物后加服桂枝茯苓胶囊(桂枝、茯苓、丹皮等)，使出血量显著减少，出血时间显著缩短，完全流产率也显著高于对照组[42-44]。

11. 口腔疾病　将桂枝蒸馏液制成漱口剂用于临床，有抑制菌斑的作用。用药组与对照组相比，菌斑指数明显下降。本品对牙病患者尚有止血、止痛作用，试验组中有 20 例用药前在刷牙、进食时有出血现象，用药后出血减少，龈炎和牙周炎患者疼痛在用药后 2 h 内有缓解作用[45]。

12. 皮肤病　麻桂各半汤治疗风寒伴腹痛型荨麻疹 30 例，结果 20 例痊愈，9 例好转，1 例无效[46]。桂枝芍药知母汤治疗关节型银屑病 46 例，治愈 5 例，好转 34 例[47]。桂枝红花汤(桂枝、红花、党参、黄芪等 9 味)治疗寒冷性多形红斑 70 例，治愈 15 例，显效 22 例，好转 25 例，总有效率 88.5%[48]。

13.其他　桂枝茯苓丸治疗慢性肾炎 98 例，结果完全缓解 71 例，部分缓解 18 例，无效 9 例[49]。桂枝麻黄各半汤治疗慢性肾衰竭皮肤瘙痒症 25 例，总有效率 84%[50]。桂枝龙骨牡蛎汤治疗早泄 46 例，结果痊愈 16 例，有效 25 例，无效 5 例[51]。桂枝人参汤加味(桂枝、白术、生晒参等)治疗过敏性鼻炎 60 例，显效 50 例，有效 10 例[52]。

【附注】

1. 肉桂的叶含挥发油 0.27%~1.38%，油中含桂皮醛 30.39%~71.31%，稍低于桂枝[1]，可开发利用。

2. 大叶清化桂 *Cinnamamum cassia* BL.var.*macrophyllum* Chu，从越南引种，其枝含挥发油 0.36%，叶含 1.96%，枝油中桂皮醛含量为77.34%，叶油中 28.56%[2]，与国产肉桂相似。

（胡 芳 马金凯）

参考文献

[1]赵建国，等.HPlC测定肉桂挥发油中桂皮醛的含量.中草药，1988，19(3)：108

[2]马鹏，等.HRCGC-MS分析中药桂枝挥发油成分.华西药学杂志，1999，14(1)：11

[3]邱琴，等.桂枝挥发油化学成分的GC/MS分析.药物分析杂志，2000，20(4)：248

[4]丁平，等.广东产中药桂枝挥发油成分分析.华西药学杂志，2002，17(3)：175

[5]沈群，等.桂枝、肉桂挥发油化学成分GC-MS分析.中药材，2002，25(4)：257

[6]袁阿兴，等.中药桂枝化学成分的研究.中药通报，1984，9(3)：31

[7]刘林亚.中药桂枝、肉桂化学成分的对比研究.四川中医，2001，19(1)：17

[8]原田正敏，他.桂皮の薬理学的研究(第1報)Cinnamaldehydeの中枢作用.薬学雑誌，1972，92(2)：135

[9]刘林亚.中药桂枝肉桂药理作用的对比研究.四川中医，1998，16(5)：18

[10]陈红，等.桂枝汤及方中单味药对体温双向调节作用的研究.中国实验方剂学杂志，1998，4(1)：13

[11]唐伟军，等.桂枝镇痛效应的药理学研究.郴州医学高等专科学校学报，2003，(4)：19

[12]邹丽琰，等.桂枝蒸馏液对离体灌流鼠心缺血/再灌注损伤的保护作用.北京中医药大学学报，1997，20(2)：22

[13]刘贵京，等.桂枝对MRL小鼠心肌细胞凋亡及Bax mRNA基因表达的影响.中国中医基础医学杂志，2009，15(4)：277

[14]徐世军，等.桂枝挥发油的抗炎作用研究.中药新药与临床药理，2007，18(3)：186

[15]徐世军，等.桂枝挥发油干预LPS致大鼠急性肺炎模型肺Toll样受体2、4和MYD88基因表达的研究.成都中医药大学学报，2008，31(3)：32

[16]沈映君，等.桂枝、荆芥挥发油对大鼠急性肺损伤模型核因子κB信号通路影响的比较.华西药学杂志，2008，23(2)：132

[17]储旭华，等.桂枝治疗多发性肌炎动物模型的实验研究.南京医科大学学报，1998，18(3)：189

[18]储旭华，等.柴胡及桂枝治疗多发性肌炎的实验研究.中国中西医结合杂志，1998，18(3)：356

[19]Hwang SH，et al. Microarray analysis of gene expression profile by treatment of Cinnamomi Ramulus in lipopolysaccharide-stimulated BV-2 cells. *Gene*，2009，443(1-2)：83

[20]滕建文，等.桂枝抗过敏和抗氧化活性的对比研究.食品科技，2008，(7)：259

[21]聂奇森，等.桂枝中抗过敏活性成分的研究.时珍国医国药，2008，19(7)：1594

[22]杨澄，等.炮制对桂枝抗氧化作用的影响.中成药，2001，23(3)：183

[23]吴艳，等.中药桂枝抑制黑素生成的作用机制研究.中国皮肤性病学杂志，2006，20(1)：10

[24]万里江，等.桂枝挥发油的提取及抗菌试验的考察.海峡药学，2008，(12)：36

[25]张文娟.肉桂醛抗条件致病性真菌作用的研究.临床皮肤科杂志，1995，(4)：219

[26]张文娟.肉桂醛抗黄曲霉作用及超微结构观察的研究.北京医科大学学报，1995，27(5)：374

[27]Chen Y，et al. Pharmacokinetics and bioavailability of cinnamic acid after oral administrationof Ramulus Cinnamomi in rats. *Eur J Drug Metab Pharmacokinet*，2009，34(1)：51

[28]何裕民，等.桂枝半数致死量的昼夜差异规察.中药通报，1988，13(12)：49

[29]凌方明.桂枝汤治疗夏令感冒42例.国医论坛，1994，(3)：17

[30]周喜梅，等.桂枝汤护理与疗效.河南中医药学刊，1999，14(1)：47

[31]李迎霞，等.桂枝甘草汤加减治疗心血管神经衰弱症103例.河南中医，2006，26(5)：13

[32]陈俊宁，等.桂芍镇痫片治疗癫痫的临床观察.神经病学与神经康复学杂志，2005，2(3)：147

[33]张兴，等.桂辛滴鼻液治疗冠心病心绞痛.黑龙江中医药，1995，(1)：25

[34]李建汉.桂枝茯苓汤加减治疗冠心病25例.实用中医内科杂志，2009，23(7)：43

[35]王小娟，等.桂枝甘草龙骨牡蛎汤加味治疗心脏早搏30例.湖南中医学院学报，1994，14(1)：23

[36]张小红.桂枝甘草汤加味治疗原发性直立性低血压24例.实用中医内科杂志，2007，21(3)：65

[37]孙月霞.桂枝茯苓丸加减治疗高脂蛋白血症.西部医学，2007，19(4)：662

[38]邵桂珍，等.桂枝加葛根汤治疗颈椎病初步观察.吉林中医药，1985，(5)：18

[39]林昌松，等.桂枝茯苓丸加味治疗神经根型颈椎病60例.陕西中医学院学报，2007，30(3)：29

[40]李典鸿，等.桂枝芍药知母汤治疗类风湿性关节炎143例.山西中医，1997，13(3)：16

[41]任春花.桂枝茯苓胶囊治疗宫内节育器(IUD)所致子

宫异常出血的效果观察. 中国妇幼保健,2005,(4):18

[42]余莉华,等. 桂枝茯苓胶囊预防药物流产后出血的观察.护理学杂志,2005,20(4):75

[43]扈爱清. 桂枝茯苓胶囊治疗药物流产后出血52例疗效观察. 中国医药导报,2008,5(1):74

[44]陈珍,等. 桂枝茯苓胶囊治疗药物流产后阴道出血240例临床观察. 现代医药卫生,2008,24(1):111

[45]吴国海,等.桂枝蒸馏液抑制菌斑的临床观察.中国医院药学杂志,2000,20(2):107

[46]林河东.麻桂各半汤治疗风寒伴腹痛型荨麻疹30例.中国皮肤性病学杂志,1994,8(1):40

[47]田学文.桂枝芍药知母汤治疗关节型银屑病46例.河南中医,1996,16(5):286

[48]扈小成,等.桂枝红花汤治疗寒冷性多形红斑.辽宁中医杂志,1994,21(10):464

[49]祝建华.桂枝茯苓丸治疗慢性肾炎98例.河南中医,1996,16(2):81

[50]刘玉宁.桂枝麻黄各半汤治疗慢性肾衰竭皮肤瘙痒症25例.中医研究,1995,8(5):38

[51]何益新.桂枝龙骨牡蛎汤治疗早泄46例.实用中西医结合杂志,1994,7(3):169

[52]刘绍炼. 桂枝人参汤加味治疗过敏性鼻炎60例.实用中医药杂志,2007,(2):16

桂竹糖芥

Erysimi Herba

gui zhu tang jie

本品为十字花科植物桂竹糖芥 *Erysimum cheiranthoides* L.的全草。味酸苦,性平,有小毒。具强心利尿,健脾和胃,消食等功效。主治心悸、水肿、消化不良。

【化学成分】

全草含有强心苷。有葡萄糖芥苷(糖芥苷、黄草苷,erysimoside)、糖芥毒苷(七里香苷甲,erysimotoxin、erysimin)、糖芥醇苷(erysimosol、helveticosol)、木糖糖芥苷(桂竹香糖芥草苷、桂竹糖芥苷,erychroside)、木糖糖芥醇苷(erychrozol)、桂竹香糖芥苷(erythriside)、糖芥心苷 (糖芥卡诺醇苷,erycordine)、糖芥心次苷(desglucorycordin)及黄麻属苷 A(corchoroside A)。全草尚有黄酮、酚性成分、皂苷等[1-3]。

【药理作用】

1. 强心 给金线蛙在体心脏腹淋巴囊注射桂竹糖芥(地上部分)醇浸液(生药 0.2 g/mL,药液不含乙醇)0.69 g/kg,1 h 后 80%停搏于收缩期;0.77 g/kg,1 h 后 100%停搏于收缩期。给蛙在体心脏腹淋巴囊注射桂竹糖芥醇浸液 1.53 g/kg,50 min 后停搏于收缩期。对青蛙离体心脏灌流液中加入桂竹糖芥浸液 2 mg (0.1 mL),心脏收缩振幅迅即增大,搏出量增多;再加 8 mg(0.4 mL)引起收缩期停搏。给家兔在体心脏,耳静脉注射桂竹糖芥浸出物 40 mg,可见心脏收缩振幅增大,心率稍减慢,血压微升;2 min 后再注 40 mg,收缩振幅进一步增大;1 h 后再注 40 mg,出现心脏舒张不完全;再注 80 mg,停搏于舒张期。给麻醉猫股静脉输注 39 mg/kg(25 min 内),体表心电图标Ⅱ导联的变化有:T 波由正向转为双向至倒置,P-P 间期先缩短后延长,P-Q 间期无明显变化[4]。上述实验结果证明桂竹糖芥浸液具有强心苷样作用。起效快,对心脏传导系统无明显抑制作用,性质与毒毛花苷 K 相似。桂竹糖芥强心苷 G 作用于衰竭心脏的最大有效量为 88±12 μg/kg(猫),136±19 μg/kg(豚鼠),桂竹糖芥强心苷 G 安全范围大于毒毛花苷[5]。糖芥强心苷 G 体外显著抑制心肌 Na^+/K^+-ATP 酶,并呈浓度依赖性,而 ATP 对糖芥强心苷 G 的作用几无影响[6]。

2. 抗心律失常 健康家兔耳缘静脉注射桂竹糖芥黄酮总苷 5 mg/kg,能延长正常家兔的 R-R 间期和 Q-T 间期;静脉阿霉素能显著缩短 P-R 间期、R-R 间期、Q-T 间期及 QRS 段(阿霉素能使心率加快,导致快速心律失常),桂竹糖芥黄酮总苷能减少以上变化,使阿霉素引起的快速心律失常得到缓解;静脉异搏定出现心率降低,导致缓慢心律失常,桂竹糖芥黄酮总苷能减少以上变化,使异搏定引起的缓慢心律失常得到缓解[7]。

3. 抗肿瘤 按照 42、64、128 mg/kg 剂量灌胃给予桂竹糖芥,连续 9 d。结果发现:桂竹糖芥对实体瘤小鼠 S180 的抑瘤率大于 30%,肝腹水小鼠 HAc 的生命延长率达到 65%,同时桂竹糖芥可增强荷瘤小鼠腹腔巨噬细胞的吞噬功能,增强荷瘤小鼠 SOD 活性。表明桂竹糖芥具有明显的体内抗肿瘤活性并能增强荷瘤小鼠机体免疫功能[8]。

4. 效价 桂竹糖芥地上部分干粉 1 g 的效价约

相当于 2.19±0.19 mg 毒毛花苷 K[4]。桂竹糖芥地上部分干粉猫单位为 0.056±0.010 g/kg，同时测得毒毛花苷 K 猫单位为0.21 mg/kg，每克干粉约相当于3.76 mg 毒毛花苷 K[4]。地上部分总苷溶液(生药 1 g/mL)鸽单位为生药 3.354±0.298 g/kg，同时测得毒毛花苷 G 鸽单位为 0.1863±0.0239 mg/kg[9]。

5. 药物代谢　对鸽灌胃给予桂竹糖芥地上部分总苷溶液，药后无吸收；经十二指肠给药，1 h 吸收 8.1%，3 h 为 2.95%，5 h 为 4.8%，吸收较慢，且不规则；肌内注射后 0.5 h 吸收 29.5%[9]。同时鸽实验证实蓄积较少，24 h 后蓄积 39.1%，72 h 已无蓄积[9]。

6. 毒性　给小鼠腹腔注射糖芥地上部分 LD_{50} 为 5.98±0.91 g/kg[10]。

【临床应用】

心力衰竭　以糖芥注射液（每毫升相当 1 g 生药）治疗 35 例，静脉注射，每剂 1 mL，每日 1 次，病情好转后改为肌内注射，持续 10~14 d，总有效率 94.4%。疗效以风湿性心脏病、冠心病较好，心肌病者差。不良反应发生率较高，达 49%(17 例)，有 12 例被迫停药。主要表现有恶心、呕吐、心动过缓、传导阻滞、室性早搏等。停药 2~3 d 毒性反应即可消失。其用法、用量尚需探讨[11]。

【附注】

桂竹糖芥种子：

1. 化学成分　桂竹糖芥种子中得到五种单体 b、c、d、e、g，其中对成分 g 进行鉴定，初步确定了该成分为糖芥毒苷[12]。

2. 效价　桂竹糖芥种子效价每克约相当于 4.0±0.8 mg 毒毛花苷 G[10]。

3. 毒性　给小鼠腹腔注射糖芥种子的 LD_{50} 为 1.03±0.23 g/kg[10]。

（徐华丽　吕忠智　睢大筼）

参考文献

[1]陈冀胜.中国有毒植物.北京:科学出版社,1987:198

[2]黑龙江中医学院中药系中药化学教研组.桂竹糖芥中强心苷化学的研究.中医药学报,1979,(1):46

[3]台宝山.桂竹糖芥强心总苷注射液的研究.药学通报,1982,17(6):325

[4]赫梅生,等.国产糖芥强心作用的药理学研究.药学学报,1964,11(4):274

[5]张晓丹,等.桂竹糖芥强心苷G和哇巴因的强心效应和安全范围的比较.中草药,1999,30(11):843

[6]张晓丹,等.桂竹糖芥强心苷G对Na+/K+-ATP酶的抑制作用.中草药,1999,30(10):758

[7]张晓丹,等.桂竹糖芥黄酮总苷的抗心律失常作用及其急性毒性研究.中草药,2004,35(11):1272

[8]周敏,等.桂竹糖芥甙体内抗肿瘤活性的初步研究.中医药学报,2004,32(2):59

[9]黑龙江中医学院药理学教研组.糖芥药理作用的初步研究(二)糖芥总苷的生物效价、吸收、显效速度、蓄积与毒性.中医药学报,1977,(1):27

[10]黑龙江中医学院药理学教研组.糖芥药理作用的初步研究(一).中医药学报,1977,(1):20

[11]刘贞铮,等.糖芥治疗35例心力衰竭的临床观察.中医药学报,1979,(2):42

[12]李葵,等.桂竹糖芥中糖芥毒苷的研究.黑龙江医药,1998,11(1):23

桔　梗　Platycodonis Radix
jie geng

本品为桔梗科植物桔梗 *Platycodon grandiflorum* (Jacp.)A. DC.的干燥根。味苦、辛，性平。有宣肺，利咽，祛痰，排脓功能。用于咳嗽痰多、胸闷不畅、咽痛音哑、肺痈吐脓。

【化学成分】

1. 皂苷类　桔梗根含桔梗皂苷元(platycodigenin)，还包括桔梗皂苷 A、C、D、D_2、D_3，去芹菜糖基桔梗皂苷 D、D_2，桔梗苷酸-A 甲酯，桔梗苷酸-A 内酯等[1]。

2. 多聚糖　含有由果糖组成的桔梗聚糖，含糖量达61.2%，还有大量的菊糖[2]。

3. 甾醇类　根中含有菠菜甾醇、α-菠菜甾醇、β-谷甾醇、白桦脂醇等[3]。

4. 脂肪油、脂肪酸　根中含脂肪油 0.92%。脂肪酸中亚油酸(63.24%)、软脂酸(29.51%)含量较大[2]。

5. 氨基酸、维生素、无机元素　根中含有 18 种以上氨基酸[3]；维生素主要为胡萝卜素、维生素 B_1、C、尼克酸等;22种以上无机元素[4]。

【药理作用】

1. 抗炎 桔梗皂苷D(PD)和D_3(PD3)具有抗炎活性。PD(Platycodin D)浓度为10 mmol/L和30mmol/L时,能抑制大鼠促癌物12-O-十四烷酰佛波醇-13-乙酯(TPA)诱导的腹腔巨噬细胞中PGE_2产生[5]。

2.降血脂 桔梗皂苷200 mg/kg可显著降低高脂血症大鼠的TC、LDL-C、HDL-C[6]。桔梗总皂苷(TS)3、5、10 mg/mL灌胃给高脂大鼠34 d,对血清TC、TG、LDL-C、HDL-C、载脂蛋白A,B等指标有显著的调节作用。桔梗皂苷有很好的降血脂作用[7]。

3. 降血糖 桔梗醇提物50、75、100、125 mg/kg灌胃给予小鼠,明显降低高血糖小鼠血糖水平,增加外源胰岛素效果,但不能改变内源胰岛素水平[8]。桔梗醇提物8,4g/kg灌胃给链尿菌素糖尿病小鼠,可抑制血糖的急剧升高,降低糖尿病小鼠血清TC、TG、LDL-C,升高HDL-C;对胰岛素分泌也有一定的改善作用[9]。

4. 祛痰 在体外实验中,PD和PD3浓度为200 mg/L时,SD大鼠气管上皮细胞(RTSE细胞)黏蛋白的分泌分别增加252.7%、370.2%,而阳性药黏蛋白促分泌素ATP则增加243%[10]。

5. 保肝 桔梗水提物能抑制四氯化碳诱导的肝毒性[11],减轻四氯化碳诱导的肝纤维化进程[12],其皂苷提取物对过氧化叔丁醇造成的肝毒性有保护作用[13]。桔梗总皂苷200 mg/kg干预链尿菌素糖尿病大鼠,每天灌胃1次,连续10周,可以很好地降低血糖、血脂,有效改善肝功水平[14]。桔梗提取物150、300 mg/kg腹腔注射2次,能够减轻D-半乳糖/内毒素诱发的小鼠爆发性肝衰竭,对肝脏起到保护作用[15]。

6. 抗氧化 桔梗多糖在0.05~0.20 mg/mL浓度范围对羟自由基和超氧阴离子自由基都有清除作用。但清除50%羟自由基和超氧阴离子自由基所需浓度分别为0.06和0.31 mg/mL,对羟自由基的清除能力更强[16]。

7. 促胆汁分泌 行大鼠胆总管插管术后,灌胃1.5 g/mL桔梗水煎液(1mL/100g体重),使大鼠的胆汁分泌量明显增多,有利胆作用[17]。

8. 毒性 灌胃给予桔梗皂苷剂量1000 mg/kg,小鼠的死亡率为44%[18]。

【临床应用】

1. 气管、支气管炎 用清肺平喘汤(胡颓叶、黄芩、川贝母、瓜蒌皮、桔梗、陈皮)超声雾化治疗喘息性支气管炎30例,结果:显效20例,有效8例,总有效率93.3%[19]。

2. 慢性咽炎 用复方桔梗散袋泡剂(桔梗、薄荷、射干、南沙参等)治疗502例慢性咽炎,2周为1个疗程。结果总有效率87.3%,对照组(复方硼砂溶液含漱)68.1%[20]。

3. 流行性出血热 以桔梗白散(桔梗、巴豆霜、川贝)服用或鼻饲,配合其他中药或针灸,治疗危重型流行性出血热急性肾衰竭219例,痊愈199例,死亡20例。一般首次服药后4 h就有小便排出,平均3.13 d血尿消失,5.47 d非蛋白氮恢复正常,5.55 d尿蛋白转阴[21]。

4. 喉源性咳嗽 自拟贝杏桔梗汤(川贝母、桔梗、杏仁、甘草等)治疗60例喉源性咳嗽,均获痊愈。其中服3剂愈21例,6~12剂愈49例[22]。

5. 矽肺 对56例矽肺患者在常规治疗基础上,每日加用桔梗10 g水煎汤,每日3次温服,疗程24周。结果各项指标均好于常规治疗[23]。

6. 睡眠呼吸暂停综合征 20例睡眠呼吸暂停综合征患者口服桔梗愈鼾汤,30 d为1个疗程。3个疗程后总治愈率100%,且复发率低,无副作用[24]。

7. 不良反应 临床报告2例,服桔梗片(含量0.09g),每次2片,每日3次,引起低血压,出现头昏、乏力、冷汗等症状,停药则反应消失[25]。

(黄 芳 宣园园 窦昌贵)

参考文献

[1]何美莲,等.桔梗皂苷类成分及其质量分析.中药新药与临床药理,2005,16(6):457

[2]吴梅青,等.桔梗化学成分研究进展.黑龙江医药,2007,20(5):443

[3]Lee JY, et al. Antioxidant activity of phenylpropanoid esters isolated and identified from platycodon grandiflorum A.D.C. *Phytochem*, 2004, 65(22):3033

[4]李元敏,等.火焰原子吸收光度法测定中药桔梗中锰锌铜镍钴.北华大学学报,2005,6(5):399

[5]Kim YP, et al. Inhibition of prostagland in E2 production by platycodin D isolated from the root of platycodon grandiflorum. *Planta Med*, 2001,67(4):362

[5]Gao YF, et al. Effects of Platycodon grandif lorum feeding on rats with diet2induced hyperlipidemia. *Trad Chin Med Materials*, 2000,10:46

[6]吴敬涛,等.桔梗皂苷对高脂大鼠血清指标的调节.济南大学学报(自然科学版),2010,24(1):68

[7]郑杰,等.桔梗对高血糖小鼠短期血糖和胰岛素水平影响.食品科学,2006,27(10):525

[8]郑杰,等.桔梗醇提物对链尿菌素致糖尿病ICR小鼠血糖影响研究.食品科学,2006,27(7):236

[10]Shin CY, et al. Platycodin D and D_3 increase airway mucin release in vivo and in vitro in rats and hamsters.*Plant a Med*, 2002,68(3):2211

[11]Lee KJ ,et al.Protective effect of platycodi radixon carbon tet rachloride-indrced hepaatotoxicity. *Food Chem Tox icol* , 2002 ,40 (4) :5171

[12]Lee KJ, et al. Suppressive effects of platycodon grandi-florum on the progress of carbon tetrachloride-induced hepatic fibrosis. *ArchPharRes*,2004,27(12):12381

[13]Lee KJ , et al.Protective effect of saponins derived from roots of Platycodon grandiflo-rum ontert-butyl hydroperoxide-induced oxidative hepatotoxicity.*Toxicol Lett* ,2004,147 (3):2711

[14]栾海艳,等.桔梗总皂苷对2型糖尿病大鼠肝脏的保护作用.黑龙江医药科学,2009,32(3):52

[15]冯陆冰,等.桔梗提取物对D-氨基半乳糖/内毒素诱导爆发性肝衰竭的影响.河北医药,2008,30(11):1674

[16]张莲姬,等.桔梗多糖的提取及其抗氧化作用研究.食品与机械,2008,24(3):60

[17]刘萍,等.桔梗促大鼠胆汁分泌实验研究.中国药业,2008,17(13):5

[18]王敏,等.甘草皂苷对桔梗皂苷急性毒性的影响研究.中国实验方剂学杂志,2008,14(1):59

[19]马柏椿.清肺平喘汤超声雾化吸入治疗喘息性支气管炎30例.江苏中医,1997,18(7):141

[20]程友,等.复方桔梗散治疗慢性咽炎的临床观察.中国中西医结合耳鼻咽喉科杂志,2007,15(3):200

[21]胡元奎.桔梗白散治疗危重型流行性出血热急性肾衰竭219例临床观察.浙江中医,1983,(2):67

[22]高效祥.贝杏桔梗汤治疗喉源性咳嗽.中国社区医师,2007,9(20):91

[23]田立岩,等.中药桔梗治疗矽肺临床疗效观察.中国职业医学,2007,34(4):307

[24]关风岭,等.自拟桔梗愈鼾汤治疗睡眠呼吸暂停综合征20例临床研究.四川中医,2005,23(12):49

[25]周德平.服桔梗片致低血压反应报告.中药通报,1988,13(1):51

桦木皮 Betulae Cortex hua mu pi

本品为桦木科植物白桦 *Betula platyphylla* Suk 的树皮。味苦,性寒。有清热利湿,祛痰止咳,消肿解毒功能。用于治疗肺炎、菌痢、腹泻、黄疸、肾炎、尿路感染、慢性气管炎、急性扁桃体炎、牙周炎、急性乳腺炎、疖肿、痒疹、烫伤等。

【化学成分】

含有白桦脂醇(Betulin)、羽扇豆醇(lupeol)、谷甾醇(sitosterol)和 3-乙酰齐墩果酸(3-acetyloleanolic acid)、白桦脂酸(betulinic acid)、齐墩果酸(oleanolic acid)等多种脂肪酸以及鞣质、酚性物质、蛋白质、多糖类、皂苷、三萜类化合物和树脂[1,2]。

【药理作用】

1. 镇咳、平喘、祛痰 小白鼠氨雾刺激法镇咳实验表明:桦树皮水提取物、甲醇提取物、乙醚提取物、酸性乙醇提取物均有一定镇咳作用,100 mg/kg 剂量下的镇咳作用强于同等剂量下的可待因[1]。给豚鼠腹腔注射 50%桦树皮水煎剂 2 ml/只, 可抑制组织胺引起的缺氧痉挛,抑制率为 80%。小鼠酚红法祛痰实验表明,桦树皮水提物生药8.58 g/kg 的祛痰作用为 400%。羽扇豆醇及白桦脂酸结晶均具有祛痰作用[1]。

2. 抗菌 体外实验表明,200%、100%、50%、25%的桦树皮水煎剂对肺炎双球菌、甲型链球菌、金黄色葡萄球菌、卡他奈菌有抑制作用。

3. 抗肿瘤 桦树皮提取物(EBB)口服能抑制小鼠 S180 瘤、B16 黑色素瘤和 Lewis 肺癌的生长; 并能延长 S180 和 EAS 腹水癌小鼠生存期;EBB 还可使荷瘤小鼠胸腺(脾)指数增大及增强荷瘤鼠脾细胞对 ConA 刺激的反应性和 NK 细胞的活性[3]。

桦树皮中所含三萜类物质桦木酸(betulinic acid, BetA)具有强抗癌活性[4,5]。给 S180 荷瘤小鼠灌胃 BetA 800 和 1200 mg/kg,每日 1 次,连续 10 d,可显著抑制肉瘤生长。BetA 体外还可抑制 KB(口腔上皮癌细胞)、OVCAR(卵巢癌细胞)、BCAP-37(乳腺癌细胞)、A2780(卵巢癌细胞)、HT-29(大肠癌细胞)、LS-1747(结肠腺癌细胞)、SMMC 7721(肝癌细胞)、PC-14(肺癌细胞)及 K562(白血病细胞)的增殖,其中KB 细胞对 BetA 最为敏感(IC_{50} 为 11.6 μmol/L),其次为LS-1747(IC_{50}为 12.5 μmol/L)、SMMC 7721(IC_{50} 为25.0 μmol/L)。桦木酸的作用优于顺铂和紫杉醇,认为桦木酸诱导肿瘤细胞死亡的主要途径可能是诱导凋亡[4,5]。

4. 毒性 桦树皮水煎液小鼠腹腔注射的 LD_{50} 为生药 92.92 g/kg。

【临床应用】

1. 老年慢性气管炎 456例50岁以上慢性气管炎患者口服50%桦树皮水煎剂,50%桦树皮糖浆剂,每次35~100 mL,每日2~3次,10 d为1个疗程,连续服药2个疗程,总有效率为80%。在总有效的病例中,祛痰的有效率为79.68%,止咳的有效率为73.92%,平喘的有效率为62.82%。对喘息型患者疗效优于单纯型[1]。

2. 空洞型肺结核 以桦皮丸(桦树皮、蜈蚣、蛇蜕等)为主,结合临床辨证施治,治疗空洞型肺结核65例,总有效率96.92%,其中痊愈24例[6]。

3. 高血压 52例老年慢性气管炎患者口服桦树皮水煎剂20 d,55.8%患者的心率明显减慢,减慢幅度为1~30次/min。对高血压患者的收缩压与舒张压均有降低作用,降压幅度为0.13~1.33 kPa。

4. 炎症 桦树皮水煎剂口服,每次50~100 mL(生药0.3 g/mL),治疗各种炎症247例,其中包括乳腺炎、急性扁桃腺炎、肺炎、肾炎、龋齿、牙周炎、外伤感染、尿路感染、疖肿、腹泻,均取得良好疗效。其中15例乳腺炎均治愈,效果尤其显著。

5. 不良反应 服药后可出现口、鼻、咽、眼及唇等一种或几种干燥感,有些患者服药后出现恶心、胃部不适、腹胀及腹泻等消化道反应。反应一般较轻微,多数可自行消失,不必停药。青光眼患者服药后眼痛加重,需加以注意。

【附注】

桦树液为桦木科植物华北白桦 *Betula platyphylla* Suk. var. *japonica*(Sieb.)Hara和白桦 *Betula platyphylla* Suk.树干中流出的液汁。

1. 成分 含有多种氨基酸、微量元素、糖类、维生素类及干物质。所含氨基酸种类及含量因药材来源不同差异较大,一般含有谷氨酸,天门冬氨酸,苏氨酸,缬氨酸等10种左右,以谷氨酸含量最高。微量元素包括钙、磷、锌、砷等15种以上。此外还含有还原糖1.14%,干物质0.77%~0.85%[7-10]。

2. 药理 ①促进生长发育 幼年大鼠饮用常水稀释1倍的桦树液,2周后体重明显高于饮用常水的对照组。连续饲养4周,饮用桦树液的幼鼠生长、发育、营养等状况均明显优于对照组。给家兔灌服桦树液2 mL/kg,每日1次,连续1个月,可促进家兔生长。②抗疲劳、抗缺氧 给小鼠灌服桦树液1.5 mL/只,可明显延长小鼠游泳时间。小鼠灌服浓缩1倍的桦树液1 mL/只,可明显延长小鼠耐缺氧存活时间(24.0±9.2 min),高于对照组。③增加免疫器官重量 给小鼠灌服桦树液0.3 mL/只,每日一次,连续7 d,可明显增加小鼠脾脏和胸腺重量。④毒性 小鼠口服桦树液的LD_{50}及其可信限为45.941±8.650 g/kg(P=0.95)。

(洪 缨 王 晶 于海食)

参考文献

[1]王建华,等. 桦树皮镇咳祛痰有效成分的研究.中国药学杂志,1994,29(5):268

[2]李敬芬,等. 桦树皮化学成分研究. 中药材,1998,21(2):83

[3]韩淑英,等. 桦树皮抗肿瘤作用及对免疫功能的影响. 中药材, 2000,23(6):343

[4]倪明宇,等. 桦木酸的抗肿瘤作用及其诱导KB细胞凋亡的研究. 沈阳药科大学学报,2006,23(1):38

[5]倪明宇,等. 桦木酸对人肿瘤细胞的抗癌活性筛选. 沈阳药科大学学报,2005,22(5):383

[6]曹凤城. 中药治疗空洞型肺结核65例疗效观察.河北中医, 1987,9(4):11

[7]高贵清,等. 桦树液中的微量元素、还原糖、氨基酸和干物质.中国中药杂志,1989,14(5):42

[8]高贵清,等. 桦树液化学成分及保健作用的初步研究. 中国药学杂志,1989,24(10):588

[9]王永奇,等. 桦树汁中的微量元素和氨基酸. 中草药,1988,19(3):47

[10]李晓波,等. 长白山产两种桦树液成分比较研究. 吉林中医药,1990,(3):3

桃 仁 Persicae Semen tao ren

本品为蔷薇科植物桃 *Prunus persica*(L.)Batsch或山桃 *P.davidiana*(Carr.)Franch.的干燥成熟种子。味苦、甘,性平。有活血祛瘀,滑肠通便,止咳平喘功能。主治经闭痛经、癥瘕痞块、肺痈肠痈、跌扑损伤、肠燥便秘、咳嗽气喘等。

【化学成分】

桃仁主要化学成分有脂质(如中性脂、糖脂质、磷脂),苷类(苦杏仁苷、野樱苷),糖类(葡萄糖、蔗糖等),蛋白质,氨基酸,苦杏仁酶(emulsin),尿囊素酶(allantoin enzyme)等[1]。其中,苦杏仁苷(Amygdalim)属于芳香族氰苷,它在苦杏仁酶(Amygdalase)及樱叶酶(Prunase)等葡萄糖苷酶作用下,水解生成野樱皮苷(Prunasin)和杏仁氰(Mandelonitrile),后者不稳定,遇热易分解生成苯甲醛和氢氰酸 (HCN),HCN 有剧毒,大量口服苦杏仁苷易导致严重中毒,机制主要是HCN 与细胞线粒体内的细胞色素氧化酶 3 价铁起反应,抑制酶的活性而引起组织细胞呼吸抑制,导致死亡[2]。

【药理作用】

1. 抗血小板聚集及抗血栓形成 以桃仁在体内、体外对以凝血酶和 ADP 诱导的血小板聚集均有明显的抑制作用,其作用强度随着桃仁剂量的增加而增强;对血小板聚集率正常或升高的人,桃仁在体外均有明显抑制其血小板聚集的作用;以同等剂量给药,桃仁抗血小板聚集作用较丹参强。桃仁是一个有效的多途径血小板聚集抑制剂[3]。

桃仁水提物、桃仁苦杏仁苷、桃仁脂肪油和防己醇提物以 1.8 g/kg 给大鼠灌胃,连续 3 d,可对 ADP 诱导的血小板聚集有不同程度的抑制作用,MA 分别为:4.35%、11.88%、16.24%和 5.52%;聚集抑制率分别为:93.09%、81.11%、74.19%和 91.12%[4]。

2. 抗动脉粥样硬化 桃仁能够干预载脂蛋白 E(ApoE)基因缺陷小鼠成熟斑块的进展,有一定稳定斑块的作用,其机制可能与调节脂质代谢和抑制炎症反应有关[5]。用自发的家族性高胆固醇血症(KHC)动物模型兔研究含有桃仁的韩国方剂 Hwaotang。结果表明,其具有抑制动脉粥样硬化斑块的形成、抗 LDL 氧化、改善 KHC 的作用,推测该方及各组成药物对局部缺血梗死的保护作用与抗血小板聚集和抗血栓形成作用有关[6]。

3. 促创口愈合 实验应用兔耳缺血皮肤切口模型证明桃仁注射液(HHI-I)可改善皮下组织氧分压,增加缺血的皮肤组织微循环血流,从而使切口愈合加快,提高切口断裂强度,有益于缺血皮肤切口的愈合[7]。

4. 保肝 山桃仁水煎提取物能有效地阻止血清中Ⅰ、Ⅱ型前胶原的沉积,从而预防肝纤维化的形成,亦能促进肝纤维化患者肝内已沉积的胶原纤维分解吸收和降解,是临床预防肝纤维化和促使肝纤维化逆转的良药[8]。桃仁提取物具有抗血吸虫病肝纤维化作用,可有效促进肝纤维化逆转,改善门脉高压,调整机体异常的免疫状态。其主要作用机制在于提高肝组织胶原酶活性,促进纤维化肝脏肝内胶原的降解[9]。

5. 抗炎 每天用桃仁煎剂 300 mg/kg 灌胃大鼠,能显著抑制肉芽肿的形成[10]。

6. 抗过敏 桃仁及其水提取物每天 100 mg/kg 的作用强度相当于免疫抑制剂依米兰 5~10 mg/kg,每天 100 mg/kg,水提取物相当于 5~10 g/kg 硫唑嘌呤[11];对小白鼠血清中的皮肤过敏抗体和鼷鼠脾溶血性细胞的产生也有抑制作用。另外,桃仁乙醇提取物,可抑制致敏小鼠引起的被动皮肤过敏反应(PCA 反应)的色素渗出量[12]。

7. 镇咳 桃仁的苦杏仁苷,经水解后能产生氢氰酸和苯甲醛,对呼吸中枢有镇静作用,氢氰酸吸收后能抑制细胞色素氧化酶,低浓度能减少组织耗氧量,并且还能通过抑制颈动脉体和主动脉弓的氧化代谢,而反射性地使呼吸加深,使痰易于咳出[13]。

8. 抗矽肺纤维化 桃仁提取物(苦杏仁苷)能显著抑制矽肺大鼠胶蛋白合成和减少血清铜蓝蛋白[14]。桃仁提取物能明显抑制矽肺纤维化作用。

9. 抗肿瘤 桃仁总蛋白(PSP)2.5 mg/kg,腹腔注射 7 d,能提高 S180 荷瘤小鼠血清 IL-2、IL-4 水平,改善荷瘤机体免疫功能低下状态[15]。同样在上述条件下,PSP 能调节 CD_4^+/CD_8^+细胞的比例,诱导肿瘤细胞凋亡。表明 PSP 可改善机体异常的免疫状态,调节免疫系统的失衡,并促进肿瘤细胞凋亡[16]。

10. 毒性 桃仁有小毒,其水煎液 3.5 g/kg 腹腔注射小鼠,可见肌肉松弛、运动失调、竖毛等现象,LD_{50}为 222.5±7.5 g/kg,出现有短暂的血压下降。对蛙心有抑制作用[13]。

【临床应用】

1. 中心性视网膜炎眼病 桃仁注射液肌注或球后注射,肌注疗程 30 d,球后注射 10 次,共治疗中心性视网膜炎 43 只眼,有效率 95.3%,视网膜色素变性 12 只眼均有一定疗效[17]。

2. 肝硬化 用桃仁提取物 1.5g 加入 5%葡萄糖液中隔日静滴,另以虫草菌丝胶囊 4.5 g/d,分 3 次口服,疗程 3 个月。经对治疗的 54 例肝炎后肝硬化患者中的 6 例进行肝活检,肝网膜血管曲张度、腹水、肝脂肪变、胶原等病变均显著减轻[18]。另以 15%桃仁提取液静滴合虫草菌丝胶囊口服,对肝炎后肝硬化患者异常的免疫机能具良好的调节作用,能提高患者淋巴细胞转化率、周围血中 CD_3^+ 与 CD_4^+ 的百分率、NK 细胞活性及血清补体 C_3、C_4 水平；降低血清中 IgG、IgA、SSIgA 含量，并能促进血中 CIC 的消除[19]。双丹桃仁汤对 27 例肝炎后肝硬化，血清 AFP 含量增高患者进行治疗。结果表明，双丹桃仁汤对降低 AFP 含量有极明显效果，有效率 100%。对改善肝脏功能、减轻肝脏活动性炎症也有良好疗效[20]。

3.慢性肾炎 将慢性肾炎患者 70 例分为甲、乙二组，均采用西药常规治疗的同时，甲组加用桃红四物汤加味水煎，早、中、晚各服 100 mL，结果总缓解率甲组 80%，乙组 57.14%[21]。

4. 流产后出血 采用竹林寺女科方桃仁汤加减治疗药物流产后出血 53 例，总有效率 98.1%。提示，行气活血、通经止痛是治疗本病的有效法则[22]。

5. 脑出血 选择脑出血患者 60 例，随机分为对照组及治疗组，每组 30 例，对照组采用中西医结合方法，治疗组在对照组基础上加用桃仁、川芎两味中药。结果，加用桃仁、川芎两味中药可明显改善患者神经功能、减小脑水肿体积，两组比较有统计学意义[23]。

6. 卵巢囊肿 以活血化瘀、化痰散结为治则，自拟桃仁内金汤加减，配合服用大黄蟅虫丸治疗卵巢囊肿 300 例。结果表明，经连续治疗 3 个月后，痊愈 255 例，好转 30 例，无效 15 例，总有效率为 95%[24]。

7. 通便 将 160 例患者随机分为治疗组 80 例用通便汤(桃仁、炒莱菔子、枳壳、槟榔等)治疗。对照组 80 例，以果导片、普瑞博思西药治疗，结果：治疗组的总有效率为 97.5%，对照组 85%。本方有生津润燥，滑肠通腑的功效[25]。

8.不良反应 临床运用不可过量，过量可出现中枢抑制，眩晕、头痛、心悸、瞳孔扩大，以至呼吸衰竭而死亡[13]。

(周玖瑶　吴俊标)

参考文献

[1]国家中医药管理局《中华本草》编委会.中华本草(精选本·上册).上海:上海科学技术出版社，1998:740

[2]穆静.苦杏仁苷的研究进展.中药材，2002，25(5):366

[3]王雅君，等.桃仁抑制血小板聚集作用的研究.上海医药，1998，19(3):27

[4]朱萱萱，等.桃仁、防己醇提取物对大鼠血小板聚集作用的研究.中医药研究，2000，16(3):44

[5]文川，等.活血中药对ApoE基因缺陷小鼠血脂及动脉粥样硬化斑块炎症反应的影响. 中国中西医结合杂志，2005，25(4):345

[6]Park WH，et al. Effects of traditional herbal medicine，Hwaotang，on atherosclerosis using the spontaneous familial hypercholesterolemia model，Kurosawa and Kusanagi-hypercholesterolemic rabbits and the venous thrombosis rats.*Phytother Res*，2005，19(10):846

[7]赵子仪，等.桃仁注射液对家兔缺血皮肤切口愈合的影响.中国中西医结合外科杂志，1996，2(2):112

[8]张晓平，等.山桃仁水煎提取物对肝纤维化小鼠血清Ⅰ、Ⅱ型前胶原的降解作用[J].福建中医药，2002，33(4):36

[9]刘平.肝硬化及肝纤维化的中医药治疗.肝脏，2002，7(1):33

[10]张秋海，等.桃仁的研究进展.实用中西医结合杂志，1993，(3):163

[11]谢寿昌.中药免疫抑制作用的研究概况.中药材，1994，(9):44

[12]黄泰康.常用中药成分与药理手册.北京：中国医药科技出版社，1994:1491

[13]王本祥.现代中药药理学.天津：天津科学技术出版社，1997:903

[14]洪长福，等.桃仁提取物对大鼠实验性矽肺纤维化的影响.浙江省医学科学院学报，2000，11(1):7

[15]吕跃山，等.桃仁总蛋白对荷瘤鼠IL-2、IL-4水平的影响.中医药信息，2004，21(4):60

[16]许惠玉，等.桃仁总蛋白对荷瘤鼠T淋巴细胞亚群及细胞凋亡的影响.齐齐哈尔医学院学报，2004，25(5):485

[17]骆和生.中药与免疫(理血类药).广州：广东科学技术出版社，1986:40

[18]徐列明，等.桃仁提取物合虫草菌丝对肝炎后肝硬化肝窦毛细血管的作用.中国中西医结合杂志，1994，14(6):362

[19]朱剑亮，等.桃仁提取物合虫草菌丝对肝炎后肝硬化免疫机能异常的调节作用. 中国中西医结合杂志，1992，(4):207

[20]王建平，等.双丹桃仁汤治疗肝硬化AFP增高的癌前阻断观察.现代中西医结合杂志，2000，9(3):189

[21]钟洁，等.桃红四物汤对慢性肾炎血液流变性的影响.安徽中医学院学报，1995，(2):59

[22]周爱英.桃仁汤加减治疗药物流产后出血53例.陕西中医，1999，20(5): 198

[23]张燕.桃仁川芎二药治疗脑出血30例的临床观察.四川中医，2004，22(2):41

[24]张智莹.自拟桃仁内金汤治疗卵巢囊肿临床观察.中国社区医师.2008，10(19):97

[25]杨银良.通便汤治疗慢传输性便秘80例.陕西中医，2008，29(1):55

桃儿七 Podophylli Radix et Rhizoma

tao er qi

本品为鬼臼 *Podophyllum emodi* Wall.var.*chinense* Sprague 的根及根茎，又名鬼臼。性温、味苦、有小毒。具有除风湿，利气血，止痛止咳，调和诸药的功效。主治风湿疼痛、风寒咳喘、跌打损伤等。

【化学成分】

鬼臼中含有木脂素类、黄酮类、挥发油与多糖成分。木脂素素类成分如鬼臼毒素(鬼臼素、鬼臼毒、鬼臼脂素、鬼臼酸内酯及其苷类成分、脱氧鬼臼毒(deoxypodophyllotoxin)、去氢鬼臼毒(dehydropodophyllotoxin)、鬼臼酮 (podophyllotoxone)、4'-去甲鬼臼毒素(4'-demethylpodophyllotoxin)、鬼臼苦素(picropodophyllin)，去氧鬼臼毒素(dehydropodophyllotoxin)[1]、dysosmarol[2]、4-去甲异鬼臼毒素[3]等。黄酮类成分如槲皮素(quercetin)和山柰酚(kaemferol)等[2]。挥发油类成分如3,7-二甲基-1,6-辛二烯-3-醇等[4]。多糖如15kD的EPS-A和175 kD的EPS-B等[5]。

【药理作用】

1. 抗肿瘤　鬼臼毒素因细胞毒性而具有抑制癌细胞增殖的作用，鬼臼毒素可抑制细胞微管聚合，使细胞分裂停止在中期，阻止有丝分裂；可抑制拓扑异构酶II活性，形成稳定的DNA 2拓扑异构酶II-药物分子复合物，造成DNA双链或单链的断裂，导致DNA异常重组；抑制细胞对胸腺嘧啶、尿嘧啶、腺嘌呤、鸟嘌呤等各类核苷的摄取，从而抑制细胞DNA、RNA以及蛋白质的合成[6]。

鬼臼毒素与秋水仙碱有类似的作用机制[7]，而鬼臼毒素的4'-脱甲基衍生物如4'-脱甲基鬼臼毒素、4'-脱甲基表鬼臼毒素、4'-脱甲基脱氧鬼臼毒素等的抗肿瘤作用与DNA拓扑异构酶II有关，它们以共价键形成稳定的药物-DNA-Topo II三元复合物，并最终导致对DNA连接活性的抑制和产生DNA单链及双链的断裂，使肿瘤细胞周期终止于G期，从而表现抗肿瘤作用[8,9]。近年来通过对鬼臼毒素衍生物结构改造和构效关系的研究合成了很多活性化合物，作为抗肿瘤新药已进入临床研究阶段或已投入临床使用[10]。去氧鬼臼毒素对HeLa人宫颈癌细胞有抑制作用，可引起该细胞G_2/M期阻滞，作用机制为抑制微小管极化，细胞周期蛋白A、B_1表达失调，激活半胱天冬酶-3、-7[11]。4-去甲鬼臼苦素-7-O-葡萄糖苷能抑制HeLa，CNE，SH-SY5Y和K562肿瘤细胞生长，抑制肿瘤细胞分裂，将细胞分裂阻滞在G_2/M期，上调半胱天冬酶-3激活水平[12]。

鬼臼多糖能明显提高正常组动物的GSH，提高动物抗氧化应激的能力，还可清除自由基或为一种自由基反应抑制剂，通过调节机体内自由基水平及脂质过氧化程度而影响机体抗氧化能力。鬼臼多糖能提高机体抗氧化水平，使脾脏中一氧化氮含量降低[13]。

整体实验表明，鬼臼毒素结构修饰产物GP-1，GP-1-H，GP-1-OH和VP-16对S180和HepA均有明显抑制作用，各成分高剂量对上述两种肿瘤的平均抑瘤率分别为65.89%和57.99%，57.84%和35.89%，64.76%和51.47%，72.88%和49.19%。同时对荷瘤小鼠的红、白细胞，脾脏和胸腺指数均有一定程度的降低作用[14]。GP-7、GP-7-H、GP-7-OH，5~10 mg/kg给药10 d，对S180肉瘤的抑制率分别为39.7%~46.8%、17.3%~29.5%和19.9%~22.4%，对HepA的抑制率分别为38.7%~48.8%、15.5%~35.1%和18.4%~33.3%[15]。

2. 抗病毒　鬼臼毒素酊能抑制培养正常人皮肤角质形成细胞和宫颈癌上皮细胞的脱氧核苷掺入和DNA合成，阻碍其分裂和增殖。外涂治疗后，可抑制人乳头瘤病毒(HPV)感染所导致疣状增殖的上皮细胞的分裂和增生，使之发生坏死、脱落，从而起到治疗尖锐湿疣的作用[16]。鬼臼毒素衍生物经A环亚甲二氧基化，D环内酯化，E环苯基化及C4的结构修饰，能抑制HIV复制。是最具抗HIV前景的化合物[17]。

3. 抗血小板聚集　GP-1及其还原物GP-1-OH、GP-1-H对花生四烯酸（AA）刺激兔血小板丙二醛（MDA）和Fe^{2+}-抗坏血酸诱导的大鼠肝组织匀浆MDA生成均有明显的抑制作用，但对AA和胶原诱导的兔血小板聚集无明显影响，也不影响诱导的兔血小板TXB_2生成。它们对MDA的影响均通过清除自由基所致[18]。

4. 抑制免疫　腹腔注射GP-7 10~40 mg/kg，2 d

后可降低小鼠脾细胞特异抗体的产生、血清凝集素浓度和溶血素 HC_{50} 值，抑制小鼠足垫迟发型超敏反应,减轻小鼠脾和胸腺重量。在体外,经 GP-7 0.05~5 mg/L 处理 72 h，使香豆素 A 刺激的小鼠脾淋巴细胞增殖率降低 24%~96%,对小鼠腹腔巨噬细胞吞噬功能无影响[19]。

5. 药代动力学 静脉给药后,血浆峰值浓度呈线形。大约 30%~70%以原型排泄。口服给药生物利用度为 50%,但吸收呈非线形。反复给药未见蓄积作用,在肝肾的代谢尚不清楚[19]。

6. 毒性 鬼臼毒素对小鼠口服的半数致死量(LD_{50})为 90 mg/kg,对小鼠腹腔注射的 LD_{50} 为 30~35 mg/kg,口服鬼臼药材用量宜控制在 1.5~3 g[20]。给小鼠按三分之一 LD_{50} 灌胃鬼臼毒及给家兔按小鼠 LD_{50} 灌胃鬼臼毒,均出现角弓反张、全身抽搐、四肢痉挛、共济失调、四肢瘫痪、腹泻、SGPT 升高。病理检查发现,脑组织的神经细胞核仁自溶,胞浆内有尼氏小体崩解,细胞核有移位变性。软脑膜有炎性细胞浸润,膜增厚、膜内血管充血等改变[21]。鬼臼毒素结构修饰产物 GP-1、GP-1-H、GP-1-OH 和 VP-16，一次腹腔注射 LD_{50} 依次为 392±15.4、361.9±17.4、531.81±6.5、69.5±9.2 mg/kg[14]。GP-7、GP-7-H 和 GP-7-OH,昆明种小鼠腹腔注射一次给药,LD_{50} 分别为 231.2、89.7 和 129.5 mg/kg[15]。

内服鬼臼毒素或鬼臼树脂酯,可刺激小肠,产生大量水泻,属树脂类泻药。常伴有腹痛,量大可出现血便,或导致严重性衰竭虚脱。注射鬼臼毒素毒性更大,首先表现出中枢神经系统刺激作用。动物对鬼臼毒素的敏感性各不相同,猫最敏感,易引起吐、泻;大鼠、豚鼠、犬则较不敏感。

【临床应用】

1. 癌症 临床以鬼臼制剂局部敷用试治宫颈癌 5 例,取得不同程度的疗效。一般用药 7~14 d 后开始显效,宫颈局部癌块开始缩小,个别患者原有菜花状瘤组织消失,宫颈变光滑,质地正常,但充血显著。此外,试治 1 例明显阴茎癌,获近期痊愈,肿瘤全部消失。几例皮肤癌患者,外用鬼臼制剂也见瘤块变平缩小。鬼臼制剂及用法:从鬼臼根中提取鬼臼草脂,用 75%乙醇制成 10%~20%的溶液。以棉球蘸敷药液于宫颈患部,24 h 后去除，观察宫颈及阴道局部黏膜反应情况，每日或隔 1~2 d 上药 1 次。一般上药 3 次左右,宫颈处有白沫产生,并有白带增多现象。此时消炎生肌药可与鬼臼制剂并用,以改善因肿瘤坏死而致发的炎症现象,并可促进宫颈正常组织的恢复[22]。

党参、百合、白术、茯苓、沙参、白花蛇舌草、壁虎、仙鹤草、桔梗、前胡,配合小剂量鬼臼乙叉苷口服对晚期非小细胞肺癌进行治疗，改善患者的一般状况,减轻消化道及骨髓抑制毒副反应，延长患者生存期,提高骨髓的造血机能,提高患者的生存质量[23]。

羟基喜树碱联合鬼臼乙叉苷治疗慢性粒细胞白血病急粒变 13 例，缓解率达 46%，能迅速降低慢粒急粒变患者的白细胞使脾脏不再增大，患者痛苦减轻。13 例中 5 例患者生存期均在半年以上,治疗中无出血、血栓形成倾向，仅见轻度恶心、纳差,未见明显对心、肝、肾毒副作用,骨髓抑制发生率低。延长患者的生存期,提高患者的生活质量[24]。

2. 生殖器疣 外用药鬼臼毒素酊对尖锐湿疣患者的疗效较好,后复发率较低,刺激性小,发生不良事件少,症状比较轻。治愈的患者中,其中半数患者在用药 1 周后痊愈,无一例发生全身毒副反应[25]。注射用重组人干扰素 α2a 联合鬼臼毒素酊局部外搽,4 d 为 1 个疗程,连续用 1~3 个疗程,与单独使用鬼臼毒素酊相比,治疗效果虽然没有显著差异,但可有效防止尖锐湿疣复发,安全可靠[25]。

3. 毒性 人在鬼臼类中药中毒时,出现动脉血二氧化碳分压、实际碳酸氢、标准碳酸氢偏低;中性粒细胞百分比偏高;尿素氮、肌苷偏高,肾实质受损;血钠、血氯偏高,肌酸激酶、肌酸激酶同工酶、乳酸脱氢酶、α-羟基丁酸脱氢酶偏高;窦性心律,偶发室性早搏,左心房肥大,并引起中枢神经受损。鬼臼毒素具有较高的血浆蛋白结合率，呈现播散性中枢神经系统毒副作用,缺乏特异性的解救药物[20]。

(张 祎 周秋丽 何宗梅 毕云峰 王本祥)

参考文献

[1]朱培芳,等.2 种八角莲中鬼臼毒素类化合物的研究.云南大学学报(自然科学版),2006,28(6):521

[2]Jiang R,et a1.Lignans from Dysosma versipellis with Inhibitory Effects on Prostate Cancer Cell Lines. *J Nat Prod*,2007,70(2):283

[3]Yu P,et a1.A new podophyllotoxin -type lignan from Dysosma versipellis var. tomentosa.*JNatProd*,1991,54(5):1422

[4]倪士峰,等.八角莲挥发油化学成分的GC-MS研究.中草药,2004,35(2):143

[5]栗克喜,等.鬼臼多糖的分离纯化及其抗肿瘤活性.天然产物研究与开发,2001,13(3):23

[6]Imbert T,et a1.Discovery of podophyllotoxins.*Biochimie*,

1998,80 (3):207

[7]Wang L,et a1.Effects of microtubule -depolymerizing agents on the transfection of cultured vascular smooth muscle cells: enhanced expression with free drug and especially with drug-Gene lipoplexes. *Mol Ther*,2004, 9 (5):729

[8]Grace L,et a1.Nonintercalative antitumor drugs interfere with the breakage reunion reaction of mammalian DNA topoiso - merase II. *The Journal of Biological Chemistry*,1984,259 (21): 13560

[9]John D.,et a1.Effect of VP-16-213 on the intracellular degradation of DNA in Hela cells. *Biochem*,1976,15(25): 5443

[10]Gordaliza M,et al.Podophyllotoxin: distribution,sources, applications and new cytotoxic derivatives. *Toxicon*,2004,44 (4): 441

[11]Yong Y,et a1. Antitumor activity of deoxypodophyllotoxin isolated from Anthriscus sylvestris: Induction of G2/M cell cycle arrest and caspase-dependent apoptosis. *Bioorg Med Chem Lett*, 2009 ,19(15) :4367

[12]Qi Y,et a1.Cytotoxicity,apoptosis induction,and mitotic arrest by a novel podophyllotoxin glucoside,4DPG,in tumor cells. *Acta Pharmacol Sin*,2005,26(8) :1000

[13]胡庭俊,等.鬼臼多糖对免疫功能低下小鼠体内自由基水平的影响.安徽农业科学,2009,37 (7) :2995

[14]齐社宁,等.4—[4″—(2″,2″,6″,6″—四甲基哌啶氮氧自由基)—氨基]—4—去甲表鬼臼毒素诱导NB4肿瘤细胞凋亡.兰州医学院学报,2000,26(4) :3

[15]王军志,等.自旋标记鬼臼毒素衍生物对人淋巴性白血病Molt4B细胞周期和大分子合成的影响. 中国药理学报,1998,19(6) :505

[16]申金娥,等.鬼臼毒素酊治疗尖锐湿疣临床观察. 亚太传统医药,2009,5(5) :112

[17]Zhu X,et a1.Anti—AIDS agents Part 61: Anti—H IV activity of new podophyllotoxin derivatives. *Bioorg Med Chem*, 2004,12 (15):4267

[18]李文广,等.鬼臼酰肼哌啶氮氧自由基腙及其还原物的体内抗肿瘤作用和毒性.兰州医学院学报,1996,22(3):19

[19]张晓文,等.4—[4″—(2″,2″,6″,6″—四甲基哌啶氮氧自由基)-氨基-4-去甲表鬼臼毒]及其自由基还原物抗肿瘤作用比较. 中国药理学通报,1997,13(1):28

[20]杨光义,等.鬼臼类中药毒理学研究进展. 中国药房,2008,19(36):2872

[21]杨新波,等.鬼臼毒素抗肿瘤作用研究进展. 国外医药·植物药分册,1996,11(4) :158

[22]Sieber S,et a1.Pharmacology of antitumor agents from higher plants. *Cancer Treat Rep*, 1976,60(8) : 1127

[23]宋杰,等. 肺癌1 号方、鬼臼乙叉苷联合治疗晚期非小细胞肺癌30例. 湖南中医药导报,2001,7(2):72

[24]徐淑芬,等.羟基喜树碱联合鬼臼乙叉苷治疗慢性粒细胞白血病急粒变13 例.临床血液学杂志,2002,15(1):32

[25]郑曙光.鬼臼毒素酊治疗尖锐湿疣60例临床观察. 中国实用医药,2009,4(7):131

核桃仁 Juglandis Semen he tao ren

本品为胡桃科植物胡桃 *Juglans regia* L.的干燥成熟种子。味甘、性温。有补肾,温肺,润肠功能。主治肾阳不足、腰膝酸软、阳痿遗精、虚寒喘嗽、肠燥便秘等。

【化学成分】

富含脂肪类成分,其中亚油酸含量最高,另外还含有肉豆蔻酸、棕榈酸、棕榈油酸、珠光脂酸、顺-10-十七碳-烯酸、硬脂酸、油酸、亚油酸、α-亚麻酸、花生酸和顺-11-二十碳-烯酸、二十二碳酸等。以多不饱和脂肪酸为主,脂肪酸碳链长度主要集中在 C16~C18 之间,以亚油酸含量最高[1]。含有鞣花酰基葡萄糖结构单元的鞣花单宁[2],glansreginins A、B ,glansrin D[3],可水解丹宁成分水杨梅丁素 D(gemin D),木麻黄素(casuariin),英国栎鞣花酸(pedunculagin),特里马素Ⅰ、Ⅱ (tellimagrandin Ⅰ、Ⅱ),皱褶菌素 C、F (rugosin C、F),刺玫果素 D (heterophylliin D)[4]。1,2,3,4,6-O-没食子酰基-β-D-葡萄糖 (1,2,3,4,6-penta-O-galloyl-β-D-glucose),1,2,3,6-O-没食子酰基-β-D-葡萄糖(1,2,3,6-tetra-O-galloyl-β-D-glugose),木麻黄亭(casuarictin)[5]。

【药理作用】

1. 抗氧化 大鼠按 20 g/kg 喂饲核桃仁,3 个月后,血浆及肝、脑组织中脂质过氧化物(LPO)含量下降,红细胞超氧化物歧化酶(SOD)活性增高[6]。核桃仁提取物有清除 DPPH 自由基作用,95%乙醇提取物最佳, 乙酸乙酯提取物次之;95%乙醇提取物对亚油酸自氧化体系的抑制作用也强于乙酸乙酯提取物,而正乙烷提取物则表现出促氧化作用,在以 Fe^{2+}及 Fenton 反应催化的亚油酸酯质过氧化体系中,95%乙醇提取物的抑制作用强于同浓度的茶多酚[7]。游离总酚酸部位与可酸水解总酚酸部位显示强抗氧化活性,但结合总酚酸活性较弱[8]。glansreginins A、B 和glansrin D 具有 SOD 样作用,能清除 DPPH 自由基[3]。核桃仁甲醇提取物,水提取物能够保护乙二醛诱导肝细胞氧化损伤,脂溶性成分则无此活性。其作用机制是甲醇提取物中儿茶素、表儿茶素、表没食子儿茶素、没食子酸酯等成分能有效清除自由基氧化,降低其对细胞的损伤,并能抑制蛋白质羧基化或还原蛋白质羧基化早期产物[9]。

2. 抗衰老 桃仁具有拮抗氯化汞致衰老和诱变作用。核桃仁含有丰富的维生素 E、A 及 B,在抗氧化、清除自由基、稳定膜结构方面发挥重要作用。核桃仁还含有 Zn、Mn 等微量元素,对自由基的清除及提高 SOD 活性有一定的促进作用[10]。核桃仁丙酮提物能提高 D-半乳糖衰老模型脑组织中超氧化物歧化酶的活性,提高过氧化氢酶(CAT)、过氧化物酶(POD)的活性,同时能明显减少脑组织中过氧化脂质(LPO)的形成。核桃仁丙酮提物具有较好的消除自由基,抗衰老的作用[11]。

3. 抗高血脂 核桃仁提取物(多酚类成分为 45%)能抑制大鼠高脂饮食诱导的血脂上升。能降低肝脏重量,降低肝脏甘油三酯含量。降低细胞溶质 β 氧化水平,提高过氧化物酶体增殖物激活受体(PPAR)α 和乙酰辅酶 A 氧化酶(ACOX)I 的 mRNA 表达。并能抑制甘油三酯的吸收,减少 Hep G2 细胞中甘油三酯的蓄积[12]。

4. 提高免疫力 核桃仁水提液对机体免疫功能有良好的增强作用。核桃仁水提液能拮抗环磷酰胺所致免疫功能低下小鼠的免疫器官重量减轻和白细胞数量减少,增加小鼠腹腔巨噬细胞的吞噬百分率及吞噬指数,增加血清溶血素含量,提高 T 淋巴细胞酯酶阳性率[13]。

【临床应用】

1. 肾结石 核桃仁 500g(烤黄)、鸡内金 250 g(炮研细末)、蜂蜜 500 g。先将核桃仁和鸡内金研细,将蜂蜜熬化,再将上述药粉投入搅匀,再熬 5 min,即可。装瓶备用。每次一汤匙,每日 3 次,服后多饮开水。服 15~30 d,即可见到效果,或排石,或使结石溶化如乳油色液体排出[14]。

2. 肾亏腰疼、虚寒带下 方用青娥丸:补骨脂 250 g、杜仲 500 g 研粗粉;大蒜 125 g 煮烂,与粗粉掺匀,干燥后研细粉;再与胡桃仁 150 g 掺研,炼蜜为丸,每丸重 9 g,每次服 1 丸,每日 1~2 次[15]。

3. 乳癖(乳腺囊性增生) 核桃仁和八角茴香各 1 个,捣碎,饭前咀嚼如泥吞下,每日 3 次,疗程 1 个月[16]。

4. 气管造影剂 碘化油可用碘和植物油制成,从核桃仁中提取核桃油制成碘化油,用于气管造影[17]。

【附注】

1. 青龙衣 为胡桃未熟果实的肉质果皮,含 α-氢化胡桃醌-4-葡萄糖苷(α-hydrojuglone-4-glucoside)和胡桃醌(juglon),juglanin A、B[18]。另含鞣质约 25%,维生素 C 3%[19]。给小鼠腹腔注射青核桃醇提取物及其粗萘醌、鞣花酸、核桃多糖各 50 g/kg,每日 1 次,连续 7d,对艾氏腹水癌(实体型)和肉瘤 S180 均有抑制作用[20]。临床应用治疗:①子宫脱垂:核桃青皮 50 g 加水煎成 2000 mL 药液,温洗,每次 20 min,早晚各 1 次,1 周为一疗程(重者配补中益气汤),治疗 42 例,总有效率 80.9%[21]。②抗放、化疗副作用:核桃青皮注射液(7421)对 71 例癌症患者进行临床观察,在放、化疗过程中,能维持和提升白细胞,有效率为 95.7%[22]。③牛皮癣:将青核桃皮用力涂擦于癣面上,每日 3~5 次,疗程 20 d[23]。

2. 胡桃叶 含 α-氢化胡桃醌-4-葡萄糖苷、金丝桃苷、胡桃苷、篇蓄苷[24,25]。尚含酚酸、鞣质及挥发油等。乙醇提取物能够降低四氧嘧啶诱发糖尿病大鼠血糖上升,提高胰岛素水平,降低血液中糖化血红蛋白的含量[26]。酚酸类成分具有抗菌、抗氧化活性[27]。治疗痔疮、肛漏:鲜核桃叶 100 g 加水 1000 mL,熏 30 min,冷至 50℃时坐浴、擦洗。每日 2~3 次,治疗 2~3 d[28]。

(张 祎 王本祥 王 岩)

参考文献

[1]赵登超,等.不同品种核桃仁脂肪含量及脂肪酸组成与成分分析.华北农学报,2009,24(S1):295

[2]王克建,等.核桃仁中多酚类物质的液相/电喷雾质谱分析.分析化学,2009,37(6):867

[3]Ito H, et a1.Two novel dicarboxylic Acid derivatives and a new dimeric hydrolyzable tannin from walnuts.*J Agr Food Chem*, 2007,55(3):672

[4]金哲雄,等.核桃仁可水解丹宁成分研究I.中国中药杂志,2007,32(15):1541

[5]金哲雄,等.核桃仁可水解丹宁成分研究II.中国中药杂志,2008,33(14):1705

[6]江城梅,等.核桃仁对大鼠体内外脂质过氧化的影响.蚌埠医学院学报,1995,20(2):81

[7]孟洁，等.核桃仁活性成分的提取及体外抗氧化活性研究.食品科学，2001，22(12)：44

[8]Li L, et a1.Polyphenolic profiles and antioxidant activities of heartnut (Juglans ailanthifolia Var. cordiformis)and Persian walnut (Juglans regia L.). *J Agr Food Chem*, 2006,54(21):8033

[9]Banach MS, et a1.Hepatocyte cytotoxicity induced by hydroperoxide (oxidative stress model)or glyoxal (carbonylation model):Prevention by bioactive nut extracts or catechins. *Chem-Biol Interact*, 2009, 178(1-3):324

[10]江城梅，等. 核桃仁拮抗$HgCL_2$致脂质过氧化作用. 中华预防医学杂志，1995，29(4)：255

[11]毕敏，等.核桃仁提取物抗脑衰老作用的实验研究. 现代中药研究与实践，2006，20(3)：35

[12]Shimoda H, et a1.Effect of Polyphenol-Rich Extract from Walnut on Diet-Induced Hypertriglyceridemia in Mice via Enhancement of Fatty Acid Oxidation in the Liver. *J Agr Food Chem*, 2009, 57(5):1786

[13]盛强，等.核桃仁水提液对免疫功能低下模型小鼠免疫功能的影响.中国中医药科技，2006，13(4)：242

[14]孟景春.核桃仁是肾结石的克星.江苏中医，1994，15(11)：505

[15]中国科学院药物研究所等.中药志(III).第2版.北京：人民卫生出版社，1984：504

[16]赵宪法.核桃仁、八角茴香治疗乳癖.陕西中医，1982，3(2)：19

[17]史王亭.从胡桃油制碘化油.药学通报，1957，5(1)：18

[18]LiuJ, et a1. Cytotoxic diarylheptanoids from the pericarps of walnuts (Juglans regia). *Planta Medica*, 2008, 74(7):754

[19]南京药学院《中草药学》编写组.中草药学.(中册).江苏：江苏人民出版社，1976：103

[20]黑龙江祖国医药研究所.青核桃及刺五加抗癌作用的药理研究.中草药，1980，11(7)：313

[21]何天有.核桃皮煎剂外洗治疗子宫脱垂42例.陕西中医，1990，11(7)：307

[22]华北制药厂抗生素研究所.核桃青皮制剂-7421注射液在化疗、放疗过程中升白细胞作用.中草药通讯，1975，2：46

[23]薛宝田.用核桃外皮治疗牛皮癣和鱼鳞癣的民间验方.中医杂志，1958，4：267

[24]Carnat A, et a1.Levels of the principal constituents of walnut leaves(Juglans regia L.). *Plantes Medicinales et Phytotherapie*, 1993, 26(4):332

[25]Daglish C.The isolation and identification of a hydrojuglone g1ycoside occurring in the walant.*Biochem J*, 1950, 47:452

[26]Asgary S, et a1.Effect of ethanolic extract of Juglans regia L. on blood sugar in diabetes-induced rats. *J Med Food*, 2008, 11(3):533

[27]Pereira JA, et a1. Walnut (Juglans regia L.)leaves: phenolic compounds, antibacterial activity and antioxidant potential of different cultivars. *Food chem toxicol*, 2007, 45(11):2287

[28]尹纯武，等. 鲜胡桃叶治疗痔疮.新中医，1981，10：3

桉　叶 Eucalypti Folium an ye

本品为桃金娘科植物蓝桉 *Eucalyptus globulus* Labill 的叶。味辛、苦，性凉。具有解热，抗菌，消炎作用。主治感冒、肠炎、膀胱炎、关节痛、烫伤、痈疮肿毒等。

【化学成分】

1. 挥发油　按叶含挥发油 3%~6%，又称桉叶油(eucalyptus oil)，其主要成分有桉油精[(eucalyptol)，即 1,8-桉叶素(1,8-cineole)16.8%]。其他有松香芹酮(l-pinocavon)、松香芹醇(pinocarveol)、桃金娘烯醛(d-mertenal)、松油精、蓝桉醇(globulol)、枯醛(cuminaldehyde)、香橙烯(aromadenarene)、α-松油醇、乙酸松油脂、τ-松苇醇、1-乙酰-4-异丙叉环戊烯 (1-acetyl-4-isopropyloidene cyclopentene)等[1,2]。

2. 其他　此外含有芸香苷(rutin)、槲皮素(quercetin)、槲皮苷(quercitrin)、L(+)-高丝氨酸[L(+)-homoserine][1,2]、木犀草素(luteolin)、芹黄素(apigenin)、没食子鞣质(ellagitanins)[3]，没食子酸、儿茶酸[4]、n-三十三烷-16,18-二酮(n-tritriacontane-16,18-dion)[5]、16-羟-18-三十烷酮 (16-hydroxy-18-tritriacontanone)、4-羟基三十三烷-16,18-二酮(4-hydroxytritriacontane-16,18-dione)[6]、macrocarpal H、I、and J[7]，以及鞣质、苦味质和树脂[1]。

【药理作用】

1. 抗菌、抗病毒　蓝桉煎剂具有广谱抗菌作用，对金黄色葡萄球菌、白色葡萄球菌、卡他球菌、白色念珠菌有较强的抑制作用，对绿脓杆菌、大肠杆菌、变形杆菌，猪霍乱杆菌、福氏痢疾杆菌及宋内痢疾杆菌有中等程度的抑制作用。其抗菌作用与所含鞣质有关[2,8]。0.1%桉油精具有杀灭真菌的作用[9]。65%桉叶油溶液对浓度为10^{-8}个/mL 金黄色葡萄球菌的最小抑菌浓度(MIC)为1.3

mg/mL,桉叶油丹参溶液 MIC 为 0.163 mg/mL,其最小杀菌浓度(MBC)分别为 2.63 和 0.326 mg/mL。桉叶油对革兰阳性菌有抑菌作用,而桉叶油丹参复合液对革兰阳性、阴性菌均有较强抑菌作用[10]。桉叶 60%乙醇提取物(A)和醋酸乙酯提取物(B),具有较强的抑制葡聚糖合成作用,在浓度为 6.25~50 μg/mL 和 3.13~25 μg/mL 时,体外具有抑制口腔龋齿细菌生长作用,但对肠内细菌的抑制作用相对较低[8,11]。β-松油烯、松油烯-4 醇、桉叶醇等具有强抗真菌作用(MIC10~0.009 μg/mL)[12]。另外从蓝桉中还分离出可以抑制 5 种 HIV 逆转录酶活性的物质[13]。体外试验蓝桉中的 12 种蓝桉醛及 26 种有关物质均有抑制 Epstein-Barr 病毒的作用,其中蓝桉醛Ⅲ的作用最强[14]。

2. 抗炎、免疫 用 25%、50%、100%桉叶煎剂浸泡 II 度烫伤的兔耳 15 min,结果桉叶煎剂各组的耳重及容积证明,桉叶煎剂有抗炎作用[8]。以 ^{131}I 化鞣酸蛋白观察吸收情况,证明桉叶鞣质涂于创面后形成的鞣酸蛋白很少被吸收。因此以应用 25%制剂为好,既不影响结痂,对局部损害又较轻[8]。桉叶油的小鼠皮肤划痕试验,可以抑制过敏反应[15],大鼠炭末廓清试验显示其(主要为 1,8-桉叶素)具有免疫刺激活性[16]。桉叶烷型倍半萜可抑制肥大细胞脱颗粒和巨噬细胞产生 NO[17],浓度为 0.5 mg/mL 的蓝桉 80%的醇提物可以抑制依赖于 IgE 的 RBL-2H3 细胞释放组胺[18]。

3. 降血糖 桉叶掺入饮食(62.5 g/kg)、饮水(2.5 g/L)中喂饲小鼠,可降低高血糖;桉叶水提取物(0.5 g/L),使 2-脱氧-葡萄糖转化提高 50%,葡萄糖氧化物转化提高 60%,小鼠腹部肌肉的葡萄糖转化为肝糖原提高 90%;桉叶提取物 0.25~0.5 g/L,可诱导胰腺 β-细胞逐步分泌,使胰岛素的释放量增加 70%~160%[19];干燥桉叶掺入饲料(6.25%)、饮水(1 g/40 mL)喂饲正常小鼠 12 d,检测血中的血糖、胰岛素、体重,均无明显变化,STZ 模型小鼠腹腔注射 200 mg/kg 12 d,可抑制血糖升高的水平(但不影响胰岛素的分泌)、减缓体重减轻的速度、减轻烦渴症状,延缓糖尿病的发展[20]。

4. 局麻 桉油加等量吐温-80,以水稀释制成 20%和 10%的桉油液,结果 20%桉油液能可逆性阻断坐骨神经冲动的传导,阻断与恢复速度与药液浓度有关(正相关)。其作用弱于普鲁卡因,强于樟脑和 10%桉油液,其局麻作用不受吐温-80 及石蜡油的影响[21]。

5. 促透皮吸收 通过双室渗透装置进行了体外渗透实验。结果表明,各种促进剂的促渗作用为:桉叶油>薄荷素油>松节油>氮酮>油酸;精油类促进剂可明显增加非诺洛芬钙的经皮吸收,其渗透系数和增渗倍数均比其他促进剂大[22]。在含有 3%~10%桉叶油及 10%丙二醇的 1% 5-氟尿嘧啶羟丙甲纤维素凝胶中,药物经皮渗透速度进一步降低,随桉叶油用量增加促渗作用略有增强;当两种促进剂用量相等(10%)时,与仅含 10%丙二醇凝胶剂比较,渗透量仅增加 5.4 倍,Kp=16.40±0.88 cm/h×10^{-3},表明促进剂应用的浓度依赖性以及制剂因素的影响[23]。

6. 抗寄生虫与驱蚊 不同浓度的桉叶油对蠕形螨和滴虫均有较强的杀虫作用,随着药物浓度的增加和药物作用时间的延长,虫体死亡率明显升高,2%和 5%桉叶油分别是杀滴虫和蠕形螨的有效浓度。以小鼠为实验对象,观察桉叶油对三种常见传病蚊种的驱避作用:5%桉叶油对中华按蚊、致倦库蚊、白纹伊蚊均有明显驱避作用,对白纹伊蚊的驱避效果强于中华按蚊和致倦库蚊[24]。

7. 病毒 利用 CPE 观察实验与空斑减数实验,桉叶水提物具有明显的抗 HSV-1 的活性,其 IC_{50} 值为 84. 28 μg/mL。推测桉叶水提物可能是通过破坏病毒囊膜蛋白的结构,使之失去感染性而失活[25]。

8. 毒性 于 2 日内小鼠每天皮下注射 1 次 25%、50%、100%桉叶煎剂 10 mL/kg,相当于生药 2.5、5、10 g/kg,于注射后 3、5、7 或 10 d 取肝脏病检,发现桉叶鞣质有肝毒性;肝损害程度随浓度降低而减轻,25%煎剂已无明显损害[8]。家兔皮下注射蓝桉提取物 0.2 mg/kg,2 周内未见毒性反应[1]。桉叶油对人的致死量最小为 3.5 mL[1]。

【临床应用】

1. 肠炎、痢疾 70 例菌痢患者用 15%桉叶煎剂 100 mL 保留灌肠,每日 1 次,平均 4 d 恢复正常;内服 50%桉叶煎剂,每日 3 次,3.3 d 可使菌痢患者的粪便培养转阴[1]。

2. 膀胱炎、阴道炎 用桉叶、石苇、白术、赤小豆、金钱花等煎汤内服,连服 10 剂,治疗 12 例小儿血淋患者,症状全部消失,无一例外[26]。用 0.5%桉叶溶液冲洗阴道,再塞以有线桉液棉栓,12 h 自行拉出,每日 1 次,6 d 为 1 个疗程,治疗 72 例真菌性阴道炎,1~3 个疗程治愈 69 例,无效 3 例,复发 3 例[1]。

3. 烧、烫伤 用桉叶、黄芩、薄荷、白芷煎汤治疗小面积(1%~5%)烧烫伤,将药液浸泡纱布,覆盖创面. 每日换药 1 次,治疗 198 例,其中Ⅱ度 188 例,Ⅲ度 10 例,均取得较好疗效[27]。桉叶煎剂也可用于治疗烧伤[28]。

4. 慢性骨髓炎 用桉叶油、磺胺、呋喃西林、凡士林等制成复方桉叶油,涂于患部每日 1 次,治疗慢性骨髓炎132例，平均治愈时间25.8d，仅19例复发[29]。

5. 外用 桉叶糊剂外用治疗下肢溃疡17例，用药4~7 d，16例痊愈，仅1例无效[30]。用20%桉叶煎剂或20%蒸馏液代替75%酒精进行皮肤消毒后，注射近20万人次，无一感染。

6. 咳嗽 主要由桉叶、百部、桔梗、黄芩和麻黄碱等组成，用于肺热燥咳、咽干、咳喘气逆等。该制剂归属于清热化痰、止咳平喘类药物，可用于肺热燥咳、咽干、咳喘气逆等[31]。

7. 其他 桉叶、白毛夏枯草制成的复方桉叶注射液，治疗卵巢肿块、盆腔炎、附件炎等145例，33例痊愈，88例好转，总有效率83.5%[32]。

8. 不良反应 临床报道，桉叶油中毒29例，其中7例死亡，最小致死量仅3.5 mL。中毒症状主要为上腹烧灼、恶心呕吐、眩晕、乏力、皮肤苍白或青紫，四肢发冷，昏沉欲睡，重者谵妄惊厥，患者呼气中有强烈桉叶油味，持续1~2 d，有时排泄物中也有气味。部分敏感者常用量即可发生皮炎[1]。

【附注】

1. 大叶桉 为桃金娘科植物大叶桉 *Eucalyptus robusta* Smith，别名：蚊仔树。味辛、苦涩，性微寒，功能与主治和蓝桉基本相同。

[化学成分]

大叶桉的新鲜叶中含挥发油约0.7%，油中主要含桉油精，蓝桉醇、松香芹酮、百里香酚、古容奥(guajazulene)，此外还含有桉叶酸、鞣质、树脂、苦味质等[33]。大叶桉酚甲(robustaol A)、大叶桉酚乙[34]。

[药理作用]

(1)抗病原微生物 平皿法试验20%煎剂对金黄色葡萄球菌、痢疾杆菌、绿脓杆菌和伤寒杆菌均有抑制作用；对肺炎球菌、八叠球菌、甲型溶血性链球菌、奈瑟球菌、大肠杆菌、副伤寒杆菌、流感病毒亦有效；可杀灭钩端螺旋体；挥发油有强大的杀灭阴道滴虫作用[33]；其叶脂溶性粗提物对小鼠伯氏疟原虫(Flasmodium beighei)有显著抑制作用，主要有效成分是大叶桉酚甲[34]。小鼠感染伯氏疟原虫株，感染3~5 d内灌胃大叶桉酚，当剂量达到200 mg/kg时，抑制率达99%以上，且与氯喹无交叉抗药性[35]。大叶桉酚在管碟法试验中，对金葡菌和枯草杆菌的最低抑制浓度为63 g/mL[36]。

(2)其他 大叶桉挥发油可直接刺激呼吸道黏膜，使分泌物增加，稀释痰液而有祛痰作用；大叶桉的煎剂具有降压作用[33]。叶中分离出的间苯三酚类衍生物对磷酸二酯酶有抑制作用[37]。

[临床应用]

大叶桉溶液治疗牛子宫内膜炎，每次宫内灌注200~300 mL，每隔2~3 d1次，治愈率96.96%[38]。此外，大叶桉对皮肤溃疡、下肢溃疡、烧伤、小儿头疮、菌痢、化脓性感染等均有治疗作用[39]。

2. 其他药用部位

蓝桉的花、果实、树皮、树脂中均含有挥发油。

(1)蓝桉树脂 含黄酮(flavanone)、樱花亭(sukuranetin)和去氢黄酮类(dihydroflavonols)物质；3-甲氧香木兰素(3-methoxyaromadendrin)和7-甲氧香木兰素[40]。

(2)蓝桉树芽 从其已烷提取物中分离出的蓝桉醛，可抑制肉芽形成，对致癌性启动基因EB病毒活化具有较强的抑制作用[1]。

(3)蓝桉花 所含挥发油成分与叶相似。

(4)蓝桉树皮和根皮 树皮含鞣质。蓝桉根皮亦供药用，有顺气化痰、去风湿的功用[1]。

(5)蓝桉树细茎 从其中新分离出的芳香单萜化合物和其他11种已知成分：松脂素(pinoresinol)、吐叶醇(vomifoliol)、3,4,5-三甲氧基苯酚(3,4,5-trimethoxyphenol)、1-O-β-D-(6′-O-没食子酰吡喃葡萄糖苷 [1-O-beta-D-(6′-O-galloyl)glucopyranoside]、没食子甲酯(methyl gallate)、甲基鼠李素(rhamnazin)、鼠李糖(rhamnetin)、圣草酚(eriodictyol)、槲皮素(quercetin)、双氢槲皮素(taxifolin)、黄杞苷(engelitin)、儿茶素(catechin)等对脂质氧化有抑制作用[41]。

(6)此外从蓝桉得到的焦油中含愈创木酚(guaiacol)[1]。

(张大方 刘佳 郭琪)

参考文献

[1]江苏新医学院. 中药大辞典.上海：上海科学技术出版社,1986：1793

[2]《全国中草药汇编》编写组.全国中草药汇编(上).北京：人民卫生出版社,1975：871

[3]Conde E,et al. Low molecular weight polyphenols in leave of Eucalyptus camaldulensis, E.globulus and E.rudis. *Phytochem. Anal*,1997,8(4)：186

[4]Hou Ai-jun, et al. Hydrolyzable tannins and related polyphenols from Eucalyptus globulus. *J Asian Nat Prod Res*, 2000,2(3)：205

[5]Osawa T, et al. A novel type of antioxidant isolated from leaf wax of Eucalyptus leaves. *Agric Biol Chem*,1981,45(3)：735

[6]OsawaT,etal.Natural antioxidants isolated from Eucalyptus leaf waxes. *J Agric Food Chem*, 1985,33(5):177

[7]Osawa Kenji, et al. Macrocarpals H,I,and J from the leaves of Eucalyptus globules. *J Nat Prod*,1996,59(9):823

[8]第三军医大学.桉叶煎剂应用于治疗烧伤的实验研究.重庆医药,1982,(2):41

[9]Ibragimov GG,et al. Antifungal activity of essental oils. *CA*,1985,103:138380a.

[10]倪木兰,等.桉叶油体外抗菌作用的初步试验研究.遵义医学院学报,1995,9:3

[11]Osawa Kenji, et al. Antibacterial activity of Eucalyptus globulus on cariogenie bacteria and its inhibitory effect on glucosyltransferase. *Nat Med*,1998,52(1):32

[12]江涛,等. 22种中草药有效成分抗真菌研究及新剂型应用.中华皮肤科杂志,1999,32(5):316

[13]Nishizawa Mugio, et al. Macrocarpals:HIV -reverse transcriptas inhibitors of Eucalyptus globulus. *Tetrahedron Lett*, 1992,33(2):2983

[14]Takasaki M,et al. Inhibitors of skin -tumor promotion. VIII. Inhibitory effects of euglobals and their related compounds on Epstein -Barr virus activation. *Chem Pharm Bull*,1990,38 (10):2737

[15]Tkachenko KG,et al. Antibiotic properties of essential oile of some plant species. *CA*,2000,133:63573z

[16]Kedzia B,et al. Investigation of essential oils and components with immunostimulating activity. *Herba Pol*,1998,44 (2):126. (CA 1999;130:246518t.)

[17]林琦.魁蒿中桉叶烷型倍半萜yomogin对肥大细胞脱颗粒和巨噬细胞产生NO作用的抑制. 国外医药植物药分册, 2001,16(1):28

[18]Ikawati Z, et al. Screening of several Indonesian medicinal plants for their inhibitory effect on histamine release from RBL-2H3 cells. *J Ethnopharmacol*, 2001, 75(2-3):249

[19]Gray AM,et al. Antihyperglycemic actions of Eucalyptus globulus (Eucalyptus) are associated with pancreatic and extra-pancreatic effects in mice. *J Nutr*, 1998, 128(12):2319

[20]Swanston Flatt,et al. Traditional plant treatments for diabetes. Studies in normal and streptozotocin diabetic mice. *Diabetologia*,1990,33(8):462

[21]孙洪范,等. 桉油对蟾蜍坐骨神经动作电位的影响.中草药,1986,17(6):19

[22]李娟,等.精油类促进剂对非诺洛芬钙经皮渗透作用的研究.中国药科大学学报,1999,30(5):343

[23]达尤.阿博拉杜,等.桉叶油及丙二醇对5-氟尿嘧啶经离体大鼠皮肤渗透的促进作用. 中国药科大学学报,1999,30 (3):231

[24]李建华,等.桉叶挥发油对几种寄生虫驱杀作用的研究.贵阳医学院学报,2000,25(4):362

[25]赖志才,等. 桉叶水提物体外抗单纯疱疹病毒Ⅰ型活性的实验研. 中国民族民间医药,2009,1:7

[26]周中立.桉石术煎剂治疗小儿血淋.四川中医,1986,4 (10):31

[27]苏明亮.中药桉黄煎剂治疗小面积烧烫伤.北京中医杂志,1985,(2):49

[28]第三军医大学.桉叶煎剂应用于治疗烧伤的实验研究.重庆医药,1982,(2):41,58

[29]汪万全.复方桉叶油局部治疗慢性骨髓炎132例.实用外科杂志,1982,2(5):248

[30]郭筱宝.用桉叶糊剂治下肢溃疡.浙江中医杂志,1985, (1):20

[31]赵宝玲,等. 桉叶止咳糖浆的药效学研究.江西医药, 2009,3(3):209

[32]施兰芳. 复方桉叶注射液的试制. 中成药研究, 1988, (4):6

[33]《全国中草药汇编》编写组.全国中草药汇编(上).北京:人民卫生出版社,1975:51

[34]秦国伟,等.大叶桉酚甲的结构和合成.化学学报,1981, 39(1):83

[35]秦国伟,等.大叶桉酚性油状物和其抗疟作用.药学通报,1984,19(9):42

[36]秦国伟,等.大叶桉化学成分的研究.化学学报,1986,44 (2):151

[37]Cheng Qi,et al. Two new phyloroglucinol derivatives with phosphodiesterase inhibitory activity from the leaves of Eucalyptus robusta. *Z Naturforsch B: Chem Si*,1991,46(9):1275

[38]李寿连,等.大叶桉治疗牛子宫内膜炎.黑龙江畜牧兽医,1989,(3):封4

[38]周金黄,等.中药药理学.上海:上海科学技术出版社, 1986:309

[40]Echeverri L,et al.Further flavonoids from the resin of diseased Eucalypyus. *CA* 1986;105.187581s.

[41]Yun BS,et al. Lipid peroxidation inhibitory activity of some constituents isolated from the stem bark of Eucalyptus globulus. *Arch Pharm Res*,2000,23(2):147

夏天无 Corydalis Decumbentis Rhizoma

xia tian wu

本品为罂粟科植物伏生紫堇 *Corydalis decumbens*(thunb.)Pers.的干燥块茎。味苦、微辛，性温。有活血止痛，舒筋活络，祛风除湿功能。用于中风偏瘫、头痛、跌扑损伤、风湿痹痛、腰腿疼痛等。

【化学成分】

块茎含多种生物碱，总生物碱含量为 0.7545%[1] 或 0.89%[2]，其中主要有延胡索乙素(四氢帕马汀，四氢掌叶防己碱，tetrahydropalmatine)、普鲁托品(原阿片碱 protopine)、空褐鳞碱(紫堇碱 bulbocapnine)、紫罂粟次碱(adlumidine)、毕扣扣灵(bicuculline)、棕榈碱(巴马汀，palmatine)[3-6]等，含量少的生物碱有夏无碱(decumbenine)、考芦米定(corlumidine)、d-别隐多品(d-a11ocryptopine)、小檗碱(berberine)、药根碱(jatrorrhizine)[7,8]及二氢巴马汀(dihydropalmatine)、白毛茛碱宁(hydrastinine)、3,4-去氢白毛茛碱宁(3,4-dehydrohydrastinine[9]、夏无碱乙素、丙素(decumbenine B,C)[10]、羟基白毛茛碱(hydroxyhydrastine)、decumbensine、epi-α-decumbensine[11]、隐品碱(cryptopine)、胞壁碱(muramine)、黄堇宁(kikemanine)、斯氏紫堇碱(scoulerine)、咖诺定 (capnoidine)[12] 及蝙蝠葛林(menisperine)和阿魏酸(femlic acid)[13]等。此外含棕榈酸、β-甾谷醇等[7]。

【药理作用】

1.提高学习记忆能力 夏天无注射液(CDPI，含生物碱 0.5 mg/mL)给血管性痴呆(VD)大鼠皮下注射 1、2、5 mg/kg，每天 1 次。结果 CDPI 2 mg/kg 和 5 mg/kg 治疗 VD 大鼠 1 和 2 个月后，显著缩短水迷宫试验逃避潜伏期和搜索距离；明显增加海马内血管生成素-1(Ang-1)的表达。CDPI 可明显改善 VD 大鼠的学习记忆能力，可能与增加海马内 Ang-1 的表达有关[14]。夏天无总生物碱提取物 0.5、1.0 mg/kg 可显著改善 D-半乳糖性痴呆大鼠学习记忆能力，增加痴呆大鼠脑内 5-HT 含量；夏天无总碱 0.25、0.5、1.0 mg/kg 可显著增加痴呆大鼠脑内 DA 含量。夏天无总生物碱提高痴呆大鼠学习记忆能力，可能与增加脑内神经递质 DA 和 5-HT 相关[15]。

2.抗脑梗死、保护脑神经 静脉注射夏天无注射液(ICDP)2、5 mg/kg 可明显延长脑缺血小鼠张口喘气时间，并使断头张口喘气小鼠脑内乙酰胆碱酯酶活性降低；离体低糖缺氧 6 h 后，ICDP (含生物碱 5500 ng/mL)可明显增加神经元的存活率，抑制神经元凋亡。ICDP 对脑缺血损伤有保护作用[16]。夏天无总碱不同剂量(2.5、5.0、7.5 mg/kg)每天 2 次灌胃给药，可延长断头小鼠张口喘气时间，对脑缺血损伤的保护机制可能与抑制脑组织 NOS 活力，提高 SOD 活力，减少神经细胞脂质过氧化损伤有关 [17]。夏天无 0.6、2.4、9.6 mg/kg 灌胃，可促进脑梗死大鼠脑组织神经干细胞增殖[18]、调节超敏 C 反应蛋白(hs-CRP)和脑源性神经营养因子(BDNF)[19]、降低脑梗死大鼠的循环内皮细胞(CEC)和血清髓鞘碱性蛋白(MBP)浓度[20]，发挥脑神经保护作用，增强脑梗死大鼠大脑可塑性，达到治疗脑梗死目的。

3. 抗心律失常 夏天无总生物碱对氯仿诱发的小鼠室颤、氯化钙诱发的大鼠室颤均有明显的预防作用，对乌头碱诱发的大鼠心律失常有治疗作用，并能显著对抗肾上腺素所致的家兔心律失常，还能降低蟾蜍离体坐骨神经干的动作电位振幅，这些均表明其具有抗心律失常的作用[21]。

4. 镇痛 夏天无生物碱对热板法所致小鼠疼痛和醋酸诱发小鼠扭体反应均有止痛作用[22]。运用超微粉碎技术工艺生产的复方夏天无片对小鼠给药，采用热板法做镇痛效果试验，发现其镇痛作用非常明显[23]。炮制夏天无 3.5、14 g/kg 灌胃 10 d，对实验性偏头痛小鼠的行为学有明显的改善作用，对化学刺激引起的疼痛有明显的镇痛作用[24]。

5. 抗血小板聚集与抗血栓 夏天无总生物碱，体外浓度为 31.3 和 62.5 mg/L 时，显著抑制 ADP 诱导的大鼠血小板聚集，抑制率分别为 31.7%和 58.5%。体内试验，静脉注射夏天无总生物碱 0.6 mg/kg，也能显著抑制 ADP 诱导的大鼠血小板聚集。在体内和体外总碱均能显著抑制血小板黏附和血栓形成，静脉注射 0.3 mg/kg 对大鼠实验性血栓形成也有明显抑制作用，抑制率为 31.3%[25]。夏天无总碱 1、0.5 mg/kg，灌胃给药 7 d，可抑制血栓形成，减轻脑栓塞引起的伊文思蓝染和脑水肿[26]。

6. 毒性 小鼠灌胃夏天无总碱半数致死量(LD_{50})为61.5±14.2 mg/kg,死亡小鼠均在给药后不久发生强直性惊厥而迅速致死。少数动物于给药后发生轻度惊厥,但仍能存活。未发生惊厥的动物,均未死亡[27]。

【临床应用】

1. 颈椎病 口服复方夏天无片,每日3次,每次3片,15 d为1个疗程。治疗椎动脉型颈椎病30例,治疗组总有效率为97%,高于对照组(口服西比灵胶囊)86%[28]。39例椎-基底动脉供血不足患者,口服复方夏天无片,30 d为1个疗程。结果完全缓解20例,显效15例,无效4例,总有效率89.7%[29]。

2. 类风湿性关节炎 复方夏天无片治疗风湿性关节炎43例,显效25例,有效16例,无效2例,有效率为95.3%[30]。复方夏天无片辅助治疗类风湿性关节炎30例,明显进步5例(16%),进步15例(50%),改善4例(13%),无效6例(20%),总有效率为80%[31]。

3. 骨性关节炎 复方夏天无片治疗骨性关节炎患者,分别于用药1周和3周时进行疗效评价,结果1周时,总有效率为91%,3周时,总有效率为95%[32]。

4. 坐骨神经痛 夏天无复合液(含有地塞米松,利多卡因)穴位注射治疗坐骨神经痛80例,痊愈52例,显效16例,好转9例,无效3例,总有效率96%[33]。

5. 未分化脊柱关节病 复方夏天无片口服2片,1d3次,4周1个疗程。经治48例,显效23例,有效19例,无效6例,总有效率88%[34]。

6. 缺血性脑血管病 30例缺血性脑血管病用复方夏天无片治疗(口服,每日3次,每次3片),对照组给予银杏叶片,疗程5周。治疗组总有效率93.33%,对照组100%。以脑血液流变指标及大脑中动脉血流速度指标,治疗前后有显著差异。复方夏天无片治疗缺血性脑血管病疗效好[35]。

7. 强直性脊柱炎 30例患者接受复方夏天无片+柳氮磺吡啶+塞来昔布口服治疗,有明显增加抗炎、镇痛作用,总有效率79.3%[36]。

8. 不良反应 有报道过敏反应1例,用夏天无注射液穴位注射膝眼、足三里,每日1次,注射第三针皮肤出现皮疹,面部轻度瘙痒,停药后消失,2 d后再次注射全身皮疹呈点片状,色鲜红,无痒感[37]。

(张亚杰 韩 杨 李岩松 马金凯)

参考文献

[1]范崔生,等.江西两种夏天无的鉴定研究.中药材,1989,12(2):18

[2]中国医学科学院药物研究所等.中药志(第一册).北京:人民卫生出版社,1979:72

[3]Naruto S,et al.Constituents of Corydalis species. Ⅸ. Alkaloids from several tuberous Corydalis species. *Phytochemistry*, 1972,11(8):2462

[4]何丽一.延胡索中延胡索乙素含量测定方法的研究.中草药通讯,1976,(11):15

[5]王兆全.安徽元胡(夏天无)化学成分研究.中草药通讯,1977,8(8):13

[6]柳雪枚,等.夏天无生物碱的研究.药学通报,1979,14(8):370

[7]朱大元,等.夏天无及其他十一种化学成分的分离和结构鉴定.中草药,1980,(8):341

[8]戴培兴,等.夏天无生物碱的分离和鉴定(第一报).江西中医药,1988,46(6):595

[9]张金生,等.夏天无化学成分的研究-白毛茛碱宁等的分离和结构.中草药, 1987,18(1):8

[10]张金生,等.一个新的苯肽基异喹啉生物碱-夏天无碱丙素.化学学报,1988,46(6):595

[11]Zhang Jinsheng, et a1. Decumbensine and epi-α-decumbensine :two new alkaloids isolated from Coydalis decumbens.*J Nat Prod*,1988,51(6):1245

[12] Liao Jing, et al.Isolation and identification of eleven tertiary alkaloids in Corydalis decumbens.*J Chin Pharm Sci*,1995,4(2):57

[13] 廖静,等.夏天无化学成分的研究.中国中药杂志,1994,19(10):611

[14]余丽梅,等.夏天无注射液对血管性痴呆大鼠海马血管生成素-1表达的影响.中成药,2006,28(6):839

[15]张熠,等.夏天无总碱提取物对痴呆大鼠脑内5-HT和DA含量的影响.苏州大学学报(医学版),2004,24(2):134

[16] 余丽梅,等.夏天无注射液对小鼠脑缺血和神经元保护作用的实验研究.中国药理通讯,2006,23(4):41

[17]胡雪勇,等.夏天无总碱抗实验性脑缺血的作用.中西医结合学报,2005,3(1):46

[18]冯云,等.夏天无对脑梗死大鼠神经干细胞及突触素影响的实验研究.中国中医急症,2009,18(11):1843

[19]刘晶,等.夏天无对脑梗死大鼠脑源性神经营养因子及高敏C反应蛋白影响的实验研究.中国医疗前沿,2010,5(6):23

[20]王任生,等.夏天无对脑梗循环内皮细胞和血清髓鞘蛋白影响的实验研究.中西医结合心脑血管病杂志,2009,7(10):1198

[21]张志祖,等.夏天无生物碱的抗心律失常作用.赣南医学院学报,1997,17(1):7

[22]何晓敏,等.夏天无生物碱镇痛实验研究.广东药学,1998,8(4):23

[23]张慧灵,等.夏天无胶囊剂及口服液与夏天无片剂镇痛作用比较.中草药,2003,34(10):1117

[24]冀俊虎,等.炮制夏天无对实验性偏头痛模型大鼠行为学的影响.山西医药杂志,2008,37(2):135

[25] 刘忞,等.夏天无总碱对大鼠血小板功能的影响.中国药理学通报,1988,4(5):301

[26]高健,等.夏天无总碱对大鼠实验性脑血栓形成的影响.中国血液流变学杂志,200313(4):325

[27]吴二兵,等.夏天无、钩藤生物碱抗脑细胞凋亡作用及急性毒性.遵义医学院学报,2004,27(5):444

[28]裴正平.复方夏天无片治疗椎动脉型颈椎病60例临床观察.中华临床医学研究杂志,2007,13,(11):1548

[29]周玉来,等.复方夏天无片治疗椎-基底动脉供血不足39例.实用中医药杂志,2009,25(11):761

[30]于伟田,等.复方夏天无片治疗风湿性关节炎43例临床观察.中国中医药科技,2007,14(6):449

[31]李晓强,等.复方夏天无片辅助治疗类风湿关节炎的临床观察.中国实用医药,2008,3(19):106

[32]王涛.复方夏天无片治疗骨性关节炎临床观察.中国医药导报,2007, 4(6):43

[33]苏义生,等.夏天无复合液穴注治疗坐骨神经痛80例疗效观察.中国社区医师,2007,9(9):19

[34]郑宝林,等.复方夏天无片对未分化脊柱关节病48例临床疗效观察.中国实用医药,2008,3(23):43

[35]杨旭明.复方夏天无片治疗缺血性脑血管病30例临床疗效观察.国际医药卫生导报,2006,12(19):61

[36]陈金辉,等.复方夏天无片联合柳氮磺吡啶、塞来昔布治疗强直性脊柱炎临床观察. 齐齐哈尔医学院学报,2010,31(3):369

[37] 周海燕,等.夏天无注射液穴注引起过敏反应1例.新疆中医药,1992,(2):26

夏枯草 Prunellae Spica xia ku cao

本品为唇形科植物夏枯草 *Prunella vulgaris* L 的干燥果穗。味辛、苦,性寒。具有清肝泻火,明目,散结消肿功效。用于目赤肿痛、目珠夜痛、头痛眩晕、瘰疬、瘿瘤、乳痈、乳癖、乳房胀痛。

【化学成分】

夏枯草含有多种三萜及其皂苷类化合物,主要为齐墩果烷型、乌索烷型(夏枯草皂苷 A、B,vulgarsaponin A、B)和羽扇豆烷型三萜。其中以齐墩果酸(oleanolic acid)和熊果酸(ursolic acid)含量最高。此外,还含有苯丙素类化合物、咖啡酸(caffeic acid)、迷迭香酸(rosmarinic acide,RA)等;甾醇类化合物 β-谷甾醇、豆甾醇等;黄酮类化合物芸香苷(rutin)、金丝桃苷(hyperside)、木犀草素等;香豆素类化合物;挥发油 1,8-桉油精 (1,8-cieole)、β-蒎烯 (β-pinene)、月桂烯(myrcene)、芳樟醇(linalool)、α-水芹烯(α-phellandsene)等[1-6]。

【药理作用】

1. 镇静、催眠 夏枯草醇提物及其氯仿萃取部位和醋酸乙酯萃取部位均能明显减少小鼠自主活动次数,增加阈下剂量戊巴比妥钠致小鼠睡眠只数,延长阈上剂量戊巴比妥钠致小鼠睡眠时间[7]。

2. 抗炎 给小鼠腹腔注射 1:1 夏枯草水煎醇沉液生药 10、5、3.3 g/kg,能明显抑制巴豆油引起的耳肿胀;生药 10 g/kg 对足跖皮下注射酵母液(10%,0.1mL)致足跖肿胀有抑制作用,以致炎后 2 h 的抑制率最高[8]。从夏枯草中提取的熊果酸、2α-羟基熊果酸、桦木酸及 2α,3α-二羟基乌苏- 12 烯- 28 酸具有明显的抗炎活性,其中后者对经培养的 RBL-2H3 细胞中 β-氨基己糖苷酶的释放有显著的抑制作用,并呈现出量效关系,其 50%酶活性抑制浓度(IC_{50})为 57 mmol/L;前二者对经培养的鼠巨噬细胞 RAW26417 细胞 NO的产生表现出强烈的抑制作用,IC_{50} 分别为 17、27mmol/L。在夏枯草的化学成分中,熊果酸的抗炎作用最强[9]。

3. 抑制免疫 皮下注射夏枯草注射液生药 6 g/kg,可使豚鼠、小白鼠肾上腺明显增大,胸腺、脾脏明显萎缩[10]。雄性大鼠腹腔注射 1:1 夏枯草水煎醇沉液生药 6 g/kg,皮质束状带有所增厚,细胞呈分泌活跃状态,1 h 后血浆皮质醇水平提高 72.6%,提示夏枯草抑制免疫作用与促进肾上腺皮质激素合成、分泌有关。夏枯草多糖能明显促进淋巴细胞转化增殖,且有显著的剂量依赖性,并能明显诱生 IFN-γ[11]。

4. 心血管系统

(1)降压 夏枯草总皂苷(PVS)2.5 mg/kg 静脉注射给药初期麻醉大鼠的舒张压和收缩压均显著下降。

在肾上腺素诱导的高血压家兔模型中，夏枯草煎剂0.1~0.3 g/mL表现出明显的降压作用[12]。

(2) 抗心肌梗死　夏枯草总皂苷PVS40 mg/kg腹腔注射对麻醉大鼠冠状动脉结扎后30 min出现的室性早搏个数的对数值(lgPVC),室速与室颤总时程的对数值[lg(VT+VF)]及改良Johuston心律失常记分法表示的心律失常得分,较对照组有显著减少。20 mg/kg腹腔注射对麻醉大鼠冠脉结扎后4 h心肌梗死范围较对照组有缩小[13]。

5. 降血糖　鼠皮下注射夏枯草的有效成分降糖素50 mg/kg，能明显抑制四氧嘧啶引起的血糖升高。小鼠灌服100 mg降糖素，其降糖作用强度相当于皮下注射2.6 U胰岛素[14]。夏枯草醇提取物灌胃给予正常小鼠(0.5 g/kg)和四氧嘧啶糖尿病模型小鼠(0.5、0.25 g/kg)可降低血糖水平,并可改善糖耐量,增加肝糖原合成,其机制可能与修复β细胞,使胰岛素分泌正常或增加组织对糖的转化利用有关[15]。夏枯草醇提取物100、200 mg/kg灌胃给予4周，能显著降低腹腔注射链脲佐菌素诱发的糖尿病大鼠尿蛋白、血清尿素氮、肌酐含量，其机制可能通过抑制肾脏醛糖还原酶(AR)活性,减少持续性高糖造成的山梨醇蓄积和肌醇丧失,以维持组织细胞的正常生理功能[16]。夏枯草醇提物生药4、8 g/kg能缓解糖尿病ICR小鼠体重下降和多饮多食症状,并能显著地降低糖尿病小鼠血清甘油三酯、胆固醇、低密度脂蛋白含量,并提高高密度脂蛋白含量,提示具有降低血脂的作用[17]。

6. 抗病毒　夏枯草多糖(20 mg/mL)与单纯性疱疹病毒(HSV)作用24和48 h,可减轻HSV的致病作用[11]。夏枯草中三萜类成分Prunellin及提取物(60、30、12.5 mg/mL)分别具有抗HIV病毒的作用和抑制HIV-1在淋巴细胞MT-4、单核细胞U937、外周血单核细胞内的复制[18]。夏枯草水提取物可有效抗乙型肝炎病毒表面抗原(HBsAg)[19]。

7. 抗肿瘤　夏枯草注射液对Raji细胞(人Burkitt淋巴瘤白血病细胞)生长具有明显的抑制作用,并有明显的剂量依赖关系,IC_{50}为0.118 mg/mL。夏枯草注射液(50 mg/mL)作用于Raji细胞后，能诱导细胞凋亡,抑制Bcl-2蛋白表达,增加Bax蛋白表达[20]。夏枯草提取液(18 μg/mL)能明显抑制Raji细胞增殖,并可引起细胞蛋白组的变化，这些蛋白表达水平的变化,可能与干扰肿瘤细胞内能量代谢、细胞周期、信号传导及凋亡等生理过程有关[21,22]。夏枯草提取物(200 mg/kg)能显著减低T淋巴肿瘤细胞EL-4小鼠的荷瘤率,延长荷瘤小鼠的生存周期，增加EL-4细胞的凋亡指数[23]。水煎醇提法制成的夏枯草注射液(IPV)对可明显抑制SGC-7901细胞增殖和诱导细胞凋亡[24]。夏枯草与人食管癌Eca109细胞作用48 h后细胞周期发生了明显的变化,G_0/G_1细胞从86.62%下降到68.25%,S期细胞从8.41%上升到14.64%[25]。

8. 抑制尿路结石　夏枯草的水提取液体外能明显抑制尿草酸钙结晶的生长和自发性结晶,且随着人工尿液的离子强度降低和pH值升高时,其抑制活性逐渐增强。推测低离子强度和高pH值时,夏枯草水提取物吸附于草酸钙晶体表面的能力增强,不利于草酸钙结晶形成[26]。夏枯草的水提取物和50%甲醇提取物灌胃4周可以显著抑制实验性大鼠肾草酸钙结石(1%乙二醇饮水+3%NH_4Cl 3.0 mL,每天分2次灌胃,连续4周)形成,其抑制作用与体外实验一致。50%甲醇提取物还具有抑制大鼠肾组织骨桥蛋白形成,减少肾小管管腔中草酸钙结晶形成,轻度扩张肾小管管腔的作用[27,28]。

9. 其他　夏枯草多酚类提取物、酚醛酸(Phenolic acid)和迷迭香酸(RA)有抗氧化作用[29]。夏枯草注射液(生药30 g/kg)能显著促进家兔胸膜纤维化形成,抑制胸水再生[30]。夏枯草中熊果酸有抗新生血管形成的作用[31],夏枯草水提液(10、20、40 mg/mL)明显抑制$CoCl_2$诱导的人脐静脉血管内皮细胞(HUVEC)增殖,具有剂量依赖关系[32]。50%夏枯草煎剂可使离体兔未孕子宫产生明显而持久的强直性收缩,对已孕子宫作用弱,还可增强兔肠蠕动,以十二指肠最为敏感[33]。夏枯草对Alzheimer病(早老性痴呆)也有一定的治疗作用[34]。夏枯草水煎液对给大白鼠皮下注射肾上腺素外加冰浴刺激造成的急性血瘀模型,能明显延长模型大鼠的凝血酶时间(PT)、缩短血浆优球蛋白溶解时间(ELT),对血液流变学部分指标有改善作用[35]。

10. 毒性　夏枯草的有效成分降糖素经小鼠急性毒性实验、大鼠及犬亚急性毒性实验均未显示明显毒性。降糖素在1000、100、10、1、0.1 μg/kg的剂量下,致突变Ames试验为阴性[13]。

【临床应用】

1. 失眠症　半夏、夏枯草各15g水煎液治疗113例失眠患者,每日1剂,分2次服用,治愈78例,显效28例[36]。治疗肝炎患者失眠40例,治愈好转率为95%[37]。

2. 高血压病　夏枯草汤(夏枯草、元参、黄芩等),每日1剂,疗程8周,治疗1、2级高血压患者40例,总有效率为92.5%，并能使高血压患者血浆ET水平降低,NO水平明显升高,改善血管内皮损伤和颈动脉内膜厚度[38,39]。

3. 流行性腮腺炎　清热消腮汤(金银花、夏枯草、天花粉等)治疗流行性腮腺炎87例,治愈率83.9%[40]。

4. 消化道肿瘤　夏枯草注射液静脉滴注治疗中晚期胃癌、大肠癌患者30例,疗程30 d,可明显改善患者临床症状,提高患者的生存质量,治疗组每治疗10例,可减少1例实体瘤进展[41]。

5. 急慢性咽炎　夏枯草（鲜品更佳)30~60 g,武火急煎15~20 min。患者用口吸其蒸汽,过喉,从鼻呼出,每次连续3~5 min,每日3次。待凉后放入适量白糖或冰糖,晨起、睡前分服或代茶饮,一般当日即可见效,连续应用3~5次可获痊愈[42]。

6. 乳腺增生　夏枯草口服液治疗96例乳腺增生症的患者,3个疗程(45 d),临床症状明显好转[43]。

7. 疖痈　鲜夏枯草30~60 g开水冲服，每日2~3次。再用鲜夏枯草20~100 g外敷,治愈疖60例,痈26例。治疗时间最长12 d,最短3 d痊愈[44]。

8. 甲状腺功能亢进　夏枯草汤(夏枯草、酸枣仁、浙贝母等)加减,治疗50例甲状腺功能亢进患者,连用2个月,能明显改善甲状腺肿大、突眼等症状,总有效率为92%[45]。

9. 不良反应　1例服用夏枯草数分钟后,周身发痒、起红疹、心慌、冷汗淋漓,继而昏倒。注射1%肾上腺素1 mL，静脉推注50%葡萄糖40 mL加地塞米松10 mg。病者神清后,周身痒,疹仍存,口服维生素C 0.3 g,扑尔敏8 mg,地塞米松1.5 mg,每日3次,2 d后好转[46]。

(方　芳　侯家玉　杨　鸿)

参考文献

[1]何云庆,等.夏枯草化学成分的研究.北京医学院学报,1985,17(4):297

[2]孟正木,等.夏枯草化学成分研究.中国药科大学学报,1995, 26(6):329

[3]王祝举,等.夏枯草属植物三萜类化学成分及13C NMR波谱特征.中国中药杂志,2000,25(10):583

[4]李家实,等.中药鉴定学.上海:上海科学技术出版社,1996:352

[5]田晶,等.夏枯草皂苷A的结构鉴定.药学学报,2000,35(1):29

[6]杨鹿佳,等.夏枯草精油组成的GC/FT-IR分析.药物分析杂志,1988,8(5):264

[7]赵江丽,等.夏枯草镇静与催眠作用的初步研究.时珍国医国药,2009,20(2):443

[8]马德恩,等.夏枯草的抗炎作用及其对免疫器官影响的研究.山西医药杂志,1983,12(2):67

[9]Ryu SY, et al. Anti-allergic and anti-inflammatory triterpenes from the herb of Prunella vulgaris. *Planta Med*, 2000,66(4):358

[10]蒋岩,等.夏枯草对动物胸腺、脾脏和肾上腺的影响.甘肃医药,1988,7(4):4

[11]姜玲海,等.夏枯草多糖抗单纯性疱疹病毒及相关免疫活性初步研究.时珍国医国药,2007,18(11):2607

[12]何晓燕,等.夏枯草对家兔降压作用机制的研究.通化师范学院学报,2002,23(5):100

[13]王海波,等.夏枯草总苷对麻醉大鼠急性心肌梗死的保护作用及降血压作用.中草药, 1994,25(6):302

[14]徐声林,等.夏枯草有效成分降血糖作用的药理研究.中草药,1989,20(8):22

[15]刘宝林,等.夏枯草醇提取物对小鼠血糖的影响.中国药科大学学报,1995,26(1):44

[16]冯玛莉,等.夏枯草醇提物对实验性糖尿病肾脏病变的作用.山西中医学院学报,2000,1(2):7

[17]李晔,等.夏枯草提取物对链脲菌素致糖尿病ICR小鼠血糖及血脂影响.食品科学,2006,27(6):212

[18]Yao XJ,et al. Mechanism of HIV-1 infection in vitro by purified extract of Prunella vulgaris. *Virology*, 1992,187(1):56

[19]郑民实,等.ELISA技术检测中草药抗HbsAg.中西医结合杂志, 1990,10(9):560

[20]张可杰,等.夏枯草对Raji细胞生长和凋亡相关基因蛋白表达的影响.中药材,2006,29(11):1207

[21]张明智,等.夏枯草提取物对Raji细胞增殖抑制的蛋白质组学研究. 中华肿瘤防治杂志,2009,16(4):288

[22]陈长英,等.夏枯草提取物对人Burkitt淋巴瘤Raji细胞增殖的影响.郑州大学学报,2008,43(6):1190

[23]姚志华,等.夏枯草提取物对小鼠T淋巴肿瘤细胞EL-4原位凋亡的干预作用.中国临床康复,2006,10(31):126

[24]王琨,等.夏枯草对SGC-7901细胞的影响.上海医学检验杂志,2000,15(5):305

[25]马丽萍,等.夏枯草对Eca109细胞的影响.肿瘤基础与临床,2006,119(13):199

[26]IN CP, et al.The effect of different ionicstrength and pH value of takusha and kagosou on calcium oxalatecrystal formation in vitro. *Journal of Tongji Medical University*,1996, 25(4): 321

[27]肖劲逐,等.夏枯草提取物对大鼠尿草酸钙结石形成的影响.中国现代医学杂志,2008,18(11):1486

[28]肖劲逐,等.夏枯草提取物对肾草酸钙结石模型大鼠肾组织骨桥蛋白表达的影响. 中国现代医学杂志,2008,18(8):1013

[29]Psotova J, et al. Photoprotection properties of Prunella vulgaris and rosmarinic acid on human keratinocytes. *Photochem Photobiol B*, 2006, 84(3):167

[30]徐中伟,等.夏枯草注射液对胸膜纤维化形成的机制研究.上海中医药大学学报,2001,15(2):49

[31]王兵,等.熊果酸对体外血管形成的抑制作用.肿瘤防治杂志,2001, 8(4):351

[32]陈皆春,等.夏枯草抑制人脐静脉血管内皮细胞增殖的实验研究.中国中医眼科杂志,2008,18(6):311

[33]中国药科大学.中药辞海(第2卷).北京:中国医药科技出版社,1995:2022

[34]Oishi M,etal.Effectiveness of traditional Chinese medicine in Alzheimer disease. *Alzheimer Dis Assoc Disord*, 1998,12(3):247

[35]陈文梅,等.中药麻黄、夏枯草、乌贼骨对抗急性血瘀证形成的实验研究.北京中医药大学学报,1997,20(3):39

[36]林文谋,等.半夏、夏枯草治疗失眠症113例临床观察.海峡药学,1995,7(3):105

[37]谈冲宝,等.肝炎患者失眠40例辩治.贵阳中医学院学报,1994,16(4):22

[38]刘真,等.夏枯草汤治疗高血压病及对血管内皮功能的影响.陕西中医,2006,27(2):162

[39]魏运湘,等.夏枯草丸治疗高血压病及对颈动脉内膜-中层厚度的影响.河北中医,2008,30(1):10

[40]傅彩彪,等.清热消腮汤治疗流行性腮腺炎87例.陕西中医,1997,18(8):351

[41]王文海,等.夏枯草注射液为主治疗中晚期胃、大肠癌30例.临床观察,2003,19(3):24

[42]杨志斌,等.单味夏枯草治疗急慢性咽喉炎.中国民间疗法,1997,12(5):45

[43]赵南义,等.夏枯草治疗乳腺增生症的临床及超声观察.现代中西医结合杂志,2007,16(20):2843

[44]李冬女,等.鲜夏枯草治疗疖痈.浙江大学学报,2003,19(8):241

[45]刘桂芳,等.夏枯草汤加减治疗甲状腺功能亢进症临床观察.山西中医,2007,23(6):22

[46]夏时金.夏枯草过敏休克1例.四川中医,1992,11:53

柴 胡 Bupleuri Radix chai hu

本品为伞形科植物北柴胡 *Bupleurum chinense* DC.或狭叶柴胡 *Bupleurum scorzonerifolium* Willd.的干燥根。味辛、苦,性微寒。疏散退热,疏肝解郁,升举阳气。用于感冒发热、寒热往来、胸胁胀痛、月经不调、子宫脱垂、脱肛。

【化学成分】

1. 北柴胡 *Bupleurum chinense* DC.

(1)皂苷 柴胡皂苷(saikosaponins)为柴胡的主要有效成分,属三萜皂苷,为齐墩果烷衍生物。北柴胡根含总皂苷0.75%~3.5%,其中柴胡皂苷 A 0.025%~0.76%,柴胡皂苷 D 0.061%~0.81%,柴胡皂苷 C 0.23%[1-7]。其苷元分别为柴胡皂苷元(saikogenin)F、G 和 E[6]。北柴胡中还有 bupleurosidesⅢ、Ⅵ、Ⅸ和Ⅹ[8,9]。

(2)柴胡多糖 北柴胡提取的柴胡多糖Ⅲ-5311,平均分子量约 8000D,由半乳糖醛酸、半乳糖、葡萄糖、阿拉伯糖、木糖、核糖、鼠李糖及一种未知成分组成[10]。

(3)黄酮类 北柴胡根含槲皮素 0.23%,北柴胡根含山柰苷和山柰酚-7-鼠李糖苷等[11,12]。

(4)其他 柴胡含多烯类化合物2,9-二-4,6-二炔-1-醇及其酯酸类、柴胡二烯(saikodiynes)A,B 和 C[13]。木脂素类异山荷叶素[14]及去甲络石配基(nortrachelogenin)[11]。此外含有福寿草醇(adonitol)[15]、柴胡色酮A(Saikochromone A)[12]、柴胡色酮苷 A(saikochromoside A)[16]、柴胡色原酮酸(saikochromic acid)、色氨酸[15]、环己二烯甲醇、生物碱、抗坏血酸、胡萝卜素[14]、蜂花醇(triacontyl alc.)[17]、腺苷、脲苷、木糖醇等[18]。在柴胡根的皮层部含较多的金属元素,尤其是钙、钾和铝,微量元素中含量较多的有钼、硒、铁和锌等[13]。

2. 狭叶柴胡 *Bupleurum scorzonerifolium* Willd.

(1)皂苷 狭叶柴胡根含总皂苷 0.15%~1.79%,其中柴胡皂苷 A 微量至 0.24%,柴胡皂苷 D 微量至 0.37%,柴胡皂苷 C 0.10%[17],尚含有 6″-O-乙酰柴胡皂苷 A 和 D(6″-O-acetylsaikosaponins A,D)[19]。狭叶柴胡还含有 prosaikogenin F、3″-O-乙酰柴胡皂苷 D、6″-O-乙酰柴胡皂苷 D、4″-O-乙酰柴胡皂苷 D[20]、saikosaponins R[21]、U、V[22]、Scorzonerosides A、B、C[23]。

(2)黄酮类 狭叶柴胡含芦丁、槲皮素、异槲皮苷、异鼠李素及水仙苷(异鼠李素-3-芸香糖苷)[11,12]、柴胡异黄酮苷 A(saikoisoflavonoside A)[24]、异鼠李素-3-O-葡萄糖苷、葛根素、7,4′-二羟基-异黄酮-7-O-β-D-葡萄糖苷[15]。

(3)其他 狭叶柴胡根尚含挥发油、金属元素等[25]。

【药理作用】

1. 增强学习记忆 小鼠腹腔注射柴胡注射液(100、200、400、800 mg/kg),均能够提高小鼠 Y-迷宫分辨学习的能力,可显著提高行为训练后小鼠脑内

SOD 活性,降低 MDA 水平及提高 NO 含量。适当剂量的柴胡注射液在一定时间内具有提高小鼠学习记忆能力的功效[26]。柴胡注射液 400 mg/kg 腹腔注射,对噪音引起的小鼠学习记忆障碍有改善作用,可能与提高脑内乙酰胆碱酯酶含量和抗脂质过氧化有关[27]。

2. 抗抑郁 在小鼠尾悬挂试验和大鼠强迫游泳试验中, 柴胡皂苷 0.004、0.008、0.016 g/kg 剂量灌胃给小鼠,可加强石菖蒲醇沉液(1.25 g/kg)缩短小鼠、大鼠不动时间的作用; 在小鼠 5-HTP 增强甩头试验中,较大剂量石菖蒲醇沉液(10 g/kg)能增强小鼠甩头反应,柴胡皂苷加强石菖蒲的上述作用。表明柴胡皂苷可加强石菖蒲醇沉液的抗抑郁作用[28]。柴胡皂苷 A 给大鼠灌胃 28 d, 可使抑郁大鼠脑海马中的高香草酸、去甲肾上腺素、多巴胺及 5-羟色胺含量升高。中枢神经递质含量的变化可能与柴胡皂苷治疗抑郁症的物质基础密切相关[29]。

3. 抗癫痫 用戊四氮(PTZ)诱导小鼠急性癫痫发作模型, 致痫前腹腔注射柴胡皂苷 a(SSa)7.24、3.62、1.81 mg/kg。结果,高剂量 SSa 可以显著延长 PTZ 诱导的小鼠痫性发作,延长阵发性痉挛期向强直性惊厥发作的过渡时间, 延长强直性惊厥发作的潜伏期,减少小鼠强直性惊厥的发生率。SSa 具有对抗小鼠 PTZ 致痫作用[30]。腹腔注射 1.8 mg/kg SSa 对 PTZ 致痫大鼠也有抑制癫痫发作的作用[31]。PTZ 诱导体外培养大鼠海马星形胶质细胞 TNF 水平和 TNF 受体 1(TNFR1)的表达均显著升高,SSa (1.25、0.624mg/L) 降低 TNF 和 TNFR1 的表达。SSa 抑制 PTZ 致痫海马星形胶质细胞 TNF 和 TNFR1 的表达,可能是 SSa 抗癫痫的作用机制之一[32]。SSa 在较高剂量(1.81 mg/kg)下可以抑制 IL-6 诱发大鼠脑电的痫性放电[33]。

4. 解热、镇痛 大鼠腹腔注射柴胡挥发油(300 mg/kg)、皂苷(380 mg/kg)、皂苷元(300 mg/kg)对酵母皮下注射致热大鼠的解热作用进行研究,实验结果表明柴胡的挥发油、皂苷、皂苷元都有解热作用[34]。北柴胡油 300 mg/kg($1/4LD_{50}$)和北柴胡皂苷 380、650 mg/kg(分别为 $1/5LD_{50}$ 和 $1/3LD_{50}$)腹腔注射,对大鼠啤酒酵母发热均有明显解热作用[35]。柴胡皂苷元 A 50、100 mg/kg, 腹腔注射能显著减少小鼠醋酸致痛的扭体次数。柴胡的糖浆状残渣(syrupy residue)2 g/kg,灌胃连续 3 d 或 5 d,或 5 g/kg 灌胃 1 次,均能显著减少扭体次数, 作用强于阿司匹林 500 mg/kg, 但 1 g/kg 连续 5d 则作用不显著。小鼠尾压迫法,2 g/kg 灌胃也能使痛阈明显上升[13]。电击鼠尾法,北柴胡皂苷 478 mg/kg($1/4\ LD_{50}$)有明显镇痛作用,而北柴胡挥发油 300 mg/kg($1/4\ LD_{50}$)无镇痛作用[12]。

5.抗炎 给小鼠口服柴胡皂苷 0.2~2.0 mg/kg,发现血清中的促肾上腺皮质激素(ACTH)明显增高,而且腺垂体中的 ACTH 前体、下丘脑中的促肾上腺皮质激素生成激素(CRF)mRNA 的水平也明显增高,并呈剂量依赖性,而柴胡皂苷 a 却没有这种作用[35]。柴胡皂苷 300 mg/kg($1/5\ LD_{50}$)腹腔注射对正常和去肾上腺大鼠角叉菜胶性足肿均有明显抑制作用,并能抑制白细胞游走及组胺释放, 但对 5-HT 和 PG 的释放无影响,对 5-HT 和组胺所致关节肿胀及毛细血管通透性增强有抑制作用,但对 PGE_1 所致者无效[36]。柴胡皂苷 100 mg/kg 灌胃,柴胡皂苷 A 或 D10 mg/kg 灌胃或1mg/kg 肌肉注射,连续 7 d,均有抗渗出(肉芽囊法)和抗肉芽肿(棉球肉芽肿)作用,其抗炎作用与强的松龙相似,抗增生作用比抗渗出作用更强[37]。

6. 保肝、抗肝纤维化 乙醇体外诱导大鼠肝细胞损伤,柴胡皂苷-d(SS-d)1.0、2.0、3.0 mg/L 明显改善肝细胞存活率,抑制乙醇引起的 ALT 活性的升高,对肝细胞中 MDA 含量升高和 GSH-PX 活性降低均有抑制作用。表明,SS-d 对乙醇损伤大鼠肝细胞有保护作用,与其清除自由基,抗脂质过氧化有关[38]。对二甲基亚硝胺致肝纤维化大鼠, 每天腹腔注射SS-d 1.8mg/kg, 连续 4 周。大鼠肝纤维化程度显著减轻, 体内 ALT、AST 水平显著下降, 升高肝纤维化大鼠血清中 IL-10 和 NO 水平,降低血清中过高的TNF-α。柴胡皂苷-d 有保护肝细胞,抗肝纤维化作用[39]。每天灌胃白酒和喂饲高脂饲料诱导酒精性肝纤维化大鼠,腹腔注射 SS-d(2 mg/kg),可明显减少大鼠肝组织 -平滑肌肌动蛋白(α-SMA)的表达,减少肝纤维组织增生,即通过抑制肝星形细胞活化而达到抗肝纤维化作用[40]。SS-d 体外对人肝细胞 L-02 的半数抑制浓度 IC_{50} 为 2.44 mol/L,5 mol/L 可使细胞形态学发生明显改变, 乳酸脱氢酶释放率升高和溶血毒性作用。表明 SS-d 具有较强的体外肝毒性, 其机制可能是诱导细胞膜通透性增强,导致细胞损伤或坏死,并非诱导细胞凋亡[41]。

7. 保肾、防治肾小球硬化 柴胡注射液 (2 mL/100g)可减轻大鼠肾缺血再灌注肾组织损伤,其作用主要是提高 SOD 活性和抑制脂质过氧化物 MDA 的生成[42]。腹腔注射柴胡皂苷-d 1.8、0.6 mg/kg,对一侧肾切除和注射单克隆抗体 1-22-3 造成进行性肾小球硬化大鼠有防治作用。在减轻肾小球病理损害同时,抑制 TNF-β 在肾小球内的表达和 α-SMA 沿鲍曼氏囊的分布,并使 T 细胞和巨噬细胞在肾小球和肾小管间质的浸润叶明显减轻 [43]。研究表明,柴胡皂苷-d(4.0

g/mL)对肾小球硬化的抑制作用是通过抑制肾小球系膜细胞中的细胞素依赖性蛋白激酶4(CDK4)、c-Jun、c-Fos的表达实现的[44]。

8. 抗肿瘤 采用间断小剂量二乙基亚硝胺(DEN)灌胃诱发大鼠肝癌模型,柴胡皂苷d(SSd)2.0、1.5、1.0 mg/kg腹腔注射16周,大鼠血清肝功各项指标明显下降;病理组织学镜下观察,癌细胞分化程度高,异型性低。SSd对大鼠实验性肝癌形成具有一定的防治作用[45]。上述大鼠肝癌模型在造模的同时,腹腔注射SSd 2.0、1.5、1.0 mg/kg 16周进行干预。SSd具有抑制DEN诱发大鼠肝癌发生的作用,该作用可能与SSd下调肝癌组织C-myc和PCNA(增殖细胞核抗原)的表达有关[46]。用柴胡皂苷a、b1、b2、c、d诱导小鼠C6胶质瘤细胞分化,柴胡皂苷a、d可抑制细胞增殖,改变细胞形态;而且柴胡皂苷a可显著抑制谷氨酰胺合成酶和环核苷酸磷酸水解酶的活性[47]。

9. 溶血与抗溶血 柴胡皂苷及其苷元对生物膜有低浓度时稳定高浓度时溶解的双相作用。柴胡皂苷的溶血活性随浓度升高而增强,各种柴胡皂苷溶血活性强弱的顺序为D>A>B_1>B_2>C,C在0.001~0.03 mg/mL时不引起溶血。腺嘌呤和肌苷能抑制A、B_1及B_2的溶血活性;D在0.005~0.03 mg/mL时,腺嘌呤和肌苷不能抑制其溶血活性,在0.5~1.5 μg/mL范围内能抑制[48]。各种柴胡皂苷对热溶血的抑制率以B_2及C最高,其次按顺序为B_1、A、D;对低渗溶血的抑制率以C最好,其次为B_2,B_1、A、D[49]。连续肌肉注射地塞米松14 d的大鼠,其红细胞的热溶血率及低渗溶血率均升高,说明红细胞膜已脆弱,变形能力下降。用柴胡皂苷D 0.1 mg/kg肌肉注射,连续14 d,可对抗地塞米松的上述作用[50]。柴胡注射液(2 mL/支,相当于原生药材2 g)0.6 mL对家兔红细胞混悬液的溶血率29.44%,显著低于对照组的92.45%。有阻止皂角苷溶解红细胞作用[51]。

柴胡皂苷对红细胞形状的影响,3~5 μg/mL的A、D使红细胞变成光滑球形,随浓度升高逐渐使膜溶解;0.003 mg/mL的B_1、B_2使红细胞成钝齿形,随着浓度的增加使大量红细胞呈现钝齿状;0.005~0.03 mg/mL的C未见形态变化,0.3 mg/mL时,红细胞肿胀,在隆起顶端看到芽生现象,在此浓度下未见溶血[48]。

10. 调节免疫功能 四种北柴胡水溶部分及药渣水煎剂对小鼠T、B淋巴细胞均有刺激增生作用,40%醇提物能促进B淋巴细胞的增殖,正丁醇提物则对T淋巴细胞增殖有增强效应。四种提取物均能增强巨噬细胞吞噬功能,但对抗体形成细胞无明显影响。此外还发现药渣水煎剂能刺激活化的T淋巴细胞分泌白细胞介素-2(IL-2),该结果可能是柴胡促进细胞免疫、抗肿瘤效应的机制之一[52]。正常小鼠灌胃柴胡水煎剂30 g/kg,连续7 d,能明显增强SRBC所致的DTH反应[53]。柴胡注射液1:8、1:4及1:2浓度时对小鼠腹腔巨噬细胞EA-花环率有显著抑制作用,其抑制作用随浓度增加而增强。表明柴胡注射液对小鼠腹腔巨噬细胞的FC受体有抑制作用[54]。柴胡多糖(BCPS)50、100和200 mg/kg腹腔注射显著增加脾系数,对胸腺系数无显著影响;100 mg/kg腹腔注射显著增加腹腔巨噬细胞吞噬百分数和吞噬指数,流感病毒血清中和抗体滴度,但不影响脾细胞分泌溶血素。柴胡提高机体免疫力的有效成分为柴胡多糖,柴胡多糖对辐射损伤的小鼠具有非常显著的保护作用和增强免疫的效果[55]。

11. 抗氧化、抗辐射 柴胡注射液0.05、0.1、0.2和0.3 mL(生药1 g/mL)加入小鼠2.5%肝匀浆1 mL中,在0.1 mL时即可明显抑制肝匀浆丙二醛(MDA)的生成,其作用随剂量增加而增强,与参附注射液合用,效果更佳。柴胡注射液在体外对H_2O_2引起的兔血浆MDA和血浆游离血红蛋白(PHb)升高有明显抑制作用,与参附注射液合用效果更好。实验表明柴胡注射液有抗脂质过氧化作用[56]。用^{60}Co-γ照射小鼠,预先腹腔注射柴胡多糖200 mg/kg,小鼠的体重、存活率、外周血白细胞、红细胞及血小板、脏器指数等各项指标都显示出柴胡多糖对^{60}Co-γ照射小鼠产生的损伤有保护作用,是比较好的辐射防护剂[57]。

12. 抗病毒 柴胡皂苷D体外使麻疹病毒、单纯疱疹病毒、脊髓灰质炎病毒失去活性的浓度分别为:>5 μmol/L、0.1 μmol/L[58];柴胡水煎剂腹腔注射28 g/kg,可降低鼠肺炎病毒所致肺指数增高,防止肺组织渗出性病变,降低肺病毒所致小鼠死亡率,并能显著抑制鸡胚流感病毒[59]。柴胡注射液最大无毒剂量10 mg/mL。当呼吸道合胞病毒(RSV)感染量大于100半数细胞感染量($TCID_{50}$)时,柴胡有50%~75%的细胞病变(CPE);当病毒感染量等于100 $TCID_{50}$时,柴胡25%CPE;当病毒感染量小于100 $TCID_{50}$时,柴胡组无CPE出现。柴胡注射液有显著抑制RSV生长作用[60]。

13. 其他 柴胡多糖200、100、50、25 mg/kg对乙醇、醋酸、消炎痛引起的小鼠急性胃黏膜损伤有明显的保护作用[61]。柴胡1.0×10^{-2}对家兔离体子宫有短时间兴奋作用,如与升麻合用则显著提高其张力并延长张力升高维持时间[13]。

14. 药代动力学 肌肉注射14C标记柴胡皂苷a和d,第1天只有百分之几从尿中排泄,而2 d内和7 d

内从粪中分别排出50%和85%[37]。以镇痛药效为指标研究柴胡的药动学，柴胡的吸收速率常数为0.30/h，消除速率常数为0.14/h，效应呈现半衰期、效应消除半衰期、效应达峰时间及效应维持时间分别为2.31、4.95、4.76和15.3 h[62]。小鼠灌胃柴胡煎剂0.5、1、2、3 g/kg，加用薄荷醇可使吸收速率增大2.6倍，吸收相半衰期缩短近1/3，达峰时间提前1.6倍。提示薄荷醇可提高柴胡的表观生物利用度[63]。小鼠灌胃给药五灵胶囊(5.5 g/kg)，五灵胶囊中柴胡皂苷d的药代动力学模型为一级吸收单室模型，在小鼠体内生物药剂学特征是吸收慢，消除也慢[64]。

15. 毒性 柴胡注射液5 mL/kg静脉注射对猫血压、呼吸和心脏无明显影响，10 mL/kg皮下注射对小鼠无毒性。柴胡酒精浸剂的10%水溶液小鼠皮下注射的最小致死量为110 mL/kg[65]。柴胡浸剂10%水溶液豚鼠皮下注射的最小致死量(MLD)为100 mg/kg[37]。柴胡粗皂苷的LD_{50}：小鼠灌胃4.70 g/kg，皮下注射1.90 g/kg，腹腔注射112 mg/kg，静脉注射70.0 mg/kg；豚鼠腹腔注射58.3 mg/kg[10]。柴胡皂苷小鼠腹腔注射的LD_{50}为1.53 g/kg，给药后小鼠活动减少，闭目，死前呈深度抑制状态[36]。北柴胡皂苷小鼠腹腔注射的LD_{50}为1.906 g/kg，北柴胡挥发油为1.19 g/kg[35]。柴胡的糖浆状残基(S.R)小鼠腹腔注射的LD_{50}为3.0 g/kg，而5 g/kg/d连续7 d灌胃或10 g/kg一次灌胃，仅体重轻度下降，100%存活[66]。

【临床应用】

1. 感冒、退热 柴胡滴丸治疗风热重度感冒患者114例，每次含服柴胡滴丸15粒，每日3次，临床治愈62例，显效27例，有效19例，无效6例，总有效率94.7%，明显高于对照组(总有效率72.3%)[67]。柴葛退热止咳颗粒(柴胡、葛根、麻黄、石膏、杏仁、黄芩等)治疗上呼吸道感染高热患者208例，治愈率97.5%[68]。柴胡注射液滴鼻治疗发热患儿50例，有效45例，滴鼻30 min后体温下降，2 h后体温正常，无效5例。所有病例均未出现不良反应[69]。用柴胡注射液静滴配合其他药治疗风寒感冒患者200例，柴胡注射液14~20 mL，每日1次，连用3d观察组痊愈198例(99%)，有效2例(1%)，总有效率100%[70]。

2. 肝胆疾病 小柴胡汤(柴胡、党参、半夏、黄芩、大枣、甘草)治疗乙肝病毒携带者92例，4个月后HBsAg近期转阴率为29%，而对照组为11.9%。甘柴合剂Ⅰ号(甘草、柴胡、茯苓)治疗慢性肝炎95例，降酶有效率88.4%，麝浊有效率84.4%，1~4周症状、体征明显改善，5~8周肝功恢复。用柴苓汤分别治疗慢性肝炎48例和88例，对GOT、GPT和r-GTP改善明显，总疗效优于肝宁片[13]。慢性活动性肝炎、早期肝硬化患者20例给予柴胡合剂9 g/次，每日3次口服，服药时间平均8±3个月。临床观察具有降低患者血清转氨酶及提高白蛋白水平的作用，同时能明显降低血清透明质酸及血清Ⅲ型前胶原水平，使肿大的肝脾回缩趋于正常，有好的改善肝功能及抗肝纤维化作用[71]。软肝煎(柴胡、枳壳、三棱、莪术、鳖甲等)治疗肝硬化46例，总有效率86.9%[72]。

用大柴胡汤分别治疗急、慢性胆囊炎、胆石症、胆道蛔虫病等84例和80例，总有效率分别为89.28%和81.7%。利胆片(柴胡、茵陈、大黄、金钱草等)治疗胆道感染、胆石病、胆道术后复发等408例，总有效率81.86%。柴胡配黄芩、大黄治疗梗阻性化脓性胆管炎80例，疗效满意52例[13]。

3. 炎症性疾病 50例腮腺炎患者，肌肉注射柴胡注射液2~4 mL，每日1次，连用3~4次。结果治愈42例(84%)，显效6例(12%)，有效2例(4%)[73]。柴胡合剂治疗慢性上颌窦炎100例，新加柴胡独活汤治疗腰纤维组织炎53例，柴苓汤治疗类风湿性关节炎48例等均有一定疗效[13]。以复方大柴胡汤、柴胡茵陈蒿、柴胡疏肝汤、柴胡驱虫汤、柴胡石膏汤和柴胡桂枝汤等治疗急性胰腺炎266例，有较好疗效者257例[13]。慢性咽炎患者340例，采用天突穴位注射柴胡注射液，缓慢推注，每日1次，3次为1个疗程。结果：340例中经1个疗程治愈187例，2个疗程治愈132例，治愈率93.8%，有效20例(有效率5.8%)，无效1例[74]。

4. 神经系统疾病 柴胡桂枝汤加味和柴胡加龙骨牡蛎汤分别治疗癫痫84例和36例，其有效率分别为94%和81%[13]。柴胡颗粒剂治疗原发性癫痫56例，对原发性癫痫全身性发作、部分性发作与对照组(苯妥英钠、丙戊酸钠治疗)相比均无显著性差异，有较好疗效[75]。小柴胡汤加味治疗脑震荡后遗症45例，治愈28例，有效14例，无效3例[76]。用柴胡细辛汤治疗脑震荡40例[77]、自拟柴精汤加减治疗40例颅脑外伤后综合征患者，治愈30例，显效7例，有效2例，无效1例，总有效率为97.5%[78]。柴胡注射液穴注风池穴治疗偏头痛60例，5次为1个疗程。经上述治疗，痊愈49例，显效8例，好转3例，无效1例[79]。

5. 肾脏疾病 柴苓清肾汤联合泼尼松等治疗难治性肾病80例，对照组单用泼尼松、环磷酰胺及肝素治疗。结果尿过氧化物歧化酶(SOD)及丙二醛(MDA)较治前显著性降低，完全缓解率50%，比对照组(完全缓解率30%)疗效明显提高。显示柴苓清肾汤有抑制脂质过氧化作用[80]。

6. 内分泌疾病 柴胡加龙骨牡蛎汤加减治疗甲状腺功能亢进100例，经1~3个月治愈50例，有效41例,无效9例,对于抗甲状腺药疗效差者改用或合用本方也有较好疗效,本方对甲亢引起的心功能不全症也能缓解,并消除心功不全症状。调元降糖丸(人参、地黄、柴胡、丹参、龙骨、山萸肉)治疗糖尿病26例,近期治愈5例,显效5例,有效12例,无效4例[13]。

7. 皮肤病 柴胡注射液,每次2 mL,每日2次肌肉注射,治疗多形红斑13例,5~10 d全部治愈;肌肉注射或局部穴位注射分别治疗扁平疣和荨常疣25例和15例,有效率分别为60%和92%[13]。柴胡注射液联合干扰素软膏治疗扁平疣48例，柴胡注射液扁平疣基底部注射,每周1次,外敷干扰素软膏,每日4次,4周为1个疗程。治疗组愈显率81%,高于对照组(外敷干扰素软膏)[81]。

8. 其他 柴胡脱敏汤(柴胡、黄芩、白芍等)加减治疗支气管哮喘50例,柴芩汤治疗腹泻66例,柴胡清肝汤治疗抗真菌药无效的口腔念珠菌症7例,均有良好疗效。柴胡煎剂对三日疟有一定疗效[13]。小柴胡片治疗小儿厌食症[82]、柴胡白虎汤治疗急性虹膜睫状体炎[83]。柴胡疏肝散亦可用于治疗音哑[84]、耳聋[85]、梅核气[86]等症。

9. 不良反应 口服柴胡粒剂，小剂量时30%引起轻度倦怠感和镇静；大剂量80%引起深睡,17%睡眠不好,食欲下降和腹胀等[37]。柴胡注射液肌肉注射可能引起过敏反应,其发生率不高,有报道1000余例发生1例。其症状有头痛、头晕、乏力心悸、身痛、周身发麻、腹泻、额面潮红、荨麻疹等皮疹和瘙痒等,严重者头晕欲倒、冷汗、心动过缓、体温下降、呼吸困难,甚至晕厥和过敏性休克[13]。有报道柴胡注射液与板蓝根注射液混合肌肉注射及柴胡疏肝散口服引起了过敏反应[13]。还有青霉素与柴胡混用致过敏[87]、柴胡注射液致一过性晕厥[88]、肌注柴胡致过敏性休克[89,90]、柴胡注射液致急性肺水肿[91]的报道。

【附注】

1. 柴胡茎叶

[化学成分]

北柴胡茎叶含柴胡皂苷0.29%,挥发油0.048%,其含量均较根低[12]。茎叶含齐墩果酸三糖苷S_1[13]。北柴胡茎叶含总黄酮2.06%~4.35%,含黄酮类成分山柰苷(山柰酚-3,7-二鼠李糖苷)、山柰酚-7-鼠李糖苷、山柰酚、山柰酚-3-阿拉伯糖-7-鼠李糖苷及福寿草醇、二十六烷醇和二十八烷醇[13]。狭叶柴胡全草含槲皮素、异槲皮素、异鼠李素和水仙苷等[92]。另有报道北柴胡地上部分含总黄酮约1.3%[93]。

[药理作用]

北柴胡茎叶煎剂生药18 g/kg灌胃，对发酵酸牛奶所致家兔发热有明显解热作用,但其作用强度不及根[12]。而煎剂8 g/kg灌胃或肌肉注射对啤酒酵母所致家兔发热无明显解热作用[94]。北柴胡和狭叶柴胡全草注射液 (1:1)3 mL/kg静脉注射对三联疫苗所致家兔发热有明显解热作用[13]。北柴胡茎叶总黄酮50 mg/kg灌胃,对大鼠肉芽肿有明显抑制作用,其抑制率为12.3%~22.4%,而35和60 mg/kg腹腔注射未见抗炎作用。45和90 mg/kg对小鼠琼脂肉芽肿,90和130 mg/kg及煎剂4 g/kg对小鼠醋酸腹膜炎均无抗炎作用[94]。茎叶所含山萘苷和山柰酚-7-鼠李糖苷有抗炎作用，能降低毛细血管通透性[13]。北柴胡茎叶总黄酮100或150 mg/kg腹腔注射对小鼠耐常压缺氧能力有一定增强作用[37]。因北柴胡茎叶中柴胡皂苷和挥发油含量均较根低,其解热作用比根弱,其用量应比根增加1~2倍[12]。狭叶柴胡茎叶不含皂苷,含挥发油0.15%,为根的3倍,根与叶中挥发油成分也不相同,因此不宜直接以全草代根使用[13]。

2. 三岛柴胡 *B.falcatum* L.(*B.scorzonerifolium* Willd var.*stenphyllum* Nakai)与狭叶柴胡近缘,为日本产柴胡的主要原植物。

[化学成分]

三岛柴胡根含总皂苷1.689%~4.08%，其中柴胡皂苷a 0.11%~0.81%,柴胡皂苷d 0.08%~0.63%,柴胡皂苷c 0.27%~0.495%[13]。先后由三岛柴胡根中提取的皂苷有柴胡皂苷a、b_1、b_2、b_3、b_4、c、d、e、f,3″-0-乙酰柴胡皂苷d、6″-0-乙酰柴胡皂苷a、d、b_4,23-0-乙酰柴胡皂苷a[13]、hydroxysaikosaponins a和c[95]等。柴胡多糖2Ⅱc,平均分子量63000,主含半乳糖A(96.3%)[96]。由三岛柴胡根及地上部分先后提取出香豆精类成分 (-)-川白芷内酯[C-7-anomalin]、白芷素、异补骨脂内酯(angelicin)、6,7-二甲氧基香豆精、异6,7-二甲氧基香豆精和6,7,8-三甲氧基香豆精等[10,14]。

三岛柴胡茎叶含芸香苷、二十九烷-10-酮(nonacosan-10-one)、α-菠菜甾醇、β-谷甾醇。果实含岩芹酸(petroselic acid)、岩芹地酸(petroselidic acid)及亚油酸。种子含柴胡皂苷(Saikoside)Ia、Ib和II[13]。从日本三岛柴胡种子中检出53个挥发油成分和28个脂肪酸成分。挥发油以4,4,5-三甲基-2-乙烯、2,2,4-三甲基-3-戊烯-1-醇、2,3-二甲基丁烯-3-醇和2,3-二甲基戊烷为主;脂肪酸以十八碳烯酸,十八烷酸,壬二酸和辛二酸为主[97]。

［药理作用］

三岛柴胡皂苷600 mg/kg灌胃可明显抑制右旋糖酐、5-HT和巴豆油所致大鼠足肿胀及组胺或5-HT所致血管通透性增强；三岛柴胡总皂苷500 mg/kg灌胃能显著延长环己巴比妥钠诱导小鼠睡眠时间[92]。预先给予三岛柴胡中的柴胡皂苷a或d 5 mg/kg，则D-半乳糖胺所致GOT、GPT活性增高、血清胆固醇、总胆红素和直接胆红素的增加及肝细胞坏死、炎症细胞浸润均被抑制。b_1作用小于a和d，b_2和c则无作用[92]。三岛柴胡皂苷10~25 mg/kg，使兔血压下降；$1\sim2\times10^{-4}$ g/mL抑制离体蛙心和豚鼠离体心房，且不被阿托品对抗，离体兔耳血管灌流(1~2 mg)使血管收缩[92]。抗溃疡酸性多糖，柴胡多糖2Ⅱc有促进胃黏液分泌作用及抗溃疡的作用[13,98]，柴胡多糖BR^1~BR^5的抗溃疡作用中，以BR^2的作用最强[99]。三岛柴胡皂苷$1\sim2\times10^{-4}$ g/mL对离体兔肠有兴奋作用，且不被阿托品对抗[13]。给动物肌注三岛柴胡中的柴胡皂苷a和d能提高肝糖量，对肌肉葡萄糖-^{14}C的氧化(糖利用)没有影响，能增加经由葡萄糖-^{14}C的肝脂肪和胆固醇的形成；能降低大鼠因喂饲胆固醇而升高的血浆胆固醇、甘油三酯和磷脂的水平及加速腹腔注射的胆固醇-^{14}C从血浆中清除。降低胆固醇的机制可能是促进了胆汁和粪便排泄[13]。柴胡既有抗诱变作用，也有促诱变作用。朝鲜产三岛柴胡(*B.faicatum*)热水提取物可增强Trp-P_1、Prp-P_2和苯菲芘的诱变活性，其乙醚和丁醇组分有增强Trp-P_1的诱变活性，而柴胡皂苷a作用很弱[13]。

3. 大叶柴胡 *B.longeradiatum* Turcz.

［化学成分］

根含皂苷1.53%~1.94%[1,25]，2.5%~3.8%[7]，其含量高于北柴胡和狭叶柴胡[6]。根含挥发油0.20%~0.22%，已鉴定出26种成分[17]。根含毒性成分柴胡毒素(bupleurotoxin，14-羟基柴胡炔醇)和乙酰柴胡毒素(acetyl-bupleurotoxin)以及非毒性成分柴胡炔醇(bupleurynol)和柴胡酮醇(bupleuronol，14-羟基柴胡炔醇)等4种多烯炔类化合物[13]。叶含皂苷和苷元3.23%，花序含黄酮9.35%[13]。

［药理作用］

短伞大叶柴胡(*B.longeradiatum* var. *breviradiatum*)总皂苷500 mg/kg灌胃显著延长小鼠环己巴比妥钠睡眠时间；600 mg/kg灌胃显著抑制右旋糖酐和巴豆油所致大鼠足肿及组胺和5-HT所致血管通透性增强；10~25 mg/kg使兔血压降低；离体兔耳血管灌流(1~2 mg)使血管收缩；$1\sim2\times10^{-4}$ g/mL抑制离体蛙心和豚鼠心房，兴奋离体兔肠，这些作用不被阿托品对抗。其镇痛作用较弱，为三岛柴胡总皂苷的1/2。此外，上述各项作用均与三岛柴胡相同[13]。

［毒性］

总皂苷小鼠腹腔注射的LD_{50}为1.772 g/kg，总挥发油为0.53 g/kg，其毒性均较北柴胡大。浸膏粉生药5 g/kg和挥发油0.7 g/kg对鸽子有强烈致吐作用，而同剂量的北柴胡粉和油无致吐作用[35]。大叶柴胡粉小鼠灌胃的LD_{50}为0.4994 g/kg，其石油醚、乙醚、乙酸乙酯、无水乙醇和水煎剂五种提取物的LD_{50}分别为生药1.708、0.055、0.015、0.335和>100 g/kg，表明乙酸乙酯提取物毒性最大。粉剂及上述各提取物的毒性均显著大于柴胡。柴胡毒素小鼠腹腔注射的LD_{50}为3.03 m/kg，乙酰柴胡毒素为3.13 mg/kg。大叶柴胡粉末3 g/kg给小鼠灌胃，15 min后开始抽搐，相继全部阵发性抽搐、举尾、跳跃、类似脊髓样兴奋，1 h内全部死亡。中毒患者有恶心、呕吐等症状，严重者阵发性抽搐、角弓反张，有3人中毒死亡[66]。

4. 韭叶柴胡 *B.kunmingense* Y.Li et S,L.Pan.

［化学成分］

根含皂苷5.76%，为北柴胡的2~3倍、红柴胡的6~8倍[66]。根中尚含2″-O-乙酰柴胡皂苷A、D，3″-O-乙酰柴胡皂苷A，4∂-O-乙酰柴胡皂苷A、16-Epi-chikusaikoside等[13]。此外，根含韭叶柴胡多糖(BKP)和挥发油[13]，已鉴定出10种成分[17]。地上部含黄酮类成分水仙苷、广寄生苷、芸香苷、异鼠李素和槲皮素[13]。

［药理作用］

韭叶柴胡多糖(BKP)50和200 mg/kg腹腔注射，每日1次，连续7 d，显著增加小鼠脾重，对胸腺重量影响不大。50 mg/kg以上组，2×10^7脾细胞中的空斑形成细胞数低于对照组。BKP在试管内，100 μg/mL，用^3H-胸苷(^3H-dT)掺入法证明不仅增强小鼠脾细胞对不同浓度的刀豆素A(conA，0.63~2.5 μg/mL)和大肠杆菌脂多糖(LPS，10~40 μg/mL)的增生反应，而且对植物血凝素(PHA，40 μg/mL)及美洲商陆(PWM，40 μg/mL)的应答也有所提高，而北柴胡在同一条件下并无明显作用。BKP对小鼠腹腔注射的LD_{50}为1.29 g/kg。根中所含柴胡皂苷Ⅰ在体外对Heller细胞和白血病细胞L1210的生长有抑制作用，柴胡皂苷Ⅰ、Ⅱ和Ⅲ对Ehrlich肿瘤细胞的50%抑制浓度(IC_{50})为5~7100 μg/mL，其中Ⅰ的活性最强[13]。

5. 圆叶柴胡 *B.rotundifolium* L.

［化学成分］

由叶中分离出圆叶柴胡皂苷(rotundioside)A~G，

均系三萜皂苷,为齐墩果烷衍生物。地上部含黄酮类成分,如槲皮素、异鼠李素、仙人掌素(cacticin)、芸香苷、异槲皮苷、异鼠李素-3-葡萄糖苷等;尚含2~4种香豆精衍生物、植物甾醇、齐墩果酸和刺囊酸(echinocystic acid)等[13]。

[药理作用]

Pecvocrin(圆叶柴胡水溶性提取物,含黄酮类和三萜类)0.5 mg/kg灌胃,每日1次,连续8 d,促进四氯化碳肝炎犬的胆汁分泌量和胆汁成分迅速恢复正常。对实验性肝炎家兔,使血浆胆碱酶活性、血浆铜蓝蛋白和过氧化氢酶加速恢复正常[13]。

(李丽静　杜晓敏　赵兴功　马金凯)

参考文献

[1]高光,等.柴胡属12种柴胡的质量评价研究.中草药,1988,19(10):443

[2]董友毅,等.柴胡主要皂苷成分的高效液相色谱测定.中国中药杂志,1989,14(11):3678

[3]傅克治,等.黑龙江省柴胡药材质量鉴定的研究.黑龙江中医药,1991,(2):42

[4]罗燕,等.柴胡皂苷薄层扫描定量法.药物分析杂志,1987,7(2):104

[5]潘胜利,等.云南省柴胡属药用植物的分类及其化学成分的研究.上海第一医学院学报,1984,11(1):1

[6]刘丽娟,等.柴胡中皂苷的含量分析.中医药信息,1986,(2):42,3

[7]中国医学科学院药物研究所,等.中药志(第二册).北京:人民卫生出版社,1981:481

[8]Yoshikawa Masayuki,et al.Hepatoprotective principles from chinese natural medicine "Bupleuri Radix" -structure -activity relationships and chemical modification of bupleurosides. CA,1999,131:16440c

[9]Matsuda Hisashi, et al. New hepatoprotective saponins, bupleurosides Ⅲ, Ⅵ, Ⅸ, and X Ⅲ, from Chinese Bupleuri Radix: structure -requirements for the cytoprotective activity in primary cultured rat hepatocytes. *Bioorg Med Chem Lett*, 1997, 7 (17): 2193

[10]耿俊贤,等.柴胡多糖的分离和鉴定.中国中药杂志,1989,14(1):37

[11]Masaru Kobayashi,et al. Studies on the constituents of Umbelliferae Plants.XV Ⅲ.Minor consttituents of Bupleuri Radix. Occurrence of saikogenins, polyhydroxystěrols, a trihydroxy C18 fatty acid, a lignan and a new chromone. *Chem Pharm Bull*, 1990,38(11):3169

[12]汪乃兴,等.柴胡等六种中草药中槲皮素的微分脉冲极谱法测定.中草药,1990,21(12):541

[13]王本祥.现代中药药理学.天津:天津科学技术出版社,1997:126

[14]张兴权,等.柴胡多糖的免疫药理作用.中国药理学与毒理学杂志,1989,3(1):30

[15]梁鸿,等.北柴胡中黄酮类化合物的分离鉴定.北京医科大学学报, 2000,32(3):223

[16]Liang Hong,et al. A new chromone glycoside from Bupleurum chinense. *Chin Chem Lett*, 1998, 9(1):69

[17]Li QC,et al. Chemical constituents of roots of Bupleurum chinense DC. *J Chin Pharm Sci*, 1997, 6(3):165

[18]Liang H,et al. The chemical constituents from the roots of Bupleurum chinense DC. *J Chin Pharm Sci*, 1998, 7(2):98

[19]张如意,等.狭叶柴胡中皂苷成分的研究.北京医科大学学报,1989,21(2):143

[20]Bai Yanjing,et al . Studies on the chemical constituents of the roots from Bupleurum scorzonerifolium. *J Chin Pharm Sci*, 1999, 8(2):105

[21]Tan Li,et al.A new Saikosaponin from Bupleurum scorzonerifolium. *J Chin Pharm Sci*, 1996, 5(3):128

[22]Li Tan,et al. Saikosaponins from roots of Bupleurum scorzonerifolium. *Phytochemistry*, 1998, 50(1):139

[23]Yoshikawa Masayuki,et al. Scorzonerosides A, B, and C, novel triterpene oligo-glycosides with hepatoprotective effect from Chinese bupleuri radix, the roots of Bupleurum scorzonerifolium Willd. *Tetrahedron Lett*, 1997, 38(42):7395

[24]Tan Li, et al. New isoflavonoside from Bupleurum scorzonerifolium. *Chin Chem Lett*, 1998, 9(1):71

[25]刘沁舡,等.柴胡属植物皂苷近10年研究概况.中国中药杂志,2002,27(1):7

[26]季吉,等.柴胡注射液对小鼠学习记忆功能的影响.南京医科大学学报(自然科学版),2006,26(12):1183

[27]董榕,等.柴胡注射液对噪音所致学习记忆障碍小鼠的改善作用及机制.中国行为医学科学,2007,16(12):1074

[28]季宁东,等.柴胡皂苷对石菖蒲醇沉液抗抑郁作用的影响.中外医疗,2008,5:27

[29]戈宏焱,等.柴胡皂苷A对抑郁模型大鼠脑中单胺类神经递质及其代谢产物含量的影响.高等学校化学学报,2008,29(8):1535

[30]谢炜,等.柴胡皂苷a对戊四氮诱导小鼠痫性发作的影响.安徽中医学院学报,2006,25(1):24

[31]李长征,等. 柴胡皂苷a对实验性癫痫大鼠模型的干预作用.南方医科大学学报,2007,27(6):839

[32]谢炜,等.柴胡皂苷a对戊四氮诱导大鼠海马星形胶质细胞TNF-释放及其受体表达的影响. 中华中医药杂志,2008,23(7):647

[33]谢炜,等.侧脑室注射IL-6对大鼠脑电活动的影响及柴胡皂苷a的干预作用. 安徽中医学院学报,2007,26(3):34

[34]薛燕，等.柴胡解热成分的比较研究.中药药理与临床，2003，19(1)：11

[35]Dobashi I, et al.Central administrationof saikosaponin-d increases corticotropin -releasing factor mRNAlevels in the rat hypothalamus.*Neurosci Lett*，1995，197(3)：235

[36]王本祥，等.柴胡皂苷的抗炎作用.中国药理学报，1981，2(1)：60

[37]王浴生.中药药理与应用.北京：人民卫生出版社，1983：886

[38]李素婷，等.柴胡皂苷-d对乙醇损伤原代培养大鼠肝细胞的保护作用及其机制研究.时珍国医国药，2008，19(11)：2752

[39]郭景珍，等.柴胡皂苷d对二甲基亚硝胺致肝纤维化大鼠炎症相关因子的影响.中华中医药杂志，2008，23(11)：970

[40]李素婷，等.柴胡皂苷-d对酒精性肝纤维化大鼠星形细胞活化的影响.时珍国医国药，2008，19(8)：1897

[41]李涛，等.柴胡皂苷d对人肝细胞L02体外毒性机制探讨.中国临床药理学与治疗学，2007，12(4)：396

[42]戴晓明，等.参附、柴胡注射液对肾缺血再灌注损伤的影响.江苏中医，1998，19(2)：46

[43]李平，等.柴胡皂苷-d防治大鼠肾小球硬化的实验研究.科技导报，2006，24(10)：37

[44]祖宁，等.柴胡皂苷-d对体外培养的大鼠肾小球系膜细胞增殖和细胞外基质分泌的影响.中国中西医结合杂志，2007，27(4)：321

[45]刘振国，等.柴胡皂苷d对大鼠实验性肝癌形成的预防作用.西安交通大学学报(医学版)，2007，28(6)：646

[46]党双锁，等.柴胡皂苷d对实验性大鼠肝癌C-myc和PCNA蛋白表达的影响.中国药物与临床，2009，9(7)：557

[47]Tsai YJ, et al. Induction of differentionin rat C6 glioma cells with Saikosaponins. *Phytother Res*，2002，16(2)：117

[48]Hiroko Abe，et al.(黄宝福摘).柴胡皂苷对生物膜的影响—柴胡皂苷结构和溶血活性的关系.国外医学中医中药分册，1980，2(4)：134

[49]阿部博子，等(陈译霖摘译).汉药成分和生物膜.国外医学中医中药分册，1983，5(3)：38

[50]阿部博子，等.和汉药与血液流变学.国外医学中医中药分册，1984，6(1)：54

[51]廖淑杰，等.柴胡注射液对家兔红细胞作用的实验探讨.中华临床医学研究杂志，2005，12(9)：1155

[52]陈韶，等.四种北柴胡提取物在小鼠体内外的免疫效应.温州医学院学报，1997，27(2)：65

[53]龚海洋，等.二十一种中药对小鼠免疫药理作用的初步研究.中药药理与临床，1995，(2)：30

[54]脱守文，等.柴胡注射液对小鼠腹腔巨噬细胞表面FC受体的影响.中药药理与临床，1985，1(1)：165

[55]张兴权，等.柴胡多糖的免疫药理作用.中国药理学与毒理学杂志，1989，3(1)：30

[56]范金茹，等.参附注射液与柴胡注射液抗脂质过氧化的作用.中成药，1991，13(2)：25

[57]杨立明，等.柴胡多糖对^{60}Co-射线辐照小鼠的辐射防护作用.江苏农业科学，2009，6：292

[58]Ushio Yumiko ，et al. Inactivation of measles virus and herpes simplex virus by saikosaponin d. *Planta Med*，1992，58(2)：171

[59]王胜春等.柴胡的清热与抗病毒作用.时珍国医国药，1998，9(5)：418

[60]刘萍，等.柴胡注射液在细胞培养中抑制呼吸道合胞病毒作用.河北医药，2006，28(4)：261

[61]孙晓波.柴胡多糖对实验性胃黏膜损伤的保护作用.吉林中医药，1991，6：33

[62]王晖，等.以镇痛效应为指标研究柴胡的药动学.广东医学院学报，1996，14(3)：229

[63]王晖，等.薄荷醇对柴胡镇痛成分表观生物利用度的影响.中成药，1996，18(6)：4

[64]王胜春，等.五灵胶囊中柴胡皂苷d在小鼠体内药代动力学研究.中成药，2005，27(7)：809

[65]Chiang LC, et al. Cytotoxicity and anti-hepatitis B virus activities of saikosaponins from Bupleurumspecies. *Planta Med*，2003，69(8)：705

[66]薛燕.柴胡的解热作用药效学研究.中医药学刊，2003，21(11)：1897

[67]吴峰，等.柴胡滴丸治疗感冒的临床研究.中国医药导报，2000，2(3)：37

[68]张仲海，等.柴葛退热止咳颗粒治疗上感高热208例.陕西中医，1997，18(12)：537

[69]陈丽云.柴胡注射液滴鼻治疗小儿发热的疗效观察.中国社区医师，2006，8(16)：76

[70]刘红艳.柴胡注射液静滴治疗风寒型感冒200例临床观察.现代中西医结合杂志，2006，15(11)：1471

[71]吕洪敏，等.柴胡合剂抗肝纤维化作用的初步临床研究.天津医药，1997，25(11)：665

[72]李宗平，等.软肝煎治疗肝硬化46例.陕西中医，1997，18(7)：295

[73]吴琦，等.柴胡注射液治疗流行性腮腺炎分析.中国现代实用医学杂志，2003，3(16)：522

[74]王东，等.柴胡注射液天突穴注射治疗慢性咽炎疗效观察.按摩与康复医学，2010，8：69

[75]蒙桂珍，等.柴胡颗粒剂治疗原发性癫痫的疗效观察.海军医学杂志，2000，21(2)：157

[76]尹兆祥.小柴胡汤加味治疗脑震荡后遗症45例.浙江中医杂志，1991，26(5)：205

[77]林俊哲，等.柴胡细辛汤治疗脑震荡40例.福建中医药，1997，28(1)：7

[78]张元存，等.柴精汤治疗颅脑外伤后综合征40例.新中医，1994，26(6)：27

[79]田明萍，等.柴胡注射液穴注风池穴治疗偏头痛60例临床观察.中华临床医药，2002，3(3)：11

[80]朱辟疆,等.柴苓清肾汤联合泼尼松等药治疗难治性肾病80例.新医学,1996,27(10):519

[81]王建明.柴胡注射液联合干扰素软膏治疗扁平疣疗效分析.现代中西医结合杂志,2007,16(11):1486

[82]郭萍,等.小柴胡片治疗小儿厌食症临床观察.新疆中医药,2000,18(3):20

[83]夏根.柴胡白虎汤治疗急性虹膜睫状体炎.河南中医,1997,17(2):101

[84]孟霞,等.柴胡疏肝散加减治疗音哑1例.中华临床医药杂志,2003,66:11061

[85]袁盖国,等.柴胡疏肝散加减治疗耳聋68例.中国社区医师,2005,21(17):41

[86]崔中芹,等.柴胡疏肝散加减治疗梅核气38例体会.临床心身疾病杂志,2004,10(1):50

[87]栾勇.青霉素与柴胡混用致过敏1例.临床军医杂志,2000,28(4):126

[88]陈芬.柴胡注射液致一过性晕厥2例报告.哈尔滨医药,2000,20(4):84

[89]卢朝晖.肌注柴胡致过敏性休克2例.中国中药杂志,1993,(4):245

[90]章兰云.肌注柴胡致过敏性休克1例.中国中药杂志,1993,(4):246

[91]冯梦才,等.柴胡注射液致急性肺水肿1例报告.综合临床医学,1997,13(3):225

[92]于庆海,等.柴胡皂苷抗炎作用的研究.中药药理与临床,1985,1(1):154

[93]韩强,等.四种柴胡地上部分黄酮成分比较.西北药学杂志,1996,11(4):154

[94]李龙灿,等.柴胡茎叶提取物的药理作用.中草药,1985,16(5):32

[95]Ebata Naobumi, et al.Saponins from the root of Bupleurum falcatum. *Phytochemistry*,1996,41(3):895

[96]Yamada Akishiro,et al.Antiulcer polysaccharides. *CA*,1992,116:196540g

[97]刘绣华,等.三岛柴胡种子化学成分分析.分析化学,2000,28(9):1079

[98]Sakurai Masumi H,et al. Detection and tissue distribution of anti-ulcer pectic polysaccharides from Bupleurum falcatum by polyclonal antibody. *Planta Med*, 1996,62(4):341

[99]Yamada Haruki,et al.Purification of antiulcer polysaccharides from the roots of Bupleurum falcatum. *Planta* Med,1991,57(6):555

党 参 Codonopsis Radis dang shen

本品为桔梗科植物党参 *Codonopsis pilosula* (Franch)Nannf、素花党参*Codonopsis pilosula* Nannf. var. *modesta*(Nannf.)L.T.Shen或川党参 *Codonopsis tangshen* Oliv.的干燥根。味甘,性平。有健脾益肺,养血生津功能。主治脾肺气虚、食少倦怠、咳嗽虚喘、气血不足、面色萎黄、心悸气短、津伤口渴、内热消渴。

【化学成分】

1. 党参 *Codonopsis Pilosula*(Franch)Nannf

(1)糖、苷类 党参根含菊糖(inulin)、果糖(fructose)、党参酸性多糖,4种含果糖的水溶性杂多糖CP_1、CP_2、CP_3、CP_4,为一类新型多糖。苷类有丁香苷(syringin)、正己基-β-D-吡喃葡萄糖苷(n-hecylβ-D glucopyranoside)、乙基-α-D-呋喃果糖苷(Etα-D fructofuranoside)、党参苷Ⅰ(tangshenoside Ⅰ)(A)、党参苷Ⅱ(tangshenoside Ⅱ)(B)、党参苷Ⅲ(tangshenoside Ⅲ)(C)、党参苷Ⅳ(tangshenoside Ⅳ)(D)[1-5]。党参中还含有水溶性的聚乙炔类化合物党参炔苷[6]。

(2)黄酮类 党参主含木犀草素-7-葡萄糖苷(luteolin-7-glucoside)[7],尚含芹菜素(apigenin)、芹菜素-7-葡萄糖苷(apigenin-7-glucoside)、木犀草素(luteolin)、朝蓟糖苷(aynaroside)、木犀草素-7-芳香糖苷(1uteotin-7-rotinoside)、木犀草素-7-半乳糖苷(1uteotin-7-galactoside)[7]。

(3)三萜类 东北党参含齐墩果酸(oleanolic acid)、刺囊酸(echinocystic acid)和abigenic acid,3种三萜皂苷元,abigenic acid是由刺囊酸异构化而来[7,8]。

(4)挥发性成分 党参根挥发油收率0.12%,从中共鉴定了32种成分。酸性成分11个,约占挥发油50%,其中主要为棕榈酸(palmitic acid)、己酸(hexanoic acid)、庚酸(heptanoic acid)、十八碳二烯酸(octadecadienoic acid)等[9]。

(5)生物碱类 从党参地上部分得2个脂溶性生物碱,党参碱(codonopsine)和党参次碱(codonopsinine)[7]。

(6)其他 含有7种人体必需氨基酸:赖氨酸、苏氨酸、缬氨酸、蛋氨酸、亮氨酸、异亮氨酸、苯丙氨酸[10]。

党参中含有丰富的人体必需的无机微量元素[11]。

2. 川党参 *Codonopsis tangshen* Oliv.

从川党参的根中分离到 (6R-7R)-反-十四烷-4,12二烯-8,10二炔-1,6,7三醇[(6R-7R)-E,E tetradeca-4,12-diene-8,10-diyne-1,6,7-triol]、蒲公英萜醇、蒲公英萜醇乙酸乙酯、木栓酮、α-菠甾醇、香荚兰酸、5-羟甲基-2-糠醛等[12]。川党参中尚含有钾、镁、钙、锰、铁、铜、锌微量元素[13]。

3. 素花党参 *Codonopsis Pilosula* Nannf. var. *modesta*(Nannf.)L.T.Shen

素花党参中尚含有多糖，多糖含量较高为30.49%[14]。

【药理作用】

1. 促智、增强学习记忆　党参水煎提取物(20、10 g/kg)连续给小鼠灌胃15 d，对东莨菪碱造成小鼠记忆获得障碍和乙醇造成小鼠记忆再现障碍有不同程度的改善作用，具有一定的益智抗痴呆作用[15]。对苯基异丙腺苷(PIA)致小鼠学习记忆障碍，连续5 d灌胃党参1800、900、450 mg/kg，小鼠跳台潜伏期及错误次数明显减少；党参加绿茶二者具有协同作用[16]。饮含有10%、20%的党参水溶液，连续15 d，水迷宫实验证明能明显提高小鼠学习记忆的获得。给小鼠每日灌胃党参煎剂生药30、60 g/kg，连续7 d，能明显增加学习及记忆的巩固。给小鼠每日皮下注射党参水提物0.5、2.0 g/kg或醇提物0.05、0.2 g/kg，连续5 d，能明显改善樟柳碱引起的记忆障碍[17]。党参多糖对硫代硫酸钠致大鼠胚胎纹状体培养的神经干细胞神经元的缺氧性损伤有不同程度的减轻，100 μmol/L实验组神经干细胞死亡率和乳酸脱氢酶漏率较低，与硫代硫酸钠损伤组比较有显著性差异[18]。党参对原代培养小鼠神经元蛋白质组表达的影响，在pI 4.0~7.0、MW 26.0~40.0 kDa的范围内，可将全部蛋白质表达的改变归为6种调控模式，涉及全抑制型、单一激活或抑制型及双向调控型[19]。

2. 抗脑缺血损伤　党参浸提液生药20 g/kg能提高脑缺血再灌注大鼠脑组织ATP含量、Na^+/K^+-ATPase活性[20]。1.3、0.13、0.013 mg/L的党参皂苷L1对缺血再灌注损伤后原代培养的胚胎大鼠大脑皮质神经细胞的坏死和凋亡过程均具有抑制作用。这种作用可能与其降低细胞内Ca^{2+}浓度有关，提示党参皂苷L1是党参治疗脑卒中急性期的主要效应成分[21]。

3. 心血管系统

(1)抗心肌缺血　给家兔静脉注射100%党参注射液1 mL/kg，无论预防给药还是治疗给药，均对垂体后叶素引起的家兔实验性急性心肌缺血有明显抑制作用[22]。给冠脉结扎犬十二指肠注射党参提取液(每毫升相当1 g生药)3 mL/kg，能明显提高正常心电图的构成比，在一定程度上减少梗死面积。提示党参可能通过减少心肌供血的灌注阻力，维持灌注压力，从而改善心肌缺血[23]。

(2)抗心肌缺血再灌注损伤　于大鼠离体心肌缺血前15 min开始逆灌含党参生药5 mg/mL的灌注液，党参能提高缺血/再灌注损伤心肌SOD活性，降低MDA含量，减少肌酸激酶释放，使心肌的收缩力和舒张功能明显改善；并促进心输出量、冠脉流量、每搏输出量及恢复心率。提示党参对缺血/再灌心肌脂质过氧化损伤有一定保护作用，从而改善心脏功能[24]。

(3)改善心脏微循环　给家兔静脉注射党参注射液(每毫升含1 g生药)1 mL/kg，对静脉注射无菌新鲜羊水1 mL/kg所致微循环障碍有明显改善作用。如血流流态由粒流改为线流，血色由暗红改变为鲜红，管径扩大，流速增加，明显减少死亡率[25]。

(4)降压　给麻醉犬、兔分别静脉注射党参注射液0.25 g/kg，0.5 g/kg，血压均立即下降，但迅速恢复。重复给药无快速耐受现象。切断两侧迷走神经，静脉注射阿托品、苯海拉明或普鲁卡因均不影响其降压效果。表明其作用并非副交感与内感受器兴奋或组胺释放所致[26]。给麻醉猫静脉注射党参碱超过20 mg/kg时可使其血压下降[27]。

4. 调节免疫　党参水煎液浓度为生药50、100、150、200 μg/mL时促进ConA活化小鼠脾淋巴细胞DNA合成，最适合的浓度为100 μg/mL，此浓度对活化淋巴细胞IL-2的产生有明显增强作用[28]。给小鼠每日灌胃党参醇提物0.3 mL（每毫升含生药2 g），连续4 d，第4日党参加环磷酰胺（皮下注射环磷酰胺100 mg/kg）继续给药至第9日。结果表明，党参醇提物对正常小鼠免疫增强作用不明显，但对环磷酰胺所致免疫抑制小鼠能明显增加其淋巴细胞转化，抗体形成及提高抗体效价。提示，党参在机体内对细胞、体液免疫可能起调节作用，该作用与机体所处免疫状态有密切关系[29]。以生药量4、8、12、16、20、24、28 mg/mL不同浓度党参煎剂0.2 mL加入淋巴细胞培养液中培养。结果证明，高浓度抑制淋巴细胞有丝分裂，而低浓度则促进其有丝分裂[30]。

给小鼠每日腹腔注射党参多糖200 mg/kg，连续5 d或8 d，对小鼠巨噬细胞吞噬鸡红细胞，小鼠碳粒清廓和胸腺细胞E玫瑰花形成均有明显促进作用，并对小鼠腹腔注射环磷酰胺和氢化可的松引起的上述免疫反应下降有增强和恢复作用，对二硝基氯苯(DNCB)诱发迟发型超敏反应降低有增强和恢复作用[31]。党参多糖(CPS)520、260、130 mg/kg 灌胃 8 d，对体液免疫有较强促进作用，小剂量对细胞免疫有促进作用；对溶血性血虚模型小鼠，能升高外周血红蛋白；并能促进 ^{60}Co-射线照射后的小鼠内源性脾结节生成，但对骨髓细胞 DNA 合成作用不明显。党参多糖有免疫促进作用，并能促进脾脏代偿性造血功能[32]。党参多糖对正常小鼠抗体生成也有增强作用[33]。

5. 抗缺氧、抗疲劳 给小鼠腹腔注射党参注射液(每毫升含生药 1 g)20 mL/kg 显著提高常压缺氧存活时间，对亚硝酸钠引起组织中毒性缺氧及结扎两侧颈动脉引起的脑缺氧均有显著的保护作用；30 mL/kg 对异丙肾上腺引起心肌缺血、缺氧也有明显保护作用[34]。给小鼠灌胃党参水提醇沉物生药 30 g/kg 对上述缺氧均有明显保护作用，血气分析证明党参可降低氧耗量，增加供氧[35]。给小鼠灌胃党参煎剂 0.25、0.50、1.00、2.00 g/mL，连续 4 d，可明显提高小鼠强迫负重游泳时间，2.00 g/mL 效果最佳[36]。

6. 抗氧化、抗衰老 将党参 I→X 部分(每毫升含生药 1 g)10 mL 加入含有溶血液，黄嘌呤氧化酶，次黄嘌呤系统中，结果表明，党参甾醇、甾苷、生物碱、多糖类物质，单糖、双糖等均明显增强超氧化物歧化酶活性[37]。党参提取液浓度为 25 mg/mL，作用 30 min，对 NO_2^- 的清除率达 70%[38]。对快速老化大鼠模型，在每天注射氟哌啶醇注射液同时腹腔注射 0.003 mL 党参注射液，能提高大鼠多种组织 SOD、GSH-PX 水平，表明其具有较强的抗氧化作用[39]。给 D-半乳糖衰老小鼠灌胃党参水提液 15、10、5 g/kg，使小鼠胸腺、脾脏指数升高，提高脑组织 SOD 活性，减低 MDA 含量。党参通过提高机体免疫功能，抗脂质过氧化起到延缓衰老作用[40]。

7. 抗血栓、抑制血小板聚集 给大鼠灌胃党参各种提取物，其剂量均为含生药 40 g/kg，连续 7 d。结果党参水煎醇浸液显著降低大鼠全血黏度高、中、低切变率。醚提取物显著降低血小板聚集率，显著提高纤溶活力，显著抑制血栓素 $B_2(TxB_2)$、抑制 6-酮-$PGF_1\alpha$[41]。用猪肺微粒体作为环氧酶 TxA_2 合成酶和 PGI_2 合成酶的供酶体，通过放射免疫测定，党参 100 mg/kg 剂量时仅明显抑制 TxB_2 合成，对 6-K 合成无明显影响，当剂量为 300 mg/kg 时，TxA_2 和 PGI_2 合成均被抑制[42]。党参剂量为生药 20、40、60、80、100 mg/mL 时，对 ADP 诱导的家兔血小板聚集均有抑制作用，对其解聚均有增强作用，其作用随剂量增加而增强，对血小板聚集抑制 50%的浓度为 59.65 mg/mL，解聚 50%的浓度为 58.89 mg/mL。给大鼠灌胃水提物生药 36 g/kg，对 ADP 诱导的血小板聚集有明显抑制作用和解聚作用[43]。

8. 消化系统

(1)调节胃肠功能 于小鼠烫伤后 2、8 h，给小鼠灌胃 100%、50%、25%煎剂 0.2 mL，党参显著提高小肠推进力，改善烫伤后肠动力功能[44]。给在体家犬小肠灌注 50%、40%、30%党参水煎剂 10 mL，均明显增加小肠平滑肌张力，提高小肠运动幅度[45]。党参煎剂 40、30、20 g/kg 灌胃 4 d，可抑制正常小鼠的胃排空，对正常小鼠的肠推进有双向调节作用[46]。对严重烫伤豚鼠，无论延迟复苏还是立即复苏，党参（1 g/mL，100%煎剂）均能显著提高烫伤豚鼠血胃泌素(GAS)和胃动素(MTL)含量，降低血 TNF 的浓度。有益于烧烫伤后胃肠功能的调整，以及肠源性感染的防治[47]。

(2)抗胃肠黏膜损伤 给大鼠灌胃党参煎剂生药 10 g/kg，明显保护无水乙醇、盐酸、NaOH 所致胃黏膜损伤。给大鼠灌胃党参煎剂 10 g/kg 后，2 h 再注射消炎痛能明显阻断党参抗 NaOH 所致胃黏膜损伤。党参水煎剂抗胃黏膜损伤可能与其影响胃黏膜 PG 合成有关[48]。预先对大鼠以党参炔苷 15、5、1.5 mg/kg 灌胃给药，对乙醇引起的胃黏膜损伤有一定的保护作用，党参炔苷抗胃黏膜急性损伤的机制之一可能为提高前列腺素的含量，从而对抗胃泌素的泌酸作用，刺激胃黏膜合成释放表皮生长因子[6]。

(3)抗消化性溃疡 给大鼠灌胃党参水煎醇沉剂(以下简称党参制剂)10、20、40、80 g/kg，对急性应激型胃溃疡均有显著抑制作用，具有明显的量效关系。给大鼠灌胃党参制剂 40 g/kg，对结扎幽门、醋酸所致胃溃疡有预防发生和促进愈合的作用[49]。含有党参药物血清 66%、33%(W/V)可剂量依赖性地减少胃泌素刺激的壁细胞胞内游离钙离子浓度的增高，这可能是我们以往发现它减少胃酸分泌而治疗溃疡性疾病的机制之一[50]。灌胃党参煎剂(0.8 g/kg)后，胃窦和十二指肠黏膜组织生长抑素浓度明显升高，提示党参有益于消化性溃疡的治疗 A

9. 调节血糖 给正常小鼠灌胃党参多糖 300、200、100 mg/kg 对血糖无影响；党参多糖(300、200、100 mg/kg)各剂量组显著降低四氧嘧啶诱导的糖尿病小鼠血糖和血清胰岛素水平；对氢化可的松琥珀酸钠诱导的小鼠胰岛素抵抗有显著的改善作用。提示党参多糖能降低糖尿病小鼠的血糖，改善小鼠的胰岛素抵抗[51]。

10. 抗肿瘤 给小鼠灌胃党参煎剂（生药 0.5 g/mL）

每只1 mL(25 g/kg),0.6 mL(15 g/kg),0.2 mL(5 g/kg),每天1次,连续7 d,明显对抗环磷酰胺引起的小鼠骨髓抑制,使其白细胞、红细胞数值上升;使骨髓嗜多染红细胞微核率下降,提高小鼠腹腔巨噬细胞功能。因此,党参有减轻化疗毒副作用的功效[52]。党参提取物浓度达到40%(V/V)能够抑制人小细胞肺癌细胞(NCI-H446)诱导的人血管内皮细胞(ECV 304)迁移;浓度达到50%可以明显抑制NCI-H446细胞VECG表达。表明,党参提取物能够抑制肺癌细胞诱导的血管内皮细胞迁移,可能与其抑制肺癌细胞表达VECG有关[53]。

11. 其他　给大鼠灌胃党参水提物(生药1 g/mL) 5 mL/kg,每天1次,连续3 d,使油酸型大鼠呼吸窘迫综合征(RDS)肺泡-动脉血氧分压差[P(A-a)DO_2]减小,维持肺有效的摄氧功能,能保护大鼠肺泡上皮细胞和毛细血管内皮细胞。使气体通过气-血屏障的弥散基本正常[54]。千层纸甲素是从党参的根中分离的有效成分,拮抗慢反应物质(SRS-A)所致豚鼠回肠收缩的ID_{50}为18 μg/mL,拮抗SRS-A引起肺原收缩的ID_{50}为12 μg/mL,给豚鼠静脉注射20 mg/kg明显拮抗SRS-A增高豚鼠肺溢流;千层纸甲素8、16、24 μg/mL 3种浓度均显著拮抗组胺、乙酰胆碱引起的豚鼠回肠收缩,松弛肺条平滑肌的ED_{50}为40 μg/mL。因此,党参的有效成分有抗过敏,平喘作用[55]。

12. 毒性　给小鼠腹腔注射党参注射液的LD_{50}为79.21±3.60 g/kg。给大鼠每日每只皮下注射0.5 g,连续13 d,无毒性反应。兔每日每只腹腔注射1 g,连续15 d,谷丙转氨酶含量没有变化,也无毒性症状[27]。党参碱腹腔注射的LD_{50}为666~778 mg/kg[27]。党参地下部分的总苷给小鼠灌胃的LD_{50}为2.7 g/kg[27]。

【临床应用】

1. 胃脘痛　用干姜党参汤(干姜、葛根、党参、炒白术、木香等)加减治疗胃脘痛85例,治疗2周。结果,显效65例(77%),有效18例(21%),无效2例(2%),总有效率98%[56]。

2. 冠心病　给冠心患者口服党参液60 mL(含生药60 g)4周,可使60%患者心绞痛发作次数减少,程度减轻,持续时间缩短,普通心电缺血性ST-T改变有效率为48%。增强左心室功能[57]。给冠心病患者服用党参提取液(每毫升含1 g生药)20、40、60 mL,连续服用2周,结果表明,党参对左心室舒张功能的时间和流速有不同的改善作用,改善心肌缺血[58]。给冠心病患者服用党参口服液20 mL(每毫升含1 g生药),连服2周,党参明显提高左心室每搏量和心输出量[59]。

3. 难愈性伤口　67例患者均采用常规伤口清创换药,控制感染,治疗组(46例)口服党参水煎药液,每日1剂,2周为1个疗程;对照组口服阿莫西林,2周为1个疗程。治疗组总有效率86.95%,对照组总有效率52.38%[60]。

4. 急性高山反应　给42名世居平原汉族男性青年于进西藏前3 d开始口服复方党参片,每次5片,每日2次,连服20 d,对减轻高山反应急性期症状,稳定机体内环境,改善血液循环功能,加快对低氧分压环境适应性均有良好作用[61]。

5. 脾胃虚弱　党参可治疗脾胃虚弱、食少便溏、津液亏耗、口渴喜饮等症,有人认为用党参与枸杞以2:1比例混制成参杞冲剂进行治疗效果较好[62]。

6. 胃溃疡及胃手术后　用加味四君子汤(党参、白术、茯苓、甘草、首乌、白芍)作"术后饮",用于154例胃手术患者,术后16~24 h开始服,能减少补液等术后处理。有人试用香砂六味汤(党参、白术、茯苓、木香、砂仁、炙甘草)治胃溃疡20例,18例有效,其中10例近期治愈[27]。

7. 肾炎　有人用党参、黄芪治疗肾炎蛋白尿有效[27]。另有报道,试用党参龟鹿丸(党参、龟胶、鹿胶、阿胶、熟地、当归等)治疗慢性肾炎11例,6例有效[27]。

8. 银屑病、囊肿性痤疮　将党参、白术、茯苓水煎内服。每日2次,连续1个月。结果15例银屑病患者明显好转,皮疹消退范围在50%以上。5例囊肿性痤疮,脓疱基本消退或明显减少,上述20例患者服药后IgG明显升高[63]。

(张　宏　师海波　苗艳波　周重楚)

参考文献

[1]蔡定国,等.党参化学成分的研究(第2报).中草药,1982,13(10):10

[2]张思臣,等.党参多糖的研究.中草药,1987,18(3):2

[3]Wang Zhengtao,etal.Constituents of the Roots of Codonopsis pilosula生药学杂志,1988,42(4):339

[4]韩桂茹,等.党参化学成分的研究.中国中药杂志,1990,15(2):41

[5]Kenji Mizutani, et al. Chemical Studies on Chinese Traditional Medicine β-D-glucosides.2.Tanshenosides I and II from Chuan Dang Shen the root of codonopsis-tang Shen Oliv.*Chem Pharm Bull*,1988,36(7):2689

[6]宋丹,等.党参炔苷对胃溃疡模型大鼠胃黏膜损伤保护作用的研究.中国中医急症,2008,17(7):963

[7]沙德智,等.药用党参的研究概况.中国药学杂志,1989,24

(5):270

[8]Vedel Ternand,et al.Specific cleavage of chloroplast DNA from higher plants by EcoRI restrictionnuclease.*Nature* (*London*), 1976,263(5576):440

[9]谢君,等.党参挥发油及脂溶性化学成分的研究.中国药学杂志,2000,35(9):583

[10]沙德智,等.8种药用党参氨基酸及微量元素测量.药物分析杂志,1988,(3):143

[11]王世民,等.十一种党参中微量元素含量的比较.中草药,1987,18(1):16

[12]王建忠,等.川党参的化学成分研究.天然产物研究与开发,1996,8(2):8

[13]王爱平,等.不同产地川党参微量元素的聚类分析.广东微量元素科学,2009,16(6):57

[14]何先元,等.素花党参多糖的超声提取和含量测定.农技服务,2009,26(11):135

[15]黄涛,等.党参水煎提取物对化学药品诱导小鼠学习记忆障碍的影响.华南国防医学杂志,2007,21(2):10

[16]王丽娟,等.党参、绿茶二者合用对苯基异丙腺苷所致小鼠学习记忆障碍的影响.中药药理与临床,2007,23(1):45

[17]张磊,等.党参益智作用研究.中药药理与临床,1990,6(6):9

[18]武冰峰,等.党参多糖对神经干细胞硫代硫酸钠损伤的保护作用.时珍国医国药,2008,19(2):280

[19]李洪,等.党参及胰岛素对小鼠神经元蛋白质组表达模型的影响.泸州医学院学报,2008,31(5):483

[20]陈健,等.党参对大鼠脑缺血再灌注损伤的保护作用.中国老年学杂志,2003,23(5):298

[21]张状,等.党参皂苷L1抗缺氧缺糖再给氧诱导大鼠皮质神经细胞凋亡的作用.中国中医基础医学杂志,2005,11(5):341

[22]王开贞,等.党参对实验性心肌缺血的保护作用.中草药,1989,20(2):29

[23]赵明镜,等.党参对急性心肌缺血犬左室功能的影响.北京中医药大学学报,1998,21(4):30

[24]郭自强,等.党参对大鼠离体工作心脏缺血/再灌注损伤的保护作用.北京中医药大学学报,1995,18(5):39

[25]王开贞,等.党参对微循环障碍的影响.山东中医学院学报,1989,13(3):48

[26]王筠默.几种中药降血压作用的初步观察.上海中医药杂志,1956,(1):36

[27]王浴生.中药药理与应用.北京:人民卫生出版社,1983:898

[28]高向东,等.五种抗衰老中药对小鼠T淋巴细胞增殖与IL-2产生的影响.中国药科大学学报,1990,21(1):43

[29]毛学礼,等.党参对正常小鼠及环磷酰胺处理小鼠免疫功能影响的初步研究.中西医结合杂志,1985,5(12):735

[30]刘德祥,等.党参、黄芪、马钱子对人淋巴细胞有丝分裂影响的观察.中药通报, 1985,10(3):40

[31]王惠艳,等.党参多糖对小鼠细胞免疫的调节作用.中国药理学通报,1989,5(6):276

[32]张晓君,等.党参多糖对小鼠免疫和造血功能的影响.中药新药与临床药理,2003,14(3):174

[33]杨光,等.党参多糖对小鼠免疫功能的影响.中药药理与临床,2005,21(4):39

[34]王开贞,等.党参的抗缺氧作用.中药通报,1986,11(8):53

[35]庞来祥,等.党参抗缺氧作用的研究.西北医学杂志,1988,3(3):45

[36]黄木荣,等.党参和尼可刹米对小鼠强迫负重游泳耐受力的影响.广东畜牧兽医科技,2007,32(5):38

[37]何基浦,等.党参各组份对人血超氧化物歧化酶活性的影响.北京中医学院学报, 1988,11(5):38

[38]薛长晖,等.党参提取液对NO_2^-清除作用的实验研究.中国酿造,2009,10:74

[39]黄丽亚.党参、维生素C对氟哌啶醇诱导老化大鼠抗氧化酶表达作用的比较研究.陕西中医,2006,27(12):1584

[40]王岚,等.甘肃党参水提物对D-半乳糖所致衰老小鼠脑组织SOD、MDA影响的实验研究. 中国中医药科技,2010,17(2):148

[41]王硕仁,等.党参益气强心、活血化瘀作用的研究.中药药理与临床,1994,(1):32

[42]王硕成,等.党参对血栓素A2和前列腺素合成的影响.中西医结合杂志,1990,10(7):391

[43]宋剑南,等.几种中药对血小板聚集功能的影响.中药通报,1984,9(4):39

[44]王少根,等.党参对小鼠III度烫伤早期胃肠动力的影响. 安徽中医学院学报,1999,18(6):50

[45]李绍芝,等.党参对狗在体小肠运动的影响. 中国中医药科技,1998,5(3):158

[46]杨仙芳,等.党参对小鼠胃排空及肠推进的作用.中国新医学论坛,2007,7(4):36

[47]王少根,等.党参对严重烫伤豚鼠肠道的保护作用.中国中西医结合急救杂志,2005,12(3):144

[48]刘良,等.党参及有效成分抗胃黏膜损伤作用与机制研究.中药药理与临床,1989,5(2):11

[49]李红,等.补气药党参抗大鼠实验性胃溃疡作用的研究.中西医结合杂志,1987,7(3):1163

[50]隋峰,等.党参药物血清对大鼠壁细胞内游离钙离子浓度的影响.中药材,2005,28(10):900

[51]傅盼盼,等.党参多糖对糖尿病小鼠胰岛素抵抗的改善作用.时珍国医国药,2008,19(10):2414

[52]薄芯,等.黄精、党参和绿茶减轻环磷酰胺毒副反应初探.中医研究,1997,10(3):20

[53]柏长青,等.黄芪、党参提取物抑制肺癌细胞诱导血管内皮细胞迁移的实验研究.武警医学,2008,19(6):505

[54]白娟,等.党参治疗呼吸窘迫综合征的实验研究-肺泡、动脉血氧分压差和气血屏障的变化. 甘肃中医学院学报,

1994,11(1):50

[55]周大兴,等.千层纸甲素抗慢反应物质及平喘作用的研究.中国中药杂志,1991,16(9):564

[56]吴晓蓉,等.干姜党参汤加减治疗胃脘痛85例.实用中医药杂志,2010,26(4):241

[57]林谦.党参治疗冠心病心气虚证的研究体会.北京中医药大学学报,1994,17(2):18

[58]王硕仁,等.冠心病心气虚证与左心室功能及心肌缺血相关性的临床研究.中国中西医结合杂志,1998,18(8):457

[59]赵悦如.多普勒测试党参口服液对冠心病心功能改善的研究.北京中医药大学学报,1996,19(3):49

[60]李允新,等.单味党参治疗难愈性伤口46例.中华实用中西医杂志,2005,18(6):850

[61]孙建昌,等.复方党参片对急性高山反应的预防作用.四川中医,1989,9(1):13

[62]朱承伟,等.参杞冲剂的药理实验.中成药研究,1979,(5):46

[63]宋芳吉,等.党参、白术、茯苓的免疫刺激作用.新医药学杂志,1979,6:60

鸭跖草 Commelinae Herba ya zhi cao

本品为鸭跖草科植物鸭跖草 *Commelina communis* L.的干燥地上部分。味甘、淡,性寒。具有清热泻火,解毒,利水消肿功效。用于感冒发热、热病烦渴、咽喉肿痛、水肿尿少、热淋涩痛、痈肿疔毒。

【化学成分】

鸭跖草中主要含有花色素糖苷类化合物:飞燕草素 (deiphindin), 飞燕草素双葡萄糖苷—飞燕草苷(delphin) 以及阿伏巴苷 (awobanin)、蓝鸭跖草苷(commelinin)等[1]。此外还含有鸭跖黄酮苷(flavocommelin)、多聚肽、氨基酸、无机盐、黏液质等。种子中含有脂肪油25%~40%。

【药理作用】

1. 镇痛 雌性小鼠灌服鸭跖草水煎液 20 及 10 g/kg,给药后 1 h 出现镇痛作用。雌性小鼠灌胃鸭跖草水煎液 20 及 10 g/kg,20 min 内平均扭体次数明显减少[2]。

2. 抗炎 给小鼠灌胃鸭跖草水煎液 20 g/kg,对二甲苯致小鼠耳廓肿胀抑制率为 41.18%[2]。

3. 抗菌 鸭跖草水煎液对白色念珠菌、金黄色葡萄球菌的最小抑菌浓度(MIC)为 250 g/L,对白色葡萄球菌及溶血性链球菌的 MIC 为 500 g/L。当浓度达到 1103 g/L 时,对绿脓杆菌未见抑菌作用[2]。鸭跖草水煎液对志贺氏痢疾杆菌、枯草杆菌、大肠杆菌等均有较强的抑制作用, 最低抑菌浓度分别为 1:256、1:128、1:64,最低杀菌浓度分别为 1:128、1:64、1:32[3]。

4. 抗细菌内毒素 鸭跖草水煎液体外作用 1 h 的最小抗细菌内毒素浓度为 32 g/L,4 h 的最小抗细菌内毒素浓度为 16 g/L[2]。

5. 抗病毒 鸭跖草水提取物体外对流感病毒引起的细胞病变有明显抑制作用, 其 IC_{50} 为生药 4.25 mg/mL,TI 为 7.17。小鼠经滴鼻感染流感病毒造成肺炎模型,在给药剂量为生药 8~32 g/kg 时,鸭跖草水提取物对流感病毒所致的小鼠肺部炎症有明显抑制作用,并能明显降低流感病毒感染小鼠的死亡率和延长其存活时间[4]。

6. 清除自由基 鸭趾草中水溶性多糖在体外对羟自由基具有一定的清除作用,并且粗多糖对羟自由基的清除作用要略强于纯化多糖,二者对羟自由基的清除率达 50%时所需质量浓度为 84.85 和 91.51 mg/L[5]。

7. 急性毒性 小鼠对鸭跖草水煎液的最大耐受量为 80 g/kg[2]。

【临床应用】

1. 水痘 鸭跖草、贯众、射干、板蓝根,水煎服,每日 1 剂,治疗小儿水痘 76 例。服药 5 d 内水痘全部干燥结痂而愈者 69 例,平均治愈时间 4.4 d[6]。

2. 麦粒肿 洗净鲜鸭跖草,用手挤压将汁液涂于眼结膜面及皮肤表面红肿处,每日4~5 次。治愈50 余例,多数病例涂药 1 d 后痊愈,较重者亦仅用药 2~3 d[7-9]。

3. 盆腔炎 红藤汤,每日 1 剂水煎,2/3 口服,1/3 药液约 150 mL,加 0.25%利多卡因 10 mL、庆大霉素 8 万 U,保留灌肠。并用青霉素 800 万 U 及灭滴灵100 mg 静滴。治疗盆腔炎 80 例,痊愈 55 例,显效 20 例,无效 5 例,总有效率 93.7%[10]。亦有人运用红藤汤灌肠治疗盆腔炎取得了较好疗效:治疗 128 例,痊愈 75 例,有效 36 例,无效 17 例,总有效率 86.72%[11]。

4. 小儿上感高热 三草汤(三叶青、小春花及鸭跖草各 10 g) 治疗小儿上感高热 54 例,2 d 内退热者 45 例,总有效率为 92.57%[12]。

5. 急性尿路感染 使用鸭跖草鲜品 60 g，浓煎，每日 1 剂，分 2 次服，7 d 为一疗程。治疗急性尿路感染 21 例，其中急性尿道炎、膀胱炎 13 例，急性肾盂肾炎 8 例。服用 1~2 个疗程后全部治愈[13]。

6. 痱子热疖 鸭跖草鲜品一把洗净揉碎，煎数沸后，用其药液频频洗浴。一日数次，痱子即可退去。治热疖掐鸭跖草嫩尖捣烂后敷于疖肿处，脓成者一次即愈[14]。

7. 急性扁桃体炎 鸭跖草鲜品 60 g(干品 30 g)，浓煎去渣，加冰糖 30 g，日 3 次。治疗急性扁桃体炎 112 例，优 86 例(78.6%)，良 24 例(21.4%)，差 2 例，亦在 2 d 内治愈，治愈率 100%[15]。

8. 急性病毒性肝炎 鸭跖草全草 30~60 g，水煎服，日 2 次，15~20 d 为 1 个疗程。治疗急性病毒性肝炎 100 例，平均住院时间 42.5 d，均达临床治愈标准[16]。

【附注】

墨西哥鸭跖草(*Commelina coelestis* Willd.)的甲醇提取物 50 及 100 mg/kg，对蓖麻油或硫酸镁小鼠腹泻模型具明显抗腹泻作用，对正常小鼠排便抑制率最大为 71.4%[17]。

(王 晶 侯家玉)

参考文献

[1]江苏新医学院.中药大辞典.上海：上海科学技术出版社，1977：1845

[2]吕贻胜，等.鸭跖草药理学研究.安徽医科大学学报，1995，30(3)：244

[3]万京华，等.鸭跖草的抑菌作用研究.公共卫生与预防医学，2005，16(1)：25

[4]谭志荣，等.鸭跖草水提取物抗流感病毒的实验研究.中国热带医学，2009，9(5)：829

[5]包玉威，等.鸭趾草水溶性多糖的提取纯化及纯化前后抗氧化性能研究.现代食品科技，2008，24(9)：880

[6]张启行.贯射合剂治疗小儿伤感高热及水痘疗效观察.新中医，1983，(6)：35

[7]广东中医学院附属医院眼科.鸭跖草汁治疗麦粒肿.新中医，1977，(2)：10

[8]李晓英，等.鸭跖草汁治疗急性出血性结膜炎30例.中国民间疗法，2000，8(8)：45

[9]赵艳云，等.鸭跖草外治麦粒肿103例.武警医学院学报，1997，6(4)：254

[10]郑国华.中西医结合治疗盆腔炎80例分析.现代中西医结合杂志，2000，9(8)：709

[11]夏淑平，等.自拟红藤汤灌肠治疗盆腔炎128例.安徽中医临床杂志，2000，12(2)：137

[12]李美琴.三草汤治疗小儿上感高热.浙江中医学院学报，1986，(4)：19

[13]周嘉鹤.鸭跖草鲜品治疗急性尿路感染.浙江中医杂志，1999，34(2)：78

[14]崔素兴.鸭跖草治痱子热疖有奇效.四川中医，1999，17(2)：42

[15]郑培銮.鸭跖草治疗急性扁桃体炎112例效果观察.时珍国药研究，1993，(2)：10

[16]姜树檀.鸭跖草治疗急性病毒性肝炎100例.浙江中医杂志，1985，(2)：61

[17]张杰.蛇婆子、墨西哥鸭跖草和刺花莲子草的抗腹泻活性.国外医药 植物药分册，1999，14(3)：128

积雪草 Centellae Herba ji xue cao

本品为伞形科植物积雪草 *Centella asiatica* (L.) Urb 的干燥全草。别名：落得打、崩大碗。味苦、辛，性寒。功能清热利湿，解毒消肿。用于湿热黄疸、中暑腹泻、石淋血淋、痈肿疮毒、跌打损伤。

【化学成分】

积雪草的主要活性成分是三萜类。三萜皂苷类以积雪草苷(asiaticoside)和羟基积雪草苷(madecassoside)为主，此外还有参枯尼苷(thankuniside)、异参枯尼苷(isothankuniside)、玻热模苷(brahmoside)、玻热米苷(brahminoside)、centellside 等。三萜酸类主要有积雪草酸(asiatic acid)、羟基积雪草酸(brahmic acid)、马达积雪草酸 (madasiatic acid)、centic acid、centoic acid、cenellic acid、indocentoic acid[1,2]。

积雪草含多种挥发油成分，其中含量较高(超过3%)的成分有石竹烯、法呢醇、3-二十烷炔、榄香烯和长叶烯等[3]。近年在积雪草中又发现多种其他成分，如：胡萝卜苷(daucosterol)、香草酸(vanillic acid)[4]、积雪草二糖苷[5]、阿魏酸二十二酯、bayogenin、D-gulonic acid 等[6,7]。

【药理作用】

1. 抗抑郁 积雪草总苷 60、120、240 mg/kg 灌胃给药，能显著缩短小鼠强迫游泳不动时间，改善强迫游泳所致小鼠脑内氨基酸含量的失调，显示积雪草总苷具有抗抑郁活性[8]。积雪草总苷 30、60、120 mg/kg 灌胃给药，可降低抑郁症大鼠的血清皮质酮水平，增加脑内 5-HT、NE 和 DA 及其代谢产物的含量，提示积雪草总苷的抗抑郁活性与改善下丘脑-垂体-肾上腺轴功能和增加单胺类神经递质的水平有关[9]。而且积雪草总苷各剂量还可使慢性应激致抑郁模型大鼠血浆 ACTH、血清 TSH、T_4 和 rT_3 水平升高，血清 T_3 水平降低，显示积雪草总苷抗抑郁症作用还与调节下丘脑-垂体-肾上腺皮质轴和下丘脑-垂体-甲状腺轴功能有关[10]。此外积雪草总苷元[11]、羟基积雪草苷[12]及挥发油[3]均有相似的抗抑郁活性。

2. 抗神经损伤 300~330 mg/kg 积雪草乙醇提取物给大鼠灌胃，连续 18 d，能显著促进受损坐骨神经的功能恢复并加快轴突生长速率[13]。积雪草提取物 10~100 μg/mL 或亚洲积雪草酸（1 μmol/mL）能显著促进 NGF 诱导人成神经细胞瘤 SH-SY5Y 细胞轴突延长。给小鼠灌胃羟基积雪草苷（MC）30、60 mg/kg，可明显延长铝中毒小鼠跳台潜伏期、减少跳台错误次数，缩短动物寻找平台潜伏期。同时 MC 明显减少脑内 MDA 含量，提高脑内 SOD 酶活性，并明显减轻铝中毒小鼠海马神经元损伤，下调海马神经元 Caspase3 蛋白表达[14]。

3. 解热、镇痛、抗炎 积雪草苷（5、15、45 mg/kg）、羟基积雪草苷（10、20、40 mg/kg）灌胃给药，连续 3 d，可明显抑制脂多糖（LPS）诱导的动物发热。其中 45 mg/kg 积雪草苷、40 mg/kg 羟基积雪草苷的解热作用与对50mg/kg 乙酰氨基酚相当[15,16]。积雪草总苷（3、6、12 mg/kg）灌胃给药，可明显提高小鼠热板和醋酸扭体的痛阈值[17]以及抑制小鼠二甲苯耳肿胀和大鼠棉球肉芽肿（1.5、3、6 mg/kg，灌胃）[18]。给 CII 胶原性关节炎模型小鼠连续灌胃积雪草苷（10、20、40 mg/kg）21 d，可改善关节红肿、皮下结节和红斑程度，并改善病变组织炎细胞浸润[19]。

研究显示，积雪草苷及其积雪草提取物的解热镇痛抗炎作用与抑制淋巴细胞增殖、减少 COX-2 表达、抑制 COX-2/PGE_2 系统及减少促炎因子 TNF-α、IL-6 释放、抑制炎症因子 MPO、IL-6 活性有关，同时积雪草还可增强炎症保护因子 HO-1 的活性[15,16,19,20]。

4. 调节免疫 灌胃给予积雪草总苷 12、24 mg/kg，可明显提高环磷酰胺（CTX）免疫损伤小鼠胸腺及脾脏指数，提高血清溶血素水平[21]。积雪草多糖组分（S5X）在 10~100 mg/L 浓度范围内可刺激 T、B 淋巴细胞增殖[22]。

5. 心脑血管系统

（1）扩血管、降血压　给大鼠静脉注射积雪草水提取物 2~40mg/kg，可剂量依赖性地降低平均动脉压，并减慢心率[23]。积雪草苷（MC）0.02、0.04、0.08、0.16 mmol/L 使去甲肾上腺素（NE）和氯化钾（KCl）收缩大鼠胸主动脉张力的量效曲线右移，最大收缩力降低，并明显抑制 NE 诱导的细胞内 Ca^{2+}释放；但去除血管内皮细胞后积雪草苷反而使动脉条收缩进一步增强，一氧化氮合酶（NOS）抑制剂可拮抗积雪草苷抑制 NE 收缩的效应，且对血管紧张素Ⅱ（AngⅡ）收缩动脉条的量效曲线亦无明显影响。说明 MC 具有内皮依赖性舒张血管作用，其作用与抑制细胞内 Ca^{2+}释放及一氧化氮（NO）合成通路有关[24]。

（2）抑制心脏　2~40 mg 水提取物可剂量依赖性地引起离体豚鼠心脏心率减慢、收缩压和灌流压降低[23]。

（3）抗心肌缺血　预先静脉滴注羟基积雪草苷（0.8、1.6、3.2 mg/kg）可明显减小缺血再灌注损伤（MIRI）所致兔左心及全心心肌梗死面积、改善心电图缺血性变化，并能明显改善心功能，降低 LDH 及 CK 的升高程度。羟基积雪草苷可明显降低血清 C 反应蛋白（CRP）升高程度；可明显抑制 MIRI 引起的心肌细胞凋亡，使 Bcl-2 表达上调[25]。

6. 消化系统

（1）抗溃疡　积雪草煎剂生药 30、60 g/kg 十二指肠给药，可分别抑制大鼠幽门结扎溃疡和应激性溃疡。积雪草煎剂生药 30 g/kg，十二指肠给药，可抑制幽门结扎大鼠的胃酸分泌，但胃液分泌量增加。十二指肠给予积雪草煎剂生药 10 g/kg，对大鼠在体胃运动有抑制作用。

（2）保肝　羟基积雪草苷（3、10、30 mg/kg）灌胃给药 3 d，可明显降低 CCL_4 诱导的急性肝损伤小鼠血清 ALT、AST 活性及肝组织中 NO 含量，抑制肝组织中 iNOS、COX-2 蛋白的表达，其机制可能与其抗炎作用有关[26]。

（3）抗肝纤维化　每天给大鼠灌胃含积雪草苷 2 mg 的生理盐水溶液 1 mL，连续 4 周，可明显阻断CCL_4 诱导的大鼠肝纤维化，血清谷丙转氨酶、谷草转氨酶和透明质酸水平也显著降低，但对血清球蛋白和白蛋白水平无显著影响[27]。灌胃给予二甲基亚硝氨肝纤维化模型大鼠积雪草总苷（1.5、3、6 mg/kg），显示抗肝纤维化作用，同时显著改善肝功能[28]。

7. 抗菌 积雪草苷 0.68~3.36 g/kg 灌胃给药，对肾感染大肠埃希菌 26 小鼠有除菌作用，除菌 ED_{50} 为 2.53~3.94 g/kg[39]。积雪草苷体外对金黄色葡萄球菌、溶血型链球菌、各型痢疾杆菌、伤寒杆菌均有抑制作用；尤其对各种耐药细菌有较强抗菌活性，MIC 范围约为 1~40 mg/mL，其中对耐甲氧西林的金葡球菌(MRSA)的 MIC 为 4 mg/mL[29]。

8. 抗肿瘤 积雪草苷 3.125~100.00 μmol/L 对 L929 细胞、15.625~62.5 μmol/L 对 CNE 细胞增殖有抑制作用[30]。灌胃给予积雪草苷 50、250 mg/kg，连续 14 d，可延长 S180 荷瘤小鼠的存活时间，并抑制 S180 细胞的生长[30]。积雪草苷 3~96 μmol/L 体外显著抑制宫颈癌 Hela 细胞生长，6~48 μmol/L 可诱导 Hela 细胞凋亡，同时 Survivin 表达下降，而 Capase-3 表达明显升高，并且作用强度呈浓度和时间依赖性[31]。积雪草苷可抑制 KB、KBV200、MCF-7 和 MCF-7/ADM 细胞的增殖，IC_{50} 分别为 (1.11±0.13)、(1.82±0.08)、(1.58±0.15)和(3.25±0.46) mg/mL。积雪草苷与长春新碱(VCR)合用 KB 细胞阻滞于 S-G_2/M 期的比率和 Cyclin B1 蛋白表达均高于单用 VCR，显示与 VCR 的协同作用[32]。

9. 抗肾损伤 积雪草提取物 50、100、200 μg/mL 或含药血清均可剂量依赖性地抑制Ang Ⅱ (10^{-6}mol/mL) 诱导的大鼠肾小球系膜细胞(MC)增殖[33,34]，并降低细胞内 Ca^{2+}水平[34]、减少 Ang Ⅱ 诱导的 TGF-$β_1$ 分泌[33]，提示积雪草提取物可能通过降低 MC 内 Ca^{2+}的水平，从而达到抑制 MC 增殖的目的[33,34]。另外积雪草苷 1、2、4 μg/mL 合大黄素 0.1、0.2、0.4 μg/mL 能够抑制炎性细胞因子 TNFα 上调所致的肾局部 C3 过度产生及肾小管上皮细胞 Toll 样受体 4 过度表达，与保护肾功能、延缓病程进展的作用有关[35,36]。

10. 促进伤口愈合 积雪苷对角质形成细胞和血管内皮细胞株的增殖有促进作用，使血管内皮细胞分泌 KGF_2mRNA 量增加。积雪苷促进伤口愈合效应与此有关[37]。10~150 μg/mL 积雪草苷和羟基积雪草苷可促进体外培养人成纤维细胞(HSFb)增殖，并刺激 HSFb 分泌 I 型前胶原氨基端肽原(P INP)、III 型前胶原氨基端肽原(P IIINP)以及 I、III 型胶原合成[38,39]。积雪草苷和羟基积雪草苷(0.025~200μg/mL)还可明显促进人皮肤角质形成细胞和成纤维细胞增殖和 DNA 合成[40]。

11. 抑制皮肤瘢痕 积雪草苷 0.5 g/L 显著抑制体外培养的瘢痕疙瘩成纤维细胞生长，并降低羟脯氨酸含量，抑制胶原合成[41]。制备兔耳腹侧瘢痕模型 3 d 后，局部应用积雪草苷(25、50 mg/mL)，可显著降低增生性瘢痕 TGF-$β_1$mRNA 的表达[42]。将烧伤患者手术切除的增生性瘢痕块移植于 6 周龄裸鼠背部肩胛内侧皮下，在瘢痕组织内注射积雪草苷 20 mg/只，连续 10 d，可抑制瘢痕增生，减少瘢痕体积，同时瘢痕表皮细胞层数、成纤维细胞数、胶原纤维均减少[43]。

12. 抑制乳腺增生 积雪草苷 1~9 mg/kg 灌胃给药30 d，能显著降低苯甲酸雌二醇(E2)、黄体酮(P)诱导的实验性大鼠乳腺增生症的发生率，抑制乳腺增生程度，并调节血清 E_2 和 E_2 浓度，改善 E_2/P 比值[44,45]。将硅胶假体(1.5 cm×1.5 cm)植入大鼠双侧肩胛背区，同时积雪草苷 24 mg/kg 灌胃给药，28 d 可见假体包膜厚度明显降低，同时包膜内成纤维细胞密度明显下降，显示积雪草苷可抑制假体周围组织纤维化，降低包膜增厚、抑制增生[46]。

13. 药代 积雪草苷口服后被肠道菌群所代谢，生成 3 种代谢产物，部分原药和代谢产物吸收入血，经尿液排出[47]。

【临床应用】

1. 溃疡病 每日服积雪草煎剂 45 mL(相当于生药 67.5 g)治疗溃疡病，10 d 内止痛率为 48%，反酸嗳气消失 51.5%。治疗 52 例患者，有效率 96.2%。积雪草的提取物及含积雪草复方也被用于抗溃疡或病毒性肝炎伴溃疡病的治疗，取得较好疗效[48]。

2. 流行性腮腺炎 单味积雪草内服、外用治疗流行性腮腺炎 35 例，服药后平均退热时间 1.7 d，平均消肿时间 3.4 d，头痛、呕吐均于第 2 日消失，食欲第 3 日恢复正常[49]。

3. 小儿暑疖 鲜草 30~60 g(干品减半)水煎液加糖适量代茶饮。另用鲜品绞汁，调成糊状，敷于患处，治疗 157 例患者，其中服药 2 剂治愈者 97 例，3 剂治愈者 60 例[50]。

4. 皮肤损伤 硬皮病 100 例患者服用积雪（草）苷片[每片含积雪(草)苷 6 mg]，每日 3 次，每次 3~4 片，疗程 6 个月至 1 年，总有效率 82%(系统性硬皮病有效率 77.8%，局限性硬皮病有效率 85.5%)[29]。将积雪草涂膜剂用于治疗瘢痕疙瘩 32 例，疗效较好[51]。面部皮损患者行激光术后，治疗组创面每日先用碘附(0.5 g/L)消毒，然后于创面涂积雪草苷乳膏，创面愈合时间明显缩短，创面积分明显降低[52]。分别应用积雪草苷霜或积雪草、虎杖、白芷等制成的药膏治疗浅 II 度~深 II 度烧伤患者，结果患者疼痛缓解时间及创面愈合时间均明显缩短，同时瘢痕形成率明显降低[53,54]。

5. 其他 ①引产：以 2.5%~5%积雪草液作羊水

交换中期妊娠引产 36 例，成功率 100%[55]。②解毒：鲜积雪草榨汁内服，抢救敌百虫片中毒，及农药“1605”六六六混合剂中毒，服药后 30~60 min，患者苏醒，中毒症状消失。③肾炎、尿毒症等：积雪草及复方治疗急、慢性肾炎、急性肾水肿、肾盂肾炎尿毒症、慢性肾炎尿毒症、氮质血症取得良好效果。

（洪　缨　封卫毅　于海食）

参考文献

[1]罗思齐，等.积雪草中积雪草苷的分离和鉴定.中草药，1980，11(6)244

[2]罗思齐，等.积雪草中羟基积雪草苷的分离和鉴定.中草药，1981，12(6)5

[3]秦路平，等.积雪草挥发油成分分析及其抗抑郁作用研究.第二军医大学学报，1998，19(2)：186

[4]何明芳，等.积雪草化学成分的研究.中国药科大学学报，2000，31(2)：91

[5]张蕾磊，等.积雪草化学成分研究.中草药，2005，36(12)：1761

[6]于泉林，等.积雪草化学成分研究.中国中药杂志，2007，32(12)：1182

[7] 张贵峰.积雪草中5个新的三萜苷.国外医学中医中药分册，2002，24(4)：237

[8]陈瑶，等.积雪草总苷对小鼠抑郁行为和脑内氨基酸含量的影响.中药材，2003，26(12)：870

[9]陈瑶，等.积雪草总苷对实验性抑郁症大鼠血清皮质酮和单胺类神经递质的影响.中药材，2005，28(6)：492

[10]陈瑶，等.积雪草总苷对抑郁症大鼠神经内分泌功能的影响.第二军医大学学报，2002，23(11)：1224

[11]曹尉尉，等.积雪草总苷元抗抑郁作用机制的初步研究.解放军药学学报，2009，25(1)：40

[12]刘沐荣，等.羟基积雪草苷对小鼠抑郁行为和大鼠不同脑区单胺氧化酶活性的影响.中西医结合学报，2004，2(6)：440

[13] Soumyanath A，et al，积雪草促进神经再生及其多个活性部位体外增加轴突延长的作用.国外医药植物药分册，2006，21(4)：171

[14]白洁如，等.羟基积雪草苷干预神经元退变的机制研究.中国老年学杂志，2008，28(23)：2297

[15]章卓，等.积雪草苷对脂多糖诱导大鼠发热的预防及对相关炎症因子的影响.中国药理学与毒理学杂志，2007，21(3)：229

[16]章卓，等.羟基积雪草苷对脂多糖诱导大鼠发热及相关炎症因子影响研究.中药药理与临床，2007，23(6)：14

[17]明志君，等.积雪草总苷对小鼠镇痛作用的实验研究.中医药学报，2001，29(6)：53

[18]明志君，等.积雪草总苷抗炎作用的实验研究.中国中医药科技，2002，9(1)：62

[19]李洪忠，等.积雪草苷对小鼠胶原诱导性关节炎的抑制作用.药学学报，2007，42(7)：698

[20] 章卓，等.积雪草苷对LPS诱导急性肺损伤COX-2 / PGE_2影响研究.中成药，2008，30(12)：1838

[21]周橘，等.积雪草总苷对环磷酰胺致小鼠免疫功能低下的影响.苏州大学学报，2007，27(6)：862

[22]王雪松，等.积雪草中降血糖多糖的研究.中国药学杂志，2005，40(22)：1697

[23]Rose A，等.积雪草对心脏收缩力及心率的作用.国外医学(中医中药分册)，1989，11(1)：55.

[24]白纪红，等.羟基积雪草苷对离体动脉条的舒张作用及其机制.时珍国医国药，2009，20(3)：674

[25]李桂桂，等.羟基积雪草苷对兔心肌缺血再灌注损伤的保护作用.药学学报，2007，42(5)：475

[26]李洪忠，等.羟基积雪草苷对小鼠急性肝损伤的保护作用.中草药，2008，39(10)：1525

[27]杨光，等.积雪草苷对四氯化碳诱导的大鼠肝纤维化的阻断作用.胃肠病学和肝病学杂志，2009，18(5)：397

[28]明志君，等.积雪草总苷抗DMN诱导大鼠肝纤维化的作用.中国中西医结合杂志，2004，24(8)：731

[29]张胜华，等.积雪草苷的抗菌作用及对小鼠实验性泌尿系统感染的治疗作用.中国新药杂志，2006，15(20)：1746

[30]王锦菊，等.积雪草苷抗肿瘤作用的初步实验研究.福建中医药，2001，32(4)：39

[31]孙盛梅，等.积雪草苷诱导人宫颈癌Hela 细胞凋亡及其机制的探讨.黑龙江医药科学，2007，30(2)：42

[32]黄云虹，等.积雪草苷诱导肿瘤细胞凋亡及增强长春新碱的抗肿瘤作用.癌症，2004，23(2)：1599

[33]黄怀鹏，等.积雪草对大鼠系膜细胞转化生产因子-β_1的影响.中成药，2003，25(4)：330

[34]张边江，等.积雪草总苷对大鼠系膜细胞游离钙的影响.中国中医基础医学杂志，2006，12(1)：22

[35]朱晓玲，等.积雪草苷合大黄素对肿瘤坏死因子α诱导的肾系膜细胞C3 表达的影响.中国临床药理学与治疗学，2006，11(4)：414

[36]朱晓玲，等.复方积雪草有效组分干预肾小管上皮细胞Toll 样受体4 表达的实验研究.中国临床药理学与治疗学，2009，14(2)：171

[37]宋清华，等.积雪草苷对伤口愈合作用的基础研究.中国医药导刊，2000，2(5)：37

[38]章庆国，等.积雪草苷、羟基积雪草苷对体外培养人成纤维细胞增殖及胶原合成的影响.中国中西医结合杂志，2003，23(6)：213

[39]吕洛，等.积雪草提取物对成纤维细胞胶原合成的影响.日用化学工业，2002，32(6)：23

[40]吕洛，等.积雪草提取物对皮肤细胞生物学特征的影

响. 日用化学工业,2003,33(1):19

[41]陈明春,等. 积雪草苷和苦参碱对皮肤瘢痕成纤维细胞生长及胶原合成影响的研究. 中国中西医结合皮肤性病学杂志,2006,5(1):11

[42]赵文鲁,等. 积雪草苷对兔耳增生性瘢痕TGF-β_1mRNA 表达的影响. 中国美容医学,2009,18(1):72

[43]祁少海,等. 积雪草苷对烧伤增生性瘢痕作用的实验研究. 中华烧伤杂志,2000,16(1):53

[44]李萍,等. 积雪草苷对实验大鼠乳腺增生的防治. 南京医科大学学报(自然科学版),2002,22(6):470

[45]明志君,等. 积雪草总苷抗实验性大鼠乳腺增生. 中国新药与临床杂志,2004,23(8):510

[46]戴霞,等. 积雪草甙对大鼠乳房假体包膜形成影响的实验研究. 第三军医大学学报,2005,27(9):878

[47]翁骏,等. 肠内菌群对积雪草苷的代谢转化研究. 中草药,2006,37(7):1008

[48]沈宗国.积雪草汤治疗病毒性肝炎伴溃疡病疗效观察. 江西中医药,1995,26(6):25

[49]朱漆溪,等.单味积雪草治疗流行性腮腺炎35例.福建中医药,1990,21(4):45

[50]庄惠国.积雪草治疗小儿暑疖.四川中医,1989,7(3):13

[51]万日义,等.积雪草涂膜剂治疗瘢痕疙瘩32例. 海峡医学,1995,7(4):32

[52]苏州,等. 积雪草苷乳膏治疗激光术后面部皮损51例报告. 山东医药,2005,45(16):34

[53]邓德柱,等. 积雪草苷对二度烧伤创面愈合作用的临床观察. 中国煤炭工业医学杂志,2009,12(2):214

[54]崔文华,等. 积雪草治疗烧伤的止痛、防瘢痕疗效观察. 中国临床康复,2002,6(6):839

[55] 杨宗正. 积雪草的临床应用. 江苏中医杂志,1985,6(4):40

臭梧桐 Clerodendri Trichotomi Caulis et Folium

chou wu tong

本品为马鞭草科植物海州常山 *Clerodendron trichotomum* Thunb 的嫩枝和叶。根亦入药。味苦、微甘、性平。有祛风湿,止痛,降血压功能。主治风湿痹痛、半身不遂、高血压、偏头痛、疟疾、痢疾等。叶外用治手癣、水田皮炎、湿疹、痔疮。

【化学成分】

叶含臭梧桐糖苷(clerodendroside)、海州常山素(海常黄苷 clerodendrin)、内消旋肌醇(meso-inositol)、刺槐素-7-二葡萄糖醛酸苷、水溶性针状结晶臭梧桐素甲(clerodendronin A)和酸溶性粒状结晶臭梧桐素乙(clerodendronin B)[1]。

海州常山叶挥发油成分已鉴定出 47 个化合物,占精油总量的 89.5%。其中芳香族化合物 16 个,醇、酚、醛、酮、酯类化合物 16 个,萜类化合物 3 个。其中含量最多的是 (E,E,E)-9,12,15-十八碳三烯醇,其次是(E,E,E)-9,12,15-十八碳三烯酸甲酯[2]。叶中还得到 CTA (Celerodendron trichomum agglutinin),其结构中还有寡糖。此外尚含生物碱、苦味质等[1]。

【药理作用】

1. 心血管系统

(1)降压　臭梧桐对麻醉或不麻醉、正常或肾性高血压的多种动物均有明显降压作用。以麻醉犬实验,50%臭梧桐煎剂、流浸膏、水浸剂按相当生药 0.2 g/kg 股静脉给药,能使收缩压下降 60.4%~64.9%。臭梧桐醇浸剂却无此作用。煎剂口服,平均血压下降 25.5%[3]。50%热浸剂 0.158 g 或提出物 0.015 g(每克相当于生药 18 g)给麻醉犬静脉注射,可出现明显的二度降压作用:第一度可降低原值 27%~85%,持续 30~60 min,第二度温和而持久,可降低原值 10%~35%,维持 55~120 min 不等[4]。鼠尾容积测压法,臭梧桐提出物 1 g/kg 给清醒大鼠灌胃,30 min 后血压下降 8.7%~44.3%,作用持续 1 h 左右。热浸剂或提取物对肾性高血压大鼠均有明显降压效果[4]。臭梧桐素甲 0.1 mg/g 给大鼠灌胃,以鼠尾容积法测定清醒大鼠血压,20 min 后平均降压 36.2%,作用持续 3 h 左右[1]。臭梧桐素乙 1.2 mg/g 给大鼠灌胃,平均降压 23.2%,作用持续 2 h 左右[5]。臭梧桐素甲 100 mg/kg 给麻醉犬静脉注射,仅引起短暂而轻度的血压下降[1],臭梧桐素乙 60 mg/kg 给麻醉犬注射,可使血压下降 2~4 kPa (15~30 mmHg),持续 45~80 min[5]。臭梧桐降压机制比较复杂,认为既与直接扩张血管和阻断交感神经节有关,也可能通过中枢神经系统和内脏感受器而发挥降压作用[6]。

(2)减慢心率　药理实验中发现,梧桐叶及其浸膏能明显地减慢心率,略增加灌脉流量,不影响心肌耗氧量,有明显的中枢镇静作用。

(3)影响凝血功能　在大鼠腹腔内注射梧桐子总生物碱 84 mg/kg 或灌胃 168 mg/kg，对大鼠断尾出血有明显的止血作用，其促进率分别为 42.33%和 34.24%。阿司匹林与对照组比较，则有明显抑制血栓形成的作用，其抑制率为 33.67%[7]。

2. 镇静　以 0.3 g/mL 浓度臭梧桐煎剂 0.2~1.2 mL 给小鼠灌胃或腹腔注射，均出现镇静作用，随着剂量加大作用加强[8]。用光电仪自动计数装置观察小鼠自发活动，臭梧桐素甲 0.25、0.5 mg/g 给小鼠腹腔注射，2 h 内对小鼠活动抑制作用与腹腔注射 0.005 mg/g 氯丙嗪相仿，比 0.01 mg/g 利血平作用强。臭梧桐素甲 0.02 mg/g 给小鼠腹腔注射，能明显延长戊巴比妥钠催眠时间[1]。

3. 镇痛　臭梧桐及臭梧桐素乙有明显镇痛作用，臭梧桐素乙 4~8 mg/kg 给小鼠腹腔注射，分别比吗啡 10 和 20 mg/kg 的镇痛作用强而持久，20 min 出现镇痛作用，持续 120 min 以上[5]。以电刺激法，花前期采臭梧桐 1.65 g/kg 给小鼠腹腔注射，20 min 后镇痛率为 52.3%，比花后期采臭梧桐作用强。剂量增加 10 倍，镇痛作用有所增强，但已出现死亡[9]。

4. 其他　梧桐叶浸膏、氯仿提取物、醇提取物，分别对正常血脂大鼠，实验性高脂血症大鼠及家兔，均有明显降低血清胆固醇的作用。另有实验发现野梧桐(海州常山)植物根皮浸出物具有抗组胺作用[10]。

5. 毒性　臭梧桐热浸剂小鼠静脉注射 LD_{50} 为 19.4 g/kg，提出物小鼠静脉注射 LD_{50} 为 0.98~0.075 g/kg。热浸剂 150 g/kg，提出物 17 g/kg 分成三等份，每小时 1 份给小鼠灌胃，72 h 未见死亡。热浸剂每天 0.25 和2.5 g/kg 给大鼠灌胃，共 60 d，除出现安静、血压下降、部分动物便稀，未见其他异常[4]。臭梧桐煎剂 10 g/kg 给犬灌胃 3 周，对肝脏、血液和心电图均无影响；但剂量为 20 g/kg 灌胃时，即致呕吐。煎剂小鼠腹腔注射的 LD_{50} 为 20.6 g/kg。臭梧桐素甲小鼠腹腔注射法测定的 LD_{50} 为 1.84 g/kg(相当于生药 370 g/kg)[1]，口服 10 倍于此剂量也不引起大鼠死亡。而臭梧桐素乙小鼠腹腔注射的 LD_{50} 为 3.214 g/kg(相当于生药 550 g/kg)[5]。

【临床应用】

1. 疟疾　将臭梧桐叶制成 0.25 g 片剂，每次 14 片，每 6 h 一次共服 8 次，以后又以 5 片一次，每日服 3 次，共 7 d，用药后第 4 天症状控制，第 2、4 天血中疟原虫转阴率分别为 82.3%、97.3%，一月后疟原虫全部转阴，3 个月无复发[11]。

2. 高血压　臭梧桐叶制成片剂，每日 10~16 g，分 3~4 次口服。171 例显效 45.61%，总有效率 81.87%。降压后每日以 2~4 g 维持，停止用药后 1~2 周内血压回升[12]。

3. 风湿病　臭梧桐 2 份，豕莶莶草 1 份研末制成丸剂。每次 12~15 g，每日服 2 次，治疗 18 d。好转 7%，显效 33%、痊愈 60%[13]。

4. 降低胆固醇　应用梧桐糖浆口服，或梧桐注射液，治疗 37 例高胆固醇患者，治疗后有效率 96.7%[10]。

5. 小面积烫伤　用较老梧桐叶焙干研成极细粉末。上药 1 份加麻油(香油)2 份调成糊状，将药涂于创面，再用消毒敷料包扎，每日或隔日换药 1 次。治疗 10 例小面积烫伤，收到较满意的效果(一般 6~10 d 治愈)[10]。

6. 银屑病　应用梧桐叶注射液，开始剂量为 2 mL(应含黄酮苷 20~40 mg)，每日肌注 1~2 次，或 4 mL 一次肌注。连续用药 15 d 为 1 个疗程。治疗银屑病 265 例，有效 164 例，总有效率为 86%，治愈所需时间最短者 10 d，一般多在 1 个月左右[10]。

7. 颈椎病　臭梧桐根水煎取汁，每日服 2 次，5 d 为 1 个疗程，治疗 12 例颈椎患者。1 个疗程后基本临床治愈，随访 4 个月至 2 年，无 1 例复发[14]。

8. 其他　臭梧桐叶对阳痿、遗精、神经衰弱、肌萎缩有一定疗效[10]。

(娄海燕　李应全)

参 考 文 献

[1]徐叔云，等. 臭梧桐的药理研究(第四部分). 臭梧桐素甲的镇静和降压作用. 安医学报，1960，3(2~3)：1

[2]闫世才，等. 海州常山叶挥发性化学成分研究. 兰州大学学报(自然科学版)，2003，39(3)：105

[3]闫应举，等. 海州常山几种剂型降低血压作用的比较. 青岛医学院学报，1957，(1)：5

[4]徐叔云，等. 臭梧桐的药理作用研究I. 臭梧桐热浸剂及提出物的毒性和降压作用. 药学学报，1962，9(2)：734

[5]徐叔云，等. 臭梧桐的药理作用研究(第五部分). 臭梧桐乙素的镇痛作用与降压作用. 安医学报，1960，3(2~3)：14

[6]徐叔云，等. 臭梧桐的药理作用研究II. 臭梧桐降压机制的研究. 生理学报，1962，25(4)：272.

[7]车锡平. 梧桐子总生物碱的止血作用及对实验性血栓形成的影响. 中草药，1985，16(5)：20

[8]沈家麒，等. 臭梧桐的降低血压作用. 上海中医药杂志，1957，(4)：149

[9]王玉润，等. 梧桐乙素的镇痛作用. 上海中医药杂志，1957，(4)：155

[10]郑虎占，等. 中药现代研究与应用(第四卷). 北京：学

苑出版社，1998:3765,3766

[11]李志如. 八角梧桐片治疗疟疾266例的初步观察. 中医杂志，1961，(5)：191

[12]丁济民，等. 民间单方–臭梧桐治疗高血压病的临床观察. 上海中医药杂志，1957，(3)：102

[13]陶文乾. 豕希桐丸治疗风湿病的初步报告. 中医杂志，1957，(11)：608

[14]王利群，等.臭梧桐根治疗颈椎病.江苏中医，1996,17(2):25

臭冷杉 Abietis Nephrolepis Folium chou leng shan

本品为松科植物臭冷杉 *Abies nephrolepis*（Trautv.）Maxim 的枝叶，树皮。味辛，性微温。有祛风止痛，散瘀止血功能。主治风湿关节痛。

【化学成分】

1. 挥发油 皮含挥发油，油中单萜类占总萜的百分比为：枝皮 87.5%，树干皮 87.8%，根皮 98.4%[1]。其鲜叶挥发油收率为 2.2%，主要成分为柠檬烯（limonene）、乙酸龙脑酯（bornylacetate）、α–蒎烯（α–pinene）、莰烯（camphene）、β–蒎烯（β–pinene）、檀烯（santene）、三环烯（tricyclene）、龙脑（borneol）、β–月桂烯（β–myrcene）、α–没药醇（α–bisabolol）、芳樟醇（linalool）、乙酸萜品酯（α–tarpinylacete）、环化小茴香烯（cyclofenchene）等[1,2,3]。

2. 黄酮及其苷类 山柰酚（kaempferol）、槲皮素（quercetin）、山柰酚–3–葡萄糖苷（kaempferol–3–glucoside）、异鼠李素–3–葡萄糖苷（isorhamnetin–3– glucoside）、槲皮素–7–葡萄糖苷（quercetin–7– glucoside）、山柰酚–7–葡萄糖苷（kaempferol–7–glucoside）、槲皮素–3–葡萄糖苷（quercetin–3–glucoside）、臭冷杉苷（abietin,apigenin–8C–β–D–glucopyranosyl–α–L–rhamnopyranoside）[1]。

3. 有机酸、酯类 对羟基苯甲酸（p–hydoxybenzoic acid）、香豆酸（vanillic acid）、原儿茶酸（protocatechuic acid）、对香豆酸（p–coumaric acid）的 β–葡萄糖苷。尚含落叶松酯阿魏酸酯（lariciresinol ferulate）和落叶松酯素香豆酯（lariciresinol p–coumarate）[1]。

【药理作用】

1. 镇静、抗惊厥 给小鼠分别灌胃臭冷杉总挥发油 1.70、0.85、0.425 mL/kg，显著减少小鼠自主活动，增加戊巴比妥钠睡眠时间及其阈下睡眠剂量的睡眠率，表明其有镇静作用。给小鼠分别灌胃上述剂量总挥发油，对电刺激、戊四氮所致惊厥有明显对抗作用，但对咖啡因、士的宁所致惊厥无明显影响，表明其镇静作用部位可能在脑干[4]。

2. 抗炎、解热镇痛 臭冷杉精油系用臭冷杉枝叶总挥发油除去低沸点部分之精制挥发油（ANEO）。对急慢性炎症的影响：给大鼠灌胃 ANEO 1.04、0.52、0.26 mL/kg，对角叉菜胶引起的足肿胀有显著的抑制作用，且呈量效关系。0.52 mL/kg ANEO 对蛋清、组胺、5–HT、热烫、制霉菌素引起的足肿胀均有明显抑制作用，明显抑制组胺、5–HT、PGE_1 所致毛细血管通透性增加，抑制白细胞游走（致炎前给药 3 次），抑制巴豆油气囊肿渗出及肉芽组织增生（连续给药 6 d）。

对变态反应性炎症，致敏前后给大鼠灌胃 ANEO 0.52 mL/kg，每天 1 次，共给药 14 d，对大鼠 Arthus 反应有一定抑制作用。攻击前 72、48、24、1 h 给药 4 次，对 Arthus 反应有显著抑制作用。1.04、0.52 mL/kg ANEO 对可逆性被动 Arthus 反应均有显著抑制作用。上述结果表明：ANEO 抑制 Arthus 反应主要是由于抑制免疫复合物激活补体后抑制白细胞趋化，抑制白细胞吞噬免疫复合物后释放溶酶体酶、PGE、组胺等炎症介质，或抑制其致炎作用。致敏前 2 d 开始每天给大鼠灌胃 0.52 mL/kg ANEO，连续给药 23 d，和皮内注射结核菌素攻击前 1 d 至后 1 d 每天给药 1 次，共 3 次，均能明显抑制大鼠迟发型超敏反应。于免疫前 4 d 至后 24 d，每天给大鼠灌胃 ANEO 0.52、0.26 mL/kg，高剂量对大鼠佐剂关节炎有明显抑制作用，低剂量只对原发性炎症有明显抑制作用[5]。于免疫前 2 d 至后 25 d，每天给大鼠灌胃 ANEO 0.34、0.17、0.11 mL/kg，对大鼠佐剂关节炎继发性、多发性关节炎有显著抑制作用，且呈量效关系。对原发性关节炎有一定抑制作用。对佐剂关节炎大鼠血清 TNFα 和腹腔巨噬细胞产生 IL–1、对 B 淋巴细胞增殖反应均有显著抑制作用，对 T 淋巴细胞增殖反应，脾细胞产生 IL–2 无明显影响。于免疫后 15~24 d 每天给佐剂关节炎大鼠上述剂量 ANEO，高剂量对继发性、多发性关节炎有显著抑制作用。中剂量有一定抑制作用[6]。给大鼠灌胃挥发油

1.70、0.85、0.425 mL/kg,明显抑制角叉菜胶、酵母引起的大鼠发热；给小鼠分别灌胃总挥发油 1.7、0.85 mL/kg,明显增加热刺激痛阈,减少醋酸引起的扭体反应,表明其有明显的解热镇痛作用[4]。

3. 镇咳、祛痰、平喘 给小鼠分别灌胃臭冷杉总挥发油 1.07、0.85 mL/kg,每天 1 次,连续 4 d,对氨水引起小鼠咳嗽有显著抑制作用,使气管分泌液体积增多,使痰容易咳出。给家鸽灌胃上述剂量总挥发油,每天 1 次,连续 3 d,明显促进家鸽气管纤毛运动,以利排痰。同样给药对乙酰胆碱、组胺混合液引起豚鼠哮喘有显著抑制作用,表明本品有平喘作用[7]。

【临床应用】

长白山区民间有用树皮煎煮后冲洗,可治疗腰腿痛[1]。前苏联民间用其治疗感冒、风湿病,用其挥发油治疗神经根炎[1]。

(苗艳波 周重楚)

参 考 文 献

[1]吉林省中医中药研究所.长白山植物药志.长春:吉林人民出版社,1982:171

[2]杨志蕴,等.臭冷杉针叶挥发油化学成分研究.植物学报,1990,32(2):133

[3]徐永红,等.延边地区臭冷杉精油化学成分的研究.延边大学学报,1994,20(4):39

[4]金春花,等.臭冷杉精油的药理研究.对中枢神经系统的抑制作用.中草药,1989,20(6):25

[5]师海波,等.臭冷杉精油的抗炎作用.中草药,1991,22(8):353

[6]师海波,等.臭冷杉精油对佐剂关节炎的影响.中国药理学通讯,2000,17(4)20

[7]刘威,等.臭冷杉精油的镇咳、祛痰、平喘作用.中草药,1990,21(6):28

射 干 Belamcandae Rhizoma she gan

本品为鸢尾科植物射干 *Belamcanda chinensis* (L.) DC.的干燥根茎。味苦,性寒。能清热解毒、消痰,利咽。用于热毒痰火郁结、咽喉肿痛、痰涎壅盛、咳嗽气喘。

【化学成分】

射干主含异黄酮、三萜化合物、醌类、甾体、挥发性成分等。从射干中分得大量黄酮，如野鸢尾苷(iridin)、染料木素(genistein)、鸢尾苷(tectoridin)、鸢尾新苷 B(iristectorin B)、鸢尾甲黄素 B(iristectorigenin B)、鸢尾苷元(tectorigenin)、野鸢尾黄素(irigenin)、二甲基鸢尾苷元(dimetyltectorigenin)、次野鸢尾黄素(irisflorentin)及异鼠李素、粗毛肠草素、白射干素等异黄酮[12]。药典规定本品含次野鸢尾黄素不得少于0.10%。另含三萜类,从射干中分得多种二环三萜类化合物。此外尚含醌类、酚类及酮类等化合物[3]。

【药理作用】

1. 抗病原微生物 射干水煎液体外对多种致病性细菌有抑制作用，如对绿脓杆菌的MIC_{50}为7.81 mg/mL、MIC_{90}为 15.62 g/kg[4]。对绿脓杆菌 P29 的 MIC 为31.25 mg/mL,其亚抑菌浓度 15.6 mg/mL 对 P29 株所携带的耐药性质粒具有消除作用,体外消除率为 1.8%,体内消除率为 4.4%[5,6]。对马拉色菌射干的MIC 为 0.35 g/mL[7]。射干 60%醇提取物体外可抑制或延缓流感病毒 FM1、腺病毒、疱疹病毒等所致细胞病变[8]。射干 70%醇浸液可抑制流感病毒在鸡胚的生长[9]。12 g/kg 灌胃给药,对流感病毒感染小鼠有保护作用，可降低肺指数[8]。射干 60%醇提物对真菌有显著抑制作用,水煎浓缩液对临床分离的新型隐球菌、镰刀菌、白色念珠菌、曲霉、尖孢镰刀、近平滑念珠菌、热带念珠菌、克柔念珠菌、疣状瓶霉有抑制作用[10]。射干醇提液乙醚萃取物对红色毛癣菌、须癣毛癣菌、石膏样小孢子菌、犬小孢子菌和絮状表皮癣菌有不同程度的抑制作用,MIC 为 1.25~2.5 mg/mL，其乙酸乙酯萃取物对红色毛癣菌和犬小孢子菌 MIC 为 20 mg/mL[11],电镜观察发现射干乙醚萃取物是通过破坏红色毛癣菌的细胞壁而达到抑菌作用[12,13]。

2. 解热、抗炎 射干灌服 70%醇提液 13 g/kg 对啤酒酵母所致大鼠体温升高有降低作用[9]。射干提取物对多种致炎物质所致炎症模型动物均有抑制作用,70%乙醇提取物生药 22 g/kg 灌服能抑制组织胺所致小鼠皮肤及醋酸所致小鼠腹腔毛细血管通透性亢进，抑制巴豆油所致小鼠耳部水肿。大鼠灌服射干生药13 g/kg 能显著抑制透明质酸酶、甲醛、蛋清等所致大鼠足肿胀及大鼠棉球性肉芽组织增生[9]。射干提取物0.46、0.92、1.84 g/kg 能抑制二甲苯所致小鼠耳肿胀，提取物 0.32、0.64、1.28 g/kg 灌胃给药连续 7 d，能显著抑制蛋清所致大鼠足肿胀，并对醋酸所致小鼠扭体反应有明显抑制作用[14]。射干所含鸢尾黄素和鸢尾素能抑制环氧化酶-2 活性和 PGE_2 的生成[15]。

3. 镇咳、祛痰、平喘 射干具有明显的止咳、祛痰、平喘作用。射干提取物 0.46、0.92、1.84 g/kg 灌胃7 d，能延长氨水引起的小鼠咳嗽潜伏期，降低 2 min 内小鼠咳嗽次数；增加小鼠腹腔注射酚红后引起的小鼠气管酚红排泌量[16]。射干苷于体外作用于哮喘患者外周血嗜酸性粒细胞（EOS），可见其释放碱性蛋白(MBP)及阳离子蛋白(ECP)明显减少[17]，对支气管哮喘患者服用射干，于其外周血 EOS 中加入射干苷也可见剂量相关地降低 ECP 与 MBP[18]。

4. 影响消化系统 射干 75%醇提液 5、15 g/kg 灌胃能显著对抗番泻叶引起的大肠性腹泻和蓖麻油引起的小肠性腹泻，但对小鼠肠推进率无影响。还能抑制小鼠吲哚美辛加乙醇性胃溃疡形成。对麻醉大鼠有明显利胆作用[19]。射干体外可使正常离体大鼠和兔小肠平滑肌紧张度显著下降，并能拮抗氯化钡、毛果芸香碱对大鼠、兔离体小肠的强直性收缩，显示其具有舒张肠平滑肌作用[20]。曾有报告，射干醇或水提取物灌服或注射，能促进家兔唾液分泌，注射时作用较灌服更快而强，鸢尾苷也有这一作用。

5. 其他 射干水煎液 1.2 g/kg 灌胃可以拮抗环磷酰胺所致的小鼠 IFN-γ、IL-2、IgM 含量的降低[21]。射干 75%醇提液 10 g/kg 灌胃给药，能延长大鼠动脉血栓形成时间[19]。鸢尾黄素 30 mg/kg 皮下注射对小鼠 Lewis 肺癌的抑制率为 30.8%；对肉瘤 S180 的抑制率为 44.2%[22]，鸢尾黄素能减缓前列腺癌细胞扩散作用，28-去乙酰基射干醛于 100 ng/mL 诱导 HL60 白巨噬细胞分化[23]。射干所含鸢尾黄素体外对血管及促血管生长因子均有明显抑制作用[24]。另有研究发现，射干乙醚提取物涂抹，能明显促进阈下剂量 3-甲基胆蒽所致小鼠皮肤乳头状瘤的发生，但单用射干不引起皮肤肿瘤[25]。此外，射干黄酮具有雌激素样作用。射干所含异黄酮野鸢尾苷元、鸢尾苷元、鸢尾苷、5,6,7,4-四羟基-8-甲氧基异黄酮对 O、·OH、H_2O_2 具有清除能力[26,27]。琼脂穿孔法研究发现射干乙醇提取物 0.4、0.8、1.6 g/mL 药液能抑制日本血吸虫尾蚴钻穿率[28]。

11. 毒性 小鼠灌服射干 70%乙醇提取物的 LD_{50} 为 66.78 g/kg[9]。射干水煎液在实验条件下无致突变性[29]。

【临床应用】

1. 支气管炎、哮喘、肺炎 射干对多种呼吸道急性感染有良好疗效，常配伍为射干麻黄汤应用，如报告以该方治疗小儿支气管炎 62 例，3~6 剂为 1 个疗程，结果治愈 36 例，占 58%，显效 21 例，占 34%，无效 5 例，总有效 92%。用该方治疗喘息型肺炎 55 例均获痊愈，疗效较对照为佳，临床体会该方有助于促进哮鸣音消失。另报告对急性支气管炎、轻症支气管肺炎之婴幼儿咳喘 31 例，以该方治愈 27 例，其中 6 例仅服 2 剂临床症状即消失，另 4 例好转。对于支气管哮喘患者，每日口服煎剂 30 mL，经 4 周后观察第 1 秒用力呼气流速(FEV1)和呼气峰流速(PEF)的变化，结果表明能明显改善支气管哮喘患者肺功能[30]。

2. 乳糜尿 报告以射干 15 g 为主治疗斑氏丝虫乳糜尿 104 例，结果痊愈 94 例。另报告每剂射干 20~25 g 为主治疗 87 例，结果治愈 74 例，占 85.1%，其中 3 年未复发者 41 例、2 年未复发 11 例、3 月至 1 年内复发 22 例，复发者用原方治疗仍有效。

3. 喉癌 曾有用射干治疗喉癌取效的报告。

4. 不良反应 射干服用副作用轻，主要为致泻。有报告用含射干 6~10 g 的疏风解表、清热解毒方治疗急性咽炎、扁桃体炎等患者 73 例，出现水泻日 3~5 次者 7 例，用量日 5 g 以内均无水泻发生，6~10 g 之间者偶有水泻。治乳糜尿的报告射干日量 15 g，104 例有 5 例出现轻泻。

（邓文龙）

参考文献

[1]伍实花，等.射干化学成分的分离与鉴定.沈阳药科大学学报，2008，25(10)：796

[2]李英娜，等.射干化学成分的研究.中南药学，2007，5(3)：222

[3]郭志辉.射干的化学成分药理和临床研究进展.天津药学，2009，21(4)：63

[4] 于军，等.射干和马齿苋对 46株绿脓杆菌体外抑菌试验的研究.白求恩医科大学学报，2001，27(2)：130

[5] 于军，等.射干提取物对铜绿假单胞菌PA11株R质粒体外消除作用.吉林大学学报(医学版)，2003，29(2)：170

[6] 王云，等.射干提取液对绿脓杆菌P29株R质粒体内外消除作用研究.长春中医学院学报，1999，15(3)：64

[7]郑晓晖,等.9种中药对马拉色素菌分离株的抑菌试验研究.中国中西医结合皮肤病学杂志,2003,2(1):16

[8]韩杨，等.射干的抗病毒实验研究.中草药，2004,35(3):306

[9]吴泽芳,等.射干与白射干、川射干(鸢尾)的药理作用比较研究.中药药理与临床,1990,6(6):28

[10]于军，等.射干、金银花等八种中药抗真菌实验研究.军医进修学院学报,2007,28(4):299

[11]刘春平,等.中药射干提取物对皮肤癣菌抑菌作用研究.中华皮肤科杂志,1998,31(5):310

[12]刘春平,等.射干提取物对红色毛癣菌抑菌作用的实验研究.河北医科大学学报,1999,20(3):174

[13]刘春平,等.射干乙醚部分提取物抗红色毛癣菌的电镜观察.中华皮肤科杂志,1999,32(5):341

[14]李国信,等.射干提取物抗炎及镇痛药理实验研究.实用中医内科杂志,2008,22(1):3

[15]Ohuchi K.射干中分离的物质鸢尾黄素对大鼠腹腔巨噬细胞中环氧酶的抑制作用及作用机制.国外医学 中医中药分册,2000,22(4):244

[16]李国信,等.射干提取物祛痰止咳作用药理实验研究.实用中医内科杂志,2008,22(2):3

[17]陈功,等.射干苷抑制嗜酸性粒细胞脱颗粒试验研究.实用医学杂志,2007,23(15):2302

[18]邝军,等.射干对支气管哮喘治疗作用及苷抑制嗜酸性粒细胞脱颗粒的影响.中国药事,2007,21(12):1026

[19]王红武,等.射干对消化系统及实验性血栓的影响.中医药研究,1997,13(5):43

[20]金爱华，等.射干对动物离体小肠运动的影响.浙江省医学科学院学报,1992,(12):31

[21]林久茂，等.射干对小鼠免疫功能的影响.福建中医学院学报,2005,15(3):39

[22]郑敏.射干根茎中的异黄酮类化合物的抗血管生成和抗肿瘤活性.国外医药 植物药分册,2004,19(6):260

[23]怡悦译.射干根茎诱导石细胞分化的物质[日].国外医学中医中药分册,1999,21(5):57

[24]郑敏摘,鲍翠玉 校.射干根茎中的异黄酮类化合物的抗血管生成和抗肿瘤活性.国外医药·植物药分册,2004,19(6):260

[25]纪志武，等.乌桕、射干和巴豆油对3-甲基胆蒽诱发小白鼠皮肤肿瘤的促进作用的研究.癌症,1989,8(5):350

[26]秦民坚,等.射干中异黄酮成分清除自由基的作用.中草药,2003,34(7):640

[27]秦民坚,等.生物化学发光法测定射干类中药清除自由基的作用.药学实践杂志,2000,18(15):304

[28]范立群.中草药对日本血吸虫尾蚴钻肤的预防.河北省科学院学报,2008,25(1):58

[29]金建玲,等.射干水煎液的致突变性检验及Ames测验的改进.中医药学报,2009,37(3):12

[30]邝军,等.射干提取物对支气管哮喘患者肺功能的影响.中国医疗前沿,2009,4(21):2

徐长卿　Cynanchi Panichulati Radix et Rhizoma

xu chang qing

本品为萝藦科植物徐长卿 *Cynanchum paniculatum*(Bge)Kitag 的干燥根和根茎。味辛,性温。有祛风,化湿,止痛,止痒功能。主治风湿痹痛、胃痛胀满、牙痛、腰痛、跌扑伤痛、风疹、湿疹等。

【化学成分】

主要有效成分为牡丹酚(丹皮酚 paeonol),另有黄酮苷、糖类、氨基酸,并含有微量生物碱[1-3]。尚有异丹皮酚(Isopaeonol)、硬脂酸癸酯、蜂花烷(melissane)、十六烯(hexadecylene)、D-赤丝草醇及β-谷甾醇等6种化合物[4]。开花期丹皮酚的含量最高,结果期次之。徐长卿的地上部分(叶茎)与地下部分(根)丹皮酚的含量比为1:2[5]。

【药理作用】

1. 抗炎、镇痛　徐长卿水煎剂240、120、60 mg/kg灌胃给药,可使小鼠肉芽肿重量明显减轻,2 h痛阈值明显延长,扭体反应潜伏期明显延长,扭体次数明显减少。徐长卿水煎剂具有一定的抗炎、镇痛作用[6]。采用眼镜蛇蛇毒致炎症模型,5、10、15 g/kg徐长卿提取液灌胃,对眼镜蛇毒引起的大鼠足肿张和棉球肉芽肿均有明显的抑制作用，对足趾肿胀的抑制率分别为28.9%、37.3%、40.7%;对腹股沟棉球肉芽肿的抑制率为28.9%、39.8%、29.6%;对中毒小鼠有明显的减毒作用[7]。

2. 抗肿瘤　徐长卿水提物浓度为60、30 g/L时,体外能使肝癌HepG2细胞生长受到抑制,浓度为15、7.5 g/L对细胞增殖无明显抑制作用[8]。徐长卿粗多糖灌胃给药对小鼠移植性腹水癌H22、EAC和实体瘤S180生长具有抑制作用[9]。

3. 抗病毒　徐长卿提取物作用于乙肝病毒2.2.15细胞株12 d后,对细胞株的半数毒性浓度为62.65 g/L,对

HBsAg 的半数抑制浓度小于 0.78 g/L,HBeAg 的半数抑制浓度为 10.13 g/L。徐长卿提取物在体外细胞培养中对两抗原的分泌有较好的抑制作用[10]。

4. 抗变态反应 丹皮酚每日 100 mg/kg 腹腔注射能显著抑制豚鼠 Forssman 皮肤血管炎反应、大鼠反向皮肤过敏反应及大鼠主动和被动 Arthus 型足跖肿胀。每日 200 mg/kg 丹皮酚对绵羊红细胞、牛血清白蛋白诱导的小鼠迟发性足跖肿胀、二硝基氟苯引起的小鼠接触性皮炎均有明显抑制作用。实验表明丹皮酚对Ⅱ、Ⅲ及Ⅳ型变态反应均有显著抑制作用。它并不显著影响特异性抗体的形成,但可选择性抑制补体经典途径的溶血活性,还可调节细胞免疫功能[11,12]。

5. 抗氧化 用体外培养乳鼠心肌细胞复制钙反常模型,丹皮酚 125 μg/kg 对正常心肌细胞过氧化脂质的产生无明显抑制作用,但有降低趋势。当剂量增至 1 mg/kg 时,丹皮酚可使正常心肌细胞内过氧化脂质含量显著减少。等剂量的丹皮酚(125 μg/mL)对钙反常心肌细胞过氧化脂质的产生有明显抑制作用。250 μg/mL 时可使细胞内过氧化脂质含量降至正常水平,提示丹皮酚具有抗氧化作用,且对钙反常心肌细胞更为敏感[13]。丹皮酚抗氧化机制可能是:丹皮酚是一种小分子的酚类化合物,极易透过细胞膜,进而可能通过抑制膜内侧的环氧化酶反应,抑制过氧化脂质的产生而阻止新 Ca^{2+}通道的开放,抑制 Ca^{2+}内流,得以减轻钙反常的损伤。

6. 抗动脉粥样硬化及血小板聚集 用食饵性动脉粥样硬化模型研究表明,每日腹腔注射丹皮酚 150 mg/kg,连续 6 周能明显抑制粥样硬化斑块形成,其作用机制与抑制血小板聚集和释放反应有关[38]。徐长卿具明显的抗血小板聚集、降低红细胞聚集作用,但对红细胞变形无明显影响[14]。

7. 松弛胃肠平滑肌 徐长卿注射液可使豚鼠离体回肠张力下降,并可对抗氯化钡引起的回肠强烈收缩。同法证明丹皮酚对乙酰胆碱、组胺、氯化钡引起的豚鼠离体回肠强烈收缩亦有显著的对抗作用。从徐长卿分离出的 3-羟-4-甲氧苯乙酮具有抑制胃肠蠕动的作用,其效果与丹皮酚相仿。丹皮酚还能防止应激性小鼠溃疡病及抑制大鼠胃液分泌,并具有一定的解痉作用[15]。

8. 毒性

(1)急性毒性 小鼠腹腔注射徐长卿提取液的半数致死量 LD_{50} 为 32.93±1.03 g/kg。中毒表现为动物蜷卧不动,呼吸困难,死前有短暂的惊厥[16]。5 g/kg 耳静脉注射徐长卿提取液后家兔立即出现惊厥,持续20~60 s,48 h 动物状况良好。丹皮酚小鼠静脉注射的 LD_{50} 为 196 mg/kg,小鼠腹腔注射的LD_{50} 为 781 mg/kg,小鼠口服的 LD_{50} 为 3430 mg/kg,丹皮酚磺酸钠LD_{50} 为 6.9 (6.3~9.0) g/kg,丹皮酚油剂为735(608~889) mg/kg,氨基比林为 251(234~270) mg/kg,据此表明丹皮酚磺酸钠的毒性比丹皮酚油剂及氨基比林各低约9 与 27 倍[17]。犬静脉注射丹皮酚磺酸钠30、60、100 和 200 mg/kg(相当于临床剂量的 15~100 倍)后对血压、呼吸频率及心电图均无明显影响[17]。

(2)亚急性毒性 大鼠每日腹腔注射丹皮酚磺酸钠分别为 250、500、750 mg/kg,连续 30 d,结果对肝功能(GPT、锌浊度)、肾功能(肌酐、尿素氮)均无影响。各脏器病理切片检查也未见异常改变。大剂量组的大鼠有个别发生胃黏膜水肿,但未见溃疡。家兔每日静脉注射丹皮酚磺酸钠 60 mg/kg 和 120 mg/kg,连续 30 d,解剖检查除用大剂量的动物胃黏膜出现增生,假黏膜有水肿外,各脏器无异常改变,肝肾功能及心电图均无影响[17]。

(3)致畸实验 大鼠受孕后第 6 日分别腹腔注射丹皮酚磺酸钠 200 与 400 mg/kg,连续给药 5~7 d,受孕后第 20 天解剖,发现对胎仔重量、胎仔数及骨骼发育均无影响[17]。

【临床应用】

1. 神经衰弱 凡有头痛、失眠、健忘、易疲乏、焦虑 5 项中具备 3 项者谓神经衰弱。徐长卿全草研成细粉,每日 10~15 g,分 2 次服;或制成蜜丸(每丸 5 g),每次 2 丸,每天 2 次;或用散剂胶囊(每粒 0.5 g),每次 20 粒,每天 2 次,20 d 为 1 个疗程。治疗 300 例患者,症状全部消失。2~3 个疗程后,274 例头痛患者的总有效率为 94.5%,190 例失眠患者总有效率为 95.5%。251 例焦虑患者的总有效率为 95.2%,243 例健忘者总有效率为 93.4%,232 例心悸患者总有效率为 95.2%[18]。

2. 癌痛 徐长卿治疗癌症疼痛效果良好,以此药为主的消癌痛方,治疗癌症疼痛患者数百例,均取得显著疗效。方药如下:徐长卿、两面针、青风藤、蜂房、当归、乳香、没药等。水煎服,每日 1 剂。一般 3~5 剂即能见效[19]。

3. 慢性胃窦炎、胰腺炎 以徐长卿注射液适量,于足三里、胆囊穴注射,治疗慢性胃窦炎,观察 40 例,有效率 92.5%[20]。徐长卿配合大柴胡汤治疗胰腺炎,取得了令人满意的疗效。其不仅有良好的镇痛作用,还有助于消除胰腺炎症,降低升高之血清淀粉酶[21]。

4. 肾病综合征 采用活血法组方(徐长卿、蜀羊泉、蛇舌草、丹参、水蛭、益母草等,配合西药强的松或环磷酰胺治疗原发性肾病综合征42例,总有效率为93%,和单纯服用西药的对照组比较,有显著性差异[22]。

5. 慢性肾炎 慢肾汤由黄芪、白术、菟丝子、白花蛇舌草、薏苡仁、益母草、丹参、蝉蜕、徐长卿组成,具有补脾肾、调气血、利水湿功效。治疗47例慢性肾炎,完全缓解12例,基本缓解21例,好转10例,无效4例,总有效率91.5%[23]。

6. 胃癌前病变 用自拟胃炎方(黄芪、当归、丹参、白芍、蒲公英、黄连、莪术、徐长卿),对104例慢性萎缩性胃炎,伴有肠上皮化生,不典型增生等胃癌前状态病例,经3~6个月的治疗观察。结果发现症状有效率95.19%,胃镜及病理显效47例,有效38例,无效19例,病理总有效率81.7%。其中胃黏膜病理疗效分别为:腺体萎缩治疗有效率71.79%;肠腺上皮化生治疗有效率78.26%;不典型增生治疗有效率89.74%[24]。

7. 皮肤病 银屑病(牛皮癣)用徐长卿注射液治疗150例,每日肌肉注射2次,每次4 mL,20 d或40 d为一疗程。在150例中治愈73例(占48.7%),显效27例,好转28例,总有效率85.3%[25]。自拟复方徐长卿洗剂治疗婴儿湿疹235例,1个疗程治愈75例,2个疗程治愈86例,3个疗程治愈18例,4个疗程治愈13例,总有效率93.62%[26]。徐长卿配合医用淀粉热水浸浴治疗老年性皮肤瘙痒症44例,疗程4周。痊愈16例(36.4%),总有效41例(88.6%)[27]。

8. 痛经、盆腔炎 徐长卿镇痛作用强,治疗痛经效果显著[28]。以徐长卿等制成中药灌肠栓剂,治疗31例盆腔炎症患者,总有效率为97.82%[29]。

9. 鼻炎 用徐长卿配伍紫草、茜草等并随症加减,治过敏性鼻炎180例,结果治愈115例,显效35例,有效26例,无效4例[30]。用复方徐长卿合剂(徐长卿、细辛、百部、荆芥、苍耳子、辛夷花、黄芪),早晚冲洗鼻腔1次,观察1个月。20例患者经治疗,显效12例,有效7例,无效1例,总有效率95%[31]。

10. 咳嗽 风寒湿邪袭肺所致咳嗽用徐长卿、茯苓,有阴虚内热象者原方加百合,煎汤内服,连服30剂,不再复发[32]。用菖蒲、徐长卿等研末,生姜汁混合调成糊状,敷于肺俞、百劳、膏肓穴位,治疗68名久咳不愈儿童,结果痊愈52例,有效10例,无效6例,总有效率为91.2%,并且副作用少[33]。

11. 多种癌症 口服敌癌丸(白花蛇舌草、徐长卿等)治疗肠癌、胃癌、鼻咽癌、食管癌、肝癌、舌癌、乳腺癌200例,总有效率达67.5%;口服抗毒合剂(金牛根、徐长卿等)治疗鼻咽癌、肝癌、舌癌、甲状腺癌、乳腺癌、消化道癌、白血病、骨肉瘤等,也均有一定疗效;用白花蛇舌草、徐长卿等煎汤内服治疗转移性骨癌3例,其中1例为前列腺癌骨转移,化疗后疼痛甚剧,活动明显受限,连服此方3个月后,疼痛明显缓解,活动无明显限制,肌肤不仁消失,此后以补血养血为主巩固治疗,随访3年病情稳定[34]。

12. 腰椎间盘突出症 在常规治疗基础上,中药方剂中加徐长卿和全蝎。水煎服,日1剂,4周为1个疗程。在经治的326例患者中,优:212例,良:81例,差:25例,无效:8例,有效率97.5%,优良率89.8%[35]。

(娄海燕 李应全)

参考文献

[1]南京市中医院制剂室. 徐长卿有效成分提取及其疗效观察. 中草药通讯, 1973,(2):38

[2]林玉璇,等. 徐长卿化学成分的研究. 药学学报, 1963,10(9):576

[3]Mitsuhashi H, et al. Studies on the Constituents of Asclepiaceae plants. Components of Cynanchum paniculatum Kitagawa. *Chem Pharm Bull*, 1966, 17:779

[4]楼凤昌,等. 徐长卿中异丹皮酚的结构测定. 中国药科大学学报, 1989,20(3):167

[5]郭济贤,等. 徐长卿的生药学鉴定简报. 中草药通讯, 1979,(5):40

[6]许青松,等. 徐长卿水煎剂抗炎及镇痛作用的研究. 时珍国医国药, 2007,18(6):1407

[7]林丽珊,等. 徐长卿提取液对眼镜蛇蛇毒引起的炎症及毒性的影响. 福建医科大学学报, 2003,37(2):188

[8]谢斌,等. 徐长卿水提物抗肝癌作用初探. 中国热带医学, 2006,6(2):228

[9]林丽珊. 徐长卿多糖抗肿瘤活性研究. 中药药理与临床, 2008, 24(5):40

[10]谢斌,等. 徐长卿水提物抗乙型肝炎病毒的体外实验研究. 中国热带医学, 2005,5(2):196

[11]巫冠中,等. 丹皮酚的抗变态反应作用. 中国药科大学学报, 1990,21(2):103

[12.]周国茂. 徐长卿抗变态反应作用的实验研究. 中国中西医结合皮肤性病学杂志, 2004,13(2):126

[13]唐景荣,等. 丹皮酚对正常及钙反常乳鼠心肌细胞的抗氧化作用. 中草药, 1990, 21(12):19

[14]吉中强,等. 11种中药对大鼠血小板聚集和红细胞流变性的影响. 山东中医杂志, 2000,19(2):107

[15]郑虎占,等. 中药现代研究与应用. 第四卷. 北京:学苑出版社, 1998:3772,3773

[16]河北新医大学药物治疗学教研室及放射医学研究室.

徐长卿的实验研究. 新医药学杂志，1973,(10):30

[17]王爱宝，等. 丹皮酚磺酸钠的镇痛、解热、消炎和毒性研究. 中草药，1983,14(10):26

[18]毕谦，等. 徐长卿治疗神经衰弱300例疗效观察. 中医杂志，1985,(10):38

[19]黄友土.徐长卿治疗癌症疼痛. 中医杂志，2001,42(9):521

[20]徐明光，等. 徐长卿穴位注射治疗慢性胃窦炎40例. 中医杂志，1980, 5:50

[21]刘寿康. 徐长卿治疗胰腺炎. 中医杂志，2001,42 (9):521

[22]唐开武，等. 中西医结合治疗原发性肾病综合征42例. 陕西中医，2000,21(4):156

[23]严兆象，等. 慢肾汤治疗慢性肾炎47例临床观察. 浙江中医学院学报，1997, 21(1):29

[24]方雅君，等. 胃炎方为主治疗胃癌前病变的临床研究. 中成药，1999,21(12):633

[25]周立新. 徐长卿注射液治疗银屑病150例疗效观察. 江苏中医杂志，1985,(5):7

[26]李芳，等. 复方徐长卿洗剂治疗婴儿湿疹235例. 中医外治杂志,2005,14(1):26

[27]罗莉. 徐长卿淀粉浴治疗老年性皮肤瘙痒症44例临床观察. 中医药导报,2007,13(4):43

[28]谭邦华.徐长卿临床应用体会. 中国中医药信息杂志，2008,15(2): 82

[29]邹琴娣. 中药灌肠栓剂治疗31例盆腔炎临床分析. 上海中医药杂志，1996, 30(9):16

[30]潘嘉珑，等. 鼻鼽丸治疗过敏性鼻炎100例疗效观察. 新中医，1988,6(8):封底

[31]凌群恩，等.复方徐长卿合剂治疗变应性鼻炎的临床观察与体会.亚太传统医药，2007,3(12):45

[32]曹泰安. 徐长卿临床应用心得. 新中医，2000,33(11):7

[33]张彩云，等. 中药穴位外贴治疗儿童久咳不愈68例. 新乡医学院学报，2003, 20(6):450

[34]季宇彬. 抗癌中药药理与应用. 哈尔滨:黑龙江科学技术出版社，1999:1023

[35]陈日含，等.徐长卿全蝎对于腰椎间盘突出症神经根受压症状缓解作用观察.颈腰痛杂志，2008,29(2):182

狼 毒 Euphorbiae Ebracteolatae Radix lang du

本品为大戟科植物月腺大戟 *Eupharbia ebracteolata* Hayata 或狼毒大戟 *Euphorbia fischeriana* Steud. 的干燥根。味辛，性平，有毒。散结，杀虫。外用于淋巴结核、皮癣；灭蛆。

【化学成分】

1. 狼毒大戟 根含树脂 10.46%和 1%~2%硬性橡胶。分离到 A、B、C、D、E、F、G、H、I 单体，G 和 F 为 2 个新的二萜内酯类化合物，分别命名为狼毒大戟甲素(fischeriana A)和狼毒大戟乙素(fischeriana B)[1]。此外，狼毒大戟尚含 12-deoxyphorbol-13-acetate、boehmerone、16α，17 二羟基阿替生-3 酮 (ent-16α，17-dihydroxy-atisan-3-one)和蒽醌类化合物大黄素甲醚(physcion)[2,3]。脂溶性成分主要有羽扇豆醇(lupeol)、羽扇豆醇的 3-乙酰化产物、Jolkinolide A、Jolkinolide B、17-Hydroxyjolkinolide B、isobauerenylactate[4]。

2. 月腺大戟 三种抗结核成分为双分子呋喃醛醚化合物狼毒甲素、芳香酮类化合物狼毒乙素和狼毒丙素[2,5]。还含有二十八烷酸、双[5-甲酰基-糠基]-醚、三萜酸[4]。

【药理作用】

1. 镇痛 小鼠灌胃狼毒煎剂生药 6 g/kg，用电击尾法和热板法实验证明，狼毒煎剂可提高痛阈 20%~50%[1]。

2. 抑菌 ①抑结核杆菌：月腺大戟的双分子呋喃醛醚化合物以及芳香酮类化合物对结核菌有抑制作用[2]。12 种狼毒的乙醇提取物对结核杆菌进行了体外抑菌试验，均有不同程度的抑菌作用。其中以狼毒大戟根、大狼毒根的抑菌作用最强，MIC 分别为 1/3200 和 1/800。月腺大戟、毛大狼毒的 MIC 为 1/400[6]。②抑石膏样毛癣菌：瑞香狼毒对石膏样毛癣菌有明显的抑制作用，其EC_{50} 为 0.3021 mg/mL，MIC 为 0.3125 mg/mL，MFC 为 0.6250 mg/mL。透射电镜观察到药物作用后，菌丝细胞有明显的形态变化[7]。

3. 抗癌 狼毒大戟抗癌活性成分为二萜内酯类化合物，均有不同程度地抑制艾氏腹水癌、肝癌腹水、S180 等癌细胞生长。给小鼠腹腔注射狼毒大戟水提取液生药 10~40 g/kg，醇提取物生药 2.5~20 g/kg，连续 10 d，对移植性 Heps 肝癌和 Lewis 肺癌生长抑制率均在 30%~63.37%。河北产狼毒大戟注射液(生药 0.1 g/

mL）静脉注射对小鼠实验性肝癌抑瘤率为43.85%~52.43%，对S180肉瘤，静脉注射和腹腔注射抑制率分别为41.2%~45.29%和37.67%~44.0%。并认为狼毒大戟的抗癌活性成分为二萜内酯类化合物[8,9]。给L615白血病小鼠灌胃狼毒大戟水提物3.0 g/kg，连续给药7 d，能明显抑制小鼠T淋巴白血病细胞，可恢复肝中谷胱甘肽过氧化酶和超氧化物歧化酶活力[10]。

4. 其他 川狼毒素有抗菌作用，所含蒽苷，能加强肠蠕动，治便秘。狼毒大戟杀蛆，灭孑孓[1]。

5. 毒性 狼毒大戟水提物和醇提物，给小鼠腹腔注射的LD_{50}分别为275.9和176.96 g/kg；每日1次，腹腔注射水提物与醇提物分别为40 g/kg和20 g/kg，连续10 d，均未见小鼠死亡。用镇江品种的狼毒大戟水和醇提物灌胃小鼠LD_{50}分别为803±224 g/kg和172±7 g/kg；每日给小鼠分别灌胃125与50 g/kg，连续服4 d，脏器镜检未发现严重病理改变。家兔灌胃醇提物8.4 g/kg，连续90 d，也无明显变化[11]。

【临床应用】

1. 癫痫 100%狼毒大戟水煎液，成人每日20 mL，儿童每日10 mL，分2次口服，34例用药3个月，28例用药4~6个月，10例用药7~10个月，显效30例，有效26例，无效16例，总有效率78%[12]。

2. 结核病 ①颈淋巴结核：狼毒300 g，红枣150 g水煎，去渣浓缩为膏，涂搽患处，每日1~2次。②肺结核：生狼毒加水煮鸡蛋，每晨空腹服蛋1个，治疗对抗痨药产生耐药性而久治无效的肺结核患者10例，痊愈6例，显效2例，好转1例，未发现对肝肾功能的影响[1]。

3. 慢性支气管炎 成人口服5%狼毒水煎剂10 mL/次，或水丸3丸/次(0.17g/丸)，均3次/d，每疗程10 d，疗程间休息2~3 d，治3个疗程，共治疗297例，总有效率86.1%[13]。

4. 肛肠术后 狼毒汤洗剂（狼毒、黄柏、苦参、大黄等）用于肛肠病术后坐浴治疗252例，疗效显著。主要表现为消肿止痛、化瘀止血、祛腐生肌、减少渗出物、促进创面愈合，与高锰酸钾组相比，创面愈合时间平均缩短5~7 d[14]。

5. 肿瘤 用100%狼毒注射液，肌注4 mL/次，1次/d，3个月为1个疗程，停药1周，共用4个疗程，治疗170例肺癌、乳腺癌、肠癌、脑胶质细胞瘤，其延长存活时间6个月内35%；6个月至1年12%；1~2年26%；2~3年12%；3~4年7.6%；4~5年2.4%；5年以上5%，观察8年未发现其对心、肺、肾、造血系统有毒性。狼毒与苡仁、半枝莲制成的注射液，以20~40 mL加入5%葡萄糖液静滴，1次/d，或用其片剂治疗胃癌[15]。5例膀胱肿瘤患者，应用狼毒根500 g，加水3000 mL，煎至500 mL，将根及渣捣碎后，敷于膀胱区，热水袋保温。每48小时换1剂。汁滤过后取40 mL，每3天膀胱灌注1次，半月后改1周1次。2个月后，每周腹部外敷药1次，膀胱每周灌注1次。4个月后停止腹部外敷药，膀胱灌注每4周1次，直至追踪完毕。2例追踪2年，3例追踪4年，均无肿瘤再生及增大[16]。

6. 滴虫性阴道炎 用狼毒汤、蛇床子、地肤子、双花和黄柏，加水150~300 mL，煮沸后去渣，加入冰片、枯矾，冷却至40℃时坐浴熏洗，早晚各一次，每次30~40 min，7 d为1个疗程，共治疗320例，总有效率98.1%[1]。

7. 女阴瘙痒 用复方狼毒合剂（狼毒、苦参、蛇床子、地肤子等组成，共煎水300 mL，煎沸后弃渣取汁）坐浴，每日2次。治疗186例，治愈127例，偶有复发者59例，治愈时间3~11 d[1]。

8. 银屑病 用100%月腺大戟注射液，肌注给药4 mL(4 g)/次，1~2次/d。1个月为1个疗程，一般治疗1~3个疗程。10岁以下儿童剂量减半，治疗寻常型银屑病507例（进行期386例，静止期121例）基本痊愈287例，显效66例，有效86例，无效68例[11]。

9. 掌跖疣 狼毒方（狼毒、鹤虱、花椒、马齿苋等），煮沸20 min后乘热熏患处，稍冷时浸泡，用药渣摩擦疣体。每日1~2次，每次30 min。共治疗31例，痊愈18例，显效6例，有效4例，无效3例。一年后随访，痊愈后的18例中，2例复发，继续使用该方外洗后，痊愈[17]。

10. 其他 狼毒散治疗家畜疥病。8%~50%狼毒粉剂，浸剂撒或喷在水面上，48 h后，蚊幼虫减少率为80.5%，比乌头、博落回的效力大，接近可湿性六六六的有效率82%，但煎剂作用不明显[1]。

11. 不良反应 用狼毒煎汁及药渣涂擦患有牛皮癣的头部（经烫洗，搔刮，局部已破溃出血）后可出现头晕、头痛、口干、恶心、呕吐、心慌、不能进食[1]。外用或接触狼毒汁可出现瘙痒，起水泡，入眼有引起失眠的可能。口服可引起口腔、咽喉肿痛，胃肠道症状，如恶心、呕吐、腹部绞痛、腹泻、头晕、烦躁、血压下降。严重时出现神经症状，如失眠、举步不稳、痉挛，重者出现休克甚至死亡，血小板减少性出血等[18]。

【附注】

1. 瑞香科植物瑞香狼毒 *Stellera chamaejasme* L.也作为中药狼毒入药。

[化学成分]

瑞香狼毒根含甾醇、酚性成分、氨基酸、三萜类及有毒的高分子有机酸。其主要成分有狼毒素(chamaejasmine)、异狼毒素(isochmaejasmine)、新狼毒素A和B(neochamaejasmingA和B)、7-甲氧基狼毒素、狼毒色原素等。苯丙烯酚糖苷类化合物：coniferinoside, syrinjin, syrinjinoside和sinapylalc-1,3-diglucopyranoside 4种为已知物,另外2种为新化合物[4-(-β-D-glucopyranosyloxy1-E-propenyl (-2,6-dimethoxyphenyl)]-6-O-β-D-glucopyarnosyl-β-D-glucopyranoside和[4 (-3-hydroxy-1-z-propenyl)-2,6-dimethoxyphenyl]-6-β-D-glucopyranosyl-β-D-glucopyranoside[19]。还有苯乙酮、棕榈酸、邻羟甲基苯甲醛、邻-正丙基环己酮、间-正丙基环己酮、正十一碳酸、13-十四烯-2-酮、正十五碳酸、8-十六烯酸、9-甲基-8-十五烯酸、2,6-二甲基对苯醌、(-)-eudesmin、lirioresinol B[20,2]、异丙瑞香素(isodaphnoretin),西瑞香素(daphnoretin)、伞形花内酯(umbelliferone)、茴芹内酯、异茴芹内酯[21]。3种木脂体(liroresiol-B、pinoresinol和 mataresiol),具有鱼毒活性。4种二萜原酸酯(huratoxin, sabtoxin A, simpiexin和 pimelea factorp)和一个抗癌活性很强的二萜尼地吗啉(gnidimacrin)[22]。

[药理作用]

(1)抗惊厥　瑞香狼毒丙酮提取物(AESC)能提高电刺激大鼠皮层惊厥阈值。384 mg/kg灌胃和174 mg/kg腹腔注射0.5~1 h起效,2~3 h达高峰,作用持续7~10 d。AESC对小鼠听源性惊厥实验(AS)、最大电休克惊厥实验(MES)、戊四唑惊厥实验(MET)均具有剂量依赖性对抗作用，其抗AS、MES、MET的ED_{50}分别为103.05、123.83和132.01 mg/kg。AESC亦能拮抗大鼠海人藻酸惊厥,明显减少湿狗样颤抖,有效延长惊厥潜伏期[23]。

(2)抗炎　藏产瑞香狼毒乙醇提取物(石油醚脱脂)组分对巴豆油及角叉菜胶引起的小鼠耳肿胀、小鼠足肿胀、大鼠足肿胀等急性炎症均有明显的拮抗作用[24]。

(3)抗肿瘤　瑞香狼毒的水提取物给小鼠腹腔注射7.0和10.5 g/kg,每日1次，连续给药8 d,对Lewis肺癌的抑瘤率分别为40.8%和41.25%；醇提取物48.4和80.7 mg/kg的抑瘤率为46.1%和70.2%。瑞香狼毒水提物给小鼠每日灌服15 g/kg,连用2 d,22.5 g/kg连续给药5 d,醇提取物160 mg/kg,连续给药2 d,240 mg/kg连用5 d,对小鼠Lewis肺癌的抑瘤率均为54.6%,其效果与农吉利、长春新碱相当或略高[1]。瑞香狼毒的水提取物生药5~20 g/kg,腹腔注射,连续10 d,对小鼠移植性肿瘤S180、Heps、Lewis肺癌生长抑制率分别为16.2%~47.8%、20.1%~45.8%、10.9%~40.6%。给小鼠腹腔注射,醇提取物生药2.5~10 g/kg,连续10 d,对S180、Heps、Lewis肺癌生长抑制率分别为8.1%~47%、4.9%~20.8%、20.1%~40.8%。瑞香狼毒水提物0.25~16 g/L处理S180肿瘤细胞、小鼠白血病P388细胞24h,细胞生长抑制率2.8%~88.4%;处理细胞12 h,P388细胞软琼脂集落形成率减少0.9%~70.9%。从瑞香狼毒中提取的狼毒素对体外培养的小鼠白血病P388细胞生长抑制作用较其水提取物为弱。用0.25~50 mg/L处理细胞24 h细胞生长抑制率为1.6%~32.8%，提示狼毒素不是瑞香狼毒提取物的主要抗肿瘤活性成分。瑞香狼毒的甲醇提取物以10 mg/kg腹腔注射P388小鼠,能延长其生命率达79%。进一步用石油醚复提后，从1 mg/kg腹腔注射的生命延长率达57%,而从瑞香狼毒提取的活性成分尼地吗啉腹腔注射0.02 mg/kg时的生命延长率为70%,当尼地吗啉的剂量超过0.05 mg/kg时会出现毒性反应[25]。瑞香狼毒水提物3、6、12 g/kg灌胃,采集小鼠药物血清,能显著降低人红白血病K562细胞MTT转化率,并与给药剂量呈正相关,以给药2~4 h的药物血清抑制肿瘤细胞增殖作用最强[26]。

另有研究表明瑞香狼毒总木脂素对肿瘤细胞株SGC-7901,HEP-7402和HL60的增殖及克隆形成具有较强的抑制作用[27]。瑞香狼毒总黄酮提取物对体外培养的肿瘤细胞有较强的抑制作用，对小鼠移植性肿瘤S180和H22的生长也有显著的抑制作用,体外抗肿瘤活性高于长春新碱;并和剂量正相关,高剂量组对小鼠移植性肿瘤S180的抑制率为45.64%,H22的为47.59%，与阳性对照组环磷酰胺的抑制率接近[28]。

(4)毒性　小鼠一次腹腔注射瑞香狼毒水提取物和醇提取物的LD_{50}分别为184.3 g/kg和32.7 g/kg[8]。

【临床应用】

用100%瑞香狼毒挥发油注射液(生药1g/mL)4mL/次,2次/d,1个月为1个疗程。瑞香狼毒醇提取物0.3 g/片,3~4次/d。共治疗恶性肿瘤54例(原发性肝癌43例,肺癌6例,宫体癌、宫颈癌、卵巢癌、胰腺癌及脑胶质瘤各1例)。100%瑞香狼毒水提液,用于癌性胸腹水患者,于抽液后注入20 mL于腔内,1次/周,5次为1个疗程,经3~4次,控制胸水增长乃至消失。肝癌肿块消退及回缩者占58%,其他癌肿块消退及回缩者占63%[11]。

2. 大狼毒　*Euphorbia nematocypha* L主产于云

南,当地作为中药狼毒的一种,用于肝硬化腹水、皮肤瘙痒及疥癣等症。其化学成分为 A-neogammacer-22(29)-en-3-01(18,3),系五环三萜 hopane 类化合物,Jolkinoid E,系二萜内脂类化合物,β-谷甾醇及甾体类化合物[29]。

3. 小狼毒 *Euphorbia prolifera* Buch-Hom 系大戟科大戟属植物,主要分布于中国南方的温带和热带,具有重要的药用价值。根含二萜化合物:3,5,8-三乙酰基-5 -二苯甲酰基-14-丙酰基曼西醇类二萜(3,5,8-triacetyl-5-benzoyl-14-propanoyl myrsiomolgtype diterpene)、3-乙酰基-5β-8 -二苯甲酰基-14 丙酰基曼烯醇类二萜 (3-acetyl-5-β,8-dibenzoyl-14propanoyl myrsinoltype diterpene)。5 个三萜类化合物,其中 4 个为已知的环菠萝密烷型三萜:环劳顿醇(cyclolaudenol)、3-酮基-环劳顿甾 (3-ketocylolaudane)。24-甲烯基环优卡里醇 (24-methylene-3,25-diol)、另一为新的麦角甾醇型三萜:3 羟基-24-甲基5,14,26-麦角甾烯(24-methyl-5,14,26-ergostatrien-3 ol)[30,31]。

(杨耀芳　许士凯)

参 考 文 献

[1]王本祥.现代中药药理学. 天津:天津科学技术出版社,1987:395

[2]王文祥,等.狼毒的化学与药理研究进展. 国外医药·植物药分册,1996,11(6)252

[3]刘文粲,等.狼毒大戟萜类和蒽醌类化合物的分离鉴定.中药材,1997,20(7):351

[4]刘文粲,等.狼毒大戟的化学成分研究.中国中药杂志,2001,26(3):180

[5]赵奎君,等. HPLC法测定月腺大戟根中狼毒甲素及狼毒乙素的含量.中草药,1995,26(2):66

[6]赵奎君,等. 狼毒类中药对结核杆菌的比较.中国药科大学学报,1995,26(2):122

[7]欧阳秋,等.瑞香狼毒对石膏样毛癣菌的抑制作用及对其超微结构的影响. 华西药学杂志,2008,23(1):010

[8]樊俊杰,等.瑞香狼毒对小鼠移植肿瘤生长的影响.兰州医学院学报,1994,20(4):228

[9]樊俊杰,等.瑞香狼毒水提物抗肿瘤作用.内蒙古医学院学报,1996,18(2):67

[10]崔晞,等.狼毒大戟对L615白血病患鼠细胞增殖及肝肾中SOD,GSH-PX活性的恢复作用. 山东医科大学学报,1998,36(4):289

[11]周书明,等.狼毒研究进展.安徽中医学院学报,1997,16(4):59

[12]刘玉玺,等.狼毒大戟碱性提取液治疗癫痫72例临床分析.中国中西医结合杂志 1994,21(3):138

[13]艾隆义.狼毒治疗气管炎297例疗效观察.辽宁中医杂志,1994,21(3):138

[14]陈涛,等.狼毒汤洗剂在肛肠病术后的应用.中医外治杂志,2004,13(6):24

[15]李杰,等.中药狼毒抗癌作用研究进展.中医研究,1996,9(5):44

[16]张翥.狼毒根治疗膀胱肿瘤疗效观察.中国冶金工业医学杂志,2005,22(3):350

[17]曾秋妹,等.中药狼毒方外洗治疗多发性掌跖疣.上海中医药杂志,2001,(10):40

[18]焦万田.中药不良反应与治疗.北京:人民军医出版社,1996:183

[19]Jin CD, et al. Phenylpropanoid glucosides from Stellera chamaejasme. *Phytochemistry*,1999,50(4):677

[20]陈业高,等. 狼毒化学成分的研究. 中国中药杂志,2001,26(7):447

[21]冯宝民,等.瑞香狼毒中的化学成分研究.中国药学杂志,2001,36(1):21

[22]刘桂芳,等.瑞香狼毒化学成分的研究(1).中草药,1996,27(2):67

[23]张美妮,等.瑞香狼毒丙酮提取物抗惊厥作用研究.中国药物与临床,2002,2(1):18

[24]孙芳云,等.西藏地产藏药瑞香狼毒的抗炎作用研究.中成药,2007,29(5):759

[25]冯威健,等.瑞香狼毒水提取物尼地吗啉的抗癌活性.中华肿瘤杂志,1995,17(1):24

[26]谢华,等.瑞香狼毒水提物小鼠的药物血清对K562细胞增殖的影响.中国药房,2001,12(7):400

[27]王彬,等.瑞香狼毒总木脂素的体外抗肿瘤活性.兰州大学学报(自然科学报),2008,44(2):63

[28]王敏,等.瑞香狼毒总黄酮提取物的抗肿瘤作用.中国中药杂志,2005,30(8):603

[29]赵奎君,等.大狼毒化学成分的的研究.中国中药杂志,1995,2(93):169

[30]张俊,等.小狼毒的二萜化学成分研究(Ⅰ).中草药,1998,29(2):73

[31]张俊,等.小狼毒的三萜化学成分研究(Ⅱ).中草药,1998, 29(2):433

高山红景天 Rhodiolae Sachalinensis Herba gao shan hong jing tian

本品为景天科植物高山红景天 *Rhodiola sachalinensis* A.Bor 的全草。味甘、涩，性平。有滋补强壮，补肾壮阳，强心，补血，活血，保肝等功能。用于治疗老年性心机能衰弱、阳痿、糖尿病、神经衰弱、贫血、低血压、肺结核、急性肝损伤等。

【化学成分】

1. 皂苷 根和根茎中主要含红景天苷(salidroside)和苷元对-酪醇(P-tyrosol)[1-3]。地下部分红景天苷花期为0.416%，果全熟期为0.596%[4]。

2. 挥发油 挥发油成分为：α-橄香烯、β-马里烯、黑蚁素、草酸二特丁基酪、草酸、3-十二烷基环己烷[3]。

3. 氨基酸 根含有15种氨基酸，天门冬氨酸、苏氨酸、丝氨酸、谷氨酸、甘氨酸、丙氨酸、缬氨酸、异亮氨酸、亮氨酸、酪氨酸、苯丙氨酸、赖氨酸、组氨酸、精氨酸、脯氨酸，其中中性氨基酸35.35%，酸性氨基酸3.94%，碱性氨基酸60.7%，必需氨基酸16.33%[3]。

4. 无机元素 有镁、钙、钾、磷、锶、钴、钛、铜、锰、铝、铁、镍、锌、钼、铍、铀、铬[4]。

5. 其他 β-(E)-肉桂醇基-O-(6′-O-α-L-呋喃阿拉伯糖基)-D-呋喃葡萄糖苷，β-(E)-肉桂醇基-O-(6′-O-α-L-呋喃葡萄糖)-D-呋喃葡萄糖苷[5]。Cu-Zn-超氧化物歧化酶同I酶Cu-Zn-SOD与Mn-SOD[6]。

【药理作用】

1. 镇静 给小鼠灌胃红景天煎剂生药20 g/kg，明显增强硫喷妥钠催眠作用，拮抗苯甲酸钠咖啡因的惊厥作用[7]。但给小鼠皮下注射红景天70%乙醇提物100、150、200 mg/kg均无增强或拮抗戊巴比妥钠催眠作用[8]。预先给小鼠皮下注射红景天苷1 g/kg，可缩短戊巴比妥钠引起的睡眠时间39%。给家兔静脉注射红景天苷2 mg/kg可增加脑电图的高幅快波[9]。给小鼠腹腔注射红景天苷元(酪醇)300 mg/kg可显著缩短戊巴比妥钠入睡时间和延长其睡眠时间，但对电惊厥无保护作用[10]。红景天苷元镇静作用的ED_{50}为504.4 mg/kg。

2. 抗炎 给大鼠腹腔注射红景天水煎剂0.5、1.0 g/kg，显著抑制右旋糖酐所致大鼠足肿胀。给大鼠皮下注射红景天苷10 mg/kg，可预防皮下注射松节油引起的白细胞增多[3]，当给大鼠腹腔注射红景天苷元(酪醇)300 mg/kg时，仅于给药后1 h，对角叉菜胶所致大鼠足肿胀有明显抑制作用，其余观察时间无明显抗炎作用。0.75%红景天苷元局部涂药对巴豆油所致水肿无明显抑制作用[10]。

3. 强心、升压 红景天有一定的强心缩血管作用。离体蛙心灌流实验证明，红景天水煎剂浓度为6.7 mg/mL时，可使蛙心收缩幅度比给药前增加30%，给蛙皮下注射红景天苷200 mg/kg，蛙心收缩幅度比给药前增加128.6%，说明红景天苷有强心作用。给麻醉猫静脉注射红景天苷100 mg/kg，血压升高2.66~3.33 kPa，可持续10~20 min，说明红景天苷有短暂升压作用，这可能与其强心作用有关[3]。给大鼠静脉注射红景天醇提物75、150、300 mg，对心率影响无一定规律性变化，以不变或升高为主；可明显升高血压，并呈一定的量效关系。其升压作用不能被普萘洛尔所阻断；可翻转酚妥纳明所致血压降低[11]。给大鼠尾静脉注射红景天水煎剂1 g/kg，可明显对抗去甲肾上腺素的血压升高作用(对抗百分率为71.2±15.8%)，又有一定的抑制组胺的降压作用(升压率为10~20%)[1,7,12]。

4. 保肝、抗肝纤维化 每天给大鼠灌胃红景天煎剂2.5 mL(含生药1 g)/只，连续9 d，红景天煎剂明显降低CCl_4中毒大鼠血清谷丙转氨酶(ALT)，乳酸脱氢酶(LDH)和肌酸磷酸激酶(CPK)，提示红景天对CCl_4所致急性肝损伤有一定防治作用[13]。给小鼠灌胃对乙酰氨基酚1 g/kg，24 h后可致80%小鼠死亡，提前1 h灌胃高山红景天醇(水)提物0.3 g/kg，其死亡率可分别下降至30%和20%，而且能不同程度降低血清中AST、ALT含量，提示高山红景天醇提物或水提物对乙酰氨基酚所致小鼠急性肝损伤有一定保护作用[14]。用四氯化碳诱发大鼠肝纤维化，造模同时灌胃红景天水煎剂12、6 g/kg，每天1次，8周后大鼠血清层黏连蛋白(LN)、Ⅲ型前胶原(PCⅢ)、透明质酸(HA)及Ⅳ型胶原(CⅣ)水平较模型组明显降低；大鼠肝组织内PDGF-BBmRNA表达明显下降；肝组织病理学检测改善显著，肝纤维化大鼠胶原纤维明显减少。高山红景天能有效地抑制肝纤维化的形成和发展，其机制可能是通过抑制肝星状细胞（HSC）增殖，下调肝组织内PDGF-BB mRNA表达，降低细胞外基质（ECM）的分泌而达到的[15,16]。

5. 抗病毒　用含有50 μg/mL高山红景天多糖维持液同100 $TCID_{50}$/0.1 mL的柯萨奇B_5（$CoxB_5$）病毒液混合培养，能有效地阻止病毒主细胞的吸附作用，同时对病毒在宿主细胞内的复制过程有抑制作用[17]。加入高山红景天酪醇（RABT）终浓度为0.025、0.05 mol/L培养的人羊膜细胞对CVB_5的攻击有一定抵抗能力，表现为细胞活性增强，以病毒和RABT同时加入组作用最明显，先加病毒后加RABT组次之，而先加RABT 24 h后再加病毒组作用不明显。上述结果提示：RABT的抗病毒作用机制，很可能是RABT与病毒同时竞争细胞膜上的某些受体位置，从而阻止或干扰了病毒的吸附或穿入等环节[18]。采用原代培养乳鼠心肌细胞的方法，建立实验性病毒性心肌炎模型。实验结果表明：红景天多糖能明显抑制体外培养心肌细胞在受到柯萨奇B_3病毒感染后导致的心肌酶释放；显著降低病毒在心肌细胞中的增殖量；其半数有效抑制浓度为150 mg/L；有效浓度平均抑制率为71.3%。因此，高山红景天多糖对在SD大鼠心肌细胞内增殖的柯萨奇B_3病毒，具有一定的抑制作用[19]。实验前1周于小鼠腹腔注射100$TCID_{50}$柯萨奇B_3病毒液0.1 mL，连续3 d，RABT可以促进小鼠脾脏淋巴细胞的增值活性，NK细胞活性是病毒对照组的4.5倍，心肌组织中SOD和GSH-Px二种抗氧化酶活性明显增加，血清中的LPO含量和LDH活性下降。在培养细胞中，酪醇治疗组比正常对照组IFN-γ含量高182.9%；在小鼠模型中，酪醇治疗组比病毒对照组高209%[20]。

6. 抗肿瘤　10、20 μg/mL红景天素对S180细胞有明显抑制作用[21]。10、20 μg/mL红景天苷明显抑制白血病细胞K562细胞的生长[22]。4、8 μg/mL红景天素抑制772（肝癌细胞）生长，可能作用于S期，阻滞DNA合成。给荷瘤（H22）小鼠每天皮下注射红景天素225 mg/kg，连续两周，能延长荷瘤鼠生存期，提高其生存质量，提示红景天素对772、H22肝癌细胞均有一定抑制作用[23]。

7. 抗疲劳　给小鼠每日灌胃高山红景天（以下简称红景天）煎剂生药10 g/kg，连续7 d，显著延长小鼠冰水游泳时间[12]。每日皮下注射红景天70%乙醇提取物100 mg/kg，一次给药或连续3 d给药，也均能显著延长小鼠负重游泳时间，100 mg/kg一次给药有明显抗抓棒疲劳作用。给小鼠皮下注射红景天苷50~200 mg/kg，亦能增强小鼠抗疲劳机能[7]。采用脉冲式电流直接刺激离体蟾蜍腓肠肌作为疲劳模型，结果红景天多糖不仅能使肌肉持续收缩时间延长，而且可缩短肌肉达最大收缩所需的时间，说明高山红景天多糖具有抗疲劳作用[24]。大鼠连续12 d灌胃高山红景天苷200、100、50 mg/kg后，建立大鼠运动性疲劳模型[25,26]，分别于运动后6、12、24 h，取大鼠股四头肌制成10%组织匀浆，结果各时间点内高山红景天苷组肌细胞内ATP含量升高，能抑制力竭性游泳大鼠在恢复期肌细胞内ATP含量的下降并增加其含量，作用随剂量增加有上升趋势。AMP含量在6~24 h成先升高后降低趋势并且在12 h出现最大值。说明在12 h，ATP分解成AMP最多，在24 h AMP又转化成了ATP，红景天苷具有可增加胞浆内ATP的特性，起到抗疲劳作用[27]。

8. 抗高温、抗缺氧、抗辐射　给小鼠每日灌胃红景天煎剂10 g/kg，连续4 d明显提高小鼠抗高温能力[12]。于实验前48、24、12、1 h给小鼠灌胃高山红景天醇提物5.22、2.61 g/kg，共4次，对常压缺氧，结扎双侧颈动脉引起脑缺氧，尾静脉注射空气引起心脑缺氧，腹腔注射ISO引起心肌缺氧，腹腔注射$NaNO_2$，皮下注射KCN引起的组织中毒性缺氧具有明显保护作用。腹腔注射1 g/kg可明显增加动脉氧分压及动脉血氧饱和度。表明其能增加供养，有利于氧向组织扩散，从而改善组织细胞有氧代谢。因此，高山红景天有明显抗缺氧作用[28]。高山红景天能提高X射线照射后小鼠存活率，延长存活时间，改善胸腺、脾指数，明显提高照射后小鼠脾淋巴细胞转化率及胸腺内TH，TS细胞百分率，TH/TS比率未见明显改善[29,30]。

9. 抗衰老　给小鼠肌肉注射红景天素10 mg/kg，每天1次，连续30 d，能促进人胚肺二倍体成纤维细胞（2BS）的生长和增殖，降低大鼠肝组织过氧化脂质（LPO）及肝细胞内脂褐素含量及酸性磷酸酶（ACPase）活性，证明红景天素有延缓细胞老化，抗退变作用[31]。给20月龄老年大鼠肌肉注射红景天素15 mg/kg，每天1次，连续30 d，红景天素可促进中枢神经系统之大脑皮质、海马、小脑皮质和脊髓的蛋白质合成，降低酸性磷酸酶活性，提高超氧化物歧化酶和谷胱甘肽过氧化物酶活性，抑制过氧化脂质形成，阻抑细胞器的退行性变化[32]。从19月龄起，给大鼠肌肉注射红景天素15 mg/kg，每天1次，直至22月龄，红景天素使肌细胞成分增加，间质成分减少提示其有保护心肌收缩功能作用；线粒体密度增加，线粒体密度/肌纤维体密度增加，提示红景天素具有改善供应肌纤维收缩能量的能力;线粒体外膜增加,内膜加嵴比面积增加,提示其对防止线粒体肿胀保护线粒体内膜和嵴有良好作用;脂褐素体密度减少提示红景天素有减少脂褐素生成的作用。因此红景天素有预防或延缓心肌老化作用[33]。给老年大鼠每天腹腔注射红景天苷 15 mg/kg, 连续 30 d,老龄大鼠心纳素基因表达(ANP-mRNA)含量明显减少,红景天苷具有一定的抑制心脏内分泌老化的作用[34]。

10. 降血糖 给小鼠灌胃红景天水煎剂生药 10、20 g/kg[12],皮下注射红景天煎剂生药 5、10 g/kg[1]及其提纯制剂 5 mg/kg[7],或红景天苷 10 mg/kg[1],均显著地降低肾上腺素性高血糖。给小鼠灌胃其煎剂生药 5、10 g/kg 可升高胰岛素所致低血糖。另有报道,高山红景天多糖有降血糖作用。给小鼠一次腹腔注射高山红景天多糖(RSP)100、200 mg/kg,可显著降低正常小鼠血糖、肝糖原及总血脂含量。每日腹腔注射 RSP50、100 mg/kg,连续给药 7 d,也同样有效。对肾上腺素性高血糖和葡萄糖所致高血糖,也有抑制作用,并能纠正两者对肝糖原的影响。给小鼠每日腹腔注射RSP 100、200 mg/kg,连续给药 8 d,可明显降低四氧嘧啶引起的高血糖,其降糖作用随剂量增加而增强。同时也有降低肝糖原和血脂的作用[35]。但也有报道皮下注射红景天 70%乙醇提取物 100 mg/kg, 对肾上腺素性高血糖无明显影响[9]。

11. 其他 红景天浸膏能提高骨骼肌的 RNA 含量, 促进ATP 再合成, 改善人的体力和脑力劳动的效率,增强甲状腺、肾上腺皮质和卵巢功能等[3]。离体实验证明,红景天苷实际作用浓度为 0.5 μg/mL 时,可使离体家兔回肠收缩幅度增强, 并使肠管收缩运动变得有节律, 说明红景天苷有兴奋肠道平滑肌和调节肠道平滑肌运动的作用[3]。红景天苷元(酪醇)浓度为 1250 μg/mL 时,大鼠离体回肠平滑肌张力降低,收缩幅度变小。浓度为 2500 μg/mL 时,可抑制 Ach 和 $BaCl_2$ 所致回肠平滑肌的收缩[10]。给小鼠皮下注射红景天提纯制剂 5 mg/kg,对士的宁中毒小鼠有解毒作用[1]。

12. 毒性 给小鼠静脉注射红景天煎剂 LD_{50} 为生药 32.8±4.1 g/kg,腹腔注射红景天浸膏 LD_{50} 为生药 80.0±10.0 g/kg[3]。小鼠灌胃红景天 70%醇提物 LD_{50} 为 45.01±7.38g/kg,腹腔注射 LD_{50} 为 2.68±0.67 g/kg[10],给小鼠静脉注射红景天苷 3g/kg,连续观察 5 d 未见任何毒性反应。小鼠静脉注射皂苷元LD_{50} 为 1130±23 mg/kg[3], 腹腔注射 LD_{50} 为 1260 mg/kg, 灌胃达 3000 mg/kg 未见死亡,故毒性较低[5]。

【临床应用】

1. 治疗胆囊炎、胆结石 全草 9 g 研粗末,每日代茶饮,另用根研极细末装胶囊 0.35 g,慢性患者每次 2~3 粒,每日 3 次;急性每次 5 粒,隔 30~60 min 口服 1 次。2 周为 1 个疗程,连服 2 个疗程[36]。

2. 类风湿性关节炎 红景天胶囊 10g,每日 3 次,1 个月 1 个疗程,连服 2 个疗程。服药同时每日中药(透骨草、防风、地肤子、桂枝、伸筋草等)热敷 1 次[37,38]。

(苗艳波 周重楚)

参考文献

[1]吉林省中医中药研究所,等.长白山植物药志. 长春:吉林人民出版社,1982:494

[2]卢希贤,等. 国产红景天的研究. 中草药,1980,11(4):147

[3]吴维春,等. 长白山珍贵药用植物高山红景天. 长春:吉林科学技术出版社,1987:41

[4]薛志革,等. 高山红景天化学成分分析. 中国中药杂志,1991,16(10):612

[5]杨志蕴,等. 高山红景天化学成分的研究.中草药,1995,26(8):441

[6]刘声远,等. 高山红景天根茎中超氧化物歧化酶活性测定. 中草药,1993,24(3):125

[7]于庆海,等. 高山红景天抗不良刺激的药理研究. 沈阳药学院学报,1989,10(4):235

[8]衰文学,等. 高山红景天提取物的药理研究. 沈阳药学院学报,1986,3(3):181

[9]Saratikov AS,et al. Rhodiolosid,einneues glykosid aus Rhodiola rosea und seine pharmakalogischen Eigenschatlon. *Die Pharmazie*,1968,23(7):394

[10]衰文学,等. 红景天苷元的药理研究.沈阳药学院学报,1987,4(2):104

[11]房家智,等. 红景天醇提取液对大鼠静脉血压和心率的影响. 白求恩医科大学学报,1995,21(5):454

[12]徐黻本,等. 红景天适应原样药理研究.中国药理通讯,1988,5(3):45

[13] 房家智,等. 高山红景天对急性肝损伤动物血清酶谱的影响.临床肝胆病杂志,1994,10:147

[14]戴博,等. 高山红景天对乙酰氨基酚所致小鼠急性肝损伤的保护作用. 时珍国医国药,2007,18(6):1305

[15]陈艳军,等. 高山红景天对实验性大鼠肝纤维化的抑制作用. 黑龙江医药科学,2006,29(3):1

[16]陈艳军,等.高山红景天对肝纤维化大鼠PDGF-BB mRNA表达的影响. 现代生物医学进展,2007,7(8):1144

[17]孙非,等. 高山红景天多糖抗柯萨奇B_5病毒作用的实

验研究.中草药,1993,24(10):532

[18]王秀清,等.高山红景天酪醇对病毒感染细胞的保护作用.中国药理通报,1993,9(6):443

[19]孙非,等.高山红景天多糖对病毒感染大鼠心肌细胞的抑制作用.中国药理学通报,1997,13(60):527

[20]孙非,等.高山红景天酪醇对病毒性心肌炎小鼠免疫功能及抗氧化酶活性的影响.中国药理学通报,2000,16(1):120

[21]王秀清,等.红景天素抗肿瘤作用的实验研究.吉林中医药,1992,3:40

[22]张淑芹,等.高山红景天苷抑制白血病细胞生长的实验研究.吉林中医药,1999,4:23

[23]王薇,等.红景天素对肝癌细胞的实验研究.白求恩医科大学学报,1997,23(1):20

[24]李冬青,等.高山红景天多糖对电刺激离体蟾蜍腓肠肌疲劳的影响.临床神经电生理学杂志,2008,17(1):17

[25]蔡浩刚,等.大鼠运动性疲劳模型建立方法的比较研究.商丘职业技术学院学报,2008,7(5):111

[26]侯莉娟,等.大鼠游泳运动疲劳模型建立的研究.实验动物科学与管理,2005,22(1):1

[27]于洪伟,等.高山红景天苷对外周性疲劳大鼠骨骼肌细胞内ATP、AMP以及Pi含量的影响.江西中医药,2009,40(11):73

[28]李风才,等.高山红景天醇提物的抗缺氧作用.白求恩医科大学学报,1998,24(3):259

[29]盛长忠,等.库叶红景天的研究进展.中草药,2004,35(6):699

[30]Wang XM, eatl. The protection effect of Rhodiola saccharinensis on mice after exposure to X-rays. *Chin J Radiol* Med Prot(中华放射医学与防护杂志),1996,6(2):80

[31]王淑兰,等.红景天素抗老化工作的实验研究.白求恩医科大学学报,1991,17(6):542

[32]姜文华,等.红景天素对大鼠中枢神经系统的抗衰老作用的实验研究.白求恩医科大学学报,1995,21(1):8

[33]潘中,等.红景天素抗大鼠心肌老化的超微结构体视觉定量研究.白求恩医科大学学报,1997,23(3):245

[34]黄颖,等.高山红景天苷对大鼠心钠素基因表达的影响.中国药学杂志,2000,35(9):589

[35]程秀娟,等.高山红景天多糖降血糖作用.中国中药杂志,1993,18(9):557

[36]张金菊.高山红景天治疗胆囊炎胆结石40例.中国民间疗法,2005,13(8):43

[37]路萌,等.高山红景天治疗类风湿性关节炎临床观察.黑龙江中医药,2001,(9):23

[38]王守义,等.高山红景天治疗风湿寒痛有奇效.药世界,2000,9

高良姜 Alpiniae Officinarum Rhizoma
gao liang jiang

本品为姜科植物高良姜 *Alpinia officinarum* Hance.的干燥根茎。味辛,性热。有温胃止呕,散寒止痛功能。用于脘腹冷痛、胃寒呕吐、嗳气吐酸。

【化学成分】

1. 挥发油 根含挥发油 0.5%~1.5%,油中主要成分是 1,8-桉叶素(cineol)、桂皮酸甲酯(Methyl cinnamate)、丁香油酚(eugenol)、蒎烯(pinene)、荜澄茄烯(cadinene)及辛辣成分高良姜酚(galangol)等[1,2]。

2. 黄酮类 尚含高良姜素(galangin)、山柰素(kampferide)、山柰酚(kaempferol)、槲皮素(quercetin)、异鼠李素(isorhamnetin)、高良姜素-3-甲醚、槲皮素-3-甲醚[1,2]。

【药理作用】

1. 镇痛、抗炎 小鼠灌胃高良姜醚提物 0.4、0.8 mL/kg、水提物 10 g/kg 均能减少醋酸引起的小鼠扭体次数;醚提物 0.4、0.8 mL/kg 和水提物 20 g/kg 均能延长小鼠对热刺激的痛反应潜伏期;水提物 10、20 g/kg 能明显抑制二甲苯所致的小鼠耳肿胀程度;大鼠灌胃高良姜水提物 5、10 g/kg 能明显抑制角叉菜胶引起的大鼠足肿胀程度;小鼠灌胃高良姜水提物10 g/kg 能明显对抗乙酸提高腹腔毛细血管通透性[3]。高良姜镇痛抗炎作用可能与其具有能够抑制前列腺素合成酶系和磷脂酶 A_2 的活性而影响前列腺素的合成有关[4]。灌胃给予高良姜总黄酮生药 100 g/kg 对大鼠角叉菜胶足趾肿胀、二甲苯所致小鼠耳肿胀以及乙酸所致小鼠腹腔毛细血管通透性增高等急性炎症模型均有明显抑制作用。高良姜总黄酮对乙酸、热刺激所致小鼠疼痛均有抑制作用[5]。

2. 抗血栓、抗凝血、抗血小板聚集、改善微循环 采用体内血栓形成实验法,给大鼠灌胃水提物 20 g/kg 或挥发油 0.2~0.4 mL/kg 均有抗血栓作用。给大鼠灌胃水提物 10 g/kg 或挥发油 0.2~0.4 mL/kg 均能使白陶土部分凝血活酶时间(KPTT)明显延长,对血浆凝血酶原时间(PT)、凝血酶原消耗时间(PCT)、凝血酶时间(TT)、V 因子、Ⅶ因子等无明显影响，表明水提物或挥发油均参与内源性凝血系统，具有一定的抗凝作用[6]。体外试管血液抗凝实验结果表明，高良姜水提物 100%浓度有明显的抗凝作用，150%浓度可完全抗凝，与 250 U/mL 肝素抗凝作用相当，其抗凝机制可能与高良姜具有抑制血小板聚集，阻碍凝血活酶的形成等因素有关[7]。水提物浓度 20、25、35 μg/200μL 时对 ADP 或胶原诱导的兔血小板聚集有明显的抑制作用[6]。在 SONY 显微电视录像系统下观察小鼠耳廓微动脉，腹腔注射高良药生药 10 g/kg 注射液 10 min 后，微动脉管径明显收缩，但对肾上腺素引起的管径的收缩及血流停止或减慢的时间均较对照组明显推迟[8]。

3. 抗溃疡 灌胃给予高良姜超临界萃取物100 mg/kg 能降低应激性胃溃疡的溃疡指数，明显降低应激大鼠血清 GAS 水平，降低应激大鼠胃液酸度，并能降低其胃蛋白酶活性，增加应激型大鼠胃黏膜 SS 水平[9]。

4. 调节肠管运动 高良姜总黄酮 0.5、1、2×10^{-4} g/mL 可明显抑制家兔离体小肠的自发收缩活动，表现为收缩幅度明显减小，肌张力显著下降，高良姜总黄酮的作用随浓度的增大而增强；能拮抗 $BaCl_2$ 引起的回肠平滑肌痉挛，主要表现为收缩幅度减弱，肌张力下降，随着剂量的加大而作用越强；能拮抗组胺引起的痉挛，主要表现为收缩幅度减弱，肌张力显著下降，高剂量比低剂量的拮抗作用更明显；能使 Ach 所致的外钙内流引起的收缩和内钙释放引起的收缩降低[10]。

5. 抗缺氧 给小鼠灌胃 4%醚提物 0.4、0.8 mL/kg 或水提物 10、20 g/kg 都能显著延长断头小鼠张口动作持续时间和氰化钾中毒小鼠存活时间，但不影响亚硝酸钠中毒小鼠存活时间。醚提物还能延长常压密闭缺氧小鼠的存活时间和减慢机体耗氧速度，其水提物不延长常压密闭缺氧小鼠的存活时间，但提高小鼠在低氧条件下的氧利用能力。醚提物和水提物对受寒小鼠的存活时间都无影响[11]。

6. 抗氧化 大鼠腹腔注射 150%高良姜水提物每天2 mL/次，可明显增强异丙肾上腺素所致大鼠心肌的 SOD 活性，降低 MDA 的含量[12]。

7. 抗菌 100%煎液对炭疽杆菌、α-或 β 溶血性链球菌、白喉及类白喉杆菌、肺炎球菌、金黄色葡萄球菌、白色葡萄球菌、枯草杆菌等皆有不同程度抗菌作用。在试管内对人型结核杆菌虽有抑制但作用弱[2]。

8. 抗癌 高良姜素 20、40、80 mg/L 可以诱导肝癌 BEL-7402 细胞发生凋亡，对 BEL-7402 细胞 IC_{50} 为 30.15 mg/L；BEL-7402 细胞生长曲线表明，高良姜素浓度增高，生长率明显下降。细胞凋亡可在 20~80 mg/L 高良姜素处理后 24 h 出现。凋亡细胞主要表现为核染色质固缩，荧光染色增强。高良姜素阻断细胞于G 期，线粒体膜电位降低。Caspase-3、Caspase-6 和 Caspase-9 被激活，呈时间依赖性改变[13]。

【临床应用】

1. 霍乱吐痢腹痛 将高良姜火炙焦香，用 250 g 以酒 1L 煮沸，顿服[2]。

2. 心绞痛 用温通滴丸(良姜的复方)治疗冠心病心绞痛 161 例，显效 31.7%，有效 29.2%，无效 39.1%[14]。

【附注】

大高良姜为姜科山姜属植物大高良姜 *Alipinia galangal* L.的根茎。

从大高良姜乙醇提取物的氯仿溶性部位分离得到 11 个化合物，分别为 4-[(E)-3-hydroxyprop-1-enyl]phenyl acetate、反式对羟基桂皮醛乙酸酯(trans-P-hydroxylcinnamaldehydeacetate)、5-hydroxy-7 (4″-hydroxy-3″-methoxyphenyl)-1-phenylhep-4-en-3-one、7-(4″-hydroxy-3″-methoxyphenyl 1-1-phenylhep-4-en-3-one、[1′S]-1′-乙酰氧丁香酚乙酸酯([1′S]-1′-acetoxyeugenol acetate、反式对羟基桂皮醛(trans-p-hydroxylcinnamaldehyde)、对羟基苯甲醛(P-hydroxybenzaldehyde)、1-(4-hydroxyphenyl)propan-1-one、高良姜素 (galangin)、trans-p-coumaryl diacetate、β-谷甾醇(β-sitosterol)[15]。

(孙英莲)

参考文献

[1]中国医学科学院药物研究所. 中药志(Ⅰ)北京：人民卫生出版社，1979：492

[2]江苏新医学. 中药大词典(下册). 上海：上海科学出版社，1986：1907

[3]张明发，等. 高良姜温经止痛的药理研究. 陕西中医，1992，13(5)：232

[4]木内文之，等. 生药成分对前列腺素生物合成的抑制作用. 国外医学中医中药分册，1983，(3)：183

[5]陈艳芬，等. 高良姜总黄酮抗炎镇痛作用的研究. 广东药学院学报，2009，25(2)：188

[6]许青媛，等. 高良姜及其主要成分对实验性血栓形成及凝血系统的影响. 陕西中医，1991，12(5)：232

[7]刘应柯，等. 高良姜抗凝实验及心肌脂质过氧化的影响. 中国中医药科技，1997，4(1)：47

[8]翁维良，等. 川芎、良姜、细辛对微循环影响的比较. 中

药通报,1986,11(7):54

[9]彭钧,等.高良姜超临界萃取物对应激性溃疡模型大鼠溃疡形成和胃液分泌及生长抑素水平的影响.安徽医药,2008,12(10):895

[10]唐春萍,等.高良姜总黄酮对兔离体回肠的影响.中药药理与临床,2006,22(5):23

[11]张明发,等.高良姜对缺氧和受寒小鼠的影响.中药药理与临床,1990,6(6):26

[12]刘应柯,等.高良姜抗凝实验及心肌脂质过氧化的影响.中国中医药科技,1997,4(1):47

[13]罗辉,等.高良姜素诱导肝癌BEL-7402细胞凋亡的研究.中药材,2008,31(8):1204

[14]翁维良,等.温通滴丸对冠心病心绞痛速效作用的双盲观察.中医杂志,1985,(1):34

[15]朱小璐,等.大高良姜的化学成分研究.中国现代中药,2008,10(11):13

唐松草 Thalictri Radix et Rhizoma

tang song cao

本品为毛茛科唐松草 *Thalictrum aquilegifolium* L. var. *sibiricum* Regel et Tiling 的根和根茎。味苦,性寒。具有清热燥湿,泻火解毒功效。主治泻痢、黄疸、热病烦躁、肺热咳嗽、痈肿疮毒、目赤肿痛等。

【化学成分】

1. 生物碱 主要有:阿朴菲苄基异喹啉型(ABI),如峨嵋唐松草碱、6α,7-脱氢峨嵋唐松草碱;双苄基异喹啉型(BBI),如核南的嗪、唐松草新碱;阿朴啡型,如尖叶唐松草碱、巨花精;原小檗碱型,如小檗碱、药根碱;扑托品型,如克利扑托品、伪扑托品;有机胺型,如N-苯基-β-奈胺、白蓬草酮;其他类型,如 spiradine A、thalicsessine[1,2]。

2. 三萜及糖苷 主要是四环和五环三萜皂苷,如aquilegifolin、thalictoside 等[1,3,4]。

3. 黄酮及糖苷 如异牡荆素-5-鼠李糖苷、山柰酚-3-鼠李糖苷[1,5,6]。

【药理作用】

1. 抗菌 25 mg/L 唐松草新碱能抑制包皮垢分枝杆菌,100 mg/L 则能抑制金黄色葡萄球菌、大肠杆菌、鸡沙门菌和肺炎球菌,也能抑制真菌白色念珠菌[7]。白蓬草酮对大肠杆菌、沙门杆菌、肺炎球菌及白色念珠菌皆有抗菌作用[8]。从 *T. minus* 中得到的三萜化合物有抑制真菌 *Candian albicans* 和细菌 *Staphylococcth aureus* 的活性,抑制率分别为 78.7%和 45.7%[9]。

2. 调节免疫 小檗胺可以拮抗环磷酰胺所致的小鼠和犬的白细胞降低,并与环磷酰胺的抗癌疗效有协同作用[10]。

3. 心血管系统

(1)抑制心脏 给大鼠静脉注射峨嵋唐松草碱(methoxyadiantifoline,MAF)8、20、40、80 mg/kg,可使心率、P-R 间期及 Q-T 间期延长,呈剂量依赖关系。给小鼠恒速静脉注射唐松草舒平定(thalisopidine)亦具上述作用。MAF 30 μmol/L 抑制大鼠左、右心房肌的收缩力,给药后 40 min,使收缩力降至给药前水平的 50%,并使心功能不应期从 61 ms 延长至 90 ms,收缩频率降低 60%[11,12]。

MAF 17、50 μmol/L 可增加离体豚鼠心脏冠脉流量,分别为 12.9%及 20.4%,并伴有负性心力及负性频率作用。给小鼠腹腔注射该药 50 mg/kg,可使心肌营养性血流量增加 13%。该药 30 mol/L 能抑制去甲肾上腺素、苯福林所致猪冠脉螺旋条收缩,抑制作用呈剂量依赖关系[13]。MAF 可延长心肌动作电位时程,高浓度可抑制心肌收缩力,而对动作电位幅值(APA)则无明显影响。该生物碱对心肌的作用特点可能与其阻钾、阻钙有关[14]。

(2)抗心律失常 给麻醉大鼠静脉注射唐松草碱 10 mg/kg,可以显著提高乌头碱诱发大鼠及哇巴因诱发豚鼠心律失常(室性早搏、室性心动过速、心室纤颤及心脏停搏)用量。给小鼠腹腔注射该药 10 mg/kg,能明显降低氯仿所致心室纤颤发生率。给麻醉大鼠静脉注射该药 10 mg/kg,对心肌缺血复灌所致心室纤颤也有对抗作用。唐松草碱抗心律失常作用机制可能与其阻止心肌细胞 Na^+内流及抑制心肌 Ca^{2+}转运有关。从紫堇叶状唐松草(*T.isopyroides*)中提取的唐松草舒平定也有显著的抗心律失常作用。给豚鼠静脉注射该药 10 mg/kg,能提高哇巴因所致心律失常用量,降低静脉注射氯化钙所致大鼠的死亡率,预防氯仿引起小鼠心室纤颤的发生,对抗大鼠心肌缺血复灌所致心律失常;但是对乌头碱所诱发的大鼠心律失常无明显影响[12,15]。

(3)降压 给大鼠静脉注射唐松草舒平定10 mg/kg,

可使左心室压(LVP)、左心室压变化率(±dp/dt)、收缩压及舒张压一过性下降,加大剂量至 20 mg/kg 对心脏功能抑制作用可持续 10~20 min[12]。

4. 抗肿瘤 金丝唐松草总碱及海兰的嗪(hernandezine)在体外对小鼠白血病 L1210 细胞生长有抑制作用。对荷瘤 P388 白血病、S180 腹水型和 C26 结肠癌的小鼠均有治疗作用。海兰的嗪能阻断细胞周期由 G_1 期向 S 期过渡,为细胞周期特异性作用。此外,同种植物的白蓬嗪和异白蓬嗪对 L1210 细胞具有相似的抑瘤作用[16]。唐松草新碱对小鼠肉瘤 S180、子宫癌(U14)、肝癌(HeAP)均无抑制作用[17]。

5. 药代动力学 唐松草新碱多相脂质体及唐松草新碱盐酸液给小鼠单次尾静脉注射后的药时曲线符合开放双隔室模型,其双指数方程分别为$C=23.73e^{-0.1972t}+1.203e^{-0.029t}$ 以及 $C=21.446e^{-0.536t}+4.356e^{-0.0623t}$。其中 α、β 相半衰期分别为 3.52、23.58 min 和 1.293、11.12 min。两种剂型的药物动力学过程比较说明,质脂体使唐松草新碱在血循环中维持较高的浓度和持续较长的时间[18]。

6. 毒性 唐松草新碱给小鼠腹腔注射的 LD_{50} 为 520 mg/kg。静脉注射的 LD_{50} 为 120 mg/kg,在连续静脉注射的毒性实验中,300 mg/kg 即有明显死亡现象,而治疗显效剂量 70~100 mg/kg,说明治疗指数较小。给家兔每天注射该药,40 mg/kg,兔的体重、血红蛋白、白细胞数、血小板数及心电图等都没有影响。只是在速度快、剂量大时能使 T 波稍微下降、呼吸急促、心率加快、四肢类似瘫痪。实验动物对唐松草碱有较好的耐受性。其 LD_{50} 分别为:小鼠静脉注射 58.6 mg/kg,腹腔注射 332 mg/kg 或 480 mg/kg;大鼠静脉注射 284 mg/kg,口服 1500mg/kg;另有报道对大鼠静脉注射为46 mg/kg,1 h 输注为 527 mg/kg,2 h 输注为 643 mg/kg[19]。

【临床应用】

白细胞减少症 小檗胺片治疗放、化疗所致白细胞减少症有效率约 78.4%,对药物所致白细胞减少症有效率为 91.7%,由小檗胺组成的升白胺片治疗恶性肿瘤患者化疗引起白细胞减少症有效率达 91.3%[20]。

【附注】

唐松草同属植物还有多叶唐松草 *Thalictrum foliolosum* DC、高原唐松草 *T.cultratum* Wall、贝加尔唐松草 *T.baicalense* Turcz、偏翅唐松草 *T.delavayi* Franch.、长柱唐松草 *T.baicalense* Turcz. var. *megalostigma* Boiv.、大叶唐松草 *T. Faberi* Ulbr、花唐松草 *T.Petaloideum* L、峨眉唐松草 *T. omeiense* W.T.Wang、尖叶唐松草 *T. acutifolium* Hand-Mazz borvin、金丝唐松草 *T. glandulosissimum* (Fin. Et Gagn)WT Wang et SH Wang、香唐松草(*T. foetidum* L.)、紫唐松草(*T.dasycarpum*)及狭叶唐松草 *T. atriplex* Finet et Gagnep 等。

[化学成分]

从狭叶唐松草中分离出 N-methyllaurotetanine、isoboldine、thalisopynine、N-methylcocularine、N-demethylthaphenine、thaligucine nantenine 等生物碱[17,21]。

从 *T. orientale* Boiss.中得到一个氰苷化合物 lithospermoside 和一个含有硝基的酚苷 Thalictricoside[22]。从 *T. atriplex* 得到三个酚酸化合物,分别是原儿茶酸、咖啡酸和对羟基香豆酸[23]。从唐松草属植物中还分离到长链脂肪酸、β-谷甾醇和长链醇等[24]。

[药理作用]

1. 抑制血小板聚集 狭叶唐松草中阿朴菲苄基异喹啉(ABI)和双苄基异喹啉(BBI)类生物碱能明显抑制 ADP 和胶原诱导的大鼠血小板聚集,而阿朴菲(aporphine,AP)类生物碱无此作用[25]。

2. 抗矽肺 多枝唐松草(*T.ramosum* Boivin)、偏翅唐松草(*T. devayi* Franch.)、金丝马尾连[*T.glandulosissimum* (Finet et Gagnep)W.T.Wang et S.H.Wang]、东亚唐松草[*T.minus* var.*hypoleucum* (Sieb. Et Zucc.) Miq.]、短杆箭头唐松草(*T. simplex* var. brevipes Hara)对经气管急性染尘所致实验性矽肺大鼠早期治疗显示较好的疗效,其中东亚唐松草总碱也有良好的疗效。但是,毛发唐松草(*T. trichopus* Franch.)和弯柱唐松草(*T.unicinulatum* Franch.)无效[26]。

3. 抗肿瘤 从大叶唐松草中分离提取的唐松草新碱(thalidasine),给小鼠腹腔注射 70 mg/kg,连续 10 d,对艾氏癌腹水型(EcA)的抑制率达 50%,平均生存日数明显延长;给小鼠腹腔注射该药 100 mg/kg,连续 10 d,对 Lewis 肺癌的抑制率达 50%~58%;给大鼠皮下注射该药 42 mg/kg,连续 7 d,对瓦克癌(W256)的抑制率为 38.8%[27]。

尖叶唐松草中分离得到一种新型醚键双生物碱唐松草阿原碱(2.5~100 μg/mL)对宫颈癌 Hela、肝癌 LCC、胃癌 MGC、非小细胞肺癌 PLA-801 四种人体肿瘤细胞有强烈的杀伤作用,IC_{50} 值分别为 37、60、85、82 μg/mL[28]。

4. 其他 大叶唐松草具有抗疟活性[29]。峨眉唐松草碱(MAF)还有利尿、镇痛等作用[30]。

(方　芳　洪　缨　王本祥　侯家玉)

参考文献

[1]娄云鹏,等. 唐松草属植物化学成分及其药理活性研究进展.天然产物研究与开发,2007,19:536

[2]李志光,等. 唐松草植物的化学与药理研究概况.江西中医学院学报,2001,13(2):93

[3]Sharples D. The alialoids of aquilegifolium. *Phytochemistry*, 1972,11:306

[4]Yoshimitsu H, et a1. Two new cycloartane glycosides from Thalictrum thunbergii. *Tetrahedron Lett*, 1998, 39:6919

[5]Yu SC, et al. flavonoid glycoside from Thalictrum przewalskii. *J of Asian Nat Prod Res*, 1999, 1:301

[6]Gao GY, et al. A new flavonoid from the aerial part of Thalictrum triplex. *Fitoterapia*, 2000, 71:627

[7]刘寿山,等. 中药研究文献摘要1975-1979. 北京:科学出版社,1986:300

[8]刘嘉森,等. 中药研究文献摘要1985-1987.北京:科学出版社,1993:944

[9]Gromova AS, et a1. ThalicosidesA1-A3.minor cycloartane bisdesmosides from Thalictrumminus. *J Nat Prod*, 2000, 63:911

[10]刘昌孝,等. 苄基异喹啉类生物碱的生物活性及其国内资源. 药学通报,1983,18(5):31

[11]张杰,等. 峨嵋唐松草碱对大鼠心房生理特性的影响. 中国药理学与毒理学杂志,1988,2(2):86

[12]胡国胜,等. 唐松草舒平定抗实验性心律失常作用. 中国药理学通报,1990,6(2):109

[13]贺菊芳,等. 峨嵋唐松草碱对冠状循环及冠脉螺旋条收缩反应的影响. 中国药理学与毒理学杂志,1988,2(3):193

[14]陈建国,等. 峨眉唐松草碱对豚鼠心肌动作电位及收缩力的影响. 同济医科大学学报,1994,23(5):428

[15]程绍瑜,等. 峨嵋唐松草碱抗实验性心律失常作用. 中国药理学通报,1988,4(4):237

[16]徐承熊,等. 金丝马尾连碱甲等成分的抗肿瘤作用. 药学学报, 1990,25(5):330

[17]高光耀,等. 狭叶唐松草化学成分的研究(Ⅲ).中草药, 2000,31(5):324

[18]马宛龙,等. 唐松草新碱两种剂型的药物动力学比较. 沈阳药学院学报,1988,5(4):235

[19]陈琪,等. 唐松草属植物中抗癌有效成分研究进展.中山大学研究生学刊,2000,21(2):47

[20]杨科,等. 小檗胺治疗白细胞减少104例临床疗效观察.中华血液学杂志,1985,10:613

[21]高光耀,等. 狭叶唐松草化学成分的研究.中国药学杂志, 1999,34(3):157

[22]Erdemgil FZ, et al. Thalietrieoside, a new phenolic compound from Thalictrum orientale. *Z Naturforsch*,2003,58:632

[23]Gao GY. Study on The Chemical Constitutes of Thalictrumatriplexand its Distribution Pattern and Chemotaxonomic significance. Beijing:Chinese Academy of Medical Science &Peking Union Medical College(中国医学科学院&中国协和医科大学), *PhD*.1999.

[24]Sidjmiov AK, et a1. An isopavine alkaloid from Thalictrum minus. *Phytochemistry*,1998, 48:403

[25]田泽,等. 狭叶唐松草中三类生物碱对血小板集聚的影响.中草药,2000,31(11):839

[26]毕常康,等. 七种唐松草属植物抗矽肺作用的实验研究.中药药理与临床,1995,(5):43

[27]马竹卿,等. 唐松草新碱的抗肿瘤作用及毒性试验.中草药,1980,11(5):217

[28]陈琪,等. 新型植物来源生物碱-唐松草阿原碱对人体肿瘤细胞株的细胞毒性作用. 中山大学学报,2001,40(4):10

[29]Lin LZ, et a1. Phenolic aporphlne-benzyliso-qIlinoline alkaloids from Thalictrum faberi. *Phytochemisty*,1999,50:829

[30]辛史芽,等. 峨眉唐松草化学成分的研究.药学学报, 1983,18(12):920

拳参 Bistortae Rhizoma quan shen

本品为蓼科植物拳参 *Polygonum bistorta* L. 的干燥根茎。味苦、涩,性微寒。有清热解毒,消肿,止血功能。用于赤痢热泻、肺热咳嗽、痈肿瘰疬、口舌生疮、血热吐衄、痔疮出血、蛇虫咬伤。

【化学成分】

1. 黄酮 含有槲皮素(quercetin)、槲皮素-5-O-β-D-葡萄糖苷 (Quercetin-5-O-β-D-glucopyranoside)[1]、山柰酚(kampferol)[2]、芦丁(rutin)、mururin A[3,4]。

2. 三萜 拳参中含有24(E)-亚乙基环木菠萝烷[24(E)-ethylidenecycloartanone]、24(E)-亚乙基环木菠萝烷-3α-醇[24(E)-ethylidenecycloartan-3α-ol]、环木菠萝烷-3,24-二酮(cycloartane-3,24-dione)、环木菠萝烷-3,24-二酮 (cycloartane-3,24-dione)、24-

亚甲基环木菠萝烷酮(24-methylenecycloartanone)、木栓醇 (friedelin)、3β-木栓醇 (3β-friedelinol)[5]、5-粘霉烯-3-酮(5-glutinen-3-one)、无羁萜醇(friedelanol)[6]、乔木萜醇(Arborinol)、异乔木萜醇(Isoarborinol)[7]。

3. 酯类 分离得到 (3-甲氧基酰胺基-4-甲基苯)-氨基甲酸甲酯、(3-甲氧基酰胺基-2-甲基苯)-氨基甲酸甲酯[(3-methoxycarbonylamino-2-methylphenyl)-cabamic acid methylester][2]、9-油酸-2,3-二羟丙基酯、亚油酸甲酯(methyl linoleate)[7]。

4. 甾体 γ-谷甾醇(γ-sitosterol)、β-谷甾醇(β-sitosterol)、β-sitosterone(β-谷甾酮)[5]、3-β-乙酰氧基达玛烷-20,24-二烯(3β-acetoxydammara-20,24-diene)、Adianenone、6-羟基豆甾-4-烯-3-酮(6-hydroxy-stigmast-4-en-3-one)、豆甾醇(Stigmaterol)、β-谷甾醇(β-sitosterol)、β-胡萝卜苷(β-Daucosterol)[7]。

5. 鞣质 鞣质含量为 8.7%~25.0%, 包括没食子酸 (gallic acid)[1]、儿茶素(catechin)[3]、(+)-儿茶素、(+)-儿茶素-5-O-β-D-吡喃葡萄糖苷、(-)-表儿茶素-5-O-β-D-吡喃葡萄糖苷、(+)-儿茶素-7-O-β-D-吡哺葡萄糖苷、(-)-表儿茶素、4-甲氧基-1,2-苯二酚(4-methoxy-1,2-dihydroxybenzene)[7]、原儿茶酸(4-dihydroxy benzoic acid)、2,6-二羟基苯甲酸(2,6-dihydroxybenzoic acid)、(+)-儿茶酚、(-)-表儿茶酚、6-没食子酰葡萄糖,3,6-二没食子酰葡萄糖、咖啡酸(caffeic acid)、逆没食子酸[8,9]。

6. 矿质元素 复方拳参片经原子吸收光谱测定含有钙、镁、铁、锌、钾、钠、锰、铜、铬、镍、钴、钙、镉、钼等 14 种微量元素,其中钙、镁、铁、钾、钠、锰的含量较为丰富[10]。

7. 糖类 分离得到 3 个糖:β-D-吡喃葡萄糖(β-D-glucopyranose)、α-D-吡喃葡萄糖(α-D-glucopyranose)[7]和淀粉[8]。

8. 其他 脂肪酸类的油酸(9-octadencenoic acid)和丁二酸(succinic acid);芳香酸类的阿魏酸(freulic acid);还含有丁香苷(syringin)、色氨酸(tryptophan)、绿原酸(chlorogenic acid)、4-羟基苯乙醇(4-hydroxy-beneneethanol)、6,7-亚甲基氧基香豆素 (6,7-methlenedioxycoumarin)、正二十八烷(Octacosane)、1-(3-O-β-D -吡喃葡萄糖基-4,5-二羟基苯基)-乙酮[7]。

【药理作用】

1. 保护心肌 SD 大鼠分为心脏缺血再灌注模型组、拳参正丁醇提取物 (PBNA) 高、中、低剂量组(0.01、0.003、0.001 mg/L), 灌流过程中及结束后测定心脏冠脉流量、心率、左心室收缩压、左心室舒张压。PBNA 可通过扩张冠脉、减慢心率、增强心肌收缩力对心肌缺血再灌注损伤起保护作用[11]。有报道推测该作用可能与 PBNA 中水溶性成分 PBNA-413 降低收缩血管的物质 AngⅡ和 ET 含量及升高舒张血管的 ANP 的含量有关[12]。

PBNA 120、60 mg/kg 给结扎冠状动脉左前降支心肌缺血大鼠。结果:PBNA 可提高心肌组织的超氧化物歧化酶,降低丙二醛,降低血清乳酸脱氢酶和磷酸肌酸激酶,清除自由基,防止脂质过氧化[13]。

建立大鼠心肌肥厚模型,于造模后第 2 天开始分别灌胃给以 1、0.5 mg/kg 的 PBNA,连续 14 d。模型血清 LDH 的活性升高,心肌组织 Na^+/K^+-ATPase,Ca^{2+}-ATPase,CK 及 LDH 的活性降低;与模型组相比,PBNA 治疗组血清 LDH 的活性降低, 心肌组织 Na^+/K^+-ATPase,Ca^{2+}-ATPase,CK 及 LDH 的活性升高。起到抗大鼠心肌肥厚的作用[14]。

2. 抗心律失常 分离豚鼠右心房稳定 45 min 后, 累积加入拳参正丁醇提取物 (PBNA,0.001×3、0.01、0.01 ×3、0.1、0.1 ×3、1、1 ×3、10、10 ×3 mg/mL)0.2 mL,观察自动节律、收缩幅度、收缩速度、舒张速度的变化。PBNA 可降低豚鼠离体右心房的自律性,明显降低豚鼠离体右心房的收缩幅度、收缩速度、舒张速度,且具有剂量依赖性。同时 PBNA 亦可明显降低左心房的兴奋性,缩短功能性不应期,呈剂量依赖性[15,16]。

3. 收缩主动脉 家兔离体胸主动脉条,高钾去极化后,以不同浓度 $CaCl_2$ 和 NE 为刺激剂,观察 PBNA (0.0001、0.001、0.01、0.05、0.2、0.5 mg/mL) 作用 5 min 后的影响。不同浓度的 PBNA 通过抑制或促进平滑肌细胞膜电压依赖 Ca^{2+}通道与内钙释放而发挥作用,对受体操纵的 Ca^{2+}通道有一定的抑制作用。高浓度的 PBNA 对 K^+通道开放起促进作用[17]。

4. 抗脑缺血 大鼠脑缺血再灌注损伤模型,缺血后 10 min, 于舌下静脉给予不同剂量的 PBNA(0.3、0.1 mg/kg),再灌注 24 h 后发现:与对照组比较 PBNA 组脑梗死体积减小, 血清 NOS 和 SOD 的活性升高, NO 含量升高,MDA 含量降低[18]。

5. 抑制中枢 给小鼠腹腔注射 PBNA(0.5 mg/mL) 0.01、0.02 mL/10 g, 体重发现自发活动明显减少,大波、中波大部分消失,小波明显减少,提示 PBNA 有镇静作用。小鼠腹腔注射给予 PBNA(0.4、0.2 mg/mL)0.01 mL/10 g,加快戊巴比妥钠阈上催眠剂量小鼠的入睡时间, 延长其睡眠时间和增强戊巴比妥钠阈下催眠剂量的催眠作用[19]。

6. 抗氧化 用清除二苯代苦味酰基(DPPH)自由

基、2,2-连氨-(3-乙基苯并噻唑啉-6-磺酸) 二氨盐(ABTS)自由基和铁离子还原/抗氧化能力(FRAP)测定法,检测拳参根茎乙酸乙酯提取物(PBLEE)、甲醇提取物(PBLME)和石油醚提取物(PBLPE)的体外抗氧化能力。结果显示3个提取物和阳性对照总的体外抗氧化能力的顺序为:PBLME>PBLEE>PBLPE。拳参具有较好的抗氧化作用,其强弱程度取决于提取溶剂[20]。

7.抗菌　拳参提取物(25、12.5、6.25、3.12、1.56 mg/mL)的最低抑菌浓度。结果:对金黄色葡萄球菌、大肠埃希菌、枯草芽孢杆菌、变形杆菌、产气杆菌、绿脓杆菌和肺炎链球菌均表现有一定的抑菌活性[21]。

8.镇痛　小鼠腹腔注射给予拳参正丁醇提取物(PBNA,40、45、50 mg/kg)以醋酸扭体法、热板致痛法、电刺激致痛法证明,PBNA明显减少醋酸引起的小鼠扭体反应,提高热板法和电刺激法致痛小鼠痛阈。PBNA镇痛作用明显,与氨基比林相当[22]。

【临床应用】

1.婴幼儿腹泻　48例婴幼儿腹泻患者在常规治疗基础上加用拳参2~8 g,煎汤内服,1 d 3次,3 d为1个疗程。50例对照组给予常规治疗(抗炎、抗病毒等)。治疗组显效40例,显效率为83.33%,对照组显效32例,显效率为64%,两组比较有显著性意义[23]。另有54例婴幼儿秋冬季腹泻患者分治疗组28例,对照组26例。治疗组在对照组常规治疗基础上服用拳参(粉剂)4~10 g/kg,每日2次,2~3 d可痊愈[24]。

2.湿热型痢疾　52例湿热型痢疾患者口服"拳参止痢方"(拳参、草血竭、槟榔)水煎液,每日1剂,连续3~7 d,痊愈47例,好转3例,总有效率96.15%[25]。

3.胃十二指肠炎及溃疡　255例胃十二指肠炎及溃疡患者服用复方拳参片(拳参等),8片/次,3次/d,30 d为1个疗程。其中胃溃疡治愈率达93.63%,慢性胃炎治愈率为65.13%。治疗溃疡效果优于胃炎可能与溃疡面积小而胃黏膜炎症广泛有关[26]。

(张郑瑶　周秋丽)

参考文献

[1]刘晓秋,等.拳参的化学成分.沈阳药科大学学报,2004,21(3):187

[2]刘晓秋,等.拳参的化学成分.中草药,2006,37(10):1476

[3]刘晓秋,等.拳参正丁醇提取物的化学成分.沈阳药科大学学报,2006,23(1):15

[4]刘晓秋,等.拳参提取物及单体化合物的体外抑菌活性初步研究.中药材,2006,29(1):51

[5]Karuppiah Pillai Manoharan, et a1. Cycloartane type triterpenoids from the rhizomes of Polygonum bistorta. *Phytochemistry*,2005,66:2304

[6]Duwiejua M,et a1.The Anti-inflammatory Compounds of Polygonum bistorta: Isolation and Characterisation. *Planta Med*, 1999,65:371

[7]梁波,等.中药拳参化学成分及药理活性研究进展.甘肃高师学报,2008,13(5):23

[8]肖凯,等.拳参的DNA裂解活性成分研究.中草药,2003,34(3):203

[9]严永清,等.中药辞海(第2卷).北京:中国医药科技出版社,1996:2219

[10]刘彦明,等.原子吸收光谱法测定复方拳参片中14种微量元素.许昌学院学报,2005,24(2):25

[11]黄真,等.PBNA对心肌缺血再灌注损伤的保护作用研究.赣南医学院学报,2009,29(4):490

[12]黄志华,等.拳参提取物PBNA-413对离体心肌缺血再灌注时血管活性物质的影响.中药药理与临床,2008,24(6):48

[13]叶和杨,等.拳参正丁醇提取物保护大鼠心肌缺血再灌注损伤的剂量依赖性效应.中国临床康复,2005,9(39):118

[14]黄志华,等.拳参正丁醇提取物对大鼠心肌肥厚时钠钾及钙ATP酶活性的影响.时珍国医国药,2010,21(1):122

[15]黄志华,等.拳参正丁醇提取物对豚鼠离体右心房自律性及收缩特性的影响.中药药理与临床,2007,23(4):35

[16]李良东,等.拳参正丁醇提取物对豚鼠离体左心房兴奋性及功能性不应期的影响.时珍国医国药,2007,18(9):2082

[17]李良东,等.拳参正丁醇提取液对家兔胸主动脉条收缩的影响.中药药理与临床,2007,23(6):53

[18]李良东,等.拳参正丁醇提取物对大鼠脑缺血再灌注损伤的保护作用.时珍国医国药,2009,20(9):2172

[19]曾靖,等.拳参正丁醇提取物中枢抑制作用的研究.赣南医学院学报,2003,23(4):3

[20]常星,等.拳参抗氧化活性研究.精细化工中间体,2009,39(2):29

[21]刘晓秋,等.拳参提取物及单体化合物的体外抑菌活性初步研究.中药材,2006,29(1):59

[22]黄玉珊,等.拳参正丁醇提取物的镇痛作用的研究.赣南医学院学报,2004,24(1):12

[23]吴荷芬,等.拳参辅助治疗婴幼儿腹泻的临床分析.右江医学,2003,31(4):389

[24]臧懋材,等.拳参治疗婴幼儿秋冬季腹泻28例.中华实用医学,2002,4(6):48

[25]黄平,等.民间验方"拳参止痢方"治疗湿热型痢疾52例.中国民族民间医药杂志,2001,(49):85

[26]屈良斋.复方拳参片治疗胃十二指肠炎及溃疡255例疗效观察.中级医刊,1985,(9):49

凌霄花 Campsis Flos ling xiao hua

本品为紫葳科植物凌霄 *Campsis grandiflora* (Thunb.)K. Schum. 或美洲凌霄 *Campsis radicans* (L.) Seem.的干燥花。味甘、酸,性寒。具有活血通经,凉血祛风的功能。用于月经不调、经闭癥瘕、产后乳肿、风疹发红、皮肤瘙痒、痤疮。

【化学成分】

1. 三萜 乙醇提取物的乙酸乙酯部位,分离得齐墩果烷型三萜化合物,即齐墩果酸(oleanolic acid)、山楂酸(maslinic acid)、阿江榄仁酸(aqunolic acid)及β-香树脂醇(β-amyrin);乌索烷型三萜化合物,即熊果酸(ursolic acid)、熊果醛(ursolic aldehyde)、23-羟基熊果酸 (23-hydroxyursolic acid)、可乐苏酸(corosolic acid)及α-香树脂醇(α-amyrin)[1,2]。

2. 花色素 凌霄花红色素为天然植物色素,室温浸提常压滤得鲜红色透明溶液。在 pH≤4 条件下稳定,色泽鲜艳,适于酸性条件使用,遇碱变为棕色[3]。

3. 挥发油 凌霄花中挥发性成分共有 154 个,主要为糠醛(furfura1)、5-甲基糠醛(5-methfurfura1)、糠醇(furfuryl alcho1)和 2-乙酰糠醛(2-acetylfurfun)占挥发油的 44.7%[4]。

4. 其他 凌霄花中还分离得到β-谷甾醇 (β-sitosterol)[5]、胡萝卜苷 (daucosterol)、三十一烷醇(hentriacontanol)、15-巯基-2-十五烷酮(15-mercapto-2-pentadecanone)及桂皮酸(cinnamic acid)。醇提物的乙酸乙酯部位,得到 1 个黄酮类成分,芹菜素(apigenin)。丙酮:甲醇(1:1)部位,得到 1 个苯丙醇苷类成分,阿克替苷(acteoside)[2]。

【药理作用】

1. 改善微循环 凌霄花醇提物(300、150、75 mg/kg 灌胃给药,连续 12 d)能加快老龄大鼠血流速度,扩张小血管管径,增加毛细血管网交叉点,抑制红细胞和血小板聚集,降低血液黏度,改善红细胞功能[6]。

2. 抑制酶活性 凌霄花中的阿江榄仁酸、山楂酸、23-羟基熊果酸及可乐苏酸,可抑制人酰基辅酶 A 胆固醇酰基转移酶-1($hACAT_1$)的活性[7]。

3. 抗生育 乙醇浸膏中的丙酮:甲醇(1:1)部位(0.02 mg/mL)作用于离体孕小鼠子宫肌条,显著增强其收缩强度[2]。另有药理试验表明凌霄花可抗小鼠早孕[8],显著地抑制未孕小鼠子宫收缩[9]。

4. 毒性 小鼠灌胃给予凌霄花水煎液(生药 50 g/kg),其毒性很低,最大耐受量为 50 g/kg[9]。

【临床应用】

1. 妇科疾病 黄白带下患者服用凌霄花汤剂,7 剂后症状明显好转,再投 7 剂,诸症痊愈[10]。还可用于月经不调、经闭症瘕、产后乳肿[11]。

2. 皮肤疾病 156 例接触性皮炎患者, 用含有凌霄花的清洗液每天 20 mL 揉擦全身,连续 4 周,总有效率达 92.3%,对职业性接触性皮炎疗效尤为显著[12]。386 例颜面部痤疮患者口服三白饮(凌霄花等,生药 1.2 g/mL)治疗, 20 mL/次,日服 3 次,总有效率95.6%。对照组 72 例服用西药。两组疗效比较治疗组明显优于对照组,且具有显著性差异[13]。酒渣鼻患者用凌霄花等加生石膏以水煎服治疗,14 剂,患者面部潮红减轻,丘疹减少,连续 1 个月,面部皮疹全部消退[14]。95 例荨麻疹患者服用凌霄花合剂(水煎),全部治愈,平均治愈天数为 5.8 d[15]。

3. 眩晕 55 例椎基动脉供血不足性眩晕患者服用凌霄花汤治疗,3 次/d,10 d 为 1 个疗程,2 个疗程后,总有效率为 92.7%[16]。

4. 哮喘 55 例儿童支气管哮喘患者服用银龙凌霄汤,控制 20 例,显效 29 例,疗效显著[17]。

5. 急性会厌炎 凌霄贝扇通翘汤临床治疗急性会厌炎(急症关下喉痹),取得良好的疗效,使患者免受插管及气管切开之苦[18]。

6. 失眠 100 例失眠患者用黄芪凌霄胶囊治疗,每次 5 粒,3 次/d,连用 30 d,总有效率为 94.0%。对照组 100 例用谷维素治疗,总有效率 68.0%。两组治疗总有效率比较有统计学差异[19]。

7. 口疮 38 例复发性口疮患者服用复方凌霄胶囊, 每次 4~5 粒,3 次/d,10~20 d 治疗后总有效率为 97.37%[20]。

(张郑瑶 周秋丽)

参考文献

[1]Kim DH, et a1.Tfiterpenoids from the flower of Campsis grandiflora K. Schum as human acyl—CoA:cholesterol acyhransferase inhibitors. *Arch Pharm Research*, 2005, 28(5):550

[2]Zhao Qian, et al. Studies on the chemical constituents of the flower of Campsis grandiflora (Thunb.) K.Schum. and its contraceptive effect. *Natural Product Research Development*, 2002, 14(3):1

[3]王改萍，等. 凌霄花红色素的提取及稳定性研究. 新乡医学院学报，1998，15(4):330

[4]Ueyama Y, et a1. The essential oil from the flowers of Campsisgrandiflora (Thunb.) K Schum from China. *Flavour and Fragrance Journal*, 1989, 4(3):103

[5]陈敬炳，等. 凌霄花成分的研究. 中草药，1981，12(8):372

[6]李建平，等. 凌霄花粗提物对老龄大鼠微循环的影响. 医药导报，2007，26(2):136

[7]Kim DH, et a1. Tfiterpenoids from the flower of Campsis grandiflora KSchum as human acyl—CoA:cholesterol acyhransferase inhibitors. *Archines Pharmacal Research*, 2005, 28(5):550

[8]刘汉清，等. 戕麟口服液的药剂学研究. 中成药，1995，17(5):6

[9]沈琴，等. 中药凌霄花的药理学考察. 天然产物研究与开发，1995，7(2):6

[10]骆春. 墓头回凌霄花为主治疗黄白带. 湖南中医杂志，2002，18(4):59

[11]杨阳，等. 凌霄花及其复方制剂的临床应用. 中国实用医药，2010，5(1):132

[12]谷杰，等. 复方白鲜皮清洗液的制备. 中国药学杂志，1996，31(7):404

[13]操贤才，等. 三白饮治疗痤疮386例. 中国民间疗法，2001，9(1):43

[14]熊晓刚. 花类药在皮肤科中的应用. 中医杂志，2001，42(12):758

[15]黄梅生. 凌霄花合剂治疗荨麻疹95例. 广西中医药，1994，17(3):7

[16]王贤斌，等. 凌霄花汤治疗椎基动脉供血不足性眩晕. 湖北中医杂志，2002，24(9):26

[17]程越明. 银龙凌霄汤治疗小儿支气管哮喘55例. 辽宁中医杂志，1998，25(4):168

[18]耿引循. 耿鉴庭先生治疗急症关下喉痹经验. 江苏中医，2000，21(10):11

[19]付革新. 黄芪凌霄胶囊治疗失眠100例临床观察. 中西医结合心脑血管病杂志，2005，3(11):1007

[20]张昀，等. 复方凌霄胶囊治疗复发性口疮38例. 河北中医，2002，24(3):165

益 智 Alpiniae Oxyphyllae Fructus yi zhi

本品为姜科植物益智 *Alpinia oxyphylla* Mig.的干燥成熟果实。味辛，性温。有暖肾固精缩尿，温脾止泻摄唾功能。主治肾虚遗尿、小便频数、遗精白浊、脾寒泄泻、腹中冷痛、口多垂涎。

【化学成分】

1. 挥发油 含油精 0.7%(cineo1e)，从中分出 α-蒎烯(α-pinene)、芳樟醇(linalool)、香橙烯(valencene)、桉油精、姜烯(zingiberene)、姜醇(zingiberol)等[1]。

2. 黄酮类 杨芽黄酮 (tectochrysin)、白杨素(chrysin)、izalpiin 等[2]。

3. 庚烷类衍生物 益智酮甲(yakuchinone A)、益智酮乙(yakuchinone B)、益智醇(oxyphyllacinol)、益智新醇(neonootkatol)[3,4]。

4. 其他 含有多种微量元素和丰富的 B 族维生素，17 种氨基酸，其中锌、锰 VB_1、VB_2 和谷氨酸及天门冬含量最高[5]。此外还含 a-松油醇、绿叶烯、香橙烯、愈创木醇等 17 种化合物[6]。

【药理作用】

1. 镇静和镇痛 益智仁氯仿提取物 200 g/kg、益智仁水提物 30 g/kg 灌胃给药，能明显延长戊巴比妥钠阈下剂量小鼠入睡率和睡眠持续时间，表明对小鼠有镇痛作用[7]。益智仁口服液 200、100、50 mg/kg 能抑制小鼠自发活动，与戊巴比妥钠合用有协同作用[8]。

2. 促学习记忆 益智仁水提取物 120、240、480 mg/kg 灌胃给药，能明显改善东莨菪碱导致的大鼠记忆获得障碍，并能有效抑制大鼠海马乙酰胆碱酯酶的活性，提高脑蛋白含量，表明益智仁水提取物具有较好的益智作用。其作用可能与抑制乙酰胆碱酯酶活性，提高乙酰胆碱含量，从而增强脑内中枢胆碱能系统的功能有关[9]。益智仁水提取物 200、100 mg/kg 灌胃给药，能显著提高 β 淀粉样肽所致记忆障碍小鼠空间学习记忆能力，减少小鼠脑皮层和海马组织内的炎症因子

IL-1β、IL-6、TNF-α 的表达[10]。益智仁水提取物 240、120 mg/kg 可显著改善 D-半乳糖致脑老化小鼠的学习记忆能力，与益智仁抗氧化作用有关[11]。

3. 抗帕金森病 给小鼠灌胃益智仁挥发油0.833、2.5 mL/kg，能够明显改善帕金森病（PD）小鼠运动协调性，提高 PD 小鼠学习认知能力；能明显抑制由MPTP所致的小鼠脑部 DA 含量下降。推测益智仁挥发油的这种抑制作用可能与其抑制 MAO-B（单胺氧化酶-B）的活性，降低了 DA 的分解，从而保护纹状体 DA 神经元[12]。给小鼠灌胃益智仁挥发油 0.833、2.5 mL/kg，可以明显抑制 MPTP 所致的帕金森病（PD）模型小鼠脑内纹状体高香草酸（HVA）、还原型谷胱甘肽（GSH）活性的降低，抑制帕金森病小鼠纹状体内的丙二醛（MDA）含量的升高；可明显抑制帕金森病模型小鼠脑内纹状体 5-HT 含量降低，可增加帕金森病模型小鼠黑质致密部神经细胞 Bc1-2 免疫阳性细胞数，减少天冬氨酸半胱氨酸蛋白酶 3（caspase-3）免疫阳性细胞数。表明益智仁挥发油对 PD 小鼠脑有保护作用[13]。

4. 延缓衰老 以多刺裸腹蚤为动物筛选模型，0.25%的益智仁提取液可使多刺裸腹蚤的体长增加为 2.37 mm；产仔时间提前了 2 d；繁殖代数为 12 代；平均寿命延长了 71.11%。表明益智仁对多刺裸腹蚤的生长发育、繁殖和寿命方面都有较为显著的促进作用[14]。

5. 抗应激、抗疲劳 益智仁提取液给小鼠灌胃，每只 0.4 mL，连续 7 d，具有明显的抗疲劳、耐缺氧、耐高温作用[15]。大鼠每天束缚 1 次，连续 3 周，预先灌胃给予益智仁提取液 80 mg/kg，对束缚应激大鼠海马神经元损伤有明显保护作用[16]。给运动训练小鼠每天灌胃益智仁水提取物 2 mL（含益智仁水提取物 0.08 mg），能改善运动对肝脏细胞的损伤，提高肝脏组织抗自由基氧化能力，对肝脏细胞超微结构有保护作用[17]。

6. 其他 益智仁（20、10、5 g/kg）对番泻叶诱导的小鼠泄泻有拮抗作用，对正常小鼠的小肠推进和胃排空有抑制作用[18]。

7. 毒性 益智仁挥发油乳剂灌胃给药对小鼠的 LD_{50}= 8.327 mL/kg，95% 的可信限为 7.037~10.060 mL/kg[12]。

【临床应用】

1. 血管性痴呆 30 例血管性痴呆患者用健脑益智汤加都可喜，治疗 8 周，显效 10 例，有效 16 例，无效 4 例，总有效率 86.67%，优于对照组（服用都可喜）的 63.33%[19]。

2. 失眠 62 例患者服健脑益智口服液，30 d 为 1 个疗程，连服 2~3 个疗程。2 个疗程后，治愈 27 例，显效 24 例，有效 4 例，无效 7 例，总有效率 88.71%[20]。

3. 儿童多动症 益智仁汤合天麻钩藤饮加减治疗 36 例儿童多动症，西药组 34 例作对照。结果：治疗组总有效率 88.9%，对照组总有效率 67.6%[21]。

4. 乳糜尿 自拟萆薢益智仁汤治疗乳糜尿患者 28 例，日 1 剂，疗程为 7 d。28 例中显效 14 例，好转 8 例，无效 6 例，有效率 78.51%[22]。

（邱 琳）

参考文献

[1]毕培曦.姜科植物的化学、药理和经济用途. 中药材，1985，8(4)：43

[2]罗秀珍，等. 中药益智化学成分的研究. 药学学报，2000，35(3)：204

[3]Itokawa H. A pungent diarylheptanoid fromAlpinia oxy - phylla. *Phytochemistry*，1981，20(4)：769

[4]Itokawa H. A pungent principle from Alpiniaoxyphylla. *Phytochemistry*，1982，21(1)：241

[5]梁本恒，等. 益智的微量元素含量. 中国中药杂志，1990，15(4)：38

[6]王宁生，等. 益智仁挥发油成分的分析. 中药材，1991，14(6)：38

[7]钟秀英，等. 益智的研究进展. 中医药信息，1997，(4)：22

[8]钟恒亮，等. 益智仁口服液镇静催眠作用的实验研究. 贵阳医学院学报，2002，27(2)：132

[9]嵇志红，等. 益智仁水提取物对东莨菪碱所致记忆获得障碍大鼠的干预效应. 中国临床康复，2005，9(28)：120.

[10]马娜等：益智仁提取物对p淀粉样肽致小鼠学习记忆障碍的改善作用及机制分析. 中国医药导刊，2009，11(7)：1175

[11]嵇志红，等.益智仁水提取物对D-半乳糖诱导脑老化小鼠学习记忆的影响. 东北师大学报（自然科学版），2007，39(2)：138

[12]黄凌，等. 益智仁挥发油急性毒性实验及对帕金森小鼠行为学和纹状体多巴胺含量的影响. 中药材，2008，31(5)：722

[13]黄凌，等. 益智仁挥发油对帕金森病模型小鼠脑内纹状体和黑质损伤的影响. 中国药理学与毒理学杂志，2009，23(3)：176

[14]李啸. 益智仁对多刺裸腹蚤的生物学效应——一种延缓衰老药物的筛选实验. 生物学杂志，2005，22(3)：39

[15]王鲁，等. 益智仁提取液抗应激作用试验.中国兽医杂志，2009，45(5)：49

[16]孙莉，等. 益智仁对束缚应激大鼠海马CA3区神经元损伤的影响.大连大学学报，2009，6：87

[17]由文华，等. 益智仁水提取物对运动训练小鼠肝组织自由基代谢和超微结构的影响. 第四军医大学学报，2007，28

(23):2160

[18]李兴华,等.益智仁止泻作用的初步研究.时珍国医国药,2009,20(10):2498

[19]赵洪运.健脑益智汤治疗血管性痴呆30例.中国中医急症,2010,19(6):916

[20]李远旦,等.健脑益智口服液治疗失眠的疗效观察.实用临床医学,2009,10(8):27

[21]吕红粉.益智仁汤合天麻钩藤饮加减治疗儿童多动症36例.四川中医,2005,23(8):9

[22]王作朋.自拟草薢益智仁汤治疗乳糜尿疗效观察.甘肃中医,2004,17(10):15

益母草 Leonuri Herba yi mu cao

本品为唇形科植物益母草 *Leonurus heterophyllus* Sweet 的新鲜或干燥地上部分。味苦、辛,性微寒。有活血调经,利尿消肿,清热解毒功能。主治月经不调、痛经经闭、恶露不尽、水肿尿少、疮疡肿毒等。

【化学成分】

主要含有益母草碱(leonurine)、水苏碱、益母草啶和益母草宁等多种生物碱类[1]。最近分离出来的五种黄酮类,5、7、3、4、5-五甲氧基黄酮 (I)、汉黄芩素(Ⅱ)、洋芹素-7-O-葡萄糖糠苷(III)、大豆素(IV)、及槲皮素(V),有报道含有山柰素及其苷、芦丁。二萜类:前益母草素、益母草素、前益母草乙素。脂肪酸类:含延胡索酸、月桂酸、亚麻酸、油酸等。挥发油类:含挥发油 0.5%~0.1%。此外还含有微量元素,其中铁、锰、锌、铷含量较高[2]。

【药理作用】

1. 抗心肌缺血 心肌缺血再灌注大鼠静脉注射益母草注射液,可使心律失常发生率由 90%降至 20%,心律失常持续时间由 12.1±2.26 min 缩短到 1.1±0.89 min。益母草注射液能明显降低大鼠心肌缺血再灌注心律失常发生率,对心肌缺血再灌注损伤有保护作用[3]。益母草生物碱和黄酮混合液(0.5、2.0 mL/100 g 体重,生药 2 g/mL)灌胃 8 d,对急性心肌缺血损伤大鼠能有效保护心肌组织缺血损伤[4]。益母草注射液(0.8 mg/100 g 体重)缓慢静脉注射,对缺血再灌注损伤大鼠的心肌有保护作用,对缺血再灌注诱发的心律失常亦有治疗作用。其机制可能与增加 SOD 活性、增强心肌抗氧化能力、稳定生物膜有关[5]。

2. 改善血液流变学,双侧膝内侧动脉切断后吻合制作微小血管血栓形成家兔模型。益母草注射液(2 mL/kg/次,腹腔内注射)能减少红细胞、血小板、纤维素和白细胞在受伤的小血管内壁中聚集;使红细胞压积、全血比黏度低切部分、全血还原比黏度低切部分和黏度指数显著降低。益母草通过减少血液有形成分的聚集和降低血黏度,可预防和抑制微小血管血栓形成[6]。益母草碱各剂量组(6.0、3.0、1.5 mg/kg,静脉恒速注射 1 周)能明显预防急性血瘀(肾上腺素加冰水冷浴)模型血黏度、红细胞压积的升高和提高红细胞的变形能力,表明益母草碱可有效改善血瘀大鼠的血液流变性能[7]。

3. 改善微循环 用 4%异丙肾上腺素 50 mg/kg 腹腔注射造成大鼠肠系膜微循环障碍,益母草能使微血流从粒状变为线状,闭锁的毛细血管重新开放,恢复正常。益母草提取物经颈静脉注入后,能使毛细血管流速及管径逐渐转好。用益母草 0.5 mL 加肾上腺素 5 μg 混合物,观察对小鼠肠膜微循环的影响,结果本品有促进微动脉血流恢复的作用[8]。益母草浓度为 26、13、6.5×10^{-6} g/mL 时,益母草能明显改善子宫韧带微循环,并可对抗 PGE2α 引起的大鼠子宫韧带微循环障碍,是其临床活血化瘀作用的理论依据[9]。益母草注射液(10.0、5.0、2.5 g/kg)给予失血性休克大鼠,能明显增强大鼠肠系膜淋巴管自主收缩频率及收缩性,扩张微淋巴管口径,使微淋巴管的活性增强,对失血性休克时的淋巴微循环障碍有非常好的改善作用[10]。

4. 抗炎镇痛 益母草总生物碱(4.0、2.0、1.0 g/kg,腹腔注射,连续 4 d),结果表明益母草总生物碱具有明显的抗炎镇痛作用[11]。益母草胶囊(52、26、13 mg/kg)灌胃 7 d,能明显减少小鼠扭体反应次数,推迟扭体反应出现的时间。益母草胶囊有抑制炎症增殖反应及镇痛作用[12]。

5. 兴奋子宫 在大鼠一侧子宫浆膜表面埋埴一对 Ag-AgCL 双极电极并联机记录。分别给其腹腔内注射益母草水煎液 0.1、0.2 及 0.4 mL。在注药后大鼠子宫肌电的慢波频率加快、平均振幅增大;单波频率加快、最大振幅增大;爆发波时程延长、串间隔缩小、最大振幅增大，并与剂量有关。益母草兴奋子宫作用可能是改变了与电活动有关的一些离子浓度，使起步细胞电活动加强及动作电位去极化速度加快所致[13]。益母草水提物(0.5~4.0 mg/mL)明显提高产后小鼠体外子宫收缩频率和收缩力[14]。

6. 利尿 分别给大鼠灌胃益母草碱溶液、水苏碱溶液 2.5 mL/100 g 体重。水苏碱能显著增加大鼠尿量，益母草碱也有一定效果，其作用均在 2 h 内达到高峰。尿液中的离子分析表明，两种生物碱增加 Na^+ 的排出量，而使 K^+的排出量减少，Cl^-也有所增加。益母草可作为一种作用和缓的保钾利尿药使用[15]。

7. 抗实验性肾衰竭 用庆大霉素(GM)复制大鼠急性肾衰竭模型(ARF)，益母草可以明显改善大鼠近曲小管上皮细胞损伤程度。表明益母草对 GM 所致的大鼠 ARF 有一定的防治作用[16]。用 GM 引起大鼠急性肾衰竭，给予益母草的水溶液灌胃，观察它们对 GM 肾损伤是否有防治作用。结果说明益母草在由 GM 致大鼠急性肾衰竭的发生发展中对肾脏起到了积极保护作用。其作用机制，可能与其能够改善肾内血流动力学、增加肾血流量[17]。

8. 增强免疫 前益母草素 LC-5504 联合刀豆球蛋白 Con A(各种浓度)对小鼠胸腺细胞(T 淋巴细胞)有显著的促进增殖作用[18]。益母草水煎剂以 6.25、25 g/kg 剂量可明显提高小鼠 LAK(淋巴因子活化杀伤细胞)的活性，6.25 g/kg 剂量可提高 NK 的活性[19]。

9. 毒性 按成人等效剂量不同倍数的益母草水煎剂，分别持续 30、45、60 d 给大鼠灌胃。结果，益母草对肾小球无损伤作用。但可引起肾间质轻度炎症及少量纤维组织增生、肾小管轻度脂肪变，且随着剂量的增大，病变也相对加重。提示长期服用单味大剂量益母草，有可能引起肾小管、肾间质的损害[20]。

【临床应用】

1. 妇产科疾病

(1) 盆腔炎　以益母甘草汤加减治疗盆腔炎 39 例，结果急性炎症痊愈 24 例，显效 11 例，有效 4 例，总有效率 100%；慢性炎症痊愈 5 例，显效 23 例，有效 9 例，无效 3 例，总有效率 96.55%[21]。对 87 例确诊为慢性盆腔炎的患者采用自拟益母草汤加减治疗，10 d 为 1 个疗程，2~3 个疗程后观察疗效。结果：总有效率为93.10%。结论表明益母仙草汤治疗慢性盆腔炎疗效确切[22]。

(2)胎位不正　益母顺子汤治疗胎位不正 32 例，结果总有效率为 87.5%[23]。

(3)流产后出血和促子宫复旧　选择阴道分娩且母乳喂养病例 100 例，产后给予益母草注射液20 mg，肌注。结果显示，益母草注射液使产后出血量明显减少，促子宫复旧作用明显。益母草注射液有明显减少产后出血及促子宫复旧的作用，效果优于缩宫素[24]。

(4)月经偏头痛　益母草注射液治疗月经期偏头痛有效，且疗效优于盐酸氟桂利嗪。现代研究发现，益母草还具有溶栓、抗凝、降纤抑制血小板聚集、改善血液流变性、改善细胞 内钙聚集等作用，提示益母草对偏头痛有较好的治疗效果[25]。

2. 冠心病、心绞痛 冠心病心绞痛患者 106 例，给予自拟益母草合剂(益母草、黄芪等)口服 100 mL，每天 2 次。益母草合剂明显改善临床症状、缓解心绞痛、心电图改善、降低血脂、改善血液流变学。益母草合剂治疗冠心病心绞痛有明显疗效[26]。63 例冠心病伴高脂血症患者口服益母草片 4 周。疗程结束后，52 例冠心病临床症状明显改善有效率 82.5%、心电图、血脂及血液流变学指标均明显改善。表明益母草对冠心病伴高脂血症有明显疗效[27]。

3. 急性肾炎 益母草、氨茶碱二药联用，具有增加肾血管的血流量，改善肾小球基底膜的通透性，抑制血栓和抗体的形成，阻断肾小球由于缺血而造成的坏死的作用。因此对于急性肾炎有较为理想的临床效果[28]。

4. 脑梗死 益母草注射液能减轻急性脑梗死患者神经功能缺损，有明显的改善血液循环及脑保护作用[29]。益母草注射液治疗脑梗死并心肌缺血的疗效证明，益母草比丹参能更有效治疗脑梗死，对脑梗死合并心肌缺血的患者具有脑心同治之功效，且未发现明显副作用[30]。

5. 其他 对中心视网膜脉络膜炎、高血脂；慢性宫颈炎子宫内膜炎、输卵管炎、高血压、慢性支气管炎和肺气肿、慢性肾炎等疾患，常以益母草为主，配伍其他中药治疗，均有一定的疗效[31]。

(周玖瑶　吴俊标)

参考文献

[1]阮金兰，等. 益母草的化学、药理和临床研究进展. 中草药，2003，34(11)：15

[2]蔡晓菡，等. 益母草的化学成分. 沈阳药科大学学报，2006，2(1)：13

[3]陈穗，等. 益母草注射液对大鼠心肌缺血再灌注时心律失常的保护作用. 汕头大学医学院学报，1999，12(3)：9

[4]李素云，等. 益母草生物碱和黄酮成分抗大鼠心肌缺血药效学研究. 山东中医杂志，2006，25(2)：114

[5]尚立芝,等.益母草对大鼠心肌缺血再灌注损伤影响及机制的实验研究.河南中医学院学报,2007,22(2):21

[6]袁忠治,等.中药益母草预防和抑制微小血管血栓形成的作用.深圳中西医结合杂志,2003,13(3):148

[7]丁伯平,等.益母草碱对急性血瘀证大鼠血液流变学的影响.中国中医药科技,2004,11(1):36

[8]Pang S,et al. Enhancement of phenylephrine -induced contraction in the isolated rat aorta with endothelium by H2O-extract from an Oriental medicinal plant Leonuri herba. *Jpn J Pharmacol*,2001,86(2):215

[9]刘金海.益母草对子宫微循环影响的实验研究.临床医药实践,2008,17(B07):546

[10]姜华,等.益母草注射液对失血性休克大鼠淋巴微循环的作用.陕西中医,2004,25(8):759

[11]刘林,等.益母草总生物碱抗炎镇痛作用的研究.临床医药实践 ,2008,17(B11):934

[12]王立,等.益母草胶囊抗炎镇痛作用的研究.湖北中医杂志,2005,27(8):53

[13]马永明,等.益母草对大鼠在体子宫肌电活动的影响.中国中药杂志,2000,25(6)] 364

[14]林建华,等.益母草提取物对小鼠体外子宫收缩功能的影响.医药导报,2008,27(6):640

[15]晁志,等.益母草中生物碱成分对大鼠的利尿作用研究.时珍国医国药,2005,16(1):11

[16]夏晓红,等.益母草对庆大霉素致大鼠急性肾衰竭的防治.中国病理生理杂志,1997,13(2)]18

[17]张峻,等.益母草防治急性肾衰竭的试验.基层中药杂志,2000,14(2):12

[18]徐杭民,等.前益母草素(prehispanolone)对小鼠T,B淋巴细胞的影响.药学学报,1992,27(11):812

[19]徐庆乐,等.三味活血化瘀中药对小鼠NK,LAK细胞活性影响.上海免疫学杂志,1996,16(3):141

[20]蔡浙毅,等.益母草对肾功能及其组织形态影响的动物实验研究.上海中医药杂志,2000,34(11):37

[21]李银凤,等.益母甘草汤治疗盆腔炎126例疗效观察.内蒙古中医药,1997,16(1):15

[22]刘召,等.益母仙草汤治疗慢性盆腔炎87例报告.甘肃中医,2007,20(8):45

[23]蔡耀庚."益母顺子汤"治疗胎位不正32例.江苏中医,1994,15(10)]12

[24]陈桂英,等.益母草注射液预防产后出血及促子宫复旧效果研究.国际医药卫生导报,2008,14(15):64

[25]许楚芸,等.益母草注射液治疗月经期偏头痛.浙江中西医结合杂志,2002,12(8):497

[26]陈书新,等.益母草合剂治疗冠心病心绞痛临床研究.吉林中医药,2004,24(5):10

[27]李小琳.益母草治疗冠心病伴高脂血症疗效观察.中华实用中西医杂志,2005,18(4):477

[28]柴良辉.益母草、氨茶碱治疗急性肾炎12例的临床疗效观察.中国现代实用医学杂志,2006,5(8):75

[29]戚甫国,等.益母草注射液治疗急性脑梗死的临床研究.中西医结合心脑血管病杂志,2003,1(2):123

[30]许楚芸,等.益母草注射液治疗脑梗死并心肌缺血54例.中华国际医学杂志,2002,2(3):270

[31]王本祥.现代中药药理学.天津:天津科学技术出版社,1997:898

浙贝母 Fritillariae Thunbergii Bulbus zhe bei mu

本品为百合科植物浙贝母 *Fritillaria thunbergii* Miq.的干燥鳞茎。味苦、性寒。有清热,化痰止咳,解毒。散结消痈功能。用于风热咳嗽、痰火咳嗽、肺痈、乳痈、瘰疬、疮毒。

【化学成分】

鳞茎含多种生物碱,包括浙贝母碱(peimine)、去氢浙贝母碱(peiminine)、贝母丁(peimidine)、贝母芬(peimiphine)、贝母辛(peimisine)、贝母替定(peimitidine)以及浙贝碱葡萄糖苷(peiminoside)、甾类化合物贝母醇(propeimine)、淀粉等[14]。

【药理作用】

1.镇咳、祛痰、松弛平滑肌 大鼠以灌胃形式给予浙贝母醇提物生药 15 g/kg,使其气管内分泌液明显增加,但作用不如川贝母和皖贝母[5];而小鼠酚红法实验表明浙贝母祛痰作用略强于川贝母[6]。浙贝甲素和浙贝乙素对卡巴胆碱引起的豚鼠离体气管条收缩有明显抑制作用,在 0.1、1、10 μmol/L 浓度均能浓度依赖性地使卡巴胆碱的量效曲线右移,提示浙贝母很可能是通过作用于气管壁 M 受体舒张气管[7]。

2.镇痛、抗炎 以灌胃形式给予小鼠浙贝母 75% 乙醇提取物生药 2.4 g/kg,显示较强镇痛作用,能使乙酸引起的扭体反应次数减少 67.3%,使热痛刺激甩尾反应的 3 h 痛阈平均提高 28.5%[8]。浙贝甲素和浙贝乙素是浙贝母的镇痛有效成分[9]。连续 3 d 灌胃给予浙贝母75%乙醇提取物生药0.8和2.4 g/kg，都有显著的抗炎作用，对二甲苯所致的小鼠耳肿厚度的4 h平均抑制率分别为27.7%和25.9%，对角叉菜胶所致的小鼠足跖肿胀厚度的4 h平均抑制率分别为17.4%和22.7%，其中生药2.4 g/kg组的抗炎作用持续6 h以上，对乙酸提高小鼠腹腔毛细血管通透性的抑制率分别为40.0%和41.5%[10]。

3 影响心血管 离体蛙心灌流实验，浙贝母碱与去氢浙贝母碱在1:5000~1:1000浓度可使心率减慢，房室传导阻滞[11]。给狗(5~10 mg/kg)、猫(1~3 mg/kg)、兔(10 mg/kg)静脉注射较大剂量的浙贝甲素都可以起到降压作用[15]。给大鼠以灌胃形式给予浙贝母水煎剂生药2 g/kg，14 d，并不影响心率、平均动脉压、左室内压(LVSP)和左室压最大上升及下降速率(±dp/dtmax)，即不影响心肌收缩力，但能明显削弱附子水煎剂增强心肌收缩力，支持中医的附子与贝母相反的观点[12]。给大鼠以灌胃形式给予浙贝母水煎剂生药5 g/kg，给药7 d，在低切变率时明显降低全血黏度，抑制红细胞聚集指数，提高红细胞变形能力，但在高切变率时明显增加全血黏度[13]。大鼠灌胃给予浙贝母75%乙醇提取物生药0.48、1.60 g/kg，给药3 d，能轻度延长电刺激颈动脉血栓形成时间，延长率分别为24.6%和33.5%，也轻度延长凝血时间和部分凝血活酶时间[14]。

4. 溶石、抗溃疡、止泻 十二指肠内注射浙贝母75%乙醇提取物生药0.48 g/kg和生药1.60 g/kg，对麻醉大鼠胆汁分泌无影响[15]。但体外实验发现，生药10 g/100 mL浓度的浙贝母水煎剂，对以胆固醇为主的人胆结石有溶石作用[16]。给小鼠以灌胃形式给予浙贝母75%乙醇提取物生药0.8 g/kg和生药2.4 g/kg，具有显著抗胃溃疡形成作用：对水浸应激性溃疡形成的抑制率分别为47.4%和70.2%；对盐酸性溃疡形成的抑制率分别为34.0%和50.9%；对吲哚美辛-乙醇性溃疡形成的抑制率分别为27.2%和39.3%[17]。浙贝母75%乙醇提取物对蓖麻油所致的小肠性腹泻和番泻叶所致的大肠性腹泻都有明显减少腹泻次数的作用，其中对蓖麻油所致的小肠性腹泻作用更强。生药0.8和2.4 g/kg组的4 h腹泻次数减少率均约为63%，抗腹泻作用持续8 h以上[18]。在研究炎症与腹泻的关系时，曾提出了一个新观点，即"炎症介质是一类致泻性自体活性物质，临床所见的大多数腹泻性疾病(包括感染性和非感染性)和泻药都是由于致病因子使肠道发生炎症，释放出各种炎症介质所致。因此药物可以通过抗炎，如抑制炎症的发生、发展或炎症介质的合成、释放或对抗炎症介质的泻下作用产生止泻效果"，所以抗炎是浙贝母抗腹泻的作用机制[19]。

5. 抗菌 浙贝母水提物和醇提物对6株幽门螺杆菌有抑制作用，最低抑菌浓度(MIC)都约为60 μg/mL[20]。可是浙贝甲素和浙贝乙素抗菌作用很弱，浙贝甲素对卡他球菌、金葡菌、大肠杆菌和克雷伯肺炎杆菌的MIC均为2 mg/mL，而浙贝乙素对前两种细菌的MIC也为2 mg/mL，对后两种细菌的MIC则>2 mg/mL[21]。0.1 mg/mL的浙贝甲素对真菌啤酒酵母突变型GL7和威克海姆原藻的抑制率分别为27.4%和29.6%，而浙贝乙素则分别为25.9%和17.9%[22]。研究发现，浙贝甲素通过抑制细菌细胞膜上主动外排泵，增加耐药金葡菌内抗生素的蓄积，发挥逆转细菌耐药作用。

6. 抗肿瘤 体外浙贝乙素抑制3种人骨髓性白血病细胞系(HL60，NB4，U937)增殖，IC_{50}分别为7.5、15.2和17.4 μmol/mL，但不引起细胞死亡，而异浙贝甲素(isoverticine)无此活性。浙贝乙素浓度依赖性和时间依赖性地增加3种白血病细胞的氮蓝四唑 (NBT)阳性细胞数并诱导HL-60细胞骨髓单核细胞分化抗原(CD11b)表达，但不影响单核细胞/巨噬细胞抗原(CD14)表达。对白血病细胞表现出抑制增殖和诱导分化成成熟细胞作用，与全反式维A酸合用，对促进HL60细胞分化显示出协同作用[23]。当浙贝母水提物剂量增至1.60 g/kg (灌胃)时明显抑制小鼠移植Lewis肺癌增重，抑瘤率为22.4%，明显降低荷瘤小鼠胸腺的脏/体比。附子水提物0.80 g/kg(灌胃)也具有上述这两个作用，但两药此剂量联用则上述作用均消失，显示出相互拮抗作用。上述实验还发现两药都能抑制肺癌转移灶数目，但联用时对抑制癌转移产生相加作用。浓度达到75 mg/mL时浙贝母水提物才显著提高LM2癌细胞凋亡率，但与附子水提物联用，浙贝母则拮抗附子促进LM2细胞凋亡[24]。浙贝甲素在体外能抑制急性白血病细胞膜P糖蛋白高表达，增加癌细胞内抗癌药物浓度而逆转白血病细胞多药耐药活性[25]。

7. 毒性 给兔静脉注射去氢浙贝母碱的MLD为10~12 mg/kg，猫为8~10 mg/kg，动物均在1~2 h内死亡[26]。浙贝母碱及去氢浙贝母碱对小鼠静脉注射的MLD为9 mg/kg。

【临床应用】

1. 咳嗽 用浙贝母粉2.5 g和鸡蛋1枚蒸食，每日1剂，治疗痉咳期百日咳58例，服药2~9 d，28例咳止，22例减轻，8例无效，总有效率为86%[27]。用痰热清口服液(浙贝母、鱼腥草、瓜蒌、杏仁、百部、黄芩、桔梗、桑白皮、甘草等)，临床治疗风热型咳嗽35例，显效28例，有效7例，总有效率100%[28]。

2. 地方性甲状腺肿 用消瘿散(象贝母、煅牡蛎、广郁金、海藻),每服 3 g,每日 2 次,治疗 9 例,用药 2 个月左右,6 例基本痊愈,3 例有效[29]。

3. 黄褐斑 用三白退斑膏(浙贝母、白及、白附子)每日早晚各搽 1 次,治疗 138 例,痊愈 109 例,好转 25 例,无效 4 例[30]。

4. 外治冻疮 取浙贝母、冰片各研成粉末,按 9:1 比例混合均匀,加适量温开水调成糊状,敷于患处,用消毒纱布固定,24 h 更换,一般 2~4 次可痊愈[31]。

5. 慢性咽喉炎 浙贝母、法半夏按 2:1 比例研为细末备用。临床使用每次 10 g,每日 2 次,饭后用温开水送服,疗程为 30 d[32]。

6. 其他 浙贝母善治黄疸、淋闭[33]、脂肪肝[34]、胆汁反流性胃炎[35]、梅尼埃病[36]、附睾炎[37]。

(黄 芳 窦昌贵)

参考文献

[1]张建兴,等. 浙贝母化学成分研究. 化学学报,1991,26(3)231

[2]Kaneko,etal. Isobaimenidine, a new fritillaria alkaloid from the aerial part of Fritillaria verticillata. *Chem Pharm Bull*, 1980,28:1345

[3]李清华,等. 安徽贝母生物碱的分离和结构鉴定. 药学学报,1986,21:767

[4]Kaneko, etal. 13C-NMR studies on the cevanine alkaloids. *Tetrahedron let*,1979,39:3737

[5]钱伯初,等. 浙贝母碱和去氢浙贝母碱的镇咳、镇静作用. 药学学报,1985,(4):306

[6]汪丽燕,等. 皖贝母与川贝母和浙贝母止咳、祛痰的药理作用比较. 安徽医学,1993,14(3):57

[7]骆和生,等. 中药方剂的药理与临床研究进展. 广州:华南理工大学出版社, 1991:138

[8]王文杰. 贝母. 北京:中国医药科技出版社, 1990:203

[9]周颖,等. 五种贝母甾体生物碱对豚鼠离体气管条M受体的拮抗作用. 中国药科大学学报, 2003, 34(1):58

[10]张明发,等. 辛温(热)合归脾胃经中药药性研究(Ⅳ)镇痛作用. 中药药理与临床, 1996, 12(4):1

[11]张明发,等. 辛温(热)合归脾胃经中药药性研究(Ⅲ)抗炎作用. 中药药理与临床, 1998, 14(6):12

[12]Oh H, et al. Angiotensin converting enzyme (ACE) inhibitory alkaloids from Fritillaria ussuriesis. *PlantaMed*, 2003, 69(6):564

[13]肖志杰,等. 附子配伍贝母对大鼠心功能的影响. 江西中医学院学报, 2005, 17(2):50

[14]蒋文跃,等. 化痰药半夏、瓜蒌、浙贝母、石菖蒲对大鼠血液流变性的影响. 中医杂志, 2002,43(3):215

[15]张明发,等. 辛温(热)合归脾胃经中药药性研究(Ⅵ)抗血栓形成和抗凝作用. 中国中药杂志, 1997, 22(11):691

[16]张明发,等. 辛温(热)合归脾胃经中药药性研究(Ⅰ)利胆作用. 中国中医基础医学杂志, 1998, 4(8):16

[17]李月玺,等. 43种中药体外胆石溶石观察. 北京中医杂志, 1993,(3):35

[18]张明发,等. 辛温(热)合归脾胃经中药药性研究(Ⅱ)抗溃疡作用. 中药药理与临床, 1997,13(4):1

[19]张明发,等. 炎症介质与腹泻性疾病. 基础医学与临床, 1992, 12(3):151

[20]张明发. 抗炎药物的抗腹泻作用研究进展. 西北药学杂志, 1993, 8(3):133

[21]Li Y, et al. In vitro anti-Helicobacter pylori action of 30 Chinese herbal medicines used to treat ulcer diseases. *J Ethnopharmacol*, 2005, 9(3):329

[22]肖灿鹏,等. 中药贝母几种主要成分的体外抗菌活性. 中国药科大学学报,1992,23(3):188

[23]李仝,等. 浙贝母对呼吸系统耐药金黄色葡萄球菌逆转作用的临床研究. 北京中医药大学学报,2001, 24(5):51

[24]Pae HO, et al. Differentiation - inducing effectsof verticinone, an isosteroidal alkaloids isolated from the bulbusof Fritillaria ussuriensis, on human p romyelocytic leukemia HL-60 cells. *Biol Pharm Bull*, 2002, 25(11):1409

[25]杨庆,等. 乌头、贝母单用及配伍应用体内外抗肿瘤作用的实验研究. 中国实验方剂学杂志, 2005, 11(4):25

[26]李伟,等. 浙贝母散剂逆转急性白血病多药耐药的临床研究. 北京中医药大学学报, 2004, 27(1):63

[27]吴适. 浙贝蛋治痉咳期百日咳58例. 浙江中医,1985,(1):18

[28]赵海峰,等. 痰热清口服液治疗风热型咳嗽35例. 陕西中医学院学报,1995,18(4):12

[29]赵国仁. 消瘿散治疗地方性甲状腺肿. 浙江中医,1980,(8):361

[30]陈向东,等. 三白退斑膏治疗黄褐斑138例. 陕西中医,1987,(2):59

[31]周红元. 浙贝母冰片外治冻疮效佳. 中医杂志,2004,45(4):491

[32]周汉清. 贝母散治疗慢性咽喉炎效好. 中医杂志,2004,45(4):491

[33]杨德明. 浙贝母善治黄疸疗淋闭. 中医杂志,2004,(7):490

[34]史文丽,等. 浙贝母善治脂肪肝. 中医杂志,2004,45(6):410

[35]李为安. 浙贝母治胆汁反流性胃炎. 中医杂志,2004,45(6):411

[36]苗后清. 浙贝母治疗梅尼埃病. 中医杂志,2004,45(6):411

[37]周来超,等. 浙贝母治疗附睾炎. 中医杂志,2006,41(2):95

娑罗子 Aerculi Semen suo luo zi

本品为七叶树科植物七叶树 *Aesculus chinensis* Bge、浙江七叶树 *Aesculus chinesis* Bge.var.*chekingensis*(Hu et Fang)Fang 或天师栗 *Aesculus wilsonii* Rehed 的干燥成熟种子。味甘，性温。疏肝理气，和胃止痛。主治肝胃气滞、胸腹胀闷、胃脘疼痛。

【化学成分】

1. 七叶树 *Aesculus chinensis* Bge

(1)三萜皂苷 从三萜皂苷中已经分离和鉴定出七叶皂苷(aescin 或 eslin)[1]。

(2) 香豆素类 香豆素类化合物七叶内酯(aesculetin)、七叶苷(aesculin)、秦皮苷(fraxin)、双七叶内酯(bis aesculetin)、白蜡素(秦皮亭,fraxetin)[2]。

(3)黄酮类 主要有槲皮苷(quercitrin)、槲皮素(quercetin)、山柰酚(kaempferol)、山柰苷(kaempferitrin)、花色苷(anthocyanine)、原花青素 A_2(procyanidin A_2)等[2]。

(4)有机酸 有油酸、亚油酸、亚麻酸、硬脂酸、棕榈酸、富马酸、天师酸 (tianshic acid) 和天师栗酸(wilsonic acid)[3]。

2. 天师栗 *Aesculus wilsonii* Rehed

种子中含 21-当归酰-原七叶树苷元 (21-angeloylprotoaescigenin)、七叶树苷元(aescigenin)、原七叶树苷元(protoaescigenin)[2]和天师酸、富马酸、乙酰谷氨酸、β-谷甾醇-3-O-葡糖苷、β-谷甾醇[3]、胡萝卜苷(daucosterol)、D-(+)-葡萄糖[D-(+)-glucos]、廿烷醇(eicosanol)、1-丁氧基-2,2,2-三氯乙醇(ethanol-1-butoxy-2,2,2-trichloro)、正丁基-β-D-吡喃果糖苷(n-butyl-β-D-fructopyranoside)、天师栗酸(wilsonic acid),还有较多量蔗糖[4]。

【药理作用】

1. 抗炎 娑罗子皂苷 5 mg/kg 腹腔一次注射给药，对大鼠蛋清性关节炎有抑制作用，其抑制程度与 200 mg/kg 的氢化可的松相当[5]。给大鼠腹腔注射娑罗子皂苷 3.3 mg/kg，每天 1 次，共 7 d，对大鼠巴豆油性肉芽肿有明显抑制作用，但对增生性炎症无明显影响，亦可增加肾上腺和胸腺重量，提示本品有促肾上腺皮质激素样作用[5]。娑罗子皂苷 1~5 mg/kg 给小鼠腹腔注射一次，可抑制组胺及醋酸所致小鼠毛细血管通透性增加。娑罗子皂苷 5 mg/kg，腹腔一次给药，可显著降低清醒大鼠及戊巴比妥钠麻醉大鼠肾上腺内维生素 C 含量，表明其抗炎作用于肾上腺皮质系统有关[5]。

2. 保护胃肠道 制作阿司匹林胃溃疡模型，小鼠连续 5 d 灌胃给予娑罗子提取物 3.5、7、14 mg/kg。结果，娑罗子提取物(7、14 mg/kg)显著降低溃疡指数，对阿司匹林致胃溃疡有预防作用[6]。娑罗子提取物 3.5、7、14 mg/kg 能明显提高小肠推进率，显著减低乙醇致急性胃黏膜损伤的溃疡指数，溃疡抑制率分别为 75.2%、77.0%、72.9%；低剂量组显著增加小鼠粪便粒数和粪便重量。娑罗子对实验性小鼠胃肠道有明显保护作用[7]。

3. 抑制胃酸分泌 娑罗子水煎液(5、10、20 g/kg)十二指肠给药，对幽门结扎大鼠能明显抑制胃酸分泌，胃液量、胃液酸度、总酸排出量明显低于对照组，且抑酸作用量效关系明显。10 g/kg 娑罗子的抑酸作用与 800 mg/kg 西咪替丁相当。娑罗子水煎液(10 g/kg)对胃瘘大鼠一次或多次灌胃给药后均有明显抑制胃酸分泌作用，胃液量和总酸排出量均减少，给药后 2 h 与对照组相比差异明显[8]。娑罗子水煎液(10 g/kg)胃内或十二指肠给药对切除双侧颈部迷走神经大鼠的胃酸分泌均有明显抑制作用。娑罗子水煎液(10 g/kg)十二指肠给药还可明显拮抗组胺、五肽胃泌素诱导的胃酸分泌增加。娑罗子抑制胃酸分泌与降低迷走神经张力，改变其兴奋性以及影响组胺 H_2-受体(H_2-R)拮抗组胺作用有关[9]。

4. 其他 娑罗子苷 2~3 mg/kg 给家兔一次静脉注射，对兔体红细胞无急性溶血作用[5]。

5. 毒性 按概率单位法测得静脉给药娑罗子苷 LD_{50} 为 4.73±0.77 mg/kg。娑罗子苷 3 mg/kg，1 次/d，共 16 d，给大鼠腹腔注射，对动物体重、行为、血常规及肝、肾功能均无异常改变[5]。

【临床应用】

1. 脑外伤 良性颅内高压症每天使用娑罗子皂苷 16~18 mg，加入 10%葡萄糖液 500 mL 中分两次静脉点滴，疗程 5~7d(个别用至 10d)，小儿 3~4d，治疗脑外伤、良性颅内高压症,脑手术后等45例,有效率为91%[10]。

2. 急性颅脑损伤 45例急性颅脑损伤病例,使用七叶皂苷16~25 mg/d,加至10%葡萄糖液300~500 mL内静点,10 d为1个疗程,治疗后7~10 d复查脑电图,13例恢复正常,31例无脑电图改变,经治疗后,原头痛、头晕及呕吐等症状在短期内消失或减退[11]。

3. 冠心病 娑罗子制成冲剂或片剂,用于治疗冠心病,对胸闷、胸痛的效果较好,对心绞痛有缓解作用,尚有轻度的降血脂作用[12]。

4. 脊椎综合征 七叶皂苷钠静滴9 d,连续1周,后每周注射2~3次,每次20 mg,好转后口服七叶皂苷钠片巩固,总有效率达90%[13]。

5. 不良反应 临床应用至12 g时,有2例报道出现咽喉部不适、恶心呕吐伴头昏汗出等不良反应[14]。

(刘 威 徐 宏 何晓红)

参考文献

[1]王绪英,等.中药娑罗子的化学组分及七叶皂苷药用价值的研究.唐山师范学院学报,2001,23(5):7

[2]刘湘.欧洲七叶树的化学、药理作用和临床.国外医药·植物药分册,1994,14(2):47

[3]陈雪松,等.天师栗化学成分的研究.药学学报,2000,35(3):198

[4]秦文娟,等.天师栗化学成分的研究.中国药学杂志,1992,27(10):626

[5]张丽新,等.娑罗子皂苷的药理研究.中国医院药学杂志,1987,7(8):337

[6]辛文妤,等.娑罗子提取物对阿司匹林致胃溃疡作用的研究.中国药物警戒,2010,7(6):321

[7]姜丽岳,等.娑罗子提取物对实验小鼠胃肠道的保护作用研究.时珍国医国药,2008,19(10):2493

[8]洪缨,等.娑罗子抑制胃酸分泌的实验研究.中药药理与临床,1999,15(1):24

[9]洪缨,等.娑罗子抑酸作用机制研究.北京中医药大学学报,1999,22(3):45

[10]郑浩陆,等.娑罗子皂苷抗脑水肿的临床应用.中国医院药学杂志,1985,5(5):22

[11]陈信康.七叶皂苷(娑罗子)治疗急性颅脑损伤的初步观察.武汉医学情报通讯,1986,(1):14

[12]中国医学科学院药物研究所,等.中药志(Ⅲ).第2版.北京:人民卫生出版社,1984:555

[13]侯广平.七叶皂苷钠的主要临床应用研究现状.中国药师,2006,9(1):57

[14]毛美蓉.服用娑罗子出现不良反应2例报告.江苏中医,1997,18(4):37

海藻 Sargassum hai zao

本品为马尾藻科植物海蒿子 *Sargassum pallidum* (Turn.)C. Ag. 或羊栖菜 *Sargassum fusiforme* (Harv.) Setch.的干燥藻体。前者习称“大叶海藻”,后者习称“小叶海藻”。味苦、咸,性寒。有消痰软坚散结,利水消肿功能。用于瘿瘤、瘰疬、睾丸肿痛、痰饮水肿等。

【化学成分】

羊栖菜含多糖[1]、蛋白质、氨基酸[2]、微量元素(富含碘、钾)、甾醇化合物[3]等。羊栖菜多糖(sargassum fusiforme polysaccharides,SFPS)主要包括褐藻多糖硫酸酯(fucodian,FCD)、褐藻酸(alginic acid)和褐藻淀粉(laminarn)[4]。海蒿子含藻胶酸、甘露醇、蛋白质、微量元素(富含碘、钾)[5]、多糖[6,7]、脂肪酸[8]等。

【药理作用】

1. 促进甲亢 给大喂饲低碘饮食的同时灌服海藻生药13.5 g/kg(常规加碘)和40.5 g/kg(高倍加碘),结果富含碘中药海藻使碘缺乏机体出现甲状腺功能亢进,随海藻剂量的增加甲亢越显著[9]。同样给药方式和剂量条件下,海藻给药28 d可造成碘缺乏大鼠甲状腺细胞损伤,细胞中Fas、Fasl、Bcl-2表达异常,可能参与诱导甲状腺细胞凋亡[10]。

2. 抗菌 纸片法实验表明,羊栖菜粗脂浓度为0.3~9.6 mg/mL对甘蔗黑穗病菌具有较明显的抑制作用。不同极性脂类中乙醇洗脱组分显示了较广的抗菌谱,能抗4种病原菌。其中羊栖菜粗脂无抗甘薯薯瘟病菌、玉米大斑病菌及肠炎病病原菌活性,而其乙醇洗脱组分则显示了抗此3种菌的活性,其中对玉米大斑病菌的抑制作用最强[11]。羊栖菜多糖及其组分在78.0~5000.0 mg/L浓度范围内,对单纯疱疹病毒1型(HSV-1)均有明显的抗病毒作用,且随着纯度的提高,样品抗病毒作用随之增强[12]。羊栖菜多糖样品对CVB3的抗病毒效果明显。羊栖菜多糖不仅具有直接杀灭病毒作用,而且还可进入细胞或吸附在细胞表面,从而达到抑制或杀伤病毒的效果[12]。

3. 促细胞增殖及修复细胞氧化损伤 羊栖菜多糖(SFPS)对过氧化氢所致人脐静脉内皮细胞(HUVECs)损伤有保护及修复作用。一定浓度(10、30、100 mg/L)的羊栖菜多糖可增强血管内皮细胞增殖活性,并可对抗 H_2O_2 对此活性的抑制作用,而高浓度(1000 mg/L)的羊栖菜多糖抑制血管内皮细胞增殖活性[13]。此外,加入 SFPS 的处理组能明显提高 H_2O_2 处理过的血管内皮细胞活力,减少 LDH 的释放[14]。

4. 增强免疫 羊栖菜多糖分离得到组分 SFP1 和 SFP2。SFP2 在 10、20、40 mg/kg 剂量下腹腔注射,可显著提高小鼠胸腺指数和脾指数及 ConA 诱导的脾淋巴细胞增殖反应,提高小鼠 NK 细胞杀伤活性及腹腔巨噬细胞吞噬活性。说明羊栖菜多糖能提高小鼠机体的免疫功能[15]。羊栖菜多糖能降低荷瘤小鼠红细胞内 Ca^{2+},升高膜表面唾液酸的含量,增强膜表面 Na^+/K^+-ATPase 及 Ca^{2+}/Mg^{2+}-ATPase 的活性,提高红细胞膜电位水平,提高红细胞的电泳合淌度。从而调节或恢复 S180 荷瘤小鼠红细胞多种生理生化功能[16]。

5. 抗癌 羊栖菜多糖(SFPS)50 mg/L 可阻滞 SGC-7901 人胃癌细胞由 G_0/G_1 期进入 S 期,升高细胞凋亡指数。机制研究指出,SFPS 通过升高 SGC-7901 细胞内 $[Ca^{2+}]i$ 启动肿瘤细胞凋亡信号达到抗肿瘤作用,$[Ca^{2+}]i$ 升高时 $[Ca^{2+}]$ 来源于细胞内钙库释放[17]。羊栖菜多糖对人白血病 HL60 细胞系增殖抑制和凋亡诱导作用。药物浓度为 300 和 500 mg/L 作用 HL60 细胞后,观察到典型的细胞凋亡形态学特征;DNA 凝胶电泳呈现梯状条带,DNA 直方图出现亚 G1 峰。在一定浓度范围内,SFPS 诱导细胞凋亡的作用呈现浓度和时间依赖性[18]。

6. 抗氧化 羊栖菜多糖(SFPS)具有清除活性氧的作用,是有效的自由基清除剂。SFPS 在 0.4、0.8、1.6 g/kg 剂量下给大鼠灌肠,连续 4 周,可显著降低高血脂模型大鼠血中 TC、TG 和 LDL-C 的含量,降低 LPO 浓度和 MDA 含量,同时升高 HDL-C 的含量,增强 SOD 和 GSH-Px 的活性[19]。

7. 降血脂 羊栖菜多糖 0.3、0.6、1.2 g/kg 灌胃 30d,对高脂大鼠血中 TC、TG、LDL-C 有抑制作用,升高 HLD-C 含量,羊栖菜多糖有明显的调脂作用[20]。

8. 毒性 海藻口服安全,有较高的食用价值[21]。羊栖菜的 50%乙醇浸出液腹腔注射,对小鼠的 LD_{50} 为生药 23.6±8.9 g/kg[22]。海藻酸腹腔注射,对大鼠的 LD_{50} 为 20 g/kg[23]。

【临床应用】

1. 甲状腺肿大 消瘿汤(海藻、昆布、夏枯草、丹参等)治疗甲状腺瘤 50 例,痊愈 25 例,有效 20 例,无效 5 例[24]。三海汤(海藻、昆布、牡蛎等)治疗甲状腺功能亢进 10 例,均达到临床治愈[25]。用瘿瘤丸(莪术、海藻、香附、丹皮等)治疗甲状腺腺瘤 100 例,治愈 8 例,显效 32 例,有效 44 例,无效6 例,总有效率为 94%[26]。消瘿瘤汤(海藻、昆布、夏枯草、木香、桔梗等)用于地方性甲状腺肿大(97 例)及甲状腺腺瘤(32 例),经临床 129 例观察,地甲肿组痊愈 64 例,占 65.9%,显效17 例,占 17.52%,有效 7 例,占 7.21%,无效 9 例,占 9.27%[27]。

2. 淋巴炎 加减海藻玉壶汤治疗急性淋巴结炎,效果显著优于青霉素肌注,总有效率为 90.48%[28]。海藻玉壶汤治疗小儿瘰疬 50 例,其中痊愈 18 例,好转 32 例[29]。

3. 乳房肿块 海藻甘草合用治疗乳腺增生症 120 例,总有效率达到 92.5%。在治疗过程中未见毒副作用或药物过敏[30]。以海藻、昆布、柴胡等药组成的复方治疗乳腺增生症 43 例,临床治愈 29 例,有效 12 例,总有效率达 95.34%[31]。海藻昆布汤治疗乳腺增生病 24 例,总有效率为 91.7%,短期随访无复发[32]。

4. 多发性疖肿 用海藻玉壶汤(海藻、昆布、当归、赤芍、牡蛎、黄芪等)治疗多发性疖病 26 例,25 例痊愈[33]。海藻散(海藻、全蝎、蜈蚣、甘草)对多发性疖肿、疹毒亦有效[34]。

5. 溃疡病 用银耳、海藻多糖制成的银虾多糖冲剂,每日 10 g,每日 3 次,6~8 周为 1 个疗程。治疗消化道溃疡 44 例,近期愈合 88.36%,随访有较好的远期疗效[35]。

6. 慢性喉炎 以海藻、牡蛎为主的复方浓缩水煎剂,治疗慢性喉炎 25 例,总有效率 84%。对其中伴有声带小结、息肉、肥厚等结缔组织增生改变,有效率为 69.2%[36]。利咽疏关胶囊(昆布、海藻、桔梗、浙贝母、玄参、西洋参等)治疗慢性咽炎 400 例,临床治愈 49 例,显效 98 例,有效 238 例,无效 15 例[37]。

7. 前列腺增生 海藻玉壶汤水煎剂,口服,治疗前列腺增生 98 例,痊愈 83 例,好转 15 例,能使排尿流畅,夜尿次数减少,效果显著[38]。二石三海汤(海浮石、滑石、海金沙、海藻等)治疗前列腺增生 173 例,总有效率为 96.5%[39]。

8. 肥胖病 用复合 MPS(海藻、藻糖衍生物、银耳多糖等)治疗单纯性肥胖 101 例,每次冲服 7g,每日 3 次,30 次为 1 疗程,减肥有效率 88.1%[40]。服用添加海藻多糖、银耳多糖的降脂饼干1个月，治疗高脂血症126例，降胆固醇有效率82%，降血清甘油三酯有效率67.7%[41]。

（黄 芳 窦昌贵）

参考文献

[1]梅雪樵，等.羊栖菜多糖的提取及氯化钙分级、乙醇分级的研究.中国药业，2009，18(10)：27

[2]陈绍瑗，等.海洋药物研究.浙江工业大学学报，1998，26(1)：45

[3]杨会成，等.海藻中多酚类化学成分及其生物活性研究进展.中国海洋药物，2007，26(5)：53

[4]张锐，等.羊栖菜中岩藻甾醇、马尾藻甾醇以及水溶性多糖的综合提取工艺.农业工程学报，2006，22(4)：190

[5]康士秀，等.青岛藻重元素富集特性的SR-XRF分析及对海洋环境监测的应用.光谱学与光谱分析，2003，23(1)：94

[6]魏晓蕾，等.海藻海蒿子褐藻糖胶的分离与组成分析.中草药，2007，38(1)：11

[7]赵宇，等.中药海蒿子多糖的分离纯化及结构鉴定.山东农业大学学报，2005，36(2)：247

[8]王景禄，等.中药海蒿子脂肪酸类成分分析.中国海洋药物，2001，(1)：40

[9]高天舒，等.富碘中药海藻对碘缺乏Wistar大鼠甲状腺功能的影响.中华中医药学刊，2007，25(10)：2066

[10]辛彩虹，等.富碘中药海藻对甲状腺细胞凋亡及凋亡调控基因的影响.中国组织工程研究与临床康复，2007，11(38)：7613

[11]林雄平，等.羊栖菜提取物抗动植物病原菌活性及化学成分初步分析.热带海洋学报，2009，28(2)：77

[12]岑颖洲，等.羊栖菜多糖体外抗病毒作用研究.中国病理生理杂志，2004，20(5)：765

[13]陈慧玲，等.羊栖菜多糖对血管内皮细胞增殖活性的影响.现代实用医学，2005，17(7)：394

[14]陈慧玲，等.羊栖菜多糖对血管内皮细胞氧化损伤的保护和修复作用的实验研究.中国药学杂志，2007，42(11)：829

[15]严全能，等.羊栖菜多糖的分离纯化及其对小鼠免疫功能的影响.实用医学杂志，2008，24(12)：2046

[16]季宇彬，等.羊栖菜多糖对S180荷瘤小鼠红细胞相关生化功能影响的研究.中国药学杂志，2009，44(1)：22

[17]季宇彬，等.羊栖菜多糖诱导肿瘤细胞凋亡的研究.中国中药杂志，2004，29(3)：245

[18]张华芳，等.羊栖菜多糖诱导肿瘤细胞凋亡的实验研究.时珍国医国药，2006，17(7)：1124

[19]王尊文，等.羊栖菜多糖对高血脂模型大鼠血脂和抗氧化功能的影响.中国海洋药物，2008，27(6)：13

[20]李八方，等.羊栖菜多糖对高血脂模型大鼠血脂的影响.中国水产科学，2000，7(2)：56

[21]范晓，等.海藻的食用和药用价值.海洋药物，1986，(2)：39

[22]窦昌贵.中药"十八反"实验研究初步报告——大戟、甘遂、芫花、海藻与甘草配伍的毒性和药理作用观察.湖南医药，1979，(2)：54

[23]温玉麟.部分海生毒素及海洋药物的毒性.海洋药物，1985，(1)：54

[24]张振榆.消瘿汤治疗甲状腺瘤50例.实用中医药杂志，2007，23(1)：28

[25]胡文义.中药十八反对动物体影响之观察(1).江西医学院学报，1959，(2)：4

[26]向丽萍，等.瘿瘤丸治疗甲状腺腺瘤的临床观察.湖南中医学院学报，2001，21(1)：33

[27]吕志刚.消瘿瘤汤治疗单纯性地方性甲状腺肿大与甲状腺腺瘤129例.内蒙古中医药，1994，13(4)：9

[28]朱有光.加减海藻玉壶汤治疗急性淋巴结炎的临床观察.医学文选，2001，20：33

[29]杨建勋.海藻玉壶汤治疗小儿瘰疬50例疗效观察.新疆中医药，2004，22(1)：11

[30]彭漫，等.海藻甘草合用治疗乳腺增生120例毒副反应观察.宜春学院学报，2007，29(6)：122

[31]周建华.疏肝散结法治疗乳腺增生症43例.长春中医学院学报，1997，13(3)：46

[32]王明松，等.海藻昆布汤治疗乳腺增生病24例.实用中医药杂志，2004，20(6)：292

[33]姚庆云.海藻玉壶汤加减治疗26例多发性疖肿.浙江中医，1981，(10)：417

[34]杨克文.海藻与甘草配伍不良反应1例.中医杂志，1990，(6)：58

[35]翁维权，等.银虾多糖治疗消化性溃疡的临床观察.中国海洋药物，1990，(4)：31

[36]王育文，等.海洋中药复方制剂治疗慢性喉炎的临床探讨.中国海洋药物，1988，(3)：33

[37]时建设，等.利咽疏关胶囊治疗慢性咽炎400例临床研究.河北中医，1996，18(1)：4

[38]张文科.海藻玉壶汤治疗前列腺增生98例临床观察.甘肃中医，2000，2：28

[39]胡先兴，等.二石三海汤治疗前列腺增生173例.中医药导报，2009，15(8)：34

[40]于瑞蓉，等.复合MPS治疗单纯性肥胖临床疗效观察.中国海洋药物，1990，(3)：33

[41]于瑞蓉，等.海藻多糖降脂食品添料降脂作用临床疗效观察.中国海洋药物，1987，(4)：28

海桐皮 Erythrinae Cortex hai tong pi

本品为豆科植物刺桐 *Erythrina variegata* L.var. *orientalis* (L.)merr. 及乔木刺桐 *Erythrina arborescens* Roxb. 的茎皮。味苦,性平。能祛风湿,舒筋通络。主治风湿痹痛、跌打损伤,外用治顽癣。

【化学成分】

生物碱和黄酮是海桐皮中主要成分。

1. 生物碱 刺桐定碱(erysodine)、刺桐春(erysotrine)、下箴刺桐碱(hypaphorine)、刺桐碱(erysovine)、水苏碱(stachydrine)、刺桐替定(erythratidine)等10余种生物碱类[1-5]。

2. 黄酮和异黄酮 有 erythrinins A、B 和 C、alpinumisoflavone、eryvarins H~K、isoerysenegalensein E、terythrivarones A、B、5,4′-二羟基-8-(3,3-二甲基烯丙基)-2″,2″-二甲基吡喃[5,6:6,7]异黄酮、erythrinasinate B、3-羟基-2′,2′-二甲基吡喃[5,6:9,10]紫檀烷、5,4′-二羟基-6-(3,3-二甲基烯丙基)-2″,2″-二甲基吡喃[5,6:7,8]异黄酮、高山金链花素(alpinumisoflavone)、5,4′-dihydroxy-6-(2 hydroxy-3-methyl-3-butenyl)-2″,2″-dimethylpyrano[5″,6″:8,7]isoflavone、金雀异黄素(genistein)等近四十余种[6-15]。

3. 萜类及甾醇类 齐墩果酸、olean-12-en-3β,28-diol、lup-20 (29)-en-3-one、β-amyrin、olean-12-en-3β,22β-diol、olean-12-en-3β,22β,24-triol、古柯二醇,表羽扇豆醇等,豆甾醇[3]、谷甾醇、油菜甾醇,柠檬甾二烯醇等[2,7,13,16]。

【药理作用】

1. 镇痛 刺桐和乔木刺桐的水煮醇沉制剂给小鼠灌胃30、15 g/kg,间隔4 h 1次,共给药2次,对醋酸所致的扭体反应有明显的镇痛作用;水煮醇沉制剂给小鼠灌胃60 g/kg 1次,也能明显提高小鼠热板致痛的痛阈。提示它们具有明显的镇痛作用[17]。

2. 抗菌、抗真菌 体外海桐皮水煎剂40%,对堇色毛癣菌、许兰黄癣菌、铁锈色小芽孢癣菌、腹股沟表皮癣菌等皮肤真菌有抑制作用[18]。另有文献表明:不同浓度的刺桐甲醇提取溶液具有一定程度的抗菌活性和细胞毒性[13]。刺桐中得到的几种异黄酮单体对变形链球菌、链锁状球菌、放线菌、乳酸菌等引起龋齿的菌类有不同程度的抑制作用[19]。同时刺桐中的bidwillon B 单独或与莫匹罗星配合使用对耐甲氧苯青霉素金黄色葡萄球菌(MRSA)都有很强的抑制作用[14]。

3. 抗骨质疏松 刺桐茎皮提取物能有效提高去卵巢大鼠雌激素减少引起的血清中OCN、ALP及尿中DPD等指标的升高,对骨质疏松、骨流失、骨外翻有显著防御作用[20];同时,刺桐提取物高、低剂量能够成剂量依赖性地显著上调大鼠小肠近端VDR基因表达以及肾脏CaBP-9k基因表达,显著抑制尿钙排泄,并且有效改善去卵巢大鼠低血钙水平[21];进一步对分离得到的单体进行UMR 106细胞试验,结果发现8-异戊二烯基金雀异黄素和6,8-二异戊二烯金雀异黄素可以有效促进UMR 106细胞的成长[22]。

4. 其他 刺桐、乔木刺桐的水煮醇沉制剂均有不同程度的拮抗乙酰胆碱所致离体大鼠回肠痉挛性收缩,其作用强度有剂量效应依赖关系。提示它们对平滑肌有解痉作用[17]。用复方海桐皮袋泡剂对关节血肿的大耳白兔进行熏洗,结果发现袋泡剂与温水组之间存在差异,表明复方海桐皮袋泡剂对恢复家兔膝关节功能障碍有促进作用[23]。另有研究表明,刺桐中的abyssinone V、erycrystagallin、4′-hydroxy-6,3′,5′-triprenylisoflavonone具有磷脂酶抑制作用[15]。刺桐中得到的总生物碱还具有神经肌肉阻滞、平滑肌弛缓剂、中枢神经抑制剂、抗惊厥剂作用[24]。

5. 毒性 给小鼠灌胃的最大耐受量均大于生药100 g/kg,刺桐和乔木刺桐茎皮煎剂小鼠腹腔注射LD_{50}分别为40.5±4.37、26.9±2.78[17]。

【临床应用】

1. 创伤后骨痛、关节炎及肢体功能障碍等症 海桐皮汤(海桐皮、透骨草、乳香、没药、当归、川芎等)加减治疗创伤性关节炎,每剂煎2次,每天熏洗2次。170例中,显效142例,有效23例,无效5例[25]。海桐皮汤的方剂,经过临床筛选,选定其中的6味最有效药物,制成复方海桐皮袋泡剂,122例随机分为治疗组、对照组和空白对照组,治疗组中的功能障碍改善情况明显,说明复方海桐皮袋泡剂对肢体功能的恢复有很好的作用[26,27]。此外海桐皮汤及复方海桐皮袋泡剂还能治疗疼痛性骨萎缩[28]、腕关节僵硬[29,30]、创伤后肌炎等症[31]。

2. 增生性关节炎 海桐皮汤(海桐皮、透骨草、乳香、没药、当归等)加减,水煎煮,将患侧膝关节置于药液上熏蒸,每日熏洗 2~3 次,每次 30 min,2 周为 1 个疗程。同时用注射用曲安缩松悬浊液 40 mg,2%盐酸利多卡因注射液 3~5 mL, 行痛点注射, 隔一星期 1 次,一般注射 2~3 次。治疗膝关节增生性关节炎 68例,临床痊愈 38 例,占 55.88%,好转 24 例,占 35.29%,无效 6 例,占 8.82%,总有效率 91.17%[32]。用海桐皮汤外洗加关节内注射透明质酸钠治疗 56 例膝关节骨性关节炎,其中治愈 25 例,显效 18 例,有效 10 例。无效 3 例。总有效率为 94.6%[33]。海桐皮汤每日 1 剂,每日 2~3 次,每次约 20 min,连用 7 d 为 1 个疗程,一般用药 1~6 个疗程。在 448 例骨质增生患者中,痊愈 238 例 (53.12%), 显效 120 例 (26.79%), 好转 81 例 (18.08%),无效 9 例(2.01%),总有效率 97.00%[34]。

3. 儿童骨盆倾斜症和臀肌挛缩症 药物组成基本同前。将药放于大澡盆内,用开水冲沏,让热气熏蒸患儿,每日熏洗 1 次。在治疗的 36 例患儿中用药最少的4 剂,最多的 9 剂[35]。海桐皮汤熏蒸还治疗儿童臀肌挛缩症,每日 2 次,每剂连用 2~3 d。治愈 20 例,好转 8 例,未愈 1 例,总有效率 97%[36]。

4. 牙痛 海桐皮开水浸泡液或水煎液, 含漱 5~10 min,可以有效治疗龋齿引起的牙痛。30 位患者中,28 例患者用药液含漱 3~5 min 后立即止痛,无不良反应出现,一般只需 1~2 次即愈,且半年以上未见复发[37]。

5. 足痛 采用海桐皮汤(海桐皮、透骨草、伸筋草、当归、红花等)熏洗足跟,并辅以手法按摩治疗足跟痛。两组 124 例痊愈 101 例,显效 21 例,有效 2 例,总有效率 100%[38]。

6.疥癣 外用治疥癣,煎水洗或研末调敷[39]。

(郭远强 周秋丽)

参 考 文 献

[1]Ghosal S,et al. Occurrence of erysotrine and other alkaloids in Erythrina variegata. *Phytochemistry*,1970,9 (11):2397

[2]Singh H ,et al. Erythrina spp. VII. Chemical constituents of Erythrina variegata var orientalis. *Lloydia*,1975,38(2):97

[3]Chawla AS,et al. Alkaloidal constituents of Erythrina variegata bark. *Planta Medica*,1988,54(6):526

[4]Yu DL,et al. Erythrinarbine,a novel nor-A ring erythrina alkaloid from Erythrina arborescens. *Chinese Chemical Letters*, 1999,10(2):139

[5]Ito K,et al. Erythrina alkaloids. VII. Alkaloids of Erythrina arborescens. 2. Structures of new alkaloids,erysotramidine, erytharbine,and 11-hydroxyerysotrine. *Yakugaku Zasshi*,1973,93 (12):1617

[6]Deshpande VH ,et al. Erythrinins A,B and C,three new isoflavones from the bark of Erythrina variegata. *Organic Chemistry Including Medicinal Chemistry*,1977,15B(3):205

[7]Li XL,et al. Four new isoflavonoids from the stem bark of Erythrina variegata. *Chemical & Pharmaceutical Bulletin*,2006,54 (4) :570

[8]李晓莉,等.刺桐化学成分的研究.中草药,2005,36(7):975

[9]Tanaka H,et al.Two new isoflavonoids from Erythrina variegata. *Planta Medica*,2000,66 (6):578

[10]Huang KF,et al. Constituents of Erythrina variegata (III). *Chinese Pharmaceutical Journal*,1998,50 (2) :123

[11]Huang KF,et al.Three prenylated isoflavones from Erythrina variegata. *Journal of the Chinese Chemical Society*, 1996,43 (6):515

[12]余冬蕾,等. 乔木刺桐化学成分的研究.中国中药杂志,2000,25(6):353

[13]Rahman MZ,et al. Phytochemical and biologi cal investigations of Erythrina variegata. *Saudi Pharma ceutical Journal*,2007,15(2):140

[14]Sato M,et al. Synergistic effects of mupirocin and an isoflavanone isolated from Erythrina variegata on growth and recovery of methicillin-resistant Staphylococcus aureus. *International Journal of Antimicrobial Agents*,2004,24 (3):241

[15]Hegde VR,et al. Phospholipase A2 Inhibitors from an Erythrina Species from Samoa. *Journal of Natural Products*, 1997,60 (6):537

[16]Huang KF,et al. Constituents of the stem bark of Erythrina variegata Linn. *Chinese Pharmaceutical Journal*. 2004; 56 (3-6):133

[17]黄良月,等. 6种海桐皮药理作用的比较研究. 中药材, 1992,15(6):29

[18]曹仁烈,等.中药水浸剂在试管内抗皮肤真菌的观察.中华皮肤科杂志,1957,5(4):286

[19]Sato M,et al. Antibacterial property of isoflavonoids isolated from Erythrina variegata against cariogenic oral bacteria. *Phytomedicine*,2003,10 (5) :427.,

[20]Zhang Y,et al. Anti -osteoporotic effect of Erythrina variegata L. in ovariectomized rats. *Journal of ethnopharmacology*, 2007,109 (1):165

[21]张岩,等.刺桐醇提取物对去卵巢大鼠体内钙稳态的影响及作用机制分析.中国中药杂志,2007,32(7):627

[22]Zhang Y,et al. Osteogenic activities of genistein derivatives

were influenced by the presence of prenyl group at ring a. *Archives of Pharmacal Research*, 2008, 31 (12): 1534

[23]刘晓清,等. 复方海桐皮袋泡剂熏洗治疗家兔膝关节功能障碍的实验研究. 中国临床康复,2004,8(5):914

[24]Ghosal S, et al. Chemical and pharmacological evaluation. II. Alkaloids of Erythrina variegata. *Journal of Pharmaceutical Sciences*, 1972, 61(8): 1274

[25]陈周晖,等. 海桐皮汤加减治疗创伤性关节炎. 赣南医学院学报,2007,(3):333

[26]孙玉明,等. 复方海桐皮袋泡剂治疗损伤后期肢体功能障碍的研究. 现代康复,2001,5(4):42

[27]孙玉明,等. 复方海桐皮袋泡剂治疗损伤后期肢体功能障碍30例. 南京中医药大学学报,1996,12(5):47

[28]殳跃飞. 自拟海桐皮汤治疗疼痛性骨萎缩108例. 浙江中医杂志,2002,4:150

[29]汪亚强,等. 海桐皮汤熏洗治疗柯氏骨折后腕关节僵硬56例. 成都中医药大学学报,2002,25(2):58

[30]周惠清. 自拟海桐皮汤熏洗在治疗骨折后期中的应用. 中医正骨,2000,12(8):49

[31]朱晓飞,等. 加减海桐皮汤外洗治疗创伤性骨化性肌炎38例-附海桐皮汤外洗治疗30例对照观察. 浙江中医杂志,2003,(7):298

[32]韦锋. 海桐皮汤外洗配合痛点注药治疗膝关节增生性关节炎疗效观察. 右江民族医学院学报,2001,2:319

[33]杨金章,等. 海桐皮汤外洗加关节内注射透明质酸钠治疗膝关节骨性关节炎. 医学理论与实践,2003,16(2):180

[34]杨继源. 海桐皮汤熏洗敷烫治疗骨质增生症448例. 中医药学刊,2001,19(4):357

[35]陈福贵. 海桐皮汤熏洗治疗儿童骨盆倾斜症. 中医正骨,1995,7(1):43

[36]唐健强,等. 海桐皮汤熏洗治疗儿童臀肌挛缩症29例. 广西中医药,2000,(2):39

[37]郝时全,等. 单味海桐皮治疗龋齿牙痛30例. 中国实用乡村医生杂志,2008,15(1):38

[38]乔玉成,等. 海桐皮汤熏洗辅以手法按摩治疗足跟痛124例疗效观察. 中国运动医学杂志,2006,25(2):230

[39]江苏新医学院编写组. 中药大辞典(下册). 上海:上海科学技术出版社,1977:1942

海 龙 Syngnathus hai long

本品为海龙科动物刁海龙 *Solenognathus hardwickii* (Gray)、拟海龙 *Syngnathoides biaculeatus* (Bloch) 或尖海龙 *Syngnathus acus* Linnaeus 的干燥体。味甘、咸,性温。有温肾壮阳,散结消肿的功能。主治肾阳不足、阳痿遗精、癥瘕积聚、瘰疬痰核、跌扑损伤,外治痈肿疔疮。

【化学成分】

1. 甾体类 从尖海龙中分得 11 个甾体化合物,胆甾 3,6-二酮 (cholestane-3,6-dione)、胆甾-4-烯-3β (cholesta-4-ene-3β),6β-二醇 (6β-diol)、2-hydroxy-4-methyoxy-acetophenone 等[1]。

2. 脂肪酸及脂类 含有 14 种脂肪酸,长链不饱和脂肪酸和奇数脂肪酸,主要含十六酸、9-十八碳烯酸、4,7,10,13,16,19-二十二碳六烯酸,不饱和脂肪酸占总脂肪酸比例的 65.18%~76.22%[2],不常见的 9,10-环次甲基十六酸[3]。

3. 蛋白质、氨基酸类 蛋白质和氨基酸的含量尖海龙>粗吻海龙>拟海龙>刁海龙[1]。

4. 磷脂类 含有磷脂,主要是磷脂酰胆碱、溶血磷脂酰胆碱、神经鞘磷脂,其中拟海龙 5.88 mg/g,粗吻海龙 3.54 mg/g,刁海龙 2.56 mg/g[4]。

【药理作用】

1. 增强心功能 从尖海龙中提出的甾体化合物 Sy1 (cholest-4en-3-one) 和 Sy2 (cholestane-3,6-dion) 最终浓度 0.1 mg/L,能显著降低乳鼠心肌细胞的拍动数,而对心幅有加强作用;甾体化合物 Sy3 (cholesta-5-en-3β,7α-diol) 和 Sy4 (cholesta-4-en-3β,6β-diol) 对心率作用不明显,但对心幅有加强作用[5]。

2. 促进淋巴细胞增殖 拟海龙水提取液对正常人外周血淋巴细胞有明显的增殖作用,最佳药物量反应集中在 10~20 μL/cell 之间。剂量增大至 40 μL/cell 时,其刺激作用逐渐减弱[6]。

3. 抗肿瘤 不同剂量的拟海龙水提取物 1.25、5、10、20、40 μL/cell 与几种人癌细胞株 (Hela, ECA-109, 肺鳞癌, HCT-8 直肠癌) 共同孵育 24 h,对上述癌均有不同程度的抑制作用。以 40 μL/cell 的药量为例,它对 Hela 细胞株 3 d 平均抑制率为 65%,对 ECA-109 为 45%,肺鳞癌为 32%,HCT-8 为 27%[7]。尖海龙水提取物 0.2、0.4 mL/瓶,对 SK-RB-3 细胞株有显著的抑制和杀伤作用[8]。对小鼠进行免疫处理、早期治疗和晚期治疗，观察不同处理的成瘤率、瘤重和生存期。发现，给荷瘤小鼠腹腔注射尖海龙提取物0.2 mL，连续10 d，荷瘤重量减小、生存期延长；但晚期治疗未降低试验小鼠的成瘤率[9]。海龙基因酶注射液（终浓度1:10、1:20、1:40、1:80、1:160）与人结肠癌细胞株HT-9、SW480共培养，能有效抑制两种结肠癌细胞的增殖；TNF-α可明显增强NF-κB活性，海龙基因酶可抑制这种激活作用；海龙基因酶可有效抑制细胞内IkB/α的降解，从而抑制NF-κB活性并影响结肠癌细胞增殖[10]。

4. 抗疲劳 尖海龙生药粉5 g/kg灌胃，每日1次，连续14 d，能显著延长负重小鼠游泳时间，减少游泳后20和50 min小鼠血乳酸含量，并显著提高血乳酸恢复速率，其作用与人参相当[11]。

5. 益肾壮阳 给小鼠注射氢化可的松制作肾虚模型，同时给予海龙胶颗粒5.0、2.5、1.3 g/kg，灌胃10 d。海龙胶颗粒能提高肾虚小鼠的体重、体温、自主活动总次数；对幼年雌性小鼠卵巢、子宫发育有促进作用，可缩短去势雄性大鼠阴茎勃起潜伏期。海龙胶颗粒具有较好的益肾壮阳作用[12]。

（邱　琳　刘新宇）

参考文献

[1]张朝晖，等. 尖海龙的化学成分研究. 中草药，1998，29(6)：370

[2]许益民，等. 海马和海龙中磷脂成分与脂肪酸的分析研究. 中国海洋药物，1994，(1)：14

[3]吴筱丹，等. 三种海龙中脂肪酸的分析研究. 中草药，2000，31(6)：414

[4]章乃荣. 海龙的生药鉴定及四种海龙氨基酸等含量的比较. 中药材，1986，9(1)：23

[5]张朝晖，等. 尖海龙中甾体类化合物对离体小鼠心肌细胞的作用. 中国海洋药物，1999，(4)：11

[6]刘寿山. 中药研究文献摘要. 北京：科学出版社，1979：576

[7]施锐，等. 拟海龙提取物的实验研究I对正常人外周血淋巴细胞转化的影响以及对人癌细胞株的抑制作用. 中国海洋药物，1993，(2)：4

[8]聂姬锋，等. 尖海龙提取物对肿瘤细胞系SK-RB-3的杀伤作用研究. 唐山师范学院学报，2007，29(2)：43

[9]李春香，等. 尖海龙提取物抗小鼠移植瘤的研究. 安徽农业科学，2009，37(26)：12577

[10]王航，等. 海龙基因酶注射液抑制结肠癌细胞生长的研究. 实用医学杂志，2006，22(12)：1353

[11]胡建英，等. 八种海洋生药抗疲劳作用的初步研究. 中国海洋药物，2000，(2)：56

[12]朱燕，等. 海龙胶颗粒益肾壮阳作用的研究. 时珍国医国药，2005，16(3)：209

海螵蛸 Sepiae Endoconcha hai piao xiao

本品为乌贼科动物无针乌贼 *Sepiella maindroni de* Rochebrune 或金乌贼 *Sepia esculenta* Hoyle 的干燥内壳。又名乌贼骨。味咸、涩，性温。具有收敛止血，涩精止带，制酸止痛，收湿敛疮功能。用于吐血衄血、崩漏便血、遗精滑精、赤白带下、胃痛吞酸，外治损伤出血、湿疹湿疮、溃疡不敛。

【化学成分】

含碳酸钙87.5%~91.5%，甲壳质6%~7%，黏液质10%~15%，并含少量氯化钠、磷酸钠、镁盐及17种水解氨基酸[1,2]。

海螵蛸中的甲壳质和蛋白质复合物，可溶性蛋白质占1.84%[1,3,4]。

海螵蛸含有19种无机元素，其按含量高低顺序排列为：钙>钠>锶>钾>磷>镁>锌>铁>铜>锰>硼；在检出的元素中，钙含量最高，达26.7%，并含有丰富的磷、镁、锌、铁、铜、锰等微量元素，如其铁含量为65.3 μg/g[5]。

【药理作用】

1. 抗胃溃疡 以醋酸涂抹方法制成大鼠慢性实验性胃溃疡模型，用海螵蛸粉和维生素U等进行灌服。结果：对大白鼠实验性溃疡的愈合有显著促进作用，其愈合率分别为67%和69%；如果将海螵蛸与维生素U合并应用，其促进溃疡愈合作用则更大，愈合率可达73%[6]。海螵蛸中所含的碳酸钙能中和胃酸，可缓解泛酸及胃烧灼感等，同时能促进溃疡面愈合，还可改变胃内容物 pH 值，降低胃蛋白酶活性。另外海螵蛸所含胶质与胃中有机质和胃液作用后，可在溃疡面上形成保护膜，使出血趋于凝结[3]。

用无水乙醇灌胃诱发小鼠胃黏膜损伤。海螵蛸的多糖盐洗组分(CBP–s)100、200 和 400 mg/kg 预处理小鼠 3~5 d，小鼠胃黏膜的溃疡指数和 MDA 含量下降；显著提高 GSH 和 NO 的含量；SOD 活性升高。提示 CBP–s 对乙醇诱导的小鼠胃黏膜具有细胞保护作用[7]。

2. 促进骨愈合 在家兔双侧桡骨中 1/3 处造成 1 cm 全缺损，分别植进高压消毒的陈年海螵蛸，新鲜海螵蛸、自体骨及不植任何物进行接骨比较实验。术后 8 周处死，取标本病理检查。结果：海螵蛸有明显促进骨缺损修复作用，尤以陈年海螵蛸作用最为明显[8]。另有报告，海螵蛸植入动物体内，周围组织不引起炎症、毒性及免疫反应。从节段缺损、空洞缺损的修复情况看，处理后海螵蛸与兔骨在成骨方面无明显差异。表明海螵蛸具有良好的组织相容性以及良好的成骨支架作用[9]。海螵蛸尚具有促进骨折愈合作用，缩短骨折愈合时间，能促进纤维细胞和成骨细胞增生与骨化[3]。

3. 抗辐射 以 ^{60}Co 为辐射源照射大鼠。灌服海螵蛸水提液 5 g/mL 的大鼠经 30 d 照射后，存活率明显提高，血中 5–羟色胺的含量也显著提高。但对血小板数量和骨髓 DNA 含量却无明显改善[10]。

4. 抗肿瘤 以海螵蛸依地酸(EDTA)提取液给S180肿瘤小鼠腹腔注射 150 mL/kg 或于瘤体内给予 100 mg/kg，抑制率均为 82%；对腹水型肉瘤的小鼠，腹腔注射 EDTA 100 mg/kg，动物生存时间可延长 2. 85 倍[3]。

5. 其他 在大鼠胫骨打孔第 2 天灌胃海螵蛸口服液（生药 28 g/100 mL），每次 0.34 g/2 mL，每天 2 次，分批处理动物，取胫骨。结果显示，海螵蛸在骨折早期上调Ⅰ、Ⅲ型前胶原、血管内皮生长因子(VEGF)、骨形态发生蛋白(BMP)–2 mRNA 的表达，而对Ⅱ型前胶原、转化生长因子(TGG)–β1mRNA 的表达量无明显影响；VEGF、TGF–β1 mRNA 表达量中后期维持于较高水平。结果表明，海螵蛸与血管形成有关，对骨折软骨形成早期具有促进骨诱导的作用，并对成骨细胞的增殖及合成活性有较大影响[11]。

【临床应用】

1. 胃和十二指肠溃疡 用“海螵蛸牡蛎散”（每日 1 剂，早晚分服）治疗胃溃疡 29 例、十二指肠溃疡 62 例、复合性溃疡 12 例，共 103 例。结果：痊愈 68 例(66%)，显效 16 例(5.5%)，好转 15 例(14.6%)，无效 4 例(3.9%)，总有效率达 96.1%[12]。尚有用海螵蛸、白及、氢氧化铝凝胶制成复方制剂，每次 25 mL，每天 3~4 次，同时配合胃肠减压、抗菌消炎及禁食等措施治疗胃及十二指肠溃疡穿孔 31 例。结果：痊愈 29 例(93.5%)，好转 1 例(3.2%)，死亡 1 例(3.2%)[1]。

2. 出血性疾病 将中药海螵蛸、白及研末，调成粥样分次服用，治疗消化性溃疡出血 116 例。结果，除 3 例转入外科手术治疗外，其余 113 例均治愈。全部患者出血均在大便开始排出药物残渣 12 h 内停止。海螵蛸、白及两药合用具有止血、止酸及促进溃疡创面愈合作用[13]。将海螵蛸制成胶性海绵剂，用于拔牙及鼻部手术止血。经治 50 例和 233 例的观察，一般在 1~3 min 即可止血[3]。

3. 反流性食管炎 32 例经内镜诊断的反流性食管炎患者，用海螵蛸、大贝母各 50 g，炒糯米 500 g 碾末，混合，每次 20 g 加温水 30 mL，每日 4 次，口服。结果，治疗组总有效率 81.25%。海螵蛸、大贝母较适宜轻中度患者[14]。以海螵蛸散（海螵蛸、枳壳、半夏、延胡索、白芍等，共为细末）经治反流性食管炎 31 例，每日 3 次，每次 5 g，饭后 30 min 口服，疗程 40 d。有效率 100%，治愈率 37%[15]。

4. 新生儿尿布皮炎 治疗组 20 例，每次用药前，以温开水清洗臀部待干爽后，将海螵蛸粉末均匀轻涂抹于患处。轻者每天 1~2 次，重者每天 2~3 次，疗程 3 d。结果：治疗组 15 例轻者在用药 1~2 次后，每天内肛周皮肤红斑消失，肤色转为正常；另 5 例重者连续用药 6~8 次在 3 d 内完全治愈，平均治愈时间 2 d[16]。

5. 哮喘 海螵蛸 500 g，烘干粉碎，砂糖 1000 g 混合。成人每次 15~24 g，儿童酌减，每日 3 次。经治 8 例慢性哮喘，7 例得到控制，1 例好转[3]。

6. 高磷血症 高磷血症是慢性肾功能不全和透析患者的常见并发症。以降磷散粉（海螵蛸）治疗腹膜透析患者高磷血症 73 例，在接受严格饮食控制的基础上，服用降磷散粉（海螵蛸）1.0 g，3 次/d，待血清磷浓度降至正常时停药。结果表明，降磷散粉（海螵蛸）具有显著的降血 P、降钙磷乘积、降血甲状旁腺素(PTH)的作用，而对血 Ca 的影响不明显[17]。

7.宫颈糜烂 以黄连素、海螵蛸等量，研粉混匀，将药物直接喷入宫颈糜烂面上，隔日 1 次，5~7 次为一疗程。经治 96 例，一般用药 2 次，白带减少；3 次用药，糜烂面无坏死，脱落后为新生鳞状上皮覆盖；4~5 次用药后则糜烂面被修复。糜烂面深、病程 2~4 年的患者，用药 3 个疗程以上则可治愈。在 96 例患者治疗中，未发现有全身或局部不良反应[18]。

8. 再障并发齿衄 白血病、再生障碍性贫血患者常并发齿衄。以海螵蛸、五倍子煎煮的五倍子海螵蛸液含漱治疗齿衄。经治 61 例患者,每日含漱 8~10 次,每次 15 min。结果,37 例含漱 3~6d,齿衄停止(显效);24 含漱 7~10 d 齿衄停止(有效),有效率 100%[19]。

9. 目翳、沙眼 海螵蛸棒摩擦法治疗沙眼 237 例(289 只眼),全部为Ⅰ期患者。治疗前先用 0.1%利福平眼药水点眼 2 d,结膜囊表面麻醉后,翻转眼睑,再用海螵蛸棒来回均匀摩擦至滤泡消失。结果表明,237 例(289 只眼)经 2 次治疗,并坚持点眼 1 个月后,自觉症状全部消失。裂隙灯下观察结膜滤泡消失,疤痕形成,有效率达 100%,海螵蛸棒摩擦法加西药点眼治疗沙眼病,疗效满意[20]。

10. 其他 以海螵蛸外敷治疗骨刺 100 例,取得较好疗效。将海螵蛸粉 250 g 用醋 150 g 调成糊状,取适量均匀地涂在疼痛部位,反复 2~3 次为 1 个疗程。经 1 个疗程治疗后,1~2 年无疼痛为有效。100 例治疗情况统计:病程半年至 1 年者有效率达 70%,病程 2~10 年者,有效率达 30%~50%,总治愈 56 例,有效 36 例,无效 8 例,总有效率 92%,无任何副作用[21]。

(周厚琼 冉懋雄 谢宝忠)

参考文献

[1]江苏新医学院. 中药大辞典(下册).上海:上海人民出版社,1977:1945

[2]《全国中草药汇编》编写组. 全国中草药汇编(上册).北京:人民卫生出版社,1975:649

[3]阴健,等. 中药现代研究与临床应用(2). 北京:中医古籍出版社,1995:319

[4]冯维希,等. 七种海产中药中微量元素含量测定. 中药材,1989,11:35

[5]李兰,等. 海螵蛸的化学成分研究. 现代中药研究与实践,2009,23(2):52

[6]刘寿山. 中药研究文献摘要(1975~1979).北京:科学出版社,1986:228

[7]郭一峰,等. 海螵蛸多糖对小鼠胃黏膜保护作用的研究. 第二军医大学学报,2008,29(11):1328

[8]张安桢,等. 海螵蛸接骨的动物实验研究. 福建中医药,1988,19(3):49

[9]刘艺,等. 海螵蛸接骨动物实验的组织学研究. 中国中医骨伤科杂志,1995,3(5):6

[10]崔正德,等.海螵蛸抗辐射作用初步报告. 海洋药物,1984,3(2):30

[11]高云,等. 海螵蛸对骨愈合相关基因表达的影响. 中医正骨,2004,16(7):1

[12]张相智,等.海螵蛸牡蛎散治疗溃疡病103例. 四川中医,1987,5(1):29

[13]金士虎,等. 中药海螵蛸白及散治疗消化性溃疡出血116例临床分析. 河北医字,2000,6(9):827

[14]朱炳良. 海螵蛸大贝母治疗反流性食管炎32例. 世界华人消化杂志,2001,9(9):1098

[15]胡为明,等. 海螵蛸散治疗反流性食道炎31例. 中医药信息,2000,4:44

[16]杨东明. 海螵蛸外用治疗新生儿尿布皮炎20例. 中国社区医师,2008,6:42

[17]郭艳香. 降磷散粉(海螵蛸)治疗腹膜透析患者高磷血症的研究.浙江临床医学,2008,10(9):1236

[18]靳玉兰. 黄连素海螵蛸合用治疗宫颈糜烂96例. 河北医学,1997,3(1):73

[19]孙凤华,等. 五倍子海螵蛸液漱口治疗齿衄. 护理学杂志,1999,14(5):262

[20]刘延华,等. 应用海螵蛸棒摩擦治疗沙眼. 中国民间疗法,1998,4:64

[21]陈波. 外敷海螵蛸治骨刺验方. 浙江中西医结合杂志,1995,5(4):56

海金沙 Lygodii Spora

hai jin sha

本品为海金沙科植物海金沙 *Lygodium japonicum* (Thunb.)SW.的干燥成熟孢子。味甘、咸,性寒。功能清利湿热,通淋止痛。用于热淋、石淋、血淋、膏淋、尿道涩痛。

【化学成分】

海金沙的总黄酮量达 4.21%[1]。从海金沙的水溶性部分中分离得到海金沙素(lygodin)[2]。海金沙含对香豆酸[3]。海金沙孢子的油脂主要成分:油酸(oleic acid)、亚油酸(1inoleic acid)、棕榈酸(palmitic acid)[4-6],C_{14}、C_{16}、C_{18}烷酸和$C_{16:1}$、$C_{18:1}$、$C_{18:2}$、$C_{18:3}$烯酸[4,5],硬脂酸(stearic acid)、(+)-8-羟基十六烷酸((+)-8-hydroxyhexadecanoic acid)、(+)-顺、反-脱落酸((+)-cis, trans-abscisicacid)、痕量的反、反-脱落酸(trans,trans-abscisic acid)[6]。海金沙多糖(酸性糖组分 F1)[7]。

【药理作用】

1. 清除自由基 海金沙总黄酮提取液(相当于生药含量 4%)对 DPPH·的清除能力比较明显,浓度为 0.15 mg/mL 时清除率(达 90%以上)开始趋于平稳,清除率为 50%的样品浓度在 0.06~0.08 mg/mL; 海金沙总黄酮对 OH·的清除能力与总黄酮浓度在一定浓度范围内成正相关,但高浓度时清除率仅在 45%左右趋于平衡;海金沙总黄酮对 O_2^-·的抑制率也随着浓度升高而升高,并呈正相关[8]。

2. 抗雄激素作用 海金沙孢子 50%乙醇提取物(产率 7.2%)体外抑制睾酮 5 还原酶活性,抑制率分别为 40.6%(浓度 1 mg/mL)和 66.7%(浓度 2 mg/mL)。活性成分油酸、亚油酸、棕榈酸的 IC_{50} 分别为 0.44、0.37、1.35 mmol/L。海金沙孢子 50%乙醇提取物对睾酮处理过的仓鼠胁腹器官的增长具有显著抑制作用,并促进睾酮处理过的小鼠的毛发再生长[9]。

3. 促进生发 2%或 4%海金沙的 50%乙醇提取物(SL-ext),剂量依赖性地促进背部剃毛小鼠的毛生长;SL-ext 对激活睾酮转变为二氢睾酮的 5-还原酶的活性有显著抑制作用;SL-ext 对剃毛的 C57Black 小鼠背部涂抹睾酮诱发的毛发生长障碍有明显的抑制作用[10]。

4. 抗菌 海金沙多糖(10 mg/mL)对供试的 4 种细菌及 3 种真菌都有不同程度的抑制作用,其中对变形杆菌抑制作用最强(抑菌圈宽度 9 mm),其次为稻瘟病病原菌(抑菌圈宽度为 8 mm),对细菌的抑制作用大于对真菌的抑制作用,对革兰阳性菌的抑制作用大于对革兰阴性菌的抑制作用[7]。海金沙乙醇提取物(25~42)℃在对 4 种受试菌株都有良好的抑制作用:42℃温度时,乙醇提取物对藤黄球菌、金黄色葡萄球菌和枯草杆菌的最大抑菌圈分别为 21、13.2 和 6.8 mm,在 37℃温度时,醇提物对乙型溶血性链球菌的最大抑菌圈为 8.5 mm;水提物对藤黄球菌、乙型溶血性链球菌、枯草芽孢杆菌、金黄色葡萄球菌的最低抑菌质量分数为 25%、12.5%、12.5%、25%; 醇提物对其最低抑菌质量分数分别 3.12%、1.56%、6.25%、3.12%,显示海金沙醇提物比水提物的抑菌作用强[11]。

5. 抗病毒

(1)抗流感病毒 用鸡胚筛选对流感病毒有效的单味药,发现海金沙在鸡胚体内对流感病毒有直接抑制和模拟防治效果[12]。

(2)抗HIV病毒 海金沙(孢子)对 HIV-1 具有抑制作用,其水提液浓度≥125 μg/mL 时,对 HIV-1 所致 MT-4 细胞病变具有完全抑制作用, 而其对 MT-4 细胞表现出细胞毒性的最低浓度为 250 μg/mL[13]。

(3)抗乙型肝炎病毒表面抗原 海金沙水提取液(含生药 2500 μg/50mL)与 HBsAg(8 个血凝单位)接触 4 h 后,显示出 8 倍的抑制作用[14]。

6. 毒性 小白鼠口服对香豆酸 LD_{50} 为 1.1±0.26 g/kg[3]。

【临床应用】

1. 肝胆疾病 以自拟茵陈五金汤(绵茵陈、金钱草、海金沙等)治疗"黄疸"、"胁痛"等肝胆疾病 40 余例,疗效显著[15]。以化石汤(金钱草、海金沙、鸡内金,等)治疗胆石症 94 例,总有效率 93.6%[16]。

2. 尿路结石 以二金排石汤(金钱草、海金沙、瞿麦等)治疗输尿管结石 7 例(均经 X 线摄片证实),治后 10 d 内症状消失,X 线摄片复查结石消失[17]。以昆海排石汤(昆布、海金沙、冬葵子等)治疗泌尿系结石 30 例, 除 3 例为鹿角状肾结石治疗无效外, 其余 27 例均排出结石,临床症状消失。排石最快时间 3 d,最慢 3 个月,一般 1 个月左右[18]。

3. 前列腺肥大 采用火针刺激关元、中极、曲骨、三阴交穴,配合内服中药(熟地、虎杖、海金沙等)治疗前列腺肥大 36 例,痊愈 27 例,有效 9 例[19]。

4. 胃脘痛 采用单味海金沙治疗胃脘痛 31 例,以海金沙装于空心胶囊,每次吞服 3~5g(6~8 粒),每日 2~3 次,结果 8 例显效,18 例有效,5 例无效,总有效率 83.19%[20]。

5. 带状疱疹 海金沙用麻油调成糊状,敷于患处约 0.3 cm 厚并包扎,1 次/d,同时口服病毒灵,所治 5 例中有 4 例于 7 d 内和 1 例于 10 d 内结痂、脱痂、症状消失[21]。

6. 不良反应 一患者误将 150 g 海金沙一次服下,服药不久即出现舌麻、恶心、头晕、畏寒、尿频等严重不适症状,用扶正缓解药后得解[17]。

【附注】

海金沙草中的利胆成分为反式对香豆酸(trans p-coumaric acid)和咖啡酸[22]。海金沙根及草中含有脂肪油、氨基酸、黄酮等成分[23]。从海金沙草中分离得到 4 个化合物分别是[24]:(24R)-stigmastan-3,5,6-triol 3-O-β-D-glucopyranoside、6-O-p-coumaroyl-D-glucopyranose、6-O-caffeoyl-D-glucopyranose、1-O-(E)-caffeoyl-β-D-gentiobiose。

(方步武 田在善 王士贤)

参考文献

[1]Cai Jianxiu, et al. Study on the total flavonoid content of twenty two kind of the medical pteridophytes. *CA*, 2001,134: 323460e

[2]木下英樹,他. Lygodinの構造研究(1)α-Aminomethyl-phenylpropion酸の合成. 医学中央雑誌, 1971,271:696

[3]刘家骏, 等. 海金沙利胆作用的实验研究. 安徽医学, 1987,8(1):34

[4]Gemmrich AR. Fatty acid composition of fern spore lipids. *Phytochemistry*, 1977, 16:1044

[5]Matsuda H, et a1. Anti-androgenic and hair growth promoting activities of Lygodii spora (spore of Lygodium japonicum) I. Active constituents inhibiting testosterone 5 alpha-reductase. *Biol Pharm Bull*, 2002, 25:622

[6]Yamane H, et a1. Endogenous inhibitors for spore germination in Lygodium japonicum and their inhibibtory effects on pollen germination in Camellia japonica and Camellia sinensis. *Agric Boil Chem*, 1980,44:1697

[7]苏育才. 海金沙多糖的分离纯化及抗菌活性. 福建师范大学学报(自然科学版), 2005,21(4):76

[8]贲永光, 等. 海金沙不同溶剂提取物清除自由基活性的研究. 安徽农业科学, 2009,37(19):8989

[9]Matsuda H, et al. Anti-androgenic and hair growth promoting activities of Lygodii spora (spore of Lygodium japonicum) I. Active constituents inhibiting testosterone 5alpha-reductase. *Biol Pharm Bull*, 2002,25(5):622

[10]久保道德, 等. 海金沙的生发效果. [日]. 国外医学中医中药分册, 2002,24(4):246

[11]欧阳玉祝, 等. 海金沙提取物体外抑菌性能研究. 中国野生植物资源, 2009,28(3):41

[12]郑民实. 中草药在组织培养管内的抗病毒实验研究. 内部资料

[13]Ma CM, et al. Screening of Chinese and Mongolian herbal drugs for anti-human immunodeficiency virus type1 (HIV-1) activity. *Phytotherapy Research*, 2002,16:186

[14]郑民实, 等. 1000种中草药抑制乙型肝炎病毒表面抗原的实验研究. 中医杂志, 1989,30(11):47

[15]俞大毛. 自拟茵陈玉金汤治疗肝胆疾病. 兰溪医药, 1983,(9):43

[16]鲍正录. 化石汤治疗胆石症. 实用医技杂志, 1999,6(11):911

[17]黄水祥. 二金排石汤治疗输尿管结石. 浙江中医, 1983,(11):493

[18]郑家本. 昆海排石汤治疗泌尿系结石30例. 陕西中医, 1984,5(1):19

[19]张志荣, 等. 针药治疗前列腺肥大36例. 陕西中医, 1994,15(4):174

[20]兰小华, 等. 海金沙治疗胃脘痛31例. 浙江中医杂志, 2001,(8):343

[21]楼英. 海金沙治带状疱疹5例分析. 浙江临床医学, 2002,4(4):265

[22]金继曙, 等. 海金沙草利胆有效成分的研究. 中药材, 1985,16(3):113

[23]王春根, 等. 海金沙根及草鉴定研究. 中药材, 1989,12(l):22

[24]张雷红, 等. 海金沙草中一个新的甾体苷类化合物的分离和结构鉴定. 中国药科大学学报, 2006,37(6):491

海风藤 Piperis Kadsurae Caulis hai feng teng

本品为胡椒科植物风藤 *Piper kadsura*(Choisy) Ohwi 的干燥藤茎。味辛、苦,性微温。有祛风湿,通经络,止痹痛功能。用于风寒湿痹、肢节疼痛、筋脉拘挛、屈伸不利等。

【化学成分】

主要含木脂素类和挥发油。

1. 木脂素类 如风藤素 (futoxide)、风藤酮(futoenone)、风藤酰胺(futoamide)及风藤醌醇(futoguinol)等[1]。

2. 挥发油 主要成分为α-蒎烯(α-pinene)和柠檬烯(limonene)。近来报道测定了海风藤挥发油成分所含29种化合物, 含量最高的是α-caryophyliene和cis-asarone[2]。

3. 矿物元素 海风藤中含多种矿物元素如镁、铁、锰、锌、钛、铜、镍、铬等,叶中含量高于茎。但叶中铅的含量也远大于茎[3]。

4. 其他 近年来又分离出5,7,4-三羟基异黄酮、24-乙基-7,22-二烯胆甾醇、8-羟基-2,2′-二甲基-苯并二氢吡喃-4-酮-6-甲酸、8-羟基-2,2′-二甲基-苯并二氢吡喃-4-酮-6-甲酸甲酯、香草酸、胡萝卜苷、豆甾醇[4,5]等。

【药理作用】

1. 抗炎 取海风藤乙醇提取物，分别以各药 LD_{50} 的 1/3、1/5、1/10 剂量给小鼠腹腔注射，对巴豆油致耳肿胀的抗炎作用均随剂量的增加而增加[6]。采用二甲苯致小鼠耳廓肿胀法观察不同提取物的抗炎作用，发现海风藤具有抗炎作用的有效部位是乙酸乙酯部位、正丁醇部位和挥发油[7]。近来发现，海风藤酮对大鼠急性胰腺炎有治疗作用，能减少腹水量，降低血浆淀粉酶、减轻胰腺的病理损害。其机制可能与抑制血小板活化因子(PAF)、肿瘤坏死因子 α(TNFα)和白介素-6(IL-6)等炎症因子有关[8,9]。

2. 镇痛 以 1/5 LD_{50} 剂量分别给小鼠腹腔注射海风藤乙醇提取物，海风藤对醋酸致小鼠有明显的镇痛作用。热板法实验证实，海风藤在 1/10 LD_{50} 剂量下，给药后 30 min 镇痛效果最好，至 60 min 镇痛效果降低一半[6]。近来发现，海风藤挥发油具有较好的镇痛作用，能明显抑制热板法引起的小鼠痛觉反应[10]。

3. 抗血小板聚集 海风藤酮特异性抑制 (^3H)血小板活化因子(PAF)与兔血小板 PAF 受体结合，其抑制参数(Ki)为 2×10^{-12} mol/L；显著抑制 PAF 引起的血小板聚集，IC_{50} 为 2.6 μmol/L，而对花生四烯酸(AA)和二磷酸腺苷(ADP)引起的血小板聚集无效。家兔静注海风藤酮 0.1 mg/kg，抑制 PAF 引起的血小板聚集作用可维持 2 h；大鼠静脉注射海风藤酮 7.1、14.2 mg/kg 或口服 80、120 mg/kg 可抑制体内血小板血栓形成，其抑制率分别为 25.4%、38.2%、21.4%及 34.6%。表明海风藤酮是一种特异性的 PAF 受体拮抗剂[11]。海风藤酮和 denudatin B 在 10 g/mL 浓度下对血小板聚集的抑制率为 100%，在5 g/mL 浓度下抑制率为 86%和 80.1%[12]。海风藤的醇提取物在 0.5、1、5、10 g/mL 时也可以剂量依赖性的抑制 PAF 诱导的血小板聚集，抑制率分别为 67.76%、78.39%、82.87%、88.15%[12]。此外，海风藤酚、甲基海风藤酚、海风藤醇 A、海风藤醇 B 均有抑制 PAF 诱导的兔血小板聚集作用，IC_{50} 分别为 17.9、9.2、142.0、14.0 μmol/L。而对于 ADP 和AA 诱导的血小板聚集抑制作用较弱。海风藤醇 B 能使 PAF 诱导的血小板聚集量-效曲线平行右移，EC_{50} 由 1.59 nmol/L 升为 20.6 nmol/L。提示是一种竞争性拮抗作用[13]。进一步研究证实，海风藤醇 B 能抑制 PAF 诱导的兔血小板钙内流，剂量依赖性的抑制 PAF 引起的细胞内钙浓度升高[14]。

4. 保护缺血性脑损伤 采用光化学诱导建立大鼠大脑中动脉阻塞再灌注模型，缺血前后各腹腔注射一次海风藤酮 10 mg/kg，可明显改善缺血区局部脑血流量，减轻缺血脑组织水肿及神经元的坏死[15]；海风藤新木脂素类成分腹腔注射可明显减少脑梗死面积，同时能增加缺血侧皮质局部脑血流量，减少缺血半暗带神经细胞的凋亡数量，显著减轻脑缺血后的神经功能缺损[16,17]。海风藤的脑保护作用可能与下列机制有关：①抑制脑缺血后血小板活化因子(PAF)和 TXA2 的过量生成，对抗其引起的脑血管舒缩功能障碍导致的脑血流量降低，并减轻 PAF 对神经细胞的直接损伤[18]。②抑制 PAF 对磷脂酶 A_2(PLA_2)的活化作用，降低脑组织内 PLA_2 活性，抑制缺血再灌注时 COX-2 基因表达的增高，纠正花生四烯酸代谢紊乱[18,19]。③抑制 PAF 对缺血区炎性细胞及内皮细胞的活化，明显降低大鼠缺血脑组织 ICAM-1 及其 mRNA 的表达，从而减轻脑缺血后炎性病理损害[20]。④增强脑组织中抗氧化剂活性及 SOD 活性，抑制再灌注期自由基形成并促进其清除[21]；降低缺氧神经细胞活性氧(ROS)生成量，抑制氧化应激损伤对细胞线粒体功能的破坏[22]。⑤降低缺血脑组织内兴奋性氨基酸含量[23]；降低缺血后神经细胞内钙含量[24]。⑥减少凋亡效应分子 AIF 和细胞凋亡的关键蛋白 Caspase-3 蛋白的表达，减轻迟发性神经元死亡[25]；上调 DNA 修复基因 GADD45 的表达，减小 DNA 损伤的程度，减少神经细胞的凋亡[26]。

5. 改善学习记忆 灌胃低、中、高剂量的海风藤提取物 HS_2 共 40 d，发现不同剂量的 HS_2 能改善腹腔注射 D-半乳糖致老年痴呆(AD)小鼠的学习记忆能力，降低脑内早老素 1(PS1)及 β 位点 APP 内切酶(BACE)基因表达，减少海马和皮层 Aβ 沉积所形成的老年斑[27]。用 D-半乳糖胺复制小鼠脑老化模型，同时每天腹腔注射海风藤注射液 1 次，8 周后海风藤能够明显改善脑老化小鼠的学习和记忆能力；其作用机制可能与维持海马神经细胞线粒体膜电位，稳定线粒体功能、抑制神经细胞凋亡有关[28]。海风藤浓度在 2.5~25 g/L 范围内，对淀粉样蛋白第25 至 35 个氨基酸片段(β-AP 25-35)诱导神经细胞胞浆钙离子升高有抑制作用，其作用随海风藤浓度升高而增强[29]。海风藤能够选择性降低人类神经母细胞瘤细胞系 SK-N-SH 细胞淀粉样前体蛋白(β-APP)基因表达，且呈药物浓度依赖性[30]。

6. 抗肝脏缺血再灌注损伤 海风藤酮 3 mg/kg 经肠系膜上静脉缓慢注射，对大鼠肝脏缺血再灌注损伤模型有一定的保护作用，可显著降低再灌注期血清谷丙转氨酶、谷草转氨酶水平，增加胆汁流量，并能减轻肝脏中性粒细胞浸润，降低肝组织丙二醛(MDA)含量，减轻肝脏病变程度。提示海风藤作为 PAF 拮抗剂可能对治疗肝脏缺血再灌注损伤有益[31]。

7. 扩张冠脉，增加耐缺氧能力 给犬静脉注射海风藤注射液(相当于生药 1 g/kg)，可使左冠状动脉前降支逆行血流量增加 33.37%，血管阻力下降 21%[32]。在恒压灌流下，从离体兔心主动脉导管注入海风藤黄酮乙 1 mg，流出量从药前 44.0±3.7 滴/min 增加为 74.2±10.0 滴/min，5 min 后恢复到药前水平[33]。给小鼠腹腔注射海风藤注射液(相当于生药 10 g/kg)，药后 30 min 由尾静脉注射 86 Rb，观察到心肌对 86 Rb 的摄取量增加了 33.1%，表明海风藤能使心肌营养性血流量增加[32]。

小鼠腹腔注射海风藤注射剂(相当于生药40g/kg)，15 min 后皮下注射大剂量异丙肾上腺素并减压缺氧，与对照组相比，海风藤可使小鼠存活延长 29.6%[32]。又以含海风藤黄酮乙 5 mg/100 mL 的乐克液灌流离体兔心 5 min，观察停止灌流后心搏持续时间。与单纯乐克液相比，海风藤黄酮乙可使心搏持续时间延长 47%[33]。

8. 抗生育 血小板活化因子(PAF)在受精、着床等生殖过程中有重要作用，海风藤酮通过拮抗 PAF 可产生抗生育作用。于妊娠第 3 天向小鼠一侧子宫角注射 0.005 mol/L 海风藤酮 10 μl，6 d 后剖腹检查胚泡着床数，给药侧着床数较对照侧降低 47%[34]。用含 20 μg/mL 海风藤酮的培养液培养兔细胞胚胎 144 h，发现海风藤酮对兔胚胎的早期发育阶段有明显阻滞作用[35]。用健康人精液所做的毛细管穿透实验、低渗肿胀实验及精子跨膜移动实验证实，海风藤酮 20×10^{-4} mol/L 能对抗 PAF 的促精子运动能力，降低PAF作用后精子的跨膜移动率，并稳定精子膜的功能[36]。另有以长白猪精液所做的体外实验发现，海风藤酮在终浓度为 15×10^{-3}~20×10^{-4} mol/L 时能显著降低猪精子活率，终浓度为 20×10^{-4} mol/L 时能显著降低快速运动相精子的运动速度[37]。

9. 其他 海风藤酮有清除氧自由基的作用，在浓度为 2.8×10^{-5} mol/L 时，对人多形核白细胞(PMN)呼吸爆发产生超氧阴离子自由基的抑制率为 21%，还可减轻羟自由基对人红细胞膜的损伤[38]。从海风藤藤茎的脂溶性部分分离得到的两种化合物 8-羟基-2,2′-二甲基-苯并二氢吡喃-4-酮-6-甲酸和 8-羟基-2,2′-二甲基-苯并二氢吡喃-4-酮-6-甲酸甲酯有一定的细胞毒活性，对 HL60 和 BEL-7404 两种人肝癌细胞系的 ED_{50} 值分别是 3.27、12.5 和 8.4、15.1 mg/L[39]。

10. 毒性 小鼠急性毒性实验表明，海风藤给药后 30 min，小鼠运动迟缓，1 h 后呼吸抑制直至缓慢死亡。腹腔注射 LD_{50} 为 2.40±0.13 g/kg；灌胃给药 LD_{50} 为 5.80±0.51 g/kg[6]。另有报道，小鼠静脉注射海风藤黄酮乙的 LD_{50} 为 2.923 g/kg[33]。

【临床应用】

1. 冠心病 海风藤片（每片相当于生药 1 g)，每次 4 片，每天 3 次，口服 1 个月，对心绞痛患者显效率 68.2%，改善率 22.7%[40]。

2. 脑血栓形成 海风藤片每片 0.25 g(相当于生药1 g)，每次 4~6 片，每天 4 次，共服 23 d，有效率 93.4%，显效率 63.3%[41]。

3. 风湿性和类风湿性关节炎 海风藤是中医治疗风湿性和类风湿性关节炎的常用药物，有一名方为：海风藤 30 g、鸡血藤 30 g、五爪龙 30 g、苍术 10 g、防风 10 g、桂枝 12 g、乌蛇 20 g、当归 15 g、川木瓜 15 g、细辛 3 g，水煎服[42]。

【附注】

石楠藤 *Piper wallichii* (Miq.) Hand.-Mass.毛蒟 *P. puberulum* (Benth.) Maxim、山蒟 *P. hancei* Maxim 为常用替代品。从石楠藤中分离出海风藤酮(kadsurenone)和 denudatin B[12]。

(丁 华 苑永臣)

参 考 文 献

[1]宋敬丽，等. 海风藤化学成分和药理作用的研究进展. 湖北中医学院学报，2007，9(3)：70

[2]刘艳菊，等. 海风藤挥发油成分研究. 中药材，2007，30(3)：301

[3]张玲，等. 海风藤不同部位微量元素的含量比较. 中国药房，2010，21(3)：241

[4]任风芝，等. 海风藤的化学成分研究(Ⅰ). 中草药，2005，36(2)：184

[5]胡静，等. 海风藤的活性成分研究. 中国药学杂志，2006，41(9)：658

[6]孙绍美，等. 海风藤及其代用品药理作用比较研究. 中草药，1998，29(10)：677

[7]李吉莹，等. 海风藤抗炎作用的实验研究. 湖北中医杂志，2006，28(12)：17

[8]王成果，等. 海风藤酮对急性胰腺炎大鼠的治疗作用. 世界华人消化杂志，2007，15(4)：399

[9]王林，等. 海风藤酮治疗大鼠实验性急性胰腺炎. 第四军医大学学报，2006，27(1)：1166

[10]刘艳菊，等. 海风藤挥发油抗风湿作用的药效学. 中国医院药学杂志，2007，27(2)：218

[11]Yi-Zheng Shen, et al. Characterization of a platelet-Activating Factor Receptor Antagonist, Kadsurenone: Specific Inhibition of Platelet-activating Factor in vitro and in vivo. *Journal*

of Chinese Pharmaceutical Sciences, 1994, 3(1):59

[12]韩桂秋,等.石楠藤中PAF受体拮抗剂活性成分的分离和鉴定.北京医科大学学报,1987,19(4):243

[13]曾华武,等.海风藤酚、甲基海风藤酚、海风藤醇A和海风藤醇B对兔血小板聚集的影响.第二军医大学学报,1995,16(4):329

[14]曾华武,等.海风藤醇B对PAF诱导的兔血小板钙内流和胞内游离钙浓度升高的抑制作用.第二军医大学学报,1995,16(5):437

[15]王伟,等.PAF受体拮抗剂海风藤酮脑保护作用的实验研究.卒中与神经疾病,1996,3(1):8

[16]王雪松,等.海风藤新木脂素类成分对缺血再灌注鼠脑损伤的保护作用.中国药理学通报,2002,18(6):622

[17]王雪松,等.海风藤提取物对脑缺血保护作用的实验研究.中国临床神经科学,2003,11(1):1

[18]张雄,等.海风藤新木脂素类成分对缺血脑区血小板活化因子及花生四烯酸代谢的影响.中华老年心脑血管病杂志,2002,4(4):270

[19]张雄,等.天然血小板活化因子受体拮抗剂对缺血脑区两型环加氧酶基因表达的影响.中华老年医学杂志,2004,23(4):250

[20]王伟,等.海风藤新木脂素成分对缺血鼠脑细胞间黏附分子-1及其mRNA表达的影响.中华物理医学与康复杂志,2002,24(3):133

[21]王伟,等.海风藤对缺血鼠脑磷脂酶A2、三磷酸肌醇及自由基形成的影响.中华神经科杂志,1996,29(6):325

[22]曾季平,等.海风藤对氯化钴诱导PC12细胞凋亡的保护作用.毒理学杂志,2007,21(6):437

[23]邓志宽,等.海风藤对犬脑干缺血兴奋性氨基酸含量的影响及对其缺血损伤的保护作用.中国药学杂志,1997,32(5):276

[24]何英,等.海风藤对犬脑干缺血后细胞内钙含量和超微病理改变影响的研究.中风与神经疾病杂志,1996,13(4):199

[25]刘振华,等.海风藤提取物对大鼠脑缺血再灌注后神经细胞凋亡的影响.中国老年学杂志,2008,28(20):1977

[26]徐广润,等.海风藤酮对老龄大鼠局灶性脑缺血DNA损伤修复相关基因GADD45表达的影响.山东大学学报(医学版),2006,44(2):146

[27]肖飞,等.广东海风藤提取物HS2对老年痴呆小鼠的药效学研究.中国药理学通报,2004,20(9):1001

[28]庞在英,等.海风藤提取物对D-半乳糖脑老化模型小鼠行为学、海马神经细胞线粒体膜电位及凋亡的影响.中国老年学杂志,2007,27(16):1555

[29]韩恩吉,等.海风藤抑制淀粉样蛋白诱导神经细胞胞浆钙离子升高的研究.山东医科大学学报,1998,36(3):239

[30]姚俊英,等.海风藤抑制淀粉样前体蛋白表达的研究.北京中医药大学学报,2007,30(5):314

[31]史留斌,等.海风藤酮对大鼠肝脏缺血再灌注损伤保护作用的实验研究.中国普外基础与临床杂志,1998,5(4):195

[32] 第三军医大学药理教研室.海风藤的药理初步研究.重庆医药,1979,(1):1

[33]李新芳,等.海风藤黄酮乙对离体兔心的作用.中药通报,1985,10(6):277

[34]肖君刚,等.海风藤酮对小鼠胚卵着床的影响.北京医科大学学报,1994,26(1):42

[35]郑行,等.海风藤酮对兔胚胎发育及PAF效应的影响.中国农业大学学报,1999,4(1):15

[36]余书勤,等.血小板活化因子拮抗剂海风藤酮对人精子体外运动的影响.生殖与避孕,1995,15(1):57

[37]秦爱萍,等.海风藤酮对PAF影响长白猪精子活率及运动能力的拮抗作用.畜牧兽医学报,2000,31(4):301

[38]沈传勇,等.海风藤酮及其类似物抗氧化活性研究.北京医科大学学报,1995,27(1):62

[39]胡静,等.海风藤的活性成分研究.中国药学杂志,2006,41(9):658

[40]第三军医大学二附院内科.海风藤治疗冠心病临床疗效观察.三医大科技,1978,(3):52

[41]张基汉.海风藤治疗脑血栓栓塞性疾病及实验观察.三医大科技,1978,(1):29

[42]陈镜合.陈氏风湿方.岭南文史,2009,(2):63

海 参

Sticopus hai shen

为刺参科刺参属动物刺参 *Apostichopus japonicus* (Selenka)[*Stichopus japonicus* Selenka]、绿刺参 *Stichopus chloronotus* Brandt、花刺参 *S.variegatus* Semper 的全体。味甘、咸,性平。有补肾益精,养血润燥,止血功能。主治精血亏损、虚弱劳怯、阳痿、梦遗、小便频数、肠燥便秘、肺虚咳嗽、咯血、肠风便血、外伤出血等。

【化学成分】

海参的化学成分主要存在于体壁中,其有机成分中蛋白质(多肽)高达90%,脂质约占4%,多(寡)糖占6%左右[1],海参的无机成分中含钙、锰盐及铁、锰、锌、铜、硒等微量元素[2]。

海参中含有的活性成分主要有海参皂苷和海参多糖,此外还分离出有生物活性成分的糖蛋白、五肽、脑苷脂(cerebroside)[3]和一系列神经节苷脂(ganglioside),海参神经节苷脂能协同神经生长因子(NGF)的作用以诱发神经轴突生长[4]。

海参皂苷元的结构为海参特有,被命名为海参甾烷醇(holostanol),多达50余种[5,6]。

海参多糖是海参体壁中所含的另一类重要活性成分，主要为海参糖胺聚糖或称黏多糖(holothurian glycosaminoglycan,HG)和海参岩藻多糖(holothurian Fucan,HF)[5]。从刺参中分离得的刺参酸性黏多糖(acid mucopolysaccharide,简称SJAMP)即属于HG这一类[7]。

【药理作用】

1. 抗凝、促纤溶、抗血栓 刺参酸性黏多糖(SJAMP)有类似肝素的抗凝血酶作用。将不同浓度0.02~0.38 μL/mL的SJAMP或肝素分别与缺乏抗凝血酶-Ⅲ(AT-Ⅲ)人血浆,或0.2%纤维蛋白原溶液混合,随即加入凝血酶测定凝固时间。结果,SJAMP在上述血浆及纤维蛋白原溶液中抗凝血酶的作用基本相同,如在正常血浆中13 g/mL SJAMP使血栓形成时间(TT)延长至55s,在缺乏AT-Ⅲ的血浆中肝素不显抗凝作用，而10 g/mL SJAMP却可使TT延长至55s。提示SJAMP的抗凝作用是不依赖AT-Ⅲ的,SJAMP无疑是先天性AT-Ⅲ缺乏症的理想抗凝药物[8]。

给家兔静脉注射SJAMP 2.5 mg/kg后，不同时间采集血浆测定其对纤维蛋白原的溶解面积,结果注射后1 h和5 h溶解面积明显增大，且家兔血浆中FDP的含量也明显增高,显示SJAMP有明显的促纤维蛋白溶解的活性[9]。SJAMP促纤溶作用机制研究显示，SJAMP以浓度依赖的方式抑制纤维蛋白单体的聚集，提高纤溶酶的活性。当SJAMP浓度为60 g/mL时可使纤溶酶活性提高37.21%，这使由凝血酶诱导形成的凝块极易溶解。而且在SJAMP存在下形成的纤维蛋白凝块中纤维蛋白丝的质量-长度比(μ)及直径明显增加，从而增加了凝块对纤溶酶的敏感性。总之SJAMP可通过影响纤维蛋白的聚集改变纤维蛋白凝胶原的结构以及增强纤溶酶的活性而促进纤溶[10]。

刺参多糖的解聚片段(depolymerized holothurian glycosaminoglycan,DHG)对小鼠急性血栓形成有抑制作用,其最小有效剂量>0.3 mg/kg(平均剂量1~3 mg/kg),作用大于内皮素(DS)。虽然DHG抗血栓的机制尚不清楚,也与抗凝活性无关,但认为与其抑制Xase因子有关[11]。

从海参中提取的岩藻糖硫酸软骨素(fucCS)(5、10、20及50 mg/kg)及肝素20 mg/kg单次灌胃或每日1次,连续5 d,可使血浆抗凝时间aPTT及TT分别增加3~5倍,静脉血栓形成的抑制作用为85%,动脉血栓形成的抑制作用也达到了55%，而肝素20 mg/kg组则均无抑制作用[12]。

2. 抗肿瘤 刺参酸性黏多糖(SJAMP)对多种动物移植肿瘤有效。腹腔注射50 mg/kg对小鼠肉瘤(S180)抑制率为53%,肉瘤37(S37)为49%,淋巴肉瘤(Lio-1)为51%,黑色素瘤为55%,小鼠乳腺癌(MA-737)为79%~88%。S180接种后第5日腹腔给药50 mg/kg,抑瘤率55%,对Lewis肺癌的抑制率可达66%。组织学显示肿瘤内毛细血管量少,出血坏死区小,癌周淋巴细胞反应明显,癌细胞浸润轻或无,电镜见瘤细胞内细胞器减少,线粒体肿胀,粗面内质网扩张和脱颗粒,以及多聚核糖体解聚等。SJAMP腹腔注射32 mg/kg,每日1次,共7 d,对由静脉注射MA-737瘤细胞所造成的人工肺转移有明显的抗转移作用,对Lewis肺癌的自然肺转移也有显著的对抗作用[8]。

SJAMP与可的松合用对实体瘤有明显的增强作用。如对S180实体瘤,单用考的松125 mg/kg皮下注射,连续7 d,抑瘤率为55.2%;单用SJAMP 30 mg/kg腹腔注射,隔日1次共4次,抑瘤率为14.0%,而两者合用时则抑瘤率高达75.8%。但对S180(腹水型)则未见上述增效作用。推测SJAMP与可的松合用可能有肿瘤血管生成抑制作用，而S180腹水型肿瘤的生长无须依赖血管生长,故SJAMP与可的松合用无效[13]。

SJAMP与可的松合用的给药方案为:SJAMP 40 mg/kg腹腔注射,隔日1次,在肿瘤接种后第1~7天给药;可的松15 mg/kg皮下注射,每日1次,在肿瘤接种后第5~11天给药，分别作了对MA737（乳腺癌）U14、H22、S180、LA795(肺腺癌)、Lewis肺癌和小鼠胃纤维肉瘤7种瘤株的抑瘤试验，结果发现,SJAMP不仅恢复可的松所致的免疫抑制,而且两药合用对胃纤维瘤、MA737、U14和H224种肿瘤均显示出相加作用(q=1.01~1.15)，对S180、LA795、Lewis肺癌3种肿瘤则显示有协同作用(q>1.15)。结论:SJAMP与可的松合用对治疗实体瘤有增效作用,是个合理方案[14]。

为证实SJAMP与可的松合用抗肿瘤作用机制是抑制肿瘤血管的生成,做了家兔角膜移植肿瘤诱发血管生成试验。将S180实体瘤取出移植于家兔角膜中,使肿瘤组织到角膜缘的距离在1.5~2.5 mm之间,术后第2天每日观察血管生长情况,记录血管生长潜伏期和血管增长速度。肿瘤移植后4 h开始给药:可的松肌肉注射（剂量30 mg/kg），每日1次，连续7 d;SJAMP腹腔注射,10 mg/kg隔日1次,共4次,试验共观察10 d。结果:合用组血管生长潜伏期与生长速度与对照组比较明显缩短。在另一项试验中以同样的给药方案作了对小鼠MA737乳腺癌的抑瘤试验。结果显示:微血管增生评分(MAGS)对照组为19.10±2.42,单用可的松组为18.22±8.30,单用SJAMP组为12.44±2.29,可的松与SJAMP合用组为8.56±1.74。上述试验结果提示,SJAMP有一定的抗肿瘤血管生成的作用,而且SJAMP本身既有抗肿瘤、抗转移和增强免疫功能的作用,故有望成为一种具有特色的抗肿瘤药物或生物反应调节剂[15]。

对三种海参皂苷IntercedensidesA、B、C进行活性筛选，结果这三个化合物在0.6~4.0 g/mL的浓度范围内对10种肿瘤细胞具有细胞毒性，而且IntercedensidesA对小鼠Lewis肺癌和S180肉瘤有显著抑制活性[16]。

3. 增强免疫 应用小鼠腹腔巨噬功能和迟发超敏反应(DHR)试验证明:SJAMP对正常小鼠或用环磷酰胺造成免疫功能低下的小鼠，以及对荷瘤小鼠(MA–737),腹腔注射20~30 mg/kg,每日1次共5~7次,均可使小鼠的细胞免疫抑制状态恢复,吞噬功能和DHR提高。小鼠腹腔注射SJAMP共5 d,收集诱导产生的活化巨噬细胞按1:1或4:1比例与S180腹水瘤细胞混合,再注入小鼠体内,观察荷瘤小鼠的平均存活天数。结果，对照组（未用SJAMP处理的)为16.33 d,1:1混合组为19.67d,4:1混合组为24.6 d,差异显著。提示,SJAMP抑制肿瘤的生长也可能与活化机体内巨噬细胞的功能有关[8]。

小鼠灌胃海参多肽,剂量42、83和250 mg/kg,每日1次,连续30 d。结果,对半数溶血值HC_{50}、抗体生成细胞碳廓清作用以及NK细胞均有促进作用[17]。

4. 抗放射 小白鼠于照射前24 h腹腔注射SJAMP 100 mg/kg,再以$^{60}Co\gamma$线照射亚致死量,观察30d存活率。证明,SJAMP可使小鼠存活率提高43.4%,保护指数为1.46±0.15。并可见小鼠骨髓有核细胞计数显著提高,脾脏重量增加,内源性脾集落亦增多。说明SJAMP有防治急性放射损伤和明显促进实验动物造血功能恢复的作用[8]。

5. 抗真菌 海参皂苷对白色念珠菌、热带假丝酵母、产朊假丝酵母、克鲁斯假丝酵母等在3~100 g/mL的浓度时,就有很强的抗真菌作用,一些经溶剂脱去寡糖链上硫酸酯基,其活性比原型皂苷更强[5]。

6. 抗疲劳 给小鼠灌胃刺参低温烘干粉,剂量为5 g/kg,每日1次,连续灌胃14 d,于末次给药后半小时,小鼠负重(6%)游泳试验。结果显示,服用刺参小鼠的游泳时间(9.14±2.21 min)与对照组(7.31±2.49 min)相比显著延长，并能有效降低小鼠游泳后血乳酸水平,提高血乳酸恢复速率,有抗疲劳作用[18]。

7. 抗诱变 有报道从刺参中提取的糖蛋白(GP)和硫酸软骨素(CS)可对抗几种药物所致突变的作用。对黄曲霉素B_1(AFB_1)和3,2–二甲基–4–氨基二酚(DMAB)的抑制率,5% GP为84%~98%,其中红海参GP为98%和95%,5%CS为79%~85%。对于N–甲基–N′–亚硝基–N–硝基胍(MNNG和N–NQQ)的抑制率GP为55%~78%。CS为58%~70%[19]。

8. 抗皮质神经元凋亡 用β–淀粉样蛋白（β–AP,50 moL/L）处理的皮质神经元，其细胞核明显固缩、凝聚和断裂,呈现细胞凋亡的特征。黑海参多糖(50 g/mL)不仅对皮质神经元没有毒性,而且对β-AP诱导的皮质神经元细胞凋亡有明显的保护[20]。

9. 抗高脂血症 给大鼠灌胃高脂饲料的同时加入海参匀浆50、100和200 mg/kg,每日1次,连续30 d。结果显示,海参匀浆能显著降低TC、LDL–C含量及动脉粥样硬化指数（LDL–C/HDL–C），降低MDA含量。说明海参对实验性高脂血症有预防作用[21]。

10. 药代动力学 以^{35}S–SJAMP腹腔注射作小鼠体内的吸收、分布和排泄的研究。实验表明血药一时程动态曲线符合二室开放模型。$T_{1/2ka}$=0.131 h,$T_{1/2\alpha}$=0.254 h,$T_{1/2\beta}$=40.514 h。由此说明SJAMP吸收较快,给药后很快入血,而自血中消除较慢[8]。

11. 毒性 小鼠腹腔注射SJAMP的LD_{50}为340 mg/kg,静脉注射LD_{50}为335 mg/kg。海参素对小白鼠的致死量,静脉注射时为7.5 mg/kg,皮下注射则为70 mg/kg[8]。亚急性毒性试验表明,大鼠腹腔注射SJAMP75 mg/kg每日1次,共14 d,可出现腹腔大量渗血,白细胞数升高,停药后可恢复。狗每日肌肉注射SJAMP50 mg/kg,连续5~6 d,可出现食欲下降、血便、SGPT及NPN升高、凝血酶原时间延长,停药后可恢复,但在治疗剂量范围内比较安全,对肝、肾无毒[8]。

【临床应用】

1. 再生障碍性贫血 海参为主治疗久治不愈的10例再生障碍性贫血患者。海参干品50 g，大枣10个,猪骨200 g,加水炖服,每天1剂,10 d为1个疗程,每疗程间隔2 d。结果,缓解6例,明显进步2例,进步2例。一般用药1个疗程后血红蛋白上升,2个疗程后红、白细胞数逐渐上升,3个疗程后,血小板也有一定程度的提高[8]。

2. 血栓性疾病　用刺参糖钾治疗高凝性疾患及弥散性血管内凝血(DIC)23 例。结果血栓形成组有效率为 82.6%,DIC 组有效率为 66.7%~72.7%,一般用量为每次肌肉注射 40 mg,每 6 小时一次,连续用 2~10 d,总剂量达 120~1600 mg,少数患者达 2000 mg 以上[22,23]。

3. 真菌病　临床试用海参素治疗真菌病 87 例,77 例症状有所改善,有效率达到 88.5%,从刺参中分离得到的 holotoxinA、B 亦用于治疗脚气核白癣菌感染[8]。

【附注】

玉足海参 ***Holothuria leucospilota*** **Brandt**

[化学成分]

从玉足海参体壁中提取精制得到的酸性粘多糖称为玉足参糖 HLAMP(简称 HL-P)其结构与 SJAMP 基本相似,主要在多糖中岩藻糖基与氨基半乳糖比值低于 SJAMP,前者为 0.81,后者为 1。

[药理作用]

玉足参糖能明显增加小鼠脾重和对抗环磷酰胺的免疫抑制作用,并可促进机体对血中碳粒的吞噬速度,提高腹腔巨噬细胞的吞噬百分率和吞噬指数,对受氢化可的松抑制的吞噬功能也有明显的提高作用,表明玉足参糖也是一种较强的免疫促进剂。在抗凝活性方面 HLAMP 8.5 g/mL 的抗凝活性与 SJAMP 6.5 g/mL 作用相似, 在缺乏 AT-Ⅲ的血浆中 HLAMP 也有抗凝作用。另外 HLAMP 与 SJAMP 一样也无明显的抗 Xa 因子对凝血酶的内皮细胞的影响, 两者也相似[8]。但 HL-P 与 SJAMP 也有不同之处,即 HL-P 在发挥抗凝效应的同时,对血小板聚集没有影响[8]。

体外培养人脐静脉内皮细胞 (HUVECS), 观察 HL-P 对经细菌脂多糖(LPS)刺激后 HUVECS 的凝血酶调节蛋白(thrombomodulin,TM)和组织因子(tissue factor TF)表达的影响。结果证明,HL-P(5 mg/L)下调受刺激内皮细胞 TF 表达的同时上调 TM 表达, 这可能是其发挥抗血栓形成作用的主要机制之一[24]。

[临床应用]

1.冠心病　用玉足参糖(HL-P)胶囊治疗了 52 例冠心病患者,其中治疗组 30 例,对照组 20 例,两组在性别、年龄、疾病类型及严重程度上无显著性差异。治疗组在常规治疗的同时加服 HL-P 胶囊,每次 40 mg,每日 3 次,连服 8 周为 1 个疗程。对照组仅给常规治疗, 但两组均停用一切抗血小板聚集及抗凝药物,也停用降脂药物。结果,在治疗一疗程后,治疗组 APTT、PT、TT 较治疗前显著延长;全血黏度及血浆黏度较治疗前显著降低, 血脂 TG、TC 和 LDL-C 也有下降趋势,HDL-C 有升高,但均未达到显著差异的水平。治疗期间未出现任何不良反应[25]。

2.脑栓塞恢复、缺血性心脏病　用玉足参糖(HL-P)胶囊治疗脑栓塞恢复期患者 84 例,缺血性心脏病患者 67 例,每日 3 次,每次 20 mg、40 mg,服用 8 周为 1 个疗程,受试期停用其他药物。观察指标包括:凝血指标 APTT、PT、TT 和 Fg; 全血黏度和血浆黏度;TG、ch、Apo-A 和 Apo-B、IgG、IgA、IgM 及 CD_3、CD_4、CD_5;血小板聚集功能(以 1min、5min 和最大振幅表示)。结果表明:APTT、PT、TT 均显著延长; 全血黏度和血浆黏度降低;血清 CH 和 TG 下降; ApoA 升高,ApoB 降低,其他指标无显著变化。所以 HL-P 除有抗凝、降低血液黏度的作用外,尚有促进脂质代谢的作用,而与 SJAMP 不同的是 HL-P 发挥抗栓效应的同时,对血小板聚集没有影响[26]。

(王士贤　胡志洁)

参考文献

[1]Katzman RL,et al. The carbohydrate chemistry of invertebrate connective tissue. *The Chemistry and Molecular Biology of the Intercelluar Matrix* (*Baazas,E.A.ed*) *Academic press*,1970,1:217

[2] 中国预防医学科学院营养与食品卫生研究所. 食品成分表(全国代表值).北京:人民卫生出版社,2001:1

[3]吕美涛,等. 海参中脑苷酯类物质的分离纯化研究. 食品科学,2009,30(11):26

[4]Kaneko M,et al. Structure neuritogenic active ganglioside from the sea cucumber stichopus japonicus. *Eur J Org Chem*,1999,(11):3171

[5]樊绘曾. 海参:海中人参-关于海参及其成分保健医疗功能的研究与开发. 中国海洋药物杂志,2001,20(4):37

[6]韩玉谦,等. 海参皂苷的研究进展. 天然产物研究与开发,2005,17(5):669

[7]樊绘曾,等. 刺参酸性粘多糖的分离及其理化性质. 药学学报,1980,15(5):263

[8]王本祥.现代中药药理学与临床.天津:天津科技翻译出版公司,2004:1292

[9]杨晓光,等. SJAMP对纤溶系统影响的初步观察. 中国医学科学院学报,1990,12(3):187

[10]高存记,等. 刺参酸性粘多糖对纤维蛋白凝胶结构及其溶解性的影响. 中华血液学杂志,1996,17(9):458

[11]Nagse H,et al.Antithrombin Ⅲ -independent effect of depolymerized holothurian glycosaminoglycan (DHG)on acute thromboembolism in mice. *Thromb Haemost*,1997,77(2):399

[12]Roberto JC, et al. Fucosylated chondroitin sulfate as a

new oral antithrombotic agent. *Thromb Haemost*, 2006, 96(6): 122

[13]胡人杰，等. 刺参粘多糖及考地松对小鼠移植瘤S_{180}的作用. 中国肿瘤临床，1992，19(1)：72

[14]胡人杰，等. 刺参酸性粘多糖与可的松联用方案对小鼠肿瘤的抑制作用. 癌症，1997，16(6)：27

[15]胡人杰，等. SJAMP与可的松合用对肿瘤血管生成的抑制作用. 中国药理学会通迅，1996，13(4)：20

[16]Zou ZR, et al. Intercedensides A-C, three new cytotoxic triterpene glycoside from the sea cucumber Mensamaria intercedens Lampert. *J Nat Prod*, 2003, 66(8): 1055

[17]谢永玲，等. 海参肽对小鼠的免疫调节作用. 中国海洋药物杂志，2009，28(4)：43

[18]胡建英，等. 八种海洋生物抗疲劳作用的初步研究. 中国海参药物杂志，2000，19(2)：56

[19]沈鸣. 海洋的化学成分和药理研究进展. 中成药，2001，23(10)：758

[20]邱鹏新，等. 黑海参多糖对β-淀粉样蛋白诱导的皮质神经元凋亡的保护作用. 中草药，2000，31(4)：271

[21]逄龙，等. 两种海参对大鼠实验性高脂血症预防作用的比较. 营养学报，2006，28(5)：446

[22]王鸿利，等. 刺参糖钾在治疗某些血栓性疾病中的应用. 中华血液学杂志，1985，6(10)：596

[23]吴芳颐. 刺参酸性粘多糖治疗弥散性血管内凝血11例疗效分析. 中华血液学杂志，1986，7(1)：31

[24]李志广，等. 糖胺聚糖对受刺激内皮细胞组织因子和凝血酶调节蛋白表达的影响. 中华血液学杂志，2000，2(4)：201

[25]钱晋，等. 玉足海参酸性粘多糖对冠心病患者血凝、血液黏度及血脂的影响. 上海医学，1997，20(6)：342

[26]王学锋，等. 玉足海参酸性粘多糖(抗栓胶囊)抗血栓形成作用的观察. 中华血液学杂志，1997，18(9)：457

海 马 Hippocampus hai ma

本品为海龙科动物线纹海马 *Hippocampus kelloggi* Jordauet Snyder、刺海马*Hippocampus histrix* Kaup、大海马 *Hippocampus kuda* B1eeker、三斑海马 *Hippocampus trimaculatus* Leach 或小海马（海蛆）*Hippocampus japonicus* Kaup 的干燥体。味甘、咸，性温。有温肾壮阳，散结消肿功能。主治阳痿、遗尿、肾虚作喘、癥瘕积聚、跌扑损伤，外治痈肿疔疮。

【化学成分】

1. 磷脂 其中主要有磷脂酰胆碱、溶血磷脂酰胆碱、神经鞘磷脂，总磷脂含量三斑海马 6.16 μg/g、刺海马 4.65 μg/g、大海马 3.28 μg/g[1]。

2. 脂肪酸 含有 14 种脂肪酸，主要含十六酸、9-十八碳烯酸、4,7,10,13,16,19-二十二碳六烯酸为主，不饱和脂肪酸占总脂肪酸比例的 65.18%~76.22%[2]。

3. 氨基酸、微量元素 大海马和小海马二者均含有钠、钾、镁、钙、铁、锰等 12 种元素，加和总含量分别为 84873 和 81955 μg/g；此外含有谷氨酸、甘氨酸、精氨酸等 22 种氨基酸，总含量分别为 522.77 和 531.02 μg/g[2]。

4. 其他 从刺海马脂溶性组分中分离得到 2-羟基-4-甲氧基-苯乙酮，胆甾-5-烯-3β,7α-二醇、胆甾醇、胆甾醇硬脂酸酯[3]。

【药理作用】

1. 增强免疫 日本海马生药粉 5 g/kg 灌胃，连续 10d，能显著增强正常小鼠单核细胞吞噬功能。日本海马生药粉 5 g/kg 灌胃，连续 8 d，能显著增强免疫功能低下（皮下注射环磷酰胺 0.2 mg/只）小鼠血清溶血素含量[4]。海马乙醇提取物 5.0、10 g/kg 灌胃给药，对2,4-二硝基氯代苯诱导的小鼠迟发性超敏反应有明显的抑制作用[5]。

2. 抗血栓 斑海马甲醇提取物50、100、200 mg/kg 皮下注射，能显著抑制大鼠体外旁路血栓形成，抑制率分别为 36.8%、41.7%、50.5%。斑海马甲醇提取物 50、100、200 mg/kg 皮下注射，能显著抑制由诱导剂 0.1 mL/100 g(ADP 1.25 mol：凝血酶 12.5μ/100 g：肾上腺素 1 mg/mL 为 100:200:5）诱导的大鼠脑血栓的形成，抑制率分别为 24.2%、40.5%、46.8%。其抗血栓的有效成分为 4 种长链不饱和脂肪酸。以 9,12-十八碳-二烯酸含量最高，为 18.5%，而 6-十六碳烯酸、9-十六碳烯酸及 12-十八碳烯酸含量分别为 3.9%、4.1%.1.1%[6]。

3. 抗疲劳 三斑海马生药粉 5 g/kg 灌胃，每日 1 次，连续 14 d，能显著延长负重小鼠游泳时间，减少游泳后 20 min 和 50min 小鼠血乳酸含量，并显著提高血乳酸恢复速率，其作用与人参相当[7]。日本海马生药粉 5 g/kg 灌胃，连续 10 d，能明显延长肾阳虚（肌注氢化可的松 1 mg/kg 连续 8 d）小鼠游泳时间[4]。

4. 抗前列腺增生 丙酸睾酮诱导小鼠良性前列

腺增生(BPH)模型,三斑海马和大海马1 g/kg 均能降低 BPH 小鼠前列腺指数,血清酸性磷酸酶(ACP)和锌水平。对小鼠实验性前列腺增生有显著的抑制作用[8]。

5. 性激素样作用 克氏海马的乙醇提取物可延长正常雌小鼠的动情期,对去势小鼠则可使出现动情期,并使正常小鼠子宫及卵巢重量增加[4]。给未成年小鼠灌胃日本海马生药粉 5 g/kg,连续 12 d,能明显增加小鼠精液囊和前列腺及睾丸重量,并能明显增加睾丸中 cAMP 含量[4]。日本海马生药粉 5 g/kg 灌胃,连续 12 d,能明显延长肾阳虚(肌注氢化可的松 1 mg/kg 连续 9 d)小鼠血浆睾酮含量[4]。

6. 抗肿瘤 按 2、4、6 mg/kg 灌胃海马黄酒悬液,每日 1 次,连续 10 d,能够明显抑制 S180 小鼠肿瘤的形成,延长肿瘤的潜伏时间,提高肿瘤抑制率,增加荷瘤小鼠的胸腺和脾脏指数[9]。

7. 抗衰老 给小鼠灌胃大海马粉 10 g/kg,每日 1 次,连续 7 d,可以延长小鼠在乏氧条件下存活时间;降低小鼠血清单胺氧化酶-B 活性和过氧化脂质的含量[10]。

8. 其他 5 种海马水和乙醇提取物不同浓度[10、50、100、1000 μL(0.5 g/mL)]对 L-谷氨酸致大鼠神经元钙内流有明显的抑制作用,其中大海马的抑制作用最强,日本海马作用最弱,并随着药物浓度增大,抑制作用增强[11]。海马 20、40 mg/kg 灌胃,连续 30 d,能明显增加辐射后第 3 日和第 7 日辐射损伤小鼠白细胞数和血小板数,并能显著延长小鼠的生存率[12]。

【临床应用】

1. 类风湿性关节炎 以海马、威灵仙、茯苓皮、地骨皮、自然铜、炙蕲蛇为基本方,治类风湿关节炎 45 例,有效率可达 91.1%[13]。

2. 蛇伤创口溃烂 以海马、麝香、炮山甲等组成外用方,治疗蛇伤伤口溃烂 104 例,治愈 101 例(97.1%),致残 3 例(2.9%)[14]。

3. 脑功能和减退 以人参、鹿茸和海马等组成的至宝三鞭丸,治疗老年前期脑功能减退 27 例,有效 21 例,无效 6 例[15]。

4. 阳痿 用蛤蚧、海马、鹿茸、赤参、枸杞子、淫羊藿和五味子泡酒,浸泡 7d 后,每日睡前饮 35 g,2 个月为 1 个疗程,治疗阳痿 107 例,有效率达 83.2%[16]。

(邱 琳 刘新宇)

参考文献

[1]许益民,等. 海马和海龙中磷脂成分与脂肪酸的分析研究. 中国海洋药物,1994,(1):14

[2]贾元印,等. 海蛆与大海马微量元素和氨基酸的比较分析. 中国海洋药物,1990,9(2):13.

[3]王强,等. 刺海马化学成分研究. 中国药科大学学报,1998,29(1):24

[4]张洪,等. 日本海马温肾壮阳相关活性的实验研究. 中国海洋药物,1997,(4):53

[5]朱爱民. 海马乙醇提取物药理作用的研究. 中国药事,2005,19(1)23

[6]许东晖,等. 斑海马提取物抗大鼠血栓形成的作用及其分析. 中国海洋药物,1997,(1):11

[7]胡建英,等. 八种海洋生药抗疲劳作用的初步研究. 中国海洋药物,2000,(2):56

[8]沈云峰,等. 三斑海马和大海马对实验性前列腺增生的研究. 实用医学杂志,2009,25(23):3946

[9]李文琪,等. 海马对小鼠S180实体肿瘤的抑制作用. 安徽医学,1999,20(6):6

[10]佘敏. 海洋生物的抗衰老作用研究简报. 现代应用药学,1988,5(4):9

[11]张朝晖,等. 五种海马提取物对L-谷氨酸致大鼠神经元钙内流的拮抗作用. 中国海洋药物,1994,(4):6

[12]倪庆桂,等. 海马对小鼠^{60}Co-γ照射的防护作用. 中国中药杂志,1997,22(12):750

[13]李浩洲,等. 海马威灵汤治疗类风湿性关节炎45例. 新疆中医药,1991,(4):34

[14]陈康德,等. 海马拔毒散治疗蛇伤创口溃烂104例. 浙江中医学院学报,1991,15(6):21

[15]陈克忠,等. 至宝三鞭丸改善老年前期脑功能低下的临床研究(附27例报告). 老年学杂志,1985,3(1):21

[16]李兴楼,等. 壮阳益肾酒治疗阳痿107例. 吉林中医药,1981,(1):17

浮 萍 Spirodelae Herba fu ping

本品为浮萍科植物紫萍 *Spirodela polyrrhiza* (L.) Schleid 的干燥全草。味辛,性寒。有宣散风热,透疹,利尿等功能。用于麻疹不透、风疹瘙痒、水肿尿少等。

【化学成分】

1. 黄酮类 紫萍含荭草素(orientin)、牡荆素(Vitexin)、异荭草素(isoorientin)、异牡荆素(isovitexin)、芸香苷(rutin)、木犀草素-7-O-葡萄糖苷(luteolin-7-O-glucoside)[1]、芹菜素(apigenin)和芹菜素-7-O-葡萄糖苷 (apigenin-7-O-glucoside)、木犀草素(luteolin)、水犀草素-7-O-葡萄苷(leuteolin-7-O-glucoside)等黄酮类化合物[2]。

2. 甾醇类 豆甾醇 (stigmasterol)、菜子甾醇(campesterol)和β-谷甾醇(β-sitosterol)等植物甾醇[3]。

3. 蛋白质、氨基酸 蛋白水解产生的氨基酸成分有亮氨酸、天冬氨酸、谷氨酸、赖氨酸、蛋氨酸、异亮氨酸、苏氨酸、缬氨酸及胱氨酸等[2,3]。其干品含总蛋白18%~25%,其中白蛋白类 (albumins) 和谷蛋白类(glutelins)较丰富[2]。

4. 其他 单棕榈酸甘油酯 (monopalmitic glycerate)、胡萝卜苷(daucosterol)和棕榈酸(palmitic acid)[3]。无机成分有醋酸钾、氯化钾、碘等,浮萍富含锌、铜、锌、铁、锰、钼等微量元素,其中钾元素含量最高[4]。

【药理作用】

1. 促黑素细胞生长 浮萍乙醇提取物 10、50、150、200、250 g/mL 与黑素细胞共培养 3 d, 明显促进黑素细胞生长,且呈剂量依赖关系[5,6]。

2. 抗感染 1:20 浮萍在体外对孤儿病毒($ECHO_{11}$)有抑制作用,在感染同时或感染后给药可延缓病变的出现时间[7]。

3. 其他 浮萍能使牛凝血酶和人血纤维蛋白原的凝聚时间延长,有较弱的抗凝作用[8]。青萍对库蚊幼虫及蚊蛹有杀灭作用,能抑制蚊类幼虫生长,降低蚊类幼虫密度[9]。紫萍的乙醇提取物在 0~250 μg/mL 的剂量下,可以促进黑素细胞的生长,从而为紫萍治疗白癜风提供了理论依据[10]。

【临床应用】

1. 顽固性荨麻疹 浮萍蝉防汤 (浮萍、蝉衣、防风、白鲜皮、胡麻仁、甘草)治疗顽固性荨麻疹 50 例,治愈 48 例,有效 2 例[11]。

2. 痤疮 双紫白肤汤(紫背浮萍、紫草、白癣皮等)为主,治疗痤疮、湿疹等皮肤病 215 例,临床痊愈 151 例,显效 31 例,有效 23 例,总有效率 95.3%[12]。浮萍、珍珠粉调成稀糊状,均匀涂面部,5~7 d 1 次,4 次 1 个疗程,治疗痤疮 220 例,痊愈 152 例,有效 68 例,最短 2 次,最长 3 个疗程,总有效率 100%[13]。

3. 鹅掌风 浮萍、僵蚕、皂荚等 13 味加陈醋浸泡,每日用药醋浸泡患部 2 次,3 剂药为 1 个疗程,一般需 1~2 个疗程。治疗鹅掌风 80 例,治愈 60 例,有效 18 例,无效 2 例。总有效率为 97.5%[14]。

4. 湿疹 自拟加味浮萍汤(浮萍、苦参、茯苓、生地等)治疗 85 例湿疹,痊愈 42 例,显效 29 例,有效 8 例,无效 6 例,总有效率 92.94%[15]。

5. 下肢静脉血栓 在西药常规治疗基础上,加用槐米浮萍胶囊,每天 3 次,每次 8 粒,4 周为 1 个疗程。经治的 240 例下肢静脉血栓患者, 临床治愈 103 例,显效 126 例,有效 5 例,无效 6 例总有效率 97.5%[16]。

6. 肾炎 浮萍三草汤(浮萍、地胆草、马鞭草、益母草)治疗小儿肾炎 260 例,痊愈 218 例,好转 37 例,总有效率 98.1%[17]。

7. 其他 浮萍可检测被污染的植物毒性,用于环境检测[18]。

(张大方 李春子 李春莉)

参考文献

[1]Strack D,et a1.Reversed-phase high performance liquid chromatographic separation of naturally occurring mixtures of flavone derivatives. *J Chromatogr*, 1978, 156(2):359

[2]凌云,等. 浮萍的化学成分研究. 中草药,1999,30(2):88

[3]凌云. 浮萍甾醇类和脂类化学成分研究. 中药材,1998,21(11):565

[4]凌云,等. 中药浮萍的微量元素分析. 微量元素与健康,1999,16(2):43

[5]牟宽厚,等. 浮萍、紫丹参醇提取物对体外培养的黑素

细胞生长的影响.中药新药与临床药理,2004,15(1):6

[6]牟宽厚,等. 浮萍紫丹参对体外培养的黑素细胞生长的影响.陕西中医,2003,24(12):1136

[7]中医研究院中药研究所病毒组.中草药对呼吸道病毒致细胞病变作用的影响(续报). 新医药学杂志,1973,(12):38

[8]欧兴长,等. 126种中药抗凝血酶作用的实验观察. 中草药,1987,18(4):2l

[9]孝感市县卫生防疫站.水生植物抑制孑孓生长的初步观察.医学科学参考资料,1960

[10]Rescigno, M. Fas engagement induces the maturation of dendritic cells(DCs),the release of interleukin(IL)-1beta,and the production of interferon gamma in the absence of IL-12 during DC -T cell cognate interaction: A new role for fas ligand in inflammatory responses. *Exp Med*, 2000,192:1661

[11]高玉升. 浮萍蝉防汤治疗顽固性荨麻疹50例. 吉林中医药,1986,(1):31

[12]姚龙华,等. 双紫白肤汤在常见皮肤病中的应用. 黑龙江中医药,1998,(2):7

[13]刘桂华,等. 浮萍散面膜治疗痤疮220例. 中医外治杂志, 1997,6(2):24

[14]陈金兰. 浮萍醋浸泡剂治疗鹅掌风80例. 湖北中医杂志,2002,24(6):35

[15]韩星罡. 浮萍汤治疗湿疹85例. 中华实用医学,2004,6(3):110

[16]缠双鸾,等. 槐米浮萍胶囊治疗下肢深静脉血栓形成240例疗效观察. 新中医,2005,37(5):22

[17]赵伟强. 浮萍三草汤治疗小儿急性肾炎260例. 陕西中医, 1993,(9):394

[18]张彤,等. 用浮萍试验检测4种污染物的植物毒性. 中国环境科学,1995,15(4):266

通 草 Tetrapanacis Medulia tong cao

本品为五加科植物通脱木 *Tetrapanax papyriferus* (Hook) K.koch 的干燥茎髓。味甘、淡,性微寒。有清热利尿,通气下乳的功能。主治湿热淋证、水肿尿少、乳汁不下。

【化学成分】

通草含灰分 5.95%、脂肪 1.07%、蛋白质 1.11%,粗纤维 48.73%、戊聚糖 5.83%、糖醛酸 28.04%[1]。通草含有 12 种氨基酸,即天门冬氨酸、丝氨酸、甘氨酸、丙氨酸、缬氨酸、蛋氨酸、亮氨酸、异亮氨酸、酪氨酸、组氨酸、色氨酸和谷氨酸,总量为 192.65 ppm。另外还含有钙、镁、钾、锰、铁、铜、锌、钼、铝、锶、钡、硼、铊等元素,锌的含量为 87.28 ppm 较各种小通草的锌含量都高[2]。通草的活性成分为多糖[3]。

【药理作用】

1. 利尿 给水负荷大鼠灌胃通脱木药液 2.5 mL/200 g 体重,相当于生药 4 g/kg。结果,通草组排尿量为 5.97±1.20 mL,对照组仅为 2.45±0.74 mL。另外通草对大鼠尿氯排出量无明显影响,但明显增加了尿钾的排出量,显示通草利尿与钾离子排出有关[4]。

2. 调节免疫 通草总多糖提取物以 40、80 mg/kg 剂量腹腔注射给予小鼠 7~10 d。结果给通草多糖 40 和 80 mg/kg 组小鼠血清溶菌酶活力有非常显著的提高,小鼠单核细胞的吞噬指数和血清溶血素抗体水平与对照组比较有非常显著的提高;但通草多糖对 DNCB 所致小鼠迟发性过敏反应(DTH)的影响不明显[3]。

3. 抗炎、解热 以通脱木 4、8 g/kg 的水煎剂给予大鼠,对角叉莱胶所致急性炎症有良好的抗炎作用,且呈量效关系;对啤酒酵母所致发热模型的大鼠,有明显的解热作用,并呈量效关系[5]。

4. 抗氧化 将通草(通脱木)的总多糖提取物 80、160 mg/kg 剂量腹腔注射给予 9 个月龄小鼠 45 d。结果,通草降低小鼠肝脏 LPO,提高小鼠全血 SOD 活力。上述剂量的通草多糖明显降低小鼠心肌及脑组织老化代谢产物 LF 含量,但对肝脏中 LF 含量降低作用不明显。提示通草多糖提取物具有良好的抗氧化效应和一定的抗衰老作用[6]。另外通草 40 mg/kg 及 80 mg/kg给小鼠腹腔注射,每日 1 次,连续 6 d。结果通草多糖明显提高小鼠血清过氧化氢酶活力,亦证实通草多糖有抗氧化作用[3]。

【临床应用】

1. 产后尿潴留 黄芪通草汤基本方:黄芪、通草、当归、车前子、茯苓、王不留行等。每日 1 剂,每日服 2 次。治疗产后尿潴留 15 例,结果治愈 13 例,显效 1 例,无效 1 例。总有效率为 93.4%[7]。

2. 催乳 鲫鱼通草汤:鲫鱼 200 g,通草 3 g;王不留行皂刺豆腐煎饮:鲩鱼 150 g,皂角刺 3 g,王不留行 5 g,豆腐 50 g。两汤均用清水 4 碗,慢火煎成 1.5 碗,服用。共治疗 90 例,于产后第 2 天随意饮食加用上述两汤,每日 1 汤,交替服用,连用 4 d。结果:观察组显效 70 例(乳汁充足率 78%),有效 13 例(14.44%),无效 7 例(喂养不足率为 7.78%),总有效率为 92.2%[8]。另有报道以王不留行、通草、当归、熟地、白芍等制成的增乳保育膏治疗产后缺乳 150 例,每次 25 mL,每日 3 次,连服 5 d。治疗组中,显效 103 例,有效 43 例,无效 4 例,总有效率为 97.33%。提示增乳保育膏有促进泌乳素分泌,明显增加泌乳量,减少恶露,促进子宫复原的作用[9]。

3. 口疮 滑石藿香汤(滑石、通草、厚朴、猪苓、茯苓等)加减,每日 1 剂,水煎,分 2 次温服。服药 5 d 为1个疗程。结果42 例经 1 个疗程后,30 例治愈(口腔溃疡愈合,局部无不适感),9 例好转(口疮虽时有复发,但数量减少,程度减轻),3 例无效,总有效率为 92.9%[10]。

4. 发热性疾病 清热化湿方(滑石、薏仁、菖蒲、茯苓、通草等)每日 1 剂,水煎早晚分服,每次服 200~250 mL。以热退至 37℃以下为正常,3 d 内退热者为显效,6 d 之内热退者为有效,6 d 以上热退者为无效。共治疗 98 例, 结果显效 69 例 (70.4%), 有效 24 例(24.5%)无效 5 例(5.1%),总有效率达 94.9%[11]。

【附注】

小通草为旌节花科植物喜马山旌节花 *Stachyurus himalaicus* Hook.f et Thoms.、中国旌节花 *S.chinensis* Franch 或山茱萸科植物青蕨叶 *Helwingia japonica* (Thunb)Dietrr 的干燥茎髓,并记载它们的功能主治类同。西南绣球 *Hydrangea davidii*、棣棠花 *Kerria japonica* 和穗序鹅掌柴 *Schefflera delavayi* 亦为小通草。实际上通草类中药的主流是小通草,约占 70%,其中以喜马山旌节花和中国旌节花类小通草为最多,占整个小通草的 60%,西南绣球类小通草资源丰富,产量大[12]。另外罗伞 *Brassaiopsis glomerulata*(Blume)Regel、红河鹅掌柴 *Schefflera hoi*、盘叶掌叶树 *Euaraliopsis fatsioides* 及粗毛木 *Aralia searelliana* 的干燥茎髓, 亦作通草用[12]。

[化学成分]

小通草的有效成分是多糖[3]。

[药理作用]

喜马山旌节花多糖 40 和 80 mg/kg 给小鼠腹腔注射,每日 1 次,连续 6 d,则小鼠血清溶菌酶含量升高;棣棠花多糖在同样剂量下仅 80 mg/kg 有提高血清溶菌酶作用,而作用最强的则是从西南绣球中提取的多糖。3 种小通草多糖对小鼠单核巨噬细胞吞噬功能均有一定促进趋势,其中以喜马山旌节花 80 mg/kg 剂量为优[3]。

与通脱木多糖不同的是 3 种小通草多糖在剂量为 80 mg/kg 时对 DNCB 所致小鼠迟发性过敏反应均有抑制作用。综上所述小通草多糖均有一定的调节免疫功能的作用。另外,西南绣球多糖 40 和 80mg/kg 均能明显提高小鼠血清过氧化氢酶活力; 棣棠花多糖 80 mg/kg 也有明显提高作用; 但喜马山旌节花多糖大、小两个剂量作用均不明显[3]。3 种小通草(喜马山旌节花、西南绣球和棣棠花)的总多糖以 80 和 160 mg/kg 剂量腹腔注射给予小鼠 45 d, 结果 3 种小通草多糖高、低剂量均能降低小鼠肝脏及血清中 LPO 的含量,对血清 LPO 含量的降低均以 160 mg/kg 剂量组更为明显[6]。

3 种小通草多糖高、低剂量对小鼠心肌及脑组织中 LF 含量均有明显降低作用, 但对肝脏中 LF 含量降低作用不明显[6]。

3 种小通草多糖高、低剂量均能提高小鼠全血老化相关酶 SOD 的活力, 说明小通草也有一定的抗衰老作用[6]。

另外 4 种小通草(喜马山旌节花、西南绣球、棣棠花和中国旌节花) 的水煎剂在剂量为 4、8 g/kg 时,对大鼠角叉莱胶所致足肿胀有不同程度的抗炎作用;这 4 种小通草对啤酒酵母所致的大鼠发热模型,也有不同程度的退热作用。另外两种小通草(穗序鹅掌柴和青荚叶)水煎剂,剂量 4 g/kg 或 8 g/kg 则对角叉莱所致大鼠发热模型亦有一定的退热作用 [5];3 种小通草(喜马山旌节花、西南绣球和中国旌节花)显示有良好的利尿作用[5]。青蕨叶 4 g/kg 剂量亦有利尿作用,且能明显增加大鼠尿中钾离子的排出,而对尿钠、尿氯无明显影响,故其利尿作用可认为与排钾有关[4]。

(王士贤)

参考文献

[1]江苏新医学院. 中药大辞典(上部). 上海:上海科学技术出版社,1985:258

[2]李萍. 通草的微量元素和氨基酸的测定. 成都中医学院学报,1992,4:38

[3]沈映君,等. 通草及小通草多糖药理作用的初步研究. 中国中药杂志,1998,23(12):741

[4]贾敏如,等. 七种通草对大鼠利尿作用的初步研究. 中药材,1991,14(9):40

[5]沈映君,等. 几种通草及小通草的抗炎、解热、利尿作用的实验研究. 中国中药杂志,1998,23(11):687

[6]曾南,等.通草及小通草多糖抗氧化作用的实验研究.中国中药杂志,1999,24(1):46

[7]蒋荣耀.自拟黄芪通草汤治疗产后尿潴留15例.上海中医药杂志,1995,(4):7

[8]何慧仪.催乳汤促母乳分泌的临床观察.广州医药,1997,28(3):52

[9]黄丽娜,等.增乳保育膏治疗产后缺乳150例.陕西中医,1997,18(6):251

[10]周泽溥.滑石藿香汤治疗口疮42例.浙江中医杂志,1997,32(8):352

[11]吴紫兰.清热化湿方治疗发热性疾病98例临床观察.北京中医,1997,(4):32

[12]贾敏如,等.通草类中药的药源调查和商品鉴定.中国中药杂志,1997,22(8):454

通关藤 Marsdeniae Tenacissimae Caulis

tong guan teng

本品为萝藦科植物通关藤 *Marsdenia tenacissima* (Roxb.) Wight et Arn.的干燥藤茎。味苦,性微寒。具有止咳平喘,祛痰,通乳,清热解毒的功效。用于喘咳痰多、产后乳汁不通、风湿肿痛、疮痈。

【化学成分】

1. C_{21} 甾体苷类 C_{21} 甾体苷类化合物是通关藤中研究最多的化学成分,也是主要的活性物质。目前从通关藤中已分离的 C_{21} 甾体苷类化合物已有 40 余种,含有多种 β-去氧糖,糖链主要链接在苷元的 3 位。主要有 6 种不同结构的苷元(Ⅰ-Ⅵ)[1]。

2. 三萜类 主要有 3-香树脂醇(3-amyrin)、白桦酯醇 (betulin)、13-(31,31-dimetbyl-30-methylene-21α-ace-toxytetradecany1)-29-methyl-perhydrophen-anthr-1,3-diene[2]、白桦脂酸(betulinic acid)、羽扇豆醇(lupeol)[3]、齐墩果-18-烯-3-乙酯(oleanolic-18-alkenyl-3- ethyl ester)[4]。

3. 醇类 主要有二氢牛奶菜醇(dihydroconduritol)、牛奶菜醇(conduritol)等环醇,以及豆甾醇(stigmasterol)、β-谷甾醇(β-sitosterol)等甾醇[1]。

4. 有机酸 主要有绿原酸 (chlorogenic acid)、咖啡酸(caffeic acid)、琥珀酸(succinic acid)、硬脂酸(stearic acid)、软脂酸(palmitic acid)等[1]。

5. 糖类 主要有加拿大麻糖、asclepobiose、D-cannarose、3-O-甲基-6-脱氧-D-阿洛糖、夹竹桃糖[5]、葡聚糖和杂多糖等[6]。

6. 其他 通关藤中还分离出胡萝卜苷(daucosterol)[7]、脂溶性成分等。

【药理作用】

1. 抗肿瘤 通关藤提取物 50、100 μL/mL 对白血病 HL60、K562 细胞有不同程度的抑制增殖和诱导凋亡作用。其中,对 HL60 随着作用时间延长,细胞凋亡比例逐渐升高。通关藤提取物对 K562 细胞诱导凋亡作用相对较弱[8]。通关藤提取物 40 mg/mL 作用于 Ec-9706 食管癌细胞株,能降低癌细胞的恶性程度,抑制食管癌细胞生长,诱导癌细胞凋亡,其抑制率可达90%以上[9]。通关藤提取物(100 μL/mL)体外对部分淋巴细胞白血病细胞株和骨髓瘤细胞株有不同程度的诱导凋亡作用 [10]。从通关藤中提取的化合物 Tenacissimoside A(20 μg/mL)作用于 $HepG_2$/Dox 癌细胞,能阻止细胞中 P 糖蛋白的过表达,从而降低癌细胞的耐药性,增强癌细胞对药物的敏感性[11]。

2. 平喘 给豚鼠腹腔注射通光散苷 100 mg/kg,有一定的平喘作用。家兔静脉注射通光散苷60 mg/kg,能对抗组胺引起的气管痉挛,还能减弱组胺引起的豚鼠离体肠管收缩。苦味甾体酯苷 100~150 mg/kg 腹腔注射,能预防因组胺喷雾引起的支气管痉挛,有一定的平喘作用;离体豚鼠支气管灌注,对痉挛状态的支气管有解痉作用[12]。

3. 降血压 苦味甾体酯苷对离体兔耳血管灌注有直接血管扩张作用。麻醉犬静脉注射通光散苷有短暂、轻度的降压作用,无快速耐受现象,其降压似与中枢无关。离体兔血管灌流试验表明,它能直接扩张血管[12]。

4. 其他 通关藤尚有戒毒、止痛、保肝利尿,恢复肿瘤患者放疗、化疗后白细胞下降的作用[12]。

5. 毒性 对小鼠腹腔注射的LD_{50} 为 274 mg/kg[12]。

【临床应用】

1. 肿瘤 通关藤制剂消癌平注射液治疗晚期肺癌患者 18 例,使患者咳嗽,气喘、水肿等症状改善,食欲增强,大便通畅,平均生存期达 10.5 个月,总有效率达 77.8%,显效率 16.7%,均明显高于对照组(华蟾素注射液)[13]。消癌平注射液联合放疗治疗晚期非小细胞肺癌患者30例，对照组30例单用^{60}Co外照射治疗，效果明显好于单纯放疗，有效率为60%，而对照组有效率为33%[14]。消癌平注射液治疗晚期老年消化道肿瘤57例，缓解31例，稳定19例，进展7例，半年生存率94.8%，一年生存率61.4%，可以使晚期食道癌患者生活质量和免疫力得到改善，吞咽困难和疼痛症状减轻，且没有出现血液学、心脏、肝和肾脏毒性[15,16]。

通关藤治疗晚期胃癌患者，按中医分型疗效分析：治疗肝胃不和型效果较满意，有效率达83.33%；气滞瘀血型次之，有效率为50%；脾胃虚寒型效果欠佳，有效率仅为25%[17]。超声引导经皮射频联合消癌平注射液肝动脉灌注治疗原发性肝癌31例，有效率85.4%，无效率14.6%，对照组单纯超声引导经皮射频好转率66.7%，无效率33.3%，说明消癌平注射液能提高疗效，是治疗中晚期肝癌较理想的方法[18]。

2. 肺炎 通关藤在民间有用作治疗支气管炎、哮喘、肺炎、扁桃体炎，膀胱炎等[19]。

3. 喉头炎、胃痛、黄胆型肝炎 大苦藤泡水服可治疗喉头炎，口腔溃烂[20]。

4. 胃炎、胃痛、黄胆型肝炎 扁藤根茎30 g，水煎服可治疗胃炎、胃痛、黄疸型肝炎[21]。

5. 疔疮肿毒 通光散鲜叶适量，捣烂外敷治疗疔疮肿毒[22]。

6. 肾炎 中国少数民族拉祜族用通关藤茎9~15 g，配草血竭、苹果治肾炎[21]。

7. 癌痛、毒瘾 将通关藤与川芎、徐长卿等中药配方制成中成药，能止癌痛，吸毒者使用后7 d即戒毒瘾，且不二次成瘾，复吸率低。

（张 倩 周秋丽）

参考文献

[1]成冠蓝，等. 通关藤化学成分和药理作用研究进展. 药学与临床研究，2009，17(2)：135

[2]Goel D, et al. A new homotriterpene from the roots of Marsdenia tenacissirrut Wight and Am. *Pharmazie*，2004，59(9)：735

[3]张慧，等. 乌骨藤中五环三萜类化合物的分离鉴定. 分析化学，2007，35(9)：1377

[4]邢旺兴. 中药通光藤活性成分研究. 第二军医大学博士学位论文. 上海：上海军医大学，2002

[5]张颖，等. 中药通关藤研究进展. 丹东医药，2009，(1)：5

[6]刘玉芬，等. 乌骨藤化学成分研究. 中成药，1998，20(9)：35

[7]石慧，等. 通光藤的化学成分研究. 中草药，2008，39(7)：970

[8]陈兵，等. 通关藤提取物对白血病细胞的抑制作用及诱导凋亡研究. 南京中医药大学学报，2009，9(3)：233

[9]张明智，等. 消癌平对Ec-9706食管癌细胞的作用及机制实验研究. 时珍国医国药，2008，19(5)：1182

[10]陈兵，等. 通关藤提取物体外对Jurkat、Raji、RPMI8226细胞的抑制作用研究. 中国生化药物杂志，2009，30(3)：174

[11]HuYJ, eta1. Tenaci genin B derivatives reverse P-glycoprotein-mediated multidrug resistance in HepG2/Dox cells. *JNat Prod*, 2008, 71(6)：1049

[12]刑旺兴，等. 通光藤的药理作用与临床应用. 中南药学，2003，1(4)：229

[13]刘荣成. 消癌平注射液治疗晚期肺癌疗效观察. 宜春学院学报，2003，23(5)：86

[14]杨岷，等. 消癌平注射液联合放疗晚期非小细胞肺癌30例. 中医研究，2000，13(1)：39

[15]李茂全，等. 消癌平对SGC-7901胃癌细胞的作用及机制的实验研究. 介入放射学杂志，2001，10(4)：228

[16]温建珍，等. 消癌平注射液治疗老年晚期消化道肿瘤57例. 中国民间疗法，2003，1(6)：8

[17]Wang Zhiling，等. 中药通光藤治疗食管癌胃癌的临床观察(附112例报告). 河南肿瘤学杂志，1995，(3)：65

[18]王文荣，等. 中药消癌平配合超声引导经皮射频治疗中晚期肝癌的临床观察. 中国中西医结合杂志，2003，(1)：89

[19]中国科学院中国植物志编辑委员会. 中国植物志(第63卷1分册). 北京：科学出版社，1977：249

[20]中国药科大学. 中药辞海(第2卷). 北京：中国医药科技出版社，1996：2360

[21]周海钧，等. 中国民族药志(第1卷). 北京：人民卫生出版社，1984：429

[22]江苏新医学院. 中药大辞典(下册). 上海：上海人民出版社，1977：1976

桑 葚 Mori Fructus sang shen

本品为桑科植物桑 *Morus alba* L.的干燥果穗。味甘、酸，性寒。有滋阴补血，生津润燥功能。主治肝肾阴虚、眩晕耳鸣、心悸失眠、须发早白、津伤口渴、内热消渴、肠燥便秘。

【化学成分】

1. 脂肪酸　构成脂类的脂肪酸主要为亚油酸(68.3%)、油酸(12.67%)和棕榈酸(11.85%)以及少量的肉豆蔻酸(0.105%)，棕榈油酸(0.188%)，硬脂酸(4.46%)和亚麻酸(0.98%)等[1]。

2. 挥发油　挥发油的主要成分为桉叶素(69%)和香叶醇(17%)[1]。

3. 磷脂　以磷脂酰胆碱含量最高(32.15%)，其次为溶血磷脂酰胆碱(19.30%)及磷脂酰乙醇胺(15.91%)[1]。

4. 黄酮　桑葚汁中的黄酮含量为 891.71 mg/100 mL[2]。

5. 其他　果实中含有芦丁(rutin)，胡萝卜素，维生素 A、B_1、B_2、C，蛋白质，糖类(9%~12%)，芸香苷、花青素苷(anthocyanidin glucoside)，脂类(62.6%)，游离酸(26.8%)，醇类(1.6%)，挥发油(1%)，鞣质及矢车菊素(cyanidin)等[2]。

【药理作用】

1. 调节免疫

(1) *增强细胞免疫*　桑葚混悬液 12.5、25 g/kg 能提高阴虚小鼠的淋巴细胞增殖能力，高剂量 25 g/kg 提高 IL-2 诱生活性和 NK 细胞杀伤率，从而增强其免疫功能[3]。

(2) *促进淋巴细胞转化*　100%桑葚煎液有中度促进淋巴细胞转化作用[4]。

(3) *促进T淋巴细胞成熟*　桑葚水煎剂，每只小鼠每日灌服 0.5 mL(12.5 g/kg)，连续 10 d。桑葚对 3、18、24 月龄小鼠淋巴细胞 ANAE 阳性百分率升高均有促进作用。ANAE 是成熟 T 淋巴细胞的标志，并参与 T 淋巴细胞对靶细胞的杀伤效应[5]。

(4) *促进体液免疫功能*　桑葚剂量同前，桑葚对 3 月龄小鼠脾细胞的抗体形成细胞(PFC)有明显的促进作用，而对老年小鼠脾细胞 PFC 没有促进作用，反而随年龄增长逐渐减少。表明桑葚只对青年小鼠体液免疫功能有促进作用[5]。

(5) *增加免疫器官重量*　100%桑葚水煎液10 g/kg 灌胃给药 10 d，可明显增加脾脏的重量，对氢化可的松所致虚证小鼠的体重、脾脏、胸腺重量及血清碳粒廓清速率降低均有增加作用[1]。

2. 促进造血功能　以体内扩散盒方法（CFU-D）测试桑葚对粒系祖细胞的作用。受体小鼠皮下注射桑葚醇提注射液(每毫升含生药 1 g)0.2 mL,每日 2次，连续3 d。结果桑葚能使 CFU-D 粒系祖细胞产率明显增加，表明桑葚对粒系祖细胞的生长有促进作用[6]。灌胃给予小鼠醇提液 0.4 mL（相当生药 40 g/kg)，连续 4 d，可防止环磷酰胺所致小鼠白细胞减少症[7]。给小鼠灌胃 30%桑葚液，1 mL/鼠，可使乙酰苯肼致小鼠红细胞、血色素减少在 5 d 恢复至正常水平，且小鼠血虚症状有明显改善[1]。桑葚 100%水煎液，每日灌胃给药 12.5 mL/kg，连续 2 周，可使 6 月龄及 18 月龄 BALB/c 小鼠红细胞膜 Na^+/K^+-ATP 酶活性显著下降，桑葚也可显著降低 3、12、18 月龄组 LACA 小鼠红细胞膜 Na^+/K^+-ATP 酶活性，但对 24 月龄鼠影响不大[7]。

3. 抗衰老　大鼠饲喂 12%桑葚果汁 1 个月，血浆和肝脏的脂质过氧化物丙二醛(MDA)含量显著降低，红细胞和肝脏中超氧化物歧化酶(SOD)活性明显升高。6%桑葚果汁饲喂小鼠 30 d，脾脏系数、血清溶血素含量、巨噬细胞吞噬率和吞噬指数均明显升高。桑葚汁能显著延长果蝇的平均寿命、最高寿命和半数死亡时间，对雌蝇的延寿率(12.2%)高于雄蝇(7.7%)[8]。

4. 抗氧化　桑葚醋提取物抗氧化能力高于合成抗氧化剂 BHA，羟自由基清除率为 79.57%，脂质过氧化抑制率为 97.79%，体外总抗氧化能力为 110.88 mg/mL样品[9]。

【临床应用】

1. 再生障碍性贫血　主要方剂有造血Ⅱ号（仙茅、仙灵脾、胡芦巴、肉苁蓉、补骨脂、菟丝子、女贞子、当归、桑葚）。平均住院疗程为 15.7 个月，共治疗急、慢性再障 114 例，基本缓解 34 例，占 40.5%，明显进步 9 例，占 10.7%，进步 16 例，占 19%，无效 25 例，占 29.8%[10]。

2. 血虚头晕、耳鸣、消渴等症　采用桑葚汤，以桑葚配以鸡血藤、乌豆衣、王爪龙等水煎服用于贫血、神经衰弱、动脉硬化、糖尿病等引起的头晕、耳鸣、消渴等症，有一定疗效[10]。

3. 高血压　桑葚降压片，以桑葚子、黄芩、小蓟、粉葛根、杭菊各 15 g，煎煮浓缩、烤干，压成 0.5 g 片剂，1 d 3 次，每次 6 片。治疗高血压病 100 例，显效 81 例，有效 1 例，无效 8 例，有效率 92%[11]。

4. 老年便秘　取桑葚干品 50 g 的水提浸膏配成糖水剂 250 mL，口服 1 次，5 d 为 1 个疗程。治疗便秘者 50 例，显效 41 例(82%)，有效 8 例(16%)，无效 1 例[10,12]。

5. 失眠　同上法。治疗平均年龄 65.3 岁的睡眠障碍者 50 例，显效 36 例[72]，有效 13 例(26%)，无效 1 例[13]。

6. 眼病　采用地黄复明汤(生地黄、熟地黄、山药、炒泽泻、茯苓、枸杞、制首乌、桑葚等)，每周服药 5 剂，3

周为1个疗程,最长者5个疗程。治疗中心性浆液性脉络膜视网膜病变的肝肾不足症92例患者,计136只患眼,结果痊愈68例103眼,好转24例33眼[14]。

7. 不良反应

(1)出血性肠炎 3~8岁患儿2名,进食过多桑葚,引起出血性肠炎,1名抢救无效死亡[15]。

(2)过敏反应 患者1名,服药中加桑葚5 g,服后半小时身上有痒感,起少许红疹,继服红疹迅速增加,从下肢向上蔓延,全身上下遍布红色团块,且面目红肿、耳内、鼻腔内、上眼睑内、咽喉部匀有肿胀痒感,捡出桑葚,继服药无过敏症出现,加桑葚后煎服,红风团蜂起如上[16]。

(张 远)

参 考 文 献

[1]操红樱.桑葚研究进展.时珍国医国药,1999,10(8):626

[2]陈江梅,等.桑葚汁、茱萸汁和沙棘汁中的总黄酮含量测定分析.中国酿造,2009,(7):153

[3]顾洪安,等.桑葚对阴虚小鼠免疫功能的影响.中国实验方剂学杂志,2001,7(4):40

[4] 南京部队总医院临床医学实验科微生物室. 应用^{3}H-胸腺嘧啶核苷渗入淋巴细胞转化试验检查药物的免疫激发作用.江苏医药,1978,(10):45

[5]钱瑞琴,等.益阴填精益气助阳方药对青老年小鼠淋巴细胞ANAE及PFC的影响.北京医科大学学报,1987,19(3):173

[6]麻柔,等.成对或单味中药对造血细胞作用的探讨.北京中医杂志,1984,4(9):533

[7]陈林,等.桑葚、鹿茸与黄芪对增龄过程中小鼠红细胞膜与大脑细胞Na^+/K^+-ATP酶活性的影响.北京医科大学学报,1987,19(5):315

[8]张晓云,等.桑葚果汁延缓衰老作用的研究.中华预防医学杂志,1998,32(6):395

[9]金杰,等.桑葚醋提取物抗氧化性的研究.中国酿造,2005,(10):20

[10]中医研究院西苑医院内科血液病组.中西医结合治疗慢性再生障碍性贫血的初步探讨.中华医学杂志,1975,(10):708

[11]中山医学院《中药临床应用》编写组.中药临床应用.广州:广东人民出版社,1975:387

[12]附一院中医科心血管小组等.桑菊降压片治疗高血压病100例疗效观察.武汉医学院学报,1977,(6):15

[13]翁明翰,等.桑葚对老年便秘及睡眠障碍的疗效观察.中医杂志,1988,29(11):40

[14]刘益群,等."中浆病"辨治92例.安徽中医学院学报,1993,12(4):27

[15]石银枝.桑葚过敏一例.中药通报,1987,12(6):57

[16]毛继录,等.桑葚引起出血性肠炎2例报告.中级医刊,1984,(5):封3

桑 叶

Mori Folium
sang ye

本品为桑科植物桑*Morus alba* L.的干燥叶。味甘、苦,性寒。具有疏散风热,清肺润燥,清肝明目功能。主治风热感冒、肺热燥咳、头晕头痛、目赤昏花等。

【化学成分】

1. 黄酮类 主要含有芸香苷(Rutin)、槲皮素(Quercetin)、异槲皮素(Isoquercetin)、槲皮素-3-三葡萄糖甙(moracetin,即 Quercetin-3-trilucoside)等[1]。

2. 甾醇类 主要含有β-谷甾醇 (β-Sitosterol)、菜油甾醇(Campesterol)、β-谷甾醇-β-D-萄糖苷(β-Sitosterolβ- D-glucoside)、蛇麻脂醇(Lupeol)、内消旋肌醇 (Myoinsitol)、昆虫变态激素牛膝甾酮(Inokosteone)和蜕皮甾酮(Ecdvsterone)等[1]。

3. 多糖类 从桑叶粗多糖分离到3种均一多糖SD2-3、SD3-3、SD3-4,都含有糖醛酸,不存在甘露糖残基[2]。

4. 脂类 不饱和脂肪酸占脂肪酸总量的一半。其中以亚麻酸(22.99%)、亚油酸(13.40%)、油酸(3.17%)、棕榈油酸(3.05%)、花生四烯酸(1.26%)为主[2]。

5. 生物碱 主要含有1-脱氧野尻霉素(DNJ)、N-甲基-1-DNJ(N-Me-DNJ)、2-氧-α-D-半乳吡喃糖苷-1-DNJ (GAL-DNJ)、fagomine、1,4-二脱氧-1,4-亚胺基-D-阿拉伯糖醇和去甲莨菪碱(nortropanoline)等[3]。

6. 挥发油 主要含有3-异丙烯基-1-环辛烯(3-Isopropey-1-crcfooctene)、石竹烯(caryophyllene)、1-(2-呋喃基)-1-戊酮 [1-(2-furyl)-1-pentanone]、1-异丙烯基-3-丙烯基环戊烷 (1-Isopropenyi-3-propenylcyclopentane)、紫苏醇 (perillol)、β-没药烯

(β-bisabolene)、2-(2-甲基-1-戊烯基)双环[2.2.1]庚烯[2-(2-methyl-l-propenyl)bicyclo[2.2.1]heptane]、a-绿叶烯(a-patchoulene)等[4]。

7. 其他 尚含绿原酸[2]、氨基酸[5]、维生素[1]、微量元素等[1]。

【药理作用】

1. 降血糖

(1)*抑制α-糖苷酶活性* 将桑叶提取物(800 mg/kg)与淀粉、蔗糖、葡萄糖混合后灌胃给小鼠,结果桑叶提取物可降低餐后血糖,可能与其抑制α-葡萄糖苷酶活性及直接抑制葡萄糖吸收有关[6]。给糖尿病大鼠灌胃桑叶总黄酮 2 mL/d,桑叶总黄酮通过抑制大鼠小肠双糖酶活性有显著的降血糖作用[7]。以桑叶煎剂、桑叶多糖、桑叶黄酮和桑叶生物碱生药 20 g/kg 分别灌服小鼠,检测体外对α-葡萄糖苷酶的抑制作用。结果,桑叶煎剂、桑叶生物碱具有显著的α-糖苷酶抑制作用,多糖作用不明显,黄酮作用弱[8]。

(2)*促进胰岛素释放* 糖尿病大鼠灌胃给予桑叶黄酮 10、20、40 mg/kg 和多糖 50、100、150 mg/kg,测定血糖和胰岛素的浓度。实验结果,给予桑叶黄酮和桑叶多糖灌胃 1、10、20 d 后,各实验组的胰岛素浓度有不同程度升高,同时血糖、TG、TC 浓度明显下降。提示,桑叶提取液具有部分降血糖能力,其降血糖作用可能与其具有抗氧化活性成分,抑制自由基的产生和加快自由基的清除以及胰岛素的分泌有关[9]。桑叶生物碱 N-Me-DNJ、GAL-DNJ 和 fagomine (剂量为300mmol/kg)对 STZ 引起的糖尿病小鼠,可显著地降低血糖水平,其中 GAL-DNJ 和 fagomine 的降血糖作用最强。认为 fagomine 的降血糖作用机制与增加胰岛素的释放有关[10]。桑叶提取液 2、4 mL/kg(0.2 g/mL)给 STZ 糖尿病大鼠灌胃,连续 8 周。桑叶提取液明显降低大鼠血糖、血脂及降低蛋白质糖化终末产物,表明其具有一定纠正糖尿病大鼠代谢紊乱的作用[11]。

(3)*提高糖耐量及胰岛素敏感性* 对四氧嘧啶糖尿病小鼠,适当剂量(100 mg/kg)的桑叶酸性蛋白多糖(APFM)能明显降低糖尿病小鼠的血糖值,增加其糖耐量,显著降低小鼠血清中 MDA、NO 含量及 NO 合酶活性。APFM 对糖尿病有一定的预防和治疗作用[12]。桑叶黄酮提取物 40 mg/kg 灌胃 8 周,对高脂饲料喂养的 2 型糖尿病大鼠(一次性腹腔注射 STZ),能提高大鼠的胰岛素敏感性,同时具有降血脂作用[13]。

(4)*促进糖吸收、利用* 桑叶 0.1、0.3、0.9 g/kg 给四氧嘧啶大鼠灌胃,结果发现,桑叶具有降低大鼠餐后血糖峰值和延缓大鼠血糖峰值出现的时间的作用;对高血糖大鼠体重降低具有较明显的抑制作用。提示,桑叶的上述作用有利于增强机体对糖分的吸收和利用,降低糖分的流失,抑制体内蛋白质、脂肪的分解,从而抑制体重的降低[14]。

2. 降血脂 桑叶总黄酮(MTF)给高脂血症小鼠(7.5、15、30 mg/kg)和大鼠(5、10、20 mg/kg)灌胃,每天 1 次,连续 28 d。结果,MTF 能显著抵抗 Triton WR-1339 诱导的小鼠血清 TG、TC 和 LDL-C 等指标的升高,同时升高血清 HDL-C/TC 和 HDL-C/LDL-C 的比值。给药后 12 h 作用更明显。对喂高脂饲料的大鼠,MTF 同样具有降低血脂的作用[15]。以 100、200、400 mg/kg 剂量连续给大鼠灌胃桑叶提取物 30 d,受试样品组大鼠血清的 TC、TG 含量低于模型对照组,而其 HDL-C 含量高于模型对照组[16]。桑叶提取物 25 mg/kg 可减轻高脂饲料喂养的大鼠体重与内脏脂肪质量,并可降低血脂与血糖[17]。

3. 清除自由基、抗衰老 桑叶提取物 I、II、III 对 DPPH 自由基清除的 IC_{50} 分别为 2.78、0.38、0.48 mg/mL,有较好的清除自由基能力[18]。桑叶总黄酮能有效清除 DPPH 自由基、羟自由基、超氧阴离子自由基,清除率分别达到 86.10%、86.02%、43.64%[19]。桑叶酸性蛋白多糖(APFM)在体外,16 g/mL 的 APFM 对·OH 的清除率达到 88.64%;100 g/mL 的 APFM 对 O_2^-· 自由基的清除率为 21.10%。体内,给四氧嘧啶糖尿病小鼠灌胃 50、100、250 mg/kg APFM,抑制小鼠脏器在该体系和糖尿病模型中 MDA 的形成和积累,明显减轻·OH 诱导的小鼠肝线粒体肿胀和脏器中 SOD 活性的降低。APFM 具有良好的体内外抗氧化活性,是一种有效的自由基淬灭剂[20]。

4. 抗菌 采用连续稀释法对桑叶水煎液的最低抑菌浓度(MIC)和最低杀菌浓度(MBC)进行实验研究。结果:桑葚、桑叶水煎液在体外对金黄色葡萄球菌、金黄色葡萄球菌耐药株、大肠杆菌、绿脓杆菌、甲型溶血性链球菌、乙型溶血性链球菌有一定的抗菌作用[21]。桑叶水提浸膏对金黄色葡萄球菌有较强的抑制作用,最小抑菌浓度为 5%[22]。100%鲜桑叶浸出液对金黄色葡萄球菌、白色葡萄球菌、铜绿假单胞菌、大肠杆菌、伤寒杆菌、甲型链球菌、乙型链球菌均有明显的抑菌作用[23]。

5. 抗肿瘤 槲皮黄酮-3-O-β-D 吡喃葡糖苷、槲皮黄酮-3,7-二-O-β-D-吡喃葡糖苷对人早幼粒白血病细胞系(HL-60)的生长表现出显著的抑制效应,其中后者还诱导了 HL-60 细胞系的分化。二者对 1,1 二苯-2-苦基肼根具有显著的自由基清除作用,说明后者诱导分化作用可能起始于氧自由基介导的反应[24]。

6. 抗血栓 桑叶水提液 8、4、2 g/kg 家兔耳缘静脉给药，能明显减轻兔血栓重量，抗动脉血栓形成。其作用机制可能与抑制血小板活化，增强纤溶活性有关[25]。给大鼠尾静脉注射同样剂量的桑叶提取液，对实验性大鼠静脉血栓形成也有明显的抑制作用[26]。

7. 其他 桑叶提取液(6、4、2 g/mL)按照 0.1 mL/10 g 给小鼠灌胃，能延长氨水致咳小鼠咳嗽潜伏期及每分钟咳嗽的次数，有镇咳作用[27]。桑叶乙酸乙酯提取物（0.25~32.0 g/L）对血管呈非内皮依赖性双重作用，其舒张效应大于收缩效应。该血管舒张作用可能是抑制钙通道减少钙内流，收缩作用可能是激活内质网受体，引起内质网内钙释放[28]。桑叶总黄酮 2.0、1.0、0.5 g/kg 灌胃 7 d，能够增加力竭运动大鼠心肌 NO 含量和 SOD 活性，降低心肌中 MDA 含量，消除自由基对心肌细胞的损伤，维持心肌的正常结构和功能[29]。

【临床应用】

1. 糖尿病 将 168 例糖尿病患者随机分为对照组 68 例和治疗组 100 例，对照组给予优降糖口服，治疗组在对照组基础上加服以人参、桑叶为君药的参桑益胰方。结果，对照组总有效率为 65%，糖尿病肾病控制率为 53%；治疗组总有效率为 98%，糖尿病肾病控制率为 91%[30]。以桑叶、桑白皮、桑技、桑葚等为主药的五桑降糖丸治疗 2 型糖尿病 150 例，总有效率为 94%[31]。

2. 咳嗽 用桑杏汤(含桑叶、杏仁、沙参、象贝、香豉等）治疗上气道咳嗽综合征 38 例，治愈 27 例(71.1%)，好转 8 例(21.0%)，未愈 3 例(7.9%)，总有效率 92.1%[32]。桑菊止嗽方(桑叶、菊花、百部、紫苑、炙款冬花等)治疗喉源性咳嗽 33 例，治愈 33 例，好转 35 例，无效 10 例，总有效率为 87.18%[33]。

3. 变异性哮喘 桑菀胶囊(桑叶、紫菀、杏仁、沙参、淡豆豉等)治疗组 90 例，临床控制 37 例，显效 36 例，有效 15 例，无效 2 例，总有效率 98.7%[34]。用桑杏汤(桑叶、豆豉、山栀、杏仁、贝母、沙参、梨皮)加减化裁治疗咳嗽变异性哮喘 60 例，结果治愈15 例，好转 45 例[35]。

4. 感冒 采用桑姜感冒片(桑叶、菊花、紫苏、连翘、苦杏仁、干姜等)治疗感冒 312 例，痊愈 230 例，显效 58 例，有效 15 例，无效 9 例，总有效率 97.0%[36]。桑柴平汤(桑叶、菊花、荆芥、薄荷等)治疗 162 例，痊愈 156 人，占 96.3%，好转 6 人，占 3.7%，有效率 100.00%[37]。

5. 痤疮 桑丹消痤净面膜(桑叶、丹参、黄芩、大黄、石膏等)治疗 43 例，痊愈 9 例，显效 23 例，好转 6 例，无效 5 例，有效率 88.4%[38]。口服“双桑饮”(双花、黄芩、连翘、桑叶等)治 103 例，治疗组治愈显效率为 73%，总有效率为 94%[39]。

6. 丝虫病 桑叶口服液、生桑叶片、桑叶浸膏胶囊、桑叶注射液等制剂对丝虫病的治疗作用机制可能是桑叶所含芸香苷、槲皮素、异槲皮素、香豆素、氯原酸等成分抗炎、消肿、软化组织及抗菌等作用的综合结果[40]。

（张亚杰　王　燕）

参 考 文 献

[1] 江苏新医学院.中药大辞典(下册).上海：上海人民出版社,1997

[2] 苏方华.桑叶的化学成分及临床应用研究进展.中国医药导报,2010,7(14):9

[3] Asano N,et al.sugars wth nitrogen In the ring islocated from the leaves of morus bombyeis. *Carbohydr Res*,1994,253:235

[4] 刘新湘，等. 桑叶挥发油化学成分的GC-MS分析. 中国科技论文连线,2006,1(1):79

[5] 孙莲，等. 杜前衍生RP-HPLC法测定桑叶中16种游离氨基酸的含量. 中国药房,2008, 36(19):2830

[6] 刘英华，等. 桑叶提取物对餐后血糖及α-葡萄糖苷酶活性的影响. 中国临床康复,2004,8(27):5896

[7] 俞灵莺，等. 桑叶总黄酮对糖尿病大鼠小肠双糖酶的抑制作用.中华内分泌代谢杂志,2002,18(4):313

[8] 胡竟一，等. 桑叶的α-葡萄糖苷酶抑制作用研究.中药药理与临床,2006,22(6):44

[9] 李先佳，等. 桑叶黄酮和多糖对2型糖尿病大鼠生化指标的影响. 中国老年学杂志,2009,29(19)2536

[10] Kimura M,et al.Antihyperglycem iceffects of N-containing Sugars derived from mulberry leaves in streptozoarr induced diabetic miee. *Wakan Iyakugaku Zasshi*,1995,12(3):214

[11] 李卫东，等. 桑叶提取液对实验性糖尿病大鼠血糖、血脂和蛋白质糖化终末产物的影响. 湖北中医学院学报,2006,8(2):36

[12] 吴婷，等. 桑叶酸性蛋白多糖(APFM)对糖尿病模型小鼠的实验研究.食品科学,2008,29(4):397

[13] 朱玉霞，等. 桑叶黄酮对2型糖尿病大鼠胰岛素抵抗影响的研究.四川医学,2008,29(9):1114

[14] 李宏，等. 桑叶对高血糖大鼠血糖、血脂以及体重的影响.北方蚕业,2008,29(2):22

[15] 李向荣，等. 桑叶总黄酮对高脂血症动物的降血脂效应.中国药学杂志, 2009,44(21):1630

[16] 谢惠萍，等. 桑叶提取物降血脂作用的动物试验研究. 中国现代医药杂志,2006,8(11):48

[17]耿成燕,等.壳聚糖、桑叶与决明子提取物对大鼠体脂、血脂与血糖的影响.中国临床康复,2005,9(39):112

[18]覃雯,等.桑叶提取物对DPPH自由基的清除能力研究.桂林师范高等专科学校学报,2009,23(1):168

[19]薛淑萍,等.桑叶总黄酮清除自由基作用研究.山西师范大学学报(自然科学版),2009,23(4):66

[20]金春雁,等.桑叶酸性蛋白多糖(APFM)抗氧化作用的实验研究.食品科学,2007,28(2):284

[21]肖艳芬,等.桑葚、桑叶水煎液体外抗菌作用的实验研究.广西中医学院学报,2009,12(3):48

[22]花蕾,等.桑叶水提浸膏的抑菌作用研究.上海生物医学工程,2007,28(1):16

[23]宓伟,等.鲜桑叶体外抑菌作用研究.食品与药品,2007,9(10A):32

[24]Kim SY,et al.桑叶中的两种黄酮苷诱导人早幼粒细胞性白血病细胞(HL-60)的分化.国外医学中医中药分册,2001,24(3):175

[25]徐爱良,等.桑叶提取液对家兔动脉血栓形成的影响.湖南中医学院学报,2005,25(3):14

[26]徐爱良,等.桑叶提取液对实验性大鼠静脉血栓形成的影响.中国中医药信息杂志,2005,12(12):24

[27]周绍坚,等.桑叶对小白鼠的镇咳作用实验研究.右江民族医学院学报,2007,5:697

[28]夏满莉,等.桑叶乙酸乙酯提取物的血管作用及其机制.浙江大学学报(医学版),2007,36(1):48

[29]李杰,等.桑叶总黄酮对力竭性运动诱发心肌损伤的保护作用.山东中医药大学学报,2007,31(5):432

[30]程玉平.参桑益胰方治疗2型糖尿病疗效观察.现代中西医结合杂志,2004,13(8):1010

[31]吴佳武.五桑降糖丸治疗2型糖尿150例临床观察.湖北中医杂志,1999,21(11):495

[32]周益萍.桑杏汤治疗上气道咳嗽综合征38例.实用中医药杂志,2009,25(11):742

[33]余传星,等.桑菊止嗽方治疗喉源性咳嗽33例.新中医,2006,36(1):79

[34]王兰娣,等.桑菀胶囊治疗咳嗽变异性哮喘90例疗效观察.中国中医药信息杂志,2009,16(5):60

[35]杨惠琴,等.桑杏汤治疗咳嗽变异性哮喘60例.新疆中医药,2006,24(1):61

[36]樊志文.桑姜感冒片治疗感冒312例.中国民间疗法,2005,13(6):26

[37]王浚,等.自拟桑柴平汤治疗病毒性感冒162例体会.甘肃中医,2001,14(3):20

[38]韩平,等.桑丹消痤净面膜治疗寻常性痤疮疗效及安全性研究.海南医学,2009,20(8):4

[39]王永彬."双桑饮"治疗寻常痤疮103例临床观察.江苏中医药,2004,25(6):39

[40]刘学铭,等.桑叶的研究与开发进展.中药材,2001,24(2):144

桑螵蛸 Mantidis Ootheca

sang piao xiao

本品为螳螂科昆虫大刀螂 *Tenodera sinensis* Saussure、小刀螂 *Statilia maculate* (Thunberg)或巨斧螳螂 *Hierodula patellifera*(Serville)的干燥卵鞘。分别习称"团螵蛸"、"长螵蛸"及"黑螵蛸"。味甘、咸,性平。具有固精缩尿,补肾助阳功能。用于遗精滑精,遗尿尿频、小便白浊。

【化学成分】

含蛋白质、脂肪、粗纤维、胡萝卜素样的色素、柠檬酸钙结晶[1,2]、氨基酸[3]、微量元素和钾、磷、钙、钠、镁等宏量元素[4]、糖蛋白(glycoprotein)和脂蛋白(1ipoprotein)[5,2]、磷脂[5]。

【药理作用】

1. 耐缺氧　团螵蛸、长螵蛸、黑螵蛸均为70%乙醇提取物,临用前用蒸馏水配成所需浓度的混悬液。灌胃剂量为9 g/kg和18 g/kg,每日1次,连续10 d。结果,长螵蛸18 g/kg剂量组可延长小鼠常压缺氧时间[6]。

2. 抗疲劳　以5 g/kg和10 g/kg剂量给小鼠灌胃给药,连续8 d,长螵蛸10 g/kg组可延长小鼠游泳时间,表明其有抗疲劳作用[6]。

3. 增强免疫、刺激生殖器官　药品按9 g/kg和18 g/kg剂量对幼年小鼠(10~12 g)灌胃给药,连续14 d,3种桑螵蛸均能增加胸腺脏器指数和脾脏重量指数。同样剂量的三种桑螵蛸可增加幼年小鼠睾丸和子宫指数[6]。

4. 抗过氧化脂质　喂高脂饲料大鼠同时灌胃给予桑螵蛸9 g/kg和18 g/kg,连续21d,长螵蛸和黑螵蛸能明显降低肝中脂质过氧化物丙二醛(MDA)含量,表明其有抗氧化作用[6]。

5. 抗利尿　团螵蛸和长螵蛸18 g/kg剂量给大鼠灌胃,在末次给药后1 h有抗利尿作用[6]。

6. 降血糖 桑螵蛸及其乙醇、水和石油醚提取物均能降低四氧嘧啶所致糖尿病小鼠血糖水平，其作用强度依次为石油醚提取物>水提物>醇提物[7]。

7. 毒性 小鼠灌胃能接受的最大浓度（400%）下的最大体积（0.4 mL/10 g），每天 2 次，2 次之间间隔 3 h，日总剂量为 320 g/kg，观察 7 d，未见各组动物死亡，各组动物的食欲、体重、外观行为、毛发等均未发现明显异常。处死动物，解剖肉眼观察主要脏器，亦未发现明显异常，测得其 LD_{50} 大于 320 g/kg[6]。

【临床应用】

1. 小儿遗尿、尿频 单味桑螵蛸 5~10 g，洗净，置小青瓦片上焙脆研粉，拌以食糖，以温开水送服。治疗遗尿疗效很好[8,9]。

2. 带状疱疹 取桑烦峭 20 g，烘干，研成细末，然后倒入容器内，加适量香油调匀涂于患处，每日 3~4 次，不须包扎。治疗 12 例，12 例患者中，其中 7 例在涂药 12 h 内疼痛明显减轻，最快者用药 7 h 即收到良好的止痛效果，而且疱疹开始皱缩。其余 5 例治疗 3 d 疼痛基本消失。一般在治疗 3~5 d 丘疹消净，5~7 d 疱疹干涸结痂，8~10 d 脱痂痊愈[10]。

（杨冬华）

参 考 文 献

[1]宋秀琴，等. 桑螵蛸（团螵蛸）的生药研究及其化学成分的初步分析. 北京中医学院学报，1988,11(6):43

[2]许益民，等. 桑螵蛸磷脂及游离氨基酸成分分析. 中药材，1989,12(8):24

[3]杨会全，等. 三种桑螵蛸的氨基酸含量分析. 基层中药杂志，1999, 13(3):16

[4] 叶玉兰，等. 三种桑螵蛸的微量元素分析. 中药材，2001, 24(8):554

[5]赵荣国，等. 桑螵蛸研究现状. 中医药信息，1991,8(2):42

[6]谭正怀，等. 桑螵蛸的药理比较研究. 中国中药杂志，1997,22(8):496

[7]林璐璐，等. 桑螵蛸及其粗提物对四氧嘧啶糖尿病小鼠的影响. 时珍国医国药，2009, 20(8):1901

[8]曹慰原，等. 单味桑螵蛸治疗遗尿50例疗效报告. 甘肃中医，1996,9(4):40

[9]卢其廉. 桑螵蛸散加减治疗小儿遗尿症56例. 江苏中医，1994,15(4):14

[10]陈平，等. 桑螵蛸治疗带状疱疹12例分析. 中国乡村医药，1995, 12(1):23

桑白皮 Mori Cortex sang bai pi

本品为桑科植物桑 *Morus alba* L.的干燥根皮。味甘，性寒。泻肺平喘，利水消肿。用于肺热喘咳，水肿胀满尿少，面目肌肤浮肿。

【化学成分】

含多种黄酮类成分：桑根皮素（morusin）、桑素（mulberrin）、桑色烯（mulberrochromene）、环桑素（cyclomulberrin）、环桑色烯（cyclomuberrochromene）、桑呋喃 A、C[1]、D[1,2]、G、J、K、（mulberrofuran A、C、D、G、J、K[3]）、桑酮 A、B[3]、C[2]、D、E[2]、F[4]、G[2]、H[5]、Y[6]、（kuwanon A、B、C、D、E、F、G、H、Y）、桑根酮 A[7]、B[8]、D[2]（sanggenon A、B、D）及桑白皮素 A[9]、B、C[10]、D[11]（moracenin A、B、C、D）等。还有桦木酸（betulinic acid）、东莨菪素以及 α-和 β-香树精（α-，β-amyrin）、十一癸烯醇（undecaprenol）、十二癸烯醇（dodecaprenol）和 oxyrensveratrol[12]。

【药理作用】

1. 镇静、安定 小鼠腹腔注射桑白皮水或正丁醇提取物 50 mg/kg 可引起镇静和安定作用，动物自发性活动减少，触觉及痛觉反应降低，瞳孔散大[5]。

2. 镇痛、抗炎和免疫调控 桑白皮水提取物在小鼠醋酸扭体及压尾实验中有明显的镇痛作用，可提高痛阈，2 g/kg 灌胃与阿司匹林 0.5 g/kg 的作用相似[5]。其甲醇提取物的水溶成分给小鼠口服后可抑制醋酸诱导的扭体反应，上述提取物的水溶性部分及丁醇部分对压迫刺激有镇痛作用[13]。桑白皮甲醇提取物对组胺、5-羟色胺、缓激肽和透明质酸等诱发的皮肤水肿有抑制作用，亦能抑制炎症引起的蛋白渗出及白细胞游走，对植入棉球诱发的肉芽肿、甲醛及佐剂性关节炎也有明显抑制作用[14]。桑白皮水提物也明显抑制二甲苯致小鼠耳廓肿胀[15]。桑白皮多糖则通过增加淋巴细胞增殖和减少B细胞的抗体生成产生免疫调控作用[16]。

3. 降压 桑酮G、H，桑根酮C、D，桑呋喃C、F、G具有一定的降压作用，降压机制可能与抑制cAMP磷酸二酯酶活性有关。但另有报道，切断两侧迷走神经或于第5、6颈椎部位切断脊髓，其降压作用的存在提示该提取物中可能含有乙酰胆碱样物质。家兔静脉注射桑酮G或桑酮H有明显的降压作用。大鼠静脉注射桑白皮素A或B也有明显的降压作用。桑白皮素D也有降压作用。国产桑白皮的降压作用较日本产的强，但毒性也较大[5]。

4. 心血管 桑白皮提取物的0.01%溶液对离体蛙心有抑制作用，此作用可被阿托品所阻断[17]。正丁醇提取物1 mg/mL可使离体大鼠心房收缩频率及收缩力明显增加，随后轻度抑制，水提取物则产生轻度的抑制作用[5]。提取物的1%溶液对蛙下肢血管表现收缩作用，对离体兔耳血管有扩张作用，此作用可被阿托品所阻断[17]。

5. 降血糖 桑白皮中提取的PTP1B不仅能治疗Ⅱ型糖尿病，对肥胖症也有一定疗效[18]。桑白皮提取物(1.875、0.625 g/kg)灌胃给糖尿病大鼠，连续8周，可增加糖尿病性大鼠坐骨神经髓鞘面积、髓外纤维、减轻神经髓鞘水肿、缓解糖尿病性大鼠周围神经的早期病变[19]。

6. 抗血小板凝集 桑根素可浓度依赖性地显著抑制花生四烯酸、胶原和血小板活化因子诱导的兔血小板聚集，在较高浓度(100 μmol/L)时也抑制凝血酶诱导的兔血小板聚集。桑酮C对这4种诱导剂也有对抗作用，但活性较桑根素低[20]。

7. 镇咳、祛痰、平喘 桑白皮水煎剂的氯仿萃取物对氨水致小鼠咳嗽有镇咳作用，能明显延长小鼠咳嗽出现的潜伏期和减少咳嗽次数。氯仿萃取的弱碱性提取物是桑白皮镇咳作用的有效成分且有祛痰作用[21]。桑白皮丙酮提取物以大剂量(生药33.3 g/kg)灌胃可显著增加小鼠支气管酚红排出量，并呈剂量依赖效应关系；桑白皮丙酮提取物需以高剂量(生药3.5 g/kg)腹腔注射时才能对乙酰胆碱引起的豚鼠痉挛性哮喘有明显的平喘作用[22]。桑白皮60%乙醇提取液的丙酮萃取物通过剂量依赖对抗白三烯D4(LTD4)引起豚鼠气管水肿（减少气管组织重量和依文蓝渗出量）以及LTD4和组胺引起豚鼠气管痉挛性收缩而产生平喘作用[23]。

8. 调节平滑肌 犬静脉注射桑白皮的正丁醇提取物50 mg/kg，能明显增加胃肠道活动，而水提取物则无此作用。正丁醇提取物0.1 mg能松弛离体豚鼠回肠。且能抑制其自动性活动。对大鼠胃贲门窦条片有轻度兴奋作用。对离体兔肠和子宫也有兴奋作用。此外有报道它有较弱的解痉作用[13]。

9. 抗病毒 ①抗HIV活性：桑白皮的有效成分1-脱氧野尻霉素是α-葡糖苷酶Ⅱ抑制剂，可干扰gP120 N-侧链多聚糖结构的合成，从而阻断gP120-CD_4之间的结合，减少或阻止合胞体形成，减弱HIV的感染力。对中药桑白皮的根皮中分离到的6个成分进行体外抗人艾滋病病毒(HIV)活性和对人淋巴细胞的细胞毒活性测定，发现黄酮桑根皮素、桑酮H及桑根皮素的葡萄糖苷有一定抗HIV活性[24]。②其他：桑根皮素氢过氧化物(morusinhydroperoxide)、羟二氢桑根皮素、chalcomoracin等桑白皮的衍生物对引起感冒的2型鼻病毒有弱的抗病毒活性，而且桑白皮1000倍稀释液显示有干扰素诱导体的活性[13]。

10. 抗菌作用 桑根皮素、桑酮C、J、L和桑根酮A、B、C、D对金葡菌和枯草杆菌有抗菌活性，桑酮J、L和桑根酮A、B、C对粪链球菌及桑根皮素、桑酮A、C、L对耻垢分枝杆菌有抗菌活性。桑根皮素、桑酮C和桑根酮A、C对革兰阴性菌和真菌(除稻梨孢外)无效或只有极弱的活性[13]。体外实验表明100%煎剂对金葡菌、福氏痢疾杆菌有抑制作用，对真菌也有抑制作用，对结核杆菌无效[25,26]。

11. 抗癌 桑根皮素、桑呋喃G、桑酮G、M和桑根酮D均可抑制十四烷酰佛波醇乙酸酯(TPA)与细胞受体的结合。桑酮H，桑根酮A、D对促癌因子杀鱼菌素的蛋白激酶C有剂量依赖性的抑制作用，对促癌因子谷氨酸脱羧酶(ODC)活性的诱导有抑制作用。桑根皮素、桑酮G、M和桑呋喃G、桑根酮A对杀鱼菌素和ODC的诱导有10%~43%的抑制作用。在7,12-二甲基苯蒽(DMBA)和杀鱼菌素二期致癌实验中，足量的桑根皮素对小鼠皮肤致癌启动因子有抑制作用。且桑根皮素无细胞毒性[27]。从桑白皮中分离得到新的二氢黄酮苷类成分可对抗人卵巢癌细胞HO-8910增殖的活性[28]。另有研究发现桑白素能明显抑制人结肠癌HT-29细胞增殖，其抗肿瘤机制可能通过激活Caspases和抑制NF-κB有关[29]。

12. 利尿 给家兔灌胃桑白皮煎剂2 g/kg，给大鼠灌胃或腹腔注射桑白皮水提物或正丁醇提取物300~500 mg/kg均有利尿作用，尿量及钠、钾离子和氯化物排出量均增加[5]。桑白皮甲醇提取物的水溶性部位及丁醇部位给大鼠口服或腹腔注射，显示有轻度的利尿作用[13]。

13. 其他 桑根皮提取物20 mg/kg家兔耳缘静脉

注射对其腮腺的分泌有轻度促进作用[17]。桑白皮水或正丁醇提取物均能轻度抑制小鼠电休克发作,但仍表现伸肌紧张，实验动物死亡数较对照组明显减少[5]。正丁醇提取物给小鼠腹腔注射有降温作用,但大鼠口服无效[5]。桑白皮甲醇提取物水溶成分对大鼠胶原蛋白、右旋糖苷引起的皮肤浮肿有明显抑制作用,对角叉菜胶及葡聚糖引起的足肿有抑制作用[13]。水提取物小鼠灌胃 3 g/kg,可排出液状粪便,表明有导泻作用[5]。桑白皮中得到的酸性成分对血小板花生四烯酸的代谢有影响,桑根皮素、桑酮 C、H、桑根酮 D、桑呋喃 J 抑制 TXB_2 的生成，桑呋喃 G 可抑制 12-HETE 的生成。桑白皮汤配合硫酸软骨素眼药水治疗干眼症疗效良好[30]。此外桑白皮水提取液对全身性缺氧时所致心肌缺氧有明显的改善作用,对断头脑缺氧小鼠有保护作用,并能非常显著延长皮下注射异丙肾上腺素小鼠在常压缺氧条件下的生存时间[31]。

14. 毒性　桑白皮经石油醚、乙醇、乙醚、醋酸酐、水、乙酸乙酯等反复处理,所得黄色粉末,给小鼠静脉注射的 LD_{50} 为 32.7 mg/kg。正丁醇提取物或水提取物给小鼠灌胃或腹腔注射 10 g/kg 或静脉注射 5 g/kg 均未引起死亡[5]。醇提取物无论是一次大量或多次小量给药,对实验动物均未表现不良影响,故可认为该药毒性小[32]。复方桑白皮浓缩液对于 KM 小鼠的半数致死量大于 160 g/kg，相当于临床用量的 320 倍以上，其急性毒性甚小[33]。

【临床应用】

1. 高血压病　桑根水煎温服治疗高血压患者 80 例,10 d 为 1 个疗程,5 个疗程后，血压恢复正常,临床症状消失者为 60 例,治愈率为 75%,好转 18 例,占 22.5%,总有效率为 97.5%[34]。

2. 聚星障　桑白皮饮(桑白皮、泽泻、元参、甘草等)临床上治疗该病 68 例,7 d 后,治愈 50 例,临床症状及体征消失,半年未复发,好转 15 例,总有效率为 95%[35]。

3. 胸膜炎　桑白皮汤(桑白皮、黄芩、黄连、黑山栀等)加减治疗胸膜炎,疗效显著[36]。

4. 小儿流涎　桑根白皮汤每日 1 剂,分 2~3 次服用,连服 3~7 d。治疗 21 例,病程为 5 d 至年,均痊愈,随访 1 年以上未见复发[37]。

5. 水肿　用五皮饮(桑白皮、茯苓皮、大腹皮、陈皮、生姜皮)加玉米须,水肿甚者再加猪苓、泽泻等,治疗妊娠水肿,疗效较好[38]。另有人自拟桑白皮汤(桑白皮、赤小豆、连翘、黄芩等,依症加减),1 d 1 剂,水煎服。治疗 45 例急性肾炎患者，以半月为 1 个疗程,其中 2 个疗程以内痊愈 30 例,3 个疗程及其以上痊愈 13 例,2 例反复发作转为慢性肾炎，总有效率为 93%[39]。

6. 气管炎　急性气管炎可用桑白皮、杏仁、黄芩、贝母等煎服[40]。对喘息性气管炎先用定喘汤[41]。

7. 其他　桑白皮经酒(醋)煎治疗食管癌和胃癌，部分患者可缓解症状[5]。百花泻白汤(百合、炙款冬花、桑白皮、地骨皮等)治疗百日咳[5]。自拟方(黄芪、山药、桑白皮、地骨皮等)可用于治疗糖尿病[42]。桑白皮尚可用于治疗鼻衄[43]。自拟桑白皮汤可治疗顽痰久咳[44]。

（邹莉波　刘　芳　焦　青　邓岩忱）

参 考 文 献

[1]竺叶青. 中药桑白皮的化学成分I~II. 国外医学药学分册, 1984, 1:59

[2]木村善行, 等. 桑白皮成分对血小板花生烯酸代谢的影响. 国外医学中医中药分册, 1987, 9(2):43

[3]野村太郎, 等. 桑白皮的成分研究. 国外医学中医中药分册, 1983, 4:45

[4]蔡培列. 桑白皮的成分研究. 国外医学中医中药分册, 1982, 3:54

[5]江苏新医学院.中药大辞典.上海:上海科学技术出版社, 1986:1968

[6]胡昌奇, 等. 桑树根中二苯乙烯类衍生物蛋白激酶C的抑制作用. 天然产物研究与开发, 1996, 8(2):12

[7]黄耀州. 桑白皮中一种新黄酮–桑根酮A. 南京中医学院学报, 1983, 3:48

[8]钱本余. 中药桑白皮的成分(2)新黄烷酮衍生物Sanggenon B的结构. 中药通报, 1984, 1:46

[9]伊慧贤. 桑根皮的降血压成分桑白皮素A的结构. 国外药学植物药分册, 1981, 2:21

[10]伊慧贤. 桑根皮的降血压成分桑白皮素C的结构. 国外药学植物药分册, 1981, 2:21

[11]伊慧贤. 桑根皮的降血压成分桑白皮素D的结构. 国外药学植物药分册, 1982, 4:24

[12]Nomura T,et al. Mulberrofuran A,a New Isoprenoid 2-aryl Benzofuran from the Root Bark of the Cultivated Mulberry Tree (Morus Alba L). *Heterocycles*, 1978, 9(1):1593

[13]周德文, 等. 桑白皮的药理活性. 国外医学植物药分册, 1997, 12(3):115

[14]黎琼红, 等. 桑属植物化学成分及药理活性研究进展. 沈阳药科大学学报, 2003, 20(5):386

[15]王鹏. 桑白皮水提物的抗炎镇痛作用. 河南医药信息, 2003, 24(2):54.

[16]Kim HM,et al. Immunomodulating activity of a polysaccharide isolated from Mori Cortex Radicis. *Arch Pharm Res*, 2000, 23(3):240

[17]种村岩美. 桑根皮中の血压下降性成分に関する研究. 日本药理学杂志, 1996, 56:704

[18]Long Cui, et al. Protein tyrosine phosphatase 1B inhibitors from Morus root bark. *Bioorganic & Medicinal Chemistry Letters*, 2006, 16:1426

[19]马松涛. 桑白皮提取物对防治糖尿病大鼠神经病变实验研究.中药药理与临床,2006, 22:3

[20]Ko HH, et al. Bioactive constituents of Morus australis and Broussonetia papyrifera. *J Nat Prod*, 1997, 60(10):1008

[21]张明发, 等. 桑白皮的药理研究进展.上海医药,2006, 27(4):164

[22]冯冰虹, 等. 桑白皮丙酮提取物对呼吸系统的药理作用. 广东药学院学报,2005, 21(1):47

[23]冯冰虹, 等. 桑白皮的有效成分筛选及其药理学研究. 中药材, 2004, 27(3):204

[24]罗士德, 等. 桑白皮中抗人艾滋病病毒(HIV)成分研究.云南植物研究, 1995, 17(1):89

[25]南京药学院微生物教研室. 295种中药试管内抗菌作用的研究. 南京药学院学报, 1960, 5:10

[26]王善源. 中药对于结核杆菌生长的抑制作用I. 科学通报, 1958, 12:379

[27]滕德义, 等. 复方桑白皮浓缩液的降血糖试验. 西北药学杂志, 1998, 13(6):255

[28]张敉, 等. 桑白皮中一个新的二氢黄酮苷类成分. 中国天然药物, 2009, 7:2

[29]Lee JC, et al. Morusin induces apoptosis and suppresses NF-κB activity in human colorectal cancer HT-29 cells. *Biochem Biophys Res Commun*, 2008, 372(1):236

[30]江慧燕. 桑白皮汤治疗干眼症40例. 江西中医药, 2008, 12:12

[31]曾靖. 桑白皮水提取液的耐缺氧作用. 中国临床康复, 2003, 7:27

[32]冯克玉, 等. 桑白皮醇提取液的降压作用及毒性作用的初步研究. 新医药学杂志, 1974, 3:43

[33]滕德义, 等. 复方桑白皮的急性毒性试验结果. 上海试验动物科学, 1998, 18(3,4):226

[34]林纬芬, 等. 桑根治疗高血压病80例. 中医药信息, 1997, 14(4):27

[35]吴寿忠. 桑白皮饮治疗聚星障的体会. 实用医学杂志, 1995, 11(1):42

[36]吴颂康, 等. 桑白皮加减治疗胸膜炎. 浙江中医学院学报, 1986, 10(6):47

[37]蒋治平. 桑根白皮汤治疗小儿流涎. 云南中医杂志, 1987, 8(1):37

[38]木登高. 五皮饮加玉米须治疗妊娠水肿. 赤脚医生杂志, 1978, 5:3

[39]封生荣. 桑白皮治疗急性肾炎45例. 陕西中医, 1992, 13(3):107

[40]《全国中草药汇编》编写组. 全国中草药汇编.北京:人民卫生出版社,1975:677

[41]上海市杨浦区浦东医院. 中药定喘汤治疗慢性喘息气管炎100例近期疗效观察. 新医学, 1972, 9:14

[42]陆昌圣. 自拟方治糖尿病. 上海中医学杂志, 1983, 8:28

[43]杨树成, 等. 一味桑白皮治疗鼻衄. 四川中医, 1995, 13(1):49

[44]胡德华. 自拟桑白皮汤治疗顽痰久咳. 新中医, 1988, 20(6):31

桑寄生 Taxilli Herba sang ji sheng

本品为桑寄生科植物桑寄生 *Taxillus chinensis* (DC.)Danser 的干燥带叶茎枝。味甘、苦,性平。祛风湿,补肝肾,强筋骨,安胎元。用于风湿痹痛、腰膝酸软、筋骨无力、崩漏经多、妊娠漏血、胎动不安、头晕目眩。

【化学成分】

1. 黄酮类 不同寄主的桑寄生茎枝总黄酮含量为 4.10~7.82 mg/g, 同寄主的桑寄生叶总黄酮含量为 18.33~32.08 mg/g; 桑寄生叶的总黄酮含量比茎枝的总黄酮含量高出 4 倍左右[1]。

2. 挥发油 桑寄生挥发性成分鉴定出66 个化学成分,检出率 78.91%。桑寄生挥发性成分大于 2%的为苯甲醛(benzaldehyde,13.97%)、苯乙烯(styrene,11.42%)、芳姜黄烯 (Ar-curumene,7.89%)、桉树脑(eucalyptol,3.89%)、α-姜烯 (α-zingiberene,3.59%)、γ-姜黄烯(γ-curcumene,2.78%)、壬醛(nonanal,2.07%)[2]。

3. 其他 尚含倍半萜内酯、生物碱、氨基酸等。从桑寄生茎枝中还分离到齐墩果酸 (oleanolic acid)、β-香树脂醇(B-amyrin)、内消旋肌醇(mesoinositol)、β-谷甾醇、萹蓄苷 (广寄生苷,avicullarin)、D-儿茶素

(d-catechin)[3]。此外,尚含有磷脂成分[4]。

【药理作用】

1. 降压 给麻醉犬股静脉注射萹蓄苷0.05~2 mg/kg,有不同程度的降压作用,降压强度随剂量的加大而增加,但维持时间短,且有快速耐受性[5]。给麻醉兔静脉注射桑寄生醇提物(1 mL/kg,含生药 0.83 g)血压明显下降,其降压机制初步认为桑寄生兴奋了循环系统的内感受器,通过迷走神经传入抑制了血管运动中枢,而产生降压作用[6]。肾性高血压大鼠血浆-内啡肽浓度升高,桑寄生 200、100 g/L 明显降低模型大鼠血中-内啡肽浓度。β-内啡肽能神经元在高血压的形成中起着重要的调控作用,桑寄生能降低或消除血压升高所致的应激性反应[7]。

2. 调节免疫 桑寄生醇提物 0.1 mg/mL 对小鼠脾淋巴细胞增殖有抑制作用,1.0 mg/mL 则无此作用;对小鼠胸腺淋巴细胞增殖有抑制作用;桑寄生 1.0、10 mg/mL 对环氧酶-1(COX-1)和环氧酶-2(COX-2)都有抑制作用。桑寄生祛风湿的部分机制可能是由于抑制淋巴细胞增殖和环氧酶而介导的[8]。10^{-6}mol/L 雌二醇明显抑制 2.5 g/mL Con A 活化的脾细胞增殖,Tamoxifen(雌激素受体拮抗剂)可以抑制雌二醇的上述作用;桑寄生同样具有拮抗雌二醇抑制 Con A 活化的脾细胞增殖作用[9]。

3. 降血脂、抗氧化 喂饲高脂饲料的同时加喂桑寄生水提物(1.0 g/只)和桑寄生醇提物(1.0 g/只),能明显降低高脂大鼠血清 TC、TG、HDL-C 含量,有降血脂作用[10]。同时,桑寄生提取物还能降低血清 MDA 含量和提高 SOD 活性,有抗氧化作用[11]。

4. 抗肿瘤 桑寄生分离的凝集素具有抗肿瘤效果,对肝癌 BEL-7402 细胞和胃癌 MGC-823 细胞的 IC_{50} 分别为 24.2 g/mL 和 20.9 g/mL[12]。

5.抗病毒 在 HepG 细胞体系中桑寄生乙醇提取物中的乙酸乙酯萃取部分对柯萨奇病毒 B_3(CVB_3)直接杀灭、感染阻断、增殖抑制的 ED_{50} 为 2.32、0.24、1.91 g/mL;正丁醇萃取部分的相应数据为 1.44、2.06、3.70 g/mL。桑寄生的乙酸乙酯和正丁醇萃取部分具有抗 CVB_3 作用[13]。

6. 抗骨质疏松 给去卵巢大鼠灌胃桑寄生 5g/kg,连续 12 周,能明显增加大鼠骨密度水平,使升高的抗酒石酸酸性磷酸酶(TRACP)水平得到恢复。桑寄生能够抑制去卵巢大鼠的骨质疏松,具有调节骨代谢作用[14]。

7. 毒性 萹蓄苷小鼠腹腔注射 LD_{50} 为 1.173 g/kg;小鼠于腹腔注射致死量的萹蓄苷后,多于10~20 min 发生阵发性惊厥,多数动物于20~60 min 内因惊厥发作而呼吸停止[5]。桑寄生给小鼠一次性灌胃的 LD_{50} 129.41 g/kg[15]。

桑寄生水煎液小鼠最大耐受量为 40 g/kg;桑寄生水煎液灌胃孕鼠和雄鼠 40 g/kg,诱发的胚胎肝微核率、骨髓微核率、精子畸形率都较对照组显著升高;灌胃剂量为 20 g/kg 时,诱发的胚胎肝微核率显著升高,骨髓微核率、精子畸形率与对照组无显著性差异;而 10 g/kg 时对上述指标无明显影响。上述结果表明,桑寄生水煎液 40 g/kg 剂量对成年小鼠和胎鼠均具有潜在的遗传毒性,20 g/kg 剂量组仅对胎鼠有潜在的遗传毒性,10 g/kg 剂量对成年鼠和胎鼠均无遗传毒性[16]。

【临床应用】

1. 缺血性中风 自拟大黄钩藤汤(生大黄、钩藤、桑寄生、夏枯草、玄参等)为主,治疗出血性中风患者 40 例。结果,基本痊愈 11 例,显效 15 例,有效 9 例,无效 3 例,恶发 2 例,总有效率为 87.5%[17]。用牵正散加减治疗缺血性中风患者 53 例,53 例中痊愈 30 例,显效 19 例,好转 2 例,无效 2 例,总有效率为 96.23%[18]。

2. 心律失常 桑寄生注射液肌肉注射(2~4 mL)或静脉滴注(18~20 mL)14 d 为 1 个疗程。治疗心律失常患者 37 例,对室性早搏有效率 76.9%,阵发性房颤有效率 75%,房性早搏有效率 55.5%,慢性房颤无效[19]。用自拟复律汤(黄芪、桑寄生、苦参、葛根、川芎等)病毒性心肌炎急性期和恢复期室性早搏 56 例。结果,显效 36 例,好转 13 例,无效 7 例,总有效率 87.5%[20]。

3. 高血压 70 例原发性高血压患者使用自拟桑仲汤治疗,结果:症状疗效显效 43 例,有效 21 例,无效 7 例,总有效率为 91.4%;降压疗效,显效 42 例,有效 21 例,无效 7 例,总有效率为 90%[21]。

4. 尿毒症 自拟益肾解毒汤(桑寄生、杜仲、巴戟天、菟丝子、人参等)加常规综合治疗法治疗 38 例,常规综合治疗法 22 例作对照。治疗组显效率为 28.9%,总有效为 76.3%;对照组显效为0%,总有效为36.8%。益肾解毒汤具有降低尿素和肌酐的作用[22]。

5. 高血脂 用桑钩温胆汤治疗高脂血症患者 42 例,2 个月为 1 个疗程,期间停止服用一切降脂药。42 例中血脂检测显效 15 例,有效 21 例,无效 6 例,总有效率 85.7%[23]。

6. 类风湿性关节炎 自拟黄芪熟地寄生汤,每日 1 剂,30 d 为 1 个疗程。治疗类风湿性关节炎 80 例,结果治愈 16 例,显效 42 例,好转 29 例,无效 4 例,总有效率 97.5%,明显优于对照组[24]。

7. 腰椎间盘突出症 采用独活寄生汤加减治疗

腰椎间盘突出症152例，经1~3个疗程治疗后，86例痊愈，30例显效，30例有效，6例无效，总有效率为96.1%[25]。

（相妍笑　张岫美）

参考文献

[1]李永华，等.不同寄主植物桑寄生总黄酮含量研究.时珍国医国药，2009，20(12)：3009

[2]霍昕，等.桑寄生挥发性成分研究.生物技术，2008，18(2)：47

[3]李美蓉，等.桑寄生化学成分的研究.华西药学杂志，1986，1(3)：131

[4]许益民，等.桑、槲寄生磷脂成分的分析研究.中国中药杂志，1990，15(4)：36

[5]李蕴山，等.广寄生苷之利尿作用.药学学报，1959，7(1)：1

[6]陈乐生.桑寄生药理研究.陕西中医，2000，21(11)：520

[7]叶立新，等.桑寄生对肾性高血压大鼠血浆-内啡肽浓度影响的量效关系.中国临床康复，2005，9(27)：84

[8]龙启才，等.威灵仙、秦艽、桑寄生醇提物体外对淋巴细胞和环氧酶的影响.中药药理与临床，2004，20(4)：26

[9]孙雪莹，等.雌二醇对活化脾细胞增殖的抑制作用及桑寄生的干预.中药药理与临床，2005，21(6)：44

[10]华一俐，等.中药桑寄生不同提取液的降脂作用研究.南京中医药大学学报，1995，11(2)：86

[11]华一俐，等.桑寄生的降脂作用和抗脂质过氧化反应的研究.中国医药学报，1995，10(1)：40

[12]潘鑫，等.中药桑寄生凝集素的分离及体外抗肿瘤活性的研究.天然产物研究与开发，2006，18：210

[13]王志洁，等.桑寄生乙醇提取物抗柯萨奇病毒B_3的实验研究.中国中药杂志，2000，25(11)：685

[14]武贵红.桑寄生对去卵巢骨质疏松大鼠的影响.长治医学院学报，2009，23(6)：408

[15]陈金月，等.红花夹竹桃、红花寄生及桑寄生对小鼠的半数致死量测定.时珍国医国药，2008，19(10)：2418

[16]彭树新，等.桑寄生的遗传毒理学研究.中国优生与遗传杂志，2008，16(12)：46

[17]林卿，等.大黄钩藤汤为主治疗出血性中风40例.成都中医药大学学报，1997，20(1)：27

[18]高丽.牵正散治疗缺血性中风53例.国医论坛，2006，21(1)：26

[19]王浴生.中药药理与应用.第1版.北京：人民卫生出版社，1983：93

[20]杨连利，等.复律汤治疗病毒性心肌炎室性早搏56例观察.实用中医药杂志，2002，18(2)：8

[21]杨权生.桑仲汤治疗原发性高血压病70例疗效观察.新医学，1995，(4)：24

[22]刘元一，等.益肾解毒汤治疗尿毒症38例.湖南中医杂志，1998，14(5)：11

[23]杨赫，等.桑钩温胆汤治疗痰浊瘀血型高脂血症42例.陕西中医，2007，28(6)：673

[24]陈有岭.自拟黄芪熟地寄生汤治疗类风湿性关节炎140例.陕西中医，2007，28(5)：538

[25]蒋大权.独活寄生汤加减治疗腰椎间盘突出症152例.浙江中医杂志，2003，(6)：250

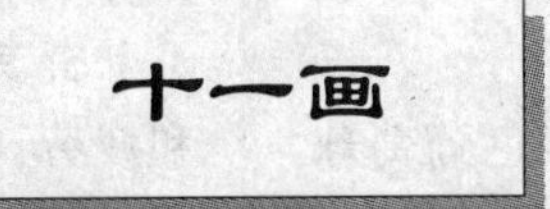

十一画

黄荆叶 Viticis Negundinis Folium huang jing ye

本品为马鞭草科植物黄荆 *Vitex negundo* L.的叶。味甘苦,性平。有解表,清热,利湿,解毒等功能。用于感冒、中暑、吐泻、痢疾、疟疾、黄疸、风湿、跌打肿痛和疮痈疥癣等。

【化学成分】

含挥发油 0.30%~ 0.60%[1-3],已鉴定 33 个成分,主要成分有 β-丁香烯 (β-caryophyllene)56.40%,1,8-桉叶素(1,8-cineole)6.79%,β-榄香烯(elemene)3.81%等[1]。另有报道在黄荆叶挥发油中确定了 35 个成分,其中主要有石竹烯33.01%、桉树脑 13.30%,β-水芹烯 13.23%,别-香树烯 6.58%和 β-法呢烯 5.56%等[4]。

黄酮类成分有紫花牡荆素 (casticn)、艾黄素(artemetine)、木犀草素-7-葡萄糖苷等[5]。有机酸类成分有对羟基苯甲酸、5-氧-异肽酸 (5-oxy-isophthalic acid)[5]、原儿茶酸[6]等。环烯醚萜类(iridoids)成分有穗花牡荆苷 (agnuside)、nishindaside、negundoside[7]、lagundinin[8]。此外含有牡荆内酯(vitexlactone)、紫花牡荆素(casticin)[9]、牡荆定碱(nishindine)、诺尼醇-葡萄糖(gluco-nonitol)、维生素 C、胡萝卜烯(carotene)[5]和树脂[6]等。

【药理作用】

1. 镇痛 黄荆叶乙醇提取物 (100、250和 500 mg/kg,灌胃)具有明显剂量相关的镇痛作用。小剂量(5 mg/kg,灌胃)在大鼠甩尾实验中可增强哌替啶(4 mg/kg,皮下注射)的镇痛作用,在小鼠扭体反应实验中可增强阿司匹林(25 mg/kg,灌胃)的镇痛作用。纳洛酮(1 mg/kg,皮下注射)不能对抗黄荆叶镇痛作用,其机制可能和中枢与外周两方面相关[10]。黄荆叶水提取物 2.5 和 5 g/kg 时,热板法实验中有明显镇痛作用,其 EC_{50} 为 4.1 g/kg[11]。

2. 抗惊厥 在大鼠电休克惊厥(MES)中,黄荆叶乙醇提取物 250、500 和 1000mg/kg 灌胃无明显对抗作用,但在 1000 mg/kg 时可见明显发作后抑制,在 100 mg/kg 时就能增强苯妥英钠的抗惊厥作用。在小鼠戊四氮(PTZ)惊厥实验中,1000 mg/kg 时有抗惊厥作用,阵挛发作抑制率为 50%,并降低 24 h 死亡率,明显降低惊厥数和发作时间,并能增强 valporic acid 的抗戊四氮(PTZ)惊厥作用[12]。

3. 抗炎 黄荆叶水提取物能显著抑制大鼠角叉菜胶足肿,其 EC_{50} 为 2 g/kg。对大鼠甲醛足肿,在剂量为 2.5 和 5 g/kg 时,在实验的 4~6 d 能明显抑制其炎症反应[11]。在大鼠角叉菜胶足肿和棉球肉芽肿的实验中,用低于有效剂剂量的标准抗炎药 phenlbutazone 和布洛芬(ibuprofen)口服给药时,黄荆叶乙醇提取物能显著增强其抗炎作用[13]。黄荆叶对去肾上腺雄性大鼠甲醛性足肿有抑制作用[6]。

4. 保肝 黄荆叶乙醇提取物 100、250 和 500 mg/kg,给大鼠灌胃,对灌胃抗结核药异烟肼(isoniazid) 7.5 mg/kg,利福平 (rifdmpin)10 mg/kg 和吡嗪酰胺(pyrazinamide)35 mg/kg35 d 所致肝损伤有明显对抗作用。在 250 和 500 mg/kg 剂量组,与对照组比较,总胆红素量(TB)、谷草转氨酶(AST)、谷丙转氨酶(ALT)和碱性磷酸酶(ALP)水平明显降低[14]。从黄荆叶提取出的有效成分黄荆苷 (Negundoside,NG),能减少活性氧的产生,降低细胞内钙水平,维护细胞内谷胱甘肽稳定,减轻四氯化碳对培养的人肝细胞株(HuH-7)脂质过氧化损伤。NG 尚能降低线粒体的膜电位,防止四氯化碳引起 DNA 断裂,防止四氯化碳对肝细胞的毒性作用[15]。

5. 增强免疫 小鼠灌胃黄荆叶挥发油 0.21 mL/kg(1/20 LD_{50}),能显著增强腹腔巨噬细胞对鸡红细胞吞噬的百分率和吞噬指数[16]。

6. 抗组胺 黄荆叶水或甲醇提取物对化合物 48/80 诱导的肥大细胞组胺释放有显著抑制作用[17]。

7. 抗诱变 验表明黄荆叶乙醇提取物制取的儿科用糖浆剂及黄荆叶片剂对染色体无损害作用,但能抑制二甲基亚硝胺、甲基甲烷磺酸盐和四环素的基因毒性,能减少这三种基因毒素所致微核多染性红细胞的形成[18]。

8. 抗菌 黄荆叶水煎剂在体外对金黄色葡萄球菌、炭疽杆菌有较强的抗菌作用,对大肠杆菌、乙型链球菌、白喉杆菌、痢疾杆菌、伤寒杆菌和绿脓杆菌也有一定抗菌作用[19]。黄荆叶中所含牡荆内酯(vitexlactone)和紫花牡荆素(casticin)能抑制白色念珠菌和黑曲霉等真菌及金黄色葡萄球菌和绿脓杆菌等细菌的生长,但对大肠杆菌和枯草杆菌无抑制作用[9]。黄荆叶乙醚提取物对大肠杆菌、枯草杆菌、沙门菌、四联球菌、金葡菌、酵母菌和青真菌等均有显著抑菌作用[20]。黄荆叶提取物对6种细菌的抑菌浓度分别为:白色葡萄球菌0.06%,枯草芽孢杆菌0.20%,金黄色葡萄球菌0.24%,四联球菌0.24%,沙门菌0.28%,大肠杆菌0.30%[21]。

9. 杀虫 以黄荆叶挥发油对菜蛾(Plutella xylostella)进行杀虫实验,结果可使83%的虫卵死亡,91%的3龄幼虫死亡,其主要有效成分是β-桉叶醇(β-eudesmol)[22]。黄荆叶石油醚提取物对三带喙库蚊(Culex tritaeniorhynchus)幼虫的LC_{50}(半数致死浓度)和LC_{90}(90%致死浓度)分别为2.4883和5.1883 mg/L。在衣服表面涂上1.5~2.0 mg/cm^{2}的黄荆叶石油醚提取物可防止蚊虫的叮咬[23]。

10. 其他 黄荆叶油主成分β-丁香烯有明显祛痰镇咳和一定的平喘作用,此外有镇痛和增强肾上腺皮质功能的作用[24]。

11. 毒性 黄荆叶挥发油小鼠灌胃的LD_{50}为4.20±0.16 mL/kg[24]。

【临床应用】

1. 慢性气管炎 大量临床观察表明黄荆、牡荆、荆条和蔓荆叶挥发油治疗慢性气管炎的疗效基本相同,有效率约90%,显效率50%~60%[2,24]。

2. 感冒 以黄荆枝叶加水1500 mL,煎沸3 min,待药温降至适宜为患儿洗全身,治疗小儿外感发热100例,全部治愈[25]。也可用鲜黄荆叶、六月雪各30 g,葱、姜各6 g,煎服治感冒[6]。

3. 菌痢 鲜叶每日250 g,煎汤分3次服,治疗急性菌痢54例,用药后第2日症状减轻,大便次数减少,体温降至正常,腹痛、里急后重、脓血黏液便分别在2~7 d内消失,平均5.1 d治愈。对慢性菌痢或预防用药也有一定效果[26]。

4. 肠炎 鲜叶煎服,或梗叶每日100 g煎服,治疗急性肠炎40余例,一般用药第2日基本控制[27]。黄荆叶粥和思密达联合治疗轮状病毒肠炎225例,收到良好效果[28]。

5. 其他 国外用叶煎代茶饮治疗热咳、气喘、流感和疲劳;叶与椰子油制成泥敷剂治疗头痛、发热、关节炎、风湿痛;黄荆片剂作为止痛和支气管扩张药用于支气管哮喘、咳嗽和发热[29]。

6. 不良反应 轻度口干、嗳气、头昏等[24]。

【附注】

黄荆根 味辛,性温。有解表,祛风湿,理气止痛,截疟,驱虫等功能。用于感冒、咳喘、风湿、胃痛、疟疾等症[27]。

成分 含黄酮苷、强心苷、生物碱、氨基酸、中性树脂[30]、β-谷甾醇、β-谷甾醇醋酸酯、豆甾醇等[31]。

药理 小鼠灌胃根煎剂6 g/kg,对氨喷雾法所致咳嗽有明显镇咳作用。小鼠酚红法实验表明醚提取物有一定祛痰作用。小鼠离体肺灌流及豚鼠肺灌流实验表明根煎剂有扩张支气管作用,其有效成分为强心苷和黄酮苷[30]。根煎剂在试管内对金黄色葡萄球菌和卡他球菌有抑制作用[32]。黄荆根中的木脂素成分negundins B对脂氧合酶有较强抑制作用,vitrofolal E对丁酰胆碱酯酶有中度抑制作用[33]。(+)-lyoniresinol对酪氨酸酶的抑制作用最强,其IC_{50}值为3.21 mol/L[34]。

应用 慢性气管炎 鲜根每日200 g(干品100 g)水煎分2次服,10 d为1个疗程,连用2个疗程,治疗335例,止咳有效率82.3%,祛痰有效率82.9%,平喘有效率82.4%。常见副作用有轻度腹泻、腹痛、恶心、头昏、头痛、胃纳不佳心悸等[35]。

(李丙强 刘向东 马金凯)

参考文献

[1]潘炯光,等.牡荆、荆条、黄荆和蔓荆叶挥发油的GC-MS分析.中国中药杂志,1989,14(6):357

[2]樊菊芬,等.国产牡荆属植物化学成分的研究.I.黄荆、牡荆、荆条和蔓荆叶挥发油化学成分的研究.中草药,1981,12(9):393

[3]ManaloI JB. A study of lagundi oil:the essenitial oil form Vitex negundo Linn growing in the Philippines. *PhilippJ Sci*, 1982,111(3~4):79

[4]陈振峰,等.黄荆挥发油化学成分的研究.西北植物学报,1999,19(2):354

[5]Rao U O,etal.Phenolic constituents of the bark of Vitex *negundo*. *Indian J.Pharm* 1977,39(2):41(刘寿山.中药研究文献摘要.1975~1979.北京:科学出版社,1986:466)

[6]王浴生.中药药理与应用.北京：人民卫生出版社，1983：954

[7]Dutta P.K，etal.Studies on Indian medicinal plans，Part LXXV. Nishindaside，a novel iridoid glycoside from Vitex negundo. *Tetrahedron*，1983，39（19）：3067

[8]Dayrit，F.M.et al.Identification of four iridoids in the pharmacologically-active fraction of Vitex negundo1. *Philipp J Sci*，1994，123（4）：293

[9]Ragasa CY，etal.Antimicrobial compounds from Vitex negundo. *Philipp J Sci*，1999，128（1）：21

[10]Gupta RK，etal.Antinociceptive activity of Vitex -negundo Linn leaf extract.Indian *J Physiol Pharmacol*，2005，49（2）：163

[11]Dharmasiri MG，etal.Anti-inflammatory and analgesic activities of mature fresh leaves of Vitex negundo.J Ethnopharmacol，2003，87（2-3）：199

[12]Tandon VR，et al.An experimental evaluation of anticonvulsant activity of Vitex -negundo.Indian *J Physiol Pharmacol*，2005，49（2）：199

[13]Tandon VR，et al.Vitex negundo Linn （VN） leaf extract as an adjuvant therapy to standard anti-inflammatory drugs. *Indian J Med Res*，2006，124（4）：447

[14]Tandon VR，etal.Hepatoprotective activity of Vitex negundo leaf extract against anti -tubercular drugs induced hepatotoxicity . *Fitoterapia*，2008，79（7-8）：533

[15]Sheikh A，etal.Negundoside，an irridiod glycoside from leaves of Vitex negundo，protects human liver cells against calcium-mediated toxicity induced by carbon tetrachloride.*World Journal of Gastroenterology*，2008，14（23）：2693

[16]杨守业，等.黄荆、荆条和牡荆挥发油对小鼠腹腔巨噬细胞吞噬活力影响的研究.中药通报，1981，6（4）：34

[17]RimandoAM，eta1.Screening from mast cell histamine release inhibitory activity of philippine medicinal plants.Active constituent of Ehretia microphylla. *Shoyakugaku Zasshi*，1987，41（3）：242

[18]BaIb oa，JG.et al .Antigenoto xic e ffects of drug preparations from l ag undit ，saa ng gabat an d ulasimang bato. *Philipp J Sci*，1993，122（1）：1

[19]零陵地区卫生防疫站，等.561种中草药抗菌作用筛选报告. 湖南医药杂志，1974，（4）：50~61，（5）：49

[20]王洪新，等.黄荆叶抑菌作用及抑菌成分分析.中国野生植物资源，2003，22（1）：35

[21]吕源玲，等.黄荆叶提取液抑菌作用的研究.中国野生植物资源，2002，21（5）：41

[22]Dayrit FM，etal. Anti-pest compounds from the volatile oil of Vitex negundo Linn. *Philipp J Sci*，1995，124（1）：15

[23]Karunamoorthi K，etal.Evaluation of leaf extracts of Vitex negundo L. （Family：Verbenaceae） against larvae of Culex tritaeniorhynchus and repellent activity on adult vector mosquitoes . *Parasitol Res*，2008，103（3）：545

[24]中国医学科学院医学情报研究所.全国牡荆、荆条、黄荆叶挥发油鉴定会简况. 医学研究通讯，1978，（9）：6

[25]梁卫平，等.中药外洗治疗小儿外感发热. 广西中医药，1995，18（2）：18

[26]唐昶明.黄荆叶治疗急性细菌性痢疾.中级医刊，1960，（7）：28

[27]江苏新医学院.中药大辞典（下册）.上海：上海人民出版社，1977：2057

[28]林冬云，等. 思密达、黄荆叶联合治疗轮状病毒肠炎的临床观察. 现代临床医学生物工程学杂志，2001，（3）：49

[29]王志壮摘.黄荆.国外医药植物药分册，1995，10（5）：218

[30]北京医疗队江西德兴小分队. 黄荆（子和根）的化学和药理实验研究. 新医药资料，1973，（1）：28

[31]Mukherjee K S，eta1.Chemical constituents of Dillenia indica Linn.and Vitex negundo Linn. *J Indian Chem Soc* ，1981，58（1）：97

[32] 卢中合. 黄荆子配方治疗慢性气管炎. 陕西中医，1985，6（8）：378

[33]Azhar-Ul-Haq，etal. Enzyme inhibiting lignans from Vitex negundo. *Chem Pharm Bull*（*Tokyo*），2004，52（11）：1269

[34]Azhar-Ul-Haq，etal.Tyrosinase inhibitory lignans from the methanol extract of the roots of Vitex negundo Linn. and their structure-activity relationship. *Phytomedicine*，2006，13（4）：255

[35] 上饶地区办公室. 黄荆根煎剂治疗慢性气管炎335例疗效观察. 新医药资料，1973，（1）：21

黄荆子 Viticis Negundinis Fructus huang jing zi

本品为马鞭草科植物黄荆 *Vitex negundo* L. 的果实。味辛苦，性温。有祛风，理气止痛，止咳平喘等功能。用于感冒、咳嗽、哮喘、风痹、胃痛、消化不良、肠炎和痢疾等。

【化学成分】

黄荆子含挥发油 1.65%，已鉴定出 60 个化合物，其主要成分有正癸醇（71.22%）、2,5,5,8a-四甲基-八氢-2H-苯并吡喃(4.96%)、β-石竹烯(2.29%)、环已烯(1.86%)、蛇床子素(1.77%)等[1]。

黄酮类成分荭草素（orientin）、异荭草素(isoorientin)、牡荆苷(vitexin)。木脂素类成分 Vitedoamine Avitedoin A[2,3]。黄荆子尚含有强心苷、生物碱[4]、牡荆碱(nishinine)等[5]。二萜类成分 vitedoin B[3]。种子中的脂肪酸成分有亚油酸 51.2%，油酸 30.7%，软脂酸 9.5%及硬脂酸等[6]。

【药理作用】

1. 解热 黄荆子水提液生药 12 g/kg 灌胃，对 2,4-二硝基酚所致大鼠发热有显著解热作用[7]。

2. 镇痛 黄荆子水提液生药 8 g/kg 灌胃，对热板所致小鼠疼痛反应有显著抑制作用，对醋酸所致小鼠扭体反应的抑制率为 51.5%[7]。黄荆子乙酸乙酯提取部分有明显镇痛作用，从中分离出两种主要的木脂素素:6-羟基-4-(4-羟基-3-甲氧基-苯基)-3-羟甲基-7-甲氧基-3,4-二氢-2-萘甲醛（1）和 vitedoamine A (2)。化合物(1)对腹腔注射醋酸和足底注射福尔马林的疼痛反应有显著抑制作用，对二甲苯所致耳肿有剂量相关的抗炎作用。其镇痛作用不被纳洛酮对抗，表明其镇痛作用与抗炎作用相关[8]。

3. 镇静 黄荆子水提液生药 8 g/kg 灌胃，对阈下催眠剂量戊巴比妥钠的促进催眠作用的入睡动物数为 8/10，表明有明显的镇静催眠作用[7]。

4. 抗炎 给大鼠口服黄荆子的氯仿提取物，3.5 h 后对大鼠角叉菜胶足肿的抑制率为 34.8%。黄荆子中的三萜类化合物(2α,3α-二羟基齐墩果-5,12-二烯-28 羧酸）和（2α,3β-二乙酰氧-18-羟基齐墩果-5,12-二烯-28 羧酸)50 mg/kg 口服，对足肿的抑制率分别为 18.7%和 34.3%[9,10]。

5. 平喘 小鼠离体肺灌流和豚鼠肺灌流实验表明，黄荆子煎剂有明显的扩张支气管作用。在提取物中，以含黄酮类及含强心苷部分效果较好，尤以后者作用更显著[4]。

6. 抗排卵 家兔灌胃黄荆子乙醇提取物 200 mg/kg，连续 2 d，可显著阻止醋酸铜诱发排卵的作用，出血点平均数为 1.10，而仅给醋酸铜的对照组为 4.70。醋酸铜组、黄荆子组和醋酸炔诺酮组的排卵兔数分别为 10/10、4/10 和 1/10，黄荆子抑制排卵率为 60%，效果不如醋酸炔诺酮。醋酸铜诱发排卵是由于兴奋下丘脑-垂体系统，因此黄荆子抗排卵的机制可能是中枢性的[11]。

7. 激素样作用 黄荆子所含 5,7,3'-三羟基-6,8,4'-三甲氧基黄酮(VI-Ⅱ)有雌激素样作用。给每只小鼠灌胃 60 和 120 mg，连续 3 d，可使子宫重量增加，但强度较雌二醇-17β(estradiol-17β)为弱。VI-Ⅱ是一种极弱的雌激素。抗雌激素试验表明 VI-Ⅱ能对抗雌二醇-17β 的向子宫的作用。在妊娠 4~6 d 给小鼠灌胃 VI-Ⅱ60 和120 mg/只，有 100%的抗植入作用，而在妊娠 8~10 d 给予同量则仅有 50%的抗植入作用[12]。

8. 抗雄激素 给犬腹腔注射 VI-Ⅱ10 mg/kg，连续 45 d，能损害精子发生的较后阶段，而不影响间质细胞的形态和功能。并使睾丸和附睾重量下降，输精管直径缩小，附睾细胞高度降低，表明依赖雄性激素的器官对 VI-Ⅱ较敏感。此外，睾丸的蛋白质、RNA 和唾液酸浓度降低，胆固醇和酸性/碱性磷酸酶升高。实验表明 VI-Ⅱ使犬精子缺乏而不伴有明显的代谢和(或)性欲改变[13]。给正常成熟犬腹腔注射黄荆子富含黄酮的部分(F)10 mg/kg，隔日 1 次，60 d 后附睾中缺少精子，睾丸和附睾中蛋白质，唾液酸 RNA 含量降低，睾丸胆固醇及睾丸和附睾中磷酸酶活性升高。睾丸和附睾中唾液酸含量降低说明雄激素产生减少。在成熟期前阉割的犬可见附睾大小和重量降低；给阉割犬腹腔注射 F10 mg/kg，隔日 1 次，30 d 后，不但附睾大小和重量降低，附睾细胞的高度也降低；在正常成熟犬或阉割犬同时给予丙酸睾酮，则可维持精子生存力，使附睾生理功能相对正常，并可明显增加附睾细胞高度[14]。

9. 抗癌

(1)乳腺癌 黄荆子乙酸乙酯提取物(EVn-50) 1.0、3.0、10.0、30.0、100.0 μg/mL 能显著抑制体外培养 T47D 细胞核酸合成，且呈剂量依赖性。EVn-50 对裸鼠移植瘤的生长也具有显著抑制作用，且呈剂量和时间依赖性，当 EVn-50 为 80 mg/kg 时对移植瘤的瘤重抑制率为 51.4%。镜下观察可见肿瘤组织坏死较多，细胞异型性较少[15]。EVn-50 对人乳腺癌 MCF-7[16]、人乳癌 MDA-MB-435S[17]也有显著抑制作用。

(2)宫颈癌 EVn-50 具有显著抗人宫颈癌作用，对人宫颈癌细胞增殖的 IC_{50} 值为 5.52 μg/mL。EVn-50（5、10、20 mg/kg）的移植瘤生长抑制率分别为 26.7%、31.8%、52.5%；其瘤重抑制率分别是 40.0%、49.6%、54.5%。EVn-50 作用机制与下调人宫颈癌裸鼠移植瘤细胞增殖核抗原(PCNA)表达有关[18]。

(3)卵巢癌 Evn-50 和顺铂(DDP)联合应用在体外对人卵巢癌细胞株 COC1 的抑制率和细胞凋亡率随 Evn-50 剂量的增加而增加，且明显高于同剂量单用组。Evn-50 呈浓度依赖性将 COC1 细胞阻滞在

G_2/M 期，而 DDP 将 COC1 细胞阻滞在 G_1/S 期。实验表明 Evn-50 有增强顺铂诱导卵巢癌细胞株 COC1 凋亡的作用，其机制可能与二者对卵巢癌细胞株 COC1 周期阻滞点不同有关[19]。

(4)胃癌 (EVn-50)1、10、100mg/L 体外均能抑制人胃癌 SGC-7901 细胞生长和增殖，呈浓度和时间依赖性；与对照组比较，细胞集落形成率明显下降。EVn-50 在体内能抑制 SGC-7901 细胞裸鼠异种移植瘤生长，5、10、20mg/kg 的 EVn-50 对移植瘤的瘤重抑制率分别为 32%、43%和 56%，且呈浓度依赖性。病理学观察结果，EVn-50 可引起 SGC-7901 细胞坏死，诱导 SGC-7901 细胞凋亡[20]。

(5)肝癌 EVn-50 能显著抑制人肝癌 HepG2 裸鼠移植瘤的生长，呈剂量依赖性，5，10，20 mg/kg 时对移植瘤的瘤重抑制率分别为 55%、62%、69%。EVn-50(5、10、20 mg/kg)与生理盐水组比较，PCNA、VEGF、CD31 的表达下调，亦呈剂量依赖性，表明 EVn-50 抑制人肝癌 HepG2 裸鼠移植瘤生长的机制可能与其下调 PCNA、VEGF、CD31 的表达有关[21]。

(6)白血病 Evn-50 在体外对人急性髓性白血病 HL60 细胞增殖具有显著抑制作用，呈浓度依赖性，其 IC_{50} 值为 3.3±0.2 μg/mL；而对外周血单核细胞(PBMC)的增殖活性影响小，其 IC_{50} 值为 24.1±0.4 μg/mL。EVn-50 浓度依赖性抑制 HL60 细胞集落形成和诱导 HL60 细胞凋亡[22]。

10. 抗菌 体外实验表明黄荆子煎剂对金黄色葡萄球菌、白喉杆菌有较强的抗菌作用，对炭疽杆菌、伤寒杆菌、乙型链球菌、绿脓杆菌等也有一定抗菌作用[23]。黄荆子提取物对大肠杆菌和苏云金杆菌有显著抑菌作用[24]。

【临床应用】

1. 慢性气管炎 黄荆子复方丸剂(黄荆子、紫河车、淮山药)治疗 327 例，止咳有效率 93.6%，祛痰有效率的 94.3%，平喘有效率为 96.2%[25]。

2. 小儿上感、支气管炎 上感 6 号(黄荆子、破铜钱、细叶香薷、瓜子金)治疗 54 例，治愈 41 例，好转 6 例、总有效率 87.04%[26]。

3. 哮喘 黄荆子糖浆，每毫升相当生药 0.5 g，每次 10~20 mL，有良好疗效[27]。

4. 不良反应 偶有头昏、腹胀、心悸等[25]。

(刘向东 李丙强 马金凯)

参考文献

[1]张利，等.黄荆子超临界CO_2萃取物化学成分的研究.中国药房，2006，17(19)：1514

[2]李妍岚，等.黄荆子化学成分研究.中南药学，2009，7(1)：24

[3]Ono M，et al. Lignan derivatives and a norditerpene from the seeds of Vitex negundo. *J Nat Prod*. 2004，67(12)：2073

[4]北京医疗队江西德兴小分队.黄荆(子和根)的化学和药理实验研究.新医药资料，1973，(1)：28

[5]王浴生.中药药理与应用.北京：人民卫生出版社，1983：954

[6]Qazi GA，etal.Minor seed oils from plant families, Verbenaceae and Apocyanaceae. *J Oil Technol Ass India*，1973，5(2)：14 (CA，1974，80：5150k)

[7]钟世同，等.单叶蔓荆子、蔓荆子、黄荆子和牡荆子的药理活性比较.中药药理与临床，1996，(1)：37

[8]Zheng CJ，et al.Bio ctivity- gu id e d fractionation for analgesic properties and constituents of Vitex negundo L. *seeds*. *Phytomedicine*. 2009，16(6-7)：560

[9]胡玲.黄荆种子的化学研究和抗炎活性.国外医药植物药分册，1992，7(5)：224

[10]Chawla AS，etal.Chemical investigation and anti-inflammatory activity of Vitex negundo seeds. *J Nat Prod*，1992，55(2)：163

[11]Vohora SB (胡世林摘). Unani草本植物的抗生育研究Ⅱ.药西瓜、独行菜、瘤果黑种草和黄荆的抗排卵作用.国外医学药学分册，1977，4(6)：376

[12]Bhargava S K. Estrogenic and pregnancy in terceptory effects of the flavonoids (Ⅵ-Ⅱ) of Vitex negundo L.seeds in mice. *Plan Med Phytother*，1984，18(2)：74

[13]Bhargava SK.Antifertity effects of the flavonoids (Ⅵ—Ⅶ) of Vitex negundo L.Seeds.in dogs.*Plant Med Phytother*，1986，20(2)：188

[14]Bhargava SK.Antiandrogenic effects of a flavonoid-rich fraction of Vitex negundo seeds：a histological and biochemical study in dogs. *J. Ethnopharmcol*，1989，327

[15]陈雪莲，等.黄荆子乙酸乙酯提取物对人乳腺癌T47D细胞及其裸鼠移植瘤生长抑制的影响.现代肿瘤医学，2009，17(3)：432

[16]肖集文，等.黄荆子提取物EVn-50对人乳腺癌MCF-7细胞增殖和凋亡的影响.中华肿瘤防治杂志，2009，16(3)：175

[17]尹婵，等.黄荆子乙酸乙酯提取物对人乳癌细胞体内外实验的研究.中国现代医药杂志，2008，10(9)：1

[18]董魏檑，等.黄荆子乙酰乙酯提取物对人宫颈癌细胞的抑制作用.南华大学学报(医学版)，2008，36(1)：42

[19]李晓琴，等.黄荆子乙酸乙酯提取物增强顺铂诱导卵

巢癌细胞株COC1凋亡的作用. 中国现代医药杂志,2009,11(5):5

[20]韩家凯,等.黄荆子乙酸乙酯提取物体内外对胃癌SGC-7901细胞作用的研究.中国药理学通报,2008,24(12):1652

[21]封萍,等.黄荆子乙酸乙酯提取物对人肝癌裸鼠移植瘤生长的影响. 湖南师范大学学报(医学版),2008,5(4):13

[22]莫清华,等.黄荆子乙酸乙酯提取物对HL-60细胞生长和凋亡的影响. 湖南师范大学学报(医学版),2008,5(1):14

[23]零陵地区卫生防疫站,等.561种中草药抗菌作用筛选报告. 湖南医药杂志,1974,(4):50~61,(5):49

[24]熊彪.黄荆抑菌作用研究.湖北民族学院学报(自然科学版),2007,25(1):82

[25] 上绕地区办公室. 黄荆子复方丸剂治疗慢性气管炎327例临床观察. 新医药资料,1973,(1):34

[26] 湖南医学院第一附属医院儿科. 中草药治疗小儿上感、气管炎、腹泻的报告. 中草药通讯,1977,(2):26

[27]王龙骧.黄荆子糖浆的制法与治疗作用. 江西中医药,1956,(10):46

黄花夹竹桃 Thevetiae Semen

huang hua jia zhu tao

本品为夹竹桃科植物黄花夹竹桃 *Thevetia peruviana*(Pers.)K.Schum.的果仁。味辛,有毒。具强心作用。

【化学成分】

黄花夹竹桃的主要有效成分是强心苷,果仁中含量最丰富,脱脂果仁中达 8%~10%。最早(De Vry,1863)从该植物中提得的强心苷命名 thevetin,后证实是由两种一级苷黄花夹竹桃苷甲和乙(thevetin A、thevetin B)所组成。从国产黄花夹竹桃提取的强心苷还有水解的次级苷:黄花夹竹桃次苷甲(peruvoside, encordin)、次苷乙(neriifolin)、次苷丙(ruvoside, theveneriine),次苷丁(perusitin)及单乙酰黄花夹竹桃次苷乙(海忙果苷,cerberin,monoacetylneriifolin,veneniferin)。国内临床应用的黄夹苷(neriperside,商品名"强心灵")为黄夹次苷甲(10%~26%)、黄夹次苷乙(50%~60%)和单乙酰黄夹次苷乙(9%~10%)组成的混合苷[1-3]。

【药理作用】

1.强心 猫在体衰竭心脏静脉给药(20 μg/mL,0.5 mL/min),黄夹次苷甲、乙均可使 LV-dp/dtmax 回升至原有的 53%及 42%,并发现次苷甲的治疗宽度及治疗指数明显大于毒旋花苷 K 和 G。给予豚鼠在体衰竭心脏最小致死量的 2%或 1%,次苷甲、乙均可使心脏收缩幅度明显增加,且其作用强度与毒毛花苷 G 相近;同时观察到次苷甲、乙和毒毛花苷 G 均使冠脉流量减少,分别减少 46%、33%、23%;次苷甲和毒毛旋花子苷 G 显著减慢心率,而次苷乙则增快心率。在豚鼠离体左房,每 5 min 加药一次,每次 30 μL(药物浓度为 10~7 mol/L),次苷甲、乙或毒旋花苷 G 肌张力增加分别为 51%、58%和 46%,次苷甲、乙均强于毒毛花苷 G。给麻醉犬静脉注射次苷甲 50 μg/kg,心率明显减慢,动脉收缩压和舒张压、心脏脂数、心搏指数、左室收缩压、LV-dp/dtmax、左室做功指数及心肌氧耗量均明显增加。对急性心衰犬,静脉注射次苷乙 50 μg/kg 后,心功能明显改善,血压、左室收缩压、LV-dp/dtmax 明显增加,基本接近心衰前水平;其中血压及 LV-dp/dtmax 较功能正常犬增加明显,发生心律失常的频数也较少。此与洋地黄类强心苷相似[4,5]。静脉滴注黄夹苷或次苷甲或乙后,麻醉豚鼠的 LV-dp/dtmax 可分别恢复至心衰前的 73%、91%、77%,左室收缩压可分别恢复至 73%、87%、79%,强心作用顺序为次苷甲>次苷乙>黄夹苷[6]。

2.收缩血管 给麻醉犬静脉注射次苷甲 50 μg/kg,对冠脉、颈内动脉、股动脉血流量无明显影响,但冠脉、股动脉及全身血管阻力(总外周阻力)均增加。静脉注射次苷乙 50 μg/kg,心功能正常犬冠脉血流量增加,颈内动脉、股动脉血流量及阻力均无明显改变,全身血管阻力有增加,而心功能衰竭犬,血流量无明显改变,血管阻力有增加趋势。表明次苷乙对血管的收缩作用较次苷甲弱[5]。

3.抗肿瘤 黄花夹竹桃苷 100、200、400 mg/kg,灌胃给药,连续 8 d。可使肝癌 HAc 小鼠的生存期延长率达到 75%,对 S180 实体瘤的抑瘤率大于 30%。黄花夹竹桃苷在体内有抗肿瘤活性[7]。用 ^{86}铷示踪法显示,0.005~0.1 μg/mL 黄花夹竹桃苷作用 1 h,对 SMMC-7721,SGC-7901 和 HeLa 细胞的 Na^+/K^+-ATP 酶活性有明显的抑制作用;NBT(四唑氮蓝)还原能力测定显示,1.0 ng/mL 黄花夹竹桃苷作用 4 d,HL60 细胞对 NBT 的还原能力达到 64.2%,为对照组的 3.3

倍;RIA(放射免疫分析法)测定胞内 cAMP 含量较对照组细胞提高 2.5 倍。透射电镜观察发现,0.1 ng/mL 黄花夹竹桃苷作用24 h,细胞表现为溶解性坏死的形态学改变。提示,黄花夹竹桃苷通过抑制肿瘤细胞的 Na^+/K^+-ATP 酶活性,提高胞内 cAMP 含量而抑制肿瘤细胞的增殖并使其向正常细胞转化[8]。同样方法证明,低剂量的黄花夹竹桃苷(0.001~0.1 μg/mL)在体外能够显著杀伤K562 细胞,其机制可能是抑制膜上 Na^+/K^+-ATP 酶的活性,引起水盐代谢紊乱和营养物质摄取障碍[9]。

4. 其他 黄花夹竹桃苷(thevetin)低剂量能够显著抑制兔皮肤成纤维细胞增殖,ID_{50} 为 0.78 μg/mL,并具有量效关系[10]。黄花夹竹桃苷还有强的抗 HIV-1 活性(IC_{100} 为 1.56 μg/mL)和强的抑制 HIV-1 整合酶(IN)的活性(IC_{50} 为 12.0 μg/mL)[11]。黄夹次苷甲、乙均对 Na^+/K^+-ATP 酶活性具有抑制作用,并竞争抑制[^{3}H]毒毛花苷 G 与其受点的结合,说明次苷甲、乙的强心作用机制与洋地黄类强心苷基本相似[12]。

5. 药物代谢 豚鼠灌胃给药,黄夹苷达峰浓度时间(Tmax)为 15 min,生物利用度(F)27.1%;次苷甲 Tmax 为 30~60 min,F 为 29.5%,消除半衰期($t_{1/2}$)2.6 h;次苷乙 Tmax 为 34 min,F 为 35.6%,消除 $t_{1/2}$ 为 7 h。静脉注射给药,次苷甲、乙的动力学行为均符合线性二室模型。次苷甲表观分布容积(Vd)39.41/kg,$t_{1/2\alpha}$ 3~8 min,$t_{1/2\beta}$126~180 min,总清除率(C1)为 1.281/(h·kg);次苷乙 Vd 为 6.781/kg,$t_{1/2\alpha}$ 为 11 min,$t_{1/2\beta}$ 为 6.79 h,C1 为 0.691/(h·kg)[13,3]。说明黄夹苷、次苷甲和乙口服吸收较快,无明显滞留时间,消除较快。在麻醉猫(乙醚吸入)结扎幽门,向十二指肠内给次苷乙 1 猫单位,于 4、6、8 h 末测补充致死量,证实于 4、6、8 h 末约分别吸收 31.2%、33.8%、37.1%。在猫给予 50%猫单位,证实 24 h 蓄积 23.7%,48 h 蓄积 10.81%[14]。在麻醉猫(乌拉坦浅麻醉)对比自回盲静脉和颈静脉匀速(1 mL/min)滴注次苷乙的致死剂量,前者为 0.2069±0.0142 mg/kg,后者为 0.1505±0.0059 mg/kg。证实存在经肝消除,约占 27.12%[14]。

【临床应用】

心力衰竭 黄夹苷(thevetosidum)用于心力衰竭及阵发性心动过速共 218 例,其中静脉注射给药 83 例(每次 0.25 mg),口服 100 例(口服每剂 0.25 mg),静脉注射和口服者 35 例(静脉注射 0.25 mg,病情好转后改为口服):有效率分别为 79.5%、72%、85.7%。该药适用于急重症心衰患者,对高血压、冠心病的左心衰尤著。不良反应类似洋地黄类强心苷,对慢性肺心病、冠心病及老年患者,较易发生早搏,宜小量开始,严密观察[15]。21 例充血性心力衰竭(CHF)患者,一次静脉注射黄夹苷次苷甲 0.01 mg/kg 后,心搏量、心排血量、心做功指数均有明显增加。肺动脉压、肺毛细血管楔压、周围血管阻力明显下降。随后每日静注黄夹苷次苷甲 0.50 mg,共 2~3 周仍获疗效[16]。

(徐华丽 吕忠智 睢大筫)

参考文献

[1]孙南君,等.黄花夹竹桃中强心苷的研究,Ⅰ.黄花夹竹桃苷甲、乙,黄花夹竹桃次苷甲、乙的提取和离析.药学学报,1962,9(6):359

[2]郎惠英,等.黄花夹竹桃中强心苷的研究.Ⅱ.单乙酰黄夹次苷乙、黄夹次苷丙和新强心苷黄夹次苷丁的离析和鉴定.药学学报,1964,11(7):464

[3]周伟东.黄夹苷及次苷成分的药理研究和临床应用.新药与临床,1988,7(2):83

[4]高世嘉,等.黄夹次苷甲和次苷乙的强心作用与毒性.药学学报,1983,18:572

[5]曾贵云,等.黄花夹竹桃次苷甲和次苷乙对麻醉犬心血管系统的作用.中华心血管病杂志,1983,11(4):305

[6]刘曙光,等.黄夹苷成分的强心作用和血药浓度.中华心血管病杂志,1988,16(3):161

[7]伊金艳,等.对黄花夹竹桃苷抗肿瘤活性的研究.黑龙江医药,2003,16(3):199

[8]章雄文,等.黄花夹竹桃苷抗瘤作用机制的实验研究.癌症,1996,15(6):429

[9]章雄文,等.黄花夹竹桃苷对K562细胞的杀伤作用.福建医学院学报,1996,30(1):13

[10]郭小健,等.黄花夹竹桃苷对兔皮肤成纤维母细胞增殖抑制作用的初步观察.中华眼底病杂志,1995,11(1):52

[11]Tewtrakul S,et al. Flavanone and flavonol glycosides from the leaves of Thevetia peruviana and their HIV-1 reverse transcriptase and HIV-1 integrase inhibitory activities. *Chem Pharm Bull* (Tokyo),2002,50(5):630

[12]叶益新,等.黄花夹竹桃次苷甲和乙对Na^+/K^+-ATP酶活性的抑制作用.中国药理学报,1990,11(6):491

[13]曾贵云,等.黄夹苷、次苷甲和次苷乙对心血管系统的作用及药代动力学.同济医科大学学报,1987,16(3):151

[14]黄庆彰,等.广西黄花夹竹桃子苷的药理.药学学报,1966,13(6):419

[15]黄夹苷临床试用协作组.黄夹苷治疗心力衰竭和阵发性心动过速的观察.中华医学杂志,1976,56:32

[16]顾复生,等.黄夹苷次苷甲治疗充血性心力衰竭的临床血流动力学研究.中华心血管病杂志,1992,20(3):157

黄芩 Scutellariae Radix huang qin

本品为唇形科植物黄芩 *Scutellaria baicalensis* Georgi 的干燥根。味苦,性寒。具有清热燥湿,泻火解毒止血,安胎功效。用于湿温、暑温、胸闷呕恶、湿热痞满、泻痢、黄疸、肺热咳嗽、高热烦渴、血热吐衄、痈肿疮毒、胎动不安等。

【化学成分】

有效成分为黄酮类,包括黄芩苷(baicalin)、黄芩素(baicalein),汉黄芩苷(wogonoside)、汉黄芩素(wogonin)、千层纸素A (oroxylin-A)、黄芩新素Ⅰ(skullcapfavone Ⅰ)、黄芩新素Ⅱ (skullcapflavone Ⅱ)、白杨素(chrysin)、黄芩素Ⅱ(tenaxin-Ⅱ)等[1,2]。除黄酮类外,黄芩还含有β-谷甾醇、苯甲酸、葡萄糖醛酸和多种微量元素[3,4]。

【药理作用】

1. 保护神经细胞 黄芩苷灌胃3 d,可使胶原酶复合肝素钠法诱导的脑出血模型大鼠脑内谷氨酸(Glu)含量升高,天冬氨酸(Asp)含量下降以及γ-氨基丁酸(GABA)含量升高。提示,黄芩苷可能通过调节兴奋性/抑制性氨基酸的平衡,起到保护脑出血大鼠脑内神经细胞的作用[5]。黄芩苷锌(HBZn)对缺氧缺糖诱导的PC12细胞损伤模型具有保护功能,可显著增加细胞存活率[6]。黄芩茎叶总黄酮可显著缩短双侧海马注射Aβ引起的学习记忆障碍模型大鼠Morris水迷宫实验中的逃避潜伏期,海马锥体细胞损伤减轻[7]。

2. 解热 黄芩茎叶总黄酮口服对干酵母引起的大鼠发热有显著的解热作用[8]。黄芩苷4.5 mg/kg的解热作用与复方氨基比林100 mg/kg作用相当[9]。

3. 抗炎 给大鼠灌胃黄芩70%甲醇提取物500 mg/kg,黄芩素100 mg/kg,黄芩苷100 mg/kg,均能抑制角叉菜胶性足肿胀。黄芩素及汉黄芩素对佐剂性关节炎引起的大鼠足肿胀也有抑制作用。黄芩茎叶总黄酮口服给药,对二甲苯致小鼠耳肿胀和甲醛致大鼠足趾肿胀均有明显的抑制作用,而对棉球肉芽肿无明显作用[8]。HBZn络合物具有抑制二甲苯炎性水肿作用[10]。黄芩总黄酮100 μg/mL能显著降低PGE_2值[11]。

4. 调节免疫功能 采用BALB/c小鼠体内吞噬实验法,黄芩50%乙醇提取物对小鼠中性粒细胞吞噬白假丝酵母菌的吞噬百分数及吞噬指数分别为85.1%以及2.09[12]。黄芩总黄酮100、200 mg/kg能显著降低小鼠腹腔巨噬细胞吞噬鸡红细胞的吞噬百分数、吞噬指数[11]。

黄芩免疫抑制作用的机制与多种因素有关。黄芩苷及黄芩苷锌可减少致敏豚鼠离体肺灌流液中慢反应物质(SRS-A)的含量[13]。黄芩苷70 μg/mL能显著抑制肥大细胞释放组胺;致敏豚鼠回肠试验(Schultz-Dall反应)显示黄芩苷有非常显著的解痉作用[14]。此外,黄芩苷明显抑制A23187诱导的PGE_2合成增加[15]。黄芩素的水溶性衍生物黄芩素-6-磷酸三钠($B-PNa_3$) 2 mg/mL可抑制大鼠腹腔内肥大细胞脱颗粒反应。镜下,微绒毛保存良好,颗粒的电子密度高,呈紧密正常的颗粒现象[16]。另外,黄芩素、汉黄芩素、汉黄芩苷及黄芩新素Ⅱ具有抗组胺释放和抗花生四烯酸代谢作用,黄芩的甲醇提取物对Cu^{2+}在热环境中使γ-球蛋白变性作用有抑制效应[17]。黄芩苷及黄芩苷元均抑制免疫缺陷病毒逆转录酶(HIV-1 RT)及在细胞培养中抑制HIV-1;黄芩苷及黄芩苷元的6-位羟基如被遮蔽则丧失抑制HIV-1 RT活性,说明6-羟基为抑制HIV-RT活性所必需。黄芩苷元抑制HIV-1活性及细胞毒性均强于黄芩苷,两种化合物治疗指数相近[18]。

关于黄芩对免疫功能的影响,亦有相反的报道[19,20]:黄芩苷锌络合物腹腔注射,每日1次,连续5 d,明显提高小鼠腹腔巨噬细胞吞噬百分率和吞噬指数,血清溶菌酶含量及红细胞C_3bR酵母花环形成百分率也明显提高。

5. 抗心肌缺血 黄芩苷50、100 mg/kg静脉注射可显著降低麻醉大鼠HR、LVSP、+dp/dtmax、-dp/dtmax、Vmax以及心率和左心室发展压的乘积(RPP),而使LVEDP显著升高。提示黄芩苷对大鼠心肌收缩性能有明显抑制作用,从而使心肌耗氧量减少[21]。黄芩苷可对抗异丙肾上腺素所致大鼠急性心肌损伤,使心肌缺血大鼠的心电图S-T段异常抬高数减少,血清磷酸肌酸激酶(CPK)降低[22]。黄芩茎叶总黄酮灌胃,对乌头碱诱发大鼠的心律失常、大鼠冠脉结扎复灌性心律失常及电刺激家兔心脏诱发室颤均有明显的对抗作用，可增加哇巴因诱发豚鼠心律失常的阈剂量，但对致死剂量无明显影响[23]；其100、500、25 mg/kg灌胃，对静注垂体后叶素引起的大鼠心肌缺血有明显的对抗作用，并可增加离体豚鼠的冠脉流量[24]。

6. 降压 黄芩茎叶总黄酮100及50mg/kg对慢性肾动脉狭窄型高血压模型大鼠具有显著的降压作用[25]。黄芩苷可使NE、KCl及$CaCl_2$所致的大鼠离体主动脉条收缩张力下降，量效反应曲线右移，最大效应降低。显著抑制NE依赖内Ca^{2+}性收缩与外Ca^{2+}性收缩[26]。黄芩苷2×10^{-4}mol/L可竞争性拮抗Adr、NE、DA收缩豚鼠主动脉及肺动脉条作用，并能拮抗异丙肾上腺素舒张豚鼠气管条，增加右心房自发频率的作用，但对苯肾上腺素收缩主动脉条的作用无拮抗作用，提示黄芩苷对α_1受体、β_1受体和β_2受体均有拮抗作用[27]。采用Ca^{2+}指示剂Fura-2作为细胞内钙离子的荧光探针，用荧光分光光度计检测黄芩苷对培养的大鼠主动脉平滑肌细胞内游离钙浓度的影响。发现随黄芩苷浓度的增加，可剂量依赖性地显著降低平滑肌细胞静息细胞内钙离子，并显著抑制去甲肾上腺素和高K^+引起的细胞Ca^{2+}的升高。这说明：黄芩苷可通过阻断平滑肌细胞膜上的电压依赖型钙通道和受体操纵型钙通道，抑制细胞Ca^{2+}的增高，这可能与其降压作用机制有关[28]。

7. 降血糖 12.5 mg/kg黄芩苷灌胃给药对四氧嘧啶糖尿病小鼠有明显降血糖作用，而对糖耐量没有明显的改善作用。此外，黄芩苷在12.5、25.0、50.0 mg/kg的剂量下均能促进肌糖原的合成，剂量依赖性地增加肝脏超氧化物歧化酶的活力[29]。

8. 降血脂 对实验性高脂血症大鼠，口服汉黄芩素，黄芩新素Ⅱ 100 mg/kg，可升高血清高密度脂蛋白-胆固醇(HDL-C)水平，黄芩新素Ⅱ还能降低血清总胆固醇(TC)水平。黄芩素、黄芩苷100 mg/kg能降低血清甘油三酯(TG)含量，并使血清游离脂肪酸减少。100 mg/kg黄芩黄酮可抑制TG的形成和脂肪的分解。给大鼠喂以高脂饲料的同时，灌胃黄芩茎叶总黄酮能明显抑制血清TC、TG和低密度脂蛋白(LDL-C)的升高。对已经形成高脂血症的大鼠，也能明显降低血清TC、TG、LDL-C的水平及动脉粥样硬化指数(AI，AI=TC-HDL-C/HDL-C)[30]。50 mg/L黄芩茎叶总黄酮对巨噬细胞介导的低密度脂蛋白(LDL)的氧化修饰具有抑制作用[31]，还可提高血清卵磷脂胆固醇酰基转移酶(LCAT)的活性。并能促进粪便中胆汁酸的排泄。提示黄芩茎叶总黄酮可能是通过增强LCAT的活性和促进粪便中胆汁酸的排泄而达到降血脂的作用[32]。

9. 抗肺损伤 对气管内一次性滴注博莱霉素(BLM)诱导的肺纤维化SD大鼠，腹腔注黄芩苷Bai(12.5 mg/kg共28 d)可显著降低大鼠的肺组织羟脯氨酸含量、肺间质胶原纤维阳性面积、肺Ⅰ型前胶原mRNA含量以及肺间质肌成纤维细胞数量。表明黄芩苷有阻止BLM诱导肺纤维化的作用，该作用与其阻止肺内Ⅰ型胶原异常合成和阻止肺间质肌成纤维细胞数量增多有关[33]。黄芩苷对卡氏肺孢子虫肺炎(PCP)大鼠肺组织炎症，可明显减少肺间质炎性细胞浸润及肺泡腔泡沫样渗出物，升高血清和肺组织匀浆SOD活性，降低MDA含量[34]。此外，黄芩苷降低PCP大鼠血清肿瘤坏死因子α(TNF-α)以及可溶性细胞黏附分子1(sICAM-1)[35]。

10. 抗胰腺炎 黄芩苷可显著减少3.5%牛黄胆酸钠逆行胰胆管注射诱导的重症急性胰腺炎模型大鼠的腹水量、血清淀粉酶、脂肪酶；MDA、TNF-α及IL-8含量显著降低，SOD显著升高。此外，黄芩苷还可显著改善胰腺组织结构，减轻胰腺水肿、出血以及炎细胞浸润[36]。

11. 保肝 黄芩的乙酸乙酯萃取物和正丁醇萃取物(1.0~205 mg/mL)均可使四氯化碳致伤的原代培养大鼠肝细胞培养液中ALT活性显著降低。从黄芩乙酸乙酯萃取物分离出来的黄芩素在所试浓度下均有显著护肝作用；汉黄芩素则主要为直接抑制酶活性作用[37]。黄芩茎叶总黄酮明显减少CCl_4皮下注射8周诱导的肝纤维化模型大鼠肝组织中α-平滑肌肌动蛋白的表达，降低血清ALT、AST活性和肝组织羟脯氨酸含量，肝组织病理改变明显好转，纤维组织增生明显减少。提示黄芩茎叶总黄酮通过抑制肝星形细胞的活化达到抗肝纤维化作用[38]。

12. 抗菌 黄芩苷元对尖孢镰刀菌的最低抑菌浓度(MIC)为0.112 g/L，对白色念珠菌的MIC为0.264 g/L[39]。黄芩对大肠杆菌、铜绿假单胞菌、金黄色葡萄球菌、乙型链球菌、葡萄球菌的MIC分别为125、15.62、1.83、3.66及15.62 mg/mL，其抑菌活性为中敏，而其含药血清抑菌活性为中低敏[40]。黄芩苷对10株幽门螺杆菌(H·pylori)的MIC_{50}为1.04 mg/mL，MIC_{90}为1.30 mg/mL；黄芩乙醇提取物对10株H·pylori的MIC_{50}为2.60 mg/mL，MIC_{90}为3.26 mg/mL。说明黄芩苷与黄芩乙醇提取物均有较好的体外抗H·pylori活性，且前者抑菌效果优于后者[41]。黄芩黄酮对金色葡萄球菌、枯草杆菌、大肠杆菌、黑曲霉、青霉都有明显的抑菌效果[42]。

13. 抗病毒 以流感病毒甲型鼠肺适应株(FM1)

感染小鼠 1 h 后，黄芩水提物以及醇提物，均能降低流感病毒感染小鼠的死亡率，延长小鼠的存活时间，降低肺指数[43]。黄芩素 100 μg/kg 可显著升高甲型流感病毒感染小鼠的肺指数和存活率，并可明显改善肺组织炎性突变，作用与病毒唑相仿[44]。机制研究显示，黄芩苷在 10 μg/ mL，24 h 时可显著诱导大鼠肺微血管内皮细胞（PMVECs）分泌 IFN-α 以及 IFN-γ[45]。

14. 松弛子宫平滑肌　黄芩苷（5~10 mmol/L）可剂量依赖性抑制离体家兔子宫平滑肌条的收缩；黄芩苷对催产素及高 K^+去极化液中 Ca^{2+}所致的离体子宫平滑肌收缩均呈剂量依赖性抑制；使 $CaCl_2$ 累积量-效曲线非平行性右移，最大效应下降，呈非竞争性抑制[46]。

15. 抗糖尿病　黄芩苷 150 mg/kg 灌胃，治疗病程 2 周的实验性糖尿病大鼠 1 周，能显著降低红细胞山梨醇含量。黄芩苷还有抑制醛糖还原酶（AR）的作用其 IC_{50} 是 3.5×10^{-6}mol/L[47,48]。黄芩苷 150 mg/kg，明显增加链脲佐菌素诱导的糖尿病模型大鼠的 Bcl-2 蛋白表达，减少 Bax 的蛋白表达；明显减轻大鼠视网膜组神经节细胞凋亡改变[49]。给链脲佐菌素诱导的糖尿病肾病模型大鼠，每天腹腔注射黄芩苷水溶液 40 mg/kg，连续 6 周，肾小管 TNF-β 含量减少，肾皮质匀浆以及血浆 Ang Ⅱ 含量减少[50]。黄芩素 160 mg/kg，灌胃 12 周，明显改善链脲佐菌素诱导的 2 型糖尿病大鼠尿白蛋白、尿素氮水平和肾脏肥大指数；降低肾组织中MDA 的含量，显著增强 SOD、GSH-Px 和 CAT 活性，显著降低 P22phox mRNA 及 P47phox mRNA 的表达[51]。

16. 抗自由基　黄芩茎叶总黄酮 200、400、80 mg/kg 灌胃，均可增加小鼠肝、脑组织匀浆中 GSH-Px 的活性，明显降低 LPO 的含量[52]。黄芩苷 50、100mg/kg，连续腹腔注射 3 d，可保护阿霉素引起心肌损伤小鼠的 SOD 和 GSH-PX 活性，降低 MDA 及自由基对心肌的损伤[53]。黄芩苷 500 mg/kg 静脉注射使过氧亚硝基阴离子（$ONOO^-$）致大鼠肺损伤的组织病理变化明显减弱[54]。此外，黄芩素为强力的白三烯 B4 生物合成抑制剂，对体外人血白细胞生物合成白三烯 B4 有干扰作用，对白三烯 B4 生物合成的抑制呈量效关系，其 IC_{50} 为 7.9 μmol/L[55]。黄芩素的抗脂质过氧化活性最强，其次为黄芩苷和汉黄芩素[56]。采用 Fe^{2+}-ADP-NADPH 体外氧化体系诱发大鼠肝微粒体脂质过氧化反应，黄芩醇提物的 IC_{50} 为 0.066 mg/mL[57]。黄芩总黄酮 1、10、100 μg/mL 均能极显著降低趋化三肽（fMLP）诱导的小鼠 PMΦ 呼吸爆发的峰值，抑制率随剂量增加而增大[10]。

17. 抗肿瘤　50、100、200 μmol/L 黄芩素作用 24、36、48 h 后均可抑制人子宫颈癌 HeLa 细胞生长。黄芩素作用 24 h 后，HeLa 细胞凋亡率增加，细胞内 Caspase-3 活性增强[58]。SGC-7901 细胞经黄芩素作用后，细胞增殖受抑制，细胞凋亡率明显增加，且具明显的时效、量效关系，表明黄芩素抗细胞增殖作用是通过诱导细胞凋亡实现的[59]。此外，黄芩素可通过下调血管内皮生长因子（VEGF）mRNA 和蛋白的表达，抑制其血管生成[60]。5、10、20、40 μmol/L 黄芩苷能明显抑制人 Burkitt 淋巴瘤细胞株 CA46 细胞增殖（IC_{50} 约为 10 μmol/L），可有效诱导 CA46 细胞凋亡，呈现浓度依赖性递增。CA46 细胞 c-myc、Bcl-2 mRNA 和 c-Myc、Bcl-2、Procaspase-3 以及 PARP 蛋白的表达呈现时间依赖性递减，而 PARP 表达呈现时间依赖性递增[61]。

18. 防辐射　用 ^{60}Co 3.5Gy 一次照射 NIH 雌性小鼠前 35~45 min，腹腔注射黄芩中酚性苷类 1.2 g/kg，对放射引起的颌下腺损伤有显著防护作用[62]。照射前 35~45 min 腹腔注射酚性苷类 1 或 2 g/kg，均显著提高生存防护效力和 30 d 存活率。2 g/kg 能明显增加照射后第 4 天和第 12 天的 WBC、PLT、RBC 和 HGB[63]。

19. 药代动力学　黄芩苷于大鼠在体小肠的吸收率为 20%~40%。利用累积尿药量法，测定了黄芩苷口服、肌肉注射后在人体内的吸收、消除情况，结果表明，肌肉注射吸收快（Tp=0.4 h），血药浓度曲线下面积高（Auc89.27%），消除快（$T_{1/2\beta}$=0.62 h），口服给药则吸收缓慢（Tp=7~16 h），Auc 低（22%~36%）[64]。此外，大鼠灌胃黄芩苷后体内的黄芩苷血浓经时曲线具有典型的双峰现象，灌胃黄芩素后体内的黄芩苷血浓经时曲线无双峰现象，黄芩素的相对生物利用度是黄芩苷的 200.9%。提示黄芩苷制备成黄芩素后可提高其口服生物利用度[65]。

20. 毒性　小鼠皮下注射的致死量分别为：醇提物 6 g/kg，黄芩苷 4 g/kg，汉黄芩苷 4 g/kg。小鼠腹腔注射黄芩苷的 LD_{50} 为 3.081 g/kg[66]。

【临床应用】

1. 小儿呼吸道感染　50%黄芩水煎液治疗小儿上呼吸道感染、急性支气管炎及扁桃体炎共 63 例，1 岁以下每日服 6 mL，用量随年龄增加，总有效率为 80.9%，平均退热时间为 1.85 d，症状消失需 4 d[67]。

2. 急性菌痢　黄芩素治疗急性菌痢 100 例，每日服药 4 次，每次 2 g，用药后临床症状消失平均需 3.5 d，大便镜检转正常平均 3.5 d，临床治愈需 5.3 d[68]。

3. 病毒性肝炎　病毒性肝炎 128 例，用黄芩苷注射液 4 mL（相当生药 200g）肌肉注射，或 6 mL 静脉点滴，15 d 为 1 个疗程，共 2~3 个疗程。治疗急性肝炎的显效率分别为 100%，慢性迁延性肝炎为 80%，黄芩苷的总降酶率和总降浊率均明显升高[69]。

4. 化脓性疮口 化脓性疮口 102 例，包括疖疔、外痈、蜂窝组织炎和深部脓肿等，用复方黄芩液（黄芩、地丁、蒲公英等）纱布贴敷，治愈 96 例，好转 3 例，无效 3 例，疮口愈合平均需 9.2~20.6 d[70]。

5. 急性胰腺炎 急性胰腺炎患者，用清胰汤（黄芩、厚朴、枳壳等）100 mL/d，每日 2 次，口服或鼻饲，平均用药 12 d。治疗 22 例，治愈 19 例，好转 2 例，无效 1 例，总有效率 95%[71]。

6. 烧伤 五黄油（黄芩、黄连、黄柏等）治疗烧伤患者 53 652 例。烧伤创面平均愈合时间：浅Ⅱ度创面 7~12 d，深Ⅱ度创面 20~21 d，Ⅲ度创面使焦痂软化、促进溶解，20~24 d 脱痂[72]。

7. 口腔疾病 复方银黄漱口液（黄芩苷、丁香油等）治疗牙龈炎、牙周炎、口臭各 15 例，用本品漱口日 3~5 次。有效 30 例，好转 10 例，无效 5 例[73]。

8. 皮肤病 黄芩经酒炙后制成乳膏，治疗湿疹、带状疱疹、脓泡疮、痈肿疮疡、疮痈溃破、皮肤炎症、药物性皮炎、皮肤过敏性疾病及皮肤真菌病均有疗效，共治 600 余例，治愈率 95%，好转率 97%[74]。

（王 晶 侯家玉）

参考文献

[1]宋万志.药用黄芩的资源研究.药学学报，1981，16(2)：139

[2]刘美兰.丽江黄芩黄酮成分研究.中草药，1988，19(2)：2

[3]高岭.甘肃黄芩.内蒙古中医药，1987，(3)：27

[4]中医研究院中药研究所化学室.中药黄芩化学成分的研究.新医药学杂志，1973，(4)：28

[5]周乾坤，等.黄芩苷对脑出血大鼠脑内氨基酸递质含量的影响.中国中医药信息杂志，2009，16(4)：35

[6]孙明睿，等.黄芩苷锌对 PC12细胞缺氧缺糖损伤的保护作用.云南中医学院学报，2009，32(3)：13

[7]叶红，等.黄芩茎叶总黄酮对Aβ引起痴呆大鼠学习记忆的影响.时珍国医国药，2009，20(4)：879

[8]佟继铭，等.黄芩茎叶总黄酮抗炎及解热作用研究.中国民族民间医药杂志，1999，(5)：287

[9]范书铎，等.黄芩苷对发热大鼠解热作用的实验研究.中国医科大学学报，1995，24(4)：358

[10]贾秀荣，等.黄芩苷锌络合物与黄芩苷对免疫反应的初步比较研究.西北药学杂志，1994，9(4)：162

[11] 况夏. 黄芩总黄酮对小鼠腹腔巨噬细胞呼吸爆发及COX-2的影响.华西医学，2006，21(2)：323

[12]马廉兰，等.15种中草药对小鼠吞噬细胞吞噬白假丝酵母菌的影响.赣南医学院学报，2005，25(5)：577

[13] 蒋韵，等. 黄芩苷锌络合物对致敏豚鼠离体肺释放SRS-S作用的观察.铁道医学，1987，15(5)：290

[14]蒋韵，等.黄芩苷抗过敏机制的药理研究.中国实验临床免疫学杂志，1995，7(3)：7

[15]张罗修，等.丹参素、黄芩苷等对大鼠腹腔巨噬细胞产生PGE2及TXB_2的影响.中药药理与临床，1990，6(4)：31

[16]板本守正，等.黄芩中的黄芩黄素及色甘酸二钠对肥大细胞脱颗粒的抑制效果.中外医学中医中药分册，1984，(2)：52

[17]周如珍，等.黄芩的药理研究.中成药，1991，(1)：28

[18]赵晶，等.黄芩苷衍生物的合成及抗人免疫缺陷病毒活性研究. 药学学报，1998，33(1)：22

[19]舒荣华，等.黄芩苷锌络合物对小鼠免疫功能影响的初步观察. 铁道医学，1989，17(6)：321

[20]王新慧，等.黄芩苷对小鼠红细胞免疫黏附功能的促进作用. 中国实验临床免疫学杂志，1992，4(3)：41

[21]孙颂三，等.黄芩苷对大鼠心肌收缩性能的影响.中药药理与临床，1997，13(3)：17

[22]黑爱莲，等.黄芩苷对异丙肾上腺素诱导大鼠心肌损伤的保护作用. 首都医科大学学报，1999，20(2)：86

[23]佟继铭，等.口服黄芩茎叶总黄酮抗实验性心肌缺血作用研究. 承德医学院学报，1999，16(4)311

[24]佟继铭，等.黄芩茎叶总黄酮抗心肌缺血作用. 承德医学院学报，1998，15(4)：266

[25]益文杰，等.黄芩茎叶总黄酮对正常及肾动脉狭窄模型大鼠血压的影响.中国临床康复，2006，10(31)：179

[26]黑爱莲，等.黄芩苷对大鼠主动脉条收缩的影响.首都医科大学学报，1997，18(2)：114

[27]傅守廷，等.黄芩苷对儿茶酚胺的拮抗作用.中国医科大学学报，1987，16(6)：430

[28]黑爱莲，等.黄芩苷对培养的大鼠主动脉平滑肌细胞内游离钙浓度的影响.中药药理与临床，1998，14(4)：6

[29]李云巍，等.黄芩苷对四氧嘧啶致小鼠糖尿病降糖作用的研究. 昆明医学院学报，2009，30(6)：5

[30]佟继铭，等.黄芩茎叶总黄酮调血脂作用研究.中草药，2000，31(3)：196

[31]唐世英，等.黄芩茎叶总黄酮对低密度脂蛋白氧化的影响.山东医药，2009，49(13)：66

[32]周晓霞，等.黄芩茎叶总黄酮对高脂血症大鼠脂代谢的影响. 中药新药与临床药理，2009，20(2)：99

[33]刘威，等.黄芩苷对博莱霉素诱导的肺纤维化的影响.中国应用生理学杂志，2009，25(2)：145

[34] 周泠，等. 黄芩苷对卡氏肺孢子虫肺炎大鼠 SOD和MDA影响. 中国公共卫生，2009，25(6)：715

[35]周泠，等.黄芩苷对卡氏肺孢子虫肺炎大鼠TNF-α和sICAM-1 的调节作用.中国寄生虫学与寄生虫病杂志，2009，27(2)：144

[36]李慧艳，等.黄芩苷对重症急性胰腺炎保护作用的研

究.现代生物医学进展,2009,9(4):808

[37]王立明,等.黄芩有效成分对四氯化碳致伤的原代培养大鼠肝细胞的作用.浙江医科大学学报,1996,25(6):241

[38]杨鹤梅,等.黄芩茎叶总黄酮对纤维化大鼠肝脏星形细胞活化的影响.中国中医基础医学杂志,2006,12(1):42

[39]周立刚,等.黄酮和甾体类化合物的抗真菌活性.天然产物研究与开发,1997,9(3):24

[40]梅林,等.中药黄芩的血清抑菌活性试验研究.医学研究杂志,2009,38(1):102

[41]吴静,等.黄芩和黄芩苷对幽门螺杆菌的体外抗菌活性研究.中药材,2008,31(5):707

[42]曾超珍,等.黄芩总黄酮提取技术及其抑菌活性研究.时珍国医国药,2009,20(6):1342

[43]宋琳莉,等.不同来源黄芩提取物抗流感病毒作用的实验研究.中国中医药信息杂志,2009,16(4):23

[44]吴修华,等.黄芩素体内抗甲型流感病毒作用的研究.广州中医药大学学报,2009,26(2):157

[45]林红,等.黄芩苷、连翘酯苷对肺微血管内皮细胞分泌IFN-α、IFN-γ的影响.中国畜牧兽医,2009,36(6):30

[46]张操,等.黄芩苷对家兔离体子宫平滑肌的作用.现代生物医学进展,2009,9(6):1044

[47]周云平,等.黄芩苷及甘草流浸膏对糖尿病鼠红细胞山梨醇含量的影响.中国中药杂志,1990,(7):49

[48]谢明智,等.黄酮类化合物对醛糖还原酶的抑制作用.药学学报,1986,21;(10):721

[49]刘长山,等.氨基胍、黄芩苷对糖尿病大鼠组织非酶糖化及视网膜细胞凋亡的影响.中国现代医药杂志,2009,11(6):33

[50]苏宁,等.黄芩苷对糖尿病肾病大鼠血浆及肾组织AngⅡ的影响.中药新药与临床药理,2009,20(3):201

[51]吴泽成,等.黄芩素对2型糖尿病大鼠肾组织氧化应激的影响及其作用机制.实用医学杂志,2009,25(10):1566

[52]李素婷,等.黄芩茎叶总黄酮对小鼠组织GSH-PX活性和LPO含量的影响.承德医学院学报,1999,16(4):306

[53]张永钦.黄芩苷对阿霉素引起的脂质过氧化损伤的保护作用.中国药理学通报,1999,15(2):190

[54]谷振勇.黄芩苷对过氧亚硝基阴离子致肺损伤的保护作用.河北医科大学学报,1999,20(3):172

[55]马秀俐,等.黄芩素对白三烯B4生物合成抑制作用的研究.长春中医学院学报,1993,9(1):54

[56]宋成岩,等.黄芩抗氧化化学成分的研究.时珍国医国药,2007,18(4):856

[57]杨艳,等.黄芩等5种中药醇提物的抗脂质过氧化作用研究.中国实验方剂学杂志,2009,15(9):46

[58]童旭辉,等.黄芩素对人子宫颈癌HeLa细胞生长的抑制作用.蚌埠医学院学报,2009,34(6):468

[59]谢建伟,等.黄芩素诱导胃癌细胞凋亡.福建医科大学学报,2006,40(1):35

[60]谢建伟,等.黄芩素对胃癌细胞血管生成的作用研究.中国现代医生,2009,47(6):36

[61]黄毅,等.黄芩苷抑制 CA46细胞增殖和诱导凋亡的作用机制探讨.中国病理生理杂志,2009,25 (5):888

[62]冼超贵,等.黄芩中酚性苷类对小鼠颌下腺放射损伤防护的研究.癌症,2000,19(8): 772

[63]利国威,等.黄芩中酚性苷类对小鼠放射损伤防护作用的研究.癌症,1999,18(4):422

[64]颜耀东,等.黄芩的药剂学研究进展.中成药,1991,(3):34

[65]龚明涛,等.大鼠灌胃黄芩苷及其苷元黄芩素的药动学研究.中草药,2009,40(3):392

[66]刘文清,等.中药药理与临床应用.北京:人民卫生出版社,1983:956

[67]乐绣盛,等.黄芩对小儿急性呼吸道感染63例的疗效观察.江西医药,1961,1(11):16

[68]辽宁省旅大市传染病防治院.中药黄芩素治疗急性菌痢疗效观察.新医学,1972,(8):31

[69]王瑞云.黄芩苷注射液治疗病毒性肝炎128例观察.中西医结合杂志,1988,8(3):166

[70]郑瑾.复方黄芩液外治脓性疮口102例.福建中医药,1987,18(3):44

[71]高传忠,等.清胰汤的研制及临床应用.中国中医药信息杂志,1999,6(7):54

[72]苏子毅,等.五黄油在烧伤创面的临床应用.江西医药,1999,34(5):267

[73]潘九英,等.复方银黄漱口液的试制与临床应用.中成药1998,20(7):48

[74] 谢英菊, 等. 冰芩乳膏的研制与临床应用. 中成药,1992,14(12):25

黄 藤 Fibraureae Caulis huang teng

本品为防己科植物黄藤 *Fibraurea recisa* Pierre 的干燥藤茎。味苦,性寒。具有清热解毒,泻火通便的功效。用于热毒内盛、便秘、泻痢、咽喉肿痛、目赤红肿、痈肿疮毒。

【化学成分】

黄藤中掌叶防己碱(巴马亭,palmatine)达 3%。尚含药根碱(jatrorrhizine)、小檗碱(berberine)、黄藤素甲(fibranine)、黄藤素乙(fibraminine)、黄藤内酯(fibralactone)、甾醇(sterol)等[1]。最近从黄藤的干燥藤茎分离9个化合物,为β-谷甾醇(β-sitosterol)、蒲公英赛醇(taraxerol)、松柏醇(coniferaldehyde)、芥子醇(sinapaldehyde)、ligballinol、(+)-松脂醇[(+)-pinoresinol]、(+)-1-羟基松脂醇[(+)-1-hydroxypinoresinol]、去氧黄藤苦素(fibleucin)和黄藤内酯(fibraurin)[2]。栽培黄藤药材化学成分的结构类型和主成分与天然药材一致,均以巴马亭和黄藤内酯为主[3]。

【药理作用】

1. 增强免疫 黄藤素注射液给大鼠腹腔注射0.3 mL/100 g体重,每天1次,共10 d。黄藤素能提高大鼠外周血中性粒细胞吞噬率、酸性α-醋酸奈酯酶阳性百分率、脾玫瑰花形成细胞百分率,促进白细胞移行抑制试验,降低移行抑制指数。提示黄藤素能提高细胞免疫、体液免疫和具有非特异性免疫功能[4]。

2. 抗瘢痕性增生 体外培养烧伤后的人增生性瘢痕成纤维细胞,加入9.37~600 μg/mL的黄藤提取物培养24 h。结果,不同浓度黄藤提取物能改变成纤维细胞形态,抑制细胞增殖,在300 μg/mL浓度下无明显的细胞毒作用。黄藤对人增生性瘢痕成纤维细胞增殖有抑制作用[5]。

3. 吸收动力学 研究黄藤素在大鼠的在体肠循环结果指出:黄藤素在全肠段均有吸收,但吸收都较差,在胃、小肠和结肠的每小时吸收百分率分别为7.95%、2.47%、2.40%,在20~200 μg/mL浓度范围内小肠吸收量与浓度呈线性关系,*Ka*值基本不变,吸收机制为被动转运[6]。

4. 毒性 黄藤素注射液Beagle犬静脉给药近似致死剂量在25.00~50.0 mg/kg体重范围,给药后可导致动物血压下降、心电图异常、心肌缺血、呕吐、应激性胃溃疡出血等不良反应,严重者甚至死亡,有明显量-效关系[7]。

【临床应用】

1. 关节炎 口服中药复方黄藤合剂(黄藤、生川乌、生草乌、当归、红花等),每次15~30 mL,每日3次,连服3个月。100例类风湿性关节炎治疗3个月后,显效48例(48%),有效36例(36%),无效16例(16%),总有效率为84%[8]。62例类风湿性关节炎患者在常规矿泉浴基础上加服黄藤浸膏片(含生药1.25g),每次2片,每天3次,疗程30 d。结果,近愈38例(61.1%),好转18例(29.0%),无效6例(9.7%),总有效率90.3%[9]。痛风性关节炎45例,口服黄藤合剂(黄藤、黄柏、土茯苓等)外敷关节止痛膏(黄藤、川乌、草乌等)治疗。痊愈5例,显效36例,有效4例,无效0例[10]。

2. 结肠炎 黄藤素片保留灌肠治疗50例溃疡性结肠炎,复发率低,疗效较好。50例中治愈38例,有效10例,治愈率76%,总有效率96%[11]。采用红藤败酱液(红藤、败酱草、金银花等)联合黄藤素软胶囊治疗慢性结肠炎42例,效果满意:显效36例(85.8%),有效6例(14.2%)[12]。

3. 急性腹泻 采用黄藤素片治疗急性腹泻30例,氟哌酸和氧氟沙星做对照。结果黄藤素片治疗组治愈率为83.33%,氟哌酸为66.67%,氧氟沙星73.33%。黄藤素片治疗效果好,安全可靠[13]。

4. 慢性盆腔炎 102例慢性盆腔炎患者采用黄藤素注射液治疗,每次2 mL(20mg),每天2次,3 d为1个疗程,连续注射2~4个疗程。结果,39例痊愈,45例显效,12例有效,6例无效,总有效率94.1%[14]。

5. 急性上呼吸道感染 黄藤素片(0.3 g)治疗急性上呼吸道感染40例,每天3次,连用5 d,治愈38例,显效1例,治愈率95%,有效率97.5%[15]。

6. 急性膀胱炎 黄藤素片用于治疗急性膀胱炎,45例患者口服黄藤素片(50 mg)每天3次,连用3 d,治愈40例,有效5例,总有效率100%[16]。

7. 其他 黄藤酊液离子导入法治疗神经根型颈椎病105例,临床痊愈28例,显效38例,好转30例,无效9例,有效率91.43%[17]。黄藤素联合双八面体蒙脱石治疗小儿真菌性肠炎60例,每次0.05~0.30 g,每日3次口服,加双八面体蒙脱石。结果痊愈46例,显效10例,进步1例,无效1例,有效率95.55%[18]。黄藤素外用结合光谱治疗阴道炎、外阴炎400例,治愈率为85%[19]。

8. 副作用 一女患者因急性盆腔炎给予黄藤素注射液80 mg+5%葡萄糖注射液500 mL静滴。静滴黄藤素约200 mL患者出现舌体麻木、唾液腺肿大,伴发热38.2℃。立即停用黄藤素注射液,给予地塞米松10 mg静滴,苯海拉明20 mg肌注。30 min后症状缓解,次日唾液腺肿大基本消失[20]。

(周秋丽 赵丽纯 新吉乐)

参考文献

[1]戚育芳,等.大黄藤的研究进展.云南中医中药杂志,2005,26(3):56

[2] 扶教龙,等. 黄藤化学成分的研究. 江苏农业科学,2009,6:258

[3]张慧颖,等.栽培黄藤药材的化学成分研究.云南中医学院学报,2008,31(5):28

[4]朱作金,等.黄藤素对大鼠免疫功能的影响.广西医科大学学报,1995,12(4):

[5]吴坤,等.黄藤乙醇提取物对人增生性瘢痕成纤维细胞抑制作用的研究.中国药业,2005,14(1):31

[6]周玥,等.黄藤素在大鼠胃肠道中的吸收动力学.华西药学杂志,2006,21(2):168

[7]杨荣,等. 黄藤素注射液Beagle犬静脉给药毒性观察.四川生理科学杂志,2005,27(1):48

[8]李东,等.复方黄藤合剂治疗类风湿性关节炎100例疗效观察.中国疗养医学,2005,14(3):236

[9]刘宝良.矿泉浴加服黄藤浸膏片治疗类风湿性关节炎102例.中国疗养医学,2000,9(4):20

[10]许竹青,等.黄藤合剂治疗痛风性关节炎45例.湖北中医杂志,2006,28(8):44

[11]吴春艳,等.黄藤素片保留灌肠治疗溃疡性结肠炎的临床疗效观察.中国医药导报,2009,6(29):60

[12]周述金,等. 红藤败酱液联合黄藤素软胶囊治疗慢性结肠炎42例. 实用中医药杂志,2008,24(10):634

[13] 吴春艳,等.黄藤素片治疗急性腹泻的临床疗效观察.中国医药导报,2009,6(9):43

[14] 伍幼如. 黄藤素注射液治疗慢性盆腔炎102例临床观察. 中国医药导报,2007,13(6):46

[15]吴春艳,等.黄藤素片治疗急性上呼吸道感染的临床观察.中国医药导报,2009,6(5):168

[16]吴春艳,等.黄藤素片治疗急性膀胱炎的临床观察. 中国医药导报,2009,6(6):136

[17] 游琼. 黄藤酊液离子导入法治疗神经根型颈椎病105例.中国民间疗法,2008,7:15

[18]贺荣莉,等. 黄藤素联合双八面体蒙脱石治疗小儿真菌性肠炎60例. 医药导报,2007,26(11):1324

[19]张玲,等. 黄藤素外用结合光谱治疗阴道炎、外阴炎400例疗效观察. 云南中医中药杂志,2009,30,(7):27

[20]李敬东,等.黄藤素静脉滴注致唾液腺肿大. 药物不良反应杂志,2009,11(4):287

黄芪 Astragali Radix huang qi

本品为豆科植物蒙古黄芪 *Astragalus membranaceus* (Fisch.)Bge var *mongholicus* (Bge.)Hsiao 或膜荚黄芪 *Astragalus membranaceus*(Fisch.)Bge 的干燥根。味甘,性微温。功能补气升阳,固表止汗,利水退肿,生津养血,行滞通痹,托毒排脓,敛疮生肌。主治气虚乏力、食少便溏、中气下陷、久泻脱肛、便血崩漏,表虚自汗、气虚水肿、内热消渴、血虚萎黄、半身不遂、痹痛麻木、痈疽难溃、久溃不敛。

【化学成分】

1. 黄酮类 主要有山柰酚、槲皮素、异鼠李素、鼠李异柠檬素、7,3-二羟基-4,1-甲氧基异黄酮,3R-2',3'-二羟基-7,4-二甲氧基异黄酮、毛蕊异黄酮、熊竹素(kumatakenin)、芒柄花素(fomononetin)、红芪木脂素素、异甘草素[1]、5,7,4'-三羟基异黄酮、4,2',4'-三羟基查尔酮等[2]。

2. 皂苷类 主要有黄芪皂苷 I~VIII(astragaloside I~VIII)、乙酰基黄芪皂苷、异黄芪皂苷 I~IV、大豆皂苷等四大类[3]。现已分离出的黄芪皂苷,除大豆皂苷 I 和黄芪皂苷 VIII 是以大豆皂苷元 B 为苷元外, 其余均以 9,19-环羊毛甾烷型的四环三萜类为苷元。

3. 多糖类 黄芪中的多糖成分主要有葡聚糖和杂多糖。葡聚糖又分水溶性葡聚糖[α(1-4)(1-6)葡聚糖]和水不溶性葡聚糖[α(1-4)葡聚糖]。杂多糖多为水溶性酸性杂多糖,主要由 D-葡萄糖、D-半乳糖、L-阿拉伯糖和鼠李糖组成,少量含有半乳糖醛酸和葡萄糖醛酸[4]。

4. 其他 尚含有 cyclocanthoside E、dehydrodiconiferyl alcohol、4,γ-'di-O-βD-glucopyranoside、没食子酸[5]、β-谷甾醇、羽扇豆醇、正十六醇、棕榈酸、微量元素(钪、铬、锰、铁、钴、铜、锌、硒、铷、钼、铯、镧、铈、钐)等[6]。

【药理作用】

1. 增强免疫 黄芪多糖 (APS)1.0、2.0、3.0 mg/kg 给正常小鼠连续灌胃 15 d,能明显提高小鼠的足趾肿胀度、脾脏生成抗体细胞数、半数溶血值及巨噬细胞吞噬功能;APS 对小鼠淋巴细胞增殖能力无明显影响。黄芪多糖对正常小鼠细胞免疫、体液免疫及巨噬细胞功能均有明显的增强作用[7]。给犬肌肉注射黄芪多糖注射液 0.1、0.5、1.0 mL/kg,连续 14 d。结果,适量黄芪多糖注射液能提高犬的机体免疫球蛋白(IgG、

IgM、IgA)、补体C3、C4和WBC、LY、RBC的含量,其中中剂量(0.5 mL/kg)效果最好[8]。在小鼠腹腔巨噬细胞悬液和小鼠脾淋巴细胞中,分别加入黄芪多糖50、100、200、400 μg/mL(终浓度)。结果,APS明显促进巨噬细胞NO生成,显著升高小鼠脾淋巴细胞内游离钙离子的水平,引起细胞蛋白激酶C活性升高。提示黄芪多糖通过影响机体免疫细胞的信号转导,发挥其免疫调节作用[9]。小鼠肌肉注射氢化可的松造成免疫功能低下模型,给模型小鼠尾静脉注射黄芪多糖(APS)25 mg/kg,每天1次,连续10 d。结果,APS能使免疫低下小鼠血清IFN-r水平明显升高,而IL-4水平很低。表明APS能够重建免疫功能低下机体正常的免疫功能,增强机体细胞免疫功能[10]。

小鼠创伤后(截肢)给予黄芪多糖(APS)1000、500、250 mg/kg,腹腔注射,连续3 d。结果,使应激小鼠胸腺、脾脏组织中NF-kB、IL-10 mRNA的表达受抑;CD_4^+、CD_4^+/CD_8^+比值升高;c-fos抗原水平降低。结果提示,创伤应激状态下小鼠的细胞免疫功能明显紊乱,黄芪多糖体内应用可有效恢复其免疫功能[11]。对肺气虚小鼠模型(SO_2气体熏法)每天2次灌胃黄芪多糖2 g/kg,结果黄芪多糖可提高肺气虚小鼠胸腺和脾指数,明显提高小鼠TH细胞,降低TS细胞,提高血清IFN-γ、IL-6水平。表明,黄芪多糖具有调节肺气虚小鼠机体免疫力作用[12]。

2. 影响心室肌功能 黄芪总黄酮(TFA,20 mg/kg)灌流豚鼠心室乳头肌标本,心室肌动作电位幅度降低,动作电位时程延长;应用TFA 40 mg/kg,心室肌动作电位幅度降低和动作电位时程延长更明显;且两种剂量使心室肌收缩力明显增加。TFA可降低心室肌动作电位幅值和和延长动作电位时程,增加心室肌收缩力,且具量效关系[13]。TFA(20 mg/kg)应用于豚鼠离体心室肌细胞,增加心室肌细胞ATP敏感的钾电流(IKATP),与对照比较差异有统计学意义[14]。TFA(20 mg/kg)可以增加豚鼠心室肌细胞L-型钙电流幅值,并可显著降低钠电流幅值[15]。向豚鼠离体乳头肌及心房标本,加入不同浓度黄芪苷Ⅳ(XGA),在累积浓度为5、10、30、50、80、120、160、180 μg/mL后,XGA能明显提高豚鼠离体乳头肌收缩力,呈正性肌力作用,并有浓度依赖性,对离体右心房标本,XGA致负性频率作用,且心房收缩力减弱,亦有浓度依赖性。提示,黄芪抗心力衰竭,有强心作用[16]。

3. 抗心肌缺血损伤 黄芪注射液(40 g/L)预处理未成熟兔全心缺血再灌注模型,可使左心功能、冠脉流量恢复及再灌后心肌组织内ATP含量均得到明显改善,心肌酶活性明显减低,心肌细胞线粒体损伤明显减轻,心肌诱导型一氧化氮合酶含量升高。黄芪预处理对幼兔心肌有一定保护作用,其机制之一是开放KATP通道[17]。黄芪提取物(EA)在50~100 mg/kg范围内,可明显减轻异丙肾上腺素诱导小鼠心电图ST段抬高;EA在25~100 mg/kg范围内能明显减低心肌组织中LDH、CK活性及MDA含量;EA在40~80 mg/kg范围内能显著抑制缺血再灌注大鼠心电图ST段抬高,加快再灌注后心脏功能的恢复。提示,EA对心肌缺血及缺血再灌注损伤有一定保护作用,且与NO释放有关[18]。

黄芪多糖(50 mg/mL,灌注液)可使心肌缺血再灌注大鼠心肌收缩舒张功能均得以良好的恢复,有显著扩冠作用;可使心肌组织SOD活性升高、LPO含量、OFR波谱信号降低。抗氧自由基可能是黄芪多糖改善心脏血流动力学和抗心肌缺血再灌注损伤的重要机制[19]。黄芪皂苷Ⅳ(XGA)2.5~20.0 mg/kg给予异丙肾上腺素诱导心肌缺血大鼠,大鼠的心功能和血流动力学明显改善;心肌细胞游离钙和心肌组织总钙明显下降,而红细胞膜钙泵活性明显增加,但没有表现出明显的量效关系。XGA能够明显改善缺血大鼠的心功能,减少心肌细胞内过多的钙积聚是其作用机制之一[20]。

4. 抗菌、抗炎 黄芪多糖0.26、0.78和1.56 mg/kg剂量灌胃给慢支病变小鼠,连用10 d。结果,黄芪多糖使细菌菌落形成单位数明显降低,气管黏膜病理变化减轻,纤毛损伤及黏附的绿脓杆菌数明显减少。说明黄芪多糖对慢支病变小鼠气管黏膜上皮有修复作用,能阻断绿脓杆菌在呼吸道的黏附,从而起到抗绿脓杆菌感染的作用[21]。黄芪多糖或黄芪甲苷浓度为0.2、0.6、1.5、4 μg/μL时,巨噬细胞吞噬结核杆菌的TB-DNA拷贝数以及上清液中IFN-γ和IL-1β的含量均明显高于对照组。表明黄芪多糖或黄芪甲苷均提高巨噬细胞对结核杆菌的吞噬作用,并以黄芪甲苷效果更佳[22]。黄芪多糖浓度为5×10^{-5}、1×10^{-4}、2×10^{-4} mmol/L处理$CaCo_2$细胞液,能显著减少大肠埃希菌进入上皮细胞的数量,增强肠黏膜的屏障功能[23]。

5.抗血栓 黄芪总提物(15、50、150 mg/kg)对胶原蛋白-肾上腺素诱发的小鼠体内血栓形成有明显的保护作用。黄芪总提物浓度为(40、80、160、320 mg/L)对体外形成大鼠血凝块有明显的溶解作用。提示,黄芪总提物有抑制体内血栓形成和体外直接溶解血凝块作用[24]。黄芪总皂苷50、100、200 mg/kg灌胃给大鼠,有显著抗实验性血栓形成作用,并能抑制血小板聚集,提高前列环素(PGI_2)和一氧化氮(NO)水平,降

低血栓素 $A_2(TXA_2)/PGI_2$ 比例。表明TSA具有显著抗血栓形成作用,其作用机制与提高 PGI_2 和NO水平有关[25]。

6. 抗衰老 给予衰老小鼠每日尾静脉注射黄芪黄酮提取物AF(0.08 mg/kg),持续10 d。衰老小鼠胸腺组织NO含量升高,SOD活性增强,MDA的含量下降;胸腺重量明显增加。表明黄芪黄酮可以延缓衰老过程中小鼠胸腺的萎缩,提高机体的免疫功能,从而具有抗衰老的作用[26]。50或150 mg/kg黄芪多糖,灌胃给药,能使D-半乳糖衰老小鼠胸腺指数和脾脏指数明显升高,血清和肝组织中MDA明显下降及SOD活力明显升高;脑组织中LF明显下降,肾组织中GSH-PX活力及NOS活力明显升高。结论:黄芪多糖抗衰老作用机制可能与其提高机体免疫功能,清除自由基及抗脂质过氧化有关[27]。

7. 抗疲劳 50%黄芪多糖溶液按照6.06 mg/kg剂量给小鼠灌胃15 d,可显著延长小鼠游泳至力竭时间,心、肝、肾组织中MDA含量降低,SOD(肝、肾组织)和GSH-Px(心、肝、肾组织)含量升高。表明黄芪多糖能提高小鼠的运动能力以及抗力竭运动所致的运动损伤能力[28]。不同剂量的黄芪多糖(0.4、0.2、0.1 mg/mL)给小鼠灌胃,除延长游泳时间外,血红蛋白浓度和红细胞压积显著提高;心、肝组织中SOD、CAT显著提高,心、肝组织中GSH-Px显著降低;血清中AST、CK活性显著降低。黄芪多糖有明显的抗氧化损伤和抗疲劳作用[29]。

8. 抑瘤 采用二乙基亚硝铵诱发大鼠肝癌,同时灌胃给予黄芪多糖200 mg/kg 14周。结果,大鼠体重,血清ALT、ALP、r-GT和α-L-岩藻糖苷酶及病理分级均较模型组有明显改善。黄芪多糖对实验性肝癌有一定的预防作用[30]。黄芪多糖(APS)12、40、120 mg/kg灌胃11 d对小鼠肝癌HepA移植瘤生长有显著抑制作用;体外对Bel-7404细胞没有抑制作用,但APS与PMΦ或脾细胞共培养上清对Bel-7404细胞生长具有显著抑制作用;APS(160、320、640 mg/L)使正常小鼠PMΦ培养上清中TNF-α活性升高,并增加正常小鼠脾细胞上清中IFN-γ的产生。提示,APS无直接抗肿瘤作用,是通过促进TNF-α和IFN-α的产生而实现抗肿瘤[31]。

黄芪多糖(APS,2、2.5、5、10、20 mg/mL)可抑制低分化人胃癌细胞株MKN45和高分化人胃癌细胞株MKN28的增殖,效应呈浓度时间依赖关系;APS可诱导MKN45细胞凋亡,阻滞细胞周期于 G_1 期,但对MKN28细胞凋亡和细胞周期无明显影响。黄芪多糖抑制胃癌细胞增殖,与其诱导细胞凋亡相关[32]。不同浓度的黄芪多糖(2.5、5、10 mg/mL)作用于HL60细胞,能抑制HL60细胞增殖,降低HL60细胞的端粒酶活性,并呈浓度和时间依赖性[33]。黄芪多糖终浓度为0.1、1、10 mg/mL时,抑制大鼠胶质瘤细胞株C6生长,诱导肿瘤细胞凋亡,使细胞内STAT3表达下降[34]。

9. 抗病毒 在HepG细胞系统中,阿昔洛韦(ACV)对HSV-1 HS-1株直接杀灭、感染阻断、增殖抑制的 ED_{50} 为30.83、16.04、20.04 μg/mL;对HSV-2333株的相应 ED_{50} 为16.45、18.62、10.85 μg/mL。黄芪总皂苷对HSV-1的治疗指数(TI)为ACV的4.4,2.4,2.5倍;对HSVG的治疗指数为ACV的2.3,1.0,1.6倍。黄芪总多糖对HSV-1的治疗指数为ACV的10.3,4.1,5.5倍;对HSVG的治疗指数为ACV的3.7,2.7,3.3倍。黄芪总黄酮的治疗指数与ACV相近[35]。黄芪多糖溶液100 g/L浓度,小白鼠滴鼻给药,对流感病毒引起的小白鼠肺炎病变有明显的抑制作用;200、100 g/L浓度组能抑制流感病毒增殖,200 g/L浓度组能延长流感病毒感染的小鼠生存时间。黄芪多糖有明显的抗流感作用[36]。用柯萨奇病毒B3(CVB3)致小鼠病毒性心肌炎后,静脉滴注不同剂量的黄芪总苷生药6.25、12.5、25.0 g/kg,对心肌炎小鼠血清CK、LDH、中和抗体,心肌细胞中CVB3滴度,心脏重量及系数、炎性浸润面积、坏死程度均有显著的抑制作用。表明黄芪总苷对小鼠病毒性心肌炎有良好的治疗作用[37]。黄芪甲苷1、0.5 mg/kg剂量可明显增加心肌炎急性期小鼠的生存率及减轻心肌炎症性病理变化,还可使心肌T-SOD、GSH-PX、CAT活力增加,髓过氧化酶(MPO)及反应性活性氧(ROS)含量降低。所以抗氧化可能是黄芪甲苷治疗病毒性心肌炎的重要机制之一[38]。

10. 解毒保肝 预先给黄芪多糖(APS)腹腔注射30、60、100 mg/kg,每天1次,连用7 d,能显著提高内毒素中毒小鼠的存活率。在100 mg/kg剂量组,能完全解除内毒素的致死作用。APS腹腔注射60、100 mg/kg共7 d,能显著拮抗内毒素处理小鼠肝匀浆中丙二醛(MDA)升高及谷胱甘肽(GSH)的降低。电镜显示,APS对内毒素处理小鼠的肝线粒体结构的损伤具有保护作用[39]。小鼠连服12.5 mg/kg黄芪皂苷甲对 CCL_4 所致的死亡有保护作用[40]。不同剂量的黄芪(2.5、5、10 g/kg)与苍耳子(5 g/kg)合用,给小鼠灌胃4周。结果,与单用苍耳子组比较,合用组小鼠体重明显增加,肝脏指数明显降低;小鼠血清AST、ALT水平降低,GSH-PX、GST活力升高,MDA含量降低。结论:黄芪可在一定程度上降低苍耳子的肝脏毒性作用[41]。

11. 降血糖 黄芪多糖（APS）2 g/kg 灌胃 10 周，可使 STZ 糖尿病仓鼠血糖、糖化血清蛋白、心肌酶谱和心肌 AngⅡ水平显著下降；心肌Ⅰ型胶原表达和Ⅰ/Ⅲ型胶原比值较显著降低；APS 组 chymase mRNA 表达和活性均显著低于模型组。上述结果表明，APS 可以抑制糖尿病心肌中 chymanse 依赖性 AngⅡ的生成，起到对糖尿病心肌病变的保护作用[42]。糖尿病大鼠每日腹腔注射黄芪注射液 1 mL（内含 2 g 药材提取物），14 d 后大鼠血清胰岛素水平明显升高，TG 和血糖水平显著减低。黄芪注射液具有调节脂代谢，降低血糖的作用[43]。

12. 其他 给予坐骨神经损伤大鼠腹腔注射黄芪多糖 20 mg/kg，1 次/d，连续给药 28 d。结果，术后坐骨神经传导速度（MNCV）、有髓神经纤维数目在各时间点上黄芪多糖组均优于对照组。结论，黄芪多糖可以促进损伤神经的再生[44]。黄芪甲苷 5、10、20、40、80、160 μg/mL 作用于家兔软骨细胞，在 5~40 μg/mL 浓度范围内对软骨细胞增殖速度、细胞活性、细胞内蛋白含量以及细胞异染反应起促进作用，且浓度越高促进作用越强；当浓度达到或超过 80 μg/mL 时起抑制作用。黄芪甲苷具有促进软骨细胞增殖，促进细胞内蛋白质合成作用[45]。

13. 药代动力学 黄芪甲苷以 1、2、4 mg/kg 剂量对大鼠静脉给药，血药浓度-时间曲线按二室模型拟合最佳，$t_{1/2}(\alpha)$ 分别为 12.36、7.05、15.98 min，$t_{1/2}(\beta)$ 分别为 69.14、73.28、95.24 min，AUC 分别为 277.36、415.36、623.15 μg min/mL，AUC 与剂量的线性方程为 y=113.64x+173.47（r=0.997），表明黄芪甲苷在大鼠体内呈线性消除。组织分布研究表明黄芪甲苷在体内分布较广[46]。

14. 毒性 急性毒性：小鼠以 300%黄芪煎剂 0.4~0.7 mL（含生药 7.5 g/kg）灌胃，48 h 无异常，未测出 LD_{50}。腹腔注射的 LD_{50} 为生药 40±5 g/kg，小鼠死前出现四肢麻痹及呼吸困难。长期毒性：大鼠每天腹腔注射黄芪煎剂 0.9~1.3 mL（含生药 0.5 g/kg），给药 30 d，结果体重均有增加，未见毒副反应或死亡[47]。健康 Beagle 犬分别静脉滴注给予黄芪注射液生药 48、24 和 12 g/kg 剂量，每天 1 次，连续 2 个月。并分别于给药 1 个月、2 个月（停药次日）和恢复期（停药半个月）观察结束进行检测。结果健康 Beagle 犬连续 2 个月静脉滴注相当于人临床剂量 60 倍剂量的黄芪注射液，对 Beagle 犬未引起任何明显的毒副反应，也未引起动物死亡；对犬的各项检测指标也无明显影响，无毒剂量大于 48 g/kg[48]。

【临床应用】

1. 肾病

（1）肾病综合征 55 例小儿肾病综合征患者在常规激素治疗基础上，加黄芪注射液静脉点滴（每日 1~2 mL/kg）治疗4周。结果联合治疗组完全缓解率和总缓解率（72.7%和 90.9%）显著高于常规组（63.4%和 80.5%），水肿消退平均时间比常规组明显缩短。黄芪联合激素治疗效果优于激素常规治疗，患儿易于接受[49]。

（2）糖尿病肾病 40 例糖尿病肾病患者在常规治疗外加用黄芪注射液 40 mL，静脉滴注，10~15 d 为 1 个疗程。结果，黄芪治疗组 24 h 尿蛋白排泄量明显低于对照组，肾功能得到改善[50]。运用生大黄粉口服加黄芪注射液静脉滴注治疗 30 例糖尿病肾病，治疗 3 周后患者自觉头晕乏力症状减轻，浮肿明显消退，24 h 尿蛋白排泄量明显减少，取得较好疗效[51]。

（3）急性肾盂肾炎 急性肾盂肾炎 43 例患者在头孢曲松钠治疗基础上，给予黄芪注射液辅助治疗，疗程为 2 周。治疗组总有效率为 97.6%，对照组总有效率 80.0%。治疗急性肾盂肾炎加用黄芪注射液可提高疗效[52]。

2. 心血管疾病

（1）慢性心力衰竭 在常规治疗基础上加葛根素（500 mg）和黄芪注射液，每天 1 次，连用 14 d。经治 36 例慢性心力衰竭患者，有效率为 88.9%（对照组 71.4%），葛根素联合黄芪注射液对慢性心力衰竭的治疗和预后都有良好作用[53]。

（2）缺血性心脏病 缺血性心脏病患者 68 例按CHD 常规治疗外，静脉点滴黄芪注射液 400 mL，1 次/d，疗程 2 周。显效 22 例（32.3%），有效 39 例（57.4%），无效 7 例（10.3%）[54]。

（3）急性病毒性心肌炎 治疗组 30 例急性病毒性心肌炎在常规治疗基础上，加用黄芪注射液（30 mL 静滴，1 次/d，连用 2 周）联合曲美他嗪（20 mg，3 次/d，连用 8 周）。总有效率 90%，心电图 ST-T 有明显改善，未发现药物不良反应[55]。60 例小儿病毒性心肌炎应用果糖二磷酸钠联合黄芪注射液治疗，治疗组临床症状、心电图、心肌酶谱明显改善，总有效率 93.3%[56]。

（4）冠心病心绞痛 24 例冠心病心绞痛采用黄芪注射液治疗，22 例复方丹参注射液做对照，疗程 15 d。结果治疗疗效，黄芪组总有效率 97%，复方丹参组 87%；心电图变化，黄芪组 92%，丹参组 85%；治疗期间未发现明显不良反应[57]。

（5）慢性心率失常 用附子黄芪四参汤（炮附子、炙黄芪、人参、北沙参、麦冬、五味子等）治疗 36 例慢性心率失常，服药3个疗程(3周为1个疗程)后总有效率91.67%[58]。

3.急性脑梗死 62例脑梗死患者分成治疗组(30例，黄芪注射液静滴)和对照组(32例，丹参注射液静滴)，疗程14 d。治疗组总有效率67.7%，对照组总有效率46.8%。黄芪注射液治疗急性脑梗死安全、有效、廉价，易被患者接受[59]。

4.晚期非小细胞肺癌 黄芪注射液联合MVP方案治疗60例晚期非小细胞肺癌，黄芪注射液静脉滴注，每天1次，共用20 d，21~28 d为1个疗程，平均2个疗程。结果，总有效率、生活质量评分、毒副反应与单纯MVP方案治疗比较有明显改善，值得临床推广使用[60]。

5.复发性消化性溃疡 黄芪建中汤(黄芪、桂枝、白芍、炙甘草、生姜、大枣等)加味，6周为1个疗程。经治74例患者，治愈40例，好转28例，无效6例，总有效率91.9%[61]。

6.糖尿病骨质疏松症 在控制血糖和补钙治疗基础上静脉滴注黄芪注射液40 mL，每天1次，20 d后改为口服黄芪口服液30 mL，每天3次。经治22例中，治疗3个月总有效率为63.6%，治疗6个月总有效率为81.8%[62]。

7.副作用 以过敏反应为最常见，包括皮肤过敏、高热、哮喘、过敏性休克等。黄芪的常用剂量9~30 g，剂量过大也会产生一定的不良反应[63]。

(张荣泉 李德华)

参考文献

[1] 温燕梅. 黄芪的化学成分研究进展. 中成药，2006，28(6)：879

[2]李瑞芬，等.蒙古黄芪化学成分的分离与鉴定.沈阳药科大学学报，2007，24(1)：20

[3]段亚丽，等.黄芪化学成分及其有效成分黄芪甲苷含量测定的研究现状.中国兽药杂志，2005，39(3)：35

[4]黄乔书，等.黄芪多糖的研究.药学学报，1982，17(3)：200

[5]杨芮平，等.膜荚黄芪的化学成分研究.中国药物化学杂志，2008，18(6)：457

[6]李瑞芬，等.蒙古黄芪化学成分的分离与鉴定.沈阳药科大学学报，2007，24(1)：20

[7]王庭欣，等.黄芪多糖增强小鼠免疫功能的实验研究.时珍国医国药，2009，20(7)：1763

[8]肖啸，等.黄芪多糖对犬免疫指标的影响.山东畜牧兽医，2009，30(11)：3

[9]胡庭俊，等.黄芪多糖对小鼠免疫细胞信号转导相关分子的影响.畜牧兽医学报，2005，36(6)：616

[10]颜培宇，等.黄芪多糖注射液对免疫功能低下小鼠血清IL-4和IFN-γ影响的实验研究.内蒙古中医药，2007，10：35

[11]曾广仙，等.黄芪多糖调节创伤应激小鼠免疫功能的研究.中华微生物学和免疫学杂志，2004，24(12)：942

[12]陈丹丹，等.黄芪多糖对肺气虚小鼠免疫调节作用.陕西中医学院学报，2007，30(3)：35

[13]崔婷婷，等.黄芪总黄酮对豚鼠心室肌动作电位和收缩力的影响.中华中西医学杂志，2006，4(8)：3

[14]包吉日木图，等.黄芪总黄酮对豚鼠心室肌细胞ATP敏感的钾电流的作用.中华心血管杂志，2008，13(4)：284

[15]赵明，等. 黄芪总黄酮对豚鼠心室肌细胞L-型钙电流及钠电流的作用. 中华心血管杂志，2008，13(2)：128

[16]伍伟培.黄芪有效成分黄芪苷Ⅳ强心作用实验研究.中药材，2005，28(7)：591

[17]李志英，等. 黄芪预处理对未成熟兔心肌缺血/再灌注损伤的保护作用.中华麻醉学杂志，2004，24(4)：276

[18]何勇. 黄芪提取物对心肌缺血损伤的保护作用.中药新药与临床药理，2008，19(2)：100

[19]张灼，等. 黄芪多糖对大鼠心肌缺血-再灌注损伤后的保护作用.中国中医药信息杂志，2007，14(2)：33

[20]Li ZP，et al. Effects of astragaloside IV on myocardial calcium transport and cardiac function in ischemic rats. *Acta Pharmacol Sin*，2002，23(10)：898

[21]余丹凤，等.黄芪多糖抗呼吸道绿脓杆菌感染的实验研究.中国中西医结合急救杂志，2007，14(2)：76

[22]张峰，等.黄芪多糖及黄芪甲苷对巨噬细胞吞噬结核杆菌作用的研究.西北国防医学杂志，2005，26(6)：434

[23]欧德渊，等.黄芪多糖对大肠埃希菌侵入肠上皮细胞的保护研究.动物医学进展，2006，27(8)：85

[24]朱虹，等.黄芪总提物体内外抗血栓作用的实验研究.中国临床药理学与治疗学，2005，10(8)：917

[25]高建，等.黄芪总皂苷抗血栓形成作用实验研究.中成药，2002，24(2)：116

[26]李淑华，等.黄芪黄酮(AF)延缓衰老作用的实验研究.医药世界，2007，(2)：40

[27]葛斌，等.黄芪多糖抗衰老作用机制的研究.中国医院药学杂志，2004，24(10)：610

[28]张小平，等.黄芪多糖对力竭小鼠保护作用及运动能力的影响.临床和实验医学杂志，2006，5(7)：853

[29]彭涛，等. 黄芪多糖对力竭游泳小鼠生理生化指标的影响.中国畜牧兽医，2008，35(12)：33

[30]袁利超，等.大黄素、黄芪多糖对大鼠实验性肝癌的预防作用.中国药房，2005，16(8)：574

[31]许杜娟，等.黄芪多糖的抑瘤作用及其机制.中国医院药学杂志，2005，25(10)：923

[32]谢少茹,等.黄芪多糖对胃癌细胞的生长抑制和促凋亡作用.河北中医,2009,31(9):1373

[33]姚金凤,等.黄芪多糖对HL60细胞端粒酶活性的作用.河南肿瘤学杂志,2005,18(4):247

[34]孙聪,等.黄芪多糖抑制大鼠神经胶质瘤细胞增殖的实验研究.中国老年学杂志,2009,29(1):41

[35]王志洁,等.黄芪多种成分抗人疱疹病毒的初步实验研究.中国现代应用药学,2002,19(5):356

[36]李丽娅,等.黄芪多糖抗流感病毒的实验研究.中国中医药科技,2002,9(6):354

[37]古平,等.黄芪总苷治疗小鼠柯萨奇B3病毒性心肌炎的实验研究.西南国防医药,2007,17(3):281

[38]汪明辉,等.黄芪甲苷抗氧化机制对病毒性心肌炎保护作用的研究.临床儿科杂志,2007,25(10):825

[39]王立新.黄芪多糖对内毒素致小鼠毒性损伤的作用.药学学报,1992,27(1):5

[40]张银娣,等.黄芪苷的药酶诱导和对肝损伤的保护作用.中国药理通讯,1988,5(1):18

[41]刘树民,等.黄芪对苍耳子肝毒性影响的实验研究.药物不良反应杂志,2007,9(1):17

[42]陈蔚,等.黄芪多糖保护糖尿病心肌的初步研究.复旦学报(医学版)2007,34(4):541

[43]高影,等.黄芪对糖尿病大鼠的血清学指标的作用的实验研究.中国老年学杂志,2008,28(17):1676

[44]桑秋凌,等.黄芪多糖对大鼠损伤坐骨神经再生的作用研究.时珍国医国药,2008,19(4):851

[45]刘维统,等.黄芪甲苷对关节软骨细胞功能影响的实验研究.实用医院临床杂志,2009,6(4):44

[46]陈宁,等.黄芪甲苷在大鼠体内的药代动力学和组织分布研究.生物加工过程,2006,4(3):67

[47]黄厚聘.黄芪的利尿与降压作用.药学学报,1965,12(5):319

[48]马珠凤,等.黄芪注射液Beagle犬长期毒性研究.中华中西医学杂志,2006,4(2):10

[49]张彦,等.黄芪联合激素治疗小儿肾病综合征55例疗效观察.中国实用医药,2010,5(8):13

[50]武翠玲,等.黄芪注射液治疗糖尿病肾病的临床观察.临床医药实践,2010,19(3A):226

[51]王钢柱.黄芪注射液静滴加大黄粉治疗糖尿病肾病30例临床观察.内蒙古中医药,2010,5:53

[52]陈美卿.黄芪注射液辅助治疗急性肾盂肾炎43例临床疗效观察.吉林医学,2010,31(2):168

[53]邓上安,等.葛根素联合黄芪注射液治疗慢性心力衰竭的疗效观察.实用心脑肺血管病杂志,2010,18(2):148

[54]丛欣,等.黄芪注射液治疗缺血性心脏病的临床研究.中国现代药物应用,2009,3(24):127

[55]葛海柱,等.黄芪注射液联合曲美他嗪治疗急性病毒性心肌炎60例临床观察.黑龙江医学,2010,34(2):134

[56]李方荣,等.果糖二磷酸钠联合黄芪注射液治疗小儿病毒性心肌炎疗效观察.中国现代药物应用,2010,4(1):162

[57]姜淑华.黄芪注射液治疗老年冠心病心绞痛的疗效观察.中国医药导报,2010,7(5):61

[58]于宝祥.附子黄芪四参汤治疗缓慢性心率失常36例疗效观察.哈尔滨医药,2009,29(6):79

[59]景欣.黄芪注射液治疗脑梗死30例临床观察.光明中医,2010,25(1):70

[60]朱保江.黄芪注射液联合MVP方案治疗晚期非小细胞肺癌临床观察.中国医药指南,2010,8(2):73

[61]张岳玺,等.黄芪建中汤加味治疗复发性消化性溃疡74例临床疗效观察.中华现代中医学杂志,2010,6(1):19

[62]张华.黄芪治疗糖尿病骨质疏松症22例临床观察.医学理论与实践,2009,22(12):1449

[63]周宛蓉.黄芪毒副作用研究进展.中国畜牧兽医,2008,35(9):94

黄药子 Dioscoreae Bulbiferae Rhizoma

huang yao zi

本品为薯蓣科植物黄独 *Dioscorea bulbifera* L.的干燥块茎。味苦,性平。有凉血解毒,消瘿散结功效。用于吐血衄血、瘿瘤喉痹、痈肿疮毒等。

【化学成分】

1. 皂苷 块茎含薯蓣皂苷元(diosgenin)、雅母皂甙元(yamogenin)、约莫皂苷元、克里托皂苷元、β-谷甾醇、豆甾醇、薯蓣次苷元甲、箭根薯皂苷等[1,2]。

2. 二萜内酯 含去甲基呋喃二萜内酯,如黄独素A、B、C、D、E、G、H(diosbulbins A, B, C, D, E, G, H)[3,4-6]。

3. 黄酮和蒽醌 3,7-二甲基-5,4-二羟基黄酮、3,7-二甲氧基-5,3′,4′-三羟基黄酮和大黄素[7]。

4. 其他 黄药子半干燥块茎还含有鞣质、糖类、微量元素等[1]。

【药理作用】

1. 对甲状腺影响 以含黄药子2%~10%的饲料喂养正常大白鼠,4周后对体重及甲状腺功能无影响;对硫氧嘧啶及磺胺吡啶等抗甲状腺药物造成的甲状腺肿亦无影响;但对0.1%硫氰酸钾造成的轻度甲状腺肿有治疗作用，使肿大的甲状腺重量减轻、腺组织和血清蛋白结合碘增加，对大鼠自发性甲状腺肿亦能改善。其作用可能因黄药子含碘，服药后增加甲状腺聚碘，迅速合成甲状腺素，血中甲状腺素浓度增加，抑制垂体前叶分泌过多的促甲状腺素，肿大的甲状腺因之缩小[8]。

2. 抑菌 黄药子不同溶剂提取物对畜禽常见病原菌的抑菌强度由大到小为：丙酮提取物>乙酸乙酯提取物>甲醇提取物>950 mL/L>乙醇提取物>水提取物；对猪肺炎链球菌的抑菌效果较好，对金黄色葡萄球菌、乳房炎链球菌也有一定的抑制[9]。黄药子水煎液（生药 1 g/mL）对金黄色葡萄球菌、大肠杆菌、白色念珠菌的抑制作用较好；有机溶剂提取液的抑菌效果优于水煎液[10]。

3. 抗炎 黄药子甲醇提取物 50、100 μg/mL 能显著抑制 LPS 诱导的小鼠腹腔巨噬细胞（M4）释放 NO；同时剂量依赖性抑制 LPS 刺激 M4 的 iNOS mRNA 的表达。提示，黄药子甲醇提取物上述药理学效应可能是其抗炎的作用机制之一[11]。

4. 抗肿瘤 黄药子的石油醚提取物、乙醚提取物、乙醇提取物及水提取物 100 mg/kg 均能显著延长荷瘤小鼠（H22 腹水型）的存活时间。采用常规 MTT 法或 SRB 法，发现乙醚提取物对肝癌、结肠癌、白血病、胃癌、鼻咽癌的肿瘤细胞抑制率较高；乙醇提取物对膀胱癌，水提物对肺巨细胞癌有较高的抑制率[12]。给 HepA 荷瘤小鼠腹腔注射黄药子醚提物和醇提物 10、100 mg/kg，均有抑制肿瘤腹水形成作用；100 mg/kg 醚提物能显著延长荷瘤小鼠的存活期，生命延长率为34.4%。黄药子醚提物（2.5、8.0、25、80 mg/kg），隔日 1 次，连续给药 2 周，对腹水型（HepA）小鼠有抑制腹水形成作用，促进肿瘤细胞死亡；8.0、25、80 mg/kg 剂量黄药子醚提物分别减少肿瘤细胞 19.3%、31.0%、49.1%。黄药子石油醚提取物有显著的抗肿瘤活性，其作用是直接的细胞作用[13]。

黄药子每日灌胃给大鼠 20 g/kg，连续 3 d。其终浓度为 20%的含药血清对 S180（肉瘤）和 H22（肝癌细胞）抑制率分别为 37.18%和 11.90%；对 P-gp（多药耐药基因的表达产物）的表达有抑制作用。当归配伍可提高黄药子抗肿瘤活性[14]。

5. 肝脏毒性 黄药子 2、10、50 g/kg 灌胃给予小鼠，连续 21 d，可引起 GPT、GOT、ALP、TBIL 值增高，GST、GSH-Px、SOD 活力降低；病理可见肝细胞疏松、肿胀、胞核溶解、融合、坏死、汇管区炎细胞浸润等。其毒性产生的机制与抑制肝微粒体中抗氧化酶和药物代谢酶活性有关[15]。给小鼠灌胃黄药子水煎剂 40、80、120 g/kg 7 d 和 30 d。7 d 表现：小鼠静卧少动，进食减少，被毛蓬松；镜下见散在肝细胞退行性变和坏死；MDA 含量和线粒体膜电位尚无明显改变。30 d 表现：外观表现同 7 d；高剂量组血清 ALT、肝匀浆 GSH、GSH-Px、线粒体膜流动性与对照组比较差异显著。黄药子水煎剂亚急性肝损伤可能存在脂质过氧化和线粒体损伤[16]。

6. 毒性 黄独皂苷的 LD_{50} 为 1.438 g/kg。黄药子丙酮和乙酸乙酯提取物的 LD_{50} 分别为 7.20±1.84 g/kg 和 9.22 ±2.57 g/kg[9]。黄药子 300%水煎剂灌胃给小鼠，在观察期（7 d）内未出现死亡，小鼠的最大耐受剂量（MTD）为 240.24 g/kg；按照 1/4 MTD、1/8 MTD 连续给药 15、30、60 d，发现黄药子主要损伤小鼠的肝脏和肾脏。对肝脏的影响包括对肝细胞的直接损伤和破坏肝细胞代谢途径所导致的肝结构损伤；对肾脏的损害主要是对肾小球和肾小管的直接细胞毒性和严重实质性肝损伤所导致的急性肾小管损伤[17]。

【临床应用】

1. 甲状腺疾病 用黄药子配伍海藻、昆布等，治疗甲状腺腺瘤及囊肿 50例，总有效率为 88%[18]。用黄药子流浸膏（每毫升相当于生药 3 g），每日 3~6 mL，分 3 次服，治疗甲状腺中毒症 26 例，临床症状显著改善[19]。

2. 横纹肌肉瘤 黄药子酒煮，冷却后滤过，每日饮黄药子酒 60~80 mL，治疗横纹肌肉瘤 1 例，服药半月后肿块缩小，1 月后消失，1 年多未见复发[20]。

3. 子宫肌瘤 基本方：五灵脂、蒲黄、黄药子，每日 1 剂煎服，日服 3 次，20 d 为 1 个疗程。服药 3 个疗程，5 例患者中 3 例肌瘤已消失，1 例肌瘤缩小，1 例没有变化[21]。

（刘　康　窦昌贵）

参 考 文 献

[1] 中国医学科学院药物研究所. 中草药有效成分的研究（第一分册）. 北京：人民卫生出版社，1972：445

[2]李石生，等. 黄独块茎的甾体类成分. 植物资源与环境，1999，8（2）：61

[3]Kawaswli T，et al. Fuaranoid norditerpenes form Dioscoreace plants. I. Diosbulins A，B and C from Dioscirea bulbifera f. Spontanea. *Chem Pharm Bull*，1968，16（12）：2430

[4]Yoshiteru. Furanoid norditerpenes from Dioscorea plants V. Structures of the diosbulbins-D，E，F，G，and H Justus. *Liebigs Ann Chem*，1978，（5）：818

[5]福州军区军事医学研究所药理化科.黄独素乙的分离和鉴定.中草药,1980,11(11):522

[6]顾关云.黄独块茎的Norclerodane二萜黄独素D和8-表黄独素E.中药通报,1984,9(6):39

[7]李石生,等.黄独中的黄酮和蒽醌类化学成分的研究.中国中药杂志,2000,25(3):159

[8] 生理教研室内分泌研究小组.黄药子对实验性甲状腺肿疗效及作用机制的研究.山东医学院学报,1961,(1):11

[9]胡振英,等.黄药子的体外抑菌及毒性试验.动物医学进展,2005,26(10):86

[10]胡俊峰,等.黄药子水煎液体外抗细菌作用的初步研究.黑龙江医药,2007,20(1):13

[11]刘佳,等.黄药子甲醇提取物对LPS诱导的小鼠腹腔巨噬细胞释放NO及iNOS表达的影响.贵阳中医学院学报,2008,30(2):79

[12]李建恒,等.黄药子不同方法提取物的抗肿瘤作用研究.河北职工医学院学报,2000,17(2):5

[13]喻泽兰,等.黄药子抗肿瘤活性组分筛选机作用分析.中国中药杂志,2004,29(6):563

[14]索晴,等.黄药子及配伍当归后含药血清抗肿瘤作用的研究.中国中医药科技,2008,15(2):113

[15]李玉洁,等.黄药子对小鼠肝脏毒性的表达及其机制研究.中国实验方剂学杂志,2005,11(1):40

[16]尚兰琴,等.黄药子水煎剂灌胃对小鼠的肝毒性及其机制.北京大学学报(医学版),2007,39(2):200

[17]杨辉,等.黄药子对小鼠毒性的实验研究.中国药师,2009,12(6):706

[18]方致和.临床辨治甲状腺腺瘤及甲状腺囊肿50例.江苏中医,1987,(6):9

[19]福建省人民医院研究处.黄药子浸膏治疗甲状腺中毒症26例初步报告.福建中医药杂志,1956,(创刊):22

[20] 江西省重工业局第5普查地质队卫生所.黄药子酒治愈横纹肌肉瘤1例.新医学,1972,(9):54

[21]熊招,等.失笑散合黄药子治疗子宫肌瘤5例.中国民族民间医药杂志,2004,68:161

黄 柏 Phellodendri Chinensis Cortsx

huang bo

本品为芸香科植物黄皮树 *Phellodendron chinese* Schneid.的干燥树皮。习称"川黄柏"。味苦、性寒。具有清热燥湿,泻火除蒸,解毒疗疮等功效。用于湿热泻痢、黄疸尿赤、带下阴痒、热淋涩痛、脚气痿躄、骨蒸劳热、盗汗、遗精、疮疡肿毒、湿疹湿疮等。

【化学成分】

黄柏的化学成分研究较多,主要含生物碱类成分,如小檗碱(berberine)、四氢小檗碱(tetrahydrob erberine)、药根碱(jatrorrhizine)、四氢药根碱(tetrahydrojiatrorrhizine)、木兰花碱(magnoflorine)、黄柏碱(phellodendrine)、n-甲基大麦芽碱 (candicine)、巴马汀(palmatine)、四氢掌叶防己碱(tetrahydropalmatine)、蝙蝠葛碱(menisperine)等;黄酮类成分,如黄酮金丝桃(hyperin)、黄柏兹德(phellozide)、二氢黄柏兹德等。此外,还含有黄柏酮(obacunone)、黄柏内酯(obaculactone)、白鲜交酯(dictamnolide)、黄柏酮酸(obacuonic acid)、青荧光酸 (lumicaeruliec acid)、7-脱氢豆甾醇(7-dehydro-stigmasterol)、β-谷甾醇(β-Sitosterol)、菜油甾醇(campesterol)等成分[1]。黄柏的非碱性成分含有氯原酸相关化合物、苯丙酸苷、木脂素苷等。

小檗碱含量川黄柏高于关黄柏,分别为1.44%~5.8%和0.6%~2.5%,故黄柏的抑菌效果远大于关黄柏[1]。

【药理作用】

黄柏有效成分小檗碱的药理作用参见黄连,其他作用分述如下:

1. 抑制免疫 黄柏可抑制二硝基氯苯(DNFB)所致小鼠迟发型超敏反应(DTH),同时降低血清 IFN-γ水平,抑制腹腔巨噬细胞(MF)产生 IL-Φ 及 TNF-α,抑制脾细胞产生 IL-2,从而抑制免疫反应引起的炎症损伤[2]。黄柏水煎剂及其主要生物碱-小檗碱可明显抑制小鼠对绵羊红细胞(SRBC)所致迟发型超敏反应和 IgM 的生成;抑制脾细胞在 LPS 和 ConA 刺激下的增殖反应;可使血清溶菌酶减少;并降低腹腔 MF 吞噬的作用[3]。

2. 降压 给麻醉猫腹腔注射黄柏水煎液 12 g/kg,引起血压急骤下降,90 min 血压为给药前的 60%,降压同时伴有心率和呼吸减慢。给麻醉犬和猫静脉注射黄柏碱 0.025 g/kg,使血压下降为给药前的 76.9%,持续 2 h 以上。反复给药无快速耐受现象。腹腔注射给药,作用相同。生药黄柏降压作用较强,但并非小檗碱引起,黄柏中含有产生肾上腺素能 β 样作用的活性物质,可增加大鼠心率,降低血压,此作用可被 β 受体阻滞剂氨酰心安阻断。从黄柏中还分离出产生肾上腺素能α样作用的活性物质,可使大鼠血压升高,此作用可被α受体阻滞剂酚妥拉明阻断。

3. 抗心律失常 黄柏成分药根碱 10 mg/kg 静脉注射,对大鼠心肌缺血和复灌所致心律失常均有对抗作用,可使心肌缺血和复灌期间心律失常的开始时间推迟,持续时间缩短,并使复灌期间室性心律失常的发生率和动物死亡率降低。家兔耳静脉注射药根碱每次 0.75 mg/kg,使冠脉结扎所致心肌梗死范围缩小[4]。

4. 抗溃疡 给大鼠皮下注射黄柏提取物水溶性部分(已除去小檗碱类生物碱)20、100 mg/kg,可使乙醇引起的胃黏膜损伤抑制 21.9%和 63.3%。灌胃给药具有相同作用。另外,对阿司匹林、幽门结扎以及水浸应激法引起的大鼠急性胃黏膜损伤均有保护作用。给大鼠皮下注射或十二指肠注射该药 100 mg/kg, 能明显抑制胃液量、总酸度及总胃蛋白酶活性,但灌胃给药的作用不明显[5]。

5. 抗病原微生物 黄柏及其复方具有较广泛的抗病原微生物作用,敏感菌包括:金黄色葡萄球菌、白色葡萄球菌、肺炎球菌、枯草杆菌、绿脓杆菌、痢疾杆菌、大肠杆菌、伤寒杆菌、阴道加德纳菌、痤疮丙酸杆菌、幽门螺旋杆菌、淋球菌、皮肤癣菌以及多种人型支原体等[6-12]。黄柏提取物有明显的抑杀人毛囊蠕形螨的作用,黄柏的杀螨时间为 0.83 ±0.36min,0.5 min 时螨出现死亡,1.5 min 时全部死亡[13]。此外黄柏热水提液可延长单纯疱疹病毒感染小鼠的疱疹症状发作或扩散时间,延长小鼠生存时间,并显著降低小鼠的死亡率[14]。

6. 抗癌 4 mL/L 黄柏照光组对癌细胞生长、癌细胞噻唑蓝代谢活力光敏抑制效应 37.1%~66.6%。同时, 黄柏实验组癌细胞酸性磷酸酶含量明显减少,癌细胞 ^{3}H-TdR 掺入量显著降低。黄柏 100 mL/L 对染色体并无光敏致粘连畸变作用,但能延缓 S 期细胞周期过程。透射电镜发现,10、100 mL/L 黄柏可使实验组细胞线粒体、内质网广泛肿胀、扩张、细胞核糖体明显减少。提示黄柏的光敏抗癌作用[15]。

7. 抗氧化 黄柏生品、清炒品、盐炙品和酒炙品水提取物和醇提取物可清除次黄嘌呤-黄嘌呤氧化酶系统产生超氧阴离子 和 Fenton 反应生成的羟自由基(·OH),并能抑制羟自由基诱导的小鼠肝匀浆上清液脂质过氧化作用。其中酒炙炮制品醇提取物抗氧化作用较好[16]。

8. 其他 黄柏生品和盐制品按 250、500 mg/kg 剂量灌胃给药,均可降低高尿酸血症小鼠血清尿酸水平,抑制小鼠肝脏黄嘌呤氧化酶活性,具有抗痛风作用[17]。黄柏碱具有抑制中枢神经系统、增强家兔离体肠管张力及收缩振幅、肌松及促进家兔胰腺分泌的作用[18]。

9. 毒性 小鼠腹腔注射黄柏水煎液的 LD_{50} 为 2.7 g/kg,黄柏碱的 LD_{50} 为 69.5 mg/kg。小鼠中毒表现为兴奋、强直性收缩,各种反射被抑制,继而出现间歇性阵挛并很快死亡。

【临床应用】

1. 中耳炎 黄柏水煎浓缩液生药 30 g/20 mL,滴耳,每次 2~3 滴,每日 3 次,治疗急慢性化脓性中耳炎 100 例,疗效满意[19]。黄柏、黄连“二黄”滴耳剂,治疗急、慢性中耳炎 1000 例,总有效率为 89%,尤其对急性化脓性中耳炎效果更为明显[20]。

2. 流行性腮腺炎 黄柏粉与生石膏粉按 7:3 的比例混合均匀,用水或米醋、酒调成糊状,敷于患处。每日敷 1 次,一般敷用 2~3 d。患儿多于敷药 2 d 后开始见效,体温渐降至正常,腮腺肿胀消失[21]。

3. 皮肤感染 甲沟炎:中药黄柏酊,每天局部涂抹 3 次,7 d 为 1 个疗程,总有效率 95.67%[22]。儿童湿疹:用 3%黄柏煎液涂患处,每天 2~3 次。平均疗程 3~5 d[23]。带状疱疹:用黄柏加雄黄、冰片研末与鸡蛋清制成膏涂于患处。每天一次,可减轻带状疱疹患者疼痛,外敷 3 d 后水疱逐渐干涸结痂消退[24]。手足癣:将黄柏、生百部、蛇床子等 6 味中药研末过筛与醋混合。用时将患手或患足浸泡 3~4 h。1 次为 1 个疗程,每疗程间隔半个月。治疗 180 例患者的总有效率 97.7%,其中一次浸泡痊愈者 136 例[25]。

4. 妇科疾病 复方黄柏液治疗宫颈糜烂 60 例,全部治愈[26]。自制黄柏粉,阴道塞药,每日 1 次,10 d 为 1 个疗程,连续治疗 3 个疗程。对单纯型、颗粒型及乳头型宫颈糜烂的治疗总有效率分别为 94.4%、86.7%、77.4%[27]。黄柏油治疗各种阴道炎 162 例,总有效率 97.3%[28]。自拟妇科Ⅱ号浓缩液治疗 40 例阴道炎患者,对带下阴痒等症状有明显的效果,总有效率为 95.2%。并对滴虫性阴道炎、真菌性阴道炎及其他阴道炎也有效[29]。盆炎栓治疗慢性盆腔炎 400 例,治愈 160 例(53.33%),总有效率 97.33%[30]。

5. 心律失常 黄柏平悸汤配合西药心律平治疗气阴两虚型快速性心率失常 76 例, 与单服心律平比较疗效显著,总有效率达 92.1%。该方对房性、房室交界处性、室性早搏、室上性和室速疗效显著,而对房颤、房扑作用不明显[31]。

6. 其他 烧伤:黄柏、榆树皮内皮粉末(1:2),以 80%酒精浸泡加压过滤,将滤液喷或涂于创面,至结痂为止[32]。咽炎：黄柏胶囊，每次3粒，4次/d，治疗急性和亚急性咽炎100例，总有效率为85%[33]。溃疡性结肠炎：在常规口服益气健脾、燥湿涩肠的中药煎剂的同时，加用自制黄柏糊剂敷脐（神阙穴）可显著提高疗效[34]。

【附注】

1.黄柏根皮与树皮中所含化学成分基本相同，但小檗碱的含量，根皮高于树皮。黄柏的果实中非挥发性部分含有小檗碱，从挥发油中分离出香叶烯，占总油量之60%~70%。黄柏叶中分离出黄酮类化合物，槲皮素-3-O-b-D半乳糖苷，又名金丝桃苷（hyperoside）、双氢山柰酚（dihydrokaempferol）和5′-异戊烯基双氢山柰酚-7-O-b-D-葡萄糖，后者命名为黄柏新苷A（phellochinin A）[35]。

2. 关黄柏 Phellodendri Amurensis Cortex

芸香料植物黄檗 *Phellodendron amurense* Rupr.的干燥树皮也作黄柏药用，匀称关光柏。味苦，性寒，具有清热燥湿，泻火除蒸，解毒疗疮。用于湿热泻痢、黄疸尿赤、带下阴痒、热淋涩痛、脚气痿躄、骨蒸劳热、盗汗、遗精、疮疡肿毒、湿疹湿疮。盐光黄柏滋阴降火，用于阴虚火旺、盗汗骨热。

［化学成分］

1. 生物碱 从日本产黄檗（*P.amurense* Rupr.）得到小檗碱及少量巴马亭。关黄柏中小檗碱的含量为0.3%~0.6%。关黄柏还含有四氢小檗碱（tetrahydroberberine）、药根碱（jiatrorrhizine）、四氢药根碱（tetrahydrojiatrorrhizine）、黄柏碱（phellodendrine）、蝙蝠葛碱（menispetine）、四氢掌叶防己碱（tetrahydropalmatine）等生物碱[1,36]。

2. 其他 尚含有黄酮金丝桃（hyperin）、黄柏兹德（phellozide）、二氢黄柏兹德、黄柏内酯（obaculactone）、白鲜交酯（dictamnolide）、黄柏酮酸（obacuonic acid）等[37]。

［药理作用］

药理作用归纳起来有如下几方面：抗细菌、真菌、病毒、病原微生物作用；抗心律失常，降血压等对心血管系统作用；抗消化道溃疡，收缩和舒张肠管、促进胰腺分泌等；并有中枢神经系统抑制作用，抑制细胞免疫，降血糖等药理作用。

（方 芳 洪 缨 侯家玉 胡宇驰）

参考文献

[1]龚森.黄柏的化学成分和药理作用研究.中国医院用药评价与分析.2009,9(4):318

[2]吕燕宁，等.黄柏对小鼠DTH及其体内几种细胞因子的影响.北京中医药大学学报，1999,22(6):48

[3]邱全瑛，等.黄柏和小檗碱对小鼠免疫功能的影响.中国病理生理杂志，1996,6:664

[4]陈超，等.药根碱对实验动物心肌缺血和复灌性损伤的保护作用.中国药理学通报，1989,5(6):373.

[5]内山務，他.黄柏抽出物の抗潰瘍効果.药学杂志（日），1989,109(9):672

[6]梁莹.黄柏抑菌效果的实验研究.现代医药卫生，2005,21(20):2746

[7]魏长志.黄芩 黄连 黄柏体外抗金黄色葡萄球菌和痢疾杆菌对比实验.辽宁中医药大学学报，2009,11(3):159

[8]郭志坚，等.黄柏叶中黄酮醇苷含量测定及其抑菌实验.暨南大学学报（自然科学版），2002,23(5):64

[9]产美英，等.黄芩等16种中药对阴道加德纳菌的抗菌作用.蚌埠医学院学报，1995,20(4):222.

[10]杜平化，等.20中药材对幽门螺杆菌体外抗菌活性的研究.中药材，2001,24(3):188

[11]刘腾飞，等.中草药体外抗淋球菌的实验研究.中国现代医学杂志，1998,8(6):38

[12]车雅敏，等.人型支原体对药物敏感性的研究.中华皮肤科杂志，2001,34(6):420

[13]张荣波，等.黄柏提取物体外抑杀毛囊蠕形螨活性研究.中国药理学通报，2006,22(7):984

[14]蔡宝昌，等.国外天然药物抗病毒研究简况.国外医学中医中药分册，1997,19(3):481

[15]廖静，等.中药黄柏的光敏抗癌作用研究.首都医科大学学报，1999,20(3):153

[16]孔令东，等.黄柏炮制品清除氧自由基和抗脂质过氧化作用.中国中药杂志，2001,26(4):245

[17]杨澄，等.盐制对黄柏抗痛风作用的影响.中国中药杂志，2005,30(2):145

[18]李峰，等.黄柏的临床药理作用.中医药临床杂志，2004,16(2):191

[19]杜正尧.黄柏液治疗急慢性脓耳.四川中医，1987,5(4):16

[20]管秀慧，等.中药“二黄”滴耳剂治疗急慢性化脓性中耳炎的临床观察：附1000例分析.中国中西医结合耳鼻喉科杂志，1998,6(2):68

[21]杨守珍.黄柏石膏粉外敷治疗流行性腮腺炎.中国民间疗法，2000,8(12):15

[22]杨坤，等.中药黄柏酊治疗甲沟炎115例临床疗效观察.云南中医中药杂志，2003,24(3):16

[23]周国清.黄柏煎液局部治疗儿童湿疹59例效果观察.儿科药学杂志,2001,7(1):48

[24]李桂英,等.雄黄黄柏冰片膏治疗带状疱疹.中华护理杂志,2000,35(5):296

[25]郭海沧.黄柏浸泡剂治疗手足癣180例.医学理论与实践,2003,16(2):183

[26]陈秋英.复方黄柏液治疗宫颈糜烂60例临床观察.江西医学院学报,2003,43(6):97

[27]王丽均.黄柏粉治疗宫颈糜烂的临床观察及护理.湖北中医杂志,2007,29(9):49

[28]杨金珊.黄柏油外用治疗阴道炎. Journal of External Therapy of TCM,2004,13(2):38

[29]严宏宇,等.妇科Ⅱ号浓缩洗液治疗外阴炎、阴道炎临床疗效观察.新疆中医药,2000,18(2):14

[30]李翠萍,等.盆炎栓治疗慢性盆腔炎的临床研究.中成药,1999,21(4):185

[31]谢刚.黄柏平悸汤配合心律平治疗气阴两虚型快速性心率失常76例.湖南中医学院学报,1998,18(2):51

[32]王宗良.黄柏榆树皮粉浸泡液治疗烧伤338例临床观察.吉林中医药,1987,(2):7

[33]戴建军,等.黄柏胶囊治疗急性和亚急性咽炎100例临床观察.实用临床医学,2004,5(4):122

[34]王莉.黄柏糊敷脐治疗溃疡性结肠炎.Chinese Journal of Rehabilitation,2006,21(3):186

[35]郭书好,等.川黄柏叶中黄铜成分的研究.暨南大学学报(自然科学与医学版),1998,19(5):68

[36]富田真雄,他.Studie on the alkaloids of Rutaceous plantsⅤ.alkaloids of *phellodendron amurense* Rupr.Yar. *sachalinese* Fr. Schm.药学杂志,1958(12):1444

[37]《中华本草》编委会.中华本草(精选本·上册).上海:上海科学技术出版社,1998:1042

黄连 Coptidis Rhizoma huang lian

本品为毛茛科植物黄连 *Coptis chinensis* Franch,三角叶黄连 *Coptis deltoidea* C. Y.Cheng et Hsiao 或云连 *Coptis teeta* Wall 的干燥根茎。上述三种黄连分别习称为“味连”、“雅连”和“云连”。味苦,性寒。有清热燥湿,泻火解毒之功效。主要用于湿热痞满、呕吐吞酸、泻痢、黄疸、高热神昏、心火亢盛、心烦不寐、心悸不宁、血热吐衄、目赤、牙痛、消渴、痈肿疔疮;外治湿疹、湿疮、耳道流脓等。

【化学成分】

黄连根茎含有多种生物碱,包括小檗碱(黄连素,berberine)、黄连碱(coptisine)、掌叶防己碱(巴马亭,palmatine)、药根碱(jatrorrhizine)、表小檗碱(epiberberine)、甲基黄连碱(worenine)、非州防己碱(columbamine)、木兰花碱(magnoflorine)。其中以小檗碱含量最高,黄连、三角叶黄连及云连中小檗碱含量均超过4%[1,2]。黄连中非生物碱成分有阿魏酸(ferulic acid)和氯原酸(chlorogenic acid)等[3]。

【药理作用】

1. 抑制中枢 小鼠腹腔注射小檗碱 10 mg/kg 可使自发活动减少,作用持续 85 min 以上。其协同戊巴比妥钠,缩短后者引起小鼠睡眠的潜伏期,延长睡眠时间[4]。四氢小檗碱、四氢黄连碱,能减少动物自发活动和协同戊巴比妥钠催眠作用。四氢黄连碱还能拮抗麦角酰二乙胺及苯异丙胺的中枢兴奋作用[5]。黄连(50、100、200、400 mg/kg)及小檗碱(200 mg/kg)灌胃预处理可抑制可卡因诱导的自主活动增加,并减少中枢多巴胺能神经元 TH 含量,提示黄连及小檗碱抑制作用与降低多巴胺生物合成及突触后神经元活动有关[6]。

2. 改善学习记忆 小檗碱以每只 0.4、4 mg 侧脑室注射,可改善东莨菪碱致小鼠记忆获得障碍及促进正常小鼠的记忆保持,对已酰亚胺致记忆再现障碍及开场行为无影响[7]。黄连总碱(55、110 mg/kg)剂量依赖阻遏铝过负荷大鼠海马 MDA 含量的增加和 SOD 活性的降低,作用强于小檗碱(100 mg/kg)[8]。小檗碱(0.00025~2.5 g/L)可诱导骨髓间质干细胞分化为神经元样细胞[9]。

3. 抗炎 小檗碱对角叉菜胶引起的大鼠足肿胀、慢性棉球肉芽肿均有明显抑制作用[5]。小鼠口服小檗碱 30、60 mg/kg,可使醋酸引起的小鼠腹腔毛细血管通透性提高分别被抑制 10.6%,35.5%;大鼠皮下注射小檗碱 20、50 mg/kg,对组胺引起的皮肤毛细血管通透性增加也有抑制作用[10]。小檗碱 5×10^{-5}、5×10^{-4} mol/L 能明显抑制趋化因子 ZAP 诱导的中性粒细胞趋化,抑制多形核白细胞酵母多糖诱导的化学发光。在整体实验中,30、60、90 mg/kg 静脉滴注即可明显降低大鼠炎症组织中 PGE_2 的含量。其抗炎机制与作用于某些炎性细胞和炎性介质[11]，抑制特异性免疫作用有关[12]。

4. 调节免疫 硫酸小檗碱 10^{-4} 和 10^{-5}mol/L 可增强腹腔巨噬细胞和人全血白细胞吞噬白色葡萄球菌的功能；促进小鼠腹腔巨噬细胞产生 IL-1；抑制脾细胞产生 IL-2 和抑制 T 和 B 淋巴细胞转化。25、50 mg/kg 加速小鼠网状内皮系统对炭粒的廓清速度，抑制小鼠血清溶血素的产生和足跖的迟发型超敏反应(DTH)。提示，硫酸小檗碱可增强小鼠非特异性免疫反应，抑制细胞和体液免疫功能[13]。

灌服小檗碱(5 mg/mL，0.5 mL/只)可抑制二硝基氟苯(DNFB)诱导的小鼠 DTH，降低其血清 γ 干扰素(IFN-γ)水平，抑制其腹腔巨噬细胞产生 IL-1 及TNF-α，抑制脾细胞产生 IL-2，从而抑制免疫反应，减轻炎症损伤[14]。小檗碱(30 mg/kg)降低小鼠 T 细胞与 ECM 的黏附能力也与免疫抑制有关[15]。100、30 和10 μmol/L 小檗碱抑制小鼠淋巴细胞增殖，同时还可以诱导体外培养的小鼠淋巴细胞的凋亡[16]。小檗碱 0.32、1.60 和 8.00μg/mL 能抑制静息的及 IL-1、TNF 激活的内皮细胞与淋巴细胞间的黏附，其主要分子机制为下调内皮细胞表面黏附分子细胞间粘连分子-1(ICAM-1)的表达；小檗碱能抑制 IL-1 激活的淋巴细胞与内皮细胞的黏附，从而抑制淋巴细胞再循环，这可能是小檗碱发挥免疫抑制作用的机制之一[17]。

浓度为 100 和 50 mmol/L 的小檗碱对佛波醇酯+离子霉素或植物血凝素激活 T 细胞表达 CD69 有明显抑制，对 CD25 的表达亦有抑制作用，且呈剂量依赖性。活染分析显示，小檗碱对淋巴细胞无明显细胞毒性[18]。

5. 心血管系统

(1)正性肌力 在 0.1~300 μmol/L 的剂量范围内，小檗碱增加豚鼠心肌收缩力，并呈剂量依赖关系。当浓度达 300 μmol/L 时，乳头状肌收缩力增加 50%。同样剂量的小檗碱对右心房肌也产生正性肌力作用[19]。小檗碱对豚鼠心乳头状肌的等长收缩张力的增强作用维持达 40 min[20]。静脉灌注 0.1%小檗碱，可使戊巴比妥钠引起衰竭豚鼠的左心室内压变化最大速率(±dp/dtmax)增加，显示正性肌力作用[21]。

给小鼠腹腔注射小檗碱 0.4 mg/10 g 体重及 0.2 mg/10 g 体重，均能增加心肌内 Ca^{2+}浓度[22]。用 365 μmol/L 小檗碱灌流豚鼠标本，用药初期 Isi 明显增加，后期则减少甚至完全被阻断。提示，小檗碱的正性肌力作用与促进心肌细胞外 Ca^{2+}内流有关；大剂量长时间灌流反使钙通道阻滞，导致心肌收缩力下降[23]。

静脉注射小檗碱 1 mg/kg 对戊巴比妥钠诱发的急性心力衰竭犬有明显增加左室内压最大上升速率作用，使其从 103.6±25.8 kPa/s 增加到 250.9±45.0 kPa/s，心力环面积扩大，LVEDP 逐渐降低，主动脉内收缩压不变，而舒张压下降，HR 加快。小檗碱对改善戊巴比妥钠引起的犬的心力衰竭作用比西地兰作用更明显[24]。小檗碱 63 mg/kg 灌胃给药 4 周，显著降低 DHF(腹主动脉缩窄)大鼠 LVEDP，升高-dp/dtmax，缩短 T，降低心肌细胞内[Ca^{2+}]i[25]。

(2) 负性频率 给清醒大鼠静脉注射小檗碱 1mg/kg，共 3 次，或者一次性 10 mg/kg 静脉注射，均能引起 HR 先反射性地加快而后缓慢持久地下降[26]。带有窦房结的离体豚鼠右心房，具有自发节律，小檗碱 300 mmol/L 可使之频率减慢 15%[19]。

(3)影响传导 小檗碱 10 μmol/L，使离体标本的窦房结到界嵴(S-C)及界嵴到希氏束(C-H)表面电图间的间期缩短，膜反应性增强；小檗碱 10 mg/kg，缩短动物 A-H(心房到希氏束传导时间)及 H-V(希氏束到心室传导时间)期间延长 AERP 及 AVNFRP。提示，小檗碱加快房内及房室传导，但其同时并不伴有 Vmax 及 APA 增加，可能与降低心肌膜阻抗、增加电偶联有关。但增大剂量至 15 mg/kg 时，A-H 及 H-V 间期延长，室内传导时间也延长，对心脏传导系统有严重的抑制作用[27]。

(4) 影响心肌电生理特性 小檗碱 0.1、1、10、30 mmol/L 能剂量依赖性地降低兔窦房结(SAN)、房室结(AVN)细胞动作电位 4 相除极化速率，从而降低慢反应细胞的自律性[28]。犬静脉注射小檗碱 1mg/kg，继以 0.2 mg/kg/min 恒速静脉输入，可使心房及心室有效不应期及功能不应期延长[29]。小檗碱对兔窦房结的抑制作用不被阿托品 (1 μmol/L) 所拮抗，α2 受体桔抗剂 BHT-920(10 μmol/L)或 α2 受体激动剂苯肾上腺素(10 μmol/L)均不能翻转小檗碱的作用[28]。

(5)抗心律失常 给小鼠静脉注射小檗碱 4、6 mg/kg，可使 $CaCl_2$ 诱发的室性早搏(VE)、室性心动过速(VT)、室性纤颤(VF)的发生率降低。给小鼠恒速静脉滴注小檗碱 1 mg/min，能增加诱发 VE、VT、VF 以及心室停搏所需乌头碱的用量。小檗碱 2、4 mg/kg 静脉注射对 $BaCl_2$、肾上腺素诱发的大鼠室性心律失常、$CaCl_2$-Ach 诱发的小鼠房颤(扑)也均有对抗作用。同样剂量的小檗碱能使电刺激所诱发的家兔室颤阈值由 8±2V 增加至 17±3V[30]。

小檗碱 4 mg/kg，静脉注射，对大鼠心肌缺血所致血小板和红细胞聚集性增强、血液黏度增高等血液流变学的异常改变有明显的对抗作用，这可能有助于其抗缺血性心律失常的作用。30 μmol/L 小檗碱可抑制缺氧引起豚鼠离体心肌细胞 APD 和 ERP 的缩短，并使缺氧心肌细胞 APA、OS 和 Vmax 进一步降低，这也可能是小檗碱抗缺血性心律失常作用的重要机制[31]。小檗碱（10 mg/kg）使缺血/再灌后 VT 发生率明显降低，持续时间明显缩短，无 1 例发生 VF 及死亡，与对照组比较差异有显著性。离体实验小檗碱（30 μmol/L）能抑制高钙条件下 Ca^{2+}内流，而增加低钙条件下的 Ca^{2+}内流。表明小檗碱预防再灌心律失常作用可能与其对心肌 Ca^{2+}内流有双向调节作用有关，尤其在高 Ca^{2+}条件下，降低 Ca^{2+}内流可能是其抗心律失常作用机制之一[32]。

小檗碱 1~4 mg/kg，静脉注射能明显提高兔的 VFT，迷走神经切断或利血平 3 mg/kg，腹腔注射并不影响小檗碱提高 VFT 的作用。提示小檗碱抗心律失常的作用可能与自主神经无关。相同剂量小檗碱，使迷走神经或交感神经刺激引起的 APD 缩短作用减弱或消失，并抑制交感神经刺激诱发的 DAD 和触发活动。这些亦可能是小檗碱抗心律失常作用的机制之一[33]。

浓度为 0.1~10 mg/L 的小檗碱能显著抑制 IK。用浓度为 10 mg/L 的小檗碱灌流标本时，5 min 就有显著作用，15 min 时，对尾电流的抑制率为 73.6%±4.5%。表明小檗碱对延迟激活钾通道有阻断作用[34]。小檗碱可延长豚鼠心室肌细胞动作电位时程，抑制内向整流钾通道及延迟整流钾通道，并能对抗 ATP 敏感钾通道开放剂 cromakalim（BRL-34915）引起的 IK-ATP（ATP 敏感性钾离子电流）升高及动作电位时程缩短。表明小檗碱可抑制 ATP 敏感钾通道，提示其抗心律失常作用与钾通道抑制有关[35]。小檗碱是一种钙通道激活剂，对钙通道的调节作用依赖于 β 受体介导的磷酸化过程[36]。

(6)降压　给清醒大鼠静脉注射小檗碱，每次 1 mg/kg，共 3 次或者单次静脉给药 10 mg/kg，均能产生明显的降压作用[26]。小檗碱 0.3、1、3 μmol/L 可使去氧肾上腺素（α 受体激动剂）引起的平滑肌（大鼠肛尾肌和兔主动脉条）收缩累积量-效曲线右移，最大效应不变。提示小檗碱对 α 受体有竞争性拮抗作用，但其作用强度不如哌唑嗪[37]。小檗碱对 α1 和 α2 受体均有阻滞作用，阻滞作用的选择比率（α1/α2）为 8[38]。小檗碱 10 μmol 仅能拮抗苯肾上腺素引起的兔主动脉条收缩，而对 5-HT、组胺、氯化钾引起者无明显影响，也不影响血管条的基本张力[39]。黄连所含药根碱对麻醉、清醒大鼠以及肾性高血压大鼠亦有显著的降压作用，其降压作用的机制也与 α 受体阻断引起外周血管阻力降低有关[40]。

(7) 抗心肌缺血　小檗碱 12 mg/kg 腹腔注射，能显著缩小心梗大鼠冠脉结扎后 24 h 的心肌梗死范围，减少血清游离脂肪酸（FFA）的增高，降低梗死后病理性Q 波的发生率，提示小檗碱对缺血性心肌具有保护作用[41]。小剂量盐酸小檗碱（10 μg/mL）对缺氧性损害心肌细胞的搏动、乳酸脱氢酶释放、细胞存活率、细胞超微结构均有较明显的保护作用，而大剂量（30 μg/mL）盐酸小檗碱则可加重缺氧引起的心肌细胞损害[42]。小檗碱 1.5×10^{-6}、1.5×10^{-5} 和 1.5×10^{-4}mol/L 浓度，可使大鼠缺氧复氧缺血再灌注损伤心肌细胞 LDH、MDA 显著降低，SOD 活力升[43]。

(8)抗心肌肥厚　小檗碱（5、10 mg/kg）可以减轻双肾双夹大鼠心肌肥厚和改善左心室重构状态，这可能与提高左心室一氧化氮（NO）和环磷酸腺苷（cAMP）含量有关[44]。每天腹腔注射小檗碱 5 mg/kg，可降低异丙肾上腺素（ISO）诱导的心肌肥厚大鼠全心肥厚指数，降低心肌组织中 FFA 含量，增加 cNOS 活性，降低 iNOS 活性[45]。小檗碱（5、10 mg/kg）可降低 L-甲状腺素诱导的大鼠心肌肥厚指数和心肌钙调神经磷酸酶（CaN）活力，升高心肌 NO 含量、Na^+/K^+-ATP 酶活力和 Ca^{2+}-ATP 酶活力；同时降低血压、HR、LVSP 和+dp/dmax，升高 LVEDP[46,47]。采用腹主动脉结扎法建立压力超负荷型和 2 肾 1 夹制备大鼠心肌肥厚模型，小檗碱（5、10 和 20 mg/kg，灌胃）可降低模型动物心重和心重指数，降低左心室胶原含量和血管紧张素Ⅱ，以及降低心室前壁厚度、心室腔横切面积及左心室壁横切面积，降低左心室组织羟辅氨酸含量，抑制心肌间质纤维化，改善心室重构[48]。

小檗碱 1.25~10 mg/L 可明显抑制 AngⅡ诱导的心肌成纤维细胞的增殖和胶原蛋白合成的增加，同时升高 NO 含量和 NOS 活力、降低 TGF-β1 含量，抑制心肌纤维化，改善心室重构[49]。

(9)保护心脏　0.5 mmol/L 小檗碱可以显著提高 mEC 液的心脏保存效果[50]。小檗碱 1×10^{-6} mol/L，在一定程度上对维拉帕米大鼠离体心衰模型有能量保护作用[51]。小檗碱（75、150、300 mg/kg）还可以降低糖尿病大鼠的心脏重/体重比值，改善心肌肥厚和纤维化空泡，恢复糖尿病心肌中降低了的 PPARa 和 PPARd 表达至正常大鼠水平[52]。

(10)抑制血管内膜增生与血管重塑　小檗碱注射液 2.5 mg/(kg·d)腹腔注射，可以升高兔颈动脉球囊损伤模型的 NO 含量，降低 ET-1、PDGF 和 TGF-β1，与抑制内膜增生与血管重塑有关[53]。

6. **调节离子通道**

(1)阻滞钙通道 40 μg/mL 小檗碱水溶液能明显抑制 Ca^{2+}内流，拮抗 L 型钙通道促进剂 Bayk 8644 对钙通道的激活，从而降低 SD 大鼠胸主动脉的收缩性。80 mg/L 浓度则使 Bayk 8644 所致的收缩血管基本达到 100%的舒张。说明,小檗碱有抑制电压控制的钙通道的作用[54]。以全细胞膜片钳技术研究小檗碱对心室肌细胞钙通道的影响发现,小檗碱(10、30 μmol/L) 对豚鼠心室肌细胞 L-型钙通道及 T-型钙通道都有抑制作用[55]。

利用 Fura-2 技术和 AR-CM-MIC 阳离子测定系统证明:小檗碱 30~200 μmol/L 可明显升高心肌细胞静息[Ca^{2+}]i 且具饱和性;小檗碱与高 K^+、高 Ca^{2+}、去甲肾上腺素、哇巴因合用比单用上述激动剂更能明显增高[Ca^{2+}]i。提示小檗碱可能通过促胞外 Ca^{2+}内流和胞内 Ca^{2+}释放等途径有限度地增高心肌细胞内游离 Ca^{2+}浓度,显示强心作用[56]。

同样，小檗碱对神经细胞静息 [Ca^{2+}]i 无明显影响。小檗碱 1~100μmol/L 能剂量依赖地抑制去甲肾上腺素和 H_2O_2 引起的[Ca^{2+}]i 升高,其 IC_{50} 分别为 39.9 和 17.9 μmol/L。高剂量小檗碱(10~100 μmol/L)能抑制高 K^+引起的[Ca^{2+}]i 升高。提示,小檗碱对去甲肾上腺素,高 K^+及 H_2O_2 引起的[Ca^{2+}]i 升高的抑制作用可能是其抗脑缺血作用机制之一[57]。

10、50、100 μmol/L 的小檗碱可抑制豚鼠单个结肠平滑肌细胞膜 IK(Ca)和 IK(V),小檗碱可能通过抑制豚鼠结肠平滑肌钙离子激活钾通道和延迟整流钾通道,治疗运动性腹泻[58]。

(2)抑制钾离子通道 小檗碱(1、3、10、30、100、300 μmol/L) 可浓度依赖性地降低短暂外向钾电流(Ito),半数抑制浓度(IC_{50})为 40.21 mmol/L;30 mmol/L 小檗碱可使 Ito 电流-电压曲线下移,但不改变曲线形状[59]。

7. **抗脑缺血** 小檗碱 4 mg/kg(尾静脉注射)能扩张麻醉小鼠脑膜血管,增加局部血流量;明显加快血流速度,对脑组织有一定的保护作用[60]。在大鼠脑缺血前(30 mg/kg,腹腔注射)、后(8 mg/kg)给予小檗碱,能提高动物缺血再灌流早期(120 min)海马 CA1 区神经元内线粒体、粗面内质网和高尔基体对缺血的耐受性;减轻缺血再灌流晚期(7 d)海马 CA1 区迟发性神经元死亡程度;降低和减轻继发性癫痫的发生[61]。

小檗碱 20 mg/kg,连用 5 d 腹腔注射,显著抑制大鼠脑缺血再灌注诱导的 c-fos 高表达，且明显升高 SOD 及 GSH-Px 活力,降低 MDA 含量。小檗碱的抗氧自由基及降低 c-fos mRNA 水平可能是其抗脑缺血作用机制之一[62]。小檗碱(40 mg/kg,腹腔注射)可显著降低大鼠脑缺血后缺血区单核细胞趋化蛋白-1 (MCP-1)的阳性表达,发挥保护作用[63]。大鼠大脑中动脉阻塞再灌注,小檗碱 10、20、40 mg/kg 可改善大鼠大脑中动脉阻塞再灌注损伤的神经功能,可能与降低缺氧诱导因子-1α(HIF-1α),下调下游 BNIP3 和 VEGF,减少 Caspase-3 表达相关[64]。

5、25 μmol/L 小檗碱能显著降低神经细胞“缺血”性损伤时的细胞死亡率,减少乳酸脱氢酶(LDH)的漏出,改善细胞形态,对缺氧/缺糖诱导的神经细胞内游离钙浓度([Ca^{2+}]i)的升高有明显的抑制作用,并能抗氧化[65]。在培养的大鼠胎鼠大脑皮质神经细胞中,小檗碱 1~25 μmol/L 能不同程度地抑制谷氨酸、血红素或“缺血/再灌注”引起的损伤性改变及抗氧化应激损伤[66]。

8. **抗血小板聚集** 小檗碱是一种有效的抗血小板药物，对胶原诱发的聚集和释放作用抑制最为明显,半数有效浓度(IC_{50})分别为 0.12 及 0.08 mmol/L[67]。2.45×10^{-5}mol/L 小檗碱可升高大鼠血小板内 cAMP 含量[68]。血小板内富含 α_2 受体,参与血小板的聚集过程,小檗碱具有 α_2 受体抑制作用,可能竞争性抑制血小板功能[69]。家兔静脉注射小檗碱 25 mg/kg 后 60 min 血浆中 PGI_2 的含量自 0.92±0.20 ng/mL 下降到 0.61±0.08 ng/mL，提示小檗碱有抑制 AA 自血小板膜磷脂释放和代谢的作用[70]。小檗碱对低浓度 A_{23187} 诱导的胞外钙内流具有明显的抑制作用,对家兔静止血小板 cAMP 含量无明显影响[71]。

小檗碱抗富含血小板血浆凝块收缩:①小檗碱浓度为 0.29~0.87 mmol/L 时,有非常显著的抑制凝块收缩的作用。②小檗碱浓度为 0.5~2.0 mmol/L 时,对血小板 cAMP 水平无影响。③当外 Ca^{2+}浓度自 0 增加到 11.47 mmol/L,凝块收缩率随 Ca^{2+}内流增加而上升。小檗碱浓度自 0 增加到 0.6 mmol/L 时,凝块收缩率显著或非常显著地下降。提示小檗碱抑制凝块收缩的机制可能是由于直接抑制 Ca^{2+}内流所致[72]。小檗碱在抑制富含血小板血浆凝块收缩后还可大大地促进纤溶酶原激活物引发的凝块溶解[68]。

以大鼠可逆性大脑中动脉梗死(MCAO)致局灶性脑缺血为模型,小檗碱 20 mg/kg 腹腔注射,明显降低 MCAO 24 h 后血小板黏附性及 ADP、胶原和花生四烯酸诱导的血小板聚集率,抑制血浆 TXB_2 水平。提示小檗碱可能通过其抗血小板黏附和聚集及影响花生四烯酸代谢而发挥抗脑缺血作用[69]。

9. **降血糖** 给正常小鼠口服 50 mg/kg 小檗碱,

一次灌胃或连续7 d给药均能降低正常小鼠血糖。一次给药后2~4 h内,降血糖作用最强,6 h后作用已减弱。上述剂量的小檗碱灌胃,连续15 d,对自发性糖尿病KK小鼠及四氧嘧啶糖尿病小鼠也显示有降血糖作用。一次灌胃给药对葡萄糖和肾上腺素引起的血糖升高均有降低作用[73]。

小檗碱2 mg/L显著抑制Caco-2细胞蔗糖酶活力,在0.02~20mg·L浓度范围内抑制Caco-2细胞对蔗糖的吸收[74]。小檗碱5×10^{-6}~1×10^{-4} mol/L可使HepG2细胞的葡萄糖消耗量增加32%~60%[75]。小檗碱(30 μmol/L)干预,可上调肝细胞核因子4α(HNF4α)及葡萄糖激酶(GK)的表达[76]。小檗碱(1~10 μmol/L)可增加3T3-L1脂肪细胞葡萄糖运转,可能与抑制CAP、PPARg及C/EBPamRNA表达有关[77,78]。培养3T3-L1脂肪细胞、L6肌细胞、C2C12肌细胞及H4IIE肝细胞,发现小檗碱可以刺激糖基化反应提高葡萄糖的利用,其通过抑制线粒体葡萄糖氧化反应,提高AMP/ATP比率诱导AMPK活化[79]。

D-半乳糖诱导糖基化模型大鼠,小檗碱(75~300 mg/kg,灌胃,6周)可以抑制体内蛋白质糖基化反应,以及对糖基化状态下发生的高血脂、高血糖、低胰岛素敏感指数和肝、肾功能损伤有保护作用。小檗碱还可以通过抑制晚期糖基化终末产物的形成,下调脑神经细胞内Ca^{2+}水平,降低MDA水平,升高SOD活性,保护脑神经细胞损害[80,81]。

腹腔注射STZ方法复制糖尿病大鼠肾损伤模型,小檗碱200 mg/kg/d灌胃给12周,可明显降低模型动物血糖,通过抗氧化,减少肾脏AR活性及AR mRNA基因表达,以抑制多元醇通路的激活保护糖尿病肾损伤[82]。小檗碱150和300 mg/kg保护糖尿病肾脏病变可能与促进肾组织中PPARγ和PPARγ表达,降低PPARγ表达,恢复肾组织中降低了的Cdk9和cyclinT1的表达。小檗碱(9.375和28.125mg/kg)还能降低TGF-β1及mRNA的表达有关[83,84]。

10. 改善胰岛素抵抗 高脂饮食建立2型糖尿病大鼠模型,小檗碱125 mg/kg灌胃给药5周可以提高胰岛素敏感指数,空腹胰岛素含量和HOMA-IR分别降低46%和48%[79]。高脂膳食诱导胰岛素抵抗(IR)大鼠模型,小檗碱150 mg/kg治疗6周后,可明显降低高脂大鼠高胰岛素血症,改善胰岛素抵抗[85]。对STZ高脂血症伴IR大鼠模型,灌服小檗碱(162 mg/kg,)可明显调整大鼠TC、TG、载脂蛋白B(ApoB)、低密度脂蛋白(LDL-C)、高密度脂蛋白(HDL-C)、载脂蛋白A(ApoA)和胰岛素敏感指数(ISI)等多项指标[86]。对高果糖IR大鼠模型,灌服小檗碱(187.5 mg/kg)可以降低大鼠血糖、血清胰岛素、胰岛素抵抗指数和TNF-αmRNA表达[87]。同样剂量小檗碱对高脂高热卡饮食IR大鼠模型,可提高SOD、GSH-Px活性,降低MDA含量,肝组织p-c-Jun/JNK和GRP78mRNA水平下降,改善模型动物内质网应激(ER)状态而改善IR[88]。高脂高热量膳食负荷STZ 2型糖尿病大鼠,93.75 mg/kg小檗碱,灌服,可以提高骨骼肌组织中PI-3K之p85亚基、GLUT4蛋白表达,改善胰岛素抵抗[89]。

采用高糖高脂诱导NIT-1胰岛细胞凋亡,小檗碱(0.25、0.5、0.75 μmol/L)可以激活Bcl-2,抑制Bax和Caspase-3的表达,抑制细胞凋亡[90],另外小檗碱还可以促进NIT-1细胞胰岛素分泌,增加葡萄糖利用率,增加GK酶活性和GK表达,而降低GKRP表达[91],其促进胰岛素分泌作用可能与促进胰岛β细胞胰岛素受体mRNA表达有关[92]。高糖负荷胰岛素诱导3T3-L1脂肪细胞产生胰岛素抵抗,小檗碱(10 μmol/L)可抑制NF-κBp65的核转位,抑制IKKβSer 181磷酸化,使IRS-1丝氨酸残基磷酸化减少而酪氨酸残基磷酸化增加,调节胰岛素信号蛋白的表达等改善IR状态[93,94]。

11. 降血脂 给小檗碱溶液100 mg/kg灌胃1次治疗,共30 d,可明显降低2型糖尿病小鼠TC、TG和LDL-C值,升高HDL-C[95]。小檗碱调节糖尿病大鼠血糖、血脂,防治动脉粥样硬化,可能与减少OX-LDL生成,直接下调巨噬细胞中MMP-9表达有关[96]。ApoE基因敲除小鼠负荷高脂饮食建立动脉粥样硬化模型,黄连提取物给药13周可以明显减少组斑块内埋藏纤维帽的数目和斑块内周脂素 (perilipin)mRNA的表达,增高过氧化物酶体增殖物激活受体γ(PPAR-γ) mRNA的表达[97]。高脂膳食建立动脉粥样硬化家兔模型,小檗碱可预防家兔颈动脉粥样硬化,抑制NF-kB、ACE活性,降低VCAM-1表达和AngⅡ含量[98,99]。

小檗碱呈剂量性降低高脂膜性大鼠TC和LDL-C水平,低剂量明显上调胰岛素诱导基因-2(Insig-2) mRNA和蛋白表达,高剂量反馈性下调Insig-2基因mRNA和蛋白表达,从而抑制肝脏中胆固醇的合成[100]。研究小檗碱降脂机制,发现其呈浓度依赖性促进HepG2细胞mRNA的表达,而对PPARα mRNA表达无影响,PPARα特异拮抗剂MK-886能阻断小檗碱上述作用,说明小檗碱可通过激动PPARa促进与脂质代谢相关的靶基因CPTIA mRNA的表达[101]。

12. 消化系统

(1)*抗溃疡* 黄连总碱对乙醇致大鼠胃黏膜损伤

有保护作用,可能与抑制胃酸分泌、氧自由基产生、促进自由基(·OH)清除、减轻脂质过氧化,阻遏 nNOS、eNOS 表达降低及 iNOS 过表达,维持胃黏膜 NO 正常水平有关[102,103]。

黄连对小鼠幽门螺杆菌有抑制作用,MIC 为 50 g/L[104],黄连对幽门螺杆菌脂多糖诱导的胃炎大鼠模型有保护作用,可能通过影响 cNOS 和 NOS-2 的表达调节 NO 的生成,并抑制 TNF-α 的生成有关[105]。

小檗碱 15 mg/kg 灌胃给药 1 周,可明显降低实验性大鼠结肠炎组织损害、形态学损伤和髓过氧化物酶(MPO)活性。小檗碱 10^{-5} mol/L 可抑制内毒素或 TNB 刺激下直肠黏膜 IL-8 升高[106]。黄连总碱可通过抗氧自由基,抑制炎性细胞活化、迁移以及 NF-kB 激活缓解小鼠结肠炎[107]。

(2)调节胃肠运动　小檗碱可明显抑制小鼠小肠炭末推进率,显著抑制家兔离体肠管平滑肌的自发性收缩和 $BaCL_2$、氯化乙酰胆碱引起的家兔平滑肌痉挛性收缩,对消化系统功能有显著的抑制作用[108]。小檗碱 0.5 g/L 和 1g/L 可显著促进大鼠胃窦平滑肌细胞收缩,并呈剂量-效应依赖关系[109]。

(3)保护肝损伤　灌胃 20、40 和 60 mg/kg 小檗碱,呈剂量依赖性降低高脂肝损伤大鼠血中 TC、TG、LDL 含量及血清 ALT 和 GST 活性,显著抑制肝组织中 NO 的生成,对肝组织中 iNOS、Bax 的表达有一定抑制作用,同时可显著上调肝组织中 cNOS 和 Bcl-2 的表达。提示小檗碱可能通过抗肝细胞凋亡保护高脂饮食引起的肝细胞损伤[110]。

13. 抗病原微生物　黄连及其有效成分具有广谱抗病原菌作用,对多种革兰染色阳性及阴性菌、结核杆菌及真菌均有抑制或杀灭作用[111-116]。黄连对常引起医院内感染的条件致病菌有抑制作用,对铜绿假单胞杆菌、金黄色葡萄球菌、大肠埃希菌、肺炎克雷伯菌、鲍曼不动杆菌、阴沟肠杆菌和嗜麦芽窄食单胞菌的 MIC 分别为0.0625、0.0313、0.0625、0.0313、0.0313、0.03313、0.0313 g/mL。黄连水浸出液 5 mg/mL 与小檗碱 0.5 mg/mL 比较,无论在抑制菌株数或抑菌率方面,黄连水浸出液均优于小檗碱。黄连提取液对 TNF-α 刺激的人角质形成细胞株 colo-16 细胞增殖有抑制作用,对治疗银屑病有积极意义[117]。

用携带 R 质粒的多重耐药性大肠杆菌 E.102 株为靶细菌,黄连具有消除 R 质粒的作用。经黄连作用 24 h,消除率为 2.42%,延长作用时间至 48 h,其消除率提高为 22.57%。细菌丢失的耐药性可以表现为单一或两种耐药性的丧失[118]。小檗碱对大肠杆菌及福氏Ⅱa 痢菌的 R 因子有消除作用[119]。D14 菌株是典型的福氏Ⅱa 痢菌,小檗碱二硫酸盐 100 μg/mL,体外对 D14 菌株 R 因子的消除率在 48 h 为 1%~1.2%,如延长时间至 120 h,清除率可增加到 2.1%~2.5%。用氟哌酸和小檗碱对 20 株携有接合传递耐药性质粒(R 质粒)及 19 株携有非接合传递耐药性粒(r 质粒)志贺菌进行体外消除研究显示,氟哌酸对 R 质粒及 r 质粒消除率分别为 5%和 52.6%,小檗碱消除率分别为 10%和 57.9%,两种药物对r 质粒消除率明显优于对 R 质粒消除率。其原因可能与 r 质粒分子量小,非传递性及在药物作用下易于丢失有关。小檗碱为广谱抗菌药物,其在抗菌的同时又能消除耐药性质粒,阻止耐药性扩散[120]。

14. 抗肿瘤　小檗碱体外可以诱导人鼻咽癌 CNE-2 细胞的凋亡,诱导 G_2/M 期阻滞,下调细胞周期相关蛋白 B1、CDK1、cdc25c 表达;并且可抑制CNE-2 细胞在裸鼠体内的生长[121]。

150μg/mL 小檗碱与 23 μmol/L BCNU 联合应用于 6 种人类脑胶质瘤细胞株,可见到平均为 97%的细胞杀灭相加作用。整体实验,小檗碱与 BCNU 联合应用也显示出细胞毒性相加作用[122]。

小檗碱体外对人胃癌 MGC-803 细胞有显著抑制作用,将细胞阻滞在 G_0/G_1 期,同时降低细胞株 CD44V6 的表达,对抗肿瘤转移[123,124]。

小檗碱在浓度大于 0.3 mmol/L 时明显抑制结肠癌细胞的生长,抑制 COX-2 的表达及活性,进而抑制 PGE_2;当浓度大于 1.0 mmol/L 时对 PGE_2 有抑制作用,与时间、浓度正相关;浓度大于 0.3 mmol/L 时对细胞内 Ca^{2+}释放有抑制作用[125,126]。小檗碱可抑制人结肠癌(HT-29)细胞增殖,可能与抑制 COX-2 mRNA 和蛋白表达及 PGE_2 表达有关[127,128]。比较小檗碱和黄连总碱对人结肠癌 HCT116 和 SW480 细胞的作用,小檗碱在 5~40 mg/L 浓度范围内呈浓度依赖性和时间依赖性抑制人结肠癌 HCT116 和 SW480 细胞的增殖;小檗碱(20 mg/L)处理 72 h 后的 HCT116 和 SW480 细胞出现明显凋亡;相当于小檗碱浓度的黄连总碱有类似于小檗碱的作用。20~40 mg/L 小檗碱和黄连总碱均能明显抑制 b-catenin/Tcf 介导的转录活性,说明其抗肿瘤机制与抑制 Wnt/β-catenin 信号通路有关[129]。

小檗碱还可以有效抑制肝癌细胞株 3B 的生长,通过 Caspase-3 诱导细胞凋亡[130]。小檗碱在 15 μmol/L 浓度以上对 HepG2 细胞增殖呈浓度依赖性抑制,可能与通过下调 HepG2 细胞肝细胞核因子(HNFs) mRNA 表达,提高葡萄糖激酶的活性和葡萄糖激酶

mRNA 的表达有关[131,132];另外小檗碱可能通过增加 HepG2 细胞 CDC2 蛋白表达,降低 CDK4、CyclinB1 蛋白表达使其阻滞与 S、G_2/M 期;通过增加 Caspase-3 蛋白表达增加 HepG2 细胞凋亡[133]。

小檗碱可抗高转移性人巨细胞肺癌 PG 细胞的侵袭和迁移,与抑制肿瘤细胞的运动能力、与细胞外基质的黏附、对细胞外基质侵袭,调节 MMP2/TIMP2 表达的平衡,维持细胞外基质完整有关[134]。建立肺癌 PG 细胞与人 T 淋巴细胞株 Jurkat 细胞共培养体系,小檗碱可以增强 PG 细胞导致的 Jurkat 细胞生长抑制和凋亡,可能与增加 PG 细胞分泌细胞因子 TGF-β_1 有关[135]。小檗碱预处理,可呈剂量依赖性抑制人肺癌 GLC-82 细胞增殖,半数生长抑制剂量(IC_{50})为 19.9 mg/L,上调凋亡促进因子 Caspase-3,PARP 蛋白表达增加,使 GLC-82 细胞呈现典型的凋亡形态学特征,胞核缩小,核质浓集,呈斑块状,有凋亡小体[136]。

小檗碱体外对人宫颈癌 Hela 细胞生长及增殖有抑制作用,可能与增高 Bax 蛋白表达,下调 Bcl-2 诱导细胞凋亡有关[137,138],小檗碱对人宫颈癌 Hep-2 细胞呈浓度依赖性抑制作用[139]。另外小檗碱还可抑制 Hela 细胞黏附与转移,这可能与直接抑制细胞迁移及抑制细胞 MMP2 蛋白表达,促进 TIMP2 蛋白表达有关[140]。

体外实验,小檗碱可呈剂量依赖性(10~100 mmol/L)和时间依赖性抑制人雄激素敏感性(DU145, PC-3)和雄激素敏感性(LNCaP)前列腺癌细胞株的增殖,诱导其凋亡,且不影响非肿瘤性人前列腺上皮细胞(PWR-1E)的分化。小檗碱抑制肿瘤细胞与阻滞G_1期有关,对 DU145 细胞株,小檗碱通过抑制细胞周期蛋白(Cyclin)D1、D2、E 以及细胞周期蛋白依赖性激酶 Cdk2、Cdk4、Cdk6 蛋白表达,提高 Cdk 抑制蛋白(Cip1/p21 和 Kip1/p27),并且可提高 Cdk 抑制因子与 Cdk 结合;小檗碱通过提高 Bax/Bcl-2 比率,破坏线粒体膜电位,激活 Capase-9、Capase-3 和多聚 ADP-核糖聚合酶诱导 DU145 和 LNCaP 细胞株凋亡[141]。

小檗碱可明显抑制 bFGF 活化人脐静脉内皮细胞(HUVEC)增殖,并诱导活化 HUVEC 凋亡,从而阻止新生血管形成,发挥抗肿瘤作用[142]。小檗碱对肿瘤的杀伤作用可能与 HERG 通道的表达负相关,HERG 表达高,杀伤力弱,反之,杀伤力高,其还可以通过抑制肿瘤细胞的黏附功能和释放明胶酶的功能而影响肿瘤的侵袭和转移[143]。

15. 药代动力学 小鼠灌胃给予黄连生物碱,定量测定不同剂量、不同给药时间胃黏膜的黄连生物碱含量。给药 15 min 后胃黏膜黄连生物碱浓度达到高峰,之后缓慢降低。给药剂量在 400 mg/kg 以下时,胃黏膜吸附药量随给药剂量的增大而增加,两者之间有良好的线性关系。当给药剂量大于 400 mg/kg 时,胃黏膜吸附药量不再增加。按一级动力学计算,黄连生物碱在胃黏膜的半衰期 $T_{1/2}$ 为 194 min。黄连生物碱在小鼠胃黏膜吸收迅速,清除则较慢,黄连生物碱的吸附量与给药剂量在 50~400 mg/kg 范围内有良好的正相关性[144]。

用大鼠肠外翻模型研究黄连代表提取物小檗碱和巴马亭不同剂量在不同肠段的体外肠吸收特征,结果发现均符合零级吸收速率,其吸收形式为被动吸收[145]。

120 只大鼠随机分为小檗碱静脉注射 6 mg/kg 和鼻腔给予 9 mg/kg 组,分别在给药后 12 个时间点采血和分离海马组织,结果表明小檗碱血药浓度-时间曲线经拟合二房室模型,鼻腔给药的生物利用度 3.05,在海马中的直接转运率为 52.66%[146]。

考察不同粒径黄连粉体化学成分在大鼠体内药代动力学变化情况。灌胃给药,比较黄连常规粉体、超微粉体和纳米粉体中小檗碱在大鼠体内的药代动力学参数。结果,三组小檗碱的药代动力学最佳模型均为一室开放模型。与纳米粉体比较,黄连超微粉体和常规粉体中小檗碱的相对生物利用度分别为 82.42% 和 55.13%。说明黄连粉体经超微化和纳米化后吸收相增大,可显著提高黄连中小檗碱的生物利用度[147]。

16. 毒性 小檗碱口服不易吸收,因而口服给药时毒性很小。大剂量(15 mg/kg)静脉注射可使麻醉兔出现全心抑制,在 16 只兔中有 4 只出现结性心律,心脏的传导系统严重受抑[28]。以 0.1%小檗碱给犬静脉恒速滴注,小剂量时兴奋心脏,滴注至 180~270 min,动物血压下降,心肌收缩抑制而死亡[148]。小鼠腹腔注射盐酸小檗碱,半数致死量(LD_{50})为 24.3 mg/kg,灌胃给药 LD_{50} 为 392 mg/kg[10]。

【临床应用】

1. 焦虑症及失眠 黄连阿胶汤或其加味治疗焦虑症 42 例及顽固性失眠 64 例,均获近期治愈[149,150]。

2. 细菌性痢疾 用中药饮片黄连 15~25 g,加水煎后取汁 300~500 mL。从患者肛门滴注,腹痛 19 例治愈 17 例,稀便 15 例治愈 12 例[151]。

黄连茯苓汤(黄连、茯苓、白芍、黄芩等)水煎液,每日 1 剂,72 例患者中 69 例于服药 1 剂后显效,再剂痊愈,随访半年未见复发。利福定与小檗碱合用治疗急性菌痢,3 d 治愈率达 92%,细菌对药物的敏感率达 100%,如单用小檗碱,疗效不如二药合用组[152,153]。

3. 局部化脓性感染 87例有窦道的指骨骨髓炎,局部使用黄连水煎液(生药65 g/1 800 mL)浸泡,每日1次,每次1~3 h,全部治愈[154]。黄连解毒汤治疗急性肾盂肾炎30例亦有显著疗效[155]。以雅川连9 g泡入高粱酒100 mL(7 d),过滤后加入冰片0.5 g制成黄连酒,外用滴耳治疗单纯性中耳炎数十例,疗效满意[156]。

4. 治疗皮肤病 运用黄连素外洗治疗小儿脓疱病10例,将黄连素药片配成0.5%~1%的溶液,涂抹于患处,每天2次,连用3~7 d,全部治愈,疱疹结痂脱落,皮肤恢复正常[157]。200例慢性肛门湿疹患者采用肛周封闭结合外用黄连膏治疗,用药1~2 d瘙痒症状缓解,4~7 d皮损明显好转[158]。用黄连外擦治疗糖尿病合并带状疱疹患者,对病患28例采用黄连10g,加水100 mL煎,取60 mL,分次外擦患处,每日5次。痊愈26例,未愈2例[159]。

5. 胃及十二指肠溃疡、萎缩性胃炎 用小檗碱680 mg/次,3次/d;维酶素1~1.2 g/次,3次/d;雷尼替丁0.15 g/次,早晚1次,均口服,3周为1个疗程,三联治疗幽门螺杆菌阳性十二指肠球部溃疡,疗效满意[160]。消化性溃疡患者52例,每晚1次吞服雷尼替丁胶囊加服小檗碱片。总有效率98%,两药伍用,显著提高溃疡愈合率[161]。运用黄连素三联疗法治疗幽门螺杆菌(Hp)感染消化性溃疡:口服黄连素0.3 g/d,每日4次;阿莫西林胶囊0.5 g/d,每日3次;甲硝唑0.4 g/d,每日4次,连续治疗4周。溃疡愈合率为95.5%,效果显著[162]。

6. 慢性胆囊炎 小檗碱200 mg,每日3次,共165例,30 d为1个疗程,计3个疗程。结果显效76例,有效69例,无效20例。57例显效病例停药半年随访观察,49例患者在低脂饮食控制下均未发作过[163]。

7. 心律失常 以室早和房早为主的心律失常患者45例,口服小檗碱0.4g,每日4次,2~4周后总有效率达77.78%[164]。室早患者38例,房早28例,结早10例,房颤6例,均为用抗心律失常西药药效差者。用小檗碱0.4 g/d,3~4次口服,30 d为1个疗程。结果,心律失常完全消失38例,有效29例,无效15例[165]。

老年室性早搏患者218例,用黄连素片0.3 g口服,3次/d,30 d为1个疗程,有效率为85.85%,治疗组不良反应发生率为7.55%,表现为恶心、胃部灼痛、便秘等,未见心律失常反应[166]。

8. 高血压 较早有人报道,小檗碱治疗Ⅰ~Ⅱ期高血压有效,给予小檗碱片0.4~0.7 g,3次口服治疗高血压病37例,有效率可达81.2%,未见明显毒副作用[167]。

9. 抗血栓 120例动脉硬化性脑梗死患者分别服用盐酸小檗碱(1200 mg/d)和阿司匹林(50 mg/d),其抗血小板聚集作用有效率分别为95.0%和90.0%,使血小板最大聚集率下降幅度分别为35.03±12.26和38.52±12.37,二者相近[168]。

10. 糖尿病 30例Ⅱ型糖尿病患者用黄连素40 mg/kg分3次口服,30 d为1个疗程。治疗组降糖疗效为90.00%[169]。

11. 降血脂 对高脂血症115例,随机分为小檗碱,多烯康,月见草油3组,疗程8周。结果表明:小檗碱降TC、TG总有效率分别为77.1%和97.1%,明显优于多烯康和月见草油[170]。给36例TC>5.95 mmol/L的患者口服盐酸黄连素,每片含盐酸小檗碱0.1 g,每次0.4g,每日3次,连服3周,黄连素降TC显效13例,有效9例,总有效率61.1%;降TG显效5例,有效10例,总有效率41.67%[171]。

12. 腹泻型IBS 对小儿腹泻100例,采用盐酸黄连素2~6片,研碎制成溶液5 mL,待小儿大便后保留灌肠,每日2~3次;结果显效率89%,总有效率96%[172]。小檗碱也可应用于腹泻性肠易激综合征(IBS)的治疗中,将40例腹泻性IBS患者给黄连素,每次0.2g,每日3次,共服2周,总有效率达90%,提示黄连素可考虑作为治疗腹泻性IBS的一线药物[173]。

13. 不良反应 小檗碱口服治疗心律失常,14%患者可出现上腹部不适,便秘或腹泻等胃肠道症状,肝功能、血常规及尿常规均无异常改变[174]。口服小檗碱片或肌肉注射小檗碱偶可引起过敏性反应,出现药疹、皮炎、血小板减少症,曾报道(肌肉注射)出现过敏性休克[175-177]。

【附注】

除根茎外,黄连的须根及叶中也含有小檗碱、黄连碱、药根碱及巴马汀等生物碱。根茎、须根及叶中总生物碱含量分别为6.6%~9.5%、2.3%~5.5%及1.1%~3.6%[178]。

(洪 缨 董世芳 侯家玉 封卫毅)

参考文献

[1]肖培根 等.中药黄连生药学的研究.中草药,1984,15(3):30

[2]方忻平,等.国产黄连5种生物碱的含量测定.中国中药杂志,1989,14(2):33

[3]沢田德之助.黄连の化学.现代东洋医学,1981,2(2):48

[4]陈淑清 等.不同产地黄连的体外抑菌活性与镇静作用.华西药学杂志,1990,5(3):168

[5]渡边和夫.黄连的药理.现代东洋医学,1981,2(2):37

[6]Bombi Lee,et al. Inhibitory Effects of Coptidis rhizoma and Berberine on Cocaine-induced Sensitization. *eCAM*,2009,6(1):85

[7] 郭树仁，等.小檗碱对小鼠学习记忆及开场行为的影响.中药药理与临床,1997,13(2):17

[8]张静,等.黄连总碱对铝过负荷致大鼠脑损伤学习记忆功能障碍的保护作用研究.中国药房,2007,18(27):2091

[9]项平,等.黄连素诱导大鼠骨髓间质干细胞分化为神经元样细胞.中国病理生理杂志,2004,20(1):51

[10]张明发,等.小檗碱的抗腹泻和抗炎作用.中国药理学报,1989,10(2):174

[11]蒋激扬,等.黄连素的抗炎作用及其机制.中国药理学通报,1998,14(5):434

[12]耿东升.黄连素的抗炎与免疫调节作用.解放军药学学报,2000,16(6):317

[13]耿东升,等.硫酸黄连素对免疫系统的影响.中国药理学通报,1996,12(6):536

[14]吕燕宁,等.小檗碱对小鼠DTH及其体内几种细胞因子的影响.中国免疫学杂志,2000,16(3):139

[15]杜丽蕊 等.小檗碱对DNFB诱导的小鼠迟发型超敏反应的影响.细胞与分子免疫学杂志,2005,21(4):418

[16]杜丽蕊,等.小檗碱对小鼠淋巴细胞体外增殖和细胞周期的影响.中国免疫学杂志,2004,20(10):687

[17]郝钰,等.小檗碱对淋巴细胞与血管内皮细胞黏附及黏附分子的影响.中国免疫学杂志,1999,15(11):523

[18]何贤辉,等.黄连素对T淋巴细胞活化和增殖的抑制作用.中国病理生理杂志,2002,18(10):1183

[19]汪永孝,等.小檗碱对豚鼠离体心肌生理特性的影响.中国药理学报,1987,8(s):220

[20]方达超,等.小檗碱的抗心室纤颤作用.中国药理学报,1986,7(4):321

[21]张群英,等.盐酸小檗碱对豚鼠血流动力学的影响.铁道医学,1987,15(6):337

[22]黄伟民,等.黄连素对小鼠心肌内总钙浓度的影响.中国药学杂志,1990,(1):39

[23]孙晓东,等.小檗碱对豚鼠心室乳头状肌慢向离子电流的作用.中国药理学报,1989,10(2):130

[24]黄伟民,等.黄连素对戊巴比妥钠诱发急性心力衰竭犬血流动力学的作用.中国药学杂志,1993,28(1):20

[25]张晓丹,等.小檗碱对DHF大鼠血流动力学和心肌细胞内钙离子浓度的影响.中国中药杂志,2008,33(7):818

[26]方达超,等.小檗碱对清醒大鼠血液动力学的影响.药学学报,1987,22(5):321

[27]王玉,等.小檗碱对心脏传导性能的影响.中国药理学报,1991,12(1):40

[28]王玉,等.小檗碱对离体兔窦房结和房室给电生理作用.中国药理学报,1990,11(5):422

[29]汪永孝,等.小檗碱抗实验性心律失常的作用.第四军医大学学报,1986,7(3):205

[30]徐智,等.小檗碱对犬心肌梗死后自发性室颤的防治作用.中国药理学报,1989,10(4):320

[31]汪永孝,等.小檗碱抗缺血性心律失常的作用及其机制.中国药理学与毒理学杂志,1993,7(2):108

[32]李萍,等.小檗碱对大鼠再灌心律失常及钙调节的作用.中国药理学通报,1995,11(3):217

[33]汪永孝,等.小檗碱对在体心室纤颤阈和心肌细胞动作电位的作用以及自主神经的影响.中国药理学与毒理学杂志,1993,7(1):34

[34]黄伟民,等.黄连素抗心律失常机制——电压钳制术观察延迟激活钾离子流的变化.中华心血管病杂志,1992,20(5):310

[35]华峥,等.黄连素对豚鼠心肌钾离子通道的抑制作用.药学学报,1994,29(8):576

[36]周祖玉,等.黄连素对培养鸡胚心室肌细胞钙单通道电流的影响.华西医大学报,1995,26(3):287

[37]罗来源,等.小檗碱对大鼠肛尾肌和兔主动脉条肾上腺素α受体的阻断作用.中国药理学报, 1986,7(5):407

[38]姚伟星,等.小檗碱对大鼠输精管及肛尾肌中α2和α1肾上腺素受体的阻断作用.中国药理学报,1986;7(6):511

[39]胡文椒,等.用兔主动脉条研究小檗碱和硝普钠对几种激动剂作用的影响.中国药理学通报,1988,4(2):101

[40]韩虹,等.药根碱对肾上腺素α受体阻断作用及部分激动作用.中国药理学报,1989,10(5):385

[41]宣波,等.小檗碱对大鼠实验性心肌梗死的保护作用中国药理学通报,1995,11(3):221

[42]陈钦铭,等.小檗碱对培养心肌细胞缺氧性损伤的保护作用.中药药理与临床,1993,9(2):34

[43]郑凌云,等.黄连素对缺血再灌注心肌细胞损伤的保护作用.四川大学学报(医学版),2003,34(3):452

[44]赵海苹,等.小檗碱对肾性高血压心肌肥厚模型大鼠左心室重塑的影响.药学学报,2007,42(3):336,

[45]吴庆玲,等.黄连素对异丙肾上腺素诱导的大鼠心肌肥厚的影响.现代中西医结合杂志,2008,17(13):1956-1958

[46]杨静,等.黄连素对L-甲状腺素诱发大鼠心肌肥厚的保护作用.四川大学学报(医学版)2004,35(2):223

[47]赵海苹,等.小檗碱对L-甲状腺素诱发心肌肥厚大鼠心血管功能的影响.北京中医药大学学报,2007,30(2):105

[48]洪缨,等.小檗碱对压力超负荷致心肌肥厚模型大鼠心脏结构的影响.北京中医药大学学报,2006,29(7):465

[49]解欣然,等.小檗碱抑制血管紧张素Ⅱ诱导的心肌成纤维细胞增殖和胶原合成的作用及机制研究.北京中医药大学学报,2008,31(11):748

[50]罗剑珠,等.小檗碱对心脏保存作用的实验研究.北京中医药大学学报,2000,23(2):27

[51]周祖玉,等.黄连素对离体灌流心脏的能量保存作用.华西医科大学学报,2002,33(3):431

[52]周吉银,等.小檗碱对糖尿病大鼠心肌PPARs表达的

影响. 中国现代医学杂志,2008,18(10):1318

[53]张宏考. 黄连素对兔颈动脉球囊损伤后一氧化氮内皮素-1血小板源生长因子及转化生长因子-β_1水平的影响. 临床心血管病杂志,2007,23(4):298

[54]司晓晨,等. 黄连素片对钙离子通道的拮抗作用. 南京中医药大学学报,1996,12(6):20

[55]徐尚忠,等.小檗碱对豚鼠心室肌细胞L-及T-型钙离子通道的影响. 中国药理学报,1997,18(6):515

[56]李新天,等. 小檗碱对培养大鼠心肌细胞胞内游离Ca^{2+}的作用. 药学学报,1997,32(10):721

[57]吴俊芳,等. 小檗碱对培养大鼠神经细胞内游离Ca^{2+}的影响. 药学学报,1997,32(1):15

[58]陈明锴,等. 黄连素对结肠平滑肌细胞膜钙激活钾通道和延迟整流钾通道的影响. 中国药理学通报,2004,20(6):632

[59]王芳,等. 小檗碱对大鼠心室肌细胞短暂外向钾电流的影响. 中国心脏起搏与心电生理杂志,2006,20(4):341

[60]马丽焱,等. 几种中药成分对脑组织的保护作用. 中国中药杂志,1999,24(4):238

[61]潘力雄,等. 黄连素对缺血性脑损伤的保护作用. 中华实验外科杂志,1997,14(4):254

[62]吴俊芳,等. 全脑缺血大鼠原癌基因c-fos表达及小檗碱的影响. 中草药,1999,30(1):32

[63]陈施艳,等. 小檗碱对大鼠脑缺血后MCP-1表达的影响. 卒中与神经疾病,2008,15(6):323

[64]陈春花,等. 小檗碱对局部脑缺血组织中HIF-1α表达的影响. 解剖学报,2007,38(4):394-399

[65]吴俊芳,等.小檗碱对培养大鼠神经细胞"缺血"性损伤的保护作用. 中国药理学通报,1999,15(3):243

[66]吴俊芳,等.小檗碱对氧化应激损伤中枢神经细胞的保护作用 .中国药学杂志,1999,34(8):525

[67]储钟禄.小檗碱的抗血小板作用和机制. 中国中西医结合杂志,1994,14(8):510

[68]赵麟,等. 小檗碱对尿激酶和链激酶引发的溶栓作用的协助. 中国药理学通报,1998,14(4):359

[69]吴俊芳.等.小檗碱对局灶性脑缺血大鼠血小板聚集及血浆TXB_2和6-keto-$PGF_{1\alpha}$水平影响. 药学学报,1995,30(2):98

[70]黄才国,等. 小檗碱对兔血小板TXA_2和血浆中PGI_2生成的影响. 中国药理学报,1991,12(6):526

[71]黄才国,等. 黄连素对家兔血小板cAMP和钙内流的影响. 第二军医大学学报,1991,12(4):320

[72]储钟禄,等. 小檗碱抗富含血小板血浆凝块收缩的作用及其机制. 中国药理学通报,1994,10(2):114

[73]陈其明,等. 黄连及小檗碱降血糖作用的研究. 药学学报,1986,21(6):401

[74]潘国宇,等. 小檗碱对葡萄糖吸收的抑制作用. 药学学报,2003,38(12):911

[75]殷峻,等. 小檗碱、齐墩果酸和大蒜新素对糖代谢作用的体外研究. 北京中医药大学学报,2003,26(2):36

[76]闫忠卿,等. 小檗碱对肝细胞核因子4α表达及葡萄糖激酶活性的影响. 中国中药杂志,2008,33(18):2105

[77]王树海,等. 黄芪多糖和小檗碱对3T3-L1脂肪细胞糖代谢及细胞分化的影响. 中国中西医结合杂志,2004,24(10):926

[78]周丽斌,等. 小檗碱对脂肪细胞葡萄糖转运的影响及其机制研究. 中华内分泌代谢杂志,2003,19(6):479

[79]Jun Yin,et al. Berberine improves glucose metabolism through induction of glycolysis. *Am J Physiol Endocrinol Metab*, 2008,294:E148

[80]吕俊华,等. 小檗碱对D-半乳糖诱导糖基化模型大鼠血糖、血脂和肝肾功能的影响. 中国中医基础医学杂志,2007,13(1):47

[81]林媛,等. 小檗碱对D-半乳糖诱导糖基化模型大鼠脑损害的干预作用. 中国临床康复,2006,10(43):200

[82]刘慰华,等. 黄连素对糖尿病肾损伤大鼠肾功能、氧化应激、肾脏醛糖还原酶的影响. 中国药理学通报,2008,24(7):955

[83]周吉银,等. 小檗碱对2型糖尿病大鼠肾组织细胞周期蛋白依赖激酶9和细胞周期蛋白T1表达的影响. 中国药理学与毒理学杂志,2008,22(2):81

[84]李凝,等. 小檗碱对大鼠糖尿病早期肾脏转化生长因子-β1的影响. 中国康复,2008,23(1):11

[85]周丽斌,等. 小檗碱改善高脂饮食大鼠的胰岛素抵抗. 放射免疫学杂志,2005,18(3):198

[86]何明坤,等. 小檗碱对高脂血症伴胰岛素抵抗大鼠糖脂代谢的影响. 中国医院药学杂志,2004,24(7):389

[87]高志强,等. 小檗碱对高果糖饲养诱导大鼠胰岛素抵抗和肝脏TNF-α表达的影响. 中国药理学通报,2008,24(11):1479

[88]杨小玉,等. 小檗碱对胰岛素抵抗大鼠氧化应激和内质网应激的影响. 中国药理学通报,2008,24(9):1138

[89]陈广, 等. 小檗碱改善2型糖尿病大鼠胰岛素抵抗与PI-3K、GLUT4蛋白相关性的研究. 中国药理学通报,2008,24(8):1007

[90]孙焕,等. 小檗碱改善高糖高脂诱导的胰岛NIT-1细胞凋亡的分子机制. 中国药理学通报,2008,24(6):762

[91]王增四,等. 小檗碱对NIT-1细胞胰岛素分泌和葡萄糖激酶活性的影响. 药学学报,2007,42(10):1045

[92]余渊,等. 转基因小鼠胰岛β细胞株胰岛素样生长因子1受体和胰岛素受体表达与小檗碱的干预效应. 中国组织工程研究与临床康复,2007,11(32):6342

[93]易屏,等. 小檗碱抑制核因子NF-kBp65的核转位改善高糖诱导的3T3-L1细胞胰岛素抵抗的分子机制. 中国医院药学杂志,2008,28(12):964

[94]易屏,等. 小檗碱抑制IKKβSer 181磷酸化改善高糖诱导的3T3-L1脂肪细胞胰岛素抵抗的分子机制. 中草药,2008,39(5):724

[95]王立琴,等. 黄连素对实验性2型糖尿病小鼠脂代谢异

常的影响. 中西医结合心脑血管病杂志,2003,1(8):467

[96]陈三妹 等. 小檗碱对2型糖尿病大鼠巨噬细胞MMP-9和TIMP-1表达的影响. 中国病理生理杂志,2008,24(8):1644

[97]周明学,等. 黄连提取物对ApoE基因敲除小鼠主动脉易损斑块Perilipin和PPAR-γ基因表达的影响.中国中西医结合杂志,2008,28(6):532

[98]何国厚,等. 小檗碱对颈动脉粥样硬化家兔NF-kB和VCAM-1表达的影响. 中风与神经疾病杂志,2008,25(6):700

[99]周岚,等. 小檗碱对颈动脉粥样硬化家兔血管紧张素的影响. 卒中与神经疾病,2006,13(4):212

[100]常伟,等. 小檗碱对胆固醇代谢及肝脏Insig-2基因表达的影响. 中国药理学通报,2009,25(1):85

[101] 师凌云 等. 小檗碱对脂质代谢相关基因PPARα和CPTIA表达的影响. 中国药理学通报,2008,24(11):1461

[102]李备,等. 黄连总碱对乙醇致大鼠胃黏膜损伤的保护作用及其机制研究. 中成药,2006,28(1):72

[103]李备,等. 黄连总生物碱对乙醇致大鼠胃黏膜损伤的保护作用及其机制探讨. 中国中药杂志,2006,31(1):51

[104]李娟. 抗Ⅰ型幽门螺杆菌IgY和黄连及太子参联合抗活性空泡细胞毒素A+和细胞毒素相关蛋白A+幽门螺杆菌的实验. 中国临床康复,2006,10(19):78

[105]鲁劲松,等. 黄连总生物碱对大鼠胃黏膜损伤的保护作用及其机制研究. 中国中药杂志,2007,32(13):1333

[106]Haiyan Zhou,et al. The effect of Berberine Chloride on Experimental Colitis in Rats in Vivo and In Vitro. *Journal of Pharmacology and Experimental Therapeutics*,2000,294:822

[107]舒德忠,等. 黄连总碱对实验性溃疡性结肠炎的作用研究. 儿科药学杂志,2005,11(3):7

[108]庄萍,等. 黄连素对消化功能影响的药效研究. 中国中医药信息杂志,2003,10(7):28

[109]刘晓霓,等. 小檗碱对大鼠胃窦平滑肌细胞收缩作用的影响. 中成药,2004,26(10):822

[110]王黎,等. 黄连素对高脂饮食肝损伤大鼠肝中NO合成酶及凋亡相关基因的干预与调控. 中国药师,2006,9(5):387

[111]邱世翠,等. 黄连的体外抑菌作用研究. 时珍国医国药,2002,13(4):196

[112]陈杏利,等.黄连及其他制品的体外抗菌研究.中成药研究,1987,(5):18

[113]刘如玉,等. 黄连等8种中药对常引起医院内感染的条件致病菌体外抗菌活性检测. 福建中医学院学报,2004,14(2):26

[114]陈淑清,等. 不同产地黄连的体外抑菌活性与镇静作用. 华西药学杂志,1990,5(3):168

[115]张莉萍,等. 黄连水浸出液与盐酸小檗碱水溶液抑菌效果对比研究. 苏州医学院学报,1999,19(3):271

[116]杨勇.4种黄连生物碱的抑菌作用.时珍国医国药,2007,18(12):3013

[117]黄青,等. 黄连、土大黄、苍术提取液抗银屑病实验研究. 中国中医药信息杂志,2008,15(6):30

[118]陈群,等. 黄连对大肠杆菌R质粒消除作用的实验研究. 中国中西医结合杂志,1996,16(1):37

[119]徐建国,等. 黄连素、利福平对福氏Ⅱa痢菌R因子的作用. 中华微生物学和免疫学杂志,1983,3(6):38

[120]李立津,等. 氟哌酸和黄连素对志贺氏菌耐药性质粒消除研究. 中华传染病杂志,1994,12(1):4

[121]蔡于琛,等.小檗碱体内外对人鼻咽癌细胞CNE-2生长的抑制作用. 中草药,2006,37(10):1521

[122]张荣勋,等. 黄连素及其与BCNU联合应用治疗恶性脑肿瘤的实验研究.中国神经精神疾病杂志,1993,19(2):86

[123]谭宇蕙,等. 小檗碱、吴茱萸碱和靛玉红对人胃癌细胞的作用比较. 世界华人消化杂志,2005,13(4):472

[124]娄金丽,等. 小檗碱对人胃癌细胞增殖、细胞周期及CD44V6表达的影响. 中国免疫学杂志, 2004,20(5):315

[125]台卫平,等. 黄连素对HT-29人结肠癌细胞系Ca2+的抑制作用. 世界华人消化杂志,2003,11(10):1642

[126]台卫平,等. 黄连素抑制结肠癌细胞环氧合酶-2的作用. 中华内科杂志,2003,42(8):558

[127]王邦茂,等. 黄连素对脱氧胆酸诱导的HT-29人结肠癌细胞增殖的抑制作用及机制研究. 中华消化杂志,2006,26(11):749

[128]陆宁,等. 黄连素对脱氧胆酸诱导的人结肠癌细胞株增殖抑制作用及机制. 中华消化杂志,2006,26(9):632

[129]何百成,等. 小檗碱抗肿瘤作用与Wnt/β-catenin信号转导关系. 中国药理学通报,2005,21(9):1108

[130]吴刚,等. 黄连素对肝癌细胞生长的影响以及机制. 武汉大学学报(医学版)2008,(1):102

[131]王春波,等. 小檗碱对HepG2细胞葡萄糖激酶活性及其mRNA表达的影响. 中国药理学通报,2007,23(9):1145

[132]刘锋,等. 小檗碱对HepG2细胞肝细胞核因子基因表达的影响. 中国中西医结合消化杂志,2007,15(3):141

[133]张卫东,等. 黄连素对人肝癌HepG2细胞周期及凋亡的影响. 武汉大学学报(医学版)2008,29(6):766

[134]郝钰,等. 小檗碱抑制高转移性人巨细胞肺癌PG细胞侵袭和迁移的研究. 中国病理生理杂志,2007,23(3):474

[135]郝钰,等. 人参总皂苷和小檗碱对肺癌PG细胞分泌免疫抑制性细胞因子的影响. 中西医结合学报,2008,6(3):278

[136]张贵平,等. 小檗碱对人肺癌GLCG82细胞凋亡的影响. 中国临床药理学与治疗学,2005,10(12):1389

[137]狄晓鸿,等. 黄连素对人宫颈癌Hela细胞株的体外作用研究. 中国中医药信息杂志,2008,(1):30

[138]来丽娜,等. 小檗碱对HeLa细胞凋亡及其凋亡相关蛋白表达的影响. 中草药,2008,39(2):244

[139]王建军,等. 黄连素对人宫颈癌Hep-2细胞作用研究. 中华临床医药杂志,2003,4(7):39

[140]来丽娜,等. 小檗碱对HeLa细胞黏附和移动作用的体外实验研究. 中国老年学杂志,2008,28(1):13

[141]Sudheer K M,et al. Berberine,a natural product,induce G1-phase cell cycle arrest and caspase-3-dependent apotosis in

human prostate carcinoma cells. *Mol Cancer Ther*,2006,5(2):296

[142]娄金丽,等.小檗碱抗肿瘤新生血管形成作用机制的研究.中国免疫学杂志,2006,22(3):235

[143]陈淑珍,等.HERG钾通道表达与小檗碱的抗肿瘤作用的关系.中国天然药物,2005,3(1):48

[144]叶富强,等.黄连生物碱在小鼠胃黏膜的动态分布.中国医院药学杂志,1999,19(11):643

[145]董宇,等.黄连提取物在大鼠肠外翻实验中的吸收研究.中国中药杂志,2008,33(9):1056

[146]巴拉,等.小檗碱静脉注射及鼻腔给予在大鼠血浆与海马中的药代动力学研究.药物生物技术,2007,14(5):348

[147]丁志平,等.不同粒径黄连粉在大鼠体内药代动力学的研究.中医药学刊,2004,22(5):835

[148]唐青云,等.静滴盐酸黄连素对血管机制的影响.医药工业,1985,16(3):34

[149]谭天埠.黄连阿胶汤治疗焦虑症42例疗效分析.黑龙江中医药,1984,(4):41

[150]苏宝谦.加味黄连阿胶汤治疗顽固性失眠64例.云南中医杂志,1988,9(5):31

[151] 秦继明,等.黄连煎剂直接作用于肠道30例临床观察.黑龙江中医药,1995,(1):18

[152]葛长松.黄连茯苓汤治疗细菌性痢疾72例.安徽中医学院学报,1988,7(2):29

[153]吴大军,等.利福定加黄连素治疗急性顽固性菌痢96例报告.陕西医学杂志,1989,18(10):22

[154]黄友熊.黄连液浸浴法治疗指骨骨髓炎87例.中西医结合杂志,1985,5(10):604

[155]余克勇.黄连解毒汤加味治疗急性肾盂肾炎30例.湖北中医杂志,1985,(6):25

[156] 张桂宝.黄连酒治疗脓性中耳炎.云南中医杂志,1984,5(2):33

[157]韦君.黄连素外洗治疗小儿脓疱病10例.中国民间疗法,2005,13(9):37

[158]刘健立.肛周封闭结合黄连膏治疗慢性肛门湿疹.吉林中医药,2008,28(12):893

[159]彭利,等.单味中药黄连外擦治疗糖尿病合并带状疱疹28例.陕西中医,2007,28(5):581

[160]贺柏杨,等.三联治疗幽门螺杆菌阳性十二指肠球部溃疡34例.中国中西医结合脾胃杂志,1999,7(4):219

[161]刘晓军,等.雷尼替丁联合黄连素治疗消化性溃疡52例.西北药学杂志,1999,14(2):94

[162]叶爱民,等.黄连素三联疗法治疗Hp感染消化性溃疡22例.基层医学论坛,2008,970

[163] 邓明皓.黄连素治疗慢性胆囊炎165例近期疗效观察.江苏医药,1991,17(10):552

[164]毛方方.黄连素治疗心律失常45例临床观察.实用内科杂志,1986,6(5):257

[165]申华峰,等.黄连素治疗心律失常82例.山东中医杂志,1994,13(3):110

[166]何庆伟.黄连素治疗老年室性早博疗效观察.井冈山医专学报,2007,14(6):40

[167]刘凤娟,等.黄连素治疗高血压病37例.河南医科大学学报,1995,30(3):329

[168]冯栓林,等.盐酸黄连素与小剂量阿司匹林抗血小板聚集功能的对比研究.山东医药,1996,36(2):11

[169]高芳,等.黄连素改善Ⅱ型糖尿病患者胰岛素抵抗的临床研究.甘肃中医,2002,15(6):34

[170]邱亚莉,等.黄连素治疗高脂血症与多烯康月见草油比较观察.实用中西医结合杂志,1996,9(11):643

[171]张金宝.黄连素的降脂作用观察.山东医药,2002,42(8):61

[172]朱桂花.黄连素治疗小儿腹泻给药途径的临床分析.中华现代护理学杂志,2005,2(16):1488

[173]谢文胜.黄连素治疗腹泻型肠易激综合征疗效观察.中华中西医杂志,2003,4(9):1389

[174]黄伟民.小檗碱治疗室性快速心律失常50例疗效观察.实用内科杂志,1985,5(11):587

[175]鲍玉琴.黄连素及黄连的不良反应.中西医结合杂志,1983,3(1):31

[176]姜红,等.口服黄连素片引起过敏反应1例.中国药学杂志,1994,29(4):226

[177]许温,等.黄连素致皮肤过敏反应 1 例.中国医院药学杂志,1997,17(9):428

[178]方忻平 等.黄连属植物根茎、根及叶生物碱的研究.中药材,1989,12(3):33

黄山药 Dioscoreae Panthaicae Rhizoma

huang shan yao

本品为薯蓣科植物黄山药 *Dioscorea panthaica* et Burk.的干燥根茎。味苦,微辛,性平。具有理气止痛,解毒消肿的功效。用于胃痛、吐泻腹痛、跌打损伤;外治疮痈肿毒、瘰疬痰核。

【化学成分】

1. 皂苷类 黄山药根茎中含有 1.7%~2.3%的薯

蓣皂苷元及 30%~50%的淀粉。单体化合物主要为薯蓣皂苷元(diosgenin)、延令草次苷(trillin)、原薯蓣皂苷(protodioscin)[1]、Protobioside、deltoside[2]、黄山药皂苷 C、伪原薯蓣皂苷(pseudoprotodioscin)[3]。

2. 含有17种以上氨基酸,其中必需氨基酸 7 种[4]。

【药理作用】

1. 抗高脂血症 黄山药总皂苷(TSDP,200、400 mg/kg,灌胃)和薯蓣皂苷元(Dio,80、160 mg/kg)对高脂血症小鼠有预防和治疗作用;小鼠腹腔注射 Dio 仍有效,TSDP 无效;Dio 体外抑制胆固醇微胶粒形成作用明显优于 TSDP。结论,Dio 抗高脂血症作用优于TSDP,可能与其胆固醇微胶粒形成和吸收抑制有关[5]。

2. 抗血小板聚集 给小鼠灌胃黄山药总苷(DX,60~240μg/mL)和薯蓣皂苷元(Dio,30~120 μg/mL)体外有明显的抗血小板聚集活性,Dio 的抑制率明显高于 DX[6]。

3. 代谢 黄山药总皂苷可被离体大鼠肠内菌代谢,代谢物主要包含薯蓣皂苷元和 8 种甾体皂苷,其中 DP-1、DP-2、DP-4、DP-5 含量较高,DP-3、DP-6、DP-7、DP-8 含量较低[7]。

【临床应用】

心肌缺血 黄山药胶囊每次 100 mg,每日 3 次,治疗 68 例无症状心肌缺血患者,观察 1 年疗效。心电图远程疗效总有效率 64.70%,心肌缺血有效率由54.4%上升到 64.7%,患者胸闷、气短、心悸、头痛、乏力和失眠等主要症状明显改善,可作为无症状心肌缺血的长期治疗药物[8]。

(杨立泉 周秋丽)

参考文献

[1]Dong M,et al. Two new steroidal saponins from the rhizomes of Dioscorea panthaica and their cytotoxic activity. *Planta Med*, 2001,67(9):853

[2]耿勇,等.新鲜黄山药中C27甾体皂苷的化学成分的研究.中国天然药物,2004,2(1):25

[3]Dong M,et al. Steroidal saponins from Dioscorea panthaica and cytotoxic activity. *Pharmazie*, 2004,59(4):294

[4]钟惠民,等.黄山药中氨基酸及营养成分.氨基酸和生物资源,2002,24(4):15

[5]马海英,等.薯蓣皂苷元和黄山药总皂苷抗高脂血症作用比较.中国中药杂志,2002,27(7):528

[6]马海英,等.黄山药总皂苷和薯蓣皂苷元抗高脂血症及体外抗血小板聚集的比较.中国医院药学杂志,2002,22(6):323

[7]马海英,等.大鼠肠内菌对黄山药总皂苷代谢及代谢产物鉴定.中国中药杂志,2002,27(9):680

[8]黄大弼.黄山药治疗无症状心肌缺血远期疗效观察.实用医学杂志,1995,11(10):682

黄蜀葵花 Abelmoschi Corolla

huang shu kui hua

本品为锦葵科植物黄蜀葵 *Abelmoschus manihot* (L.) Medic.的干燥花冠。味甘,性寒。具有清利湿热,消肿解毒的功效。用于湿热壅遏、淋浊水肿;外治痈疽肿毒、水火烫伤。

【化学成分】

黄蜀葵花的活性成分主要为黄酮类化合物,包括槲皮素-3-洋槐糖苷、槲皮素-3″-葡萄糖苷、金丝桃苷、槲皮素及杨梅素[1]、棉皮素-3'-O-β-葡萄糖苷(Gossypetin-3-O-β-glucoside)、异槲皮苷(Isoquercetin)、金丝桃苷(Hyperoside)、槲皮素-3′-葡萄糖苷(Quercetin-3′-glucoside)等[2]。

近年,从黄蜀葵花分离得到的化合物还有:cannabiscitrin、杨梅素-3′-O-β-D-葡萄糖苷(myricetin-3-O-β-D-glucopyranoside)、1-O-十六烷酸甘油酯(glycerolmonopalmitate)、2,4-二羟基苯甲酸 (2,4-dihydroxy benzoic acid)、鸟苷 (guanosine)、腺苷(adenosine)、顺丁烯二酸(maleic acid)、正三十七烷酸(heptariacontanoic acid)、正三十七烷醇(1-triacontanol)、正二十四烷(tetracosane)[3]、木槿苷(hibistetin-3-O-glucoside)[4]。

【药理作用】

1. 抗缺血再灌注损伤 家兔在冠状动脉结扎前静脉推注黄蜀葵花总黄酮(TFA)16、8、4 mg/kg,可不同程度减轻缺血再灌注损伤家兔心肌病理的改变,降低血浆中 MDA 含量,同时增强 SOD 和 GSH-PX 的活力;下调缺血心肌组织中 ICAM-1 mRNA 的表达。

TAF 预处理对缺血再灌注损伤心肌具有保护作用[5]。TFA(100、50、25 mg/L)可明显增加缺血再灌注后离体大鼠心肌组织匀浆中 SOD 活性，降低 MDA 生成量，减少心肌细胞内 CPK、LDH 的漏出，并使 NO 及 NOs 的活性得到提高。TFA 的上述作用，对离体缺血再灌注心肌损伤起到保护作用[6]。TFA 预处理，在 160、80、40、20 mg/kg 剂量下，可明显减少脑梗死面积并降低血清中 LDH 活性、MDA 和 PGE_2 含量，增加血清中 NO 含量和 NOs 活性。TFA 预处理对大鼠脑缺血再灌注损伤具有缺血预适应样保护作用[7]。

2. 抗炎、镇痛 黄蜀葵花提取物-甲花素 80 mg/kg，背部皮下注射给药，对醋酸和组胺引起的毛细血管通透性增强有抑制作用；对二甲苯性耳廓肿胀和组胺性足浮肿有明显抑制作用[8]。黄蜀葵花总黄酮(TFA) 20、10、5 mg/kg，无论灌胃给药还是腹腔注射，都可不同程度抑制小鼠扭体反应；TFA (140、280 mg/kg，灌胃) 可使福尔马林致小鼠疼痛的 I、II 相反应明显减轻；动脉注射 TFA 200 mg/kg 可明显减轻 KCl 诱发的家兔疼痛反应；连续用药可使 TFA 在小鼠跳跃实验中，阳性率为 0。表明，TFA 具有一定的镇痛作用且局部给药有效，连续用药无成瘾性[9]。TFA(200、100、50 mg/kg)均能有效减轻小鼠耳廓肿胀，TFA 50 mg/kg 明显抑制大鼠新生肉芽组织形成；由皮下注射松节油或静脉注射大肠杆菌液诱发的家兔体温升高，TFA 可产生不同程度的降低作用[10]。

3. 抗肾损伤 大鼠注射阿霉素制作肾病综合征(NS)模型，造模同时灌胃给予黄蜀葵花 2 g/kg，每日 1 次，连续 3 周。黄蜀葵花能显著降低模型大鼠升高的尿 III 型胶原、NAG、β_2-MG 水平，对肾病综合征大鼠肾小管间质损伤有保护作用[11]。在上述剂量和给药途径下，黄蜀葵花减低 NS 大鼠血脂水平，升高血浆蛋白水平，改善 NS 大鼠尿钠排泄和内生肌酐清除率。上述作用是改善 NS 大鼠临床症状的作用机制[12]。给家兔喂饲 1.2 g/kg 黄蜀葵花醇提物，连续 8 周，对家兔系膜增生性肾炎显著减少尿蛋白量，使血尿素氮、循环免疫复合物水平显著下降，明显升高红细胞免疫复合物花环率及 T 淋巴细胞亚群 T_3、T_8 水平，改善肾小球系膜增殖病变，从而减轻循环免疫复合物(CIC)介导性肾损伤[13]。

4. 抗病毒、抑菌 黄蜀葵花总黄酮(TFA)对单纯疱疹病毒 I 型(HSV1)和单纯疱疹病毒 II 型(HSV2)的 IC_{50} 分别为 1.01±0.39 mg/L 和 1.21±0.42 mg/L；TFA 对 HSV_1 和 HSV_2 的 TI 值分别为 12.09 ±2.70 和 10.83±1.44。TFA 对 HSV_1 和 HSV_2 均有一定的抑制病毒作用[14]。TFA 体外对表皮葡萄球菌和金黄色葡萄球菌的最低抑菌浓度(IMC)为 3.125 g/L，对白色念珠菌的抑菌浓度为 1.562~3.125 g/L[15]。

5. 抗溃疡 黄蜀葵花提取物 80、40、20 mg/d 喷敷于家兔口腔溃疡面，观察 3~9 d。对醋酸致伤和细菌感染形成的溃疡，可迅速产生药效，对细菌性口腔溃疡的效果更佳。可能与化学致伤组织损伤较重，修复较慢有关[16]。对真菌或细菌造成的豚鼠口腔黏膜溃疡面，喷敷黄蜀葵花总黄酮(TFA)180、120、60 mg/只(每次喷敷 30 mg/只)，给药 3 d。结果 TFA 能明显缩短溃疡的愈合时间和 50%缩小时间[15]。

6. 其他 黄蜀葵花总黄酮 (TFA)25、50、100 mg/kg 对佐剂性关节炎大鼠继发性足肿程度和多发性关节炎评分显著低于模型组，病理改变得到不同程度的改善。TFA 可明显促进脾淋巴细胞增殖反应，并显著降低大鼠腹腔巨噬细胞产生 IL-1、前列腺素 E2、TNF-α 及血清 NO 含量。TFA 能减轻佐剂型关节炎大鼠的原发、继发、多发关节炎程度，主要途径是调节机体的异常免疫有关[17]。在人的中性粒细胞(PMN)中加入终浓度为 0~15μg/mL 的黄蜀葵花提取物(AMM)，能在一定程度上减少 PMN 上清中 IL-8 的含量，对 LPS 诱导的 PMN 活化没有看到明显的抑制作用[18]。黄蜀葵花有效成分-金丝桃苷 0.54 mg/mL 离体对抗垂体后叶诱导的子宫收缩作用，拮抗乙酰胆碱对肠肌的兴奋作用；给小鼠腹腔注射金丝桃苷 128.0、64.0 mg/kg，对卵黄引起的胆囊排空及胃肠推动运动有抑制作用。金丝桃苷具有解痉作用[19]。

【临床应用】

1. 慢性肾小球肾炎 132 例，接受单味黄蜀葵花胶囊，每次 4~5 粒，每日 3 次，4 周为 1 个疗程，连续 2~3 个疗程。结果完全缓解 19 例(14.39%)，基本缓解 47 例 (35.61%)，好转 32 例 (24.24%)，总有效率 74.24%[20]。同样接受单味黄蜀葵花胶囊的 58 例慢性肾小球肾炎经过治疗，急性发作型尿蛋白下降幅度较大，尿 SOD 活力明显增强，消肿有效率 94.12%。初步认为该药具有良好的减轻蛋白尿、利水消肿作用，尤其对慢性肾炎急性发作型疗效满意[21]。

2. 糖尿病肾病 35 例糖尿病肾病(DN)患者在常规治疗基础上加服黄蜀葵花醇提物，每次 0.4 g，每日 3 次，4 周为 1 个疗程，连续 2 个疗程。观察组 35 例，有效 30 例(85.71%)。对其中 31 例临床期 DN 近期缓解 8 例，好转 18 例，有效率 83.87%。对 DN 尿毒症期无明显近期疗效[22]。

3. 肾病综合征 对肾病综合征在激素治疗基础

上加服黄葵胶囊5粒/次，3次/d，治疗19例患者。结果，治疗组完全缓解7例（36.8%），基本缓解5例（26.3%），有效3例（15.8%），无效4例（21.1%）总有效率79%[23]。

4. 乳糜尿 采用单味中药黄蜀葵花治疗26例乳糜尿，每日服药量相当于生药量20~30 g，2周为1疗程，可连续2~4个疗程。痊愈18例，好转4例，总有效率84.62%[24]。

（杨立泉 赵丽纯 新吉乐）

参考文献

[1]王先荣，等.黄蜀葵的化学成分研究.植物学报，1981，23(3)：222

[2]王先荣，等.黄蜀葵花黄酮成分的研究.中国天然药物，2004，2(2)：91

[3]赖先银，等.黄蜀葵花的化学成分研究.中国中药杂志，2006，31(19)：1597

[4]张元媛，等.黄蜀葵花化学成分研究.西北药学杂志，2008，23(2)：80

[5]范丽，等.黄蜀葵花总黄酮预处理对家兔心肌缺血再灌注损伤的影响.中国药理学通报，2006，22(1)：106

[6]范丽，等.黄蜀葵花总黄酮保护离体大鼠心肌缺血再灌注损伤的研究.中国药理学通报，2003，19(2)：191

[7]文继月，等.黄蜀葵花总黄酮预处理对大鼠脑缺血再灌注性损伤的保护作用.安徽医科大学学报，2006，41(6)：667

[8]潘苏华.黄蜀葵花抗炎作用的实验研究.徐州医学院学报，1994，14(3)：226

[9]范丽，等.黄蜀葵花总黄酮镇痛作用研究.中药药理与临床，2003，19(1)：12

[10]范丽，等.黄蜀葵花总黄酮抗炎解热作用.安徽医科大学学报，2003，38(1)：25

[11]尹莲芳，等.黄蜀葵花肾病综合征模型大鼠肾小管损伤保护作用的研究.首都医科大学学报，2000，21(3)：209

[12]尹莲芳，等.中药黄蜀葵花对大鼠阿霉素肾病的作用.江苏医药杂志，2000，26(1)：41

[13]徐柏颐.黄蜀葵花醇提物治疗家兔系膜增生性肾炎的实验研究.江苏中医，1996，17(3)：42

[14]江勤，等.黄蜀葵花总黄酮体外抗单纯疱疹病毒作用.安徽医药，2006，10(2)：93

[15]张红艳，等.黄蜀葵花总黄酮抗感染性口腔黏膜溃疡及体外抗菌作用.安徽医药，2006，10(11)：810

[16]李杰，等.黄蜀葵花提取物对兔口腔黏膜溃疡的药效学研究.山东中医药大学学报，2006，30(6)：497

[17]刘必全，等.黄蜀葵花总黄酮对大鼠佐剂性关节炎的防治作用.中国临床康复，2006，10(25)：34

[18]崔桅，等.黄蜀葵花提取物对人中性粒细胞活化和分泌IL-8的影响.天津药学，2003，15(4)：1

[19] 黄蜀葵花活性成分-金丝桃苷治疗痛经实验研究.中国中医药信息杂志，2005，12(8)：33

[20]余江毅，等.黄蜀葵花胶囊治疗慢性肾小球肾炎132例临床观察.南京中医药大学学报，1995，11(5)：3

[21]余江毅，等.黄蜀葵花对慢性肾炎尿SOD尿蛋白的影响.辽宁中医杂志，1994，21(9)：400

[22]余江毅，等.黄蜀葵花醇提物治疗糖尿病肾病的临床观察.中国中西医结合杂志，1995，15(5)：263

[23]孙晓燕，等.黄蜀葵花联合糖皮质激素治疗肾病综合征的疗效观察.中华实用中西医杂志，2004，4(1)：90

[24]熊宁宁，等.黄蜀葵花治疗乳糜尿26例及实验研究.辽宁中医杂志，1996，23(5)：232

黄 精 Polygonati Rhizoma huang jing

本品为百合科植物滇黄精 *Polygonatum kingianum* coll.et Hemsl、黄精 *Polygonatum sibiricum* Red.或多花黄精 *Polygonatum cyrtonema* Hua 的干燥根茎。按形状不同，习称“大黄精”、“鸡头黄精”、“姜形黄精”。味甘，性平。有补气养阴，健脾，润肺，益肾功能。用于脾胃气虚、体倦乏力、胃阴不足、口干食少、肺虚燥咳，疲嗽咯血、精血不足、腰膝酸软、须发早白、内热消渴。

【化学成分】

1. 多糖类 从黄精中提取到三种类型多糖：黄精低聚糖甲相对分子量为1630；黄精低聚糖乙相对分子量为862；黄精低聚糖丙相对分子量为474。3种黄精低聚糖均由果糖和葡萄糖按摩尔比8:1、4:1和2:1缩合而成[1,2]。黄精水提粗多糖有5种成分：PSW 1B-b、PSW 1A-1、PSW 3A-1、PSW 4A和PSW 5B，其中PSW 1B-b为中性半乳糖，PSW1A-1和PSW 3A-1为酸性多糖，而PSW 4A和PSW 5B为糖蛋白[3]。滇黄精多糖是相对分子质量为8100的中性多糖，主要由葡萄糖组成[4]。

2. 甾体皂苷 黄精皂苷 A、B(sibiricosides A、B)等[5]。

3. 蒽醌类 多花黄精根茎含有吖啶-2-羧酸(azetidine-2-carboxylicacid)、毛地黄精苷(digitalisglycoside)以及多种蒽醌类化合物[6]。

4. 木脂素素类 黄精干燥根茎主要有:(+)-syringaresinol、(+)-syringarisinol-O-β-D-吡喃葡萄糖苷、liriodendrin、(+)-pinoresinol-O-β-D-吡喃葡萄糖基(1→6)-β-D-吡喃葡萄糖苷、正丁基-β-D-吡喃果糖苷、4′,5,7-三羟基-6,8-二甲基高异黄酮和黄精神经鞘苷 A,B,C[7]。

5. 氨基酸、微量元素 黄精含有赖氨酸等 11 种氨基酸和人体必需的 8 种微量元素。多花黄精中含有天门冬氨酸、高丝氨酸、二氨基丁酸[8]。

【药理作用】

1. 增强学习记忆 以 D-半乳糖亚急性衰老大鼠为模型,同时给予黄精水煎剂 5、2.5 g/kg 灌胃 6 周进行干预。干预的结果,水迷宫实验中逃避潜伏期、撤离平台后 120 s 内穿过原平台象限内游泳的距离占整个游泳距离的百分比及空间探索的次数,高剂量黄精组与模型组有显著性差异。黄精对衰老大鼠学习记忆功能有明显的改善作用[9]。

用黄精总皂苷(PTS)给东莨菪碱致学习记忆障碍小鼠连续灌胃 5 d,PTS 在 400 mg/kg 剂量下能明显改善模型小鼠的学习记忆功能[10]。给上述模型小鼠灌胃黄精多糖(PSP,0.5、2.0 g/kg)连续 7 d,使正常小鼠在安全区停留时间延长;降低智障小鼠电击后的错误反应次数;抑制小鼠脑组织 MDA 生成和提高 SOD、GSH-Px 活力;延长急性脑缺血小鼠的张口呼吸次数和持续时间。黄精多糖对记忆障碍有改善作用,与其抗氧化和改善脑缺血有关[11]。用不同应激因子持续应激复制小鼠慢性应激抑郁模型,给予黄精多糖 100、200、400 mg/kg,灌胃 21 d。黄精多糖明显改善小鼠行为学指标(自主活动次数、逃避潜伏期、原平台象限搜索时间等),提高脑内 5-HT 水平。提示黄精多糖有抗抑郁作用,与其提高脑内 5-HT 含量有关[12]。

2. 保护神经元 滇黄精水煎液(生药 1 g/mL,10 g/kg,灌胃)对血管阻断性脑缺血再灌注损伤有一定的保护作用。可使脑水肿减轻,降低血浆 MDA 生成和总钙含量;使海马 CA1 区正常神经元数目明显高于缺血组。表明,滇黄精可以减轻脑缺血再灌注损伤[13]。

3. 抗动脉粥样硬化 将 1.6 mL/kg 的黄精多糖溶于 20 mL 饮用水,分 2 次于兔进食高脂饲料的同时喂服。黄精多糖可显著降低高脂模型血清 IL-6 和 C 反应蛋白(CRP)水平。黄精多糖能阻止血管内皮炎症反应的发生发展,具有抗动脉粥样硬化作用[14]。在家兔进食高脂饲料同时喂服上述剂量的黄精多糖。在实验第 8 周,黄精多糖组血清总胆固醇、低密度脂蛋白胆固醇和脂蛋白均显著降低,主动脉内膜泡沫细胞形成的发生率(20%)明显低于高脂组(100%)。黄精多糖有降脂和抗动脉粥样硬化作用[15]。

4. 抗心肌缺血 黄精醇提物(生药 1.27、2.54、5.08 g/kg)给药物(异丙肾上腺素,Iso)和手术(结扎大鼠冠状动脉左前降支,LAD)致心肌缺血大鼠灌胃,连续 7d。黄精醇提物能明显降低 Iso 心肌缺血大鼠心脏组织中 AST、CK、LDH 的活性;能明显对抗 LAD 所致大鼠心脏组织中 SOD 下降及 MDA、心肌总钙含量的增高;对心肌坏死病理变化有明显的改善,对缺血心肌有保护作用[16]。

5. 抗氧化 利用电化学方法研究黄精水提液对活性氧自由基超氧阴离子(O_2^-)和羟自由基(·OH)的清除作用。结果表明,酒制黄精清除 O_2 和·OH 的 IC_{50} 值分别为 0.083 和 0.132 mg/mL;而密炙黄精清除 O_2 和·OH 的 IC_{50} 值分别为 0.148 和 0.132 mg/mL。黄精对活性氧的清除效力酒制黄精>蜜炙黄精。提示它们均具有很强的抗氧化作用[17]。

6. 降血糖 预防性给予黄精多糖(PSP,330、660、1320 mg/kg,灌胃 7 d),PSP 高剂量组可预防四氧嘧啶(ALX)对小鼠胰腺的损伤,减轻血糖急性升高;PSP 中、高剂量能够降低糖尿病小鼠血清中升高的 NO 及 NOS 含量,但对肝脏和肾脏的 NO 及 NOS 含量没有显著性影响。提示 PSP 对正常小鼠的血糖无明显影响,但可防治由 ALX 引起的小鼠血糖升高,对 ALX 诱导的糖尿病小鼠具有一定的保护作用,其机制可能与其保护胰岛,促进胰岛素分泌,降低 NO 和 NOS 水平有关[18]。采用链脲菌素(STZ)腹腔注射建立糖尿病大鼠模型。模型组大鼠呈现多饮多尿多食、体重下降、血糖升高和胰岛结构破坏。黄精多糖(390、780 mg/kg)组大鼠三多指标明显下降,同时空腹血糖和糖化血清蛋白降低,血清胰岛素含量上升,胰岛形态改善,胰岛素表达增强。黄精多糖对正常小鼠血糖水平无明显影响,但可显著降低肾上腺素诱发的高血糖小鼠的血糖值,同时降低肾上腺素模型小鼠肝脏中环磷酸腺苷(cAMP)的含量[19]。正常小鼠腹腔给予黄精甲醇提取物 800mg/kg,4 h 后可使血糖从(202±7)mg/dL 降到(144±13)mg/dL;使链脲霉素(STZ)诱发高血糖小鼠(胰岛素依赖型模型)的血糖从(589±34)mg/dL 降到(369±15)mg/dL,但其在降血糖作用的同时,不改变血清胰岛素水平。该提取物还有抑制肾上腺素诱发高血糖小鼠血糖的作用，从其活性部位分离得到2个活性成分，经鉴定为spirostanol glycoside[20]。

7. 增强免疫功能 黄精小分子糖0.9、0.6 g/kg均能显著提高正常小鼠腹腔巨噬细胞对鸡红细胞的吞噬百分率及腹腔巨噬细胞的吞噬指数，促进小鼠溶血素和溶血空斑形成，以0.9 g/kg黄精小分子糖组作用为最优。提示黄精小分子糖对机体免疫功能具有一定的增强作用[21]。黄精多糖的免疫调节作用很明显，不但能增强小鼠体液免疫功能，还可增强小鼠细胞免疫功能[22]。黄精可提高受环磷酰胺处理小鼠的骨髓造血功能，使其白细胞和红细胞数量上升，骨髓嗜多染红细胞微核率下降，小鼠腹腔巨噬细胞的吞噬功能提高[23]。

8. 抗肿瘤 从黄精根茎中分离出甾体皂苷dioscin具有显著抑制人白血病HL60细胞、人宫颈癌Hela细胞、人乳腺癌MDA-MB-435细胞及人肺癌H14细胞增殖的作用，并具有良好的剂量依赖关系。Dioscin浓度在15~25 μmol/L时可诱导HL60细胞的分化和凋亡；在1~8 μmol/L时，还可诱导Hela细胞的凋亡。Dioscin可以下调存活蛋白Bcl-2的表达，增强Caspase-9的酶活性，但对Caspase-8的酶活性影响不明显，说明dioscin通过线粒体途径诱导了Hela细胞的凋亡[24,25]。给予黄精多糖(100、200、400 mg/kg)灌胃的荷瘤小鼠脾脏指数和胸腺指数显著增加，低、中、高剂量的黄精多糖对H22实体瘤的抑瘤率分别是34.93%、43.44%、56.25%，中、高剂量的黄精多糖可显著延长S180腹水型荷瘤小鼠的存活时间[26]。

9. 抗病原微生物 黄精煎液%(1:30)对伤寒杆菌、金黄色葡萄球菌、结核杆菌、耐酸杆菌等有抑制作用；每日1 g/kg剂量治疗实验性结核病豚鼠60 d后发现其主要脏器病变较轻，肺部仅有少数结节[27]。黄精对多种病原微生物均有抑制作用，黄精水提液在体外对伤寒杆菌、金黄色葡萄球菌有较强的抑制作用，对多种致病真菌亦有抑制作用[28]。

10. 抗疲劳 黄精多糖(400、800、1200 mg/kg)连续灌胃给药28 d后能增强小鼠游泳耐力、延长爬杆时间，降低血乳酸、血中尿素氮含量，提高肝糖原含量和肌糖原含量。提示黄精具有很好的抗疲劳作用[29]。小鼠腹腔注射黄精溶液12 g/kg，能明显提高小鼠耐缺氧能力；用黄精水煎剂2.55 g/kg灌胃小鼠，能显著延长小鼠游泳时间[30]。

11. 抗衰老 对D-半乳糖致小鼠亚急性衰老模型，黄精多糖可提高衰老小鼠呼吸链酶活性，降低DNA聚合酶rmRNA的表达，通过改善肝线粒体能量代谢，使DNA聚合酶rmRNA表达减少，提高呼吸链酶复合体I、II+III活性而起到延缓衰老的作用[31]。黄精多糖1.6 mL/kg灌胃，连续6周，可升高D-半乳糖衰老小鼠脑、肝及性腺组织端粒酶活性，具有延缓神经细胞衰老的作用[32]。端粒酶活性下降可引起染色体末端DNA片段的丢失加快并导致寿命缩短和衰老。黄精煎液能明显增加实验性衰老小鼠脑及性腺组织端粒酶的活性，提示此结果可能是黄精抗衰老作用机制之一[33]。高剂量黄精(5 g/kg灌胃，连续6周)能显著消除衰老大鼠体内自由基的增加，提高超氧化物歧化酶的活性，达到抗衰延年作用[34]。

12. 其他 给小鼠每天灌胃黄精6 g/kg，连续10 d，可升高红细胞膜Na^+/K^+-ATP酶的活性[35]。酪氨酸酶在黑色素的生成过程中起着至关重要的作用。黄精乙醇提取物对酪氨酸酶有一定的抑制作用，其抑制率为18.4%[36]。黄精多糖在6 mg/mL以内对正常培养的神经细胞无明显毒性作用；在0.5~1.5 mg/mL范围内随着浓度增加抗缺氧复氧培养诱导的神经细胞坏死作用增大，表面在上述浓度范围内黄精多糖有抗缺氧复氧培养诱导的神经细胞凋亡作用。黄精多糖抗缺氧性神经细胞坏死和凋亡作用[37]。

13. 毒性 将生黄精及清蒸品的水提醇沉液，按450 g/kg(相当于原生药)给小鼠灌胃，结果生黄精组小鼠全部死亡，而炮制组小鼠无一死亡，说明黄精炮制后毒性明显降低[38]。

【临床应用】

1. 血管性痴呆 6例血管性痴呆患者在西医治疗的基础上，加用10%黄精口服液(黄精、人参、枸杞、何首乌)10 mL，每日3次，疗程一般为3个月。观察组恢复良好和中残的患者是总数的83.3%，对照组为55.6%。黄精口服液在神经功能和生活能力恢复方面优于对照组[39]。

2. 脑动脉硬化头晕 脑动脉硬化头晕患者46例，用黄精汤(何首乌、黄精、天麻、钩藤、丹参等)治疗，每日1剂，疗程1个月。治疗组痊愈30例，有效14例，无效2例，总有效率95.7%，对照组总有效率76.1%[40]。

3. 高血压 35例高血压患者口服加味黄精四草汤(黄精、怀牛膝、夏枯草、益母草、车前草、莶草等)，每日1剂，疗程4周。结果，显效18例，有效16例，无效1例，总有效率97.13%[41]。

4. 高血脂 用黄精煎剂(黄精、生山楂、桑寄生)治疗18例，降胆固醇、甘油三酯和β-脂蛋白的有效率分别为83.3%、72.2%和64.2%[42]。黄精降浊消脂汤治疗高脂血症,治疗84例,显效54例,有效28例,总有效率为97.6%[43]。

5. 缺血性中风 用补阳还五汤(黄精、生黄芪、葛根、丹参、炙甘草等)加减治疗30例缺血性中风。治愈和显效各12例,好转5例[44]。用黄精、黄芪、知母、鸡血藤、制首乌为主方,随症加减,配合西药治疗100例缺血性中风。痊愈60例,显效30例,好转10例[45]。

6. 糖尿病 单味中药黄精水煎,日服1剂,疗程1个月,治疗2型糖尿病48例。显效19例,有效20例,无效9例,总显效率39.58%,总有效率81.25%[46]。试用黄精辅助治疗糖尿病合并肺结核68例,在常规抗痨基础上加用黄精水煎服,每天2次。结果,显效52例,有效8例,总有效率88.24%,显效率76.47%,优于单纯抗痨对照组[47]。

7. 男性不育弱精子症 选择肾精亏虚型电磁辐射性男性不育症患者80例,口服黄精饮,疗程3个月。治疗总有效率为88.75%。表明黄精饮能治疗电磁辐射性生精功能障碍,提高精液及精子质量[48]。40例男性不育弱精子症口服黄精赞育胶囊,每次4粒,日3次,连续服用3个月。显效13例,有效22例,无效5例,总有效率87.5%[49]。

8. 萎缩性胃炎 应用黄精健胃汤(黄精、石斛、白芍、白术、白豆蔻等)加减治疗64例萎缩性胃炎,4周1个疗程。显效32例,有效27例,无效5例,总有效率92.2%[50]。

(祝晓玲 陶 成)

参考文献

[1]庞玉新,等.黄精的化学成分及药理作用.山地农业生物学,2003, 22 (6) : 547

[2]张瑞宇.中药黄精的研究和开发利用途径.渝州大学学报(自然科学版),2002,19(4) : 5

[3]刘柳,等.黄精中的多糖组分及其免疫活性.中草药,2006,37 (8) : 1132

[4]吴群绒,等.滇黄精多糖I的分离纯化及结构研究.林产化学与工业,2005, 25 (2) : 80

[5]娄帅,等.黄精研究进展.中华实用中西医杂志,2005,18(10):1526

[6]陈兴荣,等.滇黄精的化学成分及药理研究进展.时珍国医国药,2002,13(9):560

[7]孙隆儒,等.黄精化学成分的研究(II).中草药,2001,32(7):586

[8]郑虎占,等.中药现代研究与应用(第5卷).北京:学苑出版社,1998:4071

[9]马凤巧,等.黄精对D-半乳糖致衰老模型大鼠学习能力的改善作用.中国现代药物应用,2009,24(3):74

[10]孙隆儒,等.黄精改善小鼠学习记忆障碍等作用的研究.沈阳药科大学学报,2001,18(4):286

[11]张峰,等.黄精多糖对东莨菪碱致小鼠获得记忆障碍的改善作用.现代中西医结合杂志,2007,16(36):5410

[12]陈辰,等.黄精多糖对慢性应激抑郁小鼠模型行为学及脑内5-HT的影响.山东医药,2009,49(4):39

[13]李微,等.滇黄精对大鼠脑缺血再灌注损伤神经元的作用.大理学院学报,2006,5(10):19

[14]张萍,等.黄精多糖对动脉粥样硬化家兔血清IL-6及CRP的影响.医学临床研究,2006,23(7):1100

[15]李友元,等.黄精多糖的降血脂及抗动脉粥样硬化作用.中国动脉硬化杂志,2005,13(4):429

[16]龚莉,等.黄精醇提物对心肌缺血大鼠心脏组织中AST、CK、LDH等活性及心肌坏死病理变化的影响.中医药导报,2007,13(6):99

[17]马志茹,等.电化学法研究枸杞子及黄精对活性氧自由基的清除作用.中国药学杂志,1999,34(10):665

[18]徐茂红,等.黄精多糖预防给药对四氧嘧啶糖尿病小鼠的实验研究.安徽卫生职业技术学院学报,2009,8(4):80

[19]王红玲,等.黄精多糖对小鼠血糖水平的影响及机制初探.儿科药学杂志,2002,8(1):14

[20]Kato A , etal . Hypoylyc emic activity of Polyonati Rhi zoma in normal and diabetic mice. *Biol pharm Bull* , 1993, 16 (11):1118

[21]杨 云,等.黄精中小分子糖对小鼠免疫功能的影响.中国组织工程研究与临床康复,2009,13(18):3447

[22]张庭廷,等.黄精多糖的生物活性研究.中国实验方剂学杂志,2006,12(7):42

[23]黄瑶,等.黄精的药理研究及其开发利用.华西药学杂志,2002,17(4):278

[24]Wang Z, et al. Effects of two saponins extracted from the Polygonatum zanlanscianense pamp on the human leukemia (HL-60) cells. *Biol Pharm Bull*,2001,24(2):159

[25]Cai J, et al. Apoptosis induced by dioscin in Helacells. *Biol Pharm Bull*,2002,25(2):193

[26]张峰,等.黄精多糖抗肿瘤作用的实验研究.中国实用医药, 2007,2 (21) : 95

[27]邵春源.中药黄精对豚鼠实验性结核病的疗效初步观察报告.浙江医学,1962,10(4):310

[28]吕小迅,等.黄芩黄精联合抗真菌实验研究.中国皮肤性病学杂志,1996,10(2):80

[29]刘诗琼,等.黄精多糖对小鼠抗疲劳作用的实验研究.中国当代医药,2009,16(10):31

[30]陈淑清.当归、枸杞、黄精、黄芪和竹荪总皂甙的实验研究X 对小鼠羟脯酸含量,耐缺氧和抗疲劳作用的影响.中药药理与临床,1990,6(3):28

[31]张涛,等.黄精多糖对衰老小鼠肝线粒体呼吸链酶及DNA聚合酶γ表达的影响.中国老年学杂志,2009,29:2076

[32]李友元,等.衰老小鼠组织端粒酶活性变化及黄精多糖的干预作用.医学临床研究,2005,22(7):894

[33]李友元,等.黄精煎液对衰老小鼠组织端粒酶活性的影响.中国药学杂志,2001,36(1):59

[34]马凤巧,等.黄精对衰老大鼠海马组织SOD活性及MDA含量影响的研究.中国现代药物应用,2010,4(2):149

[35]丁安荣,等.黄精等六种补益药对小鼠红细胞膜Na^+/K^+-ATP酶活性的影响.中成药,1990,12(9):28

[36]王建华,等.20种中药对酪氨酸酶抑制作用的研究.中国药学杂志,2000,35(4):232

[37]文珠,等.黄精多糖对神经细胞的毒性及抗缺氧性坏死和凋亡作用研究.中药药理与临床,2006,22(2):29

[38]朱红艳,等.黄精延缓衰老研究进展.中草药,1999,30(10):795

[39]黄文星.黄精口服液治疗血管性痴呆临床疗效观察.中外医学研究,2010,8(2):52

[40]张孟列.首乌黄精汤治疗脑动脉硬化头晕46例.江西中医药,2004,35(3):23

[41]王振东.加味黄精四草汤治疗高血压病35例.现代中医药,2006,26(5):3

[42]朱毓仁,等.中草药治疗高脂血症的一些近况.新医学,1977,8(4,5):211

[43]朱磊.黄精降浊消脂汤治疗高脂血症84例.光明中医,2008,(12):1959

[44]徐兆洋,等.加减补阳还五汤治疗缺血性中风血凝谱观察.浙江中医杂志,1986,21(3):110

[45]张慧芬,等.中西医结合治疗脑梗死100例临床分析.山西医药杂志,1984,13(3):155

[46]张红,等.单味中药黄精治疗II型糖尿病疗效观察.新疆中医药,2007,25(5):41

[47]曾迎春,等.黄精辅助治疗糖尿病合并肺结核的疗效观察.实用中西医结合临床,2010,10(2):25

[48]毕焕洲.黄精饮治疗电磁辐射性男性不育症临床研究.中医药学报,2008,36(5):55

[49]李亚峰,等.黄精赞育胶囊治疗男性不育弱精子症40例疗效观察.世界中西医结合杂志,2009,4(7):493

[50]李颖,等.自拟黄精健胃汤治疗萎缩性胃炎64例.实用中医内科杂志,2008,22(4):37

菝葜 Smilacis Chinae Rhizoma ba qia

本品为百合科植物菝葜 *Smilax china* L.的干燥根茎。味甘、微苦、涩,性平。有利湿去浊,祛风除痹,解毒散瘀功能。主治小便淋浊、带下量多、风湿痹痛、疔疮痈肿等。

【化学成分】

菝葜的根茎中含薯芋皂苷元(diosgenin)、薯蓣皂苷(dioscin)、纤细薯蓣皂苷(gracillin)、甲基原薯苷元、菝葜皂苷A、B、C(smilax saponin A、B and C)[1,2]、菝葜素(smilacin)、异黄杞苷、黄杞苷、齐墩果酸、山柰酚、二氢山柰酚、β-谷甾醇、白藜芦醇、氧化白藜芦醇、香草酸、胡萝卜苷及少量氨基酸和矿物元素[3,4]。测得菝葜根茎中总黄酮含量为3.36%,包括黄酮、黄酮醇、二氢黄酮、二氢黄酮醇等多种化合物[5]。近又从提取得到3(S)-5,7,4′-三羟基二氢黄酮(柚皮素)[6]。

【药理作用】

1. 抗炎 采用蛋清致足肿胀炎症模型和热板法、醋酸扭体法疼痛模型研究菝葜水提物的药理作用,发现以1 g/kg灌胃给药对小鼠具有显著的抗炎镇痛作用[7]。菝葜的醋酸乙酯提取物和水提醇沉提取物以50、100 g/kg(生药剂量)灌胃给药7 d,能显著减轻蛋清诱导的大鼠足跖肿胀程度和甲醛诱导的小鼠足趾肿胀程度,抑制小鼠腹腔毛细血管通透性增高和二甲苯诱导的耳廓肿胀,高剂量的作用明显强于低剂量;以100 g/kg灌胃9 d,能抑制肉芽组织增生,明显减轻小鼠琼脂肉芽肿重量;表明菝葜提取物对急、慢性炎症反应均有一定的抑制作用[8,9]。实验发现,菝葜提取物可剂量依赖性的抑制巨噬细胞COX-2蛋白表达,减少炎症物质PGE_2的合成和释放[9]。另有报道,菝葜乙酸乙酯和正丁醇提取部位在24、12、6 g/kg(生药剂量)能显著降低大鼠炎症组织中PGE_2含量[10]。通过大鼠灌胃给药,发现由菝葜中提取得到的白藜芦醇成分能抑制大鼠棉球肉芽肿的形成,而氧化白藜芦醇无此作用。因而认为白藜芦醇是菝葜的抗炎活性成分之一[11]。

比较菝葜不同提取物(A、B、C)对小鼠佐剂性关节炎的治疗作用及对淋巴细胞的影响。发现A、B组分对继发性足肿胀有明显的抑制作用,并降低T淋巴细胞CD_4^+/CD_8^+比值,而对B淋巴细胞没有抑制作用。可能主要通过调节细胞免疫功能而减轻关节炎症反应[12]。

菝葜水提取液对大肠杆菌所致大鼠慢性盆腔炎动物模型有治疗作用，可降低大鼠血清中IL-2和MDA水平，明显减轻大鼠慢性盆腔炎组织的病理改变[13]。菝葜提取的醋酸乙酯部位、正丁醇部位、皂苷和菝葜总提取液均能降低非细菌性前列腺炎模型大鼠的前列腺指数，减轻其病理变化，以总提取液作用最强，皂苷次之，二者还可降低血中WBC数目[14]。

2. 抗肿瘤 从菝葜中提取得到的8种粗提物能够抑制HeLa细胞增殖。进一步实验证实，其中一种黄酮苷即山柰酚-7-O-β-D-葡萄糖苷具有抗癌作用，可诱导A375和HL60细胞凋亡，并抑制细胞增殖，使停止在G1期的细胞增多[15]。另有报道，菝葜乙酸乙酯提取物在体内、体外可以有效地抑制肿瘤细胞的增殖。体外可直接杀死HepG2细胞，并诱导HepG2凋亡，作用24、36 h后，细胞凋亡率分别为13.5%和28.5%。还可使细胞增殖停止在G_1期[16]。每天服用菝葜乙酸乙酯提取物20、40、60 g/kg，对接种S180小鼠的抑瘤率为22.98%、53.42%、65.41%；体外对小鼠S180、H22、EAC肿瘤细胞及HepG2细胞株的半数抑制浓度(IC_{50})分别为0.521±0.272、0.801±0.333、0.512±0.217、0.608±0.268 g/L[17]。

3. 抗菌 菝葜乙酸乙酯提取物在体外对金黄色葡萄球菌、大肠杆菌、表皮葡萄球菌、白色念珠菌、表皮毛癣菌有较好的抑菌活性。小鼠体内抑菌实验发现，对于金葡菌感染，菝葜乙酸乙酯提取物的ED_{50}为49.89 g/kg(生药量)，乙醇提取物的ED_{50}为51.39 g/kg(生药量)，对染菌小鼠有显著的保护作用[18]。菝葜的乙醇提取物能明显抑制金黄色葡萄球菌、苏云金芽孢杆菌、大肠杆菌、枯草芽孢杆菌的生长，而对产黄青霉和啤酒酵母菌无明显抑制作用[19]。

4. 降血糖 从菝葜中分离得到的柚皮素是降血糖的有效成分。柚皮素能显著降低四氧嘧啶糖尿病小鼠的血糖含量，在灌胃剂量为120、180 mg/kg时，降糖率达13.6%和15.0%。酶-抑制剂模型研究证实，柚皮素可非竞争性抑制α-葡萄糖苷酶活性，最大抑制率为52.9%；对醛糖还原酶活性则有竞争性抑制作用，最大抑制率可达100%[20]。

5. 其他 从菝葜的醋酸乙酯萃取部位分离得到9个多酚类化合物均具有抗氧化活性，能有效地清除ABTS自由基和DPPH自由基[21]。菝葜水煎液以100、50 g/kg剂量给小白鼠灌胃7 d，高剂量的菝葜水煎液能显著延长小鼠的部分活化凝血酶原时间(APTT)，稀释8倍后能抑制体外的血小板聚集功能，特别是抑制血小板第一步聚集速度(V1)的作用更为显著，但对血小板数目、凝血酶原时间（PT）和纤维蛋白原(FIB)含量无明显影响[22]。菝葜活性部位能显著降低大鼠血清血栓素B_2(TXB_2)及6-酮-前列腺素F_{1a}(6-keto-PGF_{1a})水平。有活血化瘀的作用[10]。

6. 毒性 以100、50、25、10 g/kg剂量分别给大鼠每日灌胃1次，连续45~90 d，100 g/kg组的动物食欲减退、平均体重增加缓慢；个别动物出现腹泻、脱毛，用药20 d后开始出现死亡。经测定，3只濒死大鼠的血尿素氮及其中1只的谷丙转氨酶高于正常。继续灌胃至45 d，共死亡11/20只。动物的睾丸、肝、肾、肾上腺、脾均增大，胸腺缩小。而50 g/kg组灌胃60 d，无一因毒性而死亡者。检验其中一半动物，4/9只尿素氮异常，睾丸、肝、肾、肾上腺增大，子宫、胸腺缩小。另一半动物在停药30 d后同样检验，除子宫缩小外，其余指标均无异常。25、10 g/kg组连续灌胃90 d，未见毒性表现。对主要脏器进行病理检查发现，100 g/kg组5/18只动物肾小管扩张，上皮细胞坏死，核固缩；10/18只动物肝细胞胞浆疏松。有的呈脂肪变。50 g/kg组2/18只动物肝细胞胞浆疏松。表明菝葜醇提物大剂量较长时间应用，对肝脏及肾脏有一定损害[23]。

【临床应用】

1. 肿瘤 应用复方菝葜颗粒(菝葜、鱼腥草、猫爪草、土鳖虫、冬花、枸杞、白参、大枣等组成)，治疗60例中晚期非小细胞肺癌。中药治疗组用复方菝葜颗粒治疗，每次20 g，每天2次，连服2个月为1个疗程；西药对照组采用常规化疗方案。治疗1年后，中药治疗组生存率73.3%，高于化疗组(46.7%)，生存质量亦优于化疗组，而病灶变化与化疗组相似[24]。另有报道，成分相同的复方菝葜口服液治疗原发性支气管肺癌51例，临床症状大多得到改善，特别对咳嗽、咯血、胸痛、气急、发热等肺癌主要症状疗效较好，部分缓解率达64.7%[25]。

2. 妇科疾病

(1)*妇科炎症* 以菝葜提取物为主要成分的金刚藤胶囊(每粒0.5g)，每次4粒，每天3次口服，能明显改善盆腔炎患者的临床症状和体征。治疗72例，痊愈率和有效率分别为40.3%和83.3%，优于单用某些抗生素，未发现明显不良反应[26]。另有报道，治疗中医辨证属瘀热湿阻型者慢性盆腔炎327例，痊愈17%，显效54%[27]。同样剂量治疗附件炎也有良效[28]。金刚藤胶囊联合头孢曲松钠、替硝唑治疗盆腔炎性包块优于单用抗菌药。临床治愈率85.72%，高于单用抗菌药的对照组(45.24%)[29]。

(2)*继发性不孕症* 对患有盆腔炎、附件炎、子宫内膜炎导致不孕的30例患者选用金刚藤胶囊进行治疗，每日3次，每次4粒，2周为1个疗程。患者下腹痛、腰痛、附件痛等症状有明显改善，配合输卵管通水治疗，使不孕患者受孕率提高，2个疗程以上受孕率53.3%，单用金刚藤胶囊者受孕率46.6%[30]。另有报道，妇科炎症导致不孕的60例患者，采用金刚藤胶囊口服每日3次，每次2粒，联合输卵管通液术治疗5~6个月，总妊娠率达46.67%，病程越短，治愈率越高，不良反应轻微[31]。

(3)*药物流产后阴道流血* 对口服米非司酮进行药物流产的早孕妇女，于流产当日口服金刚藤胶囊每次4粒，每天3次，共10 d，可促进瘀血吸收，减少阴道出血持续天数，疗效与益母草颗粒相同[32]。

3. 风湿性关节炎 取鲜菝葜根1000 g，用乙醇提取法制成300 mL注射液，肌内注射2 mL，每日1次。此法治疗52例，痊愈15例，显效10例，好转23例，无效4例[33]。

4. 牛皮癣 菝葜根20~40 g，加水煮沸40~50 min，每日分2~3次饭后服用。治疗107例，13例痊愈，26例显效，45例有效，23例无效[33]。另有报道，以菝葜、槐花、茅根、土茯苓、生地、紫草组成的菝葜凉血汤，根据病情随症加减，每日1帖，半月为1个疗程，治疗牛皮癣101例，总有效率为88.12%[34]。

5.烫伤 采摘新鲜菝葜叶，烘干研成粉末，过筛后加适量麻油调匀，每日涂于伤面2~3次。治疗5例，除1例因合并感染，19 d才治愈外，其余4例均在3~7 d治愈，且不需用镇痛药物。另治疗9例中除1例因未清创，愈合时间较长外，其余均在7 d内痊愈，且不留瘢痕[33]。

（丁 华 苑永臣）

参考文献

[1]川﨑敏男，他. Saponins of Smilacis Chinae Rhizoma. 薬学雑誌，1966，86(8)：673

[2]Kim S，et al. Steroidal saponins from the rhizomes of Smilax China. *Saengyak Hakhoechi*，1989，20(2)：76

[3]阮金兰，等. 菝葜化学成分研究.中药材，2005，28(1)：24

[4]徐燕，等.菝葜化学成分研究. 中国中药杂志，2008，33(21)：2497

[5]刘世旺，等.菝葜根茎中黄酮类化合物的提取与含量测定.资源开发与市场，2005，21(6)：481

[6]沈忠明，等.菝葜降血糖活性成分及对相关酶的抑制作用.中药材，2008，31(11)：1717

[7]Xiao –Shun shu，et al. Anti –inflammatory and anti –nociceptive activities of Smilax china L. aqueous extract. J *Ethnopharmacology*，2006，103：327

[8]舒孝顺，等. 菝葜醋酸乙酯提取物对大鼠和小鼠的抗炎作用.中国中药杂志，2006，31(3)：239

[9]李苏翠，等. 菝葜根茎活性部位的抗炎作用及其对环氧化酶活性影响的研究. 亚太传统医药，2009，5(7)：16

[10]晏绿金，等.菝葜活性部位抗炎机制研究.中药材，2008，31(8)：1235

[11]阮金兰，等.菝葜的抗炎活性成分研究.医药导报，2005，24(8)：670

[12]吕永宁，等. 菝葜不同提取物对小鼠佐剂性关节炎的作用. 中国医院药学杂志，2004，24(9)：517

[13]陈东生，等. 菝葜对大肠杆菌诱导大鼠慢性盆腔炎的研究. 中国医院药学杂志，2007，27(8)：1023

[14]周璐敏，等. 菝葜治疗非细菌性前列腺炎有效部位的初步筛选. 医药导报，2008，27(6)：634

[15]Yuan –Li Li，et al. A flavonoid glycoside isolated from Smilax china L. rhizome in vitro anticancer effects on human cancer cell lines. *J Ethnopharmacology*，2007，113：115

[16]王涛，等. 菝葜乙酸乙酯提取物抗癌机制研究. 肿瘤基础与临床，2007，20(2)：129

[17]王涛，等. 菝葜乙酸乙酯提取物抗癌活性的实验研究. 肿瘤基础与临床，2007，20(3)：234

[18]王涛，等.菝葜乙酸乙酯提取物抑菌作用研究.医药论坛杂志，2006，27(21)：23

[19]刘世旺，等.菝葜乙醇提取物的抑菌作用. 资源开发与市场，2004，20(5)：328

[20]沈忠明，等. 菝葜降血糖活性成分及对相关酶的抑制作用.中药材，2008，31(11)：1717

[21]赵钟祥，等. 菝葜多酚类成分抗氧化活性的研究. 医药导报，2008，27(7)：765

[22]吕永宁，等. 菝葜活血化瘀药理作用. 中国医院药学杂志，2002，22(9)：538

[23]杜德极，等. 复方菝葜抗炎、抗肿瘤及毒性研究. 中成药，1989，11(12)：29

[24]李广诚，等. 复方菝葜颗粒治疗中晚期非小细胞肺癌的临床研究. 中国医学工程，2007，15(3)：269

[25]徐琳兰，等. 复方菝葜口服液治疗原发性支气管肺癌51例. 中国现代医学杂志，1995，5(4)：68

[26]沈慧敏，等. 金刚藤胶囊治疗慢性盆腔炎临床疗效观察.中药材，2007，30(10)：1340

[27]周中明，等. 金刚藤胶囊治疗慢性盆腔炎(瘀热湿阻型)对照观察.中国社区医师，2009，25(8)：34

[28]邓高丕.金刚藤胶囊治疗湿热瘀结型盆腔炎、附件炎的临床疗效观察.中药材，2007，30(5)：623

[29]曹元秀，等. 金刚藤胶囊治疗盆腔炎性包块的疗效观察.中国实用医药，2007，2(22)：93

[30]易桂英，等. 金刚藤胶囊治疗继发性不孕症疗效分析.

中国社区医师,2009,25(13):40

[31]王秀红 等.金刚藤胶囊治疗炎性不孕症效果观察.中国社区医师,2009,25(13):38

[32]施红,等.金刚藤用于治疗药物流产后阴道流血的临床观察.中国社区医师,2009,25(9):40

[33]江苏新医学院.中药大辞典(下册).上海:上海科学技术出版社,1977:1996

[34]许龙翔.自拟菝葜槐花凉血汤治疗牛皮癣10例.南京中医学院学报,1991,7(4):209

菟丝子 Cuscutae Semen tu si zi

本品为旋花科植物南方菟丝子 *Cuscuta australis* R.Br. 或菟丝子 *Cuscuta chinensis* Lam. 的干燥成熟种子。味辛、甘,性平。有补益肝肾,固精缩尿,安胎,明目,止泻功能。主治肝肾不足、腰膝酸软、阳痿遗精、遗尿尿频、胎动不安、目昏耳鸣、脾肾虚泻;外治白癜风。

【化学成分】

1. 黄酮类 黄酮类化合物有槲皮素、紫云英苷、金丝桃苷等,总黄酮含量为3.0%[1,2]。

2. 甾醇类 主要有胆甾醇(cholesteol)菜油甾醇(campesterol),β-谷甾醇(β-sitosterol)、豆甾醇(stigmasterol)、β-香树脂醇(β-amyrin)[3]。

3. 生物碱 有菟丝子胺、matrine、sophoranol、甲基金雀花碱等[4]。

4. 木脂素素类 菟丝子苷 A、B (cuscutoside A, B)、新菟丝子苷 A、B、C(neocuscutosside A,B,C)[5]。

5. 多糖类 酸性多分支的杂多糖 CHC-1、H3、CS-A、CS-B、CS-C[6]。

6. 其他 南方菟丝子尚含β-胡萝卜素,r-胡萝卜素、5,6-环氧-a-胡萝卜素、蒲公英黄质和叶黄素[3]。

【药理作用】

1. 脑血管神经系统

(1)*改善记忆障碍* 菟丝子水提取物 300、150 mg/kg 灌胃 14 d, 对脑缺血所致大鼠学习记忆障碍有改善作用,其作用机制可能与菟丝子抗氧化作用有关[7]。

(2) *保护神经元* 每天灌服菟丝子提取物 200 mg/kg, 能够不同程度下调小脑皮层及小脑深层核团中 Bax 蛋白表达,上调 Bcl-2 蛋白表达,从而对小脑神经元有保护作用[8]。菟丝子黄酮 25、50、100、150、200、250 mg/L 对 H_2O_2 诱导的 PC12 细胞凋亡有抑制作用,提高 PC12 细胞存活率;体外对 DPPH 自由基的清除率呈剂量依赖性。菟丝子黄酮对氧化应激损伤 PC12 细胞具有保护作用,可能是通过清除自由基,提高抗氧化酶活性抑制细胞凋亡[9]。

2. 抗氧化、抗衰老 菟丝子醇提液 0.8 或 3.0g/kg 灌胃给药, 可以显著提高 D-半乳糖所致衰老大鼠脑组织和红细胞中 SOD,GSH-Px 活性, 降低衰老大鼠脑组织和红细胞中 MDA 含量, 降低衰老大鼠血中糖化血红蛋白(GHb)、糖化血清蛋白(GSP)含量,效果随给药时间延长而增强[10,11]。菟丝子水提取液 2.0 g/kg灌胃给药, 能提高 D-半乳糖所致衰老小鼠红细胞 C_{3b} 受体花环率,降低衰老小鼠红细胞免疫复合物花环率[12]。菟丝子黄酮生药 2.0、1.0 g/kg 能提高去势雌性大鼠血清雌激素水平, 提高其主动脉平滑肌细胞早期凋亡率,表明菟丝子黄酮通过升高雌激素水平和促进主动脉平滑肌细胞凋亡而发挥其对老年血管的保护作用[13]。菟丝子水提取物 150、300 mg/kg 灌胃给药,能明显提高脑缺血记忆障碍大鼠(双侧颈总动脉反复夹闭再灌注配合腹腔注射硝普钠降压方法建立脑缺血大鼠动物模型)的学习能力,同时能够降低脑缺血大鼠大脑皮层 MDA 含量,提高 SOD 活力[14]。

3. 影响生殖系统

(1)*保护精子* 终含量为 0.125、0.25、0.5 g/mL 的菟丝子水提物对活性氧致精子顶体和超微结构的氧化损伤有保护作用,其作用与维生素 C 相当或优于维生素C[15]。

(2)*促雄性生殖器官* 菟丝子醇提取物 2.4 mg/kg 灌胃, 连续 6 d, 能明显增加幼年小鼠睾丸和附睾重量。体外 20 μg 菟丝子醇提物能明显促进大鼠睾丸间质细胞 Ts 基础分泌[16]。菟丝子总黄酮 250、500 μg/mL 可抑制无血清培养诱导的睾丸细胞和睾丸曲细精管细胞凋亡,抑制氧化损伤,对睾丸细胞有保护作用[17,18]。

(3) *补肾安胎* 给受孕大鼠灌胃菟丝子总黄酮 5.2、2.6 mg/kg, 可降低溴隐亭致 SD 孕鼠流产模型的流产率,并能逆转流产胎盘、脱模结构的病理改变,有补肾安胎之功效[19]。

(4)*壮阳* 按 1.5 g/kg 灌胃给予雌二醇致肾阳虚小鼠菟丝子不同提取部位。结果,菟丝子 4 个提取部位都能提高小鼠游泳时间、自主活动次数、睾丸和精囊腺指数,降低血清尿素氮水平[20]。

4. 增强免疫 菟丝子乙醇提取物1.6、3.2、6.4、12.8、25.6 mg/kg腹腔注射,可以明显促进小鼠血清集落刺激因子(CSF)的活性,6及24 h达高峰,24及48 h恢复正常[21]。菟丝子水提液5 g/kg灌胃,连续7 d,可以提高氢化可的松所致的阳虚小鼠脾脏ConA诱导的T细胞和LPS诱导的B细胞增殖明显上升[22]。南方菟丝子85%乙醇提取物给皮肤烧伤小鼠灌胃16 g/kg,每日1次,连续6 d。可以显著提高烧伤小鼠血清溶血素水平,使之达到正常小鼠水平。并能提高烧伤小鼠腹腔巨噬细胞的吞噬功能。对烧伤小鼠脾淋巴细胞因ConA所致的增殖反应有一定的增强作用[3]。

5. 预防骨质疏松 菟丝子黄酮(相当于生药3.6 g/kg)灌胃给药能够显著抑制去卵巢大鼠的骨代谢增强,调整骨形成和骨吸收的关系,对去卵巢造成的骨质疏松有明显的防治作用[23]。

6. 保肝 对四氯化碳慢性肝损伤小鼠,灌服菟丝子总黄酮(5 mg/mL)0.01、0.02 mL/g体重,能降低小鼠血清ALT、AST活力,恢复SOD水平;病理显示菟丝子黄酮有保护肝细胞,降低纤维化作用[24]。

7. 毒性 ①急性毒性:菟丝子醇提水溶液皮下注射于小白鼠的半数致死量为2.465 g/kg。②亚急性毒性:给大白鼠按30~40 g/kg灌胃菟丝子水提物,未出现中毒症状;按4.15 g/kg给大白鼠灌胃菟丝子浸剂、酊剂,每日1次,连续70 d,未见动物出现生长发育异常和病理改变[25]。

【临床应用】

1. 糖尿病并发症 用菟丝子丸汤剂加减治疗糖尿病患者夜尿频数20例,显效8例,有效11例,无效1例,总有效率95%[26]。

2. 精子畸形 菟丝子、肉苁蓉、枸杞子、何首乌、熟地、五味子等组成复方制剂治疗精子畸形105例,每日或隔日1剂,1个月为1个疗程,3个疗程后,痊愈31例,基本痊愈65例,无效11例[27]。

3. 男性不育症 菟丝子9 g,研末,分3次冲服,或装胶囊吞服,2个月为1个疗程。治疗肾虚型男性不育症19例,19例中少精症7例,治愈4例,好转2例,无效1例;精子活动力低下6例,治愈4例,好转及无效各1例:少精伴活动力低下4例,治愈及好转各2例;不液化或液化不良2例好转。治愈率52.6%,总有效率89.5%。服药最少者1个月,最多者6个月[28]。

4. 先兆流产 以菟丝子、续断、阿胶、党参、白术等组成基本方,治疗先兆流产110例。每日1例,10剂为1个疗程,有效率达96.36%[29]。

5. 幼小子宫 菟丝子、巴戟天、仙茅、淫羊藿、鹿角霜、熟地、何首乌等组成复方治疗幼小子宫46例,每次自月经周期第5天起连服20 d,同服1 mg已烯雌酚,每日1次,连续20 d为1个疗程。痊愈37例,有效9例[30]。

6. 慢性前列腺炎 以菟丝子、淮山药、益智仁、泽泻、山茱萸、败酱草等组成复方,治疗慢性前列腺炎53例,每日1剂,连续1~3个月,总有效率为90.6%[31]。

【附注】

1. 旋花科植物大菟丝子 *Cuscuta japonica* Choisy的种子也作菟丝子入药。

含糖苷,维生素A类物质,含量为0.0378%。多糖收率为29%,含16种氨基酸,含量为162.07 mg/100 g[32]。

2. 少数地区将海滨菟丝子 *Cuscuta maritima* Mak的种子也作菟丝子入药[3]。

(邱 琳 刘新宇)

参考文献

[1]金晓,等.菟丝子黄酮类成分的研究.中国中药杂志,1992,17(5):292

[2]郭澄,等.菟丝子质量研究.中国中药杂志,1991,16(10):581

[3]吉林省中医中药研究院.长白山植物志.长春:吉林人民出版社,1982:935

[4]Anis E,et al. Alpha-glucosidase inhibitory constituents from Cuscuta. *Chem Pharm Bull*,2002,50(1):112

[5]Xiang SX,et al. The chemical constituents from the seeds of Cuscuta japonica. *Chin J Chem*,2001,19(3):282

[6]Bao X,et al. Structural features of an immunostimulating and antioxidant acidic polysaccharide from the seed of Cuscuta chinensis. *Planta Med*,2002,68(3):237

[7]嵇志红,等.菟丝子水提取物对脑缺血大鼠记忆障碍的改善作用.中国行为医学科学,2006,15(8):681

[8]阿依木古丽,等.菟丝子提取物对小脑中Bcl-2和Bax蛋白表达的影响.西北民族大学学报(自然科学版),2007,28(3):47

[9]真国辉,等.菟丝子黄酮类组分对H_2O_2损伤PC12细胞的保护作用.中药材,2006,29(10):1051

[10]张芳,等.菟丝子醇提液对D—半乳糖致衰大鼠脑组织抗氧化作用研究.黑龙江医药科学,2008,31(2):43

[11]刘玉平,等.菟丝子对D—半乳糖致衰老大鼠非酶糖基化及自由基的抑制作用研究.黑龙江医药科学,2006,29(2):1

[12]王昭,等.菟丝子对D—半乳糖所致衰老模型小鼠红细胞免疫功能的影响.黑龙江医药科学,2003,26(6):16

[13]王晓敏,等.菟丝子黄酮对去势雌性大鼠血清雌激素水平和血管平滑肌细胞的影响.天津医药,2005,33(10):650

[14]蔡西国,等.菟丝子黄酮干预去卵巢大鼠骨代谢研究.中药药理与临床,2007,23(6):27

[15]杨欣,等.菟丝子水提物对人精子顶体和超微结构的保护作用.中国中药杂志,2006,31(5):422

[16]熊跃斌,等.淫羊藿及菟丝子提取物对雄性生殖功能的影响.中国药学杂志,1994,29(2):89

[17]王晟,等.菟丝子总黄酮防护离体培养小鼠睾丸组织细胞凋亡的研究.江西医药,2006,41(8):548

[18]王晟,等.菟丝子总黄酮对大鼠睾丸曲细精管无血清培养所致细胞凋亡的保护作用.中国药理学通报,2006,22(8):984

[19]马红霞,等.菟丝子总黄酮对大鼠流产模型妊娠结局及胎盘、蜕膜形态学的影响.中药材,2008,31(7):1044

[20]陈素红,等.菟丝子不同提取部位对雌二醇致肾阳虚小鼠的影响.上海中医药大学学报,2008,22(6):60

[21]肖锦松,等.玉竹、菟丝子提取物对小鼠血清集落刺激因子的影响.中医研究,1992,5(2):12

[22]郭澄,等.中药菟丝子对小鼠淋转功能的影响.时珍国药研究,1997,8(6):515

[23]嵇志红,等.菟丝子水提取物对脑缺血大鼠记忆障碍的改善作用.中国行为医学科学,2006,l5(8):681

[24]宋敏,等.菟丝子黄酮对小鼠慢性肝损伤的影响.上海畜牧兽医通讯,2009,3:11

[25]江苏新医学院.中药大辞典(下册).上海:上海人民卫生出版社,1977:2006

[26]冷英,等.菟丝子治疗糖尿病并发症20例.实用中医内科杂志,2008,22(1):10

[27]周洪,等.菟丝子汤治疗精子畸形症105例疗效观察.吉林中医药,1992,(5):10

[28]王建国,等.菟丝子治疗肾虚型男性不育症19例.河北中医,2001,23(1):53

[29]朱金凤,等.寿胎丸加味治疗先兆流产的临床观察及实验研究.中西药结合杂志,1987,7(7):407

[30]殷林茂,等.中西医结合治疗幼小子宫46例.河北中医,1992,14(4):4

[31]周聪和,等.益精降浊汤治疗慢性前列腺炎53例.辽宁中医杂志,1992,19(3):27

[32]叶苹,等.大菟丝子与菟丝子化学成分的比较研究.中成药,1992,14(3):36

菊三七 Gynurae Segeti Herba ju san qi

菊三七为菊科植物三七草 *Gynura segetum* (Lour.)Merr.的全草。味淡,性温;有小毒。有散瘀止血,解毒消肿功能。主治出血、跌打损伤、痈疖疮疡。

【化学成分】

菊叶三七[*G. japonica*(Thunb.)Juel]根部含

1. 生物碱 千里光碱(senecionine)[1]、千里光菲灵碱(seneciphyline)[2]、千里光菲灵宁(菊三七碱甲,seneciphyllinine)和千里光菲灵碱(菊三七碱乙,(E)-seneciphyllinine)[3]。

2. 香豆素及黄酮类 菊三七属酮[(-)-gynuraone][4]。

3. 甾体及其皂苷 (22E,24S)-7α-hydroperoxystigmasts-5,22-dien-3β-ol、(22E,24S)-stigmasta-1,4,22-trien-3-one、24R-stigmasta-1,4-dien-3-one 和谷甾醇及豆甾醇的衍生物[4]。从菊三七(Gyunra segetum(Lour.) Merr.)的根部还分离得到 seneciphyllic acid、腺苷(adenosine)、尿苷(uridine)、金丝桃苷(hyperoside)、槲皮素 (quercetin)、琥珀酸(succinic acid)、β-胡萝卜苷(β-daucosterol)[5]。

【药理作用】

1. 局部麻醉 1:20 菊三七水提液浸泡脊蛙后肢足蹼 5 min,可明显延长酸刺激引起的缩腿反应时间,该表面麻醉作用强于 2%的利多卡因。1:2.5 菊三七水提液豚鼠皮内注射形成皮丘,可明显减少针刺引起的皮丘处肌肉收缩和豚鼠痛叫,该浸润麻醉作用约相当于 0.5%的普鲁卡因。100%、200%、400%、500%、1000%、2000%菊三七水提液各 0.05 mL,置于脊蛙下肢坐骨神经干中部,均可使坐骨神经冲动传导阻滞、腓肠肌收缩振幅抑制;1:1、1:2、1:4 菊三七水提液各 0.5 mL,置于脊蛙腹腔,均可使缩腿反射阻滞。整体蛙椎管内注入 1:0.5、1:1、1:2 菊三七水提液各 0.05 mL,均可引起脊髓麻醉;家兔椎管内注入 1:2 菊三七水提液 0.2 mL/kg,脊髓出现先兴奋后抑制现象[6]。

2. 镇痛 小鼠热板法试验,菊三七可提高小鼠痛阈值,具有镇痛作用。但给小鼠按 18 mg/kg 灌胃 0.2%菊三七碱水溶液时,非但无镇痛作用,反使疼痛加剧,因此认为,菊三七的镇痛作用可能因非生物碱成分所为[7]。

3. 抗炎 灌胃给予菊三七茎叶水煎液 40 g/kg,

对 1%角叉莱胶(0.05 mL/只)引起的大鼠踝部肿胀有抑制作用。菊三七茎叶的水提物和醇提物均有很好的抗炎效果[8]。

4. 降血糖 菊三七叶片无论是干还是鲜，无论乙醇提物还是水提物，对正常小鼠和四氧嘧啶糖尿病小鼠都显示了降糖作用[9]。

5. 止血 给小鼠按 25 mL/kg 腹腔注射 10%菊三七注射液，可明显缩短凝血时间；小鼠灌胃给药 100%菊三七水煎液，0.5 mL/只，亦可缩短凝血时间[10,11]。菊三七剂型、剂量、给药途径、动物完全同上，亦可明显缩短出血时间[10,11]。小鼠灌胃 18 mL/kg 0.2%菊三七碱水溶液，有一定止血作用[7]。10%菊三七注射液 3 mL、6 mL 能使豚鼠血小板发生伸展伪足、变形、聚集等黏性变形运动；能使血小板细胞膜和伪足破裂、脱落及部分溶解；能使血小板产生脱颗粒等分泌反应，从而导致血小板释放 ADP、花生四烯酸、血小板因子Ⅲ和 Ca^{2+}等止血活性物质而达到止血作用。其对血小板的影响程度与用药剂量成正比，对血小板超微结构的影响凝血酶类似[12]。

6. 抗肿瘤 菊三七的乙酸乙酯和正丁醇部位具有一定杀伤肿瘤细胞作用[13]。菊三七所含菊三七碱、千里光碱、千里光菲灵碱，以及水解后得到的倒千里光裂碱，均为双稠吡咯啶型生物碱，属千里光生物碱类，该类生物碱具有抗癌作用，可治疗皮肤鳞癌、皮肤基底细胞癌等[14,15]。

7. 促进骨折愈合 菊三七水提物（药材 2 g/mL）给家兔按 10 g/kg 剂量灌胃，具有较好促进骨折愈合作用，其机制与其加速骨的钙、磷代谢有关[16]。

8. 其他 给小鼠灌胃 0.2%菊三七碱水溶液 18 mL/kg，能明显抑制小鼠肠道炭末推进运动，使小肠蠕动减弱，有较强的阿托品样作用[7]。将菊三七水煎液用鼠疟进行药理初筛，对疟原虫的抑制率达 65%；以菊三七醇浸膏和不同的化学提取部位筛选，最高抑制率达 97%[17]。菊三七还具有明显的镇静、安定、催眠、抗惊厥等中枢神经系统的抑制作用[18]。

9. 毒性 ①急性毒性：给雌性小鼠腹腔注射菊三七碱，LD_{50} 为 80.72±2.7 mg/kg[19]。小鼠灌胃给药菊三七散 LD_{50} 为 6.25 g/kg[10,11]。大鼠腹腔注射菊三七碱注射液 50 mg/kg，隔日给药 1 次。给药第 9 天后，动物普遍厌食、体重下降，第 12 天后动物全部死亡，病理组织学检查见动物肝脏均呈广泛性急性肝坏死[19]。②亚急性毒性：大鼠腹腔注射菊三七碱注射液，分成大(30 mg/kg)、中(20 mg/kg)、小(10 mg/kg)剂量组，每日给药 1 次。大剂量组药后第 6 天动物体重下降、竖毛，个别出现腹水并死亡，药后第 17 天全部死亡；中剂量组药后第 14 天动物出现上述毒性反应，药后第 22 天全部死亡；小剂量组药后第 26 天动物出现类似毒性反应，但腹水较严重，药后 37 d 全部死亡。解剖发现有的肝小静脉周围纤维组织增生，大部分动物有血性腹水，病理组织学检查见肝脏均呈不同程度的损伤[19]。菊三七碱注射液家兔耳缘静脉注射给药，20 mg/kg，每日 1 次。药后第 14 天动物厌食、消化不良、体重下降，药后第 35 天解剖动物，见肝组织瘀血、变性、坏死及炎症[19]。③局部刺激：家兔腿肌肉注射 10%菊三七注射液，局部外观及病理组织学检查均未见异常[10,11]。

【临床应用】

1. 关节扭伤及外伤 采用菊三七、大黄混合外敷治疗关节扭伤，亦有将菊三七捣乱敷患处治疗关节扭伤和外伤，收到良好效果[20]。

2. 出血 肺结核大咯血，菊三七枝叶鲜品 250 g 煎汤内服，次日改用 50 g，早晚各服 1 次，连续 3 d 维持治疗，并结合抗结核药应用，可有效地控制咯血，病情恢复良好[21]。菊三七干品，研成细粉，外敷伤口治疗外伤出血.疗效满意[22]。菊三七尚可治疗吐血、衄血、尿血、便血、功能性子宫出血、产后瘀血[23]。

3. 大骨节病 将菊三七根用 30%乙醇浸泡，制成 20%酊剂，或以其煎液配成 25%糖浆，治疗大骨节病。疗程 30 d，成人患者 62 例，有效率为 83.9%，儿童患者 31 例，有效率 100%[24]。

4. 肌肉关节损伤 50%菊三七注射液，肌肉注射，每次 2 mL，每日 2 次，5 d 为 1 个疗程，治疗腰肌劳损和急性肌损伤 71 例，有效率为 97.18%[25]。用菊三七鲜品捣烂外敷或用菊三七加大黄混合外敷，治疗关节扭伤，疗效显著[22,26]。

5. 骨折 菊三七根、陆英根支、黑牵牛根皮、糯米团根等量鲜品，捣烂后加白酒炒热，骨折复位后，将药敷患处，包扎固定[23]。

6. 疼痛 50%菊三七注射液，肌肉注射，每次 2 mL，每日 2 次，5 d 为 1 个疗程。治疗坐骨神经痛 14 例，有效率 79%[25]。菊三七尚可治疗产后瘀血腹痛[23]。

7. 不良反应 服药后少数患者有恶心、呕吐等反应，有胃病史者尤易发生，长期用药或大量用药可损害肝脏，引起肝小静脉闭塞病[19,27]。

（周秋丽　王本祥　任光友　谢宝忠）

参考文献

[1] 唐世荣,等.菊叶三七抗疟成分的提取鉴定. 中草药,1980,11(5):193

[2]Russell J,et al. 13C-NMR Spectroscopy of pyrrolizidine alkaloids. *Phytochemistry*,1982,21:439

[3] 袁珊琴,等.菊叶三七生物碱成分研究. 药学学报,1990,25(3):191

[4]Lin W Y,et al. Anti-platelet aggregation and chemical constituents from the rhizome of Gyunra japonica. *Planta Med*,2003,(69):757

[5]蒋娟娟,等. 菊三七地下部分的化学成分. 药学与临床研究,2008,16(3):178

[6]刘学韶,等.菊三七的药理研究.中草药,1987,18(6):21

[7]张铭龙,等. 菊三七生物碱的提取以及其类似物的药理活性比较. 吉林中医药, 1998,(4):35

[8]孙凤英,等.菊三七化学成分的研究(Ⅱ). 中草药,1992,23(2):102

[9]李维林,等. 5种药用植物对小鼠的降血糖作用. 植物资源与环境学报,2002,11(2):29

[10]刘贺之,等.菊三七止血作用的研究.中国医院药学杂志,1985,5(7):4

[11]刘贺之,等.菊三七与参三七止血作用对比的研究.药学学报,1982,17(6):42

[12]刘贺之,等.菊三七与参三七对血小板超微结构影响的研究. 药学学报,1982,17(11):801

[13]刘杭,等. 菊三七不同提取部位体外抗肿瘤实验研究. 医学研究杂志,2006,35(5):66

[14]林启寿.中草药成分化学.北京:科学出版社,1977:692

[15]Elioabeth K,et a1. The toxic actions of pyrrolizidine (sensecio) alkaloids. *Pharmacological Reviews* ,1970,22(4):429

[16]曾晓琼,等. 菊三七对运动性骨折治疗作用的研究. 西安体育学院学报,2003,20(1):64

[17]唐世蓉,等.菊叶三七抗疟成分的提取鉴定.中草药,1980,11(5):193

[18]史清水,等.菊三七研究概况.中草药,1991,22(8):377

[19]刘宝成,等.菊三七碱对动物肝脏毒性的实验研究.中草药,1984,15(1):27

[20]吴永忠. 药用植物菊三七. 中国农村医学,1995,23(12):2

[21]赵芳.大剂量菊三七内服治疗肺结核大咯血一例.新疆中医药,1988,(3):5

[22]张有义.菊叶三七治验三则.新中医,1977,(1):46

[23]全国中草药汇编编写组.全国中草药汇编(上册). 北京:人民卫生出版社,1975:749

[24]黑龙江省大骨节病研究所.东北水三七治疗大骨节病. 中草药通讯,1972,(1):29

[25]赵寿堂.菊叶三七注射液治疗瘰症85例.浙江中医药,1988,(2):51

[26]陈跃宗.两种中药外敷治疗关节扭伤.人民军医,1979,(11):封二

[27]严红,等. 菊三七致急性药物性肝损害1例. 现代消化及介入诊疗,2006,11(4):258

菊 苣 Cichorii Herba seu Radix

ju ju

本品为菊科植物毛菊苣 *Cichorium glundulosum* Boiss. Et Huet 或菊苣 *Cichorium intybus* L.的干燥地上部分或根。本品为维吾尔族习用药材。味微苦、咸,性凉。有清肝利胆,健胃消食,利尿消肿功能。用于湿热黄疸、胃痛食少、水肿尿少。

【化学成分】

1. 根的化学成分 主要有乙酸降香萜烯醇脂(bauerenyl acetate)、蒲公英萜酮(taraxerone)、伪蒲公英甾醇(ψ-taraxasterol)、β-谷甾醇(β-sitosterol)、胡萝卜苷(daucosterol)、山莴苣苦素(lactucopicrin)、山莴苣素(lactucin)、菊苣萜苷C(cichorioside C)、菊苣萜苷B(cichorioside B)、壬二酸(azelaic acid)等[1]。菊苣根中总糖的平均含量为34.613 mg/g[2]。

2. 地上部分化学成分 毛菊苣地上部分主要有:山莴苣苦素、莴苣苦素、七叶内酯(esculetin)、菊苣苷(cichoriin)、槲皮素-3-O-β-D葡萄糖醛酸苷、山柰酚-3-O-β-D葡萄糖醛酸苷、异槲皮苷(isoquercitrin)、异鼠李素(isorhamnetin)等[3]。

【药理作用】

1. 降血糖、血脂 在鸡的日粮中添加0.1%、2.0%菊苣提取物30 d,结果实验组鸡血清TC降低36.47%,TG降低40.71%,LDL-C降低36.09%;2.0%菊苣提取物组蛋黄总脂和蛋黄胆固醇显著降低,说明菊苣具有降血脂活性[4]。给高脂模型小鼠灌胃菊苣提

取物生药14、7、3.5 g/kg 15 d,不同剂量的菊苣可不同程度减少由于高脂饮食引起的肝脂质蓄积，降低肝TC、GC、NO、LPO水平,提高SOD活性。提示,菊苣对高脂血症的改善作用与提高肝脏脂代谢功能有关[5]。对高糖高脂复合模型家兔在造模同时,将菊苣提取物按生药量16和8 g/kg拌入定量的高脂料内食入,连续10周。菊苣提取物能减低模型动物VWF、内皮素(ET)和血栓素(TXA_2)含量,升高前列环素(PGI_2)水平,改善PGI_2/TXA_2比值。此作用可能与之抗动脉粥样硬化作用相关[6]。菊苣正己烷提取物40、20、10 g/kg给糖尿病大鼠灌胃14 d,能降低大鼠血糖,对胰岛素水平无明显影响;降低高血脂大鼠血清TC、TG、LDL-C含量,显著降低全血黏度[7]。

2. 降尿酸 菊苣提取物生药13.6、6.6、3.3 g/kg给高尿酸高甘油三酯鹌鹑灌胃21 d,均可显著降低血清中尿酸(UA)和甘油三酯(TG)[8]。对高嘌呤饮食诱导的鹌鹑尿酸、脂代谢紊乱模型,给予菊苣水提取物15、10 g/kg灌胃7 d，显著降低血UA、TG、FFA水平,显著降低鸟嘌呤脱氨酶(GD)活性。表明菊苣水提物具有调节尿酸、脂代谢紊乱作用[9]。通过喂饲高果糖食饵21 d,诱发大鼠高甘油三酯并高尿酸血症和高血糖模型。给菊苣有效组分33.3、25.0、16.7 g/kg,每天1次,灌胃35 d。当给药35 d后,菊苣有效组分可有效降低模型组大鼠血清TG、UA、葡萄糖、FFA水平和肝脏脂肪酸合成酶(FAS)活性,显著升高LPL和HL活性。其作用机制可能是通过降低肝脏FAS活性和血清FFA水平，并提高心肌LPL和肝脏HL活性达到综合调节脂、糖、尿酸交互紊乱作用[10]。给酵母诱导高尿酸并高甘油三酯血症鹌鹑模型,每天灌胃菊苣提取物N2剂量28、14、7 g/kg，可显著改善高尿酸并高甘油三酯血症鹌鹑的血液流变性和纤溶系统活性[11]。

3. 保肝 菊苣根提取物（50 mg/kg）灌胃给予CCL_4肝损伤大鼠,连续15 d。大鼠肝功能得到一定的恢复,肝细胞及细胞核大小、形状趋于正常;含有脂类化合物的空泡明显收缩,白细胞浸润消失,低合成能力和高合成能力细胞数量比为1:1,坏死细胞数量减少4倍。菊苣根提取物对肝脏细胞有明显保护作用[12]。预先给予菊苣水提取物(1.5、3.0、6.0 g/kg)和乙醇提取物(1.6、3.2、6.4 g/kg)7 d，能降低CCl_4急性肝损伤小鼠血清ALT、AST,有保肝作用[13]。菊苣种子的甲醇提取部位(500 mg/kg)及甲醇部位分得的酚类化合物AB-Ⅳ(250 mg/kg)灌胃给予5 d,可防止ALT、AST、ALKP升高和TP的降低;几乎使受损的肝脏正常化,肝中脂肪聚集与坏死现象消失,可清晰看到中央静脉。也未见动物行为改变和死亡[14]。

4. 抑菌 菊苣根的乙酸乙酯和乙醇提取物(10、5、2.5 g/L）有一定的抑制植物病原真菌和细菌活性。在10 g/L浓度下乙酸乙酯提取物能显著抑制小麦赤霉病菌、玉米大斑病菌和烟草赤星病菌3种病原真菌菌丝的生长,抑制率均在85%以上[15]。

5. 其他 给正常家兔灌胃菊苣提取物4、8、16 g/kg 14 d,制备含药血清。将含药血清与菊苣提取物α-amyrin加入预先用高糖高脂血清处理的兔主动脉平滑肌细胞。结果,可降低高糖高脂模型细胞膜微黏度、改善细胞膜流动性、降低培养液中LPO含量。具有对抗高糖高脂损伤的药理活性[16]。

（张 扬 周秋丽 新吉乐）

参 考 文 献

[1]何轶,等.菊苣根化学成分研究.中国中药杂志,2002,27(3):209

[2]孙芸,等.苯酚-硫酸法测定菊苣根中总糖的含量.中国民族民间医药,2008,17(4):12

[3]Yang WZ, et al. Chemical constituents from Cichorium glandulosum. *Chin J Nat Med*, 2009,7(3):193

[4]鲁有均,等.菊苣提取物和菊粉降脂活性研究.西北植物学报,2007,27(6):1147

[5]刘小青,等.菊苣提取物对高脂模型小鼠肝脂水平和NO的影响.中药新药与临床药理,2000,11(6):340

[6]张冰,等.菊苣提取物对高糖复合高血脂模型兔血浆vWF、ET及PGI2/TXA2含量的影响. 北京中医药大学学报,2000,23(6):48

[7]郑红梅,等.菊苣正己烷提取物对血糖、血脂的影响.中国中医药信息杂志,2000,7(4):38

[8]孔悦,等.菊苣提取物对高尿酸血脂动物模型的作用及机制研究.现代中西医结合杂志,2003,12(11):1138

[9]杨红莲,等.菊苣水提取物干预高嘌呤饮食诱导的鹌鹑尿酸及脂代谢紊乱的实验研究.中国中医药信息杂志,2009,16(1):46

[10]李慧,等.菊苣有效组分对高甘油三酯和高尿酸血症并高血糖大鼠脂代谢的影响.中西医结合学报,2008,6(2):157

[11]叶国华,等.高尿酸并高甘油三酯血症鹌鹑血液流变学的变化及菊苣提取物N2对其的影响. 北京中医药大学学报,2004,27(3):37

[12]王良信摘.菊苣根提取物的保肝作用.国外医药·植物药分册,2008,23(2):81

[13]艾尼瓦尔.塔利普,等.维药菊苣对小鼠急性化学性肝损伤的保护作用.中药药理与临床,2006,22(5):34

[14]Ahmed B,et al.Antihepatotoxic activity of seeds of

Cichorium intybus. *J Ethnopharmacol*, 2003, 87(23): 237

[15]徐雅梅,等.菊苣根提取物的抑菌活性研究.西北植物学报,2006,26(3):615

[16]张冰,等.菊苣提取物amyrin对家兔主动脉平滑肌细胞膜微黏度的影响.中国药理学通报,1999,15(2):170

菊 花 Chrysanthemi Flos

ju hua

本品为菊科植物菊 *Chrysanthemum morifolium* Ramat 的干燥头状花序。味甘、苦,性微寒。有散风清热,平肝明目,清热解毒等功能。用于风热感冒、头痛眩晕、目赤肿痛、眼目昏花和疮疡肿毒等。

【化学成分】

主要有效成分有挥发油和黄酮类等。

1. 挥发油 菊花含挥发油 0.2%~0.85%[1]。我国八大主流商品菊花挥发油含量如下:杭菊(浙江)0.18%,黄菊(浙江)0.29%,滁菊(安徽)0.43%,济菊(山东)0.61%,祁菊(河北)0.46%,贡菊(安徽)0.05%,亳菊(安徽)0.14%和怀菊(河南)0.16%[2]。杭白菊挥发油中已鉴定出 59 种化合物,其他含量较高的有石竹烯氧化物(caryophyllene oxide)7.389%、β-马榄烯(β-maaliene)4.589%、姜黄烯(curcumene)2.656%等[3]。红心大白菊挥发油中已鉴定出 47 种化合物,其他含量较高的有喇叭醇(ledol)13.90%、雪松醇(cedrol)6.89%等[4]。

2. 黄酮类 菊花的黄酮类化合物有芹菜素(apigenin)及其葡萄糖苷、金合欢素(刺槐素,acacetin)及其葡萄糖苷、刺槐苷(acaciin)、香叶木素(chrysoeriol)及其葡萄糖苷、木犀草素(1uteo1in)及其葡萄糖苷、槲皮素(quercetin)及其半乳糖苷、槲皮苷(quercitrin)、山柰酚(kaempferol)、黄芩素(baicalein)等[5]。近有报道从黄菊花乙醇提取物中分木犀草素、槲皮素、刺槐素 7-O-β-D-(3″-乙酰基)吡喃葡萄糖苷、木犀草素 7-O-β-D-(6″-乙酰基)吡喃葡萄糖苷、橙皮素 7-O-β-D-吡喃葡萄糖苷、刺槐素 7-O-β-D-吡喃葡萄糖苷、香叶木素 7-O-β-D-吡喃葡萄糖苷、芹菜素 7-O-β-D-吡喃葡萄糖苷、橙皮苷、蒙花苷(linarin)和木犀草素 7-O-β-D-吡喃葡萄糖苷等[6]。从怀菊花中分离到木犀草素、芹菜素、金合欢素、香叶木素、香叶木素 7-O-β-D-葡萄糖苷、木犀草素 7-O-β-D-葡萄糖苷、金合欢素 7-O-β-D-葡萄糖苷、金合欢素 7-O-(6″-O-乙酰基)-β-D-葡萄糖苷、蒙花苷和芹菜素 7-O-β-D-葡萄糖苷[7]。

3. 其他 此外菊花含有倍半萜类银菊苦素(chrysantemin)A 和 B、氯化菊任(chlorochrymorin)和菊二醇(chrysandio1)、chrysanthediacetate B 和 C;儿茶酚衍生物 3,4-二羟基苯乙酮 (3,4-dihydroxyacetophenone) 和 3,4-二羟基苯丙酮 (3,4-dihydroxyphenylacetone);棕榈酸 16β,22α-二羟基假蒲公英甾醇酯 (16β,22α-dihydroxypseudotaraxasterol-3β-O-palmitate)和 16β,28-二羟基羽扇醇酯(lup-16β,28-dihydroxy-3β-O-palmitate)、假蒲公英甾醇(pseudotaraxasterol)、蒲公英甾醇(taraxasterol)、二十八烷醇(octacosanol)、二十六烷酸(hexacosanic acid)、棕榈酸(palmitic acid)、氯原酸(chlorogenic acid)、奎尼酸 4-O-咖啡酸酯(quinic acid 4-O-caffeate)、奎尼酸 3,4-二-O-咖啡酸酯、咖啡酸丁酯(n-butyl caffeate)、咖啡酸乙酯 (ethyl caffeate)、花青素 3-丙二酰葡萄糖甙(cyanidin-3-malonylg1ucoside)等[8-11]。

【药理作用】

1. 解热 菊花挥发油 0.8 mL/kg 灌胃,对 2,4-二硝基苯酚致热大鼠有显著解热作用;而菊花总黄酮和单体芹菜素-7-O-葡萄糖苷、金合欢素-7-O-葡萄糖苷及菊花醚提取物均无解热作用,表明挥发油是菊花解热作用的有效成分[12]。

2. 降压 菊花总黄酮 57 mg/kg 静脉注射,对麻醉大鼠有显著降压作用,而菊花挥发油和醚提取物对大鼠血压均无明显影响。从黄酮类中提取的单体芹菜素-7-O-葡萄糖苷有一定降压作用趋势,而金合欢素-7-O-葡萄糖苷对血压无影响,提示菊花降压作用的有效成分是总黄酮类物质,可能是各单体成分协同作用的结果[12]。怀菊花浸膏 33.0 g/kg,灌胃,对自发性高血压大鼠(SHR)有显著降压作用,并能显著增高心、脑、肾组织超氧化物歧化酶(SOD)水平,降低丙二醛(MDA)含量[13]。

3. 抗心绞痛 菊花总黄酮提取物生药 6 g/kg,灌胃,连续 7 d,能对抗异丙肾上腺素所致心肌缺血大鼠的心电图 T 波抬高及 S-T 段的异常偏移,使血清乳酸脱氢酶(LDH)降低,并可增加心肌组织超氧化物歧化酶(SOD)的活力,减少丙二醛(MDA)生成。实验表明菊花总黄酮提取物对大鼠急性心肌缺血有一定的保护作用[14]。杭白菊的酚性部分使豚鼠冠脉流量增加40.85%,显著超过同剂量丹参的作用(增加4.84%)[14,15]。

4. 抗疲劳和耐缺氧　菊花提取物生药0.4、0.6 g/kg灌胃,连续10 d,能提高小鼠的抗疲劳能力,使小鼠的游泳时间显著延长,分别为对照组的1.6和2.2倍;生药0.2、0.4、0.6 g/kg灌胃,连续10 d,能提高小鼠常压耐缺氧能力,其中高剂量组作用显著;同上剂量能增加小鼠自发活动次数,其中高剂量组作用显著[16]。杭白菊酚性部分也能显著提高小鼠耐减压缺氧的能力[15]。

5. 降血脂　菊花提取物生药0.2、0.4、0.6 g/kg灌胃,连续1个月,对高脂饲料大鼠具有抑制血清胆固醇和甘油三酯升高的作用[16]。

6. 抑制血管平滑肌细胞凋亡　杭白菊提取液100、200、400 mg/L,在流式细胞仪下观察,对体外培养的小牛主动脉血管平滑肌细胞(VSMC)凋亡有剂量相关的抑制作用,细胞凋亡从4.425%±0.624%降至2.875%±0.640%。50、100、200、400 mg/L,对超氧化物歧化酶(SOD)有剂量相关的升高作用,SOD值由$1.683\pm0.149\times10^4$ U/L升高到$2.297\pm0.230\times10^4$ U/L;对丙二醛(MDA)有剂量相关的降低作用,MDA值由166.454±56.805 μmol/L下降至73.068±27.203 μmol/L[17]。

7. 抗氧化　菊花水提液0.0625~0.250 g/L对大鼠心、脑组织体外孵育时自发脂质过氧化(LPO),0.50~12.50 g/L对羟自由基(·OH)引发的小鼠心、脑匀浆LPO反应,0.50~5.00 g/L对·OH引发的小鼠心、脑线粒体膜LPO反应均有显著抑制作用,其抑制程度与同浓度的丹参相近。杭白菊水提液4和2 g/kg灌胃,连续15 d,小鼠心、脑组织LPO反应产物丙二醛含量显著低于对照组。上述实验结果表明菊花水提液具有抑制自由基生成及抑制自由基引发的LPO反应的作用[18]。有实验表明不同菊花均显示了良好的清除活性氧自由基的作用,清除·OH和氧的油基的IC_{50}分别在0.54~1.98 mg/mL和24.2~54.5 μg/mL之间;实验也表明菊花中酚类物质的含量高低与抗自由基活性的强弱无明显的对应关系[19]。菊花总黄酮对异丙肾上腺素所致心肌缺血大鼠[14],杭白菊提取液对体外培养的小牛主动脉血管平滑肌细胞(VSMC)[17]的超氧化物歧化酶(SOD)均有显著的升高作用,对丙二醛(MDA)均有显著的降低作用。上述实验均表明菊花具有显著的抗氧化作用。

8. 抗衰老　怀菊花煎液每天每只生药0.06 g灌胃,连续1个半月,使小鼠血中谷胱甘肽过氧化物酶(GSH-PX)的活性增强,过氧化脂质(LPO)的含量降低,可能与其延缓衰老的作用有关[20]。

9. 抗炎　菊花提取物给小鼠腹腔注射,能对抗皮内注射组胺所致毛细血管通透性增强,减少台盼蓝的扩散,其10 mg的效力相当芦丁2.5 mg[21]。菊花所含蒲公英甾醇(taraxasterol)、款冬二醇(faradiol)和向日葵三醇C(heliantriol C),对12-O-十四烷酰-佛波醇-13-醋酸酯(TPA)所致小鼠炎症反应均有显著抑制作用[22,23]。杭白菊挥发油(生药60 g/kg)对二甲苯致小鼠耳壳肿胀、角叉菜胶致大鼠足肿胀有显著抑制作用[24]。

10. 保肝　菊花提取物生药0.2、10 g/kg给大鼠灌胃,连续15 d,使大鼠肝微粒体细胞色素P450的含量明显降低,并具有一定的亚族(细胞色素P4502E1)选择性[25]。在体外,菊花水提取物和醇提取物均能使大鼠肝脏丙二醛(MDA)含量明显降低,表明对大鼠肝脏脂质过氧化具有显著的抑制作用[26]。

11. 影响晶状体　菊花对兔晶状体氧化损伤模型,能减轻晶状体混浊程度,提高晶状体中超氧化物歧化酶(SOD)、谷胱甘肽过氧化物(GSH-Px)的活性和非酶性抗氧化剂谷胱甘肽(GSH)的含量,证明菊花可通过提高晶状体的抗氧化能力,对抗晶状体的氧化损伤[27]。菊花水提取液能使受过氧化氢(H_2O_2)氧化损伤的牛晶状体上皮细胞(LEC)的活性显著提高,LEC的Ca^{2+}浓度显著降低,cAMP水平显著降低,cGMP显著升高。表明菊花可通过[Ca^{2+}]、cAMP和cGMP信号转导系统及其相互作用调节生物学效应,可能是菊花防护LEC氧化损伤及减少细胞凋亡的细胞和分子机制[28]。

12. 抗诱变　菊花对环磷酰胺诱发的小鼠骨髓嗜多染红细胞微核率有明显的抑制作用,Ames试验也证实菊花对由2-氨基芴(2AF)诱发的鼠伤寒沙门菌TA98和TA100菌株的回复突变有明显抑制作用[29]。另报道滁菊花水提取液也有上述作用,其中对2AF诱发的鼠伤寒沙门菌TA98和TA100菌株突变的抑制率分别为58.08%和69.9%[30]。

13. 抗癌　在由7,12-二甲苯并蒽(50 μg/鼠)启动致癌,12-O-十四烷酰-佛波醇-13-醋酸酯(TPA,1 μg/鼠)促进致癌的小鼠二阶段皮肤致癌实验中,以菊花成分蒲公英甾醇(taraxasterol)或款冬二醇(faradiol)2.0 μmol/鼠[30],款冬二醇或向日葵三醇C(heliantriol C)0.2 μmol/鼠[23],均可抑制皮肤癌的形成。实验表明,杭白菊提取液能上调肿瘤坏死因子相关凋亡诱导配体基因(TRAIL)受体表达,下调TRAIL诱导受体的表达，增强 TRAIL 诱导的人大肠癌细胞株 DLD-1 的凋亡[31]。多项研究表明，菊花中所含有的多种抗肿瘤成分，如木犀草素（luteolin）、芹菜素（apigenin）及小白菊内酯（parthenolide）等，具有抑制肿瘤细胞生长，抑制恶性肿瘤细胞的侵袭、转移，增强肿瘤细胞对化疗药物的敏感性等抗肿瘤作用[32]。

14. 抗病原微生物 菊花在体外对幽门螺杆菌有抗菌作用，其 MIC_{50} 为 0.125 g/mL，其 MIC_{90} 为 0.250 g/mL[33]。菊花中黄酮类成分木犀草素及木犀草素-7-葡萄糖苷对病毒的逆转录酶有抑制作用，其 IC_{50} 在 1.0 mmol/L 以下[34]。空斑形成法试验表明菊花对单纯疱疹病毒（HSV-1）、脊髓灰质炎病毒和麻疹病毒有不同程度的抑制作用[35]。菊花所含刺槐素-7-O-β-D-吡喃半乳糖甙（Acacetin-7-O-β-D-galactopyranoside）具有显著的抗艾滋病病毒的作用[36]。菊花成分 7-O-β-D-（4"-咖啡酰）葡糖苷酸［7-O-beta-D-（4"-caffeoyl）glucuronide］对艾滋病毒整合酶有抑制作用[37]。毫菊乙醇提取物及氯仿分离物Ⅱ和Ⅳ组分对感染疟原虫的小鼠显示一定的抗疟作用，当剂量达到 1.4 g/kg 及 0.8 g/kg 时，每天腹腔注射 2 次，能在第 5 天抑制疟原虫的生长[38]。在给大鼠静脉注射子孢子后 2 h 及 16 h，腹腔注射毫菊氯仿提取物 70 mg/kg 两次，在 42 h 肝内红外期疟原虫数量明显减少，其形态和成熟度均受到影响，表明其对疟原虫红外期发育有明显抑制作用[39]。

15. 药代动力学 大鼠口服菊花提取物（CME）后其效应成分木犀草素、芹菜素的药动学参数：Ka 分别为 1.72h 和 0.237 h；$t_{1/2}$(Ka) 分别为 0.440 h 和 3.21 h；$t_{1/2\alpha}$ 分别为 0.774 和 4.82 h；$t_{1/2\beta}$ 分别为 6.64 和 8.65h；tmax 分别为 0.730 和 2.91 h；ρmax 分别为 2.43 和 9.00 mg/L；AUC 分别为 21.40 和 143mg/h/L[40]。给大鼠灌胃菊花提取物后，木犀草素（luteolin）和芹菜素（apigenin）分别在 1.1 和 3.9 h 达血药浓度高峰；AUC 分别为 23.03 和 237.6 Mg/h/mL；木犀草素和芹菜素分别占用量的 6.6%和 16.6%由尿排出，31.3%和28.6%由粪排出，2.05%和 6.34%由胆汁排出，实验表明两者吸收迅速，排泄缓慢，有可能蓄积[41]。

16. 毒性

（1）急性毒性试验 菊花煎剂生药 92 g/kg 灌胃（相当人体治疗量 100 倍），24 h 内死亡 2/10 只。菊花浸膏 50 和生药 100g/kg 灌胃（相当人体治疗量 100 倍），24 h 内均无死亡，表明对小鼠无明显毒性[42]。杭白菊的酚性部分给小鼠相当人日用量 200 倍灌胃，3 d 内无一死亡[15]。

（2）亚急性毒性 菊花煎剂或浸膏生药 20 g/kg 给兔灌胃（相当人体治疗量 20 倍），每日 1 次，连续 14 d，心电图、血清磺溴酞钠试验均无明显变化，酚红排泄量略见下降，但仍在正常范围内，结果表明对兔心、肝、肾功能无明显毒性。有 2 只兔在用药 10 d 左右出现食欲下降、体重减轻、腹泻而导致死亡，表明可能对胃肠道有一定毒性作用[42]。给家兔灌胃杭白菊的酚性部分，连续 2 周，对心、肝、肾也无明显毒性作用[15]。

【临床应用】

1. 高血压病 菊花与槐花、夏枯草、川芎等，或与丹皮、栀子、柴胡等组成的复方对高血压也有较好疗效，对血清胆固醇高者兼有降胆固醇效果[11]。三七菊花冲剂给 65 例原发性高血压患者，连续服用 30 d，结果受试者临床症状积分明显降低，收缩压和舒张压均明显下降，血常规和生化指标均无改变，表明该辅助降压茶有辅助降血压的作用[43]。

2. 冠心病 菊花水煎浓缩液治疗 61 例，对心绞痛症状的有效率为 80%，心电图有效率 45. 9%，对胸闷、心悸、气急、头晕、头痛及四肢麻木等症状也有不同程度改善；30 例合并有高血压者，19 例血压降低[11]。菊花浸膏片治疗 164 例，2 个月为 1 个疗程，经 1~2 个疗程治疗，症状总有效率为 86.5%，心电图总有效率 45.3%[11]。

3. 头痛 杭菊花 20 g，加开水 1000 mL 浸泡，日分 3 次饮用或代茶常年饮用，治疗偏头痛 32 例，结果 23 例治愈，9 例有效[44]。有报道菊花帽（由菊花、夏枯草、淡竹叶等多味中药组成）对脑血管疾病、血管神经性头痛、神经衰弱和眩晕等有显著疗效[45]。菊花枕对头目眩晕、头痛等也有一定疗效[11]。

4. 高脂血症 槐菊冲剂（槐实、菊花、首乌、枸杞子等）治疗高脂血症 254 例，结果临床控制 57 例，显效 82 例，有效 63 例，无效 52 例，总有效率 79.52%。治疗后血清总胆固醇（TC）和甘油三酯（TG）均明显下降，高密度脂蛋白（HDL-c）明显升高，头晕、头痛、耳鸣、口干、少寐、便干和手足心热等症状显著改善[46]。

5. 糖尿病 降糖康冲剂（杭白菊加少量甜菊苷制成）8 g，餐前温水冲服，每天 3 次，治疗Ⅱ型糖尿病 96 例，结果显效 35 例，有效 54 例，无效 7 例，总有效率 92.7%[47]。

6. 溃疡性结肠炎 菊花煎（菊花、公英、赤芍、黄柏等 9 味）灌肠治疗溃疡性结肠炎 32 例，结果治愈率 65.63%，总有效率 93.75%。血小板活化功能异常在溃疡性结肠炎发病过程中起重要作用，菊花煎灌肠可改善血小板活化功能，对溃疡性结肠炎有良好疗效[48,49]。

7. 不良反应 大量服用菊花制剂可影响胃肠功能，个别患者可致上腹痛或腹泻[11]。有一例服怀菊花后引起过敏反应，表现为全身瘙痒，继而出现红色丘疹，经治而愈[50]。

【附注】

1. 菊花的药用类群 经产地调查、栽培观察和标本研究，目前我国道地药材菊花来源于9个栽培变种，分别为贡菊、湖菊、小白菊、大白菊、小黄菊、滁菊、亳菊、大马牙、大怀菊[51]。

2. 菊花地上部分 济菊全草各部含挥发油不同，其中花含0.53%~0.83%，叶含0.25%~0.59%，茎含0.07%[52]。菊全草在体外对金葡菌、大肠杆菌、福氏痢疾杆菌等有较强的抑制作用，对绿脓杆菌作用较弱，对肺炎球菌无效。全草挥发油小鼠腹腔注射的 LD_{50} 为1.3475 g/kg；小鼠腹腔注射4 mg/只，家兔1次肌肉注射4.8 mg，或小鼠每日腹腔注射0.4 mg，连续10 d，均未见异常反应。鲜杭菊全草制成的注射液肌肉注射，对上呼吸道感染、扁桃体炎、急性气管炎、急性病毒性肝炎等，均有一定的治疗和预防作用[11]。菊花茎叶总黄酮提取物，生药6 g/kg，灌胃，连续7 d，能对抗异丙肾上腺素所致心肌缺血大鼠的心电图T波抬高及S–T段的异常偏移，使血清乳酸脱氢酶(LDH)降低，并可增加心肌组织超氧化物歧化酶(SOD)的活力，减少丙二醛(MDA)生成。实验表明菊花花及茎叶中的总黄酮提取物对大鼠急性心肌缺血有一定的保护作用[14]。

（赵国斌 马 靖）

参考文献

[1]张素芹,等.菊花和野菊花的挥发油含量.中草药,1990,21(1):35

[2]刘青,等.我国八大主流菊花商品挥发油含量测定.时珍国药研究,1996,7(4):218

[3]孙桂菊,等.杭白菊挥发油成分分析及β–榄香烯含量的测定.食品科学,2008,29(9):506

[4]杨秀伟,等.红心大白菊挥发油成分的GC–MS分析.中国中药杂志,2004,29(12):1151

[5]张晓媛,等.菊花化学成分及药理作用的研究.时珍国医国药,2008,19(7):1702

[6]王亚君,等.黄菊花化学成分研究.中国中药杂志,2008,33(5):526

[7]谢媛媛,等.怀菊花化学成分的研究.中国药物化学杂志,2009,19(4):276

[8]胡立宏,等.杭白菊的化学成分研究:两个新三萜酯的结构测定.植物学报,1997,39(1):85

[9]胡立宏,等.杭白菊的化学成分研究:正戊基果糖苷的结构测定.植物学报,1997,39(2):184

[10]Hu li hong. et al. Sesquiterpenoid alcohols from Chrysanthmum morifolium. *phytochemistry*,1997,44(7):1287

[11]王本祥.现代中药药理学.天津:天津科学技术出版社,1997:160

[12]戴敏,等.菊花解热、降压作用的物质基础研究.中药材,2001,24(7):505

[13]方家选,等.怀菊花浸膏对自发性高血压大鼠血压及其靶器官脂质过氧化作用的影响.河南中医学院学报,2006,21(5):18

[14]彭蕴茹,等.菊花总黄酮提取物对大鼠心肌缺血的保护作用.时珍国医国药,2006,17(7):1131

[15]杨学运,等.中药杭白菊酚性部分的药理作用探讨.浙江医科大学学报,1989,18(6):282

[16]胡春,等.菊花提取物对实验动物抗疲劳和降血脂作用的研究.食品科学,1996,17(10):58

[17]方雪玲,等.杭白菊对小牛血管平滑肌细胞凋亡及其抗氧化性研究.浙江大学学报(医学版),2002,31(5):347

[18]汪涛,等.菊花水提液对心脑组织的体内外抗氧化作用.中药材,2001,24(2):122

[19]于善凯,等.不同品种杭白菊中酚类物质含量和清除自由基活性的比较.食品科学,2001,22(4):84

[20]刘世昌,等.四大怀药对小鼠血液中谷胱甘肽过氧化物酶活性和过氧化脂质含量的影响.中药材,1991,14(4):39

[21]江苏新医学院.中药大辞典(下册).上海:上海科学技术出版社,1977:4127

[22]Yasukawa K,et al.Inhibitory e ffect of taraxastane–type triterpenes on tumor promotion by 12–O–tetradecanoylphorbol–13–acetate in two – stage carcinogenesis in mouse skin.*Oncology*,1996,53(4):341

[23]Yasukawa K,et al. Inhibitory effect of heliantriol C.A component of edible Chrysanthemum,on tumor promotion by 12–O–tetradecanoylphorbol–13–acetate in 2–stage carcinogenesis in mouse skin. *Phytomedicine*,1998,5(3):215

[24]殷红,等.杭白菊挥发油的抗菌抗炎作用及对 PGE_2 的影响.浙江预防医学,2007,19(8):8

[25]侯佩玲,等.菊花提取物对大鼠肝微粒体细胞色素P450的影响.中医药学报,2003,31(3):47

[26]杜闻伟,等.菊花提取物对大鼠肝脏脂质过氧化作用的影响.现代预防医学,2008,35(24–A):62

[27]黄秀榕,等.菊花防护晶状体氧化损伤的实验研究.福建中医学院学报,2002,12(4):31

[28]祁明信,等.菊花防护晶状体上皮细胞氧化损伤及信号转导机制的实验研究.福建中医学院学报,2008,18(6):26

[29]王增田,等.中药的抗诱变作用.中国中医药信息杂志,1996,3(6):16

[30]余素贞,等.7种中草药的抗诱变性试验.癌变·畸变·

突变,1994,6(2):31

[31]胡文献,等.杭白菊增强TRAIL基因诱导大肠癌细胞凋亡及机制的实验研究.中国病理生理杂志,2006,22(4):742

[32]孙向珏,等.菊花提取物抗肿瘤作用的研究进展.中草药,2008,39(1):148

[33]杜平华,等.20种中药材对幽门螺杆菌体外抗菌活性的研究.中药材,2001,24(3):188

[34]徐 强,等.日本中药研究的动向-日本药学会第109届年会报告综述.中国中药杂志,1990,15(2):55

[35]蔡宝昌,等.国外天然药物抗病毒研究简况.国外医学中医中药分册,1997,19(3):48

[36]Hu CQ, et al.Anti-aids agents, 10.Acacetin-7-O-β-D-galactopyranoside, an anti-HIV principle from Chrysanthemum morifolium and structure-activity correlation with some related flavonoids. *J Nat Prod*, 1994,57(1):42

[37]Lee JS, et al. A new anti-HIV flavonoid glucuronide from Chrysanthemum morifolium. *Planta Med*, 2003,69(9):859

[38]赵灿熙,等.毫菊乙醇提取物及氯仿分离物对红内期疟原虫的效果.海南医学,1996,(1):2

[39]赵灿熙,等.毫菊氯仿提取物对约氏疟原虫红外期的效应.海南医学,1996,(4):220

[40]潘兰英,等.大鼠口服菊花提取物后血浆中木犀草素及芹菜素测定方法的研究.中国药学杂志,2007,(5):58

[41]Chen T, et al. Absorption and excretion of luteolin and apigenin in rats after oral administration of Chrysanthemum morifolium extract. *J Agric Food Chem*, 2007,55(2):273

[42]浙江医科大学生理教研室.菊花制剂对冠脉作用的实验研究.新医药学杂志,1979,(2):60

[43]方志峰,等.三七菊花茶冲剂辅助治疗高血压效果观察.广西预防医学,2004,(3):50

[44]刘炳凤.单味菊花饮治疗偏头痛32例.河南中医,1995,15(4):234

[45]李智.菊花帽临床运用800例.北京中医杂志,1993,(4):38

[46]赵莉敏,等.槐菊冲剂治疗高脂血症的临床研究.中国医药学报,1997,12(5):286

[47]陈少华,等.降糖康对Ⅱ型糖尿病患者血糖、血液黏度、胰岛素敏感性等指标的影响.中国中西医结合杂志,1997,17(11):666

[48]刘同亭,等.菊花煎灌肠对溃疡性结肠炎血小板活化功能的影响.中国中医药信息杂志,1999,6(8):43

[49]刘同亭,等.菊花煎灌肠对溃疡性结肠炎血小板膜糖蛋白的影响.中国中医基础医学杂志,2000,6(2):117

[50]宋志刚.服怀菊花出现过敏反应1例.中国中药杂志,1996,21(2):123

[51]王德群,等.中国菊花药用类群研究.安徽中医学院学报,2001,20(1):45

[52]李英霞,等.济菊不同部位挥发油研究.时珍国医国药,1999,10(3):164

梓 实 Catalpae Ovatae Fructus zi shi

本品为紫葳科植物梓树 *Catalpa ovata* G.Don 的果实。味甘,性寒。有降心火,清肺热,利小便的功能。主治淋病、小便不利、水肿、心烦不寐;外用敷金疮、吹喉痹、杀虫。

【化学成分】

果皮含主要有效成分为梓苷(catalposide)、脱-对-羟基苯甲酰梓苷(Des-p-hydroxybenzoxylcatalposide)也称梓实次苷(catalpinoside)。尚含梓醇(catalpol)、6-O-对羟基苯甲酰梓醇、梓实醇甲、梓实醇乙、6-O-对羟基苯甲酰梓实醇戊、去-对羟基苯甲酰梓实醇乙、6-O-对羟基苯甲酰粘霉苷、表梓木品、3-甲氧基表梓木品、梓木品、熊果酸(ursolic acid)、β-胡萝卜苷(β-daucosterol)、二十九烷(nonacosane)、对羟苯甲酸(p-hydroxybenzoic acid)等。其他成分有β-谷甾醇、2(S)-[3'羟基-5'甲氧基]苯基-3(S)-甲酸乙酯基-6-反烯酸乙酯基-8-甲氧基苯丙呋喃等[1-9]。

【药理作用】

1. 利尿 梓实水溶性提取物对大鼠、家兔有利尿作用,并使电解质排出增加[3-6]。这种利尿作用主要是梓苷和梓实次苷所致。

(1)大鼠生理盐水负荷试验 大鼠每100g 体重经口负荷生理盐水 2.5 mL,以对照组 5 h 的排尿量和排钠、钾、氯离子量为 100%计,则腹腔注射梓苷50 mg/kg 组的大鼠排出量为 141%、126%、133%和 113%;腹腔注射梓实次苷 50 mg/kg 组的大鼠排出量分别为 120%、98%、102%和 125%,大鼠口服梓苷 100 mg/kg 组则分别为 131%、125%、129%和 121%,若同时口服梓苷和梓实次苷 100 mg/kg,则排尿量增至 145%,钠、钾、氯排出量分别增至 128%、127%和 133%。梓苷的利尿作用强于梓实次苷,两者合用作用更强。

(2)家兔蒸馏水负荷试验 家兔每千克体重经口负荷蒸馏水 25 mL,以对照组在 6 h 的排尿量和排钠、钾、氯离子量为 100%计算,则静脉注射梓苷 10 mg/kg 组的家兔排出量分别为 130%、105%、107%和 134%,静脉注射梓实次苷 10 mg/kg 组分别为 152%、97%、113%和 130%。静脉注射梓苷 20 mg/kg 3 h 后,家兔的排尿量可增加 52%, 钠排出量比对照组可增加 219%,氯离子排出增加 188%;静脉注射梓实次苷 20 mg/kg 组的家兔,在 3 h 后排尿量增加 41%,钠没有变化,钾稍有增加,而氯增加明显达 84%。以上说明这两个成分在剂量增加时, 梓苷作用要强于梓实次苷,另外也提示梓苷主要表现为钠利尿。

(3)切除双侧肾上腺后的利尿试验 腹腔注射梓苷 25 mg/kg 组大鼠的排尿、排钠、排氯的量分别比对照组增加 24%、40%和 20%,对排钾无影响,腹腔注射 100 mg/kg,可分别增加30%、40%和 33%。所以这种排出量与增加剂量关系不大。腹腔注射梓实次苷25 mg/kg,则大鼠仅排尿量稍有增加(18%),但腹腔注射100 mg/kg 组排尿量和钠、钾、氯则可分别增加 58%、39%、17%和 34%,所以这两种苷对双侧肾上腺切除的大鼠均表现为钠利尿。

2. 抗辐射 用软 X 线照射造成小鼠皮肤损伤,在照射前 60 和 5 min 分别腹腔注射梓实甲醇提取物 1 g/kg,在照射后 40 d 内,每周 2 次观察动物头、背部皮肤损害情况, 根据皮肤损伤的防护效力计算药物的保护效力,以达到 50%认为有效[7]。结果在照射前 60 min 给药组的保护力为 46.1%,照前 5 min 给药组的保护力为 34.4%,均未达到保护力 50%的要求[10]。

3. 抗炎 体外研究证实, 梓苷可影响 LPS 活化的巨噬细胞中促炎细胞因子 TNF-α、IL-1、IL-6 及转录因子 NF-κB 的基因表达, 抑制 TNF-α、IL-1、IL-6 的产生及 NF-κB 的活性。其作用机制在于梓苷与巨噬细胞表明 CD14 分子结合, 由此产生抑制性作用[11]。在梓苷体内外抗炎作用的研究中发现,梓苷可降低人小肠上皮细胞的促炎细胞因子 TNFα 及 IL-8 的基因表达,降低 TNFα 诱导的 p38 及调节细胞外信号激酶 (ERK) 的磷酸化; 给 trinitrobenzene sulfonic acid (TNBS)-诱导的小鼠炎症性结肠炎模型肛门灌注梓苷,观察到梓苷可减轻治疗组小鼠的体重下降、结肠损伤和黏膜溃疡, 而且可降低治疗组结肠组织中 TNF-α、IL-1β、ICAM-1 及 NF-κB 的基因表达[12]。

梓苷也可抑制 LPS 诱导的巨噬细胞产生 NO,并抑制 iNOS 表达;在人 DLD-1 细胞和大鼠血管平滑肌细胞 (VSM) 也观察到梓苷以剂量依赖性抑制其产生 NO[13]。

4. 抗氧化 在人神经元细胞系的体外实验中观察到梓苷对 hydrogen peroxide 诱导的细胞死亡具有保护作用,梓苷以剂量、时间依赖性诱导应急反应蛋白 Heme oxygenase-1 (HO-1)的表达增加[14]。

5. 毒性 小鼠静脉注射梓苷 500 或 1000 mg/kg,7 d 内未出现死亡,口服 5 g/kg 也未出现死亡,故未能测出 LD_{50}。小鼠静脉注射梓实次苷 1000、2500 mg/kg,除小鼠稍显不活泼外未见其他异常,7 d 内亦无死亡,口服 10 g/kg 也未见死亡,故未能测出 LD_{50}[15]。

【临床应用】

1. 治慢性肾炎、浮肿、蛋白尿。梓实 25 g 水煎服[2]。
2. 肝硬化腹水、膀胱炎、梓实 15~25 g 水煎服。

(赵丽纯 王本祥 王士贤 李德华)

参考文献

[1]江苏新医学院.中药大辞典(下册).上海:上海人民出版社,1977:1988

[2]《全国中草药汇编》编写组.全国中草药汇编(下册).北京:人民卫生出版社, 1975:539

[3]木村康一,他.キササゲ(Catalpa ovata G.Don)成分の研究(第一報)果实の有效成分. 薬学雑誌,1963,83(6):635

[4]铃木良雄.キササゲCatalpa ovata G.Don果実の利尿作用.医学中央杂志,1967,226:209

[5]王奇志,等.梓实化学成分研究.中草药,2005,36(1):15

[6]Kanai E,et al. Studies on the constituents of Catalpa species I:Iridoids from Catalpa fructus. *Chem Pharm Bull*,1996,44(8):1607

[7]Machida K,et al. Studies on the constituents of Catalpa species Ⅱ:Iridoids from Catalpa fructus. *Chem Pharm Bull*, 1998,46(6):1056

[8]Nozaka T,et al. A mutagenic new iridoid in the water extract of Catalpa fructus. *Chem Pharm Bull*,1998,46(6):1056

[9]王奇志,等. 梓实中新苯并呋喃.中草药,2005,36(2):164

[10]佐藤之,他.放射线障害防护药剂に关する研究(第26報)放射线皮障害に対する各种生薬の防护效果. 薬学雜誌,1989,109(2):113

[11]An SJ,et al.Inhibition of TNF-alpha,IL-1beta,and IL-6 productions and NF-kappa B activation in lipopolysaccharide-activated RAW 264.7 macrophages by catalposide,an iridoid glycoside isolated from Catalpa ovata G. Don (Bignoniaceae).*Int Immunopharmacol*,2002,2(8):1173

[12]Kim SW,et al. Catalposide,a compound isolated from catalpa ovata,attenuates induction of intestinal epithelial

proinflammatory gene expression and reduces the severity of trinitrobenzene sulfonic Acid -induced colitis in mice. *Inflamm Bowel Dis*,2004,10(5):564

[13]Oh H,Inhibition of inducible nitric oxide synthesis by catalposide from Catalpa ovata.*Planta Med*,2002,68(8):685

[14]Moon MK,et al. Catalposide protects Neuro 2A cells from hydrogen peroxide-induced cytotoxicity via the expression of heme oxygenase-1.*Toxicol Lett*,2003,145(1):46

[15]铃木良雄.キササゲ果实⑦利尿作用(第三报). 日本薬理学雑誌,1968,64(2):93

雪上一枝蒿 Aconiti Brachypodi Radix xue shang yi zhi hao

本品为毛茛科植物短柄乌头 *Aconitum brachypodum* Diels 的干燥块根。味苦、辛,性温,有大毒。祛风除湿,活血止痛。用于风湿骨痛、跌打损伤、肢体疼痛、牙痛、疮疡肿毒、癌性疼痛。

【化学成分】

本品含一枝蒿甲、乙、丙、丁、戊、己、庚素(bullatine A、B、C、D、E、F、G)以及乌头碱(aconitine)、次乌头碱(hypaconitine)、阿替新(atisine)等。另分离获得一枝蒿碱(anthorine)及伪一枝蒿碱(ψ-anthorine),并进一步分离得一枝蒿碱甲和乙(anthorine A,B)[1-4]。

【药理作用】

1. 抗炎、镇痛　用云南东川产雪上一枝蒿,提得雪上一枝蒿甲、乙、丙、丁素皮下注射 1 mg/kg,以电刺激小鼠尾法,证明有镇痛作用[5]。在小鼠热板法实验中,雪上一枝蒿甲素皮下注射 70、100、140 mg/kg,可使痛阈分别提高 31%、47%、75%。100 mg/kg 的镇痛指数(即半数致死量/最小镇痛剂量)为 7.5,仅为吗啡的 1/11[6]。雪上一枝蒿总碱注射液 1.17、0.78、0.39 mg/kg,腹腔注射,可明显抑制巴豆油所致小鼠耳廓肿胀和角叉菜胶引起的大鼠足趾肿胀;明显提高小鼠热板法痛阈,对甲醛疼痛小鼠舔足反应有明显抑制作用。雪上一枝蒿总碱注射液具有明显的抗炎镇痛作用[10,11]。

2. 局部麻醉　利用乌头碱刺激局部皮肤后,可使皮肤黏膜感觉神经末梢呈兴奋状态,出现瘙痒及灼热感,继而出现麻醉效应。作用强度为盐酸丁卡因的 14 倍,盐酸普鲁卡因 159 倍,而毒性分别为二者的 40 和 180 倍[7,8]。

3. 心血管系统　麻醉猫静脉注射 25 mg/kg 铁棒锤冷浸液(含雪上一枝蒿碱甲和乙)或加热液,均可引起心律失常和血压下降,血压平均下降原水平的 45.4%。心律失常主要表现为窦性心动过缓和室性心动过速,推测可能系对迷走神经的兴奋作用和提高心室肌异位节律点的自律性,并以后者为主所致。血压下降多为一过性的,多在心律失常之前发生,可能与外周血管阻力降低有关。心律失常心搏量减少可使血压进一步下降[9]。

4. 抗生育　雪上一枝蒿所含准格尔乌头碱和欧乌头碱具有抗生育作用,前者的抗着床率为 100%,后者为 70%左右[12]。

5. 毒性　小鼠腹腔注射家种和野生雪上一枝蒿总生物碱的 LD_{50} 分别为 16.91 mg/kg 和 11.01 mg/kg[13]。

【临床应用】

1. 风湿疼痛　雪上一枝蒿 25~50 mg 研粉内服或泡酒服用,每日总量不得超过 150 mg。雪上一枝蒿注射液肌肉注射 10~25 mg,每日 1~2 次,用药 7~10 d,收到良效[14]。

2. 腰背腿痛　如腰肌劳损、胛肌劳损、坐骨神经痛等,用雪上一枝蒿注射液,局部或穴位注射 12.5~25 mg,最大量为 50 mg,隔日一次,3 次为一疗程,共治疗 150 例,显效 116 例,好转 23 例,无效 11 例,一般 1~2 个疗程即可见效[15,14]。

4. 牙髓炎　用雪上一枝蒿酒精提取物 1 g,雪上一枝蒿粉 0.5 g,蟾酥细粉 1 g,羊毛脂 0.8 g,共置于乳钵内充分调匀,研成软膏状,即为牙髓失活剂。在原有的穿髓孔处封入米粒大的药剂,1~2 d 后观察牙髓失活效果,行无痛去髓术[16]。

5. 急性软组织损伤　舒启银等采用单味西藏雪上一枝蒿泡酒外用治疗急性软组织损伤 168 例,对照组采用正红花油治疗,经临床观察,西藏雪上一枝蒿药酒治疗组治愈率为 73.22%[16]。

6. 踝关节扭伤　针刺配合局部外敷(生草乌、生川乌、马钱子、雪上一枝蒿、生南星等,共研细末备用)治疗踝关节扭伤 36 例,痊愈 29 例,占 80.6%;显效 7 例,占 19.4%,总有效率 100%。治疗次数最多 5 次,最少1次,痊愈时间最长15 d,最短3 d[17]。

7. 不良反应 雪上一枝蒿急性中毒14例，均出现口舌、肢端及全身麻木感;其中8例腹痛、恶心呕吐、流涎;6例心悸、乏力、烦躁、神志不清;同时出现早搏、血压下降、心动过速、瞳孔缩小等症状。经及时抢救14例全部痊愈[18]。另有报道,雪上一枝蒿致恶性心律失常[19]及急性眼底改变[20]等不良反应。

雪上一枝蒿中毒的解救,除一般如洗胃、对症治疗抢救措施外,还主张应用大剂量阿托品(应用越早越好)[21],以及奎尼丁、普鲁卡因酰胺等以拮抗其心脏毒性而获良效。应用氯化钾、鬼臼、大剂量维生素C也收到较好的治疗效果[22]。还有用参附参麦注射液静推或静点救治雪上一枝蒿中毒性休克[23]。

【附注】

其他同属植物在一些地区也作雪上一枝蒿应用,常见的有展毛短柄乌头(*A. brachypodum* Diels var. *laxiflorum* Fletcher et Lauener)、曲毛短柄乌头(*A. brachypodum* Diels var. *crispulum* W. T. Wang)、皱叶乌头(*A. bullatifolium* Levl.)、铁棒锤[*A. szechenyianum* Gay.(*A.pendulum* Busch)]、伏毛铁棒锤(*A. flavum* Hand.Mazz.)、宣威乌头(*A. nagarum* Stapf var.*lasiandrum* W.T.Wang)及类乌齐乌头(*A. leiwugiense* W.T. Wang)等。国家药典收载的雪上一枝蒿的植物来源是短柄乌头*A. brachypodum*;而云南产著名草药雪上一枝蒿的主要植物来源是其变种展毛短柄乌头*A. brachypodum* var.*laxiflorum*。伏毛铁棒锤*A. flavum*及铁棒锤*A.pendulum*在其主产地甘肃、宁夏、青海等省(区)并不作雪上一枝蒿应用,而是当地的一种民间草药,名铁棒锤[24]。

(相妍笑 张岫美 周秋丽)

参考文献

[1]王锋鹏.乌头属和翠雀属植物中生物碱化学研究概况.药学学报,1981,16(12):943

[2]朱任宏,等.中国乌头之研究V:雪上一枝蒿中的生物碱.化学学报,1964,30(2):139

[3]刘力敏,等.四川雪上一枝蒿中生物碱及其结构.药学学报,1983,18(1):39

[4]张大骏,等.川藏地区产雪上一枝蒿类药材的原植物鉴定.中草药,1982,13(3):35

[5]王本祥.现代中药药理学.天津:天津科学技术出版社,1997:484

[6]唐希灿,等.雪上一枝蒿甲碱,紫草乌碱和异乌头碱的镇痛作用.药学学报,1978,13(3):227

[7]郭晓庄.中药有毒大辞典.天津:天津科技翻译出版公司,1992:481

[8]畅行若,等.中国乌头的研究. 药学学报,1981,16(6):474

[9]西安医学院病生教研组.关于铁棒锤所致心律失常及其治疗的实验研究.陕西新医药,1978,37(1):64

[10]张红宇,等.雪上一枝蒿总碱注射液的药效学研究.中华实用中西医杂志,2005,18(5):483

[11]高田洋.中药乌头碱对角菜胶浮肿抑制作用的机制.国外医学中医中药分册,1981,3(2):50

[12]余朝菁,等.分裂乌头抗生育活性成分.中华药,1988,19(3):27

[13]陈永康,等.家种与野生雪上一枝蒿总生物碱毒性及药理的比较研究.中国民族民间医药杂志,1997,24:38

[14]西藏军区生产建设师林周农场医院.西藏医药,1978,(1);133

[15]中国人民解放军第七十一医院药厂.雪上一枝蒿注射液治疗慢性腰腿痛疗效观察.新中医,1977,(4):40

[16]江苏新医学院.中药大辞典(下册). 上海:上海科学技术出版社,1986:2089

[17]寇邦燕,等. 针刺配合外敷治疗踝关节扭伤36例. 四川中医,2001,19(7):74

[18]赵汝频,等. 雪上一枝蒿中毒14例临床分析. 西南军医,2006,8(5):68

[19]黄爱民,等. 雪上一枝蒿致恶性心律失常2例. 四川医学,200324(1):102

[20]王琛. 急性雪上一枝蒿中毒所致眼底改变2例报告及实验观察.中西医结合杂志,1990,10(4):212

[21] 盛翠宝. 雪上一枝蒿中毒的救治. 齐鲁护理杂志,1997,3(3):53

[22]周壁光.乌头碱中毒的防治(附36例).重庆医药,1983,(6):42

[23]吴继萍,等. 参附参麦注射液治疗雪上一枝蒿致中毒性休克1例. 时珍国医国药,1999,10(6):464

[24]付龙庚,等. 陕、甘、宁、川等省(自治区)产雪上一枝蒿药材的原植物来源鉴定. 中国中药杂志,1995,20(2):70

常山 Dichroae Radix chang shan

本品为虎耳科植物常山 *Dichroa febrifuga* Lour.的干燥根。因根色黄,故也称黄常山。味苦、辛,性寒,有毒。有涌吐痰涎,截疟功能。用于痰饮停聚、胸膈痞塞、疟疾。

【化学成分】

常山主含有效成分黄常山碱(dichroines),简称常山碱,根含生物碱总量约 0.1%,主要为常山碱甲、乙和丙(α、β、γ-dichroine),三者为互变异构体。常山碱甲又称异退热碱(isofebrifugine),常山碱乙又称退热碱(febrifugine)。此外,还含有常山次碱(dichroidine,常山定)、4-喹唑酮 (4-quinazolone) 和伞形花内酯(umbelliferone)等[1]。有报道,从常山中分离得到一种新的生物碱,命名为新常山碱,还分离得到已知的常山碱、异常山碱、香豆素,双氢黄酮和香草醛[2]。

【药理作用】

1. 抗心律失常 结扎犬冠动脉造成急性心肌缺血模型,青蒿、常山组(3.37 g/kg,十二指肠给药)给药后 30 min,室性早搏次数开始减少;给药后 60~240 min 显著减少室性早搏次数。240 min 时室早百分率与对照组相比明显减少。其他时间点有减少趋势。提示青蒿、常山对冠脉结扎所诱发犬急性心肌缺血所致心律失常有较好的保护作用[3]。

2. 影响平滑肌 对离体兔小肠,三种常山碱均引起抑制作用。常山碱甲对离体狗小肠也呈现抑制。常山碱甲和乙对离体豚鼠小肠低浓度抑制,高浓度常表现为兴奋,或在短暂的抑制后出现兴奋。在位狗小肠对三种常山碱的反应则不一致,有时兴奋,有时抑制。在离体的子宫实验中,常山碱的作用比较复杂。常山碱甲和乙对离体未孕兔和豚鼠子宫一般无明显作用;对大鼠离体子宫,未孕者多为抑制,已孕者则常呈现兴奋。三种常山碱对离体孕兔子宫与麻醉狗在位子宫均有兴奋作用。对猴的兴奋子宫作用与等剂量的奎宁相似[4]。

3. 抗瘢痕形成 体外培养人瘢痕成纤维细胞,常山酮在 0.1~10 mg/L 对成纤维细胞的形态和增殖活性均未见明显影响;常山酮可抑制成纤维细胞合成Ⅰ型胶原,且随浓度增加作用增强,但不影响 III 型胶原的合成。表明,常山酮可抑制人瘢痕成纤维细胞的Ⅰ型胶原合成[5]。应用常山酮后伤口愈合速度减慢,伤口中Ⅰ型前胶原含量显著降低,肉芽组织中微血管量减少。同时伤口愈合后皮肤抗张力强度下降,作为特异的Ⅰ型胶原合成抑制剂,常山酮可以控制伤口愈合和Ⅰ型胶原合成,对瘢痕的预防和治疗有实用前景[6]。

4. 抗球虫 3 mg/kg 常山酮对柔嫩艾美尔球虫、巨型艾美球虫、毒害艾美尔球虫、波氏艾美尔球虫和堆型艾美尔球虫有显著杀虫效果;常山酮对 16 种球虫的抗球虫指数为 139.6,艾美尔球虫对常山酮的敏感性为 43.7%[7]

5. 抗阴道毛滴虫 12.5%~50.0% 的常山水提液对阴道毛滴虫有抑制杀灭作用。药物作用 6 h 后,虫体胞膜缺失,胞质变性碎解形成絮状,虫体死亡[8]。

6. 抗肿瘤 常山碱丙体外实验对艾氏腹水癌细胞有一定的杀灭作用[1]。常山碱乙也有同样的作用,且对多种实验性肿瘤均有一定疗效,其抑瘤率:小鼠艾氏腹水癌为 50%~100%;小鼠艾氏腹水癌实体型为 45%;小鼠肉瘤 180 为 45%;小鼠黑色素瘤为 75%;大鼠腹水肝癌为 55%;大鼠肉瘤 45 为 30%;大鼠瓦克癌为 45%[9]。

7. 毒性 急性毒性:小鼠灌胃 LD_{50}(mg/kg)为:常山总生物碱 7.79;常山碱甲为 70;常山碱乙 6.57;常山碱丙 0.45[1]。小鼠静脉注射 LD_{50}(mg/kg)为:常山碱甲 18.5;常山碱乙 6.5。小鼠灌胃常山碱丙的毒性比静脉注射大[1]。常山碱乙和丙各以每日 0.075、0.25 和 0.75 mg/kg 给小鼠连续灌胃 14 d,对其生长均有抑制作用,多有腹泻;病理检查可见胃肠黏膜充血或出血,肝、肾呈黄色[1]。另有报道给小鼠重复灌胃常山碱丙可引起肝水肿样变性[1]。

【临床应用】

1. 疟疾 常山藿香片治疗 1926 例,症状控制率第 1 天为 59.1%,第 7 天为 91.6%。疟原虫转阴率间日疟第 1 天为 56.7%,第 5 天为 76.8%,第 7 天为 68.8%;三日疟第 1 天为 25.2%,第 5 天为 81.7%,第 7 天为 75%;恶性疟第 1 天为 37.1%,第 5 天为 52.9%,第 7 天为 47.3%;混合感染第 1 天为 31%,第 5 天为

44.1%,第7天为48.1%[10]。另有报道,用常山注射液对5984例10岁以下疟原虫带虫者进行治疗,疗效较好,疟原虫阳性率由注射前的41.4%降到6.3%[11]。

2. 上呼吸道感染 用常山合剂治疗小儿上呼吸道感染63例,服药后第1天退热9例,第2天32例,第3天11例,4 d以上11例[12]。

3. 心律失常 发现常山与奎尼丁的某些作用相似,如抗疟、解热等,因而试用于早搏患者。可用炒常山与鹿衔草、炙黄芪、苦参、党参等组成复方水煎服,效果良好[13]。

4. 不良反应 常山为催吐中药,临床上用于治疗胸中痰饮积聚等症。其主要的不良反应是恶心、呕吐。过量对肝、肾有不良影响,老年体弱者慎用。因对怀孕子宫有明显兴奋作用,故孕妇禁用[14]。超量内服可引起中毒,出现恶心、呕吐,腹泻、腹痛、精神不振、全身不适、面色苍白、四肢冰凉、脉搏细弱等,甚至引起死亡[15]。

(祝晓玲 陶 成)

参考文献

[1]江苏新医学院编.中药大辞典.上海:上海科学技术出版社,1977:2101

[2]Deng YH, et al. A New Quinazolone Alkaloid from Leaves of Dichroa febrifuga. *Journal of Chinese Pharmaceutical Sciences*, 2000,9 (3):116

[3]丁书文,等. 青蒿常山对冠脉结扎所诱发犬急性心肌缺血所致心律失常的保护作用. 中华中医药学,2008,26(8):1613

[4]张昌绍,等. 常山碱的药理. 生理学报,1956,20(1):30

[5]张恒术,等. 常山酮对人瘢痕成纤维细胞I型胶原合成的影响. 中国临床康复,2005,9(22):134

[6]张恒术,等.中药黄常山中常山酮对伤口愈合和瘢痕形成的作用.中国临床康复,2003,7(23):3196

[7]程文虹,等.常山酮的抗球虫效果.饲料研究,2005,6:35

[8]赵建玲,等. 中药常山体外抗阴道毛滴虫的超微结构观察. 山东医药,2007,47(10):76

[9]王浴生. 中药药理与应用. 北京:人民卫生出版社,1983:1024

[10] 郑玲才. 常山与针灸对2917例疟疾患者的疗效观察. 云南医学杂志,1961,3(3):8

[11]云南省疟疾防治所. 自制常山注射液对十岁以下儿童疟疾抗复发治疗报告. 云南医学杂志,1961,3(1):15

[12]徐小洲. "常山合剂"治疗小儿上呼吸道感染63例疗效观察. 新医药学杂志,1979,(5):33

[13]元凤. 常山. 安医学报,1976,(1):76

[14]吴葆杰. 中草药药理学.北京:人民卫生出版社,1983:278

[15]夏远录. 超量内服瓜蒂、藜芦、常山致中毒死亡报告. 中药通报,1988,13(9):52

野菊花 Chrysanthemi Indici Flos ye ju hua

本品为菊科植物野菊 *Chtrysanthemum indicum* L. 的干燥头状花序。味苦、辛,性微寒。能清热解毒,泻火平肝。主用于疔疮痈肿、目赤肿痛、头痛眩晕等。

【化学成分】

野菊花主含黄酮、酚酸以及挥发油。黄酮类化合物主要有刺槐苷(acacilin)、蒙花苷(linarin)、野菊花苷(chrysanthemin)、木犀草素(luteolin)、芹菜素(apigenin)、异泽兰黄素(eupatilin)、麦黄酮(tricin)、木樨草-7-葡萄糖苷、槲皮素、芹菜素-β-葡萄糖苷、金合欢素、2',4'-二巯基查尔酮、5'-巯基-4',7-甲氧基黄酮、7-羟基二氢黄酮、异鼠李黄素等。不同产地野菊花的菊花含量一般在0.61~1.27之间。药典规定蒙花苷含量不得少于0.80%。野菊花不同植物部位总黄酮含量分别为:花7.36%、叶10.2%、根3.9%、嫩茎1.36%、老茎0.5%。野菊花尚含绿原酸、咖啡酸和3,5-二咖啡酰奎尼酸[1,2]。

野菊花挥发油含量可达0.60%~1.29%。挥发油组成有单萜、倍半萜、二聚倍半萜、三萜及含氧衍生物,如樟脑、α-蒎烯(α-pinene)、葛缕酮(carvone)、柠檬烯、樟烯、桉油精(eucalyptol)、龙脑(borneol)、当归酸酯等。另从野菊花挥发油中发现有18个化合物,其中8个单萜、9个倍半萜及1个萘的同系物,并从蓝色部分提得1-甲基-7异丙基薁,倍半萜中有3个化合物为奥前体物八氢化奥类和甲撑六氢化奥类。后又报告野菊花挥发油中主要成分为α-侧柏酮 (26.64%)、侧柏醇(20.84%),野菊花不同产地的挥发油均有明显差异。应用超临界CO_2萃取技术,从60个化学成分还检出三萜及脂肪族化合物[1]。

倍半萜类化合物有野菊花内酯(yejuhua lactone, haudelin),其于花蕾中含0.66%,花中含0.013%。此外,野菊花醇(chrysanthemol)、野菊花酮(indicumenone)、胡萝卜苷(β-谷甾醇苷 daucosterol)、豚草素(cumanbrin-A,ambrosin)、山俞酸甘油酯(glycery-l-monobe-henate)、棕榈酸(palmitic acid)及正二十八烷醇。还从花、叶茎中分得倍半萜内酯的绿纵蒿素A(野菊花素 arteglasin A)认为是主要过敏原[1]。

【药理作用】

1. 抗病原微生物 野菊花煎液体外对金黄色葡萄球菌、大肠杆菌、白喉杆菌、伤寒杆菌、变形杆菌、痢疾杆菌、铜绿假单孢菌、福氏和志贺菌有抑制作用,对肺炎球菌、大肠埃希菌的MIC为0.1%,对金黄色葡萄球菌、福氏志贺菌为0.025%,对铜绿假单孢菌为0.05%[3,4]。野菊花水提物在体外具有明显抑制解脲脲原体生长的作用,且与药物浓度成正相关[5]。乙醇提取药液比水提取药液要高许多[6],野菊花挥发油对金黄色葡萄球菌、白色葡萄球菌等有抑制作用[7];野菊花对浅部真菌也有抑制作用[8]。当体外构建白色念珠菌生物膜时,其对白色念珠菌生物膜的$SMIC_{80}$为125 mg/mL,其对早期白色念珠菌的黏附能力于100 mg/mL时有显著差异,表明野菊花对已经成熟的白色念珠菌生物膜有较强抑制作用[9]。

野菊花煎液与挥发油均具抗病毒活性[3]。对呼吸道合胞病毒野菊花提取物抑制作用的半数有效剂量(EC_{50})为(60.9±2.41)μg/mL。呼吸道合胞病毒感染HEp G2细胞后2、4、6、8 h不同时间给予野菊花提取物均有抑制作用;穿入和吸附抑制实验表明其对病毒穿入过程和吸附过程同样发挥抑制作用。野菊花提取物对呼吸道合胞病毒RSV病毒也有直接的杀伤作用[10]。

2. 抗炎 野菊花挥发油0.35 mg/kg灌胃给药3 d,对二甲苯致小鼠耳肿胀有明显抑制作用;野菊花水提物57.6 g/kg灌胃给药7 d,对蛋清所致大鼠足肿胀有明显抑制作用[11];野菊花总黄酮(TFC)不同剂量灌胃给药,对二甲苯致小鼠耳肿胀、角叉菜胶诱导的大鼠足肿胀、棉球诱导的大鼠肉芽肿均有抑制作用,表明TFC不仅可以明显拮抗炎症早期的渗出和组织水肿,对炎症中晚期的纤维增生也有拮抗作用,其抗炎作用机制与抑制PGE_2和LB_4生成有关[12]。野菊花总黄酮84、168、336 mg/kg灌胃给药,对佐剂性关节炎(AA)大鼠的继发性足肿胀有明显抑制作用,并能减轻病理损害[13],提高AA大鼠低下的脾淋巴细胞增殖水平,抑制AA大鼠腹腔巨噬细胞产生过高的IL-1水平,同时使过低的脾淋巴细胞中IL-2水平恢复接近正常水平[14],上调Caspase-3、TRAIL蛋白表达[15,16],抑制AA大鼠滑膜细胞的过度增殖,诱导滑膜细胞凋亡[17],以及与其抗氧化作用有关[18]。

3. 其他 野菊花总黄酮250、500 mg/kg灌胃给药4 d,能降低CCl_4致小鼠急性肝损伤血清ALT、AST值的升高,降低肝匀浆中MDA含量,增强SOD的活性,降低TNF-α表达,减轻CCl_4对肝组织的病理损伤,其机制可能主要与清除自由基、抑制脂质过氧化作用、抑制TNF-α表达有关[19]。野菊花多糖(CIP)也具有较强的清除活性氧自由基能力[20]。另外,从野菊花中分离得到的C4、C5、C6黄酮化合物具有抑制血小板聚集活性作用[21]。对慢性充血性心力衰竭(CHF),野菊花因能改善心肌肥厚指数,降低AngⅡ、ALD、TNF-α及羟脯氨酸(Hyp)含量,降低心肌胶原沉淀、抗实验性心室重构作用有关[22,23]。通过离体环张力试验,野菊花及木犀草素为部分内皮依赖性、部分内皮非依赖性,二者均能剂量依赖性抑制炎性细胞生成NO,抑制iNOS表达[24]。此外,野菊花可显著降低慢支模型大鼠血清及肺泡灌洗液的TNF-α水平,降低PMN吞噬功能及呼吸爆发强度的异常升高[25]。对于醛糖还原酶活性,野菊花提取物的ID_{50}为118 μg/mL[26]

【临床应用】

1. 高血压与冠心病 用野菊花流浸膏治疗Ⅰ、Ⅱ、Ⅲ期高血压35例,显效6例,有效18例,并可使头痛,头胀,失眠,晕眩等症状有所改善。临床报道以野菊花为主药的方剂还有菊明降压片、槐菊山楂岩珠饮等,对原发性高血压及慢性高血压均有改善症状及不同程度的降压效果。精制野菊花片双盲法治疗冠心病22例,疗程45 d,缓解心绞痛的有效率为75%,但改善心电图的效果不满意。

2. 前列腺炎 自拟野菊花汤(野菊花、白芷、露蜂房)煎汤坐浴,配合口服男康片,治疗慢性前列腺炎80例,28 d为1个疗程。结果,临床控制30例,显效32例,有效17例,无效1例,有效率77.5%,对照组(口服男康片)有效率65.0%[27]。50例前列腺痛患者采用野菊花栓联合盐酸坦索罗辛,治疗60 d。显效38例,有效9例,无效3例,总有效率94%[28]。

3. 慢性盆腔炎 26例慢性盆腔炎患者采用野菊花通络颗粒灌肠,配合TDP治疗器照射治疗,并给予相应护理措施,14 d为1个疗程。结果,治愈9例,显效10例,有效6例,无效1例,疗效优于对照组(抗生素配合TDP治疗)[29]。

4. 上呼吸道感染 治疗组(25例)采用鱼腥草联

合野菊花注射液超声雾化吸入治疗上呼吸道感染，3 d为1个疗程，对照组采用庆大霉素和乳糜蛋白超声雾化吸入。治疗组总有效率92%，对照组总有效率72%，鱼腥草联合野菊花超声雾化吸入疗效显著[30]。

5. 不良反应　野菊花毒副作用小，其煎剂或醇浸膏偶对少数患者致胃部不适，胃纳欠佳，肠鸣便溏等。注射液副作用也轻微，偶有引起轻泻者。野菊花栓尚未见有明显副反应的报告。

（邓文龙）

参考文献

[1]裴珊珊，等.野菊花的研究进展.河南中医学院学报，2007，22(6)：83

[2]高美华，等.野菊花化学成分的研究.中药材，2008，31(5)：682

[3]任爱农，等.野菊花抑菌和抗病毒作用实验研究.药物生物技术，1996，6(4)：241

[4]曾帅，等.野菊花水煎液体外抗菌实验研究.中国中医急症，2008，17(7)：971

[5]周丽萍.野菊花等中草药对71株解脲脲原体的体外抑菌研究.中华微生物学和免疫学杂志，2002，22(2)：205

[6]方静，等.野菊花两种提取方式对5种常见细菌的抑菌效果的比较.数理医药学杂志，2007，20(3)：368

[7]王小梅，等.野菊花挥发油抑菌实验研究.山东中医杂志，1996，15(9)：412

[8]彭敬红.中药苦参、野菊花对浅部真菌的抑菌作用观察.郧阳医学院学报，1998，17(4)：226

[9]汪长中，等.中药水提物对白念珠菌生物膜抑制作用的研究.中国微生态学杂志，2009，21(11)：965

[10]张振亚，等.野菊花提取物抑制呼吸道合胞病毒作用的体外实验研究.解放军药学学报，2006，22(4)：273

[11]王志刚，等.野菊花抗炎和免疫作用的实验研究.中国中医药科技，2000，7(2)：92

[12]张骏艳，等.野菊花总黄酮抗炎作用及部分机制.安徽医科大学学报，2005，40(5)：405

[13]张骏艳，等.野菊花总黄酮对佐剂性关节炎大鼠的治疗作用及其部分机制研究.中国药理学通讯，2005，22(5)：49

[14]张骏艳，等.野菊花总黄酮对佐剂性关节炎大鼠的免疫调节作用.安徽医科大学学报，2007，42(4)：409

[15]陈晓宇，等.野菊花总黄酮对佐剂性关节炎大鼠滑膜细胞凋亡及Caspase-3表达的影响.解剖学报，2008，39(6)：906

[16]解雪峰，等.野菊花总黄酮对佐剂性关节炎大鼠滑膜组织中TRAIL、TNF-α表达的影响.中国药理学通报，2007，23(12)：1662

[17]解雪峰，等.野菊花总黄酮对佐剂性关节炎大鼠滑膜细胞的凋亡诱导作用.中国中药杂志，2008，33(23)：2838

[18]张骏艳，等.野菊花总黄酮对佐剂性关节炎大鼠氧自由基代谢的影响.中国中药杂志，2010，35(3)：344

[19]张玲，等.野菊花总黄酮对四氯化碳致急性肝损伤小鼠的保护作用.安徽医科大学学报，2007，42(4)：412

[20]李贵荣.野菊花多糖的提取及其对活性氧自由基的清除作用.中国公共卫生，2002，18(3)：269

[21]陈日炎，等.野菊花抗血小板聚集有效成分的筛选.广东医学院学报，1993，11(3)：101

[22]吴琦，等.野菊花对压力负荷性大鼠左室心肌及神经内分泌因子的影响.中华中医药杂志（原中国医药学报），2009，24(9)：1140

[23]吴琦，等.野菊花对心室重构大鼠心肌胶原及信号传导的影响.中国中药杂志，2010，35(5)：623

[24]章李军，等.野菊花提取物舒张血管及抗炎机制研究.上海中医药杂志，2009，43(5)：60

[25]苏韫，等.野菊花提取物对慢性支气管炎大鼠TNF-α及中性粒细胞功能的影响.中药新药与临床药理，2009，20(4)：300

[26]徐庆，等.三种植物提取物对醛糖还原酶活性的抑制作用.实用预防医学，2008，15(1)：66

[27]商月娥，等.自拟野菊花汤坐浴治疗慢性前列腺炎80例疗效分析.河北中医药学报，2009，24(4)：28

[28]李立.野菊花栓联合α-1A受体阻滞剂治疗前列腺痛50例临床观察.上海中医药杂志，2008，42(12)：35

[29]疏利珍，等.野菊花通络颗粒灌肠配合TDP治护慢性盆腔炎疗效观察.中医药临床杂志，2009，21(4)：342

[30]张晓慧，等.鱼腥草联合野菊花注射液超声雾化吸入治疗急性上呼吸道感染临床观察.中国中医急症，2008，17(7)：937

野木瓜　Stauntoniae Caulis et Folium

ye mu gua

本品为木通科植物野木瓜 *Stauntonia chinensis* DC.的干燥带叶茎枝。味微苦，性平。具有祛风止痛，舒筋活络的功效。用于风湿痹痛、腰腿疼痛、头痛、牙痛、痛经、跌打伤痛。

【化学成分】

1. 去甲五环三萜皂苷类 主要有野木瓜苷YM10、YM12 [1]、YM7、YM11、YM13、YM14、YM8、YM9和Yemuoside I[2-4]。

2. 木脂素素苷类 野木瓜苷YM2、YM6和YM1[5,6]。

3. 黄酮苷类 6-羟基木犀草素-7β-D-葡萄糖苷和皂草黄苷(saponarin)[7]。

4. 酚性成分 苏式-1-(4-羟基-3-甲氧基苯基)1,2,3-丙三醇、赤式-1-(4-羟基-3,5-二甲氧基苯基)1,2,3-丙三醇、4-羟基-2-甲氧基苯基-β-D-葡萄糖苷、4-羟基-2,6-二甲氧基苯基-β-D-葡萄糖苷、2-(4-羟基苯基)-乙基-(6-O-咖啡酰基)-β-D-葡萄糖苷[8]。

5. 其他 野木瓜多糖含量可达12.612%,还有多种维生素和多种矿物质[9]。

【药理作用】

1. 阻滞神经冲动传导 将大鼠大腿内侧部分隐神经暴露,用浸透50%野木瓜注射液的小棉球包裹10 min后电镜下观察:大鼠隐神经C类纤维轴膜膨胀,边界模糊,Aδ类纤维髓鞘出现较多的大空洞和解髓鞘,出现神经传导阻滞现象[10]。从野木瓜注射液提取的野木瓜皂苷(0.3%)同样对隐神经传导有阻滞作用,是该药理作用的活性成分[11]。

2. 镇痛、抗炎 野木瓜片按照0.8、0.4 g/kg剂量给小鼠灌胃,对小鼠热板致痛、醋酸致痛、青霉素G钾致三叉神经痛都有明显的镇痛作用。对小鼠耳廓二甲苯肿胀及腹腔毛细血管通透性增强都有很好的抑制作用[12]。

有关野木瓜镇痛机制研究表明,10%、25%、50%野木瓜注射液浓度依赖地抑制背根细胞神经节钠通道电流峰值,并影响通道的激活和失活过程,影响痛觉信息中枢传入产生镇痛作用[13]。计算机模拟结果表明,10%、25%、50%野木瓜注射液作用后,钠通道半激活电压向去极化方向偏移,神经元产生动作电位的刺激电流阈值升高,干预痛觉信息的传导,产生镇痛效果[14]。不同浓度的野木瓜注射液(10%、25%、50%、100%)对脊髓背角广动力范围神经元的诱发放电频率具有浓度依赖性的抑制作用,表明野木瓜在脊髓水平上干预痛觉信息的传导和加工,可能是其产生镇痛作用的原因之一[15]。

3. 抗肿瘤 不同浓度的野木瓜皂苷(SS)作用于人白血病细胞系HL60,对细胞增殖具有双向调节作用:当浓度为18 mg/L时能明显促进HL60细胞增殖,浓度大于90 mg/L时对细胞增殖产生抑制作用;当浓度为2253 mg/L,抑制率高达63.15%,SS的IC_{50}为1652 mg/L[16]。

4. 抗补体活性 野木瓜多糖CCP1浓度在0.1~0.6 mg/mL范围内,对补体有抑制作用,其抑制率与浓度正相关[17]。

【临床应用】

1. 疼痛

(1)*肌紧张性头痛* 以野木瓜注射液(4 mL)行穴位注射0.5~1.0 mL,每隔3 d治疗1次,1个月为1个疗程。治疗60例患者,基本控制35例,显效14例,好转9例,无效2例,总有效率96.66%,无明显不良反应[18]。

(2)*坐骨神经痛* 144例患者穴位注射野木瓜液,隔日1次,10次为1个疗程。经治疗3次至1个疗程,痊愈128例,显效12例,有效4例,痊愈及显效率97.2%,总有效率100%[19]。野木瓜注射液配合针灸治疗坐骨神经痛115例,痊愈25例(21.7%),显效54例(47.0%),有效19例(16.5%),无效17例(14.8%),总有效率85.2%[20]。

(3)*术后镇痛* 术后患者疼痛达2级时,肌肉注射野木瓜注射液4 mL。结果,术后患者72例镇痛效果达Ⅳ级者51例,Ⅲ级者17例,无效者4例,有效率94.4%,用药次数平均10次[21]。

(4)*手术超前镇痛* 术前常规用药外,45例患者行穴位缓慢注入4 mL野木瓜注射液。结果,镇静评分、镇痛评分、术后再次注射镇痛药物时间,野木瓜注射液组均优于其他各组,是较好的中药镇痛剂[22]。

(5)*带状疱疹后遗神经痛* 随机选择带状疱疹后遗神经痛(PHN)患者30例,肌注野木瓜注射液4 mL,治疗10 d为1个疗程,治疗期间不用其他镇痛药。结果,Ⅱ级PHN患者每天平均用药2.1次,Ⅲ级患者平均用药2.8次;Ⅱ级PHN患者有效率79%,Ⅲ级患者有效率73%,未见不良反应与成瘾性[23]。

2. 骨质增生 采用肾俞穴位注射野木瓜注射液,每穴每次注射2 mL,隔日1次,12次为1个疗程。治疗腰椎骨质增生108例,显效98例,有效8例,无效2例,有效率98%[24]。

3. 类风湿性关节炎 用野木瓜注射液(2 mL/支)穴位注射,每穴2~4 mL,10 d为1个疗程,共观察2个疗程。20例患者中,显效8例,有效10例,无效2例,有效率90%[25]。

4. 辅助麻醉 20例胆囊切除术患者,入手术室即肌注4 mL野木瓜注射液,其他常规给药与麻醉。与对照组比较,在防止牵拉反应方面效果较好[26]。

5. 臀上皮神经卡压综合征 用野木瓜合剂局部痛点注射,每周2次,4~8次为1个疗程。治疗122例患者中,88例痊愈,30例好转,4例无效,总有效率96.7%[27]。

6. 腰椎间盘突出症 野木瓜与地塞米松等合用,行骶管硬膜外超容量填充法治疗100例腰椎间盘突出患者。结果,治愈48例,显效30例,有效15例,无效7例,治愈率78%,有效率93%[28]。

7. 放射增敏 鼻咽癌放疗患者314例,以野木瓜注射液1 mL加生理盐水稀释10倍后滴鼻,2~4滴/次,3次/d,同时肌注地龙注射液和口服复方丹参片。放疗后3个月检查,原发灶的全消率、原发灶和颈淋巴结消退情况及副作用等指标,均好于对照组[29]。

(杨立泉 周秋丽)

参考文献

[1]王淮宾,等.野木瓜苷YM10和YM12的结构.药学学报,1989,24(6):444

[2]Wang HB,et al. Yemuoside YM7、YM11、YM13 and YM14:four nortriterpenoid saponins from Stauntonia Chinensis. *Planta Med*,1989,55(3):303

[3]Wang HB,et al.Structures of two nortriterpenoid saponins from Stauntonia Chinensis. *J Natural Products*,1990,53(2):313

[4]Wang HB,et al.Yemuoside I,a new nortriterpenoid glycoside from Stauntonia Chinensis. *J Natural Products*,1991,54(4):1097

[5]Wang HB,et al.The structures of two lignan glycosides from Stauntonia Chinensis. *J Natural Products*,1989,52(2):342

[6]Wang HB,et al.The structures of a new neolignan glycoside from Stauntonia Chinensis. *J Natural Products*,1992,55(2):214

[7]王淮宾,等.野木瓜黄酮成分的分离和鉴定.中草药,1992,23(11):567

[8]杨磊,等.野木瓜酚性成分研究.中国药物化学杂志,2007,17(4):242

[9]王文平,等.野木瓜中多糖提取工艺研究.食品科技工艺技术,2007,1:99

[10]叶文博,等.野木瓜注射液对大鼠隐神经内轴膜和髓鞘的影响.神经解剖学杂志,1999,15(4):390

[11]叶文博,等.野木瓜皂苷对大鼠神经髓鞘和轴突膜的作用.神经解剖学杂志,2003,19(3):311

[12]张孝友,等.野木瓜片镇痛抗炎作用的实验研究.广东药学院学报,1998,14(3):195

[13]陈素,等.野木瓜注射液镇痛作用的药理机制研究.中国中西医结合杂志,2006,26(基础理论研究特集):39

[14]李旭,等.野木瓜调制背根神经节细胞钠离子通道的实验与计算机模拟.生物医学工程研究,2009,28(1):21

[15]兰星,等.野木瓜注射液对大鼠脊髓背角广动力范围神经元诱发放电的影响.中南民族大学学报(自然科学版),2008,27(4):56

[16]叶文博,等.野木瓜皂苷对HL60肿瘤细胞增殖的影响.上海师范大学学报(自然科学版),2007,36(1):65

[17]王文平,等.野木瓜水溶性多糖的分离纯化及抗补体活性研究.食品科学,2008,29(5):120

[18]李小卫.野木瓜穴位注射治疗肌紧张性头痛的临床观察及护理.医学文选,2000,19(3):339

[19]陈和吉.野木瓜穴位注射治疗坐骨神经痛144例.人民军医,1991,549

[20]祖木来提,等.野木瓜注射液穴位注射配合针灸治疗坐骨神经痛115例.新疆中医药,2004,22(4):29

[21]吴淑兰,等.野木瓜注射液用于术后镇痛72例.医药导报,2002,21(9):570

[22]刘新,等.野木瓜穴位注射在手术超前镇痛中的应用.中华中西医学杂志,2004,2(8):52

[23]冯亚凌.野木瓜注射液治疗带状疱疹后遗神经痛疗效观察.现代中西医结合杂志,2007,16(32):4782

[24]孔庆歆.穴注野木瓜治疗腰椎骨质增生108例疗效观察.云南中医中药杂志,2003,24(3):29

[25]黄智莉.野木瓜注射液穴位注射治疗类风湿性关节炎临床观察.湖北中医杂志,2006,28(1):50

[26]范天仁,等.精制野木瓜注射液辅助麻醉用于胆囊切除术效果观察.山东医院,2002,42(3):54

[27]何炯成,等.野木瓜合剂治疗臀上皮神经卡压综合征.中国中医骨伤科杂志,2008,16(5):27

[28]吴迎星,等.野木瓜与地塞米松等合用行骶管硬膜外超容量填充法治疗腰椎间盘突出症的临床观察.解放军药学学报,2002,18(3):191

[29]陈成钦,等.地龙、复方丹参、野木瓜对鼻咽癌放射增敏的前瞻性研究.中国肿瘤临床,1996,23(7):483

野马追 Eupatorii Lindeyani Herba

ye ma zhui

本品为菊科植物轮叶泽兰 *Eupatorium lindleyanum* DC.的干燥地上部分。味苦,性平。具有化痰止咳,平喘的功效。用于痰多、咳嗽、气喘。

【化学成分】

野马追地上全草主要含有:蒲公英甾醇乙酸酯(taraxasterol acetate)、伪蒲公英甾醇(β-taraxasterol)、正十六烷酸(n-hexadecane acid)、β-谷甾醇(β-sitosterol)、胡萝卜苷(daucosterol)[1]及野马追内酯A、B(eupalinolide A、B)、蒲公英甾醇棕榈酸酯(taraxasterol palmitate)等[2]。对野马追乙酸乙酯提取部位进行黄酮类成分研究得到:棕矢车菊素(jaceosidin)、山柰酚(kaempferol)、黄芪苷(astragalin)、槲皮素(quercetin)、三叶豆苷(trifolin)、金丝桃苷(hypersoide)[3]。野马追中含有丰富的微量元素,主要以铁、铝、硅为主,其次为锶、铊、锰、钡[4]。

【药理作用】

1. 抗菌、抗病毒 小鼠灌服野马追生药45.1、22.6、11.3 g/kg,对临床常见革兰阳、阴性细菌呈一定抑菌作用,其中对金黄色葡萄球菌、表皮葡萄球菌、腐生葡萄球菌等的IC_{50}为1218.75 mg/mL;对A群溶血性链球菌、卡他球菌和淋球菌IC_{50}为1218.75、2437.50、4875.00、4875.00 mg/mL[5]。

复方野马追胶囊生药8.0、4.0、2.0 g/kg灌胃给药,能明显降低链球菌感染小鼠的死亡率,明显延长副流感病毒感染小鼠的生存时间,减轻肺组织病变程度,有抑菌和抗病毒作用[6]。复方野马追胶囊浓度在0.5~0.0079 mg/mL范围内,对流感病毒FM1株的半数有效浓度在0.11~0.13 mg/kg之间[7]。

2. 止咳、平喘、化痰 小鼠灌服野马追糖浆浓缩液生药45.1、22.6、11.3 g/kg,对浓氨水所致小鼠咳嗽有明显止咳作用,且具有祛痰效果;野马追糖浆浓缩液生药17.6、8.8、4.4 g/kg灌胃给药,对豚鼠枸橼酸所致咳嗽有明显止咳作用,且具平喘效果[5]。野马追药材抗呼吸系统感染时多成分、多途径、多靶点协同作用的结果[8]。

3. 防治高血脂 野马追提取液(45.12、22.56、11.28 mg/kg)灌服给药30 d,对腹腔注射蛋黄乳所致高脂高胆固醇小鼠能降低血清TC、TG、LDL-C水平,提高HDL-C水平;大鼠灌胃野马追剂量为22.56、11.28、6.00 g/kg,连续30 d,具有与小鼠同样的降血脂作用。野马追提取液对实验性高脂血症有明显的防治效果[9]。

4. 抑制平滑肌收缩 野马追水提物5、10 mg/mL使苯肾上腺素(Phe)、KCl、$CaCl_2$收缩离体大鼠主动脉环的量-效曲线均非平行右移,并抑制最大效应。提示,野马追提取液扩血管的作用与其抑制外钙内流和内钙释放密切相关[10]。野马追水提物0.92、1.84 g/L对离体豚鼠气管平滑肌的静息张力和乙酰胆碱、组胺、氯化钙、氯化钾、氯化钡所致的收缩都有抑制作用。野马追为以上各激动剂的非竞争性拮抗剂,其作用机制可能与钙通道的阻滞作用有关[11]。

5. 抗肺损伤 对急性肺损伤大鼠,野马追提取液生药22.0、11.0、6.0 g/kg可使肺组织中的TNF-α、IL-6、IL-8、MDA水平降低,而血氧分压和SOD明显升高。野马追对急性肺损伤有明显保护作用[12]。

6. 一般药理作用 给小鼠灌服野马追提液生药45、22.5、12 g/kg对实验动物神经精神系统、心血管系统和呼吸系统正常生理活动无明显影响[13]。

【临床应用】

野马追糖浆药物具有抗甲型流感病毒和乙型流感病毒(同属RNA病毒病)的功效,用于治疗呼吸道感染疾病如肺炎、咳嗽等。冠状病毒亦属RNA病毒,药效试验报告证实,野马追糖浆药物具有预防冠状病毒的作用[14]。

(周秋丽 赵丽纯)

参考文献

[1]杨念云,等.野马追地上部分的化学成分研究(Ⅰ).中国药科大学学报,2003,34(3):220

[2]杨念云,等.野马追地上部分的化学成分研究(Ⅱ).中国天然药物,2005,3(4):224

[3]钱士辉,等.野马追中黄酮类成分的研究.中国中药杂志,2004,29(1):50

[4]王晔，等.野马追的微量元素研究.微量元素与健康研究，2002，19(3)：28

[5]周远大，等.野马追抗菌、止咳、平喘作用.中国药房，2001，12(12)：716

[6]彭蕴茹，等.复方野马追胶囊的体内抑菌抗病毒实验研究.时珍国医国药，2008，19(3)：542

[7]彭蕴茹，等.复方野马追胶囊抗流感病毒实验研究.中成药，2008，30(5)：650

[8]罗宇慧，等.野马追有效部位止咳、化痰、平喘药效学筛选.江苏中医药，2008，40(8)：55

[9]周远大，等.野马追对大、小鼠实验性高脂血症的防治作用.中国药房，2007，18(3)：178

[10]江涛，等.野马追对大鼠主动脉环收缩反应的影响.中药药理与临床，2007，23(5)：124

[11]唐春萍，等.野马追对豚鼠离体气管平滑肌收缩功能的影响.中药药理与临床，2002，18(6)：30

[12]江舟，等.野马追对大鼠急性肺损伤保护作用研究.中国药房，2007，18(27)：2094

[13]李剑平，等.野马追一般药理作用实验研究.四川生理科学杂志，2005，27(1)：41

[14]病毒病预防控制研究所.野马追糖浆可预防"非典".化工学报，2003，5：600

蛇 蜕 Serpentis Periotracum

she tui

本品为游蛇科动物黑眉锦蛇 *Elaphe taeniura* Cope、锦蛇 *Elaphe carinata*(Guenther)或乌梢蛇 *Zaocys dhumnades*(Cantor)等蜕下的干燥表皮膜。味咸、甘，性平。有祛风，定惊，退翳，解毒功能。主治小儿惊风、抽搐痉挛、翳障、喉痹、疔肿、皮肤瘙痒等。

【化学成分】

1. 黑眉锦蛇 *Elaphe taeniura* Cope、锦蛇 *Elaphe carinata*(Guenther)

(1)氨基酸　氨基酸含量为60%~80%，主要有苏、丝、谷、甘、精、组、赖、门冬、异亮和苯丙氨酸。其中甘氨酸含量最高，约11%，组氨酸含量最小，为0.33%~0.8%[1]。

(2)无机元素　蛇蜕中含有多种元素，其中硫含量最多，其他元素如磷、硅、铁、钙、铝、铬、钾、镁、锰等因种类不同而出现差异[2]。

(3)骨胶原　蛇蜕含大量的骨胶原和多种以20:4、24:1脂肪酸为主的不饱和脂肪酸[3]。

2. 乌梢蛇 *Zaocys dhumnades*(Cantor)

(1)氨基酸　主要有苏氨酸、丝氨酸、谷氨酸、脯氨酸、甘氨酸、丙氨酸、胱氨酸、半胱氨酸、精氨酸、甲硫氨酸、γ-氨基丁酸等[4]。

(2)无机元素　钙、铜、铁、钾、镁、锰、钼、钠、镍、磷、锶及锌[4]。

(3)其他　蛋白质(22.1%)、脂肪(1.7%)、果糖-1，2-二磷酸酯酶、蛇肌醛缩酶及胶原蛋白(collagen)[4]。

【药理作用】

1. 抗炎　大鼠静脉注射蛇蜕提取液200 mg/kg，3 h后抑制白细胞游走率为51%；口服蛇蜕提取液200 mg/kg，连续5 d，3 h后抑制白细胞游走率为33.7%[5]。大鼠灌胃蛇蜕水提液500 mg/kg，可在5 h内轻度抑制角叉莱胶致肿作用；皮下注射蛇蜕水提液50 mg/kg或静脉注射20、50 mg/kg蛇蜕水提取液，5 h内可明显抑制角叉莱胶致足趾水肿；其作用与静脉注射消炎痛(2、5 mg/kg)的作用相当[5]。灌胃100 mg/kg蛇蜕水提物可明显抑制小鼠腹腔毛细血管通透性增强[5]。小鼠灌胃蛇蜕提取物20、10 g/L，连续7 d。对二甲苯、甲醛致小鼠足趾肿胀有抑制作用；对醋酸致小鼠腹腔毛细血管通透性增强有抑制作用。蛇蜕对多种早期炎症反应具有一定的抗炎活性[6]。

2. 诱导关节炎　乌梢蛇II型胶原诱导大鼠关节炎发生率为86.67%；关节炎大鼠血清抗II型胶原抗体明显增高；CD4 T细胞亚群和CD_4^+/CD_8^+增高，TNF-α含量增加，IL-10含量降低，血清中IL-1β和IL-4含量无变化。结果显示，乌梢蛇II型胶原能通过免疫方法诱导大鼠产生多关节炎，并且体内有自身免疫反应的表现[7]。

3. 毒性　小鼠口服、皮下注射、腹腔注射、静脉注射蛇蜕水提物72 h的半数致死量(LD_{50})分别大于50、11.9、11.25、9.37 mg/kg。口服给药后未见动物明显变化。皮下注射高剂量蛇蜕水提物可轻度抑制小鼠运动；腹腔注射高剂量可见部分小鼠有扭体反应，解剖后见有少量渗出液贮留，肉眼未见其他明显变化；静脉注射高剂量，部分小鼠有疾走痉挛[5]。

【临床应用】

1. 慢性荨麻疹　蛇蜕宁荨汤(生黄芪、白术、防风、桂枝、白芍、当归、蛇蜕等)，每天1剂，治疗30 d，35例中痊愈15例，显效17例，有效3例，总有效率

91.43%[8]。

2. 淋巴结核 将1~2 g蛇蜕剪碎装入去蛋清的鸡蛋内，以纸糊口，置火中烤熟，去壳内服，每日3次，每次1个；以此法治6例患者，均于70~90 d痊愈[9]。又，用蛇蜕1 g(碎)，全蝎、七星蜘蛛各6个，共捣碎后加鸡蛋2个，以植物油煎成蛋饼，每晨空腹吃1次，7 d为1个疗程；治12例颈淋巴结核患者，7例于1个疗程痊愈，另5例2周后见效，随访3~5年未见复发[10]。

3. 流行性腮腺炎 蛇蜕焙干，研末，与鸡蛋清炒，1次服下，日服1次；另取赤小豆研末，调糊，敷于患处。治疗25例患者，显效20例，显效率为80%；对照组(肌注板蓝根注射液)显效13例，显效率53%。治疗组6天治疗，显效率达100%[11]。

4. 中耳炎 蛇蜕烧成灰研细，以香油调和，用时先以双氧水洗净患耳，然后将调好的蛇蜕灰香油滴入患耳，每日或隔日1次，治21例，19例痊愈[12]。

(相妍笑 张岫美)

参考文献

[1]孙家美，等. 六种有毒蛇与无毒蛇的蛇蜕中氨基酸成分的比较. 时珍国药研究，1991，2(1)：13

[2]孙家美，等. 六种蛇蜕中微量元素比较. 中药材，1992，15(8)：11

[3]《中国药用动物志》协作组. 中国药用动物志(第二册). 天津：天津科学技术出版社，1983：319

[4]郑艳青，等.乌梢蛇的化学成分及分析方法研究进展.中国药业，2006，15(21)：59

[5]三宅义雅，他. 蛇蜕皮水の抽出液の抗炎症作用. 薬学雜誌，1980，100(6)：662

[6]孙萍，等.蛇蜕对小鼠早期炎症反应影响的初步研究.中国西部科技，2009，8(17)

[7]沈杰，等.乌梢蛇II型胶原提取及其诱导大鼠关节炎特性的研究.现代免疫学，2007，27(3)：223

[8]毛旭，等.蛇蜕宁荨汤治疗慢性荨麻疹的疗效观察.中医药信息，2010，27(1)：84

[9]朱润濡，等. 蛇蜕鸡蛋治疗淋巴结核初步疗效.中医杂志，1959，(3)：207

[10]刘强. 民间验方(全蝎、七星蜘蛛、蛇蜕、白花蛇草)治颈淋巴结核12例.中医杂志，1981，(5)：58

[11]姜明，等.蛇蜕为主治疗流行性腮腺炎疗效观察.蛇志，2002，14(1)：52

[12]陈微，等. 蛇皮烧灰混以香油治疗中耳炎21例报告.山东医刊，1957，(4)：49

蛇床子 Cnidii Fru Ctus she chuang zi

本品为伞形科植物蛇床 *Cnidium monnieri* (L.) Cuss 的干燥成熟果实。味辛、苦，性温，有小毒。有燥湿祛风，杀虫止痒，温肾壮阳功能。主治阴痒带下、湿疹瘙痒、湿痹腰痛、肾虚阳痿、宫冷不孕。

【化学成分】

蛇床子的果实含挥发油1.3%，主要成分为左旋蒎烯(L-pinene)、左旋莰烯(L-camphene)、乙酸龙脑酯(bornyl acetate)、异缬草酸龙脑酯(boryl isovalerate)、蛇床子素(osthol)、佛手柑内酯(bergapten)、β-桉叶醇(β-eudesmol[1]、二氢欧山芹醇(columbianetin)、二氢欧山芹素(columbianadin)、圆当归素(archangelicin)、食用白芷素(edultin)、异虎耳草素(isopimpinelline)，水合橙皮内酯(meranzin hydrate)、6-甲氧基，8-甲基香豆素(6-methoxy 8-methylcoumarin)、蛇床定(cnidiadin)、原当归素(archangelicin)、食用原当归素(eudltin)、O-异戊酰二氢欧山芹醇(O-isovalerylcolumbianetin)、3′-异丁酰-O-乙酰二氢欧山芹醇和O′—异丁酰二氢欧山芹醇[2-3]、花椒毒素(anthotoxol)[4]、花椒毒酚(xanthotox)、5-醛基花椒毒酚(5-formylxanthotoxol)、欧山芹素(oroselone)、乙酰白芷素(2′-acetylangelicin)[5]。从蛇床果实的水提物中分得10个化合物，主要为蛇床子素(osthol)、佛手柑内酯(bergapten)、别英波托林(allisoimperatorin)、异虎耳草素(isopimlpinellin)、欧芹属素乙(imperation)等[6]。其他成分，如香叶木素(diosmetin)、β-谷甾醇、单萜、倍半萜、萜醇类以及多种糖苷类化合物。蛇床子挥发油中，倍半萜烯类的相对含量质量分数在85%以上，酯类组分质量分数在7%以上，萜醇类组分质量分数在2%以上[7]。

【药理作用】

1. 呼吸系统 给蛇床子素15 mg，5 min后，即能增加豚鼠肺灌流量，其作用强于氨茶碱，有较强的支气管扩张作用。给豚鼠蛇床子总香豆素200 mg/kg，灌胃 1 次，可使磷酸组织胺和氯化乙酰胆碱所致豚鼠哮喘发作时间明显延长。总香豆素 0.5 mg/mL，对组织胺所致离体豚鼠气管收缩有较强的拮抗作用。上述作用可被普萘洛尔阻断，而对麻醉动物心率和血压无影响，说明蛇床子总香豆素可能是选择性地兴奋支气管平滑肌上的 β_2 受体，产生解痉和止喘作用[8,9]。给小鼠灌服蛇床子总香豆素 15 mg/只，能明显增加酚红排出量，说明本品具有较强的祛痰作用[9]。

2. 免疫系统 给小鼠灌服蛇床子水和醇提取物 0.25 g/只，每日 1 次，连续 16 d，均可增加阳虚小鼠脾脏和胸腺重量；其醇提取物能增加阳虚小鼠 SOD 活性以及 Mn-SOD 和 Cu·Zn-SOD 活性，而其水提取物则无此作用[10]。给大鼠腹腔注射蛇床子素 50 和 100 mg/kg，能抑制天花粉所致大鼠腹腔肥大细胞脱颗粒，抑制率为 56.40%和 78.60%[11]。于引喘前给豚鼠灌服蛇床子素 100 和 200 mg/kg，均能明显减少哮喘的发生率，说明有预防作用。体外实验证明蛇床子素 20、40 μg/mL 和蛇床子总香豆素 20 mg/mL，可以明显对抗由慢反应物质所致的豚鼠回肠收缩。浓度在 5、10、20 和 30 μg/mL 蛇床子素可明显抑制 Schultz-Dale 反应，其抑制作用有剂量依赖关系。给小鼠一次灌服蛇床子素 100 和 200 mg 对小鼠被动皮肤过敏反应(PCA)有较强的抑制作用[9,11]。通过小鼠碳粒廓清、迟发性超敏反应、血清溶血素含量测定等实验方法证明，蛇床子素能增强小鼠网状内皮细胞的吞噬功能，腹腔连续 4 d 给予 0.2 mg/kg 的蛇床子素能显著增加碳粒廓清指数及吞噬指数，对小鼠迟发性超敏反应有明显的抑制作用[12]。

蛇床子素(OST)和蛇床子总香豆素(TCR)可使氢化可的松诱导肾阳虚模型大鼠已降低的指标，如腹腔巨噬细胞吞噬百分率和吞噬指数、血清溶血素 50%溶血值、脾淋巴细胞 ^{3}H-TdR 掺入数等明显升高[13]。另外，肾阳虚模型大鼠与正常大鼠比较，TSH、T_3、rT_3 及 T_4 都显著降低，OST 和 TCR 使 4 项指标都有显著性提高，提示 OST 和 TCR 可以提高肾阳虚模型大鼠的腺垂体-甲状腺轴功能[14]。蛇床子在增强体力、降低血中胆固醇、提高免疫力、调节 SOD 及性激素(E_2/T)水平方面均有一定作用[15]。

3. 抗氧化 蛇床子水煎剂能显著提高红细胞中 SOD，脑组织中 Na^+/K^+-ATPase、睾丸线粒体中 Ca^{2+}-ATPase 活性、脑组织中 NO 含量，表明蛇床子水煎剂可通过提高体内抗氧化能力，从而保护细胞膜的完整性和功能的正常发挥，起到延缓衰老的作用[16]。当给 D-半乳糖衰老小鼠灌胃蛇床子水煎剂，能明显提高衰老小鼠脑和肝的 GSH-Px 活性，明显降低 MDA 的含量. 提示蛇床子水煎剂对衰老小鼠有抗氧化作用，可延缓小鼠脑和肝的衰老[17]。

4. 循环系统 腹腔注射蛇床子总香豆素 400 mg/kg，对麻醉大鼠心率和血压无明显影响[8]。给小鼠一次腹腔注射蛇床子水提取物 50 g/kg 可预防氯仿所致室颤；一次静脉注射 8.75 g/kg，可明显对抗大鼠室性纤颤。在这一剂量下对乌头碱诱发的心律失常亦有预防和治疗作用。蛇床子素有钙拮抗剂活性，因此推论抑制钙离子内流，可能是蛇床子抗心律失常的机制之一[18,19]。麻醉开胸犬，静脉注射蛇床子素 7.5~15.0 mg/kg 后，收缩期血压，舒张期血压，平均血压，左室收缩压，室内压最大上升速率及心输出量、总外周阻力均降低，在 10 min 时为作用高峰；静脉注射 7.5 mg/kg 对心电图无影响，但静脉注射 15.0 mg/kg，心电图的 P-R 间期略延长，且室内压最大下降速率也降低。提示：蛇床子素有抑制心脏作用，且外周阻力降低，血压下降，故在临床应用时应引起注意[20]。蛇床子素 OST 抑制 Ba^{2+}诱发的自发电活动，降低高 K^+除极化慢反应动作电位的幅度(APA)及动作电位最大上升速率(Vmax)，并缩短 50%动作电位时程(APD_{50})，延长 90%动作电位时程(APD_{90})。对家兔离体窦房结优势起搏细胞窦搏周期(SCL)、APA 及 Vmax 也有抑制作用。此外，对离体豚鼠右房负性频率作用，似与激动 M 胆碱能受体或阻滞 β-肾上腺素能受体无关。与钙拮抗剂维拉帕米相似。结果提示 OST 具有钙拮抗作用[21]。

利用大鼠大脑中动脉短暂阻塞(MCAO)造成局灶性脑缺血再灌注损伤模型，缺血后 1 h 舌下静脉给予蛇床子素 5、10 mg/kg。结果显示，蛇床子素能改善大鼠脑缺血再灌注后神经功能行为缺陷评分，减轻脑水肿和降低脑梗死范围，增强 Na^+/K^+-ATP 酶和 Ca^{2+}-ATP 酶活性，降低脑组织中 MPO 的活性和 IL-8 的含量[22]。

利用大鼠静脉血栓形成模型测定给予蛇床子素 10、20 和 40 mg/kg 后血栓湿重和干重。结果显示，蛇床子素 10 mg/kg 组对大鼠静脉血栓形成影响不大，但蛇床子素 20 和 40 mg/kg 组可以明显抑制大鼠静脉血栓形成，减轻血栓湿重和干重，对血栓湿重抑制率分别为 64.8%和 84.1%，对血栓干重抑制率分别为 55.9%和 83.8%[23]。

5. 抗病原微生物 蛇床子流浸膏(1:2)在 37℃培养液中，经 17.5 min 将阴道滴虫全部杀死[24]。显微镜下观察，当滴入蛇床子素后滴虫立即停止活动，而对照组可活动 1 s 以上。但也有人观察蛇床子提取物在体外并无杀灭阴道滴虫的作用[25]。当浓度为 1 g/mL 的蛇床子浸出液，在培养基中稀释倍数为 1:10 时对絮状表皮癣菌和石膏样小芽孢菌有抑菌作用，在 1:20 时对羊毛样小芽孢菌有抑菌作用[26]。

6. 激素样作用 给小鼠皮下注射蛇床子浸膏液 20 mg/次，每日 1 次，连续 32 d，能延长交尾期，缩短交尾休期；对去势雌性小鼠，以同样剂量连续给药 21 d，出现交尾期，并能使子宫、卵巢重量增加。蛇床子醇提取物也有类似作用。以前列腺、精囊、提肛肌增加重量的方法证明：蛇床子提取物对小鼠也有性激素样作用[27]。蛇床子、苦参提取物栓剂能促使去卵巢大、小鼠阴道黏膜细胞角化，且能明显增加去卵巢小鼠子宫重量[28]。

7. 局麻作用 100%蛇床子水煎醇沉液可完全阻滞蟾蜍离体坐骨神经动作电位的产生，其强度与 10% 普鲁卡因相同。停药后能恢复正常传导功能。用豚鼠皮丘法、兔眼角膜法、脊蟾蜍足蹼法、蟾蜍椎管麻醉法及离体蟾蜍坐骨神经动作电位测定等多种局部麻醉方法证明，2%的蛇床子素溶液有浸润及传导麻醉作用，但无表面麻醉作用；它能显著增强阈下催眠剂量的戊巴比妥钠对小鼠的催眠作用。其中豚鼠浸润麻醉作用能被盐酸肾上腺素所增强；给蟾蜍椎管注射时，脊髓出现先兴奋后抑制现象，可恢复[29]。

8. 抗诱变性 蛇床子水提取物浓度为 1、5、10、20 和 40 mg/mL 时，随着药物剂量增加对诱变剂黄曲霉素 B_1 的抗诱变作用增强；在蛇床子水提取物 0.23、1.15、4.6 和 11.5 mg/mL 时，可使正定霉素和环磷酰胺诱发的增高 SCE（离体细胞姐妹染色体互换）频率下降；给小鼠腹腔注射蛇床子水提取物 0.17、0.85、1.7 和 3.4 mg/kg，可对抗环磷酰胺诱发的小鼠骨髓细胞染色体畸变和微核发生，其畸变率和微核细胞率随剂量的增加而降低[6,30]。对蛇床子水溶性提取物中 9 种化合物（蛇床子素、佛手柑内酯、异虎耳草素、欧芹素属乙、花椒毒酚、花椒毒素、甲基嘧啶、尿嘧啶和 1 种待定化合物）进行诱变性试验。结果表明，这 9 种化合物既无移码突变和碱基置换效应，亦无诱发小鼠骨髓细胞染色体损伤和骨髓细胞抑制作用[31]。

9. 抗肿瘤 蛇床子素对胃腺癌细胞 MK-1，人宫颈癌传代细胞 Hela 和 B16F10 细胞有明显的抑制活性，其 ED_{50} 分别为 82.7，53.0，61.3 μg/mL。蛇床子素剂量为 1.5 μg/g 体重对肺腺癌的抑制率为50.0%，对肺鳞癌的抑制率为 69.5%，肺癌标志物 DR-70 也有明显降低。而蛇床子生药水提液对肺腺癌（0.11 mg/g 体重）组抑制率为44.0%，0.21 mg/g 体重组为 52.0%；对肺鳞癌 0.11 mg/g 体重组为 67.3%，0.21 mg/g 体重组为 84.6%。根据蛇床子素含量进行的剂量折算显示，蛇床子素与水提液 2 个剂量组之间存在可比性。粗制剂的活性好于蛇床子素，说明蛇床子素是蛇床子中主要抑癌活性成分，但还存在其他抑癌活性成分[32]。

10. 抗瘢痕形成 蛇床子素浓度为 2.5×10^{-4}mol/L 时，能明显抑制小鼠胚胎成纤维细胞（NIH3T3）的生长，诱导 NIH3T3 的凋亡。成纤维细胞（FB）是参与瘢痕形成的主要细胞，通过调控成纤维细胞凋亡，可对病理性瘢痕进行有效防治[33]。

11. 神经系统 给小鼠灌服蛇床子总香豆素 12 mg/只，能明显延长戊巴比妥所致睡眠时间[9]。小鼠腹腔注射蛇床子素（OST）50 和 100 mg/kg 显著增强阈下剂量戊巴比妥钠催眠作用；OST 剂量为 100 和 200 mg/kg 明显抑制醋酸所致的小鼠扭体反应，但不提高热板法致痛小鼠的痛阈；对安钠咖所致的小鼠自主活动增加有明显对抗作用，但不影响正常小鼠的自主活动。此外，蛇床子素还可降低蟾蜍离体坐骨神经动作电位的振幅。结果显示，蛇床子素对中枢神经系统有抑制作用[34]。蛇床子素有促进小鼠学习记忆的作用，其机制可能与影响脑内胆碱酯酶活性及延缓细胞老化等因素有关[35]。蛇床子素（OST）和蛇床子总香豆素（TCR）可提高醋酸氢化可的松性肾阳虚模型大鼠学习记忆成绩，使血浆中精氨酸升压素升高而生长抑素下降。对正常动物无影响。表明，OST 和 TCR 对肾阳虚模型鼠有补肾壮阳作用[36]。

12. 抗骨质疏松症 当对去卵巢大鼠用蛇床子素（OST）6.7 mg/kg 灌胃，每周 6 次，持续 12 周后，出现①骨量增加：骨小梁面积百分率增加 68%，骨小梁厚度增加 18%，骨小梁数目增加 44%和间隙减小 34%。②骨形成的参数值下降：荧光标记周长百分率下降 27%，单位骨小梁面积骨形成率下降 36%，类骨质周长百分率下降 65%。③骨吸收的参数值下降：骨吸收百分率下降 57%；荧光标记周长与吸收周长的比率增加 94%[37]。蛇床子总香豆素（TCR）5.0 g/kg，6 次/周，给药3个月。对糖皮质激素所致雄性大鼠股骨近段、中段和远段骨密度（BMD）减少分别增加了 25.9%、34.4%和30.6%。TCR 能预防糖皮质激素所致的骨矿含量丢失[38]。蛇床子素可促进成骨样细胞 UMR106 的增殖，量效关系明显；刺激 UMR106 细胞的碱性磷酸酶活性，提示其具有直接促进成骨细胞增殖、分化的作用[39]。

13. 抑制平滑肌收缩 100 μmol/L 蛇床子素对缩宫素、KCL 诱导的大鼠离体子宫肌收缩反应有显著抑制作用，与钙拮抗剂 1 μmol/L 维拉帕米作用相似；蛇床子素 OST 和 维拉帕米，能使 $CaCl_2$ 累积量效曲线非平行性右移，并使最大效应降低，这种影响呈一定剂量依赖关系。其中 100 μmol/L 蛇床子素和 1 μmol/L 维拉帕米的作用较为显著，表明二药对 Ca^{2+}呈非竞争性拮抗效应[40]。

14. 抗炎　腹腔注射蛇床子总香豆素 200 mg/kg，对二甲苯所致小鼠耳壳肿胀有明显的抑制作用，抑制率达 58.0%；大鼠腹腔注射蛇床子总香豆素 140 mg/kg 可明显减轻角叉莱胶和蛋清所致足跖肿胀；蛇床子总香豆素相同剂量腹腔注射给药 6 d，对大鼠纸片肉芽肿的形成具有明显的抑制作用，抑制率分别为 33.0%[41]。

15. 降脂　蛇床子素可以降低血清甘油三酯(TG)水平，进一步的研究结果显示蛇床子素可以降低脂肪肝动物肝中的总胆固醇(TC)和 TG 含量，提示蛇床子素对动物脂肪肝有较好的治疗作用[42]。

16. 保肝　蛇床子素对 CCl_4 所致小鼠肝损伤具有保护作用。采用 CCl_4 小鼠急性肝损伤模型，测定血清丙氨酸氨基转移酶（ALT)、天冬氨酸氨基转移酶(AST)活性和肝组织 MDA 含量，并观察肝组织病理变化。结果显示，蛇床子素能保护 CCl_4 所致小鼠肝损伤，表现为血清 ALT、AST 活力和肝脏 MDA 含量下降，同时其肝脏病变较模型组为轻[43]。

17. 抗凝血　蛇床子素具有明确的抗凝血作用。通过测定小鼠凝血时间(CT)、大鼠的凝血酶原时间(PT)和优球蛋白溶解时间(ELT)，观测蛇床子素的抗凝作用。结果显示，蛇床子素能显著延长 CT、PT，缩短 ELT[44]。

18. 毒性

(1)急性毒性　给小鼠腹腔注射蛇床子提取液 20 g/kg，0.5 h 内小鼠活动减少，呈现镇静作用，观察 48 h 未见死亡；小鼠口服蛇床子总香豆素（TCR）的LD_{50} 为 2.44±0.05 g/kg[9]。蛇床子素(OST)的小鼠静脉注射 LD_{50} 为 62.5 mg/kg[45]。

(2)亚急性毒性　给大鼠灌服 TCR 60 和 140 mg/kg，每日 1 次，连续 31 d，结果体重、血象、生化指标及主要脏器组织形态学检查均在正常范围内，与对照组比较无明显差异[9]。

【临床应用】

1. 外阴瘙痒症　用蛇床子、地肤子、苦参、花椒煎剂外洗，治疗外阴瘙痒症 500 例。总有效率 97.2%[46]。用蛇黄洗剂(蛇床子、黄柏、没食子、松矾)外洗，治疗 82 例，总有效率 100%[47]。

2. 滴虫性、老年性阴道炎　用参百蛇洗剂(蛇床子、苦参、生百部)熏洗坐浴，治疗 56 例，总有效率 96%[48]；用蛇床子、百部、苦参、枯矾煎液浓缩为 250 mL，冲洗阴道，治疗 156 例，有效率 100%[49]。采用蛇床子苦参液治疗滴虫性阴道炎 30 例，也取得较满意的效果[50]。

3. 外阴部硬化性萎缩性苔癣　用蛇床子、青黛软膏，每周涂 2~4 次，2 月为 1 个疗程，治疗 82 例，2 个疗程治愈率 75.61%[51]。

4. 宫颈糜烂　消糜栓(硼砂、蛇床子、川椒、枯矾、血竭等)阴道用药，每次 1 粒、隔日 1 次，5~8 次为 1 个疗程，治疗 524 例，总有效率 94%[52]。

5. 不育、不孕症　①蛇羊养精活血汤(蛇床子、淫羊藿、巴戟天、红花、山甲等加减煎服)治疗不育症 39 例，治愈率达 92.36%[53]。②十子六君汤(蛇床子、菟丝子、桑葚子、五味子、等煎服)治疗缺无精子症 10 例，均痊愈[54]。③补肾活血胎孕汤(蛇床子、当归、肉苁蓉、益母草等煎服)治疗不孕症 624 例、治愈率 49.20%[55]。

6. 手足癣　用蛇床子、黄精、丁香、白蒺藜煎汁 1500 mL 浸洗，治疗足癣 54 例，总有效率 98.15%[56]。用蛇床子、苦参、白鲜皮、生百部加减煎液外洗，每次浸泡 20~30 min，每日 2 次，治疗鹅掌风 90 例，总有效率 97%[57]。

7. 湿疹、皮炎　湿疹散(蛇床子、密陀僧、白矾、大黄等研末外敷)配合四黄三子汤(蛇床子、地肤子、苍耳子、黄连、黄芩、黄柏、大黄)局部外洗治疗 512 例，治愈率 91.96%[58]。用蛇床子、白鲜皮、当归、丹参、薄荷等制成贴膏，治疗神经性皮炎 60 例，痊愈 34 例(56.67%)，显效 15 例(25.0%)，有效 9 例(15.0%)，无效 2 例(3.33%)，总有效率 96 67%[59]。

8. 银屑病　用蛇床子、苦参、白鲜皮、地肤子等组方，治疗 143 例，总有效率为 95.60%[60]。

9. 哮喘及喘息性支气管炎　口服蛇床子总香豆素，每日 80 mg，每日 1 次，连续 3 d，治疗哮喘 118 例，总有效率 87.3%[61]。用蛇床子、陈皮、半夏等治疗小儿支气管哮喘 36 例，总有效率 96.2%[62]。

10. 隐匿性肾炎　用蛇床子 10 g，加水 500 mL 煎服，水煎 2 次，1 剂/d。一般 3 个月为 1 个疗程。治疗 11 例隐匿性肾炎，收效甚佳。痊愈 7 例，好转 4 例，服药过程未发现任何不良反应。治愈 7 例中，随访半年仅 1 例复发[63]。

11. 脱肛　近 10 年来用蛇床子治疗小儿脱肛，取蛇床子 15 g，甘草 10 g，明矾 15 g，加水 300 mL 煎沸待温熏洗肛门及脱出的直肠黏膜。洗后擦干，将蛇床子粉撒在脱出的直肠黏膜部分，再还纳复位。连用5~10 d，效果满意[64]。

(丁云录 陈声武 马吉胜)

参考文献

[1]向仁德，等.蛇床子挥发油化学成分初步研究.中国药科大学学报，1989，20(2)：92

[2]南京药学院.中草药学(中册).南京：江苏人民卫生出版社，1976：756

[3]王浴生.中药药理与应用.北京：人民卫生出版社，1983：1040

[4]向仁德，等.蛇床子化学成分研究(I).中草药，1984，15(9)：14

[5]蔡金娜，等.蛇床子中一新的角型呋喃香豆素.药学学报，1996，31(4)：267

[6]向仁德，等.中药蛇床子水提物活性成分的研究.中草药，1999，30(11)：813

[7]陈艳，等.蛇床子的化学成分及药理作用的研究进展.沈阳药科大学学报，2006，23(4)：256

[8]陈志春，等.蛇床子总香豆素止喘作用机制探讨.中国中药杂志，1990，15(5)：48

[9]陈志春，等.蛇床子总香豆素药理研究.中药通报，1986，11(2)：50

[10]秦路平，等.蛇床子对"阳虚"小白鼠血清SOD活性的影响.中西医结合杂志，1991，11(3)：165

[11]陈志春，等.蛇床子素抗变态反应的研究.药学学报，1988，23(2)：96

[12]刘桦，等.蛇床子素对小鼠免疫药理作用的研究.中草药，1997，28(9)：543

[13]秦路平，等.蛇床子素和蛇床子总香豆素对肾阳虚小鼠免疫功能的影响.中国中西医结合杂志，1995，15(9)：547

[14]秦路平，等.蛇床子素和蛇床子总香豆素对肾阳虚大鼠血清甲状腺激素和促甲状腺激素的影响.中国中西医结合杂志，1996，16(9)：552

[15]王彬，等.蛇床子延缓衰老的药理学研究.中药药理与临床，1994，(1)：8

[16]李光植，等.蛇床子对D-半乳糖致衰小鼠的抗衰老作用.中国老年学杂志，2000，20(3)：180

[17]李光植，等.蛇床子水煎剂对D-半乳糖衰老小鼠脑和肝组织中谷胱甘肽过氧化物酶、丙二醛活性的影响.黑龙江医药科学，1999，22(6)：11

[18]连其深，等.蛇床子水提物的抗心律失常作用.中国中药杂志，1992，17(5)：306

[19]程大敦，等.蛇床子中香豆素类的含量测定.药物分析杂志，1987，7(2)：112

[20]李乐，等.蛇床子素对麻醉开胸犬心电图和血流动力学的影响.中国药理学与毒理学杂志，1994，8(2)：119

[21]李乐，等.蛇床子素对心肌慢反应动作电位及右心房自搏频率的影响.中国药理学与毒理学杂志，1995，9(2)：108

[22]何蔚，等.蛇床子素对大鼠局灶性脑缺血再灌注损伤的保护作用.中草药，2009，40(1)：86

[23]陈蓉，等.蛇床子素对大鼠实验性静脉血栓形成的影响.苏州大学学报(医学版)2006，26(6)：953

[24]中国医学科学院药物研究所.中药志(Ⅲ).北京：人民卫生出版社，1984：593

[25]崔树德.中药大全.哈尔滨：黑龙江科学出版社，1989：719

[26]郑武飞.普通中国草药在试管内对致病性及非致病性真菌的抗真菌力.中华医学杂志，1952，38(4)：315

[27]李蕾，等.蛇床子的药理作用及临床应用进展.黑龙江医药2008，21(4)：80

[28]张涛，等.蛇床子、苦参提取物栓剂对去卵巢大鼠、小鼠下生殖道作用的实验研究.中国中医药科技，2000，7(4)：243

[29]李乐，等.蛇床子素的局部麻醉作用.上海实验动物科学，1997，17(3)：133

[30]刘德祥，等.蛇床子水溶性提取物抗诱变性的实验研究.中药通报，1988，13(11)：40

[31]殷学军，等.中药蛇床子水溶性提取物中化学成分的诱变性研究.癌变·畸变·突变，1998，10(3)：133

[32]周则卫，等.蛇床子化学成分及抗肿瘤活性的研究进展.中国中药杂志，2005，30(17)：1309

[33]侯晓华，等.蛇床子素诱导小鼠成纤维细胞凋亡及其机制研究.天津药学，2008，20(4)：5

[34]周青，等.蛇床子素对中枢神经系统的抑制作用.赣南医学院学报，1998，18(2)：99

[35]沈丽霞，等.蛇床子素对学习记忆的影响及其机制分析.药学学报，1999，34(6)：405

[36]秦路平，等.蛇床子香豆素对肾阳虚模型大鼠学习记忆和神经肽的影响.第二军医大学学报，1997，18(2)：147

[37]李朝阳，等.蛇床子素对去卵巢大鼠近侧胫骨代谢影响的定量研究.药学学报，1996，31(5)：327

[38]廖进民，等.蛇床子总香豆素对激素致大鼠骨质疏松的骨密度影响.广东医学院学报，1998，16(1~2)：163

[39]李灵芝，等.蛇床子素对成骨样细胞UMR106增殖和分化的影响.中国临床康复，2006，10(9)：93

[40]李乐，等.蛇床子素对大鼠离体子宫平滑肌收缩性能的影响.西安医科大学学报，1994，15(2)：164

[41]张志祖，等.蛇床子总香豆素的抗炎作用.赣南医学院学报，1995，15(2)：87

[42]宋芳，等.蛇床子素调节酒精性脂肪肝大鼠脂代谢机制的研究.中国药理学通报，2008，24(7)：979

[43]刘建新，等.蛇床子素对小鼠实验性肝损伤的保护作用.中药药理与临床，2006，22(2)：21

[44]周俐，等.蛇床子素抗凝血作用.中药药理与临床，2006，22(3)：42

[45]连其深，等.蛇床子素抗心律失常作用实验研究.赣南医学院学报，1996，16(1)：6

[46]李治军，等.中药外洗治疗慢性瘙痒性皮肤病500例.陕西中医，1985，6(10)：446

[47]王效平.蛇 黄洗剂治疗阴部瘙痒82例.四川中医，1986，4(7)：53

[48]何国兴.参百蛇洗剂治疗真菌性滴虫性阴道炎100例.河北中医，1986，(1)：18

[49]陈金凤.阴道冲剂治疗156例阴道炎宫颈炎临床观察.江苏中医杂志，1985，8：18

[50]姜绍芳，等.蛇床子苦参液治疗滴虫性阴道炎30例.中国民间疗法，1999，7：30

[51]佘秀芝.蛇床子青黛软膏治疗外阴苔癣.中国医院药学杂志，1988，8(8)：379

[52]刘淑琴.消糜栓治疗子宫颈糜烂542例临床观察.北京中医，1986，(5)：36

[53]闻远超.蛇羊养精活血汤治疗男性不育症39例.湖北中医杂志，1988，(3)：32

[54]张世雄.中医治疗缺无精子症的临床经验.陕西中医，1985，6(4)：165

[55]李国兰.补肾活血胎孕汤加减治疗不孕症642例.湖北中医杂志，1988，(5)：16

[56]曾庆发.足癣洗方治疗足癣54例.广西中医药，1988，11(3)：27

[57]唐玉勤.中药外洗治疗鹅掌风90例.辽宁中医杂志1988，12(3)：27

[58]陈茂森.521例皮炎湿疹的治疗观察.北京中医，1988，12(6)：31

[59]王刚生，等.复方蛇床子贴膏治疗神经性皮炎60例.中国中西医结合杂志，1997，17(6)：373

[60]李深芳.中药治疗银屑病143例临床观察.吉林中医药，1988，(4)：17

[61]陈玉春，等.蛇床子总香豆素的平喘疗效观察.中草药，1988，19(9)：26

[62]陈勇.自拟蛇床子汤治疗小儿支气管哮喘26例.湖北中医杂志，1989，(5)：47

[63]谢麦棉.蛇床子治疗隐匿性肾炎.湖北中医杂志，2000，22(4)：7

[64]邓泽潭.蛇床子善治小儿脱肛.中医杂志，2000，41(8)：457

啤酒花　Lupuli Flos
pi jiu hua

本品为桑科植物忽布 *Humulus lupulus* L. 的雌花花序。啤酒花又名蛇麻花、香蛇麻、蛇麻草。味苦，性平。有健胃，消食，利尿，安神，止咳，化痰功能。主治消化不良、腹胀、浮肿、膀胱炎、肺结核、失眠、胸膜炎、瘰病等。

【化学成分】

主含树脂、挥发油、黄酮类及鞣质等。成熟雌花花序苞片的腺体内含树脂量约 8%~15%，其中分硬树脂和软树脂两大类。软树脂又分 α-酸类及 β-酸类。α-酸类主要成分有葎草酮 A(isohumulone A)、异葎草酮 B(isohumulone B)、类葎草酮(eohumulone)、聚葎草酮(adhumulone)等。β-酸类主含蛇麻酮(lupulone)、类蛇麻酮(eolupulone)、聚蛇麻酮(adlupulone)。挥发油含量约 0.5%，其中月桂烯(香叶烯，myrcene)占 30%~50%，葎草烯(humulene)占 8%~33%，尚有少量芳樟醇(linalool)、牻牛儿醇(geraniol)、蛇麻醇(1uparenol)。黄酮类有黄芪苷(astragalin)、异槲皮苷(isoquercitrin)、芸香苷(rutin)、山柰酚苷(kaempferitin)紫云英苷、槲皮素、芦丁、金丝桃苷等[1-3]。

【药理作用】

1. 镇静　啤酒花提取液对中枢神经系统有镇静作用。小剂量镇静作用，中剂量催眠，大剂量则可引起麻痹作用。其催眠作用出现缓慢，但作用较持久。啤酒花的镇静作用主要是酸性苦味部分，挥发油无效，蛇麻酮、葎草酮均具有镇静作用，皮下注射啤酒花浸膏 625~2500 mg/kg 可使小鼠长时间睡眠，于 3 d 后死亡[2]。

2. 抗炎　啤酒花浸膏能明显抑制大鼠棉球性肉芽组织增生，临床上对胸膜炎所致胸膜肥厚也有一定的抑制作用。芸香苷对植入羊毛球的发炎过程有明显的抑制作用。异槲皮苷经毛细血管渗透性试验也表明有抗炎作用[4]。

3. 解痉　啤酒花浸膏能对抗胆碱、氯化钡及组胺所引起的离体兔空肠、豚鼠十二指肠、大鼠子宫平滑肌痉挛，其作用机制主要为直接松弛平滑肌。紫云英苷对大鼠有利胆作用，对其离体小肠和膀胱有解痉作用[4]。

4. 拟雌激素　蛇麻花具有较强的雌激素样作用，啤酒花有雌激素样作用是由于它竞争性结合雌激素受体，诱导碱性磷脂酶的活性，提高培养的子宫内膜细胞的黄体酮受体的 mRNA，上调另一雌激素诱导因子 preseline[5]。啤酒花黄酮成分中的 8-异戊二烯基柚皮素有强的雌激素样作用，8-异戊二烯基柚皮素能与 α、β-雌激素受体结合，抑制 17β-雌二醇，从而有较强的雌激素样作用。

5. 抗菌 体外实验表明，啤酒花浸膏及其有效成分蛇麻酮、葎草酮等对多种革兰阳性细菌如炭疽芽孢杆菌、蜡样芽孢杆菌、枯草杆菌、白喉杆菌、乳酸杆菌、金黄色葡萄球菌、肺炎链球菌、粪链球菌、八叠球菌等均有很强的抑制作用，且蛇麻酮的作用强于葎草酮，而对大肠杆菌、伤寒杆菌、痢疾杆菌等十余种革兰阴性杆菌的抑制作用很弱，但对耐酸杆菌有较强的抑制活性[6]。蛇麻酮等虽对致病性及非致病性真菌及放线菌作用甚弱，或无效，但有报告对黑根菌、甘薯黑盘霉菌及果生黑盘霉菌等植物霉菌，蛇麻酮及酒花酮均具较强的抑制作用。

啤酒花 α-酸和黄腐醇对牛病毒性腹泻病毒(BVDV)、单纯疱疹病毒Ⅰ型(HSV-Ⅰ)、单纯疱疹病毒Ⅱ型(HSV-Ⅱ)等有由弱至中等强度的抗病毒作用，且可作为丙型肝炎病毒(HCV、疱疹病毒抗病毒剂的先导化合物[7]。

小鼠静脉注射结核杆菌 H37RV 后，每 12 小时灌胃给蛇麻酮 150 mg/kg 1 次，或每日肌肉注射 60 mg/kg，连续 30 d，均能明显抑制结核杆菌的繁殖；肺、脾、肝、肾、心等脏器之结核菌数均比对照组明显减少，尤以灌胃给药的作用为强；而蛇麻酮体外对结核菌的活性不强，这可能与体内较易进入结核菌蜡膜而起特殊的亲和作用有关。

6. 抗肿瘤 啤酒花的苦味酸主要包括 α-酸类和 β-酸类，对人白血病 HL60 细胞便显出强的生长抑制作用。它通过断裂 DNA 来诱 HL60 细胞凋亡，并表现出亚-G1 脱氧核算高峰。这一作用是通过诱导肿瘤细胞凋亡实现的，苦味酸通过线粒体途径启动细胞凋亡，诱导线粒体功能异常，导致 SGC-7901 和 HepG2 细胞内线粒体膜电位下降，释放出细胞色素C，这可能使其引起细胞凋亡发生的主要机制[8]，研究表明此作用主要是由 α-酸类的异葎草酮产生的。

7. 抗氧化 啤酒花水提液(0.49~2.92mg/L)剂量依赖性清除超氧阴离子自由基，抗氧化作用接近维生素 C，且啤酒花的抗氧化物质具有热稳定性。啤酒花中抗氧化的主要有效成分为 α-酸、β-酸、浸膏和苦水(即啤酒花经催化氢化所得的四氢异构化浸膏)，其中苦水抗氧化作用最强，α-酸和浸膏略差，β-酸因难溶于测试溶液而未得到结果[6]。

8. 其他 酿造啤酒时加入啤酒花不仅因其含挥发油而具芳香味，同时也具有防腐作用[2]。氯化啤酒花浸膏对大鼠棉球肉芽肿有抑制作用，但对角叉菜胶所致大鼠足肿胀则无效，临床用于治疗胸膜炎所引起的胸膜肥厚有一定疗效[2]。啤酒花对家兔实验性动脉粥样硬化有治疗作用，并可使其血压轻度降低[2]。啤酒花浸剂及挥发油静脉注射对犬可产生弱而暂短的降低血压作用，蛇麻酮静脉注射对正常或麻醉家兔、猴可使其呼吸功能增强[9]。

9. 药代动力学 啤酒花栓剂(1.5 g/粒)，其基质分别为聚乙二醇和甘油明胶。家兔直肠给药测定体内释放度，结果甘油明胶栓较聚乙二醇栓为佳，且其生物利用度接近口服给药，可供临床试用[2]。国外报告 7 例患者口服蛇麻酮，上午 6~10 h 之间，每 4 小时服1 g，每日共服 5 g，连服 8 周，其血药浓度仅为 1.9~6.5 μg/mL[10]。

10. 毒性 啤酒花毒性较小，其浸膏小鼠皮下注射 LD_{50} 为 1.2 g/kg，腹腔注射为 314 mg/kg，静脉注射为 30.1 mg/kg。国内报告小鼠腹腔注射为 115.8 mg/kg 或 175 mg/kg[2]。小鼠灌胃蛇麻酮 LD_{50} 为 1.5 g/kg，肌肉注射为 600 mg/kg，大鼠灌胃 LD_{50} 为 1.8 g/kg，肌肉注射为 330 mg/kg，给药后 24 h 内死亡，死前出现兴奋、抽搐，最后死于窒息，尸检可见肝、肺、肾有充血或出血现象。亚急性毒性：幼龄大鼠每日灌胃给蛇麻酮 150、300 及 450 mg/kg，连续 12 d；豚鼠每日灌胃 300 mg/kg，连续 14 d；家兔每日灌胃 300 mg/kg，连用 12 d；猴每日灌胃 500 mg/kg，连续 13 d。对上述动物血象、心电图、肝肾功能以及病理检查均未见有异常改变[9]。慢性毒性实验：以含 4%、2%及 1%蛇麻酮之饲料喂饲小鼠，连续 40 d，结果 4%组小鼠于第 18 天死亡 50%，2%组于第 13 天死亡 25%，而 1%组于第 40 天仅死亡 1%，尸检可见肺有明显病理改变，轻者为白细胞浸润，重则呈实质性改变。对正常人及患者每日服蛇麻酮 5 g，连服 12 周，结果血常规、肝肾功能、血压及心电图均无异常改变[9,11]。

【临床应用】

1. 神经衰弱和失眠 啤酒花内含有的维生素 C、精油和有机酸碱等成分，具有安神和增强食欲等医疗作用。啤酒花与酸枣仁、合欢花、远志等药同用，以加强安神宁心作用[12]。其与酸枣仁、桂圆肉的水煎剂可治疗神经衰弱、失眠。

2. 消化不良和胸膜胀满 啤酒花配伍枳壳、木香、炒山楂、神曲等理气消食药同用[12]；或与炒神曲、炒谷芽、炒麦芽的水煎剂也可治疗食欲不振。

3. 内分泌紊乱 体外内分泌活性实验结果显示啤酒花可作为食品补充剂，治疗更年期症状，如潮红[12]。

4. 结核病 早年以啤酒花的多种制剂用于治疗结核病，如以酿啤酒后的残渣（含啤酒花、酵母、麦芽等）制成的“Edwil”制剂用于治疗各种结核病150例，均取得较好效果，使患者症状改善，体重增加，痰菌化验转阴[2]。国内多以啤酒花浸膏制成片、丸及乳剂等治疗各种结核病，如肺结核的初治或复治[2,13]，结核性胸膜炎[10,14]，淋巴结核及矽肺结核[2]等均取得一定效果，尤其对结核性渗出性胸膜炎的疗效最为显著。

5. 麻风病 啤酒花浸膏曾试用于各型麻风病，其疗效高低依次为：结核样型、界限型、瘤型，尤其对结核样麻风的特异性浸润的吸收效果最为明显，对其余各型患者也以皮损消退疗效为佳。此外，对麻风神经肿大、麻风病理组织之恢复及麻风反应也有一定效果[15-18]，其中以单纯型溃疡疗效最佳，感染性次之，复杂性疗效较差[18]。

6. 矽肺、石棉肺及矽肺结核 用啤酒花浸膏片治疗矽肺、石棉肺患者，症状多有改善，尤以食欲增进、感冒次数减少、咳嗽减轻等为显著，但X线胸透仅略有好转[14]。

7. 外科疾患 啤酒花浸膏制备之油膏、软膏等具有抗菌和促进肉芽组织生长作用，对于结核杆菌、金黄色葡萄球菌等所致皮肤、外科感染、术后愈合不良，脓疡以及慢性溃疡等外敷都具有较好疗效，以对急性皮肤感染、乳腺炎效果最佳，治愈率达92.2%，有效率94.4%。对结核性感染，如结核性脓胸术后创口，骨结核脓肿瘘管，周围淋巴结核瘘管等，治愈率52.4%，有效率94.6%。对皮肤慢性溃疡等慢性感染治愈率58.1%，有效率92.3%[2]。

8. 其他 啤酒花浸膏对痢疾杆菌抑制作用不明显，但临床用于治疗菌痢却有一定疗效，如以啤酒花浸膏片（每片含0.4g），每次3片，每天4次治疗87例，连用7~10 d痊愈71例，有效7例。进一步治疗78例，痊愈67例，好转6例[2]。尚有用啤酒花复方制剂治疗胃、十二指肠溃疡病报道[19]。

9. 不良反应 啤酒花花粉极易引起人的过敏性皮炎，其发生率可达90%~95%[20]。啤酒花的雌激素样作用可使妇女月经来潮提前，一般多于接触啤酒花后2~3 d月经来潮。啤酒花浸膏或蛇麻酮口服副作用轻微，主要为胃肠道反应，如胃不适、恶心、食欲减退、稀便等。此外尚可出现药疹，局部应用有刺痛感。蛇麻酮毒性很小，每日5 g，连续服用8周以上，除有胃肠道刺激症状外，未见其他严重副作用，对肝、肾等重要器官也无不良影响[10]。

（马恩龙 李艳春 张宝凤 张淑萍）

参考文献

[1]江苏新医学院.中药大辞典(下册).上海：人民卫生出版社，1977:2105

[2]王浴生，等.中药药理与应用.北京：人民卫生出版社，1983:1030

[3]中药辞海编审工作委员会.中药辞海(第三卷).北京：中药医药科技出版社，1997:365

[4]宋立人，等.现代中药大辞典(下册).北京：人民卫生出版社，2001:1973

[5]Chadwick LR, et a1. The pharmacohnosy of Hu mulus lupulus L. (hops)with an emphasis on eatrogenic properties. *Phytomedicine*, 2006, 13(1): 119

[6]赵素华，等. 黑加仑，榅桲，无花果，桑葚和啤酒花苦味酸及制品抗氧化作用的研究. 食品科学，2002, 23(2), 35

[7]Victor E, Buckwold V E, Richard J H, et al. antiviral activity of hop constituents against a series of DNA and RNA viruses. *Antiviral Res*, 2004, 61(1): 57

[8]Chen W J, et al. Mechanisms of cancer chemoprevention by hop bitter acids (beer aroms)through induction of apoptosis mediated by Fas and caspas cascades. *J Agric Food Chem*, 2004, 52(1): 55

[9]王本祥.现代中药药理学.天津：天津科学技术出版社，1997:1034

[10]青岛新医药研究组. 三合素治疗结核性渗出性胸膜炎103例临床观察报告. 山东医药，1972, (3): 20

[11]Farber SM, et a1. Recent advances in diagnosis and treatment of diseases of chest. *Oral Surg*, 1950, 3: 889

[12]王锦鸿，等.临床实用中药辞典.北京：金盾出版社，2003:710

[13]北京市酒花素协作组初治观察组. 酒花素治疗初治肺结核130例观察总结. 结核，1974, (1): 35

[14]青岛市纺织工业局医院防痨科，等. 三合素治疗结核性渗出性胸膜炎53例远期疗效观察. 山东医药，1978, (8): 16

[15] 吉林省通化908防治院. 靠毛泽东思想试用治疗麻风病新药—“三合素”治疗麻风病临床观察. 青岛医药科技简报，1972, (5): 3

[16]即墨县麻风防治站.“三合素”治疗麻风病18例初步观察. 青岛医药科技简报，1972, (5): 7

[17] 益都县麻风防治站. 三合素治疗麻风病临床总结. 青岛医药科技简报，1972, (5): 13

[18]青岛新医药研究组2组，等. 三合素软膏治疗38例麻风溃疡初步总结. 青岛医药科技简报，1972, (7): 9

[19] 杨树发. 复方酒花散治溃疡病60例疗效观察. 黑龙江医药,1979,(3):59

[20]穆瑞五,等. 啤酒花引起之职业性皮炎的研究. 中华皮肤科杂志,1957,3:201

银 耳 Tremella Fuciformis yin er

本品为银耳科真菌银耳(*Tremella fuciformis* Berk)的干燥子实体,俗称白木耳。味甘、淡,性平。有滋阴润肺,养胃生津,益气和血,补脑强心功能。用于虚劳咳嗽、痰中带血、虚热口渴等。人工发酵培养的银耳菌丝体及发酵液(内含银耳孢子)亦作药用。

【化学成分】

1. 银耳多糖(tremella polysaccharides,TP) 是银耳的主要有效成分,包括①酸性杂多糖:主要由木糖(T1a),甘露糖(T1b)和葡萄糖醛酸(T1c)组成,尚含有少量葡萄糖,岩藻糖,其分子中有典型的乙酰基结构。分子量范围3万~72万[1-3]。②中性杂多糖:由银耳子实体的碱性提取物中分离出,主要由木糖、甘露糖、半乳糖和葡萄糖按2:4:5:35的克分子比率组成,分子量为8000。③酸性低聚糖:用酸水解法从银耳子实体中分离出三种低聚糖(H1、H2、H3),其结构分别为:H1:o-β-D-吡喃葡萄糖醛酸-(1→2)-o-α-D-吡喃甘露糖。H2:o-(β-D-吡喃葡萄糖醛酸)-(1→2)-o-α-D-吡喃甘露糖-(1→3)-D-吡喃甘露糖。H3:2-o-(β-D-吡喃葡萄糖醛酸)-D-吡喃甘露糖[4]。(4)胞壁多糖:从银耳的细胞壁中分离出两种多糖,胞壁外层产生的酸性多糖由D-葡萄糖醛酸、D-甘露糖和D-木糖组成,另一种碱不溶性多糖由D-葡萄糖、D-葡萄糖醛酸、D-甘露糖D-木糖组成。⑤孢子多糖:从银耳孢子热水提取液中分离纯化所获的三种白色粉末状多糖(TF-A、TF-B、TF-C)。TF-A由L-岩藻糖、L-阿拉伯糖、D-木糖、D-甘露糖、D-半乳糖和D-葡萄糖组成;TF-B和TF-C均由葡萄糖、甘露糖、木糖、岩藻糖、阿拉伯糖、葡萄糖醛酸组成[5,6]。

2. 其他 银耳子实体尚含蛋白质、脂肪、粗纤维、无机盐和少量维生素B类、酶类。银耳的蛋白质中含亮氨酸、异亮氨酸、苯丙氨酸等17种氨基酸。无机盐中主要含硫、磷、铁、镁、钙、钾、钠等离子[5]。

【药理作用】

1. 抗肿瘤 腹腔注射银耳孢子多糖1、6、12 mg/kg,对小鼠U14宫颈癌、H22肝癌、S180肉瘤均有抑制作用。对U14宫颈癌,在1 mg/kg剂量时,间隔给药抑瘤效果最明显,抑瘤率为43.6%;对H22肝癌,在6 mg/kg剂量时,间隔给药抑瘤效果最明显,抑瘤率为72.3%;对S180肉瘤,在6 mg/kg剂量时,间隔给药抑瘤效果最明显,抑瘤率为84.9%[6]。进一步研究发现,银耳孢子多糖在3个剂量下,对小鼠淋巴瘤和U14宫颈癌均有一定的抑制作用,6 mg/kg时抑制肿瘤的效果强于24 mg/kg。12 mg/kg对淋巴瘤的抑制作用明显,抑瘤率为61.3%;6 mg/kg时,与γ射线合用对肿瘤的抑制率为72.6%。对U14宫颈癌,在6 mg/kg时,间隔给药抑瘤效果最明显,抑瘤率为47.5%,与γ射线合用对肿瘤的抑制率提高到71.2%。可见银耳孢子多糖对小鼠淋巴瘤、U14宫颈癌有较好的抑制作用,与γ射线合用有明显的协同增效作用[7]。将IL-2与银耳多糖协同激活的小鼠脾细胞(即TP-LAK细胞)分别作用于体外培养的^{3}H-TdR标记的肿瘤细胞P815、H22和B16,2 h后用γ-闪烁计数仪进行检测,并计算杀伤程度。将上述激活的小鼠脾细胞在小鼠荷肝癌局部皮下注射,隔日1次,共5次。结果,IL-2与银耳多糖激活的小鼠脾细胞对体外培养的肿瘤细胞有明显的杀伤作用,两种效应细胞对B16杀伤作用最强,H22次之,P815最弱,TP-LAK细胞的作用较之LAK细胞更强。治疗组肝肿瘤重量、体积均低于对照组。组织学上肿瘤坏死程度重且范围广,淋巴细胞、单核细胞浸润明显,纤维组织增生明显。银耳多糖协同IL-2实验组织较单纯的IL-2实验组表现得更为明显。提示IL-2与银耳多糖在活化脾细胞提高抗肿瘤方面具有协同作用[8]。将荷瘤小鼠分别给予银耳孢多糖5、10、20 mg/kg灌胃每天1次,连续12 d。银耳孢多糖能明显降低肿瘤瘤重,降低肿瘤组织中VEGF-C mRNA和survivin、VEGF-C蛋白含量。提示银耳孢多糖对小鼠大肠癌有明显抑制作用,其机制可能与降低survivin、VEGF-C表达有关[9]。银耳孢糖与5-FU合用抗肿瘤具有增效作用,且对5-FU所致的免疫功能损伤有保护作用[10]。银耳多糖硫酸酯SI和SIII在12 mg/kg时对小鼠淋巴瘤的抑制率为59.8%和69.9%。提示银耳多糖硫酸酯为具有较强抗肿瘤活性的新结构多糖[11]。

2. 增强免疫　给小鼠灌胃银耳孢子发酵液（20 mL/kg）共 10 d，或皮下注射银耳多糖（200 mg/kg）共 4 d，均能激活小鼠腹腔巨噬细胞，增强其吞噬功能，使吞噬百分率和吞噬指数明显增加[12, 13]。银耳孢糖在体外对脾细胞具有丝裂原作用，并能明显促进 LPS 对小鼠脾细胞的增殖反应，还能明显增强 NK 细胞和 ADCC 活性。浓度为 25~250 μg/mL 时，可提高 ConA 诱导脾细胞产生 IL-2；当浓度大于 25μg/mL 时，它可抑制 ConA 诱导的 T 淋巴细胞增殖反应及胸腺细胞 ^{3}H-TdR 自发掺入率，抑制程度随药量增加而更明显[14]。皮下注射银耳多糖（100 mg/kg）共 7 d，可使正常小鼠静脉注射炭粒廓清速率明显增加，并能拮抗醋酸可的松对小鼠静脉注射炭粒廓清速率的抑制作用。表明银耳多糖能促进单核-巨噬细胞系统的吞噬功能[15]。给恒河猴连续腹腔注射银耳粗提物 93（含孢子粗多糖）（15 mg/kg）共 3 d，可使免疫球蛋白 IgA、IgG、IgM 不同程度增加，并显著增加 E-玫瑰花结形成细胞，提高淋巴细胞转化率，增加血清总补体滴度[16]。银耳多糖（TP）可促进小鼠脾细胞中细胞因子 IL-2、IL-6、TNF-α mRNA 的表达量，并且具有一定的剂量反应关系和时效关系，最适剂量为 200 mg/kg，给药 9 d，表达量最高，说明 TP 通过促进 IL-2、IL-6 和 TNF-α mRNA 表达，而促进上述细胞因子的生成[17]。银耳多糖（TP）（200、400 mg/kg，灌胃 8~14 d）可使应激（强迫小鼠在冷水中游泳）明显抑制小鼠抗 SRBC PFC 反应、迟发性皮肤过敏反应（DCH）和 ConA 诱导的淋巴细胞增殖反应恢复正常[18]。这些结果均指出银耳多糖能增强细胞和体液免疫功能，并可不同程度拮抗免疫抑制剂、抗肿瘤药、应激和衰老所致免疫功能抑制。用荧光指示剂 fura-2 测定小鼠脾淋巴细胞内钙[Ca^{2+}]i，当细胞外液中银耳多糖的浓度为 8、24、80 μg/mL 时，均可增加[Ca^{2+}]i[19]。钙通道阻断剂维拉帕米 10 μg/mL 可阻断银耳多糖（TP）升高脾细胞内游离钙离子浓度的作用[20]。结果提示银耳多糖的免疫增强作用可能与其使细胞内游离 Ca^{2+}增加有关。

每天给 D-半乳糖亚急性衰老模型大鼠分别灌胃 800、400 和 200 mg/kg 银耳多糖。结果银耳多糖能明显促进 ConA 诱导的小鼠淋巴细胞增殖反应，各银耳多糖干预组小鼠血清 IL-2 和 IL-6 均高于衰老对照组。提示银耳多糖可以提高 D-半乳糖所致衰老小鼠的免疫功能[21]。银耳多糖（TPS，25、50、100、200 mg/L）能促进体外培养的小鼠脾脏淋巴细胞蛋白激酶 C（PKC）活性，提示 TPS 可能与脾淋巴细胞表面的特异性受体结合，活化细胞膜 PKC，并引起级联反应，使细胞内一系列蛋白质级联磷酸化，因此调节免疫细胞的功能[22]。体外试验证明，银耳多糖（TP，50、100 和 200 μg/mL）显著增强 ConA 诱导的淋巴细胞增殖反应，但不能拮抗氢化可的松对该反应的抑制作用。体内试验，TP（50 和 100mg/kg，腹腔注射）可使小鼠对羊红细胞的空斑形成细胞反应（PFC）分别增加 77.6%和 81.8%。TP（50 μg/mL）还可使 14 月龄老年小鼠降低的 ConA 诱导的淋巴细胞增殖反应和 PFC 明显恢复[23]。

3. 抗放射、促造血功能　发酵生产的银耳粗提物 93（15 mg/kg，肌肉注射）预防或治疗给药均可提高 600 拉德 ^{60}Coγ 射线照射的猕猴的 30 d 存活率，减轻放射病症状，延长动物的平均存活天数。还发现银耳粗提物 93 对致死剂量 ^{60}Coγ 射线照射所致的大鼠骨髓细胞染色体畸变有防护作用，照射前 3 日肌肉注射银耳粗提物 93（20 mg/kg，共 3 d）的畸变细胞百分数和染色体断裂数细胞分别较未防护组降低了31.7%和 32.4%，显示银耳粗提物 93 有辐射细胞遗传学上的防护效果[24]。给恒河猴肌肉注射银耳粗提物 93（15 mg/kg）共 3 d，可见明显的升高白细胞作用。尤以给药后第 1 日最为显著，白细胞增加 90.2%，第 6 日为 26.5%，第 11 日仅为 11.4%。结果指出，其主要作用可能是刺激白细胞由储存库释放入血。但淋巴细胞增多可持续达 10 d，亦反映此药对淋巴细胞增殖有促进作用[16]。用内源性脾结节形成及股骨有核细胞计数及脾脏指数等方法，观察银耳多糖在 6、12、24mg/kg 三个剂量时对 ^{137}Cs 射线照射 7.5Gy 后小鼠造血功能的影响。结果照射前连续给药 3 d，照后第 9 天受照小鼠的股骨有核细胞数、脾结节和脾指数与对照组相比有明显的增高，与对照组比较有显著性差异。结果表明银耳多糖对辐射损伤小鼠造血系统具有保护作用[25]。

4. 促进蛋白质和核酸合成　经放射性同位素标记前体掺入试验证明，皮下注射银耳多糖和银耳孢子多糖（100 mg/kg）均能增加[^{3}H]亮氨酸（[^{3}H]Leu）掺入小鼠血清蛋白质，掺入量分别较对照组增加 23.9%和 51.4%，但对血清蛋白质含量无明显影响，可能是此两种银耳多糖增加了血清蛋白更新率（Turn-over rate）所致[26]。用部分切除肝脏的小鼠观察银耳多糖对损伤肝脏的蛋白质、RNA 和 DNA 合成的影响亦获类似结果[27]。用电子显微镜进行超微结构观察还发现，上述剂量的银耳多糖可使小鼠肝细胞内粗面内质网从 17%增加至 26%，糖原由 5%增加至 13%，基质由 48%降至 30%。而且可以看出增加与减少的百分数大致相抵，这表明胞浆中部分空间被增多的粗面内质网及糖原所占据。给银耳多糖后小鼠肝细胞中粗面内质网的增多说明肝细胞合成蛋白质功能活跃，而糖原增多则表明增加能量供给与存贮。上述可能是银耳多糖增强机体免疫功能及促进肝脏合成蛋白质作用的形态学基础[28]。

5. 抗衰老 老龄小鼠的PFC反应、ConA诱导的淋巴细胞增殖反应和IL-2产生分别较3月龄小鼠降低32.5%~47.9%、26.5%和20.3%，表明伴随增龄机体免疫功能，特别是T-细胞依赖性免疫功能显著降低。灌胃(50~200 mg/kg)或腹腔注射银耳多糖(50 mg/kg) 5 d，可迅速使老龄小鼠的上述指标恢复至趋于正常水平。体外实验表明，银耳多糖在最适剂量范围，可使老龄小鼠的ConA诱导的脾淋巴细胞增殖反应和IL-2产生能力恢复至接近正常或正常水平[29]。银耳多糖(TF)(100 mg/kg，腹腔注射)能使小鼠心肌脂褐质含量降低18%~27%，使脑和肝组织中超氧化物歧化酶(SOD)的活性分别增加40.17%和51.41%。TF(6.67 mg/kg)对小鼠离体脑组织单胺氧化酶B(MAO-B)活性的抑制率为41.85%[30]。给D-半乳糖亚急性衰老小鼠灌胃银耳多糖，不同剂量银耳多糖使小鼠心组织SOD活力和脑组织GSH-Px活力有不同程度的升高。这一结果提示，银耳多糖能够提高机体SOD、GSH-Px等抗氧化酶的活力，从而促进机体内自由基的清除，减轻脂质过氧化发生，保护生物膜，起到一定的抗衰老的作用[31]。

6. 抗氧化 采用清除羟基自由基实验、清除超氧阴离子自由基实验、抗H_2O_2诱导的红细胞氧化溶血实验观察从银耳孢子发酵物中用碱液提取得到的4个多糖组分(TFFB-A、TFFB-B、TFFB-C、TFFB-D)的抗氧化活性。结果发现，在H_2O_2引起的红细胞溶血试验中，以蒸馏水溶血率为100%，TFFB-A、TFFB-B、TFFB-C、TFFB-D溶血率分别为21.4%、31.2%、28.5%、25.6%；在对超氧阴离子自由基的清除作用实验中，TFFB-A、TFFB-B、TFFB-C、TFFB-D最大清除率分别为21.4%、28.4%、36.6%、530%；在清除羟基自由基实验中，TFFB-A、TFFB-B、TFFB-C、TFFB-D的EC_{50}分别为233.6、603、191、195 mg/L。可见4个多糖组分均具有一定的清除羟基自由基、超氧阴离子和抑制红细胞溶血的活性[32]。

7. 血脂、降血糖 正常小鼠灌胃银耳多糖(300 mg/kg)后4~7 h可见显著的降血糖作用。给四氧嘧啶糖尿病小鼠一次灌胃300、800 mg/kg有显著降血糖作用，尤以给四氧嘧啶前4 h给药效果最佳。每次给小鼠灌胃银耳多糖100 mg/kg，每日2次，共3 d，可明显减少四氧嘧啶糖尿病小鼠的24~48 h，48~72 h饮水量[33]。银耳多糖200、100、50mg/kg给大鼠或小鼠皮下给药，对肾上腺、葡萄糖或四氧嘧啶所引起的高血糖均有明显的抑制作用，并能增加肾上腺素对肝糖原的分解[34]。分别以1%、2%和4%的银耳多糖掺入高脂饲料中喂养小鼠和大鼠，3 d后银耳多糖明显抑制受试动物肠道对脂类的吸收。4周后受试动物的血浆甘油三酯和胆固醇，均明显下降。结果显示，银耳多糖抑制肠道对脂类的吸收，对因饲喂高脂饲料引起的高脂血症动物有降血脂效应[35]。

8. 抗炎、抗溃疡 腹腔注射银耳孢子发酵液(7.5~10 mL/kg)和银耳孢子多糖(200 mg/kg)均可明显减轻甲醛所致大鼠足趾肿胀，一次给药抗炎作用可维持3 h[13]。预先给大鼠灌胃银耳多糖或银耳孢子多糖(70 mg/kg)或造型后连续给药12 d，可明显抑制束缚应激引起的大鼠胃溃疡，并能促进醋酸型溃疡愈合，表明此二多糖具有抗溃疡作用。但对正常大鼠的胃酸分泌和胃蛋白酶活性无明显影响[36]。银耳多糖500 mg/kg给大鼠灌胃3 d(或14 d)，对消炎痛型溃疡、慢性醋酸型溃疡和幽门结扎型溃疡均有显著抑制作用。银耳多糖的抗溃疡作用主要与其抑制胃酸分泌有关，其保护胃黏膜和抑制胃蛋白酶活力的作用亦与其作用有关[37]。

9. 抗血栓、抗凝血 银耳多糖及银耳孢子多糖分别腹腔注射27.8和41.7 mg/kg给家兔，可明显延长特异性血栓及纤维蛋白血栓的形成时间。缩短血栓长度，减轻血栓湿重和干重，减少血小板数，降低血小板粘附率和血液黏度，并可明显缩短豚鼠优球蛋白溶解时间，降低血浆纤维蛋白原含量，升高纤溶酶活性。表明银耳多糖和银耳孢子多糖具有明显得抗血栓作用[38]。银耳多糖50 mg/kg以上剂量给小鼠灌胃具有明显延长凝血时间作用[39]。而且显效缓慢，停药后药效逐渐消失，不影响凝血酶原时间，也不延长出血时间。其凝血作用机制可能是影响内源系统的某些因子活性，亦可能是影响血小板的凝聚力和黏合力而发挥其抗凝血作用[40]。

10. 其他 体外试验，银耳提取物(TF)0.01~1 μg/mL能浓度依赖性促进PC12细胞突触生长，0.1~1 μg/mL时，作用最强。大鼠口服TF(100或400 mg/kg)能明显改善东莨宕碱引起的学习与记忆障碍，这一作用可能部分与其增强中枢胆碱能活性有关[41]。银耳多糖及其硫酸酯在0.2 mg/mL时具有抑制牛免疫缺陷病毒(BIV)引起的合胞体的作用[42]。

11. 体内过程 银耳多糖(Tp)口服后仅有微量(约0.4 %)通过胃肠道入血，被器官所吸收。进入血液中的Tp分子量未见明显变化，口服给药和静脉给药的器官分布结果相似，绝大部分在肝、肾中。在肝脏中，主要为枯否氏细胞所摄取。静脉给药后，Tp在血中清除的速率较慢，绝大部分由肾脏排出体外，但排入尿中的Tp分子量改变不明显[43]。

12. 毒性 银耳孢子多糖腹腔注射的LD_{50}为1629±236 mg/kg；静脉注射银耳孢子发酵液（原液稀释1倍）和银耳孢子多糖A的LD_{50}分别为17.87±0.6 mg/kg和380±13 mg/kg。腹腔注射银耳孢子多糖（40，80 mg/kg）3 d或24 d，对小鼠体重增长，心、肝、肺、脾、肾等器官系数，末梢血象，血清谷丙转氨酶等生理、生化指标均无不良影响。这些脏器的病理组织学检查亦未见异常改变。大鼠灌胃银耳孢糖（300 mg/kg）2~6个月，经血象，肝、肾功能及病理组织学检查，均未见异常。但给大鼠每日腹腔注射银孢多糖100 mg/kg，连续60 d，腹腔有程度不等地粘连[44]。

【临床应用】

1. 慢性支气管炎及肺炎 277例慢性支气管炎患者每日服用银孢糖浆（内含银耳孢子及其发酵液）50~100 mL，20~60 d后，平均总有效率83.4%，其中显效55.5%[44]。将67例支原体肺炎患者随机双盲分为治疗组和对照组。治疗组34例给予银耳孢糖肠溶胶囊1 g，每日3次口服，阿奇霉素10 mg/kg，每天1次口服，共3 d，间隔4 d后重服3 d。对照组33例给予阿奇霉素10 mg/kg，每天1次口服，共3 d。结果，治疗组总有效率为91.18%。对照组总有效率为66.66%。提示银耳孢糖肠溶胶囊与阿奇霉素合用治疗支原体肺炎能够明显提高疗效，缩短病程，使用安全[45]。

2. 肺源性心脏病 日服银孢糖浆40~50 mL，用药1~3个月，对188例肺源性心脏病代偿期和失代偿期缓解阶段患者具有巩固疗效的作用。其疗效特点除与慢性支气管炎扶正固本疗效类似外，尚可降低心肺功能衰竭的发生率[44]。

3. 白细胞减少症 用银耳孢糖（银耳的深层发酵提取物，主要含多糖和孢子）治疗因放射治疗、化学治疗或其他原因所致白细胞减少的患者226例。给药方法为：第1周每次1 g，日3次；第2~4周每次1 g，日2次（少数患者始终日服3次），疗程平均为30 d左右。结果，因放化疗所致白细胞减少的146例患者中，显效50例，总有效95例；其他原因所致白细胞减少患者80例中，显效28例，总有效52例[46]。

4. 慢性活动性肝炎 慢性活动性肝炎（CAH）121例分为银耳孢糖肠溶胶囊（每次5粒，每日3次）治疗组（61例）和垂盆草冲剂（每次10g，每日3次）对照组（60例）。结果可见，银耳孢糖肠溶胶囊可使患者的症状明显改善，肝功能好转，表现为黄疸消退，谷丙转氨酶下降。在HBeAg阴转方面，银耳孢糖组（16.4%）明显优于垂盆草冲剂对照组（0%）。提示该药具有一定的抗乙肝病毒作用[47]。

5. 十二指肠溃疡 124例十二指肠溃疡患者，随机分为银耳多糖治疗组和雷尼替丁对照组，每组62例。治疗组：银耳多糖10 g，用开水冲成稀糊状，三餐前及晚睡前各服1次，6周为1个疗程；对照组：雷尼替丁0.15g，每日2次。结果显示：临床近期有效率银耳多糖治疗组98.6%，雷尼替丁对照组90.1%；近期愈合率治疗组79.03%，对照组80.56%。临床观察显示，银耳多糖可改善上腹痛、反酸、灼热感、腹胀、嗳气、口苦、便秘、食欲欠佳、恶心、大便潜血等症状，重复应用效果仍佳，且无不良反应，患者依从性良好[48]。

（林志彬 祝晓玲）

参考文献

[1] Ukai S, et al.Isolationd s and characterizatios of polygsaccharides from Tremella fuciformis Berk. *Chem Pharm Bull*(Tokyo), 1972, 20(6):1347

[2]Ukai S, et al. Polysaccharides in fungi. I. Purification and Characterization of acidic heteroglycans from aqueous extract of Tremella fuciformis Berk. *Chem Pharm Bull* (Tokyo), 1974,22(5):1102

[3]章云津，等. 银耳多糖的分离及理化特性的研究. 北京医学院学报，1984，16(2)：83

[4]高其品，等. 银耳多糖的结构特征及其对单核细胞的激活作用. 长白山中医药研究与开发，1995，4(2)：37

[5]王永奇. 银耳的化学成分. 药学通报，1983，18(3)：168

[6]徐文清，等.银耳孢子多糖体内抑制肿瘤作用的研究. 天津药学，2007，19(1)：7

[7]徐文清，等.银耳孢子多糖抑制肿瘤及放射增效作用的研究.中国生化药物杂志，2006，27(6)：351

[8]董志恒，等. IL-2联合银耳多糖激活的同种脾细胞对肝癌实验性治疗的研究. 中国免疫学杂志，2004，20：356

[9]解方为，等.银耳孢多糖对小鼠大肠癌的抑制作用及机制研究. 中药药理与临床，2009，25 (2)：54

[10]李艳春，等. 银耳孢糖合用氟尿嘧啶对肉瘤S180和肝癌H22小鼠的抗肿瘤作用. 中国医院药学杂志，2008，28(3)：209

[11].徐文清，等.银耳多糖硫酸酯的合成及抗肿瘤作用的研究.中国药学杂志，2007，42(8)：630

[12]林志彬，等. 银耳多糖对巨噬细胞吞噬功能、骨髓造血功能及蛋白质、核酸合成的影响. 中医杂志，1982，(5)：69

[13]林志彬，等. 银耳的药理研究—银耳孢子发酵液及孢子多糖的初步研究. 中医杂志，1981，(3)：54

[14]郑仕中，等. 银耳孢糖对离体小鼠免疫细胞功能的影响. 南京医学院学报，1994，14(1)：5

[15]林志彬，等. 银耳多糖对小鼠免疫功能和肝匀浆细胞色素P-450含量的影响. 中国药理学报，1985，6(3)：201

[16]李麟仙，等. 银耳制剂对恒河猴免疫和造血功能作用的研究. 昆明医学院学报，1981，(1)：14

[17]崔金莺，等. 银耳多糖对小鼠IL-2、IL-6、TNF-α活性及其mRNA表达的影响. 北京医科大学学报，1996，28(4)：244

[18]Cui JY, et al. Effects of Tremella polysaccharide on immune function of physically-stressed mice. *J Chinese Pharm Sci*, 1992, 1(2)：49

[19]崔金莺，等. 银耳多糖提高小鼠脾细胞内游离钙Ca^{2+}浓度的作用. 中国药理通讯，1992，9(3)：23

[20]崔金莺，等. 银耳多糖对小鼠脾细胞内游离钙浓度的影响. 药学学报，1997，32(8)：561

[21]李燕，等. 银耳多糖对实验性衰老模型小鼠免疫功能的影响. 中国临床营养杂志，2005，13(4)：228

[22]胡庭俊，等. 银耳多糖对小鼠脾脏淋巴细胞蛋白激酶C活性的影响. 中草药，2005，36(1)：81

[23]Xia Dong, et al. Effects of Tremella polysaccharides on immune function in mice. *Acta Pharmacol Sin*, 1989, 10(5)：453

[24]王子灿，等. 银耳制剂的抗放作用. 昆明医学院学报，1981，(1)：9

[25]徐文清等. 银耳多糖注射剂保护辐射损伤小鼠造血功能的研究. 国际核医学杂志，2006，30(2)：114

[26]林志彬，等. 银耳孢子多糖对血清蛋白质合成的影响. 北京医学院学报，1982，14(1)：14

[27]岳微，等. 银耳多糖对小鼠正常肝和受体肝蛋白质合成及糖原合成的影响. 中国药理学报，1986，7(4)：364

[28]程时，等. 银耳多糖TP对小鼠肝细胞超微结构影响的定量电镜观察. 北京医学院学报，1984，16(3)：208

[29]林志彬，等. 银耳多糖对正常和免疫功能抑制小鼠脾脏空斑形成细胞反应的影响. 中国药理通讯，1989，6(2)：6

[30]周慧萍，等. 黑木耳多糖和银耳多糖的抗衰老作用. 中国药科大学学报，1989，20(5)：303

[31]蔡东联，等. 银耳多糖对D-半乳糖致衰老模型小鼠抗氧化能力的影响. 氨基酸和生物资源，2008，30 (4)：52

[32]刘培勋，等. 银耳碱提多糖抗氧化活性的研究. 中药药理与临床，2005，21(4)35

[33]薛惟建，等. 银耳多糖对四氧嘧啶糖尿病小鼠高血糖的防治作用. 中国药科大学学报，1988，19(4)：303

[34]姜秀莲，等. 银耳多糖降血糖作用的研究. 长白山中医药研究与开发，1995，4(4)：40

[35]侯建明，等. 银耳多糖对脂类代谢影响的实验报告. 中国疗养医学，2008，17(4)：234

[36]薛惟建，等. 银耳多糖、银耳孢子多糖及黑木耳多糖的抗溃疡作用. 中国药科大学学报，1987，18(1)：45

[37]侯建明，等. 银耳多糖抗溃疡作用的试验研究. 中国疗养医学，2008，17 (5)：316

[38]申健和，等. 木耳多糖、银耳多糖和银耳孢子多糖对实验性血栓形成的影响. 中国药科大学学报，1990，(1)：39

[39]贾汉卿，等. 银耳多糖J1延凝作用的有效剂量. 佳木斯医学院学报，1990，(2)：96

[40]贾汉卿，等. 维生素K_1、止血敏对银耳多糖J1延长凝血作用的对抗. 佳木斯医学院学报，1990，(2)：95

[41]Ji Hyun Kim, et al. Effect of Tremella fuciformis on the Neurite Outgrowth of PC12h Cells and the Improvement of Memory in Rats. *Biol Pharm Bull*, 2007, 30(4) 708

[42]徐文清，等. 银耳多糖及其衍生物抑制牛免疫缺陷病毒的实验研究. 中国性病艾滋病防治，2000，7(5)：277

[43]高其品，等. 银耳多糖在大鼠体内的吸收、分布和排除. 中国药学杂志，2002，37(3)：205

[44]林志彬，等. 银耳医学研究现状. 食用菌，1982，(1)：43

[45]赵晓慧. 银耳孢糖肠溶胶囊与阿奇霉素合用治疗支原体肺炎临床观察. 中国中医药现代远程教育，2009，74(6)：111

[46]中国药学杂志编辑部. 新药手册. 天津：天津科学技术出版社，1991：332

[47]李强忠，等. 银耳孢糖肠溶胶囊治疗慢性活动性肝炎的临床研究. 传染病信息，2006，19(4)：201

[48]侯建明，等. 银耳多糖治；十二指肠溃疡124例疗效观察. 中国疗养医学，2008，17(10)：613

银杏叶 Ginkgo Folium yin xing ye

本品为银杏科植物银杏 *Ginkgo biloba* L. 的干燥叶。味苦、甘、涩，性平。有活血化瘀，通络止痛，敛肺平喘，化浊降脂等功能。主治瘀血阻络、胸痹心痛、中风偏瘫、肺虚咳喘、高脂血症等。

【化学成分】

含有黄酮类、苦味质、酚类及其他化合物[1,2]。

1. 黄酮类 有银杏双黄酮(ginkgetin)、异银杏双黄酮 (isoginkgetin)、7-去甲基银杏双黄酮 (白果黄素bilo betin)。此外还有异鼠李素(Isorhamnetin)、山柰黄素(kaempferol)、槲皮黄素(quercetin)和芸香苷(rutin)等。

2. 苦味质 主要有银杏三内酯A(ginkgolide A)、银杏三内酯B(ginkgolide B)、银杏三内酯C(ginkgolide C)和银杏新内酯A(bilobalide A)。

3. 酚类及其他化合物 有毒八角酸(shikimic acid)、D-糖质酸(D-glucaric acid) 以及槚如酸类(anacardic acids)等,其中主要为白果酸(ginkgolic acid)。此外还有蜡质,其中主要有白果醇(girmol,gelidoniol)、白果酮(ginnone,gelidonione)、二十九烷、二十八醇等。

【药理作用】

1. 脑神经系统

(1)保护损伤神经细胞 小鼠腹腔注射MPTP诱导帕金森病模型,造模之前2 h腹腔注射银杏叶提取物(GBE)60 mg/kg,连续8 d。结果,GBE预处理小鼠黑质内酪氨酸羟化酶,纹状体内多巴胺及其代谢产物二羟基苯乙酸和高香草酸含量明显增多。表明,GBE对MPTP致帕金森病小鼠黑质多巴胺能神经元具有明显保护作用[3]。造模第1天开始给MPTP帕金森病小鼠腹腔注射GBE70mg/kg,能促进小鼠室管膜下区神经干细胞的增殖和迁移[4]。银杏内酯B在100 μmol/L剂量下,对谷氨酸兴奋毒性损害下的神经元细胞有最佳的保护效果[5]。

(2)促进学习和记忆 给Aβ25-35所致阿尔茨海默病(AD)大鼠灌胃GBE 150和300 mg/kg剂量,可明显改善大鼠空间学习记忆能力,海马CA1区Bcl-xl和c-Rel阳性细胞光密度明显升高。GBE通过增强Bcl-xl和c-Rel的表达,抑制海马神经元凋亡,改善AD大鼠学习记忆能力[6]。GBE急性和慢性治疗均可通过降低群峰电位阈值,明显提高老年小鼠海马脑片的神经元兴奋性和LTP早期效应,可见GBE通过改善突触传递的可塑性和兴奋性,从而改善年龄相关的记忆障碍[7]。利用水迷宫和电生理方法证实了EGb对老年大鼠的空间学习记忆功能和突触可塑性的作用,每天给予大鼠含GBE的饲料30 d后,发现老年大鼠空间学习记忆能力明显好于对照组;同时在体记录海马CA1区LTP明显比对照组增强,表明GBE可能通过提高海马突触可塑性,改善老年大鼠的空间学习记忆能力[8]。

2. 抗脑梗损伤 用光化学法制备大鼠大脑皮质局灶缺血梗死模型,腹腔注射银杏叶提取物(GBE)25 mg/kg,对脑梗死发生后轴突的损伤有显著的保护作用[9]。GBE预处理(手术前腹腔注射35 mg/kg)可使局灶性脑梗死小鼠梗死体积缩小,SOD活性升高,MDA含量减少,神经元凋亡减轻,对小鼠局灶性脑梗死有一定的保护作用[10]。

3. 抗动脉粥样硬化及心梗 银杏叶片(含黄酮醇苷9.6 mg,萜类内酯2.4 mg)给大鼠每天0.5片/kg,对动脉粥样硬化大鼠血脂TC、TG、LDL-C、ox-LDL升高有明显的干预作用,并干预动脉粥样硬化斑块的进展[11]。给心肌梗死模型大鼠尾静脉缓慢注射银杏叶提取物(EGb)10 mg/kg,共15 d。动物缺血梗死面积明显缩小,缺血梗死边缘区VEGF(血管内皮生长因子)和bFGF的表达量增加。提示,EGb能促进心肌缺血大鼠冠状动脉侧支血管生成,对缺血心肌有保护作用[12]。银杏叶中的黄酮类用于兔、大鼠、豚鼠下肢灌流,能扩张血管、增加灌流量(0.5%的溶液0.25~1 mL平均增加兔下肢血流量3%~22%),大剂量静脉注射,能使豚鼠、家兔血压降低[13]。

4. 抗缺血再灌注损伤 造模前,每日给大鼠灌胃银杏叶提取物(EGb761)1 mL(含GBE100mg),连续14 d。EGb761明显降低心肌缺血-再灌注大鼠血浆AST、LDH、LDHI和MDA含量;提高SOD活性,减少心肌梗死面积[14]。银杏叶提取物同样对大鼠肺缺血-再灌注损伤的超微结构有改善作用[15]。

5. 抗肿瘤 银杏叶提取物(EGb)17.5、35.0、70.0、105.0 mg/d呈剂量依赖性抑制两种人肝癌SMMC-7721和Bel-7402细胞的增殖,并明显降低$HepG_2$细胞高水平分泌甲胎蛋白(AFP)。EGb还可抑制肝癌细胞γ-GT活性,升高白蛋白(ALB)含量,体外诱导肝癌细胞向正常肝细胞分化[16]。银杏叶多糖(PGBL)50、100、200 μg/mL,对人急性早幼粒白血病HL60细胞抑制作用具有量效和时效依赖性[17]。

6. 抗纤维化 银杏叶提取物(浓度0.675 g/L)每天给博莱霉素致肺纤维化大鼠灌胃(10 mL/kg),动态观察银杏叶提取物对肺泡II型上皮细胞(AT-II细胞)凋亡的影响。结果,银杏叶提取物有直接抗AT-II细胞凋亡作用,而起到保护和修复肺泡结构及功能[18]。用高脂饮食和乙醇复合因素制备肝纤维化大鼠模型,银杏叶片(50、100 mg/kg)灌胃连续8周,使模型大鼠血清透明质酸(HA)和肝羟脯氨酸(Hyp)含量明显降低,使TGF-β1表达下调。提示,银杏叶片可通过TGF-β1途径调节肝星状细胞(HSC)活性,达到抗纤维化作用[19]。

7. 干预胰岛素抵抗 高脂饲料喂养大鼠4周形成胰岛素抵抗模型,银杏叶提取物8 mg/kg每日清晨给模型大鼠腹腔注射,共4周。银杏叶提取物可使大鼠胰岛β细胞凋亡率减低,胰岛β细胞Bcl-2蛋白表达水平升高，bax蛋白水平降低，对胰岛素抵抗大鼠胰岛β细胞凋亡起到保护作用[20]。对于胰岛素抵抗模型大鼠，银杏叶总黄酮150 mg/kg灌胃12周，大鼠血糖水平、胰岛素抵抗指数、胰岛素敏感指数、血清TC、TG、MDA含量以及血清转氨酶活力都明显降低，HDL-C、T-AOC、SOD含量明显升高。银杏叶总黄酮能有效调节血糖和血脂水平，增加胰岛素敏感性，减轻肝脏脂肪变性和改善肝功能，同时提高抗氧化能力[21]。

8. 抗胃溃疡　以冷拘束法建立应激性溃疡模型，应用银杏叶提取物(EGb)的活性成分黄酮类和苦内酯10~40 mg/kg腹腔注射预处理，可显著降低应激所致慢波振幅和峰电位发放率的异常增高以及基本电节律的紊乱，提示EGb对胃平滑肌的电活动具有良好的调整作用[22]。

9. 其他　大鼠在给高脂饮食同时给予6 mg/kg银杏叶提取物喂养，每天1次，对非酒精性脂肪性肝炎大鼠肝细胞损伤较轻，肝功明显改善，反应肝纤维化的指标HA、LN、PC-III和C-IV均显著降低。银杏叶提取物对非酒精性脂肪性肝炎肝损伤有保护作用[23]。术前2 d给大鼠尾静脉注射银杏叶提取物(GBE) 20 mg/kg，每天2次，手术结束时再给GBE 1次。GBE能减轻急性坏死性胰腺炎导致的肺损伤，抑制自由基生成和NO释放可能是其作用机制[24]。银杏叶提取物(EGb)浓度稀释为10~500 mg/100 mL作用于小鼠离体小肠平滑肌，低、中浓度对离体平滑肌有兴奋作用，高浓度EGb引发抑制效应，不同浓度范围对小肠平滑肌呈不同的作用[25]。银杏叶提取物(EGb，350mg/L)比TGF-β1(10μg/L)提前2 h加入到人肾小管上皮细胞HK2中，可显著抑制TGF-β1诱导的HK2细胞转分化，其机制可能是EGb抑制了TGF-β1诱导的p67phox上调并上调SOD的表达[26]。

10. 毒性　银杏叶内含的总黄酮对兔、豚鼠、小鼠、大鼠等动物进行的长期毒性实验表明，其对实质性器官不产生病理改变。银杏叶醇提物用相当于临床用量的40倍给犬静脉注射，每天1次，连用7 d，出现流涎、恶心、呕吐、食欲不振、腹泻等症状，镜检发现有小肠黏膜分泌的亢进。

【临床应用】

1. 冠心病心绞痛　34例冠心病心绞痛患者用银杏叶提取物注射液70mg(金纳多注射液)静脉点滴，每天1次，治疗14 d，总有效率82.3%[27]。舒血宁片，每片含银杏叶总黄酮2 mg，每日3次，每次2片，3个月为一疗程，自觉症状如胸闷、心绞痛、心悸以及心电图等均不同程度的改善[28]。

2. 慢性肺源性心脏病　40例慢性肺源性心脏病(肺心病)患者用20 mL银杏叶提取物静脉滴注，1次/d，14 d为1个疗程，显效率87.50%，总有效率97.50%。可见银杏叶提取物明显改善机体炎症反应，降低血黏度，提高肺心病急性加重期临床疗效[29]。

3. 脑梗死　60例脑梗死患者在神经内科常规治疗下，给予银杏叶软胶囊，每日3次，每次2粒，疗程3个月。显效率61.67%，在短期内改善伤残程度，提高患者生活质量，且无明显不良反应[30]。

4. 缺血性脑病　银杏叶注射液静滴观察61例老年急性缺血性脑病，疗程15 d，总有效率(91.8%)、神经功能缺损评分(11.2±6.13)及血液流变学指标均优于脉络宁注射液静滴(79.3%，13.67±6.19)[31]。银杏叶片治疗缺血性脑血管病45例，口服30d，疗效确切[32]。

5. 帕金森病　36例帕金森病患者静脉点滴银杏叶提取物，每天20 mL，连续2周，比较治疗前后临床症状的Webster评分有显著性差异。银杏叶提取物能缓解症状，提高生活质量[33]。

6. 糖尿病肾病　32例早期糖尿病肾病患者在西医常规治疗下，加服银杏叶片2片，每天3次，连续4周。治疗后尿白蛋白排泄率明显降低，提示银杏叶片治疗早期糖尿病肾病优于传统治疗[34]。

7. 糖尿病周围神经病变　120例糖尿病周围神经病变患者静脉注射银杏叶注射液，丹参注射液做对照，2周为1个疗程，治疗2个疗程。总有效率分别为89.2%和79.2%，两者均能改善糖尿病周围神经病变，疗效相当[35]。

8. 膝关节骨性关节炎　用银杏叶提取液关节腔内注射治疗25例膝关节骨性关节炎，对照组关节腔内注射透明质酸钠。经过2个疗程治疗，疗效无显著性差异，但银杏叶组治疗后WOMAC指数评分优于对照组。银杏叶近期疗效较好，远期疗效尚需观察[36]。

9. 副作用　少数患者可引起食欲减退，恶心腹胀，便秘口干，鼻塞、头晕、头痛及耳鸣等症状，个别患者可出现过敏性皮疹。

(朱成全　李　锐)

参 考 文 献

[1]Klaus W，et al .Natural phenolic compounds. XI Reviev of the components of Ginkgo biloba leaves. *Arzneim-Forsch*，1968，18(5)：537.

[2]Major RT. The ginkgo，the most ancient living tree.

Science 1967;157:1270.

[3]杨赣军,等. 银杏叶提取物对帕金森病模型小鼠多巴胺能神经元保护作用研究. 四川解剖学杂志,2009,17(1):36

[4]孙红梅,等. 银杏叶提取物促进帕金森病模型小鼠室管膜下区神经干细胞增殖作用的研究. 世界中西医结合杂志,2008,3(9):518

[5]徐静,等. 银杏叶提取物及银杏内酯B对体外培养大鼠神经元损伤的保护作用比较.中国中药杂志,2010,35(1):114

[6]刘平,等. 银杏叶提取物对阿尔茨海默病大鼠学习记忆能力及海马神经元凋亡的影响. 四川医学,2009,30(12):1862

[7]William s B,et a1.Age-related effects of ginkgo biloba extract on synaptic plasticity and excitability.*Neuro biol Aging*,2004,25(7):955.

[8]Wang Y,et a1.The in vivo synaptic plasticity mechanism of EGb 761-induced enhan cement of spatial learning an d memory in aged rats.*Br J Pharmacol*,2006,148(2):147.

[9]李欣,等. 银杏叶提取物对脑梗死后神经元轴突损伤的保护作用.中国中西医结合急救杂志,2009,16(3):149

[10]董敏,等. 银杏叶提取物预处理对小鼠局灶性脑梗死的保护作用.中国中医急症,2009,18(2):244

[11]丰飞,等. 银杏叶提取物对动脉粥样硬化大鼠斑块及血脂水平影响.亚太传统医药,2009,5(10):10

[12]范冀湘,等. 银杏叶提取物对实验性心肌梗死大鼠心脏促血管生成作用的观察.中医药导报,2009,15(4):4

[13]王锡田,等.银杏叶制剂对冠心病、血脂过多、血液黏度和氧自由基的影响.新药与临床,1989,9(1):33

[14]朱绍庭,等. 银杏叶提取物对大鼠心肌缺血-再灌注损伤的保护作用.中国医药指南,2009,7(20):20

[15]梁秋萍,等. 银杏叶提取物对大鼠肺缺血-再灌注损伤的保护作用.西部医学,2009,21(9):1457

[16]孙晓,等. 银杏叶提取物对肝癌细胞生长株、甲胎蛋白分泌及?-GT活性的影响.中国实用医药,2008,3(28):35

[17]张丽娇,等. 银杏叶多糖抑制人白血病细胞增殖的试验研究.安徽农业科学,2009,37(10):4501

[18]许朝霞,等. 银杏叶提取物干预肺纤维化模型大鼠肺泡II型上皮细胞凋亡的变化.辽宁中医杂志,2008,35(9):1312

[19]周晓倩,等.银杏叶片对大鼠肝纤维化的影响.解放军医学杂志,2008,33(9):1117

[20]董丽,等. 银杏叶提取物对高脂喂养胰岛素抵抗大鼠胰岛β细胞凋亡的保护作用.实用医学杂志,2009,25(22):3761

[21]唐嘉航,等. 银杏叶总黄酮对胰岛素抵抗大鼠糖脂代谢和肝功能的影响.上海交通大学学报(医学版),2009,29(2):150

[22]张根葆,等. 银杏叶提取物预防应激性胃溃疡作用机制分析.中国危重病急救医学,2000,12(2): 80

[23]刘兴,等. 银杏叶提取物对非酒精性脂肪性肝炎肝损伤的保护作用.实用医学杂志,2009,25(22):3770

[24]徐晓武,等. 银杏叶提取物对大鼠急性坏死性胰腺炎肺损伤的影响.肝胆胰外科杂志,2009,21(6):457

[25]王婧,等. 银杏叶提取物对小鼠离体小肠平滑肌收缩特性的影响.四川动物,2009,28(3):382

[26]徐西振,等. 银杏叶提取物对转化生长因子β1诱导的人肾小管上皮细胞转分化的影响及其机制. 中国病理生理杂志,2008,24(11:2235

[27]任彬,等. 银杏叶提取物注射液治疗冠心病心绞痛34例临床观察.黑龙江医学,2009,33(10):774

[28]杨学义,等.银杏叶制剂治疗冠心病.新药与临床,1995,14(2):114

[29]谭玉萍,等. 银杏叶提取物治疗慢性肺源性心脏病40例临床观察.中国实用医药,2008,3(25):21

[30]刘双秀,等. 银杏叶软胶囊治疗脑梗死60例疗效观察.中西医结合心脑血管病杂志,2009,7(8):908

[31]吕孙成,等. 银杏叶注射液治疗老年急性缺血性脑病61例疗效观察.中华保健医学杂志,2008,10(4):291

[32]李黔云,等. 银杏叶片治疗缺血性脑血管病疗效观察.现代中西医结合杂志,2009,18(28):3443

[33]刘学文,等. 银杏叶提取物治疗帕金森病的疗效观察.中国热带医学,2008,8(6):977

[34]余义福,等. 银杏叶提取物治疗早期糖尿病肾病32例临床观察.海峡药学杂志,2009,21(2):95

[35] 彭玉惠. 银杏叶注射液治疗糖尿病周围神经病变120例疗效观察.中医药导报,2008,14(7):34

[36]许伟国,等. 银杏叶提取液关节腔内注射治疗膝关节骨性关节炎的临床初探. 中医药导报,2009,15(2):48

银柴胡　Stellariae Radix

yin chai hu

本品为石竹科植物银柴胡 *Stellaria dichotoma* L. var.*lanceolata* Bge 的干燥根。味甘,性微寒。有清虚热,除疳热之功能。用于阴虚发热、骨蒸劳热、小儿疳热。

【化学成分】

银柴胡干燥根含有 5-羟甲基糠醛 (5-(hydroxymethyl)-2-furfural)、5-羟甲基-2-甲酰基吡咯(5-(hydroxymethyl)-2-formyl-pyrrole)、香草醛(vanillin)、香

草酸(vanillic acid)、1(4-羟基-3-甲氧基苯基)乙酮[1-(4-hydroxy-3-methoxyphenyl)ethanone]、1-(3′-甲氧基-4′5′-甲叉基二氧)苯基丙醇(1-hydroxy-1-(3′-methoxy 4′5′-methylenedioxy) phenylpropanol)、二氢阿魏酸(dihydroferulic acid)、3,4二甲氧基苯丙烯酸(3,4-dimethoxycinnamic acid)、7-烯豆甾醇-3-棕榈酸酯(stigmast-7-en-3-ol-palmitate)、5,7-二羟基-二氢黄酮(pinocembrin)[1]。其挥发油中含量最高的化合物分别为去乙酰基蛇形毒素(12.97%)、二甲基邻苯二甲酸酯(10.92%)和14-甲基十五烷酸甲酯(9.00%)[2]。

【药理作用】

1. 解热 银柴胡水煎醇沉液生药5.4 g/kg腹腔注射,对伤寒,副伤寒甲乙三联菌苗所致家兔发热有解热作用,但对生长年限在2年或2年以下的银柴胡无明显解热作用[3]。引种与野生银柴胡的乙醚粗提取物(含α-菠菜甾醇)灌胃,对醇母混悬液致热大鼠,均有明显的解热作用[4]。

2. 抗炎 银柴胡乙醚粗提物0.4 mL(生药16 g/mL)灌胃,连续2 d,对角叉菜胶致小鼠足跖肿胀有明显抑制作用,且野生与引种银柴胡乙醚粗提取物作用相似[4]。α-菠菜甾醇1 g/kg灌胃,对角叉菜胶致小鼠足跖肿胀有抑制作用;腹腔注射α-菠菜甾醇24 mg/kg与48 mg/kg时,对角叉菜胶和热烫性大鼠足肿胀有抑制作用;48 mg/kg,连续7 d,对巴豆油致大鼠气囊肉芽组织增生有显著抑制作用;对前列腺素E_2(PGE_2)及组胺引起的大鼠皮肤毛细血管通透性增加有抑制作用,其抗炎机制可能为抑制缓激肽和PGE_2的合成或释放有关系,并能抑制PGE_2、缓激肽、组胺、5-HT等致炎物质的致炎作用,其抗炎症作用不依赖于垂体肾上腺皮质系统[5]。

3. 抗动脉粥样硬化 太平洋丝石竹内提取的三萜皂苷给家兔在形成动脉粥样硬化的同时或以后每天内服,可降低血清胆甾醇浓度,使胆固醇的脑磷脂系数降低,并使主动脉类脂质含量降低,对于动脉硬化家兔所表现的兴奋,脱毛以及肢体皮下类脂质增厚等症均有改善。皂苷可作用于血浆脂蛋白,阻止胆固醇脂化及其在血管壁的沉积。可以阻止胆固醇从肠道吸收[6]。

4. 抗菌 银柴胡水煎剂对金黄色葡萄球菌有中度抑制作用[7]。银柴胡挥发油成分糠醇也具有抗菌作用[8]。

5. 杀精子 1%锥花丝石竹皂素水溶液在3~5 min内能杀死全部人精子,同时溶血指数较高刺激性较小[6]。

【临床应用】

1. 小儿外感高热 银柴胡丹皮汤煎(银柴胡9~15 g,丹皮9~15 g,羌活6 g等),每日2剂。治疗期间停用西药,2 d后评定疗效。56例外感高热患儿,治愈39例,好转13例,无效4例,总有效率92.85%[9]。

2. 过敏 ①过敏煎:银柴胡、防风、乌梅、五味子各10 g,甘草3~6 g,每日1剂,水煎早晚服,可治疗荨麻疹、过敏性哮喘、过敏性紫癜、过敏性鼻炎等[10]。②紫癜汤:银柴胡15 g,乌梅15 g,五味子15 g等,治疗过敏性紫癜,日1剂,分3次口服。67例患者,治愈57例(85.07%),好转9例(13.43%),无效1例(1.49%)。疗程最短7 d,最长69 d[11]。

3. 围经期综合征 滋肾清热方(银柴胡9 g,生地18 g,山茱萸6 g,旱莲草18 g,当归12 g,桂枝3 g,白芍9 g,鳖甲12 g,地骨皮9 g,丹皮9 g,龙骨18 g,五味千9 g)治疗围经期综合征中血管舒缩综合征76例,治愈61例(80%),显效12例(16%),有效3例(4%),总有效率为100%[13]。

(杨耀芳)

参考文献

[1]孙博航,等.银柴胡的化学成分.沈阳药科大学学报,2006,23(2):84

[2]杨敏丽,等.宁夏银柴胡挥发性成分的分析.青岛科技大学学报(自然科学版),2007,28(2):113

[3]陈功.银柴胡的生长期限和药理作用的关系.内蒙古药学,1991,10(3):36

[4]王英华,等.引种与野生银柴胡化学成分比较研究.中国药学杂志,1991,26(5):266

[5]周重楚,等.α-菠菜甾醇的抗炎作用.药学学报,1985,20(4):257

[6]徐树楠.中药临床应用大全.石家庄:河北科学技术出版社,1999:159

[7]华娟,等50种传统清热解毒药的抑菌实验.中药材,1995,18(5):255

[8]刘明生,等.银柴胡挥发油的研究.沈阳药学院学报,1991,8(2):134

[9]刘立席,等.银柴胡丹皮汤治疗小儿外感高热56例.四川中医,2004,22(4):63

[10]贺登峰,等.祝谌予治疗过敏症经验举隅.山西中医,2008,24(12):6

[11]王桂范,等.紫癜汤治疗过敏性紫癜67例观察.中国社区医师,2007,9(176):151

[12]黄明皓,等.中药内外合治荨麻疹60例疗效观察.云南

中医中药志,2007,28(1):23

[13]沈允浩,等.自拟滋肾清热方治疗妇女更年期烘热76例.医院世界,2006,7:178

猪苓 Polyporus zhu ling

本品为多孔菌科真菌猪苓 *Polyporus umbellatus* (Pers)Fr.的干燥菌核。味甘、淡,性平。有利水渗湿功能。主治小便不利、水肿、泄泻、淋浊、带下等。

【化学成分】

本品含麦角固醇(ergosterol)、α-羟基-廿四碳酸、生物素(biotin)、猪苓酸 A.C(polyporenic acid A.C)、猪苓多糖、猪苓聚糖、土莫酸[1]、猪苓酮 A.B(polyporusterone A.B)、乙酰丁香酮[2]、外源性凝集素[3]。

【药理作用】

1. 利尿 家兔灌胃猪苓水煎剂或流浸膏 2 g/kg,6 h 内总尿量无明显增加,尿中氯化物增加 121.7%~165%。在犬输尿管瘘慢性实验中,肌肉或静脉注射猪苓煎剂 0.25~0.5 g/kg,4~6 h 尿量增加 62%,尿中氯化物增加 54.5%。其利尿作用机制可能是抑制肾小管对电解质及水的重吸收[1]。

2. 抗肿瘤

(1)抑癌 猪苓抗肿瘤成分主要为多糖。猪苓85%乙醇提取物水溶部分 2 g/kg,每日 1 次,腹腔注射,连续 10 d,对小鼠肉瘤 180(S180)抑瘤率为 62%;猪苓多糖粗提物 0.1、1、10、100 mg/kg,半精提物 5、10 mg/kg,精提物 1、5、10 mg/kg,每日 1 次,连续 14 d,抑瘤率为 51.2%~78.1%;猪苓多糖 0.1、100 mg/kg,每日 1 次,连续 14 d,抑瘤率分别为 51.2%和 77.1%[1]。另外猪苓 85%乙醇提取物水溶部分腹腔注射 2 g/kg,每日 1 次,连续 10 d,对宫颈癌 14(U14)及肝癌也有抑制作用,而对白血病 615(L615)则无效。猪苓多糖腹腔注射 200 mg/kg,每 2 日 1 次,共 5 次,对肝癌 22(H22)腹水瘤抑制率为 39%。给药途径以静脉及腹腔注射效果较好,灌胃效果较差并需要较大的剂量。给药时间则以接种肿瘤后即开始给药效果较好,提前预防性给药或延迟给药效果均较差[1]。肌肉注射猪苓多糖 1 mg/kg,1 次/d,7 次。对小鼠肝癌 Hep A 实体瘤生长抑制率为 50.4%,并可使肿瘤组织 TNF-α、Rb 和 p16 表达上调[4,5]。体外猪苓多糖浓度为 500 μg/mL 可抑制小鼠肿瘤细胞 S180 的增殖并诱导其凋亡[6]。浓度为 5 mg/mL,作用 24~48 h 可使 T24 膀胱癌细胞 p53 基因表达上调,对 H-ras 蛋白表达无影响[7]。另外猪苓多糖可使 T24 细胞核内钙离子浓度增高,其与诱导细胞凋亡机制相关[8]。

(2)增效 猪苓多糖与化疗药物或具有免疫活性的细胞因子合用具有增强其抗癌效果的作用。猪苓多糖腹腔注射 200、400、800 mg/kg,每日 1 次,连续 7 或 8 d,可明显提高顺铂或喃氟啶对小鼠肿瘤 S180 肉瘤、H22 肝癌及 Lewis 肺癌的抑瘤效果,同时可以恢复化疗药物所致动物白细胞减少,胸腺、脾脏重量减轻,腹腔巨噬细胞吞噬功能下降等免疫抑制[9,10]。猪苓多糖腹腔注射 2 mg/只(18~20 g),每日 1 次,连续 9 d,对小鼠黑色素瘤 16(B16)的抑瘤率为 12%,IL-2 腹腔注射 5 万单位/只,每日 1 次,连续 9 d,其抑瘤率为 34.95%,而相同剂量两药合用其抑瘤率为 65.85%[11]。

(3)抗肿瘤转移 猪苓多糖肌肉注射 50 mg/kg,每日 1 次,连续 12 d,对接种 Lewis 肺癌的小鼠有抗肿瘤转移的作用[1]。猪苓多糖脂质体制剂静脉注射 2 μmol/只(8~10 周龄 C57 小鼠),每 3 天 1 次,共计 5 次,有抗实验性肝转移的作用[12]。

(4)抗肿瘤恶病质 猪苓多糖腹腔注射 50 mg/只(150~180 g),可明显对抗大鼠脑室注射毒激素-L(由原发性肝癌患者腹水中提取)所致动物恶病质样表现,可明显提高模型动物摄食量,饮水量,提高血糖、锌含量,降低血铜元素含量;体外实验,猪苓多糖 4.2 mg/mL,能明显抑制毒激素-L(0.15 mg/mL)所诱导的大鼠脂肪细胞中中性脂肪的水解[13]。

(5)防癌 以猪苓干粉饲料(90 g/kg 饲料)喂养雌性大鼠,喂养 30 周,可以降低灌胃 BBN[N-丁基-N-(4 羟丁基)亚硝胺]所致膀胱肿瘤的发生率[1]。在一项刀豆素 A(ConA)短期诱发大鼠膀胱肿瘤的实验中观察到,猪苓的有效成分麦角固醇有抑制某些物质促进肿瘤增长的作用。麦角固醇对 5%糖精钠(SS)、0.01% N-丁基-N-(4-羟丁基)亚硝胺(BHBN)、3%消旋色氨酸(Trp)及 2%叔丁基对羟基茴香醚(BHA)的促肿瘤增长均有抑制作用,其 ID_{50}(半数有效剂量)分别为 1.4、2.9、11.6 和 11.7 μg/kg[14]。

3. 免疫

(1)*对细胞吞噬功能的影响* 小鼠皮下注射猪苓水煎剂 3 g/kg，每日 1 次，连续 9 d，或腹腔注射猪苓 85%乙醇提取物水溶部分 1 或 3 g/kg，每日 1 次，连续 12 d，可明显增加动物脾重和吞噬指数[11]。猪苓多糖腹腔注射 100 mg/kg，可增强小鼠腹腔巨噬细胞的吞噬功能（鸡红细胞吞噬法）[15]。猪苓多糖体外实验浓度为 1~100 mg/L 与小鼠腹腔巨噬细胞接触 24 h 可使巨噬细胞中一氧化氮含量增加，浓度为 10~100 mg/L 时可使巨噬细胞中谷胱甘肽含量下降，且一氧化氮生成可与肿瘤坏死因子（TNF-γ）相互协同，可被放线菌素 D、放线菌酮及 N-monomethyl-L-arginine 所抑制[16-18]。猪苓多糖浓度为 100、200、500 μg/mL 与巨噬细胞接触 12 h 可诱导其产生白细胞介素-1，接触 48 h 白细胞介素-1 产生达峰，而后下降[19]。另外，体内实验证实，猪苓多糖增强小鼠巨噬细胞吞噬功能作用可因乙肝疫苗、潘生丁及卡介苗的存在而得以加强[20]。

(2)*对体液及T细胞免疫功能的影响* 小鼠腹腔注射猪苓 85%乙醇提取物水溶部分 2 或 10 mg/kg，每日 1 次，连续 6 d，可使溶血空斑实验中空斑数目减少。小鼠腹腔注射猪苓多糖 20 mg/kg，每日 1 次，连续 10 d，可促进 B 细胞对抗原刺激的反应，使抗体形成数目增加。接种 HBsAg 血清的豚鼠腹腔注射猪苓多糖 30 mg/kg，每日 1 次，连续 12 d，可使血清中乙型肝炎病毒表面抗体（抗-HBs）产生增多，时间延长。猪苓菌丝体提取物 PS-64 注射给药 1.5、15、150 mg/kg 时可抑制小鼠 IgE 和 IgG 抗体对卵蛋白的免疫反应，可明显抑制 IgM 分泌细胞的生成。同时以剂量依赖方式抑制动物的迟发超敏反应和皮肤移植排斥反应。体外实验证实 PS-64 不影响抗 IgE 抗体及过敏患者全血中嗜碱性特异抗原引起的全血组织胺释放，但可抑制植物血球凝集素（PHA）诱导的人单核细胞的增殖[21]。近期研究发现，浓度为 0.5、1、2 mg/mL 的猪苓多糖，体外作用 48 h，能够调节大鼠外周血单个核细胞、派伊尔结淋巴细胞、肠道上皮内淋巴细胞和黏膜固有层淋巴细胞 TNF-α 和 INF-γ 的分泌量[22]。

(3)*对外周血单个核细胞（PBMC）功能的影响* 猪苓多糖浓度为 200、500 mg/L 与 PBMC 共同孵育 24、72 h，可明显提高其对 K562、HepG2 及 2.2.15 细胞的杀伤作用。经猪苓多糖诱导后 PBMC 表面白细胞介素-2 受体表达明显增加并且其白细胞介素-2 的分泌量亦明显增加[23]。有的研究指出，单独使用猪苓多糖诱导 PBMC 并不能增强其细胞杀伤活性，这种细胞杀伤活性的增强有赖于白细胞介素-2 的存在[24]。猪苓多糖与白细胞介素-2 共同诱导 PBMC 可使其成为具有较高杀伤肿瘤细胞活性的细胞，其培养体系总杀伤单位明显高于淋巴因子活化杀伤细胞（LAK 细胞），该诱导细胞对 NK 抵抗的 Hela 细胞、HL60 细胞及 NK 敏感的 K562 细胞均有明显的杀伤活性；该杀伤活性在诱导 5~7 d 时达峰。猪苓多糖与白细胞介素-2 的协同作用还表现在诱导 PBMC 产生肿瘤坏死因子 TNF 及干扰素 IFN 的活性[25]。另外，猪苓多糖与白细胞介素-2 共同诱导与白细胞介素-2 单独诱导 PBMC 相比，前者可使 CD_3^+ 及 CD_8^+ 细胞高表达[26]。

(4)*对NK及LAK细胞的影响* 猪苓多糖可协同白细胞介素-2 产生 LAK 细胞，猪苓多糖浓度为500 μg/mL 时可减少白细胞介素-2 用量 50%，但猪苓多糖浓度超过 500 μg/mL 时，LAK 细胞活性反而下降[24]。亦有体外实验证实，单独使用猪苓多糖（浓度为 1~5 mg/mL）也可诱导健康人血白细胞产生 LAK 细胞[27]。

(5)*对荷瘤动物免疫机能的影响* 小鼠腹腔注射 "757" 10 mg/kg，每日 1 次，连续 14 d，可使荷瘤鼠脾脏抗体形成细胞增加；皮下注射 10 mg/kg，每日 1 次，连续 9 d，可增加荷瘤小鼠腹腔巨噬细胞的功能，猪苓多糖腹腔注射 10 mg/kg，每日 1 次，连续 12 d，可使因荷瘤、放射或给以免疫抑制剂所致免疫功能抑制的小鼠细胞及体液免疫功能得以增强[1]。

4. 保肝及抗肝炎

(1)*保肝* 小鼠腹腔注射猪苓多糖 100 和 200 mg/kg 可以保护由四氯化碳或 D-半乳糖胺所致肝损伤，使 SGPT 活性下降，肝 5-核苷酸酶、酸性磷酸酶和 6-磷酸葡萄糖酶活性回升。剂量为 100 mg/kg 时，对四氯化碳所致肝过氧化脂质增加无对抗作用。体外实验证实猪苓多糖保肝机制不在于抑制四氯化碳在肝内的激活以及对抗四氯化碳代谢产物的作用，而是抑制整个肝损伤过程中某个或某些靠后的环节[1]。

(2)*抗肝炎* 血清中可以检出 HBsAg 的 HBV 转基因小鼠腹腔注射猪苓多糖 0.25 mg/只（18~20 g），隔日 1 次，共计 20 d，可使小鼠血清中 HBsAg 水平明显降低，肝组织中 HBVmRNA 明显减少[28]。垂直传播感染 DHBV DNA 阳性的麻鸭肌肉注射猪苓多糖 40 mg/kg，隔日给药，每周 3 次，共计给药 6 周，可观察到猪苓多糖明确的抗肝炎作用，合并使用乙肝疫苗（肌肉注射 4 μg/只，每 3 周 1 次）可使猪苓多糖的抗肝炎作用得以加强[29]。

5. 放射保护 小鼠腹腔注射猪苓多糖 8 mg，接受致死剂量（0.8GY）辐照。辐照前 2 h 给药，可使动物存活率提高 33%~40%；辐照前 48 h 给药，可使存活率提高 50%~70%[1]。大鼠腹腔注射猪苓多糖 10 mg/kg，每日 1 次，连续 7 d，对 ^{60}Co 辐照（6GY）所致放射损伤有明确的保护作用，可使降低的白细胞数升高，骨髓有核细胞数减少，降低的 NK 细胞活性及脾指数得以恢复[30]。

6. 增强血小板聚集　猪苓提取成分Ⅱ、Ⅲ、Ⅳ体外实验浓度为 9.6 μg/mL 时，可增加由胶原诱导的家兔血小板聚集，而成分Ⅰ则无此作用。浓度为 80 μg/dL 时，成分Ⅱ和Ⅲ对 ADP 诱导的血小板聚集有增强作用，而成分Ⅰ则表现为抑制作用，成分Ⅳ则没有作用。对于花生四烯酸和钙离子载体 A23187 诱导的血小板聚集，四种成分均无增强或抑制作用。它们的上述作用的作用点很可能是在血小板膜上[1]。

7. 抗诱变　在小鼠微核试验中，腹腔注射猪苓多糖，剂量为 0.8、1.2、1.6、2.0 和 4.0 mg/kg，对环磷酰胺（腹腔注射 50 mg/kg）所致微核率升高有抑制作用。抑制率分别为 17.34%、25.22%、37.03%、42.51% 和 55.12%[1]。

8. 抗皮肤色素沉着　猪苓乙醇提取物，浓度为 0.1 g/mL，外用皮肤涂抹，每日 1 次，连续 3 周，通过对皮肤反应积分，多巴阳性细胞（即黑色素细胞）计数及黑素含量指数等指标的观察分析指出，猪苓对紫外线照射所致豚鼠皮肤色素沉着有明显的对抗作用[31]。

9. 防治肾结石　灌胃猪苓乙酸乙酯浸膏生药 0.5、1 g/180~200 g 体重，可明确防治乙二醇联合氯化铵诱导的大鼠肾脏草酸钙结石的形成[32]。

10. 其他　体外实验猪苓多糖浓度为 0.04~0.16 mg/mL 时，可促进培养的 PLC-PRF-5 人肝癌细胞产生 HBsAg[1]。猪苓酮 A、B 及乙酰丁香酮有促进毛发再生的生物活性[2]。外源凝集素可使人的 A、B、O 血型的红细胞及家兔的红细胞凝集并对 α-2,6-唾液酸结合有高度的特异性[3]。

11. 毒性　猪苓半精制提取物小鼠腹腔注射 500 mg/kg，72 h 内无任何毒性反应。小鼠腹腔注射 1、30、60、100 mg/kg，每日 1 次，连续 28 d，除 60、100mg/kg 组脾脏重量高于对照组，100 mg/kg 组肾脏重量高于对照组外，其余脏器、外周血以及其他剂量组与对照组相比无明显差异。猪苓多糖 100 mg/kg 每日 1 次，连续 28 d，腹腔注射对小鼠无任何毒性作用。猪苓多糖提取物，小鼠皮下注射或腹腔注射 0.5、50 mg/kg，每日 1 次，连续 6 个月，无致癌作用。妊娠小鼠腹腔注射猪苓多糖 200 mg/kg，无致畸作用[1]。猪苓水煎剂灌胃 580、1834、5800 mg/kg 对小鼠骨髓嗜多染红细胞核率（微核率）、精子畸变率均无影响[33]。

【临床应用】

1. 病毒性肝炎　猪苓多糖单独使用可用于治疗病毒性肝炎，特别是慢性乙型病毒性肝炎的治疗。常规治疗方案为：猪苓多糖肌肉注射 40mg（儿童可 20 mg），每日 1 次，连续 20 d，停药 10 d，3 个月为 1 个疗程或连续给药 10d，停药 5d，3 个月为 1 个疗程。治疗乙型病毒性肝炎（主要是慢性肝炎）有效率可达 69.4%~78.0%，ALT 复常率为 41.7%~89.5%，HBeAg 阴转率为 25%~51.1%，HBV-DNA 阴转率为 18.7%~48.6%，乙型肝炎病毒核心抗体（抗-HBc）阴转率为50%，抗-HBs 阳转率为 4%，乙型肝炎病毒 e 抗体（抗-Hbe）阳转率为 44%。单独使用猪苓多糖治疗肝炎有一定的效果[34]。

采用穴位注射猪苓多糖治疗慢性乙型肝炎认为疗效优于一般肌肉注射。具体方法是：猪苓多糖 20 mg，双侧足三里穴位注射，每日 1 次，连续 20 d，停药 10 d，3 个月为 1 个疗程。无论是临床症状改善情况，ALT 及 Tbil 复常率以及 HBeAg 及 HBV-DNA 阴转率，均优于常规肌肉注射给药。其作用机制可能在于针刺穴位可增强干扰素及 NK 细胞的活性[35]。

慢性乙肝患者接受猪苓多糖及乙肝疫苗（肌肉或皮下注射 15~30 μg，每 10 或 15 d 注射 1 次，共计给药 6 次，与猪苓多糖同时给药）治疗其总有效率为 84.6%~95.8%，ALT 复常率为 50%~100%，HBsAg 阴转率为 0~27.27%，HBeAg 阴转率为 32%~87.23%，HBcAg 阴转率为 30.76%，抗-HBc 阴转率为 5%~89.3%，抗-HBe 阳转率为 10.3%~33.3%，抗-HBs 阳转率为 4.34%~9.1%，HBV-DNA 阴转率为 28%~69.5%。通过对患者 T 淋巴细胞亚群及 NK 细胞的观察发现，接受猪苓多糖及乙肝疫苗治疗其 CD_4^+细胞升高而对 NK 及 CD_8^+细胞无影响[36]。

猪苓多糖合用干扰素（猪苓多糖肌肉注射 40 mg，隔日 1 次，干扰素肌肉注射 300 万单位，隔日 1 次，交替给药，4 个月为 1 个疗程）治疗慢性乙肝 32 例。治疗结果为：ALT 复常率 62.5%，HBeAg 阴转率 68.75%，HBsAg 阴转率 6.25%，HBV-DNA 阴转率 58.33%；对照组常规综合治疗 28 例患者的治疗结果相应依次为：39.29%、14.29%、0 和 12.5%[37]。

猪苓多糖合用胸腺肽（猪苓多糖按常规方案给药，3 个月 1 个疗程，胸腺肽静脉点滴 80~100 mg，每日 1 次，连续 30 d 为 1 个疗程）治疗慢性乙肝 87 例。结果为：ALT 好转率 89.5%，T-Bill 好转率 89.9%，γ-GT 好转率 82.1%，AKP 好转率 84.4%，白蛋白好转率 52.2%，球蛋白好转率 72.4%，HBeAg 阴转率 47.1%，

HBV-DNA 阴转率 52.1%[38]。

猪苓多糖合用免疫核糖核酸（猪苓多糖常规给药,3 个月为 1 个疗程,免疫核糖核酸肌肉注射 3 mg,隔日 1 次,1 个月后改为每周 2 次,3 个月为 1 个疗程)治疗慢性乙肝 36 例。结果为 ALT 复常率 94.4%,HBsAg 阴转率 33.3%,HBeAg 阴转率 88.9%,抗-HBc 阴转率 16.7%；相应单用猪苓多糖治疗 30 例患者的结果依次为:76.7%、10%、36.7%和 6.7%[39]。

猪苓多糖合用无环鸟苷（猪苓多糖肌肉注射 40 mg,每日 1 次,无环鸟苷口服 0.3g,每日 3 次,3 个月为 1 个疗程)治疗慢性乙肝 377 例。治疗结果为:肝功能复常率 97.61%,HBsAg 阴转率 3.98%,HBeAg 阴转率 51.9%,HBV-DNA 阴转率 48.54%[40]。

猪苓多糖合用乙肝免疫球蛋白(猪苓多糖常规给药,乙肝免疫球蛋白肌肉注射 200 单位,每周 1 次,3 个月为 1 疗程）治疗慢性乙肝 33 例，结果分别为：HBeAg 阴转率 63.3%,HBV-DNA 阴转率 15.2%[41]。

猪苓多糖合用病毒唑，两药合用治疗慢性乙肝其HBeAg阴转率为64.1%,HBV-DNA 阴转率为 69.7%[42]。

猪苓多糖合用华蟾素,猪苓多糖常规给药,华蟾素静脉点滴 10~20 mL，每日 1 次,3 个月为 1 个疗程治疗慢性乙肝 60 例，其 ALT、A/G 及 SB 复常率，HBeAg 及抗-Hbe 阴转率等指标均优于单用猪苓多糖组及常规护肝治疗组[43]。

猪苓多糖与干扰素或卡介苗合用可用于治疗丙型肝炎。猪苓多糖肌肉注射 40 mg,每日 1 次,干扰素肌肉注射 300 万 U，隔日 1 次,3 个月为 1 个疗程治疗急性丙型肝炎 21 例,结果治疗有效率为 81% [44]。

2. 恶性肿瘤 猪苓多糖注射液治疗 50 例肺癌患者,症状改善率为 62.5%,瘤体稳定率为 25%。猪苓提取物治疗原发性肺癌 32 例,其中 8 例瘤体稳定[1]。将经手术治疗的膀胱癌患者服用猪苓煎剂,25~30 g/d,水煎 500 mL,早晚分两次服，坚持服用至少一年。随访 70.8 个月(48~124 月)肿瘤复发率为 33.3%,说明猪苓预防膀胱癌术后复发有效,且使用方便,价格低廉,无明显的毒副作用[45]。

3. 泌尿系结石及肾积水 猪苓汤(猪苓、茯苓、阿胶、泽泻、滑石)或依症加味治疗肾积水有效率可达 87%~91%[46,47]。猪苓汤(依症加味大黄或小蓟)治疗泌尿系结石 50 例（其中肾结石 12 例，输尿管结石 31 例,膀胱结石 7 例)有效者 47 例[48]。加味猪苓汤治疗输尿管结石伴肾积水 49 例,平均治疗 32.9 d,治愈率为 65.31%[49]。

4. 急性膀胱炎 猪苓汤依症加味车前子、石韦、乌药、白茅根、茜草炭、桑寄生、怀牛膝等治疗急性膀胱炎 107 例均有效[1]。

5. 银屑病 猪苓多糖肌肉注射 40 mg，每日 1 次,连续 20 d,间隔 10 d,共计用药 3 个月,治疗寻常型银屑病 30 例,总有效率为 90%[50]。

6. 抗感染 猪苓多糖肌肉注射 40 mg,每日 1 次联合使用自身菌苗(皮下注射 0.2 mL,每周 2 次)治疗慢性耐药菌株感染 61 例,包括疖、痈、慢性气管炎、慢性尿路感染等,病原菌包括大肠杆菌 33 例,金黄色葡萄球菌 14 例,肠球菌属细菌 6 例,阴沟肠杆菌 5 例,克雷伯氏菌属细菌 3 例,治愈 59 例,治愈率 96.7%,有效率 100%[51]。

7. 肝硬化腹水 猪苓散(猪苓、茯苓、生白术)依证加味治疗肝硬化腹水 50 例,总有效率 90%[52]。

8. 口眼干燥综合征 猪苓汤加味天仙藤及天花粉水煎口服,每日一剂,8 周 1 个疗程,治疗口眼干燥综合征 19 例,总有效率为 84.1%[53]。

9. 不良反应 猪苓多糖临床上出现最多的毒副反应为过敏性皮炎[54]。过敏性皮炎可出现在肌肉注射猪苓多糖后 15 min 至 24 h,较多见于注射后 0.5~3 h,皮疹多为全身性的,亦有局部的,个别患者可伴有气喘及一过性发热。猪苓多糖临床另一常见的副反应为神经血管性水肿[55],神经血管性水肿出现较为迅速,一般在肌肉注射后 10min 内出现。猪苓多糖肌肉注射引起过敏性休克虽不多见但亦有报道,过敏性休克可见于第一次注射给药,亦可见于多次给药后[56]。猪苓多糖临床副反应尚包括阴道出血[57]、消化道反应(腹部不适,恶心,呕吐等)[58]、肾脏损伤[59]、一过性耳鸣[60]、游走性关节炎及关节痛[61]、注射部位炎症反应[25]等。偶见后果严重的不良反应有系统性红斑性狼疮[62]。

（胡人杰 王士贤）

参考文献

[1]王本祥. 现代中药药理学. 天津:天津科学技术出版社,1997:533

[2]Ishida H,et al. Studies of the active substances in herbs used for hair treatment. Ⅱ.Isolation of hair regrowth substances, acetosyringone and polyporusterone A and B,from Polyporus umbellatus Fries. *Biol Pharm Bull*,1999,22(11):1189

[3]Mo H,et al. Purification and characterization of a Neu5Acalpha2-6Galbetal-4Glc/GlcNAc-specific lectin from the fruiting body of the polypore mushroom Polyporus squamosus. *J Biol Chem*,2000,275(14):10623

[4]张英博,等.猪苓多糖对小鼠HepA癌细胞TNF-α表达的影响.医学研究通讯,2003,32(1):37

[5]潘洪明,等.猪苓多糖抗小鼠HepA机制的研究.齐齐哈尔医学院学报,2002,23(6):601

[6]冯明,等.中药多糖在信号转导中诱导细胞凋亡的探讨.肿瘤防治研究,2005,32(9):557

[7]曾星,等.猪苓多糖对膀胱癌细胞癌基因蛋白表达的影响.中国肿瘤临床,2003,30(2):81

[8]章国来,等.猪苓多糖对膀胱癌细胞钙离子浓度的影响.中国临床药理学与治疗学,2001年,6(3):204

[9]王艳,等.猪苓多糖对顺铂增效作用及其毒性的影响.中医药研究,1996,(5):60

[10]王艳,等.猪苓多糖与喃氟啶伍用对小鼠抗肿瘤及免疫功能的影响.中成药,1996,18(9):34

[11]李金锋,等.猪苓多糖对小鼠NK,LAK活性的影响.中华微生物学和免疫学杂志,1995,15(2):89

[12]张中冕,等.脂质体猪苓多糖抗肝转移作用的研究.胃肠病学和肝病学杂志,1999,8(3):180

[13]吴耕书,等.猪苓多糖对毒激素-L诱导大鼠恶病质样表现的抑制作用.中国中西医结合杂志,1997,17(4):232

[14]Yazawa Y,et al. Antitumor promoting effect of an active component of polyporus,ergosterol and related compounds on rat urinary bladder carcinogenesis in a short-term test with concanavalin A. *Biol Pharm Bull*,2000,23(11):1298

[15]马兴铭,等.中药多糖对小鼠巨噬细胞功能影响比较.甘肃中医学院学报,2000,17(4):11

[16]侯敢,等.猪苓多糖对巨噬细胞一氧化氮生成和细胞内还原型谷光甘肽的影响.上海免疫学杂志,2001,21(2):98

[17]侯敢,等.猪苓多糖对小鼠巨噬细胞一氧化氮生成的影响及其机制.中国老年学杂志,2000,20(4):233

[18]陈伟珠,等.猪苓多糖对小鼠腹腔巨噬细胞一氧化氮生成iNOS活性和细胞内还原性谷光苷肽含量的影响.广东医学院学报,2003,21(4):319

[19]张佩,等.猪苓多糖对白细胞介素-1产生的影响.锦州医学院学报,1995,16(2):1

[20]宋小平,等.猪苓多糖与乙肝疫苗等合用对小鼠腹腔巨噬细胞功能的影响.中华医学杂志,1996,76(5):386

[21]Babakhin AA,et al. In vivo and in vitro immunomodulation induced by the extract of the mycelium fungus Polyporus squamosus. *Allergy Asthma Proc*,1997,18(5):301

[22]张皖东,等.人生多糖和猪苓多糖对大鼠肠道黏膜淋巴细胞功能的影响.中草药,2007,38(2):22

[23]李立新,等.猪苓多糖、乙肝疫苗和卡介苗对外周血单个核细胞免疫活性的影响.中华内科杂志,1995,34(6):392

[24]李金锋,等.猪苓多糖、香菇多糖和分枝杆菌多糖对淋巴因子活化杀伤细胞活性增强作用的研究.中国中西医结合杂志,1996,16(4):224

[25]徐红薇,等.猪苓多糖与IL-2协同诱导PBMC杀伤肿瘤细胞活性的实验研究.中国免疫学杂志,1998,14(2):109

[26]程化坤,等.猪苓多糖与IL-2协同诱导PBMC增殖的表面标志分析及抗肿瘤活性研究.中国急救医学,1999,19(6):351

[27]张昌菊,等.猪苓多糖和硒诱导LAK细胞的研究.中国实验临床免疫学杂志,1996,8(1):26

[28]郭长占,等.猪苓多糖对HBV转基因小鼠HBsAg表达的影响.中国实验临床免疫学杂志,1999,11(6):48

[29]姜嘉,等.猪苓多糖注射液合并乙型肝炎疫苗抗鸭HBV的作用.中华传染病杂志,1994,12(2):102

[30]胡名柏,等.猪苓多糖对辐射损伤的大白鼠造血功能及免疫功能的促进作用.湖北医科大学学报 1996;17(1):27.

[31]李洪武,等.白术等对UBV诱导豚鼠皮肤色素沉着的抑制作用.中华皮肤科杂志,2000,33(6):386

[32]王平,等.猪苓提取物对大鼠尿草酸钙结石形成的抑制作用.中国临床康复,2006,10(43):73

[33]刘冰,等.几味抗癌中药致突变性研究.白求恩医科大学学报,1999,25(1):8

[34]刘秀珍,等.猪苓多糖注射液治疗乙型肝炎156例临床观察.山东医药,1993,33(6):27

[35]周力,等.猪苓多糖穴位注射治疗慢性乙型肝炎的临床观察.长春中医学院学报,1998,14(4):13

[36]朱春华,等.乙型肝炎患者免疫促进剂治疗前后T淋巴细胞亚群及NK细胞的变化.中西医结合肝病杂志,1995,5(2):17

[37]梁洪光.干扰素配合猪苓多糖治疗慢性乙型肝炎32例.广东医学,1996,17(8):547

[38]姚梦远,等.胸腺肽与猪苓多糖联合治疗慢性乙型肝炎疗效观察.铁道医学,2000,28(2):95

[39]刘晓丰,等.抗乙型肝炎疫苗、免疫核糖核酸联合猪苓多糖治疗慢性乙型肝炎.临床荟萃,1998,13(12):550

[40]史亚戈,等.无环鸟苷+猪苓多糖治疗慢性乙型肝炎377例疗效观察.苏州医学院学报,1998,18(5):514

[41]龙尧.猪苓多糖单用或与乙肝免疫球蛋白联合治疗乙型肝炎病毒感染的疗效比较.广东医学院学报,1998,16(3):198

[42]刘懋树.猪苓多糖注射液合并乙肝疫苗治疗慢性乙型肝炎新方法.重庆医学,1994,23(5):312

[43]马萍,等.华蟾素联合猪苓多糖治疗慢性乙型肝炎60例.山西中医,1999,15(1):11

[44]刘树嘉,等.国产基因工程干扰素α-2a联合猪苓多糖治疗急性丙型肝炎.中国中西医结合杂志,1994,14(4):240

[45]杨德安,等.猪苓和卡介苗预防膀胱肿瘤手术后复发的长期观察.中华外科杂志,1994,32(7):433

[46]刘守洪,等.猪苓汤治疗肾积水45例.山东中医药,1995,14(8):345

[47]梁二清,等.猪苓汤治疗肾积水一得.河北中医,1995,17(5):36

[48]宋景云,等.猪苓汤合芍药甘草汤治疗泌尿系结石50例.齐齐哈尔医学院学报,1997,18(1):50

[49]田彦,等.加味猪苓汤治疗输尿管结石合并肾积水49例观察.实用中医药杂志,1999,15(4):3

[50]孙凤春,等.猪苓多糖治疗寻常型银屑病.中华皮肤科杂志,1994,27(3):170

[51]施保华,等.自身菌苗加猪苓多糖治疗慢性耐药菌株感染.河北预防医学杂志 2000;11(2):115.

[52] 梁崇俊.猪苓散化裁治疗肝硬化腹水50例.四川中医1995;13(2):15.

[53]周尔文,等.猪苓汤治疗继发性口眼干燥综合征的体会与伦理探讨.中国医药学报,1994,9(6):30

[54]李滕,等.猪苓多糖致过敏性反应3例.中国医院药学杂志,1996,16(2):93

[55]陈焱生,等.猪苓多糖致血管神经性水肿1例.时珍国药研究,2000,11(11):1042

[56]赵文君.猪苓多糖致过敏性休克1例.中国实用内科杂志,1994,14(9):543

[57]张芝萍,等.肌肉注射猪苓多糖注射液发现阴道出血1例.新药与临床,1995,14(3):183

[58]江勇.猪苓多糖注射液致消化道反应1例.医药报道,1995,14(4):183

[59]孟保利,等.猪苓多糖注射液致肾损害1例.中国药学杂志,1995,30(增刊):166

[60]焦云霞.猪苓多糖过敏并发一过性耳鸣一例.中华护理杂志,1997,32(7):396

[61] 郑秀芝.肌注猪苓多糖引起一过性游走性关节痛一例.河南预防医学杂志,1998,9(6):364

[62]董贤明,等.猪苓多糖致系统性红斑性狼疮1例.西北药学杂志,1998,13(6):256

猪牙皂 Gleditsiae Fructus Abnormalis

zhu ya zao

本品为豆科植物皂荚 *Gleditsia sinensis* Lam. 的干燥不育果实。味辛、咸,性温,有小毒。有祛痰开窍,散结消肿功能。主治中风口噤、昏迷不醒、癫痫痰盛、关窍不通、喉痹痰阻、顽痰喘咳、咳痰不爽、大便燥结;外治痈肿。

【化学成分】

主要有效成分为皂苷、鞣质、β-谷甾醇(β-sitosterol),蜡醇(ceryl alcohol)、二十九烷(nonacosane),豆甾醇 (stigmasterol)。其中的两种皂苷分别为皂荚苷(gledinin)和皂荚皂苷(gleditschia saponin)[1]。大皂荚和猪牙皂的成分含量相似,水、乙醇、石油醚和氯仿提取物得率相近,提取物的紫外光谱和薄层色谱也相似[2]。

【药理作用】

1. 抗炎 猪牙皂 70%乙醇提取物对角叉菜胶所致大鼠足跖肿胀,巴豆油所致小鼠耳廓肿胀以及醋酸所致小鼠腹腔毛细血管通透性升高等,均具有明显的抑制作用。细胞实验同样证明,猪牙皂能抑制由compound48/80 诱导肥大细胞释放组织[3]。猪牙皂总是苷对Ⅱ型胶原所致的小鼠关节炎,能明显推迟发病时间,降低发病率,减少关节部位的炎细胞浸润,改善病灶区滑膜异常增生以及骨质糜烂。同时,猪牙皂总皂苷能够降低血清中Ⅱ型胶原抗体的水平,抑制Ⅱ型胶原引起的小鼠耳廓迟发型超敏反应。提示猪牙皂总皂苷通过调节体液和细胞免疫应答,对类风湿性关节炎呈现良好的治疗效果[4]。

2. 抗过敏 猪牙皂 70%乙醇提取物灌胃给药,明显抑制 compoud 48/80 所致小鼠全身过敏性休克,及大鼠被动皮肤过敏反应。在体外试验中,该醇提物能抑制 compound 48/80 所致的大鼠腹腔肥大细胞脱颗粒、释放组胺,且有效浓度明显低于阳性对照药色甘酸二钠[3]。猪牙皂总皂苷灌胃给药,明显减轻 2,4,6-三硝基氯苯所致小鼠迟发型耳廓肿胀,并抑制刀豆素A 引起的小鼠脾细胞增殖和 IL-2 的产生, 抑制脂多糖所致小鼠腹腔巨噬细胞产生 IL-1β 和 NO[5]。猪牙皂正丁醇部分灌胃给药,对卵白蛋白致敏小鼠或大鼠的鼻炎,可明显减少小鼠的擦鼻次数,降低鼻黏膜对组胺的敏感性和血清 NO 水平,抑制大鼠鼻腔嗜酸性粒细胞渗出,但对单核细胞和嗜中性粒细胞渗出无明显影响[6,7]。

3. 祛痰 皂荚中含有皂苷, 有刺激胃黏膜反射,促进呼吸道黏液分泌作用。皂荚有促进猫呼吸道黏液分泌,但作用比桔梗、前胡弱[8]。

4. 抗菌和抗病毒 猪牙皂的皂荚皂苷粗提物可抑制 HIV-1 诱导 C8166 细胞形成合胞体, 半数有效浓度 EC_{50}=0.0242g/L , 但对 C8166 细胞毒性较大,故治疗指数 TI 值较低; 采用颜色单位改变法测定对解脲支原体的敏感度,结果显示皂荚皂苷对解脲支原体抑制活性较高 (半数最小抑菌浓度 MIC_{50}=0.008g/L);采用微量平板稀释培养法测定抗白色念珠菌的作用;

采用纸片扩散法测定抑菌程度,浸渍纸片的皂苷溶液浓度为10 g/L,结果显示其对大肠杆菌和枯草芽孢杆菌有抑菌作用,但对白色念珠菌和金黄色葡萄球菌没有抑制作用[9]。

5. 抗肿瘤 瑞士小白鼠灌胃猪牙皂的提取物浸膏(得率33.7%)300或500 mg/kg,连续10 d,对小白鼠肉瘤S180、宫颈U14、血性Sb180实体瘤有较好的治疗作用[10]。剂量为500 mg/kg,对肿瘤的抑制率分别为51.9%、46.3%和55.0%。同剂量的浸膏对S180腹水癌和肝癌腹水型作用弱,不能延长动物生存时间[10]。猪牙皂具有明显的细胞毒作用,能够抑制乳腺癌细胞MCF-7、MDA-MB231,肝癌细胞HepG2和食道癌细胞SLMT-1等多种肿瘤细胞的增殖并诱导其凋亡。并且猪牙皂作为血管生成抑制剂,能够抑制核糖核酸的表达,抑制MDA-MB231、HepG2以及HL60等多种肿瘤细胞周围血管内皮的合成。鸡胚尿囊膜试验表明,猪牙皂能够减少纤维原细胞生长因子(VEGF)的合成[11-13]。

6. 毒性 皂荚中含有皂苷,具有强烈的溶血作用和对胃黏膜刺激作用,大剂量服用可引起吸收中毒。小鼠腹腔注射提取物浸膏0.8、1.25、1.60和2.0 g/kg,观察7 d。除0.8 g/kg组外,均见不良反应,表现毛发竖立、食欲不振、肌无力、瘫软和死亡。提取物浸膏的LD_{50}为1.26±0.54g/kg[10]。

【临床应用】

1. 支气管炎、哮喘 皂荚丸(皂荚去皮和籽,涂以芝麻油,烧至黄,炼蜜成丸),每丸9 g,每日4次,每次1丸,与枣汤一起服用,治疗22例,显效12例[14]。用全皂荚焙干研末,用蜜和丸,每丸约0.2 g。每日3次,每次2~3丸,治疗肺结核、肺脓肿、肺心病和支气管炎等痰稠不易咳出。观察103例,平均用药16.5 d[8]。

2. 面神经麻痹 大皂荚去皮籽后,研磨过500目筛,放铜锅内炒至黄色,加蜜调成皂角膏。贴于口角处,每日1次,2 d后,隔日1次至痊愈。治疗38例,全部治愈。治疗次数最多18次,最少1次。随访,未见复发[15]。

3. 急性肠梗阻 皂荚放在文火上烧烟,熏肛门10~15 min,即有肠鸣声。若未见效果,再熏1~2次。观察10例,9例有效[16]。或用葛根、皂荚各500 g,加水400 mL,锅内煮40 min,去渣置火炉上保温,用方纱布,浸药液后,稍去水分,置腹部热敷。每日2~3次,每次反复换敷1 h,同时用抗生素、补液和胃肠减压等手段。治疗44例,治愈37例[16]。对小儿蛔虫性肠梗阻,用皂荚烟熏肛门也有效[17]。

4. 白庇、白癜风 皂荚捣烂后加枯矾,对入60°白酒,浸泡7 d后,用水果蘸搽局部,同时口服当归补血汤。治疗1例白庇和1例白癜风患者,均痊愈[18]。

5. 顽癣 皂荚(醋炒)、斑蝥和白矾共研,为未过筛,加香油适量,搅拌均匀:外搽患处,每日2次,1周为一疗程。治疗11例,全部痊愈,疗程为1~2周[19]。

6. 淋巴结核 皂角子100个,红砂糖6g、陈醋500 g,置砂锅内浸溜7 d后,将砂锅上火熬干至皂荚子呈微黄,研为细末,分20包。每日1次,每次1包,用2g陈皮煎汤冲服。治疗13例服用2~4剂后,临床治愈12例,有效1例[20]。

7. 产后急性乳腺炎 皂荚研末,用75%酒精或白酒调湿,用一层纱布包成小药包,塞入患侧鼻孔内,12 h后取出。观察36例,全部治愈[21]。

8. 小儿厌食症 皂荚置砂锅内,先用武火后文火煅存性,研末装瓶备用。每日2次,每次1 g用糖拌匀服用。一般3~10 d见效。治疗110例,总有效率94.5%[22]。

(黄 芳 刘晓冬)

参考文献

[1]江苏新医学院. 中药大辞典(上册).上海:上海科学技术出版社,1985:1144

[2]杨秀培.大皂角与猪牙皂化学成分的分析比较.淮阴师范学院学报(自然科学版),2004,3(2):143

[3]Dai Y, et al. Antiallergic and anti-inflammatory properties of the ethanolic extract from Gleditsia sinensis. *Biol Pharm Bull*, 2002,25(9):1179

[4]Hou LF, et al. Amelioration of collagen-induced arthritis in mice by a saponin fraction from Gleditsia sinensis. *Pharmaceutical Biology*, 2006, 44(9):651

[5]Hou LF, et al. Alleviation of picryl chloride -induced delayed type hypersensitivity reaction by saponin fraction of Gleditsia sinensis. *Biol Pharm Bull*, 2006, 29(5) : 1056

[6]夏玉凤,等. 猪牙皂正丁醇部分对过敏性鼻炎的影响. 中国临床药理学与治疗学,2005,10(8) : 925

[7]Fu L J, et al. Inhibition of experimental allergic rhinitis by the n -butanol fraction from the anomalous fruits of Gleditsia sinensis. Biol Pharm Bull, 2003, 26(7):974

[8]颜正华.中药学. 北京:人民卫生出版社,1991:603

[9]赵声兰,等.皂荚皂苷的提取及其抗HIV、抗解脲支原体和抗菌作用的研究. 陕西中医,2007,28(7):923

[10]贾印元,等. 猪牙皂抗肿瘤作用的实验研究. 山东中医学院学报,1990:14(6):64

[11]Chow LM, et al. Antip roliferative activity of the extract of

Gleditsia sinensis fruit on human solid tumour cell lines. *Chemotherapy*, 2002, 48(6): 303

[12]Chow LM, et al. Anti-angiogenic potential of Gleditsia sinensis fruit extract. *Int J MolMed*, 2003, 12(2): 269

[13]Chow LM, et al. Gleditsia sinensis fruit extract is a potential chemotherapeutic agent in chronic and acute myelogenous leukemia. *Oncol Rep*, 2003, 10(5): 1601

[14] 张宇庆. 应用《全匮》皂角丸治疗肺胀. 中医杂志, 1984, 25: 727

[15] 张庆瑞. 皂角膏治疗面神经炎38例. 浙江中医杂志, 1989, 24: 257

[16]王锦云. 葛根、皂荚热敷治疗急性肠梗阻. 河南医学院学报, 1965, 22: 203

[17]吴汉星. 猪牙皂烟熏治疗蛔虫性肠梗阻. 江西中医药, 1985, (2): 62

[18]毕雅安. 皂角治疗白庇、白癜风. 四川中医, 1991, (9): 42

[19]王丞满. 自拟复方皂角散治疗顽癣11例. 河北中医, 1989, 11(5): 3

[20]郭守矾. 皂角子散治疗淋巴结核13例. 实用中西医结合杂志, 1991, 4: 312

[21]许怀谨. 皂角闻药治疗产后急性乳腺炎43例. 中华医学杂志, 1973, 11: 685

[22]汪贻魁. 皂角子散治疗小儿厌食症110例. 湖北中医杂志, 1987, (1): 25

猪胆汁粉

Suis Fellis Pulvis

zhu dan zhi fen

本品为猪科动物猪 *Sus scrofa domestica* Brisson. 胆汁的干燥品。味苦，性寒。有清热润燥，止咳平喘，解毒的功效。用于顿咳、哮喘、热病燥渴、目赤、喉痹、黄疸、泄泻、痢疾、便秘、痈疮肿毒等。

【化学成分】

胆汁中主要含胆汁酸、胆红素、胆绿素(biliverdin)、卵磷脂等。胆汁酸类化合物为主要有效成分包括：胆酸、猪胆酸(hyocholic acid)、脱氧胆酸、猪脱氧胆酸(hyodeoxycholic acid)、鹅脱氧胆酸(chenodeoxycholic acid)、石胆酸(litkocholic acid)，均为甾体化合物，大多与甘氨酸形成结合胆汁酸而存在。胆汁酸类在胆汁中与 Na^+、K^+结合，通称为“胆盐”[1-5]。

【药理作用】

1. 镇咳、平喘、祛痰 用小鼠二氧化硫引咳法，鹅去氧胆酸钠 150 mg/kg 使咳嗽次数明显减少。豚鼠组织氨喷雾法平喘试验，鹅去氧胆酸钠 150 mg/kg 使哮喘程度减轻；小鼠酚红排泄法观察，酚红排出量增加[6]。

2. 影响消化道平滑肌 猪胆汁乙醇提取物 1.0%，能减弱家兔离体肠平滑肌的收缩，降低小肠平滑肌收缩频率及收缩幅度。猪胆汁乙醇提取物 0.2 g/kg，抑制小鼠小肠碳墨推进率；同浓度，对蓖麻油所致小鼠腹泻有缓解作用。实验表明，猪胆汁乙醇提取物对维持消化道正常生理作用有重要调节作用[7]。

3. 抗菌 平皿培养小杯法试验，猪胆汁在 1:16 至 1:1 浓度对百日咳杆菌有抑制作用；脱氧胆酸钠最低抑菌浓度为 3.12 mg/mL[8]。纸片法试验，猪胆汁原液及用生理盐水稀释至 1:1 至 1:5 浓度时对百日咳杆菌有抑制作用；3%脱氧胆酸原液及稀释至 1:1 至 1:6 浓度时亦有抑制作用[9]。此外，猪胆汁对金黄色葡萄糖球菌等革兰阳性菌有明显的抑制作用[10]。

4. 保护细胞 猪去氧胆酸对连二亚硫酸钠造成明显损伤的 ECV304 细胞有保护效应，使细胞缺氧现象明显减轻[11]。此外，可以明显降低神经细胞缺氧缺糖再给氧损伤时的细胞坏死率、凋亡率，提高细胞存活率，显著减少乳酸脱氧酶的漏出[12]。

5. 毒性 小鼠灌服各种胆汁酸的LD_{50}：鹅去氧胆酸钠为1.005±0.083 g/kg，猪去氧胆酸为 1.991±0.232 g/kg，胆酸为 1.52 g/kg，去氧胆酸为 1.06 g/kg。胆汁酸有较强的溶血作用，能降低红细胞表面张力，使红细胞发生裂解，故不宜大量静脉注射[4]。

【临床应用】

1. 溃疡性结肠炎 以鲜猪胆汁 15~20 mL、儿茶细末 2 g，加入生理盐水 25~30 mL，每晚睡前排便后保留灌肠，配合口服肠炎片，治疗非特异性慢性溃疡性结肠炎 52 例，有效率 88.5%[13]。

2. 百日咳 以猪胆汁配伍百部制成胆汁百部丸，胆百散，治疗小儿百日咳，均有较好效果[14,15]。胆汁百部丸治疗百日咳 250 例，2 周内治愈率达 95%以上[15]。

3. 白喉 鲜猪胆汁加等量的砂糖蒸后口服，每次 1~3 mL，每日 2 次连服 4 d，经 2046 例小儿 1 年以上观察，无 1 例发病。抑菌试验证明猪胆汁对白喉杆菌有抑制作用。据此认为，猪胆汁可预防白喉[16]。

4. 慢性气管炎 猪胆汁粉胶囊每次服 0.5 g，每日 3 次，治疗慢性气管炎 143 例，近期控制 13 例，显效 35 例[17]。以猪胆汁为主，制成复方片剂，如胆麻片、胆荚片、胆麻荚片、姜胆片等，对慢性气管炎的治疗均有一定的效果[18-20]，以猪胆汁制成的抗炎注射液，每次 2 mL 肌肉注射，治疗慢性气管炎 62 例，上呼吸道感染 66 例，麻疹合并肺炎 72 例，均获很好效果，副作用小[21]。

5. 消化不良 3%猪胆汁粉糖浆治疗小儿单纯性消化不良 81 例，治愈 71 例，好转 7 例，无效 3 例[22]。

6. 粘连性肠梗阻 猪胆合剂灌肠配合西药治疗粘连性肠梗阻，临床效果满意[23]。

7. 眼科疾病 病毒新滴眼液（猪胆汁提取物）治疗单疱病毒性角膜炎（HSK），临床对浅层型 HSK 治愈率为 83.5%，有效率为 95.9%，总治愈率为 75.4%，有效率为 92.8%[24]。

8. 中耳炎 用猪胆、明矾粉调入芝麻油中滴耳，治愈 40 余例中耳炎患者[25]。

9. 妇科炎症 以猪胆汁提取物制成栓剂治疗滴虫性阴道炎 1452 例，对白带、阴痒、阴道充血、滴虫镜检的治愈率分别为 89.6%、83.9%、95.3%和 97.5%[26]；以猪胆汁外擦，治疗真菌性阴道炎 300 例，治愈率达 98%[27]。

10. 痔疮 猪胆炖黑豆治疗痔疮，有效率 90%以上[28]。

11. 传染性肝炎 鲜猪胆汁粉片剂（每片 0.2 g）每服 1~2 片，每日 3 次，治疗传染性肝炎 32 例，对症状改善、黄疸消退、肝肿大及肝功能恢复均有效[29]。鲜猪胆汁粉胶囊治黄疸肝炎 10 例，黄疸指数 1~2 周恢复正常，症状改善，随访 1 年均未复发[30]。

（刘　康　窦昌贵）

参 考 文 献

[1]难波恒雄，他. 生薬の品質評価に関する基礎研究（第7報）各種動物胆についてその1. 关于各种動物胆. 薬学誌雑，1982，102(8)：760

[2]平田义正，等.胆汁酸分析方法的新进展.中药通报，1984，9(6)：3

[3]冉正秀，等. 猪胆汁中胆红素含量测定.中成药研究，1988，(5)：14

[4]吴葆杰.中草药药理学.北京：人民卫生出版社，1983：241

[5]潘现军，等.从猪胆膏中分离纯化鹅去氧胆酸的新工艺.河北医药，2006，28(2)：147

[6]关红，等.鹅去氧胆酸的镇咳、平喘及祛痰作用.中药材，2004，27：206

[7]张中泉，等.猪胆汁乙醇提取物对消化系统的影响.山西中医，2002，18(4)：49

[8]韩凤久，等. 胆汁浸膏治疗百日咳的临床疗效观察.中华儿科杂志，1959，10(1)：15

[9] 大连医学院妇婴分院化验室. 各种动物胆汁对百日咳杆菌抑菌试验之初步报告. 辽宁医学，1959，2(2)：12

[10]王冠，等.RP-HPLC法测定蛇胆、鸡胆、猪胆的胆汁酸成分及其抑菌作用的研究. 现代科学仪器，2008，3：50

[11]闫彦芳，等.猪、熊胆粉主要成分对ECV304细胞缺氧损伤保护作用的比较. 北京中医药大学学报，2003，26(1)：33

[12]张壮，等.比较猪去氧胆酸与牛磺熊去氧胆抗神经细胞缺氧缺糖再给氧损伤的作用. 中国临床康复，2005，9(17)：134

[13]张志杰，等.中西医结合治疗慢性非特异性结肠炎52例疗效观察. 陕西中医学院学报，1987，10(4)：25

[14]张学安.胆百散治疗百日咳. 新中医，1983，(8)：23

[15]徐明堂.胆汁百部丸治疗百日咳.山东中医，1984，(4)：42

[16]叶桂堂，等.猪胆汁防治白喉病2163例初步总结.广东中医，1961，6(2)：72

[17]上海市攻克老年慢性气管炎临床会战组.鲜猪胆粉治疗老年慢性气管炎临床小结. 上海市攻克老年慢性气管炎临床会战组资料选编小组.老年慢性气管炎防治研究资料选编（第一缉）.上海：上海人民出版社，1972：157

[18]上海市攻克老年慢性气管炎临床会战组.胆麻片、胆荚片治疗老年慢性气管炎208例近期疗效. 上海市攻克老年慢性气管炎会战组资料选编小组.老年慢性气管炎会战资料选编小组.老年慢性气管炎防治研究资料选编（第一辑）.上海：上海人民出版社，1972：157

[19]上海市攻克老年慢性气管炎临床会战组.姜胆片治疗慢性气管炎490例疗效小结. 上海市攻克老年慢性气管炎会战组资料选编小组.老年慢性气管炎会战资料选编小组.老年慢性气管炎防治研究资料选编（第一辑）.上海：上海人民出版社，1972：170

[20]上海市攻克老年慢性气管炎临床会战组.胆麻片、胆荚片、胆麻荚片治疗慢性气管炎临床疗效观察.上海市攻克老年慢性气管炎会战组资料选编小组.老年慢性气管炎会战资料选编小组.老年慢性气管炎防治研究资料选编（第一辑）.上海：上海人民出版社，1973：172

[21]湖北省沙市生物化学制药厂.抗炎注射液疗效初步小结.中草药通讯，1973，(3)：60

[22]郑毅生.猪胆汁糖浆治单纯性消化不良的疗效探讨.广东中医，1960，5(6)：303

[23]宋易华，等.猪胆合剂灌肠配合西药治疗粘连性肠梗阻34例.四川中医，2006，24(6)：61

[24]朱秀萍，等.病毒新滴眼液治疗单疱病毒性角膜炎的疗效观察.中国实用眼科杂志，1999，17(3)：147

[25]樊学成.治中耳炎验方.四川中医，1984，2(4)：62

[26]胡卿发.猪胆汁提取物治疗滴虫性阴道炎的临床观察.陕西中医,1988,9(6):253

[27]赵翠华,等.猪胆汁治疗真菌性阴道炎临床观察.滨州医学院学报,1998,21(4):406

[28]穆培丽,等.猪胆炖黑豆治疗痔疮.山东中医杂志,2003,22(9):569

[29]周席丰,等.猪胆汁治疗肝炎32例.福建中医药,1964,9(2):43

[30]王馨远.猪苦胆治疗急性黄疸型传染性肝炎10例的初步观察.江苏中医,1965,(7):14

猫爪草 Ranunculi Ternati Radix

mao zhao cao

本品为毛茛科植物小毛茛 *Ranunculus ternatus* Thunb.的干燥块根。味甘、辛,性温。具有化痰散结,解毒消肿的功效。用于瘰疬痰核、疔疮肿毒、蛇虫咬伤。

【化学成分】

1. 氨基酸类 猫爪草所含氨基酸种类较丰富,达15种之多,主要有天冬氨酸、谷氨酸、亮氨酸、精氨酸。蛋白质含量占60%[1]。

2. 糖类 从猫爪草的乙酸乙酯部位分离得到β-D-葡萄糖[2]。测得猫爪草中多糖含量在6.7%~10.6%[3,4]。

3. 微量元素 猫爪草中微量元素铁、锰、锌含量较高。个别猫爪草块根中含有毒性微量元素镉(Cd)[5]。

4. 有机酸、甾醇及内酯类 猫爪草中有机酸主要包括:十四烷酸、十六烷酸、十八烷酸、二十烷酸、二十二烷酸、亚油酸、亚麻酸等,其中不饱和脂肪酸占58.19%,亚油酸占35.68%[6]。从猫爪草95%乙醇提取物中分离得到γ-酮-β-戊内酯 (keto-5-valerolactone),命名为小毛茛内酯(ternatolide)[7]。最近从猫爪草的石油醚和醋酸乙酯部位分离得到16个化合物,其中22-四烯-3-酮 (22-tetraen-3-one)、α-羟基-β,β-二甲基-γ-丁内酯 (pantolactone)、对羟基苯甲醛(4-hydroxybenzaldehyde)为首次从该植物中得到[8]。

5. 挥发油 猫爪草挥发油主要化合物为酯类,占总含量的54.50%,主要有丁二酸二异丁酯(22.06%)、丁二酸甲酯二异丁酯(23.14%);其次是烷烃,占总含量的22.41%;芳香族化合物占总含量的20.28%[9]。

【药理作用】

1. 增强免疫 猫爪草多糖600 mg/kg灌胃7 d,对正常和环磷酰胺免疫抑制小鼠可使吞噬百分率、吞噬指数升高;促进溶血素的形成和提高外周血中T淋巴细胞数。猫爪草对正常和免疫抑制小鼠都有免疫兴奋作用[10]。猫爪草皂苷(100 g/kg,灌胃7 d)对免疫抑制小鼠也有免疫兴奋作用[11]。

2. 抗结核 对中药猫爪草有机酸部位进行结核菌药敏试验结果表明,猫爪草抗结核的有效成分为有机酸[12]。

3. 抗肿瘤 猫爪草皂苷和多糖浓度为0.20、0.10、0.05 mg/mL体外对肉瘤S180、艾氏腹水瘤EAC、人乳腺癌细胞株MCF-7的生长和集落形成均有不同程度的影响[13]。猫爪草皂苷200 mg/L离体抑制MCF-7细胞生长和集落形成,可能诱导细胞凋亡;猫爪草皂苷灌胃给药(生药2.96、5.93、11.86 g/kg)明显升高雌性小鼠脾指数和淋巴细胞转化率,增加NK细胞活性。增强免疫和诱导凋亡可能是猫爪草皂苷抗肿瘤的机制之一[14]。体外筛选诱生肿瘤坏死因子(TNF)中草药的有效成分,在50、100、200 μg/mL浓度作用下,猫爪草诱生TNF的效果最佳。分离鉴定证明,猫爪草的有效成分为十六碳脂肪酸(软脂酸)[15]。

【临床研究】

1. 颈淋巴结核 60例颈淋巴结核患者接受常规$2DL_2ZS/4DL_2$抗结核治疗外,加服猫爪草胶囊,每次4粒,每天3次,用6 d停3 d为1周期,共10周期。结果临床治愈率83.6%, 随访1年后, 临床治愈率95.1%,且无1例复发[16]。50例儿童颈淋巴结核在单纯HRZ化疗基础上加用猫爪草胶囊辅助治疗, 治愈49例,显效1例,患者对猫爪草胶囊均能耐受,随访1年无1例复发[17]。

2. 结核性胸膜炎 110例结核性胸膜炎患者在抗结核治疗同时,加用猫爪草胶囊3粒/次,每天3次口服,共服用6个月。可很快减轻结核性胸膜炎患者的临床症状,减轻胸膜包裹、粘连、增厚。治疗6个月总有效率96%[18]。

3. 接种卡介苗淋巴结反应 儿童接种卡介苗后出现腋窝淋巴结反应,40例患者在接受常规抗结核治疗基础上 加服猫爪草胶囊,每次1例,每日2次,疗程为3个月。3个月后临床治愈35例,显效2例,好转2例,无效1例,总有效率97.5%[19]。

4. 急性副睾炎　内服猫爪草杨桃煎剂（猫爪草、毛花杨桃、银花、连翘等）治疗 76 例急性副睾炎，每日 1 剂，早晚服用，连用 7 d 为 1 个疗程。治愈 67 例(88.15%)，好转 9 例(11.85%)[20]。

5. 耐药肺结核　56 例耐药肺结核患者应用猫爪草胶囊联合抗结核化学药物持续治疗 1 年。治疗结束时，病灶吸收率 71.4%，不良反应发生率 24.9%。对耐药肺结核联合猫爪草胶囊治疗即可增强疗效，又能减轻抗结核药物的不良反应[21]。

（周秋丽　赵丽纯）

参 考 文 献

[1]姚成，等.中药猫爪草氨基酸的测定.林产化学与工业，2003,23(2):97

[2]张幸国，等.猫爪草化学成分的研究Ⅲ.中国药学杂志，2006,41(19):1460

[3]王鲁石，等.猫爪草多糖的提取及含量测定.新疆中医药，2003,21(3):9

[4]贾慧青，等.猫爪草多糖及蛋白含量测定.时珍国医国药，2006,17(5):736

[5]全山丛，等.中药猫爪草的微量元素分析.微量元素与健康研究，1997,14(2):29

[6]陈军，等.猫爪草中的脂肪酸及有机酸的GC-MS分析.光谱学与光谱风分析，2006,26(8):1550

[7]郭学敏，等.猫爪草化学成分的研究. 药学学报，1995,30(12):931

[8]熊英，等.中药猫爪草化学成分的研究.中国中药杂志，2008,33(8):909

[9]张海松，等.猫爪草挥发油的提取及其化学成分的GC-MS分析.中国中药杂志，2006,31(7):609

[10]张振凌，等.中药猫爪草多糖的免疫活性研究.时珍国医国药，2007,18(3):537

[11]张振凌，等.中药猫爪草有效部位的免疫活性研究.中华中医药杂志，2007,22(2):120

[12]池玉梅，等.中药材猫爪草有机酸部位药效及组成的研究.南京中医药大学学报，2007,23(6):365

[13]王爱武，等.猫爪草提取物体外抗肿瘤作用的研究.天然产物研究与开发，2004,16(6):529

[14]尹春萍，等.猫爪草皂苷抑制乳腺癌的机制研究.中国医院药学杂志，2008,28(2):93

[15]周立，等.猫爪草有效成分诱生肿瘤坏死因子的作用.中国医学科学院学报，1995,17(6):456

[16]韩其峰，等.抗结核药物加猫爪草胶囊治疗颈淋巴结核60例.实用医学杂志，2005,21(13):1425

[17]张雪梅.猫爪草胶囊辅助治疗儿童颈淋巴结结核疗效分析.江西医药，2009,44(8):783

[18]席秀娥，等.猫爪草胶囊治疗200例结核性胸膜炎的疗效观察.中国民康医学，2008,20(13):1441

[19]陆云，等.猫爪草胶囊治疗婴儿接种卡介苗后腋窝淋巴结反应的临床观察.职业与健康，2006,22(10):788

[20]邓平荟.猫爪草杨桃煎剂为主治疗急性附睾炎76例.中国性科学，2008,17(2):31

[21]梁红文，等.含猫爪草胶囊化疗方案治疗耐药肺结核112例疗效分析.中原医刊，2007,34(14):73

麻　黄　Ephedrae Herba　ma huang

本品为麻黄科植物草麻黄 *Ephedra sinica* Stapf.、中麻黄 *E.intermedia* Schrenk et C.A.Mey 或木贼麻黄 *E.equisetina* Bge.的干燥草质茎。味辛、微苦，性温。有发汗散寒，宣肺平喘，利水消肿等功能。用于风寒感冒、胸闷喘咳、风水浮肿等。蜜麻黄润肺止咳，多用于表证已解的气喘咳嗽。

【化学成分】

生物碱是麻黄的主要有效成分，其中主要为三对立体异构的麻黄碱类生物碱，其含量见表 11-1[1-6]。此外尚含麻黄恶碱（ephedroxane）、3,4-二甲基-5-苯恶唑烷（3,4-dimethyl- 5-phenyloxazolidine）、2,3,4-三甲基-5-苯恶唑烷（2,3,4- trimethyl-5-phenyloxazolidine）、苄基甲胺（benzylmethylamine）[7]和 2,3,5,6-四甲基吡嗪（2,3,5,6-tetramethylpyrazine）等[8]。麻黄各部分的生物碱含量不同，草质部平均含 0.873%，木脂素茎 0.0249%[9]；节间 0.687%，节部 0.287%；髓部含量高，皮部少[10]。

表 11-1　草麻黄、中麻黄和木贼麻黄的生物碱含量(%)

	草麻黄	中麻黄	木贼麻黄
麻黄碱 1-ephedrine	0.033~0.889	0.058~0.550	0.23~1.409

伪麻黄碱 d-pseudoephedrine	0.037~0.312	0.72~1.163	0.21~0.654
去甲基麻黄碱 1-norephedrine	0.0076~0.102	0.0005~0.075	0.0042~0.198
去甲基伪麻黄碱 d-norpseudoephedrine	0.017~0.142	0.0068~0.148	0.010~0.467
甲基麻黄碱 1-methylephedrine	0.034~0.151	Tr~0.017	0.035~0.045
甲基伪麻黄碱 d-methylpseu doephedrine	tr~0.017	Tr~0.009	Tr
总生物碱	0.481~2.47	0.67~1.564	2.093~3.05

挥发油也是麻黄有效成分之一，草麻黄含 0.250%，已鉴定了 32 种成分；木贼麻黄含 0.124%，已鉴定出 27 种成分[11]。已知挥发油中的有效成分有 2,3,5,6-四甲基吡嗪和 1-α-松油醇（1-α-萜品烯醇，1-α-terpineol）[12]。有报道草麻黄、中麻黄和木贼麻黄含挥发油分别为 0.035%、0.05%和 0.09%。从草麻黄中鉴定出 82 个成分，其中含量较高的有 1-α-松油醇（31.64%）、萘（naphthalene，3.57%）和 γ-桉叶醇（γ-eudesmol，3.43%）。从中麻黄鉴出 63 个成分，其中含量较高的有 1,4-桉叶素（1,4-cineole，12.80%）、对-聚伞花素（p-cymene，9.70%）、1,8-桉叶素（1,8-cineole，9.90%）和 1-α-松油醇（5.48%）。从木贼麻黄鉴定出 3 9 个成分，其中含量较高的有十六烷酸（hexadecanoic acid，26.22%）和邻苯二甲酸二丁酯（dihutyl phthalate，10.48%）等[13]。另报道草麻黄挥发油的主要成分为 α-松油醇（α-terpineol，13.0%）、四甲基吡嗪（tetramethylpyrazine，3.9%）、萜品烯醇（3.9%）、沉香醇（3.2%）等[14]。甘肃产草麻黄含挥发油 0.050%，鉴定出 50 个成分，其中含量较多的有 d-α-松油醇（d-α-terpineol）21.4%、十六烷酸（hexadecanoic acid）14.74%和 9-十六炔酸（9-octadecynoic acid）7.51%[15]。麻黄各部位挥发油的含量不同，草质茎 0.21%，木脂素茎 0.075%[16]。

麻黄含多种黄酮类化合物，草麻黄含芹黄素（apigenin）、小麦黄素（tricin）、山柰酚（kaempferol）、芹黄素-5-鼠李糖苷、草棉黄素（herbacetin）、3-甲氧基草棉黄素（3-methyoxyherbacetin）和山柰酚鼠李糖苷等。木贼麻黄含 8-羟基-山柰酚 3-葡萄糖苷、3-O-β-D-吡喃葡萄糖基-4′,5,7-三羟基-8-甲氧基黄酮等。

中麻黄和木贼麻黄尚含有白花色苷类（leuconthocyanins）成分，白飞燕草苷元（leucodelphinidin）和白天竺葵元（leucopelargonidin）；儿茶酚类（catechols）成分有（-）-表儿茶酚、(-)-表儿茶酚没食子酸酯和(-)表没食子儿茶精。木贼麻黄尚含有苯甲酸、对羟基苯甲酸、肉桂酸、对香豆酸、香荚兰酸（vanillic acid）和原儿茶酸（protocatehuic acid）等有机酸。双穗麻黄（E.distachya L.可能系草麻黄的异名）含具有降血糖活性的麻黄多糖（ephedrans）A、B、C、D 和 E[17]。二聚原花色素类（dimeric proanthocyanidins）成分ephedrannin A、B、E 和 mahuannin D[18]。此外，从草麻黄中分离出一种胰岛素样物质[19]。麻黄尚含 2.8%水溶性多糖，该多糖具有清除氧自由基的作用[20]。

【药理作用】

1. 发汗与解热 麻黄的水溶性提取物 70~300 mg/kg 给大鼠灌胃，使足底部水分散发（发汗）增加，呈剂量依赖性发汗作用。麻黄碱 2 mg/kg 灌胃也能促进大鼠足底部发汗。给猫静注麻黄碱 70 mg/只，使后肢足趾放散的水分量增加，这种作用在切断坐骨神经后消失[21]。麻黄煎剂 10 g/kg 给大鼠灌胃使汗腺上皮细胞胞浆内空泡（水泡）有所增加，而配合桂枝后，空泡发生率显著增加，说明对汗腺有显著兴奋作用，其发汗作用部位可能在中枢[22,23]。

伪麻黄碱水杨酸盐 25,50 和 100 mg/kg 肌肉注射，对静脉注射伤寒三联菌苗 1 mg/kg 致热家兔有显著解热作用；125,250 和 500 mg/kg 灌胃给药，在大剂量组也有显著解热作用[17]。麻黄挥发油乳剂对消毒牛奶所致人工发热家兔有解热作用；挥发油及其主要成分松油醇，对小鼠正常体温也有下降作用，松油醇的作用更明显[17]。

2. 中枢兴奋 麻黄的水提取物 4~6 g/kg 灌胃，使小鼠产生剂量依赖性自发运动亢进，180 mg/kg 灌胃使大鼠产生兴奋性脑电波[21]。麻黄碱 50、100 和 200 mg/kg 腹腔注射，不但使小鼠运动亢进，也使戊巴比妥诱发的催眠时间缩短[24]。伪麻黄碱的中枢兴奋作用较麻黄碱弱，维持时间也短[25]。相反，麻黄恶碱和伪麻黄恶碱有中枢抑制作用[26]。麻黄碱 20、40 和 80 mg/kg，腹腔注射，可使小鼠外观活动表现兴奋，但不能显著增加小鼠自主活动次数；而伪麻黄碱 20、40 和 80 mg/kg，腹腔注射，对小鼠自主活动均表现为抑制作用，其抑制率分别为 75.9%、73.4%和 86.5%。麻黄碱和伪麻黄碱 80 mg/kg 对戊巴比妥钠的催眠作用均表现为拮抗作用，对戊四氮和士的宁惊厥作用均无影响。提示，麻黄碱和伪麻黄碱的中枢作用不完全相同[27]。麻黄挥发油乳剂有镇静作用，对兔呼吸表现为先兴奋后抑制[17]。麻黄碱（E）、伪麻黄碱（PE）、麻黄碱水杨酸盐（ES）及伪麻黄碱水杨酸盐（PES）12.5、25.0、50.0、100.0mg/kg，腹腔注射,除大剂量(100 mg/kg)E 外,PE、ES 和 PES 对正常小鼠自主活动无明显影响;E 及较大剂量(≥50.0 mg/kg)PE、ES 及 PES 能缩短腹腔注射戊巴比妥钠小鼠的睡眠时间,小剂量(12.5~25.0 mg/kg)PES 能缩短腹腔注射戊巴比妥钠小鼠的入睡潜伏期;较大剂量的 E、PE 及 ES 与阈下剂量戊四氮有协同作用,大剂量 ES 与阈下剂量烟碱及印防己毒素有协同作用,各剂量 PES 均不能增强阈下剂量致惊剂的作用。实验表明 E、PE 及 ES 对中枢神经系统具有一定的兴奋作用,而 PES 无明显的中枢兴奋作用[28]。麻黄碱 20、40、80 mg/kg 腹腔注射,小鼠外观活动表现兴奋,但不能够显著增加小鼠自主活动数,而腹腔注射同剂量伪麻黄碱对小鼠的自主活动均表现为抑制作用,其抑制率分别为 75.9%、73.4 %和 86.5%;麻黄碱及伪麻黄碱 80 mg/kg 对戊巴比妥钠催眠作用则表现出拮抗作用,对戊四氮和士的宁惊厥作用均无影响。表明麻黄碱和伪麻黄碱的中枢作用不完全相同[29]。

3. 镇痛 麻黄碱能加强吗啡的镇痛作用(小鼠热板法),但在利血平予处理后则不再增强[30]。伪麻黄碱(大鼠 60、30 mg/kg,小鼠 30、15 mg/kg),灌胃给药,能明显减少大鼠和小鼠的醋酸扭体反应次数,表明有镇痛作用[31]。

4. 兴奋心血管 麻黄的水提取物 20 mg/kg 或相当量的总生物碱十二指肠给药,使麻醉犬的血压上升、心率和血糖增加,10~12 min 达峰值[17,32]。麻黄碱也能使健康人的心率和收缩压增加[33]。对硬膜外注入利多卡因造成血压下降的麻醉犬,静脉注射麻黄碱 0.5 mg/kg,使心率、平均动脉压(MAP)、外周阻力指数(TPRI)显著上升,心指数(CI)稍升高,心搏指数(SVI)稍下降,冠脉阻力、冠脉血流量、心肌供氧和耗氧量均上升,对心肌的氧摄取量、动脉血氧含量及动脉血二氧化碳分压($PaCO_2$)无明显影响[34]。但对硬膜外利多卡因阻滞的麻醉犬,以每分钟 2.5μg/kg 速度滴入麻黄碱后,外周血管阻力(SVR)明显增加,每搏输出量(SV)降低。当 MAP 恢复到阻滞前水平时 HR 仍低于阻滞前水平,SVR、心排血量(CO)、SV 均已接近或超过阻滞前水平,全过程中心静脉压(CVP)变化不明显[35]。给高位硬膜外麻醉犬静脉注射麻黄碱 200~300μg/kg,接着静脉点滴 10~20 μg/(kg·min),能使麻醉所致动脉压下降、心输出量减少及外周阻力下降逆转,并使门静脉血流量由 16.5 增至 25.5 mL/(kg·min),表明麻黄碱在高位硬膜外麻醉时是恢复中枢和内脏血循环的有效药物[36]。麻黄碱 1~3 mg/kg.静脉注射,使猫肺动脉压升高 4.7%~18.8%,表明 0.1 mg/kg 以上剂量时对肺血管已有收缩作用,而麻黄碱的最小有效平喘剂量为 0.1~0.3 mg/kg,这对伴有肺动脉高压的患者不利[37]。

麻黄碱兴奋心血管的作用机制:麻黄碱 3.3×10^{-4}~3.3×10^{-3}mol/L 能使免离体主动脉条浓度依赖性收缩,可卡因明显减弱,利血平明显增强,酚妥拉明明显阻断此作用;3.3×10^{-6}~3.3×10^{-5}mol/L 使兔离体心房率增加,可卡因及利血平均可明显减弱此作用;3×10^{-4}mol/L 使[^{3}H]去甲肾上腺素从兔主动脉条的流出量明显增加。这些实验表明麻黄碱兼有直接与间接作用,在主动脉直接作用占优势,在心房间接作用占优势[38]。麻黄碱 5×10^{-4}~1×10^{-3}mo/L 或 0.1~0.3mmol/L 引起离体肺动脉条浓度依赖性收缩,6–羟基多巴胺(6–OH–DA,能使交感神经末梢彻底损毁)能使其作用减弱 52.3%,表明麻黄碱的直接作用与间接作用大体相当[37,39]。一定条件的电场刺激能使神经末梢释放递质,麻黄碱能增强电场刺激引起的豚鼠离体门静脉和肺动脉的收缩,表明其可能兴奋突触前 β–受体,促进去甲肾上腺素释放[40,41]。较早试验证明家兔主动脉平滑肌有 4 种不同的收缩性受体——肾上腺素受体、5–羟色胺受体、组胺受体和胆碱受体,麻黄碱对主动脉平滑肌的兴奋作用可能是对多种受体同时兴奋的综合结果[42,43]。有报道伪麻黄碱 1~100 μmo1/L 和麻黄碱 1~10 μmol/L 均剂量依赖性加快离体豚鼠右心房率,增强离体豚鼠左心房收缩力,作用分别受预先给予普萘洛尔(0.1 μmol/L)和利血平化的显著抑制;此外麻黄碱对左心房的作用受预先给予酚妥拉明(10 μmol/L)抑制,而伪麻黄碱的作用不受此影响。本研究提示伪麻黄碱和麻黄碱的作用机制是通过促进神经末梢释放递质(去甲肾上腺素)的间接作用方式,激动豚鼠右心房 β 受体而加快心房率;伪麻黄碱以促递质释放的间接作用方式,激动 β 受体而增强左心房收缩力;麻黄碱则以间接作用方式,激动 α 和 β 受体而发挥作用[44]。

5. 平喘、镇咳和祛痰 麻黄的水提取物 20 mg/kg 或相当此量的总生物碱、麻黄碱,十二指肠给药,对麻醉犬的支气管有显著扩张作用,并能对抗组胺所致的气管收缩[45]。麻黄的水提取物、麻黄碱或伪麻黄碱,静脉注射或舌下给药,对组胺或乙酰胆碱所致呼吸道阻力升高,均有显著抑制作用[46]。伪麻黄碱的支气管扩张作用较弱,约为麻黄碱的 1/20[47]。草麻黄和中麻黄生物碱提取物对豚鼠离体气管松弛作用的 EC_{50} 分别为 0.111 和 1.019 g/L。草麻黄生物碱以麻黄碱为主,而中麻黄生物碱以伪麻黄碱为主。实验表明草麻黄和中麻黄生物碱提取物对豚鼠离体气管的松弛作用强度不同,可能与麻黄碱含量的差异相关[48]。麻黄挥发油 0.1 mL/kg 腹腔注射，对组胺所致豚鼠哮喘也有显著平喘作用，使引喘潜伏期延长，致喘的豚鼠数减少[49]。挥发油中平喘的有效成分为 2,3,5,6-四甲基吡嗪和 1-α-松油醇，后者的作用更强[12]。

麻黄碱平喘作用的机制是兴奋 β-受体，使支气管平滑肌内 cAMP 含量升高，过敏介质释放减少；同时兴奋 α-受体，使支气管黏膜的血管收缩，减轻黏膜水肿等[21]。有人用犬和豚鼠气管试验表明，麻黄碱使气管平滑肌细胞膜超极化，引起平滑肌松弛，但对 cAMP 的含量并无明显影响[50,51]。麻黄碱、伪麻黄碱以及草麻黄提取物均可以激动 β2 肾上腺素受体，并且麻黄碱的激动效果(EC_{50}=17.79 μmol/L)优于伪麻黄碱(EC_{50}=51.19 μmol/L)；豚鼠离体气管平滑肌实验中，麻黄碱对乙酰胆碱(Ach)引起的豚鼠离体气管平滑肌收缩的解痉作用优于同浓度的伪麻黄碱；麻黄碱可以延长组胺致喘豚鼠的引喘潜伏期，其作用效果优于同浓度伪麻黄碱的作用，且草麻黄提取物亦有此相同作用。草麻黄提取物含有麻黄碱及伪麻黄碱，麻黄碱在平喘效果上优于伪麻黄碱，并且草麻黄中麻黄碱的量高于伪麻黄碱，草麻黄中主要由麻黄碱起到平喘作用，伪麻黄碱具有辅助的作用[52]。

麻黄的水提取物 101 mg/kg 灌胃对 SO_2 所致小鼠咳嗽的抑制率为 23.3%~37.7%，1-盐酸麻黄碱 0.4、4.0 和 40.0 mg/kg 灌胃的抑制率分别为 10.4%、48.8% 和 51.1%，与剂量相关[53]。麻黄水溶性提取物对麻醉豚鼠气管机械刺激所致咳嗽的镇咳作用，相当可待因的 1/20，口服的 ED_{50} 为 175 mg/kg；麻黄碱对犬和猫机械刺激所致咳嗽有中枢性镇咳作用，强度约为可待因的 20%[21]。麻黄水溶性提取物对小鼠镇咳作用的 ED_{50}，灌胃为 175 mg/kg，腹腔注射为 107 mg/kg[54]。麻黄挥发油 0.4 mL/kg 灌胃，对氨水所致小鼠咳嗽无明显镇咳作用，但能显著促进气管排泌酚红[49]，说明有祛痰作用。挥发油中的 1-α-松油醇有较强的平喘、镇咳和祛痰作用[12]。

6. 利尿 伪麻黄碱有显著利尿作用，在麻醉犬 0.05~0.1 mg/kg 时已出现利尿作用，0.5~1 mg/kg 时作用最明显，排尿量可达正常时的 2~5 倍，1 次静脉注射作用可持续 30~60 min，利尿原理可能与肾血管扩张、肾血流量增加有关[55]。在用水，盐水或尿素后，可进一步加强伪麻黄碱的利尿作用。伪麻黄碱对轻型实验性肾小球肾炎犬也有利尿作用，但对重型无效[17]。伪麻黄碱 0.2~1 mg/kg 静脉注射，也使家免尿量增加，但在 1.5 mg/kg 以上时，尿量反而减少[21]。

7. 抗肾功能衰竭 在腺嘌呤(adenine)法诱发的慢性肾功能衰竭大鼠，在诱发同期及诱发后投药，麻黄干浸膏每天 10、20 和 30 mg/只加入水中自由饮用，在大剂量组各项指标均有明显改善，能使肾衰大鼠血中尿素氮(BUN)下降 37%，肌酐(SCr)下降 35%，甲基胍(MG)下降 76%，胍基琥珀酸(GSA)下降 83%，血磷(P)下降 39%，血钙(Ca)升高 28%，尿中甲基胍排泄量平均降低 49%~65%。在 10 和 20 mg 治疗组也有显著治疗作用，除血钙改善不明显外，其他各项指标均有明显改善。实验表明麻黄干浸膏可明显改善慢性肾衰大鼠的肾功能，纠正高磷低钙血症，明显抑制甲基胍的产生，其作用机制是抑制了肌酐的产生和羟自由基(·OH)的产生，从而使甲基胍的产生减少[56]。给实验性肾衰竭大鼠每日饮用麻黄提取物 30、60 和 120 mg/kg，能明显降低肾衰竭大鼠血清中尿素氮、肌酐、甲胍和胍基琥珀酸的浓度。麻黄的混合鞣质组分 5 mg/kg 也能使血清中尿素氮、肌酐、甲胍和胍基琥珀酸的浓度明显降低，其有效成分可能是缩合鞣质[57]。

8. 抗凝 麻黄的水提取物生药 0.2，0.04 和 0.01 g/mL，均能显著延长牛凝血酶凝聚人体纤维蛋白原的时间，表明有强抗凝作用[58]。给大鼠皮下注射肾上腺素外加冰浴刺激，造成寒凝气滞的急性血瘀模型。模型大鼠的凝血酶原时间(PT)比正常大鼠明显缩短，血浆优球蛋白溶解时间(ELT)明显延长，全血高切黏度、低切黏度、血浆黏度、血沉、血沉方程 K 值均明显升高。麻黄水煎剂 16 g/kg 灌胃，使模型组大鼠 PT 明显延长，ELT 明显缩短，全血高切黏度、低切黏度、血浆黏度、血沉、血沉方程 K 值均明显降低。实验表明麻黄有抗血凝，提高纤溶，改善模型大鼠的血液黏度及血液流变性的作用[59]。

9. 兴奋骨骼肌 麻黄碱对骨骼肌有抗疲劳作用，能使已疲劳的骨骼肌紧张度显著并持久地升高，能促进被箭毒所抑制的神经肌肉间的传导，使重症肌无力患者的症状缓解，并可增强取自重症肌无力患者的离体肋间肌的张力，但对正常人的神经肌肉传导却有抑制作用[17,60]。在大鼠离体膈神经—膈肌制备，麻黄碱在低浓度(80 μmo1/L)能拮抗高 K^+去极化所致神经肌肉麻痹，此作用不受利血平处理的影响，可能系直接作用，是使肌肉 β2 受体激动，肌浆网中 cAMP 浓度增加，促进 Ca^{2+}内流，并增加乙酰胆碱的合成与释放有关；但在高浓度(3~10mmo1/L)，对骨路肌表现为浓度依赖性抑制作用，主要是抑制运动神经末梢释放乙酰胆碱，同时也使终板区肌膜对乙酰胆碱的敏感性降低所致[60]。

10. 调节脂肪和胆固醇代谢 草麻黄提取物在体

外能促进大鼠脂肪细胞将葡萄糖转化合成脂肪,且在10~500 μg/mL 浓度范围内有明显剂量相关性，其作用机制有与胰岛素相似之处[61]。麻黄碱可使大鼠主动脉和肝中的胆固醇酯酶活性升高,主动脉中总胆固醇含量降低;血清胆固醇酯含量升高,肝游离胆固醇含量降低,心得安可取消麻黄碱的这些作用[62]。

11. 免疫抑制 草麻黄的醇提物和水提物及麻黄-9905(草麻黄醇提后的药渣,煎煮滤液浓缩液中的沉淀物)均能减轻二硝基氯苯(DNCB)所致的小鼠耳廓肿胀,醇提物尚能使小鼠脾脏重量减轻[63]。麻黄多糖 33、66、132 mg/kg 灌胃，连续 8 d，大剂量(132mg/kg) 组小鼠胸腺指数下降,3 个剂量组均能使正常小鼠的半数溶血值(HC50)下降[64]。实验性自身免疫性甲状腺炎(EAT)小鼠 CD_4^+淋巴细胞上升,CD_8^+淋巴细胞下降,与正常组相比,CD_4^+/CD_8^+ 比值显著上升。麻黄多糖 33、66 mg/kg 灌胃,每日 1 次,连续 4 周,CD_8^+淋巴细胞相对含量较模型组显著上升,CD_4^+淋巴细胞略有下降,CD_4^+/CD_8^+淋比值显著下降；麻黄多糖大剂量组脾指数低于模型组，表明对 EAT 小鼠的脾脏生长有一定的抑制作用[65]。EAT 模型组小鼠血清甲状腺素(T4)、游离三碘甲状腺原氨酸(FT3)、游离甲状腺素(FT4)水平均低于正常组;与模型组相比,麻黄多糖(33、66 mg/kg 灌胃,每日 1 次,连续 4 周)各组小鼠血清 T4、FT3、FT4 显著升高。模型组小鼠血清甲状腺球蛋白抗体(TGAb)和甲状腺微粒体抗体(TMAb)水平均高于正常组;与模型组相比,麻黄多糖各组小鼠血清 TGAb 和 TMAb 水平均明显下降[66]。上述实验均表明麻黄具有免疫抑制作用。

12. 抗炎 麻黄碱(EP)、伪麻黄碱(PEP)、麻黄恶碱(EX)和伪麻黄恶碱(PEX,合成品)200 mg/kg 灌胃，对正常小鼠及肾上腺切除小鼠的角叉莱胶性足肿胀均有显著抑制作用;对正常小鼠组胺性、5-羟色胺性、慢反应物质 A(SRS-A)性和 PGEl 性足肿胀也有抑制作用。EP 与 PEP 的抗角叉莱胶足肿作用可被妥拉苏林减弱,PEP 的抗炎作用可被利血平预处理所抑制，表明其抗炎作用部分由交感神经介导。妥拉苏林或心得安不影响 EX 和 PEX 的抗炎作用[67]。麻黄的水提取物、总生物碱或麻黄碱 100 mg/kg 灌胃,对醋酸所致小鼠腹腔炎症、大鼠右旋糖酐性与角叉莱胶性足肿均有显著抑制作用,当剂量为 25~100 mg/kg 时，对角叉莱胶性足肿的抑制作用呈剂量依赖性。以酚妥拉明或心得安预处理可阻断这些抗炎作用[45]。伪麻黄碱 50、100和 200 mg/kg 对醋酸所致小鼠腹腔毛细血管通透性增加有剂量依赖性抑制作用,甲基麻黄碱和甲基伪麻黄碱的作用次于伪麻黄碱,麻黄碱的作用最弱。每个鸡胚内注入可抑制肉芽组织的生长量为伪，麻黄碱 250 和500 μg,而麻黄碱在此剂量下无明显作用[47]。伪麻黄碱60 mg/kg 尚能明显减轻二甲苯致小鼠耳肿胀度[31]。EP、PEP、EX 和 PEX,在 0.1 mg/mL 时对腹腔巨噬细胞的 PGE_2 的生物合成有显著抑制作用[67],实验表明麻黄的抗炎作用与其抑制花生四烯酸的释放和代谢有关[68]。

13. 抗过敏 麻黄的水提取物和醇提取物有抑制嗜碱性细胞及肥大细胞释放组胺等过敏介质的作用。在 $1×10^{-3}$g/mL 时,对卵白蛋白致敏豚鼠肺切片在抗原抗体反应时,介质的释放量减少到 60%~80%,对白三烯 D4 的释放也有抑制作用。其抗过敏机制之一是通过 β-受体的介导而实现的[21,69]。麻黄的水提取物 $1×10^{-3}$g/mL 及醇提取物 $1×10^{-4}$g/mL,在免疫溶血试验中,使溶血率减少到 70%以下;其抗补体作用的可能机制之一是抑制 C3 转化酶 EACl42 的形成[21,70]。对花粉过敏者,伪麻黄碱 60 mg 单用,或与吡咯吡胺(tripro1idine)合用,均可抑制组胺所致鼻通道阻力的升高[71]。在给小鼠腹腔注射 5-羟色氨酸(5-HTP,2. 5mg/kg)前1 h,灌胃麻黄提取物 2 g/kg,能显著抑制 5-HTP 所致的腹泻[72]。

实验性自身免疫性甲状腺炎(EAT)小鼠的甲状腺有程度不等的淋巴细胞浸润,甲状腺上皮细胞中出现较多的 A 细胞(Askanazy 细胞、大嗜酸性细胞),甲状腺滤泡有不同程度的破坏,残留滤胞萎缩,伴有纤维组织不同程度的增生。在 EAT 模型建立后第 35 日开始,给小鼠灌胃麻黄煎剂,每日 1 次,每次 0.2 mL/只(相当治疗量的 100 倍)。治疗 44 d 后,甲状腺的淋巴细胞浸润显著减少,A 细胞比例也显著减少，但纤维化无明显改善[73]。EAT 小鼠的甲状腺合成甲状腺球蛋白(TG)功能降低,用麻黄煎剂治疗后有不同程度的改善,使 TG 阳性滤泡数增多[74]。

14. 抗肿瘤 草麻提取物(EW)1、3、10、30、100 μg/mL,剂量相关地抑制鼠黑素瘤细胞株 B16F10 和HUVEC 的生长。EW 的非细胞毒浓度(30、10、3 μg/mL),对 HUVEC 实验模型周围微管网络形成的抑制率分别为90.25%、71.24%和 15.48%,IC_{50} 为 7.68μg/mL。EW30 μg/mL 明显抑制 B16F10 细胞攻击基膜,与对照组相比，攻入膜内的 B16F10 细胞不足 5%,10、3 μg/mL 时的抑制率分别为 61.37%和 9.58%,IC_{50} 为8.9 μg/mL。给BDF1 小鼠接种 B16F10 细胞 24 h 后，分别给予 EW2、10、30、100 mg/kg,100 mg/kg 组 8 只小鼠中 3 只死亡,EW 的毒性明显，但对剩余小鼠的抗肿瘤效果也显著,30 mg/kg 组的动物 11 d 内行为正常,抑瘤效果与 2 mg/kg 阿霉素作用相当[75]。

15. 抗病原体 麻黄挥发油 1%,5%,20%,40%或100%时对流感杆菌、甲型链球菌、肺炎球菌、淋球菌、枯草杆菌、大肠杆菌和白色念珠菌有不同程度的抑制作用[47]。麻黄挥发油在动物体内对流感病毒(亚甲型,AR8)有抑制作用,其有效成分 1-α-萜松醇(1-α-terpineol)经组织培养法试验表明对流感病毒有抑制作用[76]。麻黄提取物(1:10)在体外对孤儿病毒(ECHO11)有抑制作用,在感染同时或感染后给药能延缓病变出现的时间[77]。麻黄煎剂在体外对亚洲甲型流感病毒的最小抑制浓度为 2 mg/mL;麻黄挥发油对 PR8 株感染的小鼠有治疗作用[78]。体外筛选,麻黄对单纯疱疹病毒(HSV-1)、脊髓灰质炎病毒和麻疹病毒有抑制作用[79]。

16. 快速耐受性 麻黄碱反复使用,作用迅速减弱,最后可以完全无效[23]。如,用累积浓度法给予麻黄碱,从 0.033~33 mmol/L,可使豚鼠离体气管对麻黄碱脱敏[80]。在海龟离体心室肌条制备,第 1 次用麻黄碱后即可产生脱敏[81]。也有相反报道,给小鼠腹腔注射麻黄 80 mg/kg ,间隔 7 d,连用 5 次后,其敏感性显著增强[82]。快速耐受性产生的机制,直接作用的快速耐受性是由于受体的饱和,间接作用的快速耐受性是由于递质的耗竭[83]。也有认为与排泄加快[55]或中枢调节[17]有关。近有报道,采用豚鼠气管条离体实验,麻黄碱和伪麻黄碱交叉应用也容易产生快速耐受性,在临床上应避免两药联合应用[84]。

17. 药代动力学 麻黄碱和伪麻黄碱口服吸收良好,口服与注射给药药效基本相同,用药后 1~2 h 血药浓度可达高峰[21,25,85]。12 名男性受试者单剂量服用 240 mg 伪麻黄碱缓释片后的药代动力学参数:T_{max}=8.58±2.47 h,C_{max}=358.47±140.43 ng/mL,$T_{1/2}$=10.27±3.04 h,MRT=18.84±4.12 h,AUC=7403.6±2166.6 ng·h/mL[86]。麻黄碱和伪麻黄碱体内分布较广,肝、肾含量较高,其次为脑、脾、脂肪,乳汁和唾液中也有分布,麻黄碱与各器官的亲和力高于伪麻黄碱[25,85],肝脏代谢和肾脏排泄较慢,作用较持久[55];麻黄碱在体内的代谢产物因动物种类而异,在大鼠有去甲基麻黄碱、对羟基麻黄碱、麻黄碱及对经基麻黄碱的葡萄糖醛酸结合物、马尿酸和苯甲酸等[21,85],在家兔有去甲基麻黄碱、对羟基麻黄碱、马尿酸、苯甲酸、对羟基苯甲酸、对羟基马尿酸、1-苯基-1,2-苯丙二醇、l-羟基-1-苯基-戊酮等[21,87,88],在犬主要有去甲基麻黄碱、羟基麻黄碱和羟基去甲麻黄碱等[69]。在大鼠、兔和犬,尿中排出的主要为代谢产物,原形排出较少[55,87,89]。

18. 毒性 麻黄水提取物 8 g/kg 给小鼠灌胃未测出 LD_{50},腹腔注射的 LD_{50} 为 650 mg/kg[54]。麻黄碱和麻黄水提取物(含麻黄碱 2.27%,伪麻黄碱 2.14%,去甲麻黄碱 0.057%)对 5 周龄 ICR 小鼠的 LD_{50} 分别为 689mg/kg 和 5.30g/kg,前者死亡发生较快。两者 50% LD_{50} 的中毒反应相似,但后者较轻;前者引起摄食及水量减少,体重减轻和肝肾损害,而后者没有[90]。麻黄挥发油小鼠灌胃和腹腔注射的 LD_{50} 分别为 2.79 和 1.35 mL/kg[49]。麻黄碱、消旋麻黄碱和伪麻黄碱对动物的最小致死量(MLD)见表 11-2[91]。

伪麻黄碱对大鼠致畸作用,经口给予伪麻黄碱 50、100、200 mg/kg,与阴性对照组比较,高剂量组孕鼠的总增重较轻,死胎数较多,胎仔体重较轻。各剂量组孕鼠的生殖能力和胎仔畸形情况与对照组相比差异无统计学意义。在实验剂量范围内,伪麻黄碱对大鼠有一定的母体毒性和胚胎毒性[92]。

【临床应用】

1. 感冒、上呼吸道感染 麻黄汤(麻黄、桂枝、杏仁、甘草)单用或加味对感冒、上呼吸道感染及扁桃体炎发烧等有较好疗效,能迅速消除发烧等症状。麻杏石甘汤治疗夏季热及小儿上呼吸道感染,石军麻桂汤(麻黄、生石膏、炙川军、桂枝)对小儿高热不退,麻黄附子细辛汤对咽痛性感冒(以咽喉疼痛为最初症状的感冒),均有一定疗效[17]。麻黄汤或麻黄挥发油对流行性感冒也有效[91]。

表 11-2 麻黄碱、消旋麻黄碱和伪麻黄碱对动物的最小致死量(mg/kg)

动物种类	蛙	田鼠	灰兔		白兔	犬
给药途径	淋巴囊	腹腔	皮下	静脉	静脉	静脉
麻黄碱	540	350	230	80	50	70
消旋麻黄碱	630	310	360	90	70	100
伪麻黄碱	770	310	400	100	130	130

2. 支气管炎、支气管哮喘、肺炎 麻黄雾化剂(每毫升含生药 0.4 g,麻黄总碱 2.125 mg/mL)治疗小儿喘症 100 例,结果显效 51 例,有效 33 例,无效 16 例,总有效率 84%[93]。麻黄碱可用于预防和缓解支气管哮喘,用量每次口服、皮下或肌肉注射 25 mg[94]。麻黄碱与氨茶碱合用时不能增加平喘效果,且使不良反应加重,不宜合用;与咳必清、咳美芬等镇咳药或苯海拉明合用治疗支气管哮喘,则有协同作用;在用青霉素 G治疗细菌性肺炎时,再加用麻黄或其制剂有协同效果[17]。

射干麻黄汤治疗138例痰湿和痰饮咳嗽(急、慢性支气管炎占119例),痊愈67例,显效39例,有效11例,无效21例。总有效率达84.8%[95]。在抗感染等综合治疗的基础上,加用麻黄碱雾化吸入治疗毛细支气管炎101例,取得满意效果。加用麻黄碱雾化吸入可解除平滑肌痉挛,减轻支气管黏膜水肿和充血,增加潮气量,改善肺功能,迅速缓解症状,缩短病程[96]。

3. 百日咳 麻杏合剂(麻黄、杏仁、白茅根等17味)治疗199和77例,治愈率分别为76.3%和72%。顿咳汤(麻黄、杷叶、白芥子、苦参、大黄)治疗224例,治愈率186例,好转32例,无效6例。加味麻杏石甘汤治疗288例,治愈率85.5%。麻黄碱对百日咳或其他痉挛性咳嗽也有效[17]。

4. 心律失常 麻黄对缓慢性心率失常有效。升率汤(麻黄、附子、细辛、丹参等)治疗窦性心率过缓、房室传导阻滞及心动过缓合并传导阻滞计50例,总有效率86%[97]。麻黄附子细辛汤加味治疗病窦综合征42例,结果明显好转27例,好转12例,无效3例,总有效率92.85%[98]。1%麻黄碱喷雾吸入对慢性肺原性心脏病有一定疗效[17]。

5. 低血压 治疗慢性低血压症,可口服麻黄碱20~50 mg,每天2~3次[94]。脊椎麻醉前肌肉或皮下注射15~30 mg麻黄碱可预防血压下降,如出现低血压可肌肉注射30~60 mg[99]。在硬膜外麻醉收缩压下降25%或降至12 kPa(90 mmHg)时,静脉点滴麻黄碱0.35 mg/kg,可使血压回升至硬膜阻滞前水平,对心率影响不明显,且心输出量和心指数均有增加[100]。在硬膜外麻醉的局麻药(2%利多卡因)中,加入0.1%麻黄碱,经20例临床观察,在注入局麻药前后的收缩压(SBP)、舒张压(DBP)和平均动脉压(MAP)均无显著变化,能有效地维持血流动力学的稳定[101]。全麻诱导前预注麻黄碱可明显减轻血压下降的程度,且麻黄碱0.2 mg/kg比0.1 mg/kg效果更佳。但并不能完全避免异丙酚诱导时的血压下降[102]。适当剂量麻黄碱可安全用于治疗腰麻引起的剖宫产术中低血压,对母体及胎儿无不良影响[103]。剖宫产术中,在补充血容量的基础上,腰麻注入布比卡因后立即静注麻黄碱10mg,有利于维持血流动力学稳定,可有效预防仰卧位低血压综合征(SHS)的发生[104]。小儿脊麻可以引起血流动力学显著改变,在给予布比卡因前,静注麻黄碱0.15 mg/kg可以预防并缓解脊麻引起的血流动力学改变[105]。有报道,静脉点滴麻黄碱升压速度较慢(6 min),同时心率和外阻明显增加,微循环半更新时间(ALT)无显著缩短,说明组织血灌注欠佳,其疗效不如多巴酚丁胺(dobutamine)好[106]。

6. 肾炎与水种 麻黄连翘赤小豆汤加减治疗小儿急性肾炎100例,痊愈87例,显效7例,有效3例,无效3例,总有效率93%[07]。另以本方加减治疗急性肾炎118例和12例,分别治愈113例和11例,治疗水肿病44例,也有一定疗效[23]。麻黄碱对糖尿病神经性水肿也有良好疗效[108]。

7. 腹泻 生麻黄15~30 g的后入煎剂,口服或保留灌肠,对多种腹泻(功能性、慢性结肠炎性、溃疡性结肠炎性)均有显著疗效,一般2~4剂见效[109]。

8. 皮肤过敏性疾病 麻黄或其生物碱成分对皮肤变态反应性疾病有效。治疗荨麻疹可用麻黄蝉衣汤(麻黄、蝉衣、槐花、黄连等)、麻黄连翘赤小豆汤、麻杏石甘汤、麻桂各半汤或麻黄加术场(麻黄、桂枝、白术等)。麻黄蝉衣汤对风疹块、泛发性传染性湿疹样皮炎、泛发性湿疹,麻黄连翘赤小豆汤对玫瑰糠疹、湿疹,桂枝麻黄各半汤对全身瘙痒,麻黄汤合四物汤加减对银屑病,麻黄汤合小柴胡汤对结节性红斑等均有一定疗效[17]。麻黄碱也可用于缓解荨麻疹和血管神经性水肿等过敏反应症状[99]。

9. 鼻炎、副鼻窦炎 0.5%~1%麻黄碱滴鼻可消除鼻黏膜肿胀[99]。1%去甲麻黄碱(苯丙醇胺)滴鼻或每次12.5 mg每日3次口服,治疗急、慢性及过敏性鼻炎200余例,疗效显著,对鼻黏膜收敛作用较麻黄碱强,且无快速耐受性[110]。麻黄碱与色甘酸钠合用治疗花粉过敏性鼻炎有协同作用[111]。麻黄附子细辛场对过敏性鼻炎,麻杏石甘汤加味对慢性鼻炎、副鼻窦炎也有一定疗效[17]。

10. 关节肌肉疾病 逐痹汤(麻黄、细辛、二活等11味)治疗风湿性关节炎367例,有效率95.4%[112]。麻黄附子细辛汤治疗腰腿痛103例,麻黄加术附汤治疗多发性关节炎2例,均有一定疗效[17]。麻黄为主的配方,对痹痿、顽痹、风热痛痹等痹症均有较好疗效[113]。

11. 遗尿症 单味生麻黄水煎,睡前顿服,治疗小儿遗尿30例和50例,疗效良好[114,115]。麻黄碱治疗小儿遗尿症12例,治愈8例,好转4例[116]。遗尿散(麻黄、五味子、菟丝子、益智仁)治疗遗尿症63例,除1例中断治疗外,余62例全部治愈[117]。

12. 其他 1%麻黄素滴鼻治疗偏头痛48例,对无先兆型和有先兆型均有效,总有效率分别为96.8%和82.4%[118]。麻黄汤加减治疗糖尿病性周围神经病51例、坐骨神经痛17例和带状泡疹感染性神经炎8例,总有效率68.75%[119]。麻桂汤治疗内耳病114例,对改善眩晕、耳鸣和耳聋等症状有一定疗效[120]。

13. 不良反应 服用含麻黄或麻黄碱的药品有可能引起血压升高、头痛、心悸、多汗、口渴、眩晕、排尿困难、腹泻、肌无力、震颤、烦躁、焦虑、失眠等，过量中毒可致中风、忧郁症、心律失常、恶心、呕吐等[121-123]。甲亢、高血压、动脉硬化和心绞痛等患者忌用；忌与优降宁等单胺氧化酶抑制剂合用，以免引起血压过高[112]。去甲麻黄碱的不良反应有头痛、心悸、胸闷和胃疼等[110]。

【附注】

1. 麻黄属(*Ephedra*) 植物世界约40种，我国约12种及4变种[124]。其主要成分相似，均为麻黄碱类生物碱。但有报道 *Ephedraciliate* C.A.I.Mey 不含生物碱[3]。我国产本属植物，除上述药典所载3种外，另7种及2变种的生物碱含量见表11-3[1,6]。

2. 麻黄根 有敛汗功能，用于治疗自汗、盗汗等症。

成分 生物碱类、黄酮类和一些微量元素。生物碱类有麻黄根碱A、B、C、D（ephedradine A、B、C、D），阿魏酰组胺（feruloylhistamine）及酪氨酸甜菜碱（maokonine）；黄酮类有麻黄宁A、B、C、D(mahuannin A、B、C、D)和麻黄酚(ephedrannin A)。

表 11-3 某些麻黄属植物的生物碱含量(%)

植物种类	E	PE	NE	NPE	ME	MPE	共计
西藏中麻黄 *E.intermedia* var.*tibetica*	1.060~1.150	0.070~0.084	0.037~0.040	0.026	0.158~0.170	tr.	1.355~1.470
丽江麻黄 *E.likiangensis*	0.352~1.173	0.324~1.060	0.028~0.100	0.117~0.233	0.012~0.038	tr.~0.019	1.484~1.772
单子麻黄 *E.monosperma*	1.247~1.401	0.781~0.860	0.152~0.180	0.245~0.330	0.042~0.054	0.005	2.466~2.830
异株矮麻黄 *E.minuta* var. *dioeca*	0.371~0.722	0.207~0.253	0.022~0.253	0.016~0.078	0.037~0.054	tr.	0.708~1.182
山岭麻黄 *E. gerardiana*	0.696~0.765	0.101~0.144	0.078~0.085	0.074~0.075	0.040~0.043	tr.~0.015	1.058
藏麻黄 *E.saxatilis*	0.590~0.601	0.050~0.062	0.059~0.063	0.023~0.028	0.056~0.063	tr.	0.798~0.806
窄膜麻黄 *E.lomatolepis*	0.159~0.167	0.735~0.830	0.033~0.037	0.025~0.320	tr.~0.005	tr.	1.178~1.359
斑子麻黄 *E.lepidosperma*	0.012~0.024	0.011~0.017	0.005~0.006	0.007~0.011	0.001	tr.	0.042~0.052
膜果麻黄 *E.przewalskii*	0.015~0.047	0.006~0,041	0.003~0.011	0.005~0.018	0.003~0.006	—	0.040~0.118

[注]E=麻黄碱；PE=伪麻黄碱；NE=去甲基麻黄碱；NPE=去甲基伪麻黄碱；ME=甲基麻黄碱；MPE=甲基伪麻黄碱

药理 麻黄根碱A、B、C、D 3 mg/kg，都能使大鼠产生明显降压作用。麻黄根碱B的降压作用最强，0.1~3 mg/kg，对大鼠和自发性高血压大鼠产生剂量相关性降压作用。麻黄根碱A、B、C、D尚有减慢心率的作用[125]。

3. 麻黄果

药理 麻黄过多糖120 μmol/L灌流5 min时，动作电位时程(APD)及复极至50%和90%时间（APD50和APD90）均明显延长，后逐渐缩短；10 min时，该3项指标与对照组相比显著缩短。应用M受体阻断剂后，该效应消失；应用β受体阻断剂时，先延长后缩短的效应仍存在。实验表明麻黄果多糖作用于心室乳头肌M受体，对K^+通道有先抑制后易化的双向效应[126]。

（马金凯）

参 考 文 献

[1]张建生，等.十二种国产麻黄的品质评价.药学学报，1989，24(11)：65

[2]Zhan Jian-sheng，et al.Simultaneous Dstermination of Six A1kaloids in Ephedrae Herba by High Performance Liquid chromatography. *Planta Med*，1988，54(1)：69

[3]Meriyasu M，et al. Analysis of Ephedra bases.*Chem PharmBull*，1984，32(2)：744

[4]饶伟文.加盐蒸馏一中和法测定麻黄中生物碱的含量.中草药通讯，1985，10(8)：372

[5]曾纪炎，等.硫酸浸渍法用于麻黄的测定.中草药，1983，14(12)：552

[6]崔建芳，等. 麻黄中麻黄生物碱的气相色谱测定法.药学学报，1991，26(11)：852

[7]Chohachi K，et a1.Ephedroxane，antiinflammatory principle

of Ephedra Herbs.Phytochemistry,1979,18(4):697

[8]贾元印,等.薄层扫描法测定麻黄中麻黄碱和2,3,5,6-四甲基吡嗪的含量.中草药,1990,21 (1):19

[9]贾元印,等.麻黄不同部位生物碱的比较.中成药研究,1986,(7):16

[10]笠原义正,等.麻黄节间及节的麻黄碱系生物碱的含量.国外医学中医中药分册,1987,9 (3):59

[11]贾元印,等.草麻黄和木贼麻黄挥发油成分的比较研究.中国药学杂志,1989,24(7):402

[12]孙静艺.麻黄新的有效成分研究.中草药,1983,14 (8):9

[13]吉 力,等.草麻黄、中麻黄和木贼麻黄挥发油化学成分的GC-MS分析.中国中药杂志,1997,22(8):489

[14]Miyaxawa M,et al.Volatile components of Ephedra sinica Stapf.CA,1997,127:39590h

[15]许爱霞,等. 甘肃麻黄挥发油化学成分分析. 中国医院药学杂志,2006,26(7):804

[16] 贸元印. 麻黄不同部位挥发油的比较. 中草药通讯,1987,12 (2):10

[17]马金凯.麻黄.王本祥.现代中药药理学.天津:天津科学技术出版社,1997:32

[18]Tao H,et al. Dimeric proanthocyanidins from the roots of Ephedra sinica. *Planta Med*,2008,74(15):1823

[19]Takaku T,et al.Isolation of insulin-likesubstances from Ephedra sinica Stapf.CA,1998,129:113369c

[20]张连茹,等.麻黄水溶性多糖的提取及其清除氧自由基作用的研究.氨基酸和生物资源,2000,22(3):24

[21]刘志(译).麻黄的成分、药理和生化研究.国外医学中医中药分册,1981,3(4):12

[22]沈映君,等.麻黄、桂枝药对的发汗解热作用.中药药理与临床,1985,1(1):21

[23]沈映君,等.麻黄桂枝协同发汗作用的实验研究.成都中医学院学报,1986,(1):3l

[24]秋葉一美、他. d-Pseudoephedrineの中枢作用.日本薬理学雑誌,1982,79 (5):401

[25]程大敦.右旋伪麻黄碱应充分利用.药学通报,1986,21 (6):365

[26] Hikino H, et al. Pharmacology of ephedroxanes. J Ethnopharmacol, 1985, 13 (2): 175

[27]王丽韫,等. 麻黄碱和伪麻黄碱中枢作用的比较.兰州医学院学报,2001,27(2):4

[28]蒋袁絮,等. 麻黄碱、伪麻黄碱及其水杨酸衍生物对小鼠中枢神经系统作用的比较. 中草药,2004,35(11):1274

[29]王丽韫,等. 麻黄碱和伪麻黄碱中枢作用的比较. 兰州医学院学报,2001,(2):6

[30]Shukla B, et a1.The ana1gesic activity of morphine, ephedrine and reserpine drug combinations in mice.Curr Med Pract, 1985, 29 (5):136

[31]戴贵东,等. 伪麻黄碱镇痛、抗炎作用的研究. 陕西医学杂志,2003,32(7):641

[32]Harada M, et a1.Contribution of alkaloid fraction to pressor and hyperglycemic effect of crude ephedra extract in dogs.J Pharmacobio-Dyn, 1981, 4(9):691

[33]Kuitunen T, et a1.Comparison of the acute physical and mental effects of ephedrine, fenfluramine, phentermine and prolintane.*Methods Find Exp Clin Pharmacol*, 1984, 6(5)265

[34]包光兴,等.硬膜外阻滞期间使用麻黄碱、间经胺对循环功能和冠脉循环影响的实验研究.中华麻醉学杂志,1989,9 (4):20l

[35]徐国辉,等.麻黄碱纠正硬膜外阻滞低血压前后的血流动力学改变.中华麻醉学杂志,1994,14(1):14

[36]Greltz T,et a1.Effects of ephedrine on hemodynamics and oxygen consumpton in the dog during high epidural block with spcial reference to the splanchnic regio.*Acta Anaesthesio1 Scand*, 1984,28(5):557

[37]朱明晏,等.麻黄碱对肺血管的作用.中国医科大学学报,1985,14(6):437

[38]贡泌燕,等.麻黄碱对兔主动脉和心房作用机制的研究. 生理学报,1984,36(4):369

[39]朱明星,等.麻黄碱对兔肺动脉条的作用机制.中国药理学与毒理学杂志,1987,1(4):254

[40]包建新,等.麻黄碱对离体脉鼠门静脉突触后α-受体和突触前β-受体的作用.中国药理学报,1990,11(2):130

[41]Bao TX, et al.Effects of ephedrine on adrenergic neuro-effector transmission in isolated guinea pig pulmonary arterles.*Asia Pac J Pharmaco1*,1990,5(2):121

[42]李蕴山,等.麻黄碱的作用受体研究一家兔主动脉条肾上腺素受体.药学学报,1964,11 (4):252

[43]李蕴山,等.麻黄碱的作用受体研究一家兔主动脉条色胺、组胺和胆碱受体. 生理学报,1966,29 (2):205

[44]戴贵东,等.伪麻黄碱和麻黄碱对离体豚鼠心房作用的机制研究. 西北药学杂志,2001,16(1):24

[45]加濑义夫,等.麻黄中所含麻黄碱在麻黄提取物药理效应中所起的作用. 国外医学中医中药分册,1984,(1):51

[46]Abiba K,et al.Effects of sublingual administration of Ephedra herba aqueous extracts on respiratory resistance in dogs. *Annu Rep Tohoku Coll Pharm*,1978,(25):23

[47]Hikino H,et a1.Studies on the constituents of Ephdre V1. Antiinflammatory principle of Ephedra herbs.*Chem Pharm Bull*, 1980,28 (10):2900

[48]安春娜,等. 草麻黄和中麻黄生物碱提取物对豚鼠离体气管松弛作用的比较. 中国新药杂志,2009,18(5):437

[49]袁文学,麻黄挥发油的药理研究.药学通报,1986,21 (4):235

[50]Bilcikova L,et a1.The action of adrenoceptor agonists and antagonists on the guinea pig and dog trachea.*Gen Physiol Biophys*,1987,6 (1):87

[51]Bilcikova L,et a1.The effects of methylxanthines, ethymisole,ephedrine and papaverine on guinea pig and dog

trachea.*Gen Physiol Biophys*,1987,6 (2):137

[52]刘赜,等.麻黄碱与伪麻黄碱平喘效果及机制比较研究.中草药,2009,40(5):771

[53]Miyagoshi M,et a1. Antitussive Effects of L-Ephedrine,Amygdalin,and Makyokansekito (Chinese-Tradtional Medicine) using a Cough Model Induced by Sulfur Gas in Mice. *Planta Med*, 1986,(4):275

[54]Shoji T,et al.Pharmacological studies of crude drugs showing antitussive and expectorant activity .Re port 1.The combined effects of some crude drugs in antitussive activity and acute toxicity. CA,1978,88:115366h

[55]周金黄、王药默.中药药理学.上海:上海科学技术出版社,1986:29

[56]王国柱,等.麻黄干浸膏及其单宁成分治疗慢性肾衰竭的实验研究.中国中西医结合杂志,1994,14(8):485

[57]Yokozawa T,等.降低尿毒症毒素:麻黄的一种新作用.国外医学中医中药分册,1996,18(5):47

[58]欧兴长,等.126种中药抗凝血酶作用的实验观察.中草药,1987,18(4):21

[59]陈文梅,等.中药麻黄、夏枯草、乌贼骨对抗急性血瘀证形成的实验研究.北京中医药大学学报,1997,20(3):39

[60]束怀德,等.麻黄碱对神经肌肉传递的作用.中国药理学报,1987,8 (4):313

[61]蒋 明,等.麻黄对脂肪细胞脂质代谢影响的实验研究.中国中药杂志,1999,24(5):302

[62]Dolgov AV,et al.Activity of cholesterol esterases in aorta and liver of rats during stimulation or inhibition of β-adrenergic receptors.CA,1987,107:52712f

[63]陈荣明,等.麻黄中不同提取物对细胞免疫的影响.南京中医药大学学报(自然科学版),2001,17(4):234.

[64]孟达理,等.麻黄多糖对绵羊红细胞所致小鼠溶血素生成的影响.江苏大学学报(医学版),2007,17(5):379

[65]严士海,等.麻黄多糖对EAT小鼠外周血淋巴细胞亚群的影响.中华中医药学刊,2008,26(5):1069

[66]严士海,等.麻黄多糖对EAT小鼠甲状腺激素及相关抗体水平的影响.江苏中医药,2008,40(10):111

[67]Kasahara Y,eta1.Antiinflammatory actions of Ephedrines in Acute Inflammations.P1anta Med,1985,(4):325

[68]Sugawara T,etal .Arachidonate metabolism in macrophages and the effectof"mao"alkaloids.CA,1987,106:95783b

[69]西泽芳男.麻黄抗支气管哮喘作用的研究.国外医学中医中药分册,1984,(3):42

[70]凌敏,等.麻黄中抑制补体溶血物质的作用.生物化学杂志,1989,5(3):287

[71]Empey DW,et a1.Comparison of pseudoephedrine and triprolidine,alone and in combination in preventing nasal congestion in subjects with a11ergic rhinitis using nasal histamine cha11enge.*Br J Clin Pharmacol*,1984,18(1):86

[72]Yoo JS,et al.Inhibitory effects of extracts from traditional herbal drugs on 5-hydroxytryptophan-induced diarrea in mice.CA,1996,124:278673g

[73]孙景军,等.中药治疗EAT的病理组织学和超微结构变化的观察.南京中医药大学学报,1999,15(3):155

[74]朱云华,等.中药治疗实验性自身免疫性甲状腺炎中甲状腺球蛋白的免疫组化观察.南京中医药大学学报,1996,12(3):31

[75]张敏(摘).草麻黄提取物的抗侵染、抗血管生成和抗肿瘤活性.国外医药植物药分册,2004,19(2):72

[76]刘国声.麻黄挥发油的研究.药学学报,1963,10(3):147

[77]中医研究院中药研究所病毒组.中草药对呼吸病毒致细胞病变作用的影响(续报).新医药学杂志,1973,(12):38

[78]湖北省卫生防疫站微生物检验室.中药对流行性感冒病毒影响的初步报告.中华医学杂志,1958,(9):888

[79]蔡宝昌,等.国外天然药物抗病毒研究简况.国外医学中医中药分册,1997,19(3):48

[80]徐端正,等.离体脉鼠气管对麻黄碱的脱敏及肾上腺素β受体的关系.中国药理学报,1987,8 (4):309

[81]Dikmen D,et al.The effect of ephedrine on ventricular strips.CA,1983,99:187577c

[82]Hirabayashi ,M.Development of reverse tolerance to the ambulation-increasing effect of ephedrine after repeated administration in mice.CA,1985,103:206291z

[83]杨藻宸,等.麻黄碱快速耐受性形成机制的探讨.生理学报,1963,26(4):306

[84]戴贵东,等.伪麻黄碱与麻黄碱对豚鼠气管条的快速耐受作用.华西药学杂志,2001,16(1):38

[85]馬場茂雄,他.放射性同位元素による医藥品の分析(第9報)ラットにわけるd-およびl-エフエドリンの体内分布および体内代谢产物の同定.薬学雑誌,1972,92 (12):1534

[86]秦 瑛,等.HPLC测定人血浆中伪麻黄碱浓度及药代动力学.中国药科大学学报,1996,27(9):544

[87]Matsuda A,et a1.Ananysis of drugs by use of radioisotopes.V11.Identification of metabo1ites of ephedrine in the rabbit.CA,1971;75:47075s

[88]Baba S,et a1.Ananysis of drugs by use of radioisotopes. V1.Identification of metabo1ites of ephedrine in the rabbit liver slices.CA,1971,75:47078v

[89]Jacquot C,etal.Carbon-14-labeled ephedrinc metabolism intherabbit.CA,1974,81:99187y

[90]龚旭龄.麻黄(附麻黄根).王浴生.中药药理与应用.北京:人民卫生出版社,1983:1082

[91]Yamashita S,et al.Acute ephedrae herba and ephedrine. Poisoning in mice. *Jpn J Toxicol*,1991,4 (2):143

[92]孙晓英,等.伪麻黄碱对大鼠致畸作用研究.癌变.畸变.突变,2006,18(1):68

[93]周玉萍,等.麻黄雾化剂治疗小儿喘证100例.中医杂志,1994,35(1):62

[94]陈新谦,等.新编药物学(第13版).北京:人民卫生出版社,1993:274

[95]张聪广.射干麻黄汤治疗138例咳嗽临床观察.四川中医,2008,26(4):78

[96] 聂树禄,等.麻黄碱雾化吸入治疗毛细支气管炎101例.现代中西医结合杂志,2002,11(18):1771

[97]邓德明,等,升率汤治疗缓慢性心律失常50例观察.中医杂志,1987,28(2):38

[98]朱社教,等.麻黄附子细辛汤加味治疗病窦综合征42例.陕西中医,1996,17(2):99

[99]杨藻宸.医用药理学 (第3版).北京:人民卫生出版社,1994:164

[100]庄心良,等.麻黄碱和甲氧胺治疗硬膜外阻滞所致低血压前后的血流动力学改变.中华麻醉学杂志,1984,4(3):133

[101]纪凡层,等.硬膜外麻黄素对血流动力学的影响.潍坊医学院学报,1997,19(3):188

[102]庄小凤,等.麻黄碱预防硬膜外加异丙酚全麻诱导时血流动力学变化.中国临床医学,2001,(5):106

[103]毕严斌,等.麻黄碱治疗腰麻剖宫产术低血压对脐动脉血气及胎儿的影响.临床麻醉学杂志,2008,24(7):580

[104] 李翠荣.麻黄碱在预防剖宫产腰麻时仰卧位低血压综合征的应用.山东医药,2008,48(2):94

[105]徐宝生,等.麻黄碱对小儿脊麻血流动力学影响的预防.中国血液流变学杂志,2007,17(3):419

[106]周有武,等.多巴酚丁胺、麻黄素治疗硬膜外麻醉引起的低血压疗效观察.临床麻醉学杂志,1988,4(4):212

[107]方淳兰,等.麻黄连翘赤小豆汤加减治疗小儿急性肾炎100例.新中医,1997,29(4):18

[108]肖软林,等.麻黄碱的新用途.中国药理学通报,1993,9(3):203

[109]吴玉生,等.重用麻黄治疗慢性腹泻.实用中医药杂志,1995,(4):28

[110]朱纪如,等.盐酸苯丙醇胺对鼻炎的疗效.新药与临床,1988,7(2):97

[111]叶世泰,等.用变应原鼻黏膜激发试验双盲对照观察鼻敏宁对花粉过敏性鼻炎的疗效.临床耳鼻咽喉科杂志,1988,2(3):140

[112]李士杰.逐痹汤治疗类风湿性关节炎367例临床观察.实用中医内科杂志,1988,2(3):121

[113] 梁一成.麻黄在痹症治疗中的应用.江西中医药,1995,26(1):34

[114]李玉强.单味麻黄治疗遗尿30例.陕西中医,1993,14(2):79

[115]王豪,等.单味麻黄治疗遗尿.浙江中医杂志,1995,30(1):34

[116]汪明竞.麻黄素治疗小儿遗尿症疗效初探.中华儿科杂志,1989,27(4):231

[117]贺 哲.遗尿散治疗遗尿病63例.中医杂志,1990,31(11):26

[118]郝小淑,等.麻黄素滴鼻治疗偏头痛的研究.中国疼痛医学杂志,2000,6(3):136

[119]周法根.麻黄汤加减治疗周围神经病临床观察.浙江中医学院学报,1996,20(1):24

[120]王东曦,等.麻桂汤治疗三种耳病114例疗效分析.福建医药杂志,1984,6(1):54

[121]王颖芬,等.麻黄引起视物扩大一例.河南中医,1998,18(1):62

[122]刘 颖.生麻黄过量致心律失常加重一例.河南中医,1995,15(2):111

[123]王鑫,等.麻黄碱的副作用及相关研究现状.国外医学中医中药分册,2006,27(3):155

[124]中国科学院中国植物志编辑委员会.中国植物志.第七卷.北京:科学出版社,1978:468

[125]吴和珍,等.麻黄根化学成分与药理作用研究进展.亚太传统医药,2008,4(11):144

[126]焦宏,等.麻黄果多糖对家兔心室乳头肌电活动的影响.时珍国医国药,2007,18(6):1367

鹿 茸 Cervi Cornu Pantotrichum

lu rong

本品为鹿科动物梅花鹿 *Cervus nippon* Temminck 或马鹿 *C. elaphus* L. 的雄鹿未骨化密生茸毛的幼角。味甘、咸,性温。有壮肾阳,益精血,强筋骨,调冲任,托疮毒功能。主治肾阳不足、精血亏虚、阳痿滑精、宫冷不孕、羸瘦、神疲、畏寒、眩晕、耳鸣、耳聋、腰脊冷痛、筋骨痿软、、崩漏带下、阴疽不敛等。

【化学成分】

1. 无机元素 鹿茸中发现的微量元素有钙、钠、钾、磷、镁、铁、锌、铜、铬、锶、镍、钼、铝、锰、钢、锡[1]。

2. 脂肪酸类 月桂酸、棕榈酸、棕榈油酸、肉豆脂酸、油酸和亚油酸组成[2]、硬脂酸、十七烷酸、十五烷酸[3]。

3. 氨基酸及含氮化合物 鹿茸中含有色氨酸、赖氨酸、组氨酸、精氨酸、天冬氨酸、苏氨酸、丝氨酸、谷氨酸、脯氨酸、甘氨酸、丙氨酸等19种以上氨基酸[4]；含氮化合物包括：尿嘧啶、次黄嘌呤、尿素、尿嘧啶核苷、烟酸及肌酐[2]等；鹿茸总多胺中腐胺含量最多，精脒次之，精胺最少；鹿茸尖部三种多胺含量均较高，中部次之，根部最少[5]。

4. 多肽类 鹿茸多肽由68个氨基酸组成，分子量7200[11]。东北马鹿茸多肽和梅花鹿茸多肽分布完全不同[12]。从东北马鹿茸多肽组分中分离得到一个单体多肽化合物，纯度达到99.4%，其精确分子量3216Da，由32个氨基酸残基组成[13]。梅花鹿茸组织中含有多种表皮生长因子（epidermal growth factor，EGF），其分子量在13000~5500Da之间[14]。在鹿茸顶部不同组织中检测到NT-3（neurotrophin-3）mRNA的相对表达，发现在鹿茸顶部的表皮层的表达最高，而在软骨层最低[15]。从新鲜的梅花鹿茸中也得到了神经生长因子（nerve growth factor）样物质[16]。

5. 脂类、多糖及其他 鹿茸中含有磷脂酰乙醇按（phosphatidylethanolamine）、神经鞘磷脂（sphinbgomyelin）、磷脂酰胆碱（phosphatidyl choline）、溶血磷脂酰胆碱（lysophosphatidyl choline）、磷脂酰肌醇（phosphatidyl inosito）等磷脂化合物以及胆固醇肉豆蔻酸酯（cholesteryl myristate）、胆固醇油酯（cholesteryl oleate）、胆固醇硬脂酸酯（cholesteryl stearate）等[6]；此外，鹿茸中尚含有硫酸软骨素A等多糖类物质[7]，神经节苷酯[8]，雄激素[9]，雌二醇[10]等。

【药理作用】

1.心血管系统 鹿茸精可减轻心肌细胞损伤，扩张冠脉血管，增加心肌的能量供应及保护心肌细胞膜完整性并促进心肌功能恢复[17]。通过心肌缺血再灌注损伤 Na^+/K^+-ATPase活性变化及鹿茸精对心肌缺血再灌注损伤的保护作用和机制的研究，表明 Na^+/K^+-ATPase抑制是心肌缺血再灌注损伤的主要环节，鹿茸精可以保护 $Na^{+-}K^+$-ATPase的活性[18]。鹿茸精对心室纤颤和心律失常具有预防作用，还可增强小鼠耐缺氧能力[19]。用含有0.5%~1%鹿茸精洛氏液灌流离体大鼠心脏时，可使冠脉流量增加，心缩幅度增大和心率减慢[20]；此外，鹿茸精具有降血压作用，其有效物质为溶血磷脂酰胆碱[3]，整体实验表明，给麻醉猫静脉注射鹿茸精0.5~5 mg/kg时，可引起血压一过性降低，2 min后血压恢复。

2. 神经系统 给小鼠按5、10和15 mL/kg灌服全价鹿茸精，可明显增强学习和记忆功能；鹿茸磷脂可加速条件反射的建立，增强小鼠的学习记忆功能，可明显的改善乙醇和樟柳碱引起的学习和记忆功能障碍[21,22]；鹿茸具有一定的睡眠、镇静和抗惊厥作用，鹿茸胶囊可明显延长小鼠戊巴比妥钠睡眠时间，延长士的宁致小鼠惊厥出现时间和死亡时间，延长安钠咖致小鼠惊厥出现时间[23]。鹿茸多肽能促进大鼠坐骨神经再生及功能的恢复[24]。此外，鹿茸多肽在体外可明显促进大鼠脑神经干细胞向神经元分化，对神经系统损伤有保护作用[25]。

3. 抑制单胺氧化酶（MAO） 于6 d内，每天按100或200 mg/kg剂量给加速老化小鼠（SAM-P）和正常小鼠1次灌胃鹿茸提取物，对小鼠肝和脑组织线粒体B型单胺氧化酶（MAO-B）有明显的抑制作用[26]。离体实验进一步证明，鹿茸的正丁醇和乙醚提取物具有抑制MAO活性作用，而正丁醇提取物中抑制MAO活性的主要有效成分为次黄嘌呤。尿嘧啶虽然对MAO活性也有抑制作用，但其作用强度明显弱于次黄嘌呤[27]。次黄嘌呤浓度为10~640 μg/mL时，对MAO活性抑制作用与浓度呈平行关系，其对MAO-B的抑制作用比对MAO-A更为明显[28]。酶动力学研究表明，次黄嘌呤对MAO-B活性呈竞争性抑制，而对MAO-A活性则呈混合型抑制[29]。给18月龄的老化小鼠按200mg/kg灌胃次黄嘌呤，于6 d内每天给药1次，可明显抑制小鼠脑中MAO-B活性，同时使脑组织单胺类含量升高[30]。鹿茸中的磷脂类化合物对MAO活性亦有抑制作用，它们对MAO-B活性的抑制强度是：磷脂酰乙醇胺>神经鞘磷脂>磷脂酰胆碱>溶血磷脂酰胆碱>磷脂酰肌醇。但上述磷脂对MAO-A的抑制作用不明显。酶抑制动力学研究证明，磷脂酰乙醇胺对MAO-B为混合型抑制，对MAO-A则为非竞争性抑制。可见，鹿茸中次黄嘌呤及磷脂酰乙醇胺为抑制MAO活性的主要有效成分[31-34]。

4. 影响代谢

（1）糖代谢 鹿茸提取物25.00、5.00、1.00 μg/mL能显著增加年轻细胞中琥珀酸脱氢酶和多糖的含量，对衰老细胞的影响较小[35]。

（2）核酸和蛋白质代谢 于8 d内，给加速老化小鼠每天按100和200 mg/kg灌胃鹿茸水提取物，可明显增加肝脏蛋白质的含量[26]。按上述剂量灌胃鹿茸乙醇提取物，亦能明显促进[^{14}C]-亮氨酸和[^{14}C]-尿嘧啶核苷参入老化小鼠肝和肾组织的蛋白质和RNA的合成，但对[^{3}H]-胸腺嘧啶核苷参入肝和肾组织的DNA无明显影响。对脑、心和睾丸组织的蛋白质、RNA和DNA合成的影响不显著。肝组织蛋白质和RNA合成增加时，肝细胞核的RNA合成亦明显增加。鹿茸提取物促进 RNA 和蛋白质合成主要由于其刺激 RNA-聚合酶 II 活性的缘故[36]。鹿茸中促进核酸和蛋白质合成的有效成分是多胺类物质[37]。于 4 d 内,给小鼠每天按 30 mg/kg 灌胃给药一次,鹿茸总多胺对[^{3}H]-亮氨酸和[^{3}H]-尿嘧啶核苷参入肝组织蛋白质和 RNA 均有明显的促进作用,同时亦使肝 RNA-聚合酶活性增强[38]。

5. 抗氧化 在 NADPH 再生系统存在条件下,鹿茸乙醇提取物对四氯化碳诱发离体小鼠肝微粒体丙二醛的生成有明显抑制作用[39,40]。于 8 d 内,每天按 100 或 200mg/kg 灌胃 1 次鹿茸乙醇提取物,可明显降低老化小鼠脑和肝组织中MDA 含量,而对正常小鼠组织中 MDA 含量影响不明显。鹿茸乙醇提取物对四氯化碳和乙醇中毒所引起的小鼠和大鼠肝、血浆中MDA 含量升高也有明显抑制作用[45]。当按上述剂量给小鼠灌胃鹿茸乙醇提取物,可使 SAM-P 小鼠肝线粒体的上述 SOD 活性均明显升高,且呈明显的量效关系。但鹿茸乙醇提取物对正常小鼠 SOD 活性影响不明显[26]。鹿茸可以使肾阳虚模型大鼠和老龄大鼠升高的血清LPO 含量明显降低,使 SOD 活力和睾丸酮含量明显升高,从而发现鹿茸具有防治肾阳虚和抗衰老的作用[41]。鹿茸提取物能显著增加年轻细胞中琥珀酸脱氢酶和多糖含量,从而揭示了鹿茸具有延缓衰老的作用[42]。

6. 影响性功能 给大鼠灌胃梅花鹿茸粉剂(按 300 mg/kg 剂量,每天 1 次,连续 10 d)能明显增加雄性大鼠的睾丸、前列腺-贮精囊、提肛肌-海绵球肌的重量,也能显著增加雌性大鼠的子宫、卵巢的重量,表明梅花鹿茸具有性激素样作用[43]。给小鼠灌服鹿茸粉 1500 mg/kg,对未成年小鼠睾丸有增重作用[44]。给阳虚小鼠灌服鹿茸 D 组分 400 mg/kg,连续给药 15 d,可使阳虚小鼠睾丸、包皮腺、附睾、前列腺及精液囊的重量增加[45]。鹿茸精(皮下注射 1、2、4 mL/kg)对未成年雄性大鼠的前列腺和贮精囊及包皮腺的生长有促进作用,其作用强度介于丙酸睾丸酮和对照组之间。对未成年雌性小鼠皮下注射鹿茸精(2、4、8 mL/kg)可促进子宫的发育,其作用介于对照组和雌二醇之间[46]。老化小鼠血浆睾丸酮含量明显低于正常同龄小鼠,于 8 d 内每天给小鼠按 100 和 200 mg/kg 灌胃鹿茸乙醇提取物,可使老化小鼠血浆睾丸酮含量明显增加,但对正常小鼠血浆睾丸酮影响不明显[26]。对小鼠皮下注射鹿茸多肽(25、50、100 mg/kg)和按 20、40、80 μg/kg 将鹿茸多肽加入腺垂体细胞培养液中,均能使雄鼠血浆中和细胞培养液中黄体生成素(LH)含量增多,并呈明显的量效关系。体内实验还发现,对小白鼠皮下注射鹿茸多肽(25、50、100 mg/kg),能使雄鼠血浆中睾酮含量也增多[47]。参茸不同配伍剂量比例对模型大鼠表征、血清肇酮浓度、前列腺和精囊重量指数、睾丸组织形态均有不同程度的改善[48]。通过对 30 例精液异常患者进行针刺治疗,配合注射鹿茸精注射液治疗,观察其对精液异常不育症临床疗效及对精液质量等生殖机能的调节作用,结果发现患者的临床症状、精液质量及精子活动力均有明显改善[49]。

7. 抗实验性胃溃疡 鹿茸多糖具有抗溃疡作用。于 2 d 内每天给大鼠灌胃鹿茸多糖 250 mg/kg 和 500 mg/kg 1 次,对应激性溃疡及结扎胃幽门引起的胃溃疡均有明显的抑制作用,但对消炎痛引起的胃溃疡无效,其抗溃疡作用乃由于鹿茸多糖抑制胃酸分泌所致[50]。

8. 促进创伤愈合 总鹿茸多肽(TVAP)0.8 和 3.2 mg/L 膏剂外涂对实验性大鼠皮肤损伤有加速修复作用。离体 TVAP 5~50 mg/L 和天然鹿茸多肽(nVAP) 0.4~50 mg/L 均能促进大鼠表皮细胞有丝分裂,加速皮肤创伤愈合。合成鹿茸多肽(sVAP)对表皮细胞和成纤维细胞有促进作用[13]。在浓度为 6.25~12.5 mg/L 时,梅花鹿茸和东北马鹿茸多肽都有明显的促进表皮细胞有丝分裂活性,且有明显的量效关系。值得注意的是,在浓度为 12.5 mg/L 时,东北马鹿茸多肽促表皮细胞增殖的活性明显高于梅花鹿茸多肽[12]。用同位素掺入法证明,鹿茸 D 组分对骨髓损伤小鼠睾丸、包皮腺、精液囊、肝脏 DNA 合成低下确有其纠正作用[45]。

9. 抗应激 给小鼠于 10 d 内每天按 30 mL/kg 灌胃 1 次鹿茸液,明显延长小鼠在 25℃温水中的游泳时间和在-20℃环境中的存活时间[51]。给小鼠于 3 d 内每天按 4 mL/kg 腹腔注射 1 次鹿茸精,能增强小鼠耐低温能力[52]。给小鼠按 5、10 和 15 mL/kg 灌服全价鹿茸精具有抗疲劳和抗高温及低温等不良应激的能力[53]。

10. 增强免疫 给小鼠按 0.5~2.0 mg/kg 腹腔注射鹿茸精,对正常小鼠和氢化可的松及环磷酰胺所致免疫功能低下小鼠的巨噬细胞吞噬功能均有刺激作用[38]。于 10 d 内给小鼠每天按 30 mL/kg 灌胃一次鹿茸液,可明显提高脾脏及胸腺指数。采用有丝分裂原诱导的小鼠脾淋巴细胞[^{3}H]-TdR 掺入法检测,发现鹿茸液可促进脾脏 T、B 淋巴细胞增殖反应[53]。给小鼠腹腔注射鹿茸多糖 100 mg/kg 时,也可明显增强小鼠的网状内皮系统的吞噬功能,但灌胃给药无效[54]。鹿茸多糖在 0.01 μg/mL 浓度下即有促进巨噬细胞(MΦ)吞噬功能的作用,且对 MΦ 吞噬功能影响显示出明显的剂量依存关系。当 PAPS 浓度在 1 μg/mL 时作用最强[55]。鹿茸多肽(10,20 mg/kg)能促进骨折大鼠骨髓巨噬细胞的吞噬功能[56]。鹿茸胶囊可抑制二甲苯引起的小鼠耳肿胀,延长热板痛闭时间,增加单核巨噬细胞的吞噬指数,减少醋酸引起的扭体反应次数,表明鹿茸胶囊有一定的抗炎、镇痛、免疫增强作用[57]。鹿茸角的水溶液对关节炎进行针疗,发现鹿茸水提液能抑制关节炎的发胀[58]。鹿茸口服液抗炎、镇痛和免疫增强的作用。对于头颈部受伤的家兔,鹿茸精可使其异常的脑电波、受到抑制的糖酵解、降低的酶活性得到改善[59]。

11. 促进骨折愈合 比较VATP和鹿茸多肽 VAP-A、VAP-B 和 VAP-C 对细胞增殖的影响。结果表明,VATP 50~200 mg/L 和 VAP-B 12.5~50 mg/L 促进软骨及成骨样细胞有丝分裂,VAP-A 作用较弱,VAP-C 无效[60]。在浓度为 25.0~50.0 mg/L 时,梅花鹿茸和东北马鹿茸多肽都有促进家兔软骨细胞有丝分裂活性[12]。整体实验表明,鹿茸多肽 10~20 mg/L 能明显加速骨痂的形成及骨折的愈合,明显增加骨痂内羟脯氨酸和钙含量。鹿茸多肽对实验性骨折的治疗机制是通过促进骨、软骨细胞增殖及促进骨痂内骨胶原的积累和钙盐沉积而加速骨折愈合[61]。

12. 抗肿瘤 鹿茸肽类物质对大鼠肾上腺嗜铬细胞瘤株有显著的促分化作用,同时抑制肿瘤细胞的增殖[62]。鹿茸角 Folch 试剂提取液和水提液能帮助动物对抗结肠癌[63]。通过对腹腔接种 S-180 型小鼠饲喂鹿茸蛋白提取物,其生存时间显著延长,结果表明鹿茸蛋白有抗肿瘤的作用[64]。鹿茸多糖在免疫功能低下的机体内,可激活免疫机制杀伤肿瘤细胞,促进抗肿瘤免疫应答,提高防御能力和抗肿瘤能力[65]。

13. 促进造血功能 离体实验表明,鹿茸多肽加速离体大鼠后肢灌流液的流速,即有活血化瘀的作用[56]。鹿茸有增加红细胞、血色素及网状红细胞的作用,可用于大量出血者和感染症末期的患者的治疗,对老年高龄患者治疗效果更好。鹿茸精注射液对乙酰苯肼致溶血性贫血小鼠及肾切除致肾性贫血大鼠,能加速红细胞和血红蛋白的生成,促进骨髓造血[66]。此外,鹿茸醇提物对环磷酰胺所诱导的小鼠白细胞减少、骨髓有核细胞减少均有显著的对抗作用[67]。

【临床应用】

1. 血液病 取鹿茸内骨髓,用白酒浸渍,制成20%的鹿茸血酒,每次 10 mL,日服 3 次,对血小板减少症、白细胞减少症、再生障碍性贫血等所引起的眩晕、头痛、乏力、齿龈出血、鼻衄、失眠等症状和血象均有改善[68]。

2. 脑部外伤 每天肌肉注射 1 mL 鹿茸精,对脑部外伤患者的颈部疼痛、肩痛、腰背痛、头重、恶心、四肢无力、食欲不振、疲劳等症状均有不同程度的改善作用[69,70]。

3. 原发性低血压症 给原发性低血压患者肌肉注射鹿茸精 1 mL,每日 1 次,20 mL 为 1 个疗程,血压升高 1.33 kPa 者为 57.5%。鹿茸精对原发性低血压症的眩晕头痛、头重、倦怠、失眠和恶心等有明显疗效,总有效率达 80.1%[71-73]。

4. 植物神经失调症 给患者每日皮下注射鹿茸精 1 mL,20 mL 为 1 个疗程,对恶心、心悸和头痛等临床症状有明显的改善作用。特别对改善全身倦怠、食欲不振、失眠和头痛等症状效果非常显著,总有效率为 80%~88%,未见任何明显的副作用[74,75]。

5. 直立性低血压症 每日肌肉注射鹿茸精 1 mL,总用量为 6~150 mL,随患者病情不同,用量和疗程变化较大,一般总用量在 20 mL 以上。治疗结果表明,对直立性低血压症状的有效率为 63.7%,自觉症状改善率为 81.9%。其对直立性低血压的疗效随年龄增加而增强[76]。

6. 头颈部外伤后遗症 鹿茸精对头部、颈部及头颈部外伤引起的头痛、头重、肩痛和肩凝项痛、恶心、耳鸣、倦怠、易疲劳感和肌无力等症状有明显疗效[77]。

7. 振动病 患有振动病者具有精神和神经症状,如头痛、失眠、发汗、易疲劳感、皮肤温度降低等,经鹿茸精每日皮下注射 1 mL,总用量 16~28 mL 治疗后,皮肤温度升高,疼痛减轻,其他症状也有改善[78]。

8. 其他 鹿茸精对胆石症、高脂血症、甲状腺机能低下症、慢性胃炎、内脏神经官能症、风湿性关节炎、更年期综合征、肝硬化症和胃溃疡等疾病的头痛、头重、眩晕、低血压、倦怠、食欲不振等症状均有改善作用[79]。此外,鹿茸精配合脑神经外科治疗,可改善患者人诸种神经精神症状[80]。

9. 不良反应 鹿茸大剂量口服时,可引发急性心功不全、脑血管意外[81]。

(郭远强 周秋丽 何宗梅 王本祥)

参考文献

[1]董万超,等. 马鹿茸、梅花鹿茸不同部位无机元素含量测定分析. 特产研究,2004,3:32

[2]Hattori M, et al. Constituents of the pilose Antler of Cervus nippon Var. mantchuricus. *Shoyakugaku Zasshi*, 1989, 43 (2): 173

[3]Tsujibo H, et a1. Hypotensive compounds isolated from alcohol extract of the unossified horn of Cervue elaphus L.Var.

xanthopygus Milne –Edwarg (Rokujo). I. Isolation of lysophosphatidyl choline as a hypotensive principle and structure-activity study of related compounds. *Chem Pharm Bull*,1987,35(2):654

[4]李和平,等.中国茸鹿品种(品系)的鹿茸化学成分.东北林业大学学报,2003,31(4):26

[5]仲崇林,等.鹿茸不同部位多胺含量的比较研究.中草药,1990,21(7):15

[6]杨秀伟,等.马鹿茸化学成分的研究.中草药,1994,25(5):229

[7]樊绘曾,等.鹿茸酸性多糖的分离和鉴定.中草药通讯,1979,(5):6

[8]王浴生.中药药理与应用北京:人民卫生出版社,1983:360

[9]王本祥.鹿茸的研究.长春:吉林科学技术出版社,1993:96

[10]金顺丹,等.鹿茸有效成分的研究(第一报)——脂溶性物质的分离鉴定及其激素样物质的药理作用.特产科学实验,1979,(4):24

[11]郭颖杰,等.鹿茸多肽对骨、软骨细胞增殖的实验研究.中国生化药物杂志,1998,19(2):74

[12]周秋丽,等.梅花鹿茸和马鹿茸多肽化学性质及生物活性比较.中国中药杂志,2001,26(10):699

[13]翁梁,等.鹿茸多肽促进表皮和成纤维细胞增殖及皮肤创伤愈合.药学学报,2001,36(1):817

[14]江 润 祥,等.鹿茸表皮生长因子.动物学报,1987,33(4):301

[15]Garcial RL,et a1. NT-3 in the growing valver antler of the red deer cervus elaphus. *J Mol Endocrinol*,1997,19(2):173

[16]Huo Y,et a1. The differential expression of NGFS-like substance fromfresh pilose antler of cervus nippon temminck. *Biomed Sci Instrum*,1997,33:541

[17]屈立新,等.鹿茸精的心肌保护作用机制.中华实验外科杂志,1999,16(1):66

[18]谷天祥,等.心肌缺血再灌注Na^+/K^+-ATpase活性变化及鹿茸精的保护作用.中国医科大学学报,1999,28(4):282

[19]孙晓波,等.鹿茸精强壮作用的研究.中药药理与临床,1987,3(3):11

[20]毛风志,等鹿茸精对心血管的药理作用.中成药研究,1983,12:28

[21]徐惠波,等.鹿茸神经节甙酯对小鼠学习记忆功能的影响.中国药理学通报,1991,7(5):385

[22]杨明,等.全价鹿茸精药理作用的研究II.中药药理与临床,1992,8(5):24

[23]王岩,等.鹿茸胶囊抗惊厥和镇静作用的实验研究.长春中医学院学报,2003,19(2):31

[24]李立军,等.鹿茸多肽促进大鼠坐骨神经再生的实验研究.辽宁中医杂志,2004,31(4):343

[25]陈东,等.鹿茸多肽对胎大鼠脑神经干细胞体外诱导分化的实验研究.解剖学报,2004,35(3):240

[26]Wang BX,et al. Effects of repeated administration of deer Antlr extract on.biochemical.changes related.to aging in senescence—accelerated mice. *Chem Pharm Bull*,1988,36(7):2587

[27]陈晓光,等.尿嘧啶对单胺氧化酶的抑制作用.生物化学杂志,1991,8(1):81

[28]Wang BX,et a1. Identification of the inhibitor for monoamine oxidase B in the extract from deer antler (Rokujo). *J Med Pharm Soc WAKAN-YAKO*,1988,5:116

[29]王本祥,等.次黄嘌呤对单胺氧化酶的抑制作用.药学学报,1989,24(8):573

[30]王本祥,等.次黄嘌呤与衰老动物脑组织单胺氧化酶活性升高的关系《鹿茸对神经和性机能衰退的影响》长春:鉴定资料.(吉林省中医中药研究院),1994:71

[31]王本祥.鹿茸的研究.长春:吉林科学技术出版社,1993:124

[32]陈晓光,等.鹿茸磷脂对单胺氧化酶的抑制作用.中药药理与临床,1990,6(5):14

[33]陈晓光,等.鹿茸总脂对单胺氧化酶的抑制作用.中草药,1990,2l(11):21

[34]陈晓光,等.鹿茸及其有效成分对小鼠脑单胺氧化酶的抑制作用.中药药理与临床,1990,6(5):24

[35]葛迎春,等.鹿茸提取物和人参皂苷对衰老细胞的琥珀酸脱氢酶和多糖含量的影响.特产研究,2001,(2):5

[36]Wang BX,et a1. Stimulating effect of Deer Antler extract on protein synthesis in senescence-accelerated mice in vivo. *Chem Pharm Bull*,1988,36(7):2593

[37]王本祥,等.鹿茸有效成分对小鼠肝脏RNA和蛋白质合成的影响.药学学报,1990,25(5):321

[38]王本祥,等.鹿茸多胺对小鼠肝细胞RNA聚合酶活性的影响.药学学报,1990,25(9):652

[39]Wang BX,et al. Inhibition of Lipid peroxidation by Deer Antler (Rokujo) extract in Vivo and in Vitro. *J Med Pharm Soc WAKAN-YAKO*,1988,5:123

[40]陈晓光,等.鹿茸提取物对老年小鼠衰老指标的影响.中药药理与临床,1992,8(2):17

[41]衣欣,等.肾阳虚模型大鼠与衰老的关系及鹿茸的作用.中药药理与临床,1997,13(5):34

[42]葛迎春,等.鹿茸提取物和人参皂苷对衰老细胞的琥珀酸脱氢酶和多糖含量的影响.特产研究,2001,2:5

[43]董万超,等.梅花鹿茸和尾对大鼠性腺的影响.特产研究,1996,(1):10

[44]毋英杰,等.诱发生长的雌鹿茸与雄鹿茸药理活性比较.特产研究,1996,(1):11

[45]潘文军,等.鹿茸对阳虚和骨髓损伤模型小鼠DNA合成的影响.沈阳药科大学学报,1995,64(3):195

[46]高云瑞,等.鹿茸精注射液性激素样作用的实验研究.中药药理与临床,1990,6(2):23

[47]何刚,等. 鹿茸多肽对雄鼠黄体生成素和睾丸酮分泌的影响. 中成药,1994,16 (11):33

[48]王家辉,等. 参茸配伍对腺嘌呤应用法雄性大鼠肾阳虚动物模型性腺损伤调整作用的实验研究. 中华男科学,2004,10 (4):315

[49]洪文,等. 针灸治疗肾阳虚型男性不育症30例疗效观察. 新中医,2002,34 (5):39

[50]王本样,等. 鹿茸多糖抗溃疡作用. 药学学报,1985,20 (5):321

[51]丁长海,等. 鹿茸液的药理作用研究. 安徽医科大学学报,1995,30(1):4

[52]孙晓波,等. 鹿茸精强壮作用的研究. 中药药理与临床,1987,3(3):11

[53]杨明,等. 全价鹿茸精药理作用的研究I. 中药药理与临床,1992,8(4):27

[54]孙晓波,等. 鹿茸精对机体免疫功能的影响. 中成药研究,1986,2:24

[55]唐巍然,等. 鹿茸多糖对小鼠免疫功能的影响. 中医药信息,1998,15(6):43

[56]周秋丽,等. 鹿茸多肽药理作用研究. 天然产物研究与开发,1998,10(3):57

[57]王岩,等. 鹿茸胶囊抗炎镇痛作用的研究. 吉林中医药,2003,23(6):48

[58]Yeon KK,et al. Inhibitory effects of deer antler aquqacupuncture,the Pilose antler of Cervus Korean Temminek var.mantchuricus Swinhoe,on type Ⅱ collagen-inducedarthritis in rats. *Int Immunopharmacol*,2003,3 (7):1001

[59]赵咏梅,等.鹿茸口服液抗炎、镇痛、免疫增强作用的实验研究.中国中医药科技,2005,12(2):128

[60]周秋丽,等. 鹿茸多肽促进软骨和成骨样细胞增殖及骨折愈合.中国药理学报,1999,20(3):279

[61]周秋丽,等.鹿茸多肽对实验性骨折的治疗作用及机制研究.白求恩医科大学学报,1999,25(5):586

[62]霍玉书,等.鹿茸神经生长因子活性及促分化作用的研究.中药新药与临床药理,1997,8(2):79

[63]Kim DH,et al. Protective effete of antler in experimental colon carcinogenesis. *Nat Prod Sci*,1999,5 (1):48

[64]范玉林,等. 鹿茸蛋白的提取分离及其抗肿瘤活性. 经济动物学报,1998,2(1):27

[65]唐巍然,等. 鹿茸多糖对免疫功能低下模型小鼠细胞免疫功能的影响. 中国中医药科技,2000,7(4):234

[66]阴健,等. 中药现代研究与临床应用. 北京:学苑出版社,1994:693

[67]陈书明,等. 鹿茸醇提物对白细胞减少动物模型影响初探. 实验动物科学与管理,1999,16 (4):32

[68]江苏新医学院. 中药大辞典. 上海:上海科技出版社,1987:2235

[69]早川 勛,他. 二重盲検法によるパントクリン注のいわゆる"しょうち損傷"に対する薬効検討. 医学のあゆみ,1971,79 (11):51

[70]植木幸明,他. 二重盲検によるmulticlinicaltrialでのパントクリン注のいわゆる"しょうち損傷"効果検討. 医学のあゆみ,1973,86 (4):43

[71]大池弥三郎,他. 本態性低血圧症患者におけるパントクリン注使用治験例. 基础と临床 1974,8(8):2454

[72]木村武,他. 本態性低血圧症患者に対するパントクリン注の使用経験. 基础と临床, 1974,8(8):2458

[73]井上長男,他. 本態性低血圧症ならびに血管神経症に対するパントクリン注の使用経驗.薬物療法,1974,7:1091

[74]阿部达夫,他. 自律神経失調症候群および低血圧症に対するルーロンジン(パントクリン注)の臨床効果. 基础と临床,1974,8(10):3124

[75]銅直春雄,他. パントクリン注の診療内科領域と自律神経失調症に対する使用成績. 現代の診療,1974,16:1129

[76]対馬信子,他. パントクリン注の使用経験起立性動揺を示す症例を中心にして. 診療と新薬,1974,11 (7):155

[77]早川 勛,他. 頭、頚部外傷後に対するパントクリン注の臨床効果. 診断と治療,1971,59 (10):2041

[78]軽部富美夫,他. 振動病患者におけるパントクリンの使用経験第1報. 薬物療法,1978,11 (1):68

[79]新光 毅,他. パントクリン注の使用経験. 薬物療法,1974,7:1095

[80]富崎雄二,他. 脳神神経外科領域におけるパントクリン注の使用経験. 薬物療法,1969,2 (8):1217

[81]王娜莎,等. 鹿茸引发急性心功不全脑血管意外11例临床分析. 现代中西医结合杂志,2001,10(8):754

鹿衔草 Pyrolae Herba lu xian cao

本品为鹿蹄草科植物鹿蹄草 *Pyrola calliantha* H. Andres 或普通鹿蹄草 *Pyrola decorata* H.Andres 的干燥全草。味甘、苦,性平。能祛风湿,强筋骨,止血,止咳。用于风湿痹痛、肾虚腰痛、腰膝无力、月经过多、久咳痨嗽。

【化学成分】

1. 普通鹿蹄草 含鹿蹄草素即2,5-二羟基甲苯(2,5-dihydroxytoluene),山柰酚-3-O-葡萄糖苷(kaempferol-3-O-glucoside)、槲皮素-3-O-葡萄糖苷(quercetin-3-O-g1ucoside)[1]。

2. 鹿蹄草 含N-苯基-2-萘胺(N-phenyl-2-naph-thylamine)、伞形梅笠草素(chimaphilin)、高熊果酚苷(homoarbutin)、没食子酸(gallic acid)、原儿茶酸(protocatechuic acid)、鹿蹄草素、槲皮素(quercetin),没食子鞣质(gallotannin),肾叶鹿蹄草苷(renifolin)、6-O-没食子酰高熊果酚苷(6-O-galloylhomoarbutin)、金丝桃苷(hyperin)、没食子酰金丝桃苷(galloylhyper-in)[1]。

【药理作用】

1. 心脑血管系统

(1)增加心、脑血流量 给小鼠灌胃鹿蹄草煎剂(4 g/mL),连续10 d,可明显增加心、脾、脑、肾等脏器对 ^{86}Rb 的摄取能力[2]。鹿蹄草醚提取液、醇提取液均显著增加小鼠心肌 ^{86}Rb 摄取量,与对照组比较,分别增加20.2%和26.4%。鹿蹄草醚提取液Ⅲ号结晶相当生药312.5 g/kg和Ⅴ~Ⅵ号液相当生药225g/kg,小鼠心肌摄取 ^{86}Rb 的能力分别增加11.4%和28.5%。表明鹿蹄草醚提取液、乙醇提取液及结晶Ⅲ号和Ⅴ~Ⅵ号液都能不同程度的增加心肌对 ^{86}Rb 的摄取量,对心肌营养性血流有改善作用[3]。

兔离体脑血管实验表明,鹿蹄草液0.4mL注入离体脑血管内,脑血流量明显增加[4]。猫静脉注射鹿蹄草注射液相当生药0.5和1.0 g/kg,比给药前脑血流量分别增加30.7%和87.78%,脑血管阻力分别降低26.56%和51.35%。犬静脉注射鹿蹄草注射液相当生药0.25 g/kg,以给药后1、15和20 min脑血流量增加最显著[5]。

(2)抗缺血性心律失常 鹿衔草总黄酮可降低垂体后叶素诱发的大鼠缺血性心律失常的发生率(30 mg/kg,);减少冠脉结扎后心肌梗死面积(120 mg/kg),降低血清肌酸磷酸激酶活性(60 mg/kg)和乳酸脱氢酶活性(240 mg/kg)[6]。在上述大鼠缺血性心律失常和冠脉结扎心肌缺血模型中,鹿衔草总黄酮240 mg/kg可提高血清SOD活性,减少MDA含量,提示鹿衔草总黄酮对急性心肌缺血的保护作用与抗脂质过氧化作用有关[6]。

2. 抑菌 100%鹿蹄草水提液1:128,对金黄色葡萄球菌、伤寒杆菌有较强的抑制作用,稀释1:32倍对白色葡萄球菌和志贺氏痢疾杆菌亦有较强的抑制作用[7]。鹿蹄草素对金黄色葡萄球菌、伤寒杆菌、绿脓杆菌、变形杆菌、宋内氏痢疾杆菌及大肠杆菌等均有抑制作用,其MIC分别为12.5、12.5~50、20~50、50、50与100g/mL[8]。

3. 促进细胞免疫 50%鹿蹄草煎剂1:20浓度0.15 mL能提高E-玫瑰花结形成率,并能明显促进淋巴细胞转化的作用[9]。

4. 抗自由基、抗氧化 没食子酰金丝桃苷20 mg/kg可使试验性心肌缺血再灌大鼠心肌SOD明显增加,MDA含量明显下降,并能明显改善心肌缺血及缺血再灌后的线粒体的损伤[10]。给小鼠腹腔注射金丝桃苷50及100 mg/kg,可显著抑制小鼠脑缺血再灌模型脑组织乳酸脱氢酶(LDH)活性的下降,并能显著改善小鼠的学习和记忆功能。可显著抑制脑缺血大鼠脑组织中LDH、超氧物岐化酶(SOD)及谷胱甘肽过氧化物酶(GDH-Px)活性的降低,减少脑组织脂质过氧化产物丙二醛(MDA)和一氧化氮(NO)含量的增高,并促进EEG变化的恢复。提示金丝桃苷对脑缺血再灌损伤有显著保护作用,其机制可能与其抗自由基、抑制NO的生成有关[10]。

体外,没食子酰金丝桃苷具有明显的抗氧化作用,可清除超氧阴离子自由基、羟自由基[11],鹿衔草提取物对清除二苯代苦味酰自由基(DPPH)的作用及总抗氧化能力以甲醇提取物作用最强[12]。

5. 抗生育 成熟雌性小鼠每日灌胃20%鹿蹄草煎剂6 mL/kg,连续10 d,第5天开始与雄鼠合笼共1月,生育抑制率为100%。其抗生育作用可能与抑制发情期和使子宫特别是卵巢萎缩有关[13]。

6. 药代动力学 给小鼠尾静脉注射 ^{14}C 鹿蹄草素50 mg/kg(约0.4微居里/只)吸收迅速,5min时血清中 ^{14}C 含量达最高峰,维持时间较短,1 h即下降到上述水平的1/10以下。5 min内在组织中的分布以肾、肝含量最高、肺次之,心、脾和脑较低。10 min时除肾含量仍较高外,均迅速下降,约为5 min时含量的1半,1 h分别下降到5 min时的1/10以下。维持时间短,血浆半衰期仅15 min。主要从肾脏排泄,消除迅速,在给药后3 h排出的 ^{14}C 约为总注入量的74%,给药后24 h尿中排泄总量约为注入量的80%。粪中的 ^{14}C 排泄量极少,给药后24 h,粪内总排泄量仅为总注入量的1.2%[14]。

7. 毒性 小鼠静脉注射鹿蹄草注射液的 LD_{50} 为9.73 g/kg,1次口服60 g/kg,观察1周未发现不良反应[5]。鹿蹄草素小鼠静脉注射的 LD_{50} 为0.227±0.037 g/kg。

犬每日静脉注射鹿蹄草素 5 或 15 mg/kg，连续 14 d，除大剂量组有轻度呕吐外，血象、尿常规、肝、肾功能、心电图及病理组织学检查无异常变化[8]。

【临床应用】

1. 肠道感染 用鹿蹄草素治疗婴儿泄泻 36 例，细菌性痢疾 46 例。对轻型泄泻及普通型菌痢，患儿口服鹿蹄草素 40 mg，每日 3~4 次，或肌肉注射 40 mg，每日 2~3 次；对重型泄泻及重型中毒性菌痢，静脉滴注100~300 mg，分 2 次滴注。成人口服 200 mg，每日 4 次，同时每日静脉滴注 400mg，肌肉注射 400mg，每 8 小时 1 次，连续 3 d 后停用静滴，仅口服和肌肉注射，直至恢复正常后 3 d 停药。婴儿泄泻 36 例中痊愈 22 例，好转 8 例，无效 6 例，总有效率为 83.33%；有效病例平均退热天数为 1.92 d，平均止泻天数为 3.08 d。46 例细菌性痢疾患者，34 例痊愈，其中小儿 8 例，成人 26 例；8 例好转，其中小儿 4 例，成人 4 例；4 例无效。其中儿童总有效率为 80%，平均退热天数为 1.69 d，平均止泻天数为 3.14 d。成人均有效，4 d 内退热者 20 例，平均止泻天数为 5.02 d[15]。

2. 颈性眩晕症 用鹿蹄草注射液 (0.5 g/2mL)肌肉注射，每日 2 次，每次 4mL，1 周为 1 个疗程。同时采用颈部推拿及牵引法，以纠正颈椎骨的严重移位。共治疗 322 例颈性眩晕症，其中男 173 例，女 149 例。其中痊愈 47 例。显效 127 例，好转 125 例，无效 23 例，总有效率为 92.8%[16]。

3. 肺部感染 试用鹿蹄草治疗肺部感染 18 例，每日除静脉滴注 200 mg 外，尚肌肉注射 10 mg，每日 4 次。个别患者增至静脉滴注 400 mg，肌肉注射 100 mg。16 例痊愈，2 例无效[13]。

【附注】

1. 日本鹿蹄草 *Pyrola japonica* Klenze ex Alef. 全草含有鹿蹄草苷(pirolatin)、高熊果酚苷、熊果酚苷(arbutin)、甲基熊果酚苷(methyl arbutin)以及槲皮素(quercetin)、三十一烷(hentriacontane)、β-谷甾醇(β-sitosterol)、α-3-谷甾醇 (α-3-sitosterol)、齐墩果酸(oleanolic acid)、熊果酸(ursolic acid)[1]。

2. 红花鹿蹄草 *Pyrola incarnata* Fisch. Ex DC 含高熊果酚苷、异高熊果酚苷(isohomoarbutin)，6-O-没食子酰高熊果酚苷、右旋的儿茶精(catechin)、左旋的表儿茶精没食子酸酯(epi-catechin gallate)、原矢车菊素(procyanidin)B1 及 B3、原矢车菊素 B2-3′-O-没食子酸酯(procyanidin B2-3′-O-gallate)、原矢车菊素 B2-3，3′-O-没食子酸酯 (procyani-din B2-3，3′-di-O-gallate)、金丝桃苷、金丝桃苷-2″-O-没食子酸酯(hyperin-2″-O-gallate)[1]。

（焦　波）

参 考 文 献

[1]国家中医药管理局《中华本草》编委会. 中华本草(精选本).上海：上海科技出版社，1999：1426

[2]郑振源，等.鹿蹄草对小鼠组织血流量与血浆环核苷酸含量的影响.中药通报，1986，11(3)：179

[3]庄裴尔，等.鹿蹄草对小鼠心肌营养性血流量的影响.中药通报，1981，6(6)：31

[4]王树梓，等.鹿蹄草扩张血管作用的实验研究.陕西中医，1989，10(10)：473

[5]马树德，等.鹿蹄草对麻醉动物脑循环的影响. 中草药，1988，19(2)：23

[6] 丁存晶，等. 鹿衔草总黄酮对大鼠急性心肌缺血的保护作用. 中药材，2007，30(9)1105

[7]杨大中.普通鹿蹄草水提物的初步研究.中医药信息，1987，(6)：39

[8]上海中医学院附属曙光医院中草药实验小组.鹿蹄草抗菌成分—鹿蹄草素的分离提取与合成. 中草药通讯，1976，(7)：12

[9]马振亚.鹿衔草等中草药方剂对细胞免疫功能的影响.陕西新医药，1984，(6)：54

[10]陈志武，等. 金丝桃苷对脑缺血再灌损伤保护作用的实验研究. 药学学报，1998，33(1)：14

[11]边晓丽，等. 没食子酰基金丝桃苷的抗氧化性及其构效关系研究. 西安交通大学学报(医学版)，2003，24(5)：452

[12]冀晓雯，等. 鹿衔草不同溶剂提取物抗氧化活性研究.食品工业科技，2009，30(4)：100

[13]王浴生.中药药理与应用.第1版.北京：人民卫生出版社，1983：1095

[14]宋思，等.^{14}C鹿蹄草素吸收分布和排泄的研究.中草药通讯，1979，(9)：27

[15]上海中医学院附属曙光医院儿科. 肠道门诊.上海医学，1978，(7)：57

[16] 边全禄. 鹿蹄草治疗颈性眩晕症322例. 陕西中医，1990，11(10)：450

商 陆 Phytolaccae Radix shang lu

本品为商陆科植物商陆 *Phytolacca acinosa* Roxb.或垂序商陆 *Phytolacca americana* L.的干燥根。味苦，性寒，有毒。逐水消肿，通利二便；外用解毒散结。用于水肿胀满、二便不通，外治痈肿疮毒。

【化学成分】

垂序商陆根中含有商陆皂苷元(phytolaccagenin)，商陆皂苷A、B、D、E、F、D2(phytolaccoside A、B、D、E、F、D2)，加利果酸(jaligonic acid)及甾体混合物。从商陆根中分离得一种三萜皂苷类化合物即商陆皂苷甲(eswlentoside A)[1]。其根中具有代表性毒性成分是商陆毒素(phytolaccatoxin)和组织胺(histamine)，经炮制后含量降低[1]。垂序商陆(phytolacca americana)根中的组胺含量较高，为0.23%左右[2]。

商陆根中有商陆酸(esculentic acid)及商陆皂苷元A、B、C，其皂苷元A与垂序商陆皂苷元(phytolaccagenin)为同一化合物，皂苷元B与去甲基商陆皂苷元(desmethytolaccagenin)相近，6种三萜皂苷，即商陆皂苷甲、乙、丙、丁、戊、己，其皂苷甲、乙、丙、戊分别与垂序商陆中的皂苷E、B、D、G为相同化合物。还有商陆皂苷O、P、Q。5种水溶性的三萜皂苷，如商陆皂苷辛(esbulentoside H)等。8种脂溶性成分如棕榈酸十四酯(palmitic acid tetradecyl ester)等[1]。

【药理作用】

1. 祛痰、镇咳及平喘 采用小鼠气管段酚红排泌法，各种炮制品与原药比较，祛痰指数提高1.10~1.57倍，按提高次序从高到低排列为醋煮>软化>水煮>醋炒>醋蒸>清蒸>原药[1]。给小鼠灌胃2g/kg粗提生物碱有明显的镇咳作用[1]。

2. 利尿 采用大白鼠代谢笼利尿实验，经腹腔注射原药0.52 g/kg，软化0.86 g/kg，醋炒3.18 g/kg，醋煮2.20 g/kg，水煮1.35 g/kg，清蒸5.4 g/kg，均有不同程度的利尿作用，但炮制后除软化与原药利尿指数略高外，醋煮，醋炒，水煮，醋蒸，清蒸均使利尿指数降低16.0%~45.0%[1]。

商陆的炮制品，采用大白鼠代谢笼利尿实验，灌胃剂量均为2 g/kg，按利尿指数从高到低依次为：生品>原药材丝>原药材片>醋蒸品>醋炙品>清蒸品。炮制后除生品和原药材丝与原药材片利尿指数略有升高，分别为1.92、1.86外，其他各组均有所下降1.30~1.84[3]。

3. 抗炎 商陆皂苷甲5~10 mg/kg，明显抑制大鼠棉球植入肉芽肿，角叉莱胶引起的足肿胀[1]。给卡西霉素(A23187)刺激大鼠腹腔巨噬细胞释放血小板活化因子(PAF)，商陆皂苷甲在0.1~100 μmol/L，呈剂量及时间依赖性抑制大鼠巨噬细胞释放PAF，表明商陆皂苷甲通过抑制体内PAF生成而起抗炎作用[1]。商陆皂苷甲在0.01~20 μmol/L范围内可明显抑制PHA诱导下人淋巴细胞TNF-α的表达，且随着药物浓度增加，抑制作用明显增强，商陆皂苷甲的抗炎作用可能与其抑制TNF-α mRNA的表达有关[4]。商陆皂苷甲的抗炎机制之一也可能是通过抑制单核巨噬细胞分泌NO而起作用的[5]。商陆皂苷甲在$3\sim12\times10^{-6}$ μmol/L时能降低脂多糖作用下中性粒细胞与内皮细胞间高水平的黏附率，且能降低脂多糖诱导下内皮细胞I-CAM-1 mRNA和中性粒细胞CD18 mRNA的表达。商陆皂苷甲抑制脂多糖作用下中性粒细胞与内皮细胞间的黏附可能是其抗炎机制之一[6]。

4. 调节免疫 ①对IL-1，IL-2，IL-3，IL-6的影响：给ICR小鼠商陆多糖4mg/只，腹腔注射两次，相隔5 d，在第6天及第12天诱导小鼠腹腔巨噬细胞产生IL-1活性提高，第10天最低。将小鼠的脾细胞与0.1、0.5、10.4 mg/mL商陆多糖培养24 h，证明商陆多糖可诱导小鼠脾淋巴细胞分泌IL-2[1]。商陆皂甙辛在10~100 μg/mL浓度范围内能增强促进conA诱导的小鼠脾淋巴细胞IL-3和IL-6活性，伴随其mRNA水平的上升[7]。然而也有实验表明，商陆皂苷甲在5~40 μg/mL范围内能明显抑制脂多糖诱导兔滑膜细胞产生IL-1[8]。垂序商陆的水煎剂(终浓度10 mg/mL)能使原发性肾病综合征患者外周血提取的淋巴细胞IL-6产量明显下降[9]。②诱导产生TNF：商陆多糖能促进小鼠腹腔巨噬细胞的吞噬作用，并能诱导小鼠腹腔巨噬细胞产生肿瘤坏死因子(TNF)，以L929细胞为靶细胞，用微量酶反应比色法测定TNF活性，在第6天出现TNF活性，第8天达高峰，以后随着时间延长，TNF 活性逐渐下降。商陆皂苷辛在体外试验表明能诱导小鼠脾细胞处于产生 TNF 启动状态，在诱出剂(LPS，脂多糖)作用下即释出 TNF。商陆多糖诱导 TNF 的最适剂量 400 μg/mL[1]。③诱生干扰素：垂序商陆和商陆皂苷在体外对正常外伤脾细胞和患者脾细胞诱生干扰素。商陆皂苷辛(esculentoside H)具有较高的诱生干扰素效价，现已用于 γ-干扰素生产[1]。④增强巨噬细胞细胞毒：每隔 4 d，小鼠腹腔注射商陆多糖 80~160 mg/kg，使腹腔巨噬细胞对 S180 和 L929 细胞的免疫细胞毒作用增强，可能与商陆多糖诱生 TNF 和 IL-1 有关[1]。⑤对淋巴细胞 DNA 多聚酶 α 活性的影响：商陆多糖 I 腹腔注射，每周 1 次，对小鼠脾淋巴细胞 DNA 多聚酶 α 活性基本上无影响。在加入 Con-A(5 μg/mLl)刺激后，用商陆多糖-110mg/kg，DNA 多聚酶 α 活性显著增强，提示商陆多糖-I 增强 DNA 多聚酶 α 活性，可能是促进脾淋巴细胞增殖、增强免疫功能的机制之一[10]。

5. 调控细胞凋亡 在肾小球硬化大鼠模型中，商陆水煎剂灌胃，每天 4 g/kg，连续 93 d，可显著降低肾小球细胞过度凋亡，改善肾小球病理损害[11,12]。商陆皂苷甲在 2.5~10 μg/mL 的浓度范围内，对小鼠胸腺细胞自发出现的细胞凋亡无影响，但能显著地促进 ConA 活化的胸腺细胞的凋亡[13]。

6. 抑菌 美洲商陆甲醇提取物对柑橘绿霉和小麦纹枯 2 种病原菌有较强的抑制作用，尤其是根、叶、果部分的提取物。从甲醇提取物中分离得到美洲商陆总皂甙，对柑橘绿霉病菌有很强的抑制作用，其 EC_{50} 为 0.2032g/L[14]。

7. 抗病毒、杀靶细胞 从商陆和美洲商陆种子中制得的抗病毒蛋白，能抑制兔网织红细胞裂解液中蛋白质合成，ID_{50} 为 2.6 ng/mL。将该蛋白质与脊髓灰质炎 III 型病毒混合后，接种于猴肾培养液中，显示较强的抗病毒活性。用商陆的抗病毒蛋白通过异型双功能连接剂 SPDP 与人 T 细胞单克隆抗体 WuT1 偶联剂制备免疫毒素，对 T 淋巴细胞白血病(EM 细胞显示特异杀伤作用，在 10^{-9} mol/L 时，杀灭 76.4%的靶细胞，^{14}C-亮氨酸掺入蛋白质合成抑制试验，ID_{50} 为 10^{-10}~10^{-9} mol/L[1]。浓度为 200 μg/mL 的美洲商陆甲醇粗提物与烟草花叶病毒(TMV)混合后，立即接种，抑制率为 88.56%。对 TMV 初侵染抑制作用结果表明，接种前以美洲商陆甲醇粗提物处理心叶烟叶片，可抑制病毒的初侵染作用，相对防效为 87.85%，且使植株发病时间大约推迟了 3~5 d[15]。美洲商陆抗病毒蛋白(PAP)对 HIV 病毒也有抑制作用，这是由于其独特的抑制病毒蛋白的台成和具有使 HIV RNA 脱嘌呤的能力[16]。PAP 在体外还有较强的抗乙型肝炎病毒[17,18]和丙型肝炎病毒的作用[19]。此外，PAP 对流感病毒、疱疹病毒等都有一定的抑制作用[16]。

8. 毒性 给小鼠灌胃、腹腔和静脉注射垂序商陆皂苷 E 的 LD_{50} 分别为 1200、486、43.6 μg/kg。给小鼠腹腔注射垂序商陆的 LD_{50} 原药材丝为 3.521±0.687g/kg，生品为 6.072±1.104 g/kg，醋炙品为 12.480±2.044 g/kg，清蒸品为 16.992±2.578 g/kg，醋蒸品为 25.480±2.215 g/kg。从原药材丝为 1.00 计算 LD_{50} 提高指数。垂序商陆炮制后 LD_{50} 提高指数从大到小（毒性从小到大)依次为：醋煮品>清蒸品>醋炙品>生品>原药材丝[3]。

垂序商陆含的商陆毒素和组织胺，可能是其毒性成分。小鼠腹腔注射商陆毒素 MLD5 为 0.065 mg/kg。原药材经淋润软化，切片过程中商陆毒素减少约 34.3%，组织胺减少约 23.3%。经醋炙后商陆毒素又递减 16.22%，而组织胺含量却似有回升。醋制商陆后，含商陆皂苷甲低于生商陆，并且毒性减小，仅为生商陆的 1/3[1]。

【临床应用】

1. 肾性水肿 用商陆饮：商陆、泽泻各 25 g，生杜仲 50 g，共治 210 例，总有效率为 93.3%[1]。

2. 小儿急性肾炎 采用商陆麻黄汤：商陆、麻黄、茯苓皮等，随症加减，共治疗 68 例，总有效率 98.6%，治愈时间最短 8 d，最长为 24 d，平均治愈天数为 9.6 d[1]。

3. 紫癜 ①血小板减少性紫癜：鲜商陆根粉，拌红糖。每次 9 g，开水冲服，1 d3 次，治妊娠后期血小板减少性紫癜症，服药 3 d，紫癜明显减少，未见新出血点发生[1]。②过敏性紫癜：37 例过敏性紫癜患者，用小柴胡汤加商陆并潘生丁治疗，32 例痊愈，有效率 86.4%[20]。

4. 肝炎 用含商陆的复方制剂，治疗慢性肝炎 10 余例，用药 2 周后见效，GPT 降低。其治疗机制与商陆促进和调节机体免疫功能，利水消肿及排除毒素有关[1]。

5. 肝硬化腹水 取 1.5~2 g 商陆粉碎的细末与鲜姜泥调匀，敷于脐部，胶布固定，保留 24 h，换药 1 次，7 d 为一疗程。用药后，尿量平均每日增加到 1300~2100 mL，腹围锐减，平均减少 9.5 cm[21]。

6. 乳腺增生 用秦都化瘀片（每片含商陆生粉 0.5g)治疗 253 例(女性 247 例，男性 6 例)，治愈 94 例(34.15%)，显效 72 例(28.46%)，好转 74 例(29.25%)，无效13例(5.14%)。与性激素(睾丸糖衣片)治疗相比，副作用小，疗效好[1]。

7. 白带症 以商陆60g(鲜品120g)与母鸡肉(或猪肉)，文火炖熟，弃药，吃肉饮汤，治疗8例，均有效[1]。

8. 银屑病 取自30例寻常性银屑病患者和20名健康献血员，利用商陆皂苷甲分别与脂多糖或植物血凝素协同刺激外周血单个核细胞(PBMC)。商陆皂苷甲为1.0~10.0 μg/mL时，呈剂量依赖性地明显抑制银屑病患者PBMC释放TNF-α，这可能是中国商陆治疗银屑病的机制之一[22]。自10例行包皮环切术儿童皮肤标本中分离出正常人表皮人角质形成细胞(KC)与上述PBMC共育，加入商陆皂苷甲浓度在5.0~10.0 μg/mL时，呈剂量依赖性非常显著抑制PBMC对KC的促增殖作用。表明商陆皂苷甲可阻断或抑制淋巴细胞对人角质形成细胞的促增殖作用[23]。

9. 不良反应 因炮制不严格，用法用量或误服以及患者体质等原因，有部分患者发生程度不同的中毒反应。严重者言语不清、躁动等精神障碍，甚至血压下降，心跳减慢，呼吸减弱，神志恍惚或昏迷[1]。误将外敷商陆15 g与其他中药内服，30 min后出现头昏、行立不稳，神志有时不清，语无伦次，时有幻觉躁动、尿频尿急量多，2 h排尿20余次，心电图诊断为窦性心动过速，心率98次/min，血钾2.7 mmol/L[24]。食用美国商陆*Phytolacca americana* L.嫩叶用作减肥，中毒表现为恶心、呕吐、泡沫性腹泻和肠绞痛，并出现1型Mobitz传导阻滞。一旦胃肠道症状缓解，心脏传导阻滞也会自然缓解[25]。

(杨耀芳 许士凯)

参考文献

[1]王本祥.现代中药药理学.天津:天津科学技术出版社，1997:390

[2]王琰，等.TLC法测定商陆属药用植物中组胺含量.药学实践，1994，7(1):102

[3]查文清，等.炮制对直序商陆毒性及利尿作用的影响.安徽中医学院学报，1999，18(5):80

[4]郑向民，等.商陆皂苷甲对人淋巴细胞TNF表达的影响.中国药理学会通讯，1998，15(4):21

[5]郑钦岳，等.商陆皂苷甲对α巨噬细胞分泌NO的影响.中国药理学会通讯，1998，15(4):21

[6]肖振宇，等.商陆皂苷甲对细胞间黏附的影响.药学学报，2003，38(10):728

[7]曹颖瑛，等.商陆皂甙辛对小鼠脾脏细胞产生IL-3和IL-6的影响.上海免疫学杂志，2002，22(5):334

[8]郑钦岳，等.商陆皂苷甲对兔滑膜细胞产生IL-1和TNF的影响.第二军医大学学报，2001，22(5):425

[9]张克非，等.商陆水煎剂对PNS患者外周血淋巴细胞培养TNF-α和IL-6的影响.遵义医学院学报，2004，27(2):134

[10]王洪斌，等.商陆多糖-Ⅰ对小鼠淋巴细胞DNA多聚酶α活性的影响.第二军医大学学报，1996，17(2):150

[11]朱永俊，等.阿霉素肾硬化大鼠肾转化生长因子-β1表达和细胞凋亡相关性及商陆的影响. 医学信息(内外科版)，2009，22(1):52

[12]朱永俊，等.商陆对阿霉素肾硬化大鼠肾小球细胞凋亡介导因子Bcl-2、Bax表达的影响.医学信息手术学分册，2008，21(11):967

[13]肖振宇，等.陆皂苷甲对小鼠胸腺细胞凋亡的影响.第二军医大学学报，2002，23(6):659

[14]杨帮，等.美洲商陆和姜黄提取物抑菌活性的研究.西南农业大学学报(自然科学版)，2005，27(3):297

[15]马萧，等.美洲商陆粗提物对烟草花叶病毒的控制作用.西南农业学报，2005，18(2):168

[16]林爱玉，等.美洲商陆抗病毒蛋白及其在艾滋病治疗中的应用.中草药，2003，34(9):附3

[17]潘延凤，等.商陆抗病毒蛋白体外抑制HBV的实验研究.临床肝胆病杂志，2004，20(2):81

[18]贺永文，等.商陆抗病毒蛋白体外抑制乙型肝炎病毒复制的研究.中华内科杂志，2007，46(10):859

[19]陈瑞烈，等.商陆抗病毒蛋白对感染细胞模型中HCV复制的影响.中西医结合肝病杂志，2006，16(4):226

[20]陈百顺.小柴胡汤加商陆、潘生丁治疗过敏性紫癜37例.四川中医，2003，21(5):33

[21]吴永峰.商陆末敷脐治疗肝硬化腹水.中医外治杂志，1996，5(5):45

[22]邓俐，等.商陆皂苷甲对银屑病患者外周血单个核细胞产生α肿瘤坏死因子和可溶性白介素2受体的影响.临床皮肤科杂志，2004，33(7):407

[23]邓俐，等.商陆皂苷甲对体外培养的人角质形成细胞增殖的影响.中国皮肤性病学杂志，2006，20(11):655

[24]郑燕娜.误服过量商陆致中毒1例报告.新疆中医药，1996，(3):32

[25]希雨.美国商陆引起严重胃肠道紊乱并可影响心脏.国外医药·植物药分册，1997，12(6):286

密蒙花 Buddlejae Flos

mi meng hua

本品为马钱科植物密蒙花 *Buddleja officinalis* Maxim.的干燥花蕾和花序。味甘,性微温。具有清热泻火,养肝明目,退翳的功效。用于目赤肿痛、多泪羞明、目生翳膜、肝虚目暗、视物昏花。

【化学成分】

密蒙花含有刺槐素(acacetin)[1]、密蒙花苷(buddleo-glucoside)[2,3]、蒙花萜苷(mimengoside A、B)、对-甲氧基桂皮酰桃叶珊瑚苷(Pmethoxycinnamoylaucubin)、梓果苷(catalposide)、梓醇(catalpol)、桃叶珊瑚苷(aucubin)、对-甲氧基桂皮酰梓醇(Pmethoxycinnamoylcatalpol)、洋丁香酚苷(acteoside)、海胆苷(echinacoside)[4]、木犀草素(luteolin)、芹黄素(apigenin)、木犀草素-7-O-β-D-吡喃葡萄糖苷[5]。

密蒙花花蕾中分离得到齐墩果-13(18)-烯-3-酮[olean-13(18)-ene-3-one]、δ-香树脂醇(δ-amyrin)、大戟烷-8,24-二烯-3-醇乙酸酯(butyrospermyl acetate)、α-菠甾醇(α-spinasterol)、半乳糖醇(glactitol)和香豆酸(vanillic acid)[6]。

【药理作用】

1. 抑菌 密蒙花总提取物及黄酮类单体II33-48和II11-12,在2.5~250 mg/mL浓度范围内对金黄色葡萄球菌和乙型溶血链球菌最低抑菌浓度为5 mg/mL。可用于滴眼剂或洗剂供临床应用[7]。

2. 调节免疫 密蒙花水提液10 g/kg灌胃21 d,对正常小鼠和环磷酰胺免疫低下小鼠脾脏和胸腺的相对重量无明显影响;密蒙花提取液使正常小鼠外周血T淋巴细胞酸性δ-醋酸萘酶(ANAE)阳性率显著提高,使免疫低下小鼠ANAE阳性率有增高趋势。提示,密蒙花对环磷酰胺所致免疫功能损害有一定的拮抗作用[8]。

3. 抑制新生血管 化学诱导剂体外诱导人脐静脉血管内皮细胞(HUVEC)造成缺氧模型。密蒙花方水提液10、20、40mg/kg与HUVEC共培养,抑制HUVEC缺氧状态下的增殖,抑制HUVEC增殖细胞核抗原(PCNA)的表达,且具量-效关系。提示,密蒙花有抑制新生血管发生的作用[9]。

4. 抗干眼症 动物去势后由于性激素低下导致干眼症。用1倍量和2倍量密蒙花提取物灌胃给去势大鼠4周,动物基础泪液分泌量稳定(与模型组比较);在泪腺导管及腺泡上皮细胞中,IL-1β、TNF-α阳性表达的细胞数明显降低,TGF-β1阳性表达的细胞数明显升高。由于密蒙花提取物中主要是黄酮类化合物,具有与雄激素类似的结构,可起到拟雄激素效应,从而调节泪腺局部炎症反应,达到抗干眼症效应[10]。密蒙花总黄酮5 mL/kg给去势大鼠灌胃,具有与上述相同的实验效果[11]。密蒙花滴眼液给去势大鼠滴眼,每次1滴,每天3次,治疗时间分别为1、2、3个月。结果泪腺导管及腺泡上皮细胞中Bax阳性表达细胞数明显降低,Bcl-2阳性表达细胞数明显升高。密蒙花滴眼液抑制泪腺细胞凋亡,维持泪腺基础分泌量和泪膜的稳定性[12]。

5. 毒性 密蒙花黄色素水溶液毒性很小,LD_{50}>10 g/kg。无生殖细胞诱变作用及基因突变作用[13]。密蒙花提取物剂量达6.0 g/kg时,小鼠畸形试验和蚕豆根尖微核试验结果均为阴性,无诱变作用[14]。

【临床应用】

1. 结膜炎 复方密蒙花汤(密蒙花、龙胆草、防风、牛蒡子等)治疗急性结膜炎30例,每天1剂,外用润舒眼药水滴眼。治愈25例,好转4例,无效1例,总有效率96.7%[15]。急性卡他性,俗称红眼病,用密蒙花散加减方治疗急性卡他性结膜炎,具有消肿、明目、抗炎等效果[16]。

2. 小儿目眨 自拟密蒙花散(密蒙花、黄芩、荆芥、苍术等)治疗小儿目眨200例,4剂为1个疗程。1个疗程治愈8例,2个疗程治愈174例,3个疗程治愈18例。随访6月~2年复发6例,占3%,后经2~3个疗程治疗随访3年未见复发[17]。

(周秋丽 赵丽纯)

参考文献

[1]国家医药管理局中草药情报中心.植物药有效成分册.北京:人民卫生出版社,1986:2

[2]江苏新医学院.中药大辞典(下册).上海:上海人民出版社,1977:2264

[3]国家中医药管理局中华本草编委会.中华本草(精华本).上海:上海科技出版社,1998:1472

[4]Houghton PJ,et al.Anti-hepatotoxic activity of extracts and constituents of Buddeja species. *Planta Med*,1989,55(2):123

[5]Matsuda H,et al. Study on anti-cataract drugs from natural sources. II. Effects of buddlejae flos on in vitro aldose reductase activity. *Biol Pharm Bull*,1995,18(3):463

[6]王邠,等.密蒙花三萜等成分的研究.北京医科大学学报,1996,28(6):472

[7]李秀兰,等.密蒙花/结香有效成分的抑菌作用.西北药学杂志,1996,11(4):165

[8]吴克枫,等.密蒙花对正常及免疫低下小鼠的免疫调节作用.贵阳医学院学报,1997,22(4):359

[9]吴正正,等.密蒙花方对缺氧状态下人血管内皮细胞的作用及机制研究.中国中医眼科杂志,2008,18(3):138

[10]姚小磊,等.密蒙花提取物治疗兔去势所致干眼症.眼视光学杂志,2008,10(1):21

[11]李怀凤,等.密蒙花总黄酮对去势雄鼠干眼症模型角膜和泪腺组织中TNF-α、IL-1β表达的影响.国际眼科杂志,2009,9(7):1248

[12]彭清华,等.密蒙花提取物滴眼剂对实验性干眼症鼠泪腺组织细胞凋亡的影响.国际眼科杂志,2010,10(1):40

[13]韦献飞,等.密蒙花黄色素的毒理学安全性评价.广西预防医学,1998,4(4):248

[14]韦献飞,等.食用天然色素密蒙花黄色素的致突变性研究.癌变·畸变·突变,1997,9(6):366

[15]金树森.复方密蒙花汤治疗结膜炎30例.云南中医中药杂志,1998,19(1):21

[16]范大菁.密蒙花散加减方治疗急性卡他性结膜炎体会.实用中医药杂志,2009,25(4):255

[17]陈兆明.自拟密蒙花散治疗小儿目眨.云南中医学院学报,1999,22(2):39

淫羊藿 Epimedii Folium yin yang huo

本品为小檗科植物淫羊藿 *Epimedium brevicornu* Maxim.、箭叶淫羊藿 *Epimedium sagittatum* (Sieb.et Zucc.)Maxim.、柔毛淫羊藿 *Epimedium pubescens* Maxim.或朝鲜淫羊藿 *Epimedium koreanum* Nakai 的干燥叶。味辛、甘,性温。补肾阳,强筋骨,祛风湿。用于肾阳虚衰、阳痿遗精、筋骨痿软、风湿痹痛、麻木拘挛。

【化学成分】

1. 黄酮类

(1)淫羊藿(*Epimedium brevicomum* Maxim) 地上部分分得6个黄酮化合物为宝藿苷-I、鼠李糖基淫羊藿次苷-II、箭藿苷B、宝藿苷-II、大花淫羊藿苷F和大花淫羊藿苷C[1],还有巫山淫羊藿苷、宝藿苷VI、山奈酚-3,7-O-α-L-鼠李糖苷和hexandraside[2]。

(2)箭叶淫羊藿(*Epimedium sagittatum*) 茎、叶含淫羊藿苷(icariine)、去氧甲基淫羊藿苷(des-o-methyicariine)、β-去氢淫羊藿素(β-anhydroicaritine)及木兰碱等;近年又从箭叶淫羊藿中分得异槲皮素(isoquercetin)、icariin-3-O-d-rhamnoside和金丝桃苷(hyperin),sagittatosidesA~C[3]、新淫羊藿苷(neoicariin)[4]。

(3)朝鲜淫羊藿(*Epimedium koreanum*) 从朝鲜淫羊藿的全草中分离得到epimedins A~C[5],地上部分还含有化合物2-(对-羟基苯氧)-5,7-二羟基-6-异戊烯基色酮、朝藿苷丙(korepimedoside C)、淫羊藿苷A7(icariside A7)[6]、茂藿苷B(maohuoside B)[7]、麦芽酚、沙立苷、槲皮素、淫羊藿苷A和粗毛淫羊藿苷[8]。

2. 生物碱类 朝鲜淫羊藿中含淫羊藿碱A、木兰花碱[9]。

3. 其他 朝鲜淫羊藿中尚含有胡萝卜苷、齐墩果酸、对羟基苯甲酸、异苷草素、苷草素、黄芪苷、山奈素、木犀草素、大黄素、麦芽酚、肌醇、三十三烷烃等[10]。

【药理作用】

1. 中枢神经系统

(1)增强学习记忆功能 淫羊藿苷(Ica,30、60、120 mg/kg)灌胃给$AlCl_3$诱导的痴呆大鼠模型,连续3个月。对痴呆大鼠学习记忆功能有保护作用,与促进大鼠脑内胆碱能神经功能恢复有关[11]。淫羊藿黄酮100、300 mg/kg灌胃给药14 d,明显改善侧脑室注射α淀粉样肽AD小鼠的学习记忆能力,IL-1α和TNFβ含量及星形角质细胞阳性表达数均降低。提示,淫羊藿黄酮阿尔茨海默模型小鼠的脑内炎性反应[12]。

(2)抑制中枢 给大鼠侧脑室注射淫羊藿总黄酮(26g/L,)0.5 μL,可促进睡眠,抑制觉醒,具有明显的中枢抑制作用[13]。

(3) 保护神经细胞　海马内注射β-淀粉样蛋白(Aβ)制备AD大鼠模型，淫羊藿苷30、60、120mg/kg灌胃14 d后，可减少海马和皮质神经元的丢失。淫羊藿苷对Aβ所致神经细胞损伤具有保护作用，有利于老年性痴呆的治疗[14]。

2. 心血管系统

(1) 强心、抗心力衰竭　用含0.001、0.002 mg/mL淫羊藿苷的任氏液，灌流离体蟾蜍心脏，对蟾蜍离体心脏有强心作用。其机制可能是淫羊藿苷能减小心血管阻力，扩张心血管[15]。淫羊藿总黄酮200 mg/kg，治疗18周，可使异丙肾上腺素致充血性心力衰竭大鼠心功能指标明显好转，心室质量指数明显降低，逆转心室重构。淫羊藿总黄酮改善心室功能的作用与降低心衰大鼠血浆去甲肾上腺素（NE）和血管紧张素(Ang)II浓度有关[16]。上述剂量的淫羊藿总黄酮能够通过调节血浆醛固酮(ALD)水平[17]，降低血浆TNF-α、NO和升高左心室心肌cGMP浓度[18]，减轻心室重塑，改善心力衰竭大鼠心功能。

(2)抗心肌缺血　对急性心肌缺血犬十二指肠给予淫羊藿提取物104、52 mg/kg，能减少缺血程度，降低缺血范围，降低心肌梗死面积，对实验性心肌缺血犬心肌产生保护作用[19]。淫羊藿总苷350、175、87.5 mg/kg，灌胃7 d，可显著对抗大鼠急性心肌缺血心电图的改变，降低血清CK、LDH的含量，具有抗心肌缺血作用[20]。对急性心肌缺血小鼠，静脉给予淫羊藿总黄酮注射液(PSTFE，49.0、34.3、24.0、16.8、11.8 mg/kg)和灌胃给予淫羊藿总黄酮提取物(TFE，60.0、48.0、38.4、30.7、24.6 mg/kg)5~7 d。两者均能延长急性心肌缺血小鼠的存活时间；PSTFE静脉给药和TFE十二指肠给药，能明显改善犬心肌缺血后心外膜点电图，缩小心肌梗死面积，降低血清CK、LDH、MDA含量。淫羊藿总黄酮静脉注射和胃肠道给药对实验性心肌缺血均有明显的保护作用[21]。

(3)保护心肌细胞　体外培养原代如数心肌细胞，预先加入1×10^{-4}、1×10^{-5}、1×10^{-6}mol/L淫羊藿苷溶液24 h，对心肌细胞缺氧/复氧损伤和氧化损伤能明显提高细胞存活率，增加细胞内SOD活性，降低培养液中LDH释放量和细胞内MDA含量。淫羊藿苷对损伤细胞有明显的保护作用，其机制与抑制脂质过氧化作用有关[22]。200、400 mg/L淫羊藿总黄酮注射液(EFI)可促使心肌细胞处于还原状态，对H_2O_2诱导的心肌细胞损伤具有保护作用[23]。

(4)抗心肌缺血再灌注损伤及心律失常　淫羊藿苷(4.0、2.0 mg/kg)能明显增加缺血再灌注后大鼠离体心脏冠脉流量，减弱心肌收缩力；12、16 mg/kg的淫羊藿苷能有效预防急性血瘀大鼠全血黏度、血浆黏度、红细胞压积以及纤维蛋白原含量的升高。对离体心脏缺血再灌注损伤有保护作用，能改善急性血瘀大鼠的血液流变学[24]。应用全细胞膜片钳技术观察到，10、20、40 μmol/L淫羊藿苷对兔心室肌细胞L型钙电流(ICa，L）最大峰电流密度的抑制率28.7%、40.0%和56.5%；20 μmol/L淫羊藿苷使钙通道稳态失活曲线左移并减慢钙通道失活后的恢复过程。淫羊藿苷对I_{CaL}的阻滞作用，可能是其抗心律失常作用的中药机制之一[25]。

3. 降压　淫羊藿总黄酮(26 g/L)对正常大鼠和应激性大鼠平均动脉血压均有降低作用，阻断γ-氨基丁酸受体可影响淫羊藿的降压作用，提示其降压机制可能与γ-氨基丁酸受体相关[26]。

4. 保护血管内皮细胞　在高脂饲料喂养家兔同时，给予淫羊藿苷160、80 mg/kg 9周，对兔主动脉粥样硬化进展有明显的抑制作用，对动脉粥样硬化动脉内皮细胞损伤有明显的保护作用[27]。淫羊藿苷(0.2、0.6、2、6 μg/mL)对糖皮质激素诱导的人骨微血管内皮损伤[28]及淫羊藿总黄酮(50、100、200 mg/L)对LPS诱导的血管内皮细胞损伤[29]均具有保护作用。

5. 抗脑损伤　Fe^{2+}/VitC可脑线粒体的肿胀度和MDA含量显著增加，呼吸链复合体酶活性不同程度下降。预先加入淫羊藿苷(0.03和0.1 mg/L)能显著抑制线粒体肿胀，减少MDA含量，提高呼吸链复合体酶的活性，对自由基损伤的脑线粒体呼吸链损伤有保护作用[30]。局灶性脑缺血大鼠给予淫羊藿总黄酮4.5、2.25、1.125g/kg，灌胃5 d，能降低脑缺血大鼠的神经功能评分，降低脑组织含水量，增加SOD、NOS活性，降低MDA含量。淫羊藿总黄酮对实验性脑缺血损伤有保护作用[31]。

6. 调节免疫　低浓度(0.1~1 μg/mL)的淫羊藿甲醇提取物能增强Con A诱导脾细胞和淋巴细胞的增殖，而在较高的浓度(50~500 μg/mL)产生抑制作用。同时提取物对Con A刺激的白细胞介素-2受体α的表达具有上调作用[32]。淫羊藿总黄酮(EF)能明显抑制皮质酮诱导的T细胞凋亡百分率，皮质酮大鼠促凋亡的Fas、FasL、TNFR1、Bax基因的转录水平高于正常大鼠，而抗凋亡的Bcl-2、TNFR2基因的转录水平则低于正常大鼠。提示皮质酮鼠T细胞过度凋亡与促凋亡基因的高表达以及抗凋亡基因的低表达相关。EF可下调FasL、TNFR1基因的mRNA表达，同时上调Bcl-2基因的mRNA表达；EF可显著降低皮质酮鼠T细胞异常增高的Caspase3和Caspase8的活性。提示，EF可以拮抗外源性激素对T细胞的抑制作用[33]。

经$^{60}CO\gamma$射线照射小鼠，灌胃给予淫羊藿水煎液50、10、1 g/kg，连续10 d。能增强NK细胞的细胞毒活性，增强T淋巴细胞的转化活性，增加脾细胞IL-2的产生和CD8阳性细胞百分率降低、CD4/CD8阳性细胞比例显著增加。提示，淫羊藿对小鼠免疫功能有明显的调节作用[34]。对化疗后免疫抑制小鼠，灌胃给予不同剂量的淫羊藿苷(150、80、40 mg/kg)，能提高小鼠由于化疗造成的各项免疫指标的下降，促进小鼠免疫功能，具有逆转化疗后小鼠免疫抑制状态的作用[35]。小鼠肌肉注射植物血凝素制作免疫抑制模型，预先灌胃给予淫羊藿多糖150、125、100 mg/kg 7 d，明显提高小鼠淋巴细胞转化率和腹腔巨噬细胞吞噬率。提示，淫羊藿多糖是很好的免疫增强剂[36]。

7. 抗肝损伤　灌胃给四氯化碳肝损伤小鼠0.2%和0.1%的淫羊藿总黄酮(20 mL/kg)，连续1周，病理显示小鼠的肝组织损伤较模型组轻，各项生化指标较模型组有明显改善，能够抵抗四氯化碳致小鼠肝损伤[37]。上述淫羊藿酮对异烟肼和利福平所致小鼠肝损伤也有保护作用[38]。

8. 抗肿瘤　给乳腺癌骨转移大鼠灌胃淫羊藿水煎剂(生药0.5 g/100g体重)21 d，可使乳腺癌骨转移大鼠50%缩足阈提高；双足负重差异和肿瘤体积减小；骨密度和骨矿物质含量升高。表明，淫羊藿可减轻骨转移模型的骨破坏和骨痛，同时抑制肿瘤生长[39]。淫羊藿苷200 mg/L处理体外培养人胃癌细胞株SGC-7901 24 h，抑制SGC-7901细胞黏附、移动及侵袭，增加细胞内蛋白激酶A(PKA)活性，从而发挥其逆转恶性表型的作用[40]。淫羊藿苷(ICA)作用于甲氨蝶呤(MTX)耐药肺癌A549细胞后，其IC_{50}值由单独A549/MTX的(52.17±2.25 μmol/L)下降至(35.50±1.85 μmol/L)；A549/MTX+ICA组的穿膜细胞数明显少于A549/MTX组。表明，淫羊藿苷具有逆转A549/MTX耐药细胞转移表型的作用[41]。淫羊藿苷的两种水解产物淫羊藿素和脱水淫羊藿素浓度均为10^{-5}、10^{-6}、10^{-7}、10^{-8}mol/L，对人乳腺癌细胞T47D增殖有促进作用，并将细胞周期由G_1期向S期推进。提示，淫羊藿素和脱水淫羊藿素具有雌激素活性，此作用由雌激素受体介导[42]。

9. 抗氧化　淫羊藿总黄酮对肝匀浆的自氧化及诱导性氧化均有较好的抑制作用，其IC_{50}为34.87和198.45 μg/mL；对肝线粒体的诱导性氧化IC_{50}为332.65 μg/mL；对DPPH、·OH、$\cdot O_2^-$的清除作用IC_{50}分别为4.6、598.17、413.21 μg/mL。淫羊藿总黄酮有较好的抗氧化作用[43]。6种淫羊藿黄酮淫羊藿苷、木犀草素、宝藿苷、金丝桃苷、朝藿素B及宝藿苷I，在3.125~200 μmol/L剂量范围内，木犀草素、金丝桃及苷朝藿素B对DPPH显示出较好的自由基清除作用。提示，该化合物上的B环是黄酮类物质抗氧化、清除自由基的主要活性部位[44]。

10. 骨及骨代谢

(1)抗骨质疏松　卵巢切除术后8周，给大鼠灌胃淫羊藿提取物1.34 g/mL，连续12周。对去卵巢骨质疏松大鼠的血清各项生化指标有明显的改善作用，对骨质疏松有一定的治疗作用[45]。对去势骨质疏松大鼠，给予淫羊藿总黄酮300、150、75 mg/kg，灌胃干预90 d，可明显抑制去势大鼠股骨及腰椎骨骨密度的降低，对全身骨密度无明显影响[46]。淫羊藿总黄酮(30、10 mL/kg)灌胃4周，对去卵巢骨质疏松大鼠通过促进骨组织中护骨素(OPG)mRNA表达抑制破骨细胞的分化和成熟，达到治疗骨质疏松目的[47]。

(2)促进成骨、抑制破骨　在大鼠第3代骨髓间充质干细胞中加入10^{-6} mol/L淫羊藿苷培养基，可诱导碱性磷酸酶呈阳性反应并有钙化结节形成。表明淫羊藿苷能够诱导大鼠间充质干细胞向成骨细胞分化，是一种良好的骨诱导活性因子[48]。浓度为100、50 μmol/L的淫羊藿苷明显抑制1,25-(OH)2D3诱导兔骨髓单核细胞形成破骨细胞样细胞的数目；当其浓度为100、50、10 μmol/L时明显抑制破骨细胞的骨吸收功能，具体表现在吸收陷窝数目及表面积均明显减少。提示，淫羊藿苷具有改善骨吸收功能亢进的潜力[49]。

(3)调节骨代谢　大鼠颅骨成骨细胞经0~10^{-4} mol/L浓度的淫羊藿苷处理48 h，对成骨细胞均无增殖促进作用，但可促进成骨细胞ALP活性；10^{-6} mol/L淫羊藿苷可以上调成骨细胞核心结合因子-1、骨形成蛋白-2和骨形成蛋白-4 mRNA表达，以此促进成骨细胞的分化[50]。在体外培养的小鼠破骨细胞中加入0、1×10^{-5}mol/L的淫羊藿苷，可明显下调β-肌动蛋白、核因-kB受体活化因子配体(RANKL)mRNA的表达，从而破坏破骨细胞的分化形成及骨吸收[51]。淫羊藿总黄酮20、10、5 mg/L对金属离子刺激单核细胞分泌溶骨性因子TNF-α有抑制作用，且具有浓度依赖关系。据此淫羊藿总黄酮有望成为防治关节假体松动的药物之一[52]。

11. 促性器官发育　淫羊藿3g/kg和淫羊藿苷3.5 mg/kg给小鼠灌胃4 d，可增加小鼠子宫系数，增加血清雌激素E2水平，对雌激素受体阳性细胞系

MCF-7细胞增殖有明显促进作用。所以，淫羊藿及淫羊藿苷具有雌激素样作用[53]。淫羊藿水提物500、250、125 mg/mL与体外培养氧化损伤的人精子共孵育，对活性氧致精子膜功能损伤有一定的保护作用，其作用与提高SOD活性，抗脂质过氧化产生有关[54]。

12. 影响血液流变学 淫羊藿总苷350、175、87.5 mg/kg能明显降低急性血瘀大鼠的全血黏度、血浆黏度、红细胞压积，减慢血沉速度，并抑制体外血栓形成。淫羊藿总苷有明显改善急性血瘀大鼠血液流变学和抗血栓形成作用[55]。淫羊藿总黄酮灌胃30~120 mg/kg可显著改善家兔血液流变性和抑制ADP诱导的家兔血小板聚集[56]。

13. 其他 淫羊藿醇提物按30 g/kg剂量给小鼠灌胃1次，并于给药后不同时间采血制备血清，检测淫羊藿醇提物及含淫羊藿血清对内皮细胞释放NO的影响。结果显示，淫羊藿醇提物直接加入内皮细胞培养液中不影响NO产生，120、180 min采集的含淫羊藿醇提物血清能促进NO产生，效应高峰在120 min。提示，促进内皮细胞释放NO可能是淫羊藿治疗阳痿的作用机制之一[57]。哮喘大鼠存在神经内分泌免疫网络(NEI)的紊乱，淫羊藿水煎液1、0.5、0.25 g/kg灌胃14 d，可增强下丘脑-垂体-肾上腺皮质轴的功能，提高血清γ干扰素水平，这些可能是其治疗哮喘的机制之一[58]。

14. 药代动力学 ^{3}H-淫羊藿苷在复方状态，经灌胃给予小鼠后，体内动力学行为符合开放性二室模型，体内药物平均含量从示踪1 h的高峰，至示踪48 h的低谷，下降幅度为96.60%，表明淫羊藿苷在体内作用较快，不易产生长时间的蓄积。^{3}H-淫羊藿苷在肾上腺中含量较高，示踪48 h仍高于其他任何器官，这一持久高浓度的分布现象，提示肾上腺是淫羊藿苷的最敏感的靶器官。研究还发现，复方中其他成分有促进^{3}H-淫羊藿苷的吸收和促进与其靶器官结合的作用[59]。给大鼠分别灌胃淫羊藿复方和单味药材提取物，淫羊藿苷在大鼠体内分别呈二室和一室模型。与单味药材相比，复方中淫羊藿苷在大鼠体内吸收增加，消除和达峰时间延长，血浆清除率减少。提示，复方配伍对淫羊藿苷体内过程有显著影响[60]。

15. 毒性 淫羊藿总黄酮给小鼠灌胃最大耐受量相当于60 kg人临床日用量的1440倍，淫羊藿总黄酮毒性很小[61]。每天灌胃给小鼠淫羊藿总黄酮160、80、40mg，对丝裂霉素C诱发的小鼠骨髓细胞遗传损伤有保护作用[62]。

【临床应用】

1. 冠心病 用淫羊藿浸膏片(相当生药2.7 g/片)每次4~6片，每日2次，30 d为1个疗程，两个疗程间停药7~10 d，治疗140例冠心病患者，改善心绞痛总有效率77.8%，改善心电图总有效率74.3%，对胸闷、气短等症状也有一定改善作用[63]。中药仙灵脾(淫羊藿18~21 g)、黄芪为主辨证治疗缓慢性心律失常患者42例，45d为1个疗程。结果，痊愈8例，显效16例[64]。

2. 慢性气管炎 以淫羊藿为主，共收治24例哮喘患者。其中20例治愈，哮喘不再复发，4例显效，发作次数减少，全部治愈[65]。用淫羊藿、胡桃肉、法半夏等组方治疗久咳虚喘患者28例，日服1剂，4剂为1个疗程。经3个疗程治疗，痊愈23例，好转5例，有效率100 %[66]。

3. 血透免疫功能低下 淫羊藿为北京同仁堂制药厂产品，0.6g/kg/d，口服，连用3个月。检测62例血透患者血清sIL-2R、IL-6、TNF-α水平。结果，与对照组相比，62例患者血清sIL-2R、IL-6、TNF-α水平显著增高，淫羊藿治疗后血清sIL-2R、IL-6、TNF-α水平均显著降低。表明淫羊藿具有调节血透患者细胞免疫功能的作用[67,68]。

4. 神经衰弱 以3种淫羊藿制剂(浸膏片，总黄酮片和单体淫羊藿苷片)共治疗228例，有效率达90%以上，均对失眠疗效较高[69]。

5. 阳痿 用淫羊藿、菟丝子各15g，配合其他疗法治疗阳痿50例，20 d为1个疗程，随访2年未复发[70]。还有用上述方剂，配合用川芎、细辛各15 g，煎水坐浴20 min，每晚1次，治疗期间禁房事3个月，并避免过劳及受寒。治疗52例，痊愈39例，好转9例，无效4例，总有效率92%。服药最短时间17 d，最长3个疗程，平均48.5 d，随访20例痊愈患者均未见复发[71]。

6. 骨质疏松症 用无名异冲剂(淫羊藿等)治疗骨质疏松症患者120例，总有效率98.4%[72]。用含淫羊藿的复方制剂治疗老年类风湿关节炎所致的骨质疏松患者，骨密度测定量明显提高，总有效率达93.1%[73]。糖尿病引起的骨代谢紊乱，常可导致骨质疏松，应用自拟健骨汤治疗50例，总有效率达92%[74]。

7. 白细胞减少症 选具有典型气虚症状的白细胞减少症患者22例，服用淫羊藿冲剂(15 g/包)，第1周每日3包，第2周起每日2包。共治疗30~45 d，22例中坚持服药者14例，其中治愈3例，显效4例，有效5例，无效2例[75]。

8. 原发性肾病综合征 在激素治疗基础上，加用自拟淫羊藿汤(淫羊藿、巴戟天、鹿衔草、党参、生黄芪)，随症加减。每日1剂。结果，治疗组55例中，完全缓解34例(61.82%)，基本缓解11例(20%)，有效6例(10.91%)，无效4例(7.27%)，总缓解率为81.82%，总有效率92.73%[76]。

9. 其他　以淫羊藿、仙茅、巴戟天等组方研末水泛为丸，10 g/次，3次/d，3个月为1个疗程，连用2个疗程，治疗类风湿性关节炎患者53例。结果：治愈显效率54.7%，总有效率92.4%[77]。用淫羊藿20~30 g，常规水煎服，治疗高黏滞血症。结果，临床治愈(症状消失，血流变仪检验正常)14例，好转(症状减轻，血流变仪检验部分正常)5例，无效(症状及血流变仪检验无好转)1例[78]。用20%~30%淫羊藿甲醇提取液浸泡患病部位治疗包皮同一部位的顽固反复发生的血管性水肿321例。结果321例中痊愈285例，占88.8%；显效19例，占5.9%；进步15例，占4.7%；无效2例，占0.6%。临床总有效率为99.4%[79]。

【附注】

1. 粗毛淫羊藿 *Epimedium acuminatum* Franch.

从粗毛淫羊藿根的醋酸乙酯部分得到4种已知黄酮苷，为大花淫羊藿苷A、2″-鼠李糖基淫羊藿次苷Ⅱ、2″-鼠李糖基大花淫羊藿苷A和大花淫羊藿苷B[80]；从正丁醇部分分离4种化学成分：epimedoside A、二叶淫羊藿苷B、朝藿定C、大花淫羊藿苷C[81]。

2. 万山淫羊藿 *Epimedium wanshanense*

万山淫羊藿的主要成分为8-异戊烯基黄酮类化合物：脱水淫羊藿素、去甲脱水淫羊藿素、朝藿定B、朝藿定C、双藿苷B和双藿苷A[82]。

万山淫羊藿次苷Ⅱ(10 mg/L)对三种肿瘤细胞(人鼻咽癌KB、人红白血病K562、人白血病HL60)均有不同程度的抑制作用，其中对KB细胞的抑制程度最高，抑制率达89.7%，其次为K562，抑制率为78.2%，对HL60抑制率为59.6%[83]。

3. 黔岭淫羊藿 *Epimedium leptorrhizum* Stearn.

从黔岭淫羊藿地上部分的醋酸乙酯提取部位分离得到1个苯酚苷类化合物thalictoside和3个8-异戊烯基黄酮苷类化合物：2″-鼠李糖基淫羊藿次苷Ⅱ(2″-O-rhamnosyl-icarisid Ⅱ)、箭藿苷A(sagittatosude A)和大花淫羊藿苷B(ikarisoside B)[84]。从石油醚-醋酸乙酯萃取物中分离得到三十三烷烃、β-谷甾醇、6,22-二羟基何帕烷、宝藿苷Ⅱ(大花淫羊藿苷A)、2(-O-鼠李糖基淫羊藿次苷Ⅱ[85]。

4. 川鄂淫羊藿 *Epimedium fargesii* Franch.

川鄂淫羊藿全草的主要成分有淫羊藿苷A、大花淫羊藿苷C、epimedin B、epimedin C、淫羊藿苷和金丝桃苷[86]。

(唐生安　周秋丽　袁　玮)

参考文献

[1]郭宝林，等.淫羊藿化学成分的研究.中国中药杂志，1996，21(5)：290

[2]阎文玫，等.心叶淫羊藿黄酮类化学成分研究.中国中药杂志，1998，23(12)：735

[3]刘宝庆，等.淫羊藿苷的分离与鉴定.中草药，1980，11(5)：201

[4]姚春所，等.淫羊藿中的新黄酮苷.天然产物研究与开发，2004，16(2)：101

[5]刘信顺.淫羊藿属植物的化学成分.中草药，1990，21(9)：36

[6]孙朋悦，等.朝鲜淫羊藿的化学成分.药学学报，1998，33(12)：919

[7]王斌.朝鲜淫羊藿化学成分研究.吉林农业大学硕士学位论文，2007

[8]孙朋悦，等.朝鲜淫羊藿的化学成分Ⅱ.中国药物化学杂志，1998，8(4)：281

[9]刘春明，等.朝鲜淫羊藿中生物碱类新成分的分离提取及结构鉴定.高等学校化学学报，2003，24(12)：2215

[10]郑训海，等.朝鲜淫羊藿的化学成分研究.中草药，2002，33(11)：964

[11]罗勇，等.淫羊藿苷对三氯化铝诱导痴呆大鼠模型脑内胆碱能系统的影响.上海中医药杂志，2008，42(4)：69

[12]林丽莉，等.淫羊藿黄酮对阿尔茨海默病模型神经炎性反应的影响.中国康复理论与实践，2009，15(2)：123

[13]付立波，等.淫羊藿总黄酮对大鼠睡眠-觉醒影响的观察.中国老年学杂志，2009，29(22)：2923

[14]聂晶，等.淫羊藿苷对Aβ25-35所致神经细胞损伤的保护作用研究.遵义医学院学报，2007，30(3)：229

[15]宋伟平，等.淫羊藿苷对蟾蜍离体心脏功能活动的影响.长春师范学院学报，2010，29(2)：80

[16]董晓蕾，等.淫羊藿总黄酮对异丙肾上腺素诱导心力衰竭大鼠去甲肾上腺素 血管紧张素Ⅱ的影响.山西医药杂志，2010，39(3)：206

[17]董晓蕾，等.淫羊藿总黄酮对异丙肾上腺素诱导心力衰竭大鼠醛固酮的影响.安徽医药，2010，14(2)：136

[18]蔡辉，等.淫羊藿总黄酮对慢性心力衰竭大鼠肿瘤坏死因子-α、一氧化氮、环磷酸鸟苷通路的影响.医学研究生学报，2009，22(3)：281

[19]张丽君，等.淫羊藿提取物对犬急性心肌缺血的保护作用.中华老年心脑血管病杂志，2006，8(11)：765

[20]王英军，等.淫羊藿总苷对药物引起的动物急性心肌缺血的影响.中药药理与临床，2006，22(5)：21

[21]王秋娟,等.淫羊藿总黄酮不同给药途径对实验性心肌缺血的影响.中国临床药理学与治疗学,2007,12(7):794

[22]潘志伟,等.淫羊藿苷预适应对乳鼠心肌细胞的保护作用.中国药科大学学报,2007,38(1):73

[23]黄秀兰,等.淫羊藿总黄酮注射液对大鼠乳鼠心肌细胞内氧化还原状态的干预.中国药学杂志,2007,12(11):832

[24]潘志伟,等.淫羊藿苷对大鼠离体心脏的作用及对血液流变学的影响.中国药科大学学报,2007,38(5):429

[25]汪晶晶,等.淫羊藿苷对兔心室肌细胞L-型钙电流的影响.武汉大学学报(医学版),2007,28(3):282

[26]付立波,等.淫羊藿对正常和应激大鼠血压的影响.东北师大学报(自然科学版),2008,40(1):116

[27]何航,等.淫羊藿苷对动脉粥样硬化兔动脉内皮细胞损伤的保护作用.中医研究,2009,22(12):15

[28]王佰亮,等.淫羊藿苷对糖皮质激素诱导的骨微血管内皮细胞损伤的保护作用.中国微循环,2009,13(6):461

[29]裴志芳,等.淫羊藿总黄酮对LPS诱导内皮细胞损伤的保护作用.中南药学,2009,7(6):410

[30]李梨,等.淫羊藿苷对氧自由基所致大鼠脑线粒体损伤的保护作用.中国药理学与毒理学杂志,2005,19(5):333

[31]杨娟,等.淫羊藿总黄酮对实验性脑缺血的保护作用初探.安徽医药,2009,13(3):259

[32]Nada K,et al. Immunomodulatory effects of the methanolic extract of Epimedium alpinum in vitro. *Fitoterapia*, 2006,77(7-8): 561

[33]沈自尹,等.淫羊藿总黄酮与补肾复方对皮质酮大鼠T细胞凋亡相关基因群调控的对比研究. 中国免疫学杂志, 2002,18(3): 187

[34]熊平源,等.淫羊藿对小鼠免疫功能的调节作用.数理医药学杂志,2007,20(1):50

[35]赵连梅,等.淫羊藿苷(ICA)对化疗后免疫抑制小鼠的免疫促进作用.中国免疫学杂志,2009,25(12):1092

[36]罗燕,等.淫羊藿多糖提取工艺的优化及对小鼠细胞免疫功能的影响.黑龙江畜牧兽医,2009,5:104

[37]尹晓飞,等.淫羊藿总黄酮对四氯化碳所致小鼠实验性肝损伤的抑制作用研究.医药导报,2007,26(8):857

[38]蔡大伟,等.淫羊藿总黄酮对异烟肼和利福平肝损伤小鼠的保护作用.西南国防医药,2007,17(6):688

[39]姚暄,等.淫羊藿对乳腺癌骨转移大鼠肿瘤生长和骨破坏的影响.北京中医药,2008,27(11):882

[40]张京伟,等.淫羊藿甙逆转胃癌细胞恶性表型的研究.中华实验外科杂志,2006,23(10):1213

[41]吴剑锋,等.淫羊藿苷逆转耐甲氨蝶呤肺癌A549细胞转移表型.肿瘤,2009,29(12):1124

[42]王大伟,等.淫羊藿素和脱水淫羊藿素对人类乳腺癌细胞T47D增殖和细胞周期的影响. 北京中医药,2009,28(8): 637

[43]赵文红,等.淫羊藿总黄酮体外抗氧化实验.南昌大学学报(理科版),2009,33(1):53

[44]王婷,等.6种淫羊藿黄酮抗氧化和抗肿瘤活性的比较.中国中药杂志,2007,32(8):715

[45]李华珠,等.淫羊藿对骨质疏松大鼠骨代谢影响的实验研究.口腔颌面外科杂志,2010,20(2):136

[46]宋敏,等.淫羊藿总黄酮对去势大鼠骨密度的影响.中医研究2010,20(5):273

[47]陈柏龄,等.淫羊藿总黄酮对去卵巢大鼠骨组织OPG、OPGL mRNA表达的影响.中国骨伤,2009,22(4):271

[48]蒋绍艳,等.淫羊藿苷对大鼠间充质干细胞向成骨细胞分化的影响.海南医学院学报,2009,15(10):1198

[49]张大威,等.淫羊藿苷对破骨细胞的分化及骨吸收功能的影响.中国药理学通报,2007,23(4):463

[50]何伟,等.淫羊藿苷对大鼠成骨细胞核心结合因子-1、骨形成蛋白-2和骨形成蛋白-4 mRNA表达的影响.北京大学学报(医学版),2009,41(6):669

[51]刘兴炎,等.淫羊藿苷对小鼠破骨细胞β-肌动蛋白、抗酒石酸酸性磷酸酶、核因-kB受体活化因子mRNA表达的影响.中华实验外科杂志,2007,24(8):996

[52]戈兵,等.淫羊藿总黄酮对金属离子刺激单核细胞分泌肿瘤坏死因子的影响.徐州医学院报,2009,29(5):327

[53]于燕,等.淫羊藿提取物的雌激素样作用研究.西安交通大学学报(医学版),2009,30(3):373

[54]杨欣,等.应用体外培养法研究淫羊藿水提物对人精子膜功能损伤的保护作用.中国临床药理学与治疗学,2007,12(6):663

[55]王英军,等.淫羊藿总苷对急性血瘀大鼠血液流变学及血栓形成的影响.特产研究,2006,4:30

[56]黄晓瑾.淫羊藿总黄酮对家兔血液流变性及血小板聚集的影响.中国医院药学杂志,2007,27(12):1701

[57]徐瑶,等.淫羊藿醇提物对内皮细胞释放NO的影响.中药新药与临床药理,2001,12(1): 38

[58]赵福东,等.淫羊藿对哮喘大鼠神经内分泌免疫网络若干指标的影响.中国实验方剂学杂志,2007,13(9):44

[59]邹节明,等. 中药复方有效成分淫羊藿苷的药代动力学研究. 中草药,2002,33(1): 55

[60]段旭光,等.中药复方及单味药材中淫羊藿苷的大鼠体内药动学分析.中国医药导报,2009,6(19):81

[61]李冬梅,等.淫羊藿总黄酮急性毒性试验研究.中国药师,2007,10(10):1011

[62]陈逸清,等.淫羊藿总黄酮对丝裂霉素致小鼠骨髓细胞突变的保护作用.毒理学杂志,2008,22(5):368

[63]王莉,等. 淫羊藿治疗冠心病140例临床疗效观察. 上海中医药杂志,1989,(8): 26

[64]张瑞华,等.仙黄汤治疗缓慢性心律失常的临床疗效观察. 中国中药杂志,1998,23(3): 182

[65]于华君,等. 淫羊藿用于治疗小儿哮喘性支气管炎. 吉林中医药,2002,22(1): 21

[66] 李炼, 等. 淫羊藿善治久咳虚喘. 中医杂志,2000,41(1): 12

[67]汪年松，等. 淫羊藿对维持性血液透析患者细胞免疫功能的影响. 中国中西医结合肾病杂志，2001，2(1)：31

[68]汪年松，等. 淫羊藿对血液透析HCV感染者细胞免疫功能的作用. 上海免疫学杂志，2001，21(2)：115

[69]李海旺，等. 淫羊藿制剂治疗神经衰弱228例疗效介绍. 中医杂志，1982，23(11)：70

[70]殷爱华，等. 淫羊藿菟丝子散治疗阳痿50例. 云南中医杂志，1989，10(6)：13

[71]曹向明. 淫羊藿菟丝子散为主治疗阳痿52例. 中国民间疗法，1999，7(11)：30

[72]刘献祥，等. 无名异冲剂治疗骨质疏松症120 例. 浙江中医杂志，1994，29(11)：511

[73]刘传珍. 中药治疗老年类风湿性关节炎所致骨质疏松症的临床观. 中国骨伤，1993，6(1)：17

[74] 赵立新. 自拟健骨汤治疗糖尿病性骨代谢紊乱50例. 黑龙江中医药，2000，(1)：46

[75]刘福春. 淫羊藿冲剂治疗白细胞减少症及其免疫功能的作用. 上海中医药杂志，1986，(3)：32

[76]李亚林，等. 自拟淫羊藿汤配合激素治疗成人原发性肾病综合征55例. 福建中医药，2001，32(3)：11

[77]沈玉杰，等. 风湿仙丹治疗类风湿性关节炎53 例临床观察. 中医杂志，2002，43 (1)：33

[78]王建国. 淫羊藿治疗高粘滞血症. 中国临床医生，2002，30(6)：18

[79]李卫红，等. 淫羊藿甲醇提取液外用治疗顽固复发性包皮血管性水肿. 贵阳中医学院学报，1998，20(4)：16

[80]贾宪生，等. 粗毛淫羊藿根的化学成分研究. 中国中药杂志，1998，23(3)：162

[81]贾宪生，等. 粗毛淫羊藿根的化学成分研究(Ⅱ). 中国中药杂志，1998，23(12)：737

[82]李文魁，等. 万山淫羊藿的化学成分. 中国药学杂志，1996，31(6)：332

[83]林新，等. 淫羊藿次苷Ⅱ对三种肿瘤细胞株增殖的抑制作用. 中国药理学与毒理学杂志，1997，11(3)：183

[84]贾宪生，等. 黔岭淫羊藿化学成分的研究. 中国药学杂志，1999，34(7)：442

[85]韩冰，等. 黔岭淫羊藿的化学成分研究I. 中国药学杂志，2002，37(5)：334

[86]郭宝林，等. 川鄂淫羊藿化学成分的研究. 中国中药杂志，1996，21(6)：353

淡豆豉　Sojae Semen Praeparatum
dan dou chi

本品为豆科植物大豆 *Glycine max* (L.)Merr.的成熟种子的发酵加工品。味辛、苦，性凉。具有解表，除烦，宣发郁热的功效。用于感冒、寒热头痛、烦躁胸闷、虚烦不眠。

【化学成分】

从淡豆豉中分离得到 8 个化合物，为大豆苷(daidzin)、染料木苷(genistin)、6"-O-乙酰基-大豆苷(6"-O-acetyl-daidzin)、6"-O-乙酰基-染料木苷(6"-O-acetyl- genistin)、丁香酸(syringic acid)、染料木素(genistein)、大豆素(daidzein)、glycitein[1]。

【药理作用】

1. 防治动脉硬化　大鼠形成早期动脉硬化模型的同时，灌胃给予淡豆豉提取物生药 20、40 g/kg，连续 10 周。大鼠血清 TC、TG、LDL-C 水平明显降低，主动脉内皮细胞形态明显改善，内皮细胞凋亡率、Caspase-3 的蛋白表达均显著降低，而增殖指数显著提高。淡豆豉对早期动脉硬化大鼠血管损伤有保护作用，可能通过下调 Caspase-3 的蛋白表达和调节血管内皮细胞增殖与凋亡的平衡来实现[2]。100、200 μg/L 淡豆豉异黄酮可明显抑制血管紧张素Ⅱ(AngⅡ)诱导的血管平滑肌细胞(VSMC)增殖，并明显下调 AT1R(AngⅡ受体)mRNA 表达；200 μg/L 淡豆豉异黄酮可明显下调磷酸化 JAK2、磷酸化 STAT3 的表达。淡豆豉异黄酮抑制 AngⅡ诱导的 VSMC 增殖，可能与下调 AT1R 表达，阻断 JAK2/STAT3 信号通路的磷酸化有关[3]。

2. 抗心肌缺血　造模前，连续 7 d 给予不同剂量的淡豆豉提取物(生药 20、40 g/kg)，7 d 后腹腔注射脑垂体后叶素诱发心肌缺血。淡豆豉提取物使血清与心肌 SOD、NO 明显提高，LDH、CK、MDA 水平明显降低。淡豆豉提取物对心肌缺血有一定保护作用，且与抗氧化和保护内皮依赖性松弛因子有关[4]。淡豆豉提取物抗心肌缺血机制，尚与调节心肌一氧化氮合酶(iNOS)表达有关[5]。

3. 调节脂代谢　给大鼠喂饲高脂饲料的同时，灌胃淡豆豉煎剂(生药 180、90 g/kg)，共 13 周。淡豆豉能够降低主动脉糖化终末产物(AGEs)、血清 MDA、TC；升高血清 SOD 和 HDL-C 水平。淡豆豉抑制 AGEs 产生，预防和减少动脉粥样硬化的产生[6]。去卵巢大鼠手术 2 周后灌胃给予淡豆豉水煎剂生药 1.0、2.0、

4.0 g/kg，连续 12 周。大鼠血清 TG、MDA 和 OX-LDL（氧化低密度脂蛋白）与模型组比较明显降低；HDL-C、SOD 和载脂蛋白（apo-A）升高。淡豆豉可调节去卵巢大鼠的脂代谢[7]。淡豆豉中的大豆异黄酮是其调节血脂的活性成分[8]。

4. 降血糖 淡豆豉不同的提取部位均按照 50g/kg 剂量灌胃给予四氧嘧啶糖尿病小鼠和链脲佐菌素糖尿病大鼠，连续 10 d。结果，淡豆豉总提物、乙酸乙酯部分和正丁醇部分有一定的降糖作用，其中正丁醇部分更为明显[9]。正丁醇提取物生药 20、40 g/kg，对链脲佐菌素所致自发性高血压大鼠的血糖升高有明显的降低作用，并降低血压；对葡萄糖引起的链脲佐菌素糖尿病大鼠的血糖升高有明显的降低作用，并改善糖耐量。淡豆豉正丁醇提取物有明显的降糖作用，改善糖尿病大鼠糖耐量，并有一定的降压作用[10]。

5. 抗骨质疏松 淡豆豉水煎剂 5、10 g/kg 灌胃给予去卵巢大鼠 12周，可显著提高大鼠骨密度及血清钙、磷浓度，降低血清 ALP 活性，有防止骨质疏松作用[11]。淡豆豉生药 5、10、20 g/kg 灌胃给药 12 周，对去卵巢大鼠可提高股骨最大挠度，提高腰椎极限强度、最大应变，提高腰椎破断载荷、最大载荷、极限强度、弹性模量等。淡豆豉可改善去卵巢大鼠的骨生物力学性能，提高骨质量[12]。

6. 抗氧化 淡豆豉多糖浓度为 2.99、7.49 mg/mL，体外具有清除·OH 自由基活性，且有浓度依赖关系；淡豆豉多糖浓度在 71.25~356.25 μg/mL 范围内，对超氧阴离子自由基（$\cdot O_2^-$）有浓度依赖抑制活性。淡豆豉多糖有抗氧化活性[13]。

7. 抗肿瘤 淡豆豉乙醇提取物（0.1、1.0、10 mg/mL）对人肝癌细胞株 QSC-7701 生长有抑制作用；淡豆豉乙醇提取物在 1、2、10 mg/mL 浓度下对人肝癌细胞株 SMMC-7721 增殖有抑制作用[14]。

【临床应用】

淡豆豉可用于外感风寒或风热的发热，用于热病胸中烦闷，虚烦不眠。与金银花、连翘等配伍可用于预防流感、感冒等；与鱼腥草、大青叶、淡竹叶等合用可用于治疗肺炎；与肉桂、茯神、菖蒲、远志等配伍可用于治疗夜梦纷纭[15]；与维生素 K(2) 合用可用于治疗骨质疏松症[16]；淡豆豉与韩国红参、蒺藜、覆盆子、枸杞子、菟丝子、山茱萸、山楂合用，具有增强性行为和阴茎勃起的作用[17]。

（张 扬 周秋丽 靳吉乐）

参考文献

[1]袁珊琴，等.淡豆豉中的化学成分.中药材，2008，31(8)：1172

[2]白霞，等.淡豆豉防止早期动脉粥样硬化大鼠血管损伤的机制研究.时珍国医国药，2008，19(1)：170

[3]牛丽颖，等. 淡豆豉异黄酮对增殖血管平滑肌细胞JAK2/STAT3信号转导通路的影响. 中国药理学通报，2009，25(11)：1487

[4]高淑丽，等. 淡豆豉提取物抗心肌缺血作用的研究. 河北医药，2007，29(9)：923

[5]曹秀莲，等. 淡豆豉对心肌缺血小鼠心肌一氧化氮合酶表达的影响. 河北中医药学报，2007，22(4)：3

[6]葛喜珍，等. 淡豆豉煎剂对高脂血症大鼠主动脉晚期糖化终末产物的抑制作用. 中药药理与临床，2006，22(3，4)：101

[7]王鑫国，等. 淡豆豉对去卵巢大鼠脂代谢的影响. 中药材，2003，26(9)：652

[8]葛喜珍，等. 中药淡豆豉有效成分大豆异黄酮调节血脂的研究进展. 河北中医药学报，2002，17(3)：41

[9]牛丽颖，等. 淡豆豉提取物降糖有效部位研究. 中药药理与临床，2004，20(5)：21

[10]牛丽颖，等. 淡豆豉正丁醇提取物对糖尿病大鼠血糖及糖耐量的影响. 时珍国医国药，2008，19(6)：1398

[11]毛俊琴，等. 中药淡豆豉防治去卵巢大鼠骨质疏松的实验研究. 解放军药学学报，2006，22(2)：136

[12]李双，等. 豆豉对去卵巢骨质疏松大鼠生物力学性能的影响. 中药药理与临床，2008，24(2)：57

[13]劳凤云，等. 淡豆豉多糖的提取及其清除自由基的活性研究. 现代预防医学，2008，35(10)：1909

[14]毛俊琴，等. 中药淡豆豉提取物的体外抗肿瘤作用研究. 解放军药学学报，2003，19(6)：407

[15] 丁敬远，等. 中药治疗夜梦纷纭92例. 四川中医，2003，21(11)：59

[16]Takemura H. Prevention of ostcoporosis by foods and diedary supplements. "kinnotsubu ((R)) honegenki ((R))": a fermented soybean (natto) with reinforced vitamin K (2) (menaquinone-7). *Clin Cacium*, 2006, 16 (10)：1715

[17]Park SW, et al. Effect of SAI, a herbal formulation, on sexual behavior and penile erection. *Biol pharm Bull*, 2006, 7, 29 (7)：1383

续　断　Dipsaci Radix
xu duan

本品为川续断科植物川续断 *Dipsacus asperoides* Wall.ex Henry 的干燥根。味苦、辛,性微温。有补肝肾,强筋骨,续折伤,止崩漏功能。主治肝肾不足、腰膝酸软、风湿痹痛、跌扑损伤、筋伤骨折、崩漏、胎漏。

【化学成分】

1. 三萜皂苷　从川续断根中分离出 8 个三萜皂苷,如常春藤皂苷元 (hederagenin)等[1]。

2. 环烯醚萜类　林生续断 III(sylvestroside III)、loganin、cantleyoside、triplostosid eA、lisianthioside、mechy loganin、weroside、loganin acid 等[2]。

3. 酚酸类　从续断根中分离出 5 个酚酸类化合物,caffeic acid、vanillic acid、caffeoylquinic acid、2,6-dihydroxycinnamic acid、2'-O-caffeoyl-D-glucopyranoside ester[3]。

4. 挥发油　从川续断挥发油中鉴定出 41 种化合物,其中含量最高的组分为 carrotamaeeton 达 8.54%[4]。

【药理作用】

1. 抗阿尔茨海默病（AD)　川续断 10 g/kg 灌胃给药,给药 1 个月时,AD 大鼠学习记忆有一定改善,随着给药时间的延长,大鼠学习记忆有更显著的改善;川续断给 AD 大鼠灌胃给药 1 个月后,可使 AD 大鼠顶叶皮质内 AP-LI 神经元的截面积和光密度减少和降低。提示其作用机制可能是通过抑制和清除 β-AP 沉积和抗细胞过氧化而实现的 [5]。川续断总皂甙 35 μmol/L 体外给药,具有对抗 β-淀粉样蛋白(Aβ)神经毒作用,提高海马神经细胞生存率,减少由 Aβ 诱导的神经细胞凋亡 。表明川续断总皂甙,具有神经保护作[6]。

2. 促学习记忆　续断注射液 3 g/kg 腹腔注射给药,可以提高氟哌啶醇诱导的痴呆大鼠学习记忆能力,并能显著提高痴呆大鼠血、肝、肾、海马、大脑皮质超氧化物歧化酶、谷胱甘肽过氧化物酶的活性[7]。续断总皂苷 0.5、1.0、2.5 mg/L 暴露法给药（加于斑马鱼水箱中),可显著提高斑马鱼的认知和学习能力,也可以显著提高 Na^+/K^+-ATP 酶活力。其作用机制可能通过提高 Na^+/K^+-ATP 酶活力,加速 ATP 分解,提高脑部能量供给有关[8]。

3. 抗炎　续断乙醇提取物生药 10、20、40 g/kg,灌胃,每日 10 次,连续 4 或 7 d,可以显著抑制蛋清引起的大鼠足肿胀,1 h 显效,持续 4 h;显著抑制二甲苯引起的小鼠耳肿胀,对醋酸引起的小鼠腹腔毛细血管通透性亢进有显著抑制作用,并能非常显著地抑制小鼠滤纸性肉芽肿[9]。

4. 调节免疫功能　川续断 10、20 g/kg,连续灌胃 7 d,显著促进小鼠巨噬细胞的吞噬功能[9,10]。续断乙醇提取物生药 10、20、40 g/kg,灌胃,每日 10 次,连续 5~8 d,能明显促进小鼠溶血素抗体的生成,显著抑制 DNCB 诱发的小鼠迟发型超敏反应[10]。

5. 抗氧化　续断乙醇提取物生药 10、20、40 g/kg,灌胃,每日一次,连续 7 d,能显著提高大鼠血清 SOD 和小鼠血清 GSH-Px 活力,降低小鼠肝脏 LPO 含量。川续断水提取物 0.9 g/kg 灌胃给药可提高 D-半乳糖可诱导老龄小鼠红细胞 SOD 和肝细胞膜 Na^+/K^+-ATPase 活性,降低肝组织 MDA 含量[11]。

6. 影响子宫收缩　续断水煎剂浓度为 1×10^{-2} 和 0.5×10^{-2} g/mL 对离体兔子宫有较强的兴奋作用,表现为频率增加、张力提高,多呈强直收缩状态[12]。川续断浸膏 5 mg/mL、总生物碱 600 μg/mL、挥发油 2.5 mg/mL 对未孕或妊娠小鼠子宫皆有显著抑制收缩作用。浸膏和挥发油能抑制妊娠小鼠离体子宫的自发收缩频率,总生物碱和挥发油能显著抑制妊娠大鼠子宫的收缩幅度,总生物碱具有降低张力作用[13]。

7. 促骨伤愈合　续断水提取物 10、20、30 g/kg,续断总皂苷粗提物 20 g/kg 对大鼠后腿膝盖骨损伤愈合有明显的促进作用,表现在创口愈合较完全,基本与创面平齐,新生骨较厚,骨质分化明显[14]。续断水提取物 3 g/kg 灌胃给予双前肢桡骨中段横断 0.3 cm 缺损家兔,每 2 天 1 次,连续 42 d,续断有明显促进骨折愈合作用[15]。续断水煎液(0.02、1 mg/L)体外具有促进 MC3T3-E1(小鼠成骨细胞株)细胞增殖作用,当浓度高于 50 mg/L 时此作用消失,可能与药物的毒性有关[16]。

8. 抗骨质疏松　川续断水煎液 2.5 g/kg,灌胃给药对去卵巢大鼠骨质疏松有一定的防治作用,表现在:延缓骨丢失,维持骨量[17]。川续断水提醇沉物 2 g/kg 灌胃给药 1 个月,可以提高骨质疏松(去卵巢)并双侧桡骨远端骨折大鼠，桡骨骨痂的最大剪切应力、剪切应力,其测定值都接近于基础骨折对照组,明显优于骨质疏松性骨折对照组。表明续断能改善骨质疏松性骨折愈合骨痂的生物力学性能,具有一定的促进骨折愈合的作用[18]。

9. 药代动力学 川续断皂苷Ⅵ在大鼠肠道的吸收速率常数(k)、吸收百分率(P)随浓度的升高无显著性差异。纯度升高时虽然k有所降低,但吸收百分率(P)显著增加。结论:川续断皂苷Ⅵ提取物中的共存成分可降低其吸收,其吸收方式可能为被动扩散[19]。

【临床应用】

1. 先兆流产 以菟丝子、续断、阿胶、党参、白术、淮山药等为基本方,治疗先兆流产110例,每日煎服1剂,10 d为1个疗程。有效率为96.36%[20]。

2. 骨折 续断接骨汤(续断、骨碎补、补骨脂、黄芪、丹参等)治疗桡骨远端闭合骨折35例,治疗组骨折临床愈合时间和骨折处疼痛消失时间均较对照组(钙尔奇-D)明显缩短[21]。

3. 腰椎增生 黄芪、川牛膝、怀牛膝、丹参、茯苓、白术、杜仲等为主治疗腰椎增生120例,每日1剂,15日为1疗程。经1~4个疗程治疗,疼痛消失,外观正常,不影响一般体力劳动,1年内无复发者为痊愈,为75例,62.5%;疼痛消失,劳动或走路后仍有轻度疼痛者,1年内复发者为有效,为45例,37.5%[22]。

（邱 琳 刘新宇）

参考文献

[1]富田尚子.中药续断的成分研究.国外医学中医中药分册,1991,13(6):364

[2]魏峰,等.川续断中林生续断苷III的结构研究.中草药,1996,27(5):265

[3]Tian XY, et al. On the chemical constituents of Dipsacus asper. *Chem Pharm Bull*,2007,55(12):1677

[4]吴知行,等.川续断中挥发油的分析.中国药科大学学报,1994,25(4):202

[5]钱亦华,等.川续断对Alzheimer模型大鼠顶叶皮质内淀粉样蛋白沉积的作用.中国老年学杂志,2002,(22):44

[6]钱亦华,等.川续断总皂苷对β—淀粉样蛋白诱导海马神经元凋亡的保护作用. 西安交通大学学报（英文版）,2004,16(1):30

[7]刘杰书. 天麻与续断对氰哌啶醇致痴呆大鼠模型抗氧化酶活性作用的比较.中国组织工程研究与临床康复,2007,11(25):4923

[8]王言,等.续断总皂苷对斑马鱼空间认知能力的影响研究.中医药学报,2010,38(2):22

[9]王一涛,等.续断的药理学研究.中药药理与临床,1996,(3):20

[10]石扣兰,等.川续断对小鼠免疫功能的影响.中药药理与临床,1998,14(1):36

[11]程桂芹,等.川续断对D—半乳糖所致衰老模型小鼠抗氧化系统影响的实验研究. 黑龙江医药科学,2001,24(5):14

[12]龚小健,等.川续断DA303对大鼠子宫的影响.中国药科大学学报,1996,27(1):48

[13]龚晓健,等.川续断对离体子宫的作用.中国药科大学学报,1995,26(2):115

[14]纪顺心,等.中药徐端对大鼠实验性骨损伤愈合作用的观察.中草药,1997,28(2):98

[15]洪定钢.续断对实验性骨折愈合影响的骨组织形态计量学研究. 中国中医骨伤科杂志,1999,7(3):4

[16] 宋钦兰,等.骨碎补、续断、西洋参对成骨细胞MC3T3-E1细胞增殖的影响. 山东中医药大学学报,2007,31(4):332

[17]王蕊,等.单剂补肾中药防治去卵巢大鼠骨质疏松的骨形态计量学研究.天津医药,1999,27(3):131

[18]卿茂盛,等. 续断对大鼠骨质疏松性骨折愈合影响的生物力学实验研究. 中国医学物理学杂志,2002,19(3):159

[19]吴丰拮,等. 不同浓度和纯度川续断皂苷Ⅵ小鼠在体肠吸收比较研究. 药学与临床研究,2008,16(4):249

[20]朱金凤,等.寿胎丸加味治疗先兆流产的临床观察及实验研究.中西医结合杂志,1987,7(7):407

[21]陈远林,等. 续断接骨汤治疗桡骨远端闭合骨折35例疗效观察.现代中西医结合杂志,2005,14(1):37

[22]甘聚珊,等.升降定痛汤治疗腰椎增生120例.浙江中医杂志,1989,24(9):404

绵马贯众 Dryopteridis Crassirhizomatis Rhizoma

mian ma guan zhong

本品为鳞毛蕨科植物粗茎鳞毛蕨 *Dryopteris crassirhizoma* Nakai 的干燥根茎和叶柄残基。味苦,性微寒;有小毒。清热解毒,止血,杀虫。用于时疫感冒,风热头痛、温毒发斑、疮疡肿毒、崩漏下血、虫积腹痛。

【化学成分】

主要成分为东北贯众素即粗蕨素(dryocrassin),也称绵马素(filmarone)。绵马素为一种复杂的间苯三酚衍生物,不稳定,能缓慢分解产生绵马酸类(filic acids),包括绵马酸BBB,绵马酸PBB,绵马酸PBP,绵马酸ABB等;黄绵马酸(Havaspidic acids),包括黄绵马酸BB,黄绵马酸PB,黄绵马酸AB;白绵马酸类(albaspidins);绵马酚(aspidino1)、绵马次酸(filicinic acid)、蕨烯(ferene)、双盖蕨烯(diploptene)、里白醇(diplopterol)等[1-5]。从绵马贯众根茎中分出绵马贯众素ABBA(dryocrassine)、绵马酸ABA(filixic acid)、白绵马素AA(albaspidin)、白绵马素AP、白绵马素PP[6,7]、二十六烷酸(hexacosanic acid)、二十五烷醇(pentacosanol)[8]。从抗疟有效部位油状物中分离出丁基环已烷、顺式十氢萘等12种成分[9]。

【药理作用】

1. 保肝 给小鼠灌胃贯众有效部分100和50 mg/kg时,对D-半乳糖胺所致的小鼠肝损伤有明显的保护作用,使血清SGPT、血清蛋白及肝糖元均恢复正常。贯众的保肝作用,可能与其抗肝炎病毒有关系[10]。贯众提取物50、100、200 mg/kg灌胃给药,可明显降低CCL_4肝损伤小鼠血清ALT和肝匀浆MDA。对于肝组织的病理改变,如肝小叶结构模糊、肝细胞部分变性坏死、汇管区有炎细胞浸润等有保护作用[11]。

2. 抗寄生虫 绵马贯众部位Ⅱ对伯氏疟原虫K173株的ED50为59.74 mg/kg,对伯氏疟原虫抗氯喹株(RC/K173)的ED_{50}为111.22 mg/kg,抗性指数为2.10。急性毒性实验测得,一日灌胃给药对小鼠的LD_{50}为8890 mg/kg,治疗指数为148[12]。粗茎鳞毛蕨16%浓度对猪蛔虫头段有不同程度的抑制作用,浓度加大到50%~70%时,则对整个猪蛔虫有不同程度的抑制作用[13]。绵马素对无脊推动物的平滑肌具有毒性,能使绦虫或钩虫麻痹变硬,而达到驱肠虫的效用。黄绵马酸与绵马酸一样对绦虫有强烈的毒性,可使虫体麻痹而不能附着于肠壁,当服用泻剂硫酸镁后,使绦虫排出体外,但作用弱于绵马酸[14]。

东北贯众素每日灌胃200mg/kg共4 d或300mg/kg给3 d,对感染血吸虫尾蚴的小鼠进行治疗。测得减虫率分别为31.2%和39.9%,减雌率则分别为35.7%和38.6%。但粗茎鳞毛蕨的酸沉淀物的作用比东北贯众素更好、减虫率可达57%~74.8%,减雌率则为68.5%~94.4%[15]。1:10的贯众药液2 mL,体外加入犬钩蚴培养瓶培养24 h,镜下可见虫体发育停止、虫体变小、虫体萎缩僵直、内部结构不清、角质层消失等改变[16]。

3. 抗病毒

(1)*柯萨奇病毒* 贯众水提取物浓度为1:16~1:256时,对感染柯萨奇B3病毒的大鼠心肌细胞有明显的保护作用,可使心肌细胞释放的乳酸脱氢酶和天冬氨酸转氨酶活性明显降低。贯众的抗病毒作用早期应用效果明显[17,18]。

(2)*流感病毒* 贯众水煎剂(1:1)0.1 mL对流感病毒(FM)或亚洲甲型流感病毒(南宁57-4)均显示有良好的抗病毒作用[19]。贯众浓度为100%、75%和50%的水煎剂各0.1 mL,对新甲1型流感病毒有良好的抑制效果,作用强度与药物浓度成正比[20]。贯众的水及醇提取物能抑制流感病毒京科68-1、ECMQll、疱疹等病毒在原代人胚肾细胞上的致细胞病变的作用,醇提取物对流感和副流感病毒仙台株在胚内的增殖均有抑制作用。醇提物还能抑制小鼠流感病毒(FMl株)的致肺部病变,病变程度与剂量之间有显著的量效关系;能降低感染鼠肺组织病变的血凝效价,作用与病毒唑相似;并能降低感染动物的死亡,延长病鼠的存活时间[21]。此外,贯众水提液浓度为2500 mg/50mL,与乙型肝炎病毒表面抗原(HBsAg)接触4 h,能高效抑制HBsAg[22]。

4. 抗菌 贯众1:4浓度对金黄色葡萄球菌和1:2浓度对大肠杆菌均有抑菌作用。贯众20%煎剂对痢疾杆菌、伤寒杆菌、绿脓杆菌、变形杆菌等抑制作周较强,贯众煎剂也具有抗皮肤真菌的作用[23]。绵马贯众的石油醚和正丁醇提取部位具有明确的抗大肠杆菌活性,其石油醚、正丁醇和甲醇总提取部位也有一定的抗金黄色葡萄球菌活性[24]。

5. 抗肿瘤 绵马贯众提取物及贯众B(间苯三酚类化合物)有明显的抗肿瘤活性。贯众提取物腹腔注射80~100 mg/kg对小鼠宫颈癌U14、小鼠肉瘤S180、小鼠脑瘤B22和小鼠网织细胞瘤ARS腹水型疗效均非常显著。贯众B腹腔注射80 mg/kg共12次,对U14的抑瘤率为47.3%;70~130 mg/kg对小鼠乳腺癌MA-737抑瘤率为58.2%~65.5%;每日腹腔注射65 mg/kg共10 d,对小鼠Lewis肺癌抑瘤率为54.3%;60 mg/kg共9 d,对小鼠P388白血病的生命延长率为46.2%;对ARS每日腹腔注射56 mg/kg,共给药7 d,生命延长率为167.8%,且有部分小鼠不长腹水长期存活[25]。

贯众抗肿瘤的机制,一是认为抑制了肿瘤细胞DNA的合成,可引起单链断裂;二是抑制瘤细胞的呼吸链,从超微结构的观察中可见到线粒体明显变性,肿胀,外膜溶解消失,嵴变性崩解,部分线粒体出现基质及嵴的溶解小区。对线粒体的损伤可干扰肿瘤细胞的能量代谢,从而抑制了肿瘤的生长[26]。

6. 兴奋子宫平滑肌 贯众提取物总间苯三酚类化合物在浓度为 25~35 μg/mL 时,可引起豚鼠离体子宫强直性收缩,最低剂量在 8.9 μg/mL 时,仍可引起痉挛性收缩;豚鼠静脉注射总间苯三酚类化合物 1 mg/kg 时,对在体豚鼠子宫也呈明显的兴奋作用[27]。

7. 抗早孕及堕胎 粗茎鳞毛蕨提取物经多种动物试验证明有抗早孕及堕胎作用。小鼠在妊娠后第 7 天开始每只皮下注射 2 mg,3 次,或阴道给药 50 mg,或灌胃 10~15 mg 均有明显的抗早孕效果。妊娠大鼠每只皮下注射 15 mg 5 次,或灌胃 10~15 mg 5 次也有抗着床效果。小鼠于妊娠 18 日后灌胃 500 mg/kg,则在 24~41 h 内可将胎仔完整排出;家兔于妊娠后第 10 天起,每只皮下注射 15 mg 3 次,或 50mg 5 次,或阴道给药 450 mg 1 次,于妊娠后第 18 天,解剖可见大部分孕兔的胚胎组织已基本全部排出。提示,贯众提取物不仅有抗早孕作用,而且也有堕胎作用,而且堕胎后动物仍健康如常[27]。雌性幼鼠每只灌胃粗茎鳞毛蕨提取物 2 mg,连续 3 d,可使子宫明显增重。成年雌性小鼠以阴道涂片法亦证明可使子宫内膜处于增殖期。推测,贯众提取物的抗早孕及堕胎作用可能与其有雌激素样活性有关[27]。

8. 抗氧化 从绵马贯众根茎中分离的黄绵马酸 PB 和 AB 是很强的抗脂质过氧化(LPO)剂,其 IC_{50} 分别为 12.9 和 13.1 mmol/L;还是中等强度的清除 DPPH 自由基(IC_{50}71.7 和 76.3 mmol/L)和过氧化基团(IC_{50}58.6 和 64.4 mmol/L)的抗氧化剂。其抗氧化作用可能是与自由基离子形成稳定的螯合物[28]。

9. 毒性 粗茎鳞毛蕨水煎剂对小鼠灌胃的 LD_{50}> 104.1 g/kg[29];东北贯众素给小鼠灌胃 LD_{50} 为 640 mg/kg;酸沉淀物 LD_{50} 为 560 mg/kg。绵马酸混合物给小鼠皮下注射 LD_{50} 为 420 mg/kg,灌胃 LD_{50} 为 670 mg/kg[27]。给小鼠腹腔注射绵马酸镁盐的 LD_{50} 为 34±0.04 mg/kg。小鼠腹腔注射贯众 B 的 LD_{50} 为 190 mg/kg,口服 LD_{50} 为 853.7 mg/kg[30]。

绵马酸镁盐给犬灌胃 40 mg/kg,可致腹泻和消瘦;如用量增至 40~80 mg/kg,给药 15 d 后,犬由于视神经损害而失明,大脑白质也出现损害[30]。犬口服总间苯三酚类化合物 100 或 200 mg/kg,给药 2 次,间隔 4 d,或肌肉注射 75 或 200 mg/kg,连续 2 d。除个别犬肝细胞浊肿,轻度充血,肾小管上皮有轻到中度浊肿,间质充血外,绝大多数犬的血相和肝、肾功能及心、肝、脾、肺、肾、视神经、肾上腺、甲状腺、脑垂体等均属正常。动物视力无异常,而对妊娠犬有终止妊娠的作用[27]。

【临床应用】

1. 驱虫 贯众合剂由贯众和苦楝根皮二味药各 75 g 作成煎剂各 100 mL 成人每日一次空腹顿服,病情急剧者可日服两次。34 例胆道蛔虫患者经服贯众合剂 2~6 次(平均 3.1 次)后,症状与体征消失者 30 例,所有患者于服药 1~4 d 内连续排蛔,无有不排蛔者并未见有不良反应[31]。生贯众粉治疗钩虫病 30 例,每日服 8~15 g,每天 2 次,5~7 d 为一疗程,驱虫有效率达 100%[32]。东北贯众提取物用于治疗绦虫感染也可达到一定驱虫效果[15]。

2. 感冒 以贯众和大青叶、甘草配制的复方贯众片预防流感(药物配比为 6:2:1),服药组 786 人,发病率 2%~3.8%;而对照组 130 人,发病率为 75.4%,两组差异显著。另一种贯众合剂片由贯众、银花藤、路边菊、山芝麻四种药物等量组成,每片相当含每种鲜生药 2.32 g。预防感冒服药 1613 人,连服 3 d,停药 3 d 为一预防程,连服 4 个预防程,服药量为每日 1~4 片。结果,服药组发病率 3.04%,而对照组 1412 人发病率为 9.28%,两组之比为 1:3.05[33,34]。

贯射合剂(贯众、射干、黄芩、板蓝根、鸭跖草制成合剂)治疗小儿上感高热 42 例,体温均在 39℃~40℃以上;水痘 78 例全部有典型水痘皮疹,其中 22 例发热体温 38.1℃~39℃。每日 1 剂,治上感一疗程 2~4 剂,治水痘为 2~5 剂。结果上感高热 42 例中,1~2 d 退热者占 92.7%;水痘患儿服药后,水痘自然干燥结痂时间平均为 4.4 d,较自然干燥结痂时间(平均 7.7 d)有明显缩短[35]。

3. 乙型肝炎 以复方贯众注射液(贯众、土茯苓、丹皮、野菊花组成)静脉滴注治疗乙型肝炎 90 例。治疗组每人每日静脉滴注 250 mL,7d 为一疗程,有时可重复 2~3 个疗程。结果,治疗组 SGPT 下降、HB-sAg 转阴及临床症状改善分别占 97%、82%和 91%,与对照组的 37%、38%和 71%有显著差异[36]。

4. 止血 东北贯众注射液有良好的缩宫止血功能,一般给药后 10 min 出现宫缩,治疗 48 例,有效 44 例[27]。另外治疗月经过多,过期流产,人工流产后大出血,引产后胎盘残留,产后大出血等共 120 例疗效也佳,宫颈注射的效果较肌肉注射显效快而强[37]。

5. 抗癌 以生贯众、生芪、白术和茯苓等组成的中药复方与阿霉素合并治疗晚期原发性肝癌 16 例,治疗前后均经 B 超、CT 检查。结果 CR2 例、PR3 例、

S8例、P3例,缓解率31.3%,治疗生存期最长3年,最短3个月,中位治后生存率12.6例占75%。患者治后腹胀、腹痛、发热、纳呆、出血倾向有不同程度改善,亦未见明显化疗反应[38]。

6. 丘疹性荨麻疹、麻疹 贯众茵陈汤治疗丘疹性荨麻疹麻疹36例。方剂由贯众、板蓝根、茵陈、蚤休组成,患者内服每日1剂,3 d为一疗程。另有16例服赛庚定,亦3日为一疗程。结果服贯众茵陈汤组痊愈22例,有效8例;而赛庚定组9例有效,两组有显著性差异[39]。

7. 不良反应 过量用药或炮制不够火候,或因体质肥胖,肠中脂肪较多,促进吸收而中毒.。中毒表现轻者头晕,头痛,恶心呕吐,腹痛腹泻,反射性增高。重者可出现黄疸、黄视或失明,惊厥、肌肉抽搐、运动失调、甚至昏迷、谵妄、呼吸抑制、终因呼吸麻痹、心力衰竭而死亡[30]。

【附注】

国内作贯众应用的植物,品种极为复杂,其原植物有5科31种[30]。

1. 乌毛蕨 *Blechnum orientale* L 含有绿原酸[40]。乌毛蕨1:8水煎液对金黄色葡萄球菌有抑制作用[29],0.2 g/mL浓度对小鼠血浆凝固时间为121.20±5.93s,而对照组为155.56±13.13s,缩短明显[41]。

2. 狗脊蕨 *Woodwardia japonica*(L.f.)Smith 含有淀粉、鞣质。其1:8水煎剂对金黄色葡萄球菌有抑制作用[29]。0.2 g/mL浓度对小鼠的血浆凝固时间为99.4±2l.86s,较对照组有明显缩短[41]。小鼠每只灌胃0.5 mL(1:1浓度)时,其血液凝固时间为89.6±21.2s,与对照组110.64±29.48s相比明显缩短[41]。

3. 荚果蕨 *Matteuccia struthiopteris*(L)Todaro 含紫萁甾酮A、脱皮甾酮、蝶甾酮(pterosterone)及少量绵马精[42,43]。其1:1水煎剂对金黄色葡萄球菌有抑制作用[29]。小鼠每只灌胃0.5 mL对全血凝固时间以及0.2 g/mL浓度体外试验对血浆凝固时间,均有明显缩短作用[41]。荚果蕨水煎剂0.3~4 g对离体大鼠、家兔和豚鼠子宫均有收缩作用;大鼠及家兔静脉注射0.5 g/kg对在体子宫亦引起收缩作用[44]。

4. 苏铁蕨 *Brainea insignis*(Hook)J. Sm 其1:1水煎剂,予小鼠灌胃0.5mL对全血的凝固时间以及0.2 g/mL浓度在体外对血浆凝固时间,均可引起明显缩短[41]。

此外,尚有蛾眉蕨(*Lunathyrium acrostichoides* Diels),蹄盖蕨(*Thyrium subsinense* Ching)等。这些品种的贯众其功能主治均有类似之处,其水煎剂对小鼠灌胃的LD_{50}均>100 g/kg,唯苏铁蕨的LD_{50}为53.17 g/kg(相当生药量)[29]。

(周秋丽 王本祥 王士贤 黄能慧 谢宝忠)

参考文献

[1]Widen C J,et al. Phloroglucinol Derivatives of Dryopleris crassirhizoma from Japan. *Acta Chem Scand B* 29,1975,(8):859

[2]Hiroyuki Ageta. Fern constituents –fernen and diploptene triterpenoid hydrocarbrons isolated from Dryopleris crassirhizoma. *Chem Pharm Bull*,1963,2:408

[3]上田博之.シタ植物の新Triterpenoid(I)Fernen类.医学中央杂志,1964,(198):686

[4]上田博之.羊齿植物成分,オシタ,ィノテ及ゾソョゥこ羊齿のtriterpenoid.医学中央杂志,1970,(259):93

[5]上田博之.シタ类Triterpenoid(英文)(会).医学中央杂志,1967,(225):330

[6]吴寿金,等.绵马贯众化学成分的研究(I).中草药,1996,27(8):458

[7]齐峰,等.常用药材绵马贯众活性成分研究.天津医科大学学报,2007,13(2):191

[8]高增平,等.中药绵马贯众的化学成分研究.中国药学杂志,2003,38(4):260

[9]高增平,等.绵马贯众的化学成分研究(II).北京中医药大学学报,2004,27(1):52

[10]刘郁达,等.贯众有效组分对实验性肝损伤的药理研究.天津医药,1995,7(2):19

[11]韦四煌,等.贯众提取物的保肝降酶作用.航空军医,2004,32(3):109

[12]高增平,等.绵马贯众部位II的抗疟作用和急性毒性实验研究.北京中医药大学学报,2002,25(2):52

[13]南京药学院.中草药学.(中册).南京:江苏人民出版社,1976:54

[14]Goodman LS,et al. The Pharmacological Basis of Thera-pentcs 3rd ed. 1985:1058

[15]乐文菊,等.东北贯众治疗动物血吸虫的实验研究.寄生虫病防治研究简报,1979,(6):22

[16]许正敏,等.贯众对犬钩蚴作用的体外实验观察.中国病原生物学杂志,2009,4(5):附页3

[17]张成镐,等.贯众水提取物对感染柯萨奇B3病毒的培养大鼠心肌细胞的影响.延边大学医学学报,2001,24(3):268

[18]张成镐,等.贯众水提取物对柯萨奇B3病毒的实验研究.中国中医药科技,2002,9(2):104

[19]秦中玉,等.中药(贯众)对流感病毒作用的实验研究.参加第一届全国微生物学术会议资料,1979,18

[20]连云港市卫生防疫站.大蒜油、贯众、大青叶对流行性感冒病毒的抑制效果.微生物学通报,1979,(2):20

[21]富杭育，等.贯众的抗病毒作用.全国清热解毒药中西医结合研究学术会议论文汇编，1986，10:75

[22]郑民实，等.1000种中草药抑制乙型肝炎病毒表面抗原的实验研究. 中医杂志，1989，11:47

[23]胡家瑶.贯众对杂菌和肠道致病菌的抑制作用初步观察.江西中医药，1960，(5):27

[24]陈红云，等.绵马贯众的抗菌活性研究.大理学院学报，2005，4(3):22

[25]李德华，等.贯众有效部分的抗肿瘤作用.中草药，1986，(6):14

[26]薛惟建.贯众抗肿瘤有效组分对P388细胞超微结构及细胞呼吸的作用. 中国药理学通报，1987，(5):291

[27]陈绪，等.贯众抗生育有效部分的药理研究. 天津医药，1980，(8):488

[28]Lee SM，et al. Antioxidant activity of two phloroglucinol derivatives from Dryopteris crassirhizoma. *Biol Pharm Bull*，2003，26(9):1354

[29]全国澄清中药材混乱品种贯众科研协作组.贯众的研究.中国药学会庆祝建会80周年学术会议论文集31-A-9.北京：中国药学会，1987.

[30]郭晓庄.有毒中草药大辞典.天津：天津科技翻译出版公司，1992:531

[31]胡春秀.贯众合剂治疗胆道蛔虫三十四例报告.浙江中医杂志，1965，8(10):5

[32]金霞华.生贯众粉治疗钩虫病30例临床观察.中医函授通讯，1987，(6):38

[33]云南省景洪县民族医药推广站.复方贯众片防治流行性感冒.新医药学杂志，1978，(12):40

[34]广西壮族自治区卫生防疫站.贯众合剂片预防流行性感冒效果观察. 中草药通讯，1977，(12):19

[35]张启行.贯众合剂治疗小儿上感高热及水痘疗效观察.新中医，1983，(6):35

[36]刘启哲，等.复方贯众注射液静脉点滴治疗乙型肝炎90例疗效报告.新中医，1984，(1):34

[37]广西崇左县人民医院.中草药贯众注射液对子宫收缩临床应用的初步观察.中草药通讯，1970(5):35

[38]胡滨，等.中医健脾理气法为主合并阿霉素治疗晚期原发性肝癌.中西医结合杂志，1990，10(12):46

[39]吕湘滨.贯众茵陈汤治疗丘疹性荨麻疹36例.南京中医学院学报，1989，(2):11

[40]吉林省抚松制药厂.紫箕片.中草药通讯，1977，(12):19

[41]郭巧生，等. 九种不同贯众的止血实验比较.中国药检药理工作通讯，1989，(2):15

[42]《全国中草药汇编》编写组.全国中草药汇编(上册).北京：人民卫生出版社，1975:94，501，530

[43]Tsunematsu Takamoto，et a1. Isolation of insent moulting substance from Mattences Struthiopteris Lastrea thelypteris and droclee sensbilis. *Chem Pharm Bull*，1967，(15):1816

[44]丁端梅，等.十种不同贯众对子宫平滑肌的作用.中国药检药理工作通讯，1993，5(1):48

十二画

斑蝥 Mylabris ban mao

本品为芫青科昆虫南方大斑蝥 *Mylabris phalerata* Pallas (*M.sidae* Fab.) 或黄黑小斑蝥 *Mylabris cichorii* Fab.的干燥虫体。味辛,性热,有大毒。有破血逐瘀,散结消癥,攻毒蚀疮等功能。主治癥瘕、经闭、顽癣、瘰疬、赘疣、痈疽不溃、恶疮死肌等。

【化学成分】

斑蝥含斑蝥素(Cantharidin)[1],以及斑蝥素衍生物如:甲基斑蝥素、羟甲基斑蝥素[2]、(2S)-6-Amino-2-[(3aR*,4S*,7R*,7aS*)-3a,7a-dimethyl-1,3-dioxo-4,7-epoxyoctahydroisoindol-2-yl]-hexanoic Acid 等[3]。斑蝥素的二聚体类化合物 Bis[(1S,2R,3S,6R)-1,2-dimethyl-3,6-epoxycyclohexane-1,2-dicarboximido]-trimethylene 等[2]。不饱和酸酰胺如 9(Z)-octadecenamide 等[4]。

【药理作用】

1. 抗肿瘤 斑蝥水提取物的正丁醇可溶部分能通过细胞凋亡通路表现抗肿瘤活性,对单核细胞单核细胞性白血病有特异杀伤作用,使染色体凝缩、细胞萎缩、DNA 片段化,从而诱导细胞凋亡。可以特异性改变正常细胞膜蛋白-V 的分布,激活 Caspase-3、-8 和-9,促使线粒体释放细胞色素 C 进入细胞溶质[5]。斑蝥素 3.2 mg/L 可相对特异性的引起肺癌 A549 细胞周期 G_2/M 期阻滞,其机制可能是成熟促进因子 CyclinB1/p34cdc2 活性下降。同时一种新的癌基因 Survivin 活性下降,广谱性蛋白激酶 p21$^{waf1/cip1}$ 表达增强,进而负调 G_2/M 期进程,导致 G_2/M 期阻滞[6]。斑蝥素能降低人膀胱癌 T-24 细胞中 PARP 蛋白、原 Caspase-3 和 Bcl-2 的水平,诱导 T-24 细胞凋亡,在低浓度下即可将细胞周期阻止在 G_2/M 期[7]。斑蝥素使 U937 细胞的增殖明显受抑制,并且存在剂量、时间依赖关系。斑蝥素处理 24 h 即可抑制 50 %的 U937 细胞的增殖。斑蝥素的细胞毒性与 p38 基因、JNK 信号途径紧密相关[8]。

去甲斑蝥素(NCTD)体外抑制卵巢癌 3AO 和 AO 细胞的 IC_{50} 分别为 20 g/mL 和 10 g/mL[9]。去甲斑蝥素抑制人肝癌细胞株的 IC_{50} 为 40 mol/L,并可增强细胞内 IκBα 的表达,并抑制 NF-κB 的表达与活性。其作用机制可能与其能增强核转录因子 NF-κB 的抑制分子 IκBα 的表达有关[10]。10 mg/L 去甲斑蝥素诱导人肝癌细胞凋亡过程与癌基因蛋白Bcl-2 表达下调相关[11]。去甲斑蝥素能下调直肠癌细胞 CT-26 基质金属蛋白酶 MMP-9 的 mRNA 水平及蛋白表达,增加 NF-B-荧光蛋白酶活性,提高核内 STAT-1 表达,抑制 sp1 基因转录,以剂量和时间依赖性抑制明胶酶活性[12]。去甲斑蝥素(28 mg/kg,约 1/5LD_{50} 剂量)对荷瘤裸鼠胆囊癌移植瘤有抑制作用。使与肿瘤增殖相关的 PCNA、Ki267、cyclin D1 蛋白表达下调,p27 蛋白表达上升,PCNA mRNA、cyclin D1 mRNA 表达下降,p27 mRNA 表达增高。使与细胞凋亡相关的 Bcl-2 蛋白表达下降;Bcl-2 mRNA、Survivin mRNA 表达下降,Bax mRNA 表达增高。显著减少荷瘤鼠移植瘤的瘤周癌细胞浸润和肺转移,使肿瘤转移相关 MMP2 蛋白表达下降,nm23、TIMP2 蛋白表达上升,nm23 2H1 mRNA、TIMP2 mRNA 表达增高。能有效地抑制荷瘤裸鼠胆囊癌移植瘤增殖、侵袭和转移,干扰胆囊癌移植瘤细胞周期,抑制细胞增殖,诱导细胞凋亡,降低细胞外基质和基底膜的降解和破坏,阻止肿瘤细胞迁移运动[13]。

2. 升高血细胞 去甲斑蝥胺按 0.5 mg/kg 给小鼠腹腔注射或按 1.5 mg/kg 给家兔腹腔注射均有明显的升高外周血白细胞作用。给小鼠腹腔注射去甲斑蝥酸钠,可使白细胞数明显增加。其机制可能与缩短白细胞在骨髓成熟、释放时间以及促进骨髓造血干细胞(CFU-S)向粒-单系祖细胞(CFV-GM)分化有关[14]。去甲斑蝥素升高白细胞作用主要由于刺激骨髓细胞 DNA 合成所致[15]。

3. 药代动力学 斑蝥素的静注和口服给药均符

合一室模型。斑蝥素在体内的消除较快，半衰期为0.63 h。斑蝥素在比格犬体内口服生物利用度较低，仅为26.7%[16]。给腹水型肝癌小鼠腹腔注射或灌胃 ^3H-斑蝥素后1 h，血中浓度达高峰。腹腔注射比灌胃吸收快，消除也较迅速。药物浓度以胆汁及肠胃内容物中最高，肝、肾及肿瘤组织中次之。排泄以泌尿系统为主[17]。给小鼠一次静脉注射 ^3H-羟基斑蝥胺后，其在血液中的生物半衰期 $t_{1/2\alpha}$ 为9.6 min，$t_{1/2\beta}$ 为143.1 min。药物浓度以肺脏为最高，且以1 h为最高，3 h下降2/3以上，6及24 h下降至3 h的一半。药物排泄实验证明，给药后1 h尿中即出现明显的放射性，占总给药量的18%±1%。此表明药物自尿排泄较早，并且排泄量也大。给药1 h药物自粪中排泄较少，仅占总给药量的0.29%。24 h粪便的排泄率为给药量的21.93%，尿的排泄率为55%，总排泄率为76.9%。表明一次给药后，24 h内大部分可自体内排除[18]。

4. 其他 ①抗病毒 给患急性型新城疫鸡瘟病的病鸡喂脂溶性斑蝥素0.6~1.0 mg，治愈率达90%以上。不经治疗的病鸡及水溶性斑蝥素治疗的病鸡死亡率达90%~100%[19]。②抗真菌 去甲斑蝥素对石膏样毛癣菌、红色表皮癣菌、羊毛状小孢子菌等致病皮肤真菌有抑制作用[20]。③抗HBV 用2.2.15细胞株体外抗HBV药物模型，对研制的甲基斑蝥胺药物体外抗HBV流行性进行评价。药物对病毒复制指标HBaAg、HBeAg的50%抑制浓度(ID_{50})分别为2.83 g/L和4.60 g/L。该药对HBV-DNA区带无明显影响，药物对细胞的50%毒性浓度(CD_{50})10.60 g/L。药物对HBsAg、HBeAg的治疗指数(TI)=CD_{50}/ID_{50} 分别为3.75、2.30。说明甲基斑蝥胺药物在体外具有一定抗HBV活性[21]。④斑蝥素能作用于神经系统，抑制乙酰胆碱酶[22]。

5. 毒性 斑蝥素及其衍生物中以斑蝥素的毒性最大，斑蝥酸钠次之，而羟基斑蝥胺和甲基斑蝥胺的毒性很小。斑蝥素可以使黏膜起水泡[23]，在小白鼠腹膜内注射 LD_{50} 为110 mg/kg[24]。斑蝥素能引起各实质脏器的病理改变，尤其是心脏纤维混浊肿胀，肝细胞混浊肿胀和脂肪变性及肾小球变性等。去甲斑蝥素基本消除了对泌尿系统的刺激性，但使用剂量较大时仍有一定的副作用。将去甲斑蝥素(15 mg/kg)注入大鼠腹腔后，大鼠动脉血氧分压和血小板计数明显下降，谷丙转氨酶和血肌酐明显升高，120 h后上述指标均接近对照组；12和24 h大鼠死亡率分别为15%和20%；肿瘤坏死因子和磷脂酶A2在注射后12和24 h达最高值；大鼠肺、心、肝、肾、肠等器官出现病理改变。说明去甲斑蝥素可能通过激活巨噬细胞、释放肿瘤坏死因子等炎性介质诱发炎症和多脏器功能失常综合征[25]。在去甲斑蝥素致大鼠多脏器功能失常综合征的病程中，心功能衰竭出现在先，然后为肾和肝功能衰竭，器官功能受损与氧自由基有关[26]。斑蝥素主要影响人畜的胃肠、尿殖道、心脏和血管。胃肠道的损伤主要是食道的末端、胃、小肠和大肠的黏膜受到不同程度的损害。尿殖道的病变包括膀胱黏膜、输尿道和肾盂的炎症、出血和溃疡，肾脏显现苍白、湿性的和轻微肿大。心脏病变主要表现在血容量过低、低蛋白血症(hypoproteinemia)、低钙血症(hypocalcemia)、低镁血症(hypomagnesemia)和心肌坏死。因为肠黏膜被斑蝥素破坏使液体、营养物和电解质不能正常运输到血液，使血液中的蛋白质和蛋白结合的钙、镁经肠道丧失，所以引起血容量过低、低蛋白血症、低钙血症和低镁血症。心肌坏死是因为斑蝥素改变心肌细胞膜或线粒体导致胞内的钙离子超量进入，从而引起心肌的病变[27]。血管会有不同程度的收缩，内部物质失去平衡[28]。斑蝥素对血管的影响是通过抑制血管内皮细胞磷酸蛋白酶1型和2A型的活性，增加内皮调节蛋白的磷酸化，从而增加血管内皮细胞的通透性，最终引起血管内的物质失衡、血管收缩。

亚急性毒性实验证明，肾脏对斑蝥素和斑蝥酸钠很敏感，无论灌胃或腹腔注射给药均可引起肾脏功能障碍。犬口服斑蝥素1 mg/kg后出现蛋白尿、血尿、管型尿及血清非蛋白氮升高。肾脏病理切片可见肾小管上皮细胞浊肿。中毒犬和小鼠还可见肝细胞浊肿、坏死及脂肪变，心肌浊肿肝及肺瘀血等改变[29]。给小鼠腹腔注射不同浓度的去甲斑蝥素（三个浓度分别为0.025、0.05及0.2 g/L)0.5 mL/10 g体重，每日2次，共注射2 d。结果表明，在光学显微镜下中剂量和大剂量组小鼠肝细胞有颗粒变性、水样变性及脂肪变性。在电子显微镜下，变性肝组织的粗面内质网核蛋白体脱离内质网膜而分散于细胞浆中，内质网失去正常的平行结构，断裂成许多分散小囊。多数线粒体呈不同程度的肿胀，基质颗粒减少，病变严重时可见线粒体内层膜或外层膜断裂，或高度肿大的线粒体形成巨大的空腔状。去甲斑蝥素引起的肝损伤与四氯化碳所致的肝损伤相似[30]。

【临床应用】

1. 肿瘤 肝癌患者应用斑蝥酸钠维B6治疗4周后，可使反映肝纤维化程度和活动性的血清学指标PCIII、HA等显著下降。可以明显降低转氨酶和总胆红素，升高血清白蛋白，使部分患者肝掌、蜘蛛痣消失，肝病面容减轻，而且毒副作用较小[31]。去甲斑蝥素–泊洛沙姆407缓释剂对肝癌患者肿瘤内注射治疗结果表明，治疗过程中除发热及血清谷丙转氨酶一过性增高外，外周血常规、肾功能、血脂均无明显变化，抑制肿瘤生长、降低甲胎蛋白AFP水平和延长患者生存期[32]。

2. 面瘫 巴豆10个，斑蝥5只，生姜50 g。碾碎后贴敷于患侧面部8 h时，外用敷料固定。70例临床患者中，痊愈57例，好转9例[33]。

3. 鼻炎 取生斑蝥粉适量，以水、醋或蜂蜜调为糊状，贴于印堂穴处，24h后去掉，1次不愈者，1周后重复使用。结果，670例鼻炎患者，过敏性鼻炎、单纯性鼻炎、慢性副鼻窦炎、慢性鼻炎都有一定疗效[34]。

4. 白癜风 取斑蝥50 g，用95%酒精1000 mL浸泡2周，制成斑蝥酊。治疗87例白癜风患者，总有效率70%[35]。

5. 其他 ①银屑病：用棉签蘸取斑蝥酊(斑蝥10g，70%酒精中浸泡7~10 d)涂抹(不可涂于正常皮肤)，发泡后结痂，自行脱落可痊愈[36]。②慢性咽炎：每天早晨口服斑蝥饮(斑蝥、大枣、白糖)一羹匙，用此法治疗慢性咽炎78例，总有效率92.4%[37]。③神经皮炎和慢性湿疹：用神经皮炎糊(斑蝥、雄黄、樟脑等)，临床治疗神经皮炎和慢性湿疹共190例，总有效率为90%[38]。④急慢性扁桃体炎：采用乳蛾散(斑蝥、乳香、没药等9味中药)穴位贴敷治疗急慢性扁桃体炎69例，总有效率为100%[39]。⑤尖锐湿疣：斑蝥素乳膏治疗尖锐湿疣，简便、有效，不受病变部位及病变类型影响[40]。⑥斑秃：斑蝥6个，丁香15 g，加入碳酸3 mL，75%酒精100 mL中即成。6 d后，用棉签搽患处，20 d开始有绒毛生出，后逐渐生黑发，一般擦3次，显效65%[41]。⑦良性前列腺增生：采用水蛭斑蝥汤治疗前列腺增生症，对防止并发症的发生及降低前列腺癌变的潜在危险性有积极的临床意义[42]。

6. 中毒 人口服斑蝥的中毒量约为1 g，致死量约为3 g。口服斑蝥急性中毒表现为消化道、泌尿系统及中枢神经系统症状。可引起口腔黏膜发生水泡及溃疡、恶心、呕吐、腹绞痛、便血，出现血尿、尿频、尿道烧灼感和排尿困难，并有头痛、头晕、视物不清、高热、休克等症状[43]。

斑蝥中毒的防治：轻度中毒可用绿茶60 g炀服；亦可用黄柏10 g煎汤，冷后加入蛋清内服以解斑蝥毒素。或用黄连10 g，甘草15 g，绿豆30 g煎汤内服，尽量使毒素经小便排出。严重时可催吐、洗胃，继用硫酸镁导泄，以尽快清除胃肠内毒物。因斑蝥素是脂溶性物质，故治疗过程中忌用油腻。还可用10%葡萄糖或5%糖盐水静脉滴注，以加速毒素排泄，并注意补充液体纠正水电解质平衡。外用斑蝥制剂致皮肤发泡者，可用1%龙胆紫擦涂，亦可用冰硼散外撒治疗[44]。

(王 涛 周秋丽 王本祥)

参考文献

[1]刘纪云，等.肿瘤化学治疗的研究—斑蝥素附生物的合成.药学学报，1980，15(5)：271

[2]Nakatani T，et al. Cantharimide dimers from the Chinese blister beetle，Mylabris phalerate PALLAS. *Chem Pharm Bull*，2007，55(1)：92

[3]Nakatani T，et al. Three novel cantharidin –related compounds from the chinese blister beetle，Mylabris phalerata Pall. *Chem Pharm Bull*，2004，52(7)：807

[4]Xu M，et al. Acyl –CoA：cholesterol acyltransferase inhibitory activities of fatty acid amides isolated from Mylabris phalerate Pallas. *Bioorgan Med Chem Lett*，2004，14(16)：4277

[5]Huh J，et al. Mylabris phalerlata induces apoptosis by caspase activation following cytochrome c release and Bid cleavage. *Life Sci*，2003，73(17)：2249

[6]卫东，等.斑蝥素对肺癌A549细胞周期阻滞作用机制从观察.中国肿瘤临床，2004，31(23)：93

[7]Huan S，et al. Cantharidin –induced cytotoxicity and cyclooxygenase 2 expression in human bladder carcinoma cell line. *Toxicology*，2006，223(1–2)：136

[8]Jeong E，et al. Roles of p38 and JNK mitogen–activated protein kinase pathways during cantharidin–induced apoptosis in U937 cells. *Biochem Pharmacol*，2004，67(10)：1811

[9]唐龙英，等.去甲斑蝥素对卵巢癌3AO和AO细胞的体外抑制作用.第二军医大学学报，1999，20(2)：97

[10]戴书静，等.去甲斑蝥素增强BEL–7402中IκBα表达和抑制细胞增殖的研究.解剖学报，2001，32(2)：155

[11]孙震晓，等.去甲斑蝥素诱导人肝癌BEL–7402细胞凋亡的研究.解剖学报，1999，30(1)：65

[12] Chen Y，et al. A small–molecule metastasis inhibitor，norcantharidin，downregulates matrix metalloproteinase–9 expression by inhibiting Sp1 transcriptional activity in colorectal cancer cells. *Chem Biol Interact*，2009，181(3)：440

[13]范跃祖，等.去甲斑蝥素对荷瘤裸鼠胆囊癌移植瘤的抗癌作用机制.中华外科杂志，2006，44(9)：618

[14]王广生，等.去甲斑蝥素升高白细胞作用的研究.药学通报，1987，22(9)：517

[15]易受南，等.去甲斑蝥酸钠增加白细胞机制初探.湖南医学院学报，1988，13(4)：327

[16]党云洁，等.斑蝥素在比格犬体内的药代动力学和口服生物利用度研究.中国中药杂志，2009，34(16)：2088

[17]王广生.斑蝥酸钠的研制及结构式的确定.药学通报，1980,15(4):40

[18]王振立，等.^{3}H–羟基斑蝥胺在小鼠体内的代谢研究.医药工业，1982,13(4):22

[19]王日卫，等.斑蝥素–抗病毒抗生素.自然杂志，1980,3(6):458

[20]徐春东.去甲斑蝥素对皮肤致病真菌的药敏实验.中国兽医杂志，2000,26(3):33

[21]周国平，等.甲基斑蝥胺抗乙型肝炎病毒体外实验研究.山西医药杂志，1998,27(2):118

[22]Ren Y, et al. Relevant activities of extracts and constituents of animals used in traditional Chinese medicine for central nervous system effects associated with Alzheimer's disease. *J Pharm Pharmacol*, 2006, 58(7):989

[23]Till J, et al.Cantharidin poisoning.*South Med J*, 1981, 74(4):444

[24]Li Y, et al.Cantharidin–binding protein :identification as protein phosphatasa –A. *Proc Natl Acad Sci USA*, 1992, 89(9): 11867

[25]胡森，等.去甲斑蝥素致 大鼠腹腔炎症与多脏器功能失常综合征.中国危重病急救医学，1998,10(10):603

[26]严哲，等.去甲斑蝥素致大鼠多脏功能失常综合征的动态观察.中国危重病急救医学，1999,11(12):737

[27]Karras, et al.Poisoning from "Spanish fly"(cantharidin). *Am J Emerg Med*, 1996, 14(5):478

[28]Knapp J, et al. The protein phosthatase inhibitor cantharidin alters vascular endothelial cell permeability. *J Pharmacol Exp Ther*, 2000, 289(3):1480

[29]Sollmann T. A Manual of Pharmacology and its Applications to Therapeutics and Toxicology 8th–ed.W.B. *Saunder Company*, 1951:160

[30]温祥云，等.去甲斑蝥素对肝细胞的急性损伤.临床与实验病理学杂志，1990,(6)3:203

[31]殷飞.斑蝥酸钠维B6注射液对肝癌患者肝纤维化指标及临床体征的影响.肝胆胰外科杂志，2009,21(4):296

[32]凌昌全，等.去甲斑蝥素–泊洛沙姆407缓释剂瘤内注射治疗肝癌的临床研究. 第二军医大学学报，2000,21(11): 1074

[33]邵长艳. 巴豆斑蝥膏治疗周围性面神经麻痹70例.江苏中医药，2004,25(2):33

[34]叶长青，等.斑蝥冷灸治疗鼻炎670例.上海中医药杂志，1990,24(2):18

[35]刘忠恕.发泡疗法治疗白癜风87例临床观察.中医杂志，1995,36(10):608

[36]宋永刚.银屑病外治良药–斑蝥.陕西中医函授，2001,1: 19

[37]翼文鹏，等.复方斑蝥饮治疗慢性咽炎78例观察.中原医刊，1990,17(6):3

[38]孙保忠，等.神经皮炎糊治疗神经皮炎慢性湿疹190例.陕西中医，1997,18(5):209

[39]王君，等.外用乳蛾散治疗急慢性扁桃体炎69例. 陕西中医，1995,16(11):493

[40]王新华.尤斯洛(斑蝥素)治疗尖锐湿疣30例报道.中国民康医学杂志，2004,16(11):680

[41]张和平.斑蝥液治病斑秃.中医外治杂志，1997,26(2):5

[42]陈双彪.水蛭斑蝥汤治疗良性前列腺增生症的临床研究.河南中医学院学报，2009,24(1):65

[43]杜瑞云，等.小儿斑蝥中毒3例综合报告.临床儿科杂志，1991,(9)1:42

[44]杨素娟，等.斑蝥的临床应用及研究进展.中医药信息，1992,1(1):33

款冬花 Farfarae Flos kuan dong hua

本品为菊科植物款冬 *Tussilago farfara* L. 的干燥花蕾。味辛、微苦，性温。具有润肺下气，止咳化痰功能。主治新久咳嗽、喘咳痰多、痨嗽咯血等。

【化学成分】

含款冬二醇(faradiol)及其异构体阿里二醇(arnidiol)、蒲公英黄色素 (taraxantnin)、植物甾醇(phytosterine)、千里光碱(senkirkine)、挥发油[1]、芸香苷(rutin)、金丝桃苷(hyperin)、三萜皂苷、鞣质、蜡[2]、款冬花素(farfaratin)[3]、款冬素(tussilagin)、甲基丁酸款冬素酯、甲基丁酸–3,14–去氢款冬素酯、谷固醇[4]、款冬酮、芦丁[5]。所含芦丁(rutin,芸香苷)量可做其质量标准[6]。从款冬花中还分离出一个新没药烯环氧化物[7]。

【药理作用】

1. 循环系统 款冬花醚提取物生药 0.32 g/kg 静脉注射对清醒兔可使心率开始加速，随后减慢，并伴有全身惊厥和呼吸停止，但其心脏仍有较长时间的搏动。对麻醉猫、兔及犬静脉注射醚提取物生药 0.1 g/kg，均可引起心率加速，并伴有血压急剧升高而后下降，随血压的恢复，心率也逐渐恢复到正常。对失血性休克猫静脉注射醚提取物生药 0.2 g/kg 可使血压显著升高,升高幅度平均为 1.62 kPa(120 mmHg)。其升压作用机制主要是兴奋延脑血管运动中枢,亦有外周作用参与及兴奋交感神经节的作用[8]。

款冬花醚提取物的升压活性成分为款冬酮。采用脊椎猫、麻醉猫椎动脉给药法、预先给神经节阻断药或α-受体阻断药法、利血平化猫及离体兔主动脉条等实验方法证明,款冬酮的升压作用机制属于外周性,可能是促进外周儿茶酚胺类递质的释放和直接收缩血管的综合结果[9]。款冬酮的血流动力学研究证明,清醒犬静脉注射 0.15 mg/kg 款冬酮可使外周阻力显著增加,并可增加心搏出量和使心率减慢。对失血性休克犬,相同给药则可使外周阻力、心肌等容收缩速度和心输出量均有明显增加。其升压作用不仅比多巴胺强,而且也持久,并可使心肌向量环的形态恢复近于正常[10]。款冬花制剂对猫静脉注射给药,在引起血压升高作用的同时,可见瞳孔散大,瞬膜收缩,泪腺分泌,四肢肌肉紧张[8],但家兔点眼瞳孔不见散大[11]。

2. 抗炎、抗溃疡 款冬花提取物 5、15 g/kg 给小鼠灌胃 3 d,对二甲苯致小鼠耳肿胀、角叉菜胶致小鼠足趾肿胀等炎症有较好的抑制作用;对水浸、盐酸、吲哚美辛-乙醇所致小鼠胃溃疡有较好的治疗作用[12]。上述剂量的款冬花提取物还能减轻蓖麻油和番泻叶致小鼠腹泻[12]。

3. 呼吸系统 给小鼠灌胃款冬花煎剂生药5 g/kg 镇咳作用不明显,而剂量为生药 10 g/kg 时,给药后 1 h 有非常显著的镇咳作用[1]。离体兔和豚鼠气管一肺灌流试验证明,款冬花醇提取物小剂量时可使支气管略有扩张,而剂量较大时则使支气管收缩。对组织胺所致豚鼠气管痉挛,其解痉作用很弱,且不及氨茶碱作用确切[13]。款冬花的醇提取物 0.4~1.0 g/kg 或醚提取物生药 0.15 g/kg 静脉注射对猫和兔均立即产生呼吸兴奋作用,但在呼吸兴奋前或后偶见呼吸暂停现象,随后呼吸变慢而深。此作用可被六烃季铵所减弱[13]。

4. 影响胃肠和子宫平滑肌 款冬花醚提取物对胃肠平滑肌均有抑制作用,并可对抗氯化钡所引起的肠管痉挛。对小鼠离体子宫小剂量时兴奋,大剂量则先兴奋后抑制,或一开始就即表现抑制作用。对于孕兔或经产兔子宫、大鼠及豚鼠离体子宫,醚提取物小剂量呈兴奋作用,大剂量则表现抑制或先兴奋后抑制[14]。款冬叶醚提取物或蒸馏液对兔离体小肠亦有抑制作用[14]。

5. 抗癌 款冬花粗多糖(10~90 mg/L)处理 K562 细胞 48 h,细胞生长受到明显抑制,出现比较典型的细胞凋亡现象,说明款冬花粗多糖能抑制 K562 细胞增殖,诱导 K562 细胞发生凋亡[15]。款冬花中含多种黄酮类化合物,能够抑制肺癌细胞 LA795 增殖。款冬花含有较多的槲皮素,实验表明槲皮素对肺癌细胞 LA795 增殖的抑制作用最为显著[16]。有资料显示,槲皮素亦可抑制肺腺癌 A549 细胞的生长,诱导其凋亡。

6. 其他 款冬素、甲基丁酸款冬素酯、甲基丁酸去氢款冬素酯对血小板活化因子(PAF)有抑制作用,其作用机制是抑制 PAF 受体[17]。甲醇提取物对脂多糖(LPS)激活的巨噬细胞一氧化氮(NO)的合成有较强抑制作用。活性成分追踪得一新没药烯环氧化物单体,该化合物对 LPS 激活的巨噬细胞 NO 的合成呈剂量相关性抑制,其 IC_{50} 为 8.9 μmol/L。抑制 NO 合成的机制并非对-氧化氮合成酶(NOS)底物竞争而产生,而是抑制诱生型一氧化氮合成酶(iNOS)的表达。这种新的没药烯环氧化物对 iNOS 酶的抑制作用,可能对伴有 NO 过量产生的内毒素血症和炎症具有一定治疗作用[18]。此外,款冬花对花生四烯酸代谢有抑制作用[19]。

7. 毒性 款冬花煎剂小鼠灌胃 LD_{50} 为 124 g/kg,醇提取物小鼠灌胃 LD_{50} 为 112 g/kg,小鼠腹腔注射醚提取物 LD_{50} 为 43 g/kg[20]。此外,每只蛙或蟾蜍淋巴囊注射款冬花醚提取物 1.05 或 1.75 g,大鼠 70 g/kg,小鼠 80 g/kg 和豚鼠 10.7 g/kg 腹腔注射,以及兔 0.4 g/kg 静脉注射时,均可引起狂躁不安、呼吸兴奋、肌肉紧张、震颤、阵挛,最后惊厥致死。惊厥发生的机制系由于对间脑以下脑干部分强烈兴奋作用所引起,并向下扩展至脊髓。氯丙嗪和巴比妥钠能拮抗款冬花所致惊厥,或使其发作程度减轻,但最终不能免于死亡。东莨菪碱和小剂量硫胺亦有一定的保护作用[20]。款冬花所含生物碱 senkirkine,为肝脏毒性物质[1]。

【临床应用】

1. 支气管哮喘和喘息型支气管炎 款冬花醇浸膏制剂,每次 5 mL(相当生药 6.2 g),每日 3 次。治疗 36 例,结果 27 例有效,其中 1~2 d 显效者 8 例,3 d 以上显效者 19 例,认为对哮喘有轻度缓解作用。对哮喘大发作单用无效,仅可作为辅助治疗药[13]。

2. 急、慢性气管炎和咳嗽 款冬花和地龙制成注射液,每次肌肉注射 2 mL,每日 1 次,治慢性支气管炎68 例,给药 3~4 d 后,咳痰、气喘症状明显减轻。治疗 10 d,近期控制 8 例,显效 32 例,无效 4 例[1]。如紫菀百花散即紫菀、款冬花各 50 g,百部 25 g,研末,每次服 15g,常用于治疗久嗽[21]。

3. 慢性骨髓炎 将款冬花用嘴嚼成糊状后，涂在布块上，贴于患处，每日换药一次，10 d 为一疗程。治疗 51 例，治愈 35 例，有效 12 例，无效 4 例，总有效率为 92%[22]。

4. 不良反应 款冬花制剂口服常可见消化道的不良反应，如上述 36 例哮喘患者中有 10 例发生恶心，个别病例因此而停药。另外，尚有 2 例发生心烦和失眠[13]。

【附注】

1. 款冬叶 含苦味苷、没食子酸、糊精、粘浆、菊糖、植物甾醇、软质酸、硬脂酸、胡萝卜素、维生素 C、款冬苷等[6]。尚从叶中提取出粗的多糖类，含果胶、右旋半乳糖醛酸、右旋半乳糖、右旋葡萄糖、左旋阿拉伯糖、右旋木糖、左旋鼠李糖及痕迹量的三种 O-Me-糖类[7]。鲜根茎含挥发油、石蜡、菊糖、鞣质。根含橡胶及鲍尔烯醇(bauerenol)等[2]。款冬叶的水提取物、醚提取物及水馏液对离体小肠有解痉作用。其所含挥发性成分对小肠有麻痹作用。甲醇提取物可致小肠痉挛，而与醚或水提取物相拮抗。醋酸乙酯提取物则无活性[23]。本品所含水溶性多糖为酸性杂多糖，腹腔注射 0.024、0.24、1.2 mg/kg，对大鼠 Selyec 慢性炎症、葡聚糖所致足肿胀及棉球肉芽肿等均有一定抗炎作用，但对酵母所致发热无解热作用，对电刺激大鼠尾所致疼痛反应也无镇痛作用[24]。

2. 款冬根茎 鲜根茎含挥发油、石蜡、菊糖、鞣质。根含橡胶及鲍尔烯醇(bauerenol)等[2]。

（杨静玉　侯　悦　张宝凤　张淑萍　马恩龙）

参考文献

[1]王浴生. 中药药理与应用. 北京：人民卫生出版社，1983：1132

[2]江苏新医学院. 中药大辞典(下册). 上海：上海人民出版社，1977：2301

[3]王长岱，等. 款冬花化学成分的研究. 药学学报，1989，(12)：913

[4]韩桂秋，等. 款冬花抗血小板活化因子活性成分的研究. 北京医科大学学报，1987，(1)：33

[5]应百年，等. 款冬花化学成分研究Ⅰ. 款冬酮的结构. 化学学报，1987，(1)：450

[6]李仲洪. 用高效液相色谱法测定款冬花中芦丁的含量. 甘肃中医学院学报，2000，17(3)：21

[7]王文燕，摘译. 款冬中一种新的没药烯环氧化物及其对LPS激活的巨噬细胞中NO合成的抑制. 国外医药植物药分册，2000，15(3)：15

[8]王筠默. 款冬花的药理研究(二)，对心血管系统的作用. 药学学报，1979，(5)：268

[9]李一平，等. 款冬酮的升压机制. 中国药理学报，1986，7(4)：333

[10]李一平，等. 款冬酮对清醒狗和失血性休克狗血流动力学的影响. 药学学报，1987，(7)：486

[11]王筠默. 款冬花成分、药理及效用的文献学研究. 中成药研究，1978，(2)：31

[12]朱自平，等. 款冬花抗炎及其对消化系统作用的实验研究. 中国中医药科技，1998，5(3)：160

[13]邵长荣，等. 款冬花治疗哮喘及其药理实验的初步观察. 上海中医药杂志，1964，(10)：12

[14]王筠默. 款冬花的药理研究(一)，对一些重要系统和器官实验药理学的研究. 上海中医学院科研论文汇编，1963，(6)：109

[15]张秀昌，等. 款冬花粗多糖体外诱导人白血病K562 细胞的凋亡. 中国组织工程研究与临床康，2007，11(11)：2029

[16]刘可越，等. 款冬花中抑制肺癌细胞LA795增殖的活性成分研究. 复旦学报(自然科学版)，2009，48(1)：125

[17]Hwang SB，et al. L-652,468-a dual receptor antagonist of platelet activating factor and dihydropyridines from Tussilago farfara L. *Eur J Pharmacol*，1987，141：269

[18]Jae-Ha Ryu，et al. A new bisabolene epoxide from Tussilago farfara，and inhibition of nitric oxide synthesis in LPS-activated macrophages. *J Nut Prod*，1999，62：1437

[19]Murase I，et al. Drugs to inhibit arachidonic acid metabolism. *CA*，1996，125：177390

[20]王筠默. 款冬花的药理研究(三)，毒性及对中枢神经系统的作用. 中草药通讯，1979，(3)：28

[21]周永辉. 冬花汤治小儿顽咳确有速效. 四川中医，1989，(8)：7

[22]蔡万春，等. 款冬花处敷治疗慢性骨髓炎51例. 新中医，1989，(11)：38

[23]Borkowski B，et al. spasmolytic action of tussilago farfara leaf-extracts. *Acta Polonicae Pharm*，1959，16：347

[24]俞景霞. 款冬叶的多糖成分及其药理作用. 浙江药学，1986，3(2)：41

博落回 Macleayae Herba
bo luo hui

本品为罂粟科植物博落回 *Macleaya codata*(Willd.) R. Br.的全草。味苦,性寒,有大毒。具有杀虫,消肿,解毒,祛风功能。主治痈疖肿毒、各种炎症、跌打损伤、风湿疼痛、下肢溃疡、阴道滴虫、白癜风、烫伤、顽癣等。

【化学成分】

根和地上部分主要含生物碱:博落回碱(bocconine)、黄连碱(coptisine)、小檗碱(berberine)、紫堇沙明碱(corysamine)、类白屈菜碱(β-homochelidonine)、白屈菜罗宾碱 (chelirubine)、白屈菜路丁碱(chelilutine)、马卡平碱(macarpine)以及 A-碱、B-碱、C-碱[1]、bocconoline[2]、脱氢碎叶紫堇碱(dehydrocheilanthifoline)等[3]。

挥发油要成分为2-甲氧基-4-乙烯基苯酚、4-亚硝基苯甲酸乙酯、(E)-2-已烯醛、雪松醇、6,10-二甲基-2-十一酮、邻苯二甲酸异丁基辛酯、2-苯丙烯醛等[4]。

【药理作用】

1. 抗微生物及抗寄生虫 将博落回碱、盐酸血根碱、盐酸小檗碱配成 9600 μg/mL 的溶液,测定对常见的金黄色葡萄球菌等 5 种细菌的抑菌效力。结果表明,血根碱和博落回碱对除大肠杆菌外的 4 种细菌都有很强的抗菌作用;盐酸小檗碱对金黄色葡萄球菌具有较强抗菌外,对其他 4 种细菌的抗菌作用较弱[5]。3 种生物碱中血根碱的作用最强,对四连球菌、蜡样芽孢杆菌的最低抑菌浓度为 80 μg/mL;对金黄色葡萄球菌、枯草芽孢杆菌的最低抗菌浓度小于 40 μg/mL[5]。

盐酸血根碱对 8 种真菌的最低抑菌浓度(MIC)都很低,其中青霉、毛霉的最低抗菌浓度为 80 μg/mL,木霉、根霉、黄曲霉、黑曲霉、米曲霉和酵母最低抗菌浓度均小于 40 μg/mL[6]。博落回总生物碱 0.01~0.16 mmol/100 mL 浓度对绒尾蛆蝇 3 龄蛆有毒杀作用,当其浓度为 0.16 mmol/100 mL 时死亡率达 100%[7]。

2. 抗肿瘤 博落回总碱(TAPP)剂量为每天 1、2、4 mg/kg,腹腔注射,给药 3 次,对小鼠 H22 肝癌移植瘤抑瘤率分别为 18.6%、35.1%、44.9%;而以每天 4 mg/kg,灌胃给药,抑瘤率则为 7.9%。对 S180 腹水移植瘤小鼠存活时间,TAPP 上述剂量静脉注射给药,小鼠生命延长率分别为 24.8%、48.0%、52.7%。TAPP 在体外对 Hep3B 细胞的半数抑制浓度(IC_{50})为 3.3 μg/mL,对 H22 肝细胞则为 2.48 μg/mL[8]。TAPP 对小鼠进展期 S180 肉瘤具有较明显的抑制作用[9]。

3. 中枢作用 博落回中的原阿片碱内用时,对大鼠、小鼠、豚鼠等均有麻痹大脑的作用;小剂量时可使呼吸中枢暂时兴奋,继而有麻痹作用,大剂量时可诱发士的宁样痉挛。外用时,可麻痹神经末梢,使痛觉、触觉消失[1]。

4. 保肝 1.0 g/kg 博落回对四氯化碳所致急性肝损伤大鼠,可极显著降低大鼠血清 GOT、GPT 及乳酸脱氨酶(LDH)含量,并可显著抑制四氯化碳所致肝脏炎性反应。对 D-半乳糖胺所致大鼠急性肝损伤,博落回也有保护作用[10]。

5. 抗组织胺 博落回所含的血根碱,对豚鼠肠管有一定抗组织胺作用,但强度较弱,10^{-4} mol/L 浓度的血根碱仅能部分抑制 10^{-7} mol/L 组织胺所引起的肠肌痉挛;以 5 mg/kg 剂量的血根碱静脉注射也不能影响组织胺对血压的作用[11]。

6. 杀蛆 博落回鲜品有强大杀蛆作用。其效力以叶、果皮为最大,茎次之,根最小;杀蛆效力不因干燥而丧失;杀蛆有效成分为原阿片碱、白屈菜红碱等生物碱;杀蛆作用机制是使蝇蛆先兴奋,后麻痹而死亡,并可抑制蝇卵的孵化[12]。

7. 其他 博落回所含的生物碱总碱硫酸盐具有局部麻醉作用,其作用强于普鲁卡因。原阿片碱于 0.5~1.0 mg/mL 浓度亦能明显收缩子宫。原阿片碱、别隐品碱对离体豚鼠心脏则表现抑制作用[13]。另外,博落回的白屈菜碱有抗菌、抗病毒、抗炎和镇痛作用,对五型、十二型腺病毒和单纯性疱疹病毒可明显抑制[12,14]。博落回粉剂或 8%~50%浸剂(或煎剂),均可有效杀灭蚊幼虫,但不足之处是用量较大[15]。

8. 毒性 血根碱对小鼠静脉注射的 LD_{50} 为 19.4 mg/kg,中毒时可引起惊厥。乙氧基血根碱及乙氧基白屈菜红碱混合物对小鼠腹腔注射的 LD_{50} 为 18 mg/kg (其安全量为 5 mg/kg),对兔 、犬每日静脉注射 4~5 mg/kg,连续 7 d,未见毒性反应,仅有局部刺激作用,可引起注射部位脉管闭塞。乙氧基血根碱油剂对小鼠皮下注射的 LD_{50} 为 125 mg/kg[13]。

博落回总碱中毒后不同时间段心肌细胞内 Bcl-2 和 Bax 蛋白表达不同，均高于正常，可作为鉴定博落回总碱中毒的辅助手段[16]。

【临床应用】

1. 阴道滴虫与宫颈糜烂　以 25 g/mL 的鲜嫩茎叶浸膏局部搽擦(每日 1~2 次)治疗 132 例滴虫性阴道炎。经治 1 个疗程(7~10 d)后全部病例的症状均消失，镜检转阴率亦为 100%。以栓剂治疗 726 例宫颈糜烂，治愈 336 例(46. 28%)，显效 165 例(22. 73%)，有效 187 例(25. 76%)，总有效率为 94. 77%[13]。

2. 各种炎症　以博落回注射液肌肉注射，成人每次 2 mL，每日 2~4 次，小儿 0.5~1.5 mL，每日 2 次，治疗大叶性肺炎、小儿肺炎、急性扁桃体炎、上感高热、支气管肺炎、耳下腺炎、急性阑尾炎、深部脓肿、胆囊炎等多种感染性疾患 300 多例，结果：90%以上均获预防或控制感染效果[1]。

3. 皮肤疾患　以博落回酊剂治疗手足股癣 30 例，其中，痊愈 20 例，占 66.67%[17]。

4. 杀蛆灭孑孓　以博落回鲜品(或干品)，切碎，投入粪坑或污水中，用量视坑大小或污水多少决定，过4~5 d 后其叶发酵腐烂则可将蛆或孑孓全部杀灭；每放药 1 次一般可保持效力 20~25 d[1,18]。

5. 不良反应　博落回碱等生物碱毒性与乌头碱类似，主要对神经系统和心脏有毒害作用，尤其对后者的毒性更明显。博落回的临床中毒表现主要为早期出现胃肠道症状，表现口干、呕吐；重症患者可发生阿-斯综合征，突然出现晕厥、脸色苍白、出冷汗、抽搐、心律失常等，可出现多源性早搏、阵发性室性心动过速、心室扑动及心室颤动，甚至因心搏骤停而死亡[19]。

【附注】

小果博落回 *Macleaya microcarpa* (Maxim.) Fedde 的总生物碱有抑菌活性[20]。其中二氢血根碱对黏虫(mythimna separata)3 龄幼虫有较高的毒杀活性，LC_{50} 为 0.085 mg /mL[21]。

(冉懋雄　周厚琼　谢宝忠)

参考文献

[1]《全国中草药汇编》编写组.全国中草药汇编(上册).北京：人民卫生出版社，1975：811.

[2]王本祥.现代中药药理与临床.天津：天津科技翻译出版公司，2004：1487

[3]高尾楢雄，等.罂粟科植物生物碱の研究(第15报).博落回の生物碱(其2).藥學雜誌，1973，93(2)：242

[4]陈利军，等.博落回挥发油化学成分GC-MS分析.中国农学通报，2009，25(7)：94

[5]赵东亮，等. 博落回生物碱的抑菌作用研究.食品科学，2005，26(1)1：45

[6]郁建平，等.博落回生物碱对8种真菌的抑菌作用.山地农业生物学报，2006，25(1)：89

[7]袁涛忠，等. 博落回杀灭蝇蛆效果的实验研究. 中国寄生虫学与寄生虫病杂志，1999，17(2)：128.

[8]庞建新，等. 博落回总碱对肝癌细胞的毒性作用和体内抗肿瘤作用. 第一军医大学学报，2005，25(3)：325

[9]樊淑莲，等.博落回总生物碱对动物移植性肿瘤的作用研究.陕西肿瘤医学，2000，8(3)：174

[10]杨军，等. 博落回的药效研究. 中药材，1999，22(2)：82

[11]江苏新医学院编.中药大辞典(上册).上海：上海人民出版社，1977：2286

[12]张世宣.博落回植物及其生物碱杀蛆作用的初步研究报告.中药通报，1957，3(2)：60

[13]王浴生.中药药理与临床.北京：人民卫生出版社，1983：1121

[14]国家医药管理局中草药情报中心站.植物药有效成分手册.北京：人民卫生出版社，1986：914

[15]张志仁.几种野生植物灭蚊试验.中华预防医学杂志，1990，24(2)：79

[16]张德雨，等.大鼠博落回总碱中毒后心肌细胞 Bcl-2、Bax 蛋白表达. 法医学杂志，2009，25(4)8：247

[17]罗裕民.博落回为主治疗皮肤病.福建中医药，1987，18(1)：封4

[18]叶道年.灭蛆草药"号筒梗".中药通报，1958，4(9)：308

[19]陈一坚，等.中药心脏毒性的研究概况. 浙江中医杂志，2008，43(8)：490

[20]胡海军，等.小果博落回总生物碱的抑菌活性研究. 西北农林科技大学学报(自然科学版)，2009，37(4)：208

[21]冯岗，等.小果博落回中2种杀虫活性成分的分离及鉴定. 西北植物学报，2008，28(1)：179

喜 树 Camptotheca xi shu

本品为珙垌科植物喜树 *Camptotheca acuminata* Decne 的全株(根、树皮、树枝、叶和果均可入药)。味苦,性寒,有毒。功能破血化瘀,制癌,消结。治各种癌症、白血病及银屑病等。

【化学成分】

含抗癌活性成分喜树碱(camptothecine)、羟基喜树碱(10-hydroxycamptothecine)、甲氧基喜树碱(methoxycamptothecine)、喜树次碱(venoterpine)等,此外尚有喜树苷(vineoide-lactam)及白桦酯酸(betulic acid)等[1,2]。

【药理作用】

1. 抗肿瘤 喜树碱 10~12.5 mg/kg 腹腔注射,对小鼠 L615、S180、EAC 均有显著抑制作用,对 P388 和 L1210 亦有效。实验曾证明,喜树碱每 4 d 给予 40 mg/kg,其抗肿瘤作用较每天给药为佳[3]。羟基喜树碱2.5 mg/kg,连续 5 d 腹腔注射,对小鼠人肺鳞癌和肝癌移植肿瘤的抑制率分别为 37.3%和 44.3%,对人肺腺癌的作用不显著[4]。10-羟基喜树碱(10-HCPT)在 10~360 mg/L 浓度,处理 HepG2 细胞生长指数(GI)分别为 84.72% 47.65%;90~360 mg/L 处理组 HepG2 软琼脂克隆形成率分别为 38.80%~25.20%,两者均具有量效依赖关系;3×10^{-3}~9×10^{-3} mg/30 g 剂量处理组小鼠肾包膜移植瘤体积分别为 2.93~1.88 mm^3,与对照组比较明显缩小。表明 10-HCPT 对 $HepG_2$ 的体外生长及其小鼠肾包膜移植瘤均具有明显抑制作用[5]。羟基喜树碱浓度达到 50 μg/mL,作用 24 h,对 A549 人肺腺癌细胞抑制率达 44.17%;浓度达到 100 μg/mL 时抑制率达 50.28%;当药物(100 μg/mL)作用时间延长至 48 h,抑制率达 70.98%。羟基喜树碱抑制 A549 人肺腺癌细胞增殖有明显的浓度和时间依赖性[6]。HCPT 对 HeLa 细胞的 IC_{50} 为 62.1 μmol/L。取 2.85 μmol/L(IC_{20}) HCPT 联合放射作用于 Hela 细胞,4 h 内放射增益作用明显,延长作用时间对放射增益无明显影响。结论:HCPT 对 Hela 细胞具有放疗增敏作用[7]。

2. 影响造血组织 给小鼠 1 次腹腔注射喜树碱(CPT) 2~32 mg/kg,剂量反应曲线呈指数下降,16 mg/kg 可杀灭 94%骨髓干细胞;而羟基喜树碱(HCPT) 8~32 mg/kg 可杀灭 46%,故对骨髓干细胞 HCPT 杀伤作用较弱。另外,在小鼠接种 HepA 细胞后 24 h,腹腔注射最佳有效剂量的 CPT(0.5 mg/kg)及 HCPT(4 mg/kg),每日 1 次,共 6 次。结果,CPT 和 HCPT 对肝、脾及胸腺指数均无显著影响,CPT 对血相无影响,HCPT 在所用剂量下使 WBC 下降,而 RBC 和 Hb 却显著升高[8]。羟基喜树碱对人骨髓增生异常综合征 MUTZ-1 细胞生长抑制作用呈现剂量和时间依赖性,其作用不同时间的半数抑制浓度(IC_{50})分别为 91.198、8.983、6.204、2.509、0.364 mg/L。并可诱导 MUTZ-1 细胞凋亡,呈现剂量依赖性。透射电镜下可见凋亡细胞核染色质凝聚、边集,部分细胞核膜消失,细胞浆浓缩、密度增加,浆内可见大小不规则的染色质团块。证明了羟基喜树碱对 MUTZ-1 细胞生长有明显的抑制作用,并可诱导其细胞凋亡[9]。

3. 抗肿瘤机制 用喜树碱(CPT)处理膀胱癌细胞 24 h 后,细胞凋亡率明显上升,且 CPT 诱导的凋亡呈时间依赖性和剂量依赖性。CPT 诱导膀胱癌细胞 RT4 和 MGH 后均未见 Bcl-2 和 Bax 表达水平的改变,但是观察到凋亡执行蛋白 Caspase-3 和 PARP 的激活。表明 CPT 能够诱导膀胱癌细胞 RT4 和 MGH 发生凋亡[10]。以 0.25 和 0.50 μmol/L 10-羟基喜树碱处理 T24 细胞 4 d 后,分别使 T24 细胞增殖下降66.1% 和 74.8%;对细胞侵袭、运动、黏附及组织蛋白酶 B 分泌均有明显的抑制作用,并使 T24 细胞凋亡率显著升高。提示 10-HCPT 有抗 T24 细胞增殖和侵袭作用,并有诱导凋亡的作用。其抗侵袭机制是对侵袭的多个基本环节起抑制作用[11]。HCPT 在 0.5~48.0 mg/L 浓度范围内对胃癌 MGC-803 细胞株均有抑制生长作用;当 12 mg/L HCPT 与 MGC-803 细胞株作用 48 h 后,明显下调抑制凋亡基因 Bcl-2 的表达和上调促进凋亡基因 Bax 的表达。表明 HCPT 对胃癌 MGC-803 细胞株有诱导凋亡和抗增殖作用,其机制可能与下调抑制凋亡基因 Bcl-2 的表达和上调促进凋亡基因 Bax 的表达有关[12]。

4. 药代动力学 小鼠尾静脉和腹腔注射 10-羟基喜树碱(HCPT)6 mg/kg,HCPT 以内酯形式可与血浆中的其他成分较好地分离,在 1.25~2500 mg/mL 的血药浓度范围内呈良好的线性关系。腹腔注射的绝对生物利用度为47.9%,血药浓度较低,对全身的副作用小于静脉注射[13,14]。比格犬给予HCPT 2 mg/kg 1 h后,腹腔给药的门静脉浓度和外周静脉浓度持续超过外周静脉给药,两组间门静脉浓度和外周静脉浓度的AUC比分别为为1.08:1和1.45:1。腹腔内给药组的腹腔液HCPT浓度明显高于外周静脉给药组的腹腔液浓度,峰值为60.4倍,AUC为21倍。显示腹腔内给药的药动学具有明显优越性,能维持腹腔液和门静脉血更高更持久的血药浓度[15]。HCPT经雾化吸入给药,结果兔肺组织中的药物含量最高,而血浆和其他组织中的含量极低。HCPT在肺组织内浓度随着时间的延长而逐渐降低,其药代动力学规律可用二室模型来描述。结论:雾化吸入HCPT能维持肺中的高浓度,其药物动力学规律与血浆药物动力学规律有所不同[16]。

5. 毒性 喜树碱的小鼠腹腔注射急性LD_{50} 68.4 mg/kg;亚急性LD_{50} 2.03 mg/kg。羟基喜树碱小鼠腹腔注射1次的LD_{50} 104±11 mg/kg,腹腔注射给药7 d的亚急性LD_{50} 3.6±0.7 mg/kg[17]。羟基喜树碱的致突变试验,用中国仓鼠卵细胞(CHO),以低于0.25 μg/mL的浓度即出现明显的染色体畸变;正常小鼠骨髓微核试验,50 mg/kg腹腔注射微核数明显增加。胎肝血微核试验,母鼠受孕后注射HCPT,结果母鼠骨髓PCE微核率高于胎鼠肝血微核率,说明HCPT,可通过胎盘屏障,在胚胎期接触可引起胎儿一定的遗传损伤[18]。给新西兰兔经耳廓静脉连续推注羟喜树碱(2.1、1.05、0.52 mg/kg)14 d。结果,三个剂量组组WBC、RBC、IgG、IgM、AST、CK(0.52 mg/kg)、LDH(2.1 mg/kg)均较用药前明显下降,ALT则显著增高;用药后21 d PLT与LDH(1.05 mg/kg)较用药前明显下降。表明羟喜树碱可引起家兔明显的肝组织、免疫功能、造血功能的损伤和轻度心脏毒性[19,20]。

6. 其他 将喜树碱配成50、100、200、400、800 mg/L 5个浓度处理钉螺4 d,可达到80%以上的灭螺效果。经喜树碱提取液半致死浓度处理的钉螺,ALP和ALT活性均升高后下降,且钉螺头部肿胀,肌肉溃损,细胞核形态异常,微绒毛散乱,组织水肿[21]。不同浓度的喜树碱能抑制人脐静脉血管内皮(ECV304)细胞的增殖。24、36、48 h最大抑制率分别为67.9%、96.7%、97.2%。形态学观察可见凋亡小体,凝胶电泳显示典型的DNA梯度带。表明喜树碱具有抗血管生成作用[22]。不同浓度的喜树碱作用于HaCaT细胞24、48和72 h,三个时间点的最大抑制率分别为85.1%、94.3%、98.6%;且在诱导凋亡或低于诱导凋亡的浓度下均可抑制细胞端粒酶活性。显示喜树碱抗银屑病的机制与抑制角质形成细胞增殖、诱导凋亡有关,其作用可能是通过抑制端粒酶活性来实现的[23]。

【临床应用】

1. 肿瘤 采用羟基喜树碱液行肿瘤基底及切缘注射,浸泡膀胱和切口,术后膀胱灌注羟基喜树碱液治疗154例膀胱癌患者。结果,随访5年,平均49.6个月,总复发率29.2%,1年复发率18.8%,2年复发率6.4%,3年复发率1.3%,4年复发率1.9%,5年复发率0.6%。无1例发生切口种植转移及严重并发症。结论:术中术后应用羟基喜树碱预防膀胱癌术后复发安全有效[24]。23例癌性胸腔积液患者,行胸腔内注入羟基喜树碱20 mg,对照组27例胸腔内注入顺铂80 mg,每周1次,4周为1个疗程。结果,羟基喜树碱治疗组总有效率为73.9%,对照组总有效率为70.4%;但胸痛、骨髓抑制、消化道反应的发生率,羟基喜树碱组显著低于对照组。结论:羟基喜树碱对恶性胸腔积液有较好的疗效,能显著提高患者的生活质量,且不良反应小[25]。60例晚期非小细胞肺癌患者。放疗第一天给羟基喜树碱(8 mg/m^2)化疗增敏,每周2次,疗程同放射治疗,对照组行放射治疗。结果:试验组近期有效率和1年局控率、1年生存率均显著高于对照组;毒副反应以骨髓抑制和消化道反应,但较弱。结论:羟基喜树碱用于放射增敏治疗局部晚期非小细胞肺癌是一种安全有效的治疗方法[26]。

2. 银屑病 喜树果乳膏治银屑病45例,近期有效率79%,未发现明显不良反应[27]。喜树乙醇提取物干粉3 g加到含二甲亚砜、苯海拉明,维生素C的水溶液中治银屑病,局部涂抹,52例临床治愈42例,好转10例,治疗组仅4例有灼痛;对照组均有灼痛[28]。

【附注】

喜树碱衍生物:由于发现喜树碱及其衍生物对拓扑异构酶1型有特异抑制活性[29],近年喜树碱衍生物的研究有了很大的进展。实验表明,喜树碱144 μmoL/L和羟基喜树碱69 μmoL/L对拓朴酶1(Top I)有明显抑制活性。衍生物CPT11对裸鼠恶性黑色素瘤(SK-14)静脉或皮下注射均显示有强的抗癌活性。II期临床试验证明对非小细胞肺癌等有显著疗效。美国的9-氨基喜树碱亦有类似抗癌作用和临床疗效[29,30]。喜树碱衍生物irinotecan在临床试用中得到较好的结果,克服了喜树碱的副作用,可望成为新的抗肿瘤药[31]。irinotecan(CPT-11)和Topotecan(TPT)两种抗癌新药,它们都是羟基喜树碱的同型物,在临床已证明是有效抗癌新药。CPT-11和TPT均属于拓扑异构酶I的抑制剂,其作用具有明显的选择性。新的衍生物仍在研究之中，9-氨基喜树碱(9-AC)已进入临床试用[32,33]。

（张荣泉 李德华）

参考文献

[1]杨今祥.抗癌中草药制剂.北京:人民卫生出版社，1984:8

[2]全国中草药汇编编写组.全国中草药汇编(上册).北京:人民卫生出版社，1975:818

[3]Sieber SM，et al.Pharmacology of antitumor agents from higher plants. *Cancer Treatment Reports*，1976，60(8):1127

[4]陈建平，等.羟基喜树碱对三种人体异种移植肿瘤的抑制作用.中国肿瘤临床，1991，18(增刊):313

[5]祝葆华，等.10-羟基喜树碱对$HepG_2$体外生长及其小鼠肾包膜下移植瘤的影响.中华实验外科杂志，2004，21(3):286

[6]王莹，等.羟基喜树碱对A549人肺腺癌细胞增殖的影响.中国中医药信息杂志，2007，14(11):35

[7]周斌，等.羟基喜树碱对宫颈癌HeLa细胞的放射增益作用及影响因素的研究. 华中科技大学学报医学版，2006，35(3):396

[8]樊亦军，等.喜树碱及10-羟基喜树碱的初步活性与毒性比较.浙江肿瘤通讯，1987，(增刊)总第40期:85

[9]薛萌，等.羟基喜树碱对人骨髓增生异常综合征MUTZ-1细胞体外作用的研究.现代医学，2006，34(3):141

[10]叶章群，等.喜树碱诱导人膀胱癌细胞RT4和MGH凋亡的实验研究.中华实验外科杂志，2005，22(2):183

[11]范海涛，等. 10-羟基喜树碱对人膀胱癌细胞增殖、侵袭的抑制作用及诱导凋亡的研究. 生命科学研究，2005，9(1):90

[12]李英秀，等.羟基喜树碱对胃癌细胞的诱导凋亡及凋亡相关基因表达的影响.延边大学医学学报，2007，30(2):86

[13]刘恒平，等. 羟基喜树碱注射液两种给药方式在小鼠体内的药代动力学研究. 黑龙江医药，2008，21(6):17

[14]杨元勋，等. 羟喜树碱注射液在小鼠体内的药动学研究.药学服务与研究，2007，7(3):209

[15]叶孟，等. 羟基喜树碱两种不同给药途径的药动学研究.中国药科大学学报，2005，36(6):531

[16]张海霞，等. 雾化吸入羟基喜树碱在兔体内分布及肺器官中药代动力学研究.中国药理学通报，2004，20(9):1042

[17]上海药物所.10-羟基喜树碱抗癌作用研究.中华医学杂志，1978，58(10):598

[18]王美瑛.羟基喜树碱诱发染色体的畸变和对骨髓、胎肝形成微核的作用.中国药理通讯，1990，7(1):41

[19]严霞，等. 羟喜树碱对家兔毒性作用的研究.临床军医杂志，2007，35(2):204

[20]孟广森，等. 羟基喜树碱对兔毒性作用的研究.中华临床医药杂志，2004，5(23):7

[21]尹蔚琳，等.珙桐科植物喜树灭螺机制研究.湖北大学学报自然科学版，2009，31(2):184

[22]刘晓明，等. 喜树碱抗血管生成作用的研究.中华皮肤科杂志，2005，38(3):168

[23]林景荣，等.喜树碱抑制HaCaT细胞增殖、诱导凋亡及对端粒酶活性的影响.中国皮肤性病学杂志，2006，20(10):586

[24]罗宏，等.羟基喜树碱预防膀胱癌复发的临床研究:附154例报告.临床泌尿外科杂志，2005，20(12):757

[25]李诺，等.羟基喜树碱胸腔注射治疗恶性胸腔积液的临床研究.中国社区医师(综合版)，2007，9(7):30

[26]张玉田，等.羟基喜树碱用于放疗增敏治疗局部晚期非小细胞肺癌的临床研究.中国肿瘤临床，2006，33(8)458

[27]张永和，等.喜树碱乳膏的制备与应用.中成药，1990，12(9):46

[28]施春泉.喜树碱、VC、二甲亚砜溶液治疗银屑病的疗效观察.中华皮肤科杂志，1987，20(4):223

[29]张卫升，等.非嵌合性抗癌药物对小牛胸腺DNA拓朴异构酶I活力影响.药学学报，1990，25(9):641

[30]小出勉，他. nude mouse 可移植性恶性黑色素瘤(SK-14株)对camptothecin derivative CPT-II的抗肿瘤效果. 医学中央杂志(日)，1991，(11):2562

[31]方起程.中草药是研究和开发新药的宝库.中国药学杂志，1994，29(2):65

[32]潘启超，等.抑制拓扑异构酶的药物《肿瘤药理学与化学治疗》.郑州:河南医科大学出版社，2000:191

[33]胥彬.拓扑酶I抑制剂羟基喜树碱类药物的研究进展. 2000年全国肿瘤学术大会教育集，2000:426

葛根 Puerariae Lobatae Radix

ge gen

本品为豆科植物野葛*Pueraria lobata*(Willd.)Ohwi的干燥根。味甘、辛，性凉。有解肌退热，生津止渴，透疹，升阳止泻，通经活络，解酒毒等功能。用于外感发热头痛、项背强痛、口渴、消渴、麻疹不透、热痢、泄泻、眩晕头痛、中风偏瘫、胸痹心痛、酒毒伤中。

【化学成分】

1. 异黄酮类(isoflavonoids) 野葛根中含1.43%~12.30%。其中主要有葛根素(葛根黄素,puerarin)1.0%~5.8%、黄豆苷(大豆苷、大豆黄苷、大豆黄酮苷、daidzin)0.3%~1.4%、黄豆苷元(大豆苷元、大豆黄素、大豆黄酮、daidzein)0.02%~0.21%、黄豆苷元-4,7-二葡萄糖苷(daidzein-4,7-diglucoside)0.02%~2.0%、甲基葛根素1.6%~1.9%等[1-5]。

2. 葛根苷类 葛根苷A、B、C,为二氢查耳酮的衍生物[6]。

3. 三萜皂苷 主要有皂草精醇、槐二醇、cantoniensistro、大豆苷醇A、kundz apogenol B、kundzsapogenol C,其皂苷元为齐墩果烷[6]。

4. 生物碱及其他 氯化胆碱、二氯化乙酰胆碱、长塞因、鞣质、乙酰胆碱、胡萝卜苷等[6]。

【药理作用】

1. 中枢神经系统

(1)增强学习记忆 葛根素60、120 mg/kg剂量给小鼠灌胃,连续6周。对D-半乳糖所致小鼠记忆力下降有明显的改善作用;大脑皮质胆碱乙酰转移酶活性提高,乙酰胆碱含量增加。说明,葛根素通过提高中枢胆碱能系统功能而改善小鼠学习记忆能力[7]。葛根素120 mg/kg腹腔注射连续3 d,可提高脑缺血-再灌注小鼠的学习记忆成绩,其作用机制与减少大脑皮层细胞凋亡,调节大脑皮层单胺类递质水平有关[8]。葛根素100 mg/kg(灌胃7 d)可使血管性痴呆大鼠海马及大脑皮质升高的NO、NOS含量降低,神经元损伤得以修复[9];使海马及大脑皮质Na^+/K^+-ATP酶含量升高,大脑梗死面积缩小[10]。葛根素100 mg/kg给血管性痴呆大鼠腹腔注射,可使痴呆大鼠暗回避反射潜伏期明显缩短,是大鼠额叶Bcl-2的表达水平明显增高,凋亡细胞数明显减少。表明,葛根素可以改善血管痴呆性大鼠的学习记忆能力[11]。体外,葛根素(100~200 mol/L)能使LPS激活的N9小胶质细胞从阿米巴样的活化形态明显恢复至静息态的圆形,能显著抑制LPS诱导的细胞凋亡,对小胶质细胞活化有抑制作用,为神经退行性疾病的防治提供依据[12]。葛根异黄酮160、80、40 mg/kg,灌胃60 d,有效提高更年期雌性大鼠学习记忆能力[13]。

(2)抗脑缺血再灌注损伤 于家兔全脑缺血前静注葛根素5 mg/kg,能降低缺血再灌注家兔血浆内皮素含量,促进血浆降钙素基因相关肽的释放,减轻脑缺血再灌注损伤[14]。100%葛根素针剂1 mL/100 g(1 mL=2 g生药)从家兔门静脉注入,可明显改善家兔周围神经缺血再灌注损伤所致运动神经传导速度减慢,动作电位波幅降低,潜伏期延长等损伤。对家兔周围神经缺血再灌注损伤有保护作用[15]。乙酰葛根素10、50、250 mg/kg于术前灌胃10 d,对大鼠局灶性脑缺血再灌注损伤有保护作用,与乙酰葛根素抗氧自由基、抗脂质过氧化有关[16]。

(3)抗脑出血损伤 给实验性脑出血大鼠腹腔注射葛根素250 mg/kg(3 d),大鼠的脑组织水肿、脑组织坏死及神经元缺血坏死减轻,新生毛细血管明显增加,胶质细胞、小胶质细胞增生明显。葛根素的上述作用有利于血肿的消除[17]。葛根素对局灶性脑缺血大鼠有神经保护作用。造模前和造模后,腹腔注射葛根素150 mg/kg,可使脑源性神经营养因子(BDNF)阳性细胞显著增加,这可能是其神经保护作用的机制之一[18]。

(4)保护神经细胞 给新生大鼠腹腔注射葛根素注射液100 mg/kg,发现,葛根素能抑制缺氧缺血性脑病大鼠脑细胞凋亡启动因子Bim蛋白表达,具有抗脑细胞凋亡作用[19]。PC12细胞经$A\beta_{25-35}$处理后,细胞生存率下降,可导致细胞凋亡;葛根素(0.1、1、10 mol/L)可使细胞凋亡状况明显改善,细胞凋亡率下降。葛根素可拮抗$A\beta_{25-35}$诱导的PC12细胞凋亡,对神经细胞具有一定的保护功能[20]。在体外培养的MPP^+诱导的帕金森病细胞模型PC12中加入终浓度为50、100、200 mg/L的葛根异黄酮,可抑制诱导凋亡的p53 mRNA表达下调,抑制神经细胞凋亡[21]。

2. 心血管系统

(1)抗心肌缺血再灌注损伤 于缺血开始即刻由尾静脉注射葛根素20 mg/kg,葛根素组大鼠血清磷酸肌酸激酶(CK)、心肌髓过氧化物酶(MPO)、丙二醛(MDA)均明显低于模型组,心肌胞间黏附分子-1(ICAM-1)mRNA表达低于模型组。提示,葛根素可减轻心肌缺血再灌注损伤后炎症反应,可能是其心肌保护作用机制之一[22]。实验前给大鼠灌胃2.5%葛根素混悬液100、200 mg/kg共7 d,制备离体心脏缺血再灌注模型。结果,葛根预处理组均能显著改善缺血再灌注引起的心功能损伤,降低CK释放,提高心肌组织对后续缺血的耐受性,对心肌缺血再灌注损伤有保护作用[23]。磷酸肌醇3激酶/丝氨酸-苏氨酸激酶(PI3K/Akt)信号通路是细胞内重要的信号转导通路。葛根素预处理能明显改善心功能,抑制心肌细胞凋亡,增加Akt信号蛋白的磷酸化水平。提示,葛根素能抑制心肌细胞凋亡与激活PI3K/Akt信号通路有关[24]。20 mg/kg葛根素短期预处理,可以抑制家兔心肌缺血再灌注损伤的炎症反应,减少心梗体积比;与氟伐他汀联合用药则效果更明显[25]。

(2)抗心肌缺血、抗心肌纤维化　对注射垂体后叶素致大鼠急性心肌缺血，葛根素(4 mg/kg)能拮抗急性心肌缺血导致的ST段抬高，降低心律失常的发生率，降低血清AST、CK、LDH的含量。葛根素对垂体后叶素致大鼠急性心肌缺血有保护作用[26]。心肌缺血大鼠股静脉注射葛根素注射液25、50、75 mg/kg，可见心肌血管内皮生长因子(VEGF)阳性细胞数量明显增多，心肌VEGF的表达随心肌缺血时间的延长而明显增加，表明葛根素注射液对大鼠心肌缺血细胞有保护作用[27]。对异丙肾上腺素致慢性心肌纤维化大鼠，早期和后期给予葛根素100 mg/kg(腹腔注射56和46 d)，可抑制异丙肾上腺素诱导的心肌结缔组织生长因子(CTGF)的过量表达，减少胶原沉积，从而改善心脏功能[28]。

(3)抗高血压心脏病　葛根素按10 mg/kg剂量给大鼠腹腔注射，共8周。已知血小板内钙代谢异常和血小板聚集率可能在自发性高血压大鼠心脏重塑中起重要作用，而葛根素能显著降低大鼠的血小板胞浆游离钙浓度和血小板聚集率，从而改善高血压大鼠心脏重塑[29]。葛根素(80 mg/kg)腹腔注射4周，可以逆转两肾一夹高血压大鼠左室肥厚[30]。葛根素(100 mg/kg，腹腔注射，共10 d)对异丙肾上腺素致心肌肥厚大鼠进行干预，能升高血清和组织中NO含量，降低内皮素、血管紧张素Ⅱ含量，显示葛根素对大鼠心肌肥厚的相关细胞因子具有一定的调节作用[31]。

(4)保护心肌细胞　给心力衰竭大鼠每天腹腔注射葛根素0.02 g/kg，连续30 d。心肌细胞的凋亡率和凋亡指数显著降低，Bcl-2表达明显上升，Bax表达明显下降。提示，葛根素有抗心肌细胞凋亡作用，可能与调控Bcl-2、Bax表达有关[32]。葛根素(0.24 mmol/L)预处理可明显对抗H_2O_2应激引起的心肌细胞存活率的降低，这种保护作用可能与其抑制线粒体渗透性转换孔的开放和促进线粒体钙激活钾通道的开放有关[33]。

(5)保护血管内皮细胞　氧化低密度脂蛋白(oxLDL)诱导血管内皮细胞凋亡，葛根素20 mg/kg灌胃4周干预，可通过抑制Caspase-3活性抑制LDL诱导的血管内皮细胞凋亡[34]。葛根素300、150、75 mg/kg灌胃4周，对D-半乳糖衰老-动脉硬化-高黏血症大鼠，可有效调节动脉硬化-高黏血症大鼠内皮素-1 (ET-1)-NO间的动态平衡，保护血管内皮细胞，从而改善内皮细胞功能[35]。

3. 抗肝损伤　葛根异黄酮250 mg/kg，对小鼠四氯化碳中毒性肝损害的GOT活性抑制率为50.7%，对小鼠高脂性肝病GPT活性的抑制率为73%[36]。45%四氯化碳油腹腔注射2 mL/kg，2次/周，共3周，造成SD大鼠肝损伤模型；治疗组同时给予含1%葛根儿茶酸的饲料，喂饲3周，与模型组比较，儿茶酸治疗组的GPT、GOT明显降低，肝微粒体超微结构未见明显病变，并可抑制肝的脂肪变性[37]。葛根总皂苷在浓度为90 μg/mL时，可抑制免疫损伤大鼠肝浆膜所致的谷草转氨酶升高，降低ALT而具有保肝作用[38]。经葛根素40 mg/kg剂量预处理7 d，可使大鼠缺血再灌注肝脏的MDA、NO含量降低，SPD活性升高。表明葛根素对缺血再灌注肝损伤油一定的保护作用[39]。慢性酒精中毒小鼠肝组织MDA、GSH、SOD、GSH-Px升高，葛根素注射液腹腔注射200 mg/kg(2周)，通过抑制自由基释放，抗氧化和抗血小板聚集，对慢性酒精中毒小鼠肝脏起保护作用[40]。

4. 促骨代谢　给去卵巢大鼠每日灌胃葛根素5、10、20 mg/kg，能抑制大鼠骨量的丢失，对骨代谢有较好的调节作用，对雌激素缺乏引起的骨质疏松症有一定的治疗作用[41]。0.1、1.0 mol/L葛根素处理大鼠颅盖骨分离培养的成骨细胞，对骨形成的作用：①激活碱性磷酸酶，促进成骨细胞分化。②通过雌激素受体介导促进成骨细胞的骨形成效应[42]。葛根总异黄酮100、50 mg/kg灌胃6个月，可使地塞米松致骨质疏松大鼠的骨密度增加8.4%和5.3%；使股骨最大负荷和结构强度分别增加10.3%和10.5%(高剂量)及3.5%和7.1%(中剂量)。葛根总异黄酮对地塞米松致大鼠继发性骨质疏松具有明显的防治作用[43]。葛根异黄酮100、50、25 mg/kg增加去卵巢大鼠骨密度、骨钙含量、干股骨重，对去卵巢大鼠骨质疏松有防治作用[44]。

5. 雌激素样作用　摘除卵巢的小鼠灌胃葛根素水溶液(1 mg/mL，0.2 mL/只)，对去卵巢小鼠的乳腺和子宫发育有显著影响，具有微弱的雌激素样作用[45]。葛根素注射液120、60 mg/kg可提高去卵巢大鼠血清雌二醇水平，具有雌激素样作用[46]。

6. 改善血液流变性　灌胃给予急性血瘀证模型大鼠葛根素100、50 mg/kg，每日2次，共7次。葛根素可明显改善血瘀大鼠血液黏、浓、凝、聚等血液流变学异常，从而具有活血化瘀作用[47]。大鼠失血性休克早期纤溶功能亢进，抗凝血酶呈消耗性下降；葛根素(30 mg/kg)可有效调整大鼠失血性休克后纤溶和抗凝系统失衡的发生[48]。

7. 影响血管平滑肌　高糖刺激可以引起主动脉环对乙酰胆碱引起的内皮依赖性血管舒张反应下降。葛根素(10^{-10}~10^{-8} mol/L)与高糖联合孵育，可剂量依赖性地改善高糖诱导的血管舒张功能的下降，且可引起血管血红素加氧酶(HO–1)活性增高。葛根素可对抗高糖引起的血管舒张功能下降[49]。血管紧张素Ⅱ(AngⅡ)诱导血管平滑肌细胞(VSMC)增殖及促进蛋白激酶–琢(PKC–琢)和核转录因子NF–κB的表达。1.5×10^{-3} mol/L葛根素可通过下调NF–κB和PKC–α的表达来抑制AngⅡ引起的VSMC增殖[50]。10^{-2} mol/L浓度的葛根素可抑制血管平滑肌细胞的迁移和增殖，同时抑制基质金属蛋白酶–2（MMP–2）和金属蛋白酶–9(MMP–9)的活性[51]。

8. 抗肿瘤 葛根粗提物(CP)作用于人小细胞肺癌H446细胞，半数抑制浓度(IC_{50})为435 g/mL，葛根素(SP)IC_{50}为1403 g/mL；二者的细胞凋亡率分别为14.71%和2.61%。表明CP和SP对H446细胞增殖有抑制作用，且诱导细胞凋亡，CP作用强于SP[52]。葛根素在12.5、25、50、125、250 mol/L的浓度范围内，可使结肠癌HT–29细胞凋亡明显增加，核抗原(PCNA)表达显著降低，细胞核因子–κB(NF–κB)p65蛋白表达显著降低。认为葛根素具有抗HT–29细胞增殖作用，且与阻断NF–κB p65蛋白通路有关[53]。葛根的有效成分S86019在浓度为14~22 μg/mL时对人急性早幼粒细胞白血病HL60细胞株呈时间及浓度依赖性增殖抑制作用；并使细胞由原始的早幼粒阶段发育为趋向成熟的中幼粒、晚幼粒及成熟的杆状核、分叶核细胞，表明，S86019是一种有效的HL60细胞分化诱导剂[54]。

9. 调节免疫 葛根异黄酮100、50、25 mg/kg，灌胃给药3个月，可使去卵巢大鼠单核细胞吞噬指数、脾淋巴细胞的增殖反应、NK细胞活性均明显高于模型对照组。适量葛根异黄酮可提高试验大鼠的免疫力[55]。葛根异黄酮(100、50、25 mg/kg)联合维生素D可使去势大鼠CD_4^+ T细胞升高，CD_8^+ T细胞降低，CD_4^+/CD_8^+比值升高。葛根异黄酮和维生素D均可增强去势大鼠的细胞免疫功能[56]。

10. 拮抗糖尿病脏器损伤 葛根素(80 mg/kg，腹腔注射，10周)可降低糖尿病大鼠尿白蛋白、抑制肾小球肥大、延缓肾小球基底膜增厚，对糖尿病肾脏具有保护作用[57]。葛根素160、120、80 mg/kg，对糖尿病大鼠心肌有一定保护作用，可减轻糖尿病大鼠心肌病理改变。通过上调心肌组织过氧化物酶体增殖物激活受体γ(PPAR–γ)、葡萄糖转运体4(GLUT–4)mRNA的表达，促进心肌细胞对葡萄糖的摄取，减轻氧化应激损伤，从而保护心脏功能[58]。葛根素对糖尿病所致大鼠胰腺[59]、睾丸[60]、视网膜[61]等脏器损伤都有一定的保护作用。

11. 抗运动性疲劳 给雄性大鼠每天下午5点灌胃葛根素500 mg/kg，可显著提高运动大鼠抗自由基氧化的能力，使大鼠的运动能力有了明显提高[62]。每天灌胃葛根素20 mg/kg，尚能使运动训练大鼠血清总胆固醇、甘油三酯的含量显著下降，其他与脂代谢相关的指标也得到明显改善[63]。上述剂量的葛根素对力竭运动大鼠，也可显著降低血脂，清除运动后的脂质过氧化物及提高血糖和全血血红蛋白含量[64]。

12. 抗氧化、抗衰老 加入亚油酸中0.1%的葛根粉提取物，其抗氧化作用与加入100 ppm维生素E相当，其中葛根素的抗氧化作用最强[65]。大豆苷100 μg/mL几乎可以完全抑制LDL的Cu^{2+}代谢氧化，大豆苷100 μg/mL和葛根素60 μg/mL的联合作用更强[66]。在寒冷所致脑损伤动物，注射给予葛根异黄酮类成分(PLIs)，能显著降低动物血和脑组织中的过氧化脂质(LPO)含量和增加超氧化物歧化酶(SOD)的活性，且存在剂量依赖性，对LPO最大抑制率为：小鼠肝脏79.7%、小鼠肾脏84.7%、家兔脑86.6%[67]。

小鼠按每只2 mg(0.5 mL)剂量腹腔注射葛根素注射液，或灌胃给予葛根素2、4 mg。无论何种给药途径都能提高小鼠耐缺氧能力，并能显著延长小鼠在减压缺氧条件下的存活时间；使氰化钾所致缺氧小鼠的存活时间延长257.2%[68]。在高胆固醇饲料中加入0.2 g/kg葛根素，饲养家兔21 d。葛根素可通过降血脂、改善血管内皮依赖性舒张功能、降低血管通透性等作用，改善机体缺氧，降低机体氧化应激造成的组织损伤[69]。对D–半乳糖衰老模型大鼠，葛根素80 mg/kg（灌胃6周）可显著提高亚急性衰老大鼠血清SOD、GSH–Px活性，降低MDA及脑组织中脂褐质(LPF)水平。认为葛根素具有抗衰老作用[70]。

13. 解酒 给第13代嗜酒仓鼠腹腔注射大豆皂苷和大豆黄素75、150、300 mg/100g，10 h后可抑制其对乙醇的摄入量(减少20%~80%)并可减少饮水量和食物摄入量[71]。黄豆苷或黄豆苷元抑制乙醛脱氢酶的活性的特性可用于治疗酒精中毒：给予葛根的甲醇提取物5、10、30 mg/d，抑制嗜酒仓鼠对乙醇的摄入量达20%、50%、80%[72]。葛根的甲醇提取物体外对乙醛脱氢酶活性的IC_{50}是61.2 μg/mL[73]。对大鼠、家兔和人的乙醛脱氢酶活性具有抑制作用的成分还有芒柄花黄素、金雀异黄素等[74]。

14. 其他 葛根素0.1、0.2 mg/mL可拮抗乙酰胆碱和高K^+所致豚鼠胆囊收缩运动[75]。给家兔耳缘静脉注射葛根素35 mg/kg，对失血性休克家兔肠系膜微循环有一定的保护作用[76]。抑制大鼠晶体醛糖还原酶(AR)，葛根素5×10^{-2} mg/mL时的抑制率为96%，其

IC_{50}为$3.41×10^{-2}$ mg/mL[77]。葛根的异黄酮成分黄豆苷元7-丙二酰葡萄糖苷对大鼠晶体AR的IC_{50}为$5.2×10^{-5}$ mol/L,其制剂可用于糖尿病并发症(白内障、视网膜病、神经病和肾脏疾病)的治疗[78]。

15. 药代动力学 大鼠分别灌胃给予葛根素(500 mg/kg)或葛根提取物(相当于500 mg/kg),在大鼠体内药动学过程均符合二室模型,比较二者主要药动学参数:提取物组较葛根素组的AUC_{0-1}、$Cmax$显著降低,T_{max}、$t_{1/2z}$、CL/F及Vz/F显著增加。提示,葛根提取物中复杂成分的存在能影响其有效成分葛根素的体内药动学行为[79]。大鼠灌胃给予葛根素后,葛根素由粪便中排泄的累积排泄率为41.56%;12 h内由尿中排泄的葛根素占给药量的0.64%;24 h内经粪便中排泄的葛根素约占排泄总量的98.40%。大鼠尾静脉注射葛根素24 h内,由尿中排泄的累积排泄率为36.15%;由粪便中排泄的葛根素占给药量的9.18%;24 h内经尿中排泄的葛根素占排泄总量的79.64%。葛根素的排泄与给药途径有关,灌胃给药葛根素主要经肠道排泄,而静脉给药葛根素主要经肾脏排泄[80]。葛根素及其衍生物4ac、5ac、6ac按400、560、600、640 mg/kg灌胃给大鼠。结果,葛根素、4ac、5ac、6ac的体内过程均符合二室开放模型。葛根素衍生物4ac能明显提高大鼠体内的生物利用度[81]。

16. 毒性 ①急性毒性:葛根醇浸剂干粉10、20 g/kg,给小鼠灌胃,连用3 d,未见毒性反应;小鼠静脉注射的LD_{50}为2.1±0.12 g/kg。葛根总黄酮静脉注射的LD_{50}为1.6±0.06 g/kg[82]。葛根素小鼠静脉注射的LD_{50}为738 mg/kg,葛根除去异黄酮后水提取物MTF-101小鼠静脉注射的LD_{50}为1.044 g/kg,腹腔注射为2.0 g/kg,灌胃为4.0 g/kg[83,84]。②亚急性毒性:小鼠每天灌胃葛根醇浸剂2 g/kg,连续2个月,实质器官无病理改变。高血压犬每天口服葛根醇浸剂2 g/kg,连续14 d,未见毒性反应[82]。

【临床应用】

1. 冠心病、心绞痛 丹参酮注射液(50 mg)联合葛根素注射液(0.5 g)静脉点滴,治疗冠心病心绞痛患者62例(对照组50例,静滴硝酸甘油)。结果,心绞痛症状缓解,观察组总有效率93.5%,对照组总有效率100%;心电图改善,观察组总有效率64.5%,对照组68%。丹参酮联合葛根素治疗冠心病心绞痛疗效可靠,副作用小,可作为不能耐受硝酸甘油的替代药[85]。葛根素注射液(0.4 g静点,10 d为1个疗程,观察2个疗程)治疗慢性充血性心力衰竭38例。显效20例,有效15例,无效3例,总有效率92.1%[86]。对慢性充血性心力衰竭合并心律失常61例,在常规纠正心律失常基础上,用葛根素200~400 mg,静脉点滴21 d。治疗组显效19例,有效35例,无效7例,总有效率88.5%[87]。葛根素加胺碘酮治疗心房颤动44例(单纯胺碘酮43例对照),治疗4周。房颤转复率77.3%,高于对照组60.5%,并缩短房颤转复时间[88]。

2. 脑梗死、脑卒中 106例腔隙性脑梗死病例用葛根素注射液(400 mg,静脉点滴,14 d为1个疗程)治疗,基本痊愈52例(49.06%),显著进步38例(35.85%),进步13例(12.26%),无效3例(2.83%),总有效率97.17%[89]。葛根素注射液治疗缺血性脑卒中患者212例,对照组183例用低分子右旋糖酐、丹参注射液治疗,两组均常规给予治疗。结果,治疗组死亡13例,对照组死亡16例;治疗组基本治愈47例(22.2%),对照组基本治愈25例(13.7%)[90]。

3. 血管性痴呆 葛根素联合脑复康治疗血管性痴呆60例,每日1次,21 d为1个疗程。临床疗效,显效32例(53.3%),有效20例(33.3%),无效8例(13.3%),总有效率86.7%[91]。脑蛋白水解物联合葛根素治疗血管性痴呆80例,可显著降低血管性痴呆患者脑血管阻力,增加灌流,改善认知功能,延缓病程[92]。

4. 心肌炎 50例小儿病毒性心肌炎,用复方丹参注射液联合葛根素注射液治疗,10~20 d为1个疗程。总有效率96.0%,高于对照组(复方丹参注射液)86.5%[93]。葛根素葡萄糖注射液联合1,6-二磷酸果糖佐治急性病毒性心肌炎120例,治疗14 d,总有效率91.7%;对照组给予极化液,总有效率56.7%[94]。

5. 头痛 偏头痛30例,经葛根素注射液和天舒胶囊治疗12周,头痛持续时间缩短,每月发作次数减少[95]。以葛根为主方(葛根、川芎、苏木、首乌、女贞子等)治疗脑血管硬化引起的头晕头痛,经治200例,显效100例,好转100例,总有效率100%。该方治疗脑血管硬化头痛头晕疗效确切,葛根扩血管疗效甚良[96]。

6. 颈椎病 葛根汤(葛根、白芍、麻黄、桂枝、生姜等)每日1剂,1周为1个疗程,治疗颈椎病50例。临床痊愈46例,显效3例,无效1例[97]。桂枝加葛根汤治疗颈椎病200例,治愈126例(63%),显效50例(25%),有效20例(10%),无效4例(2%),总有效率98%[98]。椎基底动脉供血不足50例,经葛根注射液治疗20 d,总有效率92%[99]。

7. 酒精中毒 80例急性酒精中毒患者随机分为2组,对照组普通治疗方法(40例),治疗组(40例)在普通治疗基础上加用葛根治疗。治疗组治愈率97.5%,

对照组 80%。葛根能明显提高急性酒精中毒的治愈率,降低死亡率,疗效可靠[100]。酒精中毒患者 50 例,用葛根素联合醒脑静注射液治疗,症状缓解快、误吸及窒息少、无不良反应,可作为首选治疗方案[101]。

8. 小儿秋季腹泻 加味葛根黄芩黄连汤治疗小儿秋季腹泻 90 例,服药 3 d,治愈 60 例,好转 26 例。未愈者继续服药 3 d 后,治愈 25 例,仅余 5 例未愈[102]。

9. 其他 35 例糖尿病周围神经病变患者,在常规治疗基础上,用 Egb761 联合葛根素取得较理想的疗效,总有效率 91.4%[103]。葛根乌梅黄柏汤治疗溃疡性结肠炎 32 例,7 d 为 1 个疗程,其中显效 20 例,有效 10 例,无效 2 例[104]。桂枝葛根汤加推拿手法治疗肩周炎 100 例,5 d 为 1 个疗程。痊愈 79 例,其中 1 个疗程治愈 48 例,2 个疗程治愈 26 例,3 个疗程治愈 5 例,好转 15 例,无效 3 例[105]。

10. 不良反应 葛根毒性低、临床应用少见不良反应。少数患者口服葛根片后有头胀感,减量后即可消失[106]。静脉点滴葛根素有 5 例发生皮疹、皮肤瘙痒,对症治疗可消失[107,108]。主要不良反应为发热、过敏反应、过敏性休克、喉头水肿、溶血反应、丙氨酸转氨酶升高、肾绞痛、一过性血红蛋白尿及头昏、腹胀、恶心等症状,其中以发热最为多[109,110]。

【附注】

1. 葛花 Puerariae Flos 为野葛的干燥花蕾 味甘,性平。解酒醒脾功能。主要用于饮酒过度、头痛、头昏、烦渴、胸膈饱胀、呕吐酸水等伤及胃气之证。

[有效成分]

为异黄酮类,如黄豆苷元、芒柄花黄素、金雀异黄素、金雀异黄苷、鹰嘴豆素甲(biochanin A)、尼鸢尾立黄素(irisolidon)、葛花亭(kakkatin)、芒柄花苷(ononin)、葛花苷(kakkalide)、尼鸢尾立黄苷(kakkalidone)、印度黄檀苷(sissotorin)等[111]。此外含挥发油、葛花皂苷Ⅲ(kaikasaponinⅢ)、1 种齐墩果烯皂苷[111]、三萜皂苷 PFS-b,c[112]、黄豆苷Ⅰ(soyasaponin Ⅰ)、葛花苷Ⅰ(kakkasaponinⅠ)[113]等。

[药理作用]

实验表明葛花的异黄酮类和三萜类成分对四氯化碳及高脂饲料所致小鼠实验性肝损害有保护作用,并能使饮用乙醇小鼠血中乙醛含量降低,有利于减轻乙醇中毒[114]。葛花的甲醇提取物(PF-ME)、三萜皂苷(PF-SP)和异黄酮成分(PF-IF)分别对乙醇诱发的血糖、甘油三酯和尿素氮升高有明显抑制作用,PF-IF 和 PF-SP 尚能抑制高脂性肝损害的 GPT 升高及四氯化碳性肝损害时 GOT 和 GPT 升高[115],黄豆苷Ⅰ和葛花苷Ⅰ都具有保肝作用[113]。

[不良反应]

有报道服用葛花 50 g 后引起恶心、呕吐、心悸,伴有短暂的晕厥和抽搐[116]。

2. 葛藤 Puerariae Caulis

[化学成分]

主要有黄豆苷元(0.95%)、黄豆苷(3.93%)、葛根素(2.481%)[117]、芒柄花黄素、金雀异黄素、金雀异黄苷、金雀异黄素 8-葡萄糖苷、金雀异黄素 8-芹菜糖葡萄糖苷、葛根葡糖苷-1(PG-1)和葛根葡糖苷-3(PG-3)等黄酮类等[118]。因葛藤中主要黄酮类成分与葛根相同,有可能代替葛根入药[119]。

3. 葛叶 Puerariae Folium

含葛花皂苷Ⅲ、黄豆苷、金雀异黄苷、芸香苷、洋槐苷(robinin)和烟花苷(nicotiflorin)等[111]。

(李丽静 杜晓敏)

参 考 文 献

[1]徐礼燊,等.葛根中总黄酮的导数脉冲极谱测定.药学学报,1987,22(3):208

[2]章育中,等.高效液相色谱法测定葛根及其片剂中异黄酮的含量.药物分析杂志,1984,4(2):67

[3]方起程.葛根黄酮的研究.中华医学杂志,1974,54(5):271

[4]赵世萍,等.葛根中异黄酮含量的薄层光密度法测定.药学学报,1985,20(3):203

[5]Kitada Y,et a1.Analysis of isoflavones in Puerariae radix by high-performance liquid chromatography with amperometric detection. *J Chromatogr*,1985,47(3):438

[6]尹丽红,等.葛根的化学成分、药理作用和临床应用.黑龙江医药,2010,23(3):371

[7]潘振宇,等.葛根素对D-半乳糖模型鼠记忆能力及大脑皮质胆碱能系统的影响.中国老年学杂志,2008,28(23):2308

[8]石瑞丽,等.葛根素与石杉碱甲改善缺血-再灌注小鼠学习记忆.中国医药导报,2009,6(7):25

[9]朱慧渊,等.葛根素对血管性痴呆大鼠脑组织NO、NOS含量及病理学的影响.中医药临床杂志,2007,19(4):354

[10]朱慧渊,等.葛根素对血管性痴呆大鼠脑组织Na+/K+-ATP酶含量、梗死体积及病理学改变的影响.中国中医急症,2010,19(3):483

[11]常明则,等.葛根素对血管性痴呆大鼠行为学及额叶细胞凋亡的影响.卒中与神经疾病,2009,16(3):151

[12]白群华,等.葛根素对脂多糖诱导N9小胶质细胞激活的抑制作用.细胞与分子免疫学杂志,2010,26(3):227

[13]王爱梅.葛根异黄酮对更年期大鼠学习记忆与抗氧化

作用的研究.中国现代药物应用,2009,3(24):68

[14]毛庆军,等.葛根素对家兔脑缺血再灌注损伤的保护作用.中国医师杂志,2007,9(9):1274

[15]王德华,等.葛根素对周围神经缺血再灌注损伤保护的实验研究.中华中医药学刊,2007,25(10):2133

[16]侯丽,等.乙酰葛根素对大鼠局灶性脑缺血再灌注损伤的抗脂质过氧化作用.中国药学杂志,2007,42(19):1469

[17]何堪生,等.葛根素对脑出血大鼠血肿周围组织的影响.陕西中医,2009,30(12):1664

[18]韩江全,等.葛根素对脑缺血大鼠神经元凋亡及脑源性神经营养因子的影响.西部医学,2009,21(11):1844

[19]陈俊,等.葛根素对缺氧缺血性脑病新生大鼠脑细胞凋亡及Bim蛋白表达的影响. 现代中西医结合杂志,2009,18(35):4335

[20]张海英,等.葛根素对$A\beta_{25-35}$诱导的PC12细胞凋亡的影响.中药材,2008,31(4):543

[21]万永刚,等.葛根异黄酮对MPP+诱导的PC12细胞P53mRNA表达的影响.齐齐哈尔医学院学报,2009,30(17):2097

[22]潘德顺,等.葛根素对大鼠心肌缺血再灌注损伤的干预作用.中国老年学杂志,2010,3:332

[23]鲍晓梅,等.葛根素预处理对离体大鼠心肌缺血再灌注损伤的保护作用.实用临床医药杂志,2007,11(6):15

[24]马亚飞,等. 葛根素通过PI3K/Akt途径对大鼠缺血再灌注心肌细胞凋亡的抑制.中国老年学杂志,2010,30(8):1077

[25]牟华红,等.不同剂量葛根素预处理对兔急性心肌缺血/再灌注损伤时心梗范围及心肌IL-6、TNF-α的影响. 江西医药,2009,44(7):660

[26]王艳,等.葛根素对大鼠急性心肌缺血的保护作用.广州中医药大学学报,2008,25(2):138

[27]李巧霞,等.葛根素注射液对大鼠心肌缺血损伤VEGF表达的实验研究.黑龙江中医药,2008,5:46

[28]刘诗英,等.葛根素对慢性心肌纤维化大鼠心脏功能和结缔组织生长因子的影响.江西医药,2008,43(2):110

[29]施兵奇,等.葛根素对高血压大鼠血小板功能和心脏重塑影响的实验研究.现代中西医结合杂志,2007,16(30):4433

[30]金戈,等. 葛根素对两肾一夹高血压大鼠左室肥厚的影响.心脑血管病防治,2008,8(3):163

[31]张玲,等.葛根素对大鼠心肌肥厚的相关细胞因子的影响.中成药,2007,29(7):960

[32]汪坚敏,等.葛根素对心力衰竭大鼠心肌细胞凋亡及bcl-2、Bax表达的影响.实用医学杂志,2008,24(2):186

[33]杨波,等.葛根素抗心肌细胞过氧化氢损伤的线粒体相关机制.中国应用生理学杂志,2008,24(4):399

[34]高爱社,等.葛根素对oxLDL诱导的血管内皮细胞凋亡的防护作用.山东中医杂志,2008,27(5):334

[35]韩超,等.葛根素对D-半乳糖致动脉硬化-高黏血症大鼠血浆内皮素-1和一氧化氮水平的影响. 中国民族民间医药,2009,18(12):8

[36]Shinho Y,et al. Pharmaceuticals containing flavonoids, saponins,andglycosides thereof for treatment of liver disorders. *CA*,1990,112:25664p

[37]Han Suk -Hyeon,et al.The effects of Puerariae Radix catechins administration on liver function in carbon tetrachloride-treated rats. *CA*,1996,124:165192f

[38]Arao T, et al. Preventive effects of saponins from puerariae radix (the root of Pueraria lobata Ohwi) on in vitro immunological injury of rat primary hepatocyte cultures. *Boiol Pharm Bull*, 1997,20(9):988

[39]雒光强.葛根素预处理在大鼠缺血再灌注损伤中的抗氧化作用.中国实用医药,2009,4(4):53

[40]崔国元,等.葛根素对慢性酒精中毒小鼠肝脏的保护作用.实用药物与临床,2009,12(5):314

[41]黄彤,等.葛根素对去卵巢大鼠机体骨代谢影响的观察.中国老年学杂志,2009,29(19):2482

[42]王久亮,等.葛根素对大鼠成骨细胞增殖和分化的影响.中国组织工程研究与临床康复,2007,11(36):7138

[43]郑高利,等.葛根异黄酮对地塞米松致大鼠骨质疏松症的保护作用.中药材,2002,25(9):643

[44]周艳,等.葛根异黄酮对去卵巢大鼠骨密度及骨钙含量的影响.南华大学学报(医学版),2008,36(3):293

[45]乌英嘎,等.葛根素对去卵巢小鼠乳腺机子宫发育的影响.中兽医医药杂志,2008,2:5

[46]张文瑜,等.葛根素注射液对去卵巢大鼠雌激素样作用的研究.浙江中西医结合杂志,2009,19(8):465

[47]徐慧清,等.葛根素对急性血瘀大鼠血液流变指标的影响.中国高等医学教育,2010,5:143

[48]潘方平,等. 葛根素对失血性休克大鼠纤溶功能和抗凝血酶活性的影响.中国高等医学教育,2010,3:146

[49]倪超,等.HO-1参与葛根素对抗高糖诱导的大鼠血管功能下降.中国病理生理杂志,2009,25(2):280

[50]王国梁,等. 葛根素对血管紧张素II诱导大鼠血管平滑肌细胞的增殖及蛋白激酶- 和核转录因子-kB表达的影响.临床心血管病杂志,2008,24(3):207

[51]柴欣楼,等.葛根素对血管平滑肌细胞迁移的影响.世界中医药,2010,5(3):217

[52]韩萍,等.葛根粗提物、葛根素对肺癌H446细胞增殖的抑制作用及其机制.山东医药,2008,48(15):7

[53]方海明,等.葛根素抑制结肠癌HT-29细胞生长及部分机制.山东医药,2008,48(45):66

[54]焦鹭,等.葛根有效成分S_{86019}对HL-60细胞的分化诱导及细胞周期移行作用的研究.中华血液学杂志,1990,11(2):83

[55]朱新英,等.葛根异黄酮对去卵巢大鼠三种免疫细胞活性的影响.南华大学学报(医学版),2008,36(3):296

[56]贺印旎,等. 葛根异黄酮联合维生素D对去势大鼠T淋巴细胞亚群的影响. 南华大学学报(医学版),2009,37(2):153

[57]李长天,等.葛根素对糖尿病大鼠肾脏保护作用的实验研究.甘肃中医,2008,21(6):59

[58]陈秀芳,等.葛根素对糖尿病大鼠心肌损伤的影响.中

国病理生理杂志，2010，26(4)：650

[59]孙卫，等.葛根素对糖尿病大鼠胰腺线粒体自由基损伤的保护作用.牡丹江医学院学报，2008，29(2)：7

[60]陈秀芳，等.葛根素对糖尿病大鼠睾丸的保护作用.中国病理生理杂志，2009，25(10)：2033

[61]遇颖，等.葛根素对糖尿病大鼠视网膜病变的影响.黑龙江医药科学，2009，32(2)：1

[62]龚志刚，等.葛根素对运动大鼠血清自由基代谢及运动能力的影响.江西师范大学学报(自然科学版)，2008，32(1)：124

[63]罗晓冰，等.葛根素对运动训练大鼠血脂的影响.时珍国医国药，2007，18(9)：2153

[64]钟星明，等.葛根素对力竭运动大鼠血脂和血液生化指标的影响.赣南医学院学报，2008，28(3)：326

[65]Oh Man Jin，et al. Antioxidative components of kudzu root. *CA*，1992，117：232497e

[66]Park Chong-Ok，et al. Antioxidant activity of daidzin and puerarin toward oxidation of human low density lipoprotein.*CA*，1997，127：13306v

[67]Zhang GC，et al. Antioxidation of Pueraria lobata isoflavones. *CA*，1999，130：105262t

[68]郭密，等.葛根素抗缺氧及抗氧化作用的实验研究.中华老年心脑血管病杂志，2007，9(4)：279

[69]王惠颖，等.葛根素改善高胆固醇血症兔缺氧及其机制的研究.海峡药学，2008，20(11)：26

[70]彭少君.葛根素抗衰老作用实验研究.山东医药，2009，49(20)：45

[71]Perfumi M，et al.(李宗友摘译)野葛对嗜酒大鼠乙醇摄入的影响.国外医学中医中药分册，1999，21(4)：27

[72]Vallee bert L，et al. Method using daidzin analog for the inhibition of aldehyde dehydrogenase I (ALDH-I)，and use in the treatment of alcohol dependence or alcohol abuse. *CA*，1993，118：185706f

[73]Lee Hj，et al. Screening of alcohol dehydrogenase inhibitors from natural products. *CA*，1999，131：276848p

[74]Keung Wing-Ming，et al.Biochemical studies of a new class of alcohol dehydrogenase inhibitors from Radix puerariae. *Alcohol Clin Exp Res*，1993，17(6)：1254

[75]邱辉，等.葛根素对豚鼠胆囊收缩运动的影响.时珍国医国药，2009，20(6)：1511

[76]牛桂萍.葛根素注射液对失血性休克家兔肠系膜微循环的影响.齐齐哈尔医学院学报，2009，30(12)：1427

[77]张家庆，等.部分中药或其成分对大鼠晶体醛糖还原酶的抑制作用.中国中药杂志，1989，14(9)：45

[78]Hirakura K，et al. Isolation of 7-(6-O-malonyl-β-D-glucopyranosyloxy)-3-(4-hydroxyphenyl)-4H-1-benzopyran-4-one from Pueraria lobata Ohwi as aldose reductase inhibitors and pharmaceutical formulations. *CA*，1990，112：42557y

[79]李煦颖，等.葛根素及葛根提取物在大鼠体内药代动力学研究.中国生化药物杂志，2009，30(6)：383

[80]罗承锋，等.葛根素在大鼠体内的排泄过程与给药途径的相关性.海峡药学，2009，21(4)：41

[81]郭东艳，等.葛根素及其衍生物在大鼠体内的药代动力学研究.陕西中医学院学报，2008，31(1)：52

[82]黄良月.葛根.王浩生.中药药理与应用.北京：人民卫生出版社，1983：1136

[83]中本泰正，他.葛根の水溶性抽出物 の研究(第2报)葛报の活性エキス(MTF-101)とァセチルコソンとの生物学的相违にっぃこ.薬学杂志，1975，95(9)：1128

[84]中本泰正，他.葛根の水溶性抽出物の研究(第4报)葛根の活性エキス(MTF-101)かテのダイジン单离並びにこの体温降下作用と镇痉作用にっぃこ.薬学杂志，1977，97(1)：103

[85]毕雪峰.丹参酮与葛根素注射液治疗冠心病心绞痛(附62例疗效评价).航空航天医药，2010，21(5)：650

[86]侯光宝.葛根素注射液治疗慢性充血性心力衰竭38例.光明中医，2010，25(6)：997

[87]李玮.葛根素治疗充血性心力衰竭合并心律失常61例疗效观察.中国实用医药，2009，4(12)：166

[88]万梦鹏.葛根素两盒胺碘酮治疗心房颤动(附87例观察).航空航天医药，2009，20(12)：17

[89]张云凤.葛根素注射液治疗脑梗死106例分析.吉林医学，2010，31(4)496

[90]胡斌，等.葛根素注射液治疗缺血性脑卒中212例效果分析.华北国防医药，2009，21(5)：21

[91]严宇飞.葛根素联合脑康复治疗血管性痴呆60例疗效分析.实用心脑肺血管病杂志，2009，17(10)：874

[92]刘金铭.葛根素、脑蛋白水解物联合治疗血管性痴呆80例.中国中医药，2009，7(10)：31

[93]张建华.复方丹参注射液联合葛根素注射液治疗小儿病毒性心肌炎的疗效观察.临床合理用药，2010，3(2)：68

[94]焦俊香.葛根素葡萄糖注射液联合果糖佐治急性病毒性心肌炎120例疗效观察.临床合理用药，2010，3(10)：61

[95]褚长荣.葛根素注射液联合天舒胶囊治疗偏头痛30例.现代中西医结合草志，2009，18(33)：4113

[96]安拴平.葛根为主组方治疗脑血管硬化头晕头痛200例.中国现代医生，2009，47(8)：160

[97]王勇. 葛根汤治疗颈型颈椎病50例. 浙江中医杂志，2010，45(3)：209

[98]闵惠芳.桂枝加葛根汤治疗颈椎病200例疗效观察.基层医学论坛，2009，13(11)：1014

[99]亓令志，等.葛根素治疗椎基底动脉供血不足50例疗效观察.中国实用神经疾病杂志，2010，13(7)：89

[100]陈俊梅.中药葛根治疗急性酒精中毒40例.亚太传统医药，2010，6(1)：54

[101]王志彬. 葛根素联合醒脑静注射液救治急性重度酒精中毒临床观察.临床合理用药，2010，3(2)：75

[102]李毅. 加味葛根黄芩黄连汤治疗小儿秋季腹泻90例.实用中医药杂志，2009，25(10)：667

[103]吕建国，等. Egb761联合葛根素治疗糖尿病周围神经

病变35例疗效观察.咸宁学院学报(医学版),2010,24(1):37

[104]李广森.葛根乌梅黄柏汤治疗溃疡性结肠炎32例.实用中医内科杂志,2010,24(6):61

[105]郑贤柱.桂枝葛根汤加推拿手法治疗肩周炎100例.长春中医药大学学报,2009,25(4):564

[106]北京市耳鼻咽喉科研究所听力组.葛根治宁突发性耳聋(附294例疗效对比分析).中华医学杂志,1973,53(10):591

[107]王丽华,等.葛根素治疗冠心病高黏高凝血症.山东医药,1990,30(4):5

[108]娄兹谟,等.葛根素抗心律失常作用疗效观察.山东中医杂志,1985,(6):26

[109]邵华,等.静滴葛根素注射眼液致迟发高热反应23例分析.中国中药杂志,2002,27(6):478

[110]孙晶.葛根素不良反应50例文献分析.黑龙江医药,2009,22(3):385

[111]王本祥.现代中药药理学.天津:天津科学技术出版社,1997:145

[112]竹下尚.葛的成分研究(12)葛花的成分.国外医学中医中药分册,1989,11(5):31

[113]Kinjo Junei, et al. Constituents of leguminous Plants. Part LX1. Studies on hepatoprotective drugs. Part LX. HPLC profile analysis of hepatoprotective oleanene-glucuronides in Puerariae Flos. *Chem Pharm Bull*,1999,47(5):708

[114]Nohara K,et al. Therapeutic effects of chemical constituents of flos puerariae on experimental liver injuries. *CA*,1989,111:108996d

[115]新甫勇次郎,他.葛花の药理学的研究(第2报)アルコール诱发性の代谢异常并びに实验性的肝障害に对する葛花の影响.薬学杂志,1990,110(8):604

[116]石开玖.葛花致晕厥1例.四川中医,1988,6(8):封三

[117]Meng Xiangying,et al. Comparison of isoflavones in stem and root of Pueraria lobata (Willd.) Ohwi. *CA*,1997,126:341038n

[118]Kinjo J,et al.Studies on the Constituents of Pueraria lobata Ⅲ.isoflavonoids and Retated Compounds in the Roots and the Voluble Stems. *Chem Pharm Bull*,1987,35(12):4846

[119]孟祥颖,等.葛藤化学成分的研究.中国药学杂志,1990,25(3):167

葱 白 Allii Fistulosi Bulbus

cong bai

本品为百合科植物葱 *Allium fistulosum* L. 的鳞茎。味辛,性温。有发表,通阳,解毒功能。用于伤寒头痛、阴寒腹痛、虫积内阻、二便不通、痢疾、痈肿等。

【化学成分】

1. 挥发油 葱白含挥发油,油中主含蒜素(allicin)、多种二硫化物(disulfides)及多硫化物(polysulfides),如,二丙基二硫化物(dipropyldisulfide)、二丙基三硫化物(dipropyltrisulfide)、甲基丙基三硫化物、二甲基三硫化物、丙烯基丙基二硫化物(allylpropyl disuifide)、S-甲基丙烷硫代磺酸(S-methylpropane thiosulfonate)及trans-和 cis-3,5-diethyl-1,2,4-trithiolane 等[1,2]。挥发成分中的多硫化物有25种,包括硫代杂环化物(thiaheterocycles)[3]。此外含S-烯丙基巯基半胱氨酸(S-allylmercaptocysteine)、S-甲基巯基半胱氨酸 (S-methylmercaptocysteine)[1],并含大量S-丙烯基-L-半胱氨酸硫氧化物 (S-propenyl-L-cysteine Sulfoxide),后者为致流泪成分环蒜氨酸(cycloalliin)的前体,遇到pH7以上碱性时,立即环合生成环蒜氨酸[1]。

2. 其他 从大葱地下部分得到两种已知的薯蓣皂苷和三种新的化合物大葱皂苷A、B、C(fistuloside A、B、C)[4]。此外葱白含有胆甾醇、菜子甾醇、豆甾醇及谷甾醇等多种甾酸类成分及维生素C、B_1、B_2、烟酸、维生素A、胡萝卜素、糖类、脂类和黏液质等[5]。

【药理作用】

1. 改善脑循环 大鼠大脑中动脉闭塞模型脑血流量明显降低,葱白提取物80、20 mg/100 g体重灌胃,每日1次,连续7 d,能增加脑血流量,改善脑组织缺血缺氧状态。模型组血清中血管内皮生长因子(VEGF)含量明显降低,葱白提取物使其显著升高[6]。

2. 抗心肌缺血 葱白提取物25、50、100 g/L预处理对大鼠离体心脏缺血再灌注(I/R)模型心肌损伤后的左心室发展压(LVDP)恢复和再灌注痉挛度有明显改善作用,并随浓度增加,对心脏保护作用逐渐增强。100 g/L组预处理后的LVDP恢复和痉挛度的改善均接近正常值,心脏恢复跳动更迅速,收缩和舒张规则有力。葱白提取物预处理能明显降低乳酸脱氢酶(LDH)、磷酸肌酸激酶(CK)活性和丙二醛(MDA)含量,显著增加心肌细胞线粒体超氧化物歧化酶(SOD)、谷胱甘肽过氧化物酶(GSH-Px)、ATP酶活性,且随浓度增高而更加明显。实验表明葱白提取物预处理能有效保护

大鼠离体心脏缺血再灌注损伤(MIRI),其机制与减少心肌细胞内Ca^{2+}超载和抗脂质过氧化有关[7]。用球囊封堵冠状动脉前降支建立猪急性心肌缺血模型,葱白提取物20和10 mg/kg,能明显降低缺血程度(Σ-ST),缩小缺血心肌的梗死面积(MIS),降低血清中磷酸肌酸激酶(CK)、磷酸肌酸激酶同工酶(CK-MB)、肌钙蛋白I(cTnI)的活性,并具有量效关系,实验表明葱白提取物具有保护猪急性心肌缺血心肌的作用[8]。

3. 保护血管内皮细胞 葱白提取物100、50、25、12.5 g/L对人脐静脉内皮细胞(HUVECs)形态和活性无明显影响,但能增加HUVECs释放一氧化氮(NO)及内皮型一氧化氮合酶(eNOS)生成。表明葱白提取物可能通过增加eNOS生成而提高HUVECs释放NO,从而发挥保护内皮功能[9]。

4. 防治非酒精性脂肪肝 鲜葱白提取物生药41.6 g/kg灌胃,每日1次,连续4周,能使实验性非酒精性脂肪肝大鼠血浆中的总胆固醇(TC)、甘油三酯(TG)、丙氨酸转氨酶(ALT)、天冬氨酸转氨酶(谷草转氨酶,AST)水平明显降低,过氧化物酶体增殖物激活受体(PPAR-γ)值显著升高,且作用优于易善复(多烯磷脂酰胆碱)。实验表明鲜葱白提取物可能通过调节PPAR-γ表达水平,降低脂肪肝大鼠血脂,保护肝功能[10]。

5. 保护肾功能 葱白制剂(粉末状提取物)200 mg/kg,灌胃,连续8周,使5/6肾大部切除慢性肾衰模型大鼠的血清尿素氮(BUN)及肌酐(Scr)下降,与模型组有明显差异;并均可明显减少尿蛋白排泄;肾小球及肾小管均有过氧化脂质体增殖激活受体-γ表达,可明显抑制Ⅰ、Ⅲ型胶原的表达。5/6肾大部切除大鼠肾组织PPAR-γmRNA表达下降,葱白制剂可上调其(PPAR-γ)表达。实验表明葱白制剂可改善肾纤维化,保护肾功能。其机制可能与慢性肾衰的早期调节PPAR-γmRNA的表达有关[11]。

6. 抗癌 葱白的热水提取物500 μg/mL在体外对子宫颈癌细胞JTC-26有较强的抑制作用,其抑制率在90%以上[7]。将大葱匀浆加入胃液中,能降低其亚硝酸含量。0.667 g大葱至少可降低2 μg亚硝酸盐,提示大葱可能阻断胃内亚硝胺合成,从而抑制胃癌的发生[8]。体外实验,大葱匀浆液、匀浆液稀释成1:1及1:2三种溶液,对人肿瘤Hela细胞株有抑制生长和增殖的作用[14]。

7. 抗病原体 葱白的水提取物62.5 mg/mL在体外对支气管腐败包特氏菌,黄细球菌,蜡样芽孢杆菌、绿脓杆菌,表皮炎葡萄球菌、金黄色葡萄球菌和变形杆菌等有不同程度抑制作用[15]。从葱白根中分离出对真菌尖镰孢的蛋白合成有抑制作用的抗真菌有效成分为大葱素(fistulosin,十八烷基-3-烃基吲哚)[16]。葱中所含二硫化物、三硫化物、硫代亚磺酸酯等挥发性含硫化物有较强的抗微生物和杀线虫作用[2]。

8. 其他 葱白水提液加入等体积2%兔红血球或人ABO(H)型红血球。结果表明其具有凝血活力[17]。

9. 毒性 葱白同蜂蜜配伍,蜂蜜量按递增,葱汁量按递减,总体积为1 mL,给小鼠灌胃,结果葱白同蜂蜜配伍无急性中毒反应和死亡发生[18]。

【临床应用】

1. 腹痛、腹泻、腹胀 带须葱白水提液早晚各服1次,治疗数十名婴幼儿及成人腹泻,效果满意[19]。葱盐熨脐法治疗腹泻、腹痛、腹胀和消化不良也有一定疗效[20]。生姜、葱白研细,有纱布包裹敷脐,治疗小儿腹胀94例,治愈73例,好转17例,有效率96%[21]。

2. 尿潴留 葱硝膏(葱白及芒硝)外敷治疗24例尿潴留患者,结果痊愈22例,有效2例;6例无尿少尿患者,有效4例,无效2例[22]。生葱白及樟脑粉混合敷脐治疗产后尿潴留20例,全部治愈[23]。葱白捣碎为泥取穴外敷治疗孕产妇尿潴留12例,11例有效[24]。针刺配合葱白盐炒热敷治疗脑血管病后尿潴留30例,总有效率90%[25]。

3. 支气管哮喘 葱白生姜外敷足心治疗支气管哮喘8例,疗效满意[26]。

4. 荨麻疹 葱白切碎水煎热服或局部湿敷,风寒型加荆芥、甘草,风热型加大青叶、连翘,治疗100例,全部治愈[27]。

5. 乳腺炎 葱白泥外敷治疗急性乳腺炎30例,每日2次,两日内症状全部消失[28]。

6. 关节扭伤 葱白适量,切碎,文火炒热,趁热外敷,治疗急性关节扭伤265例,251例外敷1次痊愈,14例外敷2次痊愈,全部有效[29]。

(吴嘉萱 马金凯)

参考文献

[1]龚孙莲.121葱子.中国医学科学院药物研究所等.中药志(第三册).北京:人民卫生出版社,1984:621

[2]Tada M, et al. Nematicidal and antimicrobial comstituents from Allium grayi Regel and Allium fistulosum L.var.cacspitosum. *Agric Biol Chem*, 1988,52(9):2383

[3]May-Chien Kuo, et a1.novel polysulfides identified in the

volatile components from Welsh onions (Allium fistulosum L.var. maichuon)and Scallions(Allium fistulosum L. var.caespitosum),J Agrlc *Food chem*, 1990,38(6):1318

[4]Jae C, et a1.大葱根部中得到甾体皂苷.国外医药植物药分册,1992,7(5):224

[5]Sanchez,M,A, et al. Contents and fatty acid compositions of total lipids from edible bulbs and roots. *CA*,1989,110:37946h

[6]张介眉,等.葱白提取物对脑缺血大鼠脑血流量和血清血管内皮生长因子的影响.中国脑血管病杂志,2008,5(10):466

[7]王腾,等.葱白提取物预处理对心肌缺血再灌注损伤及相关生化因素的影响.微循环学杂志,2009,19(3):22

[8]朱浩,等.葱白提取物对猪急性心肌缺血影响的实验研究.光明中医,2009,24(8):1465

[9]郭洁,等.小葱葱白提取物对人脐静脉内皮细胞一氧化氮及一氧化氮合酶的影响.中西医结合心脑血管病杂志,2008,6(1):34

[10]时昭红,等.鲜葱白提取物防治非酒精性脂肪肝的实验研究.中西医结合肝病杂志,2009,19(4):229

[11]张介眉,等.葱白制剂对5/6肾切除大鼠PPAR-γ表达的影响.湖北中医学院学报,2008,10(4):11

[12]佐藤昭彦.新しい抗ガソ生薬の探究.漢方研究,1979,(2):51

[13]林宝奎,等.鲜大葱对降低胃液内亚硝酸盐含量的实验报告.肿瘤防治研究,1984,11(1):11

[14]韩正高,等.大葱在体外对Hela细胞株的抗增殖作用.营养学报,1996,18(2):203

[15]Chi-Pien chen,et al. Development of Natural Crude Drug Resources from Taiwan (V1),In vitro studies of th inhibitory effect on 12 microorganisms. *Shoyakugaku Zasshi*,1987,41(3):215

[16]Phay Nyunt,et al. An antifungal compound from roots of Welsh inion. *Phytochemistry*,1999, 52 (2):271-274

[17]孙册,等.葱属植物的凝集素.生物化学与生物物理学报,1986,18 (2):213

[18]冯怀林,等.葱白同蜂蜜配伍的实验研究.中医药研究,1997,13(5):50

[19]陈白娣,等.带须葱白治疗婴幼儿单纯性腹泻.江苏中医,1995,16(4):20

[20]任秀兰,等.葱盐熨脐法在儿科的临床应用.时珍国药研究,1995,6(2):39

[21]王树国,等.生姜、葱白脐部外敷治疗小儿腹胀94例.河南中医,2002,22(1):54

[22]王云南,等.葱硝膏外敷治疗癃闭.实用中医内科杂志,1994,8 (2):47

[23]陈焕松,等.中药敷脐治疗产后尿潴留20例.浙江中医杂志,1993,(12):547

[24]张红.葱白治疗尿潴留的临床观察.中原医刊,2003,30(23):45

[25]王丽芬,等.针刺配合葱白盐炒热敷治疗脑血管病后尿潴留30例.陕西中医,2007,28(10):1385

[26]陈清波,等.葱白生姜外敷足心治疗支气管哮喘.中国民间疗法,2000,8(7):24

[27]蔡学熙.葱白汤治疗荨麻疹100例.浙江中医杂志,1987,22 (1):16

[28]邹伟,等.葱白泥外敷治疗急性乳腺炎.湖南中医,1994,14(4):254

[29]赵志.葱白外敷治疗急性关节扭伤265例.中国民间疗法,2000,8(12):14

葶苈子　Descurainiae seu Lepidii Semen
ting li zi

本品为十字花科植物播娘蒿 *Descurainia sophia* (L.)Webb ex Prantl. 或独行菜 *Lepidium apetalum* Willd. 的干燥成熟种子。前者习称"南葶苈子",后者习称"北葶苈子"。味辛、苦,性大寒。泻肺平喘,行水消肿。用于痰涎壅肺、喘咳痰多、胸胁胀满、不得平卧、胸腹水肿、小便不利。

【化学成分】

播娘蒿种子含毒毛旋花子配基(strophanthidine)、卫矛单糖苷(evomonoside)、七里香苷甲(helveticoside)、卫矛二糖苷(evobioside)、糖芥苷(erysimoside)五种强心苷[1]。挥发油中含异硫氰酸苄酯(benzylisothiocyanate)、异硫氰酸烯丙酯(allyl isothiocyanate)、二烯丙基二硫化物(allyl disulfide)。脂肪油含量为15%~39.41%,其中亚麻酸(linolenic acid)7.54%、亚油酸(linoleic acid)17%~32.5%、油酸(oleic acid)14%~25.1%[2]。黄酮苷类成分以槲皮素(quercetin)、山柰酚((kaempferol)及异鼠李素(isorhamnetin)为基本苷元的,其中槲皮素-3-O-β-D-葡萄糖-7-O-β-D-龙胆双糖苷(quercetin-3-O-β-D-glucopyranosyl-7-O-β-gentiobioside)的含量最高,特征性强[3,4]。此外,尚含有芥子碱(sinapine)[5]、芥子酸(sinapic acid)[6]、3-丁烯基异硫氰酸盐(3-butenyl isothiocyanate)、2-苯乙基异硫氰酸盐(2-phenylethyl isothiocyanate)等[7-9]。

独行菜种子含脂肪油、芥子苷、蛋白质、糖类[10]。

【药理作用】

1. 强心 给慢性心衰大鼠每天灌胃葶苈子水提液和醇提液均为 10 g/kg,连续 4 周。模型组大鼠左心室收缩压(LVSP)、±dp/dtmax 显著降低,LVEDP(左心室舒张末期内压)显著升高,血管紧张素(AngII)醛固酮(ALD)显著升高。葶苈子使血流动力学参数和血浆 AngII 及 ALD 水平得到明显的改善,对慢性心衰有改善和保护作用[11]。葶苈子 4、8 g/kg,灌胃 30 d,通过抑制压力负荷性心室重构大鼠 RAAS 和交感神经系统活化,减少神经内分泌因子 AngII、内皮素、ALD 生成而抑制心肌肥大、心室重构,这可能是葶苈子直接保护心肌,抑制心肌细胞纤维化的作用机制之一[12]。对大鼠心肌肥厚、心室重构模型给小鼠灌胃葶苈子水提液 12 g/kg, 可使异丙肾上腺素诱发小鼠一实验性心室重构和肥厚有抑制作用;给大鼠灌胃葶苈子水提液 4 和 8 g/kg,均可使 L-甲状腺素诱发大鼠实验性心室重构有抑制作用[13]。给大鼠腹腔注射七里香苷甲可以显著降低野百合碱所致大鼠右心室收缩压与舒张压以及肺动脉平均压[14]。

2. 调节血脂 南葶苈子醇提取物 (2.5、5 mL)和南葶苈子油(5、10 mL)灌服,对饮食性高脂血症大鼠的调血脂作用与烟酸相近;显著降低高脂血症大鼠的 TC、TG、LDL-C,显著升高 HLD-C[15]。

3. 抗肺动脉高压 大鼠野百合碱性肺动脉高压模型,造模后第 14 天每天腹腔注射黄白糖介苷(Hlveticoside,成人常规用量的 5 倍、1 倍、0.5 倍),共用 7 d。经过治疗,大鼠肺动脉压力下降,右心后负荷减轻,且药物有强心作用,使得右心室肌收缩力代偿性增强[16]。

4. 抗抑郁 南葶苈子油 0.4、0.2、0.1 mL/10 g 体重给小鼠灌胃 15 d,对小鼠强迫悬尾抑郁症有一定效果;能明显缩短小鼠游泳不动时间;能明显增强小鼠 5-THP 诱导的甩头行为;对利血平造成的小鼠眼睑下垂及体温下降也有一定的拮抗作用[17]。

5. 药代动力学 播娘蒿对猫灌胃的吸收率最高为 21.87% (给药后 6 h),对鸽的蓄积率为 42.3% (给药后 24 h)[18]。

6. 毒性 给猫灌胃播娘蒿提取物后的毒性反应主要为恶心、呕吐、食欲不振;剂量加大,呕吐加剧,并有腹泻[18]。

【临床应用】

1. 心力衰竭 复方葶苈子胶囊(葶苈子、黄芩、水蛭、茯苓、桂枝等)治疗肺心病心衰急性发作者 45 例,总有效率 95.6%[19]。以中药汤剂(葶苈子、桑白皮、丹参、黄芪、桃仁等)配合常规西药,治疗肺心病急性发作期心衰 30 例,总有效率 96.7%,疗效明显优于单用西药常规治疗者[20]。以单味葶苈子 3~6 g 研末,治疗顽固性心衰 23 例,一般服药后第 4 天尿量增加,浮肿消退,心衰症状 2~3 周显著减轻或消失,未见不良反应[21]。以心衰饮(葶苈子、黄芪、高丽参、附子、桂枝等)治疗肺心病、高心病、冠心病、风心病等各种原因导致的心衰 32 例,总有效率 96.8%[22]。

2. 呼吸系统疾病 葶苈子 6~12 g,水煎服,治疗小儿痰多咳喘取得满意效果[23]。葶苈子为主药治疗小儿痰多咳喘 30 例,小儿喘咳证 101 例,小儿喘息性支气管炎 48 例,其总有效率均在 96%以上[24-26]。葶苈杏枣汤(葶苈子、杏仁、大枣)治疗小儿支气管炎 30 例,药后症状、体征均获消失[27]。五子逐饮汤(葶苈子、白芥子、苏子、莱菔子、车前子)治疗肺部湿性罗音 62 例,治愈率达 100%[28]。降气平喘汤(葶苈子、炙麻黄、半夏、杏仁、苏子等)治疗支气管哮喘 98 例,麻杏射甘桑葶汤(麻黄、杏仁 射干、甘草 桑白皮、葶苈子等)治疗小儿哮喘发作 150 例,均有满意疗效[29,30]。葶苈子为主药的肺儿安口服液配合红霉素治疗小儿支原体肺炎 80 例,在退热、咳嗽及肺部罗音消失时间缩短病程方面均优于单纯红霉素治疗[31]。葶苈子为主药的清肺口服液治疗小儿病毒性肺炎 60 例,有效率 96.7%[32]。"KT"制剂 (葶苈子、生石膏、大果草莓等)治疗小儿急性肺炎 300 例,治愈 296 例,在退热天数、咳嗽、气喘、肺部罗音,住院天数等方面均优于西医常规治疗[33]。

3. 渗出性胸膜炎 葶苈陷胸汤加减治疗渗出性胸膜炎 21 例,患者均痊愈[34]。

4. 急性脑出血 采用辨证分 4 型论治并加用大黄、葶苈子治疗本病 39 例,平均疗程 52 d,基本痊愈 14 例,显效 11 例,有效 9 例,无效(恶化死亡)5 例,总有效率 87.2%[35]。

5. 其他 葶苈汤水煎治疗肾炎有效[36]。以苦葶苈为主组方治疗 1 例慢性肾炎水肿长期不消者有效[37]。

6. 不良反应 临床曾报告葶苈子引起 1 例患者恶心、唾液量增加、寒战、心悸、眼眶及前额胀痛如裂等毒性反应[38]。另有报告单味葶苈子 3 g 内服引起过敏性休克 1 例[19]。曾有报道 1 例服药次日全身皮肤出现较密成片红色丘疹,伴瘙痒等过敏症状,另 1 例出现密集针头大小丘疹伴瘙痒。此 2 例停服中药,口服抗过敏药物 2 d 后丘疹瘙痒消退[20]。

【附注】

1. 野独行菜 *Lepidium ruderale* L.的种子也可作为葶苈子入药　该植物曾用于治疗疟疾和某些皮肤病。全草含有树脂酸类（resin acid）、植物甾醇类（phytosterol）、胡萝卜素类（carotenoids）、甘油酯类（glycerides）、脂肪酸类（fatty acids）、强心烯高酯杂糖苷类（cardenolide heterosides）、黄酮糖苷类(flavonosides)、香豆素类（coumarins）、皂糖苷类（saponosides）、糖类(sugars)、黏液质类(mucilages)、尿囊素(allantoin)、羊角拗苷元类(strophathin aglycons)及多种氨基酸[39]。从全草的水和醚提取物中,分离得到脱肠草素(herniarin),和少量的伞形酮(umbelliferone)。前者是该植物退热作用的主要成分[40]。

2. 北美独行菜 *Lepidium virginicum* L. 的种子也可作为葶苈子入药　该植物含叶绿素蛋白质复合体(chlorophyll-protein complex)[41]。

（吴春福　李春莉　杨静玉　宋丽艳）

参考文献

[1]陈毓群, 等. 华东葶苈子(*Descurainia sophia* L.Webb.)中强心苷的分离鉴定. 药学学报, 1981, 16:62

[2]孙凯, 等. 葶苈子化学成分和药理作用的研究进展. 中草药, 2002, 33(7):附3

[3]王爱芹, 等. 南葶苈子化学成分与质量研究. 中国药物与临床, 2005, 5(1):5

[4]王爱芹, 等. 南葶苈子化学成分的分离与结构鉴定. 药学学报, 2004, 39(1):46

[5]Hui Zhou, et al. Tomonori HoshiYoshitomo Kashiwagi, Jun-ichi Anzai, Genxi Li. Electrochemistry of sinapine and its detection in medicinal plants. *Anal Bioanal Chem*, 2005, 382: 1196

[6]Lockwood GB, et al. Phenolic constituents of plants and cell cultures of two Iranian cruciferae. Bull Liaison -Groupe *Polyphenols*, 1986, 13:598

[7]Afsharypuor S, et al. Glucosinolate degradation products, alkanes and fatty acids from plants and cell cultures of Descurainia sophia. *Plant Cell Rep*, 1985, 4:341

[8]Lockwood GB. Comparative study of the volatile aglucons of glucosinolates from in vivo and in vitro grown Descurainia sophia and Alyssum minimum using gas chromatography-mass spectrometry. *J Chromatogr*, 1986, 356:438

[9]孙凯, 等. 南葶苈子的化学成分. 沈阳药科大学学报, 2005, 22 (3):181

[10]中国医学科学院药物研究所.中草药有效成分的研究(第1分册).北京:人民卫生出版社,1972:375

[11]范春兰,等.葶苈子提取液对CHF大鼠血流动力学和血浆AngⅡ、ALD水平的影响.中国民族民间医药,2009,18(22):8

[12]郭娟,等.葶苈子对压力负荷性大鼠心室重构及神经内分泌因子和心肌Ⅰ、Ⅲ型胶原的影响.中药材,2007,30(8):963

[13]郭娟, 等. 葶苈子水提液对动物实验性心室重构的影响. 中草药, 2007, 38(10):1519

[14]方志坚, 等. 葶苈子中黄白糖芥苷对MCT所致肺动脉高压大鼠血流动力学影响. 实用中西医结合杂志, 2004, 4(5): 73

[15]刘忠良. 南葶苈子提取物调血脂作用的实验研究. 药学实践杂志, 2000, 18(1):15

[16]方志坚,等.葶苈子中黄白糖介甙对MCT所致肺动脉高压大鼠血流动力学影响.实用中西医结合临床,2004,4(5):73

[17]陶桓晟,等.南葶苈子油抗抑郁作用的初步研究. 四川大学学报,2008,45(1):185

[18]王晴川, 等. 播娘蒿种子(华东葶苈子)的强心作用. 生物活性、吸收、蓄积及毒性反应. 福建医学院学报, 1964, 6(3): 27

[19]柏正平, 等. 复方葶苈子胶囊治疗肺心病心衰45例疗效观察.湖南中医药导报, 2002, 8(3): 95

[20]崔悦. 中西医结合治疗肺心病急性发作期30例. 陕西中医, 2003, 24(4): 292

[21]杨孟考. 单味葶苈子治疗顽固性心衰23例. 中国社区医师, 2002, l8(20): 40

[22]王双乾, 等. 心衰饮治疗心力衰竭32例. 陕西中医, 2002, 23(6): 506

[23]朱晓革. 葶苈子治疗小儿咳喘. 基层中药杂志, 1998, 12(2):63

[24]李新, 等. 葶苈子为主药治疗小儿痰多咳喘30例. 中国基层医药, 2002, 9(2): 182

[25]范生军, 等. 麻杏芩葶汤治疗小儿喘咳101例. 陕西中医, 2002, 23(6): 489

[26]陈玉. 平喘汤治疗小儿喘息性支气管炎48例. 陕西中医, 1994, 15(8): 344

[27]夏莉萍. 葶苈杏枣汤治疗小儿支气管炎30例. 浙江中医杂志, 1996, 31(2):63

[28]卢新山, 等. 五子逐饮汤对肺部湿性罗音吸收作用的临床观察. 河北中医, 1997, 19(2):13

[29]瞿结宗, 等. 降气平喘汤治疗支气管哮喘98例. 陕西中医, 2000,21(10): 450

[30]蒋雅萍. 麻杏射甘桑葶汤治疗小儿哮喘发作150例. 陕西中医, 1999, 20(7): 292

[31]张百让, 等. 肺儿安口服液治疗小儿支原体肺炎80例. 陕西中医, 2003, 24(6): 489

[32]汪受传, 等. 开肺化痰解毒法治疗小儿病毒性肺炎痰热壅肺证临床观察.南京中医药大学学报, 1999, 15(1):14

[33]康长红, 等. 药膳KT佐治小儿急性肺炎的临床研究. 辽宁中医杂志, 1992, 19(4): 29

[34]高波. 葶苈陷胸汤加减治疗渗出性胸膜炎21例. 安徽中医学院学报, 1987, 6(1):36

[35]刘瑛,等.中医辨证基础上加大黄葶苈子治疗急性脑出血39例.陕西中医,2007,28(12):1642

[36]任寿山. 葶苈汤治疗肾炎之一得. 中医杂志, 1983, 24:120

[37]张庆云.葶苈子久服未必令人虚.山西中医,1986,2(2):30

[38]李年春,等.抗心衰1号治疗心衰.四川中医,1989,7(3):32

[39]Istudor Viorica, et al. Pharmacology of the Lepidium ruderale species. Ⅲ. Localization, determination, and isolation of a coumarin derivative. *CA*, 1974, 81:166395e

[40]Istudor Viorica, et al. Pharmacology of the Lepidium ruderale species. I. Preliminary histologic and chemical study. *CA*, 1974, 81:82290d

[41]Takamiya A. Chlorophyll -protein complexs. *Methods Enzymol*, 1971, 23 (Pt.A):603

萹 蓄 Polygoni Avicularis Herba

bian xu

本品为蓼科植物萹蓄 *Polygonum aviculare* L. 的干燥地上部分。味苦,性微寒。有利尿通淋,杀虫,止痒功能。主治热淋涩痛、小便短赤、虫积腹痛、皮肤湿疹、阴痒带下等。

【化学成分】

全草含萹蓄苷(avicularin)、槲皮苷(quercitrin)、d-儿茶精(d-catechol)、没食子酸(gallic acid)、咖啡酸(caffeic acid)、草酸(oxalic acid)、硅酸(silicic acid)、绿原酸(cholorogenic acid)、p-香豆酸(p-coumaric acid)、黏质、葡萄糖、果糖、蔗糖及维生素 C[1]。另含微量大黄素(emodin)、糖 2%~3%、少量鞣质及蜡等[2],硅酸于不同生长期含量不同,可逐渐增至 1%(如用作硅酸盐药物,可在其整个生长期采集;如用作黄酮药物,则宜于初开花时采集),而可溶性硅酸则稳定在 0.2%[1]。

【药理作用】

1. 利尿 萹蓄煎剂 20 g/kg 灌胃或 1、5 g/kg 皮下注射对大鼠均能产生利尿作用[3,4]。其利尿作用有人认为主要是所含钾盐所致[3],也有人认为是所含黄酮苷所致[5]。另有报道,萹蓄煎剂给犬不论口服或注射亦均有利尿作用[1]。麻醉犬静脉注射萹蓄苷 0.5 mg/kg,可引起利尿作用,增加剂量时利尿作用更明显。大鼠长期毒性试验证明,无论口服或注射萹蓄苷均有显著利尿作用,其利尿强度虽不及氨茶碱,但毒性仅为氨茶碱的 1/4,故较安全[6]。

2. 利胆 萹蓄苷对大鼠、犬有利胆作用,给犬静脉注射可使胆盐的排出量增加, 其半数有效剂量为 2.57~4.26 mg/kg[6]。

3. 抗菌 1:10 的萹蓄浸出液试管内对鬚疮癣菌、羊毛状小芽孢菌等真菌有抑制作用[7]。25%萹蓄煎剂对佛氏、宋内及 100%萹蓄水煎液对金黄葡萄球菌、炭疽杆菌、白喉杆菌体外均有抑菌作用[8,9]。

4. 其他 α-儿茶精、槲皮苷有血管收缩及毛细血管壁增厚作用[1]。后者在浓度为 1×10^{-4}mol/L 时有明显抑制致敏豚鼠肺组织释放组织胺及 SRS-A(慢反应物质)的作用[6]。萹蓄苷对麻醉犬有短暂的降压作用,易产生急速耐受性[6]。水及醇提取物静脉注射对猫、兔、犬亦有降压作用[6],同时能加速血液凝固、使子宫张力增高, 可用作流产及分娩后子宫出血的止血剂[6]。萹蓄还能增强呼吸运动的幅度及换气量,尚有轻度收敛作用可作创伤用药[5]。

5. 毒性 萹蓄煎剂给小白鼠灌胃 200 g/kg,48 h 未见异常现象。小鼠皮下注射LD_{50}为 78.48±1.23 g/kg,小鼠死前均有惊厥及呼吸困难现象[4]。萹蓄苷小鼠腹腔注射 LD_{50} 为 1.1739 g/kg, 小鼠中毒后出现阵挛性惊厥,最后呼吸停止而死亡[6]、大白鼠以 20%煎剂灌胃 1 g/kg,连续 30 d,病理检查心、肝、肾等器官均无显著变化[4]。萹蓄作为牧草是有毒的,可使马、羊产生皮炎及胃肠紊乱,鸽最敏感。猫、兔口服浸剂(10%~20%)或煎剂(1:4)的最小致死量为 20 mL/kg,静脉注射水提物(1:50)则为 2 mL/kg[1]。

【临床应用】

1. 细菌性痢疾 100%萹蓄糖浆,每日 2~3 次,每次 50 mL,7~10 d 为一疗程,共治疗 108 例。治愈 104 例,进步 4 例,所有患者无不良反应[10]。用新鲜萹蓄约 50 g(干用 25 g),煎服,治疗细菌性痢疾 40 例,一般服 1~2 剂,发热、脓血、里急后重症状即可消失,成人、儿童均可使用[11]。

2. 腮腺炎 鲜萹蓄 25 g,捣烂,加适量生石灰水和一个蛋清, 调好后敷患处, 敷药后 4~12 h 体温下降,20 余例 1~3 d 均获痊愈[12]。

3. 泌尿系感染 （急、慢性肾盂肾炎、急性膀胱炎、尿道炎）用复方益柏合剂(木通、车前子、甘草、萹蓄等)每日一剂,水煎服,治疗110例,痊愈100例,好转7例,无效3例,总有效率97.3%[13]。用萹蓄汤(蒲公英、瞿麦、萹蓄等)治疗慢性尿路感染53例,每日一剂,水煎分2~3次服,均治愈[14]。

4. 滴虫性肠炎 用马萹苦合剂(马齿苋、萹蓄、苦参)每日一剂,水煎分2次服,治疗11例,有效率91%(临床症状消失,便检3~5次均阴性)[15]。

5. 睾丸鞘膜积液 用萹蓄薏苡仁煎剂,每日一剂,水煎分2次服。治疗7~12 d,50例中46例积液消失[16]。

6. 牙痛 用萹蓄50~100 g,水煎分2次服,治疗81例,除1例无效外均于服药后2~3 d疼痛消失[17]。

7. 糖尿病 萹蓄15 g,煎服,3次/d,同时服消渴丸5~10粒,3次/d,当空腹血糖正常后以消渴丸5粒,2次/d;萹蓄5 g,开水泡饮,2次/d,长期维持,共治疗非胰岛素依赖型糖尿病25例,结果显效12例(48.0%),好转9例(36.0%),无效4例(16.0%),总有效率84.0%[18]。

8. 阴痒 萹蓄50 g,苦参100 g,地肤子20 g,黄柏20 g水煎趁热坐浴,每日一剂,早晚各一次,每次20 min,10 d为一疗程。治疗100例,痊愈率为94%,其中一个疗程痊愈者76例[19]。

（韩行湛 王士贤）

参考文献

[1]Haverland F. Polygonum aviculare-the knotgrass: a botanical-chemical-pharmaceutical reworking. *CA*,1964,61:7362a

[2]全国中草药汇编编写组.全国中草药汇编(上册).北京:人民卫生出版社,1988:834

[3]吕向华.中药苍术、萹蓄、芫花及车前子煎剂利尿作用的初步观察.药学学报,1966,12(6):454

[4]黄厚聘,等.萹蓄的利尿作用.贵阳医学院学报,1963,13(6):454

[5]苏新医学院.中药大辞典(下册).上海:上海人民出版社,1977:2329

[6]铭清.中草药有效成分理化与药理特性.第2版.长沙:湖南科学技术出版社,1982:461

[7]武飞.普通中国草药在试管内对致病性及非致病性真菌的抗真菌力.中华医学杂志,1952:38(5):315

[8]零陵地区卫生防疫站.561种中草药抗菌作用筛选报告.湖南医药杂志,1974:(5):57

[9]M.A.Aluf el al:pharmacology of polygonum avlculare. *CA*,1964,40:5844

[10]湖北医学院一附院内科.萹蓄对细菌性痢疾的临床治疗观察.湖北卫生,1972,(5):41

[11]王海霞,等.萹蓄治疗细菌性痢疾.吉林医学信息,1996,3:34

[12]湖南省凤凰县人民医院草医组.草药黄蜀葵,萹蓄治疗腮腺炎.中草药通讯,1971,3:46

[13]杨有风.复方益柏合剂(木通、车前子、甘草、萹蓄栀子.益母草、瞿麦、黄柏)治疗泌尿系感染110例.广西中医药,1983,5:16

[14]屈良斋.萹蓄汤(蒲公英、瞿麦、萹蓄,马鞭草,车前草,白茅根)治疗湿热淋(慢性尿路感染)53例疗效观察.中级医刊,1982,9:21

[15]姚尊华.中药[马齿苋、萹蓄、苦参]治疗滴虫性阴道炎11例.辽宁中医杂志,1980,7:46

[16]杨必成.萹蓄薏苡仁煎剂治疗鞘膜积液五十例.浙江中医杂志,1982,8:373

[17]袁呈云.萹蓄治疗牙痛81例.陕西中医,1986,7(1):28

[18]赵荣芳.萹蓄治疗糖尿病25例临床观察.南通医学院学报,1995,15(2):274

[19]吕书丽,等.苦参萹蓄煎剂坐浴治疗阴痒100例.湖北中医杂志,2005,27(11):49

楮实子 Broussonetiae Fructus chu shi zi

本品为桑科植物构树 *Broussonetia papyrifera*(L.) Vent.的干燥成熟果实。味甘,性寒。具有补肾清肝,明目,利尿功效。用于肝肾不足、腰膝酸软、虚劳骨蒸、头晕目昏、目生翳膜、水肿胀满。

【化学成分】

1. 矿质元素 含有微量元素铁(Fe)、锰(Mn)、铜(Cu)、锌(Zn)、钼(Mo)等;楮实子高钾、低钠特点明显;有毒元素镉、砷、汞的含量较低[1]。

2. 氨基酸 楮实子至少含有16种以上氨基酸,以天冬氨酸、谷氨酸、精氨酸、缬氨酸、脯氨酸、赖氨酸等为主。以100 g干燥样品计,楮实子总氨基酸含量为12.44 g,其中人体必需氨基酸为3.92 g[2]。

3. 脂肪油 楮实子中含有大量的脂肪油,达到31.7%。脂肪油中含有非皂化物2.67%、饱和脂肪酸

8.0%、油酸 15.0%、亚油酸 76.0%[3]。楮实子脂肪酸中主要有亚油酸、棕榈酸、硬脂酸等[2]。

4. 生物碱 从构树的果实中分离得到4个生物碱：broussonpapyrine、nitidine、oxyavicine 和 liriodenine[4]。

5. 色素 为黄酮醇类天然色素，具有吡酮环、羰基组成生色团对基本结构[5]。用乙醇从楮实子中提取红色素[6]。

【药理作用】

1. 促进学习记忆 50%或 100%楮实液灌服给小鼠，0.2 mL/10 g 体重，连续给药 7 或 8 d。楮实液对正常小鼠对空间辨别学习、记忆获得有促进作用；可拮抗东莨菪碱造成的记忆获得障碍；改善氯霉素和亚硝酸钠造成的记忆巩固不良；改善 30%乙醇引起的记忆再现缺损，并对亚硝酸盐中度缺氧有明显的改善作用[7]。

2. 抗氧化 不同产地的楮实子水浸出物（生药 1 g/mL）对大鼠肝匀浆脂质过氧化反应有抑制作用，但抑制强弱差别较大。以安徽、山西和广西楮实子的抗氧化能力最强[8]。楮实子红色素(FBH)浓度为 20、40、80、160 mg/L 体外能显著清除超氧阴离子及羟基自由基，抑制 H_2O_2 诱导小鼠红细胞溶血和肝匀浆自氧化，对肝线粒体也有保护作用。FBH 体外有较强的抗氧化作用[9]。楮实子油(200~300 mg/L)和楮实子黄酮(400 mh/L)有抗氧化和清除及抑制氧自由基作用，它们的氧自由基抑制率分别为 43.85%和 24.56%。楮实子油对氧自由基的清除率超过维生素 E[10]。

3. 延缓衰老 对半乳糖致小鼠亚急性衰老模型，给予不同剂量的楮实子油 12.0、6.0、3.0 mL/kg，灌胃 40 d。楮实子油明显提高衰老小鼠脑组织匀浆的 SOD、GSH-Px 活性，减低 NO 和 MDA 水平。楮实子有抗氧化和延缓衰老作用[11]。

4. 增强免疫 楮实子水煎液（生药 1 g/mL）给环磷酰胺免疫低下小鼠灌胃 15 mL/kg，连续 8 d。楮实子提高免疫抑制小鼠碳粒廓清率，促进血清溶血素生成，但未显示出促进 T 淋巴细胞增殖作用[12]。

5. 抗疲劳、耐缺氧 楮实果汁、楮实子醇提物和楮实子油给药剂量均为 10 mI/kg，灌胃给药，每天 1 次，连续 7 d。有较好的抗疲劳和耐缺氧作用，对小鼠脾系数和胸腺系数也有不同程度的影响[13]。

6. 抗肿瘤 楮实子总生物碱 10、50、100 μg/mL 作用于 Hela、BEL-7402、A375、SMM1990、Saos-2 细胞株。结果：药物浓度 10 μg/mL 抑制作用不明显，药物浓度升至 50 μg/mL 抑制作用较明显，抑制率在 20%~30%，药物浓度达到 100 μg/mL，楮实子总生物碱表现出较强的抑制肿瘤细胞增殖作用，抑制率在 50%~60%以上[14]。

【临床应用】

1. 老年性痴呆 56 例老年痴呆患者口服楮实口服液（生药 1 g/mL），每次 10 mL，每日 3 次。经过 9 周的治疗，基本正常 7 例，显效 10 例，有效 22 例，无效 17 例，总有效率 69.6%[15]。46 例老年痴呆患者，服用楮实口服液 60 d，患者血清 LPO、TC 和 TG 水平显著下降，SOD、HDL 水平显著升高。楮实通过改变老年痴呆患者血液某些生化指标水平，达到抗痴呆或延缓痴呆进一步发展的作用[16]。

2. 慢性乙型肝炎 54 例慢性乙型肝炎患者用健脾活血方（楮实子等）治疗，对照组用干扰素治疗。结果，健脾活血方在恢复肝功能、HBeAg 转阴和抗纤维化方面有一定疗效，在一直病毒方面疗效弱于干扰素[17]。

3. 眼科疾病 二地十子丸由生地、熟地、枸杞子、桑葚子、楮实子等药组成。用于眼科疾病，对视神经萎缩、中心性浆液性脉络膜视网膜病变、慢性单纯性青光眼老年性黄斑变性等获得满意疗效[18]。

（宋　宇）

参考文献

[1]林文群，等.构树种子化学成分研究.亚热带植物科学，2000，29(4)：20

[2]黄宝康，等.楮实子的氨基酸及脂肪油成分分析.第二军医大学学报，2003，(2)：217

[3]江苏新医学院.中药大辞典.上海：上海人民出版社，1977：2289

[4]Pang SQ, et al. Isoquinoline alkaloids from Broussonetia papyrifera fruits. *Chem of Natural Compounds*, 2007, 43(1): 100

[5]林少琴，等.构树果色素的分离提取及部分性质研究.林产化工通讯，1000，34(2)：9

[6]罗中杰.构树果红色素的提取及其理化性质的研究.应用化工，2005，34(2)：131

[7]戴新民，等.楮实对小鼠学习和记忆的促进作用.中药药理与临床，1997，13(5)：27

[8]庞素秋，等.不同产地楮实子提取物体外抗氧化作用及其质量比较.药学实践杂志，2006，24(3)：149

[9]庞素秋，等.楮实子红色素体外抗氧化作用研究.中药材，2006，29(3)：262

[10]袁晓，等.楮实子油及楮实子黄酮成分的抗氧化清除自由基作用的研究.天然产物研究与开发，2005，17：23

[11]杨金枝，等.楮实子油对亚急性衰老模型脑组织抗氧化作用的实验研究.四川中医，2008，26(9)：16

[12]王玉凤，等.楮实子对环磷酰胺致免疫功能低下小鼠

免疫功能的影响.中华中医药学刊,2008,26(5):1023

[13]黄宝康,等.中药楮实子滋补强壮作用机制研究.中华临床医药,2004,5(1):38

[14]庞素秋,等.楮实子生物碱的细胞毒作用研究.中药材,2007,30(7):826

[15]戴新民,等.楮实治疗老年性痴呆的临床观察.解放军保健医学杂志,1999,4:22

[16]张尊祥,等.楮实对老年痴呆血液LPO、SOD和脂蛋白的影响.解放军药学学报,1999,15(4):5

[17]肖会泉,等.健脾活血方治疗慢性乙型肝炎54例疗效观察.四川中医,2005,23(6):30

[18]冯彩霞.二地十子丸在眼科疾病中的应用.陕西中医,2009,30(4):483

棉花根 Gossypi Radix mian hua gen

本品为锦葵科植物草棉 *Gossypium herbaceum* L.、树棉 *G.arboreum* L.、陆地棉 *G.hirsutum* L.、海岛棉 *G. barbadense* L.等的根或根皮。味甘,性温。有补中益气,止咳平喘等功能。主要用于中气下陷、脾气虚弱、气虚咳喘。

【化学成分】

陆地棉根皮含天冬酰胺(asparagine)、棉酚(gossypol)、树脂类混合物及精氨酸,尚含氯化铵、氯化钾及磷酸镁铵等[1]。草棉根皮含棉酚[1],树脂、酚性成分、黄酮类、糖类、水杨酸、苷类[2]。此外尚含香荚兰乙酮(acetovanilone)、甜菜碱、脂肪醇、甾醇等[3]。根含皂苷、黄酮类、酚性成分[2]。

【药理作用】

1.抗雄性生育 大鼠分别提前服甾体激素(H)和胆固醇(C)4 周,然后再分别联合服0、30、50、80 mg/kg不同剂量的醋酸棉酚(GA)4 周。服药 8 周后,大鼠睾丸重量、睾丸精子头部计数均降低;随着 GA 剂量的增加,大鼠睾丸内 step 19、steps15-18、steps9-14 精子细胞及精母细胞,甚至精原细胞依次进行性的不同程度地减少。停药 9 d,服 30、50 mg/kg GA 大鼠第 V 期粗线期精母细胞及第 VIII 期前细线期精母细胞数均显著少于对照;停药 9 周后,H+GA 组(服 50 mg/kg GA)大鼠上述变化均恢复到对照水平,而服同样剂量GA的 C+GA 组大鼠精子发生没有完全恢复。因此,激素可保护生精干细胞免受棉酚不可逆损伤、维持其不断发育分化为成熟精子的能力[4-6]。对大鼠用 12、50 mg/kg 棉酚与激素(20 mg/kg 甲基睾酮和 100 μg/kg 炔雌醇)联合用药 6 周。实验结果表明,高剂量大鼠的部分曲细精管内出现了生精细胞从小管管壁剥脱的现象,低剂量组大鼠曲细精管内生精上皮却保持完整。正常大鼠睾丸生精细胞中存在个别自发细胞凋亡现象,细胞凋亡指数(AIs)平均为 17.14±1.59;低剂量组细胞凋亡指数平均为 83.42±16.24,高剂量组细胞凋亡指数平均为 182.56±28.56。提示,低剂量的棉酚和甾体激素联合应用作为男性避孕药是有效和安全的[7]。醋酸棉酚给雄鼠灌胃 200、120、50 mg/kg,20 d 后 200 mg/kg 组精子数目和睾丸系数显著降低;睾丸切片可见,200、120 mg/kg 组生精小管的初级精母细胞与精原细胞或基质之间有较大的空隙,部分生精小管腔内的精子尾部减少。醋酸棉酚低剂量对小鼠生育能力没有影响,高剂量在 20 d 内对小鼠生育能力有影响[8]。

给大鼠口服棉酚 50 mg/kg,用药 2 周后,可造成精子的数量减少,活力降低;睾丸组织内部结构紊乱,NO 水平上升,血清中的睾酮下降。棉酚造成精子质量降低的机制之一是使睾丸组织中 NO 的过量产生,而损伤睾丸组织中的多种细胞所致[9]。棉酚对 TM4 细胞有抑制作用。5 μmol/L 棉酚作用 TM4 支持细胞 24 h,用药后 TM4 细胞间隙连接功能明显下降。5 μmol/L 棉酚分别作用 TM4 支持细胞 6 h,12 h,24 h 及 48 h 后 RT-PCR 结果提示连接蛋白 connexin43(Cx43) mRNA 在各组细胞中均有表达,但随棉酚处理时间增加而逐渐下降[10]。

2.抗早孕、抗着床 妊娠大鼠于妊娠第 1~5 天,口服醋酸棉酚粉剂悬液 100 mg/kg,对妊娠大鼠有抗着床作用[11],于妊娠第 6~9 天,口服醋酸棉酚悬液 80 mg/kg,每日 1 次,连续 4 d,有抗早孕作用[12]。上述动物在给予醋酸棉酚的同时,皮下注射孕酮 5 mg/只,或 hCG 50 μ/只,可以拮抗醋酸棉酚的抗着床和抗早孕作用。大鼠于妊娠第 6 日摘除卵巢,靠皮下注射外源性孕酮 10 mg/只和雌酮 1 μg/只,每日各 1 次,连续 10 d,妊娠可以正常维持;如按上述剂量和时间口服醋酸棉酚,妊娠仍能正常维持,醋酸棉酚抗早孕作用被孕酮拮抗。以上结果提示，棉酚对抗 LH 和 hCG 对黄体功能的支持，可能是棉酚抗着床和抗早孕作用的机制之一[12]。

醋酸棉酚对黄体细胞有直接杀伤作用，LD_{50} 为：1.6（0.4~2.9）μg/mL。在非致死剂量（0.5 μg/mL）下，醋酸棉酚显著抑制黄体细胞基础孕酮分泌，但不能显著抑制 hCG、Forskolin 的促孕酮作用和 3β-HSD 的活性。此外，醋酸棉酚对蜕膜细胞和滋养层细胞也有直接杀伤作用，LD_{50} 分别为：3.5 （0.4~6.6）μg/mL，4.1（0.6~7.6）μg/mL。结果提示，直接杀伤黄体，蜕膜和滋养层细胞并影响孕酮合成是醋酸棉酚抗生育的重要作用环节[13]。棉酚 0、0.4、2、10、50 mg/L 对母猪原代培养的黄体细胞增殖有明显的抑制作用，黄体细胞的凋亡率 5%~23%，这种细胞毒呈剂量-时间依赖关系[14]。

3. 抗肿瘤 醋酸棉酚在 50、30、10、1 μmol/L 浓度范围内，对人鼻咽癌细胞系 CNE2 有显著的增殖抑制作用，促进凋亡，主要调节凋亡相关蛋白而实现[15]。醋酸棉酚对膀胱癌 T24 细胞的 IC_{50} 值为 126.3 μmol/L，浓度为 50~300 μmol/L 的棉酚具有诱导 T24 细胞凋亡作用[16]。醋酸棉酚对宫颈癌[17]、前列腺癌[18]、白血病 HL60[19]均有抑制增殖和诱导凋亡作用。

（-）棉酚能够抑制 K562 细胞生长，IC_{50} 为 5.22 μmol/L。在 6.25 μmol/L 浓度下，（-）棉酚使嵌合蛋白 Bcr-Abl 的选择性抑制剂 Imatinib 对 K562 细胞的 IC_{50} 由 1.56 μmol/L 降低到 0.013 μmol/L。说明（-）棉酚增强 Imatinib 对 K562 细胞的抑制作用。另外，（-）棉酚通过诱导 K562 细胞凋亡和周期阻滞于 G0/G1 期，从而抑制 K562 细胞的生长。（-）棉酚增强 Imatinib 引起的 K562 细胞凋亡，并且二者具有协同作用。（-）棉酚所引起的凋亡至少部分通过线粒体途径，其中抗凋亡蛋白 Bcl-XL、Mcl-1 的减少是其机制之一。尽管（-）棉酚对 bcl-2 表达水平影响甚微，但是，目前普遍认为（-）棉酚通过结合于 Bcl-XL 和 bcl-2 而影响其功能，并不能改变其蛋白水平。（-）棉酚与 Imatinib 联合应用时引起了较为广泛的 Bcr- Abl 传导通路和凋亡传导通路上的改变[20]。

棉酚抗癌作用机制研究表明：①DEN 诱癌过程中有癌基因 c-Myc 的参与。②癌变过程中伴有与细胞增殖有关的酶活性增高和与细胞分化有关的酶活性降低。③棉酚可能是通过直接作用于细胞器，抑制癌变细胞的细胞周期调控因子的表达，抑制 rDNA 的转录活性，以及抑制细胞增殖酶活性和增强细胞分化酶活性等多个环节来抑制细胞增殖，促进细胞分化，从而起到抗癌的作用[21]。

4. 促认知功能 给链尿菌素诱导的 2 型糖尿病大鼠按 15 mg/kg 灌胃棉酚。经棉酚干预后，糖尿病大鼠大脑皮层和海马组织病理改变较轻，血糖、血皮质酮、血胰岛素水平明显降低；行为测试潜伏期明显缩短，搜索策略显著好转。棉酚能改善糖尿病大鼠的认知功能，可能与降低大鼠脑内 11 -HSD1 蛋白，升高 GR 蛋白水平有关[22]。

5. 调节免疫 100 mol/L 棉酚预先与 T 细胞温孵，能完全抑制植物凝集素（PHA）刺激的 CD_3^+ T 细胞活化抗原 CD69 的表达；又可阻断佛波醇脂（PDB）对 T 细胞的活化作用。然而，对多克隆激活剂引起的 T 细胞表面分子 CD_3 的下调无明显影响。表明，在体外活化模型中，棉酚能够同时抑制多克隆激活剂 PHA 和 PDB 对 T 细胞的活化作用，提示棉酚具有潜在的免疫调节作用[23]。

6. 其他 于 45 d 内给小鼠灌胃棉花根水煎剂 0.5 g/kg，对 D-半乳糖诱导的小鼠衰老模型有抑制作用，脑组织的 SOD 活性升高，LPO 含量降低[24]。三种剂量的棉酚（4、8、16 μmol/L）作用 24、48、72 h 对 Jurkat T 细胞的 IC_{50} 值约分别为 77.2 μmol/l、57.3 μmol/L、23.3 μmol/L。随着浓度的增高，棉酚对 Jurkat T 细胞的生长抑制率也逐渐增高。说明棉酚能明显抑制 Jurkat T 细胞的增殖和存活，且抑制作用与药物存在时间-剂量依赖关系[25]。人工合成的牛黄棉酚仍然保持棉酚的抗生育作用，而其作用部位和效果与棉酚基本一致，但其毒性远远低于棉酚[26]。

给大鼠灌服棉酚 30 mg/kg，每日 1 次，连续 2 周可使大鼠戊巴比妥钠睡眠时间延长，肝微粒体细胞色素P-450 减少，微粒体细胞色素 C 还原酶活性受到抑制，肝内谷胱甘肽含量减少。这可能是棉酚抑制肝脏解毒功能的机制[27,28]。醋酸棉酚在浓度为 0.05 mmol/L 时能诱导肝微粒体超氧阴离子的形成，浓度为 0.025 mmol/L 时能诱导过氧化氢的产生。自由基和过氧化氢的产生也许就是棉酚损伤肝细胞的机制之一。^{14}C-棉酚与肝微粒体形成共价结合，可能是损伤肝脏的另一个机制。大鼠口服上述棉酚制剂，每日 1 次，连续 2 周，大鼠肝微粒体钙泵活性降低。体外实验也出现相似结果。这一作用可破坏细胞内钙离子的平衡，造成肝细胞损伤[27,28]。电镜超微结构观察，给药大鼠肝细胞出现光滑和粗糙内质网扩张，线粒体肿胀、嵴消失，溶酶体增多，核周围间隙变宽，狄氏腔内出现较多的胶原纤维，纤维呈束状，横纹清晰可见[27]。

雄性豚鼠经口灌服醋酸棉酚 20 mg/kg，每周 6 次，给药 4、6 和 9 周。肾皮质细胞膜的 Na^+/K^+-ATP 酶活力受到明显抑制。食用低钾饲料的动物较常规饲料的动物更为明显。这可能导致肾性失钾[29]。棉酚粉剂加生理盐水,以10N NaOH逐滴加入使溶,然后再以5N HCI调pH至7.5,作成1.73 mmol/L的浓度。给豚鼠皮下注射10.4和13.8 μmol/kg,连续14 d。豚鼠肾脏11β-羟甾脱氢酶活性明显降低。从而使皮质酮转化11-脱氢皮质酮的过程受到抑制,盐皮质激素样的作用增强,这可导致血钾降低[30]。

7. 药代动力学 CTN986为棉花根中分离得到的一种具有抗抑郁活性的黄酮苷类成分,大鼠灌胃和静脉注射给予CTN986后,在血清中检测到CTN986,而未检测到其次级苷和苷元。大鼠静脉注射给药后CTN986消除半衰期为0.023 h,灌胃给药后CTN986消除半衰期为1.18 h,药物消除较快;在大鼠体内的生物利用度很低(1.33‰)。研究结果显示,CTN986在大鼠与体内的吸收动力学特点为吸收和消除均较快,绝对生物利用度很低[31]。

8. 毒性 小鼠一次口服棉酚的半数致死量(LD_{50})为2170 mg/kg[32]。棉酚粉剂,以少量吐温-80助溶作成混悬液,小鼠口服该悬液,每日1次,连续14 d的LD_{50},消旋棉酚为75.0±3.1 mg/kg,(-)棉酚为36.2 ±1.8 mg/kg,(±)棉酚>130 mg/kg[33]。消旋棉酚中的抗生育活性物质和毒性物质为(-)棉酚[34]。(+)棉酚和(-)棉酚一样都能引起小鼠血清转氨酶升高,也都能引起小鼠戊巴比妥钠睡眠时间延长[27]。每天肉兔食入棉酚量达24.6 mg时中度症状表现明显,出现死亡现象。损伤主要在肝脏,出现肿大、坏死及间质增生现象。其次为胃肠、肾、脾出现不同程度的损伤[35]。

【临床应用】

1. 男性节育 棉酚片,每片20 mg,常规起效剂量为20 mg,每日口服1次,连续用药60~70 d。精子计数低于400万/mL后改用50 mg,每周口服1次。临床试用8806人,其抗生育有效率为99.1%左右[36]。

男性志愿者每天服低剂量棉酚(15 mg)后在12周达到不育,改服维持量(10 mg)44周可维持不育并未出现低血钾症;停药10周后,生育力和所导致的组蛋白-精核蛋白取代反应(HPRR)异常现象全部恢复[37]。

2. 子宫肌瘤 复方醋酸棉酚片每天口服1片,30 d为1个疗程,连服3个疗程,治疗75例例子宫肌瘤患者。结果子宫及肌瘤体积较治疗前明显缩小,月经过多及痛经等症状明显改善,血雌、孕激素水平明显下降,有治疗子宫肌瘤的作用[38]。

3. 肿瘤 锦棉片,主要成分为棉酚,每片10 mg,用于治疗消化道肿瘤145例,肺癌99例,泌尿生殖系肿瘤78例。服用方法,每日3次,每次10~20 mg,总剂量最多者达8 g。女性生殖系肿瘤,局部加用锦棉片为主的栓剂,每日1次。临床疗效:有效46.4%,显效9.2%,无效44.4%。总有效率为55.6%[39]。

4. 慢性气管炎 复方棉花根片(棉根皮、穿山龙、沙参、制附子等),每日口服3次,每次5片,10 d为1个疗程。临床试用683例,临控率为48.8%,显效以上为73.1%。对咳嗽、咳痰、喘息的有效率分别为90.8%、91.6%、87.7%。临控率分别为46.7%、55.9%、43.6%[40]。

5. 白细胞减少症 棉花根60 g,大枣50 g,加水600 mL,文火煮沸。煎至300 mL,过滤备用。用法:日服3次,每次100 mL,连用21 d。对放疗和化疗引起的白细胞降低皆有明显的预防和治疗作用[41]。

6. 副作用 临床受试者服用棉酚片剂,每片20 mg,每日1片,连续60~70 d后改为每周一次,每次50 mg的维持量。其中大约有1%发生低血钾性瘫痪,经补钾治疗可于短期痊愈[42]。15例食用棉籽油农民出现中毒症状:四肢乏力、恶心、呕吐、头晕,重者出现四肢瘫痪、呼吸困难、记忆力减退、昏睡等[43]。

【附注】

棉花子(Gossypi Semen)为锦葵科植物草棉*Gossypium herbaceum* L.、树棉*C.arboreum* L.、陆地棉*C. hirsutum* L.、海岛棉*C.barbadense* L.等的种子。味辛,性热,有毒;温肾补虚、止血。

含有棉酚、生物硷、皂苷、黄酮苷、酚类及挥发油等。此外,含脂肪油、脂肪酸为42%、45%,油酸30%~35%,软脂酸20%~22%及硬脂酸等脂肪酸的甘油酯,并含锦葵酸(malvalic acid)、草婆酸(sterculic acid)等[44]。

(唐生安 王乃功 毕晓峰)

参考文献

[1]浙江药用植物志编写组.浙江药用植物志.杭州:浙江科学技术出版社,1980:809

[2]中国医学科学院药物研究所.中草药有效成分的研究(第一分册).北京:人民卫生出版社,1972:429

[3]江苏新医学院.新药大辞典(下册).上海:上海人民出版社,1977:2293

[4]YANG ZJ, et al. Antifertility Effects of Orally Adminis-tration of Low Dose Gossypol Acetic Acid Combined with Meth-yltestosterone Plus Ethinyl Estradiol on Male Rat. *J Reprod Con-tracep*, 2008, 19(4): 201

[5]YANG ZJ, et al.Combined administration of low-dose gossypol acetic acid with desogestrel/mini-dose ethinylestradiol/

testosterone undecanoate as an oral contraceptive for men. *Contraception*, 2004, 70(3): 203

[6]Zhan-Jun Yang, et al. Experimental studies of low-dose gossypol combined with desogestrel and testosterone undecanoateas as male contraception. *Chin J Histo Cyto*, 2004, 13(3): 379

[7]Cui GH,et al. A combined regimen of gossypol plus methyltestosterone and ethinylestradiol as a contraceptive induces germ cell apoptosis and expression of its related genes in rats. *Contraception*, 2004, 70(4): 335

[8]陈思东,等.醋酸棉酚对雄性小鼠生育能力影响的实验研究.广东药学院学报,2007,23(2):172

[9]楚世峰,等.棉酚造成精子质量下降与NO之间关系的研究.中国药理学通报,2008,24(11):1518

[10]Zhou DR,et al. Gossypol repressed the gap junctional intercellular communication between sertoli cells by decreased the expression of connexin43. *Toxicol in Vitro*, 2008, 22(7): 1719

[11]袁其晓,等.棉酚对雌大鼠的抗着床作用及其机制分析.生殖与避孕,1983,3(2):25

[12]王乃功,等.醋酸棉酚对雌性大鼠的抗早孕作用.药学学报, 1984, 19(11):808

[13]杨波, 等. 醋酸棉酚对离体大鼠黄体和人脱膜、滋养层细胞的影响. 药学学报, 1997,32(8): 573

[14]龙安梅,等.棉酚对猪原代培养黄体细胞增殖和凋亡的影响.中国兽医学报,2009,29(10):1303

[15]梁璐,等.醋酸棉酚对人鼻咽癌细胞凋亡的影响及其作用机制探讨.实用医学杂志,2008,24(7):1099

[16]章劲夫,等.醋酸棉酚诱导膀胱癌T24细胞凋亡的研究.同济大学学报(医学版),2003,24(1):18

[17]王于理,等.棉酚对宫颈癌Hela细胞增殖与凋亡的影响.石河子大学学报(自然科学版),2009,27(5):626

[18]詹文华,等.左旋棉酚诱导人前列腺癌细胞PC-3和DU-145凋亡的效果观察.山东医药,2008,48(28):86

[19]王文清,等.醋酸棉酚对血友病HL-60细胞凋亡及分化的影响.第四军医大学学报,2006,27(8):733

[20]Yang M, et al. Natural BH3 mimetic (-)-gossypol chemosensitizes human prostate cancer via Bcl-xL inhibition accompanied by increase of Puma and Noxa. *Mol Cancer Ther*, 2008, 7(7): 2192

[21]姜劲迈, 等. 棉酚抗癌作用机制研究. 中国中医基础医学杂志, 2002, 8(2): 35

[22]吴亮,等.2型糖尿病大鼠脑内11-HSD1和GR的表达与认知功能的关系及棉酚的干预作用. 中国病理生理杂志, 2009,25(7):1336

[23]何贤辉,等.棉酚对多克隆激活剂活化人T淋巴细胞的抑制作用.中国病理生理杂志,2001,17(6):510

[24]欧芹, 等. 棉花根水煎剂对D-半乳糖所致小鼠亚急性衰老模型影响的实验研究. 黑龙江医药科学, 1999, 22(4): 12

[25]XU WB,et al. Immunosuppressive effete of gossypol in mice is mediated by inhibition of lymphocyte Proliferation and induction of cell apoptosis. *Acta Pharmacol Sin*, 2009, 30(5): 597

[26]唐秋实, 等. 牛黄酸棉酚的抗生育作用. 中国生物制品杂志, 1999, 12(2): 117

[27]Lei HP.Studies on the toxicity of (+) and (-)gossypo1. Symposium on advances in andrology. *Beijing China*, 1990:24

[28]Wang Y,et al.Hepatotoxicity of gossypol in rats,J *Ethnopharmacol*, 1987, 20(1):53

[29]毕晓峰,等.棉酚对肾ATP酶活力的影响.中国科学, 1980,23(9):914

[30]Sang GW, et a1. Inhibitory effects of gossypol on corticosteroid 11-beta-hydroxysteroid dehydrogenase from guinea pig kidney: a possible mechanism for causing hypokalemia. *J Steroid Biochem Mol Biol*, 1991, 39(2):169

[31]Guo JF, et al. Simultaneous quantification of CTN986 and its deglycosylation Products in rat serum us ing liquid chormatography/tandem mass spectrometry. *Rapid Commun Mass Sp*, 2006, 20(11): 1701

[32]刘玉英,等.甲酸棉酚与醋酸棉酚半数致死量的测定.棉酚、醋酸棉酚、甲酸棉酚,山东,1980:221

[33]王乃功,等.(-)和(+)棉酚毒性作用和抗生育作用机制的研究. 中国医学科学院学报,1989,11(5):380

[34]Wang NG.Effect of (-)and (+)gossypol on fertility in male. *J Ethnopharmacol*, 1987, 20(1): 21

[35]赵恒亮.新西兰白兔棉酚中毒试验研究.中国养兔杂志,2006,5:5

[36]Elsimar M. Gossypol: a contraceptive for men. *Contraception*, 2002, 65(4): 259

[37]薛社普. 棉酚作为安全有效和可逆男用节育药的一线新曙光-低剂量棉酚组合甾体激素用药抗生育作用. 中国医学科学院学报, 2000, 22(3):211

[38]严倩,等.复方醋酸棉酚片治疗子宫肌瘤近期疗效观察.中国医药指南,2008,6(1):122

[39]上海、江苏、浙江锦棉片抗肿瘤协作小组.锦棉片治疗恶性肿瘤临床报告.新医学,1982,13(4):183

[40]河南省防治“慢支”协作组.治疗慢性气管炎新药复方棉花根片.河南省医药卫生科学技术资料汇编,1979:111

[41]王擎玉, 等. 棉花根水煎剂防治放化疗引起的白细胞减少临床研究. 山东中医杂志, 1996, 15(9): 392

[42]吴熙瑞,等.棉酚所致低血钾症.国际棉酚抗生育研究学术讨论会论文摘要集,武汉,1986:7

[43]赵永东,等.棉酚致肾小管酸中毒15例临床分析.临床和实用医学杂志,2006,5(3):279

[44]浙江药用植物志编写组.浙江药用植物志.杭州:浙江科学技术出版社,1980:809

棕榈 Trachycarpi Petiolus zong lü

本品为棕榈科植物棕榈 *Trachycarpus fortunei* (Hook.f.)H. Wendl.的干燥叶柄。味苦、涩,性平。具有收敛止血功能。用于吐血、衄血、尿血、便血、崩漏。

【化学成分】

含大量纤维素及鞣质;并含有较丰富的金属元素锌、铁、铜、铬、锰[1]。

棕榈叶中含有黄酮类:glycoside C.D; 藤黄菌素(luteolin);三萜皂苷类 glucoside F[2]。还含有木犀草素-7-O-葡萄糖苷(luteolin-7-O-glucoside),木犀草素-7-O-芸香糖苷(luteolin-7-O-rutinoside),甲基原薯蓣皂苷元四糖苷 (methylproto-diosgenin tetraglycoside)[3],以及对羟基苯甲酸,原儿茶酸,原儿茶醛,d-儿茶素,没食子酸,薯蓣皂苷(dioscin),Pb 皂苷,甲基原 Pb 皂苷等[4]。

【药理作用】

1. 止血　以新、陈棕板,新、陈棕皮,陈棕以及它们的煅炭制成的水煎液和混悬液,0.5 mL/20 g 剂量给小鼠灌胃。结果,陈棕水煎剂、陈棕炭水煎液及混悬液、陈棕皮炭水煎液及混悬液等的出血时间、凝血时间与对照组有显著差异;陈棕皮水煎液无止血作用,而其炭的水煎液和混悬液有明显作用。证明传统以陈久棕榈皮制炭入药是正确的,应以煅炭入药为宜,棕榈药用以陈者为良[5]。

比较研究 3 种棕榈炭的止血作用。家兔给药组选用 6.3 mL/kg 的上述 3 种水煎剂,灌胃;小鼠给药组 0.13 mL/20 g 体重的上述 3 种水煎液,灌胃。分别观察对血小板的聚集、血液黏度、凝血和复钙作用。结果:其作用依次为烫棕炭>炒棕炭>煅棕炭,棕榈炭为最佳炮制方法[6]。

2. 抑制肝癌细胞增殖　用不同剂量的棕榈叶黄酮对体外培养的肝癌 HepG2 细胞进行干预,结果表明,棕榈叶黄酮作用 48 h 对 HepG2 细胞增值产生较强抑制作用,72 h 后抑制程度略有下降,抑制作用与剂量呈正相关[7]。

3. 毒性　棕榈尘对家兔体外肺巨噬细胞毒性的实验研究。结果显示,棕榈加工厂房棕榈落尘毒性较大而纯棕尘毒性很弱。提示棕榈加工厂房棕榈落尘的细胞毒性作用,可能是棕榈尘与游离二氧化硅的联合作用所致[8]。

【临床应用】

1. 出血症　棕榈炭、黄芪、红参、白术、当归、阿胶、龟板胶、鹿角胶等伍用,治疗崩漏 26 例。结果:崩中者 8 例,均获痊愈;漏下者 18 例,痊愈 14 例,有效 3 例,无效 1 例[6]。尚有以紫草、棕榈炭、乌贼骨、侧柏炭、阿胶等伍用,随症加减,水煎,日 1 剂,5 d 为 1 个疗程,治疗崩漏 100 例。结果:其中血热型 32 例,痊愈 31 例,好转 1 例;阴虚血热型 48 例,痊愈 45 例,好转 3 例;气虚血瘀型 20 例,痊愈 11 例,好转 2 例,无效 7 例,总治愈率 87%,总有效率为 93%[1,6]。

2. 止血安胎　以桑寄生、棕榈炭各 300 g,当归身、熟地、艾炭、白术各 100 g 等伍用,诸药合制成膏剂。每服 30 mL,每天 2 次。若出血量多,可加服 1 次,适用于月经过多或崩漏、妊娠胎漏、胎动不安或习惯性流产及产后恶露不净等症[1,6]。

3. 子宫出血　以棕榈子研粉,95%酒精渗漉,渗漉液浓缩干燥成粉,装入胶囊。每次服 1~3 g,每日 3 次,5~7 d 为 1 个疗程。治疗子宫出血 243 例。结果:功能性子宫出血 187 例,显效 43 例,有效 125 例;子宫肌瘤 17 例,显效 3 例,有效 10 例;子宫颈癌 2 例,均显效;慢性宫颈炎 2 例,均有效;产后子宫复旧不全 10 例,显效 4 例,有效 5 例;人工流产、上环后出血 25 例,显效 4 例,有效 20 例,总有效率为 89.71%[1,6]。

4. 内痔出血　以炙槐角 90 g,地榆炭、棕榈炭各 30 g 伍用,水煎服,治疗内痔出血。结果:出血如注或滴血较多者,一般 3 剂即止,重者 5~6 剂可止[6]。

5. 前列腺增生症　治疗慢性前列腺炎及肥大 128 例,用复方棕榈根散(棕榈根、败酱草、土茯苓、丹参等,每日 1 剂,水煎分服,1 个月为 1 个疗程)治疗。治疗组 128 例,临床治愈(症状消失,无尿频尿急、尿后余沥,前列腺缩小)51 例;显效(症状明显减轻,但 B 超检查或触诊,前列腺缩小不明显)43 例;有效(症状有所改善)32 例;无效(症状、体征均无改善)2 例。有效率为 98.4%[9]。

6. 急性睑腺炎　用棕榈毳毛透刺泪点治疗睑腺

炎35例,取得满意疗效。治疗方法:取棕榈树上的毳毛或市售棕榈绳中较粗的毳毛,轻轻转动毳毛以刺激泪囊点直至泪液充盈眼眶为度,可反复几次。结果:经2次治疗痊愈（红肿消退，无分泌物及异物感)29例(82.8%);3次痊愈5例(14.2%);显效(红肿明显消退,偶有分泌物)1例。总有效率达100%[10]。

【附注】

棕榈果实水-醇提取物按0.0015 g/10 g体重给小鼠灌胃10 d,有明显减轻小鼠体重和胸腺、脾脏重量及降低血糖作用,具有开发及临床应用价值[11]。给予50%棕榈花蕾水提液0.1%mL使兔离体肠平滑肌收缩频率减慢,收缩幅度和张力降低,活动力亦降低;对乙酰胆碱所致兔离体肠平滑肌的收缩频率降低，活力降低。棕榈花蕾水提液对兔离体肠平滑肌有抑制作用[12]。

(周厚琼　冉懋雄　谢宝忠)

参考文献

[1]江苏新医学院编.中药大辞典(下册).上海:上海人民出版社,1977:2296

[2]雷载权,等.中华临床中药学(下卷).北京:人民卫生出版社,1998:1237

[3]Carmyshev AV, et al.Purification and characterization of windmill palm tree (Trachycarpus fortunei) per oxidase. *J Agric Food Chem*, 2006,54(26):9888

[4]黄泰康.常用中药成分与药理手册.北京:中国医药科技出版社,1994:1658

[5]叶定江,等.棕榈不同药用部位及煅炭后止血作用的比较.中药通报,1983,8(2):23

[6]阴健,等.中药现代研究与临床应用(3).北京:中医古籍出版社,1997:267

[7]王觐,等.棕榈叶黄酮对HepG2细胞增殖抑制作用的研究.现代预防医学,2009,36(20):3850

[8]廖雍玲,等.棕榈尘体外细胞毒性的实验研究 .实用预防医学,2000,7(5):392

[9]谢志豪,等.复方棕榈根散治疗慢性前列腺炎及肥大128例-附西药治疗对照30例.浙江中医杂志,2000,6:540

[10]杨 兵.棕榈毳毛透刺泪点治疗急性睑腺炎35例.中国社区医师,2006,22(1):43

[11]刘善庭,等.棕榈果实水-醇提取物的药理研究 .济宁医学院学报,2003,26(1):36

[12]刘善庭,等.3种棕榈花蕾提取液对大鼠离体子宫平滑肌作用的比较研究 .中国中医药科技,2003,10(4):228

硫黄 Sulfur liu huang

本品为自然元素类矿物硫族自然硫，采后加工，或用含硫矿物加工制得。味酸,性温,有毒。外用解毒杀虫疗疮,内服补火助阳通便。外治用于疥癣、秃疮、阴疽恶疮,内服用于阳痿足冷、虚喘冷哮、虚寒便秘。

【化学成分】

纯品主要含硫,并含碲与硒[1]。商品中有杂质。常杂有少量砷、铁、石灰、黏土及有机杂质[2]。

【药理作用】

1. 中枢神经系统　硫黄对氯丙嗪及硫喷妥钠所致的动物中枢抑制作用具有明显的加强作用[3]。空气中硫化氢浓度过高,可直接麻痹中枢神经细胞而导致死亡[1]。

2. 抗炎　硫黄对大鼠甲醛性关节炎有明显抑制作用,一次灌服900 mg/kg,每天2次,其作用与水杨酸钠600 mg/kg的作用相近[4]。升华硫还能降低因注射蛋清而产生的大鼠毛细血管渗透性增高[3]。

3. 镇咳、祛痰　对二氧化硫法引起的小鼠、大白鼠及氨水引起的小鼠咳嗽有明显镇咳作用[4]。能使大白鼠实验性支气管炎症细胞浸润减轻,同时能使各级支气管黏膜的杯状细胞数有不同程度的减少[3]。酚红排泌试验证明,灌服硫黄可增加酚红自小鼠支气管的排泄量[4]。

4. 泻下　硫黄内服后变为硫化物及硫化氢,能刺激胃肠黏膜,使之蠕动增加而有缓泻作用[1,3]。

5. 抑制变态反应性炎症　以右后足皮下注射福氏完全佐剂建立类风湿性关节炎(RA)大鼠模型,用复方硫黄灸片1/4片,隔姜片依次固定在造模后的大白鼠"大椎""肝俞""脾俞""肾俞"各穴处,每次治疗需20 min,每天1次,21 d整个疗程结束。观察红细胞花环促进率(RFER)、抑制率(RFIR)及血清红细胞C_3b受体花环率(RBC·C_3bR-R)和红细胞免疫复合物花环率(RBC·IC-R)的变化。结果表明,与模型组相比,CSTM组和HCA组C_3bR-R显著升高，而CTSM组RBC·IC-R显著降低,RFER有极显著提高,RFIR降低;CSTM组模型大鼠死亡率降低,右后足跟、跗、跖骨增大及关节肿胀度均低于HCA组与模型对照组。因此,复方硫黄炎片可以有效改善变态反应性关节炎大鼠的红细胞免疫功能,降低患病关节的畸变率与致残率[5]。

6. 杀菌、杀虫 硫黄与皮肤接触后,可氧化为五硫酸,而有杀菌和杀真菌的作用[4];所转变的硫化氢,有杀灭疥虫作用[3]。

7. 毒性 给小鼠灌胃硫黄的LD_{50}为20 g/kg,临床人中毒量为10~20 g[6]。硫黄对胃肠道黏膜有刺激作用,可产生硫化物或硫化氢,如吸收入血后,即成为硫化高铁血红蛋白,引起组织缺氧(特别是中枢神经系统缺氧),还可直接麻痹中枢神经细胞。动物中毒后可出现食欲下降,活动减少,腹胀,呼吸困难等症状,多在3 d以后死亡,病检可见少数动物肝、肾有不同程度的脂肪变性[3]。

【临床作用】

1. 慢性气管炎、咳喘 用双黄片(硫黄、大黄制片)治疗本病2120例,有效率为84.9%。取硫黄1500 g,绿豆500 g调配成粉,每次1 g,日服1~2次,20 d为一疗程,治疗213例,临床治愈40例,显效95例,并未发现明显毒性反应[3]。

2. 高血压 用硫黄100 g,酒制大黄粉20 g,调配制片,每片0.3 g,成人每天8片。治疗Ⅰ、Ⅱ期高血压107例,有效率为93.4%[3]。另有报道双黄片,每天1次,每次4片,3个月后,总有效率为83%[3]。

3. 痤疮、疥疮 用硫黄酊治疗16例青少年痤疮患者,痊愈3例,显效4例,有效7例,无效2例,总有效率87.5%[7]。用硫黄粉20 g加入白凡士林100 g混匀外用,治疗疥疮260例,其中245例1个疗程后1次治愈,15例2个疗程治愈,总有效率为100%[8]。

4. 酒糟鼻 58例酒糟鼻患者外用硫黄克林霉素霜0.5 g,早晚各1次,8周为1个疗程,总有效率96.6%[9]。

5. 类风湿性关节炎 千年活血膏(土鳖虫、大黄、延胡索、血竭、续断等)加硫黄粉外敷治疗36例类风湿性关节炎,连续贴药2周为1个疗程,4个疗程判定疗效。总有效率83.3%[10]。

6. 毒副作用 硫黄轻度中毒时,可用中药治疗:①柚子树叶30 g,切碎捣烂,温开水冲服。②生绿豆粉15 g,温开水冲服。③甘草15 g,黑豆30 g水煎服;中毒严重时,需采用综合疗法,用温开水洗胃,给予泻盐导泻。口服铁剂,以提高血的氧化能力。静脉注射1%美兰10 mL,加入50%葡萄糖溶液40 mL中,或注入20%硫代硫酸钠40 mL,以促进血液中血红蛋白的复原[3]。

(温富春 孙晓波)

参考文献

[1]江苏新医学院.中药大辞典(上册).上海:上海科学技术出版社,1986:616

[2]全国中草药汇编(上册).北京:人民卫生出版社,1975:816

[3]杨仓良,等.毒剧中药古今用.北京:中国医药科学技术出版社,1991:329

[4]王筠默,等.中药药理学.上海:上海科学技术出版社,1985:312

[5]贾杰,等.复方硫黄炎片对变态反应性关节炎大鼠红细胞免疫功能的影响.新乡医学院学报,2002,19(2):87

[6]马光民.中药中毒解救指南.西安:陕西科学技术出版社,1987:448

[7]王思农.硫黄酊治疗青少年痤疮的临床观察.亚太传统医药,2009,5(5):110

[8]王东周.2%硫黄软膏治疗疥疮260例疗效观察.青海医药杂志,1999,29(3):31

[9]殷刚,等.硫黄克林霉素霜治疗酒糟鼻58例.中国民间疗法,2007,15(11):23

[10]姚文敏,等.千年活血膏加硫黄粉外敷治疗类风湿性关节炎的疗效分析.临床合理用药,2009,2(16):78

雄黄 Realgar xiong huang

本品为硫化物类矿物雄黄族雄黄。味辛,性温,有毒。有解毒杀虫,燥湿祛痰,截疟功能。主治痈肿疔疮、蛇虫咬伤、虫积腹痛、惊痫、疟疾。

【化学成分】

主要成分为二硫化二砷As_2S_2及一些微量元素[1]。

【药理作用】

1. 镇痛抗炎 0.13、0.065、0.033 g/kg的生雄黄和

等剂量酸奶飞炮制的雄黄能明显的抑制醋酸致小鼠的扭体反应，对热板法致痛也有镇痛作用。此剂量对二甲苯致小鼠耳肿胀有明显的抑制作用[2]。

2. 抗哮喘 用雄黄（1.5625 mg/L）与哮喘豚鼠肺泡灌洗液中嗜酸细胞共培养，在光镜和电镜水平下发现雄黄对嗜酸细胞具有促进凋亡作用，而且经流式细胞仪检测可见嗜酸细胞凋亡率随着雄黄作用于嗜酸细胞浓度的增加和时间的延长升高，提示雄黄促进嗜酸细胞凋亡是其对支气管哮喘具有治疗作用的原因之一[3]。

3. 抗菌 0.125%的雄黄对金黄葡萄球菌有一定的抑制作用，浓度为0.25%时抑制作用非常明显[4]。

4. 抗白血病 雄黄在治疗急性早幼粒细胞白血病取得了显著的效果，主要作用为促进细胞凋亡。结果表明，雄黄可以诱导K562细胞[5]、NB_4细胞[6]、HL60细胞[7]、CEM细胞[8]、白血病细胞survivin[9]、B淋巴瘤细胞系Raji细胞[10]等多种细胞凋亡。其作用机制多为影响细胞周期，下调Bcl-2、P-gp、突变型p53蛋白的表达；其中雄黄诱导K562细胞凋亡的又一机制可能是端粒酶活性下降[11]；PSMC2，PSMD1及ITGB1基因的表达改变可能与NB_4细胞的分化和凋亡有密切关系[12]。雄黄对HL60细胞不仅有诱导凋亡作用，低浓度雄黄对HL60细胞还具有诱导分化作用。

5. 抗肿瘤 雄黄1 g/mL给小鼠灌服，连续10 d，可诱导荷瘤（L1210和H22）小鼠肿瘤组织凋亡，抑制荷瘤小鼠肿瘤的生长，并可延长存活时间[13]。雄黄能抑制肺腺癌细胞（SPC-A-1）[14]，人宫颈癌细胞（HeLa）[15]、多发性骨髓瘤RPMI 8226细胞[16]、BEL-7402肝癌细胞[17]、卵巢癌细胞[18]、人结肠癌LoVo细胞[19]及体内外胶质瘤[20]的生长等均有明显的抑制作用和促凋亡作用。其中雄黄对多发性骨髓瘤RPMI 8226细胞的分化和凋亡与其中BTG1，TXN1P及ALK1基因可能有密切关系。

6. 药代动力学 雄黄（75 mg/kg）灌胃给药后，雄黄中的砷只有少量吸收入人血，吸收、分布和消除半衰期分别为4.30、12.59、22.70 h；血砷浓度在药后3 h和12 h分别达到峰浓度（46.0、42.0 g/L）。单次给药后，在大鼠主要脏器和组织中均可检测到砷，以脾、毛发、肺和肾上腺中分布较多，肾、心、肝、膀胱、皮肤次之；多次给药后，在肾、膀胱的积累显著增加。停药2周后，砷在各脏器组织（除心脏）中的含量普遍降低，降幅从21.1%~69.5%不等[21]。

7. 毒性 雄黄给小鼠连续灌服125、250 mg/kg，可引起外周血红细胞、白细胞、血小板的形态学改变，如彩点红细胞增加，粒细胞和淋巴细胞凋亡，血小板颗粒减少等；骨髓象各系细胞也均出现形态改变，如巨幼样红细胞异常丝状分裂，粒细胞鼓槌状小体数量增多，凋亡小体出现等[22]。雄黄以1.0 g/kg诱发雄性小鼠的微核率显著高于对照组，随着雄黄剂量增加，微核率增高[23]。Wistar大鼠口服50 mg/kg雄黄5周后对体内组织中铜、锌和硒水平影响甚微，口服450 mg/kg的雄黄后大鼠心脏中锌含量下降，脾脏和骨髓中铜含量升高，肾铜水平较对照组增加约2倍。大鼠肝肾组织中金属硫蛋白的含量几乎不受口服雄黄的影响，表明肾铜蓄积是大鼠服用450 mg/kg雄黄后体内微量元素变化最为显著的特征，肾铜的蓄积有可能是造成雄黄肾脏毒性之一[24]。天然雄黄可导致小鼠肝损伤，酸化精制后对肝脏毒性显著降低，雄黄毒性成分可能为可溶性砷盐[25]，雄黄中的有效物质是As_2S_3，其中所含的As_2O_3是其毒性成分[26]。

【临床应用】

1. 支气管哮喘及慢性支气管炎 雄黄内服治疗哮喘和慢性支气管炎有良好的效果，作用机制可能在下调Bcl-2基因引起血液中嗜酸性粒细胞（EC）凋亡上起到重要作用[27]。

2. 流行性腮腺炎 雄黄散外贴治疗小儿腮腺炎116例，痊愈74例，显效26例，总有效率为100%[28]。

3. 白血病 雄黄对急性非淋巴细胞白血病（M1、2、4、5、6）、慢性粒细胞白血病，骨髓增生异常综合征（MDS）均有一定疗效。用市售雄黄治疗MDS，对难治性贫血伴原始细胞增多（REAB）型效果好于难治性贫血（RA）型，且对恶性克隆增殖性疾病疗效较好[29]。用雄黄或纯化雄黄治疗M3白血病，对初治、耐药、复发和维持缓解都有确切疗效[30]。

4. 抗肿瘤 用雄黄治疗15例治疗多发性骨髓瘤（MM）的患者，3例完全缓解，5例有效，7例无效。发现雄黄可能不是通过降低IL-6活性及sIL-6R水平来抑制肿瘤细胞生长的[31]。

5. 皮肤病 雄黄外敷治疗带状疱疹200例，其中180例1~2 d内止痛，3~7 d内结痂、脱落、治愈。其余20例再经雄黄酊中加入2%普鲁卡因，外敷带状疱疹患处，治疗7 d症状减轻，好转。治愈率90%[32]。以雄黄为主的复方制剂雄黄散治疗黄水疮400余例，有效率为99%，一般用药3~5 d即可治愈[32,33]。

6. 腋臭 雄黄碘附液治疗腋臭48例，治疗1个疗程，36例腋臭消失，10例明显好转，2例无效，总有效率为95.88%[34]。

7. 不良反应 报道1例砷中毒死者为过量使用

含有雄黄的药膏并用塑料布包裹，导致其死亡[35]。服用含砒雄黄急性中毒主要症状为上吐下泻，口服中毒者，立即饮米醋2碗引吐，轻者可用防己10 g、甘草10 g、绿豆100 g，水煎顿服。

（丁　涛　孙晓波）

参 考 文 献

[1]江苏新医学院. 中药大辞典(上册). 上海：上海科学技术出版社，1986：2338

[2]纪淑芳，等. 雄黄生品和酸奶飞炮制品的药效学比较. 长春中医学院学报，2000，16(1)：44

[3]许继德，等. 雄黄诱导哮喘豚鼠肺泡灌洗液中嗜酸细胞凋亡的研究. 中国临床药理学与治疗学，2006，11(9)：1052

[4]仝燕，等. 湖南石门雄黄的研究. 中国中医药科技，1997，4(5)：286

[5]张晨，等. 雄黄抗白血病细胞多药耐药及其凋亡诱导关系的研究. 中国中医基础医学杂志，1999，5(12)：40

[6]张晨，等. 低剂量雄黄诱导NB4细胞凋亡的研究. 中国中医基础医学杂志，2000，6(2)：11

[7]罗丽云，等. 雄黄纳米微粒对人白血病细胞株HL-60的诱导分化作用. 中国中药杂志，2006，31(16)：1343

[8]张晨，等. 雄黄对T淋巴细胞白血病细胞系CEM的促凋亡作用. 中西医结合学报，2003，1(1)：42

[9]肖延风，等. 雄黄对急性白血病细胞株存活蛋白(survivin)基因表达的影响及其意义. 中国实验血液学杂志，2005，13(3)：386

[10]张晨，等. 雄黄对Raji细胞凋亡的影响. 安徽中医学院学报，2003，22(2)：50

[11]李静，等. 雄黄对K562细胞端粒酶活性和凋亡的作用. 第四军医大学学报，2003，24(17)：1581

[12]王怀宇，等. 应用基因芯片研究雄黄对NB4细胞的作用. 中国中药杂志，2002，27(8)：600

[13]刘京生，等. 雄黄诱导肿瘤细胞凋亡的实验研究. 河北中医，2000，22(11)：874

[14]邹春芳. As_2S_2对SPC-A-1及K562细胞的促凋亡作用. 中华综合临床医学杂志，2004，6(12)：27

[15]刘嵘，等. 纳米雄黄混悬液对人宫颈癌细胞RCAS1表达的影响. 中国医院药学杂志，2008，28(6)：459

[16]王梦昌，等. 雄黄对多发性骨髓瘤细胞株RPMI8226细胞基因表达谱的作用. 中南大学学报，2006，31(1)：24

[17]张晨. 雄黄对肝癌细胞系BEL-7402增生的影响. 肝脏，2004，9(2)：112

[18]陈文雪，等. 雄黄对荷人卵巢癌裸鼠移植瘤细胞凋亡的基础研究. 肿瘤，2007，27(10)：787

[19]单路娟，等. 雄黄对人结肠癌LoVo细胞生长及凋亡的作用. 肿瘤研究与临床，2007，19(1)：8

[20]庞琦，等. 雄黄治疗胶质瘤的初步试验研究. 山东大学学报(医学版)，2006，44(4)：376

[21]汤毅珊，等. 雄黄单次和多次给药在大鼠体内的药物动力学和组织分布. 中药新药与临床药理，2008，19(5)：372

[22]李国明，等. 中药雄黄对小鼠造血系统的影响. 中华实用中西医杂志，2003，16(9)：1198

[23]孙恩亭，等. 中药雄黄的致突变性实验研究. 中国中医基础医学杂志，1998，4(11)：52

[24]程增江，等. 口服雄黄对小鼠脏器中铜、锌、硒含量的影响. 中国中药杂志，2001，26(3)：194

[25]范麟如，等. 天然雄黄与精制雄黄对小鼠肝脏损伤的初步研究. 中国天然药物，2007，5(1)：63

[26]张伟，等. 雄黄活性物质的毒效相关性初步研究. 中国天然药物，2004，2(2)：123

[27]丁晓辉，等. 细胞凋亡与雄黄的临床应用. 浙江中西医结合杂志，2000，10(5)：318

[28]杜安民. 雄黄散外治疗小儿腮腺炎116例. 陕西中医，1995，16(12)：545

[29]高学熙，等. 雄黄治疗骨髓异常增生综合征14例. 临床内科杂志，1998，15(3)：125

[30]陆道培，等. 口服雄黄治疗急性早幼粒细胞白血病(ANLL-M3)66例. 中国实验诊断学，1998，(6)：319

[31]王梦昌，等. 雄黄在多发性骨髓瘤治疗中的作用. 临床血液学杂志，2003，16(6)：249

[32]李军体，等. 雄黄外敷治疗带状疱疹200例观察. 中华实用中西医杂志，2003，3(16)：505

[33]宿国进. 雄黄散治黄水疮. 山东中医杂志，1995，14(8)：373

[34]龚卫东，等. 雄黄碘附液治疗腋臭48例. 中国中西医结合杂志，1995，15(5)：312

[35]王永成. 皮肤外涂雄黄导致砷中毒死亡1例. 中国法医学杂志，2007，22(2)：125

紫珠叶 Callicarpae Formosanae Folium

zi zhu ye

本品为马鞭草科植物杜虹花 *Callicarpa formosana* Rolfe 的干燥叶。味苦、涩，性凉。凉血收敛止血，散瘀解毒消肿。用于衄血、咯血、吐血、便血、崩漏、外伤出血、热毒疮疡、水火烫伤。

【化学成分】

1. 黄酮类 3,4′,5,7-四甲氧基黄酮（3,4′,5,7-tetramethoxyflavone）、3,3′,4′5,7-五甲氧基黄酮（3,3′,4′5,7-pentamethoxyflavone）、5-羟基-3,3′,4,7-四甲氧基黄酮（5-hydroxy-3,3′4,7-tetramethoxyflavone）[1]。

2. 挥发油 (-)-斯巴醇[(-)-spathulenol]、β-石竹烯(β-caryophyllene)、大根香叶烯(germacrene D)、β-桉叶烯(β-eudesmene)、γ-榄香烯(γ-elemene)、马兜铃烯（aristolene）、异香橙烯氧化物(isoaromadendrene oxide)和4-松油醇(4-terpineol)[2]。

【药理作用】

1. 止血 紫珠水提液能明显缩短小鼠的出血时间和凝血时间，能显著升高小鼠血小板数[3]。

2. 抗氧化 杜虹花叶挥发油对 DPPH 自由基有一定的清除能力，浓度为 16.5、32.8、65.5 μg/L 时的 DPPH 自由基清除率分别为 12.3%、26.5%和 49.2%，且表现出明显的量效相关性[2]。

【附注】

目前国内临床作为紫珠药用的多为裸花紫珠（*Callicarpa nudiflora* Hook ex Am.）。

[化学成分]

1. 挥发油 主要有石竹烯氧化物(caryophyllene oxide)、α-石竹烯(α-caryophyllene)、石竹烯(caryophyllene)、异香树素环氧物(isoaromadendreneepoxide)、绿花白千层醇(viridiflorol)、香橙烯(aromadendrene)等[4]。

2. 黄酮类 有紫珠萜酮、芹菜素、木犀草素、木犀草苷(luteoloside)、木犀草素-3′-O-β-D-吡喃葡萄糖苷(dracocephaloside)、木犀草素-4′-O-β-D-吡喃葡萄糖苷(juncein)等[5,6]。

[药理作用]

1. 抗炎、止血、抑菌 裸花紫珠总黄酮 240、120、60 mg/kg 明显抑制二甲苯致小鼠耳廓肿胀，明显缩短小鼠断尾出血时间和凝血时间。裸花紫珠总黄酮有抗炎、止血作用[5]。紫珠片(每片含浸膏粉 0.38 g)终浓度在 0.2~0.0031 g/mL 时对金黄色葡萄球菌、伤寒沙门菌、肺炎球菌有不同程度的抑制作用。紫珠片 1.95 和 0.975 g/kg 剂量给小鼠灌胃 3 d，对冰醋酸所致小鼠腹腔毛细血管通透性增强和二甲苯致小鼠耳廓肿胀均有抑制作用，并缩短小鼠断尾出血时间；紫珠片 1.35 和 0.675 g/kg 对大鼠蛋清所致足趾肿胀有抑制作用。紫珠片有较广泛的抗菌消炎止血作用[7]。

2. 影响血液流变性 给大鼠灌胃裸花紫珠液 4、2、1 mg/kg，连续 7 d，对右旋糖酐所致血瘀模型具有抗血栓形成，降低血液黏度和红细胞压积；对 ADP 诱导正常大鼠血小板聚集，有抑制血小板聚集作用。裸花紫珠可以改善血液流变性[8]。

3. 毒性 裸花紫珠片给小鼠灌胃的最大耐受量 MTD>60 g/kg；给大鼠灌胃裸花紫珠片 2.5、1.25 g/kg，连续给药 28 d，各组无动物死亡，动物外观、饮食、肝肾功能、血象及脏器病理检查均无异常。裸花紫珠片临床用药安全范围较大[9]。

[临床应用]

1. 出血性疾病 紫珠片（含裸花紫珠浸膏粉 0.5 g）治疗鼻出血 87 例，每次 2~3 片，3 次/d。少量出血 48 例，治愈 45 例，好转 3 例；中等出血 24 例，治愈 13 例，好转 9 例，无效 2 例；大量出血 15 例，治愈 5 例，好转 4 例，无效 6 例。有效率 91%[10]。肝肠术后出血患者 128 例，口服裸花紫珠片 2 片/次，每天 3 次，有效率 98.43%(126/128)[11]。内痔出血患者采用裸花紫珠片+化痔栓肛门局部用药治疗 126 例，3 d 止血率65.1%，总有效率 87.3%[12]。300 例鼻腔鼻窦术后出血患者口服裸花紫珠片，止血总有效率 94%[13]。药物流产后阴道出血用裸花紫珠片口服治疗获得满意疗效，经治 150 例患者，服药后 7 d 止血者(治愈)达 82%[14]。

2. 炎症及感染性疾病 裸花紫珠片（口服，2~4 片，每日 3 次）治疗 60 例尿路感染，疗程 5~7 d，治疗 1~2 个疗程。总有效率 85%[15]。呼吸道感染患者对合并症状相应处理外，给予裸花紫珠片治疗，疗程为 3~

21 d,有效率86.7%。较好的疗效,考虑可以替代常规抗生素治疗[16]。微波联合裸花紫珠片治疗宫颈糜烂患者40例,一次性治愈率为92.5%,并能缩短术后阴道排液时间短,阴道出血量少[17]。裸花紫珠片治疗慢性咽炎115例,显效52例(45.22%),有效38例(33.04%),无效25例(21.74%),总有效率78.26%[18]。

3. 过敏性紫癜　过敏性紫癜患者100例,口服裸花紫珠片(1次2片,1 d 3次),2周为1个疗程,共治疗2个疗程。结果痊愈52例,显效38例,有效8例,无效2例,愈显率90%[19]。

(周厚琼　冉懋雄　谢宝忠)

参考文献

[1]国家中医药管理局《中华本草》编委会.中华本草.精选本(下册).上海:上海科学技术出版社,1998:1577

[2]林朝展,等.杜虹花叶挥发油化学成分及抗氧化活性研究.热带亚热带植物学报,2009,17(4):401

[3]卢素琳,等.紫珠止血作用的实验研究.贵阳医学院学报,1999,24(3):241

[4]王治平,等.裸花紫珠挥发油化学成分的气相色谱-质谱联用分析.时珍国医国药,2006,17(9):1640

[5]梁纪军,等.裸花紫珠总黄酮的抗炎、止血作用研究.现代中西医结合杂志,2009,18(26):3161

[6]王祝年,等.裸花紫珠的化学成分.热带亚热带植物学报,2007,15(4):359

[7]符健,等.裸花紫珠片的抗菌消炎和止血作用研究.海南大学学报自然科学版,2002,20(2):154

[8]陈颖,等.裸花紫珠对大鼠血液流变学的影响.中国药物与临床,2007,7(4):293

[9]曾祥周,等.裸花紫珠片急性毒性及长期毒性研究.中国热带医学,2002,2(4):447

[10]冯新华,等.裸花紫珠片治疗鼻出血87例临床观察.中国伤残医学,2007,15(4):40

[11]席作武,等.裸花紫珠片治疗肛肠病术后出血128例.陕西中医,2009,30(9):1155

[12]刘丰,等.裸花紫珠片治疗内痔出血126例.实用医学杂志,2008,24(5):813

[13]段晓东,等.裸花紫珠片在鼻腔鼻窦术后止血的临床应用.中国伤残医学,2009,17(3):59

[14]姚苏梅.裸花紫珠片治疗药物流产术后阴道出血300例临床分析.中华实用中西医杂志,2002,8:984

[15]白雪.裸花紫珠片治疗尿路感染60例疗效观察.贵阳中医学院学报,2003,25(4):25

[16]李建华,等.裸花紫珠片治疗呼吸道感染75例.中医药临床杂志,2007,19(5):456

[17]樊希芬.微波联合裸花紫珠药治疗宫颈糜烂疗效观察.社区医学杂志,2008,6(23):9

[18]黄学勤,等.应用裸花紫珠片治疗慢性咽炎的临床疗效分析.内蒙古中医药,2009,3:38

[19]胡惠清,等.裸花紫珠片治疗过敏性紫癜疗效观察.湖北中医杂志,2009,31(4):42

紫萁贯众　Osmundae Rhizoma

zi qi guan zhong

本品为紫萁科植物紫萁 *Osmunda japonica* Thunb.的干燥根茎和叶柄残基。味苦,性微寒,有小毒。清热解毒,止血,杀虫。用于疫毒感冒、热毒泻痢、痈疮肿毒、吐血、衄血、便血、崩漏、虫积腹痛。

【化学成分】

紫萁根茎含紫萁甾酮A(pomasterone A)、蜕皮酮(acdysone)、蜕皮甾酮(acdysterone)、紫萁内酯(osmundalactone)及棕榈甲酯(methylpalmitate)、棕榈乙酯(ethylpalmitate)、紫萁苷(osmundalin)、β-谷甾醇(β-sitosterol),还有紫萁多糖等多种物质[1]。紫萁根茎中还含有约5%的鞣质[2]。此外,还从紫萁中分离出紫萁苷、花秋酸苷和甲基-5-羟-3乙酸酯,并发现紫萁中含有β-D-吡喃糖苷和脱氢紫苷等物质[3]。

【药理作用】

1. 抑菌、抗病毒　紫萁水提液(生药1 g/mL)和醇提液(生药1 g/mL)用滤纸蘸取贴于细菌培养皿表面,细菌37℃培养18 h,真菌28℃培养40 h。结果表明,紫萁全株都有不同程度的抑菌效果,地下部分效果强于地上部分;提取液对枯草杆菌和金黄色葡萄球菌抑菌效果最明显,对酵母菌抑菌效果不明显,对青真菌无效[4]。紫萁多糖对疱疹病毒、柯萨奇病毒、埃可病毒、流感病毒等具有抗病毒作用[5]。

2. 抗寄生虫　也能驱除人体内的肠蠕虫,如钩虫、蛔虫和鞭虫等[6]。

3. 止血　1:1的紫萁煎剂能明显缩短免的凝血时间,0.2 g/mL浓度对鼠血浆的凝固时间为127.80±20.23

s,与对照组155.56±13.13 s 比较有显著缩短作用[7]。

4. 收缩子宫　紫萁水煎剂 0.3~0.4 g 对离体大鼠、家兔和豚鼠子宫均有收缩作用;大鼠及家兔静脉注射 0.5 g/kg 对在体子宫亦有收缩作用[8]。

【临床应用】

以紫萁为主的复方,对妇科出血患者也有缩短出血时间和凝血时间的趋势。紫萁片每日服 3 次,每次 2 片,对慢性支气管炎的有效率达 80%[9]。

(赵丽纯　文　雪　周秋丽)

参考文献

[1] Koyama K, et al. Active proteoglycan containing 3-O-methylrhamnose (acofriose) from young plants of Osmunda japonica. *Carbohydrate Research*, 1978, 32(2): 126

[2]楼之芩,等.常用中药材品种整理和质量研究.北京:北京医科大学、中国协和医科大学联合出版社,1995:79

[3] Takano A et al. Characterization of a 22-KDa protein in chloroplasts from green spores of the fern Osmunda japonica. *Physiologia Plantarum*, 1995, 25(4): 129

[4]张泽宏,等.紫萁提取液抑菌试验的初步研究.西南大学学报(自然科学版),2008,30(2):95

[5]李磊,等.紫萁多糖POJI的分离纯化和基本性质研究.食品科学,1999,20(6):11

[6]《全国中草药汇编》编写组.全国中草药汇编(上册).北京:人民卫生出版社,1975:94,501,530.

[7]郭巧生,等,九种不同贯众的止血实验比较.中国药检药理工作通讯,1989,(2):15

[8]丁端梅,等.十种不同贯众对子宫平滑肌的作用.中国药检药理工作通讯,1993,5(1):48

[9]吉林省抚松制药厂.紫箕片.中草药通讯,1977,(12):19

紫　草　Arnebiae Radix
zi cao

本品为紫草科植物新疆紫草 *Arnebia euchroma* (Royle) Johnst. 或内蒙紫草 *Arnebia guttata* Bunge. 的干燥根。新疆紫草又称软紫草。味甘、咸,性寒。有清热凉血,活血解毒,透疹消斑功效。用于血热毒盛、斑疹紫黑,麻疹不透、疮疡、湿疹、水火烫伤。

【化学成分】

紫草的有效成分主要为两大类:一类是脂溶性很强的萘醌类色素,通称总色素,包括紫草素(shikonin),乙酰紫草素(acetyl shikonin),β、β-二甲基丙烯酰紫草素 (isobuthyl shikonin),β-羟基异戊酰紫草素(β- hydaroxy isobuthyl shikonin),异戊酰紫草素(isobuthyl shikonin),去氧紫草素(deoxy shikonin)等;另一类是水溶性成分,主要是多糖,含量在 2%左右[1]。

新疆紫草、内蒙紫草中总色素含量分别为2.47%、1.72%[2]。从新疆紫草根石油醚提取部分中分离出 8 个化合物,分别是去氧紫草素(deoxyshikonin)、β、β-二甲基丙烯阿卡宁(β、β-dimethylacrylalkannin)、消旋乙酰紫草素 (dl-acetylshikonin)、乙酰阿卡宁(acetylalkannin)、β-乙酰氧基异戊酰阿卡宁 (β-acetoxyisovalerylalkannin)、消旋紫草素(dl-shikonln)、β-羟基异戊酰阿卡宁 (β-hydroxyisovalerylalkannin)、1-甲氧基乙酰紫草素(1-methoxy-acetylshikonin)[3]。从软紫草根粉及其提取物中分离出五种萘醌成分:紫草素(shikonin),β-乙酰氧基异戊酰阿卡宁、去氧紫草素、乙酰紫草素、二甲基丙烯阿卡宁[4]。其他成分还有 β,β-二甲基丙烯酰紫草素、β-谷甾醇[5]以及紫草聚糖、紫草酸等。对人工栽培和野生紫草进行比较分析表明,人工栽培与野生紫草的有效成分种类基本一致,其主要有效成分羟基萘醌总色素含量,人工栽培一年生紫草明显高于野生紫草[6]。

【药理作用】

1. 抗病原微生物

(1)抗菌　2.5%、5%、10%紫草油醇溶液对多种细菌有抑制作用,包括变形杆菌、溶血性链球菌、金黄色葡萄球菌、绿脓杆菌、大肠杆菌、痢疾杆菌、肺炎双球菌及卡他球菌等[7]。新疆紫草抗菌谱广,作用强度大,内蒙紫草次之[8]。

(2)抗病毒　紫草滴眼剂(紫草、硼酸、硼砂、尼泊金、蒸馏水)对单纯疱疹病毒有抑制作用,管内及管外半数组织培养感染量($TCID_{50}$)测定结果表明,该药生药 1 g/mL 有抗病毒效应[9]。

(3)抗真菌　10%生理盐水紫草浸液对絮状表皮癣菌、羊毛状小芽孢癣菌有抑制作用。

2. 抗炎及抗变态反应　给大鼠腹腔注射乙酰紫

草素 5 mg/kg，对腹部皮内注射组胺引起的血管通透性的抑制率为 34.5%[10]。大鼠分别腹腔注射、皮下注射和灌胃相同剂量(5 mg/kg)的乙酰紫草素，对甲醛性足肿胀及棉球肉芽肿增生性炎症有显著抑制作用[10]。给兔皮下注射 1%紫草水浸液 4 mL，能阻断皮下注射组胺引起的皮肤微血管通透性增加[11]。给家兔腹腔注射 100%紫草水浸液 2 mL。对芥子泥引起的皮肤刺激症状有一定的对抗作用[12]。紫草水煎液生药 7.5 g/kg 灌胃，能对抗 4.9 倍致死量(0.66 mL/kg)的马血清及 2 倍致死量(0.5 mg/kg)的组胺对家兔的致死作用[13]。皮下注射紫草素 10 mg/kg 对小鼠巴豆油耳肿胀和大鼠酵母性足肿胀有明显抑制作用；在白细胞体外温孵系统中，紫草素在 10^{-7}~10^{-4} mol/L 浓度范围内可浓度依赖性地抑制 LTB4 和 5-HETE 生物合成，其 50%抑制浓度(IC_{50})分别为 6.2×10^{-7} mol/L 和 2.6×10^{-7} mol/L[13]。

3. 抗肿瘤　紫草素 5、10 mg/kg，连续给药 5 d，可抑制小鼠腹水型肉瘤 180(S180)，延长动物存活时间[14]。从新疆紫草根石油醚提取物中得到的活性成分紫草 A，对 Hela 细胞周期有明显影响，可使细胞分裂指数下降，其作用略似秋水仙碱。该药对小鼠艾氏腹水癌(EAC)、S180、子宫颈瘤(U14)、肉瘤 37(S37)以及大鼠瓦克癌肉瘤（W256）有抑制作用，抑制率分别为 52.8%、55.6%、52.0%、60.0%及 52.5%，但对棕鼠白血病 615(L615)无对抗作用[15]。给小鼠腹腔注射紫草萘醌单体提取物 6 mg/kg，连续 5 d，可提高小鼠脾细胞自然杀伤细胞(NK 细胞)毒活性约 20%，紫草抗肿瘤作用可能与增强 NK 细胞活性有关[16]。紫草萘醌单体分离物-LⅢ剂量为 3~5 μg/mL 的条件下，人胃癌和人食管癌细胞的生长曲线、分裂指数均受抑制；在剂量为 5~10 μg/mL 情况下，癌细胞的集落形成率受到抑制。紫草萘醌的抗癌生物学效应与其降低癌细胞 RNA 含量、影响癌细胞超微结构以及增强 NK 细胞活性有关[17,18]。

紫草素对肝癌和 Lewis 肺癌有一定的放射增敏作用。对肝癌和 Lewis 肺癌的抑瘤率紫草素加放射比单纯紫草素或单纯放射高。另外，光镜观察到 Lewis 肺癌紫草素加放射的肿瘤组织中存在较大坏死灶；超微结构显示在紫草素组和紫草素加放射组的瘤细胞之间有一些巨噬细胞，说明紫草素对肝癌和 Lewis 肺癌有一定的放射增敏作用。荷瘤小鼠生存期的延长间接增加了放疗效果[19]。

4. 解热　25%紫草根粗粉水煎液 20 mL 给兔灌胃，对肌肉注射牛奶(2 mL)所引起的实验性发烧有缓和的解热作用[20]。云南产紫草水煎液 10 g/kg 灌胃给药，可降低伤寒及副伤寒混合疫苗引起的家兔体温升高[12]。紫草素及乙酰紫草素 10 mg/kg 腹腔注射，还可降低正常小鼠体温[21]。

5. 抗生育　动物交配实验观察，服紫草组的动物怀孕率为 0，而对照组怀孕率为 50%，停药后可恢复生育力。因此，中药紫草可用于临床女性避孕[22]。给小鼠分别用 50%紫草水浸液和醇浸液 2.8 g/kg 灌胃，抑胎百分率可达 43%及 100%。以 10%紫草药饵给小鼠灌胃，连续 16 周，可使小鼠卵泡减少。输卵管上皮出现不定泡及脂肪性变[23]。紫草的石油醚提取物，给小鼠皮下注射 10 g/kg，连续 3~7 d，小鼠胎盘出现坏死、液化吸收，或者出现子宫充血，并有胎仔排出或吸收的胎盘痕迹，小鼠妊娠终止。该药对家兔也有抗早孕作用[24]。紫草有抑制大鼠卵泡发育与成熟的作用，用药后血清 FSH 和 LH 浓度下降，出现明显的抗生育效果；停药第 45 天，实验动物重现动情期，恢复正常生育力[25]。紫草的抗生育作用可能与其兴奋子宫，阻断垂体促性腺激素及绒毛膜促性腺激素的作用有关。紫草的抗促性腺激素作用，至少部分是出自紫草酸的作用，这种多酚酸占紫草干重的 2%~3%[26]。

6. 止血　给小鼠灌胃 6 种紫草水提液、醇提液 10 g/kg，连续 3 d，对小鼠断尾出血显示不同程度的止血作用。水提液止血作用强度依次为：软紫草>露蕊滇紫草>滇紫草>密花溪紫草>紫草>黄花软紫草，其中前 4 种作用显著；醇提液作用强度依次为：黄花软紫草>露蕊滇紫草>软紫草>滇紫草>密花滇紫草>紫草，前 5 种作用显著[8]。对于腹腔注射肝素(400 U/kg)引起的大鼠凝血时间延长，腹腔注射紫草素 10 mg/kg，乙酰紫草素 10 mg/kg 具有对抗作用，可使血浆再钙化凝固时间在给药后 1、3 h 明显缩短[21]。

7. 降血糖　从紫草根中分得紫草聚糖 A、B、C，给正常小鼠腹腔注射 100 mg/kg，7 h 后使血浆葡萄糖浓度分别降低 64%、83%及 55%。对链脲佐菌素诱导的高血糖小鼠腹腔注射聚糖 A 100 mg/kg，7 h 后降血糖作用显著，血糖浓度为对照组的 51%[27]。

8. 保肝　紫草可有效地防止四氯化碳引起的小鼠血清 SALT 升高，提高醋氨酚中毒小鼠的生存率，能降低四氯化碳引起的大鼠血清丙氨酸氨基转移酶活力和血清胆红素含量。提示，紫草具有抗四氯化碳所致动物肝细胞损伤，达到保护肝脏，恢复肝功能的目的[28]。

9. 抗氧化　紫草色素(LEP)对 1，1-二苯基-2-苦苯肼自由基(DPPH·)和超氧自由基(O_2^-)均有较强的清除能力，并且对 2 胡萝卜素/亚油酸自氧化体系有明显的抑制作用[29]。

10. 毒性 给小鼠灌胃50%紫草水煎液，LD_{50}为110.2±0.2 g/kg，动物在用药后出现安静，呼吸加快，最终因呼吸困难而死亡[12]。乙酰紫草素小鼠腹腔注射的LD_{50}为22.75±1.02 mg/kg，给药后小鼠静卧不动，拒食，呼吸困难，一般于给药后4~24 h内死亡。给大鼠腹腔注射乙酰紫草素5 mg/kg，48 h后处死，取肝、肾做病理组织检查，未见异常[10]。国外报道[21]，给小鼠腹腔注射紫草素的LD_{50}为20.0 mg/kg，乙酰紫草素为41.0 mg/kg。

【临床应用】

1. 单疱病毒性角膜炎 紫草滴眼剂，由患者自行滴眼，每1~2小时滴1次，同时以0.25%氯霉素眼药水滴眼，每日3次，睡前涂金霉素眼膏。共治疗31人(34眼)，15 d内治愈26例，基本治愈4例，好转2例，无效2例[9]。

2. 口腔黏膜病 紫草软膏(TSO)外涂治疗口腔黏膜病30例(孤立性口疮17例，褥疮性口炎8例、口角糜烂5例)，于每餐后及睡前涂药，每日4次，全部病例有效率达89.7%[30]。紫草油涂于溃疡面上治疗复发性口腔溃疡25例，3次/d，一般用药2~3 d，治愈率100%[31]。

3. 烧伤 紫草油暴露疗法治疗烧伤285例，其中轻度82例，中度141例，重度60例，特重度2例，除轻度外，尚配合西药疗法。治疗结果，除1例特重患者死亡外，全部治愈，轻、中度者疗程7~12 d，重度者为14~28 d[32-34]。

4. 皮肤病 紫草甘草水煎液，日服1剂，治疗玫瑰糠疹154例，其中痊愈124例(80.5%)，服药15剂后皮疹全部消退；显效26例(16.9%)；无效4例(2.6%)，总有效率为97.3%[35]。紫甘软膏(紫草素、甘草次酸等)外涂治疗接触性皮炎、荨麻疹及各种皮肤病继发感染共74例，5 d为一疗程，总有效率分别达94.12%、81.48%及100%[36]。采用新疆产软紫草加植物油浸泡得暗紫红色紫草油(10 g/100 mL)，外涂患处治疗婴幼儿尿布皮炎128例，每日3次，总有效率98.44%[37]。用紫草油(紫草用香油浸泡)涂于患部治疗婴儿腹泻致肛周红肿28例，治疗总有效率为93%[38]。也有将紫草以复方应用于慢性湿疹的治疗报道[39]。

5. 宫颈糜烂 以紫草油外涂宫颈，间日1次，10次为一疗程，治疗宫颈糜烂100例，经1~2个疗程后，84例痊愈，4例好转，4例无效，总有效率为96%[40]。用蘸有复方紫草油的棉签涂抹宫颈。结果93例患者中，轻度有效率100%，中度有效率96.6%，重度有效率70.8%[41]。

6. 避孕 以新疆生紫草粉与生绿豆粉混合压制成0.2g的片剂，于每月经期过后口服，每次9片，每日3次，连续9 d，102人避孕效果达82.4%的成功率，且无明显副作用[42]。

7. 骨科疾病 以紫草加蓖麻油混合液制成紫草油纱条，通过创口换药治疗骨髓炎、大面积软组织损伤等骨科疾患，取得了较好的疗效。观察60余例，均取得良好的治愈效果[43]。

8. 小儿紫癜性肾炎 紫草饮(紫草、丹皮、赤芍、生地等)治疗小儿紫癜性肾炎45例，总有效率84. 4%，本方治疗小儿紫癜性肾炎疗效确切[44]。

(洪 缨 于海食 侯家玉 封卫毅)

参考文献

[1]葛锋，等.药用紫草的研究进展.中草药，2003，34(9)：6

[2]李忠良，等.紫草的总色素含量测定.中草药，1985，14(10)：44

[3]傅善林，等.新疆软紫草中萘醌色素的研究.中草药，1986，17(10)：2

[4]罗淑荣，等.高效薄层一扫描法测定紫草中萘醌成分的含量.药物分析杂志，1986，6(5)：280

[5]周迎新，等.露蕊滇紫草化学成分的研究.中草药，1992,23(11)：610

[6]汪鸿钧，等.人工栽培与野生紫草有效成分比较.中成药，1993,15(1)：40

[7]蔡裴营.紫草油在妇科应用的初步观察.山东医刊，1959，(10)：34

[8]李忠良，等.三种紫草的质量比较.中药通报，1982，17(2)：9

[9]李佩铭，紫.草滴剂的抗病毒实验及临床应用.中华眼科杂志，1980，16(4)：334

[10]林志彬，等.紫草化学成分抗炎症作用的研究.北京医学院学报，1980，12(2)：101

[12]邓士贤，等.紫草的药理研究.云南医药，1983，4(4)：232

[13]王文杰，等.紫草素抗炎及对白兰烯B4生物合成的抑制作用.药学学报，1994，29(3)：161

[14]Sankawa U，et al. Antitumor Activity Of Shikonin and its Derivatires. *Chem Pharm Bull*, 977,25(9)：2392

[15]赵守先，等.紫草A的抗肿瘤实验研究.吉林医学，1980,l(1)：7

[16]刘立华，等.紫草萘醌提取物对小鼠NK细胞活性的增强作用.中国免疫学杂志，1990，6(3)：154

[17]路桂荣，等.紫草萘醌单体分离物的抗癌生物效应测

试. 中西医结合杂志, 1990,10(7):422

[18]刘立华,等. 紫草萘醌提取物对小鼠NK细胞活性的增强作用.中国免疫学杂志,1990, 6(3):154

[19]胡艳萍,等. 紫草素增加小鼠肝癌和Lewis肺癌放射治疗效应的初步研究. 肿瘤防治研究 , 1991,18(2):71

[20]谢力贤.中药紫草根的系统药理研究.山西医学杂志, 1959, 3(3): 13

[21]林元英.紫根すよび当归の药理学的研究(第2报). 日本药理学杂志,1977,73(2):19

[22]马保华,等. 中药紫草对垂体促性腺激素影响的观察研究.山东医药, 1992,32(6):5

[23]戴德英,等.中医药和避孕、抗生育.上海中医药杂志, 1986,(5):3

[24]刘发,等.新疆紫草对动物抗早孕作用的初步研究.新疆医学院学报, 1982,5(2):199

[25]马保华,等.中药紫草抗生育作用的研究. 山东医科大学学报, 1993,31(1):34

[26]Findly WE,et al. Antigonadotropic Activity of Lithospermum Ruderale. *Contraception* ,1980,21(2):199

[27]顾关云.从紫草根分得低血糖活性的聚糖.国外医学药学分册,1985,12(6):368

[28]邵鸿娥, 等. 紫草对实验性肝损伤的保护作用. 中医药研究, 1995,(3):61

[29]张改平, 等.紫草提取物的体外抗氧化活性研究.武汉植物学研究 ,2007, 25(5): 490

[30]中村恭政,等.紫草(TSO)软膏对口腔黏膜病的治疗效果.国外医学中医中药分册, 1983,5(5):43

[31]史常荣,等. 紫草油治疗复发性口腔溃疡. 山东中医杂志, 1995,14(9):421

[32]张兴镇,等.中西医结合以紫草油外涂治疗烧伤285例临床观察.中西医结合杂志,1986,6(11):695

[33]雷国爱,等. 紫草油外敷治疗Ⅱ度(浅、深)烧伤的临床观察与护理. 实用中西医结合杂志, 1994,7(9):553

[34]黄仁,等. 紫草油治疗Ⅰ、Ⅱ度烧伤. 中国农村医学, 1994, 22(9):57

[35]宋春英,等.紫草甘草治疗玫瑰糠疹154例报告.临床皮肤科杂志,1983,12(3):158

[36]梅全喜,等.紫甘软膏的制备及应用.中国医院药学杂志,1986,6(11):23

[37]孙宝琴.软紫草油治疗婴幼儿尿布皮炎128例. 安徽中医学院学报, 1994,13(1):39

[38]徐素云. 紫草油治疗婴儿腹泻致肛周红肿28例. 河南医药信息, 1997,5(11):55

[39]杨金海,等.复方紫草油治疗慢性湿疹50例. 西南国防医药, 1995, 5(2):封三

[40]杨葆维,等.紫草油治疗宫颈糜烂临床疗效观察.中西医结合杂志,1986,6(4):237

[41]王文英,等.复方紫草油治疗宫颈糜烂93例. 中国医院药学杂志, 2000,20(7):426

[42]李复光.紫草避孕102例初步观察.上海中医药杂志, 1960, (3):142

[43]陈晓秋,等.紫草油骨外科应用之妙.中医药信息, 1994, 11(2):43

[44]任志国.紫草饮治疗小儿紫癜性肾炎45 例.陕西中医, 2003,24(6):503

紫花地丁 Violae Herba zi hua di ding

本品为堇菜科植物紫花地丁 *Viola yedoensis* Mskino 的干燥全草。味苦、辛,性寒。具有清热解毒,凉血消肿作用。用于疔疮肿毒、痈疽发背、丹毒、毒蛇咬伤。

【化学成分】

紫花地丁含有软脂酸、对羟基苯甲酸、反-对羟基桂皮酸、丁二酸、二十四酰对羟基苯乙胺、山柰酚-3-氧吡喃鼠李糖苷[1,2]。

近年从紫花地丁中分离出 6,7-二羟基香豆素、β-谷甾醇、正三十醇、硬脂酸、软脂酸甲酯[3];从其乙醇提取物中分离出 7 个化合物, 分别为七叶内酯、异莨菪亭、6-hydroxymethyl-3-pyridinol、5,5′-bi (6,7-dihydroxycoumarin,4),6,6′,7,7′-tetra-hydroxy-5,8′-bicoumarin、loliolide、dehydrololiolide[4];还有香豆素类化合物(秦皮乙素、东莨菪素、菊苣苷、早开堇菜苷、秦皮甲素、双七叶内酯)、黄酮类化合物(槲皮素-3-O-β-D-葡萄糖苷、山柰酚-3-O-β-D-葡萄糖苷、芹菜素、胡萝卜苷)[5]。

【药理作用】

1. 抗菌 本品醇提取物和水提物浓度分别为 31 mg/kg 和 62 mg/kg,对钩端螺旋体有抑制作用。紫花地丁所含黄酮苷类及有机酸对金色葡萄球菌、猪巴氏杆菌、大肠杆菌、链球菌和沙门菌都有较强的抑菌作用,黄酮苷上述病原菌的抑菌圈直径(mm)分别为

36.85 ±1.04、13.01 ±0.55、12.42 ±0.32、12.81 ±1.04、16.83±3.21；有机酸分别为35.83±1.76、12.77±0.76、12.34±0.77、11.52±0.50、18.24±3.55[6]。紫花地丁对金葡菌、表皮葡萄球菌、腐生菌、粪肠球菌、大肠埃希菌、变形杆菌的 MIC_{50} 依次为3.1、6.2、0.75、6.2、6.2、6.2[7]。紫花地丁水煎剂和乙酸乙酯提取部位在10倍稀释时能够完全抑制 10^3~10^4CFU/mL菌量的大肠杆菌、沙门菌、金色葡萄球菌、表皮葡萄球菌生长繁殖[8]。

2. 抗病毒 用人胚肾原代单层上皮细胞组织培养，1:10苦地丁注射液对骨髓灰质炎（疫苗株）爱柯18，柯萨奇6-腺病毒亚型及四个流感亚甲京科68-I株(1:160)均无抑制作用。其水提取液(1:80)对单纯疱疹病毒有抑制作用，并能延缓孤儿病毒(E-CHO)致细胞癌变作用[9]。紫花地丁中含硫多糖具有抗HIV病毒生长作用[10]。

3. 抗炎 紫花地丁乙醇提取物石油醚部位、乙酸乙酯部位、正丁醇部位、水部位和紫花地丁水煎剂，给药剂量均为0.8 g/kg，灌胃给药，连续7 d，对二甲苯致小鼠耳肿胀有明显的抑制作用。其中水煎剂和乙酸乙酯部位是紫花地丁抗炎的主要活性部位[8]。

4. 调节免疫 紫花地丁煎剂(0.5 g/mL)灌胃，每天每只0.5 mL，30 d，有下调小鼠腹腔巨噬细胞的吞噬功能及分泌TNF-α的作用。紫花地丁煎剂抑制免疫反应，与其治疗慢性炎症性疾病密切相关[11]。紫花地丁水煎剂在0.2~1.6 mg/mL浓度时，能抑制正常小鼠被LPS诱导的脾淋巴细胞增殖活性，但未见到对ConA诱导的脾淋巴细胞增殖活性及对小鼠腹腔巨噬细胞吞噬功能有明显影响。说明紫花地丁水煎剂通过抑制小鼠被LPS诱导的脾淋巴细胞增殖，下调抗体的生成[12]。紫花地丁水煎剂高浓度(0.8~1.6 mg/mL)能下调正常小鼠被ConA诱导的脾淋巴细胞分泌IL-2及腹腔巨噬细胞分泌TNF-α，低剂量(0.2~0.5 mg/mL)无明显影响。紫花地丁水煎剂调控小鼠免疫细胞功能，减少巨噬细胞炎症介质的释放[13]。

5. 抗自由基 紫花地丁中芹菜素浓度为4 g/mL时，对超氧阴离子自由基清除率为43.4%，比维生素C、维生素E效果都强；浓度为9 g/mL时，对羟自由基的清除率为22.45%，比维生素C差，但比维生素E好[14]。

6. 毒性 紫花地丁毒性很小，小鼠用相当于人用量的120倍左右(8 mL/kg)腹腔注射，未见死亡；用10 mL/kg则有3/10死亡。给小鼠分别用低剂量(0.4 mL/kg)和高剂量(0.8 mL/kg)做亚急性毒性实验，动物的外观，体重及内脏组织检查，两组均未见异常[15]。

【临床应用】

1. 流行性腮腺炎 以鲜紫花地丁全草（或干品浸透）100~250 g洗净，加雄黄约0.5 g，共捣烂，外敷患处。每次敷1~2 h，每日2次。共治疗86例，全部患者均治愈，其中用药2 d而愈者33例，3 d而愈者41例，余均在5 d内治愈[16]。紫花地丁和蒲公英鲜品捣烂为糊，敷于患处，早晚各1次，7 d为1个疗程。一般2~3 d肿胀减轻，5~7 d可痊愈[17]。

2. 隐性软组织炎性疾病 紫花地丁20 g，龙脑冰片0.5 g，鲜品仙人掌30 g。将糊剂均匀地堆在凡士林纱布块上，药糊面积应大于患处3~5 cm，每日换药1~2次。治疗隐性软组织炎性疾病132例，全部痊愈，其中121例于贴药后3~5 d内症状、体征消失，功能恢复正常。单独外贴药糊5 d内治愈率为91.4%[18]。

3. 静脉炎 紫花地丁合黄柏煎剂湿冷敷静脉炎38例，治愈27例(71.1%)，好转9例(23.7%)，无效2例(5.3%)，总有效率94.7%[19]。

4. 扁桃体炎 紫花地丁40 g，水煎2次，混合后1 d内频频服完，服时缓缓咽下，以延长药液在咽部的停留时间，使药物较持久的作用于病灶处，增强其抗菌消炎的作用。次日，症状明显减轻，继续服用2 d，痊愈[20]。

5. 脓疱疮、早期疖肿 取新鲜紫花地丁100~150 g，洗净，滤去多余水分。加入少量食盐，捣烂成糊状。取适量药糊外敷患处，每日换药2次。治疗16例，在敷药第2天红肿均有不同程度的消退，疼痛减轻，9例经3 d治疗痊愈。7例分别于5~6 d痊愈。无任何副作用[21]。紫花地丁、紫背天葵、菊花等。煎汤剂分3次口服。余下药渣再煎汤后弃渣，用药汁熏洗皮疹。治疗脓疱疮40例，患者均在6~10 d内治愈，无1例出现局部刺激症状或过敏反应[22]。

（杨冬华）

参考文献

[1]江苏新医学院．中药大辞典(上册)．上海：上海人民出版社，1977：800

[2]肖永庆，等．地丁化学成分的研究．植物学报，1987，29(5)：532

[3]杨鹏鹏，等．紫花地丁化学成分的研究．新乡医学院学报，2008，25(2)：185

[4]黄霁秋，等．紫花地丁化学成分研究．中国中药杂志，2009，34(9)：1114

[5]ZHOU Hai-Yan, et al. Chemical Constituents of Viola

yedoensis. *Chinese Journal of Natural Medicines*, 2009, 7(4):290

[6]刘湘新，等. 紫花地丁的有效成分分析及抗菌作用研究. 中兽医医药杂志, 2004(3):(3):16

[7]童延清，等.紫花地丁、蒲公英体外抗菌作用研究.中华微生物学和免疫学杂志, 2003, 23(9):669

[8]陈胡兰，等.紫花地丁抗炎及体外抑菌作用活性部位的筛选研究.成都中医药大学学报, 2008, 31(2):52

[9]青岛市中草药研究小组.中药苦地丁的研究. 中草药通讯, 1972, (5):16

[10]任丽娟，等.艾滋病及其药物治疗.实用中西医结合杂志, 1992, 5(3):17

[11]李海涛，等.紫花地丁煎剂调节小鼠巨噬细胞功能的体内实验研究.华北煤炭医学院学报, 2004, 6(5):553

[12]赵红，等. 紫花地丁煎剂调节小鼠免疫细胞功能的体外研究.福建中医学院学报, 2003, 13(2):27

[13]李海涛，等.紫花地丁水煎剂调节小鼠免疫细胞分泌IL-2、TNF-α的体外研究.山东中医杂志, 2004, 23(10):617

[14]文赤夫，等. 紫花地丁中芹菜素提取和清除自由基活性研究.现代食品科技, 2006, 22(1):20

[15]江苏新医学院.中药大辞典. 上海：上海科技出版社, 1986:1290

[16]李西文，等.紫花地丁加雄黄外敷治疗流行性腮腺炎86例. 中国民间疗法, 2001, 9(12):53

[17]庄淑萍.紫花地丁合蒲公英外敷治疗腮腺炎.中医外治杂志, 2002, 11(4):44

[18]王瑛，等.仙人掌地丁冰片糊外贴治疗急性软组织炎性疾病132例临床观察. 河南中医, 1992, 12(6):280

[19]孙衍云，等. 紫花地丁合黄柏煎剂湿冷敷治疗静脉炎的效果观察.护理研究, 2004, 18(2):330

[20]赵丽娟. 紫花地丁治疗扁桃体炎. 河北职工医学院学报, 2001, 18(4):14

[21]杜桂玲. 柴油花地丁治疗早期疖肿体会. 江西中医药, 1996, 2(增刊):101

[22]王召华，等.五味消毒饮治疗脓疱疮40例. 临床医学, 1993, 13(1):48

紫菀 Asteris Radix et Rhizoma zi wan

本品为菊科植物紫菀 *Aster tataricus* L.f. 的干燥根及根茎。味辛、苦，性温。有润肺下气、消痰止咳之功效。主治痰多喘咳、新久咳嗽、痨嗽咯血。

【化学成分】

紫菀化学成分丰富，其中萜类及其苷为主要特征性成分，另外还有香豆素、黄酮、蒽醌、甾醇及有机酸等。近年来从紫菀根中进一步分离得到单萜苷类成分紫菀苷 A，B，C（shionoside A，B，C），三萜苷类成分紫菀皂苷 A，B，C，D，E，F（astersaponins A，B，C，D，E，F），植物甾醇苷（phytosterol glucosides）[1-4]，从紫菀祛痰有效部位分离得到的丁基-D-核酮糖苷（butyl-D-ribuloside）[5]。紫菀根还含有抗肿瘤活性成分环肽（cyclopeptide）[6]。

【药理作用】

1. 祛痰 小鼠灌胃紫菀浓缩水煎剂生药 10 g/kg，有显著祛痰作用，而生药 5 g/kg 剂量组未见明显祛痰作用[7]。紫菀水煎剂、石油醚及醇提液中乙酸乙酯提取物部分都明显增加小鼠呼吸道酚红排泄。从以上两部位中分得的紫菀酮、表木栓醇单体亦表现出明显祛痰作用，是紫菀祛痰作用的有效成分之一[8]。

2. 镇咳 小鼠灌胃紫菀乙醇提取液生药 15 g/kg 镇咳率为 53%[9]。紫菀提取物中分离得的紫菀酮，小鼠腹腔注射每只 5 mg，对氨雾所致咳嗽有较好的镇咳作用[7]。紫菀水煎剂生药15 g/kg 灌胃对小鼠氨水致咳没有明显镇咳作用，而紫菀酮、表木栓醇显著抑制小鼠的咳嗽反应[8]。

3. 解痉 紫菀可显著抑制组胺和乙酰胆碱引起的气管收缩，对组胺引起的气管收缩作用最佳浓度为 8.23 mg/mL[10]。当紫菀浓度在 16.461 mg/mL 时，对组胺引起的气管收缩抑制率为 67.4%，而对乙酰胆碱引起的离体豚鼠气管收缩无抑制作用[11]。

4. 抗菌 体外实验证明，紫菀对大肠杆菌、宋内痢疾杆菌、变形杆菌、伤寒杆菌、副伤寒杆菌、绿脓杆菌、霍乱弧菌等 7 种革兰阴性肠内致病菌[12]。紫菀 1:50 和 1:100 浓度分别对人型和牛型结核杆菌有抑制作用，并对小鼠实验性结核病有一定疗效[13,14]，但亦有报道称未能证实紫菀有抗结核杆菌作用[15]。

5. 抗肿瘤 紫菀环肽对小鼠肉瘤 180（S180）呈抗肿瘤活性[6]。紫菀水提取物 2.50 和 5.00 g/kg 可显著抑制荷 S180 小鼠肿瘤增殖，抑瘤率分别是 18.94 % 和 57.71 %，而对荷 Hela 肿瘤小鼠抑制作用不明显[16]。从紫菀中分离出环五肽，成年雄鼠连续给药 5 d，剂量每天分别为 0.5 和 5 mg/kg，对肉瘤 S180 细胞增长抑制率分别为 26 %和 45 %[17]。

6. 抗氧化 紫菀中的槲皮素和山柰酚有显著的抗氧化活性，在 1 g/L 的剂量下，对细胞溶血抑制率分别约为 86.3%和 84.5%，对脂质过氧化物的抑制率约为 91.0%和 91.4%，对超氧化自由基产生的抑制率分别约为 98.6%和 97.3%；东莨菪素和大黄素也有一定的抗氧化活性，仅对超氧化自由基的产生显著抑制，1 g/L 剂量下的抑制率约为 99.1%和 94.2%[18]。

7. 其他 从紫菀根中分离出的酰胺类化物 N-(N-苯甲酰基-L-苯丙氨酰基)-O-乙酰基-L-苯丙氨具有钙拮抗活性[19]。紫菀提取物及紫菀皂苷有抗慢性阻塞性肺炎的作用[20,21]。

8. 毒性 小鼠灌胃紫菀挥发油乳剂，观察给药后 2.5 h 内动物死亡数，结果表明：紫菀挥发油乳剂生药 333.3、500.0、666.7 和 833.3 g/kg 的小鼠死亡数分别为1/13，2/8，4/5 和 3/3[7]。此外，紫菀皂苷有强力溶血作用，其粗制剂不宜静脉注射[22]。紫菀具有较大的肝脏毒性，款冬花与紫菀配伍后能显著降低紫菀的毒性[23]。

【临床应用】

1. 支气管炎 补肺汤（党参、熟地黄、黄芪、五味子、紫菀、桑白皮）加减治疗老年慢性支气管炎 36 例，显效 24 例，有效 11 例，无效 1 例，总有效率 97%[24]。

2. 小儿肺炎 止咳散（荆芥、桔梗、紫菀、百部、白前、陈皮、杏仁、贝母、甘草）治疗小儿肺炎 30 例，临床均治愈[25]。

3. 咳嗽“紫菀露” 取紫菀 50 g（成人量，小儿 15~30 g），加冰糖 500~100 g，水煎代茶频服，治疗干咳无痰但无其他症状者，对百余例患者进行临床验证，均获满意疗效[26]。痉咳方（杏仁、紫菀、百部、半夏等）水煎，每日 1 剂，治疗百日咳患者 20 例，其中 18 例服 3 剂而愈，2 例服 12 剂而愈[27]。

4. 其他 调便汤（生白术、紫菀、升麻）治疗习惯性便秘66例，临床治愈 25 例，显效 35 例，好转 6 例[28]。

【附注】

1. 山紫菀 为菊科植物蹄叶橐吾 *Ligularia fischeri*(Leded.)Turcz.及同属多种植物的根及根茎，作紫菀入药[29]。给小白鼠灌胃蹄叶橐吾浓缩水煎剂生药 10 g/kg，有明显祛痰作用。蹄叶橐吾浓缩水煎剂生药 20 g/kg，水煎剂生药6 g/kg，挥发油乳剂生药500 g/kg 灌胃对小白鼠氨气致咳均未表现出明显的镇咳作用。给小白鼠灌胃不同剂量的蹄叶橐吾挥发油乳剂（生药）450、500 和生药 625 g/kg，2.5 h 内的动物死亡数分别为 0/8、0/8 和 0/3，在相同实验条件下蹄叶橐吾挥发油毒性小于紫菀[7]。鹿蹄橐吾中含有 PAS 是植物性肝毒成分[30]。对山紫菀理化分析表明，各种山紫菀均不含紫菀酮，未有含紫菀皂苷的报道，其祛痰镇咳有效成分有待进一步研究[31]。紫菀具有祛痰、抑菌及升压作用，而山紫菀的药理作用未见报道。紫菀与山紫菀应分别入药，不应以山紫菀代替紫菀入药[32]。

2. 阿尔泰紫菀 *Heteropappus altaicus* (willd.) Novopokr. 的根，在新疆地区作紫菀入药，叶含去甲基川橡皮素(demethylnobiletin)，蒙医用花或全草，有清热降火、排脓之功效，主治传染性热病、肝胆火旺、疱疹疮疖[33]。

3. 荚苞紫菀 *Aster farreri Smith ef* J.F.Feffr.，是传统藏药“藏紫菀”的原植物之一[34]，有清热解毒之功效，用于治疗多种瘟病[35]。

4. 小舌紫菀 *Aster albescens* Hand.-Mazz.，主要分布于西藏、四川、贵州、青海等地。该植物的花、根在藏医学中主要用于消炎、解毒、治疗各种瘟疫。从小舌紫菀根中分出 10 个单体化合物，其中鉴定 3 个化合物分别是豆甾-Δ7,22-双烯-3β-棕酸酯、木栓酮、D-木栓-14-烯-3-醇和豆甾醇[36]。

5. 须弥紫菀 *Aster himalaicus*，分布在西藏、青海一带，从石油醚-乙酸乙酯-甲醇萃取部位分离得到 4 个黄酮类化合物：5,6-二羟基-2,7,3′,4′-四甲氧基黄酮醇、5,6-二羟基-2,7,4′-三甲氧基黄酮醇、Oxyayanin-B 和木犀草素(luteolin)[37]。

6. 尚有同科植物缘毛紫菀 *Aster souliei* Franch.，重冠紫菀 *A.diplostephioides*(DC.)C.B.Clarke，柔软紫菀（紫菀干花）*A.flaccidus* Bge.的根及根茎以及异叶三褶脉紫菀 *A.ageratoides* Turcz.var.*heterophyllus* Maxim，狗哇花 （粗毛紫菀）*A.hispidus* Thunb.[*Heteropappus hispidus*(Thunb) Less.]的根部亦在不同地区作紫菀用[38]。

（杨静玉　王　芳　吴春福　宋丽艳）

参考文献

[1]Nagao T,et a1. Studies on the constituents of Aster tataricus L.f I. Ⅲ. Structures of Aster saponins E and F isolated from the root. *Chem Pharm Bull*,1990,38：783

[2]Nagao T,et a1. Studies on the constituents of Aster tataricus L.f I. II. Structures of Aster saponins isolated from the root. *Chem Pharm Bull*,1989,37：1977

[3]Nagao T,et a1. Studies on the constituents of Aster tataricus L.f. I. Structures of shionosides A and B,monoterpene g1ycosides iso1ated from the root. *Chem Pharm Bull*,1988,36:571

[4]Cheng D,et al. Terpenoid glycosides from theroots of Aster tataricus. *Phytochemistry*,1994,35:173

[5]秦水祺,等. 紫菀祛痰有效提取物的研究. 药学通报,1984,19:698

[6]小川敏子,等. 紫菀的环肽. 国外医学中医中药分册,1987,9:57

[7]李茁,等. 山紫菀与紫菀镇咳祛痰作用的实验研究. 沈阳药学院学报,1987,4:136

[8]卢艳花,等. 紫菀祛痰镇咳作用及其有效部位和有效成分. 中草药,1999,30:360

[9]徐国辉. 云南十一种治疗气管炎药物动物筛选结果. 中草药,1981,12:140

[10]李岩,等. 紫菀与甘草对豚鼠气管作用研究. 中医药信息,1999,16:47

[11]刘令勉,等. 紫菀散加甘草对离体豚鼠气管解痉作用的研究. 中国中药杂志,1993,18:566

[12]郑虎占.中药现代研究与应用(第5卷).北京:学苑出版社,1998:4395

[13]Yasukawa K,et al. Inhibitory effect of taraxastane-type Triterpene on tumor Promotion by 12-O-tetradecanoyl Phorbol-13-aeetate in two-stage Carcinogenesis in mouse skin. *Oncology*,1996,53(4):341

[14]Della Loggia R,et al. The role of triterpenoids in the topical Anti-inflammatory activity of Calendula offieinalis flowers. *Planta Med*,1994,60(6):516

[15]Zitterl-EglseerK,et al. Anti-oedematous activities of the main Triterpendiol esters of marigold (Calendula offieinalisL.). *J Ethno Pharmacol*,1997,57(2):139

[16]贺志安,等. 紫菀水提取物体内抗肿瘤作用,新乡医学院学报,2006,23(4):332

[17]Morita H,et al. Structure and Conformation of antitumor Cyclic Pentapeptides,Astin A,B and C from Aster tataricus. L.f. *Tetrahedron*,1995,51:1121

[18]NGT B,et al. Antioxidant activity of compounfrom the medicinal herb Aster tataricus. *Comp Biochem Physi Part C*,2003,136(2):109

[19]ZOU C,et al. A bioactive amide from rootsAster tataricus. *Acta Botanica Yunnanica*,1999,21(1):121

[20]童瑾,等. 雾化吸入紫菀及远志提取物对慢性阻塞性肺疾病痰液特性的影响. 中国呼吸与危重监护杂志,2004,3(6):384

[21]童瑾,等. 代表性祛痰中药提取物对气道黏液上皮细胞粘蛋白的影响. 中药药理与临床,2006,22(2):33

[22]王浴生.中药药理与应用北京:人民卫生出版社,1983:1156

[23]张建伟,等. 紫菀、款冬及其配伍的毒性及药效学研究. 中国临床药理学与治疗学,2007,12(4):405

[24]马晓勇,等. 补肺汤加减治疗老年慢性气管炎36例. 陕西中医,1997,18:535

[25]暴桂蓁,等. 止咳散加减治疗小儿肺炎30例. 吉林中医药,1995,(4):26

[26]涂建中. 紫菀露治干咳. 四川中医,1986,(7):15

[27]姜润林. 痉咳方治疗小儿百日咳. 江苏中医杂志,1984,5:41

[28]黄远媛. 调便汤治疗习惯性便秘66例. 浙江中医杂志,997,32:107

[29]张勉,等. 紫菀类商品药材的鉴定. 中国中药杂志,1998,23:392

[30]赵显国. 山紫菀类药材的原植物及其毒性考证. 中国中药杂志,1998,23:131

[31]赵显国,等. 中药山紫菀类研究Ⅲ. 川紫菀与紫菀祛痰镇咳药理作用比较. 中草药,1999,(1):35.

[32]张慧珍. 山柴菀不能混充紫菀入药. 山东中医杂志,1993,(2):43

[33]中国医学科学院药物研究所等.中药志第二册.第2版.北京:人民卫生出版社,1982:201

[34]何兰,等. 狭苞紫菀化学成分的研究. 中草药,1996,27:142

[35]夏运岳. HPLC法测定紫菀中槲皮素的含量. 中草药,1997,28:207

[36]何兰,等. 小舌紫菀化学成分的研究. 中国中药杂志,1996,21:483

[37]唐倩囡,等. 须弥紫菀中黄酮成分的研究. 安徽农业科学,2009,37(16):7514

[38]中国医学科学院药物研究所等.中药志第二册.第2版.北京:人民卫生出版社,1982:201

紫苏叶 Perillae Folium zi su ye

本品为唇形科植物紫苏 *Perilla frutescens* (L.) Britt.的干燥叶(或带嫩枝)。味辛,性温。有解表散寒,行气和胃等功能。主治风寒感冒、咳嗽呕恶、妊娠呕吐和鱼蟹中毒等。

【化学成分】

主含挥发油，叶含 0.2%~0.9%[1-4]，全草含 0.2%~0.78%[5]。挥发油中的成分因品种、产地等因素而不同，变异较大[3-7]。按挥发油中主要成分的不同，可将紫苏分为多种化学型(chemotypes)和亚化学型(subchemotypes)：①紫苏醛型（PA），占大多数(50%~60%)，主含紫苏醛(perillaldehyde)和柠檬烯(limonene)，两者的含量分别为 30%~60% 和 10%~30%。②呋喃酮(furylketones)型(FK)约占 20%~25%，其主要成分有香薷酮(elsholtziaketone)、紫苏酮(perillaketone)、弯刀酮(naginataketone)和异白苏(烯)酮(isoegomaketone)等。③苯基丙烷(phenylpropanoids)型(PP)约占 20%，其主要成分有莳萝油脑(dillapiol)、榄香素(elemicin)和肉豆蔻醚(wyristicin)等。④柠檬醛型(C)极少，不足 1%，主要成分为柠檬醛(citral)[3,7-9]。有将紫苏分为 6 种化学类型：①紫苏醛（PA）型，含紫苏醛 48.36%~56.13%，柠檬烯 15.98%~18.85%。②香薷酮(EK)型，主要成分为香薷酮和弯刀酮，近从野生该型紫苏精油中分离出新化合物紫苏呋喃(shisofuran)，紫苏呋喃和香薷酮的含量分别为 41%和 30%；紫苏呋喃蒸馏时易分解，在新鲜材料中紫苏呋喃和香薷酮的含量分别为 51.8%和 11.6%。③紫苏酮(PK)型，主要成分为紫苏酮和异白苏酮。④紫苏烯(PL)型，含紫苏烯(perillene)达 90%。⑤柠檬醛(C)型，主成分为柠檬醛。⑥苯丙烷(PP)型，又分 3 个亚型：PP-m(肉豆蔻醚型)、PP-dm(莳萝油脑，肉豆蔻醚型)和 PP-em(榄香素，肉豆蔻醚型)[10]。从江苏产紫苏叶挥发油中鉴定出 44 种成分，其中含量较多的有 L-紫苏醛(25.9%)、L-柠檬烯(14.15%)、紫苏醇(12.03%)等[11]。湖北产干紫苏叶 13 种主要有效成分中甲基紫苏酮(methylperillaketone)占 57.51% [12]。

白苏和紫苏在植物学上同属一种，有报道白苏叶含挥发油 0.25%，已鉴定出 49 种成分，其中含量较多的成分有反式-丁香烯(trans - caryophyllene)18.95%，紫苏醛（perilla aldehyde)11.45%，柠檬烯(limonene) 11.25%等[13]。另有报道白苏叶和花序挥发油的主要成分均为紫苏酮，在结籽期叶的挥发油中紫苏酮含量最高为 94%，在结籽期花序的挥发油中紫苏酮含量最低为 47%[14]。

新鲜紫苏叶含紫苏苷 A、B、C、D、E(perilloside A、B、C、D、E)等多种葡萄糖苷[15-17]，紫苏叶中尚含有黄酮类成分芹菜苷元(apigenin)、木犀草素(luteolin)、芹菜苷元和木犀草素的 7-葡萄糖苷、7-双葡萄糖苷、7-咖啡酰葡萄糖苷、黄芩素苷（scutellarin)、巢菜素(vicenin)等；色素类紫苏苷(shisonin)、丙二酰紫苏宁等；几种花氰苷类(anthocyanins)、生氰苷类(cyanogenic glycosides)、糖类、鞣质类、有机酸及 β-谷甾醇等[18]。

【药理作用】

1. 镇静 紫苏叶水提取物生药 4 g/kg 或紫苏醛 100 mg/kg 灌胃，能显著延长环己巴比妥诱导的小鼠睡眠时间。紫苏叶水提取物生药 4 g/kg 灌胃，连续 6d，能明显减少大鼠的运动量[19]。给小鼠灌胃紫苏叶的甲醇提取物生药 2 g/kg 也能延长环己巴比妥诱导的睡眠时间，当其成分紫苏醛(2.5 mg/kg)和豆甾醇(0.75，5.0 mg/kg)联合应用时可显著延长小鼠的睡眠时间，表明其有效成分为紫苏醛和豆甾醇的组合[20-21]。化学型为 PP-DM 的紫苏(主成分为莳萝油脑，副成分为肉豆寇醚)，其甲醇提取物延长环己巴比妥睡眠作用时间的有效成分为莳萝油脑(dillapiol)，其 ED_{50} 为 1.75 mg/kg[22]。

2. 解热 给家兔灌胃紫苏叶煎剂或浸剂生药 2 g/kg，对静脉注射伤寒混合菌苗引起的发热有微弱的解热作用[23]。朝鲜产紫苏叶的浸出液对温刺发热的家兔也有较弱的解热作用[24]。近有报道紫苏和白苏水提浸膏 12.5 与 25 g/kg，紫苏挥发油 3.56 g/kg，白苏挥发油 13.2 g/kg 灌胃，对静脉注射伤寒副伤寒甲乙三联菌苗致热的家兔均有显著的解热作用，白苏水提浸膏的解热作用尤其显著。紫苏和白苏的解热作用略优于阿司匹林[25]。

3. 抗抑郁 紫苏所含的芹菜苷元(apigenin)12.5 和 25mg/kg 腹腔内注射，显著减少小鼠在强迫游泳实验中僵住不动的持续时间。腹腔内注射多巴胺 D(2)拮抗剂 haloperidol(0.2 mg/kg)能阻断芹菜苷元(25 mg/kg)的上述作用，表明芹菜苷元的作用可能由多巴胺能神经介导[26]。紫苏所含的迷迭香酸(rosmarinic acid，RA)对抑郁症动物模型（小鼠在强迫游泳中僵住不动)有抗抑郁作用，其机制只少部分与鼠脑海马齿状回增加新生细胞相关[27]。

4. 抗动脉粥样硬化 紫苏叶提取物(FPE)0.17 g/kg、0.5 g/kg、1.5 g/kg 灌胃，连续 8 周，均能显著降低血清中总胆固醇(TC)、甘油三酯(TG)、低密度脂蛋白胆固醇(LDL-C)、丙二醛(MDA)的含量，并能提高血清中高密度脂蛋白胆固醇(HDL-C)的含量和超氧化物歧化酶(SOD)的活性，脂质斑块面积比(PA)值下降明显。病理切片显示，各用药组主动脉内膜增生(IH)程度均小于高脂模型组，其中高剂量用药组动脉粥样硬化(AS)程度最小。实验表明 FPE 具有抗高脂饮食诱导家兔动脉粥样硬化的作用，其作用机制可能与其调节血脂与抗脂质过氧化有关[28,29]。

5. 止血 紫苏注射液生药2 g/mL对动物局部创面有收敛止血作用，使结痂加快，并能缩短凝血酶元时间，止血的有效成分可能是缩合鞣质类[30]。给家兔肌肉注射紫苏注射液1~2 mL/kg，连续3 d，毛细管测定表明能明显缩短凝血时间。给小鼠皮下注射紫苏注射液15 mL/kg，切断小鼠尾静脉，以滤纸法测定表明出血时间明显缩短。临床研究表明紫苏制剂对子宫颈糜烂出血、息肉活检出血均有明显止血作用[31]。给大鼠静脉注射紫苏注射液2 mL/kg后1~5 min，可见微动、静脉口径明显缩小，并伴有节段性收溢和收缩与轻度扩张交替现象，约持续30 min。在微动脉分支处的毛细血管前括约肌收缩，使毛细血管内血流减慢，甚至停止。局部用药也能使微血管收缩[32]。

6. 抗凝血 紫苏生药40、80、120、160、200 mg/mL，在体外对大鼠和家兔血液，均能明显延长凝血时间，并随剂量增加而作用增强。体内或体外实验表明紫苏能对抗ADP和胶原引起的家兔血小板聚集。体外实验紫苏能使血浆中TXB_2浓度降低，表明紫苏可能通过抑制血小板合成和释放TXA_2，从而抑制血小板聚集，通过抑制血小板活化，使其减少凝血因子的释放而延长凝血时间。此外，紫苏还能降低血细胞压积和全血黏度[33,34]。

7. 调节小肠运动 紫苏叶能促进小鼠小肠运动，有效成分是紫苏酮，其灌胃的ED_{50}为11.0 mg/kg，为LD_{50}的1/7。紫苏酮15 mg/kg促进痰末推进的效力强于蓖麻油60 mg/kg或硫酸镁100 mg/kg。体外实验紫苏酮浓度为10^{-6}、10^{-5}、10^{-4} g/mL时对小鼠空肠纵状肌有剂量依存性松弛作用，而对环状肌则增强其自主性运动，在浓度为10^{-5} g/mL时能对抗阿托品10^{-6} g/mL引起的松弛作用，因此紫苏酮可能兴奋小肠环状肌而促进小肠内容物通过小肠[35]。

8. 止咳祛痰平喘 紫苏能减少支气管分泌物，缓解支气管痉挛[36]。紫苏成分石竹烯对豚鼠离体气管有松弛作用，对丙烯醛或枸橼酸引起的咳嗽有明显的镇咳作用，小鼠酚红法实验表明有祛痰作用，紫苏成分沉香醇也有平喘作用[37]。

9. 抑制肾小球膜细胞增殖 有研究认为抑制肾小球膜细胞增殖是预防肾小球硬化的重要环节。紫苏叶提取物对血小板衍生的生长因子（PDGF，10 ng/mL）或肿瘤坏死因子-α（TNF-α，100 μg/mL）诱导的鼠肾小球膜细胞DNA合成有显著抑制作用，其IC_{50}分别为3.3和1.4 μg/mL。从紫办叶提取物中分离出4种活性成分，咖啡酸（caffeic acid）、咖啡酸甲酯（Me caffeate）、迷迭香酸（rosmarinic acd）和木犀草素7-O葡萄糖醛酸苷-6″-甲酯（luteolin 7-O-glucuroride-6″-Me ester），其对PDGF诱导的肾小球膜细胞增殖的IC_{50}分别为26，2.6，1.8和4.1 μmol/L，紫办叶成分木犀草素（luteolin）有更强的抗增殖活性[38]。

10. 抗炎 有实验表明小鼠口服紫苏叶提取物抗炎的有效成分为木犀草素（luteolin），它能抑制血清肿瘤坏死因子-α（TNF-α）的产生，抑制花生四烯酸和12-O-十四烷酰佛波醇-13-乙酸酯（12-O-tetradecanoylphorbol-13-acetate，TPA）诱发的小鼠耳肿[39]。紫苏叶中两个新木脂素素成分magnosalin和andamanicin在脂多糖激活的鼠RAW 264.7细胞株能抑制一氧化氮合成酶（其IC_{50}分别为5.9 μmol/L和53.5 μmol/L）和TNF-α的产生[40]。从紫苏的变种（野苏*P. frutescens* var.acuta）提取的乌索酸（ursolic acid，1）、科罗索酸（corosolic acid，2）、3-表科罗索酸（3-epicorosolic acid，3）、坡模醇酸（pomolic acid，4）、委陵菜酸（tormentic acid，5）、hyptadienic acid（6）、齐墩果酸（oleanolic acid，7）、augustic acid和3-表马斯里酸（3-epimaslinic acid，9）中的8种（1，2，4-9）对TPA诱发的小鼠耳部炎症（1 microg/耳）有显著抗炎作用，其ID_{50}为0.09~0.3 mg/耳[41]。

11. 免疫调节 紫苏叶的乙醚提取物能增强脾细胞的免疫功能，而乙醇提取物和紫苏醛有免疫抑制作用[42]。紫苏汁0.5 mL/只注入小鼠腹腔，6 h后取腹腔渗出液检测，发现紫苏能显著增加腹腔渗出液中嗜中性白细胞的积集[43]。以日本雪松花粉抗原（SBP）免疫小鼠3次，在免疫当天或前两天给小鼠腹腔注射紫苏叶提取物（PFE），能显著抑制小鼠抗SBP抗体IgE和IgG1的产生；此外PFE尚能剂量相关地抑制SBP诱导产生白细胞介素（IL）-4，-5和-10；但对抗SBP抗体IgG2a和干扰素（IFN-γ）的产生无影响。实验表明PFE能下调Th2型细胞活素（cytpkine）的生成，以维持Th1/Th2功能的平衡[44]。此外紫苏叶的热水提取物25 mg/mL对ConA和化合物48/80诱导的大鼠肥大细胞组胺释放有中度抑制作用，其抑制率为31%~60%[45]；由紫苏叶中提取的白色无定形粉末[46]和磷糖蛋白（phosphoglycoproteins）[47]具有干扰素诱导活性。由紫苏叶和茎制取的干扰素诱导剂，在家兔及家兔的脾、骨髓和淋巴结悬液的实验中均证实其干扰素诱导活性[48]。

12. 抗过敏 紫苏叶煎剂能显著抑制鼠耳被动皮肤过敏反应（PCA，Ⅰ型过敏反应的动物模型），当剂量为500 mg/kg时其抑制率为43%。紫苏叶煎剂的主要成分有木犀草素（luteolin，5.3%），芹菜苷元（apigenin,1.6%),黄芩素苷(scutellarin,0.49%)和迷迭香酸(rosmarinic acid,2.5%)。给小鼠口服相当 500 mg/kg 剂量紫苏叶煎剂的上述成分,迷迭香酸和芹菜苷元能显著抑制小鼠 PCA 反应,其抑制率分别为 41%和 32%[49]。

13. 抗氧化 实验证明白苏叶黄酮、紫苏叶黄酮和超氧化物歧化酶(SOD)清除超氧阴离子自由基(O_2^-)的 IC_{50} 分别为 0.733 μg/mL、0.890 μg/mL 和 ng/mL,IC_{50}(白苏叶)和 IC_{50}(紫苏叶)分别为 IC_{50}(SOD)的 74.41 倍和 61.29 倍。紫(白)苏叶黄酮类物质还有良好的还原能力、过氧化氢清除能力及抑制猪油氧化的能力,上述作用白苏叶黄酮类均略好于紫苏叶黄酮类[50]。

14. 抗诱变 紫苏叶甲醇提取物对黄曲霉毒素 B1(AFB1)、3-氨基-1-甲基-5H-吡啶并(4,3-b)-吲哚(Trp-P-2)和苯并芘[B(a)P]所致伤寒杆菌 TA98 和 TA100 的诱变有显著对抗作用。从紫苏叶甲醇提取物中分离出两个抗诱变活性成分:11,14,17-二十碳三烯酸甲酯 (11,14,17-eicosatrienoate) 和植醇(phytol),前者有抗 AFB1 及 Trp-P-2 两者诱变的作用,后者能抗 Trp-P-2 的诱变作用,而不能抗 AFB1 的诱变作用[51,52]。

15. 抗癌 在 EB 病毒早期抗原 (Epstein-Barr virus early antigen,EBV-EA)诱导实验中,紫苏有强抑制活性,诱导抑制率(IR%)大于 70%,即使在低浓度下也有较强的抑制作用,表明紫苏有显著的抗促癌活性[53]。在以 7,12-二甲苯[a]并蒽(DMBA)激发,以十四烷酰佛波醇-13-乙酸酯(TPA)促进的小鼠二阶段致癌实验中,局部使用紫苏叶提取物(PE)(含有迷迭香酸 68%)2 mg/只,可显著抑制肿瘤的发生[54]。紫苏叶提取物 (PLE)105 μg/mL 在体外对人肝癌细胞株 HepG2 有抗增生作用,并使肝癌细胞凋亡[55]。

16. 抗急性酒精中毒 给小鼠灌胃食用白酒(56 度)0.15 mL/10g,建立急性酒精中毒动物模型。在灌酒前 30 min 给小鼠灌胃紫苏提取液 (PLE)20、40 g/kg,可降低醉酒小鼠数量,延迟小鼠发生醉酒的时间,其中高浓度组小鼠发生醉酒的潜伏时间与对照组相比有显著性差异;与模型组相比,PLE 高剂量组与低剂量组肝细胞变性、坏死,炎细胞浸润均有明显改善.与模型组相比 PLE 可明显下调肝组织 IL-6、iNOS、TNF-α 基因 mRNA 的表达,同时 Bax 基因 mRNA 的表达亦下降但无统计学差异。实验表明紫苏提取液可显著地延长小鼠的醉酒潜伏时间、拮抗乙醇引起的肝脏损伤,此作用可能与其下调肝组织中 IL-6 等基因的表达有关[56]。

17. 抗微生物 紫苏在体外对金葡菌、乙型链球菌、白喉杆菌、炭疽杆菌、伤寒杆菌、绿脓杆菌、变形杆菌、肺炎杆菌、枯草杆菌及蜡样芽孢杆菌等有明显抑制作用[57,58]。紫苏对皮肤癣菌也有明显抑制作用,紫苏叶中的主要成分紫苏醛和柠檬醛可抑制深红色发癣菌、须发癣菌、硫黄样断发癣菌、石膏样小孢子菌、犬小孢子菌及絮状表皮癣菌[59]。紫苏叶油对自然污染的真菌、酵母菌也有明显抑制作用[60]。近有报道紫苏和白苏在体外对深部真菌白色念珠菌、新型隐球菌,皮肤癣菌红色毛癣菌、石膏样小孢子癣菌和絮状表皮癣菌以及金黄色葡萄球菌、大肠杆菌和绿脓杆菌等细菌均有较好的抗菌作用[61]。紫苏有较强的抗乙型肝炎表面抗原的作用,若按 5 种不同剂量(0.3、0.6、1.2、2.5 和 5.0 mg/100 μL)的药物,2 种不同浓度的 HBsAg(10.92 和 14.26P/N 值)和三种不同接触时间(立即、1 h 和 2 h)的 10 项 P/N 值均数综合评价药效指数,在 300 种中草药中,紫苏的药效次序为第 7 位[62]。此外紫苏(1:20)在体外对孤儿病毒(ECHO11)有抑制作用[63]。

18. 药代动力学 紫苏叶水提取物给大鼠口服后在尿中检测到 10 个代谢物:反-咖啡酸-4-O-硫酸酯(1)、反-对-香豆酸-4-O-硫酸酯(2)、反-阿魏酸-4-O-硫酸酯 (3)、反-间-香豆酸-3-O-硫酸酯(4)、反-咖啡酸(5)、间-羟苯基丙酸(6)、反-对-香豆酸(7)、反-间-香豆酸(8)、木犀草素(luteolin,9)和芹菜苷元(apigenin,10);在胆汁中发现 4 个代谢物:黄芩素(scutellarein)-6,7-二-O-β-葡糖苷酸(11)、芹菜苷元-4′-O-硫酸酯-7-O-β-葡糖苷酸(12)、芹菜苷元-7-O-β-葡糖苷酸(13)和香叶木素(diosmetin)-7-O-β-葡糖苷酸(14);在血中发现代谢物 1-8 和 11-14。当人口服后在尿和血浆中发现 2 个代谢物:1-O-(2,4,5-三甲氧基肉桂酰)-β-葡糖苷酸(15)和芹菜苷元-4′-O-β-葡糖苷酸(16)[64]。健康自愿者 1 次口服含有 200 mg 迷迭香酸(rosmarinic acid,RA)的紫苏提取物(PE),服后在血浆中检测到 RA,甲基化 RA 和阿魏酸(ferulic acid,FA),在尿中检测到 RA、甲基化 RA、咖啡酸(caffeic acid,CAA)、FA 和痕迹量的间-香豆酸(m-coumaric acid,COA)。这些成分在血浆和尿中多以葡糖苷酸和/或硫酸酯的结合型存在,并迅速从尿排出体外[65]。

19. 毒性 紫苏水提浸膏小鼠灌胃的最大剂量为生药 187.5 g/kg,观察 7 d,未见中毒死亡;小鼠腹腔注射的 LD_{50} 为 7.67 g/kg。白苏水提浸膏小鼠灌胃的最大剂量为生药 162.5 g/kg,观察 7 d,未见中毒死亡;小鼠

腹腔注射的 LD_{50} 为 16.26 g/kg。紫苏挥发油小鼠灌胃的 LD_{50} 为 10.68 g/kg。白苏挥发油小鼠灌胃的 LD_{50} 为 39.58 g/kg [25]。湖北产紫苏叶挥发油小鼠灌胃的 LD_{50} 为生药 3.10 g/kg。中毒症状：给药后小鼠出现精神萎靡，毛发蓬松，活动减少，体重减轻等症状。解剖可见肠黏膜充血肿胀[66]。紫苏成分 3-取代呋喃类化合物紫苏酮（perillaketone）、白苏酮（egomaketone）、异白苏酮（isoegomaketone）和紫苏烯（perillene）能致动物广泛肺水肿和大量腹腔渗出物，与霉烂甘薯的有毒成分甘薯苦醇（ipomeano1）中毒症状极为相似。前 3 种给小鼠腹腔注射的 LD_{50} 均小于 10 mg/kg，约在 24 h 内死亡。给雌山羊静脉注射紫苏酮19 mg/kg，给安格斯小母牛静脉注射 30 mg/kg 均可致死，而口服 40 mg/kg 动物仍可存活[67,68]。紫苏酮对小鼠的 LD_{50}，腹腔注射为 13.6 mg/kg，灌胃为 78.9 mg/kg[27]。紫苏醇也有毒性、刺激性和致敏作用[28]。

【临床应用】

1. 上呼吸道感染　紫苏叶与干姜（10:1）制成 25% 苏叶液，每次服 100 mL，每日 2 次，10 d 为 1 个疗程，治疗慢性气管炎 552 例，用药 4 个疗程后，近期控制 62 例，显效 150 例，好转 213 例，无效 127 例，总有效率 77%，对咳、痰、喘 3 症状均有效[69]。紫苏糖（紫苏叶、板蓝根、薄荷油）预防小儿急性呼吸道感染有明显效果，用药组的发病率仅为对照组的 1/6~1/5[70]。

2. 出血性疾病　系列"紫苏止血剂"对多种出血性疾病有较好疗效：对宫颈糜烂、宫颈息肉摘出及宫颈活检取材创面出血，用紫苏止血纸紧贴于创面上即可止血，共观察 76 例，全部有效。用紫苏注射液治疗月经过多或功能性子宫出血，紫苏止血粉治疗宫颈癌后期出血、拔牙后出血、刀伤和一些术后出血等均有较好疗效[71]。

3. 特异反应性皮炎　用 1%~5%紫苏叶提取物软膏治疗特异反应性皮炎 30 例，完全有效 14 例，有效 6 例，轻微有效 4 例，总有效率 80%。将紫苏叶提取物加入饮料或汤中每日服用，治疗特异反应性皮炎，对 70%的儿童患者也有显著疗效[72]。

4. 寻常疣　将疣体及其周围消毒，用注射针头挑破疣体，疣体突出者可贴皮剪去，用洗净的鲜紫苏叶（或加食盐）摩擦疣部 10~15 min，敷料包扎，每日 1 次，一般 2~6 次可治愈。对多发性疣，先治母疣，可促使其他疣消退[73,74]。

5. 流行性腮腺炎　紫苏嫩茎叶与红心萝卜一起捣碎成稠糊状，按约 0.5 cm 厚度涂于患儿两腮，每 3 小时换 1 次。另取糊状物挤出汁液，每 2 小时报 1 次，每次 10 mL。4 例全部治愈[75]。

【附注】

1. 紫苏梗　Perillae caulis 为紫苏 *Perilla frutesces* (L.)Britt 的干燥茎。味辛，性温。有理气宽中、止痛、安胎功能。用于胸膈痞闷、胃脘疼痛、嗳气呕吐、胎动不安等症。

成分　白苏苏梗含挥发油 0.08%，其中含量较多的成分有紫苏醛（perilla aldehyde）26.82%，十六烷酸（hexadecanoic acid）13.30%，紫苏醇（perilla alcohol）11.40%等[13]。

药理　给小鼠腹腔注射苏梗制剂，有与孕酮相同的子宫内膜酶活性增强作用，能促进子宫内膜腺体增长，其作用强度随剂量增加而增强，其治疗先兆流产和安胎的机制与孕酮相同[76]。苏梗的二氯甲烷提取物在浓度为 50 μg/mL 时，对环氧酶-1（COX-1）有显著抑制作用，其抑制率达 83.0%（消炎痛在 5 μmol/L 浓度下的抑制率为 80.2%）。从苏梗的二氯甲烷提取物中分离出的 2 个有效成分 Perilloxin 和 dehydroperilloxin，对 COX-1 的 IC_{50} 分别为 23.2 μmol/L 和 30.4 μmol/L[77]。

应用　苏梗合剂（苏梗、柴胡、陈皮等 11 味）治疗气郁症 211 例，痊愈 98 例，显效 44 例，有效 27 例，无效 42 例，总有效率 80.5%[78]。

2. 紫苏的变种和变型较多，在分类学方面有待进一步研究和明确[18]。近年国内有学者将紫苏原植物的名称订为：白苏 *Perilla frutescens* (L.)Britt.；紫苏 *P. frutescens* (L.)Britt.var.*arguta* (Benth.)Hand -Mazz.；野苏 *P. frutescens* (L.)Britt.var.*acuta* (Thunb.)Kudo.；回回苏（鸡冠苏）*P.frutescens* (L.)Britt.var.*crispa* (Thunb.) Hand-Mazz.[79]。

（马　靖　马金凯）

参考文献

[1]王宏颐.商品紫苏叶的药用部位与挥发油含量.中药通报，1984,9(4):13

[2]原田正敏.日本常用生药的定量方法——泽泻、苏叶、苍术和白术.国外医药植物药分册，1991,6(3):120

[3]伊东宏.苏叶の研究(第四報)myristicinおよびdillapiolて主成分とするシソ类.生藥学雜誌，1966,20(2):73

[4]伊东宏.苏叶の研究(第五報)elemicinを含むシソ类.生藥学雜誌，1968,22(2):151

[5]廖欣然.紫苏油中紫苏醛、白苏酮的分析.中成药研究，1985,(9):32

[6]于占洋，等.紫苏属植物叶中挥发油成分的比较.药学通

报,1985,20(5):312

[7]伊东宏.苏叶の研究(第6報)Perilla属植物の精油と品质について.藥学雑誌,1970,10(7):883

[8]肥塚靖彦,他.シソの在来种種ならびにF1雑種の精油型.生藥学雑誌,1984,38(3):238

[9]木多義昭,他.苏叶苏子(シソ)の化学と藥理.现代東洋医学,1988,9(2):54

[10]Ito M ,et al.紫苏精油的化学成分.国外医学中医中药分册,2000,22(2):107

[11]邹耀洪,等.同时蒸馏萃取法分析紫苏叶挥发性化学成分.分析化学,2000,28(12):1566

[12]吴周和,等.紫苏叶精油化学成分分析研究.氨基酸和生物资源,2003,25(2):18

[13]潘炯光,等.白苏挥发油的化学研究.中国中药杂志,1992,17(3):164

[14]赵淑平,等.白苏挥发油的化学研究和三个呋喃类化合物结构的质谱鉴定.药物分析杂志,1992,12(4):206

[15]Fujita T,et al. Perilloside A,a monoterpene glucoside from Perilla frutescens. *Phytochemistry*,1992,31(9):3265

[16]Fujita T,et al. Isolation of monoterpene β-glucoside from Labiatae plant and their synthesis. *CA*,1993,118:169523p

[17]Fujita T,et al.A phenylpropanoid glucoside from Perilla frutescens. *Phytochemistry*,1994,37(2):543

[18]马金凯,紫苏叶,王本祥.现代中药药理学.天津:天津科学技术出版社,1997:72

[19]菅谷爱子,他.苏叶の藥理学的研究(第1報)水性ェキスおよびPerillaldehydeの神经系に対する作用.藥学雑誌,1981,101(7):642

[20]Honda G,et al. Isolation of Sedative Principles from Perilla Frutescens. *Chem Pharm Bull*,1986,34(4):1672

[21]杨炼,等.紫苏中镇痛素的分离.中医药信息,1988,(1):42

[22]Honda G,et a1.Isolatlon of dillapio1e from a chemotype of Perillazo for prolonging hexobarbital—induced Sleep. *Chem Pharm Bull*,1988,36(8):3153

[23]孙世锡.几种中药解热作用之药理研究.中华医学杂志,1956,(10):964

[24]近藤东一郎,中药解热药的实验研究.日本药物学杂志,1928,(2);296.

[25]王静珍,等.紫苏与白苏药理作用的研究.中国中药杂志,1997,22(1):48

[26]Nakazawa T,et al.Antidepressant-like effects of apigenin and 2,4,5-trimethoxycinnamic acid from Perilla frutescens in the forced swimming test. *Biol Pharm Bull*. 2003,26(4):474

[27]ITO Naoki ,et al. Rosmarinic Acid from Perillae Herba Produces an Antidepressant-Like Effect in Mice through Cell Proliferation in the Hippocampus. *Biol Pharm Bull*,2008,31(7):1376

[28]谭健民,等.紫苏叶提取物对高脂血症家兔血脂及脂质过氧化的影响.安徽农业科学,2008,36(18):7701

[29]陈春华,等.紫苏叶提取物抗家兔动脉粥样硬化的实验研究.时珍国医国药,2008,19(11):2651

[30]吴练中,等.紫苏水溶性成分初步分析.中国药学杂志,1989,24(11):2679

[31]赵子文,等.紫苏的药理研究Ⅰ、紫苏注射液对动物出凝血时间影响的进一步实验研究.中药药理与临床,1985,1(1):132

[32]曹毅,等.紫苏的药理研究Ⅱ、紫苏注射液对动物微血管的影响初步报告.中药药理与临床,1985,1(1):133

[33]曹毅,等.紫苏抗凝血作用的实验研究.实用中西医结合杂志,1991,4(9):557

[34]方尔笠,等.紫苏对血小板聚集功能的影响.中药药理与临床,1990,6(6):32

[35]Koezuka Y. An Interstinal Propulsion Promoting Substance from Perilla frutescens and lts Mechanism of Action. *Planta Med*,1985,(6):480

[36]《全国中草药汇编》编写组.全国中草药汇编(上册).北京:人民卫生出版社,1976:835

[37]于占洋,等.紫苏属植物的研究及其新进展.国外医学药学分册,1986,13(3):173

[38]Makino T,et al.Inhibitory effect of Perilla frutescens and its phenolic constituents on cultured murine mesangial cell proliferation. *Planta Med*,1998,64(6):541

[39]Ueda H,et al. Luteolin as an anti-inflammatory and anti-allergic constituent of Perilla frutescens. *Biol Pharm Bull*,2002,25(9):1197

[40]Ryu JH,et al. Two neolignans from Perilla frutescens and their inhibition of nitric oxide synthase and tumor necrosis factor-alpha expression in murine macrophage cell line RAW 264.7. *Bioorg Med Chem Lett*,2002,12(4):649

[41]Banno N,et al. Triterpene acids from the leaves of Perilla frutescens and their anti-inflammatory and antitumor-promoting effects. *Biosci Biotechnol Biochem*,2004 ,68(1):85

[42]Sasaki M,et al.Cytological activities of Perilla extracts. *CA*,1991;114:201497p

[43]Yamazaki,M et al.Induction of neutrophil accumulation by vegetable juice. *Biosci Biotechnol Biochem*,1992,56(1):150

[44]Ishihara T,et al.Inhibition of antigen-specific T helper type 2 responses by Perillafrutescens extract. *CA*,1999,130:306357b

[45]平并裕子,他.肥满细胞からのヒスタミン遊離抑制作用を指标とてた抗炎症生藥のスリーニング.生藥学雑誌,1983,37(4):374

[46]Kojima Y,et al.Substance with interferon-inducing activity by extraction from a plant of the genus Perilla. *CA*,1980,93:146618z

[47]Kitasato I,et al. Interferon inducers from Perilla frutescens crispa. *CA*,1982,97:188264u

[48]Kojima Y, et al. Interferon inducer from Perilla leaves and stems. *CA*, 1984, 100:56829c

[49]Makino T. Effect of oral treatment of Perilla frutescens and its constituents on type-I allergy in mice. *Biol Pharm Bull*, 2001, 24(10):1206

[50]王静,等.紫(白)苏叶黄酮类化合物抗氧化性能的研究.中国油脂,2004,29(3):33

[51]Lee KI, et al. Antimutagenic compounds identified from Perilla leaf. *CA*, 1992, 118:182871v

[52]Lee KI, et al. Antimutagenic and antioxidative effects of perilla leaf extracts. *CA*, 1994, 120:29682f

[53]薛颖,等.苦瓜等91种食用植物抗促癌作用的研究.营养学报,1998,20(2):219

[54]Osakabe N, et al.Rosmarinic acid inhibits epidermal inflammatory responses: anticarcinogenic effect of Perilla frutescens extract in the murine two-stage skin model. *Carcinogenesis*, 2004, 25(4):549

[55]Lin CS, et al. Growth inhibitory and apoptosis inducing effect of Perilla frutescens extract on human hepatoma HepG2 cells. *J Ethnopharmacol*, 2007, 112(3):557

[56]史继静,等.紫苏提取液对小鼠急性酒精中毒的作用及机制.世界华人消化杂志,2008,16(36):4098

[57]零陵地区卫生防疫站,等.561种中草药抗菌作用筛选报告.湖南医药杂志,1974,(4):50,(5):49

[58]Chi-Pien Chen, et al.Development of Natural Crude Drug Resources from Taiwan(V1).In vitro studies of the Inhibitory effect on l2 Microorganisms. *Shoyakugaku zasshi*, 1987, 41(3):215

[59]木多義昭,他.シソの抗白癬菌作用成分について.生薬学雑誌,1984,38(1):129

[60]张子扬,等.紫苏油、桂皮油与常用防腐剂抑菌力的比较.中国中药杂志,1990,15(2):31

[61]刘小琴,等.紫苏、白苏的抑菌实验.天然产物研究与开发,2000,12(1):42

[62]徐燕萍,等.酶联免疫吸附检测技术筛选300种中草药抗乙型肝炎表面抗原的实验研究.江西中医学院学报,1995,7(1):20

[63]中医研究院中药研究所病毒组.中草药对呼吸道病毒致细胞病变作用的影响.新医药学杂志,1973,(12):38

[64]Nakazawa Takahiro, et al. Metabolites of Orally Administered Perilla frutescens Extract in Rats and Humans. *Biol Pharm Bulletin*, 2000, 23(1):122

[65]Baba S, et al. Absorption, metabolism, degradation and urinary excretion of rosmarinic acid after intake of Perilla frutescens extract in humans. *Eur J Nutr*, 2005, 44(1):1

[66] 文莉.湖北紫苏叶挥发油的小鼠急性毒性试验.中国药师,2006,9(11):1034

[67]Wilson BJ, et a1. Pulmonary Toxicity of 3-substituted Furans from the Mint Plalit perilla frutescens Britton. *Toxicol Appl Pharmacol*, 1978, 45(1):300

[68]Mathela CS, et a1.3-Substituted-furanyl compounds of perilla ocimoides. *J Indian Chem Soc*, 1989, 66(3):183

[69]江苏新医学院.4877紫苏叶.中药大辞典(下册).上海:上海人民出版社,1977:2356

[70]王素敏,等."紫苏糖"预防小儿急性呼吸道感染的初步观察.中国农村医学,1986,(1):7

[71]朱南京,等.系列"紫苏止血剂"的临床应用.江苏中医,1992,(2):34

[72]杜德极.日本对紫苏抗炎和抗过敏的研究.中药材,1994,17(12):37

[73]李庆祥.鲜紫苏叶治疗寻常疣20例的经验.中华皮肤科杂志,1965,11(6):391

[74]张国龙.鲜紫苏叶食盐治疗寻常疣.湖南中医杂志,1989,5(5):13

[75]李国清,等.紫苏茎叶抽提物抗菌能力的研究.化学工程师,2003,(6):55

[76]王惠玲,等.紫苏梗、孕酮对子宫内膜酶活性效应的比较.西安医科大学学报,1990,11(2):121

[77]Jiang-hua Liu, et al.Two New Prenylated 3-Benzoxepin Derivatives as Cyclooxygenase Inhibitors from Perill Frutescens var. acuta. *J Nat Prod*, 2000, 63(3):403

[78]李相彬.苏梗合剂治疗气郁症211例.黑龙江中医药,1984,(5):44

[79]丁树利,等.紫苏属植物研究进展.国外医药植物药分册,1994,9(1):4

紫苏子 Perillae Fructus

zi su zi

本品为唇形科植物紫苏 *Perilla frutesces*(L.)Britt.的干燥成熟果实。味辛,性温。具有降气化痰,止咳平喘,润肠通便功能。主治痰壅气逆、咳嗽气喘、肠燥便秘。

【化学成分】

种子含脂肪油，其含量报道为45.3%[1]、46.9%[2]，主要含不饱和脂肪酸,其中以多烯不饱和脂肪酸 a-亚麻酸(十八碳三烯酸,a-LNA)为主。紫苏子油主要含4种脂肪酸：a-亚麻酸、亚油酸、硬脂酸、软脂酸。其中亚油酸占14.1%，亚麻油酸占58.0%。果实中含黄酮类化合物，已分离出9种黄酮苷，2种黄酮和5种花色素苷。果实尚含β-谷甾醇、豆甾醇、鞣质等[2]。全株含挥发油0.33%~1.64%[3]。种子中还含维生素B。

【药理作用】

1. 增强学习记忆 炒紫苏子醇提物268、134、67 mg/kg灌胃21 d，对老龄小鼠有较强的益智作用[4]。分别给予幼龄小鼠灌胃不同剂量的紫苏油，连续15 d，可减少小鼠跳台错误次数，能明显提高小鼠水迷路测验的正确百分率，缩短到达终点时间；紫苏油可以提高小鼠脑内单胺类神经递质水平，提示紫苏油能促进小鼠学习记忆功能并与小鼠脑内的核酸、蛋白质及单胺类神经递质含量有关[5]。研究表明，紫苏油促进学习记忆能力作用的机制可能与其富含的α-亚麻酸也有关[5]。

2. 抗过敏 炒紫苏子醇提物320、640、1280 g/mL与肥大细胞作用，能明显降低IgE所致的I型过敏反应肥大细胞脱颗粒百分率，也明显降低组胺释放，有抗过敏作用[6]。紫苏油对过敏反应的中间体血小板凝集活化因子(PAF)有抑制作用[7]。紫苏油对小鼠的抗原诱发过敏性休克死亡率有降低作用，并强于红花油。紫苏油抗过敏、抗炎的主要机制是抑制PAF及白三烯的产生[8]。紫苏油在抑制PAF和白三烯产生的作用优于EPA(二十碳五烯酸)和DHA(二十二碳六烯酸)。

3. 抗肝损伤 四氯化碳肝损伤造模前灌胃给小鼠紫苏子水提物4.2、8.3、25.0 g/kg，连续30 d。使血清ALT、AST水平明显降低，表明对化学性肝损伤有保护作用；其机制主要是抗自由基损伤和抑制脂质过氧化反应[9]。

4. 抗血小板聚集 紫苏油有抗血栓作用[10]。紫苏油抗血栓作用受依赖的血小板凝集激活物质浓度的影响，只有当胶原蛋白的浓度较低(7.5~10 mg/L)时，血小板聚集作用才显著降低，而在浓度较高(15~20 mg/L)时，无显著性差异。炒紫苏子醇提物80~1280 mg/L体外能抑制由ADP、花生四烯酸(AA)和血小板活化因子(PAF)诱发的兔血小板聚集[11]。

5. 降血脂 用0.8、4.2、25.0 g/kg剂量的紫苏子连续喂饲大鼠30 d，能明显降低血清TC、TG含量，但对HDL-C水平无明显影响。紫苏子有降血脂作用[12]。给急性高脂血症小鼠灌胃紫苏子油纳米乳0.025 mL/g，连续6 d，能显著降低血浆胆固醇水平，包括TC、TG、LDL-C，提高HDL-C，与紫苏子软胶囊比较有更强的抗高血脂功效[13]。

6. 镇咳祛痰 给小鼠灌服紫苏子(0.729、0.37 mg/kg)和炒紫苏子(0.213、0.106 mg/kg)，小剂量都有较好的祛痰作用；对氯化乙酰胆碱和磷酸组胺的混合液诱发的哮喘，炒紫苏子水提液显示出显著的平喘效果[14]。小鼠灌服5 g/kg和2.5 g/kg紫苏或白苏种子脂肪油后，可使咳嗽潜伏期显著延长，咳嗽次数显著减少；紫苏或白苏种子脂肪油对组胺和乙酰胆碱所致的支气管哮喘引起的喘息性抽搐的潜伏期明显延长[15]。

7. 抗癌 紫苏中富含β-胡萝卜素，它能激活免疫功能，提高机体的免疫力，抑制癌症。紫苏油能明显抑制化学致癌剂7,12-dimethylbenz[α]anthracene(DMBA)或皮下移植瘤株所致乳腺癌的发病率，减少肿瘤的重量和体积，延长肿瘤出现的时间；α-亚麻酸对乳腺癌的增长和代谢都有抑制作用，能抑制雌性BALA/C鼠410.4乳腺癌的增长，抑制PGE的合成，抑制腹水瘤在肺中的转移；对结肠癌、肾脏肿瘤等均有较明显的抑制作用[7,16]。紫苏油对结肠癌具有拮抗作用，因它可以降低结肠黏膜鸟氨酸脱羧酶的活性及降低结肠肌对肿瘤促进剂-结肠上皮细胞磷脂膜中脂肪酸的敏感性[17]。另据报道，紫苏皮抽提物具有一定的抗细胞膜氧化能力，紫苏醇具有治疗胰管癌作用，对皮肤癌的生成和病变具有抑制作用。另外，紫苏醇和柠檬烯可以抑制乳房瘤生长和大鼠肝肿瘤细胞生长[18]。

8. 抑菌、抗氧化 炒紫苏子水提物26.9、13.4、6.7 mg/mL剂量能显著清除·OH、O_2^-和降低MDA水平，紫苏子水提物有较强的抗氧化作用[19]。其提取物的抗氧化作用较0.02%BHT（2,6-二叔丁基对羟基苯甲醇）为强。抑菌实验证明0.1%紫苏油对变形杆菌、酵母菌、黑真菌、青真菌及自然界中的真菌均有抑制作用，其中对真菌和酵母菌的作用明显强于0.05%尼泊金和0.3%苯甲酸[20]。

9. 抗应激 炒紫苏子醇提物269、134、67 mg/kg给小鼠连续灌胃21 d，炒紫苏子134、269 mg/kg剂量组可明显提高小鼠耐脑缺氧能力、抗疲劳能力、常压耐缺氧能力及耐高温能力。炒紫苏子醇提物能提高小鼠抗不良应激能力[21]。

10. 提高视网膜反射能 给予大鼠紫苏油饲料，与正常饲料组及含亚油酸多的红花油饲料组进行比较。结果表明，紫苏油能明显提高视网膜电位图α-波和β-波的振幅，缩短视网膜反射能的恢复时间，并能大幅度提高视网膜中DHA的含量[22]。紫苏中的α-亚麻酸在人体内以二十碳五烯酸(EPA)和二十二碳六烯酸(DHA)的形式存在。在食物中加入富含 α-亚麻酸饲料进行子鼠二代培养，使子代小鼠视网膜中的DHA 增加，视网膜反射能增强[23]。由此表明，紫苏能提高记忆和视觉功能的机制可能也与其富含 α-亚麻酸有关[24]。

【临床应用】

1. 高脂血症 苏子油有明显降血脂作用，对 TC 的有效率为 59.3%，TG 为 66.7%，其作用均强于月见草油[25]。

2. 嗳气 苏子降气方加减汤剂(苏子、橘皮、半夏、当归等)对顽固性嗳气有效[26]。

3. 呕吐 苏子降气方加减汤剂(苏子、陈皮、法夏、厚朴、旋覆花等)对经久不愈频繁性呕吐有效[26]。

4. 齿龈出血 苏子降气方加减汤剂(苏子、橘皮、法夏、前胡、当归)对齿龈出血有效[26]。

5. 蛔虫病 采用生苏子嚼碎或捣烂后空腹服用，治疗未见不良反应[27]。

(马恩龙 李艳春 张宝凤 张淑萍)

参考文献

[1]中国医学科学院药物研究所.中草药有效成分的研究(第一分册).北京:人民卫生出版社,1972:415

[2]于占洋.紫苏属植物的研究及其进展.国外医学药学分册, 1986, (3): 173

[3]小忠, 等.苏叶的药理学研究.国外医学中医中药分册, 1981, (3): 56

[4]张巍峨,等.炒紫苏子醇提取物对小鼠智力的影响.中国中医药科技,2004,11(3):162

[5]周丹, 等.苏子油对小鼠学习记忆能力的影响.中草药, 1994, 25(5): 251

[6]王钦富,等.炒紫苏子醇提物对肥大细胞脱颗粒及组胺释放的影响.中国中医药信息杂志,2006,13(1):30

[7]Hirose M, et al. Effect of diatary perilla oil, soybean oil and safflower oil on 7, 12-dimethylbenz [α]anthracene(DMBA) and 1, 2-dimethyl-hydrazine(MDH)-Induced mammary gland and colon carcinogenesis in female SD rats. *Carcinogenesis*, 1990, 11(5): 731

[8]王永奇,等.紫苏油抗过敏、炎症的研究.中草药,2001,32(1):1

[9]王雨,等.紫苏子对化学性肝损伤的实验研究.贵州医药, 2006,30(9):836

[10]Hirano J, et al. Utilization of n-3 plant oils, perilla and flaxseed oils. *Yukagaku*, 1991, 40(10): 942

[11]董敏,等.炒紫苏子醇提物对血小板聚集活性的影响.中国误诊学杂志,2007,7(26):6218

[12]王雨,等.紫苏子对高脂血症大鼠血脂水平的影响.贵州医学院学报,2006,31(4):336

[13]欧阳五庆,等.紫苏子油纳米乳的制备及其随小鼠急性高脂血症的影响.上海交通大学学报（农业科学版),2007,25(6):536

[14]王永奇,等.紫苏子镇咳、祛痰、平喘作用的药理研究.中南药学,2003,1(3):135

[15]Watanabe S, et al. Effect of dietary α-linolenate/linoleate balance on collageninduced platelet aggregation and serotonin release in rats. *Chem Pharm Bull*, 1989, 37(6): 1572

[16]Hirose M, et al. Effect of diatary perilla oil, soybean oil and safflower oil on 7, 12-dimethylbenz [α]anthracene (DMBA) and 1, 2-dimethyl-hydrazine (MDH)-Induced mammary gland and colon carcinogenesis in female SD rats. *Carcinogenesis*, 1990, 11(5): 731

[17]王威, 等. 紫苏油药理活性研究进展. 时珍国医国药, 2000, 11(3): 283

[18]田口信夫.苏子的抑癌作用(1).国外医学中医中药分册, 2002,24(6):372

[19]王钦富,等.炒紫苏子水提物抗氧化作用的研究.中西医结合心脑血管病杂志,2003,1(10):588

[20]张子扬.紫苏油、桂皮油与常用防腐剂抑菌力的比较.中国中药杂志, 1990, (2): 31

[21]王钦富,等.炒紫苏子醇提物对小鼠抗应激作用的影响.中国中医药信息杂志,2004,11(10):859

[22]Hirano J, et al. Utilization of n-3 plant oils, perilla and flaxseed oils. *Yukagaku*, 1991, 40(10): 942

[23]Watanabe S, et al. Effect of dietary α-linolenate/linoleate balance on collageninduced platelet aggregation and serotonin release in rats. *Chem Pharm Bull*, 1989, 37(6): 1572

[24]徐章华,等.a-亚麻酸对大鼠行为、视网膜及肝脑脂肪酸构成的影响.中国公共卫生,2002,18(3):031

[25]张敏, 等. 苏子油降脂作用的临床对照观察. 辽宁中医杂志, 1999, 26(3): 135

[26]何麒麟.紫苏降气汤的临床应用.辽宁中医杂志, 1985, (8): 34

[27]刘天峰.苏子治疗蛔虫病100例.四川中医, 1986, (8): 47

紫 杉 Taxi Cuspidatae Ramulus et Folium zi shan

本品为红豆杉科植物东北红豆杉 *Taxus cuspidata* Sieb. et Zucc.的枝叶。具有利尿,通经和抗肿瘤作用。主治恶性肿瘤。

【化学成分】

富含二萜类成分，紫杉烷类二萜:taxine A,B, deacetyltaxine B,1-deoxytaxine B[1],taxine NA-13,taxinine NN-6,taxine NA-4,taxine NA-8[2],紫杉醇(taxol)[3], 5-O-(3′-dimethylamino-3′-phenylpropionyl) taxinine M,7-O-acetyltaxine A and 2-acetoxy-2′-deacetylaustrospicatine[4],Taxuyunnanine A-R[5-7],紫杉宁 A-J (taxinine A-J)[8-10]，等。3,11-环紫杉烷如 Taxinine K,L[11] 2,10-diacetoxy-5-cinnamoyloxy-9-hydroxy-3,11-cyclotax-4 (20)-en-13-one,10-acetoxy-2,5,9-trihydroxy-3,11-cyclotax-4(20)-en-13-one[12],3,11-cyclotaxinine NN2[2],3,11-cyclotaxinine NN-2[13],2,7,10-triacetoxy-5,13-dihydroxy-2(3→20)abeotaxa-4(20),11-dien-9-one[14]等。Abeotaxane 类化合物如 9,13-diacetoxy-11(15,1)abeotaxa-4(20),11-diene-5,10,15-triol[15],TaxchininD,E,G[16]等。木脂素素类:(+)-taxiresinol,(+)-lariciresinol,(-)-secoisolariciresinol,(+)-pinoresinol[17],(+)-isotaxiresinol,(+)-isolariciresinol[18]等。黄酮类:山柰酚、槲皮素、杨梅素[19]等。

【药理作用】

1. 抗肿瘤 紫杉醇对移植性肿瘤 L1210、P388、P1534、B16、W256、S180 及 Lewis 肺癌[20]均有较明显的抑制作用,并且紫杉醇和 IL-4 两者联用对 Lewis肺癌的抑制作用更明显[21]。腹腔注射紫杉醇 5、10 mg/kg (8 d),对小鼠艾氏癌实体型的抑瘤率分别为 32.47%和 54.63%[22]。

1~200 ng/mL 的紫杉醇明显抑制 T 细胞淋巴瘤的生长。40~200 ng/mL 的紫杉醇可明显抑制 B 细胞淋巴瘤的生长[23]。紫杉醇对人黏液表皮样癌细胞系MEC-1的最大抑制率为 50%~90%,当药物浓度为 10 nmol/L时抑制率已接近最大,增加药物浓度 10~100 倍,并不能增加抑制效应,但延长药物暴露时间大于 12 h,能明显增强抑制效应[24]。紫杉醇对体外培养的人卵巢癌细胞 COC1 在浓度为 22.5、45 和 90 μg/mL 时，其抑制率分别为 78.48%、84.9%和 93.53%[21]。紫杉醇在0.01~0.1 mg/L 范围内可明显抑制人乳腺癌 MDA-MB-435 细胞与纤维粘连蛋白或层粘连蛋白的黏附,抑制率分别为 9.9%~51.2%和 35.0%~49.8%；紫杉醇 0.01~0.1 mg/L 对 MDA-MB-435 细胞侵袭重组基底膜抑制率分别为 66.7%和 74.4%;0.02 和 0.1 mg/L 时可明显抑制 MDA-MB-435 细胞在三维胶原中的迁移。提示:紫杉醇在控制肿瘤转移方面，可能具有应用前景[25]。离体形态学研究表明,30 nmol/L 以上浓度的紫杉醇可以使 JAR 绒癌细胞被阻滞在 G_2/M 期[26]。10 nmol/L 浓度的紫杉醇对前列腺癌细胞有明显的细胞毒样作用，加入紫杉醇几天后,培养的前列腺癌细胞中出现大量的圆形细胞(roud cells),继而发生肿瘤细胞进行性坏死。在残留的肿瘤细胞中,可以看到大的肿瘤细胞和许多多核肿瘤细胞。在电镜下,圆形肿瘤细胞停止在有丝分裂期,细胞质有大量微管存在[27]。紫杉醇可将食管癌细胞系 ECa109 细胞阻断于 G_0/G_1 期及 G_2/M 期并诱导其凋亡,3 nmol/L 紫杉醇作用 72 h 便可见明显的 DNA 梯带。100 nmol/L 和 1000 nmol/L 浓度的紫杉醇作用于细胞,在形态变化与细胞周期变化上有很大差别。紫杉醇作用短时间(<2 h)去除后再培养比持续性作用更早促使细胞凋亡[28]。Bcl-2 核酶还能促进紫杉醇诱导的 ECa109 细胞凋亡[29]。10~1000 nmol/L 的紫杉醇能将人胶质母细胞瘤细胞系 BT325 阻滞在 G_2/M 期[30]。人乳癌细胞(Bcap37)在紫杉醇(50 nmol/L 或以上浓度) 作用下,细胞分裂阻滞在分裂期的中期,并诱导细胞发生凋亡。凋亡细胞表现为细胞固缩,核染色质凝聚或者断裂。凋亡抑制基因 Bcl-2 在细胞凋亡过程中呈低表达并发生修饰反应，而凋亡诱导基因Bax 先呈高表达,然后表达降低[31]。此外，紫杉醇处理Bcap37 细胞的时间不同，DNA 甲基化水平不同。在 48hDNA 甲基化水平达到最高峰[32]。在紫杉醇中等浓度(5×10^{-9} mol/L)或低浓度(2.5×10^{-9} mol/L)作用下,喉鳞状细胞癌 HepG2 细胞被阻滞于 G0/G1 期，并能诱导细胞发生凋亡[33]。紫杉醇可诱导乳腺癌细胞系 MCF-7 凋亡，具有时间及剂量依赖性，并且这种凋亡与 Bcl-2 降低及 Bax 增加有关[34]。Bcl-2 和 Bcl-xs

也参与了紫杉醇介导 B 细胞淋巴瘤 BJAB 细胞凋亡的基因调控[35]。

木脂素素 Secoisolariciresinol 与 isotaxiresinol 能调控 TNF-α 诱发肝细胞凋亡[36]。作用机制为阻断过度激活的巨噬细胞形成过量 TNF-α 和干扰素-γ。小鼠给予两种木脂素素成分（50、10 mg/kg，腹腔注射）后，用 700 mg/kg 剂量 D-半乳糖胺、10 μg/kg 剂量 LPS 诱导肝细胞凋亡，对照组可见肝细胞 DNA 片断化并出现凋亡体。木脂素素成分处理组抑制 DNA 片断化水平和染色质凝聚，降低血浆 TNF-α 和干扰素-γ 水平。体外实验也表明，两种木脂素素能抑制 D-GalN/TNF-α 诱导小鼠原代肝细胞死亡，抑制 TNF-α 诱导小鼠纤维肉瘤 L929 细胞死亡，并呈现较好的量效关系。

抗肿瘤作用机制：

(1)稳定微管和抑制有丝分裂　在细胞增殖周期的 G2 晚期和 M 期，抑制细胞的有丝分裂，抑制纺锤体和纺锤丝的形成，从而阻止了肿瘤细胞的繁殖。正常微管在 4℃低温或 Ca^{2+}存在下发生解聚，而紫杉醇作用后的微管则不发生解聚，这是由于紫杉醇参与微管蛋白的聚合，生成微管相关蛋白(microtubule-associated proteins，MAPs)[37]。

(2)诱导细胞凋亡　紫杉醇可作用于细胞凋亡受体途径的 Fas/FasL 通路，或激活半胱氨酸-天冬氨酸蛋白酶家族（cysteinyl aspartate proteases，caspases），诱导细胞凋亡。紫杉醇诱导的凋亡也受到 Bcl-2 家族的调控[38]。

(3)LPS样活性　紫杉醇具有类似 LPS 的活性，这些活性是巨噬细胞所特有的，如释放肿瘤坏死因子(TNF)、白介素(IL)及一氧化氮(NO)等[38]。紫杉醇 LPS 样活性的最重要的生物学意义是其可以逆转肿瘤诱导的巨噬细胞免疫抑制，可使荷瘤宿主巨噬细胞恢复产生免疫因子的能力。研究发现，紫杉醇在体外可显著增强荷瘤宿主巨噬细胞产生 IL-12。因此，紫杉醇可通过诱导 IL-12 的产生纠正肿瘤诱导的免疫功能失常[39]。

2. 抗乙型肝炎病毒　体内实验研究表明，紫杉烷二萜化合物(TD-1)对 DHBV-DNA 的复制有明显的抑制作用，停药后 DHBV-DNA 上升幅度较弱，有的雏鸭甚至停药后 DHBV-DNA 出现消失的趋势。离体实验表明，TD-1 对 2.2.15 细胞有明显的毒性，在毒性浓度下培养的细胞，生长停滞、变圆、凝聚，细胞浆内密度增大，细胞轮廓模糊不清，其 TC_{50} 为 35.48 mg/L。TD-1 浓度为 25、12.5、6.25 和 3.13 mg/L 时对 HBsAg 的抑制率分别为 65.38%、61.54%、61.54%和 38.46%，但对 HBeAg 的分泌无影响。这一作用与病毒唑相似。得出 TD-1 对 HBsAg 的 IC_{50}=4.24 mg/L，治疗指数TI=TC_{50}/IC_{50}=8.03[40]。

3. 抑制血管生成　采用大鼠动脉环无血清培养形成微血管方法，测定紫杉醇抑制血管生长作用。结果表明，1 mg/mL 的紫杉醇对血管生成有很强的抑制效应，证实紫杉醇是一种有用的血管生成抑制因子。其机制可能是通过抑制血管内皮生长因子来抑制内皮细胞的运动和迁移，从而抑制新血管生成[41]。

4. 诱导滑膜细胞凋亡　紫杉醇浓度为 5~10 μmol/L 时，类风湿关节炎(RA)、关节炎(OA)和正常对照(骨折)三组滑膜细胞凋亡现象都很明显，但凋亡细胞百分率差异都有显著性。RA 组最明显，OA 组次之，对照组最少；在紫杉醇浓度为 10 μmol/L 时，RA 组 12 h 即可见凋亡细胞出现，而 OA 组及对照组则需 24 h 后才可见凋亡细胞；紫杉醇浓度大于 20 μmol/L 时，三组滑膜细胞均出现坏死改变。这说明 RA 滑膜细胞对紫杉醇的诱导凋亡作用最敏感，可能具有临床治疗 RA 的潜在性价值[42]。

5. 药代动力学　紫杉醇可与血浆蛋白、组织蛋白和微管蛋白结合，其蛋白结合率高达 98%。紫杉醇在肾、肺、脾和第三间隙液体(包括腹水和胸水)中的分布较多，组织浓度较高。肝脏和肿瘤组织中紫杉醇浓度较高，脑脊液、肿瘤内部、睾丸和脑组织中分布极少[43]。紫杉醇大部分随胆汁排泄，其用药 24 h 内约 1/5 随胆汁重吸收，胆汁中紫杉醇代谢物的浓度超过原形药浓度。紫杉醇的肾消除和肝外消除不足全部消除的 10%。慢性肾衰竭小鼠模型(切除 5/6 肾脏)紫杉醇的体内清除与正常组比较减少约 34%[44]。

(1)静脉给药的药代动力学　其给药方法有：1~6 h、24 h、56 h、96 h 几种静滴方法。各家报告血药浓度均为双相性衰减，α 相半衰期 0.34±0.09 h；β 相半衰期平均 4.9 h。剂量与药代动力学属线性关系。稳态分布容积(Vdss)很大，平均 87±55 L/m²。表明药物与血浆蛋白及组织成分，尤其与微管蛋白等广泛结合，蛋白结合率>90%，不过药物仍易从中央室血浆中释出，全身清除速度平均为 482±359 mL/(min·m²)。稳态分布容积平均为 42~162 L/m²，平均滞留时间为5.6~19.9 h，累积平均值为11.5 h，在各组织中分布大致平均[45,46]。用 135~175 mg/m² 作 3 h 静滴时，峰浓度为3.3~7.6 μmol/L，即 2.77~6.37 μg/mL；用 210~250 mg/m² 作6 h 静滴量，峰浓度为 3.1~4.1 μmol/L，即 2.6~3.5 μg/mL；用 200~250 mg/m² 作 24 h 静脉滴注时，终末浓度为稳态浓度(Css):0.97 μmoL/L,即 0.83 μg/mL;用 200~250 mg/m^2 作 96 h 静脉滴注时,峰浓度为 0.053~0.077 μmoL/L,即 0.045~0.066 μg/mL。上述紫杉醇浓度比紫杉醇在体外能引起微管变化、细胞毒性所需的浓度(0.001~0.01 μmoL/L,即 0.0085~0.085 μg/mL)高出数个数量级[47-49]。

对国产紫杉醇原料制成的静脉注射液经家犬注射后,用 HPLC 测定血药浓度,结果:静脉注射 1.5、3.0 和 6.0 mg/kg 3 个剂量,血浆药—时曲线均符合二室模型,$t_{1/2\alpha}$ 分别为 2.20、2.01 和 2.24 h,AUC 分别为 1.24、2.75 和 6.72 μg/(h·mL)。从而得出紫杉醇在犬体内的代谢无剂量依赖性[50]。静脉给予大鼠紫杉醇 10 mg/kg 后血清中紫杉醇浓度迅速下降,给药 12 h 血药浓度不足 0.5 μg/mL。$T_{1/2\alpha}$ 为 0.13 h,$T_{1/2\beta}$ 为 3.8 h,AUC 为 16.87 μg/(h·mL),CLS 为 0.59 L/(h·mL)。说明紫杉醇在小动物体内代谢较大动物及人体要快。大鼠肝药酶 CYP3A 被诱导和抑制时,紫杉醇代谢会发生明显的改变。大鼠尾静脉注射紫杉醇 10 mg/kg 后,采集动态血浆标本,以 HPLC 测定血药浓度,采用PCNONLIN 程度进行房室模型数据拟合。结果,空白对照组,诱导剂组和抑制剂的 C_{max} 分别为 68.91、56.51 和 108.53 μg/mg,AUC 为 82.48、53.96 和 189.47 μg·h/m,而 CL 则为 0.0242、0.037 和 0.0105 L/h[51]。

(2)腹腔给药药代动力学　紫杉醇分子量高,结构较大,主要在肝脏代谢,故腹腔注射给药可使局部达到较高的药物浓度,且可维持较长时间。由于卵巢癌在晚期时仍常局限于腹腔内,故作腹腔给药好处较多。对正常人腹腔内注入紫杉醇 25~175 mg/m^2,0.5~1.0 h 后,测得腹腔内紫杉醇浓度高达 336 μmoL/L,到 72 h 后仍有相当高的紫杉醇浓度被测到,而同时测得的血药浓度曲线却非常低,峰值< 0.5 μmoL/L,血药平均浓度为腹腔内液的 1/1000 以下,AUC 腹/AUC 血为 996/93,腹腔清除率为 0.42 L/(m^2·d),T1/2 为 73.4 h[52]。这样,紫杉醇在腹腔的浓度较分布于全身的浓度要高 336~2890 倍。

(3)口服给药的药代动力学　用 P–糖原蛋白阻滞剂 SDZPSC833 与紫杉醇混合给小鼠灌胃测定紫杉醇的血药浓度,以单独用紫杉醇进行对照。结果显示,单独用紫杉醇灌胃组 AUC735±134 ng/(h·mL),峰值 0.20±0.18 μg/mL;而紫杉醇与 SDZPSC 833 混合灌胃组 AUC 8066±819 ng/(h·mL),峰值 10.00±0.91 μg/mL。两者生物利用度有显著差异。国内动物实验也证明,口服给药时紫杉醇的生物利用度受填充剂或稀释剂的影响也较大[53]。紫杉醇可经口服给药,即使单独用紫杉醇动物灌胃给药(20 μg/g)24 h 后,测得的血药浓度仍高出体外紫杉醇引起微管变化、导致细胞毒性所需浓度的几倍,但口服给药的生物利用度差异较大,提示为了获得口服剂型较高的生物利用度应该选择较为合适的稀释剂或胃肠吸收促进剂。

6. 毒性　急性毒性试验表明,给大鼠、小鼠腹腔注射紫杉醇时,大鼠一次和连续(5 d)给药的 LD_{10}、LD_{50}、LD_{90} 分别为每天 137.88、205.74,306.90 mg/m^2 和 35.64、51.36、73.98 mg/m^2。小鼠连续(5d)给药的LD_{10}、LD_{50}、LD_{90} 分别为每天 69.60、82.35 和 97.44 mg/m^2[54]。大鼠连续 5 d 腹腔注射紫杉醇高、中、低剂量组分别为 11.6、5.8、1.16 mg/kg,分别在第 8 天、33 天各处死一半动物。高、中剂量组大鼠表现为呼吸急促、厌食、消瘦、嗜睡等症状,毛发蓬松无光泽,大便稀薄,弓状姿势,体重明显下降,但停药后可恢复;注射部位表现不同程度的感染、炎症等。骨髓切片显示:中性粒细胞成熟受抑制,红细胞系列发育障碍,嗜酸细胞减少,淋巴细胞增多,肥大细胞增生,表现均与剂量有关,停药后可恢复。组织病理检查发现:淋巴结、胸腺、脾等淋巴系统呈现抑制至消耗,其严重程度与剂量有关,心、肾、消化系、内分泌系、神经系等未见组织学毒性变化[55]。紫杉醇给药剂量在 1.0 mg/kg 时,雌、雄鼠摄食量减少,体重增长下降,雌鼠肾上腺及卵巢重量减轻,雄鼠的生育率和雌鼠受孕率下降,但对交配率无明显影响。母鼠剖检时发现黄体数、着床数及活胎数减少,着床痕数增加,未见致畸胎作用。对活胎体重、身长和尾长无明显影响[56]。紫杉醇在 1~5000 μg/ml 范围内,无论有无 S9 活化系统对沙门菌株(TA97,TA98,TA100,TA102)标准测试菌株均无致突变性。但在小鼠骨髓细胞微核实验和 CHL 细胞染色体畸变分析实验中,均显示了阳性反应。紫杉醇在 20、40、80 mg/kg 诱导的小鼠骨髓多染红细胞微核分别为 19.3‰、29.3‰、47.1‰,均明显高于阴性对照组的2.2‰。染色体畸变分析表明,非活化条件下在 80~640 μg/L 范围内,紫杉醇可使 CHL 细胞染色体畸变增加。畸变类型主要为染色体数目改变,表明其作用特点是纺锤体而不是DNA[57]。

【临床应用】

1. 肿瘤　紫杉醇对乳腺癌、卵巢癌和输卵管癌、鼻咽癌、食管癌、肝癌、非小细胞肺癌有良好效果,对前列腺癌、上胃肠道癌、小细胞性肺癌也有治疗作用[58]。

Ⅲ期卵巢腺癌患者给予下列治疗方案:第 1 天紫杉醇 135 mg/m^2 持续 24 h 静滴,第 2 天给予顺铂 100 mg/m^2 腹腔给药,第 8 天给予紫杉醇 60mg/m^2 腹腔给药,每3周重复1次,共6次。结果全部病例2年生存率为91%,中位生存时间为51个月,2年无病生存率为66%,中位无病生存时间为33个月。提示用静脉、腹腔给药方案可明显提高2年生存率。但出现1种Ⅲ~Ⅳ级不良反应的患者高达96%,其中以中性粒细胞减少最多见[59]。

1例30岁妇女在孕5周时检出卵巢癌,为乳头状浆液囊腺癌Ⅲc期。从怀孕16~17周起,患者接受了6个周期紫杉醇/卡铂化疗,于35.5周时行剖宫产+子宫全切除+左侧卵巢输卵管+盆腔、主动脉旁淋巴结活检和腹膜多点活检。术后另一侧卵巢癌复发,即按上述方案继续化疗。随访最后一次是孩子已15个月,母子状况良好[60]。

对耐紫杉醇、铂类药物的卵巢癌患者35例改用紫杉醇+吉西他滨(gemcitabine)治疗。具体疗法是:第1、8、15天给予80 mg/m^{2}静脉滴注,60 min滴注结束,随后给予吉西他滨1000 mg/m^{2}静脉滴注,每4周重复1次。结果显示:总有效率为40%,病情转为稳定的占37%。生存时间中位数为13.1个月,无病生存时间中位数为5、7个月。有50%的患者存活时间超过12个月,其中有6例存活时间达24个月。因吉西他滨是通过抑制DNA修复起抗癌作用的,所以显示出其特征。不良反应有:Ⅲ~Ⅳ级中性粒细胞减少患者占48.5%,Ⅲ级血小板减少患者占20%,Ⅲ级贫血患者占8.5%,其他不良反应有恶心呕吐、乏力等。一般患者对不良反应均可耐受,没有因不良反应需停药的病例。用该方案对曾接受过大剂量化疗的患者,尤其是对铂类耐药患者可作为首选方案[61]。

对46例晚期头颈部肿瘤进行化疗,方案为紫杉醇135 mg/m^2,1 d,顺铂25~40 mg/m^2 d 2~4。21 d为1周期,治疗2周期后评价疗效及毒副反应。46例头颈部肿瘤共完成周期数为160个,平均3.5个周期,其中12例接受了2周期化疗,34例接受了4周期化疗。CR 2例,PR 14例,SD18例,PD 12例,总有效率34.8%,疾病控制率73.9%,中位疾病进展时间6.7个月,中位生存期为22.3个月(2.0~52.5个月)。主要常见的毒副反应为胃肠道反应和骨髓抑制,其次为脱发、肝肾功能损伤[62]。

2. 体内代谢　用国产紫杉醇注射液对2名癌症患者(恶性淋巴瘤与肺癌各1例)血药浓度进行了测定,结果静脉给予240 mg (略相当于135mg/m^2) 剂量,24 h滴注法,$T_{1/2\alpha}$、$T_{1/2\beta}$、Vd、AUC、CLC分别为0.148 h、0.281 h;7.867 h、8.581 h;100.66 LL/m^2、102.27 L/m^2;1046.44 μg/(h·mL)、1137.40 μg/(h·mL);147.58 mL/(min·m^2)、138.05 mL/(min·m^2)[63]。对16名紫杉醇化疗患者进行了PK研究,患者的用药剂量分别为135、175和235 mg/m^2,输注3 h。输注过程及输注后24 h动态采集血浆标本,由HPLC测定血药浓度。采用PCNONLIN程序进行非房室模型参数计算和房室模型数据拟合。结果,紫杉醇代谢具有非线性特征,药物符合二室模型特点。紫杉醇代谢个体差异较大,可能存在种族差别,有必要进行药物监测,达到个体化治疗的目的[64]。

3. 毒副作用

(1)*过敏反应*　给药后数分钟内出现有荨麻疹、药物性皮疹、呼吸窘迫、支气管痉挛和低血压,严重时会发生过敏性休克,呼吸心跳停止[65]。过敏反应可能与cremophor EL有关。可用地塞米松、苯海拉明、肾上腺素、氨茶碱等对抗症状。在紫杉醇滴注前数小时,口服地塞米松20 mg或苯海拉明50 mg,可防止发生过敏反应。

(2)*血液系统*　有粒细胞缺乏症和血小板减少症。剂量达230 mg/m^2,约30%病例出现血液系统毒性反应;剂量达275 mg/m^2,约80%患者严重骨髓抑制,停止用药18 d后才恢复正常。紫杉醇治疗过程中,用粒细胞集落刺激因子(GCSF)可以防止或减轻白细胞减少症[66]。

(3)*神经系统*　有手足麻木或感觉过敏和突发性疼痛、肌挛缩,踝反射减退,关节痛、偶见痉挛发作。病理检查有周围神经病变。剂量超过170 mg/m^2,发生率较高;当达到300 mg/m^{2}时,几乎全部患者出现神经系统症状。个别老年女性乳房癌患者采用紫杉醇化疗6个月后出现双目视觉紊乱,发生包囊黄斑病变,持续使用紫杉醇治疗同时给予6周乙酰唑胺辅助治疗后,包囊黄斑病得以改善,视力恢复[67]。

(4)*消化系统*　有恶心、呕吐、腹泻、口腔炎、吞咽困难和胃炎,严重时会引起腹泻[68]。给药前30 min给予300 mg西米替丁或50 mg雷尼替丁,可以减轻消化道的副作用。

(5)*心血管系统*　偶见房室传导阻滞和心动过缓。也出现室性心律不齐或心动过速,心前区疼痛[69]。

(6)*脱发*　剂量达200 mg/m^{2}以上,全部患者脱发,从用药后2~3周开始,一旦停药后毛发可以再生。39%患者伴有黏膜炎[70]。

各类副作用中起限制作用的是粒细胞缺乏症,各种症状出现的频数和严重程度与紫杉醇剂量呈正相关。停药后症状相继缓解以至消失。

(王　涛　周秋丽　何宗梅　毕云峰　王　岩)

参考文献

[1]Duquesnoy E,et al.Identification of taxanes in extracts from leaves of Taxus baccata L. using 13C-NMR spectroscopy. *Phytochem Anal*,2009,20(3):246

[2]Wang L,et al.The polar neutral and basic taxoids isolated from needles and twigs of Taxus cuspidata and their biological activity. *J Wood Sci*,2008,54(5):390

[3]David G,et al."Hydrophobic collapse" of taxol and Taxotere solution conformations in mixtures of water and organic solvent. *J Am Chem Soc*,1993,115(24):11650

[4]Prasain J,et al. Taxines from the needles of Taxus wallichiana. *Phytochemistry*,2001,58(8):1167

[5]Sheng H,et al. Four New Taxoids from the Barks of Taxus yunnanensis. *Chin Chem Lett*,63,12(1):63

[6]Zhang HJ,et al. Four new taxanes from the roots of Taxus yunnanensis. *Chin Chem lett*,1995,6(6):483

[7]Ma W,et al.Yunnanxane and Its Homologous Esters from Cell Cultures of Taxus chinensis var. mairei. *J Nat Prod*,1994,57(9):1320

[8]Kobayashi J,et al. Taxuspines A-C, new taxoids from Japanese yew Taxus cuspidata inhibiting drug transport activity of P-glycoprotein in multidrug-resistant cells. *Tetrahedron*,1994,50(25):7401

[9]李作平,等.美丽红豆杉化学成分的研究.中草药,2000,31(7):490

[10]Liang J,et al. 2-Deacetoxytaxinine B: a taxane diterpenoid from Taxus chinensis. *Phytochemistry*,1993,47(1):69

[11]陈未名,等.云南红豆杉抗肿瘤活性成分的研究.药学学报,1991,26(10):747

[12]Kiyota H,et al. New 11(15→1)abeotaxane, 11(15→1),11(10→9)bisabeotaxane and 3,11-cyclotaxanes from Taxus yunnanensis. *Biosci Biotech Bioch*,2001,65(1):35

[13]Kosugi K,et al.Neutral taxoids from Taxus cuspidata as modulators of multidrug-resistant tumor cells. *Phytochemistry*,2000,54(8):839

[14]Shi QW,et al. New 2 (3→20)abeotaxane and 3,11-cyclotaxane from needles of Taxus cuspidata. *Biosci Biotech Bioch*,2004,68(7):1584

[15]Shi QW,et al. Three new taxane diterpenoids from the seeds of Taxus yunnanensis Cheng et L. K. Fu and T. cuspidata Sieb et Zucc. *Tetrahedron*,1999,55(28):8365

[16]Kaoru F,et al. Structures of nine new diterpenoids from Taxus chinensis. *Tetrahedron*,1995,51(11):10175

[17]Kawamura F,et al. Phenolic constituents of Taxus cuspidata I: lignans from the roots. *J Wood Sci*,2000,46(2):167

[18]Veselova MV,et al. Antioxidant activity of polyphenols from the far-east plant Taxus cuspidata. *Pharm Chem J*,2007,41(2):88

[19]Krauze-Baranowska M. Flavonoids from the genus Taxus. Zeitschrift fuer Naturforschung, C: *Journal of Biosciences*, 2004,59(1/2):43

[20]胡雪峰,等.IL-4、紫杉醇对Lewis肺癌细胞核形态DNA含量及AgNO的影响.肿瘤,2000,20(6):406

[21]卫凤英,等.紫杉醇脂质体细胞毒作用和抗肿瘤作用的研究.同济医科大学学报,2001,30(1):46

[22]周晓燕,等.紫杉醇对三株不同类型淋巴瘤细胞的体外作用.中华医学杂志,2000,80(6):62

[23]王江华,等.紫杉醇对人黏液表皮样癌细胞系的细胞毒研究.适用口腔医学杂志,2001,17(1):12

[24]周龙恩,等.紫杉醇对MDA-MB-435人乳腺癌高转移细胞、侵袭及转移能力的影响. 中国药理学与毒理学杂志,2001,15(1):51

[25]陈怀增,等.紫杉醇诱导JAR绒癌细胞的凋亡.中华妇产科杂志,1999,34(2):121

[26]徐学民,等.一个具有生物活性的新紫杉烷类似物-紫杉次碱的分离及结构鉴定.中草药,1998,29(6):361

[27]彭玮丹,等.紫杉醇诱导食管癌细胞的细胞周期阻断与细胞凋亡.中国药理学通报, 1998,14(5):402

[28]彭玮丹,等.Bcl-2核酶促进紫杉醇诱导的细胞凋亡.中国生物化学与分子生物学报,2000,16(2):258

[29]修波,等.胶质母细胞瘤紫杉醇增敏放射的体外实验研究.中华神经外科杂志,1998,14(5):281

[30]严伍生,等.紫杉醇抗人脑多形性胶质母细胞瘤株实验研究.内蒙古医学杂志,1999,31(4):204

[31]陈丽荣,等.紫杉醇诱发人乳癌细胞凋亡的机制研究.中华肿瘤杂志,1997,19(2):103

[32]陈于法,等.紫杉醇诱导人乳腺癌细胞凋亡过程DNA甲基化水平检测.肿瘤,1999,19(2):65

[33]倪关林,等.紫杉醇对喉鳞状细胞癌HepG2细胞株的作用.临床耳鼻咽喉科杂志,1999,13(6):265

[34]孟刚,等.紫杉醇诱导MCF-7凋亡与Bcl-2及bax的关系.中国药理学通报,2001,17(3):282

[35]周晓燕,等.Bcl-2基因家族在紫杉醇介导BJAB细胞凋亡中的作用.中华肿瘤学杂志,2000,22(6):453

[36]Banskota A,et al.Secoisolariciresinol and isotaxiresinol inhibit tumor necrosis factor dependent hepatic apoptosis in mice. *Life Sci*,2004,74(22):2781

[37]Morita H,et al.Taxezopidines M and N, taxoids from the Japanese yew, Taxus cuspidata. *J Nat Prod*, 2005,68(6):935

[38]袁金辉,等.紫杉醇的最新研究进展.中国药理学通报,2001,17(2):135

[39]Mullins DW,et al.Paclitaxel enhances macrophage IL-12 production in tumor-bearing hosts through nitricoxide. *J Immunol*,1999,162(11):6811

[40]朱宇同,等.紫杉烷二萜化合物抗乙型肝炎病毒作用

的实验研究.中华医学杂志,1999,79(5):384

[41]阎家麒,等.紫杉醇抑制血管生成的研究.药物生物技术,2001,8(1):30

[42]刘锋,等.紫杉醇诱导人体外培养滑膜细胞凋亡.中华内科杂志,1998,37(10):689

[43]Lamba JK,et al.Common allelic variants of cytochrome P4503A4 and their prevalence in different populations.*Pharmacogenetics*,2002,12 (2):121

[44]Jiko M,et al. Altered pharmacokinetics of paclitaxel in experimental hepatic or renal failure.*Pharm Res*,2005,22 (2):228

[45]Rowinsky EK,et al. Sequences of taxol and cisplatin:a phase I and pharmacologic study. *J Clin Oncol*, 1991,9(7):1692

[46]Frankie A,et al. Sequence -Dependent alteration of doxorubicin pharmacokinetics by paclitaxel in a phase I study of paclitaxel and doxorubicin in patients with metastatic breast cancer. *J Clin Oncol*,1996,14(10): 2713

[47]Rowinsky EK,et al. The clinical pharmacology of paclitaxel (TAXOL). *Semin Oncol*,1993,20(Suppl3):16

[48]夏建民,等.抗肿瘤新药紫杉醇.上海医药,1994,(1):35

[49]Siddiqui N,et al. A clinical and pharmacokinetic study of combination of carboplatina and paclitaxel for opithetial ovarian cancer. *Brit J Cancer*,1997,75(2):287

[50]葛召恒,等.紫杉醇在犬体内的药动学.中国药学杂志,1997,32(10):603

[51]叶敏,等.大鼠肝药酶活性改变对紫杉醇药动学的影响.中国药学杂志,2000,35(6):400

[52]Markman M,et al. Phase I trial of intraperitoneal taxol:a gynecologic oncology group study. *J Clin Oncol*,1992,10(5):1485

[53]Wiasnik PH,et al. Phase I clinical and pharmacokinetic study of taxol. *Cancer Res*,1987,7:2486

[54]Lenaz L. Taxol:a novel nature product with significant anticancer activity. *Fitoterapia*,1993,LXIV(1):27

[55]施安国,等.紫杉醇的毒性研究.上海第二医科大学学报,2000,20(2):138

[56]张清林,等.紫杉醇对大鼠的一般生殖毒性作用.药学实践杂志,1996,14(4):199

[57]马华智,等.紫杉醇的遗传毒性.中国药理学与毒理学杂志,1996,10(3):177

[58]Blune EJ,et al. Government moves to lncrease taxol (Supply). *J Natl Cancer lnst*,1991,83(15):1054

[59]Rothenberg ML,et al. Combined intraperitoneal and intravenous chemotherapy for women with optimally debulked ovarian cancer: results from an intergroup phase Ⅱ trial. *J Clin Oncol*,2003,21(7):1313

[60]Mendez LE,et al. Paclitaxel and carboplatin chemotherapy administered during pregnancy for advanced epithelial ovarian cancer. *Obstet Gynecol*,2003,102(5 Pt2):1200

[61]Matuszczyk A,et al. Chemotherapy with paclitaxel and gemcitabine in progressive medullary and thyroid carcinoma of the follicular epithelium. *Horm Metab Res*,2010,42(1):61

[62]王彩玲,等.紫杉醇联合顺铂治疗46例晚期头颈部肿瘤的临床观察.肿瘤基础与临床,2009, 22(6):485

[63]董惠,等.高效液相色谱法测定人血浆中紫杉醇浓度.药学实践与仪器设备,1998,8(1) :17

[64]叶敏,等.紫杉醇在卵巢癌化疗患者中非线性药物动力学研究.中国药学杂志,2000,35(9):604

[65]乙苏北,等.紫杉醇化疗致一例过敏性休克患者的急救护理.1998,33(3):172

[66]Sarosy G,et al. Phase 1 study of taxol and granulocyte colony-stimulating factor in patients with refractory ovarian cancer. *J Clin Oncol*,1992,10(7):1165

[67]Ito S,et al.A case of cystic maculopathy during paclitaxel therapy. *Nippon Ganka Gakkai Zasshi*,2010,114(1):23

[68]姜达,等.泰素引起顽固性腹泻1例.河北医药,1999,21(1):56

[69]陈未名,等.红豆杉属(Taxus)植物的化学成分和生理活性.药学学报,1990,25(3):227

[70]晓言(译).抗癌新药紫杉醇.药学进展,1993,17(2):100

蛤蟆油 Ranae Oviductus ha ma you

本品为蛙科动物中国林蛙 *Rana temporaria chensinensis* David 雌蛙的输卵管，经采制干燥而得，又名田鸡油、哈士蟆油、林蛙油等。味甘、咸，性平。有补肾益精，养阴润肺功能。主治病后体弱、神疲乏力、心悸失眠、盗汗、痨嗽咯血。

【化学成分】

蛤蟆油一般含水 10.86%~11.9%，粗蛋白55.93%，粗脂肪 4.26%~4.30%，灰分 4.68%~4.86%，无氮浸出物 22.81%~23.21%[1-3]。

蛤蟆油中含有丰富的氨基酸、维生素、生物活性激素和微量元素，其中氨基酸主要有：色氨酸、赖氨酸、蛋氨酸、亮氨酸、异亮氨酸、缬氨酸等十九种氨基酸[1-6];维生素主要有:维生素 A、B_1、B_2、C、D、E 等[2,6,7];激素包括:睾酮、雌酮、孕酮、雌二醇、三碘甲状腺原氮酸 T3、甲状腺素 T4、促绒毛膜性腺激素 HCG 等[2,8-11];微量元素包括:钾、钠、镁、钙、铁、锰、铜、锌等多种微量元素[2,6,12,13]。

蛤蟆油中含有大量的脂肪酸,不饱和脂肪酸含量为脂肪酸总量的 40%~73%,其中主要有:九碳烯酸、十一碳烯酸、十二碳酸、十三碳酸、十四碳酸、十四碳烯酸等[2,6,8,14]。

此外,蛤蟆油中还含有磷脂和棕榈酸-α-单甘油酯、棕榈酸-α,α-甘油二酯、油酸-α-单甘油酯、棕榈酰胺等成分[13]。

【药理作用】

1. 抗衰老、抗氧化 取蛤蟆油 68.34 mg 加入果蝇培养基 100 mL 混均,然后将 24 h 孵化成虫的果蝇置入培养瓶内,每瓶 100 只,雌雄各一瓶,记录果蝇存活天数,直至全部死亡为止。结果表明,蛤蟆油组能明显延长果蝇的平均寿命[15,16]。收集同一批 24 h 内孵化的果蝇成虫,分组给药,饲养均同前述实验相同。给药 30 d 后,蛤蟆油可明显降低果蝇脂褐质含量。于 10 d 内,给小鼠每日按 680 和 340 mg/kg 灌胃蛤蟆油。结果表明,蛤蟆油组血中 SOD 活性升高,肝和脑组织中 MDA 含量降低[15]。

给小鼠用林蛙的卵、输卵管、卵油、生理盐水灌胃,结果林蛙输卵管能有效地提高小鼠红细胞 SOD 活性,作用强于林蛙卵及卵油[17]。不同剂量的蛤蟆油对老年雌性大鼠连续灌胃 2 个月,结果高剂量组血清 SOD 和 GSH-PX 含量升高;高、中剂量组肝匀浆 MDA 含量降低[18]。

2. 促进发育和性功能 取幼年雄性大鼠,去除双侧睾丸,每天按 0.3 和 0.9 g/kg 灌胃给药 1 次,给药 15 d。结果表明,蛤蟆油可促进去势雄性大鼠性器官的发育[19]。同时蛤蟆油有促进幼年小鼠阴道开放,即有动情期出现的趋势[14]。

3. 抗疲劳 实验表明蛤蟆油可以增加小鼠体重,增加小白鼠游泳时间,提高运动员大强度训练后睡眠质量,加快运动性疲劳的消除[20-22];林蛙油软胶囊连续对小鼠灌胃,可延长小鼠负重游泳时间,减少小鼠游泳时血清尿素氮的产生,增加肝糖原含量,减少血乳酸的产生[23-27]。林蛙油软胶囊对小鼠连续灌胃给药 3 d,结果林蛙油软胶囊能延长小鼠的爬杆时间,有增强肌力,抗疲劳作用[28]。研究发现蛤蟆油复合药具有与林蛙油软胶囊类似的抗疲劳作用[29]。

4. 防辐射 研究发现蛤蟆油复方冲剂可以预防 X 射线辐射引起的大鼠血清 T-SOD 升高,具有一定的抗 X 线辐射损伤作用[30]。另有报道,蛤蟆油制品对超重环境和微波辐射协同作用下的大鼠有抗氧化作用、能抑制其血清中的羟自由基、并对大鼠空间辨别性学习记忆损伤有保护性效应[31-33]。

5. 血液及造血系统 在 4 周内,给家兔喂饲高脂饲料引起高脂血症。蛤蟆油按 1.0、0.5、0.25 mL/kg 剂量拌于饲料内喂饲。实验结果,蛤蟆油可使高密度脂蛋白-胆固醇显著升高,而总胆固醇、甘油三酯、低密度脂蛋白-胆固醇都明显降低。综上所述,蛤蟆油具有明显的抑制血小板聚集活性和降低血脂作用[34]。

6. 调节机体免疫 蛤蟆油能明显增强小鼠机体的非特异吞噬功能,B 细胞产生抗体的能力,T 淋巴细胞转化率及 NK 细胞杀伤活性[21];能提高小鼠的迟发型变态反应,增强 ConA 诱导的小鼠脾淋巴细胞转化能力,具有细胞免疫调节作用[35]。哈士蟆油软胶囊能够提高运动员 T 淋巴细胞亚群各项指标,增强运动员免疫力[36]。

7. 其他 蛤蟆油还具有镇咳祛痰[37]、耐缺氧[38]、耐高温[21]、耐寒[39]等作用。

【临床应用】

顽固性剥苔 取哈士蟆油 250 g,加入等量冰糖隔水炖至膏状。每日早晚各 1 次,每次服 5~8 g,每日 1 剂,1 月为 1 个疗程,最多治疗 3 个疗程。30 例患者治愈 20 例,显效 5 例,有效 2 例,无效 3 例,总有效率 90%[40]。

(郭远强 王本祥 王 岩)

参考文献

[1]王丽兰,等.哈士蟆油成分分析.中草药,1982,13(9):389

[2]胡鑫,等.林蛙油中主要营养保健成分含量的研究.吉林农业大学学报,2003,25(2):218

[3]陈晓平,等.林蛙油主要营养成分的研究.食品科学,2005,26(8):361

[4]李成义,等.中国林蛙中氨基酸含量的研究.白求恩医科大学学报,1991,17(4):351

[5]林纪娴,等.中国林蛙与中华大蟾蜍输卵管的蛋白质成分研究.中药材,1986,9(6):15

[6]王秋雨,等.哈士蟆油和青蛙油主要营养成分的测定.特产研究,2003,4:56

[7]林纪娴,等.中国林蛙与中华大蟾蜍输卵管几种脂溶性

维生素的比较分析. 中药材, 1991,14(12):11

[8]赵文英,等. 蛤蟆油的化学成分. 沈阳药科大学学报,1996,13(4):276

[9]林纪娴,等. 中国林蛙与中华大蟾蜍输卵管睾酮分析. 中草药,1989,20(7):14

[10]于中泽,等. 中国林蛙与中华大蟾蜍输卵管雌二醇分析. 中药材,1989,12(11):17

[11]王春霖,等. 哈士蟆油甾体性激素定量分析及药理作用. 中药通报,1985,10(2):44

[12]于中泽,等. 中国林蛙与中华大蟾蜍输卵管的几种微量元素分析初探. 中药材,1988,11(12):18

[13]白雪松,等. 林蛙油研究进展. 吉林医药学院学报,2009,30(4): 227

[14]季怡萍,等. 哈士蟆油中脂肪酸的GC、GC-MS分析. 分析测试学报,1999,18(3):80

[15]刘玉兰,等. 蛤蟆油的抗衰老作用. 沈阳药科大学学报,1998,15(1): 56

[16]于玲媛,等. 牡丹江产哈士蟆油对果蝇抗衰老的实验研究. 中国林副特产,2004,2(68): 30

[17]金莉莉,等. 中国林蛙卵、卵油及输卵管对红细胞SOD活性的影响. 中国公共卫生,2002,18(5): 607

[18]崔贞玉,等. 林蛙油对老年雌性大鼠脂质过氧化的影响. 环境与职业医学,2002,19(3): 204

[19]张蔚君,等. 蛤蟆油对生长及性器官的影响. 沈阳药科大学学报,1998,15(2): 136

[20]林纪娴,等. 中国林蛙与中华大蟾蜍输卵管"强壮"作用比较的初步探讨. 中药材,1987,(4): 10

[21]吴庆平,等. 哈士蟆油药理作用实验研究. 中国林副特产,2005,(4): 25

[22]张肃,等. 哈士蟆油消除运动性疲劳的作用及其机制. 中国临床康复,2004,8(12): 2340

[23]李津明,等. 林蛙油酶解前后抗疲劳作用对比研究. 黑龙江医药,2008,21(2): 30

[24]崔敬爱,等. 林蛙油软胶囊小鼠负重游泳试验的研究. 食品科学,2005,26(8): 373

[25]陈晓平,等. 林蛙油软胶囊抗疲劳保健功效的观察. 吉林农业大学学报,2005,27(2): 225

[26]毛焕新,等. 林蛙油软胶囊抗疲劳作用的试验研究. 华南预防医学,2005,31(6): 40

[27]吴飞,等. 林蛙油软胶囊抗疲劳作用试验研究. 吉林医学,2009,30(15): 1676

[28]赵晓霞,等. 哈士蟆油胶囊的生理药理实验研究. 中医药学报,2002,30(3): 59

[29]王高学,等. 哈士蟆油复方抗疲劳作用研究. 中成药,2008,30(1): 120

[30]孙鹏飞,等. 林蛙油复方冲剂抗辐射功能的实验研究. 吉林医药学院学报,2009,30(5): 254

[31]李春卉,等. 林蛙油复方冲剂对超重环境下微波照射大鼠抗氧化效应的研究. 辐射防护,2009,29(5): 317

[32]李春卉,等. 林蛙油复方冲剂防护超重辐射对大鼠辨别性学习记忆的影响. 吉林医药学院学报,2009,30(5): 249

[33]李春卉,等. 林蛙油保健品对超重辐射大鼠血清抑制羟自由基能力的研究. 吉林医药学院学报,2008,29(5): 254

[34]李成义,等. 中国林蛙卵油中的激素成分及卵油对血小板聚集和血脂的影响. 中草药,1994,25(11): 584

[35]边学武,等. 蛤蟆油对机体细胞免疫调节作用的实验研究. 中国社区医师,2008,10(192):3

[36]张肃,等. 哈士蟆油软胶囊对运动员淋巴细胞亚群的影响. 中国临床康复,2004,8(15): 2914

[37]杨帆,等. 林蛙油的药理学活性研究进展. 吉林医药学院学报,2009,30(3): 175

[38]于勇,等. 林蛙油耐缺氧与调节血脂的作用. 环境与职业医学,2002,19(3): 204

[39]沈楠,等. 林蛙油对冷应激小鼠肾上腺超微结构的影响. 中国老年学杂志,2009,29(13):1664

[40]朱异,等. 哈士蟆油为主治疗顽固性剥苔30例. 中医杂志,2002,43(1):47

蛤 蚧

Gecko

ge jie

本品为壁虎科动物蛤蚧 *Gekko gecko* Linnaeus 的干燥体。味咸,性平。有补肺益肾,纳气定喘,助阳益精功能。主治肺肾不足、虚喘气促、痨嗽咯血、阳痿、遗精。

【化学成分】

蛤蚧含有胆甾醇、尿嘧啶、黄嘌呤、次黄嘌呤、肌酸、肌肽、胆碱、肉碱类、多种氨基酸及微量元素。蛤蚧体中含有甲基对硫酮还原型谷胱甘肽 S-甲基转移酶、谷胱甘肽。蛤蚧蜕皮内层含 α-角蛋白、外层含 β-角蛋白[1-5]。

蛤蚧中含有丰富的脂类物质,包括脂肪酸甘油酯、甾醇脂和各种脂肪酸。蛤蚧体内脂肪酸含量最丰富的 3 种脂肪酸依次为:亚油酸、棕洞酸、油酸,亚麻酸和花生四烯酸的含量也较丰富。脂肪酸中不饱和脂肪酸的比例占75%[1,6-9]。

【药理作用】

1. 增强免疫 蛤蚧能提高机体免疫力。蛤蚧提取物对S180移植实体瘤模型显示抗肿瘤活性，延长肿瘤动物生存时间，具有良好的量效关系[10]。蛤蚧通过增强免疫功能发挥抗肿瘤活性的，可能主要是影响荷瘤小鼠的免疫监视系统以及T、B淋巴细胞介导的体液与细胞免疫功能，除了促进T、B淋巴细胞活化直接杀伤肿瘤细胞外，还可能通过T、B淋巴细胞产生一系列的淋巴因子与巨噬细胞共同发挥作用，诱导肿瘤细胞凋亡，抑制肿瘤细胞增生，配合顺铂等化疗药物发挥增效减毒作用[11]。

2. 性激素样作用 蛤蚧既有雄性激素样作用也有雌性激素样作用。蛤蚧乙醇提取物能显著提高胰岛素样生长因子-1(IGF-1)和颗粒细胞分泌的抑制素A(Inh A)在大鼠卵巢中的表达，改善大鼠卵巢功能，促进优势卵泡和黄体的发育[12]。醇提物皮下注射可使未成年雌性大鼠子宫增重，动情期提前。增加幼年雌小鼠子宫和卵巢重量，使幼年雌小鼠阴道开放的时间提前[13]。醇提物可降低雌性大鼠血中卵泡刺激素(FSH)浓度，提高鼠血中雌二醇浓度，改善下丘脑-垂体-性腺轴功能[14]。蛤蚧醇提物可增加去势动物精囊腺和前列腺重量，使正常小鼠睾丸增重[13]。

3. 平喘 蛤蚧体及尾的乙醇提取物对氯化乙酰胆碱所致的豚鼠哮喘有明显的平喘作用，能松弛磷酸组织胺和氯化乙酰胆碱所致的豚鼠离体气管平滑肌收缩[15]。人参蛤蚧散可以调节肾气虚型慢性阻塞性肺病大鼠多种细胞因子水平的变化，降低IL-8、TNF-α、IL-4水平，提高IFN-γ、IFN-γ/IL-4水平，减轻气道炎症、调节机体的免疫应答、提高机体免疫力[16]。能降低肾气虚型慢性阻塞性肺病大鼠支气管和肺泡上皮细胞、平滑肌细胞以及炎性细胞的NF-κB、γ-GCS表达，有纠正氧化/抗氧化系统失衡、减轻炎性反应的作用[17]。

4. 抗衰老 蛤蚧能显著提高大鼠心肌组织胞浆中的铜锌超氧化物歧化酶(Cu、Zn-SOD)和过氧化氢酶(CAT)活性等自由基代谢酶活性及谷胱甘肽(GSH)的含量，同时降低LPO水平；蛤蚧尾部作用大于体部[18]。蛤蚧口服液能减轻游泳力竭大鼠自由基对机体组织的损伤，降低线粒体丙二醛(MDA)水平，使谷胱甘肽过氧化物酶(GSH-Px)、超氧化物歧化酶(SOD)显著增高，血乳酸降低，ATP和氧化氢酶(CAT)明显增高[19]。

5. 毒性 给小鼠灌胃蛤蚧醇提取物未能测出LD_{50}。灌胃最大耐受量大于135 g/kg[15]。给小鼠灌服相当成人剂量50、100和200倍的鲜蛤蚧乙醇提取物，相当成人剂量50倍蛤蚧脑匀浆和给犬灌胃成人用药剂量25、50和100倍蛤蚧头乙醇提取物，72 h内未见毒性反应[20]。

【临床应用】

1. 咳喘病 蛤蚧定喘胶囊：含蛤蚧、鳖甲、百合、杏仁、紫苑、苏子、黄芩等，每次服3粒，每日2次，7 d为1个疗程，观察4个疗程，显效率为67.5%，总有效率为96.25%[21]。复方蛤蚧散：蛤蚧2对(去头足)、冬虫夏草、川贝母各60 g、海螵蛸80 g、冰糖80~120 g，8 g/次，早晚各1次，总有效率85.9%[22]。

2. 阳痿 振痿汤：蛤蚧、淫羊藿、韭菜子等水煎服，连用15~45 d，治疗阳痿患者68例，总有效率为97.06%[23]。

3. 补肾壮阳 蛤蚧补肾丸：蛤蚧、淫羊藿、菟丝子等。具有补肾壮阳、促进生长发育作用，临床用于阳痿遗精、腰膝酸软、目昏耳鸣、畏寒肢冷、性欲减退、虚喘气促、夜尿频多[24]。

4. 荨麻疹 蛤蚧大补丸，每次服5丸，每天2次，连服2周。顽固者可连服2~3个月[25]。

(王 涛 王本祥 王 岩)

参考文献

[1]陈慧敏，等.蛤蚧的药用研究概况.中草药，1995，26(5)：238

[2]范五林，等. 蛤蚧体和蛤蚧尾化学成分比较. 中成药，1989，11(1)：36

[3]姜达衢，等.蛤蚧成分分析的研究.中药通报，1988，13(1)：38

[4]陈耀全，等.蛤蚧乙醇浸出物成分分析.中成药，1989，11(5)：36

[5]邱葵，等.HPLC法测定蛤蚧中胆甾醇含量.中国中医药信息杂志，2008，15(9)：43

[6]张阳，等.HPLC法测定商品蛤蚧中核苷类成分的含量.中药材，2008，31(2)：237

[7]黄筱美，等.蛤蚧与壁虎化学成分比较.中成药研究，1987，(2)：29

[8]胡丽华，等.蛤蚧各部位药化成分及其毒性初步分析.辽宁中医杂志，1989，(4)：36

[9]许益民，等.蛤蚧脂类成分研究.中药材，1991，14(10)：33

[10] You Q, et al. Anti-tumor effect and influence of Gekko gecko Linnaeus on the immune system of sarcoma 180-bearing mice. *Mol Med Rep*, 2009, 2(4)：573

[11]尤琪，等.蛤蚧对S180荷肉瘤小鼠的抑瘤作用及对免

疫系统的影响.哈尔滨医科大学学报,2005,39(5):402

[12]林安平,等.蛤蚧乙醇提取液对大鼠卵巢颗粒细胞影响的实验研究.儿科药学杂志,2007,13(3):13

[13]覃俊佳:等.蛤蚧的激素样作用实验观察.广西中医药,1983,6(2):37

[14]周小棉,等.蛤蚧对鼠脑B型单胺氧化酶及学中卵泡刺激素和雌二醇的影响.第一军医大学学报,1994,14(1):42

[15]王筠默,等.蛤蚧的药理作用研究.现代应用药学,1987,4(3):4

[16]张伟,等.人参蛤蚧散对慢性阻塞性肺疾病大鼠细胞因子及Th1 /Th2失衡的干预作用.辽宁中医杂志,2006,33(8):1304

[17]张伟,等.人参蛤蚧散对慢阻肺模型大鼠核因子κB和γ-GCS表达的干预作用.山东中医药大学学报,2006,30(5):399

[18]刘建武,等.蛤蚧提取液与大白鼠肝、肾组织抗氧自由基代谢.广西中医药,1994,17(6):284

[19]赵光.蛤蚧口服液对大鼠力竭游泳的抗自由基作用.北京体育大学学报,2004,27(3):347

[20]胡觉民,等.蛤蚧的药理实验研究.天津中医,1989,(3),24

[21]易瑞云,等.蛤蚧定喘胶囊治疗咳喘病的临床对照观察.中成药,1990,12(8):21

[22]王志圣,等.复方蛤蚧散治疗老年慢性喘息性支气管炎疗效观察.中医药研究,1990;(2):36

[23]郑文华.振痿汤为主治疗阳痿68例.广西中医药,1990,13(2):7

[24]韦锦斌,等.蛤蚧补肾丸(胶囊)补肾壮阳作用的实验研究.广西中医药,2003,26(3):58

[25]张鸣.蛤蚧大补丸治疗顽固性荨麻疹9例.湖南中医杂志,1994,10(1):31

黑芝麻 Sesami Semen Nigrum

hei zhi ma

本品为脂麻科植物脂麻 *Sesamum indicum* L 的干燥成熟种子。味甘,性平。有补肝肾,益精血,润肠燥的功能。用于精血亏虚、头晕眼花、耳鸣耳聋、须发早白、病后脱发、肠燥便秘等。

【化学成分】

种子含脂肪油15%~55%。油的主要成分为油酸(约48%)、亚油酸(约37%)、棕榈酸、硬脂酸、花生油酸、廿四烷酸的甘油酯。并含木脂素(lignans)类成分如芝麻素(sesamin)含量为0.216%、芝麻林素(sesamolin)。此外油中尚含芝麻酚(sesamol)、维生素E含量为50%、植物甾醇、卵磷脂0.56%等成分。种子还含胡麻苷(pedaliin)、蛋白质(约22%)及寡糖类如车前糖(planteose)、芝麻糖(sesamose)及少量细胞色素C(cytochrome C),尚含磷、钾、钙、铁、铬、铜含量9.509 μg/g、锌含量47.730 μg/g[1-5]。

【药理作用】

1. 保肝 黑芝麻黑色提取物0.12、0.24 g/kg灌胃给药,可降低乙醇或四氯化碳诱导的急性肝损伤小鼠血清ALT和AST活性,减小肝系数,降低肝MDA水平和升高肝脏SOD活性。提示,黑芝麻黑色提取物可能通过抗氧化机制保护急性肝损伤[6]。芝麻的主要活性成分芝麻素(11、33、100 mg/kg,灌胃)可显著改善1次大剂量扑热息痛(APAP)引起的急性肝损伤;芝麻素(8、23、70 mg/kg,灌胃10 d)可减轻酒精所致的亚急性肝损伤;相同剂量芝麻素灌胃1月,可降低CCl_4对肝脏的慢性损伤,抑制或延缓肝脏的纤维化。并能使模型动物肝细胞肿胀、脂肪变性及炎性浸润明显减轻[7]。

2. 抗动脉粥样硬化、调血脂 每天在家兔高胆固醇饲料中加食黑芝麻油饲料50 g/d,5~8周。黑芝麻油降低血清TC、TG、LDL,血管壁斑块组织明显减轻,有预防和减轻动脉粥样硬化的发生和发展[8]。每天芝麻素混悬液(4 mg)给家兔灌胃,8周后LDL-C水平显著降低,血管壁斑块组织着色明显减轻,主动脉壁细胞黏附分子1(VCAM-1)表达水平下调27.59%。芝麻素有降低血脂、防止动脉粥样硬化的作用[9]。给肾性高血压伴高血脂大鼠(RHHR)灌服芝麻素(100、33、10 mg/kg)8周后,可明显降低RHHR主动脉由苯肾上腺素(PE)诱导的收缩反应和羟脯氨酸含量,上调内皮型一氧化氮合酶蛋白表达,从而改善主动脉收缩功能和胶原纤维增生[10]。

3. 抗肿瘤 黑芝麻水提物0.5、1.0、2.0 mg/mL作用于B16黑包素瘤72 h,可轻微促进B16细胞的增殖,可明显促进B16细胞黑色素合成和酪氨酸酶活性增加。提示,在体外黑芝麻水提物可直接刺激B16黑色素瘤细胞黑色素的合成[11]。芝麻素甲基纤维素混悬液15、1.5 g/L,每天灌胃0.2 mL,连续10 d,对H22肝癌荷瘤小鼠肿瘤生长有明显抑制作用,可能是通过对肿瘤组织增殖细胞核抗原(PCNA)表达的抑制来实现[12]。

4. 清除自由基 黑芝麻黑色素（0.50 mg/mL）清除自由基的能力由强到弱依次为：DPPH·>·OH>O_2^-，在一定浓度范围内随着黑芝麻黑色素浓度的增大而增强[13]。黑芝麻色素A、B和黑芝麻多糖对超氧阴离子自由基均有不同程度的清除作用，其中黑芝麻色素A（5 g/L）作用最强，黑芝麻色素B（5 g/L）作用次之，黑芝麻多糖（4 g/L）作用最弱[14]。

5. 毒性 榨油后的饼对家畜有毒，可引起绞痛、震颤、呼吸困难、胀气、咳嗽等。小牛喂食过多的黑芝麻则发生湿疹、脱毛及瘙痒[15]。

【临床应用】

1. 老年糖尿病 用黑芝麻、荔枝核、扁蓄豆等煎汤，治疗年龄均在50岁以上者的糖尿病，服药3~6个月，停药观察1年，自觉症状消失，尿及血糖均在正常范围者为显效，约占25%；停药观察半年，自觉症状消失，血糖阴性，尿糖餐后在（+~++）之间，约占56%[16]。

2. 血小板减少性紫癜 以黑芝麻30 g（捣碎），鸡蛋两只（去壳），加适量白糖或少许食盐，同煮烂分两次服，每日1剂，连服10 d，治疗血小板减少症5例，效果满意[17]。

3. 慢性鼻炎 治疗慢性单纯性鼻炎63例，有效率82.5%，治疗时用小麻油滴鼻，每侧鼻内2~3滴至5~6滴，每日3次，2周效果显著[18]。

4. 蛋白尿 以黑芝麻、核桃仁各500 g共研细末，每服20 g，以温开水送下，并嚼服大枣7枚，每日3次，药尽为1个疗程，共治多例慢性肾炎、肾病综合征之蛋白尿，一般1个疗程后蛋白尿消失[19]。

5. 呃逆及膈肌痉挛 黑芝麻炒熟，拌入白砂糖，一次数匙，连服3 d，呃逆停止。1例经中西治疗均无效达1个月之久的顽固性呃逆，服用黑芝麻治愈[20]。患者术后并发膈肌痉挛，用黑芝麻、白糖（以3:1的比例拌匀）治疗37例，每打嗝一次即口服一小匙，细嚼慢咽，连续服用，一般轻症的患者用5~8小匙，重症患者半天至1 d均可好转或治愈[21]。

6. 脱发 黑芝麻、当归、首乌、生地等，每日1剂，分2次服，3个月为1个疗程。共治疗各种脱发192例，痊愈16例，显效率3例，好转122例，总有效率为94.27%[22]。

7. 白癜风 内服蒺藜黑芝麻冲剂（蒺藜750 g、黑芝麻750 g，烘干，碾成粉），每次5 g，每日3次。开水冲服。治疗67例中，治愈（白斑全部恢复原有的皮肤正常色素）12例，约17.9%；显效（白斑皮损部位已有50%以上色素斑）15例（22.4%），有效（白班皮损部位复有斑点状色素斑5%以上）19例（28.3%），无效（连续治疗3个月以上白斑根本不变或白斑继续扩大）21例（31.4%）。总有效率为68.6%[23]。

8. 荨麻疹 用黑芝麻泡黄酒治疗顽固性荨麻疹52例，每次服1汤匙，每日早晚空腹服下，轻者每日1次，重者每日2次，15 d为一疗程，45例痊愈，5例好转，2例无效。其中服药1个疗程以下者15例，2个疗程者32例，3个疗程以上者5例[24]。

9. 不良反应 服食生黑芝麻250 g，引起肠梗阻1例[25]。

（张　远）

参考文献

[1]中国医学科学院药物研究所编.中药志（第三册）.北京：人民卫生出版社，1984：640

[2]江西药科学校.中草药学.1971：1218

[3]南京药学院《中草药学》编写组.中草药学（下）.南京：江苏人民出版社，1976：1024

[4]沈梅.黑芝麻和白芝麻中微量元素含量的比较研究.中国卫生检验杂志，2007，17（12）：2309

[5]陈志强，等.HPLC法测定黑芝麻中芝麻素的含量.江西农业学报，2007，19（11）：68

[6]刘晓芳，等.黑芝麻和黑豆色素提取物对急性肝损伤的保护作用.中国实验方剂学杂志，2008，14（5）：68

[7]汪五三，等.芝麻素保肝作用实验研究.中药药理与临床，2006，22（3、4）：27

[8]关立克，等.黑芝麻油对兔实验性动脉粥样硬化血管壁的影响.山东医药，2007，47（32）：47

[9]关立克，等.芝麻素对动脉粥样硬化斑块及主动脉壁VCAM-1表达的影响.山东医药，2009，49（36）：18

[10]孔祥，等.芝麻素对肾性高血压伴高血脂大鼠主动脉收缩功能和eNOS蛋白表达的影响.皖南医学院学报，2009，28（2）：79

[11]姜泽群，等.黑芝麻提取物促B16黑素瘤细胞黑素合成及其机制的研究.时珍国医国药，2009，20（9）：2143

[12]魏艳静，等.芝麻素对H_{22}荷瘤小鼠的抑瘤作用及其机制.山东医药，2008，48（19）：25

[13]单良，等.黑芝麻黑色素的稳定性及自由基清除活性.安徽农业科学，2008，36（26）：11527

[14]龙盛京，等.黑芝麻色素和多糖对全血化学发光和活性氧的抑制作用.食品工业科技，1999，20（2）：7

[15]颜正华.中药学.北京：人民卫生出版社，1991：863

[16]陈晓平，等.桑麻丸加味治疗老年糖尿病的体会.新中医，1986，18（4）：55

[17]唐忠雄.血小板减少性紫癜.广西中医药，1978，（4）：39

[18]周瑾文.试用小麻油治疗慢性鼻炎之初步临床经验.中

华耳鼻喉科杂志,1958:(6):245

[19]马占树.芝麻核桃散治疗蛋白尿.河北中医,1985,(6):21

[20]姚永年.用黑芝麻治呃逆.上海中医药杂志,1982,(9):34

[21]王志平,等.黑芝麻治疗顽固性膈肌痉挛37例.中国民间疗法,2005,13(2):59

[22]周鸣岐."生发饮"新剂型治疗脱发192例临床观察.辽宁中医杂志,1984:(2):26

[23]文茂杰.蒺藜黑芝麻冲剂治疗白癜风67例.内蒙古中医药,1998,(2):9

[24]何艳华,等.黑芝麻泡黄酒治疗顽固性荨麻疹52例.黑龙江中医药,2000,(1):45

[25]余春生,等.黑芝麻致肠梗阻治验.浙江中医学院学报,1996,20(4):54

锁 阳 Cynomorii Herba

suo yang

本品为锁阳科植物锁阳 *Cynomorium songaricum* Rupr 的干燥肉质茎。味甘,性温。有补肾阳,益精血,润肠通便功能。主治肾阳不足、精血亏虚、腰膝痿软、阳痿滑精、肠燥便秘。

【化学成分】

1. 有机酸 原儿茶酸、没食子酸、琥珀酸等[1]。

2. 黄酮类 (+)-儿茶素、柑橘素4′-O-吡喃葡萄糖苷、柑橘素为苷元的配糖体、(-)-儿茶素[2]。

3. 三萜类 熊果酸、乙酰熊果酸、乌苏烷-12-烯-28-酸-3-丙二酸单酯、熊果酸丙二酸半酯、齐墩果酸丙二酸半酯、三萜类皂苷[3]。

4. 甾体类 β-谷甾醇、胡萝卜苷、β-谷甾醇-β-D-葡萄糖苷、β-谷甾醇棕榈酸酯、5α-豆甾-9(11)-烯-3β-醇和5α-豆甾-9[(11)]-烯-3β-醇-二十四碳三烯酸酯[3]。

5. 其他 含钾、钠、铁、锰、锌等15种元素,SO_4^{2-}、CL^-和PO_4^{3-}等离子;还含有门冬氨酸、脯氨酸等15种氨基酸[4]。

【药理作用】

1. 中枢神经系统

(1)改善记忆 慢性铝中毒致痴呆大鼠,喂锁阳煎剂(生药1 g/mL)1 mL/100 g,用药1.5个月。缩短迷宫时间39.74%,同时突触后膜致密物质的厚度明显增加。锁阳能明显改善痴呆病模型鼠记忆力的下降[5]。

(2)抗癫痫 锁阳煎剂1 g/mL给小鼠灌胃0.2 mL,连续7 d,可延长急性脑缺血缺氧小鼠的存活时间;同样剂量锁阳灌胃给小鼠,具有对抗小鼠的最大电休克作用[6]。

(3)保护神经元 给D-半乳糖致衰小鼠灌胃锁阳水提液2.6 g/kg,可不同程度抑制各衰老指标的变化;通过抗氧化抑制神经元细胞凋亡,延缓衰老[7]。

2. 抗心肌缺血 锁阳水提液1 g/mL给垂体后叶素致心肌缺血小鼠灌胃,每只0.3 mL,连续16 d。可明显延长心肌缺血小鼠在温水中游泳耐力时间,对小鼠心肌queue有一定的保护作用[8]。

3. 抗缺氧损伤 锁阳水提物部位III 300 mg/kg灌胃能延长小鼠缺氧存活时间,减轻缺氧状态下小鼠大脑水肿,提高小鼠脑、心肌SOD活性,降低脑、心肌MDA含量,减少脑中乳酸含量,增加心肌蛋白含量。锁阳水提物部位III能预防高原缺氧对脑和心肌的损伤[9]。锁阳总糖1.0和2.0 g/kg、总苷1.0和2.0 g/kg、总甾体类0.5和1.0 g/kg灌胃,连续3 d,均能明显延长正常小鼠存活时间。锁阳总糖1.0 g/kg、总苷1.0 g/kg、总甾体类0.5 g/kg灌胃,连续4 d,均能明显延长缺氧(腹腔注射异丙肾上腺素15 mg/kg)小鼠存活时间。锁阳总糖1.0 g/kg、总苷1.0 g/kg、总甾体类0.5 g/kg灌胃,连续3 d,末次给药后尾静脉注射空气0.1 mL(0.1s内注完),结果锁阳三种成分均能显著延长小鼠呼吸暂停时间和吸气停止时间;能显著延长小鼠断头后张口持续时间和张口次数;显著延长利多卡因中毒(腹腔注射180 mg/kg)小鼠存活时间[10]。

4. 增强免疫功能 给阳虚小鼠灌胃锁阳醇提取物0.5 g/kg,每日1次,连续7 d,可以恢复阳虚小鼠吞噬鸡红细胞的能力。给阳虚小鼠灌胃锁阳醇提取物2 g/kg,每日1次,连续7 d,可以提高阳虚小鼠的脾脏淋巴细胞转化功能。给正常雄性小鼠灌胃锁阳醇提取物2 g/kg,每日1次,连续10 d,可增加小鼠脾脏溶血空斑形成细胞数[11]。锁阳多糖、水提物咀嚼片0.25、1.00 g/kg灌胃6周,明显提高衰老模型大鼠免疫吞噬功能,提高脾淋巴细胞转化能力,提高衰老大鼠抗氧化能力。锁阳多糖、水提物咀嚼片通过提高免疫功能和抗氧化发挥抗衰老作用[12]。

5. 抗衰老 栽培锁阳和天然锁阳 25、12.5 g/kg 灌胃，连续 5 d。二者均能够提高小鼠血清中 SOD 活性，降低小鼠血清中 LPO 含量，对小鼠红细胞中 CAT 活性无明显影响，但能够显著延长果蝇平均寿命和最高寿命[13]。明锁阳 1 g/kg 水提液和 0.25 g/kg 总多糖灌胃给药，可明显提高衰老（D-半乳糖所致）模型大鼠脾脏指数、脾脏淋巴细胞转化能力，显著改善脾脏病理形态变化，提高血清 SOD 活性，降低 MDA、NO 异常升高。提示锁阳可能通过提高机体免疫功能、改善自由基代谢，从而发挥延缓衰老作用[14]。锁阳乙醇提液、锁阳乙酸乙酯提液、锁阳水提液 5.0 g/kg 灌胃给药，提高 D-半乳糖所致衰老小鼠过氧化氢酶（CAT）、谷胱甘肽过氧化物酶（GSH-Px）活性和总抗氧化能力[15]。

6. 抗疲劳 锁阳黄酮 20、10、5 g/kg 灌胃 10 d，对老年运动大鼠有增强运动耐力，提高机体抗疲劳抗氧化作用[16]。

【临床应用】

1. 原发性血小板减少性紫癜 复方锁阳冲剂（株洲中药厂产品）治疗长期反复接受激素治疗，对激素有依赖性的原发性血小板减少性紫癜 28 例，每日 2 次，每次 1 包（20 g），儿童减半，疗程 1~3 个月，有效率可达 85.7%[17]。

2. 老年性便秘 复方锁阳治疗 25 例老年性便秘，对照组 25 例口服番泻叶，治疗 2 周。结果，治疗组总有效率 92%，对照组总有效率 80%[18]。

（邱 琳 刘新宇）

参考文献

[1]柴田浩树.汉方补剂的成分研究(1)-关于锁阳的成分.国外医学中医中药分册,1989,11(6):36

[2]陶晶,等.锁阳茎的化学成分及其药理活性研究.中国中药杂志,1999,24(5):292

[3]马超英,等.锁阳中三萜及甾体成分的研究.药学学报,1993,28(2):152

[4]张思巨,等.中药锁阳的化学成分研究.中国药学杂志,1991,26(11):649

[5]赵永青,等.锁阳对痴呆病模型鼠记忆相关脑区超微结构的影响.中国临床康复,2002,6(15):2220

[6]胡艳丽,等.锁阳的抗缺氧效应及抗实验性癫痫的研究.石河子大学学报(自然科学版),2005,23(3):302

[7]田秀梅,等.锁阳对致衰小鼠神经元内NO、NOS及Bcl-2、bax基因表达的实验研究.中国老年学杂志,2005,25(4):446

[8]龙桂先,等.锁阳水提取液对垂体后叶素致小白鼠心肌缺血的保护作用.右江民族医学院学报,2008,30(6):957

[9]罗军德,等.锁阳抗缺氧活性部位的药理作用及机制研究.中药新药及临床药理,2007,18(4):275

[10]俞腾飞,等.锁阳三种总成分耐缺氧及对血小板聚集功能的影响.中国中药杂志,1994,19(4):244

[11]石刚刚.锁阳对小鼠免疫机能及大鼠血浆睾酮水平的影响.中国医药学报,1989,4(3):187

[12]刘永琦,等.锁阳提取物对衰老模型鼠免疫功能及自由基代谢的影响.细胞与分子免疫学杂志,2009,25(1):55

[13]盛惟,等.天燃锁阳和栽培锁阳抗衰老作用比较.中国民族医药杂志,2000,6(4):39

[14]苏韫,等.锁阳对衰老模型大鼠脾淋巴细胞转化能力、脾病理学变化及血清SOD、MDA、NO水平的影响.中国老年学杂志,2009,29(8):927

[15]刘肇宁,等.锁阳提取物对衰老小鼠抗氧化作用的比较.中国民族医药杂志,2009,(2):42

[16]俞发荣,等.锁阳黄酮对老年大鼠的抗疲劳作用.中国康复理论与实践,2008,14(12):1141

[17]李南夷,等.复方锁阳冲剂治疗原发性血小板减少性紫癜28例临床观察.湖南中医学院学报,1989,9(4):181

[18]张建鹏,等.复方锁阳治疗老年性便秘50例疗效观察.中国社区医师,2009,11(3):21

鹅不食草 Centipedae Herba

e bu shi cao

本品为菊科植物鹅不食草 *Centipeda minima*(L.) A. Braun et Aschers 的干燥全草。味辛，性温。有发散风寒，通鼻窍，止咳等功能。用于风寒头痛、咳嗽痰多、鼻塞不通、鼻渊流涕等。

【化学成分】

1.黄酮类 槲皮素（quercetin）、槲皮素 3,3′-二甲醚（quercetin3,3′-dimethylether）、槲皮素 3-甲醚（quercetin 3-Me ether）、芹黄素（apigenln）、蜜橘黄素（nobiletin）、山柰酚（kaempferol）等[1-3]。甾醇类 β-谷甾

醇、豆甾醇及其葡萄糖苷、γ-波菜甾醇[4]、蒲公英甾醇(taraxasterol)等。

2. 麝香草酚衍生物 愈创内酯类(guaiano1ides)成分堆心菊内酯(f1orilenalin)的异丁酸酯、异戊酸酯和当归酸酯[5,6]。伪愈创内酯类(pseudoguaianolides)成分山金车内酯C (arnicolide C), 堆心菊内酯(helenalin)、brevilin 和 6-O-senecioy1-plenolin[5,1]。

3. 挥发性成分 贵州产鹅不食草含挥发油1.05%,鉴定了55种成分,主要成分有反式乙酸菊烯酯 (trans-chrysanthenyl acetate)62.46%、β-甜没药烯(β-bisabolene)4.69%、麝香草酚(thymol)3.88%、马鞭草烯醇(verbenol)3.03%等[7]。湖北商品鹅不食草含挥发油0.14%,鉴定了36种成分,含量较高的有反式-乙酸菊烯酯39.76%、棕榈酸5.77%、麝香草酚5.16等[8]。河南商品鹅不食草含量较高的有反-乙酸菊烯酯 (trans-chrysanthenyl acetate)59.06%, 石竹烯(caryophyllene)5.19%,香芹酚(carvacrol)4.22%,等[9]。

【药理作用】

1. 抗炎 鹅不食草挥发油0.01、0.05 mL/kg,对二甲苯所致小鼠耳廓肿胀、醋酸所致小鼠腹腔毛细血管通透性增高、角叉莱胶所致小鼠足跖肿胀及肿胀足组织中炎症介质 PGE_2 的释放均有明显抑制作用[10]。0.05、0.1 mL/kg 对小鼠棉球肉芽肿、大鼠蛋清所致足肿胀也有明显抑制作用,并能显著抑制油酸合并脂多糖致大鼠急性肺损伤引起的大鼠肺水肿及中性粒细胞升高, 抑制肺损伤大鼠支气管上皮细胞中 CD_{54} 的表达, 并能明显减少大鼠胸膜炎渗出液中一氧化氮(NO)的产生和 PGE_2 的生成,大剂量组能明显对抗胸膜炎大鼠血清中C反应蛋白(CRP)和肿瘤坏死因子(TNFα)的升高。上述实验表明对急、慢性炎症均有明显的抑制作用, 其机制可能与抑制炎症介质组胺、5-羟色胺、PGE_2 和 TNF-α 的释放有关[10-13]。

2. 抗过敏 全草热水提取物对被动皮肤超敏反应(PCA)和化合物48/80或刀豆素A(ConA)诱导的大鼠腹腔肥大细胞组胺释放有显著抑制作用,其有效成分主要为伪愈创内酯类和黄酮类。山金车内酯C (arnicolide C) 和 6-0-senecioylplenolin 在体外对 Con A 诱导的组胺释放的 IC_{50} 分别为 3.0×10^{-5} mol/L 和 1.8×10^{-5} mol/L;50 mg/kg 灌胃对 PCA 的抑制率分别为44.4%~61.6%和37.4%~41.0%[1]。山金车内酯C等伪愈创内酯类尚能显著抑制家兔血小板与血小板活化因子(PAF)的结合,后者为过敏反应的介质[14]。鹅不食草挥发油滴鼻,每侧5 μL,每日3次,连续15 d,对变应性鼻炎豚鼠血清组胺的升高有明显抑制作用[15]。0.5%鹅不食草挥发油滴鼻,每日3次,连续15 d,对豚鼠豚草花粉过敏性鼻炎有明显抑制作用,使过敏性鼻炎的症状(鼻痒、喷嚏、流清涕等)明显减轻[16]。

3. 抗血小板 全草水提取物能抑制血小板活性因子(PAF)与兔血小板的结合,其有效成分为四种倍半萜类, 其中6-O-augeloylphenolin 及 6-O-senecioylplenolin 在本试验中是最强的和特异的 PAF 拮抗剂[17]。

4. 保肝 鹅不食草煎液对四氯化碳(CCl_4)、对乙酰氨基酚 (APAP) 和 D-氨基半乳糖+脂多糖 (D-GalN+LPS)所致小鼠肝损伤有明显的保护作用,能明显降低肝损伤后小鼠血清中谷丙转氨酶(ALT)水平的升高[18]。

5. 抗诱变 Ames 试验, 全草水提取物对直接诱变剂苦酮酸 (picronic acid) 诱变的抑制率在10%以上, 对间接诱变剂苯并芘 (BaP) 的诱变抑制率超过50%[19]。

6. 抗癌 鹅不食草所含的1种倍半萜烯内酯成分 2β-(丁酰氧基)堆心菊内酯(IF)对人鼻咽癌(NPC)上皮细胞的生长具有显著的剂量和时间相关性抑制作用, 能使鼻咽癌上皮细胞的 DNA 断裂, 细胞核凝缩,导致细胞碎裂[20]。

7. 抗病原体 鹅不食草所含三种倍半萜内酯 6-O-methylacrylylplenolin、6-O-isobutyroylplenolin 和 6-O-angeloylplenolin 均有较强的抗枯草杆菌和金黄色葡萄球菌作用[21]。其水煎剂在体外对绿脓杆菌R耐药质粒有较强的消除作用, 药物作用24 h、48 h、72 h,R质粒消除率分别为0.7%、4.7%、46.3%, 十二烷基硫酸钠(SDS)对照组分别为0.3%、0.7%、1.7%[22]。25%~50%煎剂在体外对结核杆菌有某些抑制作用[14]。鹅不食草粗提物具有抗兰贾第鞭毛虫作用,其有效成分为一种倍半萜内酯 brevilin A,抗贾第鞭毛虫的 IC_{50} 为16.1 μmol/L, 在试管内抗溶组织内阿米巴原虫的 IC_{50} 为4.5~9 μmol/L, 抗恶性疟原虫的 IC_{50} 为9.42 μmol/L[3]。

8. 杀钉螺 鹅不食草具有较强的杀螺效果,2.00 g/L水提取物和醇提取物及8.00 g/L全草水溶液浸泡钉螺5 d,钉螺死亡率均达100%。3种溶液浸杀钉螺4 d后, 其半数致死浓度分别为0.502、0.620、2.989 g/L, 浓度为1.00 g/L时,3种溶液的半数致死时间分别为2.645、3.123、5.885 d, 其水提取物杀螺效果最好[23]。

9. 其他 挥发油和乙醇提取液0.5 g/kg, 对小鼠有良好的镇咳和祛痰作用[24]。

【临床作用】

1. 鼻炎、副鼻窦炎 将鹅不食草软膏（鹅不食草10 g，凡士林 90 g）涂在棉片上，填入双侧鼻腔，半小时取出，日 1 次，治疗慢性及过敏性鼻炎 105 例，总有效率 100%[25]。鲜鹅不食草 50 g，洗净捣烂取汁滴入鼻腔，或全草洗净晒干，再研成细粉末状，吸入鼻腔，均每日 3~4 次，治疗副鼻窦炎、鼻炎 50 例，有效率 100%[26]。用复方鹅不食草鼻腔冲洗剂冲洗鼻腔，治疗慢性鼻窦炎、鼻息肉内窥镜术（下称鼻内镜术）后患者共 50 例。结果鼻内镜术后 6 个月，治愈 38 例，有效 10 例，总有效率为 96.0%，疗效优于庆大霉素生理盐水冲洗液[27]。

2. 面神经麻痹 以鹅不食草细粉制成凡士林软膏，或鲜草捣烂如泥，放纱布上，面部向左歪斜敷右面，向右歪斜敷左面，2 d 换药 1 次，治 40 例，2~3 次痊愈 39 例，另一例也有效[28]。鹅不食草外敷治疗贝尔氏面瘫 50 例，总有效率 96%[29]。

3. 软组织损伤 鲜品 200 g 加热后加米酒 100 mL，用双层纱布包好趁热擦按并敷于患处，治疗软组织挫伤、关节扭伤 50 例，治愈 30 例，显效 13 例，好转 4 例[30]。

4. 其他 复方鹅不食草汤治疗胆石症 32 例，治愈 4 例，显效 13 例，有效 13 例，总有效率为93.8%[31]。

5. 不良反应 内服可致急性腹痛，常伴烧灼感，可能因剂量大，直接刺激引起。剂量应控制在 6 g 以内，最好在饭后 1 h 服用，有胃溃疡、胃炎者慎用[32,33]。有报道，鹅不食草煎剂局部注射 5~ 10 min 后，引起心肌损害 2 例，均出现明显全身中毒反应，心电图检查均提示有心肉膜下心肌受损的改变[34]。

（刘方明 马金凯）

参考文献

[1]Jin -Bin Wu,et al .Biologically active constituents of Centipeda minima: isolation of a new plenolin ester and the antiallergy activity of sesquiterpene lactones. *Chem Pharm Bull*, 1985,33(9):409

[2]Usio Sankawa, et al.Anti-allergic substances from chinese medicinal plants. *CA* ,1986,104:165372b

[3]Yu HW, et al.Antiprotozoal activities of Centipeda minima. *Phytother Res*,1994,8 (7):436

[4]褚红芬，等.石胡荽中的甾醇成分.中草药，1994,25(11):612

[5]Bohlmann F, et a1.New guaianolides from -Centipeda minima. *Kexue Tongbao*,1984,29(7):900

[6]Liang H,et al. Antibacterial thymol derivatives isolated from Centipeda minima. *Molecules*,2007,12(8):1606

[7]范菊娣，等. 同时蒸馏萃取法提取黔产鹅不食草挥发油的化学成分分析. 安徽农业科学，2009,37(15):5986

[8]杨艳芳，等. 超临界CO_2萃取法与水蒸气蒸馏法提取鹅不食草油的化学成分研究. 中药材，2007,30(7):808

[9]刘杰，等. 鹅不食草挥发油成分的GC-MS分析. 中草药，2002,33(9):785

[10]覃仁安，等.鹅不食草挥发油抗炎作用的初步实验报告.贵州医药，2001,25(10):909

[11]覃仁安，等. 鹅不食草挥发油抗炎作用及机制研究. 中国医院药学杂志，2006,26(4):369

[12]覃仁安，等. 鹅不食草挥发油对急性肺损伤大鼠支气管上皮细胞CD54表达的影响. 中华中医药杂志，2005,20(8):466

[13]覃仁安，等. 鹅不食草挥发油对角叉菜胶致大鼠急性胸膜炎的影响. 中国中药杂志，2005,30(15):1192

[14]岩上敏.生药成分的血小板活化因子受体拮抗物的研究.国外医学中医中药分册，1990,12 (1) :57

[15]吉晓滨，等. 鹅不食草对实验性变应性鼻炎血清组胺影响的观察. 中国中西医结合耳鼻咽喉科杂志，2007,15(6):451

[16]余洪猛，等. 鹅不食草治疗过敏性鼻炎的实验研究. 中国中西医结合耳鼻咽喉科杂志，2001,9(5):451

[17]Iwakami Satoshi, et al.Platelet activating factor (PAF) antagonists contained in medicinal plants:lignans and sesquitepenes. *Chem Pharm Bull*, 1992,40(5):1196

[18]钱妍，等. 鹅不食草煎液对小鼠肝损伤的保护作用.中国药业，2004,(6):29

[19]杨宝学.药用植物抗诱变作用研究进展. 国外医学中医中药分册，1991,13(1):1

[20]Su M,et al. 2beta -(Isobutyryloxy)florilenalin, a ses - quiterpene lactone isolated from the medicinal plant Centipeda minima, induces apoptosis in human nasopharyngeal carcinoma CNE cells. *Molecules*, 2009,14(6):2135

[21]Taylor,Robin SL,et al. Antibacterial con stituents of the Nepalese mediccinal herb, Centipeda minima. *Phytochemistry*, 1998,47(4): 631

[22]李袭清，等. 鹅不食草水煎剂对绿脓杆菌R质粒体外消除作用的实验研究. 川北医学院学报，2003,18(3):1

[23]吴燕，等. 中药植物鹅不食草杀螺效果. 中国血吸虫病防治杂志，2009,21(4):327

[24]Pham XS,et al.Study of Coc-Man (Centipeda minima L. Asteracore) -an antitussive traditional medicine. *Tap Chi Duoc Hoc1*,1994,(3) :10

[25]陈鹤凤.软膏治疗慢性及过敏性鼻炎105例. 江苏中医，1995,16(3):22

[26]潘秀真. 鹅不食草治疗副鼻窦炎、鼻炎经验介绍. 福建中医药，1995,26(5):9

[27]熊文华,等.内窥镜鼻窦术后行复方鹅不食草冲洗剂冲洗鼻腔的疗效观察.广东医学院学报,2006,24(5):505

[28]廖鸿矾.鹅不食草治疗面神经麻痹.中草药通讯,1974,(2):65

[29]刘月兆.鹅不食草外敷治疗贝尔氏面瘫50例.陕西中医,1994,15(3):126

[30]吴传辉.鹅不食草治软组织挫、扭伤.新中医,1990,22(5):55

[31]刘宁,等.复方鹅不食草汤治疗胆石症32例.新中医,2003,35(12):69

[32]费原子.鹅不食草引起急性腹痛三例.四川中医,1986,(4):36

[33]骆洪道.鹅不食草易致胃脘痛.中国中药杂志,1991,16(1):57

[34]罗天槐.鹅不食草局部注射引起心肌损害2例报告.广东医学,1996,17(1):1

番泻叶

Sennae Folium

fan xie ye

本品为豆科植物狭叶番泻 *Cassia angustifolia* Vahl.或尖叶番泻 *Cassia acutifolia* Delile 的干燥小叶。味甘、苦,性寒。有泻热行滞,通便,利水功能。主治热结积滞、便秘腹痛、水肿胀满等。

【化学成分】

狭叶番泻叶含番泻苷 A、B、C、D 和 G(sennoside A、B、C、D、G)、芦荟大黄素双蒽酮苷(aloeemodin dianthrone glucoside)、芦荟大黄素(aloeemodin)、芦荟大黄素葡萄糖苷(aloecmodin monoglucoside)、异素李素葡萄糖苷[(isorhamnetin-3-O-(3-glucoside)]、大黄酮葡萄糖苷(rhein monoglucoside)、丁香树脂醇-4-O-葡萄糖苷(syringaresinol-4-O-glucoside)、异鼠李素-O-龙胆二糖苷 (isorhamnetin-3-O-gentiobioside)、山柰酚-3-O-龙胆二糖苷(kaempferol-3-O-fentiobioside)、槲皮素-3-O-龙胆二糖苷(quercetin-3-O-gentiobioside)、torachrysone-8-O-genfiobioside、大黄素-8-O 槐糖苷(emodin-8-O-sophoroside),大黄酸、水杨酸、棕榈酸、硬脂酸、蜂花醇(myricyl alcohol)、右旋肌醇甲醚(pinotol)、山柰酚等。此外尚含果糖、蔗糖、半乳糖、阿拉伯糖、鼠李糖等[1]。

尖叶番泻叶含蒽醌类成分 0.85%~2.86%,从中分出大黄酸(rhein),芦荟大黄素(aloe-emodin),少量大黄酚(chrysophanol)及番泻苷 A、B、C、D、G 和 8-葡萄糖大黄酸[2]。

【药理作用】

1. 止血 增加血小板和纤维蛋白质,加强凝血功能[1]。番泻叶总蒽醌苷腹腔注射,采用小鼠断尾法测定,表明有止血作用,番泻叶中的晶纤维和草酸钙簇晶有局部止血作用[3,4]。

2. 促肠管运动 10%番泻叶浸膏按 Magnus 法进行实验,使大鼠回肠运动振幅增加 67.1%。能拮抗乙酰胆碱引起回肠痉挛性收缩。提高小鼠肠道推进率,并能减少肠道对液体的吸收,有利于体内毒物排出[2]。番泻苷的代谢产物之一大黄酸能使盲肠段的收缩活动持续增强,能迅速增加结肠段环形肌的收缩。大黄酸蒽酮对正常回肠段(药物与浆膜面接触)的三个蠕动反射参数(即纵行肌张力、肠腔内压、置换容积(volume displacement)无明显影响,而使翻转回肠段(药物与黏膜面接触)的纵行肌张力,肠腔内压和置换容积浓度依赖地增强或升高。提示,与黏膜面的接触是大黄酸蒽酮发挥作用的重要条件。而大黄酸对翻转的回肠段仅增加置换容积,其对蠕动反射的影响远弱于大黄酸蒽酮。浓度为 0.1~20 mmol/L 的番泻苷可不经中间代谢直接作用于结肠带平滑肌细胞,促进细胞去极化,增加慢波电位的发放,增加峰电位的发放频率,且能诱导自发峰电位的产生,从而为其促进肠蠕动作用提供了细胞水平的依据[5]。

3. 泻下 炭末排泄实验及盲肠内注入硫酸钡的排泄实验表明,在小鼠体内番泻苷 C 与 A 相同。番泻苷口服后,在大肠内通过肠内细菌作用生成芦荟-大黄素蒽酮与大黄酸蒽酮而发挥泻下作用。当混合物中含 20%番泻苷 C 时,可使番泻苷 A 的致泻强度增大约 1.6 倍[2]。纯化的番泻苷(25、40 和 64 mg/kg)能剂量依赖地增加大肠液的分泌、增加腹泻发生的频率、增加肠腔中 5-HT 的释放量;5-HT_2 受体拮抗剂Ketanserin 能剂量依赖地部分抑制 40 mg/kg 番泻苷诱发的效应;而高选择的 5-HT_3 受体拮抗剂 granisetron 在 300 μg/mg 的剂量下,可完全对抗番泻苷的效应[5]。

4. 肌松与解痉 番泻叶有箭毒样作用,能在运动神经末梢和骨骼肌处阻断乙酰胆碱,从而使肌肉松弛[6]。

番泻叶中某些羟基醌类成分具有一定的解痉作用[7]。

5. 制作脾虚模型 大鼠每日灌服5%番泻叶水浸剂,20 mL/kg,每日2次,约20 d直至出现泄泻、食少、消瘦、体重减轻、神志萎靡、四肢不收、毛色枯槁、蜷缩聚堆等症状,且易疲劳、游泳耐力降低等脾虚证。其特异玫瑰花结形成率、IgG与IgM含量,T细胞亚群比例,IL-2活性,NK活性,淋巴细胞转化率均出现不同程度的下降[3,4]。电镜观察脾虚证大鼠的腮腺腺细胞内线粒体、内质网、高尔基复合体都有异常形态改变,主要为水样变性。AKP,ATP酶SDH及α-淀粉酶活性均明显降低于[8]。脾虚泄泻模型大鼠小肠黏膜严重受损;透射电镜显示,小肠腔面微绒毛稀疏脱落,细胞结构变形,细胞间隙增宽,线粒体结构模糊,内质网退化[9]。

6. 制作腹泻模型 小鼠灌服番泻叶煎剂0.5 mL,造模前10 h禁食,自由饮水。连续6 d,腹泻率为100%[10]。

7. 急性毒性 给小鼠灌胃番泻叶苷时,LD_{50}为1.414 g/kg,折合生药为36.3 g/kg,为临床用量的300倍以上。番泻叶苷口服12周,未引起大鼠结肠细胞早期癌前病变性损伤。番泻叶浸膏0、5、15、25 mg/kg灌胃,连续2年,大鼠结肠及盲肠丛未见超微结构改变,胃肠道、肝、肾及肾上腺组织也未见病理性改变[1]。

【临床应用】

1. 清洁肠道 ①造影前:肾盂造影或摄腹部平片时,前日晚9点,番泻叶15 g用开水浸泡5~10 min后服第1次,再以开水浸泡5 min服第2次,在服药后7~12 h产生导泻作用,次日上午摄片,效果满意[2]。用番泻苷液(含番泻苷A,B)2 mg/kg给药,共用230例,其中148例为静脉胆道X线摄影及82例肾盂X摄影,起清洁肠道作用[2]。腹部平片投照及全程排泄性静脉尿路造影等,番泻叶10~15 g,陈皮6 g,沸水密盖20 min,分2~3次饮服,到笠晨8时投照,共用了500例。用番泻叶同时加行气中药作造影剂清洁肠道198例,用番泻叶10 g煮沸3~6 min或沸水浸泡5~10 min后1次服下,再以沸水浸泡5 min慢饮,约20 min饮完,饮药时间一般在受检前1天20时。第2日晨约5时将青陈皮、木香、川朴、枳壳等,煮沸约10 min后服下,孕妇忌用[11,12]。②妇科术前肠道准备:用番泻叶袋泡剂2袋(每袋3 g)浸泡7~10 min,术前8~12 h口服,服后7~11 h内排便,治疗25例,开腹后见肠道无胀气,无存便。比较口服番泻叶,口服蓖麻油加清洁剂灌肠及口服甘露醇液清肠效果,表明2%番泻叶水煎剂500 mL顿服的清肠效果优于后两者,同时服胃复安20 mg使番泻叶的导泻作用提前约1 h,并清除番泻叶恶心、呕吐等副作用。番泻叶清肠不产生可燃气体,用于高频电灼息肉切除术时,不会发生爆炸意外[2]。

2. 胃肠道 手术后用10%番泻叶浸剂150 mL缓慢灌注于乙状结肠上段,可降低胃肠减压率,缩短肠鸣音恢复时间、排气排便时间及进普通流质饮食时间,并能减少术后总补液量,观察128例均有效。番泻叶苷经胃、小肠吸收兴奋骨盆神经节,促进大肠蠕动,用于妇科腹部手术后,给小剂量(4~5 g)冲饮,可引起轻度肠蠕动,解除肠麻痹,减少输液量,提前进食,且无副作用,应用51例效果良好。用番黄代茶饮,番泻叶10 g,大黄6 g,加开水200 mL,浸泡0.5~1 h,口服或胃管内注入50~100 mL/次,用于210例腹部手术后患者,促使排气排便作用明显,加快手术后肠功能恢复。阑尾术后服番泻叶(3 g泡沸水200 mL)使肠道功能恢复致肛门排气时间缩短。胰腺炎术后麻醉药在体内代谢或完全代谢后12 h开始,自胃管吸出胃内容物,然后注入番泻叶粉煎剂(番泻叶粉5 g,加入约100 mL水中温火煎煮10~20 min即可),无肠蠕动者继续按时追加,在72 h以内肛门排气或排便者为有效,有效率为93%[2,13-15]。

3. 便秘 番泻叶10 g,沸水冲泡饮服治疗开颅术后便秘38例,头痛发生率显著降低[2]。番泻叶5 g,开水500 mL冲泡,每日1~2次,3 d为一疗程,共治疗52例。当天,第2日,第3日排便率分别是35例,15例,2例[2]。番泻叶10 g加沸水150 mL浸泡30 min即可服用,治疗老年人便秘200例,效果优于果导片及其他泻下药。服后对心前区不适及心衰症状者均有不同程度的改善[2]。番泻叶15~30 g,沸水150~300 mL浸泡约10 min后服用,治疗206例海洛因成瘾者的便秘[16]。番泻叶20 g用沸水浸沸5 min后去渣顿服,治疗氯氮平致便秘89例,24 h内有效率79.78%[17]。持续服用抗精神病药物达2周以上,至少4 d未排大便,每例日服药量番泻叶5~10g代茶饮,用药后24 h内排便为有效,有效8例,无效1例[18]。对于小儿慢性便秘,番泻叶每日0.01 g/kg体重,用开水泡5 min后服。治疗组100例痊愈90例,其中50例2 d后即愈,无效10例,总有效率达90%[19]。

4. 消化性溃疡出血 番泻叶、生大黄粉末1:2混匀,1 d服4次,每次6 g,少数患者服药后有短暂腹痛症状,治疗24例,总有效率91.76%[2]。用番泻叶散(番泻叶3 g、白及、乌贼骨各9 g)每日1剂,分3次冷开水送服,疗程3~10 d,共治疗69例胃及十二指肠溃疡出血,有效率为94.2%[2]。口服番泻叶胶囊4粒(0.25

g/粒)治疗十二指肠球部溃疡、胃溃疡、萎缩性胃炎、复合溃疡、胃癌、胃或十二指肠憩室等共346例出血患者,完全止血326例,总有效率94.2%。凝血时间、血小板计数、复钙时间、凝血因子I含量、凝血活酶时间有明显改善[20]。番泻叶5 g,煎药液120 mL,1次服下,随即平卧并滚动翻身1~2次,使药汁均匀分布于胃壁,连用3 d为1个疗程,治疗期间不用其他止血药物,共治疗48例(胃十二指肠溃疡27例,糜烂性出血性胃炎18例,肝硬化3例)出血患者,止血时间最短仅服药1次,最长3 d,平均1.5 d,有效率100%[21,22]。

5. 肠梗阻　用3%~5%番泻叶煎液,混入液状石蜡,分次灌肠,治疗西瓜籽团/玉米粒团致乙状结肠,直肠阻塞性梗阻20例,前者用3~5次,后者用1~3次灌肠均可治愈。对急性粘连性肠梗阻患者,取番泻叶15~30 g,北细辛6~10 g,加水煎汁温服,低位梗阻及高位梗阻可采用保留灌肠作辅助治疗。慢性肠粘连或急性肠梗阻恢复期患者26例,可用番泻叶、焦香附、桔梗等随症加减。治疗结果,显效18例,好转5例,无效3例[2]。番泻叶20 g,急性肠梗阻(机械性肠梗阻,动力性肠梗阻)番泻叶20 g加250 mL开水浸泡15 min后饮用,起效最快为1 h,平均为3~5 h。以本品治疗肠梗阻消除时间约为3~4 d[23]。

6. 肠道、胆道蛔虫病　晚上睡前一次服肠虫净2片,服糖开水200 mL,约1.5h后将番泻叶5g反复泡饮,约500 mL。结果,治疗200例平均排虫时间从92 h减少为35 h,虫卵转阴率分别为99%[2]。番泻叶50 g,开水泡服,连服6d,治疗胆道蛔虫病急性发作[24]。番泻叶联用安定、噻嘧啶、食醋可排出胆道蛔虫[25]。

7. 胆囊炎、胆石症　口服番泻叶4粒(生药0.25 g/粒),每日3次(24 h内无大便者再加服4粒),不用其他抗生素。番泻叶使腹痛缓解时间明显缩短,白细胞、黄疸指数降至正常水平,体温恢复正常,共治疗20例均有效[20]。

8. 胰腺炎　口服番泻叶胶囊4粒(生药0.25 g/粒)每日3次(如24 h未解大便,再加服1次),不用其他抗生素,禁食并每日补液2000 mL。观察血尿淀粉酶下降,腹痛缓解、消失等指标,在治疗的29例患者明显优于西药治疗[20]。番泻叶5~10 g泡水200~400 mL,加用654-2静滴,治疗45例胰腺炎。显效37例(82.22%),有效8例(17.7%),治疗效果明显优于单用654-2静滴[26]。

9. 尿石症　番泻叶50 g煎汁顿服,每日1剂。硝苯地平10 mg口服或含服,每日3次,一般4~5剂即可排石。共治疗43例,总有效率86.05%。同样用番泻叶治疗泌尿系结石34例,其中痊愈26例,无效6例。治疗时间最长11 d、最短2 d[27,28]。

10. 慢性肾衰竭　番泻叶5~10g,用沸水浸泡2 h,分上下午2次服完。同时配合西药治疗,可使患者高血压下降,改善心衰、消化道症状和皮肤奇痒等症[29]。

11. 其他　治疗流行性出血热,急性结膜炎、中毒性肠麻痹、气管炎[30]。

12. 不良反应　①血压变化:番泻叶煎剂顿服30 g,可致头痛,频繁呕吐,躁动不安,血压升高29.2/16 kPa。用冬眠灵25 mg,可降低血压。也有引起血压下降休克后死亡。②癫痫样发作:四肢抽搐,神志不清,口吐白沫。③过敏:表现为全身发冷,胸闷不适,寒战,呼吸困难,口唇发绀,体温上升,皮疹和瘙痒。④乙状结肠、直肠癌穿孔死亡:番泻叶15 g开水泡服1000 mL 3 h后,出现阵发性腹痛,8h后全腹剧痛,14 h后昏迷,术中诊断为乙状结肠穿孔致休克抢救无效而死亡[31]。20 g番泻叶800 mL开水泡服,取汁内服5 h后出现腹痛、腹胀加剧、剧烈呕吐,排少量血便,诊断为直肠癌穿孔死亡[32]。⑤消化道出血:开水浸泡10 g番泻叶于茶叶中,服后30 min后表现为上腹部剧痛,阵发性加剧,伴咖啡样呕吐物及排出黑色稀便[33]。1次用量30 g,服后3~9 h出现腹痛呕吐、伴柏油样便,重者排4~6次/d,轻者1~3次/d[34]。⑥黄疸:服用15~20 g番泻叶导泻3~5d后,出现头昏不适、疲倦乏力、发热尿黄、血清总胆红素升高、尿胆原增高明显,可能是番泻叶引起的溶血性黄疸[34]。⑦便秘、肠梗阻:长期应用番泻叶可损伤肠肌丛神经元,可使结肠痉挛,致便秘。此药刺激性强,可引起腹痛和盆腔脏器充血,禁用于月经期、妊娠期[35-37]。脑出血患者连续4 d未排便后给予番泻叶5 g泡饮,每日3次,致肠梗阻。由此提示,脑出血、脑外伤等长期卧床的患者应该慎用[38]。⑧尿频、尿急:误将30 g番泻叶泡开水500 mL后,一次顿服,约30 min后,出现小腹拘急、恶心、尿频,10 min左右一次,每次尿量约10 mL,小便后会阴部及小腹阵痛[39]。⑨尿潴留:体虚和孕妇慎用。⑩其他:清洁肠道可致休克;口服致低血容量休克[40,41]。煎服后致肠黏膜损伤[42]。冲服还可诱发脑梗死[43]。

(杨耀芳　许士凯)

参考文献

[1]刘圣,等.清热中药现代药理与临床.合肥:安徽科技出

版社,1999:309

[2]杨耀芳,等.番泻叶.王本祥.现代中药药理学.天津:天津科学技术出版社,1997:374

[3]刘汶,等.番泻叶致脾虚证动物模型的造型方法.中国中西医结合脾胃杂志,1998,6(4):231

[4]曲长江,等.番泻叶泻下与劳倦过度单、复因素脾虚模型的免疫学研究.中国中西医结合脾胃杂志,1999,7(4):212

[5]田莉,等.番泻叶导泻作用的药理学研究概况.基层中药杂志,2000,14(1):54

[6]程红科.番泻叶的临床应用及其不良反应.安徽中医临床杂志,2002,14(4):229

[7]兰梅,等.番泻叶提取物对豚鼠结肠平滑肌细胞的收缩作用.第四军医大学学报,2002,23(4):289

[8]李霞,等.脾虚型大白鼠腮腺的细胞学研究.潍坊医学院学报,1996,18(4):245

[9]王孟青,等.健运冲剂促脾虚泄泻模型大鼠受损伤黏膜修复的研究.中国中西医结合脾胃杂志,1999,7(4):217

[10]周千南,等.小鼠腹泻模型的制备与腹泻指数的应用.中草药,1994,25(4):195

[11]张文林,等.番泻叶陈皮冲饮清洁肠道的临床体会.江苏中医,1995,16(8):22

[12]孙学启.番泻叶加行气中药清肠提高摄片质量体会.蚌埠医学院学报,1996,21(4):278

[13]王雅琴,等.腹部术后应用番泻叶恢复胃肠功能的体会.中医药学报,2000,(2):15

[14]郭毅,等.番泻叶促进阑尾炎术后肠功能恢复的临床研究.河北中医结合杂志, 1998,7(10):1598

[15]常海宏,等.番泻叶对急性胰腺炎术后肠蠕动功能恢复的应用观察.甘肃中医, 1996,9(4):13

[16]陈勇鹏.浅谈番泻叶治疗海洛因成瘾者的便秘症.实用中医药杂志,2000,16(3):37

[17]王玲花,等.番泻叶治疗氯氮平所致便秘89例疗效观察.山西中医, 1998,14(5):10

[18]李超.番泻叶治疗药源性便秘.甘肃中医,1994,7(6):40

[19]高翔,等.番泻叶和乳酸菌素片联合治疗小儿慢性便秘的疗效观察.中国中西医结合杂志,2001,21(4):314

[20]傅志泉,等.番泻叶在三种急腹症治疗中的应用研究.中国中医药科技,1998,5(6):337

[21]赵增水.番泻叶煎液治疗上消化道出血88例.贵阳中医学院学报(增刊),1997,19:22

[22]黄汉升.番泻叶治疗上消化道出血48例.河北中西医结合杂志,1998,7(5):741

[23]李俐.单味番泻叶治疗急性肠梗阻.新中医,1996,(3):40

[24]易桂生.番泻叶及西医疗法治愈胆道蛔虫病急性发作1例.中西医结合实用临床急救,1995,2(3):102

[25]郎秀状,等.番泻叶的研究概况.实用医技杂志,2005,12(5):1294

[26]刘玉茂,等.以番泻叶为主治疗急性水肿型胰腺炎疗效观察.中国中医急症,1997,6(4):151

[27]余家盘,等.番泻叶配合硝苯地平治疗尿石症疗效观察.长春中医学院学报,1999,15(77):25

[28]温诚荣.番泻叶治疗泌尿系结石34例临床观察.新中医,1994,(11):18

[29]张彤,等.番泻叶的临床应用.中国中医药现代远程教育,2007,5(4):30

[30]南海燕,等.番泻叶在临床的应用.时珍国药研究,1997,8(1):11

[31]张庭澍, 等.15克番泻叶导泻致乙状结肠穿孔死亡1例.四川中医,1996,14(9):39

[32]黄松河.番泻叶导泻引起直肠癌穿孔1例.中国肛肠病杂志,1998,18(8):25

[33]袁令双,等.番泻叶不良反应及其防护.时珍国医国药,1999,10(2):138

[34]张勇阜.番泻叶严重副反应19例报告.江苏中医,1997,18(11):35

[35]赵和,等.番泻叶致塞原因分析.长春中医学院学报,1996,12(55):51

[36]赵和,等.便秘慎用番泻叶.中国肛肠病杂志,1998,18(1):35

[37]谭小元.番泻叶清肠致肠梗阻3例护理体会.右江民族医学院学报,1997,18(1):35

[38]王华,等.番泻叶致肠梗阻1例报告.新疆中医药,1999,17(4):19

[39]宋常青,等.超剂量番泻叶引起尿频、尿急2例报告.广西中医药,1999,22(4):42

[40]朱斌,等.口服番泻叶致低血容量休克2例.中国厂矿医学,1998,11(4):321

[41]刘清华,等.番泻叶清洁肠道致休克1例.山西护理杂志,1997,11(4):155

[42]朱萍.大剂量番泻叶煎服致肠黏膜损伤1例.赣南医学院学报,1997,17(2):165

[43]邵先玉,等.冲服番泻叶诱发脑梗死1例.山西护理杂志,1995,9(5):227

十三画

瑞 香 Daphne Odora rui xiang

本品为瑞香科植物瑞香 *Daphne odora* Thunb.的根、树皮、叶及花。味辛、甘、咸，性温。有祛风除湿，活血止痛功能。主治风湿性关节炎、坐骨神经痛、咽炎、牙痛、乳腺癌初起、跌打损伤等。

【化学成分】

瑞香属主要含有二萜、香豆素、木脂素、黄酮及双黄酮等。瑞香分离所得的二萜类有格尼迪木春(gniditrin)、12-O-苯甲酸(12-O-benzoyl)、14-O-(2E,4E)-癸二烯酰(14-O-(2E,4E)-decadienoyl)、5β,12β-二羟基瑞香树脂酮醇 (5β,12β-dihydroxyresinifemnol)、6α,7α-环氧化物 (6α,7α-oxide) 等 4 种瑞香烷型(daphnanetype)二萜酯；香豆素类有瑞香素，毛瑞香素，瑞香苷，7-羟基香豆素，瑞香新素；黄酮类有木犀草素和芹菜素 [1]。双黄酮有瑞香黄烷 A(daphnodorin A)和瑞香黄烷 B(daphnodorin B)，瑞香黄烷 C、D_1、D_2、E、F、G、H、I、J、K、L[2-4]；瑞香花中的挥发油共有 145种成分；瑞香根中还含有瑞香辛(odoracin)、瑞香春(odoratrin)和瑞香醇酮。

【药理作用】

1. 抗病毒 毛瑞香素 A、B、C 对 HIV-1 感染细胞有较好的抑制效果，但不能抑制已感染 HIV-1 的细胞中 HIV-1 的产生，主要原因是它们对 HIV-1 转录酶的抑制作用较小。在 0.03~1 μg/L 的浓度下，毛瑞香素 A 对 HIV-1(ⅢB)感染的 MOLT-4(clone 8)细胞中多核体的形成有 31%~41%的抑制效果；3~30 μg/L 时有更显著的抑制效果，且对细胞无毒性，当浓度达到 100 μg/L 时则对细胞有毒性。在浓度为 1~30 μg/L 时，毛瑞香素 B 和 C 也对 HIV-1(Ⅲ B)感染 MOLT-4(clone 8)细胞中多核体的形成有一定的抑制效果，说明毛瑞香素 A、B 和 C 能阻碍 HIV-1 感染细胞中多核体的形成。另外，毛瑞香素 A 和 C 对兔血小板中 12-脂肪氧合酶和环氧合酶有抑制作用[5]。

2. 改善微循环 复制大鼠缺血再灌注损伤模型，舌下静脉注入瑞香素溶液(30、60 mg/kg)。可使心肌梗死面积明显缩小，血清 LDH、CK 值降低，血清 MDA 值减小，SOD 值升高，且呈一定剂量相关性，光镜下心肌细胞变性坏死程度有一定减轻[6]。制备大鼠前脑缺血再灌注模型，术后给予瑞香素灌胃治疗，随着时间延长(2、4、6 周)，胶质纤维酸性蛋白(GFAP)的表达进行性下降，差异显著[7]。瑞香素灌胃给予急性血瘀大鼠 200、100、50 mg/kg，可使大鼠全血黏度下降，血浆黏度也有显著改善；高、中剂量还可显著降低血瘀模型的红细胞压积[8]；瑞香素(50、200 mg/kg 灌胃，每天 2 次，连续 4 d)能明显对抗垂体后叶素引起的急性心肌缺血的心电图变化，提高血清 SOD 活性、降低 CK-MB 和 MDA 含量[9]。

3. 抗衰老 以健康人血红细胞及细胞膜为实验材料，利用核黄素-蛋氨酸光照体系产生 O_2^-，考察了瑞香素及其铜[Ⅱ]、锌[Ⅱ]配合物对 O_2^-的清除作用，以铜 [Ⅱ] 配合物活性最高。SOD，瑞香素及其铜[Ⅱ]、锌[Ⅱ]配合物对膜中过氧化脂质的产生均有一定的抑制作用，其中以 SOD 活性最高[10]。也有报道瑞香素具有较好的抗氧化作用[11]。

4. 影响免疫功能 腹腔注射瑞香素 25、50、100 mg/kg，每天 1 次，连续 7 d，结果可显著降低免疫器官(脾、胸腺)重量，降低小鼠血清凝集素滴度和溶血素 HC_{50} 值，显著抑制小鼠足垫迟发超敏反应，以及显著促进小鼠腹腔巨噬细胞吞噬功能[12]。

5. 抗疟、抗寄生虫 ①抗疟原虫 体外试验中，瑞香素在 1~10 μmol/L 剂量范围内有明显杀灭原虫裂殖体作用。而在体内试验中，瑞香素灌胃 50、100 mg/kg，连用 4 d 或瑞香素腹腔注射 10、50、100 mg/kg，连用 4 d，其抗疟效果与氯喹(CQ) 灌胃 10 mg/kg，连用 4 d 抗疟效果相似[13]。0~12 μmol/L 的瑞香素对体外培养的恶性疟原虫的抗疟活性与 0~30 μmol/L 的去铁胺(DFO)抗疟活性相当。经瑞香素作用后，疟原虫的总

SOD下降约60%,且瑞香素和DFO一样,特异作用于疟原虫DNA合成复制最旺盛的滋养体/裂殖体阶段[14]。瑞香素具有中度的铁螯合能力,其抗疟作用与它的铁螯合能力有关,瑞香素与Fe^{2+}按2:1混合后,抗疟作用明显下降[15];另外,用蒿甲醚与瑞香素伍用对治疗感染伯氏疟原虫小鼠能明显提高抗疟疗效[16]。②抗卡氏肺孢子虫、瑞香素在体外对卡氏肺孢子虫(Pc)生长有抑制作用,在1~20 μmol/L浓度范围呈剂量依赖和时间依赖关系。10 μmol/L瑞香素与1.0 μg/mL喷他脒对Pc生长影响效果相当,且抗Pc作用也与瑞香素的铁螯合能力有关[17,18]。皮下注射醋酸泼尼松龙建立肺孢子虫肺炎PCP大鼠模型,从第7周开始灌服瑞香素(250 mg/kg)5 d,停药后观察1周。经瑞香素治疗的大鼠平均肺质量/体质量比、肺虫荷量均明显低于对照大鼠,效果虽不如TMP-SMZ,但与青蒿素疗效相似[19]。

6. 降低血清尿酸 腹腔注射瑞香苷(50、100和200 mg/kg)能显著地减少高尿酸血症小鼠血清尿酸水平,具有一定的量效关系。瑞香苷100 mg/kg剂量组作用时间可维持5 h,在剂量为200 mg/kg时可降低正常小鼠血清尿酸水平[20]。

7. 药代动力学 给大鼠灌服瑞香素800 mg/kg,3 h后尿和胆汁有瑞香素排出,24 h粪便中排出总量的0.15%。给大鼠静脉注射瑞香素80 mg/kg,其药代动力学参数为:$T_{1/2\alpha}$为0.043 h,$T_{1/2\beta}$为0.347 h,Vd为0.653 L/kg,CI为1.303 L/h/kg。体外实验表明,瑞香素可被血、肝、肾、肺等组织代谢[21]。

8. 毒性

(1)急性毒性 给小鼠灌服及腹腔注射的LD_{50}分别为(3657.0±276.5) mg/kg和483 mg/kg[22]。

(2)亚急性毒性 给小鼠和大鼠每日以40、80 mg/kg剂量的瑞香素灌服18 d,未见心、肝、脾、肺、肾有明显改变[21]。犬每日静脉注射瑞香素20 mg/kg,连续3 d,也未见明显毒性,但剂量增大可引起流涎、呕吐和腹泻。猴每日静注瑞香素75~94 mg/kg,连续14 d,检查血常规、麝浊、锌浊、谷丙转氨酶、肾功能等均无明显改变,但有心率减慢情况[23]。豚鼠实验表明,瑞香素具有接触性致皮肤过敏能力[24]。

【临床应用】

1. 血栓闭塞性脉管炎 71例血栓闭塞性脉管炎患者,口服瑞香素300~600 mg/次,每日3次,2个月为1个疗程,总有效率为87.3%,显效率64.8%[25]。

2. 冠心病心绞痛 111例经1年以上其他疗法未愈的中、老年冠心病心绞痛患者,口服瑞香素900 mg/d,疗程1个月。结果显效率25.2%,总有效率86.5%;心电图显效率为15.3%,总有效率51.4%[26]。

3. 关节炎 用瑞香注射液治疗单纯性关节炎158例,第1个疗程有效率为79%,第2个疗程总有效率为93%[23]。

4. 不良反应 静脉给药用于复合麻醉时,对患者的心电图,肝、肾功能均无影响。曾有2例患者在用药后5 min出现上半身皮肤发红,10 min后自行消失[21]。2例口服瑞香素胶囊3 d出现全身红痒疹,继续服药,2 d后自行消失。个别患者服药后有轻微胃肠道反应[27]。

【附注】

长白瑞香 *Daphne karsane* Nakai

(1)化学成分 β-谷甾醇、柚皮素和7,8-二甲氧基香豆素、瑞香素、七叶内酯、双白瑞香素、瑞香素-7-O-β-D-葡萄糖苷[28]。

(2)临床应用 长白瑞香的注射液和水煎剂临床上主要用来治疗冠心病、风湿性关节炎、血栓闭塞性脉管炎等[29]。

(韦翠萍 叶木荣 李 锐)

参考文献

[1]国家中医药管理局.中华本草.上海:上海科学技术出版社,1999

[2]Baba Kimiye, et a1.Biflavonoids from Daphne odora. *Phytochemistry*, 1995, 38(4):1021

[3]Taniguchi Masahiko, et al. Three flavonoids from Daphne odora. *Phytochemistry*, 1996, 42(5):1447

[4]Taniguchi Masahiko, e al. Three flavonoids from Daphne odora. *Phytochemistry*, 1999, 45(1):183

[5]莫建初,等.瑞香属植物生物活性研究进展.天然产物研究与开发,2003,15(2):167

[6]叶和杨,等.瑞香素对大鼠心肌缺血再灌注损伤的保护作用.赣南医学学报,2005,25(5):579

[7]于挺敏,等.瑞香素对脑缺血再灌注大鼠模型胶质纤维酸性蛋白表达的影响.中国老年学杂志,2006,26(4):518

[8]李海霞,等.瑞香素对急性血瘀大鼠血液流变学的影响.中外医疗,2008,21:130

[9]李海霞,等.瑞香素对垂体后叶素致大鼠急性心肌缺血保护作用的研究.中国医药导报,2008,5(23):19

[10]胡道道,等.瑞香素及其铜(Ⅱ)、锌(Ⅱ)配合物对超氧自由基的清除作用.中国中药杂志,1995,20(12):749

[11]倪奕昌,等.瑞香素的抗溶血和抗膜脂质过氧化作用.中国寄生虫学与寄生虫病杂志,1999,17(2):87

[12]贾正平.瑞香素对小鼠免疫功能的影响.中国药理学与毒理学杂志,1992,(3):235

[13]刘云光,等.瑞香素抗红外疟原虫作用的研究.中国寄生虫学和寄生虫病杂志,2001,19(1):30

[14]王琴美,等.瑞香素杀疟原虫裂殖体的作用.中国寄生虫学和寄生虫病杂志,2000,18(4):204

[15]牟凌云,等.瑞香素体外抗疟作用与其铁螯合能力的关系.中国寄生虫学和寄生虫病杂志,2002,20(2):83

[16]牟凌云,等.瑞香素对体外培养恶性疟原虫超氧化物歧化酶活性及DNA合成的影响. 中国寄生虫学和寄生虫病杂志,2003,21(3):157

[17]郭俭,等.蒿甲醚与瑞香素伍用对感染伯氏疟原虫小鼠的治疗作用. 中国寄生虫学和寄生虫病杂志,2004,22(3):164

[18]郑玉强,等.瑞香素体外抗卡氏肺孢子虫作用的初步研究.中国人兽共患病杂志,2005,21(2):129

[19]安亦军,等.瑞香素治疗大鼠肺孢子虫肺炎的实验研究.首都医科大学学报,2007,28(1):85

[20]喻志峰,等.瑞香苷对高尿酸血症小鼠的影响.中国药科大学学报,2002,33(2):142

[21]曲淑岩,等.瑞香素的代谢及药代动力学.药学学报,1983,18:496

[22]刘国卿,等.祖师麻甲素及其衍生物的口服镇痛和抗炎作用.中草药通讯,1977,(2):9

[23]曲淑岩,等.瑞香素对家兔实验性急性心肌缺血的保护作用及心血管系统的影响.中医杂志,1980,21:443

[24]Housen BM, et al. The sensitizing capacity of coumarins 2. *Contat Dermatitis*, 1986,15:289

[25]刘福田,等.瑞香素治疗血栓闭塞性脉管炎88例临床疗效观察.山东医药,1983,87:47

[26]王志强,等.瑞香素治疗初老、老年期冠心病心绞痛111例临床观察.老年学杂志,1988,8:53

[27]沙静姝.瑞香素(祖师麻甲素).药学通报,1987,22:87

[28]冀春茄,等.长白瑞香的化学成分.植物学通报,1994,11(3):48

[29]扈晓佳,等.长白瑞香的化学成分及药理研究概况.药学实践杂志,2006,24(2):80

蓝布正 Gei Herba lan bu zheng

本品为蔷薇科植物路边青 *Geum aleppicum* Jacq. 或柔毛路边青 *Geum aleppicum* Thunb. var. *chinense* Bolle 的干燥全草。味甘、微苦,性凉。具有益气健脾,补血养阴,润肺化痰的功效。用于气血不足、虚劳咳嗽、脾虚带下。

【化学成分】

柔毛路边青挥发油成分主要有:α-蒎烯(α-pinene)10.73%、松金娘烷醇(myrtanal)13.63%、松金娘烯醛(myrtenal)7.19%、松金娘烯醇(myrtenol)5.03%、二环[3,1,1]-6,6-二甲基-3-亚甲基庚烷(bicydo[3,1,1]heptane,6,6 -dimethyl -3 -methlene)6.83%、丁子香酚(eugenol)15.82%。其中含量最高的为丁子香酚[1]。从蓝布正的乙醇提取部分得到5个化合物,为翻白叶苷A(potengrtilloside A)、173-脱镁叶绿素乙酯(173-ethoxyphaeophorbide a)、甘油-1-棕榈酸酯(glycerol 1-monopalmitate)、棕榈酸(palmitic acid)、β-谷甾醇(β-sitosterol)[2]。

【药理作用】

1. 抗脑缺血损伤 蓝布正12、24、48 g/kg实验前1 d灌胃2次,麻醉前1 h灌胃给药1次,对脑缺血小鼠存活时间分别延长45%、199%、206%;分别降低死亡率6.6%、46%和57%,蓝布正具有脑缺血保护作用[3]。

2. 抗炎、增强免疫 蓝布正总提取物6.38、12.76、25.52 g/100 mL,对二甲苯致小鼠耳廓肿胀有抑制作用,对醋酸所致小鼠血管通透性增高也有抑制作用。蓝布正有明显的抗炎作用[4]。给小鼠灌胃蓝布正水提液20、10、5 g/kg,连续7 d。显著提高小鼠巨噬细胞的吞噬能力,增强小鼠非特异性免疫功能;提高小鼠胸腺指数和脾指数;增加小鼠脾细胞分泌溶血素,提高正常小鼠血清溶血素IgM抗体水平,增强小鼠特异免疫功能[5]。

3. 降血糖 灌胃蓝布正总提取物3.25、6.20 g/100 mL,给药14 d,能明显降低葡萄糖、肾上腺素及四氧嘧啶致高血糖小鼠的血糖水平。提示,蓝布正对多种因素诱导的高血糖均有一定的降糖作用[6]。

4. 抗应激 不同剂量的蓝布正(2.56、1.28 g/kg)均具有明显的抗应激作用,其中2.56 g/kg剂量组有明显的抗疲劳、耐低温、耐缺氧和耐高温作用[7]。

5. 祛痰、平喘 6%蓝布正提取物按0.2 mL/10 g灌胃给小鼠,连续5d,有明显的祛痰作用;对豚鼠离体气管平滑肌,滴加6%蓝布正水溶液使终浓度为4 mg/mL

能有效舒张正常豚鼠离体气管平滑肌，对组胺引起的气管收缩有明显的抑制作用，对乙酰胆碱和氯化钡引起的气管收缩作用不明显[8]。

6. 其他 蓝布正水提取物 0.3~1.5、0.3~30、0.1~20 g/L 分别对去甲肾上腺素、氯化钾、氯化钙引起的胸主动脉环收缩呈剂量依赖性的舒张作用，半数抑制浓度分别为 0.63、5.74 和 4.60 g/L。提示，蓝布正水提取物对血管平滑肌上的电位依赖性钙通道和受体操纵性钙通道的开放有一定的抑制作用[9]。蓝布正 5、10、20 g/kg 灌服，可显著抑制小肠推进，松弛豚鼠回肠平滑肌，对正常小鼠胃排空有抑制作用；蓝布正具有抗番泻叶致小鼠腹泻作用[10]。蓝布正水提物 40、26.6 g/kg 灌胃给小鼠，对醋酸所致扭体反应有一定抑制作用；30、15 g/kg 剂量给药 4 d，对小鼠自主活动有抑制作用，能延长戊巴比妥钠的睡眠时间。蓝布正水提物有明显的镇痛、镇静作用[11]。

7. 毒性 蓝布正水提物灌胃给药的 LD_{50} 为 175.23 g/kg[11]。

（周秋丽 文雪 赵丽纯）

参考文献

[1]高玉琼，等.柔毛路边青挥发性成分研究.生物技术，2005，15(2)：52

[2]王莉宁，等.蓝布正化学成分的研究.时珍国医国药，2009，20(4)：798

[3]赖泳，等.蓝布正对小鼠脑缺血的保护作用.大理学院学报，2005，4(5)：44

[4]刘坦，等.蓝布正对小鼠抗炎作用的实验研究. 大理学院学报，2006，5(12)：4

[5]邓炜，等.贵州民族药蓝布正免疫增强与抗炎药理研究.贵州医药，2006，30(12)：1126

[6]洪小凤，等.蓝布正总提取物对高血糖动物降血糖作用的研究.大理学院学报，2007，6(10)：7

[7]徐静，等.蓝布正小鼠抗应激作用研究.中国药业，2008，17(4)：24

[8]方春生，等.蓝布正祛痰平喘作用研究.云南中医中药杂志，2007，28(2)：36

[9]文玉高，等.蓝布正水提物对大鼠离体胸主动脉环的舒张作用.云南中医中药杂志，2008，29(9)：47

[10]赖泳，等.蓝布正对实验动物消化功能的实验研究. 云南中医中药杂志，2007，28(4)：41

[11]邓炜，等.民族药蓝布正药理作用初探.中国民族民间医药杂志，2000，46：290

蓖麻子 Ricini Semen bi ma zi

本品为大戟科蓖麻属植物蓖麻 *Ricinus communis* L.的干燥成熟种子。味甘、辛，性平，有毒。有泻下通滞，消肿拔毒功能。主治大便燥结、痈疽肿毒、喉痹、瘰疬等。

【化学成分】

种子含脂肪油 40%~50%，种仁含 58%。其中游离脂肪油的组成：顺蓖麻酸（ricinoleic acid）约 87%~89%、棕榈酸 0.8%、硬脂酸 1.1%、油酸 4.7%、亚油酸 5.1%、亚麻酸 0.9%、9，10-二羟基硬脂酸等。蓖麻毒蛋白(ricin)，低分子蛋白质 Ro_{413}[1]，蓖麻毒蛋白 D(ricinD)，酸性毒蛋白(acidic ricin)及碱性毒蛋白(basic ricin)。此外，含有蓖麻碱，种皮中含约 0.15%，胚乳中约 0.03%，尚含有解脂酶(lipase)、凝集素(agglulinin)、植物凝血素（lectin）、芹菜苷元（apigenin）、绿原酸(chiorogenic acid)、芦丁(rutin)挥发油、氨基酸及糖[1]。

【药理作用】

1. 抑制免疫 ①抑制小鼠腹腔巨噬细胞吞噬功能：给小鼠腹腔注射 1、3、5、10 μg/kg 蓖麻毒蛋白，其吞噬百分率分别为 16.05%±1.68%，8.36%±0.91%，9.34%±0.84%和 7.11%±0.84%，剂量大小与吞噬功能受抑程度成正比。②对猴 E-玫瑰花环形成率的影响：急性实验证明，给猴 1 次静脉注射剂量 0.9 μg/kg，对 EA-玫瑰花环形成率(EA-RFC%)由给药前 30%左右降低至 15%左右。慢性实验，给猴隔天静脉注射 1 次蓖麻毒蛋白，剂量为 0.21 μg/kg(高剂量)和 0.16 μg/kg(低剂量)，共 16d。结果，高低剂量均使 EA-RFC%和 ET-RFC%显著下降。上述吞噬试验和玫瑰花环形成试验表明，蓖麻毒蛋白对免疫功能，尤其是对细胞免疫有一定的抑制作用[1]。

2. 致敏 给豚鼠皮下、腹腔、静脉注射蓖麻毒蛋白 1.6~30 μg/kg,15 min 内均出现竖毛、烦躁不安、呼吸困难、抽搐至死亡等过敏反应,其发生率为85.11%。以苯海拉明解救最为有效[1]。

3. 抗肿瘤 抗人 B 细胞 Mab-737 与蓖麻毒蛋白偶联物,对含B细胞抗原的 Burkitt 淋巴瘤细胞系 Raji 细胞表现出选择性的杀伤,半数杀伤浓度(IC_{50})为 $5×10^{-11}$ mol/L。因此有可能用于清除骨髓中的恶性细胞,对超致死剂量的放疗和化疗有辅助治疗作用[1]。在抗人 T 淋巴细胞的单克隆抗体(MCAb)上接蓖麻毒素就能成为特异性杀伤 T 细胞的制剂,能有效地清除骨髓中的 T 细胞。应用蓖麻毒素 A 链(RTA)与抗肿瘤单抗交联制备免疫毒素,可提高对肿瘤细胞的选择性杀伤作用。用鼠抗人胃癌单克隆抗体-RTA 结合物,在 $1×10^{-9}$mol/L 水平,对人胃癌细胞 KATOⅢ蛋白质合成抑制率为 71%[1]。单克隆抗体蓖麻毒蛋白 A 链能导向杀伤大肠癌细胞 HRT-18,而对正常人淋巴细胞杀伤作用较小[1]。采用 B 链半乳糖结合位点封闭的蓖麻毒素、胃癌单克隆抗体 MGb_2 结合物,在$1.0×10^{-11}$ mol/L 水平,对人胃癌细胞 KATOⅢ的杀伤率为 46%,优于 MGb_2-蓖麻毒素 A 链结合物 12%[1]。将多克隆抗甲胎蛋白抗体(αAFP)与蓖麻毒素 A 链(RTA)偶联成免疫毒素 αAFP-RTA 对大鼠腹水型肝癌AH66 细胞具有较强的特异性体外细胞毒效应。给小鼠皮下接种 0.2 mL($3×10^7$/mL)S180 肉瘤腹水型后的第 2 天,给予蓖麻油提取的脂溶性成分制得的乳剂 200、300、400 mg/kg 和多相脂质体 300 和 400 mg/kg,腹腔给药 7 d,其肿瘤生长抑制率,乳剂为 30.6%、37.0% 和 53.1%, 多相脂质体为 40.2% 和 55.7%。对于接种 ARS 腹水癌后次日,腹腔注射多相质体 200 mg/kg,连续 7 d 后,观察 35 d,64%的小鼠腹水癌被完全治愈,生命延长率大于 136%[1]。制蓖麻子每日灌服小鼠 4000 mg/kg 对人肺癌裸小鼠移植瘤模型的抑瘤率为 80.6%,其抑瘤效果与丝裂霉素相近[2]。

4. 毒性 小鼠 1 次静脉注射蓖麻毒蛋白的 LD_{50} 为 47.97 μg/kg。小鼠腹腔注射纯化的蓖麻毒蛋白的 LD_{50} 为 0.54 μg/kg,蓖麻凝集素的 LD_{50} 为 20 μg/kg。在体外培养中,每毫升加 0.01 μg 纯化的蓖麻毒蛋白就可抑制 50%的蛋白合成[1]。按 Langendoff 法,进行大白鼠离体心脏灌流,5%蓖麻毒蛋白 0.3~0.4 mL 使心率 36 次/min 下降至 0,冠脉流量从 2 mL/min 减少到 0.1 mL/min,随即心脏停止于舒张期。当注射剂量增至 30 mg/kg 时,使猫的血压降为 0,心电图出现 R-R 波间隔延长,P 波消失,T 波倒置,出现潮式呼吸而死亡[1]。用 0.5% CMC-Na 配成 0.2 g/mL 的蓖麻子混悬液进行急性毒性试验,一次灌胃,观察 3 d,LD_{50} 为 4557 mg/kg,制蓖麻子 LD_{50}>10 000 mg/kg。亚急性毒性组每日灌胃 1 次,连续观察 30 d,属于微毒范畴,蓖麻子几乎无累积毒性[2]。

【临床应用】

1. 面神经麻痹 蓖麻仁 10 粒,露蜂房 6 g,全蝎 3 g 等,合之捣烂如泥,摊于敷料上贴于面部下关穴,日 1 次,连续 4 次痊愈[1]。面瘫膏(蓖麻子 9 粒,白附子 0.5 g,麝香 0.2 g,乳香 0.5 g,捣烂研末,与凡士林膏混匀), 均匀摊涂于患侧面部, 隔 3 d 换药一次。20d 内的 55 例面瘫均获痊愈,占 96.49%,另 2 例好转,占 3.51%,总有效率 100%。治愈时间最短 4 d,最长 10 d[3]。

2. 胃下垂 ①敷脐:药用蓖麻子 10 g,五倍子 5 g,共捣烂如泥状,敷于脐中,纱布包裹,每日早、中、晚各热熨 1 次,隔 4 d 换药 1 次[4]。②敷百会、鸠尾、胃俞、脾俞穴:蓖麻子 30 g,黄芪 24 g,升麻 18 g,附子 20 g,五倍子 18 g,捣烂用少量芝麻油和匀备用。24 h 换药一次,10 次为一疗程。27 例胃下垂患者经用药 4 个疗程,治愈 14 例(51.85 %),有效 11 例(40.74 %),无效 2 例(7.41%),总有效率为 92.59%[5]。

3. 肺叶切除术后瘘管 取蓖麻子仁 (去硬壳)20 粒,加白糖少许,捣烂敷于已洗净的创口上,外用纱布,胶布固定,共用药 3 次痊愈[1]。

4. 关节炎 蓖麻子 1 份去皮, 新鲜小蓟 2 份,捣成膏,敷于关节,4 h 后关节处发热,可见米粒及豆粒大小红色斑疹,微痒。不可敷药时间过长,以免起水疱。共治疗 32 例,28 例敷药 1 次痊愈,4 例敷药 2 次痊愈[6]。蓖麻子 20 g,鲜荠荠菜 30 g,捣烂,敷于患处,1d 1 次,7~10 d 为 1 个疗程。疗程最短 7 d,最长 20 d,有效 51 例(85%),显效 6 例(10%),无效 3 例(5%),总有效率为 95%[7]。

5. 骨质增生 增生膏(蓖麻子等),敷于增生处,3 d 换药一次,3 次为一疗程。经 1~2 个疗程后,显效 181 例,有效 147 例,无效 32 例,总有效率 91.11%[8]。

6. 肿瘤 治疗宫颈癌,用 3%~5%蓖麻毒蛋白的冷霜或软膏,将软膏掺入胶囊,推入宫颈内,每日 1 次,每周 5~6 次,月经期停药。用药时间为 1~2 个月,共治疗 10 例,痊愈 4 例,好转 1 例,无效 3 例,中断治疗 2 例。治疗皮肤癌,按肿瘤面积大小用 3%~5%蓖麻毒蛋白软膏或冷霜外敷, 每日换药 1 次, 共治疗 13 例,总有效率为 52.9%[1]。

7. 婴儿鹅口疮 用蓖麻散:蓖麻子、吴茱萸等共研细末,用鸡蛋清调成糊状,每晚临睡前贴在涌泉穴处,第 2 天早晨取掉,1 剂药分 5 次贴完为 1 个疗程[1]。

8. 面部痤疮 蓖麻子和丹参等8味中药，制成胶囊，每粒含药粉0.5 g，每日一次，每次2粒，1个月为一疗程，连续3个月。56例面部痤疮患者中，临床治愈27(48.21%)，好转24例(42.85%)，未愈5例(8.92%)，总有效率91.08%[9]。

9. 不良反应 外用蓖麻仁有引起过敏性休克的报道，表现为头痛、胃肠炎、无尿、黄疸、冷汗、频发性痉挛，心血管虚脱等。用蓖麻仁捣碎搽双手皲裂时，立即出现皮肤过敏、呼吸道梗阻、循环衰竭、脑部缺氧等表现。食蓖麻子2~8粒后发病时间最短2.5 h，最长26 h。轻度：恶心、呕吐、腹痛、腹泻、咽喉及食道有烧灼感(8例)；中度：剧烈头痛、血尿、血性水样便、少尿、脱水、黄疸、肝功能变化，血压下降(13例)；重度：惊厥、呼吸抑制、休克、无尿、血尿素氮在21 mmol/L以上18例[10]。

(杨耀芳 许士凯)

参考文献

[1]王本祥.现代中药药理学.天津：天津科学技术出版社，1997:377

[2]陈百先，等.蓖麻子炮制品抗肺癌作用的实验研究.中国中药杂志，1994，19(12):726

[3]李守霞，等.外敷自制面瘫膏治疗周围型面瘫57例.中医外治杂志，2000，9(3):53

[4]王惟恒.临床解惑.中医杂志，2003，44(8):633

[5]赵会芬，等.中药外敷治疗胃下垂.中医外治杂志，2001，10(5):30

[6]王书秀，等.小蓟蓖麻子治疗关节炎.山东中医杂志，1994，13(11):521

[7]尹文芹.蓖麻子、鲜荠荠菜外用治疗骨关节疼痛.中医外治杂志，2005，14(2):56

[8]布爱洁尔，等.增生膏治疗骨质增生360例.中医外治杂志，2000，9(5):45

[9]苗长久.中药治疗痤疮56例疗效观察.社区医学杂志，2008，6(10):54

[10]程宏水.39例蓖麻子急性中毒抢救报告.江西中医药，2000，31(3):26

蒺藜 Tribuli Fructus ji li

本品为蒺藜科植物蒺藜 *Tribulus terrestris* L.的干燥成熟果实。味辛、苦，性微温。有平肝解郁、活血祛风、明目、止痒等功能。用于头痛眩晕、胸胁胀痛、乳闭乳痈、目赤翳障、风疹瘙痒等。

【化学成分】

蒺藜果实中含莰非醇(kaempferol)、莰非醇-3-葡萄糖苷(kaempferol-3-glucoside)、莰非醇-3-芦丁二糖苷(kaempferol-3-rutinoside)和蒺藜糖苷(tribuloside)，呋甾烷醇双糖苷(furostanol bisglycoside)[1]。蒺藜果实中含两种呋甾皂苷[2-4]。蒺藜的果实中含有槲皮素、山柰素、异鼠李素等黄酮类成分[5-7]。

【药理作用】

1. 心血管及血液系统

(1)降压 对自发性高血压大鼠每天灌服蒺藜皂苷45 mg/kg，或灌服同等剂量的蒺藜皂苷再联用卡托普利，8周后高血压大鼠的收缩压均显著下降，大鼠血管性血友病因子(vWF)在主动脉内皮细胞和平滑肌细胞的胞浆或胞核中的表达均显著下降，通过调控vWF达到保护血管内皮的作用[8]。

(2)抗心肌缺血、保护心肌细胞 对麻醉犬缓慢静脉注射6.26、12.52、25 mg/kg蒺藜皂苷，动物冠脉流量均明显增加，平均动脉压、总外周血管阻力、冠脉阻力均明显降低，心肌耗氧量、心肌耗氧指数和心肌氧摄取率显著减少[9]。对结扎冠状动脉所致急性心肌缺血模型犬静脉注射3、6、12 mg/kg的蒺藜呋甾皂苷，6、12 mg/kg剂量的蒺藜呋甾皂苷可显著减少模型犬心肌缺血的范围和程度，心肌组织病理也显示3个剂量的蒺藜呋甾皂苷均可使犬心肌变性、坏死程度明显改善[10]。对冠脉左前降支结扎缺血45 min再灌注2 h的模型大鼠连续10 d灌胃给予33.75、67.5 mg/kg蒺藜总皂苷，缺血再灌注大鼠心肌病理改变减轻，心肌中性粒细胞(PMN)浸润减轻，血清LDH、CPK水平显著降低，心肌MPO活性显著降低，心肌细胞间黏附分子-1(ICAM-1)无明显表达[11,12]，67.5 mg/kg剂量的蒺藜总皂苷使大鼠心肌梗死面积缩小，MDA 水平降低[11]。

将 30 mg/L 浓度的蒺藜皂苷与由 NaCN 造成的大鼠乳鼠缺氧心肌细胞一起孵育培养，蒺藜皂苷可使心肌细胞凋亡百分率明显降低，心肌细胞膜电位显著上升，细胞内钙水平下降，Bcl-2 蛋白表达强度上调，Bax 蛋白表达强度下调[13]。30、100 mg/L 的蒺藜皂苷能显著促进缺氧心肌细胞内 ε 亚型和 δ 亚型蛋白激酶 C 由细胞浆向细胞膜的转位，通过激活蛋白激酶 C 保护心肌细胞[14]。终浓度为 10、50 mg/L 的蒺藜总皂苷体外干预缺氧再灌注心肌细胞，可显著降低心肌细胞肿瘤坏死因子-α(TNF-α)和白细胞介素 1β(IL-1β)含量，抑制损伤心肌细胞 NF-κB p65 的激活，核移位细胞数显著减少[15]。10、30 mg/L 浓度的蒺藜皂苷体外可阻碍缺氧的成年豚鼠心室肌细胞钾电流的增加，减少缺氧引起的钾离子外流，改善细胞内钾离子丢失状态，显著延长缺氧心肌细胞动作电位复极过程，延长有效不应期，从而改善缺氧及钾丢失导致的心肌细胞电生理异常，减少心律失常的发生[16]。

(3) 抗血小板聚集　连续 7 d 大鼠腹腔给予 50、100 mg/kg 蒺藜总皂苷，可显著抑制大鼠右颈动-静脉旁路血栓形成、电刺激动脉血栓形成；显著降低大鼠体外血栓干湿重和血栓长度；明显降低由肾上腺素引起的血瘀大鼠血液高切黏度和低切黏度[17]。

(4)降血脂，抗动脉粥样硬化　对由高脂饲料加维生素 D_3 所致高脂血症模型大鼠连续 8 周灌服 2.8、14、28 mg/kg 蒺藜皂苷，各剂量蒺藜皂苷能不同程度地降低大鼠肝脏总胆固醇(TC)、甘油三酯(TG)水平，提高血清高密度脂蛋白胆固醇含量，降低血清 MDA 水平，增加血清总抗氧化能力(T-AOC)[18]。对高脂饲料所致高脂血症模型小鼠连续 4 周灌服 20、40、80 mg/kg 蒺藜皂苷，能降低小鼠血清 LDL-c 含量，升高血清HDL-C 水平，降低肝脏 TC、TG 含量；同时显著提高小鼠肝脏肝脂酶(HL)活性，降低血清 HL 活性；提高肝脏脂蛋白脂酶(LPL)活性，降低脂肪组织 LPL 以及提高肌肉组织 LPL 活性，使脂肪组织/肌肉组织 LPL 比值显著降低，促使脂肪酸进入肌肉组织以利机体氧化产能，减少脂肪组织中脂质的堆积[19]。

对高脂饲料所致动脉粥样硬化家兔连续 2 周灌服 6.3、12.6 mg/kg 蒺藜总皂苷，可显著降低动物血清 TC、TG 含量，降低血清 ICAM-1、TNF-α、C 反应蛋白水平，12.6 mg/kg 蒺藜总皂苷还能降低血清单核细胞趋化蛋白水平；减少家兔血管组织病灶 NF-κB 表达，胞核阳性表达也减少[20,21]；形态学观察发现蒺藜总皂苷可使家兔主动脉内壁斑块显著减少，动脉内皮缺损及增厚减轻，充满脂质空泡的泡沫细胞减少[22]。

2. 中枢神经系统

(1)保护脑神经细胞　连续 3 d 或 5 d 给予实验性脑出血大鼠腹腔注射 3、10、30 mg/kg 蒺藜皂苷，可减少脑出血模型大鼠脑含水量，降低全血黏度；10、30 mg/kg 蒺藜皂苷可提高血浆和脑组织 SOD 活性，降低 MDA 含量，以及降低脑组织中 NO 含量；神经行为学评分也明显改善[23]。对由双重结扎双侧颈总动脉所致急性实验性不完全脑缺血模型的小鼠连续 3 d 腹腔注射 15、50 mg/kg 蒺藜皂苷，以及连续 3 d 给予上述模型的大鼠 10、30 mg/kg 蒺藜皂苷，可明显延长模型小鼠生存时间，提高小鼠、大鼠脑组织中 SOD 活性，降低 MDA、NO 含量，减轻缺血性脑损伤[24]。连续 7 d 给予大鼠 5、10 mg/kg 蒺藜皂苷，之后通过结扎右侧颈总动脉和颈外动脉造成局灶性脑缺血模型，蒺藜皂苷可保持脑神经细胞线粒体膜电位水平，明显降低缺血动物脑神经细胞凋亡率，促进 Bcl-2 蛋白表达，抑制 Bax 蛋白表达[25,26]。

体外对缺氧-复氧的大鼠皮层神经元细胞以 25、50 mg/L 的蒺藜皂苷干预，可显著降低损伤后皮层神经元的凋亡率，明显升高线粒体膜电位，减少神经元胞浆内 Caspase-3/7 活性，降低 Bax 蛋白的表达，降低神经细胞乳酸脱氢酶(LDH)漏出率，减轻神经细胞内钙超载[27,28]。将 20 mg/kg 蒺藜皂苷体外干预新生 5 d 龄 SD 大鼠海马神经干细胞(NSCs)，可显著促进海马 NSCs 向神经元的分化，从而获得更多功能细胞[29]。

(2)改善记忆　连续 8 d 给小鼠腹腔注射 50、150、450 mg/kg 蒺藜皂苷，对东莨菪碱引起的学习记忆获得障碍、亚硝酸钠引起的记忆巩固障碍、30%乙醇引起的记忆再现障碍的小鼠进入暗室潜伏期和 3 min 内错误次数等学习记忆指标均有显著改善作用，同时蒺藜皂苷还可对抗由亚硝酸钠所致小鼠脑内过氧化氢含量的升高，增强过氧化氢酶的活性[30]。

对由 $AlCl_3$ 所致的阿尔茨海默病(AD)模型大鼠连续 8 周灌服 3、10、30 mg/kg 蒺藜总皂苷，水迷宫实验中大鼠寻找平台时间明显缩短，搜寻策略由杂乱无章向趋向式搜寻改善[31]。大鼠海马总 tau(R134d)蛋白水平无明显变化，而磷酸化 tau(PS396)有明显变化，10 mg/kg 蒺藜总皂苷能改善 $AlCl_3$ 所致 tau 蛋白过度磷酸化[32]。

(3)抗抑郁　对慢性刺激加孤养所致抑郁模型大鼠连续 21 d 灌服 0.75、2.25 g/kg 刺蒺藜苷，敞箱实验显示刺蒺藜苷可增加抑郁大鼠水平穿越格数、竖立次数和理毛时间，减少中央格停留时间和粪便粒数；抑郁大鼠体重增长显著；海马齿状回 BrdU 阳性细胞数明显增加，促进海马齿状回神经元的增殖[33]。

3. 降血糖、保护视神经 对四氧嘧啶所致糖尿病模型小鼠连续 7d 灌服 150 mg/kg 蒺藜皂苷，可显著降低高血糖小鼠血清葡萄糖值和甘油三酯水平，提高血清 SOD 活性[34]。

对高脂高糖饲料所致营养性肥胖模型大鼠连续 6 周灌服 40 mg/kg 蒺藜总皂苷，能有效控制肥胖大鼠体重增加，显著降低血脂水平，提高肥胖大鼠胰岛素敏感性[35]。一次性灌胃给予大鼠 100 mg/kg 蒺藜皂苷，可显著抑制灌服蔗糖后血糖水平的升高；连续 14 d 给大鼠灌服 100 mg/kg 蒺藜皂苷，大鼠小肠 α-葡萄糖苷酶活性显著降低，灌服蔗糖后的血糖升高幅度下降[36]。对由甲基纤维素引起的高眼压模型家兔连续 30 d 静脉注射 5 mg/kg 刺蒺藜针剂，可减轻视网膜神经节细胞(RGCs)的凋亡，改善视网膜组织内核层与外核层结构[37]。10^{-7} g/L 蒺藜皂苷能提高共培养的出生1~3 d SD 乳鼠 RGCs 的体外生存率[38]。

4. 影响皮肤黑素细胞 灌胃给予 C57BL/6J 小鼠 9 g/kg 刺蒺藜水提物，连续用药 28 d，可使小鼠毛囊细胞 α-黑素细胞刺激素(α-MSH)阳性表达率显著提高[39]；给豚鼠连续灌胃 5.55 g/kg 刺蒺藜水提物 28 d，可显著促进 α-MSH 颗粒在豚鼠皮肤黑素细胞浆或细胞外基质的沉积[40]。

终浓度为 10、50、100 mg/L 白蒺藜乙醇提取物体外能激活酪氨酸酶，上调多巴色素自动氧化生成黑色素的量[41]。

5. 毒性 蒺藜石油醚、乙醇提取物(每千克提取 1.9 g)50 mg/kg 时使大鼠产生持续性惊厥，其腹腔注射的 LD_{50} 为 56.4 mg/kg；小鼠口服蒺藜皂苷的 LD_{50}=4.49±0.027 g/kg。亚急性毒性实验证明，给大鼠临床用量的 330 倍(2 g/kg)，连续口服 30 d，一般状况良好[1]。

【临床应用】

1. 脑血管疾病后遗症 60 例缺血性脑卒中患者在接受原发病和神经内科常规治疗同时，每天 3 次餐后口服蒺藜总皂苷 30 mg，疗程 12 周，患者在血液流变学指标、神经功能重建、独立生活能力等方面均显著改善，与阿司匹林对照组无显著差异，但不良反应较阿司匹林组少[42]。

对 24 例和 27 例急性脑梗死患者分别采用蒺藜皂苷(每次口服 30~45 mg，每天 3 次)以及蒺藜皂苷联合高压氧治疗，疗程 2~3 个月，可重复疗程治疗。治疗半年、1 年、2 年患者神经功能缺损程度均较治疗前降低，2 年内脑梗死再发率分别为 8.3%和 0，显著低于常规治疗组和单用高压氧治疗组[43]。

2. 冠心病 蒺藜皂苷胶囊 2 粒(0.1 g)，饭后服，连服 2 周为一疗程，治疗心绞痛总数 406 例，缓解心绞痛 334 例，总有效率 82.3%。缺血性心电图改善，总有效率 52.7%，患者的胸闷、心悸、气短、心前区痛、头痛和头晕等症状有不同程度的好转。临床观察未发现对造血、肝肾功能有不良影响[1]。

3. 老年抑郁症 对 20 例老年抑郁症患者口服贝齿蒺藜汤(紫贝齿、刺蒺藜、黄芪等)，每日 2 次，每次 100 mL，2~3 个月为一疗程，总有效率 90%，显著优于对照组[44]。

4. 皮肤病

(1)*白癜风* 对 11 例白癜风患者采用口服首乌蒺藜汤(刺蒺藜、沙苑蒺藜、首乌等)1 个月、外擦陀僧散 2 个月的治疗，有效率 90.9%[45]。

(2)*寻常痤疮* 给 100 例痤疮患者口服防风蒺藜胶囊(防风、芍药、蒺藜等)，2 周为 1 个疗程，共治疗两个疗程，总有效率 96%[46]。

【附注】

1. 软蒺藜 为藜科滨藜属植物中亚滨藜(*Atriplex centralasiatica* Iljin)和西伯利亚滨藜(*Atriplex sibirica* L.)的果实。其效用与硬蒺藜相似[47]。

[成分]

含有苜蓿素、鼠李糖苷、β-谷甾醇、胡萝卜苷等成分[48]。

[药理]

软蒺藜 *Atriplex centralasiatica* 可提高糖尿病大鼠尾运动神经的传导速度，降低坐骨神经山梨醇含量、血甘油三酯和血小板聚集功能，但治疗前后血糖无明显变化。其作用机制可能与软蒺藜抑制醛糖还原酶，改善脂质代谢，降低血小板聚集有关[10]。

2. 大花蒺藜*Tribulus cistoides* L.

从大花蒺藜分离得到甾体皂苷元新梯可皂苷元(neotigogenin，1)、新吉托皂苷元(neotigogenin，2)和新海可皂苷元(neohecogenin，3)及两个 N-酰化酪胺的混合物。再进一步分离后，得到 tribusin、皂苷-3、皂苷-4、cistocardin(作者命名)、皂苷-6、皂苷-7、皂苷-8。生物学检测表明 cistocardin 为主要强心活性成分[49]。

(张晓晨 金锦娣)

参考文献

[1]王本祥.现代中药药理学.天津:天津科学技术出版社,1997:1115

[2]蔡利锋,等.蒺藜化学成分的研究.药学学报,1999,34(10):759

[3]徐雅娟,等.蒺藜果化学成分的分离和鉴定.高等学校化学学报,2007,28(3):484

[4]黄小蕾,等.蒺藜果实中甾体皂苷的分离与鉴定.长春中医药大学学报,2006,22(2):65

[5]郝艳玲.HPLC法测定蒺藜中总黄酮的含量.实用药物与临床,2006,9(5):276

[6]王如意,等.白蒺藜果实的化学成分研究.北京化工大学学报(自然科学版),2009,36(sup.):79

[7]曲宁宁,等.蒺藜黄酮类化学成分的分离和鉴定.辽宁中医药大学学报,2007,9(3):23

[8]杨建梅,等.白蒺藜有效组分对自发性高血压大鼠血压和主动脉中vWF的影响. 中西医结合心脑血管病杂志,2009,7(12):1437

[9]吕文伟,等.蒺藜皂苷对麻醉开胸犬血流动力学和氧代谢的影响.吉林大学学报(医学版),2006,32(3):379

[10]陈文星,等.蒺藜呋甾皂苷对犬缺血心肌膜电位及组织结构的影响.中药新药与临床药理,2008,19(3):194

[11]王显刚,等.蒺藜总皂苷对大鼠急性心肌缺血再灌注损伤的影响.解放军医学杂志,2006;31(6):531

[12]殷惠军,等.蒺藜总皂苷对大鼠缺血再灌注损伤心肌ICAM-1表达及中性粒细胞浸润的影响. 解放军医学杂志,2006,31(6):534

[13]王秀华,等.蒺藜皂苷对NaCN诱导大鼠乳鼠心肌细胞凋亡的抑制作用及机制.吉林大学学报(医学版),2005,31(1):5

[14]孙巍,等.蒺藜皂苷对缺氧心肌细胞内蛋白激酶C的作用.吉林大学学报(医学版),2006,32(2):214

[15]殷惠军,等.蒺藜总皂苷对缺氧复氧心肌细胞NF-κB核移位及其调控下游基因表达的影响. 现代中西医结合杂志,2006;15(1):11

[16]李红,等.蒺藜皂苷对成年豚鼠心室肌细胞钾电流的影响.吉林大学学报(医学版),2008,34(6):927

[17]王丽岩,等.蒺藜果总皂苷抗血栓形成作用.中华中西医学杂志,2005,3(10):12

[18]石昌杰,等.蒺藜皂苷对大鼠动脉粥硬化形成的影响.天然产物研究与开发,2009,21:53

[19]李家贵,等.蒺藜皂苷对预防小鼠高脂血症中肝脂酶和脂蛋白脂酶的作用及意义.中成药,2007,29(6):808

[20]殷惠军,等.蒺藜总皂苷对动脉粥样硬化家兔NF-κB和ICAM-1、TNF-α水平的影响. 中西医结合心脑血管病杂志,2005,3(8):700

[21]张波,等.蒺藜总皂苷对动脉粥样硬化家兔细胞核因子κB及血清炎症标志物水平的影响. 中国临床康复,2006,10(35):60

[22]宋元英,等.蒺藜总皂苷对家兔动脉粥样硬化血管重构的影响.中西医结合心脑血管病杂志,2006,4(1):37

[23]李凌波,等.蒺藜皂苷对大鼠实验性脑出血的脑保护作用.哈尔滨医科大学学报,2006,40(2):99

[24]王承,等.蒺藜皂苷对急性不完全脑缺血损伤的保护作用.哈尔滨医科大学学报,2008,42(5):456

[25]李波,等.蒺藜果皂苷对大鼠脑缺血后神经细胞凋亡及相关蛋白表达的影响.中华疾病控制杂志,2008,12(3):197

[26]李波,等.蒺藜果皂苷对大鼠脑缺血后线粒体膜电位和Bcl-2、Bax mRNA表达的影响. 中华疾病控制杂志,2008,12(4):339

[27]刘雪梅,等.蒺藜皂苷对缺氧-复氧诱导大鼠皮层神经元凋亡的影响.中西医结合学报,2008;6(1):45

[28]刘雪梅,等.蒺藜皂苷对缺氧/复氧诱导大鼠皮层神经元凋亡及细胞内钙变化的作用. 中国病理生理杂志,2007,23(5):945

[29]郑鸿燕,等.蒺藜皂苷诱导SD新生大鼠海马神经干细胞分化的实验研究.第三军医大学学报,2007,29(18):1764

[30]张季,等.蒺藜皂苷对小鼠记忆障碍的影响.中药药理与临床,2007,23(3):47

[31]甘云波.蒺藜总皂苷对阿尔茨海默病模型大鼠记忆能力的影响.咸宁学院学报(医学版),2008,22(2):100

[32]王璟,等.蒺藜总皂苷对AD大鼠的影响.咸宁学院学报(医学版),2009,23(5):384

[33]沈双宏,等.刺蒺藜苷对抑郁模型大鼠海马齿状回神经发生的影响.中医药学报,2008,36(3):13

[34]李明娟,等.蒺藜皂苷的降血糖作用.中药材,2002,25(6):420

[35]牛伟,等.蒺藜总皂苷对营养性肥胖大鼠胰岛素抵抗和高脂血症的影响.营养学报,2006,28(2):170

[36]张素军,等.蒺藜皂苷对大鼠小肠α-葡萄糖苷酶的抑制作用.中国中药杂志,2006,31(11):910

[37]廖明怡,等.中药刺蒺藜对家兔视网膜神经细胞的作用.国际眼科杂志,2009,9(2):282

[38]黄丽娜,等.蒺藜皂苷对体外培养视网膜神经节细胞的保护作用.中国中医眼科杂志,2008,18(2):89

[39]杨柳,等.刺蒺藜对小鼠毛囊黑素细胞刺激素表达的影响.南方医科大学学报,2006,26(12):1777

[40]顾为望,等.刺蒺藜对豚鼠皮肤黑素细胞刺激素表达影响的研究.辽宁中医杂志,2007,34(4):527

[41]李大宁,等.中药白蒺藜等对黑素细胞的影响.中华临床医学研究杂志,2005,11(19):2739

[42]张新平.蒺藜总皂苷对缺血性脑卒中患者神经功能重建的影响.解放军医学杂志,2008,33(4):450

[43]李雁,等.蒺藜皂苷、高压氧对急性脑梗死患者近远期疗效及其再发额影响. 中西医结合心脑血管病杂志,2009,7

(12):1415

[44]王新华,等.贝齿蒺藜汤治疗老年抑郁症20例.中国中医药科技,2007,14(2):92

[45]邹复馨.首乌蒺藜汤和陀僧散治疗白癜风疗效观察.中国学校卫生,2005,26(1):71

[46]黄惠娟,等.防风蒺藜胶囊治疗寻常痤疮100例临床疗效观察.甘肃中医学院学报,2004,21(3):22

[47]《全国中草药汇编》编写组.全国中草药汇编.下册.北京:人民卫生出版社,1978:373

[48]张梓轩,等.软蒺藜化学成分的分离与鉴定.沈阳药科大学学报,2008,25(9):708

[49]Achenbach H. 大花蒺藜地上部分甾体皂苷和其他成分具有对心脏的活性.国外医学植物药分册,1994,9(6):270

蒲 黄 Typhae Pollen pu huang

本品为香蒲科植物水烛香蒲 *Typha angustifolia* L.、东方香蒲 *Typha orientalis* Presl 或同属植物的干燥花粉。味甘,性平。有止血,化瘀,通淋功能。用于吐血,衄血,咯血,崩漏,外伤出血、经闭痛经、胸腹刺痛、跌扑肿痛、血淋涩痛等。

【化学成分】

1. 黄酮类 黄酮类化合物是蒲黄最重要的活性成分。主要有槲皮素、柚皮素、异鼠李素、山柰素、槲皮素-3-新橙皮糖苷、槲皮素-3-O-(2G-α-L-鼠李糖基)-芸香糖苷、水仙苷、异鼠李素-3-0-新橙皮糖苷等。新近从东方香蒲中首次分离得到泡桐素(paulownin)[1]。

2. 挥发油 狭叶香蒲(*Typha angustifolia* L.)花粉用石油醚提取得挥发油,含量约1%。其中相对含量高的10个依次为(从高到低):2,6,11,14-四甲基十九烷、十六烷酸甲酯、11,14-十八碳二烯甲酯、十六烷酸、1-甲氧基-4(2-丙烯基)苯、2-十八烯醇、十四烷酸、8,11,十八碳二烯酸甲酯、1,2-二甲氧基苯、十四烷酸甲酯[2]。

3. 亲脂类 从东方香蒲中分离出β-谷甾醇、棕榈酸乙酯、棕榈酸甘油酯、三十一烷醇-6、赤藓醇和一个以二十二烷酸和二十四烷酸为主的饱和脂肪酸的混合物[3]。

4. 有机酸 东方香蒲中含有棕榈酸[3]。

5. 氨基酸 宽叶、长苞、狭叶及蒙古香蒲花粉中含有17种必需和非必需的氨基酸[4]。

6. 微量元素 宽叶、长苞、狭叶及蒙古香蒲都含有铝、钙、钾、镁、磷、硫、锌等20余种元素,它们的总量也比较接近[5]。

【药理作用】

1. 镇痛 蒲黄水提样品和醇提样品分别按(蒲黄生药)1 g/mL给小鼠腹腔注射,对小鼠化学刺激和物理刺激致痛都有明显的镇痛作用,蒲黄醇提液的镇痛作用更加明显[6]。以100%蒲黄溶液给小鼠灌胃,对热板致痛的镇痛作用与吗啡相当,但较持久;对化学刺激致痛的镇痛作用比吗啡稍弱[7]。

2. 抗心肌缺血 垂体后叶素致家兔急性心肌缺血模型。蒲黄醇提物(50 mg/mL)以25 mg/kg剂量一次静脉注射,可抑制垂体后叶素引起家兔peak值下降,在2~5 min之间EDP恢复正常。说明蒲黄醇提物及其各组分对急性心肌缺血的保护作用,是从多个方面协调实现[8]。蒲黄总黄酮(8 mg/kg)1次灌胃给药,观察对麻醉犬心肌耗氧量的影响。结果表明,从30~120 min的各时间点,蒲黄总黄酮可明显增加冠脉血流量,降低心肌摄氧率和心肌耗氧量。提示,蒲黄总黄酮对犬缺血心肌具有一定的保护作用[9]。将蒲黄总黄酮按5.0、10.0 mg/kg两种剂量,经十二指肠一次性给予术扎左冠脉的心梗犬。6 h后,蒲黄组血清中铜水平明显降低,锌、钙水平显著增加。提示,蒲黄总黄酮对急性心肌缺血的保护作用与微量元素铜、锌、钙有关。蒲黄总黄酮能减轻心梗犬心肌损害,抑制线粒体内自由基增加,减轻心肌细胞超微结构的损伤[10]。

3. 保护脑细胞 灌胃给予大鼠蒲黄提取物0.2、0.4 g/kg,15 d,观察蒲黄提取物对脑缺血再灌注损伤大鼠的保护作用。结果,蒲黄提取物可显著提高脑组织乳酸脱氢酶(LDH)及SOD活性,明显降低MDA含量。提示其对大鼠脑缺血再灌注损伤的保护作用,与其抗氧自由基损伤有关[11]。

4. 抗动脉粥样硬化 实验采用1次注射维D加喂饲高脂饲料8周复制大鼠动脉粥样硬化(AS)模型;生蒲黄粉混悬液按2、4、8 g/kg分别灌胃给药,每天一次,给药8周。分别于第6、8周取标本,检测血脂、NO、MDA含量和低密度脂蛋白受体(LDLR)基因表达。结果蒲黄高剂量组血清TC、TG、LDL-C含量降低,同时低密度脂蛋白受体(LDLR)基因mRNA表达上调,血清MDA含量明显降低。提示蒲黄可以通过调节脂质代谢、调控NO合成、抗脂质过氧化等途径,实现抗动脉粥样硬化的作用[12]。将蒲黄粉按4.0、2.0、1.0 g/kg灌胃给同时喂高脂饲料的鹌鹑,每天一次,连续8周。于第4、8周分别测定TC、TG、ET(内皮素)、NO,最后取主动脉形态学检查。结果蒲黄各剂量组TC、TG明显降低,ET、NO无明显改变。提示蒲黄粉有较好的降血脂、抗动脉粥样硬化作用[13]。

5. 保护血管内皮细胞 用高脂饲料喂饲家兔制作AS模型,血脂和循环内皮细胞(CEC)明显增多。将蒲黄悬液按0.2、0.1 g/mL剂量分组喂饲家兔12周,发现蒲黄对TC、TG、LDL-C及TC/HDL比值有显著降低作用[14]。在喂饲高脂饲料的同时,每天给家兔灌胃蒲黄16 g/只,共5周。结果,蒲黄组血管环对Ach浓度依赖性舒张反应及对NE的浓度依赖性收缩反应明显;血浆vWF(Ⅷ因子相关抗原,作为内皮细胞上的特征因子用以鉴别体外培养的VEC)水平明显降低,NO水平明显升高;血清TC、LDL、TG与血浆vWF水平呈明显正相关;血浆MDA低于低于高脂组。上述结果提示,蒲黄的内皮保护功能可能通过降血脂和提高机体抗氧化能力而实现[15]。

6. 双向调节血液 生、炒蒲黄分别以人用量(3 g/50 kg、10 g/50 kg)的20倍给小鼠灌胃,每天1次,连续3 d,于末次给药30 min后,摘眼球取血,观察其凝血时间。结果,生蒲黄组有很好的止血效果,而炒蒲黄小剂量无止血效果,大剂量反而显示一定的活血作用[16]。蒲黄尚具有明显抗血栓作用。按照1、2、4 g/kg剂量给大鼠灌胃生蒲黄煎液,每天1次,连续7 d。结果,蒲黄可抑制大鼠动静脉环路血栓的形成,使血栓湿重降低,血栓抑制率达15%~43%;同时蒲黄还能有效改善血流变参数。证明蒲黄具有明显抗血栓作用[17]。

7. 调节血糖及胰岛素抵抗 采用高浓度葡萄糖及高浓度胰岛素培养3T3-L1脂肪细胞胰岛素抵抗(IR)模型,蒲黄总黄酮(PTF)在浓度为0.025~0.4 g/L时有增加葡萄糖消耗的作用,且呈剂量效应。当浓度为0.4 g/L时,XTT值明显下降,显示对细胞的毒性作用。在0.2 g/L时,PTF作用与罗格列酮相似,可明显提高细胞对^{3}H-脱氧葡萄糖的转运率,PTF组培养上清液中FFA浓度明显降低。提示PTF能显著增加3T3-L1脂肪细胞的葡萄糖摄取和消耗,减少FFA溢出,通过调节糖代谢和脂代谢途径改善胰岛素抵抗[18]。以同一模型观察PTF对糖脂代谢和过氧化物酶体增生物激活受体(PPAγR)家族基因表达的影响。结果PTF可上调PPARα,PPARγ mRNA的表达,下调PPAR β/δ mRNA的表达,与正常对照组比较差异显著。说明蒲黄总黄酮可能通过提高3T3-L1脂肪细胞PPAR的表达改善胰岛素抵抗[19]。

8. 兴奋子宫平滑肌 给妊娠10 d的小鼠和妊娠40 d的豚鼠,分别腹腔注射50%蒲黄注射液6和4 mL/kg,每日1次连续3 d。计算96 h以内的各组动物的流产数。结果:小鼠组为11/14,豚鼠组为13/16[15]。蒲黄水煎剂对未孕大鼠离体子宫平滑肌肌条收缩持续时间延长,其作用可被异搏定阻断,而与M受体无关,说明蒲黄是通过影响Ca^{2+}通道阻断而发挥兴奋子宫平滑肌[20]。

9. 抗肿瘤 给小鼠右腋下接种Lewis肺癌瘤株24 h后,给予蒲黄水提物50、100、200 mg/kg灌胃,每天1次,连续给药14 d。结果蒲黄水提物3个剂量,对LeWis肺癌移植瘤的生长具有明显的抑制作用,其中100、200 mg /kg剂量组有显著性差异;各剂量组均出现不同程度的细胞周期阻滞,诱导肿瘤细胞凋亡率分别为5.73%、20.76%、4.55 %。提示蒲黄水提物对LeWis肺癌小鼠移植瘤的生长有一定的抑制作用。但对肺癌小鼠的脾、胸腺指数无明显影响。说明蒲黄水提物通过诱导肿瘤细胞的凋亡而实现抗癌作用[21]。

10. 其他 采用原代培养神经细胞,观察蒲黄提取物对汞损伤神经细胞的抗氧化能力的影响及对损伤细胞的修复作用。在$HgCL_2$损伤的神经细胞中加入不同浓度的蒲黄水提物(0.25、0.5、1.25 mg/mL)和蒲黄醇提物(0.25、0.5、1.25 mg/mL),大鼠神经细胞GSH-Px活性和SOD活性上升,MDA含量下降,以浓度为1.25 mg/mL的蒲黄水提物和0.5 mg/mL的醇提物效果最为显著;同时神经细胞突触显著增加,胞间质完好,形态趋于正常,以蒲黄水提物0.25 mg/mL组最为显著。说明蒲黄无论是水提物还是醇提物均可显著提高汞损伤神经细胞的抗氧化能力,能促进损伤细胞的恢复,对神经细胞具有保护作用[22]。

【临床应用】

1. 冠心病 将60例冠心病患者随机分两组。均给予阿司匹林100 mg/d,倍他乐克50 mg/d,络活喜5 mg/d治疗,中药组加用黄芪失笑汤(黄芪、蒲黄、五灵脂等)治疗。以心绞痛症状改善、硝酸甘油停减率、心电图疗效为指标,中药组均优于西药对照组[23]。自拟芎归通痹汤(蒲黄、五灵脂、川芎等)配合针灸、复方丹参注射液、钙离子拮抗剂治疗心绞痛74例,并与复方丹参注射液、钙离子拮抗剂治疗心绞痛53例作对照。结果治疗组有效率为87.8%,高于对照组73.6%。表明芎归通痹汤和针灸在治疗心绞痛中发挥了积极作用,但应坚持长期治疗才更显其优势[24]。

2.高脂血症 蒲黄降脂作用与安妥明作用相似,主要以降TG为主,毒副作用明显少于安妥明。蒲黄与脉通(主要成分亚油酸)合用对降胆固醇、甘油三酯有协同作用,与单纯应用生蒲黄或脉通对比,效果更佳。对各型高脂血症均有效[25]。

3.阿尔茨海默病 将菖蒲配蒲黄、水蛭配通天草、黄芪配川芍等药对,用于阿尔茨海默病的各个阶段,均收到满意的疗效。将治疗一氧化碳中毒后痴呆的节菖蒲、生蒲黄、酒川芎、酒当归、炒远志、苏地龙、朱茯神、嫩桑枝、茺蔚子、桑寄生等通络脉、化癖血治疗痴呆老人收效较好[26]。

4.出血性眼病 通过加减生蒲黄治疗玻璃体积血40例,其治愈率72%,有效率27%,总有效率100%[27]。

5.消化性溃疡 用蒲黄、大黄、白及粉治疗急性上消化道出血32例,3味药等量研末,4.5 g/次,3次/d,水冲服。结果治疗组32例,总有效率93.75%,治愈18例,显效10例,有效2例,无效2例[28]。辨证治疗消化性溃疡45例,分肝胃郁热型、脾胃虚寒型、瘀血停滞型,分别给予化肝煎、黄芪建中汤、失笑散加减,显效29例、有效13例、无效3例,有效率93.3%[29]。

6.其他 用生蒲黄治疗治疗小儿口腔感染溃疡,在消肿止痛,促进溃疡面愈合方面,收到满意疗效,安全无副作用[30]。

(邓 炜 谢宝忠 石京山)

参考文献

[1]张淑敏,等.蒲黄化学成分研究.中草药,2008,39(3):350

[2]吴练中.蒲黄挥发油成分的研究.中草药,1993,24(8):412

[3]刘斌,等.东方香蒲花粉化学成分研究.北京中医药大学学报,1998,21(2):43

[4]贾世山,等.蒲黄蛋白氨基酸的含量.中成药,1991,13(12):34

[5]廖矛川,等.四种蒲黄的氨基酸和微量元素含量测定.中草药,1988,19(8):15

[6]王海波,等.中药蒲黄提取液的镇痛作用研究.医药导报,2006,25(4):278

[7]葛峰,等.蒲黄镇痛作用的实验研究.咸宁医学院学报,2002,16(2):117

[8]孙伟,等.蒲黄醇提取物对家兔急性心肌缺血的保护作用.江苏药学与临床研究,2003,11(1)1119

[9]毛俊琴,等.蒲黄总黄酮对麻醉犬心肌耗氧量的影响.中国医院药学杂志,2006,26(9):1089

[10]金辉,等.蒲黄总黄酮对急性心肌梗死犬血清中微量元素及心肌细胞超微结构的影响.中草药,2008,39(1):97

[11]王伦安,等.中药蒲黄提取物对大鼠脑缺血再灌注损伤的保护作用.临床军医杂志,2003,31(3):1

[12]姜利鲲,等.蒲黄对高脂血症致动脉粥样硬化大鼠作用的实验研究.中国中医急症,2009,18(5):770

[13]周芳,等.蒲黄抗鹌鹑高脂血症及动脉粥样硬化的实验研究.中国实验方剂学杂志,2006,12(8):48

[14]陶波,等.蒲黄对动脉粥样硬化血管内皮损伤影响的实验研究.中西医结合心脑血管病杂志,2004,2(4):222

[15]张嘉晴,等.蒲黄对高脂血症所致内皮损伤的保护作用.中药药理与临床,2003,19(4):20

[16]齐玉歌.生蒲黄与炒蒲黄止血作用的药理实验研究.山西职工医学院学报,2000,10(2):6

[17]王恩军,等.蒲黄抑制大鼠血栓形成的实验研究.军医进修学院学报,2008,29(3): 227

[18]何燕铭,等.蒲黄总黄酮对3T3-L1脂肪细胞糖脂代谢的影响.中西医结合学报,2006,4(6):593

[19]何燕铭,等.蒲黄总黄酮对3T3-L1脂肪细胞过氧化物酶体增生物激活受体家族mRNA基因表达的影响. 中西医结合学报,2008,6(9):939

[20]高宇勤,等.蒲黄对未孕大鼠离体子宫平滑肌运动的影响及机制探讨.时珍国医国药,2006,17(10):1969

[21]陈才法,等.蒲黄水提物对小鼠对levis肺癌的抑制作用.解放军药学学报,2008,24(3):192

[22]陈才法,等.蒲黄提取物对汞损伤SD大鼠原代培养神经细胞抗氧化能力的影响.解放军药学学报,2006,22(5):321

[23]祝光礼,等.黄芪失笑汤为主治疗气虚血瘀型冠心病.浙江中西医结合杂志,2006,16(10)625

[24]庄希瑶.自拟芎归通痹汤治疗心绞痛74例临床观察.天津中医,2000,17(3):8

[25]朱铭金.生蒲黄治疗高脂血症60例疗效观察.九江医学,2002,17(4):218

[26] 李亚明.中医药防治阿尔茨海默病的思路与方法.中国临床康复,2005,9(24):144

[27]张亚萍.加减生蒲黄汤治疗玻璃体积血40例疗效观察.四川中医,2001,21(2):66

[28]刘祥群.蒲黄大黄白及粉治疗急性上消化道出血32例.福建中医药,2000,31(5):15

[29]于世杰.中医辨证治疗消化性溃疡45例.辽宁中医杂志,2003,30(5):5

[30]安丽,等.生蒲黄治疗口腔感染90例.中国中医药信息杂志,2002,9(7):53

蒲公英 Taraxaci Herba pu gong ying

本品为菊科植物蒲公英 *Taraxacum mongolicum* Hand.-Mazz.、碱地蒲公英 *T. borealisinense* Kitam.或同属数种植物的干燥全草。味苦、甘，性寒。有清热解毒，消肿散结，利尿通淋功能。主治疔疮肿毒、乳痈、瘰疬、目赤、咽痛、肺痈、肠痈、湿热黄疸、热淋涩痛。

【化学成分】

蒲公英 *Taraxacum mongolicum* Hand.-Mazz

1. 黄酮类 槲皮素(quercetin)、木犀草素-7-O-葡萄糖苷(luteolin-7-O-glucoside)、槲皮素-3-O-葡萄苷(quercetin-3-O-glucoside)、槲皮素-3-O-β-半乳糖苷(quercetin-3-O-β-glucoside)[1]。

2. 植物甾醇 蒲公英甾醇(taraxasterol)、蒲公英素(taraxacerin)、蒲公英苦素(taraxicin)、伪蒲公英甾醇乙酸酯(φ-taraxasteryl acetate)、胡萝卜苷(daucosterol)、β-谷甾醇[1]。

3. 挥发油 从蒲公英的全草共鉴定出62个挥发油成分，主要有十六酸 (31.4%)、9,12,15-十八碳三烯-1-醇 (13.44%)、9,12,15-十六碳三烯酸甲酯(3.78%)、亚麻酸甲酯(2.41%)、十六酸乙酯(2.39%)、二氢猕猴桃内酯 (2.19%)、6,10,14-三甲基-2-十五酮(2.12%)等[2]。

碱地蒲公英 *T. borealisinense* Kitam.

1. 黄酮类 木犀草素(luteolin)、香叶木素、芹菜素(apigenin)、芹菜素-7-O-葡萄糖苷(apigenin-7-O-glucoside)、木犀草素-O-葡萄糖苷(luteolin-O-glucoside)、芸香苷(rutinoside)[3]。

2. 植物甾醇 胡萝卜苷(daucosterol)、β-谷甾醇(β-sitosterol)、豆甾醇(stigamasterol)等[4]。

3. 酚酸类 从碱地蒲公英全草中分得咖啡酸(coffeic acid)、绿原酸(chlorogenic acid)、阿魏酸(ferulic acid)等[3]。

【药理作用】

1. 抗病原微生物 蒲公英对多种病原微生物均有抑制作用。K-B纸片扩散法研究表明蒲公英水浸液对金黄色葡萄球菌、变形杆菌、甲型链球菌、乙型链球菌均有抑制作用[5]。采用琼脂稀释法研究表明，蒲公英水提醇沉液对100株凝固酶阴性葡萄球菌的MIC_{50}和MIC_{90}分别为0.036和0.288 g/mL[6]。采用微量棋盘稀释法测定了蒲公英、甲氧苄啶对金黄色葡萄球菌、大肠杆菌和沙门菌的最低抑制浓度，并计算蒲公英与甲氧苄啶联用的组分抑菌浓度，结果甲氧苄啶对蒲公英体外抗金葡、大肠和沙门菌的最优添加剂量为4.0、1.8和2.0 mg/g[7]。对于鲜脲支原体，采用微量稀释法测定，蒲公英的抑制作为1 mg/mL，MIC_{50}为7.8 mg/mL，MIC_{90}为15.6 mg/mL[8]。另有研究表明蒲公英所含成分T-1体外有抗丙型肝炎病毒作用[9]。

2. 抗溃疡 蒲公英水提液体外对幽门螺旋杆菌甲硝唑耐药株和敏感株的MIC为6.25~800 mg/mL，甲硝唑耐药株与敏感株间无明显差异[10]。体内实验表明，蒲公英水提液0.5、1.25、5.0 g/kg灌胃连续5 d，对无水乙醇所致的小鼠胃黏膜损伤有不同程度的保护作用[11]。蒲公英煎剂灌服20 g/kg，对大鼠应激性胃溃疡、无水乙醇所致大鼠胃黏膜损伤有明显拮抗作用，并能对抗幽门结扎大鼠胃溃疡的形成。

3. 影响胃肠运动 给蒲公英单味煎剂后，使离体肠平滑肌收缩幅度、张力、频率增加，可为阿托品阻断[12]。蒲公英正丁醇部位化合物灌胃，均可促进炭末在小鼠肠道的推进距离，量效关系良好。正丁醇提取物明显增强豚鼠胃窦环行肌自发性收缩活动[13]。另有资料表明，其正丁醇部位即齐墩果酸的促进胃肠动力活性为强[14]。

4. 利胆、保肝 蒲公英十二指肠给药，使大鼠的胆汁流量增加40%以上，系对肝脏的直接作用。胆囊瘘犬试验表明，蒲公英利胆活性在树脂部分。蒲公英对大鼠的四氯化碳所致肝损伤能降低血清谷丙转氨酶和脂肪变性的作用。蒲公英水提液对四氯化碳损伤原代培养大鼠肝细胞有明显的保护作用；电镜观察肝细胞膜、线粒体膜结构完整，粗面内质网大都平行排列，线粒体数量增加，溶酶体膜完整，表明蒲公英拮抗四氯化碳所致肝损伤可能是通过保护肝细胞膜和细胞器膜这一途经实现的。

5. 抗炎 蒲公英提取物对二甲苯所致鼠耳肿胀、蛋清所致大鼠足肿胀都有明显抑制作用，对棉球所致肉芽组织增升也有显著抑制作用[15]。蒲公英在≤

1 mg/mL 剂量时无明显毒性，但在 0.25~1 mg/mL 浓度范围内对 LPS 刺激的小鼠腹腔巨噬细胞分泌 NO 具有明显抑制[16]。

6. 调节免疫功能 蒲公英提取物 0.6、1.2、3.6 g/kg 灌胃 30 d，各剂量组均可增强小鼠的脾淋巴细胞增殖能力、NK 细胞活性及巨噬细胞吞噬指数水平；1.2、3.6 g/kg 剂量组可提高小鼠抗体生成细胞数和巨噬细胞吞噬率[17]；蒲公英粗多糖灌胃能提高小鼠脾脏指数和胸腺指数[18]。蒲公英对环磷酰胺或氢化可的松造成的免疫抑制有改善作用，蒲公英水提液 3.3 g/kg 灌胃 20 d，可改善环磷酰胺所致小鼠 T-淋巴细胞活性降低、免疫器官的重量减轻、迟发性变态反应及巨噬细胞吞噬功能降低的免疫低下状态[19]。另研究发现蒙古及碱地蒲公英灌胃 10 d，可对抗氢化可的松对小鼠脾淋巴细胞增殖的抑制作用，促进 ConA 诱导的脾淋巴细胞增殖反应，对 LPS 诱导的脾淋巴细胞增殖反应有增加的趋势[20]。

7. 抗氧化 蒲公英水提液灌胃 40 d，可提高 D-半乳糖所致衰老大鼠脑组织 SOD 活性，减少 MDA 含量，抑制 MAO 活性，表明蒲公英可增强机体内源性抗衰老物质活性，从而抑制自由基对细胞的损害[21]。蒲公英水提液 13 g/kg 灌胃 30 d，可降低 D-半乳糖所致衰老小鼠脑组织 MAO 活性，提高 NE、DA、5-HT 含量[22]。蒲公英总黄酮 13 g/kg 灌胃 30 d，可提高对 D-半乳糖衰老模型小鼠脑组织 SOD 活性及去甲肾上腺素(NE)、多巴胺(DA)、5-羟色胺(5-HT)含量；降低 MAO 活性和 MDA、LPF 含量[23,24]。体外研究还表明，蒲公英水提液对培养心肌细胞缺氧缺糖损伤有保护作用，可稳定受损细胞的膜性结构，使线粒体和肌浆网的结构恢复接近至正常水平；同时使琥珀酸脱氢酶(SDH)活性增强，降低 LDH 活性，减少 LDH 漏出，细胞内糖原增加[25]。经 NBT 法研究表明，蒲公英黄酮类提取物(纯度 67.4%)和其中的芦丁均有体外清除超氧阴离子作用[26]。

8. 其他 蒲公英对急性创伤性脑损伤 MDA 含量增加，SOD、GSH-Px 活性降低有明显保护作用[27]。高脂血症模型小鼠喂饲蒲公英、枸杞子及蒲公英+枸杞子，结果能降低 TG，升高 HDL-C[28]。另有研究表明，蒲公英可促进小鼠乳腺上皮细胞 β-酪蛋白的表达[29]。对于干姜水煎剂连续给大鼠灌胃 15 d 制备的胃热症模型用蒲公英进行治疗，结果胃热症大鼠 IL-8 明显降低，IL-4/IL-8 显著升高[30]。蒲公英粗多糖 0.2、0.5、0.8 g/kg 灌胃 21 d，可使小鼠负重游泳时间延长，血尿素氮下降，肝糖原的含量升高[31]。蒲公英能抑制环磷酰胺诱发的染色体畸变和微核率，促进细胞的增殖，其水提液 0.25、1.25、5.0 g/kg 灌胃 10 d，能增加小鼠骨髓淋巴细胞有丝分裂指数，拮抗环磷酰胺对骨髓淋巴细胞增殖的抑制；能降低由于环磷酰胺引起的小鼠骨髓淋巴细胞染色体畸变率，其抑制率分别为 39.62%、58.49%、54.72%，同时对环磷酰胺诱发的微核率也有明显的抑制效应[32]。另外，蒲公英匀浆 5.0、10.0、20.0 g/kg 灌胃连续 28 d，可对抗环磷酰胺诱发的小鼠骨髓细胞微核的发生[33]。

9. 毒性 蒲公英口服毒性小，煎剂给小鼠灌服的 LD_{50} 不能测得。小鼠骨髓细胞微核试验显示蒲公英水提液 2.5、5.0、10.0 g/kg 灌胃无诱变性[34]。

【临床应用】

1. 上呼吸道感染、扁桃体炎、咽喉炎 蒲公英片治疗上呼吸道感染 100 例，48 h 体温恢复正常者 80 例；对 102 例急性扁桃体炎和急性咽炎，6 例急性气管炎的疗效，亦与治疗上呼吸道感染的结果相近。

2. 急性乳腺炎 适用于早期红肿坚实，脓肿尚未形成者。本品 30 g(鲜品倍量)每日 1~2 剂，水煎服；或取鲜品 500 g 捣榨取汁，微火炖温，加酒适量内服。

3. 疮疖痈肿等急性局部感染 单用本品或随症组方煎服，或用鲜品捣制为糊外敷，均有较好疗效。有人用蒲公英与万古霉素联合治疗耐甲氧西林凝固酶阴性葡萄球菌感染，结果治疗组痊愈率和有效率明显高于对照组，细菌清除率也高于对照组[35]。对于以蒲公英软膏外敷对早期急性蜂窝组织炎患者可提高治愈率[36]。

4. 胆囊炎和黄疸性肝炎 国外临床介绍，蒲公英提取物对慢性胆囊痉挛及结石症，可提高胆汁流量并使疼痛缓解。用蒲公英煎剂或注射液，治疗急性黄疸性肝炎 86 例，和非黄疸性肝炎 24 例，认为对于肝功能及黄疸指数的恢复，有显著促进效果。

5. 胃炎、阑尾炎及消化道溃疡 本品 15 g，酒酿一食匙，水煎 2 次，混合，分 3 次饭后服，据称可治慢性胃炎。有用蒲公英根散剂，每次 1.5 g，每日 3 次饭后服，治疗胃、十二指肠溃疡者。

6. 其他 按蒲公英、黄瓜香按 1:1 榨汁为外用药物；温火煮 40 min 为内服药，治疗寻常型痤疮，可见痤疮杆菌下降，表皮葡萄球菌也下降，临床疗效有大幅提高[37]。

7. 不良反应 治疗剂量的蒲公英煎服可偶见胃肠道反应，如恶心、呕吐、腹部不适及轻泻，部分患者服用片剂后有胃部发热感。蒲公英注射液肌注，可致用药局部疼痛；静滴有个别病例出现寒战、面色苍白、青紫或精神症状。

青紫或精神症状。

【附注】

前曾报告从欧洲蒲公英（*T. officinale* Veber ex Wiggers）的地上部分分离出七叶亭（esculetin）、东莨菪内酯（scopoletin）、酰化丁醛酸内酯葡萄糖苷（定名为taraxacoside）和多种氨基酸。另含蒲公英新酸1′-O-β-D-吡喃葡萄糖苷（taraxinic acid 1′-O-β-D-glucopyranoside）[38]。

（邓文龙）

参考文献

[1]凌云，等.蒲公英化学成分的研究.中国药学杂志，1997,32(10):554

[2]陈东，等.蒲公英挥发油的化学成分分析.天然产物研究与开发，2009,21:78

[3]凌云，等.蒲公英黄酮类和甾醇类成分的研究.中国药物化学杂志，1998,8(1):46

[4]吴晓春，等.蒲公英的研究与应用.药学实践杂志，2002,20(4):246

[5]吕俊华，等.蒲公英体外抑菌作用研究.时珍国医国药，2003,13(4):215

[6]宋振民，等.蒲公英提取物对凝固酶阴性葡萄球菌的体外抗菌活性研究.中成药，2007,29(4):584

[7]王新，等.甲氧苄啶对蒲公英体外抗菌增效作用的研究.中国畜牧兽医，2010,37(2):169

[8]田正阳，等.中药抗解脲支原体的药敏试验.辽宁中医杂志，2009,36(6):998

[9]邵辉.蒲公英活性成分T-1的药理学研究及临床探讨.天津中医，2002,19(4):59

[10]胡伟，等.蒲公英对幽门螺杆菌体外抑菌作用的实验研究.胃肠病学，2006,11(6):365

[11]权伍荣.蒲公英提取物对小鼠胃黏膜损伤的恢复作用.延边大学农业学报，2008,30(4):276

[12]张启荣，等.蒲公英等6种中药对小肠平滑肌活动的影响研究.时珍国医国药，2009,20(4):906

[13]郭慧淑，等.蒲公英不同萃取物对豚鼠胃窦环行肌自发性收缩活动的影响.大连医科大学学报，2009,31(2):119

[14]吴艳玲，等.蒲公英的促进胃肠动力活性有效部位及化学成分研究.延边大学医学报，2005,28(1):23

[15]平家奇，等.蒲公英提取物体内抗炎作用研究.延边大学农学学报，2010,32(1):52

[16]邹娟，等.蒲公英提取物对小鼠腹腔巨噬细胞释放一氧化氮的影响.畜牧与饲料科学，2009,30(10):141

[17]吴小丽，等.蒲公英提取物对小鼠免疫功能的调节作用.南京医科大学学报，2005,25(3):163

[18]陈福星，等.蒲公英多糖对小鼠免疫器官的影响.动物医学进展，2008,29(4):10

[19]俞红，等.蒲公英对小鼠免疫功能的影响.贵阳医学院学报，1997,22(2):137

[20]凌云，等.蒲公英水煎剂免疫活性的实验研究.海军总医院学报，1999,12(1):9

[21]金政，等.蒲公英对衰老大鼠脑组织氧自由基相关指标的影响.中国中医科技，2002,9(2):99

[22]隋洪玉，等.蒲公英对衰老模型小鼠脑组织单胺氧化酶及单胺类神经递质含量的影响.中成药，2007,29(8):1223

[23]隋洪玉，等.蒲公英总黄酮提取液对D-gal衰老模型小鼠脑组织的抗氧化作用.黑龙江医药科学，2004,27(6):3

[24]隋洪玉，等.蒲公英总黄酮提取液对衰老模型小鼠脑组织单胺氧化酶及单胺类神经递质含量的影响.黑龙江医药科学，2006,29(4):61

[25]金政，等.蒲公英对体外培养心肌细胞保护作用的研究.中国中医药科技，2001,8(5):284

[26]陈号耀，等.蒲公英提取物黄酮类物质成分及其抗氧化活性的初步研究.中国野生植物资源，20(3):22

[27]张喆，等.蒲公英对大鼠急性颅脑损伤治疗作用的实验研究.中国实用神经疾病杂志，2009,12(21):8

[28]赵坚华，等.蒲公英和枸杞子对高血脂动物模型的降血脂影响初探.食品科技，2009,34(7):70

[29]葛增广，等.不同中药提取物对小鼠乳腺上皮细胞β-酪蛋白表达的影响.东北农业大学学报，2009,40(1):66

[30]黄雪群，等.归胃经寒性中药对胃热症大鼠体征的影响.华南师范大学学报（自然科学版），2010,(1):88

[31]杨晓杰，等.蒲公英多糖抗疲劳作用研究.时珍国医国药，2008,19(11):2686

[32]朱蔚云，等.蒲公英对环磷酰胺致小鼠骨髓细胞突变作用的抑制研究.癌变·畸变·突变，2003,15(3):164

[33]俞红，等.蒲公英营养价值及其小鼠微核试验抗突变作用分析.贵州医药，2004,28(8):762

[34]庞竹林，等.蒲公英水煎液对小鼠骨髓嗜多染红细胞微核的影响.吉林中医药，1996,(4):42

[35]周蔚然，等.蒲公英与万古霉素联合治疗耐甲氧西林凝固酶阴性葡萄球菌感染.南华大学学报（医学版），2009,37(6):730

[36]范欣芳，等.蒲公英软膏外敷治疗早期急性蜂窝组织炎50例疗效观察.海南医学，2010,21(8):135

[37]张桂红，等.蒲公英等中草药对寻常型痤疮治疗效果的观察.黑龙江医药科学，2009,32(3):63

[38]黄昌杰，等.蒲公英化学成分研究进展.中国现代中药，2006,8(5):32

槐 花 Sophorae Flos

huai hua

本品为豆科植物槐 *Sophora japonica* L.的干燥花及花蕾。味苦，性微寒。具凉血止血，清肝泻火功能。主治便血、痔血、血痢、崩漏、吐血、衄血、肝热目赤、头痛眩晕。

【化学成分】

花与花蕾所含化学成分基本相同。含黄酮类：芸香苷(芦丁，rutin)、槲皮素(quercetin)等；三萜皂苷类；甾体化合物类；脂肪酸类及多种微量元素等[1-5]。

槐花在各生长阶段芸香苷含量有所差异；炮制对槐花中芸香苷含量也有影响[6]。

【药理作用】

1. 心血管系统 槐花浸液对在体蛙心肌单相动作电位（MAP）及离体心肌收缩力有明显影响，使MAP各项指标减小、心率减慢、收缩力减弱。用1 mL相当于0.34 g生药的槐花煎液，按2.8 mL/kg剂量颈总静脉给药，观察槐花煎剂对整体麻醉家兔的心电及血流动力学影响。结果显示，给药后可使心率(HR)、左心室收缩压（LVSP）、±dP/dtmax的值显著下降，同时使t- dp/dtmax的值明显上升，表明槐花煎液具有减弱心肌收缩力及收缩速度、减慢心率的作用；槐花煎液还能使-dp/dtmax的值显著减小，但其对LVDP、LVEDP和T值的影响较小，故槐花煎液对心室的舒张性能影响较小。提示，槐花煎液不仅通过抑制心肌收缩力、减慢心率产生降压作用，而且还通过扩张血管、降低外周阻力而实现其降压作用。对心动过速、房性及室性早博、心绞痛等心脏病具有一定治疗意义[7-10]。

2. 止血 槐米炭水提液和生槐米水提液，按25 g/kg剂量给小鼠灌胃。结果表明，3种槐米炭样品水提液，皆有显著的缩短凝血时间和出血时间作用。槐米样品的水提液，皆无明显缩短凝血时间和出血时间作用。还有报道，槐花炭对大白鼠创伤性出血，能缩短出血时间和减少出血量；除去芦丁的槐花提取液对大白鼠创伤性出血也有显著的止血作用。上述实验结果提示，槐花炭的凝血止血作用可能与其中鞣质和槲皮素含量有关。鞣质有凝血止血作用，槲皮素具有剂量依赖性的抗出血作用。槐米炭水提液除去鞣质后仍有一定凝血止血作用，可能与槲皮素有关[11,12]。

以小鼠实验，生槐花、炒槐花、槐花炭3种饮片大、小剂量均20、10 g/kg，芦丁5.8、2.9 g/kg、槲皮素1.4、0.7 g/kg、鞣质2.2、1.1 g/kg；以大鼠实验，3种饮片大、小剂量均为14.4、7.2 g/kg，芦丁4.0、2.0 g/kg，槲皮素1.0、0.5 g/kg，鞣质1.6、0.8 g/kg。分别给动物灌胃，连续5 d。显示生槐花、炒槐花、槐花炭及提取物芦丁、槲皮素、鞣质均可降低毛细血管通透性，减少小鼠出、凝血时间和大鼠血浆凝血酶原时间；3种饮片还可增加纤维蛋白原含量；3种提取物则明显降低大鼠血小板聚集率。另外，芦丁具有增加小鼠血小板总数的作用[13]。

3. 抗病源微生物 槐米的乙醇提取物对Propionibacterium acnes、P. avidum及金黄色葡萄球菌等有显著的抗菌活性。其抗菌活性物质为槲皮素、芸香苷和异鼠李素-3-芸香糖苷，它们之间存在抗菌协同作用。槐花精油对埃希大肠杆菌、志贺痢疾杆菌、金黄色葡萄球菌、溶血性链球菌、威尔斯李斯特菌菌等都具有较强的抑制作用，其中对金黄色葡萄球菌的抑制作用最为突出。丁香酚、苯甲醇、乙酸香叶酯、芳樟醇等物质可能是槐花精油中的主要抑菌成分[14]。

槐花中的黄酮类化合物K3，不仅能够抑制实验室适应病毒株(HIV-1ⅢB)，还可以抑制临床分离株(HIV-1KM018)的复制；不仅可以抑制野生型病毒，也可以抑制耐药性病毒(HIV-174V)复制。且该化合物可以作用在病毒复制周期的不同阶段，既可以抑制病毒HIV-1逆转录酶活性，也可以抑制病毒粒子进入细胞。该化合物体外对HIV-1无直接的杀伤作用，也不能抑制慢性感染细胞中的病毒复制，且化合物K3体外实验还显示细胞毒性低[15]。

4. 其他 槐花提取物对15-羟前列腺素脱氢酶的活性有强的抑制作用。抑制15-羟前列腺素脱氢酶可延长前列腺素E_2(PGE_2)的利尿作用[16]。

5. 体内过程 从尿中排泄的代谢产物推算，芸香苷口服吸收率约为口服量的25%；芸香苷皮下注射吸收迅速。人口服槲皮素4 g后，血浆中未检出，尿中也未发现槲皮素及其代谢产物，故槲皮素口服吸收及疗效值得进一步研究[6]。

6. 毒性 ①大剂量槐花酊剂引起某些中枢反射

机能的抑制[3]。②用 Ames 法证实了槐米具有致突变作用,故临床上应用槐花,尤其需较大剂量、较长时间应用时,应对其致突变作用给予足够重现[17,18]。

【临床应用】

1. 急性乳腺炎　用自拟槐蚕散(槐米、蚤休、生甘草共研细末)早晚各 1 次,以水、酒送服,配合局部热敷,治疗急性乳腺炎 32 例,均获愈;治愈时间最短 2 d,最长 7 d;一般服药 2 d 肿痛消失,体温正常,4 d 而愈[19]。

2. 小儿头癣　将槐米炒后研末,用食油调成膏状,涂于患处,每日 1 次,治疗小儿头部黄癣患者 32 例,敷药 1 次痊愈者 7 例,2~3 次痊愈者 25 例[20]。

3. 高血压、高脂血症　槐花饮(槐花、生山楂、菊花),此为 1 日量,水浸代茶饮,30 d 为 1 个疗程,对高血压有较好疗效;如兼高脂血症,上方加玄参、丹参,用法同上,疗效良好[21]。

4. 溃疡性结肠炎　用槐花、赤石脂、防风、罂粟壳加水煎煮,做保留灌肠,每日 1 次,15 d 为 1 个疗程。治疗溃疡性结肠炎,收到了满意效果[21]。

5. 烫伤、烧伤　取槐花 30 g,炒黄研末,用芝麻油 60 g 熬开,加入槐花粉调成糊状。涂擦患处,每日涂药 3 次,治疗烫伤、烧伤收到良效[22]。另有报道,槐花油 1 号和槐花油 2 号,均匀涂于患处,每日 4 次,4 d 为 1 个疗程,治疗 2~4 个疗程。治疗Ⅰ~Ⅲ度烧伤、烫伤者 43 例,治愈 42 例,其中 1 个疗程治愈者 16 例,2 个疗程治愈 20 例,3 个疗程治愈者 5 例。1 例Ⅲ度烧伤者因合并感染在治疗过程中配合抗生素治疗,并加强患处的换药,4 个疗程后治疗效果明显。1 例无效[23]。

(黄勇其　谢宝忠)

参 考 文 献

[1]木村雅行,他.槐花フラボノドの相互作用によるPropionibacteriumに対する抗菌活性.薬学雑誌,1984,104(4):340

[2]Hitoshi Ishida,et al. Studies on the Antihemostatic Substances in Herbs Classified as Hemostatics in Traditional Chinese Medicine. I. On the Antihemostatic Princiles in Sophora japonica L. *Chem Pharm Bull*,1989,37(6):1616

[3]王本祥.现代中药药理与临床.天津:天津科技翻译出版公司,2004:1581

[4]北川 勲,他. サポニン及ぴサポグノール(第45報)槐花(Sophorae Flos) の含有成分:Kaikasaponin I,II 及びIIIの化学構造. 薬学雑誌,1988,108(6):538

[5]李凯鹏,等. 槐米炮制前后微量元素比较. 微量元素与健康研究,1998,15(3):52

[6]梁克军,等. 槐米及其黄酮化合物. 山西医学杂志,1979,(1):53

[7]王天仕,等. 国槐花浸液对蛙心肌单相动作电位及收缩力的影响. 河南大学学报(自然科学版),2000,30(1):71

[8]王天仕,等. 槐花煎液对麻醉家兔血流动力学的影响. 中医药学报,2001,29(1):40

[9]王天仕,等. 槐花煎液对家兔在位心功能的影响. 山东中医杂志,2001,20(8):490

[10]王天仕,等. 槐花对家兔体外心房肌的作用. 山东中医杂志 ,2002,21(5):297

[11]徐志. 槐米炭凝血止血作用的实验研究. 广西中医药,1990,13(1):44

[12]候晞,等. 槐花止血作用的时间药效学研究. 皖南医学院学报,1997,16(2):195

[13]李惠,等.槐花饮片及其提取物止血作用的实验研究. 中国中西医结合杂志,2004,24(11):1007

[14]陈屹,等. 槐花精油的提取及其抗菌作用研究. 安徽农业科学,2008,26(11):4379

[15]张高红,等.槐花提取化合物K3体外抗HIV-1活性的研究. 中药材,2006,29(4):355

[16] 山内盛, 等. 生药对15-羟前列腺素脱氢酶的抑制活性. 国外医学中医中药分册, 1984,6(6):32

[17]郑其岚,等. 中药红花、细辛、罂粟壳、槐米的致突变性研究. 河南医学情报,1983,(1):1

[18]董伟华,等. 中药大黄、槐米、红花提取物的致突变作用. 河南医科大学学报,1991,26(4):330

[19]李兆鼎.槐蚤散治疗急性乳腺炎. 陕西中医,1985,6 (4):174

[20]王凯. 新编中药现代临床手册. 中国中医药出版社,1998

[21]赵云芝. 自拟槐花饮防治高血压、高脂血症. 中医杂志,2007,48(11):1006

[22]苏海荣. 槐花外用治疗烫伤烧伤. 中医杂志,2007,48(12):1105

[23]林玉红,等. 槐花油治疗烧烫伤43例.中国民间疗法,2006,14(8):24

槐 角

Sophorae Fructus

huai jiao

本品为豆科植物槐 *Sophora japonica* L. 的干燥成熟果实。味苦，性寒。具有清热泻火，凉血止血功能。主治肠热便血、痔疮出血、肝热头痛、晕眩目赤。

【化学成分】

主要含黄酮类、生物碱类、游离和结合的脂肪酸类化合物及多种氨基酸和无机元素等[1]。从槐角脂溶性部分得到麦芽酚(maltol)、α-乙酰基吡咯(α-acetylpyrrole)、二十六酸(hexacosanic acid)、二十六醇(ceryl alcohol)、甘油-α-单二十六酸酯(glycerol-α-monohexacosanate)、二十八醇(octacosanol)等[2]。

【药理作用】

1. 抗炎 大白鼠皮下植入羊毛球后，用槐角所含的槐角苷 20 mg/kg 剂量腹腔注射，连续给药 7 d，能明显抑制炎症过程的增生期，但不能抑制渗出期[1]。

2. 心血管系统 槐角水提取液对心脏具有正性肌力作用，使心肌收缩力增强。以 0.1~0.7 g/kg 剂量静脉注射该提取液，可使麻醉家兔血压下降，降压作用随剂量递增而增强，持续时间也随之延长；心得安对其降压作用有拮抗作用[3]。槐角水提取液以 5 和 10 g/kg 剂量，给喂食高胆固醇食物的小鼠灌胃，每天 1 次，连续 14 d。结果显示，槐角水提取液显著降低小鼠血清 TC[4]。

3. 改善毛细血管通透性 给家兔以 1 mg/kg 剂量静脉注射芸香苷(rutin)，能延迟或阻止静脉注射伊文斯蓝向皮肤的扩散。表明芸香苷具有维生素 P 样作用，即具有维持血管抵抗力，降低其通透性，减少脆性等作用[1]。

4. 升血糖 槐角水提取液以 10、20 g/kg 剂量给小鼠灌胃，槐角水提取液有升高小鼠血糖作用[4]。

5. 抗病毒 槐角所含芸香苷在 200 μg/mL 浓度时，对水疱性口炎病毒有较强的抑制作用[1]。

6. 抗肿瘤 染料木素(genistein，100 μg/mL)体外能够明显抑制肺癌细胞 A549 和胃腺癌细胞 BGC-823 的活性，抑制率可达 82.01% 和 91.25%[5]。

7. 抗氧化 用槐角水煎剂以 1.95、3.25 g/kg 剂量，每日给小鼠灌胃 1 次，连续给药 30 d。结果表明，大、小剂量均可提高小鼠血清和心肌组织 SOD 活性，且可降低 LPO 含量；小白鼠的运动耐力、耐缺氧能力得到提高[4]。

体外实验，3.2×10^{-5}mol/L 浓度的芸香苷(Ru)可显著抑制红细胞自氧化，并可减少红细胞自氧化过程中脂质过氧化产物 MDA 含量，说明 Ru 对红细胞的自氧化溶血损伤有一定的保护作用。以 40、80 mg/kg 剂量给小鼠灌胃 4 d，可显著减少小白鼠血浆中MDA 含量，并有一定量效关系；同剂量给大白鼠灌胃 4 d，可显著提高大白鼠血浆中超氧化物歧化酶(SOD)活性，并也有一定量效关系，进一步提示 Ru 抗脂质过氧化作用可能与提高 SOD 活性有关[6]。

8. 其他 槐角染料木素以 18、9 和 4.5 mg/kg 剂量给切除双侧卵巢雌性大鼠灌胃，每天 1 次。结果显示：槐角染料木素在中、小剂量时可明显增加去势大鼠股骨和胫骨的骨密度，明显增加骨小梁面积百分比(%Tb.Ar)和骨小梁厚度(Tb.Th)，其作用优于尼尔雌醇组。小剂量组可明显升高骨 Ca^{2+}水平，其他剂量均可升高骨 Mg^{2+}、P 水平。提示，槐角染料木素能够防治去卵巢大鼠引起的骨丢失[7]。

9. 毒性 ①静脉注射槐角水提取液小鼠 LD_{50} 为 14215±30 mg/kg，而以一次性灌胃和腹腔注射15.0 g/kg，观察两周，小白鼠均未见明显毒性反应[3]。②鼠伤寒沙门菌回变试验(Ames 试验)证明槐角不含诱变活性物质[8]。③槐角浸膏能使家兔及豚鼠的红细胞减少，尤以荚果作用为强；果实中的种子提取液能使兔、猪、人的红细胞凝集；槐角所含的植物血凝素有促进淋巴细胞的转化作用[1]。

【临床应用】

1. 急性泌尿系统感染 槐角 500 g，加水煮沸，将药液浓缩成膏状。取槐角浓膏 12 g 溶于温开水中服用，儿童酌减量，每日 2~3 次。治疗急性泌尿系统感染患者 28 例，痊愈 20 例，好转 5 例，无效 3 例，总有效率为 89.3%[9]。

2. 痔疮出血 秋后槐角成熟时收下，切成小段并晒干，贮存于阴凉通风处；冬季下雪后，将其放入瓦缸内，加入适量雪块，将缸口密封；明年入夏捞出晒干，再浸入原液中，反复晒浸，直至原液浸干为止，晒干置锅内,加细砂炒至老黄色酥脆。去砂,将其置通风处备用。用法:每日 6~10 g,沸水冲,代茶饮。临床应用 500 例,效佳[10]。

3. 顽固性便秘 干槐角 250 g、蜂蜜 50 g,槐角用文火炒至黄色或微焦,然后加蜂蜜,搅拌均匀,制成散在颗粒。4~5 粒颗粒用开水冲开,饭后当茶饮,每天 1 次或 2 次,15 d 为 1 个疗程。严重者连服 2 个疗程。治疗效果:病程短者,12 d 见效,大便无硬结粪块,排便时间缩短;病程长达 3 年者,2 个疗程痊愈。49 例顽固性便秘患者中,38 例治疗 1 个疗程痊愈,11 例 2 个疗程痊愈[11]。

4. 高血压 用槐角丸(槐角、地榆、黄芩等)治疗高血压病 63 例,总有效率为 90.47%,且作用温和、持久,未见毒副作用[12]。

(黄勇其 谢宝忠)

参考文献

[1]王本祥.现代中药药理与临床.天津:天津科技翻译出版公司,2004:1584

[2]周金娥,等.槐角中脂溶性化学成分的研究.上海交通大学学报(医学版),2006,26(11):1245

[3]王淑兰,等.槐角提取液对心血管系统的药理作用.张家口医学院学报,1993,10(1):5

[4]王淑兰,等.槐角提取液的药理作用与研究.张家口医学院学报,1993,10(2):1

[5]马磊,等.槐角中的抗癌活性成分.中国天然药物,2006,4(2):151

[6]陈志武,等.芸香苷抗氧化作用的初步研究.中国药理学通报,1995,11(1):75

[7]王增禄,等.槐角染料木素的结构鉴定及预防骨质疏松症的药理研究.中国药理学通报,2004,20(5):580

[8]刘树贤,等.槐实的诱变活性试验.河北医学院学报,1990,11(3):143

[9]赵保深. 槐角浓膏治疗急性泌尿系感染.山东中医杂志,1988,7(5):46

[10]李登美.槐角茶治疗痔疮出血.浙江中医杂志,1993,28(11):521

[11]李艾芹,等.槐角饮治疗顽固性便秘49例.山西护理杂志,2000,14(1):34

[12]董玉轩,等.槐角丸治疗高血压病63例.陕西中医,2001,22(10):604

雷公藤 Tripterygii Wilfordii Radix

lei gong teng

雷公藤为卫矛科植物雷公藤 *Tripterygium wilfordii* Hook. F. 的根。味苦、辛,性凉,有大毒。具有祛风除湿,活血通络,消肿止痛,杀虫解毒功能。用于风湿、类风湿性关节炎、肾小球肾炎、肾病综合征、红斑狼疮、白塞病、湿疹、顽癣等。

【化学成分】

1. 生物碱类 主要有雷公藤定碱(wilfordine)、雷公藤次碱(wilforine)、雷公藤吉碱(wilforgine)、雷公藤碱戊(wilforidine)、雷公藤宁碱(wilfornine)、雷公藤新碱(euonine)、卫矛碱(euonymine)等。近年,又分离得到雷公藤康碱(wilfordconin)、南蛇藤别肉桂酰胺碱(celallocinnine)、triptonone A、triptonone B 等[1-3]。

2. 二萜类 主要有雷公藤甲素(雷公藤内酯醇,triptolide)、雷公藤乙素(tripdiolide)、雷公藤酮(triptonide)[4]; 雷公藤内酯三醇 (triptriolide,T_{11})[5]、triptobenzene L、triptobenzene M、triptobenzene N、雷公藤内酯四醇[6,7]等。近年,从雷公藤根中分离到 16-hydroxy-19,20-epoxykaurane[8]、雷酚萜 B(triptobenzene B)、雷酚萜 L(3-epi- triptobenzene L)、雷酚萜 E(wilforel E)、雷酚萜酸(triptohairic acid)、雷酚萜酸甲醚(hypoglic acid)等[9]。

3. 三萜类 主要为雷公藤红素(tripterine)、polpunonic acid、wilforol B、萨拉子酸(salaspermic acid)、congoronine、orthosphenic acid 等[10]。近年,分离得到的三萜类化合物有 triptotin C[11]、demethyleylastera[12]、齐墩果烷-9(11),12-二烯-3-酮[oleana-9[11],12-dien-3-one][12]等。

4. 倍半萜类 主要有雷公藤素(triptofordin)A、B、C、E、F 和雷公藤酯(triptogelin)A、B、C、D、E、F、G 等[13-16]。

5. 多苷类 为雷公藤的生物活性成分,其中含有一些苷类,故名为雷公藤多苷。是由微量二萜类、少量生物碱及一些五环三萜组成的混合物[17]。

【药理作用】

1. 抑制免疫功能 雷公藤红素对免疫功能有明显抑制作用。于 5 d 内给小鼠按 1、3 mg/kg 腹腔注射雷公藤红素，能明显减轻小鼠胸腺的重量，降低小鼠脾脏空斑形成细胞数，同时提高血清补体 C_3 含量。给小鼠静脉注射 1 mg/kg 时，可明显抑制血清溶血素的含量[18]。在上述剂量下，雷公藤红素可降低脂多糖(LPS)活化的正常小鼠腹腔巨噬细胞产生IL-1 及 ConA 诱导的小鼠脾淋巴细胞产生 IL-2，且呈明显量效关系[19]。雷公藤红素在体外 0.1~1.0 μg/mL 可以明显抑制 ConA，PHA，LPS 诱导的小鼠脾细胞、淋巴细胞增生反应。雷公藤红素、雷公藤内酯甲及雷公藤三萜酸 A 与淋巴细胞共同培养 48 h 后，各组细胞存活率非常接近，可见此抑制作用并非细胞毒作用[20]。雷公藤红素(0.1~10 μg/mL)明显抑制初次致敏小鼠脾细胞抗体形成细胞的产生，抑制率为 26.3%~88.5%；对美洲商陆有丝分裂原(PWM)刺激作用的抑制率为 27.1%~75.3%；对再次致敏脾细胞中空斑形成细胞(PFC)产生的抑制率为 29.7%~79.4%[21]。

给大鼠和小鼠灌胃雷酚内酯 1.5 mg/kg，对大、小鼠淋巴细胞均有明显抑制作用，并可明显提高大、小鼠血清总补体的含量[22]。雷公藤内酯 0.2 mg/kg 对小鼠体液免疫有明显抑制作用，而对细胞免疫无明显影响[23]。当腹腔注射剂量为 0.75 mg/kg 时，雷公藤内酯可明显抑制抗体产生和分泌，0.5、0.75 mg/kg 抑制 Ts 细胞活化。雷公藤内酯的浓度为 50、500 ng/mL 时可明显抑制 T，B 细胞增殖[24]。

大剂量(60 mg/kg)雷公藤总苷可使幼龄鼠的胸腺萎缩，长期给药对成年鼠胸腺亦有致萎缩作用。雷公藤总苷(T_1)100 μg/管以上时，对 T 细胞转化率的抑制几乎达 100%，其作用是抑制 IL-2 而非毒性作用[25]。每日给小鼠灌服雷公藤多苷(GTW)50 mg/kg，用 ConA 和 PHA 刺激培养脾淋巴细胞。结果，GTW 对 IL-2 的抑制率为 80.7%，且为直接抑制 IL-2 的基因表达[26]。GTW 30 mg/kg/d 能显著延长肾移植大鼠存活时间，抑制大鼠脾淋巴细胞的转化，降低大鼠外周血 IL-2 受体水平[27]。

雷公藤多苷(TWP)体外给药 50、100 和400 μg/mL 对 LPS 激活小鼠腹腔巨噬细胞的一氧化氮的生成具有明显抑制作用，呈时间和剂量依赖关系[28]。当 TWP 体外给药 1、2、4 mg/mL，体内给药 4、15、60 mg/kg 可作用于诱生型一氧化氮合成酶的诱导阶段而抑制小鼠腹腔巨噬细胞产生 NO[29]。TWP 5~20 μg/mL 能下调人树突状细胞（DC）表面人类白细胞抗原-DR(HLR-DR)和 CD 80 的表达，同时能抑制 DC 内 IL-12 P40 mRNA 的转录和分泌，从而干扰 DC 的成熟和功能[30]。

给小鼠腹腔注射 40 和 80 mg/kg 雷公藤春碱和雷公藤新碱对体液免疫和以细胞免疫均有明显的抑制作用[31]。雷公藤明碱、异春碱 40 和 80 mg/kg，异四醇 20 和 40 mg/kg 能显著抑制 ICR 小鼠体液免疫反应；雷公藤明碱、异春碱 80 mg/kg，异四醇 40 mg/kg 能显著抑制迟发型超敏反应小鼠细胞免疫反应。异四醇 20 和 40 mg/kg 与明碱、异春碱 40、80 mg/kg 剂量效应相当，表明二萜类成分异四醇较生物碱明碱、异春碱具有更强的药理活性，并且异四醇毒性较小(腹腔注射 40 mg/kg 未见毒性反应)[32]。

雷公藤氯内酯醇(T_4)对小鼠脾细胞 NK 活性呈双向调节作用。即小剂量 T_4 增强 NK 细胞活性，较大剂量则对 NK 细胞有抑制作用，剂量越大，抑制作用越明显[33]。

雷公藤内酯醇(TP)100 μg/kg 腹腔注射，可促进致敏大鼠肺及脾淋巴细胞凋亡，可能是通过淋巴细胞 Fas/FasL 表达途径发挥作用。同时 TP 体外给药 10^{-7}g/mL 明显增加地塞米松(DXM)的促淋巴细胞凋亡作用[34]。TP 体外抑制 ConA 诱导的人外周血 T 淋巴细胞增殖，IC_{50} 为 7.27×10^{-7}μg/mL，亦可抑制正常人角质形成细胞和人子宫颈鳞状上皮细胞(Hela)的生长[35]。TP(100、500 μg/mL)可抑制淋巴细胞 GM-CSFmRNA 的表达[36]。

雷公藤甲素（T_{10}）对 DC 表面人白细胞抗原 DR 和免疫分子 B7 的表达产生抑制作用；能抑制小鼠淋巴细胞表面活化分子 CD_{69} 和 CD_{25} 的表达[37,38]。T_{10} 能直接抑制 T 细胞增殖，使活化的 T 细胞凋亡。T_{10} 主要是通过抑制 Ca^{2+}依赖性和 Ca^{2+}非依赖性双重通路以及 IL-2 的转录来抑制 T 细胞的增殖活性[39-41]。T_{10} 对由 T 细胞分泌的 IL-1β、IL-6、IL-8、TNFα、IFN-γ、单核细胞趋化蛋白（MCP)-1、巨噬细胞炎症蛋白(MIP)-1α 和 MIP-1β 均有抑制作用[39,42]。T_{10} 能选择性抑制胶原诱导性关节炎(CIA)小鼠外周血中 CD_4^+ T 细胞，增强 CD_8^+ T 细胞，下调 CD_4^+/CD_8^+比值至接近正常水平，还能非特异性诱导 CD_4^+，CD_8^+ T 细胞凋亡[43]。T_{10} 能增高 CIA 大鼠外周血中 γ 和 δT 细胞的数量和胞内细胞因子 TNF-α 及 IL-10 表达，从而对机体进行免疫调节[44,45]。

2. 抗炎 雷公藤有促进肾上腺合成皮质激素，兴奋下丘脑一垂体一肾上腺轴发挥抗炎作用[46]。

雷公藤多苷 8 和 32 mg/kg，灌胃给药，可使大鼠佐剂性关节炎足跖肿胀明显减小，并可降低血清 NO 含量[47]。雷公藤多苷的抗炎作用与抑制体内 NO 水平有关[48]。雷公藤多苷对炎症本身有直接对抗作用，对炎症时的血管通透性增加，炎症细胞趋化，前列腺素(PGE_2)和其他炎症介质的产生和释出，血小板聚集及炎症后期的纤维增生等具有明显的抑制作用[49]。

雷公藤甲素（0.275 μmol/L）体外能抑制 LPS 和 SE 诱导的 IL-1、TNF-α 和 IL-6 在小鼠巨噬经细胞、人外周血单核细胞或中性粒细胞中的产生；体内(0~0.375 mg/kg)能降低 IL-1β、TNT-α 和 IL-6 在 CIA 小鼠关节、血清和脾脏中的含量及抑制 LPS 对 TNF-α 和 IL-6 在小鼠体内的诱生作用[50,51]。雷公藤甲素抑制关节滑膜中 NF-κB 的表达和活性，并选择性抑制 COX-2 蛋白和基因表达[52,53]。雷公藤甲素抑制诱导型一氧化氮合酶(iNOS)的表达而影响 NO 的产生，其机制与抑制细胞内核转录因子 NF-kB 的表达与活性，抑制 iNOS 基因启动子活性，诱导 iNOS 转录调控子活化，抑制 C-Jun N 端激酶的磷酸化有密切关系[54-57]。雷公藤甲素既能降低趋化因子 RANTES、巨噬细胞炎症蛋白 MIP-1 和单核细胞趋化蛋白 MCP-1 在 LPS 和 SE 诱导的外周血单个核细胞中的产生和表达，又能抑制 RANTES 和 MIP-1 对佐剂性关节炎大鼠外周血 T 淋巴细胞的趋化作用[58]。

腹腔注射雷公藤内酯 300 μg/kg，对巴豆油诱发小鼠耳廓肿胀抑制率为 72.48%。雷公藤内酯在 0.22~6.66 μg/mL 浓度时，能明显抑制红细胞膜破裂[59]。腹腔注射雷公藤内酯 100 及 200 μg/kg 能够减轻幼鼠胸腺重量，明显降低大鼠肾上腺维生素 C 含量，皮下注射地塞米松，上述作用可被阻断。提示，雷公藤内酯的抗炎作用可能是使垂体 ACTH 释放增加，进而激动肾上腺皮质激素分泌增加所致[60]。

雷公藤红素 0.5~3 mg/kg，腹腔注射，对大鼠棉球肉芽肿有明显的抑制作用，且呈明显的量效关系[10]。雷公藤红素 1.0 μg/mL 可降低大鼠腹腔巨噬细胞内 cAMP 含量，且明显抑制细胞对 PGE_2 及酵母多糖的反应性，部分解释了雷公藤红素的抗炎机制[61]。

3. 抗肿瘤 雷公藤内酯按 0.2 和 0.25 mg/kg 腹腔注射，对小鼠网织细胞白血病(L615)有明显疗效，不仅可使部分小鼠长期存活，而且可使长期存活小鼠经数次攻击而不导致白血病[62]。

雷公藤甲素及乙素腹腔注射时，对小鼠淋巴细胞白血病(L1210)和 P388 及 L615 白血病瘤株的有效剂量为 0.1 mg/kg[62]。雷公藤甲素是广谱肿瘤抑制剂，其中对直肠癌 HCT116 和乳腺癌 MCF-7 细胞株最敏感。其抗肿瘤机制主要是通过抑制诱导型一氧化氮合酶(iNOS)与环氧化酶 2(COX-2)表达，抑制热休克蛋白(HSP)表达，抑制核转录因子(NF-κB)的激活，影响 p53 基因表达，激活 Caspases 通路，活化促分裂原活化蛋白激酶(MAPK)信号通路，诱导肿瘤细胞凋亡；雷公藤甲素作用于肿瘤细胞 S 期，使细胞周期阻滞于 G0/G1，期，从而抑制肿瘤细胞生长；此外还通过多种途径抑制肿瘤血管形成和肿瘤迁移[63]。

雷公藤内酯和雷公藤羟内酯的抗肿瘤作用乃由于抑制癌细胞的 RNA 和蛋白质的合成以及使 DNA 复制过程中所必需的 RNA 聚合酶失活，从而干扰 DNA 的复制所致[64]。

雷公藤红素 0.12~1.00 μmol/L 可引起人肥大细胞白血病细胞系 HMC-1 细胞凋亡，并可使 HMC-1 细胞 Bax、c-myc 表达增加，Bcl-2 表达下降。提示，雷公藤红素诱导 HMC-1 细胞凋亡与上调促凋亡基因 Bax、c-myc 和下调抑凋亡基因 Bcl-2 表达有关[65]。

0.1~1 μg/mL 雷公藤内酯醇(TL)对 K562 的抑制强度与浓度呈正相关[66]。以不同浓度(10、1、0.1、0.01、0.001 μg/mL)的 TL 处理五种肿瘤细胞(人乳腺癌、结肠癌、黑色素瘤、卵巢癌、肾癌)均有显著抑制作用，尤其对卵巢癌细胞的平均 IC_{50} 低于紫杉醇[67]。

4. 抗生育

(1)雄性生殖器官 雄性成年大鼠灌胃给雷公藤多苷(GTW)10 mg/kg，每周 6 次，8 周后所有鼠均丧失生育能力。继续用药 4 周后停药，于停药 5 周后生育力恢复至对照水平。提示，在所用剂量下雷公藤多苷引起的不育是完全可逆的[68]。给雄性大鼠一次灌服GTW 10 mg/kg，8 周后，睾丸内的精子细胞及精子减少，表明 GTW 选择性作用于睾丸生精细胞，抑制精子的变态与成熟[69]。

从雷公藤多苷分离的有效抗生育单体 T_4，其抗生育剂量为 GTW 的 1/200(每日灌服 0.05 mg/kg，连续给药 7 周)，主要作用于附睾精子，对睾丸形态结构及精子形态的影响不明显[70]。从雷公藤总苷 T_1 中筛选出具有抗生育活性的单体 T_9，给雄性小鼠每日灌服 T_9 0.1 mg/kg，连续给药 6 周，仅发现附睾精子停止活动，精子头部形态正常，无明显畸变，90%精子头尾分离。提示 T_9 是一个毒性较低的具有抗生育作用的有效成分[71]。

雄性大白鼠一次分别给予 1500、1000、500 mg/kg 雷公藤总生物碱后，可引起不同程度的睾丸生精细胞的损伤，损伤程度与剂量相关，其靶细胞主要为精子细胞和精母细胞。总碱对生精细胞的损害是可复性的,其抗生育作用与棉酚有很多相似之处[72]。

给雄性小鼠每日灌服雷醇内酯 0.1 mg/kg,给药 7 周后睾丸组织结构损伤微弱,而附睾精子有明显损伤。表现为精子头尾大量分离,其分离率高达 99%以上,其抗生育效果是雷公藤多苷的 100 倍[73]。雷公藤内酯酮 200 μg/kg/d,灌胃雄性大鼠 8 周,可使大鼠精子数显著降低,精子活动度显著降低,$cyclinD_1$ 和 cdK4 基因表达在精子细胞中显著上升,抑制附睾精核蛋白的生物合成[74]。

(2)雌性生殖器官 在同样的实验条件下,雷公藤总苷(T_1)对雌性大鼠和小鼠生殖系统的影响比对雄性鼠要轻得多。服药后绝大多数动物表现性动周期不完整及延长,但仍可出现排卵期[75]。实验证明,雷公藤多苷(GTW)的抗生育机制似与激素水平和甾体激素在体内的转化代谢无关[76]。

5. 抗排异反应 雷公藤甲素(TP)可以明显地延长同种异体皮肤移植物的存活时间,其药理作用与该药的剂量和给药时间密切相关,同时发现 TP 与环孢霉素 A(CsA)联合使用效果更好[77]。

将日本大耳兔的神经移植于大鼠坐骨神经后,给宿主服用 TP,宿主的再生神经纤维能长入异种移植神经并向远端坐骨神经延伸,重新支配靶器官,说明 TP 在异种神经移植中具有免疫抑制作用[78]。供皮片预先浸泡在 TP 液(3.3 mg/L),37℃,3 h 后,异体移植可减轻排异反应,供皮片的朗克罕氏细胞(Lc)发生了质和量的改变,其机制可能是 Lc 功能受到抑制[79]。

6. 药代动力学 给小鼠、大鼠灌胃和静脉注射雷公藤甲素,灌胃给药的药时曲线为开放二室模型,静脉注射为开放三室模型。小鼠的胃肠吸收较大鼠快,Tpeak 分别为 0.687、1.037 h,体内消除较缓慢;大、小鼠 $T_{1/2\beta}$ 分别为 82.74 和 21.32 mg/h/L[80]。药物在体内的分布和消除速率大体相似,均以肝中浓度为最高,依次为脾、胃、肠、心和脑,体内消除较缓慢。血浆蛋白结合率为 64.7%。24 d 内,口服后尿粪总排泄量为给药量的 67.5%,其中粪占 52.4%;静脉注射后尿粪总排泄量为给药量的 61.9%,粪占 25%。24 h 内胆汁排泄为 6.73%;原药排泄为主和部分代谢物[81]。

7. 毒性

(1)急性毒性 雷公藤多苷给小鼠口服的 LD_{50} 为 159.70 mg/kg,多在给药后 24~60 h 内发生毒性反应和死亡;腹腔注射LD_{50} 为 93.99 mg/kg,多在12~48 h 内发生反应。死亡前表现为迟钝、拒食、衰弱、呼吸浅快、抽搐等[82]。大鼠灌胃给药时,雷公藤总苷 LD_{50} 为 133.05 mg/kg,总萜为 350.75 mg/kg,总碱为 1122.01 mg/kg[83]。

给小鼠腹腔注射雷公藤甲素的 LD_{50} 为 0.9 mg/kg,静脉注射的 LD_{50} 为 0.8 mg/kg[84]。雷酚内酯灌胃给药的 LD_{50}>30 mg/kg[22]。

(2)长期毒性 给大鼠灌服雷公藤多苷(T1),剂量分别为 30、60、120 mg/kg,在给药后 30、60、90 d 时,称体重,检查血常规及肝、肾功能,并取有关脏器称重并作病理切片。结果表明,给药组大鼠体重减轻,剂量越大,时间越长,减重越明显。动物中毒表现为厌食、消瘦、衰弱。血常规、肝肾功能未见异常。主要器官仅见胸腺重量减轻[85]。给犬每日口服 T_1 10 mg/kg,连续给药 14.5 月,犬体重变化不明显,但白细胞明显减少,血小板有轻度降低,红细胞数变化不明显。肝肾功能及心电图均未见明显改变,主要脏器也未见明显病理改变[85]。

给犬静脉注射雷公藤甲素 7d,每日给药剂量为 20 μg/kg 时,无明显毒性表现。每日剂量为 40~80 μg/kg 可引起少数犬暂时性白细胞减少,SGPT 上升和心电图发生改变。而每日剂量增至 160 μg/kg 则引起体重减轻,白细胞和红细胞减少和死亡,尸检有肝局灶性坏死,心、肝组织变性及骨髓抑制,其他器官未见病变[86]。雷公藤甲素亚慢性中毒时,睾丸病变明显,表现为睾丸萎缩,各级生精细胞变性,坏死,数量减少,其中以精子、精子细胞和次级精母细胞最敏感[87]。

(3)致突变、致畸 给小鼠灌服雷公藤醋酸乙酯提取物 200 mg/kg,有明显的致畸作用。染色体畸变类型以染色体断裂为主,异倍体和环状染色体少见。50 mg/kg 畸变率为 14.5%,200 mg/kg 畸变率为 25.5%,有明显的量效关系[88]。雷公藤醋酸乙酯提取物(200 mg/kg)微核出现率为 14.6‰[89]。

【临床应用】

1. 风湿性疾病

(1)类风湿关节炎 在维持激素和抗炎药基础上加服雷公藤多苷(TWG)10~20 mg,3 次/d,后逐渐减少激素和抗炎药剂量,至症状缓解后单用 TWG 治疗。16 例患者显效 10 例,有效 3 例,无效 3 例[90]。

(2)强直性脊柱炎 强直性脊柱炎患者 30 例,急性发作期予 TWG 20 mg,3 次/d;静止缓解期,TWG 10 mg,3 次/d,小剂量维持治疗,有效率为 90%[91]。

(3)白塞氏病 8 例白塞氏病患者口服雷公藤片(含雷公藤甲素 30 μg)1~2 片,每日 2~3 次。加服清利化解汤。结果 1 个疗程治愈 3 例,2 个疗程治愈 3 例,3 个疗程治愈 2 例[92]。

(4)系统性红斑狼疮 用 TWG 与激素治疗狼疮性

肾炎30例，每天激素1 mg/kg,TWG 2 mg/kg,显效15例，有效14例，无效1例，有效率96.7%[93]。每日TWG 60~90 mg分3次口服,治疗34例系统性红斑狼疮,原则上不用激素,3个月为1个疗程,患者症状及临床检查均有明显改善[94]。

(5)皮肌炎、多发性肌炎　皮肌炎(9)/多发性肌炎(31)40例,TWG每天用量均为1~12 mg/kg,连续服用2月,不同时用免疫抑制剂。结果35例临床病情好转,36例肌酶升高者中有30例恢复至正常[95]。

(6)结节性红斑　用TWG治疗结节性红斑40例,按1 mg/kg,分3次服用,2周为1个疗程,治疗期间不允许服用其他药物。结果,痊愈23例,显效10例,有效5例,无效2例,有效率为82.5%。对于首次发病和病程较短者疗效更佳[96]。

2. 肾病

(1)原发性肾病综合征　患者12例每天口服TWG 2 mg/kg(开始4周)、1.5 mg/kg(中期4周)、1 mg/kg(维持3个月)。结果,在治疗期间8例完全缓解,2例获得改善,1例无效,有效率达83.3%[97]。

(2)IgA肾病　以蛋白尿为主要表现的IgA肾病48例,用自拟雷公藤煎剂(雷公藤、黄芪、女贞子、白毛藤等)治疗3个月,完全缓解10例,显著缓解22例,部分缓解12例,无效4例[98]。

(3)老年糖尿病肾病　TWG 20mg(每日3次)+依那普利10 mg(每日2次)治疗老年糖尿病肾病,以血糖降至4.7~6.11 mmnol/L为准,疗效显著[99]。

(4)紫癜性肾炎　肝素钠+雷公藤多苷(1 mg/kg)治疗紫癜性肾炎24例,疗程3~6个月,雷公藤多苷渐减量至9个月停药。结果,21例半年内尿检正常,3例好转[100]。

(5)慢性肾小球肾炎　患者60例,TWG每日60 mg,分3次服用,疗程8~12个月。结果,缓解26例,好转16例,无效18例,总有效率70%[101]。

3. 皮肤病

(1)银屑病　寻常型银屑病102例,雷公藤多苷片10 mg,每日30~60 mg,分3次饭后服,满6周进行疗效评定。治愈:26例(24.59%),基本治愈:31例(30.39%),显效:27例(26.47%),有效:15例(14.71%),无效:3例(2.94%),总有效率(97.06%)[102]。

(2)荨麻疹　荨麻疹患者168例,86例在口服左旋西替利嗪基础上,早晚分服雷公藤煎剂,4周后评定疗效。与对照组(82例,单纯口服左旋西替利嗪)比较效果显著[103]。

(3)湿疹和皮炎类皮肤病　应用雷公藤多苷治疗泛发性湿疹[104]、皲裂性湿疹[105]、湿疹皮炎类皮肤病[106]均取得良好临床效果。

(4)掌跖脓疱　给34例掌跖脓疱服用阿维A同时,服用雷公藤多苷60 mg/d,共服用10周。10周后痊愈率93.75%,总有效率96.88%,好转6.25%[107]。

4. 眼科疾病

(1)虹膜睫状体炎　常规治疗虹膜睫状体炎患者28例(31眼),治疗组采用口服雷公藤片(雷公藤甲素33 μg),1次2片,每天3次,1~2周。14 d时的治愈率91.4%,随访复发率2.9%[108]。

(2)葡萄膜炎　治疗22例共27眼葡萄膜炎,在激素治疗和减量维持的全程加服雷公藤多苷片10~20 mg,每天3次。结果共痊愈20眼(74.1%),基本痊愈4眼(14.8%),好转3眼(11.1%),总有效率99.9%[109]。

(3)Graves眼病　口服雷公藤多苷片，每天30~60 mg治疗Graves眼病11例，剂量随疗效和药物反应递减,疗程2~4个月。结果:显效3例,有效5例,无效3例,有效率达72.7%[110]。

5. 器官移植后的治疗　用雷公藤多苷替代硫唑嘌呤用于肾移植患者87例。通过临床观察,雷公藤多苷在早期移植功能的恢复及1~2年移植生存率方面有疗效[111]。而在肾移植术后出现蛋白尿的45例患者中,在应用免疫抑制剂基础上用每日0.5和1.0 mg/kg雷公藤多苷,能明显减少蛋白尿及减少环孢素用量[112]。

6. 不良反应

(1)胃肠道反应　口服雷公藤可刺激胃肠道黏膜,引起恶心呕吐、食欲减退、胃脘不适、腹痛、腹泻等反应,过量可致呕血、便血[113,114]。在常规剂量内,此反应较轻微而短暂,大多在治疗中可自行消失,不需停药。为减少上述副作用,宜饭后服药。

(2)血液系统反应　表现为白细胞及血小板减少[115]、粒细胞缺乏[116]、一过性红细胞减少[117]。

(3)生殖系统　由于雷公藤对卵巢功能有抑制作用,长期服用可致育龄女性月经紊乱,经量增多或减少,而闭经的发生率高达52%。故孕妇不宜服用,年轻妇女也宜慎用[118,119]。雷公藤可使睾丸结构退行性变。临床治疗时,可引起男性患者少精、弱精或无精,进而造成男性不育。故对未婚或婚后希望生育的男性用药要谨慎[120]。

(4)心血管系统　口服雷公藤制剂有时可引起心悸、胸闷、气短、心律失常等。严重中毒时血压可急剧下降,甚至出现心源性休克而危及生命[113,121]。故临床应用时应定期心电图检查,并选择适当剂量,避免中毒发生。

(5)肝肾损害　少数患者可见血清转氨酶SGPT

升高，肌酐清除率下降[122,123]。一般认为是可逆的，不需停药，但严重中毒时也可发生急性肾衰而死亡[124]。故用药期间需严密观察，调整用药剂量，定期肝肾功能检查，对有严重肝肾疾患者慎用。

(6)皮肤黏膜反应　口服雷公藤可出现皮肤色素沉着、疱疹、口腔溃疡、痤疮、皮肤瘙痒等，多数停药后消失[125]。也有用雷公藤酊剂外用引起荨麻疹，多型红斑，结节性红斑，考虑该药可能在体内引起变态反应[126]。

(饶光宇　谢宝忠)

参考文献

[1]Morota T,er al. Sesquiterpene alkaloids from Tripteryqium wilfordii. *Phytochemistry*,1995,39(5):1219

[2]林绥，等.雷公藤倍半萜生物碱的研究. 药学学报,2001,36(2):116

[3]舒孝顺，等. 雷公藤生物碱的化学和药理活性研究进展. 广东药学学报,2003,19(2):150

[4]Kupchan SM,etal. Triptolide and trlpdiolide,novel antileukemic diterpenoid triepoxides from Triplerygium Wilfordii. *JACS*,1972,94(2): 7194

[5]吕燮余，等. 雷藤内酯三醇的分离与结构研究. 植物学报,1991,33(5):370

[6]黄小荥，等. 雷公藤内酯四醇的晶体结构.有机化学，1992,12(4):387

[7]邓福孝，等.雷公藤内酯四醇和雷公藤精碱的结构. 植物学报,1992,34(8):618

[8]李春玉，等. 雷公藤化学成分研究. 药学学报,1999,34(8):605

[9]姚智，等. 雷公藤中具有抗癌活性的二萜类化合物. 中草药,2007,(11):1603

[10]苗抗立，等. 雷公藤根皮三萜成分研究. 天然产物研究与开发,2000,12(4):1

[11]郭夫江，等.雷公藤三萜成分.药学学报,1999,34(3):210

[12]吴晓云，等. 雷公藤化学成分的研究. 中草药,1998,29(3):159

[13]Takaishi Y,et a1.Sesquiterpene esters from Tripterygium wilfordii Hook fil. Var regelii,structures of trintofordins A-C-1. *Phytochemistry*, 1987,26(8);2325

[14]Takaishi Y,et al. Polyhydroxyagarofuran derivatives from Tripterygium Wilfordii H. *Phytochemistry*,1987,26(9):2581

[15] Takaishi Y,et a1. Structural elucidation of triptofordins F-1,F-2,F-3 and F-4,new sesquiterpenes po1yesters from Triptergium Wilfordii hook fil. var regelii. *Chem Pharm Bull*, 1988,36(11):4275

[16]Takaishi Y,et a1. Sesquiterpene esters from Tripterygium wilfordii. *Phytochemistry*, 1992,31(11):3943

[17]向明，等. 雷公藤免疫抑制作用的研究进展. 中草药，2005,36(3):458

[18]张罗修，等. 雷公藤红素对某些免疫功能的影响.上海免疫学杂志,1986,6(5):277

[19]徐维敏，等.雷公藤红素对IL-1和IL-2活性及PGE_2释放的抑制作用.药学学报, 1991 (9):641

[20]张罗修，等.雷公藤红素对小鼠淋巴细胞增生的抑制作用.中国药理学报,1986,7(1):85

[21]张罗修，等.雷公藤红素抑制抗体形成及抗炎作用. 药学学报,1990,25(8):573

[22]于东防，等.雷酚内酯的结构修正.药学学报,1990,25(12):929

[23]施昌年.雷公藤药理作用的研究进展.中国医院药学杂志,1989,9(3):111

[24]蒲丽霞，等.雷公藤内酯对T淋巴细胞功能的影响.中国药理学报,1990,11(1):76

[25]郑家润.雷公藤总苷(T_1)药理作用探讨. 中国医学科学院学报,1983,5(1):1

[26]李电东，等.雷公藤多苷对IL-2基因表达的影响.中国药理通讯,1992,9(1):47

[27]钱叶勇，等.雷公藤多苷在大鼠肾移植模型中的实验研究. 中华泌尿外科杂志,1996,17(6):338

[28]黄迪南，等. 雷公藤多苷对巨噬细胞NO生成的影响. 湖南中医学院学报,1998,18(2):20

[29]张永健，等.雷公藤多苷抑制小鼠腹腔巨噬细胞产生一氧化氮. 中国药理学与毒理学杂志,1999,13(1):75

[30]王胜军，等. 雷公藤多苷和白细胞介素-10对人树状细胞表面人类白细胞抗原-DR和CD80表达及白细胞介素-12 P40转录和分泌的影响. 南京医科大学学报,2001,21(1):1

[31]郑幼兰，等. 雷公藤春碱和雷公藤新碱的免疫抑制作用.药学学报,1989,24(8):568

[32]刘子皎，等. 雷公藤明碱，异雷公藤春碱及异雷公藤内酯四醇的免疫抑制作用. 中国药理学通报,1999,15(2):189

[33]骆丹，等.雷公藤T_4单体的免疫调节作用.中国医学科学院学报, 1990,12(2):115

[34]薛建敏，等. 雷公藤内酯醇对致敏淋巴细胞凋亡的影响. 中华微生物学和免疫学杂志,2001,21(2):130

[35]李新宇，等. 环孢素A及雷公藤内酯醇对CD4+细胞角质形成细胞和HeLa细胞增殖的影响. 中华皮肤科杂志，1999,32(2):109

[36]金远林，等. 雷公藤对淋巴细胞GM-CSFmRNA表达的影响.中国免疫学杂志, 1997,13(6):364

[37]Liu Q,et al. Triptolid e(PG-490)induces apoptosis of dendritic cells through sequential p38 MAP kinase phosphorylation and caspase 3 activation. *Biochem Biophys Res Commun*, 2004,319(3): 980

[38]俞瑜，等. 雷公藤甲素对小鼠淋巴细胞体外活化的抑制作用. 中药材,2005,28(6):499

[39]Krakauer T, et al. Triptolide attenuates endotoxin - and staphylococcal exotoxin - induced T - cell proliferation and production of cytokines and chemokines. *Immunopharmacol Immunotoxicol*, 2005, 27(1): 53

[40]Yang Y, et al. Triptolide induces apoptotic death of T lymphocyte. *Immunopharmacology*, 1998, 40(2): 139

[41]Tao X L, et al. The Chinese herbal remedy, T2, inhibits mitogen - induced cytokine gene transcription by T cells, but not initial signal transduction. *J Pharmacol Exp Ther*, 1996, 276: 316

[42]Qiu D, et al. Immunosuppressant PG490 (triptolide) inhibits T-cell interleukin-2 expression at the level of purine-box/ nuclear factor of activated T-cells and NF-kappaB transcriptional activation. *J Biol Chem*, 1999, 274(19): 13443

[43]林科雄，等. 雷公藤甲素对CD_4^+, CD_8^+ T细胞凋亡的作用. 免疫学杂志，2000，16(1)：24

[44]刘春芳，等. 雷公藤甲素对CIA小鼠免疫功能的影响. 中国中医药信息杂志，2004，11(7)：602

[45]曾克勤，等. 雷公藤甲素对CIA大鼠γδT细胞胞内细胞因子表达的影响. 北京中医药大学学报，2004，27(5)：39

[46]胡大伟，等.雷公藤与强的松药理作用的互补性. 中国中西医结合杂志，1997，17(2)：94

[47]苏素文，等. 雷公藤多苷对大鼠佐剂性关节炎的治疗作用与NO的关系. 中国药理学通报，1999，15(1)：60

[48]张永健，等. 雷公藤多苷的抗炎作用与NO的关系. 中国药学杂志，2000，35(1)：20

[49]金忱，等. 雷公藤多苷对急性坏死性胰腺炎免疫调节作用的实验研究.中华普通外科杂志，2000，11(5)：5

[50]Lin N, et al. Triptolide a novel diterpenoid triepoxide, from Tripterygium wilfordii Hook .f. suppresses the production and gene expression of matrix metalloproteinasas -1 and -3 and augments the expression of tissur inhibitors metalloproteinasas-1 and -2 in human synovial. *Arthritis Rheum*, 2001, 44(9): 2193

[51]李玫，等. 雷公藤甲素对体内外诱生TNF和IL-6的影响.第二军医大学学报，2000，21(3)：254

[52]么厉，等. 中国当代新医药论丛. 南昌：江西高校出版社，2004：119

[53]胡永红，等. 雷公藤甲素对胶原诱导的关节炎大鼠滑膜细胞核转录因子-kB的表达与活性的影响. 中华风湿病学杂志，2004，8(9)：515

[54]邵雪婷，等. 雷公藤内酯醇抑制滑膜成纤维细胞COX-2和iNOS表达. 浙江大学学报(医学版)，2004，33(2)：160

[55]Yao H, et al. FK506 enhances friptolide-iuduced down-regulation of cyclooxygenase -2 inducible nitric oxide synthase as well as their products PGE2 and NO in TNF-alpha-stimulated Synovial fibroblasts from rheumatoid arthritic patients. *Eur J Med Res*, 2005, 10(3): 110

[56]Wang B, et al. Triptolide, an active component of the Chinese herbal remedy Tripterygium wilfordii Hook F, inhibits production of nitric oxidc by decreasing induable nitrie oxide synthase gene transcription. *Arthritis Rheum*, 2004, 50(9): 2995

[57]Kim Y H, et al. Triptolide inhibits murine-inducible nitric oxide Synthase expression by down-regulating lipopolysaccharide-induced activity of nuclear factor-Kappa B and c-Jun NH(2) -ter minal Kinase. *Eur J Pharmacol*, 2004, 494(1): 1

[58]韦登明，等.雷公藤甲素抑制RANTES和MIP-1α对佐剂性关节炎大鼠外周血T淋巴细胞趋化作用的研究. 中医药学刊，2002，20(2)：174

[59]陈芍芳，等.雷公藤内酯的抗炎症作用.中草药，1988，19(8)：24

[60]郑幼兰，等.雷公藤内酯的抗炎作用机制.中国药理通讯，1992，9(1)：39

[61]张罗修，等.前列腺素E_2、酵母多糖及雷公藤红素对大鼠腹腔细胞内cAMP水平的调节. 中国药理学与毒理学杂志，1987，1(5)：348

[62]张覃沐，等.雷公藤内酯抗肿瘤作用及对小鼠免疫功能的影响，中国药理学报，1981，(2)：128

[63]骆永伟，等. 雷公藤甲素抗肿瘤作用机制研究进展. 中国中药杂志，2009，34(16)：2024

[64]武忠弼，等.实验性雷公藤中毒的超微病理学的研究. 武汉医学院学报，1985，14(2)：129

[65]鲍一笑，等. 雷公藤红素对人肥大细胞白血病细胞系HMC-1作用的实验研究. 中华血液学杂志，1999，20(3)：146

[66]董爱森，等. 雷公藤内酯醇对K562细胞的抑制作用研究. 福建医药杂志，1999，21(5)：87

[67]高小平，等. 雷公藤内酯醇体外抗肿瘤作用和诱导细胞凋亡的研究. 天然产物研究与开发，2000，12(1)：18

[68]许烨，等.雷公藤多苷抗生育作用可逆性的研究. 药学通报，1988，23(1)：22

[69]张彬. 雷公藤多苷(GTW)抗雄性生育活动的研究. 中国现代医学杂志，2002，12(4)：16

[70]叶惟三，等.雷公藤多苷及其单体T_4对大鼠精子发生影响的初步观察.中国医学科学院学报，1991，13(4)：235

[71]叶惟三，等.雷公藤单体T9的雄性抗生育作用.中国医学科学院学报，1991，13(3)：229

[72]孙小蓉，等.雷公藤总生物碱对雄性大鼠睾丸影响的实验病理研究.生殖与避孕，1989，9(2)：20

[73]叶惟三，等.雷公藤单体雷醇内酯对雄鼠的抗生育作用.中国药理学通报，1992，8(2)：115

[74]王岚，等. 雷公藤内酯酮的雄性抗生育作用及其作用机制. 中国医学科学院学报，2000，22(3)：223

[75]郑家润，等.雷公藤总苷(T1)对生殖器官的影响.中国医学科学院学报，1985，7(4)：256

[76]童建孙，等. 雷公藤多苷对大鼠甾体激素的影响.生殖与避孕，1989，9(4)：64

[77]杨俊伟，等. 雷公藤内酯醇抑制同种异体皮肤移植物排异反应. 中国药理学通报，1997，13(1)：73

[78]丁文龙，等. 雷公藤甲素对异种神经移植后神经再生的影响. 解剖学报，1999，30(1)：31

[79]王少根，等. 雷公藤甲素减轻同种异体植皮排斥反应及其机制探讨. 九江医学，2001，16(1)：1

[80]凌树森，等.雷公藤甲素的动力学研究. 中国药学杂志，1991，7(3)：21

[81]凌树森，等.雷公藤甲素在大鼠体内过程的研究. 中国药理学通报，1991，7(5)：366

[82]顾克显，等.雷公藤的药理及毒理研究.江苏医药，1987，(12)：644.

[83]李玲，等.雷公藤主要植物化学成分中毒的实验病理学研究.同济医科大学学报，1988，17(2)：114

[84]李乐真，等.雷公藤甲素对炎症及免疫功能的影响.中国药理学通报，1986，(1)：25

[85]郑家润，等.雷公藤总苷(T_1)的毒性研究. 中国医学科学院学报，1983，5(2)：73

[86]郑幼兰，等.雷公藤内酯对小鼠和犬的一些毒性.中国药理学报，1981，2(1)：70

[87]韦登明，等. 雷公藤及其单体的药理和毒理病理学研究进展. 中药材，2003，26(12)：894

[88]孙林红，等.雷公藤醋酸乙酯提取物诱发染色体畸变作用. 中草药，1988，19(6)：4

[89]杨峻，等.雷公藤醋酸乙酯提取物对小鼠骨髓微核形成作用. 药学通报，1988，23(7)：405

[90]马宝华，等. 雷公藤多苷治疗风湿性疾病临床疗效分析. 河北医学，2000，6(3)：218

[91]丁育民，等. 雷公藤多苷治疗强直性脊柱炎的临床观察. 甘肃中医学院学报，1998，14(4)：21

[92]赵伯洋，等. 雷公藤片与清利化解汤同用治白塞氏病8例. 天津中医，2002，19(2)：30

[93]李燕红，等. 雷公藤多苷治疗狼疮性肾炎的性激素变化及疗效关系. 中国中西医结合肾病杂志，2002，3(5)：278

[94]丁育民，等. 雷公藤多苷治疗结缔组织疾病的临床研究. 甘肃中医学院学报，1998，15(2)：21

[95]孙乾，等. 雷公藤多苷治疗多发性肌炎与皮肌炎——肌酶改变的初步结果. 中国医师杂志，1998，3(6)：54

[96]王晓琴，等. 雷公藤多苷治疗结节性红斑40例疗效观察. 辽宁药物与临床，2000，3(3)：118

[97]徐家云，等.双倍剂量雷公藤多苷治疗成人难治性原发性肾病综合征的疗效分析. 中华实用中西医杂志，2003，17(1)：71

[98]严晓华，等. 复方雷公藤煎剂治疗以蛋白尿为主要表现的IgA肾病临床研究. 福建中医药，2004，35(3)：11

[99]刘培娜，等. 依那普利与雷公藤多苷加依那普利治疗老年糖尿病肾病的疗效比较. 河南医药信息，2002，10(17)：43

[100]樊和平，等. 肝素钠和雷公藤治疗紫癜性肾炎24例. 中国民间疗法，2009，17(4)：43

[101]杨婕，等.雷公藤多苷长程治疗慢性肾小球肾炎60例. 湖南中医杂志，2004，20(6)：40

[102]高霞，等. 雷公藤治疗银屑病疗效分析. 中国现代药物应用，2009，3(18)：145

[103]张艈，等. 雷公藤联合左旋西替利嗪治疗慢性荨麻疹疗效观察. 中国麻风皮肤病杂志，2007，23(11)：1031

[104]陈丹，等. 雷公藤多苷治疗泛发性湿疹疗效观察. 天津医学杂志，2006，34(9)：598

[105]郑将跃. 迪银及雷公藤多苷治疗皲裂性湿疹55例疗效观察. 皮肤病与性病，2007，29(2)：23

[106]崔生海，等. 雷公藤加甘草甜素片治疗湿疹皮炎类皮肤病400例临床分析. 皮肤病与性病，2007，29(3)：37

[107]袁晓玲. 阿维A联合雷公藤治疗掌跖脓疱病32例临床观察. 皮肤病与性病，2008，30(4)：38

[108]许国忠，等. 口服雷公藤为主治疗虹膜睫状体炎疗效观察. 浙江中西医结合杂志，2007，17(3)：170

[109]倪建同，等. 雷公藤治疗葡萄膜炎的疗效观察. 南通医学院学报，1997，17(1)：121

[110]施法兴. 雷公藤多苷治疗Graves眼病疗效观察. 新医学，1990，21(9)：47

[111]敖建华，等. 肾移植术后应用雷公藤多苷的临床研究. 中华外科杂志，1994，32(3)：175

[112]黄云，等. 不同剂量雷公藤多苷治疗肾移植后蛋白尿临床研究. 南方医科大学学报，2008，28(12)：2269

[113]杨家立，等. 雷公藤对小儿急性肾炎的疗效观察.临床儿科杂志，1987，5(3)：162

[114]郑德灏，等.雷公藤、尿激酶联合治疗肾病综合征26例疗效观察.武汉医学杂志，1987，11(2)：77

[115]李效吾，等.雷公藤多苷片治疗小儿紫癜性肾炎50例临床观察.江苏医药，1987，(12)：664

[116]庄景甫.雷公藤致粒细胞缺乏症2例报告. 福建医药杂志，1988，(1)：64

[117]谢富安.雷公藤治疗肾病综合征引起一过性红细胞减少1例.中华肾脏病杂志，1990，6(3)：161

[118]张益鹄.急性雷公藤中毒尸检一例.同济医科大学学报，1985，(5)：387

[119]秦万章.雷公藤治疗红斑性狼疮等结缔组织病的研究体会. 江苏医药，1987，(12)：655

[120]钱绍祯.雷公藤的药理及抗生育作用.江苏医药，1987，(12)：646

[121]陈林囡.雷公藤中毒10例临床分析.江苏医药，1987，(12)：667

[122]时毓民，等.雷公藤治疗小儿肾炎及肾病的临床观察. 中医杂志，1985，(12)：20

[123]张庆怡，等.雷公藤治疗慢性肾炎的临床及动物实验研究. 广东医学，1983，(9)：10

[124]黄煌，等.雷公藤中毒31例临床分析.中华内科杂志，1982，(6)：363

[125]张存，等.粉背雷公藤治疗类风湿性关节炎200例.新中医，1990，(1)：18

[126]周海燕.雷公藤酊剂外用引起变应性疾病4例.中西医结合杂志，1983，3(6)：365

雷丸 Omphalia lei wan

本品为白蘑科真菌雷丸 *Omphalia lapidescens* Schroeter.的干燥菌核。味微苦，性寒。具有杀虫消积功能。用于绦虫病、钩虫病、蛔虫病、虫积腹痛、小儿疳积。

【化学成分】

本品中已分离到的化合物主要是多糖，如OL-2-Ⅰ、OL-2-Ⅱ、OL-2-Ⅲ、OL-3等[1-6]。在这些多糖中，通常含有D-葡萄糖(D-glucose)、D-葡萄糖醛酸(D-glucuronic acid)、2-乙酰氨基-2-脱氧-D-葡萄糖(2-acetamido-2-deoxy-D-glucose)、1,3-1,4-1,6-1,3,6-连接的葡萄糖吡喃糖基(1、3-,1、4-,1、6-,1、3、6-linked-D-glucopyranosyl)及1、3、4-连接的2-乙酰氨基-2-脱氧-D-葡萄糖吡喃糖基(1、3、4-linked-2-acetamldo-2-deoxy-D-glucopyranosyl)。

尚含雷丸蛋白酶成分，即一种蛋白水解酶，称雷丸素，为驱虫的有效成分，含量约为3%[7]。此酶是一种糖蛋白，分子量约为16 800，总糖量约16.7%，含有较多的蛋氨酸和酸性氨基酸，属巯基蛋白酶[8,9]。另尚含雷丸多糖、钙、铝、镁等[10]。

【药理作用】

1. 驱绦虫 将绦虫片分别置于37℃ 5%~10%雷丸浸出液中，绦虫片可于2.6~9 h内死亡[11]。雷丸的驱虫作用在于破坏虫体，是由于雷丸中的蛋白酶水解蛋白质的缘故。雷丸素在碱性(pH8)溶液中分解蛋白质的活力最大，故在肠道内有较强的溶解虫体节片功效[12]。雷丸蛋白酶对猪囊尾蚴大体形态、组织结构均有明显的破坏作用，可侵入实质细胞层，证实雷丸蛋白酶是杀囊虫的有效成分[13]。

2. 驱蛔虫 体外试验表明，雷丸水浸液对蛔虫无作用，但其乙醇提取物对蛔虫有明显抑制作用，对猪蛔虫有显著驱蛔效力；鉴于雷丸素不溶于乙醇，提示雷丸中除雷丸素外，尚有驱蛔成分存在[14]。

3. 抗阴道滴虫 在含5%雷丸煎剂的培养液中，经5 min后，大部分虫体能产生颗粒化变形，但个别虫体仍有活动[12]。

4. 抗炎 雷丸多糖为雷丸抗炎作用的有效成分，经静脉或皮下给药，对小鼠巴豆油耳炎症，大鼠琼脂性和酵母性关节肿均有明显抑制作用[15]。雷丸多糖(分子量1.18×10^6)水解后得到4种水解产物，醋酸水解物和甲醇水解物仍保留一定的炎症抑制作用，但作用强度弱于原多糖，抑制率相应为原多糖的69.5%和35.5%，而酶解物和盐酸水解物失去抗炎活性。实验还表明，雷丸多糖能明显增加大鼠血浆皮质酮的含量[16]。

5. 增强免疫 雷丸多糖具增强免疫功能。实验证明，大鼠皮下注射雷丸多糖，肾上腺维生素C含量无明显改变，但血浆皮质酮含量增加。改为静脉注射后，对腹腔内羧甲基纤维素钠诱导的白细胞游走有明显抑制作用。小鼠皮下给药能明显增加刚果红染料在血清中的廓清，能明显增加其血清半数溶血值。表明，雷丸多糖体对机体非特异性和特异性免疫功能都有增强作用[15]。

6. 抗癌 给腹水癌U14小鼠腹腔注射雷丸提取液(OLS)后，生命延长率达85%；如果OLS伍用吡喹酮注射液(腹腔注射)生命延长率达182%。单用OLS和伍用吡喹酮均有防止胸腺萎缩及调节外周血T淋巴细胞的作用。提示OLS对小鼠U14腹水癌有明显抑制作用[17]。尚有实验表明，雷丸素不论肌肉注射或腹腔给药，对小鼠S180均有一定抑制作用，其抑制率为33.30%~69.30%，证明有一定抗癌作用[12]。

【临床应用】

1. 绦虫病 以雷丸粉剂，每次18~20 g，调糊或制丸剂服用，每日3次，连服3 d；亦可用雷丸素，每次0.3 g，每天3次，连服3 d，经治54例。结果对有钩绦虫有较强驱除疗效，对无钩绦虫、短小膜壳绦虫及缩小膜绦虫等亦有较好功效[7]。亦有报道，以雷丸粉空腹服，1d 3次，连服3 d，治疗数百例绦虫患者，结果绝大部分患者服药2~3 d后即不再见虫节排出，临床症状均消失[18]。

2. 钩虫病、蛲虫病 雷丸粉加葡萄糖用水调服，成人每剂40~60 g，1次服或3次服，经治20例，85%有效[19]。以雷丸配伍大黄、二丑，共研为细末混匀，于早晨空腹用冷开水吞服，经治188例蛲虫病患者，结果除2例无效外，其余均有效[12]。亦可用雷丸、榧子(去壳)制成丸剂，每晚服30~45 g，共服两晚治钩虫病、蛔虫病[20]。

3. 肠道滴虫病 以雷丸水煎，成人每日12 g，3 d为1个疗程治疗肠道滴虫病，经治94例，其中服用1个疗程治愈者85例，无效9例，总治愈率为95.7%[12]。尚有报道，单味雷丸用于肠道滴虫病55例，最少1个疗程(5 d)，一般2个疗程均治愈[17]。

4. 囊虫病 以"消囊净"(雷丸、半夏、陈皮、茯苓、白芥子、苡仁米等，药研，炼蜜为丸，每丸重9 g)治疗，每日2次，每次1丸，温开水送下。治疗3~6个月，共治疗600余例，收到满意效果[17]。以"龙雷丸"(龙芽草、雷丸、南瓜子、槟榔片、乌梅、榧子等上药研极细粉，泛以小豆大水丸)治疗，每天3次，每次9 g。治疗4例，服药4个月痊愈，随访2年无复发[17]。

5. 兰氏贾第鞭毛虫病 乌梅、雷丸、川椒、茯苓、苦楝根皮等，水煎服，每日1剂，收到良效[17]。

6. 蛔虫病 以雷丸肠溶胶囊(每粒重5 g)，每次1粒，每天3次，连服3 d，治疗小儿蛔虫病83例。1周后复查，治愈67例，有效12例，无效4例。治愈率80.7%，有效率95%。服药后2 d排出蛔虫者56例[21]。以焦三楂、雷丸、使君子、苦楝皮等，煎药液约200 mL，分早晚2次服完。治疗蛔虫性肠梗阻12例，效果良好[17]。

7. 其他 以雷丸、干漆、炮穿山甲制成丸剂，每服4.5 g，每天2~3次(黄酒为引)，4~6个月为1个疗程，治疗脑囊虫病(治疗前应先驱绦虫)有效[20]。

8. 不良反应 雷丸毒副作用很小，仅偶见恶心、上腹部不适(但较短暂)等不良反应[19]。

(冉懋雄 周厚琼 谢宝忠)

参考文献

[1]Saito K，et al.Structure of a heteroglycan isolated from the fungus Omphalia lapidescens. *Carbohydr Res*，1992，224：209

[2]Saito K，et al.Structure and antitumor activity of the less-branched derivatives of an alkali-soluble glucan isolated from Omphalia lapidescens. *Chem Pharm Bull*，1992，40(1)：261

[3]Ohno N，et al.Immunopharmacological characterization of a highly branched fungal (1—>3)-beta-D-glucan，OL-2，isolated from Omphalia lapidescens. *Biol Pharm Bull*，1993，16(4)：414

[4]Ohno N，etal. Physicochemical characteristics and antitumor activities of a highly branched fungl (1-3)-beta-D-glucan，OL-2，isolated from Omphalia lapidescens. *Chem Pharm Bull*，1992，40(8)：2215

[5]王宏，等.雷丸研究进展.安徽农业科学，2008，36(35)：15526

[6]于勇海，等.雷丸凝集素的纯化及理化性质的研究.菌物系统，2000，19(2)：278

[7]刘寿山.中药研究文献摘要(1820~1961).北京：科学出版社，1963：715

[8]杜传馨，等.雷丸蛋白酶性质研究.中草药，1987，18(3)：18

[9]章泉洲，等.雷丸蛋白酶提纯及其化学成分的研究.中成药，1991，13(3)：32

[10]邓雪华，等.雷丸的鉴定及药用经验.时珍国医国药，2006，17(9)：1746

[11]景厚德.雷丸驱绦虫的介绍.中华新医学报，1951，2(10)：753

[12]王浴生.中药药理与临床应用.北京：人民卫生出版社，1983：1184

[13]赵冠宏，等.雷丸蛋白酶体外抗猪囊尾蚴组织学变化的观察.中国寄生虫学与寄生虫病杂志，1998，16(2)：113

[14]吴云端，等.国产治虫药物药理作用研究初步报告.中华医学杂志，1984，34(10)：437

[15]王文杰，等.雷丸多糖的抗炎及免疫刺激作用.药学学报，1989，24(2)：151

[16]程桂芬，等.雷丸多糖水解物的抗炎作用.中国医学科学院学报，1990，12(1)：60

[17]阴健，等.中药现代药理研究与临床应用(3).北京：中医古籍出版社，1997：326

[18]吴震西.雷丸粉治疗绦虫病.上海中医药杂志，1983，2：33

[19]李仁众，等.雷丸治疗钩虫病20例报告.上海中医药杂志，1957，5：22

[20]《全国中草药汇编》编写组.全国中药汇编(上册).北京：人民卫生出版社，1975：867

[21]申云华，等.雷丸肠溶胶囊在治疗小儿蛔虫病中的应用.医学文选，2001，20(1)：205

照山白 Rhododendri Micranthi Folium

zhao shan bai

本品为杜鹃花科植物小花杜鹃 *Rhododendron micranthum* Turcz 的枝叶或花。又名照白杜鹃。味酸、辛，性温；有大毒。具有祛痰止咳，通络止痛，降血压等功能。主要用于急慢性气管炎、哮喘、痢疾、痛经、产后周身疼痛；外用治骨折、疮肿。

【化学成分】

照山白中主要含有各种黄酮类成分如金丝桃苷及多种皂苷、鞣质和多糖类成分。黄酮类成分多为发挥药理作用的主要活性物质[1]。目前已从酚性化合物黄酮部分分离出10种成分，经鉴定分别为槲皮素、梫木毒素-I（grayanotoxin-1）含量约0.04%、莨菪亭（scopoletin）、金丝桃苷（hyperoside）、黄芪苷（astragalin）、莰菲酮、杨梅酮、四羟基二甲基双氢黄酮、二羟基甲氧基苯乙酮、山柰酚[2]。叶中还含有4个酚酸：对羟基苯甲酸（p-hydroxybenzoic acid）、原儿茶酸（protocatechuic acid）、香荚兰酸（vanillic acid）和丁香酸（syringic acid）[3]。

【药理作用】

1. 祛痰、镇咳 大鼠气管引流法表明，当灌服总黄酮1.0 g/kg后，单位时间内气管引流液比服药前增加90%[4]。小鼠灌服总黄酮0.5 g/kg，能使引起半数动物咳嗽所需的喷雾时间（EDT_{50}）比对照组延长34%；总黄酮内的金丝桃苷100 mg/kg腹腔注射，对小鼠氨雾法致咳有明显的镇咳作用[4]。

2. 抗氧化 照山白所含金丝桃苷具有很强的抗氧化作用，主要表现在清除自由基和降低脂质过氧化反应两方面[5]。金丝桃苷可以提高心肌超氧化物歧化酶（SOD）活力，减少氧自由基和一氧化氮（NO）形成，降低丙二醛（MDA）生成量。在脑缺血及缺血-再灌注损伤动物模型中，金丝桃苷可显著抑制缺血脑组织中氧自由基、MDA和NO含量增高，明显阻止低密度脂蛋白（LDH）、SOD和谷胱甘肽过氧化物酶（GSH-Px）活性降低[6,7]。

3. 心脑血管系统 照山白的主要毒性成分梫木毒素有降低血压和减慢心率的作用，心率减慢较降压先出现，麻醉犬静脉注射3.5 μg/kg，心率平均减慢38.98%，20 μg/kg心率平均减慢69.86%。一般剂量时心率虽变慢，但仍呈窦性心律，如增大剂量则出现T波改变和心率紊乱，如各种类型的期前收缩和结性节律等，轻者可自行恢复，重者则转呈室性纤颤。这些可能是兴奋了迷走神经、抑制窦房结的冲动，减慢心率，从而使异位节律点发生兴奋，产生各种心率律紊乱。梫木毒素减慢心率的作用，随剂量增加而加强。静脉注射梫木毒素5、20 μg/kg后，血压分别下降39.5%、44%，后者降压持续时间较长，约30~60 min以上。并能显著抑制颈动脉加压反射，对心肌收缩力的抑制作用似与降压无大关系；降压与交感神经无关，而与毒蕈碱-胆碱反应系统有关；普鲁卡因对梫木毒素的降压及心率变慢均有抑制作用，推测降压原理为抑制血管运动中枢或直接对外周血管的影响[8]。

照山白所含金丝桃苷对家兔心肌缺血-再灌注损伤模型具有保护作用，可抑制血清LDH、CPK的升高，减少血浆CPK、LDH的释放，对抗心肌Ca^{2+}、Na^{+}含量的升高以及镁离子（Mg^{2+}）含量的降低[9]。金丝桃苷可改变缺血-再灌注损伤大鼠心电图T波的变化幅度，减少心律失常发生率；对异丙肾上腺素所致的大鼠心肌缺血模型可抑制血清CPK升高，减少心肌组织中MDA、NO形成，提高SOD含量；对缺血30 min后再灌注3.5 h所致大鼠心肌细胞凋亡有保护作用；可以减少缺氧6 h再给氧24 h引起的大鼠心肌凋亡细胞的形成，可见金丝桃苷对缺血-再灌注引起的大鼠心肌细胞损伤有保护作用，其作用机制可能与金丝桃苷抗心肌细胞凋亡有关[10]。在培养的乳鼠心肌细胞缺氧缺糖损伤后6 h，即可抑制缺氧缺糖所致的心肌细胞损伤，作用可持续8 h。金丝桃苷能明显减低LDH的释放量，从而改善了心肌细胞的能量代谢，维护了细胞膜的完整性[11]。

金丝桃苷能够明显减轻局灶性脑缺血-再灌注大鼠的神经症状，显著降低大鼠的脑含水量，减轻脑水肿程度，减少脑组织的梗死范围，提高SOD活性，减少MDA的含量，还明显改善脑缺血所致的神经元和胶质细胞形态学改变，缓解脑梗死所致的异常神经症状，抑制脑皮质NO、MDA增高。对脑缺血-再灌注小鼠学习记忆障碍有明显的改善作用[12,13]。在大鼠血管结扎模型中，金丝桃苷可显著抑制脑组织中LDH、SOD及GSH-Px活性的降低，减少脑组织中MDA的含量，并促进脑电图（EEG）改善。50、100 mg/kg金丝桃苷能显著减少OFR和NO的产生，抑制LDH和SOD活性下降，延长小鼠断头后张口喘气时间。提示金丝桃苷可使脑耗能减少，增强脑组织抗氧化能力。上述结果均表明，金丝桃苷对脑缺血损伤具有保护作用，其机制可能与其抗自由基、抑制NO生成有关，其键是阻断脑缺血后细胞Ca^{2+}内流[14]。

4.镇痛 小鼠侧脑室注射金丝桃苷5 μL，即可产生显著的中枢镇痛作用，强度约为吗啡的5%，相当于腹腔给药的100倍，其镇痛作用并不能被纳洛酮所拮抗；100 mg/kg金丝桃苷腹腔注射后，大鼠各脑区的脑啡肽含量也无显著变化；而小鼠侧脑室注射氯化钙（$CaCL_2$）可显著拮抗金丝桃苷的镇痛作用，注射乙二醇双醚四乙酸（EGTA）则可显著增强金丝桃苷的镇痛作用。研究同时发现，当金丝桃苷产生显著镇痛作用时，脑内钙离子（Ca^{2+}）含量明显减少，二者呈负相关。

表明其镇痛作用可能与阿片受体无关,而与阻断中枢内的钙离子(Ca^{2+})通道有密切关系[15,16]。

5.保肝 金丝桃苷的体内外保肝作用都是由于其抗氧化作用而产生的[17],此外,金丝桃苷还具有强大的体内外抗病毒作用,特别是对抗乙肝病毒[18]。

6.其他 此外,照山白所含金丝桃苷还具有明显的镇静、抗抑郁、保护胃黏膜、调节免疫功能、抗炎、避免微血栓形成、抑制脑肿瘤细胞中葡萄糖的氧化、改善肾细胞的损伤等药理作用,且无遗传毒性[19-22]。

7. 毒性 ①急性毒性,小鼠灌服照山白煎剂的 LD_{50} 为 85.5 g/kg,小鼠灌服梫木毒素 LD_{50} 为 4.5±1.05 mg/kg;腹腔注射 LD_{50} 为 1.03±0.14 mg/kg;静脉注射 LD_{50} 为 0.345 mg/kg;给狗静脉注射 0.05 mg/kg 时,立即倒地,呼吸明显抑制,心跳微弱,血压剧降,口吐黏液,神经反射迟钝,3h 后逐渐恢复[23]。小鼠灌服、腹腔注射或静脉注射总黄酮的 LD_{50} 分别为 233.3±6.3 g/kg、27.33±0.19 g/kg、26.67 g/kg。小鼠灌服金丝桃苷10 g/kg不引起死亡,腹腔注射的LD_{50} 为 0.5±0.014 g/kg。小鼠灌服莨菪亭及异莨菪亭的 LD_{50} 分别为 1.39±0.022 g/kg、4.00±0.08 g/kg,腹腔注射 LD_{50} 为 0.85±0.072g/kg 和 0.80±0.027g/kg;小鼠灌服三萜部分 22g/kg 不引起死亡,腹腔注射的 LD_{50} 为 2.1±0.36 g/kg[4]。②亚急性毒性 以相当于 1/5 和 1/10 小鼠半数致死量的梫木毒素–I,每日分别灌喂大鼠,连续 14 d 及 15 d。结果表明,服梫木毒素–I 对动物的生长发育、血清 SGPT、心电图均无明显影响;病理切片检查肝、肾、心、脾等各组织未见明显病变。提示多次服用小剂量梫木毒素–I 造成积蓄中毒的可能性不大[4]。犬每日口服照山白总黄酮 45、90 mg/kg,连续给药 60 d,对动物的体重增长,精神状况、血象以及心、脾、肝、肾、肾上腺等重要脏器组织均未见毒性表现[24]。

【临床应用】

1. 慢性气管炎 照山白片治疗慢性气管炎 101 例,显效 76.91%以上,好转 21.15%,总有效率 98.06%,其副作用少,仅少数患者有恶心、胃烧灼感、胃不适等副作用,多数患者持续 1 至数日自行消失,不影响服药[24]。临床用照山白总黄酮治疗 1168 例和 892 例患者,其总有效率分别为 95.8%和 95.1%,大部分患者在服药后 1~6 d 见效。由此说明照山白总黄酮治疗慢性气管炎有见效快、疗效高的优点[4]。

2. 产后关节痛 照山白糖浆或片剂治疗 108 例,痊愈 41 例,基本痊愈 18 例、显效 25 例,总有效率为 78%[3]。

3. 高血压 用 20%照山白治疗 200 例高血压患者,降压总有效率为 74%。以年龄较小,病情较轻、病程较短者疗效较好,反之较差[3]。

4. 其他 金丝桃苷有显著的局部止痛作用和促进溃疡愈合作用[2]。

(刘 康 卞慧敏)

参考文献

[1]许慧君,等. RP–HPLC法测定照山白中金丝桃苷的含量.药物分析杂志,2004,24(2):162

[2]夏重道,等. 照山白有效成分的化学研究. 中国药科大学学报,1999,30(4):314

[3]《全国中草药汇编》编写组.全国中草药汇编(上册).北京:人民卫生出版社,1986:884

[4]中国人民解放军1515部队医院.草药照山白的去毒存放及其有效成分的研究.中华医学杂志,1975,55(9):627

[5]TAKAKO S . Purgative activity and principal of the fruit of Rosa multiflora and R.w ichuraiana. *Chem Pharm Bull*,1992,40(8):2080

[6]陈志武,等. 金丝桃苷对大鼠脑梗死的保护作用.中国中药杂志,1998,23 (10):626

[7]陈志武,等.金丝桃苷对脑缺血再灌损伤保护作用的实验研究.药学学报,1998,33(1):14

[8]国家中医药管理局《中华本草》编委会. 中华本草. 第6册. 上海:上海科学技术出版社,1999:30

[9]Wang WQ,et al. Protective effect of hyperin against myocardial ischemia and reperfusion injury. *Zhongguo Yaoli XueBao*,1996,17 (4):341

[10]李庆林,等.金丝桃苷对大鼠心肌缺血再灌注损伤的保护作用.中国药学杂志,2002,37 (11):829

[11]徐颖,等.金丝桃苷对培养的乳鼠心肌细胞的保护作用.沈阳药科大学学报,2000,17 (5):365

[12]陈红艳,等.金丝桃苷对大鼠局灶性脑缺血再灌注损伤的防护作用.中西医结合学报,2006,4 (5):526

[13]陈红艳,等.金丝桃苷对大鼠脑缺血再灌注氧化应激损伤的影响.解放军药学学报,2007,23 (2):88

[14]Chwn ZW,et al. Effects of Hyperin on free intracellular Ca^{2+} in dissociated neonatal rat brain cells. *Acta Pharmacol Sinca*,1999,20:27

[15]马传庚,等.金丝桃苷中枢镇痛作用及其机制的研究. 中国药理学通报,1991,7(5):345

[16]黄凯,等.金丝桃苷药理作用研究进展.药学进展,2009,28(8):1046

[17]Ito MH,et al. Hepatoprotective compounds from Canarium album and Euphorbia nem atocypha. *Chem Pharm Bull*,1990,38 (8):2201

[18]Orhan B,et al. HPLC quantification of vitexine–2–o–

rhamn oside and hyperoside in three crataegus species and their antimicrobial and antiviral activities. *Chro Sup*, 2007, 66: 153

[19] Baureithel KH, et al. Inhibition of benz odiazepine binding in vitro by amentoflavone, a constituent of various species of Hyp ricum. *Pharm Acta Helv*, 1997, 72 (3): 153

[20] 周宏超，等. 金丝桃苷对S LT2II e诱导大鼠肠黏膜微血管内皮细胞分泌PGI2、TXA2及 PAF的影响. 西北农林科技大学学报, 2007, 35 (4): 6

[21] Lee SH, et al. Antiinflammatory activity of hyperin from Acanthopanax chiisanensis roots. *Arch Pharmacal Res*, 2004, 27 (6): 628

[22] Km DW, et al. Inhibition effects of an aqueous extract of Apocynum venetum leaves and its constituents on Cu^{2+}-induced oxidative modification of low density lipoprotein. *Phytother Res*, 2000, 14 (7): 501

[23] 天津市药品检验药物研究所. 照山白中梫木毒素的分离和药理实验研究. 中草药通讯, 1976, (5): 12

[24] 刘松林，等. 照山白片生产工艺改革的研究. 中草药通讯, 1979, (10): 5

蜈　蚣

Scolopendra

wu gong

本品为蜈蚣科动物少棘巨蜈蚣 *Scolopendra subspinipes mutilans* L. Koch 的干燥体。味辛，性温，有毒。有息风镇痉，通络止痛，攻毒散结功能。用于肝风内动、痉挛抽搐、小儿惊风、中风口㖞、半身不遂、破伤风、风湿顽痹、偏正头痛、疮疡、瘰疬、蛇虫咬伤等。

【化学成分】

少棘蜈蚣：含碱性蛋白 SSmp-d，分子量为 24.64 kD，等电点为 9.27[1]。其中含较多的 Arg、Lys 等碱性氨基酸，SSmp-dN 端的 11 个氨基酸序列为 NH_3^+-Asp-Val-Asn-Phe-Arg-Leu-Ser-Gly-Ala-Asp-Pro[1]。国内不同地区少棘蜈蚣总磷脂含量的均值为 262.180 mg/g[2,3]。

对少棘蜈蚣、多棘蜈蚣药材中的毒性成分组织胺进行含量测定表明，各种蜈蚣药材均含有组织胺，主要存在于躯干部，多棘蜈蚣的组织胺含量较高[4]。

【药理作用】

1. 中枢神经系统

(1) 抗惊厥、抗癫痫　给小鼠灌服蜈蚣醇提物，对电惊厥和戊四唑引起的化学性惊厥模型小鼠具有显著的抗惊厥作用，同时对电惊厥的对抗作用呈量效关系，时效研究符合一室模型，给药后 30 min 起效，1 h 左右达峰；效量半衰期在 1 h 以内[5]。

(2) 健脑益智　给予由东莨菪碱所致记忆获得障碍小鼠灌服蜈蚣多肽，连续 15 d，水迷宫测试结果生药 1.3、0.65 g/kg 剂量的蜈蚣多肽能使小鼠错误次数明显减少，同时生药 1.3、0.65、0.325 g/kg 剂量的蜈蚣多肽使小鼠脑内乙酰胆碱酯酶含量也显著降低[6]。

2. 心血管系统

(1) 对心脏的影响　蜈蚣的水溶性去蛋白提取液在浓度为 8.3×10^{-6}~6.7×10^{-5} g/mL 时，对豚鼠离体心房肌收缩力有增强作用，对衰竭心脏的作用更显著。对正常心脏，浓度高于 1.3×10^{-4} g/mL 时，对心肌收缩力反呈抑制作用。在加强心肌收缩力的同时，心房肌自发频率无明显变化[7]。2 组大鼠分别腹腔注射1.0、2.0 g/kg 的蜈蚣酸性蛋白（centipede acidic protein），连续 3 d，第 4 天腹腔注射阿霉素造成大鼠急性心衰模型，第 5 天测试大鼠心功能、血清生化指标、心脏重量指数，并观察心肌病理学变化。与对照组比较，心脏重量指数无显著性差异，蜈蚣酸性蛋白组血流动力学显示，心肌收缩功能增强；血清生化显示 SOD 较对照组升高，MDA、NOS、NO 明显降低；病理形态学显示心肌细胞病变明显减轻[8]。对于由血管紧张素Ⅱ诱导培养的大鼠心肌成纤维细胞增殖和胶原合成，蜈蚣酸性蛋白具有显著抑制心肌作用，其机制与提高 NO 含量及下调 c-myc mRNA 表达有关[9]。

(2) 抗心肌缺血　给予急性心肌缺血再灌注损伤模型大鼠腹腔注射蜈蚣提取液（10 mL/kg），给药动物左室收缩压、左心室内压最大上升率、左心室内压最大下降率均明显升高，蜈蚣提取液可以改善大鼠心脏的血流动力学，保护急性心肌缺血再灌注损伤动物的左心室功能[10]。

(3) 降压　蜈蚣水溶性去蛋白提取液按 2.5~10 mg/kg 给狗静脉注射，有明显降压作用，其降压程度随剂量增大而增强，这种降压作用与肾上腺素 α、β 受体、M 受体、H 受体均无关。在蟾蜍下肢血管灌流液中，加入该提取液,可明显增加蟾蜍下肢血管灌流量,表明有直接扩张血管作用,其作用可维持 15~20 min[7]。少棘巨蜈蚣水提物对狗和大白鼠静脉给药,可引起降压作用,且具有良好的量效关系。这一降压作用可被扑尔敏、阿托品、雷尼替丁抑制[11]。

(4)抗动脉粥样硬化 给予以高脂饲料造成动脉粥样硬化模型家兔灌服蜈蚣水提物生药2.5、5.0 g/kg,连续 12 周。蜈蚣可升高血清 NO 水平,降低 ET 水平,同时可抑制家兔主动脉平滑肌细胞的分裂和增殖,阻止动脉粥样硬化斑块的形成[12]。

3. 抗菌 蜈蚣的水浸液(1:4)在试管内对堇色长癣菌、许兰黄癣菌、奥杜盎小芽孢癣菌、腹股沟表皮癣菌、红色表皮癣菌、紧密着色芽生菌等皮肤真菌有不同程度的抑菌作用[7]。用含有大肠杆菌、poly IC和昆虫生理盐水注射液诱导 3~4 d 的少棘蜈蚣水提取物表现出较高体外抗菌活性,除了对 Proteus mirabilis 无抗菌作用外,对革兰阳性菌 Bacillus subtilis、Staphylococcus aureus、Streptococcus pyogenes,革兰阴性菌Escherichia coli、Pseudomonas aeruginosa、Shigella dysenteriae 以及真菌 Saccharomyces cerevisiae、Aspergillus niger、Mucor bacilliformis 均有抗菌作用[13]。

4. 抗肿瘤 喉癌 HepG2 细胞用 10、100 μg/mL 的蜈蚣提取物 HB 处理 72 h 后,肿瘤细胞存活率显著降低;用 10 和 20 μg/mL 的 HB 处理 HepG2 细胞 48 h后,细胞内钙含量显著升高,DNA 含量显著降低,因此可认为中药蜈蚣提取物 HB 在体外对 HepG2 细胞的生长有明显抑制作用,机制与降低细胞内 DNA 含量,细胞内钙超载有关[14]。将蜈蚣的己烷、乙酸乙酯、甲醇和水提物部分对癌细胞株 L1210、P338 和 SNU-1 进行体外培养研究发现,其水提物和乙酸乙酯部分有较强的细胞毒作用[15]。

用碘化油提取蜈蚣油性成分体外对肝癌细胞进行干预,碘化油与蜈蚣油性提取液均对肝癌细胞增殖有抑制作用,但含碘化油的蜈蚣油性提取液组抑制作用更强[16]。

蜈蚣醚、醇提取物在体外实验中,使宫颈癌 Hela 细胞 DNA 含量各期明显改变,凋亡率增高,并可影响凋亡相关蛋白 Caspase-3 和 Bax 的表达,证实其有较强的体外抗肿瘤活性,具抑制增殖和促进凋亡的双重效应[17]。蜈蚣的醚、醇提取物对宫颈癌 Caski 细胞[18]、SiHa 细胞[19]的增殖也具有抑制效应,改变肿瘤细胞 DNA 周期,促进其凋亡。

5. 毒性 蜈蚣含有 2 种类似蜂毒的有毒成分,即组胺样组织和溶血性蛋白质,正常用量仍可能会因个体差异而产生不良反应,如过敏等[20]。

蜈蚣水溶性去蛋白提取液小鼠灌服给药 LD_{50} 为 9.90 g/kg(9.63 g/kg~10.1 g/kg)。在实验中观察到对小鼠有明显的中枢抑制作用。蜈蚣口服过量可出现恶心、呕吐、腹泻、疲乏无力、巩膜黄染、神志不清、心动过缓、休克等。大剂量可使心肌麻痹,并能抑制呼吸中枢而死亡[7]。对孕鼠在孕期的第 7~11 天给予 500、1000 mg/kg 的蜈蚣煎剂灌胃,至孕期 18 d,发现两个剂量的蜈蚣煎剂致畸作用明显,死胎、吸收胎比例增高;同时大剂量组的胎鼠和孕鼠体重均下降,堕胎作用显著[21]。

0.2%、1%、2.5%、5%浓度的蜈蚣提取物培养基对雌雄果蝇半数死亡时间、平均寿命、平均最高寿命均明显缩短并有明显的浓度-药效关系,对用药果蝇的子代未发现畸形,提示蜈蚣可能有长期毒性[22]。

【临床应用】

1. 结核病 蜈蚣去头足,焙干为末,用酒或白开水冲服,每次 3~5 条,每日 2~3 次,对类型不同的结核病都有一定疗效。由蜈蚣、全蝎、土鳖虫三味中药组成的结核散对骨结核有治疗作用,观察 96 例,治愈率为 72%,有效率为 91.6%,平均治疗期限 9 个月[7]。

用 20%蜈蚣膏对结核性肛瘘术后伤口进行换药治疗,换药期间继续进行必要的抗痨、抗感染、抗炎治疗,10 例患者伤口全部治愈,平均治疗 32 d[23]。

2. 肿瘤 以复原除癌汤随症加味,治疗各种癌症 102 例,存活时间在 4~9 年者 82 例,10~19 年者 13 例,20~27 年者 7 例[24]。

3. 乳腺病 采用健乳消瘤丸治疗乳腺病 30 例,痊愈 15 例,基本痊愈 10 例,显效 2 例,总有效率 100%。提示本方法对本病具有缓解症状,消除痞块的作用[25]。采用乳痈解毒汤加用大剂量青霉素治疗急性化脓性乳腺炎 56 例,取得满意疗效[26]。

4. 颈椎病、腰椎间盘突出症 应用蚂蚁风湿消治疗颈椎病 63 例,临床治愈 43 例,总有效率 96.8%,提示本方法对本病具有缓解症状、改善体征的作用[27]。采用祛瘀通络汤内服加中草药热熨治疗腰椎间盘突出症 45 例,随访 43 例,随访时间平均 13 个月,痊愈 17 例,显效 11 例,总有效率 95%,提示本方法对本病具有祛瘀散痛通络的作用[28]。

5. 三叉神经痛 采用通络解痉汤治疗原发性三叉神经痛 46 例,治愈 29 例,显效 5 例,有效 9 例,无效 3 例,总有效率为 93.5%。结果显示通络解痉汤有祛风解络、活血化瘀止痛的功效[29]。

6. 高血压病 将 100 例高血压患者均分成 2 组,治疗组以蜈蚣熄风汤为主方,随症配伍他药,水煎每日一剂，早晚分2次温服，2个月为1个疗程。与对照组相比较，治疗组降压显效率和总有效率均显著提高，同时高血压主要症状的改善和消失率也优于对照组[30]。

7. 糖尿病性肾病　采用中药益肾通络合剂（由桃红四物汤加蜈蚣等药味）治疗糖尿病肾病40例，总缓解率87.5%。提示本病在早期使用活血化瘀制剂可显著提高疗效[31]。

8. 带状疱疹　将蜈蚣碾成细粉，与鲜芦荟制成蜈蚣芦荟软膏，外涂配合龙胆草、柴胡等复方中药内服治疗带状疱疹，6 d为1个疗程，2个疗程后，42例患者痊愈41例，皮疹干涸结痂时间3.05 d，止痛时间5.12 d，均显著优于对照组[32]。以雄黄、麝香、蜈蚣、生半夏、冰片制成雄麝蜈蚣散，外敷该药再配以内服清热利湿的龙胆泻肝汤治疗带状疱疹，每天用药一次，1周为1个疗程，56例患者治愈51例，显效5例，总有效率达100%[33]。

9. 口腔溃疡　将蜈蚣1支，烘干碾碎后加入香油制成蜈蚣油，以该蜈蚣油涂在口腔黏膜溃疡表面，用药1个疗程后，治愈和有效率达到86.2%[34]。

10. 中耳炎　以黄连、苦参、蜈蚣等制成连参蜈蚣油，由外耳道滴入药物，1周为1个疗程，连用3个疗程，对53例化脓性中耳炎患者总有效率达98.11%[35]。

11. 皮肤瘢痕　以蜈蚣、五倍子、大黄、红花、甘草等制成药糊，对皮肤创伤患者伤口进行清洗、消毒后均匀涂抹以上复方蜈蚣药糊，厚约4~5 mm，每天换药1~2次，经3~4周治疗，防治伤口皮肤瘢痕增殖总有效率91%[36]。

【附注】

曾从日本产蜈蚣（*Scolopendra japonica* Koch）中分离到两种类似蜂毒的有毒成分，即组胺样物质及溶血性蛋白质。此外尚含有脂肪油、胆甾醇、蚁酸等。氨基酸中有组氨酸、精氨酸、牛磺酸等[7]。

多棘蜈蚣[*Scolopendra subspinipes mutidens* (Newport).]：含总脂7.2%，蛋白质64.6%，有利氨基酸6.3%，含有与少棘蜈蚣相同的15种脂肪酸（其中不饱和脂肪酸占72%）、21种氨基酸和12种微量元素[3]。

（张晓晨　李仪奎）

参 考 文 献

[1]许鸣镝，等.蜈蚣碱性蛋白SSmp-d的分离纯化及其部分理化性质的鉴定.生物化学杂志，1997，13(5)：586

[2]乔歌，等.全蝎蜈蚣土鳖虫僵蚕4种药材商品中总磷脂的含量测定.辽宁中医药大学学报，2009，11(6)：225

[3]方红，等.多棘蜈蚣化学成分研究.中国药学杂志，1997，32(4)：202

[4]方红，等.蜈蚣药材中毒性成分组织胺的含量测定.中草药，1997，28(8)：472

[5]姚宏伟，等.僵蚕和蜈蚣醇提物抗惊厥作用的药效学比较研究.中国药物与临床，2006，6(3)：221

[6]周瑞玲，等.蜈蚣多肽对东莨菪碱致小鼠脑损伤模型的影响.中国医学研究与临床，2006，4(2)：6.

[7]王本祥.现代中药药理学.天津：天津科学技术出版社，1997：1120

[8]赵志国，等.蜈蚣酸性蛋白对急性心力衰竭大鼠心功能的影响.北京中医药大学学报，2008，31(2)：106

[9]赵志国，等.蜈蚣酸性蛋白对血管紧张素Ⅱ诱导心肌成纤维细胞增殖和胶原合成的影响.中华中医药杂志，2008，23(1)：23

[10]张明泉，等.蜈蚣提取液对大鼠心脏血流动力学的作用研究.河北中医，2004，26(9)：716

[11]郑平香，等.少棘巨蜈蚣对某些动物血压的影响.广州医学院学报，1996，24(1)：17

[12]张艳慧，等.蜈蚣抗家兔动脉粥样硬化的实验研究.中药药理与临床，2005，21(1)：26

[13]任文华，等.少棘蜈蚣水提取物的抗菌活性.中药材，2007，30(1)：10

[14]李厚伟，等.中药HB对喉癌HepG2细胞的抑制作用及其机制研究.哈尔滨医科大学学报，2001，35(4)：261

[15]Huang Y. 药用昆虫和蜈蚣的不同提取部分的细胞毒作用.国外医学中医中药分册，1998，20(6)：33

[16]刘国清，等. 蜈蚣油性提取液对肝癌细胞增殖的影响.中国现代医学杂志，2002，12(2)：55

[17]韩莉，等. 蜈蚣提取液诱导宫颈癌Hela细胞凋亡及其机制的研究.时珍国医国药，2007，18(9)：2109

[18]周永芹，等. 蜈蚣提取物对宫颈癌Caski细胞增殖的抑制效应.中国组织工程研究与临床康复，2007，11(34)：6805

[19]周永芹，等. 蜈蚣提取物诱导SiHa细胞凋亡及其作用机制的研究.实用医学进修杂志，2007，35(3)：150

[20]吴玉. 蜈蚣致皮肤过敏1例.中国误诊学杂志，2008，8(18)：4380

[21]虞国茂，等. 中药蜈蚣对小鼠胚胎发育的影响.解剖学杂志，1994，17(1)：56

[22]崔小冬，等.蜈蚣提取物对果蝇寿命的影响.中药材，2007，30(9)：1065

[23]姜山. 20%蜈蚣膏治疗结核性肛瘘临床研究(附10例临床疗效观察).中国临床医药研究杂志，2008，(200)：7

[24]禹新初，等. 复元除癌汤为主治疗癌症102例总结.湖南中医杂志，1995，11(2)：5

[25]徐华龙. 健乳消瘤丸治疗乳腺疾病30例.陕西中医，1996，17(5)：202

[26]董西林，等. 乳痈解毒汤配合抗生素治疗急性乳腺炎56例.陕西中医，1997，18(2)：58

[27]李汉俊,等. 蚂蚁风湿消治疗颈椎病63例.陕西中医,1997,18(5):202

[28]刘兆宁.祛痰通络汤及中草药热熨治疗腰椎间盘突出症45 例.陕西中医,1997,18(10):451

[29]浦雪梅. 通络解痉汤治疗原发性三叉神经痛46例.陕西中医,1998,19(2):54

[30]陈金鹏,等.蜈蚣熄风汤治疗高血压病的临床观察.福建中医药,2008,39(6):7

[31]胡元奎,等.益肾通络合剂治疗糖尿病肾病40例.陕西中医,1998,19(11):484

[32]鲁欣,等.蜈蚣芦荟软膏外用配合中药内服治疗带状疱疹42例体会.云南中医中药杂志,2007,28(1):60

[33]金英,等.雄麝蜈蚣散外敷为主治疗带状疱疹56例.承德医学院学报,2009,26(1)93

[34]怀滨."蜈蚣油"治疗口腔黏膜溃疡116例报告.医学理论与实践,2005,18(12):1441

[35]陈建国,等.连参蜈蚣油治疗慢性单纯型化脓性中耳炎53例.中医外治杂志,2007,16(5):39

[36]程玉静,等.外涂复方蜈蚣药糊防治创伤皮肤瘢痕增殖42例.中医正骨,2008,20(2):26

蜂毒 Apis Venonum feng du

本品为蜜蜂科意大利蜂 *Apis mellifera* L. 和中华蜜蜂 *Apis cerana* Fabr.的工蜂尾部螫刺腺体中排出的毒汁。味辛、苦,性平。具有祛风除湿,散痹止痛功能。主治风湿痹痛、高血压、荨麻疹、哮喘等。

【化学成分】

蜂毒为具有芳香气味的无色透明液体，比重为1.1313,pH 值 5.0~5.5。其中生物活性成分为多肽类化合物,蜂毒溶血肽(melittin)为蜂毒中主要多肽类活性物质。在一般情况下,蜂毒溶血肽由 26 个氨基酸组成,分子量为 2840[1]。在高离子强度和较高浓度条件下,蜂毒溶血肽则聚合成四聚体(分子量为 11 200)[2]。该多肽为蜂毒的主要成分，其重量占蜂毒干物质 45%~50%。此外,尚有神经肽(apamin,由 18 个氨基酸组成,分子量为 2035)[3]和肥大细胞脱颗粒肽(mast cell degranulating peptide,简称 MCD—多肽,由 22 个氨基酸组成,分子量 2593)[4]。除上述多肽外,蜂毒尚含赛卡品(secapin)[5]、托肽品(tertiapin)[5]、卡狄派品(cadiopep)[6]及阿刀拉品(adolapin)[7]。蜂毒中引起过敏反应物质为透明质酸酶[8],磷脂酶 A_2[9]和酸性磷酸酶等大分子化合物[10]。蜂毒中含有 1%~2.5%的组织胺,该成分是蜂螫后引起急性炎症的主要致炎物质[11]。

【药理作用】

1. 神经系统 蜂毒有箭毒样及神经节阻断剂样作用,浓度为 1:1000 的蜂毒首先使膈肌神经-肌肉制备收缩而后松弛[12]。蜂毒素(0.33~6.6 mg/L)引起事先用肾上腺素收缩的完整兔主动脉条的松弛,而使去内皮的动脉条产生收缩。其收缩作用可被卡托普利(327 μmol/L)拮抗。去内皮动脉条,肾素释放增加。说明蜂毒素可引起血管内皮依赖性松弛,其收缩作用可能通过肾素中介[13]。蜂毒可对抗肾上腺素和去甲肾上腺素对离体肠管的抑制作用,但却不能阻滞苯丙胺等直接抑制肠管运动药物的作用。上述实验结果表明,蜂毒的作用部位可能是在突触处。melittin 对猫大脑皮层脑电抑制的直接原因是由于它所引起血液性质的改变(如溶血,血液浓缩,高血钾症)及低血压所致[14]。

蜂毒中 apamin 被认为是神经毒素。按 0.5~1.0 mg/kg 给大鼠静脉注射时,使单突触的伸肌反射和多突触的屈肌反射电位增加，表明大脑和脊髓对 apamin 比较敏感。^{125}I-apamin 在小鼠和豚鼠的大脑内主要结合部位为嗅核、索状核、缓核和海马,在脊髓内主要与波质相结合;在鸡脑内,标记物主要出现在视顶膜部位，但在蛙脑内没有发现 apamin 的富集结合部位[15]。^{125}I-apamin 主要与大鼠前脑相结合,其与大脑皮质的结合比与肝的结合力强 20 倍[16]。但 apamin 在很高浓度(10^{-4}mol/L)下,也不与大鼠脑及脊髓内已知的突触后神经递质受体反应，其可能与未知的神经递质受体结合[17]。当向小鼠第四脑室注射 1 ng apamin 时,可引起小鼠各器官的共济失调,如向家兔尾部脊髓蛛网膜下注射 apamin 时，亦可引起类似共济失调现象，共济功能的丧失是 apamin 毒性的主要症状[18]。ATP 和肾上腺素对豚鼠结肠带具有使肌肉细胞超极化，尖峰信号活动消失及肌肉松弛等作用,apamin 可将 ATP 和肾上腺素引起的细胞膜超极化转变为使肌细胞产生收缩的暂时去极化，产生上述作用主要由于 apamin 阻止了对 AIP 和肾上腺素敏感的电位依赖性钾通道的开启[19,20]。整体实验证明,于16 d内，每天给大鼠皮下注射apamin 20 μg/kg可使脑中去甲肾上腺素，多巴胺和5-羟色胺浓度增加，但蜂毒溶血肽作用不明显[21]。

2. 心血管系统 给狗肌肉注射小剂量（0.2~0.5 mg/kg）蜂毒时，可使心肌收缩力增加，左心室压力进行性升高[22]。当给大鼠皮下注射蜂毒0.7 mg/kg时，则引起血压显著降低。蜂毒溶血肽200 μg/kg皮下注射时，仅使血压略有升高，而磷脂酶A2则有较明显的降血压作用[23]。如果以5~10只蜂蜜的毒量给犬静脉注射时，可使其血压长时间降低，一次静脉注射磷脂酶A_2可使麻醉大鼠和猫的血压产生快速而明显的下降[24]。蜂毒可降低离体猫心冠状血流量，但对整体猫心和兔心都能使冠状血流增加[25]。蜂毒1.5×10^{-3}、3.75×10^{-3}、7.5×10^{-3}g/L处理前后对离体蟾蜍心脏收缩幅度的比值分别为113.0±12.7、145.6±17.5、112.2±13.9，均可增强心肌收缩力[26]。

当给家兔按1~1.5 mg/kg静脉注射melittin时，引起窦性心动过速，心律不齐和房室传导阻滞[27]，并能降低血压及改变心电活动等。当给猫按1 mg/kg静脉注射蜂毒时，可使血压立刻降低至不可逆休克水平，使心电图呈现三种改变：①ST-T段明显的升高或下降。②各种程度的房室传导阻滞。③严重的室性心律不齐。蜂毒的上述作用可被β-阻滞剂心得安所对抗，但不能被阿托品所对抗，表明melittin的上述作用与乙酰胆碱无关[28]。

melittin具有血管松弛样作用，并在一定浓度范围内呈现浓度依赖性。去掉血管内皮，蜂毒的血管松弛作用消失，引起收缩作用，可见melittin对血管的松弛作用呈内皮依赖性，机制可能是内皮因子可钝化肾素释放增加，引起收缩[13]。还可促进心肌细胞钙离子内流增加[29]。melittin对大鼠离体心房具有正性频率和负性肌力作用，机制是促进心脏自律细胞钙离子内流，而抑制工作心肌细胞钙的内流[30]。

3. 溶血和抗凝血 蜂毒具有极强的溶血作用，只有稀释浓度为$1:4\times10^4$时，其溶血作用才消失[31]。蜂毒中溶血成分为磷脂酶A_2和melittin，后者溶血作用比前者更强。在体外，肝素可完全对抗melittin的溶血作用，但对磷脂酶A_2的溶血作用无影响。

当给犬静脉注射125只蜂螯的毒量时，于注射后1 h，血液凝固时间由8 min延至17 min，5 h后则延至19 min，于24 h后始恢复正常。蜂毒中抗凝血活性成分为磷脂酶A_2及蜂毒溶血肽，蜂毒溶血肽及磷脂酶A_2是通过磷脂的失活而发挥它们抗凝血作用的[32]。

4. 内分泌系统 给大鼠按0.1、0.5、1.0和5.0 mg/kg皮下注射蜂毒，于注射后4和24 h，大鼠血浆皮质酮浓度明显升高，可能由于蜂毒释放ACTH的结果[33]。

蜂毒溶血肽（melittin）可促进大鼠胰岛细胞分泌胰岛素，此释放胰岛素作用依赖于细胞间的钙浓度[34]。蜂毒溶血肽对离体大鼠胰岛分泌胰岛素刺激作用的最大分泌半数有效量为4 μg/mL，此作用可维持40 min。去甲肾上腺素对蜂毒溶血肽释放胰岛素作用无影响[35]。蜂毒溶血肽浓度为0.25~2 μg/mL时，可刺激牛垂体前叶分泌催乳素，呈明显的量效关系，并对钙有依赖性，磷脂酶A_2抑制剂（奎那克林及二溴乙酰苯酮）可阻断蜂毒溶血肽释放催乳素作用[36]。

5. 兴奋平滑肌 蜂毒内磷脂酶A有直接兴奋平滑肌的作用。蜂毒能对抗肾上腺素，去甲肾上腺素等交感胺类药物抑制肠管平滑肌的作用，但对suplefen等直接作用于平滑肌的药物却无影响，因此蜂毒的作用部位可能是神经突触[37]。

离体实验证明，蜂毒可通过从肺的肥大细胞释放内源性组织胺，使猫和豚鼠气管收缩[34,35]。其中MCD-多肽是蜂毒主要释放组织氨物质[33]。蜂毒肽对内皮完整主动脉环未能产生收缩反应，但可使去内皮动脉环产生显著收缩和^{45}Ca内流增加，卡托普利和苄普地尔能部分拮抗这一作用。提示，蜂毒肽具有内皮依赖性舒张血管平滑肌的作用，肾素释放与Na^+-Ca^{2+}交换途径可能参与蜂毒肽使去内皮血管收缩[38]。

6. 抗炎症 蜂毒中的MCD-多肽和apamin是其主要的抗炎成分。MCD-多肽小剂量时（1~1000 ng/kg，皮下注射）对大鼠有致炎作用，剂量增加时（200~1000 μg/kg，皮下或静脉注射），对松节油或角叉莱胶引起的足肿胀皆有明显的抑制作用，其作用强度比同等剂量的氢化可的松的抗炎作用强100倍[39]。肾上腺切除术并不能完全解除MCD-多肽的抗炎作用，其抗炎作用可能与其降低毛细血管通透性，阻止白细胞游走及抑制前列腺素合成等作用有关[39]。此外，apamin亦已被证明是一种具有抗炎作用的多肽。当其剂量为10和30 μg/kg（腹腔注射）时，对注射5-羟色胺和右旋糖酐引起的大鼠足肿胀具有明显的抑制作用，但apamin对组胺，缓激肽及甲醛性足肿胀无影响。apamin在呈现抗炎症作用时，同时使已形成炎症的大鼠和家兔血清中已升高的珠朊及黏朊含量降低[40]。蜂毒中的melittin多肽能抑制白细胞的移行。

给正常大鼠注射蜂毒后，可使其肾上腺内维生素C含量降低59%~89%；血中嗜酸性白细胞数减少43%~69%。而且在2~4周内多次给药后，蜂毒仍能刺激肾上腺皮质功能，并无耐受现象发生。但对去垂体动物上述作用便不复出现[41]。此外，在切断股神经和坐骨神经的大鼠后肢施行蜂螫，仍不失其刺激垂体-肾上腺皮质系统的作用，从而证明蜂毒的有效成分主要通过体液途径促进垂体前叶分泌 ACTH。蜂毒内 melittin及 MCD-多肽为刺激垂体-肾上腺皮质功能的有效成分。另有报道，蜂毒多肽 BV、BVI、BVI-2 可抑制 ConA(2.5 μg/mL)诱导的小鼠脾淋巴细胞转化、IL-1 合成及 PMA（100 ng/mL）诱导的 THP-1 细胞合成 TNF-α[42]。蜂毒肽 MP-1(3 mg/kg,尾静脉注射)对内毒素血症(ETM) 小鼠急性肺损伤肺组织 Toll 样受体 4 (TLR4)、TNF-α、IL-6 mRNA 表达和髓过氧化物酶(MPO)活性呈明显抑制作用。提示，蜂毒肽 MP-1 可通过减少炎症介质的合成与释放，减轻炎症介质对肺组织的损伤[43]。

综上所述，蜂毒抗炎症作用原理比较复杂，其中某些成分(apamin，去甲肾上腺素和多巴胺)具有直接抑制炎症作用。另一些成分(melittin)则对垂体一肾上腺皮质系统有明显的刺激作用，使皮质激素释放增加而产生抗炎作用。还有些成分(MCD-多肽)本身既能刺激肾上腺皮质又能直接抑制炎症过程。另外，蜂毒可抑制人体嗜中性白细胞产生超氧阴离子，此作用可能与蜂毒的抗炎症也有直接关系[44]。

7. 抗肿瘤 蜂毒素(melittin)腹腔注射浓度 1、2、4 mg/kg，对荷瘤(H22 肝癌)小鼠肿瘤生长有剂量依赖的抑制作用，并增强机体免疫力。melittin 体外浓度为 8、16、32 μg/mL 时，对 H22 细胞增殖(24h)抑制率分别为 42.9%、60.8%、89.9%[45]。蜂毒素 40、60、80 μg/kg 瘤内注射给药，使人肝癌 BEL-7402 细胞裸鼠皮下移植瘤相对体积明显缩小；镜下见血管坏死；肿瘤组织血管内皮细胞生长因子（VEGF）和核转录因子 kB (NF-kB)阳性表达明显降低；能够抑制 BEL-7402 细胞 VEGF 和 bFGF mRNA 表达。提示，抑制肝癌血管生成是蜂毒素抗肿瘤作用的重要机制之一[46]。对裸鼠骨肉瘤胫骨移植瘤模型，320 μg/kg 蜂毒素（瘤内注射，给药 10 d)对骨肉瘤的瘤体质量抑制率为 38.92%，体积抑制率 43.04%。破坏骨肉瘤细胞的血管状结构。其机制可能与下调 HIF-1α、MMP-2 蛋白的表达有关[47]。蜂毒素 32、64、128 μg/mL 能够剂量依赖式抑制人胃癌细胞 BGC-823 生长[48]。

将蜂毒素基因作为目的基因插入载体，转染肿瘤细胞，也可起到抗肿瘤作用。蜂毒素基因重组腺病毒转染肝癌细胞，使甲胎蛋白（AFP）阳性肝癌细胞(BEL-7402)增殖受到明显抑制，对 AFP 阴性肝癌细胞(SMMC-7721)抑制率较低，对正常人肝细胞(L-02)增殖无明显影响[49]。蜂毒素基因重组腺病毒诱导肿瘤细胞凋亡是其抗肿瘤作用机制之一[50]。

蜂毒肽(melittin)2.0、4.0、6.0 mg/kg 对人卵巢癌细胞株 SKOV3 生长抑制率为 31.53%、49.67%、57.27%[51]。浓度为 1、10、20、40、80、160 和 200 mg/L 蜂毒肽诱导人神经胶质瘤细胞 U87 和 U251 凋亡率分别为 12.80%、16.92%、22.69%、34.05%、41.82%、59.87%、80.25%和 11.61%、16.21%、22.03%、30.57%、41.10%、58.33%、79.12%。蜂毒肽有抑制增殖和促进凋亡的作用[52]。

8. 抗菌 蜂毒的抗菌成分至今尚未明了，据报告 melittin[40]有明显的抗菌作用，其对结核杆菌，伤寒杆菌，链球菌，枯草杆菌等均有抗菌作用，并发现当给豚鼠皮下注射 0.11~2.2 mg melittin 时，对豚鼠的实验性伤寒有治疗作用。

9. 抗辐射 蜂毒中以组胺为末端的多肽—甘氨酰组胺有明显的抗辐射作用，于照射前 24 h，按1 g/kg 给小鼠皮下注射甘氨酰组胺得到最佳的抗辐射效果[53]。给小鼠注射蜂毒肽 0.6、0.8、1.0 mg/kg 后 24 h，用钴-60 照射，可提高小鼠脾细胞转化率 13.2%(中剂量)和 17.5%(高剂量)。增强脾细胞增殖能力是蜂毒肽抗辐射的作用机制之一[54]。

10. 免疫系统 小剂量蜂毒(2.5 μg/只)腹腔注射时，对小鼠体液免疫有刺激作用，使小鼠血清抗体浓度上升，但当剂量增至 5~80 μg/只时，则引起免疫抑制。蜂毒溶血肽对免疫的影响比全蜂毒弱[55]。蜂毒中高分子多肽如磷脂酶 A_2 和透明质酸酶等有很强的致敏性[56]。此后，又从蜂毒中分出两种分子量为49 000~20 0000 以及 10 5000 的致敏原 B 和 C[56,57]。蜂毒溶血肽的抗原性仅为全蜂毒的 0.05 倍，而磷脂酶和透明质酸酶的抗原性则分别为全蜂毒的 5 和 3 倍[58]。

研究发现，对蜂毒高敏性的人血中具有较高浓度 IgE，而 IgG 浓度较低。相反，经常受蜂蜇而无不良反应者血中 IgG 浓度较高，而 IgE 浓度则较低[31]。蜂疗后机体血浆及诱导 PBMC 产生的 IL-2 含量明显增高，血浆 IL-4 含量明显降低，同时血浆中的 IgG、IgA、IgM、C3 的量在蜂疗前后无明显变化。提示，蜂毒对机体免疫系统有直接作用，蜂毒通过增强 THP-1 细胞功能，对机体细胞免疫功能起正向调节作用[59]。

11. 毒性

(1)局部毒性：人的皮肤受蜂螫后，受蜇部位立即出现肿胀，充血，皮肤温度升高 2℃~6℃。用蜜蜂螫刺小鼠 20 min 后，皮下组织有明显的肿胀和充血，24 h 后，受螫部肌肉纤维呈变性及皮肤坏死。产生上述局部反应可能是其中透明质酸酶使组胺扩散的结果[60]。

(2)全身毒性:有报告 20 只蜂螯可使体重250~300 g 的豚鼠死亡,而 5 只蜂螯则能使体重为 18 g 的小鼠毙命[61]。将蜂毒的丙酮提取物经小鼠静脉注射,最小致死量为 3.58 mg/kg[62]。其中的磷脂酶 A 和 apamin给小鼠静脉注射时其 LD_{50} 分别为 7.36 mg/kg[63]和 4 mg/kg[64]。Ames 试验表明,蜂毒多肽各剂量组(25,50,200,400 μg/mg)对 TA97、TA98、TA100、TA102 四种菌株的回变菌落数均未超过自发回变菌落数 2 倍。微核试验、染色体畸变实验中与阴性对照组无显著差异,且无致畸胎作用[65]。

【临床应用】

1. 风湿性关节炎和类风湿性关节炎 近百年来国内外已有大量临床报告,均称蜂毒疗法对风湿和类风湿性关节炎有很好疗效[61,66]。

2. 三叉神经痛 蜂毒穴位注射治疗三叉神经痛 36 例。采用蜂舒注射液,按疼痛的三叉神经分支取穴,每穴 0.5~1.0 mL 隔日 1 次,10 次为 1 个疗程。结果临床治愈 10 例,显效 21 例,好转 3 例,无效 2 例,总有效率 24.4%[67]。

3. 恶性肿瘤 肺癌和胃癌患者 30 例,在化学治疗基础上联合蜂毒治疗,蜂毒注射液每次 0.5 mg,每天 1 次,连用 21 d。结果,病情缓解率、疾病控制率和临床征候有效率,单独化疗组分别为 16.67%、53.33%、43.33%,联合治疗组为 20.0%、63.33%、75.00%。蜂毒注射液能稳定瘤体,抑制肿瘤生长,与化疗合用有显著改善临床征候的作用[68]。蜂毒注射液 0.5 mg/d,每日 2 次,连用 4 d,治疗 30 例轻、中度癌痛患者。其在用药后 4~5 h 止痛效果最好,中度以上缓解率达到 60%[69]。

4. 骨性关节炎 蜂针治疗骨性关节炎 57 例。先用蜜蜂在颈脊背螯刺,每次 2~4 只,每 3 天治疗 1 次,5 次为 1 个疗程,一般治疗 2 个疗程。结果:痊愈 31 例,好转 25 例,有效率 98.2%[70]。66 例膝骨性关节炎患者,穴位蜂针治疗(常用经穴有梁丘、血海、鹤顶、内外膝眼、足三里、阴陵泉、委中、阴谷、委阳等)。每日 1 次,隔日 1 次,10 次为 1 个疗程。结果有效率 100%,显效率 50%以上[71]。

5. 面神经麻痹 用蜂毒注射液穴位注射治疗面神经麻痹 260 例,穴位选择分为 2 组,隔天交替使用,10 d 为 1 个疗程,经 1~3 个疗程治疗后,有效率 98.78%,痊愈率 87.7%[72]。

6. 支气管哮喘 首次蜂毒用量为 2 mg,治疗时间 3~5 min,经 24 h 观察,不过敏者,以后每天蜂毒递增 2 mg,至 8 mg 不再增加,10~15 次为一疗程,结果显效 37.5%,有效 52.1%,总有效率 89.6%[73]。

7. 顽固性头痛 取穴后,每穴注入适量蜂毒注射液,10 次一疗程,2 个疗程后,36 例治愈 20 例,显效 14 例,有效率 94.4%。此法通过穴位注射,集针刺、药物治疗于一体,使针药迅速达病所[74]。

8. 白塞病 蜂毒注射液皮下注射首次用量0.05 mg,如无不良反应,次日开始每次注射 1.0 mg,每日 1 次,1 个月为 1 个疗程,平均 1.61 个疗程。结果,27 例中痊愈 12 例,有效 15 例,痊愈率 44%,多数患者治疗 5~7 d 后,中腔、生殖器溃疡及关节疼痛明显减轻,发热患者体温下降,血沉增快者治疗后均有不同程度的下降[75]。

9. 毒副反应 15 例急性蜂毒中毒患者,均有头昏、乏力、恶心呕吐等症状。所有患者都有不同程度的心、肝、肾功能损害及溶血等表现[76]。15 例蜂毒致急性肾衰患者,均有少尿、无尿、血肌酐、尿素氮、钾异常。并伴有原发性腹膜炎、中毒性肝炎、中毒性心肌炎、泌尿系感染、中枢神经系统症状等并发症[77]。某患者由于全身疼痛较剧,用蜜蜂(30~40 只)螯刺右上腹皮肤,治疗后疼痛缓解。当日即出现畏寒、发热 3 d 后出现乏力、纳差、厌油、伴尿黄、眼黄、身黄、陶土样大便、酱油色小便等。诊断为亚急性肝衰竭[78]。

(周秋丽 何宗梅 毕云峰 王本祥 王 岩)

参 考 文 献

[1]Jentsch J,et al.Structure of melittin,the toxic main peptide from bee venom. *Peptide Proc Eur Peptide Symp*,1967:263

[2]Talbot JL,et al. Melittin-phospholipid in teraction binding of the mono and tetramerie from of this peptide. And perturbations of the thermotropic properties of bilayers. *Toxicon*,1982,20(1):199

[3]Haberman E,et al. A new method for the separation of the components of bee benom,especially of the centrally active peptide apamine. *Biochem Z*,1965,343:451

[4]Fredholm B. Studies on a mast cell degranulating factor in bee venom. *Biochem Pharmacol*,1966,15:2037

[5]Gauldie J,et al. The peptide components of bee venom. *Eur J Biochem*,1976,61:369

[6]Vick JA,et al. Beta adrenergic and antiarrhythmic effects of cardiopep,a newly isolated substance from whole bee benom. *Toxicon*,1974,12:139

[7]Shkenderov S,et al. Adolapin-A newly isolated analgetic and anti-inflammatory polypeptide from bee venom. *Tcxicon*,1982:20(1):317

[8]Franklin RM,et al. Immune and nonimmune gel precipitates produced by honey bee venom and its componets. *Proc Soc Exp Biol Med*,1974,147:585

[9]Shipolini RA,et al. The amino -acid sequence and carbohydrate content of phospholipase A2 from bee venom. *Eur J Biochem*,1974,48:465

[10]Benton AW. Esterases and phosphatases of honey bee venom. *J Apicult Res*,1967,6:91

[11]Owen MD,et al. A quantitative and temporal study of histamine and histidine in honey bee(Apis mellifera L.)venom. *Can J Zool*,1974,52:387

[12]Hofmann HT. Neuromuscular effect of bee toxin on isolated rat diaphragm. Naumyn-Schmiedebergs. *Arch Exptl and pharmacol*,1952,216:250

[13]游育红,等.蜂毒素对离体血管的作用. 福建医学院学报,1996,30(4):313

[14]Ishay J,et al. Effects of melittin on de central nervous system. *Toxicon*,1975,13(4):277

[15]Janicki PK,et al. Quantitative antoradiography of [125I]-apamin binding sites in the central nervous system. *Biomed Biochem*,1984,43(2):1371

[16]Habermann E,et al. Bee vencm neurotoxin (apamin): iodine labeling and characterization of binding sites. *Eur J Biochem*,1979,94(2):355

[17]Cavey D,et al. A search for the apamin receptor in the central nervous system. *Toxicon*,1979,17(2):176

[18]Habermann E,et al. Localization and effects of apamin after application to the certral nervous system. *Toxicon*,1980,18(5/6):549

[19]Mass AJ,et al. The action of apamin on guiea pig taenia caeci. *European Journdal of Pharmacology*,1980,67:265

[20]Banks BEC. Structure-activity studies on a pamin and mast cell degranulating peptide (MCDP)-401. *Nature* (UK), 1979,282(2537):415

[21]Shkendrow S,et al. Changes of noradrenaline,dopamine and serotonin in rat brain following treatment with apamin or melittin. *Toxicon*,1979,17(5):517

[22]Kaplinsky E,et al. Effects of bee(Apis mellifera) venom on the electrocardiogram and blood pressure. *Toxicon*,1977,15(3):251

[23]Marsh NA,et al. The effects of honey bee (Apis mellifera L.) venom and two of its constituents,melittin and phospholipase A2,on the cardiovascular system of the rat. *Toxicon*,1980,18(5):427

[24]徐济良,等.蜂毒磷脂酶A_2的降压作用. 中国药理学通报,1988,4(4):227

[25]pochinkova A,et al. Efffect of ultrasonically administered bee venom on tissue cholinesterase active. Tr Mezhdunar Simp Primen Prod Pcheloved Med Vet,1997(pub 1972):89

[26]靳英,等.蜂毒增强离体蟾蜍心脏节律性收缩.基础医学与临床,2008,28(6):627

[27]Krylov VN. Effect of bee venom on the heart. Master,Povolzh konf Fiziol Vchastiem Biokhim. *Farmakol Morfol*,6th 1973:(Pub 1973)1,86.

[28]Kaplinsly E,et al. Effects of bee (Apis mellifera)Venom on the electrocardiogram and blood pressure. *Toxicon*,1977,15(3):251

[29]游育红,等.蜂毒对豚鼠心肌细胞内游离钙浓度的影响. 福建医科大学学报,1997,(3):252

[30]游育红,等.蜂毒素对离体心房的作用. 中国药理学报,1997,18(1):87

[31]Habermann E,et al. Morphological differentiation of hemolysis produced by bee venom,snake venom,lysoledithin and digitonin. Naunyn-schmiedrgs. *Arch Expel Pathol Pharmakol*, 1957,245:163

[32]Lin SC,et al. The characterization of anticoagulant of purified honey (Apis mellifera) venom. J Formosam Med Assoc, 1983,82(5):629

[33]DUNN JD. The effect of bee venom on plasma corticosterone levels. *Neuroendocrinology Letters*,1984,6(5):273

[34]Morgan NG,et al.Studies on the mechanism by which melittin stimulates secretion from isolllated rat islets of Langerhans. *Biochimica et Biophysica Acta*,1985,845:526

[35]Morgan NG,et al.Stimulating effect of melittin on insulin secretion from islet of rat in vitro. *Bioscience Reports*,1984,4:665

[36]Grandison L. Stimulation of anterior pituitary prolactin release by melittin,an activator o phospholipase A_2. *Endocrinology*,1984,114(1):1

[37]Habermann E. Pharmacology of phospholipase. *Arch Exptl Pathol Pharmakol*,1957,230:538

[38]徐济良,等.蜂毒肽对大鼠主动脉收缩的作用及与钙内流的关系. 中国动脉硬化杂志,1999,7(3):219

[39]Billingham ME,et al. An anti-inflammatory peptide from bee venom. *Nature*,1973,245:163

[40]Ovcharov R,et al. Anti-inflammatory effects of apaimn. *Toxicon*,1976,14(6):441

[41]毛良.蜂螫对肾上腺皮质的作用.医药卫生快报, 1960,9:5

[42]朱伟,等. 蜂毒多肽BVI-2对T细胞及THP-1细胞功能的影响.中国免疫学杂志,2000,16(11):583

[43]郭毅斌,等. 蜂毒肽MP-1对内毒素血症小鼠急性肺损伤保护作用的研究.解放军医学杂志,2008,33(12):1427

[44]Somerfield SD,et al. Bee venom inhibits superoxide production by human neutrophlis. *Inflammation*,1984,8(4):385

[45]靳弟,等.蜂毒素的体内外抗肿瘤研究.安徽医科大学学报,2009,44(5):590

[46]宋长城,等.蜂毒素对人肝癌BEL-7402细胞裸鼠皮下移植瘤生长及肿瘤血管生成的影响.癌症,2007,26(12):1315

[47]高启龙,等.蜂毒素抗骨肉瘤裸鼠移植瘤的作用及对

肿瘤血管生成拟态的影响.肿瘤,2008,28(9):771

[48]李爱剑,等.蜂毒素对人胃癌BGC-823细胞生长抑制作用的实验研究.中国中医急症,2009,18(5):780

[49]李柏,等.蜂毒素基因重组腺病毒对肝癌细胞的杀伤作用.中国肿瘤生物治疗杂志,2003,10(1):13

[50]李柏,等.蜂毒素基因重组腺病毒诱导肝癌细胞凋亡的作用.中华肝脏病杂志,2004,12(8):453

[51]许天敏,等.蜂毒肽对卵巢癌生长抑制作用的实验研究.中国实验诊断学,2007,11(8):1027

[52]杨志林,等.蜂毒肽对人神经胶质瘤细胞的增殖抑制和诱导凋亡作用.南方医科大学学报,2007,27(11):1775

[53]Peck ML,et al. Anti-inflammatory action of bee venom. *Agents and Actions* 1979,9(2):205

[54]杨文超,等.蜂毒肽对受照射小鼠脾细胞增殖的影响.中国蜂业,2007,58(10):5

[55]骆尚骅,等.国外蜂产品文摘(1979—1988).1991:8300167

[56]Shkenderov S. Anaphylactogenic properties of Bee Venom and its fractions. *Toxicon*,1974,12(5):529

[57]Light WC,et al. Clinical application of measurements of serum level of bee venom. Specific IgE and IgG. *J Allergy Clin Immunol*,1977,59(3):247

[58]King TP. Immunochemical Studies of bee venom. *Allergy*,1980,35(3):200

[59]王秋波,等. 蜂毒的免疫调节机制研究. 中国免疫学杂志,2000,16(10):542

[60]Rothschlid AM. Histamine release by bee venom phospholipase A_2 and melitin in the rat. *Rit J Pharmacol*,1965,25:59

[61]王本祥. 蜂毒的药理及临床应用. 药学通报,1980,15(5):24

[62]Lauther WM,et al. Investigations on the chemistry and physiology of the venom of the honey bee (Apis mellifica). *J Am pharm Assoc*,1939,28:519

[63]Slotta KH,et al. Enzymic and toxic activity of phospholipase A. *Toxins Anim Plant Origin* [Proc Int Symp Anim Plant Toxins] 1970(pub. 1971) 1,401.

[64]Habermann E,et al. Central neurotoxicity of apamin crotamin,phospholipase A_2 and alphaamanitin. *Toxicon*,1975,13(6):465

[65]郭英宁,等. 蜂毒多肽致突变,致畸胎作用. 中国药理学与毒理学杂志,1994,8(4):288

[66]贾杰.精致蜂毒注射液治疗关节炎76例.中药药理与临床,1993,9(5):35

[67]李国萍.蜂毒穴位注射治疗三叉神经痛疗效观察.上海针灸杂志,2008,27(1):19

[68]王居祥,等.蜂毒注射液治疗恶性肿瘤的临床观察.南京中医药大学学报,2006,22(3):157

[69]朱超林,等.蜂毒注射液治疗轻、中度癌性疼痛30例临床观察. 南京中医药大学学报,2006,22(4):225

[70]成永明.气、蜂针治疗颈椎病57例.针灸临床杂志,1999,15(11):29

[71]李万山,等.膝骨性关节炎的蜂针治疗.蜂疗保健,2007,58(9):29

[72]高世毅,等. 蜂毒注射液穴位注射治疗面神经麻痹260例. 安徽中医临床杂志,1998,10(2):79

[73]王春利,等. 蜂毒穴位超声中频导入治疗支气管哮喘48例. 山东中医杂志,1996,15(10):446

[74]王天生,等.穴位注射蜂毒注射液治疗顽固性头痛367例. 中国针灸,2001,21(1):50

[75]张秀兰,等. 蜂毒注射液治疗白塞病. 中华皮肤科杂志,1997,30(1):52

[76]廖冰.急性蜂毒中毒致多脏器功能障碍15例临床分析.四川医学,2006,27(1):57

[77]李晓蓉,等.蜂毒致急性肾衰15例临床分析.中华实用医学,2002,4(24):93

[78]钟珊,等.蜂毒致亚急性肝衰竭1例.中华肝脏病杂志,2005,13(11):15

蜂胶

Propolis feng jiao

本品为蜂蜜科昆虫意大利蜂 *Apis mellifera* L.的干燥分泌物。味苦、辛,性寒。内服补虚弱,化浊脂,止消渴。用于体虚早衰、高脂血症、消渴。外用解毒消肿,收敛生肌。用于皮肤皲裂、烧烫伤。

【化学成分】

含有大量黄酮类、萜烯类化合物是蜂胶的重要特征。

1. 黄酮类化合物 主要有生松素醇、生松素、生松素醇-3-乙酸酯、白杨素、高粱姜素、生松素-7-甲醚、白杨素-7-甲醚和高粱姜素-7-甲醚,其中生松素醇、生松素、生松素醇-3-乙酸酯约占总黄酮的 70%[1]。黄酮类化合物还有 3,7,4',5'-四甲基杨梅素、3,7,3,三甲基槲皮素(pachypodol)[2]、球松素、乔松素、柚木杨素[3]、3-O-[(S)-2-甲基丁酰基]生松素醇、6-苯丙烯盐基白杨素[4]、propolin A、propolin B[5]。5,7-二羟基3,4-二甲黄酮和5-羟基4,7-二甲氧基双氢黄酮是蜂胶的特有成分[6]。

2. 三萜烯醇 主要有β-香树素、香树素三桔烯醇、环阿屯醇等[6]。

3. 长链脂肪醇 十二烷醇、十四烷醇、十四烯醇、十六烷醇等[6]。

4. 其他 从蜂胶中还分离出大量氨基酸、酶类、维生素及矿物质等[6]。

【药理作用】

1. 促进学习和记忆 蜂胶醇提物5、15、45 mg/kg灌胃给予小鼠,连续7 d,明显降低Y型迷宫测试小鼠的错误反应次数;腹腔注射东莨菪碱造成小鼠记忆障碍,预先灌胃蜂胶醇提物(45 mg/kg),小鼠错误反应数明显下降。蜂胶醇提物能明显提高正常小鼠的学习记忆功能,可能与中枢胆碱能通路有关[7]。上述剂量的蜂胶醇提物,对亚硝酸钠所致小鼠记忆巩固不良、三氯化铝所致衰老小鼠学习记忆功能障碍也有改善作用[8]。

给D-半乳糖所致急性衰老小鼠灌胃蜂胶黄酮300 mg/kg,30 d,小鼠跳台实验的错误次数明显减少,延长跳下平台的潜伏期;同时减低脑NO含量、NOS及AchE活性。蜂胶黄酮对D-半乳糖所致急性衰老小鼠学习记忆有保护作用,可能与降低脑内NO含量和NOS及AchE活性有关[9]。蜂胶总黄酮30、60、90 mg/kg可D-半乳糖致衰老小鼠脑组织中SOD、GSH-Px活性升高,MDA、LF含量降低。其改善学习记忆功能可能与抗氧化和调节自由基代谢有关[10]。

2. 抗脑缺血再灌注损伤 蜂胶黄酮200、100、50 mg/kg灌胃10 d,能减少脑缺血再灌注损伤(MCAO)大鼠脑梗死面积及行为学评分;降低脑组织中IL-1β、IL-6和TNF-α的含量。蜂胶黄酮对MCAO有一定保护作用,与降低脑组织中IL-1β、IL-6和TNF-α的含量有关[11]。

3. 心血管系统

(1)抗心肌缺血再灌注损伤 采用离体心脏缺血再灌注模型,100 mg/L蜂胶总黄酮(TFP)具有对抗缺血再灌注导致的心脏SOD活性下降和MDA含量升高[12]。蜂胶总黄酮(200、100 mg/kg,灌胃9 d)对大鼠心肌缺血再灌注损伤诱导细胞凋亡有改善作用,可使受损伤的心肌细胞及线粒体得到部分修复[13]。蜂胶总黄酮在上述相同的剂量和给药途径下,通过对大鼠心肌缺血再灌注导致的Fas表达上调的抑制和对Bcl-2表达下调的促进,而减少心肌细胞凋亡,保护心肌组织的结构与功能[14]。

(2)抗急性心肌缺血 蜂胶总黄酮240、120、60 mg/kg于10 d内每天灌胃给药1次,对大鼠冠状动脉结扎引起的急性心肌梗死,可明显减少梗死面积和降低心肌三酶CK、LDH、AST;抑制血瘀模型大鼠体外血栓形成;对大鼠血液流变性除升高血沉外,对全血比黏度、血浆比黏度和红细胞压积均有明显降低作用[15]。蜂胶总黄酮(30、60、120 mg/kg)经十二指肠给药,能明显改善犬结扎冠状动脉前降支造成的急性心肌梗死[16]。

(3)抗病毒性心肌炎 造模后30 min,给病毒性心肌炎小鼠腹腔注射蜂胶总黄酮(TFP)200、100 mg/kg。TFP显著降低病毒性心肌炎小鼠心肌细胞凋亡,下调Caspase-3表达及活性。TFP能阻滞病毒性心肌炎小鼠心肌细胞凋亡,可能与抑制Caspase-3表达有关[17]。

(4)抗心肌细胞氧化损伤 对心肌细胞氧化性损伤,蜂胶黄酮类提取物(100、50、25 μg/mL)与细胞预处理,低剂量(25 μg/mL)即能使培养介质中LDH量和细胞中MDA量下降,对SOD产生有保护作用。蜂胶黄酮类提取物有抗氧化作用[18]。

4. 抗炎、镇痛 蜂胶制剂按生药0.2 g/mL计,终浓度为0.02%、0.04%、0.06%、0.08%、0.10%对离体肠肌收缩有抑制作用,最佳抑制浓度为0.08%;对乙酰胆碱所致肠肌痉挛的最佳抑制浓度为0.08%;20 g/kg蜂胶制剂对小鼠热板致痛有明显抑制作用。蜂胶制剂在缓解内脏疼痛和躯体镇痛抗炎方面效果显著[19]。蜂胶总黄酮(TFP)灌胃给小鼠,使疼痛评分降低(15 min后)、扭体反应数减少(扭体实验,TFP剂量50、100 mg/kg)、舔足潜伏期延长(热板法,50、100 mg/kg)、缩尾反应潜伏期延长(温浴法,50 mg/kg),小鼠血清和脑组织中MDA、前列腺素-2、NO含量明显降低。TFP有明显的镇痛作用[20]。

浓度为1 g/L的蜂胶水提液和醇提液,小鼠按照0.2 mL/10 g体重,大鼠按照1 mL/100 g体重灌胃给药,连续5 d。对小鼠毛细血管通透性、大鼠急性关节炎和对大鼠急性胸膜炎都有明显的抑制作用,其作用机制似乎有所不同[21]。蜂胶用聚乙二醇配制成0.5%、1.0%、1.5%的应用液,每天2次给牙周炎大鼠口腔内滴注。用蜂胶治疗后,大鼠牙龈未见自发出血,用蜂胶1周后牙龈红肿消退,溃疡愈合,萎缩修复;蜂胶治疗组探诊出血阳性率SBI、菌斑指数PLI、探诊深度PD、牙槽骨吸收值ABL和牙齿松动度TM有明显改善。蜂胶可以明显改善大鼠牙周炎的临床症状[22]。

5. 改善微循环 建立大鼠小肠缺血再灌注损伤

(I-R)模型，蜂胶水提液(WEP)50、100、200 mg/kg 剂量可减轻小肠的病理变化，明显改善肠系膜微循环血流状态，减轻 I-R 所致的微静脉血流速度减慢和白细胞贴壁黏附。WEP 通过改善微循环减轻小肠 I-R 损伤[23]。

6. 降血糖 四氧嘧啶致大、小鼠糖尿病模型，灌胃给予蜂胶水提物 50、100 mg/kg 连续 7 d，可显著降低糖尿病大、小鼠的血糖[24]。预先给小鼠灌胃蜂胶软胶囊 50、250、500 mg/100 g 体重，每天 1 次，连续 14 d。对链脲佐菌素致糖尿病小鼠的血糖升高有抑制作用，降低糖尿病的罹患率，表明蜂胶软胶囊有预防小鼠糖尿病作用[25]。不同剂量的蜂胶水溶液(1、2、3 g/kg，灌胃 30 d)明显降低四氧嘧啶糖尿病小鼠的血糖和糖耐量[26]。

在四氧嘧啶糖尿病大鼠的背部形成全皮层创口，创口滴加蜂胶 4 滴后无菌纱布覆盖。结果，经蜂胶处理的大鼠创口愈合率明显提高，创口愈合时间明显缩短；并促进增殖细胞核抗原的表达。提示，蜂胶可以促进糖尿病大鼠创面细胞增殖，加速伤口愈合[27]。同样，蜂胶可促进上述模型大鼠创面组织角蛋白 14、角蛋白19、整合素 β1 的表达，即蜂胶可促进糖尿病大鼠创面表皮干细胞活性，加速创口愈合[28]。

7. 降血脂 在喂饲高脂饲料的同时，在鹌鹑的日粮中加入蜂胶 1 g(胶囊每粒含蜂胶 0.35 g)喂饲，连续 12 周，可明显降低血清 TC、TG[29]。蜂胶软胶囊 2.5、5、10 g/kg 预防给药，显著降低高脂血症大鼠血清 TC 和 TG。实验证明，蜂胶软胶囊为实际无毒物质，且对大鼠有预防性降血脂作用[30]。

8. 保肝 对扑热息痛致急性肝损伤小鼠给予蜂胶醇提物 12.5、25、50、100 mg/kg，灌胃每天 1 次，连续 4 d。与模型组比较，蜂胶醇提物可明显降低小鼠血清 AST、ALT、LDH 活性，降低肝组织中 MDA 含量，升高 GSH、GSH/GSSG 比值，肝组织病理损伤明显减轻。蜂胶醇提物对扑热息痛急性肝损伤小鼠有明显保护作用[31]。对大鼠慢性酒精性肝损伤，蜂胶 1.0 g/kg 每天灌胃 12 周，可使血清 AST、ALT，肝组织 SOD、MDA 等各项指标趋于正常，对酒精慢性肝损伤有保护作用[32]。

蜂胶醇提物(0.5、1.5、4.5 mg/mL)体外对氧自由基损伤的肝脏线粒体有保护作用。表现在，线粒体肿胀受到抑制，MDA 含量减少，线粒体 SDH 活性增强，有抗氧自由基作用[33]。对慢性肝损伤导致的肝纤维化蜂胶乙醇提取物(50~400 μg/mL)有抗纤维化作用，可抑制肝星状细胞(HSC)活化、增殖及胶原合成。抗氧化可能是蜂胶乙醇提取物抑制 HSC 活化增殖的主要机制[34]。

9. 保护肾脏 蜂胶水提液(WSP，15 g/L，稀释为 1/3 和 1/6 浓度)和蜂胶醇提液(EEP，100 g/L，稀释为 1/20 和 1/40 浓度)灌胃给药 7 周后，可降低糖尿病大鼠尿酸、尿素和肌酐水平，肾重/体重比降低。对糖尿病肾脏组织有保护作用[35]。

10. 抗菌、抗病原微生物 蜂胶浓度在 0.248%~31%范围内对甲型链球菌和乙型链球菌有明显的抑菌作用，对丙型链球菌无抑菌作用。蜂胶浓度为 31%时抑菌强度随 pH 值增加而减弱[36]。蜂胶浓度在0.0621%~15.5%浓度范围内，对金黄色葡萄球菌抑菌活性呈浓度依赖性升高；蜂毒浓度为 31%，抑菌活性随 pH 值增加而减弱；在 pH6.5 下产生抑菌环的最小浓度为 0.1242%[37]。0.04%、0.01%蜂胶溶液对变形链球菌有较强的抑菌作用，最小抑菌浓度为 0.025%，并有较强的变形链球菌黏附抑制作用[38]。95%蜂胶乙醇溶液倍比稀释为 0.078125~10 g/100 mL 浓度，对牙周病致病菌(牙龈卟啉单胞菌 Pg、伴放线放线杆菌 Aa、具核梭杆菌 Fn)有抑菌作用，抑菌效果 Pg>Fn>Aa，有剂量依赖关系[39]。

11. 抗疲劳 给小鼠灌服蜂胶液(45 mg/kg)4 周，小鼠游泳至力竭时间明显延长。4 周递增负荷游泳训练并于最后一次力竭后(与未服用蜂胶组小鼠比)，心肌细胞 MDA 含量明显降低，SOD、GSH-Px、Ca^{2+}-ATPase 活性明显升高。蜂胶具有提高机体耐力运动力、延缓疲劳作用[40]。

12. 抗氧化、抗衰老 0.183、0.367、1.101 g/kg 蜂胶给小鼠灌胃 30 d，能显著提高血清 GSH-Px 活力，降低血 MDA，对 SOD 无明显影响[41]。蜂胶黄酮 300 mg/kg 给小鼠灌胃 25 d，使衰老小鼠脑组织 SOD、CAT 活性明显升高，MDA 明显降低，有效增强衰老小鼠机体抗氧化能力[42]。蜂胶按 45 mg/kg 剂量给小鼠灌服 4 周，小鼠红细胞 Na^+/K^+-ATPase 及 SOD 活性明显升高，血浆 MDA 含量明显降低。提示，蜂胶可明显改善机体抗氧化能力，减少自由基对红细胞的损伤[43]。蜂胶黄酮 300 mg/kg 灌胃 25 d，使小鼠脑组织 SOD、GSH-Px 活性升高，MDA 明显降低，有效保护脑组织免受自由基损伤[44]。蜂胶黄酮 7.5、2.5、0.83 mg/mL 灌胃给小鼠 20 d，高剂量提高小鼠睾丸组织和卵巢 SOD 活性[45]。蜂胶乙醇提取物(EEP)300 mg/kg 给小鼠灌胃 25 d，能保持或提高小鼠心肌 DNA 甲基化水平，具有较强的抗衰老作用[46]。

比较蜂胶黄酮与维生素 C、银杏黄酮清除自由基的能力。在邻苯三酚自氧化系统和邻二氮菲-Fe^{2+}羟自由基系统，蜂胶黄酮(加样量 0.4~1.0 mL)有较强的清除超氧阴离子自由基和羟自由基能力，作用强度大于 VC 和银杏黄酮[47]。

13. 调节免疫 蜂胶 0.183、0.367、1.101 g/kg 给小鼠灌胃 30 d，中、高剂量能提高小鼠迟发型变态反应能力，高剂量能提高小鼠抗体细胞生成数、半数溶血值，增强小鼠单核-巨噬细胞碳廓清能力，提高小鼠 NK 细胞活性。对 ConA 诱导的小鼠淋巴细胞转化能力无明显影响[48]。也有报道，0.17 g/kg 蜂胶能增强 ConA 诱导的小鼠淋巴细胞转化能力，0.34 g/kg 蜂胶明显升高小鼠巨噬细胞吞噬鸡红细胞的吞噬指数，对小鼠碳廓清能力无明显影响[49]。

蜂胶黄酮 45、30、15 mg/kg 灌胃给药 20 d，可增加小鼠胸腺肽的合成量，有增强免疫功效[50]。同样剂量条件下，蜂胶黄酮升高小鼠胸腺 SOD 活性，降低胸腺 MDA 和 NO 含量，对衰老小鼠的胸腺细胞的退行性变化有改善和延缓作用[51]。

14. 抗肿瘤 用 1.5%、2.0%、2.5%浓度的蜂胶饲料喂饲小鼠 2 个月后，给小鼠腋下接种 S180 肿瘤细胞。结果，肿瘤生长抑制率为 45.7%、66.0%、64.4%；肿瘤组织内核分裂象显著减少，肿瘤组织周围淋巴细胞呈反应性增生。蜂胶有抑制肿瘤生长作用[52]。小鼠每天按照 0.1 mL/10 g 体重腹腔注射蜂胶提取物(15 mg/kg)，连续 7 d，对荷瘤(S180)小鼠 NK 细胞活性有明显增强作用，提高淋巴细胞增殖能力和 IL-2 含量。表明，蜂胶能提高荷瘤小鼠免疫功能[53]。

蜂胶提取物 20、40、80、160 μg/mL 体外抑制喉癌细胞株 HepG2 增殖，诱导 HepG2 细胞凋亡，非特异性阻滞 HepG2 细胞周期的全过程，且细胞内 Ca^{2+}随蜂胶浓度增加而增加[54]。蜂胶诱导凋亡可能与肿瘤细胞内 Ca^{2+}变化有关[55]。人子宫内膜腺癌细胞株(JEC)与不同浓度蜂胶 (100、10、1、0.1、0.01 μg/mL) 共孵育，对 JEC 细胞生长有较强的抑制作用[56]。对蜂胶进行纳米化处理后，纳米蜂胶浓度在 16~400 μg/mL 范围内，对 K562、L929、MNK28 细胞株的半数致死浓度 (IC_{50})分别为(357.8±8.3)、(472.3±27.5)、(461.7±18.7)μg/mL，凋亡率与杀伤率有一定的线性关系，所以诱导凋亡可能是其抗肿瘤的机制之一[57]。

15. 抗辐射 用 ^{60}Co γ 射线 1 次全身性照射大鼠，蜂胶乙醇提取物(40 mg/mL)分别在照射前 3 d 和照射当天灌胃给大鼠 1.0 mL，分别连续 3 d 和 7 d。无论照射前、后，蜂胶均能显著抑制受照大鼠骨髓细胞有丝分裂指数的降低，减轻骨髓的辐射损伤和促进白细胞恢复[58]。蜂胶预防组在 ^{60}Co γ 射线照射前给大鼠以 0.2 g/kg 灌服蜂胶，治疗组在照射当天灌服同等剂量蜂胶，连续 7 d。结果提示，蜂胶可明显促进白细胞数量恢复，减轻辐射所致的大鼠血清 SOD 活性下降，具有一定的抗辐射损伤作用[59]。在大鼠吸入氡及其子体前灌服蜂胶 0.2 g/kg，可减轻大鼠吸入氡及其子体后出现的氧化损伤，包括提高外周血及肺组织中 SOD 活性和降低 MDA 含量。蜂胶能够增强大鼠抗氧化应激能力[60]。

16. 抗突变 蜂胶提取物（终浓度 5、10、20、40 μg/mL）在体外与人外周血淋巴细胞共培养，浓度在 20 μg/mL 以上时，对亚砷酸钠诱发的人外周血淋巴细胞染色体畸变有抑制作用，对分化细胞有分化逆转作用[61]。

17. 影响细胞增殖 蜂胶浓度为 4 mg/L 可促进正常血管内皮细胞增殖，可明显抑制过氧化氢诱导的血管内皮细胞损伤[62]。蜂胶浓度梯度为 180、150、120、90、60、30 μg/mL 对成骨细胞显示出一定双向调节作用，当浓度为 30 μg/mL 时对细胞有轻微的促进细胞增殖作用；蜂胶对成骨细胞均无毒性和致畸变作用，显示出一定的保护细胞作用[63]。蜂胶水提液(50、100、200 mg/L)与血管平滑肌细胞作用 2 h 后，加入血管紧张素 II 诱导血管平滑肌细胞增殖。蜂胶水提液在一定浓度下可抑制血管紧张素 II 诱导的血管平滑肌细胞增殖[64]。

18. 抗纤维化 用不同葡萄糖浓度(5、25 mmol/L)和不同蜂胶浓度(10、50、100、200 μg/mL)处理体外培养的人成纤维细胞及单核巨噬细胞系。结果，高糖使两个细胞系基质金属蛋白酶 MMP-9 表达增加，蜂胶则显著降低 MMP-9 的表达，有利于细胞基质的积聚，从而促进糖尿病患者伤口的愈合[65]。体外在人脐静脉内皮细胞培养系统内加入 25、50、100、200 mg/L 的蜂胶黄酮 24 h，均能抑制 MMP-9 的表达，且有明显的量效关系。蜂胶黄酮有抗纤维化作用[66]。

19. 改善血液流变性 给家兔喂饲蜂胶提取物(0.2、0.3、0.4、0.5 mL/kg)7 d，家兔血液黏度降低，血液流变学的其他指标也都有不同程度的改善，有助于某些心血管疾病的防治[67]。蜂胶总黄酮 20、40、80 mg/kg (灌胃)能明显增加冠脉血流量和心输出量，增加心脏指数和心搏指数，并可减慢心率、降低血压、降低冠脉阻力和总外周阻力、降低心肌耗氧量。表明，蜂胶总黄酮对实验犬血流动力学有明显的改善作用[68]。

20. 其他 蜂胶提取物对大鼠 II°烫伤有促进创面愈合、减少瘢痕的作用[69]。蜂胶提取液 300 mg/kg 灌胃给药 7 d，对注射角叉菜胶建立的急性胸膜炎大鼠模型,可对抗大鼠胸水增多、抑制中性粒细胞升高、降低血清 MDA 含量和增加 SOD 活性、降低溶菌酶含量和 GSH-Px 活性,降低胸腔渗出液中蛋白质含量及减少炎症介质 NO 和 PGE_2 的生成。蜂胶具有良好的抗炎作用[70]。预防给予大鼠蜂胶水提液(300 mg/kg)和醇提液(300 mg/kg),灌胃 7 d,能缓解急性肺损伤大鼠中性粒细胞的升高,明显减轻肺炎性病变程度,抑制 CD_{54} 的表达及 NF-κB p65 活性。提示,在急性肺损伤肺组织中 CD_{54} 表达增强和 NF-κB p65 活化参与急性肺损伤的发病过程,蜂胶可抑制 CD_{54} 的表达及 NF-κB p65 活性,从而减轻肺组织损伤程度[71]。蜂胶醇提液和水提液在 2、4 g/kg 剂量下都能降低小鼠胃中甲基橙的残留量,提高小肠炭末推进率,蜂胶醇提物的效果更明显。蜂胶两种提取物都有促进消化作用[72]。对苯肾上腺素和 KCl 预收缩的豚鼠胸主动脉环,蜂胶乙醇提取物(1~100 mg/L)可以剂量依赖地使其舒张,去除内皮后舒张作用减弱。使用 NO 合酶抑制剂、鸟苷酸环化酶抑制剂或前列腺素合成酶抑制剂预处理,血管舒张作用也减弱。提示,舒张血管作用受内皮 NO-鸟苷酸环化酶途径和前列腺素调控[73]。

21. 毒性 蜂胶片灌胃给小鼠的急性毒性试验 LD_{50}>10.0 g/kg,未见致突变作用及小鼠精子遗传毒性[74]。蜂胶王浆软胶囊小鼠灌胃的 LD_{50}>15 000 mg/kg,大鼠灌胃 LD_{50}>15 000 mg/kg,属无毒类。Ames 试验、小鼠骨髓微核试验、小鼠精子畸形试验结果皆为阴性[75]。复方蜂胶口服液 5 g/kg 给小鼠灌胃,7 d 内无 1 例死亡,饮食活动无明显改变。3 个月的长期给药亦未见任何毒性反应,是安全、无毒的[76]。

【临床应用】

1. 口腔溃疡 28 例化疗性口腔溃疡患者,每天用甲硝唑注射液口腔含漱,再将蜂胶均匀涂抹在溃烂的溃疡面上,每天 3~4 次,7 d 看疗效。结果,治愈 26 例,未愈 2 例,治愈率 92.9%[77]。复发性口腔溃疡患者 38 例,用蜂胶涂溃疡面,1 d 2 次。蜂胶促进愈合率 92.11%,止痛率 94.74%[78]。用菩提蜂胶口腔喷剂治疗小儿溃疡性口炎 108 例,每天喷溃疡面 6~8 次,5~7 d 为 1 个疗程。显效 86 例(82.4%),有效 22 例(17.6%),治愈率 100%[79]。

2. 口腔扁蓄平苔藓 确诊口腔扁蓄平苔藓患者 43 例,用复方蜂胶膜(纯蜂胶、丹参、鸡血藤、郁金等)贴于病损处,早、中、晚、睡前各 1 次,2 月为 1 个疗程。结果痊愈 3 例,显效 12 例,好转 22 例,无效 6 例,总有效率 86%[80]。

3. 牙病 38 例急性牙髓炎患者用蜂胶牙痛水安抚治疗保存活髓。成功 34 例(89.59%),失败 4 例(10.5%),痊愈患者随访 1 年,牙髓活力正常,无自发痛,咀嚼功能良好[81]。114 例急性冠周炎患者接受蜂胶牙泰治疗,每日 1 次,连续治疗 3 d,第 4 天观察疗效。有效 92 例(80.7%)[82]。

4. 血脂异常 每天口服蜂胶软胶囊(0.5g)2 次,每次 4 粒,并配合口服调脂汤(山楂、丹参、何首乌、决明子等),治疗高血脂 30 例,疗程 30 d。结果对血脂紊乱患者效果明显,疗效与辛伐他汀相当,没有明显的不良反应[83]。

5. 糖尿病足 收治 II 型糖尿病 I、II 级糖尿病足溃疡患者 19 例,在有效控制血糖基础上,用蜂胶充分覆盖在溃疡面上,每天换药 2 次,30 d 为 1 个疗程,治疗 2 个疗程后统计疗效。结果,治愈 13 例,显效 3 例,有效 2 例,无效 1 例,总有效率 94.7%[84]。

6. 肿瘤 18 例中晚期原发性肝癌患者口服蜂胶片(0.3 g/片),每次 4 片,每天 3 次,并加相应中药予以支持,疗程 1 个月。蜂胶治疗后临床症状、肿瘤客观指标肝功能及生活质量等各项指标均有较明显的改善[85]。

7. 烧伤 收治浅Ⅱ度小面积烧伤患者 45 例,用 0.1%蜂胶总黄酮溶液涂于烧伤患部。结果,无论渗出减少时间还是创面愈合时间都明显优于对照药物京万红,治愈率 60%,有效率 35.6%[86]。

8. 皮肤病 复方蜂胶液由蜂胶和黄连粉组成,为含蜂胶 50%的酊剂。104 例湿疹患者在蜂针治疗基础上,将复方纷纷叫液均匀涂于患部或病变部位,7d 为 1 个疗程。其中 6 个疗程痊愈者 37 例,10 个疗程痊愈者 56 例,好转 6 例,无效 3 例,有效率 91.0%[87]。将蜂胶酊涂于患处,每日 1 次,7 例带状疱疹患者全部治愈,用药最短 3 d,最长 7 d[88]。

9. 老年斑 蜂胶片口服 3 个月,治疗老年斑患者 34 例,治愈 15 例,好转 15 例,未愈 4 例,总有效率 88.2%。效果优于口服维生素 E[89]。

10. 慢性胆囊炎 蜂胶胶囊(0.38 g/粒),每日 2 次,每次 2 粒,观察 30 d。50 例慢性胆囊炎患者,治愈 5 例,好转 27 例,总有效率 64%,蜂胶胶囊有治疗胆囊炎作用[90]。

11. 胃病 包括浅表性、萎缩性胃炎、胃及十二指肠溃疡、胃神经官能症等,共收治 98 例。口服蜂胶益胃丸(蜂胶、丹参、蒲公英、元胡、芦荟),每日 3 次,每次 3 g,30 d 为 1 个疗程。结果,痊愈 52 例,显效 31 例,有效 9 例,无效 6 例,总有效率 93.9%[91]。

12. 乳腺小叶增生 患者口服天冬素片,外搽蜂胶酊,初诊服 3 周药,后巩固 1~2 周。治疗 18 例患者,治愈率100%[92]。

13. 慢性咽炎 采用5%蜂胶加中药煎剂雾化法治疗慢性咽炎27例,有效率96.3%[93]。

14. 副作用 有报道,用蜂胶局部注射治疗腹壁外疝无效,且并发局部硬性包块病例16例,后经治疗获得痊愈。报道称,蜂胶局部注射不能被吸收,在局部形成局限性脓肿或包块增加了患者的痛苦[94]。

(周秋丽 文 雪 张 扬)

参考文献

[1]Markham KR,et al. HPLC and GC-MS identification of the major organic constituents in New Zealand propolis. *Phytochemistry*, 1996,42(1):205

[2]Tomas FA, et al. Flavonoid composition of Tunision honeys and propolis. *Agric Food Chem*, 1997,45(8):2824

[3]周立东,等.北京蜂胶的黄酮类成分.中国中药杂志,1999,24(3):162

[4]Tepy U, et al. Constituents of Chinese propolis and their antiproliferative activities. *J Natur Prod*, 2002,65(5):673

[5]Chen CN, et al. Horng-Shing, Cytotoxic prenylflavanones from Taiwanese Propolis. *J Natur Prod*, 2003,66(4):503

[6]李勇,等.蜂胶的化学成分及药理作用研究进展.黑龙江医药,2005,18(5):333

[7]王浩,等.蜂胶醇提物对小鼠学习记忆功能的影响.泰山医学院学报,2007,28(5):332

[8]王浩,等.蜂胶醇提物对小鼠学习记忆的促进作用.中国蜂业,2008,59(8):5

[9]张悦,等. 蜂胶黄酮对D-半乳糖致急性衰老小鼠学习记忆及脑组织NO、NOS和AchE活性的影响. 中国老年学杂志,2008,8(28):1590

[10]王浩,等.蜂胶总黄酮对衰老小鼠学习记忆的影响.中国老年学杂志,2009,11(29):2880

[11]袁丽杰,等.蜂胶黄酮对大鼠脑缺血再灌注损伤后IL-1β、IL-6和TNF-α含量的影响. 中国比较医学杂志,2008,18(8):11

[12]郝君,等.蜂胶总黄酮抗心肌缺血再灌注损伤的生化机制的研究.沈阳部队医药,2007,20(2):90

[13]杨明,等.蜂胶总黄酮对大鼠心肌缺血-再灌注损伤诱导细胞凋亡的影响.中国药理学通报,2005,21(5):551

[14]杨明,等.蜂胶总黄酮对大鼠心肌缺血再灌注损伤Fas、Bax和Bcl-2基因蛋白表达的影响. 中国药理学通报,2005,21(7):799

[15]杨明,等.蜂胶总黄酮对急性心肌缺血大鼠心肌梗死和血液流变学的影响.中成药,2005,27(9):1057

[16]隋殿军,等.蜂胶总黄酮对结扎犬冠状动脉前降支造成急性心肌梗死的影响.长春中医学院学报,2005,21(1):31

[17]马佳,等.蜂胶总黄酮对病毒性心肌炎小鼠心肌凋亡的影响.医药导报,2009,28(5):577

[18]金毅,等.蜂胶黄酮类提取物对培养心肌细胞氧化损伤的保护作用.锦州医学院学报,2003,24(6):17

[19]王南舟.蜂胶制剂镇痛抗炎作用初探.蜜蜂杂志,2004,5:3

[20]张波,等.蜂胶总黄酮镇痛作用及其机制研究.中国药房,2005,16(19):1458

[21]胡福良,等.蜂胶醇提液和水提液对急性炎症动物模型的作用.浙江大学学报,2003,29(4):444

[22]刘志勇,等.蜂胶对大鼠实验性牙周炎的治疗效果.实验动物与比较医学,2008,28(5):331

[23]姚树桐,等.蜂胶水提液改善小肠缺血-再灌注大鼠肠系膜微循环.中国微循环,2009,13(6):479

[24]白金丽,等.蜂胶对糖尿病的初步药理学研究.云南中医中药杂志,2006,27(2):45

[25]魏高文,等.蜂胶软胶囊对小鼠糖尿病预防作用的实验研究.实用预防医学,2007,14(2):530

[26]杨峰,等.蜂胶水溶液降脂、降糖、抗炎作用的实验研究.中国中医药科技,2007,14(1):41

[27]高畅,等.蜂胶对糖尿病大鼠创面愈合的影响.感染、炎症、修复,2008,9(1):25

[28]高畅,等.蜂胶对糖尿病大鼠创面表皮干细胞表达的影响.中日友好医院学报,2009,23(2):102

[29]张加勇.蜂胶对治疗鹌鹑高脂血症的疗效观察.社区医学杂志,2006,4(3):16

[30]杨庆,等.蜂毒软胶囊毒性和对大鼠血脂调节作用.中国卫生检验杂志,2007,17(6):1103

[31]马秋霞,等.蜂胶醇提物对扑热息痛致小鼠急性肝损伤的保护作用.中药新药与临床药理,2009,20(6):524

[32]陈小囡,等.蜂胶对慢性酒精性肝损伤的保护作用及其机制研究.健康研究,2009,29(2):89

[33]周家声,等.蜂胶醇提物对大鼠肝脏线粒体氧自由基损伤的保护作用.锦州医学院学报,2005,26(5):5

[34]赵稳兴,等.蜂胶乙醇提取物降低肝星状细胞活化、增殖和胶原合成.肝脏,2003,8(2):34

[35]胡福良,等.蜂胶对糖尿病大鼠肾脏的影响.蜜蜂杂志,2004,2:3

[36]曾莉萍,等.蜂胶对链球菌的抑菌实验.现代预防医学,2007,34(16):3042

[37]曾莉萍,等.蜂胶对金黄色葡萄球菌的抑菌作用.现代预防医学,2007,34(13):2432

[38]侯晓霞,等.蜂胶对变形链球菌的抑菌及黏附抑制实验.现代口腔医学杂志,2003,17(1):24

[39]孙丽娜,等.蜂胶对牙周病致病菌的抑制研究.食品科学,2007,28(7):44

[40]潘燕,等.蜂胶对小鼠运动能力及心肌自由基代谢的影响.湖北师范学院学报(自然科学版),2009,29(1):54

[41]胡春生,等.北京蜂胶对老龄小鼠抗氧化功能影响的实验研究.实用预防医学,2005,12(5):1203

[42]张悦,等.蜂胶黄酮对衰老模型小鼠脑组织抗氧化作用的影响.中国老年学杂志,2008,28(6):563

[43]韩小燕,等.蜂胶对小鼠红细胞酶活性及血浆自由基代谢的影响.中国食品与营养,2009,5:59

[44]张悦,等.蜂胶黄酮对小鼠脑SOD、GSH-Px、MDA的影响.现代生物医学进展,2006,6(10):62

[45]张国文,等.蜂胶对小鼠睾丸及卵巢组织过氧化物歧化酶活性的影响.时珍国医国药,2004,15(2):70

[46]韩银淑.蜂胶乙醇提取物对小鼠心肌DNA甲基化的影响.卫生职业教育,2005,23(19):93

[47]徐颖,等.蜂胶黄酮清除自由基作用的研究.食品工业,2008,1:23

[48]胡怡秀,等.北京蜂胶对小鼠免疫功能影响的实验研究.实用预防医学,2005,12(5):1049

[49]谚谷. 蜂胶对小鼠免疫功能影响的实验研究.中外医学研究,2009,7(8):102

[50]王桂云,等.蜂胶提取物对小鼠胸腺肽合成的影响.牡丹江医学院学报,2003,24(1):3

[51]王桂云,等.蜂胶提取物对小鼠胸腺一氧化氮与抗氧化作用的研究.中医药学报,2004,32(3):67

[52]郭文君,等.蜂胶对小鼠移植瘤细胞株生长的抑制作用的形态学观察.中国药房,2003,14(4):206

[53]潘明.蜂胶提取物对荷瘤小鼠肿瘤免疫系统的影响研究.时珍国医国药,2007,18(2):415

[54]王菊香,等.蜂胶体外诱导喉癌细胞凋亡的实验研究.时珍国医国药,2009,20(10):2418

[55]王菊香,等.蜂胶诱导喉鳞癌Hep-2细胞凋亡及机制探讨.山东医药,2008,48(6):36

[56]马锐,等.蜂胶对人子宫内膜腺癌细胞株体外增殖的影响.遵义医学院学报,2008,31(6):579

[57]朱慧芬,等.纳米蜂胶对肿瘤细胞K562、L929、MNK28的杀伤效应及机制研究.中国药师,2008,11(3):269

[58]郭月凤,等.蜂胶对大鼠骨髓辐射损伤的防治作用.辐射防护,2004,24(1):56

[59]聂继华,等.蜂胶对辐射损伤大鼠外周血细胞及血清SOD的影响.环境与职业医学,2006,23(2):149

[60]丁建松,等.蜂胶对氡及其子体吸入致大鼠损伤的防护作用研究.辐射研究与辐射工艺学报,2006,24(5):317

[61]王菊香.蜂胶提取物拮抗砷化物对人体外周血淋巴细胞致突变作用研究.现代预防医学,2006,33(4):475

[62]王伟,等.蜂胶对体外培养的血管内皮细胞增殖活力的影响.北京农学院学报,2009,24(2):54

[63]李德宏,等.高原蜂胶对成骨细胞增殖分化影响的体外实验研究.昆明医学院学报,2009,2:93

[64]桑慧,等.蜂胶水提液影响血管紧张素II促血管平滑肌细胞增殖的作用.中国临床康复,2006,10(35):57

[65]贾军宏,等.蜂胶对成纤维细胞、单核巨噬细胞系基质金属蛋白酶MMP-9表达的抑制作用.解放军医学杂志,2006,31(6):545

[66]李东娟,等.蜂胶黄酮对人脐静脉内皮细胞基质金属蛋白酶9的影响. 中国组织工程研究与临床康复,2009,13(2):317

[67]陈飞东,等.蜂胶对家兔血液流变学特性的影响.蜜蜂杂志,2006,7:3

[68]杨明,等.蜂胶总黄酮对犬血流动力学的影响.中药药理与临床,2005,21(5):24

[69]张波,等.蜂胶提取物对大鼠烫伤的治疗作用.药学实践杂志,2003,21(5):286

[70]胡福良,等.蜂胶提取液对大鼠急性胸膜炎的作用及其机制的研究.营养学报,2007,29(2):189

[71]胡福良,等.蜂胶对急性肺损伤大鼠肺组织中NF-kB活性及CD54表达的影响.中国病理生理杂志,2004,20(6):1066

[72]王泽军,等.蜂胶不同提取部位对胃排空和小肠推进功能的影响.海峡药学,2009,21(6):45

[73]欧阳建梅,等.蜂胶乙醇提取物(EEP)对豚鼠胸主动脉的舒张作用.现代生物医学进展,2007,7(9):1286

[74]张新军,等.蜂胶片对动物的急性毒性试验与遗传毒性试验的研究.中国蜂业,2006,57(5):11

[75]王凤忠,等.蜂胶王浆软胶囊毒理学安全性研究.中国食物与营养,2009,10:37

[76]于峰,等.复方蜂胶口服液的毒性实验研究.中国医学研究与临床,2004,2(10):5

[77]杜如宇.蜂胶加甲硝唑治疗化疗性口腔溃疡的疗效观察.基层医学论坛,2009,13:341

[78]陈金良,等.蜂胶治疗复发性口腔溃疡的临床疗效观察.首都医药,2009,9(下):43

[79]杨丽芬.菩提蜂胶口腔喷剂治疗小儿溃疡性口炎疗效观察.吉林医学,2009,30(22):2802

[80]吕金,等.复方蜂胶膜治疗口腔扁蓄平苔藓的临床观察.浙江中医学院学报,2003,27(4):57

[81]郭秀英,等.蜂胶牙痛水治疗急性牙髓炎的临床观察.广东牙病防治,2001,9(增刊):365

[82]张青松,等.蜂胶牙泰治疗急性冠周炎的灵床疗效评价.天津医科大学学报,2006,12(2):315

[83]潘善余.蜂胶配合中药内服治疗血脂代谢异常30例.浙江中医杂志,200944(12):898

[84]楚勤英,等.蜂胶治疗2型糖尿病I、II级糖尿病足的临床观察.河北医学,2008,14(3):263

[85]殷常春,等.蜂胶片治疗原发性肝癌36例临床报告.吉林中医药,2006,26(12):26

[86]马晓兵,等.蜂胶总黄酮溶液对烧伤抗渗出作用的实验研究和临床观察.沈阳部队医药,2006,19(1):21

[87]代乾.蜂针与复方蜂胶液治疗湿疹104例.中国蜂业,2008,59(7):38

[88]李静伟.蜂胶制剂治疗带状疱疹临床观察.中华现代中西医杂志,2003,1(10):943

[89]张瑞荔,等.蜂胶片治疗老年斑34例疗效观察.云南中医中药杂志,2003,24(6):12

[90]瘳瑞浩,等.蜂胶胶囊治疗慢性胆囊炎50例临床观察.当代医学,2008,145:141

[91]张求顺.蜂胶益胃丸治疗胃病98例的临床疗效观察.蜜蜂杂志,2004,9:29

[92]夏令德.蜂胶、天冬素、蜂王浆治疗妇女小叶增生18例.养蜂科技,2005,2:39

[93]陈玉香,等.蜂胶加中药煎剂雾化法治疗慢性咽炎疗效观察.养蜂杂志,1998,11:582

[94]刘小民,等.蜂胶治疗腹壁外疝无效并发局部硬性包块16例分析.中国全科医学,2006,9(1):64

蜂 蜜

Mel

feng mi

本品为蜜蜂科昆虫中华蜜蜂 *Apis cerana* Fabricius 或意大利蜂 *Apis mellifera* L. 所酿的蜜。味甘、性平。具有补中、润燥、止痛、解毒功能;外用生肌敛疮。主要用于脘腹虚痛、肺燥干咳、肠燥便秘、解乌头类药毒;外治疮疡不敛、水火烫伤。

【化学成分】

蜂蜜的主要成分为 36%果糖(fructose)、35%葡萄糖(glucose)和 2.6%蔗糖(sucrose),少量麦芽糖(maltose)、糊精,树胶等。以及含氮化合物、有机酸、挥发油、色素、蜡、植物残片、酵母、酶类、无机盐等。蜜一般只含水,微量维生素,其中有 A、C、D、胆碱、B_2、尼克酸、泛酸、生物素、叶酸、B_6、B_{12}、K、胡萝卜素等。在含氮化合物中有蛋白质、胨、氨基酸,以及转化酶、过氧化氢酶、淀粉酶等酶类,并含乙酰胆碱。灰分中主含镁、钙、钾、钠、硫、磷,以及微量元素铁、锰、铜、镍等。有机酸中往往含有柠檬酸以及苹果酸、琥珀酸、乙酸。也常含甲酸,但含量极低(0.01%以下)[1,2]。

【药理作用】

1. 抑菌 取生蜂蜜、熟蜂蜜各 1 滴及各种药敏纸片放入划种细菌的培养基上,37℃培养 24 h 后观察抑菌效果。结果,生蜂蜜对化脓性金黄色葡萄球菌、乙型溶血性链球菌、绿脓杆菌、部分大肠杆菌均有明显杀菌作用[3]。另有报道,蜂蜜低浓度有抑菌作用,高浓度有杀菌作用,达到 80%浓度及在原蜜液中时试验菌无一例生存,且蜂蜜有防止和阻止细菌扩散作用,并与其浓度有关[4]。蜂蜜的抗菌作用是由于蜂蜜中葡萄糖氧化酶氧化了蜂蜜中的葡萄糖,产生过氧化氢,过氧化氢积累到一定的浓度,对革兰阳性、革兰阴性细菌有杀菌或抑制其生长的作用[5]。有些蜂蜜中的芳香酸有较强的抗菌作用[6]。有些蜂蜜对特殊的菌群有较强的作用, 如桉树蜜对幽门螺旋杆菌抑杀效果较好,而其他蜂蜜只有抑菌作用,没有杀菌作用[7]。

2. 抗肿瘤 肿瘤的接种按常规方法进行,用 20%的蜂蜜水溶液注入动物胃内,每天小鼠 2 g/kg,大鼠1 g/kg,共 10 d。结果:肿瘤接种前 10 d 预先给大鼠注入蜂蜜溶液者,肿瘤生长明显减低,并抑制了转移过程,大鼠生存期增加 21%;肿瘤接种前注入蜂蜜的小鼠有类似的显著效果,故认为,蜂蜜有预防肿瘤作用。单用蜂蜜溶液治疗动物肿瘤 1 个疗程,基本病灶的生长抑制 27%~47%,且有 25%的小鼠无转移灶。使用蜂蜜的大鼠,转移淋巴结重量减少 82.7%,试验组仅 20%的动物发现转移,而对照组为 100%。大多数试验动物中位生存期小鼠平均增加 75%,大鼠增加 29%[8]。

3. 抗衰老 蜂蜜刺激松果体,如果每晚睡前服用蜂蜜,蜂蜜间接刺激松果体使其分泌激素等,就能延缓衰老,恢复青春,这已从动物实验中得到证实。另一方面,蜂蜜能调节免疫功能而抗衰老[9]。

4. 降血脂 冷冻干王浆它能使正常大鼠的血脂降低,红细胞膜的微粒度降低。又可使进食高脂大鼠的血脂及红细胞膜的微粒度保持正常,接近正常大鼠水平[10,11]。

5. 其他 王浆液对二甲苯所致小鼠耳部炎症和大鼠甲醛性足跖肿胀均有显著抑制作用。切除大鼠双侧肾上腺后,王浆液仍有抗炎作用[12]。

【临床应用】

1. 肠梗阻 蜂蜜 250 g,银花 100 g,水煎口服,第一、二次各 1/5 量,无不良反应时,将所余部分服下。并配以传统治疗方法(即给以传统的纠酸、补液、抗炎、解痉止痛、胃肠减压等处理)。治疗单纯性肠梗阻50 例,痊愈 48 例,占 96%,中转手术 2 例,无 1 例死亡[13]。

取鲜姜适量捣糊状,挤压取汁。将姜汁加入等量蜂蜜混合即成。成人每次口服 20~25 mL,10~16 岁每次口服 15~20 mL,2 h 1 次。治疗单纯性蛔虫性肠梗阻 47 例,治愈 41 例,无效 6 例[14]。

2. 感染性疾病 生蜂蜜、生葱白、生大黄(细研)各等量。将生葱白切碎捣烂如泥,与生蜂蜜调和,再加入生大黄,调匀即可。将上药直接敷在患处,约0.5 cm厚,范围大于患处,用塑料薄膜盖膏上,再用纱布覆盖,胶布固定,日更换1次。治疗体表感染性疾病200例,效果良好[15]。

3. 骨伤科褥疮 取蜂蜜适量直接涂于患处,外用敷料固定,每日更换1次,溃疡面积大,长久不愈,深达肌层者,先用毛白杨树叶煎汁洗或湿敷后,取适量蜂蜜加入云南白药0.5~2 g,调成糊状,填入伤口或外涂创面,隔日换药1次,至愈为止。治疗骨伤科患者发生褥疮数10例,一般在2~8周内愈合[16]。

4. 浅度烧伤 蜂蜜高压灭菌后取500 g,1:1000新洁尔灭1000 mL调混悬液备用。新鲜创面行彻底清创处理后用普通纱布浸润混悬液后将其贴敷在创面上,根据创面情况分别采用包扎及半暴露方法。2~3 d换药1次。治疗浅度烧伤408例,效果良好,350例,移植后1次成活率达95%以上[17]。

5. 过敏性鼻炎 浸有50%蜂蜜液棉条,充填在鼻腔内与鼻黏膜紧密接触,其尾端贴于鼻外,接电疗机阳极,另一极置于枕后,与阴极相连,每次20 min,每天1次,1个疗程12次。治疗过敏性鼻炎52例,经5~36次(平均13.6次)治疗,显效34例,有效14例,无效4例。病程越短,疗效越好[18]。

6. 治疗咳嗽 生姜50 g,捣烂挤汁,加蜂蜜150 g,调匀,加热致60℃~80℃,早晚2次服,连用2~3 d,88例风寒或虚寒咳嗽患者均获治愈,其中疗程最短1 d,最长3 d,平均2.3 d[19]。

7. 冻伤冻疮 涂蜜可治疗及预防冻伤冻疮,已形成溃疡的冻疮也可涂蜜治疗。有条件还可配成冻疮膏使用,配方:蜂蜜50 g、猪油50 g、樟脑2 g、冬青油1 g,混合即成[20]。

8. 跌打损伤 红花、续断、大黄、赤药、炙川乌等,以上诸药共研成粉末,分成4份。用蜂蜜和烈性白酒调成糊状,然后将糊状药敷于患处,绕骨折处敷一圈,外用纱布包扎固定。患者大便干燥秘结可每餐饭后服用50 g蜂蜜。用此法治愈数例软组织扭挫伤、腰伤、关节脱臼、肌腱扭伤的患者,效果均非常良好[21]。

(杨立泉 毕云峰 王本祥)

参考文献

[1]江苏新医学院.中药大辞典(下册),上海:上海人民出版社,1977:2398

[2]李成斌,等.八种蜂蜜挥发性成分分析.精细化工,2006,23(11):1082

[3]王尔义,等.蜂蜜抗菌作用实验报告.吉林医学,1995,16(1):14

[4]梁权,等.蜂蜜的抑菌作用.中医杂志,1996,37(5):315

[5]吕效吾.蜂蜜杀菌作用的机制.蜜蜂杂志,1990,(1):10

[6]朱威,等.蜂蜜中的抗菌成分及其抗菌机制.蜜蜂杂志,2003,6:5

[7]黄东萍,等.几种蜂蜜对幽门螺旋杆菌的体外抗菌作用.时珍国医国药,2006,17(10):1989

[8]Грибель НВ. 蜂蜜的抗肿瘤作用. *Вопросы Онкогии*, 1990,36(6):704

[9]郭芳彬,等. 蜂蜜抗衰老作用机制探索. 蜜蜂杂志,2005,8:7

[10]徐宁生,等.冷冻干王浆对大鼠血脂、红细胞膜的微黏度、红细胞电泳的迁移率的影响.中草药,1984,15(5):17

[11]聂松青,等.蜂王精对大鼠红细胞膜流动性的影响.北京医学院学报,1983,15(4):249

[12]林志彬,等.王浆的抗炎症作用.中草药,1981,12(2):23

[13]马孝弟,等.银蜜汤治单纯性肠梗阻100例观察.实用医学杂志,1985,1(4):35

[14]史振明.姜蜜汤治疗蛔虫性肠梗阻47例.山东中医杂志,1989,8(3):28

[15]苏福友.大黄葱蜜膏治疗体有感染性疾病.中医药研究,1992,(2):45

[16]赵传铭.蜂蜜治疗骨伤科褥疮.中医杂志,1992,33(5):58

[17]吴敏,等.蜂蜜新洁尔灭混悬液治疗浅度烧伤408例.甘肃中医学院学报,1994,11(2):34

[18]张盈瑞.蜂蜜导入治疗过敏性鼻炎52例临床观察.中国中西医结合杂志,1992,12(3):173

[19]兰福森,等.生姜蜂蜜治咳嗽88例.中国民间疗法,1999,7(4):43

[20]徐俊康,等.蜂蜜能治病.蜜蜂杂志,2000,9:26

[21]叶建平.蜂蜜在跌打损伤中的作用.蜜蜂杂志,2000,9:26

蜂 房 Vespae Nidus feng fang

本品为胡蜂科昆虫果马蜂 *Polistes olivaceous* (DeGeer)、日本长脚胡蜂 *Polistes japonicus* Saussure 或异腹胡蜂 *Parapolybia varia* Fabricius 的巢。味甘,性平。有攻毒杀虫,祛风止痛功能。主治疮疡肿痛、乳痈、瘰疬、皮肤顽癣、鹅掌风、牙痛、风湿痹痛等。

【化学成分】

蜂房中主要含蜂蜡、蜂胶(树脂)和蜂房油。

蜂房中含水分 10.3%,灰分 11.3%,钙 0.13%,铁 0.013%,氨 7.51%,相当于蛋白质 46.93%;另外,蜂房中还有很丰富的锌、铁、硅、锰、铜等微量元素[1]。蜂房中含有酸性多肽化合物 NV-PP-1 分子量 7.079KD[2] 从露蜂房上提取物中纯化生分子量为 6.6 kD 得晶体蛋白,命名为 NVP(1)[3]及露蜂房纯化蛋白 II(nidus vespae protein—Ⅱ,NVP-Ⅱ)[4]。蜂房中还有四特丁基焦儿茶酚、硬脂酸、软脂酸等多种成分[5]。

【药理作用】

1. 抗炎 给小鼠皮下注射或口服蜂房水提液 5.0 g/kg 或 30 g/kg,能明显抑制小鼠巴豆油性耳水肿。此种作用在切除小鼠双侧肾上腺后仍然出现。蜂房水提液对大鼠蛋清性足肿胀,小鼠棉球肉芽肿亦有明显抑制作用。皮下注射蜂房水提液 5.0 g/kg 与氢化可地松 50 mg/kg 的抗炎作用相仿[6]。

2. 调节免疫 蜂巢水提物以 5.0 g/kg 给小鼠灌胃能明显增加免疫器官重量[7]。口服和注射蜂胶水溶性衍生物(WSD),提高了被细菌(肺炎克雷伯菌)和真菌(白色念球菌)感染小鼠的存活率和平均存活时间,认为可能 WSD 能刺激体外腹膜巨噬细胞产生 IL-1,与细胞介导的免疫反应相联系[8]。15 mg/kg 的蜂胶乙醇提取液能够增加免疫功能低下小鼠的抗体生成细胞功能,提高溶血素含量,增加单核吞噬细胞功能,促进 Con A 诱导的淋巴细胞增殖,增加 T 细胞总数并调节 T 细胞亚群紊乱[9,10]。

3. 影响心血管 蜂房的醇、醚、丙酮浸出物皆有促凝血的作用,尤以丙酮浸出物作用最强。丙酮浸出物 0.05%~0.5%浓度时,可使离体蛙心振幅加强;注入家兔颈静脉,可使家兔心脏运动加强,并引起一过性血压下降;蜂巢水提液(2.0 g/kg)亦能对麻醉猫有短暂的降压作用[7]。5.0 g/kg 蜂巢水提物能明显降低高血脂大鼠血清中总胆固醇和甘油三酯的含量[11]。

4. 影响胃肠功能 蜂房提取物 1、3、9 mg/kg 灌胃给链脲佐菌素诱发的糖尿病大鼠胃肠神经功能紊乱模型,可改善糖尿病大鼠胃肠慢波电位、提高了胃肠推进功能、增加了胃肠壁内神经蛋白含量[12]。蜂胶石油醚萃取物具有抗溃疡作用,其作用机制可能与改善局部血液微循环,促进组织再生修复,增加胃内黏液及 PEG_2 含量,抑制胃酸分泌,影响交感肾上腺髓质系统等因素有关[8]。

5. 雄性激素样作用 蜂房水溶性和醇溶性部位有雄性激素样作用,而无睾丸素样副作用,且呈剂量依赖关系[13]。

6. 抗菌 蜂房对葡萄球菌、痢疾杆菌、伤风杆菌有一定的抑菌作用。其中蜂胶亦能对革兰阳性细菌、引起皮肤表面感染的真菌有明显的抑制作用[8]。蜂房提取物能抑制口腔致龋菌:血液链球菌、唾液链球菌,以及 4 种主要致龋菌—— 变形链球菌、内氏放线菌、黏性放线菌和乳酸杆菌的生长,蜂房提取物的最小抑菌浓度在 4 mg/mL 左右[14]。蜂胶制剂在低浓度时能抑制阴道滴虫。蜂胶中的有机酸、黄酮、β 桉叶油醇类亦有较强的抑菌、防腐作用[1]。

7. 抗肿瘤 蜂房提取物对肉瘤 180 的生长有一定的抑制作用,能抑制人肝癌细胞[1]。蜂胶中咖啡酸苯乙酯(CADE),可抑制两种肿瘤细胞系的生长,诱导 HO-1 的分化,调节这两种肿瘤细胞系中与肿瘤相关抗体的表达。露蜂房纯化蛋白 NVP-II 对人早幼粒白血病细胞株 HL60 和急性髓系白血病(AML)患者骨髓单个核细胞(BMMNC)呈现典型的细胞凋亡形态学改变,表明其有明显诱导白血病细胞凋亡的作用[4]。蜂房乙醇提取物对 H22 肝癌小鼠的放化疗均有明显的增效作用[15]。

8. 其他 蜂胶还具有较强的传导麻醉作用[8],给小鼠灌服蜂房水提液 6.6、9.9 g/kg 对腹腔注射醋酸诱发扭体反应有明显的抑制作用。给小鼠皮下注射蜂房水提液 3.3、6.6、9.9 g/kg 可使小鼠正常体温降低。

【临床应用】

1. 急性乳腺炎 将蜂房焙后研粉，每次5g，每4小时1次，3 d为1个疗程。治疗26例，痊愈23例，平均治疗时间为2.1 d。通过单用蜂房治疗乳腺炎40例的临床观察，认为对初期者效果明显[8]。

2. 流行性腮腺炎 用蜂房治疗流行性腮腺炎98例患者全部治愈，其中1d治愈49例，占50.0%；2d治愈28例，占28.6 %；3d治愈21例，占21.4%[16]。

3. 顽固性外伤感染 应用蜂房冲洗感染灶20~30 min，每日2次，治疗172例顽固性外伤感染（多为外伤所致感染，其中27例伴糖尿病），全部患者治疗10~18 d后渗出明显减少，创面长出新鲜肉芽[17]。

4. 副作用 患者服蜂房水后2~15 h发病，平均发病时间为8 h。首发症状为恶心、呕吐及头昏，继后出现抽搐。本组12例患者，表现为恶心、呕吐及头昏者3例，抽搐者9例，无死亡病例。所有病例入院时生命体征均正常，WBC均增高，2例血钾低于正常，其余病例肝、肾功、血糖、心肌酶学及ECG检查均未见异常[18]。

（丁 涛 孙晓波）

参考文献

[1]李玉林.露蜂房的研究和应用.中草药，1998，29(4)：277

[2]李琳，等.露蜂房抗炎蛋白中多肽成分的分离、纯化及性质研究.中国药学杂志，1999，34(4)：233

[3]汪长东，等.低电导钙激活的钾通道(rSK3，rIK)抑制露蜂房蛋白1（NVP（1））抗细胞增殖作用.中国药理学通报.2009，25(5)：577

[4]时彦，等.露蜂房纯化蛋白对白血病细胞形态学影响的研究.滨州医学院学报，2009，32(3)：177

[5]赵维诚，等.蜂房抗肿瘤成分的提取及分析检测.实用肿瘤学杂志，2000，14(1)：14

[6]江苏新医学院.中药大辞典(下册).上海：上海科学技术出版社，1986：2736

[7]朱俊彦，等.蜂巢药效学研究.时珍国医国药，1999，10(3)：168

[8]武鸿翔.露蜂房中化学成分的研究与临床应用概况.云南中医中药杂志，2001，22(3)：29

[9]于晓红，等.蜂胶对小鼠免疫功能影响的试验研究.中医药信息，2001，18(4)：53

[10]李淑华，等.蜂胶对免疫功能低下模型鼠细胞免疫功能的影响.中医药学报，2001，29(3)：38

[11]刘元帛，等.蜂巢的药效学研究(一).时珍国药研究，1996，7(2)：88

[12]刘庆山，等.蜂房提取物治疗大鼠糖尿病胃肠神经功能紊乱的实验研究.中国药理通讯，2009，26(2)：68

[13]王身艳，等.蜂房补肾壮阳活性部位研究.中国中药杂志，2002，27(5)：383

[14]左渝陵，等.天然药物蜂房化学成分提取物对口腔细菌生长的实验研究.中国微生态学杂志，2005，17(2)：23

[15]魏金荣，等.蜂房提取物对荷瘤鼠放化疗的增效作用.贵阳医学院学报，2008，33(5)：462

[16]崔雪艳，等.蜂房治疗流行性腮腺炎98例.中国民间疗法，2006，14(6)：25

[17]张新，等.蜂房治疗顽固性外伤感染.中国民间疗法，2003，11(4)：28

[18]周业容，等.急性蜂房中毒12例临床观察.医护论坛，2009，16(13)：184

锦鸡儿 Caraganae Radix

jin ji er

本品为豆科植物锦鸡儿 *Caragana sinica.* Buchoz. Rehd.、小叶锦鸡儿 *C.microphylla* Lam.、中间锦鸡儿 *C. intermedia* Kuan. 及云南锦鸡儿 *C.franchetiana* Komar 等的根。味苦、辛,性平。有活血通脉,调经,清肺益脾、补肾益气,祛风除湿等功能。主治高血压、气短、心悸、浮肿、虚损痨热、咳嗽、妇女白带、血崩、痛风、跌打损伤等。

【化学成分】

1. 锦鸡儿 *Caragana sinica.* Buchoz.Rehd.

(1)生物碱类　主要为脱氢唐松叶碱、表小檗碱、刻叶紫堇明碱、黄连碱、脱氢阿朴卡维丁[1]。

(2)二苯乙烯类　如 carasiphenol A、B、C、D,carasinaurone、pallidol、kobophenol A、(+)-α-viniferin、miyabenol C 等[2,3]。

(3)有机酸　如对羟基桂皮酸、琥珀酸、3,4-二羟基苯甲酸、阿魏酸二十五烷醇酯、阿魏酸十七烷醇酯等[4]。

2. 小叶锦鸡儿 *C.microphylla* Lam.

小叶锦鸡儿根中分离得到 β-谷甾醇、7-羟基 3′,4′-二甲氧基异黄酮、阿魏酸二十五烷醇酯、阿魏酸十七烷醇酯、阿魏酸、胡萝卜苷、高丽槐树-7-O-β-D-吡喃葡萄糖苷、芒柄花素-7-O-β-D-吡喃葡萄糖苷[5]。

从小叶锦鸡儿挥发油部分鉴定 10 种化合物,相对含量较高的有麝香内酯、α-雪松醇、亚麻醇、香芹醇、里哪醇、香叶醇基香叶醇、(E,E)-法呢基丙酮等[6]。

3. 中间锦鸡儿 *C.intermedia* Kuan.

从中间锦鸡儿分离到 8 个化合物,7,5′-二羟基-3′-甲氧基异黄酮--7-O-β-D-葡萄糖甙、异鼠李素-7-O-α-L-鼠李糖苷、3,4-二羟基苯甲酸、N-反式咖啡酰酪氨酸、D-3-O-甲基-肌醇、7α-OH-β-谷甾醇、7β-OH-β-谷甾醇、硬脂酸[7]。

中间锦鸡儿黄酮类化合物主要有芒柄花素、槲皮素、刺槐素、樱黄素、紫檀烷类等[8]。

【药理作用】

1. 抗炎　给小鼠灌胃小叶锦鸡儿甲醇提取物 0.5 和 1.0 g/kg 均明显抑制小鼠巴豆油性耳水肿;于致炎前 48、24、0.5 h 给大鼠灌胃上述剂量锦鸡儿,明显抑制角叉菜胶性大鼠足肿胀;致炎前 0.5 h 灌胃锦鸡儿 11.0 g/kg,显著抑制热烫性足肿胀。自埋植棉球当日起,每日灌胃上述两个剂量锦鸡儿,连续给药 8 d 均能明显抑制小鼠棉球肉芽肿。致炎前 48、24、0.5 h 灌胃锦鸡儿 1.0 g/kg,对醋酸所致小鼠腹腔毛细血管通透性增加有明显抑制作用。于致炎前 0.5 h 灌胃锦鸡儿 1.0 g/kg,明显减少大鼠肩胛间皮下植入 1%角叉菜胶浸泡无菌海绵炎症渗出物中 PGE_2 含量[9]。小叶锦鸡儿醋酸乙酯提取物 200、100、50 mg/kg 对二甲苯、巴豆油所致的小鼠耳廓炎症及棉球所致小鼠肉芽肿均有抑制作用。小叶锦鸡儿醋酸乙酯提取物对小鼠的急慢性炎症具有一定的抗炎作用[10]。对大鼠佐剂性关节炎模型,锦鸡儿水煎剂 2 mL/100 g 灌胃 18 d,能明显改善大鼠的关节症状,抑制大鼠的足肿张和继发炎症;关节液中 IL-1、IL-6 明显低于模型组。锦鸡儿煎剂对佐剂性关节炎有良好的治疗作用,可降低炎症区域细胞因子的含量,应是锦鸡儿抗炎作用的机制之一[11]。

2. 抑制免疫功能　于静脉注射墨汁前 0.5 h 灌胃 1.0 g/kg 小叶锦鸡儿甲醇提取物,明显抑制单核—巨噬细胞系统吞噬功能[9]。每日给小鼠灌胃 62.5%小叶锦鸡儿煎剂 20 mL/kg,每日 1 次,连续给药 5 d 及 7 d,分别对小鼠脾脏 B 淋巴细胞溶血素形成及血清中血凝素形成呈明显抑制作用[12],说明小叶锦鸡儿煎剂对体液免疫有抑制作用。给小鼠每日肌肉注射 PHA 0.1mL.含 PHA100 mg)连续注射 10 d,于注射后第 4 天开始灌胃 12.5%和 62.5%小叶锦鸡儿煎剂 25 mL/kg,每日 1 次,连续 8 d。结果表明,上述两个浓度的锦鸡儿煎剂均明显减少淋巴细胞转化率及淋巴细胞 α-醋酸萘-酯酶(ANAE)阳性细胞率,说明锦鸡儿煎剂具有抑制细胞免疫功能及减少 T 细胞数量的作用[13]。

3. 镇痛　小叶锦鸡儿乙酸乙酯提取物 200、100、50 mg/kg 给小鼠灌胃 4 d,能明显延长小鼠扭体和舔足潜伏期,减少扭体和舔足次数,提高电刺激痛阈。对小鼠有明显的镇痛作用[14]。

4. 改善血液流变性　给家兔每天两次注射锦鸡儿提取物注射剂(将其根茎切成饮片,干燥后,经甲醇反复提取硅胶柱层析)100、200 mg/kg,第二天给药后 30 min，用改良高分子葡聚糖静脉注射造型法造成血瘀模型。结果锦鸡儿提取物上述 2 个剂量均明显降低上述家兔血浆黏度、纤维蛋白原含量,并缩短血小板电泳时间,高剂量(200 mg/kg)还可降低全血黏度、高切还原黏度和低切还原黏度。但其作用略弱于 1000 mg/kg 复方丹参组。锦鸡儿提取物还明显减少血小板黏附率[15]。

5. 抗肿瘤 给接种了 S180 肉瘤细胞的雌性小鼠腹腔注射小叶锦鸡儿乙酸乙酯提取物 0.64、0.32 g/kg 或正丁醇提取物 0.42、0.21 g/kg,连续 10 d,均能抑制雌性小鼠 S180 肉瘤的生长,抑制率 30%以上[16,17]。蛋白激酶 C(PKC)与人的多种疾病如肿瘤等有联系,因此 PKC 抑制剂对这些疾病具有潜在的治疗价值,锦鸡儿 95%乙醇提取液具有明显的 PKC 抑制活性 (IC_{50} 12 μg/mL)[18,19]。

6. 预防骨质疏松 大鼠卵巢摘除为模拟绝经后骨质疏松的经典模型,给摘除双侧卵巢的大鼠灌服锦鸡儿有效成分 275、550 mg/kg,连续 3 个月后,对大鼠股骨干重、灰重及钙含量,全身与股骨骨密度,股骨三点弯曲最大载荷及腰椎与胫骨骨小梁形态计量均有明显增高或呈增加趋势,表明锦鸡儿有效成分具有增加骨重、改善股微结构、提高抗骨折能力;具有预防卵巢摘除大鼠骨质疏松形成作用[20]。

7. 毒性 本品毒性甚小,给小鼠腹腔注射本品醇提物 LD_{50} 为 10.4 g/kg,相当原生药 309.7 g/kg[14]。给 20 只小鼠灌胃小叶锦鸡儿甲醇提取物 50 g/kg,给药后小鼠自发活动减少,4~6 h 后恢复正常,连续观察72 h 无一死亡[9]。

【临床应用】

1. 高血压 给 81 例ⅠⅡ期原发性高血压患者服用本品醇提物片 4 片(相当原生药 100 g),每日 3 次。结果显效 42 例(51%),总有效 66 例(81.5%),19 例患者用药后一周血压开始下降,53 例于 4 周内血压开始下降[21]。每日服用本品糖浆 21~30 g 治疗高血压 100 例,结果对Ⅱ期、Ⅲ期肾型及产后高血压均有效,降压总有效率为 73%,症状改善有效率为 79%,尤以对Ⅱ期患者效果为佳。加大剂量,延长时间,可以加强降压效果。对于高血压伴有心肌损害的患者,不但可使血压下降,而且还可使异常心电改善,恢复正常[21]。

2. 慢性气管炎 每日将本品 100 g 煎服，治疗慢性气管炎 420 例,对咳痰、喘等症均有较好疗效,总有效率 86.7%,显效以上为 40%,患者睡眠和食欲均有改善,尿量增加,浮肿消除,心率减慢,血压(主要是舒张压)下降[22]。

3. 红斑性狼疮 每日用本品 120 g，煎煮后分 3 次服,治疗红斑狼疮 36 例,其中播散型狼疮 26 例,盘状红斑狼疮 10 例,均获较好疗效。完全缓解 14 例,好转 16 例,无效 1 例,死亡 5 例[23]。

4. 不良反应:少数患者有过敏表现,如皮肤瘙痒、荨麻疹、过敏性皮炎等,此外,还出现口干、嗜睡、头昏、呕吐等现象,但停药后均可消失[21,22,24]。

(苗艳波 周重楚)

参考文献

[1]张礼萍,等.金雀根化学成分的研究.中国药学杂志,1994,29.10):600

[2]骆宏丰,等.金雀根二苯乙烯低聚体成分的研究.中草药,2000,31.9):654

[3]马大友,等.金雀根化学成分研究.中国中药杂志,2008,33.(5):51

[4]林贤琦,等.锦鸡儿有效成分的分离鉴定.中国医院药学杂志,1985,7:35

[5]金光洙,等.小叶锦鸡儿化学成分的研究.中国中药杂志,2007,32(8):698

[6]金亮华,等.小叶锦鸡儿挥发油成分的研究.延边大学医学学报,2007,30(1):27

[7]张甦,等.中间锦鸡儿化学成分的研究.中药材,2006,29(1):19

[8]施蛟,等.中间锦鸡儿黄酮类成分的研究.药学学报,2003,8:599

[9]金景姬,等.小叶锦鸡儿的抗炎作用.中国中药杂志,1993,18(5):306

[10]朴惠顺,等. 小叶锦鸡儿醋酸乙酯提取物抗炎作用的研究.时珍国医国药,2006,17(8):1453

[11]任建梅,等.锦鸡儿治疗大鼠佐剂性关节炎机制的实验研究.中华医学研究杂志,2007,7(12):1096

[12]张炜平,等.锦鸡儿煎剂对体液免疫的影响.包头医学院学报,1992,9(2):9

[13]胡荫,等.锦鸡儿煎剂对小鼠细胞免疫功能的影响.包头医学,1992,16(4):148

[14]李迎军,等.小叶锦鸡儿乙酸乙酯提取物的镇痛作用研究.时珍国医国药,2006,17(11):2208

[15]李牧子,等.锦鸡儿提取物对兔血液流变学的作用.中草药,1994,25(12):637

[16]朴惠顺,等.小叶锦鸡儿正丁醇提取物的抗肿瘤作用实验研究.延边大学医学学报,2005,28(2):107

[17]朴惠顺,等.小叶锦鸡儿对小鼠S180肉瘤的抑制作用.延边大学医学学报,2004,27(1):16

[18]刘红霞,等.锦鸡儿属植物化学成分及药理作用研究进展.中国药学杂志,2004,39(5):327

[19]Kulanthaivel P,et al.Naturally occuring protein kinase C inhibitors Ⅱ isolation of oligomeric stilbenes from Caragana sinica. *Planta Med*,1995,61(1):41

[20]金慰芳,等.锦鸡儿有效成分对卵巢摘除大鼠骨质疏松的防治作用.复旦学报(医学版),2005.32(3):305

[21]湖北中医学院附属医院.锦鸡儿糖浆治疗高血压100例的临床疗效初步观察.湖北医药工业,1973,1:18

[22]包头市防治慢性气管炎锦鸡儿协作组.锦鸡儿根单方煎剂治疗慢性气管炎420例分析.包头医药,1977,1:68

[23]解放军291医院内科.锦鸡儿和卤水提取液治疗红斑狼疮36例初步临床观察.包头科技.卫生版),1975,3~4:35

[24]武钢职工医院内科.锦鸡儿醇提物片治疗高血压病疗效观察.新医药通讯,1974,1:25

矮地茶 Ardisiae Japonicae Herba

ai di cha

本品为紫金牛科植物紫金牛 *Ardisia japonica* (Thunb.)Blume 的干燥全草。又名紫金牛。味辛、微苦,性平。化痰止咳,清利湿热,活血化瘀。用于新久咳嗽、喘满痰多、湿热黄疸、经闭瘀阻、风湿痹痛、跌打损伤。

【化学成分】

从叶中分得岩白菜素、槲皮苷(quercitrin)、杨梅苷(myricitrin)及冬青醇(ilexol)[1]。从根茎中获得 2-羟基-5-甲氧基-3-十五烷苯醌[2],又从紫金牛根茎和果实中分得紫金牛醌、信筒子醌(embelin)及羟基苯醌的 3 个衍生物[3]。矮地茶中尚含有岩白菜素[4]、紫金牛素(ardisin)[5]和紫金牛酚Ⅰ、Ⅱ(ardisinolⅠ、Ⅱ)[6-8]、槲皮素、岩白菜素、冬青醇、恩贝素(信筒子醌)和 2-甲基腰果酚[7]。挥发油含量较多的有龙脑(18.33%),β-桉叶油醇(7.02%)等[9]。全株含挥发油 0.1%~0.2%[9]。紫金牛药材中岩白菜素含量为 0.30%~0.98%[10]。

【药理作用】

1. 中枢神经系统 ①镇痛:小白鼠腹腔注射矮茶素 200 mg/kg 无明显镇痛作用[11]。小鼠灌胃给予矮地茶水提物和醇提物 9.0、18.0、36.0 g/kg, 矮地茶水、醇提取物三个剂量均具有抑制小鼠醋酸扭体反应的作用,其镇痛率低于阿司匹林, 但抑制率均在 50%以上[12]。②镇静催眠:矮地茶和矮茶素 1 号对大鼠硫喷妥钠睡眠时间无明显延长作用;对狗维持麻醉状态所需戊巴比妥钠剂量无减少作用;对小鼠无明显止痛作用;大剂量对动物亦无催眠作用;中毒剂量对狗亦无明显抑制呼吸作用。③呼吸中枢:猫腹腔注射矮茶素 100 mg/kg 不抑制呼吸,对尼可刹米引起的呼吸兴奋亦无明显对抗[11]。此药对咳嗽中枢的抑制可能是选择性的,对其他中枢无明显的抑制[13,14]。

2. 止咳 对氨水喷雾引起咳嗽的小白鼠灌胃矮茶素 250 mg/kg ,止咳作用明显。电刺激猫喉上神经引咳法实验表明,矮地茶煎剂 15~20 g/kg 及矮茶素均有明显的止咳作用,后者的作用尤为显著,可能是矮地茶的主要止咳成分[12],它的止咳作用强度相当于磷酸可待因的 1/7~1/4。连续给予矮地茶素无耐受性产生[11]。推测其止咳作用部位在中枢,可能在中脑[13]。

3. 祛痰、平喘 矮地茶煎剂 2.5 g/kg 给小鼠灌胃和腹腔注射,有明显的祛痰作用[11],作用强度与等剂量的桔梗相当,腹腔注射的效果更强。祛痰的有效成分可能是黄酮苷[15]。给猫灌胃黄酮苷 100 mg/kg 可显著增加排痰速度[11]。大鼠灌胃黄酮苷 300 mg/kg 或小鼠以 0.6 g/kg 灌胃或腹腔注射,均显著增加气管分泌量,并促进气管纤毛排痰作用[18]。豚鼠肌肉注射或腹腔注射黄酮苷 200~400 mg/kg 均有明显的平喘作用(组胺喷雾法),但灌胃 400 mg/kg 则无此作用。矮茶素Ⅰ号灌胃无祛痰作用[13],亦无明显的平喘作用(豚鼠组织胺喷雾法)[11,17]。而矮地茶挥发油的药理实验表明挥发油有平喘作用[9,17],所含苯醌能抑制哮喘和炎症[18]。

4. 抗炎 每日吸入二氧化硫产生慢性气管炎的大鼠, 灌胃矮茶素 1 号 80mg/kg, 有一定的预防和治疗作用,表现为杯状细胞减少,炎细胞浸润、肺气肿和肺萎陷程度减轻[17]。对慢性气管炎和肺炎有一定的疗效[16,19]。给小鼠灌胃矮地茶水提物和醇提物9.0、18.0、36.0 g/kg,结果显示,矮地茶水提取物三个剂量组均对二甲苯所致小鼠耳廓肿胀有明显抑制作用。矮地茶醇提取物 18.0、36.0 g/kg 对二甲苯所致小鼠耳廓肿胀有明显抑制作用[12]。另外,尚发现岩白菜素有抗炎、解热作用[20]。

5. 抗菌、抗病毒　矮茶素水煎剂对金黄色葡萄球菌和流感病毒(鸡胚实验)有一定的抑制作用,但除鞣质后即失去抗菌作用[15]。挥发油及黄酮苷体外实验有抑菌作用,但体内难以达到有效浓度[17]。矮茶素无抗菌作用[11]。从紫金牛全草中分离得到的紫金牛酚Ⅰ和紫金牛酚Ⅱ有抗结核杆菌的作用。其中,前者的抑菌效价为12.5 μg/mL,后者的抑菌效价为25~50 μg/mL[5-8]。有报道,岩白菜素具有良好的抗HIV病毒作用,。

6. 其他　①抗氧化:岩白菜素有过氧化脂质抑制作用,对DNA的·OH氧化损伤有显著抑制作用,能有效地抑制缺血后脑组织发生的脂质过氧化反应,对黄嘌呤-黄嘌呤氧化酶体系产生的超氧阴离子自由基也有明显的清除作用[21,22]。②抗肿瘤:紫金牛酚对多种人类癌细胞群具有细胞毒作用[23],也有报道信筒子醌能够提高凋亡素2配体的抗肿瘤作用[24]。③护肝:岩白菜素可以降低四氯化碳所致肝损伤小鼠肝的谷氨酸丙酮转移酶和山梨醇脱氢酶的释放。同时岩白菜素还可以降低谷胱甘肽还原酶及提高谷胱甘肽含量。很显然,岩白菜素是通过调节谷胱甘肽和抑制自由基的释放来护肝的[25]。

7. 药代动力学　狗和人服矮茶素1号后,吸收快,但不完全。排泄也快,口服1 h后尿中即出现原形药物。狗大量肌肉注射后,血浓度高峰出现在给药后1~4 h,尿浓度高峰出现在2~7 h。以原形在尿中排出的药物在12 h内排出大部分,但仅占总给药量的0.8%~4.2%(对人还不足服药量的1%),说明此药在体内大部分代谢,然后迅速经肾排出[11],故临床作用快而短。

8. 毒性　①急性毒性:矮地茶煎剂、醇提取物、矮茶素和黄酮苷给小鼠灌胃最大限度剂量均不引起死亡,毒性很小。矮地茶水提物LD_{50}值为115.77±10.31 g/kg,95%可信限为105.92~126.54 g/kg。醇提物LD_{50}测定结果为94.71±10.13 g/kg,95%可信限为85.12~105.38 g/kg[26]。小白鼠腹腔注射矮茶素最小致死量为10 g/kg,灌胃为12 g/kg,无中毒反应[11,27]。小白鼠腹腔注射粗黄酮苷LD_{50}为1.31±0.07 g/kg,纯黄酮苷为0.84±0.08 g/kg。豚鼠灌胃挥发油最小致死量为0.5 mL/kg,毒性与桉叶油相当。②亚急性毒性:大白鼠分别灌胃矮地茶40 g/kg及矮茶素2.5 g/kg,连续给药60 d,对大鼠生长发育及各个主要脏器都无毒性作用[11]。

【临床应用】

1. 慢性气管炎　单味矮地茶煎剂、浸膏和醇提片治疗567例,每日服药50~100 g,连服10 d,有效率61.6%~75.6%,60.7%病例服药后3 d内生效。用矮茶素治疗274例50岁以上的病例,每日375 mg,连服10 d,有效率为72.3%,显效率为27.0%,其中59例连服20 d,有效率和显效率分别为81.3%和47.4%。如每日剂量增至600 mg,疗效未见提高,而副作用发生率明显增加[28]。

2. 肺结核　内服紫金牛丸,每日3~4次,每次15~20 g,每日总量60 g。单独使用34例,显效(空洞闭合或病灶吸收1/2以上)5例,有效(病灶吸收1/2以内或空洞缩小)22例;重症患者用紫金牛丸加用其他抗结核药物治疗17例,显效2例,有效8例[29]。矮地茶Ⅰ号水溶液30 mg/mL肌肉注射120~240 mg/d,治疗78例,另矮茶素Ⅰ号120~240 mg/d加服紫金牛丸300~400 mg/d,治疗24例,3个月为1个疗程,痰菌转阴率为60.8%,胸片吸收有效率为71%[30]。

3. 溃疡病出血　以50%的矮地茶煎剂口服,每日100~200 mL。呕吐严重者以200%灭菌注射液60~100 mL加入10%葡萄糖液或5%葡萄糖盐水中静脉滴注,呕吐好转仍改为口服。观察50例胃、十二指肠出血病例,平均3.6 d控制呕血和黑便,平均8 d大便潜血转阴[14]。

4. 其他　矮地茶25 g,水煎,1d 2次,连服3 d,能防治传染性肝炎[31]。民间也常用于治湿热黄疸,用量为50~100 g,入红枣10枚,同煎汤饮下。鲜紫金牛治疗口舌糜烂也有很好的疗效[32];口服紫金牛煎剂(50%)治疗溃疡出血、咯血、便血等消化道出血,奏效较快[33]。

5. 不良反应　矮地茶副作用少,仅少数患者有头痛、头昏、胃部不适、腹痛、腹胀、腹泻、恶心、口干、胸闷等症状,一般较轻微,不影响继续服药。较大剂量对心肝肾也无明显毒性[14]。

【附注】

1. 东亚紫金牛*A.siboldii* Miq　从其根皮中获得紫金牛醌A、B、C(ardisiaquin- one A、B、C)[2]。

2. 越南民间常用短柄紫金牛叶的水煎剂治疗胃痛;印度民间用紫金牛煎汤治疗子宫出血;有人以紫金牛为主,配伍其他药治疗急性肾小球肾炎和高血压,疗效显著[34]。

(邹莉波　潘进进　白润超　邓岩忱)

参考文献

[1]有富正和. 紫金牛叶的成分. 药学杂志(日本),1963,83(6):659

[2]Ogawa H, et al. Hydroxybenzoquinones from Myrsinaceae plants II. *Phytochemistry*, 1968, 7: 779

[3]Ogawa H, et al. Hydroxybenzoquinones from Myrsinaceae plants III. *Chem Pharm. Bull*, 1968, 16: 1709

[4]中国医学科学院药物研究所. 矮地茶的实验研究. 中草药通讯, 1971, (2): 4

[5]梁伯龄, 等. 中药紫金牛新成分紫金牛素的化学结构. 科学通报, 1979, 24(19): 910

[6]胡燕. 紫金牛中两个抗结核有效成分的化学结构. 科学通报, 1979, (19): 907

[7]黄步汉, 等. 抗痨中草药紫金牛化学成分研究. 药学通报, 1981, (1): 27

[8]胡长鸿, 等. 中药紫金牛抗结核有效成分的研究. 浙江医学, 1985, 2(1): 22

[9]尹鲁生, 等. 矮地茶挥发油化学成分研究. 中草药, 1989, 20(10): 5

[10]艾一祥, 等. 不同产地矮地茶中岩白菜素含量的差异. 2006, (22): 5

[11]湖南医学院药理学教研室. 矮地茶治疗慢性气管炎的实验研究. 中医杂志, 1973, (11): 17

[12]刘伟林, 等. 矮地茶药理作用研究. 时珍国医国药, 2009, 20(12): 3002

[13]高本钊. 新编中药大辞典. 新文丰出版公司, 1971: 12

[14]江苏新医学院. 中药大辞典. 上海: 上海科学技术出版社, 1986: 2395

[15]湖南医学院第一、二附属医院. 矮茶素治疗老年慢性支气管炎临床观察. 中草药通讯, 1971, (4): 13

[16]张清华, 紫金牛属植物化学成分研究概况. 华西药学杂志, 1994, 9(2): 99

[17]湖南省卫生局. 矮地茶治疗老年性慢性支气管炎临床和实验资料. 中医杂志, 1972, (2): 40

[18]Otsuka. Pharmaceutical Co, Ltd. Extraction of 1, 4-benzoquinones from plants. *CA*, 1985, 103: 166145w

[19]湖南省卫生局, 等. 矮地茶研究资料, 1973: 41

[20]邬家林. 紫金牛属药物的研究进展. 中药材, 1994, 17(5): 40

[21]蒲含林. 岩白菜素清除小鼠脑组织自由基及抗脂质过氧化作用. 暨南大学学报(医学版), 2006, 27(2): 239

[22]郝志云, 等. 岩白菜素体外抗氧化作用研究. 云南中医中药杂志, 2007, 28(8): 27

[23]赵亚. 紫金牛属植物研究近况. 中草药, 1999, 30(3): 228

[24]Tomohiko Mori, et al. Effect of the XIAP Inhibitor Embelin on TRAIL-Induced Apoptosis of Pancreatic Cancer Cells. *J Surgical Research*, 2007, 142

[25]王刚, 等. 岩白菜素的研究概况. 安徽中医学院学报, 2002, 21(6): 59

[26]陈少锋, 等. 矮地茶水提物及醇提物急性毒理学研究. 中国民族民间医药, 2008, (11): 3

[27]云南大理州制药厂. 岩菖蒲中岩白菜的分离与药理实验. 中草药通讯, 1975, (6): 2

[28]湖南医学院附属医院防治气管炎防治组. 矮地茶治疗慢性气管炎的临床观察. 中华医学杂志, 1973, 12

[29]广州第九人民医院. 紫金牛治疗肺结核51例临床效果分析. 新医学通讯, 1972, (1): 27

[30]广州结核病防治院科研组. 紫金牛治疗肺结核100例疗效观察. 中级医刊, 1979, (8): 12

[31]许赵明. 平地木防治传染性肝炎民间药之六. 浙江中医杂志, 1960, (4): 190

[32]詹程标. 鲜平地木治疗口舌糜烂. 浙江中医杂志, 1992, (11): 523

[33]中国医学科学院药物所. 矮地茶的实验研究. 中草药通讯, 1971, (20): 4

[34]丁泗. 平地木临床应用心得. 浙江中医杂志, 1992, (4): 183

福寿草 Adonis Herba fu shou cao

本品为毛茛科植物福寿草 *Adonis amurensis* Regel et Radde 的带根全草。中华人民共和国药典(1977 年版)收载名称为冰凉花。味苦,性平,有小毒。具强心,利尿功能。治心悸、水肿、癫痫等。

【化学成分】

主要有效成分为强心苷,有加拿大麻苷(K-毒毛旋花子次苷-α, cymarin)、加拿大麻醇苷(cymarol)、黄麻属苷 A(corchoroside A)、铃兰毒苷(convallatoxin)、K-毒毛旋花子次苷-β (K-strophanthin-β)、索马林(somalin)。非强心苷成分有林里奥酮(lineolone)、异林里奥酮(isolineolone)、侧金盏花糖苷(侧金盏花内酯, adonilide)、福寿草酮(fukujusone)、福寿草甾酮(降福寿草二酮, fukujusonorone)等[1,2]。

【药理作用】

1. 强心 在金钱蛙 Hartung-八木法离体心脏,营养液中含福寿草浸剂 0.1 mg/mL 时,能使心脏收缩振幅增大,10 min 后心率减慢;增至 5 mg/mL 时,心脏收缩立即增强、心率减慢,10 min 后停跳于收缩期。在兔

Langendorff 法离体心脏，用含福寿草浸剂 0.6 mg/mL 的 Tyrode 氏液灌流，开始心脏收缩暂时减弱，继之收缩增强，舒张也增强，20~30 min 后收缩和舒张均减弱，最后停跳于收缩期。犬常规心肺制备，于贮血池中加入水合氯醛(0.8 mg/mL)，使心脏功能被抑制，静脉压上升（正常的 146%）、心输出量减少（正常的 59%），随即自静脉插管注射福寿草浸剂 60 mg，可见心功能改善，静脉压回降(正常的 106%)、心输出量增加(正常的 80%)[3]。证实福寿草浸剂具有强心作用。给麻醉犬(戊巴比妥钠 30 mg/kg，静脉注射)股静脉注射福寿草总苷 0.1 mg/kg，药后 5 min 出现等容收缩期心室内压最大增长速率(dp/dtmax)增加(+16.5%)，30 min 时达高峰(+34.8%)，1 h 后有恢复趋势。同时伴有射血前期(PEP)缩短。表明福寿草总苷能增强心肌收缩性，加快心肌收缩速度。若事先给予 β-肾上腺素能受体阻断药普萘洛尔(0.5 mg/kg)不能阻断或削弱总苷上述正性肌力作用。提示与内源性儿茶酚胺释放或激动 β-肾上腺素能受体无关。于前述实验中，还对冠状窦血液及主动脉血液进行血钾含量测定。结果表明两者血钾差值在药后增加，在药后 8~15 min 时差异显著，且与 dp/dtmax 增加和 PEP 缩短同步。此结果可能间接反映总苷对心肌细胞 Na^+/K^+-ATPase 活性的影响[4]。

2. 抗心律失常 给麻醉犬舌静脉注射新福苷注射液(福寿草总苷制剂)1mg 对希氏束电图的影响有：A-H 间期药后即刻延长，平均延长 9.1 ms(2~10 ms)，药后 1~15 min 延长达高峰，平均 12.1 ms (4~22.7 ms)；H 间期变化不大；H-V 间期药后也即刻延长，5~6 ms(2.3~10 ms)。上述变化可能是其治疗各种早搏以及产生心动过缓、房室传导阻滞等不良反应的机制[5]。在改良 Nwangwu 小鼠模型，给予新福苷 0.25 mg/kg 后，乌头碱诱发心律失常的潜伏期为 68.5 s，双异丙吡胺 2 mg/kg，潜伏期为 74.2 s。若两药合用则潜伏期增至 128.6 s。表明新福苷与双异丙吡胺合用在抗心律失常作用上有协同，其机制有待阐明[6]。

3. 对心电图的影响 给麻醉猫（乌拉坦 1 g/kg，腹腔注射）股静脉注射福寿草总苷 0.125 mg/mL，注速为 1 mL/min。低于心律失常剂量，心率减慢，无 P-R 延长；在心律失常剂量以上，可见 P-R 延长，心率增加。表明其负性频率作用较明显；当 P-R 间期无明显变化时，心率已有明显减慢[7]。

4. 中枢抑制 给小鼠腹腔注射福寿草总苷 0.30~2.10 mg/kg 后，自发活动减少或暂停，出现镇静；2.30~3.20 mg/kg 有呼吸不规则和四肢活动不灵。小鼠腹腔注射 0.3~1.0 mg/kg(一般镇静剂量)，对腹腔注射苯甲酸钠咖啡因 30~40 mg/kg 产生的兴奋作用无予防或对抗；而总苷 2.0~3.5 mg/kg(相当于致死量的 3/10)则可预防或对抗[8]。给家兔静脉注射总苷 0.3、0.5 mg/kg 时，使家兔较为安静，且皮层各区出现高幅慢波。提示总苷对中枢具有抑制作用。在 0.3 mg/kg 剂量下，对声刺激的去同步化惊醒反应减弱，但对光刺激的跟随反应仍存在。已知皮层对节律性闪光刺激的跟随反应是通过特异性传导系统实现的，而对声刺激的惊醒反应则是通过脑干网状结构上行激活系统的非特异性传导系统实现的。推论总苷对中枢神经系统的抑制作用可能与抑制脑干网状结构有关[9]。静脉注射总苷 0.3 mg/kg 30 min 后，家兔脑内 5-HT 含量有升高趋势；0.5 mg/kg，脑内 5-HT 含量明显升高。5-HT 对脑的高级部位和精神活动，似乎主要起着普遍的抑制和稳定作用。由此表明总苷的中枢抑制作用可能与脑内 5-HT 的升高有关[9]。给家兔脑室内注射总苷 5~15 μg(0.1~0.3 mL)。可产生显著的神经症状，如兴奋、嘶叫、咀嚼运动、角弓反张、四肢抽动、皮层各区低幅快波及阵发性高幅癫痫样放电，颈肌自发性放电增加。若在注射总苷之前或之后，脑室内注射东莨菪碱 2 mg，可预防或制止总苷 5 μg 所致中枢兴奋症状和皮层电活动中的低幅快波及痫样波，但预防行为变化的效果较差。推测脑室内注射总苷，可能对大脑皮层 M-胆碱受体和脑干网状结构上行激活系统有兴奋作用[9]。

5. 效价 按鸽法测得福寿草总苷鸽单位为 1.469±0.201 mg/kg[4]。另一报道则为 0.77±0.016 mg/kg[8]。

【临床应用】

1. 心力衰竭 用于各种原因如克山病、冠心病、高血压、风湿性心脏病、先天性心脏病等引起的急、慢性心力衰竭，均有一定疗效。如福寿草片(相当于生药 0.32 g，含福寿草总苷 2 mg)每次 1 片，每日 1~2 次，口服。治疗 55 例慢性心衰患者，为冠心病、风湿性心脏病、肺源性心脏病所引起，多伴有心率快或房颤，且系用洋地黄类药物效果欠佳者。总有效率为 96.4%。药后 3~7 d 出现明显疗效。心悸、气急、浮肿减轻或消失，尤以心率减慢明显[10]。另有报道，还具有良好的镇静、利尿作用[11]。对急性心衰，以福寿草总苷，每次 0.5~1 mg，50%葡萄糖注射液稀释后，缓慢静脉推注，药后 5 min 即可起效，30 min 可达高峰。毒副作用较少，口服常见厌食、恶心、呕吐，上腹不适、腹泻等。通常在继续服药过程逐渐减轻或适应。静脉注射剂量过大或注射过快时，可出现早搏、心动过缓和传导阻滞[12]。中西医结合治疗难治性心衰 40 例，其中心源性休克 12

例，致命性心律失常28例。对不同患者采取辨证论治，主要以益气活血、强心、利尿为治则，达到改善微循环、纠正心衰的目的。生脉饮加福寿强心汤（太子参3 g，红花、桃仁、川芎、炙甘草、猪苓各10 g，麦冬12 g、丹参、牡蛎各15 g，黄芪30 g，福寿草3 g），若心梗者加水蛭，肺心病心衰者可加鱼腥草。40例患者经中西医结合抢救治疗，平均3~7 d心衰控制，最短者西医抢救加服1~2剂中药即心衰控制，最长者10 d左右无一例死亡，对照单纯西医治疗抢救死亡率明显高于中西医结合组，而心衰控制率明显低于中西医结合组[13]。

2. 心律失常 福寿草片试用于633例心律失常患者，显效233例，占36.8%；有效219例，占34.6%，总有效率为71.4%。其中对以室性早搏为主的各类早搏疗效较好。对高血压心脏病引起者疗效最好，心肌病所致者疗效差。一般患者每次0.5~1片，每日2次；顽固者每次1~2片，每日2~3次；症状控制后改为每次0.25~0.5片，每日1~2次维持。7~14 d为一疗程[10]。

福寿草的总苷制剂：新福苷注射剂、片剂、膜剂等，在临床试用于心律失常和心力衰竭，也有良好疗效，且起效快。不良反应比福寿草片少，剂量易于控制。

3. 副作用 报道1例因口服新鲜福寿草200 g水煎液而发生中毒。表现为恶心、呕吐、神志模糊、昏迷、心律失常呈频发早搏二联律。经中毒常规处理及对症治疗，48 h后神志开始清醒，1周后痊愈[14]。

【附注】

福寿草植物种类颇多，分布亦广。欧洲有11种；国产者前奥地利学者认为有8种，经国人鉴定，目前在我国已肯定了的有10种，另有1种未最后肯定。现一并开列于后，以供参考。①福寿草（*Adonis amurensis* Regel et Radd.）：产于黑龙江、吉林、辽宁、日本、朝鲜及西伯利亚。②北福寿草（苏福寿草、西伯利亚福寿草，*Adonis sibiricus* Patr.et Ledeb.）：产于黑龙江、吉林、新疆，蒙古、西伯利亚。③短柱福寿草（*Adonis brevistyla* Franch.）：产于云南、西藏、四川。④狭瓣福寿草（*Adonis davidi* Franch.，异名 *A.delavayi* Franch.）；产于四川西部、甘肃、陕西、山西南部。⑤川福寿草（*Adonis suchuenensis* Franch.）：产于四川、陕西。⑥兰福寿草（*Adonis coerulea* Maxim.）：产于青海、西藏、四川、甘肃。⑦天山福寿草（*Adonis tianshaniensis* Lipsch.）：产于新疆、苏联。⑧金色福寿草（*Adonis chrysocyathus* Hook et Thom.）；产于新疆、西藏及中亚。⑨Adonis 未定名。⑩夏福寿草（*Adonis aestivalis* L.）：花红色，产于新疆。⑪白花福寿草（*Adonis albiflora* W.T.Wang et S. H.Wang）：产于甘肃[15]。

（徐华丽　吕忠智　睢大筼）

参考文献

[1]丁建弥.福寿草强心、抗心律失常研究概况.中草药，1982，13(4)：185

[2]林启寿.中草药成分化学.北京：科学出版社，1977：483

[3]郭澄泓，等.福寿草的药理学研究.药学学报，1962，9(3)：135

[4]石琳，等.福寿草总苷的药理研究一、总苷对左心功能及心肌钾离子代谢的影响.中成药研究，1979，4)：27

[5]鲍延熙，等.应用希氏束电图研究几种有效的抗心律失常中草药的作用机制.上海医学，1980，3(2)：65

[6]戴瑞鸿.新福苷与双异丙吡胺抗心律失常协同作用的临床药理研究.上海医学，1979，2(12)774

[7]鞍山市曙光医疗队，等.福寿草总苷注射液的猫心电图实验观察.新医药学杂志，1973，(10)：384

[8]鞍钢铁东医院药剂科，等.福寿草总苷镇静作用的实验研究.中华医学杂志，1972，52(2)：125

[9]顾振纶，等.福寿草总苷对家兔中枢神经系统的作用.中成药研究，1980，(3)：40

[10]上海新福苷临床组.福寿草片治疗心律失常及慢性右心衰竭疗效观察.新医药学杂志，1978，(4)：174

[11]苏州医学院附属第一医院内科心血管组.福寿草强心利尿作用的临床实验观察.中华医学杂志，1975，55(4)：285

[12]苏州医学院附属第一医院内科心血管组.福寿草对心力衰竭疗效的临床观察.心脏血管疾病，1974，2(1)：10

[13]李凤云，等.中西医结合治疗难治性心衰40例. 河北中医，1992，14(3)：44

[14]孙武.内服福寿草过量引起中毒1例.中国医院药学杂志，1988，8(4)，38

[15]吉林医科大学药理教研室.吉林医科大学克山病科研资料.吉林医科大学，1974：15

十四画

蔓荆子 Viticis Fructus man jing zi

本品为马鞭草科植物单叶蔓荆 *Vitex trifolia* L. var. *simplicifolia* Cham. 或蔓荆 *V. trifolia* L. 的干燥成熟果实。味辛、苦,性微寒。有疏散风热,清利头目功能。用于风热感冒头痛、齿龈肿痛、目赤多泪、目暗不明、头晕目眩等。

【化学成分】

1. 挥发油 单叶蔓荆果实含有多种挥发油,主要有莰烯(camphene)、蒎烯(pinene)等[1]。

2. 黄酮类 已从蔓荆子中分离得到 11 个黄酮类结构和 2 个二氢黄酮类化合物,已分离的黄酮类成分主要有紫花牡荆素(cascin)、木犀草素(luteolin)、艾黄素(artemetin)等[2,3]、牡荆葡基黄酮(vitexin)、山柰酚-3-O-葡萄糖苷 (kaemferol-3-O-D-glucopyranoside)[4]。

3. 萜类 是蔓荆子主要的特征性成分,主要有蔓荆呋喃(rotundifuron)、前蔓荆呋喃(prerotundifuran)、牡荆内酯 (vitexilactone)、前牡荆内酯(previtexilactone)等,主要为半日花烷型结构,亦有部分松香烷型二萜[5-7]。

4. 其他 蔓荆果实尚含 γ-氨基丁酸、天冬氨酸等 19 种氨基酸和 13 种微量元素[8],脂族烃(aliph.hydrocarbons)、卫矛醇(dulcitol)、香草酸、β-谷甾醇-3-0-葡萄糖苷、3,6,7-三甲基槲皮万寿菊素、油酸、γ-生育酚、石蜡等[9,10]。

【药理作用】

1. 抗菌 蔓荆子水提液在体外对枯草杆菌、蜡样芽孢杆菌有强抗菌作用(MIC=7.81 mg/mL),对表皮炎葡萄球菌、金黄色葡萄球菌、变形杆菌和黄细球菌有中等强度的抗菌作用(MIC=7.81 mg/mL),对大肠、绿脓和伤寒杆菌有弱抗菌作用(MIC≥62.5 mg/mL)[11]。

2. 降血压、扩血管 麻醉猫静脉注射蔓荆子醇提液 1 g/kg,能引起血压明显下降。十二指肠给药 2 h 后,猫血压下降了50%。但蔓荆子水提液降压作用不明显[12]。蔓荆子中的黄酮类成分木犀草素、Crysosplenol D、penduletin 及(25)-5,3′-二羟基-6,7,4′-三甲氧基二氢黄酮等对去甲肾上腺素引起的大鼠主动脉条的收缩具有舒张作用[13]。

3. 镇痛、抗炎 蔓荆子果实具有明显的镇痛作用,总黄酮镇痛作用最优[14]。蔓荆子水煎液、醇提液腹腔注射 30 g/kg 灌胃,能延长小鼠热板法痛阈潜伏期,药后 20min 痛阈明显提高,作用维持 30~60 min[15]。从蔓荆子中提取的蔓荆叶素 A(vitexfolin A)、穗花蔓荆苷 (agnuside)、10-O-香草酰基桃叶珊瑚苷 (10-O-vanilloylaucubin) 和二氢去氢二松柏醇-β-D-(2′-O-p-羟基苯)葡萄糖苷[dihydrodehydrodiconiferylalc′-β-D-(2′-O-p-hydroxybenzoyl)glucoside],分别以15、50、25、50 mg/kg 给小鼠灌胃,均能明显抑制扭体反应,其中蔓荆叶素 A 在 50 mg/kg 时对由机械性引起的疼痛能够抑制[16-18]。蔓荆子甲醇提取物 300、500 和 1000 mg/kg 灌胃, 对小鼠腹腔内色素渗出的抑制率分别为 13%、18%和16%,表明对毛细血管的通透性有一定抑制作用[17]。蔓荆子提取物中镇痛成分主要为苯甲基糖苷类、环烯醚萜类及木脂素类,其中环烯醚萜类还具有抗炎活性[18]。

4. 抗肿瘤 蔓荆子经醇沉的醋酸馏分子(2FC:12.7 μg/mL)在鼠肝Hepa lclc7 细胞培养系统中显示出明显的诱导醌还原酶的作用, 抑制致癌物的形成[19]。蔓荆子黄素(vitexiearpin)对 K562 等 4 种人癌细胞表现了较强的增殖抑制活性,处理后的 K562 细胞表现出典型的细胞凋亡特征, 出现了典型的 DNA 梯形条带、PRAP 和 Caspase-3 被剪切、胞浆中细胞色素 C 增高、Bcl-2 表达减少、Bax 表达未见明显变化[20]。另有研究报道,蔓荆子黄素(70.1 μmol/L)能够明显抑制小鼠体外 T-淋巴细胞的增殖,还能够抑制 MLR(混合淋巴细胞反应)[21]。

5. 抗氧化 蔓荆子中松香烷型二萜化合物具有抗氧化作用, 应用硫氰酸铁法, 测定铁锈醇浓度为

0.5 mmol/L，抗氧化活性比抗氧化剂3-叔丁基-4-羟基苯甲醚(BHA)强，达到L-半胱氨酸的一半[22]。研究表明，蔓荆子黄酮类化合物具有体外抗自由基活性，在Fenton反应中，有五种化合物以0.5 mg/L浓度对羟自由基有一定的清除活性[23]。

6. 其他 ①抗缓激肽：以豚鼠离体回肠按Magnus法实验，蔓荆子甲醇提取物10^{-4}和10^{-3}g/mL对缓激肽的抑制率分别为39%和65%[18]。②抗脂氧合酶：蔓荆子成分3-甲氧基-4-羟基肉桂醛和蔓荆子黄素对5-脂氧合酶有抑制作用[24]。③抑制醛糖还原酶(AR)：从单叶蔓荆果实中提取的木犀草素在10 μg/mL时能完全抑制牛眼晶体的醛糖还原酶，表明能够作为防治糖尿病型白内障形成的AR抑制剂，对大鼠眼晶体AR也有抑制作用[25,26]。④祛痰：蔓荆子醇浸液20g/kg给小鼠灌胃，对小鼠有明显的祛痰作用[27]。

【临床应用】

1. 化脓性中耳炎 蔓荆子汤（蔓荆子、升麻、前胡、桑白皮等，水煎服）合红棉散（枯矾、龙骨、海螵蛸，外敷）治疗化脓性中耳炎110例。治愈98例，好转12例，与西药对照组疗效相当，但远期疗效（复发率）优于西药治疗[28]。

2. 急性乳腺炎 蔓荆子炒黄后研末，用酒调成糊状，将药敷于患处，12 h更换1次，对初中期乳腺炎19例治疗，疗效满意[29]。

3. 胃炎 浅表性胃炎和萎缩性胃炎由蔓荆子、当归、白芍、柴胡等11味组成的方剂治疗24例，痊愈20例，好转2例，无效2例，有效率91.7%[30]。

4. 头痛 ①肝阳上亢型头痛：用清上蠲痛汤（当归、川芎、白芷、蔓荆子、防风、羌活等）治疗头痛320例，总有效率96.2%[31]。②太阳头痛：10%的黄酒伴打碎的生品蔓荆子治太阳头痛[32]。③血管性头痛：蔓荆子汤（蔓荆子、菊花、钩藤、薄荷等）水煎服，治疗93例血管性头痛。治愈67例(72.1%)，有效23例(24.7%)，无效3例(3.2%)，总有效率96.8%[33]。

5. 神经痛 三叉神经痛用蔓荆子60 g、白酒500 mL，对凉开水适量，取汁700 mL，每次服50 mL，每日2次，7 d为1个疗程，共治42例，痊愈31例，总有效率73.8%[34]。蔓荆子泡酒治疗坐骨神经痛56例，7 d为一疗程，观察3个疗程。效果不明显者1例，总有效率98.2%[35]。

6. 其他 ①眩晕：蔓荆子40 g配白豆蔻和甘草等，治疗神经根型颈椎病眩晕60例，收到满意疗效[36]。②失眠：蔓荆子30 g、黄连15 g，水煎200 mL，睡前1 h时服效果较好[37]。

【附注】

1. 蔓荆叶为马鞭草科植物单叶蔓荆 *Vitex trifolia* L. var. *simplicifolia* Cham.或蔓荆 *V. trifolia* L.的叶或枝叶。有消肿止痛功能，用于跌打损伤、风湿疼痛等。

[化学成分]

蔓荆叶含挥发油0.28%，主成分α-蒎烯和莰烯55%，乙酸松油醇酯(terpinyl acetate)10%、二萜醇20%[38]、β-丁香烯(β-caryophyllene)40.38%、α-蒎烯17.35%、丁香烯氧化物(caryophyllene oxide)6.43%、香桧烯(sabinene)5.73%、对-聚伞花素4.24%及β-蒎烯、松油烯-4-醇(terpine n-4-ol)、葎草烯和柠檬烯等[39]。

此外，含黄酮类成分艾黄素和去甲艾黄素(7-desmethyl artemetin)[40]、木犀草素-7-O-β-D-葡萄糖醛酸苷、木犀草素-3′-O-β-D-葡萄糖醛酸苷、异荭草素(isoorientin)[41]、一种四羟基甲氧基黄酮-α-D-葡萄糖苷及蔓荆子黄素(vitexicarpin)等。

此外含木栓酮(friedelin)、β-谷甾醇、β-谷甾醇-β-D-葡萄糖苷及一种长链烃[42]。单叶蔓荆叶二萜类成分蔓荆呋喃、前蔓荆呋喃[43]、一种环烯醚萜苷穗花牡荆苷及eurostoside[44]。从蔓荆叶中分离出环戊烯二醛成分[45]。

[药理作用]

蔓荆叶注射液（每毫升相当生药1 g，含提取物5 mg）按10 mg/kg静脉注射，可使家兔眼球结膜和大鼠肠系膜微循环障碍模型的血流速度显著加快，血管交网点增加，粒状流变为带状流，表明有增进外周和内脏微循环的作用[46]。

蔓荆叶用乙烷和二氯甲烷(DCM)及甲醇提取的化合物具有以下四种作用：①抗癌：对宫颈癌(SQC-1 UISO)、卵巢癌(OVCAR-5)、结肠癌(HCT-15 COLADCAR)和人鼻咽癌(KB)等细胞株的培养物有显著的活性，叶的DCM提取物活性最强，对结肠癌敏感性最强，对宫颈癌敏感性最差。②抗真菌：500 μg/mL的己烷提取物对镰刀菌属及其他种属真菌有抑制作用，其中对镰刀菌属抑制率为100%。③抗细菌：蔓荆子叶甲醇提取物10 mg/mL100%抑制除丁达沙门菌以外的革兰阴性菌，(2.5、5和10 mg/mL)均完全抑制革兰阳性菌。④杀昆虫：叶的DCM提取物在1000 μg/mL浓度时喂饲夜蛾科昆虫草地夜蛾(Spodoptera frugiperda)，7 d后幼虫停止进食，然后死亡[47]。

[临床应用]

蔓荆叶挥发油治疗慢性气管炎的疗效与黄荆、牡荆及荆条叶挥发油基本相同，显效率48.53%~63.08%，有效率89.73%~98.18%[39]。

2. 蔓荆根为马鞭草科植物单叶蔓荆 *Vitex trifolia* L. var. *simplicifolia* Cham.或蔓荆 *V. trifolia* L.的干燥根。

从单叶蔓荆根中提取出芳香萘烯去甲木脂素类成分 vitrofolalsA、B 和 C,其结构分别为 1-(3,4-甲氧苯基)-7-羟基-8-甲氧基萘-3-炭醛Ⅰ (R^1=H),1-(3,4-甲氧苯基)-2,7-二羟基-8-甲氧基萘-3-炭醛Ⅰ (R^1=OH)和 2,7-二羟基-1,9,10-三甲氧基-7H-苯并荧烷-6-炭醛Ⅱ[48]。

(刘 智 李春子 李岩松)

参考文献

[1]彭艳丽,等.山东不同产地单叶蔓荆子挥发油GC- MS分析.山东中医药大学学报,2005,29(2):146

[2]Yoshioka T, et al. Phenolic compounds and flavonoids as plant growth regulators from fruit and leaf of Vitex rotundifolia Z. *Naturforsch*, 2004,59(7-8):509

[3]Ko WG, et al. Polymethoxy-flavonoid from Vitex rotundifolia inhibit proliferation by inducing apoptosis in human myeloid leukemia cells. *Food Chem Toxicol*,2000,38(10):861

[4]陈鸿雁,等.单叶蔓荆子黄酮类化学成分研究.天然产物研究与开发,2008,20:582

[5]Ono M,et al. Deterpenoids from the fruits of Vitex trifolia. *Phytochemistry*,2000,55:873

[6]Ono M, et al. Ten new labdane-type diterpenes from the fruit of Vitex rotundifolia. *Chem Pharm Bull*,2001,49(1):82

[7]Ono M, et al. New l diterpene and nordeterpines from the fruits of Vitex rotundifolia. *J Nat Prod*,2002,65(4):537

[8]吴永忠,等.不同产地蔓荆子化学成分含量比较.中药材,2000,23(10):616

[9]曾宪仪.蔓荆子化学成分研究.中国中药杂志,1996,21(3):167

[10]陈体强,等.单味蔓荆子化学成分研究初报.中国野生植物资源,2006,25(5):50

[11]Chi -Pien Chen,et al. Development of Natural Crude Drug Resources from Taiwan(VI). In vitro Studies of the Inhibitory effect on 12 Microorganism. *Shoyakugaku Zasshi*,1987,41(3):215

[12]陈奇,等.蔓荆子药理作用研究.江西中医药,1991,21(1):47

[13]徐诺.蔓荆子(单叶蔓荆)中舒张血管的药理活性成分研究.国外医学中医中药分册,1999,21(5):41

[14]孙蓉,等.蔓荆子的炮制药学研究.中草药,1997,28(1):32

[15]曹晖,等.蔓荆子炮制的初步研究.中药通报,1988,13(5):24

[16]Okuyama,Emi,et al. Pharmacologically active components of Viticis Fructus (Vitex rotundifolia) Ⅱ. The components having analgesic effects. *Chem Pharm Bull*,1998,46(4):655

[17]张书楣.蔓荆子的镇痛作用.国外药学植物药分册,1981,2(1):47

[18]Ikawati I,et al.Screaning if severalindonesian medical nants for their inhibitory effect on histamine release from RBL-IH3 cells. *J Ethnopharm Acol*,2001,75:249

[19]Kim YM,et al.Effects of natural products on the induction of NAD (P)H:quinone reductase in Hepa lclc7 cells for the development of cancer chemopreventive agents. *Nat Prod Sci*,1997,3(2):81

[20]王海燕,等.蔓荆子活性成分Vitexiearpin诱导K562细胞凋亡的机制.药学学报,2005,40(1):27

[21]李宗友.蔓荆子黄素对体外鼠性淋巴细胞增殖和细胞株生长的抑制作用.国外医学中医中药分册,1999,21(6):36

[22]Ono Masateru ,et al. Diterpenes from the fruits of Vitex rotundifolia. *J Nat Prod*,1999,629(11):1532

[23]陈鸿雁,等.单叶蔓荆子黄酮类化学成分研究.天然产物研究与开发,2008,20:582

[24]藤木康雄.蔓荆子成分的脂氧合酶活性抑制作用.国外医学中医中药分册,1989,11(6):33

[25]Shin KH,et al. 从单叶蔓荆果实中分离醛糖还原酶抑制剂.国外医药植物药分册,1996,11(3):128

[26]Shin,KH.Studies on the inhibitory effects of medicinal plant constituents on cataract formation.Part Ⅱ .Isolation of an aldose reductase inhibitor from the fruits of Vitex trifolia. *Phytomedicine*,1994,(2):145

[27]黄敬耀,等.牡荆子平喘作用的药理研究.江西中医学院学报,2002,14(4):13

[28]郭萍,等.蔓荆子汤合红棉散治疗慢性化脓性中耳炎110例.河北中医,2003,25(7):508

[29]向爱兰.蔓荆子治疗急性乳腺炎19例.湖南中医杂志,1999,15(3):48

[30]黄永刚,等.蔓荆子是治疗胃炎的良药.中医杂志,2000,41(12):712

[31]高新记.清上蠲痛汤加味治疗头痛320例.山西中医,1996,17(3):111

[32]金传山,等.蔓荆子炮制初探.时珍国医国药,2000,11(6):503

[33]李克隆,等.蔓荆子汤治疗血管性头痛93例.北京中医杂志,1991,3:22

[34]刘永业.蔓荆子治疗三叉神经痛.中医杂志,2000,41(12):712

[35]王士国.蔓荆子治疗坐骨神经痛56例.河北中医药学报,2001,16(4):24

[36]李观荣.蔓荆子治疗神经根型颈椎病眩晕.中医杂志,2000,41(12):712

[37]王雪英.蔓荆子泻肝潜阳治不寐.中医杂志,2000,41(12):713

[38]李智立，等.单叶蔓荆子挥发油成分的GC/MS分析.色谱，1997，15(4)：344

[39]潘炯光，等.牡荆、荆条、黄荆和蔓荆叶挥发油的GC-MS分析.中国中药杂志，1989，14(6)：357

[40]Nair AGR，et al.Two unusual flavones (artemetin and 7-desmethyl artemetin) from the leaves of Vitex trifolia.*Curr Sci*，1975，44(7)：214

[41]Ramesh P，et al. Flavone glycosides of Vitex trifolia. *Fitoterapia*，1986，57(4)：282

[42]Vedantham TNC，et al. Non-flavonoid components of Vitex trifolia. *Indian J Pharm*，1976，38(1)：13

[43]Asaks Y，et al.Constituents of Vitex rotundifolia.*Chem Lett*，1973，(9)：937

[44]Kouno I，et al. Iridoid and Phenolic glucoside from Vitex rotundifolia L.f. *Phytochemistry*，1988，27(2)：611

[45]Watanabe，Keisuke.Rotundial，a new natural mosquito repellent from the leaves of Vitex rotundifolia. *Biotechmol Biochem*，1995，59(10)：1979

[46]安徽医学院药理学教研室.蔓荆提取物对微循环障碍模型治疗作用的实验研究.安徽医学院学报，1985，20(2)：37

[47]王凤强.蔓荆粗提取物的生物活性.国外医药植物药分册，2000，15(2)：74

[48]Kawazoe K.Arylnaphthalene norlignans from Vitex rotundifolia.*Phytochenistry*，1999，52(8)：1657

榧 子 Toreyae Semen fei zi

本品为红豆杉科植物榧 *Torreya grandis* Fort.的干燥成熟种子。又名榧实、香榧。味甘，性平。具有杀虫消积，润肺止咳，润肠通便的功能。用于钩虫病、蛔虫病、绦虫病、虫积腹痛、小儿疳积、肺燥咳嗽、大便秘结。

【化学成分】

含多量脂肪油及挥发油。种子含脂肪油约42%，油中主成分为亚油酸 (linoleic acid)70%，油酸(oleic acid)20%，硬脂酸(stearic acid)10%[1]。醇溶性浸出物中，含有草酸和葡萄糖(glucosd)。水溶性浸出物中含有一种多糖体(polysaccharide)[2]。另外，尚有文献记载，榧子含麦朊(gliadin)，挥发油，鞣质等[2,3]。

种仁含脂肪油，油中主成分为油酸，亚油酸，棕榈酸，山萮酸(behenic acid)，硬脂酸，亚麻酸(linolenic acid)，月桂酸(lauric acid)，肉豆蔻酸(myristic acid)[4]。

假种皮含挥发油，主要有α-松油烯 (α-terpinene)，三环萜(tricyclene)，α-侧柏烯(α-thujene)，β-水芹烯(β-phellandrene)，β-月桂烯(β-myrcene)，蒈烯3($\triangle^3$-carene)，防烯(bornylene)，异松油烯(terpinolene)，樟脑(camphor)，α-萜品醇-4(terpineol-4)，α-松油醇(terpineol)，香茅醇(citronellol)等[4]。

【药理作用】

榧子中含有驱除猫绦虫的有效成分[5]。榧子对钩虫有抑制、杀灭作用，其效果比四氯乙烯为好[6]。有文献记载，榧子对蛔虫、蛲虫、姜片虫等寄生虫有广泛疗效[7,8]；但亦有报道榧子浸膏在试管内对猪蛔虫、蚯蚓无作用[4]。另外尚有文献记载，榧子对杀灭微丝蚴亦有一定作用[3]。

【临床应用】

1. 钩虫病 以榧子（成人每次30~40粒，10~15岁每次服15~20粒，每日3次，连服5~6 d)治疗钩虫病，或以榧子与使君子分别炒熟服用(成人每次服榧子25~30粒，使君子20~30粒，小儿酌减，每日3次，一般服药3~5 d为一疗程)治疗钩虫病，均有较好疗效[6]。尚可采用“榧子杀虫丸”治疗，经治钩虫病1669例，具有疗效好，恢复快，涂片阴转率为86%，饱和块水漂浮阴转率为13%；并具有毒性小，几无不良反应，同时可以杀灭蛔虫、蛲虫、绦虫、姜片虫等寄生虫的优点[8]。

2. 丝虫病 以榧子肉、血余炭研末，制成蜜丸，每次2粒，1日3次，4 d为一疗程，治疗丝虫病20例。结果：第1疗程后，微丝蚴转阴4例；第2疗程后转阴9例，微丝蚴减少6例，其余大部分病例也有不同程度好转；临床治疗过程中，仅1例服药后有轻度头晕副反应，其余病例均未见任何不良反应[3]。

3. 蛔虫病、绦虫病及虫积腹痛 去皮炒食治疗绦虫病，或与槟榔、南瓜子伍用治疗绦虫病；亦可与使君子、大蒜煎汤治疗蛔虫病、蛲虫病等，以及肠道诸虫所引起的虫积腹痛等[7,9]。榧子治疗蛔虫感染患者68人，榧子30 g，于晨空腹(饭前2 h)嚼碎服，服药过程中可饮少量开水，连服2 d。结果：蛔虫感染患者治疗后虫卵转阴率39.71%(27/68)，不良反应为头晕、恶心、打嗝、食欲不振、腹胀、腹泻，4~5 h内即自行消退[10]。

4. 其他 榧子尚能润肺止咳，滑肠通便，可用于治疗肺燥咳嗽及痔疮便秘。如轻症咳嗽，可以单味榧子水煎服，重症者则以麦冬、沙参等伍用；痔疮热结、大肠化燥而便秘者，以单味榧子水煎服即有效[9]。0.1%浓度的榧子粗提物对常见仓虫赤拟谷盗成虫有一定忌避作用(其忌避率达 80.1%~100.0%)[11]。

5. 不良反应 榧子肉味甘美无毒，临床应用极少见不良反应；仅个别病例因服用过多偶有滑肠泄泻，或者发生头晕等副反应[9]。

【附注】

1. 云南榧 *Torreya yunnanensis* Cheng et L·K·Fu 的成熟种子所含的多糖，可采用高效毛细管电泳法分析不同产地的云南榧子，其收度线性关系良好（r=0.999 4），平均加样回收率为 98.3%(RSD=2.31%，n=5)；不同产地云南榧子高效毛细管电泳指纹图谱基本一致，其主要含 2 种多糖。研究结果表明，不同产地云南榧子所含的多糖含量及其组成无明显差异[12]。

2. 日本榧子 *Torreya nucifera* Sieb.et Zucc.种子油能通过麻痹蛙和豚鼠体内寄生虫的神经而在 5~10 min 内将其杀灭。日本榧子含生物碱，对子宫有收缩作用，民间用以堕胎[3]。

（冉懋雄 周厚琼 谢宝忠）

参考文献

[1]吴征镒.新华本草纲要(第1册).上海:上海科学技术出版社，1988:27

[2]中国医学科学院药物研究所，等.中药志(Ⅲ).北京:人民卫生出版社，1984:657

[3]江苏新医学院.中药大辞典.下册.上海:上海人民出版社，1977:2523

[4]阴健，等.中药现代研究与临床应用(2).北京:中医古籍出版社，1995:373

[5]李宗珍，等.榧实(柾子)的驱虫作用.日本药物学杂志，1941，31(2):117

[6]《全国中草药汇编》编写组.全国中草药汇编.下册.北京:人民卫生出版社，1977:668

[7]上海中医学院方药教研组.中药临床手册.上海:上海人民出版社，1977 :430

[8]石门县防治钩虫病试点组.中药柾子杀虫丸治疗钩虫病1669例观察报告.中医杂志，1959，3:6

[9]庞俊忠.临床中药学.北京:中国医药科技出版社，1989:435

[10]胡建中，等.使君子与榧子驱治肠蛔虫的疗效观察.中国病原生物学杂志，2006，1(4):268

[11]姜元启，等.有害生物防治中草药榧子粗提物对仓虫成虫作用的研究.粮油仓储科技通讯，2008，4:31

[12]陈振德，等.云南榧子中多糖的含量测定及其高效毛细管电泳指纹图谱分析.中国药房，2005，16(23):1817

槟 榔 Arecae Semen bing lang

本品为棕榈科植物槟榔 *Areca catechu* L. 的干燥成熟种子。又名白槟榔、槟榔子等。味苦、辛，性温。有杀虫，消积，行气，利水，截疟之功。主治绦虫病、蛔虫病、姜片虫病、虫积腹痛、积滞泻痢、里急后重、水肿脚气、疟疾。焦槟榔消食导滞。

【化学成分】

槟榔的化学成分极为复杂，研究表明，至少有几十种。槟榔原果的主要成分为 31.1%的酚类，18.7%的多糖，14.0%的脂肪，10.8%的粗纤维，9.9%的水分，3.0%的灰分和 0.5%生物碱[1]。

1. 生物碱 槟榔种子含物碱 0.3%~0.6%，主要为槟榔碱(arecoline)含量为 0.1%~0.5%，为驱虫的主要有效成分，余为槟榔次碱(arecaidine 即 arecaine)，去甲基槟榔次碱（guvacine），去甲基槟榔碱(guvacoline)，槟榔副碱(arecolidine)。高槟榔碱(homoarecoline)[1,2]。

2. 酚类 从槟榔乙醇提取物的乙酸乙酯萃取部分得到 5 个酚类成分，分别鉴定为：异鼠李素(1)、金圣草黄素(2)、木犀草素(3)、(±)-4′，5-二羟基-3′，5′，7-三甲黄烔[(4a，4b)和巴西红厚壳素(5)][2]。

3. 脂肪油 槟榔含脂肪油 14%，槟榔油的组成脂肪酸为：月桂酸 19.5%，肉豆蔻酸 46.2%。棕榈酸 12.7%，硬脂酸 1.6%，癸酸 0.3%，油酸 6.2%。亚油酸 5.4%，十二碳烯酸 0.3%，十四碳烯酸 7.2%[3,4]。

4. 氨基酸 槟榔所含氨基酸中脯氨酸超过 15%，酪氨酸、苯丙氨酸和精氨酸超过 10%[5]。

5. 其他 槟榔内胚乳(endosperm),含儿茶精(catechin),花白素及其聚合物[5]。

【药理作用】

1. 驱虫 槟榔对多种寄生虫(绦虫、蛔虫、蛲虫、血吸虫等)有抑制或杀灭作用。

(1)驱绦虫 槟榔碱是槟榔驱虫的有效成分。实验证明,30%槟榔煎剂40 min可使犬短小绦虫强直乃至死亡。槟榔能使绦虫体引起弛缓性麻痹,槟榔麻痹绦虫的神经系统,而不在肌肉,槟榔生物碱的铋碘化合物,对猫的带形绦虫和犬双殖孔绦虫都有治疗效力[6]。槟榔对体外培养的猪囊尾蚴有良好的驱虫作用,较低浓度的槟榔可增加钉螺足跖平滑肌的收缩活动,这可能与槟榔碱直接开放钙通道,促使钙离子内流有关[7,8]。

(2)驱蛔虫 槟榔对猪蛔虫,蚯蚓与水蛭有显著的杀虫效力,槟榔对蛔虫可使之中毒,而对钩虫则无影响[6]。

(3)驱蛲虫 体外试验槟榔煎剂对鼠蛲虫有麻痹作用,浓度1%~50%麻痹蛲虫强度逐渐增强,甚至死亡。25%浓度45 min可使鼠蛲虫呈抑制状态,但置入任氏液中后30 min,有60%的鼠蛲虫可恢复活动[6]。

(4)抗血吸虫 槟榔碱2×10^{-7}mol/L与5×6^{-6}mol/L浓度,均有麻痹曼血吸虫吸盘与体肌的作用[5]。槟榔对肝吸虫具有显著麻痹作用,其机制在于槟榔干扰肝吸虫的神经系统功能[8,9]。

2.中枢调节 腹腔注射槟榔碱(0.25~2.0 mg/kg),可抑制小鼠的自由活动,多次给药后无耐受,也不形成敏化。槟榔碱(2.0 mg/kg)可增强单次给予吗啡所诱导的小鼠的高活动性,可增强吗啡诱导小鼠行为敏化的形成[10]。槟榔碱(0.25、0.5、1.0 mg/kg)可剂量依赖性地抑制小鼠的自主活动,可缩短翻正反射消失(LORR)的持续时间,提示槟榔碱可能具有一定醒酒作用[11]。

3.促平滑肌收缩 给大鼠灌服高(100%,2 mL)、低(25%,2 mL)浓度槟榔煎液,均可在给药后5 min增高大鼠胃收缩运动频率,并可持续到给药后30 min[12];两种浓度槟榔液还有显著促功能消化不良(FD)大鼠胃平滑肌收缩作用,主要增强收缩振幅[13]。槟榔提取物(A、B、C、D、E)按不同浓度(10、30和50 mg/kg)灌胃给药,可显著改善小鼠胃肠功能,促进小鼠胃肠蠕动及增强小肠吸收功能[14]。促子宫平滑肌收缩 不同剂量的槟榔次碱(1.5×10^{-7}、5×10^{-7}、1.5×10^{-6}、5×10^{-6}、1.5×10^{-5}mol/L)能显著增强离体子宫平滑肌的收缩作用,且主要是通过兴奋M-受体而发挥作用[15]。

4. 抑制骨髓 槟榔碱20、10、5 mg/kg剂量可使骨髓细胞内RNA/DNA的荧光像素比值明显升高;骨髓G0/G1期细胞比率显著增加,S期细胞比率显著降低,G2/M期细胞比率显著降低。提示槟榔碱对小鼠骨髓细胞的DNA有一定损伤作用,具有一定遗传毒性[16]。

5. 损害心肌 在正常饲养的基础上分别给大鼠灌胃高(10 g/L)、低(5 g/L)浓度槟榔提取液每天每次2 mL,共40 d。结果:高浓度组心肌纤维细胞间隙水肿,增宽;心肌纤维可见脓肿形成,且炎细胞浸润;部分心肌纤维断裂。低浓度组心肌间质血管充血,间隙增宽,且有少许炎细胞浸润。表明长期喂食槟榔提取液对大鼠心血管系统有一定损害作用[17]。

6. 抗动脉粥样硬化 在喂饲高脂饲料同时,灌胃槟榔碱1、5 mg/kg,持续4周。结果:槟榔碱可以促进NO释放,提高eNOS蛋白和mRNA的表达,降低血浆IL-8水平,抑制黏附分子ICAM-1及趋化因子IL-8的受体CXCR-2和MCP-1mRNA的过度表达,表明槟榔碱上述作用特点可能与其抗动脉粥样硬化作用相关[18]。10^{-5}和10^{-4}mol/L槟榔碱明显抑制氧化型低密度脂蛋白诱导的小鼠巨噬细胞TNF、IL-6和细胞间黏附子1 mRNA的表达,且10^{-5}mol/L槟榔碱细胞内过氧化体增殖物激活型受体mRNA的表达增加。提示槟榔碱抑制氧化型低密度脂蛋白诱导和巨噬细胞炎症因子表达,其作用机制可能是通过过氧化体增殖物激活型受体r起作用[19]。牛主动脉血管内皮细胞与不同浓度(10^{-4}、10^{-5}、10^{-6}mol/L)槟榔碱预孵育20 h后,给予氧化低密度脂蛋白,造成内皮细胞损伤,表现为MCP-1和ICAM-1mRNA表达水平增加。槟榔碱可以减轻MCP-1和ICAM-I mRNA过量表达,从而保护内皮细胞[20]。

7. 抗血栓 氢溴酸槟榔碱4、2、1 mg/kg能加速溶解体外血凝块和血小板血浆凝块;体内灌胃氢溴酸槟榔碱,具有抗角叉莱胶引起的小鼠尾静脉血栓形成的作用。表明氢溴酸槟榔碱具有体内、体外抗血栓作用[21]。

8. 抗菌 用槟榔粗提物10、30、50 mg/kg给小鼠灌胃7 d后,小鼠腹腔注射金黄色葡萄球菌悬液,观察和统计4 d内动物死亡率。结果:对照组死亡率为90.91%,而槟榔粗提物死亡率分别为40%、36.6%、30%[22]。

9. 抗氧化 槟榔粗提物、乙酸乙酯萃取物和水溶出物浓度在5、3、1 mg/mL对羟自由基(·OH)具有良好的清除作用,清除率在53%以上[23]。槟榔氯仿、乙醇和水提取物浓度为0.025 mg/mL都具有清除DPPH自由基的能力,清除能力大小依次为乙醇提取物>水提取物>氯仿提取物[24]。

10. 诱发口腔黏膜下纤维性变（OSF） 为探讨口腔黏膜下纤维性变(OSF)的发病机制,体外培养OSF患者和正常人口腔黏膜成纤维细胞(FB)。结果:槟榔提取物在高于$1×10^3$ ng/mL时对FB生长有抑制作用,而正常人和OSF患者FB增殖能力没有明显差异。所以OSF的发病可能并非槟榔对FB的直接作用[25]。体外口腔黏膜角质形成细胞与成纤维细胞共培养,成纤维细胞中α-平滑肌动蛋白的表达增强;角质形成细胞经槟榔碱0、20、40、80mg/L预处理后，再与成纤维细胞共同培养，其α-平滑肌肌动蛋白的表达强于无干预的共同培养。提示,口腔黏膜下纤维性变组织中成纤维细胞向肌纤维细胞分化可能是槟榔成分与角质形成细胞共同作用的结果[26]。槟榔碱(30、60、90、120 μg/mL)以浓度依赖方式诱导体外培养的人口腔黏膜角质形成细胞(KC)发生凋亡,同时提高KC中Caspase-3表达。提示,KC凋亡异常可能是口腔黏膜下纤维性变的中药发病机制之一[27]。

11. 其他 槟榔乙醇提取物随给药浓度的不同呈现双向作用,在4~8 mg/kg范围内,具有显著的抗抑郁作用[28]。4种槟榔提取物能延长小鼠的负重游泳时间,降低运动后血尿素氮的增量,降低血清乳酸水平,显著增加肝糖原的储备量,具有良好的抗疲劳生理活性[29]。

12. 毒性 ①一般毒性:槟榔煎剂给小鼠灌胃的LD_{50}为120±24 g/kg[5]。槟榔碱给小鼠灌胃的最小致死量(MLD)为100 mg/kg,犬的MLD为5 mg/kg,马的MLD为1.4 mg/kg[5]。大鼠灌胃槟榔铋碘化物的MLD为1 g/kg,给药15 min出现流涎、腹泻、呼吸加快、烦躁等症状,1.5~2 h死亡。犬用0.44 mg/kg氢溴酸槟榔碱灌胃,可引起呕吐与惊厥[30]。②致癌致突变:常嚼食槟榔会造成口腔黏膜下纤维化,这是导致口腔癌变的主因[31]。③生殖毒性:槟榔对雄性小鼠的精子、生育力及仔鼠生长等均有影响[32,33]。应用短期体外,体内致突变试验结果，槟榔3750、7500 mg/kg时小鼠精子畸形率分别为12.49%和13.90%,明显高于阴性对照组10.34%,对小鼠的生殖细胞有一定遗传毒性[34]。④神经系统毒性:槟榔碱与吗啡共同给药7 d,可以增强行为敏化的形成。嚼块与吗啡合用可增强吗啡的成瘾性,槟榔嚼块和吗啡有形成多药滥用的危险[10]。⑤长期毒性:槟榔水提液小鼠灌胃1500 g/kg,实验期内死亡率明显升高;病理检查发现,1500 g/kg组中出现脾脏脾小体扩大或消失,炎症细胞浸润,提示长期给予槟榔提取液可能对受试动物产生一定影响[35]。

【临床应用】

1. 绦虫病 驱虫前1周禁食油腻或肉类蛋白食物,并于前1 d晚禁食,次日晨空腹服药。将南瓜子炒熟去皮,早晨空腹嚼服,继服槟榔煎剂,冷服,服药后保持安静(可以减少恶心呕吐等副作用)。2h后服番泻叶(3 g)浸泡液200 mL,治疗20例,总有效率100%[36]。南瓜子与槟榔配伍,用于驱绦虫168例取得快、捷、易的疗效[37]。

2. 蛔虫病 槟榔配枳实、川楝子、乌梅、山楂、花椒、胡黄连水煎剂治疗胆道蛔虫病53例，总有效率98.1%,通降驱蛔汤是驱蛔高效低毒的汤剂[5]。

3. 鞭虫病 用槟榔50g,粉碎水煎,于早晚饭前、后各服150 mL,5 d为一疗程,治疗鞭虫37例,治愈30例,好转5例,无效2例,总有效率达94.6%[38]。

4. 血吸虫病 用枣槟榔、制雄黄、榧子肉、茜草、红藤等组方或槟榔丸,治疗血吸虫病3196例,转阴率为70%,毒副作用较锑剂少[5]。

5. 胃肠炎及痢疾 槟榔配黄芩、黄柏水煎剂,每次30~50 mL,治疗急性胃肠炎192例。显效127例,占66%,有效57例,占30%,总有效率达96%[39]。槟榔与藿香、厚扑、苍术、黄连、木香等制成霍扑合剂,治疗暑湿泄泻128例,显效74例,有效46例,总有效率达93.7%[40]。槟榔另配葛根、黄芩等水煎剂500 mL,每日3次,为肠道1号,治疗急性菌痢92例,显效69例,有效13例,总有效率达89%[41]。用金樱子槟榔汤(金樱子、槟榔、枳实等)治疗慢性顽固性腹泻50例,总有效率94%[42]。

6. 胃下垂 用槟榔加味丸(槟榔、枳壳、木瓜等),每次9 g,早、晚各1次,配合山药粥,治疗胃下垂60例,总有效率为96.7%[43]。

7. 胆汁反流性胃炎 槟榔、枳壳、木瓜等水煎服,日分2次,3个月为一疗程，治疗208例胆汁反流性胃炎。治疗3个月后，好转率胃脘痛95.6%，呕吐94%,胀满96%,纳差91%,贫血84%,消瘦86%[44]。

8. 男性乳房发育症 用槟榔、郁金、赤芍、川芎等,每天1剂,水煎3次服用,治疗19例男性乳房发育症,1个月为1个疗程,2个疗程评定疗效。痊愈(乳房胀痛及肿块消失)11例,显效(乳房胀痛消失肿块明显缩小)6例,有效(乳房胀痛消失,肿块缩小不明显)1例，无效（症状体征无改善)1例，总有效率94.74%,一般1~2周胀痛消失,肿块开始缩小,11例痊愈病例中,1个疗程痊愈[45]。

9. 脑出血急性期 用木香、槟榔、青皮等加减水煎,每日1剂,早晚各服1次,治疗脑出血急性期32例,痊愈21例,显效7例,无效4例,总有效率87.5%[46]。

10. 不良反应 常见恶心、呕吐(发生率为20%~

30%)、腹痛,头昏、心慌,冷服可减少呕吐;极少数出现“消化性溃疡”并发呕血;过量服用槟榔可引起流涎、呕吐、昏睡、惊厥,可用高锰酸钾洗胃,并注射阿托品解毒[5]。长期咀嚼槟榔可导致牙体牙合面不同程度磨损[47]。

(谢宝忠 孟宪容)

参考文献

[1]黄华.槟榔有效化学成分分析测定.食品与机械,2002,7(3):38

[2]张兴,等.槟榔果实的酚类化学成分与抗菌活性的初步研究.热带亚热带植物学报,2009,17(1):74

[3]中国医学科学院药物研究所.中草药有效成分的研究.第一册.北京:人民卫生出版社,1972:445

[4]宋立人.现代中药学大辞典.北京:人民卫生出版社,2001:2305

[5]王本祥,等.现代中药药理学.天津:天津科学技术出版社,1997:711

[6]王本祥,等.现代中药药理与临床.天津:天津科技翻译出版公司,2004:1640

[7]赵文爱,等.槟榔与白胡椒对猪囊尾蚴形态学改变的影响.现代中医西结合杂志,2003,12(3):237

[8]李泱,等.低浓度槟榔碱对钉螺足跖平滑肌收缩和对豚鼠心室细胞钙内流作用的实验研究. 中国血吸虫病防治杂志,2000,12(2):94

[9]查传龙,等.槟榔原扑对肝吸虫作用的体外观察.南京中医学院院报,1990,6(4):34

[10]韩容,等.槟榔碱对小鼠吗啡行为敏化的影响.中国药物依赖性杂志,2005,14(3):197

[11]孙艳萍,等.槟榔碱对小鼠酒精急性中枢抑制作用的影响.中国药物依赖性杂志,2005,14(5):333

[12]邹百仓,等.槟榔对实验大鼠胃平滑肌运动影响的研究.湖南中医杂志,2003,2:66

[13]邹百仓,等.槟榔对功能性消化不良模型大鼠胃运动的影响.中国中西医结合消化杂志,2003,1:6

[14]袁列江,等.槟榔提取物对小鼠胃肠功能影响的研究.中国食品学报,2009,4:38

[15]韩继起.槟榔次碱对未孕大鼠离体子宫平滑肌运动的影响.中华中医药学刊,2008,2:379

[16]李宇彬,等.槟榔碱对骨髓细胞内DNA的影响,中草药,2007,4:573

[17]周剑彪,等.灌喂槟榔提取液对大鼠心肌形态学的影响.心脏杂志,2008,20(2):203

[18]山丽梅,等.槟榔碱抗动脉粥样硬化分子机制的研究.中国药学通报,2004,20(2):146

[19]张伟,等.槟榔碱抑制氧化型低密度脂蛋白诱导的小鼠巨噬细胞炎症因子表达及其机制. 中国动脉硬化杂志,2009,4:269

[20]石翠格,等.天然药物槟榔碱对氧化低密度脂蛋白致血管内皮细胞损伤的保护作用研究. 科学技术与工程,2007,12:2780

[21]唐菲,等.氢溴酸槟榔碱抗血栓作用的研究.中国医院药学杂志,2009,10:791

[22]李忠海,等.槟榔提取物在小白鼠体内的抑菌作用.食品与机械,2007,5:81

[23]袁列江,等.槟榔提取物对小白鼠体内抗氧化作用的研究.食品科学,2009,7:225

[24]张海德,等.槟榔提取物对DPPH自由基的清除作用研究.食品科学,2008,29(8):74

[25]李霞,等.槟榔提取物对口腔黏膜成纤维细胞增殖活性的影响.中国现代医学杂志,2005,15(8):1204

[26]李霞,等.槟榔碱对口腔黏膜肌成纤维细胞分化的影响.中华口腔医学杂志,2007,7:423

[27]高义军,等.槟榔碱诱导口腔角质形成细胞凋亡研究.口腔医学研究,2007,23(6):624

[28]杜海燕.槟榔乙醇提取物对啮齿类动物抗抑郁作用.国外医学中医中药分册,1998,20(3):47

[29]何双,等.槟榔提取物对小鼠抗疲劳作用研究.食品与机械,2009,2:6

[30]阴健,等.中药现代化研究与临床应用.北京:学苑出版社,1994:666

[31]芷晴.槟榔被认定为一级致癌物.先锋队,2004,3:44

[32]胡怡秀,等.槟榔对小鼠精子的影响.癌变·畸变·突变,1999,1:39

[33]胡怡秀,等.槟榔对雄性小鼠生育力的影响.实用预防医学,1999,3:172

[34]戚雪冰,等.槟榔的遗传毒性研究.实用预防医学,1999,4:51

[35]胡怡秀,等.市售槟榔亚慢性毒性研究.中国公共卫生学报,1999,2:45

[36]张运祥.槟榔南瓜子合剂治疗绦虫病20例.云南中医中药杂志,2007,12:20

[37]刘崇和,等.南瓜子槟榔间隔服驱绦虫168例.光明中医,2000,4:48

[38]郑祥光.槟榔治疗肠道鞭虫病37例疗效观察.中西医结合杂志,1987,7(8):504

[39]严永珍,等.苓柏合剂治疗急性胃肠炎192例疗效分析.河南中医学院学报,1983,2:20

[40]王兴华,等.藿扑合剂治疗暑湿泄泻128例疗效分析.中医杂志,1983,8:40

[41]王秀琴.肠炎1号治疗急性菌痢92例临床观察.中国农村医学,1983,4:19

[42]李刚.金樱子槟榔汤治疗慢性顽固性腹泻50例疗效观察.新中医,2006,2:34

[43]周永亮.槟榔加味丸配合山药粥治疗胃下垂90例.河南中医,2003,8:30

[44]周永亮.槟榔丸加味汤剂治疗胆汁反流性胃炎208例疗效观察.中原医刊,2003,16:45

[45]万晓春,等.槟榔消疬汤治疗男性乳房发育症19例.新中医,2007,5:63

[46]李铭,等.木香槟榔丸加减治疗脑出血急性期32例.湖南中医杂志,2008,6:47

[47]严晓敏,等.咀嚼槟榔习惯牙体磨损关系的临床研究.湖南医科大学学报,2003,28(2):171

酸枣仁 Ziziphi Spinosae Semen

suan zao ren

本品为鼠李科植物酸枣 *Ziziphus jujuba* Mill var. *spinosa*(Bunge)ex H. F.chou 的干燥成熟种子。味甘、酸,性平。有养心补肝,宁心安神,敛汗,生津功能。主治虚烦不眠、惊悸多梦、体虚多汗、津伤口渴等。

【化学成分】

1. 皂苷类 酸枣仁皂苷 A、B(jujuboside A、B)为主要成分[1]。还有白桦酯酸(betulinic acid)、白桦脂醇(betutin)、alphitolic acid 及胡萝卜素[2]。酸枣仁皂苷 D(jujuboside D)为酸枣仁皂苷 A 的异构体[3]。

2. 黄酮类 主要有 spinosin、zivulgarin[4]、spinsin、当药黄素(swertisin)、6-阿魏酰 spinosin、6''''-芥子酰 spinosin、6''''-P-香豆酰 spinosin、2''-O-葡萄糖基异当药黄素、vicenin-2、芥菜素 6-C-(6-O-P-羟基苯甲酰基)β-吡喃葡萄基(1→2)β-D-吡喃葡萄苷等[5]。

3. 生物碱类 主要生物碱lysicamimine和juzirine[6]。

4. 脂肪酸类 脂肪酸含量分别为亚油酸44.23%、油酸 43.96%、棕榈酸 4.85%,花生烯酸2.84%硬脂酸2.19%、花生酸0.98%、山芋酸 0.91%、亚油酸0.32%[7,8]。

5. 其他 酸枣仁含有机酸达 2.6%,可溶性糖[22],多种微量元素和维生素[9]。

【药理作用】

1. 中枢神经系统

(1)镇静、催眠 酸枣仁水煎剂17.5 g/kg 灌胃 7 d,可延长自由活动大鼠总睡眠时间,并选择性使深睡时间明显延长,提示有镇静催眠功能[10]。给小鼠酸枣仁油 1.6、3.2 g/kg,每日 2 次,灌胃 3 d。对小鼠均具有镇静、催眠作用;重复使用酸枣仁油,小鼠自主活动抑制作用随用药时间的延长而增强,且无耐受现象[11]。酸枣仁总生物碱 25、100 mg/kg 灌胃可减少小鼠自发活动,显著延长戊巴比妥钠阈上剂量小鼠睡眠时间,增加戊巴比妥钠阈下剂量睡眠动物数。生物碱为酸枣仁中枢抑制作用的有效部位[12]。

给小鼠灌胃酸枣仁多糖生药 17 g/kg,连续 3 d。没有明显抑制正常小鼠的自由活动和协调运动;没有延长戊巴比妥钠阈上剂量小鼠睡眠时间以及增加戊巴比妥钠阈下剂量小鼠睡眠只数的作用。酸枣仁多糖不具有或只具有微弱的催眠效果[13]。

(2)抗抑郁 将 0.519 g 酸枣仁药物粉末溶入3 mL 水中,灌胃给大鼠处理 10 d。可减少大鼠前额叶 5-羟色胺和多巴胺含量,而发挥抗抑郁作用[14]。对甲状腺致阴虚焦虑小鼠,分别给予酸枣仁水煎剂(20、10、5 g/kg)和醇提物(0.1100、0.0550、0.0275 g/kg)灌胃 3 d。酸枣仁醇提物具有明显的抗焦虑作用,其机制可能与提高小鼠脑内 γ-氨基丁酸(GABA),增强$GABA_AR_1$ 表达,降低谷氨酸含量和 $NMDAR_1$ 表达有关[15]。酸枣仁总生物碱 5、10、20 mg/mL(相当于每毫升含生药材0.235 g、0.47 g、0.94 g)给小鼠灌胃 14 d。能缩短小鼠悬尾的不动时间,能有效拮抗小鼠体温下降。具有一定的抗小鼠实验性抑郁作用[16]。

(3)抗惊厥 酸枣仁总生物碱 50、100 mg/kg 和环肽生物碱 20 mg/kg 给小鼠灌胃 5 d,均可明显延长小鼠出现惊厥的时间及死亡时间。酸枣仁生物碱和酸枣仁皂苷 A 也有抗惊厥作用[17,18]。

2. 抗神经损伤 酸枣仁皂苷 A20 mg/kg 腹腔注射,对缺血再灌注损伤大鼠神经功能缺失症状有明显的改善作用;抑制脑内谷氨酸的释放,增加 γ-氨基丁酸含量。具有脑神经保护作用[19]。上述剂量(20 mg/kg 腹腔注射)的酸枣仁皂苷A,能调节大鼠脑缺血损伤后海马区氨基酸水平的释放,抑制神经细胞凋亡[20]。

3. 降压 给大鼠和猫分别静脉注射酸枣仁总苷32 mg/kg 和 16 mg/kg 可明显降低血压,降压百分率大鼠为(48.9±5.9)%,猫为(44.9±13.8)%。灌胃酸枣仁20~30 g/kg 对两肾包裹法所致大鼠肾型高血压形成有抑制作用[21]。酸枣仁总皂苷 5、10、25 mg/kg,灌胃给药,对原发性高血压大鼠均有明显的降压作用[22]。

4. 降血脂、抗血栓　酸枣仁总皂苷 64mg/kg 腹腔注射连续 20 d，明显降低正常大鼠血清 TC 和 LDL-C，显著升高 HDL-C 和高密度脂蛋白胆固醇第二亚组分(HDL_2-C)，也能显著降低血清甘油三酯，升高HDL_2-C。说明酸枣仁总皂苷通过降低血脂和调理血脂蛋白对动脉粥样硬化的形成和发展可能有抑制作用[23]。酸枣仁油 2.5 mg/kg，可显著降低高脂血症鹌鹑血清 TC、LDL 及 TG 水平，升高 HDL/LDL 值，肝脂肪变性也明显减轻。酸枣仁油 2.5 mL/kg 还能明显抑制大鼠血小板聚集反应[25]。

5. 改善血液流变性　酸枣仁总皂苷 1.0、0.3、0.1 g/kg 灌胃7 d，对血瘀模型大鼠能降低全血高切、低切血液黏度及纤维蛋白原含量，并能降低血小板黏附率及体外血栓指数[25]。

6. 抗衰老　酸枣仁煎剂 20 g/kg 灌胃，对大肠杆菌内毒素引起的发热小鼠，全血及肝组织，超氧化物歧化酶(SOD)含量下降，具有保护作用[26]。酸枣仁总皂苷 20 mg/mL 浓度可使兔肝匀浆 MDA 量明显减少，SOD 明显升高；5 mg/mL 可明显降低兔红细胞膜 MDA 含量[27]。

7. 抗心肌缺血　结扎冠状动脉左前降支复制急性心肌缺血大鼠模型，灌胃酸枣仁总皂苷 1.0、0.3、0.1 g/kg 连续 5 d。结果：酸枣仁总皂苷可明显缩小心肌梗死面积；心电图显示心率、S-T 段、T 波均有明显降低。具有保护心肌作用[28]。

8. 其他　酸枣仁 25、10、2.5 g/kg(灌胃)小剂量对小鼠应激性溃疡有抑制作用[29]。酸枣仁皂苷 A 给小鼠尾静脉注射 20 mg/kg，共 7 d。可提高实验性急性高眼压鼠眼视网膜神经节细胞（RGCs）的存活率，对 RGCs 有保护作用[30]。

9. 毒性　给小鼠静脉注射酸枣仁提取物的 LD_{50} 为 27.5 g/kg，死亡动物尸检，其主要脏器未见病理改变；小鼠灌胃给药(340 g/kg)，连续观察 14 d，小鼠全部存活，无明显毒性反应[31]。酸枣仁油对大小鼠均未测出 LD_{50}，兔皮肤刺激实验未见急性毒性反应；大鼠脏器检查均未发现明显病理改变，豚鼠皮肤未见过敏反应。临床应用酸枣仁油并无毒性[32]。

【临床应用】

1. 神经衰弱失眠　60 例患有失眠症的女性患者口服中药(酸枣仁、川芎、茯苓、知母、甘草)，水煎煮，早晚空腹服用，2 周为 2 个疗程，共治疗 2 个疗程。结果，临床痊愈 12 例(20%)，显效 23 例(38.3%)，有效 19 例(31.7%)，无效 6 例(10%)，总有效率 90%[33]。

2. 神经性头痛　酸枣仁汤加味(酸枣仁、川芎、知母、茯苓、白芷等)治疗神经性头痛 35 例，痊愈 8 例，好转 23 例，无效 4 例，总有效率 88.57%[34]。

3. 室性早搏　以酸枣仁汤（酸枣仁每剂 30 g)为主方辨证加味治疗室性早搏 84 例，获显效者 46 例，有效 29 例，无效 9 例。17 d 出现疗效，对顽固性频发或呈二联律、三联律的患者疗效显著[35]。

4. 更年期综合征　酸枣仁汤（酸枣仁、川芎、茯苓、知母、甘草、生姜、大枣，水煎服)治疗以失眠为主要表现的更年期综合征 52 例，其中治愈 22 例，好转 25 例，无效 5 例，总有效率为 90.40%[36]。

（刘　康　刘国卿　陈汝炎）

参考文献

[1]王健，等.生炒酸枣仁中酸枣仁皂苷A和B的含量比较.中成药，1994，16(10)：24

[2]曾路.酸枣仁化学成分研究Ⅱ.植物学报，1986，28(5)：517

[3]刘沁舡.酸枣仁皂苷D的分离及结构鉴定.药学学报，2004，39(8)：601

[4]郭胜民，等.酸枣仁中黄酮类成分的研究.中药材，1997，20(10)：516

[5]亚明明，等.酸枣仁研究近况.中医药研究，1994，4：60

[6]尹升镇，等.酸枣仁生物碱的研究.中国中药杂志，1997，22(5)：296

[7]郭秀兰.酸枣仁油中脂肪酸的色谱分析.色谱，1990，8(6)：396

[8]李兰芳.酸枣仁脂肪油成分研究.中药材，1993，16(3)：29

[9]徐涛，等.枣花佳的营养和营养作用的实验研究.时珍国药研究，1998，9(1)：40

[10]王莹，等.酸枣仁水煎液对大鼠脑电图的影响.时珍国医国药，2008，19(6)：1317

[11]李宝莉，等.不同提取工艺的酸枣仁油对小鼠镇静催眠作用的影响.西安交通大学学报(医学版)，2008，29(2)：227

[12]符敬伟，等.酸枣仁总生物碱镇静催眠作用的实验研究.天津医科大学学报，2005，11(1)：52

[13]黄小娟，等.酸枣仁多糖的提取及其镇静催眠作用的研究.现代食品科技，2006，22(2)：37

[14]张峰，等.酸枣仁对慢性应激抑郁大鼠的治疗作用及作用机制探讨.山东师范大学学报(自然科学版)，2005，20(2)：88

[15]荣春蕾，等.酸枣仁对阴虚小鼠焦虑行为的影响.中药材，2008，31(11)：1703

[16]朱铁梁，等.酸枣仁总生物碱抗抑郁作用的实验研究.武警医学院学报，2009，18(5)：420

[17]赵连红，等.酸枣仁中生物碱抗惊厥作用的实验研究.天津药学，2007，19(1)：4

[18]封洲燕，等.酸枣仁皂苷A镇静和抗惊厥作用试验.浙

江大学学报(医学版),2002,31(2):103

[19]陆晖,等.酸枣仁皂苷A对脑缺血再灌注损伤大鼠神经行为及脑组织氨基酸含量的影响.广西中医药,2008,31(6):47

[20]吴云虎,等.酸枣仁皂苷A对大鼠脑缺血海马区氨基酸递质水平及细胞凋亡的影响. 浙江中西医结合杂志,2009,19(7):403

[21]尤维新,等.酸枣仁对血压及离体豚鼠心脏的影响. 中药药理与临床,1985,(创刊号):145

[22]张典,等.酸枣仁总皂苷对原发性高血压大鼠的降压作用.西安交通大学学报(医学版),2003,24(1):59

[23]袁秉祥,等. 酸枣仁总皂苷对大鼠血脂和血脂蛋白胆固醇的影响. 中国药理学通报,1990, 6(1):34

[24]吴树勋,等. 酸枣仁及酸枣浸膏降血脂和抗血小板聚集作用的实验研究. 中医中药杂志,1991,16(7):435

[25]张玮,等.酸枣仁总皂苷对大鼠血液流变学及体外血栓的影响.陕西中医,2005,26(7):723

[26]袁智聪,等.酸枣仁对内毒素发热小鼠SOD降低的保护作用. 中国中药杂志,1995,20(6):369

[27]万印华,等. 酸枣仁总皂苷抗脂质过氧化作用. 中草药,1996,27(2):103

[28]张玮,等.酸枣仁总皂苷对大鼠急性心肌缺血的保护作用.西安交通大学学报(医学版),2005,26(4):333

[29]李立华,等.酸枣仁对应激性溃疡的影响.安徽中医临床杂志,2003,15(5):387

[30]林志雄,等.酸枣仁皂苷A对急性高眼压大鼠视网膜神经节细胞的保护作用.解剖学研究,2010,32(1):49

[31]王丽娟,等.酸枣仁提取物急性毒性实验研究.时珍国医国药,2009,20(7):1610

[32]朱爱民,等.酸枣仁油的毒理学研究.药学实践杂志,2003,21(5):283

[33]佘玉清.酸枣仁汤加减治疗女性失眠症疗效观察.广西中医学院学报,2009,12(4):14

[34]姜明.酸枣仁汤加味治疗神经性头痛35例.现代中医药,2010,30(2):13

[35]袁福茹,等. 酸枣仁汤加味治疗室性早搏84例临床观察. 湖南中医杂志,1995,11(6):11

[36]张慧霞. 酸枣仁汤治疗更年期综合征52例. 现代中西医结合杂志,2000,9(20):2045

豨莶草 Siegesbeckiae Herba

xi xian cao

本品为菊科植物豨莶 *Siegesbeckia orientalis* L.、腺梗豨莶 *Siegesbeckia pubescens* Makino 或毛梗豨莶 *Siegesbeckia glabrescens* Makino 的干燥地上部分。味辛、苦,性寒。能祛风湿,利关节,解毒。用于风湿痹痛、筋骨无力、腰膝酸软、四肢麻痹、半身不遂、风疹湿疮。

【化学成分】

1. 豨莶 茎中含 9β-羟基-8β 异丁酰氧基木香烯内酯 (9β-hydroxy-8β-isobutyryloxycostunolide),9β-羟基-8β-异丁烯酰氧基木香烯内酯 (9β-hydroxy-8β-methacryloyloxycostunolide),8β-异丁酰氧基-14-醛基-木香烯内酰 (8β-isobutyryloxy-14-al-costunolide),14-羟基-8β-异丁酰氧基木香烯内酯 (14-hydroxy-8β-isobutyryloxycostunolide),9β,14-二羟基-8β-异丁酰氧基木香烯内酯 (9β,14-dihydroxy-8β-isobutyryloxycostunolide),8β-异丁酰氧基-1β,10α-环氧木香烯内酯 (8β-isobutyrytoxy-1β,10α-epoxycostunolide),9β-羟基-8β-异丁酰氧基-1β,10α-环氧木香烯内酯 (9β-hydroxy-8β-isobutyryloxy-1β,10α-epoxycostunolide),8β,9β-二羟基-1β,10α-环氧-11β,13-二氢木香烯内酯 (8β,9β-dihydroxy-1β,10α-epoxy-11β,13-dihydrocostunolide),14-羟基-8β-异丁酰氧基-1β,10α-环氧木香烯内酯 (14-hydroxy-8β-isobutyryloxy-1β,10α-epoxycostunolide),15-羟基-9α-乙酰氧基-8β 异丁酰氧基-14-氧代-买兰坡草内酯 (15-hydroxy-9α-acetoxy-8β-isobutyryloxy-14-oxo-melampolide),9α,15-二羟基-8β-异丁酰氧基-14-氧代-买兰坡草内酯 (9α,15-dihydroxy-8β-isobutyryloxy-14-oxo-melampolide),15-羟基-8β-异丁酰氧基-14-氧代-买兰坡草内酯 (15-hydroxy-8β-isobutyryloxy-14-oxo-melampolide),19-乙酰氧基-12-氧代-10,11-二氢牻牛儿基橙花醇 (19-acetoxy-12-oxo-10,11-dihydrogeranylnerol),19-乙酰氧基-15-氢过氧-12-氧代-13,14E-去氢-10,11,14,15-四氢牻牛儿基橙花醇 (19-acetoxy-15-hydroperoxy-12-oxo-13,14E-dehydro-10,11,14,15-tetrahydrogeranylnerol),19-乙酰氧基-15-羟基-12-氧代-13,14E-去氢-10,11,14,15-四氢牻牛儿基橙花醇 (19-acetoxy-15-hydroxy-12-oxo-13,14E-dehydro-10,11,14,15-tetrahydrogeranylnerol),2β,15,16-三羟基-对映-8 (14)-海松烯-[2β,15,16-trihydroxy-ent-pimar-8 (14)-ene],15,16-二羟基-2-氧代-对映-8(14)-海松烯 [15,16-dihydmxy-2-oxo-ent-pimar-8(14)-ene],15,16,18-三羟基-2-氧代-对映-8(14)-海松烯[15,16,18-trihydroxy-2-oxo-ent-pimar-8(14)-ene],1α-乙酰氧基-2α,3α-环氧异土木香内酯(1α-acetoxy-2α,3α-epoxyisoalan-tolactone)[1]。1α-乙酰氧基-2α,3α-环氧异土木香内酯(1α-acetoxy-2α,3α-epoxyisoalantolactone)。豨莶酯酸 (siegesesteric acid),豨莶醚酸(siegesetyeric acid),腺梗豨莶萜醇酸(ent-16β,17-dihydeoxy-kauran-19-aicacid),奇任醇(kirenol),β-谷甾醇葡萄糖苷(β sitos terolglucoside),二十一醇(heneicosanol),花生酸甲酯(metyylarachidate),β-谷甾醇(β-sitosterol)[2]。

2. 腺梗豨莶 全草含腺梗豨莶苷(siegesbeckioside),腺梗豨莶醇 (Siegesbeckiol),腺梗豨莶酸(siegesbeckic acid),对映-16β,17,18-贝壳杉三醇(ent-kauran-16β,17,18-triol),对映-16β,17-二羟基-19-贝壳松酸(ent-16β,17-dihydroxy-kauran-19-oic acid),对映-16αH,17-羟基-19-贝壳松酸 (ent-16αH,17-hydroxy-kauran-19-oic adid),大花沼兰酸(grandifloric acid),奇任醇 (kirenol),谷甾醇(sitosterol),12-羟基奇任醇(12-hydroxy-kirenol),2-酮基-16-乙酰基奇任醇(2-keto-16-acetyloxykirenol)[3]。胡萝卜苷 (daucosterol)[4],16αH-16,19-贝壳松二酸(16αH-16,19-kaurandioic acid)[5]。2-氨基-3(3′-羟基-2′-甲氧苯基)-1-丙醇 [2-amino-3 (3′-hydroxy-2′-methoxyl-phenyl)-1-propanol],D-甘露醇(d-mannitol)[6] 二香草基四氢呋喃 (epoxylignan)、槲皮素(quercetin)、丁香醛(syringicceldenyde),单棕榈酸甘油酯(glyc-eroylmonopalmitate),豆甾醇(stigmasterol)阿魏酸(gerulic acid),琥珀酸(succinic)[7]。同时含有18种氨基酸[8]。腺梗豨莶中含量较高的挥发油依次为1,2,3,4a,5,6,8a-八氢-7-甲基-4-亚甲基-1-(1-甲基乙基)-(1α,4aα,8aα)-萘 (1,2,3,4,4a,5,6,8a-Octohydro-7-methyl-4-methylene-1-(1-methylethyl)-(1α,4aα,8aα)-Naphthalene)、2-羟基-4-异丙基-2,4,6环庚三烯-1-醛 (2-Hydroxy-4-isoprophyl-2,4,6-cycloheptatrien-1-one-6,10,14-Trimethyl-2-Pentadecanone)、4,11,11-三甲基-8-亚甲基-二环〔7,2,0〕十一碳-4-烯(4,11,11-Trimethy1-8-methylene-bicyclo〔7,2,0〕undec-4-ene),相对含量分别为19.17%,11.00%和8.32%[9]。

3. 毛梗豨莶 全草含豨莶精醇 (darutigenol),豨莶苷(darutoside),豨莶新苷(neodarutoside)[10]。茎中含奇任醇,16-乙酰基奇任醇(16-acetylkirenol),异亚丙基奇任醇(isopropylideneki-renol)[11],大花酸(grandifowric acid),16β,17-二羟基-贝壳杉烷 (16β,17-dihydroxy-kaurane),阿魏酸,二十七烷酸(heptacosanol),β-谷甾醇,琥珀酸[12],对映-16β,17-二羟基-甲壳杉-19-羧酸 (ent-16β,17-dihydroxykauran-19-oic acid),对映-贝壳杉-16β,17,18-三醇 (ent-kauran-16β,17,18-triol),18-羟基-贝壳杉-16-烯-19羧酸 (18-hydroxy-kauran-16-en-19-oil acid),单棕榈酸甘油酯(glyceralmonopalmitate),胡萝卜苷[13],莶新苷(neodarutoiside)[14]等。

【药理作用】

1. 抗炎镇痛 豨莶草醇提物(含奇任醇85%)给佐剂性关节炎大鼠3.2 g,每天1次,共18 d,结果显示,能促进大鼠淋巴细胞增殖,促进淋巴细胞产生IL-2,明显抑制LSP诱导的佐剂性关节炎大鼠腹腔巨噬细胞产生IL-1,减轻关节局部组织的充血和炎症细胞浸润,并有较好的镇痛作用[15]。豨莶草3%、4%、5%甲醇提取物外用,有明显抑制炎症模型小鼠耳廓肿胀和足趾肿胀的作用;能延长热痛试验中小鼠舐后足的时间,能明显减少醋酸所致小鼠扭体的次数,以5%豨莶草组为优[16]。

2. 抑制免疫 给小鼠每日腹腔注射100%豨莶草煎剂0.2 mL,连续给药7 d,与对照组比较,脾脏和胸腺重量减轻,淋巴细胞绝对值降低;Ea和Et花环形成率下降;血清抗体滴度降低;细胞内DNA和RNA吖啶橙荧光染色的阳性率减少,说明豨莶草对细胞免疫和体液免疫均有抑制作用。同时还可抑制小鼠腹腔巨噬细胞的吞噬功能,减低血清溶菌酶的活性,提示豨莶草对非特异性免疫亦有一定抑制作用[10,11]。

3. 血管及血压 豨莶草提取液(乙醚提取物10 mg/mL)0.5 mL能使保留神经的兔耳血管扩张,对去神经的离体兔耳血管无扩张作用[17]。莶草的水浸液、30%乙醇浸出液有降低麻醉动物血压的作用。腺梗豨莶二醇酸(每天50 mg/kg)连服10 d,对肾型高血压大鼠有降压作用[18]。腺梗豨莶草提取液能使保留神经的兔耳血管舒张,并能阻断刺激神经引起的收缩血管反应,而对离体兔耳血管则无舒张作用[19]。通过十二指肠插管给予麻醉犬豨莶草胶囊(150、300 mg/kg),可以显著增加脑血流量,降低脑血管阻力,但对血压、心电图及心率无显著影响。认为豨莶草胶囊可通过增加脑血流量及降低脑血管阻力,改善脑血液循环[20]。豨莶草胶囊0.2、0.4、0.8 g/kg灌服7 d,可降低急性血瘀大鼠全血黏度、红细胞压积、红细胞聚集指数;明显延长部分凝血活酶时间(APTT)和凝血酶原时间(PT)。豨莶草胶囊有改变血液流变学及凝血功能的作用[21]。

4. 抑制血栓形成 家兔静脉注射豨莶草溶液生药 3 g/mL,对血栓形成有明显的抑制作用,由药前血栓湿重 38.28±16.16 mg 减少至18.60±5.34 mg, 抑制率为 51.4%[22]。

腺梗豨莶抗血栓组分(腺梗豨莶 IIA)110、55 g/kg 给冰水-肾上腺素血瘀模型大鼠口服,连续 8d。能降低血浆纤维蛋白原含量,降低内皮细胞分泌 ET,而对抗凝血酶Ⅲ、纤溶酶原活性及内皮细胞合成一氧化氮的功能影响不大[23]。可降低血瘀动物血小板的最大聚集率, 升高血小板的 cAMP/cGMP 比值, 降低血中 TXB_2[24]。

5. 促进微循环 豨莶草溶液 0.68/mL, 对小鼠肠系膜微循环障碍的血流恢复有显著促进作用;0.68/mL 豨莶草溶液与 0.3 g/mL 的丹参注射液的作用相当[22]。

6. 抗肿瘤 豨莶草提取物 0.01~200 g/mL 体外可明显抑制宫颈癌 Hela 细胞的增殖[25]。

7. 抗风湿 豨莶草活性部位 (含奇任醇 kirenol 85%)每日每只大鼠灌胃 4 mL(0.8 g/mL),对完全佐剂类风湿性关节炎 (AA) 大鼠有促进淋巴细胞增殖作用,并能使脾淋巴细胞产生的 IL-2 恢复至正常水平; AA 大鼠腹腔巨噬细胞产生 IL-1 功能亢进,豨莶草对其亢进有抑制作用,下降 23%~57%;豨莶草活性部位使 AA 大鼠踝关节组织的血管扩张、纤维素渗出、滑膜细胞增生、淋巴细胞浸润等症状减轻;并能减轻醋酸引起的疼痛刺激[15]。提示,豨莶草可通过调整机体免疫功能,改善局部病理反应而达到抗风湿作用。

8. 毒性 豨莶草小鼠静脉注射的 LD_{50} 为 45.54±1.44 g/kg,小鼠腹腔注射最大耐受量为人用量 400 倍[22]。小鼠口服豨莶草水煎剂 LD_{50} 大约为 19.3g/kg[26]。毒性成分主要存在于极性大的溶剂中[27]。水煎粉剂给小鼠连续灌胃 14 和 21 d,肺指数有升高趋势,肺组织病理变化明显,停药 2 周后,肺毒性变化可消失,说明豨莶草对肺脏有一定毒性,但是可逆[28]。

【临床应用】

1. 风湿性关节炎 用豨桐丸(豨莶草:臭梧桐=1:2)每次 6~9 g,以后酌情增至 12~15 g,每日 2 次。治疗 15 例,临床症状消失 9 例,显著好转 5 例[29]。

2. 冠心病 用健心丸(豨莶草、毛冬青根、川红花、丹参等)每次 6 g,每日 3 次,配合心宁注射液(每支 2 mL,含生药豨莶草等)肌肉注射,每次 2 mL,每日 1~2 次,60 支为一疗程。临床观察 101 例,有心绞痛症状者 69 例,1~3 个疗程有效率分别为 82.6%、87.7% 和 95.9%。心电图大部分有所改善,治疗后血清胆固醇有不同程度的降低[30]。

3. 高血压 用豨莶草 30 g, 地骨皮 10 g 浓煎分 2~3 次服,或用片剂(每片 0.5 g)每次 3 片,每日 2~3次。治疗 67 例,舒张压降低 2.67 kPa(20 mmHg)以上者35 例(52.2%),降低 1.33kPa(10 mmHg)者 22 例(为32.8%),总有效率为 85%, 神经官能症状均有不同程度改善[31]。亦有用降压方(豨莶草、罗布麻叶、生石决明、白芍、益母草等)随症加减治疗 103 例,有效率 93.2%[30]。

4. 脑血管意外和脑血栓 莶草 500 g, 以蜜制为丸如梧子大。每日服用 20 g,分早、晚服。治疗脑血管意外后遗症 28 例。经半年以上随访,显效 8 例,有效 16 例,无效 4 例[32]。以豨莶通栓丸治疗 70 例患者,并分别与低分子右旋糖酐加维脑路通和环扁桃酯胶囊治疗进行前后对比, 观察血液流变学及头部 CT 变化。结果表明:治疗组其有效率与对照组比较有显著性差异,其血液流变学及头部 CT 改变也有显性差异[33]。

(焦 波)

参考文献

[1]《全国中草药汇编》编写组.全国中草药汇编(上册).北京:人民卫生出版社,1993:59

[2]果得安,等.豨莶草脂溶性成分的研究、药理作用及临床应用研究.药学学报,1997,32(4):282

[3]傅宏征,等.腺梗豨莶化学成分研究(Ⅱ).中草药,1997,28(6):327

[4]董祥英,等.毛梗豨莶抗生育活性成分的研究.药学学报,1989,24(11):833

[5]刘耕陶,等.针桐合剂对大鼠实验性关节肿的治疗作用.药学学报,1964,11(10):708

[6]傅宏征, 等.腺梗豨莶化学成分研究(Ⅲ).中草药,1999,30(7):491

[7]傅宏征, 等. 腺梗豨莶化学成分研究. 中草药,1997,28(5):259

[8]张甲生, 等. 豨莶茎枝中水解氨基酸含量分析.白求恩医科大学学报,1997,23(3):261

[9]高辉,等.腺梗豨莶茎叶挥发油成分的研究.白求恩医科大学学报,2000,26(5):456

[10]卜长武,等.豨莶对小白鼠免疫功能的影响.辽宁中医杂志,1988,22(7):46

[11]卜长武,等.豨莶草对小白鼠免疫功能的影响.中国中药杂志,1989,14(3):44

[12]傅宏征, 等.毛梗豨莶化学成分的研究(Ⅰ).中国药学杂志,1998,33(3):140

[13]傅宏征,等.毛梗豨莶化学成分的研究(Ⅱ).中国药学杂志,1998,33(5):276

[14]董祥英,等.毛梗豨莶抗生育活性成分的研究.药学学报,1989,24(11):833

[15]钱瑞琴,等.莶草活性部位抗风湿作用机制研究.中国中西医结合杂志,2000,20(3):192

[16]罗琼,等.豨莶草局部外用的抗炎镇痛作用研究.湖北中医学院学报,2008,10(3):9

[17]黄弘轩,等.豨莶草的舒血管作用.白求恩医科大学学报,1979,(3):17

[18]Kang-BK. Inhibitory effects of Korean folk medicine´Hi-Chum´on histamine release from mast cells in vivo and in vitro. *Ethnopharmacol*,1997,57(2):73

[19]王浴生.中药药理与应用.北京:人民卫生出版社,1983:1221

[20]傅英梅.豨莶草胶囊对麻醉犬脑血流量及脑血管阻力影响的研究.中国药房,2008,19(3):178

[21]朱兰镇,等.豨莶草胶囊对大鼠血液流变学及凝血功能影响的研究.黑龙江医药,2010,23(2):191

[22]蒋林,等.豨莶草药理实验研究.广西中医药,1990,13(4):44

[23]孟倩超,等.豨莶草抗血栓组分对凝血系统的作用研究.陕西中医,2009,30(2):236

[24]孟倩超,等.豨莶草抗血栓组分对血小板聚集的影响.上海中医药杂志,2008,42(5):89

[25]汪建平,等.豨莶草对人宫颈癌 Hela细胞的体外抑制效应.医药导报,2009,28(1):45

[26]关建红,等.豨莶草水煎醇沉剂口服小鼠急性毒性.中国中药杂志,2005,30(21):1712

[27]关建红,等.豨莶草不同提取部位毒性比较研究.山西中医学院学报,2009,10(1):15

[28]关建红,等.豨莶草水煎粉剂对小鼠肺毒性研究.中国中药杂志,2008,33(23):2820

[29]陶文乾.豨桐丸治疗风湿病的初步报告.中医杂志,1957,(11):608

[30]杨宗正.豨莶草的临床应用.浙江中医杂志,1986,21(10):476

[31]徐文.豨莶草合剂治疗高血压病67例初步报告.中华内科杂志,1960,(2):115

[32]王达一."九制豨莶丸"治疗脑血管意外后遗症.江苏中医,1988,(12):21

[33]赵力.豨莶通栓丸治疗脑血栓的临床与实验研究.中国中西医结合杂志,1994,14(2):71

蜘蛛香 Valerianae Jatamansi Rhizoma et Radix

zhi zhu xiang

本品为败酱科植物蜘蛛香 *Valeriana jatamansi* Jones 的干燥根茎和根。味微苦、辛,性温。具有理气止痛,消食止泻,祛风除湿,镇静安神的功能。用于脘腹胀痛、食积不化、腹泻痢疾、风湿痹痛、腰膝酸软、失眠。

【化学成分】

1. 环烯醚萜类 缬草素(valtrate)、乙酰缬草素(acevaltrate)、二氢缬草素(didrovaltrate)、baldrinal、羟基缬草萜酮(hydroxyvaleranone)、乙酰羟基缬草萜酮等[1]、valeriotetrate A、valerosidate、IVHD-valtrate[2]。

2. 黄酮类 总黄酮含量约2%,含有橙皮苷(hesperidin)、蒙花苷(linarin)和及其2-甲基丁酸酯等。刺槐黄素7-O-β-槐糖苷、刺槐黄素7-O-(6″-O-α-L-鼠李糖基)-β-槐糖苷[3]。

3. 挥发性成分 异戊酸(49.38%)、3-甲基戊酸、1-莰醇、柠檬醛、乙酸龙脑酯、β-绿叶烯、4,8a-二甲基-6-异丙烯基-1,2,3,5,6,7,8,8a-八氢化萘-2-醇、广藿香醇、4,8a-二甲基-6-异丙烯基-1-萘烷酮[4]、α-蒎烯(α-pioene)、α-小茴香烯(α-fencene)、莰烯(camphene)、β-蒎烯(β-pinene)、L-龙脑(L-borneol)、β-榄香烯(β-elemene)、β-石竹烯(β-caryophyllene)、α-愈创烯(α-guaiene)、塞舌尔烯(seychellene)、α-草烯(α-humulene)、α-绿叶烯(α-patchoulene)、α-古芸烯(α-gurjunene)、朱栾倍半萜1-valencene、α-蛇床烯(α-selinene)、δ-愈创烯(δ-guaiene)、7-表-α-蛇床烯(7-epi-α-selinene)、榄香醇(elemol)、蓝桉醇(globulol)、喇叭茶醇(ledol)、刺蕊草醇(pogostol)[5]。

4. 其他 β-谷甾醇、棕榈酸及胡萝卜苷[6,7]。此外还含有微量元素锌、铜、钴等[8]。

【药理作用】

1. 镇痛、镇静、抗惊厥 蜘蛛香水提液灌胃给药(25、12.5 g/kg)每天1次,6~9d。具有非常显著的镇痛、镇静、增加小肠炭末推进率作用,对家兔离体肠肌亦有非常显著的兴奋作用。蜘蛛香萃取液母液对上述指标也有显著的作用[9]。

蜘蛛香水提物腹腔注射或灌胃给药能协同戊巴比妥钠对小鼠的镇静、催眠作用，抑制小鼠的自发活动，并能对抗硫代氨基脲诱发小鼠惊厥；对印防己毒素诱发的惊厥虽无明显影响，但能明显延长其诱发惊厥潜伏期。两种给药途径均能明显减少小鼠扭体次数[10]。对大鼠焦虑模型，蜘蛛香乙醇提取物（含生药0.015、0.03、0.045 g/mL）的混悬液灌胃给药，连续7d，可明显提高大鼠在迷宫中的开臂次数比例和开臂时间比例；与模型对照组比较，蜘蛛香乙醇提取物还可显著降低脑组织5-HT、NE和DA的含量[11]。

腹腔注射戊四氮(PTZ)建立小鼠惊厥模型，蜘蛛香乙醇提取物(1.0、1.5、2.0 g/kg)灌胃给药，连续6 d，对小鼠惊厥潜伏期有一定延长作用，对惊厥率的发生无明显影响，但高剂量组能明显降低惊厥小鼠的死亡率。蜘蛛香提取物还可显著提高脑组织GABA的含量[12]。

2. 细胞毒 将缬草素、二氢缬草素和baldrinal 3种化合物以33 μg/mL的剂量加到体外培养的小鼠肝癌细胞和雌性鼠的Kreb's II腹部肿瘤有明显的细胞毒性作用。二氢缬草素与肝癌细胞反应迅速，66 μg/mL剂量2 h后肝癌细胞开始死亡，7 h后全部死亡；细胞毒性作用在2 h内可逆，2 h后不可逆。缬草素对宫颈鳞癌细胞、胃腺癌细胞、肺腺癌细胞均有杀死作用[13]。

3. 降低胃肠敏感性 慢性应激造成肠易激综合征大鼠模型，蜘蛛香环烯醚萜(24.92、12.46、6.23 mg/kg)灌胃给药28 d，可显著改善腹部回撤反射(AWR)值，降低SP，并有升高VIP和降低结肠中SP/VIP值的趋势。提示，蜘蛛香环烯醚萜对胃肠道功能亢进有明显抑制作用，可降低内脏敏感性[14]。

【临床应用】

1. 轮状病毒肠炎 秋泻灵合剂（蜘蛛香提取物）口服每次5~10 mL，4次/d，疗程5 d，总有效率为79.5%[15]。复方马蹄香颗粒(马蹄香、苍术、细辛、艾叶、白豆蔻等)，每次0.6 g/kg，每天2次，适量开水冲服，每疗程3 d，有效率为98%[16]。

2. 小儿食滞腹泻 鲜蜘蛛香、清菇、臭灵丹、土连翘，微炒后煎煮，每次服15~50 mL，每日服3次，连续服2~3 d[17]。

参考文献

[1]陈磊，等.蜘蛛香的研究进展.中国野生植物资源，2002，21(1)：8

[2]Yu LL，et al. A new iridoid tetraester from Valeriana jatamansi. *Pharmazie*，2006，61(5)：486

[3]Tang YP，et al. Two new flavone glycosides from Valeriana jatamansi. *J Asian Nat Prod Res*，2003，5(4)：257

[4]余爱农，等. 蜘蛛香香气成分的研究. 香料香精化妆品，2002，(6)：14

[5]王海来，等. 蜘蛛香超临界CO_2萃取物化学成分的研究. 北京中医药大学学报，2007，30(12)：832

[6]丁红，等. 蜘蛛香中β-谷甾醇的定性鉴别和含量测定. 山西医学院学报，1995，26(3)：261

[7]丁红，等. 蜘蛛香中棕榈酸的定性鉴别及总酸性成分的含量测定. 山西临床医药，1995，4(3)：234

[8]张虹，等.马蹄香微量元素的分析研究.云南民族大学学报(自然科学版)，2010，19(2)：135

[9]毛晓健，等. 蜘蛛香镇痛、镇静作用及对胃肠运动的影响. 云南中医学院学报，2008，31(3)：34

[10]闫兴丽，等. 蜘蛛香环烯醚萜对肠易激综合征模型大鼠胃肠敏感性和胃肠激素的影响. 北京中医药大学学报，2009，32(8)：546

[11]曹斌，等.蜘蛛香的中枢抑制作用.中国中药杂志，1994，19(1)：40

[12]闫智勇，等. 蜘蛛香对焦虑模型大鼠行为学及脑组织神经递质含量的影响. 中药药理与临床，2008，24(3)：67

[13]Bounthanh C，et al. Valepotriates，a new class of cytotoxic and antitumor agents. *Planta Medica*，1981，41(1)：21

[14]闫智勇，等. 蜘蛛香对惊厥小鼠行为学及脑组织γ-氨基丁酸和甘氨酸含量的影响. 中药药理与临床，2010，26(1)：47

[15]张佩红，等. 马蹄香治疗婴幼儿轮状病毒肠炎作用机制的初步探讨. 中国全科医学，2010，13(2C)：610

[16]李凡，等. 复方马蹄香颗粒治疗婴幼儿轮状病毒肠炎临床观察. 中国中西医结合杂志，2005，25(8)：762

[17]刘增海. 苗医验方马蹄香汤治疗小儿食滞腹泻. 中国民间疗法，1998，12(6)：58

（张莲珠　周秋丽）

蝉 蜕 Cicadae Periostracum chan tui

本品为蝉科昆虫黑蚱 *Cryptotympana pustutata* Fabricius 的若虫羽化时脱落的皮壳。味甘，性寒。有疏散风热，利咽，透疹，明目退翳，解痉等功能。用于风热感冒、咽痛音哑、麻疹不透、风疹瘙痒、目赤翳障、惊风抽搐和破伤风等。

【化学成分】

蝉蜕含大量甲壳质、氮 7.86%、灰分 14.57%[1]。有报道从蝉蜕制取甲壳质(chitin)收率 27.0%~33.3%，再由甲壳质中制取壳聚糖(chitosan)，收率达 90%[2]。从蝉蜕中分离得到 2 种 1,4-哌氧环烷 (1,4-benzodioxane)的衍生物和 4 种苯酚单体[3]。蝉蜕的总灰分测定，清洗过的为 11.83%，未清洗过的为33.11%[4]。蝉蜕含蛋白质、有机酸、酚类、黄酮类、甾体类糖类、油脂、挥发油、24 种氨基酸和乙醇胺(ethanolamine)。在氨基酸中，丙氨酸、脯氨酸、天冬氨酸含量最高；缬氨酸、鸟氨酸和蛋氨酸含量最低[5]。含微量元素 24 种，其中铝最多，其次为铁、钙、镁、锰、磷、锌[6]。

【药理作用】

1. 镇静、抗惊厥 蝉蜕醇提物生药 4.8 g/kg 腹腔注射，能延长小鼠戊巴比妥钠睡眠时间，显著减少小鼠自发活动和对抗咖啡因对小鼠的兴奋作用[7]。蝉蜕醇提物 4.8 g/kg 可明显延长戊四唑(PTZ)致小鼠发生惊厥的潜伏期，并延长惊厥小鼠的死亡时间，降低死亡率。蝉蜕水提物 4.8 g/kg 能显著降低小鼠惊厥发生率，且明显延长小鼠发生惊厥的潜伏期，延长惊厥小鼠的死亡时间，降低死亡率。实验表明蝉蜕醇提物和水提物均有抗惊厥作用，其中水提物的作用明显强于醇提物[8]。

2. 解热、镇痛 蝉蜕醇提物生药 0.96 g/kg 对三联菌苗致热家兔无解热作用，而生药 6 g/kg 有解热作用[7]。蝉蜕煎剂 1 g/kg 灌胃对过期伤寒菌苗致热家兔有一定解热作用，其作用强度顺序为蝉蜕头足>全蝉蜕>身[9]。蝉蜕各部水煎醇提液生药 39 g/kg 皮下注射，蝉蜕整体和身能显著减少小鼠醋酸扭体反应次数，而头足部作用微弱，其镇痛强度顺序为蝉蜕整体>身>头足[10]。此外，蝉蜕能延长热痛刺激时小鼠的反射时间[9]。

3. 改善血液流变学 100%蝉蜕水提液 0.1 mL/kg 灌胃，对正常大鼠的血液流变学无显著影响，对高脂喂养的大鼠能显著降低其全血和血浆黏度、体外血栓形成、红细胞聚集指数、血清甘油三酯及总胆固醇水平。实验表明蝉蜕能显著改善高脂血症病理状态下的血液流变学[11]。

4. 镇咳、祛痰、平喘 蝉蜕水提取物 8 g/kg 和 4 g/kg，能明显延长小鼠咳嗽潜伏期，减少咳嗽次数；增加酚红排泄量；对 4%乙酰甲胆碱(Ach)诱导的豚鼠哮喘模型未发现有平喘作用，但对 2%Ach 和 0.1%磷酸组胺(His)等量混合液诱导的哮喘模型具有明显的平喘作用。实验表明蝉蜕有镇咳、祛痰、平喘作用[12]。8 和 4 g/kg，给大鼠灌服，每日 1 次，连续 28 d，能明显改善哮喘模型大鼠支气管和肺组织的炎性表现，并使哮喘细胞因子 IL-2、IL-5 含量明显降低[13]。使支气管、肺组织炎症细胞浸润明显减少，管腔内渗出物减少，基底膜增生减轻，细支气管黏膜上皮完整，无明显细胞水肿，充血；血清中 TXB_2 水平降低，而 6-Keto-$PGF_{1\alpha}$ 水平上调，TXB_2/6-Ke-to-$PGF_{1\alpha}$ 比值显著性下降。实验表明蝉蜕治疗支气管哮喘的机制在于缓解慢性炎症，改变“微观血瘀”状态，进而缓解支气管平滑肌的痉挛[14,15]。

5. 兴奋子宫 蝉蜕水煎剂(0.05、0.25、0.75 g/mL)对未孕大鼠离体子宫平滑肌有明显的兴奋作用，可增加其收缩波持续时间，增加收缩张力及子宫活动力，并呈量效关系。蝉蜕水煎剂的这一作用可被异搏定(L 型电压依从性 Ca^{2+}通道阻断剂)完全阻断，表明兴奋子宫平滑肌可能是通过 L 型钙通道而发挥作用的[16]。

6. 影响生育 蝉蜕水煎剂 (5、10 g/kg)，每天 1 次，灌胃给药，连续 20d，可显著降低雄性小鼠睾丸及贮精囊指数；并能显著降低怀孕率，升高畸胎率[17]。

7. 免疫抑制与抗过敏 蝉蜕水煎液生药 5 g/kg 腹腔注射，每日 1 次，连用 10 d，能明显减轻小鼠胸腺和脾脏的重量，降低小鼠碳廓清能力和腹腔巨噬细胞对鸡红细胞的吞噬百分率与吞噬指数，对小鼠耳部异种被动皮肤过敏反应(PCA)、大鼠颅骨骨膜肥大细胞脱颗粒以及 2,4-二硝基氯苯(DNCB)所致小鼠耳部迟发型超敏反应均有显著抑制作用。以上各项在2.5 g/kg

剂量组作用较弱或不显著。实验表明蝉蜕对机体免疫功能和变态反应有明显抑制作用[18]。

8. 毒性 给家兔静脉滴注蝉蜕醇提物生药13.36 g/kg,对心电图、血压和呼吸无明显影响,但心率显著减慢。给家兔静脉注射生药1.12 g/kg,每日1次,连续7d,GPT无明显变化,尿素氮下降,肌酐升高,停药后逐渐恢复正常[19]。给每只小鼠静注生药2 g,24 h未见死亡;每只生药4 g小鼠表现安静、呼吸平稳,俯卧少动,24h内活动如常,无一死亡[10]。蝉蜕醇提物小鼠腹腔注射的LD_{50}为809 mg/kg,而灌胃8000 mg/kg未出现死亡。给小鼠连续10 d腹腔注射,日剂量小于1/20 LD_{50}可避免死亡;而日剂量达1/6 LD_{50}时,连续7 d,全部死亡[19]。

【临床应用】

1. 咳嗽 蝉蜕煎(蝉蜕、僵蚕、荆芥等)治疗喉源性咳嗽88例,全部治愈[20]。自拟三拗蝉蜕百部汤治疗感冒后久咳不愈126例,治愈102例,好转18例,总有效为95.3%[21]。

2. 发烧 柴蝉汤(柴胡、蝉蜕、黄芩等7味)治疗小儿高热(病因有上呼吸道感染、流感、急性扁桃体炎等)62例,显效35例,有效21例,无效6例,总有效率90.3%[22]。蝉蜕散(全蝉蜕、山栀子、地骨皮等)外敷治疗小儿发热90例,体温均恢复正常[23]。薄荷蝉蜕饮(薄荷、蝉蜕)保留灌肠,2次/d,治疗疱疹性咽峡炎发热60例,收到明显效果[24]。

3. 肠炎、腹泻 以蝉蜕平泻汤(蝉蜕、徐长卿、柴胡等9味)治疗过敏性结肠炎、功能性腹泻及其他类型的慢性非特异性腹泻300余例,疗效可靠[25]。

4. 尿潴留 蝉衣每日30 g水煎饮用,1日4~6次,1次100~150 mL,治疗产后并发尿不畅249例、尿潴留724例,经服用蝉衣煎剂24 h内尿不畅者通畅247例,占98.2%,尿潴留者通畅693例,占95.7%,24 min内总有效率达96.6%[26]。

5. 小儿夜啼 蝉灯饮(蝉衣、灯心草)治疗小儿夜啼症25例,2~3剂而愈者达23例[27]。蝉蜕钩藤散(蝉蜕、钩藤、白芍等)治疗小儿夜啼32例,治愈5例,好转21例,总有效率81.25%[28]。

6. 皮炎 黄芩蝉蜕汤治疗面部激素依赖性皮炎80例,总有效率72.5%,明显优于对照组(赛庚啶、咪唑斯汀、维生素C等)[29]。

7. 皮肤瘙痒症 三味止痒散(蝉蜕、熟地、丹参)治疗皮肤瘙痒症35例,治愈26例,好转8例,无效1例[30]。

8. 荨麻疹 乌蛇蝉蜕汤(乌梅、蝉蜕、蛇蜕等)治疗荨麻疹48例,治愈22例,显效18例,有效6例,无效2例,总有效率95.8%[31]。

9. 不良反应 蝉蜕10 g煎服后15 min,上腹部持续疼痛,并伴有腹胀、肠鸣,30 min后自行消失[32]。另饮用蝉衣引起失音2例,停药后自愈[33]。

(胡　芳)

参考文献

[1]李迎武.蝉蜕(Periostracum Cicadae)有效成分及制剂.中成药研究,1980,(2):14

[2]杨其蒀,等.蝉蜕的甲壳质和壳聚糖的研究.中国中药杂志,1994,19(6):360

[3]宋丽明.蝉蜕中的光活性N-乙酰多巴胺二聚体.国外医学中医中药分册,2002,(1):49

[4]王小龙,等.蝉蜕的总灰分测定.中国药师,1999,2(3):158

[5]周安寰,等.蝉蜕化学成分的研究(I)-氨基酸的鉴定和含量测定.复旦学报(自然科学版),1983,22(4):471

[6]袁伯勇.蝉蜕中氨基酸及微量元素的分析.中国中药杂志,1990,13(12):739

[7]吴葆全,等.蝉蜕醇提物中枢药理作用的研究.中草药,1986,17(11):501

[8]安磊.蝉蜕的抗惊厥作用.中国医药导报,2008,5(15):35

[9]王浴生.中药药理与应用.北京:人民卫生出版社,1983:1223

[10]王喜云,等.蝉蜕炮制的研究.中药通报,1986,11(4):217

[11]刘善庭,等.蝉蜕对大鼠血液流变学影响的实验研究.中医药学报,2004,32(3):56

[12]徐树楠,等.蝉蜕镇咳、祛痰、平喘作用的药理研究.中国药理学通报,2007,23(12):1678

[13]王永梅,等.蝉蜕对哮喘大鼠模型支气管和肺组织形态学及血清中IL-2、5的影响.中国中医基础医学杂志,2007,13(12):948

[14]王永梅,等.蝉蜕对哮喘大鼠模型支气管和肺组织形态学及血清中TXB_2和6-keto-$PGF_{1\alpha}$的影响.中药药理与临床,2007,23(6):45

[15]徐树楠,等.蝉蜕对支气管哮喘模型大鼠肺组织形态学及血清中TXB_2和6-keto-$PGF_{1\alpha}$的影响.中国药理学通报,2008,24(10):1398

[16]郑梅,等.蝉蜕水煎剂对未孕大鼠离体子宫平滑肌作用的研究.中华中医药学刊,2007,25(11):2300

[17]毛小平,等.蝉蜕对生育影响之初探.云南中医学院学报,2002,25(2):9

[18]马世平,等.蝉蜕的免疫抑制和抗过敏作用.中国中药杂志,1989,14(8):490

[19]于龙顺,等.蝉蜕醇提物临床前药理学研究.中国医院药学杂誌,1988,8(3):8

[20]郭淑芳.蝉蜕煎治疗咳嗽.中国社区医师,2005,(09):34

[21]冯庆莲.自拟三拗蝉蜕百部汤治疗感冒后久咳不愈126例.四川中医,2005,(10):66

[22]牟重临.柴蝉汤治疗小儿急性高热62例.浙江中医杂志,1991,(4):160

[23]张进安,等.蝉蜕散外敷治疗小儿发热90例.新中医,1995,(4):49

[24]胡庆梅,等.薄荷蝉蜕饮保留灌肠治疗疱疹性咽峡炎发热60例疗效观察.中国全科医学,2005,8(23):1966

[25]焦君良.蝉蜕可治慢性腹泻.中医杂志,1994,35(6):326

[26]张云梅.蝉衣治疗产后尿潴留的临床观察.中国中药杂志,1995,20(6):373

[27]马仁智,等.蝉灯饮治疗婴儿夜啼症25例.江苏中医,1995,16(11):498

[28]杨文庆,等.蝉蜕钩藤散治疗小儿夜啼32例临床观察.福建中医药,2002,33(1):18

[29]王西京.黄芩蝉蜕汤治疗面部激素依赖性皮炎80例.中医研究,2006,19(7):34

[30]王效平,等.三味止痒散治疗皮肤瘙痒症.四川中医,1989,(10):41

[31]宋文萍.乌蛇蝉蜕汤治疗荨麻疹48例.实用中医药杂志,2007,(2):82

[32]夏承义.服蝉蜕引起腹痛二例.中国中药杂志,1989,14(10):636

[33]陆维承.蝉衣引起失音2例.现代应用药学,1997,14(3):58

辣 椒 Capsici Fructus la jiao

本品为茄科植物辣椒 *Capsicum annuum* L.或其栽培变种的干燥成熟果实。味辛,性热。具有温中散寒,开胃消食功能。用于寒滞腹痛、呕吐、泻痢、冻疮。

【化学成分】

辛辣成分为辣椒碱(capsaicin)、二氢辣椒碱(dihydrocapsaicin)、高辣椒碱(homocapsaicin)、高二氢辣椒碱(homodihydrocapsaicin)、降二氢辣椒碱(nordihydrocapsaicin)、辛酰香荚兰胺(decoyl vanillylamide)、壬酰香荚兰胺(nonoyl vanillylamide);色素为辣椒红素(capsanthin)、隐黄素 (cryptoxanthin)、辣椒玉红素(capsorubin)、胡萝卜素(carotene);尚含维生素 C、柠檬酸、苹果酸、酒石酸等。种子含龙葵碱(solanine)、龙葵胺(solanidine)、澳州茄胺(solasodine)、澳州茄碱(solasonine)等[1]。

【药理作用】

1. 消化系统 辣椒的轻微刺激,对大鼠胃黏膜具有适应性细胞保护作用[2]。辣椒剂量超过无害剂量(1.2~1.6 g/kg)20 倍以上时,几乎均能引起急性溃疡[3]。胃内滴注辣椒碱每小时 10 mg, 能增加胃液中 DNA 的含量[4]。预先用大剂量辣椒素的消除传入神经作用,可阻断胃内蛋白胨引起的胃黏膜血流量增加效应,并部分阻断胃酸分泌反应[5]。

2. 神经系统 给豚鼠静脉注射辣椒素 50 μg/kg 能诱发神经原性炎症,主要增高呼吸道和心脏的血管通透性,提示呼吸道和心脏是神经原性炎症的主要受累器官[6]。

一定浓度的辣椒素(capsaicin,CAP)可使原代培养的胎鼠背根神经节(DRG)神经元细胞内[Ca^{2+}]升高,线粒体膜电位(MMP)降低。分散培养的胎鼠 DRG 神经元用不同浓度的 CAP (0.001、0.01、0.1、1、10 μmol/L)孵育 1 min。结果:0.001 和 0.01 μmol/L CAP 孵育 1 min,神经元胞内[Ca^{2+}]没有变化;0.1、1 和 10 μmol/L CAP 孵育 1 min,神经元胞内[Ca^{2+}]升高;移去 CAP 后 10 min,0.1 和 1 μmol/L CAP 孵育的 DRG 神经元胞内[Ca^{2+}]恢复到基础水平,10 μmol/L CAP 孵育的标本升高的[Ca^{2+}]没有明显改变。CAP 孵育时用无钙溶液,则神经元胞内[Ca^{2+}]不升高。10 μmol/L CAP 孵育 1 min 的 DRG 神经元 MMP 降低。提示,低浓度 CAP 引起的[Ca^{2+}]的升高在 10 min 内可以恢复到基础水平,而高浓度 CAP 引起的[Ca^{2+}]的升高 10 min 内则不能恢复。CAP 所致的胞内[Ca^{2+}]升高可能是由于胞外钙离子内流引起的[7]。

在大鼠肠系膜下神经节施加不同浓度 (分别为 2.5、5、10 g/L)的 CAP 后,在大多数情况下,当 CAP 浓度为 2.5~5 g/L 作用 3 min 后,即可使神经的敏感性降低。并表现出了较为明显的剂量相关性,即随着CAP 浓度的升高,其对神经的脱敏作用也逐渐增强[8]。

3. 循环系统 静脉注射辣椒碱可引起麻醉猫、犬短暂血压下降,心跳变慢及呼吸困难,此乃因刺激肺及冠脉区的化学感受器或伸展感受器所引起[4]。有报道：①大鼠最后区内注射辣椒素可引起平均动脉压、心率和肾交感神经放电明显增加。②静脉注射辣椒素受体阻断剂钌红(100 mmol/L,0.2 mL)后，辣椒素的上述效应可被明显抑制。③预先应用NMDA受体阻断剂MK-801(500 μg/kg,0.2 mL,静脉注射)也明显抑制辣椒素的兴奋效应。以上结果提示，最后区微量注射辣椒素对血压、心率和肾交感神经放电有兴奋作用，而此作用由辣椒素受体介导并有谷氨酸参与[9]。

4. 泌尿系统 高浓度辣椒素（4和8 mmol/L)处理后，膀胱最大压力明显下降，而膀胱容量及残余尿量增加。免疫组织化学发现，各种浓度的辣椒素均明显降低膀胱壁各层降钙素基因相关肽-IR神经纤维的长度和密度。表明，辣椒素能广泛耗竭膀胱组织内辣椒素敏感的一级传入神经末梢中的降钙素基因相关肽，此可能为降低膀胱内压，引起尿潴留和充溢性尿失禁的神经原性机制[10]。

5. 呼吸系统 气雾辣椒素(0.1 mmol/L)15s引起小鼠咳嗽[11]。颈总动脉注射辣椒素可引发去大脑大鼠呼气时的呼吸暂停，这种现象不依赖麻醉，但能被麻醉强化[12]。

6. 抗炎、抑菌、镇痛 辣椒酰胺(capsmide)20 μg脑室内给药，对小鼠醋酸扭体反应有明显的抑制作用；20~30 μg脑室内给药对小鼠自发活动也有明显抑制作用；40 μg能明显延长动物因戊巴比妥钠所致的睡眠时间；使最大电休克所致强直性惊厥发生的潜伏期明显延长[13,14,15]。辣椒碱对枯草芽孢杆菌、梭状芽孢杆菌、破伤风梭菌等有显著抑制作用，但对金黄色葡萄球菌及大肠杆菌无效。辣椒碱(10 μg/mL)抑制幽门螺旋杆菌的生长。辣椒碱膳食给药能显著抑制火鸡体内的格特内杆菌(肠炎沙门菌)的生长[16]。

7. 保肝 给硫代乙酰胺诱发野生型小鼠暴发性肝衰竭模型，注射辣椒碱及辣椒素(sazepine，为辣椒碱受体$TRPV_1$阻断剂)。发现，辣椒碱能提高肝衰竭小鼠肝脏功能及改善病理变化，而辣椒素能阻断辣椒碱上述作用，说明辣椒碱是通过$TRPV_1$受体起到保肝作用[17]。

8. 利胆 实验表明，辣椒煎液可明显增强豚鼠离体胆囊的收缩作用，消炎痛(前列腺素合成酶抑制剂)可大部分取消辣椒煎液收缩胆囊的作用，而阿托品不能阻断上述作用。提示，辣椒煎液收缩胆囊作用可能部分是通过刺激胆囊前列腺素合成增加起作用，而不是通过M受体介导发挥作用[18]。

9. 止呕 顺铂、阿扑吗啡以及旋转刺激均引起大鼠的异嗜高岭土的呕吐行为。辣椒提取物30、20、10 mg/kg均可抑制上述呕吐行为，并呈现一定的量效关系[19]。

10. 抑制平滑肌 辣椒素(CAP)在2.5~40 μmol/L浓度范围内可剂量依赖性显著抑制高钙溶液引起的大鼠胃平滑肌强烈收缩；在5~40 μmol/L浓度范围内可显著抑制正常克氏液中大鼠胃平滑肌条的运动；在10~40 μmol/L浓度范围内可显著抑制低钙克氏液中大鼠胃平滑肌条的运动，且具有剂量依赖性。CAP(10 μmol/L) 可拮抗乙酰胆碱和新斯的明引起的收缩作用，且与阿托品具有相加作用[20]。

11. 抗肿瘤 辣椒碱对肺癌、肝癌、食道癌、胃癌、结肠癌、乳腺癌、前列腺癌、白血病癌细胞、黑色素瘤等具有抑制增殖及诱导其凋亡的作用，对黑色素瘤细胞还具有抑制其迁移的效果[16,21]。

12. 抗氧化 小鼠胚胎形态学观察发现：用乙醇处理的ICR型小鼠大小脑没有发育，如果在乙醇处理的同时给予辣椒碱，则小鼠胚胎发育良好。检测结果发现，乙醇有严重抑制SOD活性的作用，但辣椒碱能恢复SOD的活性，并促进GPx基因的表达，GPx基因的表达产物能降低过氧化氢等氧化物的含量[22]。

13. 抗心肌缺血 辣椒素（CAP)4 g/kg经右颈总动脉单次注射入左心室，对在体大鼠心肌缺血再灌注损伤具有保护作用，血清磷酸肌酸激酶同工酶(CKMB)浓度明显降低，心肌梗死面积明显减小[23]。

14. 抗疲劳 辣椒素5~15 mg/kg对外周疲劳和中枢疲劳均有明显的改善作用，大于15 mg/kg时抗疲劳作用消失。灌胃给予辣椒素的小鼠游泳力竭时间明显延长，在给药后2 h效果最为明显。此外，辣椒素能显著增加动物对外界刺激的反应性，改善在疲劳条件下的应激能力[24]。

15. 抑制细胞增殖 辣椒素(CAP)2.5、5、20、40、60、180 mg/L可使体外培养12例增生性瘢痕成纤维细胞皱缩、坏死、抑制细胞增殖；中高浓度bFGF抗体(40、80 mg/L)也可抑制细胞增殖。二者联合应用较单独使用效果更明显，表明CAP与bFGF抗体有协同作用[25,26]。

16. 毒性 辣椒不同给药途径毒性LD_{50}差别显著，大鼠不同给药途径的LD_{50}如下：静脉0.56 mg/kg、腹膜内7.56 mg/kg、皮下9.00 mg/kg、胃内190 mg/kg、皮肤表面512 mg/kg。不同动物对辣椒碱的感受性不同，如豚鼠比小鼠、大鼠敏感，而仓鼠和兔较不敏感[27]。

【临床应用】

1. 带状疱疹后遗神经痛 32例严重的顽固性神经痛患者，外用辣椒素霜每天4次，共6周。结果：辣椒素治疗使77%的患者疼痛减轻，辣椒素治疗31%

患者在用药部位产生烧灼感和刺痛感,但随时间的延长和反复用药而减轻或消失[28,29]。

2. 糖尿病性神经痛 选择227例伴有神经根和(或)外周神经痛的中、重度疼痛的糖尿病患者,用含辣椒素0.075%的止痛膏经8周治疗后,超过70%的患者经历了明显的痛感减轻过程[28,30]。

3. 风湿性关节炎和骨关节炎 选择101名患者,用含0.025%辣椒素的止痛膏经4周治疗,患者感受到明显的痛感减轻,疼痛的减轻从33%(骨关节炎)到57%(类风湿关节炎),仅仅在使用部位有暂时的烧灼感,随着反复使用而消失[31,32]。

4. 银屑病 对197例伴有瘙痒的银屑病患者,外用辣椒素6周。有82%的患者皮损消退或显著改善[28]。辣椒素霜对慢性单纯性苔藓瘙痒(包括结节性瘙痒)、烧伤后瘙痒及与血液渗出有关的瘙痒有一定的抗瘙痒作用。

5. 冻疮、冻伤 用水煎剂外用治疗200例,治愈188例,有效8例,无效4例[1]。

6. 外伤瘀肿 软膏用于扭伤、击伤、碰伤后引起的皮下瘀肿及关节肿痛等症局部涂抹,治疗12例,7例痊愈,3例好转,2例无效[32]。

7. 治腰腿痛 用糊剂涂于患处,治疗65例,有效25例,显效23例,症状消失者1例,无效16例[1]。

8. 外科一般炎症 局部外敷治疗腮腺炎、蜂窝织炎、多发性疖肿等共557例,用药2~10 d不等,均有效[1]。用自制辣椒烟丝油膏,每天换药1次,治疗痈疮33例。结果:痊愈(疗程少于12 d,红肿消退,脓液消除,肉芽生长、表皮皱缩结痂,全身症状消失)33例[34]。

9. 伤骨疾病 用神天辣椒膏药对临床上常见的伤骨科疾病进行了试用。其中,急性软组织损伤5例,治愈3例,显效1例,有效1例;慢性软组织损伤9例,治愈3例,显效5例,有效1例。急慢性软组织损伤共14例,治愈6例,显效6例,有效2例。治愈率、优良率和总有效率分别为42.9%、83.8%和100%。腱鞘炎3例,其中2例显效,1例无效;肩周炎3例,其中1例显效,2例有效;腰突症3例,2例有效,1例无效。骨关节炎11例,治愈1例、显效1例、有效7例,无效2例。治愈率、优良率和总有效率分别为9.1%、18.7%、81.8%,无效率为18.2%[35]。

10. 其他 改善消化功能,辣椒能刺激口腔黏膜,反射性增加胃的运动,增加消化酶的活性,具有促进食欲,改善消化功能的作用;制成生发剂,辣椒碱具有扩张血管,促进微循环和毛发生长的作用,可用作生发搽剂。防辐射,一项最新研究报告指出,香辛料能够保护细胞的DNA不受辐射线的伤害,其中辣椒红素预防辐射的保护功效最为显著[36]。

(陈声武　丁云录　马吉胜)

参考文献

[1]江苏新医学院.中药大辞典(下册).上海:上海科学技术出版社,1986:2570

[2]孙庆伟,等.辣椒对胃黏膜的适应性细胞保护作用.中华消化杂志,1985,5(3):162

[3]李成日,等.辣椒总生物碱浸出液对狗胃壁的影响.延边医学院学报,1985,8(4):215

[4]江纪武,等.植物药有效成分手册.北京:人民卫生出版社,1986:174

[5]阎长栋,等.辣椒素敏感传入神经和NO中介胃内蛋白胨引起的酸和血流增加效应.生理学报,1996,48(1):70

[6]高桥三雄,等.辣椒的新成分-辣椒酰胺的中枢作用.国外医学植物药分册,1981,(3):43

[7]杨向东,等.辣椒素对背根神经节神经元钙离子浓度和线粒体膜电位的影响.山东大学学报(医学版),2008,46(3):263

[8]宋晶,等.辣椒素对大鼠肠系膜下神经诱发动作电位的影响.生物技术通讯,2006,17(4):590

[9]薛保建,等.最后区微量注射辣椒素对大鼠血压、心率和肾交感神经放电的影响. *Acat Physiologica Sinica*,2000,52(5):435

[10]林传友,等.辣椒素对大鼠膀胱内压及降钙素基因相关肽,神经肽Y免疫反应性神经的影响. 中国神经科学杂志,2001,17(4):317

[11]吴康松,等.辣椒素吸入小鼠咳嗽模型和记录装置的建立.中国药理学通报,2002,18(1):109

[12]王茂华,等.麻醉对去大脑大鼠颈总动脉注射辣椒素产生的呼吸和心血管活动的影响.四川医学,2009,30(5):611

[13]魏尔清,等.组胺气雾剂,辣椒素和电刺激迷走神经引起豚鼠血管渗透性增高.中国药理通讯,1992,9(3):83

[14]金涌,等.辣椒提取物的抗炎镇痛作用.安徽医科大学学报,2001,36(6):430

[15]肖安菊,等.辣椒素霜抗炎作用研究.时珍国医国药,2000,3:31

[16]党元野,等.辣椒碱的药理作用研究进展.中药药理与临床,2009,25(4):84

[17]Avraham Y,et al. Cannabinoids and capsaicin improve liver function following thioacetamide-induced acute injury in mice. *Am Jgastroenterol*,2008,103:3047

[18]滕敏昌,等.辣椒对豚鼠离体胆囊收缩运动的影响.江西中医学院学报,2002,14(2):15

[19]杨志宏,等.辣椒提取物对3种异嗜高岭土模型大鼠的止呕作用.中国新药杂志,2007,16(20):1682

[20]徐志立,等.辣椒素对离体大鼠胃平滑肌收缩性的影响.现代生物医学进展,2008,8(9):1608

[21]王聪,等.辣椒碱的制备及其抗癌活性研究进展.医学综述,2009,15(20):3166

[22]Kim M R,et al. Capsaicin prevents ethanol-induced teratogenicity in cultured mouse whole embryos. *Reprod Toxico*, 2008,26:292

[23]秦素兰,等.辣椒素对大鼠心肌缺血再灌注损伤保护作用的研究.四川大学学报(医学版),2008,39(4):550

[24]郭时印,等.辣椒素抗疲劳作用研究进展.中南药学,2007,5(4):351

[25]肖丽玲,等.P物质抑制剂辣椒素和bFGF抗体对增生性瘢痕成纤维细胞增殖协同抑制作用的实验研究. 中国美容医学,2007,16(8):1029

[26]张爱军,等.辣椒素对培养的人角质形成细胞Fas/Fasl表达及凋亡的研究.中国医院药学杂志,2008,28(14):1171

[27]吴明光.新型长效镇痛药辣椒碱研究进展.中国新药杂志,1994,3(4):10

[28]Bernstein JE,等.辣椒素与P物质.国外医学皮肤性病学分册,1993,19(3):160

[29]Watson CPN,et al.Post-herpetic neuralgia and topical capsaicin.*Pain*,1988,33:333

[30]Denofrio PD,et al.Treatment of painful diabetic neuropathy wth topical capsaicin:a multicenter,double-blind, vehicle-controlled study. *Arch Intern Med*,1991,151:2225

[31]Deal CL,et al.Treatment of arthritic with topical capsaicin:a double-blind trial.Clin Ther,1991,151:383

[32]McCarthy G,et al. Effect of topicll capsaicin on osteoarthritis of the hands. *J Rheumatol*,1992,19:604

[33]倪加仁,等.红辣椒粉油膏外治瘀肿、冻疮.浙江中医杂志,1965,8(12):388

[34]张少英.辣椒烟丝油膏治疗痈疮33例.新中医,1994,12:43

[35]施荣庭,等.神天辣椒膏药临床疗效观察34例报告.上海预防医学杂志,1995,7(3):133

[36]高翔.辣椒的保健功能及其产品的开发研究.食品研究与开发,2004,25(3):115

漏 芦 Rhapontici Radix lou lu

本品为菊科植物祁州漏芦 *Rhaponticum uniflorum* (L.) DC.的干燥根。味苦,性寒。具有清热解毒,消痈,下乳,舒筋通脉功能。用于乳痈肿痛、痈疽发背、瘰疬疮毒、乳汁不通、湿痹拘挛。

【化学成分】

1. 植物甾酮 蜕皮甾酮(ecdysterone)[1]、漏芦甾酮(rhapontisterone)[2]、土克甾酮(turkesterone)[3]、漏芦甾酮 R1(rhapontisterone R1)、蜕皮甾酮-3-O-β-D-吡喃葡萄糖苷(ecdysterone-3-O-β-D-glucopyranoside)[4]、异漏芦酮(2β,3β,11α,14α,20β,23-hexahydroxy-5-cholest-7-en-6-one)[5]、ajugasterone C-2,3;20,22-diacetonide、25-deoxy-9(11)-dehydro-20-hydroxyecdysone-20,22-monoacetonide、ajugasteroneC-20,22-monoacetonide[6]、蜕皮甾酮-3-O-β-D-葡萄糖苷(ecdysterone-3-O-β-D-glucopyranoside)、蜕皮甾酮-25-O-β-D-葡萄糖苷(ecdysterone-25-O-β-D-glucopyranoside)[7]。

2. 有机酸 牛蒡子酸(arctic acid)、正二十四烷酸(n-tetracosanoic acid)[8]、2α,3α,19α,25-tetrahydroxyurs-12-en-23,28-dioic acid[9]、齐墩果酸(oleanolic acid)[10]、棕榈酸(palmiticaeid)[3]。

3. 多糖 漏芦多糖的单糖组成为葡萄糖、阿拉伯糖和果糖,其摩尔比为1:1.61:2.21[11]。

4. 其他 漏芦醇[12]、漏芦素甲[13]、甘草苷[14]、漏芦噻烯醇[15]、胡萝卜苷(daucosterol)[10]、牛蒡子醛(arctinal)、牛蒡子醇-b(aretinol-b)、β-谷甾醇、硬脂酸乙酯(ethylstearate)[3]。微量元素砷、锑、铋[16]、镉[17]。

【药理作用】

1. 促进学习记忆 昆明种小鼠,灌胃漏芦70%乙醇提取物,12.5、25、50 g/kg,每天1次,连续给药7 d。能够对抗氢溴酸东莨菪碱所致的记忆获得障碍,对环己酰亚胺所致的记忆巩固障碍有改善作用,对40%乙醇所致记忆巩固障碍无明显作用,可显著抑制脑和全血胆碱酯酶活性[18]。昆明种小鼠,灌服漏芦乙醇提取物0.39、0.78、1.56、3.125 g/kg, 同时每天皮下注射D-半乳糖,连续40 d。漏芦乙醇提取物能显著减少小鼠跳台及避暗错误反应次数、延长错误反应潜伏期、减少小鼠脑组织过氧化脂质、脂褐质的含量,并呈剂量依赖性[19]。对小鼠大脑皮质神经元SDH活性下降、LDH活性升高及LPF含量增多有明显的抑制作用,对线粒体等细胞器的变性具有改善作用[20]。漏芦水提取物能提高小鼠脑组织中 NOS 活性及 NO 含量、降低 LPO 含量[21]。灌服漏芦甾酮总提取物(甾酮含量约为 50%)525、263、131 mg/kg 每天 1 次,连续给药 7 d。能显著对抗东莨菪碱所致的记忆获得障碍及环己酰亚胺所致的记忆巩固障碍;显著对抗东莨菪碱所致的小鼠空间辨别障碍[22]。

2. 抗氧化、抗衰老 昆明种小鼠,4 g/mL 醇提物 100、20 mg/kg,连续灌胃 21 d。SOD 活性增高,LPO 与脾指数及体重增加[23]。心肌细胞加入含生药 5、2.5、1 mg/mL 的漏芦提取物的生长液,明显降低被感染细胞内MDA 含量,升高 SOD 活性,且呈剂量依赖性[24]。昆明种小鼠,D-半乳糖制作衰老模型,灌服漏芦乙醇提取物 7.12、3.56、1.78 g/kg,连续 40 d。漏芦提取物可提高大鼠脑组织 SOD 活性、降低 MDA 含量,抑制 MAO 活性,减轻 D-半乳糖导致的线粒体等超微结构的改变[25]。漏芦含有类似 SOD 的活性物质,具有保护细胞及机体免受超氧阴离子自由基造成的过氧化损伤的作用,对人红细胞具有明显的保护作用,它可以避免或减轻膜蛋白遭受过氧化损伤,从而达到防治动脉粥样硬化等多种疾病以及延缓细胞和机体的衰老的目的[26]。

3. 保护肝脏 胆总管结扎术制作大鼠梗阻性黄疸模型,每天 0.1 g/kg 剂量腹腔注射漏芦 90%乙醇提取物,各组大鼠分别在术后 3、7、14、21 d 处死。漏芦 90%乙醇提取物对梗阻性黄疸大鼠肝损伤的形态学有一定的改善作用[27]。Wistar 大鼠,按照 7.5 g/kg 灌胃漏芦水提物,连续 4 d。漏芦水提物在体内显著降低因四氯化碳所致大鼠血清谷丙转氨酶和谷草转氨酶活性的升高,使糖原含量显著增高;在体外显著降低肝匀浆脂质过氧化产物丙二醛含量[28]。Wistar 雄性大鼠皮下注射 CCl_4 造成肝脏纤维化模型,造模的同时给予 0.5、0.25 g/kg 漏芦提取物,肝纤维化指标 SOD 活性明显高于模型组,血清 MDA 含量较模型组明显降低,α-SMA 表达明显低于模型组[29]。

4. 抗炎、抗疲劳 昆明种小鼠,分别按 0.5、0.25、0.125 g/kg 剂量每天灌胃,连续 7d 。漏芦提取物对二甲苯所致小鼠耳壳肿胀有抑制作用,能减少冰醋酸所致小鼠的扭体次数,延长缺氧情况下的存活时间,小鼠游泳 45 min 后肝糖原的含量明显增加、乳酸含量明显减少,与对照组比较均有显著性差异[30]。

5. 增强免疫 用绵羊红细胞(SRBC)和卵清蛋白为抗原给小鼠注射后,将漏芦多糖分为 3 个剂量(50、100、200 mg/kg)灌服小鼠 7 d,中剂量给药组 S RBC 抗体生成水平和卵清抗体生成水平、IL-2、IFN-γ 激发水平均显著高于对照组,漏芦多糖对正常小鼠机体免疫有增强作用[31]。

6. 保护肾脏 改良肾脏 5/6 切除术建立大鼠慢性肾功能不全模型,每天予以漏芦水提取液(15 g/kg)灌胃,治疗 4 周。大鼠 24 h 尿蛋白定量、血尿素氮、血肌酐及肾脏硬化指数显著减少,肾组织 TGF-β_1、CTGF 表达减弱[32]。小鼠口服牛血清白蛋白加尾静脉注射葡萄球菌肠毒素 B 的复合造模方法,建立 IgA 肾病模型。漏芦水提取物 40 g/kg 灌胃治疗。漏芦提取物组小鼠血尿、Scr、BUN 含量明显下降[33]。

7. 抗肿瘤、逆转耐药株 给予漏芦抽提剂(RHU)2 g/mL,5 mL/d 灌胃,每日 1 次,连续 6 d,腹主动脉无菌采血,分离血清。加入 MCF-7/ADR 耐药细胞,共培养 48 h。10% RHU 含药血清组 P170 蛋白表达有所下降,下降幅度最大的是 RHU 血清和阿霉素共用组,而 20%RHU 含药血清组效果也很突出[34]。漏芦抽提剂及其含药血清处理人乳腺癌耐药细胞株(MCF-7/ADR),MTT 法测定。漏芦抽提剂对 MCF-7/ADR 细胞系具有很强的细胞毒作用[35]。RHU 体内实验具有一定的抑瘤作用,与化疗药合用,具有协同作用,可发挥明显增效、增敏、减毒作用,并可保护荷瘤鼠的重要脏器和免疫器官,显著提高荷瘤鼠免疫功能,延长生存时间,体外实验显示,RHU 含药血清具有逆转耐药、诱导细胞凋亡作用[36]。

8. 抗动脉粥样硬化 OLDL 与 U937 细胞孵育造成泡沫细胞模型,漏芦提取液 1000、500、250 mg/L 可抑制 CD_{36} 的表达[37]。血清药漏芦能抑制 ox-LDL 诱导 U937 细胞形成泡沫细胞过程中 PPARγ 的表达[38]。

【临床应用】

1. 慢性肾衰 漏芦散胶囊,每次 3 粒、每日3 次,餐后服用。能够延缓慢性肾衰进展改善肾功能[39],且能显著改善慢性肾衰患者脂代谢紊乱,降低蛋白尿[40,41]。

2. 原发性肝癌 复方漏芦汤组成:漏芦、半枝莲、薄荷、白花蛇舌草、猪苓、三棱等。每天 1 剂,分两次煎服,30 d 为一疗程,共用 1 个疗程。30 例中,总有效率为 66.67%[42]。

3. 痤疮 漏芦甘草汤药物组成:漏芦 50 g、甘草 10 g 随症加减。水煎,每日 1 剂,7 剂为一疗程,一般为 1~2 疗程[43]。

4. 遗精 漏芦 50 g,加水煮沸后加红糖 50 g,煎 2 次,共 500 mL,早晚分两次服用。7 日 1 个疗程,治疗 1~3 个疗程[44]。

(张莲珠 周秋丽)

参考文献

[1]龚树生,等.漏芦中蜕皮甾酮的分离与鉴定.北京中医学院学报,1981,(2):49

[2]果德安,等.祁州漏芦蜕皮甾酮类化学成分的研究.药学学报,1991,26(6):442

[3]果德安,等.祁州漏芦脂溶性化学成分研究.中草药,1992,23(4):178

[4]李希强,等.中药祁州漏芦中的新植物甾酮.中国药物化学杂志,1998,8(3):199

[5]程捷恺,等.祁州漏芦中一个新的蜕皮甾酮.西北植物学报,2002,22(6):1457

[6]程捷恺,等.祁州漏芦中蜕皮甾酮类化学成分的研究.高等学校化学学报,2002,23(11):2084

[7]李希强,等.祁州漏芦中的植物甾酮类成分.沈阳药科大学学报,2000,17(4):2602

[8]陈莉,等.祁州漏芦化学成分的研究.中草药,1997,28(11):648

[9]Zhang YH,et al. Triterpenes and other constituents from rhaponticum uniflorum. *Journal of Chinese Pharmaceutical Sciences*,2001,10(3):113

[10]刘明生,等.祁州漏芦化学成分研究.时珍国医国药,1998,9(4):329

[11]李发胜,等.漏芦多糖的提取、单糖组分分析及含量测定.中国中药杂志,2008,33(11):1284

[12]韦汉勋,等.祁州漏芦亲脂性化学成分的研究.兰州大学学报(自然科学版),1997,33(1):79

[13]邓光辉,等.祁州漏芦中两个昆虫变态激素类化合物.中国中药杂志,2000,25(7):417

[14]刘斌,等.祁州漏芦水煎液化学成分研究.北京中医药大学学报,2003,26(1):53

[15]刘明生,等.祁州漏芦抗氧化活性成分研究(I).中国药物化学杂志,1996,6(2):21

[16]丁健华,等.氢化物发生(HG)-ICP-AES测定中药漏芦中微量砷、锑、铋的研究.分析科学学报,2000,16(4):282

[17]丁健华,等.石墨炉原子吸收光谱法测定中药漏芦中微量镉的研究.光谱学与光谱分析,2001,21(4):552

[18]邹莉波,等.祁州漏芦乙醇提取物改善记忆障碍的实验研究.中成药,2002,24(5):377

[19]邹莉波,等.祁州漏芦乙醇提取物对D-半乳糖所致衰老小鼠学习记忆的影响.沈阳药科大学学报,2003,20(2):128

[20]朴龙,等.漏芦乙醇提取物对D-半乳糖所致衰老小鼠组织学影响的研究.时珍国医国药,2005,16(10):960

[21]金香子,等.漏芦对衰老小鼠一氧化氮合酶、一氧化氮及过氧化脂质的影响.时珍国医国药,2006,17(5):700

[22]先宇飞,等.漏芦甾酮总提取物改善小鼠记忆障碍的实验研究.中药新药与临床药理,2005,16(6):405

[23]张强,等.漏芦抗氧化作用的实验观察.山东医药工业,1998,17(4):22

[24]宋伟,等.漏芦提取物对病毒性心肌炎心肌细胞的抗氧化作用观察.山东医药,2008,48(48):45

[25]朴龙,等.漏芦提取物抗衰老作用的研究.时珍国医国药,2006,17(10):1918

[26]邹岳奇,等.祁州漏芦提取物(MPE-1)对人红细胞保护作用的研究.河北省科学院学报,1994,(4):20

[27]林冬岩,等.漏芦对梗阻性黄疸大鼠肝损伤的形态学研究.时珍国医国药,2006,17(2):213

[28]朴文花,等.漏芦对四氯化碳肝损伤的保护作用.延边大学医学学报,2000,23(4):257

[29]崔立敏,等.漏芦提取物对四氯化碳致肝纤维化大鼠SOD,MDA及α-平滑肌肌动蛋白表达的影响.时珍国医国药,2007,18(10):2444

[30]张学武,等.漏芦提取物抗炎、镇痛、耐缺氧及抗疲劳作用的研究.四川中医,2005,23(7):22

[31]李发胜,等.漏芦多糖对小鼠激发态免疫功能的影响及其可能机制.中国中药杂志,2007,32(5):433

[32]张德伟,等.漏芦对慢性肾功能不全大鼠保护机制的研究.中国老年学杂志,2009,29(11):1358

[33]全红梅,等.漏芦对实验性IgA肾病小鼠治疗作用的研究.陕西中医,2005,26(12):1386

[34]焦中华,等.漏芦抽提剂(RHU)含药血清对人乳腺癌耐药株MCF-7/ADR细胞P170蛋白表达的研究.光明中医,2006,18(5):17

[35]曹芳,等.漏芦抽提剂对人乳腺癌耐药细胞MCF-7/ADR的耐药逆转作用研究.山东中医杂志,2009,28(6):415

[36]李秀荣,等.中药漏芦抽提剂逆转肿瘤多药耐药及诱导凋亡研究.山东中医药大学学报,2008,32(1):74

[37]柴欣楼,等.漏芦对OLDL诱导U937细胞系形成泡沫细胞过程中CD36表达抑制作用的研究.中国实验方剂学杂志,2003,9(5):53

[38]柴欣楼,等.血清药漏芦对ox-LDL诱导U937细胞形成泡沫细胞过程中PPARγ表达的影响.北京中医药大学学报,2005,28(5):41

[39]刘永海,等.漏芦散延缓慢性肾衰进展的效果观察.中华肾脏病杂志,1994,10(2):123

[40]郑红光,等.祁州漏芦对慢性肾衰患者脂代谢的影响.沈阳部队医药,1999,12(1):43

[41]左巍,等.祁州漏芦在成人原发性肾病综合征中的降脂作用.中国自然医学杂志,2001,3(1):272

[42]王会仓,等.复方漏芦汤治疗原发性肝癌30例临床观察.湖南中医杂志,2008,24(1):26

[43]徐九思,等.漏芦甘草汤治疗痤疮26例临床观察.光明中医,2009,24(6):1164

[44]石允家.漏芦治疗遗精8例.河北中医,1998,20(3):186

熊 胆 Ursi Fel xiong dan

本品为熊科动物棕熊 *Ursus arctos* L.或黑熊 *Selenarctos thibetanus* Cuvier 的干燥胆汁。味苦,性寒。能清热,平肝,明目,杀虫。主治热黄、暑泻、小儿惊痫、疳积、蛔厥、目翳、喉痹、鼻蚀、疔痔恶疮等。

【化学成分】

熊胆所含成分因产地、捕杀季节、加工方法等的不同而有变化,并影响其质量,一般将天然熊胆分金胆(琥珀胆)、菜花胆及铁胆(墨胆)三种,以金胆品质为优。

天然熊胆主要含胆汁酸类、氨基酸、胆色素及胆固醇,另含脂肪、磷脂、微量元素等。牛磺熊去氧胆酸(tauroursodeoxycholic acid,TUDCA)为熊胆特异性主要成分,另含牛磺鹅去氧胆酸(taurochenodeoxycholic acid,TCDCA)、牛磺胆酸(taurocholic acid TCA)以及少量熊去氧胆酸(ursodeoxycholic acid,UDCA)、鹅去氧胆酸(chenodeoxycholic acid,CDCA)、胆酸(cholic acid,CA)及去氧胆酸(deoxycholic acid,DCA)。上述各胆汁酸的含量有报告 TUDCA 在 42.26%~51.44%,TCDCA 为 7.60%~13.09%。国外产熊胆,如印度、朝鲜、美国、日本等者 TUDCA 在 23.3%~92.0%,TCDCA 为 3.4%~45.3%。熊胆含 16~17 种氨基酸[1],总氨基酸量为1.9597%,其中中性氨基酸为 1.1617%,酸性氨基酸 0.5776%,碱性氨基酸 0.2204%,以天冬氨酸、谷氨酸、亮氨酸、丝氨酸、苏氨酸等较高。胆色素主要为胆红素,另含胆黄素、胆黄褐素等,但未见胆绿素,胆红素含量有报告为 0.396%~0.40%[2],也有测得金胆者为(0.83±0.01)%、墨胆为(0.82±0.02)%。有报告属墨胆之闽北胆为(3.59±0.05)%,表明熊胆外观品质优劣与胆红素含量无关[3]。胆固醇含量有报告为 0.56%~0.59%[2]。天然熊胆尚含多种微量元素,如锌、锰、铜、锶等[4]。

熊胆粉化学成分与天然熊胆颇相一致,主含结合型熊去氧胆酸,鹅去氧胆酸以及少量游离型胆汁酸、胆红素、氨基酸等。有报告认为引流熊胆汁熊去氧胆酸、鹅去氧胆酸含量与天然熊胆相近或略高,而胆红素含量较低[2,5,6],如报告 UDCA 量为 13.14%~29.09%,胆红素 0.188%~0.253%,胆固醇 0.57%~0.72%[2]。另报告 6 种样品中 TUDCA 在 24.4%~41.2%间,TCDCA 在 27.2%~39.4%间[5]。引流熊胆中氨基酸含量较高,总氨基酸量为金胆 4.0454%、菜花胆 4.0187%、铁胆 6.7099%,以谷氨酸、天冬氨酸、亮氨酸、赖氨酸含量较高,但所含氨基酸种类与天然熊胆相似。

人工熊胆系以金胆为质量依据,其 TUDCA、TCDCA 有 TCA 含量分别为 (45.99±4.76)%、(32.06±8.48)%、(7.88±5.76)%,与同法测得之天然熊胆汁(46.09±10.58)%、(29.22±9.00)%、(4.48±12.70)%相似而优于引流熊胆汁 (33.76±23.78)%、(41.72±21.92)%、(10.57±41.76)%,氨基酸种类与天然熊胆同而量略高,此外,尚含与天然熊胆相似之胆红素、胆固醇及多种微量元素。

【药理作用】

1. 解热 天然熊胆、引流熊胆及人工熊胆均具有解热作用。对于啤酒酵母所致大鼠发热,2.5 g/kg 的天然熊胆或引流熊胆灌服均能显著抑制之[7];对于 2.4-二硝基酚所致大鼠发热,天然熊胆及人工熊胆也均有解热作用[8];熊胆粉灌服 7 d,可促进发热大鼠体温降低[9]。另有实验表明,对于松节油皮下注射所致家兔发热灌服天然熊胆或引流熊胆也有一定解热效果。

2. 抗炎 天然熊胆、引流熊胆及人工熊胆均有明显的抗炎作用。对于组织胺皮内注射、醋酸溶液腹腔注射所致小鼠皮肤或腹腔毛细血管通透性亢进或巴豆油所致小鼠耳肿胀,灌服天然熊胆或引流熊胆 3.5 g/kg 均能显著抑制之[7];腹腔注射 160 或 320 mg/kg 也能显著抑制二甲苯所致鼠耳炎症[10]。对于巴豆油性小鼠耳肿有报告人工熊胆的作用强于天然熊胆,对于角叉菜胶性大鼠足爪水肿人工熊胆的抗炎作用也略强于天然熊胆,但对于大鼠棉球性肉芽组织增生天然熊胆或引流熊胆均无明显抑制效果[7]。但另有报告,引流熊胆 250、500 mg/kg 灌服,对二甲苯所致小鼠耳肿胀的抑制率分别为 23.2%和 37.7%,引流熊胆 125、250 和 500 mg/kg 对巴豆油性小鼠耳肿的抑制率分别为 22.2%、33.3%和 58.7%;对角叉菜胶及热烫所致大鼠足肿胀以及醋酸所致小鼠腹腔毛细血管通透性亢进,引流熊胆均有明显作用,其作用机制与抑制炎症部位 PGE_2 合成释放有关[11]。熊胆冻干针剂 25、50、100 mg/kg 腹腔注射,对于二甲苯所致小鼠耳水肿、角叉菜胶所致大鼠足爪水肿及小鼠棉球性肉芽肿均有显著抑制作用[12]。有报告人工熊胆抗炎作用机制主要不是通过垂体肾上腺系统。

3. 镇静、抗惊、镇痛 天然熊胆、引流熊胆灌服3 g/kg能明显降低小鼠自发活动[7]，腹腔注射天然熊胆150 mg/kg也能显著抑制小鼠活动[13]。另报告人工熊胆粉4 g/kg灌服也能显著抑制小鼠自发活动[14]。天然熊胆和引流熊胆灌服还能显著增强阈下剂量水合氯醛所致小鼠麻醉，并能在一定程度对抗去氧麻黄碱的中枢兴奋作用[7]。上述结果表明天然熊胆、引流熊胆及人工熊胆均有镇静作用。熊胆还有显著抗惊作用，对于戊四氮所致小鼠惊厥，灌服天然熊胆或引流熊胆2.5 g/kg能显著延长惊厥潜伏期[7]，腹腔注射160 mg/kg也有类似效果[10]。熊胆腹腔注射还可拮抗回苏灵所致小鼠惊厥[15]。对于电惊厥，天然熊胆腹腔注射50 mg/kg可显著降低其死亡率[13]。天然熊胆与人工熊胆对戊四氮、异烟肼所致小鼠惊厥的抑制作用与脑内GABA含量相关。对于士的宁所致小鼠惊厥，熊胆及人工熊胆也能抑制之，且以后者作用为强。熊胆的抗惊作用与其所含胆汁酸，特别是熊去氧胆酸有关，研究表明去氧胆酸钠0.2 g/kg皮下注射可使士的宁所致小鼠的LD_{50}提高2.7倍，熊去氧胆酸钠、鹅去氧胆酸钠与胆酸钠合用时抗惊效果更强。另外，研究表明熊胆有镇痛作用，人工熊胆也有镇痛作用，且较天然熊胆略强，对于醋酸所致小鼠扭体反应和热板法小鼠疼痛阈值，熊胆粉均显示镇痛作用[9]。

4. 利胆 熊胆具有显著的利胆作用，早年实验熊胆水溶液静注能显著促进麻醉兔胆汁分泌，近有实验也证明天然熊胆、引流熊胆及人工熊胆均可促进大鼠胆汁分泌[6]，且胆汁中胆酸含量增加。熊胆的利胆作用可因并用牛黄而增强[16]。熊胆所含多种胆汁酸均具有显著利胆效果，熊去氧胆酸、鹅去氧胆酸静注均可促进麻醉犬及胆管瘘犬的胆汁和胆汁酸分泌；鹅去氧胆酸口服，也可使猴胆汁及胆酸盐分泌增多，胆酸也可明显提高灌流猪肝脏的胆汁分泌量。对于麻醉大鼠，熊去氧胆酸100 mg/kg即有显著利胆作用，临床上8名胆石症患者口服熊去氧胆酸每日1 g，可使胆汁酸分泌平均值从1.8 mmol/h增加至2.24 mmol/h。

多种胆酸盐均可显著松弛奥狄括约肌，在猪胆总管标本，于10^{-4}浓度时各胆酸盐松弛奥狄括约肌作用强度的顺序为去氧胆酸钠>鹅去氧胆酸钠>熊去氧胆酸钠>胆酸钠>牛磺胆酸钠>甘氨胆酸钠。据此可认为，熊胆的利胆作用是通过增加胆汁分泌及松弛奥狄括约肌促进胆汁排入十二指肠两方面而实现的。

熊胆粉能显著降低豚鼠胆固醇结石的生成率，升高胆汁中胆汁酸浓度，降低胆固醇浓度及致结石指数而呈显著预防结石形成作用，熊去氧胆酸作用相似。熊胆粉对于喂饲胆固醇饲料所致家兔食饵性胆固醇类结石的形成有抑制作用，能降低胆汁中游离胆固醇的含量，增加总胆汁酸含量[17]。体外试验熊胆粉还可促进人的胆色素结石、胆固醇结石和混合型结石的溶解[18]。熊胆所含多种胆汁酸，如鹅去氧胆酸、熊去氧胆酸、去氧胆酸等均具有溶解胆石作用，并抑制胆石形成。鹅去氧胆酸、熊去氧胆酸可使胆汁中胆固醇量降低，并使呈过饱和状态的胆固醇胆汁成为不饱和状态，这主要是通过抑制胆固醇在小肠的吸收、抑制甲基戊二酰辅酶A还原酶活性从而降低胆固醇的合成而实现。它们还能抑制胆固醇7α-脱氢酶从而抑制其他胆汁酸的合成。胆汁中胆固醇浓度的降低不仅可阻止胆固醇结石的形成，并可促进其溶解[19]。猴的试验中，鹅去氧胆酸可增加胆汁酸库(胆汁酸+卵磷脂/胆固醇比值)，增加胆汁分泌，减少胆固醇合成，促进胆固醇溶解；临床经胆囊造影检查确见有溶解胆固醇结石作用，多数胆石症患者体内胆汁酸库减少，给予熊去氧胆酸后可见总胆汁酸库随胆汁分泌量的增加而增加[20]，并迅速为熊去氧胆酸所替代，从而使胆汁中胆固醇饱和度下降，成为胆固醇不饱和胆汁，防止胆固醇沉出，促进胆固醇结石重新溶解。实验表明，于5.8~10.6 mg/kg的小剂量即可使胆汁中胆固醇非饱和化。临床报告熊去氧胆酸10 m/kg连服2个月，可使胆固醇饱和指数下降一半；熊去氧胆酸还可显著抑制恒河猴及仓鼠肝中甲基戊二酰辅酶A还原酶活性，降低胆固醇生物合成速度，9例胆石症患者每日服熊去氧胆酸4.4~7.3 mg/kg，此酶活性明显降低，几乎恢复至正常水平。总之，在临床上熊去氧胆酸对胆石症患者确有溶石效果。

5. 保肝 熊胆具有明显的保肝作用[6,21]。体外试验表明，对于CCl_4所致体外培养的大鼠肝细胞损伤熊胆有明显保护作用，其机制可能与熊胆减少肝细胞内细胞色素P450含量，从而减少CCl_4代谢生成自由基有关[21]。熊去氧胆酸可能是熊胆保肝的有效成分之一，熊去氧胆酸可防止去氧胆酸、牛磺胆酸所致肝细胞损伤。引流熊胆灌服可对抗CCl_4所致小鼠血清GPT的升高，并防止CCl_4所致肝细胞的变性、坏死[22]。在乳鼠肝细胞原代单层培养上，引流熊胆可显著降低CCl_4所致GPT、GOT的升高，电镜可见CCl_4所致肝细胞损伤如线粒体肿胀、嵴断裂、粗面内质网脱颗粒、滑面内质网灶型增生至囊泡状、高尔基复合体囊腔塌陷、溶酶体增多而糖原颗粒减少、微绒毛肿胀缺失等病变明显恢复[23,24]。另有实验引流熊胆可明显降低高脂高热量饲料所致脂肝豚鼠胆汁中胆固醇浓度，提高胆汁酸浓度，缓解肝脂肪变性[25]。对于二甲基亚硝胺（DMN）诱发的大鼠肝纤维化，400 mg/kg 熊胆粉灌服4周可使血清 ALT、AST 明显下降，TP 升高，肝/体比值增加，肝胶原纤维的密度明显下降，肝组织纤维间隔变细或消失，形成的弥漫性肝硬化减少，肝枯否细胞和星状细胞数量明显减少，表明熊胆粉的作用机制可能在抑制枯否细胞、减少细胞因子分泌，从而抑制星状细胞激活与转化，减少胶原纤维合成与分泌有关[26]。此外，引流熊胆还可降低小鼠肝细胞胞浆谷胱甘肽S-转移酶的比活力，但不影响微粒体内谷胱甘肽 S-转移酶及细胞色素 P450 的活力，并可增强小鼠对环磷酰胺的耐受能力，表明熊胆能增强小鼠肝脏药物代谢酶活力和肝脏解毒能力[27]。

6. 功能胃肠影响 熊胆可显著抑制肠蠕动，并有显著的解痉作用。实验表明，对于小鼠肠道推进功能熊胆有显著抑制效果，灌服熊胆 100 mg/kg 或 300 mg/kg 可使墨汁于小鼠肠道的推进明显减弱，引流熊胆的作用更强。对于小鼠离体小肠，熊胆溶液 5×10^{-5} 可显著对抗乙酰胆碱所致痉挛；引流熊胆、人工熊胆也有类似效果，但人工熊胆作用较天然熊胆为弱。熊胆所含各胆汁酸对乙酰胆碱的解痉作用强弱顺序依次为：①去氧胆酸钠>②熊去氧胆酸钠>③牛磺熊去氧胆酸钠>④鹅去氧胆酸钠>⑤胆酸钠，解痉原理同罂粟碱。另有实验表明，在豚鼠离体回肠标本上，熊胆及引流熊胆对乙酰胆碱、组织胺所致痉挛的拮抗均属非竞争性拮抗。

熊胆还有抗胃溃疡作用，引流熊胆对乙酸所致大鼠胃溃疡有显著抑制作用，并可促进溃疡灶的愈合，其抗溃疡作用在于抑制胃主细胞和壁细胞的分泌功能，对 G 细胞分泌无明显影响[28]。

胆汁酸盐能促进脂肪、类脂质及脂溶性维生素的消化吸收。早年曾有研究表明胆酸、去氧胆酸、鹅去氧胆酸、熊去氧胆酸以及猪去氧胆酸均能增强胰脂肪酶活性，熊去氧胆酸由于具有强烈的表面活性作用，因而其脂酶促进作用很强。牛磺去氧胆酸、甘氨鹅去氧胆酸及甘氨胆酸还能促进小肠对钙的吸收。

7. 影响心脑血管及血液

(1)对心脏的影响 豚鼠离体心脏灌流试验，人工熊胆、天然熊胆冠脉流量分别增加 37.5%、19.6%；静注 30 mg/kg 可分别使麻醉开胸犬冠脉流量增加 29.17%及 13.74%；心肌耗氧量均开始略升而后明显降低。对于家兔心肌细胞氧代谢，在有氧呼吸时二者均明显抑制之，呼吸商人工熊胆低于天然熊胆，而在缺氧呼吸时二者均抑制乳酸生成，且作用相近。小鼠减压试验天然熊胆与人工熊胆均有显著保护作用。熊去氧胆酸 0.05 mg/mL 的溶液灌流 3~5 min，即可使豚鼠心室肌收缩力开始降低，20~30 min 达稳态，降低至药前的 64%；灌流 5 min 使动作电位时程开始缩短，15~20 min 使其复极 50%及 90%的时程均明显缩短，但静息电位和动作电位幅值无明显改变。由于心肌慢内电流的大小直接影响着心肌收缩力的强弱，且心肌动作电位也主要由慢内电流及外向钾电流决定，因而表明熊去氧胆酸可能因阻滞心肌细胞的钙离子内流而降低心肌收缩力，缩短动作电位时程[29]。另有报告人工熊胆可明显增加猫冠脉流量，增大脉压差，在大鼠离体心脏灌流可明显增加心输出量，使心收缩力增强，心率减慢[6]。

(2)对血管的影响 多种胆汁酸盐均能扩张离体兔耳血管，静注时引起麻醉兔血压下降，并可降低正常或自发性高血压大鼠血压。人工熊胆或天然熊胆静注 30 mg/kg 于冠脉阻力降低同时，可见血压均可下降 20%左右。人脐静脉血管内皮细胞原代培养的研究表明，熊胆冻干粉针对缺氧-再复氧损伤的血管内皮细胞有明显保护作用，可保持内皮细胞正常形态，提高存活率，降低 MDA，增高 NO[30]。对于麻醉犬脑血管，熊胆冻干粉 11.3 mg/kg 静脉给药能减少心率，降低血压，但降低脑血管阻力，增加脑血流量[31]。对于大鼠大脑中动脉缺血再灌注损伤，熊胆粉 13 mg/kg 静注 2 d，可明显改善大鼠神经病学症状，减少脑梗死面积，改善脑组织病理学变化[32]。

(3)抗休克 熊胆注射给药对失血性休克组织有良好保护作用。对于肾组织，熊胆冻干粉可保护失血性休克时肾组织的缺血性损伤，并能使血压回升，存活时间延长[33]，熊胆注射使肠系膜微循环改善[34]，血清中 SOD 活力明显上升而 MDA 含量下降[35]。熊胆冻干粉针可改善失血性休克大鼠而使血压回升，存活时间明显延长，同时可见肠系膜微循环改善，动、静脉管径扩张，血管内血流速度加快，流量增加，血液由粒流变为线流，微血管活动数增加[36]，血清中 MDA 下降，SOD 与 GSH-Px 增高[37]。

(4)降血脂 熊胆注射液静注，能明显降低正常大鼠血 TC、TG、LDL-C 及 AI，增加 HDL-C 及 HDL-C/TC 比值。对于高脂血症模型小鼠及鸡，熊胆注射液的降 TC、TG、LDL-C 及 AI 和增加 HDL-C 及 HDL-C/TC 比值作用更强[38]。熊去氧胆酸能抑制胆固醇合成，减少其自肠道的吸收,大鼠每日 0.4 g/kg 灌服连续 4 d,可明显降低血中胆固醇及甘油三酯浓度,其降甘油三酯作用尤以在甘油三酯浓度较高时更为显著。

(5)抗血栓　熊胆还能明显抑制血栓形成,大鼠颈动脉-颈外静脉血管旁路血栓形成试验,天然熊胆腹腔注射 0.2 g/kg 其血栓抑制率为 49.7%,人工熊胆者为 60.5%。精制熊胆粉 26 mg/kg 静注 3 d 可明显延长血栓形成时间,对冰水+肾上腺素刺激所致者也能明显抑制之,并抑制血液流变性的异常变化,降低血液黏度,另外,对血小板黏附及 ADP 所致血小板聚集也均有抑制作用[39]。

熊胆的上述对心脑血管及血液系统作用的研究结果提示其在心脑血管缺血性疾病方面可能有应用价值。

8. 诱导白细胞分化及抗肿瘤　用药物诱导分化使恶性细胞丧失其本身特性而获得正常细胞功能可能是抗癌治疗的重要途径。实验表明,引流熊胆 0.4 mg/mL 作用 5 d,可使人早幼粒白血病细胞系 HL60 80%以上的细胞分化为具有单核-巨噬细胞特征的细胞,分化的细胞具有还原硝基蓝四氮唑和贴壁能力,能吞噬乳胶颗粒,细胞的 α-萘酚醋酸酯酶和酸性磷酸酶活性显著增加,并失去自发形成集落的能力,同时细胞增殖明显抑制。但 0.1、0.2 mg/mL 浓度的熊胆对 HL60 的影响不大,而 0.6 mg/mL 则可使细胞增殖受抑并大量死亡。对于人组织细胞淋巴瘤细胞系 U937 细胞,0.4 mg/kg 的熊胆作用 6d 可见约 60%以上的 U937 分化为形态和功能上均成熟的单核-巨噬样细胞,α-NEAE 和 ACP 活性显著增强,细胞吞噬乳胶颗粒能力及溶菌酶分泌显著升高,细胞表面抗原也有所变化。但熊胆对细胞增殖的抑制不明显,且小剂量维生素 A 酸不加强熊胆对 U937 细胞的分化诱导作用,但能提早增加分化成熟的细胞,熊胆对 U937 细胞的诱导分化作用较对 HL60 者为弱[40]。熊胆对人白血病细胞 K562 和小鼠骨髓瘤 SP20 有明显抑制作用,2 g/kg 熊胆与 S180 腹水癌混合接种可使部分小鼠长期存活[41]。

9. 其他　熊胆有一定抗辐射作用,口服或腹腔注射,对 γ-射线照射所致小鼠存活率明显提高,WBC、CFU-GM、CFU-E、BFU-E 明显增加[42]。对于家兔角膜烧伤及并发结膜炎,熊胆滴眼液有明显治疗效果,可促进角膜翳处的角膜上皮恢复正常[43]。

熊胆有镇咳作用,氨雾引咳法试验 0.1 g/kg 熊胆腹腔注射对咳嗽潜伏期和咳嗽次数均有一定延长或减少,同剂量兔胆则有显著效果,与 50 mg/kg 咳必清的作用相同[13]。熊去氧胆酸还有显著降血糖作用,每日 0.4 g/kg 连续 4 d 即可显著降低四氧嘧啶糖尿病家兔血糖,对糖尿病患者血糖和尿糖也可降低之。熊胆还有一定抗菌作用,体外试验对甲型链球菌、金黄色葡萄球菌、肺炎双球菌、卡他球菌、流感嗜血杆菌、大肠杆菌、绿脓杆菌、肺炎克雷伯等均有抑制作用,引流熊胆作用类似[7,13,44],人工熊胆也有抗菌作用[8]。熊胆胶囊对金黄色葡萄球菌、大肠杆菌感染小鼠有明显的保护作用[45]。天然熊胆及人工熊胆对烫伤感染有治疗作用。熊胆还有显著的抗过敏作用,可明显抑制白蛋白攻击所致致敏豚鼠回肠的收缩反应,3×10^{-4} g/mL 浓度抑制率达 85%[44]。对于营养性肥胖大鼠,熊胆不影响摄食量、体重,但体重与 Lee's 的指数明显下降[46]。对于 D-半乳糖所致早衰小鼠,熊胆粉可增加胸腺指数,改善肠绒毛形态,减缓上皮细胞异常的脱落再生,提高血清中 SOD 活性,减少 MDA 含量[47,48]。

10. 体内过程　引流熊胆粉经缓释阻滞剂处理制备的熊胆缓释胶囊给家兔灌胃,其吸收、分布、清除等动态变化都较对照缓慢和持久,分布相 $T_{1/2\alpha}$、清除相 $T_{1/2\beta}$、Vd 及 CL 缓释剂与普通剂分别为 1.658h、1.363 h,95.694 h、56.294,Vd7332.650、230.950,1.113、2.844 mL/h,而 AUC 则分别为 89852 和 35165 g·h/mL[49]。熊胆粉 100 mg/kg 灌胃,测定标本中牛磺熊脱氧胆酸(TUDCA),结果表明 TUDCA 能通过血-眼屏障,房水和玻璃体中浓度相近,但小于血药浓度[50-53]。

11. 毒性　胆毒性小,天然熊胆及引流熊胆15 g/kg 灌服对小鼠无毒性影响[7]。有报告熊胆对小鼠的 LD_{50} 灌胃为 8.6 g/kg,腹腔注射为 1.165 g/kg[13],皮下注射为 1.0717 g/kg[10]。引流熊胆皮下注射的 LD_{50} 为 1.243 g/kg。另报告皮下注射之 LD_{50} 天然熊胆为 3.339±0.342 g/kg,人工熊胆为 3.142±0.237 g/kg。人工熊胆给大鼠灌服 35d 对重要脏器及生长发育、血象、肝肾功能等无明显影响,人工熊胆也无致突变作用,对雄性小鼠生殖细胞染色体无影响[6]。熊胆冻干粉针对家兔股四头肌无刺激作用,对家兔耳静脉无刺激,对豚鼠未见过敏反应,对家兔也无致溶血作用[54]。

鹅去氧胆酸钠小鼠皮下注射的 LD_{50} 为 961 mg/kg,猴每日服鹅去氧胆酸 10~100 mg/kg 连续 1 月无死亡发生,仅大剂量组可出现腹泻,体重略轻,对血象、肝肾功能也无明显影响,肝活检无异常。但给猴连续服用 6 个月的鹅去氧胆酸可引起肝损伤,孕猴服后对胎猴肝、肾、肾上腺皮质有损害。长期给予鹅去氧胆酸可引起胆道上皮细胞微绒毛减少和窦状隙脂细胞增加,去氧胆酸和牛磺胆酸有相同作用,引起 SGOT 及天冬氨酸转氨酶活性升高,肝毒作用在于鹅去氧胆酸在肠微生物作用下转变为石胆酸，石胆酸是一个肝毒物质。

熊去氧胆酸钠小鼠皮下注射的 LD_{50} 为 1.25 g/kg，大鼠灌服的 LD_{50} 大于 5 g/kg，小鼠按人用量 50 倍灌服肝脏仅有轻微的组织化学变化，以熊去氧胆酸与肝细胞孵育光镜及电镜均未见有结构上的改变，动物实验也未见熊去氧胆酸有致突变作用，此可能因熊去氧胆酸不会于体内转变为有毒的石胆酸的缘故[20]。

【临床应用】

熊胆为珍稀药材，正因为如此其临床应用并不广泛，积累的经验也远不如其他常用中药丰富。人工引流熊胆的成功开辟了丰富的药源，为对其药效认识的深化和扩展提供了条件。传统经验熊胆主要用于疳积、明目、惊痫和杀虫，如《小儿卫生总论方》熊胆丸治疳羸瘦、熊胆麝香丸治小儿一切疳疾，《圣惠方》治小儿奶疳；《齐东野语》熊胆丸治目赤障翳；《食疗本草》治小儿惊痫瘛；《外台秘要》治蛔心痛、《圣惠方》治小儿疳疮蚀鼻、《摄生众妙方》治风虫牙痛等。近代对熊胆的应用有所扩展，胆汁酸盐的生理药理学意义及鹅去氧胆酸、熊去氧胆酸的溶胆石作用也赋予了熊胆新的功效。

1. 肝胆疾病 鹅去氧胆酸及熊去氧胆酸均可用于胆固醇胆石症的溶石治疗，现临床多用它们的人工合成品而非从熊胆或禽胆中分离者。鹅去氧胆酸每日 0.75~1.0 g 分 3~4 次口服 3~18 个月治疗胆固醇性结石 234 例，胆石消失与缩小者 93 例，占 39.7%。一份权威的研究报告指出，日量 0.75 g 的鹅去氧胆酸 2 年治疗的完全溶石率为 13%，部分及完全溶石率为41%，对于妇女、瘦弱型体质的小或浮动性胆石以及血浆胆固醇浓度超过 227 mg/dL 者疗效为佳[55]。国内试用日量 0.25 g 一次服，部分患者加服利胆醇，经 6~12 个月的治疗 22 例中 10 例有溶石效果。熊去氧胆酸有类似效果，但疗效更佳且无肝毒副作用[56]。另报告 36 例治疗 4~24 个月，17 例有效。

鉴于内毒素血症与阻塞性黄疸术后肾功衰竭及死亡密切有关，胆盐可使内毒素失活并阻止其从肠道吸收[57-59]，试用牛磺胆酸钠、去氧胆酸等于术前阻塞性黄疸患者可见术后肌酐廓清率改善，全身及门脉血内毒素水平下降[60,61]。试用熊去氧胆酸 0.9g 每 8 h 1次于术前 48 h 开始服用，20 例阻塞性黄疸患者可见门脉血内毒素水平较对照显著下降，术前静脉血及术中门脉血总胆酸盐浓度明显升高，但外周血内毒素、肾功能及死亡率未见明显差异[62]。

中医经验认为熊胆有退热平胆祛黄功效，用于多型肝炎及肝昏迷等有效，尤以用于急性肝炎转氨酶高者效佳。用熊胆注射液(引流胆汁)治疗急性黄疸性及慢性活动性肝炎可使血胆红素及 ALT 迅速下降[63]。用熊胆注射液治疗黄疸型肝炎 280 例，治愈 247 例，好转 22 例，总有效 96.1%，较之用茵陈蒿汤及甘利欣注射液治疗者为佳[64]。熊胆胶囊治疗慢性肝病残留黄疸 45 例有效 64.5%[65]。熊去氧胆酸治疗原发性胆汁性肝硬化有较好疗效[66]。

2. 眼科疾病 报告用熊胆生理盐水溶液滴眼治疗溃疡型病毒性角膜炎 9 例，溃疡面萤光素染色阴转短者仅 1 d，长者 8 d，平均 5.2 d；治愈最短 3 d，最长 30 d，平均 16.9 d，一些对环胞苷等治疗无效的顽固病例用熊胆滴眼也可迅速取效。另曾报告 20%的熊胆注射液结合膜下注射，对晶体混浊、眼底出血、球后视神经炎等有较好疗效。熊胆滴眼液联合小剂量阿司匹林治疗春季结膜炎 38 例，两年有效率为 71.05%，较之用可的松、色甘酸钠加阿司匹林治疗 26 例的 34.67% 显著为佳[67]。以熊胆配少量麝香制备之熊麝注射液治疗角膜翳也有一定疗效。此外，《银海精微》卷上之熊胆丸主治肝胆火热，火邪为病，两目肿痛。《审视瑶函》之熊胆丸治暴盲生翳。《张氏医通》卷十五之熊胆膏治目翳久不愈等，都是用熊胆治目疾的传统方，另还有报告用熊胆羊肝丸治疗葡萄膜炎者[68]。熊胆开明片治疗急性虹膜睫状体炎[69]、防治白内障也有一定效果。

3. 百日咳 曾报告用熊胆配伍朱砂、姜半夏、桔红、川贝、冬花等而成熊胆抑咳散治疗百日咳 30 例，痊愈 21 例，多在 2~3 d 后痉咳减轻，呕吐、鼻衄停止或减轻，症状好转，6~9 d 症状完全消失[70]。后有报告用此方治百日咳 100 例，一般服药 2~3 d 内症减，5~6 d 痊愈[71]。

4. 其他疾病 熊胆可治儿疳，《证治准绳·幼科》集八方熊胆丸用治小儿五疳出虫，熊胆膏治急疳或疳疮不瘥。外用熊胆液为主治疗头面部带状疱疹 22 例全部治愈，平均治疗 7.6 d[72]。中医经验将熊胆作苦味健胃药，并用于胃炎、胃十二指肠溃疡有效，尤以对胃热所致消化不良效佳[66]。曾报告用熊胆治儿童急性肾性高血压 5 例，4 例获良效，4~5 d 血压即恢复正常。还有用熊胆盐水珍珠粉治疗切口裂开经久不愈者[73]。另有用熊胆治冠心病心绞痛效佳[68]，日本救心丹即以熊胆为主药之一。用熊胆口服液治疗冠心病心绞痛 40 例，显效 4 例，有效 36 例[74]。

5. 不良反应 熊胆毒副作用轻微，其腥苦味可致少数患者呕吐，可改胶囊剂服用。20%熊胆液结膜下注射可致疼痛。鹅去氧胆酸每日 0.75 g 可致 3%患者肝毒表现，停药后恢复，40%患者可致腹泻，但轻微且不影响继续治疗，还可致血浆胆固醇轻度升高，熊去氧胆酸无明显肝毒和致泻副作用。

【附注】

习以杀熊取胆，近年国内广泛采用活体引流熊胆汁，经过滤、干燥而制得，称熊胆粉，为国家批准的一类新药。另还有以模拟天然熊胆成分配制之人工熊胆，人工熊胆尚在研究中。

（邓文龙）

参考文献

[1]赵宗建，等.熊胆汁中氨基酸与牛磺酸的分析.氨基酸杂志，1991，(2):36

[2]李秀明.引流熊胆与自然熊胆成分及药理作用的比较.延边医学院学报，1991，14(3)：235

[3]张能荣.熊胆胆色素的研究.中药通报，1987，12(7)：395

[4]王永金，等.人工熊胆的化学研究.沈阳药学院学报，1991，8(4)：286

[5]赵勇，等.HPLC-EUSD法测定熊胆粉中牛磺熊去氧脂皮和牛磺鹅去氧胆酸的含量.药物分析杂志，2006，26(1)：127

[6]王玉良，等.引流熊胆研究进展.中国中药杂志，1991，16(10)：592

[7]李君实，等.引流熊胆与熊胆药理作用比较研究.中国中药杂志，1991，16(12)：749

[8]王玉良.人工熊胆(19#)临床前药理毒理研究结论综述.中药药理与临床，1987，3(增刊)：111

[9]白云，等.熊胆胶囊解热镇痛作用研究.中医药学报，2005，33(6)：26

[10]李武军，等.人工引流熊胆及天然熊胆药理作用.中药材，1990，13(2)：12

[11]金正男，等.引流熊胆的肮炎免疫抑制作用.中国药理学通报，1994，10(2)：143

[12]朴花子.熊胆冻干针剂的抗炎作用研究.延边大学医学学报，2006，29(1)：37

[13]顾贤臣.兔胆与熊胆的药理研究.中草药，1985，(2)：46

[14]于淑贤，等.天然与人工熊胆粉的药效学实验研究.吉林中医药，2005，25(3)：55

[15]王玉莹，等.熊胆抗惊厥作用的实验和病例观察.时珍国医国药，1998，9(4)：315

[16]松井泰治.熊胆的利胆作用及与生药并用的效果(日).国外医学中医中药分册，2004，26(5)：309

[17]苏云明，等.熊胆胶囊防治食饵性胆固醇类胆结石作用研究.中医药学报，2005，33(5)：39

[18]刘嘉，万春艳.熊胆粉溶胆结石的作用研究.中国林副特产，2007，(4)：37

[19]姜皓，等.熊胆预防豚鼠胆囊胆固醇结石的实验研究.上海医学，2000，23(7)：417

[20]Ward A, et al. Ursdeoxycholic acid: a review of its pharmacological properties and therapeutic effeciacy. *Drugs*, 1984，27(2)：95

[21]金香子，等.熊胆、蛇胆、兔胆对CCl_4体外培养肝细胞损伤保护作用的比较研究.中国中医药科技，1998，5(3)：135

[22]张红英，等.引流熊胆药理作用的研究.中草药，1996，27(10)：609

[23]金香子，等.壮一号等对四氯化碳致肝细胞损伤保护作用的比较研究.中国中医药科技，1999，6(2)：95

[24]金香子，等.熊胆对四氯化碳所致肝细胞损伤的保护作用.中国中医药科技，1999，6(3)：169

[25]姜皓，等.熊胆粉对豚鼠肝脂肪变性的预防.上海第二医科大学学报，2000，20(4)：313

[26]权明吉，等.熊胆粉对二甲基亚硝胺诱发大鼠肝纤维化的抑制作用.世界华人消化杂志，2005，13(20)：2487

[27]王宏路，等.引流熊胆对小鼠肝脏药物代谢酶系活力及肝脏解毒能力的影响.延边大学医学学报，2000，23(2)：89

[28]金英锦，等.引流熊胆对大鼠实验性胃溃疡超微结构的影响.中国中医药科技，2000，7(2)：96

[29]叶丹，等.熊脱氧胆酸对离体豚鼠心室肌收缩力及电活动的影响.中西医结合杂志，1991，11(5)：289

[30]金光显，等.熊胆冻干粉针剂对缺氧-再复氧损伤血管内皮细胞的保护作用.时珍国医国药，2006，17(10)：1972

[31]王丽岩，等.熊胆冻干粉针对麻醉犬脑血管的影响.中华中西医学杂志，2005，3(12)：7

[32]丁涛，等.注射用熊胆粉对大鼠大脑中动脉缺血再灌注损伤影响的研究.中国中医药科技，2008，15(3)：189

[33]朴英实，等.熊胆冻干粉针剂对失血性休克大鼠肾脏超微结构的影响.中国病理生理杂志，2000，16(10)：1116

[34]朴英实，等.熊胆注射液对失血性休克大鼠肠系膜微循环的影响.微循环学杂志，2000，10(3)：59

[35]金贵善，等.引流熊胆液对失血性大鼠血清中SOD、MDA含量变化的影响.中国中医药科技，1999，6(3)：172

[36]朴英实，等.熊胆冻干粉针剂对失血性休克大鼠肠系膜微循环的影响.微循环学杂志，2001，11(3)：10

[37]金京春，等.熊胆冻干粉针剂对失血性休克大鼠脂质过氧化的影响.中国中医药科技，2002，9(5)：3

[38]金正男，等.熊胆注射液的降血脂作用.中草药，1997，28(4)：216

[39]丁涛，等.精制熊胆粉活血化瘀作用研究.中国天然药物，2005，3(3)：184

[40]李秀森，等.熊胆对HL-60细胞系的分化诱导作用.军事医学科学院院刊，1988，12(5)：335

[41]孙铁民，等.熊胆抑瘤作用研究.辽宁中医杂志，2003，30(1)：66

[42]刘曙晨，等.熊胆的辐射防护作用实验研究.中华临床医药，2001，2(9)：9

[43]邓旭明,等.熊胆滴眼液对兔角膜烧伤和角膜翳的治疗实验研究.中兽医医药杂志,2003,(1):15

[44]刘鸿印,等.天然熊胆与熊胆粉体外抑菌试验.中成药,1991,13(4):43

[45]郑亿,等.熊胆胶囊抗菌作用的实验研究.黑龙江中医药,2006,(6):53

[46]单瑛琦,等.熊胆粉对营养性肥胖大鼠体态指标及摄食量的影响.中兽医学杂志,2006,(1):7

[47]宋巧梅.熊胆粉对D-半乳糖致衰小鼠抗衰老作用机制探讨.中华临床医学杂志,2005,6(3):1

[48]宋巧梅.熊胆粉对D-半乳糖致衰小鼠抗衰老作用机制研究.江苏中医药,2006,27(8):57

[49]骆传环,等.熊胆缓释胶囊的药物动力学研究.中华临床医药,2003,4(4):7

[50]崔浩,等.口服中药熊胆粉在兔眼内通透性的研究.中华眼科杂志,2006,42(11):1023

[51]刘晶晶,等.口服熊胆粉到达家兔玻璃体能力的实验研究.黑龙江医学,2005,29(5):340

[52]刘晶晶,等.口服熊胆粉到达房水和玻璃体能力的比较性研究.哈尔滨医科大学学报,2005,39(3):260

[53]刘晶晶,等.口服熊胆粉到达房水能力的实验研究.黑龙江医学,2005,29(4):264

[54]徐正哲,等.熊胆冻干粉针剂安全性实验报告.时珍国医国药,2006,17(8):1523

[55]Schoenfield L J, et al. Chenodiol (Cheuodeoxy-cholic acid) for dissolution of gallstones: The national cooperative gallstone study. *Anu Interu Med*,1981,95:257

[56]Tint GS, et al. Ursodeoxycholic acid: a safe and effective ageut for dissolving cholesterol gallstones. *Ann Intern Med*, 1982,97:351

[57]Iwasaki M. Liver disease and endotoxin-Part I-Effect of bile acid on endotoxin. *Nippon Shokakibyo Gakkai Zasshi*, 1981,78:1232

[58]Bailey ME. Endotoxin, bile salts and renal function in obstructive jaudice. *Br J Surg*, 1976,63:774

[59]Kocsar LT, et al. Effect of bile acids on the intestinal absorption of endotoxin in rats. *J Bacteriol*, 1969,100:200

[60]Evans H J R, et al. The effect of preoperative bile salt administration on postoperative renal function in patiennts with obstractive jandice. *Br J Surg*, 1982,69:706

[61]Cahill CJ. Prevention of postoperative renal failure in patients with obstructive jandice-the role of bile salts. *Br J Surg*, 1983,70:590

[62]Thompson J N, et al. A randomized clinical trial of oral ursodeoxycholic acid in obstructive jandice. *Br J Surg*, 1986,73:634

[63]蔺淑梅,等.金胆注射液治疗病毒性肝炎疗效观察.西北药学杂志,1997,12(6):268

[64]石丽霞,等.熊胆注射液治疗黄疸型肝炎280例疗效观察.新中医,2001,23(4):23

[65]杜宇,等.熊胆胶囊治疗慢性肝病残留黄疸45例.中西医结合肝病杂志,1996,6(4):6

[66]张军,等.熊去氧胆酸治疗原发性胆汁性肝硬化.国外医学中医中药分册,1996,18(4):23

[67]陈烈.熊胆滴眼液联合阿司匹林治疗春季结膜炎的临床研究.中国中医眼科杂志,2000,10(3):149

[68]马崇生,等.五药雨老中医临证运用熊胆的经验.辽宁中医杂志,1981,(9):19

[69]张庆莲,等.熊胆开明片治疗急性虹膜睫状体炎60例.中国中西医结合杂志,2000,20(1):57

[70]郭光太.验方熊胆抑咳散治疗百日咳30例经验介绍.黑龙江中医药,1966,(3):31

[71]刘春松.外用熊胆液为主治疗头面部带状疱疹22例.广西中医药,1999,22(1):32

[72]吕崇镇.熊胆抑咳散治小儿百日咳.新中医,1987,19(2):42

[73]史崇林.熊胆盐水珍珠粉治疗经久不愈的切口裂开.青海医药,1982,(2):30

[74]梁晓鹰.熊胆口服液治疗冠心病心绞痛40例临床观察小结.云南中医中药杂志,2000,21(6):27

十五画

蕲蛇 Agkistrodon qi she

本品为蝰科动物五步蛇 *Agkistrodon acutus* (Guenther)的干燥体。味甘、咸,性温;有毒。有祛风,通络,止痉功能。主治风湿顽痹、麻木拘挛、中风口眼㖞斜、半身不遂、抽搐痉挛、破伤风、麻风、疥癣。

【化学成分】

蛇体主要含蛋白质、脂肪、氨基酸。蛇的中性脂肪为甘油三酸酯 (triglyceride), 肌肉中含有精胺(spermine)、蛇肉碱(ophidine)、δ-羟基赖氨酸(δ-oxylysine)以及硬脂酸、棕榈酸、胆甾醇等[1]。

【药理作用】

抗肿瘤 蕲蛇组织提取物(含有分子量为 1.8 万的蛋白)对胶质瘤细胞[2]的抑制率为(27.6±0.99)%~(51.2±1.98)%;对胃癌 823 细胞株[3]抑制率为(27.6±0.99)%~(51.2±1.98)%。

【临床应用】

1. 脑血管病 用复方蕲蛇合剂 (蕲蛇、黄芪、地龙、杜仲、水蛭、全蝎、蜈蚣等)治疗脑血管病 120 例。基本治愈 48 例(40%),显效 46 例(38.3%),有效 23 例(19.2%),无效 3 例(2.5%),总有效率 97.5%[4]。

2. 结节性皮肤血管炎 42 例患者用蕲蛇汤 (蕲蛇、乌蛇、当归、党参、黄芪、草乌等)治疗,1 剂分 4 次,每日服 2 次,视病情连续服用。结果:痊愈 32 例(76.2%),显效 6 例(14.3%),好转 3 例(7.1%),无效 1 例(2.4%),总有效率 97.6%[5]。

【附注】

蝰科动物五步蛇 *Agkistrodon acutus* (Guenther)的蛇毒也为药用。

[化学成分]

蛇毒为乳白色黏稠的半透明液体,毒液中含多种酶类,如磷脂酶 A(phospholipase A)和 A(phospholipase A2)、5′-核苷酸酶(5′-nucleotidase)、三磷酸腺苷酶(adenosine triphosphatase)、磷酸二酯酶(phosphodiesterase)、缓激肽释放酯酶、AC1-蛋白酶(AC1-protenase)、凝血成分(coagulation principle)、AC2-蛋白酶、AC3-蛋白酶、AC4-蛋白酶、抗凝血成分-1(A1)和抗凝血成分 2(A2)。出血毒素Ⅰ(AaHⅠ),血凝因子 Cf-1、Cf-2,出血蛇毒素Ⅰ(hemorrhagin Ⅰ),AaH-Ⅳ(另一种出血毒素)是一种糖蛋白[1]。从蕲蛇粗毒中分离纯化到一个具有凝血活力的组分,相对分子量 24.3 kDa,是一种新的类凝血酶[6]。

[药理作用]

1. 抗血栓 从尖吻腹蛇毒纯化得到的蕲蛇酶具有防止血栓形成及溶栓作用。可使血浆纤维蛋白原含量下降,延长凝血酶时间,抑制血小板聚集,减少血小板数量,从而阻止血栓形成。此外还能抑制由凝血酶、胶原和肾上腺素等诱导剂所诱发的血小板聚集,故对动脉血小板性血栓亦有效。研究表明,蕲蛇酶本身无直接溶栓作用,可能是因促进血管内皮细胞释放纤溶酶原激活物后,再发挥溶栓作用[7]。

从五步蛇蛇毒中分离出一个不具出血毒作用的蛇毒组分Ⅱ。经狗血浆纤维蛋白平板法证实,五步蛇蛇毒组分Ⅱ有溶解纤维蛋白的作用,该作用系直接性的。体外试管实验显示,组分Ⅱ虽对纤维蛋白和纤维蛋白原均有溶解作用,但在浓度为 17.8 mg/L 以下时,其溶解纤维蛋白活性相对较高。兔皮下注射 0.1 mL(500 mg/L)组分Ⅱ未发现类似五步蛇全毒的出血反应[8]。

2. 心血管系统 从中国五步蛇毒(Venom of *Agkistrodon acutus*)中分离提纯出一种血管紧张素转换酶抑制剂 AI93, 该抑制剂经豚鼠回肠测定能加强舒缓激肽的效应[9]。蛇毒可使实验中毒动物的心外膜、心肌及心内膜出现出血斑、心内膜血管充血,心肌间质被细胞所浸润;心电图 S-T 下降,T 波变平或倒置,严重中毒表现室性早搏, 心律不齐,S-T 段明显上升,T 波倒置、室性心动过速致室性颤动,终使心脏停搏。静脉注射蛇毒可使血压下降。用尖吻蝮蛇制成的注射液对麻醉犬可产生显著的降压作用,其降压作用主要由直接扩张血管而来[10]。

3. 泌尿系统 蛇毒实验中毒动物的病理解剖见到肾小球及间质的小血管呈中度充血，近曲小管上皮细胞有中度混浊。肾盂黏膜有散在性出血，输尿管、膀胱黏膜及肌层等均呈现弥漫性出血，因此常出现蛋白尿及血尿[10]。

4. 局部作用 蛇毒溶液皮下或皮内注射 30 min 后均引起毛细血管通透性增加，呈现局部弥漫性出血，损伤附近的皮肤、肌肉等组织，导致局部剧痛、溃烂、坏死[10]。

5. 其他 蛇毒实验中毒动物肠黏膜有中等度水肿及血管出血，淋巴细胞减少及贫血。用五步蛇制成的注射液对小鼠有镇静、催眠作用及镇痛，对兔有抑制作用[10]。

6. 获得免疫力 五步蛇脱毒成为类毒素，可使动物获得强固免疫力。应用美黏土佐剂类毒素免疫豚鼠，皮下注射 3 次，每次间隔 4 周，总剂量为 35 mg 类毒素，免疫动物可抵御 18~24 mg 五步蛇毒(相当于体重 300~400 g 豚鼠的 6~8 MLD 毒量)[11-13]。此外，五步蛇毒对小鼠腹腔巨噬细胞吞噬功能亦有作用[14]。

7. 毒性 五步蛇蛇毒小鼠腹腔注射的 LD_{50} 为 9.580 mg/kg。95%可信限为 8.314~11.039 mg/kg。五步蛇蛇毒组分Ⅱ小鼠腹腔注射的 LD_{50} 为 12.216 mg/kg，95%可信限为 10.751~13.880 mg/kg。五步蛇蛇毒及五步蛇蛇毒组分Ⅱ中毒时均有呼吸困难，活动减弱。但无共济失调，死前无惊厥[8]。

蕲蛇酶可引起过敏、疼痛加重或疲乏、皮肤瘙痒、出血、血小板减少等不良反应[15]。

［临床应用］

1. 急性脑梗死 蕲蛇酶注射液系从蕲蛇毒中提取的凝血酶样酶，是急性期溶栓的一种有效药物。209 例患者，经一疗程治疗后，基本痊愈 12.1%，显著进步为 29.1%，进步为 32.5%；2 个疗程治疗后，基本痊愈 24.9%，显著进步 48%，进为 19.3%，无效 7.8%[16,17]。

2. 周围血管疾病 应用蕲蛇酶治疗周围血管病 289 例，包括血管闭塞性脉管炎、动脉硬化闭塞症、深静脉血栓形成、雷诺病大动脉炎急性动脉栓塞等，均不同程度地收到了疗效，有效率 80%以上[16]。

3. 高黏滞综合征 蕲蛇酶用于对 50 例高黏滞综合征患者的治疗。结果显示，血液流变性有广泛而明显的改善，其疗效随药量增大而增强，未发现明显不良反应[18]。

4. 慢性支气管炎 应用蕲蛇酶注射液配合抗生素治疗慢性支气管炎急性发作期30例，收到满意疗效[19]。

5. 糖尿病及糖尿病周围神经病变 用蕲蛇酶加 654–2 治疗糖尿病 58 例，取得较好疗效。已用各种降糖药者继续应用，明确诊断无酮病的患者给予蕲蛇酶 150 μg 和 654–2 20 mg 加入生理盐水 250~500 mL 中静滴，滴速每分钟控制在 15~30 滴。每天 1 次，7~10 d 为一疗程。58 例患者治疗后，显效 47 例(81%)，有效 10 例(17%)，无效 1 例(1.7%)，总有效率 98.1%，治疗后的空腹血糖(5.7±3.02) mmol/L[20]。用蕲蛇酶注射液治疗糖尿病周围神经病变 30 例，亦收到良好效果[21]。

(娄海燕　李应全)

参考文献

[1]郑虎占. 中药现代研究与应用(第六卷). 北京：学苑出版社，1998:5891

[2]谢欣，等.蕲蛇组织提取物抗肿瘤活性的初步研究.辽宁医学杂志，2007，21(4)：265

[3]梁良，等. 蕲蛇组织提取物抗肿瘤活性的初步探讨.大连民族学院学报，2005，7(1)：93

[4]王新武.复方蕲蛇合剂治疗脑血管病120例.河北中医，2001，23(7)：506

[5]白秀荣，等.蕲蛇汤治疗结节性皮肤血管炎42例临床观察.中国乡村医药杂志，2002，9(3)：30

[6]赖伟苹，等.蕲蛇蛇毒中一个新的类凝血酶的分离纯化与表征. 生命科学研究，2002，6(1)：64

[7]王晴川，等. 一种简易的家兔颈总动脉血栓模型形成方法和蕲蛇酶的溶栓作用. 中国药理学通报，1993，9(3)：228

[8]陈家树，等. 五步蛇蛇毒纤溶组分Ⅱ的分离和若干药效学的特征. 中国药理学通报，1993，9(1)：22

[9]刘绵林，等. 五步蛇毒中血管紧张素转换酶抑制剂的研究. 广西医科大学学报，1995，12(3)：333

[10]金莲花.蕲蛇的药理作用与临床应用.现代医药卫生，2007，23(17)：2620

[11]李栋梁，等. 不同佐剂及免疫法对五步蛇毒类毒素产生免疫能力的影响. 福建医学院学报，1987，21(1)：8

[12]李栋梁，等. 五步蛇毒类毒素的实验研究. 福建医学院学报，1984，(1)：7

[13]宜全，等. 五步蛇和蝮蛇的抗蛇毒血清对烙铁头蛇毒的中和作用. 广州医学院学报，1994，22(4)：74

[14]郑虎占. 中药现代研究与应用. 第六卷. 北京：学苑出版社，1998:5893

[15]王青平. 蕲蛇酶的不良反应及其处理. 贵阳中医学院学报，2002，24(4)：61

[16]陈建杰. 蕲蛇酶注射液的临床应用评介.海峡药学杂志，2000，12(2)：132

[17]韩威.蕲蛇酶治疗急性脑梗死50例疗效观察.黑龙江医

学,2009,33(11):832

[18]陈洪生,等. 蕲蛇酶对50例高黏滞综合征的治疗作用. 微循环技术杂志,1996,4(2):91

[19]秦戎. 蕲蛇酶治疗慢性支气管炎30例. 中国乡村医生,2000,(3):25

[20]王瑞菊,等.蕲蛇酶治疗糖尿病临床观察. 蛇志,2001,13(2):15

[21]卢淑珍. 蕲蛇酶治疗糖尿病周围神经病变30例效果观察. 右江民族医学院学报,2007,(2):185

槲寄生 Visci Herba hu ji sheng

本品为桑寄生科植物槲寄生 *Viscum coloratum* (Komar.)Nakai 的干燥带叶茎枝。味苦,性平。有祛风湿,补肝肾,强筋骨,安胎之功能。用于风湿痹痛、腰膝酸软、筋骨无力、崩漏经多、妊娠漏血、胎动不安、头晕目眩。

【化学成分】

1. 小分子化学成分

(1)挥发油　槲寄生枝芽挥发油中以 2-乙酰基环己酮、亚甲基丁二酸、1-乙基丙基过氧化氢含量最高,分别为 7.65%、6.81%和 5.76%[1]。

(2)黄酮类　主要有高圣草素-7-O-β-D-葡萄糖苷、槲寄生新苷Ⅰ~Ⅶ、鼠李秦素、高圣草素、鼠李秦素-3-O-β-D-葡萄糖苷、异鼠李秦素-3-O-β-D-葡萄糖苷、异鼠李秦素 -7-O-β-D-葡萄糖苷等[2,3]。

(3)有机酸　齐墩果酸(oleanolic acid)、棕榈酸、琥珀酸、阿魏酸、咖啡酸、原儿茶酸、二十四~二十八烷酸等[2,3]。

(4)其他　β-香树脂醇(β-ancyrin)、内消旋肌醇、β-谷甾醇、β-乙酰香树脂醇、羽扇豆醇、胡萝卜苷等[2,3]。

2. 高分子化学成分

(1) 槲寄生毒肽　如 viscotoxin A2、A3、B 等槲寄生毒肽和槲寄生凝集素Ⅰ、Ⅱ、Ⅲ(mistletoe lectin ML-Ⅰ、Ⅱ、Ⅲ)、viscumin、VCL、EML-1 和 L-Lc 等凝集毒素[4,5]。

(2)多糖　槲寄生还分离出高度酯化半乳糖聚合物、VAL、中性多糖、酸性多糖、VPS 等多糖[3]。

【药理作用】

1. 心血管系统

(1)增加冠脉流量　含槲寄生生药 0.258 g/100 mL 洛氏液灌注豚鼠离体心脏,能明显增加冠脉流量,平均增加 97%;并能明显增加颤动状态离体心脏的冠脉流量,平均增加 63%;亦能对抗垂体后叶素对冠状动脉的收缩作用,表明对冠脉有直接的扩张作用。槲寄生 1 g/20 mL 血或 0.4 g/20 mL 血灌注大鼠心肺标本可减慢心率,增加每搏输出量。犬静脉注射槲寄生总黄酮 12.5 mg/kg,明显减慢心率。对开胸犬可明显降低血压,但不降低冠脉流量。给药后能降低心肌耗氧量和心肌氧利用率[6]。

(2)保护心肌　槲寄生黄酮苷 0.3 mg/kg 可明显抑制结扎冠状动脉左前降支造成急性心肌梗死模型大鼠心电图 S-T 段的抬高;明显缩小心肌梗死面积;降低血清乳酸脱氢酶和 MDA 含量,也能明显提高 SOD 活性。认为槲寄生黄酮苷对大鼠实验性心肌梗死具有保护作用[7],作用机制与其抑制 PAF 诱导心肌细胞内钙超载有关[8]。

(3)抗心律失常　槲寄生水煎液 10 g/kg 腹腔注射,可显著对抗氯仿诱发的小鼠室颤和乌头碱诱发的大鼠室颤;槲寄生可提高小鼠耐缺氧能力和对抗异丙基肾上腺素作用。提示,槲寄生抗室颤作用可能与 β 受体阻断作用有关[9]。0.1 mg/mL 的槲寄生黄酮苷加速犬浦细胞及豚鼠心肌细胞快反应动作电位(FAP)复极化,使 APD 缩短,ERP 缩短(犬)或不变(豚鼠),但 ΔERP/ΔAPD 增加。提示其抗快速型心律失常的机制与相对延长不应期,中断折返有关[10]。槲寄生黄酮苷(50 μg/mL 和 250 μg/mL)可抑制大鼠心室肌细胞内向整流钾电流(IKI)和瞬时外向钾电流(Ito)可能是其抗心律失常作用的一个机制[11]。

2. 抗血小板聚集　槲寄生抗血小板活化因子主要是高圣草素-7-O-β-D-葡萄糖苷[12]。研究证实,该化合物在体内外对血小板活化因子 PAF 诱导的人及兔血小板聚集有明显的抑制作用,放射配体[^{3}H]PAF 与受体结合的抑制实验证实,该化合物是在受体水平上阻断了 PAF 对血小板的活化作用,抑制呈剂量效应关系。在浓度大于 1×10^{-5}mol/L 时增加浓度不能提高抑制率,提示抑制的饱和,抑制的 IC_{50} 为 8×10^{-7}mol/L。

认为高圣草素-7-O-β-D-葡萄糖苷通过阻断PAF受体而抑制PAF诱导的血小板聚集[13]。槲寄生水提取物及乙酸乙酯提取物给兔灌胃（相当于40 g生药），灌胃后4 h和8 h观察各提取物对兔血小板聚集功能的影响。结果发现，槲寄生水提取物及乙酸乙酯提取物均有拮抗PAF的作用[14]。

3. 抗氧化 槲寄生提取液按10、20 g/kg给老年大鼠连续灌胃30 d，结果槲寄生两剂量组均能明显提高老年大鼠血清CAT、GSH-Px活性，降低老年大鼠脑组织MDA含量、脑和肝组织Lf含量，并可提高老年大鼠下丘脑SOD活性[15]。槲寄生黄酮类化合物在0.1~1.0 mg/mL浓度范围内对豆油具有抗氧化作用，清除自由基能力大小关系为：DPPH·>·OH>O_2^-，且均强于一定浓度的Vc和BHT。槲寄生黄酮类化合物是一种天然有效的抗氧化剂[16]。

4. 抗肿瘤 槲寄生碱在120 mg/kg剂量时对小鼠肝癌H22的抑瘤率可达73.8%[17]。体外研究发现，0.1 mg/mL的槲寄生生物碱作用于SMMC7721细胞24 h后，P53 mRNA表达相对强度增高，认为槲寄生生物碱对抑癌基因P53表达的影响可能是其抑制肿瘤生长的分子基础[18]。槲寄生多糖也有较好的抑制肝癌细胞增生的作用，并呈现出时间-剂量依赖性；槲寄生多糖及槲寄生碱可使SMMC7721和HepG2细胞G1期比例增加，G2期和S期细胞比例降低，并使2种肿瘤细胞凋亡率增加[19]。槲寄生碱作用U2OS细胞的IC_{50}值为7 mg/L；体外具有抑制人低分化骨肉瘤细胞U2OS细胞生长、侵袭的作用[20]。槲寄生碱作用后，对结肠癌SW620细胞的IC_{50}为3.3 μg/mL，可下调PCNA蛋白的表达[21]。

槲寄生凝集素有明显的抗肿瘤活性。槲寄生凝集素注射液对Hela细胞的IC_{50}值为36.31 mg/L，对K562细胞的IC_{50}值为2.39 mg/L，有剂量依赖性杀伤作用[22]。槲寄生凝集素在一定浓度（0.1~1 mg/L）和时间范围（3~24 h）内具有抑制大肠癌HCT116细胞的COX-2基因转录、蛋白表达和功能活性等作用，表现出时效与量效关系[23,24]。对体外培养的人结肠癌HT-29细胞抑制作用表现出时间和剂量依赖性，并诱导其凋亡[25]。

5. 调节免疫 绵羊红细胞和槲寄生植物汁10 mg或多糖120 mg/kg，给小鼠腹腔注射。免疫后3 d IgM抗体生成显著增加，在第5天和第9天IgM-PFC数量显著增加[26]。给小鼠分别腹腔注射槲寄生植物汁10 mg/kg和槲寄生多糖120 mg/kg，注射植物汁后24 h脾脏重量减轻，48 h增加，120 h恢复正常，对肝脏重量无明显影响。多糖在120 h脾脏和肝脏重量明显增加[26]。槲寄生凝集素蛋白（100~2000 ng/mL），可特异诱导人γδT细胞扩增和以Caspase依赖途径诱导Jurkat细胞凋亡，并能促进TNF-α释放和抑制IL-10的释放。认为槲寄生凝集素具有免疫学调节作用和诱导细胞凋亡作用[27]。

槲寄生生物碱能提高盲肠结扎穿刺模型小鼠存活率，能显著降低血液中TNF-α的浓度，并能增加脾脏白髓部分细胞的凋亡。说明其可能通过降低炎症因子表达及减少炎症细胞两条途径来降机体的炎症反应[28]。

6. 其他 槲寄生生物碱尚有一定的抑菌活性，非酚性叔胺性生物碱最强[29]。给肾型高血压大鼠灌胃槲寄生水提液生药3 g/mL，连续14 d，具有降血压作用[30]。

7. 毒性 小鼠腹腔注射槲寄生植物汁的LD_{50}为32 mg/kg，小鼠腹腔注射多糖剂量达2.25 g/kg无任何异常反应[26]。从北寄生叶分得的北寄生凝集素小鼠静脉注射LD_{50}为4.4 μg/kg，给药后动物无明显中毒症状，一般在72 h内死亡，剂量加大，死亡时间缩短，对兔红细胞最低凝集浓度为5 mg/L。从茎分得的北寄生凝集素小鼠静脉注射和腹腔注射的LD_{50}分别为8 μg/kg和34 μg/kg。茎叶的粗提物腹腔注射的LD_{50}为生药0.2 g/kg[31]。

【临床应用】

1. 冠心病 槲寄生针剂4 mL（20 mg/2 mL），每日肌肉注射1次，14 d为一疗程，治疗48例陈旧性心肌梗死患者。治疗后血小板聚集率明显下降；甲皱微循环显示，微循环障碍明显改善，血细胞解聚，微血流流速增加，由云絮状流改为直线流者占64%~86%。心搏量、心输出量、心脏指数明显增加。说明槲寄生对冠心病的血瘀状态及心功能有明显改善作用[32]。

2. 肝炎 34例HBsAg阳性肝炎患者，其中25例肝功能异常，应用槲寄生注射液治疗后，10例转阴，其余24例的滴度均有不同程度下降；SGPT在1个月内恢复正常者6例，2个月10例，3个月15例，14例未恢复正常者均属疗程未结束者。认为以每日静脉滴注10 mL疗效较好[33]。

3. 癌症 用白果槲寄生全草制剂iscador，治疗肺癌术后患者37例，并与未经本品治疗的41例比较。给药组术后6~8年仍存活15例，对照组仅6例存活。给药组死亡病例的平均存活时间为22.8月，对照组为6.1月。对癌性胸液渗出的治疗，在抽出胸液后注入5%iscador 1.0 mL，经数次治疗，积液很快吸收，癌细胞消失。对卵巢癌、直肠癌均能延长存活时间。20%

膀胱癌患者肿瘤直径减少25%~100%,有些患者可使恶性细胞变为良性细胞[34]。

【附注】

它的两种变形植物黄果槲寄生*V.coloratum*(Komar)Nakai f.*lutescens* Kitag,红果槲寄生*V. coloratum*(Komar)Nakai f.*rubroaurantiacum* K itag也等同入药。另外尚有白果槲寄生*V. album* L.(欧寄生),多产于欧洲,我国广西地区有分布[3]。

从北寄生中提得北寄生凝集素(viscum coloratum lectin),为高毒性植物蛋白,分子量52000[35]。

(焦 波)

参考文献

[1]候冬岩,等.槲寄生枝芽挥发油成分分析.辽宁大学学报(自然科学版),1996,23(1):18

[2]孙艳秋,等.槲寄生化学成分研究.中药材,2000,23(1):29

[3]王俊,等.槲寄生的化学成分及药理作用研究进展.时珍国医国药,2005,16(4):300

[4]龚祝南,等.槲寄生类植物抗肿瘤活性蛋白成分的结构、功能及其作用机制的研究进展.中国生化药物杂志,2001,22(5):259

[5]Fernández T, et al. Immunobiological features of the galactoside lectin L-Lc isolated from the Argentine mistletoe Ligaria cuneifolia. *J Ethnopharmacology*, 2003, 85:81

[6]顾德官,等.槲寄生对循环和心肌作用的实验研究.医药工业,1981,(12):9

[7]吴玲,等.槲寄生黄酮苷对大鼠实验性心肌梗死保护作用的研究.哈尔滨医科大学学报,2006,40(6):442

[8]李晶,等.槲寄生黄酮苷对大鼠心肌缺血的保护作用及其机制.中草药,2009,40(1):78

[9]荆雪梅,等.槲寄生抗心室颤动作用及其机制研究.中药药理与临床,1998,14(1):34

[10]吴继雄,等.槲寄生黄酮苷抗快速心律失常的细胞电生理研究.中国中西医结合杂志,1994,17(7):421

[11]王志勇,等.槲寄生黄酮苷对大鼠心室肌细胞钾离子通道的作用.哈尔滨医科大学学报,2005,39(3):244

[12]Guan Zengwei, et al. A Novel Platelet-Activating Factor Antagonist Isolated from a Chinese Herbal Drug Viscum Coloratum. *J Chin Pharmceu Sci*, 2000, 9(2):73

[13]Guan Zengwei, et al. Homoerydictyl -7 -O -b -D -glycosideA Receptor Antagonist of Plate-let-activting Factor (PAF). *J Chin Pharmac Sci*, 2001, 10 (1):42

[14]万鼎铭,等.槲寄生不同溶剂提取物对血小板活化因子的拮抗作用观察.郑州大学学报(医学版),2005,40(3):394

[15]李晓斌.槲寄生提取物的抗衰老实验研究.云南中医学院学报,2001,24(1):13

[16]李莉.槲寄生中黄酮类化合物的抗氧化性能研究.中国医学检验杂志,2009,10(4):177

[17]彭海燕,等.槲寄生碱抗肝癌作用实验研究.实用中医药杂志,2004,20(5):227

[18]郭艳杰,等.槲寄生生物碱通过P53途径抑制肝癌细胞株SMMC-7721的研究.包头医学院学报,2008,24(3):227

[19]董坤,等.槲寄生碱和多糖对肝癌细胞增生和凋亡的影响.首都医科大学学报,2009,30(1):80

[20]葛岩,等.槲寄生碱对低分化骨肉瘤U2OS的抑制作用.吉林大学学报(医学版),2009,35(5):841

[21]李亚娟,等.槲寄生碱抑制sw620人结肠癌细胞增殖及其机制.中国实验诊断学,2008,12(9):1085

[22]傅炜昕,等.槲寄生凝集素对肿瘤细胞细胞周期的影响.沈阳药科大学学报,2005,22(1):59

[23]林蕾,等.槲寄生凝集素抑制人大肠癌HCT116细胞环氧化酶-2表达的研究.中国临床药理学与治疗学,2008,13(5):504

[24]林蕾,等.槲寄生通过抑制NF-κB活性.中国临床药理学与治疗学,2008,13(7):730

[25]王少敏,等.槲寄生凝集素对人结肠癌HT-29细胞增殖及凋亡的影响.中国临床药理学与治疗学,2007,12(9):1028

[26]黄孝成.槲寄生制剂对体液免疫和细胞免疫的促进作用.国外医学中医中药分册,1984,(1):26

[27]余奇文,等.槲寄生凝集素的制备与免疫学功能研究.中国免疫学杂志,2009,25(1):59

[28]尤奇,等.槲寄生生物碱对小鼠败血症影响的初步研究.四川中医,2008,26(12):10

[29]王俊,等.槲寄生生物碱的系统分离及抑菌活性初探.食品科学,2007,28(6):63

[30]黄志新,等.槲寄生、杜仲的降血压作用和急性毒性的实验研究.天然产物研究与开发,2003,15(3):245

[31]李格娥,等.北寄生凝集素的分离和性质研究.生物化学与生物物理进展,1995,22(4):349

[32]陈曙霞,等.中药槲寄生对冠心病患者血小板聚集率和心功能的影响.上海第二医学院学报,1987,7(3):254

[33]汤伯英,等.槲寄生注射液对HBsAg阳性肝炎疗效的初步观察.中成药研究,1983,(2):43

[34]Rita Lerol.槲寄生治疗癌症.国外医学中医中药分册,1979,(2):35

[35]李格娥,等.北寄生凝集素的分离和性质研究.生物化学与生物物理进展,1995,22(4):349

蝮　蛇　Agkistrodon Halys fu she

本品为蝮蛇科动物蝮蛇 *Agkistrodon halys* pallas 除去内脏的全体。味甘，性温，有毒。有祛风，攻毒功能。主治脑血栓、冠心病、闭塞性周围血管病、缺血性脑血管病、类风湿性关节炎、糖尿病及麻风等。

【化学成分】

1. 蛋白质　蝮蛇毒的主要成分是蛋白质(proteins)，从蛇岛蝮蛇中分离到16个蛋白组分，含有蛋白水解酶(proteolytic enzyme)、磷酸单酯酶(phosphoesterase)、磷酸二酯酶(phosphodiesterase)、L-氨基酸氧化酶(L-amino acid oxidase)、核糖核酸酶(ribonuclease)、5′-核甙酸酶(5′-nucleotidase)等多种酶类[1]。由蝮蛇毒中提出的蝮蛇抗栓酶(svate)、抗栓酶-Ⅲ及由尖吻蝮蛇毒中提出的去纤酶的主要有效成分均为精氨酸酯酶[1]。最近又从浙江蝮蛇毒中提取了一种具有激肽原酶活性的蛋白水解酶，该酶与蛇毒丝氨酸蛋白酶及激肽释放酶同源[2]。蝮蛇毒中含有血液循环毒和神经毒两类成分，现已分离纯化出一种神经毒素，称为突触前毒素(agkistrodotoxin，ATX)，由121个氨基酸组成，分子量13 700，显示磷脂酶A活性[1]。除蛋白质外，蝮蛇毒中含有缓激肽增强肽(bradykinin potentiating peptide，BPP)、肌内毒素等肽类物质[1]。

2. 其他　蝮蛇中提出的脂质以磷脂和胆固醇为主，脂肪酸主要为油酸、亚油酸、花生烯酸等不饱和脂肪酸[1]。蝮蛇蒸馏液中挥发油含量很低，含有棕榈酸、月桂酸、葵酸等多种脂肪酸[1]。

【药理作用】

1. 抗凝血与止血　给犬应用蝮蛇抗栓酶也呈现明显的抗凝作用[1]。给家兔静脉注射蝮蛇抗栓酶0.15~0.40 mg/kg，经量效关系分析，其抗凝作用的ED_{10}、ED_{50}及ED_{90}分别为0.12、0.21和0.36 mg/kg；抗凝作用的半效时间为6.2 h，效量半衰期为4.1 h[1]。蝮蛇毒的主要抗凝组分是类凝血酶，在体外可直接使纤维蛋白原凝聚而起凝血作用，但在体内作用于纤维蛋白原时，使其释出血纤肽A和去血纤肽A，去血纤肽的纤维蛋白单位只能首尾聚合而不侧向聚合，生成的纤维蛋白多聚体之间也不产生交联，因而形成一种较脆弱的微凝块，易被体内纤溶系统溶解，从而使体内纤维蛋白原不断降解消耗，产生去纤维蛋白综合征，使血液成为低凝状态，这是蝮蛇毒抗凝作用的主要原理[1]。

蛇毒类凝酶以0.00001~3.00000 kU/kg的剂量给小鼠静脉注射，结果在0.0001~0.0100 kU/kg范围内可使小鼠的出血时间明显缩短；而当剂量增大到3.0000 kU/kg时，则显著延长小鼠的出血时间，其凝血作用和抗凝血作用的剂量差距较大，约在500~1000倍；在0.0004~0.0036 kU/kg剂量范围内也可以使家兔的全血凝固时间明显缩短。进一步证实蛇毒类凝酶在小剂量时具有止血作用，其机制可能与其适度降低纤维蛋白原的含量有关[3]。

2. 抗血栓　给大鼠静脉注射去纤酶注射液5或10 NIH凝血酶U/kg，对实验性动脉血栓及静脉血栓形成具有显著的抑制效应[1]。蝮蛇抗栓酶0.01或0.04 U/kg静脉注射，对家兔实验性血栓形成的抑制率分别为35.2%和52.3%，持续90 min以上[1]。蝮蛇抗栓酶0.02 U/kg静脉注射，对家兔实验性肺动脉血栓的溶栓率为43.8%[1]。

蝮蛇毒制剂抑制血栓形成及溶栓的机制可能包括如下几点：类凝血酶的去纤维蛋白原作用，使血栓难以形成；类纤溶酶对纤维对纤维蛋白及纤维蛋白原的溶解作用，既能防止血栓形成，又能促进血栓的溶解[1]；蝮蛇毒减少血小板数量及抑制血小板功能的作用干扰了血栓的形成[1]。

3. 阻滞神经-肌肉接头传递　大鼠膈神经-膈肌标本，经蝮蛇毒200~300 mg/mL处理后，出现接头传递的不可逆性完全阻滞。给家兔或大鼠静脉注射或肌肉注射蝮蛇毒1 mg/kg，数小时后出现软瘫性呼吸麻痹[1]。作用部位分析表明，蝮蛇毒中既含有作用于突触后的成分，也含有作用于突触前的成分，如突触前毒素[1]。

4. 抗癌　蝮蛇分离素的5个组分对动物均具有明显的抑癌作用，其有效成分可能是精氨酸酯酶类，抑癌作用的较好剂量为0.075 mg/kg[1]。蝮蛇毒注射液对小鼠S37和S180的抑制率分别为40%~80%和30%~60%[1]。在体外培养的小鼠及人肿瘤细胞中加入不同稀释度的蝮蛇毒100 mL，蝮蛇毒对小鼠骨髓细胞株(SP2/0)、小鼠肥大细胞株(P815)、胃癌细胞株(MGC 803)、鼻咽癌细胞株(CNE)、肝癌细胞株(SMC)及子宫颈癌细胞株(Hela)的杀伤浓度分别为7、8、15、6、10、50、500和1000 mg/mL。使贴壁细胞脱落,凝集成细胞团块,抑制生长,小部分细胞死亡,随作用时间增加,死亡细胞增多[1]。从蝮蛇蛇毒中提得的蛇毒金属蛋白酶x和江浙蝮蛇粗毒中新分离纯化的一种精氨酸酯酶Agkihpin,分别对体外培养的人胃癌细胞株(SGC-7901)、结肠癌细胞株(SW480)、神经母细胞瘤细胞株(SH-SY5Y)、肝癌细胞株(HepG2)及小鼠黑色素瘤细胞株(B16)的增殖以及人鼻咽癌细胞(LXC)的增殖、迁移均有抑制作用,且随着剂量的增加,抑制作用增强[4,5]。

5. 扩血管和降压 蝮蛇粗毒15、20及25 mg/kg静脉注射使家兔血压明显下降,随剂量增加降压作用增强,对心率无明显影响;蝮蛇粗毒终浓度在10^{-6}~10^{-5} g/mL可拮抗去甲肾上腺素收缩兔主动脉条的作用;20 mg/kg静脉注射使麻醉兔肠系膜微血管口径明显增加。说明蝮蛇毒具有扩张血管、降低血压的作用[1]。蝮蛇抗栓酶1.0 U/kg静脉注射明显减少麻醉家兔的颈动脉血流量而增加股动脉血流量[1]。给猫静脉注射抗栓酶-Ⅲ 0.05 U/kg,冠状窦血流量增加15.32%[1]。

6. 改善血液流变性 用链脲菌素所致的糖尿病大鼠,每天静脉注射蛇毒激肽原酶7 U/kg,对血糖没有影响,但可以减少其血小板的聚集率,降低全血黏度[6]。磷脂结合抗凝蛋白0.4 mg/kg静脉注射,可显著降低家兔的全血黏度和红细胞压积[7]。

7. 抗心肌缺血 给大鼠结扎左冠状动脉,使之造成心肌缺血再灌注损伤,于冠脉结扎前10 min静脉注射蝮蛇毒蛋白C激活物0.5和1.0 mg/kg,可使大鼠心肌梗死的面积缩小,并降低血清乳酸脱氢酶(LDH)和肌酸激酶(CK)活性,降低心肌和血清脂质过氧化代谢产物丙二醛(MDA)含量,显著提高大鼠心肌组织中超氧化物歧化酶(SOD)活性,具有保护心肌的作用[8]。

8. 镇痛 从尖吻蝮蛇蛇毒中获得1个分子量为1.2万的电泳纯蛋白质,用小鼠热板法实验证明其有较强的镇痛作用,且无成瘾性[9]。从浙江蝮蛇毒中分离获得的C4蛋白组分,用小鼠热板法和扭体法实验显示C4组分可以提高痛阈、减少小鼠的扭体次数,具有显著的镇痛效果,未发现耐受性和依赖性[10]。

9. 抗炎 给大鼠腹腔注射蝮蛇蒸馏液40 mL/kg,间隔24 h给药2次,具有明显的抗蛋白性足肿胀和棉球性肉芽肿作用[1]。给大鼠腹腔注射蝮蛇挥发油80 mg/kg及其有效成分棕榈酸50 mg/kg和月桂酸100 mg/kg,对角叉菜胶引起的足肿胀有抑制作用[1]。蝮蛇制剂对去肾上腺大鼠无抗炎作用,提示其抗炎作用与肾上腺有关。抗炎剂量的蝮蛇制剂使血中ACTH浓度显著升高,该作用可被戊巴比妥钠并用氯丙嗪完全阻滞,提示蝮蛇制剂对神经-垂体-肾上腺皮质系统有一定刺激作用。这可能是蝮蛇抗炎作用的原因之一[1]。

10. 其他 蝮蛇抗栓酶可以明显抑制体外培养的人翼状胬肉成纤维细胞的增殖[11]和胎儿晶状体上皮细胞的生长[12]。

11. 体内过程 给家兔静脉或皮下注射蝮蛇原毒及分离毒,发现原毒在脾脏含量最多,其次是肾、肝、肺、胸腺等,脑含量最少;分离毒肾中含量最多,其次是肺、胃、肝、心、脾、胸腺等,脑含量最少[1]。给家兔左颈静脉注射^{125}I标记的精氨酸酯酶(410 KBq ^{125}I-arginine esterase),分别在0、2、5、10、30、60、120min从右颈静脉取血。结果显示,代谢动力学拟合曲线符合一室模型,其生物半衰期$T_{1/2}$为55.9 min;体内各组织均有分布,但以肝、肾和尿液中最多;主要是通过肝脏降解,肾脏排泄[13]。给家兔单次快速静脉注射蝮蛇毒类凝血酶75、150及300 mg/kg,其24h内血浆浓度时间过程以三室模型模拟较为合适,其$T_{1/2a}$、$T_{1/2b}$及$T_{1/2g}$分别为3.9~5.1 min、43.3~59.8 min和17.6~19.5 h,3种剂量的各参数之间经方差分析,除中央室表现分布容积外均无明显差别[1]。

12. 毒性 给小鼠腹腔注射蝮蛇挥发油,LD_{50}为1426±20 mg/kg[1]。给小鼠静脉注射蝮蛇毒类凝血酶,LD_{50}的95%可信限为11.1~18.1 mg/kg[1]。一般认为,蝮蛇毒是以血循环毒为主的血循环、神经混合毒。由于神经肌肉接头阻断造成的呼吸麻痹,是早期死亡的原因,而心脏毒性则是循环衰竭引起死亡的主要原因。分别以"蝮蛇清栓酶"(主要成分为精氨酸酯酶)0.06 U/kg、0.18 U/kg和0.36 U/kg给小鼠静脉注射,连续14 d和60 d。结果精氨酸酯酶0.36 U/kg可以减轻雄性小鼠的体重,增加睾丸系数,减轻鼠胚胎体重;其他剂量的精氨酸酯酶对小鼠无影响[14];同样剂量给犬静脉注射,每周6 d,连续用药180 d,结果精氨酸酯酶0.36 U/kg可以升高肝脏碱性磷酸酶、丙氨酸转氨酶、门冬氨酸转氨酶和总胆红素;使肝脏系数增大,肝细胞肿胀、颗粒变性和空泡变性,停药后可恢复。对其他脏器及血生化指标没有影响[15]。给小鼠静脉注射L-氨基酸氧化酶50 μg,可见小鼠的肺脏出现斑点和肿胀,表现为肺出血、充血,肺泡壁增厚,肺泡间隔毛细血管扩张、充血,肺泡腔内有大量炎症细胞浸润,伴有渗出,引起急性肺损伤[16]。

【临床应用】

1. 缺血性脑血管病 精制蝮蛇抗栓酶0.5~0.75 U加入250 mL生理盐水中静脉滴注或加入10 mL生理盐水中缓慢静脉注射，15 d为一疗程，治疗脑梗死46例，基本治愈37例，显效6例，有效3例，总有效率100%[17]。以精致蝮蛇抗栓酶1~2U加入生理盐水250 mL静脉点滴，每日1次，2~3周为一疗程，治疗椎基底动脉供血不足71例，显效59例，有效2例，无效2例，总有效率97.0%[18]。

2. 冠心病 蝮蛇抗栓酶0.75~1 U置生理盐水或5%葡萄糖盐水250 mL中静脉点滴，每天1次，3周为一疗程，治疗老年高脂血症120例，基本痊愈103例，显效15例，无效2例[19]；0.25 U加入生理盐水200 mL静脉点滴，连用7 d，治疗难治性不稳定心绞痛40例，显效15例，改善18例，无效7例，总有效率82.5%[20]。还能降低全血还原黏度、全血比黏度、血浆比黏度、红细胞压积、血沉和纤维蛋白原含量[21]。

3. 慢性肺心病 对40例慢性肺心病患者在采用吸氧、抗感染、强心、利尿、纠正电解质和酸碱平衡等综合疗法的同时，加用精制蝮蛇抗栓酶1U，以5%葡萄糖液250mL稀释后静脉滴注，每日1次，10d为一疗程，显效23例，有效12例，无效5例，总有效率为87.5%，显著高于对照组[22]。

4. 闭塞性周围血管病 治疗血栓闭塞性脉管炎700例，0.5 U加入生理盐水10 mL，上肢取腋、肱动脉注射，下肢取股动脉注射，每日1次，20 d一个疗程，其中584例临床治愈，显效58例，好转30例，总有效率96.0%[23]。

5. 糖尿病及其并发症 用蝮蛇抗栓酶1 U加生理盐水250 mL静脉点滴，每日1次，10 d为一疗程，治疗糖尿病周围神经病变54例，显效48例，有效4例，无效2例，总有效率96.3%[24]。选择符合我国糖尿病、肺心病诊断标准的患者19例，在常规综合治疗(降糖、抗感染、吸氧、强心、利尿、对症等)的基础上，加用蝮蛇抗栓酶0.5~1.0 U溶于生理盐水250 mL中静脉滴注，30滴/分钟，每天1次，10 d为一疗程，显效12例，有效6例，无效1例，总有效率94.7%[25]。蝮蛇抗栓酶0.5~0.75 U以生理盐水250~300 mL稀释静脉滴注，每日1次，7~12 d为一疗程，治疗糖尿病肾病(同时进行降糖治疗)32例，22例尿蛋白转为阴性，7例尿蛋白定性检查较治疗前减少，仅有微量蛋白尿，3例尿蛋白无改善，水肿消退占78.5%，总有效率94.0%[26]。0.75 U蝮蛇抗栓酶静脉滴注，每天1次，2周为一疗程，治疗糖尿病性视网膜病变84例，共治疗3个疗程，患者视力明显提高，病变改善，有效率为71.3%[27]。

6. 类风湿性关节炎 蝮蛇抗栓酶1.0 U溶于250 mL生理盐水中静脉点滴，每天1次，3周为一疗程，治疗类风湿性关节炎153例，经2个疗程的治疗，近期控制37例，显效43例，有效66例，无效7例，总有效率95.4%[28]。

7. 肾病综合征及肾炎 以精制蝮蛇抗栓酶(Svate-I-II)0.75~1.0 U溶于250 mL生理盐水中静脉滴注，每天1次，3周为一疗程(必要时5~7d后可重复1~2疗程)，治疗肾病综合征10例，结果可显著降低血胆固醇、升高高密度脂蛋白，降低血尿素氮和肌酐，升高肌酐清除率，减少24 h尿蛋白排除，对甘油三酯和球蛋白影响不明显[29]。用蝮蛇抗栓酶0.01~0.015 U/kg加入10%葡萄糖盐水300 mL，2~3 h内静脉滴注，每天1次，7~10 d为一疗程（用药的同时使用抗过敏药和潘生丁），治疗紫癜性肾炎11例，患者皮肤紫癜和血尿均在2~6 d消退，大大短于对照组(9~18 d)，有效率为100%，并且无复发[30]。

8. 视网膜动静脉阻塞 蛇毒抗栓酶可用于治疗视网膜动静脉阻塞。第1次用量为0.25 U，置250 mL生理盐水中缓慢静脉滴注，30 min内无异常感觉，方可正常滴注。次日起剂量增加为0.75 U加入生理盐水250~500 mL静脉点滴，每日1次，7 d为一疗程，中间间歇1~3周。结果：33例患者中显效28例，有效3例，无效2例，总有效率84.4%[31]。

9. 皮肤病

(1)面神经麻痹 以蝮蛇抗栓酶0.75~1.0U稀释至250 mL生理盐水内静脉点滴，每日1次，病情较重者同时口服牵正散(白附子、全蝎、僵蚕各10 g，水煎服，每日1剂)，治疗周围性面神经麻痹98例，痊愈85例，好转11例，无效2例，总有效率98.0%[32]。

(2)硬皮病 用蝮蛇抗栓酶0.5 U加入生理盐水250 mL静脉滴注，每天1次，10~20 d为一疗程，每疗程间隔3~7 d，治疗系统性硬皮病30例(同时口服维生素C、维生素B_1、维生素E)，显效7例，有效22例，无效1例，总有效率97.0%[33]。

(3)银屑病 用蝮蛇抗栓酶0.5~0.75 g加入5%或10%葡萄糖液250~500 mL中静脉滴注，每天1次，1个月为一疗程，治疗银屑病228例，治疗期间同时服用氯苯那敏、维生素C、维生素B_6，结果治愈119例，基本治愈52例，好转49例，无效8例，总有效率为96.9%；治疗寻常型银屑病25例，用药后6周临床症状和体征基本消失[34]。

(4)下肢慢性溃疡 用蝮蛇抗栓酶 0.75U 加入 5%葡萄糖液或糖盐水 500mL 静脉点滴，治疗下肢慢性溃疡 50 例，20~30d 为一疗程，1~2 疗程后伤口愈合 46 例，创面新鲜后植皮愈合 2 例，因药物反应而停药 2 例[34]。

10. 迟发性运动障碍 用精致蝮蛇抗栓酶注射液治疗迟发性运动障碍 80 例，其用法为第 1 疗程抗栓酶 0.75U 或 1.0 U，用 2 mL 生理盐水稀释后肌肉注射；第 2 疗程 1.0~2.0 U 加入 5%葡萄生理盐水 500 mL 静脉点滴，每日 1 次；第 3 疗程 1.5~2.0 U 至 4 mL 生理盐水中肌肉注射；第 4 疗程为 2.0~2.5 U 加 5%葡萄糖盐水 500 mL 静脉点滴。每疗程间隔 7 d，在治疗期间部分患者服用一种或两种以上的抗精神病药物。结果痊愈 19 例，显效 24 例，好转 26 例，无效 11 例，总有效率 86.3%[35]。

11. 新生儿硬肿症 在综合治疗基础上加用蝮蛇抗栓酶，每日按 0.05~0.01 U/kg，最大剂量不超过 0.25 U/kg，加入 5%葡萄液 50 mL 静滴，治疗新生儿硬肿症 42 例，治疗组显效 23 例，有效 19 例，无效 8 例，与对照组比较有显著性差异[36]。

12. 小儿过敏性紫癜 将蝮蛇抗栓酶（用量=0.75 U/50 kg），溶于生理盐水中静滴，每日一次，3 周为一疗程，有上呼吸道感染症状者，静滴抗生素。治疗过敏性紫癜 38 例，治愈 37 例，有效率 97.3%[37]。

13. 多发性神经炎 现对多发性神经炎患者进行对因治疗，在此基础上用精制蝮蛇抗栓酶 1.0 U 加入 0.9%生理盐水 250 mL 中静脉滴注，每日 1 次，21 d 为一疗程，与对照组比较有显著性差异[38]。

14. 急性肺栓塞 给予蝮蛇抗栓酶 0.5U 加入 10%葡萄糖注射液 250 mL 中静滴，治疗急性肺栓塞 5 例，每日 1 次，一疗程为 2 d，有效率 100%[39]。

15. 其他 蝮蛇注射液对支气管哮喘、帕金森病、强直性脊椎炎、冻疮等均有一定疗效[40-43]。

16. 不良反应 几种常用蝮蛇毒制剂（蝮蛇抗栓酶及去纤酶等）在一般用量下不良反应较轻。经大量临床试用(100 例以上)，未发现严重毒副作用，少数患者在用药早期出现发热、头痛、头晕、乏力、月经量增多及经期延长、肢痛、肢体水肿等反应，多可自行恢复。个别患者可出现荨麻疹、皮肤瘀斑等过敏或迟发型过敏反应，亦有蝮蛇抗栓酶引起过敏性休克和诱发哮喘的报道。因此，用药前后必须进行皮肤试验。出血反应少见，偶见血小板减少，消化道出血、皮肤黏膜下、齿龈及手术切口出血或渗血，停药后可自行恢复，故在治疗过程中要定期检查血象，一旦发现出血倾向，立即停药并给予对症治疗。出血性疾病患者应禁用。蝮蛇抗栓酶偶尔引起视力模糊、复视、肝功能异常、黄疸、心律失常、血尿、少尿、甚至引起急性肾衰竭并导致死亡[1]。

【附注】

国内药用尖吻蝮蛇 *Agkistrodon* acutus 功用与蝮蛇相似。

（魏欣冰 刘慧青）

参 考 文 献

[1]王本祥. 现代中药药理学. 天津：天津科学技术出版社，1997：502

[2]张颖，等. 蝮蛇蛇毒中提取的一种具有激肽原酶活性的蛋白水解酶. 细胞与分子免疫学杂志，2008，24(4)：416

[3]倪永兵，等. 中国福建尖吻蝮蛇蛇毒类凝酶止血作用的实验研究. 南京医科大学学报，2001，21(6)：515

[4]陈冬云，等. 皖南尖吻蝮蛇毒提取物体外抗肿瘤活性的实验研究. 中国临床药理学与治疗学，2009，14(1)：37

[5]胡启平，等. 江浙蝮蛇毒精氨酸酯酶Agkihpin的研究Ⅱ. 对鼻咽癌细胞活力、增殖、迁移和细胞形态的影响. 四川动物，2006，25(2)：257

[6]伊力哈木江·依马木. 白眉蝮蛇毒激肽原酶对糖尿病模型大鼠血液学变化的影响. 细胞与分子免疫学杂志，2009，25(5)：445

[7]梨渊弘，等. 短尾蝮蛇毒磷脂结合抗凝蛋白对家兔血液流变学的影响. 中国生化药物杂志，2008，19(1)：46

[8]李曙，等. 蝮蛇毒蛋白C 激活物对大鼠在体心肌缺血再灌注损伤的干预作用. 皖南医学院学报，2008，27(3)：167

[9]王晓辉，等. 尖吻蝮蛇蛇毒中镇痛成分的研究. 中国生化药物杂志，2001，22(4)：198

[10]叶勇，等. 江浙蝮蛇毒镇痛组分的分离纯化及其理化性质. 中国药理学与毒理学杂志，2004，18(6)：453

[11]莫百军，等. 蝮蛇抗栓酶对人翼状胬肉成纤维细胞增殖效果的影响. 眼视光学杂志，2005，7(1)：30

[12]秦莉，等. 蝮蛇抗栓酶对胎儿晶状体上皮细胞体外生长的影响. 西安交通大学学报(医学版)，2006，27(5)：474

[13]余茂耘，等. 125I标记白眉蝮蛇毒精氨酸酯酶代谢动力学研究. 生物学杂志，2007，24(2)：32

[14]韦传宝，等. 白眉蝮蛇(Agkist rodon halys UssUriensis)蛇毒精氨酸酯酶对小鼠的生殖毒性及F1子代的影响. 应用与环境生物学报，2004，10(5)：623

[15]韦传宝，等. 白眉蝮蛇毒精氨酸酯酶的长期毒性实验. 生物医学工程学杂志，2004，21 (3)：420

[16]魏晓龙，等. 白眉蝮蛇蛇毒中L-氨基酸氧化酶的分离及其诱导急性肺损伤的作用. 第四军医大学学报，2006，27(22)：2096

[17]李建邦，等. 精制蝮蛇抗栓酶治疗脑梗塞46例分析. 宁夏医学杂志，1999，21(6)：378

[18]陈祖舜. 精致蝮蛇抗栓酶治疗椎基底动脉供血不足疗效观察. 铁道医学，1996，24(3)：177

[19]陈彩英. 蝮蛇抗栓酶治疗老年高粘血症120例的临床观察. 广东医学院学报，1996，14(4)：337

[20]郭文海，等. 小剂量蝮射抗栓酶治疗难治性不稳定心绞痛40例疗效观察. 中国乡村医生杂志，1997，(4)：12

[21]邹远萍，等. 蝮蛇抗栓酶对冠心病心绞痛血液流变性的影响. 微循环学杂志，2001，11(1)：53

[22]许国举，等. 蝮蛇抗栓酶治疗慢性肺心病40例疗效观察. 中国乡村医生杂志，1997，(4)：12

[23]王耀普，等. 蝮蛇抗栓酶动脉注射治疗血栓闭塞性脉管炎700例疗效观察. 实用医学杂志，1996，12(10)：670

[24]范子航，等. 蝮蛇抗栓酶治疗糖尿病周围神经病变54例. 中原医刊，1999，26(5)：52

[25]郭华，等. 蝮蛇抗栓酶治疗糖尿病合并肺心病疗效观察. 临床荟萃，1997，12(13)：614

[26]李秀云. 蝮蛇抗栓酶治疗糖尿病肾病32例报告. 铁道医学，1996，24(5)：307

[27]牛志荣，等. 蝮蛇抗栓酶治疗糖尿病性视网膜病变. 新乡医学院学报，1996，13(3)：234

[28]孙富崇. 蝮蛇抗栓酶治疗类风湿性关节炎153例. 新药与临床，1997，16(6)：364

[29]张克勤，等. 精制蝮蛇抗栓酶治疗肾病综合征疗效观察. 皖南医学院学报，1995，15(1)：48

[30]李秋，等. 蝮蛇抗栓酶治疗紫癜性肾炎的临床体会. 四川医学，1997，18(3)：163

[31]李静. 蛇毒抗栓酶治疗视网膜动静脉阻塞. 江苏医药，1996，22(4)：287

[32]杜秋梅，等. 蝮蛇抗栓酶注射剂治疗周围性面神经麻痹. 中国乡村医药，1999，6(12)：12

[33]赖松青. 蝮蛇抗栓酶治疗系统性硬皮病30例. 中国皮肤性病学杂志，1997，11(2)：88

[34]古维新，等. 蝮蛇抗栓酶在皮肤科的应用. 中国医院药学杂志，1998，18(6)：252

[35]韩永华. 应用乐久牌精制辐射. 抗栓酶治疗迟发性运动障碍的临床追踪研究. 中国康复医学杂志，1997，12(5)：203

[36]欧阳习正，等. 超大剂量蝮蛇抗拴酶治疗新生儿硬肿症疗效观察. 小儿急救医学2004，(11)增刊：130

[37]叶松，等. 精制蝮蛇抗拴酶治疗小儿过敏性紫癜38例. 锦州医学院学报，2000，21(3)：69

[38]纪颖. 精制蝮蛇抗栓酶治疗多发性神经炎30例. 中国疗养医学，2000，9(6)：22

[39]彭世勤. 蝮蛇抗栓酶救治急性肺栓塞5例. 蛇志，2000，12(4)：14

[40]黄忆星. 蝮蛇抗栓酶治疗支气管哮喘的临床观察. 蛇志，2000，12(4)：11

[41]许继平，等. 蛇毒酶对帕金森氏病和帕金森综合征的治疗研究. 蛇志，2000，12(3)：23

[42]蔡青，等. 蝮蛇抗栓酶治疗强直性脊柱炎的临床疗效评价. 第二军医大学学报，2002，23(3)：327

[43]杨成君，等. 蝮蛇抗栓酶配伍血管扩张剂治疗重度冻伤效果研究. 中国公共卫生，2002，18(1)：91

墨旱莲 Ecliptae Herba mo han lian

本品为菊科植物鳢肠 *Eclipta prostrata* L. 的干燥地上部分。味甘、酸，性寒。有滋补肝肾，凉血止血功能。用于肝肾阴虚、牙齿松动、须发早白、眩晕耳鸣、腰膝酸软、阴虚血热吐血、衄血、尿血、血痢、崩漏下血、外伤出血等。

【化学成分】

1. 三萜皂苷类 旱莲苷 A、B、C、D (ecliptasaponin A、B、C、D)、刺囊酸(echinocystic acid)和齐墩果酸(oleanolic acid)、鳢肠皂苷 B(eclitasaponin B)、鳢肠皂苷 C (ecliptasaponin C)等[1-5]。

2. 噻吩类 α-三联噻吩基甲醇 (α-terthienyl-methanol)及其乙酸酯等多种噻吩类化合物[6]。

3. 黄酮类 芹菜素 (aprgenin)、木犀草素(luteolin)、槲皮素(quercetin)以及芹菜素-7-氧-葡萄糖苷(apigenin-7-O-glucoside)、木犀草素-7-氧-葡萄糖苷(luteolin-7-O-glucoside)[6]。

4. 挥发油 丁基甲醚(butyl methyl ether)、苯甲醛(benzaldehyde)、苯乙醛(Pphenylacetaldehyde)、苯乙酮(phenylethylketone)、新二氢香芹醇(dihydrocarveol)、异二氢香芹醇(isodihydrocarveol)、1-香芹酮(1-carvone)、胡椒酮(piperitone)[7]。

5. 蟛蜞菊内酯类 蟛蜞菊内酯(wedelolactone)、去甲基蟛蜞菊内酯、去甲基蟛蜞菊内酯-7-菊葡糖苷、异去甲基蟛蜞菊内酯(isodemet hylwedelolactone)[8]。

6. 其他 墨旱莲还含有胡萝卜苷、豆甾醇、3-氧葡萄糖苷和β-谷甾醇类化合物以及鞣质、维生素 A、硬脂酸等[4]。此外尚含鞣质、皂苷、苦味质、微量胡萝卜素、维生素、烟碱,蛋白质含量约26.5%[1-6]。

【药理作用】

1. 保肝　旱莲草的乙醇提取物62.5~500.0 mg/kg,对四氯化碳诱导的大鼠和小鼠肝损伤呈明显的保护作用,可降低受损肝脏的天门冬氨酸氨基转移酶、丙氨酸氨基转移酶和胆红素含量的增加,对蛋白质合成的影响不明显[9]。预先给雌性豚鼠灌胃墨旱莲提取物,可使四氯化碳肝损伤的死亡率由77.7%降至22.2%;肝实质细胞的小叶中心坏死、水样变性及脂肪变性也显著减轻,表明预先给予墨旱莲提取物对中毒动物肝功能有保护作用[10]。

2. 调节免疫　墨旱莲乙酸乙酯提取物(EAEEP)(8~16 mg/kg)每日1次,连续6 d,能显著抑制小鼠碳粒廓清率,降低脾指数,提示其具有免疫抑制作用。EAEEP 16 mg/kg组可显著提升氢化可的松致免疫功能低下小鼠的胸腺及脾指数,表明EAEEP并不降低免疫抑制小鼠的免疫功能,反而表现出对抗作用[11]。墨旱莲提取物375、750、1500 mg/kg剂量灌胃给小鼠,连续30~38 d。能刺激小鼠脾淋巴细胞增殖、转化,提高血清溶血素水平,促进小鼠的迟发型变态反应,提高小鼠的NK细胞活性。墨旱莲提取物具有免疫调节作用[12]。墨旱莲水煎剂2、4、6、8、15 g/kg,给小鼠连续灌胃6 d,对环磷酰胺诱导的小鼠胸腺细胞凋亡可降低凋亡率,减轻DNA损伤。墨旱莲不同程度抑制小鼠胸腺细胞凋亡[13]。

3. 抗自由基　墨旱莲黄酮类提取物(FEE)0.2、1.0、5.0 mg/mL,每天给小鼠灌胃1次,每次0.5 mL。可显著增强小鼠血清SOD、GSH-Px活性,降低MDA含量;并可有效地清除羟自由基和超氧自由基[14]。

4. 抗衰老　旱莲草煎液8、16、24 g/kg,每天灌胃1次,使D-半乳糖亚急性衰老鼠脑组织SOD和GSH-Px活性提高,提高脑、心肌细胞膜Na^+/K^+-ATP酶、Ca^{2+}-ATP酶活性,改善衰老小鼠学习记忆能力。旱莲草抗衰老与其清除自由基作用有关[15]。

5. 抗炎、止血　墨旱莲提取液15g/kg连续2次灌胃给药,对短尾蝮蛇毒、蛇岛蝮蛇毒、白眉蝮蛇毒及尖吻蝮蛇毒所致大鼠足肿胀的急性炎症和出血均有明显的抑制作用[16]。

6. 升外周白细胞　灌胃给予旱莲草醇提液0.4 mL(相当于生药60 g/kg),连续4 d。对环磷酰胺所致小鼠白细胞减少症,有升高外周血白细胞作用[17]。

7. 抗诱变　墨旱莲水溶性提取物灌胃7.5、15、30 g/kg或腹腔注射2.5、5、7.5 g/kg,给药2次,对环磷酰胺诱发小鼠骨髓多染红细胞微核有明显的抑制效应,提示对染色体损伤有一定的保护作用[18]。

8. 促黑素生成　墨旱莲乙醇提取物20、10、2 mg/L使豚鼠表皮基底层中含黑素颗粒细胞增多,具有促进小鼠B16黑素瘤细胞黑素合成及酪氨酸酶(TYR)活性,对细胞TYR基因有上调作用。提示,墨旱莲乙醇提取物对白癜风色素恢复有潜在作用[19]。

9. 毒性　小鼠经口或腹腔给予旱莲草的乙醇提取物2 g/kg,无明显的肌肉无力、运动失调、行为障碍或死亡率上升[9]。小白鼠灌胃给予旱莲草水煎剂的LD_{50}为163.4±21.4 g/kg[20]。

【临床应用】

1. 止血　①以旱莲草配白及、侧柏炭、地榆炭(黑虎汤),水煎服每日1剂或2剂,用于治疗上消化道出血59例,服1~3剂治愈49例,有效率83%[21]。②旱莲草配以荷叶、干侧柏水煎剂或旱莲草干品煎服,每日2次,用于咯血、衄血、尿血[22]。③鲜旱莲草及鲜仙鹤草水煎服,配以血余炭、槟榔炭药粉冲服,用于治疗功能性子宫出血[22]。

2. 药物性溶血　干旱莲草60~90 g,水煎服,每天一剂,或用生旱莲草500 g,捣烂取汁,加冷开水100 mL,分两次服,病情重笃者适量补液(不输碱性液),治疗药物引起的溶血11例均获痊愈[23]。

3. 急性黄疸型肝炎　墨旱莲配田基黄、鸡骨草、香附、葫芦茶、甘草等制成舒肝合剂,一日3次,30 d为一疗程,治疗急性黄疸型肝炎194例,有效率98.4%,症状消失快,利胆退黄快[24]。

4. 冠心病　服用旱莲草浸膏,每次15 g(含生药30 g)每日2次,1个月为一疗程,治疗心绞痛患者30例,显效15例(50%),改善14例(46.7%),总有效率96.7%,一般于用药2~8周时头晕、背痛、心悸、气短、胸闷等症状及心电图等有一定程度的改善,亦有服用硝酸甘油者停服或用量减少[20]。

5. 蛋白尿　用滋肾汤(当归、赤芍、川芎、生地、女贞子、旱莲草等)治疗慢性肾炎蛋白尿20例,治疗后尿蛋白转阴或微量者8例,(+)~(++)者10例,(+++)~(++++)者仅2例,表明本方有一定疗效[25]。

6. 稻田皮炎　鲜旱莲草配以明矾及适量凡士林制成复方墨旱莲软膏,外涂患处,每日1~2次,治疗138例稻田皮炎,治愈率达98.5%[26]。

7. 斑秃　净旱莲草20 g(鲜品加倍)用75%酒精200 mL浸泡2~3 d,涂药于患处,待干后用七星针连续轻轻叩打致皮肤潮红为度。开始每日涂药3次,叩打2次,见效后涂药2次,叩打1次,治疗11例斑秃,痊愈10例,有效1例[27]。

8.扁平疣 墨旱莲50 g煎煮,分3~4次热湿敷,另薏仁米50 g水煎内服,每日1剂,治疗扁平疣325例。经10 d治疗后痊愈233例,15 d痊愈者73例,20天痊愈者12例,25~30 d痊愈者3例,无效4例,平均治愈天数为11.55 d,治愈率为98.77%[28]。

(张　远)

参考文献

[1]张梅,等.旱莲草中三个新的三萜皂苷化合物.北京医科大学学报,1994,26(5):330

[2]张梅,等.旱莲草化学成分旱莲甙A和旱莲苷B的分离和鉴定.药学学报,1996,31(3):196

[3]赵越平,等.中药墨旱莲中的三萜化合物.药学学报,2001,36(9):660

[4]张梅,等.旱莲草中旱莲甙D的分离和鉴定.药学学报,1997,32(8):633

[5]张梅,等.旱莲草化学成分的研究.中国中药杂志,1996,21(8):480

[6]陈献,等.墨旱莲化学成分与药理作用研究进展.广西中医学院学报,2008,11(1):76

[7]余建清,等.墨旱莲挥发油化学成分的研究.中国药学杂志,2005,40(12):895

[8]原红霞,等.反相高效液相色谱法同时测定墨旱莲中的蟛蜞菊内酯和异去甲基蟛蜞菊内酯.色谱,2007,25(3):371

[9](英)Singh B.等.旱莲草乙醇提取物对实验性大鼠和小鼠肝损伤的保护作用.国外医学中医中药分册,1994,16(2):37

[10]刘寿山.中药研究文献摘要(1975-1979).北京:科学出版社,1986:460

[11]覃华,等.墨旱莲的免疫抑制作用.陕西中医,2002,23(1):73

[12]王彦武,等.墨旱莲提取物对小鼠免疫调节作用的研究.应用预防医学,2008,14(6):354

[13]景辉,等.墨旱莲对小鼠胸腺细胞凋亡的调节作用.数理医药学杂志,2005,18(4):318

[14]林朝朋,等.墨旱莲黄酮类提取物抗自由基作用及体内抗氧化功能的研究.军事医学科学院院刊,2005,29(4):344

[15]李戈,等.旱莲草对D-半乳糖所致亚急性衰老小鼠的抗衰老作用研究.山西医科大学学报,2005,36(5):574

[16]陈建济,等.墨旱莲对4种蝮蛇毒引起的炎症和出血的影响.蛇志,2005,17(2):65

[17]中医研究院中药研究所肿瘤组.补益生药对环磷酰胺所致白细胞减少症的影响.中医药研究参考,1975,(4):8

[18]翁玉芳,等.墨旱莲对环磷酰胺引起染色体损伤的保护作用研究.中医药研究,1993,(1):51

[19]涂彩霞,等.墨旱莲乙醇提取物对动物致色素作用和对小鼠B16黑素瘤细胞黑素生成的影响.中国中西医结合皮肤性病学杂志,2006,5(1):1

[20]周约伯,等.旱莲草治疗冠心病疗效观察及实验研究.天津医药,1986,8:490

[21]张孟林.黑虎汤治疗上消化道出血59例.河南中医,1981,(5):47

[22]吴葆杰.中草药药理学.北京:人民卫生出版社,1983:204

[23]徐富业.旱莲草治愈药物引起的溶血11例报告.中成药,1993,15(6):45

[24]中国人民解放军168医院.舒肝合剂治疗急性黄胆型肝炎简介.中草药通讯,1972,(1):47

[25]时振声.蛋白尿中的中医辨治.北京中医杂志,1990,(2):9

[26]中国人民解放军6438部队卫生队.复方墨旱莲软膏防治稻田皮炎.中草药通讯,1974,(5):46

[27]张有芬.墨旱莲治疗斑秃11例.上海中医药杂志,1981,(2):48

[28]陈中春.旱莲草薏苡仁治疗扁平疣.四川中医,1992,10(6):39

僵蚕 Bombyx Batryticatus jiang can

本品为蚕蛾科昆虫家蚕 *Bombyx mori* Linnaeus.4~5龄的幼虫感染(或人工接种)白僵菌 *Beauveria bassiana*(Bals)Vuillant 而致死的干燥体。味咸、辛,性平。息风止痉,祛风止痛,化痰散结。用于肝风夹痰、惊痫抽搐、小儿急惊、破伤风、中风口㖞、风热头痛、目赤咽痛、风疹瘙痒、发颐痄腮。

【化学成分】

1.蛋白质、氨基酸、酶 白僵蚕提取物中蛋白质占53.65%[1]。白僵蚕蛋白中检出17种氨基酸,其中甘氨酸含量最高(16.01 μg/g),之后依次为丙氨酸、丝氨酸、酪氨酸,精氨酸含量最低[2]。白僵蚕中尚含有蛋白分解酶、脂肪酶、淀粉酶、纤维素酶等[3,4]。

2.草酸铵 是白僵蚕主要药理活性成分之一。白僵蚕中草酸铵的质量浓度在15.0~150.9 μg/mL范围内,草酸铵的质量分数为5.08%[5]。

3.脂肪酸、有机酸 白僵蚕中脂肪约占4%[6],含有草酸、柠檬酸等有机酸[3]。脂肪酸中亚油酸占较高比例，棕榈酸和油酸次之，3 种脂肪酸占全部脂肪酸的 90%以上[3]。

4. 挥发油 白僵蚕还含挥发油成分，其中含量最高的是5,6-二氢-2,4,6-三甲基-4H-1,3,5-二噻嗪[7]。

5. 其他 尚含有毒素、维生素、微量元素等[8,9]。

【药理作用】

1. 镇静、抗惊厥 给小鼠灌服 10、20 g/kg 僵蚕水提醇沉物，能显著抑制小鼠自主活动，影响小鼠运动协调功能，而僵蚕水提物无显著作用[10]。给小鼠灌服 5、10、20、30、40g/kg 僵蚕醇提物，其对抗电惊厥的 ED_{50} 为 18.74 g/kg，给药后 30 min 起效，1 h 左右达峰，作用持续时间 4 h，最大抗电惊厥率为 40%。僵蚕醇提物抗戊四氮惊厥率为 50%，模型小鼠病死率为 50%。僵蚕作用的体内过程符合一室模型，最小起效剂量为 5.89 g/kg，效量半衰期在 1 h 以内[11]。僵蚕抗惊厥活性部位初步研究表明，有机溶剂萃取后的醇提液能显著延长士的宁所致小鼠惊厥出现的潜伏期；氯仿及醋酸乙酯部位能延长尼可刹米致小鼠惊厥出现的潜伏时间；氯仿部位能延长异烟肼所致小鼠出现惊厥的潜伏时间。表明，除有机溶剂萃取后的醇提液外，氯仿部位是僵蚕抗惊厥有效部位[12]。

2. 抗凝血、抗血栓 给实验性静脉血栓大鼠股静脉注入僵蚕液生药 350 mg/kg，使大鼠血栓重量明显减轻，纤溶酶原含量、纤维蛋白原含量、优球蛋白溶解时间均明显减少；同时使 TT、PT、KPTT 也有明显延长作用。提示僵蚕液静注有促纤溶活性和抗凝作用[13]。不同浓度的僵蚕注射液(150、300、600 μg/mL)加入凝血酶诱导的血管内皮细胞中，可显著增加组织型纤溶酶原激活物(t-PA)活性，降低纤溶酶原活化素抑制物(PAI)活性，降低血管性假血友病因子(vWF)含量，说明僵蚕可明显抑制凝血酶诱导的血管内皮细胞释放[14,15]。

体外加入不同浓度的僵蚕抗凝活性物质(ACIBB，5~1000 μg/mL)，无论对 ADP 或凝血酶诱导的血小板聚集都有明显的抑制作用，且呈剂量依赖关系[16]。给予实验性静脉血栓大鼠 ACIBB，剂量为 9、18、36 mg/kg，可明显抑制大鼠血栓形成；其作用是通过降低内、外源凝血系统因子的活性，增加纤溶系统的活性，达到抗血栓效果[17]。进一步研究证明，上述剂量的 ACIBB 对内毒素休克和伴有弥散性血管内凝血(DIC)大鼠具有保护作用[18]。

3. 降血糖 大鼠灌服僵蚕粉每天 5 g/kg，连续 2 周，对四氧嘧啶型糖尿病大鼠有降血糖作用，疗效与 5 mg/kg 优降糖的降糖效果相似。僵蚕对四氧嘧啶型糖尿病家兔也有降血糖作用，病理切片显示：该药对四氧嘧啶型糖尿病家兔的胰腺细胞有修复作用。僵蚕水煎剂每天 10 g/kg 灌胃 2 周，对四氧嘧啶性糖尿病大鼠虽有一定的降血糖作用，但无显著性差别[19,20]。

4. 抗内毒素损伤 僵蚕液 25、50、100 μg/mL 对内毒素(ET)诱导的全血溶血具有明显的对抗作用，血浆游离血红蛋白(PHb)明显降低，表明僵蚕对红细胞膜具有明显的保护作用[21]。

5. 抗生育 给正常小鼠灌胃僵蚕液 10、5 g/kg，连续 21 d。能显著降低雌性小鼠卵巢、子宫重量及妊娠率，对小鼠妊娠有明显影响；增加雄性小鼠睾丸、贮精囊重量，表明具有雄激素样作用[22]。

6. 毒性 僵蚕提取液小鼠腹腔注射的 LD_{50} 为 35.48±1.4 g/kg[23]。提取球孢白僵菌胞外分泌蛋白，以 175、540、980 μg/mL 的剂量给予 ICR 小鼠腹腔注射，连续 7 d，未见小鼠死亡；病理学显示心脏、脾脏、肾脏未见病变，肝和肺出现不同程度轻微病变，肝和肺均未见细胞坏死[24]。

【临床应用】

1. 眩晕 自拟天麻僵蚕汤(天麻、钩藤、法半夏、僵蚕、陈皮等)治疗 86 例各种原因引起的眩晕症患者，每日 1 剂，水煎服。治愈 70 例，好转 10 例，有效 4 例，无效 2 例；服药最短 2d，最长 45d[25]。

2. 褥疮 将僵蚕磨粉加珍珠粉用植物油搅成糊状，敷于褥疮创面，每天换药 2~3 次，治疗 78 例褥疮患者。对不同时期的褥疮治愈率均为 100%，平均治愈时间 3~8 d[26]。

3. 糖尿病及并发症 白僵蚕片对临床轻型糖尿病有效，治疗 35 例糖尿病的有效率达 71.1%，三多症状缓解率为 85.6%，尿糖控制率达 71.6%，空腹血糖控制率达 80%[20]。僵蚕研粉口服并服生大黄、地骨皮、蝉蜕煎剂，对Ⅱ型糖尿病并发呼吸道感染、周围神经炎或并发皮肤瘙痒有治疗效果[27]。

4. 其他 僵蚕治疗风疹、带状疱疹、腮腺炎有效[28,29]。

5. 副作用 僵蚕中毒临床表现为头晕、头痛、恶心、口周麻木、四肢无力、行走不稳、肌肉震颤、呕吐、抽搐、流涎、出汗、昏迷、腹痛等。针对临床上僵蚕中毒患者，应进行洗胃、催吐、导泻、吸氧、补充维生素、小剂量抗胆碱药应用、抗惊厥、降颅压等中毒常规处理，同时监测血糖、心电图、注意电解质和酸碱平衡等[30,31]。

（张晓晨　金锦娣）

参考文献

[1]赵建国,等.僵蚕提取物的质量研究.西北药学杂志,2005,20(6):248

[2]卫功庆,等.白僵蚕化学成分的分析.吉林农业大学学报,1995,17(3):46

[3]姚剑,等.球孢白僵菌脂肪酸、酯酶、脂肪酶及其与毒力的关系.中国生物防治,2005,21(3):167

[4]姚剑,等.虫生真菌入侵过程中酶的研究.安徽农业大学学报,1996,23(3):303

[5]彭新君,等.高效液相色谱法测定僵蚕中草酸铵的含量.中南药学,2006,4(4):255

[6]王金华.白僵蚕及白僵蛹活性物质的研究与应用.时珍国医国药,2003,14(8):492

[7]李冬生,等.白僵蚕主要化学成分及其挥发油的分析.化学与生物工程,2003,(6):22

[8]李建庆,等.昆虫病原真菌毒素的研究进展.林业科学研究,2003,16(2):233

[9]崔国印,等.蛤蚧、斑蝥、僵蚕和蝉蜕微量元素分析初报.中药材,1991,14(2):14

[10]胡鹏飞,等.僵蚕提取物对小鼠自主活动的影响.时珍国医国药,2005,16(11):1113

[11]姚宏伟,等.僵蚕和蜈蚣醇提物抗惊厥作用的药效学比较.中国药物与临床,2006,6(3):221

[12]严铸云,等.僵蚕抗惊厥活性部位初步研究.时珍国医国药,2006,17(5):696

[13]彭延古,等.僵蚕抗实验性静脉血栓及作用机制的研究.血栓与止血学,2001,7(3):104

[14]许光明,等.僵蚕抗凝血酶诱导血管内皮细胞释放作用的研究.中西医结合心脑血管病杂志,2007,5(9):837

[15]郝晓元,等.僵蚕注射液对凝血酶诱导血管内皮细胞纤溶平衡的影响.中国中西医结合急救杂志,2007,14(2):70

[16]彭延古,等.僵蚕抗凝成分对血小板聚集的抑制效应.血栓与止血学,2007,13(2):78

[17]彭延古,等.僵蚕抗凝成分ACIBB对实验性静脉血栓形成的影响.中药药理与临床,2007,23(1):27

[18]彭延古,等.僵蚕抗凝成分对内毒素休克伴弥漫性血管内凝血大鼠的保护作用研究. 中国中西医结合急救杂志,2007,14(2):80

[19]吴清和,等.中医治疗糖尿病单方验方的筛选.广州中医学院学报,1991,8(2、3):218

[20]江苏无锡市第一医院.白僵蚕治疗糖尿病35例临床疗效观察及动物实验研究.中药药理与临床,1985,(创刊号):20

[21]彭延古,等.僵蚕抗内毒素所致红细胞膜损伤作用的研究.湖南中医学院学报,2004,24(3):1

[22]毛晓健,等.僵蚕抗生育的药理研究.云南中医学院学报,2002,25(3):26

[23]《中华本草》编委会.中华本草.上海:上海科学技术出版社,1998:8095

[24]陈宜涛,等.僵蚕生产菌白僵菌胞外分泌蛋白对小鼠的毒性实验研究.中华中医药学刊,2008,26(7):1541

[25]高永坤.自拟方天麻僵蚕汤治疗眩晕86例.云南中医中药杂志,2009,30(1):17

[26]邱红卫.僵蚕联合珍珠粉外敷治疗褥疮的临床应用体会.医学理论与实践,2002,15(9):1045

[27]姚丽群.僵蚕复方治疗糖尿病并发症的体会.中医药临床杂志,2004,16(3):222

[28]顾继昌.僵蚕治疗风疹、带状疱疹有效.中医杂志,2007,48(1):61

[29]朱晨.僵蚕治疗腮腺炎效佳.中医杂志,2007,48(1):61

[30]成昌友.急性僵蚕中毒46例临床救治.现代中西医结合杂志,2007,16(3):371

[31]柳长锁,等.僵蚕中毒248例临床分析.临床荟萃,2004,19(9):495

鹤草芽 Agrimoniae Gemma

he cao ya

本品为蔷薇科植物龙牙草 *Agrimonia pilosa* Ledeb.的带有短小根茎的芽。又名仙鹤草芽。味苦、涩,性平。具有杀虫功能。用于绦虫病。

【化学成分】

含鹤草酚 A、B、C、D、E(agrimonol A、B、C、D、E),均为苯三酚衍生物,浅黄绿色棱柱状结晶,熔点138.5℃~139℃[1]。现已用伪绵马酚、2,4-二甲基-6-(α-甲基丁酰)-间苯三酚与甲醛在酸性条件缩合实现鹤草酚的全合成,完全证实了从鹤草芽中分离得到的外消旋驱绦虫有效成分鹤草酚的化学结构[2]。亦对其稳定性进行了研究,在 pH8.3~8.9 范围内较稳定,最稳定 pH 为 8.8[3]。

【药理作用】

1. 驱绦虫 冬芽及根对绦虫及囊虫均有驱杀作用。

其有效成分鹤草酚对猪肉绦虫、羊肉绦虫、短小壳膜绦虫以及莫氏绦虫有直接杀灭作用，对感染短膜壳病鼠的治愈率为100%[6]。其驱绦虫作用特点为：能迅速使绦虫吸盘失去吸着能力，并使虫体急骤挛缩而呈痉挛性麻痹，造成绦虫不能附着于肠壁而被驱除体外[4]。鹤草酚驱杀绦虫的作用原理，可能是其显著而持久地抑制虫体细胞代谢、切断维持生命的能量供给有关[5]。

2. 抗血吸虫 鹤草酚具有使动物体内血吸虫移行入肝和杀灭血吸虫成虫的作用。但鹤草酚单独使用治疗小白鼠血吸虫病的疗效不高，当和小剂量的合成药物硝唑咪共同使用时，则明显提高其治疗效果，如治疗病犬的雌虫减少率可达98%~100%[6,7]。

3. 驱蛔虫 鹤草酚对离体猪蛔虫有持久兴奋作用，有驱蛔虫作用[4]。

4. 抗疟 鹤草酚粗品灌胃对鼠疟原虫具有抑制作用，其半数治疗量(CD_{50})为生药34 g/kg；对猴疟亦有明显抑制作用[4]。

5. 其他 对滴虫具有杀灭作用，并有导泻作用，故用鹤草芽驱虫不必再服泻药[8]。尚有杀灭精子作用；其醇提取物还有一定抗肿瘤作用[9]。

6. 药代动力学 大鼠口服鹤草酚水悬液和碱性液，吸收均较缓慢，服后12 h胃肠道中分别存留服用剂量的58.2%和31.5%，碱性液比水悬液吸收速度约快1倍。吸收后，鹤草酚可分布于体内各组织中，但以肝中最高，脑中最低。大鼠和狗的实验证明，该药从胆汁中排泄较多；而经肾脏排出较慢和较少，大鼠口服该药水悬液和碱性液后4 d内，从尿中排出总量分别仅为剂量的0.61%和1.63%。另外，还发现肝肾组织在代谢鹤草酚时，当在有氧条件下肝脏对该药的代谢作用可明显增加[10]。

实验研究尚证明，大鼠按8 mg/kg静脉注射鹤草酚静脉乳，体内药物动力学特征呈现双室开放模型。$\alpha=-1.771\ h^{-1}$，$\beta=0.2355\ h^{-1}$，Cl=0.613 mL/min，Clr=0.0268 mL/min，AUC=50.336 μg·h/mL，MRT=3.637 h。稳态分布容积Vdss=132.233 mL。采用非线性回归处理血药浓度数据，依据Aaike's判断，τ值比较和F检验选择较佳的拟合模型。模型分析结果，鹤草酚主要经肝脏消除，肾脏排泄量仅占静脉注射剂量的4.4%；体内主要分布于血流丰富的大循环和组织。双室模型计算的AUC和MRT，与非房室处理的结果之间无明显差异[10,11]。作者在上述实验研究基础上，还设计了一个线性、血流限速的生理药物动力学模型。通过电子计算机，可模拟鹤草酚在大鼠体内的分布与消除（该模型包含血浆、脾、肾、肝、心、大脑和肌肉）。平衡透析实验测得鹤草酚与血浆蛋白结合率为74%；除大脑在组织浓度一时间曲线末端稍有差异外，其他组织的模拟结果与实测均值吻合都较好。将此大鼠生理模型外推用于家犬，血浆药物浓度模拟值能反映实测值的变化趋势[12,13]。

7. 毒性 鹤草酚小鼠灌服的LD_{50}为435±88 mg/kg；另有报道，鹤草酚小鼠灌服的LD_{50}为599.8 mg/kg。如给药再用酒(50%乙醇)和食用豆油(或蓖麻油)，则LD_{50}分别为540 mg/kg和453.3 mg/kg[5,13]。鹤草酚的毒性症状主要表现在肠胃道及神经系统反应，应用较大剂量时可使家犬双目失明，病理观察也证明了上述损害。猕猴服用鹤草酚剂量每日自25 mg/kg开始，逐日递增，3只猕猴的服药疗程分别为20、22、25 d，结果也有与家犬相似毒性反应；不过，未发现视力异常，对光反应仍然存在[6]。另外，给家兔多次灌服鹤草酚120~150 mg/kg后，主要毒副作用有进食少、便溏，衰竭而死亡。给感染血吸虫病犬每日灌服鹤草酚10~15 mg/kg治疗时，副反应为厌食、呕吐及水泻等[4]。此外，鉴于本品对蛔虫有兴奋作用，对患有混合感染寄生虫的患者，应先驱蛔虫然后才能用本品驱绦虫[14]。

【临床应用】

1. 绦虫病 以鹤草芽粉、浸膏及其提取物鹤草酚结晶或鹤草酚粗晶片，均为晨起空腹顿服，后3种药于服后1.5 h以硫酸镁常规导泻，共治疗绦虫病患者275例。结果总治愈率为94.5%，复发率为5.5%。但服鹤草酚单体者无一例复发[4]。

2. 滴虫性肠炎 人毛滴虫，4例用鹤草芽石灰乳浸提取物灌肠，3例服鹤草芽全粉片均获治愈；1例感染贾第滴虫者经服鹤草芽提取物，亦获治愈[15]。

3. 滴虫性阴道炎 用含鹤草酚30mg/粒的栓剂1枚，每晚睡前置阴道内，10次为一疗程，经治102例，结果一疗程治愈率为62.7%，三疗程治愈率为97.1%[16]。

4. 慢性宫颈炎 鹤草芽栓治疗各种程度慢性宫颈炎120例，每晚阴道放入1枚鹤草芽栓剂，10 d为一疗程，1~3个疗程后复诊。结果：显效112例，显效率93.3%，有效8例，总有效率100%。未发现过敏现象。轻度宫颈糜烂，1个疗程即可见效，中、重度则2~3个疗程[17]。

5. 放射增敏 肺腺癌患者46例，在放疗同时口服鹤草酚胶囊(7mg/胶囊)，1日2次，每次2粒。结果：1、3、5年生存率为53.2%、33.9%、19.4%，远远高于对照组[18]。

6. 不良反应 部分患者服药后有恶心、呕吐、头晕、冷汗和剧烈腹泻，并偶可导致虚脱等不良反应，停药后可自行缓解；若出现严重视力障碍，可选用大剂量激素、能量合剂、维生素 B 等治疗，其他不良反应可对症处理[9,16]。

（冉懋雄 周厚琼 谢宝忠）

参考文献

[1]沈阳药学院，等.鹤草酚的结构研究.化学学报，1977，35(1-2)：87

[2]沈阳药学院，等.鹤草酚的全合成.化学学报，1976，34(4)：313

[3]孙儒品，等.鹤草酚稳定性的研究.沈阳药学院学报，1987，4(4)：290

[4]王浴生.中药药理与应用.北京：人民卫生出版社，1983：1234

[5]冯玉书，等.鹤草酚驱绦虫作用及其原理的探讨.中草药通讯，1978，9(7)：32

[6]王根法，等.鹤草酚及其合并硝唑咪治疗动物血吸虫病的研究.药学学报，1979，14(6)：379

[7]潘星清.鹤草酚及其合并硝唑咪杀血吸虫作用的初步生化研究.中草药通讯，1979，10(5)：29

[8]吴葆杰.中草药药理学.北京：人民卫生出版社，1983：273

[9]梅全喜.现代中药药理与临床应用手册.北京：中国中医药出版社，2008：969

[10]冯玉书，等.鹤草酚在动物体内的代谢研究.中草药通讯，1978，9(6)：28

[11]滕人黎，等.鹤草酚药物动力学研究——Ⅰ.鹤草酚静脉乳药物动力学研究.沈阳药学院学报，1987，4(4)：235

[12]滕人黎，等.鹤草酚大鼠生理药物动力学研究.沈阳药学院学报，1987，4(2)：143

[13]辽宁省鹤草芽研究协作组.杀绦虫新药鹤草芽专辑.1975：23

[14]周金黄，等.中药药理学.第1版，上海：上海科学技术出版社，1986：215

[15]抚顺市第四医院.鹤草酚的临床应用.中华医学杂志，1974，50(4)：34

[16]阴健，等.中药现代研究与临床应用.第1版，北京：学苑出版社，1993：222

[17]袁慧琴.鹤草芽栓治疗慢性宫颈炎120例分析.河南医药信息，1997，5(11)：38

[18]韩俊庆，等.鹤草酚对肺腺癌放射增敏的临床前瞻性研究.中华放射医学与防护杂志，2003，23(5)：355

鹤 虱 Carpesii Fructus he shi

本品为菊科植物天名精 *Carpesium abrotanoides* L.的干燥成熟果实。又名北鹤虱、大鹤虱、小鹤虱等。味苦、辛，性平；有小毒。具有杀虫消积功能。用于蛔虫病、蛲虫病、绦虫病、虫积腹痛、小儿疳积。

【化学成分】

鹤虱果实含挥发油约 0.25%~0.65%；油中含有天名精酮(carabrone)、天名精内酯(carpesia-lactone)等[1]。挥发油中以萜烯类及其含氧衍生物占较大比例，主要有 β-丁香烯、大根香叶烯-D、α-细辛脑、α-律草烯和δ—榄香烯等[2]。

鹤虱果实尚含有机酸类，如缬草酸、正己酸、油酸、右旋亚麻酸等[1]；内酯类，如天名精内酯(catpesialactone)、天名精内酯酮(carabrone)[3]、埃瓦内酯(ivaxillin)、11(13)-去氢埃瓦内酯[11(13)-dehydroivaxillin][4]、异埃瓦内酯(isoivaxillin)、11(13)-二氢特勒内酯[11(13)-dihydrotelkin]、特勒内酯(telkin)、鹤虱内酯(carpesiolin)[5]、天名精内酯醇(carabrol)[3]、格拉尼林(granilin)[6]等。

【药理作用】

1. 驱虫 以 1%天名精酊 5 滴加入生理盐水25mL中，加温至 37℃后，再放入大绦虫，经 1~2 min 即可死亡[7]。取有蛔虫的豚鼠，由口腔投入鹤虱流浸膏，有驱虫效力，并证明其中的正己酸及内酯的衍生物有驱蛔虫作用[8]。鹤虱的果实，试管内对蚯蚓、猪蛔虫、水蛭均有杀虫作用，而 10%鹤虱乙醇提取物 1 mL 于试管内对猪蛔头部作用不明显，须加入 25 mL 才能使之挛缩停止[8]。

2. 中枢神经 鹤虱内酯给小白鼠，先呈短暂兴奋，随后变为不活泼、静止，表现为四肢肌肉松弛，呈蹲踞状态，四肢弛缓麻痹作用，并呈麻醉状态，可对抗尼可刹米(可拉明)和士的宁的致惊厥作用，与巴比妥有明显协同作用，对人工发热家兔有解热作用；对大白鼠有抑制脑组织呼吸作用[9]。

3. 抗菌 天名精液对多种革兰阴性菌如大肠杆菌、葡萄球菌、变形杆菌等有杀菌或抑菌作用[8]。并研究发现其对球菌的作用较明显，尤以金黄色葡萄球菌最为显著;但对其他菌(尤其是肠道菌群)作用不明显[9]。

4. 其他 鹤虱种子中苷类成分对麻醉犬有短暂的降压和呼吸作用,对家兔有降温、退热作用,给兔、猫静脉注射 20~30 mg/kg 可引起血压下降,阿托品对此无阻断作用[5],并与巴比妥有显著协同作用[8]。鹤虱对蚯蚓亦有很强的杀灭作用[9]。

【临床应用】

1. 钩虫病 鹤虱 90 g,水煎 2 次。成人每晚睡前服 30 mL,连服 2 晚。治疗 57 例,15 d 后复查大便,钩虫卵阴性者 45 例,阳性者 12 例,阴转率 79%。治疗前合并蛔虫感染 31 例,治疗后阴转 19 例[5]。

2. 绦虫病 鹤虱、苦楝皮、榧子、雷丸等。水煎取液 100 mL,空腹 1 次服完、药后 2~3 h 方可进食。一般服药后 4~9 h 即有虫体排出[5]。

3. 蛔虫病 鹤虱、芜荑、榧子、使君子、槟榔、大黄、苦楝皮根,日 1 剂水煎分 2 次服。治疗小儿蛔虫性肠梗阻 21 例,一般服药 1~3 剂后腹痛减轻,半数以上患儿的包块在 24 h 内消失,其余在 3 d 内消失,排蛔数 39~115 条不等[5,8]。

4. 囊虫病 口服囊虫片(含鹤虱、使君子、雷丸、槟榔、乌梅、苦楝皮等),治疗 107 例,痊愈 11 例,好转 62 例,无效 34 例。另有报道,囊虫丸(含雷丸、鹤虱、泽泻、黄芪等)治疗颅内压增高型脑实质性囊虫病。71 例患者,颅压在 2.25 kPa 以上,服囊虫丸 1~2 年。结果:痊愈 20 例,显效 31 例,进步 16 例,恶化 4 例,有效率为 94.4%[5]。

5. 滴虫病 用鹤虱、乌梅、槟榔、贯众、雷丸等。治疗肠道滴虫病 85 例,其中单纯感染者 33 例,混合感染蛔虫者 52 例,均获痊愈[5]。另有报道,鹤虱、百部、蛇床子、大黄等,水煎,用时取 25 mL 加敌百虫 100 mg 摇匀。治疗滴虫性阴道炎 98 例,用消毒纱球浸泡本品后塞入阴道深部,每次 1 个,隔日 1 次,连用 2 次后改为每日 1 次,5 次为一疗程。结果 98 例均获痊愈[5,8]。

6. 霉菌性阴道炎 鹤虱、蛇床子、苦参、黄连、黄柏等,共研细末。消毒纱布涂上药粉,折叠成条状,晚上睡前塞入阴道内。治疗 40 例,经 5~20 d 治疗,痊愈 37 例,显效 3 例[5,9]。

7. 其他 天名精全草,制成 100%浓度煎剂,可供皮肤消毒(医师术前洗手及手术皮肤消毒)用[5]。天名精全草亦可用于治疗咽喉肿痛,扁桃体炎,支气管肺炎,胸膜炎,外用创伤出血,疔疮肿毒,蛇虫咬伤[5,10]。尚可用于治急性黄疸性肝炎[11]及急性乳腺炎[12]等。

8. 不良反应 鹤虱在驱虫应用时,少数患者服后数小时或第二天有轻微头晕、恶心、耳鸣、腹痛等反应,但可自行消失[8]。在配伍应用时(如"化虫汤"治疗蛔虫病),曾发生 1 例呃逆副作用,但加用陈皮后副作用即停止[13]。

【附注】

1. 南鹤虱 为伞形科植物野胡萝卜 *Daucus carota* L. 的果实。含挥发油约 2%,油中含有细辛醚(asarone)、甜没药烯(bisabolene)、巴豆酸(tig1is acid)、细辛醛(asarylaldehyde)、细辛酮、胡萝卜萜烯、胡萝卜醇、南鹤虱醇及胡萝卜甾醇等[1,14]。从南鹤虱中提取的一种黄色结晶(C16H17O8)在试管中 0.25 μg/mL 浓度时,则能抑制痢疾杆菌生长。热乙醇提取物对离体猫心有扩张冠状动脉作用,与柯柯碱相似。其种子醇的水溶性部分含有两种季铵型生物碱,其中一种为胆碱,另一种对离体豚鼠和大鼠小肠,大鼠子宫、猫支气管和离休蛙心等呈现罂粟碱样作用[5]。种子尚含有黄酮类等成分,有扩张冠状血管作用,对麻醉犬有短暂降压和抑制呼吸作用,对大鼠和兔小肠及子宫平滑肌有松弛作用[3]。南鹤虱种子的乙醇和水提取物对雌性大鼠尚有抗生育作用[14]。

2. 东北鹤虱 为紫草科植物东北鹤虱 *Lappula echinata* Gilib 的果实。从中得到 16 种化合物,其中晶体 XⅢ且为绿花倒提壶酸晶体,XⅥ为对香酰-α-L-鼠李吡喃糖苷,其他有棕榈酸、尿囊素、腺嘌呤、腺苷、L-亮氨酸、L-缬氨酸、L-酪氨酸和琥珀酸等。其中棕榈酸、腺嘌呤和绿花倒提壶酸等有不同程度的抗菌活性[15]。体外试验表明,东北鹤虱对猪蛔、蚯蚓及水蛭有显著杀灭作用[16]。以小鼠耳廓二甲苯致炎法,东北鹤虱可对抗二甲苯引起的小鼠耳肿胀,大剂量时作用与阿司匹林相似。东北鹤虱具有镇痛作用,其对疼痛的抑制率超过 60%。并对士的宁及戊四氮引起的惊厥(蛙),有轻度的保护作用。东北鹤虱能松弛离体大鼠及兔小肠、大鼠子宫平滑肌;在离体蛙横纹肌标本上,能减少乙酰胆碱引起的收缩[17]。东北鹤虱尚可调整肠动力,改善肠道液体的分泌和吸收,抑制回肠平滑肌的自律性收缩,也可对抗 ACh 和 5-HT 引起的回肠平滑肌张力增加,并呈明显的剂量依赖性。对衰竭的回肠平滑肌收缩活动,具有双向调节作用,对实验性小鼠腹泻具有较强的抗腹泻作用[17]。

(冉懋雄 周厚琼 谢宝忠)

参考文献

[1]刘寿山.中药研究文献摘要(1820-1961).北京:科学出

版社,1963:766

[2]陈青,等.鹤虱风挥发油化学成分的研究.时珍国医国药,2007,18(3):596

[3]王本祥.现代中药药理与临床.天津:天津科技翻译出版公司,2004:1687

[4]冯俊涛,等.天名精内酯酮衍生物合成及其抑菌活性.药学学报,2007,9(2):185

[5]阴健,等.中药现代药理研究与临床应用(3).北京:中医古籍出版社,1997:326

[6]董云发,等.天名精萜半萜内酯化合物.植物学报,1988,30(1):71

[7]江苏新医学院.中药大辞典.下册.上海:上海人民出版社,1977:2629

[8]秦付林,等.中药鹤虱的研究进展.亚太传统医药,2008,4(11):136

[9]《全国中草药汇编》编写组.全国中草药汇编.上册.北京:人民卫生出版社,1975:910

[10]冯俊涛,等.天名精内酯酮衍生物合成及其抑菌活性.农药学学报,2007,9(2):185

[11]李学铭.塘古草治疗急性黄疸型传染性肝炎10例简介.浙江中医杂志,1965,8(2):24

[12]江苏兴化县顺庄公社田家卫生所.癞宝草塞鼻治疗急性乳腺炎25例.新医学,1974,(8):432

[13]黄坚白,等.化虫汤治疗蛔虫病10例疗效介绍.中医杂志,1959,(4):51

[14]梅全喜.现代中药药理与临床应用手册.北京:中国中医药出版社,2008:960

[15]王秀纯,等.东北鹤虱果实中抗菌活性成分的研究.药学学报,1986,21(3):183

[16]吴云端,等.国产治虫药物药理研究初步报告.中华医学杂志,1984,34(10):437

[17]高卫真,等.东北鹤虱胶囊制剂的药效学研究.中国中西医结合杂志,2005,11(4):347

熟地黄 Rehmanniae Radix Praeparata shu di huang

地黄为玄参科植物地黄 *Rehmannia glutinosa* Libosch 的新鲜或干燥块根。前者习称鲜地黄,后者习称生地黄。熟地黄为生地黄的炮制加工品。味甘,性微温。有补血滋阴,益精填髓功能。主治血虚萎黄、心悸怔忡、月经不调、崩漏下血、肝肾阴虚、腰膝酸软、骨蒸潮热、盗汗遗精、内热消渴、眩晕、耳鸣、须发早白等。

【化学成分】

本品的化学成分与地黄基本相同(参见地黄),含有梓醇(catalpol)、地黄素(rehmannin)、桃叶珊瑚苷(aucubin)、地黄苷 A、B、C、D(rehmannioside A,B,C,D)、益母草苷(leonuride)、单蜜力特苷(monomelittoside)、双氢梓醇(dihydrocatalpol)。此外还含有多种糖类,氨基酸以及微量元素[1,2]。在化学成分上熟地与生地相比较,主要表现为含量及构成方面的不同。例如:梓醇含量,生地为 0.3%,而熟地为 0.08%[2];单糖含量,生地为生药 1.64±0.03 g/10 g,而熟地为生药 5.16±0.03 g/10 g,其原因可能是在炮制过程中生地中的部分多糖和低聚糖类物质发生水解所致[3]。再有,生地中含有的特有成分环稀醚萜及环稀醚萜苷,在炮制成为熟地后几乎全部消失了[4]。

【药理作用】

1. 免疫 小鼠灌服熟地乙醇提取物醚溶部分 0.5、0.125 g/kg,每日 1 次,连续 5 d,可使小鼠外周血中T淋巴细胞明显减少,抑制率分别为 14.6%和 12.6%[5]。小鼠腹腔注射熟地提取物 F108 可以活化腹腔巨噬细胞,其最适活化剂量为每只 0.5 mg,每日 1 次,连续 3 d。体内实验 F108 低剂量(每只 400 μg 以下)时,无论腹腔注射还是灌胃给药都可抑制小鼠淋巴细胞 DNA 的合成及 ConA 和 LPS 所诱导的 T 和 B 淋巴细胞的转化;而高剂量时(每只 1~2 mg,每日 1 次,连续 7 d)灌胃给药可促进 T 淋巴细胞转化,腹腔注射给药能促进 B 淋巴细胞转化。在体外实验中 F108 则表现为一免疫抑制剂[6]。灌胃熟地多糖 1.73、3.46 g/kg,每日 1次,共 10 次。可提高正常小鼠的体液及细胞免疫功能[7]。

2. 抗衰老 给正常小鼠灌服 20%熟地水煎剂,每只 0.3 mL,每日 1 次,连续 1 个半月,可明显增高动物血清中谷胱甘肽过氧化物酶(GSH-Px)的活性,降低血清中过氧化脂质(LPO)的含量[8,9]。正常小鼠灌服 20%熟地水煎剂,每只 0.15 mL,每日2次,连续40d,可使动物脑组织中线粒体单胺氧化酶(MAO)活性降低[10]。对于 D-半乳糖所诱导的衰老小鼠模型,熟地则表现出明确的抗衰老活性。熟地氯仿及乙醇提取物,连续给药 30 d 累积用量为 10 g/kg,可使模型动物脑组织中 SOD、一氧化氮合成酶(NOS)活性及一氧化氮(NO)含量增加；熟地氯仿提取物9.6 g/kg或乙醇提取物9.6 g/kg或水提物4 g/kg，灌胃给药，每日1次，连续30 d，可使模型动物脑组织中SOD活性升高，其中氯仿提取物还可使脑组织中MDA含量降低，因而认为熟地抗衰老作用以其氯仿提取物为优[11,12]。75%乙醇提取物大鼠灌胃生药1.2 g/kg，1次/d，连续45 d，能够调控D-半乳糖诱导衰老大鼠脑海马CA_1区组织中CDK抑制基因蛋白P53、P21和P16的表达[13]。另外熟地水提液灌胃给药，4 g/kg，每日1次，连续30 d，可显著提高模型小鼠红细胞Na^+/K^+-ATP酶的活性，降低MDA含量，并可对抗模型小鼠心肌脂褐素(LPF)含量及GSH-Px活性的升高[14,15]。

3. 抗甲状腺功能亢进 体重140~170 g大鼠灌服T3(三碘甲腺原氨酸)，每只20 μg，隔日1次，共3次，制造甲亢型阴虚动物模型。模型动物灌服70%熟地水煎剂，每只3 mL，每日1次，连续6 d，可使动物血浆中T3降低，T4升高，使血浆中醛固酮(AD)水平明显升高，饮水量及尿量明显减少，使体重减轻得以缓解[16]。

4. 保护肾脏功能及抗实验性肾病 灌胃熟地水煎剂1、2 g/kg，1次/d，连续12 d，对大鼠手术切除后残留肾的功能有保护作用，减轻手术所致肾功能损伤[17]。地黄水煎剂灌服，0.5 g/kg，每日1次，连续2周，对嘌呤霉素氨基核苷(PAN)所致大鼠实验性肾病有治疗作用[18]。

5. 促进骨髓造血功能 灌胃熟地多糖18、36 g/kg，1次/d，连续8d。对环磷酰胺所致小鼠骨髓造血机能损伤有抑制作用。灌胃1.73、3.46 g/kg，1次/d，10次，可对抗^{60}Co辐射所致小鼠骨髓造血机能损伤及环磷酰胺所致小鼠骨髓有核细胞数量的减少[19,20]。腹腔注射熟地多糖20 mg/kg，1次/d，连续6 d；灌胃熟地粗多糖100、200、400 mg/kg，1次/d，连续10 d。对^{60}Co辐照合用氯霉素以及放血联合环磷酰胺所至贫血均有防治作用[21,22]。

6. 改善学习和记忆 每日熟地水煎剂4、8 g/kg，连续30次或21次；或者10 g/kg，1次/d，连续4周，分别对谷氨酸单钠毁损下丘脑弓状核，侧脑室注射β-淀粉样肽以及D-半乳糖胺联合鹅膏蕈氨酸损毁大脑基地核所致大鼠阿尔茨海默病学习记忆功能障碍均有治疗作用，其机制与抗氧化相关[23-25]。灌胃熟地水煎剂4、5、9 g/kg，1次/d，15次。能够改善氢溴酸东莨菪碱所致小鼠的记忆障碍，缓解乙醇和三氯化铝所致拟痴呆症状[26]。

7. 镇静与抗焦虑 灌胃熟地水煎剂8 g/kg，1次/d，7次或熟地多糖0.5 g/kg，1次/d，3次，对正常小鼠具有镇静，抑制中枢神经功能的作用[27]。灌胃熟地水煎剂4、8、12 g/kg，1次/d，7次。对明暗箱法和高十字架法所致小鼠焦虑症具有治疗作用[28]。

8. 抗晶状体氧化性损伤 5%熟地水提液，1 mL/培养皿，可抑制Fenton法或H_2O_2诱导的氧化性损伤所致大鼠晶状体上皮细胞凋亡，其作用机制与影响凋亡调控基因Bcl-2和Bax相关[29,30]。

9. 抗骨质疏松 灌胃熟地水煎剂1、2、4 g/kg，1次/d，连续12周，对去卵巢所致大鼠骨质疏松有防治作用[31]。

10. 其他 灌胃熟地水煎剂1 g/kg，1次/d，连续14 d，可使皮下注射氢化可的松诱导糖皮质激素受体下调大鼠血浆皮质酮水平降低，糖皮质受体结合力提高[32]。

11. 毒性 小鼠灌服熟地水煎剂60 g/kg，每日2次，连续7 d，可使动物进食量明显减少，排稀便。胃排空减慢，游泳时间缩短，耐寒能力下降。停止给药后至3 d上述消化道症状可以消失[33]。

【临床应用】

再生障碍性贫血患者34例，服用熟地多糖口服液每次0.2 g，每日2次，同时服用康力龙片，每次2 mg，每日3次，连续用药3个月；对照组17例，单服用康力龙。两组治疗总有效率分别为85.3%和58.8%，前者患者血红蛋白含量、血小板数量及骨髓网织红细胞数量改善程度明显优于后者[34]。

（胡人杰 王士贤）

参考文献

[1]《全国中草药汇编》编写组. 全国中草药汇编(上册). 北京：人民卫生出版社，1975：342

[2]胡世林. 中国道地药材. 哈尔滨：黑龙江科学技术出版社，1989：7

[3]刘中煜. 生地与熟地含单糖量比较. 中药通报，1984，9(1)：17

[4]罗宽. 炮制加工对人参、附子、地黄的影响. 中医药研究杂志，1986，(4)：37

[5]曹中亮，等. 熟地黄提取物对小鼠T淋巴细胞的影响. 河南中医，1989，9(3)：36

[6]殷植彰，等. 熟地具有免疫调节作用的成分F108对小鼠免疫细胞的作用. 华北、西北地区第三届中药、天然药物化学学术会议资料，1988：106

[7]黄霞，等. 熟地多糖对小鼠免疫功能的影响. 辽宁中医

杂志,2004,31(9):792

[8]李献平,等.四大怀药延缓衰老作用的研究.中西医结合杂志,1991,11(8):486

[9]刘世昌,等.四大怀药对小鼠血液中谷胱甘肽过氧化物酶活性和过氧化脂质含量的影响.中药材,1991,14(4):39

[10]曹凯,等.熟地、菊花、山药、牛膝等四大怀药对小鼠脑线粒体单胺氧化酶活性的影响.中国老年学杂志,1998,18(2):102

[11]张鹏霞,等.熟地提取液对衰老模型小鼠脑组织NOS、NO、SOD和LOP的影响.中国老年学杂志,1999,19(3):174

[12]曲凤玉,等.熟地黄不同溶媒提取液对D-半乳糖衰老小鼠脑SOD和MDA影响的实验研究.黑龙江医药科学,1998,21(5):6

[13]安红梅,等.熟地黄对D-半乳糖衰老模型大鼠脑细胞周期蛋白表达的影响.中国药师,2008,11(10):1145

[14]田丽华,等.熟地黄水提液对小鼠红细胞膜Na^+、K^+、ATPase活性及MDA含量的影响.黑龙江医药科学,1999,22(6):13

[15]武冬梅,等.熟地黄水提液对小鼠心肌LPF、GSH-Px的影响.黑龙江医药科学,2000,23(1):37

[16]侯士良,等.怀庆熟地黄滋阴作用的初步研究.中国中药杂志,1992,17(5):301

[17]张法荣,等.熟地苍术及两者不同配伍比例保护大鼠残余肾和抑制转化生长因子的实验研究.中国实验方剂学杂志,2007,13(2):39

[18]章永红.地黄对大鼠实验性肾病模型的作用.河南中医,1999,19(2):27

[19]黄霞,等.熟地多糖对血虚模型小鼠的影响.中国药学杂志,2004,29(12):1168

[20]曹道俊,等.熟地多糖补血作用的临床与实验研究——附熟地多糖合康力龙治疗再生障碍性贫血疗效观察.辽宁中医杂志,2005,32(12):1317

[21]冯雪梅,等.熟地和制首乌多糖对贫血小鼠骨髓有核细胞数和细胞周期的影响.四川中医,2006,24(6):17

[22]苗明三,等.熟地黄粗多糖对血虚模型小鼠胸腺和脾脏组织形态的影响.中华中医药杂志,2007,22(5):318

[23]崔瑛,等.熟地黄对毁损下丘脑弓状核大鼠学习记忆及下丘脑-垂体-肾上腺-海马轴的影响.中药材,2004,27(8):589

[24]李龙宣,等.熟地黄抑制阿尔茨海默病样大鼠海马神经元凋亡的作用.中华神经医学杂志,2006,5(1):10

[25]穆俊霞,等.熟地枸杞首乌与五味子对实验性阿尔茨海默病大鼠模型脑自由基损伤的比较研究.山西中医学院学报,2006,7(5):13

[26]崔瑛,等.熟地黄对记忆性障碍模型小鼠记忆力影响的实验研究.河南中医学院学报,2003,18(5):32

[27]崔豪,等.熟地黄及其多糖中枢抑制作用研究.河南中医学院学报,2006,21(6):18

[28]崔瑛,等.熟地黄干预小鼠焦虑行为实验.中国临床康复,2006,10(43):61

[29]黄秀榕,等.四种归肝经名目中药防护晶状体氧化损伤和上皮细胞凋亡的研究.中国临床药理学与治疗学,2004,9(4):441

[30]黄秀榕,等.4种归肝经名目中药对晶状体上皮细胞凋亡相关基因Bcl-2和Bax的调控.中国临床药理学与治疗学,2004,9(3):322

[31]盛莉,等.熟地对去卵巢大鼠骨代谢生化指标及骨密度的影响.中国骨质疏松杂志,2006,12(5):496

[32]杜鹃,等.淫羊藿和熟地煎剂对糖皮质激素受体下调模型大鼠糖皮质激素受体的影响.中国中西医结合杂志,2008,28(1):64

[33]赵劲风,等.熟地所致食滞脾虚小鼠模型初探.中国现代医学杂志,1999,9(2):39

[34]元阿萍,等.熟地多糖联合康力龙治疗慢性再生障碍性贫血34例.中国中西医结合杂志,1998,18(6):351

缬 草 Valerianae Radix et Rhizoma xie cao

本品为败酱科植物缬草 *Valeriana officinalis* L.的根和根茎,有宁心安神之功效。主治心神不安、胃弱、腰痛、月经不调、跌打损伤等。

【化学成分】

缬草主要含缬草三酯(valepotriates)、挥发油、生物碱、黄酮氨基酸等。

1.缬草三酯 是环烯醚萜类成分的混合物,其分子为多元醇的环或并吡喃与各种有机酸形成的酯,其含量为0.5%~9%。缬草根中所含的缬草三酯主要有缬草素(valtrate)异缬草素(isovaltrate)、乙酰缬草素(acetvaltrate)、异戊酰氧基羟基二氢缬草素(isovaleroxy-hydroxy-dihydrovaltrate)、氯化缬草素(valechlorine)、7-表去乙酰基异缬草素(7-epideacetyl-isovaltrate)、缬草苦苷(valerosidatum)、二氢缬草素(dihydrovaltrate)、缬草定素(valeridine)、高乙酰缬草素(homoacevaltrate)[1,2]。

异戊酸桃金娘酯(1-myrteny isovalerate)、α-姜黄烯(α-curcumene)、喇叭醇(ledol)、异松油烯(terpinolene)1-桃金娘醇(1-myrtenol)等多种成分[3-6]。

2. 挥发油 是缬草属植物的主要成分之一。根含挥发油0.5%~2%。挥发油中成分达60多种,有单萜和倍半萜两类。单萜,主要是龙脑(bomeol)及其乙酸酯和异戊酸酯;倍半萜类成分有缬草烯酸(valerenic acid)、缬草酮(valeranone)、缬草萜醇酸(valerenolic acid)、缬草烯醛(valerenal)、valeracetate等[7,8]。

3. 黄酮 缬草中含有槲皮素(quercetin),diosmetin、芹菜素(apigenin),莰菲醇(kaempferol)、金合欢素(acacetin)、腾黄菌素(luteolin)等黄酮类成分[9]。

4. 生物碱 生物碱是缬草中的抑菌成分,主要存在于根和茎中,含量约1%。缬草根中含有缬草碱(β-valerine)、鬃草宁碱(chatinine)、8-甲氧猕猴桃碱(8-methoxyactinidine)、异缬草酰胺碱(isovaleramide)、猕猴桃碱(actinidine)、缬草胺碱(valeriamine)和valeriane等生物碱[10]。

5. 木脂素素 缬草中木脂素素主要有lignans 8′-hydroxyp inoresinol、andpinoresinol-4-O-β-D-glucoside、7,9′-monoepoxylignansmass oniresinol-4′-O-β-D-glucoside (3),4′-O-β-D-glucosyl-9-O-(6″-deoxysaccharosyl)olivil、andberchemol-4′-O-β-D-glucoside、7,9′:7′,9-diepoxylignanspinoresinol-4,4′-di-β-O-D-glucoside、8-hydroxypinoresinol-4′-O-β-D-glucoside、8′-hydroxypinoresinol-4′-O-β-D-glucoside[11]。以及两个新的木脂素苷,分别是:prinsepiol-4-O-β-D-glucopyranoside和fraxireslnol-4′-O-β-D-glucopyranoside[12]。

6. 其他 缬草根中含各种氨基酸,总含量为1.73%,还含有咖啡酸、绿原酸、鞣质树脂、β-谷甾醇及多种其他羧酸[2]。

【药理作用】

1. 镇静、催眠、抗惊厥 缬草具有镇静作用,能加强大脑皮层的抑制过程,减低反射兴奋性[13]。小鼠灌胃缬草挥发油1、2 mg/kg,可明显抑制小鼠的外观行为活动,显著加强戊巴比妥钠及水合氯醛对中枢神经的抑制作用。灌胃缬草三酯及异戊酸二氢缬草素的混合物36.1 mg/kg,对小鼠有安定作用,并有改善协调动作的能力,对自由活动的猫也有安定作用,使其兴奋、攻击状态有所降低,而对外界的反应性则不受影响,缬草酮、缬草烯醛、缬烯酸也有镇静作用[3]。缬草醇提物对小鼠的自发活动具有明显的抑制作用,与戊巴比妥钠有较好的催眠协同作用,可延长小鼠睡眠时间,提高小鼠的入睡率[14]。缬草挥发油中的缬草醛、缬草萜烯、缬草酮等均有镇静、解痉作用。异缬草酸有镇痛作用。缬草二醇类为镇静有效成分[15]。缬草三酯有强镇静、安定活性。缬草水溶性成分也有镇定和催眠的作用。缬草挥发油能对抗戊四氮硫代氨基脲电休克等导致的惊厥[10]。缬草属植物镇静催眠的作用机制有:GABA受体机制、苯二氮卓受体机制、腺苷受体机制、神经保护机制[16]。

2. 心血管系统

(1)降压 缬草水提物对犬、猫、兔有降低血压的作用,猫股静脉注射缬草乙醇提取物1 mg/kg血压于给药后立即下降,最低值为给药前的56%,但3 min后就逐渐恢复至给药前水平。此作用与拟交感作用和抑制中枢神经系统有关[17]。

(2)增加冠脉流量、降低心率及心肌耗氧量 给麻醉猫静脉注射5%缬草乙醇提取物 (VES)1 mL/kg后,冠脉流量立即明显增加,为给药前的5.7倍;心率明显减慢。给药5 min后,动静脉氧分压差由0.53±0.1kPa下降到0.2±0.1 kPa,表明缬草乙醇提取物能降低心肌耗氧量[17]。小鼠腹腔注射缬草石油醚和二氯甲烯的提取物1、1.25、1.5 g/kg,能显著增加心肌对^{86}Rb的摄取,而且随剂量的增加而增加;缬草水提物(30 g/kg)也能促进小鼠心肌摄取^{86}Rb;缬草乙醇提取物无此作用[18]。

(3)扩张血管 将10%缬草乙醇提取物0.2mL注入离体兔耳、后肢及肾脏血管后,流量立即增加,肾脏、后肢及兔耳1~3min的峰值分别为给药前的2、1.4及1.8倍。兔耳流量增加持续时间较久,上述结果表明缬草乙醇提取物对离体家兔肾脏血管、皮肤和横纹肌血管有明显的扩张作用。

(4)抗心律失常 给兔静脉注射缬草提取物(V3d)100和200 mg/kg给大鼠静脉注射150 mg/kg,能明显对抗氯仿-肾上腺素、乌头碱、氯化钙诱导的心律失常[19]。缬草提取物(V3d)能明显对抗乙酰胆碱-氯化钙诱发的小鼠房颤和氯仿诱发的小鼠室颤等。缬草中挥发性成分也有抗心律失常及降压作用[15]。缬草提取物(所含成分为挥发油中的单萜、倍半萜的含氧化合物)浓度依赖性缩短动作电位时程;浓度依赖性抑制INa、ICa-L、Ito,并作用于INa、ICa-L的失活状态;不同浓度缬草提取物对IK,IK1无明显影响;缬草提取物对IKATP无直接的开放作用。缬草提取物对上述离子通道的影响可能是其抗心律失常的重要机制[20]。

(5)抗心肌缺血再灌注损伤 家兔腹腔注射缬草提取物100 mg/kg,能降低体内黄嘌呤氧化酶(XOD)的形成及活性,减少自由基的产生,减轻膜的脂质过氧化,对心肌缺血再灌注有保护作用;同时提高PGI_2/TXA_2比值,抑制血小板聚集,改善冠状微循环以及减少肿瘤坏死因子α(TNF-α)产生,减轻复灌区的无菌性炎症等途径减轻心肌缺血再灌注损伤[21]。

3. 保肝 对四氯化碳引起肝损害的兔，每天给予缬草 3~5 g，病理切片研究表明，对兔肝脏有相当程度的保护作用[10]。

4. 对呼吸道的作用 缬草提取物可以有效防治博莱霉素诱导的大鼠肺泡炎及肺纤维化，其机制可能是降低 TGF-β_1 表达[22]。

5. 消除胆囊结石 大鼠灌胃缬草提取物30 mg/kg使胆囊结石平均重量较对照组明显减轻；结石消失率达 75%。胆囊组织内肿瘤坏死因子(TNF)及白细胞介素-1(IL-1)水平明显低于对照组。对照组的胆囊组织呈明显炎性改变，实验组的胆囊组织则基本正常[23]。

6. 抗肿瘤 对从缬草中提取分离的总环烯醚萜类物质及其中的环烯醚萜苷与环烯醚萜酯进行体内(小鼠移植性肿瘤)、体外(噻唑蓝染色法)抗肿瘤活性研究，结果表明缬草环烯醚萜苷与环烯醚萜酯对 K562、HL60、U937、Hep G2 和 Hale 细胞株具有突出的细胞毒作用，对小鼠在体的 EAC(腹水型)、S180(实体型)呈现出明显抑瘤作用；其抗癌活性强度为双烯键结构的环烯醚萜酯>单烯键结构的环烯醚萜酯>环烯醚萜苷。说明缬草环烯醚萜类物质具有显著的细胞毒与抗肿瘤作用，尤其是环烯醚萜酯[24]。体外实验表明缬草素对 Kreb Ⅱ腹水癌细胞、肝癌细胞、骨髓造血祖细胞和人 T2 淋巴细胞有抑制作用[25]。动物学实验证明二氢缬草素与肝癌细胞反应迅速[26]。

7. 护肾 缬草油可以明显改善 2 型糖尿病大鼠的肾脏损害，减少蛋白尿，延缓肾功能损害的进展。其作用与其降低血脂、抗氧化、抑制肾皮质内 PKC 的激活有关[27]。

8. 其他 缬草浸剂静脉注射于犬可加速体内的血凝过程，在体外则无影响[3]。小鼠灌胃缬草浸膏 30 mg/kg 和缬草挥发油 30 mg/kg 均有镇痛作用，并且两者之间有良好的协调作用[28]。

9. 毒性 缬草挥发油的毒性低，治疗安全范围大，缬草挥发油腹腔注射的 LD_{50} 为 915 mg/kg；灌胃的 LD_{50} 为 2.25 g/kg[29]。缬草提取物(V3d)按序贯法给小鼠静脉注射 LD_{50} 为 2950±97 mg/kg；按改良寇氏法腹腔注射 LD_{50} 为 4760±105 mg/kg [19]。另外对缬草进行致突变性测试结果，小鼠精子畸形，小鼠骨髓细胞微核试验和 Ames 试验均为阴性，无诱变作用[30]。

【临床应用】

1. 癫痫 用两缬草酰胺片治疗 28 例难治性癫痫取得较满意疗效[31]。

2. 催眠 缬草根与低剂量苯海拉明组成复方，有很好的催眠作用，安全无副作用[32]。

3. 支气管哮喘 缬草酶、颠茄酶、氨基比林、盐酸麻黄碱制成消剂，可用于支气管哮喘[33]。

4. 皮肤过敏症 缬草、欧洲赤松芽、百里香全草、金绿桃、薄荷、蜜蜂花制成芳香型水溶剂治疗皮肤过敏症[33]。

5. 滋补强壮 缬草、土木香、益母草、金绿桃、欧甘草、五味子、金盏菊花、铃芝水剂用于滋补强壮[33]。

(刘 康 刘国卿 陈汝炎)

参考文献

[1]邓君，等. 缬草的研究进展. 国外医药植物药分册，2000，15(2)：53

[2]张振学，等. 药用植物缬草的化学研究进展. 沈阳药科大学学报，2000，17(3)：222

[3]吴华欣. 缬草属植物化学成分及药理作用研究的回顾. 云南中医杂志，1985，1：49

[4]吴筑平缬草挥发油化学成分研究.中国药学杂志，1991，34(11)：733

[5]姜霞，等. 缬草化学成分研究. 中药材，2007，30(11)：1391

[6]Long CZ，et al. Chemical Constituents of the Volatile Oil from Valeriana officinalis Linn. var. Latifolia Miq Grown in Guizhou Province. *Acta Botanica Yunnanica*，1987，9 (1)：109

[7]张振学，等. 药用植物缬草的化学研究进展. 中国药物化学杂志，2000，10(3)：226

[8]黄龙，等. 缬草油化学成份GC/MS分析研究. 氨基酸和生物资源，2002，24(2)：11

[9]周颖，等. 缬草研究进展. 湖北中医杂志，2008，30(10)：61

[10]侯面章. 中草药提取物. 北京：中国医药科技出版社，2004：254

[11]Britta Schumacher，et al. Lignans Isolated from Valerian：Identification and Characterization of a New Olivil Derivative with PartialAgonisticActivity at A1 Adenosine Receptors. *Nat Prod*，2002，65：1479

[12]Anna Lisa Piccinelli，et al .New Lignans from the Roots of Valeriana prionophylla with Antioxidative and Vasorelaxant Activities. *Nat Prod*，2004，67：1135

[13]国家医药管理局中药情报中心.植物有效成分手册.北京：人民卫生出版社，1986：1107

[14]陶涛，等. 缬草醇提物的镇静催眠作用研究. 中药材，2004，7(3)：209

[15]袁珊琴.缬草属植物化学和药理学研究进展.国外医学药学分册，1992，19(6)：346

[16]黄宝康,等.缬草属植物的镇静催眠作用及机制. *Joumal of Pharmaceutical Practice*,2007,25(3):134

[17]张宝恒,等.缬草乙醇提取物(VES)对心血管的作用.药学学报,1982,17(5):382

[18]张宝恒,等.几种缬草提取物对小白鼠心肌摄取^{86}Rb的影响.中草药,1983,14(2):25

[19]袁韶华,等.缬草提取物(V3d)抗心律失常的实验研究.中药药理与临床,1989,5(6):15

[20]黄峥嵘.缬草提取物对兔心室肌细胞离子通道的影响.武汉大学学位论文,2004,5:22

[21]尹红,等.缬草提取物抗心肌缺血再灌注损伤的实验研究.微循环学杂志,2000,10(1):12

[22]陈素美,等.缬草提取物对大鼠实验性肺纤维化的干预作用.医药导报,2008,27(11):1295

[23]叶建明,等.缬草提取物时胆囊结石治疗作用与肝、胆囊组织内TNF及IL-1水平的关系.临床消化病杂志,2001,13(1):6

[24]薛存宽,等.缬草环烯醚萜抗肿瘤作用的实验研究.现代中西医结合杂志,2005,14(15):1969

[25]Bounthanh C,et al.Valepotriates,anewclass of cytotoxic and antitumor agents. *Planta Medica*,1981,41:21

[26]Bounthanh C. Valepotriates:anewclass of cytotoxic and antitumor agents . *Planta Med*,1981,41(1):21

[27]陈玲,等.缬草油对2型糖尿病大鼠肾脏的保护作用及其机制探讨.中华肾脏病杂志,2003,19(3):168

[28]薛存宽,等.缬草提取物药效学研究与工艺探计.中药新药与临床药理,1996,7(3):15

[29]薛存宽.神农缬草挥发油改善微循环防治急性肺水肿抗心肌缺血及缩小AMI梗塞范围的实验研究.医学研究通讯,1988,(2):43

[30]秦日瑛.缬草的毒性及致突变性测试.病变畸变突变,1996,8(3):180

[31]郭燕娟.丙缬草酰胺片治疗28例难治性癫痫的疗效观察.云南医药,2000,21(15):436

[32]刘欢.缬草根或酸枣与苯海拉明组成的催眠药.国外医药植物药分册,1999,14(3):134

[33]王良信.缬草用于变态反应病、轻度辐射后遗症的治疗及其抗疲劳.国外医学植物药分册,1995,17(6):29

十六画

薤 白 Allii Macrostemonis Bulbus xie bai

本品为百合科植物小根蒜 *Allium macrostemon* Bge 或薤 *Allium chinense* G.Don 的干燥鳞茎。味辛、苦,性温。有通阳散结,行气导滞之功能。主治胸痹心痛、脘腹痞满胀痛、泄痢后重。

【化学成分】

薤白中含有多种活性成分,现已从薤中分离得到挥发油、皂苷、含氮化合物、前列腺素等。薤白中的挥发油主要为含硫化合物:甲基烯丙基三硫化物(methyl allyl trisulfide)、二甲基二硫化物(dimethyl disulfide)及二烯丙基硫化物(diallylsulfide)、二烯丙基二硫化物(diallyl disulfide)等 22 种,挥发油中还含有噻吩、戊烯醛、烷烃化合物等[1,2]。

薤中含有 chienoside Ⅰ~Ⅶ,小根蒜中分离出的皂苷为 macrostemonoside A~I,其中,macrostemonoside A~D 为小根蒜和薤中共有[3]。

小根蒜及薤的鳞茎中含氮化合物也是其主要活性成分之一,从小根蒜中分离出腺苷(adenosine)、鸟苷(guanosine)、丁香苷等[4]。薤中含有胡萝卜苷、β-谷甾醇(β-sitosterol)、前列腺素 PGA1 和 PGB1[5]。

薤白中含有有机酸类,长链脂肪酸如亚油酸(linoleic acid)、油酸(oleic acid)、棕榈酸(palmitic acid)等,还含有丁二酸、对羟基苯甲酸;鳞茎含蒜氨酸(alliin),甲基蒜氨酸(methylalliin)、大蒜糖(scorodose)等[6]。

【药理作用】

1. 镇痛、增强免疫 薤白 0.5 mg/mL 水煎液0.3 mL/10g 灌胃给药,对小鼠热板试验有较强镇痛作用;生品和炒品对小鼠扭体法镇痛百分率分别为 78%、67%[7]。薤白研碎 8000 mg/kg 连续给予小鼠 22 d,与环磷酰胺模型组比较小鼠血清溶血素及单核巨噬细胞吞噬指数显著增高,并且能够抑制环磷酰胺所致免疫器官重量系数降低[8]。

2. 心血管系统

(1)强心 薤白水煮醇沉液 1 g/kg,大鼠股静脉一次给药 0.2 mL,能显著降低心率(HR)、左室内压峰值(LVSP)、左室压最大上升速度(dp/dtmax)、最大动脉压峰值(Vmax)、收缩压(SBP)、舒张压(DBP)等指标[9]。大鼠一次灌胃给予薤白提取物 19.58、39.16 g/kg,对心缺血再灌注损伤有保护作用,室性心动过速(VT)、室颤次数(VF)、室性早搏波(VPB)显著减少,并使心律出现时间滞后,心律失常时间缩短。大鼠一次灌胃给予薤白提取物 30.60、38.26 g/kg,能明显对抗垂体后叶素所致的心电图 S-T 段变化[10]。

(2)抗血栓、抗动脉粥样硬化 薤白对花生四烯酸代谢有干扰作用。薤白精油浓度 0.27 mg/mL 的 0.05 mol Tris-HCL 溶液,对 TXB_2 合成抑制率为80.3%,对 12(S)-羟基-十七碳三烯酸的合成抑制率为 78.6%,而5-羟基花生四烯酸则增加20.2%。薤白对血小板合成 TXB_2 的抑制作用的半效抑制浓度(IC_{50})为0.146mg/mL[11]。提示,薤白通过干扰花生四烯酸的代谢,阻断了血栓烷的合成,具有抗血栓功能。

3. 血液系统

(1)抑制血小板聚集 薤白中的含硫化合物甲基丙烯基三硫化物、含氮化合物及甾体皂苷类成分都能强烈抑制血小板的聚集[3]。1 g/mL 薤白水煮醇沉液 20 μL 使 ADP 诱导的家兔体外血小板聚集反应的血小板聚集率和 5 min 最大聚集率(Amax)显著降低;薤白 6.48 g/kg 灌胃给药 3 d,显著降低大鼠 Amax 值[9];薤白提取物 1.5 g/mL 加 10 μL 于 200 μL 反应体系中,显著降低体外血小板聚集,抑制率为 44.7%[12]。薤白中提取的 N-反-阿魏酰酪胺对由腺苷二磷酸钠(ADP)2 μmol/h 诱导的人血小板聚集的第一、二相聚集均显示强抑制作用[13]。

(2)改善血液流变学 薤白 6.48 g/kg 灌胃给药3 d,显著降低大鼠红细胞压积和高、低切血液黏度[14]。

4. 解痉、平喘 薤白有良好的平喘作用。能改善通气功能,提高 PGI_1 含量,抑制血栓素(TXA_2)的合成,并能够松弛支气管平滑肌，改善微循环，缓解喘息状态[15]。薤白能提高前列腺素 E_1 的含量，薤白95%乙醇提取生药5g/d给正常家兔拌入饲料中喂饲5周，结果血浆中 PGE_1 的含量在用药3周后明显高于对照组，而用药5周后血浆中 PGE_1 的含量非常显著地高于对照组[16]。

5. 抗应激、抗缺氧 薤白0.5mg/mL水煎液0.3 mL/10 g灌胃给药，能延长对异丙肾上腺素(ISOP)和亚硝酸钠($NaNO_2$)模型小鼠耐缺氧的存活时间[17]。

6. 抑菌 小根蒜汁对细菌及几种真菌呈明显抑制作用，其最低抑菌浓度(MIC)较低；121℃湿热处理25 min后，小根蒜汁的抑菌效应下降不大，热稳定性良好；鳞茎的抑菌活性高于蒜苗[18]。200%水煎剂用试管稀释法1:4对金黄色葡萄球菌，肺炎双球菌有抑制作用，1:16时对八叠球菌有抑制作用[3]。1 g/mL水浸提液对5 mL培养液的供试菌株均有抑制作用，抑菌能力强弱依次为金黄色葡萄球菌>枯草芽孢杆菌>蜡状芽孢杆菌>大肠杆菌>绿脓杆菌>沙门菌[19]。

7. 抗癌 1 g/mL薤白汁对致癌物N-二甲基亚硝胺(NDMA)和N-二乙基亚硝胺(NDEA)的体外合成具有阻断作用，抑制率分别达71.3%、67.4%。对亚硝酸盐(NO^{2-})的消除率达82.4%，随含量的增加呈明显的量效关系[20]。在体外及肺癌体内二阶段诱发癌实验中，薤白对癌促进剂显示良好的抑制作用[21]。薤白挥发油50~400 mg/L均抑制胃癌细胞SGC-7901的细胞增殖，呈剂量依赖性[22]。薤白挥发油体外明显抑制S180和H22细胞生长，其 IC_{50} 分别是145.971、153.16 μg/mL；明显抑制荷瘤S180和H22小鼠的肿瘤生长，高剂量组抑瘤率分别为60.86%、52.99%；能够促进P53基因mRNA的表达[23]。

8. 抗氧化、清除自由基 薤白原汁、乙醚提取物、挥发油、水提取物体外清除羟自由基(·OH)作用的 IC_{50} 分别为2.3、8.1、87.0、54.3 mg/mL，并对自由基引发的DNA损伤具有一定的保护作用[24]。薤白原汁8.0、4.8、2.4 g/kg灌胃给药25 d，每日1次，逆转白酒造成的氧应激大鼠血清超氧化物歧化酶(SOD)、过氧化氢酶(CAT)活性降低并对T淋巴细胞具有保护作用；抑制血清LPO形成，清除Fenton反应生成的羟自由基，与浓度呈正相关[25]。薤白原汁2.5、5、10 g/mL能使血清抗坏血酸自由基自旋浓度降低，呈量效关系，和谷胱甘肽作用类同[26]。薤白类固醇有效成分ACS 20 nmol/L作用于体外培养的大鼠心脏成肌细胞系H9C2，具有显著抗自由基作用并能够抑制 H_2O_2 诱发的钙离子浓度升高[27]。

【临床应用】

1. 降血脂 薤白胶丸(0.25 g/丸)1~2丸/次，3次/d口服，4周为一疗程。观察55例，降低血清总胆固醇和甘油三酯有效率为74%、78%；β-脂蛋白给药前后无改善，服药前后过氧化脂质变化明显，血小板聚集平均抑制率为53.87%[28]。另又观察132例原发性高血脂病，结果服药前后血浆总胆固醇、β-脂蛋白、血浆6-酮-前列素 $F_{1\alpha}$ 的含量及对血小板聚集的抑制率均有明显变化[29]。薤白提取物制成的血滞通胶囊治疗高脂血症30例，一次2粒，一日3次，4周为一疗程。结果：服药前后血浆总胆固醇、甘油三酯、低密度脂蛋白、高密度脂蛋白均有明显变化，10例痊愈，15例显效，3例好转，2例无效，总有效率93.3%[30]。

2. 冠心病、心绞痛 加味瓜蒌薤白汤(瓜蒌、薤白、丹参、红花、赤芍、川芎、降香等)治疗冠心病心绞痛104例，显效36.53%，总有效率达95.19%[30]；枳实薤白桂枝汤加味治疗冠心病心绞痛50例，疗效94%[31]。用党参、薤白、元胡、石昌蒲制成的补气心痛口服液，治疗气虚性心绞痛92例，显效55例，有效率89.12%[32]。

3. 心律失常、心肌炎 用瓜蒌薤白牡蛎汤(瓜蒌、薤白、生牡蛎、生龙骨、川芎、当归)治疗心律失常和心肌炎38例，显效率55%，总有效率86.10%[32]。

4. 慢性肺心病、支气管哮喘 瓜蒌薤白半夏汤对慢性阻塞性肺部疾病患者的平喘总有效率87.5%[33]。单味薤白治疗支气管哮喘20例，即时止喘疗效57%~78%，有效持续时间为30~120 min，显效率可达21.4%~45%[34]。治疗40例慢性支气管炎并发肺气肿，对喘、咳、哮鸣音的有效率为82.9%~92.5%[32]。用瓜蒌薤白半夏汤治疗慢性肺源性心脏病50例，治愈32例，占64%，明显好转16例，占32%，无效2例，占4%，总有效率为96%。18例随访5年以上病情稳定，无复发现象[35]。

5. 胆囊炎、抑郁症 治疗胆囊炎46例，3年未复发者34例，占73.9%，总有效率93.5%[36]。瓜蒌、薤白、半夏辅以甘松、九香虫、郁金等，治疗胃脘胀痛，瓜蒌、薤白、半夏辅以陈香、香附、郁金等治疗抑郁症[37]。

6. 不良反应 一患者服用中药一剂含薤白9g，引起肠鸣、水样腹泻，减薤白继服则无任何不良反应[38]。

【附注】

长梗薤白(*A.nerinifolium* Bak)，民间广泛食用，亦作药用。含有二甲基三硫化物，甲基1-丙烯基二硫化物、甲基烯丙基二硫化物、二正丙基二硫化物、甲基正丙基三硫化物等多种硫化物[39]。长梗薤白粉末，每日2次拌入饲料，鲜生药9 g/d，给高胆固醇大耳白兔口服16周。结果：长梗薤白组明显抑制主动脉和冠状动脉脂质斑块形成,降低血脂,使过氧化脂质(LPO)形成减少,血浆及动脉中前列环素(PGI_2)及 cAMP 水平升高,抑制血小板聚集和释放。提示,长梗薤白对动脉粥样硬化的形成有显著的抑制作用[40]。长梗薤白提取物 1.2 g/kg 每日两次拌入饲料,连续给药 42 d,明显降低高脂血症大鼠血清 LPO、血浆总胆固醇、甘油三酯、低密度脂蛋白,使高密度脂蛋白显著升高,有降血脂作用[41]。

(宋丽晶 张晓宇)

参考文献

[1]江苏新医学院.中药大词典.上海:上海人民出版社,1977:2642

[2]林琳,等.薤白挥发油成分的超临界CO_2萃取及GC-MS分析.分析试验室,2008,27(1):115

[3]姜勇,等.中药薤白的研究进展.天然产物的研究与开发,2000,12(5):74

[4]彭军鹏,等.得自小根蒜及薤中的几种含氮化合物.中国药物化学杂志,1995,5(2):134

[5]孙启良,等.植物中前列腺素的研究.Ⅲ 薤白中前列腺素A1和B1的分离和鉴定.中草药,1991,22(4):150

[6]朱有昌,等.东北药用植物.哈尔滨:黑龙江科学技术出版社,1989:132

[7]吴洪元,等.薤白的炮制研究.中药材,1995,18(4):192

[8]高敏,等.野生薤白对小鼠免疫功能的影响.贵州医药,2004,28(10):932

[9]陈彬,等.瓜蒌薤白药对对大鼠心功能及血液流变学的影响.南京中医药大学学报,1996,12:26

[10]吴波,等.薤白提取物对心缺血及缺血再灌注损伤的保护作用.沈阳药科大学学报,2001,18(2):131

[11]谷月卿,等.薤白对花生四烯酸代谢系列的干扰作用.药学学报,1988,23(1):8

[12]吉中强,等.15种理气中药体外对人血小板聚集的影响.中草药,2001,32(5):428

[13]陈光荣.中国植物药薤白对人血小板凝集的影响.中草药,1987,18(10):12

[14]陈彬,等.瓜蒌薤白药对对大鼠心功能及血液流变学的影响.南京中医药大学学报,1996,12:26

[15]奚肇庆,等.薤白平喘作用的临床应用与展望.南京中医学院学报,1989,9(11):698

[16]陈滴,等.薤白对家兔体内前列腺素的影响.白求恩医科大学学报,1989,15(1):91

[17]姜勇,等.薤中抗凝和抗癌活性成分的结构鉴定.药学学报,1998,33(5):355

[18]张香美,等.小根蒜抑菌作用的初步研究.安徽农业科学,2005,9:1676

[19]陈锡雄.薤白抑菌作用初步研究.杭州师范学院学报(自然科学版),2004,?3(4)?:337

[20]阚健全,等.藠头和苦瓜汁抑制亚硝胺合成体外试验.营养学报,1995,17(4):409

[21]姜勇,等.薤中抗凝和抗癌活性成分的结构鉴定.药学学报,1998,33(5):355

[22]吴志民,等.薤白挥发油诱导人胃癌细胞的凋亡.中国临床康复,2006,10(19):115

[23]张卿,等.薤白挥发油抗肿瘤作用的实验研究.肿瘤,2003,23(3):228

[24]丁丰,等.薤白提取物清除羟自由基及抗DNA损伤作用的实验研究.中药材,2005,28(7):592

[25]李向红,等.薤白提取物的抗氧化作用研究.中药材,1994,17(11):34

[26]李向红,等.薤白对大鼠血清抗坏血酸自由基和血清发光的影响.中药材,1995,18(10):521

[27]Ren G,et al. Protective effects of steroids from Allium chinense against H_2O_2-induced oxidative stress in rat cardiac H9C2 cells. *Phytotherapy Research*,2009,DOI:10.1002/ptr.2964

[28]谭可安,等.薤白的临床疗效观察.白求恩医科大学学报,1989,15(2):211

[29]雷忠义,等.加味瓜蒌薤白汤治疗冠心病心绞痛104例.陕西中医杂志,1983,4(4):23

[30]赵军,等.血滞通胶囊治疗高脂血症30例疗效观察.中医药信息,1999,5:19

[31]王秀海.枳实薤白桂枝汤加味治疗冠心病50例临床观察.临床合理用药,2009,2(13):49

[32]严启新,等.薤白研究进展及开发前景.中草药,1997,28(增):137

[33]奚肇庆,等.薤白平喘作用的临床应用与展望.中西医结合杂志,1991,11(9):575

[34]方蕴春,等.薤白平喘作用的临床观察.南京中医学院学报,1984,2:40

[35]赵映云.瓜蒌薤白半夏汤加减治疗肺心病50例.现代中西医结合杂志,2003,12(3):273

[36]逯家君,等.栝楼薤白半夏汤加味治疗慢性胆囊炎46例.吉林中医药,1996,(3):11

[37]吴南民,等.瓜蒌薤白半夏汤异病同治经验.中国医药学报,1994,9(5):292

[38]周海虹,等.服薤白引起严重腹泻一例.中国中药杂志,1998,23(1):58

[39]江漫涛,等.薤白的研究(一)有效成分.白求恩医科大学学报,1984,10(5):477

[40]赵静波,等.长梗薤白提取物对实验性粥样动脉硬化的预防作用.中华医学杂志,1986,6(3):145

[41]孙文娟,等.保定、亳州、定州三产地长梗薤白提取物对高脂血症家兔的脂质调节作用.中国中医药信息杂志,2004,11(9):782

薏苡仁 Coicis Semen yi yi ren

本品为禾本科植物薏苡 *Coix lachryma-jobi* L.var. *mayuen*(Roman.)Stapf 的干燥成熟种仁。味甘、淡,性凉。有利水渗湿,健脾止泻,除痹,排脓,解毒散结功能。主治水肿、脚气、小便不利、脾虚泄泻、湿痹拘挛、肺痈、肠痈、赘疣、癌肿等。

【化学成分】

薏苡仁油中含薏苡仁酯、薏苡内酯(薏苡素、coixol)等,后者是抗癌成分,薏苡中尚含有多个甾醇类(阿魏酸豆甾醇和阿魏酰菜子甾醇等)、茚类、三萜类、生物碱类化合物,多糖类化合物有薏苡多糖 A、B、C(coixanA、B、C)、中性葡聚糖 1-7 及酸性多糖 CA-1 和 CA-2。微量元素含量为 Mg>Ca>Fe>Zn>Mn>Cu>Co>Ci>Cr,其中镁为 2788.5 mg/kg;铁为 87.5 mg/kg;锌为 31.62 mg/kg。薏苡仁尚含有丰富的氨基酸:精氨酸、赖氨酸、缬氨酸、亮氨酸等[1-3]。

【药理作用】

1. 抑制肌肉收缩 薏苡仁油 0.5g 及 0.1%薏苡素对蛙肌肉收缩有明显抑制作用[4,2]。用大鼠膈肌标本进行实验、发现薏苡素 5×10^{-3} mol/L 能降低膈肌的氧摄取量和抑制糖原的无氧酵解过程。在置有从兔腰肌匀浆中分离出的肌凝蛋白的毛细玻管内,薏苡素能抑制加 ATP 产生的收缩反应[4]。薏苡素 3 mg/kg、6 mg/kg 静脉注射对兔小肠及薏苡素 1×10^{-4} mol/L、4×10^{-4} mol/L 对离体兔小肠均有抑制作用[4]。

2. 影响心血管 薏苡素 2×10^{-4} mol/L 及 4×10^{-4} mol/L 能抑制离体蟾蜍心肌,使其收缩振幅减低,频率变慢。薏苡素 3、6 mg/kg 及薏苡仁油静脉注射于麻醉兔则出现短暂的降压反应,且伴有呼吸兴奋[4,5]。

3. 中枢神经系统

(1)镇痛 薏苡素 100 ng/kg 腹腔注射对小鼠(电刺激法)和大鼠(辐射热法)均有镇痛作用,薏苡仁的水提物对小鼠(热板法)也有镇痛作用[6,4]。

(2)抑制多突触反射 薏苡素 5 mg/kg 静脉注射对电刺激麻醉猫坐骨神经中枢端致对侧腓肠肌的收缩反应有抑制作用[4]。

(3)降温与解热 给大鼠腹腔注射薏苡素 50~100 mg/kg 可降低正常体温[7]。对 TTG(pseudomonas fluoresens 菌体的精制复合多糖类)性发热的解热作用较好,对二硝基酚引起的发热无作用[4]。

(4)镇静 给小鼠静脉注射薏苡素 100 mg/kg 能减少其自发活动;给兔静脉注射薏苡素 20 mg/kg 后脑电图出现高幅慢波的皮层抑制反应[4]。

4. 抗肿瘤

(1)抑制肿瘤细胞的增殖和转移 薏苡仁酯 10^{-7}~10^{-10} mol/L 以量效方式抑制人鼻咽癌 CNE-2Z 细胞的克隆形式,$ID_{50}=10^{-5.003}$ mol/L[8]。薏苡仁醇提和水提混合提取液 5~50 mg/L,可抑制鼻咽癌细胞株 CNE1、NE2、TWO3 和 C666-1 细胞的增殖,其作用具有时间和浓度依赖性[9]。采用裸鼠移植瘤淋巴转移模型观察到薏苡仁酯 10^{-6}~10^{-4} mol/L 以量效方式抑制人鼻咽癌细胞 CNE-2Z 的转移;组织学检查可见 CNE-2Z 的侵袭力下降,与淋巴结转移率下降同步[7]。

(2)抑制肿瘤血管生长 薏苡仁注射液(KLT 10%)6.25、12.5、25 mL/kg×10 d,具有明显抑制 S180 肉瘤生长的作用,抑瘤率分别为 28.51%、39.72%、46.21%;免疫组化显示薏苡仁可下调 S180 瘤体内 VEGF、6FGF 的表达[10]。用 10 μL/mL 薏苡仁注射液作用于大鼠主动脉条,发现极少有新生血管,血管生长亦很快进入衰退期,效果优于 0.1 mg/mL 维生素 E[11]。

(3)诱导肿瘤细胞凋亡 5~15μL/mL 康莱特(KLT)可诱导胃癌 SGC-7901 细胞凋亡,其凋亡效应呈浓度-时间依赖性,Bcl-2 表达下调[12]。经过 ^{60}Co 照射的人鼻咽癌 CNE-2Z 细胞,凋亡细胞数增加。加入薏苡仁酯 10^{-7}~10^{-6} mol/L 后使放射量效曲线和时效曲线左移,辐射也诱导正常细胞凋亡,但薏苡仁酯没有加强此作用,表明薏苡仁酯能选择性地促进射线所致的细胞凋亡[13]。

(4)放射增敏 人肿瘤细胞株 CNE-2Z 裸鼠移植成瘤后,给薏苡仁酯 10^{-8}~10^{-6} mol/kg,每日 1 次,腹腔注射,经此处理后再进行 γ 射线照射,结果薏苡仁酯以量效方式提高移植瘤的放射敏感性,放射增敏率 7.19%~26.28%[14]。

(5)增效减毒 薏苡仁总成分(仁-A)100 mg/kg,腹腔注射 1 周。结果:仁-A 与顺铂合用比单用顺铂抑瘤率提高 16.58%(S180)、14.11%(H22);仁-A 与丝列霉素合用比单用丝列霉素抑瘤率提高 17.56%(S180)、17.42%(H22)。说明,仁-A 能增强化疗效果。仁-A 600 mg/kg 腹腔注射 1 周,对顺铂、丝列霉素所致白细胞减少有明显提高作用,并能增强化疗药物所致的免疫功能低下。进一步研究(仁-A)对顺铂、丝列霉素所致 NK 细胞活性降低有显著提高作用[15]。

5. 降血糖 从薏苡仁水提物中分离出的多糖 coixan A、B、C 腹腔注射,可观察到小鼠血糖明显下降。coixan A 对阿脲所致高血糖小鼠亦有明显降低血糖作用[1]。薏苡素 200 mg/kg 腹腔注射后约 3 h 兔血糖下降,5 h 后回复。大剂量薏苡素对兔降血糖作用效力较弱[4,16]。

6. 增强免疫 给环磷酰胺免疫抑制小鼠灌服薏苡仁多糖水溶液 0.4、0.2 g/kg,每日 1 次,连服 7 d,可显著提高小鼠腹腔巨噬细胞的吞噬百分率和吞噬指数,促进溶血素和溶血空斑形成,促进淋巴细胞转化[17]。对 Lewis 肺癌小鼠腹腔注射康特来注射液 25、12.5、6.25 mL/kg,14 d,康特来明显增加脾脏指数、脾 T 细胞增殖活力及 IL-2 的表达水平;胞质中 NF-κB 和 IKBa 蛋白表达随给药剂量增加而减少;胞核中 NF-κB 蛋白表达随给药剂量增加而升高[18]。薏苡仁油(油中含薏苡仁内酯)1.8 g/kg 组可显著增加小鼠腹腔巨噬细胞吞噬鸡红细胞的吞噬率,5.4 g/kg 组对小鼠 NK 细胞的活性也有明显增强作用[19]。

7. 其他 薏苡全草(鲜品)榨汁对金黄色葡萄球菌、乙型溶血性链球菌、炭疽杆菌、白喉杆菌有一定的抗菌作用[20]。小量薏苡仁油对呼吸兴奋、大量麻痹(中枢性),同时能使血管显著扩张,对家兔及豚鼠子宫一般是呈兴奋作用,肾上腺素可使其兴奋性逆转[21,22]。

8. 毒性 薏苡仁油给小鼠 90 mg/只腹腔注射,24 h 未见死亡[23]。小鼠皮下注射薏苡仁油致死量为5~10 mg/g,兔静脉注射为 1~1.5g/kg[21]。薏苡仁丙酮提取物(油状)对小鼠口服最大耐受量为 10 mL/kg[5]。薏苡素小鼠一次腹腔注射本品悬液 500 mg/kg 后仅出现短暂的镇静作用,无一只死亡,口服每日 20、100、500 mg/kg,连续 30 d 无明显症状出现,静脉注射其溶液 100 mg/kg,亦不致死[24]。

【临床应用】

1. 皮肤病毒性疾病 ①扁平疣:取新鲜生薏苡仁,成人每日 50~60 g,儿童酌减,水煎服,同时取薏苡仁粗粉用食醋调成糊状敷患处,每日 1~2 次,用药时间 5~12 d。结果:内服外敷组 27 例,治愈 24 例,显效 2 例,无效 1 例,总有效率为 96.29%[25]。复方薏苡仁汤(生薏苡仁、苍术、制香附、板蓝根、桃仁等)煎剂,1 剂分 2 次口服,第 3 煎剂外涂,15 剂为一疗程,经 1~2 疗程后。结果 118 例中,经一疗程治疗临床治愈 34 例,经 2 个疗程治疗临床治愈 76 例,显效 2 例,有效 2 例。无效 4 例[26]。②传染性软疣:生薏苡仁 10g(碾成细粉)、加白糖适量,开水冲服,每日 3 次、20 d 为一疗程,共治疗 42 例,治愈 39 例,好转 3 例,有效率为 100%[27]。另用薏苡仁煮粥每日 1 次,30 d 后观察治疗的 10 例,皮疹消失 80%[27]。③尖锐湿疣:34 例微波除疣后的尖锐湿疣患者内服薏苡仁甘草汤,每日 1 剂水煎分 2 次服,4 周为一疗程。结果治疗组的复发率为 20.5%,其明显优于安慰剂组的 47.0%[29]。

2. 消化系肿瘤 康莱特注射液(主要成分为薏苡仁油 KLT)100 mL,每日 2 次,静脉滴注或腔内用药,连用 20 次为一疗程,治疗 52 例晚期消化系癌症患者。结果部分缓解(PR)23.1%,稳定率(S)55.8%,镇痛有效率 76.4%,治疗胸腔积液有效率 61.5%[30]。KLT 100 mL,静脉滴注,20 d 为一疗程,同时合并用 5-FU 及 DDP,治疗 12 例晚期胰腺癌 2 个疗程。结果 PR 2 例,SD 7 例,PD 3 例,总有效率 16.67%;CBR(临床受益率)为 58.13%,7 例疼痛减轻,体重增加。表明 KLT 能提高缓解率和临床受益率,毒副反应能耐受[31]。

3. 呼吸系肿瘤 单味薏苡仁 80 g 水煎,每日 1 次,配合 ^{60}Co 根治性外照射直至放疗结束后 3 个月,治疗晚期鼻咽癌 18 例。放疗后 3 个月复查,原发灶全部消退 17 例,残留 1 例;颈淋巴结转移灶完全消失 16 例,残留 2 例。血清 VCA(病毒壳蛋白抗原)-IgA 转阴率 75%(12/16),未发现远处转移[32]。KLT 100 mL 支气管动脉灌注合用 MVP、EP 方案治疗晚期肺癌,21~28 d 重复治疗,2 次治疗灌注为一疗程,疗程结束 3~4 周判定疗效。结果:KLT 治疗组患者病灶明显缩小,临床有效率 53.6%(15/28),而单纯化疗组为 20%(6/30);KLT 治疗组生活质量改善者 78%,单纯化疗组为 23.3%,骨髓抑制亦显著降低[33]。

4. 肾癌 KLT200 mL/次,静脉滴注 20 d 为 1 周期,18 例肾癌患者治疗 2 周期,结果有效率为 77.8%,体重增加 66.7%,卡氏评分升高 83.3%,症状改善 27.8%[34]。

5. 女性生殖系肿瘤 ①乳腺癌:KLT 200 mL 静滴21d,完成 3 个周期后手术治疗,采用 CEF 方案,KLT 辅助治疗组与常规化疗组的有效率分别为 80.07%(30/37)和 47.50%(19/40)。同时白细胞水平下降和恶心、呕吐的发生率要显著降低,而生活质量改善升高[35]。②宫颈癌:KLT 每次 100 mg,术前后各 1 周注射,32

例治疗后宫颈癌组织内 Langerhans 细胞显著增多,且与癌组织密切接触,反映对癌细胞杀伤作用增强[36]。

6. 癌性胸腹水 KLT200 mL,每周 2 次,每 2 周为一疗程,治疗 27 例晚期肿瘤伴有胸腔积液患者。结果 KLT 腔内注射的有效率为 77.7%,不良反应为发热和胸痛,分别占 11.1%和 3.7%。59.2%患者 KPS 评分增高,中位缓解 4.6 个月,中位生存期 7 个月[37]。KLT 100 mL 合用顺铂、5-FU,腹腔灌注,每月 1 次,连续 2 次,治疗 28 例癌性腹水患者。结果治疗组有效率为 67.9%,单用化疗组为 50.0%[38]。

7. 提高癌症患者生存质量 KLT 200 mL 每日 1 次静滴,21 d 为一疗程,2 个疗程后治疗 35 例晚期肺、肝、胃、胰、肠及乳腺癌患者。结果体重增加者占 60%,行为状态改善者占 54.28%,生活质量评分改善者占51.43%,大部分患者疼痛可缓解,生活质量明显提高[39]。

8. 镇痛 ①控制癌痛:应用 KLT 控制癌痛的自愿受试患者 376 例,均属晚期患者,其中有癌痛 328 例。结果:328 例伴有癌痛患者缓解率达 80.49%,有轻度疼痛 100%(62/62)得到控制,中度疼痛的 86.18%(131/152)得到缓解;重度疼痛的 86.28%(71/114)可缓解[40]。②骨科疼痛:薏苡仁汤加防己、茯苓制成糖衣片,日服 3 次,每次 4 片,共治疗骨科疼痛患者 41 例,总有效率为 70%[41]。③腰腿疼痛:以薏苡仁汤(薏苡仁、牛膝、独活、当归、桑寄生等)煎服,每日 1 次,10 d 一疗程,共 3 个疗程,随机治疗腰腿疼痛患者 46 例,治愈率 67.4%总有效率 95.7%[42]。

9. 降糖 服用薏苡仁醇提物制剂胶囊,2~3 粒/次,2~3 d,7~10 d 为一疗程,治疗糖尿病患者 45 例,与服用消渴降糖胶囊做对照(40 例),治愈例数分别为(30/45)与(26/40)[43]。

(韩行湛 王士贤)

参考文献

[1]ヒキノヒロシ.薏苡仁的化学和药理.国外医学中医中药分册,1989,11(3):19

[2]江苏新医学院.中药大辞典(下册).上海:上海人民出版社,1977:2645

[3]温晓蓉.薏苡仁化学成分及抗肿瘤活性研究进展.辽宁中医药大学学报,2008,10(3):135

[4]羽野寿,他.ハトムギの诸成分に關する藥理学的研究(第2報)Coixolに关する研究.药学雜誌,1960,80(8):111

[5]王浴生.中药药理学应用.北京:人民卫生出版社,1983:1240

[6]三浦幸次,他.ハトムギ成分の化学的なちでに藥理学的研究.藥学研究,1967,39(1):17

[7]李毓,等.薏苡仁酯对人鼻咽癌细胞裸鼠移植瘤转移的抑制作用.华夏医学,2003,16(1):1

[8]李毓,等.薏苡仁酯对人鼻咽癌细胞周期的影响.华夏医学,2004,17(23):131

[9]刘津,等.薏苡仁提取物对鼻咽癌细胞作用的研究.广西医学,2009,31(6):771

[10]冯刚,等.薏苡仁注射液对小鼠移植性S180肉瘤血管形成抑制的作用.肿瘤防治研究,2004,31(4):229

[11]姜晓玲,等.薏苡仁注射液对血管生成的影响.肿瘤,2000,20(4):313

[12]苏伟贤,等.康莱特对胃癌细胞增殖及凋亡能力的影响.临床和实验医学杂志,2008,7(4):89

[13]陈宁,等.薏苡仁酯对辐射诱导的人鼻咽癌细胞凋亡的促进作用.华夏医学,2001,14(3):257

[14]李毓,等.薏苡仁酯对人鼻咽癌细胞裸鼠移植瘤的放射增敏作用.华夏医学,2005,18(2):147

[15]李凤云,等.中药薏苡仁对化疗药物顺铂、丝列霉素增效减毒的实验研究.中医药学报,2000,(2):44

[16]柯铭.中草药有效成分理化与药理特性.第2版.长沙:湖南科学技术出版社,1982:281

[17]苗明三.薏苡仁多糖对环磷酰胺致免疫抑制小鼠免疫功能的影响.中医药学报,2002,30(5):49

[18]吴岩,等.康特来注射液对对Lewis肺癌小鼠免疫功能的影响.上海交通大学学报(医学版),2009,29(12):1455

[19]范伟忠,等.薏苡仁油对小鼠移植性肿瘤的影响.上海预防医学杂志,2000,12(5):210

[20]零陵地区卫生防疫站,等.561种中草药抗菌作用筛选报告.湖南医药杂志,1974,(5):49

[21]松岛義一.ハトムギの研究(1)其脂肪成分并にPalmitin酸の 藥理学的作用.医学中央雜誌,1952,102:20

[22]Yoshikagu Matsushima. The active principles in Job's tears I The fatty oil contained in Job's tears and the pharmacological actions of palmitic acid. *CA*,1952,46: 7229g

[23]全军药学专业委员会薏苡仁油的实验研究.全军第八届药学专业学术会议论文摘要汇编,1988,9:50

[24]羽野 寿,他.ハトムギの一成分 colxolの藥理学的研究(I、II、III).日本藥理学雜誌,1959,55:18

[25]于燕莉,等.单味薏苡仁治疗扁平疣44例.山东中医学院学报,1996,20(2):120

[26]郑敏.复方薏苡仁汤治疗扁平疣.山东中医杂志,2007,26(7):477

[27]张玉英.薏苡仁治疗传染性软疣42例.河北中医,1990,12(1):36

[28]霍培正.中西医结合治疗传染性软疣96例临床分析.中华现代皮肤科学杂志,2005,2(1):61

[29]眭道顺,等.薏苡仁甘草汤治疗尖锐湿疣34例临床观察.广州中医药大学学报,2003,20(4):276

[30]郭施勉,等.薏苡仁治疗晚期消化系恶性肿瘤52例疗效观察 中国肿瘤临床,2001,21(2):152

[31]李青山,等.薏苡仁注射液联合低剂量顺铂和5-氟氧嘧啶治疗晚期胰腺癌的例临床观察.肿瘤,2004,24(2):184

[32]胡笑克,等.薏苡仁酯对人鼻咽癌细胞的放射增敏作用.中山医科大学学报,2000,21(5):3345

[33]黄美欧,等.中药康莱特联合化疗药物治疗中晚期肺癌疗效观察.中国误诊学杂志,2006,6(2):251

[34]王丽茹,等.康莱特治疗晚期肾癌的疗效观察.肿瘤防治研究,2002,9(3):325

[35]甘霖霖,等.康莱特注射液在乳腺癌新辅助化疗中的作用.肿瘤,2009,29(3):283

[36]高凤兰.薏苡仁提取物对围术期宫颈癌组织Langerhans细胞的影响.时珍国医国药,2008,19(3):553

[37]何安兵,等.康莱特腔内注射治疗恶性胸腔积液的临床观察.现代肿瘤医学,2009,7(8):1497

[38]严敏,等.薏苡仁注射液联合腹腔灌注化疗药物治疗癌性腹水28例临床观察.云南中医中药杂志,2008,29(10):20

[39]黄学武.康莱特注射液对晚期癌症患者提高生存质量的临床观察.肿瘤防治研究,2003,10(10):1119

[40]李大鹏.康莱特注射液(KLT)的临床应用.中国肿瘤临床,2001,28(4):300

[41]中村谦介.薏苡仁汤加昧方治疗经验.国外医学中医中药分册,1989,11(6):10

[42]秦宗县.重用薏苡仁治疗腰腿痛46例疗效分析.江苏中医,1989,10(3):22

[43]张云霞,等.薏苡仁醇提物的降糖作用研究.中国中医药杂志,2007,5(8):65

薄 荷 Menthae Haplocalycis Herba

bo he

本品为唇形科植物薄荷 *Mentha haplocalyx* Briq.的干燥地上部分。味辛,性凉。有疏散风热,清利头目,利咽,透疹,疏肝行气功能。用于风热感冒、风温初起、头痛、目赤、喉痹、口疮、风疹、麻疹、胸胁胀闷等。

【化学成分】

1. 挥发油类 全草含挥发油 1%~3%, 新鲜叶含油率 1%~1.46%[1],干茎、叶含 1.3%~2%[2];油中主要成分为薄荷醇(menthol)62.3%~87.2%,其次为薄荷酮(menthone)8%~12%, 还有异薄荷酮(isomenthol)、胡薄荷酮(pulegone)[3]、乙酸薄荷酯[4]、α-蒎烯、戊醇-3、柠檬烯、薄荷烯酮(menthenone)、桉油精、新薄荷醇(neomenthol)、伞花烃、薄荷烷、氧化薄荷酮、薄荷烯酮醚[5]、α-柠檬醛、β-柠檬醛、芳樟醇、香茅醇[6]。

2. 黄酮类 亲脂性黄酮类化合物(lipophilic flavones)、3′,4′,5,7-四羟基黄酮[7]。

3. 葡萄糖苷类 1-menthyl-β-D-glucoside、β-谷甾醇葡萄糖苷、香豆精、类胡萝卜素、总生育酚、橙皮苷、糖类化合物[8]、树脂及少量鞣质[1]。

4. 其他 薄荷中铝、铁、钠、锌含量较高[1]。

【药理作用】

1. 影响中枢神经 薄荷少量内服有发汗解表的作用,通过兴奋中枢神经系统,扩张皮肤毛细血管,促进汗腺分泌,增加散热[9]。大剂量可刺激脊髓使反射机能麻痹,并能制止肠内异常发酵,引起消食、下气、除霍乱呕吐作用。薄荷脑外用,具有轻微的局麻作用,能麻痹神经末梢,起清凉、止痒、止痛作用[10,11]。

2. 抗脑缺血再灌注损伤 全脑缺血再灌注损伤大鼠模型,在造模同时尾静脉注射薄荷醇乳液 2 mL/100 g。缺血再灌注后大鼠皮质、海马等脑区均有 c-fos 表达,且表达增强;薄荷醇可明显抑制 c-fos 表达,使 Bcl-2 表达增强。薄荷醇对脑有保护作用,其作用可能与下调 c-fos 表达,和上调 Bcl-2 有关[12]。

3. 抗病原微生物

(1)抑菌 薄荷精油对枯草芽孢杆菌及变形杆菌出现最大的抑菌环。薄荷精油的浓度范围在 0.039%~5.00%,对所选的 8 种菌种中变形杆菌的 MIC 和 MBC 值最低,分别为 0.625%和 1.25%。对 8 种病原菌都有很好的抗菌作用[13]。

(2)杀螨虫 薄荷油有很强的体外杀灭人体蠕形螨的作用, 尤其对皮脂蠕形螨的杀灭作用显著。12.5%、3.125%分别是薄荷油体外杀灭毛囊蠕形螨和皮脂蠕形螨的最适杀螨浓度。薄荷油对人体蠕形螨的杀灭机制主要通过神经毒性和直接毒杀作用,造成虫体破裂脱水而死亡[14]。

(3)抗病毒 100%薄荷煎剂 10 mg/mL 在原代乳兔肾上皮细胞培养皿上,能抑 制单纯疱 疹病毒感染,增大煎剂浓度至 100 mg/mL,则呈现对细胞的毒性作用[15]。薄荷醇提取物体外试验具有明显抑制亲心肌柯萨奇 B3 病毒(CVB3m)繁殖和保护病毒感染细胞的作用,体内试验对 CVB3m 感染小鼠具有减缓死亡、延长存活时间、保护其不得心肌炎或减轻心肌炎病变的作用[16]。

4. 抗炎　浓薄荷水以100、200 mg/kg剂量灌胃，能明显抑制二甲苯所致小鼠耳肿胀；对蛋清所致大鼠足趾肿胀有明显抑制作用。浓薄荷水有明显消炎作用[17]。

5. 利胆　薄荷油120、60、30 mg/kg十二指肠给药，对大鼠有明显的利胆作用，并能轻度增加胆汁中胆汁酸的排出量；5、0.5、0.05 mg/L薄荷油在4~5周内对胆固醇结石、胆色素结石无明显溶解作用[18]。薄荷丙酮干浸膏或50%甲醇干浸膏（有效成分为薄荷醇）50 mg/kg十二指肠给药，对麻醉大鼠有显著的利胆作用，给药后0.5~1 h作用达高峰，胆汁排出量约为对照组的2~4倍[19]。对胆汁引流术后1.5 h的大鼠，分别给予薄荷丙酮干浸膏和50%甲醇浸膏，可见胆汁分泌量明显增加，30 min达峰值，提高约3.9倍；薄荷醇利胆作用大于乙酰薄荷醇，最大分泌量分别为0.71 mL、0.54 mL[11]。

6. 抗早孕及终止妊娠　分别自大鼠右侧宫角和子宫近阴道端各注射薄荷油0.2、1.0、1.5 g，3个剂量组均能使滋养叶细胞明显变性、坏死而产生抗着床作用，但对血浆孕酮及雌二醇水平则无明显影响，可能与绒毛膜损坏及刺激子宫收缩有关[20]。干燥薄荷叶石油醚（60℃~80℃）提取物，成年雄性小鼠隔日给予5.0或1.0 mg，共20 d，给药期间使成年小鼠成功交配；结果雌性小鼠未引起受孕，雄性小鼠的精子数量明显下降，精囊和前列腺重量无显著变化，而睾丸和附睾的重量显著降低。组织学观察表明，药物并未引起精子细胞形态的改变，但能完全阻止精子生成，并使输精管直径减少[21]。

7. 促进药物透皮吸收　10%薄荷醇石蜡油15 mL/kg灌胃，可明显延长磺胺嘧啶在大鼠体内分布相半衰期，增加磺胺嘧啶在大鼠脑内的浓度；0.5 g/kg灌胃还可促进伊文思蓝透过小鼠血脑屏障[19]。

8. 肝毒性　大鼠口服24%薄荷油，可使大鼠肝组织GSH含量显著降低，Na^+/K^+-ATP酶和Ca^{2+}/Mg^{2+}-ATP酶活力明显降低；薄荷油0.5、5 μL/mL和10%薄荷油含药血清均可导致肝细胞上清液中LDH、ALT、AST水平不同程度地升高，与四氯化碳肝损伤相似。薄荷油口服可被机体吸收并直接对肝细胞产生损伤[22]。

9. 其他　研究发现，薄荷叶能够阻止癌症病变处的血管生长，使癌肿得不到血液供应，最终“饥饿”而死[11]。薄荷乙醇提取液对亚硝酸盐具有显著清除作用[23]。

10. 毒性　小鼠口服薄荷油的LD_{50}为3.0 mL/kg；小鼠一次性口服大剂量薄荷油可造成急性肝损伤甚至死亡[18]。小鼠灌胃薄荷油MTD>4000 mg/kg，腹腔给药LD_{50}为1144.9±78.5 mg/kg[24]。天然薄荷醇的致死量：皮下注射剂量小鼠为5000~6000 mg/kg、大鼠为100 mg/kg，猫灌胃或腹腔注射混悬液均为800~1000 mg/kg；合成薄荷醇的致死量：小鼠皮下注射为1400~1600 mg/kg，猫灌胃或腹腔注射均为1500~1600 mg/kg；在饲料中加入消旋薄荷醇7500 ppm或4400 ppm。喂饲大鼠和小鼠103周，未发现致癌作用[10]。

【临床应用】

1. 放射性口腔炎　30例头颈部癌症患者，在放疗第1天开始应用薄荷清凉膏，每日2剂，至放疗结束（对照组应用消炎合剂）。结果，治疗组Ⅲ、Ⅳ度急性放射性口腔炎发生率明显降低，未发现相关的不良反应[25]。

2. 疼痛　直肠癌经肛局切术后患者34例，采用复方薄荷脑止痛剂10~20 mL，长强穴注射（对照肌注吗啡），可延长镇痛时间，术后止痛效果良好，未见不良反应和并发症发生[26]。

3. 便秘　脑卒中患者42例入院第1天采用薄荷脑、大黄、乙醇敷脐预防便秘，24 h更换1次（对照组不用任何通便药物）。结果：3 d内便秘发生率观察组14.29%，对照组85.71%，预防脑卒中患者急性期便秘的效果较为理想[27]。对脑外伤术后患者采用薄荷油腹部湿热敷，疗程7~14 d。30例患者术后便秘发生率6.7%，对照组（术后常规护理）便秘发生率30%[28]。

4. 肠梗阻　用薄荷油腹部湿热敷治疗粘连性肠梗阻20例，治愈10例，显效5例，有效4例，无效1例，总有效率98%，对照组（采用一般治疗）总有效率70%[29]。

5. 鼻出血　采用0.1%肾上腺素联合复方薄荷脑滴鼻液治疗鼻腔干燥引起的出血389例，所有患者止血时间15 min~2 h；全病程（从出血至黏膜修复）1~12 d；1个月内无复发者，无不良反应发生[30]。

6. 瘙痒性皮肤病　各种皮肤瘙痒患者600例，均用复方薄荷酊（薄荷油、非那根、强的松龙、樟脑、冰片）患部涂擦，1日4~5次。结果：急性荨麻疹患者全部治愈；过敏性皮炎全部治愈；急性和亚急性湿疹治愈102例，有效24例；其余各种瘙痒性皮肤病全部有效。有效率100%[31]。还有用薄荷淀粉浴治疗瘙痒性皮肤病38例，全部有效[32]。

7. 头面部带状疱疹　对20例头面部带状疱疹患者，行复方薄荷脑注射液患侧星状神经节阻滞治疗，平均治疗2次后疼痛明显减轻，眩晕、恶心、耳鸣症状消失；2周后面瘫症状明显好转；3周后面瘫症状基本消失；其中19例无痛，1例轻度疼痛[33]。

8. 腕指关节类风湿 以鲜薄荷叶为主药，配鲜虎杖茎叶和鲜艾叶，水煎去渣，先熏后洗，治疗 2 个月。30 例患者中，痊愈 8 例，显效 16 例，好转 4 例，无效 2 例，总有效率 90.3%[34]。

9. 不良反应 曾有食用大剂量干薄荷(100 g)诱发 3 人癫痫大发作，其中 1 人死亡[35]。尚有 1 例因腹胀误服薄荷油 20 mL，15 min 后发生头昏眼花、恶心呕吐、手足麻木、逐渐昏迷者，经静脉输液，给予中枢兴奋剂，于翌日恢复[10]。还有薄荷致过敏性肺泡炎 2 例的报道[36]。

【附注】

1. 欧薄荷 *M.piperita* Linn.，又称辣薄荷、洋薄荷

叶中精油成分与薄荷相似；此外还有辣薄荷酮、13 种氨基酸、胡萝卜素、类胡萝卜素、生育酚、甾醇、黄酮类和萜类物质；花中成分与此一致[37]；此外还有苦味质、咖啡酸、木犀草素-7-O-芸香苷等[38]。鸡胚实验水提物对单纯疱疹病毒、牛痘病毒、semliki 森林病毒及流行性腮腺炎病毒等均有抑制作用，但对流感病毒 A 和B 无效[39]。欧薄荷精油有中枢抑制作用，50 mg/kg 腹腔注射能明显延长戊巴比妥钠诱导的小鼠睡眠时间，对大鼠的条件反射无明显影响，对中枢神经系统的抑制作用强于圆叶薄荷油。两者对大鼠的条件反射无明显影响，不同剂量都能降低大鼠和小鼠的体温[19]。

椒样薄荷 *Mentha piperita* L.var.*piperascens* 的油可以缓解过敏性肠综合征相关症状，其产生功效的活性成分是左旋薄荷醇[40]。

2. 长叶薄荷 *M.logifolia* (L.)Huds.，亦称欧薄荷

油中主要含 α-松油醇、莰烯(camphene)、柠檬烯和 β-蒎烯等[37]。另有报道，油中的主要成分还有辣薄荷烯酮氧化物 (piperitenone oxide，23.5%)、β-丁香烷(β-caryophyllene，23.2%)、辣薄荷酮氧化物(piperitone oxide，17.5%)、吉马烯(germacrene，17.2%)和双环吉马烯烷(bicyclogermacrene，3.8%)[41]。其乙醇提取物可以减轻四氯化碳对小鼠造成的肝损伤，提高小鼠肝的抗氧化功能；预防用药可以提高小鼠肝的谷光甘肽含量和超氧化物歧化酶活性，并可降低细胞色素 P450[42]。

3. 欧亚薄荷 *M.pulegium* L. 又称伏地薄荷、唇萼薄荷和胡薄荷

鲜叶油中主要含胡薄荷酮(84.04%)，其次为薄荷酮、辛酮-3、萜类物质[3]；叶的乙醚提取物有抗氧化作用[37]。

4. 柠檬留兰香 *M.citrata* Ehrh

油中主要含乙酸芳樟酯 53.24%，其次是芳樟醇、1，8-桉叶素。10%的油可抑制水稻喙孢菌(rhynchosporium oryzae)和平原黄单孢杆菌(xanthomonas campestris)的生长[37]。

5. 皱叶留兰香 *M.crispata* Schrad.ex Willd

精油中香芹酮占 50%以上[37]。

6. 心叶薄荷 *M.cordifolia* Opiz

其水提取物给大鼠静脉注射 0.05~0.8 g/kg，可以增加子宫平滑肌的收缩，此作用阿托品不能对抗，可能是直接兴奋子宫的结果；用药 4~5 min 后血压下降至最低值；半数致死量为 920 mg/kg[37]。

7. 留兰香 *M.spicata* L. (M. virides L.)

别名：绿薄荷、青薄荷、香花菜、鱼香菜。

留兰香油具有抗革兰阳性菌和阴性菌作用，如对大肠杆菌、鼠伤寒沙门菌、绿脓杆菌、金黄色葡萄球菌、豌豆根瘤菌和枯草杆菌。局部使用留兰香油可能会引起刺激[40]。

(张 琪 王 燕)

参 考 文 献

[1]中国医科院药用植物资源开发研究所.中药志(N).第2版.北京：人民卫生出版社，1988，761

[2]桑树荣.关于薄荷利胆作用的生物活性成分的研究.中医药信息，1986，(2)：39

[3]杨瑞萍，等.薄荷属4种栽培植物挥发油的含量及成分研究.中草药，1990，21(7)：12

[4]顾民心，等.应用气相色谱法测定莪术油及薄荷油中薄荷醇的含量.药物分析杂志，1982，2(2)：75

[5]Nguyen Thi et al.Composition of Mentha arvensis terpenoids.*CA*，1984，100：82753t

[6]Vorobeva EA，et al.Acyclic monoterpenes in the essential oil of Mentha arvensis(L.).*CA*，1989，111：191519u

[7]Tomas -Barberan FA.The distribution of methylated flavones in the Lamiaceae. *Biochem Syst Ecol*，1987，16(1)：43

[8]周金黄，等.中药药理学.上海：上海科学技术出版社，1986：40

[9]王晖，等.薄荷及其有效成分药理作用的研究.中草药，1998，29(6)：422

[10]王浴生.中药药理与应用.北京：人民卫生出版社，1983：1244

[11]陆燕.薄荷的药用价值及作用.首都医药中医中药，2007，8：44

[12]蒋凤荣，等.薄荷醇对大鼠全脑缺血-再灌注模型脑组织凋亡基因的表达.现代中药研究与实践，2005，19(4)：38

[13]王微，等.薄荷精油抗菌活性研究.植物研究，2007，27(5)：626

[14]赵亚娥,等.薄荷油体外抗蠕形螨效果及杀螨机制.昆虫知识,2007,44(1):74

[15]陈祖基,等.中草药抗单纯疱疹病毒的实验研究.中医杂志,1980,(2):73

[16]蒋岩,等.薄荷醇提取物(GE)抗亲心肌柯萨奇B3病毒(CVB3m)感染的作用初探.医学研究通讯,1994,23(6):11

[17]梅全喜,等.浓薄荷水抗炎作用实验研究.中国药业,2008,17(21):11

[18]陈光亮,等.薄荷油药理作用和急性毒性的研究.中药药理与临床,2001,17(1):10

[19]张光亮,等.薄荷油及其有效成分药理作用的研究概况.中国中医药信息杂志,2000,7(2):33

[20]吴怡芳,等.薄荷油对小白鼠终止妊娠作用的初步观察.白求恩医科大学学报,1989,15(5):346

[21]Sharma N,et al.薄荷叶石油醚提取物的抗精子生成作用.国外医学中医中药分册,1998,20(4):50

[22]刘红杰,等.薄荷油对大鼠肝组织GSH、ATP酶和原代肝细胞的影响.中成药,2008,30(5):644

[23]高春燕,等.薄荷对亚硝酸盐清除作用的研究.食品工业科技,2009,30(04):98

[24]刘红杰,等.薄荷油致小鼠肝毒性时-量关系及其机制研究.时珍国医国药,2007,18(12):2954

[25]王海滨,等.薄荷清凉膏治疗急性放射性口腔炎30例.实用中医内科杂志,2009,23(5):84

[26]常洪,等.复方薄荷脑穴位注射镇痛的临床观察.辽宁中医杂志,2006,33(1):76

[27]范淑云,等.薄荷脑与大黄及乙醇敷脐预防脑卒中患者急性期便秘.护理学杂志,2006,21(11):41

[28]施永敏,等.薄荷油腹部湿热敷预防脑外伤术后患者急性便秘的临床观察.实用临床医药杂志,2009,5(24):62

[29]江桂林,等.薄荷油湿热敷治疗粘连性肠梗阻的疗效观察.实用临床医药杂志(护理版),2008,4(2):62

[30]黄金沙,等.0.1%肾上腺素联合复方薄荷脑滴鼻液防治干燥性鼻出血389例观察.中华实践医学杂志,2003,2(9):778

[31]韩永胜,等.复方薄荷酊治疗瘙痒性皮肤病600例疗效观察.中医外治杂志,2003,12(3):46

[32]王琳琳,等.薄荷淀粉浴在瘙痒性皮肤病中的临床应用与观察.护士进修杂志,2008,23(16):15245

[33]刁宏伟,等.复方薄荷脑注射液星状神经节阻滞治疗急性头面部带状疱疹20例.中国临床康复,2002,6(12):1783

[34]高广英.薄荷为主药外用治疗腕指关节类风湿30例.中国中医药科技,2003,10(1):3

[35]黄碧华.大剂量服用干薄荷诱发癫痫大发作3例报告.临床神经电生理学杂志,2005,14(3):187

[36]倪建国,等.薄荷所致过敏性肺泡炎2例.临床内科杂志,1998,15(4):226

[37]王本祥.现代中药药理学.天津:天津科学技术出版社,1997:165

[38]Karuza,Ljiljana,et al. Isolation and structure of flavunoids from peppermint (Mentha X piperita) leaves. *Acta Pharm* (*Zagreb*),1996,46(4):315

[39]楼之岑.生药学.北京:人民卫生出版社,1965:220

[40]Nori-Shargh D, et al. Volatile components of Mentha logifolia (L.) Huds.from Iran. *J Essent Oil Res*,2000,12(1):111

[41]Sharaf M,et al. Flavone glycosides from Mentha lo-gifolia. *Fitoterapia*,1999,70(5):478

[42]李宏.薄荷属植物及其精油的质量标准与药学应用.国外医药植物药分册,2000,15(4):146

壁虎 Gekko bi hu

本品为壁虎科动物无蹼壁虎 *Gekko swinhonis* Güenther、多疣壁虎 *G.joponicus* (Dumeril &Bibron) 和蹼趾壁虎(无疣壁虎)*G.chinensis* Gray 等的干燥全体。味咸,性寒;有小毒。有祛风,定惊,活络和解毒等功能。主治中风瘫痪、风湿、关节痛、瘰疬、恶疮和肿瘤等。

【化学成分】

主含脂类、蛋白质、多种氨基酸和元素等。氨基酸中甘氨酸、谷氨酸、脯氨酸、丙氨酸、天门冬氨酸和精氨酸含量较高。元素中含量较高的有钙、磷、钾、钠、镁、矽、铁、铝、锌等[1-4]。无蹼壁虎组织液中含人体全部必需氨基酸与非必须氨基酸,微量元素中锌高达13.77 ppm[5]。此外含有与马蜂毒相似的有毒物质及组织胺等[6]

【药理作用】

1. 对中枢神经系统的影响 无疣壁虎的乙醇提取物 0.64 g/kg 肌肉注射能增强阈下剂量戊巴比妥钠对小鼠的催眠作用;0.7 g/kg 腹腔注射使小鼠转棒爬动能力降低,自发活动明显减少。小鼠脑内注射每只 0.5 mg,9/10 只入睡,持续 4~10 min,而对照组均不入睡。雄兔(1.5~2.0 kg)脑内注射引起翻正反射消失的 ED_{50} 为每只 9.2 mg。这些实验表明壁虎有镇静催眠作用。此外，能拮抗苯丙胺的作用，增强咖啡因的作用；抗戊四氮和士的宁惊厥的作用不明显[5]。

2. 抗肝损伤 给自身免疫性肌炎豚鼠每天灌胃天龙液3750 mg/kg，连续6周。天龙液明显降低豚鼠血清的AST、ALT、GGT水平，使肝脏出现的炎症损伤好转，对自身免疫性肌炎的肝脏损伤有治疗作用[6]。

3. 平喘 采用卵蛋白致敏激发豚鼠哮喘为模型，观察壁虎粉平喘作用，结果显示，壁虎粉1 g/kg灌胃给药，对哮喘动物模型具有平喘作用，药效与传统的平喘药氨茶碱比较无明显差异[7]。

4. 抗肿瘤 壁虎混悬液13.5、9、4.5 g/kg，给S180荷瘤小鼠灌胃14 d，可抑制小鼠肉瘤生长（抑制率49.8%、52.8%、43.1%）；可降低肿瘤组织血管内皮生长因子(VEGF)和碱性成纤维细胞生长因子(bFGF)蛋白表达，诱导细胞凋亡[8]。实验证明，干壁虎(1、2、4 g/kg)对S180的抑瘤率为31.4%、50.8%、37.7%；鲜壁虎（0.33、0.67、1.33 g/mL）的抑瘤率为14.8%、19.1%、54.7%，干壁虎抑制肿瘤生长效果更明显[9]。鲜无蹼壁虎抗肿瘤活性成分10、5、1 mg/kg，每天腹腔注射1次，给药14 d。对荷结肠癌CT-26小鼠有明显的抑癌作用，抑制率为52.17%、27.72%、15.76%。且活性成分的脂质体抑瘤作用更明显[10]。

体外培养H22肝癌细胞，分别加入壁虎多糖液(100g/L)5、10、15 μL，细胞生长抑制率最高为79.1%，远高于5-氟尿嘧啶的48.7%；体内，壁虎多糖均无明显抗肿瘤作用，多糖是否为壁虎抗肿瘤有效成分有待进一步研究[11]。6~8 mg/mL壁虎醇提物作用于人食管鳞癌细胞株EC9706，明显抑制细胞生长，作用24、48、72 h的抑制率分别为13%~76%、37%~88%、54%~93%；6、7 mg/mL壁虎醇提物作用24 h，Bax蛋白表达升高，Bax/Bcl-2比值升高。表明壁虎醇提物抑制EC9706细胞增殖和诱导凋亡与调节凋亡相关蛋白有关[12]。

给小鼠每日灌胃鲜壁虎冻干粉（35 mg溶于0.5 mL蒸馏水中），连续20d，取血清体外处理C6胶质瘤细胞。壁虎血清可诱导C6细胞凋亡，且与上调Bax基因表达有关[13]。

5. 抗骨质疏松 取卵巢大鼠术后按0.2 g/kg灌胃壁虎提取物，预防组术后6 d开始给药，治疗组术后3个月开始给药。结果，壁虎提取物可改善实验动物骨皮质厚度和髓腔径，增加骨量和骨强度，对骨质疏松有一定的防治作用[14]。

6. 毒性 给小鼠尾静脉注射蹼趾壁虎80%乙醇提取物水溶液的LD_{50}为0.49 g/kg，腹腔注射的LD_{50}为5.1 g/kg；给小鼠肌注蹼趾壁虎的醇提物水溶液3.8 g/kg后，7 d均未见小鼠死亡[15]。

【临床应用】

1. 脉管炎 脉疏通(壁虎、麝香、丹参、路路通、乳香、没药、地龙)治疗血栓闭塞性脉管炎214例，治愈101例，显效19例，好转86例，无效8例[16]。

2. 癌症 用复方壁虎酒(壁虎、泽漆、蟾皮、锡块)治疗食管癌42例，治愈13例，临床治愈19例，显效7例，无效3例[17]。此外壁虎散或壁虎复方制剂对肝癌、肺癌、子宫癌和淋巴结转移癌等也有一定疗效[18-20]。

3. 结核病 以壁虎、紫河车制成守百胶囊治疗因化疗效果不佳及有化疗胃肠道反应剧烈的肺结核患者79例，并与用百合固金汤或秦艽鳖甲汤治疗的51例作对照，治疗组：治愈49例、显效17例、有效8例、无效5例，总有效率93.7%[21]。

4. 局部感染 壁虎粉吹入咽喉治疗扁桃体炎36例，治愈29例，有效6例，无效1例[22]。壁虎粉治疗口腔溃疡395例，3 d愈合278例，愈合率达70%[23]。

5. 结肠炎 壁虎研面白及水煎混合灌肠治疗非特异性结肠炎89例，治愈72例，灌肠间歇期辅以胶囊(壁虎、白及粉)口服，好转15例，有效2例[23]。

6. 乳腺增生 壁虎焙干研细内服治疗乳腺增生50例，治愈42例、显效6例，好转2例[25]。

7. 其他 壁虎组织液皮下或肌肉注射对神经衰弱、顽固性头痛、视神经萎缩、溃疡病、骨折、皮肤病和眼病等均有一定疗效[26,27]。

（张文凤　郭忠奎　王大鹏）

参考文献

[1]张保国，等.动物药.北京：中国医药科技出版社，2003：1000

[2]陈国才，等.云南SLS-壁虎组织注射液研究简报.中药通报，1988，13(1)：35

[3]陈明，等.中药壁虎现代研究进展.世界科学技术，2001，3(4)：53

[4]骆和生，等.常用抗肿瘤中草药简介(三).新中医，1978，(3)：39

[5]廖大宏，等.天龙乙醇提液对中枢神经系统的作用及毒性的初步研究.四川医学，1981，2(4)：242

[6]杨蕴天，等.天龙液对实验性自身免疫性肌炎豚鼠模型中肝脏损伤的治疗作用.中国老年学杂志，2008，28：455

[7]李国豪，等.壁虎粉对哮喘豚鼠模型干预作用的实验研究.热带医学杂志，2007，7(2)：143，168

[8]刘非，等.中药壁虎抗肿瘤作用的实验研究.时珍国医国药，2008，19(4)：957

[9]杨金霞，等. 干、鲜壁虎冻干粉对S180荷瘤小鼠的抑瘤作用及其急性毒性实验研究.中国中药杂志，2007，32(3)：240

[10]康建功，等.鲜无蹼壁虎抗肿瘤活性成分抑制CT-26肿瘤细胞生长实验研究.中国医院药学杂志，2007，27(4)：441

[11]杨丽华，等.壁虎多糖对鼠源肝癌H22体内外作用研究.天津中医药，2008，25(6)：494

[12]王晓兰，等.壁虎醇提物对人食管癌细胞EC9706增殖及凋亡蛋白表达的影响.时珍国医国药，2010，21(4)：887

[13]宋萍，等. 鲜壁虎冻干粉诱导C6胶质瘤细胞凋亡的血清药理学研究.中国中西医结合杂志，2004，24(10)：919

[14]刘益善，等.应用骨量和骨强度变化评估壁虎提取物改善骨质疏松大鼠的生物效应. 中国组织工程研究与临床康复，2007，11(23)：4516

[15]陈明，等.中药壁虎现代研究进展.世界科学技术，2001，3(4)：53

[16]许华封.分型论治血栓闭塞性脉管炎214 例.新中医，1987，(2)：32

[17]宋洪恩，等.复方壁虎酒治疗食管癌42例疗效观察.北京中医杂志，1986，(3)：25

[18]吕素珍，等.守宫治疗肝癌.浙江中医杂志，1985，20(7)：316

[19]朱良春.虫类药的临床应用——守宫.江苏医药，1977，(8)：20

[20]丁厚等.陆考夫运用炙天龙治疗颈淋巴结转移癌.浙江中医杂志，1986，21(1)：4

[21]蒋卫健.守百胶囊治疗肺结核79例临床观察.湖南中医杂志，2003，19(3)：8

[22]李治方.壁虎粉吸喉治疗扁桃体炎.山东中医杂志，1989，8(6)：40

[23]刘顺勤，等.壁虎粉治疗口腔溃疡疗效观察.中国中医药信息杂志，2000，7(3)：53

[24]张秀英，等.壁虎、白及治疗非特异性结肠炎89例疗效观察.中医研究，1994，7(2)：29

[25]吕云钊，等.壁虎治疗乳腺增生病50例介绍.中医杂志，1995，36(11)：652

[26]江苏新医学院.中药大辞典(下册).上海：上海人民出版社，1977：2667

[27]周宜强.壁虎的临床应用.临床医学，1987，7(5)：319

十七画

藁 本 Ligustici Rhizoma et Radix gao ben

本品为伞形科植物藁本 *Ligusticum sinense* Oliv. 或辽藁本 *L. jeholense Nakai* et Kitag. 的干燥根茎及根。味辛,性温。有祛风,散寒,除湿,止痛功能。主治风寒感冒、巅顶疼痛、风湿痹痛等。

【化学成分】

藁本的主要成分为挥发油、香豆素类、苯甲醛衍生物和苯丙酸类化合物,其中以挥发油为主。

1. 挥发油 藁本含挥发油 0.38%~0.65%[1,2],辽藁本含挥发油 1.48%~2.82%[3]。油中主要成分有新蛇床酞内酯(neocnidilide)、β-水芹烯(β-phellandrene)、反式-罗勒烯(transocimene)、γ-木罗烯、榄香素[4]、肉豆蔻醚[5]、薰衣草醇、3-丁基酞内酯(3-butylphalide)、蛇床酞内酯、4-氢丁基酞内酯、3-丁烯基酞内酯、3-丁烯基-4,5-二氢酞内酯、甲基丁香酚、α-水芹烯、α-蒎烯、柠檬烯、异松油烯[1,5,6]、正丁苯酞(3-butylphathalide)、藁本内酯(ligustilide)、藁本内酯二聚体(diligustilide)[7]、藁本酚(ligusiphenol)[8]、咖啡酸甲酯[9]、藁本酮[10]等。

2. 香豆素类 主要有香柠檬烯(bergapten)和东莨菪内酯(scopoletin)、异香草醛[11]、新藁本内酯(neoligustilide)等[12]。

3. 苯丙酸类 含有 E-3-甲氧-4,5-亚甲基二羟肉桂酸[(E)-3-methoxy-4,5-methylenedioxycinnamic acid]、阿魏酸[(E)-ferulic acid]0.162%等[13]。

4. 其他 从藁本的乙醇和乙醚提取物中还分离出棕榈酸、蔗糖[14]。辽藁本中还提出 Z,Z′-6,6′,7,3′α 二聚藁本内酯、川芎三萜、十八碳二烯酸、蔗糖和胡萝卜苷等成分[15]。

【药理作用】

1. 解热、镇痛、镇静 藁本提取物有明显的解热、镇痛、镇静作用。家兔灌胃 7、14 g/kg 藁本中性油,对伤寒-副伤寒甲乙混合菌苗所致发热有明显抑制作用,发生作用时间与强度相当于口服 0.3 g/kg 阿司匹林。小鼠灌胃同样剂量,除对上述菌苗致热有明显抑制作用外,对正常小鼠的体温也能降低 2℃~3℃,持续时间 2 h 以上;还能对抗 0.05%滴石酸锑钾腹腔注射 0.1 mL/10 g 引起的扭体反应,并明显延长小鼠的热板反应时间[16,17]。小鼠一次性灌胃藁本醇提物 5、10、15 g/kg 后与基础痛阈值比较明显延长缩尾反应潜伏期;与阴性对照组比较也明显延长缩尾反应潜伏期。灌胃给药后 30 min 开始显效,60、90、120 min 时明显,具有显著的镇痛作用[18]。家兔腹腔注射 200%藁本水溶液 2 g/kg,对因钾离子透入产生的耳部疼痛有显著镇痛效果[19]。

2. 抗炎 藁本中性油有明显的抗炎作用。小鼠灌胃中性油 7.0、14.0 g/kg(以生药计,下同),可明显抑制二甲苯所致的耳壳肿胀,对醋酸所致小鼠腹腔毛细血管通透性增加有明显抑制作用;大鼠灌胃同样剂量中性油,能明显抑制角叉菜胶所致足跖肿胀,还可减轻组胺引起的大鼠皮肤毛细血管通透性增强[14]。灌胃藁本 75%醇提物 5 和 15 g/kg,可抑制二甲苯性小鼠耳肿、对角叉菜胶致小鼠足跖肿胀有弱的抑制作用,并能减轻醋酸引起的小鼠腹腔毛细血管通透性增强。其抗炎活性存在于脂溶性成分中[16,20]。

3. 影响心血管系统 家兔静脉注射藁本水提物 2 g/kg、醇提取物 2 g/kg,均可产生降压作用,平均降低 6.38 kPa(48 mmHg),持续 2 min 以上[19]。大鼠灌胃藁本 75%乙醇提取物 10 g/kg,连续 3d,可明显延长动脉血栓形成时间[16]。灌胃藁本中性油 2.5、5.0 g/kg,可明显提高小鼠常压耐缺氧能力,低剂量可明显延长异丙肾上腺素负荷(15 mg/kg)小鼠常压缺氧条件下的存活时间,高剂量可明显延长亚硝酸钠(300 mg/kg)或氰化钾(10 mg/kg)致小鼠组织缺氧的存活时间,增加小鼠脑缺血缺氧情况下的存活时间;对大鼠股静脉注射垂体后叶素 1.05 U/kg 引起的冠脉痉挛致心肌缺血有明显的改善作用。对抗由垂体后叶素所致大鼠心肌缺血心电图异[21]。其耐缺氧作用,可能与降低氧耗量和扩张血管平滑肌有关。大鼠十二指肠或灌胃给药藁本醇提物 3 g/kg 和 10 g/kg,促进大鼠胆汁分泌,延长电刺激颈动脉血栓形成时间,但不延长凝血酶原时间、凝血时间和白陶土部分凝血活酶时间[22]。

4. 抑制平滑肌 藁本的乙醇提取物和中性油对小肠以及子宫平滑肌均有抑制作用。按 Magnus 法加入 200%乙醇提取物 0.2 mL,含生药浓度为 1.3%,可使离体兔肠平滑肌收缩幅度明显减弱,当加入 1:105 乙酰胆碱使肠肌活动恢复并加强时,再加入此液 0.2 mL,可见肠肌活动明显抑制,甚至停止收缩,表明其可对抗乙酰胆碱的作用[23]。藁本中性油在浓度 1.4×10^{-3}、2.8×10^{-3}、5.6×10^{-3}g/mL 时,可使离体兔回肠、空肠、离体豚鼠回肠的收缩减弱[24]。给小鼠灌胃藁本 75%醇提物 5 g/kg 和 15 g/kg,能抑制蓖麻油引起的小肠性腹泻和番泻叶引起的大肠性腹泻,且抗小肠性腹泻作用很强。藁本醇提物在 15 g/kg 时也抑制小鼠墨汁胃肠推进运动[16]。抑制肠运动、抗炎,抑制炎症的发生和发展,是藁本止泻的主要机制。

5. 利胆、抗溃疡 麻醉大鼠十二指肠注射藁本75%醇提物 3、10 g/kg,可明显促进胆汁分泌。ICR 小鼠灌胃藁本 75%醇提物 5、15 g/kg,能显著抑制水浸应激性溃疡、盐酸性溃疡和吲哚美辛–乙醇性溃疡的形成[16]。

6. 毒性 小鼠腹腔注射藁本挥发油和醇提取物的 LD_{50} 分别为 0.63±0.07 mL/kg[1]和 42.5±0.89 g/kg[17];小鼠灌胃中性油的LD_{50} 为 70.7±4.959g/kg(以生药计)[8]。

【临床应用】

1. 头痛 藁本通络汤(藁本、天麻、丹参、川芎等)水煎服治瘀血头痛 102 例,4 周为一疗程。治疗组显效 76 例(74.51%),26 例好转。对照组显效率 51.25%[25]。

2. 感冒 藁本汤(藁本、白芷、细辛等)水煎服。高热加黄芩,咳嗽加麻黄、杏仁,腹胀加制川厚朴,腹痛加高良姜,便溏大黄改制大黄。治疗感冒 200 例,有效率 92.5%[24]。

3. 妇科炎症 藁本挥发油、蜂胶醇提物配制成栓剂,每晚放入阴道内 1 粒,7 d 为 1 个疗程,治疗 39 例真菌性阴道炎,30 例宫颈糜烂性阴道炎,7 例滴虫性阴道炎。治疗结果:真菌性阴道炎患者用药 1 个疗程后,有效率为 95%;宫颈糜烂性阴道炎患者用药 1~2 个疗程,有效率为 90%;滴虫性阴道炎患者用药 2 个疗程后,镜检无活动虫体,瘙痒减轻有效率为 100%[26]。

【附注】

1. 新疆藁本 *Conioselinum tataricum* Hoffm.

根茎中分得 8 个化合物,分别为藁本内酯二聚体、佛手柑内酯、异茴芹内酯(isopimpinellin)、孕甾烯醇酮、豆甾-4-烯-3,6-二酮 (stigmast-4-en-3,6-dione)、β-谷甾醇、胡萝卜苷和蔗糖[27]。从新疆藁本中还分离出 coniselin 等[28]。

新疆藁本提取物可抑制脾 T 淋巴细胞的凝集,对 T 细胞 DNA 的生物合成也有很强的抑制作用,30、100 μg/mL 时几乎达到 100%的抑制率[28];对四氯化碳引起的小鼠转氨酶升高有降低作用,对丙酸杆菌引起的小鼠免疫性肝损伤有保护作用[23]。其根茎粗提物对几种动物模型有明显的降转氨酶活性[29]。

贯叶金丝桃抗病毒颗粒是由贯叶金丝桃、新疆藁本、牛蒡子、菊苣、甘草等新疆特色药材组成,其中藁本挥发油为其主要有效成分。主治乙型肝炎,临床疗效确切,治愈率高[30]。

2. 细叶藁本 *Ligusticum tenuissimum* (Nakag) Kitag

所含化学成分与辽藁本 (*L. jeholense* Nakai et Kitag)极其相似,多数相同成分的含量也较接近。细叶藁本的挥发油含量为 1.95%,高于藁本 3~6 倍,也高于辽藁本。与辽藁本平行对比,其中性油的毒性仅相当于辽藁本的 1/4,镇痛与镇静实验效果与辽藁本无明显差异[31]。

3. 蕨叶藁本 *Ligusticum pteridophyllum* Franch, 又称黑藁本

95%的乙醇提取物含有细辛醚(asaricin)、丁香色原酮(eugenin)、新丁香色原酮(noreugenin)、佛手柑内酯、阿魏酸、棕榈酸、硬脂酸、β-谷甾醇、胡萝卜苷等。其中细辛醚含量最高,约占生药的 2%[32]。黑藁本挥发油化学成分主要为肉豆蔻醚 (83.95%)、芹菜脑(7.64%)、榄香脂素(1.73%)、芳樟醇(0.50%)[33]。

4. 黄藁本(滇藁本)*Sinodelsia yunnanensis* Wolff. 和丽江藁本 *Ligusticum delavayi* Frach.[34]

从其挥发油中检测出 54 种成分,主要成分是龙脑乙酸乙酯(23.24%),丁香烯氧化物(6.05%),辛酸(5.62%),匙叶桉油烯醇(4.98%)[35,36]。

5. 绿粉藁本 *Ligusticum glaucescens* Franch.

从根茎的甲醇提取物中分离出 4 个化合物,分别为 levistolide A、藁本内酯、pleuchiol 和阿魏酸[37]。

(刘 佳 王 燕)

参考文献

[1]刘国卿,等.几种中药挥发油的急性毒性及对戊巴比妥

钠的协同作用. 中国药科大学学报,1989,20(1):57

[2]《全国中草药汇编》编写组.全国中草药汇编(上).北京:人民卫生出版社,1978:926

[3]刘世安,等.超临界CO_2萃取法与水蒸气蒸馏法提取藁本挥发油的比较. 现代中药研究与实践,2004,18(2):51

[4]黄远征,等.几种藁本属植物挥发油化学成分的分析. 药物分析杂志,1989,9(3):147

[5]戴斌. 四种藁本药材挥发油的气相色谱-质谱分析比较. 药学学报,1988,23(5):361

[6]席与珪,等.藁本化学成分的研究. 中草药,1987,18(2):6

[7]张金兰,等.藁本中5种成分的高效液相色谱法测定. 药学学报,1996,31(8):622

[8]黄彦合,等.消旋藁苯酚及其类似物的合成研究. 药学学报,1997,32(9):675

[9]王长岱,等.西芎藁本的化学成分研究. 西北药学杂志,1993,8(1):19

[10]陈若芸,等.藁本化学和药理研究.中医药通报,2002,1(1):44

[11]华燕青.藁本的化学成分研究.杨凌职业技术学院学报,2007,6(2):16

[12]张金兰,等.辽策本化学成分的研究.药学学报,1996,31:33

[13]叶方,等. 高效液相色谱法测定藁本中阿魏酸含量.中国医院药学杂,2008,28(13):1134

[14]沈雅琴,等.藁本中性油的药理研究. 中草药,1989,20(6):22

[15]张博,等.辽藁本化学成分研究.中药材,2009,32(5):710

[16]张明发,等.藁本的药理与归经探讨.上海医药,2006,27(9):415

[17]优雅琴,等.藁本中性油的镇静、镇痛、解热和抗炎作用.中西医结合杂志,1987,7(12):738

[18]王维,等.藁本醇提物的镇痛作用实验研究. 中国实验诊断学,2008,12(2):171

[19]孟庆祥,等.藁本药理作用的初步研究. 中草药,1981,(3):17

[20]张金兰,等.藁本药材化学成分、质量控制及药效学研究.中国药学杂志,2002,37(9):654

[21]汤臣康,等.藁本中性油对耐缺氧的研究. 中国中药杂志,1992,17(12):745

[22]张明发,等. 藁本的抗血栓形成、利胆和抗溃疡作用. 中国药房,2001,12(6):329

[23]闫升,等.当归油对大鼠离体子宫平滑肌收缩功能的影响. 中草药,2000,31(8):604

[24]张玉林. 祖传藁本汤治疗感冒200例. 安徽中医临床杂志,2003,15(4):359

[25]黄士杰,等.蔓本通络汤治疲血头痛102例. 新中医,2004,36(4):61

[26]关黎红,等.藁本阴道栓的配制及临床应用. 中国医院药学杂志,1997,17(5):201

[27]陈若芸,等.新疆藁本化学成分研究. 中草药,1993,24(10):512

[28]陈若芸,等. 藁本化学和药理研究. 中医药通报,2002,1(1):44

[29]丁平羽,等.新疆藁本有效成分coniselin的全合成研究. 药学学报,1995,30(10):796

[30]邢建国,等.贯叶金丝桃抗病毒颗粒中藁本挥发油β-环糊精包合物制备研究. 中成药,2003,25(8):609

[31]王维宁,等.细叶藁本的生药学研究. 沈阳药学院学报,1991,8(3):183

[32]饶高雄,等.蕨叶藁本的化学成分. 云南植物研究. 1991,13(2):233

[33]叶晓雯,等.云南习用黑藁本挥发油化学成分分析. 云南中医学院学报,2004,27(1):40

[34]李云森,等.云南习用藁本的品种考证. 中草药,2001,32(3):257

[35]叶晓雯,等.黄藁本挥发油化学成分分析. 云南中医学院学报,2000,23(2):16

[36]叶晓雯,等.云南地区性习用中药藁本品种——黑藁本挥发油化学成分的分析.中国民族民间医药杂志,2003,63:231

[37]陈江弢,等.绿粉藁本的化学成分研究. 中药材,2006,29(9):918

十八画

藕 节 Nelumbinis Rhizomatis Nodus

ou jie

本品为睡莲科植物莲 *Nelumbo nucifera* Gaertn. 的干燥根茎节部。味甘、涩，性平。具有收敛止血，化瘀功能。用于吐血、咯血、衄血、尿血、崩漏。

【化学成分】

藕节含有鞣质、天门冬素、淀粉及维生素C等多种成分[1]。又从藕节分离得到白色晶体Ⅰ和淡黄色晶体Ⅱ，晶体Ⅰ经结构鉴定为三萜类化合物3-表白桦脂酸(3-epibutulinic acid)[2]。藕节所含鞣质和钙元素是其止血作用的物质基础。但其炮制方法和炮制程度不同，均对其含量有一定影响[3]。

【药理作用】

1. 止血 藕节提取物组分Ⅰ(800、400、200 mg/kg)和组分Ⅱ(800、400、200 mg/kg)给小鼠灌胃7 d，均表现出较好的促凝血作用，对小鼠凝血时间(CT)、出血时间(BT)有较明显的影响，而组分Ⅲ没有活性；在健康家兔的血浆中加入乙酸乙酯提取部位(4.0、2.0、1.0 mg/mL)和正丁醇提取部位(4.0、2.0、1.0 mg/mL)均能显著缩短活化部分凝血活酶时间(APTT)、凝血酶原时间(PT)和凝血酶时间(TT)。表明组分Ⅰ和组分Ⅱ是藕节促凝血的有效组分，且其促凝血作用是通过内源性凝血途径和外源性凝血途径共同起作用的[4]。

藕节及藕节炭(25 mg/kg)给小鼠灌胃3 d，与对照组比较，藕节和藕节炭具有明显缩短凝血时间作用，藕节炭比生藕节作用强。提示：炒炭品较生品的止血作用更强[5]。

目前对于藕节是否应该制炭看法不一。有认为，藕节止血的有效成分是鞣质和维生素C等，炒炭后有机成分损失颇多，收敛止血成分容易破坏，以生用为佳。但也有实验结果表明，藕节制炭后鞣质、钙含量会相对增加，止血作用增强[6]。也有研究证明，如鞣质等其他化学成分也可对止血作用产生一定的影响。藕节止血活性存在于中间极性组分中，对其制炭前后止血活性考察研究证实，藕节制炭存性的重要性[7,8]。

2. 减肥 采用造成的营养性肥胖大鼠模型，同时喂饲藕节(相当于配方饲料中的25%)4周。结果：与模型组相比，喂饲藕节大鼠体重明显减少，腹腔内脂肪量也呈现减少趋势；藕节还能明显阻止营养性肥胖大鼠血胰岛素的升高，提高其胰岛素敏感性指数(ISI)。提示：藕节有阻止大鼠发生营养性肥胖的作用，藕节还能显著改善其胰岛素的抵抗[9]。

【临床应用】

1. 青春期功能性出血 以藕节炭、炒槐米、侧柏炭、石莲肉、枣仁炭、远志炭等加减的汤剂治疗青春期功能性出血。每日1剂，分2次服，1月为一周期，3月为一疗程。经治32例，结果：治愈21例，好转10例，无效1例，临床疗效满意[10]。

2. 原发性血小板减少性紫癜 以藕节、旱莲草、黄芪、大枣生地、熟地等，水煎服，每日1剂，服药时间宜延长至症状消失1周以上。经治26例，显效11例，有效12例，进步2例，无效1例，治疗后血小板最低9.0万/mm^3，最高18.5万/mm^3，平均为12.4万/mm^3[11]。

3. 鼻衄 用鲜茅藕节饮治疗青少年反复发作性鼻衄97例。鲜茅藕节饮(鲜白茅根60 g、鲜藕节50 g)，每日1剂，水煎，早晚饭后分服。治疗结果：治愈51例(占52.68%)，好转41例，无效5例；总有效率94.8%[12]。藕节鲜品50 g，捣汁外敷患儿前额和后颈，再用藕节干品盐炒适量煎汤，口服1天3次，或代茶饮。治疗小儿鼻衄，衄止，随访2年无复发[13]。

4. 妇女崩漏 取新鲜藕节60g，加水煮开5~10 min，趁热饮汁，吃藕节片，每天2~3次，连服2 d。治疗4例，第1天经血明显减少，第2天阴道流出瘀血块，第3天月经干净[14]。

5. 乳腺增生 用藕节60 g，加水煎汁，分3次口服，每次200 mL。经治乳腺增生患者38例。一般3~5剂即可消除症状[15]。

6. 咯血 鲜藕节榨汁分早晚2次服用，治疗24

例咯血患者。发作中治愈21例,止血时间3~10d,3例无效,治愈率87.50%。经每年夏季治疗者,13例1年后治愈, 治愈率54.17%;7例2年后治愈,29.17%;3例3年后治愈, 治愈率12.50%;1例无效。总治愈率95.84%[16]。

7. 鼻息肉 以藕节冰片散治疗鼻息肉37例,用时每以0.1 mg左右粉末行鼻腔局部外敷 (若以喷粉器喷入更佳),每日4~5次,10 d为一疗程。治疗结果:经3个疗程治疗后,显效(无明显鼻塞,嗅觉恢复,鼻息肉水肿减轻,鼻道分泌物消失或明显减少)6例;有效(鼻塞减轻,鼻息肉未见增大,鼻道分泌物减少)24例;无效(症状、体征无明显改善)7例。总有效率为81%[17]。

8. 肛周深部急性感染 采用金黄散加藕节粉保留灌肠治疗肛周深部急性感染46例,用金黄散80 g加藕节粉6 g,用茶汤调成糊状作保留灌肠,每次60 mL,每天2次,7d为一疗程, 共治疗1~3个疗程。经1~3个疗程观察,临床治愈36例,显效2例,有效2例,无效6例,总有效率86.97%[18]。

9. 紫癜性肾炎 以连翘、藕节为主药加减,每日1剂,水煎分3次服,服药8~9 d。经治34例,痊愈20例,显效11例,有效2例,无效1例[14]。

10. 其他 尚可藕节或莲藕为主药用于治疗感冒、咳嗽痰稠、咽痛口干、肺结核、哮喘、胃溃疡、胃脘疼痛、胃肠炎、菌性痢疾、糖尿病、前列腺炎、产后恶露不畅或痛经、缺乳、秋燥症、痔疮及失眠多梦等[19]。

(周厚琼 冉懋雄 谢宝忠)

参考文献

[1]许淑华.藕节的药用.沈阳部队医药,2000,4:31

[2]关雄泰,等.藕节化学成分研究3-表白桦脂酸分离与鉴定.广东医学院学报,1998,16(1-2):169

[3]俞红卫,等.藕节炮制现代研究.山东医药工业,2003,22(4):25

[4]曲筱静,等.藕节促凝血有效组分的筛选及凝血作用研究.食品与生物技术学报,2009,28(2):259

[5]张朔生,等.莲藕、藕节及其炭制品止血作用的比较.山西中医学院学报,2009,10(2):13

[6]罗来国,等.止血中药作用机制的研究概况.中医药研究,1998,14(3):58

[7]韩新高.浅析中药止血药的机制和应用.基层中药杂志,2000,14(6):55

[8]孙雷雷,等.小蓟及小蓟炭止血作用机制的研究概况.时珍国医国药,2005,16(12):304

[9]潘玲,等.藕渣、藕节和藕芽对营养性肥胖大鼠模型的影响.中药药理与临床,2004,20(2):24

[10]许振.归脾莲枣汤治疗青春期功能性出血.四川中医,1991,10:39

[11]阴健,等.中药现代研究与临床应用(3).北京:中医古籍出版社,1997:340

[12]费广圣,等.鲜茅藕节饮治疗青少年反复发作性鼻衄97例.安徽中医学院学报,1997,16(5):25

[13]周汉光.藕节内服外敷治疗小儿鼻衄.湖北中医杂志,2009,31(8):25

[14]杜林娟,等.藕节治疗妇女崩漏.护理研究:2006,20(8):2120

[15]郭庆,等.藕节治疗乳腺增生.中国民间疗法,2005,13(7):61

[16]许碧华.鲜藕节汁治咳血24例.福建中医药,2006,37(5):61

[17]何胜恬.藕节冰片散治疗鼻息肉.浙江中医学院学报,1998,22(2):23

[18]吕文平,等.金黄散加藕节粉灌肠治疗肛周深部急性感染46例.医学理论与实践,1998,11(7):330

[19]范瑛.藕及藕节药用小方.农村百事通,2008,17:85

藤黄 Garciniae Resina teng huang

本品为藤黄科植物藤黄 *Garcinia morella* Desv.的干燥树脂。味酸、涩;有毒。具有攻毒蚀疮,破血散结,消肿,止血和杀虫等功效。外用可治瘰疬痈疽肿毒、顽癣恶疮、出血和牙疳蛀齿等;内服可作峻泻剂,治水肿、绦虫病等。近代用以治疗肿瘤。

【化学成分】

藤黄树脂中的主要抗癌活性成分属于藤黄酸类,主要有藤黄酸(gambogic acid)[1]、新藤黄酸(neogambogic acid)[2,3]、α-藤黄素 (α-guttiferrin)、β-藤黄素(β-guttiferrin)、异藤黄酸及新藤黄宁(neomorellin)等。近期又发现屾酮类、双黄酮类、黄酮及其苷类、三萜类、苯并呋喃和苯并吡喃类等成分[4]。

【药理作用】

1. 抗癌

(1)抑制动物肿瘤生长　藤黄醇提物(主含藤黄酸)给S180小鼠腹腔注射1.5、2 mg/kg,每天1次,给药10 d,其抑制率分别为37%和36.7%;上述剂量对小鼠S37的抑制率分别为35.6%和38.7%;腹腔注射4 mg/kg,连用7 d,对ARA4的抑制率为38.1%;腹腔注射5 mg/kg,连用7 d,对大鼠W-256的抑制率为49.9%。对小鼠EAC,腹腔注射5 mg/kg,连用7 d,生命延长率为62.4%。对小鼠HepA,5 mg/kg,连用7 d,生命延长率为80%[5]。藤黄总酸(2、4、8 mg/kg)静脉注射对Heps、EC及S180的肿瘤生长具有明显的抑制作用;藤黄总酸(0.375、0.75、1.5 mg/kg,静脉)还能显著延长Heps、EAC、S180腹水型小鼠移植瘤的存活天数;藤黄总酸对人肝癌细胞BEL-7402及人肺腺癌细胞SPC-Al有较强的抑制作用。结果表明,藤黄总酸体内外对肿瘤生长有明显抑制作用[6]。

藤黄2号(新藤黄酸)腹腔注射5~8 mg/kg,连用12 d,对LA795肺原发瘤抑制率为18%~40%,肺转移抑制率为42%~78%;灌胃给药80~100 mg/kg,对原发瘤抑制率为32%~38%,对肺转移抑制率为52%~89%,说明藤黄2号尚有抗转移作用。另外与放疗合用,腹腔注射藤黄2号8 mg/kg(放射前24 h),放射后每日1次,注射4次。结果联合治疗组的抑瘤率为70%,单独放射为51%,单独给药组为14%。说明藤黄2号对放射有增效作用[7]。

(2)对癌细胞作用及机制　1.6 μmol/L的藤黄酸对SGC-7901细胞48 h半数生长抑制剂量(IC_{50})为1.47 μmol/L;细胞形态学发生改变,细胞周期的G2/M期细胞增加,凋亡率呈时间-剂量相关性;增加抑癌基因Bax和减少诱癌基因Bcl-2的蛋白表达量。显示藤黄酸抑制SGC-7901肿瘤细胞的生长可能与其减少Bcl-2/Bax的比值相关[8]。以10 μmol/L的藤黄新酸(TH2)与人肝癌BEL-7402细胞作用24 h后,可导致早期凋亡标志性蛋白PARP发生裂解;抑制蛋白酶体的糜乳蛋白酶样、胰蛋白酶样活性和谷氨酰后水解活性;TH2可使P53蛋白的降解受到阻滞,表达增加。表明可能的分子机制与TH2抑制细胞内蛋白酶体活性、导致P53蛋白降解受阻有关[9]。不同浓度的藤黄酸(0.8、1.6、3.2 μmol/L)对人肺腺癌SPC-A-1细胞有明显的生长抑制作用,有显著的促凋亡作用。Caspase-9、Caspase-10及P53都参与了藤黄酸诱导的肺腺癌细胞凋亡,且随着浓度的增大Caspase-9、Caspase-10及P53蛋白的表达均上调。其分子机制可能与上调凋亡起始酶Caspase-9、Caspase-10及促凋亡蛋白P53的表达有关[10]。

2. 药代动力学　用氚标记的藤黄酸观察药物在体内的过程。以^{3}H-藤黄酸静脉注于乳癌小鼠,从半小时到24 h,肝、脾组织中放射性分布处于较高水平,以3 h的放射性强度为最高,至24 h下降至低水平。说明该药在肝、脾内停留时间较长。^{3}H-藤黄酸在血浆中消失速度较快,其在血浆中生物半衰期为$T_{1/2\alpha}$=6.3 min,$T_{1/2\beta}$=55 min。^{3}H-藤黄酸3次静脉注射于乳癌小鼠,其体内分布情况表明,以肝、脾为最高,与1次静脉注射相似。^{3}H-藤黄酸主要从粪内排除,48 h的排泄率为16.98%,而在尿的排泄率更低,48 h仅为1.19%;其在粪、尿的总排泄率为18.17%。^{3}H-藤黄酸24 h在瘤内放射性分布仍处在升高的趋势。说明该药在瘤内能以较高的浓度维持较长时间[11]。小鼠尾静脉注射^{131}I-藤黄酸(每只185 kBq),^{131}I-藤黄酸标记率达86%,放化纯在1、4、20 d分别为97.2%,95.4%,93.3%;MCF-7在30 min时对^{131}I-藤黄酸摄取率达3.50%;^{131}I-藤黄酸在体内分布广泛,以肝、肾和肠为最多;甲状腺中的放射性摄取随时间的延长而增加;体内主要通过肝肾代谢[12]。大鼠静注单剂量1、2、4 mg/kg藤黄酸后,在大鼠体内的平均消除半衰期仅为15 min,AUC与剂量呈现良好的线性相关性,提示藤黄酸在大鼠体内的处置属于线性动力学。且主要分布于肝、肺、脾、肾、胃、肠和心脏。其主要通过胆汁排泄,给药后16 h内藤黄酸在胆汁中的平均累积排泄百分率为36.5%;粪便中仅有少量的藤黄酸排出,其平均累积排泄百分率为1.04%;尿液中未检测到藤黄酸;在大鼠的胆汁中检测到藤黄酸的4个代谢物;藤黄酸平均血浆蛋白结合率为31.1%。表明静注给药后,藤黄酸迅速从大鼠体内消除,并可在体内广泛分布和代谢,主要以原型和代谢物的形式从胆汁排泄[13]。

3. 毒性　急性毒性:藤黄酸小鼠腹腔注射的LD_{50}为6.2±0.5 mg/kg,新藤黄酸(藤黄2号)腹腔注射的LD_{50}为22.0±2 mg/kg[7]。藤黄生品在剂量24、12 mg/kg时,具有极显著的致变性。藤黄酸静脉注射(2、4、8 mg/kg)对荷瘤小鼠外周血白细胞总数无明显影响;对小鼠的血清溶血素及巨噬细胞吞噬能力无明显影响。藤黄酸静脉注射1.5、3、6 mg/kg对正常大鼠外周血中白细胞总数、骨髓有核细胞数、体重、胸腺及脾脏无明显影响;表明藤黄酸在有效剂量范围内,对实验性动物造血功能及免疫功能无明显影响[14]。

【临床应用】

1. 癌症 藤黄注射剂（主含藤黄酸）每次100~200 mg，静脉缓慢推注，每周2~3次。治疗各种肿瘤125例，显示对皮肤癌、阴茎癌、乳腺癌、头颈癌、恶性淋巴瘤及肉瘤等有一定疗效，总有效率（客观疗效）69.6%，显效率21.6%。多数患者用药后表现一般情况改善，疼痛缓解或消失及瘤体缩小。该药的不良反应以静脉注射局部刺激较多见，发生率为9.6%，对心、肝、肾功能及血象无明显影响[15,16,17]。用5%藤黄软膏外敷治疗41例皮肤癌总有效率为71%，显效率为41%。用药期间偶有轻度腹泻、腹痛等副作用，在减量或停药后可好转[18]。

2. 宫颈糜烂 用藤黄糊剂治疗478例，方法是用藤黄糊剂涂满宫颈糜烂面，再用棉球或小纱布块浸湿藤黄糊剂，贴敷于宫颈糜烂处，每1~3天上药1次，最少3次，最多10次，平均每人上药6~7次，当上药3次后糜烂面呈灰色伪膜时可停止上药。从末次上药起，一月后复查，结果总有效率95.8%，其中痊愈率49%，好转率46%，无效率4%，无明显副作用[19]。

3. 疱疹 在常规治疗基础上，86例患者采用30%藤黄酊外涂配合红灯局部照射治疗。结果痊愈74例，显效10例，有效2例，显效率97.7%，有效率100%[20]。12例患者在抗病毒和营养神经治疗基础上，局部皮肤涂藤黄擦剂。治愈时间轻中度一般5~7 d，重度7~9 d[21]。

4. 阳热肿痛 阳热肿痛（局部皮肤红肿热痛，触之肿硬疼痛拒按）175例，藤黄膏（藤黄、生大黄、血竭、冰片）外涂患处，每日1~2次。175例患者全部治愈，治愈时间最短2 d，最长10 d[22]。

【附注】

藤黄种子含藤黄宁（morellin）、α-藤黄素、异藤黄宁（isomorellin）、二氢异藤黄宁（dihydro-isomorellin）。果皮含α-藤黄素[23,24]。

（张荣泉 李德华）

参 考 文 献

[1]陈葆仁.藤黄抗癌成分研究1.藤黄酸分离和结构鉴定.江西医学院学报，1980，(2)：1

[2]吕归宝，等.藤黄中新藤黄酸的分离及其结构.药学学报，1984，19(8)：636

[3]吕归宝，等.高效液相色谱法测定藤黄中藤黄酸和新藤黄酸含量.中草药，1988，19(7)：10

[4]杨虹，等.藤黄属植物化学成分与药理活性.国外医药植物学分册，1999，14(6)：238

[5]雷秋模，等.藤黄抗癌的实验研究.中华肿瘤杂志，1985，7(4)：282.

[6]吴照球，等.藤黄总酸对实验性肿瘤及肿瘤细胞体外生长的抑制作用.中国天然药物，2003，1(2)：99

[7]曲宝玺，等.藤黄Ⅱ号抗癌作用实验研究.中国肿瘤临床，1991，18(1)：50

[8]郭青龙，等.藤黄酸诱导人胃腺癌SGC-7901细胞的凋亡作用.中国天然药物，2004，2(2)：106

[9]徐波，等.藤黄新酸抑制肝癌细胞生长的机制研究.生物化学与生物物理进展，2007，34(5)：503

[10]张洪明，等.藤黄酸诱导SPC-A-1肺腺癌细胞凋亡机制的探讨.实用临床医药杂志，2009，13(2)：44

[11]刘若庸，等.3H-藤黄酸在小鼠体内的吸收、分布和排泄的研究.天津药学，1989，1(3)：9

[12]谭成，等.藤黄酸的标记及其小鼠体内分布实验.核化学与放射化学，2008，30(1)：39

[13]郝琨，等.藤黄酸在大鼠体内的药代动力学.中国药科大学学报，2005，36(4)：338

[14]郭青龙，等.藤黄酸对实验性动物造血功能及免疫功能的影响.中国天然药物，2003，1(4)：229

[15]雷秋模，等.藤黄(总体)抗癌实验与临床研究报告.江西医药，1982，3：1

[16]潘德华，等.藤黄制剂临床治疗恶性肿瘤50例.天津医药肿瘤学(附刊)，1981，(8)：230

[17]雷秋模，等.中药藤黄治疗乳腺癌77例疗效观察.肿瘤防治研究，1986，13(2)：11

[18]江西省藤黄抗癌研究协作组.中药藤黄制剂治疗41例皮肤癌.中华皮肤科杂志，1986，19(1)：31

[19]雷秋模，等.藤黄糊剂治疗宫颈糜烂478例观察.浙江中医药杂志，1984，19(2)：9

[20]李泽春，等.藤黄酊配合红光治疗带状疱疹164例疗效观察.贵州医学杂志，2007，31(7)：640

[21]吴育群.藤黄治疗带状疱疹的护理体会.中华现代临床护理学杂志，2007，2(7)：662

[22]邢志强，等.藤黄膏治疗阳热肿痛175例临床观察.河南中医药学刊，2001，16(2)：55

[23]Asano J，et al. Cytotoxic xanthones from Garcinia hanburyi. *Phytochemistry*，1996，41(3)：815

[24]Sani BP，et al. Antibiotic principles of Garcinia morella. *Indian J Exp Biol*，1966，4(1)：27

覆盆子 Rubi Fructus fu pen zi

本品为蔷薇科植物华东覆盆子 *Rubus chingii* Hu 的干燥果实。味甘、酸，性温。具有益肾固精缩尿，养肝明目功能。用于遗精滑精、遗尿尿频、阳痿早泄、目暗昏花。

【化学成分】

1. 有机酸 对羟基间甲氧基苯甲酸、对羟基苯甲酸、没食子酸(gallic acid)[1]、鞣花酸(ellagic acid)、齐墩果酸、乌苏酸、2α-羟基齐墩果酸、2α-羟基乌苏酸、arjunic acid、hexacosylp-coumarate、硬脂酸、三十二烷酸[2]。

2. 皂苷 椴树苷(tiliroside)、4′,5,7-三羟基黄酮醇-3-O-β-D-(6″-对羟基桂皮酰基)-葡萄糖苷(tiliroside)、山柰酚-3-β-D(鼠李糖)-葡萄糖[3]、胡萝卜苷[2]。

3. 挥发油 主要为正十六酸、黄葵内酯、正十二酸[4]、芳樟醇、萜品烯醇-4、乙酸芳樟酯等[5]。

4. 氨基酸及无机元素 含有谷氨酸、天冬氨酸等17种氨基酸以及钙、镁、磷、铜、锌、铁、钴、锰等无机元素，尤其铁和锰含量较高[6,7]。

5. 其他 二十六烷醇、4-羟基-3-甲氧基苯甲醛、对羟基苯甲醛、liballinol、stigmast-5-en-3-oleate、1H-2-indenone,2,4,5,6,7,7a-hexahydro-3-(1-methylethyl)-7a-methyl[8]、β-谷甾醇。

【药理作用】

1. 抗氧化 树莓果实95%乙醇提取物经石油醚脱脂后，依次用乙酸乙酯、正丁醇萃取，对1,1-二苯-2-苦肼基和羟自由基系统均显示了较好的清除自由基活性，其中以乙酸乙酯部位抗氧化活性最高[9]。红树莓花色苷清除超氧阴离子自由基的能力大于清除羟自由基的能力，对猪油中产生的脂质过氧化物也有一定的阻抑作用[10]。覆盆子水煎液清除超氧阴离子自由基IC_{50}为0.0467 mg/mL[11]。覆盆子多糖为酸性α-呋喃糖，且含β-糖苷键，对氧自由基具有较强清除能力[12]。

2. 抗衰老 覆盆子生药粉（5 g/kg）可明显缩短D-半乳糖衰老模型小鼠的游泳潜伏期，降低脑MAO-B活性，具有改善学习记忆，抗衰老作用[13]。

3. 增强免疫 覆盆子水提取液、醇提取液、粗多糖和正丁醇组分均有明显的促进淋巴细胞增殖作用。在淋巴细胞激活的早期伴有cAMP水平的升高[14]。另外覆盆子水提取液具有促进胸腺合成LHRH样物质的作用[15]。

4. 调解糖脂代谢 树莓液灌胃27 g/kg，5~12周，能够改善链脲佐菌素造成糖尿病(DM)大鼠糖代谢，抑制蛋白质非酶糖基化反应，改善肾血流量，使DM大鼠的血肌酐、血清尿素氮均得到显著抑制[16]。高脂饲料造成非酒精性脂肪肝炎，1%树莓酮灌胃4~8周，能够降低大鼠血糖，改善肝功能，抑制炎症反应[17]。给予1%和2%树莓酮灌胃8周，能够降低肥胖大鼠体重[18]。覆盆子水提物，生药27 g/kg，早晚各1次，连续4 d，对小鼠ALT和AST没有影响，却可以加重小鼠CCl_4性肝脏毒性[19]。

5. 抗诱变、抑制肿瘤 Ames试验、小鼠骨髓微核试验、505显色反应等试验结果表明，覆盆子水溶性提取物具有一定抗诱变作用[20]。0.25~10 mg/mL的树莓提取物对肝癌细胞系Hep G2的抑制率分别为 (7.17±1.39)%~(86.16±1.36)%；树莓提取物在体外有较强的抑制VEGF表达的能力[21]。

6. 降血压 树莓提取物(EER)100、200 mg/kg，灌胃给药，连续8 d，能明显降低自发性高血压大鼠(SHR)血压，显著提高SHR血清一氧化氮水平、SOD活性以及总抗氧化能力，降低血清丙二醛水平[22]。

7. 抑菌 红树莓花色苷对大肠杆菌有较强的抑制作用，对金黄色葡萄球菌和枯草芽孢杆菌的抑制作用较弱，而对霉菌和酵母菌几乎没有抑制作用[23]。

8. 壮阳、抗疲劳 切除成年雄性大鼠双侧睾丸造成肾虚证动物模型，覆盆子提取物(10、20、40 g/kg)，肌肉注射，每天1次，连续20 d。能提高去势大鼠阴茎对外部刺激的兴奋性，增强模型动物的耐寒、耐疲劳能力，自主活动次数增加[24]。

【临床应用】

糖尿病 选用60例Ⅱ型糖尿病患者，口服树莓液30 mL(含生药10 g/mL)，每日2次，服用3个月，具有升高血清胰岛素含量的作用，疗效优于消渴丸[25]。

（张莲珠　周秋丽）

参 考 文 献

[1]谢一辉，等.覆盆子化学成分的研究.中药材，2005，28(2)：99

[2]郭启雷，等.掌叶覆盆子的化学成分研究.中国中药杂志，2005，30(3)：198

[3]刘劲松，等.覆盆子化学成分研究.中国中医药科技，2008，15(3)：197

[4]典灵辉，等.覆盆子挥发油成分的GC-MS分析.天津药学，2005，17(4)：9

[5]杨再波，等.固相微萃取法分析黔产覆盆子挥发油.河南大学学报(医学版)，2009，28(1)：49

[6]李继仁，等.覆盆子类22种生药中微量元素的含量分析.微量元素与健康研究，1999，16(3)：29

[7]杨晓虹，等.覆盆子无机元素和氨基酸的含量测定.人参研究，1996，(3)：32

[8]游孟涛，等.覆盆子二氯甲烷萃取物中的化学成分.第二军医大学学报，2009，30(10)：1199

[9]韩加，等.新疆红树莓果实不同有效部位提取及其抗氧化活性测定.卫生研究，2009，38(5)：596

[10]孙希云，等.红树莓花色苷粗提物抗氧化性能与抑菌作用研究.食品工业科技，2009，(3)：132

[11]周晔，等.覆盆子等8味中药的抗超氧阴离子自由基作用研究.时珍国医国药，2004，15(2)：68

[12]刘明学，等.覆盆子多糖提取、结构分析及自由基清除作用研究.食品科技，2009，34(7)：163

[13]朱树森，等.覆盆子对衰老模型小鼠脑功能的影响.中医药学报，1998，(4)：42

[14]陈坤华，等.覆盆子提取成分促进淋巴细胞增殖作用及与环核苷酸的关系.上海免疫学杂志，1995，15(5)：302

[15]陈坤华，等.覆盆子水提取液对大鼠下丘脑-垂体-性腺轴功能的作用.中国中药杂志，1996，21(9)：560

[16]王敏，等.树莓液对糖尿病大鼠肾功能保护作用的药效学研究.中国中医基础医学杂志，2006，12(11)：863

[17]周艳，等.树莓酮干预非酒精性脂肪肝炎大鼠的实验研究.食品工业，2008，(2)：6

[18]孟宪军，等.树莓酮对单纯性肥胖大鼠的减肥作用的试验研究.食品工业，2008，(1)：1

[19]张善玉，等.夏枯草等3种中药材对四氯化碳性肝损伤的影响.时珍国医国药，2003，14(11)：658

[20]付德润，等.覆盆子抗诱变作用的实验研究.中国全科医学杂志，1998，1(1)：32

[21]张春鹏，等.树莓体外抑制人肝癌细胞系HepG2生长的实验性研究.实用肿瘤学杂志，2008，22(5)：409

[22]韩加，等.树莓果实提取物减轻自发性高血压大鼠氧化应激的作用.中华高血压杂志，2009，17(8)：695

[23]孙希云，等.红树莓花色苷粗提物抗氧化性能与抑菌作用研究.食品工业科技，2009，(3)：132

[24]向德军.掌叶覆盆子提取物的温肾助阳作用研究.广东药学院学报，2002，18(3)：217

[25]王敏，等.树莓液治疗2型糖尿病30例分析.中医药学刊，2003，21(9)：1437

瞿 麦 Dianthi Herba qu mai

本品为石竹科植物瞿麦 *Dianthus superbus* L.或石竹 *Dianthus chinensis* L.的干燥地上部分。味苦，性寒。有利尿通淋，活血通经功能。主治热淋、血淋、石淋、小便不通、淋沥涩痛、经闭瘀阻等。

【化学成分】

1. 石竹花含有效成分为丁香油酚(eugenol)、苯乙醇(phenylethylalcohol)、水杨酸甲酯(methylsalicylate)等，全草含皂苷，糖类，维生素等[1]。

2. 瞿麦地上部分含黄酮化合物，如异荭草素、荭草素、东方蓼黄素(homoorientin)等。还含瞿麦皂苷(dianthus saponin)A、B、C、D，其中之一的皂苷元为丝石竹皂苷元(gyposgenin)，另外还含维生素A类物质，全草含少量生物碱。瞿麦地上部分：大黄素甲醚(physcion，Ⅰ)、大黄素(emodin，Ⅱ)、3，4-二羟基苯甲酸甲酯(Ⅲ)、3-(3，4-二羟基苯基)、丙酸甲酯(Ⅳ)、β-谷甾醇苷(Ⅴ)和大黄素-8-O-葡萄糖苷(emodin-8-O-glucoside，Ⅵ)。从瞿麦和石竹中均分离出松醇(pinitol)含量分别为0.39%和0.57%。瞿麦挥发油的主要组分为6，10，14-三甲基-2-十五酮(28.39%)，植物醇(6.80%)，醋酸牻牛儿酯(4.65%)，正己醇(4.32%)及醋酸金合欢酯(3.01%)[1-4]。

【药理作用】

1. 抗生育 瞿麦10、15、30 g/kg (1 g/mL)3个剂量连续灌胃给药5 d。结果显示，瞿麦对着床期、早孕期、中孕期均有较显著的致流产和致死胎作用，且呈一定量效关系；最高流产率和死胎率在着床期分别为

41.67%和 5.97%，早孕期为 66.7%和 22.6%，对中孕期则无流产作用，但 15、30 g/kg 可抑制胎盘发育而致死胎，对晚孕期则有使孕鼠提前分娩作用，但胎仔均存活。上述结果显示瞿麦有抗着床和抗早孕作用，但对胚胎无致畸性，未呈现遗传毒性作用[5]。

2. 兴奋子宫 瞿麦乙醇提取物对麻醉兔在体子宫及大鼠离体子宫肌条均有明显的兴奋作用，表现在振幅、频率和张力改变。不同浓度（10^{-8}~$5×10^{-1}$g）的瞿麦乙醇提取物均能使大鼠子宫肌条收缩(4.33±2.19 cm)，较给药前（1.74±1.04 cm）有显著增强。瞿麦兴奋子宫肌条的作用随剂量增加而加强，表现为频率增加，产生较持久的节律性收缩，少数子宫肌条可呈强直性收缩、瞿麦与前列腺素 E_2 合用可产生协同作用。协同作用占 70%。麻醉兔给瞿麦乙醇提取物后，子宫亦明显收缩，振幅加大，频率增加，张力也有提高，以浓度 1% ~10%较明显[6]。瞿麦所含的 3，4-二羟基苯甲酸甲酯 200 μg/kg 对受孕大鼠子宫肌条有兴奋作用与催产素有协同作用，也有增强妊娠小鼠在体子宫的自发性收缩强度和幅度[3]。

3. 利尿 瞿麦煎剂对家兔有一定的利尿作用。家兔灌胃瞿麦穗煎剂 2 g/kg，6 h 内尿量增加到 156.6%，氯化物排出量亦增加到 286.2%，瞿麦茎穗煎剂的利尿作用与纯穗相似但稍弱，其利尿作用可能与排钾有关。另一组试验比较了石竹类药材与瞿麦类药材的利尿作用，以中药水煎剂给家兔灌胃 2 g/kg，观察家兔尿量的变化。结果辽东石竹、石竹和三脉石竹给家兔灌胃 30~60 min 后，尿量显著增加，其作用可持续 1 h 以上。长萼瞿麦和瞿麦灌胃后家兔尿量增加均不显著。结果：表明石竹类药材均有明显的利尿作用，瞿麦类药材利尿作用不明显[7,8]。瞿麦和石竹中的活性成分松醇给盐水负荷小鼠以 100 mg/kg 和 200 mg/kg 剂量后 1 h，尿量达到 1.55±0.24 g 和 1.29±0.30 g，与对照组 0.87±0.24 g 相比较明显增加[1]。

4. 兴奋肠肌 100%瞿麦穗煎剂 0.1 mL 即能使离体兔肠管紧张度增加，0.2 mL 和 0.5 mL 作用更强，1.0 mL 使肠管呈强直状态。100%瞿麦煎剂 2 mL/kg 给慢性肠瘘狗灌胃，肠蠕动亦显著增加，此作用可被苯海拉明，罂粟碱拮抗[9]。

5. 肾保护 瞿麦能保护肾组织细胞，抑制肾草酸钙晶体的形成。瞿麦提取液组每日灌胃瞿麦提取液 2 mL(含生药 1 g)，饲养 3 周。结果：瞿麦组大鼠结晶形成率只有 50%，且结晶形成的密度明显降低；同时，草酸和钙的含量也明显降低，肾组织细胞的损害程度亦明显低于对照组。表明瞿麦提取液使肾组织中草酸和钙含量、草酸钙结晶形成程度及肾组织的损伤程度都明显降低。证明瞿麦能保护肾组织细胞，对肾草酸钙晶体形成有明显抑制作用[10]。

6. 抗菌 应用微量 McCoy 细胞培养法检测了瞿麦、茯苓皮、猪苓、茵陈、金钱草、淡竹叶等 12 味常用利水中药体外抗泌尿生殖道沙眼衣原体的活性。结果表明，瞿麦等 12 味利水中药都具有不同程度的体外抗泌尿生殖道沙眼衣原体的作用，并以瞿麦的活性最强[11]。石竹花有效成分丁香油酚在 1:16000~1:8000 浓度时，对致病性真菌有抑制作用。在 1:8000~1:2000 浓度时，对金黄色葡萄球菌及肺炎、大肠、变形、结核等杆菌均有抑制作用[12]。

7. 抗血吸虫 10%瞿麦煎剂在试管内 8~12 min 杀死血吸虫虫体，瞿麦煎剂 4 g/kg 灌胃，每日 1 次，连续 4 周，使感染血吸虫的兔由 59.75%残虫率降为 34%，肝脏病变好转[13]。

8. 毒性 瞿麦煎剂用水配制成生药 2.00 g/mL，小鼠单次灌胃后观察 1 周，LD_{50}±SD 为生药 63.29± 6.47 g/kg。瞿麦中的利尿活性成分松醇的毒性亦很低，小鼠灌胃 2.5 g/kg 未出现毒性反应死亡[1]。

【临床应用】

1. 盆腔炎 60 例盆腔炎性包块患者在综合治疗的同时加服瞿麦煎治疗。结果：总治愈率为 98%。说明慢性盆腔炎伴有炎性包块者加服瞿麦煎治疗效果肯定[14]。

2. 囊肿 瞿麦茶治疗囊肿 60 例。瞿麦 50g，煎煮取汁当茶饮，每日 1 剂。全部患者治疗 1~3 个月后均取得较好疗效，46 例痊愈，14 例 B 超提示囊肿明显缩小，无任何症状，随访无复发[15]。

3. 皮肤湿疹、瘙痒、疮毒 单味瞿麦煎汤外洗[16]。用量：瞿麦 4.5~9g。

4. 内耳眩晕症 以瞿龙汤治疗 129 例，有效率 90%[17]。方剂组成：瞿麦、地龙、葛根、石菖浦、升麻、蜈蚣。疗程 1 个月以上。

5. 防治羔羊痢疾 单味瞿麦煎汤拌食或灌服防治羔羊痢疾 45 例。干瞿麦 50 g，加水煎煮取药液，每次灌服 200 mL，连用 1~2 d。结果 45 例，痊愈 39 例、显效 4 例，总有效率 95.7%[18]。

6. 输尿管结石 瞿麦石淋汤治疗输尿管结石 118 例。瞿麦、藕蓄、赤芍各 30g，水煎取汁 400 mL，日 1 剂。2 次/d。结果：治愈 86 例，有效 25 例，无效 7 例，有效率 94.07%[19]。

（胡志洁 王士贤 张志耘）

参考文献

[1]楼之岑,等.常用中药材品种整理和质量研究.北方编第2册. 北京：北京医科大学，中国协和医科大学联合出版社，1995:111

[2]Сераяп,м. 瞿麦的黄酮化合物. 国外医学中医中药分册,1980,2(5):43

[3]汪向海,等.瞿麦化学成分研究.中草药,2000,31(4):248

[4]余建清,等.瞿麦挥发油化学成分的气相色谱-质谱分析.中国医院药学杂志,2008,28(2):157

[5]李兴广,等.瞿麦水煎液对小鼠妊娠影响的实验研究.北京中医药大学学报,2000,23(6):40

[6]郭连芳,等.瞿麦对大鼠离体子宫,兔在体子宫兴奋作用及与前列腺素E_2的协同作用.天津医药,1983,11(5):268

[7]饶曼人.瞿麦、桑白皮等八种中药的利尿研究.中华医学杂志,1959,45:67

[8]李定格,等.山东产中药瞿麦利尿作用的研究.中药材,1996,19(10):520

[9]饶曼人.瞿麦对肠管、心脏、血压、肾容积等作用.南京第一医学院学报,1959,(1):27

[10]罗亚桐,等.瞿麦对肾草酸钙晶体形成的抑制作用.中华实用中西医杂志,2004,4(17):98

[11]李建军,等.瞿麦等12味利水中药体外抗泌尿生殖道沙眼衣原体的活性检测.中国中药杂志,2000,25(10):628

[12]中华人民共和国卫生部药典委员会.中华人民共和国药典(第1部).北京：人民卫生出版社，化学工业出版社，1990:345

[13]王浴生.中药药理与应用.北京：人民卫生出版社，1983:1256

[14]张淑荣,等.瞿麦煎治疗盆腔炎性包块60例.中国医学研究与临床,2004,2(12):47

[15]裴桂兰,等瞿麦茶治疗囊肿60例.中国民间疗法,2006,14(12):61

[16]胡志坚.中药临床应用.呼和浩特：内蒙古人民出版社，1980:214

[17]程指明.瞿龙汤治疗内耳眩晕症120例临床观察.辽宁中医杂志,1988,12(1):28

[18]王平. 瞿麦防治羔羊痢疾有奇效.中兽医医药杂志,2007,26(6):29

[19]牛占海,等.瞿麦石淋汤治疗输尿管结石118例.中国社区医师,2009,11(17):154

翻白草 Potentillae Discoloris Herba fan bai cao

本品为蔷薇科植物翻白草 *Potentilla discolor* Bge.的干燥全草。味甘、微苦,性平。具有清热解毒,止痢,止血功能。用于湿热泻痢、痈肿疮毒、血热吐衄、便血、崩漏。

【化学成分】

1. 黄酮 槲皮素、山柰酚(kaempferol)、槲皮素-3-O-α-L-吡喃鼠李糖苷、槲皮素-3-O-α-D-阿拉伯糖苷、芦丁、槲皮素-3-O-β-D-葡萄糖醛酸苷、槲皮素-3-O-β-D-半乳糖-7-O-β-D-葡萄糖苷[1]。

2. 鞣质 可水解丹宁 agrimoniin、gemin A pedunculagin、casuarictin、tellimagrandin[2]。

3. 其他成分 乌苏酸(ursolic acid)、2α,3β-二羟基-乌苏-12烯-28-酸、euscaphic acid、委陵菜酸(tormentic acid)、胡萝卜苷、β-谷甾醇[3]、坡模酸(pomolic acid)、3-O-乙酰坡模醇(3-O-acetyl-pomolic acid)、齐墩果酸 (oleanolic acid)、2α-羟基白桦酯酸 (2α-hydroxyl betulinic acid)、槲皮素-3-O-β-D-葡萄糖(quercetin-3-O-β-D-glucoside)、山柰酚-3-O-β-D-葡萄糖(kaempferol-3-O-β-D-glu-coside)[4]。

4. 矿质元素 锌、锰、钾、镁的含量较高[5]。

【药理作用】

1. 降血糖 Wistar大鼠链脲佐菌素造成2型糖尿病模型,灌胃翻白草水煎剂(12、6、3 g/kg),持续8周。降低大鼠的空腹血清胰岛素,提高胸腺指数[6,7],大鼠CD_4^+、CD_8^+、CD_4^+/CD_8^+比值、NK细胞有所增加,增加大鼠免疫功能[8];提高血清NOS活性,增加NO的含量[9],抑制氧化应激,改善肝脏的能量代谢障碍[10],减少大鼠肾脏细胞凋亡[11];升高大鼠肾周脂肪组织脂联素基因mRNA表达,降低胰岛素抵抗指数[12,13],显著降低大鼠胰岛素降解酶基因[14]及肾周脂肪组织抵抗素基因[15]mRNA表达。

灌胃给予翻白草水煎液(30、15、7.5 g/kg),连续给药4周。大鼠体重显著增加,血糖明显降低,血清INS升高,有效促进INS分泌[16],保护胰岛B细胞[17]及血管内皮细胞[18]。

四氧嘧啶腹腔注射造成小鼠糖尿病模型,灌胃翻白草黄酮(216、108 mg/kg),连续 14 d。可以降低血糖,提高血清胰岛素水平,对血清胰岛素抗体影响不大[19];胸腺指数上升、血清MDA 含量下降、SOD 含量增加[20]。翻白草总黄酮(36、18、9 g/kg)具有相同作用,并对胰岛细胞起到保护修复作用[21]。

2. 降血脂 大鼠和家兔灌胃翻白草水煎液(8、4、2 g/kg),每日 1 次,连续 4~6 周。可降低高脂饲料诱导的高血脂大鼠及家兔血清中 TC、TG、LDL 的含量,提高 HDL-C 的含量[22,23]。

3. 抑菌 翻白草各部位的水提取液、醇提取液和醚提取液对 6 种细菌均有不同程度的抑菌作用,70%乙醇全草提取液的抑菌效果最好,对金黄色葡萄球菌的抑制作用最强,最低抑菌浓度(MIC)为 0.12 g/mL;对大肠埃希菌和八叠球菌的抑制作用次之,MIC 为 0.25 g/mL。翻白草对革兰阳性菌的抑菌效果好于革兰阴性菌[24]。

【临床应用】

糖尿病 在适量运动和严格控制饮食基础上给予翻白草每天 30 g/d,代茶饮,30 d 为一疗程,持续 2 个疗程。对体内尚有胰岛素分泌功能的Ⅱ型糖尿病患者具有显著的降低血糖作用[25,26]。

翻白草合剂:翻白草、黄芪、苍术、白术、山药、葛根、天花粉等 12 味药。煎煮,生药 1 g/mL。每次口服 150 mL,每日 3 次,1 个疗程 2 周,服 4 个疗程[27]。

复方翻白草合剂:翻白草 30 g、玉米须 20 g,水煎煮,每次 50 mL,每日服 3 次,同时适量运动,严格控制饮食。1 个疗程 30 d,服 2 个疗程,总有效率 94.4%[28]。

(张莲珠　周秋丽)

参 考 文 献

[1]王琦,等.翻白草中的黄酮类成分.中国天然药物,2009,7(4):361

[2]冯卫生,等.翻白草根中可水解丹宁的研究关.天然产物研究与开发,1996,8(3):26

[3]薛培凤,等.翻白草化学成分研究.中国药学杂志,2005,40(14):1052

[4]刘普,等.翻白草化学成分的研究.时珍国医国药,2009,20(1):122

[5]孟令云,等. 翻白草微量元素的含量分析. 微量元素与健康研究,2001,18(2):41

[6]郭新民,等. 翻白草对2型糖尿病大鼠血清胰岛素和胸腺指数的影响. 牡丹江医学院学报,2004,25(4):1

[7]崔荣军,等. 翻白草对2型糖尿病大鼠血糖的影响. 中国临床康复,2005,9(11):84

[8]朱雁飞,等. 翻白草对2型糖尿病大鼠免疫功能的影响. 牡丹江医学院学报,2010,31(1):5

[9]张淑芹,等. 翻白草对2-型糖尿病大鼠血清一氧化氮合酶改变的实验. 中国林副特产,2005,(2):37

[10]马山,等. 翻白草对2型糖尿病肝脏大鼠氧化应激的实验性研究. 牡丹江医学院学报,2008,29(4):7

[11]包海花,等. 翻白草对2型糖尿病大鼠肾脏细胞凋亡的影响. 牡丹江医学院学报,2006,27(2):13

[12]郭新民,等. 翻白草对2型糖尿病大鼠脂联素基因表达的影响. 牡丹江医学院学报,2007,28(5):3

[13]崔荣军,等. 翻白草对2 型糖尿病大鼠胰岛素抵抗的影响. 中外医疗,2007,12(22):43

[14]郭新民,等. 翻白草对2型糖尿病大鼠胰岛素降解酶基因表达的影响. 中国中医药信息杂志,2005,12(2):40

[15]宗灿华,等.翻白草对2型糖尿病胰岛素抵抗大鼠抵抗素基因表达的调节作用. 中国优生与遗传杂志,2007,15(8):25

[16]袁芳,等. 翻白草对2型糖尿病大鼠糖代谢的影响. 湖北中医学院学报,2010,12(1):20

[17]韩永明,等. 翻白草对糖尿病大鼠胰岛形态结构的影响. 湖北中医学院学报,2005,7(3):28

[18]韩永明,等. 翻白草对糖尿病大鼠血管内皮细胞一氧化氮合酶表达的影响. 中国中医药信息杂志,2006,13(6):41

[19]王晓敏,等. 翻白草黄酮对糖尿病小鼠血清胰岛素和胰岛素抗体的作用. 时珍国医国药,2008,19(2):338

[20]邹志坚,等.翻白草黄酮对糖尿病大鼠抗氧化的作用. 江西中医学院学报,2007,19(6):64

[21]孙海峰,等. 翻白草总黄酮降血糖作用的药效学研究. 中医药信息,2010,27(3):20

[22]孟令云,等. 翻白草对高血脂模型动物的影响. 中医药学报,2009,37(5):41

[23]郑海洪,等. 翻白草对大鼠和家兔高血脂模型的降血脂作用. 中国比较医学杂志,2009,19(10):36

[24]伍贤进,等. 翻白草提取物的抑菌作用研究. 辽宁中医杂志,2007,34(9):1295

[25]马瑛,等. 翻白草治疗Ⅱ型糖尿病50例疗效观察.中草药,2002,32(1):644

[26]刘仲慧,等. 翻白草治疗2型糖尿病. 新中医,2003,35(1):30

[27]邵长平,等. 翻白草合剂治疗2型糖尿病临床研究.山东中医杂志,2001,20(10):588

[28]张磊,等.36例Ⅱ型糖尿病复方翻白草合剂治疗疗效观察. 中国现代药物应用,2007,1(1):50

十九画

蟾 酥 Bufonis Venenum chan su

本品为蟾蜍科动物中华大蟾蜍 *Bufo bufo gargarizans* Cantor 或黑眶蟾蜍 *Bufo melanostictus* Schneider 的干燥分泌物。味辛,性温;有毒。有解毒,止痛,开窍醒神功能。主治痈疽、痈疽疔疮、咽喉肿痛、中暑神昏、痧胀腹痛吐泻等。

【化学成分】

蟾酥主要含有多种强心甾体化合物,总称蟾酥毒素(bufotoxin),是未被分解的天然化合物。腺分泌液在加工干燥制备成蟾酥过程中发生分解,可得到多种蟾毒配基(bufogenins,bufagins),故蟾酥中所含的成分多系分解产物。按其结构分类如下[1-4]:

1. 具有醚键的甾体化合物 有脂蟾毒配基(又名来西蟾毒配基,resibufogenin)、华蟾毒配基(又名华蟾毒精,cinobufagin)、远华蟾毒配基(telocinobufagin)、蟾毒他里宁(bufotalinin)等 13 种,其中脂蟾毒配基则是含量较多的主要活性成分。

2. 具有多羟基的甾体化合物 有日蟾毒他灵(gamabufotalin)、蟾毒灵(bufalin)、蟾毒他灵(bufotalin)等 14 种成分。

3. 具有羧基或醛基的甾体化合物 有沙蟾毒素(arenobufagin)、蟾毒他酮(bufatalon)等。

4. 吲哚类化合物 有蟾酥碱及甾醇类成分。如蟾蜍季胺(又名蟾酥甲碱 bufatenidine)、蟾蜍色胺(bufotenine)、5-羟色胺、肾上腺素等。

其他化合物,蟾酥还含有氨基酸、有机酸、肾上腺素、吗啡、多肽及多糖等[5,6]。

【药理作用】

1. 中枢神经系统 侧脑室或静脉注射蟾力苏(脂蟾毒配基注射液),对大脑皮层有显著兴奋作用,可对抗巴比妥的中枢抑制。蟾毒灵可诱发惊厥。蟾蜍色胺有类似致幻剂麦角酰二乙胺(LSD)的作用,其致幻作用的发生及消失较麦司卡林更快。它还能延长水合氯醛睡眠时间[2,7]。

2. 增强免疫 在一定剂量范围内,华蟾酥毒基单独或协同刀豆蛋白 A 或脂多糖作用,均可促进小鼠脾淋巴细胞的增殖和转化,增强小鼠腹腔巨噬细胞的代谢及吞噬外源物质的能力。其机制是通过提高 CD_4 和 CD_8 双阳性表型的 T 淋巴细胞亚群百分率,促进小鼠脾淋巴细胞进入 DNA 合成期,活化并增加免疫效应淋巴细胞,从而发挥免疫增强作用[8]。

3. 强心 蟾酥小剂量可加强离体蟾蜍心脏的收缩力,大剂量则使麻醉猫、犬、兔、蛙心搏变慢。蟾酥强心成分中远华蟾毒配基作用较强,其次为蟾毒灵、华蟾毒配基[5,7]。蟾毒灵增强心房肌收缩力的最低浓度为 0.01 μmol/L,在 0.01~0.5 μmol/L 浓度范围内存在剂量依赖性。在同一浓度组,左心房收缩力高于右心房。普萘洛尔 10μmol/L 未能完全阻断其正性肌力作用[4,7]。蟾酥及蟾毒配基强心作用的性质与洋地黄相似,但强心作用较弱并缺乏持久性,因此无积蓄作用[5,7]。华蟾毒配基剂量为 4 mg/kg 时,不影响开胸豚鼠的心率,而使心肌收缩力增加[9]。家兔在体心脏的单相动作电位稳定后,由兔耳缘静脉注射脂蟾毒配基 0.3 mg/kg,给药后立即发挥作用,明显减慢兔心率,3 min 时降至最低,其后逐渐恢复,约 25 min 后基本恢复至正常水平[10]。在 15 min 内,脂蟾毒配基对兔的心肌收缩力具有明显的增强作用,在给药后 20 min 心缩力逐渐恢复,30 min 时基本恢复至正常水平[11]。有实验认为蟾毒配基加强心肌收缩力属强心苷样作用,即抑制心肌细胞膜上的 Na^+/K^+-ATP 酶所致[12]。

4. 升压 蟾毒灵、华蟾毒配基、脂蟾毒配基等均可引起多种麻醉动物血压升高,可被 α 受体阻断剂阻断,其升压作用与肾上腺素相似。蟾酥色胺能引起肾上腺素释放,并使动物对肾上腺素的敏感性增加[2,7]。蟾酥 0.4 mg/kg 静脉注射,可明显升高麻醉家兔动脉血压,但不持久,一次注射仅可维持数分钟,若用滴注,可在给药期间显示持续升压作用[13]。

5. 抗休克 脂蟾毒配基 0.3 mg/kg 静脉注射，能明显升高麻醉开胸及失血性休克家兔的平均动脉压，1 min 即达到峰值，3 min 内维持稳定，5 min 时升高仍然显著，对失血性休克家兔的升压作用明显强于正常麻醉兔[14]。另外，对失血性休克大鼠在给药后 1~3 min 升压作用最大，20 min 时基本恢复原水平，其作用强度随剂量加大而增强。脂蟾毒配基的升压作用与其增加外周血管阻力有关[15]。

6. 抗凝血 蟾酥对因血栓形成导致的冠状血管狭窄而引起的心肌梗死等缺血性心脏障碍，能增加心肌营养性血流量，改善微循环，增加心肌供氧[16,7]。此外，蟾酥醇提取物 0.3 mg/kg 静脉注射，对家兔血小板聚集程度与速度均有抑制作用，能减轻弥漫性血管内凝血发生[17,7]。

7. 局部麻醉 蟾酥 80%乙醇提取物有表面麻醉作用，局麻作用以蟾毒灵最强，较司卡林大 30~60 倍，较普鲁卡因强 300~600 倍。并且麻醉有效期长，用药后无中枢中毒症状[2,7]。用豚鼠角膜实验证明，蟾毒灵的局麻作用较可卡因大 30~60 倍，且无局部刺激性，其作用机制与肌细胞的缓慢除极和释放乙酰胆碱有关[18]。蟾酥氯仿提取物、乙醇提取物及蟾酥干粉(蟾毒）对狗牙髓浸润麻醉效力分别为利多卡因的 4、13 和 12 倍，蟾毒封药 1 h 即可造成牙髓神经纤维超微结构的改变[19]。推测，蟾酥快速无痛切髓的作用机制可能为一种神经毒性，牙髓神经快速麻痹可能是其神经毒性作用的早期表现[20,21]。另外，50%的蟾酥局部麻醉，对蟾蜍神经纤维动作电位及传导有直接抑制作用，其作用效果明显强于 0.5%和 1%的普鲁卡因。提示，蟾酥的麻醉机制可能是通过阻碍神经纤维动作电位的形成而达到神经阻滞的作用[22]。

8. 抗肿瘤 蟾酥可抑制肿瘤细胞增殖。用 SRB 和MTT 法观察华蟾酥毒基对人肝癌细胞 BEL-7402、宫颈癌细胞 Hela、乳腺癌细胞 MCF-7、胃癌细胞 BGC-823 和白血病 HL60 细胞增殖的影响时发现，华蟾酥毒基对这 5 种人体肿瘤细胞的增殖都有明显抑制作用，其 IC_{50} 值分别为 0.011、0.019、0.116、0.149 和 1.369 μmol/L。其中以宫颈癌细胞 Hela 和肝癌 BEL-7402 细胞最为敏感。运用流式细胞术分析细胞周期，华蟾酥毒基与 Hela 细胞作用 72 h，G/M 期的 Hela 细胞比例随华蟾酥毒基的浓度增加由 17.3%增加到 35.6%，G0/G 期细胞数则逐渐降低，说明华蟾酥毒基可将 HeLa 细胞周期阻滞在 G2/M 期[23]。体外培养卵巢癌细胞 3AO，观察不同浓度的华蟾酥毒基干预作用时发现，25 g/L 华蟾酥毒基可抑制癌细胞芳香化酶 mRNA 的表达和雌二醇的合成，进而抑制癌细胞的增殖[24]。

蟾蜍制剂可诱导肿瘤细胞凋亡，这成为抗肿瘤药物研发的关注热点[25]。蟾蜍灵(bufalin)0.1 μmol/L 与白血病 HL60 细胞共育时，能明显抑制 HL60 细胞生长，细胞呈典型的凋亡形态学改变，细胞 DNA 分裂成 180~200 bp 及其倍数的片段，提示蟾蜍灵诱导细胞凋亡是其抗肿瘤的作用机制之一[26]。此外，蟾蜍灵可有效地诱导白血病细胞表型和功能逆转，促使癌细胞分化[27]。深入研究证明，蟾蜍灵为细胞拓扑异构酶抑制剂，作用 HL60 细胞时，可下调拓扑异构酶Ⅱ(TOPOⅡ)基因表达，使 TOPOⅡ-α 蛋白的数量下降，TOPOⅡ的活性也显著下降，导致 DNA 片段化[28]。随后人们注意到[29]，在蟾毒灵短时间处理人白血病 HL60 细胞后，PKC 总活性没有明显变化，但 cPKC-βⅡ发生快速膜转位，随后出现了 Bcl-2 的脱磷酸化。推测，蟾毒灵诱导人类白血病 HL60 细胞凋亡中 cPKC-βⅡ发生的膜转位活化，可能参与了 Bcl-2 的脱磷酸化，但确切机制仍需进一步研究。有研究发现，华蟾素在诱导白血病 U937 细胞凋亡时，凋亡细胞 Bcl-2 表达及 fasl mRNA 水平下降，fas mRNA 水平增高，说明华蟾素可能通过抑制 Bcl-2，fasl 基因及活化 fas 基因的途径来抑制 U937 细胞生长并诱导凋亡[30]。最近研究表明[31]，蟾毒灵在诱导白血病细胞 K562 细胞凋亡的过程中下调了 TOPOⅡ蛋白表达，同时观察到 ERK 抑制剂PD98059 在协同蟾毒灵诱导凋亡的过程中，下调 TOPO-Ⅱ蛋白表达，而 TPA 和 ERK 激活剂四癸酰佛波酯拮抗蟾毒灵作用的同时，上调了 TOPO-Ⅱ蛋白表达。用蟾酥处理稳定表达 FRET 质粒 SCAT3 的人肺腺癌 ASTC-α-1 细胞，蟾酥诱导人肺腺癌 ASTC-α-1 细胞凋亡过程中 Caspase-3 的活化特性，表明 Caspase-3 参与调控蟾酥诱导的细胞凋亡过程[32]。脂蟾毒配基对人肝癌细胞(Bcl 7402)凋亡的诱导作用结果表明，脂蟾毒配基能够诱导 Bcl7402 细胞发生凋亡，凋亡率大于50%；脂蟾毒配基提取液(浓度 1.0μmol/L)作用于 BEL-7402 细胞 24 h 后，Bcl-2 蛋白的表达下调，到 48 h、72 h 后下调更明显；而 Bax 蛋白的表达从 24 h 后开始上调，到 48 h、72 h 后表达上调明显。提示，诱导肿瘤细胞凋亡可能是脂蟾毒配基抑制、杀伤人肝癌细胞的机制之一[33]。研究蟾毒灵对人骨肉瘤细胞系 U-20S 和 U-20S/甲氨蝶呤耐药型细胞的作用中发现，蟾毒灵可通过上调肿瘤抑制蛋白 P53 的表达和提高 Bax/Bcl-2 比值诱导骨肉瘤细胞凋亡[34]。

蟾酥可抑制肿瘤血管的形成是其抑制肿瘤细胞

生长的机制之一。研究发现,华蟾酥毒基在体外可以抑制内皮细胞生长;在体内、外均可下调血管内皮生长因子和表皮生长因子的表达。此外,华蟾酥毒基对鸡胚尿囊膜及裸鼠肝癌移植瘤新生血管形成也具有抑制作用。上述结果表明,华蟾酥毒基具有抗肿瘤血管生成的作用[35]。

9. 收缩平滑肌 蟾酥、脂蟾毒配基、蟾毒灵、华蟾毒色胺等可引起小肠收缩.蟾酥季胺可引起离体大鼠或豚鼠子宫收缩[3,7]。华蟾毒精、蟾毒灵在体外均可增强去甲肾上腺素所引起的大鼠输精管的收缩,并显示出剂量依赖性收缩反应[36,37]。

10. 药代动力学 蟾酥口服易吸收,起效快,体内消失迅速,无蓄积作用。^{131}I 标记的蟾酥总苷注射液给小鼠静脉注射,测得小鼠各组织含量以心最高,其次为脾、脑、肺、肝、肾。主要从肾脏排泄,注射后 8 h 肾中含量最高,24 h 后几乎全部排完。给小鼠尾静脉注射 ^{3}H 标记的脂蟾毒配基,不同时间内测定各组织的放射性强度。结果发现,以肝、肠浓度较高,其次为胃、心、肾、脑、肌肉。血浆半衰期仅 7.5 min。整体动物放射自显影表明胆囊、小肠上部内容物放射性最高,说明经胆汁较多。24 h 内尿排出量较少,而经粪排出较多[2,7]。

11. 毒性 静脉注射或腹腔注射蟾酥后小鼠出现呼吸急促,肌肉痉挛,惊厥,心律不齐,最后麻痹而死亡。阿托品对此有一定解毒作用,肾上腺素则无效。蟾酥经煮沸后毒性减低。蟾酥及其成分对小鼠的 LD_{50} (mg/kg)见表 19-1[2,7]。

表 19-1 蟾酥及其成分对小鼠的 LD_{50}(mg/kg)

	静注	腹腔注射	皮下注射	灌服
蟾酥	41.0	26.81 13.74	96.6	
蟾力苏	6.01	11.5 16.3	124.5	64.0
华蟾毒配基		4.38		
蟾毒素	0.36(犬)			0.98(犬) (MLD)
蟾毒他里定 (bufotalidin)	1.3			
蟾毒灵		2.2		
去乙酰蟾毒素 (desacetybufotoxin)			6.95	24.5

【临床应用】

1. 呼吸与循环衰竭 口服蟾酥(胶囊制剂)每次 4~8 mg,每日 2~3 次,治疗心衰 13 例,1 例无效,12 例用药后 2~48 h 症状和体征均有改善。用强心散(蟾酥:茯苓为 1:9),治疗各种心衰 30 例,显效 12 例,有效 14 例,无效 4 例,总有效率 86.7%。用蟾力苏治疗各种休克 500 例,升压有效率达 90%,显效 40%,表现为升压迅速,维持时间长,且无过度升高现象。兴奋呼吸显著,肺通气量增加,认为效果优于洛贝林或可拉明。与中麻药合用,可兴奋呼吸,减慢中麻期间心率的增快,减少副作用[1,2,7]。

2. 病态窦房结综合征 口服护心丹(蟾酥、麝香、人参、三七等),2~3 粒/次,每日 3 次。治疗 21 例,其临床症状均有明显改善。认为护心丹是治疗病态窦房结综合征有希望的药物[5,7]。

3. 肿瘤 蟾酥制剂用于肿瘤治疗,有一定近期疗效。其中皮肤癌、基底细胞癌疗效较好,与放疗或化疗合用可提高疗效,降低放疗或化疗的副作用。用 2%蟾酥香油注射液治疗 27 例恶性肿瘤(肺癌、肝癌、乳腺癌、淋巴肉瘤等),肌肉注射每次 2 mL,每日 1~2 次,疗程 8~26 h,有一定效果。蟾酥麻油液与其他抗肿瘤药合用对鼻咽癌、未分化型肺癌、其他分化较低的鳞状上皮癌,也取得较好疗效[2,5,7]。用 20%的蟾酥软膏外敷,治疗皮肤癌 22 例,有 13 例痊愈[1,7]。用蟾酥 150~300 mg,加服强的松每日 30 mg,治疗急性白血病 13 例,完全缓解 1 例,部分缓解Ⅰ级 2 例,Ⅱ级 1 例,有效者均为急性粒细胞型白血病[5,7]。蟾酥注射液(10 mL,静滴 21 d)有一定抗肿瘤作用,稳定癌灶有效率为 65%,可改善食欲、睡眠和精神等状况。对恶性肿瘤有良好的缓解癌性疼痛作用,镇痛有效率为 91.6%,对全部Ⅱ级和Ⅲ级的疼痛均有效,对Ⅳ级疼痛的有效率是 66.6%,无精神依赖性,其机制可能与其表面麻醉作用及抗癌作用有关[38]。

对进行化疗的恶性肿瘤晚期患者用蟾酥注射液 20%葡萄糖液 500 mL 静滴,1 日 1 次,连续 15 d 为一疗程,期间针对不同肿瘤联合应用相应的化疗方案。疗程间歇期 3 周,连续进行 2 个疗程,并将常规化疗作为对照组比较疗效。结果,蟾酥注射液有增强机体免疫力和减轻化疗毒副反应,改善患者生活质量的作用[39]。

4. 麻醉及口腔炎症 蟾酥酊涂抹于病牙龈及牙周袋内,3 min 后即显麻醉作用。拔牙 67 例,有效率 100%。用 1%蟾酥酊涂抹于咽、扁桃体部位,实施扁桃体摘除术 100 例,80 例无痛,20 例稍痛[7]。

5. 呼吸道感染 蟾酥注射液(10 mL,静滴 7 d)治疗呼吸道感染,总有效率为 93.3%,显效率为 30%。其对咳嗽、痰量的治疗显效率明显优于双黄连[40]。

6. 其他 注射蟾酥水溶性总成分治疗肺结核 59

例,有效率为68.5%。与异烟肼合用疗效更佳[2,5,7]。肌肉注射蟾酥水溶性总成分,每次2 mL,每日2次,共治100例急慢性化脓性感染,痊愈73例,好转21例,总有效率94%[5,7]。蟾酥甘油剂治疗急性肩周炎取得了显著疗效[41,42,7]。

7. 不良反应 治疗量及注射速度适宜时,毒性较低。但速度过快,剂量偏大,则出现头昏,胸闷不安,口唇和四肢发麻,或上腹不适,恶心,呕吐[2,7]。中毒量时刺激迷走神经和直接损害心肌,引起心率缓慢,心律不齐,甚至产生房室传导阻滞及心室颤动,最后导致心力衰竭而死亡。病理变化主要表现为心脏呈舒张状态,心肌纤维断裂,外膜水肿及出血斑点,心、脑、肺、肝、脾、肾和肾上腺、血管均显著扩张充血等[5,7]。中毒解救方法基本同洋地黄[2,5,7]。蟾酥有使子宫收缩作用,故孕妇禁用[2,7]。

(陈晓光 金淑莉)

参考文献

[1]江苏新医学院.中药大辞典(下册).上海:上海科学技术出版社,1986:2714

[2]王浴生,等.中药药理与应用.北京:人民卫生出版社,1983:1258

[3]龚汉璋,等.花背蟾蜍耳后腺分泌物化学成分的研究.兰州医学院学报,1990,16(4):201

[4]苏永华,等.蟾酥制剂的药效作用研究评述.北京中医药大学学报,2001,24(2):51

[5]张英,等.中华大蟾蜍的研究进展.中草药,2006,37(12):1905

[6]周莹,等.蟾酥的应用研究.中国生化药物杂志,2009,30(3):203

[7]王本祥.现代中药药理学.天津:天津科学技术出版社,1997:1411

[8]姜峰,等.蟾酥不同溶剂萃取物对小鼠免疫细胞功能的影响.中国药理学与毒理学杂志,2008,22(1):63

[9]森下倍一.华蟾毒配基及含蟾酥制剂等对开胸豚鼠的强心作用.国外医学中医中药分册,1987,9(2):42

[10]苏永华,等.蟾酥外用制剂对家兔生理指标的影响.中国医药学报,2000,15(增刊):50

[11]谢景田,等.脂布辐吉宁对兔在体心脏单相动作电位及心肌收缩力的影响.中国药理学报,1988,9(6):536

[12]陈立,等.华蟾毒精对衰竭兔心功能影响的实验研究.中药药理与临床,1994,10(2):21

[13]韩永晶,等.蟾蜍灵对豚鼠心房的作用.中国药理毒理学杂志,1990,4(1):71

[14]朱远,等.脂蟾毒甙对家兔血液动力学的影响.中国药理毒理学杂志,1991,5(1):14

[15]朱远,等.脂蟾毒配基对失血性休克和实验性心衰的作用.中国药科大学学报,1989,20(2):117

[16]久保道德.动物生药的药理学研究(第1报).六神丸中蟾酥、牛黄、麝香对于血栓诱发的缺血性心脏障碍的作用.生药学杂志,1984,38(1):59

[17]李安国,等.蟾酥醇提取物的药理研究.湖南中医学院学报,1986,6(4):52

[18]谢景田,等.脂蟾毒配基对犬和豚鼠心肌纤维动作电位的影响.中国药理学报,1985,6(3):169

[19]段建民,等.蟾蜍耳腺分泌物对狗牙髓超微结构的影响.第四军医大学学报,1997,15(2):168

[20]段建民,等.蟾毒与蟾酥提取物牙髓镇痛效果的比较观察.牙体牙髓牙周病学杂志,1998,9(3):168

[21]段建民,等.蟾毒对狗牙髓神经纤维超微结构的影响.中华口腔医学杂志,2000,35(3):226

[22]李雪岩,等.蟾酥对蟾蜍坐骨神经干复合动作电位的影响.中国中医药科技,1999,6(6):365

[23]王鹏,等.华蟾毒精抑制HeLa细胞增殖作用机制的探讨.中华肿瘤杂志,2005,27(12):717

[24]王绍光,等.华蟾素对卵巢癌3AO细胞芳香化酶表达的影响和意义.中华妇幼临床医学杂志,2006,2(5):268

[25]刘俊珊,等. 蟾酥及其活性成分抗肿瘤作用研究进展.国际药学研究杂志,2009,36(2):115

[26]徐瑞成,等.蟾蜍灵诱导人白血病HL60细胞凋亡的初步研究. 中国中药杂志,2001,26(1):59

[27]Zhang L,et al. Induction of Bufalin of Differentiation of Human Leukemia Cells HL60,U937,and its Potent Synergistic Effect on the Differentiation of Human Leukemia Cells in Combination with other. *Inducers Cancer Res*,1992,52:4634

[28]Hashimoto S,et al. Bufalin Reduces the Level of Topoisomerase Ⅱ in Human Leukemia Cells and Affects the cytotoxincity of Anticancer Drugs. *Leuk Res*,1977,21:875

[29]Luo Y,et al. Molecular mechanism of differentiation and apoptosis of U937 cells induced by 12-O-tetradecanolphorbol-3-acetate. *Chin J Clin Oncol*,2005,2:553

[30]张莉,等.华蟾素诱导U937细胞凋亡及其作用机制.肿瘤,2007,27(5):341

[31]王更,等蟾蜍灵在诱导K562细胞凋亡过程中下调TOPO Ⅱa蛋白表达.中华肿瘤防治杂志,2006,13(22):1701

[32]陈同生,等.Caspase-3参与调控蟾酥诱导人肺腺癌(ASTC-α-1)细胞的凋亡.生物化学与生物物理进展,2008,35(1):85

[33]肖义秀,等.脂蟾毒配基诱导人肝癌细胞凋亡作用的研究.中国生物工程杂志,2006,26(6):36

[34]Yin JW,et al. Bufalin induces apoptosis in human osteosarcoma U-20S and U-20S methotrexate300-Resistant cell lines.*Acta Pharmacol Sin*,2007,28(5):712

[35]王南瑶,等.华蟾素联合三氧化二砷抑制鸡胚尿囊膜

血管生成的实验研究.临床肿瘤学杂志,2006,11(7):494

[36]韩永晶,等.蟾毒灵促进离体豚鼠输精管释放去甲肾上腺素.中国药理学报,1986,7(4):314

[37]韩永晶,等.华蟾蜍毒素对离体豚鼠输精管的影响.药学学报,1992,27(4):252

[38]窦奇志,等.蟾酥注射液治疗恶性肿瘤20例.安徽中医学院学报,1999,18(5):39

[39]曹杰,等.蟾酥注射液联合化疗治疗晚期恶性肿瘤疗效观察.辽宁中医杂志,2005,32(1):65

[40]扬文明,等.蟾酥注射液治疗呼吸道感染60例临床观察.中国中医药信息杂志,2000,7(3):5

[41]吴晓放.复方蟾酥甘油剂的研制和临床应用.中国医院药学杂志,1990,(6):267

[42]高瑞霖,等.蟾酥的临床应用.中国临床康复,2006,10(35):142

鳖 甲 Trionycis Carapax bie jia

本品为鳖科动物鳖 *Trionyx sinensis* wiegmann 的背甲。味咸,性微寒。有滋阴潜阳,退热除蒸,软坚散结功能。用于阴虚发热、骨蒸劳热、阴虚阳亢、头晕目眩、虚风内动、手足瘛疭、经闭、癥瘕、久疟疟母。

【化学成分】

1. 氨基酸 鳖甲主要有天冬氨酸、苏氨酸、丝氨酸、谷氨酸、甘氨酸、丙氨酸、胱氨酸、缬氨酸、甲硫氨酸、异亮氨酸、亮氨酸等17种氨基酸,氨基酸总含量0.73261[1]。

2. 多糖 从鳖甲提取物中测得氨基半乳糖、氨基葡萄糖、甘露糖、半乳糖醛酸、半乳糖、葡萄糖、葡萄糖醛酸和戊糖。含量最高的半乳糖在生鳖甲和醋鳖甲中分别为2.76和3.06 mg/g[2]。

3. 微量元素 鳖甲主要含有铬、锰、钼、锌、铁、铝、钙、镁、磷、钾、钠等,还有砷、铍、镉和汞等[3]。

4. 其他 鳖甲中尚含动物胶、角质、蛋白、碘质、维生素D等[4]。

【药理作用】

1. 抗肝纤维化 鳖甲煎口服液浓缩成每毫升含生药1.5 g,按1 mL/100 g给大鼠灌胃,每天1次,连续4周。能提高实验性肝纤维化大鼠的人血白蛋白(ALB)含量,使血清谷丙转氨酶(ALT)、碱性磷酸酶(ALP)、乳酸脱氢酶(LDH)活性下降,透明质酸(HA)含量下降,门脉高压降低及脾重减轻[5]。体外培养大鼠肝星状细胞(HSC),与鳖甲(散剂、汤剂)含药血清以及鳖甲提取物共同培养。结果:鳖甲煎煮液含药血清中位抑制率分别为51.43%(培养48 h)和48.76%(培养72 h),远远高于空白对照血清组和鳖甲粉末血清组;鳖甲蛋白类提取物分子量小于6000组的中位抑制率为51.67%(72 h培养),远远高于大分子量蛋白提取物组。提示,鳖甲经煎煮后起负抑制效应的大分子蛋白变成小分子肽类物质而发挥抑制HSC增殖作用[6]。

采用猪血清诱导大鼠免疫损伤性肝纤维化模型,预防组在造模同时灌胃给予鳖甲煎丸0.16 g/100 g体重,治疗组于造模第6周给药(剂量同前),至10周结束。结果,鳖甲煎丸组血清ALT显著降低,人血白蛋白(ALB)、白蛋白/球蛋白(A/G)显著高于病模组,透明质酸(HA)、层黏蛋白(LN)、Ⅲ型前胶原(PCⅢ)、Ⅳ型胶原(IV2C)含量明显降低。表明鳖甲煎丸能促进白蛋白合成和肝细胞再生,抑制胶原合成与分泌,阻抑肝纤维化过程[7]。对四氯化碳诱导的肝纤维化模型,鳖甲粉末煎煮混悬液生药0.18 g/100 g (灌胃至12周),能有效预防和治疗大鼠肝纤维化。鳖甲煎煮液主要是通过抗脂质过氧化,抑制胞外基质合成与分泌,阻断纤维化。鳖甲微粉末无此作用[8]。

2. 增强免疫 鳖甲多糖100、200、400 mg/kg灌胃给免疫抑制小鼠,可显著增加免疫抑制小鼠胸腺指数和脾脏指数;半数溶血值水平提高;外周血淋巴细胞CD_4亚群比例显著提高;使小鼠的迟发性超敏反应显著增强。说明鳖甲多糖能使免疫抑制小鼠的细胞免疫功能得到很好的修复[9]。

3. 抗肿瘤 鳖甲多糖100、200、400 mg/kg连续灌胃10 d,能明显减小S180荷瘤小鼠的瘤重和瘤体比,平均抑瘤率为30%、37%、45%;明显增强荷瘤小鼠腹腔巨噬细胞吞噬功能;能明显提高小鼠脾细胞的转化功能和NK细胞的活性。鳖甲多糖抑制肿瘤生长可能是通过增强荷瘤小鼠非特异性免疫功能和细胞免疫功能[10]。鳖甲煎丸12、6 g/kg分别给H22荷瘤小鼠灌胃15 d。结果:高剂量组抑瘤率达到31.8%,体重、胸腺指数、脾指数明显优于环磷酰胺组。鳖甲煎丸不仅抑制肿瘤生长,还有增强免疫作用[11]。给予H22荷瘤小鼠同样剂量的鳖甲煎丸,对荷瘤小鼠肿瘤组织的血管内皮生长因子（VEGF）及增殖细胞核抗原（PCNA）有显著抑制作用。鳖甲煎丸可能通过抑制VEGF和PCNA表达抑制肿瘤生长[12]。

4. 抗疲劳、耐缺氧　小鼠按10 mL/kg分别口饲浓度为10、25、50 mg/mL鳖甲提取物,15d。高剂量组小鼠游泳时间显著延长,90min游泳后血清尿素氮水平明显降低;乳酸脱氢酶(LDH)活力明显增强,耐缺氧能力明显增强。鳖甲提取物有抗疲劳和耐缺氧能力[13]。

5. 增加血红蛋白　给小鼠每日灌胃鳖甲胶液(20%)每只0.5 mL,连续给药11 d。小鼠血红蛋白含量明显增加,鳖甲胶亦使小鼠白细胞数有增加趋势[1]。

6. 降血脂　复方鳖甲软肝片高、中、低三个剂量组均能降低高脂饲料大鼠血中总胆固醇水平,升高高密度脂蛋白水平,减少脂肪的吸收,促进脂肪的代谢[14]。

7. 抗辐射　小鼠受致死量X线照射前3 d,连续灌胃鳖甲提取物0.5、0.25、0.1 g/kg。鳖甲提取物可明显减少小鼠的辐射损伤,20d的存活率分别提高了50%、40%和30%,30d的存活率分别提高了40%、30%和40%[15]。

8. 耐寒　小鼠每日灌胃中华鳖多糖1.0及2.0 g/kg,连续18 d,于末次给药后30 min,将小鼠置-25℃冰箱内冷冻。结果:中华鳖多糖能明显提高小鼠耐寒抗冷冻能力,使冷冻存活时间显著延长[16]。

9. 急性毒性　小鼠灌胃中华鳖多糖的最大耐受量100 g/kg,给药后14 d,未见有死亡,解剖动物,肉眼观察未见有病理变化[16]。

【临床应用】

1. 肿瘤　用黄芪鳖甲汤(鳖甲、人参、黄芪、生地黄、白芍等)水煎服。共治疗肿瘤9例,对良性瘤疗效满意,对恶性肿瘤发病的初中期,可以改善症状与体征,从而延长寿命[17]。用鳖苋敷剂尚可治肝癌的剧痛,将鳖头(二具)及鲜灰苋菜(150 g),水红花籽(90 g)共捣如泥,平摊于疼痛部位,再向药物表面浇洒陈醋,12 h换1次,一般连用2 d,疼痛好转,敷6~7 d,疼痛消失,局部硬块见软[18]。

2. 代偿期肝硬化　代偿期肝硬化患者33例注射安福隆同时服用鳖甲软肝丸40粒,每天3次。治疗组临床治愈及显效24例(72.73%),有效6例(18.185%),无效3例(9.04%),总有效率90.91%,对照组总有效率80%[19]。有报道用鳖甲煎丸治疗慢性活动性肝炎、肝硬化226例,服药两月为一疗程,平均为1.9个疗程。结果:肝硬化组显效22例(28.2%),有效44例(56.4%),慢性活动性肝炎组显效105例(70%),有效45例(30%)[20]。

3. 乙型肝炎肝纤维化　乙型肝炎肝纤维化患者108例,在基础治疗(对照组)基础上,加服自拟鳖甲大黄汤(鳖甲、黑蜂窝、丹参、大黄、茵陈等),每日1剂,30剂为1个疗程。结果:观察组总有效率82.4%,优于对照组68.5%;疗程后两组肝功能、肝纤维化指标均明显改善,且观察组改善更明显[21]。阿德福韦酯+复方鳖甲软肝片治疗慢性乙肝肝纤维化30例,定期检测肝功能、HBV-DNA定量及肝纤维化指标,观察其临床表现及药物不良反应。结果:临床表现及肝功能改善、HBV-DNA转阴、肝纤维化改善等方面,治疗组均优于对照组;治疗组显效22例,有效5例,无效3例,总有效率90.0%[22]。

4. 心绞痛　采用鳖甲煎丸(大黄、鳖甲、丹皮、桃仁、蜂房、蜣螂等)治疗气滞血瘀型心绞痛38例。结果:临床症状改善总有效率为92.1%,心电图改善为63.2%。提示本方治疗气滞血瘀型心绞痛的有效方剂之一[23]。

5. 系统性红斑狼疮　用青蒿鳖甲汤加减（青蒿、丹皮、地骨皮、板蓝根、鳖甲等),水煎分2次空腹服,可伍用或酌减强的松剂量。经治58例,3~5 d体温恢复正常36例,5~7 d恢复8例,7~10 d恢复3例,10 d后恢复1例,有效率98%以上[24]。

6. 获得性肺炎　青蒿鳖甲汤加减(青蒿、鳖甲、生地、知母、牡丹皮等),每日1剂,加用抗生素。治疗35例,显效15例,有效16例,无效4例,总有效率88%,对照组总有效率74%[25]。

7. 持续低热和长期发热　长期发热患者60例,用银柴青蒿鳖甲汤:银柴胡、鳖甲、青蒿、知母、丹皮等,水煎,每日1剂。痊愈(症状消失,体温正常,1周内不再发热)51例,有效(体温较平常稍升高)6例,无效(体温未降)3例,总有效率95%[26]。肝炎肝硬化病程中出现持续低热,用青蒿鳖甲汤治疗本病34例。青蒿、鳖甲、生地、知母、丹皮,每日1剂,4周为1个疗程。结果:痊愈(发热消退,3个月未出现病情反复)21例,有效(体温较前降低)8例,无效(发热无变化)5例,总有效率为85.29%[27]。

8. 皮炎　采用青蒿鳖甲汤为主治疗面部激素性皮炎。每日水煎2次内服,三煎待凉后于晚间冷敷面部20 min,后涂黄连膏,治疗4周。结果:42例中,痊愈30例,显效8例,好转2例,无效2例,总有效率95.2%,痊愈率71.4%[28]。

9. 慢性肾盂肾炎 60例慢性肾盂肾炎服用青蒿鳖甲汤100 mL,早晚各1次。治愈49例(81.67%),好转9例(15%),无效2例(3.33%);随访复发7例,占11.67%[29]。

10. 慢性荨麻疹 生麻鳖甲汤(升麻、炙鳖甲、地骨皮、当归、黄芪等)水煎服,4周为1个疗程。治疗慢性荨麻疹96例,获得较好疗效:痊愈87例,显效6例,有效3例,无效2例,有效率97.9%[30]。

11. 恶性肿瘤肺部真菌感染 64例恶性肿瘤肺部真菌感染患者,痰培养中找出真菌菌丝和孢子。在应用氟康唑同时加用青蒿鳖甲汤,水煎服,日1剂。氟康唑组治愈率为64.52%,联合用药组治愈率为90.91%,两组差异显著[31]。

12. 不良反应 曾有1例报告,服炙鳖甲12g,服后约1 h感胸闷不适、烦躁、周身发痒,次日又进半剂久煎浓熬汤药,服后又感不适,瘙痒加剧,全身瘙痒起风团块[32]。另1例加服醋炙鳖甲15 g,药后5 min,即感咽喉不适,10 min后剧烈腹痛、虚汗淋漓,全身起风疹块,心率每分110次自述一年前因服少量甲鱼肉曾引起过敏性休克[33]。亦有服用鳖肉致过敏性哮喘证候群发作的报道[34]。

【附注】

下列情况不宜用鳖甲 ①腹泻:鳖甲有致泻作用。②消化不良、胃口不佳:鳖甲含胶质,不易消化。③阳虚,尤其阳痿:鳖甲抑阴而制肾火,能降低性欲。④孕妇忌服:鳖甲能动胎[35]。

(张 远)

参考文献

[1]王龙,等.六种补胶的比较研究.中国中药杂志,1992,17(1):18

[2]凌笑梅,等.鳖甲提取物中氨基酸、微量元素及多糖含量的测定.中国公共卫生,1999,15(10):939

[3]刘焱文,等.鳖甲微量元素测定及其滋补作用探析.微量元素与健康研究,1994,11(1):44

[4]江苏新医学院.中药大辞典.下册.上海:上海科学技术出版社,1986:2723

[5]姚真敏,等.鳖甲煎口服液抗肝纤维化作用的实验研究.浙江中医学院学报,2000,24(1):58

[6]高建蓉,等.鳖甲对肝星状细胞增殖影响的研究.实用医学杂志,2007,23(11):1618

[7]蔡永江,等.鳖甲煎丸抗肝纤维化作用的实验研究.中药研究,2007,20(11):21

[8]高建蓉,等.鳖甲防治肝纤维化实验研究.中华中医药学刊,2008,26(11):2462

[9]王慧铭,等.鳖甲多糖对小鼠免疫调节作用的研究.中国中药杂志,2007,32(12):1245

[10]王慧铭,等.鳖甲多糖对小鼠抗肿瘤作用及其机制的研究.中华现代内科学杂志,2005,2(7):634

[11]张绪慧,等.鳖甲煎丸对荷瘤小鼠抑瘤作用及其对胸腺、脾指数影响的实验研究.江苏中医药,2006,27(9):72

[12]张绪慧,等.鳖甲煎丸对荷瘤小鼠VEGF、PCNA表达的影响.云南中医中药杂志,2010,31(3):48

[13]张娅婕,等.鳖甲提取物抗疲劳及耐缺氧作用的研究.长春中医学院学报,2004,20(6):38

[14]段斐,等.复方鳖甲软肝片对高脂性脂肪肝大鼠血脂的影响.中华中医药杂志,2005,20(6):375

[15]凌笑梅,等.鳖甲提取物对受照鼠30日存活率的影响.吉林中医药,1995,(4):41

[16]周爱香,等.不同品种鳖甲的主要药效学比较.中药材,1998,21(4):197

[17]金秀文.黄芪鳖甲汤合用鳖甲散治疗肿瘤有效.吉林中医药,1982,(3):24

[18]王必发.鳖苋敷剂治疗肝癌剧痛.江苏中医杂志,1986,7(4):4

[19]王勇.安福隆联合鳖甲软肝丸治疗代偿期肝硬化68例疗效观察.中国实用医药,2010,5(9):141

[20]王芦群,等.鳖甲煎丸加减治疗慢性活动性肝炎、肝硬化226例.河南医药信息,2000,8(7):57

[21]黄盛新.自拟鳖甲大黄汤治疗乙型肝炎肝纤维化患者108例临床观察.中国医药指南,2010,8(8):87

[22]邱宏.阿德福韦酯+复方鳖甲软肝片治疗乙肝肝纤维化疗效分析.山东医药,2009,49(5):78

[23]金先红.鳖甲煎丸治疗气滞血瘀型心绞痛38例.陕西中医,2003,24(60):516

[24]刘宪峰,等.青蒿鳖甲汤加减治疗系统性红斑狼疮58例.光明中医,2006,21(8):44

[25]郭娟,等.青蒿鳖甲汤加减治疗老年社区获得性肺炎35例疗效观察.社区中医药,2008,24(23):40

[26]吴俊华.银柴青蒿鳖甲汤治疗长期发热60例.实用中医药杂志,2006,22(3):142

[27]陆定波.青蒿鳖甲汤治疗肝炎肝硬化持续低热34例.湖北中医杂志,2007,29(5):35

[28]李春生.青蒿鳖甲汤为主治疗面部激素性皮炎42例.江苏中医药,2010,42(3):45

[29]马国义.青蒿鳖甲汤治疗慢性肾盂肾炎60例临床观察.中外健康文摘,2006,3(11):15

[30]常贵祥.升麻鳖甲汤治疗男性荨麻疹96例.中医研究,2007,20(9):40

[31]熊一向,等.青蒿鳖甲汤合氟康唑治恶性肿瘤肺部真菌感染33例.江西中医药,2009,40(1):39

[32]陈厚中.鳖甲过敏一例报告.中药通报,1987,12(6):57

[33]姚善业.口服鳖甲煎剂致严重过敏一例.中国中药杂志,1990,15(4):52

[34]张师艺,等.鳖肉致过敏性哮喘症候群发作3例报告.广州医药,1984,(1):28

[35]周金黄,王筠默.中药药理学.上海:上海科学技术出版社,1986:337,295

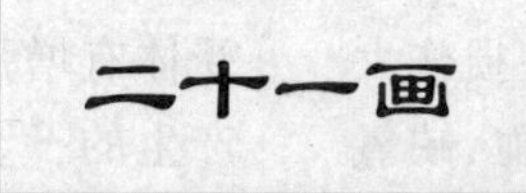

二十一画

麝 香 Moschus she xiang

本品为鹿科动物林麝 *Moschus berezovskii* Flerov、马麝 *Moschus sifanicus* Przewalski 或原麝 *Moschus moschiferus* Linnaeus 成熟雄体香囊中的干燥分泌物。味辛,性温。能开窍醒神,活血通经,消结止痛。用于热病神昏、中风痰厥、气郁暴厥、中恶昏迷、经闭、癥瘕、难产死胎、胸痹心痛、心腹暴痛、跌扑伤痛、痹痛麻木、痈肿瘰疬、咽喉肿痛。

【化学成分】

麝香含有多种化学成分，其中包括大环酮类、含氮杂环类和甾体类化合物等。

1. 大环酮类化合物 主要有麝香酮、麝香醇、3-甲基环十三酮、环十四烷酮、降麝香酮、5-顺式环十五烯酮、5-顺式(4-甲基)环十五烯酮、2,6-壬撑二氢吡喃、2,6-已撑二氢吡喃、5-顺式环十四烯酮、麝香吡喃[1]。

2. 吡啶类化合物 主要有麝香吡啶、羟基麝香吡啶A和B（羟基麝香吡啶A与B是同分异构体)、2,6-壬撑吡啶、2,6-已撑吡啶[1]。

3. 甾体类化合物 从麝香的乙醚提取物分离鉴定了胆甾醇、胆甾-4烯-3-酮、5A-雄甾烷-3,17-二酮、5B-雄甾烷-3,17-二酮、3A-羟基-5A-雄甾烷-17酮、3B-羟基-雄甾-5烯-17酮等[1,2]。

4. 其他 尚含有游离氨基酸,脂肪酸和酯类化合物,无机元素和其他成分,包括纤维素、脲囊素、脲素等[2,3]。

【药理作用】

1. 影响中枢神经 有报道用天然麝香 1 g/kg 或合成麝香酮与天然麝香酮 100~500 mg/kg 可使戊巴比妥钠引起的小鼠睡眠时间延长[4]。静脉注射或侧脑室注入麝香水提液 10~50 mg/kg 或 0.25~2.5 mg/kg 对正常清醒兔有兴奋作用,还可迅速引起戊巴比妥钠麻醉兔的脑电改变,继之使动物苏醒,表明麝香确能直接作用于大脑皮层,明显增强皮质电活动而有唤醒作用[5]。麝香水溶物(0.3‰)与大鼠神经干细胞共培养,能促进大鼠神经干细胞团的分散和细胞贴壁、变形,并有向神经胶质样细胞分化的趋势;同时可以提高神经干细胞 pEGFP-C1 的电转染率[6]。2%浓度麝香作用于新生大鼠大脑神经细胞,第一周麝香对培养的神经细胞突起的增长有促进作用,但培养至第二周,细胞生长出现了落后现象。提示,这可能与麝香具有胶质成熟因子样作用,能促进胶质细胞的分裂和生长,从而间接抑制了神经元的生长发育,对神经细胞有双向调节作用[7]。

口服 4.67~39.2 mg/kg 麝香酮，可明显拮抗 D-半乳糖所致痴呆小鼠的学习记忆能力减退,升高血清超氧化物歧化酶(SOD)活力,降低脑组织中升高的丙二醛(MDA)含量,抑制单胺氧化酶(MAO)活力,改善实验动物的大脑缺血缺氧，使单胺类递质的分解减少,延缓痴呆造成的大脑神经递质紊乱,改善中枢神经系统功能,具有一定的抗痴呆作用[8]。

2. 影响外周神经 在大鼠视网膜神经细胞中预先加入神经生长因子(NGF)条件下,麝香、麝香酮分别在 50~800 μg/mL 和 100~800 μg/mL 的浓度范围内明显促进大鼠视网膜神经细胞的存活,麝香、麝香酮单独应用无此效应。表明,麝香酮是麝香中增强 NGF 生物效应的有效成分之一[9]。麝香、麝香酮对大鼠视网膜神经细胞的 TC0 分别为 1.29、7 mg/mL,麝香对其的 TC_{50} 为 8.7 mg/mL。说明麝香对体外培养大鼠视网膜神经细胞的毒性高于麝香酮[10]。

于坐骨神经损伤大鼠缝合口近侧神经干周围浸润注射麝香注射液 0.05 mL(每毫升含麝香生药 10 mg),能促进损伤神经功能的恢复，与电针治疗有协同作用[11]。

3. 抗脑缺血、缺氧损伤 麝香注射液以正常剂量、5 倍剂量、10 倍剂量给局灶性脑缺血再灌注损伤大鼠腹腔内注射。治疗后,大鼠的神经行为学得到明显改善,脑梗死体积明显缩小,半暗区正常神经元存活比例和阳性胶质样细胞数明显增多。麝香对脑缺血再灌注损伤有保护作用[12]。麝香酮3.6、1.8、0.9 mg/kg灌胃给药,可明显增加完全性脑缺血后再灌注损伤大鼠脑组织SOD含量,降低MDA含量,减轻缺血、缺氧造成的兴奋性氨基酸(EAA)含量增加,抑制EAA导致的兴奋性神经毒性。麝香酮对完全性脑缺血模型具有明显的保护作用[13]。给大鼠按1 mg/kg剂量灌服麝香酮(1g/L)乳液,可有效下调大鼠局灶性脑缺血模型海马神经元谷氨酸转运体(EAAC1),减轻谷氨酸神经毒作用,保护海马神经元[14]。在缺糖/缺氧和再给氧损伤的人神经母细胞瘤细胞株SH-SY5Y中加入1.563、0.781、0.391 mg/L的麝香酮,可使受损细胞的存活率明显升高,细胞死亡率、坏死率、凋亡率、LDH漏出率均显著下降。表明麝香酮对SH-SY5Y神经细胞的损伤具有显著的保护作用[15]。

4. 抗炎 麝香300、200、100 mg/kg对小鼠扭体反应有明显抑制作用;同等剂量的麝香对二甲苯致小鼠耳肿胀、醋酸所致小鼠毛细血管通透性增强都有明显的抑制作用[16]。麝香滴眼液0.3%、0.15%、0.05%对家兔手术受损后的急性角膜炎能够减轻角膜水肿,抑制中性粒细胞的游走,抑制房水蛋白和IL-1α浓度的升高,改变房水中钙的水平,促进角膜上皮的生长。麝香滴眼液对急性角膜炎有明显的抗炎作用[17]。采用体外温孵系统,观察到麝香-1(糖蛋白成分)在1~100 μg/mL浓度下可明显抑制大鼠中性白细胞PAP生成,乙酰转移酶活性和细胞内游离钙水平的升高。麝香-1影响花生四烯酸代谢和5-脂氧酶(5-LO)作用可能是其发挥抗炎作用的重要环节之一。1~100 μg/mL麝香-1对趋化三肽、白三烯B4、血小板活化因子、IL-8等的激活大鼠中性白细胞超氧阴离子生成量增加,使β-葡糖苷酸酶释放量降低,溶酶体酶释放量降低。表明麝香糖蛋白成分麝香-1对各种致炎因子激活的大鼠中性白细胞功能均有明显影响,抑制溶酶体膜释放也是麝香抗炎作用机制之一[18,19]。总括麝香抗炎机制的3个主要方面:①减少活性脂质的生成;②减少中性白细胞的释放作用,减少中性白细胞释放颗粒内容物;③降低游离钙的水平[20]。

4. 强心 麝香温水浸提液0.5~2 mg/mL灌流可使蟾蜍离体心跳振幅加大,收缩力加强,心输出量增加,而麝香酮0.04~1 mg/mL则表现心脏抑制作用。天然麝香0.2 mg/mL培养液能减慢培养心肌细胞的自主节律,表现为对α受体兴奋剂(新福林)和β受体兴奋剂(异丙肾上腺素)有不完全的拮抗作用[21]。

5. 降压 麝香24 mg/kg静脉注射可降低麻醉狗的动脉压。预先静脉注入麝香,再注入Isop,结果表明血压明显下降,说明麝香对外周血管中的肾上腺素β受体有增强作用。其降压作用为通过扩张外周血管而产生的[22]。

6. 抗颈椎病 用家兔造成颈椎病模型,给人工麝香20 mg/kg,连续2周,发现模型动物颈椎间盘中四种炎症介质:组胺、5-HT、PGE_2及6-酮-$PGF_{1\alpha}$水平均升高,而人工麝香可明显降低四种炎症介质的水平[23]。实验还观察到退变颈椎间中IgG的含量明显升高,为16.47±0.88 Iμ/gm,人工麝香组为13.02±0.69 Iμ/mg,有显著降低IgG的作用。升高的IgG可能是椎间盘组织自身抗原反应的自身抗体[24]。

7. 抗肿瘤 采用体内埋藏法观察麝香对接种乳腺癌实体瘤BALb/c小鼠的影响,结果表明麝香可以延长生存期、缩小肿瘤、提高NK细胞活性和淋巴细胞转换率,提高机体的免疫功能[25]。天然麝香的有效成分TS-814可抑制肝癌小鼠与S180荷瘤小鼠的肿瘤生长,并增强荷瘤小鼠的免疫功能[26]。

8. 其他 给大鼠灌服麝香混悬液200 mg/kg,连续7d,对大鼠的实验性胃溃疡有明显的防治效果[27]。麝香50 mg/kg静脉注射还能使大鼠血浆cAMP水平升高,100 mg/kg静脉注射且可抑制血小板凝聚[22]。

9. 药代动力学 用氚标记示踪法研究表明麝香酮在延脑分布量最高,其次为大脑、小脑、脊髓。^3H麝香酮单次静注,其分布$T_{1/2}$为1.4 min,单次灌胃吸收$T_{1/2}$为12.6 min,大鼠口服麝香酮后在体内的时间-血浆浓度过程为二室模型,吸收相的$T_{1/2}$为0.42 h,消除相的$T_{1/2}$为1.53 h。灌胃麝香酮1.5 h即达到血浆和脑组织最高浓度[28]。说明该药吸收快,能迅速透过血脑屏障进入中枢,发挥药效迅速。不同给药途径在各主要脏器中的分布量也不同。大鼠、兔、狗之间药代动力学过程存在一定种属差异,药物主要经肝、肾排出。肺也可能是排出途径之一[22]。

麝香酮阴道给药在子宫和卵巢的含量较灌服或注射时显著为高,孕鼠较未孕鼠更为明显[29]。此外口服及静脉注射麝香酮均可透过胎盘屏障[22]。

10. 毒性 麝香酮腹腔注射小鼠LD_{50}为291±21 mg/kg,较大剂量使小鼠四肢伏倒、震颤、闭目、呼吸抑制而死亡。大鼠腹腔注射22.78 mg/kg麝香酮,无明显毒性,但剂量增加一倍(55.56 mg/kg),连续20 d,体重增长较慢,红细胞、白细胞有改变,肝脾较大,但无病理变化。麝香水提物静脉注射小鼠的LD_{50}为848±104 mg/kg[22]。结扎冠脉左前降支的狗,静脉注射麝香75~150 mg,对心肌梗死范围无明显缩小,但有促进室颤的危险，9只狗中7只因室颤而死亡[30]，而犬肌肉注射麝香酮400~800 mg/kg，连续14 d，猴每只注射7.2 g连续2 d，均未见有明显毒性[31]。以小鼠骨髓嗜多染细胞的微核率和骨髓染色体畸变率等实验显示，人工麝香无致突变作用[32]。

【临床应用】

1. 冠心病、心绞痛 合成麝香含片(30 mg)治疗冠心病心绞痛160例，于含后2~5 min发挥作用者119例(74.4%)，7~10 min发挥作用者27例(16.9%)。用合成麝香气雾剂治疗240例对冠脉功能不全及供血不足造成的气短、胸闷疗效较好。对冠心病心绞痛患者71例的近期疗效观察，初步认为麝香酮含片(口服1次3~6 mg，1日3次，28 d一疗程)及气雾剂(含麝香酮20 mg，1次1~2揿，1日3次，14 d一疗程)对心绞痛、胸闷等症状的改善有一定作用，有效率61%，心电图疗效21.2%~40.9%[22]。有报道用麝香注射液(2 mL含麝香4 mg)2~4 mL肌肉注射或口服冠心苏合丸2丸治疗急性心肌梗死胸痛闷气者，效果明显[33]。用醒脑静注射液(麝香、水蛭、栀子、郁金等)治疗心绞痛98例，将该药20 mL加入50%葡萄糖注射液20 mL静注后续用醒脑静注射液20 mL加入5%葡萄糖注射液250 mL静滴，50min内滴完，做ECG、BP、HR心律检查，总有效率80.61%[34]。

2. 血管性头痛 麝香酮含片(1.5 mg)治疗25例偏头痛及一般血管性头痛为主的患者，除个别病情严重者加用合成麝香酮注射剂1 mg外，每日1~2次，总有效率达80%[22]。

3. 脑中风 在常规对症治疗基础上应用醒脑静注射液20 mL加入5%葡萄糖注射液中静滴，治疗脑中风120例，用药3d后患者转为清醒或高烧消退的人数明显增多，痊愈30例，显效52例，有效30例，无效8例[35]。

4. 肺性脑病 除用常规治疗外，醒脑静注射液首次静推4mL，以后肌内注射每次4 mL，治疗肺性脑病患者，总有效率达70.8%，疗效优于对照组[36]。

5. 镇静催眠药中毒 除常规对症治疗外，患者给予醒脑静注射液30 mL，加入5%葡萄糖注射液500 mL中持续静滴，直到患者清醒。醒脑静组(56例)催醒时间比给美解眠或尼可刹米组(60例)明显提前[37]。

6. 血管性痴呆 对90例早期轻度血管性痴呆患者，分别以1%麝香注射液穴位注射(内关、风池、肾俞)，每次2穴，每穴1 mL，每日1次，1周治疗5 d或1%麝香注射液2 mL，肌内注射，每日1次，共6周。采用多种神经心理测定量表综合评分，观察到患者痴呆症状和血液血变学有明显改善。近期总改善率分别是83.3%和60.0%[38]。

7. 儿童智力不全症 麝香壳注射液对脑炎后遗症与缺氧后遗症等引起的脑智力发育不全25例，其中显效7例，进步15例，总有效率88%。麝香对儿童智力不全症有一定疗效，似与麝香兴奋神经系统，以开窍健脑，促进脑细胞功能恢复有关[22]。

8. 风湿痹症、扭挫伤等 麝香原生药皮下埋入每处50~75 mg，一次埋1~2处，7~10 d埋1次，2~3次一疗程治疗各类型颈椎病55例，总有效率为90%[39]。0.2%麝香注射液行压痛点(阿是穴)注射治疗腰扭伤，急性16例，14例痊愈，2例显效；慢性5例，治愈1例，显效4例[40]。

9. 恶性肿瘤 用麝香埋藏疗法，配合手术切除癌灶，治疗消化道癌4例，临床观察8年，效果较好[41]。把真品纯麝香(3 g)手术时分别埋藏于肠系膜或残留胃网膜内，能使胃及大肠癌患者术后生存期延长[42]。此外，用0.02%麝香注射液囊内注射治疗舌下腺囊肿，先抽净囊液，然后根据囊肿大小注入0.02%麝香注射液0.5~2 mL，3~7 d一次，治愈4例[43]。

10. 慢性肝炎、早期肝硬化 采用5%麝香注射液(每支2 mL，含生药100 mg)，足厥阴肝经章门和期门穴位注射，每次1支，双侧穴位交替，每周注射1次，4周一疗程，32例患者治疗后各种症状消失显著，肝脾回缩较好，退黄效果显著[44]。

(宁 炼 金若敏 黄 坚)

参考文献

[1]孙蓉，等.麝香的化学与药理研究进展.齐鲁药事，2005，24(5)：296

[2]董万超，等.麝香研究进展.特产研究，2001，(2)：48

[3]俞波.麝香雄甾烷类化合物的分离与鉴定.药物分析杂志，1989，9(5)：263

[4]郝吉福，等.麝香的药理学研究概况.时珍国医国药，2004，15(4)：248

[5]叶启智，等.麝香对兔的唤醒作用及对清醒兔脑电图和行为的影响.广西中医药，1986，(3)：35

[6]沈琦，等.麝香水溶物对大鼠神经干细胞的生长、分化和电转染率的影响.中国应用生理学杂志，2008，24(1)：25

[7]姜秋颖，等.麝香对体外培养大鼠大脑神经细胞的影响.哈尔滨医科大学学报，1998，32(4)：247

[8]黄丽萍，等.麝香酮抗痴呆作用的药理学实验研究.江西

中医学院学报,2002,14(4):21

[9]张硕,等.麝香、麝香酮对体外培养大鼠视网膜神经细胞存活影响的比较研究.天然产物研究与开发,2007,19:415

[10]张硕,等.麝香、麝香酮对大鼠视网膜神经细胞毒性的对比考察.天然产物研究与开发,2007,19:639

[11]吴荣华,等.电针配合麝香注射液对大鼠坐骨神经功能恢复的实验研究.四川中医,2007,25(1):16

[12]蒋振亚,等.麝香对大鼠缺血再灌注脑损伤保护作用的研究.中国中医药科技,2007,14(6):419

[13]孙蓉,等.麝香酮对完全性脑缺血大鼠的保护作用.中药新药与临床药理,2009,20(3):197

[14]梁辉,等.麝香酮对急性脑缺血大鼠海马神经元谷氨酸转运体EAAC1基因表达的影响.中国中西医结合杂志,2003,23:40

[15]张壮,等.麝香酮对SH-SY5Y神经细胞缺氧/缺糖和再给氧损伤的保护作用.中国中西医结合急救杂志,2007,14(6):340

[16]陈心智,等.麝鼠香与麝香抗炎、镇痛作用的比较研究.中国中医药科技,2005,12(4):213

[17]曹喜红,等.麝香滴眼液对急性角膜炎的抗炎作用研究.中国药房,2007,18(30):2329

[18]王文杰,等.麝香糖蛋白成分对大鼠中性白细胞花生四烯酸代谢酶的作用.中国中药杂志,1997,22(5):301

[19]王文杰,等.麝香糖蛋白成分对白细胞介素-8激活的大鼠中性白细胞功能的影响.中国中药杂志,2001,26(1):50

[20]曹喜红,等.麝香抗炎作用的研究进展.中国药房,2007,18(21):1662

[21]朱雪晶.天然、人工麝香对心血管系统作用研究进展.南京中医药大学学报,2009,25(4):316

[22]王本祥.现代中药药理学.天津:天津科学技术出版社,1997:1132

[23]施杞,等.人工麝香对退变颈椎间炎症抑制作用的实验研究.中国中医骨伤科杂志,1997,5(3):1.

[24]彭宝淦,等.人工麝香对退变颈椎间盘中免疫球蛋白的含量影响.中国中医骨伤科杂志,1999,7(1):7

[25]孟照华,等.皮下埋藏麝香对BULB/C纯系小鼠恶性肿瘤生长影响的试验研究.中国肿瘤杂志,1998,25(11):834

[26]张贵苍,等.TS-814抗肿瘤研究的回顾与展望.河北中医,1997,19(3):40

[27]姜平,等.麝香对大鼠胃溃疡的治疗作用.中草药,1986,(10):22

[28]李瑾翡,等.麝香酮药代动力学研究.中药新药与临床药理,2000,11(4):208

[29]徐莲英,等.^{3}H-麝香酮阴道给药途径的探讨.中成药研究,1985,(3):5

[30]胡国钧.麝香注射液对麻醉狗心脏和心肌梗塞范围的影响.中成药研究,1980,(5):47

[31]崔明智,等.麝香酮的毒性观察.中成药研究,1983,(2):37

[32]高玉桂,等.人工麝香的致突变性研究.中国医学科学院学报,1996,18(6):435

[33]韩俊杰.丹参、参麦、麝香注射液为主治疗急性心肌梗塞113例.中西医结合杂志,1988,8(7):439

[34]吴志平.醒脑静注射液治疗心绞痛98例.医药导报,1999,18(2):101

[35]沈红强.醒脑静注射液治疗脑中风临床观察.中成药,1998,20(4):21

[36]孙理新.胞二磷胆碱及醒脑静注射液治疗肺性脑病24例疗效观察.实用中西医结合杂志,1995,8(4):233

[37]张晓明.醒脑静治疗镇静催眠药中毒56例.西北药学杂志,1999,14(3):116

[38]李常度,等.麝香注射液穴位注射治疗血管性痴呆的临床随机对照研究.中国针灸,2000,(12):709

[39]程永志,等.穴位埋药法治疗颈椎病.中医药信息,1989,6(5):19

[40]赵昌刚.麝香注射液穴注治疗腰扭伤.新中医,1985,(4):26

[41]李维藩,等.手术切除癌灶加麝香埋藏治疗消化道癌4例.北京中医,1984,(4):23

[42]孟照华,等.腹内埋藏麝香对胃及大肠癌术后疗效观察.中医杂志,1990,31(3):45

[43]李玉斌.0.02%麝香注射液囊内注射治愈舌下腺囊肿4例报告.实用口腔医学杂志,1988,4(4):255

[44]徐承贵,等.麝香注射液穴位注射治疗慢性肝炎和早期肝硬化疗效观察.天津中医,1987,(5):20

麝香草 Thymi Vulgaris Herba

she xiang cao

本品为唇形科植物麝香草 *Thymus vulgaris* L.的全草。又名百里香。有祛风、镇咳功效。主治百日咳、急性支气管炎、喉炎等。

【化学成分】

盛花期的全草含挥发油 0.8%~1.2%。挥发油中含百里香酚(thymol,即麝香草脑,为油中的主要成分)、香荆芥酚(carvacrol)、对-聚伞花素(P-cymol)、L-α-

蒎烯(L-α-pinene)、α-松油烯(α-terpinene)、α-松油醇(α-terpineol)、L-龙脑(L-borneol)、石竹烯(caryophyllene)、芳樟醇(linalool)、乙酸芳樟醇酯(linalyl-acetate)、乙酸龙脑酯(bornylacetate)[1]、2-甲基-6-亚甲基庚二烯-2,7-醇及其乙酸酯[1]。全草尚含皂甙、熊果酸(ursolic acid)、齐墩果酸(oleanolic acid)、咖啡酸(caffeic acid)、绿原酸(chlorogenic acid)、辛可酸(cinchonic acid),小量黄酮类化合物如木犀草素-7-β-葡萄糖苷(luteolin-7-β-glycoside)、木犀草素-7-二葡萄糖苷(luteolin-7-diglycoside)等[2]。

【药理作用】

1. 抗菌 麝香草脑对致病肺炎链球菌、金黄色葡萄球菌和鼠伤寒沙门菌等有很强的抑制作用[3]。麝香草酚对体外痢疾杆菌的 MIC 为 0.125~0.250 mg/mL,MBC 为 0.250~0.500 mg/mL;对 71 株肠炎常见菌的 MIC 为 0.031~0.500 mg/mL,MBC 为0.062~1.000 mg/mL[4]。挥发油的蒸气对真菌亦有较好抑制功效[5]。可抑制皮肤癣菌及放线菌[6-8]。当挥发油浓度为 350 ppm 时可以在完全抑制体外曲霉菌属生长[6]。麝香草酚对红色毛癣菌 T.rubrum BMU 01672 临床分离株和模式真菌酿酒酵母 L1190 的最低抑菌浓度为 64 μg/mL 和 128 μg/mL[9]。

2. 镇痛、抗炎 百里香酚对神经炎或脊神经根炎有消炎止痛作用。百里香酚的止痛作用可能因为其对神经细胞上 α_2 受体作用引起，通过与脂肪细胞上 β 肾上腺素受体作用,使脂肪酸和甘油生成增多,使机体产热增加[10]。给小鼠连续灌胃百里香挥发油 200 mg/kg 连续 15 d,使小鼠巨噬细胞的吞噬功能达到 60.29%;给大鼠连续灌胃百里香挥发油 800 mg/kg 共 10 d,可使肉芽组织的抑制率达 26%,说明百里香挥发油有一定抗炎作用[11]。给大鼠腹膜注射百里香甲醇提取部分 100 mg 能使足部注射 50 μL1%角叉菜胶的肿胀度下降到 61.6%。百里香甲醇提取部分也有较强的抗感染伤害作用[12]。

3. 改善微循环 1%百里香挥发油 0.3 mL 一次灌胃可以促进小鼠微循环,使小鼠耳壳微循环的流量及血管管径显著增加,作用维持 40~50 min。0.01%百里香挥发油 0.1 mL 能抑制家兔体外血栓形成，抑栓率达 48.8%[13]。

4. 驱虫 麝香草酚溶液具有较强的杀原头蚴作用,作用迅速可靠,毒性小,原头蚴经药液处理 10 min 后,给小鼠腹腔接种,均未发育成刺球蚴[14]。

5. 抗肿瘤 乙醇提取物与挥发油均能抑制小鼠体内移植性肿瘤的生长，醇提取物有明显抗肿瘤活性,并呈剂量依赖性。地椒乙醇提取物(生药 40 g/kg)给 S180 荷瘤小鼠连续灌胃 9 d，抑瘤率为 51.5%,地椒挥发油生药 40 g/(kg·d) 给荷 S180 瘤小鼠连续灌胃 9d 抑瘤率为 39.4%[15]。

6. 其他 挥发油对离体兔肠平滑肌有松弛作用,并能拮抗乙酰胆碱引起的肠平滑肌收缩[16]。麝香草酚在体外浓度大于 10^{-6} mol/L 时对豚鼠体外胃和门静脉环状平滑肌有解痉作用,麝香草酚在浓度为 3×10^{-7}~2×10^{-6} mol/L 时对豚鼠体外胃及门静脉平滑肌 α_1,α_2 和 β 肾上腺素受体有拮抗作用,在浓度为 10^{-4} mol/L 时能完全抑制豚鼠体外胃及门静脉平滑肌收缩，而且能使浓度为 10^{-5} moL 的乙酰胆碱兴奋平滑肌活性降至 35%[10]。另外百里香还具有抗氧化作用,百里香芳香油对大豆油具有较强的抗氧化作用,且不影响大豆油品质[28]。百里香甲醇提取物是抗氧化活性最强的两种植物提取物之一[17]。

7. 药代动力学 百里香酚在胃肠道可迅速完全吸收,油、酒促进其吸收。半数在体内破坏,其余部分与硫酸根或葡萄糖醛酸结合而由尿排出[18]。

8. 毒性 口服 1g 百里香酚不致引起中毒症状,大量则可引起眩晕、上腹剧痛、兴奋、恶心呕吐、虚弱、流涎、流汗、发绀、体温降低、脉细速、呼吸慢甚至昏迷[2]。香荆芥酚与百里香酚为异构体,作用相似,抗菌效力较强,刺激性也较强,易吸收,可引起呕吐、腹泻。口服致死量在 0.1~1 g/kg 之间。由于肝变性,可于数日或数周内死亡[2]。

【临床应用】

1. 防腐洗涤药 应用 1%麝香草脑霜治疗疥疮 371 例。结果:治疗组痊愈 294 例,占 79.2%,无效 77 例[19]。百里香栓为治疗霉菌性阴道炎的有效药物,效果显著优于洗必泰栓,总有效率达 98.9%[20]。

2. 关节炎 将百里香制成注射液,每毫升相当于原生药 3 g,行穴位注射,每次 2~3 个,每天注射 1 次,每穴 0.5~1.0 mL,10 d 为一疗程。治疗关节炎 28 例,有效 24 例;类风湿性关节炎 20 例,有效 16 例[21]。

3. 急性胃肠炎、慢性胃痛 急性胃肠炎:取地椒干品 3~4 钱(鲜品 5~7 钱),开水浸泡 10 min 后煎服。10~30 min 腹痛缓解或消失,最慢者 1 h 缓解。治疗中未出现严重脱水、昏迷等症状。治疗慢性胃痛:以地椒 3 钱泡茶饮,每日 2 次,连服 7 d 为一疗程,常需坚持 2~3 个疗程始见效[21]。

4. 大骨节病 用地椒草制成 100%注射液,肌肉注射,每日 1 次,每次1~2 mL,10~15 次为一疗程。观察 533 例,治愈 317 例,基本治愈及好转 214 例,无效2

例。用药 10~45 d 内疗效最高,有效人数占 66.8%[21]。

(邹莉波 刘玉波 纪雪飞 邓岩忱)

参考文献

[1]Granger R,et al. Méthyl-2 méthylène-6 octadiène-2,7 ol isolé de Thymus vulgaris. *Phytochemistry*, 1972,11(7):2301

[2]江西新医学院.中药大辞典.上海:上海人民出版社,1977:2743

[3]Shin S,et al. In vitro inhibitory activities of essential oils from two Korean Thymus species against antibiotic -resistant pathogens. *Arch Pharm Res*,2005,28(8):897

[4]廖芳,等.麝香草酚和香荆芥酚对痢疾杆菌和肠炎常见菌的体外抗菌效应.医药导报,2005,24(10):868

[5]Antonet M,et al. Effects of thymol fumigation on survival and ultrastracture of Monilinia fructicola. *Postharvest Biology Technology*,2007,(45):228

[6]Omidbeygi M ,et al. Antifungal activity of thyme,summer savory and clove essential oils against Aspergillus Xavus in liquid medium and tomato paste. *Food Control* ,2007,(18):1518

[7]Schneider F,et al. The effect of renotrat upon experiental uranium nephritis .*Arch Exptl Path Pharmkol*,1932,(166):56

[8]Freytag A,et al. The effect of oil of thyme thymol and carracrol on ciliary movement. *Arch Ges Physiol*,1933,(232):346

[9]闭兴明,等.麝香草酚体外抗真菌活性研究.中国农学报,2009,25(01):21

[10]Beer A,et al. Effect of Thymol on the spontaneous contractile activity of the smooth muscles. *Phytomedicine*,2007,(14):65

[11]聂恒环,邱玉芳,邢国庆.百里香挥发油的抗炎作用.泰山医学院学报,1993,14(4):262

[12]Mahmoudi M,et al. Anti-inflammatory and antinociceptive activity of Thymus pubescens extract. *Fitoterapia*,2008,(79):361

[13]郑瑶琴,等.百里香挥发油对小鼠微循环及家兔体外血栓形成的影响.泰山医学报,1995,16(4):298

[14]薛弘,等.几种化疗药物杀原头蚴的效果比较.新疆医学院学报,1986,9(4):301

[15]孙震晓,等.中药地椒提取物的抗肿瘤作用及对小鼠免疫功能的影响.中西医结合学报,2003,1(3):209

[16]张荣玉,等.山胡椒等三种中药挥发油的药理观察.第四军医大学学报,1985,6(3):200

[17]Vitalini S,et al ,Tome F. Antioxidant activity of wild plants collected in Valsesia,an alpine region of Northern Italy. *Phytother Res*,2006,20(7):576

[18]Sollmann T,et al. A Manual of Pharmacology 8Ed 1957:227

[19]胡效南,等.1%麝香草脑霜治疗疥疮371例观察.临床皮肤科杂志,1986,15(5):263

[20]王定玉,等.百里香栓治疗霉菌性阴道炎第二期临床观察.泸州医学院学报,1998,21(5):390

[21]王全林,等.百里香营养成分分析研究及开发应用.固原师专学报(自然科学版),1998,19(6):39

汉语拼音索引

A

B

C

D

E

F

G

H

J

K

L

M

R

S

T

W

X

Y

Z

动植物拉丁学名索引

拉丁药名索引